CB070617

Diretoria da Sociedade Brasileira de Medicina de Família e Comunidade (gestão 2018-2020)

Daniel Knupp Augusto	Presidente	Belo Horizonte – MG
Samantha Pereira Franca	Vice-Presidente	São Paulo – SP
Patrícia Sampaio Chueiri	Secretária Geral	Porto Alegre – RS
Nulvio Lermen Junior	Diretor Administrativo e Financeiro	Florianópolis – SC
Giuliano Dimarzio	Diretor Científico e de Desenvolvimento Profissional Contínuo	Amparo – SP
André Ferreira Lopes	Diretor de Graduação e Pós-Graduação *Stricto Sensu*	Rio de Janeiro – RJ
Isabel Brandão Correia	Diretora de Residência Médica/Pós-Graduação *Lato Sensu*	Recife – PE
Jardel Corrêa de Oliveira	Diretor de Titulação e Certificação	Florianópolis – SC
Rodrigo Luciano Bandeira de Lima	Diretor de Exercício Profissional e Mercado de Trabalho	Brasília – DF
Denize Ornelas Pereira Salvador de Oliveira	Diretora de Comunicação	São Paulo – SP
Magda Moura de Almeida	Diretora de Medicina Rural	Fortaleza – CE
André Luiz da Silva	Departamento de Graduação	Porto Alegre- RS
Leandro David Wenceslau	Departamento de Pós *Stricto*	Viçosa – MG
Marcello Dala Bernardina Dalla	Departamento de Educação Permanente	Vitória – ES
Gustavo Gusso	Departamento de Publicação	São Paulo – SP
Daniel Ricardo Soranz Pinto	Departamento de Pesquisa	Rio de Janeiro – RJ
Bárbara Cristina Barreiros	Departamento de Residência	São Bernardo do Campo – SP
Flávio Dias Silva	Departamento de Especialização	Palmas – TO

Tratado de
Medicina de Família e Comunidade

I

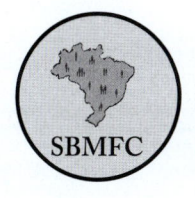

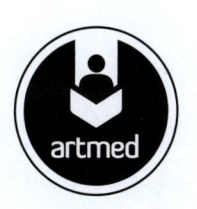

A Artmed é a editora oficial da Sociedade Brasileira de Medicina de Família e Comunidade

SBMFC

artmed

Esta 2ª edição é uma homenagem ao Dr. Jose Mauro Ceratti Lopes, nosso Zé Mauro, que já não está entre nós, mas cuja integridade, dedicação aos pacientes, gosto pelo método clínico centrado na pessoa e amor ao ensino de adultos estarão sempre presentes.

Dr. José Mauro foi um grande médico, modelo no exercício da especialidade: ele inspirou diversas gerações de profissionais, trabalhou na mesma Unidade por 35 anos (localizada na região onde morava) e sempre esteve ligado tanto à assistência quanto ao ensino. Essa "longitudinalidade" é bastante rara no Brasil, nos mostra um dos aspectos de sua personalidade e representa uma de suas difundidas crenças: "Tem que saber fazer para poder falar e ensinar".

É uma honra e uma grande responsabilidade dar continuidade ao trabalho do inesquecível colega e amigo leal, um homem incansável e determinado a realizar sonhos, como esta obra. Que esta nova edição sirva de ferramenta aos profissionais que desejam aprimorar-se nesta arte que ele sempre praticou e ensinou com maestria: a medicina de família e comunidade.

Gustavo Gusso
Lêda Chaves Dias

GUSTAVO GUSSO
JOSÉ MAURO CERATTI LOPES
LÊDA CHAVES DIAS

Tratado de
Medicina de Família e Comunidade

2ª edição

Princípios, formação e prática

I

Reimpressão

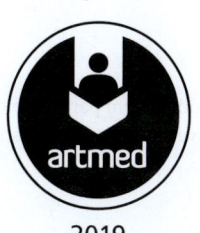

artmed

2019

© Artmed Editora Ltda., 2019

Gerente editorial: *Letícia Bispo de Lima*

Colaboraram nesta edição:

Capa: *Paola Manica*

Foto da capa: *Shutterstock/gianni triggiani*

Ilustrações: *Gilnei da Costa Cunha*

Preparação de originais: *Magda Regina Schwartzhaupt*

Leitura final: *Daniela de Freitas Louzada, Greice Santini Galvão, Heloísa Stefan, Luana Vieira Nicolaiewsky, Magda Regina Schwartzhaupt*

Tradução: *André Garcia Islabão (Capítulos 3, 27, 28, 30, 32, 33, 34, 90), Magda Regina Schwartzhaupt (Cap. 109)*

Projeto gráfico: *Paola Manica*

Editoração: *Clic Editoração Eletrônica Ltda.*

T776   Tratado de medicina de família e comunidade : princípios, formação e prática / Organizadores, Gustavo Gusso, José Mauro Ceratti Lopes, Lêda Chaves Dias; [coordenação editorial: Lêda Chaves Dias]. – 2. ed. – Porto Alegre : Artmed, 2019.
2 v. (xxii, 938 p.; xxii, 1.449 p.) : il. ; 28 cm.

ISBN 978-85-8271-535-2 (obra compl.). – ISBN 978-85-8271-537-6 (v. 1). – ISBN 978-85-8271-538-3 (v. 2)

1. Medicina de família e comunidade. I. Gusso, Gustavo. II. Lopes, José Mauro Ceratti. III. Dias, Lêda Chaves.

CDU 614

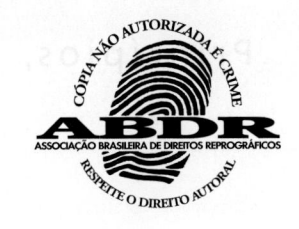

Catalogação na publicação: Karin Lorien Menoncin - CRB 10/2147

Reservados todos os direitos de publicação à
ARTMED EDITORA LTDA, uma empresa do GRUPO A EDUCAÇÃO S.A.
Av. Jerônimo de Ornelas, 670 – Santana
90040-340 Porto Alegre RS
Fone: (51) 3027-7000 Fax: (51) 3027-7070

Unidade São Paulo
Rua Doutor Cesário Mota Jr., 63 – Vila Buarque
01221-020 São Paulo SP
Fone: (11) 3221-9033

SAC 0800 703-3444 – www.grupoa.com.br

É proibida a duplicação ou reprodução deste volume, no todo ou em parte, sob quaisquer formas ou por quaisquer meios (eletrônico, mecânico, gravação, fotocópia, distribuição na Web e outros), sem permissão expressa da Editora.

IMPRESSO NO BRASIL
PRINTED IN BRAZIL

▶ AUTORES

GUSTAVO GUSSO ▶ Médico de família e comunidade. Professor de Clínica Geral e Propedêutica da Faculdade de Medicina da Universidade de São Paulo (FMUSP). Mestre em Medicina de Família pela Western University, Ontário, Canadá. Doutor em Ciências Médicas pela USP.

JOSÉ MAURO CERATTI LOPES[†] ▶ Médico de família e comunidade do Grupo Hospitalar Conceição (GHC), Porto Alegre, RS. Professor do Departamento de Saúde Coletiva da Universidade Federal de Ciências da Saúde de Porto Alegre (UFCSPA). Mestre em Educação pela Universidade Federal do Rio Grande do Sul (UFRGS).

LÊDA CHAVES DIAS (coordenação editorial) ▶ Médica de família e comunidade. Professora da Pós-graduação da Faculdade Unimed. Especialista em Terapia de Família e Casal pelo Instituto da Família de Porto Alegre (Infapa) e em Saúde Pública pela Fundação Oswaldo Cruz (Fiocruz). Mestre em Epidemiologia pela UFRGS.

ADELSON GUARACI JANTSCH ▶ Médico de família e comunidade. Coordenador da Residência em Medicina de Família e Comunidade (MFC) da Secretaria Municipal de Saúde do Rio de Janeiro (SMSRio). Mestre em Epidemiologia pelo Instituto de Medicina Social da Universidade do Estado do Rio de Janeiro (IMS/UERJ). Doutorando em Epidemiologia no IMS/UERJ.

ADEMIR LOPES JUNIOR ▶ Médico de família e comunidade do Centro de Saúde-Escola Samuel B. Pessoa da FMUSP.

ADRIANA VIEIRA CARDOZO ▶ Médico oftalmologista da Secretaria Estadual de Saúde (SES) do Espírito Santo e do Hospital Estadual Infantil Nossa Senhora da Glória. Mestre em Doenças Infecciosas pela Universidade Federal do Espírito Santo (UFES).

AIRTON TETELBOM STEIN ▶ Médico de família e comunidade e epidemiologista do GHC. Professor titular de Saúde Coletiva da UFCSPA. Pró-reitor de Pesquisa e Pós-graduação da UFCSPA. Mestre em Community Health for Developing Countries pela London School of Hygiene & Tropical Medicine/University of London, Inglaterra. Doutor em Clínica Médica pela UFRGS. Pós-doutorado na University of Oxford, Reino Unido, e na University of Oslo, Noruega.

AKEMI MORIMOTO ▶ Médica de família e comunidade. Professora do Internato Prática de Saúde na Comunidade da Universidade do Planalto Catarinense (Uniplac).

ALBA LÚCIA DIAS DOS SANTOS ▶ Médica sanitarista. Professora da Disciplina de Atenção Primária à Saúde (APS) da Universidade Cidade de São Paulo (Unicid). Médica do Departamento de Assistência Integral à Saúde e da Escola SUS Guarulhos da SMS de Guarulhos. Mestre e Doutora em Saúde Pública: Saúde Materno-infantil pela Faculdade de Saúde Pública (FSP) da USP.

ALDO CIANCIO ▶ Médico de família e comunidade. Supervisor técnico da Residência em MFC da Faculdade de Medicina do ABC (FMABC). Ex-professor visitante de MFC da Boston University Medical School, EUA. Pós-graduando em Ciências da Saúde na FMUSP.

ALESSANDRO DA SILVA SCHOLZE ▶ Médico de família e comunidade. Professor do Curso de Medicina da Universidade do Vale do Itajaí (Univali). Especialista em Clínica Médica: Gastrenterologia pela Universidade Federal de Santa Maria (UFSM) e em Saúde Pública pela Universidade Federal de Santa Catarina (UFSC). Mestre em Saúde e Gestão do Trabalho: Saúde da Família pela Univali.

ALEX MIRANDA RODRIGUES ▶ Médico de família e comunidade. Professor dos Cursos de Medicina do Instituto Master de Ensino Presidente Antônio Carlos (Imepac) de Araguari, MG, e da Faculdade Ciências Biomédicas de Cacoal, RO. Mestre e Doutor em Infectologia e Medicina Tropical pela Universidade Federal do Mato Grosso (UFMT).

ALEXANDRE FORTES ▶ Médico de família e comunidade. Autor do Curso de Medicina Musculoesquelética para médicos de família e comunidade.

ALFREDO CATALDO NETO ▶ Médico psiquiatra e psicanalista. Professor adjunto da Escola de Medicina da Pontifícia Universidade Católica do Rio Grande do Sul (PUCRS). Professor pesquisador permanente do Programa de Pós-graduação (PPG) em Gerontologia Biomédica da PUCRS. Especialista em Psiquiatria pela PUCRS e em Psicoterapia de Orientação Analítica pela UFRGS. Doutor em Clínica Médica pela PUCRS.

ALINE GERLACH ▶ Nutricionista. Especialista em Saúde Pública pela Associação Brasileira de Nutrição, em Nutrição Enteral e Parenteral pela PUCRS e em Práticas Pedagógicas pela UFRGS. Residência em Saúde Pública pela Escola de Saúde Pública do Rio Grande do Sul (ESP/RS).

ALINE GUERRA AQUILANTE ▶ Cirurgiã-dentista. Professora adjunta do Departamento de Medicina da Universidade Federal de São Carlos (UFSCar). Especialista em Saúde da Família pela UFSCar. Mestre em Odontologia: Saúde Coletiva pela Faculdade de Odontologia de Bauru da USP. Doutora em Saúde Coletiva pela Universidade Federal de São Paulo (Unifesp).

ALINE IARA DE SOUSA ▶ Enfermeira do Serviço de Saúde Comunitária (SSC) do GHC. Especialista em Saúde Pública e em Docência na Saúde pela UFRGS. Mestre em Enfermagem pela UFRGS.

ANA CECILIA SILVEIRA LINS SUCUPIRA ▶ Médica pediatra do Instituto da Criança da FMUSP. Professora colaboradora do Departamento de Pediatria da FMUSP. Matriciadora de Saúde da Criança da Residência em Saúde da Família e Comunidade da FMUSP. Especialista em Pediatra e em Saúde Pública pela USP. Mestre em Medicina Preventiva pela USP. Doutora em Pediatria pela USP.

ANA CÉLIA DA SILVA SIQUEIRA ▶ Gerente de projetos do TelessaúdeRS/UFRGS. Graduada em Ciências Contábeis pela Universidade São Francisco de Assis (Unifin). MBA em Gestão Estratégica de Pessoas no Centro Universitário Internacional (Uninter).

ANA CLÁUDIA SANTOS CHAZAN ▶ Médica de família e comunidade. Professora adjunta de Medicina Integral, Familiar e Comunitária da UERJ. Mestre em Endocrinologia e Metabologia pela UERJ. Doutora em Ciências pela Escola Nacional de Saúde Pública Sergio Arouca (ENSP) da Fiocruz.

ANA CRISTINA VIDOR ▶ Médica de família e comunidade. Professora substituta do Departamento de Saúde Pública da UFSC. Mestre e Doutora em Epidemiologia pela UFRGS.

ANA FLAVIA P. L D'OLIVEIRA ▶ Médica sanitarista. Professora Doutora do Departamento de Medicina Preventiva da FMUSP. Mestre e Doutora em Medicina Preventiva pelo Departamento de Medicina Preventiva da FMUSP. Pós-doutorado na London School of Hygiene & Tropical Medicine/University of London.

ANA HELENA ARAÚJO BOMFIM QUEIROZ ▶ Psicóloga. Professora do Curso de Psicologia da Faculdade Luciano Feijão, CE. Especialista em Saúde Mental pela Universidade Estadual do Ceará (UECE) e em Processos Educacionais na Saúde pelo Instituto Sírio-Libanês de Ensino e Pesquisa (IEP/HSL). Mestre em Saúde Pública pela Universidade Federal do Ceará (UFC).

ANA MARREIROS ▶ Professora. Licenciatura em Estatística e Investigação Operacional na Faculdade de Ciências da Universidade de Lisboa, Portugal. Doutora em Métodos Quantitativos Aplicados à Economia e à Gestão com especialidade em Estatística pela Faculdade de Economia da Universidade do Algarve, Portugal.

ANA PAULA ANDREOTTI AMORIM ▶ Médica de família e comunidade. Coordenadora da Atenção Primária à Saúde da FMUSP. Tutora da Residência em MFC da FMUSP.

ANA PAULA TUSSI LEITE ▶ Médica. Residente em MFC do GHC.

ANA PAULA WERNECK ▶ Médica psiquiatra da Divisão de Atenção à Saúde da UFSC. Professora de Psiquiatria da Universidade do Sul de Santa Catarina. Doutora em Ciências Médicas pela FMUSP.

ANA ROBERTA CERATTI ▶ Médica de família e comunidade e terapeuta de família e casais. Professora de Saúde Coletiva da Faculdade de Medicina da Universidade de Passo Fundo (UPF). Especialista em Medicina do Trabalho pela UFRGS.

ANA ROCHADEL ▶ Médica de família e comunidade do Complexo Penitenciário da Papuda, Brasília, DF.

ANA THEREZA CAVALCANTI ROCHA ▶ Médica pneumologista e intensivista. Professora adjunta do Departamento de Saúde da Família da Faculdade de Medicina da

Bahia (FMB) da Universidade Federal da Bahia (UFBA). Especialista em Pneumologia e Terapia Intensiva pela Duke University, EUA. Master of Health Sciences for Clinical Research pelo Duke Clinical Research Institute (DCRI) da Duke University. Doutora em Medicina e Saúde pela UFBA. Fellow do American College of Chest Physicians.

ANAELÍ BRANDELLI PERUZZO ▶ Enfermeira estomaterapeuta. Especialista em Estomaterapia pela Universidade do Vale do Rio dos Sinos (Unisinos).

ANDERSON SOARES DA SILVA ▶ Médico de família e comunidade. Professor do Departamento de Medicina Social da Faculdade de Medicina de Ribeirão Preto (FMRP) da USP. Doutor em Ciências Médicas pela FMUSP.

ANDERSON STEVENS ▶ Médico de família e comunidade efetivo da Estratégia Saúde da Família (ESF), Lages, SC. Professor da Unidade Prática de Saúde na Comunidade do Curso de Medicina da Uniplac. Coordenador e preceptor da Residência Médica em MFC da Uniplac.

ANDRÉ KLAFKE ▶ Médico de família e comunidade do GHC. Preceptor da Residência Médica em MFC e do Mestrado Profissional em Avaliação e Produção de Tecnologias em Saúde do GHC. Mestre e Doutor em Epidemiologia pela UFRGS.

ANDRÉ LUCIO DE CASSIAS ▶ Médico. Professor titular de Medicina da Universidade do Contestado. Consultor da Tempo Consultoria em APS e Sistemas de Saúde. Especialista em Medicina de Família pela PUCPR.

ANDRÉ ROSITO MARQUARDT ▶ Médico psiquiatra do Centro de Atenção Psicossocial Álcool e Drogas (CAPSad) de Florianópolis, SC. Especialista em Gestão da Saúde Pública pela UFSC. Mestre em Ciências da Saúde pela UFCSPA.

ANDREA CUNHA DE MENDONÇA ▶ Médica psiquiatra da Prefeitura Municipal de Florianópolis.

ÂNGELA JORNADA BEN ▶ Médica de família e comunidade. Professora adjunta do Departamento de Saúde Coletiva da UFCSPA. Especialista em Ensino Médico pela UFC com apoio do Brasil-Faimer Regional Institute e em Avaliação de Tecnologias em Saúde pela UFRGS. Mestre e Doutora em Epidemiologia pela UFRGS.

ANGÉLICA MANFROI ▶ Médica de família e comunidade. Professora da Disciplina de APS Interdisciplinar da Unicid. Especialista em Gestão de Saúde Pública pela UFSC e em Auditoria em Saúde pela Fundação Educacional Lucas Machado (Feluma).

ANGELMAR CONSTANTINO ROMAN ▶ Médico de família e comunidade. Preceptor de Medicina Geral de Família e Comunidade da Faculdade Evangélica do Paraná (Fepar) e da Universidade Positivo, Curitiba, PR. Supervisor da Residência Médica em MFC do Hospital da Cruz Vermelha, PR. Doutor em Informática Médica pela USP.

ANTÔNIO AUGUSTO DALL'AGNOL MODESTO ▶ Médico de família e comunidade. Professor de APS Interdisciplinar da Faculdade de Medicina da Unicid. Doutor em Medicina Preventiva pela FMUSP.

ARINEY C. MIRANDA ▶ Professor adjunto de Cirurgia da Universidade Federal do Pará (UFPa) e do Mestrado Profissional em Ensino em Saúde do Centro Universitário do Estado do Pará (Cesupa). Especialista em Cirurgia do Aparelho Digestivo pelo Colégio Brasileiro de Cirurgia Digestiva (CBCD). Mestre em Gastrenterologia Cirúrgica pelo Instituto de Assistência Médica ao Servidor Público Estadual de São Paulo. Doutor em Doenças Tropicais pelo Núcleo de Medicina Tropical da UFPa.

ARISTÓTELES CARDONA JÚNIOR ▶ Médico de família e comunidade. Professor e coordenador da Residência Médica em MFC da Universidade Federal do Vale do São Francisco. Mestrando em Saúde da Família no Instituto Aggeu Magalhães (IAM)/Fiocruz.

ARMANDO HENRIQUE NORMAN ▶ Especialista em MFC pela Fepar. MSc em Antropologia Médica pela Durham University, Inglaterra. PhD em Antropologia pela Durham University.

ARNILDO DUTRA DE MIRANDA JUNIOR ▶ Médico de família e comunidade.

ARTUR F. SCHUMACHER SCHUH ▶ Médico neurologista. Professor adjunto do Departamento de Farmacologia e da Pós-Graduação em Ciências Médicas da UFRGS. Preceptor da Residência Médica em Neurologia do Hospital de Clínicas (HCPA) da UFRGS. Mestre em Ciências Médicas pela UFRGS. Doutor em Genética e Biologia Molecular pela UFRGS.

ARTUR OLIVEIRA MENDES ▶ Médico de família e comunidade da Prefeitura Municipal de Belo Horizonte, MG, e da Unimed-BH. Preceptor da Residência Médica em MFC do Hospital das Clínicas (HC) da Universidade Federal de Minas Gerais (UFMG). Especialista em Ativação de Mudanças Curriculares pela ENSP/Fiocruz.

BÁRBARA CRISTINA BARREIROS ▶ Médica de família e comunidade.

BARBARA STARFIELD[†] ▶ Professora emérita, Department of Health Policy and Management, Johns Hopkins University.

BIANCA LUIZA DE SÁ E SILVA ▶ Médica de família e comunidade da ESF da Unidade Básica de Saúde (UBS) Vila Dalva e do Hospital Sírio-Libanês. Tutora da Residência Médica em MFC do HCFMUSP.

BRIAN W. JACK ▶ Médico de família. Professor e chefe do Departamento de Medicina de Família da Boston University, School of Medicine e Boston Medical Center.

Médico pela Universidade de Massachusetts Medical School, EUA, *Fellowship* em Obstetrícia de Alto Risco no Sacred Heart Hospital, University of Washington.

BRUNA DE MORAES LOPES ▶ Pós-graduadação em Fisioterapia Ortopédica e Neurológica no Instituto de Educação e Pesquisa do Hospital Moinhos de Vento (HMV), Porto Alegre, RS. Mestre em Ciências da Reabilitação pela UFCSPA. Doutoranda em Ciências da Reabilitação na UFCSPA.

BRUNELA MADUREIRA ▶ Médica dermatologista. Professora adjunta do Departamento de Medicina Social da UFES. Título de Especialista em Dermatologia pela Sociedade Brasileira de Dermatologia (SBD) e pela Associação Médica Brasileira (AMB). Mestre em Patologia das Doenças Infecciosas pela UFES. Doutora em Doenças Infecciosas pela UFES.

BRUNO PEREIRA STELET ▶ Médico de família e comunidade. Professor da Faculdade de Medicina da Universidade Federal do Rio de Janeiro (UFRJ). Preceptor da Residência em MFC da ENSP/Fiocruz e da UFRJ. Especialista em Ensino na Saúde pelo IMS/UERJ. Mestre em Saúde Coletiva pelo IMS/UERJ.

CAMILA AMENT GIULIANI DOS SANTOS FRANCO ▶ Médica de família e comunidade da SMS de Curitiba. Professora adjunta da PUCPR. Professora convidada da Faculdade de Medicina da Universidade do Porto, Portugal. Mestre em Tecnologia da Saúde pela PUCPR. Doutoranda em Medicina na Universidade do Porto.

CARLA BAUMVOL BERGER ▶ Médica de família e comunidade. Mestranda Profissional em Avaliação e Produção de Tecnologias para o SUS no Hospital Nossa Senhora da Conceição (HNSC) do GHC.

CARLOS ALBERTO SAMPAIO MARTINS DE BARROS[†] ▶ Médico psiquiatra. Professora dos Cursos de Psicologia e de Medicina da Universidade Luterana do Brasil (ULBRA) de Canoas, RS, e do Curso de Especialização em Psiquiatria do Centro de Estudos José de Barros Falcão. Mestre em Psicologia Educacional pelo Instituto Universitário de Ciências Psicológicas, Sociais e da Vida (ISPA), Lisboa.

CARLOS ANDRÉ AITA SCHMITZ ▶ Médico de família e comunidade. Professor adjunto da UFRGS. Consultor em Tecnologia da Informação do TelessaúdeRS/UFRGS. Especialista em Saúde Pública pela ESP/RS. Mestre em Geomática pela UFSM. Doutor em Epidemiologia pela UFRGS.

CARLOS AUGUSTO MELLO DA SILVA ▶ Médico pediatra com área de atuação em Toxicologia Médica pela AMB. Professor do Curso de Especialização em Toxicologia do Instituto de Toxicologia (InTox) da PUCRS. Médico do Centro de Informação Toxicológica (CIT) da SES do RS. Especialista em Toxicologia Aplicada pela PUCRS.

CARLOS DANIEL MAGALHÃES DA SILVA MOUTINHO JR. ▶ Médico de família e comunidade.

CARLOS HENRIQUE MARTINEZ VAZ ▶ Médico de família e comunidade. Residente em Gestão em Saúde no Programa de Residência da SMS de Florianópolis.

CARLOS R. M. RIEDER ▶ Médico neurologista. Professor adjunto de Neurologia da UFCSPA. Professor do PPG em Ciências Médicas da UFRGS e do PPG em Ciências da Reabilitação da UFCSPA. Mestre em Ciências Médicas pela UFRGS. Doutor em Clinical Neuroscience pela Birmingham University, Inglaterra.

CARLOS WALTER SOBRADO ▶ Coloproctologista. Professor assistente Doutor da Disciplina de Coloproctologia do HCFMUSP. Mestre e Doutor em Medicina: Cirurgia do Aparelho Digestivo pela FMUSP.

CARMEN LUIZA C. FERNANDES ▶ Médica de família e comunidade. Terapeuta de casais e família. Especialista em Saúde Mental Coletiva. Mestre em Epidemiologia.

CARMEN VERA GIACOBBO DAUDT ▶ Médica de família e comunidade. Professora adjunta do Departamento de Saúde Coletiva da UFCSPA e do Núcleo de Formação Específica em MFC da Escola de Medicina da PUCRS. Doutora em Epidemiologia pela UFRGS.

CAROLINA DEGEN MEOTTI ▶ Médica dermatologista.

CAROLINA FAJARDO ▶ Médica de família e comunidade. Professora assistente de Prática Médica da Universidade do Grande Rio (Unigranrio). Responsável técnica da Clínica da Família José de Souza Herdy. Mestre em Educação em Ciências e Saúde pela UFRJ.

CAROLINA MACHADO TORRES ▶ Médica neurologista contratada do Serviço de Neurologia do HCPA/UFRGS. Especialista em Neurofisiologista Clínica pelo Hospital São Lucas da PUCRS. Mestre e Doutora em Ciências Médicas pela UFRGS.

CAROLINE BOURBON ▶ Médica de família e comunidade. Professor adjunto de APS da Universidade Federal do Recôncavo da Bahia.

CAROLINE SAORI SAKURAI TAMAKI ▶ Médica de família e comunidade.

CASSIANO TEIXEIRA ▶ Chefe médico do Centro de Terapia Intensiva de Adultos do HMV. Professor adjunto de Clínica Médica da UFCSPA. Especialista em Terapia Intensiva pela ISCMPA. Doutor em Pneumologia pela UFRGS.

CATHERINE MOURA DA FONSECA PINTO ▶ Médica sanitarista e gestora de cuidados em saúde. Gerente executiva de Serviços Profissionais e Soluções de Tecnologia da Abbott Laboratórios do Brasil. Especialista em Medicina Preventiva e Social e em Gestão em Saúde e Medicina do Trabalho pela FMABC. Mestre em Saúde da Família pela Universidade Estácio de Sá. Membro do Colégio Brasileiro de Executivos da Saúde.

CERES VÍCTORA ▶ Antropóloga com área de atuação em Antropologia do Corpo e da Saúde. Professora e pesquisadora do Departamento de Antropologia e do PPG em Antropologia Social da UFRGS. Mestre em Antropologia Social pela UFRGS. PhD em Antropologia pela Brunel University, Reino Unido.

CESAR AUGUSTO DE FREITAS E RATHKE ▶ Médico de família e comunidade e psiquiatra. Preceptor de Saúde Mental da Faculdade de Ciências Médicas da Paraíba. Pós-graduação em Psiquiatria no Instituto Abuchaim, Porto Alegre, em Acupuntura pelo Centro de Estudos de Acupuntura (CESAC/RS) e em Dependência Química pela Unifesp. Título de Especialista em Psiquiatria pela ABP.

CESAR DE CESAR NETTO ▶ Médico. Especialista em Ortopedia, Cirurgia de Pé e Tornozelo pelo Instituto de Ortopedia e Traumatologia (IOT) do HCFMUSP. Doutor em Ciências Médicas pela USP.

CÉSAR MONTE SERRAT TITTON ▶ Médico de família e comunidade da Prefeitura Municipal de Curitiba. Especista em Psicologia Comunitária pela University of Brighton, Inglaterra. Ex-secretário de Saúde de Curitiba (ago/2015-dez/2016).

CESAR PAULO SIMIONATO ▶ Médico do Departamento de Clínica Médica do Hospital Universitário da UFSC. Especialista em Saúde Pública pela SES de Santa Catarina/UFSC/Fiocruz.

CHARLES DALCANALE TESSER ▶ Médico especialista em Medicina Preventiva e Social. Mestre e Doutor em Saúde Coletiva pela Universidade Estadual de Campinas (Unicamp).

CHRISTIAN MORATO DE CASTILHO ▶ Médico de família e comunidade. Superintendente de Assistência Ambulatorial da Unimed-BH. MBA em Gestão de Saúde na Fundação Getúlio Vargas.

CLAUCEANE VENZKE ZELL ▶ Médica de família e comunidade. Professora da Universidade de Santa Cruz do Sul (Unisc), RS. Especialista em Saúde Pública pela UFRGS e em Geriatria pela PUCRS.

CLAUDIA DE AGUIAR MAIA GOMES ▶ Médica de família e comunidade. Professora do Curso de Medicina do Centro Acadêmico do Agreste (CAA) da Universidade Federal de Pernambuco (UFPE). Mestre em Educação Médica pelo Instituto de Medicina Integral Professor Fernando Figueira.

CLAUDIA MOTA DE CARVALHO ▶ Médica de família e comunidade da Unidade de Saúde da Família S16 Distrito Sul da Secretaria Municipal de Saúde de Manaus (Semsa). Preceptora da Residência em MFC do Hospital Universitário Getúlio Vargas da Universidade Federal do Amazonas (UFAM).

CLÁUDIA RAMOS MARQUES DA ROCHA ▶ Médica de família e comunidade e sanitarista do Departamento de MFC do Hospital Universitário Pedro Ernesto. Coordenadora das Linhas de Cuidado das Doenças Crônicas Não Transmissíveis da SMSRio. Especialista em Gestão de Sistemas e Serviços de Saúde, com ênfase em APS pela Unicamp. MBA em Administração com ênfase em Gestão de Saúde pela Fundação Getúlio Vargas. Mestranda em Atenção Primária à Saúde na UFRJ.

CLAUDIA REGINA OLIVEIRA DA COSTA ▶ Médica pediatra. Professora assistente do Internato de Saúde Coletiva do Centro Universitário de Volta Redonda (UniFOA). Mestre em Ensino em Ciências da Saúde e Meio Ambiente pelo UniFOA.

CLÁUDIA SCHWEIGER ▶ Médica otorrinolaringologista. Preceptora da Residência Médica em Otorrinolaringologia do HCPA/UFRGS. Professora colaboradora do PPG em Saúde da Criança e do Adolescente da UFRGS. Mestre e Doutora em Saúde da Criança e do Adolescente pela UFRGS. Pós-doutorado em Otorrinolaringologia Pediátrica no Cincinnati Children's Hospital, EUA.

CLAUNARA SCHILLING MENDONÇA ▶ Médica de família e comunidade. Professora adjunta de Medicina de Família do Departamento de Medicina Social da UFRGS e do Mestrado Profissional em Avaliação de Tecnologias em Saúde para o SUS do GHC. Mestre e Doutora em Epidemiologia pela UFRGS.

CLEDY ELIANA DOS SANTOS ▶ Médica de família e comunidade. Professora da Escola de Saúde do GHC. Especialista em Medicina Paliativa pela AMB. Mestre em Saúde Comunitária para Países em Desenvolvimento pela University of London e em AIDS pela Universitat de Barcelona, Espanha. Doutoranda em Medicina na Universidade do Porto.

CLEO BORGES ▶ Médico de família e comunidade da Prefeitura Municipal de Cuiabá, MT. Coordenador do Departamento de Saúde Coletiva da Universidade de Cuiabá (UNIC). Coordenador da Residência Médica em MFC do Hospital Geral Universitário da UNIC. Mestre em Políticas e Gestão em Saúde pela Università di Bologna, Itália.

COR JESUS F. FONTES ▶ Médico infectologista. Professor associado da Faculdade de Medicina da UFMT. Mestre e Doutor em Medicina Tropical pela UFMG.

CRISTIANE TAVARES ▶ Médica clínica geral e neuroanestesiologista especialista em Dor. Título de Especialista em dor pela Sociedade Brasileira de Anestesiologia (SBA) e AMB. Título Superior de Anestesiologia pela SBA. Doutoranda em Anestesiologia na FMUSP.

CRISTIANO J. C. DE ALMEIDA CUNHA ▶ Professor universitário. Coordenador do Laboratório de Liderança e Gestão Responsável da UFSC. Doutor em Administração pela Rheinisch-Westfalische Technische Hochschule Aachen, Alemanha.

CRISTINA PADILHA LEMOS ▶ Médica de família e comunidade. Pós-graduação em Saúde Pública e em Gerontologia Social na PUCRS. Pós-graduação em Educação Popular em Saúde na ESP/RS.

CRISTINA ROLIM NEUMANN ▶ Médica endocrinologista. Professora associada do Departamento de Medicina Social da UFRGS. Doutora em Clínica Médica pela UFRGS.

CRISTINA SUBTIL ▶ Médica pediatra. Coordenadora do Curso de Medicina da Uniplac. Mestre em Saúde Pública pela Universidad de La Integración de Las Americas Unida (Unida), Paraguai.

CYNTHIA GOULART MOLINA-BASTOS ▶ Médica de família e comunidade do TelesSaúdeRS/UFRGS e do Serviço de APS do HCPA/UFRGS. Especialista em Acupuntura pelo CESAC/RS e em Dor e Cuidados Paliativos (em andamento) pela UFMG. Mestre em Epidemiologia pela UFRGS. Doutoranda em Epidemiologia na UFRGS.

DANIEL ALMEIDA ▶ Médico de família e comunidade da Unifesp, da Prefeitura de São Paulo e da Associação Paulista para o Desenvolvimento da Medicina. Especialista em Atenção Domiciliar pela UFSC. Mestre em Psiquiatria e Psicologia Médica pela Unifesp. Doutor em Saúde Coletiva pela Unifesp.

DANIEL KNUPP AUGUSTO ▶ Médico de família e comunidade. Mestre em Epidemiologia pela Fiocruz Minas.

DANIEL SORANZ ▶ Médico de família e comunidade. Professor e pesquisador da Fiocruz. Especialista em Saúde Pública pela ENSP/Fiocruz. Mestre em Políticas Públicas de Saúde pela Fiocruz. Doutor em Epidemiologia pela ENSP/Fiocruz.

DANIELA CABRAL DE SOUSA ▶ Médica reumatologista. Professora assistente do Curso de Medicina da Universidade de Fortaleza (Unifor). Título de Especialista em Reumatologia pela Sociedade Brasileira de Reumatologia. Mestre em Clínica Médica pela UFC.

DANIELA MONTANO WILHELMS ▶ Médica de família e comunidade. Especialista em Informação Científica e Tecnologia em Saúde pela Fiocruz. Mestre em Epidemiologia pela UFRGS.

DANIELA RIVA KNAUTH ▶ Antropóloga com área de atuação em Antropologia Médica. Professora titular do Departamento de Medicina Social, do PPG em Epidemiologia e do PPG em Antropologia Social da UFRGS. Mestre em Antropologia Social pela UFRGS. Doutora em Etnologia e Antropologia Social pela Ecole des Haute Etudes in Sciences Sociales, França.

DANIELLA BORGES MACHADO ▶ Médica de família e comunidade da Unidade de Saúde Vila Floresta, Porto Alegre. Preceptora da Residência em MFC do GHC. Master of Public Health pela University of Minnesota, EUA.

DANIELLE BIVANCO-LIMA ▶ Médica clínica geral. Professora assistente do Departamento de Saúde Coletiva da Faculdade de Ciências Médicas da Santa Casa de São Paulo. Doutora em Ciências Médicas pela FMUSP.

DANIELLY ROCHA DE ANDRADE ALMEIDA ▶ Médica pediatra e psiquiatra do Centro de Atenção Psicossocial à Infância e Adolescência (CAPSI) de Volta Redonda. Preceptora do Internato do Curso de Medicina do UniFOA. Título de Psiquiatria pela ABP.

DANNIELLE FERNANDES GODOI ▶ Professora Doutora do Departamento de Clínica Médica da UFSC.

DANYELLA DA SILVA BARRÊTO ▶ Médica de família e comunidade. Professora do Departamento de Promoção à Saúde da Universidade Federal da Paraíba (UFPB) e do Eixo Saúde Coletiva do Centro Universitário João Pessoa (Unipê). Especialista em Terapia Familiar Sistêmica pelo Infapa. Mestre em Psicologia pela Unisinos.

DAVID LAITH RAWAF ▶ Médico sanitarista, ortopedista, MSc DL PT em Ortopedia, Queen Mary University of London, Reino Unido.

DÉBORA DEUS CARDOZO ▶ Cirurgiã-dentista. Especialista em Ensino em Saúde pela UFRGS. Mestre e Doutora em Odontologia: Saúde Bucal Coletiva pela UFRGS.

DÉBORA PEREIRA THOMAZ ▶ Médica internista e geriatra. Preceptora da Residência Médica de Geriatria do Hospital dos Servidores Estaduais de MG.

DEE MANGIN ▶ Professora e médica de família e comunidade, McMaster University. Especialista em Medicina de Família. DPH (Otago), MBChB (Otago), FRNZCGP (NZ). David Braley & Nancy Gordon Chair in Family Medicine. Professora e diretora de Pesquisa da McMaster University, University of Otago, Christchurch.

DEIDVID DE ABREU ▶ Assistente social. Especialista em Saúde da Família pela UFSC. Mestre em Saúde Mental e Atenção Psicossocial pela UFSC. Doutorando em Saúde Coletiva na UFSC.

DEMIAN DE OLIVEIRA E ALVES ▶ Médico de família e comunidade do corpo clínico do Hospital Sírio-Libanês. Mestrando em Saúde Pública na FSP/USP.

DENISE MACHADO LONGHI ▶ Médica de família e comunidade. Especialista em Facilitação de Processos Educacionais e Preceptoria para o SUS pelo IEP-HSL.

DIANI DE OLIVEIRA MACHADO ▶ Enfermeira. Mestre em Enfermagem pela UFRGS.

DIEGO JOSÉ BRANDÃO ▶ Médico de família e comunidade. Supervisor da Residência Médica em MFC da Universidade Vila Velha, ES (UVV/ES).

DIJON HOSANA SOUZA SILVA ▶ Médico de família e comunidade. Coordenador da Curadoria de Relatos da Comunidade de Práticas da Secretaria de Gestão do Trabalho e da Educação na Saúde do MS. Pós-graduação em Atenção Básica em Saúde da Família no Núcleo de Educação em Saúde Coletiva da UFMG e em Psicologia Organizacional na Universidade Salvador. Aperfeiçoamento em Metodologias Ativas em Ensino de Saúde no IEP/HSL.

EDEVARD J. DE ARAUJO ▶ Cirurgião pediatra. Professor adjunto da UFSC. Urologista pediátrico do Hospital Infantil Joana de Gusmão, Florianópolis. Especialista em Urologia Pediátrica pela Fundacion Puigvert, Universitat Autònoma de Barcelona. Doutor em Cirurgia pela Unifesp.

EDUARDO DE OLIVEIRA FERNANDES ▶ Médico intensivista. Supervisor da Residência em Medicina Interna do GHC. Doutor em Pneumologia pela UFRGS.

EDUARDO HENRIQUE PORTZ ▶ Médico. Residente em MFC no GHC.

EDWIN EIJI SUNADA ▶ Médico ortopedista do Hospital Sírio-Libanês especialista em Cirurgia do Ombro e Cotovelo.

ELIETE M. COLOMBELI ▶ Cirurgiã pediátrica com área de atuação em Urologia Pediátrica. Professora convidada de Técnica Operatória da UFSC.

ELINEIDE GOMES DOS S. CAMILLO ▶ Farmacêutica magistral. Farmacêutica do SSC/GHC. Especialista em Gestão da Assistência Farmacêutica pela UFSC.

EMANUELA PLECH THOMÉ ▶ Dermatologista especialista em cirurgia dermatológica. Preceptora de Dermatologia do Serviço de Dermatologia do Hospital Universitário (HU) da Universidade Federal de Sergipe (UFS). Título de Especialista pela SBD.

EMERSON DA SILVEIRA ▶ Médico de família e comunidade da APS de Itajaí. Professor do Internato em MFC da Univali.

EMILIAN REJANE MARCON ▶ Educadora física do Programa de Cirurgia Bariátrica do HCPA/UFRGS e da UBS Santa Cecília. Especialista em Treinamento Desportivo e Psicomotricidade pela UFRGS. Mestre em Ciências da Saúde: Cardiologia pelo Instituto de Cardiologia (IC) da Fundação Universitária de Cardiologia (FUC). Doutora em Medicina: Ciências Cirúrgicas pela UFRGS.

ENO DIAS DE CASTRO FILHO ▶ Médico de família e comunidade. Professor do Mestrado Profissional em Avaliação de Tecnologias em Saúde do GHC. Mestre em Educação pela UFRGS. Doutor em Epidemiologia pela UFRGS.

ENRIQUE GAVILÁN ▶ Médico. Responsável pela pesquisa do Laboratório de Polifarmácia. Especialista em Medicina de Família e Comunidade da Unidad Docente Medicina Famíliar y Comunitaria de Córdoba. Doutor em Medicina pela Universidad de Córdoba.

ENRIQUE MOLINA PÉREZ DE LOS COBOS ▶ Médico interno residente. Especialista em Medicina de Família e Comunidade. Mestre em Economia da Saúde e Medicamentos pela Universitat Pompeu Fabra de Barcelona.

ÉRICA VIANA ROCHA ▶ Médica. Mestrado Integrado em Medicina pela Faculdade de Medicina da Universidade de Lisboa.

ERIKA SIQUEIRA DA SILVA ▶ Médica de família e comunidade. Professora auxiliar do Centro de Ciências da Vida da UFPE. Preceptora da Residência em MFC da Secretaria de Saúde do Recife. Mestre em Saúde Coletiva pela Unicamp.

ERIKA VOVCHENCO ▶ Assistente social do Consultório na Rua de São Paulo. Especialista em Saúde Mental pela Unifesp.

ERNO HARZHEIM ▶ Médico de família e comunidade. Especialista em MFC pelo HNSC/GHC. Doutor em Saúde Pública pela Universidad de Alicante, Espanha. Pós-doutorado em Epidemiologia na UFRGS.

EUCLIDES FURTADO DE ALBUQUERQUE CAVALCANTI ▶ Médico. Especialista em Clínica Médica pelo HCFMUSP.

EUNICE CARRAPIÇO ▶ Médico de família e comunidade. Coordenadora da Equipa Regional de Apoio e Acompanhamento para os Cuidados de Saúde Primários na Administração Regional de Saúde de Lisboa e Vale do Tejo.

EYMARD MOURÃO VASCONCELOS ▶ Médico. Coordenador nacional da Rede de Educação Popular e Saúde. Professor aposentado da UFPB. Especialista em Clínica Médica pelo Hospital das Clínicas da UFMG e em Saúde Pública pela Fiocruz/RJ. Mestre em Educação pela UFMG. Doutor em Medicina Tropical pela UFMG.

FABIANA PRADO DOS SANTOS NOGUEIRA ▶ Médica de família e comunidade. Professora da Universidade de Uberaba (Uniube). Coordenadora do Internato do Curso de Medicina e da Residência Médica de MFC da Uniube. Mestre em Clínica de Doenças Infecciosas e Parasitárias pela Universidade Federal do Triângulo Mineiro.

FABIANO GONÇALVES GUIMARÃES ▶ Médico de família e comunidade da Prefeitura Municipal de Belo Horizonte. Professor da Universidade José do Rosário Vellano (Unifenas-BH). Mestrando em Saúde da Família na Associação Brasileira de Saúde Coletiva/Fiocruz/ Universidade Federal de Juiz de Fora (UFJF).

FÁBIO DUARTE SCHWALM ▶ Médico de família e comunidade da ESF Francesa Alta, Barão, RS. Professor de APS na Universidade de Caxias do Sul (UCS). Especialista em Medicina do Tráfego pelo GHC. Mestrando em Avaliação e Produção de Tecnologias para o SUS: Espiritualidade e Saúde no GHC.

FÁBIO LUIZ VIEIRA ▶ Médico de família e comunidade com interesse especial em Dor Crônica. Mestre em Gestão Internacional de Saúde pelo Imperial College London.

FABRÍCIO CASANOVA ▶ Médico de família e comunidade. Preceptor da Residência Médica em Medicina de Família na Escola de Saúde Pública de Florianópolis. Especialista em Terapia de Família pela Universidade de Foz do Iguaçu (Uniguaçu)/Gruppos. Mestre em Avaliação de Tecnologias em Saúde pelo Instituto Nacional de Cardiologia.

FÁTIMA TEIXEIRA ▶ Médica. Professora assistente do Mestrado Integrado em Medicina, responsável pelo Módulo Curricular de Medicina Paliativa. Coordenadora da Equipe Comunitária de Suporte em Cuidados Paliativos do Agrupamento de Centros de Saúde (ACES) do Sotavento, Algarve. Membro da Comissão Nacional da Rede Nacional de Cuidados Paliativos de Portugal. Especialista em Medicina Paliativa e Medicina Geral e Familiar pela Ordem dos Médicos de Portugal. Mestre em Cuidados Paliativos pela Universidade Católica Portuguesa.

FAUZE MALUF-FILHO ▶ Médico gastrenterologista. Coordenador do Serviço de Endoscopia do Instituto do Câncer de São Paulo Octavio Frias de Oliveira. Especialista em Endoscopista pela Sociedade Brasileira de Endoscopia Digestiva. Mestre e Doutor em Gastrenterologia pela FMUSP. Livre-docente pelo Departamento de Gastrenterologia da FMUSP.

FELÍCIA DE MORAES BRANCO TAVARES ▶ Médica pneumologista. Teleconsultora do TelessaúdeRS/UFRGS. Mestre em Medicina: Pneumologia pela UFRGS.

FELIPE AUGUSTO SOUZA GUALBERTO ▶ Médico infectologista. Doutor em Ciências: Moléstias Infecciosas e Parasitárias pela FMUSP.

FELIPE EDUARDO BROERING ▶ Médico de família e comunidade e geriatra.

FELIPE TEIXEIRA DE MELLO FREITAS ▶ Médico infectologista. Coordenador do Núcleo de Controle de Infecção Hospitalar do Hospital Materno Infantil de Brasília. Doutor em Medicina Tropical pela Universidade de Brasília (UnB).

FERNANDA AZEVEDO ▶ Psicóloga. Mestre em Gerontologia Biomédica pela PUCRS.

FERNANDA GERST MARTINS DE FREITAS ▶ Médica cardiologista. Especialista em Cardiologia Clínica pelo Hospital de Urgências de Goiânia.

FERNANDA LAZZARI FREITAS ▶ Médica de família e comunidade. Preceptora do Curso de Medicina da UFSC. Mestre em Saúde Coletiva pela UFSC.

FERNANDA MELCHIOR ▶ Médica de família de comunidade. Preceptora da Residência em MFC da Unievangélica Centro Universitário.

FERNANDA MUSA AGUIAR ▶ Médica internista. Cursista do Serviço de Dermatologia da ISCMPA.

FERNANDA NASPOLINI ZANATTA ▶ Médica de família e comunidade. Mestranda em Cuidados Paliativos e Intensivos na UFSC.

FERNANDA PLESSMANN DE CARVALHO ▶ Médica de família e comunidade. Pós-graduadação em Nutrologia na Associação Brasileira de Nutrologia.

FERNANDO ANTONIO SANTOS E SILVA ▶ Médico de família e comunidade no PSF Praeiro, Cuibá, MT. Professor auxiliar de Clínica Médica da Faculdade de Medicina da UFMT. Professor adjunto de Saúde Coletiva da Faculdade de Medicina da UNIC. Mestrando Profissional em Saúde na Fiocruz.

FERNANDO HENRIQUE SILVA AMORIM ▶ Médico de família e comunidade. Gestor da Unimed-BH.

FERNANDO SERGIO S. LEITÃO FILHO ▶ Médico pneumologista. Especialista em Cessação de Tabagismo pelo Núcleo de Prevenção e Cessação do Tabagismo (Prev-fumo) da Unifesp. Doutor em Ciências da Saúde pela Unifesp. Pós-doutorado na The University of British Columbia, Vancouver, Canadá.

FLÁVIO DIAS SILVA ▶ Médico de família e comunidade e psiquiatra. Professor assistente da Universidade Federal do Tocantins. Professor adjunto da Faculdade do Instituto Tocantinense Presidente Antônio Carlos Porto. Mestre em Ensino de Ciências da Saúde pela Unifesp.

FRANCISCO A. TAVARES JR. ▶ Administrador. Especialista em Economia da Saúde pela Universidad Pompeu Fabra, Espanha, em Planejamento em Saúde pelo Instituto de Saúde Coletiva (ISC) da UFBA e em Gestão da Atenção à Saúde pela Fundação Dom Cabral.

FRANCISCO ARSEGO DE OLIVEIRA ▶ Médico de família e comunidade. Professor do Departamento de Medicina Social da Faculdade de Medicina (Famed) da UFRGS. Mestre em Antropologia Social pela UFRGS.

FRANCISCO BORRELL CARRIÓ ▶ Professor titular do Departamento de Ciências Clínicas da Facultad de Medicina da Universitat de Barcelona. Especialista em Medicina de Família e Comunidade. Doutor em Medicina.

FRANCISCO CARVALHO ▶ Médico de família e comunidade. Mestre em Medicina pela Faculdade de Ciências da Saúde da Universidade Beira Interior, Covilhã, Portugal.

FREDERICO FERNANDO ESTECHE ▶ Médico de família e comunidade. Supervisor da Residência Médica em MFC da Escola de Saúde Pública do Ceará (ESPCE).

GABRIELA CUNHA FIALHO CANTARELLI BASTOS ▶ Médica geriatra. Professora auxiliar do Departamento de Medicina da PUC Goiás. Especialista em Docência do Ensino Superior pela Faculdade da Academia Brasileira de Educação e Cultura.

GABRIELA MOSENA ▶ Médica internista e dermatologia.

GELSO GUIMARÃES GRANADA ▶ Médico de família e comunidade da Prefeitura Municipal de Florianópolis e sanitarista. Mestre em Saúde Coletiva pela Unicamp.

GISELE ALSINA NADER BASTOS ▶ Médica de família e comunidade. Professora adjunta do Departamento de Saúde Coletiva e vice-coordenadora do Curso Medicina da UFCSPA. Gerente Médica do HMV. Mestre em Epidemiologia pela Universidade Federal de Pelotas (UFPel). Doutora em Epidemiologia pela UFRGS.

GIULIANO DIMARZIO ▶ Médico de família e comunidade. Coordenador e professor das Disciplinas de APS do Curso de Medicina da Faculdade São Leopoldo Mandic. Mestre em Saúde Coletiva: Epidemiologia pela Unicamp. Doutorando em Ensino em Saúde no Departamento de Clínica Médica da Unicamp. Diretor Científico da SBMFC (2016-2018).

GRASIELA BENINI DOS SANTOS CARDOSO ▶ Médica mastologista, ginecologista e obstetra. Preceptora da Residência em Mastologia e Ginecologia da Casa de Saúde Santa Marcelina. Coordenadora da Mastologia do Hospital Santa Marcelina.

GRAZIELA LAVRATTI ESCUDERO ▶ Cirurgiã-dentista. Preceptora da Residência Integrada em Saúde do GHC. Especialista em Periodontia pela ULBRA. Mestre em Saúde Coletiva pela ULBRA.

GUILHERME BRUNO DE LIMA JÚNIOR ▶ Médico de família e comunidade. Sócio-fundador do Instituto Clínico da Família, MG. Presidente da Associação Mineira de Medicina de Família e Comunidade.

GUILHERME COELHO DANTAS ▶ Médico de família e comunidade da SMS de Florianópolis. Mestre em MFC pela University of Toronto, Canadá. Doutorando no Departamento de Medicina Preventiva da USP.

GUILHERME EMANUEL BRUNING ▶ Médico de família e comunidade do Programa de Atenção Domiciliar do GHC.

GUILHERME VAZQUEZ IZOLANI ▶ Médico. Residente em MFC na SMSRio.

GUSTAVO CARVALHO E SILVA ▶ Médico de família e comunidade.

GUSTAVO KANG HONG LIU ▶ Médico de família e comunidade.

GUSTAVO LANDSBERG ▶ Médico de família e comunidade. Mestre em Atenção Primária à Saúde pela Universitat Autònoma de Barcelona.

GUSTAVO SÉRGIO DE GODOY MAGALHÃES ▶ Médico de família e comunidade. Professor do Núcleo de Ciências da Vida do CAA/UFPE. Coordenador do Telessaúde de Recife. Mestre em Ensino em Ciências da Saúde pela Unifesp. Doutorando em Educação Matemática e Tecnológica na UFPE.

HAMILTON LIMA WAGNER ▶ Médico de família e comunidade, ginecologista e obstetra. Preceptor da Residência Médica da Prefeitura de Curitiba. Especialista em Saúde Pública pela Universidade Federal do Paraná (UFPR) e em Educação Médica pelo Hospital Sírio-Libanês, MS. Mestre em Princípios de Cirurgia pela Fepar.

HEITOR TOGNOLI ▶ Médico de família e comunidade. Professor de Medicina de Família da São Leopoldo Mandic. Especialista em Ativação dos Processos de Mudança na Formação Superior pela ENSP/Fiocruz. Mestre em Saúde e Gestão do Trabalho: Saúde da Família pela Univali.

HELENA LEMOS PETTA ▶ Médica infectologista. Mestre em Saúde Pública pela ENSP/Fiocruz. Fellow na Harvard School of Public Health.

HELENA M. T. BARROS ▶ Professora titular de Farmacologia Básica e Clínica da UFCSPA. Doutora em Psicofarmacologia pela Unifesp.

HENRIQUE BENTE ▶ Médico de família e comunidade da SMS de Florianópolis.

HENRIQUE DE MARTINS E BARROS ▶ Médico de família e comunidade. Professor da Faculdade de Medicina da Unifenas-BH. Especialista em Medicina de Família e Saúde Pública pela UFMG.

HIROKI SHINKAI ▶ Médico de família e comunidade. Professor assistente de Geriatria da UFC e do Uninta Centro Universitário. Especialista em Geriatria pela ESPCE. Mestre em Saúde Pública pela UFC.

IAGO DA SILVA CAIRES ▶ Médico. Residente em MFC no HCFMRP/USP.

IGOR DE OLIVEIRA CLABER SIQUEIRA ▶ Médico de família e comunidade do Serviço de Assistência Domiciliar de Caratinga, MG. Médico de Defesa Social do Presídio de Caratinga, MG.

IONA HEATH ▶ Médica geral aposentada, Reino Unido. Ex-presidente do Royal College of General Practitioners, Reino Unido.

ISABELA M. BENSEÑOR ▶ Médica clínica geral. Professora associada da Faculdade de Medicina da USP. Especialista em Saúde Pública pela USP. Doutora em Ciências Médicas pela USP.

ISABELLE MAFFEI GUARENTI ▶ Médica dermatologista do Hospital Escola da UFPel vinculado à Empresa Brasileira de Serviços Hospitalares (EBSERH). Mestre em Saúde e Comportamento pela Universidade Católica de Pelotas.

ITAMAR DE SOUZA SANTOS ▶ Professor associado do Departamento de Clínica Médica da FMUSP. Doutor em Ciências Médicas pela FMUSP. Livre-docente pelo Departamento de Clínica Médica (Disciplina de Clínica Geral e Propedêutica) da FMUSP.

IVANA LIE MAKITA ABE ▶ Médica de família e comunidade e coordenadora do Programa Cuidando de Quem Cuida do Hospital Sírio-Libanês. Doutora em Educação e Saúde pela USP.

IZAIAS FRANCISCO DE SOUZA JÚNIOR ▶ Médico de família e comunidade, terapeuta comunitário e parteiro tradicional. Professor do Curso de Medicina do Núcleo de Ciências da Vida do CAA/UFPE. Mestre em Educação pela Unifesp.

JANAINE ALINE CAMARGO DE OLIVEIRA ▶ Médica de família e comunidade. Preceptora da Residência em MFC do Hospital Israelita Albert Einstein, SP. Mestranda em Medicina Preventiva na USP. Ex-coordenadora do Grupo de Trabalho em Saúde e Espiritualidade da SBMFC (2016-2017).

JANOS VALERY GYURICZA ▶ Médico de família e comunidade.

JAVIER GARCIA-CAMPAYO ▶ Médico psiquiatra. Professor titular da Universidade de Zaragoza, Espanha. Doutor em Psiquiatria pela Universidade de Zaragoza.

JETELE DEL BEM SELEME PIANA ▶ Médica de família e comunidade. Referência técnica do Unimed Personal da Unimed Vitória.

JOÃO CARLOS PINTO DIAS ▶ Médico especialista em Medicina Tropical. Mestre e Doutor em Medicina Tropical pela UFMG. Pesquisador emérito da Fiocruz.

JOÃO HENRIQUE GODINHO KOLLING ▶ Médico de família e comunidade do Serviço de APS do HCPA/UFRGS e da UBS Santa Cecília de Porto Alegre. Preceptor da Residência em MFC do HCPA/UFRGS e do Internato em Medicina Social da UFRGS. Mestre em Epidemiologia pela UFRGS.

JOÃO WERNER FALK ▶ Médico de família e comunidade. Professor titular da Famed/UFRGS. Mestre em Clínica Médica pela UFRGS. Doutor em Ciências Médicas pela UFRGS. Ex-presidente da SBMFC.

JOEL LAVINSKY ▶ Médico otorrinolaringologista. Professor do PPG em Ciências Cirúrgicas da UFRGS. Preceptor de Otologia e Neurotologia da UFCSPA. Especialista em Otologia e Neurotologia pela University of Southern California. Mestre e Doutor em Cirurgia pela UFRGS. Pós-doutorado na University of Southern California.

JOEL SCHWARTZ ▶ Médico dermatologista. Professor adjunto da Famed/UFRGS. Chefe do Serviço de Dermatologia da ISCMPA.

JORGE ESTEVES ▶ Médico de família e comunidade. Professor da Faculdade de Medicina da UFRJ. Preceptor da Residência Médica em MFC da ENSP/Fiocruz/UFRJ. Especialista em Ensino na Saúde pelo IMS/UERJ. Mestre em Saúde Coletiva: Atenção Primária à Saúde pela UFRJ.

JORGE ZEPEDA ▶ Médico de família e comunidade. Mestre em Saúde Pública pela ENSP/Fiocruz.

JOSÉ AUGUSTO BRAGATTI ▶ Médico neurologista e neurofisiologista clínico. Chefe da Unidade de Neurofisiologia Clínica do HCPA/UFRGS. Preceptor de Neurologia do HMV. Mestre e Doutor em Ciências Médicas pela UFRGS.

JOSÉ BENEDITO RAMOS VALLADÃO JÚNIOR ▶ Médico de família e comunidade. Doutorando em Ciências Médicas na USP.

JOSE CARLOS PRADO JR. ▶ Médico de família e comunidade da Prefeitura Municipal de Florianópolis. Pesquisador da Fiocruz. Mestre em Saúde Pública: Epidemiologia pela UFSC. Doutor em Saúde Coletiva pela UFRJ.

JOSÉ IGNÁCIO DE JUAN ROLDÁN ▶ Médico de família e comunidade do Centro de Salud Palma-Palmilla, Málaga. Mestre em Economia da Saúde, Gestão Sanitária e Uso Racional do Medicamento pela Universidade de Málaga, Espanha. Doutorando no Departamento de Farmacologia, Universidade de Málaga.

JOSÉ IVO SCHERER ▶ Médico pediatra. Professor adjunto 2 de Saúde Coletiva e coordenador do Curso de Medicina da UPF. Especialista em Gastrenterologia Pediátrica pelo Hospital Infantil La Paz da Universidad Autónoma de Madrid (UAM), Espanha. Doutor em Medicina pela UAM.

JOSÉ MANUEL PEIXOTO CALDAS ▶ Médico infectologista. Professor titular de Cuidados Paliativos e Bioética da UFPB. Professor visitante da Unifor. Pesquisador associado do Instituto de Saúde Pública da Universidade do Porto. Especialista em Saúde Pública e Pesquisa Biomédica pela Universitat de Barcelona. Mestre em Medicina pela Universitat de Barcelona. Doutor em Sociologia da Saúde pela Universitat de Barcelona.

JOSÉ RICARDO DE MELLO BRANDÃO ▶ Médico de família na MCI The Doctor's Office at Mt Pleasant's, Toronto. Especialista em Adolescentes pela Sociedade Brasileira de Pediatria (SBP). Mestre em Saúde Pública pela USP. Doutor em Medicina Preventiva pela USP.

JOSEP M. BOSCH FONTCUBERTA ▶ Médico de família e comunidade. Professor associado do Departamento de Medicina da Universitat Autònoma de Barcelona.

Professor de Entrevista Clínica. Doutor en Medicina pela Universitat de Barcelona. Membro da Motivational Interviewing Network Trainers (MINT). Membro do Grupo/Programa Comunicación y Salud da Sociedad Española de Medicina Famíliar y Comunitaria (semFYC).

JUAN GÉRVAS ▶ Médico geral da Equipo CESCA, Madrid. Doutor em Medicina e professor honorário de Saúde Pública na Universidad Autónoma de Madrid.

JULIA HORITA MOHERDAUI ▶ Médica. Residente em MFC no GHC.

JULIANO PEIXOTO BASTOS ▶ Médico epidemiologista do HMV. Professor da Faculdade de Medicina da ULBRA. Mestre em Epidemiologia pela UFPel.

JULIO CÉSAR DE CASTRO OZÓRIO ▶ Médico de família e comunidade da ESF de Lages. Professor do Internato do 5° ano do Curso de Medicina da Uniplac. Especialista em Homeopatia pela Fundação de Estudos Homeopáticos do Paraná. Mestre em Ambiente e Saúde pela Uniplac.

JULIO CLAIDER GAMARO DE MOURA ▶ Médico especialista em Ortopedia, Traumatologia e Cirurgia da Mão. Especialista em Acupuntura pela UFES.

KAREN KINDER ▶ Consultora, líder de equipe, Iniciativa de Performance em Atenção Primária à Saúde da OMS.

KEES VAN BOVEN ▶ Pesquisador sênior do Department of Primary and Community Care, Radbond University, Nijmegen Medical Center, Países Baixos.

KELLEN CHAVES DA SILVA DE FRANCESCHI ▶ Médica de família e comunidade. Pós-graduação em Geriatria e Gerontologia na PUCRS.

KELLY WINCK ▶ Médica de família e comunidade. Tutora da Residência em MFC da USP.

LARA RIBEIRO SANTIAGO FREITAS ▶ Médica de família e comunidade. Professora do Curso de Medicina da Unifor.

LAUREEN ENGEL ▶ Médica. Residente em MFC do HCPA/UFRGS.

LÉA MARIA ZANINI MACIEL ▶ Médica endocrinologista. Professora associada da FMRP/USP. Especialista em Doenças da Tireoide pela FMRP/USP. Mestre e Doutora em Medicina pela USP. Pós-doutorado na University of California.

LEANDRO ARAÚJO DA COSTA ▶ Médico de família e comunidade. Mestrando em Saúde da Família na Fiocruz.

LEANDRO DA COSTA LANE VALIENGO ▶ Médico psiquiatra. Coordenador do Ambulatório de Psicogeriatria do Laboratório de Neurociências (Laboratório de Investigação Médica [LIM] 27) do HCFMUSP. Doutor em Ciências pela FMUSP.

LEANDRO DOMINGUEZ BARRETTO ▶ Médico de família e comunidade. Professor assistente da FMB/UFBA. Mestre em Saúde Coletiva pela Universidade Estadual de Feira de Santana.

LEANDRO RAMOS DE CARVALHO ▶ Médico otorrinolaringologista. Membro efetivo da Associação Brasileira de Otorrinolaringologia e Cirurgia Cervicofacial.

LEONARDO CANÇADO MONTEIRO SAVASSI ▶ Médico de família e comunidade. Professor da Escola de Medicina da Universidade Federal de Ouro Preto (UFOP). Especialista em Pediatria pelo Hospital Belo Horizonte. Mestre e Doutor em Educação em Saúde pelo Instituto René Rachou/Fiocruz Minas.

LEONARDO FERREIRA FONTENELLE ▶ Médico de família e comunidade. Professor do Curso de Medicina da UVV/ES e Analista Legislativo em Saúde da Câmara Municipal de Vitória. Mestre em Saúde na Comunidade pela FMRP/USP. Doutor em Epidemiologia pela UFPel.

LEONARDO VIEIRA TARGA ▶ Médico de família e comunidade. Professor do Curso de Medicina da UCS. Mestre em Antropologia Social pela UFRGS.

LEVI HIGINO JALES JÚNIOR ▶ Médico de família e comunidade. Especialista em Acupuntura pela Sociedade Médica de Acupuntura/Colégio Médico Brasileiro de Acupuntura (SOMA/CBMA). Doutor em Ciências da Saúde pela Universidade Federal do Rio Grande do Norte (UFRN). Pós-doutorado em Estimulação Transcraniana por Corrente Contínua sobre a Dor dos Pacientes com Fibromialgia Avaliados com Perfusão Cerebral na UFRN/USP. Diretor Científico da Associação Médica do Rio Grande do Norte. Fundador e Vice-presidente da Associação Potiguar de MFC do Rio Grande do Norte. Fundador e atual Presidente da Sociedade Norte-riograndense para o Estudo da Dor. Ex-diretor Científico da SBED.

LEVI HIGINO JALES NETO ▶ Médico reumatologista. Especialista em Dor pela Sociedade Brasileira para o Estudo da Dor (SBED). Doutorando em Reumatologia na USP.

LILIA BLIMA SCHRAIBER ▶ Médica especialista em Medicina Preventiva. Professora associada 3 da FMUSP. Especialista em Saúde Pública pela USP. Mestre e Doutora em Medicina Preventiva pela USP.

LISIA MARTINS NUDELMANN-LAVINSKY ▶ Médica dermatologista. Professora adjunta de Dermatologia da ULBRA. Mestre em Patologia pela UFCSPA.

LUANA FREESE ▶ Biomédica. Mestre e Doutora em Ciências da Saúde pela UFCSPA.

LUCAS BASTOS MARCONDES MACHADO ▶ Médico de família e comunidade. Preceptor da Residência em MFC da FMUSP.

LUCAS GASPAR RIBEIRO ▶ Médico de família e comunidade. Preceptor da Residência Médica em MFC do Hospital das Clínicas da FMRP/USP. Especialista em Homeopatia pelo Centro de Especialização em Homeopatia de Londrina. Mestrando em Saúde da Família na Universidade Estadual Paulista (Unesp). Presidente do Núcleo Regional de MFC de Ribeirão Preto da Associação Paulista de Medicina de Família e Comunidade (APMFC)(2017-2019). Diretor da APMFC (2016-2018).

LUCAS VEGA M. V. FERREIRA ▶ Médico. Residente em MFC na SMSRio.

LUCAS WOLLMANN ▶ Médico de família e comunidade do SSC/GHC. Teleconsultor do TelessaúdeRS/UFRGS. Mestre em Epidemiologia pela UFRGS.

LUCIA CAMPOS PELLANDA ▶ Médica. Professora do Departamento de Saúde Coletiva e Reitora da UFCSPA. Especialista em Pediatria pela UFRGS e em Cardiologia Pediátrica pelo IC/FUC. Mestre e Doutora em Cardiologia pelo IC/FUC. Editora associada dos Arquivos Brasileiros de Cardiologia.

LÚCIA NAOMI TAKIMI ▶ Médica de família e comunidade.

LUCIANA ALVES ▶ Neuropsicóloga. Mestre e Doutora em Pediatria pela UFMG. Pós-doutorado em Bioquímica e Imunologia na UFMG.

LUCIANA BESSA MESQUITA ▶ Médica de família e comunidade.

LUCIANA GRAZIELA DE OLIVEIRA BOIÇA ▶ Médica de família e comunidade da ESF Baú, Cuiabá. Professora auxiliar do Departamento de Clínica Médica da Faculdade de Medicina e Preceptora da Residência em MFC da UFMT. Professora adjunta e coordenadora do Internato de Saúde Coletiva da UNIC. Mestre em Saúde Coletiva pela UFMT.

LUCIANA OSORIO CAVALLI ▶ Médica de família e comunidade. Professora do Centro Universitário Fundação Assis Gurgacz. Mestre em Biociências e Saúde pela Universidade Estadual do Oeste do Paraná. Doutoranda em Saúde Coletiva na Universidade Estadual de Londrina.

LUCIANA RIZZIERI FIGUEIRÓ ▶ Biomédica. Especialista em Toxicologia Forense pela Universidade Feevale. Mestre em Ciências da Saúde: Farmacologia e Terapêutica Clínica pela UFCSPA. Doutora em Patologia pela UFCSPA.

LUCIANE LOURES DOS SANTOS ▶ Médica de família e comunidade. Professora do Departamento de Medicina Social da FMRP/USP. Especialista em International Primary Care Research Leadership pela University of Oxford. Mestre em Saúde na Comunidade pela FMRP/USP. Doutora em Ciências Médicas pela FMRP/USP.

LUCIANO NADER DE ARAÚJO ▶ Médico de família e comunidade. Professor de APS da Unicid. Médico assistente da Rede de Ensino em APS da FMUSP.

LUCIANO NUNES DURO ▶ Médico de família e comunidade. Professor adjunto do Curso de Medicina da Unisc. Médico de Família da ESF Faxinal, Santa Cruz do Sul. Mestre em Epidemiologia pela UFPel. Doutor em Epidemiologia pela UFRGS.

LUIS ANTONIO MACEDO ▶ Médico de família e comunidade.

LUÍS FERNANDO ROLIM SAMPAIO ▶ Médico homeopata. Consultor independente em Organização de Sistemas e Serviços de Saúde. Especialista em Gestão Hospitalar pela ENSP/Fiocruz. Mestre em Saúde Coletiva pelo ISC/UFBA.

LUÍS FERNANDO TÓFOLI ▶ Psiquiatra. Professor Doutor de Psicologia Médica e Psiquiatria da Unicamp. Doutor em Psiquiatria pela FMUSP.

LUÍS FILIPE CAVADAS ▶ Médico de medicina geral e familiar. Diretor do Internato de Medicina Geral e Familiar da Direção Abel Salazar e da Coordenação do Internato de Medicina Geral e Familiar da Zona Norte de Portugal.

LUÍS FILIPE GOMES ▶ Médico de medicina geral e familiar. Professor auxiliar convidado do Mestrado Integrado de Medicina da Universidade do Algarve.

LUÍS GUILHERME DE MENDONÇA ▶ Médico de família e comunidade. Professor substituto da Faculdade de Medicina (FM) da UFMG. Tutor da Liga Acadêmica de Medicina de Família e Comunidade da UFMG. Preceptor de MFC do Hospital Metropolitano Odilon Behrens. Supervisor da Clínica Pleno Santa Efigênia.

LUIS LAVINSKY ▶ Professor associado IV da Famed/UFRGS. Mestre em Otorrinolaringologia pela PUC-Rio. Doutor em Otorrinolaringologia pela Unifesp. Pós-doutorado em Otorrinolaringologia na Unifesp. Membro titular da Academia Sul-riograndense de Medicina.

LUIS PISCO ▶ Médico de família e comunidade. Professor convidado do Departamento de Medicina Familiar da Nova Medical School da Universidade Nova de Lisboa.

LUIZ ARTUR ROSA FILHO ▶ Médico. Professor da Universidade Federal Fronteira Sul e da UPF. Especialista em Medicina Preventiva e Social pela UFPel. Mestre em Epidemiologia pela UFPel. Ex-secretário Municipal de Saúde de Passo Fundo (2013-2017).

LUIZ CARLOS OSORIO ▶ Médico psiquiatra. Especialista em Psiquiatria de Crianças e Adolescentes pela Associação Brasileira de Neurologia e Psiquiatria Infantil e Profissões Afins e AMB. Psicanalista titulado pela International Psychoanalytical Association.

LUIZ FELIPE CUNHA MATTOS[†] ▶ Médico de família e comunidade do SSC/GHC.

LUIZ FELIPE S. PINTO ▶ Estatístico. Professor adjunto da Faculdade de Medicina da UFRJ. Especialista em Educação à Distância pelo SENAC. Mestre e Doutor em Saúde Pública pela ENSP/Fiocruz.

LUIZ TEIXEIRA SPERRY CEZAR ▶ Médico psiquiatra do HCPA/UFRGS e médico psicanalista do Sedes Sapientiae.

LUIZA CROMACK ▶ Médica da SMSRio. Professora de Saúde Coletiva e MFC da Unigranrio. Residência em Ginecologia e Obstetrícia no Hospital Universitário Pedro Ernesto (HUPE) da UERJ. Mestre em Saúde Coletiva pela UFRJ.

LYSIANE DE MEDEIROS ▶ Enfermeira de família e comunidade. Especialista em Saúde da Família e Comunidade pela UFSC e em Gestão em Saúde Pública pela Faculdade Bagozzi, PR.

MAIARA CONZATTI ▶ Médica. Residente em MFC no HCPA/UFRGS. Mestranda em Ciências Médicas: Ginecologia e Obstetrícia na UFRGS.

MAITÊ BELLO JOTZ ▶ Médica de família e comunidade do Serviço de Atendimento Domiciliar da Associação Hospitalar Vila Nova de Porto Alegre. Mestranda em Epidemiologia na UFRGS.

MANOELA JORGE COELHO ALVES ▶ Médica de família e comunidade. Preceptora da Residência Médica de MFC do GHC. Tutora do Curso de Especialização em Saúde da Família da Universidade Aberta do Sistema Único de Saúde (UNA-SUS).

MARC JAMOULLE ▶ Médico de família e comunidade. Especialista em Gerenciamento de Dados em Saúde. MD. PhD em Medical Sciences. Membro do WONCA International Classification Committee.

MARCELA DOHMS ▶ Professora do Departamento de Clínica Médica da UFPR. Professora de Medicina das Faculdades Pequeno Príncipe. Especialista em MFC pela UFSC. Mestre em Saúde Coletiva pela UFSC. Doutoranda em Ciências Médicas na USP.

MARCELLO DALA BERNARDINA DALLA ▶ Médico de família e comunidade da Secretaria de Estado da Saúde do ES e do Hospital Universitário Cassiano Antonio de Moraes (Hucam)/EBSERH. Preceptor e supervisor da Residência em MFC do Hospital Santa Casa de Misericórdia de Vitória/Escola Superior de Ciências da Santa Casa de Misericórdia de Vitória (Emescam). Telerregulador e teleconsultor da Unidade de Telessaúde da Hucam/EBSERH. Mestre em Educação pela Fundação Universidade Regional de Blumenau (FURB), SC. Doutorando em Pediatria e Saúde da Criança no Programa de Doutorado Interinstitucional (Dinter) da PUCRS e da Emescam. Presidente da Associação Capixaba de Medicina de Família e Comunidade (2016-2018).

MARCELO DEMARZO ▶ Médico de família e comunidade. Professor adjunto do Departamento de Medicina Preventiva da Escola Paulista de Medicina (EPM) da Unifesp. Professor associado da Faculdade de Medicina do Hospital Israelita Albert Einstein. Especialista em Mindfulness pelo Center for Mindfulness da Universidade de Massachussets e pelo Oxford Mindfulness Centre da University of Oxford. Doutor em Ciências Médicas pela USP.

MARCELO GARCIA KOLLING ▶ Médico de família e comunidade. Mestre (Profissional) em Epidemiologia pela UFRGS.

MARCELO LOURES DOS SANTOS ▶ Professor do Departamento de Educação e do PPG em Educação da UFOP. Mestre em Psicologia Social pela USP. Doutor em Psicologia pela PUC-Campinas. Pós-doutorado em Psicologia Social na Universitat Autònoma de Barcelona.

MARCELO RODRIGUES GONÇALVES ▶ Médico de família e comunidade. Professor adjunto do Departamento de Medicina Social da UFRGS. Chefe do Serviço de APS do HCPA/UFRGS. Coordenador do TelessaúdeRS/UFRGS. Mestre e Doutor em Epidemiologia pela UFRGS.

MARCELO SIMAS DE LIMA ▶ Cirurgião do aparelho digestivo. Médico assistente do Instituto do Câncer do Estado de São Paulo. Endoscopista dos Hospitais Beneficência Portuguesa e Oswaldo Cruz, São Paulo. Especialista em Endoscopia Digestiva pelo HCFMUSP.

MARCELO SUDERIO RODRIGUES ▶ Médico de família e comunidade do Centro de Saúde Pântano do Sul da SMS de Florianópolis. Preceptor da Residência em MFC da SMS de Florianópolis. Especialista em Acupuntura pelo CESAC/PR.

MÁRCIA DORCELINA TRINDADE CARDOSO ▶ Médica pediatra. Supervisora e professora do Eixo Saúde e Sociedade. Supervisora da Residência Médica de MFC de Volta Redonda. Membro do Comitê de Ética em Pesquisa da UniFOA. Especialista em Saúde Pública pela Universidade de Ribeirão Preto (Unaerp). Consultora em Aleitamento Materno pelo International Board of Lactation Consultant Examiners (IBCLC). Mestre em Ciências da Educação e Meio Ambiente e em Educação e Saúde pelo UniFOA. Membro da Câmara Técnica de Saúde da Família do Estado do RJ.

MARCIO NAKANISHI ▶ Médico otorrinolaringologista. Pesquisador associado da Faculdade de Ciências Médicas da UnB. Doutor em Otorrinolaringologia pela USP. *Fellowship* em Rinologia na Jikei University School of Medicine, Tóquio, Japão.

MARCO AURELIO CANDIDO DE MELO ▶ Médico de família e comunidade do Centro de Saúde da Família Itatiaia, Goiânia. Professor assistente do Departamento de Medicina da PUC Goiás. Professor adjunto da Faculdade de Medicina da Universidade de Rio Verde. Especialista em Saúde Pública e Saúde da Família pela Unaerp. Doutor em Ciências Biomédicas pelo Instituto Universitário Italiano de Rosário, Argentina.

MARCO AURÉLIO CRESPO ALBUQUERQUE ▶ Médico psiquiatra e psicanalista. Professor convidado das Residências Médicas de MFC e de Psiquiatria do HNSC/GHC. Analista didata da Sociedade Brasileira de Psicanálise de Porto Alegre. Membro da International Psychoanalytic Association.

MARCO TÚLIO AGUIAR MOURÃO RIBEIRO ▶ Médico de família e comunidade da ESF de Fortaleza. Professor do Departamento de Saúde Comunitária da Faculdade de Medicina da UFC. Mestre em Saúde Púbica pela UFC. Doutor em Saúde Coletiva pela UFC.

MARCOS ALMEIDA QUINTÃO ▶ Médico de família e comunidade. Médico assistente e referência técnica para o Produto de Atenção Primária na Unimed-BH. Especialista em Gestão Pública em Organizações de Saúde pela UFJF.

MARCOS KRAHE EDELWEISS ▶ Médico de família e comunidade. Preceptor do Internato Médico da UFSC e da Residência Médica da Prefeitura Municipal de Florianópolis.

MARCOS OLIVEIRA DIAS VASCONCELOS ▶ Médico de família e comunidade. Professor do Departamento de Promoção da Saúde do Centro de Ciências Médicas da UFPB. Mestre em Saúde da Família pela UFRN. Doutorando em Educação na UFPB.

MARCOS VINÍCIUS DA ROSA RÖPKE ▶ Médico de família e comunidade. Teleconsultor do TelessaúdeRS/UFRGS. Preceptor da Residência Médica em MFC do HNSC/GHC.

MARIA A. TURCI ▶ Cirurgiã-dentista. Professora da Unifenas-BH. Mestre e Doutora em Epidemiologia pela UFMG.

MARIA AMÉLIA MEDEIROS MANO ▶ Médica de família e comunidade. Mestre em Educação pela UFRGS.

MARIA CÉLIA MENDES ▶ Médica ginecologista e obstetra. Professora do Setor de Reprodução Humana da Fundação de Apoio ao Ensino, Pesquisa e Assistência do Hospital das Clínicas da FMRP/USP (FAEPA) do Departamento de Ginecologia e Obstetrícia e da Disciplina de Atenção à Saúde da Comunidade I da FMRP/USP. Coordenadora do Estágio Saúde da Mulher da Residência em MFC e ex-coordenadora da Residência em MFC do HCFMRP/USP. Mestre e Doutora em Tocoginecologia pela FMRP/USP. Ex-diretora financeira da APMFC.

MARIA EUGÊNIA BRESOLIN PINTO ▶ Médica de família e comunidade. Professora adjunta do Departamento de Saúde Coletiva da UFCSPA. Coordenadora de Educação do HMV. Especialista em Medicina do Esporte pela UFRGS. Mestre e Doutora em Epidemiologia pela UFRGS.

MARIA HELENA ITAQUI LOPES ▶ Médica gastrenterologista. Professora da Faculdade de Medicina da UCS. Especialista em Educação pela PUCRS. Doutora em Clínica Médica pela PUCRS. Membro titular da Academia Sul-riograndense de Medicina.

MARIA HELENA S. P. RIGATTO ▶ Médica infectologista do HCPA/UFRGS. Professora da Escola de Medicina da PUCRS e do PPG em Ciências Médicas da UFRGS. Mestre e Doutora em Ciências Médicas pela UFRGS.

MARIA INEZ PADULA ANDERSON ▶ Médica de família e comunidade. Professora adjunta do Departamento de Medicina Integral, Familiar e Comunitária e coordenadora da Residência em MFC da UERJ. Especialista em Terapia Familiar pelo Instituto NOOS. Mestre e Doutora em Saúde Coletiva pelo IMS/UERJ.

MARIA LUCIA MEDEIROS LENZ ▶ Médica de família e comunidade. Especialista em Saúde Pública pela UFRGS.

MARIA SILVIA B. F. DE MORAES ▶ Médica neurologista. Mestre em Cefaleias pela International Headache Society. Membro da Sociedade Brasileira de Cefaleia e da American Headache Society. Membro da International Headache Society.

MARIANA DIAS CURRA ▶ Medica internista. Preceptora da Residência Médica em Clínica Médica do Hospital Restinga e Extremo Sul, Porto Algre.

MARIANA DUQUE FIGUEIRA ▶ Médica de família e comunidade. Preceptora da Graduação de Medicina da Faculdade Israelita de Ciências da Saúde Albert Einstein. Especialista em Preceptoria de Residência Médica no SUS pelo IEP/HSL.

MARIANA MALERONKA FERRON ▶ Médica de família e comunidade. Professora da Faculdade Israelita de Ciências da Saúde Albert Einstein. Doutora em Medicina Preventiva pela FMUSP.

MARIANA VILLIGER SILVEIRA ▶ Médica de família e comunidade.

MARIANA SATO ▶ Médica de família e comunidade e pediatra. Supervisora do Programa de Atenção Primária da FMUSP. Mestre em Ciências pela FMUSP.

MARINA PAPILE GALHARDI ▶ Médica de família e comunidade. Preceptora da Residência em MFC da SMS de Florianópolis.

MATHEUS RORIZ CRUZ ▶ Médico neurologista e geriatra. Professor da UFRGS. Mestre e Doutor em Neurociências pela Kyoto University, Japão. Pós-doutorado na University of Toronto.

MERCEDES PÉREZ FERNÁNDEZ ▶ Médica geral da Equipo CESCA, Madrid. Especialista em Medicina Interna.

MICHAEL YAARI ▶ Médico de família e comunidade, médico antroposófico e terapeuta comunitário. Especialista em Geriatria pela Unifesp. Especialista em Cuidados Paliativos pelo Instituto Paliar. Sócio fundador da Casa Aurum de Campinas.

MICHELLE LAVINSKY-WOLFF ▶ Médica otorrinolaringologista. Professora adjunta do Departamento de Oftalmologia e Otorrinolaringologia da UFRGS. Mestre em Cirurgia pela UFRGS. Doutora em Epidemiologia pela UFRGS.

MIKAEL MARCELO DE MORAES ▶ Médico com área de atuação em Saúde Indígena.

MILENA RODRIGUES AGOSTINHO ▶ Médica de família e comunidade. Teleconsultora do TelessaúdeRS/UFRGS. Mestre em Epidemiologia pela UFRGS.

MILENA SEOANE COLMENERO MUNIZ ▶ Médica de família e comunidade. Preceptora da Residência em MFC do HCFMRP/USP. Mestranda no Departamento de Medicina Social da FMRP/USP. Diretora do Núcleo Regional de MFC de Ribeirão Preto. Membro da Câmara Técnica de MFC do Conselho Regional de Medicina do Estado de São Paulo.

MOISÉS NUNES ▶ Médico de família e comunidade. Preceptor da Residência em MFC da SMSRio.

MONIQUE MARIE MARTHE BOURGET ▶ Médica de família e comunidade. Professora da Faculdade Santa Marcelina (FASM) e integrante do seu Núcleo Docente Estruturante. Mestre em Epidemiologia pela Unifesp. Doutoranda em Medicina Preventiva na USP.

MURILO LEANDRO MARCOS ▶ Médico de família e comunidade. Coordenador da Comissão de Práticas Integrativas e Complementares da SMS de Florianópolis.

NAILA MIRIAN LAS-CASAS FEICHAS ▶ Médica de família e comunidade da Comunidade União, Manaus. Supervisora da Residência Médica em MFC da UFAM. Especialista em Antropologia da Saúde pelo Instituto Leônidas e Maria Deane/Fiocruz. Mestranda em Saúde da Família (ProSaúde) na Fiocruz Amazonas.

NEWTON BARROS ▶ Médico internista. Diretor do Instituto de Medicina Preventiva e coordenador do Centro da Dor de Cabeça do Hospital Mãe de Deus. Chefe do Serviço de Dor e Cuidados Paliativos do HNSC/GHC. Mestre em Clínica Médica pela UFRGS. Coordenador da Comissão de Dor e de Medicina Paliativa da AMB. Membro da Associação Internacional para o Estudo da Dor. Ex-presidente da SBED (2004/2006).

NEY BRAGANÇA GYRÃO ▶ Médico de família e comunidade. Preceptor da Residência em MFC do GHC.

NICOLAU MOISÉS NETO ▶ Médico ortopedista e traumatologista. Especialista em Cirurgia de Joelho pela Sociedade Brasileira de Cirurgia do Joelho. Membro ativo da American Association of Orthopaedic Surgeons e da Sociedad Latinoamericana de Artoscopia, Rodilla y Deporte.

NILSON MASSAKAZU ANDO ▶ Médico de família e comunidade. Coordenador do Programa de Controle Médico de Saúde Ocupacional (PCMSO) da Petrobras – Amazonas. Tutor do Grupo Especial de Supervisão do Programa Mais Médicos para o Brasil (PMMB). Especialista em Medicina do Trabalho pela UGF e em Ativação de Processo de Mudança na Formação Superior da Saúde pela ENSP/Fiocruz

NORMA VIEIRA PIRES ▶ Enfermeira. Especialista em Saúde Comunitária pelo Centro de Saúde-Escola Murialdo.

NULVIO LERMEN JUNIOR ▶ Médico de família e comunidade. Mestre em Políticas e Gestão em Saúde pela Universidade de Bolonha, Itália.

OLIVAN QUEIROZ ▶ Médico de família e comunidade. Mestre em Saúde Pública pela UFC. Doutorando em Clínica Médica: Ensino na Saúde na Unicamp.

OSCARINO DOS SANTOS BARRETO JUNIOR[†] ▶ Cirurgião geral e cirurgião plástico. Sócio titular e fundador da Sociedade Brasileira de Queimaduras (SBQ). Ex-presidente da Associação de MFC do Estado do Rio de Janeiro.

OTÁVIO PEREIRA D'AVILA ▶ Cirurgião-dentista. Teleconsultor do TelessaúdeRS/UFRGS. Especialista em Saúde Pública pela UFPel. Mestre e Doutor em Odontologia: Saúde Bucal Coletiva pela UFRGS.

PAOLA BRANCO SCHWEITZER ▶ Médica de família e comunidade. Preceptora do Internato Médico do Curso de Medicina da Universidade da Região de Joinville (Univille).

PAOLA COLARES DE BORBA ▶ Médica de família e comunidade. Professor do Curso de Medicina da Unifor. Coordenador do Setor de Pacientes Externos do Instituto de Prevenção do Câncer da Secretaria de Saúde do Estado do Ceará. Especialista em Gestão de Sistemas Locais de Saúde pela ESPCE. Mestre em Nutrição Humana em Saúde Pública pela London School of Hygiene & Tropical Medicine/University of London.

PATRÍCIA CARLA GANDIN PEREIRA ▶ Médica de família e comunidade e terapeuta de família e de casal. Professora da Escola de Medicina da PUCPR. Preceptora da Residência em MFC da PUCPR. Mestre em Saúde e Gestão do Trabalho pela Univalli.

PATRICIA KÜNZLE RIBEIRO MAGALHÃES ▶ Médica endocrinologista. Médica assistente da Divisão de Endocrinologia do HCFMRP/USP. Mestre em Medicina: Clínica Médica pela FMRP/USP. Doutora em Ciências Médicas pela FMRP/USP.

PATRICIA LEDA JALES DE BRITO ▶ Médica. Especialista em Acupuntura pelo Colégio Médico de Acupuntura (CMA).

PATRÍCIA PAMELLA FERREIRA DE SOUZA ▶ Médica. Residente em MFC na SMS de Curitiba.

PATRICIA SAMPAIO CHUEIRI ▶ Médica de família e comunidade. Professora substituta de MFC da Famed/UFRGS. Mestre em Epidemiologia pela UFRGS.

PATRICIA TAIRA NAKANISHI ▶ Médica de família e comunidade. Especialista em Saúde Coletiva: Educação em Saúde pela UnB. Mestre em Gestão em Saúde pelo IAM/Fiocruz.

PAULINE BOECKXSTAENS ▶ MD, Phd. Médica de família e comunidade e pesquisadora de Pós-Doutorado do Community Health Centre Botermarkt Postdoctoral Researcher. Department of Family Medicine and Primary Healthcare, Ghent University Belgium.

PAULO A. LOTUFO ▶ Médico. Professor titular de Clínica Médica da Faculdade de Medicina da USP. Mestre e Doutor em Epidemiologia pela FSP/USP. Bernard Lown Scholar Visiting Harvard School of Public Health.

PAULO DA VEIGA F. MENDES JÚNIOR ▶ Médico otorrinolaringologista do Centro da Rinite do Hospital do Instituto Paranaense de Otorrinolaringologia, Curitiba. Pós-graduação em Medicina do Trabalho na PUCPR.

PAULO HUMBERTO MENDES DE FIGUEIREDO ▶ Médico de família e comunidade. Professor adjunto do Internato em Saúde Coletiva do Curso de Medicina da Universidade do Estado do Pará (UEPA). Preceptor da Residência em MFC da UEPA. Supervisor do PMMB. Teleconsultor e telerregulador do Telessaúda da UEPA. Mestre em Ensino em Ciências da Saúde pela Unifesp. Membro da Câmara Técnica de MFC do Conselho Regional de Medicina do Pará.

PAULO POLI NETO ▶ Médico de família e comunidade. Mestre em Saúde Pública pela UFSC. Doutor em Ciências Humanas pela UFSC.

PAULO ROBERTO SILVA DA SILVA ▶ Pediatra pneumologista. Mestre em Pneumologia pela UFRGS.

PAULO SOUSA ▶ Médico interno de medicina geral e familiar. Mestre em Medicina pela Faculdade de Ciências Médicas da Universidade Nova de Lisboa.

PEDRO AUGUSTO PONTIN ▶ Médico ortopedista. Especialista em Cirurgia do Pé e Tornozelo pelo IOT/HCFMUSP. Doutor em Ortopedia pela USP.

PEDRO GOMES CAVALCANTE NETO ▶ Médico de família e comunidade. Professor assistente de Epidemiologia Clínica do Campus de Sobral da UFC. Professor do Curso de Medicina do Uninta Centro Universitário. Mestre em Saúde Pública pela UFC.

PEDRO MEDEIROS HAKME ▶ Médico de família e comunidade. Responsável técnico e médico da Clínica da Família Santa Marta da SMSRio. Preceptor da Residência em MFC da SMSRio. Preceptor de Médicos-Intercambistas dos Movimentos Waynakay e Family Medicine 360 da World Organization of Family Doctors (Wonca).

PEDRO SCHESTATSKY ▶ Médico neurologista. Professor de Neurologia da Famed/UFRGS. Especialista em Eletroneuromiografia pela Universitat de Barcelona. Mestre em Medicina pela UFRGS. Doutor em Medicina pela Universitat de Barcelona. Pós-Doutorado na Harvard University.

PETER LUCASSEN ▶ MD, PHD, Médico geral, Bakel, Países Baixos. Pesquisador sênior em saúde mental, Nijmegen.

POLYANA NAVES ADORNO ▶ Médica de família e comunidade. Médica da Unidade Escola Saúde da Família Vila Mutirão da SMS de Goiânia. Supervisora do PMMB e do Programa de Valorização do Profissional da Atenção Básica (Provab). Colíder de Grupos Balint.

PRISCILA RAUPP DA ROSA ▶ Médica cardiologista. Pesquisadora do Programa de Desenvolvimento Institucional do Sistema Único de Saúde (Proadi-SUS) no HMV. Teleconsultora e telerreguladora do TelessaúdeRS/UFRGS. Doutora em Cardiologia e Ciências Cardiovasculares pela UFRGS.

PRISCILA SAID SALEME ▶ Médica infectologista. Coordenadora de Vacinas do Hermes Pardini.

RAFAEL CHAKR ▶ Médico reumatologista. Professor de Reumatologia da Famed/UFRGS. Mestre e Doutor em Ciências Médicas pela UFRGS.

RAFAEL DE FRANCESCHI ▶ Médico de família e comunidade. Coordenador da Residência em MFC da SMS de Blumenau.

RAFAEL HERRERA ORNELAS ▶ Médico de família e comunidade. Instrutor médico da Disciplina de APS da Graduação em Medicina da Faculdade Israelita de Ciências da Saúde Albert Einstein. Doutorando em Ciências Médicas na USP.

RAFAEL JARDIM DE MOURA ▶ Médico de família e comunidade. Mestre em Medicina Tropical pela UnB.

RAFAEL MIRANDA LIMA ▶ Cirurgião pediátrico. Professor convidado de Pediatria da UFSC. Especialista em Urologia Pediátrica pelo Hospital Infantil Joana de Gusmão. Mestre em Cuidados Intensivos e Paliativos pela UFSC.

RAFAEL MITCHELL ▶ Médico de família e comuniadade da ESF de Cruzeiro do Sul, RS.

RAFAEL TREVISAN ORTIZ ▶ Médico ortopedista do Grupo do Pé e Tornozelo e do Grupo do Trauma do IOT/HCFMUSP. Chefe da Preceptoria do IOT/HCFMUSP.

RAFAELA APRATO MENEZES ▶ Médica de família e comunidade da Prefeitura Municipal de Porto Alegre. Professora do Departamento de Medicina Social da UFRGS. Especialista em Atendimento de Adolescentes pelo GHC e Preceptoria de MFC e Ensino à Distância pela UFCSPA/UNA-SUS.

RAFAELA MANZONI BERNARDI ▶ Médica internista. Residente em Pneumologia no HCPA.

RAPHAEL AUGUSTO TEIXEIRA DE AGUIAR ▶ Médico. Professor adjunto do Departamento de Medicina Preventiva e Social da UFMG. Coordenador acadêmico do Núcleo de Educação em Saúde Coletiva da UFMG. Mestre em Saúde Pública pela UFMG. Doutor em Educação pela UFMG.

RAPHAEL MACHADO DE CASTILHOS ▶ Médico neurologista do HCPA/UFRGS e do HNSC/GHC. Mestre em Ciências Médicas pela UFRGS. Doutor em Ciências: Genética e Biologia Molecular pela UFRGS.

RAPHAEL MACIEL DA SILVA CABALLERO ▶ Fisioterapeuta e educador físico. Professor adjunto do Departamento de Saúde Coletiva da UFCSPA. Mestre e Doutor em Educação pela UFRGS.

RAPHAEL S. REMOR DE OLIVEIRA ▶ Médico ortopedia e traumatologia. Chefe do Grupo de Cirurgia do Pé e Tornozelo do Hospital dos Servidores Estaduais de Santa Catarina. Preceptor da Residência Médica em Ortopedia e Traumatologia do Hospital dos Servidores Estaduais de Santa Catarina. Especialista em Medicina e Cirurgia do Pé e Tornozelo pela EPM/Unifesp.

RAQUEL BISSACOTTI STEGLICH ▶ Médica dermatologista. Mestre em Saúde e Meio Ambiente pela Univille.

RAUL MIGUEL ALLES ▶ Médico de família e comunidade, ginecologista e obstetra. Médico da Secretaria da Saúde de Porto Alegre e do GHC. Preceptor da Residência em MFC do GHC. Mestre em Saúde Coletiva pela ULBRA.

RAY MOYNIHAN ▶ Pesquisador sênior do Centre for Research in Evidence-Based Practice, Bond University, Austrália. PhD em Prevenção do Sobrediagnóstico, Bond University, Faculty of Health Science and Medicine, Centre for Research in Evidence-Based Practice.

RENAN MONTENEGRO JR. ▶ Médico endocrinologista. Professor associado da Faculdade de Medicina da UFC. Pesquisador Bolsista do CNPq, do INCT de Obesidade e Diabetes. Doutor em Clínica Médica pela FMRP/USP.

RENATA ALVES DE SOUZA PALUELLO ▶ Médica de família e comunidade do Hospital Sírio-Libanês. Instrutora Médica da Faculdade Israelita de Ciências da Saúde Albert Einstein.

RENATA HÜBNER FRAINER ▶ Médica dermatologista. Preceptora do Ambulatório de Dermatologia da ISCMPA.

RENATO LENDIMUTH MANCINI ▶ Médico psiquiatra. Pesquisador do Grupo de Interconsultas do Instituto de Psiquiatria (IPq) do HCFMUSP.

RENATO SOLEIMAN FRANCO ▶ Médico psiquiatra. Professor assistente da PUCPR. Coordenador da Residência em Psiquiatria da SMS/Fundação Estatal de Atenção Especializada em Saúde de Curitiba, Curitiba. Mestre em Tecnologia em Saúde pela PUCPR. Doutorando em Medicina no Departamento de Educação Médica da Faculdade de Medicina da Universidade do Porto.

RICARDO AUGUSTO LOPES FAGUNDES ▶ Médico de família e comunidade do SSC/HNSC/GHC. Especialista em Acupuntura pela SOMA-RS. Mestre em Epidemiologia pela UFRGS.

RICARDO C. G. AMARAL FILHO ▶ Médico de família e comunidade. Professor de Saúde Coletiva da Universidade Nilton Lins. Supervisor e preceptor da Residência em MFC da Comissão de Residência Médica da Semsa de Manaus. Preceptor da Residência em Clínica Médica da Fundação Adriano Jorge. Especialista em Medicina do Trabalho pela Universidade Gama Filho. Mestre em Educação em Saúde pela Unifesp.

RICARDO CESAR GARCIA AMARAL ▶ Médico dermatologista. Mestre em Ciências da Saúde pela UnB.

RICARDO DANTAS LOPES ▶ Médico de família e comunidade. Professor da FURB. Médico da ESF de Blumenau. Mestre em Educação pela UFRGS.

RICARDO DE ALVARENGA YOSHIDA ▶ Cirurgião vascular e endovascular. Professor colaborador assistente da Disciplina de Cirurgia Vascular e Endovascular da FMB/Unesp. Responsável pela Equipe de Cirurgia Vascular e Endovascular do Hospital viValle da Rede D'or São Luis e do Hospital Santos Dumont da Unimed, São José Campos. Doutor em Cirurgia Vascular pelo PPG em Bases Gerais da Cirurgia da Faculdade de Medicina de Botucatu (FMB) da Unesp.

RICARDO DE CASTILHOS ▶ Médico de família e comunidade. Médico assistente do Serviço de Atenção Domiciliar do GHC.

RICARDO DONATO RODRIGUES ▶ Médico clínico geral. Professor associado do Departamento de Medicina Integral, Familiar e Comunitária da UERJ. Mestre e Doutor em Saúde Coletiva pelo IMS/UERJ.

RICARDO GARCIA SILVA ▶ Médico interno de medicina geral e familiar. Mestre em Medicina pela Faculdade de Ciências Médicas da Universidade Nova de Lisboa. Pós-graduação em Medicina Desportiva na Sociedade Portuguesa de Medicina Desportiva.

RICARDO PEDRINI CRUZ ▶ Médico e cirurgião oncológico. Mestre em Patologia pela UFCSPA. Doutorando em Ginecologia na UFRGS. Membro da Sociedade Brasileira de Cirurgia Oncológica e da European Society of Surgical Oncology. Revisor dos periódicos European Journal of Surgical Oncology, Plos One e Tumor Biology.

RICARDO ROCHA BASTOS ▶ Médico clínico geral. Professor aposentado da Faculdade de Medicina da UFJF. Especialista em Medicina Tropical e Higiene pela University of Liverpool, Reino Unido.

RITA FRANCIS GONZALEZ Y RODRIGUES BRANCO ▶ Médica cardiologista e psicanalista. Líder de Grupos Balint. Especialista em Saúde Pública pela Unaerp. Mestre em Educação pela Universidade Federal de Goiás (UFG). Doutora em Educação pela UFG.

ROBERTA COLVARA TORRES MEDEIROS ▶ Médica de família e comunidade. Professora adjunta de Saúde Coletiva e Preceptora do Internato Obrigatório em APS da Univille. Especialista Medicina do Trabalho pela UFRGS.

ROBERTO FÁBIO LEHMKUHL ▶ Médico de família e comunidade. Gestor médico do Unifácil Pleno da Unimed Porto Alegre. Especialista em Psicologia Analítica pelo Instituto Junguiano do Rio Grande do Sul/Associação Junguiana do Brasil/International Association for Analytical Psychology.

ROBERTO UMPIERRE ▶ Médico de família e comunidade. Professor adjunto de MFC na UFRGS. Especialista em Saúde Pública pela UFRGS. Mestre em Epidemiologia: Avaliação de Tecnologias em Saúde pela UFRGS. Doutorando em Clínica Médica na UFRGS.

ROBSON A. ZANOLI ▶ Cirurgião geral e médico de família e comunidade. Médico perito do Instituto Nacional do Seguro Social (INSS).

RODRIGO DE NOVAES LIMA ▶ Médico de família e comunidade. Mestre em Epidemiologia pela UFSC.

RODRIGO DIAZ OLMOS ▶ Médico internista. Professor Doutor do Departamento de Clínica Médica da FMUSP. Doutor em Medicina pela FMUSP.

RODRIGO DOUGLAS RODRIGUES ▶ Médico. Residente em Infectologia no Hospital São Lucas da PUCRS. Ex-plantonista do Centro de Informação Toxicológica do Rio Grande do Sul.

RODRIGO FONSECA MARTINS LEITE ▶ Médico psiquiatra. Coordenador da atenção básica da Coordenadoria de Saúde Centro da SMS de São Paulo. Diretor dos ambulatórios do IPq/HCFMUSP. Especialista em Psicoterapia Dinâmica Breve pelo IPq/HCFMUSP. Mestrado Internacional em Políticas e Serviços em Saúde Mental pela Universidade Nova de Lisboa.

RODRIGO GARCIA D'AUREA ▶ Médico de família e comunidade da clínica A Morada de Saúde Integral e psicanalista. Tutor da Residência em MFC da FMUSP.

RODRIGO PASTOR ALVES PEREIRA ▶ Médico de família e comunidade. Professor adjunto e chefe do Departamento de Medicina de Família, Saúde Mental e Coletiva da Escola de Medicina da UFOP. Mestre em Saúde Pública pela UFMG.

ROGÉRIO SAMPAIO DE OLIVEIRA ▶ Médico de família e comunidade. Médico da ESF de Juazeiro do Norte, CE. Professor e preceptor da Faculdade de Medicina Estácio de Juazeiro do Norte (FMJ). Professor colaborador do Mestrado Profissional em Saúde da Família (MPSF) da Rede Nordeste de Formação em Saúde da Família (Renasf) – Nucleadora Urca. Especialista em Preceptoria de Residência Médica no SUS pelo IEP/HSL. Mestre em Saúde da Criança e do Adolescente pela UECE.

RONALDO ZONTA ▶ Médico de família e comunidade. Coordenador pedagógico da Residência em MFC da SMS de Florianópolis. Coordenador do Departamento de Gestão da Clínica da SMS de Florianópolis. Líder de Guideline e Treinamento do Programa Pack Brasil Adulto.

ROSA MARIA MELLONI HORITA ▶ Médica psiquiatra. Supervisora da Residência em Psiquiatria da Infância e Adolescência em Rede da Escola Superior de Ciências da Saúde da Secretaria de Estado da Saúde do Distrito Federal.

ROSA MIRANDA RESEGUE ▶ Médica pediatra da Disciplina de Pediatria Geral e Comunitária do Departamento de Pediatria da EPM/Unifesp. Mestre em Pediatria pela FMUSP. Doutora em Ciências da Saúde pela Unifesp.

ROSAURA DE OLIVEIRA RODRIGUES ▶ Médica ginecologista. Professora do Curso de Medicina da Univali.

ROSIMERE DE JESUS TEIXEIRA ▶ Médica endocrinologista. Professora adjunta do Departamento de Medicina Integral, Familiar e Comunitária da UERJ. Mestre em Ciências Médicas: Endocrinologia pela UERJ. Doutora em Ciências Médicas: Endocrinologia pela UFRJ.

RUBEN HORST DUQUE ▶ Médico reumatologista. Preceptor da Residência Médica em Reumatologia do Hospital Universitário da UFES.

RUBENS ARAUJO DE CARVALHO ▶ Médico de família e comunidade. Médico da ESF de Aracaju, SE. Preceptor de Saúde Coletiva da UFS, Campus Lagarto. Especialista em Acupuntura pela UFPE. Mestrando em Saúde da Família na Fiocruz/RJ.

RUDI ROMAN ▶ Médico de família e comunidade. Responsável pela Equipe de Regulação e Teleconsultoria do TelessaúdeRS/UFRGS. Mestre em Epidemiologia pela UFRGS.

RUTH BORGES DIAS ▶ Médica de família e comunidade. Professora da Faculdade de Medicina e do Mestrado de Ensino em Saúde da Unifenas-BH.

SALMAN RAWAF ▶ Médico de saúde pública. Especialização em Saúde da Criança, Health System, WHO. MPH. PhD. FRCP, FFPH.

SAMANTHA PEREIRA FRANÇA ▶ Médico de família e comunidade. Coordenadora do Programa de Residência em MFC da SMSRio.

SANDRA FORTES ▶ Médica psiquiatra. Professora associada de Psicologia Médica e Saúde Mental da FCM/UERJ. Coordenadora do Laboratório Interdisciplinar de Pesquisa em APS da UERJ. Mestre em Psiquiatria e Psicanálise pelo Instituto de Psiquiatria da UFRJ. Doutora em Epidemiologia: Saúde Coletiva pelo IMS/UERJ.

SANDRO RODRIGUES BATISTA ▶ Médico de família e comunidade. Professor assistente do Departamento de Clínica Médica da Faculdade de Medicina da UFG. Mestre em Ciências da Saúde pela UFG. Doutorando em Ciências da Saúde na UFG. Diretor de Pesquisa da SBMFC.

SARA ELISA KOEFENDER CASTRO ▶ Médica. Residente em MFC no HNSC.

SATI JABER MAHMUD ▶ Médico de família e comunidade. Coordenador do Programa de Atenção Domiciliar e de Projetos Estratégicos e Extensão da Gerência de Ensino e Pesquisa do GHC.

SELMA LOCH ▶ Médica sanitarista da Prefeitura de Florianópolis. Especialista em Medicina Preventiva e Social pela Fiocruz. Mestre em Engenharia de Produção pela UFSC. Doutora em Engenharia de Produção/Engenharia do Conhecimento pela UFSC.

SERGIO ANTONIO SIRENA ▶ Médico de família e comunidade. Professor do Curso de Medicina da UCS. Professor do Mestrado Profissional de Avaliação de Tecnologias em Saúde para o SUS do GHC. Doutor em Medicina: Geriatria pela PUCRS.

SILVIA JUSTO TRAMONTINI ▶ Enfermeira. Especialista em Saúde do Adulto pela Unisinos e em Terapia de Casal e de Família pelo Infapa.

SIMONE ÁVILA ▶ Fisioterapeuta. Assessora técnica da SMS de Porto Alegre. Especialista em Medicina Desportiva e Saúde Escolar pela PUCRS. Mestre em Ciências do Movimento Humano pela UFRGS. Doutora em Ciências Humanas pela UFSC.

SIMONE VALVASSORI ▶ Enfermeira da Unidade de Saúde Conceição do SSC/GHC. Especialista em Saúde Pública pela UFRGS. Mestranda em Patologia Clínica e Experimental na UFCSPA.

SOLOMAR MARTINS MARQUES ▶ Médico pediatra. Professor adjunto de Pediatria da UFG. Mestre em Epidemiologia pelo Instituto de Patologia Tropical e Saúde Pública (IPTSP) da UFG. Doutor em Ciências da Saúde pela UFG.

SONIA SARAIVA ▶ Médica psiquiatra. Especialista em Gestão em Saúde pela UFSC. Doutora em Psiquiatria e Psicologia Médica pela Universidade de Alcalá, Espanha.

SUELEN ALVES ROCHA ▶ Enfermeira. Especialista em Saúde da Família pela Unesp. Mestre em Saúde Pública pela Unesp. Doutoranda em Saúde Pública na Unifesp com período sanduíche na Royal Holloway, University of London.

SUSANA MEDEIROS ▶ Médica de medicina geral e familiar da Unidade de Saúde Familiar (USF) AlphaMouro do ACES de Sintra, Portugal. Pós-graduação em Neurodesenvolvimento Infantil na Universidade Católica Portuguesa.

TALES COELHO SAMPAIO ▶ Médico de família e comunidade. Professor da Disciplina Ações Integradas em Saúde da Unifor. Especialista em Saúde do Idoso pela UECE e em Geriatria pela Escola de Saúde Pública do Ceará (ESP/CE). Mestre em Avaliação de Políticas Públicas pela UFC.

TÂNIA DE A. BARBOZA ▶ Médica de família e comunidade. Professora da Unifor. Especialista em Geriatria pela ESP/CE e em Pneumologia pela Universidade Federal do Estado do Rio de Janeiro (Unirio). Mestre em Saúde Pública pela UFC. Conselheira do CRM/CE.

TATIANA MONTEIRO FIUZA ▶ Médica de família e comunidade. Professora adjunta da UFC. Especialista em Hebiatria pela Feluma. Mestre em Saúde Pública pela UFC. Doutora em Saúde Coletiva pela UFC.

TEREZA CRISTINA JEUNON SOUSA ▶ Médica pediatra do PSF Tereza de Benguela, Vila Bela da Santíssima Trindade, MT.

THAIS ZENERO TUBERO ▶ Médica pediatra. Preceptora de Pediatria no Centro de Saúde-Escola Butantã da FMUSP.

THIAGO DIAS SARTI ▶ Médico de família e comunidade. Professor adjunto do Departamento de Medicina Social da UFES. Mestre em Saúde Coletiva pela UFES. Doutor em Saúde Pública pela FSP/USP.

THIAGO FERNANDES DOS SANTOS ▶ Médico de família e comunidade. Professor titular do Departamento de Saúde Coletiva do Internato Rural, Medicina Preventiva e Social da UFAM. Professor auxiliar do Núcleo de Medicina de Família da Universidade Nilton Lins.

THIAGO GOMES DA TRINDADE ▶ Médico de família e comunidade e terapeuta de família e de casal. Professor adjunto de MFC da UFRN. Professor do Curso de Medicina da Universidade Potiguar. Doutor em Epidemiologia pela UFRGS.

TIAGO BARRA VIDAL ▶ Médico de família e comunidade da Prefeitura Municipal de Florianópolis. Especialista em Auditoria em Sistema de Saúde pela A Vez do Mestre (AVM) Faculdade Integrada. Mestre em Epidemiologia pela UFRGS. Doutorando em Saúde Coletiva na UFSC.

TIAGO VILLANUEVA GUTIERREZ ARRUDA MARQUES ▶ Médico de família na USF Reynaldo dos Santos, Póvoa de Santa Iria, Portugal. Editor-chefe da Acta Médica Portuguesa.

TRISHA GREENHALGH ▶ OBE Global Health, Policy and Innovation Unit Centre for Primary Care and Public Health, Blizard Institute Barts and The London School of Medicine and Dentistry Yvonne Carter Building.

VALERIA CARVALHO ▶ Médica pediatra. Preceptora de Medicina da UniFOA.

VALÉRIA RODRIGUES TAVEIRA ▶ Médica de família e comunidade. Professora de Saúde Coletiva da UNIC. Preceptora do Programa de Educação pelo Trabalho em Saúde (PET/Saúde) da UFMT.

VANESSA HAGENBECK CARRANZA ▶ Médica de família e comunidade.

VANESSA RAQUEL ZALESKI SEBASTIANI ▶ Médica dermatologista. Especialista em Dermatocosmiatria pela FMABC.

VASCO QUEIROZ[†] ▶ Professor associado convidado da Faculdade de Ciências da Saúde da Universidade da Beira Interior. Especialista em Medicina Geral e Familiar pela Ordem dos Médicos de Portugal.

VENEZA BERENICE DE OLIVEIRA ▶ Professora da Faculdade de Medicina da UFMG. Mestre em Demografia pela Faculdade de Ciências Econômicas da UFMG. Doutora em Saúde Pública pela UFMG.

VICTOR RAMOS ▶ Médico de família e comunidade. Professor convidado da Escola Nacional de Saúde Pública da Universidade Nova de Lisboa. Especialista em Medicina Geral e Familiar pelo Ministério da Saúde e Ordem dos Médicos de Portugal.

VINICIUS C. IAMONTI ▶ Fisioterapeuta respiratório. Intervencionista do Prevfumo/Unifesp. Mestre em Ciências pela Unifesp. Doutorando em Pneumologia no Instituto do Coração (Incor)/HCFMUSP.

VIOLETA VARGAS LODI ▶ Médica de família e comunidade.

VITOR HUGO LIMA BARRETO ▶ Médico de família e comunidade e psicanalista. Professor de Medicina de Família na UFPE. Mestre em Ciências do Ensino em Saúde pelo Centro de Desenvolvimento do Ensino Superior em Saúde da Unifesp. Doutor em Educação Médica pela University College London.

VITOR LAST PINTARELLI ▶ Médico geriatra. Professor adjunto de Geriatria da UFPR. Professor titular de Semiologia da Universidade Positivo. Doutor em Ciências pela Unifesp. Presidente da Sociedade Brasileira de Geriatria e Gerontologia, Seção do Paraná (2016-2018).

VIVIANE ELISABETH DE SOUZA SANTOS SACHS ▶ Médica de família e comunidade no Hendersonville, Mountain Area Health Education Center (MAHEC). Professora assistente do Department of Family and Community Medicine, School of Community Medicine. Certificada pelo American Board of Family Medicine (ABFM).

VIVIANE LOCATELLI RUPOLO ▶ Nutricionista. Pós-graduanda em Nutrição Clínica e Doenças Crônicas no Instituto de Educação e Pesquisa do HMV.

WILLIAN ROBERTO MENEGAZZO ▶ Médico internista. Residente em Cardiologia no HCPA/UFRGS.

YANA PAULA COÊLHO CORREIA SAMPAIO ▶ Médica de família e comunidade da ESF de Juazeiro do Norte. Professora e preceptora da Estácio/FMJ. Professora colaboradora do MPSF/Renasf – Nucleadora Urca. Especialista em Preceptoria de Residência Médica no SUS pelo IEP/HSL. Mestre em Saúde da Criança e do Adolescente pela UECE.

YUJI MAGALHÃES IKUTA ▶ Médico de família e comunidade. Professor de Medicina da UEPA, do Centro Universitário do Pará, da Faculdade Metropolitana da Amazônia e da UFPa. Especialista em Fisiologia do Exercício pela Unifesp, em Geriatria e Gerontologia pela Unicamp e pelo Tokyo Medical and Dental University e em Saúde Coletiva pela UEPA. Mestre em Clínica Médica pela Unicamp. Doutor em Clínica das Doenças Tropicais pela UFPA.

APRESENTAÇÃO

É com grande prazer que apresentamos a 2ª edição do *Tratado de medicina de família e comunidade*! Na edição anterior, uma série de temas de interesse dos médicos de família e comunidade foi elencada, organizando-se o conteúdo necessário ao exercício da especialidade considerando a necessidade do conhecimento teórico para a nossa inserção nacional naquele momento. Mas muita coisa mudou desde então – a medicina de família e comunidade (MFC) hoje está integrada às universidades, e passamos a fazer parte dos programas de graduação e pós-graduação. Com isso, temos uma outra realidade: o número de médicos de família e comunidade integrados ao mercado de trabalho cresceu substancialmente, em diferentes locais de atuação e com inserção nos setores público e privado, na assistência e no ensino. Assim, esta 2ª edição atende à necessidade dessa ampliação, atualizando capítulos e incluindo os temas que hoje caracterizam as demandas dessa nova realidade.

Fazendo um merecido retrospecto, a 1ª edição – Prêmio Jabuti, em 2013, na categoria Ciências da Saúde – teve como organizadores o Dr. Gustavo Gusso e o Dr. José Mauro Ceratti Lopes, médicos responsáveis por uma série de iniciativas junto à Sociedade Brasileira de Medicina de Família e Comunidade (SBMFC). Impossível falar da especialidade sem lembrar do nosso querido Zé Mauro, precocemente falecido: além de lutar pela área, ele exerceu grande liderança entre seus pares, de forma a solidificar os princípios da especialidade – dentre eles, a excelência clínica. Foi dos primeiros médicos de família do país e trabalhou de forma árdua, criativa e incessante durante toda a sua vida profissional. Serviu como modelo de médico, amigo e gestor, especialmente na criação e consolidação do modelo de preceptor em MFC e no reconhecimento da especialidade junto ao Conselho Federal de Medicina e à Associação Médica Brasileira. Foi membro atuante da SBMFC, onde promoveu capacitações em associação com EURACT e WONCA, determinantes para a construção do perfil profissional do médico de família e comunidade brasileiro.

A Artmed Editora, em feliz iniciativa, dá seguimento a esta grande obra, novamente sob organização de Dr. Gustavo Gusso e agora com a coordenação editorial de Dra. Lêda Chaves Dias. Dr. Gusso é médico de família expoente da especialidade em nível nacional e internacional. Desempenha papel importantíssimo como articulador do médico de família como profissional de excelência na concepção e implantação da Estratégia Saúde da Família, na consolidação da SBMFC e no reconhecimento da especialidade médica. Dra. Lêda é preceptora reconhecida da Residência de MFC do Grupo Hospitalar Conceição. Foi coautora na 1ª edição e agora assume a coordenação editorial do *Tratado* gozando do respeito e do reconhecimento de todos. Vale lembrar que, em sua trajetória profissional, Dra. Lêda participou da concepção e da execução de grande parte da formação e educação continuada de médicos de família e comunidade associada ao Dr. José Mauro.

Este livro conta novamente com organizadores e coordenação editorial de extremas capacidade técnica e sensibilidade, que convidaram profissionais de todo o país representativos do pensamento daqueles que atuam na atenção primária à saúde (APS). E que se empenham, a despeito das adversidades, no enfrentamento de desafios e no aperfeiçoamento de uma especialidade que mudou paradigmas na formação médica. Este *Tratado* tem o objetivo de auxiliar na obtenção da excelência clínica, abordando temas que se manifestam importantes, quer pela frequência, magnitude ou transcendência no cotidiano do exercício profissional. Os temas aqui tratados buscam fornecer subsídios para a educação continuada em MFC, fazendo a adaptação necessária à sua aplicação na APS.

Esperamos que os colegas possam aproveitá-lo, fazendo dele um companheiro na construção de um conhecimento sólido na especialidade.

Carmen Luiza C. Fernandes
Médica de família e comunidade
Terapeuta de casais e família
Especialista em Saúde Mental Coletiva
Mestre em Epidemiologia

PREFÁCIO

O *Tratado de medicina de família e comunidade* chega à 2ª edição revisto e ampliado para refletir o que há de mais relevante sobre o assunto, enfocando princípios, formação e prática.

A 1ª edição foi muito importante no sentido de ampliar o alcance dos conhecimentos da área; para esta nova edição, contamos com um grupo ainda maior de coautores (431), nacionais e internacionais, e com novos temas abordados, sendo uma referência do que se pratica no Brasil e em outros países para profissionais, residentes e estudantes da área da saúde.

Além da atualização propriamente dita dos capítulos, muitos passaram a incluir árvore de decisão e a abordar o papel da equipe multiprofissional. Somam-se aqui 20 novos capítulos, cujos temas possibilitam que o *TMFC* permaneça a referência mais atual na área, mantendo seu diferencial de reunir conhecimento científico de qualidade a uma abordagem focada na pessoa e desenhada para o contexto da atenção primária à saúde. Assim, se, por um lado, foram mantidos temas que tratam de um aspecto pouco abordado em livros de medicina (mas que precisam ser discutidos), como desprescrição, prevenção quaternária e multimorbidade, acrescentaram-se outros fundamentais, como sobrediagnóstico e mercantilização da doença.

A lista completa de temas novos conta com os seguintes capítulos:

4	Atenção primária à saúde
5	Modelos de acesso ao cuidado pelo médico de família e comunidade na atenção primária à saúde
16	Tomando decisões compartilhadas: colocando a pessoa no centro do cuidado
19	Atendimento em saúde por meio de recursos digitais
23	Pessoas consideradas doentes difíceis
27	Multimorbidade
32	Prevenção do sobrediagnóstico: como parar de causar danos às pessoas saudáveis?
33	Mercantilização da doença
50	Seleção do prontuário eletrônico para atenção primária à saúde
51	Indicadores
62	População prisional
73	Cuidados pré-operatórios
94	Meditação
95	Espiritualidade e saúde
113	Criança com dificuldade de aprendizagem
132	Hipertensão na gestação
248	Saúde mental na infância
249	Autismo

Com esta nova edição, mantemos nosso compromisso de colaborar para a formação e a prática da medicina de família e comunidade brasileira, o que não teria sido possível sem a fundamental contribuição dos coautores e coordenadores de seção, a quem registramos o nosso especial agradecimento.

Gustavo Gusso
Lêda Chaves Dias

SUMÁRIO

VOLUME 1

Seção I ▶ Fundamentos da medicina de família e comunidade
Ângela Jornada Ben

1. Princípios da medicina de família e comunidade.......... 1
   José Mauro Ceratti Lopes; Lêda Chaves Dias
2. Medicina de família e comunidade como especialidade médica e profissão.......... 11
   Gustavo Gusso; João Werner Falk; José Mauro Ceratti Lopes
3. Médico de família e comunidade na saúde pública.......... 19
   Salman Rawaf; David Laith Rawaf
4. Atenção primária à saúde.......... 28
   Gustavo Gusso; Lucas Bastos Marcondes Machado
5. Modelos de acesso ao cuidado pelo médico de família e comunidade na atenção primária à saúde.......... 37
   Tiago Barra Vidal; Suelen Alves Rocha; Charles Dalcanale Tesser; Erno Harzheim
6. Atenção primária à saúde no Brasil.......... 50
   Luis Fernando Rolim Sampaio; Claunara Schilling Mendonça; Maria A. Turci
7. Organização da atenção primária à saúde em outros países.......... 66
   Juan Gérvas; Mercedes Pérez Fernández
8. Cultura, saúde e o médico de família e comunidade.......... 74
   Leonardo Vieira Targa; Francisco Arsego de Oliveira
9. Complexidade e integralidade na medicina de família e comunidade e na atenção primária à saúde: aspectos teóricos.......... 81
   Ricardo Donato Rodrigues; Maria Inez Padula Anderson
10. Consultas terapêuticas, linguagem, narrativa e resiliência: fortalecendo a prática clínica da integralidade do médico e da medicina de família e comunidade.......... 93
    Maria Inez Padula Anderson; Ricardo Donato Rodrigues
11. Participação popular na atenção primária à saúde.......... 105
    Jetele Del Bem Seleme Piana; Luciana Osorio Cavalli
12. Educação popular.......... 112
    Eymard Mourão Vasconcelos; Marcos Oliveira Dias Vasconcelos
13. Ética na atenção primária à saúde.......... 120
    Marcello Dala Bernardina Dalla; José Mauro Ceratti Lopes
14. Redes virtuais colaborativas internacionais para médicos de família e comunidade.......... 128
    Luís Filipe Cavadas; Tiago Villanueva Gutierrez Arruda Marques

Seção II ▶ Ferramentas da prática do médico de família e comunidade
Nulvio Lermen Junior, Carlos Daniel Magalhães da Silva Moutinho Jr. e Dannielle Fernandes Godoi

15. Consulta e abordagem centrada na pessoa.......... 132
    José Mauro Ceratti Lopes; Lêda Chaves Dias
16. Tomando decisões compartilhadas: colocando a pessoa no centro do cuidado.......... 143
    Roberto Umpierre; Laureen Engel
17. Relação clínica na prática do médico de família e comunidade.......... 146
    Marcela Dohms; Francisco Borrell Carrió; Josep M. Bosch Fontcuberta
18. Valise do médico.......... 156
    Juan Gérvas; Mercedes Pérez Fernández; Janos Valery Gyuricza
19. Atendimento em saúde por meio de recursos digitais.......... 159
    Cynthia Goulart Molina-Bastos; Otávio Pereira D'Avila; Carlos André Aita Schmitz
20. Telessaúde na atenção primária à saúde.......... 165
    Carlos André Aita Schmitz; Ana Célia da Silva Siqueira; Marcelo Rodrigues Gonçalves; Eno Dias de Castro Filho; Erno Harzheim
21. Como utilizar a informação na consulta.......... 177
    Marina Papile Galhardi; Ronaldo Zonta
22. Pessoas que consultam frequentemente.......... 184
    Victor Ramos; Eunice Carrapiço
23. Pessoas consideradas doentes difíceis.......... 192
    Eunice Carrapiço; Victor Ramos
24. Grupos Balint.......... 198
    Rita Francis Gonzalez y Rodrigues Branco; Fernanda Gerst Martins de Freitas; Gabriela Cunha Fialho Cantarelli Bastos; Polyana Naves Adorno
25. Gestão da clínica.......... 205
    Gustavo Gusso; Paulo Poli Neto
26. Epidemiologia clínica.......... 213
    Paulo A. Lotufo; Isabela M. Benseñor; Rodrigo Diaz Olmos
27. Multimorbidade.......... 226
    Pauline Boeckxstaens
28. Multimorbidade e sua mensuração.......... 232
    Barbara Starfield; Karen Kinder
29. Medicina baseada em evidências aplicada à prática do médico de família e comunidade.......... 238
    Airton Tetelbom Stein
30. Polifarmácia.......... 247
    Dee Mangin; Iona Heath
31. Prevenção quaternária: primeiro não causar dano.......... 255
    Marc Jamoulle; Gustavo Gusso
32. Prevenção do sobrediagnóstico: como parar de causar danos às pessoas saudáveis?.......... 262
    Ray Moynihan
33. Mercantilização da doença.......... 268
    Juan Gérvas; Mercedes Pérez Fernández; Gustavo Gusso; Dijon Hosana Souza Silva
34. Proteção dos pacientes contra excessos e danos das atividades preventivas.......... 274
    Juan Gérvas; Mercedes Pérez Fernández
35. Abordagem familiar.......... 282
    Lêda Chaves Dias
36. Abordagem em saúde mental pelo médico de família e comunidade.......... 293
    Marco Aurélio Crespo Albuquerque; Lêda Chaves Dias
37. Territorialização.......... 300
    Cleo Borges; Valéria Rodrigues Taveira
38. Abordagem comunitária: diagnóstico de saúde da comunidade.......... 305
    Gisele Alsina Nader Bastos; Juliano Peixoto Bastos; Raphael Maciel da Silva Caballero

39 Abordagem comunitária: cuidado domiciliar 313
Sati Jaber Mahmud; Maria Amélia Medeiros Mano; José Mauro Ceratti Lopes; Leonardo Cançado Monteiro Savassi

40 Abordagem comunitária: grupos na atenção primária à saúde 325
Fabrício Casanova; Luiz Carlos Osorio; Lêda Chaves Dias

41 Abordagem comunitária: inserção comunitária 334
Tatiana Monteiro Fiuza; Marco Túlio Aguiar Mourão Ribeiro; Frederico Fernando Esteche; Leandro Araújo da Costa; José Mauro Ceratti Lopes

42 Trabalho em equipe 341
Ruth Borges Dias; Fabiana Prado dos Santos Nogueira

43 Princípios do apoio matricial 350
Sonia Saraiva; Jorge Zepeda

44 Organização do serviço e integração com os núcleos de apoio à saúde da família 359
Rogério Sampaio de Oliveira; Paola Colares de Borba; Yana Paula Coêlho Correia Sampaio

45 Vigilância em saúde 364
Ana Cristina Vidor

46 Gerenciamento de unidades de saúde 372
Selma Loch; Cristiano J. C. de Almeida Cunha; Denise Machado Longhi; Lysiane de Medeiros

47 Formas de remuneração e pagamento por desempenho .. 380
Luis Pisco; Daniel Soranz; Luiz Felipe S. Pinto

Seção III ▶ Sistemas de informações na atenção primária à saúde
André Lucio de Cassias

48 Sistemas de classificação na atenção primária à saúde ... 387
Gustavo Gusso; Gustavo Landsberg; Catherine Moura da Fonseca Pinto

49 Registro de saúde orientado por problemas 394
Gustavo Gusso; José Mauro Ceratti Lopes

50 Seleção do prontuário eletrônico para atenção primária à saúde 403
Gustavo Gusso; André Lucio de Cassias

51 Indicadores 413
Christian Morato de Castilho; Francisco A. Tavares Jr.; Luís Guilherme de Mendonça

52 Uso do indicador internação por condições sensíveis à atenção primária na avaliação de condições de saúde ... 422
Claunara Schilling Mendonça; Maria Lucia Medeiros Lenz; Veneza Berenice de Oliveira

Seção IV ▶ Formação em medicina de família e comunidade
Ângela Jornada Ben

53 Metodologias de ensino médico 433
Maria Helena Itaqui Lopes; José Mauro Ceratti Lopes

54 Ensino de medicina de família e comunidade na graduação 441
Marcelo Rodrigues Gonçalves; Olivan Queiroz; Thiago Gomes da Trindade

55 Residência em medicina de família e comunidade ... 448
Daniel Knupp Augusto

56 Especialização em medicina de família e comunidade .. 454
Daniel Knupp Augusto; Raphael Augusto Teixeira de Aguiar

57 Avaliação do ensino de medicina de família e comunidade 462
Carmen Vera Giacobbo Daudt; Maria Eugênia Bresolin Pinto; José Mauro Ceratti Lopes

58 Desenvolvimento profissional contínuo 475
Luís Filipe Gomes; Ana Marreiros

59 Utilização de filmagem de consultas para o aprendizado .. 482
Marcela Dohms; Francisco Borrell Carrió; Josep M. Bosch Fontcuberta

Seção V ▶ Medicina de família e comunidade em cenários específicos
Lêda Chaves Dias

60 Favela 490
Moisés Nunes; Bruno Pereira Stelet; Jorge Esteves

61 Área rural 498
Leonardo Vieira Targa

62 População prisional 508
Ana Rochadel; Rafael Jardim de Moura

63 População ribeirinha 514
Nilson Massakazu Ando; Ricardo C. G. Amaral Filho

64 Tragédias 524
Maria Amélia Medeiros Mano; Danyella da Silva Barrêto

65 População em situação de rua 539
Erika Vovchenco; Mariana Villiger Silveira

66 Medicina privada 546
Christian Morato de Castilho; Fernando Henrique Silva Amorim; Marcos Almeida Quintão

Seção VI ▶ Pesquisa, publicação e ensino
Marcelo Rodrigues Gonçalves

67 Pesquisa quantitativa 554
Cynthia Goulart Molina-Bastos; Otávio Pereira D'Avila; Maria Helena S. P. Rigatto

68 Orientações básicas para pesquisa qualitativa 564
Daniela Riva Knauth; Ceres Victora

69 Como elaborar um projeto de pesquisa 571
Lucia Campos Pellanda; Maitê Bello Jotz; Willian Roberto Menegazzo

70 Como escrever um trabalho acadêmico para publicação .. 576
Trisha Greenhalgh

71 Como elaborar apresentações, pôsteres e aulas 581
Aline Iara de Sousa; José Mauro Ceratti Lopes

Seção VII ▶ Prevenção e promoção à saúde
Luciano Nunes Duro

72 Rastreamento de doenças 584
Armando Henrique Norman; Charles Dalcanale Tesser

73 Cuidados pré-operatórios 596
Rodrigo Diaz Olmos; José Benedito Ramos Valladão Júnior

74 Imunização e vacinação 603
Akemi Morimoto; Anderson Stevens

75 Estratégias comportamentais e de motivação para mudanças de hábitos de vida voltados para a saúde ... 619
Ruth Borges Dias; Luciana Alves

76 Orientações essenciais em nutrição 626
Aline Gerlach; Carmen Vera Giacobbo Daudt

77 Orientação à atividade física 639
Maria Eugênia Bresolin Pinto; Marcelo Demarzo

78 Abordagem à saúde escolar 654
Marcelo Demarzo; Aline Guerra Aquilante

79 Sexualidade e diversidade 663
Ademir Lopes Junior; Ana Paula Andreotti Amorim; Mariana Maleronka Ferron

80 Abordagem à saúde ocupacional na atenção primária à saúde 675
Ana Roberta Ceratti; Nilson Massakazu Ando; Olivan Queiroz

81 Abordagem à saúde bucal e problemas orais frequentes .. 691
Graziela Lavratti Escudero; Débora Deus Cardozo

82 Abordagem à violência doméstica 701
Ana Flavia P. L. d'Oliveira; Lilia Blima Schraiber

83 Abordagem aos abusos e maus-tratos em idosos 710
Alfredo Cataldo Neto; Fernanda Azevedo

84 Trabalhando em ambientes violentos: a construção de uma rede de cuidados 718
Luciane Loures dos Santos; Marcelo Loures dos Santos; Iago da Silva Caires

85 Principais benefícios sociais 726
Deidvid de Abreu

Seção VIII ▶ O papel do médico de família e comunidade no cuidado a grupos populacionais específicos
Daniel Knupp Augusto

86 Saúde da criança 734
Ana Cecilia Silveira Lins Sucupira

87 Saúde do homem 746
Guilherme Coelho Dantas; Antônio Augusto Dall'Agnol Modesto

88 Saúde da mulher 753
Aline Iara de Sousa; Manoela Jorge Coelho Alves; Simone Valvassori

89 Saúde do idoso 757
Cristina Padilha Lemos; Sergio Antonio Sirena

Seção IX ▶ Geral e inespecífico
Christian Morato De Castilho

90 Sintoma como diagnóstico 766
Peter Lucassen; Kees van Boven

91 Procedimentos em atenção primária à saúde: anestesia locorregional, suturas, inserção de DIU, cantoplastia, lavagem otológica e drenagem de abscesso 771
Roberto Umpierre; Maiara Conzatti

92 Procedimentos em atenção primária à saúde: remoções, drenagem de trombo hemorroidário, exérese de cisto ou lesão cutânea e uso de diatermia 780
Roberto Umpierre; Maiara Conzatti

93 Práticas integrativas 786
Michael Yaari; Angelmar Constantino Roman

94 Meditação 798
Marcelo Demarzo; Javier Garcia-Campayo

95 Espiritualidade e saúde 807
Eno Dias de Castro Filho; Janaine Aline Camargo de Oliveira; Fábio Duarte Schwalm

96 Introdução às plantas medicinais 817
Cesar Paulo Simionato; Gelso Guimarães Granada; Marcos Krahe Edelweiss; Murilo Leandro Marcos

97 Fisioterapia na atenção primária à saúde 826
Simone Ávila; Bruna de Moraes Lopes

98 Queixas relacionadas à sexualidade e transformações corporais na transexualidade 835
Ademir Lopes Junior; Ana Paula Andreotti Amorim; Mariana Maleronka Ferron

99 Intolerâncias alimentares 846
Antônio Augusto Dall'Agnol Modesto; Demian de Oliveira e Alves

100 Interpretação de hemograma na atenção primária à saúde 853
Mariana Dias Curra; Erno Harzheim; Lêda Chaves Dias

101 Síncope e desmaio 861
Igor de Oliveira Claber Siqueira; Ricardo Rocha Bastos

102 Abordagem da dor aguda 871
Levi Higino Jales Júnior; Patricia Leda Jales de Brito; Levi Higino Jales Neto

103 Abordagem da dor crônica 876
Fábio Luiz Vieira; Cristiane Tavares

104 Anemias 886
Luis Antonio Macedo; Mikael Marcelo de Moraes

105 Linfonodomegalia 894
Euclides Furtado de Albuquerque Cavalcanti

106 Cuidados paliativos na atenção primária à saúde 900
Cledy Eliana dos Santos; Ricardo Pedrini Cruz; Newton Barros; José Manuel Peixoto Caldas; Fátima Teixeira; Luiz Felipe Cunha Mattos

107 Morte e luto na atenção primária à saúde 909
Olivan Queiroz; Ana Helena Araújo Bomfim Queiroz

108 Prescrição de medicamentos na atenção primária à saúde 914
Paola Branco Schweitzer; Cristina Subtil; Roberta Colvara Torres Medeiros; Julio César de Castro Ozório

109 Desprescrição de medicamentos na atenção primária à saúde 919
Enrique Molina Pérez de los Cobos; José Ignácio de Juan Roldán; Enrique Gavilán

110 Cuidados e orientações para procedimentos e exames... 930
Robson A. Zanoli; Marcello Dala Bernardina Dalla

VOLUME 2

Seção X ▶ Problemas específicos das crianças
Ana Cecilia Silveira Lins Sucupira

111 Aleitamento materno e introdução de novos alimentos .. 939
Aline Gerlach; Maria Lucia Medeiros Lenz; Viviane Locatelli Rupolo

112 Problemas de crescimento e ganho de peso 947
Patricia Sampaio Chueiri; Fernanda Plessmann de Carvalho

113 Criança com dificuldade de aprendizagem 961
Ana Cecilia Silveira Lins Sucupira

114 Problemas de desenvolvimento neuropsicomotor 970
Susana Medeiros; Érica Viana Rocha; Paulo Sousa

115 Criança com sibilância 978
Mariana Sato; Ana Cecilia Silveira Lins Sucupira

116 Vômito e diarreia no lactente 985
Susana Medeiros; Paulo Sousa

117 Enurese e encoprese 992
Mariana Duque Figueira; Rodrigo Garcia D'Aurea

118 Choro e cólicas 999
Susana Medeiros; Érica Viana Rocha; Paulo Sousa

119 Febre e convulsão no lactente 1003
Thais Zenero Tubero

120 Refluxo gastroesofágico na criança 1008
Guilherme Emanuel Bruning; José Ivo Scherer

121 Cefaleia recorrente na criança 1016
Rosa Miranda Resegue

122 Dor abdominal recorrente 1023
Ivana Lie Makita Abe; Ana Cecilia Silveira Lins Sucupira

123 Dores recorrentes em membros em crianças e adolescentes 1029
Ana Cecilia Silveira Lins Sucupira

124 Abuso infantil 1036
Fabiano Gonçalves Guimarães; Artur Oliveira Mendes

125 Problemas congênitos prevalentes 1044
Kellen Chaves da Silva De Franceschi; Rafael De Franceschi

126 Condições cirúrgicas na criança 1049
Eliete M. Colombeli; Edevard J. de Araujo; Rafael Miranda Lima

127 Problemas frequentes na criança 1054
Márcia Dorcelina Trindade Cardoso; Claudia Regina Oliveira da Costa; Danielly Rocha de Andrade Almeida; Valeria Carvalho

Seção XI ▶ Gravidez, parto e planejamento familiar
Maria Lucia Medeiros Lenz

128 Cuidados pré-concepcionais 1061
Aldo Ciancio; Brian W. Jack

129 Contracepção 1072
Hamilton Lima Wagner; Patricia Pamella Ferreira de Souza

130 Infertilidade 1078
Raul Miguel Alles; Gustavo Carvalho e Silva

131 Pré-natal de baixo risco 1083
Maria Lucia Medeiros Lenz; Lúcia Naomi Takimi; Lucas Wollmann

132 Hipertensão na gestação 1096
Lucas Wollmann; Maria Lucia Medeiros Lenz

133 Cuidados no puerpério 1103
Ana Cristina Vidor

Seção XII ▸ Problemas do aparelho reprodutor
José Benedito Ramos Valladão Júnior

134 Problemas da mama 1113
Monique Marie Marthe Bourget; Grasiela Benini dos Santos Cardoso

135 Corrimento vaginal 1120
Rafaela Aprato Menezes; José Benedito Ramos Valladão Júnior

136 Amenorreia 1127
Emerson da Silveira; Rosaura de Oliveira Rodrigues; Heitor Tognoli

137 Sangramento vaginal e distúrbios menstruais ... 1134
Maria Célia Mendes

138 Climatério e menopausa 1145
Carmen Vera Giacobbo Daudt; Daniella Borges Machado

139 Doenças testiculares e escrotais 1156
Roberto Fábio Lehmkuhl

140 Infecções sexualmente transmissíveis 1161
Carolina Fajardo; Luiza Cromack

141 Neoplasia de colo uterino 1171
Daniela Montano Wilhelms; Simone Valvassori; Aline Iara de Sousa

Seção XIII ▸ Problemas das vias urinárias
Leonardo Ferreira Fontenelle

142 Incontinência urinária no adulto 1181
Patricia Carla Gandin Pereira; Camila Ament Giuliani dos Santos Franco; Vitor Last Pintarelli; Felipe Eduardo Broering

143 Retenção urinária, encurtamento do jato e problemas prostáticos 1194
Marcelo Garcia Kolling

144 Cólica renal 1204
Leonardo Ferreira Fontenelle

145 Infecções do trato urinário em crianças 1212
José Ricardo de Mello Brandão

146 Infecção do trato urinário em adultos 1219
André Klafke

147 Alterações da função renal 1228
Lucas Gaspar Ribeiro; Milena Seoane Colmenero Muniz

Seção XIV ▸ Problemas respiratórios
Rafaela Manzoni Bernardi, Mariana Dias Curra e Olivan Queiroz

148 Dispneia 1234
Leandro Dominguez Barretto; Ana Thereza Cavalcanti Rocha

149 Tosse aguda e crônica 1240
Tânia de A. Barboza

150 Interpretação de radiografia torácica e espirometria 1246
Francisco Arsego de Oliveira; Ângela Jornada Ben

151 Asma em crianças e adultos 1255
Maria Lucia Medeiros Lenz; Elineide Gomes dos S. Camillo; Paulo Roberto Silva da Silva; Norma Vieira Pires

152 Doença pulmonar obstrutiva crônica 1269
Rodrigo Diaz Olmos; Gustavo Gusso

153 Doenças pulmonares não infecciosas 1281
Fábio Duarte Schwalm; Rudi Roman; Felicia de Moraes Branco Tavares

154 Infecções de vias aéreas superiores, resfriado comum e gripe 1288
Ângela Jornada Ben; Carmen Vera Giacobbo Daudt

155 Infecções das vias aéreas inferiores 1304
Eduardo de Oliveira Fernandes; Cassiano Teixeira

156 Tuberculose 1311
Tales Coelho Sampaio; Tânia de A. Barboza

Seção XV ▸ Problemas cardiovasculares
Rodrigo Diaz Olmos

157 Prevenção primária e secundária para doenças cardiovasculares 1333
Gustavo Kang Hong Liu; Bianca Luiza de Sá e Silva

158 Dor torácica, angina e infarto agudo do miocárdio 1343
Lucas Bastos Marcondes Machado

159 Palpitação e arritmia 1353
José Carlos Prado Jr.; Samantha Pereira França

160 Interpretação do eletrocardiograma 1367
Tiago Barra Vidal; Rudi Roman; Priscila Raupp da Rosa

161 Hipertensão arterial sistêmica 1387
Lucas Bastos Marcondes Machado; Janos Valery Gyuricza; Rodrigo Diaz Olmos

162 Doença arterial periférica 1395
Giuliano Dimarzio; Ricardo de Alvarenga Yoshida

163 Doenças do sistema venoso 1403
Marco Túlio Aguiar Mourão Ribeiro; Tatiana Monteiro Fiuza; Henrique de Martins e Barros; Renan Montenegro Jr.

164 Insuficiência cardíaca 1414
Henrique Bente

Seção XVI ▸ Problemas gastrintestinais
Carmen Vera Giacobbo Daudt

165 Dor abdominal 1423
Thiago Gomes da Trindade

166 Síndrome dispéptica 1431
Kelly Winck; Rafael Herrera Ornelas

167 Náuseas e vômitos 1436
Gustavo Gusso; Janos Valery Gyuricza

168 Doença do refluxo gastresofágico no adulto ... 1444
Marco Aurelio Candido de Melo

169 Sangramento gastrintestinal 1452
Marcelo Simas de Lima; Fauze Maluf-Filho; Carlos Walter Sobrado

170 Icterícia 1459
César Monte Serrat Titton

171 Diarreia aguda e crônica 1465
Christian Morato de Castilho; Priscila Said Saleme; Fabiano Gonçalves Guimarães

172 Constipação 1475
Guilherme Emanuel Bruning; Luiz Artur Rosa Filho

173 Problemas anorretais comuns 1483
Rubens Araujo de Carvalho; Vanessa Hagenbeck Carranza

174 Parasitoses intestinais 1491
Angélica Manfroi; Alba Lúcia Dias dos Santos

175 Hepatites 1499
Claudia Mota de Carvalho; Naila Mirian Las-Casas Feichas

Seção XVII ▸ Problemas metabólicos
Paulo Poli Neto

176 Obesidade 1509
Cristina Rolim Neumann; Emilian Rejane Marcon; Cynthia Goulart Molina-Bastos

177 Dislipidemia 1520
Pedro Gomes Cavalcante Neto; Marco Túlio Aguiar Mourão Ribeiro; Tatiana Monteiro Fiuza; Renan Montenegro Jr.

178 Diabetes melito tipos 1 e 2 1527
Ana Cláudia Santos Chazan; Rosimere de Jesus Teixeira; Cláudia Ramos Marques da Rocha; Kelly Winck

179 Problemas de tireoide 1541
Anderson Soares da Silva; Léa Maria Zanini Maciel; Patricia Künzle Ribeiro Magalhães

180	Outros problemas endocrinológicos 1552

Caroline Saori Sakurai Tamaki; Diego José Brandão

Seção XVIII ▶ Problemas de ouvido, nariz e garganta
Camila Ament Giuliani dos Santos Franco

181	Rinites 1561

Felipe Eduardo Broering; Leandro Ramos de Carvalho; Paulo da Veiga F. Mendes Júnior; Patrícia Carla Gandin Pereira

182	Epistaxe na atenção primária à saúde 1575

Patricia Taira Nakanishi; Marcio Nakanishi

183	Disfonia 1579

Cláudia Schweiger; Michelle Lavinsky-Wolff

184	Perda auditiva 1585

Michelle Lavinsky-Wolff; Joel Lavinsky; Cláudia Schweiger; Luis Lavinsky

185	Zumbido 1592

Joel Lavinsky; Michelle Lavinsky-Wolff; Luis Lavinsky

186	Dor de ouvido e otite média aguda 1598

Angelmar Constantino Roman

187	Dor de garganta 1603

Ângela Jornada Ben; Carmen Vera Giacobbo Daudt

188	Rinossinusites 1616

Violeta Vargas Lodi; Marcello Dala Bernardina Dalla

Seção XIX ▶ Problemas oculares
Camila Ament Giuliani dos Santos Franco

189	Perda da acuidade visual 1623

Adriana Vieira Cardozo; Marcello Dala Bernardina Dalla

190	Pterígio, pinguécula e ptose 1628

Adriana Vieira Cardozo; Marcello Dala Bernardina Dalla

191	Olho vermelho 1632

Adriana Vieira Cardozo; Marcello Dala Bernardina Dalla

Seção XX ▶ Problemas da pele
Thiago Dias Sarti

192	Princípios dos cuidados com a pele 1639

Joel Schwartz; Renata Hübner Frainer; Lisia Martins Nudelmann-Lavinsky; Fernanda Musa Aguiar

193	Problemas do couro cabeludo (capilares) 1647

Guilherme Bruno de Lima Júnior

194	Prurido 1659

Rodrigo de Novaes Lima

195	Sudorese 1667

Joel Schwartz; Vanessa Raquel Zaleski Sebastiani; Raquel Bissacotti Steglich; Gabriela Mosena

196	Hirsutismo 1672

Joel Schwartz; Emanuela Plech Thomé; Carolina Degen Meotti; Fernanda Musa Aguiar

197	Eczema 1680

Rafael Mitchell; Brunela Madureira; Thiago Dias Sarti

198	Problemas nas unhas 1686

Rafaela Aprato Menezes

199	Cuidados com feridas 1694

Silvia Justo Tramontini; Anaeli Brandelli Peruzzo; Diani de Oliveira Machado

200	Acne 1706

Carla Baumvol Berger; Arnildo Dutra de Miranda Junior; Sara Elisa Koefender Castro

201	Escabiose e pediculose 1714

Nilson Massakazu Ando; Ricardo C. G. Amaral Filho; Ricardo Cesar Garcia Amaral; Thiago Fernandes dos Santos

202	Nevos, verrugas e tumores 1720

Joel Schwartz; Raquel Bissacotti Steglich; Renata Hübner Frainer; Isabelle Maffei Guarenti

203	Celulites e piodermites 1728

Nilson Massakazu Ando; Ricardo C. G. Amaral Filho; Ricardo Cesar Garcia Amaral; Thiago Fernandes dos Santos

204	Micoses e onicomicoses 1733

Ana Paula Andreotti Amorim; Renata Alves de Souza Paluello

205	Hanseníase 1741

Robson A. Zanoli

206	Psoríase 1748

Rafaela Aprato Menezes

207	Manifestações cutâneas das doenças sistêmicas 1757

Brunela Madureira; Thiago Dias Sarti

Seção XXI ▶ Problemas musculoesqueléticos
Marcello Dala Bernardina Dalla

208	Laboratório nas doenças reumáticas 1763

Lara Ribeiro Santiago Freitas; Daniela Cabral de Sousa

209	Poliartralgia 1768

Rodrigo Pastor Alves Pereira

210	Dores musculares 1775

Cesar Augusto de Freitas e Rathke; Henrique Bente

211	Cervicalgia 1782

Nilson Massakazu Ando

212	Lombalgia 1794

Gustavo Gusso

213	Dor no punho e nas mãos 1805

Marcelo Suderio Rodrigues; Fernanda Naspolini Zanatta

214	Dor no cotovelo 1813

Alessandro da Silva Scholze

215	Dor no ombro 1827

Daniel Knupp Augusto

216	Dor no quadril 1835

Alessandro da Silva Scholze

217	Dor no joelho 1846

Alexandre Fortes; Nicolau Moisés Neto

218	Dor no pé e no tornozelo 1855

Raphael S. Remor de Oliveira; Fabrício Casanova

219	Osteoartrite e artrite reumatoide 1867

Thiago Dias Sarti; Ruben Horst Duque; Marcello Dala Bernardina Dalla; Julio Claider Gamaro de Moura

220	Gota 1883

João Henrique Godinho Kolling; Rafael Chakr

221	Osteoporose 1893

Camila Ament Giuliani dos Santos Franco; Patrícia Carla Gandin Pereira; Felipe Eduardo Broering

222	Osteomielite 1901

Edwin Eiji Sunada; Rafael Trevisan Ortiz

223	Fibromialgia 1910

Ricardo Augusto Lopes Fagundes; Ricardo de Castilhos

Seção XXII ▶ Problemas neurológicos
Lucas Bastos Marcondes Machado

224	Cefaleia e enxaqueca 1916

Danielle Bivanco-Lima; Itamar de Souza Santos; Maria Sílvia B. F. de Moraes; Isabela M. Benseñor

225	Tontura e vertigem 1927

Adelson Guaraci Jantsch; Lucas Vega M. V. Ferreira; Guilherme Vazquez Izolani

226	Distúrbios da locomoção 1938

Artur F. Schumacher Schuh; Carlos R. M. Rieder; Matheus Roriz Cruz

227	Paralisia facial 1944

Marcos Vinicius da Rosa Röpke; Raphael Machado de Castilhos

228	Indicação e interpretação do eletrencefalograma e da eletroneuromiografia 1950

José Augusto Bragatti; Carolina Machado Torres; Matheus Roriz Cruz; Pedro Schestatsky

229 Demências 1955
Janos Valery Gyuricza; Luciano Nader de Araújo; Luiz Teixeira Sperry Cezar

230 Convulsões e epilepsia 1964
Leonardo Cançado Monteiro Savassi; Débora Pereira Thomaz

231 Tremor e síndromes parkinsonianas 1982
Ángela Jornada Ben; Milena Rodrigues Agostinho

232 Outras doenças neurológicas 1990
Hiroki Shinkai

233 Neuropatias periféricas 1999
Rudi Roman; Tiago Barra Vidal; Artur F. Schumacher Schuh

234 Meningite 2007
Helena Lemos Petta; Felipe Teixeira de Mello Freitas; Felipe Augusto Souza Gualberto

235 Acidente isquêmico transitório e acidente vascular cerebral 2018
Luciano Nunes Duro; Clauceane Venzke Zell

Seção XXIII ▶ Problemas de saúde mental
Carmen Luiza C. Fernandes

236 Psicofármacos 2026
Renato Lendimuth Mancini; Leandro da Costa Lane Valiengo

237 Somatização e sintomas sem explicação médica 2036
Daniel Almeida; Luís Fernando Tófoli; Sandra Fortes

238 Tristeza, sensação de depressão e perturbações depressivas 2045
Paulo Poli Neto; Fernanda Lazzari Freitas

239 Ansiedade e estresse 2054
Flávio Dias Silva

240 Hiperatividade e déficit de atenção 2062
Ana Cecilia Silveira Lins Sucupira

241 Perturbações do sono 2075
Francisco Carvalho; Ricardo Garcia Silva; Vasco Queiroz

242 Tabagismo 2083
Vinicius C. Iamonti; Fernando Sergio S. Leitão Filho

243 Problemas relacionados ao consumo de álcool 2092
Erika Siqueira da Silva; Gustavo Sérgio de Godoy Magalhães; Vitor Hugo Lima Barreto; Caroline Bourbon

244 Dependência de drogas ilícitas 2105
Ana Paula Werneck; André Rosito Marquardt; Andrea Cunha de Mendonça

245 Transtornos alimentares 2115
Cesar Augusto de Freitas e Rathke; Carlos Alberto Sampaio Martins de Barros

246 Psicoses 2124
Rodrigo Fonseca Martins Leite; Renato Soleiman Franco

247 Casos graves de saúde mental 2130
Marco Aurélio Crespo Albuquerque; Lêda Chaves Dias

248 Saúde mental na infância 2138
Flávio Dias Silva

249 Autismo 2150
Rosa Maria Melloni Horita; Flávio Dias Silva

Seção XXIV ▶ Problemas com risco de morte: urgências e emergências
Demian de Oliveira e Alves

250 Emergência pré-hospitalar 2158
Yuji Magalhães Ikuta; Ariney C. Miranda

251 Fraturas 2165
Rafael Trevisan Ortiz; Cesar de Cesar Netto; Pedro Augusto Pontin

252 Queimaduras 2174
Oscarino dos Santos Barreto Junior; Pedro Medeiros Hakme

253 Intoxicações agudas 2181
Carlos Augusto Mello da Silva; Rodrigo Douglas Rodrigues

254 Picadas de cobras, aranhas e escorpiões 2189
Tereza Cristina Jeunon Sousa

255 Parada cardiorrespiratória 2199
Izaias Francisco de Souza Júnior; Claudia de Aguiar Maia Gomes; Aristóteles Cardona Júnior

256 Emergência psiquiátrica 2204
Flávio Dias Silva

Seção XXV ▶ Doenças emergentes e infectocontagiosas sistêmicas
Bárbara Cristina Barreiros

257 Dengue, Chikungunya e Zika 2214
Sandro Rodrigues Batista; Fernanda Melchior; Carlos Henrique Martinez Vaz; Solomar Martins Marques

258 Malária 2227
Cor Jesus F. Fontes; Alex Miranda Rodrigues

259 Doença de Chagas 2233
João Carlos Pinto Dias; Igor de Oliveira Claber Siqueira; Ruth Borges Dias

260 Febre amarela e leptospirose 2246
Yuji Magalhães Ikuta; Paulo Humberto Mendes de Figueiredo

261 Vírus da imunodeficiência humana 2253
Ney Bragança Gyrão

262 Doenças do viajante: febre e diarreia 2266
Ana Paula Tussi Leite; Eduardo Henrique Portz; Julia Horita Moherdaui

263 Doenças exantemáticas na criança 2276
Lúcia Naomi Takimi

Seção XXVI ▶ Apêndices
Janos Valery Gyuricza

Apêndice 1 Curvas de crescimento e desenvolvimento .. 2298
Fernanda Plessmann de Carvalho

Apêndice 2 Ferramentas de rastreamento e aconselhamento em adultos 2308
Gustavo Gusso

Apêndice 3 Valores de referência para exames 2315
Ricardo Dantas Lopes

Apêndice 4 Medicamentos e gestação 2321
Viviane Elisabeth de Souza Santos Sachs

Apêndice 5 Medicamentos e amamentação 2327
Viviane Elisabeth de Souza Santos Sachs

Apêndice 6 Interações medicamentosas: tabela para consulta rápida e ferramentas *online* de busca 2333
Fernando Antonio Santos e Silva; Luciana Graziela de Oliveira Boiça; Luciana Bessa Mesquita

Apêndice 7 Fármacos dosáveis 2348
Helena M. T. Barros; Luana Freese; Luciana Rizzieri Figueiró

Índice 2357

SEÇÃO I ▸ CAPÍTULO 1

Princípios da medicina de família e comunidade

José Mauro Ceratti Lopes
Lêda Chaves Dias

Aspectos-chave

▸ A medicina de família e comunidade (MFC) é definida como a especialidade médica que presta assistência à saúde, de forma continuada, integral e abrangente, às pessoas, às suas famílias e à comunidade.

▸ A aplicação, na prática, dos conhecimentos do médico de família e comunidade é o resultado de seus valores e atitudes, sendo orientada por princípios que governam suas ações diante das necessidades das pessoas, das famílias e das comunidades.

▸ O médico de família e comunidade deve ser um clínico qualificado. Sua prática sofre influência da comunidade em que atua, porque ele é o recurso de uma população definida e tem na relação médico-pessoa um aspecto essencial à sua prática profissional.

▸ Os princípios da MFC devem ser utilizados como ferramentas para a prática e a formação, fazendo com que o médico de família e comunidade preserve, em sua atuação, as características da especialidade.

▸ O médico de família e comunidade é o coordenador do cuidado das pessoas que atende, seja na equipe de cuidados primários à saúde, seja nos demais níveis do sistema.

A MFC é definida como a especialidade médica que presta assistência à saúde de forma continuada, integral e abrangente para as pessoas, suas famílias e a comunidade. Ela se distingue por conhecer as pessoas intimamente ao longo do tempo e de compartilhar sua confiança, respeito e amizade, bem como por fornecer cuidados a uma população indiferenciada por idade, gênero, doença ou sistema de órgãos. É uma especialidade médica que atua, fundamentalmente, no nível primário da atenção à saúde. A variedade de problemas encontrados, seja de forma individual seja com vistas a uma população, mantém a prática da MFC estimulante e desafiadora.[1,2]

A MFC tem o médico de família e comunidade como seu representante na prática das especialidades, cuja definição tem pelo menos três versões desde 1974 (Quadro 1.1).[3] Em todas as citações, está inserida a descrição do espectro de trabalho do médico de família e comunidade, transparecendo os princípios que norteiam a atuação desse médico como especialista.

No Quadro 1.2, constam os atributos essenciais decorrentes da definição profissional do médico de família e comunidade.

O médico de família e comunidade tem, como seu campo principal no sistema de saúde, o nível denominado atenção primária à saúde (APS), cuja definição está descrita no Quadro 1.3.

Segundo Rakel e Rakel[1] e Starfield,[7] a APS pode ser definida de acordo com os itens a seguir:

- É o cuidado de primeiro contato, servindo como porta de entrada da pessoa para o sistema de saúde.
- Inclui a continuidade, já que cuida das pessoas na saúde e na doença ao longo de um determinado período.
- É o atendimento integral extraído de todas as disciplinas tradicionais importantes para o seu conteúdo funcional.
- Tem a função de servir e coordenar todas as necessidades de saúde da pessoa.
- Assume a responsabilidade pela continuidade e pelo acompanhamento individual da pessoa e por problemas de saúde da comunidade.
- É um tipo altamente personalizado de prestação de cuidado.

Tais definições diferenciam a MFC das demais especialidades médicas, pois, com a amplitude da prática do médico de família e comunidade, sua necessidade de conhecimentos para desenvolver as ações que resultam dessa descrição não é composta da soma dos conhecimentos das outras especialidades médicas.

A MFC possui um conjunto fundamental de conhecimentos que é próprio dela, o que a torna uma disciplina, e compartilha conteúdos e conhecimento com outras especialidades (Figura 1.1), incorporando esse compartilhamento para usá-lo na prática em cuidados primários à saúde, compondo, assim, seu portfólio de atuação. A quantidade de conhecimento extraída de cada uma das outras especialidades médicas forma o conteúdo básico, mas o restante varia de acordo com o contexto de trabalho de cada médico de família e comunidade. Como disciplina, essa base de conhecimentos da MFC pode ser utilizada por outras especialidades, profissões ou áreas do conhecimento – por exemplo: o

Quadro 1.1 | **Definições para médico de família e comunidade**

Conforme Leeuwenhorst Group

"O clínico geral é um licenciado médico que presta cuidados primários, personalizados e continuados a indivíduos, a famílias e a uma determinada população, independentemente de idade, sexo ou afecção. É a síntese dessas funções que tem um caráter único. O clínico geral atende os seus pacientes no consultório, no domicílio e, por vezes, em uma clínica ou em um hospital. Seu objetivo consiste em fazer diagnósticos precoces. Ele incluirá e integrará fatores físicos, psicológicos e sociais nas suas considerações sobre saúde e doença, o que se expressará na forma como cuida das pessoas. Tomará uma decisão inicial sobre cada problema que lhe seja apresentado como médico. Assumirá a gestão contínua dos problemas dos seus doentes com afecções crônicas, recorrentes ou terminais. O contato prolongado com a pessoa doente implica que poderá utilizar repetidas oportunidades para coletar informações ao ritmo apropriado para cada indivíduo, construindo uma relação de confiança que poderá ser usada no âmbito profissional. Atuará em colaboração com outros colegas médicos e não médicos. Saberá como e quando deve intervir mediante tratamento, prevenção e educação, a fim de promover a saúde dos seus pacientes e respectivas famílias. Reconhecerá que também tem uma responsabilidade profissional para com a comunidade."

Conforme Wonca Europe

"O médico de família é o médico principalmente responsável pela prestação de cuidados abrangentes a todos os indivíduos que procuram cuidados médicos, bem como por providenciar a prestação de serviços de outros profissionais de saúde, sempre que necessário. O médico de família funciona como um generalista que aceita todas as pessoas que o procuram, ao passo que outros prestadores de cuidados de saúde limitam o acesso aos seus serviços com base em idade, sexo ou diagnóstico. O médico de família cuida do indivíduo no contexto da sua família e cuida da família no contexto comunitário, independentemente de raça, religião, cultura ou classe social. É clinicamente competente para prestar a maior parte dos seus cuidados, levando em consideração o pano de fundo cultural, socioeconômico e psicológico. Além disso, assume uma responsabilidade pessoal pela prestação de cuidados abrangentes e continuados aos seus pacientes. O médico de família desempenha o seu papel profissional quer prestando cuidados diretos, quer por meio dos serviços de outros, em acordo com necessidades de saúde das pessoas e os recursos disponíveis no seio da comunidade servida."

Conforme Olesen, Dickinson e Hjortdahl

"O médico de família é um especialista formado para trabalhar na linha de frente do sistema de saúde e para dar os passos iniciais na prestação de cuidados para qualquer problema de saúde que as pessoas possam apresentar. O médico de família cuida de pessoas no seio da sua sociedade, independentemente do tipo de doença ou de outras características pessoais ou sociais, organizando os recursos disponíveis no sistema de saúde em benefício das pessoas doentes. O médico de família interage com indivíduos autônomos nos campos de prevenção, de diagnóstico, de cura, de acompanhamento e de cuidados paliativos, usando e integrando as ciências da biomedicina e da psicologia e sociologia médicas."

Fonte: Olesen, Dickinson e Hjortdahl,[3] Leeuwenhorst Group[4] e Wonca Europe.[5]

Quadro 1.2 | **Características desejáveis para todos os médicos, porém de maior importância para a prática do médico de família e comunidade**

- Forte senso de responsabilidade para o atendimento, total e permanente, das pessoas e da família durante saúde, doença e reabilitação
- Compaixão e empatia, com sincero interesse na pessoa e na família
- Atitude constantemente curiosa
- Entusiasmo com os problemas médicos indiferenciados e sua resolução
- Interesse no amplo espectro da medicina clínica
- Habilidade para lidar confortavelmente com múltiplos problemas que ocorrem ao mesmo tempo em uma pessoa
- Desejo de frequentes e variados desafios intelectuais e técnicos
- Capacidade de apoio às crianças durante seu crescimento e desenvolvimento e em sua adaptação à família e à sociedade
- Auxílio às pessoas para lidarem com os problemas do cotidiano e na manutenção da estabilidade da família e da comunidade
- Capacidade para atuar como coordenador de todos os recursos de saúde no atendimento de uma pessoa
- Entusiasmo em aprender e na satisfação que vem da manutenção do conhecimento médico atualizado mediante educação médica continuada

- Capacidade de manter a compostura em tempos de estresse e responder rapidamente utilizando lógica, eficácia e compaixão
- Desejo de identificar os problemas o mais cedo possível ou de prevenir a doença inteiramente
- Forte desejo de manter a máxima satisfação das pessoas, reconhecendo a necessidade de relacionamento continuado com elas
- Habilidades necessárias para gerenciar doenças crônicas e assegurar a recuperação máxima após a doença aguda
- Valorização da mistura complexa de elementos físicos, emocionais e sociais no cuidado à pessoa
- Sentimento de satisfação pessoal derivado de relações estreitas com os indivíduos, que se desenvolvem naturalmente durante longos períodos de cuidados continuados, em oposição aos prazeres em curto prazo adquiridos com o tratamento de doenças episódicas
- Habilidades para desenvolver, bem como o compromisso de educar as pessoas e familiares sobre os processos de doença e os princípios da boa saúde
- Compromisso de colocar os interesses da pessoa acima dos seus

Fonte: Adaptado de Rakel e Rakel.[1]

conteúdo epidemiológico contido nos protocolos de diversas especialidades, que direcionam uma linha de atuação, é aplicado com flexibilidade, mas sem deixar de ser científico, por aqueles que utilizam o método centrado na pessoa, ferramenta fundamental do médico de família e comunidade. Hoje, percebe-se que, com a qualificação da atuação da APS, mediante o desenvolvimento da participação do médico de família e comunidade, são gerados conhecimentos e tecnologias que passam a ser incorporados por outras especialidades e profissões da saúde, não apenas na APS, mas também nos demais níveis do sistema. O aspecto essencial da MFC é clínico, com foco principal na assistência à saúde.

> **Quadro 1.3 | Definição para atenção primária à saúde**
>
> "Os cuidados primários de saúde são cuidados essenciais de saúde com base em métodos e tecnologias práticas, cientificamente bem fundamentadas e socialmente aceitáveis, colocadas ao alcance universal de indivíduos e famílias da comunidade, mediante sua plena participação e a um custo que a comunidade e o país podem manter em cada fase de seu desenvolvimento, no espírito de autoconfiança e autodeterminação. Esses cuidados são parte integrante tanto do sistema de saúde do país, no qual ocupam a função central e o foco principal, quanto do desenvolvimento social e econômico global da comunidade. Representam o primeiro nível de contato dos indivíduos, da família e da comunidade com o sistema nacional de saúde, pelo qual os cuidados de saúde são levados o mais proximamente possível aos lugares onde pessoas vivem e trabalham, e constituem o primeiro elemento de um continuado processo de assistência à saúde."
>
> Fonte: World Health Organization.[6]

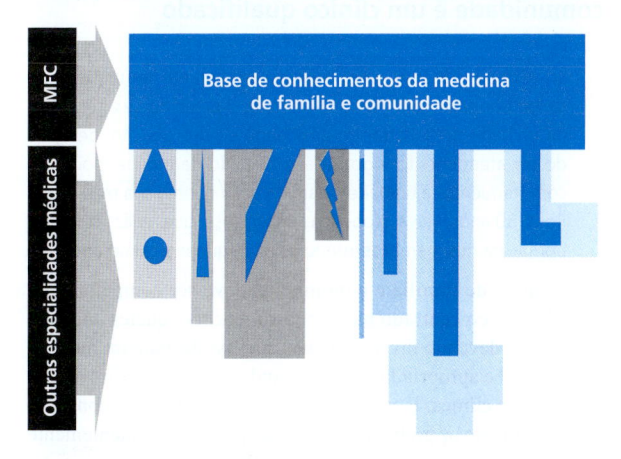

▲ **Figura 1.1**
A medicina de família e comunidade como disciplina.

As obrigações e os objetivos da prática de todo médico de família e comunidade envolvem dois elementos conflitantes, porém essenciais: identificar e resolver os problemas de saúde de cada pessoa individualmente e prestar um cuidado médico efetivo para a comunidade como um todo.

A MFC tem-se desenvolvido, no mundo todo, como a opção mais eficaz para promover a mudança na abordagem aos problemas de saúde das pessoas (nível individual), das famílias (nível familiar), em grupos, em instituições e nas comunidades (nível coletivo). É um campo do conhecimento médico comprometido e orientado por princípios de atuação que rompem com a prática médica tradicional, centrada na doença, enfrentando efetivamente as dificuldades na prestação do cuidado à saúde dispensado hoje.

O médico de família e comunidade é o profissional médico com vocação e formação específica para prestar cuidados na APS, ou seja, é especialista em manejar os problemas de saúde mais frequentes que acometem a população sob sua responsabilidade.

(1)
Sr. Alfredo*, 59 anos, vem com frequência à unidade de saúde acompanhar sua mãe, Dona Rosa, 80 anos, viúva, diabética e hipertensa, que realiza curativos devido à úlcera nos membros inferiores.[8]

---

* O personagem deste caso clínico tornou-se ícone da Oficina para Preceptores em Medicina da Família e Comunidade da SBMFC, em todo o Brasil, a qual foi uma das sementes da 1ª edição deste *Tratado*. Permanece nesta nova edição como uma homenagem ao Dr. José Mauro, mas também por sua atualidade.

O médico de família e comunidade age como defensor dos direitos, dos interesses e das necessidades das pessoas que atende e da população pela qual é responsável. Isso exige aspectos característicos em sua prática que o diferenciam dos demais especialistas no que se refere à relação clínica e à abordagem diagnóstica, que facilitam o desenvolvimento e fortalecem o vínculo com as pessoas, conforme é possível observar na Figura 1.2: nela, em cada característica, há uma seta horizontal, que representa o espectro de apresentação ou atuação das diversas especialidades médicas, partindo do mais geral (atuação e contexto do médico de família e comunidade) e deslocando-se para a especificidade de órgãos, técnicas ou procedimentos (de contexto e atuação), que faz parte das especialidades focais.

A primeira característica refere-se ao *foco na prática*, que, para o médico de família e comunidade, é na pessoa em sua integralidade, e não apenas na doença que ela traz. Soma-se a isso o atendimento às pessoas em vários cenários, incluindo o domicílio.

A segunda característica está relacionada com a continuidade dos cuidados que o médico de família e comunidade presta às pessoas ao longo da vida, que são sustentados ao longo do tempo mediante repetidos contatos, caracterizando o que se chama de longitudinalidade, levando à construção de um conhecimento particular sobre as pessoas, sem deixar de ver os aspectos de seu universo.

A terceira e a quarta características se relacionam com o *estilo diagnóstico* e a *classificação diagnóstica* dos problemas de saúde, pois a demanda do médico de família e comunidade apresenta-se em seus formatos iniciais por meio de queixas ou problemas de saúde na maioria das vezes inespecíficos, caracterizando sua atuação pela geração e pelo teste de hipóteses diagnóstica, classificando-as de modo pouco específico, o que faz a pessoa necessitar de repetidos contatos. A classificação

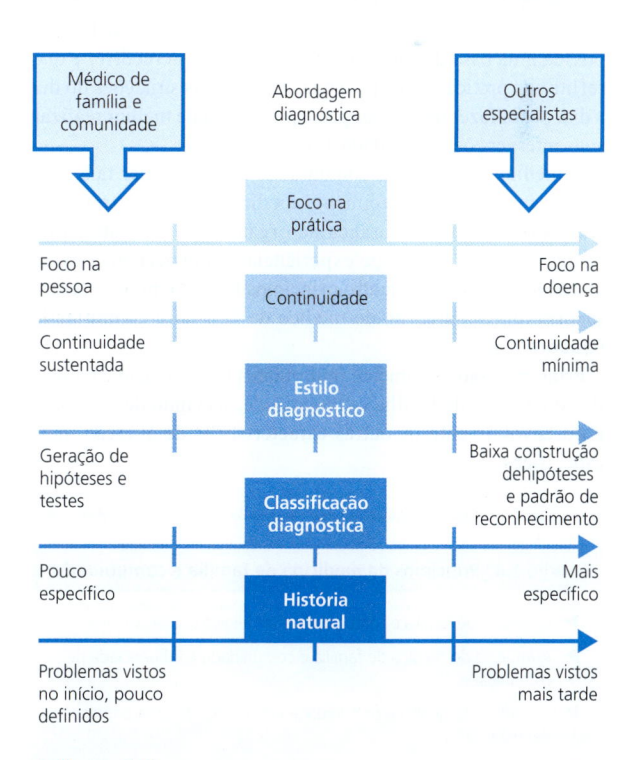

▲ **Figura 1.2**
Aspectos da prática do médico de família e comunidade comparados com outras especialidades médicas.
Fonte: Adaptada de Talbot.[9]

dos problemas encontrados na demanda do médico de família e comunidade tem como melhor ferramenta a Classificação Internacional de atenção primária (ver capítulo 45, Vigilância em saúde).

A quinta característica tem relação com o momento da *história natural* das doenças, em que o médico de família entra em contato com as pessoas, vendo os problemas em seu início e ainda pouco definidos, o que exige raciocínio clínico apurado e estratégias de abordagem diferentes dos demais especialistas, que em geral recebem as pessoas com quadros mais definidos ou mesmo já diagnosticadas. É importante o uso do tempo como elemento diagnóstico. Aqui também surge um novo fator, pois o médico de família e comunidade deve estar alerta e ser capaz de identificar precocemente sinais daquelas situações que exigem intervenção imediata ou que trazem risco de morte.

Tais características da prática do médico de família e comunidade só terão validade se não estiverem dissociadas de princípios de atuação, por meio dos quais ele conseguirá contemplar todos esses aspectos da abordagem aos cuidados de saúde de uma pessoa. A MFC é caracterizada por um corpo de conhecimentos que não se restringe a uma parte da pessoa, mas que define a abordagem da pessoa como um todo. "[...] logo, o compromisso do médico de família e comunidade é com as pessoas, e elas é que definem o problema. O médico de família e comunidade não pode dizer 'sinto muito, isso não faz parte do meu campo de atuação'."[2]

(2)
Sr. Alfredo, 59 anos, vem buscar atendimento na unidade de saúde por estar com "ferida" no nariz. Apresenta-se à recepção da unidade demonstrando ansiedade e preocupação, desejando ser atendimento logo.[8]

Diferentemente de outras especialidades médicas, a MFC não se explica e se aplica apenas mediante atividades e procedimentos que desenvolve. É necessário que o médico de família possua uma base de conhecimentos à qual possa recorrer e que reflita sua prática diária, para que, mediante as situações do dia a dia, possa fazer uso desses princípios, a fim de melhor realizar suas intervenções no cuidado às pessoas.

O médico de família e comunidade deve dominar tais conceitos, ter amplo conhecimento médico e ser bem treinado, para tornar-se uma liderança na organização do sistema de saúde. Essa atuação exige experiência, e a experiência exige ações governadas por quatro princípios fundamentais, a serem incorporados à atuação do médico de família e comunidade (Quadro 1.4).

Princípios são igualmente importantes na formação e na prática do médico de família e comunidade, servindo de base para o desenvolvimento de outras características de atuação mais específicas.

Para que tais princípios sejam efetivamente empregados, eles devem ser compostos por ações, porém nenhuma delas é exclusiva dos médicos de família e comunidade, e nem todos eles realizam todas as ações. Apesar disso, ao se propor usá-las juntas, elas representam um sistema de valor e uma abordagem a problemas que se diferenciam do que se identificam em outras disciplinas, profissões da saúde ou especialidades médicas.

Tais ações representam a MFC como área do conhecimento e como especialidade médica, possibilitando uma abordagem individual, familiar e comunitária com prestação do cuidado à saúde de forma integral, contextualizada e resolutiva.

A seguir, essas ações são detalhadas em cada princípio, utilizando o Sr. Alfredo das vinhetas anteriores como um personagem.

PRINCÍPIO I – O médico de família e comunidade é um clínico qualificado

(3)
Sr. Alfredo, 59 anos, vem buscar atendimento na unidade de saúde por estar com "ferida" no nariz. Apresenta-se à recepção da unidade demonstrando ansiedade e preocupação, desejando ser atendimento logo. Já é conhecido da equipe, pois vem com frequência à unidade de saúde acompanhar sua mãe, Dona Rosa, 80 anos, viúva, diabética e hipertensa, que realiza curativos por úlcera nos membros inferiores, com quem está morando.[8]

O médico de família e comunidade deve ser competente no método clínico centrado na pessoa ao receber aqueles que buscam ajuda, devendo investigar suas queixas de maneira integrada, sensível e apropriada, demonstrando empatia e harmonizando a relação clínica. É essencial ser um especialista em conhecer profundamente os problemas de saúde que mais frequentemente acometem as pessoas no cenário da APS.

As pessoas sentem coisas e experimentam sensações e percepções denominadas queixas; quando elas fazem seu relato, é realizada uma abstração, traduzida para sinais e sintomas, os quais, agrupados, permitem que se chegue ao diagnóstico. Na APS, as queixas traduzidas das pessoas podem não caracterizar imediatamente um diagnóstico ou preencher os critérios de urgência e emergência dos protocolos da medicina tradicional, centrada na doença. Nessa área, a pessoa trazendo suas queixas é quem determina sua urgência em ser atendida, cabendo ao médico e à equipe avaliar e dar uma resposta.

(4)
Diante da visível ansiedade do Sr. Alfredo, a recepcionista Soraia, da unidade de saúde, leva a situação ao médico de família e comunidade da equipe, Dr. Vicente. Ele escuta e valoriza a percepção de Soraia: como não conhece Sr. Alfredo, sabendo apenas que é filho de Dona Rosa e mora há alguns meses com ela, resolve aproveitar para estabelecer um vínculo. Solicita que aguarde e que irá atendê-lo em breve.

Assim que consegue um espaço entre as consultas agendadas, chama Sr. Alfredo:

Dr. Vicente: "Então, Sr. Alfredo, em que posso ajudá-lo?"

Sr. Alfredo: "Doutor, estou preocupado com esta 'coisa' que apareceu no meu nariz. Ontem, fui dormir sem nada e, hoje, acordo assim, com esta 'bolota' horrível no nariz. E logo hoje!"[8]

O médico de família e comunidade precisa desenvolver uma compreensão acerca da experiência da pessoa sobre a doença, particularmente suas ideias, sentimentos e expectativas sobre

---

Quadro 1.4 | Princípios da medicina de família e comunidade

▶ O médico de família e comunidade é um clínico qualificado

▶ A atuação do médico de família e comunidade é influenciada pela comunidade

▶ O médico de família e comunidade é o recurso de uma população definida

▶ A relação médico-pessoa é fundamental para o desempenho do médico de família e comunidade

o que está acontecendo com ela, e identificar que pode haver impacto da doença na sua vida pessoal, familiar, profissional e social. Procurar entender os reais motivos da vinda das pessoas à consulta, utilizando a anamnese como ferramenta tecnológica que permite obter a maioria das informações necessárias ao manejo do caso, é atribuição do médico de família e comunidade.

(5)

Dr. Vicente: "Vejo que o Sr. está realmente muito preocupado com isso. Fale mais sobre sua preocupação."

Sr. Alfredo: "Pois é, estou desempregado, passo todo o dia caminhando, procurando emprego, exposto ao sol... sabe como é... a TV alerta sobre os riscos do sol... E ainda dá uma má aparência ter esta 'bolota' no nariz."

Dr. Vicente: "Entendo, o Sr. está preocupado com a possibilidade de ser uma doença grave? Há mais alguma preocupação?"

Sr. Alfredo: "É medo de que seja alguma coisa ruim. E, além disso,... fico sem jeito para falar... Acho que nem é coisa que lhe interesse... mas tenho um encontro com uma moça hoje à noite... levou meses para eu tomar coragem de marcar, e logo hoje me aparece isso..."[8]

O médico de família e comunidade deve usar seu entendimento do desenvolvimento humano, das famílias e de outros sistemas sociais para aprimorar uma abordagem compreensiva do manejo da doença da pessoa e sua família.

(6)

Dr. Vicente: "Interessa sim... O Sr. pode falar sobre o que quiser comigo... Claro, lembrei agora que o Sr. está separado há algum tempo e veio morar com sua mãe, Dona Rosa. A moça é daqui da comunidade? Qual é o nome dela?"

Sr. Alfredo: "Correto, estou morando com minha mãe até arrumar emprego e reorganizar minha vida. O nome da moça é Vera, nos conhecemos em uma atividade na comunidade... aquele chá dançante que acontece no salão da igreja."[8]

O médico de família e comunidade deve ter um conhecimento especial da grande variedade de problemas das pessoas na comunidade, incluindo os menos frequentes, mas que ameaçam a vida, e as emergências tratáveis, em pessoas de todos os grupos etários. Deve ter sua prática clínica baseada no melhor conhecimento científico existente, mas saber adaptar esse conhecimento à sua realidade de atuação e às necessidades e condições de cada uma das pessoas que atende.

(7)

Dr. Vicente: "Bem, deixe-me examiná-lo mais de perto."

Ele examina atentamente a lesão no nariz do Sr. Alfredo, fazendo o diagnóstico diferencial e avaliando a gravidade: afasta a possibilidade de ser câncer, estabelece que se trata de uma pequena lesão infecciosa localizada e descarta a possibilidade de uma celulite de face.

Sr. Alfredo: "E então, doutor? É grave?"

Dr. Vicente: "Sr. Alfredo, pelo exame, essa 'bolota' é apenas uma espinha, um pequeno abscesso bem localizado que resolveu aparecer em um local pouco habitual. Não é grave!"

Sr. Alfredo: "E tem como resolver isso até a noite? Como vou ao encontro? Será que preciso desmarcá-lo?"[8]

O médico de família e comunidade também deve ser competente para trabalhar com pessoas buscando alcançar um plano comum a ambos (médico e pessoa) na definição de problemas, objetivos de tratamento e responsabilidades na implementação do cuidado. Sua abordagem para o cuidado prestado deve ser baseada no melhor conhecimento científico disponível, utilizando-se de recursos, como estudo imediato, consensos, construção de protocolos, consultoria entre colegas e com outros especialistas, entre outros.

(8)

Dr. Vicente: "Sr. Alfredo, infelizmente não vamos conseguir resolver isso hoje, pois essa espinha vai melhorar sozinha. Quanto menos mexermos nela, melhor. Estou achando que o Sr. está muito ansioso com o encontro. Quem sabe conversamos mais sobre isso... Será que essa espinha é motivo para suspender um encontro tão desejado? Gostaria de entender por que ela é tão importante assim, ou será que existem outras preocupações com o encontro?"

Sr. Alfredo: "Pois é... Acho que estou inseguro... Será que vou me sair bem? Não saio com ninguém há tanto tempo! Será que ela vai gostar de um homem da minha idade, barrigudinho, sem emprego... e morando com a mãe?"[8]

PRINCÍPIO II – A atuação do médico de família e comunidade é influenciada pela comunidade

A prática do médico de família e comunidade é influenciada significativamente por fatores da comunidade em que atua, o que determina que deva ser capaz de responder às necessidades das pessoas, corresponder às mudanças nessas necessidades, adaptando-se rapidamente às alterações na situação de saúde, e referenciá-las para os recursos apropriados às suas condições de saúde.

As condições de saúde da população de abrangência (tais como problemas de saúde mais frequentes, condições de meio ambiente ou contexto do local de trabalho) influenciam a demanda que procura o médico de família e comunidade. Exemplo disso pode ser visto na Tabela 1.1, cujos problemas de saúde mais frequentes são responsáveis por cerca de 50% da demanda de um serviço de saúde de APS.[1,2,10] Isso se repete na quase totalidade dos estudos realizados em vários locais do mundo: a variação detectada é decorrente de aspectos ambientais, culturais e de algumas doenças endêmicas locais. Portanto, o médico de família e comunidade deve conhecer bem a ecologia da saúde de sua população, dominando com habilidade os problemas mais frequentes.

(9)

Dr. Vicente: "Sr. Alfredo, vamos analisar juntos a situação: a Vera é moradora desta comunidade, de modo que já deve ter as informações básicas de que precisa sobre você. Sabe como as coisas correm rápido pela comunidade. Talvez até já saiba desta espinha no seu nariz! (sorriso). Se aceitou o convite, é porque deseja lhe conhecer melhor. O Sr. percebe como está ansioso?"

Sr. Alfredo: "Será? Com este povo fofoqueiro do jeito que é não é de duvidar mesmo que ela já saiba da bolota!"[8] (risos)

O médico de família e comunidade está habilitado para lidar com a ambiguidade e a incerteza, em geral tendo de tomar decisões, realizar manejos e tratamentos sem ter a certeza diagnóstica. Ele verá pessoas com doenças crônicas, problemas emocionais, distúrbios agudos – variando daqueles menos graves e autolimitados até os que trazem risco à vida – e contextos pessoais e familiares com problemas biopsicossociais complexos. Em geral, as pessoas que se apresentam para atendimento na APS têm diversas queixas e mais de três problemas de saúde.

Tabela 1.1 | **Problemas mais frequentes na demanda em atenção primária à saúde**

	Frequência	Porcentagem	Porcentagem cumulativa
Hipertensão sem complicações	827	9,8	9,8
Sem doença	464	5,5	15,4
Infecção aguda na via aérea superior	316	3,8	19,1
Gravidez	293	3,5	22,8
Diabetes não insulino-dependente	255	3,0	25,6
Depressão	224	2,7	28,3
Contracepções/outros	139	1,7	30,0
Medicina preventiva/manutenção de saúde	128	1,5	31,5
Sinais e sintomas da região lombar	116	1,4	32,9
Transtorno de ansiedade/estado de ansiedade	110	1,3	34,2
Hipotireoidismo	108	1,3	35,4
Gastrenterite	105	1,2	36,7
Alteração no metabolismo dos lipídeos	99	1,2	37,9
Dermatofitose	94	1,1	39,0
Amigdalite aguda	93	1,1	40,1
Cistite/outra infecção urinária	93	1,1	41,2
Asma	78	0,9	42,1
Dor abdominal generalizada/cólicas	73	0,9	43,0
Dispepsia/indigestão	73	0,9	43,9
Abuso de tabaco	73	0,9	44,7
Obesidade	72	0,9	45,6
Dores musculares	69	0,8	46,4
Cefaleia	67	0,8	47,2
Vaginite/vulvite NE	57	0,7	47,9
Exame médico/avaliação de saúde – parcial – gravidez	56	0,7	48,6
Otite média aguda/meningite	53	0,6	49,2
Bursite/tendinite/sinovite NE	52	0,6	49,8
Rinite alérgica	52	0,6	50,4

NE, não especificada.
Fonte: Gusso.[10]

O médico de família e comunidade deve saber quais são as situações que comumente levam à consulta na prática geral; além disso, ele deve ser um profundo conhecedor de doenças que, mesmo pouco frequentes, acometem significativamente a população sob seus cuidados (p. ex., deve ser muito resolutivo em lúpus eritematoso sistêmico [LES] se essa for uma doença prevalente em sua população, precisando saber tanto quanto um reumatologista a respeito dessa patologia).

O médico de família e comunidade deve estar capacitado para a abordagem de problemas de saúde mental, os quais, na APS, costumam assumir uma apresentação caracterizada por sintomas somáticos ou sem explicação médica, além das patologias frequentes, como ansiedade, depressão, neuroses e esquizofrenia, perfazendo grande parte de sua demanda.

O médico de família e comunidade também presta cuidado adequado a pessoas na fase final da vida e suas famílias, considerando que, em tais situações, existe muito a se fazer para diminuir o sofrimento, manter a qualidade de vida, proporcionar uma morte digna e fornecer apoio aos familiares, amenizando o sofrimento da perda e do luto. Ele pode prestar seus cuidados em ambulatório, hospital, incluindo o setor de emergências, a domicílio ou em outros cenários (creches, escolas, presídios, empresas).

O médico de família e comunidade deve estruturar sua prática de forma que possa atender a pessoa nas situações agudas, pois é nesses momentos que ela precisa de alguém que a conheça, lhe dê confiança, tome decisões adequadas e exercite a prevenção quaternária, ou seja, primeiro não causar dano (ver Cap. 31, Prevenção quaternária: primeiro não causar dano). O atendimento a situações agudas é uma ótima oportunidade para reforçar o vínculo e possibilitar uma prevenção oportunista.

Os problemas clínicos apresentados a um médico de família e comunidade com base em uma comunidade não são pré-selecionados e costumam ser frequentemente encontrados em um estágio indiferenciado. Na prática do médico de família e comunidade, os problemas de saúde costumam apresentar-se de forma inicial, parcial, indiferenciada e evolutiva. Em geral, utilizar o conhecimento e a experiência prévia de situações semelhantes e usar o tempo e as consultas frequentes como recurso diagnóstico melhoram o manejo, fazem a pessoa sentir-se protegida, demonstram o interesse do médico, reduzem a solicitação de exames e evitam a utilização de medicamentos, especialmente antibióticos.

A variedade de problemas encontrados na demanda em um primeiro momento é ansiogênica, mas, à medida que o médico de família e comunidade introduz o uso das ferramentas da MFC para fazer frente a ela, ele assume o controle. Tal diversidade se transforma em desafios diários, servindo para mantê-lo profissionalmente estimulado e vinculado à especialidade. Isso é acentuado pelo prazer de trabalhar na busca de soluções em conjunto com a pessoa doente.

(10)
Dr. Vicente: "Isso que o Sr. tem é um problema simples; já afastamos a possibilidade de uma doença mais séria. Espinhas são comuns nos adolescentes, e nem por isso eles deixam de namorar. Não é algo que vá se resolver logo, então vamos acompanhar a evolução dessa 'bolota'."

O médico de família e comunidade se vê como parte de uma rede de prestadores de cuidados à saúde da população e está habilitado para colaborar como membro ou coordenador de equipe. Ele utiliza os recursos desta e da comunidade e referencia para outros especialistas criteriosamente. O uso adequado do referenciamento é essencial: caso referencie indiscriminadamente qualquer problema, ele congestionará o sistema de saúde; caso não referencie as pessoas, elas podem deixar de receber cuidados de que necessitam. Mesmo não dispondo do recurso, o médico de família deve informar à pessoa qual exame, procedimento, medicamento ou conduta seria mais indicado naquela situação.

O médico de família e comunidade trabalha na construção da rede social mediante participação intersetorial como forma de promover cidadania. Para tanto, deve conhecer o território no qual está inserido, os recursos e as instituições da comunidade, bem como saber utilizar as referências do sistema de saúde e os benefícios sociais.

(11)
Sr. Alfredo: "É?... E como faremos isso?"

Dr. Vicente: "Vou solicitar que a enfermeira faça uma limpeza e lhe ensine a cuidar da espinha para que não piore, e o Sr. virá diariamente à unidade fazer curativos com ela. Se necessário, ela vai me chamar para olhar."

Sr. Alfredo: "Pois é... Mas eu estou preocupado... Será que estou bem de saúde? Não me relaciono com ninguém há meses..."

Dr. Vicente: "Sr. Alfredo, me ocorreu que talvez esse seu encontro de hoje com a Vera deva ter como objetivo conseguir um novo encontro. Só isso. (sorriso) Seja franco com ela como está sendo comigo, e resolva as coisas junto com ela. Brinque sobre a espinha e sua ansiedade."

Sr. Alfredo: "Boa ideia, doutor! Assim não corro o risco de 'queimar meu filme'!" (risos)

Dr. Vicente: "Vamos deixar marcada uma nova consulta para avaliarmos melhor o peso, a barriguinha, a pressão... Temos vários recursos na comunidade que o Sr. pode usar para entrar em forma e buscar ajuda para algumas questões da sua vida."[8]

Muitas vezes, as pessoas fazem com seus médicos ou membros da equipe o que Balint chamou de conluio do anonimato: consultam diversos profissionais, motivadas por pequenas queixas, que podem passar a assumir uma importância indevida, sem que nenhum deles as conheça profundamente, e levando-as a realizar tratamentos diversos, imaginando que estão recebendo o melhor cuidado, mas faltando, nesses casos, a orientação de um profissional de características gerais.[2] Essa coordenação é atribuição do médico de família e comunidade, sendo papel essencial de sua prática assumir a responsabilidade pela coordenação do cuidado das pessoas que atende, por ser quem tem a qualificação clínica mais ampla e detém maior conhecimento sobre aquela pessoa especificamente. A coordenação pode ocorrer no contexto da equipe ou do sistema de saúde.

Na equipe, o médico de família deve compartilhar o manejo das situações com os demais integrantes da unidade de saúde e com profissionais da rede de apoio, otimizando o cuidado às pessoas mediante compartilhamento de ações, delegação de responsabilidades e trocas de saberes.

Nos demais locais do sistema de saúde, a coordenação decorre da necessidade de referenciar uma pessoa para que suas necessidades de cuidado sejam atendidas por outros recursos do sistema: diagnósticos, terapêuticos, hospitalização, consultorias. Essas situações devem ser acompanhadas pelo médico de família, que continuará vinculado à pessoa, sem que haja transferência da responsabilidade. Deve haver uma interação do médico de família com os outros especialistas ou profissionais da saúde, sempre desempenhando o papel de advogado da pessoa.

Esse compromisso do médico de família com as pessoas e a população sob seus cuidados não tem um ponto final determinado, independe da situação de doença e não cessa pela cura ou resolução do problema, em geral sendo definido em termos de relação interpessoal pelo indivíduo que busca ajuda. Ou seja, pode ser uma relação que não está condicionada a uma situação específica de saúde ou doença.

A título de ilustração, no filme "Dr. Hollywood"[11], um cirurgião plástico é condenado a cumprir pena em uma pequena cidade por assumir o papel de "médico geral" da localidade.

Em uma das cenas, um casal vem consultar, a mulher está grávida, e o médico pede que ela deite na maca para examiná-la. Ao que ela diz: "Não... Viemos pela carta!" Ele então descobre que o casal era analfabeto e vinha à consulta para que o antigo médico lesse as cartas que recebiam de familiares. Com a sequência das consultas, o médico termina por envolver-se e interessar-se pelas narrativas familiares de namoros, conflitos e outros eventos.

PRINCÍPIO III – O médico de família e comunidade é o recurso de uma população definida

O médico da família e comunidade é o acesso das pessoas ao sistema de saúde, devendo ter uma população adequada, sob seus cuidados, da qual possa "dar conta". Não existe consenso sobre qual é o número ideal, mas estima-se que deva ficar entre 1.800 e 2.200 pessoas, o que lhe permitiria manter sua resolubilidade e disponibilidade idealmente com as pessoas, decidindo qual médico e equipe desejam ter como referência. A partir do momento em que o médico de família e comunidade aceita a responsabilidade pelo cuidado de uma pessoa, isso se torna total e permanente até que decidam o contrário.

A relação clínica que se busca na medicina é de que se estabeleça um relacionamento entre pessoas, e isso envolve aspectos da relação interpessoal em que a empatia, a harmonia (*rapport*) e a confiança são essenciais para que o médico de família alcance resultados em suas intervenções mediante as situações de doença e prevenção.

"O médico de família e comunidade deve gostar de gente... Das pessoas e suas famílias."[8]

Compete ao médico de família cuidar de pessoas de forma personalizada, mostrando compaixão pelo seu desconforto, compartilhando seu sofrimento e entendendo o significado da doença para aquela pessoa, esforçando-se para sentir junto com ela. Assim, é possível humanizar os padrões de cuidado protocolares e tecnológicos dos dias atuais.

"O tratamento de uma doença pode ser inteiramente impessoal, o cuidado de uma pessoa deve ser completamente pessoal."[12]

Um exemplo ilustrado é o quadro "The Doctor", de Sir Samuel Luke Fields (Figura 1.3), que retrata o atendimento médico no período de 1891, inspirado na morte de um filho seu.

O médico de família e comunidade vê sua população habitual como uma "população de risco" e organiza sua prática para assegurar que a saúde das pessoas seja mantida, quer venham ou não visitá-lo no consultório, devendo ser especialista nas pessoas e nos problemas de saúde dessa população. Deve estar disponível para as situações agudas ou casos urgentes, tendo claro que tais situações na APS não correspondem aos problemas e aos critérios de classificação de risco utilizados nas emergências e pronto atendimentos.

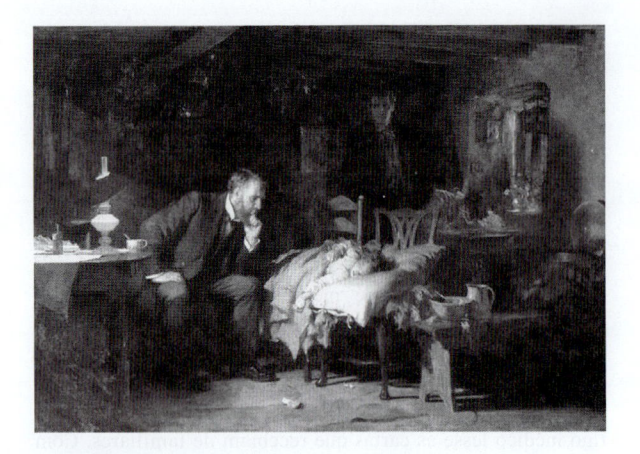

▲ Figura 1.3
"The Doctor", de Sir Samuel Luke Fields, 1891.
Fonte: Fields.[13]

Em geral, equivocadamente se define que atender "urgências" não faz parte do "cardápio" de cuidados do médico de família e comunidade. Mas o que falta é contextualizar e definir o que são urgências na APS, pois em geral são situações agudas, de necessidade e premência por motivos pessoais, que deveriam permitir o acesso ao médico de família: a pessoa decide quando deseja ver seu médico de família, sendo o motivo secundário. O ideal é que a pessoa defina sua urgência, sendo esse o critério mais sensível no cenário da APS e para a prática do médico de família e comunidade.

A forma como o médico de família e comunidade se organiza para cuidar de sua população requer habilidade para avaliar novas informações e sua relevância para sua atuação no dia a dia, conhecimento e capacidade para examinar a eficácia do cuidado prestado às pessoas, aptidão para planejar e programar políticas que melhorem a saúde das pessoas e responsabilidade ao recomendar e defender políticas públicas de promoção da saúde para as pessoas e a comunidade; exige ainda condições para aceitar sua responsabilidade no sistema de saúde no uso sensato dos recursos, considerando as necessidades individuais e coletivas. O médico de família e comunidade deve ter postura crítica, cuidadosa e individualizada ao indicar ou adotar procedimentos curativos ou preventivos, evitando submeter as pessoas a riscos decorrentes de recomendações inadequadas (prevenção quaternária), devendo aproveitar todos os contatos com elas para promoção e prevenção à saúde. Uma sugestão é a de que se aproveite ao máximo cada consulta com a pessoa e se busque resolver tudo o que for possível, evitando retornos para procedimentos específicos, como renovar receitas, fornecer requisições de exames de controle, etc.

(12)
Dr. Vicente (pensando e criando sua agenda com o Sr. Alfredo): Bem, nas próximas consultas, tenho que avaliar melhor como estão as coisas para ele. Qual foi o motivo da separação? Perdeu o emprego antes ou depois? Será que anda bebendo? Anda se protegendo contra infecções sexualmente transmissíveis (ISTs)? Caso ele não venha na reconsulta, talvez seja interessante considerar visitá-lo em casa, pois seria uma boa oportunidade para avaliar suas condições de vida e hábitos, e ter a visão da mãe sobre ele. Devo também ver com o Serviço Social quais as alternativas de ocupação, treinamento ou programas de emprego que existem na região.[8]

O médico de família e comunidade deve desenvolver estratégias efetivas para a educação médica contínua ao longo da vida profissional.

(13)
Dr. Vicente (ainda pensando): Para a próxima consulta do Sr. Alfredo, devo me preparar para abordar sua baixa autoestima (será depressão? Preciso rever critérios diagnósticos, etc.), investigar o relacionamento com a mãe e a ex-esposa, ver se tem contato com os filhos (talvez realizar um genograma ajude a fazê-lo falar sobre isso), identificar que exames e procedimentos são realmente necessários para sua faixa etária, investigar disfunção sexual (preciso revisar anamnese e diagnóstico diferencial).[8]

Sendo recurso de uma população delimitada, o médico de família e comunidade deve assumir sua responsabilidade sobre as pessoas que dela fazem parte. Ao referenciá-las para outros especialistas, deve acompanhar o caso e intervir em prol do paciente quando julgar necessário e adequado. Embora as condições, na maioria das vezes, não sejam favoráveis, sempre que possível o médico de família deve morar na área de abrangência de sua população. Essa proximidade, com regras de convívio estabelecidas, permite o melhor entendimento e a aproximação com estreitamento de vínculos, possibilitando que participe dos movimentos comunitários por qualidade de vida e promoção da saúde. Seu compromisso com as pessoas é de responsabilidade contínua, independentemente da condição de saúde em que se encontram. Não existe necessidade de início ou fim, podendo o contato ser retomado a qualquer momento de necessidade ou por diferentes problemas.

PRINCÍPIO IV – A relação médico-pessoa é fundamental para o desempenho do médico de família e comunidade

A relação do médico de família com cada pessoa sob seus cuidados deve ser caraterizada pela compaixão, compreensão e paciência, associada a uma elevada honestidade intelectual (Quadro 1.5). O profissional deve saber abordar todos os problemas trazidos com a profundidade necessária, além de saber utilizar o humor, sendo capaz de transmitir à pessoa doente o que for fundamental para a sua recuperação.

O médico de família e comunidade possui entendimento e apreciação da condição humana, especialmente da experiência da pessoa doente, colocando-a em primeiro lugar, e tendo uma relação clínica utilizando o método clínico centrado na pessoa.

O médico de família e comunidade deve levar em conta seu conhecimento acerca da personalidade das pessoas, proporcionando uma avaliação adequada aos sintomas que cada uma traz. A mesma queixa pode ter significados diferentes para pessoas diferentes, repercutindo no manejo a ser adotado: quais exames realizar, o quanto pode ser resultado do estilo de vida, personalidade e resposta em situações idênticas anteriores.

Não é incomum, quando se permanece longo tempo com a mesma população, que a pessoa traga uma situação clínica, e quando se revisa o prontuário, verifica-se que é idêntico ao que

Quadro 1.5 | **O que o médico de família e comunidade deve transmitir aos pacientes**
▶ Otimismo
▶ Coragem
▶ Capacidade de discernimento
▶ Autodisciplina
Fonte: Rakel e Rakel.[1]

já manifestou muitos anos atrás e do qual não se recordava, o que ajuda a tomar decisões em conjunto com a pessoa.

O médico de família e comunidade deve ter consciência de sua força e limitações para reconhecer quando suas próprias questões pessoais interferem no cuidado efetivo, desenvolvendo habilidades de comunicação e tendo entendimento de seu "eu" (*self*), o que lhe permite identificar e manejar adequadamente suas emoções na relação clínica que estabelece com pessoas e famílias. Nesse relacionamento, está implicado o compromisso do médico de família de ser fiel com o bem-estar das pessoas sob seu cuidado, mesmo que elas não estejam cientes disso. Deve ser conhecedor do desequilíbrio de poder entre médicos e pessoas e do potencial para abuso desse poder, respeitando a autonomia e desenvolvendo uma relação que preserve e estimule a autonomia das pessoas por ele atendidas.

O médico de família e comunidade deve prestar cuidado continuado às pessoas, usando os contatos repetidos para construir seu relacionamento ao longo do tempo e para promover o poder curador de suas interações. A continuidade é fundamental e pode ser descrita em diversas dimensões: interpessoal, cronológica, demográfica (casa, hospital, trabalho), interdisciplinar (clínica, obstétrica, cirúrgica, psiquiátrica, etc.) e informativa (registro). Contudo, na MFC, todas essas dimensões da continuidade podem ser traduzidas por "responsabilidade" do médico de família e comunidade para com as pessoas de sua população. "Essa relação longitudinal evolui para um forte vínculo entre médico e paciente e caracteriza-se pela lealdade, confiança e sentido de responsabilidade."[14]

O relacionamento sempre adquire uma importância especial para as pessoas, suas famílias e o médico. Como resultado, o médico de família e comunidade torna-se um defensor (advogado) da pessoa, de sua família e da comunidade.

O médico de família e comunidade competente desenvolve um quadro único de qualidades e habilidades para sua prática, mantém-nas atualizadas e as aplica usando o método clínico centrado na pessoa e o melhor conhecimento científico, para manter e promover a saúde daqueles sob seus cuidados.

A visita domiciliar e a abordagem familiar são recursos de intervenção de que poucas especialidades ou disciplinas dispõem. Atender uma pessoa em sua casa proporciona informações diagnósticas, possibilita intervenções terapêuticas e fortalece o vínculo da relação clínica de uma forma especial e definitiva. É uma experiência única. Utilizar a família como fonte de informações ou recurso de intervenção é outro aspecto de excepcional resultado.

Os princípios de atuação do médico de família e comunidade podem ser percebidos e traduzidos para uma linguagem menos técnica, identificada nas falas das pessoas da comunidade.

Por exemplo, o princípio de o médico de família e comunidade ser um clínico qualificado traduz-se quando as pessoas atendidas dizem: "Venho aqui porque você acerta comigo". Essa percepção de resolução da pessoa refere-se ao uso individualizado do conhecimento técnico (medicamentos, exames e procedimentos) e também do uso adequado do referenciamento a outros serviços ou especialistas.

A atuação do médico de família baseada na comunidade é representada pela identificação das pessoas por meio da frase que mostra o cuidado contínuo: "Você me conhece, sabe onde moro e sabe dos meus problemas. Não preciso ficar contando tudo de novo cada vez que venho aqui".

Ser recurso de uma população definida é princípio manifestado como: "Fui atendido na emergência ontem à noite, mas vim aqui para saber sua opinião sobre o que aconteceu e sobre o que me orientaram fazer, afinal você é meu médico, e quero saber sua opinião".

Finalmente, a relação médico-pessoa – fundamental para o desempenho do médico de família e comunidade – em geral é expressa pelos dizeres: "Você é como parte da minha família. Com você, posso falar sobre qualquer coisa. Sinto-me bem conversando com você; só de lhe ver já melhoro".

Quando se começa a ouvir essas expressões, pode-se ter a certeza da efetividade do trabalho como médico de família e de uma atuação dentro dos princípios da especialidade. As recompensas em MFC vêm em grande parte do conhecimento íntimo de pessoas ao longo do tempo e de partilhar a sua confiança, respeito e amizade. A emoção é o estreito vínculo que desenvolve com as pessoas. Essa ligação é fortalecida a cada crise física ou emocional na vida de uma pessoa, quando ela busca ajuda com o médico de família. É um prazer e um privilégio ir trabalhar todos os dias em estreita colaboração com aqueles que valorizam e respeitam nossos esforços.

A implementação dos princípios da MFC na prática, no entanto, vem acompanhada de conflitos, ou talvez seja melhor chamá-los de dilemas, pois, na maioria das vezes, são devidos a contextos que fogem à responsabilidade e à resolução do médico e das pessoas, representando as dificuldades para se implementarem os princípios em sua plenitude. Entre esses dilemas, podem-se ressaltar os apresentados no Quadro 1.6, supracitado.

Quadro 1.6 | Dilemas decorrentes da aplicação dos princípios do médico de família e comunidade

▶ Com uma população em geral acima do ideal, como ser acessível e decidir o modelo de cuidado a ser prestado? Atender poucos do melhor modo ou todos de qualquer modo? Qual é o meio-termo desejável e alcançável?

▶ Como ser o acesso ou o ponto de entrada no sistema de saúde para a população se o médico de família e comunidade tem horário de trabalho definido? Onde as pessoas serão atendidas quando ele não estiver?

▶ O fato de o médico de família morar na comunidade pode trazer uma proximidade e um entendimento de que ele está à disposição da comunidade 24 horas por dia.

▶ A continuidade do cuidado e a percepção de que é um membro da família pode dificultar algumas abordagens e procedimentos: mulheres podem não desejar realizar exames com o médico, que é considerado como se fosse seu filho ou neto; alguns problemas de saúde podem não ser detalhados, explicitados ou ser tratados apenas tacitamente; alguns diagnósticos de saúde mental podem ser postergados ou tratados de forma ambivalente.

▶ A definição de que "a pessoa faz sua urgência" pode acarretar superutilização por determinado perfil de pessoas, gerando dificuldades com a equipe.

▶ Como aplicar a abordagem integral, transcendendo a divisão corpo/mente, sem que os médicos em geral tenham preparo emocional para isso? Grupos Balint podem ser a solução?

▶ Como manejar de forma efetiva essa gama de situações de problemas de saúde indefinidos que se apresentam na prática diária?

▶ A bioética da medicina tradicional se aplica adequadamente à APS? Quais são os limites éticos da prática médica na APS?

▶ O quanto o médico de família pode e deve interferir ao implementar a promoção da saúde e prevenção, fazendo busca ativa nas pessoas sob sua responsabilidade?

▶ Como aplicar a prevenção quaternária mediante as intervenções propostas pelas demais especialidades médicas, consensos e protocolos?

▶ Como atender as exigências epidemiológicas de vigilância e ações programáticas?

(14)

Dr. Vicente: "Então, até logo, Sr. Alfredo. Vou esperar seu retorno no dia que agendamos para o Sr. me contar sobre o encontro. E lembre-se: o objetivo de hoje é conseguir o segundo encontro!"

E Dr. Vicente pensa: Assim como o meu é conseguir que Sr. Alfredo venha à segunda consulta![8]

REFERÊNCIAS

1. Rakel RE, Rakel DP. Textbook of family medicine. 9th ed. Philadelphia: Saunders; 2015.

2. Freeman TR. Manual de medicina de família e comunidade de McWhinney. 4. ed. Porto Alegre: Artmed; 2018.

3. Olesen F, Dickinson J, Hjortdahl P. General practice: time for a new definition. BMJ. 2000;320(7231):354-7.

4. Leeuwenhorst Group. A statement by the working party appointed by second European Conference on the Teaching of General Practice [Internet]. Amsterdam: EURACT; 1974 [capturado em 25 out. 2017]. Disponível em: http://euract.woncaeurope.org/sites/euractdev/files/documents/archive/publications/general-practitioner-europe-statement-working-party-appointed-2nd-european-conference-teaching.pdf

5. Wonca Europe. A definição europeia de medicina geral e familiar [Internet]. Barcelona: OMS Europa; 2002 [capturado em 25 out. 2017]. Disponível em: http://www.woncaeurope.org/sites/default/files/documents/European%20Definition%20in%20Portuguese.pdf.

6. World Health Organization. Conferência internacional sobre cuidados primários de saúde [Internet]. Alma Ata: WHO; 1978 [capturado em 25 out. 2017]. Disponível em: https://www.opas.org.br/declaracao-de-alma-ata/.

7. Starfield B. Atenção primária: equilíbrio entre necessidades de saúde, serviços e tecnologia [Internet]. Brasília: Unesco; 2002 [capturado em 25 out. 2017]. Disponível em: http://unesdoc.unesco.org/ulis/cgi-bin/ulis.pl?catno=130805&set=4BBCA640_1_386&gp=1&mode=e&lin=1&ll=1.

8. Lopes JMC, Fernandes CLC, Curra LCD, Mattos LFC. Manual da oficina para capacitar preceptores em medicina de família e comunidade. Florianópolis: SBMFC; 2009.

9. Talbot Y. Curso de preparação de professores em medicina de família. Porto Alegre: AMRIGS; 1986.

10. Gusso GDF. Diagnóstico de demanda em Florianópolis utilizando a Classificação Internacional de Atenção Primária (CIAP-2) [tese]. São Paulo: Universidade de São Paulo; 2009.

11. Doc Hollywood [filme]. Burbank: Warner Bros; 1991.

12. Peabody FW. Doctor and patient: papers on the relationship of the physician to men and institutions. New York: Macmillan; 1930.

13. Fields L. The doctor [pintura]. 1891. Tate collection [capturado em 25 out. 2017]. Disponível em: http://www.tate.org.uk/servlet/ViewWork?workid=4277&tabview=work.

14. Saultz JW. Defining and measuring interpersonal continuity of care. Ann Fam Med. 2003;1(3):134-43.

> CAPÍTULO 2

Medicina de família e comunidade como especialidade médica e profissão

Gustavo Gusso
João Werner Falk
José Mauro Ceratti Lopes

Aspectos-chave

▶ A medicina de família e comunidade (MFC) tem suas origens, no Brasil, na década de 1970.

▶ A MFC se chamava medicina geral comunitária até 2002.

▶ A história da MFC no Brasil é sustentada por programas de residência até os anos 2000; em seguida, a Estratégia Saúde da Família (ESF) impulsiona com o mercado de trabalho.

▶ A Sociedade Brasileira de Medicina de Família e Comunidade (SBMFC) passou por períodos de inatividade, tendo sido reativada definitivamente em 2001.

▶ A MFC é uma especialidade reconhecida pela Comissão Nacional de Residência Médica (CNRM), pelo Conselho Federal de Medicina (CFM) e pela Associação Médica Brasileira (AMB).

Primeiros projetos

Pode-se dizer que o Brasil é um país vocacionado à prática da medicina comunitária. Desde antes da conferência de Alma Ata, que ocorreu em 1978,[1] algumas iniciativas já possuíam muitos princípios da atenção primária à saúde (APS) como são conhecidos hoje.

As instituições começaram a organizar-se no Brasil em 1808, com a vinda do rei Dom João VI,[2] que fugia do cerco perpetrado por Napoleão. No Brasil, já existiam as santas casas, que, oriundas de Portugal, eram ligadas à igreja católica e focavam no tratamento dos miseráveis e inválidos. Com a instalação da corte real no Brasil, iniciou-se um processo de regulação oficial da prática médica. Dado o tamanho do país, desde o início, houve alguma tensão e uma alternância entre ações centralizadoras e descentralizadoras. Outra preocupação central era com ações de prevenção de doenças tropicais: assim, em 1900, foi fundado o Instituto Soroterápico Federal, cuja responsabilidade era fabricar soros e vacinas, e que, em 1918, passou a se chamar Instituto Oswaldo Cruz (hoje, Fundação Oswaldo Cruz [FIOCRUZ]) em homenagem ao seu fundador, o sanitarista Oswaldo Cruz, precursor das campanhas de vacinação em massa no Brasil. Essas campanhas sanitárias levaram, em 1904, à Revolta da Vacina, quando uma parte da população não queria ser vacinada pelas brigadas sanitárias, que contavam com policiais, além de profissionais da saúde.

No primeiro período republicano, em 1923, foram constituídas as Caixas de Aposentadorias e Pensões (CAPs), em que o trabalhador usava uma rede de serviços de acordo com a empresa a qual estava vinculado. Era o embrião de um sistema de saúde inspirado no modelo bismarckiano (ver Cap. 7, Organização da atenção primária à saúde em outros países). Na década de 1930 em um período conturbado governado por Getúlio Vargas, foi instituído o Ministério da Educação e Saúde, e as CAPs foram unidas em Institutos de Aposentadorias e Pensões (IAPs), sendo que os trabalhadores não usavam os serviços de acordo com a companhia a que eram vinculados, mas sim de acordo com a categoria profissional. O Ministério da Saúde (MS) só foi constituído e separado do Ministério da Educação em 1953, quando o presidente era novamente Getúlio Vargas, agora eleito pelo voto direto. Da década de 1950 até a constituição de 1988, o MS era responsável pelas ações de prevenção, ao passo que o Ministério do Trabalho e da Previdência Social era responsável pela assistência. Os IAPs ficaram sob a responsabilidade desse segundo Ministério e, na década de 1960, foram fundidos em um único órgão, chamado Instituto Nacional de Previdência Social (INPS), ainda de inspiração bismarckiana, que marcou o período da ditadura militar entre 1964 e 1985. Essa instituição arrecadava recursos (uma contribuição específica) junto aos empregadores e trabalhadores e pagava os hospitais e municípios que faziam a assistência por produção (*fee for service*), por meio do Instituto Nacional de Assistência Médica da Previdência Social (INAMPS) – um dos vários órgãos do Ministério da Previdência e que tinha sempre orçamento muito maior do que todo o MS. Foi um período marcado por muitas suspeitas e histórias de corrupção. Os que não contribuíam com a previdência, como trabalhadores rurais, desempregados e inválidos, não tinham direito ao acesso aos serviços remunerados pelo INAMPS, ou seja, tinham de recorrer às santas casas e demais organizações religiosas para se tratarem, nos raros municípios onde existiam.

A separação das ações de prevenção de doenças e promoção à saúde das ações de assistência e tratamento marca a história sanitária brasileira e tem reflexos até os dias atuais. Em 1988, a Constituição,[3] vigente hoje, mudou o modelo de financiamento para impostos gerais (de inspiração beveridgiana) e, finalmente, tanto a atenção à saúde quanto as ações de prevenção e promoção ficaram sob a responsabilidade do MS.

Na década de 1970, em plena ditadura militar, os primeiros embriões de um sistema de saúde universal e territorial, como posteriormente integrado à Constituição de 1988, começaram a aparecer. Em nível macro, várias iniciativas visavam à integração das ações para algo mais próximo, o que passou a ser conhecido como Distritos Sanitários Inseridos em um Sistema Nacional de Saúde (1975), Programa de Interiorização das Ações de Saúde (PIAS, 1976), Programa Nacional de Serviços Básicos de Saúde (PREV-SAÚDE, 1980), Plano de Reorientação de Assistência à Saúde no Âmbito da Previdência Social (Plano CONASP, 1982), Programa das Ações Integradas de Saúde (PAIS, 1983) e Ações Integradas de Saúde (AIS, 1984).[4]

Na década de 1970, muitos movimentos locais ajudaram a impulsionar o que se passava no nível macro. Um dos que merecem destaque é o Projeto Montes Claros, que ocorreu na região da cidade de mesmo nome e confluiu diversas iniciativas e pessoas, como um casal de missionários americanos e inúmeros profissionais de saúde pública que começavam suas carreiras. Além de receber apoio dos programas de saúde nacionais vigentes, também foi incentivado por instituições americanas, como a Fundação Kellogs, ou mesmo a Organização Pan-Americana de Saúde (OPAS). Outros projetos com foco em saúde comunitária aconteciam ao mesmo tempo em Vitória de Santo Antão (PE), Natal (RN), Porto Alegre (RS), Rio de Janeiro (UERJ), Vale do Ribeira (SP), Paulínia (SP) e Londrina (PR)[5] – muitos deles também incentivados por fundações americanas, como Kellogs e Rockfeller.

Nessa mesma época, na segunda metade da década de 1970, começou um movimento de estruturação das residências médicas no Brasil, que acontecia em hospitais de forma não regulada desde a década de 1940. Residências em medicina comunitária começaram a tomar forma em alguns desses projetos, como em Vitória de Santo Antão (UFPE), Rio de Janeiro (UERJ) e em Porto Alegre (São José do Murialdo). As iniciativas não foram coordenadas por uma ação central, mas tinham relação com o movimento de medicina comunitária que acontecia nos EUA e também com o pioneirismo de alguns professores idealistas que vinham de diversas áreas. Uma das primeiras lideranças a destacar é a do professor Ellis Busnello, que, como psiquiatra, tinha interesse pela área da Psiquiatra Comunitária e Social e ingressou, em 1966, no grupo do Centro Médico São José do Murialdo, posteriormente Unidade Sanitária Escola Murialdo (desde lá conhecido como "Murialdo"). A OPAS observou essa iniciativa e apoiou o projeto, oferecendo um curso de mestrado para o professor Busnello na School of Hygiene and Public Health, da John Hopkins University. Nos EUA, teve a oportunidade de estagiar em diversos centros de saúde mental comunitária, como Harvard, Yale e Albert Einstein. De volta ao Brasil, em 1972, Busnelllo passou a dirigir o Murialdo e, entre 1972 e 1974, coordenou a elaboração do chamado "Projeto de um Sistema de Saúde Comunitária", que tinha 11 objetivos básicos, consequentemente, 11 grupos de trabalho responsáveis. O objetivo geral era "elevar os níveis de saúde da população da área geográfica de abrangência do centro com o atendimento integral (preventivo, curativo e reabilitador), continuado, personalizado e participativo".[6] O público-alvo estava estimado em 28.850 pessoas, e o projeto passou a se chamar "Modelo de Sistema de Saúde Comunitária". Os 11 objetivos eram:[7,8]

1. Organizar cinco equipes primárias, cada uma composta por dois médicos comunitários, quatro auxiliares de saúde em tempo integral e número variável de voluntários da saúde (pessoas da comunidade treinadas em serviço).
2. Delimitar cinco áreas geográficas, com população de cerca de 5 a 6 mil habitantes, a serem servidas por uma equipe primária (aproximadamente 1.200 famílias).
3. Transferir as equipes primárias para Postos Avançados no interior de cada uma das cinco áreas.
4. Promover a interação das equipes primárias por meio de visita domiciliar, participação em reuniões comunitárias e levantamento das necessidades e dos recursos da área.
5. Modificar os objetivos dos Serviços Especializados do Murialdo, integrando algumas das suas funções às das equipes primárias, evitando o atendimento direto dos pacientes pelas equipes especializadas; iniciar a assessoria técnica e o treinamento pelas equipes especializadas para as equipes primárias.
6. Reorganizar administrativamente o Murialdo para se adequar à nova filosofia de trabalho: delegação da autoridade, do processo decisório, do controle e implementação do sistema e da avaliação.
7. Estabelecer um Sistema de Treinamento em Serviço por meio da organização de um Estágio de Treinamento Unificado (estágio multiprofissional) permanente e global para as equipes primárias e para as equipes especializadas, com base na avaliação do seu desempenho e na solução dos problemas de saúde considerados prioritários para aquelas populações da sua área de abrangência.
8. Organizar um estágio multiprofissional para estudantes de cursos de graduação nas áreas da saúde e afins, com base no treinamento em serviço, aproximando os diversos profissionais da saúde.
9. Desenvolver um Programa de Residência em Saúde Comunitária, sobretudo para profissionais da saúde, com ênfase nos médicos.
10. Promover a realização e divulgar estudos e pesquisas sobre a realidade médico-social da área de atendimento do sistema.
11. Promover o estabelecimento de um Hospital Comunitário, como retaguarda aos postos de saúde e ao centro de saúde.

Um dos objetivos era a subdivisão da área em cinco subáreas, cada uma sob a responsabilidade de uma equipe multiprofissional, que seria chamada "equipe primária". Cada subárea deveria abrigar um Posto Avançado de Saúde, que seria construído ou alugado, e o Centro de Saúde original serviria de apoio ou gradativamente se tornaria um centro secundário. Este também passou a abrigar a parte administrativa, bem como as atividades de ensino e pesquisa. A partir de 1976, foi instituído o Programa de Residência Médica em Saúde Comunitária, que aconteceria paralelamente aos cursos de especialização das outras categorias profissionais. Os líderes do projeto eram Ellis Busnello,

Isaac Levin, Sérgio Rushel e Patrícia Bradley, com a assessoria de Jorge Carbajal, os quais convidaram Carlos Grossman, internista renomado e com grande vínculo com os pacientes, para assumir a residência médica. Grossman precisou recorrer à Cooperativa Tritícola de Ijuí (COTRIJUI), e Busnello, ao Serviço Social da Indústria (SESI), para o pagamento das bolsas da residência do Murialdo por alguns anos, até conseguirem o financiamento da Secretaria Estadual da Saúde do Rio Grande do Sul. O projeto determinava que o Programa de Residência Médica completasse a formação do médico, em termos de conhecimentos, de atitudes e de habilidades necessários para que este profissional:[9,10]

- Utilizasse métodos clínicos, epidemiológicos, administrativos e sociais.
- Proporcionasse cuidados personalizados, contínuos e integrais à saúde física, mental e social de uma população numérica e geograficamente definida, por meio de medidas de prevenção primária, secundária e terciária dirigidas a pessoas, famílias e comunidade.
- Atendesse diretamente a maior parte (90%) da demanda de serviços de saúde da população, com a colaboração de uma equipe primária de saúde.
- Estimulasse o atendimento do restante da demanda (10%) por meio do referenciamento a outros níveis do sistema de saúde ou a outros setores, mantendo a responsabilidade pela execução e pela avaliação dos serviços prestados.
- Promovesse a identificação de problemas de saúde, o estabelecimento de prioridades, a programação de atividades e a avaliação dos resultados, colaborando com a comunidade para essas ações.

Nessa mesma época, outras instituições, como a Universidade Federal de Pernambuco (UFPE), em Vitória de Santo Antão, e a Universidade Estadual do Rio de Janeiro (UERJ), no próprio Rio de Janeiro, começaram programas semelhantes com nomes diferentes, como medicina comunitária e medicina integral, respectivamente, sob a liderança de Guilherme Montenegro Abath e Ricardo Donato Rodrigues. Desse momento em diante, além de Pernambuco, Rio Grande do Sul e Rio de Janeiro, foram surgindo, no Brasil, muitas experiências localizadas e não articuladas entre si, como em Petrópolis (RJ), Vitória (ES), Natal (RN), Cotia (SP), Teresina (PI), São Luiz (MA), Pelotas (RS), Sete Lagoas (MG), Joinville (SC), entre outros.

Embora ocorresse desde a década de 1940, a residência médica no Brasil só seria regulamentada a partir de 1977 por meio de um decreto presidencial que instituía a CNRM e definia como prioritárias as residências de clínica médica (medicina interna), cirurgia geral, pediatria, ginecologia e obstetrícia e medicina preventiva e social.[11] A regulamentação foi complementada em 1981 com uma lei específica, que definia carga horária máxima de 60 horas semanais, sendo que, dessas, no máximo 24 horas poderiam ser de plantão.[12] Essa legislação era uma reinvindicação também do movimento de residentes dentro do contexto da ditadura militar e do desrespeito aos direitos humanos e dos trabalhadores. Em 1981, a CNRM reconheceria uma série de especialidades, entre elas a medicina geral comunitária,[13] o nome usado para a especialidade até 2002.

Tais iniciativas antecederam a Conferência de Alma Ata, que foi importante para agregar experiências e divulgar a necessidade de se estruturar a APS. No início da década de 1980, muitos grupos e instituições começaram a implementar residências de medicina geral comunitária. Algumas deram sequência, com muita dificuldade, como o programa da Universidade Federal do Rio Grande do Norte (UFRN), ao passo que outras não seguiram adiante, como a experiência de Cotia, próxima a São Paulo, que formou inúmeras lideranças enquanto esteve ativa. A iniciativa de maior destaque, que começou um pouco antes da regulamentação da residência médica, em 1981, com o nome medicina geral e logo adotou o nome oficial medicina geral comunitária, foi feita pelo Grupo Hospitalar Conceição (GHC), em Porto Alegre. Era um hospital privado que foi federalizado em 1975 pelo governo militar devido às dívidas com o então INAMPS. Um dos dirigentes do GHC na ocasião era Carlos Grossman, que havia participado da estruturação da residência no Murialdo. Grossman tinha feito residência em medicina interna em Washington, na década de 1950, sendo um médico de enorme reputação. Atendia inúmeros políticos e tinha um forte vínculo com as pessoas que atendia, passando boa parte do seu tempo no consultório, no hospital ou ao telefone com pacientes. Ele começou a planejar a residência em medicina geral do GHC tentando equilibrar a faceta clínica (focada no indivíduo) com a comunitária (focada na saúde populacional).

Uma provável chave do sucesso do Serviço de Saúde Comunitária (SSC) do GHC foi que, desde o início, Carlos Grossman, sem um planejamento bem definido, foi abrindo unidades de saúde com apoio da comunidade e imediatamente incorporou os egressos da residência. Os primeiros egressos são preceptores até hoje. Como Grossman atendia a elite e os políticos, ele recebeu muito apoio nessa fase inicial. Um dos políticos que deu suporte foi Pedro Simon, paciente de Grossman, governador do Rio Grande do Sul, ainda na década de 1980.

Uma história

Há histórias interessantes contadas pelos primeiros egressos, mas que carecem de referências. Entre o final da década de 1970 e início de 1980, os residentes organizavam diversas greves e manifestações cobrando melhores condições de trabalho e a regulamentação da residência médica. Todo sistema de saúde público era, na época, de base bismarckiana e gerido pelo INAMPS – que também financiava as bolsas de residência do país todo. O INAMPS estava sob a responsabilidade do Ministério da Previdência Social e o ministro era o gaúcho Jair Soares, que havia sido secretário estadual da saúde e depois viria a ser governador do Rio Grande do Sul. Certa vez, ele foi de avião a Porto Alegre, onde foi recebido por um enorme protesto de residentes que haviam fundado a Associação Nacional de Médicos Residentes (ANMR). Eles não permitiram a saída do ministro, que teve de pegar uma Kombi ainda na pista de pouso para sair pelos fundos. Grossman conseguiu entrar nessa Kombi, e após o ministro ameaçar que cancelaria todas as bolsas de residência (era o período militar), Grossman propôs que ele mantivesse ao menos as de medicina geral, que estavam começando. Finalmente, o ministro concordou e, naquele ano (1981), no GHC, só teve vagas para medicina geral (que no mesmo ano passou a ser chamada medicina geral comunitária [MGC]).

Em dezembro de 1982, foi implantada a primeira Unidade de Medicina de Família do GHC em Porto Alegre, quebrando alguns paradigmas: era localizada dentro de instituição hospitalar tradicionalmente centrada em especialidades, fornecia atendimento universal para uma população geograficamente delimitada e circunvizinha ao hospital e dispunha de área de internação sob a responsabilidade dos médicos gerais comunitários. Sua concepção foi resultado de projeto elaborado por Carlos Grossman, Carlos Francisco Correa Dora e José Mauro Ceratti Lopes, estes dois últimos egressos da primeira turma de residência. O professor José Mauro ficou na mesma unidade desde que cursou a residência no início da década de 1980 até sua morte em 2017, sendo que também vivia na região em que trabalhava.

A criação de mais 12 unidades nos anos seguintes, por demanda da comunidade, originou o atual SSC do GHC.[14] Durante esses mais de 30 anos, o SSC do GHC teve de superar muitas dificuldades. No início do projeto, Carlos Grossman pediu a colaboração do British Council, que enviou alguns destacados médicos de família britânicos. O que provavelmente mais se envolveu com o projeto foi Andy Haines, que anos mais tarde viria a ser reitor da London School of Hygiene and Tropical Medicine. Alguns *general practitioners* britânicos que colaboraram foram Anita Berlim e Cecil Helman – que se tornou um renomado médico-antropólogo. Eles orientaram a criação de listas de pacientes e a praticar o que viria a ser chamado medicina centrada na pessoa, ou seja, com o paciente no centro do cuidado.

Na segunda metade da década de 1980, já se discutia sobre se a formação do generalista seria pela graduação, por uma residência específica ou ainda por meio da residência de medicina preventiva e social.[15,16] Essa discussão ainda sobrevive, em especial no âmbito da Associação Brasileira de Educação Médica (ABEM). Os sanitaristas lideravam o processo de reforma do sistema de saúde e ao final da ditadura tinham angariado muito poder político. De certa forma, viam a medicina geral comunitária como uma concorrente. O primeiro Congresso Brasileiro de MGC, realizado em Sete Lagoas (MG) em 1986 (mesmo ano da emblemática 8ª Conferência Nacional de Saúde que decidiu mudar o sistema de saúde brasileiro de bismarckiano para beveridgiano inspirado nos Sistemas Nacionais de Saúde), foi especialmente conflituoso. Muitos sanitaristas estiveram presentes e rejeitavam a ideia de uma especialidade médica que visasse à formação do generalista por meio da residência.[17] Esse conflito levou o INAMPS, cuja presidência era ligada à Associação Brasileira de Pós-graduação em Saúde Coletiva (ABRASCO), a cancelar as bolsas de residência em medicina geral comunitária no país, na época uma especialidade em franca expansão, para se concentrar nas residências de medicina preventiva e social, que tinham um enfoque mais populacional.[18] Nessa época, as universidades haviam criado os departamentos de medicina preventiva e social, com diferentes denominações, impulsionadas pela Lei da Reforma Universitária de 1968. Os únicos programas em medicina geral comunitária que conseguiram sobreviver foram aqueles que não dependiam totalmente do INAMPS, como os com bolsas de secretarias estaduais de saúde (como o Murialdo) e raros de universidades federais. Porém, muitas residências e experiências exitosas, como Cotia, em São Paulo, não conseguiram manter-se e descontinuaram seus projetos; outras mudaram o nome e o foco para medicina preventiva e social. A disputa e a confusão conceitual entre medicina preventiva e medicina de família, e uma falsa dicotomia entre saúde coletiva e saúde individual, se mantiveram até os anos 2000, sendo que, apenas a partir dessa época, passou a ser mais bem definida por meio da produção científica conduzida pela Sociedade Brasileira de Medicina de Família e Comunidade (SBMFC).

Sociedade Brasileira de Medicina de Família e Comunidade

A Sociedade Brasileira de Medicina Geral Comunitária (SBMGC) foi fundada em 1981, ano do reconhecimento da especialidade. O primeiro presidente foi Ellis Busnello, e os tesoureiros, Guilherme Abath e Kurt Kloetzel. Houve inúmeras ativações e reativações,[19] sendo que nos primeiros 20 anos de existência aconteceram cinco congressos nacionais, e alguns números da revista científica foram publicados. Uma das reativações ocorreu durante a 8ª Conferência Nacional de Saúde, em março de 1986, em Brasília,[20,21] sendo eleita a nova diretoria, pela primeira vez composta só por médicos gerais comunitários e presidida por João Werner Falk, passando a sede para Porto Alegre.[22]

No mesmo ano, foi fundada a Sociedade Gaúcha de Medicina Geral e Comunitária (SGMGC), que passou a ajudar a SBMGC em tarefas e eventos. Outras sociedades estaduais dessa especialidade também foram organizadas, mas não chegaram a ser registradas. No ano de 1987, foi criada a Revista Brasileira de Medicina Geral Comunitária, que nessa ocasião publicou um só número,[23] pois foi desativada meses depois.

Dando sequência às atividades científicas e aos debates intensos, a SBMGC promoveu o 2º e o 3º Congresso Brasileiro de Medicina Geral Comunitária, respectivamente em Florianópolis (SC), em 1987, e em Ouro Preto (MG), em 1988.[24,25]

Nessa fase, intensificaram-se as críticas à MGC, tanto de grande parte da "corporação médica" e da "direita" (considerando-a como "medicina de comunista" estatizante) quanto da ABRASCO, de muitos sanitaristas e da "esquerda" (entendendo a MGC como "medicina de família americana disfarçada" ou como "medicina pobre para gente pobre" ou, ainda, como "tampão social").

Em 1988, a diretoria da SBMGC saiu de Porto Alegre e foi para Belo Horizonte (MG), mas enfrentou dificuldades operacionais e, em seguida, foi de novo desativada. Em 1990, ocorreu uma segunda reativação da SBMGC, por iniciativa da Sociedade Gaúcha de MGC, e a diretoria nacional voltou a Porto Alegre. Em 1991, a SBMFC promoveu o 4º Congresso Brasileiro de MGC e o 1º Congresso Brasileiro Multiprofissional em Saúde Comunitária, em Porto Alegre, com grande sucesso em número de participantes e no nível dos debates.[26,27]

Em 1994, o MS – gestão de Henrique Santillo, do governo de Itamar Franco – criou o Programa Saúde da Família (PSF), que só cresceu, de fato, a partir de 1998, quando se tornou ESF. O então presidente da SBMGC, Airton Stein, foi o primeiro a assinar o documento técnico que estabeleceu o PSF.[28] Ainda em 1994, provavelmente como consequência da falta de motivação e de mercado de trabalho, já que o PSF era incipiente, a SBMFC foi novamente desativada por não haver pessoas dispostas a assumir sua próxima diretoria.

Entre 1998 e 2002, a ESF teve sua mais intensa expansão e passou a constituir um mercado de trabalho cada vez mais consistente. Essa expansão se deu em uma velocidade maior do que a capacidade de formação de pessoal. Buscando minimizar esses problemas, o MS e outros órgãos criaram especializações, cursos de curta duração, polos de capacitação, entre outras ações, nem sempre com a qualidade desejada. Além disso, foram incrementados estímulos a mudanças no ensino de graduação nas áreas de saúde.

Com o apoio importante de colegas e associações profissionais de Portugal, em outubro de 2000, ocorreu o 1º Encontro Luso-brasileiro de Medicina Geral, Familiar e Comunitária, no Rio de Janeiro (RJ). Na assembleia final, foi aprovada a proposta de "reaglutinação" da categoria, por meio da reativação da SBMGC.[29] Também ficou decidido que deveria ser intensificado o debate sobre a conveniência da mudança de nome da especialidade.

Em março de 2001, pela terceira vez na sua história, a SBMGC foi reativada e, como nas outras vezes, sua nova diretoria foi eleita, tendo como presidente João Werner Falk, e sua sede foi estabelecida novamente em Porto Alegre.[30]

Em agosto de 2001, após longos debates[31] em eventos e também por meio de grupo de discussão, seguido de votação em dois turnos pela Internet, decidiu-se mudar o nome dessa especialidade médica para medicina de família e comunidade.[32] Com isso, a já então denominada SBMFC conseguiu estabelecer oficialmente esse novo nome na CNRM e no CFM no ano seguinte.[33,34,35] Todos os profissionais que tinham diploma de médico geral comunitário passaram automaticamente a serem reconhecidos como médicos de família e comunidade.

Em novembro de 2001, a SBMFC promoveu o 5º Congresso Brasileiro de Medicina de Família e Comunidade, em Curitiba (PR), um evento multiprofissional em saúde da família, com grande participação.[36]

Em 2002, a SBMFC filiou-se à:

- Confederação Ibero-americana de Medicina Familiar (CIMF).
- Organização Mundial dos Médicos de Família (WONCA).
- Associação Médica Brasileira (AMB) – homologado pelo Conselho Científico da AMB em novembro de 2003.[37]

Os anos 2000 foram marcados pela rápida expansão da ESF e também pela consolidação da SBMFC, que cresceu em número de afiliados em todo o país.[38] Em 2003, a SBMFC chegou à sua 9ª Sociedade Estadual filiada e, em dezembro de 2005, à sua 11ª – na ordem de filiação: RS, PR, SC, RJ, SP, MG, CE, GO, AL, MS e BA. Atualmente, quase todos os estados contam com uma associação regional filiada à SBMFC.

Nessa época, início dos anos 2000, estava sendo constituída a Comissão Mista de Especialidades (CME), que unificaria as listas de especialidades da AMB, entidade de caráter mais científico, do CFM – que zela pela ética e pelo exercício profissional – e da CNRM, vinculada ao Ministério da Educação, que regula as residências. A MGC já era reconhecida pela CNRM desde 1981 e pelo CFM desde 1986 (por meio de parecer assinado pelo então presidente do CFM, Gabriel Oselka, renomado pediatra e professor de ética).[39] A AMB, tradicionalmente liderada por especialidades mais focais, (como radiologia, ginecologia e cirurgia), relutou em reconhecer a especialidade, mas, com a junção das listas, foi obrigada, uma vez que a MFC era reconhecida pelas outras duas entidades que constituíram a CME. Nessa comissão, há dois assentos para cada entidade, e até hoje, para uma nova especialidade ser reconhecida, é necessário que todos os seis integrantes decidam por unanimidade (uma das últimas especialidades reconhecidas foi a emergência, em 2015).

Havia mais uma etapa a ser vencida. A especialidade já havia sido reconhecida pelos outros dois órgãos da CME, e a AMB, quando reconhece uma especialidade, abre para que uma entidade científica represente essa especialidade. Na ocasião, além da SBMFC, outra entidade também se candidatou. Houve um debate na AMB, e as sociedades científicas presentes optaram pela SBMFC por 22 votos a zero. A partir desse momento, novembro de 2003, a SBMFC passou a ficar habilitada a emitir título de especialista seguindo as regras da AMB. Na realidade, as primeiras tentativas de filiação à AMB foram feitas em 1986 e 1987, mas, na época, houve resistência político-ideológica dessa associação contra a filiação, sendo necessária a espera de 17 anos para obtê-la.[18]

No Brasil, é possível ser especialista por meio de residência médica reconhecida pela CNRM ou por meio de título de especialista reconhecido pela AMB. Para obter o título, o candidato deve comprovar que trabalhou o dobro de anos do previsto na residência médica da área (como a residência de medicina de família dura 2 anos, portanto, para se candidatar ao título, precisa comprovar 4 anos de trabalho na área) e se submeter a uma prova. No estudo da demografia médica, que contabiliza títulos registrados nos CRMs, havia 5.486 médicos de família e comunidade no Brasil até 2017 para um universo de 451.777 médicos, sendo que 40% desses não têm nenhum título.

No mês seguinte à filiação, em dezembro de 2003, a AMB aprovou os dois Editais de Concurso para Título de Especialista em Medicina de Família e Comunidade (TEMFC), que foram elaborados pela SBMFC, autorizando-a a publicá-los.[40,41] O Concurso do Edital 1 para o TEMFC foi voltado para titular uma porcentagem muito pequeno de médicos, que comprovassem ser os mais capacitados na especialidade, a fim de estes constituírem a banca de avaliação para o Concurso do Edital 2, que foi o primeiro a incluir análise de currículo e prova escrita para 271 candidatos, ocorrida no dia 3 de abril de 2004, no Rio de Janeiro, antes da abertura do 6º Congresso Brasileiro de Medicina de Família e Comunidade e Congresso Mercosul da CIMF. Esse congresso foi um enorme sucesso, com cerca de 1.700 participantes muito ativos e programação de alto nível. O evento ajudou a consolidar ainda mais a SBMFC e a especialidade no Brasil.[42]

O concurso para TEMFC do Edital 3 teve sua prova escrita aplicada para 228 candidatos, no dia 29 de maio de 2005, em Belo Horizonte (MG), um dia após o encerramento do 7º Congresso Brasileiro de MFC, ocorrido na mesma cidade e com cerca de 1.500 participantes, atingindo também um alto grau de sucesso.[43] Em novembro de 2005, a SBMFC realizou pela primeira vez uma prova policêntrica para título de Especialista. Ela foi aplicada em 10 capitais estaduais simultaneamente e envolveu quase 400 candidatos.[18]

Em 2005, a SBMFC filiou-se à Associação Brasileira de Educação Médica (ABEM) e passou a dedicar-se ainda mais aos vários aspectos relacionados à educação médica, em especial à participação da MFC nos cursos de graduação em medicina. Ela ampliou os debates sobre a criação de programas de pós-graduação *stricto sensu* em APS e/ou em MFC, fomentou o desenvolvimento de pesquisas nessas áreas e estimulou publicações em revistas científicas, incluindo a própria Revista Brasileira de Medicina de Família e Comunidade.

Os demais Congressos Brasileiros de MFC foram realizados em 2006 (o 8º, em São Paulo [SP]), em 2008 (o 9º, em Fortaleza [CE]), em 2009 (o 10º, em Florianópolis [SC]), em 2011 (o 11º, em Brasília [DF]), em 2013 (o 12º, em Belém [PA]), em 2015 (o 13º, em Natal [RN]) e em 2017 (o 14º, em Curitiba [PR]). Os eventos são bienais, para que os estaduais organizem os regionais também bienalmente, intercalando com os nacionais. Todos os congressos a partir de 2006 passaram a ter mais de três mil participantes, e nunca foi aceito qualquer incentivo da indústria farmacêutica. Em 2014, o Grupo de Trabalho de Medicina Rural da SBMFC organizou o Congresso Mundial de Medicina Rural em Gramado (RS), e em 2016, a SBMFC foi a responsável pela 21ª Conferência Mundial dos Médicos de Família da WONCA.

Em 2004, a professora Maria Inez Padula Anderson assumiu a presidência da SBMFC após o bem-sucedido 6º Congresso Brasileiro de Medicina de Família e Comunidade. Sob a sua administração, a SBMFC continuou a se estruturar adminis-

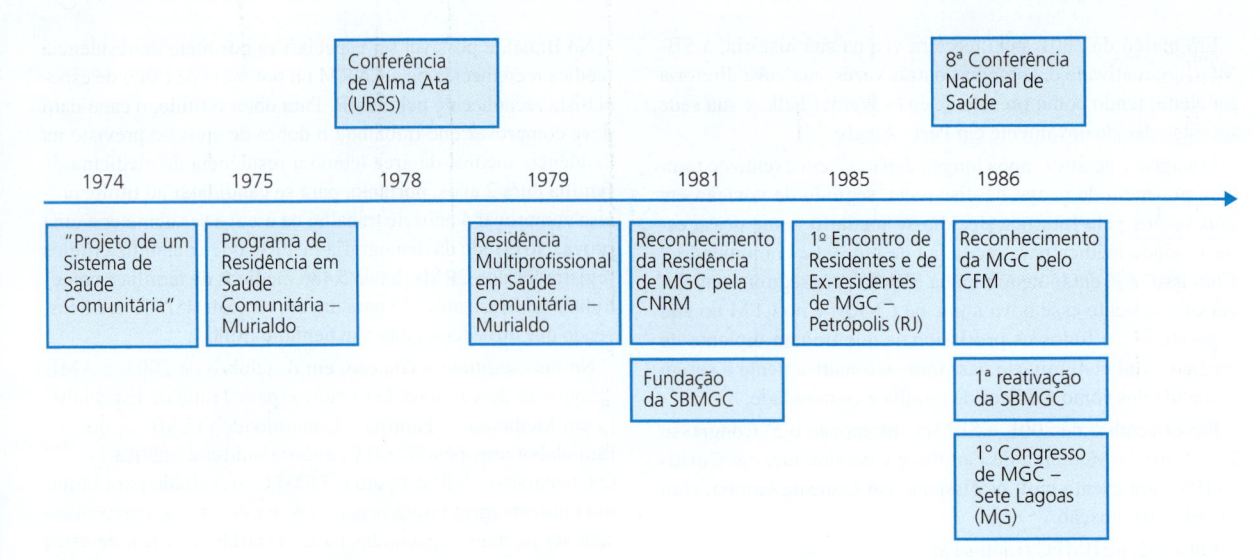

Figura 2.1

Linha do tempo da medicina de família e comunidade no Brasil. *(Continua)*

Linha do tempo (1974–1986):

- **1974**: "Projeto de um Sistema de Saúde Comunitária"
- **1975**: Programa de Residência em Saúde Comunitária – Murialdo
- **1978**: Conferência de Alma Ata (URSS)
- **1979**: Residência Multiprofissional em Saúde Comunitária – Murialdo
- **1981**: Reconhecimento da Residência de MGC pela CNRM; Fundação da SBMGC
- **1985**: 1º Encontro de Residentes e de Ex-residentes de MGC – Petrópolis (RJ)
- **1986**: 8ª Conferência Nacional de Saúde; Reconhecimento da MGC pelo CFM; 1ª reativação da SBMGC; 1º Congresso de MGC – Sete Lagoas (MG)

---

trativamente, além de organizar congressos para três a quatro mil pessoas. Durante todo esse período, a colaboração da Associação Portuguesa de Medicina Geral e Familiar (APMGF), sob a liderança do seu ex-presidente Luís Pisco, foi fundamental. Além de grandes eventos e provas de título, foi criado o primeiro *site* profissional, contratada uma secretária, instituída uma sede física e estruturadas diversas associações estaduais. O novo estatuto foi oficializado, e a SBMFC passou a contar com uma diretoria e um conselho formado pelos representantes das associações estaduais. Foram firmados os primeiros convênios com o MS, que passou a apoiar cursos, eventos e publicações da SBMFC.

Nos anos seguintes, foram destaques a tradução e a publicação dos livros* *McWhinney's text book of family medicine, Patient centered medicine, International classification of primary care, Strategy of preventive medicine*, entre outros. Foram mais de 10 publicações entre 2008 e 2012. O apoio do MS, em especial entre 2006 e 2010, foi fundamental. Desde a reativação definitiva em 2001, a SBMFC tem crescido de forma consistente, sendo que hoje é reconhecida como a entidade que representa cientificamente os médicos de família titulados e também os mais de 50 mil médicos que trabalham como médicos de família, mesmo sem ter cursado residência ou passado na prova de título.

CONCLUSÃO

A história nunca é linear. Apesar das dificuldades, é possível dizer que o Brasil é um exemplo de políticas de saúde para um país "emergente". Um dos principais obstáculos para que a APS seja de fato estruturante em países onde o gasto *per capita* não é elevado é que a APS tende ao equilíbrio do sistema, provocando resistências em setores que ganham com a desorganização.

De fato, o que está em jogo é o posicionamento das diversas especialidades médicas que, muitas vezes, se veem dependentes da demanda de pacientes que não deveriam estar naquele lugar. Grande parte da insatisfação da categoria médica e a desesperada disputa por pacientes por meio da mercantilização da doença (ver Cap. 33, Mercantilização da doença) se dá pelo posicionamento incorreto do especialista em um sistema caótico. Parte considerável da potencial iatrogenia e desperdício é responsabilidade de um sistema desordenado desde a formação até a alocação dos recursos, e não tanto pela atitude individual de diferentes especialistas. A APS e a MFC promovem o paciente correto, no lugar correto com o médico correto, ou, como escreveu um lendário médico inglês, John Fry, "[...] os médicos de família devem proteger seus pacientes dos especialistas inapropriados, e os especialistas, de pacientes inapropriados".[44]

REFERÊNCIAS

1. World Health Organization. Primary health care: report of the International Conference on Primary Health Care, Alma-Ata, USSR, 6–12 September, 1978, jointly sponsored by the World Health Organization and the United Nations Children's Fund. Geneva; 1978.

2. Giovanella L, Escorel S, Lobato LVC, Noronha JC, Carvalho AI, organizadores. Políticas e sistemas de saúde no Brasil. Rio de Janeiro:FIOCRUZ; 2008.

3. Brasil. Constituição da República Federativa do Brasil. São Paulo: Revista dos Tribunais; 1997.

4. Paim JS. Ações integradas de saúde (AIS): por que não dois passos atrás.Cad Saúde Pública. 1986;2(2):167-183.

5. Fleury S, organizadora. Projeto Montes Claros: a utopia revisitada [Internet]. Rio de Janeiro: Abrasco; 1995 [capturado em 17 maio 2018]. Disponível em: http://cebes.org.br/site/wp-content/uploads/2013/10/Projeto-Montes-Claros-a-utopia-revisitada.pdf

6. Busnello EAD. Carta a Sociedade Brasileira de Medicina de Família e Comunidade. Porto Alegre; 2008.

7. Busnello EAD. O projeto do sistema de saúde comunitária: Centro Médico Social São José do Murialdo da Secretaria da Saúde do Rio Grande do Sul. Porto Alegre: Mimeo; 1974.

8. Busnello EAD. A medicina de família e comunidade no Brasil. GazMéd Bahia. 2010;80(1):93-100.

9. Grossman C, organizador. Programa de residência em saúde comunitária: Centro Médico Social São José do Murialdo. Porto Alegre: SSMA; 1975.

10. Silva CH. Murialdo: história e construção na Saúde Coletiva do Rio Grande do Sul. Boletim da Saúde. 2002;16(2):105-115.

11. Brasil, Ministério da Educação. Decreto n. 80.281, de 05 de setembro de 1977 [Internet]. Brasília; Câmara dos Deputados; 1977 [capturado em 17 maio 2018]. Disponível em: http://www2.camara.leg.br/legin/fed/decret/1970-1979/decreto-80281-5-setembro-1977-429283-normaatualizada-pe.pdf

12. Brasil. Lei n. 6.932, de 7 de julho de 1981 [Internet]. Brasília: Casa Civil; 1981 [capturado em 17 maio 20118]. Disponível em: http://www.planalto.gov.br/ccivil_03/leis/l6932.htm

---

* Todos publicados, em língua portuguesa, em parceria com a Artmed Editora.

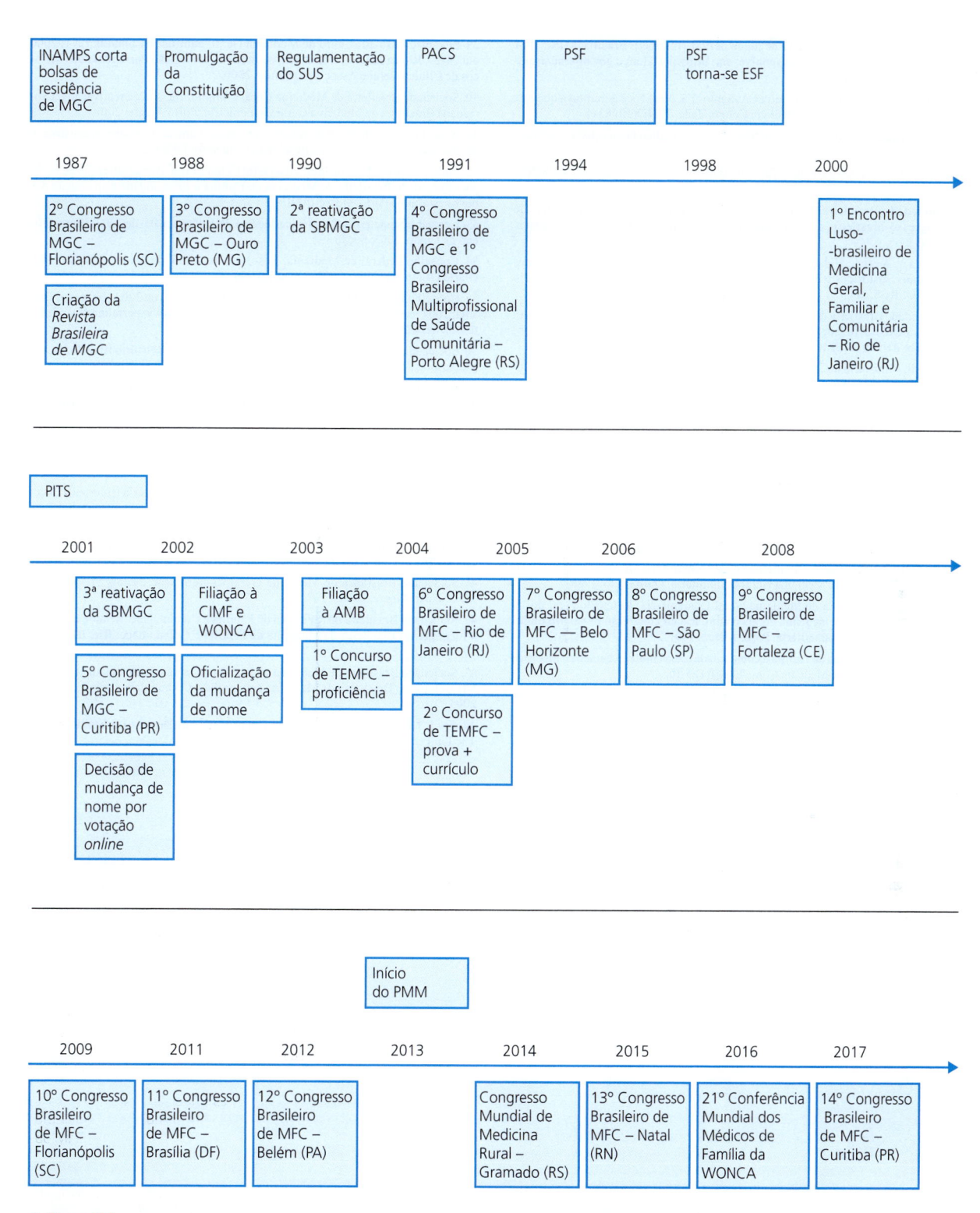

Linha do tempo da MFC no Brasil

1987 — INAMPS corta bolsas de residência de MGC; 2º Congresso Brasileiro de MGC – Florianópolis (SC); Criação da *Revista Brasileira de MGC*

1988 — Promulgação da Constituição; 3º Congresso Brasileiro de MGC – Ouro Preto (MG)

1990 — Regulamentação do SUS; 2ª reativação da SBMGC

1991 — PACS; 4º Congresso Brasileiro de MGC e 1º Congresso Brasileiro Multiprofissional de Saúde Comunitária – Porto Alegre (RS)

1994 — PSF

1998 — PSF torna-se ESF

2000 — 1º Encontro Luso-brasileiro de Medicina Geral, Familiar e Comunitária – Rio de Janeiro (RJ)

2001 — PITS; 3ª reativação da SBMGC; 5º Congresso Brasileiro de MGC – Curitiba (PR); Decisão de mudança de nome por votação *online*

2002 — Filiação à CIMF e WONCA; Oficialização da mudança de nome

2003 — Filiação à AMB; 1º Concurso de TEMFC – proficiência

2004 — 6º Congresso Brasileiro de MFC – Rio de Janeiro (RJ); 2º Concurso de TEMFC – prova + currículo

2005 — 7º Congresso Brasileiro de MFC — Belo Horizonte (MG)

2006 — 8º Congresso Brasileiro de MFC – São Paulo (SP)

2008 — 9º Congresso Brasileiro de MFC – Fortaleza (CE)

2009 — 10º Congresso Brasileiro de MFC – Florianópolis (SC)

2011 — 11º Congresso Brasileiro de MFC – Brasília (DF)

2012 — 12º Congresso Brasileiro de MFC – Belém (PA)

2013 — Início do PMM

2014 — Congresso Mundial de Medicina Rural – Gramado (RS)

2015 — 13º Congresso Brasileiro de MFC – Natal (RN)

2016 — 21ª Conferência Mundial dos Médicos de Família da WONCA

2017 — 14º Congresso Brasileiro de MFC – Curitiba (PR)

▲ Figura 2.1
Fluxograma da linha do tempo da MFC no Brasil.
MGC, medicina geral comunitária; MFC, medicina de família e comunidade; SUS, Sistema Único de Saúde; PACS, Programa Agentes Comunitários de Saúde; SBMGC, Sociedade Brasileira de Medicina Geral Comunitária; CNRM, Comissão Nacional de Residência Médica; CFM, Conselho Federal de Medicina; PSF, Programa Saúde da Família; ESF, Estratégia Saúde da Família; PITS, Programa de Interiorização do Trabalho em Saúde; AMB, Associação Médica Brasileira; TEMFC, título de especialista em medicina de família e comunidade; PMM, Programa Mais Médicos; CIMF, Confederação Ibero-Americana de Medicina Familiar; WONCA, Organização Mundial dos Médicos de Família.

13. Brasil. Resolução n. 07, de 12 de junho de1981 [Internet]. Brasília; MEC; 1981 [capturado em 17 maio 2018]. Disponível em: http://portal.mec.gov.br/sesu/arquivos/pdf/CNRM0781.pdf

14. Lopes JMC, Silveira BN, Oliveira EA, Santos FS. Nem você acreditava que este lance daria tão certo. RevBrasMedFam Comunidade. 2014;9(30):83-4.

15. Bevilácqua F. Seminário sobre a "Formação do Médico Generalista". RevBrasEduc Med. 1978;(Supl.l).

16. Rocha OL. Clínico geral ou médico de família? RevBrasEduc Med. 1978;2(3):31-39.

17. Sociedade Brasileira de Medicina Geral Comunitária. Relatório final do I Congresso brasileiro de medicina geral comunitária. Boletim Informativo. 1986;2(1):4-5.

18. Falk JW. A especialidade medicina de família e comunidade no Brasil: aspectos conceituais, históricos e de avaliação da titulação dos profissionais [tese]. Porto Alegre: UFRGS; 2005.

19. Sociedade Brasileira de Medicina de Família e Comunidade. História [Internet]. Rio de Janeiro;c2018 [capturado em 17 maio 2018]. Disponível em: http://www.sbmfc.org.br/default.asp?site_Acao=mostraPagina&paginaId=3

20. Brasil, Ministério da Saúde. Conferência Nacional de Saúde: relatório final [Internet]. Brasília; 1986 [capturado em 17 maio 2018]. Disponível em: http://conselho.saude.gov.br/biblioteca/Relatorios/relatorio_8.pdf.

21. Sociedade Brasileira de Medicina Geral Comunitária. Ata de reativação da SBMGC. Brasília; 1986.

22. Sociedade Brasileira de Medicina Geral Comunitária. Ata n. 02, de 1986. Porto Alegre; 1986.

23. Victora CG. As pectos práticos do planejamento de inqueritos epidemiológicos. Rev Bras Med Geral Comunitária. 1987;1(1):14-20.

24. Sociedade Brasileira de Medicina Geral Comunitária. Relatório final do II Congresso Brasileiro de Medicina Geral Comunitária. Florianópolis; 1987.

25. Sociedade Brasileira de Medicina Geral Comunitária. Relatório final do III Congresso Brasileiro de Medicina Geral Comunitária. Ouro Preto; 1988.

26. Sociedade Brasileira de Medicina Geral Comunitária. Relatório final do IV congresso brasileiro de medicina geral comunitária e I congresso brasileiro multiprofissional de saúde comunitária. Porto Alegre; 1991.

27. Falk JW. A medicina de família e comunidade e sua entidade nacional: histórico e perspectivas. RevBrasMedFam Com. 2004;1(1):5-10.

28. Brasil, Ministério da Saúde. Programa de Saúde da Família: saúde em casa. Brasília; 1994.

29. Encontro Luso-Brasileiro de Medicina Geral, Familiar e Comunitária 1; 2000 out 24-27; Rio de Janeiro, Brasil. Rio de Janeiro: Associação Portuguesa dos Médicos de Clínica Geral e Associação Saúde; 2000.

30. Sociedade Brasileira de Medicina Geral Comunitária. Ata de reativação da Sociedade Brasileira de Medicina Geral Comunitária. Porto Alegre; 2001.

31. Bonet OAR. Os médicos da pessoa: um estudo comparativo sobre a construção de uma identidade profissional [tese]. Rio de Janeiro: UFRJ; 2003.

32. Sociedade Brasileira de Medicina Geral Comunitária. Ata de alteração de nome para Sociedade Brasileira de Medicina de Família e Comunidade e aprovação dos novos estatutos. Porto Alegre; 2001.

33. Conselho Nacional de Residência Médica. Resolução n. 05, de 2002. Diário Oficial da União. 2003; Seção 1:9

34. Conselho Federal de Medicina. Resolução n. 1.666, de 25 de junho de 2003. Diário Oficial da União. 2003; Seção 1:97-99.

35. Conselho Federal de Medicina. Resolução CFM 1.634, de 2002 [Internet]. Brasília; 2002 [capturado em 17 maio 2018]; Disponível em: www.portalmedico.org.br/resolucoes/cfm/2002/1634_2002.htm

36. Sociedade Brasileira de Medicina Geral Comunitária. Relatório final do V Congresso Brasileiro de Medicina de Família e Comunidade. Curitiba; 2001.

37. Associação Médica Brasileira. Decisão do Conselho Científico: filia a Sociedade Brasileira de Medicina de Família e Comunidade (SBMFC) e a responsabiliza por representar a especialidade Medicina de Família e Comunidade junto à AMB. São Paulo; 2003.

38. Goulart FAA. Experiências em saúde da família: cada caso é um caso? [tese]. Rio de Janeiro: FIOCRUZ; 2002.

39. Conselhor Federal de Medicina. Medicina Geral Comunitária [Internet]. Brasília; 1986 [capturado em 17 maio 2018]. Disponível em: http://www.portalmedico.org.br/pareceres/CFM/1986/29_1986.htm

40. Associação Médica Brasileira. Aprova os editais para concursos para títulos de especialista em medicina de família e comunidade pela SBMFC. São Paulo; 2003.

41. Sociedade Brasileira de Medicina Geral Comunitária. Editais SBMFC, TEMFC. Porto Alegre; 2003.

42. Sociedade Brasileira de Medicina de Família e Comunidade. Relatório final do VI Congresso Brasileiro de Medicina de Família e Comunidade. Rio de Janeiro; 2004.

43. Sociedade Brasileira de Medicina de Família e Comunidade. Relatório final do VII Congresso Brasileiro de Medicina de Família e Comunidade. Belo Horizonte; 2005.

44. Fry J. The mouse and the elephant: can primary care save the US health system? The Lancet. 1992;340(8819):594-559.

CAPÍTULO 3

Médico de família e comunidade na saúde pública

Salman Rawaf
David Laith Rawaf

Aspectos-chave

▶ A atenção primária à saúde (APS) é o princípio fundamental de todo sistema de saúde efetivo.

▶ A APS é oferecida por meio de equipes multidisciplinares, com o médico de família no centro dessas equipes.

▶ Um sistema de saúde é o produto da cultura de um país e do modo como as pessoas querem financiá-lo para assegurar igualdade e justiça.

▶ A APS e a saúde pública são aliadas naturais.

▶ A confiança no médico de família ("meu médico") e nos seus conselhos é fundamental para muitas intervenções em saúde pública em um nível individual.

Um serviço de saúde integrado visa a melhorar a saúde da população quanto à longevidade, à vida livre de doença ou incapacidade e uma alta qualidade de vida (Figura 3.1). Pode-se alcançar essa saúde de alta qualidade para a população por meio de sistemas de saúde com base no modelo de doença. As medidas de saúde baseadas na população, por meio de promoção da saúde, de proteção e de prevenção de doenças, têm maior impacto na melhora das condições de saúde da população do que os serviços de saúde pessoais.[1-4]

A atenção primária tradicional se concentra em serviços de saúde pessoais e na continuidade dos cuidados. A transformação da atenção primária deriva do crescimento populacional, do envelhecimento da população, da carga de doença e de avanços tecnológicos. A população atual necessita de uma atenção primária proativa e personalizada.[5] Porém, a maior parte das funções de saúde pública baseadas na população deve ser oferecida às pessoas no ambiente da atenção primária. A integração desses dois serviços é fundamental para a saúde da população e do indivíduo. Assim, o foco de ação nas duas esferas deve ser o fortalecimento dessa relação.

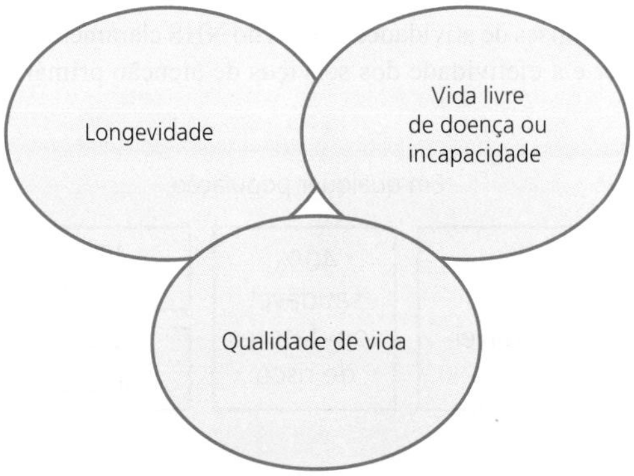

A saúde pública, a qual é algumas vezes chamada de medicina de saúde pública* ou medicina comunitária, é uma especialidade multidisciplinar definida como "a ciência e a arte de prevenir doenças, prolongar a vida e promover a saúde por meio de esforços organizados e escolhas informadas da sociedade, de organizações públicas e privadas, de comunidades e indivíduos".[6] No relato de Acheson, em *Public Health in England* (1988), a definição foi apenas encurtada para "a ciência e a arte de prevenir doenças, prolongar a vida e promover a saúde por meio de esforços organizados da sociedade".[7]

Barbara Starfield definiu a atenção primária como o primeiro nível de contato com o sistema de saúde para promover a saúde, prevenir doenças, cuidar de doenças comuns e manejar problemas de saúde crônicos.[8,9] Com o primeiro contato, o cuidado contínuo, abrangente e coordenado fornecido a populações indiferenciadas quanto a gênero, à doença ou a sistema orgânico, a atenção primária é, assim, a *espinha dorsal* de todo sistema de saúde efetivo. Nos países desenvolvidos, os serviços de atenção primária que visam a melhorar a saúde de toda a população são definidos como:

- Uma porta de entrada única para a saúde e os processo de cuidados em saúde.
- Disponibilidade 24 horas por dia.
- O *primeiro* e fundamental contato com os cuidados envolvendo avaliação, diagnóstico, triagem e manejo ou resolução de problemas definidos.

▲ Figura 3.1
Principais objetivos dos serviços e sistemas de saúde.

---

* No Brasil, também chamada de saúde coletiva.

- Uma função de acesso aos cuidados secundários por meio de referenciamentos seletivos.
- De longo prazo, com uma continuidade de cuidados pessoais e familiares.
- Avaliadores da morbidade clínica, bem como da saúde, de problemas sociais, além de necessidades locais de pequenas populações.
- Uma oferta proativa, de modo que o cuidado preventivo leve a intervenções precoces para evitar o aumento das necessidades de cuidados de saúde.
- Uma das partes interessadas nos problemas de saúde pública locais (o médico de família e comunidade tem a oportunidade de se tornar o líder, provedor e promotor da boa saúde na comunidade local).

A atenção primária é oferecida por meio de equipes multidisciplinares, com os médicos de família no centro dessas equipes. Os médicos de família (em muitos países da Europa e no Canadá, eles são chamados clínicos gerais) são profissionais médicos treinados em uma especialidade que promove a saúde, previne doenças, trata doenças agudas e crônicas e oferece continuidade de cuidados para todas as idades e ambos os sexos com o principal objetivo de melhorar a saúde individual (daqueles registrados no serviço) e da comunidade (daquela pequena população atendida). Eles têm habilidades especiais para lidar com pessoas portadoras de problemas de saúde complexos e comorbidades.[5]

Qualquer que seja a definição de atenção primária, de cuidados primários e de medicina de família, os fatos e as evidências mostram claramente que um sistema de saúde que não seja liderado pela atenção primária é um sistema fraco e caro, e que a atenção primária sem médicos de família com treinamento completo é de baixa qualidade. Os países mais orientados para a atenção primária têm populações com melhor saúde, e os serviços são oferecidos com custos mais baixos.[10]

Os valores da saúde pública e da medicina de família

Um sistema de saúde é o produto da cultura de um país e da maneira como as pessoas desejam financiá-lo para garantir a igualdade e a justiça. Não há sistema de saúde ideal. Cada sistema tem pontos fortes e fracos. Porém, os melhores sistemas são aqueles capazes de garantir a saúde de toda a população.[11] Garantir a saúde de toda a população é algo que não pode ser alcançado sem a cobertura universal abrangente por meio de uma atenção primária efetiva com foco não apenas nas doenças, mas também na saúde e nas formas de melhorá-la. Uma importante função de saúde pública é necessária dentro da atenção primária para proteger a saúde de populações e pessoas, promover a saúde e evitar doenças.

As 10 funções fundamentais da saúde pública são delineadas para fornecer as ferramentas de melhora da saúde por meio de promoção da saúde, proteção e prevenção de doenças nos níveis de comunidade (população) e de indivíduos (Quadro 3.1). Compreender as necessidades de saúde da população é um processo muito importante e que deve ser contínuo.[12]

Em termos gerais, quando se observa a população inteira a qualquer momento em determinada população, vê-se que a carga de doenças agudas e de incapacidade é de cerca de 20% da população (10% para doenças agudas e 10% para incapacidade). Os 80% restantes são saudáveis ou convivem com um ou mais riscos para a saúde (p. ex., hipertensão, tabagismo, obesidade, dislipidemia, intolerância à glicose, etc.) (Figura 3.2).[13] Apesar disso, a maioria dos sistemas de saúde se baseia em modelos de doenças com pouco ou nenhum gasto com a manutenção da saúde da população "saudável", ou com a identificação e abordagem precoce dos riscos à saúde. A maior parte dos gastos permanece concentrada em cuidados hospitalares (secundários) e em serviços especializados caros (terciários). Isso se deve, em grande parte, à forma como os médicos são preparados nas faculdades de medicina e subsequentemente treinados na medicina hospitalar, com pouca ou nenhuma exposição à saúde pública e à atenção primária. A prevenção e as intervenções de saúde pública costumam ser de longo prazo, e os políticos de todos os níveis, com sua perspectiva de curto prazo, costumam considerá-las difíceis.

Os clínicos gerais (médicos de família) britânicos são generalistas especializados que valorizam seu papel na coordenação e na integração de cuidados delineados conforme as necessidades e as circunstâncias de cada paciente registrado com eles. Esses profissionais lidam com doenças e problemas indiferenciados que ocorrem em diferentes sistemas biológicos ao mesmo tempo. Eles tratam todos, independentemente de idade e gênero. A clínica geral no Reino Unido engloba tudo o que é internacionalmente reconhecido sobre as vantagens de um sistema de saúde com atenção primária forte. Dados do National Health Service (NHS) britânico mostram claramente os substanciais benefícios em oferecer uma atenção primária abrangente baseada na clínica geral (medicina de família) para toda a população. Mais de 95% dos contatos de pacientes com o NHS ocorrem na atenção primária.[14] Os médicos de família só referenciam os pacientes para a atenção secundária em cerca de 5% das consultas.[15] Análises de atividades diárias do NHS claramente indicam o valor e a efetividade dos serviços de atenção primária, com

---

Quadro 3.1 | Dez funções fundamentais da saúde pública

1. Vigilância e avaliação da saúde e do bem-estar da população
2. Avaliação das evidências de efetividade das intervenções dos programas e serviços em saúde e em cuidados de saúde
3. Desenvolvimento e implementação de políticas e estratégias
4. Liderança estratégica e trabalho colaborativo para a saúde
5. Melhora da saúde
6. Proteção da saúde
7. Qualidade em saúde e serviços sociais
8. Saúde pública inteligente
9. Saúde pública acadêmica
10. Leis e regulamentações em saúde pública

Fonte: Adaptado com modificações de Faculty of Public Health, Royal Colleges of Physicians UK (http://www.fph.org.uk/what_is_public_health).

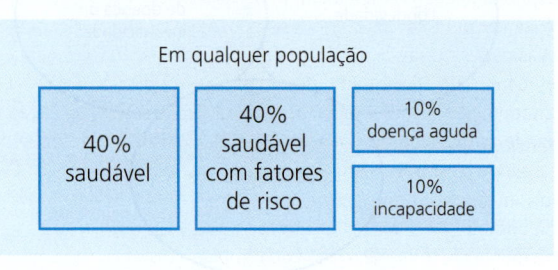

Em qualquer população

- 40% saudável
- 40% saudável com fatores de risco
- 10% doença aguda
- 10% incapacidade

▲ Figura 3.2
Modelo de Rawaf para saúde e carga de doença.
Fonte: Adaptado de Rawaf e Marshall.[12]

mais de 85% dos problemas resolvidos nesse nível, alto nível de satisfação dos pacientes e custo definitivamente baixo para o sistema de saúde.[16–18]

As evidências acumuladas indicam uma associação direta entre a saúde da população (morbidade/mortalidade) e o nível de provisão de atenção primária/medicina de família. Na Inglaterra, por exemplo, a taxa de mortalidade padronizada (TMP) para pessoas de 15 a 64 anos era menor (melhor) em regiões com maior oferta de clínicos gerais: cada clínico geral adicional por 10.000 pessoas (aumento de 15-20%) estava associado com redução de 6% na mortalidade.[19,20]

Em todo o Reino Unido, foi concluído que um aumento de 15 a 20% no suprimento de clínicos gerais por 10.000 pessoas estava significativamente associado com redução nas taxas de internação hospitalar de cerca de 14% para doenças agudas e de 11 por 100.000 para doenças crônicas.[19] Foram encontrados resultados semelhantes em outras pesquisas.[17]

As duas especialidades – saúde pública e medicina de família – têm valores que visam ao mesmo objetivo: melhorar a saúde da população por meio de cuidados pessoais e continuidade de cuidados, ou por meio de intervenções visando a populações de alto risco (p. ex., tabagistas), a toda a comunidade (p. ex., alimentação saudável) ou a toda a população (p. ex., fluoretação da água). A atenção primária e a saúde pública são aliados naturais.

Aliados naturais

A saúde pública e a medicina de família são duas especialidades diferentes com muitas coisas em comum. Em termos práticos, há uma considerável sobreposição em seus papéis, responsabilidades e funções entre saúde pública e atenção primária, especialmente em relação à proteção e à promoção da saúde e à prevenção de doenças e lesões. Há dois modelos possíveis para o trabalho conjunto: o primeiro modelo é a integração completa das duas, e o segundo se baseia em duas estruturas organizacionais distintas que permanecem independentes entre si, mas em que os profissionais continuam a trabalhar juntos e reforçam continuamente essa colaboração. Em ambos os modelos, pode-se considerar que a função de atenção primária já é bastante difícil sem se acrescentar a ela a responsabilidade pelas atividades de saúde pública daquela população. Porém, as evidências mostram claramente que a atenção primária e a saúde pública sairiam ganhando se essas funções fossem vistas como aliados naturais.[21]

O verdadeiro desafio para todo sistema de saúde é como fortalecer a relação entre atenção primária e saúde pública para reforçar de maneira sinérgica ambas as funções. No Reino Unido, o NHS oferece um excelente exemplo de forte colaboração entre duas especialidades distintas: atenção primária (no Reino Unido, chamada de clínica geral) e a saúde pública. Ambas as especialidades visam a melhorar a saúde da população atendida. A saúde pública consegue isso por meio da avaliação das necessidades de saúde, definição de prioridades, fornecimento de evidência de efetividade, desenvolvimento de estratégias para intervenções populacionais na promoção de saúde, proteção da saúde, prevenção de doenças e lesões e avaliação de impactos na saúde. A clínica geral concentra-se no cuidado pessoal e familiar, interagindo com a pessoa de forma holística. Por meio do cuidado pessoal e continuado, o clínico geral consegue implementar estratégias de saúde pública para um estilo de vida saudável (cessação do tabagismo, aconselhamento nutricional, controle do peso, aumento de atividades diárias, controle do estresse, etc.), reconhecimento precoce de doenças (rastreamento sistemático e oportuno), intervenção precoce para abordar fatores de risco (hipertensão, hiperlipidemia, tabagismo, etc.) e proteção da saúde (imunização, incluindo a vacina para influenza, notificação de doenças infecciosas, etc.).[22] Com a diminuição das doenças infecciosas e o aumento de doenças e condições relacionadas ao estilo de vida (doenças não transmissíveis), a colaboração entre saúde pública e atenção primária é fundamental para reduzir esse problema em comunidades e para reduzir os custos para o sistema de saúde.

Continuidade de cuidados

Muitas das intervenções de saúde pública para a prevenção e a promoção da saúde, em nível individual ou populacional, são de longo prazo e necessitam de envolvimento contínuo. A atenção primária, por meio da medicina de família, oferece um ambiente único para os cuidados pessoais e continuados. De fato, a maior continuidade de cuidados oferecida pelos clínicos gerais gera melhores desfechos de saúde, maior qualidade, pacientes mais satisfeitos e controle de custos.[22,23] A confiança no médico de família ("meu médico") e em seus conselhos é fundamental para muitas intervenções em saúde pública em nível pessoal. Essa confiança não pode ser obtida sem uma ligação de longo prazo com o "meu médico". Isso funciona por promover a confiança no médico e em seus conselhos, decisões personalizadas sobre intervenções apropriadas, cuidados mais efetivos fora do hospital, melhor direcionamento de intervenções caras para aqueles com mais chances de benefício, uso limitado de intervenções com taxa de dano significativa, melhor aceitação de doenças autolimitadas e apoio emocional.[23]

Modelos e exemplos de integração da saúde pública na medicina de família

A efetiva coordenação das esferas de saúde pública, com seu foco na população e na atenção primária, deve concentrar-se na educação e em serviços clínicos preventivos, na mudança de comportamento para o paciente individual e no cuidado pessoal e continuado. Isso pode ser obtido por meio de diversas abordagens – todas elas visando a melhorar a saúde individual e populacional. O objetivo de melhorar a saúde da população não pode ser alcançado sem os dois componentes de interação e apoio mútuo (saúde pública e atenção primária) em um sistema integrado cada vez mais complexo. Dentro da atenção primária, as mudanças estratégicas e operacionais devem incluir:[17,24,25]

- Direcionamento de ações e recursos para a melhora da saúde para as áreas mais necessitadas.
- A geração de capacidade na atenção primária para a oferta de cuidados proativos e preventivos.
- O fornecimento de intervenções precoces para evitar o aumento das necessidades de cuidados de saúde.

A literatura oferece várias possíveis abordagens para a integração da saúde pública na atenção primária dentro das três orientações estratégicas descritas, chegando-se a quatro categorias: 1) integração de profissionais de saúde pública na atenção primária (representantes de ambas as organizações trabalhando juntos em um cenário diferente);[26] 2) incorporação de funções de saúde pública em ambientes de atenção primária (incluindo serviços preventivos e de bem-estar como parte de pacotes de benefícios abrangentes e proativos); 3) construção de incentivos de saúde pública na atenção primária. Além disso, a partir do desenvolvimento da medicina de família, outra abordagem surgiu, na qual 4) a equipe da atenção primária (sobretudo médicos) é treinada em saúde pública (treinamento duplo ou médico de família com interesse especial em saúde pública).[27,28]

Integração de profissionais da saúde pública na atenção primária

Nesse modelo, não há sugestão de integração total de saúde pública e atenção primária, mas a integração de alguns profissionais de saúde pública nas equipes de atenção primária (Figura 3.3). O Irã adotou esse modelo na APS rural pelos últimos 30 anos, mas ele não foi estendido para áreas urbanas (cerca de 70% da população).[29]

Um dos objetivos da rede de APS no Irã era integrar as atividades de saúde pública, incluindo o controle da malária, o planejamento familiar, a saúde escolar e a saúde ambiental, nos serviços da atenção primária.[29] A equipe estendida está funcionando bem na abordagem dos cuidados pessoais e das necessidades locais de saúde pública das comunidades. O Brasil também integrou muitas das funções de saúde pública na atenção primária por meio de agentes comunitários de saúde (ACSs). Esses profissionais estão diretamente envolvidos com as famílias para dar suporte ao manejo de doenças crônicas, fazer a triagem de problemas como anemia e desidratação, manejar programas específicos para algumas doenças (p. ex., tuberculose), fornecer aconselhamentos sobre saúde sexual, fornecer cuidados de pré e pós-natal (p. ex., assistência à amamentação, avaliação do desenvolvimento infantil), rastreamento de câncer, suporte a programas de imunização, monitoramento de doenças infecciosas e conselhos para a promoção da saúde.[30]

Colocar um médico de saúde pública na prática pode não ser a abordagem ideal para a transferência de conhecimentos, embora tópicos importantes sejam adequados para essa intervenção, com potenciais benefícios a longo prazo para a saúde pública e a atenção primária.[31] Restrições de tempo limitam a capacidade dos médicos da atenção primária para cumprir as recomendações de serviços preventivos.[32]

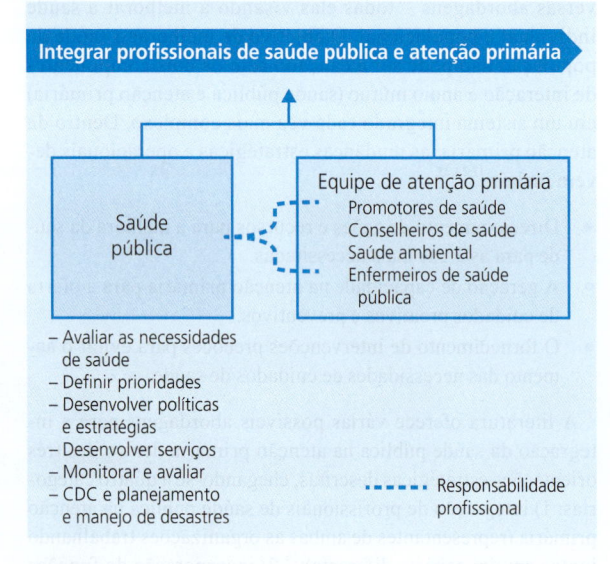

Inclusão de serviços preventivos e de bem-estar como parte de pacotes de benefícios abrangentes e proativos

O Medicare dos EUA reconheceu que as intervenções preventivas no nível dos cuidados pessoais dentro do contexto da atenção primária gerarão redução de custos e benefícios adicionais à saúde. O Medicare oferece uma gama de serviços preventivos e de saúde pública com a atenção primária.[33] (Quadro 3.2 e Figura 3.4)

Burton e colaboradores investigaram se a adição de serviços preventivos aos benefícios de pessoas mais velhas incluídas no Medicare afetaria sua utilização e custos. Parece haver um modesto benefício em saúde sem impacto negativo nos custos. Esse achado proporciona uma base quantitativa inicial para a discussão sobre se a extensão dos benefícios do Medicare para a inclusão de uma consulta geral preventiva de um médico da atenção primária, passando de serviços essenciais para abrangentes.[34]

Porém, Cohen e colaboradores,[35] embora apoiem a iniciativa, ressaltam que amplas generalizações (como aquelas de candidatos à presidência) podem ser enganadoras. Essas afirmações sugerem que recursos substanciais podem ser economizados por meio da prevenção. Embora algumas medidas preventivas realmente economizem dinheiro, a grande maioria revisada na literatura de economia em saúde não o faz. São fundamentais as análises cuidadosas de custos e os benefícios de intervenções específicas, em vez de amplas generalizações. Essas análises poderiam identificar não apenas as medidas que geram economia de custos, mas também as medidas preventivas que oferecem benefícios substanciais à saúde em relação a seu custo líquido. As análises deveriam identificar os tratamentos que geram economia ou que são altamente eficientes (i. é., custo-efetivos).[35] Outro estudo de Burton e colaboradores[36] demonstra a dificuldade de obter mudanças de comportamento em relação à saúde nas pessoas mais velhas com uma consulta anual preventiva com seu médico da atenção primária abrangendo rastreamentos e imunizações, além de aconselhamento comportamental em saúde dirigido pelo médico. Há necessidade de mais estudos para determinar se seria efetivo um programa mais intenso de aconselhamento pelo profissional da atenção

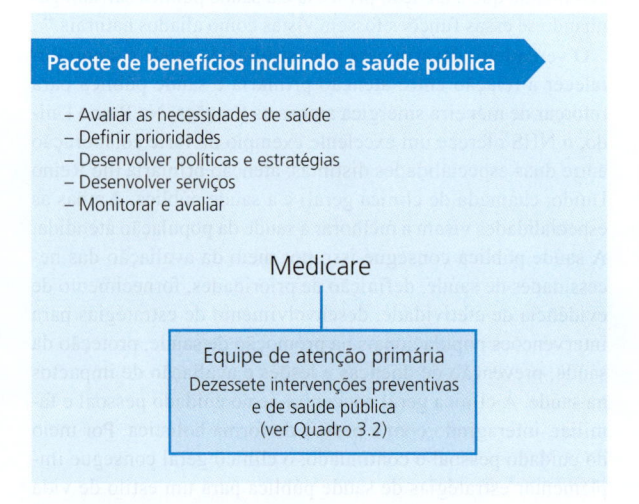

▲ **Figura 3.3**
Integração entre alguns profissionais de saúde pública e atenção primária.
CDC, Centro de Controle e Prevenção de Doenças.

▲ **Figura 3.4**
Incorporação de intervenções de saúde pública no pacote de benefícios.

Quadro 3.2 | **Intervenções preventivas e de saúde pública dentro do Medicare dos EUA**

Medidas preventivas	Frequência oferecida
Rastreamento para aneurisma de aorta abdominal	US única para pessoas de risco
Medida da massa óssea	Uma vez a cada 24 meses
Rastreamentos cardiovasculares	Testes para níveis de colesterol, lipídeos e triglicerídeos a cada 5 anos
Rastreamento para diabetes	Para pessoas com 65 anos ou mais, sobrepeso, história familiar de DM (pais, irmãos), de DMG ou parto de bebê com mais de 4,5 kg
Treinamento em automanejo do diabetes	Treinamento
Vacina para influenza	Sazonal, uma vez por ano
Testes para glaucoma	Uma vez ao ano para pessoas de risco
Vacina para hepatite B	Pessoas de risco alto ou médio
Rastreamento para HIV	Anual ou até três vezes durante a gestação
Papanicolau e exame pélvico (inclui exame das mamas)	A cada 24 meses (12 para mulheres de alto risco)
Consultas preventivas	Apenas nos primeiros 12 meses
Visita única preventiva de "boas-vindas ao Medicare"	O Medicare cobre uma revisão de saúde, educação e aconselhamento sobre serviços preventivos, incluindo determinados rastreamentos, vacinas e encaminhamentos para outros cuidados, quando necessário
Consulta anual de revisão de saúde	Consulta anual de revisão de saúde para desenvolver ou atualizar um plano de prevenção personalizado com base nos fatores de risco e na saúde atual
	O Medicare cobre essa consulta uma vez a cada 12 meses
Vacina pneumocócica	Uma única vez
Rastreamento para câncer de próstata	Uma vez a cada 12 meses para homens com mais de 50 anos
Mamografia de rastreamento	A cada 12 meses para mulheres com mais de 40 anos
Aconselhamento sobre cessação do tabagismo	O Medicare cobrirá até oito consultas presenciais durante um período de 12 meses

DM, diabetes melito; DMG, diabetes melito gestacional; US, ultrassonografia.

primária, para mudanças comportamentais em saúde entre pessoas idosas.

Esses estudos iniciais e outros subsequentes têm mostrado que o benefício de serviços preventivos para os beneficiários mais velhos do Medicare seria um modesto benefício na saúde sem impacto negativo nos custos. Atualmente, o Medicare oferece uma gama de serviços preventivos de saúde pública dentro de seu programa de atenção primária (Quadro 3.2).

Funções de atenção primária dentro do ambiente de saúde pública

Em países em que a atenção primária não oferece cobertura universal e especialmente naqueles que operam em grande parte por iniciativa privada (p. ex., os EUA), as agências de saúde pública têm exercido um importante papel como provedoras, em última instância, para as pessoas em desvantagem social.[37] Esse modelo tende a se desenvolver por meio de oportunidades, em vez de projetos, abordando apenas as necessidades específicas de determinados grupos, e não de toda a população. Esse modelo deve ser a exceção, e não a regra. Reforçar a saúde pública com a cobertura universal e o acesso a tudo, independentemente da capacidade de pagar, deve ser o objetivo de todos os sistemas de saúde modernos.

Construção de incentivos de saúde pública na atenção primária

O NHS britânico é um sistema de saúde com financiamento público que oferece uma ampla gama de serviços de saúde gratuitos para os moradores do Reino Unido. Por meio de um registro de 100% e de uma forte função de acesso, o clínico geral (atenção primária) no Reino Unido oferece cuidados de saúde pessoais de forma continuada. Ao longo de seus 70 anos de história, o NHS introduziu várias mudanças e incentivos para a promoção da saúde da população por meio da clínica geral/atenção primária (e até de outros serviços), melhora da qualidade dos serviços e direcionamento para determinadas condições e populações.[38] Antes da introdução do Quality and Outcome Framework (QOF), havia pouca experiência com o uso de incentivos na clínica geral. Esses incentivos geram aumento nas taxas de imunização, nas taxas de citologia cervical, no rastreamento para câncer de mama e em muitas intervenções de saúde pública (Quadro 3.3).[39]

Introduzido em 2004 como parte do novo General Medical Service Contract, o QOF é um sistema de incentivos voluntários para os clínicos gerais que os remunera conforme o cuidado dos pacientes, fornecendo medidas de qualidade em cuidados preventivos. O QOF dá uma indicação do alcance global de um serviço por meio de um sistema de pontos. Os serviços visam a oferecer ao público intervenções de saúde pública e cuidados de alta qualidade em várias áreas, para as quais é definida uma pontuação. Para simplificar, quanto maior o escore, maior a recompensa financeira do serviço. O pagamento final é ajustado para levar em conta o tamanho da população atendida e a pre-

Quadro 3.3 | **Algumas atividades de saúde pública na atenção primária**

▶ Imunizações e vacinações (incluindo influenza e de emergência)
▶ Programas nacionais de rastreamento para crianças e adultos
▶ Detecção precoce do risco à saúde (principalmente em relação a DNTs: tabagismo, álcool, hipertensão, hiperlipidemia, hiperglicemia)
▶ Check-ups (p. ex., check-up de saúde do NHS, introduzido em 2009)[40]
▶ Controle e manejo de DNTs (dentro do National Policies and National Service Frameworks)
▶ Programas de educação em saúde
▶ Programas para mudanças de comportamento
▶ Participação do público (autocuidado, clubes de saúde, etc.)

DNTs, doenças não transmissíveis.

valência do problema em questão. Os resultados são publicados anualmente.

O QOF tem cinco componentes principais, conhecidos como domínios. Cada domínio consiste em um grupo de medidas de alcance, conhecido como indicadores, contra os quais o serviço é pontuado conforme seu nível atingido. Há mais de 150 indicadores, os quais incluem fatores clínicos (65 indicadores), organização, serviços adicionais, experiência do paciente e cuidado holístico (Quadro 3.4). Um exemplo de indicador para diabetes é mostrado na Tabela 3.1.[41]

Desde a introdução do QOF, quase todos os serviços foram arrolados no esquema e aumentaram em cerca de 25% a sua renda com esse novo método de pagamentos adicionais. Em geral, os escores médios de qualidade para aspectos de cuidados ligados a incentivos foram maiores do que os aspectos de cuidados não ligados a incentivos (Figura 3.5).[42]

Apesar de conquistas modestas, especialmente nos estágios iniciais, o QOF não escapou das críticas e das análises criteriosas. De fato, Sigfrid e cols., em 2006, salientaram que prioridades clínicas definidas pelo estado colocam em risco a iden-

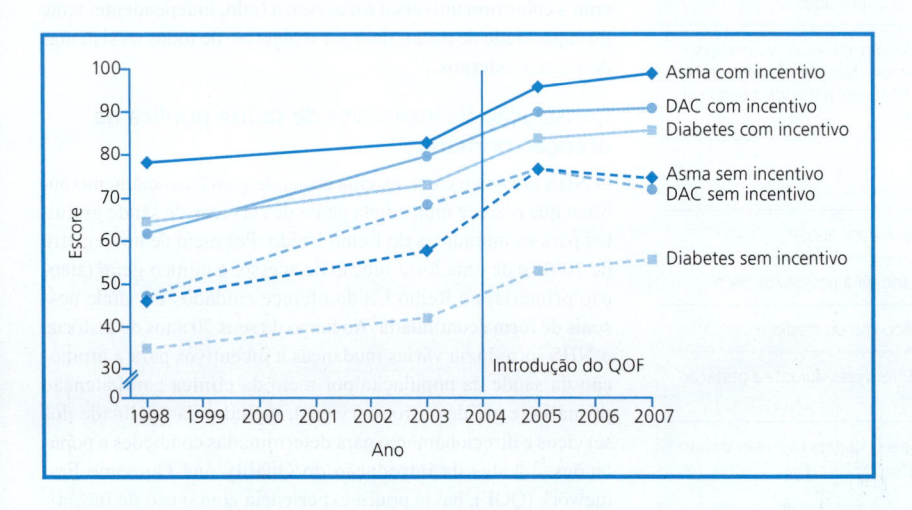

◄ **Figura 3.5**
Incentivos e qualidade e desfechos de cuidados na atenção primária.
DAC, doença arterial cononariana.

Quadro 3.4 | **Cinco principais componentes e indicadores do Quality and Outcome Framework**

	Clínicos				
2004/05	Acrescentados em 2006/07	Organizacionais	Serviços adicionais	Experiência da pessoa	Cuidado holístico
DAC*	IC*	Educação e treinamento	Rastreamento cervical	Duração da consulta	Cuidado holístico
AVC/AIT	Cuidados paliativos	Manejo de medicamentos	Vigilância de saúde infantil	Avaliação da pessoa	
Hipertensão	Demência	Comunicação com a pessoa	Serviços contraceptivos*		
Diabetes*	Depressão*	Manejo de práticas	Serviços de maternidade		
DPOC	DRC	Registros e informações sobre pessoas			
Epilepsia	FA				
Hipotireoidismo	Obesidade				
Câncer	Dificuldades de aprendizado				
Saúde mental	DCV*‡				
Asma					
Tabagismo					

DAC, doença arterial coronariana; AVC, acidente vacular cerebral; AIT, ataque isquêmico transitório; DPOC, doença pulmonar obstrutiva crônica; DCV, doença cardiovascular; IC, insuficiência cardiaca; FA, fibrilação atrial; DRC, doença renal crônica.

*Pontos e indicadores que mudaram em 2008/09.

‡Acrescentados na revisão de 2008/09.

Tabela 3.1 | **Exemplo de indicadores Quality and Outcome Framework para diabetes**

Domínio de qualidade	Indicador	Pontos	Limiar (%)
Estrutural	O médico pode produzir um registro de todas as pessoas com 17 anos ou mais com DM, especificando se tem DM1 ou DM2	6	Não aplicável
Processo	A porcentagem de pessoas com DM com registro de HbA1c ou equivalente nos últimos 15 meses	3	40-90
Processo	A porcentagem de pessoas com DM com registro do IMC nos últimos 15 meses	3	40-90
Processo	A porcentagem de pessoas com DM com registro da PA nos últimos 15 meses	3	40-90
Desfecho	A porcentagem de pessoas com DM nos quais a última HbA1c era de 7 ou menos nos últimos 15 meses	17	40-50
Desfecho	A porcentagem de pessoas com DM nos quais a última PA era de 145/85 ou menos	18	40-60
Desfecho	A porcentagem de pessoas com DM cuja última medida de CT nos últimos 15 meses era de 5 mmol/L ou menos	6	40-70

DM, diabetes melito; DM1/DM2, diabetes melito tipo 1/tipo 2; HbA1C, hemoglobina glicada; IMC, índice de massa corporal; PA, pressão arterial; CT, colesterol total.
Fonte: NHS employers.[41]

tidade disciplinar do clínico geral. Eles notaram que, para fazer as pessoas seguirem determinados tratamentos em busca de retorno financeiro, arriscavam a perda da identidade profissional e reputação; e, mais importante, que a simples presença desse sistema é profundamente corrosiva para a prática ética da medicina. Citando um clínico geral do Reino Unido: "A profissão foi essencialmente subornada para implementar um programa de manejo de doenças com base na população que costuma entrar em conflito com o caráter individualizado e centrado no paciente que tem a clínica geral.[43] Uma visão semelhante foi expressa por Fleetcroft e Cookson,[44] apontando que os pagamentos no novo contrato não refletem prováveis ganhos de saúde para a população. Existe o perigo de que a atividade clínica possa se desviar em direção a atividades de alta carga de trabalho e com eficiência apenas marginal, em detrimento de atividades mais custo-efetivas. Se a melhora da saúde da população é o objetivo primário do NHS, então os incentivos "conforme o serviço realizado" (FFS, do inglês *fee for service*) devem refletir prováveis ganhos de saúde, em vez da carga de trabalho.[44] Outros autores se preocuparam com a perda da autonomia clínica devido ao aumento do controle central da prática clínica.[45]

Em uma revisão Cochrane que investigou o efeito do sistema FFS no comportamento dos médicos da atenção primária, o FFS resultou em mais consultas/contatos com a atenção primária, mais consultas com especialistas e mais serviços diagnósticos e curativos, mas menos referenciamentos para hospitais e menos repetições de prescrição quando comparado com o sistema de capitação.[46] Embora o National Institute for Health and Clinical Effectiveness (NICE) esteja revisando os indicadores do QOF e as formas como os clínicos gerais estão trabalhando para melhorar a saúde e a qualidade de cuidados,[47] até o momento, a avaliação mostrou modestas melhoras nos cuidados para asma e diabetes, redução nas desigualdades no manejo de DNTs e limitação do aumento das internações de emergência,[48,49] além de aumento na frequência de monitoramento dos pacientes com doença mental grave.[50] Porém, muitos autores vislumbram um futuro brilhante para uma atenção primária proativa moldada por incentivos como os do QOF.[50,51]

Nas reformas de saúde dos EUA, há um debate continuado sobre como os sistemas de pagamento podem ter a melhora da saúde como prioridade fundamental. Foram propostas três maneiras possíveis de melhorar a integração entre saúde pública e atenção primária. Primeiro, cada americano deve ter acesso a serviços clínicos preventivos apropriados para si e sem copagamentos. Segundo, deve haver um apoio financeiro para iniciativas baseadas na comunidade necessárias para melhorar a saúde e os cuidados de saúde dos moradores da comunidade. Por fim, os recursos para a abordagem das necessidades gerais de cuidados de saúde de uma população devem ser moldados por uma mistura entre as necessidades de saúde da comunidade e os esforços desta, conforme refletidos por medidas que indiquem tendências nos determinantes da saúde da população.[52] Porém, para a efetiva implementação de indicadores nacionais de desempenho, há muitas barreiras a serem vencidas nos níveis individuais, dos serviços e de grupos da atenção primária. Há necessidade de treinamentos e recursos adicionais para as melhoras na coleta e na qualidade dos dados, junto com maior educação de todos os membros das equipes da atenção primária, além de medidas para manter o desenvolvimento organizacional dentro dos serviços. A menos que essas barreiras sejam abordadas, os indicadores de desempenho poderiam inicialmente aumentar variações aparentes entre os serviços.[53]

Treinamento da equipe da atenção primária em saúde pública

Com as evidências cada vez maiores sobre o valor das intervenções de saúde pública na atenção primária, sobre a importância de oferecer (e avaliar) um cuidado centrado na pessoa,[54] de abordar o número crescente de doenças não transmissíveis e de incentivar estilos de vida positivos e saudáveis em indivíduos e comunidades,[22] muitos médicos e enfermeiros da atenção primária estão sendo treinados em saúde pública. Por exemplo, o United Nations Relief and Works Agency (UNRWA) para refugiados palestinos no Oriente Médio oferece assistência, proteção e defesa para cerca de 5 milhões deles, registrados na Jordânia, Líbano, Síria e no território ocupado da Palestina enquanto aguardam uma solução para seus problemas. Por meio da rede de instituições de atenção primária e clínicas móveis da agência em quatro países, os serviços oferecem cuidados preventivos, medicina geral e cuidados especializados para cada estágio da vida. Em uma população que vive em circunstâncias especiais, como refugiados dentro do próprio país sob ocupação ou em países vizinhos desde 1948, principalmente em condições adversas, as necessidades de saúde pública são muito altas. Muitos médicos e enfermeiros na agência estudaram um programa de saúde pública ou pretendem fazê-lo, o objetivo é a completa integração entre atenção primária e saúde pública. Os serviços de atenção primária da UNRWA não operam de forma independente do sistema de saúde do país onde se localizam e são financiados quase exclusivamente por contribuições voluntárias dos estados membros da Organização das Nações Unidas (ONU). Porém, há cada vez mais coordenação entre a atenção primária do estado e a UNRWA com o objetivo de coordenar as políticas, minimizar as duplicações e reforçar os avanços em ambos. No Reino Unido, alguns médicos de família estão desenvolvendo interesse especial em saúde pública por meio de programas formais de treinamento descritos como clínicos gerais com interesses especiais (CGIE).[27] Esse modelo de suporte institucional para a integração entre atenção primária e saúde pública (incentivos, estrutura de coordenação) pode ser o mais efetivo para a integração desses dois serviços para melhorar a saúde da população.

Como integrar serviços de atenção primária e de saúde pública?

Para implementar, de maneira isolada ou combinada, quaisquer desses modelos discutidos em relação à integração entre saúde pública e atenção primária, várias etapas devem ser seguidas para garantir o sucesso e a efetividade na oferta de serviços que satisfaçam as necessidades de saúde da população. Entre essas etapas estão:

1. Identificar as intervenções e as funções da saúde pública que devem ser integradas aos serviços de cuidados pessoais da atenção primária, com base nas necessidades de saúde da população (incluindo serviços de proteção, de prevenção e de promoção da saúde para indivíduos e suas famílias).
2. Identificar o papel do departamento de saúde pública no monitoramento da saúde de toda a população, incluindo dados da atenção primária e de serviços hospitalares.
3. Desenvolver serviços de atenção primária com uma abordagem mais baseada na população. Isso necessitará de mudanças na educação e treinamento de profissionais da atenção primária (médicos, enfermeiros e outros). O treinamento conjunto deve ser a regra, não a exceção.
4. Conduzir avaliações regulares conjuntas das necessidades de saúde para os serviços de atenção primária, a fim de garantir que as capacidades sejam desenvolvidas conforme as necessidades de saúde da população.
5. Os currículos das faculdades de medicina devem incluir elementos teóricos e práticos sobre a integração entre saúde pública e atenção primária. Os locais de treinamento devem exemplificar essa integração.
6. Explorar os avanços tecnológicos que apoiam a integração entre saúde pública e atenção primária (redes sociais, celulares, internet, etc.).

Há muitas barreiras para a integração, tais como as atitudes de profissionais, o medo do aumento da carga de trabalho, a resistência a mudanças, a falta de informações, a falta de comunicação entre os dois grupos de profissionais, as fronteiras organizacionais, as burocracias existentes, a falta de incentivos e de financiamento e as incertezas associadas às reformas.

A integração terá sucesso na abordagem das necessidades de saúde da população e na garantia da saúde de toda a população quando os serviços de saúde pública e de atenção primária forem bem financiados pelo estado, quando forem capazes de oferecer toda a gama de serviços e quando esses serviços forem oferecidos por profissionais de saúde bem treinados. A atenção primária é a espinha dorsal de todo bom sistema de saúde. Os médicos de família têm importância fundamental para adequar a atenção primária, sendo que a relação entre os usuários dos serviços e a equipe da atenção primária é fortalecida pela continuidade de cuidados, pelo cuidado personalizado, pela oferta de serviços próximo das moradias e por serviços delineados especificamente para as necessidades de saúde locais. Um dos indicadores de uma relação excelente com a equipe da atenção primária ocorre quando as pessoas descrevem orgulhosamente os profissionais de saúde como "meu médico", "meu enfermeiro" e "meu conselheiro".

CONCLUSÃO

O capítulo oferece claras evidências de que a integração dos serviços de saúde pública na atenção primária criará benefícios significativos para as pessoas registradas com o serviço (melhores serviços pessoais), para o sistema (menor custo) e para toda a população (intervenções de saúde pública acumulativas). É assim que deve ser a moderna atenção primária: proativa e abrangente.

REFERÊNCIAS

1. Rose G. 1985. Sick individuals and sick populations. Int J Epidemiol. 1985; 14(1):32-38.

2. Rose G. Environmental health: problems and prospects. J R Coll Physicians Lond. 1991;25(1):48-52.

3. Rose G. 1992. The strategy of preventive medicine. New York: Oxford University; 1992

4. World Health Organization. Framework on integrated, people centred health services. Sixty-nine World Health Assembly A69/39 [Internet]. Geneva: WHO; 2016 [capturado em 09 abr. 2018]. Disponível em: http://apps.who.int/gb/ebwha/pdf_files/WHA69/A69_39-en.pdf

5. Department of Health and Social Care.Transforming primary care. London: DH/NHS; 2014 [capturado em 09 abr. 2018]. Disponível em: https://www.gov.uk/government/publications/plans-to-improve-primary-care

6. Winslow CEA. The untilled fields of public health. Science. 1920;51(1306):23-33.

7. Acheson D. Public health in England. Report of the Committee of inquiry into the future development of the public health function. London: Stationery Office Books; 1988.

8. Starfield B. Is primary care essential? Lancet. 1994;344(8930):1129-1133.

9. Starfield B, Shi L, Macinko J. Contribution of primary care to health systems and health. Milbank Q. 2005;83(3):457-502.

10. Starfield B. Refocusing the system. N Engl J Med. 2008 359(20):2087-2091

11. Wanless D. Securing good health for the whole population. London: HM Treasury; 2004

12. Rawaf S, Marshall F. Drug misuse: the ten steps for needs assessment. Public Health Med. 1999;1:21-26

13. Rawaf S. Health in wandsworth: the independent Annual report of the director of public health. London: WPCT; 2004.

14. Royal College of General Practice. Discover general practice [Internet]. London: RCGP; 2017 [capturado em 09 abr. 2018]. Disponível em: http://www.rcgp.org.uk/training-exams/discover-general-practice.aspx

15. National Audit Office 2005. Patient choice at the at the point of GP referral [Internet].London: NAO; 2005 [capturado em 09 abr. 2018]. Disponível em: https://www.nao.org.uk/report/patient-choice-at-the-point-of-gp-referral/

16. Foot C, Naylor C, Imison C The quality of GP diagnosis and referral. London: King's Fund; 2010.

17. Shi L The impact of primary care: a focused review. Scientifica (Cairo). 2012;2012:432892.

18. Roland M, Everington S. Tackling the crisis in general practice: if general practice fails, the whole NHS fails. BMJ 2016;352:i942

19. Gulliford MC. Availability of primary care doctors and population health in England: is there an association? J Public Health Med. 2002;24(4):252-254.

20. Baker R, Honeyford K, Levene LS, Mainous AG 3rd, Jones DR, Bankart MJ, et al.Population characteristics, mechanisms of primary care and premature mortality in England: a cross-sectional study. BMJ Open. 2016;6(2):e009981.

21. Wang W, Shi L, Yin A, Mao Z, Maitland E, Nicholas S, et al. Contribution of primary care to health: an individual level analysis from Tibet, China. Int J Equity Health. 2015 Nov 30;14:107.

22. Ruano A, Furler J, Shi L. Interventions in primary care and their contributions to improving equity in health. Int J Equity Health. 2015;14:153.

23. Hill AP, Freeman GK. Promoting continuity of care in general practice. London: RCGP; 2011.

24. Watt G. For information and discussion: supporting health improvement in primary care. Glasgow: University of Glasgow; 2006.

25. Bream E. Prevention 2010: engagement and concordance: evidence overview. A resource for pilots [Internet]. Edinburgh: NHS; 2006 [capturado em 09 abr. 2018]. Disponível em: http://scotland.gov.uk/Resource/Doc/924/0031658.pdf

26. Ciliska D, Ehrlich A, DeGuzman A. Public health and primary care Toronto: PHRED; 2005

27. Bradley S, McKelvey SD. General practitioners with a special interest in public health; at last a way to deliver public health in primary care. J Epidemiol Community Health. 2005;59:920-923

28. Carter J. How can a GP perticpate in public health [Internet] London: BMJ Career; 2014 [capturado em 09 abr. 2018]. Disponível em: http://careers.bmj.com/careers/advice/view-article.html?id=360.

29. Asadi-Lari M, Sayyari AA, Akbari ME, Gray D. Public health improvement in Iran--lessons from the last 20 years. Public Health. 2004;118(6):395-402.

30. Wadge H, Bhatti Y, Carter A, Harris M, Parston G, Darzi A. Brazil's family health strategy: using community health workers to provide primary care. New York: Commonwealth Fund; 2016

31. Ayres PJ, Pollock CT, Wilson A, Fox P, Tabner T, Hanney I.Practical public health in a primary care setting: Discrete projects confer discrete benefits but a long-term relationship is needed. J Manag Med. 1996;10(4):36-48.

32. Yarnall KS, Pollak KI, Østbye T, Krause KM, Michener JL. Primary care: is there enough time for prevention? Am J Public Health. 2003;93(4):635-641.

33. Centres for Medicare and Medicaid Services. Medicare's preventive services [Internet]. Baltimore: Medicare; 2011 [capturado em 09 abr. 2018]. Disponível em: https://www.medicare.gov/Pubs/pdf/10110.pdf.

34. Burton LC, Steinwachs DM, German PS, Shapiro S, Brant LJ, Richards TM, et al. Preventive services for the elderly: would coverage affect utilization and costs under Medicare? Am J Public Health. 1995;85(3):387-391.

35. Cohen JT, Neumann PJ, Weinstein MC. Does preventive care save money? Health economics and the presidential candidates. N Engl J Med. 2008;358(7):661-663.

36. Burton LC, Paglia MJ, German PS, Shapiro S, Damiano AM. The effect among older persons of a general preventive visit on three health behaviors: smoking, excessive alcohol drinking, and sedentary lifestyle. Prev Med. 1995;24(5):492-497.

37. Starfield B. Public health and primary care: a framework for proposed linkages. Am J Public Health. 1996;86(10):1365-1369.

38. Schneider EC, Sarnak DO, Squires D, Shah A, Doty MM. Mirror, mirror: international comparison reflects flaws and opportunities for better US healthcare [Internet]. New York: Commonwealth Fund; 2017 [capturado em 09 abr. 2018]. Disponível em: http://www.commonwealthfund.org/interactives/2017/july/mirror-mirror/

39. Baker D, Middleton E. Cervical screening and health inequality in England in the 1990s. J Epidemiol Community Health. 2003;57(6):417-423.

40. Robson J, Dostal I, Madurasinghe V, et al. NHS Health check comorbidity and management: an observational matched study in primary care. Br J Gen Pract. 2017; 65 (655):e86-e89.

41. NHS employers [Internet]. Leeds: NHS; c2018 [capturado em 08 abr. 2018]. Disponível em: http://www.nhsemployers.org/

42. Campbell SM, Reeves D, Kontopantelis E, Sibbald B, Roland M. Effects of pay for performance on the quality of primary care in England. N Engl J Med. 2009;361(4):368-378.

43. Sigfrid LA, Turner C, Crook D, Ray S. Using the UK primary care Quality and Outcomes Framework to audit health care equity: preliminary data on diabetes management. J Public Health (Oxf). 2006;28(3):221-225.

44. Fleetcroft R, Cookson R. Do the incentive payments in the new NHS contract for primary care reflect likely population health gains? J Health Serv Res Policy. 2006;11(1):27-31.

45. Exworthy M, Wilkinson EK, McColl A, Moore M, Roderick P, Smith H, The role of performance indicators in changing the autonomy of the general practice profession in the UK. Soc Sci Med. 2003;56(7):1493-1504.

46. Gosden T, Forland F, Kristiansen IS, Sutton M, Leese B, Giuffrida A, et al. Capitation, salary, fee-for-service and mixed systems of payment: effects on the behaviour of primary care physicians. Cochrane Database Syst Rev. 2000;(3):CD002215.

47. The National Institute for Health and Care Excellence. About the Quality and Outcomes Framework (QOF) [Internet]. London: NICE; 2011 [capturado em 09 abr. 2018]. Disponível em: https://www.health-ni.gov.uk/articles/about-quality-and-outcomes-framework-qof

48. Roland M, Guthrie B. Quality and Outcomes Framework: what have we learnt? BMJ. 2016;354:i4060.

49. Marshall M, Roland M. The future of the Quality and Outcomes Framework in England. BMJ. 2017;359:j4681.

50. Kontopantelis E, Olier I, Planner C, Reeves D, Ashcroft DM, Gask L, et al. Primary care consultation rates among people with and without severe mental illness: a UK cohort study using the Clinical Practice Research Datalink. BMJ Open. 2015;5(12):e008650.

51. Robson J, Boomla K. Quality and Outcomes Framework could be a unique new national information resource. BMJ. 2017;359:j5502.

52. McGinnis JM. Observations on incentives to improve population health. Prev Chronic Dis. 2010;7(5):A92.

53. Wilkinson EK, McColl A, Exworthy M, Roderick P, Smith H, Moore M, et al. Reactions to the use of evidence-based performance indicators in primary care: a qualitative study. Qual Health Care. 2000;9(3):166-74.

54. Amati F, McDonald A, Majeed A, Dubois E Rawaf S. Implementation and evaluation of patient-centred care in experimental studies from 2000-2010: systematic review. Int J Person Centered Med. 2011;1(2): 348-57.

CAPÍTULO 4

Atenção primária à saúde

Gustavo Gusso
Lucas Bastos Marcondes Machado

Aspectos-chave

▶ Atenção primária à saúde (APS) é definida como "[...] atenção de primeiro contato, contínua, global e coordenada que se proporciona à população sem distinção de gênero, doença, ou sistema orgânico".[1]

▶ Prevenção, cuidado a pacientes crônicos e vulnerabilidade social são conceitos que têm afinidade com a atenção primária, mas não são seus definidores.

▶ Há vários instrumentos para avaliar a APS, sendo que o mais completo e mais utilizado no Brasil é o instrumento de Avaliação da atenção primária (PCATool, do inglês *Primary Care Assessment Tool*).

▶ O conceito de integralidade utilizado na APS diverge do utilizado em outros campos.

Informe Dawson

Um dos primeiros modelos de sistemas de saúde que se tem notícia no mundo foi concebido por uma comissão liderada pelo médico Bertrand Dawson (1864-1945), conhecido também como Lord Dawson, pois tinha o título "1º Visconde Dawson de Penn". Ele foi médico da Família Real Britânica, tendo sido clínico de Edward VII, Edward VIII e George V, em quem realizou eutanásia com morfina e cocaína em 1936. Foi ainda presidente da Royal College of Physicians.[2] O chamado Informe ou Relatório Dawson foi traduzido para o espanhol pela Organização Pan-americana da Saúde (OPAS) e está disponível para consulta.[3] O sistema imaginado por Lord Dawson está representado na figura central de seu relatório, cujo nome completo é "Informe Dawson sobre o futuro dos serviços médicos e afins" e data de 1920, quando foi apresentado ao Ministério da Saúde da Grã-Bretanha pelo Conselho Consultivo de Serviços Médicos e Afins (Figura 4.1).

Analisando o desenho e o relatório, pode-se inferir que Dawson imaginou Centros de Saúde Primários,* com generalistas próximos às casas das pessoas que derivavam pacientes, caso fosse necessário, a um centro de especialidades, e apenas este referenciaria, se necessário, a um hospital terciário, chamado "Hospital-escola". Lord Dawson ainda previu os serviços chamados "suplementares", que seriam equipes multiprofissionais treinadas para tratar tuberculose, pacientes terminais, pacientes com problemas mentais, problemas ortopédicos, epilépticos, infecciosos, etc., o que, naquela época, se fazia quase muito frequentemente com internações em colônias ou sanatórios. De qualquer forma, poderia corresponder ao que hoje seriam os Núcleos de Apoio à Saúde da Família (NASF) ou Centros de Atenção Psicossocial (CAPS) e demais centros de reabilitação. Ou seja, Lord Dawson imaginou

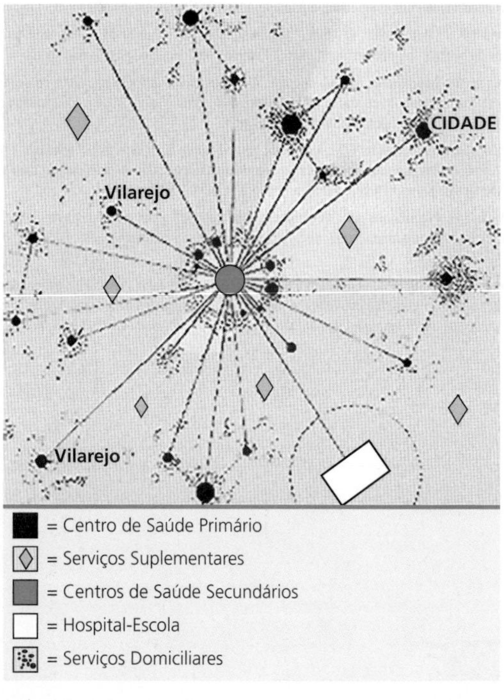

▲ Figura 4.1
Diagrama de uma área mostrando todos os serviços (Informe Dawson).[3]

um território como uma rede: embora pareça trivial hoje em dia, naquela época, em que havia apenas o modelo de sistema de saúde bismarckiano (sem regionalização clara), consistia em um avanço (ver Cap. 7, Organização da atenção primária à saúde em outros países).

---

* Para fins de padronização: Centro de Saúde Primário, Centro de Saúde, Posto de Saúde ou Unidade Básica de Saúde terão o mesmo significado.

A dinâmica descrita no Quadro 4.1 permite visualizar a formação de uma rede regionalizada.

Mesmo hoje, são raros os países que conseguiram de fato implementar essa rede idealizada por Dawson, e o relatório permanece, de maneira geral, bastante atual. Os entraves e as pressões contrárias são muitos. No Brasil, por exemplo, no sistema privado, o primeiro contato é, muitas vezes, feito por subespecialistas.

O Informe Dawson é frequentemente comparado com o Relatório Flexner, de 1910, como se fosse antagônico.[4] Essa é uma análise pouco precisa, uma vez que os objetivos eram muito díspares. Dawson focava nos serviços, ao passo que Flexner se concentrava na educação médica. Dawson valorizou o Hospital-escola, assim como Flexner, ou seja, um dos aspectos que justamente tornam o Informe Dawson falho ou obsoleto é sua linearidade com Flexner neste ponto, não tendo previsto, embora saísse do escopo, que o ensino da medicina deveria ser realizado nos centros de saúde primários e secundários além do Hospital-escola.

Ecologia dos serviços médicos e a função de filtro do médico geral

Um dos artigos mais citados na área da APS e na medicina de família e comunidade (MFC) é o "Ecology of Medical Care", que foi conduzido por White e colaboradores em 1961[5] e repetido por Green e colaboradores em 2001.[6] Segundo esses estudos, a cada 1.000 pessoas ao longo de um mês, entre 750 e 800 têm sintomas, aproximadamente 250 procuram ajuda formal, em especial na atenção primária, 8 são internadas em um hospital regional e menos do que uma, em média, necessita de um hospital-escola (Figura 4.2).

Os estudos sobre o uso dos serviços de saúde implicam a importância do papel de filtro proporcionado pela atenção primária, mas também pelo autocuidado.[7] Em uma apresentação no Seminário de Inovação organizado por Gérvas e Pérez Fernández,[7] em 2012, o pesquisador Muir Gray descreveu o mesmo estudo, conforme mostra a Figura 4.3. Ou seja, uma pessoa com dor crônica no joelho, que leva 15 anos desde o início da dor até a colocação da prótese, tem seu problema cuidado majoritariamente por ela mesma, em seguida por alguma pessoa próxima, depois por um generalista e por último pelo especialista em joelho. Esse raciocínio, que implica diversos filtros, é contraintuitivo ao que se tornou "convencional" em lugares com sistemas de saúde desestruturados pelo processo de mercantilização da saúde, que vendeu como "boa prática" a rápida procura por um especialista chamado focal, ou subespecialista.

Para compreender estatisticamente esse equívoco, é preciso recorrer ao Teorema de Bayes, descrito pelo filósofo e matemático britânico Thomas Bayes no século XVIII. Segundo o Teorema, o valor preditivo depende da probabilidade pré-teste (no

Quadro 4.1 | Dinâmica para visualização da rede de atenção

Dinâmica: Uma atividade difundida pela Dra. Silvia Takeda, epidemiologista do Serviço de Saúde Comunitária do Grupo Hospitalar Conceição (GHC), de Porto Alegre, RS, permite visualizar esta rede regionalizada idealizada por Dawson e depois consagrada nos sistemas de saúde universais. Consiste em descrever um caso como o a seguir, com vários personagens. Cada participante ou voluntário imita um personagem em um meio círculo, e um rolo de barbante faz o papel de paciente. Toda vez que o paciente passa por um profissional, este segura uma ponta do barbante. Ao final, verifica-se, por exemplo, que o recepcionista do posto de saúde e o médico de família, ou clínico geral, tem mais pontas de barbante e, portanto, mais contatos com os pacientes.

Exemplo de caso (pode ser construído com os participantes): D. Maria, 62 anos, é diabética e hipertensa há pelo menos 7 anos, mas há 3 anos não vai ao médico. Acordou um dia com dor nas costas e resolveu procurar a Unidade de Saúde. Chegando lá, foi orientada a retornar na sexta-feira para marcar uma consulta para a semana seguinte. Ela fez isso, e na segunda-feira estava diante do *médico de família* da sua área. Queria um referenciamento ao ortopedista. O médico lhe sugeriu experimentar usar diclofenaco durante 4 dias e retomar o tratamento da pressão e diabetes, além de fazer novo papanicolaou e mamografia. Sugeriu também exames laboratoriais e uma consulta de rotina com o oftalmologista. Os exames foram coletados pela *enfermeira* da equipe na semana seguinte. Em um mês, a paciente retornava ao *médico de família* com o resultado dos exames de sangue e o controle da pressão realizado semanalmente. Tanto o diabetes quanto a pressão alta estavam malcontroladas. O médico de família alterou a dose dos medicamentos prescritos na consulta anterior e orientou nova sequência de controle de pressão e novo exame laboratorial em 3 meses. Nesse meio tempo, foi chamada para o *oftalmologista*, para a *mamografia* e fez o papanicolaou com o *auxiliar de enfermagem* da unidade. Enquanto aguardava o período determinado pelo médico de família para fazer novos exames, ela perdeu o genro assassinado pela polícia e ficou extremamente abalada. Procurou então o *médico de família* para "pedir um calmante". Por causa desse episódio, atrasou a coleta dos novos exames laboratoriais em 2 meses, mas procurou, então não se descuidar do uso dos medicamentos. Passados 5 meses da última consulta, coletou novos exames com a mesma *enfermeira* e voltou ao *médico de família* em seguida para retomar o tratamento da pressão e do diabetes. Segundo relatou ao médico de família, o oftalmologista dissera que sua vista estava "ok" e que, embora tenha começado uma catarata, não tinha de operar naquele momento. Aproveitou para queixar-se de dor na perna esquerda quando caminhava. Os exames laboratoriais haviam melhorado consideravelmente, mas o médico de família detectou um pulso diminuído no membro inferior esquerdo. Ele solicitou uma ultrassonografia (US) Doppler, resolveu referenciar ao cirurgião vascular para uma avaliação e orientou espaçar os retornos, já que havia adquirido um controle aceitável da pressão e do diabetes. Enquanto aguardava o resultado do US, ela teve um quadro de gripe prolongado e procurou novamente o *médico de família* da unidade, tendo sido atendida por ele no "acolhimento". Finalmente, realizou a US Doppler com um *radiologista*, que mostrou uma obstrução arterial na altura da região poplítea. A paciente esperou 4 meses e finalmente conseguiu o *cirurgião vascular*, que sugeriu programar cirurgia. A paciente ficou assustada e decidiu procurar novamente o médico de família. Combinaram que tentariam o tratamento clínico por meio do controle do diabetes e da hipertensão, além de cuidados gerais com as pernas, a fim de tentar evitar a cirurgia. Após 2 anos de seguimento e mais 6 consultas, encontra-se bem, sem lesão nos membros e com controle clínico da dor na perna esquerda.

Personagens além do paciente (barbante):

1. Médico de família e comunidade
2. Auxiliar de enfermagem
3. Cirurgião vascular
4. Enfermeiro
5. Oftalmologista
6. Radiologista especializado em mamografia
7. Radiologista especializado em US Doppler

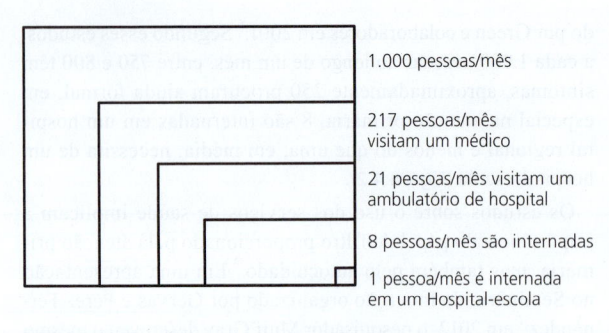

▲ **Figura 4.2**
Representação gráfica da Ecologia dos serviços médicos.

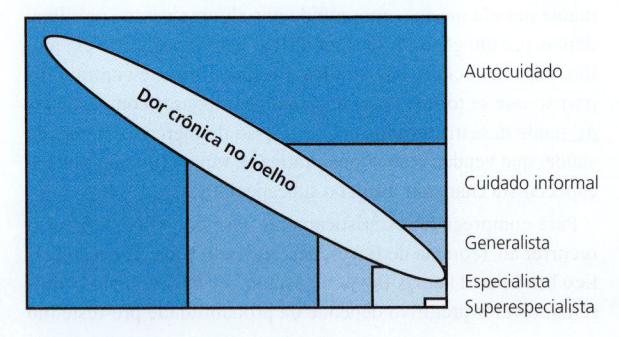

▲ **Figura 4.3**

caso da consulta médica, a prevalência do problema).[8] A anamnese e o exame físico podem ser encarados como provas diagnósticas – o conjunto deles, a consulta médica, tende a ter sensibilidade e especificidade fixas para determinados problemas. O médico de família e comunidade procura distinguir de forma competente os sãos dos doentes, referenciando estes últimos para outros níveis de atenção. Como os subespecialistas têm maior precisão e acurácia para problemas mais raros ou graves, Ortun e Gervas explicam que

> [...] se os médicos generalistas aumentam a probabilidade da enfermidade dos pacientes referenciados aos especialistas de 1 a 10% e aceitamos que estes empregam provas de 95% de sensibilidade e 90% de especificidade, o Valor Preditivo Positivo passa de 8,7 a 51,3%.[9]

Dessa forma, o Teorema de Bayes é essencial para compreender a importância do papel do filtro no sistema de saúde e quão perigoso é o subespecialista ocupar o lugar do generalista, ou mesmo o generalista ocupar o papel do enfermeiro e do cuidador informal.

Conceitos básicos

Para entender a atenção primária, é fundamental compreender alguns conceitos básicos e algumas siglas muito utilizadas. As principais são:

- APS – atenção primária à saúde*: *"lugar"* do sistema de saúde definido pelos serviços que oferece.
- PSF/ESF – Programa Saúde da Família/Estratégia Saúde da Família: programa de 1994 a 1998 e *estratégia do Estado* para reorientar a atenção primária brasileira a partir de 1998.
- MFC – medicina de família e comunidade: *especialidade médica*.

Muitos profissionais da saúde usam tais conceitos de maneira pouco precisa no Brasil, como quando, por exemplo, falam em "residência médica em saúde da família e comunidade". Ou seja, nesse caso, há uma confusão entre a ESF e a MFC, pois não existe residência médica em "saúde da família e comunidade". Os três conceitos têm importantes conexões, mas são distintos. Isso tem reflexo direto na organização dos serviços e nas políticas de saúde, de maneira que os gestores devem emitir sinais claros sobre as ações que estão realizando para cada um dos conceitos ou áreas.

Atenção primária à saúde: conceito e definições

O termo atenção primária começou a ser usado no início da década de 1960. Logo, apareceu o termo "médicos primários", que ainda hoje tem grande variação.[10] Na segunda metade da década de 1970, a Organização Mundial da Saúde (OMS) se dedicava consideravelmente ao tema quando o dinamarquês Halfdan Mahler foi seu diretor-geral (1973-1988). De 1974 a 1985, o diretor-geral adjunto foi David Tejada de Rivero, médico peruano que, a partir de 1992, serviria como representante da OPAS, no Brasil, e contribuiria no desenvolvimento do PSF, tendo inclusive participado da reunião dos dias 27 e 28 de dezembro de 1993, quando foi produzido o documento Saúde Dentro de Casa,[11] embrião do PSF. Em 1977, na trigésima reunião da Assembleia Mundial da Saúde, houve o lançamento da ideia de colocar o ano 2000 como meta para que "[...] todos os cidadãos tivessem um nível de saúde que permitisse uma vida social e economicamente produtiva".[12] No ano seguinte, na conferência que tratou especificamente sobre atenção primária, em Alma Ata, situada na antiga União Soviética, o conceito recebeu uma definição:

> Atenção primária à saúde é a atenção essencial à saúde baseada em tecnologia e métodos práticos, cientificamente comprovados e socialmente aceitáveis, tornados universalmente acessíveis a indivíduos e famílias na comunidade a um custo que tanto a comunidade como o país possam arcar em cada estágio de seu desenvolvimento, um espírito de autoconfiança e autodeterminação. É parte integral do sistema de saúde do país, do qual é função central, sendo o enfoque principal do desenvolvimento social e econômico global da comunidade. É o primeiro nível de contato dos indivíduos, da família e da comunidade com o sistema nacional de saúde, levando a atenção à saúde o mais próximo possível do local onde as pessoas vivem e trabalham, constituindo o primeiro elemento de um processo de atenção continuada à saúde.[13]

Dado que a Conferência de Alma Ata ratificou o ano 2000 como meta para que todas as pessoas atingissem um nível de saúde que permitisse uma vida produtiva, o encontro passou a ser intitulado "Saúde para todos no ano 2000". Dos 10 tópicos da declaração, quatro são introdutórios, e os outros seis tratam da atenção primária propriamente dita. Alma Ata tomou uma dimensão tão importante que o senador americano Edward (Ted) Kennedy (1932-2009), democrata que sempre teve como bandeira a luta por um sistema de saúde universal, compareceu na Conferência que era realizada na antiga União Soviética, mesmo em plena guerra fria.

Hoje em dia, a definição mais aceita de APS, e provavelmente a mais técnica e menos política que a de Alma Ata, foi publicada

---

* Por convenção, aqui, não há distinção entre os termos atenção primária ou atenção primária à saúde, sendo que a sigla consagrada é APS.

por Scheffler, em 1978.[14] Segundo o documento, "APS é definida como cuidado acessível, coordenado, abrangente e contínuo realizado por profissionais comprometidos".[14] Descrevia cinco atributos: acesso, coordenação, cuidado abrangente (integralidade), continuidade e responsabilização. A publicação diz ainda que APS não pode ser adequadamente definida pelo local da atenção, pelo treino do profissional ou pela provisão de uma cesta de serviços. O escopo, as características e a integração dos serviços formam a base da definição de APS. Em 1994, o mesmo instituto atualizou a definição para

> [...] uma provisão de cuidado à saúde integrado e acessível realizado por clínicos que são responsáveis por resolver a grande maioria das necessidades de cuidados pessoais de saúde, desenvolvendo uma parceria permanente com os pacientes e praticando no contexto da família e da comunidade.[10]

Essa definição adiciona o contexto familiar e comunitário além da integração dos serviços. Starfield, no seu livro mais conhecido mundialmente,[12] sistematizou e definiu de maneira clara, com base nas definições do Institute of Medicine, os quatro atributos nucleares da APS: acesso, coordenação, integralidade e longitudinalidade. Ela passou a usar o termo longitudinalidade em substituição à continuidade, pois este poderia ter mais relação com os problemas de saúde específicos e seria atribuição de todas as especialidades. Acrescentou ainda três atributos derivados: foco na família, orientação comunitária e competência cultural.[12,15] Muitas vezes, no Brasil, se dá mais importância aos atributos derivados do que aos nucleares. Segundo Starfield, APS é definida como "[...] atenção de primeiro contato, contínua, global e coordenada que se proporciona à população sem distinção de gênero, doença ou sistema orgânico".[1]

No Brasil, o termo ficou atenção básica apenas porque, na época da criação do Departamento de Atenção Básica e do Piso de Atenção Básica (PAB), havia uma crítica de que primária seria algo pejorativo, para "pobres", o que configura uma contradição, uma vez que os países mais desenvolvidos, como Holanda, Noruega, Inglaterra e Canadá, já haviam consagrado o uso de "primária". Segundo o livro *Memórias da saúde da família no Brasil*,

> [...] quando a proposta do per capita foi elaborada, ela precisava de um nome. A equipe da Secretaria de Atenção à Saúde (SAS), com alguns colaboradores externos, ouviu muitas opiniões de gestores e formuladores do setor saúde. Havia uma advertência clara de que o termo atenção primária tinha relação com os pacotes assistenciais reducionistas impostos pelas agências internacionais às regiões em desenvolvimento e que, portanto, qualquer proposta de "piso de atenção primária"[16]

poderia ser imediatamente rejeitada pela nomenclatura. Havia, naquele momento, necessidade premente de mudança na modalidade de financiamento – situação que não poderia se subordinar a um provável longo período de debate para escolha de uma denominação adequada. Assim, surgiu o termo "atenção básica" como alternativa para evitar a resistência que era anunciada".[16] Além disso, os termos para este conjunto de serviços do sistema são sempre pejorativos se vistos sob esta perspectiva superada de "ordem de importância": primário, básico, essencial, fundamental, primordial, etc. O mesmo ocorre com a educação. A Política Nacional de Atenção Básica (PNAB) atualizada em 2017 manteve o conceito e, segundo este documento,

> Atenção básica é o conjunto de ações de saúde individuais, familiares e coletivas que envolvem promoção, prevenção, proteção, diagnóstico, tratamento, reabilitação, redução de danos, cuidados paliativos e vigilância em saúde, desenvolvida por meio de práticas de cuidado integrado e gestão qualificada, realizada com equipe multiprofissional e dirigida à população em território definido, sobre as quais as equipes assumem responsabilidade sanitária.[17]

Enfim, não há uma diferença substantiva, e, vendo sob o prisma macro, os dois conceitos, *atenção básica ou primária*, são relacionados a um *locus* dentro da rede de atenção de qualquer país.

Três conceitos têm alguma relação com a APS, mas não a definem:

- **Vulnerabilidade social**: Atenção primária não se restringe a países ou locais com vulnerabilidade social; os países mais desenvolvidos e ricos, com exceção dos EUA, são os que mais têm APS forte e estruturada.
- **Pacientes crônicos**: APS deve ser a porta de entrada tanto para problemas agudos, excetuando emergências, quanto crônicos. Provavelmente, o foco nos crônicos teve origem no excesso de pacientes por equipe e o conforto para organizar a agenda, dado que a atenção a pacientes não agendados demanda estrutura e processo avançados, porém é essencial para que se atinja um alto escore na APS.
- **Prevenção**: Muitas vezes, usa-se o termo prevenção como sinônimo de "cuidado a pessoas que não tem sintomas", o que é um equívoco, já que prevenções terciária e quaternária envolvem pacientes com sintomas (ver Cap. 31, Prevenção quaternária: primeiro não causar dano). Porém, de forma similar ao conceito de "crônicos", o foco na prevenção primária e secundária pode ter relação com a maior facilidade para lidar com pacientes que não têm sintomas, mas rebaixa o escore da APS.

Ainda há outras confusões conceituais envolvendo a APS. Muito frequentemente se compreende a APS como um local onde se lida com problemas simples ou comuns e de fácil manejo. Não é correto, e os termos mais precisos seriam *problemas frequentes, indiferenciados e incertos, em um ambiente de alta complexidade, alto grau de multimorbidades e baixa densidade tecnológica*. Porém, o Ministério da Saúde (MS) consagrou o uso de "média e alta complexidade" para ambientes de alta densidade tecnológica.

No clássico artigo, Vuori[18] descreve as quatro maneiras como o conceito de APS pode ser interpretado:

1. **APS como uma cesta de serviços**
   - Educação em saúde.
   - Suprimento alimentar e nutrição.
   - Água tratada e saneamento básico.
   - Cuidado materno-infantil.
   - Imunização.
   - Prevenção e controle de endemias.
   - Tratamento básico de problemas de saúde.
   - Fornecimento de medicamentos essenciais.
2. **APS como nível de atenção**
3. **APS como uma estratégia de organização dos serviços de saúde** (APS como coordenadora do sistema), com serviços acessíveis, relevantes para as necessidades da população, funcionalmente integrados, com base na participação da comunidade, custo-efetivo e caracterizado por uma colaboração intersetorial.

4. **APS como uma filosofia caracterizada por justiça social e igualdade**, autorresponsabilidade, solidariedade internacional e aceitação de um conceito amplo de saúde.

Vuori descreve essas quatro interpretações de forma hierarquizada, sendo que a cesta de serviços seria uma APS inadequada, e a imagem-objetivo seria a APS como uma filosofia. Provavelmente, o Brasil está no segundo nível, ao passo que uma parte considerável da Europa Ocidental, em especial Inglaterra, Holanda, Dinamarca, e outros países estejam no terceiro. A crítica que o autor faz ao segundo nível cabe bem ao que se vivencia no sistema privado brasileiro, onde não há filtro: se APS é um nível de atenção, os ambulatórios de especialidades são considerados APS? E os cuidados informais responsáveis por uma parte considerável da "atenção"? O autor conclui que este segundo nível pode ser desastroso ao ser atingido com facilidade, independentemente de toda estratégia e filosofia que deveriam nortear a APS.

Atributos nucleares da atenção primária à saúde

De maneira sucinta, os atributos chamados nucleares por Starfield e que definem a APS[12] podem ser assim descritos:

Atenção ao primeiro contato/acesso

É o princípio soberano, representa a porta de entrada e o primeiro contato do paciente com o sistema; outras nomenclaturas, algumas vezes entendidas como pejorativas, foram sendo usadas em parte, ou mesmo em substituição a este atributo, como "acolhimento", "*gatekeeper*" ou "porteiro". Como já discutido neste capítulo, a função de filtro do médico geral é essencial para o bom funcionamento e a racionalidade do sistema de saúde. Não fornecer acesso para todos os pacientes quando eles necessitam fere um atributo essencial e faz o escore de avaliação da APS cair.

A atenção ao primeiro contato depende da acessibilidade ou acesso dos serviços, um aspecto da estrutura, assim como da sua utilização pelas pessoas quando surge uma necessidade.

O acesso pode ser dividido em dois componentes: o primeiro é o aspecto geográfico – distância do centro de saúde da pessoa que necessita de atenção, tempo de locomoção, facilidade de transporte, etc. O segundo é o componente sócio-organizacional, que inclui aspectos que facilitam ou bloqueiam os esforços das pessoas para chegarem à consulta. São exemplos: organização de agenda para dar conta de emergências, quadros agudos e consultas agendadas; flexibilização do modo de funcionamento da equipe para atender populações vulneráveis, como pessoas em situação de rua; exigência de pagamento ou co-pagamento; e preconceitos, como a transfobia, que podem prejudicar o acesso desta população ao centro de saúde.[12] Um desafio em grande parte dos países é fornecer acesso em horários inconvenientes ou à distância. Poucos países como a Holanda conseguiram se organizar neste sentido, ou seja, há horário protegido para retornar ligações dos pacientes, e os médicos de família de uma região se revezam em plantões noturnos e nos finais de semana para evitar que os pacientes usem as emergências desnecessariamente.

Murray e Berwick, este consultor norte-americano, cunharam o termo "acesso avançado"[19] para designar a não postergação das ações, embora na Europa "acesso" tem esta conotação sem a necessidade de juntar-se à palavra "avançado". (ver Cap. 5, Modelos de acesso ao cuidado pelo médico de família e comunidade na atenção primária à saúde).

Coordenação

Denota a articulação do sistema, conforme Starfield: a coordenação "[...] é essencial para a obtenção dos outros aspectos. Sem ela, a longitudinalidade perderia muito do seu potencial, a integralidade seria dificultada e a função de primeiro contato tornar-se ia uma função puramente administrativa".[12]

A coordenação envolve a continuidade de informação dentro do sistema, seja pela continuidade do profissional, seja via prontuário médico. Ela é importante em três níveis: dentro do centro de saúde, quando o mesmo paciente é visto por diferentes profissionais (p. ex., um paciente pode ser visto pela enfermeira, pelo dentista e pelo médico, sendo necessária a troca de informações entre estes três profissionais); na relação com outros profissionais chamados para fornecer consultoria ou acompanhamento de curta duração; e, por fim, na relação com especialistas, que vão acompanhar o paciente por um longo período de tempo devido uma condição específica e mais rara.[12]

Portanto, é lógico concluir que a referência e a contrarreferência são ferramentas essenciais para a coordenação do cuidado. Tais termos são mais corretos do que encaminhamento*, já que a APS nunca deixa de se responsabilizar pelos pacientes mesmo quando há um problema mais raro, específico ou potencialmente grave que necessita de uma consultoria. Por exemplo, no pré-natal de alto risco, embora o obstetra especializado vá acompanhar a gestante referenciada, ela continua necessitando da atenção primária para outros problemas de saúde, como gripe ou unha encravada, ou mesmo para esclarecer uma dúvida sobre a gestação.

Uma das avaliações que se faz desse atributo é a "taxa de referenciamento", ou seja, quantos pacientes foram referenciados a outro profissional ou *locus* do sistema como secundário ou terciário. No Brasil, convencionou-se como taxa aceitável de referenciamento 15% do número total de consultas (e não de pacientes na lista) que gerou algum referenciamento, sendo que se uma consulta gerou dois referenciamentos, por convenção, sugere-se contabilizar os dois. Em países desenvolvidos, como Inglaterra, Canadá, Holanda, a "taxa de não referenciamento" chega a 96%, o que é explicada em parte pelo próximo atributo (longitudinalidade) e pelo vínculo do profissional com o paciente e com a área. Ou seja, na maioria das vezes, eles já se conhecem há muitos anos, e a maioria dos referenciamentos necessários foram feitos, de maneira que há pouca demanda reprimida. Tem sido usado na realidade brasileira o termo "resolutividade", (termo que não consta dos dicionários), ou resolubilidade, para designar taxa de não referenciamento, ou seja, quantas pessoas tiveram o problema "resolvido" sem necessitar de referenciamento. Porém, não é um termo preciso também porque nem sempre os problemas são propriamente "resolvíveis", seja na atenção primária, secundária ou terciária (por exemplo, enxaqueca).

Existem diversos motivos para gerar uma referência da atenção primária a outros serviços: motivos administrativos (o paciente precisa de um laudo de um subespecialista), auxílio em relação a diagnóstico (em alguns lugares apenas o subespecialista tem acesso a certas ferramentas diagnósticas), auxílio em relação ao tratamento e para acompanhamento continuado de alguma condição rara. Além disso, em muitos lugares, os pacientes podem se "autorreferenciarem", ou seja, têm acesso direto aos outros níveis de atenção, como no sistema de saúde suplementar brasileiro. Essas diferenças também explicam, em parte, a grande variação na taxa de referenciamento entre regiões e países diferentes.

---

* Ao longo do texto, encaminhar e referenciar são tratadas como sinônimos.

Outra medida fundamental para avaliar "coordenação" é a taxa de referências que geram contrarreferências, isto é, a resposta do especialista. Isso leva à avaliação da continuidade, que difere da longitudinalidade, pois esta é vinculada ao tempo, ao passo que a continuidade tem mais relação com o problema e com o próprio atributo da coordenação.[12] Por exemplo, uma hérnia inguinal precisa de continuidade entre o médico de família e o cirurgião, mas a pessoa com hérnia inguinal necessita de um cuidado longitudinal na atenção primária por qualquer problema. O prontuário eletrônico, se orientado por problemas e tiver boa "usabilidade", pode ajudar no atributo coordenação e na continuidade da atenção.

Longitudinalidade

Longitudinalidade se relaciona com a existência de uma fonte regular de atenção e seu uso ao decorrer do tempo. Não é obrigatório que seja fornecida pelo mesmo profissional e sempre será necessária uma rede de profissionais, mas existem algumas diferenças se o *locus* da longitudinalidade é uma equipe ou local (como uma Unidade Básica de Saúde [UBS]) ou um profissional específico: a coordenação é mais difícil quando a longitudinalidade ocorre dentro de uma equipe, pois a pessoa será vista por um número maior de profissionais. Por outro lado, quando a longitudinalidade se der com um profissional apenas, a integralidade e atenção ao primeiro contato são prejudicadas, pois é muito difícil para um profissional estar disponível o tempo inteiro e oferecer uma variedade grande de serviços.[12]

Starfield[12] faz uma distinção entre longitudinalidade e continuidade da atenção. Esta última descreve quanto uma pessoa consulta com o mesmo profissional ou visita o mesmo local entre uma consulta e outra. Desse modo, a continuidade é uma característica não só da APS, mas também de outros níveis de atenção. A diferença está no fato de que continuidade de atenção é orientada para o manejo de algum problema específico, e a longitudinalidade é voltada à atenção às pessoas, independentemente do problema.

A longitudinalidade depende de um aspecto organizacional – o cadastro da pessoa por meio de inscrição ou contrato com os profissionais ou com o local de atenção. Por exemplo, em uma UBS brasileira, este cadastro se dá pelo território, pessoas que moram em certas ruas são vinculados a uma determinada equipe. Esse atributo também está relacionado com o vínculo do profissional com os pacientes e a comunidade e com a força da relação pessoa-profissional.

Diversos benefícios são associados à longitudinalidade, entre eles a menor utilização de serviços, melhor atenção preventiva, menos referenciamento de pacientes e menos hospitalizações. Sem longitudinalidade dificilmente se consegue acesso e coordenação adequados, pois a rotatividade do profissional é bastante prejudicial a todos os atributos e dificulta um elevado escore de APS.

Cuidado abrangente/Integralidade

É um dos conceitos mais complexos e malcompreendidos no Brasil. O termo em inglês usado tanto pelo Institute of Medicine quanto por Starfield é *comprehensiveness*, cuja tradução literal poderia ser "abrangente". O que se queria dizer era que, na atenção primária, é preciso que haja uma ampla oferta de serviços. Ou seja, o conceito está relacionado à multimorbidade e a demandas variadas da população. Na avaliação desse atributo, o documento do Institute of Medicine sugeria perguntas que avaliavam a amplitude dos serviços oferecidos. No Brasil, o termo que ficou consagrado para descrever o atributo foi integralidade, mas há vários sentidos para o termo. Um dos autores que se dedicaram ao conceito de integralidade, muitas vezes confundido com o que se pretendia nos documentos internacionais que falavam em *comprehensiveness*, foi Mattos. Em um dos textos mais difundidos, ele descreve três sentidos para a integralidade:[20]

a. Integralidade como um sinal de boa medicina, ou seja, em busca de uma medicina menos fragmentada e reducionista (a biomedicina).
b. Integração da organização das práticas, superando os programas verticais. Esse sentido tem relação com a história do sistema de saúde no Brasil, que, até a constituição de 1988, estabelecia que o Ministério da Saúde ficava com a atribuição das ações populacionais e de prevenção, como imunizações, e execução de programas verticais, como tuberculose e hanseníase, e a assistência médica ficava a cargo do Ministério da Previdência, por meio do INAMPS.
c. Integração de assistência e prevenção no âmbito das políticas especiais. O autor diz que prefere usar o termo política a programa aqui, e este terceiro sentido diz respeito à integração de aspectos de prevenção e assistência, bem como aspectos antropológicos e culturais, como ocorreu com a Programa de Assistência Integral à Saúde da Mulher e a Política Nacional de Combate à Aids.

Apesar de usar o mesmo termo, o conceito diverge com o descrito por Starfield e pelos documentos do Institute of Medicine. Ou seja, na APS, integralidade tem o sentido de cuidado abrangente, de reconhecer a variedade das necessidades relacionadas à saúde do paciente e disponibilizar os recursos para abordar essas necessidades. Nesse sentido, a integralidade está relacionada com a carteira de serviços oferecida pela APS. A decisão sobre se determinado serviço será prestado pela APS ou em outro nível de atenção varia de local para local e de acordo com as necessidades da população. Outro modo de dizer isso é que a necessidade do serviço varia de acordo com a prevalência da doença na população. Um exemplo claro e prático é um capítulo do livro espanhol *Cirugía menor y procedimientos en medicina de familia*,[21] que descreve o tratamento de ferimentos por chifres de touro: sendo um problema prevalente, deve ser abordado na atenção primária, de preferência por generalistas bem formados.

A integralidade que precisa ser avaliada na APS é um conceito mais concreto e menos filosófico. O risco aqui é, por exemplo, aceitar que Programa de Assistência Integral à Saúde da Mulher, simplesmente por não se restringir à atenção materno-infantil e tentar compreender a mulher na sociedade atual, tem um alto escore de integralidade. Ou seja, é importante delimitar que a integralidade que se quer medir é o cuidado abrangente.

É importante lembrar-se de que as necessidades das pessoas podem assumir diversas formas: desde serviços preventivos até doenças, sintomas e outros sofrimentos. Portanto, a APS deve reconhecer diferentes tipos de problemas de forma adequada.

Seria importante que cada centro de saúde ou organização definisse que serviços são oferecidos na atenção primária tanto para as pessoas que utilizam o local quanto para seus profissionais. Em geral, isso não é feito e existe uma diferença muito grande na carteira de serviços oferecida na APS entre países diferentes e mesmo dentro do mesmo país, entre distintos profissionais dependendo de sua formação. Seria importante uma abordagem mais racional para definir que serviços serão disponibilizados na APS e quais serão ofertados em outros níveis de atenção.[12]

A fábula a seguir descreve simbolicamente a função do filtro do sistema de saúde e é reproduzida por Bárbara Starfield (Mathers e Hodgkin apud Starfield, págs 214 e 215):[12]

> Era uma vez, um Porteiro e uma Feiticeira. O trabalho do Porteiro era decidir quem poderia ver a Feiticeira. A maioria das pessoas que viam o Porteiro não viam a Feiticeira. Geralmente elas estavam apenas um pouco doentes ou com a preocupação de estarem doentes e o Porteiro era muito bom em decidir quem precisava ver a Feiticeira. A maioria das pessoas que a viam estavam muito doentes e ela poderia lançar seus feitiços para fazer com que melhorassem. A Feiticeira e o Porteiro precisavam um do outro.
>
> O problema foi que, quanto mais pessoas ouviam a respeito das poções mágicas da Feiticeira, mais queriam vê-la, e as filas de espera tornaram-se cada vez mais longas. Algumas vezes, o Porteiro tinha de mandar algumas pessoas de volta à Feiticeira porque elas não tinham pego poções mágicas suficientes. As pessoas ficaram muito bravas e contaram à Rainha. A Rainha disse, "Deixe as pessoas que desejam ver a Feiticeira ir diretamente a ela e que elas mesmas a paguem". As pessoas que podiam pagar ficaram muito felizes. O problema era que as filas de espera ficaram maiores porque a Feiticeira passava mais e mais tempo vendo aqueles que podiam pagar. Na verdade, a maravilhosa bola de cristal começou a dar mais e mais respostas erradas: "Descubra o que está acontecendo.", gritou a Rainha. O Porteiro então teclou em "feitiço de dados" em sua bola de cristal e lá apareceu a mensagem: "O valor de um exame diagnóstico depende da prevalência da condição na população examinada". A Feiticeira é muito boa ao decidir quem está muito doente, mas nada boa ao decidir quem está bem. O Porteiro é muito bom ao decidir quem está bem, mas não tão bom ao decidir quem está muito doente. Os Porteiros usam os exames e testes para determinar se as pessoas estão normais ou não, enquanto a Feiticeira usa os testes para detectar a doença. Se a bola de cristal da Feiticeira estiver funcionando de forma adequada, ela deveria ver apenas as pessoas que o Porteiro suspeita que estão doentes o suficiente para precisar de mais atenção. E o Porteiro veria as pessoas que ele pensa estarem doentes e tentaria descobrir se realmente estão. E então o sistema funcionará. Longe de ser um arranjo para privar as pessoas de escolha e acesso à Feiticeira, é a forma mais eficiente de cuidar de pessoas doentes. A Rainha descobriu, entretanto, que persuadir as pessoas disso era muito mais difícil: uma vez adquirido o gosto pelo acesso direto à bola de cristal e às poções mágicas, ele não é facilmente esquecido.

Avaliação da atenção primária à saúde e o Primary Care Assesment Tool

Para mensurar a APS, existem diversos instrumentos, mas os mais conhecidos e usados são:[22]

- CAHPS – *Consumer Assessment of Health Plans Study*.
- EUROPEP – *Patients Evaluate General/Family Practice*.
- PCAS – *Primary Care Assessment Survey*.
- PCAT – *Primary Care Assessment Tool*.

O PCATool[23] é o instrumento mais usado no Brasil, pois é um dos poucos validados. Segundo um estudo que comparou os diversos instrumentos, o PCATool foi o mais completo.[22] Além disso, por ter sido desenvolvido por Barbara Starfield, baseia-se nos atributos nucleares e derivados.

É fundamental ter em mente que, com toda essa complexidade conceitual, não se diz que um sistema tem ou não atenção primária, deve ser mensurada por instrumentos adequados. Ou seja, é possível e desejável que se estabeleça um escore. Mesmo sistemas descoordenados, sem uma porta de entrada clara ou generalistas bem formados, quando se aplica o PCATool, não recebem nota zero, isto é, não se pode dizer que "não tem atenção primária".

O PCATool tem quatro versões estendidas (paciente criança, paciente adulto, profissionais da saúde, gestores) e uma versão resumida para pacientes adultos. Há essencialmente duas formas de se aplicar o PCATool: 1. Entrevista por telefone ou domicílio: na primeira parte (grau de afiliação), avalia-se qual serviço a pessoa é afiliada, e o restante do questionário se baseia neste serviço; esta forma necessita de maior amostragem, pois nem todas as entrevistas serão do serviço que se pretende avaliar; 2. Entrevista na unidade de saúde com algum usuário: neste caso, mesmo que a afiliação não seja com este serviço onde está sendo realizada a entrevista, informa-se ao final do grau de afiliação (parte A) que o restante do questionário será sobre este serviço especificamente. Em todas as versões, a divisão é a mesma:

1. Grau de Afiliação com o Serviço de Saúde (A).
2. Acesso de Primeiro Contato – Utilização (B).
3. Acesso de Primeiro Contato – Acessibilidade (C).
4. Longitudinalidade (D).
5. Coordenação – Integração de Cuidados (E).
6. Coordenação – Sistema de Informações (F).
7. Integralidade – Serviços Disponíveis (G).
8. Integralidade – Serviços Prestados (H).
9. Orientação Familiar (I).
10. Orientação Comunitária (J).

A versão resumida para pacientes adultos, apresentada no Quadro 4.2,[24] tem uma seleção representativa de questões de cada parte e, tal qual a versão estendida, o escore de cada atributo por ser transformado para uma escala de 0 a 10.

CONCLUSÃO

O termo APS tem diferentes definições e interpretações, dependendo da fonte consultada e da época. Adotou-se aqui APS como "[...] atenção de primeiro contato, contínua, global e coordenada que se proporciona à população sem distinção de gênero, doença ou sistema orgânico".[1] A APS possui quatro atributos nucleares: atenção ao primeiro contato; longitudinalidade; coordenação do cuidado; e integralidade. Todos esses atributos se inter-relacionam de alguma forma. Às vezes, as definições dos atributos são mal-interpretadas, em especial a integralidade. Para avaliar a APS, é necessário lançar mão de algum instrumento. Aqui, foi apontado o PCATool como instrumento bastante completo, traduzido e validado para o Brasil. Conceitos como função de filtro, ecologia dos serviços médicos e uma rede regionalizada são úteis para compreender a importância essencial da atenção primária para a racionalidade do sistema.

Quadro 4.2 | **PCATool versão adulto resumida**

PCATool-Brasil-Adulto-Versão Reduzida

Extensão da afiliação com um serviço de saúde/profissional

A1. Há um médico ou serviço de saúde onde você geralmente vai se fica doente ou precisa de conselhos sobre a sua saúde? ( ) Não ( ) Sim (Nome do profissional ou serviço de saúde)

A2. Há um médico ou serviço de saúde que o/a conhece melhor como pessoa? ( ) Não ( ) Sim, mesmo médico/serviço de saúde que acima ( ) Sim, médico/serviço de saúde diferente (Por favor, dê nome e endereço)

A3. Há um médico ou serviço de saúde que é mais responsável por seu atendimento de saúde? ( ) Não ( ) Sim, mesmo que #A1 & #A2 acima; ( ) Sim, o mesmo que #A1 somente; ( ) Sim, o mesmo que #A2 somente; ( ) Sim, diferente que #A1 & #A2 (Por favor, dê nome e endereço)

Afiliação: combinação das 3 questões referentes ao serviço de saúde preferencial (A1, A2 e A3)

Itens dos atributos da APS

Por favor, indique a melhor opção	Com certeza sim (4)	Provavelmente sim (3)	Provavelmente não (2)	Com certeza não (1)	Não sei/Não me lembro (9)
B2	Quando você tem um novo problema de saúde, você vai ao "nome do médico/enfermeira/local" antes de ir a outro serviço de saúde?				
C4	Quando "nome do médico/enfermeira/local" está aberto, você consegue aconselhamento rápido pelo telefone se precisar?				
C11	É difícil para você conseguir atendimento médico do "nome do médico/enfermeira/local" quando pensa que é necessário?				
D1	Quando você vai ao "nome do médico/enfermeira/local", é o mesmo médico ou enfermeira que atende você em todas as vezes?				
D6	Você se sente à vontade contando as suas preocupações ou problemas ao "nome do médico/enfermeira/local"?				
D9	O "nome do médico/enfermeira/ local" sabe quais problemas são mais importantes para você?				
D15	Você mudaria do "nome do médico/enfermeira/local" para outro serviço de saúde se isso fosse muito fácil de fazer?				
E6	O "nome do médico/enfermeira/local" sugeriu que você fosse consultar com este especialista ou serviço especializado?				
E10	O "nome do médico/enfermeira/local" escreveu alguma informação para o especialista a respeito do motivo desta consulta?				
E11	O "nome do médico/enfermeira/local" sabe quais foram os resultados desta consulta?				
E13	O "nome do médico/enfermeira/local" pareceu interessado na qualidade do cuidado que lhe foi dado, isto é, lhe perguntou se você foi bem ou mal-atendido por este especialista ou serviço especializado?				
F3	Quando você vai ao "nome do médico/enfermeira/local", seu prontuário/ficha está sempre disponível na consulta?				
G9	Aconselhamento para problemas de saúde mental (problemas dos nervos).				
G17	Aconselhamento sobre como parar de fumar.				
G20	Aconselhamento sobre as mudanças que acontecem com o envelhecimento (p. ex., diminuição da memória, risco de cair).				
H1	Conselhos sobre alimentação saudável ou sobre dormir suficientemente.				
H5	Conselhos a respeito de exercícios físicos apropriados para você.				
H7	Verifica e discuti os medicamentos que você está tomando.				
H11	Como prevenir quedas.				
I1	O "nome do médico/enfermeira/local" lhe pergunta sobre suas ideias e opiniões (sobre o que você pensa) ao planejar o tratamento e cuidado para você ou para um membro da sua família?				
I3	O "nome do médico/enfermeira/local" se reuniria com membros de sua família se você achasse necessário?				
J4	Faz pesquisas com os pacientes para ver se os serviços estão satisfazendo (atendendo) as necessidades das pessoas?				

REFERÊNCIAS

1. Starfield B. Is primary care essential? Lancet. 1994;344(8930):1129-1133.

2. Wikipedia. Bertrand Dawson, 1st Viscount Dawson of Penn [Internet]. 2017 [capturado em 03 maio 2018]. Disponível em: http://en.wikipedia.org/wiki/Bertrand_Dawson,_1st_Viscount_Dawson_of_Penn.

3. Dawson B. Informe Dawson sobre el futuro de los serviços médicos y afines, 1920. Washington: Organización Panamericana de la Salud; 1964.

4. Flexner A. Medical education in the United States and Canada. New York: Carnegie Foundation for the Advancement of Teaching; 1910.

5. White KL, Williams TF, Greenberg BG. The ecology of medical care. N Engl J Med. 1961;265:885-892.

6. Green LA, Fryer GE, Yawn BP, Lanier D, Dovey SM. The ecology of medical care revisited. N Engl J Med. 2001;344(26):2021-2025.

7. Gérvas J, Pérez Fernández M. El fundamento cientifico de la función de filtro del médico general. Rev Bras Epidemiol. 2005;8(2):205-218.

8. Davidoff F. Standing statistics right side up. Ann Intern Med. 1999;130(12):1019-1021.

9. Ortun V, Gervas J. Fundamentos y eficiencia de la atencion medica primaria. Med Clin (Barc). 1996;106:97-102.

10. Institute of Medicine. Defining primary care: an interim report. Washington: National Academy Press; 1994.

11. Brasil, Ministério da Saúde. Programa de saúde da família: saúde dentro de casa. Brasília; 1994.

12. Starfield B. Atenção primária: equilíbrio entre necessidades de saúde, serviços e tecnologia. Brasília: UNESCO; 2002.

13. World Health Organization. Primary health care: report of the International Conference on Primary Health Care, Alma-Ata, USSR, 6–12 September, 1978, jointly sponsored by the World Health Organization and the United Nations Children's Fund [Internet]. Geneva; 1978 [capturado em 03 maio 2018]. Disponível em: http://apps.who.int/iris/handle/10665/39228.

14. Scheffler RM, editor. Manpower policy for primary health care (IOM publication). Washington: National Academy of Sciences; 1978.

15. Shi L, Starfield B, Xu J. Validating the adult primary care assessment tool. J Fam Pract. 2001;50(2):161-175.

16. Souza HM. Saúde da família: uma proposta que conquistou o Brasil. In: Brasil, Ministério da Saúde. Memórias da saúde da família no Brasil. Brasília; 2010.

17. Brasil, Ministério da Saúde. Portaria n. 2.436, de 21 de setembro de 2017 [Internet]. Brasília; 2017 [capturado em 03 maio 2018]. Disponível em: http://www.foa.unesp.br/home/pos/ppgops/portaria-n-2436.pdf.

18. Vuori H. Primary health care in Europe: problems and solutions. Community Med. 1984;6(3):221-231.

19. Murray M, Berwick DM. Advanced access: reducing waiting and delays in primary care. JAMA. 2003;289(8):1035-1040.

20. Mattos RA. Os sentidos da integralidade: algumas reflexões acerca de valores que merecem ser defendidos. In: Pinheiro R, Mattos R, organizadores. Os sentidos da integralidade na atenção e no cuidado à saúde. Rio de Janeiro: ABRASCO; 2001. p. 39-64.

21. Blanco JMA. Cirurgia menor y procedimientos em medicina de família. Madrid: Jarpyo; 1999.

22. Lévesque JF, Haggerty J, Beninguissé G, Burge F, Gass D, Beaulieu MD, et al. Mapping the coverage of attributes in validated instruments that evaluate primary healthcare from the patient perspective. BMC Fam Pract. 2012;13:20.

23. Brasil, Ministério da Saúde. Manual do instrumento de avaliação da atenção primária à saúde. Brasília; 2010.

24. Oliveira MMC, Harzheim E, Riboldi J, Duncan BB. PCATool-ADULTO-BRASIL: uma versão reduzida. Rev Bras Med Fam Comunidade. 2013;8(29):256-263.

▶ **CAPÍTULO 5**

Modelos de acesso ao cuidado pelo médico de família e comunidade na atenção primária à saúde

Tiago Barra Vidal
Suelen Alves Rocha
Charles Dalcanale Tesser
Erno Harzheim

Aspectos-chave

▶ O reconhecimento de que o acesso na atenção primária à saúde (APS), no Brasil, ainda é insuficiente e que o acesso efetivo se dá pela utilização (e não apenas pela disponibilidade) de serviços exige o manejo das barreiras que se impõem à acessibilidade, mas também da incapacidade dos serviços de APS de oferecerem acesso oportuno. Assim, acredita-se que uma carteira de serviços ajustada às necessidades da população pode melhorar a satisfação dos usuários com a resolutividade, se acompanhada de mecanismos que garantam o tempo oportuno. Esse fato suscita o seguinte questionamento: Como equilibrar demanda espontânea e programática?

▶ Para tentar equilibrar essas demandas e pensar em estratégias para modificar os diferentes aspectos do processo de trabalho das equipes de APS a fim de incrementar o acesso, é necessário conhecer os distintos modelos de agendamento em APS existentes na literatura atual.

O acesso na atenção primária à saúde no Brasil

Estudos avaliativos da APS brasileira que utilizaram o *Primary Care Assessment Tool* (*PCATool*)[1], instrumento de avaliação que mensura a presença e a extensão dos atributos essenciais e derivados da APS, descrevem o acesso de primeiro contato como o atributo de pior escore entre todos os serviços de APS avaliados. Percebe-se, então, que o acesso efetivo ao cuidado na APS se vincula à utilização dos serviços de saúde, e que a disponibilidade de serviços de saúde não é suficiente para garanti-lo. Por sua vez, a utilização está diretamente relacionada com acessibilidade e tempo de espera.

A acessibilidade é mais ampla do que o acesso, pois não se trata apenas da entrada do indivíduo no sistema de saúde ou da disponibilidade de serviços e recursos em determinado tempo e espaço, mas sim do ajuste entre as necessidades da população e os serviços.[2] Nessa relação, pode haver inúmeros obstáculos, tais como barreiras estruturais, culturais e organizacionais.[3] Entre essas barreiras, as demandas não atendidas têm um valor importante na experiência do usuário com o sistema de saúde. Em pesquisa usando dados secundários do primeiro ciclo de avaliação externa do Programa Nacional de Melhoria do Acesso e da Qualidade – Atenção Básica (PMAQ-AB), realizado entre os anos de 2012 e 2013, Protasio e colaboradores[4] encontraram dois fatores principais influenciando a satisfação dos usuários com a APS brasileira: a percepção de que os profissionais de saúde não conseguem responder às suas necessidades e problemas (OR = 0,39; IC 95%: 0,35-0,43) e de que seus hábitos culturais, costumes e religião não são respeitados (OR = 0,44; IC 95%: 0,37-0,52) ou são pouco respeitados (OR = 0,49; IC 95%: 0,45-0,54).

Por outro lado, o tempo de espera elevado representa a incapacidade dos serviços de saúde em ofertarem acesso oportuno, ocasionando experiências negativas aos usuários, que poderiam ser evitadas. A incerteza de se obter um agendamento gera angústia, especialmente entre aqueles que acreditam que sua condição de saúde está piorando.[5] Ademais, o uso inapropriado dos serviços de emergência, na faixa etária de 15 a 49 anos, esteve associado com a dificuldade em se obter agendamento na APS (RR = 1,38), a recusa do médico da APS em atender usuários não agendados (RR = 1,44) e o limitado horário de funcionamento da Unidade Básica de Saúde (UBS) (RR = 1,63).[6]

O fato é que equilibrar a demanda dos usuários com a capacidade dos serviços de APS constitui um problema sério a ser enfrentado no país.

No Brasil, as equipes da Estratégia Saúde da Família (ESF) em geral ofertam um conjunto específico de ações, também chamado carteira de serviços, composta por consultas médicas, consultas de enfermagem, trabalhos em grupo, rastreamento de câncer de colo do útero, solicitação, coleta e realização de exames comple-

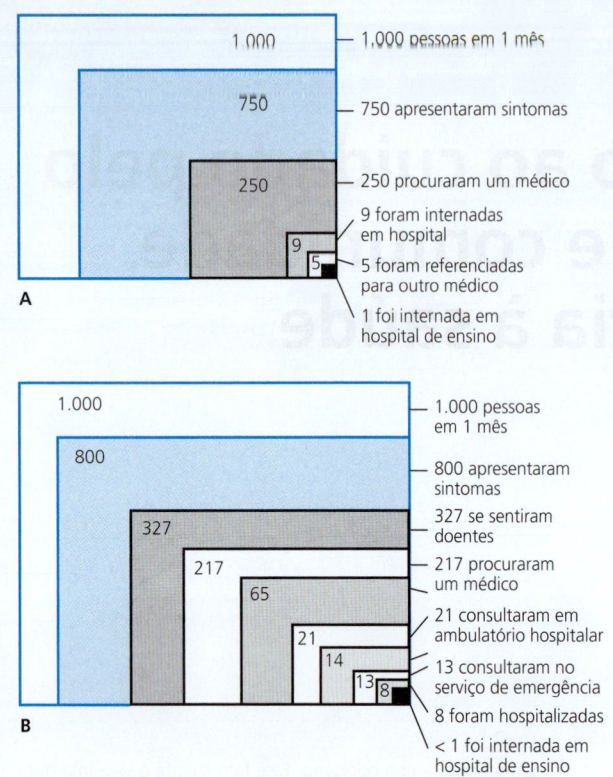

▲ **Figura 5.1**
A ecologia dos sistemas de atenção à saúde: **A** (1968); **B** (2001).
Fonte: White e colaboradores.[7]

▲ **Figura 5.2**
Os perfis de demanda agrupados pela sua similaridade e os perfis de oferta na atenção primária à saúde.
Fonte: Green e colaboradores.[8]

mentares, visitas domiciliares e fornecimento de atestados médicos. Contudo, essa oferta de cuidados primários em saúde é insuficiente para responder as reais necessidades em saúde da população, na percepção dos usuários.[4]

Adicionalmente, a instituição de uma carteira de serviços que atenda à demanda populacional não pode prescindir da adequação do tempo de resposta às demandas apresentadas. Portanto, sugere-se a classificação dos seis perfis de oferta, descritos na Figura 5.2, em duas categorias principais:

- **Atenção por demanda espontânea (não programada)***: implica avaliação da demanda no momento em que o usuário busca o serviço de APS e o subsequente atendimento pelo membro da equipe mais adequado, em tempo condizente com a situação clínica.
- **Atenção por demanda programada:** demandas que podem ser agendadas de forma eletiva, sem caráter de urgência.

Para que a ESF se consolide como porta de entrada efetiva no sistema de saúde e serviço regular de cuidado, é necessário atingir o equilíbrio entre esses dois tipos de ofertas.[9,10] Portanto, a questão proposta aqui é: Como equilibrar a atenção por demanda espontânea com a atenção por demanda programada nos serviços de APS brasileiros? Nesse ponto, convém a introdução de um modelo referencial que oriente a proposição de estratégias vinculadas ao incremento do acesso oportuno na APS (Figura 5.3). Após o diagnóstico da realidade local, a equipe será capaz de definir quais dessas estratégias são primordiais e passíveis de aplicação prática. Vale lembrar que estratégias combinadas e que atingem diferentes níveis do sistema de saúde constituem a melhor maneira de incrementar o acesso.[12]

A seguir, cada uma das estratégias sugeridas na Figura 5.4 está detalhada, com exceção do primeiro tópico "programe mudanças com apoio da equipe", por se tratar de um pré-requisito e não exatamente de uma estratégia.[13]

Moldando a demanda à capacidade

Melhorar a capacidade dos serviços de APS exige investimentos no sistema, adequando processos organizacionais, utilizando tecnologias da informação e da comunicação,[5] melhorando mecanismos de agendamento,[5,14,15] adequando o tamanho do painel** (*panel size*),[16,17] ampliando o horário de funcionamento dos serviços[18] e fortalecendo o trabalho multiprofissional.[19] Durante o processo de gerenciamento da capacidade dos serviços de APS, é necessário promover a participação efetiva dos diversos atores em disputa política, gestores, profissionais e usuários, na tomada de decisão, tendo em vista que um limitado poder decisório e/ou decisões unilaterais não ou pouco discutidas implicam baixo envolvimento com o projeto de mudança proposto. Além disso, ofertar capacidade adicional sem atender as necessidades e preferências populacionais pode não atingir os resultados esperados.[12]

Em situações de austeridade econômica, sabe-se que é difícil obter apoio político e financeiro para investir em grandes projetos de incremento da capacidade dos serviços de APS, sendo recomendado, então, que as equipes comecem com as intervenções organizacionais, devido à alta governabilidade re-

---

* Demanda espontânea: contato não planejado de uma pessoa com o sistema de saúde, requerendo ajuda, cuidado ou conselhos, incluindo atenção às urgências e emergências.[11]

** Painel: número de usuários sob a responsabilidade de um profissional de saúde ou equipe de saúde. Inicialmente o termo se aplicava aos profissionais médicos.

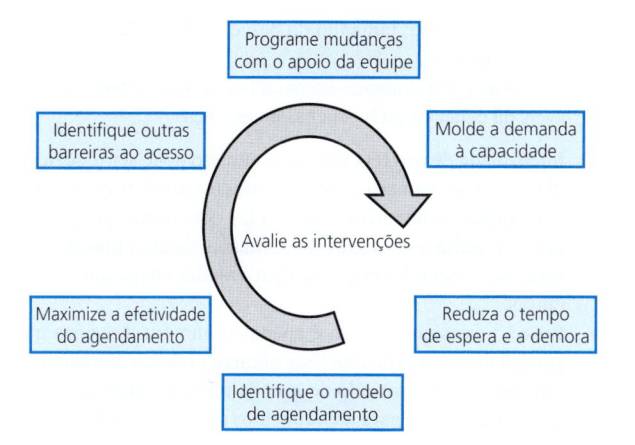

▲ **Figura 5.3**
Esquema representativo das principais estratégias utilizadas para melhoria do acesso na atenção primária à saúde.
Fonte: Rocha, Bocchi e Godoy.[13]

lacionada. Portanto, o alcance do projeto de intervenção pode ser definido em nível local, após reconhecimento dos recursos e apoios disponíveis, visando à viabilidade e à sustentabilidade em longo prazo. Ainda que boa parte das mudanças solicitadas seja de cunho organizacional, mudanças políticas são indispensáveis e esperadas.[13] Intervenções fundamentadas em políticas nacionais ou estabelecidas a partir da introdução de diretrizes práticas no sistema de saúde são mais propensas ao sucesso do que intervenções em nível local, dependentes de uma equipe específica e que não contam com financiamento contínuo.[12]

Neste tópico, estão detalhados dois aspectos práticos centrais relacionados à capacidade dos serviços de APS e que simultaneamente implicam carga de trabalho dos profissionais: formas de estimar oferta e demanda e adequação do tamanho do painel.

Estimando a oferta e a demanda por consultas clínicas

Para adequar a oferta à demanda, faz-se necessário conhecer tais parâmetros, sendo mais fácil medir a oferta – para medi-la, basta responder a algumas perguntas simples, tais como: Quanto tempo cada profissional de saúde está disponível diariamente para consultas? Quantas consultas cada um atende por dia? Quantos dias do ano eles trabalham?

Segundo Murray e Berwick,[20] a demanda deve ser avaliada prospectivamente, uma vez que a mensuração retrospectiva se refere ao que o serviço de APS ofertou no período, não sendo necessariamente o que a população demandou. Nesse caso, a mensuração de demanda prospectiva exige investigação e manutenção de registros sobre motivos de procura pelo serviço de APS (demanda externa), além dos registros de seguimento dos usuários em acompanhamento clínico (demanda interna).

A seguir, apresentam-se cinco medidas para a mensuração da demanda:[21]

- **Intensidade de uso:** é o número de consultas por habitante por ano. Divide-se o número de consultas em 1 ano pelo número de habitantes da população adstrita. García Olmos e colaboradores[22] afirmam que intensidade de uso de uma determinada população espanhola varia entre 52 e 74%. Por sua vez, Vidal[23] descreveu que a intensidade de uso em Florianópolis/SC no ano de 2011 foi, em média, 40,3% (DP =0,0).
- **Intensidade de uso repetido ou taxa de consultas:** é a média de consultas por usuário por ano. Divide-se o número de consultas pelo número de usuários, considerando o período de um ano. Gervás Camacho e Fabi[21] afirmam que a intensidade de uso repetido varia de três a seis encontros com o médico de referência por ano, dependendo da complexidade clínica. No Brasil, a Rede Intergerencial de Informações para a Saúde (RIPSA)[24] reportou o número médio de 2,5 consultas por usuário no ano de 2005.
- **Extensão de uso:** é o número de usuários da população adscrita que consultaram com um profissional de saúde no período de um ano. Divide-se o número de usuários atendidos anualmente pelo número de habitantes da população adstrita.
- **Pressão assistencial:** é o número médio de consultas ofertadas por dia. Divide-se o número de consultas realizadas em determinado período de tempo* pelo número de dias trabalhados.
- **Rotação:** é o número de usuários novos atendidos diariamente pelo profissional de saúde. Divide-se o número de consultas por dia pela intensidade de uso repetido.

Existem ainda dois conceitos que podem ser usados na avaliação e no monitoramento da capacidade do sistema de agendamento:[20]

1. **Capacidade:** é o número de vagas por dia disponíveis na agenda de cada médico multiplicado pelo número de médicos no serviço de saúde. A capacidade pode ser subdividida ainda de acordo com a disponibilidade de vagas na agenda de outros profissionais da saúde que realizam atendimento clínico.
2. **Capacidade de agenda aberta futura:** é o número de vagas disponíveis para agendamento dividido pelo número de consultas agendadas nas próximas quatro semanas. Os sistemas de agendamento na forma de acesso avançado apresentam uma razão de 65 a 90%,[20,25] ao passo que outros modelos que utilizam maior proporção de consultas agendadas apresentam razões que variam entre 10 a 15%. Populações jovens e saudáveis podem atingir uma razão ainda mais alta (90%), e populações com maior número de idosos e recém-nascidos terão razões menores.

Esses cálculos permitem avaliar a gestão da demanda no sentido de perceber a quantidade de tempo dedicado aos diferentes usuários, bem como identificar os usuários que não utilizam consultas e os hiperutilizadores. Se a demanda não for moldada, cerca de 80% das consultas podem ser absorvidas por apenas 20% da população, o que normalmente corresponde àqueles que menos necessitam de cuidados em saúde.

É importante ressaltar que as pessoas que efetivamente consultam nos serviços de APS são uma subpopulação de um grupo de pessoas designadas para esse estabelecimento de saúde (Figura 5.4). Rivera Casares e colaboradores[26] reportaram que no período de 1 ano, em uma localidade espanhola, 46% da população adscrita não utilizou os serviços de APS.

Definindo limites adequados para o tamanho do painel centrado no cuidado médico

Definir um painel possibilita planejamento do cuidado, estimativa da pressão assistencial, adequação da carga de trabalho profissional e, consequentemente, incremento do acesso. Ademais,

---
* Para fins de cálculo mais preciso da pressão assistencial, recomenda-se considerar a população que consultou nos últimos 18 meses.[20,21]

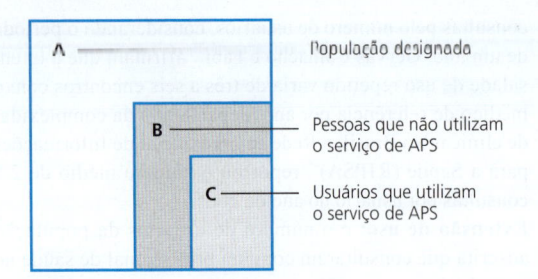

▲ **Figura 5.4**
Relação da população assistida com os serviços de atenção primária à saúde.
Fonte: Gérvas Camacho.[27]

o tamanho do painel é um preditor de demanda dos usuários e mostra claramente se o problema de acesso se associa com o desempenho profissional.[25]

Segundo Murray e Tantau,[25] o tamanho do painel do médico de família e comunidade deve ser de aproximadamente 2.500 pessoas. Nos EUA, em 2015, Peterson e colaboradores[28] questionaram 11.231 médicos de família e comunidade sobre o tamanho de seus painéis e o tempo gasto no cuidado direto ao usuário. Cerca de 50% dos médicos que despendiam entre 81 a 100% do seu tempo no cuidado direto tinham um painel entre 1.501 e 3.000 usuários, sendo que a maioria deles (21,3%) se concentra na faixa de 1.501-2.000 usuários. Apenas 5,7% dos médicos de família e comunidade tinham um painel entre 3.500-4.000 usuários, porém 97% deles conseguiam gastar entre 61 a 100% do seu tempo no cuidado direto. Segundo Dahrouge e colaboradores,[29] alguns médicos com grandes painéis conseguem gerenciá-los sem comprometer a qualidade do cuidado, devido às características pessoais, como experiência clínica, e às características dos serviços onde atuam.

Dessa forma, o tamanho do painel apropriado para o médico depende de fatores organizacionais, que implicam o número de consultas médicas realizadas por dia, tais como a jornada de trabalho do médico, a organização de sua agenda[30] e a carga de trabalho relacionada às atividades gerenciais.[31] Somam-se a isso características do processo de trabalho médico, como a complexidade dos usuários sob seus cuidados, a extensão do envolvimento de enfermeiros e médicos assistentes* nos atendimentos, bem como o envolvimento de outros membros da equipe dividindo o trabalho ou gerenciando casos em conjunto.[32] Murray, Davies e Boushon[33] sugerem um método simples para o cálculo do tamanho do painel:

$$\text{Painel} = \frac{\text{pressão assistencial**} \times \text{dias trabalhados pelo médico por ano}}{\text{intensidade de uso repetido}}$$

Exemplo:
O ano de 2017 tem 252 dias úteis. Supondo que o médico tenha começado a trabalhar em janeiro e tirará férias em dezembro, teremos 232 dias úteis. Como a média do número de consultas por usuário por ano no SUS é de 2,5, segundo dados da RIPSA (2005) (arredondamos o valor para 3), se o médico atender 28 consultas por dia (número máximo preconizado pelos CRMs no país), teremos, então: tamanho do painel = 28 x 232/3 = 2.164 pessoas por médico.

Percebe-se que o tamanho do painel pode variar, pois as três variáveis da equação estão sujeitas à mudança:

- Intensidade de uso repetido: esse número pode ser reduzido diminuindo o número de retornos dos usuários, trabalhando em equipe – compartilhando tarefas com outros profissionais – e utilizando outras modalidades de atendimento ao usuário, como telefone, e-mail, atividades em grupo, entre outras.
- Pressão assistencial: não é apenas o número de vagas na agenda disponível no dia. Esse número pode ser aumentado otimizando-se o modelo de agenda adotado, protegendo o tempo de agenda para atendimentos clínico-ambulatoriais, ajustando o tempo de consulta, diminuindo demandas burocráticas e reduzindo a taxa de absenteísmo (*no show*).
- Número de dias trabalhados pelo médico por ano: pode-se elevar este número aumentando o número de dias de agenda para atendimento clínico. Por exemplo, em vez de o profissional fechar um turno ou ainda um dia inteiro de agenda para visitas domiciliares – muitas vezes, para atender dois ou três usuários apenas —, pode-se otimizar este tempo e realizar atendimentos clínicos também neste período.

A Figura 5.5, na página seguinte, ilustra o painel em dois cenários. Em ambos, o médico trabalha 232 dias no ano, e a média anual de consultas por usuário é igual a 3, a diferença é que no primeiro cenário o médico atende 24 consultas por dia, e no segundo, 28. Assim, o tamanho do painel no primeiro cenário é de 1.856 usuários e de 2.165 no segundo.

Na ESF, o tamanho do painel é definido pelo disposto na Política Nacional de Atenção Básica (PNAB): "[...] cada equipe de saúde da família deve ser responsável por, no máximo, 4.000 pessoas, sendo a média recomendável de 3.000, respeitando critérios de equidade para esta definição".[34]

Esclarece-se que grandes painéis estão associados ao pior desempenho em atividades de prevenção e promoção da saúde, bem como no manejo de doenças crônicas. Além disso, grandes painéis podem prejudicar o acesso efetivo, a longitudinalidade e a qualidade técnica do cuidado prestado à população. Não há informações sobre o efeito de tamanhos de painéis sobre a equidade.[30]

Murray, Davies e Boushon[33] relatam que, se o tamanho do painel for muito grande, o médico de família terá excesso de trabalho que não poderá ser realizado, levando ao esgotamento (*burnout*) e ao abandono do mesmo, elevando a rotatividade de médicos na APS.

Estimando um tamanho de painel adequado compartilhando tarefas de cuidados crônicos e preventivos com outros profissionais da saúde

O trabalho em equipe multiprofissional tem o potencial para diminuir a pressão assistencial nas consultas médicas e, simultaneamente, aumentar a oferta de serviços. Entretanto, uma pesquisa realizada em Florianópolis mostrou que outros profissionais atuantes na APS estão sendo subutilizados no Sistema Único de Saúde (SUS), dado os resultados dos percentuais de referenciamento para as seguintes categorias profissionais: psicólogo (28,9%), enfermeiro (21,6%), fisioterapeuta (20,0%), nutricionista (11,5%), odontólogo (3,9%), assistente social (3,3%), fonoaudiólogo (2,3%), educador físico (1,3%) e farmacêutico (1,0%).[35]

Segundo Altschuler e colaboradores,[37] os médicos despendem muito tempo atendendo usuários com problemas crônicos es-

---

* *Medical assistant*: profissional com curso técnico em medicina, tal como o curso técnico de enfermagem está para o bacharel em enfermagem no Brasil.
** Conforme já comentado, preferir dados de 18 meses para cálculo da capacidade assistencial, em vez de 12 meses, pois se pode subestimar o tamanho do painel.

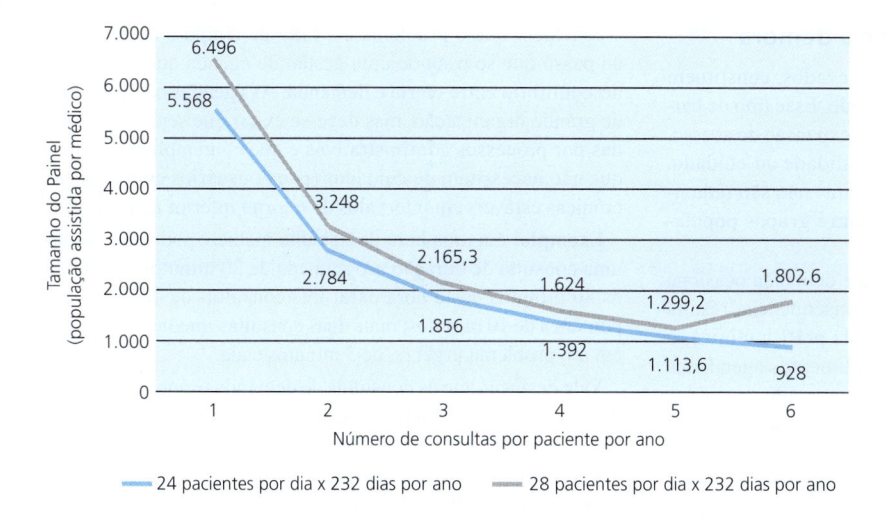

◀ **Figura 5.5**
Exemplo de tamanhos de painéis distintos pelo número de consultas médicas por dia.

Quadro 5.2 | **Cálculo do tamanho de painel para equipes multiprofissionais de saúde**

Método 1

Atribuindo o número de usuários de forma igualitária entre todas as categorias profissionais de APS: médicos de família, enfermeiros generalistas, médicos assistentes e obstetrizes

$$\frac{\text{(Número de pessoas atendidas no serviço de saúde)}}{\text{(Número de profissionais de APS do serviço de saúde)}}$$

Método 2

Atribuindo usuários por categoria profissional específica

(responsabilidade técnica profissional):

$$\frac{\text{(Número de pessoas atendidas pelos médicos de família)}}{\text{(Número de médicos de família do serviço de saúde)}} +$$

$$\frac{\text{(Número de pessoas atendidas pelos enfermeiros generalistas, médicos assistentes e obstetrizes)}}{\text{(Número de enfermeiras generalistas, médicos assistentes e obstetrizes do serviço de APS)}}$$

Fonte: Muldoon, Rayner e Dahrouge.[36]

tabilizados, bem como desenvolvendo atividades preventivas que poderiam ser realizadas com a mesma qualidade por outros profissionais de saúde. Portanto, se o médico compartilhasse o trabalho com outros profissionais teria mais tempo para avaliar pessoas com problemas agudos e com doenças crônicas agudizadas. Pode-se dizer que um painel compartilhado com a equipe multiprofissional é, no mínimo, custo-efetivo.

Definir o tamanho do painel adequado para uma equipe multiprofissional em saúde é mais complexo. A partir do método de Murray, Davies e Boushon,[33] pode-se substituir a *pressão assistencial* pela somatória do número de consultas por dia das categorias profissionais envolvidas. Contanto que todos realizem a mesma carga horária, as demais variáveis permanecem constantes.

O Quadro 5.2 apresenta outros dois métodos para calcular o tamanho do painel para equipes multiprofissionais em saúde[30] (no exemplo, foram utilizadas três categorias profissionais: enfermeiros, obstetrizes e médicos assistentes). O Método 1 estima a proporção de usuários por profissional de APS, implicando que todos contribuam de forma igualitária na assistência aos usuários. Por sua vez, o Método 2 atribui os usuários segundo cuidados específicos de cada categoria profissional. Contudo, eles não esclarecem os critérios para distribuição ou compartilhamento dos casos entre as distintas categorias profissionais.[30]

No Quadro 5.3, apresenta-se um método para estimar o painel de uma equipe mínima na ESF, tendo em vista que os profissionais que exercem atividades clínico-específicas são médicos (generalista, especialista em saúde da família ou médico de família e comunidade) e enfermeiros (generalista e especialista em saúde da família).

Recomenda-se ainda o ajuste do painel às características da população adscrita, como idade, sexo, condições socioeconômicas e de saúde (carga de doença da população), uma vez que é maior o número de consultas entre mulheres, crianças, idosos e pessoas adoecidas,[33] bem como a carga de trabalho devido às condições de saúde relacionadas à pobreza.[36] No entanto, não é apresentado, aqui, como se deve fazer o ajuste do painel de acordo com as características da população assistida, além de não terem sido encontrados estudos tanto na literatura nacional e internacional que mostrem como fazê-lo.

Quadro 5.3 | **Método para cálculo do tamanho de painel para uma equipe mínima de saúde da família**

$$\text{Painel} = \frac{(\text{pressão assistencial do médico} + \text{pressão assistencial do enfermeiro}) \times (\text{dias trabalhados pelo médico} + \text{dias trabalhados pelo enfermeiro por ano})}{\text{intensidade de uso repetido}}$$

Reduzindo o tempo de espera e a demora

O tempo de espera e a demora, quando elevados, constituem barreiras não financeiras ao sistema de saúde. Esse tipo de barreira pode limitar o impacto de políticas de expansão do acesso, fundamentadas no incremento da acessibilidade ao cuidado. Ademais, quando as barreiras não financeiras não são reduzidas, mantém-se a iniquidade de acesso entre grupos populacionais.[38]

A situação de desequilíbrio entre oferta e demanda ocasiona trabalho acumulado (*backlog*), que, por consequência, resulta em listas e filas de espera. No dia a dia da prática clínica, o acúmulo de trabalho é traduzido em atendimentos agendados para o futuro. Há dois tipos de acúmulos: acúmulos positivos (*good backlogs*), resultantes dos usuários que não querem consultar hoje e daqueles agendados pela equipe como retorno programado; e acúmulos negativos (*bad backlogs*), resultantes do trabalho que a equipe não conseguiu finalizar hoje, seja em decorrência da baixa oferta ou da própria organização do processo de trabalho. Portanto, a redução do tempo de espera implica a redução dos acúmulos negativos de trabalho.

Demora: tempo de permanência no serviço de APS

Outras duas formas estratégicas para redução do acúmulo negativo são o controle da agenda médica e o tempo de consulta. No controle da agenda, por exemplo, faz-se necessário reduzir a demanda desnecessária, protegendo o tempo médico para atendimento clínico direto. Assim, sugere-se, por exemplo, maior utilização de formas alternativas de atendimento não presenciais, como responder a dúvidas dos usuários por e-mail ou telefone*, compartilhar tarefas de cuidado com outros profissionais, criar mecanismos para resolver pendências administrativas fora do pico de demanda (p. ex., no horário da reunião semanal da equipe de saúde da família ou nos horários das visitas domiciliares, em que existem tempos ociosos) e informar usuários sobre como acessar e obter resposta às suas demandas administrativas.

Os médicos organizam suas agendas das mais diferentes maneiras, mas que se alinham, em certa medida, com o sistema de agendamento adotado (ver Quadro 5.4). A seguir, são apresentados alguns exemplos:

- Tempo máximo por usuário.
- Número mínimo-máximo de usuários por dia.
- Atendimento de todos os usuários no mesmo dia.
- Distribuição do tempo de agenda de acordo com programas verticais (gestantes de baixo risco à tarde, diabéticos pela manhã, entre outras).

É bem conhecido que o estilo de prática exercido pelo médico determina o volume diário de usuários, sendo a organização da agenda o elemento fundamental na garantia do acesso oportuno. As maiores barreiras são criadas pelos próprios profissionais, que, na ânsia de tentar organizar rigidamente suas agendas, desenvolvem mecanismos complexos de classificação que restringem o acesso. Uma agenda rígida fragmenta o cuidado, gera acúmulo de trabalho negativo, adoção de sistemas de triagem ineficazes, insatisfação profissional e deterioração da dinâmica do trabalho em equipe. Por vezes, os profissionais racionalizam e concluem que o problema é a falta de tempo e de recursos, ao passo que se trata de uma gestão de agenda que sustenta o desequilíbrio entre oferta e demanda. As agendas não precisam de grande organização, mas deve-se evitar que sejam controladas por processos administrativos e que contemplem usuários que não necessitam de cuidados (p. ex., usuários com doenças crônicas estáveis em intervalos de retorno inferior ao previsto).

Exemplo: em uma hora de trabalho médico, pode-se agendar uma consulta de duração programada de 20 minutos, deixando os 40 minutos desta hora para: três consultas de demanda espontânea de 10 minutos; mais duas consultas imediatas, focadas em um problema urgente, de 5 minutos cada.

Vale destacar que as consultas de demanda espontânea e imediata devem ser direcionadas às questões clínicas pontuais, breves. Nesse esquema, em 6 horas de trabalho no dia, teríamos: seis consultas de 20 minutos cada; 18 consultas de 10 minutos cada; e 12 consultas de 5 minutos cada, totalizando 36 consultas no período. Se a jornada de trabalho for de 8 horas, utilizar as 6 horas descritas para atendimento clínico, o que corresponde a 75% da carga horária diária de trabalho. Logo, pode-se utilizar ainda 1 hora por dia para visitas domiciliares e outra hora para outras demandas administrativas, como renovação de receitas, atestados médicos, preenchimento de laudo de medicações excepcionais; respostas a demandas não presenciais, como respondendo a dúvidas de usuários por telefone ou e-mail, comunicando-se com a população por meio de mídias sociais ou e-mail; ou ainda para discussão de casos em equipe, com especialistas matriciadores e pelo telessaúde.

A proposta de consultas de 5 minutos gera polêmica entre os profissionais, seja por receio de que essas consultas tão breves possam fragilizar a qualidade assistencial ou por medo de que os serviços de APS se transformem em pronto-atendimento. Contudo, deve-se considerar que o profissional de APS acompanha longitudinalmente os usuários, conhecendo-os bem. Portanto, uma avaliação pontual pode ser considerada um atendimento integral, quando, por exemplo, se realiza otoscopia em um usuário diabético com dor de ouvido conhecido pela equipe. Se esse usuário procurar um serviço de emergência, será atendido por um profissional que não o conhece, que possivelmente despenderá maior tempo de consulta. Esse exemplo ilustra um caso típico em que não se obtêm benefícios adicionais, na qualidade e na resolutividade assistencial, com o aumento da duração temporal da consulta.[21]

Segundo Gask e Usherwood,[39] o sucesso de uma consulta depende da qualidade da comunicação entre médico e usuário. Os autores esclarecem que, se o médico permitir que o usuário explique sua motivação por buscar atendimento sem interrupção, o usuário se expressará em 60 segundos ou menos e citará seus principais motivos de preocupação. Assim, o médico será capaz de direcionar a consulta adequadamente. Por outro lado, quando o médico interrompe o usuário, possivelmente direcionará a consulta às primeiras menções do usuário, que podem não ser representativas de suas necessidades, e dificilmente o usuário conseguirá expressá-las no decorrer da consulta.[22]

Segundo Lopes,[40] o método de abordagem centrado na pessoa é possível de ser praticado na realidade brasileira em uma consulta de duração entre 13 e 15 minutos. Se o médico utilizar a abordagem descrita por meio da pergunta "Em que posso te ajudar hoje?", poderá identificar 90% das informações necessárias para resolver o problema do usuário. Além disso, pode estabelecer prioridades e usar a longitudinalidade no cuidado como aliada neste processo.[42]

---

* Sobre este assunto, acaba de ser publicado, em parceria com a SBMFC, o livro *Triagem e consulta ao telefone*, de Sally-Anne Pygall (Porto Alegre: Artmed, 2018. 174p).

Quadro 5.4 | **Sistema de agendamento e variação de nomenclatura, características, vantagens, desvantagens e organização da agenda médica, 2017**

Sistema de agendamento e variação de nomenclatura	Principais características	Vantagens e desvantagens	Organização da agenda médica
Modelo tradicional: referido como tradicional, ou *saturated*, por Murray e Tantau,[25,41] e como *supersaturated* por Knight e Lembke[42]	Neste sistema, todas as vagas da agenda médica são preenchidas com consultas previamente agendadas, em sua maioria, solicitadas pelos usuários. No primeiro horário do dia, a agenda médica já se encontra cheia, "saturada". Durante o dia, chegam casos urgentes (condições agudas), que são inseridos na agenda em forma de agendamento duplo (*double–booking*). O médico necessita manejar essa situação e terá de atender o usuário em algum horário, (por vezes, usa o horário de almoço e fim de tarde) Equipes de recepção explicam, triam e procuram vagas não existentes na agenda para colaborar com os médicos. Os médicos sentem-se sobrecarregados com o excesso de usuários aguardando atendimento. A sala de espera cheia gera tensão, estresses e atrasos. Para tentar moldar essa demanda, criam-se mecanismos complexos que restringem o acesso, tais como reservas específicas na agenda para "saúde da mulher", "saúde do homem", "consulta de rotina", entre outras. Na prática, há uma sensação de panela de pressão, reduzindo a capacidade de reflexão sobre outros sistemas ou ainda em completar cuidados estruturados de usuários portadores de condições crônicas. O *slogan* deste sistema é "fazer o último trabalho do mês, hoje"	*Vantagem*: é uma tentativa honesta de fazer o sistema funcionar para todos, tentando acomodar usuários com necessidade de cuidados crônicos e com demanda espontânea por condições agudas *Desvantagens*: há uma demanda espúria proveniente de usuários que, visando a garantir sua vaga, solicitam consulta preventiva. O elevado tempo de espera para se conseguir um agendamento facilita o aumento da taxa de não comparecimento (*no show*) às consultas – fato que eleva a procura por serviços de urgência e emergência, dispendiosos, e fragiliza a relação médico-usuário. Por vezes, a duração das consultas excede o tempo previsto, pois os usuários trazem inúmeras demandas para serem resolvidas na preciosa vaga agendada com o médico A complexidade existente na marcação das consultas resulta em ineficiência e propicia fraudes. Por exemplo, o encaixe de usuários escolhidos pela equipe de recepção, seja por empatia ou parentesco. Ademais, a rotatividade dos recepcionistas é alta, por conta da insatisfação com o trabalho	Adota-se um sistema de cores que identifica o tipo de consulta com cores diferenciadas Assim, têm-se cores específicas para demanda por condições crônicas, por condições agudas, rotina de seguimento, vagas reservadas pelo médico com recados do tipo "favor não mexer", entre outras. Logo, trabalhar muitas categorias de agendamento pode se tornar extremamente complexo, uma vez que cada profissional de saúde adota suas regras próprias, não escritas
Modelo *carve-out*: referido como *carve-out* por Murray e Tantau,[25,41] e por Knight e Lembke[42] É considerado uma evolução do modelo tradicional e também é chamado sistema de agendamento aberto (*open access system*) de primeira geração.[41] Referido como duas formas de agendamento combinadas por Balasubramanian e colaboradores:[15] agendamentos para o mesmo dia (*same day appointments*) para condições agudas e consultas pré-agendadas (*prescheduled appointments*) para exames de rotina anuais e monitoramento de condições crônicas	Sistema de agendamento com reserva de vagas para consultas de urgência Recomenda-se que se reserve aproximadamente *um terço das vagas diárias* para cuidados agudos em saúde O profissional de saúde pode ainda mensurar o número ideal de vagas a serem reservadas diariamente, conforme apresentado, neste quadro, na coluna de organização da agenda médica Neste sistema, as consultas pré-agendadas são realizadas pelo médico de família e comunidade de referência do usuário, e as consultas agendadas para o mesmo dia podem ser realizadas por outros médicos, de acordo com a disponibilidade na agenda desses profissionais. Dessa forma, as condições agudas são compartilhadas de forma flexível entre a equipe médica de um mesmo serviço. O *slogan* deste sistema é "faça parte do trabalho de hoje, hoje"	*Vantagem*: permite planejar o trabalho diário com antecedência Possibilita, ainda, o oferecimento de cuidados estruturados para as condições crônicas de saúde e o atendimento às condições agudas *Desvantagens*: erros na predição da demanda podem ocasionar desperdício de vagas que não são preenchidas. Ademais, a reserva de vagas para cuidados agudos em saúde eleva o tempo de espera para outros agendamentos. Em resposta, pode haver uma pressão em usar as vagas reservadas para agendar consultas de seguimento Este sistema tende a criar um terceiro tipo de agendamento – o encaixe – para usuários que não preenchem critérios de demanda aguda, mas que não podem esperar até a próxima vaga de seguimento disponível. Por fim, os usuários procuram o serviço no dia em que desejam ser vistos, prejudicando qualquer tentativa de previsão da demanda diária. Tais problemas, quando associados e não manejados, tendem a conduzir este sistema de agendamento, de forma natural, ao modelo tradicional	Balasubramanian e colaboradores[15] recomendam que a agenda típica de um médico de família e comunidade apresente as consultas pré-agendadas no início do período de trabalho, de maneira que as vagas reservadas para agendamento no dia possam ser preenchidas no decorrer da jornada de trabalho A seguir, apresentam-se duas formas de definir a proporção de reserva de vagas: Smoller,[43] a partir de estudo sobre a demanda por consulta de urgência em um serviço de APS, percebeu que a cada 10.000 usuários, 55 procuram espontaneamente o serviço na segunda-feira, 50 na terça-feira e 45 de quarta a sexta-feira. Como este serviço contava com quatro médicos, toda segunda-feira, por exemplo, cada médico reservava 14 vagas para atendimentos de urgência. O restante das vagas era agendado como no sistema tradicional. Knight e Lembke[42] apresentam uma proposta distinta, descrita por um sistema de pontuação análogo ao jogo de golfe: quanto menor é o escore obtido, melhor o resultado

(Continua)

Quadro 5.4 | Sistema de agendamento e variação de nomenclatura, características, vantagens, desvantagens e organização da agenda médica, 2017 *(Continuação)*

Sistema de agendamento e variação de nomenclatura	Principais características	Vantagens e desvantagens	Organização da agenda médica
Modelo agendamento-dia: Murray[44] denomina acesso por negativa (ou recusa), do inglês *access by denial*. Referido por Knight e Lembke[42] como *book on the day*	Neste sistema, todas as consultas disponíveis são oferecidas para aquele dia. Os usuários não podem marcar consulta com antecedência. Há um pico de marcação de consulta no período da manhã. Se o usuário solicita agendamento e não há mais vagas naquele dia, é orientado a tentar no dia seguinte	*Vantagens:* deficientes, idosos e trabalhadores têm maior oportunidade em programar uma consulta quando comparado ao sistema de acesso aberto. Os médicos têm maior flexibilidade para contingências (situações imprevistas) durante o dia, pois usuários podem ser realocados com maior facilidade). *Desvantagens:* neste sistema, respostas incoerentes podem ser ofertadas aos usuários (– "Sim, eu sei que são 16h30min da tarde, mas não posso agendá-lo para amanhã. Você terá de tentar agendar de novo, amanhã a partir das 08:00h"). Além disso, neste sistema, a garantia de cuidados estruturados de doenças crônicas torna-se difícil	Não existe agenda pré-definida
Acesso aberto: denominado *open access* por Knight e Lembke[42]	Não existem consultas agendadas. Os usuários chegam e aguardam até serem atendidos, podendo esperar por horas. Algumas adaptações são propostas para gerenciar situações inconvenientes e negativas, tais como: um sistema de ordenamento que ofereça aos usuários uma estimativa do horário de atendimento, permitindo que eles façam outras coisas e voltem no horário estimado; telefonar ou usar outra forma de comunicação para avisar o usuário da proximidade de seu horário de consulta; estabelecer estratégias para garantir a longitudinalidade do cuidado, com o médico de referência	*Vantagens:* o dia começa com todas as vagas para consultas disponíveis. O usuário sabe que vai ver o médico, mas precisa ser capaz de esperar. Os médicos trabalham em turnos e sabem quando irão terminar seu trabalho O tempo de consulta é flexível e pode, teoricamente, ser compatível com a demanda do usuário. Sugere-se escalar mais médicos nos horários identificados como de alta procura. Não há regras complicadas para agendamentos e triagens *Desvantagens:* pessoas que trabalham e que dependem de outros para o transporte ou acompanhamento tendem a ser excluídas, uma vez que não conseguem programar o agendamento com antecedência. A "fila central", gerada neste sistema, pode fazer com que os usuários percam a longitudinalidade com seu profissional de referência. Além disso, o serviço de saúde perde a capacidade de orientar os usuários sobre os intervalos de consulta adequados para sua situação de saúde, dificultando o molde da capacidade à demanda. Se a sala de espera está cheia, o profissional de saúde pode se sentir pressionados a reduzir o tempo de consulta, podendo não resolver todos os problemas do usuário. Por fim, longos atrasos ocasionam insatisfação dos usuários	Não existe agenda pré-definida
Acesso avançado: descrito por Murray e Tantau[25,41] como *advanced access* ou *same-day appointment*, e classificado como *open access system* de segunda geração Referido como *advanced access* por Knight e Lembke[42]	Tem como princípio eliminar a distinção na qualidade assistencial entre consultas de urgência e de seguimento. Quando as pessoas chegam ao serviço de saúde, a consulta é oferecida para o mesmo dia, independentemente do motivo. No início do período, a maioria das vagas está livre, sendo uma inversão na proporção de consultas previamente agendadas segundo o modelo *carve-out*. Neste sistema, o slogan	*Vantagens:* os usuários ficam seguros em relação ao acesso oportuno ao seu médico de referência, e o tempo de consulta varia de acordo com a sua necessidade. Os cuidados agudos são tratados sem atrasos e com maior qualidade. Os usuários obtêm cuidados crônicos estruturados. Tem potencial para melhorar as condições de trabalho dos profissionais e a experiência do usuário com o serviço de APS.	No início do trabalho, 65 a 75% das vagas da agenda devem estar completamente abertas, sendo que esses horários serão preenchidos no decorrer do dia. As consultas já agendadas estão reservadas para pessoas que não puderam ser atendidas no dia anterior ou que foram deliberadamente agendadas pelo médico (acúmulo de trabalho positivo), preferencialmente obedecendo a um critério claro partilhado

(Continua)

Quadro 5.4 | Sistema de agendamento e variação de nomenclatura, características, vantagens, desvantagens e organização da agenda médica, 2017 *(Continuação)*

Sistema de agendamento e variação de nomenclatura	Principais características	Vantagens e desvantagens	Organização da agenda médica
	é: "façam todo o trabalho de hoje, hoje". Toda a demanda será atendida no mesmo dia quando a capacidade de agenda for igual à demanda, e a terceira vaga disponível para agendamento for menor do que 1, não havendo acúmulo negativo de trabalho. Este sistema pressupõe o equilíbrio entre a oferta e a demanda. Os objetivos do acesso avançado são: iniciar o dia com vagas suficientes para suprir a demanda do dia; não fazer restrição em realizar agendamentos futuros necessários; e priorizar a longitudinalidade.	*Desvantagens:* alguns pressupostos parecem sem sentido e exigem educação permanente, compartilhamento de responsabilidades, disposição e comprometimento por parte da equipe de saúde, principalmente no período de implantação. Este sistema requer um intervalo mínimo de 3 meses para ser implantado, bem como mudanças estruturais para adequar a capacidade do serviço à demanda populacional. Alcançar o acesso avançado e mantê-lo ao longo do tempo exige liderança, apoio clínico e administrativo. Falhas na observância dos requisitos para implantação ocasionaram experiências malsucedidas internacionalmente, suscitando dúvidas sobre sua aplicabilidade.	com a equipe (agenda protegida para determinados casos).

Identificando o modelo de agendamento

Segundo Vieira-da-Silva e colaboradores,[45] ainda que a oferta de serviços de saúde seja insuficiente, mudanças simples no sistema de agendamento de consultas e na maneira como os usuários são recebidos se tornam suficientes para evitar filas e sofrimento humano.

Na literatura internacional, há uma variação na nomenclatura referente aos modelos de agendamento, embora a abordagem organizacional seja muito semelhante. Assim, identificou-se um padrão comum, que permite diferenciar os cinco principais modelos de agendamento em duas categorias (Quadro 5.4):

1. Modelos em que a abordagem profissional diferencia consultas de demanda espontânea de consultas programadas, sendo eles tradicional e *carve-out*.
2. Modelos em que não se diferenciam consultas de demanda espontânea de consultas programadas, de forma que a abordagem profissional é direcionada à necessidade apresentada pelo usuário, ou seja, agendamento-dia, acesso aberto e acesso avançado.

Maximizando a efetividade do agendamento: exemplo de implantação do acesso avançado

Após a identificação do tipo de agendamento adotado no serviço de APS, a equipe deve verificar se convém realizar mudanças organizacionais para melhorar a efetividade do agendamento atual ou se deseja migrar para outro modelo de agendamento. Tendo em vista a notoriedade e o crescimento de experiências de implantação do acesso avançado no contexto da APS brasileira, optou-se por apresentar algumas dicas práticas para aqueles que desejam adotar este modelo.

É importante ressaltar que diversos estudos internacionais avaliam a efetividade do acesso avançado na APS. Contudo, uma revisão sistemática aponta a necessidade de desenhos mais robustos, como intervenções controladas, para assegurar resultados de efetividade.[46] Em geral, os estudos indicam que a implantação do acesso avançado nos serviços de APS tem contribuído para a diminuição significativa do tempo médio de espera por consulta médica,[46–49] da taxa de absenteísmo[46,47] e da satisfação dos usuários,[50] sem, contudo, apresentar diferença no número de consultas,[47,49] da equipe[49] e na carga de trabalho.[51] Além disso, há uma carência de dados sobre desfechos clínicos e sobre o acompanhamento longitudinal dos pacientes.[46]

Ressalta-se, ainda, que a prefeitura municipal de Curitiba publicou em 2014 uma cartilha com o objetivo de estruturar a implantação do acesso avançado em sua rede de APS.[52] Essa cartilha descreve um passo a passo para as equipes mudarem do modelo tradicional ou do modelo *carve-out* de agendamento para o acesso avançado.

Antes de iniciar a implantação do acesso avançado, deve-se atentar para a observância de alguns princípios essenciais para o sucesso da intervenção: 1) moldar a demanda à capacidade do serviço; 2) definir um tamanho de painel adequado à realidade local; 3) desenvolver um plano de contingência.

Antes de decidir pelo acesso avançado, os profissionais devem saber que:

- Durante o período de implantação, de 3 a 4 meses, haverá uma esperada intensificação da demanda, devido ao acúmulo das consultas previamente agendadas, à ansiedade da população por garantir atendimento, em um momento de mudança de proposta, e à demanda que estava reprimida no modelo de agendamento anterior.
- Após o processo de implantação, o profissional não terá reduzido sua quantidade diária de atendimentos, mas terá distribuído melhor os casos, de maneira que poderá perceber diminuição na carga de trabalho.
- As consultas não agendadas deverão ser atendidas com a mesma qualidade das consultas agendadas, sem distinção.
- Os profissionais devem diminuir o acúmulo de trabalho negativo, fazendo o máximo do trabalho diário possível no mesmo dia. Assim, eles garantem a capacidade máxima de agenda para o dia seguinte.

Após o esclarecimento dessas questões, são apresentados, a seguir, aspectos práticos no processo de implantação do acesso avançado:

- *Inicie pela busca de apoio para a mudança proposta* (equipe gestora da atenção básica local, usuários e membros da equipe). Apresente a proposta da forma mais prática possível, esclareça as possíveis dificuldades a serem enfrentadas no início e divida responsabilidades

- Em seguida, *defina*, com os interessados, os casos que comporão *a agenda protegida*. Quais são os casos que realmente necessitam ser pré-agendados, bem como a proporção que terão na agenda, variando de 10 a 35%),* sendo que tal proporção pode ser adaptada com a experiência prática. Em geral, as equipes optam por pré-agendar a consulta de recém-nascido e puericultura até seis meses, pré-natal e puerpério, saúde mental, casos complexos, casos compartilhados com o Núcleo de Apoio à Saúde da Família (NASF),** casos novos e, com menor frequência, usuários com hipertensão arterial sistêmica (HAS) e diabetes melito (DM).
- *Gerencie a agenda de transição*, procurando reduzir o acúmulo de trabalho negativo, minimizando as classificações de agendamento e reduzindo a demanda desnecessária.
- *Reduza o acúmulo de trabalho negativo*, que consiste, aqui, na tarefa árdua de atender mais usuários diariamente por 6 a 8 semanas, a fim de diminuir os usuários que já estavam previamente agendados. É importante estabelecer uma data-alvo, a partir da qual não serão mais agendados usuários que não se enquadram na agenda protegida. É importante também questionar a frequência das consultas de rotina (*check-up*) ou seguimento (*follow-up*), que, por vezes, possuem intervalos muito mais relacionados à cultura organizacional do que baseados em evidências.
- *Minimize as classificações de agendamento*, para não classificar a agenda protegida, não incorrendo no risco de restringir inadvertidamente o acesso. Assim, permaneça apenas com dois tipos de demandas, espontânea e programada, que em termos de qualidade da abordagem profissional não se diferenciam.
- *Reduza a demanda de consultas desnecessárias*, pois isso significa livrar-se de consultas de pouco valor. Uma orientação é maximizar o tempo de consulta com cada usuário, tentando resolver o máximo de problemas em uma única consulta, reduzindo, assim, a possibilidade de esse usuário retornar em um futuro próximo por questões mínimas. Recomenda-se ainda a adoção de outras modalidades de atendimento, como grupos, e a utilização de modelos de cuidado de atenção às doenças crônicas. Outras maneiras de reduzir a demanda desnecessária foram apontadas no item "Reduzindo o tempo de espera e a demora".

O próximo passo em destaque é o *desenvolvimento de um plano de contingência*. Este é um item essencial do acesso avançado, que pode ser modificado ao longo do tempo para atender à realidade local, devendo responder aos momentos de demanda excessiva e de ausência de profissionais no serviço. É importante cogitar a possibilidade de desenhar um plano de contingência transicional, devido à intensificação da demanda durante o período de implantação do acesso avançado. Para elaboração do plano, considere os recursos disponíveis, tais como profissionais folguistas, residentes que poderiam ser realocados eventualmente, possibilidade de realizar hora extra, entre outros. Quando se toma a decisão de "fazer o trabalho de hoje, hoje", o primeiro plano de contingência é a palavra "hoje". Os serviços de saúde geralmente abrem às 8 horas da manhã e, de maneira geral, percebe-se o seguinte padrão de utilização: no turno da manhã, no início do período, ocorre maior frequência, que diminui a partir das 10 horas e, se o serviço de saúde permanece aberto durante o horário de almoço, diminui ainda mais. No turno da tarde, ocorre um padrão de frequência semelhante ao do turno da manhã, porém com menor intensidade. A partir das 16 horas, cai para aproximadamente 4% da demanda total do dia. O fato é que, quando os profissionais de saúde veem muitos usuários no final da tarde ou à noite, é porque não conseguiram lidar com esta demanda durante o dia. Ressalta-se que o plano de contingência deve ser utilizado em situações inesperadas, excetuando-se o período de implantação. Se, porém, o uso de planos de contingência tornar-se frequente, a capacidade do serviço deve ser reavaliada.

Na sequência, *organize a recepção da demanda espontânea*. Neste ponto, não se pode deixar de mencionar o acolhimento, diretriz da APS brasileira oficializada na Política Nacional de Humanização[53] e dispositivo indutor de modificações organizacionais, como a melhoria do acesso, do trabalho em equipe e da relação técnico-usuário.[54] O acolhimento foi uma iniciativa importante de melhoria de acesso e da interação serviços-usuários em um contexto da APS brasileira em que havia predomínio da demanda programada devido às suas raízes históricas na APS seletiva. Contudo, alguns estudos sobre o acolhimento apontam que problemas com o acesso oportuno ainda são abordados tangencialmente[41] e que sua ferramenta organizacional fragmenta o trabalho coletivo em diferentes parcelas, pois é executado por diferentes profissionais especializados em cada uma de suas respectivas funções no cumprimento desta tarefa,[55] podendo causar sofrimento ao trabalhador de saúde.[54,55] Um dos principais problemas relacionados à incorporação dessa diretriz no cotidiano laboral é a dificuldade em se traduzir uma proposta abstrata e genérica em ferramenta de organização dos serviços de saúde, condição que resultou inclusive na publicação do caderno de atenção básica nº 28, partes I e II.[56,57]

O objetivo deste capítulo não é aprofundar o assunto; contudo, a seguir, apresentam-se algumas indicações práticas que, pelo fato de serem exclusivas de determinada parte do cuidado e de certa forma assumirem um caráter racionalizador de organização ao cuidado clínico, está diferenciada da proposta de acolhimento. Dessa maneira, apresentamos uma forma prática de *organizar a demanda espontânea dentro do modelo de agendamento do acesso avançado*:

- Cabe aos profissionais da recepção direcionarem todas as pessoas que procuram atendimento no dia para suas próprias equipes (técnicos de enfermagem, enfermeiros e médicos), estando atentos para situações que precisem de intervenção imediata e sendo treinados para as possibilidades de manejo.
- A recepção do usuário deve ser realizada preferencialmente por sua equipe de referência devido ao vínculo estabelecido. Ela deve ser realizada por técnicos de enfermagem devidamente capacitados, considerando a necessidade de transferir do médico e enfermeiro funções que podem ser realizadas por outros profissionais, a fim de maximizar a capacidade de oferta em atendimento clínico.
- Médico e enfermeiro devem oferecer retaguarda ao técnico de enfermagem.

---

* Esta proporção refere-se à porcentagem da agenda destinada às consultas clínicas individuais. A reserva de espaço na agenda destinada às outras atividades deve ser mantida (visita domiciliar, grupos de promoção à saúde, reunião de equipe).

** O NASF é uma equipe composta por profissionais de diferentes áreas de conhecimento que devem atuar de maneira integrada e apoiando os profissionais das equipes saúde da família, das equipes de atenção básica para populações específicas, compartilhando as práticas e os saberes em saúde nos territórios sob responsabilidade dessas equipes.

- Os técnicos de enfermagem devem ofertar horários ao usuário, em vez de senhas, permitindo que ele faça outras coisas enquanto aguarda a consulta e possibilitando uma sala de espera mais tranquila para a equipe desenvolver seu trabalho.
- Os técnicos de enfermagem devem saber quais situações clínicas devem ser indicadas para cada profissional. Se o NASF fizer parte do acesso avançado (geralmente um dia na semana, variando as categorias profissionais disponíveis), os técnicos de enfermagem devem ter claro quais casos encaminhar para essa equipe.
- Se o usuário não quiser ou não puder ser atendido no horário determinado, o técnico de enfermagem deverá questionar a possibilidade de retorno no dia seguinte, mantendo o objetivo de 48 horas do acesso avançado. Se a resposta for positiva, agende o usuário, de maneira que no dia seguinte ele não precise retornar à recepção, podendo esperar próximo ao consultório, se for o caso, no horário designado. Se a resposta for negativa, peça que o usuário retorne na data que preferir, garantindo que será atendido no mesmo dia.
- Nos serviços de APS que utilizam horários de atendimento diferenciados entre os profissionais da mesma equipe, organize a escala de maneira que sempre tenha alguém da equipe durante todo o horário de funcionamento do serviço, possibilitando o fortalecimento do vínculo com a população e a maior resolutividade. Para isso, sugere-se a ideia de *equipes irmãs*.*

O próximo item a ser considerado na implantação do acesso avançado é *a organização das consultas*:

- Em um serviço de APS com várias equipes e com recepção única, se possível, viabiliza-se o maior número de consultas possíveis com os profissionais de referência do usuário, de maneira a garantir a longitudinalidade, prevenindo demandas aditivas, retornos ou referenciamentos desnecessários.
- Ao final da consulta, os profissionais devem agendar os usuários que preenchem critérios para agenda protegida e combinar o intervalo de retorno com os demais usuários, sugerindo um intervalo de dias que seja propício para voltarem ao serviço (corresponsabilização).
- Recomenda-se ainda que o enfermeiro tenha um consultório próprio, de preferência disposto ao lado do consultório do médico de sua equipe, agilizando as interconsultas e facilitando o entendimento da vinculação para a equipe e para a população. Devem-se maximizar os espaços existentes e dar preferência ao uso das salas para os profissionais que fazem atendimento clínico e que estão presentes na maior parte do tempo na UBS (médicos e enfermeiros).

O penúltimo item a ser abordado neste tópico é a organização do novo sistema de agendamento e da agenda dos profissionais:

- Oferte consulta para o usuário no mesmo dia em que ele fizer contato solicitando o agendamento.
- Permita que médicos e enfermeiros agendem os usuários quando julgarem clinicamente necessário (acúmulo positivo). Encoraje a eficiência e a continuidade dos profissionais que adotarem o acesso avançado protegendo suas agendas da demanda de outros colegas que não adotarem tal prática e estão saturados de usuários.
- Ajuste a agenda para acomodar a demanda espontânea diária. Pode-se utilizar a base de cálculo proposta por Murray e Berwick,[20] de 0,7 a 0,8% da população que procura atendimento diário no serviço de saúde. Logo, para uma população de 4.000 seriam necessárias 32 vagas diárias para consultas de demanda espontânea. Pode-se, ainda, ajustar este cálculo para a intensidade de uso da população assistida, que, entre os estudos avaliados, variou entre 40,3 e 74%.[23]

Exemplo: $4.000 \times 0,74 = 2.960$ pessoas que efetivamente consultam no serviço de APS → $2.960 \times 0,8 \approx 24$ vagas diárias para consulta de demanda espontânea.

CONSIDERAÇÕES FINAIS

Para finalizar, seguem algumas dicas relacionadas ao processo de trabalho:

- Gerencie a hiperutilização: é muito importante identificar os usuários hiperutilizadores e propor outras formas de abordagem, uma vez que o atendimento clínico individual parece não ser muito efetivo nestes casos. Talvez seja necessário o método clínico centrado na pessoa, envolvendo a equipe multiprofissional. Deve-se pensar em outras tecnologias de cuidado.
- Crie mecanismo alternativo para checagem de exames, de maneira a liberar a agenda (a checagem deve ser semanal). Verifique os profissionais que podem realizar essa tarefa na equipe e que se responsabilizem pelo envio de comunicado aos usuários, informando sobre a normalidade dos resultados ou sugerindo uma data de consulta, caso não tenha, para receber seus resultados de exames (quando alterados).
- Utilize os 30 minutos finais do período de trabalho para recuperar atrasos.
- Se a equipe optar por não incluir na agenda protegida os usuários portadores de HAS e DM, deve prever um sistema de controle do intervalo de retorno esperado, fundamentado na classificação de risco clínico, que permita a busca ativa do usuário, caso ele não procure o serviço espontaneamente no período combinado.
- A primeira estratégia apresentada aqui, "Moldando a demanda à capacidade", oferece recursos para estimar a demanda e a oferta, visando à posterior modelagem, de maneira a contribuir com a promoção da equidade de acesso entre diferentes grupos populacionais. Também apresenta alguns métodos para adequar o tamanho do painel. A literatura emergente e a experiência de políticas internacionais de saúde desencorajam um tamanho de painel padronizado para todos os médicos de família e comunidade e profissionais de saúde. É claro que não se devem descartar as medidas e variáveis para determinar o tamanho do painel, mas os fatores contextuais devem ser utilizados para seu ajuste. Em resumo, uma equipe de saúde da família deve ser responsável pelo maior número possível de usuários, desde que não implique piora dos desfechos em saúde.
- A segunda estratégia, "Reduzindo o tempo de espera e a demora", suscita a necessidade de redução dos acúmulos de trabalho negativo. Tal redução é abordada, principalmente, por meio da organização da agenda e gestão do tempo de consulta.
- Na terceira estratégia, "Identificando o modelo de agendamento", apresenta-se de forma sintética e organizada os

---

* Equipes irmãs são equipes que alternam os horários dos médicos e enfermeiros, de modo a dar cobertura uma à outra, devendo garantir que a equipe de enfermagem dê suporte a esses profissionais, ainda que não pertençam à mesma equipe.

principais modelos encontrados na literatura internacional, as características, as vantagens e as desvantagens.

- Na quarta e última estratégia, "Maximizando a efetividade do agendamento", apresentam-se dicas para implantação do acesso avançado, visto sua crescente notoriedade no país, pois permite maior equilíbrio entre a capacidade de oferta e de demanda, além de diminuir o tempo de espera para consultas. Sabe-se que muitos serviços de APS têm implantado esse sistema de agendamento de consultas, não sem esforço e com adaptações necessárias à realidade local.
- Por isso, para modificar o sistema de agendamento, deve-se primeiramente verificar se há estrutura disponível para sustentá-lo por parte da equipe de saúde após o diagnóstico da realidade local. É preferível iniciar sempre por pequenas mudanças e discuti-las com a população assistida, uma vez que são as suas preferências e necessidades em saúde que orientam a oferta de serviços.

É nosso desejo que este capítulo possa suscitar outras discussões, bem como permita reflexões e aplicação prática das ferramentas oferecidas no contexto dos serviços de APS.

REFERÊNCIAS

1. Brasil. Ministério da Saúde. Secretaria de Atenção em Saúde. Departamento de Atenção Básica. Manual do instrumento de avaliação da atenção primária à saúde: primary care assessment tool PCATool – Brasil [Internet]. Brasília: MS; 2010 [capturado em 02 nov. 2017]. Disponível em: http://bvsms.saude.gov.br/bvs/publicacoes/manual_avaliacao_pcatool_brasil.pdf.

2. Arakawa T, Arcêncio RA, Scatolin BE, Scatena LM, Ruffino Netto A, Villa TCS. Acessibilidade ao tratamento de tuberculose: avaliação de desempenho de serviços de saúde. Rev Latino-am Enfermagem. 2011;19(4):1994-2002.

3. Vieira-da-Silva LM, Chaves SC, Esperidiao MA, Lopes-Martinho RM. Accessibility to primary healthcare in the capital city of a northeastern state of Brazil: an evaluation of the results of a programme. J Epidemiol Community Health. 2010;64(12):1100-5.

4. Protasio APL, Gomes LB, Machado LS, Valença AMG. Factors associated with user satisfaction regarding treatment offered in Brazilian primary health care. Cad Saude Publica. 2017;33(2):e00184715.

5. Ryu J, Lee TH. The waiting game: why providers may fail to reduce wait times. N Engl J Med. 2017;376(24):2309-11.

6. Carret ML, Fassa AC, Domingues MR. Inappropriate use of emergency services: a systematic review of prevalence and associated factors. Cad Saude Publica. 2009;25(1):7-28.

7. White KL, Williams TF, Greenberg BG. The ecology of medical care. 1961. Bull N Y Acad Med. 1996;73(1):187-212.

8. Green LA, Fryer GE Jr, Yawn BP, Lanier D, Dovey SM. The ecology of medical care revisited. N Engl J Med. 2001;344(26):2021-25.

9. Almeida PF, Fausto MCR, Giovanella L. Fortalecimento da atenção primária à saúde: estratégia para potencializar a coordenação dos cuidados. Rev Panam Salud Publica. 2011;29(2):84-95.

10. Norman AH, Tesser CD. Acesso ao cuidado na Estratégia Saúde da Família: equilíbrio entre demanda espontânea e prevenção/promoção da saúde. Saúde Soc. 2015;24(1):165-79.

11. National Health Service. Commissioning a new delivery model for an unscheduled care in London. London: NHS; 2011.

12. Comino EJ, Davies GP, Krastev Y, Haas M, Christl B, Fuler J, et al. A systematic review of interventions to enhance access to best practice primary health care for chronic disease management, prevention and episodic care. BMC Health Serv Res. 2012;12:415.

13. Rocha SA, Bocchi SCM, Godoy MF. Acesso aos cuidados primários de saúde: revisão integrativa. Physis. 2016;26(1):87-111.

14. Kearney L, Fulbrook P. Open-access community child health clinics: the everyday experience of parents and child health nurses. J Child Health Care. 2012;16(1):5-14.

15. Balasubramanian H, Biehl S, Dai L, Muriel A. Dynamic allocation of same-day requests in multi-physician primary care practices in the presence of prescheduled appointments. Health Care Manag Sci. 2014;17(1):31-48.

16. Balasubramanian H, Banerjee R, Denton B, Naessens J, Stahl J. Improving clinical access and continuity through physician panel redesign. J Gen Intern Med. 2010;25(10):1109-15.

17. Ozen A, Balasubramanian H. The impact of case mix on timely access to appointments in a primary care group practice. Health Care Manag Sci. 2013;16(2):101-18.

18. Morgan CL, Beerstecher HJ. Satisfaction, demand, and opening hours in primary care: an observational study. Br J Gen Pract. 2011;61(503):e498-507.

19. Fabrellas N, Vidal A, Amat G, Lejardi Y, del Puig Deulofeu M, Buendia C. Nurse management of 'same day' consultation for patients with minor illnesses: results of an extended programme in primary care in Catalonia. J Adv Nurs. 2011;67(8):1811-6.

20. Murray M, Berwick DM. Advanced access: reducing waiting and delays in primary care. JAMA. 2003;289(8):1035-40.

21. Gérvas Camacho J, Fabi LF. Gestión de la consulta. ¿Cómo lograr motivación en toda situación clínica? Mediante la autogestión en la consulta diaria [Internet]. Montevideo: Bibliométrica; 2017 [capturado em 02 nov. 2011]. Disponível em: http://equipocesca.org/wp-content/uploads/2017/02/uruguay-libro-gestio%CC%81n-final-final.pdf.

22. García Olmos L, Gérvas Camacho J, García Calleja A, López Ruiz A, Sánchez Rodríguez F, Palomo Cobos L. Episodios de enfermedad atendidos en medicina general de familia, según medio demográfico (I): morbilidad. Aten Primaria. 1997;19(9):469-76.

23. Vidal TB. Acesso avançado e sua relação com o número de atendimentos médicos em atenção primária à saúde [dissertação]. Porto Alegre: Universidade Federal do Rio Grande do Sul; 2013.

24. Brasil. Ministério da Saúde. Características dos Indicadores: fichas de qualificação. Número de consultas médicas (SUS) por habitante: F.1 – 2012 [Internet]. Brasília: MS; 2012 [capturado em 27 jun. 2017]. Disponível em: http://fichas.ripsa.org.br/2012/f-1/?l=pt_BR.

25. Murray M, Tantau C. Same-day appointments: exploding the access paradigm. Fam Pract Manag. 2000;7(8):45-50.

26. Rivera Casares F, Illana Mayordomo A, Oltra Benavent A, Narváez Hostaled M, Benlloch C, Rovira Peña B. Características de los pacientes que no utilizan las consultas de atención primaria. Gac Sanit. 2000;14(2):117-21.

27. Gérvas Camacho J. Información en medicina general. Rev San Hig Púb. 1992;66(3-4):179-85.

28. Peterson LE, Cochrane A, Bazemore A, Baxley E, Phillips RL Jr. Only one third of family physicians can estimate their patient panel size. J Am Board Fam Med. 2015;28(2):173-4.

29. Dahrouge S, Hogg W, Younger J, Muggah E, Russell G, Glazier RH. Primary care physician panel size and quality of care: a population based study in Ontario, Canada. Ann Fam Med. 2016;14(1):26-33.

30. Muldoon L, Dahrouge S, Russell G, Hogg W, Ward N. How many patients should a family physician have? Factors to consider in answering a deceptively simple question. Healthc Policy. 2012;7(4):26-34.

31. Arndt B, Tuan WJ, White J, Schumacher J. Panel workload assessment in US primary care: accounting for non-face-to-face panel management activities. J Am Board Fam Med. 2014;27(4):530-7.

32. Grumbach K, Olayiwola JN. Patient empanelment: the importance of understanding who is at home in the medical home. J Am Board Fam Med. 2015;28(2):170-2.

33. Murray M, Davies M, Boushon B. Panel size: how many patients can one doctor manage? Fam Pract Manag. 2007;14(4):44-51.

34. Brasil. Ministério da Saúde. Secretaria de Atenção à Saúde. Departamento de Atenção Básica. Política Nacional de Atenção Básica (PNAB) [Internet]. Brasília: MS; 2012 [capturado em 02 nov. 2017]. Disponível em: http://189.28.128.100/dab/docs/publicacoes/geral/pnab.pdf.

35. Gusso GDF. Diagnóstico da demanda em Florianópolis utilizando a Classificação Internacional da Atenção Primária, 2ª edição (CIAP-2) [tese]. São Paulo: Universidade de São Paulo; 2009.

36. Muldoon L, Rayner J, Dahrouge S. Patient poverty and workload in primary care: study of prescription drug benefit recipients in community health centres. Can Fam Physician. 2013;59(4):384-90.

37. Altschuler J, Margolius D, Bodenheimer T, Grumbach K. Estimating a reasonable patient panel size for primary care physicians with team-based task delegation. Ann Fam Med. 2012;10(5):396-400.

38. Kullgren JT, McLaughlin CG, Mitra N, Armstrong K. Nonfinancial barriers and access to care for U.S. adults. Health Serv Res. 2012;47(1 Pt 2):462-85.

39. Gask L, Usherwood, T. ABC of psychological medicine. The Consultation. BMJ. 2002;324(7353):1567-9.

40. Lopes JMC. Abordagem centrada na pessoa. In: Programa de atualização de medicina de família e comunidade. PROMEF medicina de Família e Comunidade. 2007;2(1):109-44.

41. Murray M, Tantau C. Redefining open access to primary care. Manag Care Q. 1999;7(3):45-55.

42. Knight A, Lembke T. Appointment 101: how to shape a more effective appointment system. Aust Fam Physician. 2013;42(3):152-6.

43. Smoller M. Telephone calls and appointment requests. Predictability in an unpredictable world. HMO Pract. 1992;6(2):25-9.

44. Murray M. Improving patient access doesn't mean increasing workload [Internet]. Cambridge: Institute for Healthcare Improvement; 2016 [capturado em 20 jun. 2017]. Disponível em: http://www.ihi.org/communities/blogs/_layouts/15/ihi/community/blog/itemview.aspx?List=7d1126ec-8f63-4a3b-9926-c44ea3036813&ID=254.

45. Vieira-da-Silva LM, Esperidião MA, Viana SV, Alves VS, Lemos DVS, Caputo MC, et al. Avaliação da implantação de programa voltado para melhoria da acessibilidade e humanização do acolhimento aos usuários na rede básica. Salvador, 2005-2008. Rev Bras Saude Mater Infant. 2010;10(supl. 1):S131-43.

46. Rose KD, Ross JS, Horwitz LI. Advanced access scheduling outcomes: a systematic review. Arch Intern Med. 2011;171(13):1150-9.

47. Cameron S, Sadler L, Lawson B. Adoption of open-access scheduling in an academic family practice. Can Fam Physician. 2010;56(9):906-11.

48. Salisbury C, Montgomery AA, Simons L, Sampson F, Edwards S, Baxter H, et al. Impact of advanced access on access, workload, and continuity: controlled before-and-after and simulated-patient study. Br J Gen Pract 2007; 57 (541): 608-614.

49. Belardi FG, Weir S, Craig FW. A controlled trial of an advanced access appointment system in a residency family medicine center. Fam Med. 2004;36(5):341-5.

50. O'Hare CD, Corlett J. The outcomes of open-access scheduling. Fam Pract Manag. 2004;11(2):35-8.

51. Salisbury C, Banks J, Goodall S, Baxter H, Montgomery A, Pope C, et al. An evaluation of advanced access in general practice: final report. Bristol: National Institute for Health Research; 2007 [capturado em 02 nov. 2017]. Disponível em: http://www.netscc.ac.uk/hsdr/files/project/SDO_FR_08-1310-070_V01.pdf.

52. Wollmann A, Ros CD, Lowen IMV, Moreira LR, Kami MT, Gomes MAG, et al. Novas possibilidades de organizar o acesso e a agenda na atenção primária à saúde [Internet]. Curitiba: Secretaria Municipal da Saúde de Curitiba; 2014 [capturado em 02 nov. 2017]. Disponível em: http://www.saude.curitiba.pr.gov.br/images/cartilha%20acesso%20avan%C3%A7ado%2005_06_14.pdf.

53. Brasil. Ministério da Saúde. HumanizaSUS: política nacional de humanização: a humanização como eixo norteador das práticas de atenção e gestão em todas as instâncias do SUS. Brasília: Ministério da Saúde; 2004.

54. Mitre SM, Andrade EIG, Cotta RMM. Avanços e desafios do acolhimento na operacionalização e qualificação do Sistema Único de Saúde na Atenção Primária: um resgate da produção bibliográfica do Brasil. Ciênc Saúde Coletiva. 2012;17(8):2071-85.

55. Scholze AS, Duarte Junior CF, Flores e Silva Y. Trabalho em saúde e a implantação do acolhimento na atenção primária à saúde: afeto, empatia ou alteridade? Interface (Botucatu). 2009;13(31):303-14.

56. Brasil. Ministério da Saúde. Cadernos de Atenção Básica: acolhimento à demanda espontânea. Brasília: MS; 2013. n. 28, v. 1.

57. Brasil. Ministério da Saúde. Cadernos de Atenção Básica: acolhimento à demanda espontânea: queixas mais comuns na atenção básica. Brasília: MS; 2012. n. 28, v. 2.

CAPÍTULO 6

Atenção primária à saúde no Brasil

Luís Fernando Rolim Sampaio
Claunara Schilling Mendonça
Maria A. Turci

Aspectos-chave

▶ A Constituição Federal de 1988 define três grandes referenciais para o sistema de saúde brasileiro: o conceito ampliado de saúde; a saúde como direito do cidadão e dever do Estado e a instituição de um Sistema Único de Saúde (SUS).

▶ A Constituição Federal autoriza a organização do setor privado de asseguramento de saúde, que atualmente cobre 25% da população brasileira por meio do subsetor de saúde suplementar, que já possui experiências de organização de serviços e planos de saúde com base nos preceitos da atenção primária à saúde (APS).

▶ A Estratégia Saúde da Família (ESF) tem um papel importante na organização do SUS, ao promover o acesso ao sistema de saúde, buscando a integralidade, a coordenação do cuidado e a articulação intersetorial em uma perspectiva complexa.

▶ O Programa Saúde da Família (PSF), oficialmente lançado em 1994, cresceu de forma gradativa e sustentável, alcançando uma cobertura superior a 60% da população brasileira, sendo a alavanca principal para o avanço da APS e do retorno da medicina de família e comunidade (MFC) para o centro das atenções na discussão da saúde no Brasil.

▶ Os resultados da saúde da família, em diversos estudos, confirmam o impacto positivo da estratégia em inúmeros aspectos e atributos da APS, permitindo a formação de uma importante rede de pesquisadores, bem como o desenvolvimento de metodologias de pesquisa robustas, que são publicadas em importantes revistas de impacto mundial.

Histórico da atenção primária à saúde no Brasil

Como corolário do movimento da Reforma Sanitária, a Constituição Federal de 1988 definiu três grandes referenciais para o sistema de saúde brasileiro: o conceito ampliado de saúde; a saúde como direito do cidadão e dever do Estado e a instituição do SUS. Esse sistema, calcado nos princípios de universalidade, integralidade, descentralização e participação da comunidade, foi resultado de um intenso movimento social, que teve como objetivo construir um sistema universal de saúde para o país. A APS no Brasil tem sido tema central nas discussões da organização de sistema de saúde brasileiro nas últimas décadas, motivado por sua importância dentro do SUS.[1]

Segundo Fleury, 2009, quatro princípios nortearam a reforma:[2]

[...] um princípio ético-normativo, que insere a saúde como parte dos direitos humanos; um princípio científico, que compreende a determinação social do processo saúde/doença; um princípio político, que assume a saúde como direito universal inerente à cidadania em uma sociedade democrática; e um princípio sanitário, que entende a proteção à saúde de forma integral, desde a promoção, passando pela ação curativa até a reabilitação.

Apesar do objetivo da proposta da Reforma Sanitária ter sido o de construir um sistema único e universal de saúde, a Constituição definiu também que o setor privado é livre para atuar no país, de forma complementar ao sistema público. A existência, desde aquele momento, de um setor assegurador e prestador de serviços privados, associado a setores públicos que mantiveram seus privilégios de asseguramento e cobertura de serviços fora do SUS, levou o Brasil a um *mix* público privado complexo, com pouca similaridade a outros sistemas nacionais de saúde. Analisando o tema à luz da taxonomia para classificação do asseguramento do setor privado em sistemas nacionais de saúde proposta pela Organização de Cooperação para o Desenvolvimento Econômico (OCDE), conclui-se que, devido à inserção peculiar do setor de planos e seguros de saúde no Brasil, há uma cobertura que pode ser entendida como suplementar e duplicada.[3]

Assim, o atual sistema de saúde brasileiro é constituído por uma complexa rede de serviços dividida em dois subsistemas: subsistema público, assegurado com impostos e contribuições de livre acesso, e o subsistema privado, assegurado por pagamento de seguros e planos de saúde ou pelo desembolso direto. Em relação à prestação de serviços, essas correlações são ainda mais complexas. O SUS tem em sua rede serviços públicos estatais, serviços públicos geridos por terceiros e serviços privados contratados. O subsistema privado tem sua rede contratada por serviços de terceiros, ou próprios, em operadoras verticalizadas, e também por pagamento com ressarcimento ao SUS, pela utilização de serviços próprios ou já contratados pelo SUS. Essa rede gera padrões diversos de utilização, dependentes de fatores socialmente determinados, como renda familiar, classe social, entre outros.[4]

Ao mesmo tempo, a prestação de serviços do setor privado tem similaridades inequívocas com o modelo de mercado dos EUA, modelo esse considerado um exemplo global de ineficiência.[5] Em relação aos princípios da APS, o setor privado brasileiro está atrasado na discussão, mas recentemente, associado ao tema da sustentabilidade futura e ampliação de mercado, aponta preocupações com esses princípios. A presente discussão trata prioritariamente o componente público do sistema de saúde brasileiro. Entretanto, pela relevância que o tema vem tomando na saúde suplementar, esse subsetor será brevemente abordado.

O SUS orientou a organização incremental de uma APS com características próprias, a partir das experiências locais de diversas regiões do país.[6] A APS tem sido o lócus para diversas ações e programas do setor assistencial preventivo e curativo, individual ou comunitário, mas também de ações nas intercessões entre o que se define como sistema de serviços de saúde e os territórios sociais de comunidades e populações, ações essas de caráter comunitário e populacional.

Há que se destacar que o conceito de APS foi utilizado pela primeira vez quase um século antes, no relatório Dawson, que preconizava a organização de um sistema de saúde em rede, composto por centros de saúde primários e serviços domiciliares organizados de forma regionalizada, sendo responsáveis pela resolução da maior parte dos problemas de saúde da população sob seu cuidado por meio de profissionais generalistas. Ampliando e agrupando as regiões, existiriam centros de saúde secundários com especialistas e hospitais, para quando existisse indicação de internação. Essa formulação visava a contrapor-se ao modelo flexneriano americano, que valorizava e estimulava a especialização, propondo um modelo de atenção ao sistema de saúde inglês.[7] Apesar dessas diferenças, ambas as propostas eram focadas na atenção médica individual.

A medicina comunitária surgiu nos EUA nos anos 1960 como estratégia de extensão de cobertura para populações desprovidas de acesso, dentro dos princípios da medicina integral e preventiva. Ela chegou ao Brasil com apoio internacional, buscando a integração da chamada saúde pública de cunho estatal e das escolas de saúde pública, e a medicina curativa e individual, hegemonicamente privada, das escolas médicas.[8] Esse movimento foi amplamente disseminado nas escolas de medicina brasileiras, tendo servido de base para várias experiências de implementação da atenção de primeiro nível por meio de programas de integração docente-assistencial.[9] Entretanto, o movimento da reforma sanitária teve como entendimento hegemônico de que se tratava de uma proposta de medicina focalizada,[10] o que levou ao estrangulamento das residências de medicina geral e comunitária e culminou na desativação dessa sociedade médica na década de 1990.

Após 1988, a legislação infraconstitucional delineou um sistema de acesso universal e integral com permanente controle social, organizado de forma descentralizada e hierarquizada, em que a prestação de serviços de saúde é de responsabilidade dos municípios.[10] A descentralização, iniciada na década de 1990 após a promulgação das Leis Orgânicas da Saúde, se fez por meio da transferência de competências e receitas tributárias para estados e municípios. Na saúde, houve uma opção preferencial pela municipalização e, diferentemente de outros países, no Brasil, esse movimento não ocorreu com privatização de serviços ou redução da capacidade gestora e reguladora do Estado. Pelo contrário, uma rede essencialmente estatal de serviços públicos de APS se constitui sob a gestão dos municípios. Contudo, as dificuldades da gestão, seja pela administração direta, seja pela administração indireta por fundações ou autarquias públicas, obrigou os gestores públicos a procurarem alternativas para gerir serviços de saúde por exemplo, as experiências de parcerias com organizações sociais em algumas metrópoles, como os casos do Rio de Janeiro e São Paulo. As disputas ideológicas continuam muito fortes nesse tema, imersas na arena nos paradoxos do *mix* público privado brasileiro. Essas disputas frequentemente suplantam a importância da prestação de serviços à população, fazendo com que boas experiências municipais continuem vivenciando o risco de descontinuidade, como ocorre desde o início da implantação do SUS nos anos 1990.[11]

No transcorrer desse processo, a APS, entendida sob diferentes matizes, tornou-se um termo polissêmico. A atenção primária foi definida como fundamento para a universalização da saúde, na Conferência Internacional sobre Cuidados Primários, organizada pela Organização Mundial de Saúde (OMS), em 1978, com ampla participação dos países. Entre os pressupostos apresentados na Declaração de Alma-Ata se destacam a saúde como um direito humano fundamental, da responsabilidade dos governos na saúde e a participação individual e coletiva da população no planejamento e na execução de seus cuidados em saúde. Os chamados cuidados primários foram considerados essenciais e definidos como primeiro nível de contato dos indivíduos com o sistema de saúde, devendo estar o mais próximo possível da comunidade. Esses pressupostos também buscavam conclamar os governos a reformar os sistemas de saúde em bases distintas ao modelo médico-hospitalar.[12]

Discussões restritivas persistiram, como a visão da APS como programa de medicina simplificada para os pobres. Foi essa compreensão restrita que, há mais de duas décadas, afastou o tema das proposições elaboradas na VIII Conferência Nacional de Saúde.[13] Vale ressaltar que, no cenário internacional, se travava a batalha entre a APS e a atenção primária seletiva, termo utilizado para designar o que se formatou como o contraponto discursivo à Conferência de Alma-Ata. Articulado por instituições internacionais de grande influência, a Conferência de Bellagio ocorreu um ano após Alma-Ata e buscou desqualificá-la, colocando-a no patamar de uma proposta irrealizável.[14] Posteriormente, o "Relatório sobre o Desenvolvimento Mundial 1993: Investindo em Saúde" explicita as diretrizes propostas por esses atores: pacotes básicos de serviços para os pobres.[15] Essa estratégia segue até hoje, tendo como um dos campos férteis para seu fortalecimento a fragmentação programática, que dominou, e ainda domina, a lógica de funcionamento de agências internacionais e estruturas burocráticas, tanto estatais quanto privadas, nos países. Assim, a emergência do PSF, no Brasil, se deu sob críticas de setores acadêmicos, entre as quais a do renascimento da medicina geral e comunitária ou de um programa vertical e focalizado,[16] ou a ideia de uma "medicina de pobre para os miseráveis".[17]

Efetivamente, no Ministério da Saúde e nos municípios, desenhava-se o arcabouço da APS brasileira dos anos 2000, que se projetou mundialmente como um modelo para operacionalização de conceitos até então somente efetivados em países de alta renda vinculados à OCDE, ao passo que a discussão acadêmica brasileira foi tímida e trouxe pouca contribuição ao desenvolvimento teórico-conceitual da APS. O pequeno volume de literatura nacional disponível no período demonstra a pouca priorização do tema na década.[18]

Para melhor compreender o dilema entre a existência de diretrizes centralizadas para a organização da APS pelo gestor federal do SUS, com execução descentralizada pelos municípios, pode-se utilizar o conceito de complexidade, mesmo que não seja objetivo deste capítulo discuti-lo em detalhe. O conceito da complexidade está proposto como um novo paradigma para o campo das políticas públicas[19] e favorece sobremaneira o entendimento do desenvolvimento operacional da APS como uma dessas políticas.

Entender a complexidade como um campo entre os espaços da centralização, que tende ao totalitarismo absolutista da certeza, com uma unicidade que põe em risco as propriedades de seus componentes originais; e da descentralização, que tende à dispersão atomizada e caótica da completa incerteza e individualidade, parece ser muito útil na APS, tanto nos microprocessos das práticas como nos macroprocessos das políticas. A APS, como um campo complexo, transita entre graus relativos de certeza na busca, por exemplo, de uma medicina de precisão, e graus de incerteza próprias do holismo, e se posiciona em um espaço intermediário entre o que Geyer e Rihani chamam de campo positivista moderno da ordem e campo caótico pós-moderno da desordem.[19] A Figura 6.1, adaptada dos mesmos autores, propõe três perspectivas para as políticas públicas: da ordem, da complexidade e da desordem. Exemplificando a partir de programas nacionais de governo, pode-se dizer que programas muito formatados e pouco flexíveis, com protocolos rígidos em que não são aceitas adaptações, trazem a essência da perspectiva da ordem. Por outro lado, propostas de total autonomia na definição de equipes e protocolos e utilização de recursos com a máxima liberdade trazem a perspectiva da desordem, em que, no extremo, tudo é imprevisível e indeterminado. Entre esses extremos, está a perspectiva da complexidade, na qual se encontram reducionismo e holismo, previsibilidade e incerteza, ou seja, uma perspectiva de ordem parcial.

Nessa perspectiva da complexidade, está imersa a APS e transitam reducionismo e holismo, probabilismo e interpretação. Os campos de atuação da APS são territórios complexos, dinâmicos, como o "território utilizado", descrito por Milton Santos, e o território processo, de Mendes, que, para além do território geográfico, trazem consigo o contexto social, político e econômico.[20,21]

Esse entendimento contribui para uma definição da APS como um dos componentes-chave de qualquer sistema de saúde, como proposto por diversos autores.[22-28] O fato de a APS ter, em seu conceito mais restrito, de primeiro nível de atenção, os pontos preferenciais de contato do sistema de saúde e, em seu conceito sistêmico, como proposto por Starfield,[25] uma lógica ampliada, incluindo o percurso entre esses pontos de atenção à saúde e a competência cultural da interação e integração com a comunidade, permitem que a APS efetive a coordenação do cuidado, a integralidade enquanto a abrangência dos serviços ofertados da promoção da saúde à reabilitação e a longitudinalidade de forma concomitante. Assim, deve-se falar dos serviços de APS, mas também da aplicação dos seus princípios ao sistema de saúde no qual esses serviços estão inseridos. Sem essas duas vertentes, não serão alcançados os resultados esperados.

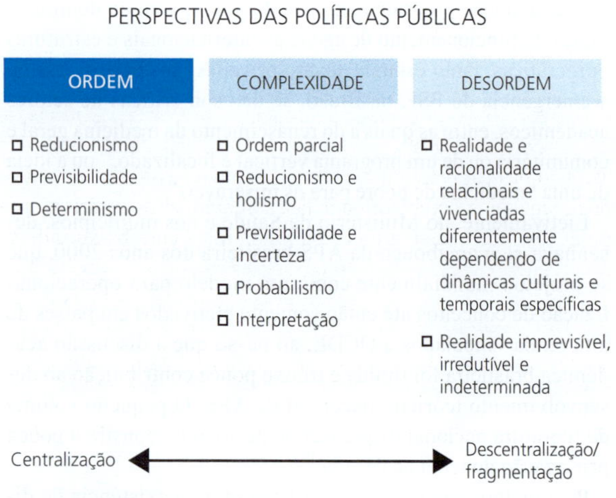

Globalmente, o Relatório Mundial da Saúde, em 2008, e, em 2009, a resolução da OMS lançaram um compromisso político internacional de APS, incluindo o fortalecimento do sistema de saúde.[29] O Brasil vem dedicando um amplo esforço político, acadêmico e financeiro para o desenvolvimento de um novo modelo de APS. A saúde da família do Brasil tem sido citada na literatura internacional como um exemplo de programa impulsionado por um entendimento abrangente da APS como parte do sistema nacional de saúde e política.[30]

A vasta literatura sobre o tema confirma a importância de priorizar a APS. Starfield mostrou que os países com maiores escores de atenção primária apresentam efeitos sobre o sistema de saúde na efetividade, na eficiência e na equidade, com melhores resultados de saúde.[26] Atun discutiu as vantagens e as desvantagens de a reestruturação de um sistema de cuidados de saúde ser mais focada em serviços de cuidados primários e concluiu que "[...] há indícios de melhora nos resultados da saúde da população, maior satisfação da pessoa que a utiliza, melhor utilização dos serviços e do sistema sanitário e redução de custos, quando é fortemente orientada para a atenção primária [...]".[30] Macinko apresentou evidências do impacto da APS em países de alta renda[23] e também nos de baixa e média renda.[31] No contexto brasileiro, estudos de impacto da APS também foram publicados, mostrando sua contribuição em diversos indicadores avaliados, como apresentado neste capítulo.

O modelo de um sistema organizado de forma hierárquica e piramidal, em que, no topo, está a chamada "alta complexidade", entendida como incorporação de equipamentos e tecnologia dura, na camada imediatamente inferior, a média complexidade, composta de atendimentos especializados e exames com menor densidade instrumental, e na sua base, a baixa complexidade, ou "atenção primária", não atende aos novos desenhos dos sistemas de saúde propostos no mundo hoje. Por outro lado, o tema das redes de atenção à saúde tem merecido atenção acadêmica e dos serviços no Brasil. Diversos atores, entre os quais o Ministério da Saúde, o Conselho de Secretários de Saúde (CONASS), o Conselho de Secretários Municipais de Saúde (CONASEMS) e a representação da Organização Americana da Saúde no Brasil (OPAS), têm pautado politicamente as redes de atenção, tendo vasto material disponível em seus *websites*. Uma importante contribuição para a superação do desenho piramidal está nas redes poliárquicas apontadas por Mendes.[32]

A saúde da família: de programa à estratégia de APS

O PSF foi oficialmente lançado em 1994, cresceu de forma gradativa e sustentável e é a alavanca principal para o avanço da APS e para o retorno da MFC ao centro das atenções na discussão da saúde no Brasil. A saúde da família ultrapassou, em muito, os limites de um programa, tornando-se uma política do Estado brasileiro com lugar na agenda dos gestores do SUS. Ne-

PERSPECTIVAS DAS POLÍTICAS PÚBLICAS

ORDEM	COMPLEXIDADE	DESORDEM
▫ Reducionismo ▫ Previsibilidade ▫ Determinismo	▫ Ordem parcial ▫ Reducionismo e holismo ▫ Previsibilidade e incerteza ▫ Probabilismo ▫ Interpretação	▫ Realidade e racionalidade relacionais e vivenciadas diferentemente dependendo de dinâmicas culturais e temporais específicas ▫ Realidade imprevisível, irredutível e indeterminada

Centralização ◄────────────────► Descentralização/fragmentação

▲ **Figura 6.1**
Perspectivas das políticas públicas.
Fonte: Adaptada de Geyer e Rihani.[19]

nhuma outra iniciativa dentro do setor saúde alcançou a magnitude desse programa que hoje é reconhecido pelos usuários do SUS e globalmente citado como exemplo de sucesso de política pública de saúde.[33]

O início do Programa de Agentes Comunitários de Saúde

A história da implantação do Programa de Agentes Comunitários de Saúde (PACS) está intimamente relacionada com a experiência da implantação do Programa de Agentes de Saúde no Estado do Ceará.[34] O Programa de Agentes de Saúde foi iniciado como programa emergencial no ano de 1987, visando à redução da mortalidade infantil e tendo como base a experiência de auxiliares de saúde desenvolvida na cidade de Planaltina (DF), na década de 1970. Inicialmente, contou com 6 mil mulheres nas regiões mais carentes, contratadas para trabalharem como agentes de saúde. O sucesso atingido já no primeiro ano transformou o programa emergencial em permanente.

Em 1991, após avaliações conduzidas pelos professores Cecília Minayo e Cesar Victora e observações do Ministério da Saúde, o Governo Federal decidiu adotar o programa e expandi-lo para todos os estados da Região Nordeste e, posteriormente, para todo o Brasil, rebatizando-o com o nome de PACS.[35,36]

O Programa Saúde da Família: os primeiros anos

Com o avanço do PACS e sob influência de experiências em andamento no país – a destacar, o Programa Médico de Família de Niterói (RJ), a Medicina Geral e Comunitária, do Grupo Hospitalar Conceição (RS), o Centro de Saúde Murialdo, em Porto Alegre (RS), o Programa Médico de Família, de São Paulo (SP), e o Projeto de Equipes de Saúde da Família, em Quixadá (CE)[37] – começaram a ser formuladas, no âmbito do Ministério da Saúde, ideias sobre a criação de um programa que integrasse as características presentes nessas experiências. Em dezembro de 1993, reuniram-se em Brasília representantes das experiências citadas e consultores do Ministério da Saúde, sendo então definidas as bases do que viria a ser o PSF.

O PSF foi inicialmente implantado em 13 municípios, com representatividade de diferentes partidos políticos, de diferentes regiões e portes econômicos e populacionais.[38] O financiamento inicialmente era realizado por meio de convênios entre as Secretarias Municipais e a Fundação Nacional de Saúde (FUNASA) e não garantia perenidade no custeio. Também nesse momento não era exigido que cada equipe nuclear fosse composta por médico, enfermeiro, auxiliar de enfermagem e agente comunitário, sendo possível uma implantação flexível. A flexibilidade, entretanto, não se aplicava à carga horária de 40 horas, considerada essencial para dedicação integral das equipes e para o alcance dos objetivos de um novo *modus operandi* na atenção básica.

Para permitir um fluxo financeiro mensal para os municípios que aceitavam o desafio de iniciar o programa, foram criadas modalidades de transferências por produção de serviços na tabela de serviços ambulatoriais do SUS, com valores diferenciados para a consulta médica das equipes do programa. Tal modalidade, apesar de claramente contraditória à mudança de paradigma proposta, perdurou até o início de 1998, quando o país já contava com aproximadamente duas mil equipes implantadas. Nesse momento, as equipes nucleares tornaram-se obrigatórias.

A criação do piso de atenção básica

Sob a égide da Norma Operacional Básica 96 (NOB 96), que trazia as bases para um novo modelo de atenção, foi instituído o piso de atenção básica (PAB), operacionalizado em 1998. É válido aqui um aparte histórico sobre a escolha do termo "atenção básica" em detrimento de "atenção primária".

> [...] quando a proposta do *per capita* foi elaborada, ela precisava de um nome. A equipe da Secretaria de Atenção à Saúde, com alguns colaboradores externos, ouviu muitas opiniões de gestores e formuladores do setor da saúde. Havia uma advertência clara de que o termo 'atenção primária' fazia relação com os pacotes assistenciais reducionistas impostos pelas agências internacionais às regiões em desenvolvimento e que, portanto, qualquer proposta de 'piso de atenção primária' poderia ser imediatamente rejeitada pela nomenclatura. Havia, naquele momento, necessidade premente de mudança na modalidade de financiamento – situação que não poderia se subordinar a um provável longo período de debate para escolha de uma denominação adequada. Assim, surgiu o termo 'atenção básica' como alternativa para evitar a resistência que era anunciada. Somente isso.[39]

O PAB passou a garantir os repasses de forma automática do órgão federal para o municipal, interrompendo também o pagamento por procedimentos para agentes comunitários e equipes de saúde da família. Tais recursos eram destinados a custear ações e serviços de atenção primária, que deviam ser ofertados à comunidade pelos municípios e não podiam ser usados para outras ações não relacionadas à atenção básica.

Para o PAB fixo, foi negociado um valor *per capita* a ser transferido a todos os municípios, independentemente das ações realizadas, ao passo que o PAB variável dependia de ações específicas e era calculado de acordo com as informações contidas nas bases de dados dos sistemas de informação nacional a cada mês, possuindo um valor para cada programa implementado (Equipes de Saúde da Família, Agentes Comunitários de Saúde, Equipes de Saúde Bucal, Núcleos de Apoio à Saúde da Família e outros).[40]

O pagamento do PAB permitiu, a partir de 1998, recursos perenes de forma *per capita* a todos os municípios brasileiros, alterando a modalidade em vigor no SUS de pagamento mediante produção de serviços ou convênios, o que representou uma importante inovação no modelo de financiamento da saúde. Pela primeira vez no país, recursos federais foram repassados a todos os municípios como entes federados autônomos, e não mais por sua capacidade já instalada, como prestadores do Ministério da Saúde. Essa forma de repasse promoveu maior equidade na distribuição dos recursos federais.[41] A criação do PAB variável da saúde da família acelerou o ritmo de expansão, com a adesão de muitos municípios a essa estratégia, e permitiu a centenas de municípios brasileiros acesso aos serviços de saúde. Em meados dos anos 1990, são criados incentivos especiais, dentro da atenção básica, para atendimento a populações historicamente negligenciadas, como quilombolas, assentamentos agrários, populações indígenas e a todos os municípios com baixo índice de desenvolvimento humano (IDH). Esses mecanismos foram gradativamente alocando mais recursos em municípios mais pobres, continuando o movimento de promoção de equidade na distribuição dos recursos, o que permitia, mesmo que timidamente, compensar a desigualdade histórica de transferências baseadas na distribuição da capacidade instalada de serviços hospitalares, com base quase exclusivamente na oferta desses serviços.

A instituição do PAB foi responsável por uma forte indução de mudanças no modelo assistencial, com significativa ampliação do acesso da população aos serviços de saúde, evidenciada

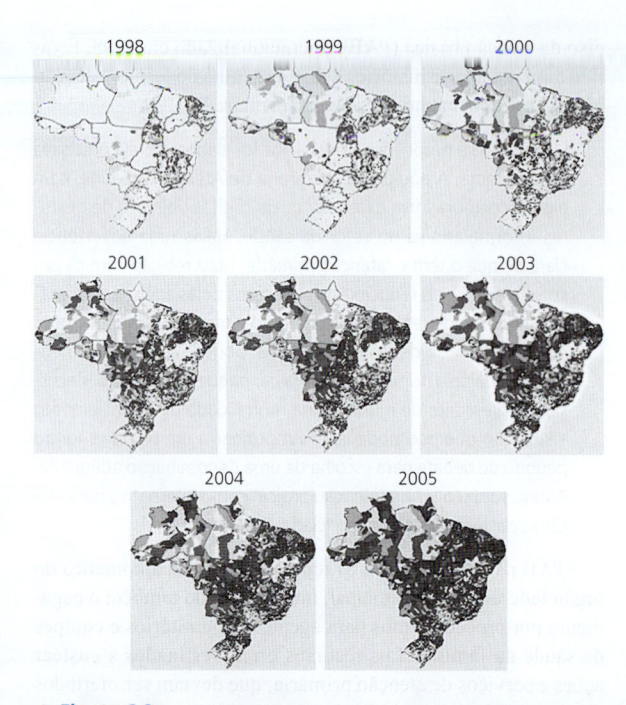

▲ Figura 6.2
Evolução da cobertura do Programa Saúde da Família no Brasil (1998-2005).
Fonte: Brasil.[42]

pela expansão da cobertura das equipes de saúde da família em todo o país, como pode ser visualizado na Figura 6.2. Vale ressaltar, como pode ser visto no mapa, que a cobertura é determinada também pela liderança das Secretarias Estaduais de Saúde (SES). Em 1998, Ceará, Minas Gerais e Goiás tiveram uma adesão de seus municípios muito superior à média dos outros estados. (A resistência e a falta de apoio das SES podem ser refletidas no atraso da cobertura de alguns estados.)

A construção de um modelo de organização em APS

Com a expansão do programa e a cobertura das áreas anteriormente desassistidas, inicia-se um novo desafio, de mudar o modelo em que já existiam equipes tradicionais com pediatras, clínicos e gineco-obstetras. Essa nova fase do PSF foi voltada para a conversão do modelo denominado "tradicional" para o novo modelo proposto pelo PSF. Até então, as coberturas nas cidades de grande porte, com mais de 500 mil habitantes, eram baixas, incluindo as maiores capitais brasileiras. Para esse fim, foram criados e adaptados novos incentivos financeiros aos municípios participantes.

No ano 2000, buscando o aumento da cobertura em grandes centros urbanos, introduziu-se um sistema de incentivo vinculado a faixas de cobertura de saúde da família sobre a população total do município. Segundo esse sistema, quanto maior a cobertura alcançada pelo município, maior o valor base para cálculo dos repasses referentes às equipes implantadas. Grande parte dos pequenos municípios já se encontrava nas faixas de cobertura elevada e já recebia os valores máximos. Buscou-se estimular que os municípios mais populosos aumentassem suas coberturas por meio da criação de novas equipes ou pela conversão das equipes "tradicionais" existentes em equipes de saúde da família com valores escalonados: quanto maior a cobertura, maior o valor repassado.

Paralelamente à proposta de repasses vinculados a faixas de cobertura e percebendo a insuficiência dessa ação isolada, o Ministério da Saúde buscou o aporte de recursos adicionais por meio de acordo de empréstimo com o Banco Mundial, formulando-se, assim, o Programa de Consolidação e Expansão da Saúde da Família (PROESF), iniciado em 2001, com o objetivo de apoiar a expansão da cobertura, a consolidação e a qualificação da ESF nos municípios brasileiros com população acima de 100 mil habitantes.

As estratégias adotadas, em especial o PROESF, atingiram o objetivo ao qual se propuseram, aumentando a cobertura da saúde da família nas capitais e nas grandes cidades. Dos 226 municípios com mais de 100 mil habitantes, 85% aumentaram sua cobertura, e a cobertura média aumentou de 24 para 40% em setembro de 2009.[43] Os vários estímulos incrementais e a liderança do Ministério da Saúde permitiram o crescimento sustentado do programa, desde os municípios da Amazônia legal até os maiores centros urbanos do país. Apoiados por conjunturas políticas locais favoráveis, as maiores capitais do Brasil apresentam hoje experiências relevantes, como Belo Horizonte,[44] Rio de Janeiro[45] e São Paulo.[46] A questão proposta sobre essas experiências é sobre a sustentabilidade dessas políticas municipais em cenários de dificuldade local e falta de liderança dos outros níveis de governo.

A criação da Política Nacional de Atenção Básica

Em 2006, o Ministério da Saúde formulou, junto com representantes de estados e municípios, a primeira Política Nacional de Atenção Básica (PNAB). Conforme descrito na apresentação da própria PNAB, pode-se afirmar que o ano de 2006 é marcante para a APS no país, tendo em vista a pactuação da prioridade de: "Consolidar e qualificar ESF como modelo de atenção básica e centro ordenador das redes de atenção à saúde no Sistema Único de Saúde (SUS)".[47]

Esse foi um momento importante de retomada da liderança do Ministério da Saúde na afirmação do modelo de APS com base em equipes de saúde da família. Como maiores destaques dessa política, podem ser citadas: a definição clara das responsabilidades de cada esfera de governo quanto à APS e a reafirmação da saúde da família como uma estratégia nacional, com a mudança de nomenclatura de PSF para ESF.

Esse momento foi antecedido pela definição do Pacto pela Saúde, que estabeleceu prioridades para o SUS. O pacto explicitou contradições na condução política federal, por um lado, equiparando a saúde da família aos programas verticais, e por outro, apontando a atenção básica como o eixo ordenador da atenção. O Pacto pela Saúde foi composto pelo Pacto pela Vida, um conjunto de compromissos sanitários que expressavam as ações prioritárias no campo da saúde e o Pacto em Defesa do SUS, que envolveu ações articuladas pelas três instâncias federativas, no sentido de reforçar o SUS como instância política do Estado e defender os princípios basilares dessa política pública. Junto com a Saúde do Idoso, a redução da mortalidade por câncer de colo do útero e de mama, a redução da mortalidade por óbitos evitáveis (materna, infantil neonatal, infantil por doença diarreica e por pneumonias), o fortalecimento da capacidade de resposta do sistema de saúde às doenças emergentes e endemias e a promoção da saúde, a APS foi considerada umas das prioridades, por meio da consolidação e qualificação da ESF como modelo de APS e como centro ordenador das redes de atenção à saúde do SUS. Apesar de centro ordenador, competia no mesmo nível com as prioridades focais citadas. A PNAB recolocou a atenção básica e a saúde da família como o lócus de operacionalização dos programas e foi importante para o crescimento da consciência sanitária sobre a APS.[48]

O avanço rumo à integralidade e à conformação da rede de atenção a partir da APS

Após o lançamento da PNAB, destacaram-se iniciativas que buscaram avanços rumo à integralidade e à conformação da rede de atenção a partir da APS. Nesse sentido, ainda em 2006, houve a publicação da Política Nacional de Práticas Integrativas e Complementares, trazendo para o âmbito do SUS, mais especificamente da APS, ações de medicina tradicional chinesa – acupuntura, homeopatia e fitoterapia.[49]

Em 2008, foram regulamentados os Núcleos de Apoio à Saúde da Família (NASF), que foram considerados um grande avanço na busca da consolidação de conceito de integralidade do cuidado no âmbito da APS. Os NASFs foram concebidos como forma de apoiar a inserção da ESF na rede de serviços e ampliar a abrangência e a resolubilidade das ações da APS no Brasil. Eles são compostos por profissionais com diferentes formações que devem desempenhar suas atividades dentro dos princípios da APS e em parceria com as equipes de saúde da família, compartilhando seu território adstrito e priorizando o atendimento compartilhado e interdisciplinar, com troca de saberes, capacitação e responsabilidades mútuas.[50]

O relatório de 2008 da OMS[28] reforça a APS como "coordenadora de uma resposta ampla em todos os níveis de atenção" e propõe para a saúde da família o desafio de que exerça a função de centro de comunicação nas redes de atenção à saúde. Em 2010, a gestão tripartite do SUS estabelece diretrizes para a organização da Rede de Atenção à Saúde (RAS) como estratégia para superar a fragmentação da atenção e da gestão nas regiões de saúde, visando a aperfeiçoar a integralidade no SUS.[51]

Conforme esse marco legal, a RAS é definida como arranjos organizativos de ações e serviços de saúde, de diferentes densidades tecnológicas, que, integradas por meio de sistemas de apoio técnico, logístico e de gestão, buscam garantir a integralidade do cuidado. A RAS estabelece a APS como seu centro de comunicação e preconiza a formação de relações horizontais entre os pontos de atenção, reconhecidos como igualmente importantes, diferenciando-se apenas pelas distintas densidades tecnológicas que os caracterizam. Nessa normativa, a APS é compreendida como primeiro nível de atenção, resolutiva sobre os problemas mais comuns de saúde e a partir do qual se realiza e coordena o cuidado em todos os pontos de atenção,[51] representando o reconhecimento da posição estratégica da APS na política nacional de saúde.

Os avanços no campo da intersetorialidade

O território de responsabilidade das equipes proporciona espaços para ações com outros setores das políticas sociais, quando determinado por acordos de políticas intersetoriais. Exemplo disso é a parceria da saúde da família no acompanhamento das condicionalidades de mais de 6 milhões de famílias do Programa Bolsa Família (PBF), as quais enviam informações sobre sua saúde, a fim de continuarem recebendo o benefício. Mesmo considerando que as equipes de saúde da família são importantes na manutenção da saúde dos beneficiários, não apenas ao reduzir as iniquidades na oferta e na qualidade da atenção prestada, existem dúvidas sobre o real impacto dessas ações.[52] Outras ações, como a formação dos agentes comunitários de saúde em apoio a programas de campanha eleitoral, como o "Um Milhão de Cisternas", visando à manutenção e à qualidade da água para consumo humano, ou como a "Mobilização Nacional pela Certidão de Nascimento", não possuem estudos sobre seus resultados.

Na integração com o setor de educação, o Programa Saúde na Escola (PSE), implantado a partir de 2008, chegou a envolver um terço das equipes da saúde da família existentes. A proposta tem em seu escopo diversas ações articuladas pelas equipes de saúde da família e de educação com o objetivo de garantir atenção à saúde e educação integral para os estudantes da rede de ensino fundamental e médio.[53] Entretanto, avaliações desses programas apontam a persistência de iniciativas centradas na doença, com foco em triagem e prevenção.[54]

Podem ser citadas, ainda, outras iniciativas de integração de políticas sociais que responderam a conjunturas políticas específicas, como na formação de profissionais para melhor abordagem no uso de álcool e drogas, ou mesmo da vinculação da saúde da família para captação de recursos federais para projetos culturais. Além disso, é grande o número de equipes envolvidas em ações intersetoriais por iniciativa local, assim como é elevado o número de programas e projetos visando à integração de políticas criadas por estados e municípios.

Apesar dessas iniciativas, não se pode perder de vista a importância da APS no desempenho da função setorial, exclusiva do setor saúde, de assistir as populações com qualidade técnica elevada, respondendo prontamente e com primazia e sendo resolutivos nas situações de saúde demandadas pela população sob os cuidados das equipes de saúde da família.

A PNAB de 2011

Apesar de todas as evidências de que o modelo de organização com base na saúde da família apresenta melhores condições para o desempenho dos atributos da APS, a estratégia foi permeada de questionamentos durante todo o período de implantação. Um dos principais problemas seria o excesso de normatização, que não possibilitava maior flexibilidade na composição e na jornada de trabalho das equipes. Os críticos alegavam que as normas federais feriam a autonomia dos municípios, os reais prestadores de serviço na APS, sem considerar a diversidade de realidades em um país de dimensão continental.[55] A PNAB publicada em 2011 surgiu nesse contexto, buscando soluções que pudessem trazer flexibilidade na carga horária dos médicos, sob o argumento da dificuldade de fixação desse profissional. As equipes então passaram a poder ser compostas por médicos com carga horária semanal de 20, 30 ou 40 horas, com a proporcionalização do número máximo de pessoas sob os cuidados de cada equipe e o valor repassado pelo órgão federal. Foi prevista, ainda, a equipe "transitória", composta por um médico com carga horária de 20 horas e os demais profissionais mantendo o vínculo de 40 horas.[56]

Faltam evidências sobre a efetividade de tal medida na ampliação do número de ESF implantadas e na fixação dos médicos. Da mesma forma, ainda é pouco esclarecido o impacto da menor carga horária do médico na qualidade do cuidado prestado. A jornada de trabalho é apenas um dos aspectos ao qual se somam as condições adequadas de trabalho, a definição da carreira no serviço público e as características dos serviços e dos municípios.[57] Do ponto de vista assistencial, discute-se que a presença em tempo integral na unidade de saúde facilita o vínculo e o seguimento longitudinal.[58] Por outro lado, a maior flexibilidade da carga horária poderia propiciar que médicos de família atuassem em outros pontos da rede ou desempenhassem outras atividades, como, por exemplo, a docência.⁵⁹

A nova PNAB trouxe poucas modificações em relação à anterior, uma delas foi a melhor discriminação do médico nas equipes de saúde da família, já que o define como "médico generalista ou especialista em saúde da família ou médico de família e comunidade". Ela também unificou na sua estrutura as regulamentações anteriores relativas aos NASFs, aos Consultórios na Rua, à Saúde da Família Fluviais e Ribeirinhas, à Atenção Domiciliar, ao PSE e à Academia da Saúde.⁵⁶

Em relação aos recursos destinados à atenção básica, além do componente *per capita*, que passou a contar com um novo fator de equidade, a PNAB definiu duas novas estratégias de financiamento da APS: incentivo financeiro para a reforma, a ampliação e a construção de UBS e incentivo condicionado a resultados e à avaliação do acesso e da qualidade.

O primeiro foi operacionalizado pelo Programa de Requalificação de UBS (Requalifica) visando à estruturação e ao fortalecimento da atenção básica por meio do financiamento de reformas, ampliações e construções de UBSs vinculadas ao Programa de Aceleração do Crescimento (PAC).⁶⁰ Segundo dados do Ministério da Saúde, estão em funcionamento no país 40.612 UBS.*

O incentivo com base em desempenho foi justificado pela enorme disparidade das equipes de saúde da família em relação à disponibilidade de equipamentos e a insumos e aos processos de trabalho, comprometendo a qualidade da atenção básica brasileira. Operacionalizado por meio do Programa Nacional de Melhoria do Acesso e da Qualidade da Atenção Básica (PMAQ-AB), esse incentivo teve como objetivo ampliar o acesso e a qualidade do cuidado na atenção básica via processo de monitoramento e avaliação da atenção básica, atrelado ao incentivo financeiro para os municípios que aderissem de forma voluntária e contratualizassem compromissos.⁶¹

O PMAQ-AB se propôs a avaliar uma série de quesitos relativos à estrutura, ao processo e a resultados a partir de um processo de autoavaliação, seguido de avaliação externa das equipes realizadas por instituições de ensino. Dessa forma, foram procedidas avaliações das equipes de saúde da família e também as chamadas equipes de atenção básica, ou equipes parametrizadas, que levavam em conta a estrutura das UBSs, o desempenho em indicadores de saúde, bem como entrevistas com os profissionais de saúde, gestores e usuários. Dois ciclos já foram concluídos: o primeiro em 2011/12, o segundo em 2013/14, que incluiu outras estruturas, como os NASFs e os Centros de Especialidades Odontológicas (CEO). O terceiro ciclo encontra-se em andamento. A participação dos municípios no PMAQ tem sido crescente, tendo partido de 3.965 no 1º ciclo (71,3% do total de municípios) para 5.221 no 2º (93,6%); para o 3º ciclo, estão homologadas para participação 5.324 municípios, 95,6% do total. Em número de equipes participantes, partiu-se de 17.483 no 1º ciclo (51,4%) para 30.523 no 2º (77,6%), estando homologadas para participação no 3º ciclo 38.865 equipes de atenção básica (96,4%). No primeiro ciclo, 58% das equipes apresentaram desempenho acima ou muito acima da média, e no segundo, 48%, possivelmente refletindo uma maior representatividade com a participação da quase totalidade das equipes do país nesse ciclo.⁶²

Apesar do incremento de recursos para a atenção básica advindo desse processo (R$770 milhões relativos ao ciclo 2011/12 e R$ 4,2 bilhões relativos ao ciclo 2014/15), muito se discute sobre o retorno efetivo às equipes de saúde. Diferentemente de outras experiências, nas quais o pagamento por desempenho é feito diretamente para o profissional de saúde, na proposta brasileira, o beneficiário é o município, não havendo um padrão de transferência em forma financeira nem de melhorias estruturais para as equipes. Outro apontamento frequente refere-se ao instrumento de avaliação utilizado, em que vários parâmetros de avaliação carecem de evidências sólidas sobre sua validade, ao mesmo tempo em que há instrumentos de avaliação da APS disponíveis e validados no país, como é o caso do estudo *Primary Care Assessment Tool* (PCATool).⁶³ Apesar da inegável importância da iniciativa, considerado o mais abrangente programa de pagamento por *performance* do mundo, ainda não está clara a contribuição efetiva dessa estratégia na melhoria da qualidade da APS, bem como a possibilidade de aprofundamento das iniquidades na prestação de serviços, visto que o financiamento foi ampliado para as equipes com melhor desempenho.⁶²

A nova PNAB de 2017 atende, principalmente, a demanda das secretarias municipais de saúde (SMS) e inclui o financiamento por meio do PAB variável das chamadas "equipes tradicionais".⁶³ Sabe-se que os modelos de APS no Brasil são diversos e entre eles está o modelo tradicional, caracterizado pela presença de profissionais sem formação específica em APS, médicos e enfermeiros generalistas, que focam o cuidado da população em consultas médicas e de enfermagem, bem como o modelo Semachko, com médicos especialistas em clínica médica, gineco-obstetrícia e pediatra, inspirado no modelo russo bolchevique.⁶⁴ Esses desenhos não são suficientes para uma real mudança de modelo, que exige equipes com médicos de família e comunidade bem formados, em especial com capacidade clínica diferenciada, enfermeiros com habilidades para além de coordenar técnicos e fazer consultas individuais para completar o atendimento da demanda de equipes sobrecarregadas, sobretudo após se acumularem evidências do sucesso da proposta da saúde da família como um todo. Portanto, o incentivo da PNAB para o modelo tradicional pode significar o retorno a um modelo experimentado e falido dos tradicionais postos de saúde do antigo INAMPS.

O programa de saúde é um objeto multidimensional, de múltiplos recortes, que envolve processos complexos de organização de práticas voltadas para a realização de objetivos determinados. O aprimoramento de qualquer política pública deve ser consequência da apropriação de resultados de processos avaliativos, realizados com parâmetros científicos e técnicos.⁶⁵ Por isso, preocupadas com o retrocesso na atenção básica pelo fim da centralidade na saúde da família, o Conselho Nacional de Saúde e várias entidades representativas da saúde coletiva brasileira se posicionaram contrariamente a essa revisão da PNAB.⁶⁶

Sobre os recursos na atenção básica, é importante acompanhar os desdobramentos da pactuação tripartite realizada em janeiro de 2017, que modifica a forma de repasses financeiros no SUS. Antes realizados em seis blocos temáticos, os repasses passarão a ser feitos em duas modalidades: custeio e investimento, em conta financeira única. Isso é uma demanda antiga dos gestores municipais e estaduais, os quais justificam estarem com recursos paralisados, devido ao modelo segmentado de transferências, acreditando-se que haverá maior autonomia na utilização dos recursos financeiros a partir do planejamento ascendente. Por outro lado, há a preocupação de que, com a desvinculação, ocorram a realocação de recursos da atenção básica, a assistência farmacêutica e a vigilância em saúde para

---

* Dados de maio de 2016 da Sala de Apoio à Gestão Estratégica http://sage.saude.gov.br. Consulta: junho de 2017.

a média e alta complexidade, principalmente em um contexto de desfinanciamento, dada a pressão social e a alta capacidade de articulação e pressão política dos hospitais e prestadores de serviços especializados.[67]

O Programa Mais Médicos

A implementação da saúde da família como estratégia de organização da atenção primária no SUS não foi acompanhada pelo planejamento relativo ao provimento dos recursos humanos necessários, em especial os médicos. As propostas incipientes foram fortalecidas a partir da PNAB de 2006, que reconheceu a importância da participação do ente federal na reformulação dos cursos de graduação e na ampliação das residências em MFC.[68]

Para a formação de profissionais, foram criados os Programas Pró-Saúde I e II, que visavam a orientar os projetos político-pedagógicos dos cursos das áreas da saúde para uma formação generalista, com espaços de formação nos serviços da APS, que envolveu 354 cursos da área da saúde e 97.000 alunos. Foi criado também o Programa de Educação pelo Trabalho para a Saúde (PET-Saúde), cujo objetivo era levar os alunos e professores da área da saúde para experiências de campo na atenção primária. As experiências deveriam ser sistematizadas, por meio de pesquisas, e havia pagamento de bolsas aos profissionais das equipes de APS, pois exercem um papel de docência em serviço, junto aos alunos envolvidos. Foram formados, até 2010, 461 grupos de pesquisa, com 13.830 alunos e 2.766 profissionais envolvidos.

Do ponto de vista da formação em serviço, foi criada a Universidade Aberta do SUS (UNASUS), que formou, na modalidade EAD, mais de 35 mil profissionais em serviço. Os cursos tinham extensa carga horária teórica, centrada nos princípios do SUS e da Saúde da Família, mas não atendiam às complexas necessidades clínicas e assistenciais exigidas dos profissionais da APS, principalmente para responderem aos novos e velhos agravos que caracterizam a saúde no Brasil.

Na pós-graduação, foram ampliadas as vagas de residência em MFC para mais de 1.500 vagas (2007), com o Pró-residência, porém com menos de 300 vagas ocupadas por ano.

Apesar desses esforços, com a gestão da atenção básica no âmbito municipal, permaneceram as dificuldades de remuneração e de fixação dos profissionais, evidenciando a enorme dificuldade dos municípios para implementar, de forma isolada, uma política de recursos humanos adequada para a atenção básica.[69]

Em setembro de 2011, os ministérios da Educação e Saúde instituíram o Programa de Valorização dos Profissionais da Atenção Básica (PROVAB). Pelo programa, médicos que trabalhassem na APS de municípios em áreas de difícil acesso e provimento ou de populações de maior vulnerabilidade passaram, a partir de um ano de trabalho, a fazer jus a um bônus na pontuação em provas de residência médica, além de participarem de curso de especialização em saúde da família. As críticas a essa estratégia se deram pelo entendimento de que ela poderia estimular o trabalho de médicos sem treinamento adequado e encorajar o trabalho temporário na ESF.[70] Apesar disso, em 2012, 351 médicos participaram do PROVAB, e em 2013, o número de médicos inscritos no PROVAB subiu para quase 4.392. Desses, 3.333 participaram do programa até o final, sendo que 3.048 obtiveram conceito satisfatório, sendo contemplados com a pontuação adicional de 10% nos exames de residência médica. Apesar da ampliação da participação, o Ministério da Saúde estimava a necessidade de 13 mil médicos na APS. Dessa forma, o PROVAB atendeu apenas 29% da demanda nacional.[71]

Após 10 anos de implantação, em 2004, a ESF estava presente em 80,2% dos municípios brasileiros, atendendo a 39% da população. No ano da publicação da PNAB, 2006, estavam em atuação 26.729 equipes, cobrindo 85,7 milhões de pessoas. A partir desse período, o crescimento da cobertura passou a ser mais lento, e após 6 anos, chegou-se em 2012 com 33 mil equipes, atingindo uma cobertura populacional de 54,8%.*

Portanto, mesmo com o esforço do PROVAB, o ritmo de expansão das equipes de saúde da família manteve-se lento. A esse cenário somou-se a forte percepção de que a escassez de médicos comprometia o acesso e a qualidade do SUS,[72] o que levou o governo federal a apresentar, em julho de 2013, a partir da Medida Provisória Nº 621, o Programa Mais Médicos (PMM), convertida em outubro de 2013 na Lei Nº 12.871. Para o enfrentamento da escassez e a iniquidade na distribuição dos profissionais médicos no país, o PMM apresentou duas ações: ampliar a oferta de cursos e vagas em medicina, além de reformas educacionais na graduação e na residência médicas, e realizar o provimento emergencial de médicos em áreas prioritárias para o SUS.[73]

Para o componente do provimento emergencial, além da manutenção do PROVAB, que em 2015 foi integrado ao PMM, foi prevista a participação de médicos brasileiros formados em instituições estrangeiras que não haviam realizado revalidação do diploma e médicos estrangeiros. Foi também realizado o acordo de cooperação técnica do Ministério da Saúde com a Organização Pan-Americana da Saúde/Organização Mundial da Saúde (OPAS/OMS), e essa instituição, por sua vez, estabeleceu parceria com o Ministério da Saúde de Cuba para a vinda de médicos cubanos para o projeto. Por meio dessas estratégias, foram incorporados cerca de 18.240 médicos à atenção primária brasileira, atuando predominantemente nas populações com maior vulnerabilidade social.[74] Estudos recentes apontam como resultados a expansão da ESF com o incremento do número de equipes, a redução do número de municípios com escassez de médicos, o aumento do acesso aos serviços de APS e a satisfação dos usuários. Apesar disso, foi identificada a substituição de parte dos médicos de equipes preexistentes, as desigualdades regionais na distribuição e a instabilidade da provisão devido aos contratos precários, principalmente em áreas remotas e desfavorecidas.[75]

No eixo da formação médica, foram autorizadas 5 mil novas vagas em cursos de graduação em medicina e quase 5 mil em residências médicas, de uma meta de criar 11,5 mil novas vagas de graduação e 12,4 mil vagas de residência até 2017. Os critérios de autorização visaram à interiorização dos cursos e à distribuição equitativa nas regiões brasileiras. Além da ampliação de vagas, o PMM previu a reformulação dos currículos médicos. Nesse sentido, as novas Diretrizes Curriculares Nacionais do Curso de Graduação em Medicina foram aprovadas em 2014, determinando a ampliação dos campos de saber e de prática da Saúde Coletiva, Saúde Mental, Urgência/Emergência, Atenção Básica e Saúde da Família.[76] Ainda não é possível avaliar se essa estratégia reduziu as áreas de escassez, sobretudo porque a expansão de vagas de graduação ocorreu nas escolas privadas.[77]

O PMM também propôs mudanças nas diretrizes para a formação de especialistas, priorizando a MFC, que passa a ser

---

* Dados provenientes da Sala de Apoio à Gestão Estratégica http://sage.saude.gov.br. Consulta junho de 2017.

chamada também de medicina geral de família e comunidade (MGFC). Ficou estabelecido que residência de MGFC é a residência de acesso a todas as especialidades, com exceção de genética médica, medicina do tráfego, medicina do trabalho, medicina esportiva, medicina física e reabilitação, medicina legal, medicina nuclear, patologia e radioterapia.[73] A Sociedade Brasileira de Medicina de Família e Comunidade (SBMFC) alerta para a dificuldade de operacionalização dessa medida, devido à insuficiência de preceptores e à baixa ocupação das vagas dessa residência, além de questionar a terminalidade na graduação e propor a residência médica como etapa obrigatória para o exercício da medicina no SUS e na APS.[68]

A atenção básica em números

Em março de 2017, o Brasil contava com 39.872 equipes de saúde da família (depois de ter atingido 40.097 em 2016), o que representa uma cobertura nacional superior a 60,4%. Essas equipes estão vinculadas a 257.872 ACSs (tendo chegado a 266.217 em 2015), 24.053 equipes de saúde bucal (24.467 em 2015) e 3.797 NASFs (4.288 em 2015). É inegável que o desenvolvimento da estratégia de APS no Brasil, nos últimos 20 anos, representou um grande avanço não apenas em termos de qualidade de saúde, mas também em termos de inclusão social e econômica para boa parcela da população brasileira.

A série histórica de número e de cobertura de ACS e ESF, bem como a atual situação de cada Estado e região brasileira estão apresentadas nos gráficos a seguir (Figuras 6.3 a 6.5).

> A saúde da família tem três importantes características.
> 1. A presença de equipes multidisciplinares responsáveis por territórios geograficamente delimitados e população adscrita, onde devem lidar com problemas de saúde de diversas ordens: funcional, orgânica ou social.
> 2. A presença dos agentes comunitários de saúde.
> 3. A incorporação da saúde bucal como parte complementar das equipes.
>
> Fonte: Mendonça[79]

APS na saúde suplementar

A Constituição Federal autoriza a organização do setor privado de asseguramento de saúde, que atualmente cobre 25% da população brasileira por meio do subsetor de saúde suplementar. Esse subsetor faz parte do subsistema privado de saúde e possui um regramento especial emanado de um conjunto legislativo pós-constitucional. A estrutura do mercado de saúde suplementar divide-se em diferentes modalidades: medicinas de grupo, seguradora especializada em saúde, cooperativa médica, autogestão e filantropia.[80] Com características próprias, cada uma das modalidades inicia experiências de organização de serviços e planos de saúde com base nos preceitos da APS.

Trata-se de uma mudança importante, que poderá contribuir para a valorização social da APS e da MFC. Por mais esforços que tenham sido feitos para a universalização do acesso à assistência à saúde por meio da ESF, um quarto da população tem

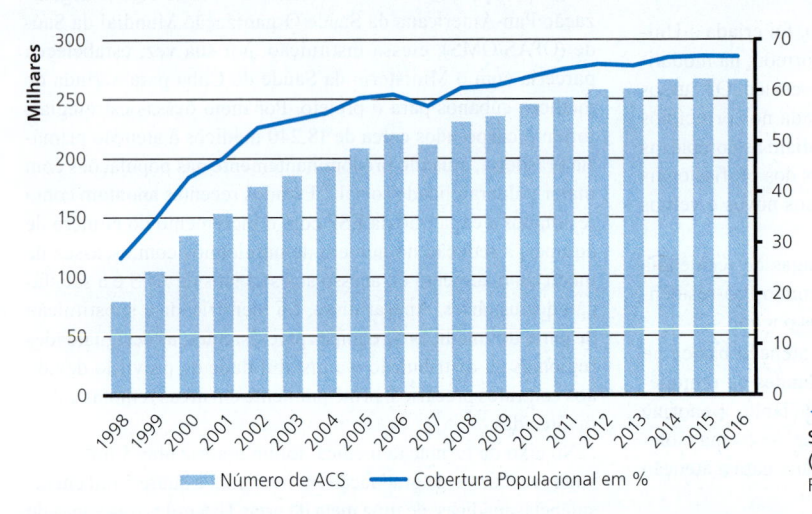

◀ **Figura 6.3**
Série histórica do número de ACS e cobertura (% da população total), Brasil, 1998 a 2016.
Fonte: Brasil.[78]

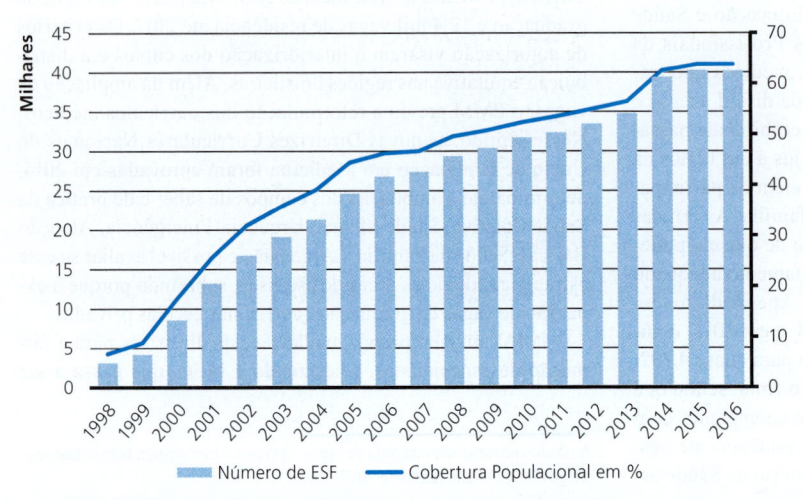

◀ **Figura 6.4**
Série histórica do número de ESF e cobertura (% da população total), Brasil, 1998 a 2016.
Fonte: Brasil.[78]

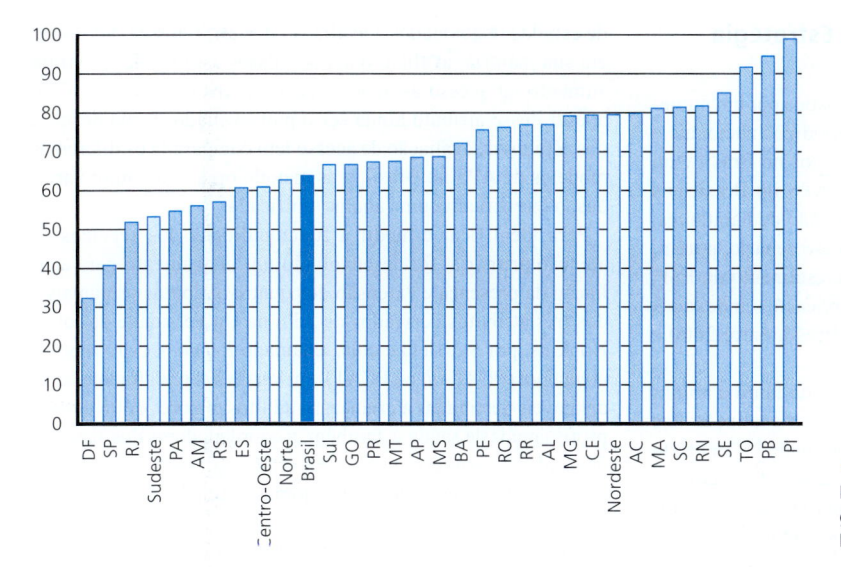

◄ **Figura 6.5**
População coberta por ESF por estados e regiões, dezembro de 2016 (em %).
Fonte: Brasil.[78]

duplicação ou complementariedade de cobertura por meio de saúde suplementar, valorizando esse acesso.[81] A ausência da atenção primária e da MFC nessa arena limitou o acesso de populações socialmente diferenciadas a esse modo de organizar e prestar assistência à saúde.

É necessário destacar que o cenário da saúde suplementar é bastante diferente do cenário do SUS em relação à oferta de serviços. Análises comparadas entre a saúde suplementar brasileira e os países da OCDE dão conta do excesso de oferta e utilização de diversos serviços, com destaque, por exemplo, para ressonâncias magnéticas, que, segundo a Agência Nacional de Saúde (ANS), em 2013, apresentou uma taxa de 132 exames para 1.000 habitantes na saúde suplementar, em contraste com 52 exames na média da OCDE; as cesarianas, com uma taxa de 84,5% do total de partos, ao passo que a média da OCDE é de 27,6%.[82] O paradoxo da necessidade de regulação do excesso de utilização por sobreoferta na saúde suplementar, em contraste com as dificuldades de acesso no setor público, é consequência da interação de forças e interesses político-econômicos do *mix* público privado que se foi moldando nas últimas três décadas, com aplicação do arcabouço legislativo pós-constitucional.

As primeiras experiências de serviços com médicos de família iniciaram-se no campo das autogestões e remontam à década dos anos de 1990 e 2000.[83,84] A comercialização de planos de saúde que buscam implementar os princípios da APS é muito recente, tanto nas cooperativas médicas como na medicina de grupo, e carecem de avaliações sistemáticas de seus resultados. Entretanto, esse movimento acompanha a reforma do sistema de saúde americano, em que também existem projetos nessa mesma vertente. Os resultados da reforma americana indicaram sucesso em diversos pontos do percurso assistencial e da prestação de serviços, entre os quais redução da procura de emergências, redução da utilização indevida de exames, redução de internações.[85]

Apesar da ausência de evidências publicadas sobre o tema, é plausível que a implantação de projetos de APS na saúde suplementar crie um novo campo de trabalho para médicos de família e comunidade e promova, em médio e longo prazo, uma mudança importante nesse subsetor, com impacto tanto no subsistema público como em outros subsetores do subsistema privado.

O grande risco dessa trajetória é o da não implantação efetiva dos princípios organizativos da APS, seja pelas dificuldades internas de mercado ou pela limitação de normas regulatórias da ANS ou do Código de Defesa do Consumidor, que regem o setor. A exigência da disponibilidade de oferta de consultas para qualquer especialidade, de acordo com a percepção de necessidade do próprio usuário, em um prazo de no máximo 15 dias, como preconiza a RN 295 da ANS, é um exemplo disso. Ela considera que o usuário sabe escolher corretamente a especialidade que deseja consumir, e que isso é a melhor opção para ele. Alguns estudos questionam o custo da satisfação do cliente e seus efeitos negativos sobre resultados assistenciais e a saúde das pessoas.[86] Por outro lado, o Código de Defesa do Consumidor trata as relações de prestação de serviços de saúde da mesma forma que o consumo de qualquer outro serviço ou produto, sob a ótica do direito. Isso reforça o consumo acrítico de serviços e produtos de saúde, desconhecendo, por exemplo, o conceito de prevenção quaternária.

Outro risco relevante é a insuficiência de profissionais com a qualificação adequada para a demanda de um novo modelo de atenção à saúde, o que pode levar à inadequação da execução da proposta e, com isso, a percepção de insucesso por parte dos clientes.

Ponto que também merece destaque é a necessidade de liderança desse processo. No caso do setor público, a liderança do Ministério da Saúde foi crucial para a criação de uma estratégia de cunho nacional. Na saúde suplementar, o posicionamento da APS no cenário dos serviços de saúde dependerá de como as grandes operadoras, que concentram a maior parte dos clientes, buscarão sua inserção dentro do atual portfólio de produtos já oferecido ao mercado. Dois caminhos principais, e não excludentes, se apresentam: um de ampliação de carteira para públicos sem cobertura anterior de planos de saúde, entendendo a APS como o primeiro nível de atenção, e outro como uma proposta para reordenamento gradual do percurso assistencial de clientes já cobertos por planos, entendendo a APS e seus princípios como um potencial sistêmico, e não só como nível de atenção.

Certamente, os desafios na saúde suplementar se beneficiarão da experiência acumulada pelo SUS e das mudanças já promovidas na formação de profissionais de saúde nas últimas décadas, em especial pela ampliação da formação de médicos de família em todo o país.

As evidências e os resultados da Estratégia Saúde da Família

Os efeitos da expansão da ESF têm sido avaliados por um número crescente de estudos divulgados em periódicos nacionais e internacionais, em congressos e outros eventos no Brasil e no exterior. As publicações científicas sobre APS no Brasil nos anos 1990 eram de apenas 1,7 para cada milhão de habitantes, enquanto no Reino Unido eram de 51,3.[87] Esse cenário, porém, sofreu uma mudança significativa com o crescimento da ESF, tendo sido observado crescimento das publicações indexadas com os termos Saúde da Família/APS no Brasil, entre 2000 e 2016, conforme gráfico na Figura 6.6.

Os primeiros resultados positivos da saúde da família abrangiam diferentes fatores, como, por exemplo, a avaliação dos usuários, dos gestores e dos profissionais de saúde,[89–92] a oferta de ações de saúde e de acesso e uso de serviços,[93–96] a redução da mortalidade infantil,[97–99] a redução de internações por condições sensíveis à APS[100–104] e a melhoria de indicadores socioeconômicos da população.[105]

De 2010 a 2016, os estudos ampliaram sua abrangência. Compilados em grupamentos, a maior parte deles pode ser classificada no primeiro grupo de estudos, o da avaliação de políticas, programas e atributos da APS, em especial acesso, e das práticas e processos de trabalho das equipes; um número ainda representativo de estudos está em um segundo grupo, de avaliação da oferta de ações e serviços para populações ou problemas de saúde específicos; e outro conjunto de estudos se refere ao terceiro grupo, mais específico, das práticas e processos de trabalho das diferentes categorias profissionais na saúde da família.

A apresentação das evidências produzidas nos últimos anos é descrita a seguir, com seus resultados agrupados em relação aos aspectos mais recorrentes nos campos da *gestão e das práticas dos serviços* – acesso e utilização, bem como dos clássicos indicadores de *mortalidade e morbidade* e na *redução de iniquidades*.

Gestão e práticas dos serviços

Dos artigos relacionados à dimensão da gestão e a relação com a ESF, uma parte importante é composta de estudos de avaliação de qualidade, de políticas e programas, de financiamento, de redes temáticas, estudos de prevalência de doenças e das práticas e processos de trabalho das equipes. Outro conjunto se constitui de estudos relacionados à avaliação dos atributos da APS, que, em sua maioria, avaliam o acesso. Esses estudos demonstram aumento no acesso às ações e serviços de saúde com a ESF, apesar desse atributo ainda ser o pior avaliado. A maior parte dos estudos de avaliação de acesso tem comparado os diferentes modelos de APS no Brasil, e as metodologias são muito variadas, o que dificulta uma análise unificada.

Para identificar e medir a funcionalidade dos serviços de atenção primária, foi desenvolvido um instrumento para avaliação da presença e extensão dos quatro atributos principais e dos três atributos derivados da APS na Universidade de Johns Hopkins, por Starfield e cols., chamado *Primary Care Assessment Tool (PCATool,* ou PCAT), em versões originalmente autoaplicáveis destinadas a crianças, a adultos maiores de 18 anos, a profissionais de saúde e, também, a coordenadores dos serviços de saúde.[106] Essa ferramenta vem sendo utilizada globalmente, com publicação em diferentes idiomas, e reforça a necessidade de padronização nos processos de avaliação.[107]

No Brasil, vários instrumentos foram construídos a partir do PCAT, e suas versões para usuários crianças e adultos, bem como para profissionais de saúde foram validadas, em um processo de tradução e tradução reversa, adaptação, *debriefing*, validação de conteúdo e construto e confiabilidade.[91] Uma adaptação reduzida para usuários adultos e crianças também foi feita para o Brasil,[108] bem como uma versão para a saúde bucal[109] e para profissionais de saúde.[110] Essa ferramenta tem sido utilizada para avaliar modelos diferentes de serviços de APS em inúmeros municípios, bem como a busca da associação da qualidade da APS, medida por seus escores, no cuidado a problemas específicos, como hipertensão, diabetes, asma, tuberculose, atenção a crianças e idosos, práticas preventivas e as internações por condições sensíveis à atenção primária (ICSAP).

Entre os resultados da aplicação do PCAT estão as comparações entre equipes de saúde da família e o modelo tradicional de organização das unidades de saúde em diversos municípios. Os resultados demonstram, em sua absoluta maioria, a superioridade da ESF sobre unidades tradicionais. Oliveira, em 2007, encontrou diferenças significativas entre os escores da APS atribuídos pelos profissionais médicos(as) e enfermeiros(as) em quatro diferentes serviços em Porto Alegre (RS), cujos escores gerais foram 7,2 para ESF e 6,7 para as UBSs tradicionais. No atributo acesso, os escores foram baixos em ambos os modelos (4,2 e 3,6).[111] Comparando três modelos de APS (ESF/clínicas da família; mistas e UBS tradicional) no município do Rio de Janeiro (RJ), foram encontrados escores gerais de 7,7 (ESF), 7,4 (equipe mista) e 6,9 (UBS tradicional) e de novo o acesso como atributo com os mais baixos escores (5,2; 5,1 e 4,2).[112] Em Curitiba (PR), foram encontrados escores mais altos dos atributos na avaliação feita pelos profissionais médicos(as) e enfermeiros(as) na ESF (escore geral de 7,4) do que nas UBSs tradicionais (escore geral de 6,6).[113]

Morbidade e mortalidade

Em relação **às ações e serviços de saúde para determinados problemas de saúde**, os temas mais estudados dizem respeito às doenças crônicas não transmissíveis e seus fatores de risco (tabagismo e atividade física). Esses se concentram em condições de saúde mental, hipertensão e diabetes, câncer de colo do útero e mama e doença broncopulmonar obstrutiva crônica. A atenção à saúde da criança também apresenta estudos desse campo, bem como as áreas de pré-natal e saúde sexual e reprodutiva. As doenças infecciosas e parasitárias

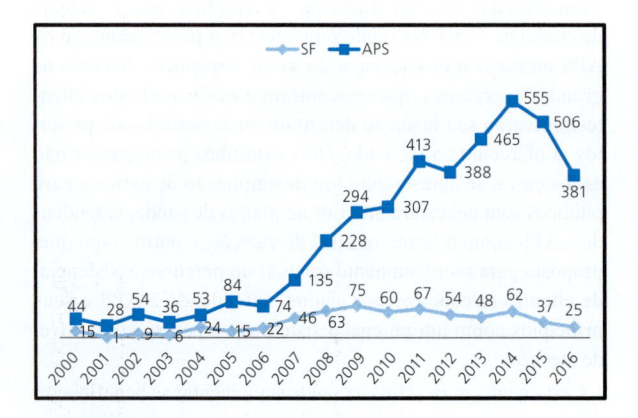

▲ **Figura 6.6**
Evolução das publicações indexadas com os termos Saúde da Família/APS no Brasil, entre 2000 e 2016.
Fonte: Portal Regional da BVS.[88]

estão contempladas na sua maioria por acompanhamento da tuberculose.[121,122,123,124,128,129,133,134,138,143,144,146,149,150,164,165,166,170,172]

A expansão da Estratégia Saúde da Família (ESF), a partir da década de 1990, teve grande impacto sobre a queda da mortalidade infantil. Estudo que analisou o alcance das coberturas de vários programas de saúde brasileiros sobre a população de mais baixo quintil de renda familiar evidenciou que a ESF apresentou melhores resultados, em termos de promoção da equidade, do que o Programa Nacional de Imunização e o Programa Nacional de Atenção Pré-natal.[181]

O estudo que mostrou associação do aumento da cobertura da ESF (10%) com a redução da mortalidade infantil (4,6%), controlados os demais fatores que influenciam na mortalidade infantil, foi utilizado pelo Ministério da Saúde ao realizar o Pacto pela Redução da Mortalidade Materna e Infantil, com vistas ao cumprimento das metas dos Objetivos de Desenvolvimento do Milênio. O Brasil apresentou redução de 65% na mortalidade na infância entre 1990 e 2006, o que permitiu o cumprimento da meta em 2012, três anos antes do previsto.[180]

Em 2010, a queda da mortalidade de menores de 5 anos no Brasil foi reconhecida como uma das mais rápidas já alcançadas no mundo, e esse resultado tem sido atribuído em grande medida à ESF.[183]

O impacto da ESF sobre a saúde da população não se limita às regiões mais pobres: seus resultados também têm sido evidenciados em estados como o Rio Grande do Sul, onde a taxa de mortalidade infantil é uma das menores do país – estudo demonstrou que o acréscimo de 10% na cobertura da ESF nesse estado esteve associado à redução de 1% na mortalidade infantil, de 1994 a 2004.[186] No Estado de São Paulo, a cobertura acima de 50% da ESF mostrou efeito protetor em relação à mortalidade pós-neonatal e nas internações por pneumonia em menores de um ano.

Guanais analisou os efeitos combinados da cobertura da ESF com a cobertura do Programa de Transferência Condicionada de Renda – PBF, entre 1998 e 2010, em 4.583 municípios brasileiros sobre a mortalidade infantil pós-neonatal (MIPN) e encontrou associação entre menores taxas de MIPN e as coberturas da ESF, conforme aumentava a cobertura do PBF, mostrando a importância da combinação de intervenções nas populações mais vulneráveis.[187]

Saúde da família e redução das iniquidades

O impacto da ESF nas avaliações do alcance das metas do ODM – principalmente as metas Redução da Mortalidade Infantil e Melhora na Saúde das Gestantes, lançadas pela Organização das Nações Unidas (ONU), em 2000, tem sido demonstrado ao longo da última década. Em 2015, sucedendo e atualizando as ODM, o Brasil assume os Objetivos do Desenvolvimento Sustentável, e a atenção primária brasileira responde principalmente aos desafios "Boa saúde e bem-estar, com o controle das condições crônicas e seus fatores de risco" e a "Redução das desigualdades". Frente a esses desafios, Hone e cols. analisaram a associação entre a expansão da ESF e as iniquidades raciais nas mortes evitáveis, entre 2000 e 2013. A expansão da ESF esteve associada com redução de 15,4% na mortalidade do grupo da cor negra em relação à cor branca. A maior redução foi na mortalidade por doenças infecciosas, deficiências nutricionais e anemias, diabetes e doenças cardiovasculares. Os resultados sugerem que a expansão da ESF reduz iniquidades em relação à cor (Figura 6.7).[123]

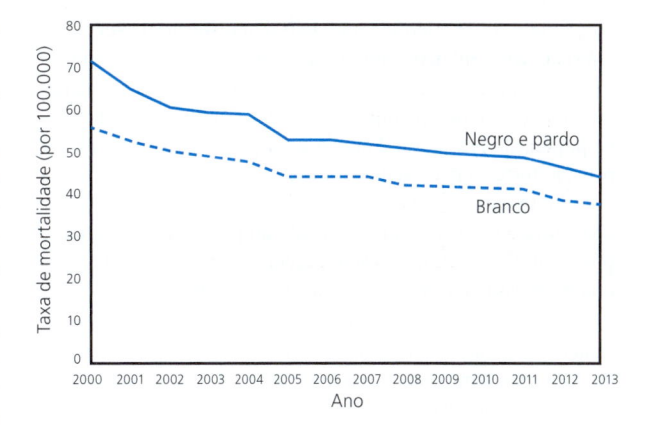

▲ Figura 6.7
Taxas de mortalidade por idade, para condições sensíveis ao atendimento ambulatorial, entre negros/pardos e brancos no Brasil (2000-2013). Dados de 1.622 municípios com reporte confiável das estatísticas de vida. Taxas de mortalidade são padrão para idade no ano de 2010.

Em Minas Gerais, Andrade e cols. analisaram a equidade na cobertura dos serviços prestados pela ESF, entrevistando 5.820 mulheres, 1.758 crianças e 3.629 idosos em 2012, com representação macrorregional de população urbana nesse Estado. Os resultados revelaram a ESF como uma política equitativa, 88% dos municípios investigados receberam pelo menos uma visita dos profissionais da ESF nos últimos 12 meses, e os domicílios mais pobres apresentaram maiores taxas de visitação.[124]

Turci e cols.[125] analisaram os fatores associados à realização de consulta médica no último ano em um município com alta cobertura de ESF. Os resultados mostraram que a presença de médico de referência influenciou o uso de serviços, e as necessidades em saúde determinaram a realização das consultas, minimizando as desigualdades existentes.[125]

A maior parte dos estudos aqui apresentados são do tipo ecológicos de amostras transversais, fazendo-se necessários estudos complementares mais potentes do ponto de vista das evidências, como estudos de *coortes* (tradicionais ou sintéticos); possibilidades de lincagem dos inúmeros bancos de dados com informações individuais, dados de utilização dos serviços e resultados em saúde ao longo do tempo. Ampliar a categorização de qualidade da ESF para além de sua presença e/ou cobertura, utilizando padrões de qualidade da sua organização, com instrumentos validados para serviços de APS. Do ponto de vista dos resultados de saúde na população atendida, novas abordagens são necessárias a partir da maior utilização de sistemas de informação que individualizem os usuários na saúde da família, permitindo mecanismos contínuos de avaliação e melhoria da qualidade em saúde. Do ponto de vista da avaliação de impacto da política de atenção primária brasileira, por meio da ESF, avaliações de custo-utilização e custo-efetividade, estudos quase-experimentais,[126] com análises das diferenças entre grupos de população com e sem acesso à APS/ESF, bem como a utilização de outros desenhos, como a utilização de variáveis instrumentais que possam estimar, mesmo na presença de confundidores não mensuráveis, o efeito causal médio de uma intervenção nos resultados em saúde da população.[127]

CONCLUSÃO

O processo de consolidação da mudança na APS no Brasil segue um caminho de muitos desafios. Uma proposta contra-hegemônica, que desafia o *modus operandi* de prestação de serviços, tanto no setor público como no setor privado, terá resistências e poderá sofrer revéses mesmo em uma fase avançada, considerada como fase de consolidação, por ter atingido mais de 50% da população brasileira.[6] Fora do setor público, existe um setor privado forte e em crescimento, que muito recentemente inicia um movimento no sentido da valorização da APS. Esse setor concentra 53% dos gastos em saúde do país, forma opinião e possui profissionais que desconhecem a APS e que ainda acreditam ser essa uma proposta somente para os pobres.

Assim, algumas questões relevantes na expansão e na consolidação da saúde da família como a estratégia de organização da APS brasileira ainda necessitam avançar. Um debate essencial é o da valorização política e social. Essa mudança de percepção da importância da APS significa, entre outras coisas, o resgate da relação entre profissionais de saúde e usuários, entre médicos e pacientes, entre tecnologia leve e comunicacional e tecnologia dura e industrial. Trata-se de uma mudança paradigmática e cultural que só será possível em décadas de maturação. Se o compromisso de tomadores de decisão – atores políticos, que, na maioria das vezes, têm como um dos seus motivadores principais o retorno político eleitoral – estiver vinculado às pesquisas de opinião que avaliam a expansão da saúde da família e seu reflexo positivo na avaliação dos governos, na fase pós-implantação, essa motivação já não existe. A sustentabilidade de uma boa avaliação depende de diversos fatores, incluindo investimento permanente em melhorias de infraestrutura e qualificação profissional, o que ajuda a manter a motivação e reduz a rotatividade dos profissionais. Dessa forma, o compromisso com a manutenção da cobertura exigirá novos incentivos, que estão incertos nesse momento no país. Há também, de forma imperiosa, a necessidade de aproximação com a sociedade brasileira formadora de opinião, que, na maior parte das vezes, desconhece esse modo de acessar ações e serviços de saúde. Nesse sentido, o crescimento da APS na saúde suplementar pode se mostrar como fator de fortalecimento e visibilidade do tema fora dos círculos exclusivos do SUS.

O compromisso da garantia de financiamento federal perene e diferenciado é outro desafio. Esses recursos deveriam manter o financiamento federal em ao menos 50% dos custos das equipes de saúde da família. A garantia da adesão dos estados ao financiamento da APS e da ESF, equalizando as diversidades regionais e estimulando a fixação de profissionais nas equipes, levará a melhores resultados na saúde da população. Como destacado, o posicionamento dos estados sempre foi determinante para facilitar ou retardar a implantação, e agora deve também ser um dos fatores determinantes para manutenção das características e sustentabilidade da cobertura do modelo da ESF.

A flexibilização nas cargas horárias e na composição das equipes pode significar também a flexibilização de compromissos com a população assistida e com os resultados assistenciais, sendo um retrocesso na política pública. Essa hipótese não pode ser descartada diante das mudanças graduais e contínuas no sentido de redução dos estímulos ao modelo. Essas medidas impactarão sobremaneira os médicos de família e comunidade e todo o movimento desses profissionais, que busca diferenciá-los em sua especificidade dentro do campo da APS.

A qualidade na atenção prestada medida pelos resultados na saúde da população e na redução das iniquidades em saúde é mais um desafio que permanece. Os inúmeros estudos aqui citados demonstram ainda muitas lacunas, que vão desde a infraestrutura, passando pelos processos de trabalho, que viabilizam os princípios do acesso, da coordenação, da longitudinalidade e da integralidade e comprometem a qualidade da atenção e a percepção do usuário. As iniquidades, entendidas como desigualdades entre grupos e indivíduos, que além de sistemáticas e relevantes são também evitáveis, injustas e desnecessárias,[128] devem ser reduzidas.

Em outra perspectiva, a qualidade da atenção, definida pelas dimensões de acesso e efetividade,[29] traz para as equipes de saúde da família o desafio da efetividade clínica e das relações interpessoais, ou seja, a capacidade de cada profissional da equipe melhorar suas habilidades, para, em equipes multidisciplinares, dar a melhor resposta às necessidades de saúde da população. As necessidades em saúde são diversas e complexas, e o cuidado integral à saúde está relacionado à atuação interdisciplinar das equipes multidisciplinares.[20]

Outro ponto a ser destacado envolve os atributos da APS. As quase três décadas de construção do SUS brasileiro e, mais recentemente, o esforço de orientá-lo a partir das necessidades da população, por um modelo de APS, resultou em melhora de alguns atributos dos serviços de atenção primária, como o acesso e a integralidade. A coordenação, porém, mantém-se como meta fundamental a ser alcançada. Dois esforços são necessários: entre os integrantes da equipe de saúde e entre a rede de serviços (de saúde e dos diferentes setores). Na rede de serviços, para que a APS brasileira seja coordenadora do cuidado, deverá ser capaz de se relacionar com a urgência e a emergência pela classificação de riscos e resolubilidade dos agravos agudos de menor complexidade, relacionar-se com as redes de serviços de saúde mental e com as redes sociais, integrar-se com a vigilância em saúde e garantir o acesso a exames complementares e à assistência farmacêutica. O atributo do primeiro contato deve favorecer maior poder e controle sobre os prestadores dos demais pontos da rede de atenção, inclusive com a utilização de ferramentas para avaliar a qualidade da atenção especializada, ambulatorial ou hospitalar, com vistas a aumentar a segurança das pessoas. Assim, os territórios das equipes tornam-se, portanto, espaços do cuidado e da promoção da saúde, da intersetorialidade e da constante busca da qualidade de vida, da garantia do primeiro contato e do referenciamento responsável para utilização coerente das tecnologias disponíveis nos serviços de referência especializada.

Se há suficientes evidências de que o cumprimento dos atributos dos serviços de APS – acesso e utilização, integralidade, longitudinalidade e coordenação – está associado ao menor número de hospitalizações, ao menor número de consultas para um mesmo problema, à menor quantidade de exames complementares, à maior possibilidade de ações de prevenção, à maior adesão a tratamentos, à maior satisfação da população, entre outros, espera-se que o caminho de sucesso até então aberto continue a ser trilhado, e que os desafios apontados sejam um motor do aprimoramento contínuo da APS no Brasil.

REFERÊNCIAS

1. Sousa MF, Hamann EM. Programa saúde da família no Brasil: uma agenda incompleta? Cien Saude Colet. 2009;14(Supl. 1):1325-35.

2. Fleury S. Reforma sanitária brasileira: dilemas entre o instituinte e o instituído. Cien Saude Colet. 2009;14(3):743-52.

3. Santos IS, Ugá MA, Porto SM. The public-private mix in the Brazilian Health System: financing, delivery and utilization of health services. Cien Saude Colet. 2008;13(5):1431-40.

4. Paim J, Travassos C, Almeida C, Bahia L, Macinko J. O sistema de saúde brasileiro: história, avanços e desafios. Lancet. 2011;377(9779):1778-97.

5. Schneider EC, Sarnak DO, Squires D, Shah A, Doty MM. Mirror, mirror 2017: international comparison reflects flaws and opportunities for better U.S. health care

[Internet]. The Commonwealth Fund; 2017 [capturado em 15 nov. 2017]. Disponível em: http://www.commonwealthfund.org/interactives/2017/july/mirror-mirror/.

6. Mendes EV. A atenção primária à saúde no SUS. Fortaleza: Escola de Saúde Pública do Ceará; 2002.

7. Lavras C. Atenção primária à saúde e a organização de redes regionais de atenção à saúde no Brasil. Saúde Soc. 2011;20(4):867-74.

8. Piovesan A. Medicina privada e saúde pública estariam convergindo? I. O problema e argumentos que justificariam o preparo do estudante de medicina em medicina comunitária. Rev Saúde Públ. 1967;1(2)193-200.

9. Fausto MCR. Dos programas de medicina comunitária ao Sistema Único de Saúde: uma análise histórica da atenção primária na política de saúde brasileira [tese]. Rio de Janeiro: Instituto de Medicina Social, UERJ; 2005.

10. Paim JS. Reforma sanitária brasileira: contribuição para a compreensão e critica. Salvador: Fiocruz; 2008.

11. Machado JC, Cotta RMM, Soares JB. Reflexões sobre o processo de municipalização das políticas de saúde: a questão da descontinuidade político-administrativa. Interface (Botucatu). 2015;19(52):159-70.

12. Organização Mundial de Saúde. Declaração de Alma-Alta. Alma-Alta: OMS; 1978.

13. Paim JS. Descentralização das ações e serviços de saúde no Brasil e a renovação da proposta "Saúde para Todos": conferência regional sobre tendências futuras e a renovação da meta saúde para todos. Rio de Janeiro: UERJ; 1998.

14. Cueto M. The origins of primary health care and selective primary health care. Am J Public Health. 2004;94(11):1864-74.

15. World development report 1993: investing in health. Oxford: Oxford University; 1993.

16. Franco TB, Merhy EE. Programa de saúde da família: contradições de um programa destinado à mudança do modelo tecnoassistencial. In: O trabalho em saúde: olhando e experienciando o SUS no cotidiano. São Paulo: Hucitec; 2003.

17. Campos FE, Belisário AS. O programa da Saúde da Família e os desafios para a formação profissional e a educação continuada. Interface (Botucatu). 2001;5(9):133-42.

18. Sampaio LFR. Debate sobre o artigo de Conill. Cad. Saúde Pública. 2008;24(Sup 1):S7-S27.

19. Geyer R, Rihani S. Complexity and public policy: a new approach to 21st century politics, policy & society. London: Routledge; 2010.

20. Santos M, Silveira ML. O Brasil: território e sociedade no início do século XXI. 4. ed. Rio de Janeiro: Record; 2002.

21. Mendes EV. Território: conceitos chave. In: Mendes EV, organizador. Distrito Sanitário: o processo social de mudança das práticas sanitárias do Sistema Único de Saúde. São Paulo: Hucitec; 1993. p. 166-9.

22. Macinko J, Montenegro H, Nebot Adell C, Etienne C; Grupo de Trabajo de Atención Primaria de Salud de la Organización Panamericana de la Salud. Renewing primary health care in the Americas. Rev Panam Salud Pública. 2007;21(2-3):73-84.

23. Macinko J, Starfield B, Shi L. The contribution of primary care systems to health outcomes within Organization for Economic Cooperation and Development (OECD) countries, 1970-1998. Health Serv Res. 2003;38(3):831-65.

24. Rawaf S, De Maeseneer J, Starfield B. From Alma-Ata to Almaty: a new start for primary health care. Lancet. 2008;372(9647):1365-7.

25. Starfield B. Primary care: balancing health needs, services, and technology. New York. Oxford University; 1998.

26. Starfield B, Shi L, Macinko J. Contribution of primary care to health systems and health. Milbank Q. 2005;83(3):457-502.

27. Vuori H. Primary health care in Europe: problems and solutions. Community Med. 1984;6(3):221-31.

28. World Health Organization. The World Health Report 2008: primary health care: now more than ever. Geneva: WHO; 2008.

29. World Health Organization. Primary health care, including health system strengthening. Geneva: WHO; 2009.

30. Atun RA. What are the advantages and disadvantages of restructuring a health care system to be more focused on primary care services? Copenhagen: WHO Regional Office for Europe's Health Evidence Network; 2004.

31. Macinko J, Starfield B, Erinosho T. The impact of primary healthcare on population health in low- and middle-income countries. J Ambul Care Manage. 2009;32(2):150-71.

32. Mendes EV. As redes de atenção à saúde. Belo Horizonte: Escola de Saúde Pública de Minas Gerais; 2008.

33. Macinko, J, Harris MBM. Brazil's family health strategy: delivering community-based primary care in a universal health system. N Engl J Med. 2015;372(23):2177-81.

34. Lavor ACH. Memórias da saúde da família no Brasil. O agente comunitário: um novo profissional da saúde. Brasília: Ministério da Saúde; 2010.

35. Minayo MCS, Delia JC, Svitone E. Agentes de saúde do Ceará. Fortaleza: Unicef; 1990.

36. Victora C. Pesquisas de saúde materno-infantil do Ceará: relatórios. Fortaleza: Unicef; 1990.

37. Andrade LOM, Barreto ICHC. Da reflexão crítica no movimento estudantil à participação na construção da Estratégia Saúde da Família. Brasília: Ministério da Saúde; 2010.

38. Sousa MF. Programa Saúde da Família no Brasil: análise da desigualdade no acesso à atenção básica. Brasília: Universidade de Brasília; 2007.

39. Souza HM. Saúde da família: uma proposta que conquistou o Brasil. Brasília: Ministério da Saúde; 2010.

40. Mendes A, Marques RM. O financiamento da atenção básica e da Estratégia Saúde da Família no Sistema Único de Saúde. Saúde Debate. 2014;38(103):900-16.

41. Machado ENM, Fortes FBCTP, Somarriba M. Efeitos da introdução do PAB sobre a distribuição de recursos e a prestação de serviços: o caso de Minas Gerais. Cien Saúde Colet. 2004;9(1):99-111.

42. Brasil. Ministério da Saúde. Atenção básica e a saúde da família: mapas da atenção básica e saúde da família. Brasília: MS; 2011.

43. Brasil. Ministério do Planejamento, Desenvolvimento e Gestão. Cofiex: 580. Brasília: MPDG; 2001.

44. Turci MA, Matos SG. A implantação do programa de saúde da família como estratégia de organização da atenção primária em Belo Horizonte. Pensar BH. Política Social. 2006;16:25-31.

45. Soranz D, Pinto LF, Oliveira PG. Eixos e a reforma dos cuidados em atenção primária em saúde (RCAPS) na cidade do Rio de Janeiro, Brasil. Cien Saude Colet. 2016;21(5):1327-38.

46. Coelho VSP, Szabzon F, Dias MF. Política municipal e acesso a serviços de saúde de São Paulo 2001-2012, quando as periferias ganharam mais que o centro. Novos Estudos CEBRAP. 2014;100:139-61.

47. Brasil. Ministério da Saúde. Portaria nº 648, 28 de março de 2006. Aprova a Política Nacional de Atenção Básica, estabelecendo a revisão de diretrizes e normas para a organização da atenção básica para o Programa Saúde da Família (PSF) e o Programa Agentes Comunitários de Saúde (PACS). Brasília: MS; 2006.

48. Brasil. Ministério da Saúde. Portaria nº 399, 22 de fevereiro de 2006. Divulga o Pacto pela Saúde 2006 – Consolidação do SUS e aprova as Diretrizes Operacionais do Referido Pacto. Brasília: MS; 2006.

49. Brasil. Ministério da Saúde. Portaria nº 971, de 3 de maio de 2006. Aprova a Política nacional de práticas integrativas e complementares (PNPIC) no Sistema Único de Saúde. Brasília: MS; 2006.

50. Brasil. Ministério da Saúde. Caderno de atenção básica de diretrizes dos NASF: núcleos de apoio à saúde da família. Brasília: MS; 2010.

51. Brasil. Ministério da Saúde. Portaria nº 4.279, de 30 de dezembro de 2010. Estabelece diretrizes para a organização da Rede de Atenção à Saúde no âmbito do Sistema Único de Saúde (SUS). Brasília: MS; 2010.

52. Wolf MR, Barros Filho AA. Estado nutricional dos beneficiários do Programa Bolsa Família no Brasil: uma revisão sistemática. Cien Saude Colet. 2014;19(5):1331-8.

53. Brasil. Ministério da Saúde. Decreto nº 6.286, de 5 de dezembro de 2007. Institui o programa saúde na escola – PSE, e dá outras providências. Brasília: MS; 2007.

54. Casemiro JP, Fonseca ABC, Secco FVM. Promover saúde na escola: reflexões a partir de uma revisão sobre saúde escolar na América Latina. Cien Saude Colet. 2014;19(3):829-40.

55. Goulart FAA. Saúde da família: flexibilizar sem perder a compostura. Revista Olho Mágico. 2006;13(1):39-45.

56. Brasil. Ministério da Saúde. Portaria nº 2.488, de 21 de Outubro de 2011. Aprova a Política Nacional de Atenção Básica, estabelecendo a revisão de diretrizes e normas para a organização da atenção básica, para a Estratégia Saúde da Família (ESF) e o Programa de Agentes Comunitários de Saúde (PACS). Brasília: MS; 2011.

57. Scheffer M, Biancarelli A, Cassenote A. Demografia médica no Brasil 2015. São Paulo: DMPUSP; 2015.

58. Turci MA, Lima-Costa MF, Macinko J. Influência de fatores estruturais e organizacionais no desempenho da atenção primária à saúde em Belo Horizonte, Minas Gerais, Brasil, na avaliação de gestores e enfermeiros. Cad Saude Publica. 2015;31(9):1941-52.

59. Fontenelle LF. Mudanças recentes na Política Nacional de Atenção Básica: uma análise crítica. Rev Bras Med Fam Comunidade. 2012;7(22):5-9.

60. Brasil. Ministério da Saúde. Portaria GM nº 2.206, de 14 de Setembro de 2011. Institui, no âmbito da Política Nacional de Atenção Básica, o Programa de Requalificação de Unidades Básicas de Saúde e o respectivo Componente Reforma. Brasília: MS; 2011.

61. Pinto HA, Souza AN, Ferla AA. The national program for access and quality improvement in primary care: faces of an innovative policy. Saúde Debate. 2014;38:358-72.

62. Macinko J, Harris MJ, Rocha MG. Brazil's national program for improving primary care access and quality. J Ambulatory Care Manage. 2017;40(2):S4-S11.

63. Brasil. Ministério da Saúde. Minuta PNAB. Consenso GT-CIT com contribuições do CONASEMS, CONASS e DAB [Internet]. Brasília: MS; 2017 [capturado em 15 nov. 2017]. Disponível em: http://susconecta.org.br/wp-content/uploads/2017/07/Minuta_PNAB_-CIT_27-07-17.pdf.

64. Mendes EV. A construção social da atenção primária à saúde. Brasília: CONASS; 2015.

65. Novaes HMD. Avaliação de programas, serviços e tecnologias em saúde. Rev Saude Publica. 2000;34(5):547-9.

66. Reis V. Contra a reformulação da PNAB: nota sobre a revisão da Política Nacional de Atenção Básica [Internet]. Rio de Janeiro: ABRASCO; 2017 [capturado em 20 nov. 2017]. Disponível em: https://www.abrasco.org.br/site/noticias/posicionamentos-oficiais/contra-reformulacao-da-pnab-nota-sobre-revisao-da-politica-nacional-de-atencao-basica/29798/.

67. Funcia FR. Nota introdutória sobre a nova portaria da CIT que trata das transferências SUS fundo a fundo. Rio de Janeiro: CEBES; 2017.

68. Trindade TG, Batista SR. Medicina de família e comunidade: agora mais do que nunca! Ciênc Saúde Coletiva. 2016;21(9):2667-9.

69. Campos GWS, Pereira Junior N. A Atenção Primária e o Programa Mais Médicos do Sistema Único de Saúde: conquistas e limites. Ciênc Saúde Coletiva. 2016;21(9):2655-63.

70. Sociedade Brasileira de Medicina de Família e Comunidade. Opinião da SBMFC sobre o Provab [Internet]. Rio de Janeiro: SBMFC; 2013 [capturado 25 jun. 2017]. Disponível em: http://www.sbmfc.org.br/default.asp?site_Acao=&PaginaId=11&mNoti_Acao=mostraNoticia&noticiaId=617.

71. Universidade Federal de Minas Gerais. Faculdade de Medicina. Núcleo de Educação em Saúde Coletiva. Observatório de Recursos Humanos em Saúde. Estação de Pesquisa de Sinais de Mercado. Relatório final: avaliação e análise do perfil dos médicos egressos do PROVAB 2013 e das percepções sobre a experiência de participação no programa [Internet]. Belo Horizonte: EPSM; 2016. [acessado 21 jun. 2017]. Disponível em: http://epsm.nescon.medicina.ufmg.br/epsm/Relate_Pesquisa/Relatorio_PROVAB2013.pdf.

72. Instituto de Pesquisa Econômica Aplicada. Sistema de indicadores de percepção social (SIPS). Brasília: IPEA; 2011.

73. Brasil. Lei nº 12.871, de 22 de outubro de 2013. Institui o Programa Mais Médicos, altera as Leis n. 8.745, de 9 de dezembro de 1993, e n. 6.932, de 7 de julho de 1981, e dá outras providências. Brasília: Presidência da República; 2013.

74. Oliveira JPA, Sanchez MN, Santos LMP. O Programa Mais Médicos: provimento de médicos em municípios brasileiros prioritários entre 2013 e 2014. Ciênc Saúde Coletiva. 2016;21(9):2719-27.

75. Facchini LA, Batista SR, Silva Jr AG, Giovanella L. O Programa Mais Médicos: análises e perspectivas. Ciênc Saúde Coletiva. 2016;21(9):2652.

76. Brasil. Ministério da Saúde. Secretaria de Gestão do Trabalho e da Educação na Saúde. Programa mais médicos: dois anos: mais saúde para os brasileiros. Brasília: Ministério da Saúde; 2015.

77. Scheffer M. Para muito além do Programa Mais Médicos. Ciênc Saúde Coletiva. 2016;21(9):2664-6.

78. Brasil. Ministério da Saúde. Departamento de Atenção Básica. Portal da Saúde SUS. *Histórico cobertura SF* [Internet]. Brasília: Portal da Saúde SUS, 2012 [capturado em 23 nov. 2017]. Disponível em: http://dab.saude.gov.br/portaldab/historico_cobertura_sf.php.

79. Mendonça CS. Sistema Único de Saúde: um sistema de saúde orientado pela atenção primária. In: Harzheim E, coordenador. Inovando o papel da atenção primária nas redes de atenção à saúde: resultados do laboratório de inovação em quatro capitais brasileiras. Brasília: MS; 2011.

80. Brasil. Conselho Nacional de Secretários de Saúde. Saúde Suplementar. Brasília: CONASS; 2011.

81. Instituto de Estudos de Saúde Suplementar. Avaliação de Planos de Saúde [Internet]. São Paulo: IESS; 2017 [capturado em 15 nov. 2017]. Disponível em: http://www.iess.org.br/cms/rep/ibope_iess_2017.pdf.

82. Agencia Nacional de Saúde Suplementar. Mapa assistencial da saúde suplementar 2015 [Internet]. Rio de Janeiro: ANS; 2016 [capturado em 19 nov. 2017]. Disponível em: http://www.ans.gov.br/images/stories/Materiais_para_pesquisa/Materiais_por_assunto/mapa_assistencial_2016007.pdf.

83. CASSI. A sua família merece atenção integral [Internet]. 2014 [capturado em 19 nov. 2017]. Disponível em: http://www.cassi.com.br/index.php?option=com_content&view=article&id=360:a-sua-familia-merece-atencao-integral&catid=77&itemid=831&uf=ms.

84. Barbosa ML, Celino SDM, Costa GMC. A estratégia de saúde da família no setor suplementar: a adoção do modelo de atenção primária na empresa de autogestão. Interface (Botucatu). 2015;19(55):1101-8.

85. Nielsen M, Buelt L, Patel K, Nichols L. The patient-centered medical home's impact on cost and quality: annual review of evidence, 2014-2015 [Internet]. Washington: Patient-Centered Primary Care Collaborative; 2016 [capturado em 19 nov. 2017]. Disponível em: https://www.pcpcc.org/resource/patient-centered-medical-homes-impact-cost-and-quality-2014-2015.

86. Fenton J J, Jerant A F, Bertakis KD, Franks P. The cost of satisfaction: a national study of patient satisfaction, health care utilization, expenditures, and mortality. Arch Intern Med. 2012;172(5):405-11.

87. Harzheim E, Stein AT, Álvarez-Dardet C, Cantero MTR, Kruse CK, Vidal TB, et al. Revisão sistemática sobre aspectos metodológicos das pesquisas em atenção primária no Brasil. Rev AMRIGS. 2005;49(4):248-52.

88. Portal Regional da BVS [Internet]. São Paulo: BIREME; 2017 [capturado em 23 nov. 2017]. Disponível em: http://bvsalud.org/.

89. Macinko J, Almeida C, dos SE, de Sá PK. Organization and delivery of primary health care services in Petrópolis, Brazil. Int J Health Plann Manage. 2004;19(4):303-17.

90. Harzheim E, Starfield B, Rajmil L, Alvarez-Dardet C, Stein AT. Internal consistency and reliability of Primary Care Assessment Tool (PCATool-Brasil) for child health services. Cad Saúde Pública. 2006;22(8).1649-59.

91. Zills AA, Schnneider S, Agostinho MR, Pinto MEB, Oliveira MMC, Gonçalves MR, et al. Avaliação da qualidade do processo de atenção e da sua efetividade sobre a saúde do adulto no programa saúde da família e em modelos alternativos na rede de atenção primária no município de Porto Alegre. Revista HCPA. 2007;27(Supl 1):5-18.

92. Facchini LA, Piccini RX, Tomasi E, Thumé E, Silveira DS, Siqueira FV, et al. Desempenho do PSF no Sul e no Nordeste: avaliação institucional e epidemiológica da Atenção Básica á Saúde. Rev Ciênc Saúde Coletiva. 2006;11(3):669-81.

93. Elias PE, Ferreira CW, Alves MCG, Cohn A, Kishima V, Escrivão Jr A, et al. Atenção básica em saúde: comparação entre PSF e UBS por estrato de exclusão social no município de São Paulo. Ciênc Saúde Coletiva. 2006;11(3):633-41.

94. Harzheim E, Duncan BB, Stein AT, Cunha CR, Goncalves MR, Trindade TG, et al. Quality and effectiveness of different approaches to primary care delivery in Brazil. BMC Health Serv Res. 2006;6:156.

95. Piccini RX, Facchini LA, Tomasi E, Thumé E, Silveira DS, Siqueira FV, et al. Necessidade de saúde comuns aos idosos: efetividade na oferta e utilização em atenção básica à saúde. Ciênc Saúde Coletiva. 2006;11(3):657-67.

96. Viana AL, Rocha JSY, Elias PE, Ibañez N, Novaes M. Modelos de atenção básica nos grandes municípios paulistas: efetividade, eficácia, sustentabilidade e governabilidade. Ciênc Saúde Coletiva. 2006;11(3):577-606.

97. Macinko J, Guanais FC, de Fátima M, de Souza M. Evaluation of the impact of the Family Health Program on infant mortality in Brazil, 1990-2002. J Epidemiol Community Health. 2006;60(1):13-9.

98. Aquino R, de Oliveira NF, Barreto ML. Impact of the family health program on infant mortality in Brazilian municipalities. Am J Public Health. 2009;99(1):87-93.

99. Zanini RR, Moraes ABG, Giugliani ERJ, Riboldi J. Tendência da mortalidade infantil no Rio Grande do Sul, Brasil, 1994-2004: uma análise multinível de fatores de risco individuais e contextuais. Cad Saúde Pública. 2009;25(5):1035-45.

100. Alfradique ME, Bonolo PF, Dourado I, Lima-Costa MF, Macinko J, Mendonça, CS, et al. Internações por condições sensíveis à atenção primária: a construção da lista brasileira como ferramenta para medir o desempenho do sistema de saúde (Projeto ICSAP – Brasil). Cad Saúde Pública. 2009;25(6):1337-49.

101. Guanais F, Macinko J. Primary care and avoidable hospitalizations: evidence from Brazil. J Ambul Care Manage. 2009;32(2):115-22.

102. Macinko J, Dourado I, Aquino R, Bonolo PF, Lima-Costa MF, Medina MG, et al. Major expansion of primary care in Brazil linked to decline in unnecessary hospitalizations. Health Affairs. 2010;29(12):2149-60.

103. Macinko J, de Oliveira VB, Turci MA, Guanais FC, Bonolo PF, Lima-Costa MF. The influence of primary care and hospital supply on ambulatory care-sensitive hospitalizations among adults in Brazil, 1999-2007. Am J Public Health. 2011;101(10):1963-70.

104. Mendonça CS, Harzheim E, Duncan BB, Nunes LN, Leyh W. Trends in hospitalizations for primary care sensitive conditions folowing the implementation of Family Health Teams in Belo Horizonte, Brazil. Health Policy Plan. 2012;27(4):348-55.

105. Rocha R, Soares RR. Evaluating the impact of community-based health interventions: evidence from Brazil's Family Health Program. Health Econ. 2010;19 Suppl:126-58.

106. Drph L, Starfield B, Xu J. Validating the adult primary care assessment tool. J Fam Prac. 2001;50(2):161-75.

107. Kidd MR, Anderson MIP, Obazee EM, Prasad PN, Pettigrew LM. The need for global primary care development indicators. Lancet. 2015;386(9995):737.

108. Oliveira MMC, Harzheim E, Riboldi J, Duncan BB. PCATool-ADULTO-BRASIL: uma versão reduzida. Rev Bras Med Fam Comunidade. 2013;8(29):256-63.

109. Cardozo, DD. Validação e aplicação PCATool-SB para avaliação da qualidade da atenção primária à saúde Bucal – versão usuários [tese]. Porto Alegre: Faculdade de Odontologia, Universidade Federal do Rio Grande do Sul; 2015.

110. D'Avila OP. Avaliação de Serviços de Saúde Bucal na Atenção Primária a Saúde: análise psicométrica e exploratória [tese]. Porto Alegre: Faculdade de Odontologia, Universidade Federal do Rio Grande do Sul; 2016.

111. Oliveira MMC. Presença e extensão dos atributos da atenção primária à saúde entre os serviços de atenção primária em Porto Alegre : uma análise agregada [dissertação]. Porto Alegre: Universidade Federal do Rio Grande do Sul; 2007.

112. Harzheim E, Pinto LF, Hauser L, Soranz D. Avaliação dos usuários crianças e adultos quanto ao grau de orientação para atenção primária à saúde na cidade do Rio de Janeiro, Brasil. Ciênc Saúde Coletiva. 2016;21(5):1399-408.

113. Chomatas ERV. Avaliação da presença e extensão dos atributos da atenção primária na rede básica de saúde no município de Curitiba, no ano de 2008 [dissertação]. Porto Alegre: Faculdade de Medicina, Universidade Federal do Rio Grande do Sul; 2009.

114. Leão CDA, Caldeira AP, Oliveira MMC. Aspects of primary care for children: an evaluation of care-givers. Rev Bras Saúde Materno Infantil. 2011;11(3):323-34.

115. Van Stralen CJ, Belisário SA, Van Stralen TBS, Lima AMD, Massote AW, Oliveira CDIL. Perceptions of primary health care among users and health professionals: a comparison of units with and without family health care in Central-West Brazil. Cad Saude Publica. 2008;24(Suppl.):s148-s158.

116. Cunha ABO, Vieira-da-Silva LM. Health services accessibility in a city of Northeast Brazil. Cad Saúde Pública. 2010;26(4):725-37.

117. Serra CG, Rodrigues PHA. Evaluation of reference and counter-reference in the Family Health Program at the Metropolitan Region of Rio de Janeiro (RJ, Brazil). Ciênc Saúde Coletiva. 2010;15 Suppl:3579-86.

118. Finkelsztejn A, Acosta LMW, Cristovam RA, Moraes GS, Kreuz M, Sordi AO, et al. Encaminhamentos da atenção primária para avaliação neurológica em Porto Alegre, Brasil. Physis. 2009;19(3):731-41.

119. Braz JC, Mello DF, David IGM, Teixeira SA, Prado AS, Furtado MCC. A longitudinalidade e a integralidade no cuidado às crianças menores de um ano: avaliação de cuidadores. Medicina. 2013;46(4):416-23.

120. Gomes KO, Cotta RMM, Euclydes MP, Targueta CL, Priore SE, Franceschini SCC. Avaliação do impacto do Programa Saúde da Família no perfil epidemiológico da população rural de Airões, município de Paula Cândido (MG), 1992-2003. Ciênc Saúde Coletiva. 2009;14(supl. 1):1473-82.

121. Medina MG, Hartz ZMA. The role of the Family Health Program in the organization of primary care in municipal health systems. Cad Saúde Pública. 2009;25(5):1153-67.

122. Fausto MCR, Giovanella L, Mendonça MLH de, Seidl H, Gagno J. A posição da Estratégia Saúde da Família na rede de atenção à saúde na perspectiva das equipes e usuários participantes do PMAQ-AB. Saúde Debate. 2014;38(esp.):9-12.

123. Hone T, Rasella D, Barreto ML, Majeed A, Millett C. Association between expansion of primary healthcare and racial inequalities in mortality amenable to primary care in Brazil: A national longitudinal analysis. PLoS Med. 2017;14(5):e1002306.

124. Andrade MV, Calazans JA, Carvalho LR, Souza MN, Silva NC, Rocha TAH, et al. A equidade na cobertura da Estratégia Saúde da Família em Minas Gerais, Brasil. Cad Saúde Pública. 2015;31(6):1175-87.

125. Turci MA, Lima-Costa MF, Proietti FA, Cesar CC, Macinko J. Intraurban differences in the use of ambulatory health services in a large Brazilian city. J Urban Health. 2010;87(6):994-1006.

126. Basu S, Meghani A, Siddiqui A. Evaluating the health impact of large-scale public policy changes: classical and novel approaches. Annu Rev Public Health. 2017;38:251-70.

127. Hernan MA, Robins JM. Instruments for causal inference: an epidemiologist's dream? Epidemiology. 2006;17(4):360-72.

128. Dahlgren G, Whitehead M. Policiesand strategies to promote equity in health. Copenhagen: WHO; 1992.

129. Campbell SM, Hann M, Hacker J, Burns C, Oliver D, Thapar A, et al. Identifying predictors of high quality care in English general practice: observational study. BMJ. 2001;323(7316):784-7.

CAPÍTULO 7

Organização da atenção primária à saúde em outros países

Juan Gérvas
Mercedes Pérez Fernández

Aspectos-chave

▶ O sistema de saúde no Brasil, com suas unidades básicas de saúde e seus médicos de família e comunidade, funcionários assalariados, é apenas a expressão de uma das muitas formas possíveis de organização da atenção primária.

▶ Os sistemas de saúde não "são inventados", pois eles são a expressão da cultura, da história e da riqueza das nações.

▶ O sistema de saúde no Brasil não é um sistema de saúde nacional público, uma vez que não cobre nem a metade da população, e o gasto sanitário de financiamento público não chega a 50% do total. Entre os países que contam com sistema de saúde nacional público, Alemanha, Argentina, Austrália, Áustria, Bélgica, Canadá, Costa Rica, Cuba, Dinamarca, Eslovênia, Espanha, Finlândia, França, Grécia, Hungria, Irlanda, Itália, Japão, Noruega, Nova Zelândia, Polônia, Portugal, Reino Unido, Suécia, Suíça e Taiwan. A exceção entre os países desenvolvido são os EUA.

▶ O financiamento público do sistema de saúde pode vir dos impostos gerais (tipo Beveridge, como na Austrália, Canadá, Dinamarca, Espanha, Finlândia, Irlanda, Itália, Noruega, Nova Zelândia, Portugal, Reino Unido e Suécia), dos fundos da Previdência Social associados ao trabalho (tipo Bismarck, como na Alemanha, Argentina, Áustria, Bélgica, Costa Rica, Eslovênia, França, Grécia, Hungria, Japão, Polônia, Suíça, Taiwan e Uruguai), ou dos fundos nacionais centralizados (tipo Semashko, como em Cuba).

▶ A forma de pagamento aos médicos gerais pode ser por capitação (médicos profissionais independentes trazem consigo a lista de pacientes e o monopólio do acesso aos especialistas – papel de filtro do médico geral); por salário (médicos funcionários em um sistema de provimento público de serviços de atenção primária, em centros de saúde de propriedade pública); ou por produção (médicos profissionais independentes que firmam contrato com o sistema público). Há exceções e combinações múltiplas, mas, em geral, entre os países com sistema de saúde nacional público e pagamento por capitação encontram-se: Canadá (província de Ontário), Dinamarca, Eslovênia, Espanha, Holanda, Irlanda, Itália, Noruega, Nova Zelândia e Reino Unido. Há países com sistema de saúde nacional público e com pagamento por salário – Argentina, Cuba, Costa Rica, Espanha, Finlândia, Grécia (áreas rurais), Islândia, Polônia (áreas rurais), Portugal e Suécia – e aqueles com pagamento por produção com reembolso (o paciente paga o médico diretamente e depois apresenta a conta ao sistema de saúde para ser reembolsado): Andorra, Bélgica, Finlândia (prática privada), França, Grécia (cidades), Luxemburgo, Mônaco, Polônia (cidades) e Suíça (regiões de fala francesa). Há ainda pagamento por produção sem reembolso (o serviço é gratuito no ponto de atendimento, e o médico apresenta posteriormente a fatura ao sistema de saúde): na Alemanha, Austrália, Áustria, Canadá (exceto Ontário), Japão e Suécia (regiões de fala alemã e italiana).

▶ As reformas internacionais da atenção primária costumam ser pró-conteúdo (melhoram a oferta de serviços e a capacidade de resolução de problemas de saúde). Poucas reformas são pró-coordenação (dão mais poder ao médico geral para coordenar os serviços que seus pacientes precisam). A tendência internacional é fomentar a autonomia e independência do médico de família e comunidade e aumentar seu poder de coordenação, com a implantação do pagamento por capitação e do papel de filtro (gatekeeper, ou porteiro).

Caso clínico 1

Apresenta-se pela primeira vez para uma consulta no Centro de Saúde de Campos do Jordão, São Paulo, um estranho casal, uma jovem e um idoso, ambos parecendo estrangeiros. A médica de família e comunidade cumprimenta o casal, percebe seu pobre domínio do português e tenta resolver a situação mudando para espanhol e inglês (língua que ela mal domina). A moça responde sem problemas em espanhol e esclarece que é cubana e que eles vieram de Cuba. A inexperiente médica pergunta: "É seu pai?". "Não, é meu marido". "Casamos há uns meses. Ele é dinamarquês e fala inglês". A moça atua como tradutora, já que quem está com problemas é o idoso, diabético e com uma úlcera no pé esquerdo. Atendendo o paciente, a médica percebe que ele espera que ela limpe e cure a úlcera naquele momento, na própria consulta. Enquanto prepara um plano para atender o paciente, a médica pensa: "Como será que é o sistema de saúde dinamarquês e como será que é o cubano?"

Caso clínico 2

Um residente de medicina de família e comunidade brasileiro decide viajar para a Espanha e passar um mês no país, com um médico rural. Prepara-se e lê sobre a organização do sistema de saúde espanhol. O médico rural espanhol vai buscá-lo no aeroporto, leva-o ao pequeno hotel do povoado e pede que ele o acompanhe nas festas patronais, com comida comunal e baile. O residente pensa: "Isto é um médico geral com participação comunitária à moda espanhola?".

O que conhecemos, por experiência própria, é um pequeno lugar do Universo, um pedaço limitado da Terra, uma província geográfica e cultural. Não há nada como viajar para conhecer o mundo. Ao conhecê-lo, somos menos provincianos, e, por contraste, torna-se mais fácil apreciar aquilo que se tem (e criticar). Mas a viagem não é sempre o deslocamento pela geografia do mundo. É possível viajar comodamente sem sair de casa, escutando o relato de um amigo viajante, ou desfrutando da leitura de quem viu com olhos alheios outras culturas, ou vendo fotografias, vídeos e montagens audiovisuais sobre outros mundos. O objetivo deste capítulo é ajudar o leitor a conhecer a si mesmo como médico geral, em contraste com os médicos gerais de outros lugares. Ou seja, quão habitual no mundo é a típica organização da atenção primária brasileira, com suas unidades básicas de saúde (UBS) e seus médicos de família e comunidade assalariados?

A viagem, primeiro, é intelectual, uma vez que envolve interesse por aquilo que é alheio e pelo outro. Nesse sentido, o viajante sempre leva consigo um modelo mental que deseja contrastar com outros modelos. Ao viajar, "o normal" deixa de ser a norma. Quando viajamos, deixamos de ver como regra padronizada "o nosso", o que achávamos normal, o habitual, o frequente, o ambiente e as condições em que fomos criados e formados.

Se o viajante for perspicaz, perceberá que as diferenças são maiores entre realidades de seu próprio país do que entre países. Mas viajar pelo próprio país não exige uma mudança de modelo nem de norma, dado que somos capazes de aceitar "variações da normalidade", e, no fim das contas, ainda é "o nosso", em toda a sua variedade.

Os modernos meios de transporte permitem viajar "em uma redoma", de modo que o viajante é um simples turista. O turista aspira a uma realidade evanescente, quer – e muitas vezes consegue – que tudo lhe seja dado em sua própria língua e, inclusive, em sua própria cultura (comidas e outros costumes). A viagem transforma-se em uma simples exploração de "dioramas", representações quase teatrais que guardam pouca relação com a realidade. "A redoma" nunca se quebra, e o turista volta da viagem convencido de que "seu modelo" é "o modelo", o que deve ser e o que é melhor.

Dizem que "o médico que apenas medicina sabe, nem medicina sabe". Como a medicina é mais sociologia do que física, química ou matemática, o médico precisa do conhecimento abrangente da cultura em que vivem seus pacientes e ele próprio.* Por isso, espera-se do médico, em especial do médico geral, uma mente aberta para a evolução social. Espera-se um médico de família e comunidade aberto para o largo e alheio mundo, capaz de aprender com o que acontece à sua volta e ávido de estímulos que ampliem seu conhecimento, que o levem ao melhoramento contínuo de seu trabalho clínico. Para isso, nada como o contraste com outras culturas e com outros sistemas sanitários.

Cultura e organização sanitária

Os sistemas de saúde não são inventados a partir do nada. Os sistemas sanitários são expressão da cultura e da história de um país, de sua riqueza, de sua geografia e de suas mais profundas raízes.** Examinar o sistema de saúde de um país é como fazer dissecar uma sociedade. Por exemplo, no Reino Unido, o médico geral tem função de filtro para a assistência dada pelos especialistas. Ou seja, o paciente não tem acesso direto aos especialistas, exceto em situações de urgência (fraturas complicadas e outras lesões ou situações que exigem consulta urgente no hospital). O médico geral é quem decide se o paciente necessita atenção especializada, com exceção das doenças de transmissão sexual (Aids incluída), pois considera-se que ele não tem qualquer razão para saber sobre a vida sexual de seus pacientes. Isso faz parte de uma cultura em que o sexo é reprimido e na qual o sexo é motivo de escândalo, em que os devaneios sexuais de um ministro costumam cessar quando são conhecidos.

Muito diferente da Espanha, por exemplo, em que um vice-presidente do Governo pode estar casado, manter uma vida "normal" durante a semana de trabalho, com sua família e filhos "legais", e dedicar os finais de semana a uma amante com a qual também tem filhos, em outra cidade. Tudo isso é público e conhecido, sem qualquer repercussão em suas expectativas políticas. Nessa vivência social tranquila em relação à sexualidade, na Espanha, o médico de família e comunidade também exerce o papel de filtro, mas sem exceção alguma para as doenças de transmissão sexual.

Na Espanha e no Reino Unido, os pacientes crônicos por doença de transmissão sexual, como os pacientes com Aids, não são acompanhados pela atenção primária, mas sim pela hospitalar. Isso reflete, ao mesmo tempo, uma fraqueza da medicina geral ou de família e um paradigma de orientação do sistema de saúde por doenças. Ambas as questões são comuns a quase todos os países do mundo, uma vez que fazem parte da cultura "geral" que iguala as sociedades humanas.

As fronteiras também são importantes, e não é de estranhar que a proximidade com o país europeu mais poderoso (Alemanha) tenha levado os países da Europa Central a tentarem "copiar" o modelo alemão de sistema de saúde. Essa atração foi reforçada pela história, pois, antes do comunismo, todos esses países tinham interesses e organizações sanitárias similares, bem expressados no império Austro-húngaro.

A história também serve para entender os sistemas sanitários de países que saem de ditaduras militares-fascistas (é impossível distinguir entre ambas), como Espanha, Grécia, Portugal e Brasil, com seus médicos funcionários e seus esquemas hierárquicos rígidos.

É histórica a origem das similitudes entre os sistemas sanitários alemão e japonês, dado que a Alemanha foi o exemplo de nação moderna e poderosa que o Japão copiou em 1868, ao sair da Idade Média e iniciar a era Meiji; as similitudes sanitárias entre ambos os países continuam sendo a tônica após mais de um século e meio.

Em outro exemplo, o dos EUA, espera-se um sistema de saúde não solidário, apesar da sua riqueza. Assim, o sistema de saúde norte-americano é o único entre os países desenvolvidos que não cobre toda a população. As tentativas dos democratas para ampliar a cobertura pública triunfam por escassa

---

* Utilizamos indistintamente o gênero masculino ou feminino para fazer referência ao médico. Também utilizamos indistintamente os termos médico geral, médico de família e comunidade e médico de cabeceira (cabeceira refere-se ao lugar da cama em que repousa a cabeça, e envolve a visita a domicílio como característica básica do trabalho dessa especialidade médica). Este médico de atenção primária é especialista, mas em geral diremos "especialistas" ao falar dos demais médicos, aqueles que não trabalham no primeiro nível de atenção.

** Neste capítulo, são consideradas as condições gerais dos sistemas sanitários. Naturalmente, em todos eles, existe a pluralidade esperável em países democráticos, de modo que o setor público convive com o privado, e não há "uniformidade" sequer no público. Um bom exemplo são os EUA, em que a um sistema predominantemente privado se somam programas de financiamento público, como *Medicare* (para os idosos) e, inclusive, um sistema de financiamento público e provimento público (com médicos funcionários e assalariados), como a *Veteran Health Organization*.

margem e sempre são revertidas pelos republicanos. É lógico em um país em que os transportes públicos não recebem tal nome e são chamados de "transporte de massas" (*mass transportacion*). A palavra "público" sofre de descrédito social. Esse viés reflete uma cultura de promoção do individualismo, de crença na capacidade de qualquer cidadão de chegar a ser Presidente.

Por razões diferentes, o Brasil e os EUA compartilham um sistema de saúde que não podemos considerar público. Mas voltemos aos dois casos clínicos: tanto em Cuba quanto na Dinamarca e na Espanha, o sistema de saúde é público. Os médicos cubanos, como os espanhóis, são médicos assalariados (funcionários públicos), e os médicos dinamarqueses são pequenos empresários e profissionais com prática independente (que contratam seus serviços com o sistema público). (No Quadro 7.1, são exemplificados os tipos de sistemas de saúde públicos.)

Nenhum país cobre 100% do gasto nacional em saúde com dinheiro público: Cuba cobre com dinheiro público em torno de 85% do gasto sanitário total; na Dinamarca, no Reino Unido e na Suécia, a porcentagem também fica acima de 80%; na Finlândia, em torno de 75%; no Canadá, na Costa Rica e na Espanha, o gasto público cobre aproximadamente 70% do total; em Portugal, é de aproximadamente 70%; na Grécia, em torno de 60%; na Suíça e na Argentina, fica um pouco acima de 50%.

Ao contrário, o gasto público em saúde não chega a 50% do total nos EUA, no Brasil, no Chile, no México e na África do Sul, razão pela qual se entende que esses países não possuem um sistema de saúde nacional público. Ou seja, neles, a maior parte do gasto em saúde é privado, saindo diretamente do bolso do cidadão ou de outras fontes. No Brasil, ademais, as medidas de ajuste fiscal levam à diminuição do gasto público sanitário e ao incremento do privado.[4,5]

O dinheiro público pode vir de impostos gerais ou de impostos específicos vinculados ao trabalho. No primeiro caso, falamos do sistema Beveridge, e no segundo, do sistema Bismarck. A filosofia de ambos é diferente, e o sistema Bismarck pode ser considerado como o inicial, nascido no final do século XIX, quando os trabalhadores e empresários alemães começaram a compartilhar riscos e colocaram dinheiro (de previdência social) para enfrentar os danos catastróficos consequentes ao desenvolvimento de atividades industriais. Pressupõe-se que as taxas e os pagamentos à previdência social têm um objetivo final, uma vez que são destinados à cobertura social e, concretamente, à saúde. Muitos sistemas com cobertura pública nacional seguem o sistema Bismarck, como os da Alemanha, Argentina, Costa Rica, Eslovênia, França, Japão, Holanda e Suíça, que foram ampliados para cobrir toda a população, não apenas os trabalhadores e seus dependentes. Em muitos outros países, o sistema Bismarck de previdência social transformou-se, na metade ou no fim do século XX, no sistema Beveridge, no qual o financiamento público vem dos impostos gerais, e não de contribuições "sociais". Ou seja, os impostos são arrecadados com objetivos múltiplos, de redistribuição da renda a financiamento da educação e do sistema de saúde. Historicamente, o primeiro exemplo foi o da Suécia, seguido por Austrália, Canadá, Dinamarca, Espanha, Itália, Noruega, Nova Zelândia, Portugal e Reino Unido.

Nos países comunistas, foi estabelecido um sistema centralizado, o sistema Semashko, desenvolvido após o triunfo do comunismo no Leste da Europa, no começo do século XX. Evidentemente, em teoria, todo o financiamento era público, mas sempre houve pagamentos não oficiais, em dinheiro propriamente dito, ou na forma de favores, presentes e outros arranjos. O sistema Semashko persiste em Cuba e na Coreia do Norte.

Embora o sistema de saúde tipo Beveridge possa parecer mais justo, ao ser financiado com impostos gerais que costumam atingir mais os ricos, quando comparados mais detalhadamente não se pode desenhar uma imagem clara a esse respeito. De qualquer maneira, os países com sistema tipo Bismarck gastam mais em saúde, como demonstram os exemplos da Suíça, França, Alemanha e Áustria; Japão é a exceção, com um baixo gasto sanitário.

Há países nos quais coexiste um sistema público nacional misto (com setores importantes da população sendo cobertos pelo tipo Beveridge e pelo tipo Bismarck), como Portugal, Grécia e Uruguai.

Em teoria, os sistemas sanitários nacionais públicos que cobrem toda a população obedecem a um desejo social e cultural de conseguir que os serviços médicos sejam recebidos segundo a necessidade, e não segundo a capacidade de pagamento. Em sua origem, a partir do século XVIII, o que há é uma história vinculada ao trabalho e seus perigos (Alemanha), à cidade e à morbidade por agrupamento de seres humanos (França), ou à necessidade de operários e, principalmente, soldados aptos para a guerra (Reino Unido). Foi em meados do século XX, depois da Segunda Guerra Mundial, que muitos países generalizaram os sistemas sanitários para torná-los públicos, atendendo, assim, a aspiração social de não ir à falência por gastos sanitários ca-

---

Quadro 7.1 | Tipos de sistemas de saúde públicos

Países com sistema de saúde nacional público

Um sistema de saúde nacional é público quando cobre toda a população e mais da metade do gasto sanitário vem de fontes públicas, sejam impostos gerais, seja porcentagem de salários e benefícios. Em qualquer outro caso, o sistema de saúde nacional não é público. Assim, se o gasto sanitário público em saúde ficar abaixo de 50%, esse país não tem um sistema de saúde público.[1-3]

Esse sistema cobre toda a população* e é financiado em mais de 50% por dinheiro público. Entre eles: Alemanha, Argentina, Austrália, Áustria, Bélgica, Canadá, Costa Rica, Cuba, Dinamarca, Eslovênia, Espanha, Finlândia, França, Grécia, Hungria, Irlanda, Itália, Japão, Noruega, Nova Zelândia, Polônia, Portugal, Reino Unido, Suécia, Suíça, Taiwan e Uruguai.

Países com sistema de saúde nacional público modelo Bismarck**

Com dinheiro público procedente de taxas associadas ao salário (previdência social). Entre eles: Alemanha, Argentina, Áustria, Bélgica, Costa Rica, Eslovênia, França, Grécia, Hungria, Japão, Polônia, Suíça, Taiwan e Uruguai.

Países com sistema de saúde nacional público modelo Beveridge**

Com dinheiro público procedente de impostos gerais. Entre outros: Austrália, Canadá, Dinamarca, Espanha, Finlândia, Irlanda, Itália, Noruega, Nova Zelândia, Portugal, Reino Unido e Suécia.

Países com sistema de saúde nacional público modelo Semashko**

Com dinheiro público nacional centralizado. Cuba.

*A cobertura da população pode não ser total, mas de mais da metade dela (e, se há exclusões, referem-se a pacientes das classes média alta e alta).

**Otto von Bismarck: Primeiro-Ministro da Prússia e Chanceler Alemão. William Henry Beveridge: burocrata, economista e reformista social britânico. Nikolai Aleksandrovich Semashko: Ministro da Saúde da União Soviética de 1918 a 1930 – criou o sistema de policlínica com acesso ao internista, ao pediatra e ao ginecologista.

tastróficos e, ao mesmo tempo, compartilhando o risco em uma espécie de "grande seguradora" (o conjunto de toda a população). O sistema de saúde público proporciona a oportunidade de reverter a Lei de Cuidados Inversos ("recebe mais cuidados sanitários aquele que menos precisa deles, e isso é cumprido com mais rigor quanto mais o sistema de saúde for orientado para o mercado").[6]

O sistema de saúde público também proporciona a oportunidade de controlar o gasto sanitário, ao compartilhar riscos com uma grande população (o que leva a se tolerar os "desvios na saúde" e suas consequências, como tabagismo, alcoolismo, sedentarismo, obesidade, drogadição, esportes de risco, etc.). Não é de se estranhar que os EUA sejam o país que mais gasta em saúde e também seja o que tem piores resultados (em uma comparação com os países desenvolvidos). Seu "esbanjamento" é justo e necessário, consequência esperável de sua falta de sensibilidade social e da carência de um sistema de saúde público que ajude a racionalizar e humanizar a resposta ao sofrimento, à doença e à morte. A Suíça segue os EUA em gasto em saúde e, também, com um sistema pouco solidário, com uma porcentagem de gasto sanitário público que ultrapassa por pouco a margem de 50% do total. Na mesma situação está a Argentina, também levemente acima de 50%, com um gasto sanitário muito acima do que "corresponde" e, além disso, com resultados muito fracos em saúde. Parece, portanto, que o setor sanitário é melhor quanto maior for a porcentagem pública do gasto sanitário total e quanto mais a população estiver protegida. Em relação à saúde, na América do Sul, destaca-se a Costa Rica, que obtém "mais saúde por menos dinheiro".

Voltemos novamente aos dois casos clínicos: o sistema de saúde em Cuba é tipo Semashko, foi implantado depois da Revolução de 1959 e esteve precedido por uma falta de sistema de saúde nacional público (por influência dos EUA). Tanto na Dinamarca quanto na Espanha, o sistema de saúde é tipo Beveridge. Na Dinamarca, o sistema passou de Bismarck para Beveridge em 1973; na Espanha, mudança similar ocorreu em 1986.

O pagamento por capitação*: a chave na atenção primária. De onde vem?**

Durante a Idade Média, na Europa, os trabalhadores e pequenos empresários reuniram-se em grupos, como grêmios, de joalheiros, curtidores, tecedores, lavradores e outros. Os grêmios desenvolveram-se a partir do século XI ao mesmo tempo que os burgos (as cidades), com o objetivo de defender um monopólio que garantisse a qualidade e o preço dos produtos.

Os grêmios tiveram funções múltiplas, como a formação (em escala hierárquica, do aprendiz ao mestre, passando pelo oficial) e beneficência. A proteção dos feridos por acidentes, dos doentes, das viúvas e dos órfãos levou, na Espanha, ao desenvolvimento da iguala: nela o grêmio pagava ao físico (o médico geral) uma quantidade fixa relativa a cada um de seus membros; o pagamento por todos era igual e constante (daí o nome iguala), independentemente da saúde e das necessidades sanitárias de cada *igualado*.

O físico conseguia uma renda fixa e previsível, um fluxo mensal ou anual de dinheiro (às vezes, bens) que o tornava independente do acaso de doenças/acidentes e da necessidade de sua clientela. O grêmio conseguia também um pagamento ordenado, previsível e suportável, que salvava seus membros da falência, devido a necessidades sanitárias catastróficas, e garantia a atenção dos trabalhadores ativos, mas também daqueles que não podiam trabalhar, dos familiares dependentes dos membros e, inclusive, de viúvas e órfãos.

O físico aceitava atender os membros do grêmio por uma quantidade que não era ajustada segundo a gravidade e que costumava ser por capitação (por cabeça, ou *per capita*; pelo número total de membros do grêmio, às vezes contados por famílias, e não por indivíduos). Supunha-se que a capitação retribuía com um ingresso médio o esforço do físico, uma vez que alguns membros sadios não precisavam de seus serviços, compensando, assim, o trabalho com doentes e feridos. Naturalmente, a filosofia do pagamento por capitação é a de conseguir manter a população sadia (quanto mais sadios estiverem os segurados, menos trabalho eles geram, e mais benefícios geram o pagamento).

Os grêmios desapareceram com chegada da Idade Moderna, mas as iguales chegaram ao século XXI na Espanha: em muitos casos, ela se manteve como atividade ilegal, como renda suplementar do médico geral, que, além de receber um salário do sistema público, atendia esses pacientes em seu consultório (que pagavam de seu próprio bolso e diretamente ao profissional). Com isso, o médico complementava seu salário, e os pacientes recebiam serviços não incluídos na oferta pública, como visitas ao domicílio em dias festivos, além de um tratamento mais pessoal e humano na consulta. Atualmente, essa iguala ilegal desapareceu do sistema público, mas ainda é um sistema de pagamento frequente entre os poucos médicos gerais que trabalham exclusivamente como profissionais independentes.

A persistência da iguala permitiu que a Espanha seguisse o caminho da Alemanha no fim do século XIX e início do século XX, criando centenas de mutuais e seguros sociais (o embrião de um sistema de saúde nacional público), de maneira que, em 1945, ao ser estabelecido o Seguro Obrigatório de Doença, os médicos gerais incorporaram-se ao sistema público com pagamento por capitação, tendo uma lista de pacientes. A Reforma de 1984 enfrentou muitas dificuldades devido ao pagamento por salário do médico de família e comunidade, mas manteve o complemento por capitação, a lista de pacientes e o papel de filtro.

No Reino Unido, as fraternidades operárias e os próprios sindicatos desenvolveram o pagamento por capitação no fim do século XIX e no início do século XX, pelas mesmas razões que na Espanha durante a Idade Média. Esse movimento está na raiz do pagamento *per capita* ao médico geral hoje vigente no Reino Unido (desde a criação do Sistema Nacional de Saúde, em 1948, depois da Segunda Guerra Mundial). Também está na origem das *Health Maintenance Organizations* (HMO), nos EUA – seguros privados nos quais se cobra por capitação, advindos de trabalhadores imigrantes em busca da proteção social que tiveram na Europa, mas não tinham nos EUA. É possível seguir o mesmo caminho em muitas pré-pagas privadas de outros países do mundo, na forma de pagamento aos médicos gerais do sistema público no Canadá (província de Ontário), Dinamarca, Eslovênia, Holanda, Irlanda, Itália, Noruega e Nova Zelândia.

O pagamento por capitação aos médicos gerais de sistemas sanitários nacionais públicos traz consigo, obviamente, a existência de uma lista de pacientes. Além disso, em nenhum caso, o pagamento por capitação cobre o total da renda do médico geral (fica próximo de 60% em Ontário e de 50% na Holanda), renda que é complementada pelo pagamento de inúmeros incentivos,

---

* Capitação (antigo): certo imposto pago por cabeça; o que cabia a cada um pagar.

** Conforme já assinalamos, sempre há exceções: na Dinamarca, 1% da população recusa-se a fazer parte da lista de um médico geral e pode ir diretamente aos especialistas (mas pagando todo o custo da atenção, menos as hospitalizações). Tanto na Irlanda quanto na Holanda, um amplo setor da população, em torno de 30%, vai ao médico de cabeceira, mas não está em nenhuma lista. Em todos esses casos, as exclusões referem-se a pacientes de classe média e alta.

como: por produção (p.ex., por vacinações, como foi feito em 2009 e 2010, com cada dose da vacina contra a gripe A no Reino Unido, ou por consulta atendida por telefone/correio eletrônico na Holanda); por desempenho (p.ex., por conseguir uma cobertura determinada de citologias de colo do útero entre as mulheres da sua lista; para gastos gerais da consulta [*overhead*], como eletricidade, água e manutenção); e outros, por exemplo, para contratar enfermeiras para promover o trabalho em pequenas equipes em centros de saúde de propriedade privada (dos médicos gerais associados) ou como empréstimos a baixas taxas de juros para a construção desses centros, ou auxílio para a compra de sistemas de informação eletrônicos (Quadro 7.2).

Novamente, em relação aos dois casos clínicos, o sistema de saúde em Cuba estabeleceu o pagamento por salário para todos os médicos, e os médicos de família e comunidade são funcionários. Na Dinamarca, os médicos gerais sempre foram profissionais independentes que cobram por capitação e outros complementos e trabalham em consultórios próprios, sozinhos ou em pequenos grupos. Na Espanha, assim como em Cuba, os médicos gerais são assalariados e funcionários públicos, mas, assim como na Dinamarca, têm uma lista de pacientes e um pagamento por capitação (em torno de 10% do total da renda).

O que significa pagamento por capitação?

O pagamento por capitação sempre coincide com a existência de uma lista de pacientes para cada médico geral e com o papel de filtro desempenhado por esse profissional (*gatekeeper*). Ou seja, onde há pagamento por capitação não há acesso livre aos especialistas: o médico geral decide o momento do referenciamento e para qual especialista o paciente será enviado. Dito de outra maneira, o médico geral adquire ao mesmo tempo a forma de pagamento por capitação e o monopólio do acesso aos especialistas. O médico de família e comunidade em pagamento por capitação não precisa competir para conseguir pacientes, nem para realizar atividades, nem com o especialista nem com seus próprios colegas.

O pagamento por capitação supõe uma restrição à liberdade da população. Existe, sim, a livre escolha do médico de família e comunidade, e o paciente pode mudar de médico quando quiser, mas precisa estar na lista de algum deles e não pode ir quando quiser ao especialista. Ou seja, a sociedade delega aos médicos gerais certos direitos, na esperança de obter melhores resultados em saúde e em controle de gastos. Por razões ainda desconhecidas, os países com pagamento por capitação e médicos gerais com papel de filtro controlam o gasto sanitário ao mesmo tempo em que obtêm excelentes resultados em saúde.

Além disso, a medicina geral/de família está mais prestigiada nos lugares em que o médico geral cobra por capitação, talvez em uma relação biunívoca com o monopólio do acesso aos especialistas (a sociedade submete-se a essa restrição porque os médicos gerais têm prestígio para isso, e vice-versa). Por exemplo, em Ontário (Canadá), o sistema é flexível e há médicos com pagamento por produção e médicos no programa de pagamento por capitação. Esse sistema tem-se tornado muito popular entre os pacientes, e quase 80% da população está registrada com um médico de família e comunidade. O sistema começou a funcionar nos anos 1970, mas terminou de ser implantado em 2004, ano em que a porcentagem de graduados que escolheram medicina de família e comunidade foi de 25%, e em 2009, de 39% (nas demais províncias canadenses, com pagamento do médico de família por produção, as percentagens respectivas foram 24 e 29%).

Entre os países com pagamento por capitação, a Espanha é a exceção (por ter médicos gerais que são funcionários assalariados): ele é típico em países com sistema nacional nos quais os médicos gerais são profissionais independentes em prática privada, como pequenos empresários autônomos, seja tipo Bismarck (Eslovênia e Holanda), seja tipo Beveridge (Canadá, Dinamarca, Irlanda, Itália, Noruega, Nova Zelândia e Reino Unido).

Com exceção da Espanha, o pagamento por capitação é incluído em um contrato, de modo que o financiamento é público, e a prestação de serviços, privada. O médico geral cuida, sem mais requisitos, dos pacientes de sua lista, que recebem os serviços gratuitamente no ponto de atendimento. Por mais que a prestação seja privada (médicos gerais profissionais independentes), o sistema de saúde nacional é considerado público, por cobrir toda a população e por mais de 50% do gasto sanitário total ser de financiamento público.

Em todos os países com pagamento por capitação, os médicos também admitem restrição à sua liberdade, uma vez que não podem abrir seu consultório no local que escolherem, mas apenas onde a autoridade sanitária considera que há suficiente população para declarar uma *praça livre*. Além disso, o investimento em tempo para captar os pacientes e criar a lista, mais o investimento em dinheiro para construir o consultório/centro de saúde, vincula o médico ao lugar e à população. O médico perde a liberdade para trocar de local de trabalho, por mais que em teoria possa fazer isso quando quiser.

O pagamento por capitação de médicos profissionais independentes consegue o fomento da longitudinalidade. Essa é a relação pessoal ao longo do tempo de um paciente com seu médico, com atenção/coordenação dos diversos problemas de saúde que surgem. A longitudinalidade é característica central em medicina geral/de família e está associada com melhor resultado sanitário, devido à relação de confiança e à informação acumulada de mútuo conhecimento entre o médico e o paciente. A longitudinalidade é perdida quando o médico geral é transferido de lugar, o que ocorre frequentemente quando é pago por salário, como na Espanha.

O pagamento por capitação também leva à dispersão dos médicos, ou seja, ajusta automaticamente à população tanto o número de médicos quanto a sua distribuição. Assim, o país fica dividido: por exemplo, em grupos de 2.000 pacientes que formam uma lista, uma vaga; aonde quer que existam 2.000 pessoas, haverá um médico geral. Com isso, evita-se que os médicos se concentrem excessivamente nas cidades e/ou zonas mais opulentas.

O pagamento por capitação admite ponderação, isto é, utilizar a unidade de pagamento (a *capita*) para corrigir e ajustar o valor. Por exemplo, na Espanha, paga-se mais a *capita* da criança recém-nascida que a do adolescente, e mais a do idoso que a do adulto maduro. Também há correção por ruralidade, e a *capita* no mundo rural é muito mais alta, para conseguir um pagamento maior com menos população e, assim, compensar o médico rural por seu isolamento. Para promover o trabalho em áreas de

---

Quadro 7.2 | **Países com sistema de saúde nacional público nos quais os médicos de família recebem pagamento por capitação**

O pagamento por capitação não chega a 100% da renda e é complementado com diferentes pagamentos. Associa-se à função de filtro do médico geral, ao dar a ele o monopólio do acesso ao especialista. Com exceção dos espanhóis, os médicos gerais com pagamento por capitação são profissionais independentes, pequenos empresários que contratam com o sistema de saúde nacional. Exemplo: Canadá (província de Ontário), Dinamarca, Eslovênia, Espanha, Holanda, Irlanda, Itália, Noruega, Nova Zelândia e Reino Unido.

baixo desenvolvimento, como assentamentos e favelas, o pagamento também é corrigido por deterioração social da zona.

No Canadá (Ontário), a lista típica é de 1.400 pacientes, e o médico recebe um *bônus*, que vai de 75 a 225 euros para cada novo paciente, segundo a carga de morbidade do profissional. Além disso, se o médico contratar uma enfermeira, pode aceitar até 800 pacientes a mais em sua lista. Quando um dos pacientes procura um médico geral em regime de pagamento por produção, o médico perde essa *capita* no mês. Na Holanda, a *capita* é somada aritmeticamente até certo número, em torno de 2.000 pacientes, para depois ir decrescendo (quanto mais pacientes na lista além dos 2.000, menos vale a *capita* de cada um deles).

A lista de pacientes fornece a oportunidade de reverter a Lei de Cuidados Inversos: na Dinamarca, por exemplo, paga-se por produção a realização, a cada três anos, de uma citologia cervical preventiva em mulheres a partir do começo da atividade sexual. Esse pagamento inicia um processo informático que permite que, de tempos em tempos, o médico receba a relação das mulheres de sua lista que ainda não fizeram essa citologia. É esse grupo de não utilizadoras o que mais precisa da atenção preventiva (mulheres pobres, promíscuas, marginalizadas, prostitutas e outras). Com essa lista, o médico geral pode, ativamente, tentar captar essas mulheres cuja probabilidade de ter um câncer do colo de útero é maior.

Tanto na Holanda quanto no Reino Unido, está crescendo o contrato de jovens médicos gerais com sócios, ou seja, os médicos seniores donos do centro de saúde, de modo que os jovens cobram por salário. Com isso, o centro de saúde pode cumprir satisfatoriamente os requerimentos dos quais dependem, por exemplo, os pagamentos por resultado (*pay-for-performance*).

No que se refere aos dois casos clínicos, o sistema de saúde em Cuba absolutamente não considera o pagamento por capitação. Na Dinamarca, o médico geral recebe um pagamento por capitação cujo complemento por produção permite captar os pacientes não utilizadores. Na Espanha, o pagamento por capitação representa uma porcentagem tão pequena que não influencia na prática clínica, nem amarra o médico à sua população, por mais que a lista de pacientes seja essencial para o trabalho diário (Quadro 7.3).

Pagamento por salário (provimento público e financiamento público)

O pagamento por salário tem sua origem histórica na forma de remuneração dos médicos dos exércitos e das cidades gregas (para atender os pobres). Ao longo dos séculos, manteve traços dessa origem, uma vez que está muito ligado à prestação de serviços em estruturas hierárquicas que lembram às dos exércitos e em muitos casos os médicos assalariados atendem os pobres e/ou membros das classes mais baixas.

Nos sistemas sanitários nacionais públicos, são pagos por salário médicos funcionários que trabalham em centros de saúde de propriedade pública, ou seja, o financiamento público coincide com o provimento público de serviços. Muitos profissionais e teóricos tendem a equiparar o sistema de saúde público nacional: à cobertura de toda a população; com mais de 50% de gasto sanitário de origem pública; e prestação de serviços por médicos assalariados. Por isso, esses profissionais e teóricos falam de "privatização" quando surge a proposta de que os médicos gerais saiam dos centros de saúde de propriedade estatal para estabelecer-se por conta própria (com um contrato com o sistema público que determine as condições de atendimento). Essa interpretação levaria a não considerar como sistema público nacional, por exemplo, o da Dinamarca ou o do Reino Unido.

> **Quadro 7.3 | Países com sistema de saúde nacional público nos quais os médicos de família recebem pagamento por salário**
>
> Nos sistemas sanitários públicos, existe provimento público dos serviços de atenção primária quando os médicos de família são funcionários, cobram por salário e trabalham em instituições públicas (centros de saúde). Exemplo: Argentina, Cuba, Costa Rica, Espanha, Finlândia, Grécia (áreas rurais), Islândia, Polônia (áreas rurais), Portugal e Suécia.

O que condiciona o caráter público do sistema de saúde é a cobertura de toda a população e o gasto majoritariamente de origem pública. Por exemplo, a Eslovênia tinha um sistema tipo Semashko, por pertencer à Iugoslávia (governada por um partido comunista). Ela possuía, portanto, um sistema de saúde nacional público com prestação de serviços por médicos gerais que trabalhavam como assalariados, como funcionários em centros de saúde de propriedade pública. Após a independência, em 1991, a Eslovênia empreendeu uma intensa transformação, que levou o país, no plano econômico e no político, a integrar a União Europeia e o sistema do euro. No setor sanitário, passou para um sistema de tipo Bismarck (financiado pela previdência social).

Entre 2002 e 2007, na Eslovênia, a reforma conseguiu transformar os médicos gerais em profissionais independentes, com um contrato que garante o pagamento por capitação, com incentivos e complementos diversos. Os médicos podem escolher entre estabelecer seus próprios consultórios, ou continuar trabalhando nos velhos centros de saúde. A Eslovênia não perdeu seu sistema de saúde nacional público, que cobre toda a população e que é financiado, 72% aproximadamente, por taxas vinculadas aos salários, mas perdeu o provimento público dos serviços dos médicos gerais.

O médico geral já foi médico assalariado e funcionário em todos os países com sistema Semashko (de governos comunistas) e continua assim em Cuba. Também persiste em alguns países com sistema Beveridge, como Espanha, Finlândia, Islândia, Portugal e Suécia. Em alguns, com o sistema Bismarck, como a Costa Rica. Em todos esses países, o médico geral assalariado exerce sua profissão em centros de saúde de propriedade pública, não escolhe seus colegas de trabalho e costuma integrar-se em uma equipe de atendimento primário, que inclui enfermeiras e outros profissionais. Com a exceção espanhola, o médico geral assalariado não recebe um pagamento por capitação; também constitui exceção Portugal, onde os médicos têm uma lista de pacientes, mas não têm um complemento por capitação.

Nos centros de saúde com médicos assalariados, os pacientes podem ser atendidos cada dia por um médico diferente, como ocorre nos centros de saúde da Finlândia (um dos países com a atenção primária mais despersonalizada do mundo): ela foi, e continua sendo, exemplo para a Organização Mundial da Saúde (OMS), com seus médicos assalariados em centros de saúde de propriedade pública (municipais) e suas equipes, com enfermeiras e outros profissionais. Contudo, a insatisfação de médicos e pacientes levou ao desenvolvimento, primeiro, dos médicos pessoais (no centro de saúde, mas com uma lista de pacientes) e, depois, a partir de 2002, ao reembolso dos custos das consultas com médicos gerais em prática privada (profissionais independentes que atuam como pequenos empresários). Em 2008, 11% dos médicos gerais trabalhavam exclusivamente com esse sistema, e 30% dos médicos dos centros de saúde dividiam o emprego público com o consultório privado.

Em geral, os centros de saúde com médicos gerais assalariados costumam ter uma zona geográfica definida, na qual vive sua população. É o centro de saúde, portanto, que estabelece uma relação com a população, não o médico. Por isso, as transferências são frequentes, uma vez que os médicos não se sentem vinculados aos seus pacientes. A longitudinalidade cai para zero com cada uma dessas transferências.

Em alguns países, como Portugal, o médico não cobra por capitação, mas tem uma lista de pacientes (seus pacientes) e um complemento salarial que aumenta quando cresce o tamanho dessa lista. Em Portugal, contudo, até 20% da população não tem médico geral designado e é atendido no centro de saúde pelo médico de plantão. Portugal possui um sistema de saúde nacional público, mas retrógrado, com uma orientação para pró-ricos. A partir do fim da ditadura, em 1974, Portugal desenvolveu os centros de saúde públicos com médicos gerais assalariados, mas, em 2002, começou uma reforma para permitir a existência de cooperativas de médicos gerais (que firmam contrato com o sistema público e adquirem autonomia e independência). Um movimento similar existe na Espanha, na Catalunha, com as Entidades de Base Associativa. As cooperativas trabalham em centros de saúde e com equipes, mas têm uma ampla margem de liberdade para se organizarem.

Os médicos gerais pagos por salário costumam ter uma missão comunitária, que os leva ao comprometimento com as populações designadas para os centros de saúde. Lamentavelmente, em muitos casos, esse comprometimento é mais teórico do que prático e não se traduz em ações. Por exemplo, é raro o contato proativo com os pacientes da comunidade que não se apresentam no consultório durante um período de tempo (exceto em Cuba).

Em alguns países, existem centros de saúde com médicos de família assalariados nas áreas rurais, ao passo que, nas cidades, são profissionais independentes e cobram por produção médica, com reembolso (p.ex., na Grécia e na Polônia) (Quadro 7.4).

Encontramos o médico geral assalariado que trabalha em centros públicos também em países como Brasil e Uruguai. No Brasil, o médico geral assalariado da Estratégia Saúde da Família (ESF) tem uma lista de pacientes e, assim como em Portugal, não recebe por capitação.

O pagamento por salário remunera o tempo do médico. O ideal, portanto, é que os pacientes não consultem (o que livra o médico do trabalho sem diminuir sua renda). Esse ideal é expresso nas queixas desses médicos para conseguir um máximo fixo de pacientes por dia, mesmo que seja com longas filas para ver o médico de família e comunidade. Assim, em Portugal, não é raro que a lista de espera para ver o médico geral seja de 3 semanas (na Finlândia, chegou a 3 meses, até que, em 2005, o Governo elaborou um plano para erradicar essa lista de espera). Com listas de espera de mais de 48 horas, o médico geral deixa de sê-lo e especializa-se em pacientes crônicos estáveis e obedientes (os quais podem cumprir com o programa de consultas e retornos).

Em alguns casos, como os de Portugal e Espanha, o médico geral assalariado tem o papel de filtro. Em outros, como na Suécia, há livre acesso aos especialistas.

Em geral, o pagamento por salário tem complementos. Por exemplo, podem existir incentivos diversos pelo cumprimento de objetivos, como utilização racional de medicamentos ou cobertura de vacinação da população. Pode ainda haver incentivos pela dedicação exclusiva ao sistema público, como na Espanha; ou pagamento diferencial pela carreira profissional, ou por antiguidade. É pouco frequente o pagamento apenas por salário.

Em relação aos dois casos clínicos, o sistema de saúde em Cuba conta com médicos assalariados funcionários públicos.

> **Quadro 7.4 | Países com sistema de saúde nacional público nos quais os médicos de família têm pagamento por produção médica**
>
> Nos sistemas sanitários públicos, os médicos gerais são profissionais autônomos, pequenos empresários, que contratam para prestar serviços em seus consultórios privados. O pagamento é associado ao acesso direto a qualquer médico geral e a qualquer especialista.
>
> Há pagamento por produção com reembolso (o indivíduo paga direto ao médico e apresenta depois a conta para o sistema de saúde para ser reembolsado) em Andorra, Bélgica, Finlândia (prática privada), França, Grécia (cidades), Luxemburgo, Mônaco, Polônia (cidades) e Suíça (regiões de fala francesa).
>
> Há pagamento por produção sem reembolso (o serviço é gratuito no ponto de atendimento e o médico apresenta depois a conta para o sistema de saúde) na Alemanha, Austrália, Áustria, Canadá (exceto Ontário), Japão e Suécia (regiões de fala alemã e italiana).

Na Dinamarca, não há médicos gerais funcionários assalariados, exceto alguns que dependem dos municípios. Na Espanha, o pagamento por salário tem complementos diversos, além da capitação, e nas áreas rurais existe a oportunidade de um trabalho comunitário integral.

Pagamento por produção (financiamento público e provimento privado)

No pagamento por produção, a atividade médica é remunerada (ou seja, o profissional se concentra naquilo que é pago). É potencializada a medicina intervencionista e tecnológica, dado que é fácil de ser medida, em detrimento de atividades características do médico de família, como a escuta terapêutica, por exemplo. O ideal no pagamento por produção é que a população adoeça frequentemente daquilo que requer atividades remuneradas.

Os médicos gerais cobram por produção na Alemanha, Austrália, Áustria, Bélgica, Canadá (exceto Ontário), França, Japão e Suíça, bem como nas cidades da Grécia e da Polônia. Os médicos gerais são profissionais independentes, pequenos empresários com seus consultórios (raramente trabalham em grupo em centros de saúde) que mantêm contrato com o sistema de saúde. Nesses casos, não há o monopólio do acesso aos especialistas, ou seja, o paciente pode ir diretamente a esse profissional.

O pagamento por produção guarda sutilezas e refinamentos. Por exemplo, na Alemanha, os atos médicos têm um sistema de pontos que se transformam indiretamente em dinheiro. Assim, fazer um eletrocardiograma (ECG) na consulta vale pontos, e o valor do ponto depende do total acumulado pelos médicos que pertencem ao Colégio de Médicos de uma região/província. Por isso, o ECG tem um valor em euros relativo, uma vez que fazer muitos vale menos do que fazer poucos. Como é o Colégio de Médicos que paga (e recebe o dinheiro das seguradoras), é o próprio estatuto médico que controla os excessos na prestação de atividades remuneradas.

O pagamento por produção exige um sistema burocrático imenso, para justificar a realização das atividades e para pôr em andamento o sistema de cobrança. O paciente não precisa fazer qualquer pagamento ao médico geral, exceto na França e nos países sob sua influência.

Na França, e em Andorra, Bélgica, Luxemburgo, Mônaco e Suíça (as regiões de fala francesa), ocorre o pagamento por produção com reembolso, que também existe nas cidades da Grécia e da Polônia (e para os médicos em prática privada na Finlândia). O paciente paga o médico e apresenta para a seguradora pública a conta que recebeu dele. A seguradora reembolsa o custo, ainda que em geral nunca pague 100%. Esse sistema de pagamento por produção com reembolso atua como uma forte barreira econômica, que dificulta o atendimento segundo a necessidade (por exemplo, no final do mês, diminuem as consultas dos pacientes pobres e de classe média).

Nos países com pagamento por produção, o médico geral se estabelece onde quiser, com alguma restrição menor. Isso faz com que os médicos se concentrem nos lugares em que podem ter mais atividade, ou seja, nas zonas de classe média e alta. Assim, na França, um terço dos médicos trabalha em Paris, e outro terço na Costa Azul; o terço restante está distribuído pela ampla geografia do país.

No que se refere aos dois casos clínicos, no sistema de saúde em Cuba, não existe o pagamento por produção (exceto presentes e pagamentos não oficiais). Na Dinamarca, há pagamento por produção, mas é complementar ao pagamento por capitação. Na Espanha, o pagamento por salário tem complementos diversos, mas nenhum por produção.

Tendências na organização da medicina geral/de família e comunidade no mundo

O exemplo da Eslovênia serve para analisar as tendências na organização da medicina geral/de família e comunidade, uma vez que sua passagem para a capitação é uma tendência mundial. Isso também fica demonstrado no caso da província de Ontário (Canadá), onde se passou do pagamento por produção para a capitação. Essas reformas são chamadas reformas pró-coordenação, pois aumentam o papel do médico geral como filtro. O médico de família e comunidade passa a ser realmente o centro do sistema e pode coordenar os cuidados que os pacientes precisam. A reforma da atenção primária no Rio de Janeiro também tem componentes de reforma pró-coordenação, pois deu poder ao médico de família e comunidade para controlar os referenciamentos e os tratamentos aos especialistas.

As reformas pró-coordenação são profundas, dão poder aos médicos gerais e tiram poder dos especialistas. Tais reformas envolvem um grande compromisso político daqueles que as empreendem.

As reformas pró-conteúdo são mais fáceis de realizar e melhoram a oferta de serviços e o poder de resolução do médico geral, o que também é importante. São exemplos o incentivo para contratar enfermeiras em Ontário, o aumento do tempo de consulta na Espanha, os incentivos para fazer pequena cirurgia na atenção primária, o aumento do papel do médico geral na atenção ao planejamento familiar e à gravidez (implantação de dispositivo intrauterino, atenção a partos, etc.), o estabelecimento da residência de medicina de família e comunidade, o acesso do médico geral aos opiáceos, etc.

Um exemplo de combinação de ambas as reformas são as cooperativas de médicos gerais na Espanha e em Portugal, uma vez que procuram, ao dar mais autonomia e independência, que os profissionais ofereçam mais serviços, tenham mais poder de resolução e coordenem mais ativa e eficazmente os cuidados que seus pacientes precisam dos especialistas.

Nos países com pagamento por produção, estão sendo iniciadas reformas pró-coordenação: na França, o especialista tem de cobrar menos se o paciente for consultá-lo diretamente e pode cobrar mais se o paciente for encaminhado por um médico geral. Dessa forma, promove-se que o paciente vá primeiro ao seu médico de família e comunidade. Além disso, foram implantados incentivos que facilitam que os pacientes com doenças crônicas estabeleçam uma ligação com um médico geral, que, por sua vez, se compromete a seguir certos guias clínicos em seu atendimento. O pagamento diferencial ao especialista também existe no Canadá. Na Alemanha, pessoa doente paga uma taxa se for atendido no prazo de três meses por mais de um médico geral; além disso, os postos livres sem médicos gerais são fixos, sendo controlada sua instalação nas áreas geográficas.

Encerramos com os dois casos clínicos: Cuba tem perspectivas de mudar para um sistema igual ao dos EUA, se não conseguir uma transição política ordenada (nesse caso, poderia seguir o exemplo da Eslovênia ou o da Espanha). A Dinamarca evolui em direção à melhoria da qualidade e da segurança da atenção primária, com maior coordenação com a atenção especializada. A Espanha poderia evoluir no sentido de fomentar as Entidades de Base Associativa, ou com a privatização da gestão dos centros de saúde.

CONCLUSÃO

Os médicos gerais nos países desenvolvidos costumam atuar como profissionais independentes que firmam contrato como empresários autônomos com o sistema de saúde nacional público.

O pagamento por capitação e a lista de pacientes trazem consigo diversas vantagens, como o controle do gasto com melhorias da saúde, o que faz com que a tendência mundial vá em direção ao desenvolvimento de reformas pró-coordenação, nas quais o médico geral passa a ter uma quota (uma lista de pacientes).

Os sistemas sanitários são públicos quando cobrem toda a população e são financiados em mais de 50% a partir de impostos gerais ou de taxas associadas ao salário. Esse financiamento público é compatível com o provimento privado dos serviços dos médicos gerais.

Os países em desenvolvimento seguem o caminho da cobertura da população pobre com serviços de medicina geral/de família e comunidade de provimento público. São, portanto, de financiamento público e de provimento público, com médicos assalariados. Podem evoluir como Cuba (financiamento e provimento público para sempre), seguir como a Eslovênia (o pagamento por capitação com médicos gerais profissionais independentes), como a Espanha e Portugal (cooperativas de médicos gerais), como a Finlândia (são mantidos os centros de saúde, e as consultas com médicos em prática privada são reembolsadas) e/ou como a Grécia e Polônia (centros de saúde e médicos assalariados em áreas rurais e médicos profissionais independentes com pagamento por produção nas cidades).

REFERÊNCIAS

1. Joseph Kutzin J, Cashin C, Jakab K. Implementing health financing reform. WHO, Copenhagen; 2010.

2. Götze R, Schmid A. Healthcare Financing in OECD Countries Beyond the Public-Private Split. TranState Working Papers No.160. 2012. https://papers.ssrn.com/sol3/papers.cfm?abstract_id=1998037

3. OECD. Universal health coverage and health outcomes. Final report. Paris, 22 July 2016. https://www.oecd.org/els/health-systems/Universal-Health-Coverage-and-Health-Outcomes-OECD-G7-Health-Ministerial-2016.pdf

4. Costa NDR. Brazilian healthcare in the context of austerity: private sector dominant, government sector failing. Ciênc Saúde Colet. 2017;22(4):1065-74.

5. Doniec K, Dall'Alba R, King L. Austerity threatens universal health coverage in Brazil. Lancet. 2016;388(10047):867-8.

6. Hart JT. The inverse care law. Lancet. 1971;297(7696):405-12.

▶ CAPÍTULO 8

Cultura, saúde e o médico de família e comunidade

Leonardo Vieira Targa
Francisco Arsego de Oliveira

Aspectos-chave

▶ A busca constante de uma maior competência ao cuidar da saúde de comunidades e pessoas com diferentes culturas é uma das características da medicina de família e comunidade (MFC). Os profissionais de saúde estão igualmente enredados em redes naturais-culturais, sendo o próprio conhecimento médico um subsistema natural-cultural.

▶ Há uma grande defasagem de estudo e treinamento na formação dos profissionais de saúde em relação à cultura, ao corpo e à saúde. A maior parte da literatura disponível apresenta forte tendência interpretativa. Uma aproximação entre as ciências da saúde e a antropologia é essencial para dar conta dessa tarefa.

▶ Mais do que conhecer as crenças do outro a respeito dos fenômenos relacionados à saúde, o trabalho do médico de família e comunidade pode ser o de criar espaços de diálogo entre vários saberes e fazeres, mapeando diferenças, buscando objetivos conjuntos, identificando redes de atuantes envolvidos e potencialmente modificáveis, pactuando ações e interpretando sentidos.

▶ O médico de família e comunidade, devido a sua preocupação com a integralidade, a centralização na família e na comunidade, o trabalho em equipe e a visão ampla do processo saúde-doença, apresenta características especiais que possibilitam a maior adequação do cuidado da saúde em diferentes contextos.

A MFC está em busca constante pela melhor adequação do cuidado à saúde em relação à grande diversidade de necessidades das diferentes pessoas e grupos humanos. Essa característica é comumente denominada competência cultural. Em um país como o Brasil, com grande diversidade cultural, a aquisição de conhecimentos, de habilidades e de certa sensibilidade intercultural é ainda mais importante. Os conceitos de saúde e de cultura não são simples: sua relação se torna ainda mais complexa, tendo em vista o movimento de algumas formas de fazer ciência – entre elas, as da saúde –, que buscam uma purificação de toda subjetividade, almejando um estado "acultural", de neutralidade e completa objetividade.

Muitos são os motivos para se aprimorar a qualidade dos contatos interculturais nos serviços de saúde: melhorar a relação e a comunicação para a melhor adequação a diferentes subgrupos populacionais; melhorar a adesão às recomendações e ao diálogo com as discordâncias; diminuir atritos com outras formas de cuidado à saúde cristalizadas no *modus operandi* das pessoas, etc. Entretanto, corre-se o risco de se gerarem danos nesse contato entre o sistema de saúde e as pessoas a quem ele serve, caso não ocorra uma reflexão constante sobre a forma como são produzidas essas relações. Para tentar minimizar esses riscos, é importante que se aprofundem as discussões entre medicina, cultura, corpo e saúde.

Competência cultural e o médico de família e comunidade

A competência cultural é citada como uma das características da atenção primária à saúde (APS).[1] Ao incorporar os princípios da APS, o médico de família e comunidade, portanto, atribui-se a tarefa de lidar com a diversidade cultural. Embora o desconhecimento – ou mesmo o aberto desprezo – dos fatores culturais no processo saúde-doença seja uma postura comum encontrada e na qual vigora o paradigma biomédico, uma parcela crescente de profissionais busca compreender e se aperfeiçoar nessa área de conhecimento. Esse interesse pode surgir da percepção cotidiana de que a simples aplicação da melhor evidência científica disponível na literatura internacional nem sempre produz o melhor resultado e a melhor satisfação; da vontade de aprimorar a relação com as pessoas para quem realiza o seu trabalho, suas famílias e a comunidade; do empenho em melhorar o desempenho em casos difíceis, como o de hiperutilizadores, ou de pessoas que não aderem às orientações; ou, ainda, da compreensão acerca da insuficiência da ciência como abordagem exclusiva perante os fenômenos complexos da vida, do adoecimento e da morte.

Por mais óbvio que possa parecer, é importante ressaltar que os fenômenos relacionados à saúde e à doença só podem ser compreendidos dentro de um contexto histórico e social que extrapole uma concepção biomédica que os reduz a uma lógica quase mecânica de causa e efeito.[2] A antropologia tem contribuído no sentido do questionamento desse modelo como verdade única, com implicações importantes na própria construção de políticas públicas mais qualificadas na área da atenção à saúde da população.

A maioria dos cursos de formação, tanto em nível de graduação como de pós-graduação, não prepara seus egressos para tal desafio, que se faz presente diariamente na rotina dos profissionais de saúde. Essa falta de preparo faz com que os aspectos culturais sejam menosprezados – ou mesmo temidos – durante o processo de cuidado, predominando a falsa impressão de que a cultura só é importante quando se lida com minorias étnicas, grupos distantes ou tidos como "exóticos".

Mudanças na formação dos profissionais são necessárias como maneira de combater a cultura institucional da medicina e da educação médica que se entende como acultural. Essa inclinação da ciência contemporânea cria uma tendência à utilização de concepções de cultura estáticas e essencialistas que se aplicam somente às pessoas[3,4] e que percebem os ditos fatores culturais apenas como elementos que atrapalham o bom andamento da medicina e impedem uma visão clara da realidade. Em alguns cursos e residências médicas, a discussão se dá no nível das formas de se alcançar uma maior sensibilidade cultural, ao passo que, em outros, ainda se desconhece completamente a necessidade de tal aprofundamento e da existência da antropologia da saúde. Os currículos, quando dispõem de espaços de discussão para tal assunto, devem procurar modificar suas noções de competência cultural como algo que faz parte das virtudes, associado à moral do médico, algo quase altruístico de sua parte, para pensá-lo como atributo da boa prática médica em geral, como uma habilidade profissional indispensável, pois está inevitavelmente presente em qualquer evento que envolva o cuidado à saúde.[5]

Algumas características do sistema de saúde brasileiro, em especial no que diz respeito à APS, podem ajudar na obtenção de maior adequação cultural, como a adscrição territorial de clientela, a descentralização de políticas e o planejamento com base em diagnósticos locais e regionais. Outras ainda precisam melhorar para que se possa avançar nesse sentido, como a adequação do número de usuários por equipe, a avaliação da qualidade da atenção integral e os elementos que garantam maior longitudinalidade, promovendo maior fixação de profissionais e diminuindo a grande rotatividade em algumas regiões, em especial as rurais.

O conceito de cultura, assim como o de saúde, ao contrário do que se pode imaginar em uma reflexão superficial, não é definido de forma fácil e apresenta uma história relativamente longa. Várias tendências de como se pensar a cultura podem ser encontradas no cotidiano, assumidas como senso comum, embora algumas vezes sejam contraditórias. No sistema de saúde, também se encontram muitos usos para esse termo, sendo empregados por profissionais, gestores e pelas próprias comunidades. É importante que as principais correntes de pensamento que vêm gerando esse conceito sejam conhecidas e que seja compreendida a forma como têm potencial de impactar as práticas de cuidado (Quadro 8.1). Não importa aqui, entretanto, uma ampla revisão da história desses termos, nem de todas as múltiplas nuances interpretativas que foram e vêm sendo motivo de discussão especializada na área, mas como alguns deles podem ser percebidos no dia a dia e como isso influi nas questões hoje levantadas pela APS, como a de uma competência cultural.*

Com frequência, percebe-se que a prática médica está impregnada de um etnocentrismo profundo, no sentido de que a visão de mundo de um grupo social (e a sua cultura) é tomada como referência em relação às outras culturas.[12] Ou seja, assume-se uma postura "civilizatória" em relação às pessoas, para, acriticamente, aproximá-las de uma concepção reducionista da saúde.

Quadro 8.1 | Enganos comuns ao se utilizar o conceito de cultura no cuidado à saúde e algumas consequências

Evolucionismo	Transformar diferenças em distâncias temporais,[10] em que a ciência e a forma de vida do homem ocidental é parâmetro para o julgamento de todas as demais formas de vida e saber – a ciência (medicina) como modernizadora do outro, como salvadora de seu atraso
Homogeneização das identidades	Tendência dos grupos culturais de perderem diferenças internas que poderiam ser importantes
Redução da cultura a aspectos exóticos	Esquecer que a equipe de saúde também tem sua cultura e que as ciências da saúde são fenômenos culturais. Não existe cuidado à saúde que seja acultural
Cristalização da cultura	Condena as pessoas e grupos à imobilidade e impede-os de viverem como bem quiserem. Podem-se gerar preconceitos pela perda dos costumes originários
Hipervalorização da cultura e da competência cultural	Ilusão de que, ao se identificarem aspectos culturais, os problemas se resolverão automaticamente, ou, ainda, deixar de ver toda a rede de fatores envolvidos no caso
Desprezo dos aspectos culturais como "interferência social"	Perde-se a possibilidade de entender e poder ajudar a manejar toda a rede de fatores envolvidos no processo saúde-doença

Fonte: Targa.[11]

Problemas frequentes no trabalho intercultural

Vários problemas podem surgir ao se pensar superficialmente sobre a ideia de competência cultural. Uma tendência é a de considerar uma determinada cultura como bloco homogêneo de costumes e crenças. Assim, pode-se ouvir dizer que "os imigrantes alemães em geral são assim" ou que "os índios acreditam em...", "as pessoas que seguem religião de raiz afro têm o hábito de...". Apesar de eventualmente parecerem úteis e muito tentadoras pela aparente praticidade, essas reduções a rótulos identitários mais ou menos homogêneos são, em geral, fontes de engano. Mesmo compartilhando uma identidade, podem-se encontrar entre diferentes pessoas hábitos tão diversos como se encontraria em pessoas de culturas muito distintas. Deve-se, portanto, ter muito cuidado ao fazer generalizações. Da mesma forma, a redução dos aspectos culturais à questão da identidade ou etnicidade leva à falsa ideia de que bastaria memorizar alguns aspectos estereotipados ou aprender um idioma para se adquirir competência cultural.

Deve-se ter cuidado, também, para não tratar cultura como algo cristalizado, parado no tempo. Embora se tenham diferentes velocidades aparentes para a realização de modificações culturais ou que diferentes povos e pessoas tenham facilidades diversas para adquirir ou abandonar características ou modos de viver – o que levou Lévi-Strauss a formular o conceito de sociedades quentes e frias[13] –, isso não quer dizer, de modo algum, que, para manter-se em determinada cultura, não se possa modificar seus elementos. Exemplos dessa forma de pensar

---

* Para maior revisão da história da antropologia e de suas correntes, ver Stocking Jr,[6] Kuper[7] e Eriksen e Nielsen.[8] Para um estudo de como podem aparecer na APS, ver Targa.[9]

equivocada podem ser visualizados em tendências românticas de ver indígenas como o "bom selvagem", muito semelhante às sentenças de "perda da identidade" ao se constatar mudanças de seus hábitos após contato com outros costumes. Essa é uma discussão muito complexa e que não está concluída (se é que um dia poderá estar) mesmo nos meios acadêmicos especializados. Talvez o mínimo necessário a respeito desse tópico, para o profissional de saúde, seja evitar soluções simplistas tipo "tudo ou nada" na questão identitária e lembrar que as culturas estão em constante mudança.*

O caminho que as ciências ocidentais vêm tomando e que influencia muito as ciências da saúde parte de divisões presumidas como naturais entre biologia e cultura, mente e corpo, natural e social. Esses pressupostos, quando não devidamente examinados, levam em grande parte às distorções no cuidado à saúde que estão sendo discutidas contemporaneamente. Podem conduzir também a dificuldades no esforço pretendido pela MFC em oferecer cuidado integral com sensibilidade intercultural. Por exemplo, ao tratar de forma separada os problemas de saúde que são biológicos e naturais das suas interpretações sociais ou culturais (consideradas equivocadas quando não confirmadas cientificamente), são criados valores diferentes para os saberes. Assim, ao se identificar determinado problema de saúde como cultural, cria-se, frequentemente, uma tendência a considerá-lo menos importante, como um distúrbio "mental" (embora de forma mais coletiva que os problemas psicológicos, que também sofrem estigmas nas ciências da saúde) e, portanto, difícil de ser trabalhado. Essas valorações discriminativas entre os polos natural e social produzem, não raramente, mecanismos de escape entre os profissionais, devido ao nível de ansiedade gerado com esse nível de complexidade de trabalho aliado à sensação de não ter sido adequadamente treinado para tal tarefa: referenciamentos para equipes de saúde mental (já que, no Brasil, é rara a possibilidade de consultoria antropológica), negação dos fatores culturais como importantes e tendência a vê-los como resíduo social que não pode ser "purificado" durante o processo científico e que "insistem" em interferir nas práticas. Na Figura 8.1, a cultura é vista, em suas diferentes manifestações, como as setas verticais que afastam o pensamento reto científico para caminhos menos racionais, observados, por exemplo, nas pessoas.[15]

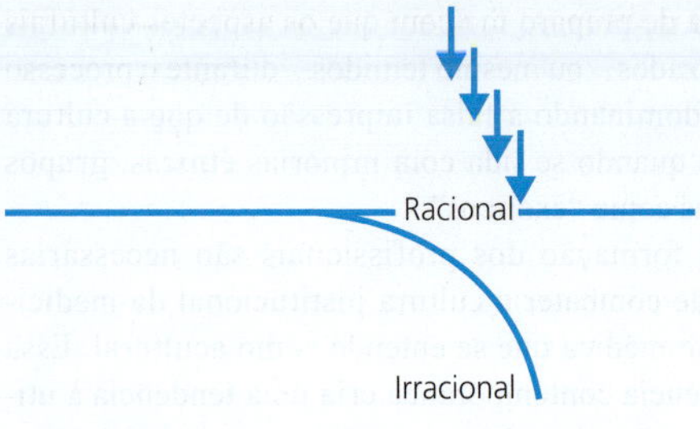

A cultura pode ser hipervalorizada de forma equívoca ao ser identificada como o problema principal em determinado caso, contribuindo para o esquecimento de outros fatores implicados no fenômeno estudado. É comum, então, que haja uma falsa esperança de que, ao se diagnosticarem aspectos culturais relacionados a certo problema de saúde, este se resolverá quase que de maneira espontânea, ou que não há solução científica. Muitas vezes, apesar de os itens classicamente identificados por todos como culturais (tais como etnicidade, idioma, crenças e hábitos) estarem envolvidos em determinada situação, eles não são em geral os principais.[16]

Sobre essas questões, deve-se evitar a confusão entre o papel da antropologia como o de uma terceira cultura entreposta entre o modelo ocidental individualista e a cultura "nativa" e o de uma simples proposta de "conversão de nativos"[17] (no caso do Brasil, de uma conversão à ciência e aos valores a ela atrelados). Esses valores relacionados aos de *bem viver* e *bem-estar* estão sempre em processo de negociação. Assim, de um ponto de vista eticamente comprometido, a competência cultural não

▲ **Figura 8.1**
Falsa noção de que fatores culturais dificultam o pensamento "reto" científico.
Fonte: Latour.[15]

deve ser vista como uma forma de "falar a língua do nativo"[17] e convencê-lo a fazer o que a cultura dominante ou a cultura biomédica determina, mas que sejam procurados acordos a partir de objetivos pactuados.

Propostas para "perder o receio" de assumir a competência intercultural como característica diária da prática da MFC

Inicialmente, é importante entender que todo médico de família e comunidade, quando realiza seu trabalho de forma ao menos próxima do ideal – como preconizada no corpo de conhecimentos da especialidade –, estará agindo com alguma competência intercultural, mesmo que de forma pouco consciente. Por "condições próximas ao ideal" entenda-se também uma população numericamente adequada, com uma base territorial definida, por tempo suficiente e razoavelmente ininterrupto, de forma integral, com ênfase na família e na comunidade e dentro de um sistema de saúde saudável. Independentemente de se alcançarem todas essas condições, entretanto, pode-se alcançar grande sensibilidade intercultural, desde que se esteja atento para o que segue.

A questão que se propõe é a de quais habilidades, conhecimentos e políticas podem potencializar essa característica da APS e do médico de família e comunidade para gerar ainda melhores resultados e para que não se fique a mercê de posições que julgam que a competência cultural aflorará de modo espontâneo, sem necessidade de trabalho, ou, ao contrário, de que ela é uma técnica obscura que só precisa ser mobilizada em casos exóticos.

O primeiro passo é admitir que se está imbuído de uma cultura (ou seja, não é uma característica exclusiva dos outros) e que se agrega outro universo cultural ao se tornar profissional de saúde. Ter vivido em diferentes lugares, países ou comunidades pode ajudar a aprimorar essa perspectiva que se deve ter de seu próprio contexto. Deve ficar claro que o trabalho do médico passa por uma observação densa, ou "leitura"** da realidade ao seu redor. Dentro dessa concepção, será um trabalho interpretativo, com base na sua formação acadêmica e na sua prática profissional.

O segundo passo é o de sempre procurar olhar para outras formas de pensar, ver e viver o mundo com total respeito. Isso é certamente fácil de admitir, mas nem sempre fácil de fazer, em especial quando essas outras formas de vida afrontam nos-

---

* Para maiores detalhes desse enfoque, ver Poutignat e Streiff-Fenart.[14]

** Para algumas correntes antropológicas, como a interpretativa, essa é uma leitura de significados, tendo em vista a cultura como forma de expressão, como história. Para outras, entretanto, essa leitura é muito mais o mapeamento de elementos, atores e atuantes (inclusive os significados mais ou menos conscientes), envolvidos na produção da realidade.

sas certezas mais íntimas, inclusive as científicas. Questões éticas complexas nascem desses encontros interculturais, regidos parcialmente por regras profissionais – como quando, por exemplo, há resistência à vacinação de uma criança, ou risco de morte de um adolescente por um ritual de passagem indígena. Procurar conhecer o tipo de diversidade humana existente no território, os dados demográficos, as identidades assumidas pelas pessoas que ali vivem, suas origens e a história local é outra etapa inicial. A partir desses dados, procurar padrões no comportamento das condições de saúde de subgrupos, em um trabalho aproximado com o de *zoom*, recomendado durante as etapas de territorialização, pode ser útil.[18] Assim, pode-se partir de um enfoque mais geral e progressivamente realizar aproximações com maior ou menor amplitude para melhor entender heterogeneidades e características gerais dentro de determinado grupo populacional. O método antropológico, portanto, valoriza a subjetividade presente em todas as relações sociais – inclusive na saúde –, permitindo superar os esquemas interpretativos formais e excessivamente funcionalistas, restabelecendo a natureza também social dos fenômenos biológicos dos indivíduos.

Conhecer os recursos terapêuticos disponíveis e os itinerários de busca de ajuda das pessoas proporciona o entendimento não só de suas formas de viver e interpretar o processo saúde-doença, mas também o de seu próprio papel como profissional e como equipe de saúde.

Durante essas etapas de aproximação – que poderão ser retomadas a qualquer instante em um processo de retroalimentação indefinido –, algumas posturas e atitudes podem ser de extrema valia, como o aprendizado da língua e dialetos locais, o contato empático e respeitoso com pessoas importantes da comunidade (líderes comunitários, pessoas identificadas como referências para situações de saúde, religiosos, curandeiros, pessoas que residem há muito tempo na comunidade, etc.) e o acesso a dados previamente coletados e a estudos antropológicos que eventualmente tenham sido realizados (Quadro 8.2).

Ferramentas para contatos terapêuticos culturalmente sensíveis

A partir desses passos iniciais, que buscam aproximação em um nível mais amplo da cultura local, pode-se restringir o foco e pensar como, em momentos de contato mais particularizado com as pessoas e a equipe de saúde, é possível aperfeiçoar as relações interculturais.

Um caminho é estar aberto às descrições e significados que as pessoas dão ao processo saúde-doença. Essa percepção precisa ser treinada e, embora possa ocorrer espontaneamente em alguns casos, muitas vezes não será acessível se não ocorrer uma clara abertura por parte da postura do profissional de saúde. Sugere-se, para tal, uma espécie de "minietnografia",[8] em uma alusão ao termo técnico utilizado na antropologia para sua metodologia principal. Essa tarefa pode ser baseada em seis pontos:

1. Identificar identidades étnicas sem estereotipar. Algumas vezes, simplesmente perguntas sobre etnicidade e a importância para determinada pessoa pode ser suficiente.
2. Definir o objetivo principal e os secundários nesse episódio específico de encontro terapêutico ou nesse momento do processo saúde-doença, tanto em uma perspectiva individual quanto coletiva.
3. Reconstruir a narrativa da doença.
4. Considerar estresses psicossociais que podem estar associados. Uma lista de intervenções possíveis pode ser construída em conjunto nessa etapa.
5. Perceber a influência da cultura nas relações interpessoais – autorreflexão crítica que vem da experiência complexa, mas iluminadora, de estar entre mundos sociais (p. ex., o mundo do pesquisador ou do médico e o mundo do participante da pesquisa ou pessoa).
6. Levar em consideração a questão da eficácia e dos problemas da abordagem intercultural, além de seus potenciais efeitos colaterais e riscos.

A partir desse trajeto, o profissional de saúde teria acesso a "modelos explicativos" de doença.[19] Esses modelos seriam as chaves para destravar as portas entre a experiência da *enfermidade (illness)*, vivida pelos pacientes, e da *doença (disease)*, como compreendida pelos médicos e outros profissionais da saúde (Figura 8.2).[20] Essa diferença de interpretação seria a causa de muitas das inadequações do sistema de saúde em lidar com aspectos culturais.[21]

A regra mnemônica LEARN (Quadro 8.3) se propõe a ajudar na organização em um encontro terapêutico com uma abordagem que se pretende sensível culturalmente.

Para melhor qualificar a escuta, que é a primeira etapa nesse processo, da qual depende todo o resto do trabalho de aproximação intercultural, algumas perguntas são sugeridas (Quadro 8.4).

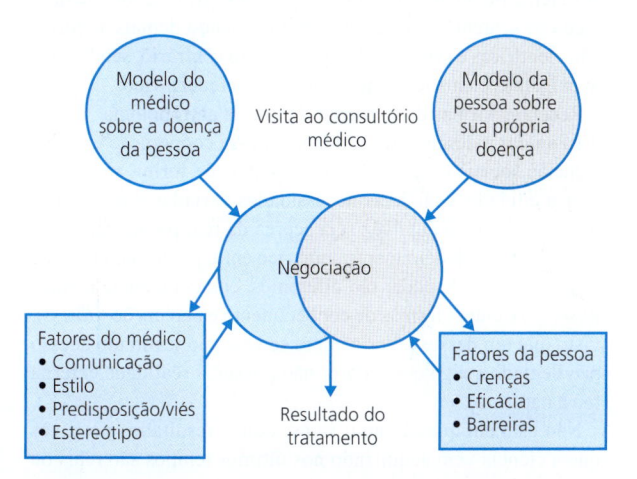

Quadro 8.2 | Pontos iniciais para uma aproximação intercultural

▶ Admitir que todo encontro terapêutico é intercultural e que não há ciência neutra culturalmente
▶ Ter uma postura respeitosa, interessada e empática
▶ Procurar conhecer os dados demográficos
▶ Tentar compreender como as pessoas se identificam culturalmente
▶ Revisar a literatura, se disponível, a respeito das pessoas envolvidas
▶ Procurar conhecer os outros recursos terapêuticos comumente mobilizados por essas pessoas
▶ Estudar a língua e os dialetos locais
▶ Identificar e criar alianças com pessoas importantes na comunidade

Fonte: Targa.[11]

▲ **Figura 8.2**
Modelo interpretativo de um encontro terapêutico intercultural.
Fonte: Kleinmann.[20]

Quadro 8.3 | Regra mnemônica LLARN

*L*isten – Ouvir com empatia, tentando entender a percepção da pessoa que busca ajuda. As perguntas do Quadro 8.4 podem ajudar nessa etapa

*E*xplain – Explicar, em palavras acessíveis, a visão médica do problema

*A*cknowledge – Admitir que existem diferenças (se existirem) e semelhanças, problematizando os pontos de vista

*R*ecommend – Recomendar um tratamento ou outras ações de cuidado à saúde

*N*egotiate – Negociar um acordo

Fonte: Berlin e Fowkes.[22]

Quadro 8.4 | Questões a serem incorporadas em uma abordagem de modelos explanatórios

- Como você chama esse problema?
- O que você acredita que causa esse problema?
- Como você espera que seja o seu andamento? Quão sério é o problema?
- Como você pensa que esse problema age dentro de seu corpo?
- Como você acredita que esse problema afete seu corpo e sua mente?
- O que você mais teme que possa acontecer em relação ao problema?
- Qual é o seu maior temor em relação ao tratamento?

Fonte: Kleinmann.[20]

Essa abordagem para uma competência intercultural pode, às vezes, ser erroneamente vista como mental demais, ou semiótica, visto que deriva, em sua essência, de uma linha interpretativa da antropologia social, cujo principal autor é Geertz.[23] A ideia de encontros terapêuticos interculturais como um desafio de criar pontes exclusivamente entre pontos de vista sobre uma realidade externa traz sérias dificuldades aos profissionais de saúde. Em algumas situações, há uma sensação de que não é suficiente ou de que esbarra em questões éticas, como quando médicos sentem como se estivessem cedendo demais a teorias não científicas e sendo negligentes, ou, ao contrário, sendo muito exigentes cientificamente e, portanto, etnocêntricos.

Recentes formas de se pensar dentro da antropologia[24–27] podem ajudar a desenvolver ainda mais essa cooperação entre as ciências sociais e da saúde para adequar de forma ainda melhor o cuidado à saúde às necessidades variadas das pessoas. A questão principal talvez seja acerca da real possibilidade de um diálogo verdadeiramente simétrico entre pontos de vista que detêm porções de poder tão diferentes, como a ciência médica (*disease*) e outras formas de conhecimento e percepção (*illness*), visto que um desses pólos sempre se vê como tendo um acesso privilegiado a algo que o outro não possui: à realidade externa (ou à natureza).

Não está em questão aqui se os muitos resultados positivos que a ciência vêm adquirindo nos últimos tempos são reais ou não, mas se a explicação para eles, baseada em um acesso privilegiado à natureza, por meio de sua metodologia, está correta. Isso propõe a discussão de competência cultural bem no centro das discussões de natureza e de cultura. Não é possível reproduzir aqui o conteúdo total deste possível caminho para as pesquisas de competência cultural na saúde, mas é importante que uma reflexão sobre os limites das teorias atuais e das técnicas utilizadas seja realizada e que se busquem alternativas e complementos a elas.* Isso é especialmente importante quando pesquisadores[28] concluem que muitos profissionais de saúde estão frustrados e se sentem inseguros ao tentar integrar competências culturais e linguísticas no cuidado à saúde que oferecem. Um dos pontos a que essa discussão pode levar é o de que as negociações entre partes não devem ser restritas a valores e ideias, mas sim ampliadas para que incluam também os atores e elementos concretos do mundo, que podem estar ou ser envolvidos no processo terapêutico para se chegar a acordos satisfatórios para todos.

Dessa forma, a competência intercultural compreende necessariamente toda coleção de habilidades e conhecimento mobilizados normalmente pelas equipes de saúde da família no cuidado centrado na pessoa, na sua família e na comunidade, o que inclui, além do conhecimento médico, a mobilização intersetorial e interdisciplinar, o trabalho com as dinâmicas familiares e com as redes de apoio social. Ela não pode ser reduzida a uma discussão sobre crenças, o que, com frequência, adquire ares semiesotéricos e assusta muitos médicos, fazendo essa tarefa parecer muito mais árdua do que é na realidade. O trabalho do médico de família e comunidade vai muito além de negociar crenças e ideias, mas em modificar os elementos (humanos ou não) envolvidos em determinado momento do processo saúde-doença, modificando, assim, os limites do que chamamos aqui "coletivo", partindo de um conjunto anterior para uma nova reconfiguração do estado de saúde, como se vê na Figura 8.3.

De forma extremamente simplificada, pode-se abrir caminho, a partir de teorias antropológicas mais recentes que repensam o conceito de cultura a partir das relações entre natureza e cultura, entre outros pontos, para uma ampliação do entendimento de competência cultural: esse redimensionamento transborda os limites da mente e da comunicação entre profissionais de saúde e usuários para cobrir todo o trabalho intersetorial, familiar, comunitário e tudo o mais que estiver envolvido no processo de trabalho do médico de família e comunidade, inclusive os tradicionais exames laboratoriais e as medicações, que sempre são vistos como o lado "não social" (e, portanto, mais real) da medicina (Figura 8.4 e Cap. 15, Con-

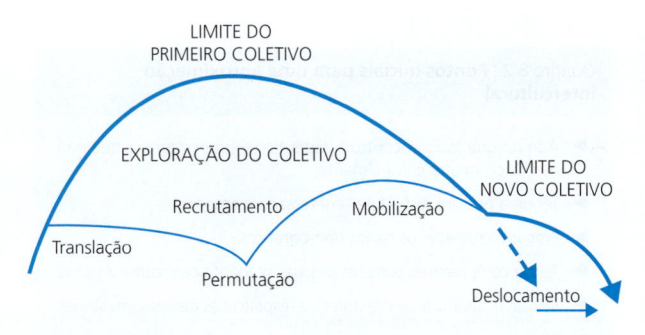

▲ **Figura 8.3**
Modificação dos limites do coletivo, que também pode ser utilizado para se pensar competência cultural e saúde.
Fonte: Latour.[29]

---

* Para aprofundar essa discussão, ver Targa.[9]

sulta e abordagem centrada na pessoa). Com a ampliação do conceito de cultura e competência cultural, esta não fica mais restrita à descoberta e às negociações da caixa número 2 (Figura 8.4), mas se estende a todo o organograma, incluindo exames laboratoriais, plano terapêutico, medicamentos, etc.

A partir do exposto, podem-se traçar novas etapas para uma abordagem intercultural ampliada, parcialmente baseada nas teorias interpretativas e na regra *LEARN*, mas que contemplem a crescente complexidade com que lida o médico de família e comunidade a partir de uma abordagem centrada na pessoa. A nova regra pode ser lembrada com a mnemônica QULTURA (Quadro 8.5).

Quando se amplia o conceito de cultura, fica mais fácil perceber que a competência cultural não consiste exclusivamente em tarefas extras para o médico de família e comunidade, mas compreende seu usual trabalho intersetorial, de negociação e mobilização de atores e recursos comunitários ou externos no processo terapêutico. Dessa forma, a descoberta de modelos explicativos não se torna supérflua, mas é apenas uma etapa, um atuante a mais, que deve ser considerada no processo de pactuação, mapeamento e redefinição dos limites do coletivo novo que alavancará o processo de cuidado à saúde, a fim de se atingirem novos resultados pactuados. A mobilização controlada e pactuada em conjunto com outros recursos terapêuticos não científicos é, em geral, muito mais importante do que mudanças ou pactos com base em crenças, que separam *disease* e *illness*, médico e paciente, por um abismo epistemológico. Essa grande distância, ou assimetria entre saberes, muitas vezes dificulta um real diálogo e amedronta médicos e profissionais de saúde do trabalho com aspectos culturais.

A partir da metodologia QULTURA, o médico pode mapear crenças, recursos humanos e não humanos (curandeiros, remédios, familiares, escalas de ajuda e exames) com igual peso. Esse novo arranjo delimita os novos limites do coletivo que se expressa nos sintomas da doença e, se adequadamente trabalhado, na configuração da cura ou no seu controle.

Em casos em que as diferenças entre profissionais de saúde e as pessoas que eles querem ajudar são menores, os coletivos podem coincidir desde o início, como em uma consulta por uma dermatite em que ambos concordam com o uso de luvas e uma pomada, por exemplo. Entretanto, quanto os atuantes envolvidos no coletivo que gera o processo de saúde-doença são muito diferentes entre cuidadores e cuidados, arranjos mais complexos envolvendo atuantes médicos (medicamentos, exames, etc.) e outros mais ecléticos (vizinhos, agentes de saúde, líderes comunitários, etc.) são comumente mobilizados pelos médicos de família e comunidade, o que faz com que essa especialidade seja a área da medicina competente cultural por excelência.

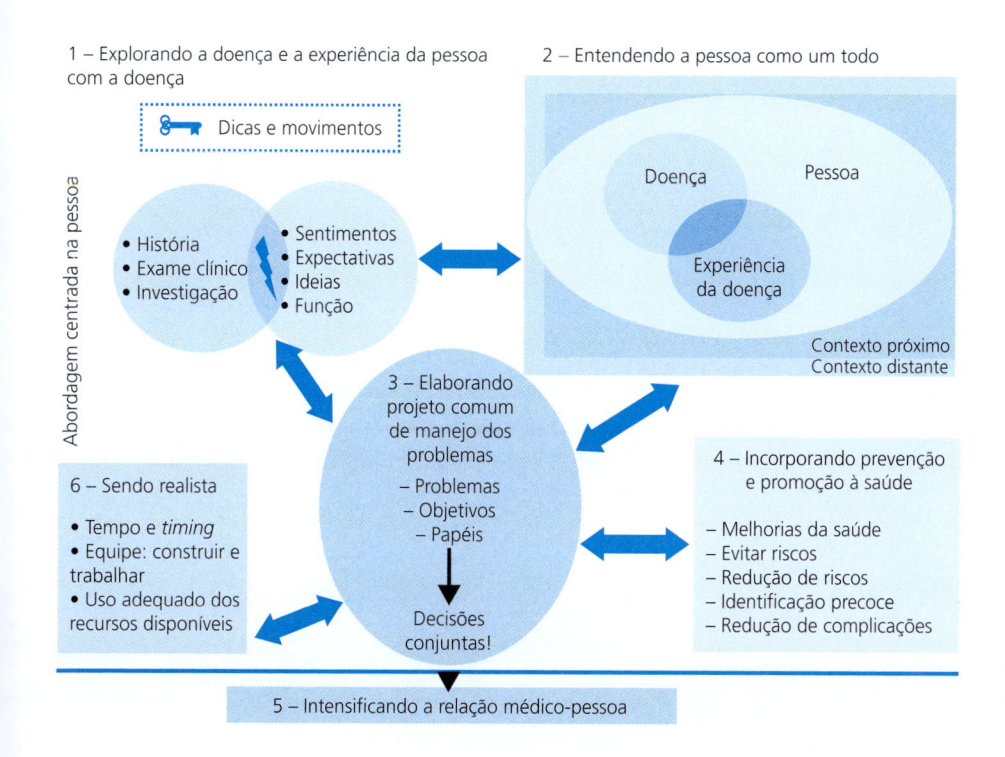

Quadro 8.5 | **Regra mnemônica QULTURA**

Qualificar a escuta
Usuário (sua família, comunidade) no centro do processo
Levantar a importância de cada atuante-chave
Tabelar ou mapear atuantes (atores sociais + não humanos) envolvidos
Unir resultados em um pacto terapêutico
Reorganizar o coletivo (atuantes saem, entram ou são ressignificados) conforme pacto
Avaliação conjunta e adequação do plano

Fonte: Targa.[11]

◀ **Figura 8.4**
O método clínico de abordagem centrada na pessoa.
Fonte: Rocha.[12]

1 – Explorando a doença e a experiência da pessoa com a doença
- Dicas e movimentos
- História
- Exame clínico
- Investigação
- Sentimentos
- Expectativas
- Ideias
- Função

Abordagem centrada na pessoa

2 – Entendendo a pessoa como um todo
- Doença
- Pessoa
- Experiência da doença
- Contexto próximo
- Contexto distante

3 – Elaborando projeto comum de manejo dos problemas
– Problemas
– Objetivos
– Papéis

Decisões conjuntas!

4 – Incorporando prevenção e promoção à saúde
– Melhorias da saúde
– Evitar riscos
– Redução de riscos
– Identificação precoce
– Redução de complicações

5 – Intensificando a relação médico-pessoa

6 – Sendo realista
- Tempo e *timing*
- Equipe: construir e trabalhar
- Uso adequado dos recursos disponíveis

CONCLUSÃO

Conclui-se, a partir dessas reflexões, que o médico de família e comunidade é o profissional que, em parte por suas características de formação e conhecimentos específicos, e em parte por ser o profissional da atenção primária por excelência, apresenta grande potencial para um cuidado à saúde de fato sensível e competente em termos interculturais. Para isso, idealmente, deveria estar inserido dentro de um sistema de saúde saudável e ter ao menos uma noção básica das técnicas e conhecimentos próprios da antropologia da saúde. Avanços recentes da teoria antropológica permitem ampliações da discussão interdisciplinar entre medicina e antropologia com o objetivo de superar impasses e resistências encontrados. A ampliação de um enfoque excessivamente mental e simbólico para um modelo que entenda saúde e doença como resultado de arranjos de atuantes em coletivos ou redes (o que está de acordo com o conceito ampliado de saúde e a medicina centrada na pessoa) pode ser útil para a diminuição do receio que muitos profissionais de saúde sentem ao trabalhar com questões culturais.

REFERÊNCIAS

1. Starfield B. Atenção primária: equilíbrio entre necessidades de saúde, serviços e tecnologia. Brasília: UNESCO; 2002.

2. Minayo MCS. Contribuições da antropologia para pensar e fazer saúde. In: Campos GW, organizador. Tratado de saúde coletiva. São Paulo: Hucitec; 2009.

3. Taylor JS. Confronting "culture" in medicine's "culture of no culture". Acad Med. 2003;78(6):555-9.

4. Beagan BL. Teaching social and cultural awareness to medical students: "it's all very nice to talk about it in theory, but ultimately it makes no difference". Acad Med. 2003;78(6):605-14.

5. Fox RC. Cultural competence and the culture of medicine. N Engl J Med. 2005;353(13):1316-9.

6. Stocking Jr G. A formação da antropologia americana. Rio de Janeiro: UERJ; 2004.

7. Kuper A. Antropólogos e antropologia. Rio de Janeiro: Francisco Alves; 1973.

8. Eriksen T, Nielsen F. História da antropologia. Petrópolis: Vozes; 2007.

9. Targa LV. Mobilizando coletivos e construindo competências culturais no cuidado à saúde: estudo antropológico da política brasileira de atenção primária à saúde [dissertação]. Porto Alegre: Universidade Federal do Rio Grande do Sul; 2010.

10. DaMatta R. Relativizando. Petrópolis: Vozes; 1981.

11. Targa LV. Cultura e saúde. In: Sociedade Brasileira de Medicina de Família e Comunidade. Programa de atualização em medicina de família e comunidade. Porto Alegre: Panamericana; 2011.

12. Rocha E. O que é etnocentrismo. São Paulo: Brasiliense; 1984.

13. Lévi-Strauss C. Antropologia estrutural. Rio de Janeiro: Tempo Brasileiro; 1970.

14. Poutignat P, Streiff-Fenart J. Teorias da etnicidade. São Paulo: UNESP; 1988.

15. Latour B. Ciência em ação: como seguir cientistas e engenheiros sociedade afora. São Paulo: UNESP; 2000.

16. Kleinman A, Benson P. Anthropology in the clinic: the problem of cultural competency and how to fix it. PLoS Med. 2006;3(10):e294.

17. Leal OF, Anjos JCG. Cidadania de quem? Possibilidades e limites em antropologia. Horizontes Antropológicos. 1999;5(10):151-73.

18. Takeda S. A organização de serviços de atenção primária à Saúde. In: Duncan B, Schmidt MI, Giugliani ERJ, organizadores. Medicina ambulatorial: condutas de atenção primária baseadas em evidências. 4. ed. Porto Alegre: Artmed; 2013.

19. Kleinman A. The illness narratives: suffering, healing & the human condition. New York: Basic; 1988.

20. Kleinman A. Patient and healers in the context of culture. Berkley: University of California; 1980.

21. Helman C. Cultura, saúde e doença. 5. ed. Porto Alegre: Artmed; 2009.

22. Berlin EA, Fowkes WC Jr. A teaching framework for cross-cultural health care. Application in family practice. West J Med. 1983;139(6):934-8.

23. Geertz C. The interpretation of cultures. New York: Basic; 1973.

24. Latour B. Nous n'avons jamais été modernes: essai d'anthropologie symétrique. Paris: La Découverte; 1994.

25. Bateson G. Steps to and ecology of mind. Chicago: The University of Chicago; 2000.

26. Viveiros de Castro E. Perspectivismo e multinaturalismo na América indígena. In: Viveiros de Castro E. A inconstância da alma selvagem e outros ensaios de antropologia. São Paulo: Cosacnaify; 2002.

27. Ingold T. The perception of the environment: essays on livelihood, dwelling and skill. London: Routledge; 2000.

28. Kairys JA, Like RC. Caring for diverse populations: do academic family medicine practices have CLAS? Fam Med. 2006;38(3):196-205.

29. Latour B. A esperança de Pandora. São Paulo: EDUSC; 2001.

CAPÍTULO 9

Complexidade e integralidade na medicina de família e comunidade e na atenção primária à saúde: aspectos teóricos

Ricardo Donato Rodrigues
Maria Inez Padula Anderson

Aspectos-chave

▶ Paradigma é uma forma ou modo de pensar que orienta o agir humano. Os paradigmas científicos são modelos organizados ou sistemáticos de pensar, pesquisar e apreender os fenômenos da natureza e da vida, que orientam as práticas profissionais nas diferentes áreas de saber. Descartes (1596-1560), filósofo, físico e matemático francês, ao lado do filósofo inglês Francis Bacon (1561-1626), é considerado um dos formuladores de uma concepção mecanicista do mundo, paradigma que assumiu um papel hegemônico no âmbito das ciências. De acordo com essa concepção, consagrada como paradigma cartesiano, a condição básica para constituir um conhecimento verdadeiramente científico, a respeito de um objeto em sua totalidade, é desvendar, de modo objetivo, a estrutura e o funcionamento das suas partes, pressuposto que deu margem à criação do método analítico de investigação.

▶ A versão biomédica do paradigma cartesiano, instituída na transição entre os séculos XVIII e XIX, descortinou, em primeiro lugar, uma relação entre a saúde e a estrutura anatômica do organismo.

▶ Esse modelo anatomoclínico de medicina, também conhecido como medicina científica ou biomedicina, tem permitido salvar vidas diante de quadros clínicos ameaçadores, acompanhados de graves alterações fisiopatológicas que surgem no curso de agravos agudos ou crônicos agudizados que, obviamente, demandam intervenções especializadas focais.

▶ Esses êxitos contribuíram para a configuração de um modelo assistencial hegemônico centrado na biomedicina em boa parte dos países, se não em todos. Mas suas evidentes limitações, diante da multidimensionalidade das questões de saúde, transformaram essa hegemonia em problema de grande magnitude.

▶ A transposição da prática especializada focal dos níveis secundário e terciário para o nível da atenção primária no contexto de sistemas de saúde centrados na biomedicina tem provocado uma série de consequências nefastas, como, por exemplo, o elevado potencial iatrogênico, as quais afetam a capacidade resolutiva do cuidado e, consequentemente, comprometem a efetividade e a eficiência na abordagem dos problemas de saúde da maioria da população.

▶ O paradigma da integralidade biopsicossocial que se vem forjando nas últimas cinco décadas, a partir da revisão dos paradigmas científicos, destaca o caráter dinâmico das múltiplas condições ou fatores que afetam a saúde humana. As conexões e as inter-relações que estabelecem formam uma teia de relações que remete a saúde ao campo dos fenômenos complexos. Diante desse quadro, a medicina de família e comunidade (MFC) e a própria atenção primária à saúde (APS) necessitam ser repensadas à luz desse novo paradigma, levando em conta, especialmente, os recentes avanços no campo das neurociências, da psiconeuroimunologia e dos estudos sobre as influências da espiritualidade na saúde. Dessa maneira, a medicina de família poderá aperfeiçoar suas práticas de modo a cuidar das pessoas, das famílias e das comunidades de forma ainda mais efetiva.

As mudanças profundas que agora ocorrem na medicina só podem ser totalmente entendidas se forem vistas a partir de uma perspectiva histórica... Nada de novo existe em termos de mudança, pois a medicina muda constantemente desde o início, apenas o ritmo é diferente.[1]

Grande parte das necessidades de cuidados de saúde que as pessoas precisam receber ao longo da vida se concentra na APS, inclusive as necessidades de atendimento clínico, uma atividade estratégica na prática do especialista em MFC. Entretanto, o acelerado progresso experimentado no campo das biociências a partir de 1950 e a incorporação intensiva de tecnologias duras, industrialmente produzidas, no âmbito da prática médico-hospitalar, valorizaram, sob o olhar da biomedicina, o papel das especialidades médicas "focais"* de acordo com os sistemas orgânicos afetados, sexo ou faixa etária das pessoas, o tipo de doença (como enfermidades agudas, doenças infecciosas e transtornos mentais) e outras condições de saúde, como a gravidez.

Neste cenário, emergiu um modelo assistencial tecnicista apoiado em preceitos da medicina instituída na transição entre os séculos XVIII e XIX, a partir dos achados de uma correlação entre o quadro clínico de doentes hospitalizados e os achados anatômicos revelados em seus corpos por meio da necropsia. Portanto, esse modelo assistencial, que se tornou hegemônico no século XX, foi constituído a partir de um *saber médico* que havia incorporado, de início, uma característica eminentemente anatomoclínica.

As descobertas microbiológicas realizadas por Pasteur e Koch, nas últimas décadas do século XIX, ao lado de continuados avanços do conhecimento sobre a fisiologia humana, permitiram consolidar as bases científicas do saber médico, com a formulação da teoria – científica – das doenças. Segundo essa teoria, as doenças manifestam-se por sintomas e sinais decorrentes da presença de anormalidades na intimidade tecidual do organismo, provocadas pela ação de agentes específicos.[2]

Paradigma anatomoclínico: versão biomédica do paradigma cartesiano

A medicina anatomoclínica, ou biomedicina, foi instituída no rastro da revolução científica, iniciada nos séculos XVI e XVII sob a égide do paradigma cartesiano. Esse paradigma pressupõe o recorte da realidade em suas partes constituintes para estudá-la de modo supostamente mais objetivo e assim apreender e explicar o que seria a verdadeira natureza dos eventos.[3]

Nessa perspectiva, os fenômenos naturais ocorreriam de acordo com leis mecânicas e qualquer objeto material poderia ser conhecido e explicado na sua totalidade a partir da organização e do movimento de suas partes.[4] A redução, a simplificação e a fragilidade que caracterizam esse paradigma emergem da própria lógica que o instrumentaliza: a necessidade de retirar um fenômeno do próprio ecossistema ao qual pertence para que ele possa, então, ser analisado.[5]

Nessa concepção, o corpo humano seria concebido à semelhança de uma máquina artificial, tal como a visão de mundo que então se instituíra. Foi constituído, naquele contexto, um método clínico de natureza analítica, coerente com os princípios da mecânica newtoniana, demarcando o que Foucault consagrou como "O Nascimento da Clínica",[6] assim como foram definidas condições experimentais de pesquisa à luz de critérios considerados objetivos.

Para estender essa concepção sobre o respeito da natureza material ao estudo da espécie humana, foi necessário estabelecer dualidades, como a disjunção entre mente e corpo, entre razão e emoção, entre mundos material e espiritual, entre ser humano e mundo, entre natureza e cultura.[5]

O paradigma anatomoclínico, o ensino e a prática médica

As bases científicas do modelo biomédico e a crescente descrição das características anatomoclínicas e fisiopatológicas das enfermidades levaram ao estabelecimento de uma nova ordem nosológica e faziam acreditar no potencial terapêutico da medicina emergente. Elas permitiram crer no potencial daquele modelo ainda embrionário de medicina para combater qualquer patologia. O seu potencial foi utilizado para combater atemorizantes enfermidades infecciosas que, à época, promoviam quadros dramáticos e a morte de milhões de pessoas ainda jovens, reduzindo a expectativa de vida ao nascer.

Neste cenário, a partir de uma reforma do ensino médico nos EUA e no Canadá, proposta em 1910 por Abraham Flexner (um professor de grego),[7] tanto o ensino quanto a pesquisa médica se renderam ao paradigma anatomoclínico (ou *saber biomédico*). Graças a essa reforma, que avançou pela Europa e, em seguida, para outros continentes, a chamada medicina científica – também chamada de biomedicina, medicina anatomoclínica, medicina das doenças, ou medicina moderna – tornou-se prática hegemônica, ainda que, àquela altura, não houvesse evidências a respeito da sua eficácia terapêutica (Figura 9.1).

À luz da biomedicina, o diagnóstico médico tornou-se um exercício centrado no exame clínico do doente, cuja primeira etapa é constituída pela anamnese. Nessa lógica, o médico dirige o relato da pessoa e a interrompe com frequência, fazendo sucessivas perguntas, à semelhança de uma prova. Ao mesmo tempo, reordena e codifica sua narrativa, desprezando informações que não parecem fazer sentido para o saber biomédico. Em seguida, procede a um exame físico detalhado, para identificar sinais que denunciem a existência de alguma anormalidade subjacente. Com base nessas informações, o médico formula uma hipótese diagnóstica. Para confirmá-la e estabelecer um diagnóstico de certeza, centrado em bases supostamente objetivas, recorre a um leque cada vez mais amplo de exames complementares.

Por fim, estabelece um plano terapêutico, constando prescrições, normas, regras, cuidados, procedimentos, cirurgias e fármacos. Idealmente (na perspectiva da teoria das doenças), o tratamento visa restituir a normalidade orgânica desfeita pela doença e eliminar a suposta causa da enfermidade,[8] estratégia que reforça o caráter curativo da medicina das doenças.

**PARADIGMA CARTESIANO
SABER ANATOMOCLÍNICO**
↓
MEDICINA CIENTÍFICA

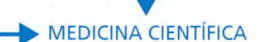

- O corpo humano é semelhante a uma máquina artificial
- A doença é uma entidade biológica
- Sintomas e sinais correspondem a alterações orgânicas, provocadas por agentes específicos
- O diagnóstico de certeza se dá pelo reconhecimento dessas alterações e/ou dos agentes etiológicos
- Desvalorização da relação médico-pessoa
- Terapêutica focal e específica

MEDICINA DAS DOENÇAS

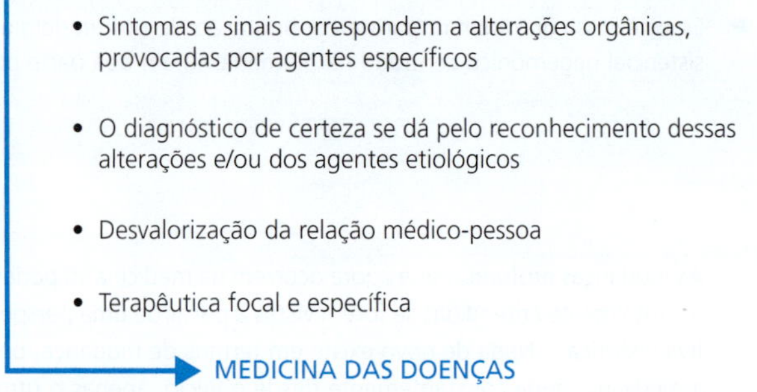

▲ **Figura 9.1**
Impactos do paradigma anatomoclínico na conformação da medicina das doenças.

---

* A MFC pode ser considerada uma especialidade da integralidade, pois seu foco não é a doença, mas a pessoa (independentemente do sexo ou da faixa etária) no seu contexto familiar e comunitário.

Com base no paradigma anatomoclínico e com os avanços científicos mais recentes, as doenças possuem uma representação cada vez mais microscópica ou molecular. Para combatê-las, tornou-se necessário que o clínico desenvolvesse competências para empregar, com habilidade e perícia, tecnologias cada vez mais sofisticadas, de modo a abordar alterações fisiopatológicas, com absoluta segurança, bem como visualizar e atingir, com precisão crescente, minúsculos alvos localizados nos diferentes órgãos e tecidos que compõem a anatomia humana.

Essa revolução tecnológica, iniciada em meados do século XX, serviu para aparelhar a medicina científica e fortalecer sua vocação hospitalar. Sob o impacto desse acelerado e intenso progresso, pode-se dizer que o modelo biomédico se tornou cada vez mais biotecnológico. Nessa condição, os problemas anatômicos e fisiopatológicos específicos e mais críticos, assim como a instabilidade clínica que os acompanha, puderam ser abordados com mais segurança e precisão (Figura 9.2).

Diante das características referidas, a eficácia da medicina anatomoclínica torna-se maior à medida que seus princípios e estratégias são aplicados na presença de eventos agudos, ou na agudização de agravos crônicos, na vigência de situações de urgência e emergência nas quais é necessário agir focal e intensivamente com o propósito de controlar e/ou reverter com rapidez instabilidades fisiopatológicas ameaçadoras.

Em decorrência do acelerado progresso tecnológico e da crescente atomização do conhecimento a partir da metade do século XX, ao lado do prestígio alcançado pela medicina anatomoclínica em razão da sua eficácia no campo da abordagem fisiopatológica de condições graves de saúde, as escolas médicas intensificaram a formação de especialistas focais. Neste cenário, a aquisição de habilidades técnicas passou a ter um lugar central no processo de formação profissional. As constantes inovações tecnológicas passaram a exigir treinamento contínuo, educação permanente e dedicação praticamente exclusiva dos profissionais médicos.

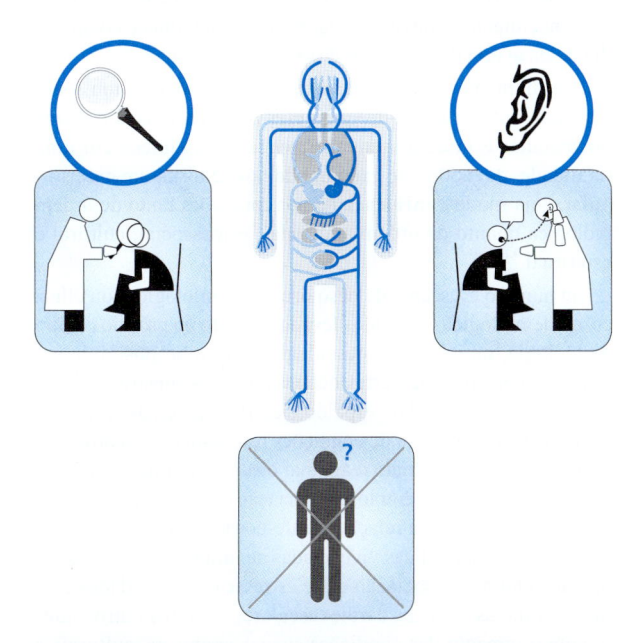

No limite, a medicina biotecnológica passou a promover a formação tão intensiva de especialistas focais que deslocou o ser humano do centro do cuidado. Em seu lugar, passou a focalizar fragmentos isolados de um corpo assemelhado a uma máquina artificial, um ser quase robótico, simulacro humano criado em bancadas de laboratório.

A doença, concebida como um conjunto de manifestações clínicas relacionadas a distúrbios fisiopatológicos desencadeados por alterações instaladas em algum segmento ou componente orgânico específico, passou a ser considerada, nesse contexto, um ente com vida própria, razão pela qual também é chamada de *entidade mórbida*. No seio da medicina das doenças, o sujeito passa à condição de informante de um processo que, supostamente, acontece e se origina no seu corpo – fora da sua integralidade como pessoa. Entretanto, ao desprezar o sujeito que sofre, a medicina abstrai a realidade e afasta-se dos problemas históricos e concretos que afligem o homem e a humanidade.[9]

É inegável que a incorporação de modernos artefatos e produtos tecnológicos, cada vez mais sofisticados, à assistência médico-hospitalar tem permitido evitar mortes e contribuído para prolongar e melhorar a qualidade de vida de milhares de doentes em todo o mundo. Todavia, o uso intensivo de tecnologias industrialmente produzidas no contexto de modelos assistenciais centrados na biotecnologia não raro se transforma em consumo abusivo, desnecessário, caro e iatrogênico de medicinas.[9] Não seria demais enfatizar, portanto, que o consumo de "medicinas" não é equivalente à saúde[10] e, além de caro, não é, de fato, um consumo isento de riscos iatrogênicos,[11] mais ainda no âmbito da APS.

Desse modo, à medida que a medicina alcançava, em tese, a própria essência orgânica das doenças, ela passou a conviver com um leque de problemas que configuram um indisfarçável quadro de crise. Uma crise que se agrava quando as práticas biotecnológicas invadem o campo da APS, sobretudo no contexto de sistemas de saúde hospitalocêntricos e hierarquizados, com APS frágil, subalterna, desestruturada, frequentemente a cargo de especialistas focais.[12] Paradoxalmente, no auge do desenvolvimento biotecnológico, tornou-se evidente que os serviços de saúde não atendiam às necessidades concretas de atenção médica da maioria da população, verificando-se uma dissociação entre o mundo das necessidades de saúde e o modelo hegemônico de prática médica.[2]

Em resumo, quando se considera a totalidade da população e seu atual perfil de morbimortalidade, aquela perspectiva focalizada, intervencionista e despersonalizada de atenção episódica à saúde se mostra inadequada, a ponto de colocar-se na raiz de diversos problemas e múltiplas distorções.

Considerando a maior parte das necessidades de saúde das pessoas na maior parte das suas vidas, há um flagrante comprometimento da eficácia da biomedicina no âmbito dos cuidados de saúde primários. Isso porque nem saúde nem doença se limitam a uma ordem exclusivamente biológica, e os fatores a elas relacionados são multidimensionais e inter-relacionados, compreendendo um fenômeno complexo e processual, de modo que a ação focal e episódica, na grande maioria das vezes, não é eficaz nem oportuna.[13]

A ineficácia e a ineficiência do modelo assistencial biomédico constituem um problema complexo que tem raízes nas próprias bases científicas da medicina moderna. É uma situação de crise ligada à racionalidade anatomoclínica, paradigma que preside a organização de um modelo assistencial reducionista, que negligencia os campos da promoção e proteção da saúde, cuja he-

▲ **Figura 9.2**
Representação esquemática do modelo anatomoclínico e da medicina das doenças: o médico foca, ausculta, invade e perscruta o corpo, como (se este pudesse ser) parte isolada e fora da pessoa.

gemonia se estabeleceu há mais de um século, em um contexto absolutamente distinto do atual.[13]

A baixa capacidade resolutiva da clínica, resultante do consumo abusivo, desnecessário e contraproducente de tecnologias sob o olhar da medicina das doenças, tornou-se um dos mais graves problemas da atenção à saúde na atualidade.

Diante desse cenário de iniquidade e crise, movimentos de reforma dos sistemas de saúde ganharam força em muitos países. A histórica conferência de Alma-Ata, promovida pela Organização Mundial da Saúde (OMS), em 1978, deixou claro que para alcançar a meta "Saúde Para Todos", a lógica desses sistemas devia mudar. Além disso, consagrou a atenção primária como estratégia a ser adotada com tal propósito.[14]

No entanto, não tem sido simples nem fácil reorientar a organização dos serviços e a realidade docente-assistencial no campo da saúde, apesar da determinação e da clareza de propósitos expressos na Declaração de Alma-Ata.

As crises e a emergência de novos paradigmas

O modo de pensar e agir de forma fragmentada, episódica e pontual – característica da ciência cartesiana —, apesar de ter contribuído para muitos avanços, relaciona-se a diversas crises experimentadas pela humanidade nos tempos atuais: crises financeiras, econômicas, sociais, ecológicas, éticas, ou seja, uma crise civilizatória que também se reflete na saúde.

Em razão das múltiplas faces que compõem esta crise que hoje ameaça a própria vida na Terra, a humanidade está sendo chamada a constituir novos paradigmas e viver sob a égide destes novos modelos. Isso tem exigido novas formas de pensar os fenômenos da vida não mais na perspectiva da dualidade e da fragmentação – que afugenta a realidade —, mas da integração.

Essas novas percepções trazem a necessidade de "uma utilização nova da ciência e da técnica, impondo-se a tarefa de [...] rejeitar os conceitos fechados, desconfiar das causalidades unidirecionadas, das soluções únicas, propor-se inclusivo contra as exclusões, conjuntivo contra [...] as disjunções, holístico contra [...] os reducionismos, complexo contra [...] as simplificações."[5]

A complexidade é, sem dúvida, um dos pilares de um novo paradigma científico, convocando a uma nova forma de compreender o ser humano e a própria realidade:

> [...] o real, em razão das suas teias de relação, é por sua própria natureza complexo. Um sem número de fatores, elementos, energias, informações entram em sinergia e em sintonia na constituição concreta de cada ecossistema e de suas interfaces individuais. Nesse sentido, o ser humano é um ser singularmente complexo: um bilhão de células nervosas no córtex cerebral e cerca de um trilhão de outras no corpo todo funcionando numa lógica de inclusão e inter-retro-reação, passando da ordem para a desordem, para a interação, para a criação de uma nova ordem, fazendo com que todo esse processo constitua uma totalidade orgânica.[5]

Essas dimensões e funcionalidades organizacionais obrigam à busca de formas de pensamento não lineares. Novos modelos explicativos começaram a surgir, pouco a pouco, nos campos da física, da química e da própria biologia. A noção de sistemas abertos, as teorias oriundas da cibernética e da física quântica buscam captar os modos de relação, a interdependência dos elementos e as dimensões que constituem os sistemas complexos que, em última análise, revelam que o todo é mais do que a soma das partes e que nas partes se concretiza o todo.

Bases para a conformação do paradigma da integralidade biopsicossocioespiritual

A emergência de um novo paradigma na área da saúde, a partir da configuração do modelo biopsicossocial e das sucessivas conquistas no campo da psiconeuroimunoendocrinologia, tem acompanhado o desenvolvimento de estudos e concepções inovadoras no campo das ciências, a exemplo da teoria do caos e do desenvolvimento das noções de *autopoiese* e auto-organização dos seres vivos. Esses novos campos são estratégicos para ampliar a compreensão a respeito dos fenômenos relacionados ao processo saúde-doença e, com isso, reconstituir o saber e as práticas em saúde, tanto no âmbito individual quanto no âmbito coletivo.

Essas e tantas outras concepções emergentes, junto com o desenvolvimento das neurociências e dos estudos sobre as influências da espiritualidade na saúde, integram, portanto, um processo de renovação do saber capaz de resgatar, finalmente, a complexidade do universo e da natureza humana:

> Ideias e conceitos como autopoiese, auto-organização, autonomia, ordem (pelo ruído, a partir da desordem, por flutuações), estruturas dissipativas, bifurcação, caos, sistemas não lineares, geometria fractal, holismo, complexidade... têm invadido o cenário das ciências... como decorrência da necessidade de o saber contemporâneo ampliar suas abordagens sobre o real... Não é despropositado pensar que o sujeito do conhecimento se encontre na contingência de desenvolver outras formas de construir esse real [...].[15]

De acordo com os princípios do paradigma da complexidade, os sistemas vivos são incomparavelmente mais complexos do que a máquina artificial. As moléculas e as células de um sistema vivo desgastam-se, envelhecem, alteram-se de modo incessante. Para não sucumbir e morrer, o sistema vivo identifica esses processos, degrada componentes deteriorados e, autonomamente, os substitui por novos componentes com as mesmas características. As máquinas não têm essa capacidade de reconhecimento, renovação, regeneração autônoma e colapsam diante da avaria de quaisquer dos seus componentes.[16]

O ser humano é, simultaneamente, um ser social e um sistema vivo, auto-organizado que desenvolve processos capazes de articular e integrar seus componentes orgânicos em uma totalidade, de modo que cada um de nós se torna um ente singular, cuja saúde é influenciada por condições tanto de ordem biológica quanto de ordem ambiental, psicossocial, cultural e espiritual.[4,17]

Um número crescente de pesquisas epidemiológicas ou clínico-epidemiológicas e estudos levados a efeito no próprio campo da biologia, muitos deles desenhados com o propósito de explicar a ocorrência de certas doenças ou seus substratos fisiopatológicos, vieram dar respaldo científico a velhas teses que apontavam a influência de condições psicossociais no processo saúde-doença, permitindo reafirmar o caráter multidimensional deste processo. Por exemplo, a associação entre câncer e depressão que escancarava a relação mente-corpo; a associação entre experiências traumáticas vivenciadas na infância e a morbidade na vida adulta; a associação entre estresse e enfermidades crônicas, como as doenças cardiovasculares, e tantos outros, junto com o impacto das condições socioeconômicas, culturais e espirituais na saúde.[18,19]

Uma visão esquemática de fatores que influenciam a saúde e o adoecimento pode ser observada na Figura 9.3, a seguir.

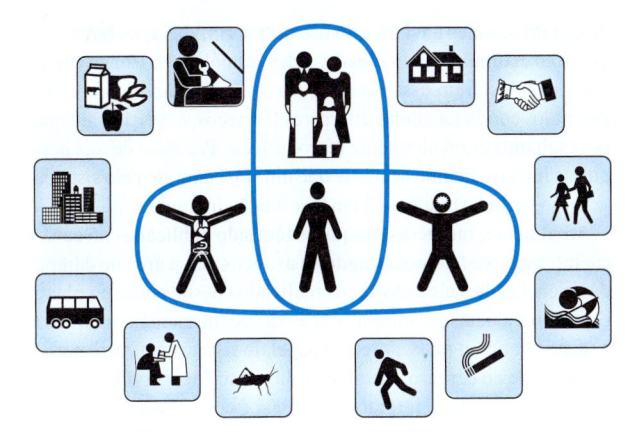

▲ **Figura 9.3**
Fatores que influenciam a saúde e o adoecimento.

As condições que influenciam a saúde não agem de modo isolado, cada uma a seu tempo. Aqui, pode-se afirmar que a saúde passou a imitar a vida e o próprio mundo, que, segundo Dahlke, "[...] não é constituído de fatos que se sucedem, mas de fatos sincrônicos e justapostos". Considerando sintomas como imagem de uma doença, o mesmo autor entende que "[...] assim como outras imagens, eles [os sintomas] não podem ser compreendidos pela análise do material, mas por meio da observação contemplativa de sua totalidade [...]". Em seguida, continua: "A expressão de uma imagem nos escapa quando tentamos encontrá-la na análise do material, por mais refinada que seja [...]", deixando claro que na interpretação de uma imagem, seus detalhes "[...] devem unir-se em uma impressão geral [...]", concluindo, uma vez mais, que "[...] o todo é mais do que a soma de suas partes [...]".[20]

A complexidade do fenômeno não está somente na multiplicidade dos fatores envolvidos com ele, mas, especialmente, na forma como estes se relacionam, interagem e se retroalimentam. Eles funcionam como uma teia de relações, pois cada elemento influencia todo o sistema.

Nesta perspectiva, deve-se compreender que as condições que influenciam a saúde agem simultaneamente, inscrevendo o processo saúde-adoecimento no campo dos fenômenos de alta complexidade em razão da teia de relações formada pelas conexões estabelecidas entre todas as variáveis ou condições que interagem no processo (Figura 9.4). Nessa teia, coexistem condições que favorecem a saúde e aquelas outras condições que a desfavorecem, cujo balanço pode explicar o estado de saúde exibido em certo momento da história de uma pessoa. No contexto dessas relações, pode-se evidenciar o impacto da espiritualidade na saúde humana. Por exemplo, os efeitos benéficos de uma perspectiva ampliada de vida, da esperança, da generosidade, do afeto e da compaixão, na homeostasia e no desencadeamento de mecanismos autopoéticos que protegem o organismo humano.

Modelo biopsicossocial

Em 1977, George Engels, um psiquiatra americano, falecido em 1999, publicou *The need for a new medical model: a challenge for biomedicine*, como resultado de estudos e pesquisas com pacientes. Nesse artigo, destacam-se as insuficiências do modelo biomédico e defende-se a necessidade de outra forma de compreensão dos fenômenos relacionados à saúde e ao adoecimento, que deveriam ser compreendidos como produto da interação de reações celulares, teciduais, orgânicas, interpessoais e ambientais.[21,22]

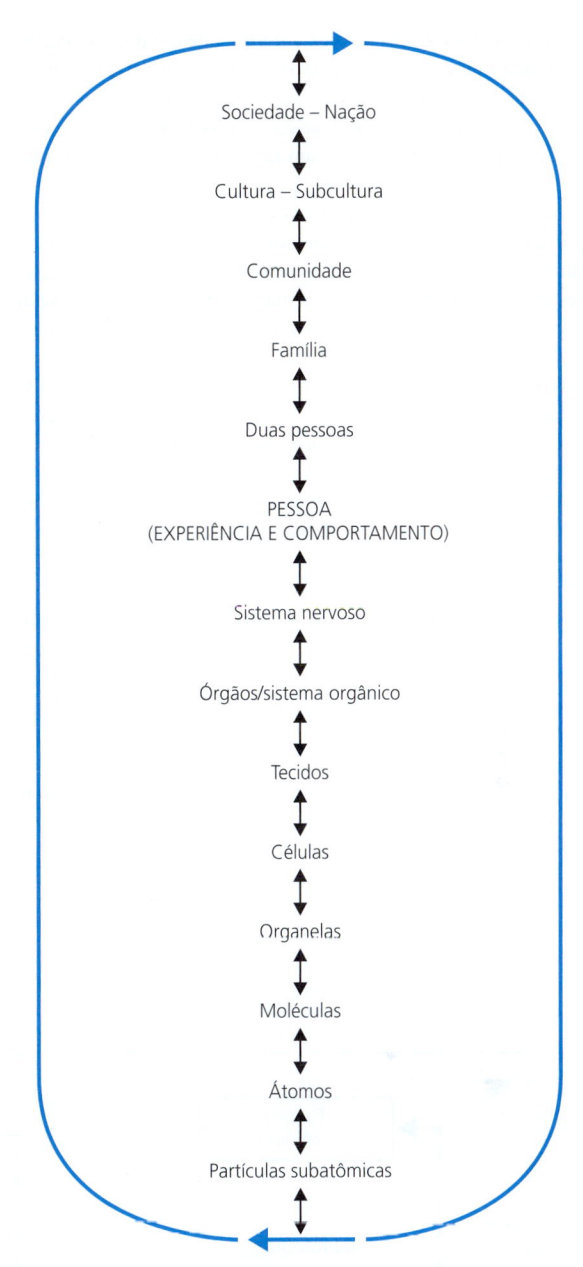

▲ **Figura 9.4**
Representação esquemática das interações pessoa-meio ambiente.
Fonte: Adaptada de Engel.[21]

Essa forma, denominada a seguir *modelo biopsicossocial*, descortinou uma matriz explicativa mais adequada à complexidade que envolve fatores relacionados à saúde e ao processo de adoecer. Nesse âmbito, os fatores psicossociais e espirituais podem contribuir tanto para a promoção da saúde quanto para ocorrência de uma enfermidade e influenciar seu curso, inclusive seu desfecho, embora o peso relativo de tais fatores possa variar, seja de "doença" para "doença", de pessoa para pessoa e até na mesma pessoa, considerando sua história pessoal e o momento da vida em que ela se encontra.

O paradigma da integralidade biopsicossocial, cada vez mais paradigma da integralidade biopsicossocioespiritual, contribui para o esclarecimento de questões que escapam à capacidade explicativa do modelo anatomoclínico. Ele contribui para entender, por exemplo, o momento de eclosão ou a intensidade das manifestações clínicas de uma enfermidade em dado momento na história de vida de uma pessoa ou as características particulares que assume sua evolução. Da mesma forma, contribui para a compreensão da variabilidade das respostas orgânicas quando as pessoas são submetidas a um mesmo agente estressor ou a uma mesma ação terapêutica.

A partir do modelo biopsicossocioespiritual, reconhece-se, portanto, que a resposta de um indivíduo a um determinado estímulo ou a uma situação de estresse não ocorre ao acaso, mas resulta da combinação entre a situação apresentada, o contexto sociocultural, bem como a estrutura psicológica, a espiritualidade, a conformação e a dinâmica biológica da pessoa. Na resposta, estão envolvidas as características do estímulo e a codificação simbólica e cognitiva que modelam suas emoções. Fazem parte dessa resposta a estrutura social (suporte, rede, etc.) e o estado de funcionamento do próprio organismo.[18] Em outras palavras, a doença e a saúde representam, a cada momento, uma condensação de expressões (Figura 9.5).[23]

Neurociências e psiconeuroimunologia

Em meados da década de 1970, Robert Ader e Nicholas Cohen, da Universidade de Rochester, demonstraram, por meio de uma experiência com ratos, o condicionamento da função imunológica e cunharam o termo "psiconeuroimunologia". Para condicionar os ratos, eles usaram uma combinação de água com sacarina (estímulo condicionado) e o fármaco Cytoxan. Esse medicamento, que induz à supressão do sistema imunológico, incondicionalmente produz náuseas e aversão ao sabor. Ader foi surpreendido ao descobrir que, após o condicionamento, apenas alimentando os ratos com a água sacarinada, houve a morte de alguns animais, propondo que eles haviam sido imunossuprimidos após terem recebido o estímulo condicionado. Ader (psicólogo) e Cohen (imunologista) testaram essa hipótese mais vezes, usando diferentes estímulos condicionados e diferentes fármacos, e verificaram que os resultados eram altamente reprodutíveis. Por meio dessas pesquisas iniciais, demonstrava-se que um sinal emitido pelo sistema nervoso (paladar) estava afetando a função imunológica.[24]

Atualmente, inúmeras pesquisas têm sido publicadas no cenário internacional demonstrando os avanços dessa área no campo das ciências da saúde. Avanços realizados desde então no plano das neurociências permitem conceituar de forma mais adequada e identificar com mais clareza o papel do sistema nervoso, particularmente do cérebro, da mente e da consciência, evidenciando suas inter-relações e interações entre si e com o "corpo".

A psiconeuroimunologia (PNI), ou psiconeuroendocrinoimunologia, como também é chamada, constitui um dos principais campos de estudo a respeito das interações entre o *comportamento* humano e os *sistemas nervoso, endócrino e imunológico*, bem como as relações entre os *processos mentais* (a espiritualidade) e a *saúde*.[25] Os estudos nesta área dedicam particular ênfase tanto ao processo quanto às substâncias envolvidas no funcionamento fisiológico do sistema psiconeuroimunoendocrinológico na saúde e na doença, e às características físicas, químicas e fisiológicas dos componentes envolvidos, seja *in vitro*, *in situ* ou *in vivo*. As substâncias mais frequentemente estudadas são os antígenos, as citocinas, os neurotransmissores e os hormônios em geral. Dessa forma, a psiconeuroimunologia abre novas perspectivas à biologia, à fisiologia e à fisiopatologia humana, conferindo materialidade aos pressupostos do paradigma da integralidade biopsicossocioespiritual.[26]

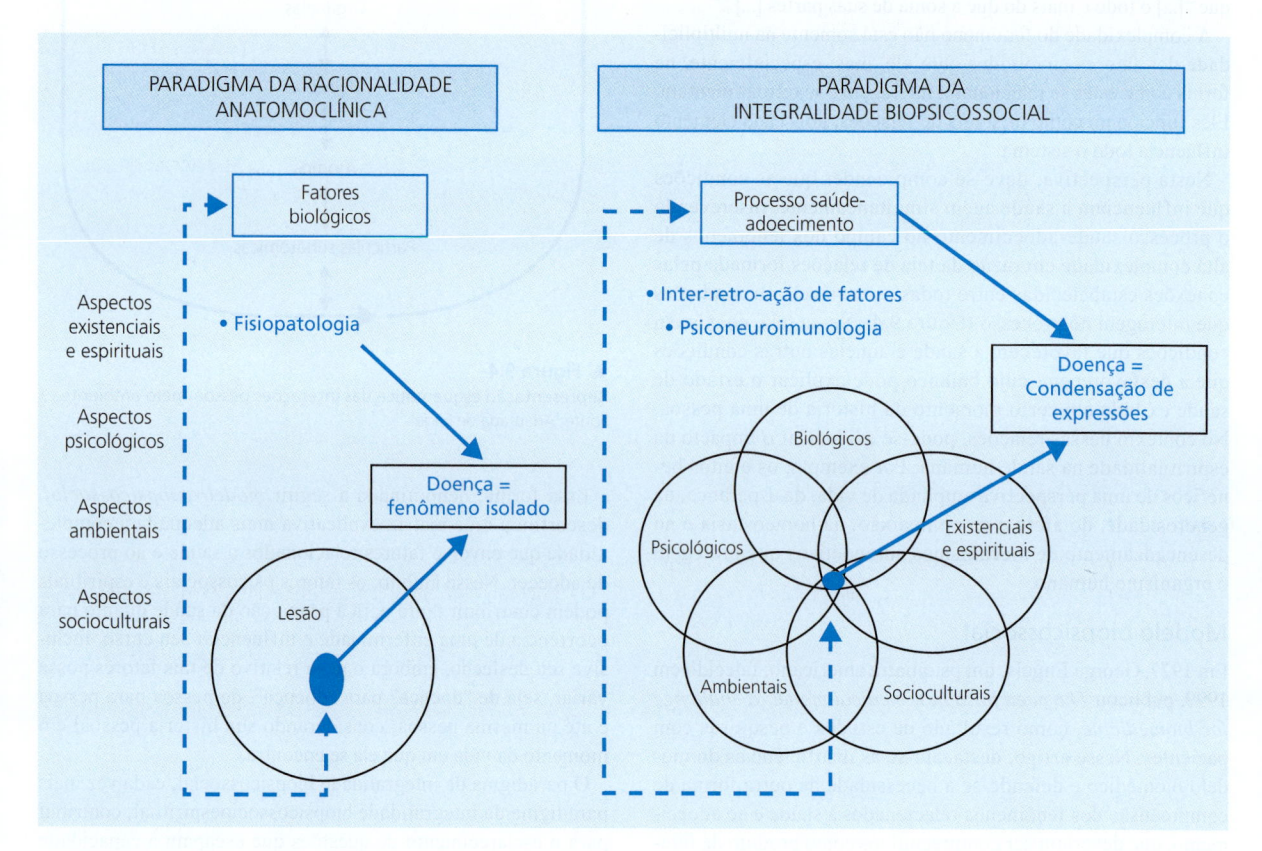

▲ **Figura 9.5**
Fatores envolvidos no adoecimento no paradigma anatomoclínico e no paradigma da integralidade biopsicossocioespiritual.

A PNI se propõe a revelar os caminhos psicobiológicos que viabilizam as interações da pessoa com o ambiente, assim como a forma como o meio externo afeta o mundo psíquico e, consequentemente, as respostas orgânicas, que, por sua vez, refazem o caminho, passando também a influenciar o agir humano.

Muitas pesquisas têm evidenciado essas relações, em especial as que dizem respeito não apenas às afecções cardiovasculares, mas também às gastrintestinais, bem como às infecções pelo vírus da imunodeficiência humana, às doenças autoimunes e às congênitas. Tais relações ganham importância de acordo com o potencial terapêutico que encerram (ver Cap. 10, Consultas terapêuticas, linguagem, narrativa e resiliência: fortalecendo a prática clínica da integralidade do médico e da medicina de família e comunidade).

Há, hoje, um número considerável de evidências que indicam que um leque de terapias "mente-corpo" pode ser usado como adjunto eficaz ao tratamento médico convencional para um grande número de circunstâncias clínicas comuns.[27]

Em relação às doenças cardiovasculares, por exemplo, o tipo de resposta ao estresse, o baixo nível socioeconômico, o isolamento ou o baixo nível de suporte social, certos traços de personalidade, bem como manifestações espirituais e emoções negativas, como angústia, hostilidade, depressão e ansiedade, já são suficientemente estudados como fatores que influenciam diretamente a morbidade e a mortalidade.[28,29]

Essas influências persistem significativas, mesmo após o controle dos fatores de risco mais convencionais, como tabagismo, inatividade física e perfil lipídico.

No que tange à terapêutica, são promissores os resultados de estudos que mostram que técnicas de intervenção dirigidas à abordagem do estresse, como terapias cognitivo-comportamentais e de relaxamento, podem afetar positivamente o estresse psicológico e a função fisiológica, reduzindo a mortalidade e a morbidade em pacientes com doença cardiovascular (ver Cap. 10, Consultas terapêuticas, linguagem, narrativa e resiliência: fortalecendo a prática clínica da integralidade do médico e da medicina de família e comunidade). Da mesma forma, fatores psicossociais influenciam a participação e a adesão ao tratamento.[30]

A dispepsia e a síndrome do cólon irritável são dois outros exemplos da participação de fatores psicossociais na gênese das disfunções do trato gastrintestinal. Durante intervenções psicológicas eficazes, imagens características podem ser captadas por meio de mapeamento topográfico cerebral. Mecanismos que podem contribuir para essa associação estão relacionados ao fato de a motilidade gastrintestinal ser mediada pelo sistema nervoso visceral com células imunes reativas.

Respostas orgânicas à emoção e aos sentimentos

> Do momento em que nasce em diante, o ser humano vive de acordo com o modo de se relacionar com o mundo ou com a realidade. Nossa situação existencial, aqui-e-agora, física ou psíquica, depende de como nos relacionamos com o mundo e da qualidade com que nosso ser reage à realidade. A partir do nascimento, inicia-se um processo contínuo e dinâmico entre dois elementos: o sujeito, representado por tudo aquilo que seu organismo trouxe ao mundo em termos de constituição biológica, em termos de probabilidades e vulnerabilidades genéticas, e o objeto, representado por tudo aquilo que não é ele. Desse momento em diante, começará uma sucessão de eventos produzidos pelas relações entre o sujeito e o objeto, entre o ser e o mundo.[31]

O mundo em torno de uma pessoa compreende um número infinito de "objetos" com os quais se relaciona: seres vivos ou "objetos animados" (pessoas, plantas, outros seres do reino animal), objetos inanimados (areia, pedra, artefatos industriais, etc.), bem como objetos abstratos, como os fatos, as histórias de vida, enfim, tudo o que está disponível na consciência do sujeito. Os objetos em si não são dotados de valor. É o sujeito quem lhes atribui valor.[31]

Objetos podem ter preço – uma forma sociocultural de valorizá-los –, mas o valor desse ou daquele objeto quem define é o próprio sujeito. Um mesmo objeto pode corresponder a valores distintos atribuídos por sujeitos diferentes. Por exemplo: (a) receber uma mala carregada de dinheiro pode representar uma situação de "vida ou morte" para uma pessoa endividada ou ter nenhum significado para um monge que vive no recanto de um mosteiro; (b) a fotografia de uma criança pode não dizer nada em especial para certa pessoa, mas pode representar verdadeiro tesouro para outra que tem ali a única imagem do filho que já se foi; (c) o mesmo alérgeno (p. ex., fungo) pode levar uma pessoa asmática a uma crise de pânico, ao passo que nada significará para outra.

Pode-se dizer que o valor atribuído ao objeto tem a ver, portanto, com uma dimensão subjetiva, seja de caráter consciente, inconsciente, biopsicológico[29] ou espiritual. Nessas condições, a reação do ser humano frente a determinado objeto está, de algum modo, relacionada à afetividade e à espiritualidade, ou seja, como aquele "objeto" o afeta como pessoa, como membro de uma família, como parte de uma sociedade.

Esse afeto é mediado pela emoção, pelos sentimentos, pelos instintos, pelos conflitos, pelos traços de personalidade, pelas vocações, enfim, por uma rede complexa de relações. Assim, os processos de saúde e adoecimento seriam modelados pela afetividade, isto é, pela capacidade do ser humano de se relacionar e valorizar, de dar significado e ressignificar, de criar e recriar e, assim, de influenciar e/ou se adaptar ao mundo, subjetivo e objetivo, do qual faz parte.

O pressuposto para algo afetar o ser humano é a percepção. Como se percebe o mundo objetivo? A maior parte das percepções conscientes provém do ambiente externo e é percebida a partir dos órgãos dos sentidos. É por meio da visão, do olfato, do paladar, do tato e/ou da audição que se podem transformar fótons em imagens, vibrações em sons, reações químicas em cheiros e gostos específicos.[31]

Entretanto,

> [...] as percepções da realidade podem ser diferentes das características físico-químicas de um estímulo, pois o cérebro extrai da realidade [sinais] que são interpretados em função de experiências anteriores, com as quais os estímulos se associam. [...] Cores, tons, cheiros e gostos são construções da mente a partir de experiências sensoriais. Os sons, as cores e os cheiros não existem, como tais, fora do nosso cérebro.[31]

Os processos que envolvem a percepção a partir de cada órgão sensorial são bastante sofisticados e envolvem, entre outros, as vias nervosas aferentes e os neurorreceptores periféricos. São elementos essenciais, nesse processo, os neurônios sensitivos que, por meio de sinais elétricos, convertem a expressão física do estímulo (luz, gosto, cheiro, pressão, calor, som) em potenciais de ação.[31] A partir daí, o estímulo é conduzido a uma área de processamento primário, onde são elaboradas as características iniciais da informação: cor, forma, distância, tonalidade, de acordo com a natureza do estímulo original. Em seguida, ela é dirigida aos centros de processamento secundário, no tálamo, de tal modo que, se a informação for gerada por estímulos olfativos, ela será processada no bulbo olfatório e depois seguirá para a parte média do lobo temporal. Nos centros talâmicos, a informação se incorpora a outras, de origem límbica ou cortical, relacionadas com experiências similares já ocorridas. Finalmente, já bastante modificada, a informação é enviada ao seu centro cortical específico, ou seja, o centro da audição, da visão, do olfato, do tato e do paladar.

Esses são processos de identificação consciente, os quais se denominam, para efeito desse raciocínio, como percepção. A *sensação* é um fenômeno psíquico elementar que revela ao sujeito que existe algo, ao passo que a *percepção* diz que algo é esse.

Quanto mais desenvolvida for a capacidade de captar sensações, mais delicadas e variadas serão as percepções. Quanto maior for a capacidade de integração das sensações, isto é, dos (orgãos) sentidos, mais ampla será a capacidade de percepção e reação a um determinado fenômeno. Por exemplo: um sabor ruim que faz a pessoa expulsar o alimento que trazia à boca ou uma lembrança triste que faz outra chorar. Essas manifestações dependem do funcionamento conjunto e integrado de diferentes receptores e diferentes efetores orgânicos, que reagem diferentemente, para cada indivíduo, em função do estímulo percebido (valor) e de seu estado (afeto), independente do tempo objetivo em que ocorreu o evento (se o estímulo está no tempo presente, passado ou futuro).

A percepção, então, por meio da memória, da razão, do juízo e do afeto, acresce valor aos objetos, ou seja, acrescenta elementos subjetivos e próprios de cada indivíduo na avaliação dos estímulos.[31]

A sensação visual de um objeto arredondado e avermelhado e com parte do seu corpo escurecida só poderá ser percebida como uma maçã estragada se a pessoa souber, antecipadamente, o que é uma maçã, que maçãs apodrecem e que, quando apodrecem, adquirem algumas características.[31]

A percepção envolve, portanto, uma representação do objeto. Dependendo do momento e do tipo de objeto, poderá haver percepções diferenciadas em relação a ele, variando de pessoa para pessoa ou da mesma pessoa em contextos distintos e à luz do seu olhar.

Alguns fatores contribuem significativamente para alterar a percepção: estresse, fadiga, ansiedade, bebida alcoólica, substâncias químicas, algumas doenças orgânicas. Alucinações, por exemplo, são alterações extraordinárias da percepção de uma pessoa com psicose ou por outra que usou uma substância de efeito alucinógeno, como a maconha. De qualquer forma, representam estados alterados de consciência.

Os valores culturais, por sua vez, influenciam marcadamente os sentidos e a percepção dos objetos. Pode exemplificar esse tipo de influência a diversidade de percepções acerca da beleza estética, que tem variado, como se sabe, ao longo da história civilizatória, tanto no contexto de certa cultura quanto entre culturas diferentes.

Além disso, a percepção do mundo sofre influência das características da personalidade, do conhecimento, das motivações, do estado emocional e afetivo, da espiritualidade das pessoas. Por exemplo, pessoas habitualmente tranquilas podem perceber de forma ansiogênica cada pequeno ruído em uma casa escura e desconhecida. Algumas situações específicas podem aguçar os órgãos dos sentidos e influenciar diretamente a percepção da pessoa. Por exemplo, a mãe de uma criança pode ser capaz de distinguir sem titubear o choro do seu filho entre o de outras crianças.[31]

A experiência prévia com determinado objeto pode alterar significativamente a maneira como este será percebido em algum momento futuro:

> [...] o ato sensoperceptivo teria então dois componentes fundamentais: a captação sensorial e a integração perceptual. A sensopercepção será objetiva pelo conteúdo neurofisiológico do estímulo sentido e subjetiva por conter elementos psicodinâmicos pessoais daquilo que foi percebido.[31]

Será, portanto, diante das coisas do mundo e do que elas representam para cada pessoa, de como elas afetam a cada um, a sua família e a respectiva comunidade, que se perceberá e reagirá: com alegria, com tristeza, com tensão, com tranquilidade, com violência, com cuidado, etc. Em síntese, pode-se dizer que as pessoas são essencialmente iguais (essência humana), mas funcionalmente diferentes.

A experiência emocional de uma pessoa não deve ser confundida com sua história pessoal. O significado emocional daquilo que é vivido é diferente da história concreta da pessoa, habitualmente entendida de modo semelhante tanto pela própria pessoa quanto pelos demais por ter caráter mais objetivo.

Um fato experienciado passará a fazer parte do "patrimônio" da pessoa, seja mental, seja orgânico. Essas memórias vivenciais são filtradas pelo afeto. Uma vez registradas, não ficam isoladas nem encapsuladas no universo íntimo da pessoa, mas passarão a se relacionar com outras memórias previamente existentes.[31]

Por mais importantes que essas vivências sejam para um indivíduo em particular, para outros, poderão significar apenas fatos. Ainda que outras pessoas tenham vivenciado os mesmos fatos, a memória dessas vivências é diferente e única para cada indivíduo.

Respostas orgânicas, saúde e adoecimento

Do ponto de vista da pessoa, as vivências produzem sentimentos, que se traduzem em respostas orgânicas mediadas pelos sistemas psicológico, nervoso, imune e endócrino. As reações alérgicas, por exemplo, são maneiras especiais de reagir a certos elementos que, previamente, foram capazes de "sensibilizar" determinada pessoa. A lágrima, por sua vez, é uma das manifestações mais sensíveis dessa tradução corporal de sentimentos inerentes à condição humana.

Em grande parte das vezes, as reações vivenciais são funcionais e saudáveis. Em geral, são essas reações que permitem ao ser humano reagir aos objetos, posicionar-se frente aos desafios da vida e lidar de forma adequada diante de certo evento. Ou seja, elas permitem que ele tenha reações orgânicas compatíveis com a intensidade e a duração exigida frente a determinado estímulo ou evento estressante. Por exemplo, se uma pessoa se deparasse inesperadamente com um cão feroz, sua reação vivencial (nesse caso, decorrente de um conhecimento prévio) a afetaria e informaria que ela deveria correr. Primeiramente, essa pessoa sentiu medo, depois correu, ainda que sejam processos quase simultâneos.

Entretanto, reações vivenciais podem ser desproporcionais, provocando respostas orgânicas também desproporcionais. Por exemplo, uma pessoa poderia passar uma noite em claro, apavorada com a possibilidade de seu quarto sofrer uma invasão de baratas, se tivesse presenciado fato semelhante na garagem do seu prédio na noite anterior, mesmo que o edifício tenha sido dedetizado naquela manhã.

As reações vivenciais também podem ser anormais. São aquelas nas quais se reage de modo inadequado, seja na forma, na intensidade ou na duração frente a estímulos que, conscientemente, não deveriam despertar ameaça maior para a maioria das pessoas, considerando a cultura e os hábitos locais. Essas reações, se frequentes ou permanentes, demandam, também, ao final, respostas orgânicas desproporcionais, exigindo mecanismos adaptativos crônicos.

> A doença [...] não é algo que vem de fora e se superpõe ao homem, é sim um modo peculiar de as pessoas se expressarem em circunstâncias adversas. É, pois, como suas várias outras manifestações, um modo de existir, ou melhor, de coexistir, já que, propriamente, o homem não existe, coexiste. E como o ser humano não é um sistema fechado, todo o seu ser se comunica com o ambiente, com o mundo [...].[32]

A mente e o corpo não apenas influenciam um ao outro, mas eles são um e outro.[33]

Estresse, resiliência e processo saúde-adoecimento

O estresse (entendido como desafio) e a resiliência (entendida como superação) modulam os mecanismos adaptativos que pessoas, famílias, comunidades utilizam e que, em última análise, permitem o viver e o sobreviver, o estar mais ou menos saudável, o lidar com as dificuldades e dar continuidade à vida.

Considerar estresse e resiliência sob a ótica da complexidade amplia o campo de visão profissional e sua compreensão do processo saúde-adoecimento. Essa mudança no campo teórico contribui, por sua vez, para ampliar o leque de ações e a adoção de uma prática diagnóstica e terapêutica fortemente centrada na medicina da integralidade biopsicossocial (ver Cap. 10, Consultas terapêuticas, linguagem, narrativa e resiliência: fortalecendo a prática clínica da integralidade do médico e da medicina de família e comunidade).

Estresse, saúde e doença

> [...] eu não sei se eram os antigos que diziam em seus papiros [...] que nas torturas, toda carne se trai; que normalmente, comumente, fatalmente, felizmente, displicentemente o nervo se contrai com precisão.[34]

A palavra *estresse* foi primeiramente usada por Hans Selye, que, em 1936, publicou sua teoria, na qual propôs que estresse é a resposta não específica do organismo diante de agentes ameaçadores à sua integridade. Foi também Seyle quem descreveu a "síndrome geral de adaptação" (SGA).[35]

Segundo Seyle,[35] a SGA ao estresse compreende três etapas: (a) reação de alarme, em que as respostas corporais entram em estado de prontidão geral e todo organismo é mobilizado sem envolvimento específico ou exclusivo de algum órgão em particular; (b) fase de adaptação ou resistência, na qual, se o estresse continua por um período mais longo, o organismo adapta suas reações e seu metabolismo para suportar o estresse por um período um pouco maior de tempo; e (c) estado de esgotamento, em que a energia dirigida para a adaptação da pessoa à solicitação estressante é limitada. Se o estresse continuar, há redução significativa da capacidade adaptativa.[31]

O estresse crônico pode levar o organismo a um estágio permanente de utilização das reservas energéticas, passando a exigir, para manter o equilíbrio orgânico, mecanismos adaptativos disfuncionais. Esse ciclo permanece até que uma intervenção que possa (re)significar ou modificar o estímulo/agente agressor seja efetivada.

Até que isso ocorra, ou mesmo no decorrer do processo de retirada ou modificação do estímulo agressor, podem ocorrer diferentes manifestações de adoecimento: (a) aparecimento ou recidiva de sinais e sintomas indiferenciados (muito comuns na APS); (b) quadros orgânicos mais estruturados; (c) agudização ou agravamento de doenças crônicas já instaladas; ou ainda (d) aparecimento de doenças agudas, de maior ou menor gravidade.

Na forma de adoecer, os órgãos ou os sistemas mais afetados são influenciados pela genética, pela hereditariedade, mas, principalmente, pela interação dessas predisposições com fatores psicocomportamentais e ambientais, bem como com o tipo de função do órgão em questão, em relação ao estímulo estressor.

Pelo menos 60% das consultas estão relacionadas a eventos estressantes da vida.[36] Quando uma pessoa procura um médico, independentemente da forma de apresentação dos sinais e dos sintomas estar mais ou menos organizada, da disfunção orgânica estar mais ou menos estruturada, a pessoa está sinalizando com um pedido de ajuda. É como se dissesse: "Estou aqui, mostrando que estou 'esgotada'. Por favor, me ajude. Preciso aprender a interromper ou me adaptar de forma mais saudável, mais resiliente a este estresse (físico e/ou psíquico) que está afetando minha vida".

Vale salientar, de novo, que estímulos agressores não são genéricos, ou seja, as pessoas não reagem da mesma forma diante dos mesmos estímulos. Para efeito do paradigma da complexidade biopsicossocioespiritual e da medicina centrada na pessoa, os estímulos agressores ganham significado próprio, para cada indivíduo, cada família, cada comunidade específica, uma vez que se relacionam com suas histórias e conjunturas de vida. Mais ainda: um mesmo estímulo agressor pode provocar reações diferenciadas em uma mesma pessoa, dependendo do período, da fase da vida, do momento que está experimentando, etc.

Um estímulo agressor pode estar (ou parecer estar), pela evidência empírica, mais relacionado a um determinado fator nas esferas psicológica, biológica ou social. Porém, a partir do momento em que esse estímulo afeta a pessoa, o resultado desse processo será, irremediavelmente, interdependente desse conjunto de fatores.

A osteoartrite de um homem com 35 anos de idade, servente de obra, por exemplo, pode ser facilmente atribuída, em uma perspectiva puramente biológica, ao fato de esse jovem trabalhador ter seu próprio corpo submetido a cargas excessivas de peso durante grande parte da sua jornada diária de trabalho, razão pela qual está exposto a um maior risco de desenvolver artrose precocemente.

Outras vezes, parece estar em jogo uma situação de ordem claramente mais social: por exemplo, uma criança com pneumonia atribuída a seu estado de desnutrição, consequente à baixa ingesta alimentar relacionada a dificuldades econômicas experimentadas por sua família depois que seu pai se viu desempregado.

O fator que influencia diretamente o processo de adoecer também pode ser de ordem mais claramente psicológica, como seria o caso de uma mulher que, submetida à violência moral por parte do marido, desenvolve depressão.

De todas as formas, importa notificar que, desde o primeiro momento, ainda que não se consiga evidenciar claramente, o adoecimento já é o resultado de um processo de interpenetração e interação de fatores biopsicossocioespirituais preexistentes, inclusive, à própria identificação da "doença". Pode-se refletir sobre essa questão, observando, a propósito dos exemplos anteriores, que nem todos os serventes de obra desenvolvem osteoartrose aos 35 anos; nem todos os filhos de um casal que sofre privações desenvolverão pneumonia; e nem todas as mulheres que sofrem agressão psicológica do marido irão apresentar depressão.

Em outras palavras, o que poderá ocorrer com pessoas, famílias e comunidades, a partir do momento em que existe um estímulo/agente agressor – seja ele percebido ou não, esteja ele no nível consciente ou inconsciente –, dependerá de um processo complexo. As reações/respostas adaptativas são variadas, podendo ser mais ou menos saudáveis, inclusive diante de um mesmo evento estressante, seja ele originalmente de ordem mais externa (ambiental) ou interna à própria pessoa (biopsíquica).

O que acontece com as pessoas a partir da ocorrência de certos eventos em suas histórias de vida, como nos exemplos mencionados, depende de uma intrincada teia de relações e interações que envolvem a identificação adequada do agente estressor e aspectos biológicos, psicológicos, espirituais e sociais. Entre eles, estão o estado de saúde psíquico/físico da pessoa (bem como da família e da comunidade) previamente ao evento estressante, o tipo e a função dos órgãos afetados, a predisposição genética, o tipo de personalidade, o estado de humor, os hábitos e estilo de vida, os comportamentos, as relações afetivas, a qualidade e o acesso tanto à rede formal de apoio social (assistência à saúde e outras) quanto à informal (estrutura familiar, rede de amigos e outras).

Pode-se concluir, portanto, que as situações de adoecimento podem ser modificadas, na dependência da mudança do tipo de resposta das pessoas, ainda que o tipo de estímulo agressor seja o mesmo. Em suma, a forma de adoecer não é aleatória. Ao contrário disso, o adoecer humano se mostra de modo absolutamente singular. Ainda que fosse dada a oportunidade de escolher, não se adoece do que e como se deseja, mas do que e como é possível a cada um adoecer.

Estudos realizados com pessoas submetidas à chamada "máquina da verdade", por exemplo, evidenciaram que uma das formas mais importantes de estresse está relacionada à impossibilidade da pessoa manifestar livremente seus sentimentos. Verificou-se por meio de tais estudos que as respostas somáticas (psicofisiológicas, nesses casos), mediadas pelo sistema nervoso autônomo, como sudorese, batimentos cardíacos e frequência respiratória, permitiam identificar indivíduos que falavam ou não a verdade.[36]

A partir disso, concluiu-se, em primeiro lugar, que inibir ativamente pensamentos, sentimentos e comportamentos exige uma determinada forma de resposta adaptativa da pessoa, que resulta em ação orgânica, um "esforço físico". Verificou-se, em seguida, que após "falar a verdade", tais manifestações (tais respostas adaptativas) desapareciam. Essas observações tanto realçam a importância que a manifestação livre dos sentimentos e das emoções tem para a saúde das pessoas quanto salientam a importância de uma determinada forma de prática da MFC[36] (ver Cap. 10, Consultas terapêuticas, linguagem, narrativa e resiliência: fortalecendo a prática clínica da integralidade do médico e da medicina de família e comunidade).

Sabe-se que, à medida que determinado estímulo estressante permanece, a necessidade desse tipo de resposta somática também se mantém. Isso pode resultar em um quadro de estresse crônico que, mesmo de baixo grau, uma vez mantido, pode levar ao adoecimento nos seus mais diferentes estágios ou etapas: desde sinais e sintomas indiferenciados a quadros orgânicos mais organizados, como salientado em outra parte deste capítulo.

Agentes estressores na atualidade

Os desafios (ou agentes estressores) do mundo atual são muitos, complexos e multidimensionais. Envolvem o estresse ambiental, secundário à ação do próprio homem sobre a terra, e são acompanhados por desastres ambientais e catástrofes, cuja frequência e intensidade aumentam a cada dia. Envolvem, também, as exigências da sociedade moderna, a competitividade do mundo do trabalho, o desafio de ser capaz de sobreviver, de se alimentar de forma saudável, de cuidar de si mesmo, da sua família, de ser feliz. Envolvem a capacidade de se adaptar às perdas, às angústias oriundas das relações afetivas, às agressões, às frustrações.[31] Envolvem, enfim, a necessidade de adaptar-se às ameaças reais, mas também àquelas subjetivas, impalpáveis, nem sempre reconhecidas pela consciência. Vive-se, majoritariamente, em uma cultura que coloca a economia no centro das atenções, aposta na massificação cultural como estratégia para aumentar a margem de lucro e age subliminarmente.

Essa forma de produção social, além de deslocar o homem do centro do cuidado, cria demandas e valores, em grande parte das vezes, de ordem material, que constituem verdadeiros desafios existenciais. Isso não se refere ao estresse provocado pela falta de elementos básicos para a subsistência ou sobrevivência, mas aos "objetos de desejo" que invadem o imaginário cultural: a beleza, a juventude, os bens materiais. Estes, de tão valorizados pela cultura, passam eles próprios a ter um valor social maior do que o do próprio sujeito que os possui, influenciando, inclusive, as relações humanas. Nesse processo, a sociedade tende a excluir ou marginalizar todos os que não correspondem aos "ideais" preconizados pela cultura. De certa forma, é como se as pessoas tivessem de "esconder" o que são para assumir uma "fantasia" palatável e aceitável aos valores da sociedade. Importantes e prevalentes processos de adoecimento têm esses fatores como parte de seu modelo explicativo. Como exemplo, pode-se citar a anorexia nervosa, a bulimia, a obesidade. Todas essas características da cultura têm elevado potencial estressor e, dessa forma, constituem potenciais fatores de adoecimento.

Quando o ser humano enfrenta uma situação estressante, passada ou presente, a memória armazena essa informação. Caso a pessoa se defronte novamente com uma situação parecida – identificada pela emoção como semelhante –, seu organismo será capaz de responder prontamente, com base na ativação dos mecanismos de resposta armazenados.

Quando se experimentam situações estressantes para as quais não se dispõe de capacidade de lidar diretamente naquele momento, a mente registra esses acontecimentos na memória inconsciente (como pensamentos reprimidos), de forma desorganizada, por meio de um acúmulo caótico de múltiplas imagens, sensações e emoções. Entretanto, ainda que de modo inconsciente, há resposta no nível orgânico, que pode manifestar-se por sinais e sintomas, mais ou menos organizados.[36]

Entre os distúrbios orgânicos diretamente associados ao estresse crônico, destacam-se os cardiovasculares (doença coronariana, hipertensão arterial, arritmias); digestivos (síndrome dispéptica, úlcera péptica, intestino irritável, colite ulcerosa, doença de Crohn); endócrinos (hiper ou hipotireoidismo, síndrome de Cushing, diabetes); dermatológicos (prurido, hiperidrose, urticária, dermatomiosite, alopecia areata, psoríase, herpes, vitiligo); autoimunes (lúpus, artrite reumatoide, etc.); respiratórios (asma, rinite alérgica, entre outros); e dores crônicas (lombalgias, cefaleias, fibromialgia). Além desses, podem-se citar os distúrbios sexuais, a dependência química, os transtornos alimentares, entre outros.[37,38]

Estresse, família e doença

A relação entre eventos estressantes e doença configura um tema de grande relevância, em especial para os médicos de família, visto que pesquisas sobre estresse e suporte familiar mostram a poderosa influência da família na saúde e na doença. Esses estudos evidenciam que a família é, em geral, a fonte mais importante tanto de estresse como de apoio social na vida das pessoas. Ou seja, ela constitui a principal fonte de influência sobre a saúde e a doença de seus membros.[36]

Holmes e Rahe desenvolveram uma escala de eventos comuns na vida solicitando amostras aleatórias da população para classificar quão estressante achavam cada um desses 43 eventos. Muitos estudos retrospectivos utilizaram essa escala e mostraram que o desenvolvimento de uma ampla e diversa faixa de doenças é precedido por um aumento nos eventos estressantes para a pessoa, especialmente nos seis meses que antecederam o aparecimento da patologia ou do agravo. A maioria dos eventos na escala de Holmes e Rahe ocorre na família, e 10 dos 15 eventos considerados mais estressantes são eventos familiares.[36]

Saúde e adoecimento sob a ótica da complexidade e da integralidade biopsicossocial

Para refletir sobre o conceito de saúde e doença sob a ótica do paradigma da complexidade, importa considerar desde o primeiro momento que tal conceito diz respeito aos seres humanos, às pessoas, como totalidade biopsicossocioespiritual e não apenas a agentes produtivos, reduzidos a um corpo e ao funcionamento de suas partes.

Nessa lógica, a saúde representa um suporte para que o ser humano percorra, com o maior grau possível de autonomia, sua trajetória de vida. Uma vida que ganha sentido a partir das relações que estabelece com os outros seres humanos, com os outros seres vivos, com o meio social e com o meio ambiente.

O ser humano é uma totalidade biopsicossocioespiritual, e seu estado de saúde é inseparável da integração entre essas dimensões. Viver em boa saúde remete à preservação da autonomia do indivíduo singular e integrado frente às contingências vivenciadas pela pessoa como sujeito-social.

Nesse sentido, a própria noção de saúde torna-se relativizada pela visão, pelas aspirações e pelas perspectivas alimentadas pela pessoa, perdendo o caráter supostamente objetivo – centrado no conceito de normalidade – com que a fisiologia positivista a distinguia, ao mesmo tempo em que informava e servia de suporte para as ações desenvolvidas pela medicina científica.[39]

Desse modo, o adoecimento humano é histórico, compreendendo sentido e significados para a pessoa, para a sua família e o seu respectivo círculo de amigos, enfim, para a sociedade.[2]

> [...] o doente é uma frase da história do sofrimento humano, mas indissociável do texto completo. Como tal é o representante biológico de uma faixa da história da humanidade e é o que se desorganizou em situações críticas de adaptação.[40]

O objetivo terapêutico da medicina não mais se resume em reconstituir a normalidade anatomofisiológica do corpo, como postula a vertente da medicina cientificista, porquanto é a autonomia comprometida que importa resgatar. A autonomia, por sua vez, decorre da preservação da integralidade biopsicossocioespiritual do ser humano, cuja vida e – por que não? – cuja morte transcendem as moléculas, as células e os órgãos do seu corpo. Não é o aparelho sensitivo que sente frio, fome, sede ou dor; não são tecidos e órgãos que caem doentes e se sentem limitados ou ameaçados de paralisia ou morte; não são eles que morrem de medo, alegria ou dor.

CONCLUSÃO

A MFC tem sido adotada em muitos países para fazer frente aos problemas decorrentes da excessiva fragmentação do cuidado médico. A transição da hegemonia no campo dos paradigmas em saúde, com a crescente importância da concepção biopsicossocioespiritual a respeito dos fenômenos que envolvem o processo saúde-doença, tem contribuído para a consolidação da MFC como especialidade médica que se ocupa, prioritariamente, das questões situadas no campo da APS.

Entretanto, importa reconhecer que esse paradigma, que gira em torno da noção de integralidade a respeito dos fenômenos atinentes à saúde humana, ainda não assumiu uma posição hegemônica no contexto dos sistemas de saúde. Isso afeta a prática da especialidade, que não raramente se vê na contingência de enfrentar incompreensões, desconfianças e preconceitos que persistem em alguns círculos acadêmicos, assistenciais e políticos, bem como em setores da mídia e da própria opinião pública. Nesse cenário, é fundamental que o especialista em MFC domine conhecimentos, habilidades e atitudes coerentes com o progresso científico que vem ocorrendo no âmbito desse novo paradigma e contribua para seu desenvolvimento contínuo.

Em suma, torna-se necessário desenvolver, aperfeiçoar e empregar estratégias, métodos e técnicas de abordagem em saúde coerentes com o paradigma da integralidade biopsicossocioespiritual, tanto no que diz respeito à prática clínica, com base na abordagem centrada na pessoa, quanto em termos de abordagem familiar e abordagem comunitária (ver Caps. 35, Abordagem familiar, e 38, Abordagem comunitária, respectivamente). A partir desta concepção, espera-se que o médico de família e comunidade possa empregar métodos, tecnologias e instrumentos adequados nos campos da promoção, proteção e recuperação da saúde, tornando-se capaz de superar práticas mecanicistas, descabidas no plano dos cuidados de saúde primários, e, finalmente, transformar-se em agente de mudança comprometido com os princípios da universalidade, da integralidade e da equidade em saúde, categorias inseparáveis das noções de justiça e desenvolvimento social.

REFERÊNCIAS

1. Freeman T. Manual de medicina de família e comunidade de McWhinney. 4. ed. Porto Alegre: Artmed; 2018.

2. Rodrigues RD. A crise da medicina: prática e saber [dissertação]. Rio de Janeiro: UERJ; 1979.

3. Capra F. O ponto de mutação. 22. ed. São Paulo: Cultrix; 1999.

4. Capra F. A teia da vida. 9. ed. São Paulo: Cultrix; 2000.

5. Boff L. A opção terra: a solução para a terra não cai do céu. Rio de Janeiro: Record; 2009.

6. Foucault M. O nascimento da clínica. 5. ed. Rio de Janeiro: Forense Universitária; 1998.

7. Flexner A. Medical education in the Unites States and Canada: a report to the Carnegie Foundation for the advancement of teaching. New York; 1910.

8. Camargo Jr KR. Racionalidade médica: os paradoxos da clínica [dissertação]. Rio de Janeiro: UERJ; 1990.

9. Rodrigues RD. Hospital universitário no Brasil contemporâneo: dilemas e perspectivas ante o processo de consolidação do SUS: 1999 [tese]. Rio de Janeiro: UERJ; 1999.

10. Landmann J. Medicina não é saúde: as verdadeiras causas da doença e da morte. Rio de Janeiro: Nova Fronteira; 1983.

11. Illich I. A expropriação da saúde: nêmesis da medicina. Rio de Janeiro: Nova Fronteira; 1975.

12. Anderson MIP, Rodrigues RD. Formação em medicina de família e comunidade. Cad ABEM. 2008;4:30-7.

13. Rodrigues RD, Anderson MIP. Integralidade e modelo biopsicossocial na prática do médico de família e comunidade e na atenção primária à saúde. In: Knupp AD, Umpierre RN, organizadores. Programa de Atualização em Medicina de Família e Comunidade (PROMEF). Porto Alegre: Artmed; 2011. ciclo 6, módulo 3.

14. World Health Organization. Report of the International Conference on Primary Health Care: declaration of Alma-Ata. International Conference on Primary Health Care; 1978 sept 6-12; Geneva; 1978.

15. Castiel DC. O buraco e o avestruz: a singularidade do adoecer humano. São Paulo: Papirus; 1994.

16. Morin E. Ciência com consciência. Rio de Janeiro: Bertrand Brasil; 1996.

17. Maturana H, Varela F. A árvore do conhecimento. Campinas: Workshopsy; 1995.

18. Arias P, Arzt E, Bonet J, organizadores. Estrés y procesos de enfermedad: psiconeuroimunoendocrinologia: modelos de integración mente-corpo. Buenos Aires: Biblos; 1998.

19. Herrera M, Julián A. Psiconeuroimunologia para la práctica clínica. Santiago de Cali: Universidad del Valle; 2009.

20. Dahlke R. A doença como linguagem da alma: os sintomas como oportunidade de desenvolvimento. São Paulo: Cultrix; 2012.

21. Engel GL. The clinical application of the biopsychosocial model. Am J Psychiatry. 1980;137(5):535-44.

22. Engel GL. The need for a new medical model: a challenge for biomedicine. Science. 1977;196(4286):129-36.

23. Deveza M. Médicos para o Ano 2000? [dissertação]. Rio de Janeiro: UERJ; 1983.

24. Ader R, Cohen N. Behaviorally conditioned immunosuppression. Psychosom Med. 1975;37(4):333-40.

25. Novack DH, Cameron O, Epel E, Ader R, Waldstein SR, Levenstein S, et al. Psychosomatic medicine: the scientific foundation of the biopsychosocial model. Acad Psychiatry. 2007;31(5):388-401.

26. Candace P. Conexão mente, corpo, espírito para seu bem-estar. São Paulo: Pro-Líbera; 2009.

27. Astin JA, Shapiro SL, Eisenberg DM, Forys KL. Mind-body medicine: state of the science, implications for practice. J Am Board Fam Pract. 2003;16(2):131-47.

28. Bush DE, Ziegelstein RC, Tayback M, Richter D, Stevens S, Zahalsky H, et al. Even minimal symptoms of depression increase mortality risk after acute myocardial infarction. Am J Cardiol. 2001;88(4):337-41.

29. Abramson J, Berger A, Krumholz HM, Vaccarino V. Depression and risk of heart failure among older persons with isolated systolic hypertension. Arch Intern Med. 2001;161(14):1725-30.

30. Wolko P, Eisenberg DM, Davis R, Phillips R. Use of mind-body therapies, result of a national survey. J Gen Intern Med. 2004;19(1):43-50.

31. Ballone GJ. Da emoção. In: Ballone GJ, Ortolani IV, organizadores. Da emoção à lesão: um guia de medicina psicossomática. 2. ed. São Paulo: Manole; 2007.

32. Perestrello D. A medicina da pessoa. 5. ed. Rio de Janeiro: Atheneu; 2006.

33. Kumar N. The relationship between physical & mental health: co-occurring mental & physical disorders. Indian J Med Res. 2004;120(5):434-6

34. Ramalho Z. Vila do Sossego. 1978.

35. Selye H. The general adaptation syndrome and the diseases of adaptation. J Allergy. 1946;17(6):231,289,358.

36. Rakel D, Shapiro D. Mind and body medicine. In: Rakel RE, Rakel DP, editors. Textbook of family medicine. 6th ed. Philadelphia: Saunders; 2002

37. Bonet J, Luchina C. El estrés, la integración central de la respuesta y el sistema de respuestas neuroinmunoendócrinas. In: Arias P, editor. Estrés y procesos de enfermedad. Buenos Aires: Biblos; 1998.

38. Herrera M, Julián A. Psiconeuroimunologia para la práctica clínica. Santiago de Cali: Universidad del Valle; 2009.

39. Canguilhem G. O normal e o patológico. 2. ed. Rio de Janeiro: Forense Universitária; 1982.

40. Eksterman A. O clínico como psicanalista [Internet]. Rio de Janeiro: Santa Casa de Misericórdia do Rio de Janeiro; 1978 [capturado em 13 nov. 2017]. Disponível em: http://www.medicinapsicossomatica.com.br/doc/clinico_como_psicanalista.pdf.

CAPÍTULO 10

Consultas terapêuticas, linguagem, narrativa e resiliência: fortalecendo a prática clínica da integralidade do médico e da medicina de família e comunidade

Maria Inez Padula Anderson
Ricardo Donato Rodrigues

Aspectos-chave

▶ A prática médica, nas últimas décadas, tem sido associada à ineficácia, à iatrogenia e ao aumento de custos sem precedentes na assistência à saúde. Esses problemas podem ser atribuídos, em grande parte, ao modelo de atenção hospitalocêntrico que ainda domina a formação médica e valoriza as especialidades focais, em detrimento das generalistas, para cuidar das necessidades de saúde da maioria da população.

▶ Outro aspecto, relacionado aos problemas anteriores, é o uso irracional e abusivo de tecnologias duras para dar conta do processo diagnóstico e terapêutico, na pretensão equivocada de substituir a prática clínica de excelência, constituída pela anamnese e pelo exame físico cuidadoso e, especialmente, pela sólida relação médico-pessoa.

▶ A simples expansão quantitativa de unidades de atenção primária à saúde (APS) não será suficiente para dar conta do desafio de cuidar com eficácia dos problemas de saúde da atualidade. O perfil de morbimortalidade mudou, e a população já não adoece ou morre majoritariamente devido a doenças infecciosas e parasitárias. Nos dias de hoje, as pessoas vivem mais, adoecem mais e acumulam doenças sob a influência de múltiplos fatores, como a violência, a poluição ambiental, o estresse, a obesidade, entre outras condições.

▶ Nesse cenário, é necessário rever as práticas em saúde baseadas no paradigma anatomoclínico, que conformou o saber médico desde os primórdios da era científica. Esse paradigma, de base cartesiana e que dirige o olhar e a ação do médico e outros profissionais de saúde para as partes e os fragmentos do corpo, descontextualizados do todo, não dispõe de elementos suficientes para dar conta da complexidade envolvida nos processos de saúde e adoecimento, em especial no âmbito da APS.

▶ A medicina de família e comunidade (MFC), mais do que qualquer outra especialidade médica, tem importante papel a cumprir na revisão e na adoção de novas práticas em saúde. Para tanto, deve-se debruçar nos estudos que têm sido desenvolvidos, especialmente a partir da década de 1970, os quais, sob a ótica dos fenômenos complexos e da integralidade biopsicossocial, têm trazido nova luz ao modo de compreender e atuar na saúde e no adoecimento. Dispomos hoje de uma série de ferramentas e métodos que potencializam a utilização do método clínico centrado na pessoa (MCCP), base da abordagem clínica da MFC. Este capítulo representa um esforço na apresentação destas possibilidades.

Caso clínico

João, 45 anos, tem histórico familiar importante para doença isquêmica do miocárdio. É programador, trabalhou até há cinco dias em uma empresa de informática. Foi demitido devido à contenção de despesas. Casado, com dois filhos pequenos, um deles recém-nascido, opta por não contar para sua esposa que foi despedido. Passou os três primeiros dias na rua, buscando emprego, sem sucesso. Nos dois últimos dias, muito desanimado, começou a beber durante o dia, chegando em casa mais tarde do que o usual. Também voltou a fumar. O relacionamento com a esposa se complica. Hoje, quando saiu de casa pela manhã, começou a apresentar taquicardia e sentimento de angústia, com sensação de opressão precordial. Resolve procurar uma unidade de atenção primária, uma equipe da Estratégia Saúde da Família (ESF). Paulo, o médico de família e comunidade da equipe, recebe João na porta do consultório, convida-o para sentar, se apresenta e pergunta: "Bom dia, João, em que posso lhe ajudar hoje?". João abaixa a cabeça, cala e começa a chorar. A seguir, ainda em meio a soluços, diz: "Desculpe, nunca chorei assim antes. Aliás, não costumo chorar". Paulo emudece também e se pergunta: "E agora? O que posso fazer para ajudar João? Hoje, e nos próximos encontros?".

A emergência do paradigma biopsicossocial abre uma perspectiva real para a instituição de políticas e práticas voltadas para a reorientação do modelo assistencial, bem como da educação e da pesquisa na área da saúde. Para isso, o foco da atenção deve ser deslocado da abordagem biotecnológica das doenças para o cuidado de saúde das pessoas, à luz dos preceitos da integralidade e do paradigma complexo, cujos conceitos foram sintetizados no Cap. 9, Complexidade e integralidade na MFC e na APS: aspectos teóricos.

Entretanto, na experiência dos autores deste capítulo, apesar do sentimento e da consciência, no sentido de reconhecer a necessidade de adotar novas práticas e abordagens, muitos médicos de família e comunidade se sentem com poucas competências e ferramentas para tanto. Por vezes, escutamos: "Apliquei o genograma, mas nada mudou". Ou, mais frequentemente: "O que faço com os dados dos aspectos psicossociais que são coletados a partir de uma consulta centrada na pessoa?", "Sei obter a informação, mas não sei o que fazer com ela". Ou ainda: "De que vai adiantar abordar os aspectos psicossociais se a pessoa já tem uma doença orgânica instalada?"

Avalia-se que conhecer e utilizar ferramentas e métodos coerentes com o paradigma biopsicossocioespiritual será um caminho estratégico para capacitar o especialista em MFC para abordar com mais eficácia e eficiência as necessidades de saúde das pessoas, das famílias e das comunidades, no âmbito dos cuidados primários.

É possível observar que a adoção do MCCP tem trazido melhoria relevante na comunicação, na forma de cuidado mais gentil, bem como na troca de informações – que se fazem de maneira mais fluida – no momento da prescrição ou investigação diagnóstica. Entretanto, observa-se, muitas vezes, que a noção de doença utilizada neste método não se modificou, seja para o médico, seja para o paciente, persistindo sob a lógica anatomoclínica, como se esta não necessitasse ser modificada. Ou seja, doença ainda continua sendo uma manifestação orgânica da *Classificação internacional de doenças* (CID) que o médico enquadra após o relato do sofrimento do paciente. Os parâmetros epidemiológicos que orientam o processo diagnóstico ou terapêutico permanecem ainda bastante calcados em pesquisas da epidemiologia quantitativa e positivista, mesmo se considerarmos as evidências da prevenção quaternária. Assim, deixa pouca margem para a adoção de condutas pautadas em outro embasamento científico, como seria o caso do paradigma da integralidade biopsicossocioespiritual que dá sustentação ao entendimento do processo saúde-adoecimento como fenômeno complexo.

É como se permanecessem duas compreensões que coabitam, mas se mantêm separadas por duas lógicas, duas racionalidades: *illness* e *disease*, cada uma com seu modelo explicativo diferenciado, apesar de ocorrer na mesma pessoa, no espaço de uma relação que se revela dicotômica.

Nesta perspectiva, este capítulo tem como objetivo central provocar uma reflexão sobre a prática clínica do especialista em MFC considerando um determinado entendimento do que seja saúde e adoecimento, além de trazer e refletir sobre métodos e ferramentas do campo do paradigma da integralidade biopsicossocial, que têm potencial para empoderar a prática clínica cotidiana do médico de família e comunidade e podem ser utilizados no âmbito da consulta médica na APS.

Parte-se do princípio de que não é a doença que deve ser explorada e abordada, e sim o processo de adoecimento e seu modelo explicativo, entendidos como fenômeno complexo e intimamente ligados à própria vida da pessoa e suas inter-relações – da pessoa com ela mesma (dimensão existencial) – de sua vida familiar e sua dinâmica social. Pretende ser um elemento diferenciado para que o médico de família desenvolva conhecimentos, habilidades e atitudes para ampliar seu leque diagnóstico e terapêutico neste contexto.

Praticando a medicina da integralidade biopsicossocioespiritual

> O "corpo como máquina" é substituído por uma nova metáfora – a mente corporificada – e nossa nova linguagem fala da mente-corpo, ou biomente, não o corpo e a mente.[1]
>
> A doença [...] não é algo que vem de fora e se superpõe ao homem, é sim um modo peculiar de as pessoas se expressarem em circunstâncias adversas. É, pois, como suas várias outras manifestações um modo de existir, ou melhor, de coexistir, já que, propriamente, o homem não existe, coexiste. E como o ser humano não é um sistema fechado, todo o seu ser se comunica com o ambiente, com o mundo [...][2]

As práticas da integralidade devem estar fundamentadas na definição ampliada de saúde, que, para além dos parâmetros biológicos, inclui, principalmente, o sentido e a qualidade da própria existência. Neste sentido, saúde será aquilo que permite que cada pessoa viva um projeto de vida com sentido e significados pessoal e para a comunidade a qual pertence. Abordar as pessoas a partir deste conceito de saúde, e da própria dimensão histórica do processo saúde-adoecimento, demanda um determinado olhar, uma vez que é o olhar que orienta a ação. Olhar o sofrimento e o adoecimento humano sob a lógica cartesiana da medicina anatomoclínica, quer se queira ou não, continuará repercutindo na prática do profissional, não importa quantos novos métodos ele possa aprender.

Avalia-se que é necessário, primeiro, olhar e entender o adoecimento sob a lógica da complexidade e, a partir daí, utilizar ferramentas e métodos diferenciados, dotados de plasticidade suficiente, para serem usados tanto no nível individual quanto no coletivo, que possam reconduzir a pessoa, sua família e a própria sociedade ao centro do cenário da prestação de serviços.

Essa compreensão é indispensável para o desenvolvimento das competências necessárias ao especialista da APS, especialmente no âmbito da clínica. Nesse caso, não basta ao médico de família e comunidade diagnosticar a doença de uma pessoa. Torna-se necessário, primeiro, desconstruir a noção de doença e dos seus mecanismos fisiopatológicos explicados pelo modelo anatomoclínico. É preciso conhecer os princípios da nova biologia, a partir de estudos do campo das novas ciências. Sugere-se, para isso, rever o Cap. 9 e ler estudos de autores como Engel, Maturana, Varella, Ader, Antonio Damasio, alguns dos quais fazem parte das referências bibliográficas deste capítulo. Recomenda-se, especialmente, ler e reler Ian McWhinney, destacando dois artigos curtos (editoriais), mas emblemáticos, neste contexto: "The importance of being diferent: transcending the mind-body fault line"[1] e "The importance of being different: the marginal status of family medicine".[3]

Parece que estes passos são, de fato, importantes para que cada médico de família possa (re)aprender o conceito de saúde e (re)orientar o seu método clínico, em que os protocolos passarão a ter um valor cada vez mais relativo. Este é um processo difícil, como é a própria prática médica, mas parece fundamental. Nestas condições, o médico de família poderá ampliar o diagnóstico biomédico da doença e, mais importante, poderá captar e abordar terapeuticamente, incluindo na sua prática clínica, os fatores ou condições que influenciam o processo saúde-adoecimento em sua complexidade.

A incorporação destes conhecimentos sobre a nova biologia (que, por sua vez, é acompanhada de uma nova noção de fisiopatologia, sobretudo a partir das bases científicas da psiconeuroimunoendocrinologia) pode dar ainda maior robustez ao MCCP, em especial em relação aos seus componentes 1 e 2 (ver Cap. 15, Consulta e abordagem centrada na pessoa). Isso deve ser alcançado, especialmente, para incrementar a competência do médico de família e comunidade em relação à abordagem dos componentes psicossocioafetivos do processo saúde-adoecimento, que têm papel importante e fazem parte da grande maioria dos processos de adoecimento encontrados no âmbito da APS.

Vale salientar que essas práticas não são excludentes ou substituíveis à terapêutica farmacológica ou outras medidas gerais visando à mudança de hábitos alimentares e de estilo de vida, quando for o caso. Importa realçar, no entanto, que a terapêutica farmacológica no âmbito da MFC deve levar em conta os preceitos da prevenção quaternária (ver Cap. 31, Prevenção quaternária: primeiro não causar dano), conceito cuja aplicação se pode adaptar e estender ao campo das tecnologias diagnósticas e consequente prevenção de diagnóstico de doenças inexistentes que acompanham resultados falso-positivos de exames complementares, bem como sobrediagnósticos.

Os próximos tópicos deste capítulo são dedicados a exemplificar alguns cenários e práticas relacionadas aos conceitos delineados e têm o propósito de contribuir para ampliar as competências clínicas do especialista em MFC.

Consultas terapêuticas: o médico de família e comunidade e a abordagem psicoterapêutica

> O fármaco mais usado e o menos conhecido no âmbito da clínica é o próprio médico; é urgente e fundamental estudarmos as propriedades e a farmacologia desse remédio.[4]

Neste campo, avalia-se que a primeira autoconstatação que deva ser pontuada por parte de cada médico de família e comunidade é a necessidade de incrementar seus próprios conhecimentos no campo da psicologia da pessoa e do entendimento da psique humana. Isso porque a relação entre pessoas é transpessoal e de *per se* é uma relação viva. Todo ato médico é, consequentemente, um ato vivo, por mais que se lhe queira emprestar um caráter exclusivamente "técnico". Neste contexto, não existe ato puramente diagnóstico. Todas as atitudes do médico repercutem sobre a pessoa adoecida e terão significado terapêutico ou antiterapêutico segundo as vivências que despertarão no paciente [pessoa] e nele, médico.[2]

Diferentemente da prática da medicina cartesiana, a prática da medicina biopsicossocial exige que o médico de família desenvolva competências no campo da abordagem psicoterapêutica. Vale dizer, todo médico, ainda que não se dê conta, ao consultar pessoas, estará necessariamente praticando certa abordagem psicoterápica, tantas vezes realizada de maneira aleatória e empírica, para não falar, iatrogênica. Segundo Perestrello, "[...] por meio do que diz e do que não diz, do que faz e do que não faz, do que expressa ou não expressa em sua fisionomia, o médico está fazendo psicoterapia, boa ou má, mas a estará praticando."[2]

Realizar uma abordagem psicoterápica na prática da medicina biopsicossocial equivale a dizer uma obviedade: que o médico abordará a pessoa na sua integralidade e totalidade, e não fragmentos do seu corpo. A abordagem clínica do médico de família deve envolver, então, ações diagnósticas e terapêuticas que integram a saúde física/existencial/emocional/psíquica/mental.

Essa abordagem é, em última análise, estruturante do processo de cuidado e não estará limitada a uma técnica específica; perpassará todo o cuidado médico. Por isso, constitui um dos pilares da prática da MFC.[5]

Do mesmo modo que o médico de família e comunidade compartilhará ou desenvolverá planos terapêuticos conjuntos com outros especialistas sobre a abordagem de pessoas que necessitem alguma avaliação mais específica em relação a problemas orgânicos focais, assim também o fará para problemas de ordem psicoafetiva, sempre que necessário. Entretanto, isso não exclui a necessidade de o médico de família dominar os fundamentos da abordagem psicoterápica sob pena de comprometer a eficácia das próprias ações no nível da APS, dadas a interface, a frequência e a multiplicidade dos fatores biopsicoafetivos presentes e entrelaçados no processo saúde-adoecimento. Ressalta-se que não apenas o médico de família tem suas bases de formação no paradigma cartesiano. Assim também é para psiquiatras, psicólogos, enfermeiros, enfim, a hegemonia do paradigma anatomoclínico perpassa a saúde como um todo, incluindo outras especialidades e disciplinas desta área. É importante que o médico de família tenha discernimento para considerar que seu conhecimento pode ser pequeno neste campo, mas é assim também para a grande maioria dos profissionais, sobretudo os especialistas mais focais e que, como os psiquiatras, tiveram sua formação centrada em hospitais ou em ambulatórios secundários. Estamos todos aprendendo e, por vezes, por força da prática, desenvolvemos, como médicos de família, um conhecimento bastante específico sobre isso, que pode ajudar a todos, mas que não valorizamos. McWhinney nos ajuda neste conceito:

> Na prática clínica, internistas e cirurgiões normalmente não exploram as emoções, e os psiquiatras não examinam o corpo. Uma vez que a prática da medicina de família se define em termos de relações, ela não pode se dividir dessa maneira. Sem esta barreira artificial, a relação entre paciente e médico pode se desenvolver através de muitos encontros para todos os tipos de enfermidades. Ao examinar e atender o corpo, também atendemos a mente. Os estados mentais são expressos na postura, movimento e tônus muscular, e examinar o corpo pode desencadear a expressão do sentimento. Para a maioria de nós, eu suspeito, é uma questão de ouvir, apoiar, tranquilizar, encorajar a expressão de sentimentos e a reinterpretação de percepções que chamamos de terapia cognitiva. Isso é algo que fazemos para todos os pacientes, não só para aqueles com doença psiquiátrica.[1]

Ainda neste campo, é importante considerar que a cultura das escolas médicas, centrada em algumas especialidades em detrimento de outras, traz um desafio inicial que é o de suplantar a falta de formação no campo da psicologia e da psiquiatria nos cursos de medicina. De modo geral, ao sair da faculdade, os novos médicos têm mais facilidade de diagnosticar e tratar diabetes melito, do que abordar e cuidar de pessoas com ansiedade disfuncional. Entretanto, em boa parte das vezes, a segunda é mais prevalente e faz parte da matriz explicativa da primeira. Vale lembrar que o médico de família deve, por princípio, ser resolutivo para os problemas mais prevalentes de saúde das pessoas. Isso, naturalmente, abrange os problemas de saúde mental, de elevada prevalência, em que o médico de família e a equipe têm acesso a uma gama privilegiada de oportunidades de cuidado (no nível individual, familiar e comunitário) e pode atuar com elevada capacidade resolutiva na abordagem da grande maioria dos problemas que se apresentam nestas e em outras formas de adoecimento na APS.

De acordo com Eksterman, o clínico deve, inclusive, desenvolver uma abordagem de cunho psicanalítico. Segundo o autor, essa prática se impõe na medida em que novos horizontes médicos se abriram, expandindo-se para a intimidade psicológica, na gênese da personalidade, por um lado; e, por outro, para a relação do homem com o mundo, nas suas matrizes sociais.[6]

Eksterman pondera que o médico sempre se preocupou com o doente, mas dentro de uma relação humana, fora do âmbito científico. Segundo ele, a psicanálise colocou o doente no centro da atenção médica, na medida em que evidenciou a historicidade do homem como problema de saúde, seja ao moldar personalidades pré-mórbidas, seja ao organizar modelos adaptativos patogênicos. Lembra o autor que o que caracteriza e faz do indivíduo uma pessoa é justamente a sua história:

> A introdução da historicidade como problema médico geral criou uma nova perspectiva para o raciocínio diagnóstico. A anamnese, como aspecto fundamental do diálogo médico-paciente, tem servido ao propósito de, com os achados dos exames físico e laboratorial, compor um quadro clínico, cujas características devem conduzir a um diagnóstico. A nova perspectiva transforma o próprio relato em foco de análise e diagnóstico. O resultado final apresenta o diagnóstico histórico do doente, do médico e da relação entre os dois. Dois vínculos, desta forma, são estabelecidos entre médico e paciente: o que deriva do quadro clínico e o que deriva do relato. O primeiro compõe a observação clínica e pertence à área visual da relação; o segundo compõe o diálogo e pertence à área auditiva da mesma relação.[6]

O autor ainda chama a atenção para a importância de que o relato do doente, dentro de um campo próprio de diálogo com o médico, só é possível se o que se diz possa fazer sentido. Segundo ele, esse campo de diálogo é, ao mesmo tempo, o campo de diagnóstico.[6] A psicanálise do relato configuraria uma nova dimensão da prática clínica, com valorização dos aspectos conotativos do relato, ou seja, fatos ou palavras que passam a ter significado em função do texto global no qual estão inseridos. Os fatos estabelecem entre si relações de significado, sem desprezar seus eventuais vínculos causais.

Para fazer um diagnóstico com base na avaliação do relato, é necessário ouvir e compreender por meio deste, exposto dentro de um diálogo, a história da pessoa. De acordo com o mesmo autor, habitualmente, o clínico encontra certas dificuldades em realizar e valorizar a história do indivíduo.

> Antes de tudo, porque não ouve o paciente para saber o que ele diz, mas para saber o que ele tem. E com isso não o ouve. Assim, o clínico não escuta relatos; ouve informações. [...] Não consegue aceitar, enfim, que o relato já seja um sintoma e não um guia para o diagnóstico. Em outras palavras, a doença já está no próprio relato, como pode estar no coração, no fígado, nos rins, etc.[6]

Eksterman avalia que recursos oriundos da psicanálise, em geral, ajudam os médicos a compreenderem as ligações sutis entre a história da pessoa e suas patologias. Além disso, ajudam a atribuir significado aos sintomas e a avaliar os tipos de vínculo que são estabelecidos entre o médico e a pessoa. Assim, aos olhos desse autor, os aspectos básicos da psicanálise devem estar ao alcance de qualquer médico e, de alguma forma, deve-se facilitar o acesso aos conhecimentos do mundo inconsciente, mas isso não quer dizer que "[...] o clínico vá se tornar um psicanalista, mas que tenha condições de analisar sua prática".[6]

A conduta do médico pode alterar completamente a história da doença, com repercussões principalmente no seu tratamento e na sua evolução. Por sua palavra ou por sua omissão, uma grande chance existencial acontece ou é perdida, às vezes, para sempre. Um aspecto importante nesse contexto é a capacidade do médico saber como fazer a indagação adequada sobre os eventos estressantes que circundam o adoecimento – uma indagação sócio-histórica, como sugere Caldeira.[7]

Eksterman destaca a importância do estudo e de formas de desenvolvimento profissional contínuo para o domínio de competências no campo da abordagem psicoterapêutica. A interconsulta, a consulta conjunta clínico-psicológica e os espaços de reflexão por meio de atividades, como as discussões de casos na perspectiva da complexidade e os grupos Balint, são exemplos de atividades práticas capazes de propiciar essa capacitação.[6]

Avalia-se que o médico de família só pode compreender o adoecimento das pessoas sob seus cuidados se mantiver o foco na individualidade que as caracteriza: o histórico, os mundos pessoal, familiar, social e cultural das pessoas, as famílias e a comunidade que assiste. Para tanto, essas dimensões devem ser, paulatina e progressivamente, incorporadas e apreendidas pelo médico de família. Isso permite manter a individualização (e a não padronização) dos processos de cuidado, porque permite emergir um modelo explicativo mais coerente para estabelecer a hipótese diagnóstica, a situação de saúde e as propostas de ação e intervenção terapêutica. Vale ressaltar que o médico de família não deve ter a pretensão de, em uma única consulta, querer fazer o diagnóstico e o prognóstico e ainda oferecer sugestões sobre a vida da pessoa, da qual, certamente, sabe muito pouco.[5] O suposto "poder" de cura de uma intervenção medicamentosa deve ser substituído pelo potencial poder de uma forma de cuidado, cujos resultados costumam ser processuais, muitas das vezes distantes do momento da consulta inicial, mas com efeitos mais duradouros e independentes.

A seguir, apresentamos três dos elementos essenciais e estruturantes para dar sustentação ao desenvolvimento das "Abordagens terapêuticas" no campo da medicina biopsicossocial: a linguagem, a narrativa e a resiliência. Para cada um destes tópicos, são apresentadas as justificativas e exploradas algumas formas de manejo, ainda que de forma não exaustiva, pois isso não seria possível no contexto de um capítulo.

Iniciamos com a linguagem e com a narrativa, ou seja, com a forma de expressar-se como pessoa e sua influência no processo saúde-adoecimento.

A narrativa, oportunamente falada e devidamente escutada, tem grande potencial de revelar o processo de adoecimento da pessoa e de ser base para que esta possa construir novas possibilidades de lidar com os problemas que estão na base do seu processo de adoecimento, ou seja, construir uma nova maneira de existir e resistir, ser mais resiliente e viver de forma mais saudável.

Expressar-se como processo diagnóstico e terapêutico

O homem é um ser (o único) que pode expressar-se por meio da linguagem. Existem diversas formas de expressão dessa linguagem, que, na perspectiva da medicina centrada na pessoa, se tornam especialmente importantes na abordagem diagnóstica e terapêutica no âmbito do paradigma da complexidade biopsicossocioespiritual.

Inicialmente, é importante que tenhamos consciência de que uma das principais formas de linguagem da pessoa é o seu próprio corpo. É por meio do corpo que expressamos nossas dores e alegrias, nossos afetos e desafetos, nossos cuidados e descuidos, nossa saúde e adoecimento. O corpo é a expressão concretizada do que somos, assim como o é cada molécula que compõe nossos órgãos e sistemas orgânicos. Em última análise, cada parte de nosso corpo permite expressar o nosso eu, atendendo nossas necessidades de manutenção da vida, seja produzindo os elementos essenciais que permitem o funcionamento do nosso corpo-mente, seja reagindo aos sentimentos e emoções que nos movem. Cada órgão tem sua função nestes dois sentidos.

Talvez a expressão mais fácil para entender isso sejam os olhos e as lágrimas, em sua função conjunta para nos permitir a visão. A lágrima é um fluido composto por água, sais minerais, proteínas e gordura, tem diferentes composições, dependendo do motivo pelo qual é produzida, mas sua principal função é proteger os olhos. Os olhos são a nossa visão. A visão inclui a função do tálamo, que desempenha um papel importante na cognição (obtenção de conhecimentos) e na consciência, além de ajudar na regulação das atividades autônomas.[8]

Os olhos, então, têm sua fisiologia e fisiopatologia intimamente relacionadas às suas principais funções, desde as mais mecânicas às mais cognitivas. Os olhos são órgãos que nos permitem ver e aumentar a nossa compreensão da vida; quando olhamos, sentimos e reagimos; entramos em contato com as pessoas, expressamos nossos sentimentos. Muitas vezes, basta um olhar. As lágrimas emocionais manifestadas por uma lacrimação excessiva provocada por um sentimento ou por estresse emocional ou físico, presente ou passado, como saudade, raiva, sofrimento, aflição, felicidade, ou dor física, fazem parte desta expressão. Geralmente, esse tipo de lágrima não é secretado durante situações de combate ou de fuga, porque o sistema nervoso simpático inibe a secreção lacrimal. Lágrimas provocadas por emoções têm uma química diferente daquelas que funcionam para lubrificação ou defesa: elas contêm prolactina, hormônios à base de proteínas, hormônio adrenocorticotrófico e encefalina leucina, que é um analgésico natural. Em 2003, a fotógrafa Rose-Lynn Fisher mostrou, com o resultado de um projeto chamado "Topografia das lágrimas", que as lágrimas parecem distintas, mesmo que pertençam ao mesmo tipo. Nesse projeto, foram feitas diversas imagens microscópicas de mais de 100 diferentes tipos de lágrimas, dela mesma e de outras pessoas, que foram analisadas e depois classificadas de acordo com a sua topografia e o sentimento que as provocou.[9]

Como enxergamos e entendemos a lágrima? Os oftalmologistas, certamente, terão de entender as funções mecânica e química da produção da lágrima, saber se há problemas na sua produção, ou na sua via de excreção. Parece um equívoco que, como médicos de pessoas, fiquemos atentos à mesma noção fisiológica ou fisiopatológica, sem enxergar a totalidade de suas funções simbólicas e representativas.

Partindo deste exemplo, entendemos que o médico de família, na qualidade de terapeuta de pessoas, deve ampliar habilidades e recursos diagnósticos e terapêuticos que incrementem sua compreensão e ação no adoecimento. O que hoje entendemos como doença é, na realidade, uma expressão no corpo, do que somos como pessoa. Habitualmente, nosso corpo expressa o desequilíbrio que vivenciamos, podendo ser considerado, neste contexto, uma forma de comunicação para a pessoa e para seus cuidadores como um alerta sobre o qual é necessário parar, pensar e cuidar. Nesse sentido, a narrativa é um processo diagnóstico e terapêutico especialmente relevante.

O que aconteceria se fosse dada a oportunidade da pessoa falar ou expressar sobre sua dor antes dela "incorporar-se"? O que significa para o médico de família entender o adoecimento como uma forma de linguagem? O que aconteceria, caso soubesse, que, ao expressar suas dores e os fatores a ela associados, a pessoa poderia diminuir a chance de adoecer ou, até mesmo, fosse o seu expressar um "remédio" para tratar suas doenças?

O especialista em medicina de família e a equipe de APS são os profissionais que entram em contato com as razões primeiras, como os fatores mais envolvidos com o adoecimento humano, aqueles mais profundos, pertencentes ao seu universo pessoal e existencial, ao seu contexto familiar e social. Na Figura 10.1, podemos tentar expressar as influências – que interagem e se sobrepõem – no processo de adoecimento. Vale observar que todos os fatores envolvidos na raiz dos adoecimentos são acessíveis e acessáveis de forma diferenciada na APS. Temos uma responsabilidade maior do que os outros níveis do sistema em abordá-los. Quanto mais atuarmos nos fatores implicados na base do processo de adoecimento, quanto mais ações eficazes conseguirmos propor e executar neste nível, maior a chance de contribuirmos para evitar adoecimentos e otimizar a saúde das pessoas. Por isso, a relevância clínica do médico de família em estender esta abordagem clínica aos âmbitos familiares e coletivos, considerando que todos os espaços são importantes, porque, na perspectiva sistêmica, são interatuantes e potencializadores uns dos outros.

É preciso lembrar que tão importante quanto promover os espaços de fala e de escuta é saber o porquê, o como e o que fazer com essas ações. Senão, corre-se o risco de estar como aquele profissional que pede exames "de rotina" sem saber o porquê e, frequentemente, fica sem saber o que fazer com os seus resultados.

Linguagem

> O poder mágico da palavra está em que ela pode trazer à vida aquilo que estava sepultado no corpo.[10]

A linguagem é um processo mental de manifestação do pensamento e de natureza essencialmente consciente, significativa e orientada para o contato interpessoal. Apesar de o processo ser essencialmente consciente, é importante saber que o fluxo e a articulação da linguagem provêm de camadas mais profundas e não conscientes, como o subconsciente e o inconsciente.

Expressar-se por meio da linguagem permite à pessoa desenvolver a capacidade de organizar os pensamentos, inclusive aqueles que envolvem os eventos estressantes, trazendo à tona sensações, emoções ou mesmo memórias que estão colocadas em um nível inconsciente, portanto, ainda não elaboradas e refletidas, o que as torna passíveis de ressignificação, ou seja, há a possibilidade de adquirirem um novo sentido para a vida da pessoa.[11]

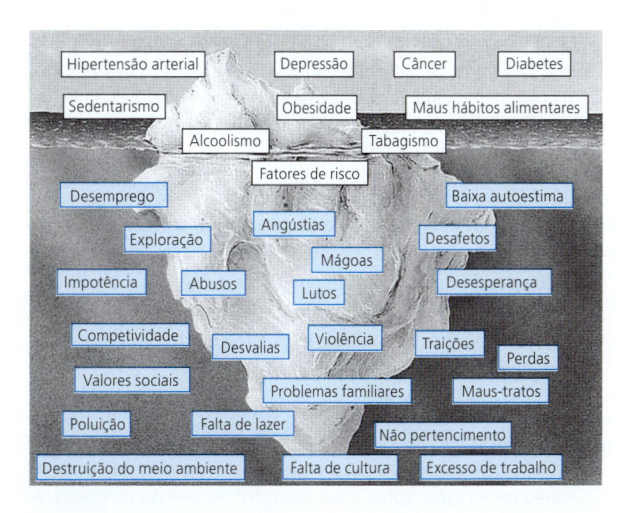

▲ **Figura 10.1**
Fatores de risco (estressores) proximais, individuais, familiares e comunitários.

Esse processo pode desarmar de modo eficaz os mecanismos adaptativos disfuncionais que, autonomicamente, atuam a partir do sistema nervoso autônomo (SNA) e do eixo hipotálamo-hipofisário. Este processo pode ser devidamente potencializado para que a pessoa possa ressignificar eventos ou experiências e também, por meio da reflexão, otimizar sua capacidade de lidar com estímulos estressantes ao longo da vida, favorecendo, portanto, o desenvolvimento da resiliência no plano individual.

Nesse contexto, pode-se avaliar o potencial iatrogênico inerente a um processo restrito de medicalização de sinais e sintomas, ainda que diante do diagnóstico de "doenças" consideradas mais organizadas. Em outras palavras, tal processo de medicalização equivale a "calar a emoção", transformando-se em gatilho capaz de acionar aqueles mecanismos adaptativos autonômicos disfuncionais pela ativação do SNA e do eixo hipotálamo-hipofisário. Neste campo, sobressai a potencialidade terapêutica de toda ação capaz de interferir positivamente na "descoberta" (no sentido de descortinar o que estava encoberto) acerca dos eventos estressantes, reais ou imaginários, que afligiam uma pessoa.

Para além da linguagem, a narrativa e seu potencial terapêutico

> Sonhamos em narrativa, sonhamos acordados em narrativa, lembramos, antecipamos, esperamos, esperançamos, desesperamos, acreditamos, duvidamos, planejamos, revisamos, criticamos, construímos, fofocamos, aprendemos, odiamos e amamos pela narração de histórias.[12]

Grandesso traz uma síntese emblemática sobre a importância da abordagem narrativa, especialmente em pessoas adoecidas:

> De acordo com um enfoque narrativo, vivemos nossas vidas através das histórias que construímos sobre os acontecimentos vividos nos múltiplos contextos de nossa existência e nos limites de nossa linguagem, nossa família e nossa cultura. Embora a experiência seja sempre infinitamente mais rica do que qualquer possibilidade de apropriação pelos nossos discursos, compreendemos que as narrativas têm a função de organizar a vida, determinando a forma como atentamos para os episódios da existência, compreendemos os acontecimentos vividos e construímos a visão que temos sobre nós mesmos. Como nos tornamos a pessoa que somos a partir de nossas relações e num processo sempre em aberto, as histórias de nossas vidas e nossas autobiografias são coautorizadas pelos múltiplos outros, presentes na nossa história que legitimam nossa identidade-em-contexto, conforme ressalta Sluzki. Contudo, em condições aviltantes de sofrimento, o sentimento desalentador de falta de perspectiva de mudanças contribui para um desempoderamento da pessoa, numa progressiva perda da autoria da própria história.[13]

Rita Charon, uma médica geral americana, considerada uma das referências mundiais em medicina narrativa, reforça esta posição quando diz: "Quanto mais grave a doença, maior a necessidade de o doente ser ouvido, o que muito raramente lhe acontece".[14] De forma sintética, explicita como inicia sua abordagem narrativa com as pessoas/pacientes:

> Hoje em dia, na primeira consulta, começo com duas frases: 'Vou ser a sua médica e, portanto, preciso saber muitas coisas sobre o seu corpo, a sua saúde e a sua vida. Diga-me, por favor, o que preciso saber sobre a sua situação'. Só preciso dizer isso. A primeira vez que utilizei essas minhas duas frases [continua ela], foi com um homem com dores no peito e nas articulações. Começou por falar da morte do pai, 20 anos antes, de insuficiência renal, e da morte do irmão, 10 anos atrás; das dificuldades que tinha com o filho, que era muito rebelde, e de como não se achava muito bom pai. E depois desatou a chorar. Eu, que tinha ficado calada, perguntei-lhe por que chorava. E ele respondeu-me que nunca ninguém o tinha deixado falar assim.[14]

A importância da narrativa está no fato de que ela é mais do que uma organizadora da experiência, é também uma ferramenta construtora de um novo sentido da existência, da própria identidade da pessoa e da sua percepção do mundo em que vive. É por meio da narrativa que o sujeito dá significado à sua história e planeja suas ações futuras.[15]

O modelo biomédico, ao contrário, nos ensina a focar nos fatos e nos dados localizados no corpo, não na pessoa: "Onde dói, como começou? Como é a dor (do corpo)?". Habitualmente, dirigimos a narrativa com o objetivo de tentar encaixar o que o paciente diz em um código da CID ou da Classificação Internacional de Atenção Primária (CIAP). Para a abordagem narrativa, importa mais o território da experiência, da história do adoecimento, explorando como a situação clínica apresentada se relaciona com seu contexto de vida. Algumas perguntas podem abrir um espaço para esta narrativa, por exemplo:

> O(a) Sr.(a) relaciona este adoecimento (sintoma, doença) com algum acontecimento/evento/situação ocorrida em sua vida. Qual? O que aconteceu? Como ocorreu? O que acha que fez você adoecer por causa disso? Que impactos este evento/acontecimento teve na sua vida? Que impactos este evento/acontecimento ainda tem na sua vida? Como descreveria o sentimento em relação a este evento na atualidade?

Na maioria das vezes, as pessoas são capazes de relatar e estabelecer os *links*. Precisamos cuidar para não cortar ou rechaçar o que é falado, ou escutar, mas desconsiderar a seguir. Nem sempre os fatos e acontecimentos se restringem à esfera psicológica ou à vida relacional pessoal. Pode ser um evento externo – como um acidente presenciado, um drama noticiado nos jornais, mas que afetam a pessoa e seu curso de vida, sua forma de estar no mundo, sua saúde. Pode, inclusive, ser um resfriado secundário a uma noite mal dormida devido a uma festa ao ar livre em um dia de chuva.

Esses *links* são portas que se abrem para abordar os adoecimentos de forma contextualizada e que podem ser explorados de forma narrativa, contribuindo para dar sentido e significado para a pessoa sobre seu próprio adoecimento.

Estratégias que promovem e facilitam as narrativas

Os médicos de família tendem a pensar em termos de pacientes individuais, em vez de abstrações genéricas. Quanto mais nos aproximamos das pessoas, mais somos conscientes de suas particularidades como indivíduos, e é mais difícil pensar neles como membros de um agrupamento. Ao classificar, nos distanciamos da experiência. Quanto mais nos aproximamos, mais completo o nosso conhecimento das particularidades. Quanto maior a distância, maior o grau de abstração.[1]

1) Escuta ativa

Para que uma narrativa cumpra seu papel de gerar novos caminhos, é necessária a participação empática por parte de quem escuta. Neste contexto, falamos que *escuta ativa* é mais do que um ato; é uma *atitude* que se assume e que tem por objetivo permitir e facilitar a expressão verbal e não verbal da pessoa, constituindo, portanto, um importante instrumento da abordagem clínica centrada na pessoa.

A escuta ativa deve estar baseada no interesse genuíno pelo outro, na empatia e no acolhimento real do que está sendo dito ou expresso (caso contrário, o profissional pode se transformar em uma espécie de ator estereotipado). É, portanto, uma atitude preliminar, terapêutica *per se,* e deve ser considerada como elemento presente e integrador no contexto das estratégias e dos recursos de fortalecimento e de qualificação da relação médico de família-pessoa.

2) Desvelamento

> [...] o médico deve perceber e sentir que o encontro com o seu paciente [pessoa] é histórico. Com sua doença ele faz uma ponte com a esperança; pela dor e pelo sofrimento tenta encontrar quem lhe segure em suas quedas existenciais.[7]

Disclosing, aqui traduzida como desvelamento, é uma palavra útil para denominar o processo de organizar pensamentos caóticos permitindo então que os estressores sejam interpretados e avaliados. Nesse processo, o estresse somático crônico pode melhorar, porque a própria resposta ao estresse pode ser modificada, influenciando, direta ou indiretamente, o processo de saúde-adoecimento e a resposta terapêutica.

Em situações de traumas mais graves, nem sempre o desvelamento é capaz de melhorar por si mesmo o estresse psíquico, pois alguns temas são mais difíceis de organizar no nível da consciência, sobretudo quando o evento estressante ocorreu em etapas da vida nas quais não havia instrumentos para essa organização. Nesses casos, há necessidade de psicoterapia específica, sem perda do vínculo com o médico de família e comunidade.

O médico de família está em posição privilegiada para ajudar pessoas por meio da promoção do desvelamento, ou seja, por meio de ações que contribuam para que a pessoa fale ou evidencie algum agente estressante, algo que esteja sendo mantido "em segredo" e que, não raro, a pessoa sente ou percebe que está afetando sua vida pessoal. A figura do profissional é importante, porque, uma vez que este aborde de forma adequada, a pessoa se sente acolhida e é capaz de falar sobre o assunto. Muitas vezes, o médico de família é a primeira pessoa, e talvez seja a única, a compartilhar "segredos" com as pessoas e, por isso, essa ação é de alta responsabilidade em relação ao sigilo, requerendo uma elevada postura ética.[16]

Esse processo, muitas vezes, exige tempo. Não tempo pontual, mas tempo contínuo, que é propiciado pelo médico de família pela continuidade do cuidado e pelo estabelecimento do vínculo.

Nesse contexto, é importante que o médico de família saiba utilizar técnicas que permitam ressignificar experiências ou interromper estresses e processos (des)adaptativos correspondentes que estimulam patologicamente o SNA por meio do eixo hipotálamo-hipofisário.[5]

A seguir, são apresentadas algumas técnicas que facilitam a expressão da pessoa sobre condições estressantes para ela.

3) Formulação de perguntas

Escutar e saber formular perguntas são elementos essenciais para a abordagem narrativa. Nas palavras de White e Epston:

> Toda vez que fazemos uma pergunta, estamos gerando uma versão possível de uma vida. Há algumas perguntas que ficam na cabeça dos pacientes por semanas, meses, e por vezes, anos, e permanecem fazendo sentido.[17]

Entre as técnicas que facilitam que a pessoa expresse suas narrativas, apreensões e sofrimentos que lhe são estressantes, está a de formulação de perguntas. Naturalmente, as perguntas não devem ser apresentadas de forma mecânica, nem todas ao mesmo tempo, isto é, a utilização de uma ou mais perguntas deve ser feita no contexto de um processo terapêutico dialógico, respeitando as características culturais da pessoa sob cuidado.

As perguntas abertas são aquelas com maior possibilidade de gerar narrativas (portanto, significados de adoecimento). Quem, o quê, onde, como foi são alguns exemplos.

Perguntas que abordem situações significativas da vida de uma pessoa podem ser emblemáticas nesta exploração diagnóstica. Alguns dos temas mais relevantes a serem abordados com os pacientes são:

- Problema ou situação mal resolvida na vida.
- Situação passada ou presente que tenha deixado mágoa e/ou arrependimento.
- Pensamento sobre o qual a pessoa acha que precisa falar.
- Evento que tenha impactado sua vida, causado/provocado angústia, raiva, vergonha.
- Principais fontes de estresse da sua vida.
- Intuição sobre o porquê desse problema de saúde estar acontecendo com ela.
- Motivos que a pessoa acredita estarem por trás desses problemas.

Os dois últimos temas permitem ao médico de família acessar a crença da pessoa sobre seu adoecimento (o que é diferente de perguntar "O que você sabe sobre sua doença?" – isso a pessoa espera que o seu médico saiba; eis porque ela está ali).

4) Metáforas

Metáforas são recursos de linguagem muito importantes que merecem ser intensamente valorizados pelos médicos de família e comunidade. Sugere-se que as metáforas utilizadas pelas pessoas sejam registradas como tal, como são ditas, porque podem ser a ponte para uma abordagem narrativa. Por exemplo:

> "Meus filhos são um peso nas minhas costas."

> "Essa traição é uma faca enterrada no meu peito."

> "Chego a ter ânsia de vômito quando penso sobre isso."

É importante lembrar que, nesse processo, o interesse que o médico deixa transparecer também influencia a narrativa do doente. Há diversas formas de como se pode demonstrar interesse. Também aqui há formas verbais e corporais.

Por exemplo:

> "E a senhora, Dona Maria, acha que essa dor que está sentindo pode se relacionar com o problema dos seus filhos?"

Seriam respostas possíveis e todas elas úteis:

> "Não, doutor, acho que não tem nada a ver."

Ou

> "Ah, doutor, sempre achei isso, mas os médicos dizem que é por causa do trabalho... Mas, para mim, meu problema está aí..."

Ou

> "Acho que quando estou muito nervosa, pensando neles, a dor aumenta. E, também, quando pego pesado no trabalho..."

O que está sendo acolhido e como está sendo acolhido pelo médico se torna, então, ponto de partida para o estabelecimento de uma relação médico-pessoa. O acolhimento é o momento inicial de um processo de relação por meio do qual se estabelece certo vínculo entre médico e paciente.

Metáforas constituem, nesse contexto, elementos que podem ser usados para melhor compreender o processo saúde-adoecimento, acrescentando significados a sinais e sintomas e, com isso, ao adoecimento, o que amplia e potencializa a capacidade diagnóstica e terapêutica.

5) *Journaling*

Aqui traduzido como registro, diz respeito ao ato da pessoa registrar, por meio da escrita, aspectos e eventos estressantes significativos da sua vida.[5]

Esses relatos escritos devem ser propostos à pessoa/paciente, havendo o cuidado de conhecer, antes, sua capacidade de escrita. Tais relatos são também narrativas e têm, por si mesmo, potencial terapêutico, podendo servir de elemento problematizador na relação médico-pessoa. Há evidências de que escrever, de fato, contribui para a melhora de quadros clínicos, inclusive no tocante ao curso dos agravos crônicos à saúde. Algumas perguntas iniciais podem auxiliar as pessoas a adotarem essa estratégia.

> Você poderia escrever sobre a experiência mais traumática ou mobilizadora pela qual já passou na vida – algo que o tenha afetado profundamente e sobre o qual ainda não tenha tido oportunidade de compartilhar com ninguém de forma mais detalhada? Se achar que pode ser uma possibilidade, vou solicitar que você:
>
> - Descreva o evento em detalhes: a situação, o entorno, as sensações que você lembra.
> - Descreva seus sentimentos mais profundos em relação a esses eventos. Permita que as emoções fluam livremente na sua escrita.
> - Descreva como se sente em relação a esse evento antes e agora.
> - Escreva continuadamente. Não se preocupe com a gramática, a letra ou a estrutura da sentença. Não passe a limpo.
> - Pense no quanto você cresceu e aprendeu com esse evento.

O melhor seria se esses relatos pudessem constituir um processo continuado, por pelo menos 4 dias, em que a pessoa escreveria sobre eventos/temas diferentes ou sobre o mesmo tema sob ângulos diferentes. Se a pessoa gostar, pode transformar isso em rotina.

Caso não consiga se comunicar por meio da linguagem escrita, a pessoa pode ser estimulada a desenhar e, por meio de desenhos, manifestar sentimentos e expressar emoções que, da mesma forma, podem ajudar a reorganizar o pensamento, descortinando o que se achava adormecido ou escondido, com os benefícios terapêuticos correspondentes.

Todas essas técnicas e estratégias descritas estão diretamente vinculadas à resiliência. Trabalhar a resiliência é um elemento central na prática clínica da MFC. Uma pessoa mais resiliente tem mais forças para enfrentar e superar os desafios e as vulnerabilidades impostas pela vida, especialmente em um momento de adoecimento. Continuaremos então com a noção de resiliência como instrumento terapêutico.

Trabalhando as fortalezas das pessoas: a resiliência como instrumento terapêutico

> Maria e Fernanda, irmãs gêmeas, univitelinas, com 37 anos de idade, vivem na mesma cidade e moram no mesmo bairro. Ambas informam estar bem casadas com maridos dedicados e empregados, têm dois filhos contemporâneos, de 12 e 10 anos. Há 2 anos, Maria teve o diagnóstico de hipertensão arterial moderada e depressão leve. Está obesa. Ingere bebida alcoólica em doses elevadas. Fernanda é hipertensa leve, está em boas condições de saúde, sente-se feliz, faz atividades físicas regulares, cultiva atividades de lazer e cultura. São de classe média baixa, embora não falte dinheiro para o essencial. De comum, na história da infância das duas, a separação dos pais, quando tinham 10 anos. Ambas são atendidas por Cristina, médica de família e comunidade da equipe de saúde da família. Cristina gostaria de ter a mesma facilidade para abordar Maria, como tem para abordar Fernanda. Afinal, ela sabe que 60% das consultas na APS têm por base um importante componente psicoafetivo no processo saúde-adoecimento e ela também sabe que o médico de família deve saber cuidar de problemas prevalentes de saúde em uma perspectiva não medicalizadora. A médica quer abordar Fernanda de modo eficaz e se pergunta: Como posso entender melhor este processo? O que posso fazer?

Entender por que algumas pessoas submetidas a um mesmo agente estressor desenvolvem mecanismos adaptativos mais disfuncionais ou mais resilientes pode constituir uma poderosa ferramenta para a ação em saúde.

O conceito de resiliência em saúde se relacionou, em algum momento, à capacidade de uma pessoa resistir ao aparecimento de uma doença, especialmente no caso das doenças infecciosas, com ou sem ajuda de medicamentos, como também à capacidade de manter ou recuperar a saúde, o bem-estar, a qualidade e a plenitude da vida, no limite do seu potencial biopsíquico, mesmo diante de situações adversas.[18]

Nos últimos anos, a noção de resiliência vem-se tornando mais complexa, sendo abordada como uma condição dinâmica, envolvendo a interação entre processos sociais e intrapsíquicos, de risco e proteção. Estaria ancorada em duas grandes dimensões: a da *adversidade*, representada pelos eventos desfavoráveis, e a da *proteção*, "[...] voltada para fatores internos do indivíduo, mas que o levam necessariamente a uma reconstrução *singular* diante do sofrimento causado por uma adversidade [...]".[18]

Na perspectiva ecológica, esses processos se interconectam, influenciando o desenvolvimento do indivíduo, com impacto no seu funcionamento biopsíquico e na sua inserção social, que, por sua vez, influenciam a sua capacidade de ação sobre o ambiente em que vive.

> Destaca-se, assim, o caráter construtivista da resiliência: não nasce com o indivíduo, não é uma aquisição exclusiva de fora para dentro; é um processo interativo entre a pessoa (microcosmo) e o seu meio (meso e macrocosmo). Todas as pessoas possuem um potencial para desenvolver resiliência. Resiliência é influenciada diretamente pela capacidade da pessoa e por uma rede de apoio social, que funciona como uma malha de sustentação que a pessoa percebe ter ou dispor ao se empenhar na produção da sua vida. O contrário de resiliência pode ser denominado de vulnerabilidade, visto que esta implica o aumento da probabilidade de um resultado negativo na presença de adversidades.[18]

As pessoas tanto são capazes de se tornar mais resilientes quanto podem tornar-se mais vulneráveis, havendo condições pessoais e ambientais que se associam mais a uma ou à outra situação. A resiliência, portanto, se traduz em fortalecimento, em fator de mobilização, que ajuda tanto as pessoas individualmente quanto suas famílias e comunidades, no enfrentamento dos desafios que podem encontrar ao caminhar.

Considerando o universo da MFC e da APS, vale destacar que a família é a fonte mais importante de apoio social. O suporte familiar, definido como apoio emocional, instrumental e financeiro obtido a partir da estrutura social do indivíduo, melhora diretamente a saúde, assim como neutraliza os efeitos adversos do estresse.[19]

Por outro lado, para além da família, outras estruturas sociais que oferecem suporte, de modo geral, podem afetar diretamente a saúde, inclusive as taxas de morbidade e mortalidade, independentemente da condição socioeconômica, da condição prévia de saúde ou de práticas de saúde. Por exemplo, adultos mais isolados socialmente apresentam taxa de mortalidade mais de duas vezes superior àquela do grupo menos isolado. O estado civil e o contato com parentes e amigos são fatores que afetam mais fortemente os prognósticos em saúde. Os idosos são, especialmente, mais sensíveis à existência, ou não, de suporte social. Nessa faixa etária, um frágil apoio social se relaciona a taxas de mortalidade duas a três vezes maiores do que aqueles com bom apoio social.[20]

Todos esses aspectos deixam ainda mais evidente a limitação do conceito de doença, sob a ótica da biomedicina. Especialmente porque o modelo explicativo subjacente tem por base uma lógica reducionista, não dando conta de compreender o ser humano na sua complexidade, desconsiderando processos e capacidades diferenciados de desenvolver doença e recuperar a saúde. Por conseguinte, a abordagem terapêutica da medicina anatomoclínica também se mostra limitada – uma vez que é baseada centralmente em estratégias que guardam semelhança às utilizadas na guerra: lutar contra doenças, bloquear e/ou exterminar agentes etiológicos e suas ações no organismo,[21] em detrimento das práticas de promoção da saúde e aumento da resiliência (Quadro 10.1).

Alguns atributos têm importante papel no desenvolvimento da resiliência individual e, por isso, merecem destaque, como mostrado a seguir.

Controle pessoal

A forma como a pessoa lida com a perda do controle precipitada por eventos estressantes pode afetar e modificar os desfechos na saúde. O controle pessoal é influenciado pelo sentimento que tem acerca da sua capacidade de tomar decisões e ter ação efetiva para não apenas produzir desfechos favoráveis, como também evitar os não favoráveis. Mobilizar um forte senso de controle pessoal pode reduzir significativamente o impacto dos agentes estressores no indivíduo.

Há estratégias sugeridas para abordar o controle pessoal:

- Comportamentais: habilidade de agir de forma concreta para reduzir o impacto do estressor (p. ex., "respirar fundo", como as técnicas respiratórias para reduzir a dor).
- Cognitivas: habilidade de usar processos mentais para modificar o impacto de um estressor (p. ex., mentalizar uma paisagem ou situação aprazível no momento de uma sutura).
- Ponderação sobre as decisões: capacidade de avaliar possibilidades de escolhas, envolvendo a oportunidade de escolher entre procedimentos e caminhos a seguir (p. ex., uma vítima de violência doméstica pode se beneficiar do processo de considerar várias opções, inclusive sobre quando e como deixará seu agressor).
- Informação: conhecimento e oportunidade de conhecer melhor e de refletir sobre o evento estressante:
    - O que irá acontecer comigo?
    - Por quê?
    - Quais as consequências?
    - Quais os riscos que vou correr ao realizar o procedimento médico que me foi indicado?

    A propósito, vale salientar que uma pessoa ansiosa, com enfermidade cirúrgica, por exemplo, pode reduzir sua ansiedade se tiver informações claras e seguras a respeito do procedimento a que será submetida.
- Retrospectiva: envolve crenças sobre a causação do evento estressante após a sua ocorrência.[22]

Suporte social

O suporte social adequado pode interferir na saúde, reduzindo significativamente os desfechos desfavoráveis. Refere-se à percepção de uma pessoa sobre o suporte, o conforto e o cuidado que recebe de outras pessoas ou grupos.[22]

Tanto a qualidade quanto a quantidade do suporte são importantes, e há diferentes fontes de suporte: companheiro/a, amigos, família, colegas de trabalho, organizações governamentais e médicos.

Quadro 10.1 | **Fatores associados à resiliência**

Cunho individual (interno)	Cunho social (externo)
Ter sentimento de competência	Poder contar com apoio afetivo e emocional
Ter e desenvolver autoestima	Poder contar com apoio da família, de amigos e da comunidade
Ter propósito e sentido na vida (espiritualidade e transcendência)	Poder contar com serviços públicos de qualidade
Ser perseverante para lidar com os insucessos de um planejamento prévio	Poder contar com serviços de saúde
Ser capaz de defender ativamente suas ideias e opiniões	Poder contar com uma rede de apoio social (organizações sociais, igreja, associações comunitárias, etc.)
Saber o que fazer para alcançar suas metas	Poder viver em ambiente saudável, fraterno e sem violência
Ter projetos de vida; ter satisfação na vida; manter relações familiares e comunitárias saudáveis	Poder contar com condições dignas de existência
Ter ou desenvolver bom humor	Poder contar com uma sociedade livre de violência estrutural
Ser capaz de cultivar a paz, a justiça e manter laços de amizade	Não sofrer violência praticada por alguém significativo, como pais, marido e esposa, filhos, irmãos e avós
Ser capaz de refletir sobre os problemas e saber manejá-los com estratégias ativas (coping) (quanto mais estratégias, mais elevada a resiliência)	Não ter sido abusado sexualmente (principalmente por algum familiar)

Fonte: Adaptado de Assis, Pesce e Avanci.[18]

Nesse contexto, vale indagar: Há amigos? São poucos ou muitos, próximos ou afastados? Há apoio na hora da necessidade – está presente o "amigo de todas as horas" – ou não?

Há tipos de suporte social passíveis de serem promovidos pelo médico de família e comunidade e pela APS:

- **Emocional** (carinho, preocupação, empatia)
    - De reforço: expressar pontos positivos – isso contrabalança sentimentos de inadequação durante eventos estressantes.
- **Instrumental** (assistência direta em momentos de necessidade)
    - Por exemplo, para uma pessoa com graves problemas financeiros, orientar que busque um conselheiro financeiro pode reduzir o estresse.
- **Informativo** (envolve avisar, sugerir, dar *feedback* sobre o que a pessoa está fazendo)
    - Por exemplo, dar *feedback* positivo a uma pessoa sobre a forma como está lidando com a doença.[22]

Empoderamento

- **Estímulo à participação em grupos de suporte:** grupos terapêuticos, outros específicos e gerais: sociais, amigos, igreja, etc.
- **Aumento do controle da pessoa sobre seu adoecimento:** explicar a doença, estabelecer um plano de ação em acordo com a pessoa.
- **Propósito:** concentrar sua relação com a pessoa para além da doença. Propor e refletir junto a ela quais mudanças seriam necessárias para aumentar sua satisfação em viver. Questões como as que seguem podem ser úteis:
    - O que você vê/enxerga como seu propósito de vida?
    - O que você gostaria de deixar como referencial da sua vida?
    - O que você pode fazer para isso ocorrer (para dar um propósito à sua vida)?
    - Que atividades você pode fazer agora para conseguir/atingir isso?
        - Identifique três aspectos relevantes para sua vida.
        - Identifique três objetivos factíveis (estimule a pessoa a escrevê-los e a colocá-los em um local visualmente acessível, para fazê-la lembrar e ajudá-la, de forma gradual, na promoção de mudanças.

Visão geral da vida (humor)

Por um lado, uma visão otimista tem efeito positivo na forma de lidar com a saúde, bem como nos seus desfechos.[22] Por outro lado, o pessimismo no início da vida adulta é um fator de risco significativo para más condições de saúde na vida adulta tardia.

O médico de família e comunidade pode desenvolver ações relevantes, nesse âmbito, como manter a esperança com palavras de encorajamento e reforço positivo. Esse reforço e encorajamento têm levado a desfechos mais favoráveis no curso de tratamento médico, mesmo em situação de doenças crônicas.[22]

Perdão

Encorajar o perdão: é importante ajudar a pessoa a resolver sentimentos de raiva e vergonha que podem estar servindo como fator estressante e, portanto, como barreira para uma vida mais saudável e feliz. Isso pode ser obtido, simplesmente, perdoando a si próprio e aos outros. Deve-se refletir com a pessoa sobre isso e estimular o desenvolvimento da capacidade de perdoar.

Por vezes, escrever uma carta para a pessoa que lhe fez a ofensa, dizendo que a perdoa; fazer uma dramatização breve no consultório, enfim, usar algum recurso "concreto" que possa expressar o fim deste ciclo.

Espiritualidade

- Estímulo à reflexão da pessoa sobre a crença em algo maior do que ela própria.
- Abordagem de aspectos espirituais da vida, como se relacionam com este tema, se têm alguma religião, como esta afeta sua vida. De modo geral, a forma como as pessoas lidam com sua espiritualidade é um importante aspecto que pode favorecer sua saúde, sendo que apreciam e valorizam quando o médico escuta e sabe sobre suas crenças e seus valores (ver Cap. 95, Espiritualidade e saúde).

Atividade física, meditação e técnicas de relaxamento

Atividade física, meditação e relaxamento ajustam os mecanismos (des)adaptativos do SNA, utilizados no estresse crônico, envolvendo a produção de cortisol. Além disso, estimulam o cérebro a produzir substâncias relacionadas à sensação de bem-estar e prazer. A meditação, especialmente, ajuda o cérebro a sintonizar frequências de ondas ligadas à inteligência espiritual (ondas alfa), aumentando a capacidade de o indivíduo conhecer a si próprio e a seu entorno, incrementando sua capacidade de autocontrole e de lidar com os problemas.[22]

Perspectiva do ciclo de vida

É importante para o médico de família conhecer as etapas do ciclo de vida, com seus desafios, de forma a avaliar junto ao indivíduo como foi e como está a passagem por essas etapas. Muitos indivíduos "arrastam" ou "carregam" aspectos, desafios e tarefas de uma determinada fase do ciclo de vida ao longo das fases seguintes, e é importante reconhecer esse fato, pois, não raramente, estão associados a sofrimento psicossocial.

Na atualidade, há questões emblemáticas na cultura que permeiam o mundo desenvolvido e, cada vez mais, também o em desenvolvimento. Por exemplo, a questão do prolongamento da adolescência, seja em relação à constituição da identidade, seja em relação à (in)dependência (ainda que parcial) dos pais para manutenção da vida, em relação à moradia, à alimentação, etc.

Há ainda o encurtamento da infância, certa forma de transformar crianças em adultos, principalmente pela banalização do ato de brincar, evidenciado pela quase ausência de brincadeiras, o que traz importantes consequências, visto o papel que estas desempenham para o pleno desenvolvimento e maturação corticocerebral e emocional. Há, ainda, desvios sociais que colocam as crianças em situações não previstas, com responsabilidades não compatíveis com essa faixa do ciclo de vida, e que irão variar de acordo com a cultura e a classe socioeconômica da família: pode ser trabalhando como cuidadores de irmãos mais novos ou da casa, estudando, ou acumulando diversas atividades extraclasses, como aulas de línguas estrangeiras e práticas esportivas, com pouco tempo livre para lazer e para o "nada fazer", que são importantes para o bem-estar psíquico.

A vida social da criança também tem sofrido restrições em relação às décadas anteriores, especialmente quanto à convivência e às brincadeiras nas ruas, com a vizinhança. Os bairros estão mais violentos, fazendo com que a televisão, os equipamentos eletrônicos, além dos *shoppings centers*, passem a ocupar a maior parte do tempo livre e, quase sempre, com atividades pouco adequadas e que não desenvolvem a plena inteligência da criança nessa importante fase do ciclo vital. Os pais, também, têm menos tempo para acompanhar e brincar com seus filhos e, mesmo quando têm disponibilidade, nem sempre priorizam isso. A indumentária das crianças também tem acompanhado esse movimento de "adultização", não raramente com forte apelo sensual, sem que as crianças tenham condição ou maturidade de se dar conta do real significado desse apelo.

No outro extremo, existe a questão do sonho da *eterna juventude*, apesar da sociedade estar cada vez mais envelhecida, com expectativa de vida que beira os 80 anos, transformando a terceira idade em uma fase que se distancia dos seus principais objetivos e desafios.[22]

Pessoas que consultam frequentemente e polissintomáticos: cuidados na prática da medicina biopsicossocial

Pessoas consideradas, habitualmente, como polissintomáticas, com poucos sinais de disfunção orgânica estruturada (ou seja, sem substrato anatomopatológico coerente com a medicina das doenças), representam um desafio para o médico de família porque, na realidade, *são pessoas com problemas de saúde*. O médico de família se encontra em posição privilegiada e estratégica para conduzi-los a melhores condições de saúde, desde que atuem em uma perspectiva da complexidade/integralidade biopsicossocial.

Nada parece capaz de alienar mais essas pessoas, nada os deixa mais longe das suas "descobertas" – especialmente os polissintomáticos crônicos, com ou sem substrato orgânico estruturado – do que dizer que "essas coisas que o(a) senhor(a) está sentindo não têm maior importância no caso" (implícita ou explicitamente, costuma-se dizer: "são coisas da sua cabeça").

"São coisas da sua cabeça", do ponto de vista da medicina anatomoclínica, significa dizer: "O(a) senhor(a) apresenta situações de adoecimento que eu não compreendo, logo não posso tratar de forma objetiva".

Do ponto de vista da medicina da integralidade biopsicossocial, "são coisas da sua cabeça" não tem esse sentido. São palavras que deveriam ser substituídas por: "O(a) senhor(a) está vivenciando estímulos estressantes que estão promovendo respostas orgânicas – sinais e sintomas – que devem ser avaliadas, e há muita coisa a fazer do ponto de vista terapêutico, e eu posso lhe ajudar".

As pessoas precisam estar seguras de que seus sintomas são reais (e são) e podem estar associados a um intrincado leque de mecanismos. Ainda que uma hérnia de disco justifique certo quadro álgico de uma pessoa singular, ajuda a aliviar sua dor se pudermos "atuar" nas estruturas do sistema nervoso central, que, sob a influência de estímulos psicoafetivos, recebem e controlam a mensagem dolorosa.

Isso quer dizer que essas (e todas) as pessoas necessitam de uma abordagem plural, não excludente, que compreenda desde o fortalecimento da relação médico-pessoa até a realização de exames complementares e a prescrição de medicamentos, entre outras medidas, sempre que necessárias. Mas demandam, sobretudo, que o médico de família procure conhecer e entender quais são os agentes estressores mais relevantes, quais fatores biossociopsicológicos estão associados e influenciando o respectivo processo de saúde-adoecimento.

É válido lembrar que, até quando o agente estressor não está presente – ou seja, evidente no momento da consulta –, a pessoa, mesmo com doença crônica, pode trocar informações e estabelecer conexões que a fortaleçam no controle da situação.

Trabalhar o propósito de viver é e pode ser elemento-chave para promover a melhoria da sua condição clínica. Estar aderido à vida pode ser considerado uma pré-condição para a adesão terapêutica.

Uma relação médico-pessoa baseada no conhecimento do indivíduo e de seu entorno, das suas relações com sua família, com a sociedade em que convive e com o próprio planeta ajudará a encontrar o melhor caminho terapêutico.

Outras estratégias fundamentais para a prática da integralidade na medicina de família e comunidade

Abordagem familiar e comunitária

Embora não seja objetivo deste capítulo, é fundamental realçar que a integralidade e a complexidade biopsicossocial na prática da MFC abrangem as esferas familiar e comunitária e as ações de promoção e educação da saúde e a prevenção do adoecimento. Assim, à luz do paradigma da integralidade e da complexidade biopsicossocial, a abrangência da MFC não poderia se esgotar no plano da clínica de caráter individual, bem como não se esgota no interior do cenário institucional – das unidades de saúde.

Realizar ações no sentido de promover e preservar a saúde impulsiona o médico de família e comunidade na direção de espaços que se projetam além dos muros das unidades de saúde.

Em seu cotidiano, em suas casas, nos bairros em que moram, nas escolas, no trabalho e em tantos outros lugares, as pessoas se relacionam umas com as outras, estabelecendo relações bilaterais, laços familiares e sociais. As pessoas, de algum modo vinculadas umas às outras, deparam-se com condições existenciais concretas – condições sociais que expressam, a cada momento, a cristalização da trajetória histórica percorrida pelas comunidades.

As informações que emergem de tal relação, seja no nível familiar ou comunitário, podem revelar motivações culturais que sustentam a formação da demanda sanitária, como crenças, valores, níveis de informação, expectativas quanto à saúde, críticas à prestação de serviços, entre outros, que não se manifestam por meio dos indicadores epidemiológicos habituais.

Essa convivência enseja ao médico de família e comunidade e à equipe de saúde a oportunidade de instituir medidas de promoção e de preservação da saúde não somente em função de problemas epidemiológicos e da infraestrutura sanitária local, mas também em função da própria dinâmica social da família e da comunidade.

Usar as lentes da integralidade e da complexidade para "enxergar" as famílias e as comunidades também amplia nosso campo de visão e, consequentemente, as matrizes explicativas do processo saúde-adoecimento que ocorrem nesses contextos. Isso aumenta a nossa responsabilidade e nos deixa com um maior poder de crítica para avaliar as atividades de cunho mais higienista e preventivista que costumam impregnar as ações programáticas de saúde, na sua grande maioria, voltadas para as doenças, uma vez que foram (e são), habitualmente, pensadas sob a ótica do paradigma anatomoclínico.

CONCLUSÃO

Este capítulo teve como objetivo estimular a reflexão sobre os cuidados de saúde primários e subsidiar a prática do especialista em MFC, levando em conta que o binômio saúde-adoecimento constitui um fenômeno complexo ligado à própria vida da pessoa e a suas inter-relações com a vida familiar e com o modo de viver em sociedade. Espera-se que seja útil, embora se tenha consciência de que a abordagem da temática não fica esgotada, sobretudo considerando que este é um campo inovador.

Assumir novos paradigmas afeta a visão prévia que se tem da vida, inclusive do profissional, afetando também o modo de estar e de agir no mundo. O paradigma da integralidade, como reflete Vasconcellos,[23] convoca o profissional a pensar sistemicamente, percebendo as relações existentes e buscando a compreensão dos acontecimentos – sejam físicos, biológicos ou sociais – em relação aos contextos em que ocorrem.

Pensando na MFC, assumir o paradigma da integralidade biopsicossocial exige que o médico de família (re)veja seu saber e sua prática, pois só será especialista da integralidade se tornar-se especialista em conhecer e saber enxergar a saúde e o adoecimento com os olhos da complexidade.[23]

Conclui-se este capítulo com um ensinamento de Ian McWhinney, homem e médico à frente do seu tempo:

> Para realizar o nosso potencial, entretanto, temos trabalho a fazer. Pensando na maneira que descrevi, pode ser natural para nós [esta mudança], mas ainda é difícil, uma vez que somos todos, em alguma extensão, prisioneiros de um método clínico não atualizado, mantendo uma linguagem da causalidade linear e do dualismo mente/corpo. A linha de erro corre através da falta de crítica ao método clínico, que domina a escola da medicina moderna. Até que isso seja reformulado, as emoções e os relacionamentos não terão o lugar que merecem na medicina. Finalmente, e sendo autorreflexivo, [constato que] a medicina terá de passar por uma grande mudança cultural. Nestas mudanças, a prática da medicina de família já está a uma certa distância, à frente e ao longo do caminho. A importância de sermos diferentes é que podemos liderar este processo.[1]

REFERÊNCIAS

1. McWhinney I. The importance of being different. Part 2: transcending the mind-body fault line. Can Fam Physician. 1997;43: 405-406, 414-417.

2. Perestrello D. A medicina da pessoa. 5. ed. Rio de Janeiro: Atheneu; 2006.

3. McWhinney IR. The importance of being different. Part 1: the marginal status of family medicine. Can Fam Physician. 1997;43:193-5, 203-5.

4. Balint M. O médico, seu paciente e a doença. Rio de Janeiro: Atheneu; 1988.

5. Rakel D, Shapiro D. Mind and body medicine. In: Rakel RE, Rakel DP, editors. Textbook of family medicine. 6th ed. Philadelphia: Saunders; 2002.

6. Eksterman A. O clínico como psicanalista [Internet]. Rio de Janeiro: Santa Casa de Misericórdia do Rio de Janeiro; 1978 [capturado em 02 nov. 2017]. Disponível em: http://www.medicinapsicossomatica.com.br/doc/clinico_como_psicanalista.pdf.

7. Caldeira G. Psicossomática: teoria e prática. São Paulo: Medsi; 2001.

8. Nishida SM. Apostila do Curso de Fisiologia [Internet]. Botucatu: Departamento de Fisiologia, IB Unesp; 2012 [capturado em 02 nov. 2017]. Disponível em: http://www.ibb.unesp.br/Home/Departamentos/Fisiologia/Neuro/06.somestesia.pdf.

9. Fisher RL. The topography of tears. New York: Bellevue Literary; 2017. Disponível em: http://rose-lynnfisher.com/tears.html.

10. Alves R. Tempos Fugit. São Paulo: Printel; 2000.

11. Prennebacker JW. Opening up: the healing power of expressing emotions. New York: The Guilford; 1997.

12. Widdershoven G. The story of life: hermeneutic perspectives on the relationship between narrative and life history. In: Josselson R, Lieblich A, editors. The narrative study of lives. London: Sage; 1993.

13. Grandesso MA. Oi gente... Eu não roubei galinhas! Contribuições do enfoque narrativo à terapia comunitária. Anais do II Congresso Brasileiro de Terapia Comunitária [Internet]. Brasília; 2004 [capturado em 04 set. 2017]. Disponível em: https://dulwichcentre.com.au/oi-gente-eu-nao-roubei-galinhas-marilene-grandesso.pdf.

14. Gerschenfeld A. Quanto mais grave a doença maior a necessidade de o doente ser ouvido, o que raramente acontece [Internet]. Público. 2010 [capturado em 21 nov. 2011]. Disponível em: https://www.publico.pt/2010/09/18/jornal/quanto-mais-grave-a-doenca-maior-a-necessidade--de-o-doente-ser-ouvido--o-que-raramente-acontece-20220916.

15. Vieira AG, Henriques MR. A construção narrativa da identidade. Psicol Reflex Crit. 2014;27(1):163-70.

16. Rakel RE, Rakel DP, editors. Textbook of family medicine. 6th ed. Philadelphia: Saunders; 2002.

17. White M, Epston D. Medios narrativos para fines terapêuticos. Barcelona: Paidós Ibérica; 1993.

18. Assis SG, Pesce RP, Avanci JQ. Resiliência: enfatizando a proteção dos adolescentes. Porto Alegre: Artmed; 2006.

19. Thomas L. A influência da família na saúde. In: Rakel RE. Tratado de medicina de família. 5. ed. Rio de Janeiro: Guanabara; 1997.

20. Rakel RE. Tratado de medicina de família. 5. ed. Rio de Janeiro: Guanabara; 1997.

21. Lins JAB. Medicina mente corpo. In: Pelizzoli M, organizador. Os caminhos para a saúde: integração mente-corpo. Petrópolis: Vozes; 2010.

22. Ahmed SM, Lemkau JP. Psychosocial influences on health. In: Rakel RE, Rakel DP, editors. Textbook of family medicine. 6th ed. Philadelphia: Saunders; 2002.

23. Vasconcellos MJE. Pensamento sistêmico: uma nova visão nas áreas da educação, saúde, das empresas, da ecologia, das políticas sociais, do direito, das relações internacionais. In: Aun JG, Vasconcellos MJE, Coelho SV, organizadores. Atendimento sistêmico de famílias e redes sociais: fundamentos teóricos e epistemológicos. 2. ed. Belo Horizonte: Ophicina de Arte & Prosa; 2006.

CAPÍTULO 11

Participação popular na atenção primária à saúde

Jetele Del Bem Seleme Piana
Luciana Osorio Cavalli

Aspectos-chave

▶ Participação popular compreende as múltiplas ações que diferentes forças sociais desenvolvem para influenciar a formulação, a execução, a fiscalização e a avaliação das políticas públicas e/ou serviços básicos na área social.

▶ A participação popular encontra respaldo moral desde a Declaração Universal dos Direitos Humanos.

▶ A Constituição Brasileira de 1988 sancionou a descentralização da tomada de decisões e estabeleceu mecanismos para a participação dos cidadãos na formulação, na administração e no monitoramento de políticas sociais.

▶ Em 1990, foram criados os conselhos permanentes de saúde e as conferências de saúde nos níveis federal, estadual e municipal, com a representação paritária dos representantes dos usuários e com a periodicidade máxima de quatro anos.

▶ A institucionalização da participação popular se tornou realidade com a Norma Operacional Básica (NOB), de 1996, que determinou que a criação e a regulamentação dos conselhos de saúde fossem pré-requisitos para o repasse de recursos financeiros para as secretarias municipais e estaduais de saúde.[1]

▶ A Política Nacional de Atenção Básica (PNAB) estabelece, entre os seus princípios e suas diretrizes, o estímulo à participação do usuário no exercício do controle social.[2]

Participação popular compreende as múltiplas ações que diferentes forças sociais desenvolvem para influenciar a formulação, a execução, a fiscalização e a avaliação das políticas públicas e/ou serviços básicos na área social (saúde, educação, habitação, transporte, saneamento básico, etc.).[3]

Como afirma Sayago,[4] não se trata de um princípio novo, mas de uma nova leitura de experiências anteriores. O conceito de participação foi usado pela primeira vez na década de 1960, nos EUA, como atributo de processos decisórios, ou *advocacy planning*. A participação era entendida como o elo entre o indivíduo e a sociedade, na mesma época em que a descentralização era apresentada como a ferramenta que agilizaria a participação de baixo para cima.[4] As experiências inspiradas nessa prática expandiram-se pela Europa, em países como Bélgica, Itália, Holanda e França. No Brasil, apresentou-se de forma mais destacada na década de 1980, no período de redemocratização do país.[5]

Formas de participação

Não existe uma única ação que caracterize a participação popular. Dallari[3] propõe as seguintes formas de participação:

- Participação individual, em que cada um pode participar falando, escrevendo, discutindo, denunciando, cobrando responsabilidades, encorajando os tímidos e indecisos, aproveitando todas as oportunidades para conscientizar outros sujeitos. Pode ser feita em qualquer circunstância em que pessoas possam conversar.
- A participação coletiva se dá pela integração em qualquer grupo social. Para se caracterizar uma associação, basta um pequeno grupo de pessoas, com algum objetivo definido e disposição de trabalharem continuamente em busca desse objetivo. A força de um indivíduo se potencializa com a força do grupo.
- A participação eventual não está inserida em um trabalho organizado e contínuo, mas ocorre por uma participação momentânea.
- A participação organizada se caracteriza pela clara definição de um objetivo e o aproveitamento máximo dos recursos disponíveis em cada momento, assegurando a continuidade das ações. Além da soma das forças, a organização permite a divisão do trabalho, o recebimento de mais informações, a obtenção de maior rapidez e amplitude na divulgação das propostas e a avaliação mais perfeita dos recursos, dos obstáculos e dos resultados obtidos.
- Participação em organização consiste em subsidiar as ações de um grupo, fornecendo ideias ou meios materiais para que conjuguem seus esforços visando a objetivos comuns.
- Na participação em processos eleitorais, a participação individual se dá de três modos diferentes: eleitor, candidato ou militante partidário. A participação por meio do voto é o mínimo

que se deve exigir para cada cidadão em uma democracia representativa.
- **Participação em mutirão é uma das formas de participação** popular mais utilizadas. Trata-se de um apelo, de um convite à população, para que realize, com seus próprios trabalhos, tempo de lazer e, às vezes, dinheiro, ações e obras de responsabilidade do governo.
- **Participação em conscientização** consiste em dar uma contribuição para que as pessoas compreendam que todos podem e devem lutar constantemente pela conquista ou preservação da liberdade de pensar e agir e pela igualdade de oportunidades e responsabilidades.

Para Souza,[6] conscientizar uma pessoa é ajudá-la a fugir da alienação e despertá-la para o uso da razão, dando-lhe condições para que perceba as exigências morais da natureza humana. A conscientização divide-se em:

- **Consciência individual.** É aquela que se concretiza pelo fato de a pessoa ter compreendido e incorporado os motivos das necessidades que exigem enfrentamentos coletivos. Como tal, responde individualmente a esses enfrentamentos.
- **Consciência social.** É aquela que a pessoa tem de si mesmo como ser social, assim como de suas necessidades e frustrações. Requer pensar um enfrentamento comum daqueles que vivem em condição social semelhante.

A conscientização como processo pedagógico da participação requer a passagem da consciência individual para a social.

Participação popular no Brasil

Resgate histórico

A participação popular encontra respaldo legal desde a Declaração Universal dos Direitos Humanos,[7] que diz que a vontade do povo será a base da autoridade do governo.

No Brasil, as conferências de saúde foram estabelecidas pela Lei n. 378 em 1937, que reorganizou o Ministério da Educação e da Saúde Pública, no primeiro mandato do governo de Getúlio Vargas.[8] Elas tinham como objetivo auxiliar o governo federal no conhecimento das atividades de educação e saúde realizadas em todo o país e orientar a execução de serviços de saúde no território nacional. Nessa época, o governo oferecia assistência médica somente em casos especiais, como tuberculose, hanseníase e doença mental.

Elas seriam convocadas pelo Presidente da República, com intervalo máximo de dois anos, e participariam somente autoridades administrativas que representassem o Ministério da Educação e da Saúde e os Governos dos Estados, do Distrito Federal e do território do Acre. Porém, a primeira convocação foi no ano de 1941, e até o ano de 1986 foram convocadas apenas oito conferências (Quadro 11.1).

Nessa mesma lei, foi instituído o Conselho Nacional de Saúde.[8] Até à década de 1950, a sua agenda era ocupada apenas por assuntos internos do Ministério da Saúde. Em 1962, o Decreto n. 847 o tornou um órgão consultivo, cooperando com o Ministério da Saúde nos assuntos pertinentes à sua pasta.

No final dos anos 1970, intensificavam-se a mobilização e a organização da sociedade civil brasileira. O "novo movimento sindical" demandava ativamente aumentos salariais e liberdade de organização enquanto se opunha abertamente à ditadura militar.[9]

Quadro 11.1 | Conferências de saúde, datas e presidentes da república

Conferência	Data	Presidente da República
1ª	06/1941	Getúlio Vargas
2ª	12/1950	Eurico Gaspar Dutra
3ª	06/1963	João Belchior Goulart
4ª	08-09/1967	Arthur da Costa e Silva
5ª	08/1975	Ernesto Geisel
6ª	08/1977	Ernesto Geisel
7ª	03/1980	João Batista Figueiredo
8ª	03/1986	José Sarney
9ª	08/1992	Fernando Collor de Mello
10ª	09/1996	Fernando Henrique Cardoso
11ª	12/2000	Fernando Henrique Cardoso
12ª	12/2003	Luís Inácio Lula da Silva
13ª	11/2007	Luís Inácio Lula da Silva
14ª	11/2011	Dilma Vana Rousseff
15ª	12/2015	Dilma Vana Rousseff

Em 1983 e 1984, as Ações Integradas de Saúde (AIS) constituíram pela primeira vez uma proposta institucional que incorporou a participação popular nos colegiados de gestão do setor saúde.[10] O programa das AIS fazia parte da estratégia do regime militar, para reduzir os custos do sistema previdenciário, que haviam crescido durante os anos 1970, transferindo recursos da previdência social para governos estaduais e municipais que aderissem ao programa.[11]

Para facilitar a integração das ações dos provedores públicos de serviços, foram criadas comissões interinstitucionais nos níveis federal, estadual, regional, municipal e local da administração pública, denominadas, respectivamente, Comissão Interministerial de Planejamento e Coordenação (CIPLAN), Comissão Interinstitucional de Saúde (CIS), Comissão Regional Interinstitucional de Saúde (CRIS), Comissão Interinstitucional Municipal de Saúde (CIMS) e Comissão Local Interinstitucional de Saúde (CLIS).[9] As três primeiras eram compostas por representantes dos prestadores de serviços e do governo, e as duas últimas previam o envolvimento de entidades comunitárias, sindicais, gremiais, representativas da população local. A abertura de canais de participação popular foi uma tentativa de atrair aliados para o enfrentamento do setor privado na luta para a publicização da saúde.

Com exceção da comissão regional, esses espaços foram-se consolidando como importantes espaços de debate; além disso, tornaram-se gradativamente canais de representação política dentro do governo.

Até 1986, a participação nas conferências de saúde se limitava aos setores técnicos e à burocracia governamental. A 8ª Conferência Nacional de Saúde alterou a composição das Conferências de Saúde, e a paridade dos representantes dos usuários começou a vigorar a partir da 9ª Conferência Nacional de Saúde em 1992.[11]

Em 1987, o governo federal iniciou o Programa dos Sistemas Unificados e Descentralizados de Saúde. O programa previa repasse de recursos financeiros e gerenciamento da previdência social aos Estados e municípios que aderissem ao programa, descentralizando a gestão dos serviços. Nesse processo de reforma, havia a necessidade do controle da sociedade civil sobre o sistema, até mesmo para expandir o apoio político ao novo programa. O programa abriu as comissões interinstitucionais estaduais de saúde à participação popular e reforçou o papel de representantes da sociedade civil nas comissões municipais e locais. O programa habilitou as comissões municipais a tomarem parte nas decisões sobre serviços contratados, uma vez que houvesse ocorrido a municipalização.

O auge da liberalização política consolidou-se com o fim da ditadura militar e a promulgação da Constituição em 1988. A garantia legal de participação popular fica clara na Constituição de 1988,[9] no artigo 1º, onde se estabelece um Estado Democrático de Direito, e principalmente no parágrafo 1º, onde diz que o poder emana do povo, que o exerce por meio de representantes eleitos ou diretamente.

A Constituição instituiu um regime no qual todos os brasileiros são formalmente considerados cidadãos. Ela criou também espaços de participação das classes populares na administração pública – como o *referendum*, o plebiscito, a iniciativa popular – e estabeleceu que deveria haver participação popular em diversos campos do governo, garantindo a participação direta e indireta dos cidadãos com a criação dos conselhos gestores.[11]

Essa mesma constituição criou o Sistema Único de Saúde (SUS) e consagrou seus princípios estruturantes. A participação popular fica estabelecida como um desses princípios no art. 198 da Constituição Federal.

Em 1990, a Lei n. 8.142[12] ampliou ainda mais as possibilidades de envolvimento de usuários no processo de tomada de decisão.[11] Ela dispõe sobre a participação da comunidade na gestão do SUS, garante a criação dos conselhos de saúde e conferências de saúde, com participação paritária de usuários, trabalhadores e gestores. Pela primeira vez, institucionaliza a participação da população nas políticas de saúde nas três esferas – municipal, estadual e federal – por meio da participação nos Conselhos de Saúde, que são formados por 25% de gestores, 25% de trabalhadores do SUS e 50% de usuários do sistema, bem como nas conferências sobre saúde.[10] Esses fóruns atuam na formulação e na proposição de estratégias e no controle da execução das Políticas de Saúde, inclusive nos seus aspectos econômicos e financeiros.[1]

Essa mesma lei criou também as conferências de saúde com a participação popular nos níveis federal, estadual e municipal, que deveriam ter a mesma composição dos conselhos e acontecer a cada quatro anos. O objetivo das conferências era avaliar a situação de saúde e propor a criação de políticas públicas para o nível da administração pública correspondente.

Porém, a legislação não criou os conselhos e conferências a partir de um vazio institucional.[11] A maioria deles surgiu da adequação legal das comissões interinstitucionais existentes desde a década de 1980.

Apesar de já terem sido realizadas oito conferências de saúde, foi somente a partir da 8ª conferência que a participação popular se tornou expressiva, provavelmente pelo contexto da redemocratização do país e pela preocupação com os novos rumos do sistema de saúde. Na sequência, foram realizadas mais duas conferências, em 1993 e 1996, precedidas de conferências municipais e estaduais em todos os Estados da Federação.

Em 1992, no mesmo ano da 9ª Conferência Nacional de Saúde, que pela primeira vez cumpriu a representação paritária dos delegados, foi aprovada a Resolução n. 33 do Conselho Nacional de Saúde (CNS) que regulamenta a constituição e a estruturação de Conselhos Estaduais e Municipais de Saúde (Figura 11.1).[1]

A participação social em saúde foi institucionalizada e tornou-se realidade com a Norma Operacional Básica (NOB) do SUS de 1996 (NOB-06) – que tem por finalidade primordial promover e consolidar o pleno exercício, por parte do poder público municipal e do Distrito Federal, da função de gestor da atenção à saúde dos seus munícipes, com a consequente redefinição das responsabilidades dos Estados, do Distrito Federal e da União, avançando na consolidação dos princípios do SUS –, pois estabeleceu que as secretarias estaduais e municipais estariam habilitadas para receber recursos federais apenas se houvessem conselhos organizados de acordo com as determinações legais. A partir de então, muitos Conselhos de Saúde foram criados e vários dos já existentes começaram a funcionar com regularidade.[1]

Em 2003, a Resolução n. 33 do CNS foi revogada e substituída pela Resolução n. 333 e, mais recentemente, em 10 de maio de 2012, foi aprovada a Resolução n. 453, que aprovou as diretrizes para instituição, reformulação, reestruturação e funcionamento dos Conselhos de Saúde.[13]

Ainda com o objetivo de garantir os direitos e os deveres dos usuários do SUS, estabeleceu-se a Portaria n. 1.820, de 13 de agosto de 2009, que dispõe sobre essa regulamentação (Figura 11.2).[2]

Conselhos e conferências de saúde

O SUS foi definido na Constituição de 1988, a chamada "Constituição Cidadã", e regulamentado em 1990 pela Lei n. 8.080 e tem por objetivo garantir saúde para todos os cidadãos. Caberia, então, ao Estado o dever de garantir esse direito.[1,14]

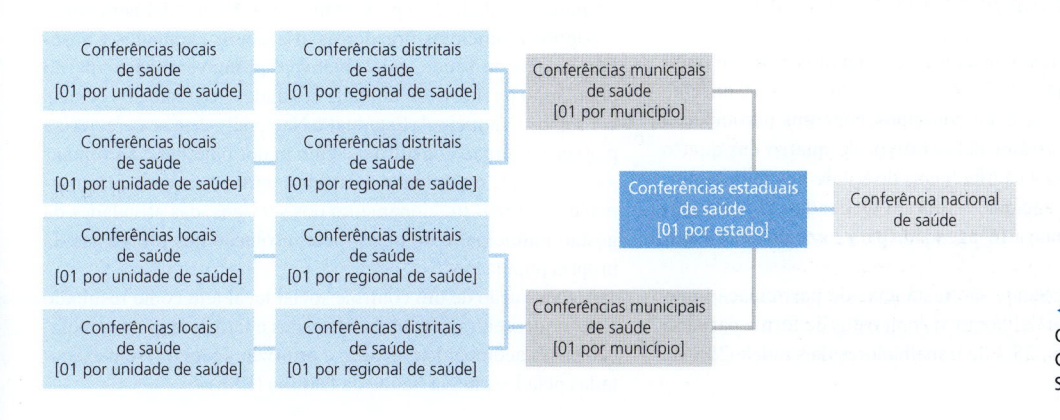

◀ **Figura 11.1** Organização das Conferências de Saúde.

▲ Figura 11.2
História das Conferências e Conselhos.

1937 – Lei n. 378: Criação das conferências e conselhos de saúde

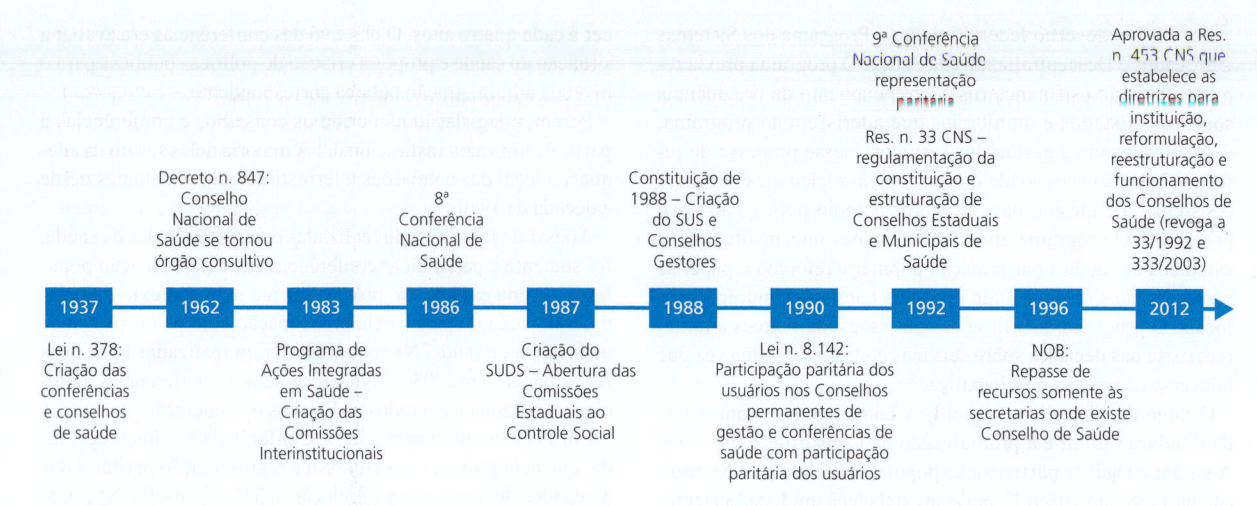

1962 – Decreto n. 847: Conselho Nacional de Saúde se tornou órgão consultivo

1983 – Programa de Ações Integradas em Saúde – Criação das Comissões Interinstitucionais

1986 – 8ª Conferência Nacional de Saúde

1987 – Criação do SUDS – Abertura das Comissões Estaduais ao Controle Social

1988 – Constituição de 1988 – Criação do SUS e Conselhos Gestores

1990 – Lei n. 8.142: Participação paritária dos usuários nos Conselhos permanentes de gestão e conferências de saúde com participação paritária dos usuários

1992 – Res. n. 33 CNS – regulamentação da constituição e estruturação de Conselhos Estaduais e Municipais de Saúde

1996 – NOB: Repasse de recursos somente às secretarias onde existe Conselho de Saúde

2012 – 9ª Conferência Nacional de Saúde representação paritária. Aprovada a Res. n. 453 CNS que estabelece as diretrizes para instituição, reformulação, reestruturação e funcionamento dos Conselhos de Saúde (revoga a 33/1992 e 333/2003)

A participação social na área da saúde também é conhecida como controle social. Com o objetivo de regulamentá-la, foi criada a Lei n. 8.142/90, que define o papel da sociedade na gestão do SUS. Essa lei institucionalizou as conferências e os conselhos de saúde. Foi a partir desses dois momentos que o país passou a possuir um sistema de saúde participativo.[1,14]

Com a criação do SUS, a saúde emerge como questão de cidadania e a participação política como condição de seu exercício. Os Conselhos de Saúde surgiram dessa estrutura legal como instituições responsáveis por proporcionar a participação dos cidadãos na gestão da saúde.

Os Conselhos Gestores são os mecanismos mais importantes de participação popular e não se destinam somente a incluir os segmentos sociais menos favorecidos, mas também têm função expressiva na formulação de políticas públicas. Eles estão organizados em nível local, estadual e federal de governo e estabelecem espaços nos quais cidadãos, prestadores de serviços e governo se reúnem para definir políticas públicas e supervisionar sua implementação. Mais de 28 mil foram estabelecidos no âmbito das políticas de saúde, educação e meio ambiente, entre vários outros temas.[15]

Os Conselhos de Saúde emergiram no cenário brasileiro com o objetivo de operacionalizar o princípio da participação comunitária e assegurar o controle social sobre os serviços de saúde. São espaços deliberativos e permanentes da engenharia político-institucional do SUS.

Kleba e cols.[16] agrupam em cinco categorias as potenciais intervenções desses órgãos: deliberar, fiscalizar, normatizar ou registrar, assessorar ou prestar consultoria e informar ou comunicar.

Atualmente, existem conselhos de saúde nos 5.631 municípios e nas 27 unidades da Federação,[1] assim como o Conselho Nacional de Saúde. Além dos conselhos, com uma participação permanente e seu caráter deliberativo, de quatro em quatro anos são realizadas as Conferências de Saúde nos municípios, Estados e em nível nacional. Já foram realizadas 15 conferências nacionais, estando a 16ª agendada para o ano de 2019 (Figura 11.3).[1]

Os Conselhos de Saúde são instâncias de participação permanente com caráter deliberativo compostos de forma paritária por 50% de usuários, 25% de trabalhadores da saúde e 25% de gestores.[10]

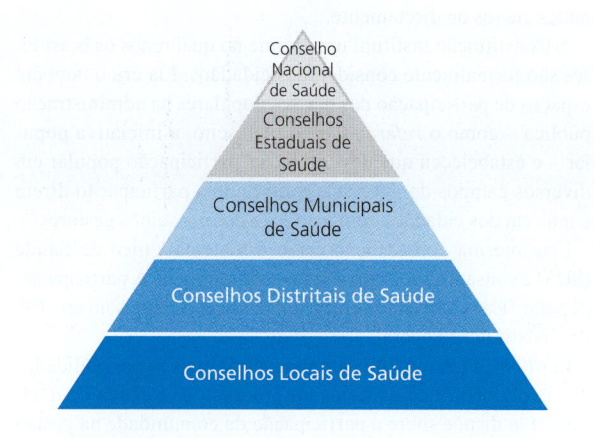

▲ Figura 11.3
Estratificação dos Conselhos de Saúde.

(Pirâmide: Conselho Nacional de Saúde / Conselhos Estaduais de Saúde / Conselhos Municipais de Saúde / Conselhos Distritais de Saúde / Conselhos Locais de Saúde)

Vários estudos e pesquisas demonstraram que os Conselhos são importantes na participação na gestão das políticas públicas. Sua marcante presença quantitativa e qualitativa constituiu um marco na década de 1990 e estabeleceu novos padrões no desenvolvimento das políticas de saúde da criança, idoso, adolescente e mulher. Fortalecer o controle social deve ser uma meta.[17]

Os conselhos de Saúde possuem regimento próprio, o que possibilita que cada um defina seu número de conselheiros, número de reuniões ordinárias e extraordinárias e tempo de mandato, porém deve respeitar o disposto nas leis federais no que tange à proporcionalidade de representantes e ao caráter deliberativo.[18]

Alguns municípios brasileiros criaram os chamados Conselhos Locais de Saúde, cujo objetivo é promover a participação popular no território da unidade de saúde. Diferente dos demais conselhos (Municipal, Estadual e Nacional), este se caracteriza por ser um órgão consultivo e cujo maior objetivo é aproximar a comunidade e a unidade de saúde a partir do acesso das informações sobre o funcionamento dos serviços, das atividades da gestão municipal e da busca pela resolução dos problemas da própria população.[19]

A construção de um controle social local terá como resultado a maior descentralização das decisões e fará com que a população possa acompanhar, avaliar e priorizar ações a serem executadas pela Estratégia Saúde da Família (ESF).[20]

A Política Nacional de Atenção Básica (PNAB) também prevê a presença da participação popular como diretriz da sua organização. Segundo suas diretrizes, compete à atenção básica, por meio da ESF:

> Estimular a participação dos usuários como forma de ampliar sua autonomia e capacidade na construção do cuidado à sua saúde e das pessoas e coletividades do território, no enfrentamento dos determinantes e condicionantes de saúde, na organização e orientação dos serviços de saúde a partir de lógicas mais centradas no usuário e no exercício do controle social.[2]

As Conferências de Saúde são espaços de debates que ocorrem a cada quatro anos e têm natureza consultiva. Sua composição mantém a paridade dos Conselhos. As conferências são fóruns de negociação política e de formação de opinião, marcadas por conflitos e interesses, o que possibilita a ampla divulgação de temas para discussão na sociedade em geral que interferem no rumo da política.[21]

Esses espaços formam o pilar de sustentação do sistema participativo nacional.

Representação e representatividade nos conselhos de saúde

A representação nos Conselhos apresenta as mesmas dificuldades e características da representação política no país e está extremamente relacionada com as características da cultura política já mencionada.[1]

O cargo de conselheiro exige, assim como um cargo político, dedicação, horas de estudo, horas de participação nas atividades. Entretanto, seus participantes não recebem para isso, principalmente em se tratando dos usuários, e a rotatividade desses representantes em geral é pequena, gerando insatisfação e desestímulo à participação.[1] Além disso, o desconhecimento dos objetivos, das funções e até da existência do conselho geram menor participação da comunidade e ainda número maior de críticas a ele.[10]

É preciso também reconhecer a assimetria dentro do conselho com origem na representação e a hierarquização existente a partir da desigualdade de conhecimentos, principalmente em relação ao sistema de saúde, entre os seus segmentos.[1]

Quando analisamos a composição, identificamos como problema casos em que um mesmo conselheiro representa segmentos com interesses opostos, ou mesmo cargos políticos. Superar esse entrave tem sido uma tarefa difícil por dois problemas: primeiro, a forma como a representação é escolhida, e segundo, a forma como a entidade escolhe ou indica seu representante.

Outra dificuldade identificada nos conselhos é a representatividade das minorias, setores normalmente desorganizados e sem voz ativa. Portanto, a mera criação de mais instâncias de participação não garante a inclusão desses setores. Pode apenas reforçar os padrões de exclusão social.[1]

É nesse contexto que os Conselhos apresentam características que dificultam sua constituição como instâncias de democracia deliberativa. Entre elas destacam-se: distorções na representação e baixa representatividade dos conselheiros; isolamento e falta de recursos dos Conselhos para o cumprimento das atribuições; baixa efetividade na definição e no acompanhamento da política de saúde; e predomínio do caráter fiscalizador sobre a pedagogia cidadã da participação.[1,10]

Oliveira, Ianni e Dallari[22] afirmam que a participação da população será possível apenas quando a sociedade tiver atitudes capazes de promover, além da efetiva participação, o gosto por participar.

Portanto, após as discussões propostas, deve-se considerar o espaço do conselho de saúde como um local legítimo de debate e deliberações sobre o sistema de saúde. Mas é necessário reconhecer que ele ainda precisa de tempo e mais discussões, a fim de melhorar seu processo de trabalho e, principalmente, aumentar sua efetividade.

Outras esferas de participação em saúde

A universalização dos direitos sociais e a ampliação do conceito de cidadania fundamentam a participação cidadã, pois substituem a categoria comunidade ou povo pela sociedade como categoria central.[12] Isso resulta em uma nova compreensão do caráter do Estado, remetendo à definição das prioridades nas políticas públicas com base em um debate público.

A Constituição de 1988 oficializou a transição para a democracia no Brasil, descentralizou a tomada de decisões e estabeleceu mecanismos para a participação dos cidadãos nas políticas sociais.[15]

Essa base legal propiciou a criação de mecanismos institucionais que compõem ferramentas de cogestão e controle social, que incluiu Conselhos Gestores, ouvidorias públicas, conferências, orçamento participativo e mecanismos deliberativos no interior de agências regulamentadoras.[15]

Além dos conselhos e conferências de saúde, existem outros mecanismos de participação da sociedade na construção de políticas públicas para o SUS elencados pelo Ministério da Saúde:[23]

- **Sistema de Informação ao Cidadão (SIC).** Está disponível desde maio de 2012 para atendimento à população. O contato pode ser feito por telefone ou *e-mail* (sic@saude.gov.br) ou pelo *site* (https://esic.cgu.gov.br/sistema/site/index.html). Tal serviço permite que qualquer pessoa encaminhe pedidos de acesso à informação, acompanhe o prazo e receba a resposta da solicitação realizada para órgãos e entidades do Executivo Federal.
- **Ouvidoria geral do SUS (136).** Regulamentada em maio de 2007, é um canal de comunicação que possibilita a mediação e a busca do equilíbrio entre o cidadão e o SUS.
- **Mesa Nacional de Negociação Permanente do SUS.** Tem o objetivo de estabelecer um fórum permanente de negociação entre empregadores e trabalhadores para discutir a estrutura e a gestão administrativa do SUS, instituindo processos para tratar conflitos e demandas decorrentes das relações funcionais e de trabalho entre os profissionais. A Mesa é constituída por gestores públicos, gestores de serviços privados, conveniados ou contratados do SUS e entidades sindicais nacionais representativas dos trabalhadores, garantindo a participação efetiva de todos os envolvidos na construção do sistema de saúde brasileiro.
- **ParticipanetSUS.** É uma estrutura virtual de trabalho e pesquisa que permite o compartilhamento e a análise de informações sobre ações e demandas da saúde pública do Brasil. Para que haja liberação de acesso ao ParticipanetSUS, o gestor de saúde indicará um técnico responsável pela operação do Sistema. O objetivo é viabilizar e quantificar a participação social na definição de políticas de saúde. Também estão disponíveis as principais características e o endereço de cada um dos Conselhos Municipais.
- **Disque-saúde (0800-611997).** É a central de teleatendimento do Ministério da Saúde disponível para que o cida-

dão se informe sobre campanhas de saúde, esclareça dúvidas e receba orientações sobre doenças.

Desafios

Os conselhos e as conferências de saúde são expressivas formas de descentralização do poder, considerando suas finalidades e forma de estruturação. Observam-se grandes avanços na participação popular na gestão pública da saúde nos últimos 20 anos, quando comparada com outros setores da administração pública.[1]

Contudo, esses espaços vivem o dilema de se caracterizarem como instâncias da burocratização e da manutenção do clientelismo ou de constituírem verdadeiros espaços da democracia deliberativa.

É engano pensar que a participação popular isoladamente consegue mudar a realidade. Também não é verdade que a sociedade não está preparada para ser protagonista nas políticas públicas. A sociedade pode e deve compartilhar da governabilidade.

Porém, para isso, é fundamental resgatar o papel político deliberativo dos Conselhos, que, em sua maioria, representam espaços de burocratização e faz de conta de participação. Ao mesmo tempo, é necessário resgatar a mobilização social das conferências, respeitando as multiplicidades dos sujeitos políticos, e estabelecer a comunicação entre os diferentes espaços (conselhos e conferências) que até então se apresentam verticalizados, fragmentados e sem ligação.

Para que os conselhos sejam consolidados como espaços reais de participação, é preciso garantir dois requisitos básicos, a representatividade e a legitimidade. Um conselho representativo é aquele no qual os conselheiros representam de fato os interesses da população que ele representa. Apesar de parecer óbvio, esse requisito nem sempre é observado na conformação dos conselhos.[24]

A representatividade dos conselhos é almejada por meio de eleições. A eleição do conselho local deve ocorrer entre os pares de cada segmento representado. No segmento dos usuários, deve ocorrer entre usuários da Unidade de Saúde pelo voto em urnas, ou em assembleia. Nos conselhos municipais e estaduais, normalmente, essa eleição ocorre durante as conferências de saúde.

A participação é legítima quando está baseada no respaldo político da população representada, ou seja, é a condição adquirida quando a decisão tomada representa verdadeiramente os interesses da população representada. Além disso, condições como autonomia, organicidade, permeabilidade, visibilidade, permitindo prestação de contas, transparência e articulação, são fundamentais para garantir melhor desempenho dos Conselhos. O estabelecimento de um canal de comunicação com a comunidade é fundamental para que sejam pautadas de fato as demandas sociais. O conselho não deve atuar isoladamente, pois a articulação com outros conselhos ou outros setores da sociedade é fundamental para fortalecer sua atuação e reunir forças na defesa dos interesses populares.[24]

Em sua pesquisa, Cruz e cols.[25] concluíram ainda que a participação popular representa a força capaz de influenciar os serviços públicos, elencando e impulsionando políticas públicas para a promoção da saúde de forma a garantir a equidade e a democracia participativa. Porém, a dificuldade dos trabalhadores e usuários em valorizarem esse espaço de comunicação faz com que o exercício do diálogo se torne a estratégia fundamental para a sua consolidação. Eles concluíram também que os conselhos locais de saúde são espaços imprescindíveis para a efetivação e o melhoramento das ações da ESF.

Um conselho precisa ter condições administrativas, financeiras e técnicas mínimas para ser efetivo. Para isso, é interessante que as secretarias de saúde reservem parte de seu orçamento para garantir espaço físico, pessoal de apoio administrativo e técnico, além de realizar estudos e elaborar documentos que instrumentalizem o trabalho dos conselhos. Além disso, devem ter instrumento administrativo próprio, como o Regimento Interno, que regulamente o seu funcionamento para orientar os processos de discussão, a regularidade das reuniões, a votação e outros encaminhamentos próprios das atividades dos conselheiros.[24]

Porém, deve-se tomar cuidado, pois o processo de institucionalização do conselho tem representado uma limitação da participação popular e do controle social em algum dos estudos pesquisados, fato confirmado a partir da análise de que em alguns locais os conselheiros não são eleitos, mas indicados, que as decisões não são divulgadas para a população e o relatório de gestão não é passado anualmente. Outra questão também apontada é a assimetria do poder, que burocratiza o conselho e restringe a participação popular enrijecendo a participação política da população.[26]

A descrição clara dessas recomendações em diversas publicações, a construção, a consolidação e a efetividade dos conselhos têm-se mostrado um processo delicado e lento, pois dependem diretamente da maturidade política, do entendimento e do senso de comunidade de cada local. Portanto, não existe prazo calculável ou metodologia rígida para a consolidação da participação popular. Cabe a cada localidade identificar o seu perfil populacional, a fim de identificar estratégias para ampliar a participação comunitária.

Apesar do reconhecimento dos conselhos e conferências e da participação social no SUS, existem inúmeras críticas a esse sistema. Primeiramente, devido à imaturidade desse modelo democrático e também pela manutenção da cultura política nacional do clientelismo e autoritarismo dentro deles. Existe, dentro dos conselhos, uma relação hierárquica indesejada por meio da relação Gestor-Profissional-Usuário que atrapalha a democracia efetiva e deliberativa. A baixa capacidade de modificar as políticas públicas acaba destruindo a legitimidade conferida pela participação social.

Há uma discrepância entre as esferas macro e micro da participação popular. Nacionalmente, os espaços de participação popular ganham força política, criando espaços de debate e deliberação, ao passo que, em nível local, os conselhos encontram dificuldade de legitimação e até mesmo de implantação.

Essas não são instâncias de democracia direta, mas esferas com duplo mecanismo de representação: entidades, movimentos ou instituições que representam indivíduos, e indivíduos que representam a entidade ou a instituição. Dessa democracia representativa emergem a maioria dos seus problemas, pois se mostra deficiente quando permite que vários grupos disputem por influência política, não refletindo de fato um espaço de representação, mas sim de competição política.

É necessário estabelecer mecanismos de fiscalização que partam da base da cidadania. Apesar da criação de conselhos, eles carecem de eficácia, pois seus componentes são designados por quem está no poder (seja poder público ou poder interno nas instituições), limitando sua autonomia de decisão. Agem como fachadas de legitimidade das ações em que a grande maioria da população fica excluída das políticas sociais.

O processo de internalização dos valores democráticos pela sociedade ainda está nos primórdios, de modo que as mudanças na cultura política e cívica ainda não se apresentam nas crenças e condutas das instituições e da sociedade civil. Os conselhos são espaços para o exercício da cidadania e não devem resumir a participação da sociedade civil, pois são espaços criados na esfera pública. Para qualificar essa participação, ela deve originar-se em estruturas participativas organizadas autonomamente na sociedade civil.

REFERÊNCIAS

1. Fleury S, Lobato LVC, organizadores. Participação, democracia e saúde [Internet]. Rio de Janeiro: Cebes; 2009 [capturado em 18 jun. 2017]. Disponível em: http://ceap-rs.web969.uni5.net/wp-content/uploads/2014/02/Participacao-Democracia-e-Saude.pdf.

2. Brasil. Ministério da Saúde. Secretaria de Atenção à Saúde. Departamento de Atenção Básica. Política Nacional de Atenção Básica (PNAB). Brasília: MS; 2012 [capturado em 15 jun. 2017]. Disponível em: http://189.28.128.100/dab/docs/publicacoes/geral/pnab.pdf.

3. Dallari DA. O que é participação política. São Paulo: Brasiliense; 1999.

4. Sayago D. Participação: olhar para fora ou olhar para dentro. Ra Ximhai. 2008;4(3):543-58.

5. França SLA. A participação popular nos planos diretores municipais: uma estratégia de gestão democrática [Internet]. 2006 [capturado em 10 jun. 2017]. Disponível em: http://www.usp.br/fau/eventos/paisagemeparticipacao/poderpublico/A03_franca.pdf.

6. Souza ML. Desenvolvimento de comunidade e participação. São Paulo: Cortez; 1996.

7. Organização das Nações Unidas. Declaração Universal dos Direitos Humanos. Paris: ONU; 1948.

8. Brasil. Conselho Nacional de Secretários de Saúde. As conferências nacionais de saúde: evolução e perspectivas [Internet]. Brasília: CONASS; 2009 [capturado em 10 jun. 2017]. Disponível em: http://www.conass.org.br/conassdocumenta/cd_18.pdf.

9. Brasil. Constituição da República Federativa do Brasil de 1988. Brasília: Presidência da República; 1988.

10. Garcia EJ. Participação popular nas estratégias de ação em saúde [Internet]. Ipatinga; 2009 [capturado em 05 nov. 2017]. Disponível em: http://www.scielo.br/scielo.php?script=sci_arttext&pid=S1413-81232011000100036&lng=en&nrm=iso&tlng=pt

11. Cortes SMV. Construindo a possibilidade da participação dos usuários: conselhos e conferências no Sistema Único de Saúde. Sociologias. 2002;4(7):18-49.

12. Brasil. Lei n. 8.142, de 28 de dezembro de 1990. Dispõe sobre a participação da comunidade na gestão do Sistema Único de Saúde – SUS e sobre as transferências intergovernamentais de recursos financeiros na área de saúde e dá outras providências. Brasília: Presidência da República; 1990.

13. Brasil. Ministério da Saúde. Conselho Nacional de Saúde. Resolução n° 453, de 10 de maio de 2012. Brasília: MS; 2012.

14. Labra ME. Conselhos de saúde: visões "macro" e "micro". Civitas. 2006;6(1):199-221.

15. Coelho VSP. A democratização dos Conselhos de Saúde: o paradoxo de atrair não aliados. Novos Estudos. 2007;78:77-92.

16. Kleba ME, Matielo A, Comerlatto D, Renk E, Colliselli L. O papel dos conselhos gestores de políticas públicas: um debate a partir das práticas em Conselhos Municipais de Chapecó (SC). Ciênc Saúde Coletiva. 2010;15(3):793-802, 2010.

17. Rolim LB, Cruz RSBLC, Sampaio KJAJ. Participação popular e o controle social como diretriz do SUS: uma revisão narrativa. Saúde Debate. 2013;37(96):139-47.

18. Ferretti F, Ferraz L, Kleba ME, Boccalon B, Amorim DC, Comerlatto D. Participação da comunidade na gestão e controle social da política de saúde. Tempus Actas de Saúde Coletiva. 2016;10(3):51-67.

19. Matuoka RI, Ogata MN. Análise qualitativa dos conselhos locais da Atenção Básica de São Carlos: a dinâmica de funcionamento e participação. Revista de APS. 2010;13(4):396-405.

20. Soratto J, Witt RR, Faria EM. Participação popular e controle social em saúde: desafios da Estratégia Saúde da Família. Physis. 2010;20(4):1227-43.

21. Escorel S, Bloch RA. As conferências nacionais de saúde na construção do SUS. In: Lima NT, Gerschman S, Edler FC, Suárez JM, organizadores. Saúde e democracia: histórias e perspectivas do SUS. Rio de Janeiro: Fiocruz; 2005. p. 83-119.

22. Oliveira AMC, Ianni AMZ, Dallari SG. Controle social no SUS: discurso, ação e reação. Ciênc Saúde Coletiva. 2013;18(8):2329-38.

23. Brasil. Ministério da Saúde. Participação e controle social [Internet]. Brasília: Portal da Saúde; 2016 [capturado em 17 jun. 2017]. Disponível em: http://portalsaude.saude.gov.br/index.php/o-ministerio/principal/secretarias/1309-sgep-raiz/spcfa/24607-participacao-e-controle-social.

24. Brasil. Ministério da Saúde. Conselho Nacional de Saúde. Para entender o controle social na saúde. Brasília: MS; 2013.

25. Cruz PJSC, Vieira SCR, Massa NM, Araújo TAM, Vasconcelos ACCP. Desafios para a participação popular em saúde: reflexões a partir da educação popular na construção de conselho local de saúde em comunidades de João Pessoa, PB. Saude Soc. 2012;21(4):1087-100.

26. Cotta RMM, Cazal MM, Martins PC. Conselho Municipal de Saúde: (re) pensando a lacuna entre o formato institucional e o espaço de participação social. Ciênc Saúde Coletiva. 2010;15(5):2437-445.

CAPÍTULO 12

Educação popular

Eymard Mourão Vasconcelos
Marcos Oliveira Dias Vasconcelos

Aspectos-chave

▶ A educação popular é uma concepção teórica de educação que surgiu na América Latina há quase seis décadas e se espalhou pelas práticas sociais de países de todos os continentes. Ela se tornou importante no setor da saúde por inspirar e orientar as primeiras iniciativas de saúde comunitária no Brasil, que se tornaram referência para se pensar o atual sistema de saúde.

▶ Ela parte do pressuposto de que todas as pessoas, mesmo as mais oprimidas e marginalizadas, têm uma busca criativa de melhoria de suas vidas, acumulando saberes e experiências, os quais necessitam ser valorizados e considerados no fazer educativo.

▶ A crise existencial trazida pela doença cria uma situação de grande potencialidade educativa, na medida em que instiga fortes reflexões sobre o modo anterior de levar a vida, e pode mobilizar mudanças pessoais e apoios de parentes e amigos para seu enfrentamento.

▶ O trabalho de diagnosticar, propor tratamentos e organizar ações coletivas de promoção da saúde é, antes de tudo, uma produção cognitiva que pode ser realizada em conjunto com as pessoas envolvidas. O saber da educação popular pode orientar essa construção dialogada e participativa de soluções.

▶ A educação popular é instrumento para uma abordagem mais integral na assistência à saúde, pois agrega dimensões políticas, econômicas e culturais nas soluções construídas e fortalece o protagonismo social das pessoas envolvidas. Ela coloca o trabalho cotidiano em saúde a serviço do fortalecimento da democracia, da justiça e da solidariedade social.

Caso clínico 1

Durante reunião do Conselho Local da Unidade Básica de Saúde, uma agente pastoral da igreja trouxe sua preocupação com o estado de saúde de Pedrinho, de 15 meses de idade. Ele vinha tendo repetidos quadros de diarreia, que resultaram em várias internações. Encontrava-se gravemente desnutrido. Seu prontuário revelava frequentes atendimentos médicos, todos com anamneses bem feitas e documentadas, além de prescrições criteriosas. Várias visitas da agente comunitária de saúde foram feitas para orientar cuidados higiênicos e tratamentos de hidratação oral. Outras lideranças comunitárias mobilizaram-se e agendaram uma visita conjunta com membros da equipe de saúde.

No dia marcado, pessoas próximas à família de Pedrinho apareceram para ajudar. Os pais, que trabalham durante o dia, não estavam presentes. Quem toma conta de Pedrinho é sua irmã mais velha, Maria, de 9 anos de idade. Com ajuda de uma moradora, amiga da família, Maria conseguiu vencer seu constrangimento inicial e se sentir à vontade para detalhar como organizava os cuidados. Os pais, antes de saírem de casa, cedo, deixavam o mingau pronto em uma panela. Quando Pedrinho demonstrava fome, Maria esquentava um pouco o leite no fogão, enchia a mamadeira e o alimentava. Ao final, despejava o que sobrara na panela, que ficava parcialmente tampada sobre o fogão. Ficou claro para a comissão que o leite, assim armazenado e recebendo periodicamente as sobras da mamadeira, era logo contaminado, e a sua carga bacteriana multiplicada, ao longo do dia. Essa constatação, logo compartilhada com vizinhos, criou consternação e mobilização. Duas vizinhas se prontificaram a começar a acompanhar a alimentação de Pedrinho, guardando o leite em suas geladeiras, ajudando a preparar a mamadeira e a tentar introduzir outros alimentos. No calor daquela mobilização, formou-se uma comissão de lideranças comunitárias e vizinhos para conversar com os pais (que só chegam em casa após o fim do expediente da equipe de saúde) e para continuar mediando o diálogo com os profissionais de saúde envolvidos.

Pedrinho passou a ser o centro da atenção da vizinhança e da associação de moradores. Melhorou rapidamente, animando e reforçando a rede de solidariedade criada. Tornou-se referência da força da construção compartilhada de cuidados, inspirando outras iniciativas semelhantes. A participação da equipe de saúde nessa mobilização fortaleceu a organização comunitária local.

A inserção dos serviços de atenção primária à saúde (APS) nas comunidades torna mais evidente para os seus profissionais a ineficácia e a frustração gerada nas pessoas atendidas pelo modelo biomédico, centrado na cura de doenças e no alívio de sintomas e afastado de uma abordagem integral à saúde. Revela, de forma mais clara, o grande fosso existente entre o agir médico tradicional e o cotidiano dinâmico de luta pela saúde e pela felicidade, presente em todas as comunidades. A APS amplia muito o campo de interação dos profissionais de saúde, possibilitando uma atuação profissional integrada ao esforço dos moradores e seus movimentos sociais para o enfrentamento dos problemas de saúde. Mas como fazer essa integração?

Se existem ciências que estudam a fisiopatologia e o melhor tratamento para cada doença, existem também ciências que estudam os modos locais de enfrentamento dos problemas, as suas raízes políticas e econômicas, os caminhos de busca da felicidade de cada grupo cultural e as melhores formas de intervenção social. A maior parte dos profissionais de saúde tem uma formação muito reduzida nessas últimas ciências. Confiam que o seu "bom senso" seja suficiente para resolver os desafios propostos pela necessidade de integração com a vida social. Muitas das angústias, frustrações, conflitos e desânimos na APS passam pela falta de habilidade e formação teórica dos profissionais de saúde para lidar com essas questões. Eles se tornam reféns de normas e modismos teóricos de gestores do sistema de saúde, que mudam periodicamente ao sabor das trocas eleitorais dos governos. Ficam incapazes de construir propostas próprias e estáveis, mais adequadas à realidade de seu serviço e da comunidade que cuidam, e de defendê-las com argumentos claros e embasados. Pressionados, tanto pela população assistida como pelos gestores, por insatisfações e cobranças que não compreendem bem, ficam fragilizados, tensos e desmotivados.

A educação em saúde é o campo de prática e do conhecimento sistematizado do setor da saúde que se tem dedicado mais diretamente à criação de vínculos entre o trabalho de saúde e o pensar e o agir cotidiano da população. A educação em saúde se constituiu e se organizou como disciplina teórica no Brasil no início do século XX, quando, dentro do movimento higienista, intelectuais se deram conta da importância das práticas educativas para a construção da nação e para o enfrentamento das epidemias e endemias que tanto atrapalhavam o desenvolvimento.

Diferentes concepções teóricas e práticas estão presentes no campo científico da educação em saúde. No entanto, na medida em que a saúde pública está fortemente marcada pelas orientações e pela ideologia dos grupos políticos e econômicos dominantes, têm predominado concepções educativas em saúde voltadas para a imposição de normas e comportamentos, por eles considerados adequados, para as classes populares. Por essa ideologia dominante, a massa populacional pobre, carente, ignorante e doente precisaria ser educada para ter condições de participar disciplinadamente e sem maiores custos na construção da nação brasileira.

A educação popular como ferramenta para a APS

Educação popular (EP) é uma concepção teórica das ciências da educação que se estruturou inicialmente na América Latina, na segunda metade do século XX, e que hoje está presente em todos os continentes. O educador brasileiro Paulo Freire (1921-1997) foi o pioneiro na sistematização teórica dessa concepção. Seus livros são ainda a principal referência internacional. A EP também é conhecida pelos nomes de pedagogia freireana (principalmente em outros continentes, onde ela se difundiu pelos livros de Paulo Freire), pedagogia da problematização e educação libertadora.

A EP tornou-se importante no setor brasileiro da saúde a partir da década de 1970, quando muitos profissionais de saúde, engajados na luta contra a ditadura militar (1964-1985), envolveram-se em práticas de organização comunitária voltadas para o fortalecimento da sociedade civil. A concepção da EP estava muito presente nessas práticas sociais. Esses profissionais descobriram que as classes populares não eram simplesmente uma massa de carentes e ignorantes, visão até então predominante no setor da saúde. Eles viram que elas eram compostas de pessoas e grupos com uma intensa "busca de ser mais" (expressão muito usada por Paulo Freire), com significativos e surpreendentes saberes sobre como buscar a alegria e a saúde nas suas condições concretas de existência e com grande criatividade para participar da construção de soluções para seus problemas. Muitas experiências de saúde comunitária orientadas pela EP surpreenderam pela capacidade de construir, de modo compartilhado com a população, práticas de grande eficácia no enfrentamento dos problemas de saúde por levarem em conta o saber acumulado dessa população, os seus interesses, as forças sociais ali presentes e as peculiaridades da realidade local. Tais experiências geravam também maior solidariedade local, novas lideranças, organizações comunitárias e protagonismo político, fortalecendo a sociedade para lutas sanitárias e sociais mais amplas. A difusão da EP no setor da saúde ajudou a criar uma ruptura com o tradicional modo pedagógico, autoritário e normativo dos profissionais de saúde para lidarem com as classes populares.

A partir do final da década de 1980, profissionais de saúde, entusiasmados com as potencialidades da EP para esse setor, organizaram-se e começaram a produzir teoricamente sobre os caminhos de sua aplicação nos serviços de saúde.[1] Hoje, a Educação Popular em Saúde (EPS) é um campo teórico importante do setor da saúde, presente em muitas iniciativas de movimentos sociais, entidades acadêmicas, congressos, universidades e nos serviços de saúde. A APS tornou-se um de seus campos de aplicação mais importantes, por ser a área em que é possível realizar ações de forma mais continuada e inserida no cotidiano de luta das pessoas e famílias por uma vida mais plena.

Em 2013, com a aprovação da Política Nacional de Educação Popular em Saúde no Sistema Único de Saúde (PNEPS-SUS) pelo Ministério da Saúde, criou-se a possibilidade dessa perspectiva participativa de construção da integralidade generalizar-se mais amplamente nas ações de saúde. Essa política propõe a valorização e a implementação – nos âmbitos municipais, estaduais e nacionais do SUS – de práticas político-pedagógicas orientadas por estes princípios: diálogo; amorosidade; problematização; construção compartilhada do conhecimento; emancipação; e compromisso com a construção do projeto democrático e popular.[2]

Educação popular: um jeito especial de conduzir o processo educativo

A EP é uma maneira de conduzir as ações educativas que se baseia em uma teoria pedagógica e em uma utopia política. Ela se estruturou, inicialmente, na década de 1960, no Brasil, a partir dos desafios trazidos pela alfabetização de adultos das classes populares, mas hoje é aplicada em todos os campos do agir humano. É fruto de um movimento social de intelectuais, ativistas e organizações coletivas preocupadas e engajadas na luta pela justiça, pela solidariedade e pelo protagonismo social dos que hoje são subalternos, marginalizados, oprimidos e empobrecidos. Seus principais intelectuais, inclusive Paulo Freire, são, antes de tudo, sistematizadores teóricos de um saber, construído nesse movimento social, que é muito maior do que seus escritos acadêmicos.

A EP inspira-se em um projeto político e em uma utopia de construção de uma sociedade justa, solidária e amorosa, em que os que hoje são subalternos, marginalizados, oprimidos e empobrecidos sejam protagonistas ativos e altivos. Diferentemente de muitos outros projetos e utopias sociais, a EP busca essa construção com eles e não para eles. Dessa forma, a estratégia central não é o posicionamento e o enfrentamento político de lideranças e grupos mais organizados, mas uma ação pedagógica voltada para a formação do protagonismo social desses sujeitos e grupos que hoje estão calados, não apenas no jogo político nacional, mas também em suas famílias, igrejas, comunidades, locais de trabalho, escolas e serviços de saúde.

Como fazer educação popular?

A EP parte de uma leitura da realidade que percebe que há em todos os seres humanos e em todos os grupos sociais, mesmo nos mais oprimidos e subalternos, "uma busca de ser mais". Nessa busca, que todos fazem, saberes são construídos e acumulados. As diversas classes e grupos sociais encontram formas de transmitir esses saberes para seus companheiros e para as próximas gerações. A força do ato educativo é saber colocá-lo a serviço da "busca de ser mais" já existente em todos os educandos, valorizando os significativos saberes acumulados e as suas maneiras bem próprias de construí-los. Como os caminhos dessa busca dos educandos são surpreendentemente diversos, o grande esforço a ser feito pelo educador é o de escuta e compreensão, para então poder encontrar algo seu que possa acrescentar. Por isso, o diálogo é o elemento central da EP. Não um diálogo feito com astúcia, com o intuito apenas de identificar a melhor estratégia e linguagem para transmitir de forma eficaz um pacote de verdades e valores, mas soluções que partam do reconhecimento autêntico do educador da insuficiência de seu saber.

O exemplo a seguir demonstra a importância do diálogo para o trabalho em saúde: um especialista de renome internacional sobre saneamento de favelas tem muitos saberes importantes para ajudar na solução dos problemas de esgoto de uma determinada favela, mas ele não sabe quais de seus muitos saberes são pertinentes para aquela realidade, para aquelas pessoas naquela conjuntura. Ele precisa, antes de tudo, ouvir, para buscar a compreensão do que poderia ali ser útil. Os moradores e os técnicos daquela comunidade sabem dos aspectos peculiares daquela situação. Soluções tecnicamente primorosas podem tornar-se inviáveis se não respeitarem valores e interesses próprios de uma comunidade e dos profissionais locais envolvidos. O desafio é criar um processo continuado de construção dialogada das soluções, tendo clareza de que o objetivo, além de encontrar uma solução adequada para o problema de esgoto da favela, é também ampliar a solidariedade local, fortalecer o protagonismo social de seus moradores e organizações e aumentar o nível de consciência crítica sobre a realidade, de forma a torná-los mais capacitados para outras lutas e ações.

No entanto, muitos têm buscado a EP apenas para ter acesso a técnicas eficazes de convencimento de grandes públicos e para difundir comportamentos e modos de encarar a vida que consideram justos e saudáveis.

A EP providencia, antes de tudo, a criação de espaços de conversa franca e amorosa, em que os subalternos e oprimidos se sintam à vontade para expor suas dúvidas, seus interesses e suas considerações a respeito das questões. E fazer isso acontecer não é fácil! O poder dos doutores, mesmo bem-intencionados, costuma calar ainda mais a voz dos subalternos. O passado de opressão cria rancores, irritações e agressividades de difícil controle, podendo deixar tensas as primeiras conversas. As palavras do diálogo, que se inicia, costumam emergir confusas e contraditórias. As espontaneidades liberadas podem ser rudes e até agressivas. As lógicas expressas, quando o diálogo engrena, podem ser tão diferentes das lógicas imaginadas pelo profissional de saúde que, muitas vezes, ele nem as entende, desconsiderando-as. Outras vezes, trazem valores que se chocam com os valores do educador. Os ritmos de envolvimento de cada pessoa no processo educativo são diferenciados, exigindo paciência. É necessário, portanto, habilidades de manejo educativo e estudo dos contextos culturais dos grupos envolvidos para que o espaço de diálogo avance. Quando isso acontece, é surpreendente a eficácia transformadora dessa metodologia. Soluções são construídas, pessoas e grupos se envolvem na sua implementação e há avanço no protagonismo social do grupo. Entretanto, nesse processo, ocorrem muitas mudanças no que era inicialmente previsto, e isso irrita trabalhadores sociais mais diretivos.

Não basta proclamar a intenção de uma ação educativa dialogada e libertadora. É preciso saber implementá-la em contextos específicos. A EP é o saber e a arte, com mais de 50 anos de experiência, sobre os difíceis caminhos dessa implementação. Exige estudo e participação em grupos com pessoas mais experientes (Figura 12.1).

Pedagogia da problematização

Um elemento importante da metodologia da EP é a problematização. O diálogo pedagógico é aprofundado pela estratégia de transformar a questão que está sendo enfrentada em um problema a ser discutido e pesquisado com a participação de todos. Não é uma problematização de caráter didático, em que o educador configura a situação como um problema a ser debatido (mas do qual ele já tem a solução) apenas para melhor envolver e desafiar os educandos e que, logo depois de alcançada a solução, é lançado outro problema, um pouco mais complexo, para o ensino avançar em outros aspectos. Portanto, não é uma problematização utilizada apenas como estratégia para tornar mais ativo e eficaz o aprendizado de conteúdos tidos como importantes.

A problematização usada pela EP tem como base uma epistemologia (um modo de processar e elaborar a produção do conhecimento) diferente, que parte do pressuposto da incompletude de todos os saberes. Para sua superação, não basta buscar apenas a interdisciplinaridade e o diálogo de especialistas no tema para a construção do conhecimento necessário, mas também, e fundamentalmente, a valorização dos saberes dos usuários, dos moradores e dos movimentos sociais envolvidos. Esses saberes valorizados pela EP não são apenas conhecimentos logicamente estruturados, mas também saberes de outra natureza, como os vindos da intuição, da sensibilidade e da emoção que surgem na arte, na vida espiritual, no envolvimento amoroso, na contemplação, nas brincadeiras, nas festas e na agressividade guerreira. É impressionante como as classes populares latino-americanas e seus movimentos sociais se tornam ricos e ficam à vontade quando seus saberes são acolhidos e valorizados.

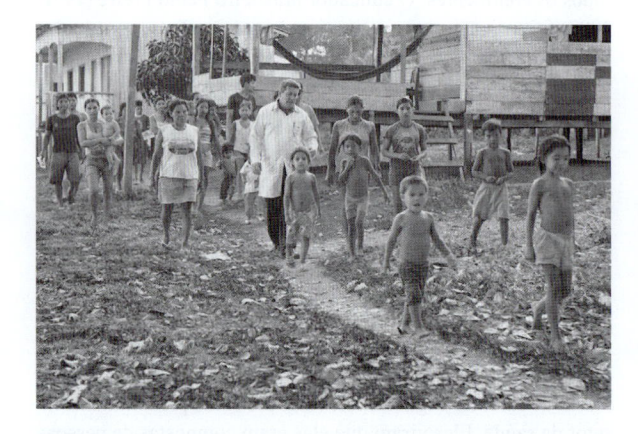

▲ **Figura 12.1**
Saber e a arte de aproximar-se da dinâmica comunitária para compreender a "busca de ser mais" de seus moradores e, assim, por meio do diálogo, apoiar a construção de soluções.
Fonte: Alcântara.[3]

Na EP, a problematização não se esgota no encontro compartilhado de uma solução. Ela continua na sua implementação na realidade concreta, gerando novos desafios e reflexões. Os resultados da ação, com suas insuficiências, geram novas problematizações. Os fracassos e sucessos inesperados ensinam dimensões antes não consideradas. Um processo sem fim de reflexão, ação, reflexão, ação. Trata-se, portanto, de uma problematização vinculada à realidade e comprometida com sua transformação, o que não ocorre em muitas metodologias ativas e problematizadoras que são difundidas no setor da saúde.

Essa metodologia da problematização também cria problemas. Gera conflitos. Complica o que antes parecia mais simples, pois traz à tona outras dimensões e valoriza interesses e propostas que normalmente não são considerados. Pela leitura da dinâmica social feita pela EP, a realidade se transforma também pela luta de projetos e interesses antagônicos. A desigualdade e a opressão são alimentos do privilégio e da distinção de grupos minoritários muito fortes politicamente. Não há como mudar a realidade sem enfrentamentos. Na medida em que a EP ajuda a fortalecer o protagonismo e a luta de grupos oprimidos e injustiçados, gera também antagonismos. Nem todos os enfrentamentos podem ser evitados. Por isso, quem implementa a EP precisa se preparar para enfrentar conflitos e oposições, algumas vezes perversas.

A participação ativa de grupos sociais, antes calados, questiona e cria oposições a projetos tecnicamente muito bem preparados, irritando gestores das políticas sociais que costumam ficar isolados nos órgãos de planejamento. Assim, a proclamada valorização da participação popular nas políticas sociais não é ainda uma realidade autenticamente buscada no cotidiano dos serviços, pois é por demais perturbadora da lógica dominante.[2]

Valorização de saberes e lógicas habitualmente desconsideradas

Para implementar essa metodologia, exige-se que o educador tenha uma atitude pouco apegada às suas próprias verdades e mais aberta às surpresas que surgem a partir do processo participativo. É uma atitude de curiosidade e respeito às incríveis possibilidades de pensar e organizar a vida, presentes nos vários grupos sociais, e também de generosidade para investir na compreensão de avaliações e propostas que se apresentam inicialmente confusas e irritantes, porque se sabe serem posicionamentos de pessoas e grupos que foram antes oprimidos e silenciados. É ainda uma postura de confiar mais na riqueza de projetos e posicionamentos gerados por processos participativos do que em suas próprias crenças. Essa atitude não se obtém apenas com a formação pedagógica teórica, mas também com o desenvolvimento emocional. É preciso que o profissional invista em processos de elaboração de suas emoções, expectativas e utopias por meio do autoconhecimento. A participação do educador em grupos, nos quais temas pessoais relacionados ao trabalho profissional possam ser discutidos com franqueza e amorosidade, ajuda muito nessa formação.

A vivência de experiências marcantes de EP, em que a descrença inicial na possibilidade de diálogo com os mais subalternos pode ser superada e gerou resultados surpreendentes, cria uma convicção no potencial desse tipo de metodologia. Ela torna o profissional mais confiante para insistir na possibilidade de diálogo onde aparentemente ele não é possível.

A valorização dos movimentos sociais é outra importante dimensão da EP. Esses movimentos expressam, de forma mais clara, os interesses e saberes dos grupos sociais marginalizados, pois são espaços de elaboração de suas avaliações e propostas. Eles enriquecem muito o diálogo e a construção compartilhada das soluções. Ao mesmo tempo, são espaços de formação pessoal desses grupos para a promoção do protagonismo social e da altivez. Precisam ser apoiados e valorizados. Além disso, são atores importantes no processo político de transformação da sociedade. As raízes de problemas locais de saúde muitas vezes estão fora do ambiente familiar e comunitário, estão na forma como a sociedade se organiza política e economicamente. Nesse sentido, esses movimentos são importantes atores no jogo de transformação social para além da dinâmica comunitária local. A EP busca trabalhar com eles e para eles.

Em muitos lugares, os movimentos sociais existentes são contraditórios, confusos e até controlados por grupos de interesses pouco legítimos. A contradição existe em todos os setores da vida social; a confusão é sintoma de um processo de elaboração ainda inicial. O trabalho de EP ajuda a criar espaços de problematização dessas contradições e confusões, visando superá-las. Valorizar os movimentos sociais é também saber questioná-los.[4]

Em alguns locais, não existem movimentos sociais bem organizados. Contudo, sempre há muitas redes locais informais de solidariedade e apoio social, como grupos de vizinhança, redes de parentesco, grupos religiosos, associações esportivas, grupos artísticos, pastorais, etc. Essas redes são sementes de organizações comunitárias mais estruturadas. Para quem não tem experiência, elas podem parecer invisíveis, pois não têm sedes, diretorias ou horários formais de reunião e, algumas vezes, nem têm nome. A ampliação da organização comunitária precisa valorizar os grupos e as redes de solidariedade já existentes, mesmo que sejam frágeis e contraditórios. O trabalho educativo é desencadeador desse processo organizativo.

Se, por um lado, o preconceito com a capacidade propositiva das pessoas e dos grupos sociais mais marginalizados e oprimidos é um grande obstáculo para uma relação de diálogo autêntico, por outro lado, a expectativa romântica de encontrar a virtude essencial no que é mais simples ou menos influenciado pelo desenvolvimento moderno é também um grande empecilho. Essas expectativas geram uma enorme dificuldade para lidar com as contradições e limitações que sempre se revelam no trabalho educativo.

Para sintetizar, pode-se afirmar que a EP é uma concepção de educação que tem cinco dimensões: uma perspectiva de ver a realidade, um projeto de transformação da sociedade, uma metodologia de ação, uma epistemologia e uma atitude para o educador. Cada uma dessas dimensões se justifica pelas demais. Trata-se, portanto, de uma teoria e de uma prática pedagógica bem elaboradas, com dimensões logicamente estruturadas entre si e que vêm alcançando crescente reconhecimento internacional. Entretanto, a sua forte presença no trabalho social latino-americano, por várias décadas, fez com que ela se difundisse de modo irregular e parcial. É comum encontrar experiências orientadas por sua tradição, mas que desconhecem o seu nome e a sua teoria. Há muitas iniciativas educativas que utilizam apenas algumas de suas dimensões e que têm várias ações incoerentes com o conjunto de sua proposta. Outras dizem se orientar pela EP, mas agem de forma antagônica aos seus princípios. O estudo e o debate teórico sobre a EP é fundamental para tornar as suas práticas mais elaboradas e coerentes.

> **Caso clínico 2**
>
> Esta é uma situação vivida e narrada pela médica Mayara Floss:[5]
> No meu último atendimento da manhã, já ao meio-dia, nos dias de agenda cheia.
> — Não vou mais amamentar, não tenho leite.
> — Me conta mais sobre isso?
> — Ah, é isso, a criança chupa, chupa e não sai nada. Não saiu nem no hospital. E tem os pontos para você tirar.
> — Certo, como você está alimentando ela?
> — Ah, com o "leite X", né? Ele é bom?
> — Sim, pode ser. E ela está se adaptando?
> — Mais ou menos. O cocô está muito duro. Mas já comecei a dar o "leite X" na maternidade.
> — Entendi, vamos examinar? Posso examinar suas mamas também?
>
> Durante o exame, a criança começou a chorar, aquele choro incessante de fome. Era o choro dela e do meu estômago de fome também.
> — Já que ela está chorando tanto, quer tentar dar o peito?
> — Ué, posso tentar, mas o leite não vai descer... Não desceu no meu outro menino.
> — Vamos tentar?
>
> Era a nossa fome. Fome de mamar, fome de amamentar, fome de paciência. Sentei e, nos próximos 40 minutos, ficamos ali aprendendo a dar de mamar, encontrando a melhor posição, fazendo as contas sobre o preço do leite artificial... Enfim, conversando. O leite veio, devagar, descendo por todos os canalículos, calmo, manso, quente – matando essa fome de viver.
>
> A EP exige habilidade e uma atitude de disponibilidade para apoiar, por meio do diálogo, a busca de ser mais presente em todas as pessoas.

O papel histórico da educação popular na constituição da APS brasileira

A EP não é apenas uma ferramenta para a melhoria qualitativa da APS na atualidade. Ela foi também fundamental na construção e no aperfeiçoamento de muitas práticas inovadoras que estruturaram a APS brasileira.

As primeiras experiências de saúde comunitária no Brasil aconteceram na década de 1970, a partir de iniciativas de departamentos de medicina preventiva de algumas universidades e de trabalhos pastorais das igrejas cristãs. Esses últimos foram mais significativos, pois se espalharam por toda a nação, envolveram muitos profissionais e persistiram por muitos anos. Era um tempo de grande repressão política, e as igrejas cristãs, que a ditadura militar não conseguiu controlar, serviram de abrigo para muitos profissionais de saúde inconformados com as fortes injustiças sociais da época. Em muitas dessas igrejas, havia a forte presença da Teologia da Libertação, que tem uma fundamentação muito próxima à EP. Nessas experiências pioneiras de saúde comunitária, a EP ajudou na construção de importantes inovações que serviram de referência para o Movimento de Reforma Sanitária pensar, posteriormente, o SUS e o modelo institucionalizado da APS brasileira.

Muitas das práticas mais inovadoras da APS brasileira foram concebidas nessas experiências, muito antes da criação do SUS. Um exemplo importante são os agentes comunitários de saúde (ACS), no formato hoje existente no Brasil. Em meados da década de 1970, já existiam redes de agentes de saúde, em várias cidades brasileiras, formadas por trabalhos pastorais das igrejas cristãs, com práticas que inspiraram, bem mais tarde, em 1991, o programa de ACS e, posteriormente, o Programa Saúde da Família (PSF). O controle social por conselhos de saúde não foi uma invenção do SUS, pois já fora conquistado, em muitos serviços e em muitas cidades, pela luta dos movimentos populares de saúde. A tradição de enfrentamento de problemas específicos de saúde, por meio da discussão conjunta com a comunidade e suas organizações, foi introduzida e difundida por essas experiências pioneiras. A participação de todos os membros da equipe do serviço em rodas de conversa, na avaliação e no planejamento das atividades surgiu e se difundiu nessas experiências de saúde comunitária. Os trabalhos educativos em saúde por meio de grupos participativos se aprimoraram e se tornaram conhecidos nessa época. Essas práticas participativas, bastante difundidas (ou pelo menos almejadas) da APS brasileira são hoje internacionalmente reconhecidas e valorizadas. Representam uma herança da forte presença da EP nas experiências pioneiras de saúde comunitária.

Como aplicar a educação popular na APS

A APS é um espaço riquíssimo para a ação educativa. A crise de vida, causada por uma doença, fragiliza a pessoa e seu grupo social, podendo quebrar barreiras que protegem sua intimidade. O profissional de saúde, que adquire confiança e está próximo, tem acesso a essa intimidade, muitas vezes desarrumada e povoada de precariedades, que não costuma ser revelada. As pessoas, nesse momento, passam por crises subjetivas e familiares que desencadeiam intensa elaboração mental, com questionamento dos valores que vinham orientando o seu viver. Assim, as conversas e os cuidados em saúde podem influenciar fortemente a reorganização de suas rotinas de vida e relações sociais.

A aproximação com a vida familiar e comunitária, trazida pela APS, ajuda a revelar as dimensões emocionais, ambientais e sociais envolvidas no problema, enriquecendo imensamente o processo de cuidado. É preciso estar preparado para lidar com esse espaço educativo que se abre quando se vai além de uma atuação centrada apenas na abordagem do órgão adoecido. Não é fácil lidar com tantas emoções e questões inesperadas. No entanto, é nesse momento que se revela a potencialidade e a beleza do trabalho em saúde. A experiência de ser intensamente significativo e de receber a gratidão profunda das pessoas, em momentos tão difíceis, é estruturante de um novo sentido e gosto do trabalho profissional.

Abrir o cuidado à saúde para as múltiplas dimensões que se revelam assusta. Surgem problemas que parecem ser profundos demais para serem resolvidos. Problemas com dimensões misteriosas, que não se tem como esclarecer em curto prazo, mas que exigem ações imediatas, muitas vezes dependentes de condições materiais, valores e iniciativas de familiares que não se conhece bem. As sensações mais habituais no profissional de saúde são as de impotência e angústia. Diante de tanta complexidade e incerteza, é impossível um agir profissional prescritivo e orientado apenas por um saber técnico, por mais que seja aprimorado. A grande solução está no diálogo com as pessoas envolvidas, construindo-se coletivamente as soluções necessárias. Para isso, é preciso saber ouvir e inspirar confiança para a expressão de seus saberes e questionamentos. Isso não é fácil, porque se lida habitualmente com pessoas com uma história de silenciamento pelo passado de opressão e subalternidade. É preciso trazer para a discussão do cuidado outras pessoas e grupos próximos. Os saberes e práticas da EP são fundamentais para se conseguir essa construção processual de saídas surpreendentes, gerando práticas de cuidado que aliviam sofrimentos e incentivam protagonismos (Figura 12.2).

Geralmente, enfatiza-se a EP como instrumento para ações educativas coletivas na comunidade. Entretanto, ela é também um grande instrumento na ampliação do trabalho clínico que busca ir além da abordagem centrada na biologia do corpo.

O modelo de consulta médica tradicional está centrado em uma busca acurada de informações pela anamnese, pelo exame físico e por exames laboratoriais que permitam a prescrição do melhor tratamento para o problema apresentado. As tentativas de melhorar a relação com a pessoa em atendimento estão tradicionalmente voltadas para a obtenção de dados mais abrangentes para a melhor decisão terapêutica do médico. Mas o tratamento a ser implementado não é uma decisão puramente técnica. As pessoas não se modelam passivamente às prescrições médicas, pois já trazem para o atendimento, mesmo que não as expressem, suas próprias visões de seus problemas e uma série de outras práticas alternativas de tratamento. São visões e saberes válidos, porque estão integrados em sua cultura e em sua realidade material de vida. É importante, portanto, construir condutas terapêuticas por meio do diálogo entre, de um lado, a pessoa que conhece intensamente a realidade em que seu problema está inserido e, de outro, o profissional com conhecimentos técnico-científicos sobre a questão. Todos esses conhecimentos estão atravessados por crenças, hábitos e valores próprios da cultura do grupo social em que se formaram. Na medida em que cada um é crítico dos limites de suas análises e propostas, é possível estabelecer uma relação pedagógica na qual o diálogo não seja apenas uma estratégia de convencimento, mas também a busca de uma terapêutica mais eficaz, por respeitar a cultura e as condições materiais da pessoa. Agindo dessa forma, contribui-se também para a formação de cidadãos mais capazes de gerirem sua própria saúde. A eficácia clínica está, portanto, subordinada à eficácia pedagógica da relação com a pessoa e com a sua família.

A EP tem especial importância na implementação de práticas educativas em grupos dentro do serviço e em atividades coletivas na comunidade. São atividades importantes não apenas porque permitem ricas trocas de experiência entre os participantes, mas também o alcance de públicos maiores. São ainda espaços de debate mais aprofundado acerca de dificuldades e melhor expressão dos saberes, dos interesses e do posicionamento dos moradores. Elas permitem à equipe conhecer aspectos que são mais difíceis de perceber nos atendimentos individuais. Nos espaços coletivos de debate, as dimensões sociais presentes nos problemas pessoais de saúde são mais facilmente explicitadas e aprofundadas. As reflexões que daí surgem podem ser difundidas pelos meios de comunicação (boletins, vídeos, rádios comunitárias, apresentações teatrais, murais), fomentando discussões em outros públicos. O debate continua para além dos espaços educativos controlados pela equipe de saúde, pois as intensas conversas informais nas comunidades geram repercussões imprevistas e surpreendentes. A valorização dos espaços educativos coletivos contribui ainda para o fortalecimento de uma cultura organizativa e cidadã na comunidade.

Para que esses espaços educativos tenham papel reordenador do atendimento em saúde, é fundamental que o profissional participe deles como aprendiz e valorize as dúvidas e preocupações que surgem ao longo do processo. Essa perspectiva é densamente expressa por Paulo Freire:

> [...] o educador já não é o que apenas educa, mas o que, enquanto educa, é educado, em diálogo com o educando que, ao ser educado, também educa. Ambos, assim, se tornam sujeitos do processo em que crescem juntos e em que os "argumentos de autoridade" já não valem [...].[6]

O objeto cognoscível, de que o educador bancário se apropria, deixa de ser, para ele, uma propriedade sua, para ser a incidência da reflexão sua e dos educandos. Desse modo, o educador problematizador refaz, constantemente, seu ato cognoscente, na cognoscibilidade dos educandos. Estes, em lugar de serem recipientes dóceis de depósitos, são agora investigadores críticos, em diálogo com o educador, investigador crítico, também.[6]

A gradativa aproximação da vida comunitária local é muito pedagógica para os profissionais. As visitas domiciliares exigem tempo e competem com a pressão por um maior número de consultas individuais. Mas elas ajudam muito o profissional a entender melhor a dinâmica de vida comunitária. A participação em reuniões dos movimentos comunitários locais, festas, celebrações e lutas por interesses comunitários permite ao profissional estabelecer parcerias e conhecer as outras lógicas surpreendentes de organizar as vidas ali presentes. Esse maior conhecimento da cultura e dos recursos locais permitirá ao profissional ser mais rápido e eficaz em seus outros atendimentos.[7]

A EP não é uma atividade a mais que alguns profissionais fazem de forma periférica à rotina do serviço. Suas ações, na medida em que fortalecem processos participativos dos usuários e são espaços de análise dos problemas que dificultam o trabalho, acabam reorientando a globalidade do serviço.

Devido à sua potencialidade formativa para a equipe de saúde, as atividades de EP não devem ser responsabilidade apenas de alguns profissionais, mas de todos. No entanto, nem todos têm, inicialmente, habilidade e gosto para a EP. Todavia, a alegria, a criatividade e a riqueza pedagógica de suas práticas, quando se cria um ambiente participativo e amoroso, convencem e seduzem muitos desses profissionais resistentes. A presença de um profissional experiente em EP é importante para desencadear esses processos educativos participativos. É necessário, no entanto, que ele atue de forma a envolver os outros trabalhadores. Não basta alguns saberem implementar bem as ações de EP. É preciso que esse saber se generalize no serviço e no sistema de saúde.

A EP é também uma estratégia de gestão participativa das políticas de saúde. Em várias secretarias de saúde e no Ministério da Saúde, foram criadas coordenações de EP para ampliar a par-

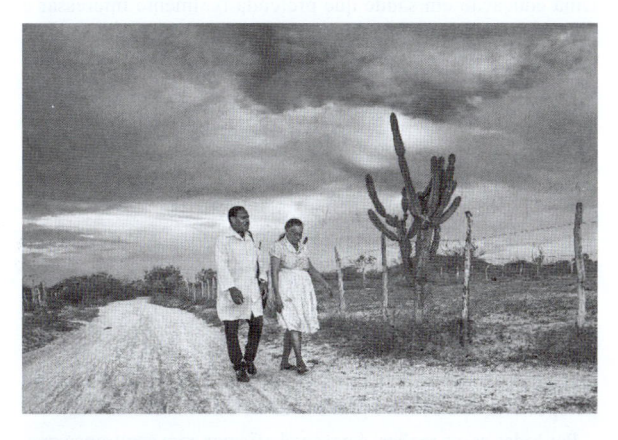

▲ **Figura 12.2**
Integrando saberes e iniciativas. Médico e parteira caminhando para um atendimento em conjunto.
Fonte: Alcântara.[5]

ticipação popular no SUS. A generalização da EP no SUS ajuda a ampliar os processos participativos na rotina de atendimento e de gestão dos serviços, superando a perspectiva que enxerga apenas os conselhos e conferências de saúde como espaços de controle social. A EP ajuda a construir novas práticas de atenção à saúde que levam em conta os saberes, os interesses e as condições materiais das pessoas.

Os serviços de APS são hoje locais de muita tensão. Cobranças da gestão, dos moradores e dos movimentos comunitários pressionam o profissional de saúde em diferentes direções. Os conflitos pessoais e os causados por diferentes perspectivas de trabalho também costumam dividir a equipe. Como investir na construção de relações de diálogo e em atitudes de escuta compreensiva em meio a tanto sufoco no trabalho? A EP exige tempo e energia. Ela se constitui em ações processuais que precisam ser continuamente repensadas. Ela busca mudanças que estão além do que é tradicionalmente cobrado da equipe. Tem sentido ainda querer fazer EP na APS em um contexto de tantas insuficiências? Não seria melhor restringir o trabalho educativo a iniciativas mais simples e bem definidas de mudança de comportamentos de risco importantes epidemiologicamente por meio de ações de comunicação e convencimento enfaticamente repetidas? Até mesmo a população parece inicialmente acomodada e sem disposição de participar em lutas mais gerais por transformação dos determinantes sociais de saúde. Para que complicar se nem o básico, muitas vezes, se consegue fazer?

Esse desânimo é reforçado pelos valores de individualismo e de busca da felicidade centrada no consumo privado de bens comprados no mercado de consumo, que a indústria cultural tanto tem difundido. Projetos coletivos de emancipação social vêm sendo desacreditados. Contudo, surpreendentemente, é enorme o número de profissionais de saúde que sonham, buscam e se empenham em fazer com que seu trabalho tenha um significado mais grandioso. Esses profissionais, com seu dinamismo, têm feito diferença e mantêm vivos os ideais do Movimento Sanitário que lutou pelo SUS, desde a década de 1970, como um projeto a serviço de uma sociedade com mais saúde, justiça, equidade e participação de todos na vida social e política. Eles sabem que, sem os desafios dessa perspectiva mais ampla, o trabalho em saúde se torna rotineiro e sem graça. São os sonhos e objetivos grandiosos que despertam energias para a superação das precariedades nos serviços de saúde e dos limites da formação profissional, bem como mobilizam para a luta por um SUS eficiente, enfrentando interesses políticos e econômicos contrários. Diante de tantas dificuldades, o SUS não se sustenta sem a mobilização trazida pelas utopias mais amplas do Movimento Sanitário. Cinquenta anos depois, elas ainda estão presentes, mobilizando gerações mais jovens de profissionais de saúde.

Na APS, ficam claros os limites de uma ação sanitária restrita à abordagem biológica, pois evidencia a forte inter-relação entre a saúde e a forma como a sociedade se organiza. Ao mesmo tempo, amplia muito a possibilidade de o profissional de saúde intervir na dinâmica familiar, comunitária e política associada às doenças. A EP é um instrumento de ampliação do tratamento para essas outras dimensões. Ela orienta os caminhos para a transformação das atividades rotineiras da APS (das consultas às mobilizações comunitárias) em espaços de esclarecimento crítico das raízes dos problemas de saúde, a superação da baixa autoestima decorrente da opressão e marginalidade, a ampliação da solidariedade social, o fortalecimento do protagonismo dos moradores, o enfrentamento de injustiças e a organização política. Aumenta a participação do trabalho de saúde no processo de democratização da nação. Aponta para uma perspectiva de promoção da saúde muito mais radical do que a busca da mudança de comportamentos de risco da população e implementação de ações preventivas de saúde pública.

Nesse sentido, a EP tem tido um importante papel de estímulo e mobilização dos profissionais de saúde, na medida em que revela as possibilidades de seu trabalho ser significativo para o processo de emancipação social. Ela tem sido não apenas um instrumento de educação da população, mas também de formação profissional. Nas universidades brasileiras, a EP vem sendo progressivamente incorporada aos cursos de saúde como instrumento importante de formação para a APS.[8]

Por outro lado, a possibilidade de associar a rotina de trabalho da APS a projetos mais amplos de emancipação da sociedade tem gerado expectativas ilusórias em alguns profissionais de saúde que anseiam por resultados revolucionários, em curto prazo, na realidade local. A opressão, a injustiça e a marginalização de muitos grupos sociais têm raízes complexas e profundas. O trabalho em saúde pode participar de sua superação, mas é apenas uma das inúmeras frentes desse amplo processo. A pretensão de ser o centro das complexas mudanças locais e de que elas ocorram no período de sua atuação revela uma atitude vaidosa e gera tensões na população, que tem um ritmo próprio e outros modos de caminhar.

As práticas educativas junto à população voltadas para a difusão de hábitos saudáveis e a participação em ações de saúde preventiva, em geral, não conseguem maiores mobilizações e interesse, causando desânimo na equipe. Em muitos serviços de APS, essas ações são realizadas como uma obrigação a se cumprir. A população assiste sem entusiasmo, muitas vezes participando apenas para retribuir o esforço dos profissionais.

A vida das pessoas é marcada por preocupações e correrias. A luta pela sobrevivência e a alegria é atravessada por pressões, anseios conflitantes, injustiças e humilhações. Em meio a esse sufoco no viver, a promessa de mais alguns anos de sobrevivência na velhice ou de superação de alguns riscos eventuais de adoecer no futuro não costumam mobilizar esforços suficientes para a difícil tarefa de mudar a forma de organizar a rotina da vida. É preciso uma grande motivação bem integrada aos projetos de felicidade das pessoas, que são muito mais amplos do que os objetivos sanitários definidos por estudos epidemiológicos. Por onde passa a "busca de ser mais" dos usuários do serviço? Uma educação em saúde que pretenda realmente interessar e mobilizar as pessoas tem de estar a serviço dessa busca. É usual a crítica à EP por ampliar muito os objetivos do trabalho em saúde, em um contexto de grande limitação de recursos sanitários. Mas é justamente essa ampliação que sustenta a força das práticas de EP junto à população. As pessoas se mobilizam pelo que é muito significativo e grandioso em sua existência. Em razão da busca de um existir mais solidário, alegre e denso em interações sociais é que as pessoas se mobilizam, por exemplo, para uma ação conjunta de controle do mosquito transmissor da dengue. O enfrentamento de grandes injustiças e carências de serviços coletivos importantes na comunidade é que entusiasma a participação. O sentir-se bem, valorizado e com suas opiniões respeitadas é fundamental para manter as mobilizações. Nessa perspectiva, os saberes e práticas da EP são fundamentais.

Por todas essas razões, é possível afirmar com segurança que, mesmo em um contexto de muitas insuficiências na APS brasileira, a EP continua sendo fundamental. Ela foi fundamental para gestar referências de modelos de atenção em saúde mais integrais e participativos, no início do Movimento Sanitário. Continua sendo fundamental para a permanência da esperança de se conquistar uma política pública de saúde e uma organização do Estado mais democráticas, equitativas e fortalecedoras da cidadania ativa e da solidariedade social.

O significado da educação popular para a APS

Com a reconquista da democracia no Brasil, na década de 1980, e a criação de um SUS regido pelos princípios da universalidade, da integralidade e da equidade, passou-se a encarar a implementação da assistência à saúde como uma obrigação do Estado. À população e aos seus movimentos organizados caberia lutar para que tal assistência fosse realmente implementada e controlar sua operacionalização. A participação da população na implementação de práticas de saúde passou a ser vista com desconfiança, como se isso representasse uma forma de escamotear a responsabilidade do Estado em prover todos os serviços necessários. O controle social por meio de conselhos e conferências de saúde, centrados na gestão das políticas de saúde, passou a ser visto como o único local legítimo de participação popular no SUS. Entretanto, a população e seus movimentos organizados continuam investindo na criação e na condução de práticas voltadas para o enfrentamento dos problemas de saúde. Nos serviços de APS, muitas práticas construídas de forma dialogada entre a população e os profissionais de saúde vêm surpreendendo pelo seu alcance.

Esse reiterado investimento de diversos grupos sociais em participar ativamente de muitas práticas de saúde, negando-se a ficarem apenas controlando sua implementação pelo Estado, tem um sentido e um projeto político. Para eles, a atenção à saúde não é injusta apenas por ser oferecida de modo desigual e limitado aos pobres e marginalizados, mas também porque sua racionalidade interna reforça e recria, no nível das pequenas relações, as estruturas de dominação da sociedade. Suas práticas induzem ao consumo exagerado de mercadorias e serviços, reforçam os caminhos individualistas de busca da saúde, deslegitimam saberes, iniciativas e valores da população, consolidam a racionalidade instrumental e fria da modernidade e reforçam o poder da tecnoburocracia estatal e empresarial. Por isso, a população e seus movimentos continuam insistindo na criação de práticas de atenção em que seja superado o autoritarismo dos doutores em suas vidas, a imposição de soluções puramente técnicas para problemas sociais globais, a propaganda embutida de muitos grupos políticos dominantes e a desconsideração de seus interesses e peculiaridades culturais. Isso pode ser entendido como uma vontade de desconstrução das lógicas e interesses presentes nas práticas técnicas dominantes nos serviços de saúde e de ampliação das dimensões de solidariedade, amorosidade e autonomia entre as pessoas no enfrentamento dos problemas de saúde. A APS, pela grande proximidade e integração com a dinâmica de vida e luta da população, é um espaço privilegiado para esse processo. Mas, para isso, precisa investir intensamente em uma relação autenticamente dialogada com os usuários. Isso não é uma nova proposta, pois já está acontecendo, há décadas, com significativos resultados, levando a uma participação da população no sistema de saúde muito mais ampla do que a possibilitada pela participação apenas nos conselhos e conferências de saúde.[2]

Nesse sentido, a EP é um instrumento para a construção de uma integralidade mais radical na assistência à saúde que possibilita não apenas uma abordagem ampliada das diferentes dimensões pessoais dos problemas abordados, mas também a construção de práticas que integram, em sua implementação, dimensões políticas e econômicas, locais e societárias. É instrumento de uma promoção da saúde voltada também para a formação de uma cidadania ativa que enfrenta os determinantes sociais da saúde e das doenças. A EP coloca o trabalho cotidiano em saúde a serviço da construção da democracia, da justiça e da solidariedade social. Essa ampliação de suas possibilidades traz um novo ânimo para os seus profissionais e novos desafios, dando um sabor muito instigante ao trabalho em saúde.

REFERÊNCIAS

1. Vasconcelos EM. Educação popular nos serviços de saúde. São Paulo: Hucitec; 1988.

2. Brasil. Portaria nº 2.761, de 19 de novembro de 2013. Institui a Política Nacional de Educação Popular em Saúde no âmbito do SUS [Internet]. Brasília: MS; 2013 [capturado em 15 jun. 2017]. Disponível em: http://bvsms.saude.gov.br/bvs/saudelegis/gm/2013/prt2761_19_11_2013.html

3. Alcântara A. Fotos do livro "Mais Médicos" de Araquém Alcântara [Internet]. São Paulo: Terra Brasil; 2016. [capturado em 02 jul. 2017]. Disponível em: http://www.cut.org.br/fotos/fotos-do-livro-mais-medicos-de-araquem-alcantara-9997/.

4. Vasconcelos EM. Para além do controle social: a insistência dos movimentos sociais em investir na redefinição das práticas de saúde. In: Fleury S, Lobato LVC, organizadores. Participação, democracia e saúde. Rio de Janeiro: Cebes; 2009. p. 270-88.

5. Floss M. Fome [Internet]. 2017 [capturado em 02 jul. 2017]. Disponível em: http://balsa10.blogspot.com.br/2017/06/fome.html.

6. Freire P. Pedagogia do oprimido. 6. ed. Rio de Janeiro: Paz e Terra; 1978.

7. Vasconcelos EM. Educação popular e a atenção à saúde da família. 6. ed. São Paulo: Hucitec; 2015.

8. Vasconcelos EM. Educação popular e o movimento de transformação da formação universitária no campo da saúde. In: Vasconcelos EM, Cruz PJSC, organizadores. Educação popular na formação universitária: reflexões com base em uma experiência. São Paulo: Hucitec; 2013. p. 362-97.

CAPÍTULO 13

Ética na atenção primária à saúde

Marcello Dala Bernardina Dalla
José Mauro Ceratti Lopes

Aspectos-chave

▶ Ética profissional é o conjunto de normas morais pelas quais a pessoa deve orientar seu comportamento na profissão que exerce.

▶ No desempenho ético em nossa prática, podemos nos orientar por quatro princípios: beneficência ("fazer o bem"); não maleficência ("evitar danos"); autonomia ("A pessoa escolhe"); e justiça ("priorizar com equidade").

▶ A implementação do Sistema Único de Saúde (SUS) representa um processo de mudança na prática da atenção à saúde que exige transformações atitudinais e culturais, que requerem uma reflexão para novas posturas éticas.

▶ Os aspectos éticos na atenção primária à saúde (APS) diferem daqueles com que se depara um profissional que atua em serviços hospitalares, mas em todas as situações de cuidado à saúde, vai se contemplar o ser humano.

▶ A atuação na APS pede vínculo e responsabilização da equipe para com as famílias, trazendo novas nuances a um problema: o estabelecimento dos limites da relação com as pessoas.

Caso clínico 1

O médico de família e comunidade atende Maria, que desde criança sofre de lúpus eritematoso sistêmico, com importante comprometimento cutâneo em face e renal, mesmo com tratamento adequado. Ele recebe uma chamada para visita domiciliar, um tanto frequente pela gravidade do caso e pela recusa de Maria em internar-se. Porém, naquela manhã, a notícia era da morte de Maria. O médico foi pensando no caminho como seria atestar o óbito, mas lembrou como ela se queixava da aparência devido às lesões em face.

Maria começou a trabalhar cedo como programadora e ganhou muito dinheiro desenvolvendo aplicativos para celular, o que era conveniente, pois não saía de casa.

Ela tinha completado 22 anos há dois dias, e quando ele chega na casa, os pais imediatamente o levam para o quarto onde estava o corpo. Muitos frascos vazios e uma seringa pendente na dobra cubital do braço esquerdo denunciam... Sim, ela havia cometido suicídio.

O pai estende uma carta de despedida, já um pouco borrada, provavelmente pelas lágrimas incontidas; o médico engole em seco, pois em um certo ponto Maria agradece aos cuidados que teve com ela: "Você me deu bem mais do que os remédios; me prescreveu esperança", e continua: "Mesmo assim, tive que aceitar que meus limites estavam num grau menor que os seus", e continua dizendo: "Eu não suportava mais as dores pelo corpo e principalmente a aparência de monstro com que tinha de conviver todos os dias".

A mãe interrompe o médico, achando que ele já havia acabado a leitura, e diz que a filha tinha feito um seguro, cujos beneficiários eram ela e o esposo, seguro este de valor considerável, pois Maria tinha feito uma pequena fortuna com os aplicativos de celular.

O médico (e certamente os pais) sabiam que o seguro não seria pago em caso de morte autoprovocada. A angústia dele aumenta quando retoma a leitura e Maria arremata a carta com um pedido para que ele omita a informação de suicídio, pois sabe que os pais não poderão se beneficiar do seguro:

"Dr., sei da sua postura ética e profissional, de quanto foi difícil conseguir seu diploma e ter que estudar por toda uma vida. Eu, de certa forma, tive sorte com a informática, mas meus pais não estudaram, só têm esta casa, você conhece a história de luta deles. Atenda um último pedido: li na internet como me matar de forma eficaz e indolor, li também que você deveria preencher a minha declaração de óbito, pois foi o médico que me acompanhou; também sei que em caso de suicídio precisa chamar o IML, pois tem uma classificação maluca de morte violenta; para mim, violência é contra outra pessoa – cada um deve escolher o que é melhor para si. Mas não importa, o que peço, último pedido mesmo, e a esta altura deve estar com os papéis para fazer a minha declaração de óbito, não manda meu corpo para o IML, atesta o óbito como lúpus e complicações; desse modo, meus pais vão receber o seguro. Afinal, a ética que vale é a tranquilidade da consciência, especialmente para um médico, e mais ainda um médico de família".

O médico levanta os olhos e encara o pai e a mãe de Maria, percebe que estão sós, exceto pelo corpo inerte da jovem, não há irmã ou irmão, parente, vizinho; até na morte ela se escondeu do mundo. Rapidamente ele pensa que Maria, entre os quatro naquele quarto, é a que está na situação mais confortável. Agora a dor da decisão ficou com ele. E os pais aguardam ansiosos por sua atitude.

Ética

> Difícil não é fazer o que é certo,
> (difícil) é descobrir o que é certo fazer.
> Robert Henry Srour

Ética é um conjunto de regras, princípios ou maneira de pensar e expressar-se. A ética representa as regras que possibilitam às pessoas conviverem em sociedade e estabelecerem uma relação profissional. A moral é pré-histórica, mas a ética faz parte da evolução da civilização, desde Sócrates, sendo ilustrada pela história da

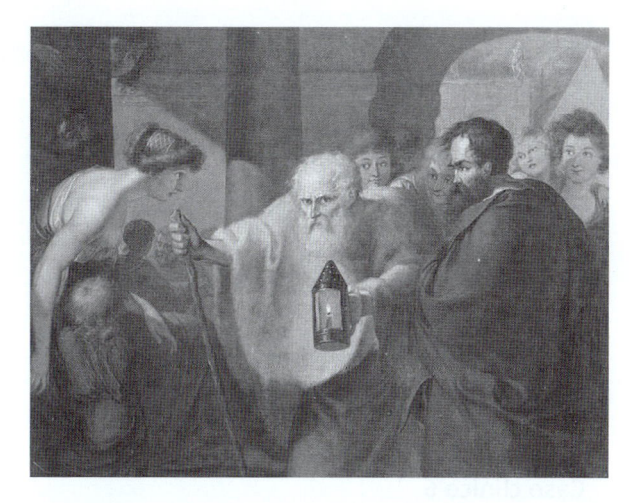

▲ **Figura 13.1**
Diógenes de Abdera em busca de um homem honesto.
Fonte: *Diogenes of Sinope.*[1]

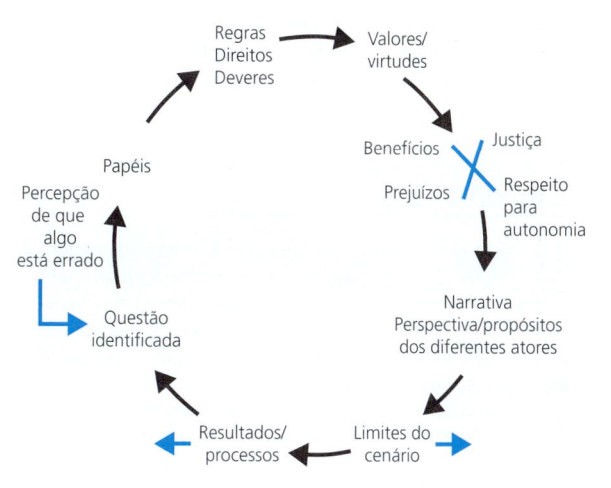

▲ **Figura 13.2**
O círculo do pensamento ético.
Fonte: Motta.[2]

lanterna de Diógenes (cerca de 400 a.C.), que percorria a cidade de Abdera com uma lamparina em busca de um homem honesto (Figura 13.1).

A ética faz parte do dia a dia da sociedade em todas as áreas. Ser ético é utilizar, nas decisões, valores fundamentais da sociedade em que se vive, tais como agir direito, proceder bem sem prejudicar os outros; ser honesto em qualquer situação; ter coragem para assumir os erros e decisões; ser humilde, ser tolerante e flexível. É ser íntegro e altruísta, estando tranquilo com sua própria consciência. Todo "ser ético" reflete sobre suas ações, pensa se fez o bem ou o mal. A ética é definida como a explicitação teórica do fundamento último do agir humano na busca do bem comum e da realização individual.

A ética baseia-se em uma filosofia de valores compatíveis com a natureza e a finalidade de todo ser humano; por isso, "o agir" da pessoa humana está condicionado a duas premissas consideradas básicas pela ética: "o que é" o homem e "para que vive". Logo, toda capacitação científica ou técnica precisa estar em conexão com os princípios essenciais da ética.[2]

Para tentar ser uma pessoa ética, deve-se seguir um conjunto de valores e apresentar algumas das características básicas de como ser um profissional ético, sem perder de vista que o "ser ético" se dá no plano da imperfeição humana e na aceitação dessa condição (Figura 13.2).

Ética profissional

> **Caso clínico 2**
>
> Amora, 42 anos, é portadora de HIV e há pouco se casou novamente. Procura consulta, pois não contou nada sobre seu estado de saúde para o marido e quer sua ajuda para resolver a situação.

A ética profissional é fundamental em todas as ocupações e a todas as pessoas, para que se possa viver relativamente bem em sociedade. Traduz-se ética profissional como o conjunto de normas morais pelas quais a pessoa deve orientar seu comportamento na profissão que exerce. A ética profissional se inicia com a reflexão, e, quando se escolhe uma profissão, passa-se a ter deveres profissionais obrigatórios. Ao completar sua formação, a pessoa faz um juramento, que significa seu comprometimento profissional, firmado em questões relevantes que ultrapassam o campo profissional em si. Muitas delas são questões morais que se apresentam como problemas éticos, e um profissional, ao se debruçar sobre elas, não o faz apenas como tal, mas como um pensador, um "filósofo da profissão que exerce". Dessa forma, a reflexão ética entra na moralidade de qualquer atividade profissional humana.

O código de ética profissional é o instrumento regulador entre as relações de valor e os diversos campos da conduta humana, atuando com um tipo de contrato de classe, sendo que os órgãos de fiscalização do exercício da profissão regulam sua execução. Estabelece os critérios de condutas de uma pessoa perante seu grupo e o todo social, estabelecendo virtudes que devem ser exigíveis e respeitadas no exercício da profissão, no relacionamento com pessoas atendidas, colegas de profissão, de classe e da sociedade.

Ao respeitar o código de ética, o exercício de uma virtude obrigatória torna-se exigível de cada profissional, como se fosse uma lei, mas com proveito geral. Cria-se a necessidade de uma mentalidade ética e de uma educação pertinente que conduza à vontade de agir de acordo com o estabelecido. Cada profissional deve ter sua individualidade respeitada, sua forma de realizar seu trabalho, mas deve haver uma norma comportamental para reger a prática profissional no que concerne à sua conduta em relação aos seus semelhantes. Se muitos exercem a mesma profissão, é preciso que haja uma disciplina para a conduta.

Isso é mais dramático na medicina, pois, ao contrário de outras profissões da área de saúde, o médico não tem um profissional técnico para compartilhar seu trabalho, sendo o único responsável pelas decisões e assumindo o ônus e o bônus dessa responsabilidade.

Toda comunidade possui profissionais qualificados e alguns que transgridem a prática das virtudes; seria utópico esperar uniformidade de conduta.

Na área da saúde, a ética é usada na pesquisa clínica e nas relações com as pessoas. Deve-se ter cuidado para não banalizar os aspectos éticos, confundindo ética, moral e direito. A moral é um conjunto de normas que regulam o comportamento do homem em sociedade, e essas normas são adquiridas pela educação, pela tradição e pelo cotidiano. O direito estabelece as regras de uma sociedade delimitada pelas fronteiras do Estado, e as leis têm uma base territorial, valendo apenas para aquele lugar.

> **Caso clínico 3**
>
> O cirurgião geral precisa fazer uma apendicectomia de urgência em Murilo, 21 anos, pois há sinais de peritonite. Murilo tem síndrome de Down e está na cidade de passagem com uma excursão; seus pais moram no interior a mais de 1.000 km de distância. Murilo está lúcido e diz que o médico pode operar, pois é maior de idade e pode decidir sozinho. Contudo, o médico acha que é preciso autorização (consentimento informado) de um responsável, por considerar Murilo incapaz pelo fato de ter síndrome de Down, mas sabe que tem pouco tempo para obter essa resposta e não estão conseguindo falar com os pais do rapaz.

Tornar-se um médico pode parecer um processo muito complicado; há muita coisa para descobrir e uma quantidade enorme de novas competências para desenvolver. Ordenar as diferentes fontes de informação é uma tarefa árdua.

Para ajudar no desempenho ético dessa prática, é possível orientar-se por quatro princípios:

1. Beneficência ("fazer o bem")
2. Não maleficência ("evitar danos")
3. Autonomia ("a pessoa escolhe")
4. Justiça ("priorizar com equidade")

> **Caso clínico 4**
>
> Xavier, 41 anos, recebeu alta hospitalar após o tratamento de uma neoplasia cerebral, que o deixou com sequelas que limitam muito seus movimentos, tendo por fim ficado acamado. Um dia, o médico o visitou para uma consulta em casa:
> Xavier: Oi, Doutor, quanto tempo.
> Médico: Sim, faz uns 3 meses que estive aqui (falou isso sem conseguir esconder que percebeu que ele não mais poderia sair da cama), mas o que precisa de mim?
> Xavier: Preciso que me ajude a morrer!

Existem algumas condições que justificam a quebra de confidencialidade: se um sério dano físico a uma pessoa identificável e específica tiver alta probabilidade de ocorrência; quando um benefício real resultar dessa quebra de confidencialidade; quando for o último recurso, após ter sido utilizada a persuasão ou outras abordagens; e, por último, esse procedimento deve ser generalizável, sendo novamente usado em outra situação com as mesmas características, independentemente de quem seja a pessoa envolvida.

O prontuário das pessoas atendidas é de propriedade e responsabilidade da instituição que os detém. As informações nele contidas estão sob sigilo e somente podem ser liberadas mediante autorização de quem as forneceu. É dever do médico zelar para que pessoas que não estejam comprometidas pelo sigilo profissional não manuseiem os prontuários e para que as informações coletadas nas consultas estejam registradas adequadamente e disponíveis no prontuário, possibilitando que a continuidade do cuidado seja proporcionada pela equipe ao longo do tempo.

> **Caso clínico 5**
>
> Médico em uma Unidade Básica de Saúde de APS cuja área de abrangência tem muitos fatores de risco social, ele nota que a psicóloga escreve críticas sobre os seus atendimentos nos prontuários, bem abaixo dos registros que ele faz (o prontuário é de papel). O médico opta por conversar sobre o assunto em uma reunião de equipe e fica surpreso quando a psicóloga abre a reunião sugerindo que todos os médicos e enfermeiros (são três equipes) registrassem claramente quando um paciente é alcóolatra e/ou drogado (expressão dela), argumentando que, sem essa informação, não conseguiriam controlar o problema de álcool e drogas.

> **Caso clínico 6**
>
> A assistente social atende Júlio, que quer saber por que a esposa está tomando "remédio para gonorreia". Ela vai ao consultório da médica de família e diz que precisa conversar sobre o caso, pois precisa dar este retorno ao marido; a está consultando porque foi ela quem atendeu a esposa.

> **Caso clínico 7**
>
> Atuando na área pública, o médico vê uma oportunidade de valorização profissional ao ser convidado para atuar em um plano de saúde privado, cujo maior cliente é uma empresa produtora de eletrodomésticos, que praticamente movimenta a economia da cidade de 50 mil habitantes. Após um mês de trabalho satisfatório, pois está ganhando bem e consegue finalmente ter uma agenda organizada, ele é chamado para uma reunião em que os diretores do plano pedem que ele organize a agenda de outra forma, com consultas mais longas (em torno de 20 minutos) para os funcionários mais graduados e "ligeiramente" mais curtas para os da produção. "Quinze minutos está ótimo, né, Doutor? Dentro do que a Organização Mundial da Saúde (OMS) preconiza: quatro atendimentos por hora."

Habitualmente, emprega-se o termo ético no sentido corporativo e reporta-se aos princípios de conduta profissional apropriada aos direitos e deveres estabelecidos. Cada profissão tem compilado seu código de ética, e todo profissional que a exerce tem como obrigação conhecê-lo e colocá-lo em prática.

Sem reduzir a importância da ética profissional, é necessário um olhar não apenas corporativo e refletir como as novas tecnologias e as consequentes implicações nas relações humanas (pessoas, família e comunidades) afetam o trabalho do médico de família e comunidade, especialmente aquele que atua em serviços de APS.

> Estão incluídas nestes aspectos as questões do cotidiano do médico e suas interfaces com a ética, como o trabalho em equipe multiprofissional, fertilidade, reprodução, longevidade e morte, as novas formas de organização familiar e o entendimento sobre parentesco e até mesmo a inaparente amplitude da "farmacologia cosmética".*

---

* Termo utilizado por Francis Fukuyama[3] ao se referir ao uso de medicamentos de ação no sistema nervoso central e sua influência na sociedade, nas decisões individuais e coletivas, como o metilfenidato e a não menos famosa fluoxetina e seus derivados.

Mesmo com tantas inovações, velhos problemas não resolvidos se sobrepõem aos novos. Décadas se passaram, e questões graves relativas à saúde pública e coletiva persistem, mas vai esmaecendo a sua visibilidade nas grandes mídias. Segundo Garrafa, Costa e Oselka,[4] "situações bioéticas persistentes, como o aborto e a eutanásia", cederam espaço nos meios de comunicação e científicos para as polêmicas que envolvem a reprodução assistida e aquelas derivadas do Projeto Genoma Humano, que ganharam destaque na última década.

É evidente que o médico sofre os reflexos dessa inversão, e um dos focos do seu trabalho são as formas com que as famílias vão se organizando, incorporando dúvidas em relação à linhagem e ao parentesco e que provocam mudanças na abordagem familiar. Ao médico, cabe ir além da visão moralista e até mesmo preconceituosa, recheada de exemplos de rejeição por parte da sociedade, como casais homossexuais que adotam filhos ou heterossexuais que optam pela chamada "barriga de aluguel". Evidentemente, tudo que envolve aspectos de linhagem e parentesco vai gerar dúvidas até mesmo no momento de confeccionar um simples genograma.

Sobre a longevidade, cabe ao médico participar de decisões, entre estas as que envolvem famílias que optam por cuidar de um familiar em seus últimos momentos de vida em suas próprias casas. Lembrando que morrer no domicílio não é sinônimo de morte digna, pois nem sempre a família se organiza de modo a dar a assistência adequada, e que o mais recomendado é que a pessoa tenha seu sofrimento minimizado em ambiente hospitalar.

Ainda nas questões de longevidade, pode-se dizer que é evidente que houve um fracasso na meta cunhada em 1978 na Conferência de Alma-Ata, quando se propôs a garantia de Saúde Para Todos até o ano 2000 (SPT 2000). Garrafa e cols.[4] nos lembram que a distância entre os excluídos e os incluídos na sociedade mundial é paradoxalmente maior do que há 20 anos. Observam que os japoneses apresentam uma expectativa média de vida próxima aos 80 anos, e, em países africanos, como Serra Leoa ou Burkina Fasso, a média mal alcança os 40 anos.

Os mesmos autores[4] induzem mais questionamentos: como explicar esse fracasso da SPT 2000 a um jovem brasileiro pobre nascido na periferia de Recife, no Nordeste do país, dizendo que ele viverá aproximadamente 15 anos menos do que outro jovem da mesma condição socioeconômica, mas nascido na periferia de Curitiba ou Porto Alegre? E como admitir que, apesar de o Brasil ser a nação com o 9º Produto Interno Bruto (PIB) mundial, com índice superior a 800 bilhões de dólares/ano, ele continua na 42ª posição, tanto no que se refere aos índices de analfabetismo como aos de expectativa de vida ao nascer?

Outro desafio é o trabalho em equipe, que é uma necessidade de qualquer profissão moderna e vital para os especialistas em medicina de família e comunidade (MFC), pois está entranhada no seu processo de trabalho, especialmente na APS. Não há um código de ética multiprofissional, e invariavelmente ocorrem crises em razão das diferentes visões de cada profissão e de cada profissional diante de dilemas éticos.

Enfim, os novos e os velhos problemas, com reconhecidas, mas não aplicadas soluções, fazem com que o momento atual seja instigante e desafiador para o médico, que deve sempre colocar em foco a ética do cuidado, da vida e da saúde plena e acessível para todos.

Para o médico, é importante estar convicto e colocar em prática os princípios da MFC. Conforme reforçado no Cap. 1, Princípios da medicina de família e comunidade, os pilares da especialidade foram concebidos para ter dimensão universal, regulando a relação com pessoas, famílias e comunidades em qualquer lugar do planeta onde existam médicos de família atuando.

O médico deve ficar atento às mudanças e novidades que ocorrem em velocidade alucinante e à maneira como as famílias e comunidades lidam com essas novidades e as incorporam ou não em seu cotidiano, sofrendo as consequências benéficas ou danosas delas, ou como testemunha da sua inacessibilidade, expressão maior da sociedade pródiga em criar desigualdades.

Cabe ao médico da família participar dessa dinamicidade dos tempos, informando, não se omitindo e se posicionando, sempre sendo coerente com os seus princípios, como defensor das pessoas que cuida, influenciando políticas que ampliem o acesso ao que é comprovadamente benéfico, a fim de que os efeitos da tecnologia tragam mais alento que sofrimento à humanidade.

Ao questionar o acesso aos avanços da revolução biotecnológica, o médico deve ter o olhar amplificado para os velhos problemas que ainda assolam a população e afetam a ele mesmo e a sua prática profissional e para o quanto é importante o seu papel de formador de opinião para as pessoas.

Enfim, ele deve não resistir ao que é novo, ficar atento à sedutora influência da mídia leiga, conhecer, analisar e se posicionar por meio de argumentos bem fundamentados cientificamente, calcados não somente em sua própria opinião, mas também nos princípios universais da especialidade.

Navegando nas incertezas

A aparente incorporação da tecnologia, longe de garantir evolução, conforto e tranquilidade, pode justamente trazer dúvidas e desespero pela dificuldade de acesso a determinados insumos, um falso progresso que embaça a visão para as iniquidades existentes. Ao médico, cabe colocar em prática o terceiro princípio da especialidade, ou seja, assumir seu papel como "recurso para a população em que atua", esclarecendo sobre as reais necessidades e solicitações que de fato trazem melhorias para a saúde de indivíduos, famílias e comunidades.

Um exemplo claro: a ultrassonografia (US) obstétrica, cada vez mais sofisticada, independentemente de estar incluída em diretrizes clínicas, é um exame com frequência autossolicitado pelas gestantes. Até o momento, não há evidências de que traga benefícios efetivos do ponto de vista coletivo. Gonçalves e cols.[5] esclarecem que "Embora o exame de ultrassonografia seja um procedimento frequente na gravidez, o seu uso rotineiro não demonstrou efetividade sobre a redução da morbimortalidade materna ou perinatal". Além disso, alertam para o fato de que outros procedimentos de tecnologia leve, como exame de mamas e colpocitológico, perderam espaço para a US no pré-natal, em uma verdadeira "inversão de valores".

Ainda no âmbito da reprodução humana, Beiguelman e Franchi-Pinto[6] mostram que a mortalidade de crianças em gestações gemelares pode ser até 6,5 vezes maior do que aquelas com feto único. Casais que buscam a reprodução assistida devem ser esclarecidos sobre esse aspecto no momento da tomada de decisão, pois gestações múltiplas são comuns nessa intervenção.

Pode-se propor uma postura ética nessa e em situações semelhantes, bastando aplicar, além do terceiro princípio da MFC, outro garantido constitucionalmente, ou seja, o acesso à informação. É papel do médico compartilhar informações de qualidade com gestores e gerentes dos serviços de saúde, demais membros da equipe de APS e com a população, as famílias e os indivíduos. Invariavelmente esses atores estão envolvidos na incorporação de insumos de saúde, seja exigindo ou sendo pressionados, quase sempre com o apoio não isento da mídia leiga.

A desinformação leva à compra desnecessária de equipamentos, medicamentos e outras tecnologias, que, quando não causam problemas graves à vida das pessoas ou ao meio ambiente, sequer geram algum benefício individual ou coletivo. Portanto, a gestão baseada em evidências pode ser plenamente incorporada na prática do médico e da equipe em que atua e causar repercussões no processo de tomada de decisão de gestores e gerentes.

Além do evidente problema das tecnologias duras (máquinas e equipamentos), novamente Garrafa e cols.[4] fazem uma reflexão sobre as ditas tecnologias leves, ao se referirem ao uso indiscriminado (e por que não antiético) dos testes preditivos, que, como qualquer tecnologia, traz francos benefícios, mas carece de limites.

Aprofundando a reflexão, grupos de portadores de algumas doenças defendem os ganhos individuais e familiares pelo alívio que os testes preditivos trazem às pessoas que recebem resultados negativos e pela possibilidade daqueles com um resultado positivo organizarem os anos que lhes restam com a alentadora expectativa da descoberta de uma cura definitiva.

O autor continua traçando um paradoxo com o exemplo de uma pessoa que teve o diagnóstico presuntivo de doença de Huntington. Embora ela não apresentasse nenhum sintoma da doença nem mesmo tivesse realizado exames preditivos, seu nome foi incluído na "lista negra" das companhias estadunidenses de seguro-saúde como possível portadora, pois seu pai tinha o diagnóstico presuntivo da doença.

Esse possível diagnóstico do pai foi destacado na capa do seu prontuário e incluído no banco de dados nacional das seguradoras, afastando-a da possibilidade de acesso a qualquer tipo de seguro-saúde. A pessoa que vivenciou esse problema era procuradora de justiça nos EUA, e essa situação levou-a a contatar entidades de direitos humanos, para denunciar a utilização discriminatória dos testes genéticos pelos empregadores e companhias seguradoras.

A ética na APS

A implementação do SUS representa um processo de mudança na prática da APS que exige transformações atitudinais e culturais, requerendo uma reflexão para novas posturas éticas.

A implantação do SUS e da Estratégia Saúde da Família (ESF) tornam necessário lidar com as questões de ordem ética vivenciadas nos serviços de APS.

A APS compreende o conjunto de ações de caráter individual ou coletivo situadas no primeiro nível de atenção dos sistemas de saúde e voltadas para a promoção da saúde, a prevenção de agravos, o tratamento e a reabilitação. A ESF assume um conceito na direção de um sistema de saúde integrado que converge para a qualidade de vida das pessoas e de seu meio ambiente.

A reorganização da atenção básica pela ESF amplia e aprofunda o trajeto desse giro ético e não se resume a uma nova configuração da equipe técnico-assistencial, implicando um novo processo de trabalho marcado por uma prática ética, humana e vinculada ao exercício da cidadania.

Os aspectos éticos na APS diferem daqueles relacionados à sofisticação tecnológica dos hospitais e dos serviços altamente especializados – contemplados pela bioética hospitalocêntrica e da pesquisa. Essa diferença decorre essencialmente da banalização que os aspectos éticos podem sofrer em decorrência da proximidade dos profissionais com as pessoas, pela continuidade do contato, do atendimento à família, do acesso aos domicílios e da participação dos agentes comunitários (moradores da área) no cuidado.

Então, problemas éticos enfrentados na APS podem diferir dos identificados nas demais esferas da atenção:

- Os problemas de saúde diferem: com isso, as ações e o tempo de demora para intervir são diferentes. Na APS, atende-se alguém com quadro inicialmente sugestivo de depressão, podendo realizar-se avaliação em várias consultas antes de decidir o melhor manejo. Em outro cenário, a questão pode ser uma depressão grave com risco de suicídio, exigindo ação imediata. Os procedimentos são diferentes em seus níveis de complexidade e risco.
- Os sujeitos éticos (pessoas, familiares e profissionais de saúde) são diferentes: a pessoa, na APS, tem sua autonomia preservada, podendo optar por ir ou não ao médico, realizar ou não os exames solicitados, tomar ou não as medicações, modificar ou não o estilo de vida orientado. Também os prazos para que isso aconteça são diferentes, pois existe todo um processo de prestação do cuidado centrado na autonomia. No hospital, as pessoas estão à mercê das rotinas e dos prazos institucionais.
- O cenário difere (problemas éticos emergem do contexto): nas unidades de saúde, os encontros das pessoas com os profissionais são mais frequentes e em situações de menor urgência, fazendo com que os problemas éticos se apresentem sutilmente ou passem despercebidos. Nos hospitais, a emergência, o imediatismo e a dramaticidade das situações vivenciadas fazem com que os problemas éticos sejam mais evidentes, tempestuosos e avultados (p. ex., transfundir ou não transfundir, reanimar ou não reanimar).
- As soluções para problemas éticos similares podem diferir, pois as pessoas e os profissionais envolvidos e o contexto são distintos.

Os problemas éticos, na APS, podem ser agrupados em três categorias:[7]

1. Problemas éticos na relação dos profissionais com as pessoas e com a família na APS (Quadro 13.1).
2. Problemas éticos na relação entre integrantes da equipe da APS (Quadro 13.2);
3. Problemas éticos relativos à organização e ao sistema de saúde (Quadro 13.3).

A atuação, na APS, pede vínculo e responsabilização da equipe para com as famílias, trazendo novas nuances a um problema: o estabelecimento dos limites da relação com as pessoas. Os profissionais, pelos contatos repetidos e o envolvimento com questões amplas da família, passam a ser "amigos" da família ("profissional da família"), e a relação clínica se amplia com o acesso às informações que ultrapassam o campo do biológico e do clínico, adentrando aspectos íntimos da dinâmica familiar, podendo haver desconforto ou constrangimento da equipe ao não saber como proceder nessas situações, necessitando ser capacitada para tal.

Essa proximidade na relação levanta questionamentos quanto aos limites de interferência da equipe no estilo de vida das famílias ou das pessoas: em que medida os profissionais podem ser coercitivos com vistas a conseguir a adesão às terapêuticas propostas e às mudanças no estilo de vida? Dentro de uma abordagem centrada na pessoa, esta deve ter acesso às informações esclarecedoras pertinentes, recebendo orientações ou sendo persuadida a mudar seu estilo de vida não saudável, mas tendo respeitada sua autonomia. Da mesma forma, uma abordagem paternalista, mesmo em situações que requeiram ações de caráter beneficente, é contrária à promoção da autonomia e cidadania das pessoas.

Quadro 13.1 | **Problemas éticos na relação dos profissionais com as pessoas e com a família na atenção primária à saúde**

Aspectos relativos a	
Relação propriamente dita	▶ Dificuldade em estabelecer os limites da relação profissional-pessoa ▶ Limites da interferência da equipe no estilo de vida das famílias ou das pessoas ▶ Pré-julgamento das pessoas dos serviços por parte da equipe ▶ Desrespeito do profissional para com a pessoa ▶ Atitude do médico diante dos valores religiosos próprios e os das pessoas
Projeto terapêutico	▶ Indicações clínicas imprecisas ▶ Prescrição de medicamentos que a pessoa não poderá comprar ▶ Prescrição de medicamentos mais caros com eficácia igual à dos mais baratos ▶ Solicitação de procedimentos pela pessoa ▶ Solicitação de procedimentos por menores de idade sem autorização ou conhecimento dos pais
Informação	▶ Recusa da pessoa às indicações médicas ▶ Maneira de informar a pessoa para conseguir sua adesão ao tratamento ▶ Omissão de informações à pessoa ▶ Acesso dos profissionais de saúde a informações relativas à intimidade da vida familiar e conjugal
Privacidade e confidencialidade	▶ Discussão de detalhes da situação clínica da pessoa na frente dela ▶ Dificuldade para manter a privacidade nos atendimentos domiciliares ▶ Dificuldade do agente comunitário de saúde para preservar o segredo profissional ▶ Compartilhamento de informações sobre um dos membros da família com os demais ▶ Não solicitação de consentimento da família para relatar sua história em publicação científica

Fonte: Modificado de Zoboli e Fortes.[7]

Quadro 13.2 | **Problemas éticos na relação entre integrantes da equipe na atenção primária à saúde**

▶ Falta de compromisso dos profissionais que atuam na APS
▶ Falta de companheirismo e colaboração entre as equipes
▶ Desrespeito entre os integrantes da equipe
▶ Despreparo dos profissionais para trabalhar na APS
▶ Dificuldades para delimitar as especificidades e responsabilidades de cada profissional na APS
▶ Questionamento da prescrição médica por parte de integrantes da equipe multiprofissional
▶ Omissão dos profissionais diante de indicação clínica imprecisa
▶ Compartilhamento das informações relativas à pessoa e à família no âmbito da equipe da APS
▶ Quebra do sigilo médico por outros membros da equipe ao publicarem relatos de casos
▶ Não solicitação de consentimento da equipe para relatar caso em publicação científica

Fonte: Modificado de Zoboli e Fortes.[7]

Quadro 13.3 | **Problemas éticos relativos à organização e ao sistema de saúde**

Aspectos relativos à	
Unidade de atenção primária à saúde	▶ Dificuldade para preservar a privacidade por problemas na estrutura física e rotinas da unidade de APS ▶ Falta de estrutura na unidade de APS para a realização das visitas domiciliares ▶ Falta de condições na unidade de APS para atendimentos de urgência ▶ Falta de apoio estrutural para discutir e resolver os problemas éticos ▶ Falta de transparência da direção da unidade de APS na resolução de problemas com os profissionais
Rede de serviços de saúde	▶ Excesso de famílias adscritas para cada equipe de APS ▶ Restrição do acesso das pessoas aos serviços ▶ Demérito dos referenciamentos feitos pelos médicos da APS ▶ Dificuldades no acesso a exames complementares ▶ Dificuldades quanto ao retorno e à confiabilidade dos resultados de exames laboratoriais

Fonte: Modificado de Zoboli e Fortes.[7]

Caso clínico 8

Paulina, 22 anos, é separada do primeiro marido, com quem teve duas filhas, Ana Célia, 3 anos, e Isabelle, 1 ano e 6 meses. Agora vive com Douglas, 19 anos. Em uma consulta médica, ela revela que desconfia que ele abusa sexualmente das filhas.

A forte inserção comunitária da APS traz consigo a dificuldade para manter a privacidade nos atendimentos domiciliares decorrente das peculiaridades que cercam as relações nesse cenário. As questões que se apresentam estão relacionadas no Quadro 13.4.

No anseio de oferecer o melhor cuidado, pode a equipe incorrer na "síndrome dos Três Mosqueteiros", na qual se estabelece um fluxo de cuidado em que todas as pessoas atendidas e seus problemas são vistos por todos os profissionais da equipe: "um por todos, e todos por um". Isso pode provocar o risco de expor indevidamente o caso de uma pessoa na própria família ou na equipe pela multiplicidade de pessoas envolvidas.

Outra versão dessa síndrome pode surgir: "todos por um, todos por todos", em que, no mesmo desejo de prestar o melhor cuidado, as pessoas e seus problemas são levados para apreciação em equipe, ou são vistos por todos os profissionais da equipe, ou são levados ao grupo precocemente, ou a família é envolvida sem preparo adequado.

Os problemas e conflitos entre integrantes na equipe de saúde não são inesperados; ao contrário, são previsíveis e, pode-se até dizer, inerentes à prática multiprofissional. Configuram uma

Quadro 13.4 | Dificuldades e implicações da inserção comunitária do médico

- Em que medida as informações privativas das pessoas e das famílias devem ser compartilhadas no âmbito da equipe?
- Quais são os limites do envolvimento do agente comunitário de saúde, que é um vizinho?
- Quais são as regras, as relações e os papéis do cuidado domiciliar?
- É utilizado consentimento informado nos casos de acompanhamento e internação domiciliar?
- Como a equipe se relaciona com o cuidador?
- Quais são os limites da exposição das pessoas e das famílias quando um médico aciona redes de apoio e/ou quando aciona meios legais?

rede de relações estabelecida no dia a dia entre profissionais que acumulam saberes diversos, estão em etapas diferentes do ciclo da vida profissional (grau de formação, experiência profissional) e desenvolvem práticas diversas, muitas vezes sem um perfil de atuação definido pela instituição, sendo necessária certa disponibilidade para que reconheçam e respeitem suas diferenças e construam uma forma de trabalho conjunta.

A atuação sem especificidade, sem um perfil estabelecido, pode fazer com que a identidade dos profissionais envolvidos no trabalho fique menos clara, tanto na equipe quanto para as pessoas e a população. As questões internas mais frequentes da equipe dizem respeito ao questionamento quanto ao preparo e à competência: os médicos interrogam a competência dos enfermeiros para o desempenho das tarefas clínicas, e os enfermeiros suspeitam do preparo dos médicos que, em geral com formação em outras especialidades, devem fazer o atendimento generalista da APS.

O Quadro 13.5 relaciona algumas estratégias que podem ser utilizadas pelos profissionais para enfrentar essas dificuldades na delimitação de papéis e funções dos componentes da equipe.

Essas estratégias exigem contemplar dois aspectos fundamentais para a confiabilidade e a confidencialidade entre os componentes da equipe de APS (Quadro 13.6).

A conformação do sistema de saúde e das organizações localmente se pode constituir em fonte geradora de problemas éticos, além de determinar a forma de sua percepção, análise e solução.

A falta de apoio estrutural para discutir e resolver questões que suscitam problemas éticos e/ou legais na APS é dificultada pelo trabalho, em geral solitário, do médico nas equipes. Em destaque figuram as dificuldades com os serviços de referência e contrarreferência e a legibilidade e clareza dos registros. Essas questões, vinculadas em seu surgimento às condições de traba-

Quadro 13.5 | Estratégias para melhorar a atuação multiprofissional na atenção primária à saúde

Estratégias a serem utilizadas na formação (graduação ou especialização) dos profissionais para desenvolverem atividades práticas de forma conjunta:

- Definir suas atribuições e responsabilidades mutuamente
- Discutir as questões de qualificação e competência de maneira conjunta
- Estar imbuídos de disponibilidade para o diálogo
- Respeitar as diferenças, lembrar que o foco da atenção à saúde reside no atendimento das necessidades de saúde das pessoas e/ou das famílias
- Utilizar discussão de casos como forma de aproximação

Quadro 13.6 | Aspectos fundamentais das estratégias para melhorar a atuação multiprofissional na atenção primária à saúde

A *confiabilidade* é alcançada com convivência, identificação de dificuldades e atividades compartilhadas.	A *confidencialidade* é alcançada ao longo do tempo, por meio do convívio e do desenvolvimento de confiança em si e no outro.

lho, necessitariam de estratégias para serem resolvidas em sua origem. Por exemplo, dever-se-ia oportunizar aos profissionais de saúde participar de discussões de temas éticos, com vistas a construir um ambiente de trabalho saudável, colaborativo e fértil para uma prestação de cuidado com excelência técnica e ética, humanizada e fundamentada na compreensão das condições de vida e do processo saúde-doença das famílias.

Os problemas éticos na APS são constituídos por preocupações do cotidiano. São representados por aspectos éticos que permeiam circunstâncias comuns da prática diária da atenção à saúde, e não por situações dramáticas, merecedoras de destaque nos meios de comunicação, e exigem soluções imediatas, normalmente mais exploradas na literatura bioética. Isso não quer dizer que tenham menor importância ou menor significação. Esse perfil dos problemas éticos enfrentados pela APS (distintos, amplos e complexos, e de menor dramaticidade) pode levar à dificuldade em identificá-los como tais. Atuar na APS requer o redirecionamento não apenas da prática clínica, mas também da percepção dos aspectos éticos, exigindo, para tal, uma constante sensibilidade e compromisso ético por parte dos profissionais.

Navegando junto

Consultorias podem ser feitas aos conselhos profissionais de medicina e suas Câmaras Técnicas de Medicina de Família e Comunidade (CT-MFC), tanto em nível federal como estadual. Vale expandir as consultas de dúvidas éticas para que outros membros da equipe o façam para seus próprios conselhos profissionais a fim de compor uma visão mais ampla de cada questão na tomada de decisões coletivas.

A Organização Mundial dos Médicos de Família (WONCA) organizou um Grupo de Interesse Especial (SIG, do inglês *Special Interest Group*) sobre questões éticas, abordando temas como o Holocausto na Europa, o Apartheid na África do Sul, a tortura de prisioneiros em áreas de guerra ou a pena de morte nos EUA. Especialistas e testemunhas oculares desses desenvolvimentos deram uma visão impressionante sobre as circunstâncias pelas quais os médicos poderiam se envolver. Este SIG tem reuniões e simpósios regulares desde sua criação em 2000.

Sabendo que nem sempre as respostas para dilemas novos estão disponíveis de imediato, é preciso entender que análises que busquem consensos exigem tempo para reflexão, e a pressa em tomar decisões pode desencadear problemas e sofrimentos maiores, mais até do que uma espera permitida.

O direito é outra área que merece ter sua interface com a saúde ressignificada, em especial com a medicina, principalmente nesses tempos de judicialização da saúde, definida como situações que expressam, como indicam Ventura e cols.:[8]

> [...] reivindicações e modos de atuação legítimos de cidadãos e instituições, para a garantia e promoção dos direitos de cidadania amplamente afirmados nas leis internacionais e nacionais. O fenômeno envolve aspectos políticos, sociais, éticos e sanitá-

rios, que vão muito além de seu componente jurídico e de gestão de serviços públicos.

Apesar de o contato atual ser habitualmente em situações de conflito, isso vem mudando com ações concretas do Ministério Público. Outro limitador é a tradição luso-brasileira de produzir leis para que se coloquem em prática outras leis que não são respeitadas e leis voltadas para corrigir erros do passado com visão desfocada dos desafios do futuro. Mesmo assim, dilemas éticos podem ser perfeitamente debatidos e consensuados em instâncias jurídicas.

Erros mais frequentemente cometidos

Ao desempenhar suas atividades na APS, o médico pode cometer os seguintes erros:

▶ Desconhecer os princípios da MFC.
▶ Não ter convicção na aplicação prática dos princípios da especialidade.
▶ Negligenciar o trabalho em equipe.
▶ Banalizar decisões que envolvem a vida das pessoas, sem medir as consequências.
▶ Acreditar que as decisões sobre a vida dos outros não influenciam a sua própria vida e a de sua família.
▶ Esquecer que a prestação de um cuidado qualificado é o principal objetivo em sua atuação junto a pessoas e é um resultado do trabalho em equipe.

CONCLUSÃO

As profissões apresentam a ética firmada em questões muito relevantes que ultrapassam o campo profissional em si. Para fazer frente a essas questões, são apresentadas algumas dicas:

- Acreditar e aceitar que a revolução biotecnológica está muito próxima de nossas vidas e da prática profissional.
- Aceitar que as novidades que surgem de maneira avassaladora não vão demorar a chegar até seu cotidiano.
- Entender que as tecnologias ditas "de ponta" também são do escopo da base do sistema de saúde.
- Procurar informação sobre novas tecnologias e sua aplicação prática na vida pessoal e profissional.
- Evitar preconceitos de qualquer natureza.
- Evitar postura excessiva e artificialmente liberal, tentando aparentar naturalidade em determinadas questões em que não se sente confortável em expressar uma posição mais conservadora.
- Manter seus princípios mesmo quando possam parecer antiquados ou anacrônicos.
- Compartilhar informações sobre novas tecnologias com outros profissionais e com a equipe em que atua.
- Compreender que novas tecnologias são caras e de difícil acesso para a maioria da população.
- Prover as pessoas com informação sobre as novidades e sobre seu direito de acesso a elas.
- Evitar usar apenas fontes de informação leigas para manter-se atualizado sobre as biotecnologias.

- Entender as motivações para recomendações éticas do conselho da categoria profissional.
- Colocar os interesses das pessoas de que cuida acima do serviço, das redes e dos sistemas de saúde.

Comentando as situações apresentadas

Caso clínico 1: a história termina de modo a permitir reflexões individuais e pode ser estimulada a sua utilização em um debate. Sugere-se que se busque a inclusão de alguém com papel de "magistrado" e dois grupos defendendo posturas diferentes diante do caso. Júris simulados são excepcionais atividades pedagógicas para graduandos e médicos formados, sobretudo em questões éticas.

Caso clínico 2: o sigilo médico deve ser mantido, desde que não implique risco para a saúde de outra(s) pessoa(s).

Caso clínico 3: o fato de ter síndrome de Down não torna Murilo incapaz. É evidente que, se há risco de vida, não é possível postergar, mas é claro que a família deve ser comunicada sempre que possível, embora não no sentido de obter uma autorização em casos semelhantes.

Caso clínico 4: apesar de a lei brasileira não permitir esse tipo de "ajuda", pode-se fazer uma abordagem semelhante ao Caso clínico 1.

Caso clínico 5: o cuidado com o prontuário deve ser de todos os profissionais da equipe, e o respeito profissional, mútuo. Certos registros que podem ser comprometedores e/ou colocar em risco a equipe ou outras pessoas devem ser evitados.

Caso clínico 6: situações de triangulação devem ser evitadas. O ideal é que o casal seja atendido junto.

Caso clínico 7: trata-se de uma discriminação e não deve ser aceita pelo médico, além de interferir na qualidade da sua prática e atenção às pessoas.

Caso clínico 8: trata-se de uma suspeita, sendo necessário explorar convenientemente as evidências sem colocar os envolvidos mais vulneráveis do caso, as crianças, em risco. Deve-se envolver a equipe de forma cautelosa, ponderando se é válido abordar tal situação em reuniões amplas.

REFERÊNCIAS

1. Diogenes of Sinope (ca 404-ca 323 BC) [Internet]. Roma: [s.n.]; 2010 [capturado em 20 jan. 2011]. Disponível em: http://viticodevagamundo.blogspot.com.br/2010/12/diogenes-of-sinope-ca-404-ca-323-bc.html

2. Motta NS. Ética e vida profissional. Rio de Janeiro: Âmbito Cultural; 1984.

3. Fukuyama F. Nosso futuro pós-humano: conseqüências da revolução biotecnológica. Rio de Janeiro: Rocco; 2003.

4. Garrafa V, Costa SIF, Oselka G. A bioética no século XXI [Internet]. Revista Bioética. 1999 [capturado em 28 fev. 2011];7(2). Disponível em: http://revistabioetica.cfm.org.br/index.php/revista_bioetica/article/view/313/451.

5. Gonçalves CV, Costa JSD, Duarte G, Marcolin AC, Lima LCV, Garlet G, et al. Avaliação da frequência de realização do exame físico das mamas, da colpocitologia cervical e da ultrassonografia obstétrica durante a assistência pré-natal: uma inversão de valores. Rev Assoc Med Bras. 2009;55(3):290-5.

6. Beiguelman B, Franchi-Pinto C. Perinatal mortality among twins and singletons in a city in southeastern Brazil, 1984-1996. Genet Mol Biol. 2000;23(1):15-23.

7. Zoboli ELCP, Fortes PAC. Bioética e atenção básica: um perfil dos problemas éticos vividos por enfermeiros e médicos do Programa Saúde da Família, São Paulo, Brasil. Cad Saúde Pública. 2004;20(6):15-23.

8. Ventura M, Simas L, Pepe VLE, Schramm FR. Judicialização da saúde, acesso à justiça e a efetividade do direito à saúde. Physis. 2010;20(1):77-100.

CAPÍTULO 14

Redes virtuais colaborativas internacionais para médicos de família e comunidade

Luís Filipe Cavadas
Tiago Villanueva Gutierrez Arruda Marques

Aspectos-chave

▶ Assiste-se a uma constante evolução nas tecnologias de informação e comunicação (TICs) ao nível da atenção primária à saúde (APS) geradora de grande dinamismo, e as redes virtuais assumem uma notável importância no contexto atual.

▶ As redes virtuais, até aqui pouco exploradas nas diversas especialidades médicas, têm assumido, na especialidade de medicina de família e comunidade, um crescimento e relevância exponenciais.

▶ As redes virtuais colaborativas constituem, em geral, exemplos de colégios invisíveis, termo utilizado pela primeira vez em 1645.

▶ Existem sete passos fundamentais para a criação e a manutenção de uma rede virtual: definição do objetivo; definição do público-alvo; impacto esperado; definição do conteúdo; definição do suporte a ser utilizado; moderação; desenvolvimento.

▶ A interligação entre redes por alguns elementos "membros-ponte" é fundamental e desejável, evitando o isolamento das redes e tornando-as elementos vivos e dinâmicos.

A APS está em constante metamorfose em todo o mundo. Ocorre também a evolução das TICs e da internet em particular, o que permite a rápida e eficiente difusão de literatura científica e conhecimento médico, gerando cada vez mais conhecimento.[1]

As redes virtuais, até aqui pouco exploradas nas diversas especialidades médicas, têm assumido, na especialidade da medicina de família e comunidade (MFC), um grande crescimento e relevância exponencial, em parte devido ao maior isolamento profissional que os médicos de família e comunidade enfrentam em comparação com os seus colegas dos cenários hospitalares, bem como à melhoria do acesso a TICs.

O amadurecimento das redes já existentes em nossa especialidade permite a criação de mais redes virtuais regionais, nacionais e internacionais cada vez mais especializadas e organizadas. Assiste-se também ao aparecimento de projetos inovadores integrados nestes grupos virtuais geradores de conhecimento, divulgação, criação de documentos de trabalho, mobilização, entre outros.

As redes virtuais colaborativas (colégios invisíveis)

As redes virtuais colaborativas são estruturas mais ou menos formais que possibilitam uma dinâmica de ligação, inter-relação e comunicação entre profissionais da APS. As redes virtuais podem existir no âmbito de instituições formais ou de projetos já bem estabelecidos, mas também dinamizadas informalmente por profissionais com interesses comuns.

As redes virtuais colaborativas constituem, em geral, exemplos de colégios invisíveis, termo utilizado pela primeira vez em 1645, quando o cientista irlandês Robert Boyle usou a expressão em uma carta para o seu orientador.[2] Boyle referia-se às interações entre os membros de um pequeno grupo de indivíduos dedicados ao estudo da filosofia e da ciência, e que se caracterizava por ter uma grande abertura, por se preocupar em registrar e disseminar descobertas científicas e por contribuir para a comunicação científica. O grupo começou a reunir-se regularmente no Gresham College, em Londres, durante meados do século XVII, onde trocava correspondência informalmente. Este grupo veio mais tarde dar origem à Royal Society of London, a mais antiga sociedade científica ativa.[3]

O colégio invisível é um sistema complexo e adaptativo. É complexo pelo fato de seus membros interagirem de diversas formas e com diferentes objetivos, não havendo portanto um rumo bem definido. É um sistema adaptativo devido às constantes mudanças ambientais, como desenvolvimentos políticos ou científicos. Esta adaptação pode também processar-se ao nível individual, por meio da aprendizagem.[2,4]

Os colégios invisíveis têm características particulares que os diferenciam das redes convencionais. Em primeiro lugar, são sistemas emergentes, isto é, a sua criação e desenvolvimento dependem apenas do interesse dos seus membros em se comunicarem uns com os outros.[2] Em segundo lugar, os colégios invisíveis podem considerar-se redes *scale free*, ou seja, em uma estrutura em rede, com "nós" (membros da rede) e ligações entre os "nós" (partilha de informação, colaborações formais e informais, publicações em coautoria). Apenas alguns "nós" da rede têm muita influência e um elevado número de conexões a outros "nós" da rede (são os *hubs* da rede). Quanto maior o número de ligações em uma rede, menor é a probabilidade de haver um "nó" que tenha muitas conexões. Neste tipo de redes *scale free*, os novos membros de uma rede terão a tendência de procurar e de se relacionar com os membros mais influentes e mais bem relacionados.[5] Na prática, isso significa que apenas alguns médicos de MFC em cada rede são muito procurados por disporem, por exemplo, de elevado acesso à informação ou acesso a recursos, oportunidades e financiamento. Este fenômeno é chamado de "ligação preferencial" (*preferential attachment*).[6]

Em longo prazo, em uma estrutura em rede tipo *scale free*, um pequeno número de "nós" muito influentes (os *hubs*) assume a maioria do protagonismo, em um fundo de "nós" menos conhecidos e não tão bem relacionados.

Em redes como os colégios invisíveis, também são importantes os "nós" secundários, os chamados "laços fracos" (*weak ties*). As ligações mais sólidas de um membro de uma rede normalmente são com outros membros com quem um membro mantém uma interação regular, ou "laços fortes", ou com quem trabalha na mesma área ou instituição. No entanto, os "laços fracos", por exemplo, colegas de outros países ou de outras áreas do conhecimento, podem permitir acesso a ideias novas ou diferentes ou a contatos que de outra forma não seriam possíveis. Os "laços fracos" são importantes porque possibilitam a comunicação e o deslocamento do conhecimento para além dos círculos habituais e a sua fertilização cruzada com outros grupos e redes.[7,8]

Os "laços fracos" reforçam o fenômeno conhecido como "mundo pequeno" (*small world*), ou seja, a ideia de que cada indivíduo dista de outro através de seis graus de separação, ou, em outras palavras, é possível ligar quaisquer dois "nós" de uma rede através de um pequeno número de passos. Os "laços fracos" permitem aumentar a densidade das redes e potencializar formas alternativas de colaboração e intercâmbio.[9,10] Por sua vez, o fenômeno do "mundo pequeno" está relacionado com a noção de "redundância", isto é, a existência de múltiplos caminhos entre os "nós" de uma rede.[2] Muitos médicos de MFC pertencentes a uma determinada rede têm muitos colegas em comum (conexões redundantes), com quem partilham um conhecimento e uma formação semelhante e com quem cooperam ou competem por reconhecimento e recursos. A redundância dá origem a "agrupamentos" (*clusters*), que são grupos dentro de uma rede que apresentam uma elevada densidade de conexões. A redundância torna uma rede robusta e estável, pois a sua conectividade não é afetada pela eliminação de determinados "nós" e ligações dentro de uma rede. Por outro lado, permite que o conhecimento permaneça retido dentro da rede e faz dela uma rede produtiva, porque permite múltiplas formas de assegurar trabalho colaborativo e que este dependa da disponibilidade de determinados "nós" da rede ou da força das conexões individuais.

Os profissionais da APS criam e participam de redes virtuais colaborativas não porque são obrigados, mas porque querem e porque podem ajudar-se mutuamente ao partilharem a sua experiência, seus conhecimentos e suas competências. O desenvolvimento de novas colaborações entre membros da rede implica, em geral, situações *win-win*, com mútuo benefício para todos os membros implicados. Esse benefício pode traduzir-se em acesso a nova informação, ideias, recursos, oportunidades, financiamento, etc. Quanto maior for a reputação e a capacidade de acesso a determinados recursos (informação, financiamento, etc.) de um determinado membro da rede, maior será a probabilidade de outros membros da rede pretenderem desenvolver colaborações com ele. Quanto mais prestígio tiver um determinado membro da rede, mais exigente poderá ser quanto à escolha de novos colaboradores. Os membros mais reputados de uma rede tenderão a aliar-se aos melhores colaboradores, comparando com outros membros menos reputados. Assim, o crescimento da colaboração internacional que se registra poderá ter a ver não somente com o fato de promover a busca de novas ideias e de ser mais desafiante e estimulante, mas também por implicar grau menor de obrigações sociais.[2]

Panorama atual das redes virtuais

Em todo o mundo, existem várias redes virtuais para médicos de família e comunidade, participantes, sobretudo em listas de discussão eletrônica. Tais redes têm objetivos específicos detalhados no Quadro 14.1.

A importância das redes virtuais colaborativas depende do estatuto e do prestígio técnico-científico individual de cada membro, do grau de motivação e do envolvimento ativo na dinâmica da rede. No entanto, acima de tudo, as redes têm uma grande utilidade para cada membro como ferramenta de desenvolvimento profissional, nomeadamente em termos de acesso e partilha de informação científica, discussão e debate sobre questões clínicas e outros assuntos de natureza técnica e científica, divulgação de oportunidades profissionais, eventos e outras iniciativas científicas. A sua correta utilização leva à difusão de conhecimentos e conceitos importantes em nossa área de especialização. São poderosos instrumentos de trabalho, atualização e agentes promotores de mudanças efetivas. Elas contribuem para o fortalecimento da especialidade de MFC ao nível micro e macro, com elevado impacto nas políticas de saúde e consequentemente em nosso paciente e sua respectiva família.

No Brasil, a rede da Sociedade Brasileira de Medicina de Família e Comunidade (SBMFC) tem permitido a divulgação de oportunidades profissionais no país, e isso tem acontecido em Portugal por meio de redes como a MGF XXI, a MGF clínica, entre outros.

Por outro lado, as redes virtuais colaborativas podem assumir uma importância bem maior em termos de *networking* profissional, ao congregar no mesmo espaço virtual, e colocar em contato, profissionais espalhados pelo mesmo país, o que de outra forma seria difícil, tendo, por isso, um potencial colaborativo muito elevado. O espectro de oportunidades colaborativas que se abre através da ligação em rede é muito vasto e inclui desde pequenas colaborações informais (coautoria em artigos científicos) até colaborações mais complexas (projetos de pesquisas multicêntricas, etc.).

As redes globais, como a Sermo, contatam profissionais do mundo inteiro, o que de outra forma não seria possível. Todavia, é ainda difícil neste momento compreender todas as implicações em longo prazo em termos de desenvolvimento profissional e dinâmica colaborativa, porque as redes globais ainda são um fenômeno recente. Algumas redes têm como base plataformas globais, como o Facebook e outras redes sociais.

Quadro 14.1 | Algumas redes virtuais para médicos de família

Brasil

Sociedade Brasileira de Medicina de Família e Comunidade (SBMFC)

Lista de discussão eletrônica para médicos de família brasileiros, embora atraia também médicos de outros países da América do Sul, portugueses e espanhóis

Disponível em: http://groups.google.com/group/sbmfc

Portugal

Dr. Share

É uma autêntica rede social para médicos de família credenciados em Portugal, destacando-se que permite o acesso a uma série de cursos *online* e webinários que são muito populares

Disponível em: https://www.drshare.pt

MGF XXI

Lista de discussão eletrônica para jovens médicos de família e residentes de medicina geral e de família (MGF), embora atraia também médicos do Brasil e da Espanha

Disponível em: http://br.groups.yahoo.com/group/MGF_XXI/

MGF clínica

Lista de discussão eletrônica para médicos de família portugueses, com especial enfoque na ciência médica que baseia a prática clínica

Disponível em: https://groups.google.com/forum/#!forum/mgf-clinica

Espanha

MEDFAM

Lista de discussão eletrônica para profissionais que trabalham na APS, sobretudo médicos de família e residentes. É muito popular também fora da Espanha, nomeadamente nos países da América Latina e Portugal

Disponível em: http://www.infodoctor.org/rafabravo/foroaps.htm

Outras

HIFA 2015

Resulta de uma parceria entre a rede ePORTUGUÊSe da Organização Mundial da Saúde (OMS) (que promove a colaboração entre os países de língua portuguesa no nível da informação e da capacitação de recursos humanos em saúde) e da Rede Global de Informação em Cuidados de Saúde/HIFA 2015, dispondo de uma plataforma de discussão eletrônica multidisciplinar, pois reúne profissionais de todas as áreas relacionadas com a saúde, incluindo médicos, enfermeiros, farmacêuticos, acadêmicos, bibliotecários, assistentes sociais, etc.

Disponível em: http://www.hifa.org/forums/hifa-portuguese

Sermo

Comunidade virtual exclusiva para médicos credenciados exercendo a sua atividade nos EUA e em muitos países no mundo, reunindo médicos de todas as especialidades. O objetivo é colaborar na abordagem e na resolução de casos difíceis e trocar impressões sobre medicamentos, tecnologia e outros temas clínicos, bem como ter acesso à informação e ao conhecimento que não estão disponíveis nas mídias convencionais

Disponível em: http://www.sermo.com

Tiko's GP group

É uma rede que utiliza a plataforma Facebook e que reúne médicos de família e residentes de medicina de família do Reino Unido, sendo útil sobretudo para discussão de casos clínicos e questões laborais

Disponível em: https://www.facebook.com/groups/tikosgpgroup/

Como criar uma rede virtual?

Segundo os autores, uma rede virtual pode ser criada pela receita simples de sete passos. Esta simplicidade inicial irá resultar na complexa união e formação de "laços fortes" e "laços fracos", que permitirá uma dinâmica única, irrepetível, tornando-se uma ferramenta de trabalho potencializadora de ideias e ideais. Os sete passos são:

1. Definição do objetivo

É fundamental definir o objetivo da rede. Esse objetivo pode ser meramente informativo ou de troca de conhecimentos. Pode ser reativo e de reação, com o intuito de criar movimentos, promover mudanças, instituir regras e condutas. Pode ser uma conjugação dos dois tipos citados, mas também outro objetivo que tenha como regra de ouro ser muito bem descrito e especificado, com o intuito de evitar mal-entendidos posteriores ou desvirtuar a sua intencionalidade.

2. Definição do público-alvo

A quem se dirige o grupo? Esta é a pergunta que tem de estar sempre presente. Quanto mais especializado é o público-alvo, mais concreto é o resultado da discussão. Contudo, se for esse o objetivo previamente traçado, poderá haver menos impacto na sua divulgação/implementação. Quanto mais heterogêneo é o público-alvo, isto é, menos especializado, o resultado da discussão poderá ser menos exato, porém mais efetivo e consensual, gerando resultados mais imediatos e rapidamente concretizáveis. A opção por um ou por outro público-alvo tem as suas vantagens e limitações.

3. Impacto esperado

Quando se cria uma rede, é necessário definir o impacto que ela vai gerar. Este impacto é o esperado, e não o efetivo. O *impacto esperado* é o gerador e potencializador da ação da criação do grupo e da sua manutenção. O *impacto efetivo* é delegado para o último passo da criação da rede (referido no passo 7), sendo este último decisivo para a manutenção e a reformulação de qualquer um dos passos da criação da rede quando o esperado não está em consenso com o efetivo.

4. Definição do conteúdo

Como se irá articular o público-alvo para cumprir um dado objetivo e ter o impacto esperado? Definir o *conteúdo* é importante não só em termos do que será discutido, do suporte usado (p. ex., áudio, vídeo), mas também em relação à bibliografia/fonte citada. Um bom conteúdo dá origem a uma boa rede virtual.

5. Definir o suporte a ser utilizado

Será um grupo da Web ou do Facebook? Será um *blog*? Será financiado ou não? Quem financia? Esta é uma questão de grande importância. O *suporte* pode ser a barreira mais difícil de transpor na criação e no funcionamento. Deve ser um suporte de fácil utilização, sem "ruído de fundo", fluido e o mais isento possível. Grande parte da credibilidade de uma rede virtual baseia-se no suporte que ela usará (p. ex., será que um suporte financiado pela indústria farmacêutica terá tanta credibilidade quanto um suporte não financiado por ela quando se discute farmacovigilância na APS?).

6. Moderação

Moderadores sensatos e atentos são fundamentais. Moderador não é sinônimo de "laço forte", mas sim de âncora e de regulador da rede. Para o sucesso de uma rede, a moderação deve ser isenta e cumprir rigorosamente todos os sete passos de construção e manutenção da rede.

7. Desenvolvimento

O desenvolvimento da rede é sinônimo do seu processo de crescimento, amadurecimento e manutenção. O seu sucesso depende da correta aplicação dos passos anteriores. Este último passo vai refletir a sua dinâmica e a sua viabilidade. Como referido, aqui vai ser determinante o impacto efetivo obtido, que será o fio condutor, muitas vezes invisível, da rede.

Um projeto pioneiro aplicado às redes virtuais

Ciclo de conferências MGF XXI

Em Portugal, existe uma lista eletrônica de discussão integrada no Yahoo Grupos dirigida a residentes e jovens médicos de MGF portugueses chamada "MGF XXI", que tem atualmente 1.852 membros, principalmente de Portugal, mas também do Brasil, Espanha, Reino Unido e EUA. Os autores decidiram, há alguns anos, dar mais um passo na experiência virtual e organizar conferências internacionais virtuais (Ciclo de Conferências[1]) com médicos de família de todo o mundo. O objetivo era envolver os membros do grupo em uma troca estimulante de ideias inovadoras, opiniões e experiências com um convidado especial de renome científico e de credenciais acadêmicas, bem como o fornecimento de redes adicionais e oportunidades profissionais para os membros. Nessas conferências, não era necessário qualquer tipo de financiamento ou de taxa de participação. A organização dessas conferências virtuais foi possível devido ao contato prévio dos organizadores com o convidado especial, ao uso de competências de negociação, persistência, coragem e competências de moderação durante a conferência virtual. Em três anos (2009-2011), foram organizadas oito conferências, com a duração de uma a duas semanas cada: "A Inovação em Medicina Geral e Familiar e nos Cuidados de Saúde Primários" (Juan Gérvas, Espanha); "Our clinical records: for patients and health care" (Mike Pringle, Reino Unido); "Primary Care in 2015" (Richard Roberts, EUA); "Medicina de Família no Brasil: Fortalezas e Deficiências" (Gustavo Gusso, Brasil); "Defining the individual and collective responsibilities of the future Family Doctor" (Les Toop, Nova Zelândia); "Challenges in Primary Health Care" (Barbara Starfield, EUA); "Primary Health Care in a Global Perspective: The contribution of Family Medicine to Global Health" (Per Kallestrup, Dinamarca); "How should we think about drugs?" (Andrew Herxheimer, Reino Unido). Os idiomas oficiais utilizados nas conferências foram português, inglês e espanhol, dependendo da nacionalidade do convidado especial. A transcrição destas conferências pode ser lida na íntegra no *site* português MGFamiliar.[11]

Troca de informações entre as redes: utopia ou realidade?

A troca de informação entre as redes virtuais é possível! Existem membros de uma rede que cruzam com outras redes virtuais, tornando-se também membros ativos dessas redes. Estes permitem a fluidez de contato entre as diversas formas organizacionais, gerando uma riqueza inestimável de dinamismo e interação entre realidades distintas. Um membro integrador deve ter flexibilidade comunicativa, nomeadamente domínio da linguagem utilizada pelos diversos grupos que integra, e deve dinamizar as trocas de informação. A existência de grupos internacionais agregadores de membros de vários países é possível, mas de elevada complexidade, em que os sete passos devem ser cumpridos escrupulosamente.

O que devemos reter sobre estas redes virtuais

As redes virtuais são uma ferramenta indispensável para uma atualização contínua do conhecimento, melhoria constante da qualidade, da investigação e acadêmica. Essas redes estão facilmente acessíveis a todos os colegas de MFC em todo o mundo desde que disponham de acesso à internet.

A concretização plena dos sete passos da criação e da manutenção de uma rede virtual é fundamental para o seu sucesso. A interligação entre redes por alguns elementos "membros-ponte" é fundamental e desejável, evitando o isolamento das redes e tornando-as elementos vivos e atualizados em conhecimento.

PALAVRA FINAL: NOVA ERA VIRTUAL E A MFC

As redes virtuais são ferramentas importantes para o desenvolvimento profissional da MFC. Os médicos de família e comunidade geralmente enfrentam grande isolamento profissional, e tais redes permitem o estabelecimento de inúmeros contatos. Essas redes são valiosas para a discussão, o debate e a partilha de informações e documentos importantes em nível local, nacional e internacional.

A integração nas redes virtuais permite a cada membro a atualização e o dinamismo ímpar, o que repercute no reconhecimento diário das pessoas atendidas e da comunidade, que obtém resposta científica e humana às suas dúvidas, anseios e problemas de saúde, baseados no conhecimento mais atualizado. Ela permite também o desenvolvimento de políticas de saúde responsáveis e informadas.

Como referiu Richard Roberts, médico de MFC e ex-presidente da WONCA, em entrevista pessoal aos autores: "One family doctor describes a case, several family doctors discuss a pattern in a community, a worldwide network of family doctors connected virtually define new science and advance the health of people everywhere."

REFERÊNCIAS

1. Cavadas LF, Villanueva T, Gérvas J. General practice innovation: a Portuguese virtual conference. Med Educ. 2010;44(5):514-5.

2. Wagner CS. The new invisible college: science for development. Washington: Brookings Institution Press; 2008.

3. Andrade EC. A brief history of the Royal Society. London: The Royal Society; 1960.

4. Axelrod R. The complexity of cooperation: agent-based models of competition and collaboration. Princeton: Princeton University Press; 1997.

5. Barabási AL, Bonabeau E. Scale free networks. Sci Am. 2003:288(5):50-9.

6. Barabási AL, Albert R. Emergence of scaling in random networks. Science. 1999;286(5439):509-12.

7. Granovetter M. The strength of weak ties: network theory revisited. Sociol Theory. 1983;1:201-33.

8. Csermely P. Weak links: stabilizers of complex systems from proteins to social networks. New York: Springer; 2006.

9. Milgram S. The small-world problem. Psychol Today. 1967;1(1):61-7.

10. Watts DJ, Strogatz SH. Collective dynamics of 'small world' networks. Nature. 1998;393(6684):440-2.

11. MGFamiliar. Ciclos de Conferências MGF XXI [Internet]. c2015 [capturado em 04 nov. 1017]. Disponível em: https://www.mgfamiliar.net/mfg_xxi_app/ciclos-de-conferencias-mgf-xxi.

SEÇÃO II ▸ CAPÍTULO 15

Consulta e abordagem centrada na pessoa

José Mauro Ceratti Lopes
Lêda Chaves Dias

Aspectos-chave

▶ Individualizar a consulta. Harmonizar e buscar empatia são objetivos essenciais. Lembrar-se de que cada pessoa é única e, por isso, deve-se construir uma relação específica.

▶ Iniciar a consulta com perguntas abertas.

▶ Demonstrar interesse. O contato visual é fundamental e deve ser exclusivo nos primeiros segundos da consulta.

▶ Detalhar e sumarizar, não deixando pontos "subentendidos". Esmiuçar sem ser inconveniente. Saber usar o tempo adequadamente, pois consultas longas são improdutivas.

▶ Desenvolver ferramentas internas. Utilizar o autoconhecimento, saber seus limites, identificar dificuldades, dominar emoções.

O evento central da vida do profissional médico continua sendo o encontro entre pessoas, o qual é representado pela consulta médica, apesar do progresso e do desenvolvimento que aconteceram na sociedade e na medicina. A consulta é a principal manifestação da relação clínica que se estabelece entre o médico e a pessoa, sendo um fator determinante para o seu sucesso, ou não.

> O distanciamento começou quando René Laënnec fez um rolo de cartolina, que, mais tarde, evoluiu e se transformou no estetoscópio.[1]
>
> A unidade essencial da prática médica ocorre quando, na intimidade da sala de consulta ou da enfermaria, uma pessoa que está doente, ou acredita estar doente, busca a ajuda de um médico em quem confia.[2]

As consultas tratam de questões de considerável importância para quem as traz e têm consequências para todos os envolvidos. Qualquer problema pode ser apresentado ao médico de família e comunidade, e ele deve dar uma resposta. As razões para uma consulta podem variar, desde problemas clínicos, administrativos, sociais, até aqueles de difícil classificação. As queixas apresentadas na consulta podem ser definidas, configurando diagnósticos, ou podem ser vagas, indiferenciadas e muitas vezes inexplicáveis sob o ponto de vista da linguagem médica.

Dr. José: "Bom dia, seu Alfredo,* em que posso ajudá-lo hoje?"

Alfredo: "Bom dia, doutor. Então, como pode ver, fiquei bem da espinha no nariz, e o encontro com a Vera correu bem."

---

* Ver Cap. 1, Princípios de medicina de família e comunidade.

Dr. José: "Ótimo, fico feliz que tudo correu bem; e hoje, em que posso ajudá-lo?"

Alfredo: "Bem, hoje..., até fico constrangido de falar, pois acho que estou tirando o lugar de alguém que pode estar precisando mais da consulta, mas pensei que o senhor pode me ajudar."

Dr. José: "Cada um tem os seus problemas. Vamos lá, pode falar..."

Alfredo: "É o seguinte: estou desempregado e procurando emprego, e me pediram um currículo. Não tenho a menor ideia do que seja, mas fiquei com vergonha de perguntar. Até agora era só mostrar a carteira de trabalho e fazer uma conversa para conseguir emprego. E ainda tenho que fazer uma entrevista e nunca passei por isso."

Dr. José: "Não se preocupe, vou lhe dar umas dicas com relação à entrevista, e tive uma ideia sobre quem pode lhe ajudar com o currículo: está ocorrendo na escola um curso de informática para inclusão digital, aberto à comunidade, e lá você pode aprender como fazer. E, agora, vamos aproveitar para ver aqueles exames que combinamos fazer na consulta anterior?"

A consulta em atenção primária à saúde (APS) deve representar

> [...] uma prática social entre médico e pessoa, com troca de conhecimentos, com um contrato, fundamentada na parceria, na busca de construir o cuidado mediante ações dentro e fora do consultório, de ambas as partes. Prática em que o médico e a pessoa busquem aprender sobre os problemas de saúde, refletir sobre suas repercussões, suas relações e determinação no processo de cuidado.[3]

Na relação entre pessoas, o sentimento de afeição entre elas pode ser "à primeira vista" apaixonante ou seguir um caminho de construção por meio do conhecimento mútuo, progressivo, longitudinal, em que se estabelece uma relação harmonizada baseada na confiança e no afeto. Essa possibilidade de uma segunda chance na relação ou na construção é uma característica da APS, não acontecendo em outros níveis do sistema. A consulta também é o encontro entre pessoas com expectativas, objetivos e tarefas definidas de parte a parte, em que se estabelece uma relação cujos objetivos principais são o cuidado à saúde e a qualidade de vida. O preparo para esse encontro inicia-se bem antes e consiste em várias etapas para ambos, o médico e a pessoa.[3]

Para o médico, começa: 1) no *curso de graduação*, na sua postura e nos seus interesses frente ao aprendizado, e nos modelos de médico com os quais se identifica; 2) segue com a *escolha da especialidade*; 3) continua com o preparo na *especialização*; 4) tem relação com o seu *momento da vida* atual; e 5) culmina nos *momentos preliminares à consulta*, como influência da consulta imediatamente anterior, conhecimento prévio da pessoa, etc.

Para a pessoa que busca ajuda, começa: 1) com *sua história* pessoal, familiar, genética e cultural, dos contatos com o adoecer; 2) progride com o estabelecimento do estilo de vida, ciclo de vida e outros *aspectos biopsicossociais* que interferem na saúde; 3) segue com a *decisão pelo momento de buscar ajuda* – muitas vezes, não é ela quem decide; às vezes, é precoce; outras, é tardia; 4) passa pela *escolha do médico*; e 5) segue na recepção da *Unidade Básica de Saúde* e tem seus momentos finais na pré-consulta, ou seja, no ambiente e nas conversas da sala de espera.[3,4]

Para ambos, médico e pessoa que busca ajuda, toda essa preparação tem seu clímax na consulta, pois, quando essas duas pessoas se encontram, têm-se dois especialistas: o médico, especialista em diagnósticos, exames e medicamentos; e a pessoa, especialista nela própria.

Nesse momento, cada um tem suas ideias e expectativas, pois, quando uma pessoa decide buscar atendimento, ela já refletiu sobre a questão e vai para a consulta com um modelo explicativo para suas queixas e seu sofrimento (ideias, preocupações e expectativas sobre o problema), com tratamento e prognóstico e com expectativas em relação ao médico. Algumas podem chegar ao médico para consultar com uma compreensão incompleta, rudimentar e inexata de seus problemas e elaboram a partir da opinião médica. Em ambas as situações, a pessoa sempre tem uma teoria sobre o que está acontecendo com ela, que repercutirá no seu comportamento frente à investigação e ao tratamento.

A pessoa que vai ao médico tem expectativas não apenas sobre a doença, mas também sobre como vai ser o atendimento. O médico, ao atendê-la, também tem suas expectativas, conhecendo ou não a pessoa anteriormente.

No Quadro 15.1, são apresentadas algumas ideias de ambos, médico e pessoa, ao iniciar a consulta.

Mas a consulta não se encerra com a tomada de decisões e a pessoa saindo do consultório, pois ainda há os *exames a serem feitos*, o atendimento em *equipe*, o contato com a *família*, as *consultorias*.

Na prática profissional do médico de família e comunidade, a consulta é, sem dúvida, o evento principal. Entender o que acontece na consulta (seus conteúdos e processos) é a chave para exercer o papel do médico de família e comunidade. O foco da consulta é uma tarefa valiosa e gerenciável a partir da qual a medicina de família e comunidade (MFC) pode acontecer de fato.

Por isso, esse tema está presente em diversos outros capítulos deste livro, que colaborarão para que o leitor construa uma forma de abordagem adequada para a prática da MFC.

Quadro 15.1 | Pensamentos do médico e das pessoas na consulta

Médico	Pessoa
"Poderemos nos entender facilmente e trabalhar juntos?"	"Posso confiar em você?"
"Poderemos concordar sobre diagnósticos e planos de tratamento?"	"Você vai me entender, minhas forças, minhas fraquezas, meus problemas, minha dor e minha situação *única*?"
"Esta consulta vai requerer mais atenção?"	"Você vai fazer as perguntas certas, dar informações adequadas, explorar as várias possibilidades?"
"Será que vou acertar?"	"Você é competente?"

Considerando a organização da APS no país hoje, cerca de 1 milhão de consultas devem ocorrer a cada dia, e a consulta em APS tem um quadro de qualidades específicas que a tornam diferente das consultas em outros cenários do sistema de saúde:

A pessoa toma a decisão de consultar. Em outros cenários, em geral, ela é referenciada por outro médico. As pessoas que consultam na APS têm sua própria agenda, frequentemente desconhecida do médico de família e comunidade, até que a apresentem a ele. Uma comunicação efetiva entre a pessoa e o médico de família e comunidade é a chave para uma identificação adequada e a discussão de questões pertinentes. Ao identificar alguma questão que considere relacionada à alteração de sua saúde e a interprete como um problema, uma pessoa:

- Pode escolher não fazer nada.
- Pode tratar-se ela própria.
- Pode procurar ajuda.

Esse é um processo que tem tempos de desenvolvimento individualizados em cada pessoa. Uma pessoa com dor pode acorrer imediatamente ao médico ou demorar dias para fazê-lo.

A consulta na APS é bem definida para o que se denomina "medicina da pessoa inteira". O médico de família é geralmente o primeiro e, com frequência, o único acesso aos cuidados de saúde para as pessoas, que podem apresentar-se a ele por uma variedade de razões, repetidamente e por um longo período de tempo. Família, amigos e comunidade da pessoa são também conhecidos pelo médico de família e comunidade da mesma maneira. Portanto, o médico de família e comunidade pode entender a pessoa e a apresentação no contexto da vida dela em sua plenitude. Um grande entendimento de quem a pessoa é e o significado do que apresenta pode, assim, ser alcançado.

Médicos de família e as pessoas a quem atendem são facilmente acessíveis um ao outro, possivelmente durante muitos anos. Isso resulta em oportunidade para um tipo de medicina que permite o desenvolvimento de um relacionamento profissional entre pessoas e médicos, proporcionando:

- a *observação* estendida entre o médico e a pessoa, permitindo a coleta e o processamento de informação ao longo do tempo, utilizando o conceito de demora permitida;
- o *processo diagnóstico* estendido, que pode ser desenvolvido e alterado ao longo do tempo e ao qual podem incorporar-se muitos níveis de informação, incluindo físico, psicológico e aspectos sociais;

- o *cuidado compreensivo*, o qual considera necessidades físicas, psicológicas e sociais da pessoa, da família, do trabalho e da comunidade;
- a *continuidade do cuidado*, o qual pode ser iniciado pela pessoa e flexibilizar-se para necessidades imprevistas, bem como as previstas;
- o *cuidado preventivo*, em que cada encontro é uma oportunidade para a promoção da saúde.

A consulta na APS é uma atividade central dentro do sistema de saúde, sendo por meio dela que as pessoas atendidas pelo médico de família e comunidade ganham acesso a serviços de saúde mais especializados ou de maior complexidade. O médico de família e comunidade tem um papel central para usar adequadamente os recursos de saúde. Ele é a primeira escolha de contato das pessoas com o sistema de saúde, sendo as pessoas e seus problemas, ao mesmo tempo, sua maior fonte de satisfação e de frustração no trabalho. A consulta da APS é o meio pelo qual mais frequentemente se pratica a medicina, quer para os médicos, quer para as pessoas.

É importante reconhecer essas características e compreender o que deve ser parte de uma consulta, pois deixar de ver isso no contexto de muitas consultas ao longo do tempo leva a um entendimento limitado do processo de cuidar da APS.

Existem numerosas perspectivas e estratégias para realizar uma consulta com sucesso no cenário da APS, mas um dos aspectos fundamentais é definir uma metodologia de abordagem que proporcione a garantia de prestar um cuidado adequado e dentro das necessidades da pessoa, da família ou da comunidade que se está atendendo.

Independentemente do modelo de abordagem, é essencial que o médico, ao atender, tenha consciência das habilidades necessárias (Quadro 15.2), principalmente no controle do cenário e na organização da consulta. Com isso, transmitirá segurança à pessoa que busca ajuda. Uma consulta bem organizada proporciona condições para as pessoas expressarem suas opiniões no tempo disponível e constrói confiança na competência do médico em buscar as informações necessárias ao processo para chegar a um diagnóstico adequado.

Alguns aspectos são essenciais, e uma consulta bem organizada é caracterizada pelo médico:

- Ter controle de cena: ambiente, tempo, etc.
- Estimular a pessoa a falar, de forma orientada.
- Encorajar a pessoa a falar sobre ela e suas percepções.
- Enfatizar aspectos fortes apresentados ou identificados.
- Incorporar esse modelo de comportamento expresso nos itens anteriores.

Quadro 15.2 | Habilidades envolvidas na consulta em atenção primária à saúde

- ▶ Organizar a consulta
- ▶ Entrevistar
- ▶ Coletar a história
- ▶ Examinar adequadamente
- ▶ Elaborar um diagnóstico diferencial
- ▶ Resolver problemas
- ▶ Medicar adequadamente
- ▶ Criar vínculo

O médico de família e comunidade deve se apropriar de três conceitos para que a consulta possa ser entendida de modo pleno:

1. A diferença entre conteúdo e processo na consulta.
2. Os papéis dentro da consulta.
3. O método de abordagem centrado na pessoa.

Conteúdo e processo na consulta

Há uma distinção básica entre o *conteúdo* (as tarefas que estão focadas em uma consulta) e o *processo* (os comportamentos que ocorrem em uma consulta). Existem certas tarefas que devem ser cumpridas dentro da consulta. Exemplos são definir a razão para o atendimento da pessoa e chegar a um plano de manejo. Isso é conteúdo.

O modo como essa consulta é conduzida (o *processo*) é muito importante e determina a eficácia do encontro. O *processo* descreve o modo pelo qual o médico e a pessoa se comportam um com o outro, verbal e não verbalmente. Pode-se fazer um paralelo com o teatro: o *conteúdo* é o *script,* e o *processo* é a direção.

Papéis dentro da consulta

A sociedade designou para médicos e pessoas certos papéis ou modos de comportar-se. Os médicos receberam poder, autoridade e respeito para atender as necessidades das pessoas e tomar certas decisões em nome delas. Esse é o modelo paternalista tradicional: o médico decide, e a pessoa cumpre as determinações (ou faz de conta que as cumpre). Nesse modelo, a pessoa tem sido sugestionada a dar essa responsabilidade ao médico e a entrar em um papel de "doente", ou "dependente".

Esse modelo de abordagem médica tradicional desconsidera um aspecto essencial na relação interpessoal: a autonomia. Com relação à autonomia, pode-se dividir a consulta em quatro modelos,[5] conforme demonstrado no Quadro 15.3.

Diante das mudanças que ocorreram na sociedade, da facilidade de acesso a informações e da garantia de direitos, houve repercussão na relação entre o médico e as pessoas, as quais foram encorajadas a assumir seu papel no cuidado à saúde e nas decisões a serem tomadas de forma participativa e em parceria.[6]

Para isso, é essencial que os médicos tomem conhecimento desses papéis e dessas tendências e, em cada encontro com as pessoas, determinem o quanto são do melhor interesse para o seu bem-estar e o quanto eles são prejudiciais. Às vezes, quando a pessoa está muito doente, de forma aguda ou grave, pode-se assumir a total responsabilidade pelo cuidado. Mas, na maior parte das situações, vendo a consulta como o encontro entre duas pessoas, cada qual com suas próprias áreas de *expertise*, focar a consulta nas ideias, nas crenças e nas expectativas da pessoa parece ser a opção mais saudável.

Entretanto, conflitos podem surgir entre o médico e as pessoas, com base em questões relacionadas a seus valores e interesses, e aqueles da comunidade ou Estado. A parceria, para se estabelecer, exige confiança da pessoa no médico. Essa confiança e o estabelecimento da parceria implicam crenças:

- Na pessoa, ao acreditar que o médico vai zelar pela segurança de seu corpo durante a prestação do cuidado.
- No médico, ao comprometer-se com os melhores interesses para a pessoa.
- Na competência técnica e na humanidade do médico.

A relação clínica que se estabelece pela consulta representa valores, como um indicador, do contexto social em que está inserida, assim como da evolução dos valores sociais.

Quadro 15.3 | **Modelos de abordagem médica**

	Informativo	Interpretativo	Deliberativo	Paternalista
Valores da pessoa	Definidos, fixos e conhecidos pela pessoa	Rudimentares e conflitantes; são necessários esclarecimentos	Abertos para desenvolvimento e revisão mediante discussão moral	Objetivos e compartilhados pela pessoa e pelo médico
Obrigações do médico	Providenciar informações factuais importantes e implementar as intervenções selecionadas pela pessoa	Esclarecer e interpretar valores relevantes para a pessoa, bem como informá-la e implementar a intervenção escolhida por ela	Articular e persuadir a pessoa dos mais admiráveis valores, bem como informá-la e implementar a intervenção escolhida por ela	Promover o bem-estar da pessoa independentemente de suas preferências ou escolhas
Concepção de autonomia da pessoa	Escolha e controle total sobre o cuidado médico	Autoentendimento relevante para o cuidado médico	Autodesenvolvimento moral relevante para o cuidado médico	Assentir para valores objetivos
Concepção do papel do médico	Especialista competente tecnicamente	Conselheiro ou orientador	Amigo ou professor	Guardião

Fonte: Emanuel e Emanuel.[5]

Essa influência cultural e suas mudanças repercutem tanto ou mais na consulta do que a experiência passada com a consulta dos envolvidos. Muitas vezes, a empatia é imediata e recíproca no primeiro encontro. Em outras, em virtude das expectativas, das ansiedades, das defesas, das experiências anteriores e dos medos de ambas as partes, o primeiro encontro pode não ser muito bom. Em ambos os casos, a continuidade pode mudar isso, e muitas vezes inverter essa primeira impressão. A pessoa não recebe uma preparação formal sobre como "fazer" a consulta. Ela vai construindo isso durante seus contatos com médicos e sistema de saúde. As mulheres desenvolvem mais esses aspectos devido aos repetidos contatos com os serviços de saúde (problemas ginecológicos, acompanhamento dos filhos, do marido, dos pais ou dos sogros, pré-natal, parto, etc.), ao passo que os homens têm menos esse tipo de contato. Esse "despreparo" das pessoas para participar da consulta e exercer o papel de especialista em si mesmo pode repercutir no desfecho do cuidado e na participação (Quadro 15.4).

O elemento-chave para alcançar êxito na consulta é preservar e melhorar a relação entre o médico e a pessoa, sendo que esse

Quadro 15.4 | **Orientações para diminuir dificuldades de relacionamento**

Médicos		Pessoas	
Onde erram	O que fazer	Onde erram	O que fazer
▶ Pressupor que a pessoa não vai entender as explicações ▶ Mentir ou omitir informações para poupar a pessoa sem que ela tenha manifestado vontade de não saber ▶ Confundir persuasão com coerção. Ameaçar com a possibilidade de morte não é a melhor forma de convencer de que um tratamento é melhor do que outro ▶ Sentir-se ofendido se a pessoa manifesta desejo de ouvir outras opiniões ▶ Impor à pessoa apenas uma possibilidade de tratamento, quando existem outras opções	▶ Ser paciente e dar explicações quantas vezes forem necessárias. A pessoa não é obrigada a saber tudo sobre a doença, mas precisa entender o básico para tomar suas próprias decisões em relação à doença ▶ Evitar muitas informações ▶ Falar sempre francamente, usando o bom senso para perceber o que a pessoa está preparada para ouvir sobre a doença ▶ Ser cordial. Falar com a pessoa e escutar o que ela tem a dizer ▶ Usar uma linguagem adequada, que possa ser entendida facilmente sem ser formal ou coloquial demais. Escrever ▶ Deixar em aberto a possibilidade de a pessoa buscar a opinião de outros profissionais ▶ Saber respeitar as decisões da pessoa, mesmo que contrariem o que você acha melhor para ela ▶ Caso se sinta constrangido, comunicar à pessoa e discutir a possibilidade de referenciá-la a outro profissional	▶ Achar que o médico tem poder de curar tudo ▶ Exigir garantias de que tudo vai dar certo ▶ Insistir no tratamento mesmo quando a confiança no médico e a relação com ele estão abaladas ▶ Chegar à consulta já com preconceitos ou desconfiança no médico ▶ Ser agressiva e culpar o médico pelo diagnóstico ou por coisas ruins que estão acontecendo ▶ Ocultar do médico o desejo de procurar outros profissionais ▶ Mentir sobre medicações que toma ou exames realizados ▶ Tirar conclusões precipitadas sobre resultados de exames sem discutir com o médico	▶ Buscar profissionais referenciados ▶ Informar-se sobre a experiência do médico ▶ Caso não se sinta à vontade com o médico, procurar outro ▶ Anotar dúvidas antes e depois de cada consulta ▶ Exigir ver o resultado de exames. Não tirar conclusões precipitadas. Esclarecer dúvidas ▶ Se duvidar do diagnóstico, pedir ao médico que confirme ▶ Estar consciente de que a medicina é inexata. Sempre podem ocorrer imprevistos ▶ Conversar com o médico, mas ter sempre a decisão final

Fonte: McWhinney.[7]

processo de interação entre ambos é fundamental para o sucesso do diagnóstico e do tratamento e, possivelmente, o aspecto mais terapêutico do encontro para cuidar da saúde.

Hipócrates,* que exerceu uma medicina inteiramente voltada para as pessoas, interessada pelo sofrimento do homem, examinava os doentes de forma cuidadosa e conversava com eles sobre suas queixas, denotando o quanto valorizava a relação médico-pessoa. Foi ele o primeiro a nortear os preceitos da ética e dessa relação, com citações objetivas:

> O médico deverá saber calar-se no momento oportuno [...] deverá manter uma fisionomia serena e calma e nunca estar de mau humor [...]. Deverá dar toda a atenção ao paciente, responder calmamente às objeções, não perder a tolerância e manter a serenidade diante das dificuldades.

Com isso, Hipócrates enfatizou a necessidade de o médico preparar-se para receber as pessoas em suas necessidades, adotando uma postura cautelosa, tranquilizadora e acolhedora frente às fragilidades de cada uma. Hoje, ainda se deve levar em conta os escritos de Hipócrates, mas o profissional pode e deve ser mais interativo e, como disse um colega, "[...] pode até chorar com as pessoas; só não deve chorar mais do que elas".[2]

Tradicionalmente, a sociedade autoriza o médico a tomar decisões e ter o poder e a autoridade a respeito das necessidades da pessoa. Esta, por sua vez, é encorajada a dar essa responsabilidade ao médico e permanecer no papel de "doente", ou "dependente", pelo menos temporariamente. Há que se dosar esse poder chegando a um equilíbrio que possa auxiliar, sendo terapêutico.

Para a *consulta* ser bem-sucedida, o médico e a pessoa devem trabalhar juntos e chegar a um acordo, dividindo informações a respeito das possibilidades e das consequências. A afetividade na relação clínica *faz a diferença para que a pessoa se sinta melhor e aderida ao tratamento*, construindo um vínculo que, embora técnico, permita a cumplicidade do afeto, o que implica desenvolver habilidades apropriadas, ter embasamento teórico e basear-se nas necessidades e nas experiências individuais.[6]

Se, de um lado, existe a pessoa buscando ajuda, com todo seu contexto e suas necessidades, do outro, existe o médico, o que torna inevitáveis as seguintes dúvidas: *como vai sua disponibilidade e sua disposição? Quais são suas concepções? Seu desejo de empatia? De quanto tempo dispõe? Que pressão sofre da demanda que o espera para o atendimento? Como vai a sua vida pessoal? Como vai a sua formação contínua, seu estudo e o seu trabalho? Qual é a recordação de experiência passada idêntica à que tem na sua frente?* Ou seja, é fundamental cruzar os aspectos subjetivos do médico e da pessoa para que ambos comecem a sentir a atuação mais humanizada, com o reconhecimento das emoções e uma prática autorreflexiva.[8]

O médico de família e comunidade também precisa levar em conta que, por cuidar de membros de uma família, se torna parte do complexo de relacionamentos familiares. Sofre-se constante influência pelas emoções vivenciadas. As pessoas só vão encontrar respostas aos seus apelos se permitirem a aproximação do médico. Então, é por meio do afeto e de uma abordagem centrada na pessoa que é possível dar respostas.

Observando outras consultas, é possível começar a refletir sobre como tornar a consulta mais efetiva. Observar suas consultas por gravações é outra maneira.

Método de abordagem centrado na pessoa

Existem vários modelos de abordagem à consulta. Todos se apresentam com seus pontos fortes e suas limitações. Também existem diversas sistematizações da consulta em etapas para melhor desempenho e resultado.

Considera-se que a consulta na prática do médico de família e comunidade apresenta características específicas relacionadas à continuidade e à longitudinalidade do cuidado, que, de certa forma, inviabilizam uma consulta passo a passo. Pode-se dizer que a consulta é "rizomática", pois, a partir do momento em que a pessoa e o médico fazem contato, ela pode tomar caminho diverso daquele que havia sido planejado ou esperado. Por exemplo, ao chamar uma pessoa, o médico pode ser surpreendido por ela entrar na sala já mostrando lesões de pele. Ou pode sentar e começar a chorar. Ou pode dizer que não quer conversar, apenas renovar sua medicação. Portanto, é importante que o médico de família e comunidade incorpore um método que assegure que suas atitudes serão direcionadas pela busca do melhor cuidado à pessoa que está consultando, em vez de configurar apenas uma sequência.

Considera-se que o método que engloba e sistematiza os diversos aspectos positivos das diferentes formas de abordagem aos problemas de saúde é o método da abordagem centrado na pessoa,[6] o qual se utiliza como proposta metodológica para que uma consulta atenda às necessidades e às expectativas de médicos e pessoas, abrindo caminho para uma consulta adequada em APS.

O método clínico centrado na pessoa (MCCP) é um modelo de abordagem que facilita a compreensão e a execução das competências essenciais ao médico de família e comunidade.

> Para ser centrado na pessoa, o médico precisa ser capaz de dar poder a ela, compartilhar o poder na relação, o que significa renunciar ao controle que tradicionalmente fica nas mãos dele.[6]

Compartilhar poder exige equilíbrio e mediação com sensibilidade entre o saber técnico, objetivo, e o sofrimento da pessoa, que é especialista em si própria.[6,8]

Neste capítulo, consideramos a nova versão do método. O modelo se modificou, agora são quatro componentes, não mais seis. O quarto componente, "Incorporando prevenção e promoção da saúde na prática diária", está concebido como parte de todos os componentes. O sexto componente, "Sendo realista", foi incorporado como um comentário sobre o contexto a partir do qual o MCCP toma forma.[6]

O MCCP tem quatro componentes:

1. Explorando a saúde, a doença e a experiência da doença.
2. Entendendo a pessoa como um todo – o indivíduo, a família e o contexto.
3. Elaborando um plano conjunto de manejo dos problemas.
4. Intensificando a relação entre a pessoa e o médico.

Os quatro componentes do MCCP são apresentados de forma separada, mas, na prática, estão estreitamente interligados, conforme representado no diagrama da Figura 15.1. O médico habilidoso deve mover-se com empenho para frente e para trás entre os quatro componentes, seguindo as "deixas" ou "dicas" da pessoa. A técnica de "ir e vir" se tornou o conceito-chave para utilizar e ensinar o MCCP, o que requer prática e experiência.

---

* Hipócrates, considerado o pai da medicina, nasceu na ilha de Cos, 460 anos a.C., e pertence ao ramo de Cos da família Esculápio (ou Asclepíades) por descendência masculina. O termo esculápio é igualmente empregado para designar os médicos em geral na medida em que eles praticam a arte de Esculépio (ou Asclepios), o deus da medicina na época clássica.

Figura 15.1
O método clínico centrado na pessoa: quatro componentes interativos.
Fonte: Stewart e cols.[6]

(1 – Explorando a Saúde, a Doença e a Experiência da Doença; 2 – Entendendo a Pessoa como um Todo; 3 – Elaborando um Plano Conjunto de Manejo dos Problemas • Problemas • Metas • Papéis → Decisões conjuntas; 4 – Intensificando a Relação entre a Pessoa e o Médico)

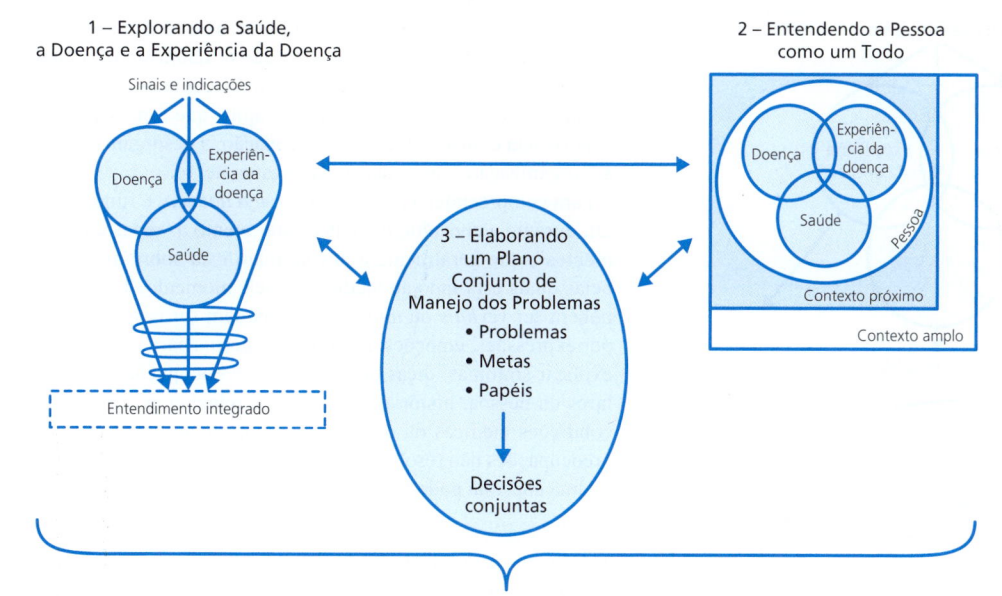

Como mencionado, a consulta tem vários objetivos, etapas, tarefas, que estão sistematizados nos componentes da abordagem centrada na pessoa, os quais serão descritos a seguir.

1º Componente: Explorando a saúde, a doença e a experiência da doença

> Uma determinada doença (*disease*) é o que todos com essa patologia têm em comum, mas a experiência sobre a doença (*illness*) de cada pessoa é única.
> William Osler

Dr. Mário recebe dona Rosa:

Dr. Mário: "Entre e sente-se, dona Rosa. Em que posso ajudá-la hoje?"

Dona Rosa: "Doutor, vim consultar, pois tenho me sentido muito mal, sem forças, não consigo realizar as atividades de casa. Desânimo total. Meu marido e meus filhos estão reclamando que não sou mais a mesma. Acho que é a menopausa chegando, doutor. Ou será que é algo mais grave? Minha vizinha começou assim e estava com câncer. Quem sabe preciso fazer uns exames? Não posso ficar assim."

O primeiro componente do MCCP propõe que os médicos lancem um olhar mais amplo para além da doença ao incluírem a exploração da saúde e a experiência da doença das pessoas. Dessa forma, é fundamental atentarmos para seus conceitos. O conceito de saúde é definido com vistas a abranger a percepção que as pessoas têm sobre a saúde nas suas vidas, como se sentem capazes de lidar com suas aspirações e realizar suas funções dentro de suas vidas. A doença é a avaliação objetiva de seu corpo, por meio dos exames físicos e laboratoriais; o foco é no corpo, não na pessoa. A experiência da doença é definida como a experiência pessoal e subjetiva de estar doente, e essa experiência, em geral, lida com sentimentos como medo, perda, solidão e traição.[6] Esses conceitos são fundamentais para definição do lócus da atenção dispensada à pessoa acometida por uma patologia. Será adotada a interpretação que considera *disease* (doença) e *illness* (experiência da doença).

A prestação de um cuidado efetivo requer assistência tanto para as doenças que acometem a pessoa quanto para a *experiência da pessoa com essas doenças* e o entendimento sobre o que ela compreende por "ter" saúde. O método médico convencional identifica a doença, mas o entendimento sobre o que é ter saúde e sobre a experiência com a doença exige uma abordagem adicional. Para se explorar a experiência da doença,[6] sugere-se abordar quatro dimensões designadas pelo acrônimo SIFE (Figura 15.2):

1. **S**entimentos da pessoa, especialmente o medo de estar doente.

   "Ou será que é algo mais grave? Minha vizinha começou assim e estava com câncer."

2. Suas **I**deias sobre o que está errado.

   "Acho que é a menopausa chegando, doutor."

3. O efeito da doença sobre seu **F**uncionamento de vida.

   "Não consigo realizar as atividades de casa. Meu marido e meus filhos estão reclamando que não sou mais a mesma."

4. Suas **E**xpectativas em relação ao seu médico.

   "Quem sabe preciso fazer uns exames?"

A chave para essa abordagem é prestar atenção em "dicas" da pessoa relacionadas a esses aspectos. O objetivo é seguir a condução de quem consulta para entender a experiência do seu ponto de vista. Isso requer habilidade do médico ao entrevistar, obtendo informações que o capacitem a "entrar no mundo de quem busca ajuda". Um exemplo de que isso não foi alcançado no decorrer da consulta é o "comentário da maçaneta" (quando a pessoa, ao final da consulta, diz algo como: "Ah! Doutor, tem mais uma coisa que eu ia esquecendo: ..."), significando que o médico perdeu as dicas iniciais, ou que a pessoa finalmente reuniu coragem para falar de um assunto difícil antes que fosse tarde.

Muitas pessoas com problemas assintomáticos não se sentem doentes e não aceitam ajuda ou não seguem o tratamento, como ocorre com frequência na hipertensão e no diabetes. Por outro lado, há pessoas que, preocupadas com a possibilidade de ter algum problema, podem se sentir doentes sem ter doença alguma e buscam realizar exames ou mesmo tratamentos. Em função desses dois aspectos, pessoas e médicos que reconhecem essas situações, que conseguem ver a diferença e perceber o

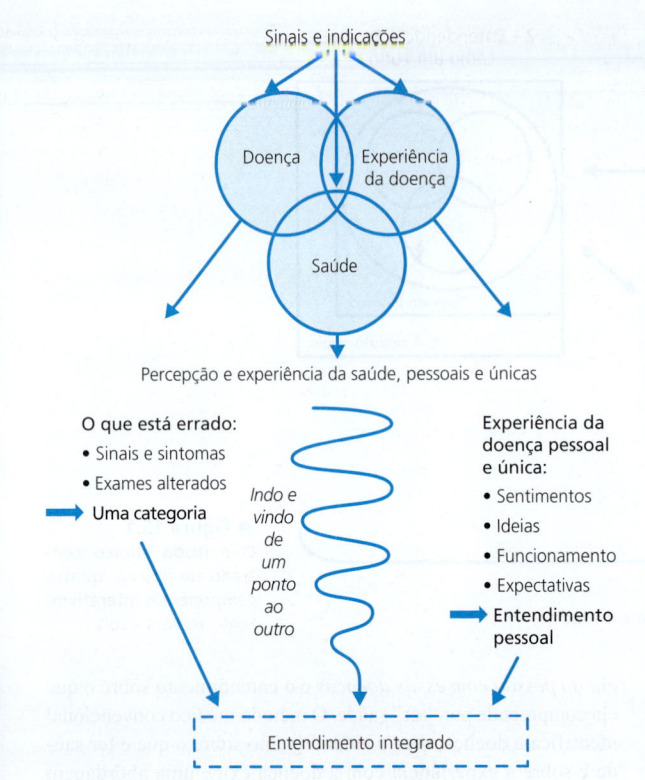

▲ Figura 15.2
Explorando a experiência da doença com base em quatro dimensões: sentimentos, ideias, funcionamento e expectativas.
Fonte: Stewart e cols.[6]

quanto isso é comum estão menos propensos a buscar desnecessariamente uma doença, a realizar prevenção em excesso ou a tratar pré-doenças. Embora presente, uma doença pode não explicar de modo adequado o sofrimento que carrega, uma vez que a quantidade de aflição que a pessoa experimenta se refere não só a repercussões orgânicas, mas principalmente ao significado pessoal da experiência da doença. Então, o médico deve obter de quem está doente a resposta a estas perguntas:

- O que mais está preocupando você?
- O quanto isso que você está sentindo afeta sua vida?
- O que você pensa sobre isso?
- Quanto você acredita que eu posso ajudar?

A partir das respostas às perguntas anteriores, evitam-se as interações típicas centradas na doença, nas quais o médico tem como primeira tarefa fazer o diagnóstico, atendendo a "voz da medicina", em geral, não ouvindo a pessoa sobre suas próprias tentativas de dar sentido ao seu sofrimento. Ao contrário do que se observa na interação centrada na doença, é necessária uma abordagem na qual o médico dê prioridade para a pessoa expor seu modo de vida como base para entender, diagnosticar e tratar os problemas.

A história de uma doença é, antes de tudo, a história da pessoa, tendo como protagonistas o corpo e a pessoa. Com habilidades adequadas na consulta, é possível separar os dados que falam, de um lado, e um funcionamento corporal disfuncional fisiopatológico que leva ao diagnóstico, de outro. Para fazer isso, as informações sobre a disfunção do corpo devem ser separadas daquelas que têm significados pessoais, os quais darão ao médico a oportunidade de conhecer quem é a pessoa.[6]

Pode-se dizer que as razões para uma pessoa ir ao médico costumam ser mais importantes do que o diagnóstico, o qual frequentemente é óbvio ou já conhecido por contatos anteriores. A razão pode estar vinculada aos estágios que representam a experiência com a doença – a preocupação, a desorganização e a reorganização –, aos quais se deve estar atento.

Para compreender a *experiência com a doença*, é fundamental, durante a consulta, o médico estar atento a "dicas e movimentos", que geralmente a pessoa manifesta sobre as razões pelas quais está indo ao médico naquele momento. Tais sinais podem ser *verbais* ou *não verbais* e podem ser representados por expressões, emoções, sentimentos, gestos para entender ou explicar sintomas, dicas que enfatizam preocupações particulares da pessoa, histórias pessoais que relacionam a pessoa a condições médicas ou de risco, comportamento sugestivo de preocupações não resolvidas ou de expectativas.

Uma consulta pode ter um bom início com perguntas abertas, como:

- Em que posso ajudá-lo(a)?
- O que trouxe você aqui hoje?
- O que motivou esta consulta?

Partindo de uma pergunta aberta e deixando a pessoa falar sem interrupções por cerca de 2 minutos, obtém-se a quase totalidade das informações necessárias para manejar o problema que a trouxe para consultar. Depois, pode-se complementar as informações com as perguntas objetivas que forem necessárias, sem que se esqueça de avaliar as quatro dimensões da experiência com a doença: sentimentos, ideias da pessoa sobre o que está errado com ela, efeito da doença sobre o funcionamento da pessoa e suas expectativas.

> O oposto de falar não é escutar. O oposto de falar é esperar.
> Franz Lebovitz

Permitir à pessoa recontar a história de sua doença pode expandir o foco da consulta, incluindo a experiência da pessoa com a doença, levando a um resultado mais rico, significativo e produtivo. Em geral, os médicos interrompem precocemente as pessoas, o que representa uma falha no "ir e vir".

Ao *explorar a percepção que a pessoa tem sobre saúde, a doença e a experiência da pessoa com a doença*, não se deve deixar de lado a realização qualificada de aspectos fundamentais da abordagem médica (anamnese e exame clínico) para chegar ao diagnóstico, prescrever medicamentos e requisitar exames, mas simultaneamente se deve levar em consideração como a doença está afetando aquela pessoa em particular e, a partir disso, construir um entendimento integrado.

2º Componente: Entendendo a pessoa como um todo – o indivíduo, a família e o contexto

Dr. Mário recebe dona Rosa:

Dr. Mário: "Entre e sente-se, dona Rosa. Em que posso ajudá-la hoje?"

Dona Rosa: "Olha, doutor, estou um pouco melhor dos sintomas da menopausa, mas sabe o que é? Não tenho dormido bem, ando esquecida, vivo suspirando."

Dr. Mário (usando o conhecimento prévio sobre dona Rosa): "Bem, dona Rosa, se a menopausa vai bem, que outras questões estão lhe tirando o sono e causando suspiros?"

Dona Rosa: "Pois é, doutor, coisas da vida: filhos, marido, a violência que nos cerca."

Dr. Mário: "Então, vamos falar sobre cada uma dessas questões."

O segundo componente do MCCP é um entendimento integrado da pessoa inteira, resultando das informações que, ao longo do tempo, o médico acumula sobre aqueles que atende, significando que vai além de diagnosticar doenças ou assistir resposta a doenças.

O médico de família e comunidade começa a conhecer a pessoa inteira e sua experiência com a doença em um contexto de sua vida e em um estágio de desenvolvimento pessoal. Seu conhecimento da pessoa deve incluir a família, o trabalho, as crenças e as vivências nas várias etapas que compõem o ciclo vital individual e familiar. Muitas vezes, essas informações são obtidas antes mesmo de a pessoa adoecer, pelo contato em função das demais pessoas da família ou das atividades na comunidade.

Um médico que entende a pessoa inteira pode reconhecer o protagonismo da família em melhorar, agravar ou mesmo causar doenças em seus membros, sabe que doenças graves em um membro da família reverberam por todo o sistema familiar e que as crenças culturais e as atitudes da pessoa também influenciam em seu cuidado.

Entender a pessoa como um todo pode ajudar o médico a aumentar sua interação com ela em períodos específicos do ciclo de vida, ajudando-o a compreender sinais e sintomas pouco definidos ou reações exageradas e fora de contexto. Para conhecer a pessoa inteira, é necessário compreender o desenvolvimento individual, saber o que é um desenvolvimento saudável e saber que a formação da personalidade surge como resultado do modo como cada fase do desenvolvimento acontece. É fundamental, ainda, ter consciência de que as fases do desenvolvimento afetam a vida das pessoas. Para isso, ao atender alguém, é preciso saber em que posição a pessoa se encontra no ciclo de vida, as tarefas que ela assume e o(s) papel(éis) que desempenha.

Estar doente é apenas uma dimensão dos papéis que a pessoa desempenha ao longo da vida, portanto, é um recurso reduzido para entender a experiência da doença e o sofrimento.

Uma fonte de informações ou abordagem familiar é utilizar outras pessoas da família para prestar informações e auxiliar no cuidado, pois cerca de um terço das pessoas vai acompanhada às consultas. Isso é especialmente importante nas situações que envolvem doença mental, doenças crônicas e sintomas medicamente inexplicáveis. O acompanhante, com frequência, é visto como um dificultador, cabendo ao médico de família e comunidade desenvolver e incorporar habilidades para utilizá-lo adequadamente ou dispensá-lo se for mais conveniente. Assim, para entender a pessoa como um todo, devem-se obter respostas para perguntas como:

- Que tipos de doenças existem na família?
- Em que ponto do ciclo vital familiar a família se encontra?
- Em que ponto do desenvolvimento individual a pessoa está?
- Quais as tarefas da família e da pessoa nessa etapa do ciclo de vida?
- Existem pendências das etapas anteriores?
- Como a doença afeta as tarefas dos integrantes da família?
- Como a família experienciou doenças?

A elaboração do genograma familiar como instrumento de conhecimento, de interpretação e de intervenção é fundamental. Mais dados sobre abordagem familiar podem ser obtidos no Cap. 35, Abordagem familiar. A partir das informações familiares, associadas a outras, comunitárias ou profissionais, podem-se estabelecer os diferentes contextos em que a pessoa vive. Considerar fatores dos diversos cenários é uma marca registrada da abordagem centrada na pessoa. O contexto pode ser dividido em próximo (envolvendo família, previdência, educação, emprego, lazer e apoio social) ou distante (envolvendo comunidade, cultura, situação econômica, sistema de saúde e geografia).

Com o entendimento da pessoa como um todo, o médico tem possibilidade de romper com a abordagem tradicional, fazendo com que a doença deixe de ser vista como uma entidade específica com uma existência separada de quem a sofre, desenvolvendo uma visão ampla, na qual o importante é entender os múltiplos fatores relacionados ao adoecer e suas relações com a experiência da doença, fazendo o diagnóstico da pessoa e instituindo uma abordagem terapêutica multifatorial e interdisciplinar.

3° Componente: Elaborando um plano conjunto de manejo dos problemas

> Escolhas finais pertencem às pessoas, mas essas escolhas ganham significado, riqueza e precisão se elas são resultado de um processo de mútua influência e entendimento entre médico e pessoa.[6]

Dr. Mário recebe dona Rosa:

Dr. Mário: "Entre e sente-se, dona Rosa. Em que posso ajudá-la hoje?"

Dona Rosa: "Bem, se lembra da nossa última conversa?"

Dr. Mário: "Claro que sim, falamos das suas preocupações, e você ficou de pensar se gostaria ou não de usar alguma medicação, por algum tempo, para ficar menos ansiosa."

Dona Rosa: "Isso mesmo, e minha resposta é..."

Esse terceiro componente do MCCP é o compromisso mútuo de encontrar um projeto comum para tratar dos problemas. É importante em qualquer situação, mas se torna fundamental como ferramenta para realizar um manejo de sucesso às pessoas com doenças crônicas, desenvolvendo intervenção terapêutica.

Desenvolver um plano efetivo de manejo requer do médico e da pessoa a busca pela concordância em três áreas principais:

1. Definição do problema a ser manejado.
2. Estabelecimento das metas e prioridades do tratamento.
3. Identificação dos papéis a serem assumidos pela pessoa e pelo médico.

1. *Definição do problema a ser manejado.* Com frequência, os médicos e as pessoas doentes têm pontos de vista divergentes em diversas áreas, e a busca de uma solução não envolve apenas barganha e negociação, mas também um movimento para conciliar opiniões ou achar terreno comum, devendo o médico incorporar ideias, sentimentos, expectativas e ocupação da pessoa ao planejar o manejo da situação.

Definir o problema a ser manejado, por meio de um diagnóstico ou da tranquilização, é essencial, pois ter entendimento ou explicação sobre sintomas físicos ou emocionais preocupantes é uma necessidade humana fundamental. Dar uma denominação (nome, rótulo, designação) para o problema que a pessoa está enfrentando é importante, pois ajuda a pessoa a entender a causa; fornece uma ideia do que esperar em termos de evolução do problema; e permite dar informações sobre o prognóstico. As pessoas costumam formular uma hipótese sobre o que têm antes de se apresentarem ao médico e constroem seu modelo explicativo. Assim, cabe ao médico validá-lo ou não, para explicar o problema e o manejo recomendado de forma consistente com o ponto de vista da pessoa de modo que faça sentido nas palavras dela, que ela entenda e concorde com as recomendações.

2. Estabelecimento das metas e prioridades do tratamento. "Depois de a pessoa e o médico chegarem a um entendimento e concordância mútuos em relação aos problemas, o próximo passo é explorar as metas e as prioridades para o tratamento [...]".[6]

As dificuldades na relação surgem quando o médico e a pessoa têm ideias diferentes sobre o problema, ou as prioridades são diferentes. Ou, ainda, a pessoa exerce sua autonomia de forma negativa em relação às necessidades de cuidado. Por exemplo, o médico diagnostica hipertensão arterial sistêmica, mas a pessoa atribui os níveis tensionais elevados ao fato de estar apressada ou trabalhando muito, ou a pessoa não adere ao tratamento. Nesse processo de entendimento e de definição do problema, o médico deve evitar jargões e termos científicos e estimular a pessoa a perguntar sobre o assunto.

É importante o médico ter cuidado para definir o momento de determinar o manejo. Para isso, algumas questões devem ser observadas:[6]

- Buscar o momento adequado:
  - "Você poderia me ajudar a entender o que nós poderíamos fazer juntos para colocar seu diabetes sob controle?"
- Encorajar a participação:
  - "Estou interessado no seu ponto de vista, especialmente, porque você é o único que vai viver com nossas decisões sobre os tratamentos."
- Clarear a concordância da pessoa:
  - "Você vê alguma dificuldade em fazer isso?"
  - "Você precisa de mais tempo para pensar sobre isso?"
  - "Existe algo que você gostaria de falar sobre esse tratamento?"
  - "Muitas pessoas têm dificuldade em lembrar-se de tomar medicações. Você costuma esquecer de tomar seus remédios para a pressão?"
  - "Você não está indo tão bem como eu esperava, e estou querendo saber se há algum problema com a medicação que eu não consigo explicar?"
- A *não adesão* pode ser a expressão da discordância sobre os objetivos do tratamento. Quando alternativas ou opções do médico e da pessoa para o enfrentamento da situação são igualmente efetivas, em geral, não existem dilemas no processo de estabelecimento do manejo por parte do médico. As dificuldades surgem quando a escolha da pessoa recai sobre um tratamento que o médico considera menos eficaz ou mesmo inadequado, ou quando ela não adere ao tratamento proposto. A primeira tarefa para o médico é suspeitar que uma pessoa é "não aderente", pensando em "não adesão", quando:
  - se esquece de suas consultas ou abandona o cuidado;
  - é incapaz de falar corretamente como toma os medicamentos (p. ex., tem de olhar no frasco);
  - apresenta frasco com mais comprimidos do que o esperado;
  - há falta de resposta clínica esperada para uma intervenção terapêutica;
  - o nível da medicação está abaixo do esperado para a dose de medicação prescrita;
  - há ausência de um efeito esperado com o uso da medicação para uma dose dada (p. ex., pulso rápido com uma alta dose de betabloqueador);
  - há situações de alcoolismo, outro abuso de substâncias ou doença psiquiátrica.

Nesse momento, também se deve incluir, nas metas, as possibilidades de prevenção e promoção de saúde. Cada contato entre pessoas e médicos é uma oportunidade para se considerarem a promoção e a prevenção de saúde.

A prevenção da doença requer um esforço colaborativo por parte da pessoa e do médico. Encontrar um projeto comum entre as múltiplas possibilidades para prevenção de doenças e promoção da saúde torna-se um componente importante de cada contato ou consulta.

Aplicar o MCCP está de acordo com a definição de promoção da saúde da Organização Mundial da Saúde, que, por meio da Carta de Otawa (1986),[9] o considera "[...] como o processo de capacitar pessoas para controlar e melhorar sua saúde". A incorporação de prevenção e promoção da saúde tem como objetivos principais:

- Melhorar a saúde.
- Reduzir os riscos.
- Detectar precocemente a doença.
- Diminuir os efeitos da doença.
- Evitar intervenções e procedimentos desnecessários ou de risco.

A prevenção e a promoção da saúde requerem continuidade e cuidado abrangente com a filosofia por trás da prática. É necessário utilizar protocolos para prevenção e promoção apoiados por um sistema de registro eficaz, fundamentados na literatura médica; saber delegar atividades à equipe; utilizar recursos da rede de assistência familiar e comunitária; e, principalmente, desenvolver um esforço colaborativo por parte do médico e da pessoa para que cada visita seja uma oportunidade de prevenção e promoção da saúde.

Incorporando prevenção e promoção da saúde na prática diária:

> Dr. Mário recebe dona Rosa:
>
> **Dr. Mário:** "Entre e sente-se, dona Rosa. Em que posso ajudá-la hoje?"
>
> **Dona Rosa:** "Bem, vim para dizer que estou mais calma, que as coisas em casa estão se encaminhando."
>
> **Dr. Mário:** "Ótimo, que bom que você está mais tranquila. Vamos aproveitar sua vinda e verificar o que podemos fazer em termos de prevenção".

3. Identificação dos papéis a serem assumidos pela pessoa e pelo médico. Costumam ocorrer problemas na definição dos papéis entre o médico e a pessoa quando:

- a pessoa está buscando por um médico especialista que lhe diga o que está errado e o que ela deve fazer; o médico, por outro lado, deseja uma relação mais igualitária, na qual ele e a pessoa compartilhem a tomada de decisão;
- a pessoa deseja uma relação paternalista na qual o médico faça por ela o que os próprios pais não fizeram; o médico, por sua vez, deseja ser um cientista biomédico que possa aplicar as descobertas da medicina moderna aos problemas das pessoas;

- a pessoa busca apenas assistência técnica do médico; o médico, entretanto, aprecia uma abordagem holística e deseja conhecer a pessoa como um todo.

Ao praticar uma abordagem centrada na pessoa, o médico deve ser flexível com relação à abordagem que a pessoa busca ou da qual ela necessita, observando os aspectos culturais, o tipo de problema e o perfil da pessoa. A participação da pessoa na tomada de decisão irá variar, dependendo de suas capacidades emocionais e físicas, e o médico deve adaptar-se a cada situação.

O trabalho em equipe é outro aspecto importante a ser considerado, pois, quando a pessoa está recebendo cuidado de múltiplos profissionais de saúde, ela pode assumir diferentes papéis e relacionamentos com cada um desses profissionais.

A partir da contemplação dessas três áreas, o médico e a pessoa adquirem a capacidade de tomar *decisões conjuntas,* o que caracteriza o terceiro componente.

O processo de estabelecer o projeto ou o manejo conjunto envolve estratégias, tais como o médico definir e descrever o problema:

- "Você tem uma amigdalite."
- "Existem possibilidades de seus sintomas serem..., e o que nós vamos precisar fazer é..."

É importante proporcionar espaço para a pessoa e fazer perguntas, como: "O que você pensa sobre isso?". Diante de respostas como: "Eu não sei. Você é o médico...", o médico deve responder: "Sim, e vou dar a você informações e minha opinião, mas suas ideias e seus desejos são importantes para fazer nosso plano conjuntamente".

Ao final, o médico deve sumarizar, para confirmar o entendimento, o plano e os papéis. Quando as divergências são grandes, pode-se utilizar a grade a seguir, preenchendo-a em conjunto, pois essa visualização permite um trabalho melhor na busca do manejo conjunto.

Grade para definição de problemas		
Tema	Pessoa	Médico/outros
Problemas		
Objetivos		
Regras		

4º Componente: Intensificando a relação entre a pessoa e o médico

Dr. Mário recebe dona Rosa:

Dr. Mário: "Entre e sente-se, dona Rosa. Em que posso ajudá-la hoje?"

Dona Rosa: "Doutor, hoje vim para conversar mais sobre a menopausa e algumas dúvidas que tenho. Sabe como são conversas de comadre, não é?"

Dr. Mário: "Sei bem como são essas conversas; comadres sabem de tudo um pouco."

Dona Rosa: "Pois é, colocam um monte de ideias na cabeça da gente."

Dr. Mário: "Mas é bom que você veio falar, e vejo que trouxe uma lista com as dúvidas, o que facilita nosso trabalho. Vamos lá, por onde começamos?"

O médico de família, quando vê a mesma pessoa, ao longo do tempo, com uma variedade de problemas, adquire um considerável conhecimento sobre ela e seu histórico, o que pode ser útil no manejo de problemas futuros.

Um dos desafios da prática do médico de família e comunidade é que cada visita possa se revelar uma surpresa, com apresentação de motivos ou queixas não esperados. A cada visita, no contexto da continuidade do cuidado, o médico esforça-se para construir um relacionamento com cada pessoa como base para um trabalho conjunto e para explorar o potencial curativo da relação médico-pessoa.

O médico deve reconhecer que diferentes pessoas requerem diferentes abordagens, as quais variam de acordo com idade, gênero, problema, estado emocional, etc. Ele deve agir de uma variedade de modos para alcançar as diferentes necessidades de quem busca ajuda, "caminhando com" a pessoa e colocando a si mesmo e seu relacionamento na relação terapêutica para mobilizar as forças da pessoa com propósitos curativos. Para tanto, o médico deve ter conhecimento sobre:

- Quais são as características do relacionamento terapêutico.
- Como compartilhar o poder.
- Como estabelecer um relacionamento saudável e interessado.
- Como desenvolver o autoconhecimento.
- Como reconhecer e utilizar a transferência e a contratransferência.

As pessoas, quando consultam, esperam que o médico demonstre segurança e controle (não confundir com paternalismo e centrado no médico), atuando tecnicamente, o que transmite e proporciona confiança no profissional. O tempo pode e deve ser administrado conforme a necessidade da pessoa e nossa disponibilidade. Um dos recursos é utilizar a escuta ativa, primeiro demonstrando que estamos interessados na pessoa e seus problemas, o que pode ser desenvolvido com contato visual, sorriso e acenos de cabeça; depois ouvir a pessoa durante pelo menos 2 minutos sem interromper é suficiente para que ela fale o essencial; a partir daí, assumimos com a escuta ativa: ouvir mas direcionando para o que desejamos e precisamos fazer. Para isso, podemos utilizar frases como:

- "Isso é importante; podemos voltar a esse assunto depois, mas agora preciso fazer algumas perguntas…"
- "Certo, entendo… mas gostaria de esclarecer melhor esse aspecto…"
- "Vejo que você gosta de conversar, mas agora preciso que me ajude sobre…"
- "Vejo que você gosta de conversar… mas agora preciso que responda às perguntas. Vou lhe interromper às vezes para que eu possa entender o que está acontecendo com você."
- "Olhe, preciso de sua ajuda… Por uma dificuldade minha não estou conseguindo manter a atenção. Você pode me ajudar, tentando ser um pouco mais objetivo?" (No caso de pessoa que é sempre assim, podemos avisá-la antes: "Hoje dispomos de __ minutos para trabalhar nos seus problemas".)

Consultas longas podem não ser produtivas, sobretudo se geram desconforto e ansiedade no profissional. Quando já temos vínculo, podemos avisar a pessoa sobre as dificuldades em atendê-la: "Puxa vida, dona Fulana, a senhora é boa de conversa!

Mas agora preciso que me ajude com algumas respostas..." Ou ... "Acabou seu tempo por hoje... vamos ter de continuar outro dia". Às vezes, temos de fazer a anamnese em um dia, o restante da consulta em outro, desde que haja "demora permitida", ou seja, não exista risco de vida: "Veja, seu caso é complicado. Vamos ter de parar por hoje. Preciso que volte amanhã para continuarmos a consulta".

Mesmo as consultas de pessoas com problemas emocionais devem ter um limite de tempo, senão as consultas perdem a intensidade e podem ser ineficazes na sua função terapêutica.

Com relação à dúvida sobre quando escrever, se durante a anamnese ou depois, fica a critério do profissional o que lhe for mais confortável (é importante avaliar como a pessoa reage). Às vezes, temos de dizer à pessoa atendida que vamos ouvi-la e ir fazendo anotações, informando-a de que ela pode seguir falando. Do contrário, soa como um "ditado". O melhor é fazer algumas anotações durante a consulta, sem perder contato visual ou demonstração de interesse pela pessoa, e concluir ao final.

O tempo de uma consulta na APS, levando-se em consideração princípios como continuidade e vínculo, depende das demandas trazidas, mas, em geral, fica em torno de 15 minutos. O profissional deve aprender a administrar seu tempo. Algumas consultas podem levar minutos, outras mais tempo. O recurso de deixar a pessoa falar 2 minutos permite ao profissional identificar a agenda (queixas) dela e ver como vai administrar o tempo. Se forem muitos problemas, será mais realista definir, junto com a pessoa, as prioridades e agendar em retorno para abordar as restantes.

A ampliação do tempo de consulta deve estar condicionada à necessidade. Deve-se pensar no atributo longitudinalidade e no fato de que não é preciso fazer tudo naquele momento. Outro recurso, após criarmos vínculo, é dividir com as pessoas as nossas dificuldades.

O médico de família e comunidade é o prestador do primeiro cuidado na entrada das pessoas no sistema de saúde, motivo pelo qual deve ser administrador dos recursos da comunidade e respeitar seus próprios limites de energia física e emocional, não esperando demais de si mesmo, das pessoas e do sistema. A administração do tempo é um dos principais dilemas do médico de família, que, em geral, pela proximidade com as pessoas e solicitações da equipe, tem dificuldade de assumir o controle do cenário em que atua de forma consciente e técnica.

Uma das tarefas do cuidado à saúde atualmente é conciliar o desenvolvimento científico e a humanização, evitando os danos provocados por remédios ou tratamentos, a realização de cirurgias e exames caros e desnecessários e, muitas vezes, o tratamento impessoal e sem afeto dispensado às pessoas. A implementação de um cuidado que privilegie a pessoa e sua autonomia passa por fazer uma abordagem que permita uma visão caleidoscópica de quem está sendo atendido. Envolver pessoas em decisões sobre sua saúde e cuidados de saúde é relevante para todos os profissionais da área em todos os cenários. Centrar-se na pessoa é crucial para um atendimento de boa qualidade, mas alcançar um verdadeiro cuidado centrado na pessoa por meio dos serviços de saúde requer a transformação dos sistemas, bem como das atitudes, existindo algumas recomendações estratégicas aos médicos para a superação desse desafio:

- Envolver as pessoas ou famílias nas decisões.
- Manter as pessoas ou famílias informadas.
- Melhorar a comunicação com as pessoas e famílias.
- Dar às pessoas e às famílias aconselhamento e suporte.
- Obter consentimento informado para aqueles procedimentos ou processos de maior risco ou possibilidade de dano.
- Obter retorno das pessoas e famílias e ouvir suas opiniões sobre o cuidado prestado.
- Ser franco e leal quando efeitos colaterais ocorrerem; reconhecer os erros.

Um aspecto que não pode ser esquecido é que a população adstrita deve ser em número que nos permita atender com a melhor qualidade e resolutividade possível.

A abordagem centrada na pessoa tem sido usada não apenas para melhorar o cuidado, mas também o ensino médico. Um ensino médico centrado no aluno é uma maneira de proporcionar aos estudantes de medicina uma formação mais adequada às suas necessidades de aprendizagem.

Papel da equipe multiprofissional

Na maioria das vezes, o motivo apresentado pela pessoa conduz a um diagnóstico óbvio, sendo de alta importância conhecer e entender as razões que a levaram ao médico e suas relações na causa ou agravamento da doença. Isso só será alcançado fazendo um diagnóstico da pessoa. Apesar de parecer simples e óbvio, esse é o desafio que tem acompanhado o médico através dos tempos, e é essencial para que possamos realizar uma intervenção terapêutica multifatorial e interdisciplinar.

O profissional deve ter controle técnico sobre o *setting* da consulta e saber utilizar a equipe. A APS se tornou complexa demais para que um médico trabalhe sozinho. A abordagem de determinantes amplos da saúde exige habilidades especializadas de profissionais de diversas áreas da saúde. As equipes que têm um trabalho colaborativo unem esforços para lidar com o cuidado da saúde das pessoas.[6]

O MCCP é uma ferramenta que pode ser enriquecida por diversos profissionais: muitas pessoas podem beneficiar-se com o reforço realizado por farmacêuticos para a revisão da medicação; de enfermeiros para ajudar a entender a complexidade de um plano de tratamento; de técnicos de enfermagem para atualizarem suas vacinas; de serviço administrativo para buscarem resultados de exames; de assistentes sociais para fornecerem informações importantes sobre benefícios sociais; e tantos outros profissionais que possam compartilhar o cuidado e unir esforços.

REFERÊNCIAS

1. Lown B. A arte perdida de curar. São Paulo: Fundação Petrópolis; 1997.

2. Jones R, Britten N, Culpepper L, Gass D, Mant D, Grol R. Oxford textbook of primary medical care. New York: OUP Oxford; 2005.

3. Lopes JM. A pessoa como centro do cuidado: a abordagem centrada na pessoa no processo de produção do cuidado médico em serviço de atenção primária à saúde [dissertação]. Porto Alegre: UFRGS; 2005.

4. Curra LCD, Lopes JMC. A importância do afeto na prática do médico de família e comunidade. Porto Alegre: Associação Gaúcha de Medicina da Família e Comunidade; 2004.

5. Emanuel EJ, Emanuel LL. Four models of the physician-patient relationship. JAMA. 1992;267(16):2221-6.

6. Stewart M, Brown JB, Weston WW, McWhinney IR, McWilliam CL, Freeman TR. Medicina centrada na pessoa: transformando o método clínico. 3. ed. Porto Alegre: Artmed; 2017.

7. McWhinney IR, Freeman TR. Manual de medicina de família e comunidade. Porto Alegre: Artmed; 2010.

8. Freeman TR. Manual de medicina de família e comunidade de McWhinney. 4. ed. Porto Alegre: Artmed; 2018.

9. World Health Organization. The Ottawa charter for health promotion. Geneve; 1986.

CAPÍTULO 16

Tomando decisões compartilhadas: colocando a pessoa no centro do cuidado

Roberto Umpierre
Laureen Engel

Aspectos-chave

▶ A decisão compartilhada é o processo em que médico e pessoa decidem juntos sobre exames, tratamentos e suporte, levando em consideração as preferências da pessoa e as melhores evidências.

▶ A adesão medicamentosa, as mudanças de hábitos de vida e a satisfação com o tratamento são maiores quando a decisão é tomada de forma compartilhada.

▶ O lema norteador do sistema de saúde inglês acerca das decisões compartilhadas diz o seguinte: "Nenhuma decisão a meu respeito, sem a minha participação".

Caso clínico

Carlos, 53 anos, chega ao consultório com a crença de que já passou da hora de realizar a prevenção do câncer de próstata. Ele conta que é ativo, e, apesar de não praticar uma atividade física com regularidade, caminha vários quilômetros por semana, joga futebol de 3 a 4 vezes por mês, não é tabagista, bebe 3 a 5 garrafas de cerveja por semana. Nega sintomas urinários e tem relações sexuais satisfatórias 2 a 3 vezes por semana. É casado, não tem relações extraconjugais e tem duas filhas, de 16 e 13 anos. Trabalha como contador autônomo. Nega história familiar para doenças. Não é hipertenso, e seus exames feitos há 2 anos não apresentavam alterações de lipídeos.

A prática médica é realizada, na maior parte das vezes, de forma vertical, em que o médico decide a melhor opção de tratamento ou intervenção para sua pessoa, com base nas evidências disponíveis. Entretanto, há evidências de que a adesão medicamentosa, as mudanças de hábitos de vida e a satisfação com o tratamento são maiores quando a decisão é tomada de forma compartilhada. Portanto, para alcançar a alta resolutividade almejada na atenção primária à saúde, é necessário que, cada vez mais, os médicos de família e comunidade estejam familiarizados com essa técnica.[1-4]

O documento norteador sobre a política de obtenção de decisões compartilhadas do sistema de saúde inglês traz um lema que ficou mundialmente famoso e que resume bem essa ação: "Nenhuma decisão a meu respeito, sem a minha participação".[1] Os médicos, em geral, não estão familiarizados com o compartilhamento de poder necessário para chegar ao ponto de "permitir" que as pessoas participem acerca dos rumos de sua saúde. Esta inabilidade faz com que cerca de metade das pessoas não siga as recomendações médicas.[1]

Mas o que é decisão compartilhada? É um processo no qual médico e pessoa decidem juntos sobre tratamentos, exames, manejo e suporte, levando em conta as preferências da pessoa e as melhores evidências disponíveis.[1] Decisão compartilhada é a intersecção da medicina centrada na pessoa e da medicina baseada em evidências (MBE).[5]

O primeiro obstáculo na prática da decisão compartilhada é a visão de que o médico é a parte técnica da relação médico-pessoa e seria impossível transmitir todo conhecimento referente à doença, à sua fisiopatologia e evolução, às possibilidades de tratamento e suas consequências, bem como ao prognóstico em uma consulta. De fato, isso é impossível, mas também não é o que propõe a decisão compartilhada. A ideia é que, por meio de linguagem adequada, o médico consiga informar a pessoa acerca das possibilidades de tratamento, ao mesmo tempo em que incentiva a pessoa a compartilhar suas expectativas, inseguranças e medos quanto ao tema, para que, em conjunto, decidam a conduta mais plausível e factível a cada caso. A tendência atual é a conexão entre a MBE, com a obtenção de decisões compartilhadas por meio do uso de objetos de aprendizagem e fluxogramas criados a partir das melhores evidências, com uma adaptação de linguagem para agregar o conhecimento necessário as pessoas, a fim de que estejam capacitados a decidir sobre sua saúde.[5]

Para colocá-la em prática, é necessário, ainda na faculdade, aprender que pessoas podem ter concepções diferentes (e não necessariamente "certas" ou "erradas") sobre saúde e doença.

Eles deverão relacionar-se em outro patamar, que exige, além de uma comunicação efetiva, um esforço pedagógico adicional e constante em relação a pessoa, a ponto de oportunizar que ele tenha uma postura mais ativa e consiga expressar suas prefereências e influenciar nas ações a serem tomadas a seu respeito.[6]

O mais importante em uma conversa de decisão compartilhada é:

- Ajudar a pessoa a entender e articular o que ele pretende alcançar com o tratamento ou opções de autocuidado disponíveis (seu resultado ou objetivo principal).
- Informar a pessoa sobre sua condição, sobre o tratamento, ou opções disponíveis de autocuidado, bem como seus respectivos benefícios.
- Ajudar a pessoa a entender os riscos e malefícios associados com o tratamento ou opções de autocuidado.
- Descrever o que é conhecido sobre os riscos e malefícios associados com o tratamento ou opções de autocuidado.
- Garantir que pessoa e médico chegaram a uma decisão baseada na mútua compreensão dessas informações.[1]

Agregar a decisão compartilhada no cotidiano de uma agenda lotada pode ser difícil, visto que o tempo despendido para informar e compartilhar decisões com a pessoa é maior quando comparado a uma consulta em que o médico decide a conduta por conta própria. Porém, ao pensar no longo prazo, essa prática torna-se tempo-efetiva, pois diminui a necessidade de reconsultas por doenças não controladas ou não resolvidas devido à falta de adesão. Alguns sistemas de saúde de países como Reino Unido e Canadá vêm desenvolvendo materiais de auxílio às decisões, na forma de panfletos, vídeos, textos e/ou fluxogramas disponíveis para as pessoas, como mais uma tentativa de facilitar a decisão compartilhada e poupar tempo de consulta. Com esses materiais, a pessoa pode, em casa ou na sala de espera do consultório, informar-se sobre sua doença, tratamentos e prognóstico e, na presença de seu médico, sanar dúvidas para, então, definir seu tratamento. Uma revisão de 55 artigos[7] mostrou que o uso de material de auxílio às decisões levou a:

- Maior conhecimento.
- Maior acurácia na percepção de riscos.
- Maior conforto com as decisões.
- Maior participação na tomada de decisão.
- Menor número de pessoas permanecendo indecisas.
- Não aumento na ansiedade.
- Menor número de pessoas escolhendo cirurgias de maior porte.

No Brasil, infelizmente, ainda não há nenhuma política governamental que incentive a prática de decisão compartilhada, nem algum grupo ativo de pesquisa no assunto.[8]

A decisão compartilhada também se mostra necessária no acompanhamento de pessoas graves ou em cuidados paliativos, para garantir que, caso a pessoa não esteja consciente para tomar decisões sobre a sua vida em determinado momento futuro, sua vontade seja respeitada. A pessoa com um diagnóstico de câncer terminal, por exemplo, pode expressar o seu não desejo de reanimação em caso de parada cardiorrespiratória, ou de que não sejam realizadas medidas invasivas, como intubação orotraqueal. No processo de decisão compartilhada com a pessoa grave, é fundamental que os familiares participem em conjunto, para que todos estejam cientes e de acordo com as condutas combinadas.

Sempre que, durante a prática clínica, se chega a um momento de decisão, abre-se a oportunidade para a prática da decisão compartilhada, excetuando-se situações com risco de vida iminente, em que o médico tem o dever de garantir o tratamento adequado visando ao melhor interesse da pessoa. Esses momentos de decisão envolvem a escolha de determinado tratamento, de realizar rastreamentos, de realizar procedimentos diagnósticos, de submeter-se a procedimento cirúrgico e de alterar hábitos de vida.

A abordagem na consulta

Deve-se adotar um estilo curioso, de apoio, livre de julgamentos e que comunique as evidências sobre os benefícios e os riscos de forma livre de vieses. Para isso, é necessário que o médico de família e comunidade desenvolva suas habilidades de comunicação. Pode-se iniciar a consulta deixando a pessoa decidir quais são as prioridades neste momento: "O que você gostaria de discutir hoje?". Após deixar a pessoa trazer suas queixas e dúvidas, realizar um resumo: "Deixe-me ver se entendi corretamente: _____ é o que mais lhe preocupa hoje, concorda?".[1]

Algumas pessoas com doenças crônicas não entendem, ou entendem erroneamente, a sua doença. Utilizar-se de perguntas como, "O que o senhor entende da sua doença?", "O que você acredita que está acontecendo quando sente (sintoma)?", "O que já lhe foi explicado sobre a sua doença?", pode facilitar a comunicação durante a consulta. Quando for necessário corrigir alguma ideia equivocada da pessoa sobre sua condição, usar abordagens que evitem o apontamento de erros: "Muitas pessoas acreditam que andar de pés descalços causa infecção urinária, mas não há qualquer relação entre elas. Agora que eu compartilhei isso com você, o que isso significa para você?".[1]

É importante, ao iniciar a abordagem do tratamento, questionar o que a pessoa espera, quais são seus objetivos, o que lhe causa medo ou apreensão, qual sua preferência, o que não gostaria/faria no momento, quais suas experiências prévias com essa doença, se existirem. É comum que uma pessoa com história familiar de diabetes, por exemplo, tenha resistência ao uso de insulina por lembranças de algum familiar que teve um efeito adverso com o uso da medicação. Outra situação comum é uma pessoa com medo de procedimentos cirúrgicos ou mesmo de entrar em hospitais, pois sua última lembrança nesse local é a da perda de algum ente querido.

Ao propor o tratamento, uma ferramenta interessante é a "pergunte-fale-pergunte":

– Pergunte: "Eu gostaria que considerássemos os possíveis benefícios do tratamento – tudo bem para você?".

– Fale: "Considerando que os benefícios se baseiam no que sabemos até agora, uma em cada três pessoas relata uma melhora de 50% ou mais nos sintomas após este procedimento."

– Pergunte: "O que isso significa para você?".[1]

Com essa abordagem, consegue-se extrair o que a pessoa espera do tratamento e incentivar sua participação ativa. Ao explicar os benefícios terminando com "entendeu?", não há margem para a pessoa explicar ou relatar que esses resultados não são o que ele estava esperando, pois ele se limita a responder "sim" ou "não".

Recentemente, diversos grupos de pesquisadores reuniram-se para atualizar o modelo das três conversas sobre a obtenção de decisões compartilhadas (Figura 16.1).[9]

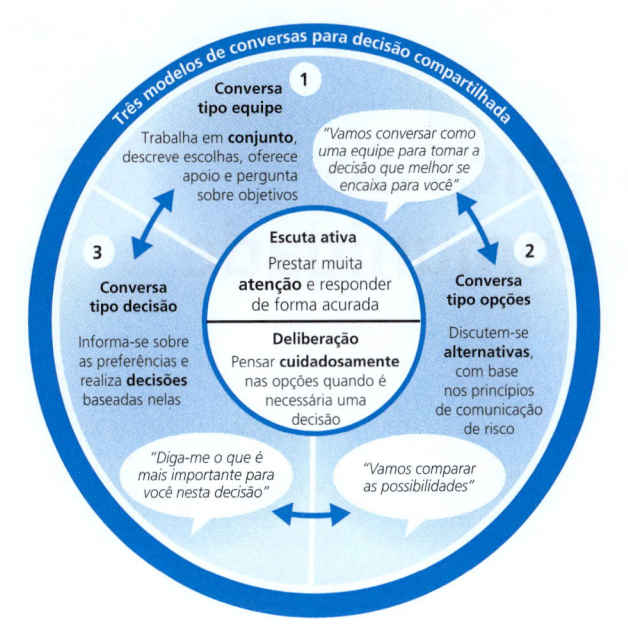

▲ **Figura 16.1**
Modelo das três conversas para obtenção de decisões compartilhadas.
Fonte: Elwyn e colaboradores.[9]

Após acordada a conduta com a pessoa, é necessário registrar adequadamente e de forma compreensível as decisões tomadas, sobretudo em situações de doenças crônicas, tratamentos prolongados ou pessoas graves/cuidados paliativos.

Resolução do caso clínico utilizando o modelo das três conversas

– Vamos trabalhar em conjunto para decidir se devemos procurar algum problema na sua próstata, mesmo você não tendo nenhum sintoma, e se esta seria a opção que melhor se encaixa para você, ok? (Conversa 1)

– Não entendi, doutor, não é sempre melhor prevenir do que remediar?

– Infelizmente, não! Muitas vezes, procurar por algo que não está nos causando nenhum desconforto pode estar ligado a riscos que podem ser bastante desagradáveis e por isso precisamos discutir seus objetivos com este exame. Para isso, eu preciso lhe passar algumas informações, depois esclarecer suas dúvidas para que possamos tomar essa decisão juntos. O que lhe parece?

– Ótimo! Eu li algumas coisas a respeito. Vi que este é o câncer que está entre os que mais matam os homens no Brasil.

– É verdade, o problema é que não conseguimos ainda diferenciar quais são os homens que vão ter câncer de próstata agressivo daqueles que vão ter câncer de próstata com crescimento tão lento que não vai chegar a ser um risco para a saúde. De cada 1.000 homens sem sintomas que fazem exames de câncer de próstata todos os anos, durante 10 anos, nós conseguimos detectar 37 com câncer de próstata. Alguns estudos dizem que desses 37, evitaríamos a morte de uma pessoa por câncer de próstata; entretanto, 160 homens submeteram-se a biópsias de próstata desnecessárias, e 20 homens realizaram cirurgias desnecessárias. A cirurgia causa disfunção erétil em uma pessoa a cada três operados, e incontinência urinária em um a cada cinco operados. Vamos comparar as opções? (Conversa 2)

– Puxa, então não há benefício nenhum?

– Com os dados que nós temos hoje e com os tratamentos atuais, parece que se você for aquele uma pessoa que deixará de morrer por câncer de próstata e se os danos da cirurgia não forem considerados por você como desconfortáveis, isso seria benéfico. Entretanto, se você for um daqueles 20 que se submeteu a uma cirurgia desnecessária ou um dos 160 que precisou de biópsia, muito provavelmente o rastreamento terá sido muito mais maléfico do que benéfico.

– Sim.

– Conte-me o que é mais importante para você para tomarmos essa decisão? (Conversa 3)

– Eu não gostaria de me submeter a múltiplos exames e tratamentos que podem me fazer mal em troca de um benefício pequeno. Seria muito grave eu ficar impotente ou pior ainda com incontinência urinária, e a menor dúvida de que me submeti a tudo isso em vão seria torturante. Eu prefiro não fazer o exame.

– Muito bem, concordo com sua decisão. Observe que, se em algum momento, você apresentar sintomas urinários, esses cálculos todos mudam, e, neste caso, o exame é útil para diagnosticar algo que o está incomodando, certo?[10,11]

CONSIDERAÇÕES FINAIS

Muitas pessoas não desejam ou não estão preparados para compartilhar decisões ainda. Nesses casos, precisamos trabalhar com a longitudinalidade, incentivá-los a tomar decisões mais simples sobre sua saúde, para que haja gradual empoderamento no que se refere à sua saúde (prefere tratar com comprimidos ou injeção? Consegue tomar comprimidos 3 vezes ao dia ou precisamos adaptar o tratamento para você realizá-lo?). Além disso, o médico de família e comunidade precisa exercitar suas habilidades de comunicação para adaptar o discurso conforme a capacidade de compreensão de cada pessoa.

REFERÊNCIAS

1. Coulter A, Collins A. Making shared decision-making a reality: no decision about me, without me. London: King's Fund; 2011.
2. Manual de medicina de família e comunidade. 3. ed. Porto Alegre: Artmed; 2010.
3. Stewart M. Medicina centrada na pessoa: transformando o método clínico. 3. ed. Porto Alegre: Artmed; 2017.
4. Starfield B. Atenção primária: equilíbrio entre necessidades de saúde, serviços e tecnologia. Brasília: MS; 2002.
5. Hoffmann TC, Montori VM, Del Mar C. The connection between evidence-based medicine and shared decision making. JAMA. 2014;312(13):1295-1296.
6. Oliveira FA. Decisões compartilhadas. Jornal da Universidade. 2017:5.
7. O'Connor AM, Bennett CL, Stacey D, Barry M, Col NF, Eden KB, et al. Decision aids for people facing health treatment or screening decisions. Cochrane Database Syst Rev. 2009;(3):CD001431.
8. Abreu MM, Battisti R, Martins RS, Baumgratz TD, Cuziol M. Shared decision making in Brazil: history and current discussion. Z Evid Fortbild Qual Gesundhwes. 2011;105(4):240-244.
9. Elwyn G, Durand MA, Song J, Aarts J, Barr PJ, Berger Z, et al. A three-talk model for shared decision making: multistage consultation process. BMJ. 2017;359:j4891.
10. Stein AT, Zelmanowicz AM, Falavigna M. Rastreamento de adultos para tratamento preventivo. In: Duncan BB, Schmidt MI, Giugliani ERJ, Ducan MS, Giugliani C. Medicina ambulatorial: condutas de atenção primária baseadas em evidências. 4. ed. Porto Alegre: Artmed; 2013.
11. Ilic D, Neuberger MM, Djulbegovic M, Dahm P. Screening for prostate cancer. Cochrane Database Syst Rev. 2013;(1):CD004720.

CAPÍTULO 17

Relação clínica na prática do médico de família e comunidade

Marcela Dohms
Francisco Borrell Carrió
Josep M. Bosch Fontcuberta

Aspectos-chave

▶ A diferença entre demanda e queixa é que, na primeira, há uma expectativa de melhora devido à intervenção do profissional.

▶ A satisfação da pessoa que busca atendimento vem determinada pelo grau de resolução do seu problema, e por aspectos culturais, emocionais e de confiança no profissional.

▶ Existe um "presente" e um "passado" na relação clínica.

▶ Na análise dos estilos da relação clínica, estabelece-se uma diferença entre um estilo centrado nos interesses do próprio profissional, e o estilo centrado na pessoa que consulta.

▶ A prática reflexiva (self-awareness) consiste, entre outras coisas, em comparar nossa conduta real com os valores que desejamos projetar em nossa tarefa diária.

▶ Na entrevista de integração, a pessoa localiza os sintomas ou seus problemas de saúde no significado de sua história de vida.

▶ Em uma sociedade multicultural, o profissional de saúde deve treinar para respeitar a idiossincrasia de cada pessoa e julgá-la pelo que é, e não por estereótipos.

A relação clínica: níveis de análise

A prática clínica se baseia na relação clínica, e por meio dela, entre uma instituição e uma comunidade. No presente capítulo, examinaremos essa relação e como compreendemos a complexidade da pessoa que consulta, de seu viver e às vezes sofrer, por meio da medicina centrada na pessoa (MCP).

A relação clínica na atenção primária à saúde (APS) se configura com protagonistas próprios, conteúdos próprios (as necessidades e demandas de saúde) e uma cronologia própria.

Os protagonistas da relação clínica: satisfação e expectativas

No Quadro 17.1, são apresentados os elementos trazidos pela pessoa que procura atendimento e o profissional que a atende na relação clínica, e como se origina a satisfação ou insatisfação final.

Em geral, as pessoas procuram o médico de família e comunidade com uma ou várias demandas, isto é, o que se espera que seja solucionado ou proporcionado pelo médico de família e comunidade.

Ao elaborar sua demanda, cada pessoa normalmente terá consultado a familiares ou amigos e terá estabelecido certo diálogo interior para diferenciar o "novo" do "velho", o ideal (encontrar-se perfeitamente) do possível (aliviar esta dor). Aqui está a diferença entre *demanda* e *queixa*: a demanda como pedido de algo plausível, que lhe pode ser dado, e a queixa como canção de fundo

Quadro 17.1 | **Elementos trazidos à relação clínica**

Pessoa	Médico
Demanda(s)	Capacidade de escutar e compreender
Queixas, sofrimento	Capacidade para dar confiança e aliviar o sofrimento
Expectativas	Boa práxis, meios complementares, interconsultas
Crenças	Conhecimentos, racionalidade
Medos, ansiedades, dor	Capacidade para tratar, curar, cuidar, influenciar, persuadir

de um processo de envelhecimento, ou indisposições crônicas de resolução impossível.

Exemplo 1 - A senhora Josefa, de 75 anos, inicia a entrevista dizendo: "Doutora, hoje venho por esta dor de cabeça, porque das outras dores já não quero nem falar".

Com isso, quer indicar que devemos centrar nosso esforço na cefaleia (demanda), pois já entende que as dores relacionadas à artrose não têm solução melhor (queixas).

Na hora de estabelecer esta fronteira entre queixa e demanda, existe a influência de muitos fatores, entre eles: o que crê que seu médico pode solucionar, o que viu ser solucionado em pessoas com problemas semelhantes, o que a própria pessoa entende como normal (ou como processo de envelhecimento normal), o que depois de provar diferentes médicos e tratamento comprovou que não era possível solucionar. As crenças que pairam em sua comunidade têm grande impacto sobre as expectativas das pessoas.

> *Exemplo 2* - "Doutora, venho porque a vizinha me disse que a mandaram a um lugar onde fizeram umas infiltrações para as dores e ela melhorou muito."

> *Exemplo 3* - "Doutora, continuo com tosse, eu acho que deveria fazer umas radiografias, senão, não fico tranquilo."

Podemos dizer que *sobre a demanda há uma expectativa prévia de resultado* (expectativa ausente na queixa), e que na construção dessa expectativa influenciam *crenças e experiências pessoais, como também comunitárias*. No Exemplo 2, é o testemunho de uma vizinha (poderia ser perfeitamente um programa de televisão), e no Exemplo 3, possivelmente a experiência de um episódio de enfermidade similar que acabou em exames e radiografias. A pessoa pode formular tais demandas como exigências, como no Exemplo 3, elevando a tensão do encontro.

Cada pessoa recorre à exigência com um estilo de comunicação próprio (como característica de personalidade "exige" mais do que "pede"), porque carece de habilidades de negociação, ou porque se vê inundada pela ansiedade: medo de ter algo ruim, que lhe causemos algum dano, que seus problemas sejam conhecidos por outras pessoas, que seu médico não "acerte com o que tenho"... (Quadro 17.2). A relação clínica é aqui, mais do que nunca, uma *experiência emocional*, e o médico deve abster-se de responder a uma demanda exigente com agressividade. Pelo contrário, será oportuno dizer:

> *Exemplo 4* - "Estou percebendo que o senhor não está bem, mas primeiro preciso lhe fazer algumas perguntas e examinar seu problema com maior profundidade."

Quanto maior for o nível da ansiedade, tanto mais é importante um trato *confidencial, assertivo, acolhedor e empático.*

A demanda de quem consulta

A pessoa que procura atendimento com o médico planeja seu encontro *elaborando uma narração* que, em sua forma mais completa, consta de três partes:[1] cartão de visita, exposição de fatos e pedidos (ou expectativas).

O cartão de visita é a maneira de apresentar o motivo (ou motivos) que lhe trouxe à consulta. A pessoa tem respostas preparadas a perguntas como: "Quem é você?", "Por que veio precisamente agora consultar e por que neste consultório?" e "Quais são os motivos da consulta?".

Na exposição dos fatos, a pessoa narra o que aconteceu, como também o que, no seu entender, pode ser a causa de sua doença e incorpora como próprias opiniões de familiares e conhecidos, ou em terceira pessoa se somente as considera meras possibilidades.

Finalmente (e não sempre), tem alguns pedidos concretos para fazer, como: "peça uma radiografia", "me dê um antibiótico"; ou expectativas: "o correto, ou o melhor, seria que eu fizesse umas radiografias", "ou que me desse um antibiótico". O pedido será formulado em geral no início ou na parte final da entrevista; entretanto, a pessoa não formula a expectativa, a menos que o entrevistador lhe facilite: "Você acha que deveríamos fazer algo mais, como, por exemplo, uma radiografia?", o que é muito raro.

Quadro 17.2 | Ansiedades e motivações de quem procura atendimento

Motivações e expectativas da pessoa
- Buscar alívio dos seus sintomas
- Saber o que lhe ocorre, ter um prognóstico, fazer previsível sua enfermidade e evolução
- Recuperar níveis prévios de funcionamento social
- Proteger sua família

Ansiedades
- Ter algo ruim
- Passar vergonha
- Sofrer dano
- Ver-se sem atendimento
- Sujeitar-se à incompetência profissional
- Incomodar, trazer uma demanda injustificada e ser repreendido pelo médico

---

As pessoas têm grande variabilidade na preparação de sua narração, com consequente dificuldade para a tarefa clínica. Podemos distinguir dois padrões básicos:

Narração elaborada. A pessoa tem claros os produtos finais que deseja obter da consulta, distingue entre queixas e demandas, sabe quais são os pedidos que fará, ou em que condições se inibirá em formulá-los.

Narração parcialmente elaborada. É a mais comum e nela a pessoa confunde queixa com demanda, outras vezes não delimita aspectos importantes de seus sintomas (em geral, a cronologia ou os fatores coadjuvantes ou associados aos sintomas), ou finalmente não é consciente de seus desejos finais (p. ex., pode sair do consultório sem solicitar um exame e só depois de alguns dias perceber que "isso" era justamente o que mais desejava obter do encontro).

Um bom entrevistador terá muito cuidado em delimitar corretamente a demanda da pessoa, ajudando-a expressá-la quando estiver confusa e não considerar nada como subentendido.

> *Exemplo 5* - Doutor Luís: "Sr. Rogério, como vai?"
>
> Rogério: "Nada bem, já sabe, estas dores nos joelhos..."
>
> Doutor Luís: "Me conte, me conte..."
>
> Após 20 minutos de conversa relativa aos joelhos, Rogério declara: "Mas ouça, doutor, hoje não vim pelos joelhos, hoje vim para que preencha este papel para mim."

Na abertura da entrevista, é importante não esquecermos, portanto, de frases como "O que lhe traz aqui hoje?" ou "Qual é o motivo da consulta hoje?".

> *Exemplo 6* - Doutor Daniel: "E hoje, Sra. Clotilde, o que lhe traz aqui?"
>
> Clotilde: "Tenho umas tonturas... uma angústia..."
>
> Doutor Daniel: "Sobre as tonturas, é como se as coisas girassem ao seu redor ou como se a senhora fosse cair?"

Com esta pergunta, o médico focaliza a entrevista e perde importantes oportunidades para ter uma visão mais global da pessoa que está atendendo. A entrevista teria conteúdos completamente diferentes se o médico tivesse optado simplesmente por repetir "angústia".

A satisfação da pessoa que consulta

Examinemos agora a satisfação de quem consulta: É suficiente uma relação empática para contentar a pessoa que procura atendimento? Supostamente não. A pessoa pede que solucionemos o problema dela. Há ocasiões em que solucionamos o problema completamente, outras vezes, ela pode chegar a aceitar que a medicina do século XXI não pode curar sua doença, ou talvez melhorar seu problema. Um caso paradigmático é a acne. As pessoas costumam ter uma expectativa muito alta sobre a acne, creem que sempre e em todos os casos as lesões deveriam ser resolvidas. Um jovem com acne com comedões pode qualificar de "mau resultado" a presença de cicatrizes residuais, ainda que as lesões tenham desaparecido. É claro que nem todos os jovens com cicatrizes residuais se mostrarão igualmente aborrecidos... de que variáveis dependerá?

Para explicar estas diferenças entre as pessoas, Parasuraman e cols.[2] enfatizaram dois conceitos: o de *assimilação-contraste* e o de *zona de tolerância*. O primeiro deles se refere ao esforço que um "cliente" realiza para crer que suas expectativas estão sendo confirmadas pela atuação profissional (*esforço de assimilação*). Se sua percepção final se distancia muito do resultado esperado, experimentará uma decepção "não linear", isto é, uma decepção inclusive exagerada (*contraste*). Passará de estar mais ou menos conformado a estar bruscamente inconformado, ou até muito inconformado. Esta transição ou passagem de conformado a inconformado depende da zona de tolerância. Quanto mais afetada a autoestima da pessoa na resolução da acne, tanto menor será essa zona de tolerância.

Para nosso propósito de médicos de família e comunidade, vale a pena saber que o clima emocional da relação médico-pessoa influencia poderosamente em ter ou não ter zona de tolerância. Esta influência é maior do que a percepção de competência profissional.[3] Em outras palavras: *um médico medíocre, mas cordial, obtém melhor satisfação das pessoas do que um médico tecnicamente brilhante, mas rude.*

O processo de interação entre o médico de família e a pessoa é possivelmente o aspecto mais terapêutico do encontro para cuidar da saúde, pois muitas vezes o problema não está na pessoa, e sim na relação entre as pessoas.[4]

Existe outro aspecto que não deve ser esquecido: um médico que aparece como burocrata, técnico ou funcionário de sua instituição terá a satisfação que corresponda à dita instituição. Em geral, os médicos se diferenciam da instituição. Isso supõe que as pessoas declarem "eu não tenho um médico qualquer, eu tenho o(a) Dr./Dra. X com grande orgulho. Isso nos indica que este profissional conseguiu vencer uma primeira grande batalha, a batalha do anonimato. Ele já não é um médico qualquer, é um médico de perfis próprios.

Todas as pesquisas de satisfação revelam, por outro lado, que as pessoas jovens e de *status* socioeconômico mais elevado são as mais difíceis de contemplar quando consultam, não porque tenham um perfil diferente de expectativas, e sim porque seu grau de satisfação é mais elevado. Além disso, essas pessoas costumam ter mais disposição em participar na tomada de decisões. Inversamente: os idosos são os mais entusiasmados e satisfeitos com o sistema de saúde. Não existem diferenças importantes entre a satisfação que geram os médicos homens em relação às médicas mulheres, ainda que alguns trabalhos apontem que as mulheres têm melhor capacidade de escuta[5] e são mais empáticas.

Temporalidade da relação clínica

Momento diacrônico ou histórico da relação. É a memória histórica da relação. Nela se faz um balanço permanente entre ganhos e perdas. É o que o modelo de *interação estratégica*[6] chama "livro de contabilidade" da relação, pelo qual podemos ter "crédito" que, para efeito da relação clínica, significa, acima de tudo, dispor de *confiança*, ou, ao contrário, estar no "vermelho" (ausência de confiança).

Cuidado longitudinal do médico de família. A medicina de família e comunidade se distingue por cuidar das pessoas desde seu nascimento até a morte. Neste périplo se alcança um conhecimento da pessoa não somente relativo aos seus problemas de saúde, mas também ao seu estilo de vida e à sua maneira de ser. Esse conhecimento tem muitas vantagens, mas também desvantagens (Quadro 17.3).

No Brasil, ainda há pouca experiência no cuidado longitudinal na APS. Por diversos motivos, como falta de políticas de incentivo que fixem o profissional em uma mesma comunidade em longo prazo, em geral, é comum a grande rotatividade de profissionais.

Momento sincrônico da relação. Após a formulação de uma demanda, o médico de família e comunidade realiza um primeiro propósito da entrevista (Figura 17.1) no qual responde à pergunta: o que se supõe que devo fazer? Pode haver dois planos nesta demanda: um nível relacional (p. ex., "Doutor, me apoie") e um nível técnico (p. ex., "Quero algo para esta dor"). O profissional se vê influenciado pelas expectativas da pessoa, e, por sua vez, tentará influenciá-la com suas recomendações e propostas de tratamento.

Quadro 17.3 | Conhecimento personalizado das pessoas

Vantagens
- O profissional tem certo sentido de previsão
- Facilita a criação de confiança
- Permite coleta de dados com maior facilidade e de maneira mais ordenada ou integrada
- Equilibra princípios éticos excessivamente pronunciados (sentido do dever, impulsividade, responsabilidade)
- Favorece a influência mútua
- Facilita falar sobre qualidade de vida e estado funcional

Desvantagens
- Pode interferir no reconhecimento de novas enfermidades
- Pode interferir na obtenção de dados
- O profissional tem maiores dificuldades para negar pedidos inapropriados das pessoas

---

Formulação de uma demanda: "Hoje venho por..."

↓

Doutor acha: "Que se supõe que devo fazer?"
+
Doutor suspeita: expectativas da pessoa

↓

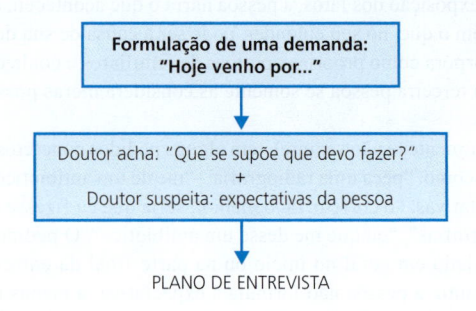

PLANO DE ENTREVISTA

▲ **Figura 17.1**
Momento sincrônico da relação.

O profissional de saúde

Este profissional técnico e humano enfrenta a relação clínica também com ansiedades próprias (Quadro 17.4) e – não esqueçamos! – o objetivo de "resolver problemas".

O médico de família atende uma média de 30 pessoas por dia, que lhe trazem pelo menos cerca de 100 temas a resolver, devendo estar falando sem parar entre 3 e 5 horas diárias, enquanto maneja o computador, luta contra as interrupções e, por conta do que lhe trazem os pacientes, tenta não perder nunca a concentração para não equivocar-se. Além disso, espera-se que ele resolva os problemas de saúde, previna a aparição de problemas evitáveis, que seja humano, que saiba informática, se preocupe com a atenção comunitária e esteja atualizado sobre as novidades científicas, assim como seja docente no mínimo com integrantes da sua equipe. Poucas profissões conjugam a relação profundamente humana com o conhecimento científico e com a arte da comunicação e o trabalho em equipe.[7]

Aparentemente, sua rotina transcorre entre resfriados e sintomas menores, acompanhados de tarefas burocráticas. Mas, na realidade, o médico de família e o enfermeiro *desenham seu valor pelas excepcionalidades que sabem perceber e resolver*. O bom médico e o enfermeiro se distinguem porque vão além da demanda aparente. Onde outro vê um "controle rotineiro", ele vê uma micro-hematúria não explicada; onde outro vê uma pessoa somatizadora, ele vê alguém maltratado psicologicamente pelo seu parceiro. Sagacidade, inconformismo com o que outros profissionais supõem e modéstia de suas próprias opiniões são características necessárias. *A relação entre o médico de família e comunidade com seu paciente é construída em cada uma das entrevistas que realiza.*

Esta atitude intelectual somente se sustenta se o profissional recebe por parte da instituição em que trabalha algum tipo de reconhecimento pela sua qualidade. A melhor maneira de garantir que o profissional de saúde terá uma atitude solidária com a pessoa é que, por sua vez, o profissional seja tratado de maneira humana por sua instituição. Vejamos este aspecto a seguir.

Relação clínica e instituições contratantes

A maior parte dos serviços prestados pelo médico de família e comunidade se realiza no contexto da chamada "relação institucional". A característica diferencial de uma relação institucional consiste em que os serviços do médico de família e comunidade *são pagos por meio de uma instituição intermediária*. Essa instituição é responsável por contratar os profissionais e garantir as prestações sanitárias ofertadas. Os Sistemas Nacionais de Saúde, no caso do Brasil o Sistema Único de Saúde (SUS), são os contratantes mais poderosos, definindo as "regras do jogo", como:

- Atenuação das desigualdades no provimento do cuidado à saúde.
- Fortalecimento da relação institucional para o conjunto da sociedade. Os serviços do médico de família e comunidade pagos pelo usuário – e, em geral, o mercado sem interferência de uma instituição ou cooperativa – passam a representar uma porcentagem insignificante. O médico é pago por salário, sistema que é o preferido pelo usuário, em vez de capitação e pagamento por serviço.
- Ação de saúde preventiva, comunitária e não meramente individual.

A relação institucional leva a uma *tríplice lealdade* do médico de família e comunidade: deve ser agente defensor da pessoa atendida, como também do contratante e, finalmente, dos interesses sociais em seu conjunto.[8]

Em relação à parte negativa, destacamos que a relação institucional, e notoriamente os Sistemas Nacionais de Saúde, limita as possibilidades do usuário de escolha do médico, dando ao médico um grande poder na relação: o profissional pode negar pedidos que julgue incorretos ou inapropriados sem temer que a pessoa mude de médico e, consequentemente, deixar de receber um pagamento econômico. Consequentemente se faz viável uma medicina de custos ajustados, ainda que seja diminuindo a satisfação da pessoa.

Outra consequência negativa é que os médicos mais solicitados recebem uma sobrecarga clínica pelo mesmo salário, o que, sem dúvida, incentiva que o médico se proteja em um estilo frio e distante. A relação institucional configura também um serviço cujo preço muitas vezes é ignorado pelas pessoas e o profissional provedor.

A influência da forma de contratação na relação clínica no Brasil foi observada no estudo de Sucupira, que investigou essa relação em três modalidades assistenciais: centro de saúde da rede estadual, serviços próprios do Instituto Nacional de Assistência Social e em serviços de uma unidade de "medicina de grupo". A autora verificou diferenças na relação médico-pessoa segundo a modalidade assistencial.[9]

Outra autora brasileira relaciona as mudanças nas relações interpessoais na prática médica aos múltiplos intermediários atuais, como equipamentos, gerentes e auditores, como novos personagens na cena médica.[10]

Os problemas na organização do serviço foram apontados por médicos e pacientes como um dos aspectos principais que influenciam a interação clínica na Estratégia Saúde da Família (ESF). Os pacientes citaram o tempo de espera prolongado, a falta de profissional, a dificuldade de acesso a consultas, exames e medicamentos, e os médicos apontaram o excesso de demanda, a sobrecarga de trabalho, o tempo de consulta, o sistema de marcação de consultas, a precariedade dos equipamentos de informática e a desorganização das informações como aspectos desfavoráveis que influenciam na relação médico-paciente.[11]

No Brasil, há uma grande variedade de formas de contratações. Percebe-se que isso influencia os padrões de relação clínica, afetando, por exemplo, na diferença em como o médico lidará com pedidos de exames desnecessários.

Quadro 17.4 | Motivações e ansiedades do profissional médico de família e comunidade

Motivações
- ▶ Ajudar
- ▶ Aprender
- ▶ Ganhar a vida
- ▶ Exercer um tipo de poder
- ▶ Dar segurança pessoal/familiar

Ansiedades
- ▶ Causar dano
- ▶ Cometer um erro
- ▶ Provocar seu desprestígio e rejeição de seus colegas
- ▶ Não ter lealdade de seus pacientes
- ▶ Ver-se sobrecarregado pela demanda e não poder atuar com um mínimo de qualidade

As instituições tentam amenizar estes inconvenientes mediante incentivos aos seus profissionais, que podem ser econômicos, de promoção, ou sociais. Sem dúvida, esse sistema é aceitável do ponto de vista da bioética,[12] mas também é inquestionável que os incentivos podem diminuir a confiança da pessoa e são percebidos com desconfiança pelos profissionais, seja qual for o país que consideremos,[13] pelo que tem sido proposto que sejam públicos, transparentes e sujeitos ao debate.[1]

Modelos de relação

A relação clínica, desde uma perspectiva histórica, tem sido *assimétrica* e baseada em dois pilares: um técnico e outro humano. Assimétrica porque é uma relação configurada em torno de uma pessoa que sabe (o profissional) e outra que "não sabe" (a pessoa atendida).[14] Essa assimetria se dá no plano dos conhecimentos, mas com uma clara repercussão sobre o clima emocional: dependência, com possibilidade de regressões afetivas e fácil apelo ao pensamento mágico, entre outras características. É uma relação profissionalizada e necessita de fortes controles, pois sempre há charlatães dispostos a fazer negócio com as necessidades do próximo.

Finalmente, é uma relação humana e técnica. Entretanto, é muitas vezes reduzida a uma mera assistência técnica a um portador de sintoma.[15] É importante lembrar-se da conhecida frase de Peabody:[16] "Às vezes, curamos, em outras, cuidamos, mas quase sempre consolamos".

A relação clínica é um tipo de relação social e, como tal, está sujeita a suas leis de conduta, como:

- Toda relação clínica se desenvolve sobre um pacto contratual: uma parte dá algo em troca de agradecimentos, pagamento, salário, etc.
- Há uma série de condutas ("rituais") que tornam previsível "o que deve acontecer". Por exemplo: saudação, diálogo, exploração física, recomendações, etc.
- Deve-se estabelecer uma relação de poder que permita a uma parte (médico de família e comunidade) influenciar a outra (pessoa que consulta), mas com margens de manobra (isto é, trata-se de uma relação não marcada pela coerção, e sim pela persuasão). O profissional deve procurar descobrir as expectativas da pessoa e acomodá-las.[17]

Há duas maneiras de analisar a relação clínica: *por componentes ou por estilos*. Se nos baseamos na primeira estratégia, escolhemos uma série de características da relação – as que consideramos mais relevantes —, e dizemos, por exemplo, que um determinado profissional é ou não é empático, assertivo, respeitoso. Se analisamos a relação buscando perfis ou estilos, o enfoque é mais empírico e se baseia na identificação de grupos de profissionais em razão dos *efeitos e resultados* que provocam na relação clínica. Esse enfoque é mais produtivo do que o que se baseia em componentes, pois evita as flutuações de conduta próprias de qualquer ser humano (um dia, podemos ser mais empáticos, e outro, menos) e se orienta a prever os efeitos ou consequências estáveis sobre a relação.

As taxonomias propostas são muito variadas e não sujeitas à validação, ainda que em todas elas apareça o termo "paternalismo", e no outro extremo, o modelo centrado na pessoa, deliberativo ou sistêmico.[18,19] Ele reflete o esforço em superar velhas formas de fazer, mas possivelmente impede uma análise mais objetiva do fenômeno. A partir disso, há uma característica que se sobressai em relação ao estilo do profissional: se este é ou não capaz de adaptar-se à pessoa (Quadro 17.5).

Quadro 17.5 | Estilos de comportamento na relação clínica

Heterocentrado (orientado à pessoa que consulta)
- Metas clínicas compartilhadas entre médico de família e comunidade e paciente
- Com base em necessidades de saúde
- A própria relação é um elemento terapêutico
- A pessoa é convidada repetidamente a participar nas decisões e a expressar crenças ou expectativas

Autocentrado (orientado ao médico de família e comunidade)
- Metas clínicas orientadas a resolver problemas
- Com base na demanda recebida
- A relação estabelecida é um elemento técnico de suporte
- As decisões são tomadas pelo médico de família e comunidade, com participação escassa ou nula

Adaptado às necessidades da pessoa
- O profissional adapta um estilo auto ou heterocentrado segundo a pessoa, a situação clínica e a complexidade da demanda atendida

---

Segundo essa classificação, há três maneiras básicas de comportar-se em uma relação clínica:

1. Aplicando um estilo participativo adaptado às necessidades das pessoas.
2. Considerando somente nossos objetivos.
3. Atuando de uma ou de outra maneira em função da situação clínica.

Talvez, todos os profissionais acreditem que conduzam a relação clínica de acordo com as necessidades das pessoas. Sem dúvida, as análises efetuadas pelos observadores externos não coincidem com tal observação: temos tendência a entrevistar de maneira diretiva e a não deixar as pessoas participarem de maneira suficiente nas decisões terapêuticas ou diagnósticas.

No Brasil, estudos mostram que o diagnóstico, geralmente, não é discutido com a pessoa, mantendo-o excluído da construção da compreensão do processo saúde-doença vivenciado e da formulação do plano terapêutico.[20]

Um estudo brasileiro no âmbito da atenção primária mostrou que os profissionais tendem a usar indevidamente o poder quando se sentem ameaçados pelos chamados "pacientes difíceis", que são muitas vezes aqueles que questionam, não seguem as indicações e apresentam questões psicossociais que desafiam as habilidades comunicacionais na prática profissional.[21]

Cada vez mais, tem sido apontada a importância do reconhecimento da autonomia do doente como o sujeito do processo terapêutico.[22]

O respeito, a sinceridade, a amabilidade e a escuta de si mesmo exigem do profissional um talento modesto que lhe predispõe a escutar o paciente, considerar seus valores e pontos de vista, não vê-lo exclusivamente como um órgão que está doente e que requer tratamento. Estas são maneiras de reconhecer que o paciente pode fazer parte das decisões sobre suas doenças e deve ser tratado de forma que possa expressar seus desejos e opiniões.[23]

A participação da pessoa na tomada de decisões emerge com força nesta primeira década do século XXI como um desenvolvimento concreto da *patient-centered medicine*, traduzida no Brasil para medicina centrada na pessoa (MCP). A MCP, por sua vez, nasce a partir das contribuições de Engel (modelo biopsicossocial) e McWhinney (quem usa pela primeira vez o termo MCP), contribuições que deram lugar respectivamente à escola de Rochester (Ronald M. Epstein, Timothe Quill) e de Ontário (Moira Stewart).

Estes dois importantes grupos de investigadores foram decisivos no momento de definir conceitos, como *prática clínica reflexiva, método clínico centrado na pessoa, decisões ao final da vida e instrumentos de medida para a valorização das entrevistas clínicas*. Podem consultar-se alguns trabalhos do grupo de Rochester nas referências ao final do capítulo.[24]

Foram identificadas seis tarefas-chave a serem realizadas por parte do médico de família e comunidade que opera nesta MCP[25] e que resumimos no Quadro 17.6.[26]

O modelo da MCP apresenta duas dificuldades. A primeira é saber se uma entrevista responde ou não ao dito modelo. Para superar essa dificuldade, definiu-se um conjunto de características de conduta como próprias do modelo[27] (Quadro 17.7). A partir dessas características, diferentes autores têm construído instrumentos de avaliação para pontuar entrevistas clínicas[28] e preferências das pessoas por este modelo.[29]

A segunda dificuldade é conceitualmente mais importante: nem todas as pessoas desejam participar nas tomadas de decisões.[30,31] Apesar de ser inegável que é um estilo de relação bem recebido pelas classes médias e urbanas, não é tanto para pessoas idosas e de outras classes sociais. Além disso, a MCP alarga o tempo total das entrevistas,[32] e, às vezes, se percebe como uma habilidade que não aporta valor à entrevista (p. ex., em motivos de consulta de pouca importância, como infecções respiratórias agudas). Todo tempo de escuta que usamos demais sem melhorar a relação ou a compreensão da pessoa e de seus problemas é tempo que não podemos investir em outro paciente (e que talvez necessitasse mais).[33]

As pessoas que buscam um atendimento nem sempre veem vantagens em participar nas decisões finais e, inclusive em algumas ocasiões, os consultantes percebem que são convidados a participar como uma estratégia do profissional para não assumir suas responsabilidades, ou como uma reação de insegurança do profissional.

A posição do consultante na MCP tem sido estudada com detalhe por Ruiz Moral e Loayssa Lara.[35] Em seu último estudo, com 658 pacientes, em que se avaliou a percepção sobre a participação na tomada de decisões nas consultas de medicina de família, observou-se que a demonstração de interesse do médico pelas ideias dos pacientes e a possibilidade de darem opinião no tratamento é possivelmente o que mais valorizam no processo de participação. Entretanto, percebem que raramente os seus médicos lhes oferecem essa oportunidade, sendo que 60% afirmaram que gostariam de ter participado mais das decisões.[36]

Para tomar decisões médicas, devem ser consideradas as perspectivas individuais de pacientes, suas famílias e membros da equipe de saúde, mas também as perspectivas que emergem das interações entre si. As relações podem aumentar a autonomia ajudando os pacientes a processar decisões complexas que sobrecarregariam a capacidade cognitiva de um indivíduo.[36]

Tizón García[26] estudou 248 entrevistas de 16 médicos, constatando que, na fase exploratória da entrevista, 32,4% das entrevistas podiam ser consideradas orientadas à pessoa, ao passo que, na fase resolutiva, 29,7%. As pessoas consultantes falavam cerca de 2,10 minutos (29,2% do tempo total) por entrevista. Curiosamente, a metade dos médicos percebia como muito importante no consultante as características "centradas na pessoa", mas não executava as tarefas próprias da dita abordagem.

Epstein mostrou que é possível ensinar MCP. Ele realizou um estudo treinando oncologistas com pacientes simulados padronizados e demonstrou que o treinamento foi efetivo na melhora da comunicação centrada na pessoa em pacientes com câncer em estádio avançado.[37]

Do nosso ponto de vista, é importante evitar enfatizar os aspectos puramente relativos à conduta do modelo de MCP, já que a essência do modelo deve procurar centrar-se nos elementos emocionais da relação clínica. Por isso, a ênfase deve estar:

a. Na capacidade para conter a ansiedade do consultante.
b. Na capacidade para entendê-lo de maneira global, e ajudá-lo a entender-se a partir dessa perspectiva integradora.
c. Na capacidade do profissional para observar, bem como observar-se observando, isto é, na capacidade para "ver-se atuar" e refletir sobre sua prática.[26]

Para ser ainda mais preciso, na MCP que defendemos junto a outros autores, notoriamente Epstein:[38]

a. O profissional coloca neste modelo o conhecimento científico e tecnológico a serviço de um paciente concreto.[39] Nesta perspectiva, trata-se de uma aproximação negociada entre o critério científico e as expectativas da pessoa,[40] em que as metas a serem alcançadas não são configuradas automaticamente e por defeito profissional, e sim em função de potencializar cotas de maior autonomia e *aliviar o sofrimento* da pessoa (o objetivo fundamental da medicina, segundo Cassell).[41]
b. O profissional realiza uma análise da problemática da pessoa como inserida em uma família e em uma comunidade concreta. Considera que a ausência de demanda não significa ausência de necessidades de saúde, nem a persistência de uma demanda significa que tenhamos fracassado em nossa intervenção.
c. O profissional considera as variáveis que determinam a própria conduta (p. ex., seus medos, suas posições defensivas frente ao adoecimento das pessoas) e a relação clíni-

---

Quadro 17.6 | As seis tarefas-chave de uma entrevista centrada na pessoa[26]

1. A construção de uma relação de ajuda
2. O intercâmbio de informação
3. O cuidado com nossas respostas às emoções
4. A gestão da incerteza
5. A tomada de decisões compartilhada
6. A potencialização do autocuidado da pessoa

Quadro 17.7 | Relação centrada na pessoa: aspectos de conduta[34]

▶ Permite que as pessoas expressem suas preocupações mais importantes
▶ Busca que as pessoas verbalizem perguntas concretas
▶ Favorece que as pessoas expliquem suas crenças/expectativas sobre suas enfermidades
▶ Facilita a expressão emocional das pessoas
▶ Proporciona informação às pessoas
▶ Inclui as pessoas na confecção de um plano de abordagem e tratamento

ca estabelecida como elementos que também configuram a realidade.

d. O profissional considera a si mesmo como um instrumento musical que deve ser "afinado",[38] contrastando os hábitos e o conhecimento tácito que usamos diariamente, quase sem percebermos, com os valores que queremos dar à nossa prática clínica. Esta seria uma das chaves da prática reflexiva.

O conhecimento de seus próprios sentimentos é uma característica pouco trabalhada na formação médica atual. Em uma pesquisa brasileira, os médicos entrevistados apontaram limitações em relação ao processo de ensino-aprendizagem da subjetividade do outro e inclusive expressaram o aprendizado da negação da própria subjetividade.[42]

Além disso, a qualidade da prática reflexiva depende também da capacidade de metacognição (pensar sobre o que pensamos). Uma estratégia reflexiva que permita atos clínicos com menores taxas de erros e maior segurança do paciente é o "supervisor de tarefas", como uma estratégia docente baseada em cultivar o hábito de supervisionar nossas próprias tarefas. Isso pode ser realizado por meio de perguntas que fazemos a nós mesmos sobre se finalizamos algumas tarefas-chave da entrevista, se estamos trabalhando de maneira confortável e na criação de cenários de correção como meio de elevar a qualidade da tomada de decisões médicas e segurança do paciente.[43]

Todos os profissionais flutuam entre uma orientação a quem consulta e um estilo autocentrado (quer dizer, um estilo com base em definir um problema e aplicar uma receita de livro). O fator-chave reside em ter uma escuta empática, ou seja, uma escuta que leva em consideração as emoções da pessoa e as próprias emoções (as emoções do profissional) e provoca uma conexão afetiva entre ambos. Charon[44] propõe que essa conexão ocorre quando o profissional é capaz de compreender e reproduzir a narração da pessoa atendida, estabelecendo então uma ponte com ela, que faz seu sofrimento mais tolerável e lhe permite, por meio do profissional, contatar com sua realidade.

Escutar bem é uma tecnologia leve que só é possível alcançar com grandes doses de paciência, formação semiológica, formação em comunicação e capacidade para corrigir. Não importam os anos de experiência: escutar bem é um objetivo permanente![34]

Não há dúvidas acerca da importância e dos benefícios de habilidades de escuta e da capacidade do médico em evitar interrupções na fala do paciente. Entretanto, isso não precisa ser um tabu. É possível haver interrupções respeitosas e úteis em determinadas situações, como para ajudar o paciente a manter-se no assunto, para ajudar a organizar temas ou quando precisamos sinalizar a necessidade de aprofundar uma pista verbal ou não verbal. Nesses casos, recomenda-se seguir os três "E": *Excuse* – pedir permissão —, *Empathize* – empatizar com o tema – e *Explain* – explicar a razão para a interrupção.[45]

É importante o médico questionar-se: Será que seus pacientes apreciam sua habilidade de organizar entrevistas em encontros produtivos?[45]

A pergunta-chave é: antes de despedir-se de uma pessoa, somos capazes de descrever como ela se sente, quais são suas preocupações e o que deseja? Em nosso entender, seria uma formulação atualizada do famoso *flash*, de Balint M., ou da amizade médica, de Laín Entralgo.[46]

Em um estudo com médicos da ESF, observou-se que, na maioria das consultas (91,4%), os médicos não exploraram os medos e ansiedades das pessoas.[47]

Influências da relação clínica

A relação clínica, como qualquer relação humana profundamente significativa, afeta seus protagonistas até o ponto de transformá-los. Vejamos em primeiro lugar a influência sobre a pessoa.

A influência da relação clínica na pessoa

Os profissionais realizam três tipos de atividades sobre as crenças e as emoções dos consultantes.

Em primeiro lugar, damos nome aos problemas de saúde, indicamos a gravidade dos adoecimentos, disparamos os botões de alarme, modificando a percepção da realidade, e sinalizamos os caminhos que as pessoas devem seguir para a restauração ou a preservação de sua saúde. Todas estas atividades nos aproximam da função que realiza uma bússola para um excursionista: *orientar e sinalizar*. Observe que realizamos esta função tanto verbal como não verbalmente. Algumas pessoas comentarão: "da maneira como me disse já adivinhei que a coisa não ia bem". Esta frase evidencia até que ponto as pessoas percebem sua própria situação por meio da linguagem do nosso corpo.

Em segundo lugar, indicamos como se deve utilizar o sistema de saúde, o que deve ou não deve pedir, como as pessoas devem tratar-nos e comportar-se na consulta, quais e de que maneira têm de tomar os medicamentos, etc. Não se trata de normas explícitas como as normas de contexto. "Não me diga que não gosta de fazer as receitas do médico particular" se ouvirá na sala de espera. Tal comentário traduz uma influência bidirecional: do profissional na comunidade e da comunidade ao profissional. Poderíamos dizer, em síntese, que instruímos e *educamos*, mas também a comunidade nos educa, e neste "aperta e afrouxa" chegamos a equilíbrios.

Em terceiro lugar, realizamos uma *tarefa de maturação* na vida das pessoas, intervindo ocasionalmente sobre suas capacidades intelectuais ou morais. Dois caminhos podem conduzir a este resultado:

- Aspectos intrínsecos da relação clínica em seu conjunto e ao longo de um amplo período de tempo.
- Aspectos relacionados com o processo concreto do adoecer.

Vejamos o primeiro ponto. Três são as qualidades de uma relação que, no nosso entender, configuram a tarefa de maturação em APS: *a confiança, a contenção do profissional e a capacidade de promover a autoestima das pessoas.*

A confiança se ganha oferecendo um espaço para a escuta, o cuidado e a cordialidade, mas também demonstrando competência técnica.[48] Confiança significa crédito: permitir atuar clinicamente ainda que não entendamos suas explicações, ou ainda que não satisfaça plenamente nossas expectativas. Escalas de confiança no médico têm mostrado correlação significativa com adesão à medicação.[49] Schraiber descreve a confiança como valor máximo do trabalho e chama a atenção para a crise atual dos vínculos de confiança em seu estudo com médicos brasileiros.[10]

A contenção, por outro lado, também é mais fácil de exercitar quando há o substrato de confiança. Tizón García[26] definiu a contenção como aquela capacidade do profissional em que "[...] podemos perceber a ansiedade, própria ou alheia, notar que mobiliza sentimentos ou conflitos mais ou menos profundos em nós mesmos, mas podendo, por nossa vez, conter-nos e não passar imediatamente à ação essa pressão da ansiedade".

Por que afirmamos que uma escuta deste tipo tem efeitos educativos sobre a pessoa?

Em primeiro lugar, a pessoa aprende uma nova maneira de estar frente aos seus problemas de saúde. O profissional não dá respostas imediatas; pelo contrário, pergunta e escuta, mostrando-se confiante em suas próprias forças, em sua capacidade para encontrar uma saída positiva para a situação. Essa forma de estar frente aos problemas exige uma distância terapêutica, que é a capacidade para analisar imparcialmente os problemas da pessoa. Em alguns casos, como pessoas agressivas, pacientes terminais, o profissional deverá exercitar-se em dominar suas próprias emoções e será precisamente nesse momento que se evidenciará que a contenção emocional é uma virtude que não se improvisa nem pode ser falsificada: *quem a demonstra frente às pessoas é quem a possui para si mesmo.* No Quadro 17.8, sintetizamos algumas situações em que se evidencia a presença ou ausência de contenção emocional.

Por outro lado, existe uma característica de fundo, quase inaparente, a qual é definida como a tarefa de *promover a autoestima de quem consulta*. Pouco se consegue com palavras bem-intencionadas ou elogios desmedidos. No nosso entender, o interesse mostrado pela pessoa é a variável de maior relevância, pois a estima que as pessoas recebem dos demais determina, em boa parte, a estima que sentimos por nós mesmos. Não temos por que nos envergonhar quando uma pessoa abandona o álcool movido, de alguma forma, por nosso pedido e o vínculo que o une a nós, nem devemos confundir relação solidária com relação dependente ou paternalista.

Sobre este fundo emocional, o profissional de saúde pode começar a desenhar a realidade de cada pessoa. Nesse sentido, estamos na função de maturação ligada à demanda da pessoa (Quadro 17.9). Duas são as tarefas que entendemos pertencer genuinamente à atenção primária:

1. Mostrar-lhe de maneira integrada e global seus problemas de saúde, enquadrando-os na evolução da sua história de vida.
2. Aproximar quem consulta de suas próprias emoções.

Neste ponto, aparece o que chamamos de "entrevista de integração", uma síntese das demandas efetuadas pela pessoa (tanto na esfera biológica como psicossocial) para, em um diálogo bidirecional, encontrar os significados do seu sofrimento relacionando à sua história de vida.

Exemplo 7 - Dr.: "Sr. Marcelo, agora eu gostaria que revisássemos as últimas consultas. Há cerca de 3 anos, o senhor consulta comigo e parece que recentemente surgiram muitos problemas de saúde que se acumularam. Há algum aspecto de sua vida que tenha mudado neste período de tempo?"

Quadro 17.8 | **A contenção emocional na relação terapêutica**[50]

Quando atuamos sem contenção emocional?
▶ Quando respondemos à agressividade com agressividade
▶ Quando damos seguranças prematuras para que a pessoa não prossiga nos relatando suas ansiedades
▶ Quando estamos obstinados em medidas heroicas ou em soluções terapêuticas extremas
▶ Quando damos recomendações precipitadas a pedido da pessoa

Quando atuamos com contenção emocional?
▶ Quando sabemos escutar, apesar das interrupções
▶ Quando somos capazes de dizer: "ainda não o conheço o suficiente para lhe dar minha opinião"
▶ Quando aceitamos nossas limitações terapêuticas
▶ Quando transmitimos um clima de tranquilidade na consulta

Quadro 17.9 | **Componentes na função de maturação da prática clínica**

▶ Ter capacidade de contenção emocional
▶ Aumentar a autoestima da pessoa
▶ Dar uma visão integradora dos distintos problemas de que a pessoa se queixa
▶ Ser capaz de situar a demanda no processo de história de vida da pessoa
▶ Aproximar a pessoa das suas próprias emoções
▶ Ajudar a pessoa a aceitar-se como é e a enfrentar sua situação atual de maneira positiva

Paciente (Após um silêncio): "Sim, já sei, acho que minha filha usa droga (e começa a chorar)".

As entrevistas de integração quase sempre deveriam iniciar com uma abertura da história clínica que permitisse uma aproximação sistemática aos problemas biológicos e psicossociais da pessoa. Mas pouco se avança se o profissional não é capaz de saltar para os elementos de história de vida com perguntas como: "Me explique como é um dia normal de sua vida", ou "Quais são suas preocupações?", "O que gosta de fazer?" e, inclusive, "Você se considera uma pessoa feliz?", entre outras. Tais perguntas têm por virtude abrir-se à realidade da pessoa, etc.

A lista de problemas refletiria a capacidade de síntese de elementos biológicos e psicossociais do profissional, em que se faz jus ao aforismo: "Mostre-me sua lista de problemas e lhe direi que tipo de prática profissional realiza". No Brasil, infelizmente, ainda há poucos municípios que utilizam prontuários com lista de problemas.

Ao enquadrar um determinado sofrimento na história de vida da pessoa, frequentemente se relacionam acontecimentos vitais ou, em outros casos, se "desdramatizam" demandas expressadas de maneira urgente e que, na verdade, existem há anos. Nesta tarefa de aproximar a pessoa da sua própria realidade, nos convertemos não apenas em bússola, mas também em mapa. No Quadro 17.10, sintetizamos algumas outras características das entrevistas de integração.

A maturidade do médico de família e comunidade

Na relação clínica, o médico de família e comunidade também amadurece, entendendo por tal processo:

- Tornar-se capaz de ampliar seu leque diagnóstico.
- Entender as pessoas que atende em seu contexto social e em sua realidade biológica e psíquica.
- Adequar os recursos diagnósticos e terapêuticos às necessidades das pessoas, com uma clara sensibilidade social (recursos disponíveis).
- Ir além da demanda aparente que as pessoas lhe formulam e entender suas necessidades de saúde.
- Ficar alheio a elogios ou críticas vindos das pessoas ou da instituição e sentir-se, pelo contrário, essencialmente premiado pela convicção interna de realizar bem seu trabalho.
- Finalmente, talvez o mais importante, revisar de maneira permanente seus próprios traços de caráter e emoções, e adequar-se às características de uma relação de ajuda.

Definida assim a maturidade clínica, devemos concordar que o simples passar do tempo não assegura de nenhuma maneira

> **Quadro 17.10 | A entrevista de integração: caraterísticas**
>
> ▶ Deve estar precedida de um conhecimento pessoal e biográfico profundo da pessoa
>
> ▶ Inicia-se com a enumeração de todos os problemas que a pessoa sofre
>
> ▶ Priorizam-se os problemas mais importantes, enquadrando-os em sua significação relacionada à história de vida
>
> ▶ Explica-se à pessoa de que maneira problemas de distinta natureza podem coadjuvar em um mesmo sofrimento
>
> ▶ Discutem-se os pontos anteriores em um clima de respeito e tolerância

este processo. Também se deve admitir que poucas pessoas têm uma visão ampla acerca da complexidade própria do processo e, menos ainda, de que forma podem alcançar uma progressão constante.

Para evitar a síndrome do *burnout* (estafa), o profissional deve estar consciente dos perigos que o cercam:

- Pensar nos demais em termos excessivamente idealistas, mantendo sacrifícios pessoais que em longo prazo não poderá sustentar.
- Ter uma visão idealizada de si mesmo, não demonstrar hostilidade ou ver-se acima das humilhações que às vezes se recebe.
- Aceitar a imagem que os demais perseguem nele (p. ex., imagens de onipotência, ou de dependência), quando não está preparado para assumi-las.
- Participar do sofrimento do doente sem nenhum distanciamento emocional, sentindo-se ferido pelo sofrer do outro.
- Fazer da pessoa um objeto para conseguir determinados fins, sejam científicos, docentes, de investigação ou de lucro pessoal.
- Utilizar a relação clínica como um meio de conseguir aplausos e admiração, ou seja, como um meio para cultivar seu narcisismo.
- Usar a relação clínica como um meio para amenizar sentimentos de culpabilidade.

Em quaisquer destas circunstâncias, o médico de família e comunidade acabará, em longo prazo, com claros sintomas de cansaço, tédio, aborrecimento ou irritação, sentimentos que projetará na instituição para a qual trabalha, contra as pessoas que atende ou contra si mesmo. Nestas circunstâncias, *ninguém poderá cuidar dele se ele não começar a cuidar de si mesmo e de seus companheiros de equipe*.

No Brasil, percebe-se um número relativamente limitado de pesquisas e discussão do tema na atenção médica, comparado com a literatura internacional.[51,52] A tradição autoritária e centralista da cultura hospitalar[52] largamente dominante na formação médica certamente dificulta a plena exploração deste manancial de cuidado e cura que é a interação clínica, assim como dificuldades inerentes ao próprio saber médico.[53]

Os trabalhos brasileiros existentes atualmente apresentam resultados similares a outros países, apontam déficits na comunicação e alertam para a necessidade crescente de melhorar a qualidade da relação clínica[10] e a necessidade de resgatar e valorizar a subjetividade na dimensão do cuidado na medicina[21] e a prática reflexiva desde a formação médica.[42]

Assim, é preciso ampliar e aprofundar esse tema no Brasil,[51,52] centrando na realidade concreta da APS, com volume mais expressivo de publicações que reúnam e articulem de modo abrangente os aspectos teóricos e propostas práticas de intervenção.[54]

Relação clínica em um mundo multicultural

Avançamos desde uma sociedade configurada por raças e culturas diferentes que convivem em sociedades democráticas. O profissional de saúde expressa, por meio de sua capacidade em ter empatia e solidariedade, até que ponto uma sociedade é capaz de cuidar de si mesma e proporcionar estima aos mais necessitados.

No caso dos imigrantes ou das minorias culturais e étnicas, o médico de família e comunidade passa a ser a referência de uma sociedade multicultural que outorga a cada pessoa todos os direitos e toda a dignidade pelo simples fato de ser pessoa. Infelizmente ainda persistem estereótipos ligados à raça, ao nível cultural ou à aparência das pessoas.

No Brasil, é importante ter maior reconhecimento sobre a heterogeneidade e a diversidade das relações clínicas.[21] Por ser um país continental, com grandes diferenças culturais, enormes desigualdades sociais e com grandes diferenças de organização do sistema de saúde, o médico de família e comunidade se depara com pessoas com expectativas muito distintas em relação ao seu papel.

Neste contexto em constante mudança, os cidadãos se informam de seus adoecimentos por revistas, internet e associações de doentes. O profissional pode experimentar certa resistência a estes e outros meios porque competem com sua autoridade. Em um estudo sobre a opinião dos médicos acerca do efeito da internet na relação médico-paciente em São Paulo, 11% revelaram que se sentiam desconfortáveis quando pacientes traziam informações obtidas na internet, e 15,5% acreditavam que a internet tinha um impacto negativo na relação médico-pessoa.[55]

Sem dúvida, aprender a compartilhar informação e educar sobre a sua confiabilidade, assim como a usar internet para atender consultas pontuais de pessoas já conhecidas, e sempre de maneira complementar ao ato clínico presencial e de acordo com o código de ética médica, tem demonstrado ser seguro[56] e estar de acordo com as expectativas das pessoas.[57]

REFERÊNCIAS

1. Borrell-Carrio F, Hernandez JC, Lazaro J. Demanda y queja en la entrevista clínica, conceptos clave para una práctica clínica segura. Med Clin (Barc). 2011;137(5):216-20.

2. Parasuraman A, Zeithaml VA, Zeithaml VA. Understanding custumer expectations of service. Sloan Management Rev. 1991;32:3.

3. Thompson AGH, Suñol R. Las expectativas como factores determinantes en la satisfacción de las pessoas: conceptos, teoría y pruebas. Rev Calidad Asistencial. 1996;11:74-86.

4. Lopes LM, Curra LCD. A importância do afeto na conduta do médico de família. RBMFC. 2013;8(26):6-10.

5. Delgado A, López-Fernández LA, Luna JD. Ser médico o médica marca diferencias en la práctica asistencial. Aten Primaria. 2001;28(4):219-26.

6. Goffman E. Strategic Interaction. New York: Bellantine Books; 1969.

7. Barragan N, Rodríguez M, Borrell F. Comunicar "bien" para gestionar la consulta. AMF. 2017;13(2):76-84.

8. Bloche MG. Clinical loyalties and the social purposes of medicine. JAMA. 1999;282(2):132-3.

9. Sucupira ACSL. Relações médico-pacientes nas instituições de saúde brasileiras [dissertação]. São Paulo: Universidade de São Paulo; 1982.

10. Schraiber LB. O médico e suas interações: a crise dos vínculos de confiança. São Paulo: Hucitec; 2008.

11. Gomes AMA, Caprara A, Landim LOP, Vasconcelos MGF. Relação médico-paciente: entre o desejável e o possível na atenção primária à saúde. Physi. 2012;22(3):1101-19.

12. Gracia D, Sendin J. Etica de los incentivos sanitarios. Madrid: FCS; 2010.

13. Sulmasy DP, Bloche MG, Mitchell JM, Hadley J. Physicians ethical beliefs about cost-control arrangements. Arch Intern Med. 2000;160(5):649-57.

14. Caprara A, Rodrigues J. A relação assimétrica médico-paciente: repensando o vínculo terapêutico. Ciênc Saúde Coletiva. 2004;9(1):139-46.

15. Gomes AMA, Sampaio JJC, Carvalho MGB, Alves MSCF. Code of rights and obligations of hospitalized patients within the Brazilian National Health System (SUS): the daily hospital routine under discussion. Interface Comun Saúde Educ. 2008;12(27):773-82.

16. Peabody FW. The care of the patient. JAMA. 1927;88(12):877-82.

17. Mangione-Smith R, McGlynn EA, Elliot MN, McDonald L, Franz CE, Kravitz RL. Parent expectations for antibiotics, physician-parent communication and satisfaction. Arch Pediatr Adolesc Med. 2001;155(7):800-6.

18. Epstein R. Cuatro médicos y un paciente. Aten Primaria. 2001;28(Supl 1):165-6.

19. Cook D. Patient autonomy versus parentalism. Crit Care Med. 2001;29(2 Suppl):N24-5.

20. Franco ALS, Bastos ACS, Alves VS. A Relação médico-paciente no Programa Saúde da Família. Cad Saúde Pública. 2005;21(1):246-55.

21. Zoboli ELCP, Santos DV, Schveitzer MC. Pacientes difíceis na atenção primária à saúde: entre o cuidado e o ordenamento. Interface (Botucatu). 2016;20(59):893-903.

22. Soares JCRS, Camargo Junior KR. A autonomia da pessoa no processo terapêutico. Interface. 2007;11(21):65-78.

23. Camps V. Los valores éticos de la profesión sanitária. Educación Médica. 2015;16(1):3-8.

24. University of Rochester. Application in response to PAR-15-304 [Internet]. Rochester; 2015 [capturado em 03 fev. 2018]. Disponível em: https://www.urmc.rochester.edu/MediaLibraries/URMCMedia/ctsi/2015-CTSA-Grant-Renewal.pdf.

25. Epstein RM, Street RL. Patient-centered care for the 21st century: physicians' roles, health systems and patients' preferences. Philadelphia: American Board of Internal Medicine Foundation; 2008.

26. Tizón García J. Componentes psicológicos de la práctica médica: una perspectiva. Barna: Doyma; 1989.

27. Putnam SM, Lipkin M. The patient-centered Interview: research support. In: Lipkin M, Putnam SM, Lazare A. The medical interview. New York: Springer; 1995.

28. Brown JB, Donner A, McWhinney IR, Oates J, Weston WW, Jordan J. The impact of patient-centered care on outcomes Journal Fam Practice 2000; 49(9): 796- 804

29. Little P, Everitt H, Williamson I, Warner G, Moore M, Gould C, et al. Preferences of patients for patient centered approach to consultation in primary care: observational study. BMJ. 2001;322(7284):468-72.

30. Swenson SL, Buell S, Zettler P, White M, Ruston DC, Lo B. Patient-centered communication do patients really prefer it? J Gen Intern Med. 2004;19(11):1069-79.

31. Torio J, García MC. Valoración de la orientación al paciente en las consultas médicas de atención primaria. Aten Primaria. 1997;20(1):45-55.

32. Epstein RM, Franks P, Shields CG, Meldrum SC, Miller KN, Campbell TL, et al. Patient-centered communication and diagnostic testing. Ann Fam Med. 2005;3(5):415-21.

33. Borrell F. La escucha del professional de la salud. AMF. 2017;13(3):122-3.

34. Borrell F. Entrevista clínica: manual de estratégias prácticas. Barcelona: SEMFyC; 2004.

35. Ruiz Moral R, Loayssa Lara JR. La participación del paciente en la toma de decisiones: debilidades, dilemas y desafíos. JANO. 2010;1765:22.

36. Ruiz Moral R, Munguia LP, Pérula de Torres LA, Mundet JO, Carrión de la Fuente T, López AS, et al. Opiniones y percepciones de los pacientes sobre su participación en la toma de decisiones en las consultas de medicina de família. Aten Primaria. 2012;44(1):5-10.

37. Epstein RM, Duberstein PR, Fenton JJ, Fiscella K, Hoerger M, Tancredi DJ, et al. Effect of a patient-centered communication intervention on oncologist-patient communication, quality of life, and health care utilization in advanced cancer The VOICE Randomized Clinical Trial. JAMA Oncol. 2017;3(1):92-100.

38. Epstein R. Mindful practice. JAMA. 1999;282(9):833-9.

39. Gol J. Alguns aspectes ètics de la relació metge-malalt. Qüestions de la vida cristiana. 1974;74:27-44.

40. Lazare A, Eisenthal S, Frank A, Stoekle JD. Studies on a negotiated approach to patienthood. In: Gallagher E, editor. The doctor-patient relationship in international perspective. Washington: Forgarty Center; 1978.

41. Cassell EJ. The nature of suffering and the goals of medicine. New York: Oxford University; 1991.

42. Grosseman. A relação médico-paciente e o cuidado humano: subsídios para promoção da educação médica. Rev Bras Educ Méd. 2004;28(2):99-104.

43. Borrell-Carrió F, Hernández-Clemente JC. Reflexión en la práctica clínica. Revista Clínica Española. 2014;214(2):94-100.

44. Charon R. The patient-physician relationship. Narrative medicine: a model for empathy, reflection, profession, and trust. JAMA. 2001;286(15):1897-902.

45. Mauksch LB. Questioning a taboo physicians' interruptions during interactions with patients. JAMA. 2017;317(10):1021-2.

46. Laín Entralgo P. La relación médico-enfermo: historia y teoria. Madrid: Revista de Occidente; 1964.

47. Caprara A, Bastos ACS, Franco ALS, Alves VSA, Rodrigues J, Braga JM, et al. A relação médico-paciente no Programa Saúde da Família: uma pesquisa- ação com as equipes de saúde da família do Ceará e da Bahia [relatório final]. Salvador: Instituto de Saúde Coletiva; 2003.

48. Thom DH. Physician behaviors that predict patient trust. J Fam Pract. 2001; 50(4):323-8.

49. Pereira MG, Pedras S, Machado JC. Adaptação do questionário de confiança no médico em pacientes com diabetes tipo 2 e seus companheiros. Psicol Reflex Crít. 2013;26(2):287-95.

50. Borrell Carrio F, Cebrià Andreu J, Bosch Fontcuberta JM. Entrevista clínica y relación asistencial. In: Martín Zurro A, Cano Pérez JF. Atención primaria: conceptos, organización y práctica clínica. Barcelona: Elsevier; 2008. p. 68-88.

51. Leite AJM, Caprara A, Coelho Filho JM, organizadores. Habilidades de comunicação com pacientes e famílias. São Paulo: Sarvier; 2007.

52. Tesser CD. Três considerações sobre a "má medicina". Interface (Botucatu). 2009;(13)31:273-86.

53. Guedes CR, Nogueira MI, Camargo Jr KR. A subjetividade como anomalia: contribuições epistemológicas para a crítica do modelo biomédico. Ciênc Saúde Coletiva. 2006;11(4):1093-103.

54. Caprara A, Franco ALS. A relação pessoa-médico: para uma humanização da prática médica. Cad Saúde Pública. 1999;15(3):647-54.

55. Oliveira JF. The effect of the internet on the patient-doctor relationship in a hospital in the city of São Paulo. J Inf Syst Technol Manag. 2014;11(2):327-44.

56. Sezeur A, Degramont A, Touboul E, Mosnier H. Teleconsultation before chemotherapy for recently operated on patients. Am J Surg. 2001;182(1):49-51.

57. Couchman GR, Forjuoh SN, Rascoe TG. E-mail communications in family practice: what do patients expect? J Fam Pract. 2001;50(5):414-8.

CAPÍTULO 18

Valise do médico

Juan Gérvas
Mercedes Pérez Fernández
Janos Valery Gyuricza

Aspectos-chave

▶ O trabalho do médico de família e comunidade tem, ao menos, três características fundamentais: a versatilidade, a acessibilidade e a longitudinalidade.

▶ A valise do médico contém uma mistura de material para atendimento de rotina e materiais e medicamentos de emergência.

▶ Um equipamento que se tem mostrado especialmente útil no dia a dia dos médicos hoje é o telefone celular.

▶ É crucial manter em dia o material e, em especial, os medicamentos, de modo que não haja produtos vencidos.

O trabalho do clínico geral/médico de família/médico de família e comunidade* tem, ao menos, três características fundamentais: a versatilidade, a acessibilidade e a longitudinalidade. O trabalho supõe aceitar valores clínicos e um compromisso com as pessoas e com a população[1-3] expressos com cortesia e empatia, dignidade no tratamento, qualidade científica, manutenção de competências, permanência no mesmo local de trabalho, atualização do conhecimento, superação de barreiras e sensibilidade ao sofrimento. Ao oferecer versatilidade, acessibilidade e longitudinalidade, o médico estará trabalhando em um círculo virtuoso que melhora a sua autoestima e o seu profissionalismo, aumentando sua capacidade de resposta, competência clínica e gestão de incertezas diagnósticas.[1-3]

O médico de família e comunidade que presta serviços às pessoas quebrando todas as barreiras organizacionais, geográficas e culturais é um médico acessível a elas. Por essa acessibilidade, ele também presta serviços na cabeceira da cama da pessoa em sua casa. Ele deve estar perto e ser capaz de entrar nas casas das pessoas, levando consigo seus materiais de trabalho.

O médico de família e comunidade que oferece serviços variados para as pessoas desde antes do berço até o túmulo é considerado polivalente e versátil. Ele deve ser o primeiro contato da pessoa e deve resolver a grande maioria dos problemas de saúde, idealmente até 90% (e se não resolver, referenciar, organizar e coordenar os cuidados necessários a serem prestados por terceiros). A versatilidade do médico depende de sua atitude, aptidão e conhecimento, mas também de tecnologia e recursos disponíveis. O médico deve ter à mão seus instrumentos de trabalho: estetoscópio, otoscópio, oftalmoscópio, martelo, diapasão, entre muitos outros, além de acesso a exames como eletrocardiogramas e radiografias. O desenvolvimento tecnológico promove cada vez mais possibilidades ao médico, bem como permite maior versatilidade.

A longitudinalidade diz respeito à prestação de serviços diferentes ao longo dos anos pelo mesmo médico para a mesma pessoa (e família/comunidade). A longitudinalidade é uma relação pessoal alcançada por meio de uma ampla variedade de serviços quando o médico é acessível e versátil. Esse médico recebe a confiança da pessoa e constrói uma imensa riqueza de informações que lhe permite "personalizar" a atenção e tomar decisões rapidamente em condições de grande incerteza.

Essas três características estão interligadas, e cada uma é necessária para a seguinte. Assim, sem acesso, a organização pode ser perfeita, mas os serviços, nulos.

Com acessibilidade, mas sem polivalência, acontece o mesmo: a pessoa tem acesso ao seu médico, mas este oferece pouco ou nada.

Com acessibilidade e versatilidade, os serviços podem ser múltiplos, mas a falta de longitudinalidade, de um conhecimento profundo da pessoa, impede "racionalizar" a atenção e oferecer serviços personalizados, aqueles que se encaixam na vida da pessoa, suas idiossincrasias, história médica e cultura.

Geralmente, não é possível oferecer todos os três em seu grau máximo o tempo todo, mas convém avaliar como proporcionar o máximo levando em consideração a situação local. Uma boa valise para atendimento domiciliar sugere um médico preparado para cada situação. Vale ressaltar a possibilidade de se planejar uma visita com finalidade específica e preparar materiais que não precisam estar o tempo todo na valise, evitando o desgaste de carregar peso extra.

O médico de família e comunidade realiza um conjunto de procedimentos diretamente, sozinho, no consultório ou em casa.

---

* O médico que trabalha na atenção primária recebe distintos nomes; por exemplo: na Dinamarca, na Holanda, na Nova Zelândia, em Portugal e no Reino Unido, é "médico geral"; nos EUA, "médico de família"; no Brasil e na Espanha, "médico de família e comunidade". Popularmente, na Espanha, são conhecidos como "médicos de cabeceira", por levar sua atenção à cabeceira da cama da pessoa em seu domicílio.

Quanto mais procedimentos, mais autoestima, mais prestígio e mais crédito profissional e social. Por isso, o médico não deve ficar engessado em um consultório com pressão assistencial maior do que a aceitável, no qual só tem tempo para ouvir.

Movendo-se da caneta às pequenas cirurgias, por exemplo, ele pode passar de "sentado à mesa" para "mãos à obra". Isso exige ciência, coração e coragem, além de apoio institucional, porque é necessário ter material e ser organizado.[4] Ser um médico de família e comunidade é assumir esse compromisso, esse querer resolver problemas e ter formação e recursos para fazê-lo.[1,4]

Se, para ser médico, considera-se apenas prestígio social e ganhos econômicos e não está compromissado com valores clínicos, está fadado a cair em um ciclo negativo de destruição com sérias consequências pessoais e profissionais, para a saúde da pessoa e do médico.

Os médicos de família e comunidade atendem as pessoas nos centros de saúde e nas casas delas (às vezes, nas ruas, em hotéis e outros lugares inesperados).

O centro de saúde conta com o material necessário, mas a atenção longe do consultório exige um mínimo de recursos a ser transportado, tanto para cuidados de rotina como para situações de emergência inesperadas no domicílio, desde um infarto do miocárdio até uma crise de labirintite. A maleta pode ser comum e específica para atender emergências, assim como existe em muitos centros de saúde. O médico que circula na comunidade pode eventualmente se deparar com chamados atípicos, mas para os quais sua presença pode fazer a diferença, como em uma crise anafilática com insuficiência respiratória ou um trauma.

O médico de família e comunidade tem geralmente sua própria valise, onde ele tem coisas pessoais. Sua maleta de médico o identifica à imagem popular e literária do médico que faz consultas em domicílio – o médico de família e comunidade. A maleta em geral é feita de material resistente, comumente couro, e tem alças.

O médico tem usado sua maleta desde tempos imemoriais, mesmo que o conteúdo mude com o tempo e o lugar.[5] A adaptação local é essencial, requerendo instrumentos e insumos específicos para situações de clima, distância e recursos extremamente variados.

A valise do médico de família e comunidade é um modo de chamar a sua maleta, com a qual ele realiza consultas e tratamentos no domicílio, cuidando de acamados ou restritos ao lar, para o cuidado dos crônicos e até chamados não programados, inclusive emergências. Neste último caso, ele tem o importante papel de realizar o diálogo entre o local do problema e os serviços de emergência e resgate.

A valise contém uma mistura de material para atendimento de rotina (p. ex., estetoscópio e luvas) e materiais e medicamentos de emergência (p. ex., tubo de Guedel e epinefrina). O conjunto permite a realização de diversos procedimentos e técnicas para resolver problemas com ações pertinentes, pois o médico de família e comunidade não só ouve, aconselha, prescreve e/ou referencia, mas também realiza procedimentos.

O conteúdo da maleta, ou valise, do médico de família e comunidade tem merecido normativas gerais (o que deve ser levado para o diagnóstico e o tratamento)[6-19] e empíricas por meio de questionário ou observação direta (o que se leva, o que se utiliza e outros aspectos).[20-26]

Aqui, propõe-se um conteúdo básico da maleta do médico de família como uma expressão da sua acessibilidade, versatilidade e capacidade de resposta imediata. Para fazer isso, contou-se com a experiência pessoal dos autores como médicos de clínica geral/família, em áreas urbanas e rurais, e com a bibliografia citada. O conteúdo proposto deve ser analisado de acordo com as necessidades locais, as possibilidades materiais e o treinamento médico.[27-29]

Material para diagnóstico

- Diapasão
- Esfigmomanômetro
- Espelho para laringoscopia indireta
- Espelho para visualização de áreas inacessíveis do corpo
- Espátulas
- Estetoscópio (adulto e pediátrico)
- Fita métrica
- Lanterna
- Martelo de reflexo
- Medidor de glicemia capilar
- Oftalmoscópio
- Otoscópio
- Oxímetro de pulso
- Régua milimetrada
- Telefone celular
- Termômetro
- Tiras de fluoresceína
- Tiras de teste de urina

Material para tratamento

- Agulhas (vários tamanhos)
- Clipes
- Cola de cianoacrilato
- Elástico para torniquete para punção venosa
- Esparadrapo
- Faixa
- Faixa para tamponamento nasal
- Fios para sutura (vários tamanhos, absorvíveis e não absorvíveis)
- Gaze-compressa estéril descartável
- Gaze vaselina esterilizada
- Ímã em fio de náilon ocular
- Isqueiro
- Luvas de látex/borracha descartáveis
- Lâminas de bisturi estéreis e descartáveis (para cirurgia e remoção de pontos)
- Pinça de Pean
- Pinça dente de rato
- Pinças de dissecação
- Pinças mosquito (retas e curvas, com e sem dentes)
- Pontos de aproximação
- Porta agulha
- Seringas descartáveis (diversos tamanhos e de insulina)
- Tentacânula
- Tesouras de dissecação (retas e curvas)
- Tubos de Guedel (adulto e pediátrico)

Outros materiais

- Caneta
- Carimbo
- Creme de vaselina
- Creme para as mãos
- Doces
- Impressos diversos (emergência, referenciamento, etc.)
- Manual de emergência
- Receituários diversos
- Relógio (com ponteiro de segundos)
- Sabonete e álcool gel

Medicamentos de urgência (intravenosos e/ou intramusculares, salvo exceções)

- Acetilcisteína
- Ácido acetilsalicílico (comprimidos, por via oral)
- Alprazolam
- Amiodarona
- Atropina
- Bicarbonato de sódio
- Biperideno
- Budesonida (aerossol)
- Cloreto etílico (aerossol, tópico)
- Clorpromazina
- Colírio anestésico
- Dexametasona
- Dexclorfeniramina
- Diazepam (para via retal, além da via intravenosa)
- Diclofenaco
- Digoxina
- Dimenidrinato
- Dipirona (Metamizol)
- Epinefrina
- Escopolamina
- Fenitoína
- Fentanil
- Fitomenadiona
- Flumazenil
- Furosemida
- Glicose hipertônica
- Glucagon
- Haloperidol
- Hidrocortisona
- Insulina de ação rápida
- Lidocaína (creme para uso externo, além da via intravenosa)
- Mepivacaína
- Metilprednisolona
- Metoclopramida
- Midazolam
- Morfina
- Naloxona
- Nitroglicerina (comprimidos e/ou sublingual *spray*)
- Penicilina G sódica
- Piridoxina
- Povidina-iodo (solução antisséptica para uso externo)

- Ranitidina
- Salbutamol (aerossol, além da via intravenosa)
- Sulfadiazina de prata (creme para uso externo)
- Sulpirida
- Teofilina
- Tiamina
- Tramadol
- Verapamil

Manual de uso apropriado

Na literatura, é possível encontrar manuais para o melhor uso do material recomendado, especialmente em relação aos medicamentos.[8,11,19]

O médico de família e comunidade deve ser treinado regular e teoricamente para tais usos, pois as situações mais graves são raras (p. ex., embolia pulmonar, infarto do miocárdio e meningite bacteriana), mas exigem respostas quase automatizadas, rápidas e adequadas (p. ex., colocação de tubo de Guedel).

Parte do material recomendado permite uma enorme capacidade de resolução de problemas. Assim, entre outros:

- O ímã ocular, para extrair corpos estranhos metálicos na córnea e na esclera (após anestesia com colírio em pessoas com menos de 50 anos).
- O isqueiro, para esterilizar utensílios em situações inesperadas.
- A cola de cianoacrilato, para suturar feridas sem pontos que ocorreram em locais sem flexão e extensão.
- Tiras de fluoresceína, para determinar a presença de úlceras de córnea (que curam bem sem o fechamento dos olhos).
- Régua milimetrada e espelho, para monitorar úlceras sacrais.

Itens para auxiliar o médico, como doces, sabonetes e creme para as mãos, são justificados, pois ajudam a "sobreviver" a uma jornada extenuante, para tratar uma hipoglicemia e para cuidar da pele seca por lavar as mãos regularmente depois de cada visita e contato com pessoas doentes.

A maleta de cada médico deve ser apropriada, isto é, o seu conteúdo deve expressar ao mesmo tempo a formação, a versatilidade e a capacitação do médico, o compromisso da instituição para o fornecimento de material e de educação continuada e as necessidades das pessoas e da comunidade.

Finalmente, é crucial manter em dia o material, e em especial os medicamentos, de modo que não haja produtos vencidos, ou para que a lanterna não fique sem pilhas, e assim por diante.[26] Deve-se evitar também a exposição da maleta a mudanças extremas de temperatura, sobretudo durante o verão (p. ex., no interior dos veículos de transporte).[21]

Outro equipamento muito útil na rotina dos médicos em geral, e na dos médicos de família e comunidade em especial, é o telefone celular. Além de se tratar de uma tradicional ferramenta de comunicação, os recentes avanços tecnológicos têm permitido amplo e fácil acesso à informação, com uma gama enorme de aplicativos que auxiliam na prática clínica, ajudando desde a encontrar a dose adequada para um paciente em especial até encontrar alternativas e pesquisar interações medicamentosas. Ele permite o acesso a vídeos de procedimentos simples, a ferramentas de atendimento para emergências e fotografia para acompanhamento de lesões dermatológicas.

Deve ser lembrado que, de fato, o médico, para atuar, utiliza três tipos de valises: a mencionada aqui, vinculada à sua mão e na qual cabe, por exemplo, o estetoscópio, entre vários outros equipamentos que expressam uma caixa de ferramentas tecnológicas formada por "tecnologias duras"; a que está na sua cabeça, na qual cabem saberes bem estruturados, como a clínica e a epidemiologia, que expressam uma caixa formada por tecnologias leves-duras; e, finalmente, aquela presente no espaço relacional trabalhador-usuário, que contém tecnologias leves implicadas com a produção das relações entre dois sujeitos, que só têm materialidade no ato.[30]

REFERÊNCIAS

1. Serrano E. La polivalencia rural desde la práctica urbana. Aten Primaria. 2009;41(9):523-524.

2. Gérvas J. Por qué ser médico si ya hay Internet? Carta abierta a una estudiante de primero de medicina [Internet]. Madrid: Equipo CESCA; 2010 [capturado em 12 mar. 2012]. Disponível em: http://www.equipocesca.org/wp-content/uploads/2010/09/por-que-ser-medico-1c2ba-medicina-sept-2010.pdf.

3. Gérvas J, Serrano E. Valores clínicos prácticos en torno al control de la incertidumbre por el médico general-de familia. In: Palomo L, coordinador. Expectativas y realidades de la atención primaria española. Madrid: Fundación 1° Mayo GPS; 2010. p. 245-259.

4. Gérvas J, Ortún V, Palomo L, Ripoll MA; Seminario Innovación Atención Primaria 2007. Incentivos en atención primaria: de la contención del gasto a la salud de la población. Rev Esp Salud Pública. 2007;81(6):589-596.

5. Acerbi N. Una mirada histórica: maletines en ciencias de la salud. Rev Salud Pública. 2008;2:73-78.

6. Diez Manglano J, Callau Barrio MP. El maletín de urgencias en atención primaria. Med Integral. 1991;17:356-358.

7. Murtagh J. Drugs for the doctor's bag. Aus Prescr. 1996;19:89-92.

8. Martínez Merodio P, Lou Arnal S, Mallen Belenguer M. Material imprescindible para el servicio de urgencias y el maletín de domicilios. FMC Aten Primaria. 1997;4(4):267-273.

9. Ríos L, Martín F, Gómez A, Pipió JM. Guía para el equipamiento de un maletín para atención domiciliaria y de urgencias en atención primaria. Jano. 1998;23:45-49.

10. Murtagh J. The doctor's bag. What do you really need? Aust Fam Physician. 2000;29(1):25-29.

11. Gérvas J, Péres Fernández M, Gyuricza JV. Medicamentos para el maletín del médico de atención primaria. INFAC. 2001;91:21-5.

12. Hiramanek N, O'Shea C, Lee C, Speechly C, Cavanagh K. What's in the doctor's bag? Aus Family Phys. 2004;33:714-720.

13. Muñoz Hiraldo ME, Acosta Navas B. Material para urgencias pediátricas en atención primaria. Rev Pediatr Aten Primaria. 2004;6:221-231.

14. Roca A, Caldentey M, Llobera J, Ramos M, Gorreto L, Moragas A. Cómo debe ser el maletín de domicilios y el maletín de urgencias del médico de atención primaria? Cuadernos Gestión Aten Primaria. 2004;10:110-114.

15. Drugs for the doctor's bag: 1-adults. Drug Ther Bull. 2015;53(5):56-60.

16. Drugs for the doctor's bag: 2-children. Drug Ther Bull. 2015;53(6):69-72.

17. Grupo de Urgencias y Atención Continuada de la semFYC (GUAC). Organización de la atención urgente en los equipos de atención primaria. Barcelona: semFYC; 2011.

18. Seidel R, Sanderson C, Mitchell G, Currow DC. Until the chemist opens: palliation from the doctor's bag. Aust Family Phys. 2006;35(4):225-231.

19. Borrel Martínez JM, Capella Callavea E, coordinadores. Aténcion primaria de calidad: guia de buena práctica clínica en urgências em el centro de salud rural [Internet]. Madrid: OMC; 2011 [capturado em 12 mar. 2012]. Disponível em: https://www.cgcom.es/sites/default/files/guia_urgencias_en_el_centro_salud_rural.pdf.

20. Moher M, Moher D, Havelock P. Survey of whether general practitioners carry aspirin in their doctor's bag. BMJ. 1994;308(6931):761-762.

21. Rudland SV, Jacobs AG. Visiting bags: a labile thermal environment. BMJ. 1994;308(6934):954-956.

22. Nakar S, Vinker S, Weingarten MA. What family physicians need in their doctor's bag. Fam Practice. 1995;12(4):430-432.

23. Devroey D, Cogge M, Betz W. Do general practitioners use what's in their doctor's bag? Scand J Prim Health Care. 2003;20(4):242-243.

24. Caldentey Tous M, Roca Casas A, Llobera Cànaves J. Los maletines de emergencia de los centros de salud de un área de salud. Emergencias. 2006;18:269-274.

25. Roca Casas A, Caldentey Tous M, Gorreto López L, Llobera Cànaves J. Los maletines domiciliarios de los médicos de família. Aten Primaria. 2008;40(7):373-4.

26. Gérvas J, Pérez-Pascual M. El cabás del médico rural: un estudio empírico. Gac Sanit Bilbao. 2009;106(2):45-50.

27. Dowden A. What should be included in a doctor's bag? Prescriber. 2017;28(2):40-44.

28. Boerma WG, Groenewequen PP, Van der Zee J. General practice in urban and rural Europe: the range of curative services. Soc Sci Med. 1998;47(4):445-453.

29. Gérvas J, Pérez Fernández M. El médico rural en el siglo XXI, desde el punto de vista urbano. Rev Clín Electrónica Aten Primaria [Internet] 2007 [capturado em 12 mar. 2012]. Disponível em: http://www.fbjoseplaporte.org/rceap/articulo2.php?idnum=14&art=06&mode=ft.

30. Merhy EE. Un ensaio sobre o médico e suas valises tecnológicas. Interface. 2000;4(6):116-119.

CAPÍTULO 19

Atendimento em saúde por meio de recursos digitais

Cynthia Goulart Molina-Bastos
Otávio Pereira D'Avila
Carlos André Aita Schmitz

Aspectos-chave

▶ Hoje, os recursos digitais são ferramentas presentes em todas as relações humanas, e a interatividade é responsável por uma nova revolução no comportamento humano.

▶ Tecnologias de comunicação e informação são estratégias que podem qualificar e otimizar os cuidados de saúde.

▶ No Brasil, a legislação não consegue acompanhar os avanços da tecnologia em tempo real.

A interatividade disponibilizada pelas tecnologias digitais está desencadeando uma revolução não apenas no aspecto tecnológico, mas também uma revolução antropológica, desencadeando novas formas de relações entre os seres humanos e o ambiente.[1] Nesse contexto, todos os campos são afetados pelas inovações tecnológicas, e na área da saúde não é diferente. A ciência e a tecnologia são importantes instrumentos para a manutenção da saúde e o tratamento de doenças.[2]

Os benefícios proporcionados pelo desenvolvimento tecnológico são inúmeros, e a incorporação de tecnologias nas práticas em saúde acontece naturalmente. A presença de ferramentas de tecnologia de comunicação e informação (TIC) nas relações humanas surge também nas relações entre os profissionais e seus pares, ou entre os profissionais e os pacientes.

No Brasil, a legislação e a regulamentação das profissões não acompanha temporalmente o processo dinâmico de incorporação das novas tecnologias e a explosão de acesso à informação.[3] Da mesma forma, os profissionais não apresentam uma formação acadêmica capaz de acompanhar as novidades e de assumir novas condutas frente à tecnologia e a usuários com novas expectativas e informações. O atendimento por meio de recursos digitais é um processo em andamento, já consolidado em alguns países, que não substituirá a prática profissional convencional, mas certamente influenciará e alterará o padrão de consultas e o acesso aos serviços de saúde.

Recursos digitais na saúde: conceitos

O cuidado com o paciente na atenção primária à saúde (APS) é um desafio que equilibra vencer a demanda crescente e os recursos finitos sem prejudicar a qualidade dos serviços prestados. Os gestores de sistemas de saúde enfrentam dificuldades em relação ao número de profissionais com formação acadêmica específica, disponibilidade de profissionais para atuação em meio rural ou áreas remotas e profissionais com disposição de atualização permanente.

Os recursos digitais presentes em diversas áreas do conhecimento, inclusive na área da saúde, impulsionam a telessaúde como uma forma de resposta capaz de minimizar os desafios enfrentados pelos gestores, pelos profissionais e pelos pacientes também na APS. As TICs estão disponíveis de formas variáveis e podem ser adaptadas aos desafios característicos de cada localidade.

Os gestores podem utilizar TICs para criar um sistema de informação que gerencie os prontuários de todos os pacientes, promovendo a longitudinalidade. O sistema também pode otimizar a vigilância em saúde, auxiliando na adesão e na cobertura de tratamentos específicos conforme as necessidades de cada serviço. As reuniões, por meio de *web*-conferências, podem favorecer a comunicação entre os gestores, os profissionais e os pacientes. A telessaúde pode ser uma ferramenta que auxilie, por meio de teleconsultorias ou opiniões específicas, em situações nas quais a presença de um especialista não seja possível, quer por distância, quer pela raridade da doença.

Os profissionais de saúde podem utilizar a telessaúde como uma ferramenta de educação continuada, que permite a aprendizagem por meio da discussão de casos reais e de dúvidas ocasionais na prática clínica. O contato e a comunicação entre pares, já frequente entre profissionais de saúde, favorece a educação continuada e a mudança de prática clínica, auxiliando na manutenção de profissionais atualizados no atendimento da APS. A teleconsultoria é definida pelo Ministério da Saúde (MS) como: "[...] uma consulta registrada e realizada entre trabalhadores, profissionais e gestores de saúde, por meio de instrumentos de telecomunicação bidirecional, com o fim de esclarecer dúvidas sobre procedimentos clínicos, ações de saúde e questões relativas ao processo de trabalho".[4] O conceito de teleconsultoria regulariza a comunicação, orientando o registro adequado da consultoria e viabilizando, inclusive, a sua remuneração como prática profissional.

> **Teleconsultoria**
>
> Uma consulta registrada e realizada entre profissionais e gestores de saúde, por meio de instrumentos de telecomunicação bidirecional, com o fim de esclarecer dúvidas sobre procedimentos clínicos, ações de saúde e questões relativas ao processo de trabalho.

As dúvidas recorrentes em serviços de teleconsultoria geram respostas técnicas, baseadas em evidências, que configuram uma segunda opinião como forma de apoiar dúvidas frequentes e padronizar condutas em situações que podem se repetir em diferentes locais e momentos. O MS define Segunda Opinião Formativa como: "[...] resposta sistematizada, construída com base em revisão bibliográfica, nas melhores evidências científicas e clínicas e no papel ordenador da atenção básica à saúde, a perguntas originadas das teleconsultorias, e selecionadas a partir de critérios de relevância e pertinência em relação às diretrizes do Sistema Único de Saúde (SUS)".[4] Na concepção de uma segunda opinião, pode ser mais ampla e deve ser estimulada em serviços de saúde que tenham uma proposta de organização por meio de níveis de atenção.

> **Segunda opinião**
>
> Resposta sistematizada, construída com base em revisão bibliográfica, nas melhores evidências científicas e clínicas, considerando o papel ordenador e coordenador do cuidado da APS. O objetivo é auxiliar a prática profissional em serviços de APS, promovendo um cuidado integral e longitudinal, garantindo a gestão dos recursos disponíveis de acordo com cada realidade. A segunda opinião pode auxiliar serviços de saúde públicos ou privados.

A disponibilidade de laudos de exames realizados por profissionais à distância permite maior qualidade e avaliação técnica precisa para exames que, muitas vezes, já estão disponíveis, mas apresentam limitação em relação à necessidade de um profissional especializado para a interpretação acurada dos resultados. O MS define o telediagnóstico: "[...] serviço autônomo que utiliza as tecnologias da informação e comunicação para realizar serviços de apoio ao diagnóstico em distâncias geográfica e temporal".[4]

> **Telediagnóstico**
>
> Serviço que utiliza TICs para realizar serviços de apoio ao diagnóstico em distância geográfica ou temporal. Os serviços de telediagnóstico realizam laudos de exames, que devem ser interpretados e avaliados pelos profissionais assistentes dos pacientes.

Os pacientes utilizam a telessaúde por meio de pesquisas em *websites*, na busca por informações. As informações disponíveis apresentam qualidade extremamente variável e, muitas vezes, geram dúvidas, aumentando os anseios. Contudo, a disponibilidade de informação favorece uma autonomia dos pacientes, um acesso ao conhecimento, podendo realizar inúmeros questionamentos e modificando o perfil da relação médico-paciente na sociedade atual. O contato facilitado entre profissionais de saúde e pacientes, em alguns casos, desconfigura o limite exato do atendimento, o que pode aumentar o acesso, mas também gerar desconforto nos profissionais e, eventualmente, até nos pacientes.

O termo *teleconsulta* é empregado com diversos sentidos e muitas vezes como um sinônimo de teleconsultoria. Entretanto, as discussões éticas nos conselhos profissionais e na regulamentação das profissões ainda não permitem o atendimento entre pacientes e profissionais por meio de instrumentos de telecomunicação, o que configura, no linguajar popular, a consulta por meio de telessaúde. A prática de comunicação entre pacientes e profissionais, por meio de contatos telefônicos, *e-mail* ou mensagens de texto, aumenta em uma velocidade ímpar, e tal prática é considerada segura e correta desde que o profissional de saúde esteja realizando acompanhamento do paciente, ou seja, exista uma consulta presencial prévia. Outra prática frequente é o esclarecimento de sinais e sintomas em programas de televisão ou respostas a perguntas clínicas por meio de *websites*. Tal prática pode estar adequada desde que não formule o diagnóstico de forma específica sobre uma pessoa ou um grupo de pessoas. Considerando esses aspectos, o conceito de teleconsulta empregado é: "[...] uma consulta registrada e realizada entre um profissional da área da saúde e um usuário ou paciente, por meio de instrumentos de telecomunicação bidirecional, com o fim de diagnosticar, prescrever, tratar ou esclarecer dúvidas sobre sinais e sintomas de, especificamente, uma pessoa ou um grupo de pessoas sem existir a avaliação presencial direta no momento ou em um momento anterior".[4]

> **Teleconsulta**
>
> Consulta registrada e realizada entre um profissional da área da saúde e um usuário ou paciente, por meio de instrumentos de telecomunicação bidirecional, com o fim de diagnosticar, prescrever, tratar ou esclarecer dúvidas sobre sinais e sintomas de, especificamente, uma pessoa ou um grupo de pessoas sem existir a avaliação presencial direta no momento ou em um momento anterior.

As TICs podem atuar direta ou indiretamente na educação continuada dos profissionais ou dos pacientes. A teleducação inicialmente era resumida a uma ferramenta que seria capaz de levar atualização para locais remotos ou de difícil acesso. Atualmente, a teleducação é uma forma consolidada de educação permanente e que, por meio de objetos virtuais de aprendizagem, *web*-conferências, gamificação, aplicativos para dispositivos móveis – entre outros – é capaz de qualificar a informação, obtendo resultados na educação continuada de profissionais, acadêmicos da área da saúde e do público em geral.

> **Teleducação em saúde**
>
> Educação em saúde, por meio de TICs, que permita a criação, a divulgação e a expansão do conhecimento científico em saúde, em linguagem adequada para o público-alvo, quer por meio de *sites*, palestras *online*, jogos, aplicativos e demais ferramentas que possam auxiliar na construção e consolidação do conhecimento e do cuidado em saúde.

Telemedicina na atenção primária à saúde

A telemedicina atua na APS como um suporte que propicia a manutenção dos atributos essenciais ou derivados. A telessaúde é uma ferramenta que aumenta o acesso, facilita a adesão dos pacientes ou pode ser o sistema de integração que permita o atendimento longitudinal. A telessaúde gradativamente passa a ser identificada como um serviço que permeia todos os níveis de atenção, realizando a comunicação entre os diferentes profissionais e ao longo do tempo, o que gera um atendimento de saúde qualificado, com menor custo, apesar da alta complexidade. Atualmente, a percepção de que a telessaúde é um metasserviço é gradativamente mais aceita e consolidada.

A inserção das tecnologias na área da saúde é difundida mundialmente. A prática da telemedicina como facilitadora do acesso é observada em países da Europa, nos EUA e na Austrália.[5] Outros países, como aqueles que pertencem ao Reino Unido, estão pressionando os profissionais para melhorarem o acesso aos pacientes em razão do aumento da demanda do paciente dentro de uma capacidade instalada limitada.[6] Já se entende que os serviços telefônicos não só podem ser um meio eficiente de gerenciar condições crônicas na prática geral,[7] mas também podem melhorar o gerenciamento de tais condições. Também é reconhecido que o uso de novas TICs tem o potencial de melhorar e aumentar, em geral, o acesso do paciente aos serviços de atenção primária.[8] *E-mail*, mensagens de texto, mensagens de vídeo e outras comunicações baseadas na *web* são comumente usados pela população,[9] mesmo em locais com maior índice de pobreza.

A organização do sistema de saúde, por meio de níveis de atenção, promove a interação de diferentes atores, sejam eles pacientes, gestores ou profissionais de saúde. O elo capaz de manter um contato adequado entre os diferentes níveis, as diferentes pessoas e responsabilidades, para que exista um cuidado otimizado e qualificado em saúde, tanto em aspectos individuais quanto populacionais, são os diferentes serviços de telessaúde. Seja pela facilitação do acesso, da monitorização dos pacientes portadores de doenças crônicas, seja pela vigilância epidemiológica e avaliação das necessidades de políticas públicas, as ferramentas de TIC estão disponíveis para facilitar e otimizar todo o processo existente, conforme apresenta a Figura 19.1.

Considerando a APS e seus atributos, pode-se implantar práticas de telessaúde, tais como:

- **Acesso.** Com acolhimento por meio de TICs, contato com os profissionais de saúde via *e-mail*, mensagens de texto ou comunicação com uso de aplicativos, as possibilidades de acesso ao profissional ou à unidade de saúde são multiplicadas.
- **Integralidade.** A manutenção do cuidado integral dos pacientes na APS prevê que os profissionais avaliem a saúde na sua concepção mais ampla. As ferramentas de tecnologia e comunicação são úteis, pois permitem teleconsultorias que auxiliam no referenciamento correto dos pacientes, bem como no seu tratamento.
- **Longitudinalidade.** O cuidado ao longo da vida e a observação do processo de saúde-doença, com o passar do tempo, favorecem a qualidade do cuidado de saúde e a identificação das necessidades individuais de cada paciente. As inovações em tecnologia auxiliam na manutenção do cuidado por meio de prontuários eletrônicos interligados.
- **Coordenação.** A comunicação adequada entre os diferentes profissionais de saúde, os cuidadores e os pacientes, proporcionando que exista um profissional responsável pelo gerenciamento do cuidado, permite que o atendimento seja consistente e exista um plano de tratamento coerente com as necessidades e o desejo do paciente e da família. Esse contato pode ser facilitado por diversas ferramentas de TICs.
- **Orientação familiar e comunitária.** A utilização de ferramentas didáticas na educação da população, da família ou da equipe de saúde, que permita contato com a realidade virtual, jogos, cursos, filmes ou documentários, pode favorecer a compreensão de diferentes atores envolvidos no processo de saúde-doença ou na promoção de saúde, na prevenção e no tratamento de diferentes enfermidades.

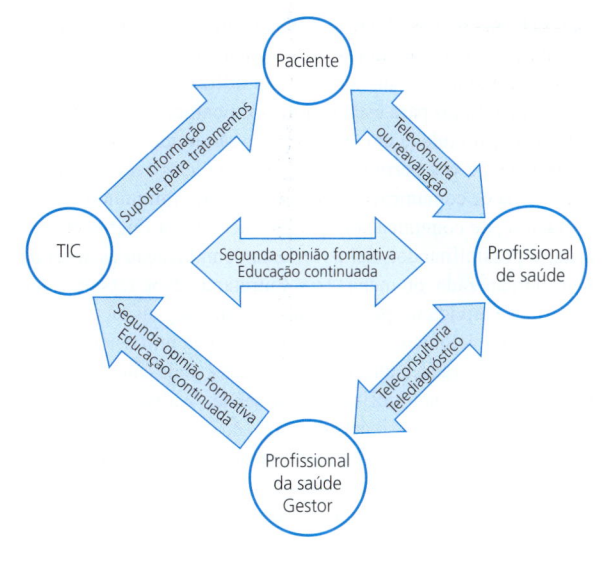

▲ **Figura 19.1**
Fluxo de informações.

Diferentes tecnologias de informação e comunicação no cuidado em saúde

Com o potencial de superar as barreiras de acesso físico, as diferentes tecnologias e as novas que ainda serão criadas estão disponíveis para que sejam usadas por pacientes, profissionais e gestores.

O telégrafo foi uma das primeiras invenções relacionadas ao cuidado de saúde, quando era capaz de permitir a comunicação em grandes distâncias e comunicar a transferência de pacientes graves, informando as condições do paciente que estava sendo removido. Obviamente obsoleto no contexto tecnológico atual, os antigos já reconheciam o valor de uma comunicação rápida e precisa entre profissionais para qualificar o cuidado dos pacientes.

O telefone permite a comunicação síncrona, bidirecional, entre pacientes e profissionais, ou entre dois profissionais. A sincronicidade permite algumas facilidades de atualização em tempo real, mas cria alguns obstáculos, visto que manter serviços disponíveis durante 24 horas pode ser extremamente oneroso. Com o avanço de comunicadores de texto eficientes, o papel do contato telefônico nas relações está modificado. Ligações com orientações previamente gravadas têm sido utilizadas no cuidado de pacientes crônicos com benefícios promissores.

Os comunicadores de texto, tais como mensagens de texto, torpedo e WhatsApp, Telegram, atingem um público vasto, de diferentes classes sociais e idades. Amplamente utilizados, permitem o contato assíncrono, muitas vezes com a mesma efetividade de um contato síncrono, devido à ampla utilização das ferramentas. Os benefícios para esclarecimentos pontuais, envio de imagens, disponibilidade em *smartphones* são inquestionáveis. As mensagens de voz permitidas por esses aplicativos criam mais uma forma de comunicação entre as pessoas, diminuindo alguns obstáculos de comunicação, que são inerentes à linguagem escrita, e possibilitando, inclusive, uma comunicação assíncrona mais humanizada, ou menos fria. Entretanto, cabe ressaltar que respostas e atividades profissionais, por mensagens de texto, ou via contato telefônico, constituem uma prática profissional, nem sempre remunerada, e que, em alguns casos, pode causar desconforto e ansiedade nos profissionais de saúde. Avaliar as condições individuais, dos profissionais de saúde, dos serviços de saúde, as formas de utilização desses comunicadores ainda é um desafio incipiente. Os efeitos da tecnologia nas relações humanas, nas organizações de trabalho e na responsabilização das atitudes profissionais estão em permanente evolução e atualização.

As conferências por meio de vídeo propiciam a transmissão em tempo real de uma avaliação física, tal como o acompanhamento de uma cirurgia ou a avaliação da marcha de um paciente com doença neurológica. Essas ferramentas também permitem a expansão do conhecimento, pois profissionais de todo o mundo podem estar conectados com diferentes especialistas trocando conhecimentos e informações. As videoconferências são utilizadas em vários países como uma ferramenta que possibilita a presença de um médico ou profissional de saúde frente a frente com o paciente, acompanhando sua avaliação e exame físico e proporcionando qualidade em relação ao seu diagnóstico e prescrição terapêutica.

Os *sites* e aplicativos são ferramentas utilizadas pelos profissionais como base para a consulta a informações de saúde, a utilização de calculadoras de saúde, o acesso a listas, como a *Classificação internacional de doenças* (CID), ou a bula de medicações. Os pacientes pesquisam informações sobre as suas doenças e seus sintomas em *sites* de busca na internet, que podem favorecer ou prejudicar o seu cuidado. Os aplicativos, com diferentes finalidades, podem servir de apoio aos profissionais no gerenciamento de informações técnicas e de informações sobre os seus pacientes. Os pacientes podem utilizar aplicativos para o registro de alimentação, medidas de pressão, atividade física, sintomas, tais como falta de ar ou cefaleia. Além disso, alguns aplicativos e *websites* promovem a união de profissionais e pacientes, ou seja, os médicos têm acesso em tempo real aos dados alimentados pelos seus pacientes. Da mesma forma, algumas ferramentas apresentam, no seu *default*, identificadores de gravidade que emitem alerta para médicos e pacientes sobre o estado de saúde, orientando o paciente a procurar atendimento.

Pelas estimativas da Pesquisa Nacional por Amostra de Domicílios (PNAD), 2013, o acesso exclusivo por computador vem sofrendo retração, indicando o crescimento de outras formas de acesso, como o telefone celular e o *tablet*. No Brasil, 75,2% da população de 10 anos ou mais de idade possuem telefone celular (aumento de 131,4% em relação a 2005). A pesquisa TIC-saúde, 2015, mostrou que 28% dos estabelecimentos de saúde pesquisados acessaram a internet por meio de banda larga móvel (3G ou 4G).[10]

O uso de informações que auxiliem a tomada de decisão clínica ao alcance de um *smartphone* é uma ferramenta útil para o profissional da APS. Para muitas situações clínicas, é possível compilar em um *app* informações baseadas nas melhores evidências científicas que possam auxiliar o profissional no rastreamento, no diagnóstico e na conduta clínica de diversas condições de saúde. É importante salientar que os aplicativos devem ser desenvolvidos a partir de instrumentos gerados por meio de evidência científica robusta e não substituem o julgamento clínico do médico. O objetivo é que sirvam como um guia de orientação para situações frequentes utilizando informações bem embasadas. Para tanto, é preciso garantir qualidade e usabilidade do *app* produzido mediante um processo de desenvolvimento e testagem suportado por padronização que permita a produção de instrumento de apoio para a tomada de decisão clínica.

Além disso, é necessário criar um consenso entre instituições reguladoras, instituições de saúde e demais partes envolvidas no que diz respeito à avaliação de aplicativos para a saúde. É importante levar em conta as boas práticas de desenvolvimento, a usabilidade, a segurança e a confiabilidade dos dados, mas, sobretudo, garantir a eficácia dos aplicativos e a segurança dos pacientes. Um exemplo é o TelessaúdeRS-UFRGS, que, por meio de um convênio com o MS, disponibiliza uma série de aplicativos gratuitos (com mais de 150.000 *downloads* entre 2015 e 2016) tanto para sistemas Android© como iOS©[11] (Figura 19.2).

Para saber mais sobre telessaúde, ver Cap. 20, Telessaúde na atenção primária à saúde.

Relação médico-paciente permeada por recursos digitais

A internet certamente foi a grande responsável por revolucionar os meios de comunicação mundial. A velocidade com que estabelece informações e conexões tornou outros meios de comunicação – carta, telegrama, telefone, televisão – menos influentes ou obsoletos. Diversas ferramentas de comunicação foram desenvolvidas para a internet – texto, áudio, vídeo —, e as antigas enciclopédias foram sugadas por buscadores de conteúdos, notícias, imagens, áudios, que possuem um imensurável "banco de informações". O século XXI já nasce trazendo consigo a necessidade do consumo instantâneo proporcionado pela internet. Fazer compras, buscar notícias e informações sobre a própria saúde não podem esperar a loja abrir, o jornal chegar ou começar ou o agendamento da consulta. A internet permitiu que tudo isso – desde compras, buscar notícias e até informações sobre saúde – seja feito com alguns cliques e em poucos segundos.

A internet possui um grande volume de informações em saúde, sendo que isso é identificado como um problema potencial, pois constantemente as informações são conflitantes ou de baixa consistência científica.[12] Esse volume de informações muitas vezes conflitante pode levar o paciente à confusão e à insegurança.[13] Em recente estudo sobre o uso de ferramentas de navegação, denominado pelos autores como Dr. Google, foi observado que os pacientes percebem a necessidade de consulta de informações na internet para obtê-las mais rapidamente, mas gostariam de consultar páginas na *web* que os profissionais de saúde de sua confiança tivessem indicado. Os entrevistados relataram ainda a necessidade de ter um médico disponível *online* para discutir as informações ou indicar textos de maior qualidade científica.[14] A busca por informações muitas vezes requer informações clínicas a que o próprio paciente não tem acesso. Em estudo com adultos com mais de 50 anos, Ware e cols. observaram que a propriedade, o acesso e a responsabilidade pela informação médica (registro médico) são um ponto de alto valor para os pacientes que desejam ter acesso facilitado aos seus prontuários.[15]

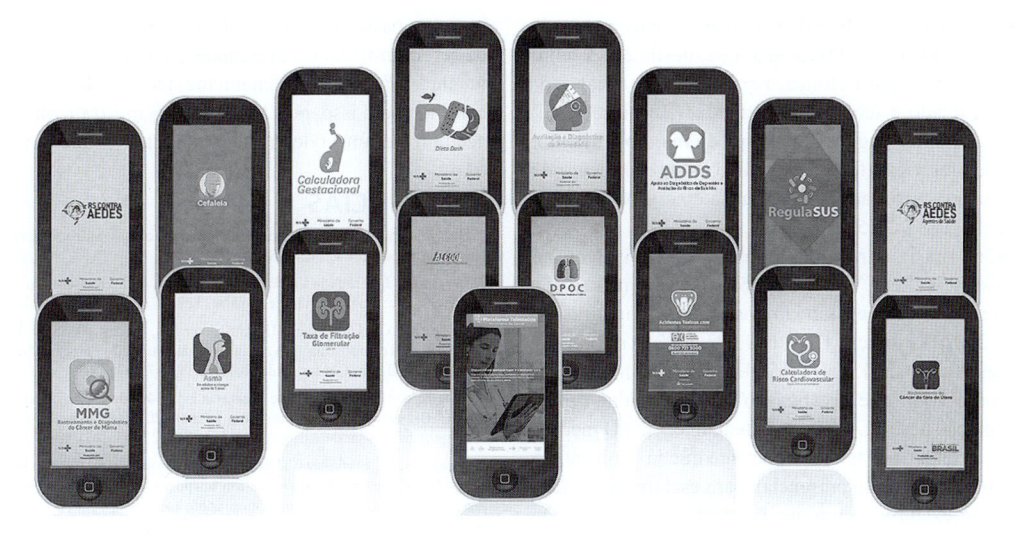

▲ Figura 19.2
Aplicativos gratuitos disponibilizados pelo TelessaúdeRS-UFRGS para os sistemas operacionais Android© e iOS©.
Fonte: Universidade Federal do Rio Grande do Sul.[11]

Não obstante, o uso da internet para comunicação e para formação de grupos de suporte *online* dedicados ao compartilhamento de histórias também tem sido relatado. Com a comunicação facilitada, torna-se mais factível a identificação de pessoas com condições de saúde semelhantes para troca de informações úteis e apoio emocional.[15]

Além da segurança quanto à qualidade das informações, os pacientes relatam outras barreiras relacionadas ao uso de informações *online*: temor da reação do seu médico (não desejam transparecer um perfil desafiador ao profissional); resistência ou desânimo de médicos em discutir, durante a consulta, informações encontradas na internet; o fato de os médicos não acreditarem na capacidade dos pacientes de se tornarem informados por meio da internet; desenvolvimento de estratégias por parte dos médicos para desviar a discussão das informações obtidas pelo paciente de modo *online*.[16]

Há uma tendência das pessoas em todo o mundo de consultar a internet em busca de informações úteis sobre sua condição de saúde, bem como opções terapêuticas/preventivas e prognósticos. Isso permite maior autonomia ao paciente para gerir sua saúde, mas há uma percepção de que essa autogestão de saúde precisa ser mais bem tutorada por médicos e outros profissionais da saúde, a fim de garantir que as melhores escolhas sejam feitas e a adesão ao tratamento seja garantida.[16]

Nesse sentido, pacientes têm demonstrado uma necessidade de aumentar as oportunidades para melhorar as interações dos cuidados de saúde (p. ex., renovações de prescrição, agendamentos de consulta, maior acesso ao médico).[15] A internet tem sido utilizada em diversos países do mundo como a principal ferramenta para aumentar a interação médico-paciente por meio de mensagens de texto, mensagens de vídeo, áudio, compartilhamento de imagens, entre outros. Esse modo de consulta tem sido denominado teleconsulta e tem demonstrado resultados eficientes para a prática da medicina.

Subsídios para discussão da teleconsulta no Brasil

Como mencionado, as barreiras de acesso representam um grande problema para a APS brasileira, e um dos maiores pontos fortes da telessaúde é o potencial para ampliação do acesso. A teleconsulta é uma nova forma de entregar um cuidado tradicional em saúde e representa a interação médico-paciente mediada por tecnologia. Isso significa que essa interação pode ocorrer por telefonia, *chat*, *e-mail*, mensagens instantâneas de texto, aplicativos para dispositivos móveis, videoconferência, prontuário eletrônico do paciente, registro eletrônico em saúde, saúde conectada, internet das coisas, sensores vestíveis, injetáveis e deglutíveis, telepresença, robótica e inteligência artificial, dentre as várias tecnologias em inexorável desenvolvimento.

Considerando-se apenas o telefone*, uma tecnologia mais simples, ubíqua e com a menor curva de aprendizado para a correta utilização, sabe-se que até 66% dos pacientes telefonam para seus médicos para esclarecimento de dúvidas terapêuticas ou diagnósticas, tranquilização e aconselhamento.[17] Existe boa evidência de que a triagem telefônica por médicos e enfermeiros aumenta o acesso em 33 a 48%, sem aumento de custos e sem prejuízo para a segurança e a satisfação dos pacientes.[17] O contato telefônico pode evitar até 30% de readmissões em 30 dias na gestão de casos, melhorar quadros de dor, otimizar a perda de peso, reduzir custos para o sistema de saúde e até diminuir em 50% a mortalidade perinatal.[18]

Independentemente do uso ou não de tecnologia, a relação médico-paciente passa pelos pressupostos da confiança bilateral, da autonomia do paciente para tomar decisões sobre sua saúde e da autonomia do médico para, eticamente, lançar mão dos recursos disponíveis. Países como Espanha, Noruega e Finlândia, o último desde 1997, consideram as ações de saúde e telessaúde equivalentes, ou seja, as questões éticas não giram ao redor de como prover o cuidado, mas sim em prover o cuidado certo, no lugar certo e, principalmente, no momento certo.[17] Na União Europeia, 24 dos 28 países membros possuem legislação específica para a teleconsulta, que é permitida em 17 países. Nos EUA, a teleconsulta é regulada e permitida nos 50 Estados, e apenas três Estados exigem a presença de outro profissional de saúde (médico ou não) junto ao paciente no momento da interação virtual. O Canadá utiliza teleconsulta por telefone ou internet em todo o território, independente da região ser re-

---

* Em parceria com a SBMFC, a Artmed Editora publicou recentemente *Triagem e consulta ao telefone*, de Pygall. 160p.

mota, rural ou urbana. No Brasil, a normativa mais avançada é a do Conselho Federal de Psicologia, que, desde 2012, tanto para pesquisa quanto para clínica, regulamentou várias modalidades de cuidado psicológico à distância (Resolução CFP nº 011/2012).[19] A enfermagem segue a medicina, pois permite a execução de prescrição feita por médico em atendimento de telessaúde apenas em situações de urgência/emergência (Resolução COFEN nº 0487/2015).

Apesar de, no Brasil, o trabalho presencial ser equivalente ao trabalho à distância (Lei nº 12.551, de 15 de dezembro de 2011), com várias restrições à telessaúde impostas pelas primeiras resoluções em 2002 (Resolução CFM nº 1.643/2002) e reforçadas em 2011 (Resolução CFM nº 1.974/2011), o Conselho Federal de Medicina (CFM) proíbe a realização de teleconsulta. Entretanto, na resolução de 2011, existe um atenuante: "[...] O médico pode, porém, orientar por telefone paciente que já conheça, ao qual já prestou atendimento presencial, para esclarecer dúvidas em relação, por exemplo, a um medicamento prescrito".[20] Da mesma forma, e servindo de paradigma para as atividades de telediagnóstico, em 2014 (Resolução CFM nº 2.107/2014), foi permitida a emissão de laudo radiológico a partir de exame coletado à distância. O maior avanço ocorreu em 2017, com publicação de parecer que permite o uso de aplicativos semelhantes ao WhatsApp para comunicação entre médicos e pacientes, mas mantendo vedada a substituição de consultas presenciais pelas virtuais (Parecer CFM nº 14/2017).

CONCLUSÃO

A clínica é soberana. Os médicos são habilitados para avaliar as limitações impostas em qualquer situação da relação médico-paciente. Ou seja, não importa se o atendimento ocorre em um hospital terciário com alta densidade tecnológica, em uma Unidade Básica de Saúde com poucos recursos, no domicílio do paciente, em uma via pública qualquer ou à distância e mediado por tecnologia. Cabe ao médico avaliar os recursos disponíveis para determinar as possibilidades diagnósticas e terapêuticas a serem oferecidas. No que diz respeito à teleconsulta ou a qualquer atendimento mediado por tecnologia, os médicos possuem experiência e capacitação para tomar a decisão de usar o recurso e assumir a responsabilidade pelo atendimento prestado.

Além da ampliação do acesso em um país continental, onde as internações por causas sensíveis à APS somam um terço do volume total e quase 20% do custo público de internações, outras vantagens podem ser citadas. Entre elas estão, com a regulamentação da teleconsulta, a valorização do tempo profissional despendido nesses procedimentos, a ampliação do campo profissional de atendimento (como ocorre na radiologia), o aumento de possibilidades de seleção e de direito de escolha do paciente por profissionais médicos habilitados e a redução de custos pelo aumento da escala.

Urge realizar e ampliar essa discussão. As pessoas são o que há de mais importante em um sistema de saúde. Quando a telessaúde passar a ser centrada nas pessoas, independentemente de serem profissionais de saúde, gestores ou pacientes, seu potencial será atingido plenamente. Discutir a teleconsulta é um caminho para isso, pois as evidências mostram que os pacientes aceitam e usam a telessaúde muito mais do que os provedores.

REFERÊNCIAS

1. Domingues DMG. Ciberespaço e rituais: tecnologia, antropologia e criatividade. Horiz Antropol. 2004;10(21):181-98.

2. Lorenzetti J, Trindade LL, Pires DEP, Ramos FRS. Tecnologia, inovação tecnológica e saúde: uma reflexão necessária. Texto Contexto Enferm. 2012;21(2):432-9.

3. Schmitz CAA, Gonçalves MR, Umpierre RN, Siqueira ACS, D'Ávila OP, Bastos CGM, et al. Teleconsulta: nova fronteira da interação entre médicos e pacientes. Rev Bras Med Fam Comunidade. 2017;12(39):1-7.

4. Brasil, Ministério da Saúde. Portaria n. 2.546, de 27 de outubro de 2011 [Internet]. Brasília; 2011 [capturado em 18 maio 2018]. Disponível em: http://bvsms.saude.gov.br/bvs/saudelegis/gm/2011/prt2546_27_10_2011.html.

5. Newhouse N, Lupiáñez-Villanueva F, Codagnone C, Atherton H. Patient use of email for health care communication purposes across 14 European countries: an analysis of users according to demographic and health-related factors. J Med Internet Res. 2015;17(3):e58.

6. Brant H, Atherton H, Ziebland S, McKinstry B, Campbell JL, Salisbury C. Using alternatives to face-to-face consultations: a survey of prevalence and attitudes in general practice.

7. Pinnock H, Bawden R, Proctor S, Wolfe S, Scullion J, Price D, et al. Accessibility, acceptability, and effectiveness in primary care of routine telephone review of asthma: pragmatic, randomised controlled trial. Br J Gen Pract. 2016;66(648):e460-6.

8. Schoen C, Osborn R, Doty MM, Squires D, Peugh J, Applebaum S. A survey of primary care physicians in eleven countries, 2009: perspectives on care, costs, and experiences. Health Aff (Millwood). 2009;28(6):1171-83.

9. Davis K, Doty MM, Shea K, Stremikis K. Health information technology and physician perceptions of quality of care and satisfaction. Health Policy. 2009;90(2-3):239-46.

10. Barbosa AF, coordenador. Pesquisa sobre o uso das tecnologias da informação e da comunicação no Brasil: 2005-2009. São Paulo: Comitê Gestor da Internet no Brasil; 2010.

11. Universidade Federal do Rio Grande do Sul. TelessaúdeRS/UFRGS desenvolve aplicativos gratuitos para médicos e outros profissionais da atenção primária à saúde [Internet]. Porto Alegre; 2015 [capturado em 18 maio 2018]. Disponível em: https://www.ufrgs.br/telessauders/noticias/telessaudersufrgs-desenvolve-aplicativos-gratuitos-para-medicos-e-outros-profissionais-da-atencao-primaria-saude/

12. Cline RJ, Haynes KM. Consumer health information seeking on the internet: the state of the art. Health Educ Res. 2001;16(6):671-92.

13. Walsh G, Hennig-Thurau T, Mitchell V. Consumer confusion proneness: scale development, validation, and application. J Mark Manag. 2007;23(7-8):697-721.

14. Lee K, Hoti K, Hughes JD, Emmerton L. Dr Google is here to stay but health care professionals are still valued: an analysis of health care consumers' internet navigation support preferences. J Med Internet Res. 2017;19(6):e210.

15. Ware P, Bartlett SJ, Paré G, Symeonidis I, Tannenbaum C, Bartlett G, et al. Using eHealth technologies: interests, preferences, and concerns of older adults. Interact J Med Res. 2017;6(1):e3.

16. Tan SSL, Goonawardene N. Internet health information seeking and the patient-physician relationship: a systematic review. J Med Internet Res. 2017;19(1):e9.

17. Montgomery A, Hunter D, Blair E, Hendricksen M. Telemedicine today: the state of affairs. Ann Arbor: Altarum Institute; 2015.

18. Mistry H. Systematic review of studies of the cost-effectiveness of telemedicine and telecare. Changes in the economic evidence over twenty years. J Telemed Telecare. 2012;18(1):1-6.

19. Krupinski EA, Bernard J. Standards and guidelines in telemedicine and telehealth. Healthcare. 2014;2(1):74-93.

20. Conselho Federal de Medicina. Manual de publicidade médica: resolução CFM nº 1.974/11. Brasília; 2011.

▶ **CAPÍTULO 20**

Telessaúde na atenção primária à saúde

Carlos André Aita Schmitz
Ana Célia da Silva Siqueira
Marcelo Rodrigues Gonçalves
Eno Dias de Castro Filho
Erno Harzheim

Aspectos-chave

▶ O uso de tecnologias da informação e comunicação (TICs) para trocas de informações em saúde não é novidade, e os primeiros relatos, com o uso de telégrafo, datam do século XIX. A partir de 1995, a telessaúde tem migrado de um domínio fortemente tecnológico para um domínio centrado no paciente e focado na clínica.

▶ Apesar de ser um conceito polissêmico, a maioria dos autores concorda que telessaúde envolve a interposição de tecnologia entre um ou mais pontos para a realização de ações de saúde à distância. Porém, ocorreram modificações e avanços substanciais no entendimento da distância considerada, da tecnologia utilizada, das ações de saúde possíveis e de quais elementos estarão interagindo em cada extremidade comunicada.

▶ A telessaúde tem potencial para gerar aumento de acesso e qualidade com redução de custos na saúde. Há evidências de desfechos positivos no contexto da atenção primária à saúde (APS) e da abordagem de condições crônicas. Apesar de realizados em menor quantidade, os estudos de custo apontam para ganhos com a utilização de telessaúde.

▶ A oferta de serviços ainda é maior do que a demanda e, em geral, existe mais aceitação pela população do que pelos profissionais de saúde na incorporação da telessaúde na prática diária. Além disso, a normatização brasileira ainda é uma barreira importante para a adoção de telessaúde.

▶ O leque com opções públicas de ferramentas de telessaúde disponível para profissionais da APS varia conforme as iniciativas de cada Estado e existem experiências de abrangência nacional.

Caso clínico

Médico de uma unidade de saúde do interior deseja qualificar o cuidado em saúde respiratória dos pacientes que acompanha. A primeira ação realizada pela equipe é a busca ativa de pacientes com uso crônico de medicação respiratória e a realização de avaliação para manejo adequado dos sintomas e das condições clínicas. O médico solicita exame de espirometria para 18 pacientes. Os pacientes realizarão o exame em um ponto remoto, que existe em uma localidade próxima. O médico da unidade de saúde está tranquilo, pois o laudo dos exames será realizado à distância, por uma equipe de especialistas em fisiologia pulmonar localizada na capital.

Ao longo do capítulo, pode-se observar que há ainda um bom caminho para a telessaúde exercer todo o seu potencial no contexto da medicina de família e comunidade. Dos projetos-piloto até a generalização do uso na prática da APS, existem barreiras humanas, técnicas e políticas.[1]

Histórico e contexto tecnológico

TICs envolve o uso de *hardware*, *software* e telecomunicações na automação e na comunicação de processos em geral.[2] O uso de tecnologias (envolvendo ao menos eletricidade) para apoiar ações de saúde é antigo. Dos primeiros relatos, no final do século XIX, com o telégrafo (uso clínico em campanhas militares), passando (aditiva e cronologicamente) pelo telefone, rádio, fax, televisão, internet até a telepresença, já se passaram mais de 150 anos.[3]

Em 1906, eletrocardiógrafo e telefone tiveram uso combinado (telecardiograma). Na década de 1920, surgiu o rádio de suporte clínico e cirúrgico para navios em curso. Fac-símiles de imagens radiológicas foram enviados em 1948, e em 1950, a televisão serviu para teleducação em psiquiatria. Os termos informática médica e telemedicina são contemporâneos, com sedimentação no final da década de 1960, quando foi publicado o primeiro protótipo de programa de telessaúde em Boston.[3-5]

Na década de 1970, por influência das necessidades militares e aeroespaciais norte-americanas e europeias, o intercâmbio de pesquisadores impulsionou a área em vários países, inclusive na América Latina, iniciando pelo México em 1995, chegando ao Brasil em 1999.[6,7]

Ocorreu um período pioneiro entre 1970 e 1995, e outro contemporâneo na década de 2010.[8] Além de estarem ligados a fatores como desenvolvimento e inovação tecnológica, os impulsos para a telessaúde, em 1995 e 2010, que geraram um aumento excepcional de publicações, foram relacionados com grandes financiamentos estatais, principalmente norte-americanos.[9]

Esses aumentos, de produção e de financiamento, refletem a lei de Kurzweil, ou dos retornos acelerados, em que a tecnologia não avança linearmente, mas sim exponencialmente, pois sua efetividade faz com que mais e mais recursos sejam adicionados para o progresso do processo.[10] Nesse sentido, a popularização da internet, na década de 1990, carregou a promessa de superar todas as tecnologias anteriores e gerou a e-saúde,[11] considerada hierarquicamente superior à telessaúde pela Organização Mundial da Saúde (OMS), que a lançou como prioridade de agenda mundial em 2005.[12] Da mesma forma, a partir de 2000, a produção em larga escala de dispositivos móveis junto com a proliferação de aplicativos voltados para a saúde produziu um novo ramo, a m-saúde.[13] O conceito de internet das coisas,[14] que diz respeito às tecnologias domésticas inteligentes, uniu-se à e-saúde e à m-saúde em direção à saúde conectada,[15] que objetiva levar as ações de saúde onde e quando uma pessoa precisar. Também nas últimas décadas ocorreu uma grande produção de prontuários eletrônicos do paciente e a ligação desses, junto aos demais sistemas de informação em saúde, com registros eletrônicos de saúde de abrangência nacional por meio da normatização da interoperabilidade.[16,17] Com tudo isso, em função do volume, da velocidade de geração e da diversidade dos dados, surgiu o conceito de Big Data e a necessidade de tratamento e análise de grandes volumes de dados para convertê-los em informação útil.[18]

Conceito e possibilidades

Telessaúde envolve mediação por TICs (e esse é o principal diferencial entre o cuidado usual e a telessaúde) em interações à distância no âmbito da saúde. Embora a distância seja um fator determinante, a unidade de distância não o é (variando de quilômetros a centímetros, ou menos), e a interação pode ocorrer entre pessoas e/ou equipamentos e/ou aplicações. Além disso, os eventos podem ser síncronos ou assíncronos, bem como possuírem finalidade assistencial ou educacional (Quadro 20.1).[3,19,20]

A radiologia foi uma das primeiras áreas a utilizar recursos de telessaúde e, em 2010, 60% dos 125 países avaliados pela OMS já tinham algum serviço em operação, seguida da dermatologia (40%) e da patologia (25%).[20] Após os avanços na área de diagnóstico, as possibilidades de aumento de interação à distância levaram naturalmente para a consultoria entre profissionais de saúde, bem como para o atendimento clínico e até cirúrgico (com auxílio da robótica) de pacientes.[21] Em contraste com o cenário dos países desenvolvidos, o contexto adotado por países em desenvolvimento foi o contato do nível primário de atenção com os demais níveis de atenção por meio de consultorias entre profissionais de saúde e formação profissional.[7]

Os avanços tecnológicos, a redução dos custos e a popularização do acesso à tecnologia mudaram a face da telessaúde. No que diz respeito à distância, a interação mediada por tecnologia passou a ser utilizada em distâncias cada vez menores (com sensores vestíveis, injetáveis e deglutíveis sendo uma realidade). O autocuidado tem recebido forte investimento, e as interações não ocorrem apenas entre seres humanos, mas também com sensores, algoritmos de apoio à decisão e até mesmo inteligência artificial assumindo uma das extremidades de interação.[22]

Os inovadores tradicionais (empresas do complexo farmacêutico-hospitalar) estão começando a ceder espaços para empresas emergentes, como Google, Apple, Amazon e um grande número de empresas de desenvolvimento de aplicativos para dispositivos móveis e de sensoriamento remoto. Alexa, o assistente doméstico virtual da Amazon, recebeu da American Heart Association habilidades para descrever os fatores de risco para infarto agudo do miocárdio e acidente vascular cerebral (AVC), além de fornecer orientações de como proceder uma ressuscitação cardiorrespiratória em casa. A Onduo, uma *joint venture* que inclui a Google e a Sanofi, está investindo em meios de fazer com que

Quadro 20.1 | Algumas tipologias de telessaúde

Ação de telessaúde	Interação à distância mediada por TICs entre		Modalidade	Sincronicidade
Teleconsulta	Profissional de saúde/algoritmo de apoio à decisão	Paciente	Assistencial	Síncrona/assíncrona
Teleconsultoria	Profissional de saúde/algoritmo de apoio à decisão	Profissional de saúde	Assistencial	Síncrona/assíncrona
Telediagnóstico	Equipamento de coleta	Profissional de saúde	Assistencial	Assíncrona/síncrona
Telecirurgia	Profissional de saúde	Equipamento robótico de cirurgia	Assistencial	Síncrona
Telemonitoramento	Sensor de coleta	Dispositivo de monitoramento e armazenamento	Assistencial	Síncrona/assíncrona
Teleducação	Repositório/Aplicação/Profissional(is) de saúde/Paciente(s)	Profissional(is) de saúde/Paciente(s)	Educacional	Síncrona/assíncrona

Fonte: Bashshur e colaboradores[3], Sood e colaboradores[19] e World Health Organization.[20]

diabéticos tomem melhores decisões a respeito do uso de suas medicações e de seu estilo de vida. Médicos e enfermeiros do Royal Free Hospital, em Londres, usam um aplicativo para dispositivos móveis (app) da DeepMind (uma empresa de inteligência artificial da Google), que analisa os dados de monitoramento e do histórico clínico de pacientes internados, identificando os que estão em risco, e emite alertas. O National Health System (NHS) britânico está testando uma inteligência artificial capaz de responder a questões sobre a saúde dos pacientes. A Food and Drug Administration (FDA) americana aprovou 36 apps para saúde conectada em 2016, e um app chamado Natural Cycles, que promete um índice de Pearl de 7, foi recentemente aprovado na Europa. A China investiu mais de 600 milhões de dólares em dois apps para consultas médicas em 2016, e a Índia tem exemplos como o LiveHealth, um app que permite ao paciente acessar seu registro eletrônico em saúde e se comunicar com seus profissionais de saúde.[23]

Vista como uma inovação disruptiva (que redefine padrões, ao contrário da inovação sustentada, que segue padrões), por colocar em cheque as práticas tradicionais de saúde, a telessaúde tem potencial para reformar, transformar e organizar o setor saúde, com redução de custos e ganhos na qualidade e no acesso. A telessaúde está mudando não só a forma de ofertar cuidado em saúde, mas também o próprio domínio da saúde. Sua influência é percebida de forma cada vez mais intensa e rápida.[24] De fato, no curto espaço de tempo (5 anos) entre as duas edições deste tratado, a telessaúde mudou radicalmente, avançando em progressão geométrica no mundo e aritmética no Brasil. Pode-se dizer que, para um observador desavisado, o que era considerado futuro para a telessaúde já ocorreu.

Mesmo o caráter disruptivo da telessaúde começa a ficar para trás, pois se torna cada vez mais próximo um ponto de inflexão, em que o padrão de adoção irá se deslocar dos usuários mais focados em inovações tecnológicas para aqueles mais pragmáticos. Pacientes, em especial idosos, já realizam mais encontros virtuais do que pessoais com seus profissionais de saúde, com altos níveis de satisfação para ambos e melhores desfechos em saúde.[22]

No Brasil, apesar dos passos mais lentos e das barreiras normativas (a teleconsulta é proibida pelo Conselho Federal de Medicina [CFM]), a telessaúde já deixou de ser apenas uma fonte de formação profissional continuada ou de teleconsultoria. Multiplicam-se os serviços médicos digitais com caráter aditivo ou mesmo substitutivo, em especial para serviços especializados com pouco acesso ou baixo interesse de mercado. Existem várias iniciativas privadas e/ou públicas de telessaúde. O Programa de Apoio ao Desenvolvimento Institucional do Sistema Único de Saúde (PROADI-SUS), por exemplo, viabiliza parcerias público-privadas que envolvem o Hospital Alemão Oswaldo Cruz, o Hospital do Coração, o Hospital da Beneficência Portuguesa, o Hospital Israelita Albert Einstein, o Hospital Sírio-Libanês e o Hospital Samaritano, todos situados na cidade de São Paulo, bem como o Hospital Moinhos de Vento, situado na cidade de Porto Alegre, entre outras experiências no país.

Telessaúde baseada em evidências

Pouco se sabe sobre o perfil de usuários e não usuários de telessaúde na APS. Um levantamento publicado em 2017, pela Academia Americana de Médicos de Família, mostrou que apenas 15% dos médicos de família entrevistados reportaram o uso corrente de ferramentas de telessaúde no ano de 2014. Trabalhar em áreas rurais, em serviços hospitalares de urgência e emergência ou em sistemas integrados de saúde foram fatores potencializadores do uso. Ter mais de 10 anos de prática médica, trabalhar na APS, trabalhar em serviços privados e não ter acesso a um prontuário eletrônico são fatores considerados barreiras. Custo, treinamento e impossibilidade de reembolso também foram considerados como barreiras pelos entrevistados.[25]

A telessaúde ainda é um campo em franco desenvolvimento, com uma curva exponencial de crescimento do número de publicações na área variando de menos de 200 para mais de 1.600 artigos publicados por ano no PubMed, entre 1995 e 2013.[8] Muitos dos estudos iniciais em telessaúde abordaram avaliações de tecnologia e factibilidade. Estudos voltados para desfechos clínicos e análises de custo aparecem em maior número a partir da década de 2000.[26] A literatura mostra que tanto há desafios quanto avanços nas questões de aceitação, acesso, qualidade e custos.

No que diz respeito à aceitação, considerando que clínicos têm de 15 a 20 dúvidas por dia, muitas das quais ficam sem resposta,[27,28] um dos problemas para a expansão de serviços de telessaúde é a sua baixa utilização.[29] A aceitação clínica, definida como a disposição de médicos e outros profissionais de saúde em contar com ferramentas de telessaúde dentro de sua rotina diária, é de natureza multifatorial.[30] Em relação aos pacientes, a aceitação é bem maior do que entre os provedores. Pacientes são consumidores de tecnologias como mensagens de texto, telefone, e-mail, registro pessoal de saúde, internet das coisas, apps e algoritmos de apoio à decisão. Porém, a situação da lei dos cuidados inversos ocorre no momento em que a probabilidade de usar tecnologia é menor naqueles pacientes com menos saúde. O uso de ferramentas de telessaúde (como a teleconsulta e a prescrição eletrônica) ampliou o acesso dos pacientes, tanto na APS como em serviços especializados.[3,30]

Em relação aos desafios de melhoria da qualidade, uma revisão de literatura, com 80 revisões sistemáticas heterogêneas, entre 2005 e 2009, apresentou os seguintes resultados: telessaúde como efetiva (21), evidência promissora, porém incompleta (18), evidência limitada e inconsistente (41).[31] Uma revisão de 148 ensaios clínicos entre 1990 e 2011, avaliando vários tipos de intervenções de telessaúde (suporte por telefone, videoconferência, e-mail, web mensagem ou chat online e telemonitoramento) para o manejo de cinco condições crônicas (asma, doença pulmonar obstrutiva crônica [DPOC], diabetes melito, insuficiência cardíaca congestiva e hipertensão arterial sistêmica), sumarizou achados para 37.695 pacientes. Mesmo não utilizando o modelo de uma metanálise convencional, a maioria dos estudos (n = 108) apontou efeitos positivos e quase nenhum efeito negativo (n = 2), sugerindo viés de publicação e concluindo que a base de evidências para telessaúde na gestão de doenças crônicas é em geral fraca e contraditória.[32]

No campo dos avanços de qualidade, em revisão voltada para resultados de suporte assistencial por telessaúde para médicos na APS, cinco ensaios clínicos randomizados (ECRs) mostraram evitação significativa de exames e de referenciamento para outros níveis de atenção (exceto nos casos cirúrgicos).[33] Uma revisão dos efeitos de ações de telessaúde na qualidade do manejo de três importantes doenças crônicas – insuficiência cardíaca (19 ECRs, 2000-2014), AVC (21 ECRs, 2006-2014) e DPOC (17 ECRs, 2007-2013) – mostrou potencial positivo, com significativas tendências para redução de internações e atendimentos de emergência, bem como para prevenir e/ou limitar a gravidade dos episódios. No caso de AVC, houve redução de mortalidade entre 15 e 56%.[3]

No que diz respeito à redução de custos, uma revisão de 47 estudos sobre custo-efetividade, no período de 1990 a 2010, concluiu que ainda não há nenhuma evidência forte de que, em termo de custos, as intervenções de telessaúde sejam mais eficazes do que as intervenções tradicionais em saúde.[34] Porém, uma revisão mais recente, de 2008 a 2014, mostrou evidências de redução de custos em comparação com o cuidado usual em 14 ECRs avaliados no que diz respeito ao acompanhamento de doenças crônicas. O mesmo estudo apontou para o aumento do acesso e da qualidade.[3]

Um estudo gaúcho de custo-minimização na implantação de coleta descentralizada de espirometrias, com laudo na capital e suporte por teleconsultoria para os profissionais solicitantes, encontrou uma economia de R$ 102,71 por paciente que realizou diagnóstico e tratamento na forma descentralizada.[35] Da mesma forma, um estudo mineiro, com exames cardiológicos à distância, mostrou que a descentralização da coleta foi capaz de reduzir aproximadamente 50% nos custos de diagnóstico e acompanhamento em relação ao cuidado tradicional.[36]

Uma revisão voltada especialmente para desfechos em APS, no período de 2005 a 2015, em 14 países, levantou 86 artigos (50% norte-americanos), com achados sumarizados a seguir:[37]

Viabilidade e aceitação

- Os pacientes são favoráveis a compartilhar suas informações com provedores e familiares envolvidos no seu cuidado, bem como acessar seu médico por telefone ou internet (inclusive pagando por isso).
- Existe boa aceitação para aconselhamento telefônico por enfermeiros.
- Os pacientes veem a consulta e a prescrição eletrônica de forma equivalente à presencial, exceto para condições que exigem exame físico.

Desfechos intermediários

- Os achados pertinentes à teleconsulta (em geral, por telefone) mostraram melhoria moderada na qualidade, bem como evitação de 40% de referenciamentos para condições crônicas e diminuição do absenteísmo nos retornos agendados.
- O acesso a portais de saúde não alterou a frequência das consultas em APS.
- O uso de registro eletrônico em saúde reduziu em 9% o número de consultas, além de gerar aumento modesto na qualidade dos atendimentos.
- O uso da internet teve efeito positivo em várias áreas, com redução de 29% do absenteísmo nas consultas especializadas, melhora nos agendamentos e identificação (e abordagem) de efeitos adversos de medicamentos.
- Também houve redução no absenteísmo e melhora no agendamento, com o uso de mensagens de texto (SMS), o mesmo ocorrendo com checagens de medicação.
- O uso da internet produziu resultados similares ao telefone na triagem por enfermeiros para apendicite e orientações para infecção urinária, bem como na gestão de casos, com redução de 30% nas readmissões em 30 dias.
- A apreensão dos médicos a respeito de os pacientes vê-los consultar a internet durante as consultas foi descartada pelos próprios pacientes, que, no entanto, referiram mais credibilidade por consultas a livros.

Desfechos primários

- A intervenção comportamental por telefone ou internet resultou em perda de peso significativa em adultos obesos com um ou mais fatores de risco cardiovascular, especialmente se combinada com visita presencial a médico generalista.
- O aconselhamento clínico por telefone otimizou o uso de medicações analgésicas em pacientes com risco de abuso, bem como reduziu o quadro de dor.
- A adoção de um sistema nacional de informação reduziu a mortalidade em várias doenças.
- Programas educacionais com base na internet (inclusive no Brasil) melhoraram a adesão farmacológica, a atividade física e o controle sódico em pacientes hipertensos.
- Mensagens de texto por telefonia móvel, dirigidas para mulheres grávidas, reduziram em 50% a mortalidade perinatal em um país em desenvolvimento (Belize).

Embora haja a necessidade de mais estudos com rigor científico para validação de impactos em desfechos clínicos, bem como a padronização de métodos para avaliar o custo, os autores concluíram que a telessaúde, no atual contexto dos sistemas de saúde, tem um grande potencial para enfrentar os desafios abordados pela APS. A aceitação de pacientes e de provedores torna cada vez mais a telessaúde um componente viável e integral da APS em todo o mundo.

Ferramentas de telessaúde no Brasil

Apesar da ampliação do acesso, com crescimento de serviços de APS a partir da implantação do SUS, permanecem diferenças em relação à qualidade dos serviços ofertados. A falta de investimento em estrutura física, redes de saúde com baixo nível de integração horizontal e vertical, a baixa incorporação tecnológica e as deficiências na formação profissional, entre outros fatores, participam como causas de heterogeneidade da qualidade da APS.[38-42] Em função desse quadro, o Programa Nacional de Telessaúde (porém, na forma de projetos-piloto) foi lançado, em 2007, em nove Estados da federação: Amazonas, Ceará, Goiás, Minas Gerais, Pernambuco, Rio de Janeiro, Rio Grande do Sul, Santa Catarina e São Paulo. Mais tarde, Espírito Santo, Mato Grosso do Sul e Tocantins também tiveram seus projetos-piloto.[43] O *status* de programa nacional (Programa Telessaúde Brasil) foi atingido em 2010, mas ainda voltado principalmente para a teleducação e só para a APS. Uma ampliação de escopo ocorreu em 2011, com a criação do Programa Telessaúde Brasil Redes, passando a abranger todos os níveis de atenção, com ações de telessaúde voltadas para o fortalecimento de redes de atenção à saúde, coordenadas pela APS. Infelizmente, houve uma opção política de deseconomia de escala com incentivo para a proliferação de mais de 40 núcleos de telessaúde estaduais, municipais e intermunicipais (dos quais vários não estão mais operando). Em 2017, a telessaúde ainda não atingiu o patamar de política de saúde e se sugere a necessidade de retorno ao conceito de ganho de escala, com integração horizontal, regulação, auditoria, centralização de recursos e redução do número de núcleos de telessaúde.[44]

Vários dos núcleos originais desenvolveram especificidades próprias. São Paulo manteve desde o princípio a linha de teleducação e produção de complexos Objetos de Aprendizagem (p. ex., Homem virtual). O Estado do Amazonas, devido às suas características geográficas e demográficas, desenvolveu uma estrutura própria para trabalhar com dificuldades de transmissão e carência de profissionais de saúde nas localidades atendidas. Minas Gerais fortaleceu seu serviço pioneiro (desde 2005) de telediagnóstico em cardiologia, com altas taxas de cobertura. Santa Catarina desenvolveu a Rede Catarinense de Telemedicina, sendo referência nacional em telerradiologia.[43] O Rio Grande de Sul foi o único núcleo que transpôs as barreiras geográficas, ao disponibilizar ferramentas de telessaúde com abrangência nacional (ver exemplos mais adiante).

Um fator preponderante para a disseminação de serviços de telessaúde é a velocidade de conexão à internet nos estabelecimentos de saúde. A pesquisa TIC Saúde de 2015 confirmou uma tendência de melhoria da velocidade, já observada em edições anteriores, em todas as regiões do país. Em relação a 2014, houve um crescimento de 13 para 23% nas conexões de 10 Mbps a 100 Mbps (em 2013, apenas 10% dos estabelecimentos possuía essa velocidade de conexão). Infelizmente, no estrato público, o percentual é de apenas 9 contra 37% no privado. Mesmo considerando todas as faixas de velocidade, em 2013, a pesquisa apontou um maior déficit de infraestrutura em estabelecimentos responsáveis pela atenção básica e atendimento exclusivamente ambulatorial, pois no estrato de estabelecimentos públicos sem internação encontrou apenas 57% de uso de internet nos 12 meses anteriores à pesquisa contra 99% no segmento privado.[45]

O cômputo dos microdados do Módulo I – Observação na Unidade Básica de Saúde da fase de avaliação externa do Programa de Melhoria do Acesso e da Qualidade na Atenção Básica, coletados em 2012 – encontrou um quadro semelhante. Apesar dos incentivos estatais fornecidos, persistiram déficits de infraestrutura, pois das 38.812 unidades de saúde avaliadas nas cinco regiões do país, apenas 51% (variação de 26-72% entre as regiões) referiram possuir computador, 35% (13-60%) relataram acesso à internet, e 12% (3-23%), participação em atividades de telessaúde.[46]

Em relação à participação em alguma rede de telessaúde, a edição da pesquisa TIC Saúde de 2015 mostrou uma diferença marcante entre estabelecimentos públicos e privados: 27 contra apenas 4%. As maiores participações foram nos estratos com 50 leitos ou mais (16%) e sem internação (11%).[45]

No que diz respeito à forma de prover as ferramentas de telessaúde, existem várias plataformas de telessaúde em operação. Segundo o informativo N. 014/2015 do Programa Nacional Telessaúde Brasil Redes, a partir de abril de 2015, além da Plataforma Nacional de Telessaúde, 13 núcleos de telessaúde tinham plataformas cadastradas no Sistema de Monitoramento e Avaliação de Resultados (SMART) do Ministério da Saúde (MS).[47] Desses, três migraram para a Plataforma Nacional até outubro de 2015 (AM, CE e PA).

A Plataforma Nacional de Telessaúde (Figura 20.1)[48] foi lançada em 2013 por meio de uma parceria entre o Núcleo de Telessaúde do Rio Grande do Sul (TelessaúdeRS) e o MS. Está disponível para ser utilizada de forma gratuita por qualquer núcleo de telessaúde do Brasil, com possibilidade de acesso multiprofissional dentro de vários níveis de formação, bem como dentro de várias modalidades de telessaúde, conforme a customização de cada núcleo de telessaúde. Até 2015, a Plataforma Nacional já era utilizada por 18 núcleos de telessaúde, que atendiam cerca de 40.000 profissionais de saúde cadastrados em 9.000 unidades de saúde de 1.900 municípios em 14 estados das cinco regiões do país. Além disso, a Plataforma de Telessaúde-MS foi cedida para o MS de Moçambique, com previsão de inauguração do sistema de telessaúde moçambicano para o segundo semestre de 2018.

A seguir, são descritas as principais tipologias de telessaúde mais utilizadas no país.

Teleconsultoria

A Portaria n° 2.546/2011[49] define teleconsultoria como:

> [...] consulta registrada e realizada entre trabalhadores, profissionais e gestores da área de saúde, por meio de instrumentos de telecomunicação bidirecional, com o fim de esclarecer dúvidas sobre procedimentos clínicos, ações de saúde e questões relativas ao processo de trabalho, podendo ser de dois tipos: a) síncrona – teleconsultoria realizada em tempo real, geralmente por *chat*, *web* ou videoconferência; ou b) assíncrona – teleconsultoria realizada por meio de mensagens *off-line*.

Em geral, as plataformas de telessaúde permitem solicitações de forma simplificada e com poucos campos de preenchimento obrigatório (Figura 20.2). Podem ser discutidos desde casos clínicos até questões pertinentes ao processo de trabalho, bem como temas de saúde não ligados a um paciente específico. Discussões por videoconferência, em geral, são agendadas previamente.

Respostas de teleconsultorias assíncronas devem ser respondidas em até 72 horas e são formatadas para permitir leitura rápida (máximo de uma lauda) dentro do contexto de demanda enfrentado pelo solicitante, porém possuem referências que permitem um acesso ampliado ao tema. Teleconsultorias síncronas devem ser gravadas ou minimamente resumidas para acesso

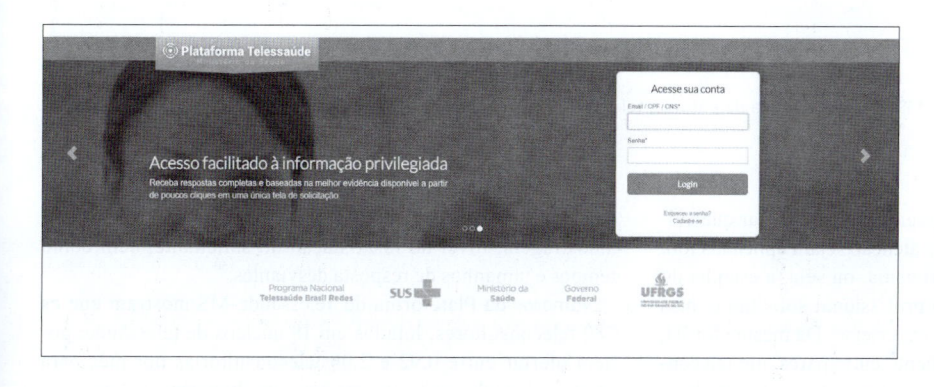

◀ **Figura 20.1**
Plataforma Nacional de Telessaúde – MS, versão 2.0: tela de acesso. TelessaúdeRS-UFRGS, Porto Alegre, 2017.
Fonte: Brasil.[48]

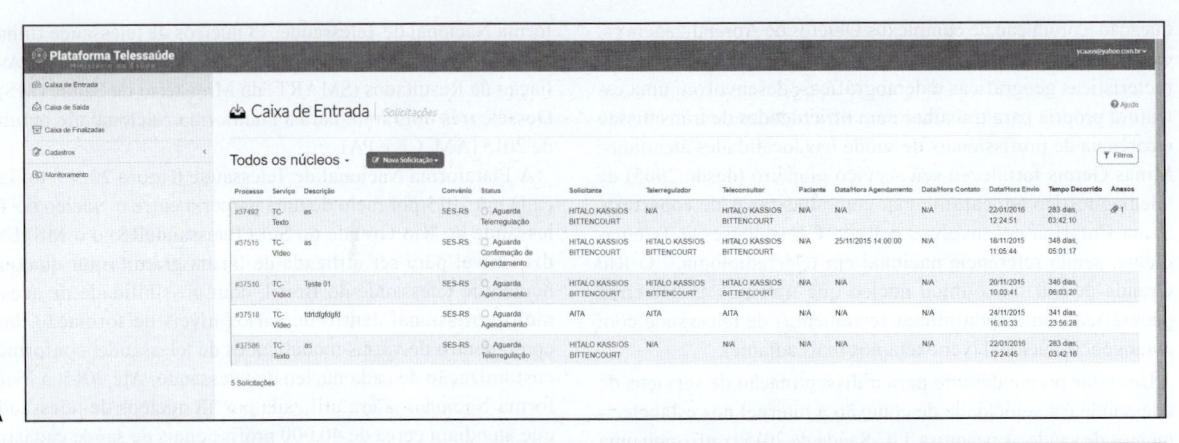

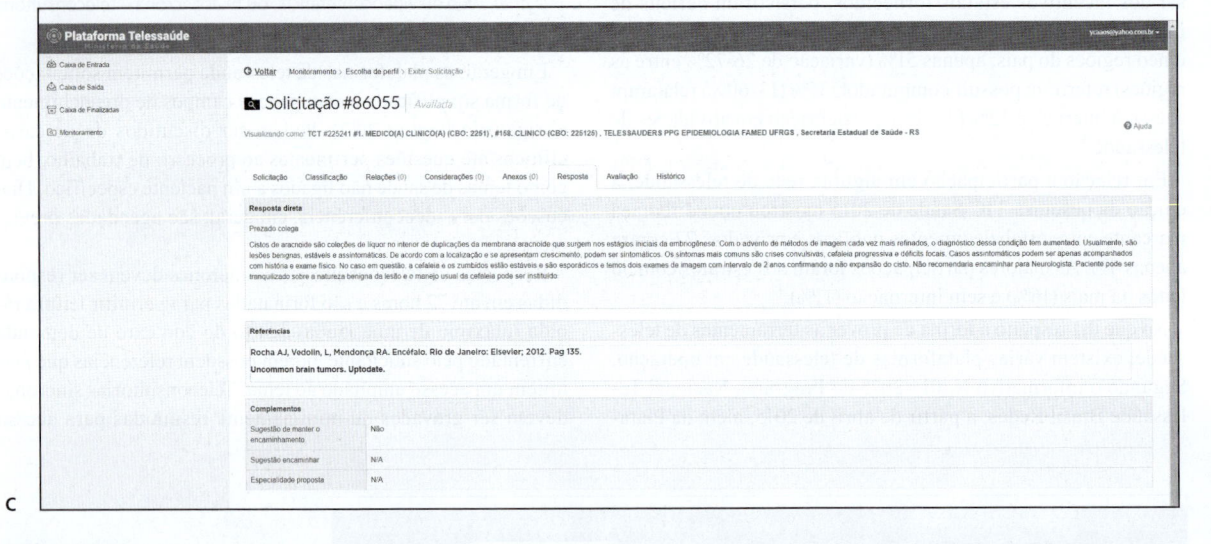

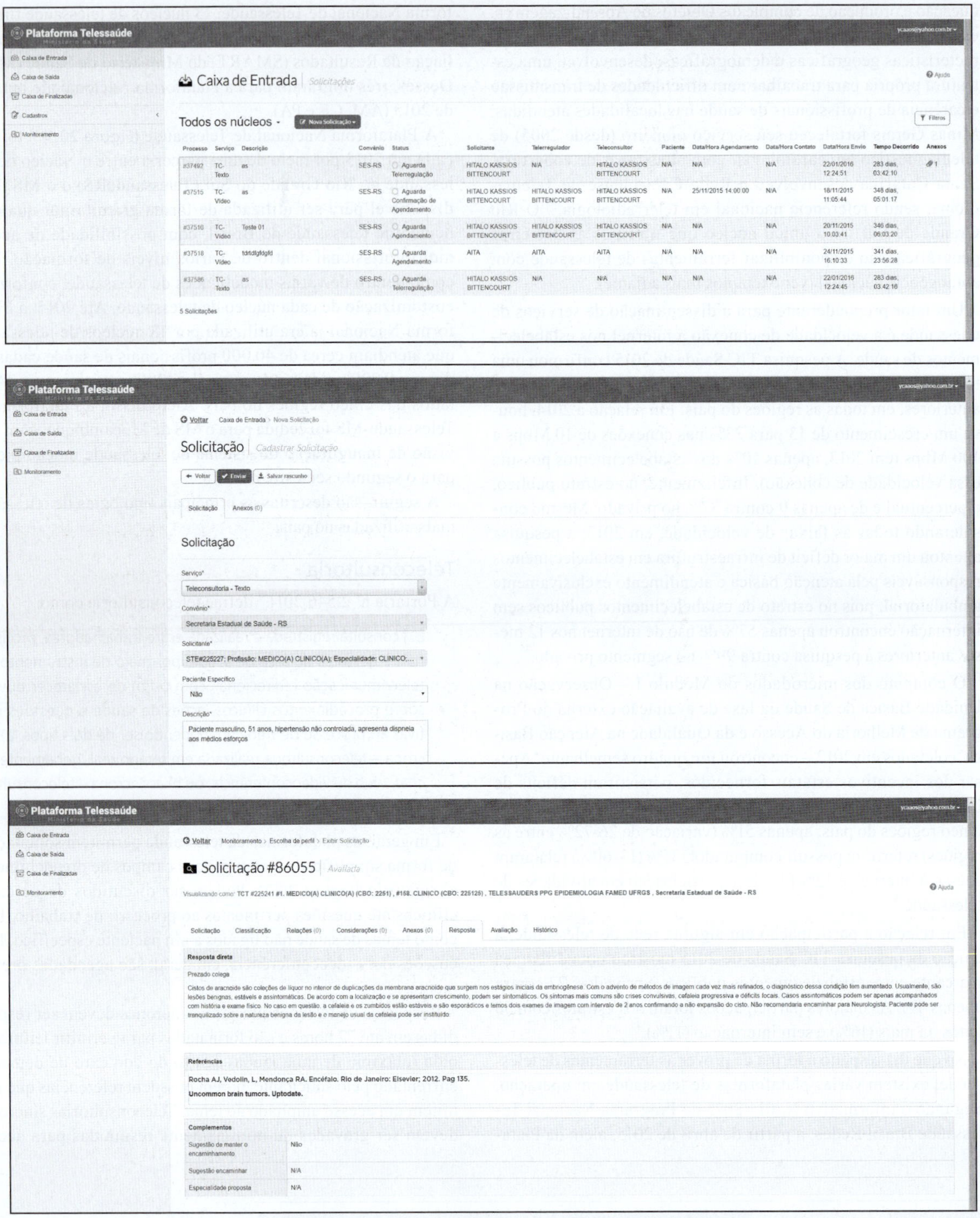

▲ **Figura 20.2**
Plataforma Nacional de Telessaúde – MS, versão 2.0: caixa de entrada, tela de solicitação e de leitura de teleconsultorias assíncronas. TelessaúdeRS-UFRGS, Porto Alegre, 2017.
Fonte: Brasil.[48]

posterior. É importante que haja regulação para evitar que evidências específicas de um nível de atenção sejam aplicadas fora de contexto e gerem risco de iatrogenia, ou seja, a escolha do teleconsultor não deve partir do profissional solicitante, mas sim de um profissional regulador experiente. Da mesma forma, para garantir qualidade e alinhamento entre pares, um teleconsultor sênior deve realizar auditoria sobre as respostas produzidas. Alguns núcleos padronizaram o processo de auditoria por amostragem, nível de insatisfação do solicitante, bem como tempos e tamanhos de resposta desviantes.[50]

Números da Plataforma de Telessaúde-MS mostram que os 780 teleconsultores, lotados em 18 núcleos de telessaúde, podem ofertar entre 0,92 e 2,06 teleconsultorias por mês para cada unidade de saúde de suas áreas de abrangência. Apesar de essa oferta ser compatível com a meta do Programa Telessaúde Brasil Redes (de uma teleconsultoria por mês por unidade de saúde), a demanda por teleconsultorias de texto (assíncrona) e vídeo (síncrona) é baixa (0,22-1,00 teleconsultorias por mês por unidade de saúde), isso considerando todas as categorias e níveis profissionais. O quadro piora bastante se for tomado o recorte profissional médico, em que apenas 10% dos mais de 8.000 médicos cadastrados realizaram alguma teleconsultoria em um período de 24 meses, o que configura uma situação de baixa aceitação clínica. Isso também configura a ociosidade de um grupo de teleconsultores que é capaz de responder a questões relacionadas a todos os capítulos da *Classificação internacional de atenção primária* (CIAP-2) e de todos os capítulos da *Classificação internacional de doenças* (CID-10).[44]

Modelos híbridos podem ser utilizados para avançar em questões de aceitação clínica baixa, como a telessaúde no Brasil, que ainda pode ser considerada uma inovação completamente disruptiva no contexto brasileiro. Para atender aqueles profissionais cuja opção é não usar uma nova tecnologia, os modelos híbridos utilizam tanto tecnologias bem sedimentadas como tecnologias inovadoras. Dessa forma, ocupa-se o espaço com um híbrido mais efetivo do que a tecnologia antiga, porém com uso mais simples e acessível do que a inovação disruptiva pura.[51]

A banda larga e a telepresença, junto com a aceitação clínica, se mantêm distantes, ao passo que uma velha TIC, o telefone, apresenta-se como opção híbrida, em função de sua grande penetração e facilidade de acesso. Para enfrentar a baixa aceitação clínica e melhorar o acesso em regiões com cobertura baixa ou inexistente de internet, o MS, em 2015, disponibilizou para todos os médicos e enfermeiros da APS brasileira o Canal 0800, que a partir de 2013 funcionava restrito ao RS (configurando-se, portanto, como a maior experiência pública de abrangência nacional no Brasil). O número 0800 664 6543 funciona de segunda à sexta-feira, das 8:00 às 17:30, sem parar ao meio-dia, e coloca um time de consultores especialistas em APS e especialistas focais à disposição por meio de ligações gratuitas por telefonia fixa e móvel para discussões de caso que, em geral, não demoram mais do que 10 minutos, sendo que 40% dos casos são resolvidos em até 5 minutos (Figura 20.3).

Todas as discussões são gravadas e passam pelo mesmo processo de auditoria das demais teleconsultorias. Com o Canal 0800 foi atingido um índice de 68% de evitação de referenciamentos, com satisfação geral de 99% em mais 68.000 casos discutidos entre 2013 e 2017. O profissional solicitante pode telefonar tanto no momento da consulta com seu paciente ou discutir vários casos em horas de menor demanda presencial. Exemplos de casos discutidos no Canal 0800 podem ser consultados na seção Perguntas da Semana no *site*.[52]

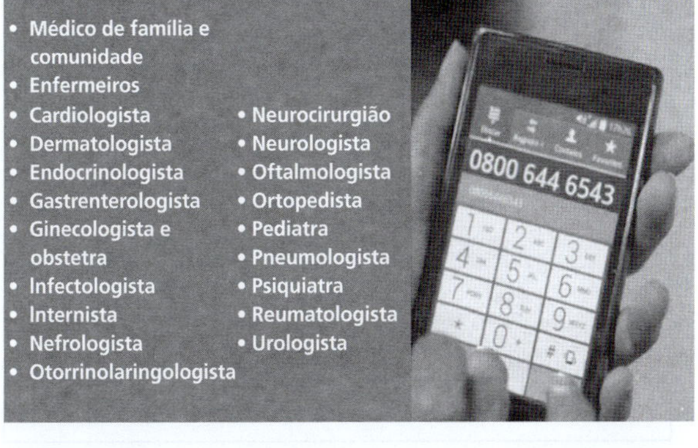

O uso de um modelo híbrido surtiu efeito. No Rio Grande do Sul, houve um incremento de mais de 20 vezes no número de solicitações de teleconsultoria. Pela baixa divulgação realizada pelo MS, as taxas de utilização cresceram mais lentamente no restante do país, apesar da capacidade instalada e da possibilidade de escalabilidade da equipe permitir uma cobertura plena.

Telediagnóstico

Olhando-se pela ótica do dilema de Oregon (acesso, qualidade e custo: escolha dois),[53] a ampliação do acesso é um dos maiores desafios da saúde brasileira e um dos trunfos da telessaúde (se usada de forma regulada). Mesmo em países com uma APS fraca, como os EUA, até 55% das consultas ocorrem nesse nível de atenção, com tendência de crescimento em função de medidas governamentais, como o *Affordable Care Act*.[54] No Brasil, apesar de mais de 60% da população estar coberta pela materialização da APS no país (a Estratégia de Saúde da Família [ESF]), o atributo do acesso é o que tem pior avaliação em diversos estudos.[39,40,55-58]

Da mesma forma, a demografia médica no Brasil mostra que 76% da população reside no interior do país, onde há uma taxa de 1,23 médicos por 1.000 habitantes, ao passo que a concentração de médicos é de 4,84 por 1.000 habitantes nas capitais, ou seja, "[...] as 39 cidades com mais de 500 mil habitantes concentram 30% da população e 60% de todos os médicos do país [...]".[59] Apenas 23% estão lotados na ESF, e 51% ficam nos hospitais. Mas o pior quadro está na atenção secundária e especializada do SUS, que conta com apenas 5% do contingente de médicos, de forma que, mesmo que haja acesso pela ESF, consultas, exames e procedimentos eletivos serão barrados por longas e inviabilizantes filas de espera. Soma-se a isso o fato de 50% dos médicos brasileiros estarem lotados no setor privado, em que é atendida uma população três vezes menor do que no SUS.[59] O que se demonstra como um contexto caótico na verdade é uma oportunidade de crescimento para a telessaúde: aumentar acesso e qualidade ao mesmo tempo em que reduz custos e deslocamentos.[60]

Para o MS, telediagnóstico é todo: "[...] serviço autônomo que utiliza as tecnologias da informação e comunicação para realizar serviços de apoio ao diagnóstico à distância [...]".[49] Como mencionado, para serviços especializados que impõem barreiras de acesso pela oferta de poucas vagas ou para aqueles em que há baixo interesse de mercado, a telessaúde tem potencial para agir de forma aditiva ou mesmo substitutiva. Da mesma forma, eventos pouco frequentes e raros podem ter o acompanhamento beneficiado pela descentralização de parte do processo diagnóstico e terapêutico, mesmo com a manutenção de especialistas nos grandes centros. O telediagnóstico apresenta-se como uma alternativa custo-efetiva para atender a demanda reprimida por serviços de apoio diagnóstico à APS no SUS em comparação aos serviços convencionais e presenciais. Isso derruba as barreiras de acesso geográficas impostas pela centralização de procedimentos em grandes centros urbanos. Dentro desse contexto, citam-se algumas experiências estaduais bem-sucedidas:

a. Em Minas Gerais, 750 municípios receberam equipamentos de eletrocardiograma (ECG) para coleta descentralizada de exames (Figura 20.4).[61] Os laudos são produzidos por profissionais de sete universidades públicas mineiras. Com produção de mais de 2,5 milhões de laudos até o início de 2016, o núcleo de telessaúde do Hospital de Clínicas de Belo Hori-

▲ **Figura 20.3**
Canal 0800. Teleconsultores disponíveis. TelessaúdeRS-UFRGS, Porto Alegre, 2017.
Fonte: Brasil.[48]

- Médico de família e comunidade
- Enfermeiros
- Cardiologista
- Dermatologista
- Endocrinologista
- Gastrenterologista
- Ginecologista e obstetra
- Infectologista
- Internista
- Nefrologista
- Otorrinolaringologista
- Neurocirurgião
- Neurologista
- Oftalmologista
- Ortopedista
- Pediatra
- Pneumologista
- Psiquiatra
- Reumatologista
- Urologista

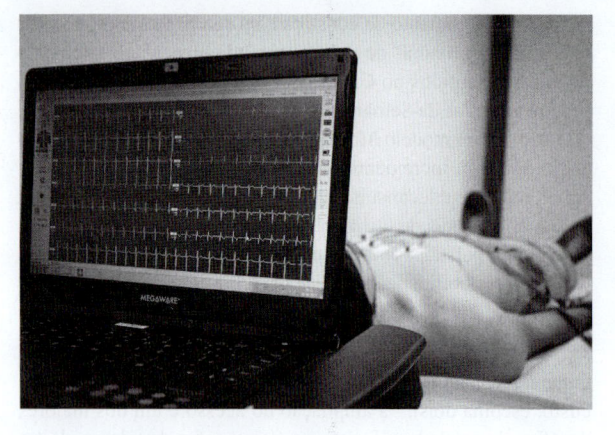

▲ Figura 20.4
Coleta de eletrocardiograma digital.
Fonte: Reproduzida de Marcolino e colaboradores.[61]

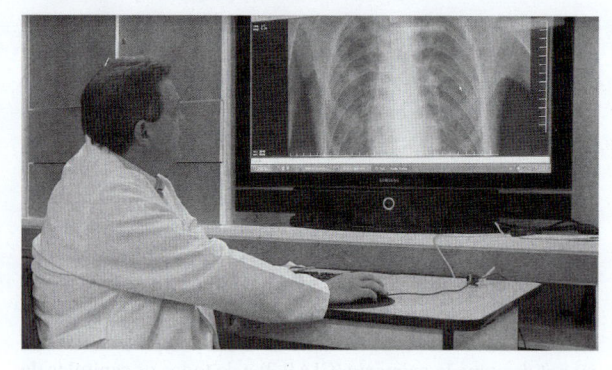

▲ Figura 20.5
Avaliação de radiografia torácica digital.
Fonte: Santa Catarina.[62]

zonte, com o apoio do MS, teria condições de atender toda a demanda de ECG do Brasil. É um excelente exemplo de ampliação de acesso para regiões com baixa ou nenhuma densidade de médicos cardiologistas, com redução significativa de deslocamento de pacientes.

b. Com o apoio do governo do Estado, o núcleo de telessaúde de Santa Catarina oferta serviços de tele-ECG, teledermatologia, análises clínicas e telerradiologia (Figura 20.5).[62] A oferta cobre todos os municípios catarinenses, e já foram realizados mais de 4 milhões de laudos. Além disso, um aplicativo para dispositivos móveis permite o envio de solicitações e o recebimento de laudos.

c. No Rio Grande do Sul, o núcleo de telessaúde oferece telediagnóstico em doenças respiratórias crônicas, dermatologia, estomatologia e oftalmologia. O fluxo de atendimento para dermatologia e estomatologia é similar e consiste no envio de imagens e resumo clínico para avaliação do especialista com orientação de conduta e acompanhamento. O fluxo de diagnóstico em doenças respiratórias consiste na distribuição de nove pontos remotos de espirometria distribuídos pelo Estado, com cobertura de 100% da população e mais de 16 mil laudos realizados até meados de 2017 (Figura 20.6).[63] O diagnóstico em oftalmologia é um projeto de pesquisa que visa avaliar a custo-efetividade da implantação de salas de exame remoto em oftalmologia. O projeto iniciou a sua implantação pela cidade de Porto Alegre em julho de 2017 (com previsão de mais seis salas de exame no Estado). A pesquisa avalia a saúde ocular integral dos pacientes qualificando a fila de espera para os serviços de oftalmologia. O aumento do acesso à avaliação oftalmológica deve aumentar a demanda por procedimentos especializados, visto que agora os pacientes serão avaliados de forma integral e referenciados para os serviços conforme a especificidade de cada caso, e casos antes não identificados serão avaliados.

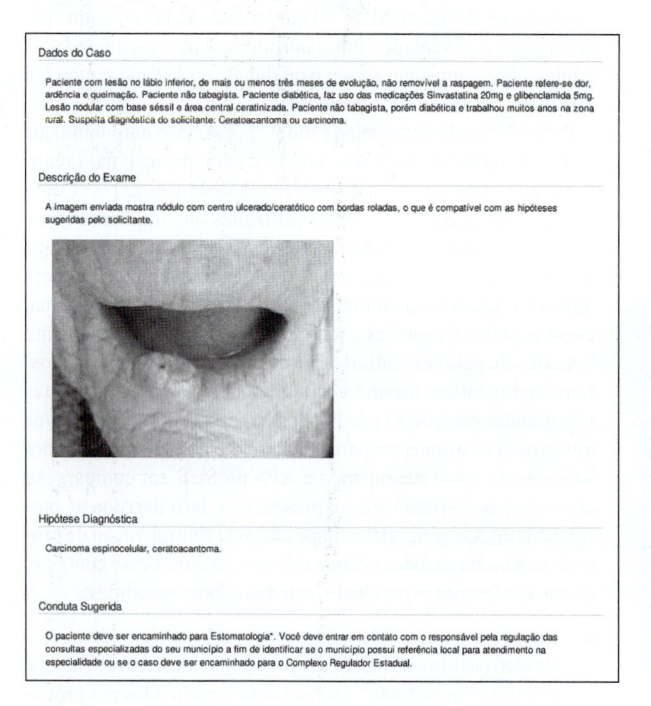

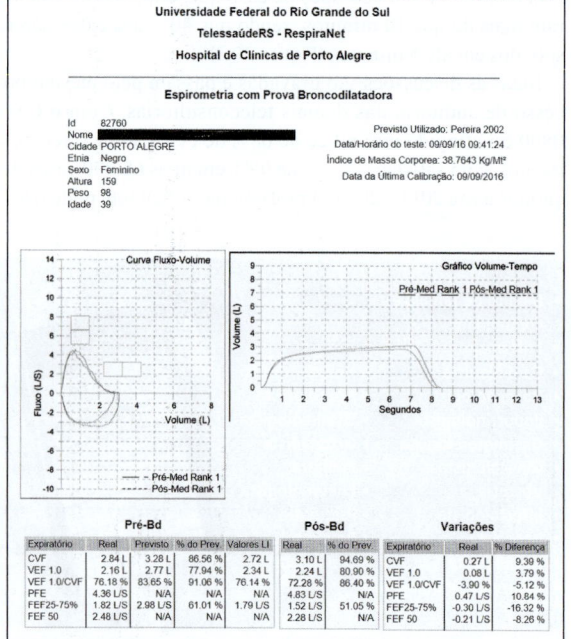

▲ Figura 20.6
Exemplos de laudo de telediagnóstico em estomatologia e espirometria. TelessaúdeRS-UFRGS, Porto Alegre, 2016.
Fonte: Universidade Federal do Rio Grande do Sul.[64]

Como forma de suporte ao telediagnóstico, a Plataforma de Telessaúde-MS, a partir de 2016, incorporou um módulo que permite dois tipos de fluxo para recepção de exames e emissão de laudos (Figura 20.7):

- **Coleta pelo profissional solicitante.** É um fluxo mais simples, em que o próprio profissional solicitante realiza a coleta do exame. Informações complementares podem ser anexadas. Após regulação, para evitar pedidos incompletos ou fora de escopo, o laudo é emitido por teleconsultor especialista em até 72 horas. Dermatologia e estomatologia são exemplos de áreas em que os exames de telediagnóstico utilizam este fluxo.
- **Coleta especializada por técnico, com agendamento prévio.** Possui uma etapa adicional de coleta, que ocorre após a regulação e o agendamento. Eletrocardiografia, espirometria e retinografia são exemplos de exames que utilizam este fluxo.

Teleducação

Nos últimos anos, o Brasil concentrou esforços na expansão da cobertura populacional da APS. Essa expansão ampliou a potencialidade da APS como mercado de trabalho para que novos profissionais de saúde possam atuar. Nessa perspectiva, torna-se importante considerar estratégias de formação complementar e atualização para os trabalhadores de saúde que sejam pautadas no conhecimento e no desenvolvimento de competências e habilidades para tomada de decisões na APS.

Uma das estratégias capazes de disseminar o conhecimento de modo conciliável à rotina do profissional é o ensino à distância (EAD), o qual possui a capacidade de levar ofertas educacionais para trabalhadores de APS em um país com dimensões continentais.[65,66] Estabelecimentos públicos de saúde ofereceram ações em EAD em uma proporção de 3:1 em relação aos privados.[45] Em se tratando de profissionais da saúde, não podem ser esquecidas as dificuldades temporais para a realização das atividades propostas, tendo em vista múltiplos vínculos de trabalho praticado e jornadas exaustivas. Nesse sentido, a utilização de EAD permite a otimização e a flexibilidade do tempo gasto. Além disso, as estratégias de formação em EAD podem lançar mão de diferentes tipos de objetos virtuais de aprendizagem, como seminários virtuais, *e-mail*, *chat* em tempo real, chamadas de som e vídeo, simulações, animações, entre outros.[67,68]

Porém, é importante ponderar que não há estudos continuados sobre os comportamentos do médico de APS brasileiro em relação ao seu desenvolvimento profissional contínuo. No entanto, se algumas características de estudantes de medicina persistirem após a formatura, pode-se, então, ser pessimista em relação ao futuro. É preocupante que, nacionalmente, mais da metade deles (50,3%) não desenvolvam atividades de pesquisa, ensino ou extensão complementares ao currículo de graduação.[69]

Quer isso seja consequência da passividade, quer da limitação de tempo em função das demandas curriculares, o trabalho na APS não parece apresentar nenhum aspecto especialmente favorável à sua superação. Solicitar uma segunda opinião requer iniciativa para buscar soluções, iniciativa que passa pelo reconhecimento de suas limitações, por comprometimento e protagonismo. É de recear que tal disposição não seja altamente prevalente entre os que foram estudantes passivos. Apenas referenciar os casos difíceis pode ser a alternativa mais fácil. Sugere-se que há uma preferência, entre médicos, por gerar referenciamentos para outros níveis de atenção no lugar de resolver os casos na APS, mesmo quando ferramentas de telessaúde estão disponíveis.[44]

O que se percebe é um efeito quase sempre modesto das iniciativas para qualificação da prática médica. Não há uma intervenção única que resolva os problemas de qualidade e atenda às

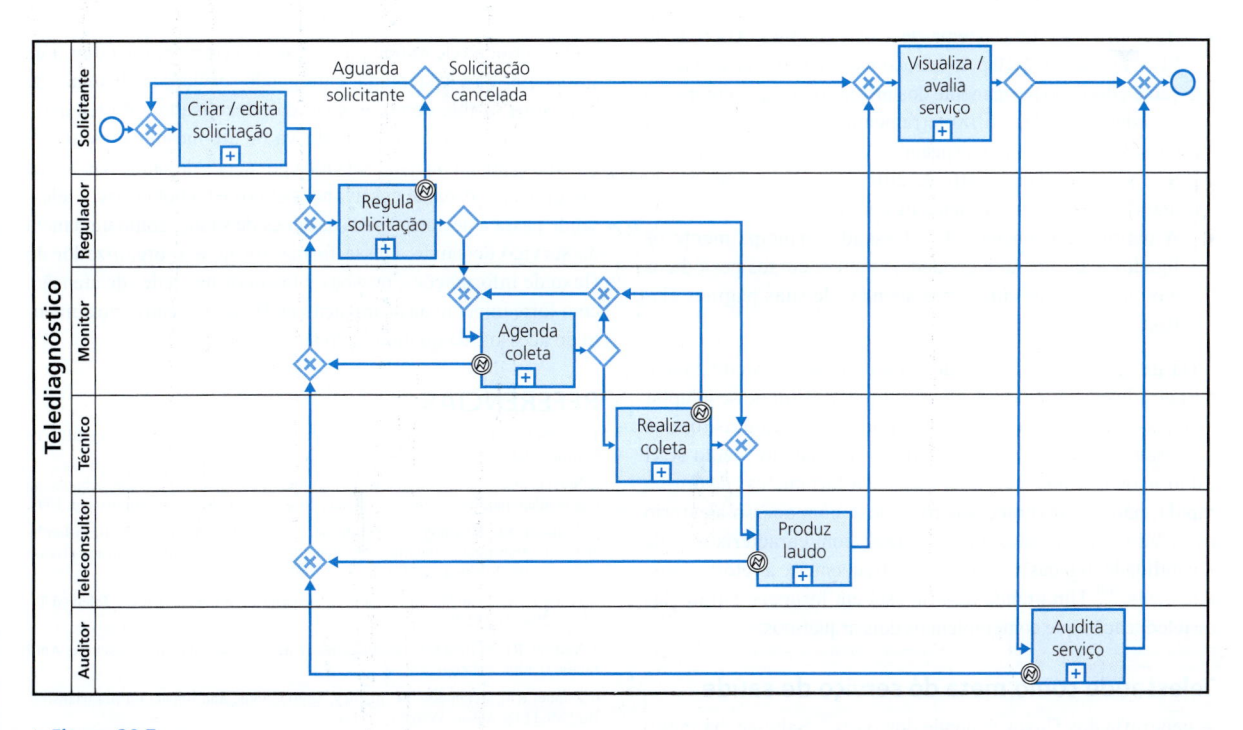

▲ **Figura 20.7**
Fluxo de telediagnóstico. TelessaúdeRS-UFRGS, Porto Alegre, 2016.
Fonte: Universidade Federal do Rio Grande do Sul.[64]

necessidades dos médicos. A tendência da maioria dos estudos sobre o aperfeiçoamento da prática médica aponta para a inutilidade de intervenções em que o médico é mantido em uma posição de recepção passiva, especialmente quando o conteúdo não é solicitado e não está relacionado às necessidades oriundas do seu próprio cotidiano.[70–73] Intervenções que não integrem as necessidades e as dificuldades do dia a dia de uma equipe de saúde têm chances reduzidas de impactos positivos. Mesmo intervenções multifacetadas não garantem bons resultados. A associação de intervenções personalizadas ao contexto assistencial parece ser mais efetiva. A consultoria acadêmica (que pode ser realizada na forma de teleconsultoria para ajustamento entre pares) funciona como método de reforço e permite exposição continuada à prática educativa.[71,73]

Ainda assim, constata-se que há intervenções capazes de gerar impacto sobre a qualificação dos médicos. Pequenos ou moderados efeitos obtidos em larga escala podem ser expressivos em termos dos problemas que podem evitar, em especial tendo em vista a posição que a iatrogenia pode ocupar no perfil epidemiológico.[74]

Podem-se citar algumas iniciativas:

- A Rede Universitária de Telemedicina (RUTE), coordenada pela Rede Nacional de Ensino e Pesquisa (RNP), mantém muitos Grupos de Interesse Especial (SIGs), que promovem webpalestras periódicas em várias áreas da saúde.[75]
- Os núcleos de telessaúde mantêm repositórios de acesso livre com as webpalestras gravadas.
- O MS desenvolveu um repositório de acervos virtuais, denominado Acervos de Recursos Educacionais em Saúde (ARES), em que são armazenados e ficam disponíveis para consulta os recursos educacionais utilizados pelas instituições que compõem a Rede, em suas ofertas de cursos. É um acervo público, com materiais em diversos formatos, alimentado de forma colaborativa e de acesso livre pela internet.[76]
- A UNASUS é um sistema de Universidades Abertas do SUS, criado em 2010 pelo MS, com o propósito de capacitação e educação permanente dos profissionais que compõem as redes de saúde. Utiliza ferramentas de EAD para ofertar cursos, capacitações e especializações para os trabalhadores. No segundo semestre de 2016, já havia contabilizado mais de 30 ofertas educacionais distintas.[77]
- A maioria dos núcleos de telessaúde, principalmente os ligados a alguma universidade, mantém cursos periódicos e/ou lança novos cursos nas agendas de suas páginas eletrônicas.

Há um conflito entre os métodos de ensino-aprendizagem perpetrados por imigrantes digitais (que tiveram de se adaptar às novas tecnologias) e os aceitos por nativos digitais (que já nasceram imersos em tecnologia). As pessoas do século XXI estão acostumadas a receber muitas informações, de forma rápida, não linear (processos paralelos), com acesso aleatório associado a hipertextos e hipervídeos, com características de jogabilidade, ligadas a recompensas frequentes e a retornos instantâneos.[78,79] Um grande desafio está em fornecer estratégias de teleducação que contemplem os dois arquétipos.

Telessaúde como meta do serviço de saúde

A geografia dos fluxos depende dos fixos.[80] Sabe-se, há muito tempo, que o nível de renda e a distância são fatores determinantes do acesso a serviços de saúde no que diz respeito à oferta do serviço e à localização do usuário.[81] Esse problema se mantém atual no momento em que há uma quantificação da barreira ao acesso representada pela distância de acordo com o aumento da densidade tecnológica requerida pela situação de saúde.[82] A telessaúde amplia o acesso e encurta distâncias e, com isso, pode reduzir iniquidades, porém há mais a ser explorado.

De acordo com o maior sanitarista brasileiro, a APS falha em cumprir seu papel de ordenadora das redes de atenção à saúde. Os motivos são vários: subfinanciamento, baixa valorização, falta de densidade tecnológica, sistemas de saúde e de informação fragmentados, apoio diagnóstico insuficiente, infraestrutura deficitária, gestão ineficiente, equipes frágeis, problemas de formação, modelos de atenção equivocados, entre outros.[83]

Uma estratégia de comunicação capilarizada é vital para um fluxo ágil, confiável e multidirecional de informações entre grupos dispersos geograficamente. Assim como o fluxo da informação, o trânsito racional de pessoas e insumos é outro componente organizador das redes. Mais importante ainda, a alocação do financiamento está estritamente ligada aos dois componentes anteriores. De forma bastante sintética, isso sumariza uma rede de atenção à saúde.

A telessaúde brasileira há muito deixou de se limitar às ações de teleducação. Também não ocupa mais um papel meramente de sistema de apoio às redes de atenção, bem como superou a categoria de sistema logístico. A telessaúde pode influir na consecução das redes ao criar, modelar e testar fluxos entre níveis assistenciais usando processos regulados.

Os recursos são finitos. As redes devem ser reguladas. Experiências mostraram que o uso sinérgico de ações de telessaúde (teleconsultoria, telediagnóstico e teleducação), em apoio a um sistema estadual de regulação, pode evitar dois a cada três referenciamentos da APS para outros níveis de atenção. Com isso, em um período de 3 anos, foi possível remover mais de 100.000 pessoas das filas de espera por consultas ou procedimentos especializados e apoiar um acompanhamento resolutivo na APS, sem deslocamentos e com qualidade.[60]

Com isso, a telessaúde passa a se inserir na prática diária de forma híbrida e sustentada, entregando serviços tradicionais de uma nova forma, como no caso da teleconsulta e do telediagnóstico, inclusive de forma aditiva ou até mesmo substitutiva em locais pouco ou nada servidos por ações de saúde. De forma disruptiva, consoante aos avanços éticos e tecnológicos, a telessaúde passa a permear todas as ações de saúde, como uma meta do serviço de saúde. Dessa forma, torna-se o organizador do fluxo de informações, pessoas e insumos nas redes de atenção, com forte impacto na otimização do financiamento e no aumento do acesso e da qualidade do atendimento.[67,84]

REFERÊNCIAS

1. Prados Castillejo JA. Telemedicina, una herramienta también para el médico de família. Aten Primaria. 2013;45(3):129-32.

2. Stevenson D. Information and communications technology in UK schools: an independent inquiry. London: The Independent ICT in Schools Commission; 1997.

3. Bashshur RL, Shannon GW, Smith BR, Alverson DC, Antoniotti N, Bashshur N, et al. The empirical foundations of telemedicine interventions for chronic disease management. Telemed J E Health. 2014;20(9):769-800.

4. Graig J, Patterson V. Introduction to the practice of telemedicine. J Telemed Telecare. 2005;11(1):3-9.

5. Murphy RL Jr, Bird KT. Telediagnosis: a new community health resource. Am J Public Health. 1974;64(2):113-9.

6. Zundel KM. Telemedicine: history, applications, and impact on librarianship. Bull Med Libr Assoc. 1996;84(1):71-9.

7. Santos AF, D'Agostino M, Bouskela MS, Fernandéz A, Messina LA. Uma visão panorâmica das ações de telessaúde na América Latina. Rev Panam Salud Publica. 2014;35(5-6):465-70.

8. Armfield NR, Edirippulige S, Caffery LJ, Bradford NK, Grey JW, Smith AC. Telemedicine: a bibliometric and content analysis analysis of 17,932 publication records. Int J Med Inform. 2014;83(10):715-25.

9. Yang NH, Dharmar M, Yoo BK, Leigh JP, Kuppermann N, Romano PS. Economic evaluation of pediatric telemedicine consultations to rural emergency departments. Med Decis Making. 2015;35(6):773-83.

10. Kurzweil R. The singularity is near: when humans transcend biology. New York: Viking; 2005.

11. Riva G. From telehealth to e-health: internet and distributed virtual reality in health care. Cyberpsychol Behav. 2000;3(6):989-98.

12. World Health Organization. Health report by the secretariat. Geneva: WHO; 2004.

13. Silva BM, Rodrigues JJ, Torre Díez I, López-Coronado M, Saleem K. Mobile-health: a review of current state in 2015. J Biomed Inform. 2015;56:265-72.

14. Chiavegatto Filho ADP. Uso de big data em saúde no Brasil: perspectivas para um futuro próximo. Epidemiol Serv Saúde. 2015;24(2):325-32.

15. Bogan D, Spence J, Donnelly P. Connected health in Ireland: an all island review. Belfast: BioBusiness; 2010.

16. Panitz LM. Registro eletrônico de saúde e produção de informações da atenção à saúde no SUS [dissertação]. Rio de Janeiro: Fundação Oswaldo Cruz; 2014.

17. Santos MR. Sistema de registro eletrônico de saúde baseado na norma iso 13606: aplicações na Secretaria de Estado de Saúde de Minas Gerais [tese]. Belo Horizonte: Universidade Federal de Minas Gerais; 2011.

18. Diebold FX. On the origin(s) and development of the term "Big Data". Philadelphia: Penn Institute for Economic Research; 2012.

19. Sood S, Mbarika V, Jugoo S, Dookhy R, Doarn CR, Prakash N, et al. What is telemedicine? A collection of 104 peer-reviewed perspectives and theoretical underpinnings. Telemed J E Health. 2007;13(5):573-90.

20. World Health Organization. Telemedicine: opportunities and developments in member states. Geneva: WHO; 2010.

21. Diana M, Marescaux J. Robotic surgery. Br J Surg. 2015;102(2):e15-e28.

22. Dorsey ER, Topol EJ. State of telehealth. N Engl J Med. 2016;375(2):154-61.

23. A digital revolution in health care is speeding up. The Economist. 2017 mar 2.

24. Schwamm LH. Telehealth: seven strategies to successfully implement disruptive technology and transform health care. Health Aff (Millwood). 2014;33(2):200-6.

25. Moore MA, Coffman M, Jetty A, Klink K, Petterson S, Bazemore A. Family physicians report considerable interest in, but limited use of, telehealth services. J Am Board Fam Med. 2017;30(3):320-30.

26. Krupinski EA, Bernard J. Standards and guidelines in telemedicine and telehealth. Healthcare. 2014;2(1):74-93.

27. Ebell MH. Putting computer-based evidence in the hands of clinicians. JAMA. 1999;281(13):1171-2.

28. Ebell MH. How to find answers to clinical questions. Am Fam Physician. 2009 Feb 15;79(4):293-296.

29. Whitten P, Holtz B. Provider utilization of telemedicine: the elephant in the room. Telemed J E Health. 2008;14(9):995-7.

30. Wade V, Eliott JA, Hiller JE. Clinician acceptance is the key factor for sustainable telehealth services. Qual Health Res. 2014;24(5):682-94.

31. Ekeland AG, Bowes A, Flottorp S. Effectiveness of telemedicine: a systematic review of reviews. Int J Med Inform. 2010;79(11):736-71.

32. Wootton R. Twenty years of telemedicine in chronic disease management – an evidence synthesis. J Telemed Telecare. 2012;18(4):211-20.

33. Castro Filho E. Telessaúde no apoio a médicos de atenção primária [tese]. Porto Alegre: Universidade Federal do Rio Grande do Sul; 2011.

34. Mistry H. Systematic review of studies of the cost-effectiveness of telemedicine and telecare. Changes in the economic evidence over twenty years. J Telemed Telecare. 2012;18(1):1-6.

35. Umpierre RN. Análise econômica da interiorização do exame de espirometria como forma de qualificar o estadiamento e tratamento de doenças respiratórias crônicas em atenção primária à saúde com suporte do Projeto Telessaúde [dissertação]. Porto Alegre: Universidade Federal do Rio Grande do Sul; 2009.

36. Andrade MV, Maia AC, Cardoso CS, Alkmim MB, Ribeiro ALP. Custo-benefício do serviço de telecardiologia no Estado de Minas Gerais: projeto Minas Telecardio. Arq Bras Cardiol. 2011;97(4):307-16.

37. Bashshur RL, Howell JD, Krupinski EA, Harms KM, Bashshur N, Doarn CR. The empirical foundations of telemedicine interventions in primary care. Telemed J E Health. 2016;22(5):342-75.

38. Gonçalves MR, Hauser L, Prestes IV, Schmidt MI, Duncan BB, Harzheim E. Primary health care quality and hospitalizations for ambulatory care sensitive conditions in the public health system in Porto Alegre, Brazil. Fam Pract. 2016;33(3):238-42.

39. Chomatas E, Vigo A, Marty I, Hauser L, Harzheim E. Avaliação da presença e extensão dos atributos da atenção primária em Curitiba. Rev Bras Med Fam Comunidade. 2013;8(29):294-303.

40. Castro RCL, Knauth DR, Harzheim E, Hauser L, Duncan BB. Avaliação da qualidade da atenção primária pelos profissionais de saúde: comparação entre diferentes tipos de serviços. Cad Saúde Pública. 2012;28(9):1772-84.

41. Giovanella L, Mendonça MHH, Escorel S, Almeida PF, Fausto MCR, Andrade CLT, et al. Potencialidades e obstáculos para a consolidação da Estratégia Saúde da Família em grandes centros urbanos. Saúde em Debate 2010; 34(85):248-264.

42. Facchini LA. Performance of the PSF in the Brazilian South and Northeast: institutional and epidemiological Assessment of Primary Health Care. Ciênc Saúde Coletiva. 2006;11(3):669-81.

43. Haddad AE. Experiência brasileira do Programa Nacional Telessaúde Brasil. In: Mathias I, Monteiro A. Gold Book: inovação tecnológica em educação e saúde. Rio de Janeiro: UERJ; 2012.

44. Schmitz CAA, Harzheim E. Oferta e utilização de teleconsultorias para atenção primária à saúde no Programa Telessaúde Brasil Redes. Rev Bras Med Fam. 2017;12(39):1-11.

45. Barbosa AF, editor. Pesquisa sobre o uso das Tecnologias de Informação e Comunicação nos estabelecimento de saúde brasileiros: TIC Saúde 2015. São Paulo: Comitê Gestor da Internet no Brasil; 2016.

46. Brasil. Ministério da Saúde. Departamento de Atenção Básica. Microdados da avaliação externa [Internet]. Brasília: MS; 2012 [capturado em 06 maio 2018]. Disponível em: http://dab.saude.gov.br/portaldab/ape_pmaq.php?conteudo=microdados.

47. Brasil. Ministério da Saúde. Programa Nacional Telessaúde Brasil Redes. Reunião Virtual Nacional com Núcleos Telessaúde. Brasília: Ministério da Saúde; 2015.

48. Brasil. Ministério da Saúde. Plataforma Telessaúde [Internet]. Brasília: MS; 2018 [capturado em 09 maio 2018]. Disponível em: https://plataformatelessaude.ufrgs.br/accounts/login/?next=/

49. Brasil. Ministério da Saúde. Portaria nº 2.546, de 27 de outubro de 2011 [Internet]. Redefine e amplia o Programa Telessaúde Brasil, que passa a ser denominado Programa Nacional Telessaúde Brasil Redes (Telessaúde Brasil Redes). 2011 [capturado em 09 maio 2018]. Disponível em: http://bvsms.saude.gov.br/bvs/saudelegis/gm/2011/prt2546_27_10_2011.html.

50. Novaes MA, Araujo KS, Schmitz CAA, Alkmim MBM. Teleconsultoria, um serviço de qualidade no SUS. Anais do XV Congresso Brasileiro de Informática em Saúde; 2016 nov. 27-30; Goiânia, Brazil. São Paulo: Sociedade Brasileira de Informática em Saúde; 2016. p. 121-3.

51. Christensen CM, Horn MB. Is K-12 blended learning disruptive? An introduction to the theory of hybrids. San Mateo: Clayton Christensen Institute for Disruptive Innovation; 2013.

52. Universidade Federa do Rio Grande do Sul. Telessaúde RS. Todas as perguntas da semana [Internet]. Porto Alegre: UFRGS; 2018 [capturado em 09 maio 2018]. Disponível em: https://www.ufrgs.br/telessauders/perguntas/.

53. Coelho VS. Como alocar recursos médicos escassos? In: Canesqui AM, editor. Ciências sociais e saúde para o ensino médico. São Paulo: Hucitec; 2000.

54. Centers for Disease Control and Prevention. Ambulatory Health Care Data [Internet]. Atlanta: CDC, 2018 [capturado em 09 maio 2018]. Disponível em: www.cdc.gov/nchs/ahcd.htm

55. D'Avila OP, Pinto LF, Hauser L, Gonçalves MR, Harzheim E. The use of the Primary Care Assessment Tool (PCAT): an integrative review and proposed update. Cien Saude Colet. 2017;22(3):855-65.

56. Oliveira MMC. Presença e extensão dos atributos da atenção primária à saúde entre os serviços de atenção primária em Porto Alegre: uma análise agregada [dissertação]. Porto Alegre: Universidade Federal do Rio Grande do Sul; 2007.

57. Harzheim E, Hauser L, Pinto LF. Relatório Final de Pesquisa PCATool Rio-2014: avaliação do grau de orientação para atenção primária à saúde: a experiência dos usuários das Clínicas da Família e Centros Municipais de Saúde na cidade do Rio de Janeiro. Porto Alegre: UFRGS; 2015.

58. Mendes EV. O acesso à atenção primária à saúde. Brasília: CONASS; 2016.

59. Scheffer M, editor. Demografia médica no Brasil 2015. São Paulo: Departamento de Medicina Preventiva da Faculdade de Medicina da USP, Conselho Regional de Medicina do Estado de São Paulo, Conselho Federal de Medicina; 2015.

60. Harzheim E, Siqueira AC, Katz N, Moro R, Bastos CGM, D'Avila OP, et al. Telemedicina como motor da coordenação assistencial: muito além da tecnologia. In: Barbosa AF, editor. Pesquisa sobre o uso das tecnologias de informação e comunicação nos estabelecimentos de saúde brasileiros: TIC Saúde 2015. São Paulo: Comitê Gestor da Internet no Brasil; 2016. p. 93-102.

61. Marcolino MS, Alkmim MB, Assis TGP, Sousa LAP, Ribeiro ALP. Teleconsultorias no apoio à atenção primária à saúde em municípios remotos do estado de Minas Gerais, Brasil. Rev Panam Salud Publica. 2014;35(5/6):345-52.

62. Santa Catarina. Telessaúde [Internet]. Florianópolis; 2016 [capturado em 09 maio 2018]. Disponível em: http://telessaude.ufsc.br/.

63. Gonçalves MR, Umpierre RN, D'Avila OP, Katz N, Mengue SS, Siqueira ACS, et al. Expanding primary care access: a telehealth success story. Ann Fam Med. 2017;15(4):383.

64. Universidade Federal do Rio Grande do Sul. TelessaúdeRS [Internet]. Porto Alegre: UFRGS; 2018 [capturado em 09 maio 2018]. Disponível em: https://www.ufrgs.br/telessauders/.

65. Silva NA, Santos AMG, Cortez EA, Cordeiro BC. Limites e possibilidades do ensino a distância (EaD) na educação permanente em saúde: revisão integrativa. Cienc Saúde Coletiva. 2015;20(4):1099-107.

66. Fullerton JT, Ingle HT. Evaluation strategies for midwifery education linked to digital media and distance delivery technology. J Midwifery Womens Health. 2003;48(6):426-36.

67. Schmitz CAA, Harzheim E. Manual de telessaúde para atenção básica/atenção primária à saúde. Brasília: Ministério da Saúde; 2012.

68. Godoy S, Mendes IAC, Hayashida M, Nogueira MS, Alves LMM. In service nursing education delivered by videoconference. J Telemed Telecare. 2004;10(5):303-5.

69. Haddad A, Pierantoni C, Ristoff D, Xavier I, Giolo J, Silva L, editores. A trajetória dos cursos de graduação na área da saúde: 1991-2004. Brasília: Ministério da Educação; 2006.

70. Davis D, Galbraith R. Continuing medical education effect on practice performance: Effectiveness of continuing medical education: American College of Chest Physicians Evidence-Based Educational Guidelines. Chest. 2009;135(3 Suppl):42S-8S.

71. Wagner EH, Austin BT, Davis C, Hindmarsh M, Schaefer J, Bonomi A. Improving chronic illness care: translating evidence into action. Health Aff (Millwood). 2001;20(6):64-78.

72. Oxman AD, Thomson MA, Davis DA, Haynes RB. No magic bullets: a systematic review of 102 trials of interventions to improve professional practice. CMAJ. 1995;153(10):1423-31.

73. Davis DA, Thomson MA, Oxman AD, Haynes RB. Changing physician performance: a systematic review of the effect of continuing medical education strategies. JAMA. 1995;274(9):700-5.

74. Starfield B. Is U.S. health really the best in the world? JAMA. 2000;284(4):483-5.

75. Rede Nacional de Ensino e Pesquisa. Rede Universitária de Telemedicina [Internet]. 2011 [capturado em 09 maio 2018]. Disponível em: http://rute.rnp.br/.

76. Brasil. UNA-SUS. Universidade Aberta do SUS. Acervo de recursos educacionais em saúde [Internet]. UNA-SUS; 2018 [capturado em 09 maio 2018]. Disponível em: https://ares.unasus.gov.br/acervo/.

77. Brasil. UNA-SUS [Internet]. 2018 [capturado em 09 maio 2018]. Disponível em: https://www.unasus.gov.br/.

78. Prensky M. Digital natives, digital immigrants, part I. On the Horizon. 2001;9(5):1-6.

79. Prensky M. Digital natives, digital immigrants, part. II. Do they really think differently? On the Horizon. 2001;9(6):1-9.

80. Santos M. A natureza do espaço: técnica e tempo, razão e emoção. 4. ed. São Paulo: EDUSP; 2006.

81. Kane RL. Determination of health care priorities and expectations among rural consumers. Health Serv Res. 1969;4(2):142-51.

82. Oliveira EXG, Carvalho MS, Travassos C. Territórios do Sistema Único de Saúde: mapeamento das redes de atenção hospitalar. Cad Saúde Pública. 2004;20(2):386-402.

83. Mendes EV. O cuidado das condições crônicas na atenção primária à saúde: o imperativo da consolidação da estratégia da saúde da família. Brasília: Organização Pan-Americana da Saúde; 2012.

84. Harzheim E, Gonçalves MR, Umpierre RN, Silva Siqueira AC, Katz N, Agostinho MR, et al. Telehealth in Rio Grande do Sul, Brazil: bridging the gaps. Telemed J E Health. 2016;22(11):938-44.

CAPÍTULO 21

Como utilizar a informação na consulta

Marina Papile Galhardi
Ronaldo Zonta

Aspectos-chave

▶ Os guias de prática clínica são materiais de uso prático para que o profissional tenha acesso às melhores evidências no curto tempo da consulta. Saber buscar a informação é uma das habilidades centrais para desenvolver uma prática baseada em evidências.

▶ As ferramentas da medicina centrada na pessoa, aliadas a habilidades de comunicação, permitem que o médico consiga acessar os desejos e expectativas da pessoa e levar isso em consideração no momento da busca de evidências, tornando o processo de decisão mais baseado nas preferências da pessoa, suas necessidades e valores.

▶ As pessoas que buscam atendimento, quando expostas a instrumentos de apoio para tomada de decisão, sentem-se mais bem informadas e, provavelmente, têm um papel mais ativo na tomada de decisão e uma percepção mais apurada de seu problema de saúde.

▶ Quando as pessoas têm um papel mais ativo nas tomadas de decisão, elas podem desejar renunciar a um procedimento com grande impacto sobre sua qualidade de vida, escolhendo um tratamento mais conservador ou simplesmente viver com a condição.[1,2]

A consulta médica é o instrumento essencial de trabalho do médico de família e comunidade. Obter e utilizar a informação de forma eficiente é o que lhe confere importante papel no cuidado à saúde das pessoas, sobretudo quando se considera que essa relação de cuidado, com decisões compartilhadas, é responsável por aprimorar o entendimento da pessoa sobre seus sintomas e sua capacidade de lidar com eles.

Este capítulo tem como objetivo dar algumas sugestões práticas para as seguintes questões:

- Como o médico de família e comunidade pode responder a dúvidas clínicas durante uma consulta acessando informações confiáveis e de qualidade, de forma fácil e ágil?
- Como o médico de família e comunidade pode ajudar a pessoa a acessar informações de saúde confiáveis e de qualidade, ampliando sua autonomia para lidar com seus problemas de saúde?
- Como compartilhar o processo de tomada de decisão, de modo que seja centrado na pessoa, a partir dessas fontes de informação do médico de família e comunidade e da pessoa?

A medicina baseada em evidências e a medicina centrada na pessoa

A medicina baseada em evidências (MBE) e a medicina centrada na pessoa (MCP) são paradigmas de inegável relevância para o médico de família e comunidade, estando presentes em todas as suas consultas. A questão é que gerenciar esses dois "mundos" diferentes nem sempre é uma tarefa fácil. E se as preferências da pessoa que busca atendimento não coincidem com as evidências? Será que o médico de família e comunidade e a pessoa desfrutam da informação necessária para fazer uma tomada de decisão compartilhada?

Quando se consideram os protocolos e *guidelines* que o médico de família acessa, ao mesmo tempo em que eles oferecem conhecimento sobre o melhor tratamento para a doença e podem proteger de intervenções desnecessárias, também fazem com que o médico se distancie da MCP, uma vez que a MBE é centrada na doença.[3]

Isso ocorre porque as evidências são extraídas de metanálises, de revisões sistemáticas e de ensaios clínicos randomizados (ECRs), em sua grande maioria centrados na doença. Os ECRs possuem critérios de inclusão e exclusão bem definidos, na tentativa de minimizar a interferência de todas as individualidades das pessoas testadas, como outras comorbidades, questões de saúde mental, contexto socioeconômico e cultural.[3–5]

O problema é que, na vida real da atenção primária à saúde (APS), os sintomas nem sempre se encaixam nos critérios diagnósticos da doença, ao mesmo tempo em que não existem critérios de exclusão. Diante desse cenário, é possível extrapolar os resultados obtidos em um ECR, com uma amostra de características restritas que provavelmente representam uma porcentagem muito pequena das pessoas, para a população geral?[3–5]

Outra questão importante é a MBE ser centrada no médico, na sua agenda e em sua necessidade de conhecimento, bem como estar sujeita à sua interpretação da leitura do estudo. Não há espaço para as necessidades de cada pessoa e, ainda, um grupo que pode parecer homogêneo em termos de saúde pública pode ser muito heterogêneo no cuidado individual da prática do médico de família e comunidade.[3]

Na tentativa de diminuir essa distância entre MBE e MCP e melhorar a qualidade do cuidado prestado às pessoas, várias estratégias podem ser adotadas em três momentos distintos do processo de tomada de decisão: utilizar informações que usam tecnologia de tradução de conhecimento para mover o conhecimento das evidências para a ação, de forma que ele seja mais aplicável no contexto da APS; incorporar as preferências dos pacientes aos estudos e à construção de evidências; e promover o empoderamento das pessoas sobre seu problema de saúde, para que a decisão seja realmente compartilhada.

A tradução de conhecimento

Apesar da evolução da biomedicina e das pesquisas sobre a saúde das populações, os sistemas de saúde têm falhado ao tentar otimizar o uso das evidências. Isso leva a resultados ineficientes em saúde e em qualidade de vida para a população.[6] Isso pode ser mais prejudicial para sistemas de saúde de países com baixo desenvolvimento socioeconômico, nos quais os recursos disponíveis são limitados. Por exemplo, isso faz com que o paciente não acesse tratamentos comprovadamente benéficos, de acordo com as últimas evidências, porque o tempo que leva para que a evidência seja incorporada à prática é demasiado longo; ou o paciente pode receber tratamentos que foram recomendados de forma prematura sem benefício comprovado, expondo-se a tratamentos não efetivos e até danosos.[7]

Um dos grandes desafios é promover o uso sistemático de evidências na formulação e na implementação de políticas públicas. A pouca utilização das evidências se deve a diferentes fatores, desde dificuldades que tomadores de decisão têm para interpretar, adaptar e aplicar o conhecimento científico até o baixo nível de interação entre política e pesquisa.[8] Para superar essa situação e minimizar tal lacuna entre conhecimento e ação, há uma crescente ênfase no desenvolvimento e na prática da tradução do conhecimento.[6]

Knowledge translation, ou tradução de conhecimento, pode ser entendida como um processo dinâmico e interativo que envolve síntese, disseminação, troca e aplicação eticamente responsável do conhecimento para aprimorar e acelerar os benefícios de inovações globais e locais para a saúde das pessoas, oferecendo serviços e produtos de saúde mais efetivos e fortalecendo o sistema de saúde. Esse campo do conhecimento estuda como mover o conhecimento para a ação, aplicando-o na prática. A tradução de conhecimento é criticamente importante para dar uma resposta à atual distância que existe entre o que sabemos e o que fazemos na APS. Ela pretende assegurar que em todos os níveis de decisão em saúde, consumidores, pacientes, profissionais, gestores e políticos estão conscientes do acesso e do uso da evidência científica que dê suporte à tomada de decisão em saúde.[5,7,9]

A tradução de conhecimento é um conceito que pode ajudar a promover a rápida assimilação de informações e conhecimentos baseados em evidências, tanto por pacientes, gestores, políticos e profissionais de saúde.[10] O desenvolvimento, a avaliação e o compartilhamento de estratégias de tradução de conhecimento que alcancem países com baixo desenvolvimento socioeconômico é essencial para aprimorar a equidade em saúde.[11]

Um exemplo de tecnologia de melhoria da qualidade na APS e que é desenvolvido com o conceito de tradução de conhecimento é o *Practical Approach to Care Kit* (PACK). Esse programa é desenvolvido há mais de 15 anos na África do Sul e consiste em um guia de prática clínica associado a uma estratégia estruturada de treinamento para os profissionais de saúde. O guia é uma ferramenta de suporte à tomada de decisão concisa, baseada em evidências, com interface amigável, composta de algoritmos e *checklists* para os 40 sintomas e 20 condições crônicas mais comuns em adultos na APS. Ele é adaptável a diversos contextos clínico-epidemiológicos, integrando doenças comunicáveis, não comunicáveis, doença mental e saúde da mulher em um único guia. O programa de treinamento ocorre em cascata, com sessões de uma hora e meia de duração, no local de trabalho do profissional de saúde, buscando familiarizá-lo com o conteúdo e incentivando-o a usar o guia para a tomada de decisão durante a consulta.[12,13]

No Quadro 21.1, encontram-se alguns endereços eletrônicos de grupos e redes de pesquisa em tradução de conhecimento.

Ferramentas de tradução de conhecimento para a prática clínica

Para que as ferramentas e programas com base no conceito de tradução de conhecimento possam levar a melhorias e ao aprimoramento dos sistemas de saúde, é necessário que sejam baseadas nas melhores evidências disponíveis.[14] Para o profissional de saúde, ter acesso a informações baseadas em evidências e construídas com o conceito de tradução de conhecimento é fundamental para que a tomada de decisão no momento da consulta seja mais ágil e precisa.

Em um contexto de muita informação e pouco tempo, saber como acessar a informação é uma das habilidades centrais para desenvolver uma prática baseada em evidências. Em média, a cada 15 minutos, o médico de família tem o desafio de praticar MBE, orientar o paciente e não atrasar sua agenda, sendo que muitas vezes isso pode parecer impossível.[15,16]

Os médicos usam diferentes meios para responder a dúvidas clínicas em uma consulta:[17]

- Referenciamento do paciente para um especialista.

Quadro 21.1 | **Endereços eletrônicos de grupos e redes de pesquisa sobre tradução de conhecimento**
Área temática de tradução de conhecimento da McMaster University no Canadá
http://www.mcmaster.ca/cfh/knowledgetranslation.html
Joanna Briggs Institute (JBI) na Austrália
http://joannabriggs.org/
Rede de especialistas em tradução de conhecimento – Knowledge-Translation Canada
http://ktcanada.net/
Rede de especialistas em tradução de conhecimento – Knowledge-Translation Program
https://knowledgetranslation.net/team
Knowledge Translation Unit (KTU) da Cape Town University – África do Sul
http://knowledgetranslation.co.za/

- Discussão informal com um colega que tenha mais afinidade com o tema.
- Procura autoguiada usando recursos conhecidos pelo médico.
- Simplesmente não responder à questão.

Geralmente, o médico da APS só tenta responder a um número limitado de questões e, quando o faz, primeiro consulta colegas e recursos em papel. Além disso, algumas vezes, tem dificuldades em formular a questão, otimizar a busca da informação e interpretá-la.[18]

Muitos recursos práticos vêm sendo desenvolvidos para facilitar o acesso rápido a evidências de alta qualidade. Esses recursos são chamados de pré-avaliados (*pre-appraised*), pois selecionam fontes de alta qualidade e são regularmente atualizados. Com o objetivo de facilitar o uso desses recursos e ajudar a guiar o processo de tomada de decisão, Haynes propõe um modelo de busca pela informação chamado de "6s",[19] ou "pirâmide de Haynes". Esse modelo propõe uma procura de evidências de forma hierarquizada, iniciando no nível mais alto do modelo "6s" conforme mostra a Figura 21.1.

Esse modelo consiste em seis níveis de informação, sendo que no topo da pirâmide a fonte de informações é a que tem mais evidências pré-avaliadas e filtradas, sendo a informação mais segura para o médico. Recomenda-se iniciar a busca de informações pelo nível mais alto da pirâmide:[19,20]

Sistemas: neste nível, encontram-se os *sistemas computadorizados de suporte à tomada de decisão* que integram, sintetizam e atualizam informações clínicas baseadas em evidências conectando-as com informações relevantes sobre condições clínicas do paciente por meio do prontuário eletrônico. O profissional tem acesso automático a aspectos centrais para a avaliação e o manejo do paciente. Alguns estudos demonstram que esses sistemas podem melhorar o cuidado em saúde.[21]

Sumários (guias baseados em evidência): são guias de prática clínica, *guidelines* ou livros que integram as melhores informações baseadas em evidências, regularmente atualizadas sobre problemas clínicos específicos. Eles têm conteúdo clínico confiável de alta qualidade e revisado constantemente, com diferentes velocidades de atualização,[22,23] e fornecem a informação de forma rápida para responder aos questionamentos dos profissionais de saúde no momento da consulta (*point of care*). Seu uso consegue melhorar desfechos clínicos em pacientes.[24,25]

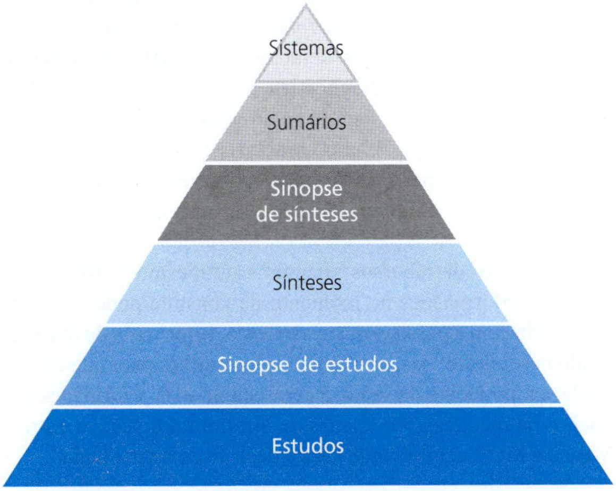

Sinopse de sínteses: quando um guia baseado em evidências não existe para determinada condição clínica, esse é o próximo passo do profissional. As sinopses resumem os achados de revisões sistemáticas de alta qualidade oferecendo informações suficientes para a tomada de decisão clínica. Elas são uma boa opção para aprimorar o tempo que o profissional gastaria buscando ler e interpretar detalhadamente uma revisão sistemática. Podem ser encontradas no formato de infográficos.

Sínteses (revisões sistemáticas): se uma sinopse não existe ou o profissional necessita de mais informações, o próximo passo é consultar as revisões sistemáticas.

Sinopse de estudos: é o próximo passo do profissional. Consiste em resumos breves, estruturados e suficientemente detalhados de evidências de estudos de alta qualidade.

Estudos: é o último passo na busca de evidências para a tomada de decisões. Neste nível, encontram-se os *artigos originais* publicados em revistas científicas.

No Quadro 21.2, encontram-se alguns recursos *online* para busca e acesso à informação divididos em relação ao modelo "6s".

Quadro 21.2 | **Recursos para busca e acesso à informação**

Exemplos de sistemas computadorizados de suporte à tomada de decisão
INRstar https://www.scslhealth.com/inrstar/
Provation Medical https://www.provationmedical.com/
EBMeDS http://www.ebmeds.org
Guias de prática clínica baseados em evidências
Best Practice http://bestpractice.bmj.com/
UpToDate http://www.uptodate.com/
DynaMed www.dynamed.com
Clinical Evidence www.clinicalevidence.com
National Guidelines Clearinghouse www.guideline.gov
Essencial Evidence Plus https://www.essentialevidenceplus.com/
Practical Approach to Care Kit (PACK) http://pack.bmj.com/
Point-of-Care Guides – American Family Physician www.aafp.org/afp/poc

(Continua)

▲ **Figura 21.1**
Modelo "6s".
Fonte: Adaptada de DiCenso e colaboradores.[19]

Quadro 21.2 | Recursos para busca e acesso à informação *(Continuação)*

Sinopses de revisões sistemáticas

EVIPNet Brasil
http://global.evipnet.org/

ACP Journal Club
www.acpjc.org

Evidence-Based Medicine
ebm.bmj.com

Evidence-Based Mental Health
ebmh.bmj.com

Evidence-Based Nursing
ebn.bmj.com

Database of Abstracts of Reviews of Effects (DARE)
https://www.crd.york.ac.uk/CRDWeb/HomePage.asp

Centre for Reviews and Dissemination
https://www.york.ac.uk/crd/

The NNT
http://www.thennt.com/

Perguntas da semana – TelessaúdeRS
https://www.ufrgs.br/telessauders/perguntas/

Revisões sistemáticas

Cochrane Summaries – Base de dados Cochrane
http://summaries.cochrane.org/

U.S. Preventive Service Task Force – Recomendações baseadas em evidência sobre rastreamentos e ações preventivas
http://www.uspreventiveservicestaskforce.org

The Canadian Task Force on Preventive Health Care – Recomendações baseadas em evidência sobre rastreamentos e ações preventivas
http://canadiantaskforce.ca/

ACPJC PLUS
plus.mcmaster.ca/acpjc

EvidenceUpdates
http://plus.mcmaster.ca/evidenceupdates

Nursing+
plus.mcmaster.ca/np

Campbell Library
www.campbellcollaboration.org/library.php

Sinopse de estudos

EvidenceAlerts
https://plus.mcmaster.ca/EvidenceAlerts

(Continua)

Quadro 21.2 | Recursos para busca e acesso à informação *(Continuação)*

Estudos originais

PubMed
www.pubmed.gov

Biblioteca Virtual em Saúde (BVS)
http://brasil.bvs.br/

Clinical Queries
www.ncbi.nlm.nih.gov/corehtml/query/static/clinical.shtml

Special Queries
www.nlm.nih.gov/bsd/special_queries.html

EMBASE/Excerpta Medica
https://www.elsevier.com/solutions/embase-biomedical-research

Ferramentas que fazem buscas em múltiplas bases de dados de diferentes graus de evidências

TRIP (Turning Research into Practice)
www.tripdatabase.com

SUMSearch
sumsearch.uthscsa.edu

No Quadro 21.3, são apresentadas algumas dicas de como encontrar informações clínicas de maneira rápida durante a consulta.[15]

Outra forma crescente de acesso à informação baseada em evidências no momento da consulta é o uso de aplicativos para *smartphones*. Suas funcionalidades vêm crescendo dia após dia, trazendo o conhecimento à mão do profissional de saúde, seja no consultório ou na visita domiciliar. Muitos dos sumários/guias baseados em evidências têm sua versão para *smartphones* – como Best Practice, UpToDate, DynaMed. Podemos encontrar aplicativos que permitem acesso fácil e ágil a calculadoras médicas, referências para medicamentos e suas interações, prontuários eletrônicos, teleconsultorias, materiais informativos e educativos para as pessoas que buscam atendimento, além de aplicativos que tornam o *smartphone* uma ferramenta de diagnóstico ajudando em testes de acuidade visual, fotografia de lesões de pele para telediagnóstico e telemonitoramento.[26] Na mesma vertente, está o uso de "computadores de mão" como os *tablets* que compartilham características com os recursos dos *smartphones*, permitindo, algumas vezes, um acesso mais visual à informação e mais espaço de armazenamento para recursos *off-line*.[27]

A utilização de recursos virtuais – ou mesmo livros – para busca de informações no momento da consulta pode ser compartilhada com a pessoa em atendimento. Informá-la do que está sendo pesquisado, buscar também informativos para que ela entenda seu problema de saúde e acrescentar suas prioridades nas opções terapêuticas são formas de diminuir a distância entre a MBE e a MCP, caminhando para a decisão compartilhada.

Decisão compartilhada

A decisão compartilhada ocorre quando o profissional e a pessoa dividem poder e responsabilidade diante de uma questão

> **Quadro 21.3 | Dicas de como encontrar a informação clínica de forma rápida durante a consulta[15]**
>
> 1. Crie uma lista de endereços eletrônicos favoritos no seu navegador de internet, com *links* para acessar tanto ferramentas de MBE quanto ferramentas e *sites* para orientar o paciente. Esses recursos para pacientes podem ser usados durante a consulta para explicar questões de saúde diretamente na tela do computador, *tablet* ou *smartphone*, assim como podem ser impressos ou encaminhados via *e-mail* ou WhatsApp para os pacientes lerem e depois discutirem em um segundo momento; também há ferramentas interativas que o paciente pode usar durante a consulta enquanto o médico se dedica a outras tarefas para depois retomar com o paciente e fazer a síntese do que entendeu e absorveu.
> 2. Procure manter essa lista *online* para que você possa acessá-la facilmente mesmo não estando no seu computador pessoal ou de trabalho. Alguns navegadores de internet têm a possibilidade de o profissional fazer *login* com seu perfil e carregam a relação de favoritos e preferências do usuário onde quer que ele esteja.
> 3. Frente a uma dúvida clínica, acesse uma ferramenta *online* de MBE seguindo a proposta apresentada pelo modelo "6s". Algumas ferramentas estão acessíveis gratuitamente mediante cadastro do profissional, como o DynaMed na plataforma Saúde Baseada em Evidências do Ministério da Saúde (http://psbe.ufrn.br/), outras são acessíveis por meio de inscrições via universidades ou secretarias de saúde, e outras podem ser assinadas com desconto para associados de sociedades científicas como a Sociedade Brasileira de Medicina de Família e Comunidade (SBMFC). Exemplos dessas ferramentas e algumas dicas de como acessá-las podem ser encontrados no Quadro 21.2.
> 4. Ao acessar a ferramenta *online*, use o índice para localizar palavras-chave relacionadas à dúvida clínica.
> 5. Use uma tecla de atalho para buscar a palavra no texto (Ctrl + F ou Ctrl + L no Windows). Não é necessário escrever a palavra inteira.
> 6. Mantenha também uma seleção de informativos para pacientes para as mais diversas condições de saúde. Tenha-os acessíveis aonde for. Frente à necessidade de explicar uma determinada condição de saúde ao paciente, procure imprimir e entregar o informativo ao paciente.
> 7. Use a ferramenta de busca de imagens do Google para procurar informações clínicas como pontos-gatilho para diagnóstico de fibromialgia, assim como para pesquisar fotos de condições patológicas ou anatômicas e explicar ao paciente.
> 8. Procure aprender e conhecer os comandos e teclas de atalho de seu sistema operacional para poder navegar entre as diversas tarefas em execução no computador. Por exemplo, a tecla Alt + Tab, que ajuda a selecionar os diversos programas abertos, e a tecla de visualização do *desktop* Win + D ou F11 no MAC.
> 9. Procure praticar o uso desses recursos para se aprimorar. Familiarize-se com os *sites* de busca de informação baseada em evidências e os recursos que irá disponibilizar ao paciente.
> 10. *Não tenha medo de fazer a busca da informação na frente do paciente.* Procure explicar o que está fazendo para evitar gerar silêncios disfuncionais nos quais o paciente se sinta ignorado. Os pacientes normalmente se interessam pelo processo.
> 11. Tente se divertir com o processo de aprendizado dessas novas habilidades.

clínica, analisando as evidências disponíveis. O primeiro passo é reconhecer a pessoa como sujeito ativo no processo, propiciar que tenha acesso às informações pertinentes ao seu problema de saúde e incorporar suas necessidades e valores na tomada de decisão.[28]

Sabe-se que para essas decisões serem tomadas com mais autonomia e empoderamento, o indivíduo necessita de uma melhor *health literacy*. A *health literacy*, ou alfabetização em saúde, é definida como a capacidade dos indivíduos em obter, processar e entender informações de saúde. Ela depende de características individuais, como grau de escolaridade e contexto sociocultural, mas pode variar dependendo do problema de saúde a ser tratado, do profissional que presta o cuidado e do sistema de saúde.[29]

Alguns instrumentos podem ser usados como estratégia para expor as pessoas aos riscos e aos benefícios de uma intervenção – são as ferramentas de apoio à tomada de decisão. Segundo revisão da Cochrane, comparando a prestação de cuidado usual com contextos em que foram utilizadas ferramentas de apoio à tomada de decisão, as pessoas expostas aos instrumentos percebem que têm acesso à informação de forma mais clara e se sentem mais bem informadas, provavelmente tendo um papel mais ativo na tomada de decisão.[30]

A satisfação com o processo de decisão é outro aspecto que vem sendo estudado e é apontada como uma das principais contribuições do uso da ferramenta de apoio à tomada de decisão compartilhada, diminuindo a ansiedade do paciente no processo e otimizando a qualidade do tempo em consulta médica.[28] Ainda não se tem conhecimento a respeito do impacto econômico que o uso dos instrumentos traria, e alguns estudos indicam que as decisões compartilhadas tendem a ser mais conservadoras, diminuindo o sobretratamento e também os custos.[28,29]

No Quadro 21.4, encontram-se alguns recursos *online* para auxílio na tomada de decisão compartilhada em consulta.

> **Quadro 21.4 | Recursos *online* para tomada de decisão compartilhada**
>
> Materiais educativos da campanha Choosing Wisely
> http://www.choosingwisely.org/patient-resources/
>
> Vídeo da campanha Choosing Wisely
> https://www.youtube.com/watch?v=WOjq30l4rOQ&t=10s
>
> Vídeo Así es la vida
> https://www.youtube.com/watch?v=lZPP3qQEMjc
>
> Consumer Health Choices
> http://consumerhealthchoices.org/catalog/
>
> Resumos rápidos da medicina baseada em evidências
> http://www.thennt.com
>
> Mayo Clinic Shared Decision Making National Resource Center
> http://shareddecisions.mayoclinic.org/
>
> Cochrane
> http://www.cochrane.org/evidence (inglês)
> http://www.cochrane.org/pt/evidence (português)
>
> Dartmouth Hitchcock Health System Decision Points
> http://www.dartmouth-hitchcock.org/medical-information/health_encyclopedia/tv6654
>
> Option Grid
> http://optiongrid.org/option-grids/current-grids
>
> Patient.info
> https://patient.info/decision-aids
>
> FactBoxes
> https://www.harding-center.mpg.de/en/health-information

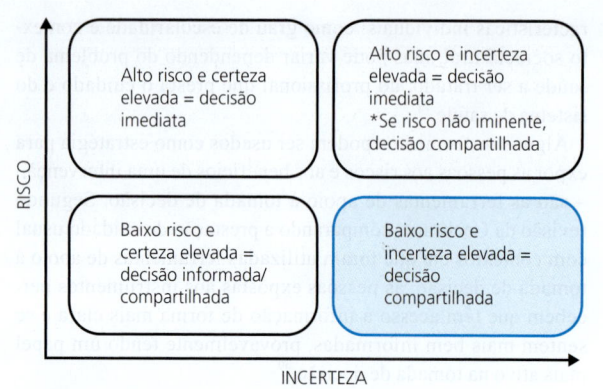

▲ **Figura 21.2**
Modelos de decisão médica.
Fonte: Adaptada de Abreu e colaboradores.[28]

▲ **Figura 21.3**
Aproximando a medicina baseada em evidências da medicina centrada na pessoa.
MBE, medicina baseada em evidências; MCP, medicina centrada na pessoa; TC, tradução de conhecimento, DC, decisão compartilhada.

Existem modelos diferentes de decisão que dependem do risco clínico do caso e do grau de certeza, segundo a MBE, daquela decisão (Figura 21.2). Em casos de alto risco, a decisão precisa ser imediata, sendo o grau de certeza alto ou baixo. No contexto de baixo risco e alto grau de certeza, a decisão pode ser compartilhada, mas precisa ser muito bem informada.[28] No contexto da APS, em que se oferece cuidado integral e longitudinal às famílias e é a porta de entrada do sistema, o médico de família e comunidade está em contato com muitos sintomas ainda inespecíficos que não são necessariamente uma doença e que não representam risco iminente à vida, representando, portanto, situações de baixo risco e de grande incerteza clínica. Essas são as situações em que as decisões precisam ser prioritariamente compartilhadas.

No Quadro 21.5, evidenciam-se alguns erros mais frequentes em relação ao acesso e ao uso da informação na consulta.

CONSIDERAÇÕES FINAIS

É necessário que os médicos sejam treinados desde a sua graduação, na residência e durante sua atuação profissional para incorporar as evidências em sua prática clínica, sabendo buscar informações de qualidade de forma rápida e segura, assim como utilizar as evidências para uma tomada de decisão compartilhada com a pessoa durante a consulta. Esse processo de interação entre os aspectos da MCP e da MBE é uma forma de tentar responder à incerteza e conseguir melhores resultados em saúde e qualidade de vida. Outro aspecto fundamental é o desenvolvimento de programas de pesquisa e ferramentas baseadas na tradução de conhecimento, como forma de tornar o conhecimento mais amplamente disponível e aplicável à ação.

Para um atendimento clínico personalizado e de alta qualidade técnica, cabe ao médico aproximar a MBE da MCP, sendo que a tradução de conhecimento e seus instrumentos aliados às ferramentas de tomada de decisão compartilhada são essenciais para o domínio dessa competência como médico de família e comunidade (Figura 21.3).

REFERÊNCIAS

1. Polaris J, Katz J. "Appropriate" diagnostic testing: supporting diagnostics with evidence-based medicine and shared decision making. BMC Res Notes. 2014;7:922.

2. Katz S. The value of sharing treatment decision making with patients expecting too much? JAMA. 2013;310(15):1559-1560.

3. Besing J. Bridging the gap. The separate worlds of evidence-based medicine and patient-centered medicine. Patient Educ Couns. 2000;39(1):17-25.

4. Fairall LR, Mohamed O, Bateman ED. Evidence-based decision-making for primary care: the interpretation and role of pragmatic trials. S Afr Med J. 2017;107(4):278-279.

5. Menear M, Grindrod K, Clouston K, Norton P, Légaré, F. Advancing knowledge translation in primary care. Can Fam Physician. 2012;58(6):623-627.

6. Straus SE, Tetroe JM, Graham ID. Knowledge translation is the use of knowledge in health care decision making. J Clin Epidemiol. 2011;64(1):6-10.

7. Straus SE, Tetroe JM, Graham, ID. Defining knowledge translation. CMAJ. 2009;181(3-4):165-168.

8. Brasil. Ministério da Saúde. Secretaria de Ciência, Tecnologia e Insumos Estratégicos. Departamento de Ciência e Tecnologia. Síntese de evidências para políticas de saúde: estimulando o uso de evidências cientifcas na tomada de decisão. 2. ed. Brasília; 2016.

9. World Health Organization. Bridging the "know-do" gap meeting on knowledge translation in global health [Internet]. Geneva; 2005. Disponível em: https://www.measureevaluation.org/resources/training/capacity-building-resources/high-impact-research-training-curricula/bridging-the-know-do-gap.pdf.

10. Davis D, Evans M, Jadad A, Perrier L, Rath D, Ryan D, et al. The case for knowledge translation: shortening the journey from evidence to effect. BMJ. 2003;327(7405):33-35.

11. Tugwell P, Robinson V, Grimshaw J, Santesso N. Systematic reviews and knowledge translation. Bull World Health Organ. 2006;84(8):643-651.

12. Fariall L, Bateman E, Cornick R, Faris G, Timmerman V, Folb N, et al. Innovating to improve primary care in less developed countries: towards a global model. BMJ Innov. 2015;1(4):196-203.

13. Fairall L, Walsh K. Practical tools for improving global primary care. BMJ. 2015;351:h5361.

14. Grimshaw JM, Santesso N, Cumpston M, Mayhew A, McGowan J. Knowledge for knowledge translation: the role of the Cochrane Collaboration. J Contin Educ Health Prof. 2006;26(1):55-62.

15. Hubbard D. How to find clinical information quickly at the point of care. Fam Pract Manag. 2008;15(6):23-28.

16. Magin P, Tapley A, Davey A, Morgan S, Holliday E, Ball J, et al. GP trainees' in-consultation information-seeking: associations with human, paper and electronic sources. Fam Pract. 2015;32(5):525-532.

17. Cook DA, Sorensen KJ, Hersh W, Berger RA, Wilkinson JM. Features of effective medical knowledge resources to support point of care learning: a focus group study. PLoS One. 2013;8(11):e80318.

18. Coumou HCH, Meijman FJ. How do primary care physicians seek answers to clinical questions? A literature review. J Med Libr Assoc. 2006;94(1):55-60.

Quadro 21.5 | Erros mais frequentes no acesso e no uso da informação na consulta

Utilizar, para tomada de decisão clínica, artigo disponível em revista fornecida por representantes de laboratório e/ou prescrever medicamentos que tenham sido fornecidos em amostras por representantes de laboratório, sem verificar em base de dados confiável se há evidências do uso do medicamento

Apoiar tomada de decisão em discussão de caso com colega ou em opinião de especialista sem consultar base de dados disponível

Centrar a decisão clínica na doença, não considerando as preferências do paciente na tomada de decisão, bem como seu contexto social e cultural

Julgar que o paciente tem informação necessária para tomar decisões com autonomia, quando, na verdade, não possui acesso a dados com qualidade, sendo necessário instrumentalizá-lo

Diante de uma incerteza clínica, tomar decisões provisórias pedindo exames desnecessários e criando uma "certeza que não é real"

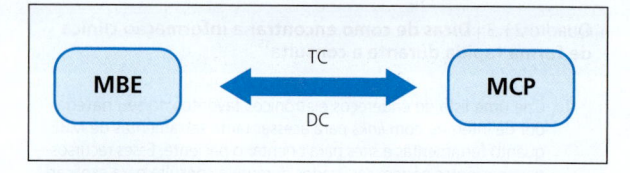

19. DiCenso A, Bayley A, Haynes B. Accessing pre-appraised evidence: fine-tuning the 5S model into a 6S model. Evid Based Nurs. 2009;12(4):99-101.

20. Potomkova J, Lesenkova E, Jarolimkova A, Subova D, Mihal V, Ludikova B. Medical librarians and physicians as partners in teaching healthcare professionals to use point-of-care resources. 14th EAHIL Conference; 2014 June 11-13; Italy. Italy; 2014.

21. Bright TJ, Wong A, Dhurjati R, Bristow E, Bastian L, Coeytaux RR, et al. Effect of clinical decision-support systems a systematic review. Ann Intern Med. 2012;157(1):29-43.

22. Banzi R, Cinquini M, Liberati A, Moschetti I, Pecoraro V, Tagliabue L, et al. Speed of updating online evidence based point of care summaries: prospective cohort analysis. BMJ. 2011;343:d5856.

23. Jeffery R, Navarro T, Lokker C, Haynes RB, Wilczynski NL, Farjou G. How current are leading evidence-based medical textbooks? J Med Internet Res. 2012;14(6):e175.

24. Isaac T, Zheng J, Jha A. Use of UpToDate and outcomes in US hospitals. J Hosp Med. 2012;7(2):85-90.

25. Bonis PA, Pickens GT, Rind DM, Foster DA. Association of a clinical knowledge support system with improved patient safety, reduced complications and shorter length of stay among Medicare beneficiaries in acute care hospitals in the United States. Int J Med Inform. 2008;77(11):745-753.

26. Mosa ASM, Yoo I, Sheets L. A systematic review of healthcare applications for smartphones. BMC Med Inform Decis Mak. 2012;12:67.

27. Beattie JW. Web-based PDA downloads for clinical practice guidelines and decision support tools. Med Ref Serv Q. 2003;22(4):57-64.

28. Abreu MM, Kowalski SC, Ciconelli RM, Ferraz MR. Apoios de decisão: instrumento de auxílio à medicina baseada em preferências: uma revisão conceitual. Rev Bras Reumatol. 2006;46(4):266-272.

29. Baker DW. The meaning and the measure of health literacy. J Gen Intern Med. 2006;21(8):878-883.

30. Stacey D, Légaré F, Lewis K, Barry MJ, Bennett CL, Eden KB, et al. Decision aids for people facing health treatment or screening decisions. Cochrane Database Syst Rev. 2014;(1):CD001431.

CAPÍTULO 22

Pessoas que consultam frequentemente

Victor Ramos
Eunice Carrapiço

Aspectos-chave

▶ A frequência com que as pessoas consultam o médico é um problema quando considerada inadequada.

▶ Lidar com pessoas que consultam com frequência superior ao considerado adequado é um desafio e uma oportunidade para que o médico de família, a comunidade e a equipe de saúde reflitam e melhorem as suas práticas.

▶ Existe incerteza e controvérsia sobre como intervir, para modificar o comportamento de procura inadequada de consultas.

▶ Buscar compreender os fatores associados à procura elevada de consultas e conhecer a comunidade e os seus recursos pode ajudar no encontro de soluções mais efetivas e na medicalização de problemas psicossociais.

▶ O trabalho e a reflexão em equipe multiprofissional ajudam a lidar com muitas destas situações.

O tema "pessoas que consultam frequentemente" desafia a rever conceitos e preconceitos associados a este fenômeno. Serve também para que médico e equipe de saúde da família se interroguem por que algumas pessoas consultam tantas vezes, exigindo-lhes tanto tempo e atenção? Nessa reflexão, são importantes aspectos como:

- A natureza e a quantidade dos problemas de saúde de cada pessoa.
- As suas características pessoais, situações de vida, preocupações e medos.
- As características pessoais e as competências clínicas do médico.
- O seu estilo de prática e o funcionamento da equipe de saúde.
- As competências comunicacionais e relacionais dos profissionais.
- Aspectos organizativos da unidade de saúde e do sistema de saúde.
- Outros fatores contextuais e sociocomunitários.

A expressão "pessoas que consultam frequentemente" pode ter várias interpretações. Em geral, refere-se ao número ou à taxa de consultas, comparativamente a um padrão. Por vezes, é usada com significado pejorativo em relação a pessoas que demandam uma quantidade excessiva de consultas e são sentidas pelo profissional como um fardo. Alguns autores assinalam que a proporção dessas pessoas parece estar aumentando.[1-3]

Francisco, 32 anos, constituição atlética, socorrista profissional, veio à consulta pela 15ª vez em 12 meses. Ao mesmo tempo, recorreu 3 vezes a serviços de urgência hospitalar e está sendo acompanhado por um psicólogo e um psiquiatra. Já fez todos os exames possíveis, dada a sua facilidade de aceder aos vários pontos e especialidades do sistema de saúde, mas continua a vir ao seu médico de família e comunidade. Ele próprio admitiu a possibilidade de sofrer de "ansiedade de morte", mas procura desesperadamente doenças físicas que expliquem os seus diversificados sintomas súbitos e incapacitantes.

Têm sido propostos critérios quantitativos, como, por exemplo, quando a frequência de consultas vai além do percentil 97 em relação ao padrão de procura, isto é, os 3% de pessoas com maior número de consultas por ano. Outras definições são mais arbitrárias, como, por exemplo, pessoas com mais de 7, 11, 12 ou 20 contatos com o médico por ano.[4-11] Devem-se levar em conta também a distribuição etária e por gênero da população em estudo, bem como a sua cultura de saúde. Nesta perspectiva, pessoas frequentes são aquelas cujo número de consultas excede um valor de referência para o respectivo grupo com o mesmo sexo e faixa de idade em um dado período. Vedsted e cols.[12] sugeriram que as pessoas consultadoras frequentes deveriam ser definidas como as 10% com valores mais elevados em cada grupo.[12-14]

Há também outra dimensão a considerar: a da percepção subjetiva do médico, ou seja, quando este acha que alguém o consulta com uma frequência superior à sua expectativa subjetiva. Isso pode acontecer em situações difíceis ou desconfortáveis para o médico, quando este sente que lhe sugam tempo e atenção, causando sobrecarga de trabalho e insatisfação profissional.

Por vezes utilizam-se as expressões "doentes difíceis" e "doentes frequentes" como sinônimos, porém, eles devem ser abordados de forma distinta. É certo que uma proporção considerável dos doentes considerados "difíceis" recorre frequentemente à consulta, mas o epíteto "doente difícil" é uma percepção do profissional, e alguns consultam poucas vezes, outros faltam às consultas agendadas, outros são "não frequentadores" dos serviços de saúde (ver Cap. 23, Pessoas consideradas doentes difíceis).

> Yuri, 49 anos, imigrante do leste europeu, vem novamente à consulta com dor cervical e cefaleia à esquerda. O médico tem a percepção de que ele é um hiperutilizador e dispõe-se a confrontá-lo com esse comportamento. Revê o prontuário clínico eletrônico, mas nota que, afinal, era apenas a quarta vez que ele o consultava nos últimos 12 meses.

Neal e cols.[6] classificaram grupos de pessoas que consultam frequentemente consoante o padrão de procura: a maioria (45%) correspondia a um *"grupo misto"*, sem um padrão claro; as que mantinham procura elevada durante anos foram classificadas como *"regulares"* (37%); e as que intercalavam visitas frequentes com períodos de ausência foram designadas por *burst/gaps* (18%).

Quanto à contabilização de contatos, há autores que consideram apenas as consultas no consultório, outros incluem as visitas domiciliares, os contatos por telefone e os contatos com outros profissionais da equipe de saúde (p. ex., enfermeiros). Importa, portanto, definir como é feita essa contabilização. Também é importante distinguir as pessoas hiperutilizadoras por sua iniciativa daquelas a quem é o médico ou a equipe que marcam consultas com mais frequência.[15]

Quando é um problema?

As pessoas que consultam frequentemente constituem um grupo heterogêneo. Elas incluem as que necessitam genuinamente dos cuidados que procuram, mas também as que criam uma carga de trabalho aparentemente desnecessária. Por vezes, existe uma mistura destas situações. Smits e cols.,[14] em 2009, estimaram que, durante um ano, uma minoria de pessoas são responsáveis por 39% das consultas.[3,16]

Um número elevado de consultas em relação a um padrão de referência não deve ser visto como um problema em si, podendo ser analisado de várias perspectivas: do médico, da equipe de saúde, da pessoa e, também, do sistema de saúde e da sociedade. Por outro lado, é importante distinguir entre um aumento transitório de pedidos de ajuda, devido a problemas de saúde físicos, psicológicos ou psicossociais em uma fase da sua evolução, e situações em que, de modo recorrente ou persistente, existe uma procura elevada e aparentemente injustificada de consultas.

> Beatriz, 71 anos, vem pela vigésima vez à consulta nesse ano. O médico acolhe-a com grande satisfação e, se lhe perguntassem, não aceitaria considerá-la "frequente". Beatriz acaba de fazer um último ciclo de quimioterapia após cirurgia e radioterapia por carcinoma da mama. Além disso, sofre de hipertensão arterial, diabetes melito tipo 2 e osteoartrose do joelho, entre outros problemas crônicos. A sua atitude positiva, a alegria de viver e o modo de lidar com as adversidades e com a carga da doença eram, para o médico, motivo de admiração, para além de reconhecer uma necessidade objetiva de procura elevada de cuidados de saúde.

Quando a gravidade da doença, a necessidade de reavaliações constantes e as necessidades das pessoas com doença crônica são causas de procura frequente de consultas, tal frequência pode ser adequada. Podem, inclusive, ocorrer casos em que os pacientes estejam subutilizando os cuidados em face das suas necessidades reais. No outro extremo, quando a ida frequente à consulta não se traduz em resultados de melhoria das situações de saúde e na redução do sofrimento, é legítimo perguntar se há maneiras melhores para o manejo destas pessoas. Tal procura pode traduzir um impasse no processo terapêutico e de ajuda.[17,18]

É comum afirmar que cerca de 20% das pessoas consomem 80% do tempo disponível. Neal relatou que os 3% de usuários frequentes utilizaram 15% do trabalho clínico de um médico de família e comunidade. Vários estudos na Europa mostram valores em que 4 a 5% de pessoas consomem entre 20 e 25% do total das consultas a cada ano. Atualmente, com o aumento do uso dos cuidados de atenção primária à saúde (APS) e de constrangimentos sobre a duração da consulta, estas pessoas são, muitas vezes, fonte de estresse e frustração para alguns médicos de família.[2,5,9,14,16]

Em relação aos doentes, existe evidência de que os grandes utilizadores tendem a ter taxas elevadas de doenças crônicas, sofrimento emocional, doenças mentais e problemas psicossociais. Alguns estudos sugerem maior proporção de mulheres, idosos, desempregados e pessoas com doenças crônicas. Smits e cols.[14] identificam cinco subgrupos: com doenças predominantemente somáticas (28%); com doença mental bem definida (21%); em situações de crise temporária (10%); pessoas com somatizações crônicas (21%); e pessoas com múltiplos problemas (20%). Por sua vez, Báez e cols.[15] calcularam índices atribuíveis, respectivamente, de 41% a doenças físicas crônicas; 30,9% a doença mental; e 15,2% a acontecimentos de vida estressantes. Estas pessoas têm maior probabilidade de receberem prescrições inadequadas e de serem referenciadas para outros serviços e especialidades com a consequente medicalização e os riscos associados.[14,15,19]

Do ponto de vista do sistema de saúde e da sociedade, destacam-se o desperdício e o uso inadequado de recursos devido às investigações, aos tratamentos e aos reencaminhamentos inapropriados. Tem sido assinalado um consumo elevado de psicotrópicos por estas pessoas. Devem-se ressaltar, também, as desigualdades, as iniquidades e os custos de oportunidade, com prejuízo de pessoas cujas necessidades podem ficar sem resposta, dado os recursos disponíveis serem limitados e escassos.[12]

Existem "famílias frequentes"?

A família representa um pilar de apoio fundamental em situação de doença aguda ou crônica. Porém, pode ser também fonte de estresse e fator predisponente de doença. Vários estudos reforçam esta ideia ao comprovarem associação entre morbidade e mortalidade por diversas doenças e disfunções familiares. Dowrik,[17] em 1992, estendeu o conceito de hiperutilizador às famílias nas quais vários ou todos os seus elementos procuram consultas com frequência. Em algumas famílias, o somatório das consultas em um dado período de tempo é superior ao da média das famílias com características idênticas. Uma procura excessiva de consultas será um comportamento aprendido no seio familiar? Será devida a alguma disfunção familiar? Existirá algum elemento com perturbação de somatização que projeta os seus medos e ansiedades nos outros elementos e os arrasta para as consultas? Estas são perguntas que justificam a abordagem da família como um sistema integrado, complexo, aberto e adaptativo.

> Família Silva: Alice, 62 anos, aposentada; Helena, 83 anos (mãe de Alice); Luís, 63 anos (marido de Alice), aposentado; Rui, 33 anos, licenciado, nunca teve emprego nem saiu da casa dos pais; Marta,

30 anos, artista plástica, muito subordinada à orientação da mãe. Tiveram, nos últimos 12 meses, 32 contatos e consultas. Rui e Marta nunca entram sozinhos no consultório médico. Quando questionados sobre isso, dizem que preferem vir à consulta com a mãe.

Uma proporção considerável das queixas que conduzem as pessoas à consulta em APS pode estar associada a problemas do seu contexto familiar, bem como a situações de crise por acontecimentos vitais, a problemas conjugais, a conflitos interpessoais, a problemas com as condições de trabalho, etc. Pode ser a própria pessoa a ir à consulta ou utilizar um familiar próximo, frequentemente uma criança, para expressar o seu sofrimento. Em algumas situações, a família toda recorre com frequência à consulta. Têm sido descritos "comportamentos de doença", aprendidos no seio familiar, em que os sintomas são utilizados como meios para legitimar a ida à consulta. Em alguns casos, funcionam, também, como um mecanismo para lidar com fracassos pessoais.

Dimensões e fatores a serem considerados

A recorrência frequente à consulta é um processo complexo associado a várias dimensões e a múltiplos fatores, muitos dos quais estão fora do controle do médico de família e comunidade. Várias perguntas podem ser feitas: por que pessoas com estados de saúde equivalentes, da mesma idade e até com características sociais idênticas procuram a consulta de formas diferentes? Por que essa procura acontece em um período limitado de tempo, ou em um período prolongado, ou sempre? Por quanto tempo tende a persistir um comportamento de procura excessiva de consultas?

> Elsa, 54 anos, divorciada há 10 anos, com diagnóstico de fibromialgia há mais de 5 anos, era uma hiperutilizadora das consultas. Um dia, ao preparar uma visita domiciliar para a mãe de Elsa, de 85 anos, que vive na mesma casa, o médico de família e comunidade notou que Elsa não veio nenhuma vez à consulta nos últimos 6 meses. No final da visita, no momento da despedida, perguntou a Elsa o motivo da sua ausência à consulta nos últimos tempos. Elsa contou-lhe que as dores estavam melhorando e que conseguia controlá-las com paracetamol e produtos naturais. E, confidenciou: "... e agora tenho um namorado".

Richard Neal introduziu os conceitos de fatores *trigger* (disparadores) e *stopper* (finalizadores), geralmente relacionados com necessidades emocionais e de saúde destas pessoas. Foster e cols.[18] analisaram a relação entre a procura excessiva de consultas e determinadas doenças e encontraram resultados semelhantes ao fim de 1 ano e ao fim de 3 anos. Cerca de uma em cada sete (15,4%) pessoas frequentes se torna pessoa frequente persistente em 1 ano. Essas pessoas consomem mais cuidados de saúde e nelas são diagnosticados mais problemas de doenças somáticas e mais problemas sociais, emocionais, psiquiátricos e sintomas clinicamente inexplicáveis. Dado que a procura excessiva de consultas é, muitas vezes, um fenômeno temporário, Smits e cols.[14] consideram que apenas os hiperutilizadores persistentes devem ser alvo de atenção e intervenção. Quanto aos problemas de saúde mental e problemas psicossociais, é necessário que o médico e a equipe atentem a tais aspectos para tentar melhorar a qualidade de vida do doente e reduzir a procura excessiva de cuidados.[1,16–18]

Neal e cols.,[6] em um estudo qualitativo com base em entrevistas estruturadas para identificar razões que levavam grupos diferentes de hiperutilizadores a consultar o seu médico, consideraram uma diversidade de fatores, como percepção quanto à natureza dos sintomas, experiências passadas desses sintomas, características e motivações individuais, medos, "passividade" ou "lócus de controle externo" (sentindo que o comportamento de procura de consultas está fora do controle do paciente), percepção quanto ao papel do médico de família e comunidade e quanto à relação médico-pessoa, acessibilidade, experiências durante a consulta, papel dos familiares e amigos sobre o recurso às consultas, entre vários outros. Apesar da complexidade e grande heterogeneidade de pessoas e de padrões de procura de consultas, as razões subjacentes foram idênticas nos vários grupos. A maioria destas pessoas está ciente de que consulta mais vezes do que outras, mas diz ter conhecimento de indivíduos que consultam ainda mais do que elas. Além disso, percebem que são rotuladas como inconvenientes ou hipocondríacas pelos seus médicos ("Dr., já está farto de me ver aqui... mas hoje venho só por..."). Também consideram os seus padrões de consulta legítimos, adequados e correspondentes a necessidades reais. Afirmam que não querem ocupar o tempo do seu médico, evitando consultá-lo por "razões fúteis" e que só recorrem à consulta se realmente necessitarem ir. De uma perspectiva externa, estes padrões parecem compreensíveis, muitas vezes explicáveis por doenças não diagnosticadas ou não estabelecidas ou, por vezes, estimulados pela indução da procura por parte do próprio médico.[6]

As doenças crônicas e a necessidade de medicação têm sido apontadas como fatores importantes na procura excessiva de consultas. No entanto, nem todas as pessoas com problemas de saúde crônicos idênticos e de igual gravidade são hiperutilizadoras. Além disso, as regras do sistema de saúde e a organização dos serviços podem induzir modos de procura diversos. Em relação ao gênero feminino, mesmo quando são levadas em consideração as consultas de contracepção, os problemas ginecológicos e a gravidez, as mulheres em idade fértil tendem a consultar mais do que os seus parceiros homens. Talvez porque a sua familiaridade com o acesso, gerada por aquelas necessidades, leve a uma taxa maior de consulta por outros problemas.[6]

Tem sido sugerido que as taxas de consulta são maiores para aquelas pessoas que não têm ideia do que causou os seus sintomas. Assim sendo, seria de esperar uma redução da procura com o aumento da compreensão da história natural da doença, da experiência e dos conhecimentos sobre sintomas semelhantes no passado. No entanto, a experiência e a familiaridade com a consulta podem ter efeito contrário.[6]

Na Europa, calcula-se que cerca de 30% das consultas de medicina de família e comunidade (MFC) são induzidas pelo próprio médico. Por isso, é sempre necessário olhar também para o médico como fator interveniente.[20] Além disso, o médico pode cair em um círculo vicioso e desgastante de sucessivas e repetidas consultas sem resultados positivos, reduzindo o tempo disponível para as pessoas e gerando insatisfação e mal-estar para ambas as partes (Figura 22.1). No Quadro 22.1, sistematizam-se algumas dimensões e um conjunto de fatores associados à procura elevada de consultas.

Em geral, as pessoas que consultam com frequência têm uma combinação de problemas físicos, mentais e sociais. Têm maior probabilidade de apresentar sintomas vagos e inespecíficos, quadros clínicos pouco organizados e indiferenciados (nos quais se incluem os sintomas clinicamente inexplicáveis). Estes se associam a fatores do meio social, laboral, familiar, características da personalidade, expressividade física, particularidades emocionais pessoais, resultando em quadros sintomáticos raramente padronizados. Nessas situações, emergem mecanismos geradores de ansiedade, e em algumas situações, ansiedade de morte, muitas vezes não reconhecida pelo médico.[3,13]

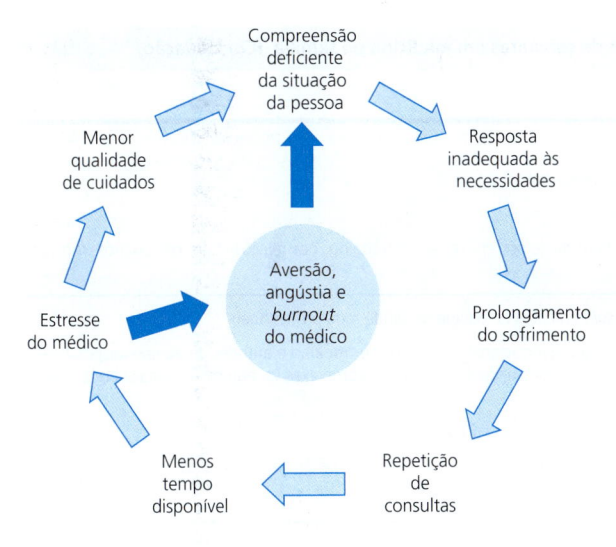

▲ Figura 22.1
Círculo vicioso evidenciado em consultas falhas. A saída desse círculo requer uma atitude reflexiva que pode ser tomada em qualquer um dos seus pontos.

A porcentagem das pessoas que consultam com frequência, em quem são identificadas "condições indiferenciadas", tem variado entre 1 e 64%, o que pode estar relacionado com diferentes critérios de classificação e codificação.[18,21]

Em relação à pessoa, deve-se levar em conta, por exemplo, o seu lócus de controle, a sua resiliência (capacidade de superar situações adversas e sentimentos de frustração) e as diferenças individuais na tolerância aos sintomas, à dor e ao sofrimento. Em geral, parecem ser a sensação subjetiva de doença, de ameaça de disfunção ou até de morte que a levam a consultar repetidamente o seu médico. Talvez a percepção que cada indivíduo tem de si mesmo como saudável ou não seja o principal fator preditivo da frequência com que consulta. Por sua vez, a somatização está frequentemente associada à ansiedade e à depressão. A percepção de ameaça pode explicar os resultados de Savageau, em que as pessoas que residiam mais longe da unidade de saúde e as que utilizaram mais o serviço de emergência tiveram, também, maior número de visitas ao seu médico de família e comunidade.[22]

A baixa condição socioeconômica tem sido relacionada à maior suscetibilidade para a doença, com aumento da morbidade e da mortalidade, e com aumento de procura dos serviços de saúde. O desemprego tem sido relacionado ao aumento de hábitos aditivos (álcool, tabaco) e ao aumento de queixas e sintomas. Em alguns casos, a ida à consulta é a forma de obter suporte social ou outros benefícios. A aposentadoria, vivida pela pessoa como perda do papel social, isolamento social e solidão, também deve ser considerada. Por vezes, a sala de espera serve como local de relacionamento entre as pessoas, levando-as a obter alguma forma de reconhecimento como indivíduo, constituindo uma fonte importante de suporte.[12,21,23]

Quadro 22.1 | Dimensões e fatores associados à procura frequente de consultas em medicina de família

Dimensões	Fatores
Doenças, problemas e situação de saúde	▸ Doenças crônicas (doenças musculoesqueléticas, diabetes melito, doença pulmonar obstrutiva crônica, etc.) ▸ Problemas de saúde mental ▸ Problemas psicossomáticos e somatizações ▸ Sintomas clinicamente inexplicáveis ▸ Ansiedade e medos subjacentes ao estar doente, à doença, à experiência da doença ▸ Multimorbidade
Pessoais	▸ Sexo feminino e extremos etários ▸ Etnia ▸ Donas de casa, pensionistas, desempregados ▸ Características de personalidade ▸ Autopercepção do estado de saúde ▸ Baixa autoestima, lócus de controle externo e frágil resiliência ▸ Busca inconsciente do seu valor e necessidade de aceitação, reconhecimento e validação social ▸ Incapacidade de pensar sobre si mesmo e o mundo ▸ Espiritualidade frágil ou inconsistente
Família, problemas e acontecimentos vitais	▸ Problemas psicossociais (relacionais, econômicos, etc.) ▸ Disfunção familiar (doença crônica de um elemento, violência doméstica, alcoolismo ou outras dependências, etc.) ▸ Família unitária, solidão, viuvez ▸ Família monoparental com criança(s) dependente(s)
Médicas e relação médico-pessoa	▸ Patrimônio cultural, valores, preconceitos ▸ Atitude (paternalista *versus* capacitadora) ▸ Necessidade de que outros dependam de si ▸ Disponibilidade psicológica reduzida

(Continua)

| Quadro 22.1 | Dimensões e fatores associados à procura frequente de consultas em medicina de família *(Continuação)* |

Dimensões	Fatores
	▶ Competências comunicacionais e relacionais
	▶ Competências na abordagem de problemas de saúde mental
	▶ Competências na abordagem de situações complexas
	▶ Autoquestionamento frequente (capacidade e hábito de se pôr em causa no trabalho, nas relações com os usuários, forma como se articula com a equipe)
Equipes de saúde da família	▶ Trabalho isolado (prática autônoma da medicina [*solo practice*] vs. equipe de saúde multiprofissional)
	▶ Forma de funcionamento, motivação coletiva, cultura organizacional e métodos de trabalho e atitudes da equipe (disponibilidade, abertura, humanidade, sensibilidade, tolerância, adaptabilidade a situações complexas *vs.* equipe fechada sobre si própria, resistente a mudanças)
	▶ Qualidade das relações interpessoais entre os vários elementos da equipe
	▶ Competências profissionais existentes na equipe e capacidade de mobilizar outras competências e recursos
	▶ Consultas por iniciativa do médico ou da equipe para atividades preventivas
Contextos sociocomunitário e cultural	▶ Características demográficas e socioeconômicas da população
	▶ Prevalência de algumas doenças e problemas de saúde
	▶ Padrões socioculturais no comportamento perante a doença
	▶ Imagem "social" do médico
	▶ Redes de suporte social
	▶ Distância da unidade de saúde
Sistema de saúde e organização dos serviços	▶ Sistema de saúde (acesso, universalidade, integralidade, forma de pagamento, etc.)
	▶ Formas de retribuição dos profissionais e das consultas
	▶ Modos de organização dos serviços de saúde, sistemas de organização e de marcação de consultas

O médico é, também, um protagonista a ser levado em conta. A sua preparação e as competências técnicas e clínicas, os seus valores, as suas crenças, os seus preconceitos, a sua carga de trabalho, uma eventual situação de *burnout*, o seu estilo de abordagem (restritamente biomédica ou holística), as suas competências comunicacionais e de construção de relação, o seu bem-estar físico, psicossocial e socioeconômico, podem ter influência no "fenômeno" dos hiperutilizadores. Um destaque especial deve ser concedido à relação médico-paciente, uma vez que a natureza duradoura dessa relação na MFC pode levar algumas pessoas a consultarem repetidamente devido à sua dependência emocional e afetiva. Algumas vezes, é o médico que pode ter necessidade de que outros dependam dele, sem ter consciência disso. Em geral, todo médico gosta de ser considerado bom médico, de ser procurado e de que os doentes gostem dele. Mas essa atitude pode induzir dependência em algumas pessoas com determinadas características de personalidade.[16,18]

Um aspecto que parece poder modificar o panorama das pessoas que consultam com frequência é o desenvolvimento de equipes multiprofissionais de saúde da família, como as experiências em curso no Brasil (Equipes de Saúde da Família) e em Portugal (Unidades de Saúde da Família). A evolução da prática isolada, "solo", para práticas em equipe oferece um sistema mais rico de modalidades e recursos de ajuda e pode modificar os comportamentos de procura das pessoas. Por isso, é essencial desenvolver a investigação nesses novos contextos de prática.[21]

Para além da pessoa e da família, existe o contexto social, comunitário e cultural de cada indivíduo. É conhecido que existem diferenças culturais de comportamento perante a doença, hoje bem visíveis nas sociedades multiétnicas e nas que têm grande diversidade de imigrantes de múltiplas origens. A procura de consultas médicas pode ser influenciada por padrões socioculturais, pela imagem social do médico, da medicina, da equipe de saúde e das suas possibilidades, das condições socioeconômicas gerais da comunidade e das redes de suporte social existentes.[12]

Finalmente, hão de se considerar as características do sistema de saúde, a sua universalidade, a facilidade de acesso, a gratuidade ou os custos associados à procura de cuidados, entre outros aspectos. De igual modo, podem fazer diferença as formas de organização e de gestão dos serviços e das consultas. A MFC, quando aplica o método clínico integrado e holístico é, necessariamente, uma medicina mais demorada. Por isso, sistemas com marcações de consultas a cada 5, 7 ou 10 minutos tendem a gerar consultas repetidas que falham em seus objetivos.[12,23–25]

Os fatores que predispõem à procura de consultas são numerosos, complexos e se multiplicam, em vez de se somarem. Por exemplo, a presença de doenças crônicas determina maior frequência de consultas que, por sua vez, aumenta a familiaridade com o médico e com a consulta, motivando procura por outros sintomas que, de outra forma, não ocorreria. Além disso, o médico tende a realizar mais atividades preventivas nessas pessoas, o que origina mais consultas. A compreensão dos processos por trás e em torno do comportamento das pessoas e dos médicos pode levar a consultas mais funcionais e a melhor qualidade dos cuidados clínicos.

É importante conhecer a comunidade e seus recursos?

Assim como alguns dos fatores que levam à procura excessiva de consultas existem na comunidade onde as pessoas vivem, também é aí que podem ser encontradas respostas para alguns dos problemas que motivam essa procura inadequada. Situações como dificuldades econômicas, desemprego, isolamento social, entre outras, podem se beneficiar do conhecimento do médico e da equipe a respeito dos recursos da comunidade, em especial das redes sociais. Algumas unidades de APS no Reino Unido têm projetos de *social prescribing* para mobilizar, quando adequado, recursos da comunidade para resposta a situações em que os cuidados médicos não são a primeira linha da resposta às necessidades em causa.[26]

Como analisar, abordar e intervir?

A complexidade do fenômeno e dos seus determinantes requer metodologias qualitativas, como as desenvolvidas por Kokko, Dowrick, Neal, Matalon, Hodgson, entre outros.[2,6,17,27,28]

A análise e a abordagem das pessoas que consultam com frequência devem ser singulares e personalizadas. Pode questionar-se qual é o lócus de controle predominante (habitualmente mais externo). O fato de ser realizado um diagnóstico e de se tranquilizar o paciente pode ter efeitos diversos e paradoxais. Algumas vezes, aumenta, outras vezes, diminui a frequência das consultas. A percepção de que é o médico que detém o poder/controle sobre a situação parece contribuir para a procura de mais consultas, o que pode dar pistas para a intervenção.[6]

O *feedback* (explícito ou implícito) dado pelo médico sobre a adequação da consulta pode influenciar o comportamento de procura. Os médicos tendem a agir de forma conservadora, defensiva, preferindo ver determinado indivíduo com mais frequência. A indicação expressa pelo médico para que as pessoas voltem à consulta é fornecida em 30 a 40% das consultas.[6]

Entre os modelos de abordagem que permitem elevar a qualidade da interação médico-pessoa, destacam-se: o modelo balintiano, centrado na análise da relação médico-paciente;[29] o modelo biopsicossocial de Engel, que propõe uma abordagem alargada dos ecossistemas presentes em cada situação;[30] o método clínico centrado na pessoa (MCCP), desenvolvido por Ian McWinney, Moira Stewart e cols.,[31] que tem sido um paradigma de excelência na prática da medicina de família; e o modelo clínico integrado proposto neste capítulo. Este último combina os anteriores e dá uma ênfase especial à autoconsciência reflexiva do próprio médico e da equipe, das suas percepções, crenças, valores, competências e práticas. Inclui a consciência de suas fragilidades, limitações e insuficiências. Leva em conta também os aspectos organizativos da unidade e do sistema de saúde, os recursos da comunidade e o contexto em que tudo decorre (Figura 22.2).[29–31]

Algumas medidas preconizadas para reduzir a procura excessiva de consultas representam boas práticas, ou seja, essas pessoas devem ser sinalizadas. A frequência das consultas e os intervalos entre elas devem ser analisados como parte da boa preparação de cada consulta. O próprio médico deve olhar para si próprio e refletir sobre a sua prática, competências e estilo de consulta, em um processo de desenvolvimento profissional contínuo. O trabalho em equipe e o encaminhamento interno também podem contribuir para ajudar a lidar com este fenômeno, quando problemático. Será possível e desejável, então, substituir terapias farmacológicas por não farmacológicas e conseguir uma procura mais adequada de consultas?

Existe incerteza sobre a adequação e os efeitos de intervenções para modificar o comportamento de pessoas hiperutilizadoras. Pouco se sabe sobre a influência de cada intervenção específica na evolução do padrão de procura de consultas, e poucas são as provas convincentes dos resultados obtidos, embora pareça haver algum efeito quando incidem sobre pessoas que sofrem de depressão. As intervenções descritas na literatura têm, por vezes, resultados controversos ou confusos. A maioria dos ensaios clínicos sobre o efeito das intervenções nestas pessoas teve resultados inconclusivos. No entanto, esses estudos foram realizados em curto prazo (1 ano), e a sua interpretação é difícil porque a organização dos cuidados de saúde, as definições de pessoas frequentes e os métodos são muito variados.[11,14,32,33]

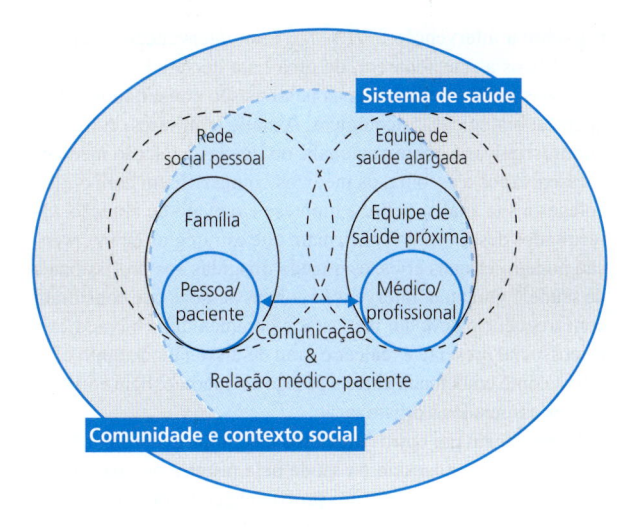

▲ **Figura 22.2**
Modelo clínico integrado.

Como sugerido no Cap. 1, Princípios da medicina de família e comunidade: "[...] deve-se aproveitar ao máximo cada consulta e buscar resolver tudo o que for possível, evitando retornos para procedimentos específicos, como renovar receitas, fornecer requisições de exames de controle, etc.". Existem indícios de que o estabelecimento de prioridades de atendimento, as respostas de cada médico e a atitude da equipe de APS podem influenciar os padrões de recorrência às consultas. Acredita-se que ter consciência dos fatores e mecanismos que influenciam o comportamento de procura de consultas pode ajudar a lidar melhor com estas situações.

Uma suposição comum é a de que se os problemas de saúde melhoram, a necessidade de consultar diminui. Parece também haver consenso sobre a importância de compreender este fenômeno no contexto da relação médico-pessoa, na medida em que ele pode indicar uma disfunção nessa relação.[3,34]

Por meio dos estudos publicados, conclui-se que para alguns tipos de pessoas com sintomas psicossociais, o médico deve abordar os problemas emocionais e fazer o mínimo de referenciamentos, para evitar o risco de iatrogenia; evitar culpar a pessoa pelo problema e encorajá-la a desenvolver estratégias alternativas para o seu manejo; e partilhar informação sobre estas pessoas com outros colegas.[3]

Bons registros médicos que integrem problemas físicos, sociais e psicológicos têm sido associados a bons cuidados, na suposição de que isso possibilitaria uma melhor visão e atuação proativa nessas pessoas. Porém, esses registros, por si só, não parecem afetar a frequência das consultas.[3]

Bellón e cols.,[34] em um ensaio clínico aleatório, utilizaram uma intervenção abrangente e obtiveram uma redução do número de consultas. A intervenção utilizada – *"7 hipóteses + equipe (team)" ("7H+T")* – baseia-se na experiência dos autores desde 1998. Ela consiste na análise metódica, por etapas, de sete hipóteses. Os médicos de família e comunidade do grupo de intervenção realizaram uma sessão de formação de 15 horas sobre a intervenção "7H + T". Essa intervenção incentiva os médicos a selecionarem, de uma lista de sete hipóteses, as possíveis razões pelas quais as pessoas são consultadoras frequentes: biológicas, psicológicas, sociais, familiares, culturais, administrativas e organizacionais, ou ligadas à relação médico-pessoa. Após a escolha, os médicos compartilham com outros colegas a sua análise sobre a hipótese e o plano de atuação. Os resultados desse estudo confirmam que estratégias de intervenção podem ser mais eficazes quando dirigidas aos profissionais de saúde.[34] Qualquer intervenção com as pessoas que consultam com frequência deve dar respostas à complexidade biomédica e psicossocial presente e realçar o grau de dissonância, tanto cognitivo como emocional, entre a pessoa e o médico, bem como os fatores associados à organização.

A abordagem por outros membros da equipe e a promoção da autoeficácia e autogestão da saúde pela própria pessoa podem ter impacto nos pacientes e nos profissionais. Informar a pessoa sobre quando consultar e quando recorrer a fontes alternativas de cuidados ou outros serviços também pode ser útil. Por exemplo, ensinar as pessoas a medir a sua própria pressão arterial em casa e capacitar o doente na gestão dos problemas crônicos (*empowerment*) pode contribuir para evitar consultas desnecessárias e, também, para melhorar o prognóstico das doenças. Cabe ao médico e à equipe estimular a que o usuário se assuma como o principal protagonista na gestão da sua vida e da sua saúde, em vez de inibir este processo. Encarar e tratar o doente como um parceiro, investindo tempo suficiente para uma boa anamnese, incluindo a exploração dos seus medos e preocupações, e uma boa explicação das conclusões do médico, pode ajudar a pessoa e o médico a compreenderem melhor a situação.[18]

Igualmente importantes são os aspectos organizacionais e as redes sociais. A duração e a qualidade da consulta também podem fazer diferença. Uma medicina compreensiva e capacitadora requer mais esforço do que a prática prescritiva, mas permite ganhar tempo e, posteriormente, obter melhores resultados. Por outro lado, a continuidade de cuidados confere vantagem ao médico de família e comunidade para chegar a um diagnóstico, nomeadamente pelo recurso à espera ativa diagnóstica e terapêutica. Apresentam-se, no Quadro 22.2, algumas dicas sobre medidas e práticas frequentemente preconizadas nos estudos sobre este tópico.

Quais são as competências necessárias para lidar com quem consulta com frequência?

As competências necessárias para lidar com as pessoas que consultam com frequência são as inerentes ao MCCP e, em geral, todas as que marcam a excelência de um médico de família e comunidade. São elas as comunicacionais, as relacionais, as socioculturais, as de gestão da prática clínica, as de abordagem da família e da comunidade e, logicamente, as técnicas e clínicas. Todas essas competências são abordadas em distintos capítulos deste *Tratado*.

A escuta atenta e ativa tende a dilatar o tempo subjetivo, tanto na ótica do médico quanto na ótica do doente e, frequentemente, encurtar o tempo cronológico. Também é importante desenvolver aptidões facilitadoras da expressão e identificação de motivos latentes e dos "motivos dos motivos": ter atitude (escuta ativa); modo de perguntar (perguntas abertas); criar espaço (tempo, relacional, privacidade).

Uma explicação para consultas repetidas por problemas de pouca importância pode estar no significado (sentimentos, ideias, impacto no dia a dia, medos) que a doença tem para a pessoa (dolência). "Os medos são como as sombras. Quando a luz incide nelas, desaparecem". Por isso, é útil fazer perguntas abertas, escutar e responder com perguntas como "O que você sabe sobre a sua doença?", "O que é para você a doença?", "Por que você acha que tem essa doença?", "Quais as causas?", "O que lhe disseram?", "Que consequências ela tem para você?", "Quem controla a sua doença?", "Por que você acha isso?".

A relação médico-pessoa, uma forma particular de relacionamento interpessoal, é uma entidade imaterial, dinâmica e complexa, um sistema de laços, vínculos e transações em que a análise e a avaliação dos dois intervenientes não são suficientes para compreender os resultados obtidos durante uma consulta ou ao longo de um período com várias delas. É comum dizer-se que o cimento dessa relação é a confiança, e que os ingredientes para esse cimento são "cinco Rs": **r**econhecimento, **r**espeito, **r**igor, **r**esponsabilidade e **r**espostas adequadas às necessidades e expectativas de cada pessoa. É uma relação enquadrável no que Carl Rogers designa por "relação de ajuda". Na abordagem

Quadro 22.2 | Dicas para lidar com as pessoas que consultam frequentemente

Enfoque	Dicas
Pessoa/doente e contextos	▶ Considerar o doente em seu contexto ▶ Explorar as doenças e como o doente as experiencia ▶ A visita domiciliar e a abordagem familiar podem ser recursos de intervenção
Motivos de consulta e problemas de saúde	▶ Levar em conta o conjunto de sintomas e de problemas apresentados e procurar organizá-los e abordá-los por *clusters* de afinidades e suas inter-relações
Triggers	▶ Identificar eventuais *triggers* ou determinantes maiores que possam ajudar a explicar o aumento de procura de consulta
Médico/profissional de saúde	▶ Pensar a respeito de si e características, competências, crenças, preconceitos e angústias próprias de qualquer pessoa
Relação médico-pessoa	▶ Tomar consciência do tipo e características da relação médico-pessoa até então construída e de eventuais aspectos a serem trabalhados, em conjunto, no futuro ▶ Evitar induzir nas pessoas dependência em relação ao médico
Equipe de saúde	▶ Tirar proveito da partilha de experiências e da diversidade de saberes, de competências e de contributos da equipe em situações mais complexas
Comunicação	▶ Cultivar atitudes e práticas de comunicação e de relação empática e compassiva, adaptada às características de cada pessoa ▶ Dar *feedback* pessoal das percepções do médico, inclusive sobre a adequação da procura em cada consulta
Tempo e estrutura da consulta	▶ Aperfeiçoar continuamente a destreza e a sensibilidade na estruturação e condução da consulta – medicina lenta, resolutiva e qualificada
Narrativa	▶ Realizar análises, sínteses e registros que permitam reavaliar e reinterpretar, junto com a pessoa, a sua trajetória de recurso às consultas no seu contexto de saúde e de vida, sem culpá-la nem fazer juízos de valor

centrada na pessoa, como Carl Rogers a propõe, as competências relacionais são construídas e fortalecidas tendo por base pilares que devem estar presentes em todos os encontros com as pessoas que consultam com frequência. São eles:

- **Congruência.** Entre pensamento, atitudes, linguagem (verbal e não verbal), decisões e atos.
- **Aceitação.** Do doente como ele é, demonstrando isso.
- **Compreensão.** Genuíno interesse em compreender o doente (mesmo que não se atinja essa compreensão) e uma consideração positiva incondicional por ele.[35]

Por sua vez, a abordagem segundo o modelo clínico integrado (ver Figura 22.2) está centrada na pessoa e procura abranger e integrar os fatores e as características do doente, do médico e do contexto, levando em conta circunstâncias, visões, percepções, atitudes e comportamentos. Em termos práticos, podem-se fazer as seguintes perguntas: Como vejo e penso esta pessoa? Vejo-a como alguém em sofrimento genuíno? Como um fardo? Tenho (pré)conceitos sobre ela? O que esta pessoa vê em mim, como médico? O que espera de mim? Que emoções e sentimentos suscitam em mim? E vice-versa? Em que circunstâncias me procuram hoje e ao longo do tempo?

A visão sistêmica e as abordagens familiar e comunitária desenvolvidas em capítulos específicos deste Tratado ajudam o médico a interpretar os problemas de saúde e as doenças de cada pessoa no contexto homeodinâmico da família e da comunidade, das suas perturbações e dos seus recursos, incluindo os processos de *feedback* e de *feedforward* entre os elementos. Neste modelo sistêmico, os problemas que trazem recorrentemente a pessoa à consulta poderão ser mais bem compreendidos e resolvidos se considerado o ecossistema, isto é, se a tentativa de solução englobar a avaliação dos múltiplos sistemas que poderão contribuir para o desenvolvimento dos problemas.

Finalmente, nunca é demais enfatizar a necessidade da excelência clínica do médico de família e comunidade, incluindo auto-organização e autodisciplina para cuidar do seu próprio desenvolvimento profissional continuado, preferencialmente no contexto da equipe de saúde da família.

CONCLUSÃO

Ter consciência da heterogeneidade de pessoas, situações, problemas, comportamentos e contextos e fenômenos associados permite ao médico e à equipe ajustarem os modos de ver cada pessoa em suas circunstâncias e modificarem a sua prática. Uma atitude reflexiva, sistemática e de aprendizagem contínua pode melhorar a abordagem das pessoas com procura inadequada de consultas e encontrar melhores respostas para as suas necessidades e expectativas. Isso permitirá ao médico dedicar mais tempo e recursos para outras pessoas, problemas e necessidades de saúde.

REFERÊNCIAS

1. Gill D, Dawes M, Sharpe M, Mayou R. GP frequent consulters: their prevalence, natural history, and contribution to rising workload. Br J Gen Pract. 1998;48(437):1856-7.
2. Hodgson P, Smith P, Brown T, Dowrick C. Stories from frequent attenders: a qualitative study in primary care. Ann Fam Med. 2005;3(4):318-323.
3. Jiwa M. Frequent attenders in general practice: an attempt to reduce attendance. Fam Pract. 2000;17(3):248-251.
4. Karlsson H, Lehtinen V, Joukama M. Frequent attenders of finnish public primary health care: sociodemographic characteristics and physical morbidity. Fam Pract. 1994;11(2):424-430.
5. Neal RD, Heywood PL, Morley S, Clayden AD, Dowell AC. Frequency of patients consulting in general practice and workload generated by frequent attenders: comparisons between practices. Br J Gen Pract. 1998;48(426):895-898.
6. Neal RD, Heywood PL, Morley S. I always seem to be there: a qualitative study of frequent attenders. Br J Gen Pract. 2000;50(458):716-723.
7. Jyväsjärvi S, Keinänen-Kiukaanniemi S, Väisänen E, Larivaara P, Kivelä SL. Frequent attenders in a Finnish health centre: morbidity and reasons for encounter. Scand J Prim Health Care. 1998;16(3):141-148.
8. Jyväsjärvi S, Joukamaa M, Väisänen E, Larivaara P, Kivelä S, Keinänen-Kiukaanniemi S. Somatizing frequent attenders in primary health care. J Psychosom Res. 2001;50(4):185-192.
9. Scaife B, Gill PS, Heywood PL, Neal RD. Socio-economic characteristics of adult frequent attenders in general practice: secondary analysis of data. Fam Pract. 2000;17(4):298-304.
10. Carney TA, Guy S, Jeffrey G. Frequent attenders in general practice: a retrospective 20-year follow-up study. Br J Gen Pract. 2001;51(468):567-569.
11. Howe A, Parry G, Pickvance D, Hockley B. Defining frequent attendance: evidence for routine age and sex correction in studies from primary care settings. Br J Gen Pract. 2002;52(480):561-562.
12. Vedsted P, Christensen MB. Frequent attenders in general practice care: a literature review with special reference to methodological considerations. Public Health. 2005;119(2):118-137.
13. Schrire S. Frequent attenders--a review. Fam Pract. 1986;3(4):272-275.
14. Smits FT, Mohrs JJ, Beem EE, Bindels PJ, van Weert HC. Defining frequent attendance in general practice. BMC Fam Pract. 2008;9:21.
15. Báez K, Aiarzaguena JM, Grandes G, Pedrero E, Aranguren J, Retolaza A. Understanding patient-initiated frequent attendance in primary care: a case-control study. Br J Gen Pract. 1998;48(437):1824-1827.
16. Neal R, Dowell A, Heywood PL, Morley S. Frequent attenders: who needs treatment? Br J Gen Pract. 1996;46(404):131-132.
17. Dowrick C. Why do the O'Sheas consult so often? An exploration of complex family illness behaviour. Soc Sci Med. 1992;34(5):491-497.
18. Foster A, Jordan K, Croft P. Is frequent attendance in primary care disease-specific? Fam Pract. 2006;23(4):444-452.
19. Svab I, Zaletel-Kragelj L. Frequent attenders in general practice: a study from Slovenia. Scand J Prim Health Care. 1993;11(1):38-43.
20. Martin E, Russell D, Goodwin S, Chapman R, North M, Sheridan P. Why patients consult and what happens when they do. BMJ. 1991;303(6797):289-292.
21. Carrapiço EIN, Ramires JHV, Ramos VMB. Unidades de Saúde Familiar e Clínicas da Família: essência e semelhanças. Cienc Saude Colet. 2017;22(3):691-700.
22. Savageau JA, McLoughlin M, Ursan A, Bai Y, Collins M, Cashman SB. Characteristics of frequent attenders at a community health center. J Am Board Fam Med. 2006;19(3):265-275.
23. Westhead JN. Frequent attenders in general practice: medical, psychological and social characteristics. J R Coll Jen Pract. 1985;35(276):337-340.
24. Browne GB, Humphrey B, Pallister R, Browne JA, Shetzer L. Prevalence and characteristics of frequent attenders in a prepaid Canadian family practice. J Fam Pract. 1982;14(1):63-71.
25. Robinson JO, Granfield AJ. The frequent consulter in primary medical care. J Psychosom Res. 1986;30(5):589-600.
26. Bromley By Bow Centre. Social prescribing at the Bromley By Bow Centre: annual report. April 2015-March 2016 [Internet]. London: BBBC; 2016 [capturado em 03 abr. 2018]. Disponível em: http://www.bbbc.org.uk/data/files/Knowledge_HUB_SP/MEEBBB_Social_Prescribing_report_-_final_Jul_2016.pdf.
27. Kokko SJ. Long-term patterns of general practice consulting behaviour: a qualitative 9-year analysis of general practice histories of a working-aged rural Finnish population. Soc Sci Med. 1990;30(4):509-515.
28. Matalon A, Nachmani T, Rabin S, Maoz B. The narrative approach as an effective single intervention in functional somatic symptoms in a multi-disciplinary. Farm Pract. 2005; 22(1):114-117.
29. Balint M. The doctor, his patient and the illness. London: Pitman Medical; 1964.
30. Engel GL. The need for a new medical model: a challenge for biomedicine. Science. 1977;196(4286):129-136.
31. Stewart M. Reflections on the doctor-patient relationship: from evidence and experience. Br J Gen Pract. 2005;55(519):793-801.
32. Smits FT, Brouwer HJ, ter Riet G, van Weert HC. Epidemiology of frequent attenders: a 3-year historic cohort study comparing attendance, morbidity and prescriptions of one-year and persistent frequent attenders. BMC Public Health. 2009;9:36. referral clinic for primary care frequent attenders. Fam Pract. 2005;22(1):114-117.
33. Smits FT, Wittkampf KA, Schene AH, Bindels PJ, Van Weert HC. Interventions on frequent attenders in primary care. A systematic literature review. Scand J Prim Health Care. 2008;26(2):111-116.
34. Bellón JA, Rodríguez-Bayón A, de Dios Luna J, Torres-González F. Successful GP intervention with frequent attenders in primary care: randomised controlled trial. Br J Gen Pract. 2008;58(550):324-330.
35. Rogers C. Tornar-se pessoa. Lisboa: Padrões Culturais; 2009.

CAPÍTULO 23

Pessoas consideradas doentes difíceis

Eunice Carrapiço
Victor Ramos

Aspectos-chave

▶ Os doentes difíceis decorrem da percepção, por parte do médico ou de outro elemento da equipe, de que algumas pessoas lhes suscitam emoções negativas ou grandes dificuldades relacionadas com a abordagem dos seus problemas de saúde e/ou com a comunicação e a relação interpessoal.

▶ Para além das características e dos padrões de comportamentos dos doentes difíceis, podem estar em causa os seus problemas de saúde, as características pessoais e competências do médico ou outro profissional, bem como aspectos e regras do funcionamento do sistema de saúde.

▶ A disfunção incide, sobretudo, na relação entre o profissional e quem o consulta e tem, em geral, consequências negativas para todos: usuário, profissional e sociedade.

▶ A tomada de consciência, por parte do profissional, das suas emoções e reações negativas, bem como dos fatores associados à disfunção relacional, é o primeiro passo para reverter uma evolução negativa, transformando uma dificuldade em uma oportunidade de desenvolvimento.

▶ Têm sido propostas diversas estratégias para lidar com este problema universal. Focalizam-se, em geral, nos profissionais: treino de autoconsciência emocional; autoconhecimento reflexivo; aperfeiçoamento de competências comunicacionais e relacionais; reforço de atitudes de cooperação e empatia; e uso sensato do poder profissional. Tais aspectos são mais eficazmente trabalhados em contexto de equipe ou interpares, sendo um dos exemplos o dos Grupos Balint, também abordados nesta obra.

Uma mudança de percepção que fez a diferença

MLB, 73 anos, sexo feminino, vive com o marido. Consulta-me frequentemente por múltiplas queixas, sobretudo cansaço, tristeza, ansiedade, dores musculares, insônia, medo de câncer e incontinência urinária de urgência. Refere nunca melhorar com os tratamentos propostos. Apresenta sempre efeitos adversos dos medicamentos prescritos ("Não melhorei com o medicamento x e ainda me fez sentir muito mal... Mas não é isso que me traz aqui... Sei que não há nada que alivie e que tenho de continuar a sofrer.").

Fala muitas vezes dos anos passados cuidando do pai até o seu falecimento e relata agora as idas quase semanais a Algarve para cuidar do irmão em estado terminal por câncer do intestino.

Marca consulta quase sempre na última vaga da manhã ou da tarde. Desloca-se devagar, fala pausadamente, vai introduzindo múltiplos motivos ao longo das consultas (apesar das minhas tentativas de esgotar todos os motivos no início de cada consulta). Faz notar que as consultas têm importância para ela: "Vim correndo de Algarve para chegar na hora à consulta".

Inicialmente, estabeleceu-se uma boa comunicação na relação médico-doente. Porém, com a recorrência à consulta, passei a vê-la como uma pessoa "chata", sempre com as mesmas queixas, que utiliza todos os truques para me deter mais tempo. Senti-me frustrada com a repetida ineficácia no alívio das queixas. Pensei: "Talvez ela não queira realmente melhorar para poder continuar a queixar-se". Procurava abreviar as consultas e encaixar os sintomas em um diagnóstico que explicasse a situação: "Provavelmente, trata-se de fibromialgia e por essa razão...". Recorri a ajustes terapêuticos, ao pedido de exames complementares de diagnóstico e a explicações teóricas desta ou daquela intervenção.

Um dia, passei a vê-la como uma pessoa profundamente só. Talvez as queixas e a sua manutenção sejam apenas pretexto para vir à consulta. Para obter suporte afetivo. Talvez a relação estabelecida e as consultas tenham algum efeito terapêutico.

Sob esta perspectiva, perguntei-lhe um dia: "Você vem de Algarve porque esteve cuidando do seu irmão? A sua existência faz diferença para ele!".

Modificando o "modo de ver" esta pessoa, modifiquei o meu comportamento, passando a permitir maior intimidade relacional; mostrar disponibilidade e interesse em ouvir e a tentar compreender a sua narrativa e o seu estado emocional. Criei espaço para que a paciente pudesse falar das suas reais preocupações, dos seus medos e das suas angústias sem ter de me dar pretextos; dizer-lhe, de várias formas, que é uma pessoa extraordinária, que reconheço o seu valor.

O tema das pessoas consideradas doentes difíceis é abordado neste capítulo como uma questão de percepção e de ponto de vista, quer do médico quer de outro profissional da equipe. Por vezes, é abordado com enfoque predominante no doente, como sendo este o principal causador de perturbação e de estresse no médico, em si próprio e na relação entre ambos. O impacto destas situações deve-se à intensidade de emoções e à negatividade que lhes estão associados. Muitas vezes, emergem dilemas éticos decorrentes de divergências de expectativas e conflitos de valores entre os intervenientes.

O que é um doente difícil?

Todos os médicos, em especial os médicos de família e comunidade, lidam com doentes que consideram difíceis. Uns são sempre difíceis, outros são apenas em dados momentos e situações. Certos doentes são considerados difíceis apenas por alguns profissionais, e não por outros.

Encontram-se na literatura várias tipologias de doentes difíceis. Groves foi um dos primeiros autores a descrever e a classificar esses pacientes.[1] Além das expressões doentes difíceis (*difficult patients*) e "doentes problemáticos" (*problem patients*), têm sido utilizados rótulos como *unpopular*; *dysphoric*; *hateful*; *heartsink* ou "detestáveis"; "somatizadores crônicos".[1-5]

Jackson e Kroenke[6] referem que 15% das consultas foram consideradas "difíceis" pelos médicos envolvidos no seu estudo. É de salientar que esses pesquisadores enfatizaram a consulta/relação e não os doentes.

A ideia de doente difícil pode ser discutida como uma questão de percepção e de relação do profissional diante de uma dada pessoa ou situação que lhe suscita emoções negativas e o estressa ou embaraça diante das demandas, da complexidade, da confusão e dos dilemas com que é confrontado.[7,8]

Alguns doentes considerados difíceis são pessoas que, frequentemente, estão em sofrimento psicológico ou psicossocial. Sofrimento que, de certa forma, parece ser criado, mantido e cultivado por si próprios, como se lhes fosse necessário. Inconscientemente, por essa atitude, desenvolve uma forma mal adaptativa de estar, de ver os outros e o mundo, fechando-se em torno de si mesmos. Por vezes, parece existir, em algumas dessas pessoas, vontade e/ou vantagem de ser "doente". Por sentir que merecem um castigo, para se vitimizarem, por se culpabilizarem. Assumem atitudes e comportamentos autodestrutivos que levam a um ciclo de negatividade.

Algumas vezes, nos primeiros contatos, a pessoa parece querer criar uma relação positiva e de confiança com o profissional ("Gostei muito desta consulta". "Gostei muito de você", "Nunca ninguém tinha me…"). Esses elogios mais tarde são percebidos como formas de chamar a atenção para si e de tentar manipular o interlocutor. Após pouco tempo, a pessoa começa a desvalorizar e a culpabilizar o profissional ("Afinal, o medicamento não adianta nada", "Já não há bons médicos", "Ninguém resolve o meu problema"…), alimentando e justificando, assim, a sua postura de vítima.

Um grupo especialmente difícil é o das pessoas com discurso agressivo, muito exigentes e reivindicativas, que ameaçam o médico ("O Dr. vai se arrepender de não me receitar antibiótico", "Se o meu filho não melhorar, garanto que…", e com as quais se torna difícil estabelecer qualquer relação empática.

As pessoas consideradas doentes difíceis evidenciam, em muitas ocasiões, as fragilidades do modelo biomédico e constituem um grupo muito heterogêneo, com ampla variação de tipos e situações. Existe o risco de rotular ou etiquetar uma pessoa, estigmatizando-a. Tal prática pode bloquear a capacidade de abertura e análise crítica por parte do profissional, pois ativa preconceitos e pode contribuir para reforçar e fixar os comportamentos do doente. Por outro lado, a etiqueta doente difícil esconde os reais fatores que possam estar presentes, relacionados com o profissional, com o momento e as circunstâncias do encontro, com o contexto do cuidado e com o sistema de saúde.

Quando o profissional põe o foco apenas no doente, supostamente desagradável e difícil, sem refletir, sem considerar que provavelmente quem tem de mudar é ele próprio, terá cada vez mais dificuldade em lidar com aquela pessoa, gerir a relação e resolvê-la de uma forma positiva.

Muitas vezes, os doentes difíceis são pessoas hiperutilizadoras, mas nem sempre (Figura 23.1).

Que fatores estão associados a este fenômeno?

Adams e Murray propuseram um modelo, posteriormente adaptado por Hull e Broquet,[5] que combina, em um mesmo plano, três componentes ou conjuntos de fatores intervenientes em consultas/relações difíceis: fatores relacionados com a pessoa; fatores relacionados com o médico; e fatores situacionais ou de contexto.

É ainda possível alargar o escopo de possíveis fatores, como a natureza dos problemas que os doentes apresentam (doenças neurodegenerativas, doenças mentais, etc.), situações delicadas e perturbadoras para qualquer profissional (fases de luto, cuidados no final da vida, etc.), aspectos culturais de minorias étnicas, fatores da sociedade, entre outros.

Em relação aos doentes, têm sido enunciados aspectos das suas personalidades e diversos comportamentos, atitudes e manifestações emocionais: oposição conflitante, desafio, frustração, hesitação ou resistência, atitudes defensivas, sinais de desconfiança, expressões de medo, entre muitas outras. Especialmente disruptivas são as pessoas manipuladoras que procuram induzir no médico sentimentos de culpa, ou influenciar percepções e comportamentos visando conseguir objetivos de suas agendas ocultas, às vezes até inconscientes. Outro segmento com características muito especiais é o dos "somatizadores", com sintomas múltiplos e inespecíficos.

Deve-se considerar sempre a hipótese de estarem presentes perturbações mentais ainda não diagnosticadas, em especial ansiedade, depressão e diversos tipos de transtornos de personalidade. Estas últimas criam situações especialmente difíceis na relação médico-paciente. Há ainda pessoas que buscam, por meios biomédicos, a solução para problemas de ordem psicossocial e espiritual.

Quanto aos fatores associados ao médico, podem-se levar em conta aspectos da sua história pessoal e social, características da sua personalidade, experiência, formação e competências clínicas, comunicacionais e relacionais. Mas também as condições e a organização da sua unidade de saúde, a sobrecarga de doentes, o escasso tempo que possa ter para atender esses doentes, a falta de meios e de apoio de uma equipe de dimensão adequada e com competências profissionais complementares.

Quanto aos fatores associados ao contexto organizacional e ao sistema de saúde, estes vão desde as condições físicas do atendimento na unidade de saúde, a espera em uma sala com

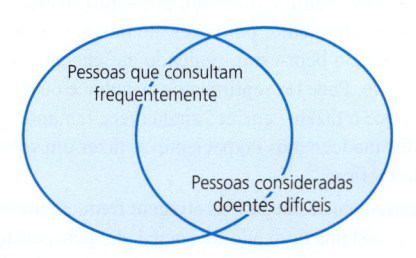

▲ Figura 23.1
Os usuários frequentes nem sempre são doentes difíceis, e vice-versa.

más condições, as dificuldades de acesso aos cuidados, a desorganização dos serviços, a deficiente informação disponível, as medidas de racionamento e controle impostas pela gestão de instituições ou pela administração do sistema de saúde, entre outros.

Quais são as consequências desta relação disfuncional?

O problema da relação disfuncional com doentes difíceis tende a causar insatisfação dos usuários, desgaste dos profissionais, erros médicos, sobreutilização dos serviços e uso inadequado dos recursos, entre outros.[9,10]

Às vezes, o médico, sobretudo com menos experiência, pode ter a tendência de "entrar neste jogo", para corresponder acriticamente às expectativas de algumas destas pessoas, procurando reconhecimento ou por medo da rejeição. Pode acontecer que quanto mais o profissional tenta corresponder a expectativas inadequadas, mais exigente a pessoa se torna, em um círculo vicioso de insatisfação para o profissional, que nunca consegue fazer tudo o que a pessoa deseja e julga necessário para aliviar o seu sofrimento, e para a pessoa que faz cobranças sem fim. Essa relação disfuncional pode levar à exasperação de ambos e ao *burnout* do profissional, que fica angustiado e estressado só de ver o nome do doente na sua agenda, gerando respostas emocionais que não controla e que lhe causam sofrimento, sem que consiga responder de forma adequada ao paciente.

Resumindo, podem ocorrer consequências negativas, com danos para todos:

a. Para o doente, que não obtém ajuda efetiva para os seus problemas e para o alívio do seu sofrimento. São muitas vezes vistos e etiquetados pelos profissionais como sendo detestáveis, manipuladores, conflituosos, problemáticos. Isso pode levar à realização de exames desnecessários, por vezes prejudiciais, e ao recebimento de tratamentos inadequados, por vezes perigosos. Schmidt e cols.[11] descrevem que, em situações de doentes difíceis, os médicos do estudo incorreram em um acréscimo de 42% na probabilidade de omissão ou de fazerem diagnósticos errados, comparativamente com o seu desempenho diagnóstico com doentes "neutros", isto é, que não suscitam no médico emoções negativas e, por isso, não lhes desviam das funções de atenção e raciocínio clínico.[12] Paradoxalmente, a pessoa considerada "difícil" fica apegada muitas vezes a uma relação disfuncional e não aceita a mudança de médico, como se encontrasse ali o "palco" de que necessita, continuando a ter argumentos para seguir com a vitimização, cristalizando essa atitude.

b. O médico, por sua vez, pode sentir-se frustrado, irritado, impotente, manipulado, desvalorizado. Pode sentir que lhe foram sugados tempo e energia, que não conseguiu adotar uma atitude atenta e diligente por sentir aversão, exasperação, ressentimento, por vezes até medo, comprometendo a sua saúde e bem-estar, podendo até chegar a um estado depressivo. Pode ter sentimentos de culpa e/ou de incompetência que o fazem "correr" ainda mais, tentando satisfazer pedidos inadequados do paciente ou fazer um sobreinvestimento ineficaz.[13]

c. As consequências negativas atingem frequentemente os serviços, o sistema de saúde e a sociedade, pelos custos desnecessários com cuidados, derivações e exames inadequados, pelos custos de oportunidade que são causados para outras pessoas e doentes que sofrem indiretamente com o consumo inadequado de cuidados e de meios aplicados nestas pessoas.

Como lidar com doentes difíceis?

Matalon e cols.,[12] na sua unidade especializada no diagnóstico e tratamento de pessoas consideradas doentes difíceis, incluindo as com perturbação de somatização e com sintomas clinicamente inexplicáveis (MUS, do inglês *medical unexplained symptoms*), têm utilizado a abordagem narrativa como técnica de psicoterapia. Essa intervenção ajuda a criar uma ligação forte entre o médico e a pessoa, facilitando a compreensão e o enquadramento dos sintomas no contexto e na vida da pessoa. Por meio desse processo, o sofrimento adquire significado lógico, passando a ser visto como efeito de acontecimentos, de experiências e de vivências causadoras de estresse. Possivelmente, a simples avaliação, sem terapia psicológica formal, pode funcionar como tratamento, levando à compreensão e à modificação das crenças, das representações e das explicações que as pessoas têm sobre os seus sintomas, limitações e angústias.

A propósito da descrição de um caso clínico, Matalon e cols.[12] propõem como estratégia de entrevista: escutar de forma empática, enfatizar os elementos positivos e saudáveis ao longo da vida do indivíduo, além da forma heroica como ultrapassou algumas crises; estimular a avaliação de suas vidas; falar sobre as emoções e aspectos irracionais, legitimando ansiedades, medos e dúvidas; e evitar juízos de valor.[9]

Os autores exemplificam como objetivos de intervenção: ajudar a integrar e a reinterpretar os acontecimentos de vida, reconciliando-se com a sua trajetória pessoal; estimular a refazer a sua história de vida procurando encontrar uma coerência para os sintomas físicos e o estresse psicológico na sua situação particular; ajudar a aumentar a autoestima, a recuperar ou adquirir o controle do seu destino e a percepção do seu "eu", e a encontrar recursos, dentro e fora de si, para encarar os problemas como oportunidades e não como ameaças. O objetivo a atingir é o de capacitar a pessoa para enfrentar a vida de forma mais saudável. Nos mais idosos, surge, por vezes, o sentimento de desespero, ou seja, de que o tempo é muito curto para começar outra trajetória de vida. Esse sentimento está associado a um medo inconsciente da morte que, às vezes, é transformado no desejo de morrer.

Um ponto de vista possível de adotar é o de lidar com pessoas com necessidades especiais. Por isso, são indispensáveis abordagens singulares, caso a caso, aplicando o método e os componentes da medicina centrada na pessoa.

Por sua vez, o profissional deve ser capaz de identificar "disparadores" que lhe desencadeiam emoções negativas e aprender a controlar e a modular as suas respostas nas interações com certas pessoas e situações que considera como mais difíceis. Pode, por exemplo, habituar-se a perguntar a si próprio:

- Por que considero esta pessoa um doente difícil?
- Por que reajo deste modo na presença desta pessoa ou deste tipo de situação?
- Consigo tomar consciência do modo como vejo esta pessoa que me consulta e procurar alterá-lo?
- Sou capaz de contrariar a tendência para rotular pessoas e situações?
- Como posso treinar atitudes de presença e atenção plenas e, desse modo, controlar atitudes de incômodo ou de pressa?
- Que comportamentos devo mudar em mim antes de propor mudanças comportamentais a outras pessoas?

- Como posso baixar a minha reatividade nas consultas?
- Consigo aumentar o meu nível de abertura para com o outro?
- Como posso aumentar o respeito para comigo e para com o outro?

Tais perguntas podem ajudar a traçar um roteiro de ação, que inclui:

- Estar atento e identificar as próprias emoções durante as consultas ou interações, e quais os fatores que as desencadeiam.
- Aprofundar a consciência das suas características pessoais e das limitações nas suas competências profissionais.
- Ensaiar novos pontos de vista e buscar novas alternativas de olhar e de ver as pessoas e situações consideradas difíceis, perguntando: "e se...?".
- Reconhecer que, em princípio, o doente está verdadeiramente em sofrimento, evitando desvalorizar ou banalizar as suas queixas e demandas e evitando expressões como: "você não tem nada" ou "é uma questão psicológica", ou outras.
- Explorar sempre, de modo sistemático, as ideias, as preocupações, os medos e as expectativas de cada doente difícil (acrônimo ICE: *ideas; concerns; expectations*).
- Encorajar a chegada a acordos, ainda que mínimos, e facilitar a participação e o envolvimento da pessoa neste processo.
- Combinar e rever com o doente um plano explícito de cuidados e de seguimento.
- Evitar o círculo vicioso das "consultas falhas" (ver Cap. 22, Pessoas que consultam frequentemente) e a entrada na escalada dos exames complementares e do referenciamento a outras especialidades e serviços.
- Admitir que, por vezes, tem de dizer não, de preferência sem utilizar a palavra "não".[14]

Quais são as vantagens do trabalho em equipe?

Têm sido propostas diversas estratégias e métodos para lidar com este problema universal, tendo como aspectos comuns o treino de autoconsciência emocional, o autoconhecimento reflexivo, o aperfeiçoamento de competências comunicacionais e relacionais; o reforço de atitudes de cooperação e empatia; e o uso sensato do poder profissional.[14] Todos esses aspectos são mais eficazmente trabalhados em contexto de equipe ou interpares, sendo um dos exemplos comumente citados o dos Grupos Balint, abordados nesta obra.

O apoio de uma equipe e o envolvimento de elementos diversos com objetivos precisos ajuda a realizar com mais efetividade:

- Abordagens personalizadas que incluam a leitura e a compreensão do contexto sociofamiliar e da história de vida e de saúde de cada pessoa.
- Conhecimento da comunidade e dos seus recursos e mobilização do apoio das instituições e redes sociais existentes, evitando medicalizar problemas psicossociais.
- Uma aplicação no momento e local mais adequados (muitas vezes, em visita domiciliar) da diversidade de competências profissionais presentes na equipe de saúde.

Zoboli e cols.,[15] no seu estudo qualitativo sobre "cursos de ação propostos pelos profissionais para lidar com pacientes difíceis na atenção primária à saúde" (APS) envolvendo 34 enfermeiros e 36 médicos, encontraram tendências distintas e complementares, o que reforçou o papel e a importância do trabalho na APS em equipe multidisciplinar, especialmente na abordagem das situações difíceis.

Na Unidade de Saúde da Família São João do Estoril (Cascais-Portugal), os autores promoveram, entre 2015 e 2017, como preceptores, junto com residentes da especialidade de medicina de família, "Tertúlias" multiprofissionais semanais intituladas "Vivências que nos (trans)formam". Essas "Tertúlias" enfocaram abordagens de índole humanista e narrativa sobre aspectos relacionais e existenciais da prática clínica em APS paralelamente com a análise de casos de pessoas e de situações clínicas consideradas difíceis. Eram sessões menos formais e menos ritualizadas que as dos grupos Balint, permitindo maior abrangência de enfoques e conteúdos e uma flexibilidade de formatos e dinâmicas na medida das necessidades semanais dos participantes. Curiosamente, os principais ganhos relatados pelos participantes foram relacionados com as próprias mudanças pessoais nos modos como foram evoluindo a sua visão e percepções das pessoas, das situações e da sua própria conduta. São testemunhos ilustrativos:

> Habitualmente, ao ver que o nome da Senhora Y constava na minha agenda de consultas, logo era invadido por intensa irritação e desânimo. O meu dia e boa disposição estavam estragados. Ontem, notei que a Senhora Y viria à consulta esta tarde e fiquei curioso. O que ela traria de novo? Que desafios surgiriam? Como eu reagiria durante a consulta? Será que conseguiria aproveitar as dicas de outros colegas e o novo modo de como passei a encarar a situação e a relação com esta doente?

> Estranhamente, na última consulta com o Senhor Z, ele me pareceu mudado. Estava cooperativo e parecia-me genuíno nas suas atitudes. Simpatizei com ele, o que não me lembro de ter acontecido alguma vez antes. Ou serei eu que mudei o modo de vê-lo e de lidar com ele? Ou será que nós mudamos?

A aquisição de competências profissionais para lidar com doentes difíceis requer autoconhecimento e autodisciplina por parte dos profissionais. Estes se edificam melhor por meio de práticas em equipe visando criar hábitos de autopercepção, autoanálise e autoconsciência quanto às atitudes e comportamentos na relação terapêutica de ajuda.

Cada doente e cada profissional têm hábitos, valores, crenças, conceitos e preconceitos, atitudes, modos de ver e agir, consolidados ao longo de anos. Outras influências mais imediatas podem surgir em algum momento, como: estados de humor, cansaço, interesses específicos, entusiasmo e vários outros fatores. Tudo isso afeta o comportamento de ambos e a sua mudança.

Os médicos ou outros profissionais não são neutros. Tal como os doentes, têm modos de ver que precedem e moldam o seu comportamento nas consultas. Por exemplo, perante uma pessoa doente com hábitos considerados nocivos, o reconhecimento das percepções e emoções presentes, mesmo assumindo sua falta de controle, pode trazer outra visão e ajudar o seu manejo.

Há grandes diferenças entre os doentes e também entre os profissionais. Cada pessoa, como ser singular, tem os seus alicerces familiares, as suas histórias biográfica e biomédica, a sua visão, ideias, valores e crenças. Tudo isso se reflete nas suas atitudes, escolhas e comportamentos.

Para lidar melhor com situações relacionais mais difíceis, é necessário aprofundar conhecimentos sobre os mecanismos da motivação humana e da complexa teia e interações de fatores inerentes à mudança comportamental, em especial a necessidade de envolver o próprio processo de mudança.

Considerar a pessoa no seu todo único implica procurar compreender por que pensa e age de um modo e não de outro. Dispor-se a ajudar alguém que pede ajuda requer humildade e saber ouvir, identificar e procurar articular vários aspectos de uma teia complexa de polos interligados e intimamente interdependentes, como os representados de modo simplificado na Figura 23.2. Entre os polos representados nesta figura, a qual serviu de diagrama orientador das análises e debates nas tertúlias "Vivências que nos (trans)formam", antes mencionadas, foi adotado como "ponto de partida", em especial, o polo "Percepções (modos de ver)". Assumiu-se, por consenso, que este seria o ponto de partida mais acessível para alavancar processos de mudança profissional e habilidades na relação de ajuda. A avaliação qualitativa realizada permitiu recolher testemunhos favoráveis na linha dos já relatados.

O desafio nesta abordagem é o de ser capaz de ver e analisar um dado fenômeno ou situação em diferentes perspectivas ou pontos de vista. E, deste ponto inicial, prosseguir por um percurso tipo "3C": curiosidade; compreensão; compaixão.[16]

A compaixão em relação a alguém em sofrimento é algo diferente de ter pena. É o seu oposto. Ter pena de uma pessoa é considerá-la inferior e promover dependência emocional. A tentativa de ajuda é feita no pressuposto de se ser "melhor" e de que se sabe o que é melhor para ela. Esta forma de ajuda desequilibra a relação e tende a prejudicar mais do que a ajudar. Para ajudar, é necessário saber ouvir, compreender o melhor possível o que está em jogo e respeitar as escolhas da pessoa.

Em uma relação, há sempre uma coevolução e uma comudança. O apoio à mudança comportamental do outro é indissociável de algumas mudanças específicas por parte do profissional, das quais este deve tomar consciência, de forma a agir intencionalmente.

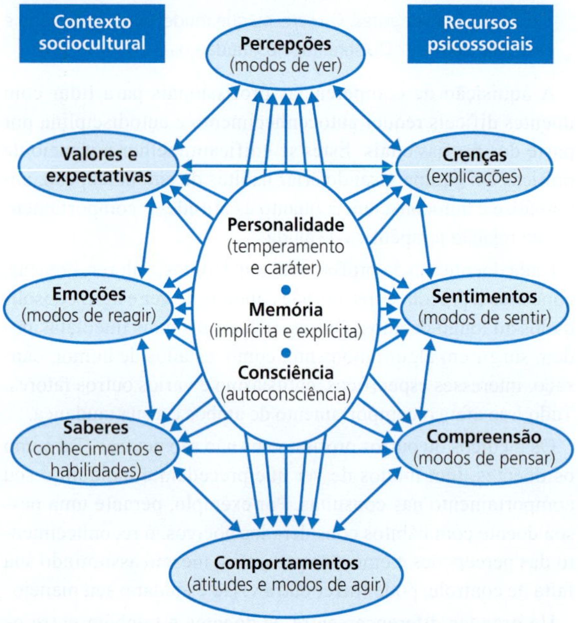

A associação entre práticas comunicacionais, compreensão do doente e das suas circunstâncias, partilhando informação e conhecimentos, é determinante para o sucesso terapêutico e para a alteração de atitudes e comportamentos. Porém, o profissional deve ter a noção de que é apenas um dos muitos fatores determinantes no processo de ajuda. Muitos desses fatores transcendem o profissional e o próprio doente. Isso pode ajudá-los a aperceber-se do que está e do que não está ao seu alcance fazer e a ter expectativas e objetivos mais realistas (Quadro 23.1). Em alguns casos, ele tem mesmo de aceitar que não há solução em vista.

Alguns estudos sugerem que este processo de mudança de comportamento do próprio profissional é mais fácil se for feito durante a sua formação. Byrne e Long[17] concluíram que, ao contrário das percepções dos próprios médicos, o estilo do médico varia pouco de uma consulta para a outra e chegaram a afirmar que "depois de o médico desenvolver o seu estilo, há um grande risco de que esse estilo se torne uma prisão na qual é forçado a permanecer".

CONCLUSÃO

Os autores têm a convicção de que aprender a lidar com estas situações passa, antes de qualquer coisa, pela mudança do próprio profissional, a qual deve preceder a tentativa de influenciar as atitudes e os comportamentos do doente. Na realidade, não está

▲ **Figura 23.2**
Teia de polos que respeitam tanto o profissional como o doente e que, tornados conscientes, podem ajudar a melhorar a comunicação e a relação, bem como ajudar na coevolução de percepções e de mudança de comportamentos de ambos.

Fonte: Diagrama inspirado na leitura de obras de António Damásio: *O erro de Descartes* (1995); *O sentimento de si* (2000); *Ao encontro de Espinosa* (2004); *O livro da consciência* (2010).

Quadro 23.1 | Aspectos que podem ser alvo de mudança, para alterar pontos de vista e percepções e adequar os modos de lidar com pessoas consideradas doentes difíceis

1.	Consciência de si e humildade realista	Aperceber-se e refletir sobre os seus valores, modos de ver, preconceitos, modos de agir – autoquestionar-se, sempre
		Vigiar tendências autoritárias e ilusões de "onipotência". Identificar e distinguir o que está e o que não está ao seu alcance para ser mudado
		Saber reconhecer em si emoções negativas que um doente lhe causa (impotência, repulsa, medo de rejeição, humilhação, entre outras)
2.	Modos de ver o outro/o doente	Impulsionar a empatia e desenvolver capacidades de atenção e genuíno interesse para compreender as emoções, os sentimentos e as preocupações do outro, em suas circunstâncias
3.	Competências e capacidades	Ter formação e treino continuados, análise e discussão interpares, avaliação de competências e de desempenhos comunicacionais e resultados obtidos
4.	Ampliação da clínica	Explorar a biografia e as circunstâncias de vida e dos contextos familiar, social e laboral da pessoa
5.	Exploração do diálogo e da cooperação	Procurar atingir acordos e compromissos e reforçar a autoestima e o autocuidado por parte do usuário
6.	Trabalho em equipe	Utilizar as vantagens da diversidade de saberes, de competências, de perspectivas e de modos de agir mobilizáveis na e por meio da equipe
7.	Investimento no vínculo	O alvo da mudança deve estar na relação profissional-usuário (polos e ligação), e não em qualquer dos polos isoladamente

em nosso poder mudar alguém. Apenas se consegue apoiar o outro no seu próprio processo de mudança, desenvolvendo competências para tal: saber ouvir, estar disponível, ser empático, dar reforço positivo, acordar objetivos e planos de cuidados, estimular a participação e o envolvimento. Em suma, interiorizar que "as portas da mudança abrem-se por dentro".

As pessoas consideradas "pacientes difíceis" ilustram a necessidade de uma abordagem integrada e de práticas de excelência na APS. O exercício de lidar com essas pessoas poderia ser eleito como uma das estratégias centrais do treino de habilidades comunicacionais, relacionais, éticas e técnicas nas residências de medicina de família. A abordagem adequada dessas pessoas e situações pode ser vista como uma das pedras angulares da qualificação em medicina de família e comunidade. Propõe-se, portanto, que isso faça parte dos objetivos e dos conteúdos dos programas de residência da especialidade e da formação continuada de todos os médicos de família. As competências desenvolvidas no cuidado dessas pessoas são úteis na abordagem de todas as outras pessoas e situações.

REFERÊNCIAS

1. Groves JE. Taking care of the hateful patient. N Engl J Med. 1978;298(16):883-887.
2. O'Dowd TC. Five years of heartsink patients in general practice. BMJ. 1988;297(6647):528-530.
3. Haas LJ, Leiser JP, Magill MK, Sanyer ON. Management of the difficult patient. Am Fam Physician. 2005;72(10):2063-2068.
4. Elder N, Ricer R, Tobias B. How respected family physicians manage difficult patient encounters. J Am Board Fam Pract. 2006;19(6):533-541.
5. Hull SK, Broquet K. How to manage difficult patient encounters. Fam Pract Manag. 2007;14(6):30-34.
6. Jackson JL, Kroenke K. Difficult patient encounters in the ambulatory clinic: clinical preditors and oucomes. Arch Intern Med. 1999,159(10):1069-1075.
7. Edgoose J. Rethinking the difficult patient encounter. Fam Pract Manag. 2012;19(4):17-20.
8. Yaphe J. Difficult patients, difficult doctors, and difficult relationships: How do we cope? Rev Port Med Geral Fam. 2012;28:334-335.
9. Mas-Garriga X, Solé-Dlafó M, Licéran-Sanadrés M, Riera-Cervera D. Pacientes de trato difícil en atención primaria: están satisfechos con la atención recibida en su centro de salud? Aten Primaria. 2006; 38(4)192-199.
10. Jyväsjärvi S, Joukamaa M, Väisänen E, Larivaara P, Kivelä S, Keinänen-Kiukaanniemi S. Somatizing frequent attenders in primary health care. J Psy-Chosom Res. 2001;50(4):185-192.
11. Schmidt HG, van Gog T, Schuit SCE, Van der Berge K, Van Daele PLA, Bueving H, Van der Zee T, Van der Broeke, Van Saase JLCM, Mamede S. Do patients' disruptive behavior influence the accuracy of a doctor's diagnosis? A randomized experiment. BMJ Qual Saf. 2016; 26:19-23.
12. Matalon A, Nachmani T, Rabin S, Maoz B. The narrative approach as an effective single intervention in functional somatic symptoms in a multi-disciplinary referral clinic for primary care frequent attenders. Fam Pract. 2005;22(1):114-117.
13. Neal R, Dowell A, Heywood PL, Morley S. Frequent attenders: who needs treatment? Br J Gen Pract. 1996;46(404):131-132.
14. Smits FT, Wittkampf KA, Schene AH, Bindels PJ, Van Weert HC. Interventions on frequent attenders in primary care. A systematic literature review. Scand J Prim Health Care. 2008;26(2):111-116.
15. Zoboli ELCP, Santos DV, Schvitzer MC. Pacientes difíceis na atenção primária á saúde: entre o cuidado e o ordenamento. Interface Comunic Saúde Educ. 2016;20(59).893-890.
16. Wenceslau LD, Portocarrero-Gross E, Demarzo MMP. Compaixão e medicina cen-trada na pessoa: convergências entre o Dalai Lama Tenzin Gyatso e Ian McWhinney. Rev Bras Med Fam Comunidade. 2016;11(38):1-10.
17. Byrne PS, Long BEL. Doctors talking to patients. London: HMSO, 1976.

CAPÍTULO 24

Grupos Balint

Rita Francis Gonzalez y Rodrigues Branco
Fernanda Gerst Martins de Freitas
Gabriela Cunha Fialho Cantarelli Bastos
Polyana Naves Adorno

Aspectos-chave

▶ O "médico como droga" é a categoria fundamental da teoria da relação médico-pessoa descrita por Michael Balint.

▶ Atualmente, pode-se observar que não só o médico tem função "droga", mas também os outros profissionais da equipe de saúde.

▶ A participação nos grupos Balint permitiu que os médicos percebessem os sinais de alerta presentes nos casos relatados e seus mecanismos de defesa, possibilitando a aquisição de autoconhecimento sobre as próprias reações emocionais.

▶ Na atenção primária à saúde (APS), a discussão dos casos atendidos pelas equipes durante um grupo Balint permite a circulação de emoções, dúvidas, questionamentos, decisões, responsabilidades e tantas outras possibilidades, o que ajuda o grupo a reconhecer-se como uma equipe e assumir de forma democrática seu trabalho, desenvolvendo uma verdadeira gestão compartilhada.

Fica de novo em silêncio. Parece entender que sua tonteira não é propriamente uma doença a ser tratada com remédios. Era fome mesmo. Mas não para por aí. Tem mais uma pergunta a fazer:

– O senhor acha que ela, a menina, tem cura, doutor?

(Daniel Emídio de Sousa – *Mais uns poucos casos: anotações de um plantonista*)

A relação médico-pessoa é indubitavelmente a essência do atendimento médico. Assim também, a relação entre qualquer profissional de saúde (enfermeiro, dentista, farmacêutico, técnico de enfermagem ou agente comunitário de saúde) e as pessoas usuárias do Sistema Único de Saúde (SUS) torna-se o principal pilar do cuidado a ser dispensado dentro da lógica da Estratégia de Saúde da Família (ESF).

Estudar, aprender, pesquisar e compreender a relação que ocorre entre o profissional e a pessoa em um encontro clínico passa a ser importante para uma melhor abordagem da pessoa e de seu processo de adoecimento, para a proteção do profissional (medicina defensiva), bem como para a satisfação da equipe, o que, em última análise, é um elemento protetor na prevenção da síndrome de *burnout*.[1]

É importante pensar que a boa relação profissional-pessoa usuária do SUS não é apenas uma questão de festas, balões coloridos, animação da equipe ou quaisquer outras manifestações baseadas no senso comum. Assim como a tomada de decisão terapêutica deve ser estruturada na medicina baseada em evidências, procurando-se pensar o diagnóstico dentro das doenças mais prevalentes com ênfase nos determinantes de saúde, também a relação profissional-pessoa deve ser pensada sobre bases epistemológicas sólidas, no sentido de se construir uma relação terapêutica e benéfica para ambas as partes envolvidas.

Muitas são as teorias que ajudam a pensar a relação clínica, mas a teoria Balint é a única até os dias atuais que se debruça sobre a relação médico-pessoa. Essa teoria, voltada primordialmente para os médicos de família e comunidade, tem sido ampliada no sentido de contemplar a equipe multiprofissional envolvida com a APS da população.

Michael Balint, médico e psicanalista húngaro, filho de um médico de família em Budapeste, nasceu em 1896 e faleceu em 1970. Na década de 1950, Balint desenvolveu, na Clínica Tavistock, em Londres, grupos com *General practitioners* (GP), do então recém-lançado Sistema Nacional de Saúde inglês. Os médicos viviam dias conturbados, insatisfeitos com o "novo" sistema de saúde. Balint decidiu, então, escutá-los, para tentar trabalhar com eles as possibilidades de um melhor atendimento a uma população castigada pela guerra, pela dor, pelo sofrimento e pela pobreza resultante da devastação bélica na Europa na década de 1940.[2,3]

Dessa forma, Balint reuniu os médicos em grupos, que nomeou "seminários", e discutiu com eles casos clínicos considerados angustiantes e difíceis de serem conduzidos. Nas discussões, Balint percebeu pontos em comum entre as atitudes e as angústias dos médicos. Como psicanalista, analisava os casos à semelhança dos grupos de supervisão no processo de formação em psicanálise da escola húngara. Assim, ele foi tecendo sua teoria sobre a relação entre o médico e a pessoa atendida, o que resultou em um livro lançado em 1957: *O médico, seu paciente e a doença*.[4]

Nesse livro, a descrição por meio de casos clínicos aponta para as categorias que fundamentam a sua teoria: "o médico como droga", "a organização da doença", "a oferta da doença", "o conluio do anonimato" e a "função apostólica" (Quadro 24.1).[4]

O "médico como droga" constitui a categoria fundamental da teoria da relação médico-pessoa que foi descrita por Michael Balint. Significa que o médico, ao prescrever medicamentos e medidas não farmacológicas para a pessoa que atende, também prescreve a si mesmo em doses que muitas vezes desconhece, deixando que ocorra uma resposta que pode ser terapêutica ou não. Sua função como droga pode causar benefícios à pessoa, mas também pode levar a efeitos adversos, como alergias. Daí a importância que Balint dá ao processo ensino-aprendizagem da relação com a pessoa, pois se o profissional tem um "efeito droga" intrínseco à sua atuação, precisa aprender a usá-lo adequadamente.

> A droga mais frequentemente utilizada na clínica geral era o próprio médico [...] ainda não existe nenhum tipo de farmacologia a respeito de tão importante substância. Em nenhum tipo de manual se encontrarão referências quanto à dosagem que o médico deve prescrever a si mesmo, em que apresentação e posologia, quais suas doses de cura e manutenção, etc. Ainda mais inquietante é a falta de literatura sobre os possíveis riscos deste tipo de medicação, sobre as diversas condições alérgicas observadas em pessoas diferentes, as quais devem ser cuidadosamente observadas ou sobre os efeitos secundários indesejáveis da substância.[4]

Atualmente, pode-se perceber que não só o médico tem a função "droga", mas também os outros profissionais da equipe de saúde. A função "droga" ou a capacidade de interferir de forma inconsciente no curso do tratamento faz com que as pessoas tenham uma boa adesão ao tratamento e uma melhora importante em seu processo de saúde-doença, ou, ao contrário, pode levar à piora, com desistência e abandono da terapêutica, aumentando a demanda em setores de urgência ou mesmo mantendo as grandes filas no atendimento primário.

A função "droga" está relacionada com a transferência e a contratransferência que ocorre entre o profissional e a pessoa atendida por ele. Tais movimentos transferenciais estão muito ligados a vivências passadas que podem ser retomadas inconscientemente, gerando maior ou menor empatia entre os envolvidos no encontro clínico.

> A teoria da transferência nos ensina que trazemos para cada um de nossos encontros interpessoais a nossa história encoberta de desejos, medos e traumas psíquicos. O poder que o inconsciente tem de influenciar as percepções que temos uns dos outros e as reações mútuas quer na terapia, quer na vida, é uma das descobertas mais valiosas e esclarecedoras de Freud.[5]

Por isso, pessoas atendidas por profissionais diferentes de uma mesma equipe multiprofissional fazem relações transferenciais diversas com cada pessoa com a qual interagem. Não é incomum que uma pessoa tenha uma transferência negativa com o médico por lhe remontar a experiências desagradáveis em momentos anteriores da vida e, por isso, desenvolver uma resistência, deixando ou "esquecendo" de tomar o medicamento prescrito, mas, ao contrário, desenvolver uma transferência positiva com o enfermeiro da equipe, retomando o tratamento após consultar com ele.

Percebe-se, então, que, ao descrever a transferência e a contratransferência, Freud abriu a porta para a compreensão dos sentimentos mobilizados no encontro entre uma pessoa e um profissional que o atende. Dessa forma, Freud já havia apontado para a necessidade do analista usar a transferência da pessoa como um instrumento para o desenvolvimento de sua própria cura. Segundo Kahn:[5]

> A primeira descoberta importante de Freud sobre o relacionamento entre o médico e a pessoa fora feita quando ele vira o quanto a natureza desse relacionamento poderia bloquear ou facilitar o progresso do tratamento.

Conseguir reconhecer a transferência desenvolvida pela pessoa, bem como perceber em si mesmo a contratransferência que ocorre no encontro clínico, permite ao profissional de saúde dosar-se na medida certa, promovendo um "efeito droga" adequado e satisfatório para a pessoa que o procura.

As categorias "organização" e "oferta da doença" são intrinsecamente ligadas e apontam para a compreensão que Balint tinha do processo saúde-doença. Para ele, o adoecer era entendido como um processo psíquico de organização da doença a partir de situações vividas e não elaboradas adequadamente. Ainda na década de 1950, Balint já apontava para a influência psicossocial do processo de adoecimento das pessoas, e essa visão vanguardista para a época é percebida em sua fala:[4]

> Sobretudo como resultado da formação das megalópoles, um grande número de pessoas perdeu suas raízes e conexões, as famílias numerosas com suas complicações e íntimas inter-relações tendem a desaparecer, e o indivíduo se separa cada vez mais e se isola. Quando se encontra em dificuldade, praticamente não tem a quem recorrer em busca de conselho, de consolo, ou talvez simplesmente de oportunidade para desabafar. Em tais estados de perturbação, especialmente se a tensão aumentar, uma possível e muito frequentemente usada válvula de escape consiste em consultar seu médico e queixar. Deliberadamente deixei o verbo sem objeto, porque nessa etapa inicial não se sabe o que é mais importante, se o ato de queixar-se ou o conteúdo da queixa.

A fala de Balint é clara: não se pode, hoje, negar os fatores genéticos envolvidos no adoecimento humano; no entanto, assim como um terreno fértil não garante uma boa plantação e colheita satisfatória sem que se jogue na terra as sementes adequadas, também o homem, por mais que seja geneticamente predisposto a um evento, não adoecerá sem que possa organizar sobre o seu substrato genético os determinantes psicossociais envolvidos em sua experiência de vida. É, em última análise, a definição de multifatorialidade.

O contato com pessoas diabéticas e/ou hipertensas pode esclarecer bem a categoria da "organização da doença". Geralmente os que apresentam diabetes melito tipo 2 relatam uma existência dura e "amarga", com perdas bastante difíceis de serem elaboradas. Inúmeras senhoras relatam que se tornaram diabéticas após enterrarem o marido depois de anos de união estável.

As pessoas hipertensas têm em comum o fato de serem "hiper (muito) tensas" com os acontecimentos da vida. Em tensão constante, tais pessoas acreditam ser capazes de "controlar" toda a sua vida e a vida das pessoas com as quais se relacionam.

Quadro 24.1 | Categorias balintianas*

- ▶ O médico como droga
- ▶ Organização da doença
- ▶ Oferta da doença
- ▶ Conluio do anonimato
- ▶ Função apostólica

*Categorias apontadas por Michael Balint em sua teoria.

Também não são incomuns senhoras hipertensas angustiadas, porque não "controlam" os filhos, os netos, o marido – enfim, não conseguem ter domínio sobre a possibilidade de as coisas darem certo ou errado na sua vida.

> Bebê apresentando quadro de choro compulsivo. Todos os exames realizados foram normais, mas a criança continuava a chorar diuturnamente. Ao conversar com a mãe do lactente, esta contou ser de origem cigana e que havia deixado seu grupo étnico para casar-se com um rapaz não cigano. A moça chorou muito contando sobre a falta que sentia de suas origens, sua cultura e, sobretudo, do contato com a natureza. Ao desabafar para a profissional que lhe escutava atentamente, seu bebê adormeceu. Ela foi orientada a resgatar o seu contato com a natureza, sendo-lhe explicado que seu filho, também um cigano em sua essência, precisava ter contato com árvores, terra, água corrente, flores, pedras, etc. A partir de então, o lactente passou a ter uma vida tranquila, dormindo bem. (Citação de experiência clínica de uma das autoras.)

É importante ressaltar que a palavra "organização", em nossa cultura, costuma estar relacionada com otimização e planejamento, sendo vista como algo bom. Assim, as pessoas são criadas sabendo da importância de organizar suas coisas, sua casa, seu consultório, etc. A organização é parte essencial do cotidiano dos profissionais da saúde por meio do "processo de trabalho", que é específico de cada profissão, sistematizando as ações e decisões a serem tomadas. No entanto, a "organização da doença", como categoria balintiana, não é algo bom para a pessoa, pois a leva ao adoecimento, podendo se configurar em algo difícil de ser modificado (desorganizado e reorganizado), podendo mesmo ocasionar a própria morte. O exemplo clássico é a doença de Crohn, que pode levar a várias cirurgias, com ressecção de alças intestinais e possibilidade de morte como evento final do processo de adoecimento.

A "oferta da doença" é quase uma consequência da organização do adoecimento. De acordo com Balint, a pessoa procura o médico para "queixar-se". Muitas vezes, em especial na APS, não há ainda um conteúdo organizado a ser ofertado aos profissionais, o que dificulta a anamnese e pode irritar o médico, possibilitando um grande desgaste na relação interpessoal. Não é infrequente, ao se perguntar à pessoa a razão pela qual ela procurou atendimento, o médico receber respostas imprecisas e desconexas, muitas vezes parecendo não ter correlação com doenças físicas. Um exemplo esclarecedor a respeito da organização e da oferta da doença está no livro de Danilo Perestrello,[6] quando ele conta que a pessoa enxaquecosa insistia em relatar ao médico um aborto que provocara quando ainda jovem. Perestrello mostra a importância daquele sofrimento contínuo e mantido por anos a fio e a sua relação com a cefaleia intensa.[6]

O "conluio do anonimato", embora tenha sido descrito há 60 anos, é talvez a categoria balintiana mais fácil de ser entendida, pois é muito comum em nossa sociedade. De acordo com Balint, a insegurança do médico, ao reconhecer seus limites de conhecimentos e habilidades, bem como a insegurança da pessoa atendida, não creditando ao profissional o seu saber, propiciam o desenvolvimento do chamado "conluio do anonimato". Diante dessa situação, o profissional não assume a responsabilidade pelo atendimento da pessoa, referenciando-a a vários especialistas (geralmente, seus ex-professores). Os especialistas que recebem a pessoa também não assumem a responsabilidade sobre o tratamento, ficando restritos a dar um parecer sobre um provável "órgão danificado". Assim, o usuário fica à mercê de muitas consultas, com médicos variados, fazendo inúmeros exames (às vezes, até mesmo repetitivos), em uma *via crucis* sem resolução, o que onera o erário, irrita as pessoas e aumenta as filas no SUS.

Um bom exemplo do "conluio do anonimato" pode ser visto na experiência de cada pessoa. Hoje, as pessoas têm médicos para seu coração, para seus pulmões, para sua pele, mas não têm médicos para si. A ESF, por meio dos médicos de família e, com o apoio do matriciamento, pretende acabar com esse conluio, propiciando às pessoas um médico que possa cuidar não só de forma integral e integrada da pessoa, mas também de sua família.

Convém fazer uma diferença entre conluio do anonimato e regulação da assistência à saúde no SUS. Quando um médico de família e comunidade solicita um referenciamento a outro especialista, ele espera receber a contrarreferência explicando o que a pessoa tem e de que forma ele (que é o responsável pela pessoa) deve proceder diante do problema. Cabe ao outro especialista dar o parecer, orientar o colega que solicitou o referenciamento e acompanhar, junto com o médico de família e comunidade, o caso. Essa situação é diferente do conluio do anonimato, visto que, neste, ninguém se responsabiliza pela pessoa. Ao contrário, ao solicitar um referenciamento a outro especialista, o médico de família e comunidade continua mantendo o seu vínculo e a sua responsabilidade para com o usuário. As equipes matriciais propostas para darem suporte aos profissionais da ESF também são uma possibilidade de rompimento do conluio do anonimato, permitindo que o profissional possa acompanhar as pessoas, responsabilizando-se pelo seu tratamento, bem como construindo um conhecimento maior das várias especialidades médicas.

Por fim, a "função apostólica" é, sem dúvida, a categoria balintiana mais controversa e a que promove nos profissionais de saúde um grande mal-estar. Ao descrever tal categoria, Balint levantou uma questão bastante frequente na área da saúde: os profissionais muitas vezes (e não é raro que isso aconteça) querem "converter" as pessoas àquilo que acreditam. Segundo Balint:[4]

> [...] a maior parte dos fenômenos que constituem a "função apostólica" é expressão das atitudes particulares do médico com respeito às pessoas. A missão ou função apostólica significa, em primeiro lugar, que todo médico tem uma vaga, mas quase inabalável ideia sobre o modo como a pessoa deve se comportar quando está doente. Embora esse conceito pouco tenha de concreto e de explícito, é imensamente poderoso e influi, segundo se pode comprová-lo, quase em todos os detalhes do trabalho do médico com a pessoa. Era como se cada médico possuísse o conhecimento revelado do que as pessoas deviam e não deviam esperar e suportar e, além disso, como se tivesse o sagrado dever de converter à sua fé todos os incrédulos e ignorantes entre as pessoas que atende. Precisamente por essa razão, surge a ideia de aplicar-lhe o nome de "função apostólica."

Assim, é comum ver médicos dando conselhos às pessoas com base no senso comum, naquilo que eles, profissionais, acham ou acreditam ser o melhor. Uma médica disse, em um grupo Balint, que o problema da pessoa que atendia (sua paciente) era o marido alcoolista e que, da próxima vez que a pessoa viesse à consulta, iria orientá-la para que deixasse o marido, pois a separação seria o melhor para o controle de sua hipertensão arterial.

O grupo questionou se a pessoa queria de fato se separar, se estava pronta para tal atitude e, sobretudo, se havia alguma evidência científica de que ex-esposas de homens alcoolistas teriam melhora de seus níveis pressóricos. Foi discutido, inclusive, que mulheres casadas com alcoolistas tendem, se não trabalharem seus conteúdos inconscientes, a reorganizar suas vidas com outros homens alcoolistas, fato esse conhecido como codependência e que precisa ser abordado no tratamento da dependência do álcool. Com isso, o grupo evidenciou a possibilidade de a médica estar realizando uma função apostólica.

Exemplos sobre essa função apostólica não faltam. É comum ver profissionais (não somente médicos) que acreditam ser necessário converter as pessoas à sua fé religiosa, forçando-os a irem às igrejas, fazerem cultos próprios de algumas religiões, tomarem bênçãos, etc. Pesquisas têm mostrado a importância da fé e da espiritualidade no desenvolvimento da melhora e mesmo da cura das pessoas. Mas nada foi comprovado a respeito da necessidade da pessoa adotar a religião do profissional que lhe atende.

Outra atitude que configura função apostólica bastante corriqueira na prática diária é a reação do profissional diante daquilo que ele entende como "rebeldia da pessoa". O exemplo mais fidedigno é a abordagem do hipertenso. Muitas vezes, a equipe atende uma pessoa com níveis altos de pressão arterial, dando-lhe toda a explicação sobre a necessidade de evitar os fatores de risco modificáveis, bem como prescrevendo medicamentos. Ao voltar à consulta de retorno, o indivíduo muitas vezes não modificou seu hábito alimentar, não aderiu às caminhadas propostas, não perdeu peso e parou o tratamento medicamentoso. Em vez de escutar a pessoa procurando entender o porquê de seu comportamento, a equipe multiprofissional desenvolve uma contratransferência negativa, sentindo raiva do paciente, tomando sua atitude como um desafio ao seu conhecimento e ao seu poder, reagindo de forma a dificultar (inconscientemente) a marcação de nova consulta.

Apreender tais categorias e desenvolver competências para reconhecê-las durante o encontro clínico no sentido de melhorar a relação com a pessoa é a meta a ser atingida dentro do paradigma balintiano. Como mencionado, a forma que Balint encontrou de desenvolver e edificar o processo de ensino-aprendizagem da "farmacologia do médico" foi por meio de seminários com os GPs, posteriormente denominados grupos Balint.[7]

Em um conceito mais amplo, a proposta de Balint era mais do que estudar e refletir sobre a relação médico-pessoa. Ele propôs que os membros dos grupos Balint fossem capacitados para o enfrentamento dos problemas da rotina médica e também para as pesquisas nessa área. Sapir[8] é claro quando fala sobre os objetivos dos grupos Balint:

> Poderíamos afirmar que o grupo Balint luta contra as certezas supostamente científicas. A submissão do médico ao consenso médico, e da pessoa à ideologia do médico são colocadas em questão. [...] Gostaria de recordar que o grupo Balint sempre foi descrito pelo seu autor como um grupo de formação e de pesquisa.

O falecimento de Michael Balint, em 1970, não encerrou a prática dos grupos Balint, nem fez com que sua teoria ficasse esquecida. Sua esposa, Enid Balint, continuou desenvolvendo os grupos, assim como outros profissionais o fizeram. Foi necessária então uma normatização dos grupos Balint, para que, independentemente do local em que fossem realizados, pudesse ser seguida a mesma dinâmica desenvolvida por Balint.

Na década de 1970, a The Balint Society era composta majoritariamente por membros que participaram dos seminários iniciais e, por essa razão, empenharam-se em descrever as normas para o bom desenvolvimento dos grupos. Tais normas foram classificadas como "Características essenciais" e "Características desejáveis", tendo sido aprovadas por Enid Balint (Quadros 24.2 e 24.3).

Dessa forma, a dinâmica do grupo é igual aos seminários desenvolvidos pelo próprio Balint. Os participantes sentam-se em círculo, e o líder (coordenador) pergunta ao grupo "quem tem um caso". Quem tiver um caso para relatar anuncia-se ao grupo. Após o relato, que deve ser resumido, calcado apenas em lembranças, sem basear-se em nenhuma anotação prévia, o líder abre espaço para perguntas ao relator. Após responder sucintamente às perguntas, o relator silencia e apenas ouve a discussão do grupo. Nesse momento, o grupo inicia uma reflexão sobre o caso e sobre a relação entre o profissional relator e a pessoa (do caso relatado), procurando compreender os mecanismos psicodinâmicos que perpassaram a relação interpessoal. Durante a discussão, para melhor compreensão do ocorrido, o líder pode apontar aos membros do grupo as categorias balintianas perceptíveis no relato do caso. Assim, os membros do grupo vão se habituando a pensar na perspectiva balintiana, compreendendo o desenvolvimento da organização e da oferta da doença pela pessoa, a função terapêutica do médico e dos outros profissionais, a possível função apostólica ocorrida no caso e o conluio do anonimato, caso tenha havido. Após a discussão do grupo, o líder abre espaço para o relator voltar a falar. Ele avalia o que foi discutido e diz se o grupo o ajudou ou não. Encerra-se, assim, o grupo, que, normalmente, tem uma duração de 1 hora e 30 minutos a 2 horas.[9-11]

Quadro 24.2 | Características essenciais do grupo Balint

- O grupo deve ter de 6 a 12 pessoas
- O líder deve ser definido (pode ser um professor de medicina)
- Os membros do grupo devem ter experiência com atendimento a pessoas
- Os relatos devem ser orais (material trabalhado no grupo)
- A discussão deve enfocar a relação médico/profissional de saúde-pessoa
- Os casos discutidos não podem ter sido anotados previamente
- O grupo não se configura em terapia de grupo
- Devem ser observados: honestidade, respeito, confidência, etc.
- A proposta inicial do grupo deve ser a de desenvolver o entendimento das relações e não a de solucionar os casos clínicos
- O líder deve ser responsável por manter as normas

Quadro 24.3 | Características desejáveis do grupo Balint

- Que o grupo tenha um andamento (*ongoing*) de forma a mantê-lo com certa periodicidade
- Que o grupo seja fechado (sempre com os mesmos participantes)
- Que exista um colíder
- Que o líder tenha um treinamento psicanalítico ou facilidade para o entendimento do inconsciente para poder ajudar os membros do grupo a entenderem a relação médico-pessoa
- O grupo não deve incluir todos que queiram participar, mas o líder pode, após uma entrevista, selecionar os que melhor se adequam ao tipo de trabalho desenvolvido, para que possam ter melhores resultados no grupo
- Que a duração do grupo seja de 1 hora e meia a 2 horas
- É imprescindível, para o adequado funcionamento dos grupos Balint, que se mantenham as características essenciais e, na medida do possível, que se alcancem as desejáveis

Durante a discussão do caso, cabe ao líder do grupo não permitir que sejam expostas questões pessoais do profissional relator em evidência. Afinal, Michael Balint sempre chamou a atenção ao fato de que não se trata de terapia de grupo, embora se saiba que o grupo Balint é terapêutico para com seus membros. O cuidado em preservar a intimidade emocional do relator é um dado que Balint considerava importante e que o líder deve, na medida do possível, manter. É importante dizer também que o grupo Balint não tem como objetivo dar conselhos, orientações, determinar condutas ao relator do caso, tampouco julgar se os fatos relatados foram certos ou errados. A meta a ser atingida é apenas a compreensão dos aspectos psicodinâmicos da relação médico-pessoa dentro da lógica de pensamento balintiano.

Ao longo dos anos, os grupos Balint passaram a ser desenvolvidos com médicos, enfermeiros e outros profissionais da APS em vários países da Europa e nos EUA. A discussão de casos procurando compreender a relação interpessoal facilitou a abordagem das pessoas e o trabalho dos profissionais.

Assim como no Brasil, os médicos do Sistema Nacional de Saúde da Inglaterra queixavam-se do pouco tempo para realizar os atendimentos. De acordo com os relatos feitos, eles teriam apenas 6 minutos para uma consulta, o que, segundo eles próprios, dificultava o desenvolvimento de uma boa relação médico-pessoa. A partir desse problema apontado pelos participantes dos grupos Balint, Michael e Enid Balint desenvolveram uma pesquisa sobre o tema. A conclusão apontada pelo estudo fortaleceu ainda mais a necessidade de grupos Balint na formação dos médicos de família e comunidade. Os autores concluíram, pela pesquisa, que os profissionais treinados em grupos Balint regulares desenvolvem a capacidade de terem *insights* de forma conjunta com os indivíduos que são atendidos por eles, de modo que isso ajudou o seu entendimento, bem como a compreensão de seu processo de adoecimento, fortalecendo a relação médico-pessoa. Tais *insights* foram denominados *flashes,* sendo que essa pesquisa foi publicada, após a morte de Balint, com o nome *Seis minutos para o doente: interações na consulta de clínica geral.*[12]

No século XXI, Dorte Kjeldmand[13] demonstrou, por meio de sua pesquisa de doutorado, como o treinamento em grupos Balint permite que os médicos de família estejam mais bem preparados para o atendimento centrado na pessoa. Sua pesquisa estruturou-se na comparação entre os médicos de família suecos que participaram de grupos Balint e os que não tiveram tal treinamento.

Também na mesma época, Salinsky e Sackin[14] desenvolveram uma pesquisa com grupos Balint que permitiu, em comum acordo com os membros participantes, a discussão de sentimentos e emoções de cada médico em relação às pessoas dos casos relatados. Tal pesquisa foi possível devido ao tempo que os profissionais tinham de participação em grupos e o vínculo já formado entre eles. Assim, ao explicitar suas contratransferências, os médicos desenvolveram uma análise cuidadosa de seus mecanismos de defesa.

O resultado dessa pesquisa foi apresentado, em 2000, no livro intitulado *What are you feeling, doctor?*, com tradução para o português com o título *Médico com emoções: identificar e evitar comportamentos defensivos na consulta.*[14] Nesse livro, as emoções e as defesas dos médicos são exploradas no intuito de reconhecer que uma consulta pode ter seu fracasso evitado caso o médico equilibre os seus conhecimentos e as suas emoções, reconhecendo a sua contratransferência. Existem encontros clínicos que são problemáticos tanto para o médico quanto para a pessoa, e isso ocorre, principalmente, quando as pessoas despertam nos médicos sentimentos perturbadores não reconhecidos ou compreendidos. Quando não conseguem lidar com esses sentimentos, os profissionais desenvolvem mecanismos de defesa, que ora são essenciais para a sobrevivência pessoal e profissional, ora são extremamente excessivos e se apresentam como obstáculos para uma relação médico-pessoa empática e resolutiva.

Durante os grupos coordenados por John Salinsky e Paul Sackin,[14] os profissionais participantes perceberam que alguns sinais emitidos durante o desenrolar da consulta poderiam indicar "emoções perigosas" para a relação com a pessoa, apontando para quando uma defesa deveria ser evocada. Tais sinais foram chamados de "sinais luminosos" ou de "alerta".

Eles definiram, portanto, como "sinais luminosos" o conjunto de percepções que poderiam providenciar cautelas quanto à aproximação, instalação de mecanismos defensivos desnecessários e contraproducentes, bem como aqueles fundamentais para uma boa relação médico-pessoa. Concluíram que, para qualquer médico (e hoje se pode dizer para todo profissional da equipe de saúde), é de extrema importância identificar tais sinais de aviso, uma vez que, reconhecidos a tempo, servirão para abrandar, gerar reflexões e modificar as defesas, tornando-as menos destrutivas.[14]

Os sinais de aviso mais discutidos durante o desenvolvimento do estudo de Salinsky e Sackin[14] e que podem alertar os profissionais para a emergência de defesas contra o envolvimento pessoal desmedido são ansiedade, irritabilidade, preocupação quanto à duração da consulta, distanciamento e altivez, frieza, zanga, cuidado em não magoar, uso exagerado do modelo biomédico, comportamento apostólico, educação para a saúde, fixação exagerada à política do consultório, identificação muito próxima (Quadro 24.4).

Os sinais luminosos existem e as defesas também. Estas devem ser usadas proporcionalmente à necessidade para que os cuidados exagerados e o afastamento excessivo não interfiram de modo ainda pior que o envolvimento desmedido no resultado do encontro clínico.[14] As atitudes defensivas correlacionam-se com a contratransferência, ou seja, com os sentimentos produzidos no médico pela pessoa. Isso ocorre porque o profissional médico não se dissocia de forma completa do seu "eu pessoal", e, por isso, está sujeito à ebulição de suas emoções. Nesse momento, os mecanismos de defesa se tornam mais importantes, a fim de evitar o abandono do encontro clínico ou uma finalização desastrosa dele.

A capacidade de reconhecer os sentimentos da pessoa e de si próprio, bem como de perceber o que pode desgastar a relação ou, ao contrário, fortalecer o vínculo com a pessoa, é fundamental para que o grande objetivo da consulta seja alcançado: uma função terapêutica construída pelo papel do profissional como droga benéfica à pessoa, independentemente da razão que a levou àquele atendimento, seu prognóstico ou suas possibilidades de tratamento.

Ficou evidente, no estudo conduzido por Salinsky e Sackin,[14] que a participação nos grupos Balint permitiu aos médicos perceberem os sinais luminosos presentes nos casos relatados (Quadro 24.4), seus mecanismos de defesa e também a aquisição de autoconhecimento sobre as próprias reações emocionais. Dizem os autores:[14]

> Vamos voltar ao grupo Balint. Um médico que esteja interessado em melhorar a sua percepção sobre as emoções despertadas na consulta pode beneficiar-se bastante ao se integrar em um gru-

Quadro 24.4 | Os "sinais luminosos" de Salinsky e Sackin

Ansiedade	Irritabilidade	Preocupação quanto à duração da consulta	Distanciamento e altivez
Frieza	Zanga	Cuidado em não magoar	Uso exagerado do modelo biomédico
Comportamento apostólico	Educação para a saúde	Fixação exagerada à política do consultório	Identificação muito próxima

po. Um grupo deste tipo, reunindo semanal ou quinzenalmente, proporciona a escuta interpares dos casos problemáticos de cada um, que passam a ser encarados sob oito ou nove pontos de vista diferentes. Conforme os membros do grupo se conhecem melhor, ganhando segurança e confiança, começa a tornar-se fácil admitir ter feito coisas estúpidas e expressar pensamentos e sentimentos mais pessoais.

Na prática clínica, existem fatores nomeados como condicionantes – cansaço, tempo disponível, preocupações externas, conflitos dentro e fora do trabalho – que interferem negativamente, dificultando o estabelecimento da boa relação interpessoal. Caso tais fatores condicionantes não sejam contornados de maneira adequada, com a evocação dos mecanismos de defesa, podem representar não só a tragicidade para o atendimento à pessoa, mas também a explosão interna do profissional com a chamada síndrome de *burnout*.

A análise de Salinsky e Sackin[14] demonstrou que a discussão sobre os sentimentos dos médicos no grupo Balint permite revelar as defesas utilizadas durante a consulta, proporciona ao médico uma melhor forma de lidar com as responsabilidades e, também, a se sentir mais preparado perante casos semelhantes em outras situações. Essa é uma discussão fundamental, pois os profissionais precisam encontrar o equilíbrio para não se envolverem muito profundamente com as pessoas – desenvolvendo a síndrome de *burnout*, ou síndrome do esgotamento profissional – e nem tampouco manterem uma distância tão segura para si próprios que não permita um vínculo com o indivíduo atendido, com consequente incapacidade de ajudá-lo, tornando-se profissionais insatisfeitos.

O *burnout*, a que Salinsky e Sackin[14] se referem, configura uma síndrome psicológica descrita no final do século XX, que consiste na tríade de exaustão emocional, despersonalização e diminuição da realização pessoal. Trata-se do resultado da exposição aguda ou crônica a agentes estressores de caráter interpessoal no trabalho, seja com os membros da equipe de saúde ou com a própria pessoa. A exaustão emocional manifesta-se com sintomas orgânicos e psíquicos, como cansaço, falta de forças para enfrentar as exigências laborais e sensação de estar sendo exigido além de seus limites emocionais. A despersonalização revela-se no distanciamento emocional e na frieza em relação ao trabalho ou às pessoas, e a diminuição da realização pessoal caracteriza-se pela frustração do profissional, que se sente incompetente, fracassado, irritado e sem perspectivas para o futuro.[1,15,16]

As profissões relacionadas ao cuidado dos usuários dos serviços de saúde (médicos, enfermeiros, técnicos de enfermagem, etc.) configuram-se em uma sucessão de eventos estressores do ponto de vista psicológico. Vários fatores contribuem para essa realidade: relação com a pessoa doente e seu contexto sociocultural e familiar, contato com situações de morte iminente ou propriamente dita, intensa convivência com outros profissionais no ambiente de trabalho, muitas vezes com enfrentamento de *mobbing* (assédio moral ou "jornada de humilhações"),[17] necessidade de lidar com pontos de fragilidade do sistema de saúde vigente, dentre outros. Dessa forma, é de extrema importância a habilidade pessoal em desenvolver mecanismos de defesa que objetivem lidar com os inúmeros fatores de risco para o surgimento da síndrome de *burnout*.

Nesse contexto, o conceito de *coping* surge como o conjunto de estratégias empregadas para adaptação a circunstâncias adversas. Uma das formas mais conhecidas de *coping* consiste na utilização da comunicação interpessoal com o objetivo de compartilhar com outros indivíduos os sentimentos e angústias vivenciados pelo profissional durante experiências estressantes. É nessa realidade que os grupos Balint se revelaram uma poderosa ferramenta de *coping*, sendo usados atualmente em caráter multiprofissional com a finalidade de prevenirem a síndrome de *burnout* entre os trabalhadores envolvidos nas diversas áreas da saúde.

Em um grupo Balint, durante o relato do caso e em meio à discussão com os membros do grupo, cada qual faz relações interpessoais com cada um dos membros e com o líder do grupo. Tais relações são possibilidades de um novo registro de vivências grupais que ampliam os vínculos estabelecidos. Também ocorre que os membros do grupo podem vivenciar o caso relatado como se dele houvessem participado por meio de mecanismos transferenciais e identificatórios. Tudo isso contribui sobremaneira com o desenvolvimento de mecanismos de defesa adequados por todos os que participam da discussão do caso relatado, para que possam exercer sua função de forma otimizada, garantindo sua saúde e, como consequência, a saúde de seu paciente.

Além de ser um grupo de *coping* para toda a equipe, protegendo-a dos transtornos relacionados com o estresse laboral, como a síndrome de *burnout*, os grupos Balint podem ainda ser usados como estratégia de gestão tanto em empresas, trabalhando a questão da liderança e do poder,[18] quanto na gestão compartilhada na saúde pública, conforme consta no novo *Caderno humaniza SUS*.[19]

Na APS, a discussão dos casos atendidos pelas equipes em conjunto durante um grupo Balint permite a circulação de emoções, dúvidas, questionamentos, decisões, responsabilidades, entre tantas outras possibilidades, o que ajuda o grupo a reconhecer-se como uma equipe e assumir de forma democrática seu trabalho, desenvolvendo uma verdadeira gestão compartilhada.[19]

Nos últimos anos, o treinamento Balint foi introduzido na formação médica em alguns programas de residência em medicina de família e comunidade no Brasil. Os grupos Balint fizeram parte do projeto político-pedagógico do programa de residência médica de MFC na qual uma das autoras deste capítulo se especializou. Os residentes se reuniam com o corpo de preceptores, os quais, sob a supervisão de uma líder de grupo Balint (também autora deste capítulo), realizavam a discussão de casos reais vivenciados nas consultas na Unidade de Saúde. Para o relator do caso, era uma maneira de expor sua impressão profissional e pessoal acerca do atendimento realizado, focando na relação médico-pessoa. Era um espaço de trabalhar o autoconhecimento e de dividir angústias. Na maioria das vezes, foram levados para os grupos casos em que o relator se sentia incomodado. A líder do grupo trazia à discussão fatores importantes acerca do relato, buscando destacar as categorias balintianas e despertando nos envolvidos um debate sensato sobre a situação. Para o relator, os momentos de silêncio enquanto os demais falavam era uma possibilidade de reflexão sobre a situação vivida. Para os ouvintes, era uma oportunidade de aprender com o outro e também de ensinar e, sobretudo, de dividir emoções. Ao final dos grupos, cada membro da roda saía mais fortalecido e certo de que estaria mais preparado para o enfrentamento de situações semelhantes.

No dia a dia como médicos de família, os profissionais se deparam com circunstâncias em que diferentes pacientes procuram mais do que a solução para as suas queixas. Procuram seu médico porque confiam nas condutas e porque têm um vínculo estabelecido, que fortalece a tomada de decisão conjunta e o plano terapêutico singular, de acordo com cada caso. O acompanhamento longitudinal permite reavaliar cada paciente buscando intervir quando necessário, permitindo que a função "droga" do médico ou de outro profissional da equipe seja, de fato, terapêutica.

A experiência dos grupos Balint ensina a perceber quando a relação médico-pessoa está abalada e, mais ainda, oferece compreensão para que o médico possa exercer uma medicina ampliada, centrada na pessoa. O objetivo principal não é simplesmente fazer diagnósticos e tratar doenças, mas entender o que se passa por trás da oferta do paciente.

Diante de tudo o que foi exposto, fica a necessidade de mais informação e formação para que se possa usufruir dos grupos Balint em toda a rede da ESF. A liderança de grupos Balint não é uma atividade fácil, pois lida com a emoção dos participantes e suas vicissitudes, exigindo, portanto, experiência prévia como membro de grupo e capacitação teórico-prática para trabalhar dentro das características necessárias.

REFERÊNCIAS

1. Nogueira-Martins LA. Saúde mental dos profissionais de saúde. Rev Bras Med Trab. 2003;1(1):56-58.

2. Gonzales R, Branco R. A contribuição de Balint à relação entre o clínico geral e seu paciente. In: Gonzales R, Branco R. A relação com a pessoa: teoria, ensino e prática. Rio de Janeiro: Guanabara Koogan; 2003.

3. Hopkins P. Who was Dr. Michael Balint? In: Salinsky J, editor. Proceedings of the eleventh international Balint on 1998. London: Limited; 1999.

4. Balint M. O médico, seu paciente e a doença. 2. ed. São Paulo: Atheneu; 2005.

5. Kahn M. Freud básico: pensamentos psicanalíticos para o século XXI. Rio de Janeiro: Civilização Brasileira; 2003.

6. Perestrello D. A medicina da pessoa. 5. ed. São Paulo: Atheneu; 2006.

7. Balint-Edmonds E. The history of training and research in Balint-Groups. J Balint Soc. 1984;12:3-7.

8. Sapir M. O Grupo Balint: passado e futuro. In: Missenard A. A experiência Balint: história e atualidade. São Paulo: Casa do Psicólogo; 1994.

9. Branco RFGR. Capacitação de professores de classe hospitalar em relação professor-aluno/pessoa na perspectiva balintiana [tese]. Goiania: Universidade Federal de Goiás; 2008.

10. Hull SA. The method of Balint group work and its contribution to research in general practice. Fam Pract. 1996;13 Suppl 1:S10-2.

11. Bogues E. Balint Group training for family doctors [dissertação]. Dungannon: South Tyrone Hospital; 1996.

12. Balint E, Norell JS. Seis minutos para o doente: interacções na consulta de clínica geral. 2. ed. Lisboa: CLIMEPSI; 1998.

13. Kjeldmand D. The doctor, the task and the group: Balint groups as a means of developing new understanding in the physician-patient relationship. Sweden: Acta Universitatis Upsaliensis Uppsala; 2006.

14. Salinsky J, Sackin P. Médicos com emoções: identificar e evitar comportamentos defensivos na consulta. Lisboa: Grünenthal; 2004.

15. Maslach C, Schaufeli WB, Leiter MP. Job burnout. Annu Rev Psychol. 2001;52:397-422.

16. Freudenberger HJ. Staff burnout. J Soc Issues. 1974;30(1):159-65.

17. Guimarães LAM, Rimoli AO. "Mobbing" (assédio psicológico) no trabalho: uma síndrome psicossocial multidimensional. Psic Teor Pesq. 2006;22(2):183-92.

18. Brandt JÁ, Oliveira IC. Análise das relações dos supervisores com suas equipes nas organizações de trabalho. Psicol USP. 2009;20(4):577-96.

19. Cunha GT, Santos DVD. Grupos Balint Paidéia: ferramenta para o apoio gerencial, contribuição para clínica ampliada. In: Brasil. Ministério da Saúde. Caderno Humaniza SUS. Brasília: MS; 2010.

CAPÍTULO 25

Gestão da clínica

Gustavo Gusso
Paulo Poli Neto

Aspectos-chave

▶ É importante conhecer a demanda para o bom gerenciamento da clínica.

▶ A agenda deve ajudar na organização da demanda, e não diminuí-la ou limitá-la.

▶ Pressão assistencial é o número de consultas em um período/número de dias trabalhados em um mesmo período. "Frequência" é o número de consultas em um período (geralmente um ano)/número de habitantes.

▶ A agenda não deve ser verticalizada ou organizada por "programas" e, quando isso ocorre, é sinal de que há algum equívoco na gestão da clínica (p. ex., alta pressão assistencial com baixa "frequência") e/ou compreensão inadequada dos conceitos da atenção primária à saúde (APS).

▶ A divisão entre crônico e agudo é prejudicial à estruturação de serviços com alto escore de APS.

A APS brasileira tem sido marcada por uma heterogeneidade de modelos. Atualmente, além do modelo de saúde suplementar, que inicia um processo de fortalecimento da APS, o país convive, no sistema público, com unidades básicas chamadas tradicionais e a Estratégia Saúde da Família (ESF). Além disso, nos últimos anos, tem aumentado a quantidade de unidades ambulatoriais de pronto-atendimento (como as Unidades de Pronto-Atendimento [UPAs]) com variados graus de integração com os demais modelos. Cada um desses modelos tem uma origem histórica nacional e internacional. O modelo de unidades básicas chamadas tradicionais – cuja porta de entrada se dá com um clínico (no Brasil, muitas vezes, um médico sem residência ou especialidade), pediatra e ginecologista-obstetra –, foi primeiro estruturado na antiga União Soviética, ainda na década de 1920, pelo então Ministro da Saúde Nikolai Semashko.[1]

Muitos países também usam as chamadas *walk-in clinics* (em que é atendida exclusivamente a demanda espontânea, sem adstrição ou lista fechada de pacientes), complementando o atendimento realizado por centros de saúde que lidam com as pessoas de maneira longitudinal.[2] O modelo em que está estruturado o sistema de saúde influencia diretamente na forma como se dá a gestão da clínica. Além dessa influência dos modelos, no Brasil, há também a tradição de se trabalhar por programas, uma vez que até a década de 1990, ou seja, antes da Constituição de 1988 e da implantação do Sistema Único de Saúde (SUS), a assistência era uma prerrogativa do Instituto Nacional de Assistência Médica da Previdência Social (INAMPS) e cabiam ao Ministério da Saúde (MS) as ações programáticas, como campanhas de vacina ou de vigilância contra dengue ou cólera. A tradição de se trabalhar por programas e a dissociação entre vigilância à saúde e assistência estão, de certa maneira, impregnadas nos diversos modelos de atenção.

A ESF, por envolver uma equipe de generalistas na porta de entrada do sistema, tem o desafio de oferecer serviços clínicos para problemas abrangentes das pessoas, mas também está em unidades cuja história é a de ações populacionais indiferenciadas (rastreamentos e vacinações) e atenção focada em patologias ou situações de relevância epidemiológica (doenças infecciosas, cardiovasculares, gestantes e crianças). No modelo de unidade básica tradicional, é difícil que a superação ocorra, já que tem como porta de entrada três profissionais, sendo que um atende crianças, o outro, problemas ginecológicos e obstétricos, e o último, adultos em geral. Além disso, com frequência, esses profissionais têm treinamento essencialmente hospitalar e entendem o trabalho na unidade como apenas de vigilância (puericultura, pré-natal, câncer de mama e colo do útero, hipertensão e diabetes), sendo que problemas de saúde seriam resolvidos no hospital. Isso faz com que a espera por consultas – em grande parte das unidades básicas que trabalham conforme essa lógica – chegue a meses, sem possibilidade para "encaixe" ou consulta marcada no dia, pois o objetivo seria lidar com problemas crônicos ou programas verticais de vigilância. Independentemente do modelo, quando isso ocorre, há uma atenção primária de baixo escore e baixa qualidade, como é possível mensurar pelo *Primary care assessment tool* (PCATool), desenvolvido pelo grupo de pesquisadores liderado pela Profa. Bárbara Starfield.[3]

Além do modelo, outros aspectos que influenciam na organização dos serviços são a existência de área adstrita ou lista de pessoas, e a conformação das equipes – abertas ou fechadas. Na ESF, as equipes são fechadas, ou seja, há um médico, um enfermeiro, um ou mais técnicos de enfermagem, e alguns agentes comunitários para uma população definida. Mesmo sendo considerada "fechada", é muito difícil que os técnicos de enfermagem ou, inclusive, os médicos e enfermeiros não lidem em algum momento com pessoas que não sejam da sua "área de cobertura". Os técnicos de enfermagem, por ficarem fixos ou em rodízio nas salas de vacina, curativo, sinais vitais e, às vezes, na farmácia, na prática, muitas vezes, trabalham sem uma população definida. Em geral, em países anglo-saxões que têm APS estruturada – como Inglaterra, Holanda, Dinamarca –, as equipes são abertas. Nesse caso, os médicos têm uma população definida, e os outros profissionais se organizam por tarefas, lidando com todos os pacientes, ou, ainda, a população é apenas adstrita à unidade.

A outra variável – a lista de pacientes – também tem formas distintas de organização. Em geral, na maioria dos países, as pessoas podem escolher o médico de família, desde que haja vaga e cada profissional fique responsável por 1.500 a 2.000 pacientes. Ou seja, um pai pode ir a um médico, e o filho, em outro. Embora haja a alegação de que essa forma prejudica a abordagem familiar, o fato de todos os membros da mesma família irem ao mesmo profissional não é garantia de que essa abordagem será feita com qualidade. Esse tipo de habilidade depende muito mais da capacitação do profissional do que do acesso a toda família ao mesmo profissional, inclusive porque a abordagem familiar é feita a partir de um indivíduo (no genograma, há a pessoa-índice). No Brasil, tanto as unidades básicas tradicionais como a ESF trabalham por região geográfica. Na ESF, ainda há a subdivisão que define a área de cada equipe. Nesse modelo, há a vantagem de facilitar a cobertura populacional, já que com a área geográfica as pessoas de determinada região têm, em tese, sua equipe de referência. O Estado tem apenas a responsabilidade de conseguir alocar os profissionais naquela equipe. Essa maneira de organizar prejudica a longitudinalidade, pois sempre que alguém muda de endereço há o risco de ter de trocar de equipe, e as pessoas não têm flexibilidade para serem atendidas por uma equipe ou um profissional com o qual tenham mais afinidade. Dessa forma, o Estado abdica da responsabilidade de colocar uma proporção adequada de profissionais por população. Quando se trabalha por lista de pessoas, o Estado é responsável pela formação e atração de profissionais que cuidarão da população descoberta. Na forma de organização por área geográfica, essa tensão se dilui e de certa forma a responsabilidade da cobertura é transferida, ou ao menos dividida com a equipe.

Desse modo, no Brasil, cada equipe da ESF lida com 2.400 a 4.000 pessoas na área de abrangência. Uma equipe tem, em geral, entre 8 e 10 pessoas, sendo um médico, um enfermeiro, um ou dois técnicos de enfermagem e 4 a 6 agentes comunitários de saúde. Se a população for de 4.000 pessoas, são aproximadamente 400 pessoas por profissional. Em muitos países da Europa, as equipes (abertas ou fechadas) são constituídas por apenas médico e enfermeiro e, como são 2.000 pessoas no máximo por equipe, ficam, no total, 1.000 pessoas/profissional. A diferença é que há um médico geral ou de família para 2.000 pessoas, e no Brasil, há um para 4.000 pessoas, e a principal pressão assistencial é por consulta médica, havendo uma tensão constante.

Independentemente de como se estruturam as equipes, se abertas ou fechadas, elas devem ser funcionais,[4] o que significa que devem trabalhar em rede colaborativa, em que cada integrante deveria exercer o seu potencial máximo. Em equipes grandes como as utilizadas no Brasil, o médico deveria ficar cada vez mais responsável por lidar com patologias ou com queixas vagas e mal definidas, deixando a prevenção primária e secundária para outros membros.[5] Para isso, é importante que os outros membros se apresentem e se mostrem disponíveis a assumir responsabilidades. Caso se opte por reduzir o número de pessoas, como se dá na maioria dos países da Europa, cujo teto é 2.000 pessoas, necessariamente, as equipes devem se tornar menores, com um médico generalista bem treinado e um enfermeiro e/ou técnico de enfermagem capacitado no seu núcleo.

Essa tensão da pressão assistencial, aliada à tradição de se trabalhar de forma vertical, faz com que haja grande atração pela organização da clínica por programas focando na "priorização" de alguns grupos populacionais. A própria ESF, cujo nome inicial era Programa Saúde da Família, nos primeiros anos, priorizou seis grupos: hipertensos, diabéticos, gestantes, crianças, tuberculosos e hansenianos. Esses grupos continuam existindo e sendo entendidos como prioritários, mas cada vez mais há a compreensão de que a APS de alta qualidade deve conseguir dar resposta a todas as demandas, inclusive desses seis grupos. Outra consequência da excessiva programação da agenda é que a equipe define quando e com que frequência quer ver os hipertensos, diabéticos, gestantes e crianças, mas tais grupos têm dificuldade para acessar a equipe quando sentem necessidade, como em situações em que a criança está com febre, a gestante com dor de garganta, e o hipertenso com alguma micose.

Dessa forma, é fundamental ter em mente que, quando se priorizam os seis ou outros grupos e se concentram os esforços neles, negligenciando outras demandas, tem-se uma APS de baixa qualidade, pois se está assumindo que não há a possibilidade de dar resposta a todas as demandas. Quando a pressão assistencial e a estruturação da equipe obrigarem a organização dessa maneira, ter consciência da limitação é importante, bem como mais adequado do que acreditar que o trabalho por programas ou a priorização de grupos populacionais é algo que qualifica a APS.

Fatores que influenciam a utilização da unidade de saúde

O Quadro 25.1 sistematiza os diversos fatores que influenciam a utilização da unidade de saúde e, consequentemente, a gestão da clínica.

Conhecendo e organizando a demanda

O valor aceito internacionalmente de consultas/paciente/ano é de três a quatro. Países como Espanha chegam a ter sete,[6] ao passo que, no Brasil, o número conhecido é de 1,4 consultas/paciente/ano.[7] Analisando apenas esse dado, pode parecer que há melhor manejo da demanda no Brasil, mas pode ser apenas uma demanda reprimida. Não dar resposta à demanda reprimida não é adequado do ponto de vista da gestão da clínica, pois cria tensões e não diminui a carga de trabalho, ao contrário do que muitas vezes os profissionais imaginam.

Para entender a demanda, é preciso ter um sistema de registros mínimo. Um bom prontuário eletrônico pode ajudar nessa tarefa, o que pode ser possível também por meio de registros manuais. Para compreender quais informações devem ser resgatadas, é preciso conhecer os seguintes conceitos:[6]

- Pressão assistencial = número de consultas em um período/número de dias trabalhados em um mesmo período (p. ex., 247 dias de trabalho em um ano).

Quadro 25.1 | Fatores que influenciam a gestão da clínica[6]

Fatores do usuário

▶ Fatores que criam necessidades
- Doença crônica
- Situações de sofrimento
- Compreensão subjetiva do estado de saúde
- Estado funcional

▶ Fatores predisponentes
- Idade e sexo
- Etnia
- Condições de trabalho/desemprego
- Nível educacional e socioeconômico
- Situações de sofrimento
- Estado civil
- Família monoparental, divórcio
- Déficit de apoio social
- Disfunção familiar
- Condições de higiene
- Crenças e expectativas com relação ao serviço

▶ Fatores facilitadores
- Tempo para conseguir uma consulta agendada/tempo na sala de espera
- Distância da unidade de saúde
- Forma de pagamento (por produção, por capitação, por salário)
- Disponibilidade do serviço
- Organização do serviço
- Discriminação positiva (raça, sexo, idade, problema de saúde)
- Relação médico-paciente

Fatores do profissional

▶ Formação
▶ Demanda induzida pelo profissional
▶ Pagamento por produção/consulta
▶ Medicina defensiva
▶ Insatisfação profissional/*burnout*
▶ Sexo
▶ Idade/experiência
▶ Estilos de prática clínica (técnico, ativador de retornos, deficitário em habilidades de comunicação, rápido, influenciado pela indústria farmacêutica)

Fatores da organização

▶ Acessibilidade
▶ Disponibilidade
▶ Copagamento (pagamento complementar por consulta ou serviço)
▶ Incentivos econômicos
▶ Tamanho da área de abrangência ou da lista de pessoas
▶ Pagamento por produção
▶ Falta de continuidade/longitudinalidade
▶ Trabalho por equipe
▶ Multiprofissionalismo
▶ Retroalimentação da informação (relatórios)
▶ Programas de saúde (prevenção)
▶ Relação com o setor secundário
▶ Burocracia/consultas administrativas (renovação de receita ou de atestados)
▶ Agenda e sistemas de marcação
▶ Consulta telefônica
▶ Organização médico-enfermeiro

- "Frequência" = número de consultas em um período (geralmente uma consulta por ano)/número de habitantes.*

A partir desses conceitos básicos, é possível prever quatro situações,[6] descritas no Quadro 25.2.

- **Situação A.** É a situação mais comum no meio urbano. Um excesso de "frequência" (média ao redor de 6-7 consultas/habitante/ano) é geralmente devido a certo déficit organizativo. Não é possível saber, apenas com esses dados, se existe também uma falta de recursos, exceto calculando-se que pressão ficaria com uma frequência de 3,5-4 consultas/habitante/ano.
- **Situação B.** O excesso de pressão assistencial é acompanhado de uma baixa "frequência". Isso indica, aparentemente, que não há muita margem de manobra organizativa para poder reduzir a utilização, sendo a única opção um incremento nos recursos para adequar a pressão assistencial.
- **Situação C.** Essa situação é observada em áreas rurais com pouca população adstrita (baixa pressão). Existe uma alta "frequência" aprimorável com medidas organizativas. Na teoria, sobram recursos, mas isso pode não ser aplicável, pois, em áreas rurais, há grande rotatividade de profissionais impedindo o planejamento das ações.
- **Situação D.** Essa situação é encontrada em zonas urbanas de classe alta, nas quais as pessoas podem usar outros recursos sanitários, uma vez que o sistema público é pouco atrativo. Poderia tentar melhorar a atração à população adstrita ou diminuir os recursos humanos.

É importante saber em que situação cada equipe se encontra. Nem sempre a linha divisória é bem estabelecida. Muitas vezes, as equipes que atuam na ESF se encontram na situação B. A principal margem de manobra, nesse caso, é tornar a equipe, que em geral tem muitos componentes, mais funcional, resolvendo grande parte da demanda (e não a recusando) antes de chegar ao médico. O grande objetivo da gestão da clínica é diminuir, para o médico, a demanda administrativa e ampliar a demanda assistencial (ou de problemas que necessitem, de fato, intervenção).

Outro dado relevante para a gestão da clínica é a taxa de referenciamento, ou seja, o número de referenciamentos (ou encaminhamentos) sobre o número de consultas realizadas. No Brasil, divulga-se a taxa de 15% como adequada. Na média, é possível alcançar 10 a 12% com uma boa prática clínica, sendo destinados 3 a 4% para oftalmologia, a maioria demanda de refração. Em grande parte dos países com uma APS bem estruturada, essa taxa fica entre 4 e 6%, no total.[8] Vale ressaltar que essa taxa é muitas vezes chamada de "resolutividade", dando uma falsa impressão de que se "resolvem" 80 ou 90% dos problemas

Quadro 25.2 | Análise quantitativa da demanda[6]

	Alta "frequência"	Baixa "frequência"
Alta pressão assistencial	Situação A	Situação B
Baixa pressão assistencial	Situação C	Situação D

Fonte: Casajuana Brunet e Bellón Saameño.[6]

---

*Como no Brasil nem todos os habitantes são usuários do SUS, pode-se calcular a "frequência" das duas formas: por usuário potencial ou por usuário real.

na APS. Porém, como um mesmo paciente contribui com quatro consultas em média por ano, se for necessário referenciá-lo, apenas uma dessas consultas contabilizará tal referenciamento, enquanto as outras três da mesma pessoa entrarão no denominador desse indicador.

Cálculo da lista de pacientes

O número de duas mil pessoas por médico (FTE, em inglês *full time equivalent*) é geralmente o resultado de certas variáveis, que são:[9]

- Pressão assistencial.
- Frequência.
- Tempo disponível para consulta.
- Número de pessoas por médico.
- Tempo da consulta.

Duas formas de se utilizarem tais variáveis são fixando um número para a lista de pacientes ou se fixando um tempo de consulta (Quadro 25.3). Das variáveis implicadas, a frequência é a mais difícil de ser modificada em curto prazo. O tempo de consulta, portanto, também pode ser uma resultante. Porém, o mais adequado é não entender o tempo de consulta como estanque, já que se está lidando com médias em um ambiente de cuidado longitudinal. O mais adequado na APS é multiplicar o tempo de consulta pela frequência, e assim se tem como dado aceito aproximadamente 50 minutos por paciente ao ano.[10] É mais adequada a divisão deste tempo em quatro períodos de 12 minutos do que oferecer apenas duas chances de 25 minutos por ano.

Organização da agenda

Geoffrey Rose[11] descreveu as diferenças entre a abordagem populacional e individual. Há vantagens e desvantagens nas duas abordagens, mas, na abordagem individual, procura-se intervir nas pessoas de maior risco. Na abordagem populacional, em geral, intervém-se no grupo como um todo para que haja um benefício global. Porém, o maior equívoco cometido é propor intervenções que deveriam ser reservadas para pessoas com maior risco para toda uma população. Portanto, é fundamental avaliar riscos individuais. No grupo das pessoas com hipertensão, há aquelas com diabetes; no grupo daquelas com hipertensão e diabetes, há as que já tiveram um infarto agudo do miocárdio (IAM); no grupo daquelas sem hipertensão ou diabetes, também há as que tiveram IAM. O risco cardiovascular de uma pessoa com hipertensão sem IAM é menor do que o de uma pessoa que já sofreu IAM, mas não é hipertensa, que é menor do que aquela com hipertensão, diabetes e IAM. Dessa forma, pré-selecionando quem tem hipertensão e/ou diabetes, corre-se o grave equívoco de negligenciar o cuidado a quem teve IAM, mas não tem hipertensão nem diabetes. Geoffrey Rose utiliza o exemplo do colesterol para melhor demonstrar tal situação. Como a maioria da população tem colesterol normal, a maior proporção de pessoas que teve IAM também tem colesterol normal, ou seja, essa não é uma condição *sine qua non*. Esses exemplos demonstram facilmente o risco de se trabalhar priorizando grupos populacionais.

Assim, a agenda do profissional deve ser a mais livre possível (Quadro 25.4). Quanto menos seleção de grupos populacionais, mais qualificada é a atenção prestada. Apenas dois grupos devem ser protegidos, caso a pressão assistencial seja muito grande: gestantes e crianças menores de 1 ano. Nestes, devem-se sempre avaliar riscos e estimular o menor número de consultas preconizado pelas diretrizes baseadas em evidências (nem sempre há evidências claras e, por isso, deve-se reavaliar constantemente as rotinas com o intuito de mensurar excesso de consultas para pessoas de baixo risco).

A agenda e a consulta agendada não servem para diminuir a demanda, mas, sim, para organizá-la. Não podem ser, portanto, um fator de represamento de demanda. A diferenciação entre demanda espontânea ou programada, ou entre crônicos e agudos, é artificial e, em geral, prejudica a organização dos serviços. Sabe-se que, na APS, os profissionais veem tanto pacientes antigos com problemas antigos como pacientes antigos com problemas novos e, mais raramente, pacientes novos com problemas novos.[12] Dessa forma, mesmo sendo pacientes conhecidos, é importante diminuir a demanda por consultas de "controle", ou "rotina", em que não há nenhuma alteração ou conduta, seja para pessoas com hipertensão ou diabetes ou para crianças (Tabelas 25.1 e 25.2). Esse tipo de demanda é estimulada por sistemas em que o pagamento é realizado por produção, como ocorre no sistema privado brasileiro, que consome mais da metade do investimento feito na área da saúde no país e, portanto, influencia indiretamente o sistema como um todo. O mesmo profissional que trabalha no consultório privado e estimula sem amparo científico a criança saudável, de baixo risco e filha de pais zelo-

---

Quadro 25.3 | Formas de se utilizarem as variáveis necessárias para a gestão da clínica

Forma 1: Resultante é o tempo de consulta

▶ O que é dado:
- 40 horas semanais/8 horas diárias
- 36 horas de atendimento por semana (432 min ao dia)
- 2.000 pessoas por equipe
- 4 consultas ao ano em média

▶ O que fazer:
- 8.000 consultas ao ano = 720 consultas ao mês (1 mês de férias) = 32 consultas ao dia = 1 consulta a cada 13,5 min

Forma 2: Resultante é a lista de pacientes

▶ O que é dado:
- 40 horas semanais/8 horas diárias
- 36 horas de atendimento por semana (432 min ao dia)
- 1 consulta a cada 20 min
- 4 consultas por pessoa por ano

▶ O que fazer:
- 21 consultas ao dia = 462 consultas ao mês
- 5.082 consultas ao ano (1 mês de férias) = 1.270 pessoas por equipe

---

Quadro 25.4 | Características básicas da agenda

▶ Organizar número de consultas disponíveis de forma compatível com a demanda

▶ Não setorizar ou verticalizar (separar períodos para programas)

▶ Adaptar a variações da demanda

▶ Manter e/ou prever espaços entre as consultas para recuperação de atrasos

▶ Alternar a agenda complementar entre médico e enfermeiro

▶ Individualizar o tempo de consulta (reservar a maior parte para consultas rápidas, deixando espaço para algumas consultas demoradas – autorreferenciamento)

Fonte: Casajuana Brunet e Bellón Saameño.[6]

Tabela 25.1 | Carga de trabalho e número de pacientes

	Al	Aus	Can	Fr	It	Hol	NZ	Nor	Sue	RU	EUA
Média de horas trabalhadas por semana – % das horas de contato individual com paciente	50,8 70%	40,5 87%	42,5 75%	48,6 82%	37,5 75%	44,4 69%	41 83%	40,5 67%	37,8 66%	42,2 68%	47,8 76%
Média de pacientes vistos por semana	242	128	124	110	171	123	116	81	53	130	96
Tempo de contato com cada paciente – média (quartil inferior-quartil superior)	9,1 (6,4 – 13,4)	17 (14,9 – 19,2)	16,8 (12,1 – 23,3)	22,2 (16,9 – 29,5)	10,3 (7,2 – 15,0)	15,0 (12,2 – 18,0)	17,4 (15,4 – 19,8)	20,6 (16 – 26)	28,8 (24 – 36)	13,3 (10,8 – 16,8)	22,5 (17 – 29,7)

Al, Alemanha; Aus, Austrália; Can, Canadá; Fr, França; It, Itália; Hol, Holanda; NZ, Nova Zelândia; Nor, Noruega; Sue, Suécia; RU, Reino Unido; EUA, Estados Unidos da América.
Fonte: Koch e colaboradores.[13]

Tabela 25.2 | Média de consultas e de visitas domiciliares, médicas e de enfermeiros – MADRID

Média de atividades realizadas	Médico	Enfermeiro
Demanda espontânea	33,5/dia	9,8/dia
Programada (agendada)	3,3/dia	12,3/dia
Visita agendada	3,4/semana	5,7/semana
Visita não agendada	3,2/semana	4/semana

Fonte: Forster.[14]

sos a consultar todo mês para "controle", eventualmente também trabalha em uma unidade básica tradicional do sistema público, na coordenação de vigilância do município ou do Estado, ou leciona na universidade, fazendo com que esse equívoco seja perpetuado e "contamine" os protocolos.

O objetivo é resolver a demanda da forma mais rápida e custo-efetiva possível, seja uma renovação de receita feita durante o momento do dia em que o profissional ou equipe separa para trabalho burocrático (*paper work*), seja uma consulta solicitada no mesmo dia por uma suposta descompensação do diabetes. Por definição, isso é APS de qualidade, pois respeita os atributos nucleares (acesso, abrangência, longitudinalidade e coordenação). A resposta rápida às demandas não é exclusividade de pronto-atendimentos que não trabalham longitudinalmente nem de forma coordenada, ao contrário do que se alega. Ou seja, quando se responde, no mesmo dia, a uma demanda de um paciente conhecido, há a possibilidade de vê-lo novamente e ainda há o registro desse atendimento para consulta futura, não se está fazendo "pronto-atendimento" no sentido estrito do conceito, mas sim APS de alta qualidade. Na APS, o que faz superar a simplificação da "queixa-conduta" é a longitudinalidade e o vínculo, além da competência do profissional para trabalhar nesse ambiente.

Muitas vezes, além da própria pressão assistencial inerente, há o despreparo do profissional para trabalhar na APS, pois ele vem com a ideia antiga da verticalização ou da APS como um lugar para se fazer prevenção primária e secundária (como descrito por Leavell e Clark[15]), o que causa frustração.

O Quadro 25.5 mostra um exemplo de agenda. Nesse modelo, destaca-se a importância do acesso. Há diferentes tempos previstos por atendimento tanto para o médico de família e comunidade quanto para o enfermeiro, com consultas mais breves, de 10 minutos, intermediárias de 15 minutos e, todos os dias, um período multifuncional, que pode servir também para consultas mais longas ou para recuperar atrasos na agenda. No exemplo, veem-se uma unidade com duas equipes, com médico de família e enfermeiro. Nesse desenho, bastariam dois consultórios, um para cada equipe, porque o médico de família e comunidade e o enfermeiro se alternam no atendimento clínico na unidade e nas demais atividades. Desse modo, as pessoas vinculadas à lista da equipe contam com um profissional de referência todos os dias, das 7 às 19 horas. Caso exista uma segunda equipe (ou outras), é interessante que os médicos de família façam horários diferentes, pois assim podem servir de apoio tanto para uma quanto para a outra equipe.[16]

O ideal é que todas as pessoas que procuram por consulta pudessem agendar para o mesmo dia ou no máximo em até 48 horas por telefone, por uma página da internet ou por aplicativos de agendamento, cada vez mais comuns. Muitas situações poderiam até ser resolvidas por teleconsultoria, como orientações simples de saúde ou situações administrativas. Isso evitaria o número excessivo de pessoas pedindo informações, consultas ou aguardando em sala de espera. De todo modo, é importante prever a possibilidade de procura direta e é necessário dar conta dessa demanda, quando possível.

Cada médico de família ou enfermeiro tem nessa agenda uma reserva diária de até 2 horas para funções diversas. O atendimento domiciliar, por exemplo, não deveria se restringir a um dia ou período da semana, mas, sim, pautar-se na necessidade da população. Esse horário pode ser organizado, portanto, para visitas domiciliares, visitas hospitalares ou contato com especialistas focais, retorno aos pacientes por telefone ou correio eletrônico, agendamento de pequenos procedimentos, atualização das informações sobre pacientes com maior risco ou situações raras e reuniões administrativas com a equipe.

É fundamental reservar tempo para resolver demandas burocráticas (*paper work*) e para atender telefone ou responder a *e-mails*, quando essas tecnologias estiverem disponíveis.[17] O restante da agenda é reservado a pacientes que preferem marcar antecipadamente ou para aqueles a quem o próprio profissional decide que precisa dedicar mais tempo, como na abordagem de pessoas com sintomas depressivos ou para um procedimento cirúrgico. Dessa forma, na primeira metade da manhã e da tarde, as consultas demoram de 10 a 15 minutos, e no restante do dia, duram entre 20 e 40 minutos, o que ocorre raramente.

Quadro 25.5 | **Exemplo de organização da agenda**

Médico de família e comunidade 1	Segunda a sexta	Sábado
7h-9h	Consultas breves – agendadas ou da procura direta (10 em 10 min)	
9h-13h	Consultas agendadas em até 48h (15 em 15 min)	
14h-16h	Horário multifuncional: retornos de situações complexas, recuperação de tempo, visitas domiciliares, visita hospitalar, pequenos procedimentos, responder aos *e-mails* dos pacientes e especialistas, retornar telefonemas dos pacientes, atividades administrativas como renovação de receitas, ver exames, verificar listas dos pacientes de risco, reuniões e atividades coletivas	
Enfermeiro 1	**Segunda a sexta**	
10h-12h	Horário multifuncional: atividades de coordenação da enfermagem, retornos de situações complexas, recuperação de tempo, visitas domiciliares, visita hospitalar, pequenos procedimentos, responder aos emails dos pacientes e especialistas, retornar telefonemas dos pacientes, atividades administrativas como renovação de receitas, ver exames, verificar listas dos pacientes de risco, reuniões e atividades coletivas	
13h-16h	Consultas breves – agendadas ou da procura direta (10 em 10 min)	
16h-19h	Consultas agendadas em até 48h (15 em 15 min)	Opção de rodízio para atendimento das consultas do dia
Enfermeiro 2	**Segunda a sexta**	
7h-9h	Consultas breves – agendadas ou da procura direta (10 em 10 min)	
9h-13h	Consultas agendadas em até 48h (15 em 15 min)	
14h-16h	Horário multifuncional: atividades de coordenação da enfermagem, retornos de situações complexas, recuperação de tempo, visitas domiciliares, visita hospitalar, pequenos procedimentos, responder aos *e-mails* dos pacientes e especialistas, retornar telefonemas dos pacientes, atividades administrativas como renovação de receitas, ver exames, verificar listas dos pacientes de risco, reuniões e atividades coletivas	
Médico de família e comunidade 2	**Segunda a sexta**	
10h-12h	Horário multifuncional: retornos de situações complexas, recuperação de tempo, visitas domiciliares, visita hospitalar, pequenos procedimentos, responder aos *e-mails* dos pacientes e especialistas, retornar telefonemas dos pacientes, atividades administrativas como renovação de receitas, ver exames, verificar listas dos pacientes de risco, reuniões e atividades coletivas	
13h-15h	Consultas breves – agendadas ou da procura direta (10 em 10 min)	
16h-19h	Consultas agendadas em até 48h (15 em 15 min)	

Fonte: Arquivo pessoal dos autores.

Outra possibilidade prevista nessa agenda é a dos atendimentos aos sábados. Com profissionais com turnos de 40 horas semanais, a hora multifuncional poderia ser reduzida para oferecer um horário extra aos sábados. Como a maioria da população cuidada pela APS trabalha em horário comercial, oferecer atendimento antes das 8 ou 9 horas, após as 17 horas e aos sábados contribui muito para o acesso.

Os grupos educativos podem ficar a cargo de outros membros da equipe, como agentes comunitários, técnicos de enfermagem ou dos próprios pacientes (os chamados grupos de pares). A avaliação adequada da abordagem comunitária, que envolve a atitude do profissional, não se dá pelo número de horas que ele fica fora do consultório.

Trabalhando de maneira funcional, não há demanda reprimida e a quantidade de atendimento médico se mantém em 400 a 450 ao mês, com 12 a 15 minutos, em média. O maior benefício, entretanto, é que o paciente se sente seguro com a possibilidade de retorno e não percebe a necessidade de abordar todos os problemas em um mesmo encontro. Assim, a consulta pode transcorrer melhor, dependendo das habilidades clínicas e de comunicação para sua condução, bem como a relação da equipe com a comunidade. As principais fontes de resistência para a implementação desse tipo de agenda não vêm do excesso de demanda propriamente, mas da compreensão inadequada do que é APS e do medo das equipes com o excesso de trabalho. De fato, durante alguns meses em que há transição do modelo, a carga de trabalho aumenta devido à demanda reprimida. Muitas vezes, o profissional que se dispõe a organizar sua agenda dessa maneira é demovido da ideia por outros componentes da equipe ou da unidade de saúde. Caso a região esteja desestruturada, pode haver, também, um afluxo de pacientes de outras áreas de abrangência que precisa ser gerido.

Esse tipo de gestão da clínica, em que a chamada demanda espontânea quase que conflui com a programada, privilegia o acesso, primeiro atributo nuclear da APS. Porém, o que deveria se chamar apenas acesso, devido à dificuldade de execução descrita, tem recebido outros termos, como demanda espontânea, consulta do dia, acolhimento[18] e *advanced access* (paciente consegue consulta em até 48 horas).[19] (Ver Cap. 5, Modelos de acesso ao cuidado pelo médico de família e comunidade na atenção primária à saúde.)

Um tema incipiente no Brasil, mas bastante consolidado em muitos países, é reservar momentos para falar com os pacientes ao telefone. Isso diminui consideravelmente a demanda por consultas administrativas ou de retornos breves para falar sobre o efeito de alguma medicação prescrita. Já há diretrizes que orientam quais problemas podem ser tratados por telefone e quando se deve agendar uma consulta presencial.[20] O mesmo pode ocorrer em relação ao contato por *e-mail* ou *chat*, que já vem sendo usado por algumas equipes de saúde da família no Brasil, servindo tanto para o agendamento de consultas como para informações de saúde ou sobre os serviços disponíveis na unidade. A comunicação por *e-mail* pode diminuir a necessidade de contatos presenciais e ajudar a organizar a demanda do paciente pela necessidade de enviar uma mensagem escrita. Essa ferramenta merece alguns cuidados, como o de não privilegiar excessivamente a população que a utiliza e o de zelar pela confidencialidade dos conteúdos das mensagens.[21] O Conselho Federal de Medicina (CFM) autoriza o uso de *chat* de médicos com seus pacientes, ou seja, quando já houve consulta presencial, desde que respeitadas premissas como a confidencialidade e a segurança da informação.[22]

Lidando com o hiperutilizador

Não há um critério bem definido para os pacientes hiperutilizadores (antes chamados *heart sink patients* e, mais recentemente, *frequent visit*, *frequent callers* ou *frequent attenders*). Sabe-se que até 80% das consultas são consumidas por 20% da população.[6] Segundo Casajuana Brunet e Bellón Saameño,[6] "a maioria dos pacientes difíceis (aqueles que provocam incômodo no profissional) são hiperutilizadores, mas nem todos os pacientes hiperutilizadores são difíceis" (ver Cap. 22, Pessoas que consultam frequentemente, e Cap. 23, Pessoas consideradas doentes difíceis).

Segundo um estudo, os hiperutilizadores são predominantemente mulheres, demandam três vezes mais consultas que a média, oito vezes mais internações hospitalares, sendo que os principais diagnósticos são psiquiátricos (36%), de dor (21%), de doença crônica (16%), gestação (13%) ou problemas frequentes em crianças (9%).[23] Mas é importante conhecer a população hiperutilizadora em cada realidade, pelos dados do prontuário eletrônico ou por meio de pesquisas específicas. Não há uma forma única de se lidar com o hiperutilizador, porém, sabe-se que uma estratégia que não funciona é a limitação do acesso. Pelo contrário, muitas vezes, o esgotamento da demanda agendando um horário fixo semanal ou diário é, muitas vezes, a melhor estratégia. Além disso, é fundamental praticar a abordagem centrada na pessoa.

Uma das principais tarefas da gestão da clínica é convencer quem utiliza muito a unidade (e é de baixo risco) a ir menos, e quem não utiliza (e tem algum risco) a comparecer. Por isso, sistemas de avaliação de "qualidade" ou de "resultado" que medem apenas a quantidade de exames (p. ex., número de coleta de citopatológico/população adstrita) carregam consigo o grave erro de estimular a hiperutilização, pois dessa forma alguns usuários, em geral zelosos e de baixo risco, compensam a ausência dos pouco frequentadores (muitas vezes quem de fato precisaria realizar a atividade mensurada). Se essa forma de avaliação e organização do trabalho se tornar sistemática, há uma APS de baixa qualidade.

Habilidades para serem utilizadas na gestão da clínica

Uma primeira habilidade que deve ser treinada e aprimorada constantemente é a gestão do tempo. Embora haja uma média, cujo valor aceitável é 15 minutos, é um equívoco grave usar este tempo de forma rígida. Muitos estudos demonstraram que é possível fazer abordagem centrada na pessoa em 10 a 15 minutos.[13] O esperado é que, ao final do dia, algumas pessoas tenham sido vistas em 2 a 5 minutos, e outras, em 30 a 40 minutos. Ou seja, deve haver grande variabilidade. De forma geral, quando a média de utilização é de cinco consultas/ano, sendo 10 minutos por consulta, como é o caso de muitas unidades de saúde inglesas, cada paciente teve em média 50 minutos por ano.[11] No caso do Brasil, se a média for de fato 1,4 consultas por paciente/ano e cada consulta demorar 20 minutos, tem-se uma média de 30 minutos por ano divididos em menos oportunidades.

Levando-se em consideração mais uma vez os atributos da APS, principalmente acesso e longitudinalidade, a solução inglesa é a mais adequada. Quanto mais tempo o profissional permanecer na mesma unidade, com maior facilidade conseguirá manejar o tempo de consulta ou, inclusive, reduzir a média. Quanto mais tempo a unidade permanecer com a mesma organização e gestão da agenda, maior a satisfação dos pacientes. Segundo a pesquisadora Barbara Starfield, a satisfação é um conceito relacionado à estabilidade dos serviços.[24] Não raro quando há uma mudança, mesmo que nitidamente para melhor, há uma desestabilização e um consequente aumento da insatisfação.

Outro conceito importante é o da demora permitida. É fundamental para evitar referenciamentos ou retornos mal programados e avaliar, para cada problema, qual a demora permitida. Esse conceito foi definido por Kurt Kloetzel como "a utilização do tempo como instrumento de trabalho desde que o médico esteja convencido de que não está diante de uma urgência e que tenha uma ideia formada sobre o tempo que lhe é permitido esperar sem risco para o paciente".[25] Para um paciente que tem glicemia de jejum (GJ) 103 sem nenhuma comorbidade, pode-se repetir o exame em 6 meses, por exemplo. Embora a maioria das diretrizes sugira fazer imediatamente teste de tolerância oral, é possível concluir, após uma avaliação clínica, que, em pacientes de baixo risco, a investigação pode continuar em 6 meses, caso a pressão assistencial esteja grande.

Por fim, o último conceito é o de *watchful waiting*, ou seja, observação atenta. Essa intervenção, prevista inclusive na classificação de procedimentos da APS,[26] é bastante diferente do que "não fazer nada". No exemplo citado da GJ cujo resultado foi 103 mg/dL, o profissional ou a equipe deve ligar para o paciente após passados 6 meses para que ele continue a investigação. No caso de ter sido observada alguma lesão dermatológica em que a demora permitida avaliada foi de 48 horas, se o paciente não mobilizar a unidade presencialmente ou por telefone, assim mesmo a equipe deve acioná-lo.

REFERÊNCIAS

1. Roemer MI. National strategies for health care organization: a world overview. Ann Arbor: Health Administration; 1985.

2. National Health Services[Internet]. London: NHS;c2018 [capturado em 12 maio 2018]. Disponível em: Disponível em http://www.nhs.uk/NHSEngland/AboutNHS-services/Emergencyandurgentcareservices/pages/Walk-incentresSummary.aspx

3. Brasil. Ministério da Saúde. Manual do instrumento de avaliação da atenção primária à saúde: primary care assessment tool (pcatool – Brasil). Brasília: MS; 2010.

4. Gervas J, Pérez Fernández M. Uma atenção primária forte no Brasil. Relatório de como fortalecer os acertos e corrigir as fragilidades da Estratégia Saúde da Família [Internet]. SBMFC: Rio de Janeiro; 2011 [capturado em 12 maio 2018]. Disponível em: http://www.sbmfc.org.br/media/file/documentos/relatoriofinal_portugues.pdf.

5. Sibbald B. Should Primary Care be nurse led? BMJ, 2008;337:658-9.

6. Casajuana Brunet J, Bellón Saameño JA. Gestión de la consulta em Atención Primária. In Martin Zurro A, Cano Perez JF. Atencion primária: conceptos, organización y práctica clínica. 5a ed. Madrid: Elsevier; 2003

7. Brasil. Secretaria de Atenção à Saúde. Departamento de Atenção Básica. Prograb: Programação de gestão por resultados. Brasília: MS; 2006. (Série A. Normas e Manuais Técnicos)

8. O'Donnell CA. Variation in GP referral rates: what can we learn from the literature? Fam Pract. 2000;17(6):462-71.

9. Murray M, Davies M, Boushon B. Panel size: how many patients can one doctor manage? Fam Pract Manag. 2007;14(4):44-51.

10. Pereira-Gray D. Forty-seven minutes a year for the patient. Br J Gen Pract. 1998;48(437):1816-7.

11. Rose G. Sick individuals and sick populations. Int J Epidemiol. 1985 Mar;14(1):32-8.

12. Takeda S. A organização de serviços de atenção primária à saúde. In: Duncan BB, Schmidt MI, Giugliani ERJ. Medicina ambulatorial: condutas de atenção primária baseadas em evidências. 4. ed. Porto Alegre: Artmed; 2013.

13. Koch K, Miksch A, Schümann C, Joos S, Sawicki P. The German Health Care System in International Comparison: the primary care physician´s perspective. Dtsch Arztebl Int 2011;108(15):255-61.

14. Forster AC. Estudo sobre a formação em atenção primária e medicina de família no curso de medicina da Universidade Autonoma de Madrid, Espanha, 1999/2000 [tese]. Ribeirão Preto: FMRP; 2004.

15. Leavell H, Clark EG. Medicina preventiva., São Paulo: McGraw-Hill do Brasil; 1976

16. Secretaria Municipal de Saúde de Curitiba. Novas possibilidades de organizar o acesso e a agenda na atenção primária à saúde. SMSC: Curitiba; 2014.

17. Poli Neto P, Tesser CD, Monteiro GH, Boso PFM, Lemos G. O uso do correio eletrônico na comunicação entre usuários e uma equipe de saúde da família: relato de experiência. RBMFC. 2015;10(37):1-9.

18. Franco TB, Bueno WS, Merhy EE. O acolhimento e os processos de trabalho em saúde: o caso de Betim, Minas Gerais, Brasil. Cad. Saúde Pública. 1999;15(2):345-53.

19. Rose KD, Ross JS, Horwitz LI. Advanced access scheduling outcomes: a systematic review. Arch Intern Med. 2011;171(13):1150-9.

20. 2018. Males T. Telephone Consultations in Primary Care. A practical guide. Royal College of General Practtioners: London, 2007

21. Car J, Sheikh A. Email consultations in health care: 1-scope and effectiveness. BMJ. 2004;329:435-38

22. Conselho Federal de Medicina. Processo-consulta CFM nº50/2016–Parecer CFM nº14/2017. Uso do WhatsApp em ambiente hospitalar [Internet] Brasília: CFM; 2017 [capturado em 12 maio 2018]. Disponível em: http://www.ufrgs.br/medtrabalho/noticias1/CFMwhatsapp.pdf

23. Hildebrandt DE, Westfall JM, Nicholas RA, Smith PC, Stern J. Are frequent callers to family physicians high utilizers? Ann Fam Med. 2004;2(6):546-8.

24. Starfield B. Atenção Primária. Equilibrio entre necessidades de saúde, serviços e tecnologia. Brasília: UNESCO, Ministério da Saúde, 2002

25. Kloetzel K. O diagnóstico clinico: estratégias e táticas. In: Duncan BB, Schmidt MI, Giugliani ERJ. Medicina ambulatorial: condutas de atenção primária baseadas em evidências. 4. ed. Porto Alegre: Artmed: 2013.

26. Classification Committee of World Organization of National Colleges, Academies and Academic Associations of General Practitioners/ Family Physicians (WONCA) in collaboration with Classification Committee of North American Primary Care Research Group (NAPCRG). International Classification of Process in Primary Care (IC-Process-PC). Oxford:Oxford University; 1986.

CAPÍTULO 26

Epidemiologia clínica

Paulo A. Lotufo
Isabela M. Benseñor
Rodrigo Diaz Olmos

Aspectos-chave

▶ A epidemiologia clínica, nascida da medicina clínica e da epidemiologia, utiliza métodos epidemiológicos já consagrados no estudo de populações para melhorar o diagnóstico e o manejo de pacientes considerados individualmente.

▶ A epidemiologia clínica tenta responder a uma série de perguntas relacionadas à história natural da doença (fatores de risco, causas, progressão e prognóstico), ao diagnóstico em todos os seus aspectos e às opções terapêuticas.

▶ Dados da história clínica, achados de exame físico e exames complementares são ferramentas diagnósticas. Os valores preditivos das diversas ferramentas diagnósticas dependem da prevalência da condição em questão na população da qual o indivíduo faz parte.

▶ O valor central das prevalências na determinação do valor de uma ferramenta diagnóstica faz com que uma mesma ferramenta tenha valores diferentes em diferentes cenários.

▶ A baixa prevalência de muitas doenças na atenção primária à saúde (APS) faz com que os valores preditivos de muitos testes diagnósticos, tradicionalmente úteis em outros níveis de atenção, sejam pequenos neste nível.

▶ Uma das funções do médico de família e comunidade é a de filtro (*gatekeeper*), cujo objetivo, simplificadamente, é referenciar aos especialistas focais apenas pacientes com maior probabilidade de doença, de forma que os valores preditivos dos testes diagnósticos usados pelos especialistas focais sejam muito maiores, justificando sua utilização e protegendo pessoas com baixa probabilidade de doença de possíveis iatrogenias.

Caso clínico

O médico de família é procurado na Unidade Básica de Saúde pelo Sr. João, um homem de meia-idade, com queixa de claudicação intermitente, que vem piorando nos últimos anos. Ele não é hipertenso, nem diabético, mas tem história de tabagismo de longa duração. O exame físico é normal, exceto pela ausência de pulsos tibiais posteriores e pediosos. A pressão arterial sistólica medida na perna é apenas 70% da pressão arterial sistólica medida no braço.

O Sr. João deve realizar uma ultrassonografia com Doppler arterial de membros inferiores? Deve realizar uma arteriografia dos membros inferiores? Deve ser indicada uma cirurgia de revascularização para tratar qualquer lesão passível dessa intervenção?

Entre as muitas questões que devem ser avaliadas antes de se fazer tais recomendações, podem-se citar algumas:

1. Qual é a progressão esperada dos sintomas e a sobrevida em pessoas com esse quadro na ausência de uma intervenção cirúrgica?

2. Em que grau os dados de história e exame físico são capazes de identificar a natureza e a gravidade do problema que afeta o Sr. João?

3. Em que grau os testes diagnósticos disponíveis são capazes de identificar lesões passíveis de intervenção sem produzir resultados falso-positivos e sem produzir eventos adversos?

4. Qual é a probabilidade, em curto e longo prazo, de que a cirurgia alivie os sintomas ou previna a progressão da doença sem causar complicações?

5. Há opções terapêuticas menos invasivas que produzam o mesmo grau de alívio dos sintomas?

6. Qual é a custo-efetividade das intervenções diagnósticas e terapêuticas recomendadas?

De acordo com Noel Weiss,[1] a epidemiologia clínica é a área de pesquisa que tenta responder a esse tipo de pergunta.

Embora a epidemiologia clínica tenha nascido da medicina clínica e da epidemiologia e, portanto, seja tributária do modelo científico biomédico, de cunho positivista, ela pode ser um instrumento muito útil tanto para a prática clínica centrada na pessoa como para a crítica ao modelo biomédico e à forma como ele invadiu todos os espaços da saúde. Não há contradição em compreender e aceitar os inegáveis avanços da eficácia instrumental desse modelo e ao mesmo tempo ser crítico de sua utilização excessiva em contextos em que ele pouco pode contribuir para a melhora da saúde e, algumas vezes, até contribuir para a sua piora. Essa eficácia instrumental, quando empregada de forma equivocada, leva à excessiva utilização de tecnologias caras, a intervenções e a tratamentos que podem causar mais malefício do que benefício. Um exemplo deste problema ocorre quando se utilizam, na APS, local de assistência muito distinto dos hospitais, tecnologias desenvolvidas para contexto hospitalar. Na APS, local em que parte significativa das condições de agravo à saúde não deveria ser classificada como "doença", uma prática médica primordialmente centrada na pessoa possivelmente terá mais sucesso do que a utilização excessiva de tecnologias cujas evidências científicas de efetividade foram produzidas em condições e cenários distintos, com participantes selecionados por meio de critérios de inclusão e exclusão rigorosos, alheios à APS.

Os conceitos de epidemiologia clínica são extremamente importantes para a compreensão de grande parcela dos problemas de saúde e devem fazer parte da formação do médico em geral e do generalista (médico de família e comunidade) em particular. Um dos objetivos principais deste capítulo é instrumentalizar o médico de família, isto é, torná-lo fluente na linguagem da literatura médica, com conceitos de epidemiologia clínica, úteis tanto para a prática clínica diária como para a reflexão crítica sobre a produção de conhecimento em saúde e a organização dos sistemas de saúde.

História

A epidemiologia clínica se originou a partir da prática clínica. A maioria de seus fundadores e proponentes era formada por clínicos. Ela surgiu da necessidade de melhorar o diagnóstico e o manejo dos doentes, por meio da utilização de métodos epidemiológicos já consagrados no estudo de populações. De acordo com um de seus fundadores, David Sackett,[2] a epidemiologia clínica pode ser definida como "a aplicação, por um médico que cuida diretamente de pessoas, de métodos estatísticos e epidemiológicos para estudar os processos diagnóstico e terapêutico com o intuito de produzir uma melhora na saúde". Alvan Feinstein,[3] provavelmente o fundador da epidemiologia clínica, em 1968, a definiu de forma objetiva: "epidemiologia clínica representa a forma com que a epidemiologia clássica, tradicionalmente orientada para estratégias populacionais, se expandiu para incluir as decisões clínicas do cuidado de doentes individuais". O crédito para a primeira aparição do termo "epidemiologia clínica" na literatura médica deve ser dado a John Paul, um infectologista, chefe da Seção de Medicina Preventiva do Departamento de Medicina da Universidade de Yale, que, em 1938, propôs a epidemiologia clínica como uma "nova ciência básica para a medicina preventiva na qual a avaliação de aspectos relevantes da ecologia humana e da saúde pública começa com o estudo de pacientes individuais".

Para alguns autores, a medicina baseada em evidências (ver Cap. 29, Medicina baseada em evidências aplicada à prática do médico de família e comunidade) é a forma moderna de aplicação da epidemiologia clínica no cuidado das pessoas. Para outros, é uma evolução da epidemiologia clínica. Para outros, ainda, é a materialização da face mais positivista e mecanicista do modelo biomédico na prática clínica.

O acompanhamento clínico de pessoas tem como um de seus mais importantes aspectos a tomada de decisões, seja para se chegar a um diagnóstico, para se instituir uma conduta terapêutica ou para a estimativa de um prognóstico. As decisões são, portanto, uma das ações médicas fundamentais, devendo ser norteadas pelas melhores informações existentes e, ao mesmo tempo, ser adaptadas ao ambiente da prática clínica e às condições de vida, cultura, crenças e expectativas das pessoas.[4]

O Quadro 26.1 lista os tipos de questões que surgem na maioria dos encontros entre médicos e doentes e que são abordadas pela epidemiologia clínica.

Neste capítulo, são abordados os métodos epidemiológicos úteis para um dos principais aspectos da tomada de decisões

Quadro 26.1 | **Tipos de perguntas clínicas abordadas pela epidemiologia clínica**

Assunto	Pergunta
Anormalidade	A pessoa está doente ou está bem?
Diagnóstico	Qual é a acurácia dos métodos para diagnosticar a doença?
Frequência	Qual é a frequência de ocorrência da doença?
Risco	Que fatores estão associados com maior risco de doença?
Prognóstico	Quais são as consequências da doença?
Tratamento	Como o tratamento muda o curso da doença?
Prevenção	Intervenções em pessoas sadias impedem ou previnem o aparecimento de doença? Detecção e tratamento precoces melhoram o curso da doença?
Causa	Que condições levam à doença? Quais são as origens da doença?
Custo	Quanto custará o cuidado com a doença?

Fonte: Adaptado de Fletcher e colaboradores.[5]

na prática clínica no contexto do atendimento ambulatorial da APS: o diagnóstico.

Abordagem diagnóstica

O atendimento ambulatorial na APS apresenta algumas características próprias que diferem, por exemplo, do atendimento prestado em um pronto-socorro ou em uma enfermaria hospitalar.

No pronto-socorro, geralmente, prioriza-se a queixa aguda do indivíduo. Na enfermaria, trata-se a doença. Na APS, deve-se abordar, além das queixas e problemas que levaram a pessoa a procurar o serviço de saúde, uma série de outras questões relacionadas a crenças, preferências, medos e dificuldades das pessoas, compreendendo o contexto socioeconômico e cultural, fundamentais para o cuidado. Também existem ações, excessivamente infladas na visão predominante de APS no Brasil, em detrimento da parte assistencial, que abordam questões preventivas. Além disso, qualquer abordagem diagnóstica deve partir do conhecimento das prevalências dos agravos à saúde (probabilidade pré-teste) no contexto em que a pessoa é atendida. Assim, é imperativo saber que o valor preditivo de um sintoma ou de um sinal ou mesmo de um teste diagnóstico é afetado pela prevalência: se a prevalência cai, o número de resultados falso-positivos tende a aumentar, resultando em um menor valor preditivo positivo (VPP). Dessa forma, em uma população com baixa prevalência de doenças, como a da APS, a probabilidade pós-teste de uma doença (probabilidade de doença depois da aquisição de alguma informação, incluindo aqui dados de história, exame físico ou resultados de testes diagnósticos) será menor do que a probabilidade pós-teste em uma população de alta prevalência, como a encontrada em hospitais secundários e terciários, mesmo se testes (sintomas, sinais ou exames complementares) idênticos, com as mesmas razões de verossimilhança, forem utilizados.[6]

Durante o processo diagnóstico, o médico faz várias inferências sobre a natureza das alterações, dos sintomas ou das queixas dos indivíduos (produz hipóteses). Essas inferências são derivadas das observações existentes (história clínica, exame físico e exames complementares).[7] O raciocínio inferencial continua até o médico encontrar uma categoria diagnóstica suficientemente aceitável para estabelecer um prognóstico, uma ação terapêutica, ou ambos.[8] Em outras palavras, ao longo do processo inferencial, a confiança do médico em uma determinada hipótese diagnóstica aumenta com o acúmulo de dados que favoreçam essa hipótese ou de informações que desacreditem hipóteses alternativas. A tarefa do médico não é chegar à certeza, mesmo porque, no diagnóstico, a certeza é inatingível, mas reduzir o nível de incerteza o suficiente para se tomar uma decisão terapêutica adequada.

As hipóteses diagnósticas apresentam a função essencial de criar um contexto (categoria diagnóstica ou, em termos simples, o tipo de doença) em que as informações subsequentes podem ser encaixadas, validando ou refutando a hipótese. O diagnóstico avança com a modificação progressiva das hipóteses e do seu refinamento. Até sete hipóteses diagnósticas podem ser trabalhadas de cada vez, o que representa o limite da memória de curto prazo. A última etapa do diagnóstico consiste na verificação das hipóteses formuladas, realizando-se o diagnóstico final.

A principal ferramenta de que o médico dispõe na APS é o encontro com o usuário, incluindo-se nesse conceito, obviamente, a anamnese e o exame físico. Estudos da década de 1970 já mostravam a importância da anamnese e do exame clínico para o diagnóstico. Hampton e cols.,[9] no cenário da APS inglesa, mostraram que a anamnese isolada foi responsável por 82,5% dos diagnósticos, a associação do exame físico contribuiu com mais 8,75% dos diagnósticos, e a associação dos exames complementares contribuiu com mais 8,75%. Sandler,[10] também na Inglaterra, mostrou, em uma amostra de 630 participantes, que a anamnese era responsável por 56% dos diagnósticos, o exame físico por mais 17%, e o restante era responsabilidade de exames complementares dirigidos para a queixa específica do paciente. Na época, ao ser referenciado para uma unidade de referência no serviço de saúde inglês, o doente era submetido a uma série de exames de rotina que incluíam hemograma e exame de urina, entre outros, sempre com resultados negativos e levando a um aumento dos gastos. A conclusão do estudo é que não se deve pedir uma cota fixa de exames, e sim dirigir a solicitação de exames complementares em função do grau de certeza da hipótese diagnóstica construída pela anamnese e pelo exame físico.

Em 1992, Peterson e cols.[11] fizeram um estudo semelhante nos EUA, concluindo que a anamnese é responsável por 76% dos diagnósticos, a anamnese associada ao exame físico, por mais 12% dos diagnósticos (88%), e a anamnese, o exame físico mais exames complementares, por mais 11% dos casos. Roshan e Rao[12] mostraram, em um estudo realizado na Índia, que entre 100 doentes, a anamnese foi responsável por 78,5% dos diagnósticos, o exame físico, por mais 8,2%, e os exames complementares, por mais 13,3% dos diagnósticos. A Tabela 26.1 mostra esses dados de forma comparativa, incluindo os resultados de um estudo brasileiro realizado no Hospital das Clínicas da Universidade de São Paulo, onde existe um serviço de pronto-atendimento que atende, em média, 100 pessoas por dia.

Esse estudo mostrou, excluindo diagnósticos dermatológicos e rastreamentos, que a anamnese foi responsável por 77,8% dos diagnósticos, o exame clínico, por mais 10%, e os exames complementares, por mais 10% dos diagnósticos.[13] Esses dados mostram que mesmo em um pronto-atendimento inserido dentro de um hospital de nível terciário, a anamnese e o exame físico ainda são as principais ferramentas de que o médico dispõe.

Esta visão a respeito da importância da anamnese é defendida de forma clara pelo epidemiologista David Sackett, que tem lutado pela revalorização da anamnese e do exame físico. Ele aponta que anamnese e exame físico, além de serem essenciais para estabelecer uma boa relação médico-paciente, permitem a elaboração de hipóteses diagnósticas e diagnósticos diferenciais, economizam custos e permitem o diagnóstico em fases iniciais da doença.[14] Além disso, o encontro clínico, no contexto da APS, caracterizado pela longitudinalidade e pela integralidade, tem outras funções de grande importância para o sistema de saúde e para os usuários: a função de filtro da APS e a prevenção quaternária, aspectos abordados mais à frente nesta obra.

Como o médico pensa?

Os equipamentos diagnósticos incluem três componentes: a anamnese, o exame físico e os exames complementares. A perda de espaço da anamnese e do exame físico para os exames complementares tem sido alvo de muitas discussões. Durante as últimas décadas, o desenvolvimento de novos exames e procedimentos aumentou a habilidade de reduzir a incerteza diagnóstica com eficiência progressivamente maior e com menor risco. Além disso, tem havido uma grande facilidade no uso de exames complementares, induzindo alguns médicos a solicitarem todos os testes que poderiam ser, mesmo que remotamente,

Tabela 26.1 | **Dados comparativos dos cinco estudos que avaliaram o papel da anamnese, do exame clínico e de exames complementares no diagnóstico clínico**

	Hampton e colaboradores[9]	Sandler[10]	Peterson e colaboradores[11]	Roshan e Rao[12]	Benseñor[13]
Ano	1975	1979	1992	2000	2003
Número de participantes	80	630	80	98	95
Contribuição (%)					
Anamnese	82,5	56	76	78,6	77,8
Exame físico	8,75	17	12	8,2	10
Exames complementares	8,75	23	11	13,2	10
Total	100	96	99	100	97,8

aplicáveis em uma dada situação clínica. Tal prática pode confortar o doente e aumentar a crença do médico de que todas as alternativas diagnósticas foram utilizadas, mas a verdade é que mais testes não produzem, necessariamente, mais certeza, nem, muito menos, mais saúde. A evidência obtida em cada novo teste pode ir contra a hipótese diagnóstica mais provável, ou os resultados dos testes podem ser falsamente negativos ou positivos, complicando as conclusões. Além de um aumento injustificável e, portanto, falso na crença sobre a validade dos diagnósticos, quanto mais testes são solicitados, mais risco existe para os doentes, uma vez que testes mais invasivos entram na cascata de exames complementares que são solicitados quando há resultados anormais ou ambíguos nos exames iniciais.

Para entender o processo diagnóstico, é preciso rever a definição das estratégias diagnósticas empregadas pelo médico, além de conhecer as técnicas e estágios do raciocínio diagnóstico.

Antes de discutir as estratégias, as técnicas e os estágios do processo diagnóstico, é preciso voltar a uma avaliação dos conceitos de *disease* e *illness*. De acordo com Sackett, o adoecimento apresenta três componentes: *disease* (em português, doença) expressaria as alterações anatômicas, bioquímicas, fisiológicas ou psicológicas, sobre cuja etiologia, mecanismos adaptativos, apresentação clínica, prognóstico e terapêutica pode-se ler nos livros de medicina; *illness* seria a consequência da doença (*disease*), expressa pelo indivíduo na forma de sintomas (sensações e percepções do doente) e sinais (manifestações percebidas pelo médico durante o exame físico). De acordo com Morel,[15] *illness* é um sentimento, uma experiência pessoal, que pode ser acompanhada de doença (*disease*), mas, muitas vezes, é experimentada na ausência de doença, como é o caso da maioria dos problemas enfrentados na APS. Em tradução do livro de Moira Stewart (*Medicina centrada na pessoa*), *illness* é traduzida como "experiência com a doença". Essa situação representa um grande problema para médicos treinados em relacionar *illness* com uma patologia demonstrável (*disease*). *Illness*, entretanto, pode causar incapacidade e levar à procura por cuidados médicos.

O terceiro componente do adoecimento é o ambiente social, econômico e psicológico em que se situa o indivíduo. Para Sackett e cols.,[16] a prática do diagnóstico utiliza os sintomas (*illness*) para chegar a um diagnóstico de doença (*disease*), prestando atenção ao ambiente em que o indivíduo se encontra. De forma simplificada, a doença (*disease*) se refere aos aspectos biológicos objetivos e cientificamente classificáveis do adoecimento, e o adoecimento (*illness*) se refere aos aspectos subjetivos, únicos e inclassificáveis dos sintomas das pessoas, que podem ou não estar relacionados a doenças. Os autores terminam definindo o diagnóstico como "um esforço para reconhecer a classe ou a categoria a que pertencem os sintomas do doente, baseado na nossa própria experiência, nos atos e orientações praticados na consulta clínica, no desejo do doente de segui-los, o que, por fim, poderá acabar promovendo uma melhora de sua saúde".[16] Embora essa perspectiva de classificação seja necessária na grande maioria dos casos encontrados em níveis de assistência de maior densidade tecnológica (nível secundário e, principalmente, nível terciário de atenção), a tentativa de classificar indivíduos em categorias diagnósticas, embora seja útil, pode se tornar problemática na APS. Na verdade, na APS, a busca por um diagnóstico definitivo não é uma prática fundamental, podendo ser causa de iatrogenias, já que uma parcela considerável das queixas e dos problemas das pessoas não pode ser categorizada como doença, no sentido literal do termo.

De acordo com Wessely e cols,[17] as pessoas procuram os médicos devido aos sintomas, e os médicos tentam diagnosticar doenças que os expliquem. As dificuldades aparecem quando os médicos não conseguem encontrar nenhuma alteração objetiva que explique a experiência subjetiva das pessoas, e isso é o que ocorre com frequência na APS. O estudo pioneiro de White e cols,[18] na década de 1960, mostra que 75% das pessoas relatam sentirem algum tipo de sintoma ou indisposição no período de um mês, mas apenas cerca de um terço desses indivíduos procuram atendimento médico, mostrando que, na maioria das vezes, as sensações ou são autolimitadas ou são resolvidas pelo próprio indivíduo, não tendo relação com mecanismos fisiopatológicos compatíveis com o conceito de doença. Sintomas/indisposições que não têm relação com doenças convencionalmente definidas, quando persistentes, são conhecidos como sintomas clinicamente inexplicáveis (MUS, do inglês *medical unexplained symptoms*) ou funcionais, que atualmente constituem uma das principais causas de procura por serviços médicos. Existem descrições de inúmeras síndromes funcionais, e, aparentemente, cada especialidade tem pelo menos uma: dispepsia funcional, síndrome do intestino irritável, síndrome pré-menstrual, dor torácica não cardíaca, fibromialgia, cefaleia tensional crônica, síndrome da fadiga crônica, entre outras.[17] Para Wessely e cols,[17] a existência de síndromes funcionais específicas é um artefato da especialização médica, ou seja, a diferenciação dessas síndromes reflete a tendência do especialista em focar apenas nos sintomas pertinentes à sua especialidade. O diagnóstico das síndromes funcionais se baseia em critérios diagnósticos construídos, na sua grande maioria, a partir de sintomas, e não de sinais. O papel da anamnese na avaliação desse tipo de diagnóstico é fundamental, com quase nenhuma contribuição direta do exame físico ou de exames complementares para o diagnóstico. Entretanto, o exame físico será fundamental para afastar os diagnósticos diferenciais e aumentar o grau de certeza do médico em relação ao diagnóstico realizado pela anamnese. Em situações em que não há continuidade de atenção, como a que ocorre nos serviços de emergência ou em ambulatórios de especialidade, por exemplo, muitas vezes, exames complementares desnecessários são solicitados para pessoas com essas condições, nas quais uma boa anamnese e exame físico, aliados a uma abordagem centrada na pessoa e à longitudinalidade característica da APS, seriam suficientes para uma decisão terapêutica adequada.

Voltando à discussão das estratégias, técnicas e estágios do processo diagnóstico, Heneghan e cols.[19] dividem o raciocínio diagnóstico em três estágios: iniciação das hipóteses diagnósticas, refinamento das hipóteses e definição do diagnóstico final. Estratégias diferentes podem ser utilizadas em cada um dos estágios, conforme ilustra a Figura 26.1.

Para Heneghan e cols.,[19] a queixa inicial, a conjectura instantânea ou um padrão reconhecido pelo médico podem produzir diagnósticos potenciais (hipóteses); a seguir, elementos específicos da história clínica e do exame físico são evocados para descartar ou favorecer possibilidades distintas e, finalmente, uma ou mais estratégias podem ser utilizadas para confirmar o diagnóstico final, como, por exemplo, um teste terapêutico, apenas observação clínica (teste do tempo) ou um teste diagnóstico definitivo. Mais de uma estratégia pode ser utilizada em cada estágio. Por exemplo, alguns exantemas podem ser diagnosticados exclusivamente por um diagnóstico visual instantâneo; em outros casos, o diagnóstico instantâneo pode ser parte de uma estratégia global de reconhecimento de

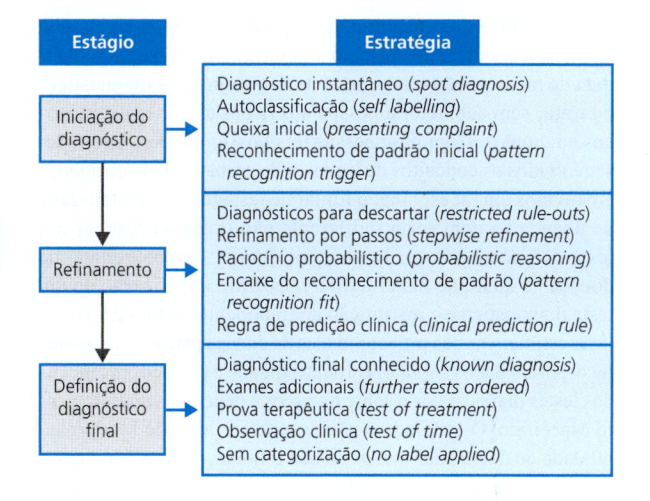

Estágio	Estratégia
Iniciação do diagnóstico	Diagnóstico instantâneo (spot diagnosis) Autoclassificação (self labelling) Queixa inicial (presenting complaint) Reconhecimento de padrão inicial (pattern recognition trigger)
Refinamento	Diagnósticos para descartar (restricted rule-outs) Refinamento por passos (stepwise refinement) Raciocínio probabilístico (probabilistic reasoning) Encaixe do reconhecimento de padrão (pattern recognition fit) Regra de predição clínica (clinical prediction rule)
Definição do diagnóstico final	Diagnóstico final conhecido (known diagnosis) Exames adicionais (further tests ordered) Prova terapêutica (test of treatment) Observação clínica (test of time) Sem categorização (no label applied)

▲ **Figura 26.1**
Estágios e estratégias do raciocínio clínico.
Fonte: Heneghan e colaboradores.[19]

padrão com raciocínio probabilístico. Algumas vezes, o grau de certeza do diagnóstico no estágio de iniciação é tão grande que o estágio de refinamento deixa de ser necessário, chegando-se diretamente ao diagnóstico final conhecido, como no caso da acne, por exemplo. De forma semelhante, outros autores dividem os estágios para se chegar a um diagnóstico em agregação de achados elementares, seleção de um agregado principal, geração de uma lista de causas, refinamento das causas, seleção de um diagnóstico clínico e validação do diagnóstico clínico.

De acordo com Kassirer,[8] três técnicas estão envolvidas no desenvolvimento do raciocínio clínico: 1) o raciocínio probabilístico, que se baseia nas relações estatísticas entre as variáveis envolvidas e é expresso na forma de cálculos ou de probabilidades de uma determinada doença, na análise da significância dos achados clínicos e na interpretação de testes diagnósticos; 2) o raciocínio causal, que constrói um modelo fisiológico e avalia as informações referentes ao doente em termos de coerência, cabendo a ele verificar as hipóteses diagnósticas; e 3) o raciocínio determinístico ou categórico, que faz a compilação do conhecimento sobre um determinado assunto na forma de regras claras. A informação compilada geralmente foi obtida a partir do raciocínio probabilístico ou causal. Como muitos dos diagnósticos realizados pelo médico são rotineiros, usa-se o diagnóstico determinístico para resolver tais casos.[8,16] Para Kassirer,[8] o raciocínio determinístico (para os casos mais rotineiros) e o probabilístico (que se baseia nas prevalências de doença) são os mais usados no estágio inicial de geração de hipóteses, e o raciocínio causal, fraco para a geração de hipóteses, é importante na fase de refinamento e validação das hipóteses.

Em seus textos básicos sobre diagnóstico médico, David Sackett descreve quatro estratégias que podem ser utilizadas na prática diagnóstica.[16] Os diagnósticos, muitas vezes, são feitos porque se reconhece um determinado padrão na apresentação de uma doença. Essa estratégia recebe o nome de *reconhecimento de padrão*, podendo ser definida como a realização instantânea do diagnóstico simplesmente olhando o doente. É o caso de algumas condições, como a doença de Graves, a síndrome de Cushing, a cirrose, a síndrome de abstinência alcoólica, entre outras. Não só aspectos visuais são reconhecidos, mas qualquer sentido pode ser estimulado para realizar esse tipo de diagnóstico, como é o caso do odor de melena, do hálito cetônico ou do timbre de voz de pessoas com hipotireoidismo. Essa estratégia parece ser o tal do "olho clínico" que alguns médicos mais experientes parecem ter. Muitas vezes, é impossível ou difícil para o médico explicar como ele chegou a esse diagnóstico. O reconhecimento de padrão melhora com a experiência clínica, mas já está presente, muitas vezes, no aluno de propedêutica que inicia seu contato com doentes.

Outra estratégia diagnóstica é a técnica da *arborização* ou do fluxograma. Nessa estratégia, uma série padronizada de perguntas e exames deve ser realizada de forma obrigatória, dependendo da resposta dada à pergunta anterior. As hipóteses vão sendo sucessivamente eliminadas até se chegar ao diagnóstico mais provável ou correto. Essa estratégia frequentemente é empregada por profissionais da saúde com menos experiência em fazer diagnósticos. É o caso do profissional de saúde não médico que faz a classificação de risco no pronto-socorro, organizando o atendimento dos doentes por gravidade. Essa técnica também é utilizada quando o médico tem pouca experiência no assunto, em protocolos de pesquisa em que o atendimento deve ser padronizado, ou em situações de emergência em que os diagnósticos realizados implicam condutas imediatas. Na prática diária, o médico experiente não usa a estratégia da arborização, já que leva a uma perda maior de tempo e muitas vezes se prende a um sinal ou sintoma que a pessoa não apresenta, o que impede a progressão do fluxo diagnóstico.

A terceira estratégia possível é a da *exaustão*, utilizada por muitos anos em várias escolas médicas. Nesse tipo de estratégia, todas as possibilidades diagnósticas são levadas em consideração. Isso implica uma história longa, gastando-se tempo no interrogatório detalhado dos vários aparelhos. Após a anamnese, realiza-se um exame físico completo, e, só depois dessa etapa, são realizadas as primeiras hipóteses diagnósticas. Essa estratégia é extremamente demorada e não traz nenhuma vantagem adicional em relação às outras.

O quarto tipo de estratégia é a técnica *hipotético-dedutiva*, que seria a mais adequada ao médico e que deveria ser sempre ensinada aos estudantes de medicina. O médico, o tempo todo, desde o contato inicial com o doente, vai elaborando hipóteses e verificando suas plausibilidades de forma dinâmica. As hipóteses vão sendo realizadas com base em conhecimentos prévios, associações e experiência. Levantada uma hipótese, o médico tenta confirmá-la ou refutá-la por meio de perguntas adicionais e do exame físico. Se uma hipótese é descartada, o médico imediatamente elabora outra hipótese, que será tratada da mesma forma. Ao terminar a anamnese, as hipóteses mais prováveis já estão definidas e, muitas vezes, o diagnóstico correto também. O objetivo do exame físico, portanto, é buscar pistas que confirmem as hipóteses mais prováveis ou que pelo menos não as contradigam. A estratégia hipotético-dedutiva se baseia nos conhecimentos prévios do médico, na exploração adequada dos sintomas e queixas das pessoas e no raciocínio epidemiológico/probabilístico, pensando-se inicialmente nas doenças mais comuns e partindo-se progressivamente para as mais raras, à medida que as hipóteses diagnósticas iniciais são descartadas.[16] Assim, tanto o conhecimento das probabilidades (prevalência) da doença como o conhecimento dos mecanismos causais são importantes.

O Quadro 26.2 lista as estratégias diagnósticas, segundo Sackett e cols.,[16] e as técnicas de raciocínio clínico, segundo Kassirer.[8]

Quadro 26.2 | **Estratégias diagnósticas e técnicas de raciocínio clínico**

Estratégias diagnósticas

Reconhecimento de padrão
Arborização ou fluxograma
Exaustão
Hipotético-dedutiva

Técnicas de raciocínio clínico

Raciocínio probabilístico
Raciocínio causal
Raciocínio determinístico ou categórico

O raciocínio probabilístico

Esse tipo de raciocínio, também chamado de raciocínio bayesiano, fundamenta-se no teorema de Bayes, no qual a probabilidade de uma hipótese é modificada por dados adicionais. A abordagem bayesiana se baseia em probabilidades *a priori* (probabilidades incondicionais atribuídas a um evento na ausência de conhecimento ou informação que suporte sua ocorrência ou ausência) e em probabilidades *a posteriori* (probabilidades condicionais de um evento dada alguma evidência).[20] Na linguagem clínica mais corrente, utilizam-se os termos probabilidade pré-teste (prevalência da condição ou doença na população em estudo, ou pelo menos a percepção do médico sobre essa probabilidade) e probabilidade pós-teste (probabilidade da condição ou doença após uma evidência). Essa evidência (ou teste) pode ser uma queixa ou sintoma, um sinal de exame físico, um grupo de sinais e sintomas, um questionário validado ou o resultado de um exame subsidiário. De forma esquemática, podem-se entender as etapas da investigação diagnóstica (história, exame físico e exames subsidiários) como uma sequência de avaliação das probabilidades pós-teste (valores preditivos) de cada uma dessas etapas, como mostra a Figura 26.2.[21]

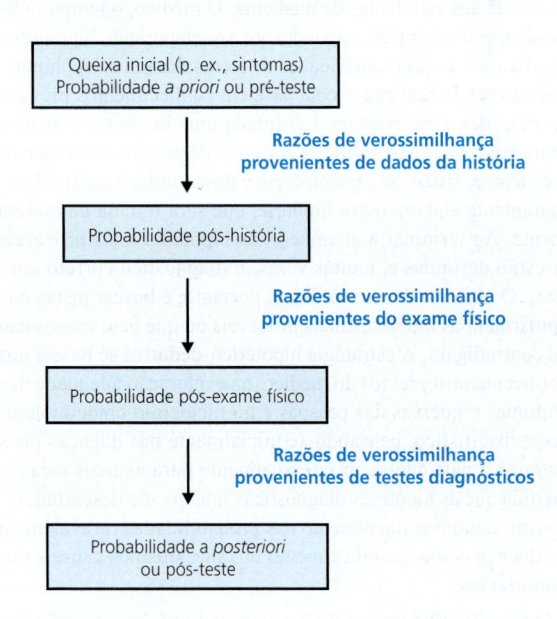

▲ **Figura 26.2**
Sequência de avaliação de probabilidades pós-teste.
Fonte: Adaptada de Summerton.[21]

A estimativa da probabilidade de que uma pessoa tenha uma doença ou condição é o principal fator na determinação da conduta do médico: não tratar, obter mais informações diagnósticas ou tratar sem submeter a pessoa aos riscos de testes diagnósticos adicionais. Com base nessas três possibilidades, foram desenvolvidos os conceitos de limiares de probabilidade de doença envolvidos em tal escolha: o limiar de testagem – probabilidade de doença na qual seria indiferente não tratar ou realizar um teste diagnóstico – e o limiar terapêutico – probabilidade de doença na qual não haveria diferença entre a realização de um teste diagnóstico e a instituição do tratamento (Figura 26.3).[22]

As estimativas das probabilidades de doença para esses limiares incorporam dados sobre a reprodutibilidade e os riscos potenciais dos testes diagnósticos e sobre os riscos e benefícios do tratamento específico. O tratamento não deveria ser iniciado se a probabilidade de doença for menor do que o limiar de testagem, mas o tratamento deveria ser iniciado, sem exames adicionais, se a probabilidade de doença for maior do que o limiar terapêutico. Testes diagnósticos adicionais deveriam ser realizados se a probabilidade de doença estiver entre os dois limiares. Sendo assim, fica claro que o valor de um teste diagnóstico está em sua capacidade de modificar a probabilidade de doença, de forma que esta ultrapasse o limiar terapêutico ou caia abaixo do limiar de testagem. Outra questão que deve ser comentada é o fato de que mesmo testes diagnósticos de boa acurácia, quando realizados em situações de baixa probabilidade de doença (abaixo do limiar de testagem), produzem resultados redundantes que contribuirão apenas para aumentar a chance de iatrogenias, gastos desnecessários e ansiedade para o doente. Quando um tratamento é altamente eficaz e de baixo risco, pode-se tolerar uma grande incerteza diagnóstica, evitando-se a realização de muitos testes. Entretanto, qualquer tratamento que não seja altamente efetivo ou que produza morbidade considerável só deve ser administrado quando o nível de incerteza for mínimo. Se o tratamento combinar baixa eficácia e alto risco, o grau de incerteza diagnóstica deve ser preferencialmente nulo, o que justifica a indicação de mais testes, mesmo que eles sejam mais invasivos. Obviamente também se deve incluir na equação a gravidade e o prognóstico da doença em questão. Por outro lado, a insistência de tratar apenas pessoas com uma doença comprovada pode ser contraprodutiva, particularmente na APS. Esse tipo de abordagem, justificado em serviços especializados que tratam de pessoas com maior probabilidade de doenças graves, expõe os doentes a uma sucessão de testes invasivos, por vezes com risco de morrer, quando não há quase nenhuma chance de que os dados a serem obtidos reduzam mais a incerteza diagnóstica ou modifiquem o plano terapêutico.

Ferramentas da epidemiologia clínica para o processo diagnóstico

A peça fundamental para se chegar ao diagnóstico de uma determinada pessoa é a história clínica (anamnese), seguida pelo

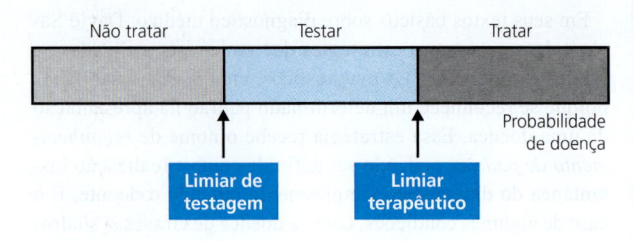

▲ **Figura 26.3**
Abordagem de decisão clínica baseada em limiares.

exame clínico e, se necessário, pelos exames complementares. Deve-se ainda considerar o próprio acompanhamento clínico da pessoa (longitudinalidade), que confirma ou afasta hipóteses diagnósticas feitas previamente. A opção de "observar e aguardar" (*watch and wait*) é reconhecida como um dos testes diagnósticos mais úteis (o teste do tempo), pois também produz informações que podem reduzir a incerteza sobre o diagnóstico. Embora os exames complementares ou subsidiários sejam considerados classicamente os testes diagnósticos por excelência, a anamnese e as manobras do exame físico também podem ser consideradas como testes diagnósticos, cuja eficácia pode ser testada.[23]

Para uma interpretação adequada de um teste diagnóstico, o conhecimento de algumas definições é necessário. De acordo com Epictetus (século II d.C.), as aparências traduzem-se de quatro modos: "as coisas são o que parecem ser; ou não são, nem parecem ser; ou são e não parecem ser; ou não são, mas parecem ser". Da mesma forma, ao resultado de um teste diagnóstico cabem quatro possíveis interpretações: 1) verdadeiro-positivo, quando o teste é positivo na presença da doença; 2) falso-positivo, se o teste revelar-se positivo na ausência de doença; 3) verdadeiro-negativo, quando o teste é negativo na ausência de doença; 4) falso-negativo, se o teste é negativo na presença de doença. Uma tabela 2 x 2 ajuda a compreender essas definições de forma esquemática (Tabela 26.2).

A sensibilidade caracteriza-se pela proporção de indivíduos com a doença que têm um teste positivo para a doença (verdadeiro-positivos). Testes altamente sensíveis são utilizados em situações nas quais se quer detectar todos os indivíduos com uma determinada condição na população. Assim, em geral, testes muito sensíveis apresentam-se mais úteis quando resultam negativos, já que a possibilidade de um falso-negativo é menor.[21] Testes muito sensíveis têm ainda um papel no início do processo diagnóstico, quando muitas possibilidades estão sendo consideradas e se quer reduzi-las. Assim, na constatação de infecção pelo vírus da imunodeficiência humana (HIV), quando se deseja detectar todos os casos presentes em uma população, realiza-se o teste Elisa, que se caracteriza pela alta sensibilidade, ainda que isso possa resultar na inclusão de indivíduos saudáveis dentre aqueles que apresentem um resultado positivo.

A sensibilidade de um teste é calculada pelo número de indivíduos com teste positivo que realmente apresentam a doença (a) sobre o número total de indivíduos doentes (a+c):

$$Sensibilidade = a/a + c \text{ ou} = verdadeiro\text{-}positivos/verdadeiro\text{-}positivos + falso\text{-}negativos$$

A especificidade é caracterizada pela proporção de indivíduos sem a doença que apresentam um teste negativo (verdadeiro-negativos). Testes com especificidade alta são indicados para confirmar um diagnóstico sugerido por outros testes, já que raramente são positivos na ausência da doença (falso-positivos).[23] Com isso, um teste específico é mais útil clinicamente quando resulta positivo. No caso da infecção pelo HIV, um resultado positivo ao teste Elisa exige que se realize o Western-Blot, teste muito mais específico e capaz de confirmar ou não o diagnóstico presumido pelo primeiro teste (Elisa).

A especificidade de um teste é calculada pelo número de indivíduos saudáveis com teste negativo (d) sobre o número total de indivíduos sem a doença (b + d):

$$Especificidade = d/b + d \text{ ou} = verdadeiro\text{-}negativos/verdadeiro\text{-}negativos + falso\text{-}positivos$$

Alguns exemplos de testes altamente sensíveis cujos resultados negativos excluem o diagnóstico são estes:

- Visualização da pulsação da veia retiniana como método diagnóstico de aumento ou não da pressão intracraniana (confirmada por medida direta): a ausência da perda espontânea da pulsação exclui a possibilidade de hipertensão intracraniana em 100%.
- Diagnóstico de ascite (confirmado por método ultrassonográfico): a ausência de edema de tornozelo afasta a possibilidade de ascite em 93% dos casos.
- Câncer como causa de lombalgia: a ausência de um conjunto de fatores, representado por idade superior a 50 anos, história ou perda de peso inexplicada ou falência de terapia conservadora, afasta a possibilidade de câncer como causa de lombalgia em 100% dos casos.

Alguns exemplos de testes altamente específicos cujos resultados positivos confirmam o diagnóstico incluem estes:

- Diagnóstico de derrame pleural por meio da percussão pulmonar: a presença de macicez à percussão permite o diagnóstico em 100% dos casos.
- Diagnóstico de esplenomegalia (confirmada por ultrassonografia [US]): a percussão maciça e a palpação positiva evidenciam o seu diagnóstico em 59 a 82% dos casos.

O aumento de sensibilidade associa-se, para a maioria dos testes, à perda de especificidade. O aumento da especificidade, por sua vez, gera queda da sensibilidade. A relação entre sensibilidade e especificidade pode ser representada graficamente pela curva *receiver-operating characteristic* (ROC). Essa curva compara sensibilidade e especificidade, além da taxa de falso-positivos e de verdadeiro-positivos em múltiplos pontos de corte. Utilizando-se a curva ROC, pode-se determinar o melhor ponto de corte para um teste diagnóstico (aquele que dá ao mesmo tempo a melhor sensibilidade e a melhor especificidade).[23]

Nessa curva, testes de bom poder discriminatório concentram-se no canto superior esquerdo, no qual, à medida que a sensibilidade aumenta (diminuição do ponto de corte), há pouca ou nenhuma perda na especificidade, até que níveis altos de sensibilidade sejam alcançados. A acurácia global de um teste, por sua vez, pode ser descrita como a área sob a curva ROC: quanto maior a área, melhor o teste. O ideal é o teste que, entre outras características, apresenta alta sensibilidade e especificidade, ou seja, se mantém no canto esquerdo da curva ROC. A acurácia de um teste é definida como a porcentagem de vezes em que o teste acerta. Revendo-se a Tabela 26.2, a acurácia será o número de vezes em que o teste acertou o diagnóstico, o que engloba o número de vezes em que o teste fez o diagnóstico e a pessoa era realmente doente (verdadeiro-positivos) mais o número de vezes em que o teste não fez o diagnóstico e a pessoa não tinha realmente a doença (verdadeiro-negativos):

$$Acurácia = a + d / a + b + c + d$$

Tabela 26.2 | **Interpretações possíveis para o resultado de um teste diagnóstico**

		Doença	
		Presente	Ausente
Teste	Positivo	Verdadeiro-positivo (a)	Falso-positivo (b)
	Negativo	Falso-negativo (c)	Verdadeiro-negativo (d)

A curva ROC

A Figura 26.4 mostra a sensibilidade e a especificidade de dois testes diagnósticos para sífilis: *Venereal Disease Research Laboratory* (VDRL) e *Fluorescent Treponemal Antibody Absorption* (FTA-ABS). Observe-se que a curva do FTA-ABS está muito mais próxima do canto superior esquerdo do gráfico, perto do local em que o valor da sensibilidade é de 1 e o valor de (1 – especificidade) é igual a 0. O VDRL está muito mais longe do canto superior esquerdo. Isso mostra de forma clara que o FTA-ABS é um teste muito mais sensível e específico do que o VDRL para diagnóstico de sífilis.

Os pontos A e B nessa curva representam os pontos de corte do teste (*cuttoff point*) para cada teste e podem ser determinados calculando-se o ponto onde a tangente da linha da curva é igual a 45°. A acurácia do teste é determinada medindo-se a área entre as curvas de cada exame e a linha que sai a 45° do ponto de origem do gráfico.

O ponto de corte de um determinado teste pode afetar sua sensibilidade e especificidade. Quando o ponto de corte para o diagnóstico de hipertensão arterial ou diabetes melito (DM) é reduzido, aumenta-se a sensibilidade para fazer o diagnóstico dessas condições, mas à custa da inclusão de um número maior de indivíduos saudáveis entre os taxados como portadores dessas condições (medicalização social).

Observa-se, no gráfico da Figura 26.5, como a modificação de um ponto de corte para o diagnóstico de DM modifica a sensibilidade e a especificidade do teste e as proporções de falso-positivos e falso-negativos. Se se aumenta o valor do ponto de corte para o diagnóstico de DM (ponto B da figura), o teste será incapaz de detectar hiperglicemias leves e moderadas. Por outro lado, se ele é reduzido (ponto A da figura), algumas pessoas com valores baixos de glicemia de jejum serão classificadas equivocadamente como diabéticas. O ponto de corte A tornará o teste mais sensível e menos específico, com uma proporção maior de falso-positivos. O ponto de corte B tornará o teste menos sensível e mais específico, com uma proporção maior de falso-negativos.

A sensibilidade e a especificidade são características do teste diagnóstico. O médico geralmente quer que o teste utilizado na construção do diagnóstico seja sensível e específico. Entretanto, a pergunta que o profissional da saúde, de fato, deseja fazer é outra: "Uma vez que o teste é positivo, qual é a probabilidade de o indivíduo realmente ser portador da doença?" Ou, ao contrário, "Uma vez que o teste é negativo, qual é a probabilidade de o indivíduo realmente não ser portador da doença?". A seguir, são abordados os conceitos de valor preditivo positivo (VPP) e valor preditivo negativo (VPN).

Valor preditivo

O valor preditivo de um teste constitui-se na probabilidade de uma doença existir dados os resultados do teste. No momento em que o resultado de um teste se encontra disponível, seja ele positivo ou negativo, seus valores de sensibilidade e especificidade não são mais relevantes (desde que se tenha utilizado um teste altamente sensível e específico). O problema, agora, consiste em estabelecer qual a probabilidade de a doença existir ou não após o resultado do teste, ou seja, qual o valor preditivo do teste para a determinação da presença ou da ausência de doença.

O VPP refere-se à probabilidade de o indivíduo ter a doença, já que o teste resultou positivo, e o VPN refere-se à probabilidade de o indivíduo não ter a doença, visto que o resultado do teste foi negativo.[23]

Diferentemente da sensibilidade e da especificidade, que são conceitos relacionados ao teste e não variam conforme a prevalência da doença na população em estudo, o valor preditivo depende da prevalência da doença na população testada.

Por prevalência compreende-se a proporção de pessoas com a condição em questão, em uma população definida. Com isso, pode-se designá-la como probabilidade prévia (pré-teste), ou seja, a probabilidade de uma pessoa ter uma doença antes de serem obtidas informações adicionais provenientes de sua história, exame físico ou do resultado de um teste diagnóstico. O conceito de probabilidade pré-teste (ou prevalência), já comentado, é de extrema importância para a tomada de decisões na APS. A não apreciação desse conceito é uma causa frequente de erros cometidos por médicos que hoje trabalham na APS, mas que tiveram sua formação ou trabalharam por um período significativo nos níveis de atenção secundário e principalmente terciário.[6]

Dessa forma, como o valor preditivo é influenciado pela prevalência, a interpretação de um resultado, seja ele positivo ou negativo, varia de local para local, de acordo com a prevalência da condição estimada na população na qual se está utilizando o teste diagnóstico. Assim, resultados positivos, mesmo de testes muito específicos, quando se referem a pessoas com baixa pro-

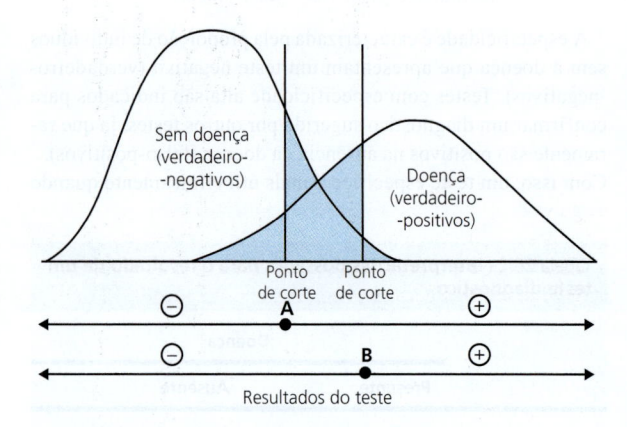

▲ **Figura 26.4**
Curva ROC.
Fonte: Adaptada de Manrahan e Madupu.[24]

▲ **Figura 26.5**
Pontos de corte para um teste diagnóstico.
Fonte: Adaptada de Benseñor e colaboradores.[23]

babilidade de apresentarem a doença, serão, em grande parte, falso-positivos. Resultados negativos, por outro lado, mesmo de um teste muito sensível, quando se referem a pacientes com alta chance de terem a doença, são prováveis falso-negativos.

Dados da prevalência da doença na população em estudo podem ser obtidos por meio de várias fontes de informação, a se considerar: literatura médica, bancos de dados locais e, ainda, julgamento clínico. Embora a estimativa de prevalência raramente seja muito precisa, o erro presente dificilmente será grande o suficiente para alterar o julgamento clínico com base em sua estimativa. Como a prevalência da doença é determinante da utilidade de um teste diagnóstico, dever-se-ia considerá-la antes de determinado teste diagnóstico ser solicitado, lembrando-se aqui o fato de serem os testes diagnósticos mais úteis quando a presença da doença não é muito provável, nem muito improvável.

Na Tabela 26.2, o VPP pode ser definido como a relação entre os indivíduos com teste positivo que realmente apresentam a doença (a) sobre o total de indivíduos com teste positivo (a + b):

$$VPP = a/a + b \ ou = verdadeiro\text{-}positivos / verdadeiro\text{-}positivos + falso\text{-}positivos$$

O VPN será o número de indivíduos que têm o teste positivo, mas não apresentam a doença (d), sobre o total de indivíduos com teste negativo (c + d):

$$VPN = d/c + d \ ou = verdadeiro\text{-}negativos / verdadeiro\text{-}negativos + falso\text{-}negativos$$

A Tabela 26.3 mostra um estudo de validação da ferritina sérica como teste diagnóstico para anemia por deficiência de ferro. Com isso, um nível sérico de ferritina baixo corresponde, em 73% dos casos, ao diagnóstico de anemia ferropriva. Um teste negativo (nível de ferritina alto) descarta o diagnóstico de anemia ferropriva em 95% dos casos, considerando-se a prevalência de anemia ferropriva, nessa população, de 32%.

Razões de probabilidades (likelihood ratio)

As razões de probabilidades, também chamadas na literatura de razões de verossimilhança (RV), ou, em inglês, *likelihood ratio*, firmam-se como um conceito inovador e poderoso na avaliação de ações diagnósticas (dados de anamnese, exame físico e testes diagnósticos), permitindo descrever o seu desempenho de forma mais precisa do que o simples cálculo da sensibilidade e da especificidade. Elas expressam quantas vezes o resultado de um determinado teste diagnóstico é mais (ou menos) provável em pessoas com a doença comparadas com pessoas sem a doença.[21] Assim, as RVs poderão ser positivas ou negativas dependendo do resultado do teste.

As RVs permitem converter as probabilidades pré-teste de uma determinada condição em probabilidades pós-teste. A probabilidade pré-teste corresponde à prevalência da doença em determinada população, e a probabilidade pós-teste corresponde ao valor da probabilidade pré-teste multiplicado pela RV. As RVs, nesse contexto, contêm a mesma informação obtida com a sensibilidade e a especificidade, porém com a vantagem de acoplar esses dois conceitos em uma mesma medida. Também permitem que se avalie o teste ao mesmo tempo para diferentes pontos de corte. Com as RVs, é possível resumir a informação contida no resultado de um teste em diversos níveis, ou seja, ao longo de uma faixa de resultados do teste (teste altamente positivo, moderadamente positivo ou levemente positivo). Assim, a sensibilidade se referirá à capacidade de cada faixa de resultado do teste (altamente provável, moderadamente provável ou leve-

Tabela 26.3 | **Resultados de uma revisão sistemática da ferritina sérica como teste diagnóstico para anemia ferropriva**

		Anemia ferropriva		
		Presente	Ausente	
Resultado do teste diagnóstico (ferritina sérica)	Positivo (< 65 mmol/L)	731 a	270 b	1.001 a + b
	Negativo (≥ 65 mmol/L)	78 c	1.500 d	1.578 c + d
		809 a + c	1.770 b + d	2.579 a + b + c + d

Sensibilidade: a/(a + c) = 731/809 = 90%
Especificidade: d/(b + d) = 1.500/1.770 = 85%
VPP: a/(a + b) = 731/1.001 = 73%
VPN: d/(c + d) = 1.500/1.578 = 95%
Prevalência: (a + c)/(a + b + c + d) = 809/2.579 = 32%
Fonte: Guyatt e colaboradores.[25]

mente provável) em identificar pessoas com a doença. A especificidade também poderá ser caracterizada para cada resultado, estabelecendo-se, para cada um deles, a capacidade de descartar a doença.

O conhecimento dos resultados de um teste não garante que uma pessoa tenha ou não uma doença, a menos que esse teste tenha acurácia de 100%. Em vez disso, pode-se perguntar: "Quantas vezes esse resultado é possível de ocorrer em alguém com a doença em relação a alguém sem a doença? A RV indica quanto o resultado de um teste diagnóstico aumentará ou diminuirá a probabilidade pré-teste da doença em questão. Se a RV for igual a 1, significa que a probabilidade pós-teste é exatamente a mesma da probabilidade pré-teste. Se a RV for maior do que 1, aumenta a probabilidade de que a doença-alvo esteja presente, e, quanto maior a razão, maior será tal probabilidade. Se a RV for menor do que 1, diminui a probabilidade de a doença-alvo estar presente, e, quanto menor a razão, menor será tal probabilidade (Quadro 26.3).

Como se pode calcular a RV?

De modo muito simples, pode-se calcular a razão de verossimilhança positiva (RVP). Voltando-se à Tabela 26.2, tem-se:

$$RVP = sensibilidade/1 - especificidade = a/a + c / 1 - (d/b + d)$$

Ou, simplificando:

$$RVP = a/a + c / b/b + d$$

A RV para história positiva de edema de tornozelo é igual à sensibilidade/(1 – especificidade) ou 0,93/0,33 ou 2,8, indicando que uma história positiva é quase 3 vezes mais frequente de ser obtida para uma pessoa com ascite em comparação a uma sem ascite (Tabela 26.4).

O cálculo da razão de verossimilhança negativa (RVN) é feito da seguinte maneira:

$$RVN = 1 - sensibilidade / especificidade = 1 - a/a + c / d/b + d$$

Ou, simplificando:

$$RVN = c/a + c / d/b + d$$

Tabela 26.4 | Razões de verossimilhança para presença de história de edema de tornozelo no diagnóstico de ascite

		Presença de ascite	US abdominal	
		Presente	Ausente	
História de edema de tornozelo	Sim	14 (0,93) a	16 (0,33) b	30 a + b
	Não	1 (0,07) c	32 (0,67) d	33 c + d
		15 (1,00) a + c	48 (1,00) b + d	63 a + b + c + d

Sensibilidade/(1 – especificidade) = razão de probabilidade (de ter a doença-alvo) para um resultado de teste positivo = [a/(a + c)/ [b/(b + d)] = 0,93/0,33 = 2,8.

(1 – sensibilidade)/especificidade = razão de probabilidade (de ter a doença-alvo) para um resultado de teste negativo = [c/(a + c)/ [d/(b + d)] = 0,07/0,67 = 0,10.

Probabilidade pré-teste: (a + c)/(a + b + c + d) = 15/63 = 24% = prevalência ou probabilidade pré-teste de ter a doença-alvo.

A RV para uma história negativa de edema de tornozelo é igual a (1 – sensibilidade)/especificidade ou 0,07/0,67 ou 0,10, indicando que uma história negativa de edema de tornozelo está presente em apenas 1/10 das pessoas com ascite comparativamente àquelas sem ascite.

O que a RV mostra: probabilidade pós-teste da doença-alvo (expressa como chances) = probabilidade pré-teste da doença-alvo (expressa como chances) x razão de probabilidades para o resultado do teste.

História positiva: 0,24/0,76 = 0,32 × 2,8 = 0,90/1,90 = 47%
História negativa: 0,24/0,76 = 0,32 × 0,10 = 0,03/1,03 = 3%

A RV de uma determinada doença, quando aplicada às probabilidades pré-teste dessa mesma doença (prevalência da doença na população), gera as probabilidades pós-teste. Já que a razão de probabilidades é expressa como chances, a probabilidade pré-teste também deve ser transformada em chances para poder ser multiplicada pela RV e, depois, "retransformada" em probabilidade.

Vale lembrar aqui a diferença entre probabilidade e chance. A probabilidade, forma em que são expressos a sensibilidade, a especificidade e os valores preditivos, é uma proporção (expressa a proporção de indivíduos em que uma determinada característica está presente [p. ex., no caso do VPP, o número de indivíduos com a doença] em relação a todos os indivíduos com teste positivo). A chance, por sua vez, é a razão entre duas probabilidades. Tanto a probabilidade quanto a chance expressam o mesmo tipo de informação e podem ser transformadas em uma ou em outra. No Brasil, usa-se muito mais a probabilidade do que a chance. Por exemplo, se um cavalo de corrida tem 20% de probabilidade de ganhar uma prova, significa que ele tem uma chance em cinco de ganhar a prova. O mesmo pode-se dizer para uma Copa do Mundo. O Brasil tem 33% de probabilidade de ganhar a Copa. Em uma bolsa de apostas, o Brasil pagaria 1 para 3.[23]

A fórmula para transformar chance em probabilidade é a seguinte:

$$Chance = \frac{Probabilidade\ do\ evento}{1 - probabilidade\ do\ evento}$$

No caso da RVP, por exemplo:

$$RVP\ (chance) = \frac{Sensibilidade\ (probabilidade)}{1 - especificidade\ (probabilidade)}$$

Para transformar a probabilidade em chance, será:

$$Probabilidade = Chance/1 - chance$$

Voltando à Tabela 26.4, a probabilidade pré-teste da ascite é 0,24 e a probabilidade pré-teste de não ter ascite é 1,00 – 0,24 ou 0,76. Portanto, a chance pré-teste de ascite é 0,24/0,76 ou 0,32, e isso pode ser multiplicado por 2,8, gerando a chance pós-teste de ascite de 0,90 (quando a história é positiva para edema de tornozelo) e por 0,10, gerando uma chance pós-teste de 0,03 (quando essa história é negativa). A chance pós-teste pode, então, ser convertida para probabilidade pela fórmula seguinte:

$$\frac{Probabilidade\ pós-teste\ da}{doença-alvo} = \frac{Chance\ pós-teste}{Chance\ pós-teste + 1}$$

Assim, a chance pós-teste de 0,90, para uma história positiva de edema de tornozelo, se converte em probabilidade pós-teste de 47% (0,90/1,90), e as chances pós-teste de ascite de 0,03, para história negativa, se converte em probabilidade pós-teste de 3% (0,03/1,03).

A necessidade de converter probabilidades em chances para, então, novamente convertê-las em probabilidades pode ser simplificada pelo uso do nomograma de Fagan, conforme ilustra a Figura 26.6. O nomograma proposto por Fagan fornece diretamente, a partir da probabilidade pré-teste (prevalência) da condição na população estudada, a probabilidade pós-teste, de acordo com a RV calculada.

Como proceder com o nomograma de Fagan? Deve-se ancorar uma régua na margem esquerda do nomograma, no exemplo da ascite, no ponto da probabilidade pré-teste de 24%, rodando a régua até que cruze com a linha central do nomograma na razão

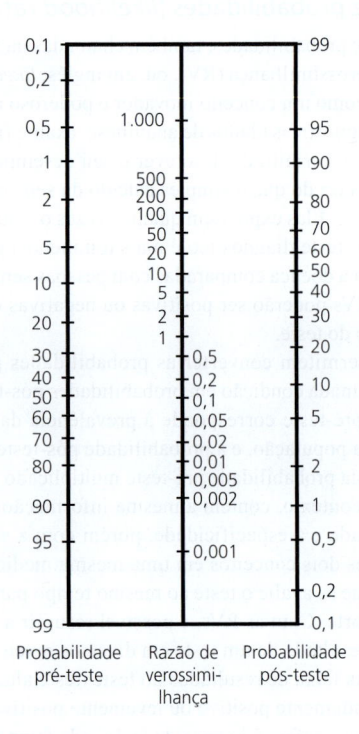

▲ Figura 26.6
Nomograma de Fagan.

de probabilidades (verossimilhança) de 2,8 (já calculada), correspondendo à história positiva de edema de tornozelo. O ponto de intersecção da régua com a terceira linha, presente à direita, identifica o valor de 50%, correspondente à probabilidade pós-teste. Da mesma forma, roda-se a régua até a razão de 0,10 para a história negativa e nota-se que a probabilidade pós-teste de ascite cai para 3%.

Assim, a razão de probabilidades poderá acarretar mudanças na probabilidade pré-teste com magnitudes distintas conforme ilustra o Quadro 26.4.

Valorização da anamnese e do exame físico

A partir de 1999, o próprio Sackett inicia uma luta a favor da implantação de uma metodologia científica rigorosa para os estudos diagnósticos defendendo a criação de estudos simples, com amostras grandes de várias populações, que validem todas as informações e manobras clínicas que são utilizadas na anamnese e no exame físico em níveis de atendimento primário, secundário e terciário, por diferentes médicos. A partir desse momento, cria-se um grupo de colaboração internacional com 300 clínicos de 26 países chamado CARE (*Clinical Assessment of the Reliability of the Examination*). O objetivo desse grupo é realizar estudos simples que selecionem usuários consecutivos em um serviço, com coleta de poucos dados. O CARE está aberto à participação de clínicos de todo o mundo e a adesão é realizada por *e-mail*. Os protocolos são divulgados via internet, sendo abertos à participação de todos os clínicos que pertencem ao grupo. Desse modo, grandes amostras de indivíduos provenientes de diferentes tipos de serviços em diferentes locais do mundo estarão disponíveis para análise. O objetivo do CARE é realizar estudos com mais de cem médicos participantes e mais de mil doentes, coletando informações por pouco tempo (menos de 2 minutos por pessoa) e menos de 15 doentes por clínico participante.

Os primeiros estudos realizados pelo CARE verificaram a acurácia de seis itens clínicos empregados no diagnóstico da doença pulmonar obstrutiva crônica (DPOC), validados por uma espirometria em uma única visita. Os dados desse estudo, que analisou 165 participantes com idade média de 65 anos (41% com diagnóstico confirmado de DPOC, 27% com suspeita diagnóstica de DPOC e 32% sem DPOC), mostraram: uma RV (*likelihood ratio* – LR) para um diagnóstico prévio de DPOC (RVP = 5,6), tempo expiratório forçado acima de 9 segundos (RVP = 6,7), fumar há mais de 40 anos (RVP = 3,3), presença de sibilos (RVP = 4,0), sexo masculino (RVP = 1,6) e idade acima de 65 anos (RVP = 1,6). Apenas três elementos da anamnese e do exame físico se associaram ao diagnóstico de DPOC na análise mutivariada: história prévia de DPOC (RVP ajustada de 4,4), presença de sibilos (RVP ajustada de 2,9) e tempo expiratório forçado acima de 9 segundos (RVP ajustada de 4,6). A RVP (LR +) combinada desses três fatores foi de 59 (fechando o diagnóstico de DPOC), e a RVN (LR–) foi de 0,3 (afastando o diagnóstico de DPOC).[26]

A função de filtro da atenção primária

Os serviços de saúde são organizados por níveis de atenção. Esses níveis funcionam como "filtros" que levam a um aumento progressivo das probabilidades de doença (probabilidade pré-teste) em níveis de atenção de maior densidade tecnológica e especialização. Nesse contexto, o médico generalista tem uma função primordial de filtro (no inglês: *gatekeeper*, porteiro) que, embasada em uma boa história clínica e na longitudinalidade característica desse nível de atenção, produz, a muito baixo custo, um aumento da probabilidade (prevalência) de doenças nas pessoas referenciadas. Isso, por sua vez, melhora o VPP da avaliação diagnóstica do especialista, justificando seus métodos diagnósticos e terapêuticos, além de evitar que pessoas com condições benignas tenham contato desnecessário com especialistas e exames invasivos (prevenção quaternária). O termo inglês *gatekeeper*, mais utilizado nos EUA, tem uma conotação distinta da função filtro, mais usada na Europa. Nos EUA, a função de porteiro não seleciona características que tenham benefício com a passagem – ao contrário do filtro – e tem mais relação com a redução dos custos médicos. A noção de filtro seleciona pessoas com características de alta probabilidade de se beneficiarem com a passagem e ainda engloba a responsabilização pelos usuários não encaminhados.

Pode-se, ainda, considerar a questão dos problemas de saúde (entendidos como qualquer situação que exija uma ação por parte do médico ou de um agente de saúde – incluído aqui a própria pessoa e seus familiares) de um ponto de vista que envolva a necessidade de se tomar decisões muito antes do contato inicial com o generalista. O indivíduo utiliza conhecimentos próprios e percepções para decidir se necessita de um cuidado profissional e que nível de atenção deve procurar. Um vômito após uma refeição copiosa e pesada pode se resolver em casa sem nenhuma intervenção do sistema de saúde, ao passo que um vômito com sangue preocupa o indivíduo e seus familiares, que possivelmente irão buscar ajuda em um pronto-socorro. Para Gervas e Fernández,[27] o contato inicial com o generalista modifica a dimensão do problema, que passa de uma fase de autocuidado ou de cuidados informais para uma fase de cuidados profissionais. Entretanto, nesse primeiro nível de atenção, o mais importante ainda continua sendo a pessoa em seu ambiente familiar, social e laboral, e ainda se utilizam muitas informações "brandas" (subjetivas e não científicas); mas, mesmo nesse nível, o modelo científico biológico tende a impor o caso e os dados "duros" (aqueles obtidos de forma instrumental, como eletrocardiograma, radiografias, exames laboratoriais). O referenciamento ao especialista focal dá, ainda, outra dimensão ao problema, distanciando o indivíduo de seu entorno, sobretudo se incluir uma hospitalização ou referenciamento a um hospital terciário. Além disso, o modelo biológico se impõe com toda a sua força, e o doente tende a se converter em "um caso", com utilização quase exclusiva de informações "duras". A prática do especialista focal tem como objetivos principais a redução da incerteza e a busca por todo diagnóstico possível, o que geralmente leva a um aumento dos custos, do grau de invasão e do tempo diagnóstico. Tudo isso se justifica se for, de fato, necessário, se o diagnóstico e o tratamento melhorarem o prognóstico em todos os seus aspectos e se houver mais benefícios do que malefícios.

Quadro 26.4 | **Magnitudes das modificações da probabilidade pré-teste de acordo com o valor da razão de verossimilhança**

▶ Razão de probabilidades > 10 ou < 0,1: introduz mudanças conclusivas da probabilidade pré-teste para a pós-teste

▶ Razão de probabilidades de 5-10 e 0,1-0,2: determina mudanças moderadas da probabilidade pré-teste para a pós-teste

▶ Razão de probabilidades de 2-5 e 0,5-0,2: gera mudanças pequenas, mas ainda assim importantes, na probabilidade pós-teste

▶ Razão de probabilidades de 1-2 e 0,5-1: altera pouco a probabilidade pós-teste e de forma raramente importante

Se, entretanto, o referenciamento ao especialista focal não se justificar, se ele não foi necessário, a situação se converte em um total absurdo, tanto em relação aos custos para o sistema de saúde e à carga de trabalho para os profissionais da saúde como em relação à medicalização de situações normais e de "anormalidades normais". Assim, os papéis de filtro, tanto dos cuidados informais (autocuidado e cuidados familiares) como da APS, têm importância fundamental no uso racional de recursos e na proteção das pessoas contra a medicalização social (prevenção quaternária).

Vários exemplos práticos desses filtros podem ser dados, utilizando-se os conceitos de prevalência de doenças, sensibilidade, especificidade, VPP e VPN. O sangramento retal é um sinal frequente na população geral (incidência anual de cerca de 20%);[23] entretanto, nem todas as pessoas que têm esse sinal vão imediatamente ao médico – em torno de 80% comentam com algum familiar ou amigo e cerca de 30% tentam algum creme para hemorroidas. As que procuram serviços profissionais (41%) se "filtram" muito bem, visto que consultam mais frequentemente com seus médicos de APS, têm mais de 60 anos e observam o sangue misturado com as fezes, em comparação com as mais jovens e com as que relatam sangue apenas no final da evacuação ou no papel higiênico. Nas palavras de Juan Gervas, "essas sábias medidas" fazem com que a prevalência de câncer colorretal associada a sangramento retal passe de 1:1.000 (0,1%) na população geral para 20:1.000 (2%) entre os que consultam o generalista. Em outras palavras, isso significa que a eficácia do filtro pessoal e familiar multiplica por 20 a prevalência de sangramento retal associado a câncer colorretal entre aqueles que procuram a APS, aumentando o valor preditivo das intervenções diagnósticas dos generalistas. Desses indivíduos com sangramento retal que procuram o generalista, cerca de 10 a 15% são referenciados para especialistas em outros níveis de atenção. A prevalência de câncer colorretal nesse grupo referenciado sobe, então, para 360:1.000 (36%). Observando-se esses dados, conclui-se que o filtro pessoal/familiar aumenta a probabilidade de câncer colorretal em 20 vezes, e o filtro da APS aumenta em 18 vezes essa última probabilidade, de forma que o especialista recebe doentes cuja prevalência (ou probabilidade pré-teste) de câncer colorretal é 360 vezes maior do que a encontrada na população geral com sangramento retal. Esse exemplo pode ser observado de forma gráfica na Figura 26.7.

Isso mostra que, como já dito, o valor preditivo dos testes diagnósticos invasivos e caros utilizados pelos especialistas focais se justifique. Por outro lado, fica claro que a procura direta ou referenciamentos automáticos (sem uma avaliação adequada de generalistas de boa formação) a especialistas focais reduzem sobremaneira a eficácia diagnóstica desses últimos, levando a custos desnecessários, a iatrogenias e à medicalização de condições benignas ou de "anormalidades normais", sem contar o grau de ansiedade e a rotulação que ocorre com tais pessoas em razão da cascata diagnóstica a que são submetidas.

De forma resumida e esquemática, suponha-se, por exemplo, que os médicos generalistas aumentem a probabilidade de doença nas pessoas referenciadas aos especialistas de 1 para 10% e aceite-se que os especialistas utilizam testes diagnósticos com sensibilidade de 95% e especificidade de 90%. Nesse caso, o VPP passará de 8,7 para 51,3%.[27] Isso mostra a eficácia do filtro da APS, além de todos os outros benefícios já mencionados.

Prevenção quaternária

A prevenção quaternária (Cap. 31, Prevenção quaternária: primeiro não causar dano) é a prevenção da medicalização. É a reafirmação do princípio fundamental da medicina *primum non nocere*.[28] Essa atividade de evitar intervenções médicas excessivas e desnecessárias é tanto mais importante quanto menor a prevalência de doenças graves e quanto mais atividades preventivas se pratica em determinado nível de atenção, uma vez que qualquer intervenção em pessoas assintomáticas ou com sintomas e queixas não categorizáveis em nenhum tipo de doença deve produzir um benefício líquido (benefício/malefício) absolutamente significativo em todos os sentidos para que seja justificada. Em vista desses aspectos, a prevenção quaternária, importante em todos os níveis de atenção, é uma atividade fundamental da APS. Os conceitos de prevalência, sensibilidade, especificidade, RV, limiares diagnósticos e terapêuticos são ferramentas da epidemiologia clínica muito úteis para a compreensão da prevenção quaternária.

CONCLUSÃO

Durante o desenvolvimento e a implantação da APS no Brasil, incluindo uma de suas formas de organização, a Estratégia de Saúde da Família, houve uma desvalorização em relação à sua dimensão clínica, ao contrário do modelo europeu, canadense e cubano. De acordo com Campos,[29] a ênfase preventivista da APS brasileira teve influências paradoxais: por um lado, foi influenciada pela concepção restrita de APS originária dos EUA, na década de 1930, que entendia os centros de saúde apenas como instrumentos de saúde pública e não como serviços integrados a um sistema nacional de saúde, o que amputou do centro de saúde a responsabilidade pelo atendimento clínico; por outro lado, recebeu grande influência dos movimentos críticos denominados Saúde Coletiva e Promoção à Saúde, que também valorizavam a dimensão preventiva e coletiva da APS, em detrimento do atendimento clínico individual, alvo de críticas por ser supostamente a encarnação do modelo biomédico centrado na doença e no hospital. O fato é que, ao contrário da Europa, em que há uma APS voltada primariamente para o atendimento individual, com grande capacidade clínica, no Brasil, tradicio-

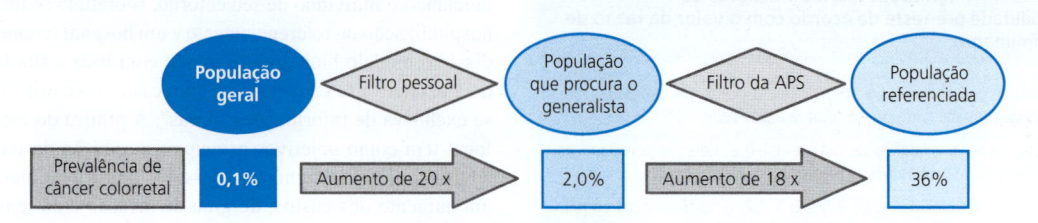

▲ Figura 26.7
Função de filtro familiar/pessoal e da atenção primária – o exemplo do sangramento retal.
Fonte: Gervas e Fernández.[26]

nalmente a APS tem dado, por um lado, mais ênfase aos aspectos coletivos e aos determinantes sociais da saúde, com ações preventivas e programáticas, com pouca capacidade clínica e resolubilidade, mas, por outro lado, de forma mais grave, tem-se organizado segundo a lógica do pronto-atendimento. Assim, de acordo com Gervas e Fernández,[30] "não adianta o generalista ser bom no trabalho com a comunidade, se ele não souber diagnosticar uma doença grave e o doente morrer por atraso no referenciamento", ou, ainda, "está muito bem falar 'da coletividade', mas há que dedicar-se a resolver os problemas clínicos das pessoas da comunidade. O generalista é, e deve ser, um bom clínico".

A questão do diagnóstico na APS é parte fundamental da prática clínica e central para um bom funcionamento de todo o sistema de saúde. Contudo, é preciso lembrar-se de que, na APS, uma etiqueta diagnóstica acurada é menos importante do que a decisão sobre um curso de ação apropriado. Essas decisões "diagnósticas" e "terapêuticas" podem muitas vezes ser descritas em termos de decisões dicotômicas tipo: tratar ou não tratar; referenciar ou não referenciar ao especialista focal; grave ou não grave; emergencial ou não emergencial. Fazer diagnósticos na APS pode ser complexo, particularmente se o generalista ignorar o seu entorno. Sintomas não são sinônimos de doença orgânica, nem a medicina praticada na APS é meramente uma memória apagada da prática médica hospitalar. É também importante lembrar que a história clínica é mais do que uma relíquia nostálgica de pouca importância para a prática médica moderna e que, na busca por uma decisão diagnóstica, é imprescindível considerar os sintomas no contexto da APS e na perspectiva do doente.

Da mesma forma que a arte contemporânea incorporou os avanços tecnológicos em sua expressão, sem perder, por isso, seu matiz artístico, o atuar do médico deve incluir novas ferramentas em sua prática sem perder sua essência humana.[31]

REFERÊNCIAS

1. Weiss NS. Clinical epidemiology: the study of the outcome of illness. 3rd ed. Oxford: Oxford University; 2006.

2. Sackett DL. Clinical epidemiology. what, who, and whither. J Clin Epidemiol. 2002;55(12):1161-1166.

3. Feinstein AR. Clinical epidemiology. I. The populational experiments of nature and of man in human illness. Ann Intern Med. 1968;69(4):807-820.

4. Cardoso RL, Tibúrcio PLN. Julgamento clínico. Rev SOCERJ. 2003;11:124-133.

5. Fletcher RH, Fletcher SW, Wagner EH. Clinical epidemiology: the essentials. 4th ed. Baltimore: Williams & Wilkins; 2002.

6. Summerton N. Making a diagnosis in primary care: symptoms and context. Br J Gen Pract. 2004;54(505):570-571.

7. Kassirer JP. Our stubborn quest for diagnostic certainty. A cause of excessive testing. N Engl J Med. 1989;320(22):1489-1491.

8. Kassirer JP. Diagnostic reasoning. Ann Intern Med. 1989;110(11):893-900.

9. Hampton JR, Harrison MJ, Mitchell JR, Prichard JS, Seymour C. Relative contributions of history-taking, physical examination, and laboratory investigation to diagnosis and management of medical outpatients. Br Med J. 1975;2(5969):486-489.

10. Sandler G. The importance of the history in the medical clinic and the cost of unnecessary tests. Am Heart J. 1980;100(6 Pt 1):928-931.

11. Peterson MC, Holbrook JH, Von Hales D, Smith NL, Staker LV. Contributions of the history, physical examination, and laboratory investigation in making medical diagnoses. West J Med. 1992;156(2):163-165.

12. Roshan M, Rao AP. A study on relative contributions of the history, physical examination and investigations in making medical diagnosis. J Assoc Physicians India. 2000;48(8):771-5.

13. Benseñor IM. Do you believe in the power of clinical examination? The answer must be yes! Sao Paulo Med J. 2003;121(6):223.

14. Sackett DL, Rennie D. The science of the art of the clinical examination. JAMA. 1992;267(19):2650-2652.

15. Morrel D. Epidemiology in general practice. Oxford: Oxford University; 1988.

16. Sackett DL, Haynes RB, Guyatt GH, Tugwell P. Clinical epidemiology: a basic science for clinical medicine. 2nd ed. Boston: Little Brown, Brown and Company; 1991.

17. Wessely S, Nimnuan C, Sharpe M. Functional somatic syndromes: one or many? Lancet. 1999;354(9182):936-939.

18. White KL, Williams F, Greenberg BG. The ecology of medical care. N Engl J Med. 1961;265:885-892.

19. Heneghan C, Glasziou P, Thompson M, Rose P, Balla J, Lasserson D, et al. Diagnostic strategies used in primary care. BMJ. 2009;338:b946.

20. Massad E, Menezes RX, Silveira PSP, Ortega NRS. Métodos quantitativos em medicina. Barueri: Manole; 2004.

21. Summerton N. The medical history as a diagnostic technology. Br J Gen Pract. 2008;58(549):273-276.

22. Pauker SG, Kassirer JP. The threshold approach to clinical decision making. N Engl J Med. 1980;302(20):1109-1117.

23. Benseñor IM, Atta JA, Martins MA. Semiologia clínica. São Paulo: Sarvier; 2002.

24. Manrahan EJ, Madupu G. Appleton & Lange's review of epidemiology and biostatistics for the USMLE. East Norwalk: Appleton & Lange; 1994.

25. Guyatt GH, Oxman AD, Ali M, Willan A, McIlroy W, Patterson C. Laboratory diagnosis of iron-deficiency anemia: an overview. J Gen Intern Med. 1992;7(2):145-53. Erratum in: J Gen Intern Med. 1992;7(4):423.

26. Gervas J, Fernández MP. El fundamento científico de la función de filtro del médico general. Rev Bras Epidemiol. 2005;8(2):205-218.

27. Ortún V, Gérvas J. Basis and efficiency of primary medical care. Med Clin (Barc). 1996;106(3):97-102.

28. Kuehlein T, Sghedoni D, Visentin G, Gérvas J, Jamoulle M. Quaternary prevention: a task of the general practitioner. Primary Care. 2010;18:350-355.

29. Campos GWS. Suficiências e insuficiências da política para a Atenção Básica no Brasil: debate. Cad Saúde Pública. 2008;24(supl 1):S7-S27.

30. Gervas J, Fernández MP. El fundamento científico de la función de filtro del médico general: debate. Rev Bras Epidemiol. 2006;9(1):144-151.

31. González AL. El arte del diagnóstico. Rev Inst Nal Enf Resp Mex. 2006;19(2):134-135.

CAPÍTULO 27

Multimorbidade

Pauline Boeckxstaens

Aspectos-chave

▶ A complexidade da multimorbidade impõe desafios importantes à pesquisa, complicando as investigações sobre processos de cuidados promissores nesse âmbito. Porém, ao mesmo tempo, esses desafios convidam à reflexão e à ação sobre "a essência" da medicina de família e comunidade (MFC).[1]

▶ A mensuração da multimorbidade para a pesquisa provavelmente requeira uma abordagem pragmática focada no encontro de uma representação mensurável, ao passo que o cuidado clínico da multimorbidade requer uma avaliação multidimensional atenta aos determinantes físicos, psicológicos, funcionais e sociais do estado de saúde da pessoa.

▶ Essa avaliação abrangente deve ser usada como abordagem centrada na pessoa, a fim de ajudar os pacientes a definirem seus objetivos, independentemente de cruzar as fronteiras de objetivos biomédicos específicos das doenças.[2]

▶ A colaboração interprofissional pode ser adequada para descrever de forma abrangente os problemas e os pontos positivos dos pacientes, bem como para desenvolver e executar planos de cuidados ajustados para as pessoas, focando no que importa para os pacientes, em vez do que seja passível de ser mensurado e contabilizado.

Embora o envelhecimento da população seja um indicador de sucesso, ele é também um grande desafio, pois naturalmente resulta em mais pessoas com doenças crônicas. Além disso, a complexidade dos problemas de saúde aumenta de forma significativa: 20 a 40% dos pacientes com 65 anos ou mais têm mais de cinco doenças crônicas.[3] As pesquisas e a prática clínica têm-se concentrado principalmente na construção da medicina baseada em evidências (MBE) para doenças isoladas,[4] mas, na realidade, 50% dos pacientes com doença crônica apresentam mais de um problema.[5]

> ▶ **Comorbidade.** Presença de doenças coexistentes ou adicionais com referência a um diagnóstico inicial ou a uma condição-índice que seja o sujeito de estudo (definição do Medical Subject Headings [MeSH]).
>
> ▶ **Multimorbidade.** As interações complexas de múltiplas doenças coexistentes (definição do Medical Subject Headings [MESH]).

Sob o ponto de vista metodológico, é importante diferenciar os conceitos de comorbidade e multimorbidade.[6] A comorbidade implica uma doença-índice e outras doenças relacionadas (p. ex., doença pulmonar obstrutiva crônica [DPOC] ou a comorbidade do diabetes), e a multimorbidade é definida como qualquer co-ocorrência de condições médicas em uma pessoa. De acordo com a perspectiva da atenção primária à saúde (APS), a multimorbidade é a mais relevante, pois os médicos de família lidam com o espectro amplo da morbidade do paciente, sem priorizar categorias de doenças específicas. Além disso, na perspectiva do paciente, a distinção entre doença-índice e doenças comórbidas costuma ser irrelevante, pois o impacto das doenças na situação individual do paciente cruza as fronteiras das doenças individuais.

Desafios do cuidado clínico de pessoas com multimorbidade

Em uma publicação de 2005 do *JAMA*, Cynthia Boyd[7] descreveu o caso teórico de uma paciente de 75 anos com DPOC, diabetes, osteoartrite, osteoporose e hipertensão. Conforme as diretrizes baseadas em evidências para essas condições crônicas, a paciente tem muitos desafios: proteção articular, exercícios aeróbios, fortalecimento muscular, exercícios para amplitude de movimentos, automonitoramento da glicemia, evitar exposições ambientais que possam exacerbar a DPOC, uso de calçados apropriados, limitação da ingesta de álcool, manutenção do peso corporal. Ela precisa receber orientações em relação ao automanejo do diabetes, cuidados com os pés, osteoartrite e treinamento nos sistemas de administração dos medicamentos para a DPOC (isso abrange 11 fármacos diferentes, com um total de 20 administrações ao dia. As tarefas clínicas para o médico de família incluem vacinação, controle da pressão arterial (PA) em todas as consultas, avaliação do automonitoramento da glicemia, exame dos pés, exames laboratoriais, etc. Além disso, há necessidade de referenciamentos para fisioterapia, exames oftalmológicos e reabilitação pulmonar. Ou seja, quase uma ocupação em tempo integral que ninguém consegue manter. Essa paciente também tem risco de fragmentação dos cuidados, má adesão, aumento no risco de interações medicamentosas, incompatibilidade de diferentes tratamentos e risco aumentado de efeitos colaterais. Há necessidade de se fazer opções e considerar prós e contras. O desafio para a paciente e o cuidador é tomar decisões que abranjam diferentes condições, em vez de focar nas doenças separadamente. Porém, as diretrizes não são adequadas para apoiar esses processos complexos de tomada de decisão, pois o manejo de doenças crônicas se baseia em evidências de estudos sobre condições isoladas.[8] Além disso, a maioria das diretrizes para a prática clínica se baseia em evidências de populações em que os pacientes mais velhos são pouco representados.[9-11] Os desfechos biomédicos específicos para as doenças (como as medidas de hemoglobina glicada [HbA1c] e de função pulmonar) mostradas nessas diretrizes costumam ser menos relevantes para a qualidade de vida de pacientes com multimorbidade.

Estudos sobre as experiências de profissionais de saúde e o manejo da multimorbidade referem falta de tempo para o manejo adequado e os desafios organizacionais e logísticos. Para os médicos de família, o manejo da multimorbidade é a prática diária,[12,13] pois a maioria das consultas na atenção primária envolve pacientes com múltiplas doenças crônicas. Em uma amostra aleatória da atenção primária com pacientes de 18 anos ou mais, 58% deles foram definidos como múltiplas doenças crônicas, e esse grupo foi responsável por 78% de todas as consultas.[12] Luijks e colaboradores[14] relataram que os médicos de família percebem uma abordagem centrada na doença como sendo insuficiente para o manejo da multimorbidade, pois as condições múltiplas e o aconselhamento correspondente necessitam de integração e coordenação. Eles reconhecem a ausência de diretrizes apropriadas, relatam problemas práticos relacionados ao manejo do tempo e a organização dos cuidados, solicitando mais atenção para a multimorbidade durante o treinamento médico. Salientam, ainda, a importância de adaptar os cuidados ao indivíduo, tentando compreender o significado da doença para a pessoa.

Os médicos de família explicitamente querem envolver as perspectivas e as preferências dos pacientes no processo de tomada de decisão, o que idealmente resulta na "tomada de decisão compartilhada". A relação paciente-médico pessoal e a continuidade de cuidados são fatores considerados facilitadores, ao passo que a presença de problemas de saúde mental é considerada como fator complicador. Em geral, os médicos de família consideram a "abordagem centrada no paciente" como o foco mais importante ao cuidar de pacientes com multimorbidade.[14]

Os processos de cuidados melhorados para pessoas com multimorbidade também devem incluir perspectivas no nível do desenvolvimento de serviços de saúde. Nos últimos anos, não apenas os países ocidentais, mas também os países em desenvolvimento começaram "programas de manejo das doenças crônicas" para melhorar os cuidados crônicos.[15] O desenho desses programas costuma incluir: estratégias para encontrar casos, protocolos descrevendo o que deve ser feito e por quem, a importância da informação e do empoderamento do paciente e a definição de indicadores de processos e desfechos que podem contribuir para o monitoramento dos cuidados. Sob o Quality and Outcomes Framework, no Reino Unido, foram definidos incentivos para estimular os pacientes e os profissionais a aderirem às diretrizes. Esse desenvolvimento levou a resultados positivos, por exemplo, nos indicadores de processos e desfechos,[16] mas, até o momento, essas avaliações de qualidade dos cuidados e desfechos de saúde não incorporaram a abordagem centrada no paciente. Em vez disso, a mensuração da qualidade abordou principalmente processos de cuidados preventivos e específicos de doenças (como aconselhamento sobre cessação do tabagismo, monitoramento da PA e início de medicamentos adequados após o infarto do miocárdio), e as medidas de desfechos se concentraram em indicadores específicos de doenças em curto prazo (p. ex., níveis de HbA1c) e em longo prazo (p. ex., sobrevida livre de doença), bem como na mortalidade total. Além de algumas reflexões críticas em relação à equidade, à sustentabilidade da melhora de qualidade e à abrangência *versus* reducionismo,[16-18] em geral esses programas tiveram avaliação positiva de profissionais, pacientes e políticos. Porém, mesmo que essas medidas de processos e desfechos possam funcionar bem para pacientes relativamente saudáveis com doenças isoladas, elas podem ser inadequadas para pacientes com multimorbidade, pois se concentram mais no tratamento para atingir um alvo, em vez de tratar o paciente.

> ▶ A multimorbidade levanta a questão sobre se o que é bom para a doença é sempre o melhor para o paciente.[19]

Os desafios da pesquisa sobre multimorbidade

A complexidade da multimorbidade impõe desafios importantes para a sua pesquisa, os quais complicam as investigações sobre processos promissores de cuidados para a multimorbidade.[20-22] Um primeiro e importante desafio é a própria definição de multimorbidade, o que leva a um segundo desafio: a avaliação da prevalência da multimorbidade. Um terceiro desafio é o desenvolvimento de ferramentas necessárias para medir a multimorbidade. Isso se relaciona ao quarto desafio: a avaliação do impacto da multimorbidade em nível populacional. Um quinto desafio é a probabilidade de que a relação entre multimorbidade e vários desfechos seja modificada por circunstâncias pessoais, perspectivas, preferências e características sociodemográficas dos pacientes. Por fim, para avaliar o impacto da multimorbidade em nível do paciente, há necessidade de pesquisas qualitativas.

Definição de multimorbidade

Definir e categorizar *população com múltiplas doenças crônicas* são tarefas difíceis e não há consenso sobre a terminologia que descreve a coexistência de doenças.[21] O termo mais comumente usado é *multimorbidade*, e a maioria dos autores nem o define, presumindo de maneira errada que o seu significado seja facilmente compreendido. As doenças e condições incluídas nos estudos sobre multimorbidade variam: alguns deles usam uma seleção de doenças particulares, e outros não impõem limites sobre o tipo ou o número de condições estudadas, sendo denominados estudos com lista aberta. Além disso, há uma diferença entre estudos que avaliam apenas doenças somáticas *versus* estudos que também incluem problemas de saúde mental, problemas sociais e fatores de risco em sua avaliação de multimorbidade. A definição de multimorbidade se relaciona a outra discussão conceitual sobre como definir uma doença (crônica). O termo *doença* se refere a um processo fisiopatológico definido com um conjunto característico de sinais e sintomas. A palavra *condição* pode ser usada como um termo mais amplo, que inclui não apenas a doença, mas também outros problemas de saúde que estão fora do modelo tradicional de doença. Exemplos disso incluem fatores de risco como hipertensão e hiperlipidemia, os quais não causam quaisquer sintomas, mas podem ter impacto considerável sobre o cuidado clínico por exigirem acompanhamento e tratamento continuados. Outros exemplos são condições geriátricas, como incontinência e quedas, as quais costumam ser omitidas dos estudos de multimorbidade, apesar de seu alto impacto no estado funcional do paciente e em sua qualidade de vida. Problemas de saúde mental, como sintomas depressivos, uso abusivo de álcool e drogas, e problemas sociais, como os problemas financeiros ou familiares, também não costumam ser incluídos na avaliação de multimorbidade, mas podem ser muito relevantes na maneira como os profissionais lidam com doenças crônicas e administram os cuidados. A expressão *experiência com a doença* é usada para se referir à experiência pessoal do paciente com seus problemas de saúde, o que permite a inclusão de diagnósticos sintomáticos (os quais constituem 15% de todos os rótulos diagnósticos na atenção primária),[22] como tonturas ou lombalgia, que têm impacto considerável sobre o paciente.

A European General Practice Research Network (EGPRN) propôs uma definição de multimorbidade que se baseia em uma revisão sistemática da literatura relevante e no consenso de especialistas.[23] Essa definição ilustra a complexidade inerente do conceito e revela o conflito entre oferecer uma definição que seja suficientemente abrangente para capturar a realidade clínica da multimorbidade e uma definição que seja específica o suficiente para permitir o desenvolvimento de ferramentas para a mensuração do conceito de multimorbidade em pesquisas. Essa definição não resolve o problema conceitual relacionado com a definição de "doença". Assim, mesmo que essa definição não seja universalmente aceita e que haja o risco de categorizar todos os pacientes como tendo multimorbidade, ela descreve muito bem a complexidade do conceito.

> ▶ A multimorbidade é definida como qualquer combinação de uma doença crônica com pelo menos outra doença (aguda ou crônica), de um fator biopsicossocial (associado ou não) ou de um fator de risco somático. Qualquer fator biopsicossocial, qualquer fator de risco, a rede social, a carga de doenças, o consumo de cuidados de saúde e as estratégias dos pacientes para lidar com as doenças podem funcionar como modificadores (dos efeitos [impactos] da multimorbidade). A multimorbidade pode modificar os desfechos de saúde e levar a uma maior incapacidade, à redução da qualidade de vida ou à fragilidade.[23]

Avaliação da prevalência de multimorbidade

A prevalência de multimorbidade é alta e sobe continuamente, mas a ausência de uma definição de consenso e, em consequência, a falta de comparabilidade entre os estudos impede que se faça uma estimativa única da sua prevalência. De qualquer maneira, as estimativas de prevalência dependem muito da definição operacional de multimorbidade que está sendo usada.[24-26] O número de condições crônicas incluídas na avaliação de multimorbidade é o principal determinante de sua prevalência: um estudo que avaliou uma seleção de cinco doenças crônicas mostrou uma prevalência de multimorbidade de 3,5%, ao passo que um estudo similar que usou uma lista aberta de diagnósticos relatou uma prevalência de 98,5% para a mesma faixa etária (Figura 27.1). Os estudos que incluem menos de 10 condições crônicas mostram menores taxas de prevalência.[25] Assim, para evitar a subestimação da multimorbidade, Fortin e colaboradores[25] recomendaram a inclusão de um número mínimo de 12 doenças crônicas nas avaliações de multimorbidade. Porém, essas recomendações não incluem qualquer especificação ou aconselhamento sobre quais doenças ou condições devem ser incluídas.

A prevalência de multimorbidade também é determinada pela população estudada: como a prevalência da maioria das condições crônicas aumenta com a idade, ela será maior nas populações mais velhas. O número absoluto de pacientes com multimorbidade é maior nas pessoas com menos de 65 anos de idade.[27-29]

As estimativas de prevalência são maiores na atenção primária do que na população geral. Assim, também é importante considerar se o estudo foi conduzido em nível populacional, em nível da prática de família ou se a população estudada consistia em pacientes internados em hospital ou diagnosticados com determinada doença-índice.[24] Os estudos podem incluir condições que foram diagnosticadas por um médico ou podem usar problemas ou condições relatadas pelos pacientes para a avaliação de multimorbidade. O impacto de todas essas diferenças sobre a prevalência de multimorbidade nem sempre é fácil de prever, mas é importante considerá-las, já que esses valores podem ser usados para o planejamento dos cuidados de saúde.[30] Alguns autores recomendam explicitamente a comparação de dados de várias fontes.[31]

Outro aspecto que determina a prevalência de multimorbidade é o ponto de corte usado para a sua definição. Definir a multimorbidade só como a presença de duas ou mais doenças não é algo universalmente aceito, em especial quando são incluídos fatores de risco altamente prevalentes, como hipertensão, distúrbios de lipídeos e osteoporose. Serão observadas prevalências muito altas de multimorbidade mesmo em pacientes com pouco ou nenhum impacto da doença nos sintomas, no estado funcional e na qualidade de vida. Por esse motivo, alguns es-

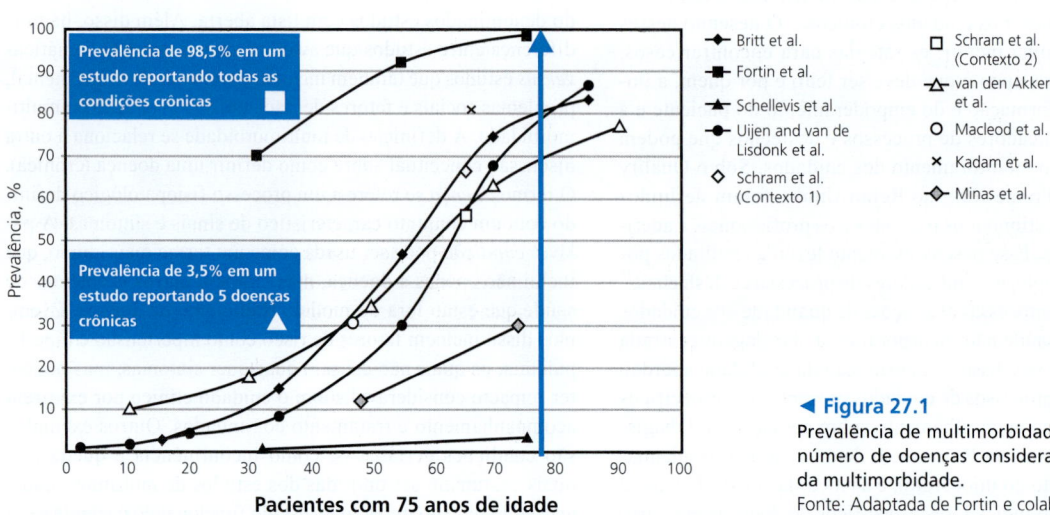

◀ **Figura 27.1**
Prevalência de multimorbidade relacionada ao número de doenças consideradas na avaliação da multimorbidade.
Fonte: Adaptada de Fortin e colaboradores.[25]

tudos recomendaram um ponto de corte para definição da multimorbidade ou o uso de definições mais estritas das doenças crônicas.

Mensuração da multimorbidade

Uma exigência importante para a pesquisa é dispor de instrumentos validados para quantificar a multimorbidade. Algumas medidas de multimorbidade foram originadas da pesquisa de comorbidade, de modo que os termos comorbidade e multimorbidade são, algumas vezes, usados como sinônimos para descrever essas medidas com mais detalhes.

A maioria dos estudos utiliza contagens simples de doenças, mas há uma enorme heterogeneidade no número e no tipo de condições incluídas. Foram relatadas contagens de doenças com até 35 itens, e alguns estudos usaram listas abertas.[32] Os itens incluídos nessas contagens podem ser doenças individuais, problemas de saúde ou categorias de condições ou doenças.[22] Muitos estudos não abarcam transtornos psiquiátricos ou até os utilizam como um critério de exclusão. Embora as listas longas de condições crônicas aumentem a acurácia da mensuração da multimorbidade, elas também aumentam a complexidade do estudo e podem dificultar a comparação com outros estudos.[6] O problema potencial de se usar longas listas de condições, algumas das quais talvez não relevantes para o estado de saúde atual das pessoas, é que isso pode criar uma medida enganosa de comorbidade, pois uma pessoa com muitas condições leves pode parecer pior do que outra pessoa com duas condições muito graves.[33] A simples contagem de doenças atribui o mesmo peso para cada doença, mas, na verdade, essas doenças diferentes podem ter impactos muito distintos sobre a saúde e a sobrevida; além disso, dentro de uma mesma doença, níveis diferentes de gravidade também podem ter impactos muito diferentes. Por exemplo, no caso de osteoartrite, DPOC ou diabetes, os pacientes com o mesmo rótulo de doença podem ter estados funcionais ou prognósticos muito distintos.

Além da simples contagem de doenças, mais de 15 medidas foram definidas para medir a multimorbidade por meio de escores ponderados, os quais atribuem um peso diferente para as condições incluídas na medida. Esses pesos podem basear-se na relação de condições individuais com a mortalidade, a utilização de recursos, a gravidade, etc.[32,34]

Serão apresentadas algumas medidas usadas com mais frequência, não como uma visão geral completa – já que novas medidas ainda estão sendo desenvolvidas –, mas como ilustração dos desafios na mensuração da multimorbidade.

O *Charlson comorbity index* (CCI) é a medida de multimorbidade mais extensivamente estudada.[35] Como ela foi originalmente desenvolvida para prever a mortalidade em 1 ano entre pacientes internados no hospital, as condições incluídas no índice foram simplesmente selecionadas e ponderadas com base em sua associação com a mortalidade. Além de sua relação íntima com a mortalidade, o CCI também foi validado em relação à permanência hospitalar, às complicações pós-operatórias, à transferência para instituições de cuidados, à incapacidade, às reinternações e aos custos hospitalares.[32,36] Como o CCI foi originalmente desenvolvido para ajuste de risco na prevenção de mortalidade, a idade também recebe um peso determinado, de modo que cada década de vida depois dos 40 anos acrescenta um escore de +1 ao CCI. Foram desenvolvidas diferentes formas do CCI, as quais podem ser administradas por um profissional de saúde, no papel e de forma eletrônica, ou completada por pacientes, como em um questionário. Além disso, ele foi adaptado para uso com bancos de dados da *Classificação internacional de doenças* (CID-9)* o que permite a extração automatizada de dados.[37,38]

A *Cumulative illness rating scale* (CIRS) é uma medida abrangente de multimorbidade que não implica uma lista pré-selecionada de doenças crônicas.[39] Assim, a CIRS é a única medida em que podem ser incluídas doenças crônicas raras (p. ex., esclerose lateral amiotrófica [ELA]) ou diagnósticos sintomáticos, ou condições menos reconhecidas (p. ex., síndrome do intestino irritável ou fadiga crônica) e com alto impacto na qualidade de vida ou estado funcional do paciente. Cada item recebe um escore de gravidade que considera o impacto sobre o paciente, sendo pontuado por ele ou por um profissional: 1 (nenhum problema), 2 (problema atual leve ou problema passado significativo), 3 (morbidade ou incapacidade moderada), 4 (problema grave), 5 (problema extremamente grave ou potencialmente fatal). A CIRS classifica todos os itens em 14 sistemas corporais.[40] O CIRS-CI (CIRS *Comorbidity index*) conta o número de sistemas corporais afetados, ao passo que outras operacionalizações da CIRS somam os escores de gravidade de todos os sistemas corporais.[40] Ao longo deste trabalho, foi usado o CIRS-CI, pois, ao utilizar as somas dos escores de gravidade, os pacientes com doença única e muito grave podem ter escores CIRS mais altos do que pacientes com várias doenças leves. Com o uso do CIRS-CI, um escore CIRS > 1 sempre implicará, no mínimo, dois diagnósticos dentro de dois sistemas corporais diferentes. A CIRS pode ser aplicada diretamente pelo profissional nas consultas ou ela pode ser reproduzida com validade a partir da revisão do prontuário.[41]

Como a CIRS exige o julgamento dos pacientes de forma individual, ela é menos adequada para uso com dados coletados por extração automatizada (p. ex., dados administrativos, também chamados de dados de rotina).

O *Adjusted clinical groups* (ACG) é um sistema de ajustamento para a mistura de casos e foi originalmente desenvolvido pela Johns Hopkins University, sob a liderança de Barbara Starfield, para a predição da carga de morbidade e do uso de recursos de saúde.[43,44] O ACG mede a carga de morbidade em pacientes com base nas doenças, na idade e no gênero, bem como na alocação de recursos. Ele se baseia na informação de códigos diagnósticos e/ou farmacêuticos encontrados em solicitações de seguradoras ou em prontuários eletrônicos. O ACG é calculado a partir de prontuários eletrônicos ou dados administrativos, tornando-o adequado para grandes volumes de dados. Apesar das fortes evidências de que o ACG prediz mortalidade, a morbidade futura e o uso de recursos de saúde, a falta de transparência e os custos consideráveis para os usuários finais dificultam o seu uso na pesquisa tanto em nível de interpretação como em nível de viabilidade.

O *Duke severity of illness* (DUSOI) é uma ferramenta para medir a gravidade da doença de uma pessoa que abrange quatro elementos para cada condição: sintomas, complicações, prognóstico sem tratamento e potencial de tratamento.[44] O DUSOI quantifica a carga de doença avaliada pelo médico e exige a avaliação de pacientes individuais pelo seu profissional, sendo menos adequado para grandes volumes de dados; além disso, a aplicação do DUSOI exige treinamento. Outras medidas de multimorbidade, como o *Index of co-existing disease*s (ICED), o *Kaplan* e outros, são menos frequentemente usados e, assim, não serão discutidos aqui.[32,34,45]

---

* E também na CID 10.

As medidas de multimorbidade podem ser autoatribuídas, atribuídas pelo médico ou extraídas de prontuários. Cada método tem seus pontos fortes e fracos. Muitos estudos de multimorbidade se baseiam em entrevistas com os pacientes ou em questionários autoadministrados. Em geral, a validade de contagens de doenças autorrelatadas é alta.[45] Porém, elas devem ser usadas com cautela na pesquisa de multimorbidade, pois há redução da concordância entre autorrelatos e prontuários médicos no caso de pacientes com múltiplas doenças e no caso de pacientes mais velhos com autorrelato menos acurado para a condição das doenças.[46,47] Os autorrelatos têm a principal vantagem de permitir a avaliação do impacto das doenças nos pacientes individuais. As medidas autorrelatadas dentro de estudos populacionais são úteis porque permitem a avaliação da saúde, independentemente de uma consulta com o profissional.

Os estudos com base nas revisões de prontuários médicos são abrangentes e objetivos, especialmente se os dados são coletados na atenção primária, pois os médicos de família têm a visão mais abrangente sobre o estado de saúde de seus pacientes. Além disso, os dados do serviço podem oferecer informações acerca do impacto da multimorbidade sobre os cuidados clínicos. Porém, os prontuários médicos podem ser sensíveis a vieses devido à baixa qualidade na coleta de dados. Os prontuários podem ser incompletos devido à fragmentação de cuidados ou ao registro incompleto dos problemas de saúde pelos profissionais. Os prontuários médicos podem ter risco de subestimar a multimorbidade devido ao subdiagnóstico. De modo inverso, a relação entre multimorbidade e frequência de consultas também traz o risco de circularidade, o que significa que as pessoas que consultam com mais frequência podem também ter mais condições diagnosticadas. Uma última limitação dessas análises baseadas no serviço é que elas não identificarão as pessoas que não consultam. Isso pode também incluir os pacientes com acesso limitado aos cuidados de saúde devido a restrições financeiras, os quais são mais sensíveis à multimorbidade devido à sua condição socioeconômica mais baixa.[12,48,49]

Muitos dos maiores estudos sobre multimorbidade se baseiam em dados administrativos, como dados de solicitações (coletados por seguradoras de saúde) ou na extração automatizada de dados dos prontuários médicos.[50] Esses dados de rotina têm a vantagem de amostras de estudo grandes e representativas. Porém, eles não oferecem qualquer informação sobre o impacto das doenças no nível do paciente individual. Por exemplo, todas as lombalgias serão incluídas, pois o código da doença será o mesmo para cada paciente, independentemente de a lombalgia ter impacto sobre o estado funcional, a participação social ou a qualidade de vida do paciente. Os dados de solicitações e outros bancos de dados administrativos podem ser sensíveis a problemas relacionados ao relato (exageros ou omissões) e ao uso de códigos inadequados. Esses riscos estarão intimamente relacionados ao cenário específico e ao propósito para o qual os dados são fornecidos (p. ex., para políticos). Alguns bancos de dados administrativos podem ser apropriados apenas para pacientes hospitalizados, não sendo representativos para pesquisas populacionais.

Além do autorrelato, da classificação por médicos e dos dados administrativos, a multimorbidade pode também ser avaliada por meio do uso do padrão-ouro diagnóstico para critérios de inclusão e exclusão em cada doença incluída na avaliação. Assim, cada diagnóstico será confirmado exatamente no momento da inclusão (p. ex., uma nova espirometria será realizada no caso de DPOC),[51] porém essa abordagem é muito demorada e nem sempre factível. Além disso, ela envolve um risco de sobrediagnóstico e de sobremedicalização de pessoas sob outros aspectos saudáveis.[52-54]

Em resumo, apesar da quantidade crescente de pesquisas sobre multimorbidade, esse conceito ainda é difícil de definir e de mensurar. Devem ser feitas escolhas claras, guiadas pelos objetivos da pesquisa na qual elas serão usadas. Se o objetivo do estudo for aumentar as informações sobre o impacto da multimorbidade em pacientes individuais, as medidas de multimorbidade baseadas nas análises de pacientes serão provavelmente as mais úteis. Se o objetivo for oferecer evidências úteis para os profissionais que lidam com a multimorbidade na prática clínica, é importante obter informações sobre a maneira como ela se apresenta nesse contexto. Isso exigirá uma pesquisa epidemiológica baseada na prática,[55] na qual os dados são fornecidos no local dos cuidados. Se o objetivo do estudo for a definição de associações (causais) entre doenças diferentes, essas doenças deverão ser definidas e diagnosticadas da forma mais precisa possível,[51] ou as análises deverão basear-se em bancos de dados muito grandes, para gerar hipóteses sobre as causas potenciais das associações além das armadilhas da falácia ecológica.[56,57]

REFERÊNCIAS

1. Gillies JC, Mercer SW, Lyon A, Scott M, Watt GC. Distilling the essence of general practice: a learning journey in progress. Br J Gen Pract. 2009;59(562):e167-e176.

2. Stewart M, Brown JB, Weston WW, McWhinney IR, McWilliam CL, Freeman TR. Medicina centrada na pessoa: transformando o método clínico. 3. ed. Porto Alegre: Artmed; 2017.

3. Partnership for Solutions. Chronic conditions: making the case for ongoing care. Nova Jersey: Robert Wood Johnson Foundation's; 2002.

4. Van Weel C, Schellevis F. Comorbidity and guidelines: conflicting interest. Lancet. 2006;367(9510):550-551.

5. Hoffman C, Rice D, Sung HY. Persons with chronic conditions. Their prevalence and costs. JAMA. 1996;276(18):1473-1479.

6. van den Akker M, Buntinx F, Knottnerus A. Comorbidity or multimorbidity. what's in a name? A review of literature. Eur J Gen Pract. 1996;2(2):65–70.

7. Boyd CM, Boult C, Fried LP, Boult L, Wu AW. Clinical practice Guidelines and quality of care for older patients with multiple comorbid diseases. JAMA. 2005;294(6):716-724.

8. van Weel C, Schellevis FG. Comorbidity and guidelines: conflicting interests. Lancet. 2006;367(9510):550-551.

9. Cox L, Kloseck M, Crilly R, McWilliam C, Diachun L. Underrepresentation of individuals 80 years of age and older in chronic disease clinical practice guidelines. Can Fam Physician. 2011;57(7):e263-9.

10. Mutasingwa DR, Ge H, Upshur RE. How applicable are clinical practice guidelines to elderly patients with comorbidities? Can Fam Physician. 2011;57(7):e253-62.

11. Vitry AI, Zhang Y. Quality of Australian clinical guidelines and relevance to the care of older people with multiple comorbid conditions. Med J Aust. 2008;189(7):360-365.

12. Salisbury C, Johnson L, Purdy S, Valderas JM, Montgomery AA. Epidemiology and impact of multimorbidity in primary care: a retrospective cohort study. Br J Gen Pract. 2011;61(582):e12-21.

13. Fortin M, Lapointe L, Hudon C, Vanasse A. Multimorbidity is common to family practice: is it commonly researched? Can Fam Physician. 2005;51:244-5.

14. Luijks HD, Loeffen MJ, Lagro-Janssen AL, van Weel C, Lucassen PL, Schermer TR. GPs' considerations in multimorbidity management: a qualitative study. Br J Gen Pract. 2012;62(600):e503-10.

15. Austin B, Wagner E, Hindmarsh M, Davis C. Elements of effective chronic care: a model for optimizing outcomes for the chronically ill. Epilepsy Behav. 2000;1(4):S15-S20.

16. Gillam S, Siriwardena N. The quality and outcomes framework: QOF-transforming general practice. Oxford: Radcliffe; 2011.

17. Boeckxstaens P, Smedt DD, Maeseneer JD, Annemans L, Willems S. The equity dimension in evaluations of the quality and outcomes framework: a systematic review. BMC Health Serv Res. 2011;11:209.

18. Chew-Graham CA, Hunter C, Langer S, Stenhoff A, Drinkwater J, Guthrie EA, et al. How QOF is shaping primary care review consultations: a longitudinal qualitative study. BMC Fam Pract. 2013;14:103.

19. Tinetti ME, Bogardus ST Jr, Agostini JV. Potential pitfalls of disease--specific guidelines for patients with multiple conditions. N Engl J Med. 2004;351(27):2870-2874.

20. Holzhausen M, Fuchs J, Busch M, Ernert A, Six-Merker J, Knopf H, et al. Operationalizing multimorbidity and autonomy for health services research in aging populations--the OMAHA study. BMC Health Serv Res. 2011;11:47.

21. Almirall J, Fortin M. The coexistence of terms to describe the presence of multiple concurrent diseases. J Comorb. 2013;3:4-9.

22. O'Halloran J, Miller GC, Britt H. Defining chronic conditions for primary care with ICPC-2. Fam Pract. 2004;21(4):381-386.

23. Le Reste JY, Nabbe P, Manceau B, Lygidakis C, Doerr C, Lingner H, et al. The European General Practice Research Network presents a comprehensive definition of multimorbidity in family medicine and long term care, following a systematic review of relevant literature. Journal of the American Medical Directors Association. 2013;14(5):319-25.

24. Fortin M, Hudon C, Haggerty J, Akker M, Almirall J. Prevalence estimates of multimorbidity: a comparative study of two sources. BMC Health Serv Res. 2010;10:111.

25. Fortin M, Stewart M, Poitras ME, Almirall J, Maddocks H. A systematic review of prevalence studies on multimorbidity: toward a more uniform methodology. Ann Fam Med. 2012;10(2):142-151.

26. Salive ME. Multimorbidity in older adults: prevalence and implications. Epidemiol Rev. 2013;35.

27. Barnett K, Mercer SW, Norbury M, Watt G, Wyke S, Guthrie B. Epidemiology of multimorbidity and implications for health care, research, and medical education: a cross-sectional study. Lancet. 2012;380(9836):37-43.

28. Fortin M, Bravo G, Hudon C, Vanasse A, Lapointe L. Prevalence of multimorbidity among adults seen in family practice. Ann Fam Med. 2005;3(3):223-228.

29. Taylor AW, Price K, Gill TK, Adams R, Pilkington R, Carrangis N, et al. Multimorbidity - not just an older person's issue. Results from an Australian biomedical study. BMC Public Health. 2010;10:718.

30. Schram MT, Frijters D, van de Lisdonk EH, Ploemacher J, de Craen AJ, de Waal MW, et al. Setting and registry characteristics affect the prevalence and nature of multimorbidity in the elderly. J Clin Epidemiol. 2008;61(11):1104-1112.

31. van den Bussche H, Schafer I, Wiese B, Dahlhaus A, Fuchs A, Gensichen J, et al. A comparative study demonstrated that prevalence figures on multimorbidity require cautious interpretation when drawn from a single database. J Clin Epidemiol. 2013;66(2):209-217.

32. de Groot V, Beckerman H, Lankhorst G, Bouter L. How to measure comorbidity : a critical review of available methods. J Clin Epidemiol. 2003;56(3):221-229.

33. Guralnik JM. Assessing the impact of comorbidity in the older population. Ann Epidemiol. 1996;6(5):376-380.

34. Huntley AL, Johnson R, Purdy S, Valderas JM, Salisbury C. Measures of multimorbidity and morbidity burden for use in primary care and community settings: a systematic review and guide. Ann Fam Med. 2012;10(2):134-141.

35. Charlson ME, Pompei P, Ales KL, MacKenzie CR. A new method of classifying prognostic comorbidity in longitudinal studies: development and validation. J Chronic Dis. 1987;40(5):373-383.

36. Charlson ME CR, Peterson JC, Marinopoulos SS, Briggs WM, Hollenberg JP. The Charlson comorbidity index is adapted to predict costs of chronic disease in primary care patients. J Clin Epidemiol. 2008;61(12):1234-1240.

37. Romano PS, Roos LL, Jollis JG. Adapting a clinical comorbidity index for use with ICD-9-CM administrative data: differing perspectives. J Clin Epidemiol. 1993;46(10):1075-1079.

38. Deyo RA, Cherkin DC, Ciol MA. Adapting a clinical comorbidity index for use with ICD-9-CM administrative databases. J Clin Epidemiol. 1992;45(6):613-619.

39. Linn BS, Linn MW, Gurel L. Cumulative illness rating scale. J Am Geriatr Soc. 1968;16(5):622-626.

40. Hudon C, Fortin M, Soubhi H. Abbreviated guidelines for scoring the Cumulative Illness Rating Scale (CIRS) in family practice. J Clin Epidemiol. 2007;60(2):212.

41. Hudon C, Fortin M, Vanasse A. Cumulative illness rating scale was a reliable and valid index in a family practice context. J Clin Epidemiol. 2005;58(6):603-608.

42. The Johns Hopkins ACG® case-mix system. Version 6.0 Release Notes [Internet]. Baltimore: John Hopkins University; 2003 [capturado em 30 mar. 2018]. Disponível em: http://s3.amazonaws.com/zanran_storage/www.acg.jhsph.edu/ContentPages/45990640.pdf.

43. Starfield B, Weiner J, Mumford L, Steinwachs D. Ambulatory care groups: a categorization of diagnoses for research and management. Health Serv Res. 1991;26(1):53-74.

44. Parkerson GR, Jr., Broadhead WE, Tse CK. The Duke Severity of Illness Checklist (DUSOI) for measurement of severity and comorbidity. J Clin Epidemiol. 1993;46(4):379-393.

45. Selim AJ, Fincke G, Ren XS, Lee A, Rogers WH, Miller DR, et al. Comorbidity assessments based on patient report: results from the Veterans Health Study. J Ambul Care Manage. 2004;27(3):281-295.

46. Kriegsman DM, Penninx BW, van Eijk JT, Boeke AJ, Deeg DJ. Self-reports and general practitioner information on the presence of chronic diseases in community dwelling elderly. A study on the accuracy of patients' self-reports and on determinants of inaccuracy. J Clin Epidemiol. 1996;49(12):1407-1417.

47. Simpson CF, Boyd CM, Carlson MC, Griswold ME, Guralnik JM, Fried LP. Agreement between self-report of disease diagnoses and medical record validation in disabled older women: factors that modify agreement. J Am Geriatr Soc. 2004;52(1):123-127.

48. Schafer I, Hansen H, Schon G, Hofels S, Altiner A, Dahlhaus A, et al. The influence of age, gender and socio-economic status on multimorbidity patterns in primary care. First results from the multicare cohort study. BMC Health Serv Res. 2012;12:89.

49. Orueta JF, Nuno-Solinis R, Garcia-Alvarez A, Alonso-Moran E. Prevalence of multimorbidity according to the deprivation level among the elderly in the Basque Country. BMC Public Health. 2013;13:918.

50. Elixhauser A, Steiner C, Harris DR, Coffey RM. Comorbidity measures for use with administrative data. Med Care. 1998;36(1):8-27.

51. Hofman A, Breteler MM, van Duijn CM, Krestin GP, Pols HA, Stricker BH, et al. The Rotterdam Study: objectives and design update. Eur J Epidemiol. 2007;22(11):819-829.

52. Rosenberg CE. The tyranny of diagnosis: specific entities and individual experience. Milbank Q. 2002;80(2):237-260.

53. Kuehlein T, Sghedoni D, Visentin G, Gérvas J, Jamoulle M. Quaternary prevention: a task of the general practitioner. Prim Care. 2010;18(18):350-354.

54. Mcwhinnie JR. Disability assessment in population surveys: results of the O.E.C.D. Common Development Effort.Rev Epidemiol Sante Publique. 1981;29(4):413-419.

55. Valderas JM, Starfield B, Sibbald B, Salisbury C, Roland M. Defining comorbidity: implications for understanding health and health services. Ann Fam Med. 2009;7(4):357-363.

56. Pearce N. The ecological fallacy strikes back. J Epidemiol Community Health. 2000;54(5):326-327.

57. Aarts S. Multimorbidity in general practice: adverse health effects and innovative research strategies [tese]. Pers: Universitaire Pers; 2012.

CAPÍTULO 28

Multimorbidade e sua mensuração

Barbara Starfield
Karen Kinder

Aspectos-chave

▶ A compreensão da carga de multimorbidade é mais importante do que nunca no momento em que as organizações de cuidados de saúde analisam a perspectiva da população, os dados eletrônicos se tornam mais acessíveis e os modelos de oferta de cuidados integram todo o contínuo de cuidados.

▶ A multimorbidade continua a aumentar em frequência, sendo um importante correlato de uso elevado de recursos.

▶ A multimorbidade pode ser medida quantitativamente como várias combinações de tipos de diagnóstico.

▶ O sistema de grupos clínicos ajustados (ACGs, do inglês *adjusted clinical groups*) para a caracterização de multimorbidade tem muitos usos em cuidados clínicos, manejo de recursos e pesquisas em serviços de saúde e na compreensão dos padrões de morbidade ao longo do tempo.

▶ O sistema ACG tem sido usado em muitos países, em várias aplicações, para uma melhor adaptação dos serviços e recursos de saúde às reais necessidades.

Como ocorreu na maioria dos países industrializados nas últimas décadas, a indústria de cuidados de saúde entrou na era do grande volume de dados (*Big Data*). Com a proliferação dos prontuários eletrônicos, portais de saúde para pacientes, aplicativos de telemedicina para *smartphones* e dispositivos médicos portáteis para rastreamento, a capacidade de capturar dados de saúde nunca foi tão grande. Essa avalanche de dados poderia beneficiar muito a compreensão da carga de morbidade de uma população, desde que os dados importantes fossem discerníveis do ruído.

A capacidade de medir e monitorar a condição de saúde de toda uma população levou ao foco na mensuração de "desfechos de saúde de um grupo de indivíduos, incluindo a distribuição desses desfechos dentro desse grupo", o que foi definido como "saúde populacional".[1] Tal abordagem exige o reconhecimento da natureza inter-relacionada de doenças e os padrões de morbidade resultantes.

Para isso, novos modelos de oferta de cuidados de saúde integrados ao longo do espectro de cuidados de saúde e da comunidade estão sendo rapidamente implementados, ao redor do mundo, para mitigar os efeitos de um sistema de oferta isolado.[2] Modelos integrados de oferta de cuidados de saúde, Accountable Care Organizations, Patient-Centered Medical Homes, Primary Care Medical Homes, General Practice Federations e Physician Integrated Networks têm o mesmo objetivo de coordenação de cuidados, levando em consideração a multiplicidade de diagnósticos em uma população.

A multimorbidade está rapidamente se tornando regra na sociedade. A expectativa de vida tem aumentado (em especial, nos países em desenvolvimento) como resultado dos avanços ambientais e médicos e, ao mesmo tempo, está levando ao aumento na prevalência de muitas doenças e a um aumento na coexistência de múltiplas doenças. Mesmo que a morbidade aumente com a idade, a coexistência não casual de multimorbidade é maior em pessoas mais jovens,[3] sem dúvida porque populações altamente vulneráveis (como crianças pequenas) são mais propensas a vários tipos de doenças. Um aumento no número e no tipo de riscos ambientais, sociais e pessoais tem contribuído para a elevação muito rápida da multimorbidade, pois os mesmos riscos estão associados à vulnerabilidade a uma ampla gama de doenças ("pleiotropismo").[4]

A comorbidade (ter uma ou mais doenças adicionais na presença de qualquer outra determinada doença) já foi bem reconhecida como um importante fenômeno epidemiológico há pelo menos 40 anos,[5] com a maior parte da literatura abordando a coexistência de problemas de saúde mental e física. Faz relativamente pouco tempo que foi reconhecida a coexistência de muitas doenças diferentes, tipos de doenças e padrões de morbidade.[6,7]

Considerando a pesada carga que a multimorbidade representa para os sistemas de saúde,[8–10] nunca foi tão importante criar métodos para documentar essa carga de modo que as intervenções apropriadas possam ser feitas. O propósito deste capítulo é descrever a única medida existente de multimorbidade que caracteriza as doenças pelo seu tipo e por suas combinações de tipos. Como o método[11] é interessante e tem sido cada vez mais usado internacionalmente, será feito um resumo de suas características e aplicações.

Desenvolvimento do sistema ACG®

Nas décadas de 1960 e 1970, foram delineados vários estudos para determinar por que determinada parte da população persistia com um padrão de alto uso dos serviços. Esses estudos concluíram que o número de diferentes *tipos* de doenças (aguda, aguda recorrente, clínica crônica, cirúrgica crônica, doença mental) experimentados em um ano era o melhor preditor do subsequente uso elevado e maior custo de serviços.[12] Esforços subsequentes envolveram a classificação de todos os diagnósticos na 9ª edição da *Classificação internacional de doenças* (CID) (acrescentando novos diagnósticos em cada atualização e revisão) em 32 tipos diferentes. O Quadro 28.1 lista os diferentes grupos designados como grupos diagnósticos agregados (ADGs, em inglês *aggregated diagnosis groups*). Esses 32 ADGs foram colapsados com base no julgamento da probabilidade clínica de persistência ou de recorrência ao longo do tempo, da probabilidade de consultas de retorno, da probabilidade de necessitar de serviços especializados, da necessidade esperada e uso de procedimentos diagnósticos e terapêuticos, da probabilidade de hospitalização e da probabilidade de incapacidade ou de redução da expectativa de vida. Isso resultou em 11 grupos diagnósticos agregados colapsados (CADGs, do inglês *collapsed aggregated diagnosis groups*), os quais são tipos semelhantes de diagnósticos (como problemas agudos autolimitados, agudos recorrentes, crônicos, problemas oculares, problemas psicossociais) e um CADG adicional para combinações comuns dos 11 outros grupos, até um total de 12. A partição computadorizada por repetição, que também inclui idade, gênero e número de ADGs individuais, levou a cerca de 50 agrupamentos – um conjunto parcimonioso, considerando que há muitos milhões de combinações diferentes para 32 agrupamentos, idade e gênero. Outras categorias (como diversos códigos gestacionais e grupos de baixo peso ao nascer) foram subsequentemente adicionadas para se obter cerca de 100 combinações únicas e mutuamente exclusivas de condições (designadas como ACGs, do inglês *adjusted clinical groups*, ou grupos clínicos ajustados) ocorrendo em indivíduos ao longo de um período de tempo (geralmente de 1 ano).

Assim, as pessoas podem ser caracterizadas pelo seu padrão de diagnósticos em um período de tempo. Essa caracterização se baseia em seus diagnósticos (e *não* no uso de serviços) conforme capturado por registros obtidos como rotina, como em formulários de seguradoras ou em prontuários eletrônicos. Por agregação entre os indivíduos consegue-se definir a carga de morbidade em uma população.

O sistema original era aplicado apenas para dados de cuidados primários, tendo sido posteriormente expandido para incluir serviços hospitalares, especializados e comunitários. Vários estudos confirmaram a utilidade dessa medida para descrever o uso concomitante de serviços e para prever o uso futuro desses serviços ao longo de vários anos.[13–17]

A Figura 28.1 mostra os componentes do algoritmo atual, o que inclui subsequentes melhorias no sistema ACG.

Quadro 28.1 | **ADGs**

- ▶ Limitação pelo tempo (4)
- ▶ Provável recorrência (3)
- ▶ Clínica crônica (2)
- ▶ Crônica especializada (6)
- ▶ Lesões (2)
- ▶ Psicossocial/psicofisiológica (3)
- ▶ Sinais/sintomas (3)
- ▶ Alergias
- ▶ Asma
- ▶ Câncer
- ▶ Dermatológica
- ▶ Discricionária
- ▶ Atendimento e tranquilização
- ▶ Preventiva/administrativa
- ▶ Gestação
- ▶ Dentária

Número total de ADGs = 32

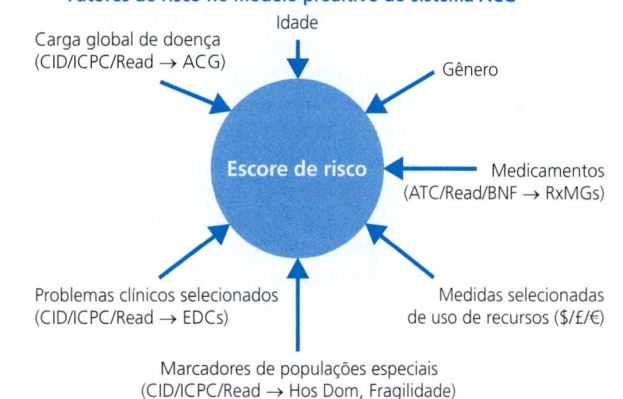

▲ **Figura 28.1**
Fatores de risco no Johns Hopkins Diagnosis-based Predictive Model (Dx-PM).
ATC, *anatomical therapeutic chemical*; BNF, British National Formulary; RxMGs, *pharmacy utilization morbidity group*; Hos Dom, *hostile dominant*; EDCs, *expanded diagnosis clusters*.

Utilidade do sistema ACG para a mensuração da carga de morbidade

Em comparação com outros métodos de caracterização de morbidade, o sistema ACG tem poder de predição relativamente alto,[18] apesar do fato de que a maioria das doenças é imprevisível. Como se sabe que as populações em desvantagem social[19] têm maiores taxas de doenças, uma medida da validade do sistema ACG é que, com base em uma determinada região, a distribuição da carga de morbidade refletida nos formulários era a mesma das classes sociais em Manitoba, Canadá, indicando que o sistema é capaz de capturar a maior morbidade dos grupos em maior desvantagem social na população.[20] De fato, a medida de morbidade do sistema ACG era de longe o principal preditor de mortalidade regional padronizada em uma análise que também considerava a condição socioeconômica e as taxas de utilização da atenção primária e de cuidados especializados. Fowles e colaboradores[21] demonstraram que o escore SF-26 para a saúde, conforme relatado nas avaliações dos pacientes, reflete o número de ADGs: quanto maior o número, pior a saúde relatada em todos os domínios (saúde geral, vitalidade, papéis emocionais, funcionamento social). Pesquisas que utilizaram os dados de Ontário, Canadá, mostraram que os dados ponderados por ACGs previram de maneira acurada a mortalidade e foram melhores na previsão de suas diferenças entre as classes sociais do que o pagamento por capitação derivado de idade-gênero.[22–24]

Estudos utilizando o sistema ACG para compreensão do papel da multimorbidade no uso de recursos

Os ACGs têm sido usados em diversos estudos para verificar a variabilidade no uso de intervenções, examinar diferenças no uso da atenção primária e de cuidados especializados, realizar estudos epidemiológicos sobre doenças e controlar a morbidade em pesquisas de serviços de saúde. Esta seção fornece exemplos de um deles.

Salem-Schatz e colaboradores[25] estudaram referenciamentos para 38.000 pacientes, controlando a carga de doença com o uso do número de ADGs diferentes. Eles demonstraram que a variabilidade nos referenciamentos entre os médicos era significativamente reduzida quando a multimorbidade do paciente era levada em conta. Isto é, muita da variabilidade pode ser causada por diferenças nas necessidades do paciente. Reid[26] usou ADGs e ACGs separadamente com dados de Alberta, Canadá, e esses também mostraram reduções na variabilidade da taxa de encaminhamento após o controle para a morbidade. Forrest e colaboradores[27] usaram as designações ACG para mostrar a percentagem muito maior de pessoas recebendo cuidados especializados (após controle para diferenças na carga de morbidade) nos EUA em comparação com o Reino Unido (RU). Sicras-Mainar e colaboradores[28] usaram ACGs para mostrar que a variabilidade nos encaminhamentos é muito reduzida após levar em conta diferenças na carga de morbidade. Aguado e colaboradores[29] usaram agrupamentos de ACGs, conhecidos como bandas de utilização de recursos (RUBs, do inglês *resource utilization bands*), para mostrar que a variação na prescrição de fármacos entre 5 centros de atenção primária na Espanha é muito reduzida após o controle para diferenças na carga de morbidade.

Starfield e colaboradores[30] examinaram prontuários médicos usando ACGs como a medida de carga de morbidade em pacientes atendidos por 135 médicos. Eles não encontraram relação consistente entre qualidade de cuidados (usando critérios bem aceitos genéricos e relativos às doenças) e custos de cuidados; em geral, os centros de saúde comunitários forneciam uma melhor qualidade de cuidados (em comparação com médicos privados e clínicas baseadas em hospitais) após controlar para diferenças na carga de morbidade. Powe e colaboradores,[31] usando a mesma base de dados e a medida da carga de morbidade, também não encontraram relação entre custos e qualidade de cuidados para três doenças crônicas. Starfield e colaboradores[32] mostraram, após controlar para a morbidade usando os ACGs divididos em três grupos (alto, médio e baixo), que os médicos da atenção primária são mais consultados que especialistas nos EUA em todos os níveis de carga de morbidade, mas, entre aqueles com 65 anos de idade ou mais, os especialistas daquele país desempenham um papel importante (com exceção das pessoas com baixa carga global de morbidade). Starfield e colaboradores[33] usaram uma variedade de abordagens disponíveis no sistema ACG (número de ADGs tricotomizados; presença ou ausência de cada um dos ADGs; número de tipos diferentes de morbidade dicotomizados como 1-10 e 11+; pontos de corte alternativos para morbidade baixa, média e alta; e ACGs) para examinar o uso da atenção primária e as consultas com especialistas (bem como a proporção de pessoas com tais consultas). Eles mostraram que, quanto maior o número de médicos diferentes consultados na atenção primária, maior o número de especialistas consultados; além disso, quanto maior o número de consultas com especialistas, maior o uso de recursos após controlar o grau da carga de morbidade independentemente do método de aplicação do sistema ACG.

Na Columbia Britânica, Canadá, Hollander e colaboradores[34] usaram o sistema ACG para controlar as diferenças na carga de morbidade para pessoas com diabetes ou insuficiência cardíaca congestiva e concluíram que uma maior afiliação das pessoas com o mesmo médico na atenção primária reduzia muito os custos. Esse benefício era especialmente verdadeiro entre pessoas com altas cargas de morbidade, conforme medido pelo sistema ACG. Nos EUA (onde a maioria das pessoas pode consultar diretamente com especialistas), os especialistas, de maneira individual, atendem pacientes com doenças individualmente menos graves do que os generalistas, conforme a prática da especialidade orientada para a doença,[35] mas os especialistas, como grupo, dominam o cuidado de pessoas com altas cargas de morbidade, pois elas costumam consultar múltiplos especialistas. Assim, uma abordagem "doença por doença" para a compreensão do uso de serviços oferece uma visão distorcida das necessidades de saúde da população e das dificuldades para a coordenação de cuidados na atenção primária.

Evidências crescentes indicam que o uso de recursos *não* é primariamente resultado de um aumento em doenças crônicas, mas deve-se a intervenções na presença de múltiplos *tipos* de morbidade. Broemeling e colaboradores,[36] usando dados da Columbia Britânica, Canadá, classificaram as doenças como agudas, crônicas e crônicas graves, usando o sistema ACG para caracterizar cada indivíduo nessa população conforme seu grau de carga de morbidade. Os achados convincentes mostraram que, após a estratificação para o tipo de doença, o uso aumentado de recursos estava linearmente associado a maiores graus de carga de doença. Dentro de cada estrato de carga de morbidade, não houve diferença no uso de recursos conforme o tipo de doença. Em Israel, Shadmi e colaboradores[37] usaram o número de ADGs, bem como uma contagem de problemas crônicos e outro índice do número de doenças específicas, para caracterizar adultos e comparar seus custos e uso de serviços. Quase um terço das pessoas sem problemas crônicos apresentaram relação média de uso de serviços maior do que as pessoas com cinco ou mais problemas crônicos. Algumas pessoas com até seis problemas crônicos (incluindo 80% das pessoas com hipertensão, 70% das pessoas com hiperlipidemia, mais de 40% das pessoas com diabetes e cerca de um terço das pessoas com osteoporose) apresentaram uso de recursos abaixo da média. Esse uso (incluindo custos totais, custos hospitalares, custos ambulatoriais, consultas com especialistas e consultas em atenção primária) aumentou mais do que linearmente, conforme o aumento na carga de morbidade em todos os estratos de número de problemas crônicos (0-4, ou mais).

O que as avaliações orientadas pela morbidade podem oferecer aos sistemas de saúde?

Pesquisas anteriores indicaram que a avaliação da carga de morbidade podem melhorar muito a capacidade dos sistemas de saúde para fazer melhor uso dos dados para planejamento e avaliação. Pela primeira vez, pode-se identificar fontes de variação nas condições de saúde e no uso de recursos de saúde que *não* resultam de características individuais do paciente; focar a atenção na probabilidade de diferenças sistemáticas no uso de recursos entre grupos da população que *não* se devam a diferenças na morbidade; focar a atenção em características do sistema de saúde e dos profissionais que estejam associadas a diversos padrões de morbidade; focar a atenção nas limitações das diretrizes clínicas (que são quase sempre orientadas para doenças específicas isoladamente); e focar a atenção em eventos adversos na presença da carga de morbidade global. Isso também pode ser útil para compreender a mudança nos padrões de doenças que ocorreu concomitantemente com a nova orientação dos sistemas de saúde para diagnosticar as doenças cada vez mais precocemente.[38]

Os usos atuais do sistema ACG em cuidados de saúde no mundo todo refletem as diversas aplicações para as quais ele foi projetado, ou seja: definir o perfil de populações, avaliar os profissionais, alocar recursos de forma mais igualitária, identificar pacientes de alto risco, monitorar intervenções e reformas políticas e avaliar os sistemas existentes.

Definir o perfil de populações. O monitoramento da carga de morbidade nas populações facilitou comparações de seus segmentos entre fronteiras regionais e grupos socioeconômicos, além de etnias, com a percepção da presença de variação na prevalência de doenças permitindo intervenções mais direcionadas.[19,39-42]

Avaliar profissionais. Com o reconhecimento de que o comportamento dos médicos varia,[43] o Ministério da Saúde da Columbia Britânica, Canadá, usou o sistema ACG para avaliação dos médicos e para a detecção de casos reais de fraude e abuso. Antes da introdução do sistema ACG, os resultados de auditorias mostravam que, em três de cada quatro casos, os gastos elevados com cuidados de saúde eram justificados por um conjunto de pacientes mais doentes. Após o uso extensivo do sistema ACG, os resultados de auditorias subsequentes mostraram que eram confirmados gastos não justificados com cuidados de saúde em três de cada quatro casos identificados.[44-47]

Alocar recursos. Um dos usos administrativos mais comuns do sistema ACG é a distribuição de verbas – tanto regionalmente quanto em clínicas individuais. Ao aplicar a mistura de casos às fórmulas de pagamento, uma autoridade em cuidados de saúde consegue garantir que o pagamento seja feito conforme as necessidades dos pacientes.[48-50]

Identificar pacientes de alto risco. Essa aplicação ganhou importância após experiências na Alemanha, EUA, Israel, África do Sul e RU.[51-55] Considerando a limitação de recursos em todos os sistemas de saúde, a identificação de pessoas que podem se beneficiar mais com as intervenções é uma forma prudente de utilizar esses recursos limitados.

Monitorar intervenções e reformas políticas. O sistema ACG tem sido usado como variável de controle para reduzir a oscilação introduzida por diferenças na carga de morbidade entre grupo de estudo e grupo-controle.[56,57] Além disso, o sistema ACG costuma ser usado para avaliar o impacto de reformas em políticas de saúde. Na Espanha e no Canadá, foram introduzidos programas de intervenção em cuidados focados no paciente. Avaliações feitas antes e depois da aplicação dos programas foram capazes de fazer o controle para a morbidade.[58,59] Em 2005, o governo da Suécia aprovou uma lei que permitia que as pessoas escolhessem seu profissional. Uma análise dos padrões de morbidade daquelas pessoas que continuaram com o mesmo profissional em comparação com aquelas que optaram por trocar de profissional mostrou que aqueles que permaneceram tinham maior carga de morbidade.[60]

Avaliar sistemas de captura de dados. Quando o Ministério da Saúde da Ásia implementou seu sistema de prontuários eletrônicos em 2005, ele usou o sistema ACG para aproveitar seu novo banco de dados. Quando as informações do sistema ACG indicaram falta de acurácia na coleta de dados, foi possível fazer melhorias em seu sistema de prontuário eletrônico para aumentar a validade dos dados.[61]

A adoção do sistema ACG para uso político e administrativo está aumentando. Apesar de diferenças nos sistemas de saúde, o sistema ACG tem demonstrado solidez em sua habilidade de medir a carga de morbidade em pessoas e populações. Atualmente, além do amplo uso nos EUA, ele está sendo empregado em diversas províncias do Canadá, em numerosos condados na Suécia, em várias regiões da Espanha, em 42 *Clinical commissioning groups* (CCGs) no RU, em financiamentos para doenças na Alemanha, no maior plano de saúde de Israel, em múltiplos serviços na África do Sul, em redes de práticas na Austrália, em uma região da Itália, em uma HMO do Peru, no principal plano de seguros em Bermudas e no Diretório de Saúde da Islândia. Há projetos-piloto na Bélgica, na Holanda, na Colômbia e no Chile, além de pesquisas em diversas organizações no mundo todo. Em resposta às aplicações internacionais, o *software* foi adaptado para diversos sistemas de codificação diagnóstica (CID-9, CID-10, Read, SNOMED e ICPC [International Classification of Primary Care]), além de múltiplos sistemas de codificação farmacêutica (NDC, ATC e BNF). Trata-se de uma ferramenta que comprovadamente permite a compreensão de novos imperativos na caracterização de doenças que é necessária para melhorar o direcionamento apropriado dos recursos nos sistemas de saúde.

Discussão

Essas análises usando o sistema ACG deixam claro que a morbidade não é aleatoriamente distribuída na população. Em vez disso, as populações com alta vulnerabilidade a doenças (a partir de várias influências sobre a saúde) estão ainda mais em desvantagem do que com uma abordagem "doença por doença", devido à forma como a morbidade se acumula nessas subpopulações. Também está claro que a carga de morbidade é ainda mais útil para explicar o consumo de recursos do que a soma dos custos para diferentes doenças.

O uso mais amplo de uma medida da carga de morbidade ajudaria a responder a muitas questões importantes no planejamento dos serviços de saúde:

- A aplicação inadequada ou desnecessária de intervenções diagnósticas ou terapêuticas pode ser reduzida ao se observar o paciente de forma holística, em vez de "doença por doença"?
- Observar os pacientes e as populações sob a perspectiva de um "sistema de doenças", em vez de "doença por doença", ajuda a entender melhor as influências biopsicossociais sobre a vulnerabilidade?
- Podem ser elaboradas intervenções mais efetivas que sejam específicas para a pessoa, em vez de ser específica para a doença?
- Quais são os papéis adequados para diferentes tipos de profissionais de saúde no cuidado de pessoas com diferentes cargas de morbidade?
- Podem-se compreender melhor as contribuições relativas da prevenção *versus* tratamento?
- A especificação da carga de morbidade pode levar a uma melhor integração de todo o espectro de cuidados de saúde, especialmente entre a atenção primária e o cuidado especializado?
- A consideração da carga de morbidade pode explicar e ajudar a evitar eventos farmacológicos adversos?

Aplicação de dados eletrônicos à mensuração de multimorbidade

Apesar dos benefícios identificados com a aplicação do sistema ACG a dados rotineiramente coletados,[62] é impraticável e trabalhoso o uso de dados não computadorizados. A importância da implementação de um sistema de solicitações e de prontuários eletrônicos padronizados não se limita à capacidade de usar ferramentas analíticas, como o sistema ACG, devendo ser considerada um componente fundamental de todo sistema de saúde.[63] Dados convertidos em informações práticas dão maior sustentação a decisões administrativas, financeiras e clínicas informadas.[64]

Os sistemas de dados eletrônicos são fundamentais para a abordagem dos cuidados de saúde a partir de uma perspectiva populacional. O sistema ACG captura toda a experiência (em todos os setores da saúde de toda a população), a fim de proporcionar informações sobre o estado de saúde e as tendências das doenças. Para ligar as correntes de dados de vários profissionais de saúde, há necessidade de um único identificador do paciente.

CONCLUSÃO

Com a implementação de modelos integrados de oferta de cuidados, uma mensuração da morbidade é imperativa para:

- Identificar aqueles pacientes que mais poderiam se beneficiar com a abordagem de oferta integrada de cuidados.
- Simplificar a compreensão da multimorbidade para toda a equipe multidisciplinar de profissionais.
- Avaliar a efetividade de modelos alternativos.[65,66]
- Oferecer uma base para remuneração equilibrada dos profissionais envolvidos.

Na medida em que as organizações de cuidados de saúde buscam alcançar três objetivos (*triple aim*) – redução de custos, melhora da saúde da população e melhora da experiência de cuidados –, há necessidade de uma mensuração da morbidade para prever as necessidades futuras de cuidados de saúde.[67] Esse é o padrão para a medida do sucesso.

Talvez o componente mais fundamental para a implementação bem-sucedida da mensuração da carga de morbidade seja a vontade política.[68] Há necessidade de uma reforma política para mudar a situação atual. Comunicar o valor de informações cientificamente embasadas é a primeira etapa importante para vencer a resistência a mudanças das várias partes envolvidas. Quando a atenção primária é capaz de compreender a multimorbidade e essa compreensão é expandida para outros níveis de cuidados, sistemas de saúde, serviços e pessoas, os médicos podem planejar melhor a oferta adequada dos cuidados.

REFERÊNCIAS

1. Kindig D, Stoddart G. What is population health? Am J Public Health. 2003;93(3):380-383.

2. Shortell S, Addicott R, Walsh N, Ham C. Accountable care organisations in the United States and England. Testing, evaluating and learning what works [Internet]. London: The King's Fund; 2014 [capturado em 06 mar. 2018]. Disponível em: https://www.kingsfund.org.uk/publications/accountable-care-organisations-united-states-and-england

3. van den Akker M, Buntinx F, Metsemakers JF, Roos S, Knottnerus JA. Multimorbidity in general practice: prevalence, incidence, and determinants of co-occurring chronic and recurrent diseases. J Clin Epidemiol 1998;51(5):367-375.

4. Valderas JM, Starfield B, Sibbald B, Salisbury C, Roland M. Defining comorbidity: implications for understanding health and health services. Ann Fam Med. 2009;7(4):357-363.

5. Feinstein AR. The pre-therapeutic classification of co-morbidity in chronic disease. J Chron Dis. 1970;23(7):455-468.

6. Prados-Torres A, Poblador-Plou B, Calderon-Larranaga A, Gimeno-Feliu LA, Gonzalez-Rubio F, Poncel-Falco A, et al. Multimorbidity patterns in primary care: interactions among chronic diseases using factor analysis. PLoS One. 20122;7(2):e32190.

7. Shadmi E, Kinder K, Weiner, JP. Effects of multimorbidity on healthcare resource use. In: Mercer SW, Salisbury C, Fortin M, editors. ABC of multimorbidity. Chichester: Wiley; 2014. p. 12-16.

8. Wolff JL, Starfield B, Anderson G. Prevalence, expenditures, and complications of multiple chronic conditions in the elderly. Arch Intern Med. 2002;162(20):2269-2276.

9. Pefoyo AJ, Bronskill SE, Gruneir A, Calzavara A, Thavorn K, Petrosyan Y, et al. The increasing burden and complexity of multimorbidity. BMC Public Health. 2015;15:415.

10. Picco L, Achilla E, Adbin E, Chong SA, Vaingankar JA, McCrone P, et al. Economic burden of multimorbidity amoung older adults: impact on healthcare and societal costs. BMC Health Serv Res. 2016;16:173.

11. Hopkinsacg.org/ [Internet]. San Antonio; c2018 [capturado em 06 mar. 2018]. Disponível em: https://www.hopkinsacg.org/

12. Starfield B, Katz H, Gabriel A, Livingston G, Benson P, Hankin J, et al. Morbidity in childhood--a longitudinal view. N Engl J Med. 1984;310(13):824-829.

13. Starfield B, Forrest CB, Ryan SA, Riley AW, Ensminger ME, Green BF. Health status of well vs ill adolescents. Arch Pediatr Adolesc Med. 1996;150(12):1249-1256.

14. Weiner JP, Starfield BH, Lieberman RN. Johns Hopkins Ambulatory Care Groups (ACGs). A case-mix system for UR, QA and capitation adjustment. HMO Pract. 1992;6(1):13-19.

15. Starfield B, Weiner JP, Mumford L, Steinwachs D. Ambulatory care groups: a categorization of diagnoses for research and management. Health Serv Res. 1991;26(1):53-74.

16. Weiner JP, Starfield B, Steinwachs DM, Mumford LM. Development and application of a population-oriented measure of ambulatory care case-mix. Med Care. 1991;29(5):452-472.

17. Khanna N, Shaya, FT, Chirikov VV, Sarp D, Steffen B. Impact of Case mix Severity on Quarlity Improvement in a Patient-centered Medical Home (PCMH) in the Maryland Multi-Payor Program. J Am Board Fam Med. 2016;29(1):116-125.

18. Weir S, Aweh G, Clark RE. Case selection for a Medicaid chronic care management program. Health Care Financ Rev. 2008;30(1):61-74.

19. Shadmi E, Balicer RD, Kinder K, Abrams C, Weiner JP. Assessing socioeconomic health care utilization in Israel: impact of alternative approaches to morbidity adjustment. BMC Public Health. 2011;11:609.

20. Reid RJ, Roos NP, MacWilliam L, Frohlich N, Black C. Assessing population health care need using a claims-based ACG morbidity measure: a validation analysis in the Province of Manitoba. Health Serv Res. 2002;37(5):1345-1364.

21. Fowles JB, Weiner JP, Knutson D, Fowler E, Tucker AM, Ireland M. Taking health status into account when setting capitation rates: a comparison of risk adjustment methods. JAMA. 1996;276(16):1316-1321.

22. Sibley LM, Glazier RH. Evaluation of the case mix and equity of age-sex adjusted primary care capitation payment models in Ontario, Canada. BMC Health Serv Res. 2009;9(Suppl 1):A12.

23. Austin PC, van Walraven C, Wodchis WP, Newman A, Anderson GM. Using the Johns Hopkins Aggregated Diagnosis Groups (ADGs) to predict mortality in a general adult population cohort in Ontario, Canada. Med Care. 2011;49(10):932-939.

24. Austin PC, van Walraven C. The mortality risk score and the ADG score: two points-based scoring systems for the Johns Hopkins aggregated diagnosis groups to predict mortality in a general adult population cohort in Ontario, Canada. Med Care. 2011;49(19):940-947.

25. Salem-Schatz S, Moore G, Rucker M, Pearson SD. The case for case-mix adjustment in practice profiling: When good apples look bad. JAMA. 1994;272(11):871-874.

26. Reid RJ. Patterns of referral for newly-diagnosed patients with diabetes in Alberta [dissertação]. Baltimore: Johns Hopkins University; 1998.

27. Forrest CB, Majeed A, Weiner JP, Carroll K, Bindman AB. Comparison of specialty referral rates in the United Kingdom and the United States: retrospective cohort analysis. BMJ. 2002;325(7360):370-371.

28. Sicras-Mainar A, Serrat-Tarres J, Navarro-Artieda R, Llausi-Selles R, Ruano-Ruano I, Gonzalez-Ares JA. Adjusted clinical groups use as a measure of the referrals efficiency from primary care to specialized in Spain. Eur J Public Health. 2007;17(6):657-663.

29. Aguado A, Guino E, Mukherjee B, Sicras A, Serrat J, Acedo M, et al. Variability in prescription drug expenditures explained by adjusted clinical groups (ACG) case-mix: a cross-sectional study of patient electronic records in primary care. BMC Health Serv Res. 2008;8(1):53.

30. Starfield B, Powe NR, Weiner JP, Stuart M, Steinwachs D, Scholle SH, et al. Costs vs quality in different types of primary care settings. JAMA. 1994;272(24):1903-1908.

31. Powe NR, Weiner JP, Starfield B, Stuart M, Baker A, Steinwachs DM. Systemwide provider performance in a Medicaid program. Profiling the care of patients with chronic illnesses. Med Care. 1996;34(8):798-810.

32. Starfield B, Lemke KW, Herbert R, Pavlovich WD, Anderson G. Comorbidity and the use of primary care and specialist care in the elderly. Ann Fam Med. 200;3(3):215-222.

33. Starfield B, Chang H, Lemke KW, Weiner JP. Ambulatory specialist use by non-hospitalized patients in US health plans: correlates and consequences. J Ambul Care Manage. 2009;32(3):216-225.

34. Hollander M, Kadlec H, Hamdi R, Tessaro A. Increasing value for money in the Canadian healthcare system: new findings on the contribution of primary care services. Healthc Q. 2009;12(4):32-44.

35. Hartz A, James PA. A systematic review of studies comparing myocardial infarction mortality for generalists and specialists: lessons for research and health policy. J Am Board Fam Med. 2006;19(3):291-302.

36. Broemeling A, Watson D, Black C. Chronic conditions and co-morbidity among residents of British Columbia. Vancouver: University of British Columbia; 2005.

37. Shadmi E, Balicer RD, Kinder K, Abrams C, Starfield B, Weiner JP. Morbidity and health care resource use: beyond chronic condition counts. In press.

38. Kaplan RM. Disease, diagnoses, and dollars. New York: Copernicus Books; 2009.

39. Poblador-Plou B, van den Akker M, Vos R, Calderon-Larranaga A, Metsemakers J, Prados-Torres A. Similar multimorbidity patterns in primary care patients from two European regions: results of a factor analysis. PLoS One. 2014;9(6):e100375.

40. Kamarundin MF, Noh KH, Jaafar S. Morbidity profiles at three primary care clinics in Perlis, Malaysia. Med J Malaysia. 2012;67(4):363-368.

41. Jurgutis A, Kuliliute L, Martinkenas A, Filipova J, Bumblys A. The trend of prevalence of multimorbidity and tneeds of out-patient health care services in rural and urban areas in Klaipeda region. Health Sci. 2013;23(1):173-178.

42. Chang HY, Bodycombe DP, Huang WF, Weiner JP. Risk-adjusted resource allocation: using Taiwan's National Heatlh Insurance as an example. Asia Pac J Public Health. 2015;27(2):NP958-71.

43. Wennberg J, Gittelsohn A. Small area variations in health care delivery. Science. 1973;182(4117):1102-8.

44. Verhulst L, Reid RJ, Forrest CB. "Hold it – my patients are sicker!" The importance of case mix adjustment to practitioner profiles in British Columbia. BC Med J. 2001;43(6):328-333.

45. Skoog J, Midlov P, Beckman A, Sundquist J, Halling A. Drugs prescribed by general practitioners according to age, gender and socioeconomic status after adjustment for multimorbidity level. BMC Fam Pract. 2014;15:183.

46. Tu K, Widdifield J, Young J, Oud W, Ivers NM, Butt DA, et al. Are family physicians comprehensively using electronic medical records such that the data can be used for secondary purposes? A Canadian perspective. BMC Med Inform Decis Mak. 2015;15:67.

47. Orueta JF, Garcia-Alverz A, Grandes G, Nuno-Solinis R. Variability in potentially preventable hospitgalisations: an observatgional study of clinical practice patterns of general pratctioners and care outcomes in the Basque Country (Spain). BMJ Open. 2015;5(5):e007360.

48. Zielinski A, Kronogard M, Lenhoff H, Halling A. Validation of ACG case--mix for equitable resource allocation in Swedish primary health care. BMC Public Health. 2009;9:347.

49. Santelices CE, Muniz VP, Arriagada BL, Delgado SM, Rojas FJ. Adjusted Clinical Groups as a risk assessment model for healthcare resource allocation. Rev Med Chil. 2014;142(2):153-160.

50. Rudoler D, Laporte A, BarnsleyJ, Glazier RH, Deber, RB. Paying for primary care: a cross-sectional analysis of caost and morbidity distributions across primary care payment models in Ontario Canada. Soc Sci Med. 2015;124:18-28.

51. Sylvia ML, Shadmi E, Hsiao CJ, Boyd CM, Schuster AB, Boult C. Clinical features of high-risk older persons identified by predictive modeling. Dis Manag. 2006;9(1):56-62.

52. Cohen CJ, Flaks-Manov N, Low M, Balicer RD, Shadmi E. High-risk case identification for use in comprehensive complex care management. Popul Health Manag. 2015;18(1):15-22.

53. Lemke KW, Weiner JP, Clark JM. Development and validation of a model for predicting inpatient hospitalization. Med Care. 2012;50(2):131-139.

54. Murphy SM, Castro HK, Sylvia M. Predictive modeling in practice: improving the participant identification process for care management programs using condition-specific cut points. Popul Health Manag. 2011;14(4):205-210.

55. National Health Service England. Using case finding and risk stratification: a key service component for personalised care and support planning. London,: National Health Service; 2015.

56. Cobigo V, Ouellette-Kuntz H, Balogh R, Leung F, Lin E, Lunsky Y. Are cervical and breast cancer screening programmes equitable? The case of women with intellectual and developmental disabilities. J Intellect Disabil Res. 2013;57(5):478-488.

57. Flynn PM, Ridgeway JL, Wieland ML, Williams MD, Haas LR, Kremers WK, et al. Primary care utilization and mental health diagnoses among adult patients requiring interpreters: a retrospective cohort study. J Gen Intern Med. 2013;28(3):386-391.

58. Abos-Mendizabal G, Nuno-Solinis R, San Martin-Rodriguez L. Evaluation of the implementation of advanced nursing competencies in the Basque health care system. J Nurs Ed Pract. 2013;3(9):23-29.

59. Liss DT, Reid RJ, Grembowski D, Rutter CM, Ross TR, Fishman PA. Changes in office visit use associated with electronic messaging and telephone encounters among patients with diabetes in the PCMH. Ann Fam Med. 2014;12(4):338-343.

60. Zielinski A, Hakansson A, Beckman A, Halling A. Impact of co-morbidity on the individual's choice of primary healthcare provider. Scand J Prim Health Care. 2011;29(2):104-109.

61. Abrams C. Facilitating equity and efficiency in Malaysian primary health care through the application of the ACG case mix system. BMC Helath Serv Res. 2009;(Suppl 1):A7.

62. Orueta JF, Nuno-Solinis R, Mateos M, Vergara I, Grandes G, Esnaola S. Monitoring the prevalence of chronic conditions: which data should we use? BMC Health Serv Res. 2012;12:365.

63. Bailey LC, Milov DE, Kelleher K, Kahn MG, Del Beccaro M, Yu F, et al. Multi--institutional sharing of electronic health record data to assess childhood obesity. PLoS One. 2013;8(6):e66192.

64. Kinder K, Pettigrew L. Improving primary care through information. A Wonca keynote paper. Eur J Gen Pract. 2014;20(4):333-336.

65. Edwards A, Kaushal R, Kern LM, The patient-centered medical home, electronic health records, and quality of care. Ann Intern Med. 2014;160(11):741-749.

66. Katz A, Chateau D, Bogdanovic B, Taylor C, McGowan KR, Dziadek J. Physicain integrated network: a second look. Winnipeg: Manitoba Centre for Health Policy; 2014.

67. Seow HY, Sibley LM. Developing a dashboard to help measure and achieve the triple aim: a population-based cohort study. BMC Health Serv Res. 2014;14:363.

68. Davis K, Doty MM, Shea K, Stremikis K. Health information technology and physician perceptions of quality of care and satisfaction. Health Policy. 2009;90(2-3):239-246.

▶ CAPÍTULO 29

Medicina baseada em evidências aplicada à prática do médico de família e comunidade

Airton Tetelbom Stein

Aspectos-chave

▶ Medicina baseada em evidências (MBE) é uma abordagem médica que integra a melhor evidência atual, a experiência clínica e os valores das pessoas para otimizar os desfechos clínicos e a qualidade de vida. Com a MBE, identifica-se que a intuição, a experiência clínica não sistemática e a explicação fisiopatológica são bases insuficientes para a tomada de decisão. A MBE enfoca a hierarquia da melhor evidência baseada em pesquisa disponível. Em síntese, apoia-se na melhor evidência de pesquisa, com base em pesquisa clínica relevante, que é útil para servir como fundamento para a tomada de decisão clínica.

▶ Ao estabelecer uma relação entre pesquisa, experiência clínica e valores da pessoa atendida na consulta, percebe-se que a MBE identifica que a evidência a partir da pesquisa não é o único fator determinante na tomada de decisão clínica. A evidência de pesquisa deve ser combinada com a experiência clínica para identificar a melhor forma de realizar o manejo do paciente. O entendimento dos valores das pessoas (preocupações, preferências e expectativas) durante uma consulta é essencial para que a tomada de decisão possa ser efetiva.

▶ Evidência em MBE consiste em qualquer observação a partir de pesquisa, em que devem ser valorizados os desfechos de relevância clínica (p. ex., morte, acidente vascular cerebral (AVC), infarto, amputação, etc.) Portanto, as evidências não devem ser consideradas de igual importância para a tomada de decisão.

▶ Hierarquia de evidência utilizada em MBE significa a força de evidência proporcionada por uma observação não sistemática de um médico, a qual não deve ser considerada com a mesma robustez que uma evidência proporcionada por um ensaio clínico randomizado (ECR) e sistematizado.

▶ As revisões sistemáticas, as quais são essenciais para a tomada de decisão do médico de família, devem ser abrangentes e não tendenciosas no seu preparo.

Caso clínico

Jonas, 55 anos, branco, é casado e balconista de uma loja de departamentos. Na lista de problemas, apresenta doença pulmonar obstrutiva crônica (DPOC); participa do grupo de cessação de tabagismo, estando sem fumar há 5 anos. Durante a consulta, diz que se sente triste com o seu dia a dia e não tem vontade de fazer as atividades que mais lhe dão prazer. Nega fadiga importante. Refere insônia e diminuição do apetite. Ao ser questionado em relação às questões a seguir, negou apresentar esta sintomatologia: concentração e atenção reduzidas, autoestima e autoconfiança reduzidas, ideias de culpa e inutilidade, visões desoladas e pessimistas do futuro, ideias ou atos autolesivos ou de suicídio. Diz que está preocupado com o problema da tristeza e apresenta dificuldade no seu trabalho e na relação com a companheira.

Jonas foi atendido pelo residente de primeiro ano e, após a consulta, o preceptor identifica quais perguntas devem ser revisadas antes da reconsulta dessa pessoa:

1. Qual é a frequência de comorbidade de um problema clínico (DPOC) com a ocorrência de depressão?

A DPOC é uma causa de morbidade e mortalidade crônicas e define-se como um grupo de doenças que se caracteriza por obstrução de vias aéreas e que inclui a bronquite crônica e o enfisema. Os sintomas de DPOC são tosse crônica, produção de escarro e falta de ar, levando à diminuição da qualidade de vida.

As pessoas com uma condição clínica de longo prazo são geralmente mais suscetíveis a terem depressão maior do que aquelas sem essas condições crônicas. A associação entre condições clínicas e depressão maior não está restrita àquelas condições ligadas à depressão por meio de mecanismos fisiológicos. Pessoas jovens com longo período de condições clínicas têm uma prevalência elevada de depressão maior. Uma limitação da interpretação dessas informações deve-se ao fato de a informação, na maior parte das vezes, ter sido obtida a partir de estudos transversais, o que impossibilita definir a causalidade. Um estudo mostrou que pessoas com DPOC apresentam uma prevalência de depressão maior de 11,7%, com o intervalo de confiança de 95% entre 8,8 e 14,6. As pessoas com DPOC apresentam 2,7 vezes mais probabilidade de terem depressão maior (razão de chances = 2,7; IC 95%: 2,0-3,6).[1]

2. Quais são os critérios diagnósticos de depressão?

A prevalência de depressão maior varia de 4,8 a 8,6% na atenção primária à saúde (APS).[2] No Brasil, um estudo multicêntrico mostrou prevalência de 5,8% em um ano e 12,6% ao longo da vida.[3] Outro estudo mostrou grande variação entre as regiões, com prevalência entre 3% em São Paulo e Brasília e 10% em Porto Alegre.[4]

O risco de depressão aumenta 1,5 a 3,5 vezes quando a pessoa apresenta uma doença clínica crônica, síndrome dolorosa crônica, mudanças ou estresses recentes, baixa autoestima, sintomas não explicáveis.

3. Vale a pena realizar o rastreamento para depressão em todas as pessoas em nível ambulatorial?

As pessoas com depressão ocupam mais tempo dos seus médicos durante a consulta, assim como utilizam mais os serviços de saúde.[5] Existe a disponibilidade de instrumentos validados de rastreamento, e o tratamento é efetivo com antidepressivos e tratamentos psicológicos, que melhoram os sintomas e a qualidade de vida. O rastreamento para identificar sintomas depressivos em todas as pessoas atendidas em APS tem um pequeno impacto na detecção, no manejo e nos desfechos da depressão, de acordo com um estudo realizado pela Cochrane Collaboration.[6] Em síntese, recomenda-se submeter à triagem pessoas que pertençam a grupos sabidamente de risco para depressão, como, por exemplo, aquelas que têm história familiar e pessoal de depressão, estressor psicossocial presente, usam exageradamente os serviços de saúde, têm doenças crônicas (doença cardiovascular, diabetes e doença neurológica), estão no puerpério, têm sintomas físicos sem explicação, dor crônica, fadiga, insônia, ansiedade e fazem abuso de substâncias.[7]

Os critérios diagnósticos de episódio depressivo, segundo a CID-10 (OMS), são apresentados como sintomas fundamentais (humor deprimido, perda de interesse e fatigabilidade) e acessórios (concentração e atenção reduzidas, autoestima e autoconfiança reduzidas, ideias de culpa e inutilidade, visões desoladas e pessimistas do futuro, ideias ou atos autolesivos ou suicídio, sono perturbado e apetite diminuído). Considera-se um episódio leve quando a pessoa apresenta dois sintomas fundamentais e dois acessórios. Considera-se um episódio moderado quando a pessoa apresenta dois sintomas fundamentais e três a quatro acessórios. Considera-se um episódio grave quando a pessoa apresenta três sintomas fundamentais e mais do que quatro sintomas acessórios.[8]

Várias doenças, como, por exemplo, o diabetes e as doenças coronarianas, podem apresentar sintomas comuns à depressão. Nesse caso, recomenda-se que o médico otimize o tratamento da doença clínica, reavalie a condição da pessoa e trate a depressão maior como doença independente, caso ainda estiver presente. Antidepressivos parecem ser efetivos e seguros em pessoas com doenças clínicas.[9] O uso de alguns medicamentos, como benzodiazepínicos, betabloqueadores, narcóticos e esteroides, pode desencadear sintomas depressivos.

Uma avaliação de depressão rápida e validada pode ser composta de duas questões:[10]

1. Durante o último mês, você se sentiu incomodado por estar "para baixo", deprimido ou sem esperança?

2. Durante o último mês, você se sentiu incomodado por ter pouco interesse ou prazer em fazer as coisas?

O critério diagnóstico é apresentado pela resposta "sim" para as duas questões; a sensibilidade é de 96 a 97%, e a especificidade, de 57 a 67%.

Outras doenças clínicas que estão fortemente associadas à depressão são enxaqueca (razão de chances [RC]: 2,6), esclerose múltipla (RC: 2,3), problemas de coluna (RC: 2,3), câncer (RC: 2,3), epilepsia (RC: 2,0), asma (RC: 1,9), AVC (RC: 1,7), doença tireoidiana (RC: 1,4), diabetes (RC: 1,4) e doença cardíaca (RC: 1,4).[1]

Jonas apresenta 2,7 vezes mais chances de apresentar depressão maior por ter o diagnóstico de DPOC. De acordo com o quadro clínico, ele apresenta um episódio leve de depressão maior, considerando que tem dois sintomas fundamentais e dois acessórios.

Definição de medicina baseada em evidências

A MBE é o uso consciente, explícito e judicioso das melhores evidências disponíveis atualmente para a tomada de decisões acerca do cuidado dos pacientes.[11] Portanto, pode ser definida como a integração das melhores evidências disponíveis na literatura com a experiência clínica individual e a preferência das pessoas. Sua prática é um processo de aprendizado contínuo a partir do qual se convertem problemas médicos em questões clínicas; buscam-se artigos relevantes para responder a essas questões; analisam-se criticamente esses estudos e aplicam-se seus resultados, se válidos, no manejo das pessoas. Neste capítulo, discutem-se os principais aspectos desse novo paradigma e as aplicações na APS.

A MBE é uma estratégia da prática médica e tem como meta a busca da melhor conduta, assim como a avaliação do atendimento à pessoa. A implementação dessa prática requer a integração da melhor evidência de pesquisa com os valores das pessoas para a tomada de decisão sobre o atendimento médico. O método visa auxiliar os médicos a fazerem diagnósticos adequados, definirem os melhores planos de tratamento e métodos de prevenção de doença, assim como desenvolverem diretrizes clínicas.

Devido ao grande volume de informações e variabilidade na qualidade, há necessidade da elaboração de sínteses que facilitem o acesso e possibilitem conclusões baseadas em diversas fontes de evidência, fornecendo subsídio científico para a tomada de decisão, tanto para o profissional de saúde quanto para o gestor. Nesse contexto, fontes primárias e secundárias de evidência são utilizadas. As revisões sistemáticas, fontes secundárias de evidência, têm um papel de destaque no desenvolvimento de diretrizes clínicas; as recomendações devem ser idealmente baseadas na melhor evidência disponível, sendo processos sistemáticos de revisão da literatura, que se caracteriza como métodos abrangentes e transparentes, permitindo adequado embasamento para a avaliação da evidência.

Assim, a MBE tem por objetivo a tomada de decisões médicas pela identificação criteriosa da avaliação e da aplicação das informações mais relevantes de uma forma sistemática. O pressuposto é o de que a MBE levará a uma melhora do desfecho e possibilitará uma maior efetividade no ensino, assim como uma atenção à saúde mais custo-efetiva (Quadro 29.1).

Quadro 29.1 | Objetivos e princípios da medicina baseada em evidências

Objetivos

▶ Reconhecimento do papel da evidência na tomada de decisão clínica efetiva

▶ Descrição de uma abordagem sistemática no processo de solução do problema clínico

Princípios

▶ Não existe um mesmo nível de evidência – há necessidade de identificar a hierarquia de evidências para a tomada de decisão

▶ Somente o nível de evidências nunca é suficiente – há necessidade de fazer um contrabalanço entre o risco e o benefício das estratégias alternativas no contexto dos valores e preferências das pessoas

Por que o médico precisa da medicina baseada em evidências?

O atendimento em APS caracteriza-se por enfatizar diagnósticos precoces, escolher estratégias efetivas para tomar decisões clínicas, trabalhar na prevenção do problema de saúde e, quando necessário, curá-lo. Valorizam-se os estudos que abordam desfechos como morte, morbidade e qualidade de vida. Esses desfechos são chamados de evidências orientadas para assuntos relevantes aos pacientes (POEM, do inglês *patients oriented evidence that matters*). Ao apresentar artigos nos quais o desfecho se caracteriza por níveis bioquímicos e funcionamento de órgãos, convencionou-se identificar como evidência orientada pela doença (DOE, do inglês *disease oriented evidence*). O médico deve focar nas intervenções que propiciem longevidade e qualidade de vida (desfechos POEM). O Quadro 29.2 apresenta exemplos de desfechos POEM, desfechos intermediários e DOE, que devem ser identificados na avaliação dos estudos.[12]

A literatura médica é muito extensa, e uma parte significativa das informações disponíveis apresenta problemas metodológicos (chamados de vieses). Portanto, em primeiro lugar, estrutura-se um determinado problema clínico de forma a identificar as informações necessárias. Ao se identificar a informação que responde à pergunta clínica, procura-se analisá-la para garantir que ela é válida. Após essa etapa, é necessário saber como aplicá-la no atendimento.

No Quadro 29.3, apresentam-se as três etapas para caracterizar uma abordagem baseada em evidências.

Os gestores, as pessoas, os pesquisadores e os profissionais de saúde são inundados com uma quantidade muito grande de informação. As revisões disponibilizadas na Cochrane Collaboration respondem a esses desafios, identificando, analisando e sintetizando a evidência baseada em pesquisas com qualidade metodológica e apresentando-a de uma forma acessível.[13]

Uma revisão sistemática é um tipo de delineamento que coleta todas as evidências a partir de pesquisas originais, as quais são incluídas de acordo com um critério de elegibilidade e são selecionadas com o mínimo de viés, possibilitando assim achados mais confiáveis e a recomendação de decisões.[13]

A importância da probabilidade pré-teste em atenção primária à saúde

A estimativa de probabilidade de uma condição é indispensável na descrição da plausibilidade de existir uma determinada doença em uma dada pessoa. A definição pelo médico da probabilidade de uma doença antes da solicitação de um exame diagnóstico (probabilidade pré-teste) auxiliará a fazer uma estimativa final da doença (probabilidade pós-teste) (Quadro 29.4). Os estudos de acurácia de teste diagnóstico possibilitam informar sobre a probabilidade pré-teste, que também é chamada de prevalência.

O teste, para ser efetivo em detectar ou excluir uma doença específica, é influenciado pela probabilidade pré-teste de uma doença. Um teste em geral não é útil caso a probabilidade pré-teste seja muito baixa ou muito alta. Isso se deve a duas razões: raramente será útil para modificar o manejo do doente e o risco de haver falso-positivo (quando tiver uma baixa frequência de doença) e falso-negativo (quando tiver uma alta frequência de doença). Em outras palavras, existe uma "área de indicação" para o teste entre esses extremos de probabilidade pré-teste. Por exemplo, testes com uma especificidade moderada não são úteis para o rastreamento em uma população assintomática (com baixa probabilidade pré-teste), porque têm um alto risco de resultados falso-positivos.

A probabilidade de que uma doença exista antes de o teste ser realizado é chamada de probabilidade pré-teste e é igual à prevalência da doença em uma população.

A justificativa mais importante para a solicitação de um exame complementar é a de redefinir a probabilidade de uma doença, ou seja, a decisão de realizar um teste pressupõe que os resultados modificarão de forma relevante a probabilidade de a doença estar presente ou ausente.[14]

Ao definir o limiar diagnóstico, é possível identificar quando a probabilidade pré-teste é útil (probabilidade intermediária – entre 25 e 75%) e quando é pouco útil (probabilidade pré-teste baixa – menor do que 25% – ou alta – maior do que 75%) (Figura 29.1).

Etapas da medicina baseada em evidências

O médico deve avaliar as características da pessoa que está sendo atendida, assim como o contexto clínico, para determinar a pertinência de um assunto, que pode incluir o diagnóstico diferencial, as decisões de tratamento ou o prognóstico. O médico

---

Quadro 29.2 | **Exemplos de desfechos POEM, intermediários e DOE**

	POEM	Intermediário	DOE
Diminuição do colesterol	Diminuição da mortalidade por todas as causas	Redução de eventos cardíacos	Diminuição do colesterol
Redução de placas ateroscleróticas	Diminuição da mortalidade por todas as causas	Redução da frequência de episódios de angina	Melhora do fluxo sanguíneo cardíaco na angiografia
Consumo de dieta com baixa gordura	Melhora da expectativa de vida	Melhora da autoestima	Diminuição do colesterol sérico
Terapia de reposição hormonal	Melhora da expectativa e da qualidade de vida	Redução do risco de fraturas	Aumento de densidade óssea

---

Quadro 29.3 | **Como realizar uma abordagem baseada em evidências**

▶ Validade – Posso considerar a informação como verdadeira?
▶ Importância – A informação verdadeira leva a um impacto clínico?
▶ Aplicabilidade – A informação pode ser aplicada?
▶ Tipo de estudo preferencial – Revisão sistemática

Quadro 29.4 | **Definição de probabilidade pré-teste e pós-teste**

▶ Probabilidade pré-teste – a probabilidade de uma condição estar presente antes dos resultados de um teste diagnóstico ser conhecido
▶ Probabilidade pós-teste – a probabilidade de uma condição estar presente depois dos resultados de um teste ser conhecido

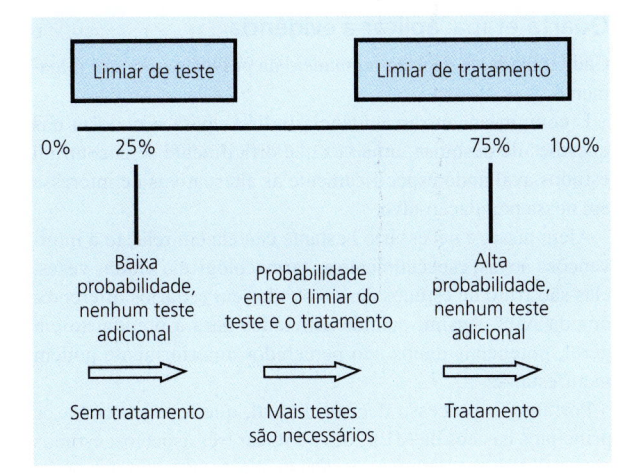

▲ **Figura 29.1**
Zonas de decisão no espectro de probabilidades.

deve definir a dúvida, a partir dessa primeira avaliação, e propor uma pergunta que lhe possibilitará, ao final, tomar uma decisão embasada em evidências.

Primeira etapa: formular uma questão que possa ser respondida

O primeiro passo é esclarecer os assuntos-chave do quadro clínico daquela pessoa e desenvolver uma questão clínica específica (diagnóstico, tratamento, prognóstico ou etiologia). É essencial que se tenha uma abordagem bem elaborada de pergunta, para encontrar uma resposta que possa orientar as ações.

Uma abordagem útil para formatar uma questão clínica envolve uma questão com vários elementos-chave – devem-se incluir quatro componentes para cada questão, que são caracterizados como PICO. Recentemente, foi disponibilizado o *site* http://go.usa.gov/xF0, que se constitui em uma aplicação para celular, *smartphones* e computadores tipo *tablet* nos quais os médicos podem buscar uma literatura médica atual a partir do Medline.

- P – Pessoa ou população ou problema de saúde: esse componente existe para delimitar a população, por exemplo, por idade, sexo, comorbidades, local de atendimento (atenção primária).
- I – Intervenção ou indicador: a terapêutica ou a medida diagnóstica que se deseja estudar.
- C – Comparação: outra medida que já se tenha como uso comum ou padrão de comparação.
- O – *Outcome* (desfecho): o objetivo ou resultado que se espera com a implementação da medida.

Como exemplo (enfoque terapêutico):

- P – Adultos com otite média.
- I – Tratamento com amoxicilina.
- C – Comparada ao placebo.
- O – Resulta em melhora rápida da dor e de outros sintomas associados.

Segunda etapa: buscar a melhor evidência científica

Tendo uma questão clínica bem definida, o próximo passo é encontrar a evidência na literatura. Muitos recursos estão disponíveis; assim, devem-se aprender as vantagens e desvantagens de cada estratégia, para determinar quando aplicar. O primeiro passo para a busca de evidências deve ser identificar os Descritores da Saúde (DECS, em inglês, *Medical subject heading* [MESh]).* A estratégia de busca com um filtro mais efetivo na base de dados do Medline deve ser realizada utilizando-se o *MESh*.

No Quadro 29.5, são listados endereços eletrônicos úteis, nos quais se pode encontrar literatura, bem como ferramentas, como calculadoras eletrônicas e cursos presenciais e à distância.

O Medline apresenta mais de 16 milhões de referências desde a década de 1950. No momento, conta com 5.200 revistas em 37 línguas indexadas. Outra base de dados muito relevante para obter maior abrangência das revistas publicadas é o EMBASE, que está disponível com assinatura paga. O EMBASE contém mais de 12 milhões de registros desde 1974. Atualmente, apresenta 4.800 revistas, que são indexadas no EMBASE em 30 línguas.[13]

Quadro 29.5 | **Endereços eletrônicos em que o médico pode fazer busca de evidências**

Instituição	Site
Center for Evidence-Based Medicine – University of Oxford	www.cebm.net
PubMed/MEDLINE	www.pubmed.com
EMBASE	www.embase.com
Center for Evidence-Based Medicine – University of Toronto	http://ebm-tools.knowledge-translation.net/
McMaster University Health Information Research Unit	http://hiru.mcmaster.ca/hiru/
Evidence-Based Medicine Education Center of Excellence – North Carolina	www.hsl.unc.edu/services/evidence-based-practice-resources
Epistemonikos	www.epistemonikos.org/*
Evidence-Based Medicine	www.ebm.bmjjournals.com
POEMs (Patient Oriented Evidence that Matters)	www.infopoems.com
Banco de dados DARE de revisões sistemáticas.	Biblioteca virtual de saúde http://bvsalud.org/
Centro Cochrane em São Paulo	http://brazil.cochrane.org/
Revisões sistemáticas no *site* do DARE	www.crd.york.ac.uk/CRDWeb/
Sum Search da Universidade do Texas	http://sumsearch.org/
UpdtoDate	www.updtodate.com
ClinicalEvidence	www.dynamed.com/home/
Trip database	www.tripdatabase.com

**Site* disponível em português, combina o melhor da atenção baseada em evidências e tecnologias da informação ao fornecer uma ferramenta única para pessoas tomando decisões sobre questões clínicas ou política de saúde.

* Podem ser encontrados no *site* www.bireme.br, disponível em inglês.

Existem recursos que apresentam resumos estruturados de artigos científicos, os quais contemplam tanto aspectos de qualidade metodológica quanto de impacto dos resultados. As revistas *ACP Journal Club* e *Evidence-Based Medicine* também apresentam comentários de especialistas sobre os artigos avaliados.

A Biblioteca Cochrane é uma das melhores e mais completas fontes de evidência disponíveis, pois, além das revisões da própria colaboração Cochrane, oferece o banco de dados DARE de revisões sistemáticas. Nela também se tem acesso à lista com o resumo de todos os ECRs disponíveis.[13]

No Quadro 29.6, são apresentados exemplos de fontes de revistas disponíveis em texto integral (conteúdo completo).

Terceira etapa: avaliar criticamente a evidência

A MBE enfatiza a avaliação crítica, sendo que há vários recursos para auxiliar no processo de avaliação. No Quadro 29.7, são apresentados os instrumentos usados para cada tipo de estudo.

Para os estudos secundários, recomenda-se o uso da ferramenta AMSTAR,[15] ROBIS.[16] Para os estudos primários, a avaliação deve ser realizada pela ferramenta da Colaboração Cochrane.[13] Para ECRs, a New-Castle-Ottawa para estudos observacionais.[17] Outras ferramentas de avaliação crítica são factíveis de serem usadas (http://joannabriggs.org/research/critical-appraisal-tools.html), como o QUADAS para diagnóstico.[18] Um *site* útil para termos que pode ser referência para avaliação dos artigos é http://www.equator-network.org/library/resources-in-portuguese-recursos-em-portugues/, o qual apresenta recursos em português.

Quarta etapa: aplicar a evidência

Cada tomada de decisão no manejo da pessoa requer um julgamento.

É comum encontrar evidência indireta para a maioria das questões de pesquisa, uma vez que dificilmente se encontram estudos avaliando especificamente as alternativas de interesse em nossa população-alvo.

Além disso, é necessário bastante cautela em relação a intervenções novas, especialmente as farmacológicas. Muitas vezes, elas são fruto de estudos desenvolvidos em cenários diferentes dos da APS. Assim, quando utilizados para a população em geral, potenciais danos não percebidos anteriormente podem manifestar-se.

Portanto, o processo decisório atual, que leva em conta os princípios básicos da MBE, deve enfocar três aspectos: estudos com validade científica, experiência clínica individual e preferências da pessoa.

Enfoque diagnóstico na atenção primária

> Marlene, 26 anos, vem à consulta com queixas de disúria e polaciúria há 2 dias. Relata que percebeu sangue ao secar-se. Dr. Estevão ficou na dúvida a respeito da confiabilidade dos dados da história, para definir o diagnóstico de cistite, ou se seriam necessários exames complementares, como o parcial de urina e a urocultura, e foi fazer uma busca na internet, encontrando um artigo que menciona que a combinação de disúria, polaciúria e ausência de corrimento tem um valor preditivo positivo (VPP) de 90%.[19]

Para que se consiga interpretar o que significa esse VPP de 90%, devem-se recordar alguns conceitos importantes no que se refere a estratégias diagnósticas.

Idealmente, a habilidade de um teste em identificar de forma correta pessoas com ou sem uma doença específica não deveria variar. No entanto, um teste precisa ter um melhor desempenho quando é utilizado para avaliar pessoas com uma doença mais grave do que pessoas com uma doença menos avançada.[20]

Também fica claro que testes diagnósticos não são necessários quando a doença é clinicamente evidente, assim como naquelas situações em que ela é muito pouco provável.[21,22]

Quando um médico solicita um exame como auxílio ao diagnóstico, ele quer saber o quanto esse exame pode auxiliar na tomada de decisão, quer esse teste seja uma pergunta particular na anamnese, uma manobra específica no exame físico ou um exame complementar de laboratório ou imagem. Para avaliar a qualidade de um teste diagnóstico, é necessário saber sobre validade e precisão.

Um teste diagnóstico deve ser capaz de discriminar os doentes dos não doentes, ajudando a confirmar ou refutar o diagnóstico. Quando o teste é positivo em indivíduos doentes, chama-se o teste de *verdadeiro-positivo*, e quando é negativo em indivíduos sem a doença, chama-se o teste de *verdadeiro-negativo*. Contudo, a maioria dos testes está sujeita a erro, de modo que o seu resultado pode ser normal em um indivíduo doente (falso-negativo) e anormal em um indivíduo hígido (falso-positivo). No Quadro 29.8, essas informações são apresentadas em formato 2 x 2: a partir dele, podem-se definir as características de desempenho de um teste.

Sensibilidade

É a proporção de indivíduos que têm teste positivo entre todos os doentes, ou seja, é a capacidade do teste de identificar os in-

Quadro 29.6 | Fontes de conteúdo completo

Editora Elsevier	www.elsevier.com/clinical-solutions/reference-and-decision-support
National Institute of Clinical Evidence	www.nice.org.uk/guidance
BioMed Central	www.biomedcentral.com/journals
Public Library of Science (PLoS)	www.plos.org/which-journal-is-right-for-me
PubMed Central (PMC)	www.pubmedcentral.nih.gov
High Wire Press	highwire.stanford.edu/lists/freeart.dtl

Quadro 29.7 | Instrumentos de avaliação de acordo com o tipo de delineamento

Instrumento	Tipo de delineamento	Referência
STROBE[15]	Estudos observacionais	www.strobe-statement.org/
CONSORT[16]	Estudos experimentais randomizados	www.consort-statement.org/
PRISMA[17]	Revisões sistemáticas	www.prisma-statement.org/
STARD[18]	Estudos diagnósticos	www.stard-statement.org/

Quadro 29.8 | **Relação entre os resultados de um teste diagnóstico e a ocorrência da doença**

	Doentes	Não doentes
Teste positivo	Verdadeiro-positivos A	Falso-positivos B
Teste negativo	Falso-negativos C	Verdadeiro-negativos D

divíduos doentes em uma população. Assim, a sensibilidade é dada pela proporção:

(Indivíduos com a doença e com teste positivo) / (total de doentes) = $a/(a+c)$

Um teste sensível raramente deixa de diagnosticar a doença, sendo o teste de escolha quando o risco ocasionado por se deixar de diagnosticar a doença é alto. Torna-se mais útil quando seu resultado é negativo, pois fortalece a ideia de que o indivíduo realmente não tem essa doença. No caso de Marlene, a sensibilidade dos seus sintomas em relação à presença de cistite diz quantas pessoas que têm cistite terão o sintoma, o que não é um dado clínico muito relevante para esse caso.

Especificidade

É a proporção de indivíduos com teste negativo entre os indivíduos não doentes, ou seja, é a capacidade do teste de não classificar equivocadamente indivíduos sadios como doentes. Assim, a especificidade é dada pela proporção:

(Indivíduos sem a doença e com teste negativo) / (total de não doentes) = $d/(b+d)$

Um teste com alta especificidade raramente classificará de forma errônea as pessoas como portadoras da doença quando elas não o são. No caso de Marlene, conhecer a especificidade desses sintomas para a presença de cistite nos diz a proporção de pessoas sem cistite que não apresentam disúria, polaciúria e urgência miccional.

Valor preditivo positivo

É a probabilidade de o indivíduo ter a doença se o teste for positivo, ou seja, entre indivíduos com teste positivo, quantos realmente têm a doença. Desse modo, tal parâmetro pode ser calculado pela proporção:

(Indivíduos doentes com teste positivo) / (total com teste positivo) = $a/(a+b)$

Esse dado é o mais relevante para a pessoa, considerando que informa qual é a probabilidade de ela apresentar o diagnóstico quando o resultado do teste foi positivo. No caso que está sendo avaliado, o valor preditivo diz a probabilidade de, diante de certos sintomas, haver uma cistite.

Valor preditivo negativo

É a probabilidade de o indivíduo não ter a doença quando o seu teste é negativo, ou seja, entre indivíduos com teste negativo, quantos realmente não têm a doença. Desse modo, esse parâmetro pode ser obtido pela equação:

(Indivíduos sem a doença e com teste negativo) / (total com teste negativo) = $d/(c+d)$

No caso clínico em questão, por exemplo, é importante saber se a ausência de febre é um dado confiável para excluir a presença de pielonefrite; para tanto, é preciso saber o valor preditivo negativo (VPN) desse dado.

Os valores preditivos (e, portanto, as probabilidades pós-teste) variam bastante com a prevalência da doença (probabilidade pré-teste). Logo, quase sempre será útil determinar um subgrupo de pessoas com menor chance de ter a doença, se se deseja aumentar o VPN do teste, ou com maior chance, quando se deseja melhorar o VPP. Isso tem enorme impacto na prática clínica.

Razão de probabilidades (*likelihood ratio*)

A expressão dos resultados apenas pela sensibilidade e especificidade fornece uma ideia muito restrita (teste positivo ou negativo). Dessa forma, foi desenvolvida uma medida denominada razão de probabilidades, também chamada de razão de verossimilhança, derivada do termo *likelihood ratio*. A razão de verossimilhança para um teste positivo (RVP) informa sobre a probabilidade de o indivíduo ter a doença quando o teste é positivo. Assim, a razão de probabilidades fornece uma informação mais ampla do que a abordagem dicotômica obtida com a sensibilidade e a especificidade. Isso é particularmente útil quando se avaliam testes diagnósticos que representam variáveis contínuas.

A razão de probabilidades para um teste positivo pode ser calculada da seguinte forma:

$$\frac{\text{(Probabilidade de um teste positivo em indivíduos com a doença)}}{\text{(Probabilidade de um teste positivo em indivíduos sem a doença)}}$$

A partir da tabela 2 x 2, tem-se:

$$\frac{\frac{a}{a+c}}{\frac{b}{b+d}}$$

Seguindo o mesmo raciocínio, pode-se calcular a razão de verossimilhança para um teste negativo (RVN), a qual informa quantas vezes é mais provável o indivíduo ter a doença se o teste for negativo. Assim, tem-se:

$$\frac{\text{(Probabilidade de um teste negativo em indivíduos com a doença)}}{\text{(Probabilidade de um teste negativo em indivíduos sem a doença)}}$$

A partir da tabela 2 x 2, tem-se:

$$\frac{\frac{c}{a+c}}{\frac{d}{b+d}}$$

Integrando as informações

Tendo-se disponíveis a prevalência (probabilidade pré-teste) e a razão de probabilidades, pode-se estimar facilmente a probabilidade pós-teste da doença, utilizando-se um nomograma (Figura 29.2). Esse nomograma é uma ferramenta que pode ser utilizada cotidianamente.

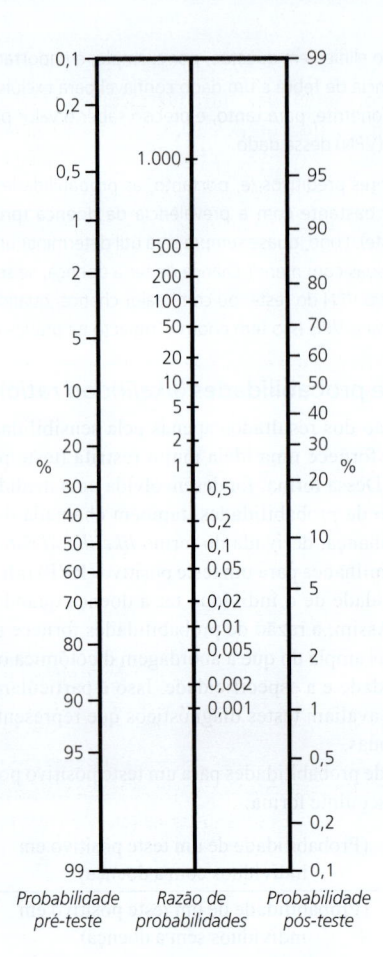

▲ **Figura 29.2**
Nomograma para estimativa da probabilidade pós-teste.

Para utilizar um nomograma, traça-se uma reta que parte da probabilidade pré-teste e cruza a razão de probabilidades. Estendendo essa reta até a próxima coluna, tem-se a probabilidade pós-teste.

Devem-se identificar dois tipos de investigação diagnóstica – estratégia em série e em paralelo. A investigação com testes em série (solicitação de um novo teste, ao receber o resultado de um teste anteriormente solicitado) tem como virtude aumentar a especificidade da estratégia, e a estratégia em paralelo (solicitação de vários testes simultaneamente, como ocorre em um serviço de emergência) caracteriza-se por aumentar a sensibilidade. No Quadro 29.8, são apresentadas orientações gerais sobre testes diagnósticos.

Enfoque terapêutico na atenção primária à saúde

Para se avaliar a efetividade de medidas de tratamento, é preciso também se familiarizar com alguns conceitos da epidemiologia descritos a seguir.

O número necessário para tratar (NNT) informa quantas pessoas necessitam receber o tratamento para possibilitar um bom desfecho (ou evitar um mau desfecho). Essa medida é fácil de interpretar, o que a tornou popular para medir a efetividade de intervenções.[23] Por exemplo, quando se avalia a ocorrência de AVC após 8,4 anos de seguimento, comparando-se um tratamento experimental (tratamento de pressão arterial [PA] de forma intensiva) com um tratamento controle (tratamento de PA de forma tradicional), o NNT calculado é de 33. Isso significa que é preciso tratar a PA de 33 pessoas de uma forma intensiva por 8,4 anos para se evitar um AVC.[24]

O resultado desse estudo comparou a taxa de AVC no controle intenso com o menos intenso de hipertensão. Os cálculos com base na informação do estudo são mostrados a seguir.

- Taxa de evento do experimento (TEE) – Taxa de AVC no controle intenso da hipertensão – 38/758 = 0,05.
- Taxa de evento do controle (TEC) – Taxa de AVC no controle menos intenso da hipertensão – 34/390 = 0,08.
- Risco relativo = TEE/TEC = 0,05/0,08 = 0,63.
- Redução do risco relativo (RRR) = 1 – RR = 1-0,63 = 0,37.
- Redução absoluta do risco (RAR) = TEC – TEE = 0,08-0,05 = 0,03.
- NNT = 1/RAR = 1/0,03 = 33.

Essa informação pode ser facilmente interpretada tanto pelo médico quanto pelo paciente. Os valores baixos do NNT correspondem a uma maior eficácia do tratamento.

O NNT, ainda, é uma medida melhor do que a RRR para a tomada de decisões sobre o manejo dos doentes, uma vez que a RRR, que é calculada pela fórmula 1 – risco relativo (RR), não reflete a magnitude do risco atribuível. Em geral, efeitos relatados como RRR parecem maiores do que os mesmos efeitos expressos como RAR.

O que é número necessário para o dano? Qual é a sua importância?

Desenvolveram-se medidas análogas ao NNT, por exemplo, o "número necessário para o dano" (NND, do inglês *number needed to harm*).

O NND pode ser calculado em estudos nos quais o tratamento experimental aumenta a probabilidade de um desfecho negativo. Da mesma maneira que o NNT corresponde ao inverso da RAR, o NND corresponde ao inverso do aumento absoluto do risco (AAR), que é a diferença absoluta entre a taxa de eventos no grupo tratado menos a taxa de eventos no grupo-controle. Um NND de, por exemplo, 20 é interpretado da seguinte forma: para cada 20 pessoas que necessitam receber o tratamento experimental, uma delas apresenta-se com um efeito adverso.

As evidências mais sólidas a respeito de tratamentos são obtidas a partir de grandes ensaios clínicos ou de revisões sistemáticas com ou sem metanálise. Desse modo, elas devem ser sempre as primeiras referências a serem buscadas.

Quadro 29.8 | Orientações gerais sobre testes diagnósticos

▶ O maior motivo para se solicitarem exames complementares é redefinir a probabilidade de doença

▶ Os testes também podem ser utilizados para se estimar melhor o prognóstico de uma doença já diagnosticada

▶ Os VPPs e os VPNs dependem da probabilidade pré-teste da doença para dada pessoa; por esse motivo, é importante conhecer a prevalência da doença em questão

▶ Um teste deve ser solicitado quando o resultado determina diferente conduta

▶ Testes em série privilegiam a especificidade, e testes em paralelo aumentam a sensibilidade em detrimento da especificidade

▶ Quando o teste é altamente sensível, considera-se que o resultado negativo pode ser afastado do diagnóstico diferencial (SnNout)

▶ Quando o teste é altamente específico, considera-se que o resultado positivo pode definir o diagnóstico (SpPin)

A importância das diretrizes clínicas na tomada de decisão

Há consenso de que a implementação de diretrizes clínicas a partir das melhores evidências científicas disponíveis produz melhores resultados na população assistida do que a sua não utilização.[25,26]

As diretrizes clínicas são um conjunto de "[...] afirmações desenvolvidas de forma sistematizada para apoiar as decisões do clínico e da pessoa acerca dos cuidados de saúde mais apropriados em circunstâncias clínicas específicas".[27] No Quadro 29.9, apresentam-se *sites* de diretrizes clínicas que têm livre acesso. As diretrizes clínicas da Sociedade Brasileira de Medicina de Família e Comunidade podem ser identificadas no *site* da Associação Médica Brasileira.

Há evidências de que a utilização de diretrizes clínicas resulta em redução da morbimortalidade e melhora na qualidade de vida; elas podem também melhorar a consistência do cuidado, padronizando as condutas diante de problemas clínicos idênticos, independentes de onde ou por quem sejam tratados.[27]

Além de subsidiarem as decisões dos profissionais de saúde, as diretrizes desempenham um papel importante na gestão e na regulação dos sistemas de saúde. Inúmeras organizações, em diversos países do mundo, têm-se dedicado à sistematização de diretrizes clínicas para a assistência à saúde.[27] Essa sistematização deve estar apoiada em revisões sistemáticas da literatura e isentas de vieses induzidos por interesses comerciais ou corporativos.

O AGREE II é uma ferramenta que avalia o rigor metodológico e a transparência com que uma diretriz clínica é desenvolvida. Esse instrumento está em fase final de tradução para a língua portuguesa.[28] Para mais informações sobre esse instrumento, sugere-se visitar o *site*: www.agreetrust.org.

A importância do nível de evidência – GRADE

A avaliação do nível de evidência e grau de recomendação (GRADE, do inglês *grading of recommendations assessment, development and evaluation*)[29] foi idealizada por um grupo representativo de epidemiologistas e desenvolvedores de diretrizes. Caracteriza-se por um processo transparente e tem adesão crescente de seu uso por algumas instituições: Organização Mundial da Saúde (OMS), sociedades de especialidades relevantes, Center for Disease Control and Prevention (CDC), British Medical Journal (BMJ), UpToDate. O processo de elaboração de definição do nível de evidências adquire uma maior complexidade com a utilização do GRADE.

Quadro 29.9 | **Sites de diretrizes clínicas**

Diretrizes do Canadá	www.cma.ca/En/Pages/clinical-practice-guidelines.aspx
Guias de Prática Clínica da Espanha	www.guiasalud.es/
National Guidelines Clearinghouse (EUA)	www.guideline.gov
National Institute of Clinical Excelence (Reino Unido)	www.nice.org.uk
SIGN (Escócia)	www.sign.ac.uk
Associação Médica Brasileira	www.projetodiretrizes.org.br

Como o médico pode manter-se atualizado

A epidemiologia clínica introduz métodos para estabelecer diagnósticos, estimar prognósticos, reconhecer fatores de risco e decidir sobre a eficácia, a efetividade e a eficiência de intervenções terapêuticas e preventivas.

Existem dois tipos de acesso à informação: *just in case* (no caso de) e *just in time* (na hora certa).

Just in case **(no caso de):** a partir da vasta quantidade de informação que passa pela mesa ou chega diariamente à caixa de correio das pessoas (*push* ou "empurrada").

Just in time **(na hora certa):** de maneira direcionada, procurando informações em resposta a uma questão específica (*pull* ou "puxada").

O primeiro passo para coletar informações deve ser identificar os fatores em estudo, os desfechos clínicos, o foco do estudo e o tipo de delineamento (Quadro 29.10).

Para cada tipo de pergunta, deve-se escolher um tipo de estudo, de acordo com o Quadro 29.11.

Em síntese, uma tarefa fundamental de todos os profissionais de saúde é identificar dúvidas ao atender um paciente e identificar as perguntas relevantes utilizando o formato PICO, fazer uma busca da literatura e desenvolver habilidades para avaliar criticamente os artigos relevantes para responder à pergunta identificada no início do processo.

A tomada de decisão na atenção em saúde é complexa. Os médicos de família devem utilizar as melhores evidências disponíveis para embasar os seus julgamentos. O sistema para tomar decisões deve ser explícito e transparente, com o intuito de levar em conta todos os fatores importantes.

O grupo GRADE desenvolveu uma estrutura chamada GRADE de evidência para tomada de decisão (EtD, do inglês *evidence to decision*), com o intuito de apoiar o processo a partir da

Quadro 29.10 | **Fator em estudo e desfecho clínico em alguns enfoques de pesquisa clínico-epidemiológica**

Enfoque	Fator de risco	Desfecho
Etiológico	Fator de risco para o desenvolvimento da doença	Doença
Diagnóstico	Teste diagnóstico	Doença ou padrão-ouro
Prognóstico	Doença ou fator prognóstico	Evolução da doença
Intervenção	Tratamento ou ação preventiva	Evolução da doença ou prevenção

Quadro 29.11 | **Tipo de delineamento para cada enfoque clínico**

Enfoque	Tipo de delineamento
Etiologia	Coorte ou caso-controle
Diagnóstico	Estudo de acurácia
Tratamento/enfoque preventivo	Ensaio clínico randomizado
Prognóstico	Coorte

evidência para a tomada de decisão, a fim de avaliar a força da recomendação.[30]

A meta da estrutura EtD é auxiliar os médicos e/ou gestores a identificarem a qualidade das evidências em relação a uma pergunta específica e com isso definir a melhor tomada de decisões. Um dos aspectos mais relevantes neste processo é facilitar a adaptação das recomendações ou decisões em um determinado contexto.

É fundamental a reflexão na seguinte pergunta: "Como identificar se uma pesquisa é útil clinicamente?", a qual se baseou no artigo de John Ioannidis:[31]

- Foi delineada para abordar um problema importante.
- Acrescenta de uma forma sistemática o que já se sabe (os autores realizaram uma revisão sistemática e identificam uma lacuna de conhecimento).
- É um delineamento pragmático.
- Os desfechos mensurados são considerados de relevância clínica.
- As intervenções são custo-efetivas.
- As intervenções são bem aceitas pelos pacientes e factíveis no mundo real.
- Os dados do estudo estão disponíveis para verificação.

REFERÊNCIAS

1. Patten SB, Beck CA, Kassam A, Williams JV, Barbui C, Metz LM. Long-term medical conditions and major depression: strength of association for specific conditions in the general population. Can J Psychiatry. 2005;50(4):195-202.

2. Rush AJ. Depression in primary care: detection and diagnosis. Rockville: U.S. Department of Health and Human Service; 1993.

3. Andrade L, Caraveo-Anduaga JJ, Berglund P, Bijl RV, De Graaf R, Vollebergh W, et al. The epidemiology of major depressive episodes: results from the International Consortium of Psychiatric Epidemiology (ICPE) Surveys. Int J MethodsPsychiatr Res. 2003;12(1):3-21.

4. Almeida-Filho N, Mari Jde J, Coutinho E, França JF, Fernandes J, Andreoli SB, et al. Brazilian multicentric study of psychiatric morbidity. Methodological features and prevalence estimates. Br J Psychiatry. 1997;171:524-9.

5. Patten SB, Beck CA, Kassam A, Williams JV, Barbui C, Metz LM. Long-term medical conditions and major depression: strength of association for specific conditions in the general population. Can J Psychiatry. 2005;50(4):195-202.

6. Gilbody S, House AO, Sheldon TA. Screening and case finding instruments for depression. Cochrane Database Syst Rev. 2005;(4):CD002792.

7. Patten SB, Kennedy SH, Lam RW, O'Donovan C, Filteau MJ, Parikh SV, et al. Canadian Network for Mood and Anxiety Treatments (CANMAT) clinical guidelines for the management of major depressive disorder in adults. I. Classification, burden and principles of management. J Affect Disord. 2009;117 Suppl 1:S5-14.

8. World Health Organization. Classificação de transtornos mentais e de comportamento da CID 10: descrições clínicas e diretrizes diagnósticas. Porto Alegre: Artmed; 1993.

9. Gill D, Hatcher S. Antidepressants for depression in medical illness. Cochrane Database Syst Rev. 2000;(4):CD001312.

10. Anderson I, Ferrier I, Baldwin R, Cowen P, Howard L, Lewis G, et al. Evidence-based guidelines for treating depressive disorders with antidepressants: a revision of the 2000 British Association for Psychopharmacology guidelines. J Psychopharmacol. 2008;22(4):343-96.

11. Sackett DL, Rosenberg WM, Gray JA, Haynes RB, Richardson WS. Evidence based medicine: what it is and what it isn't. BMJ. 1996;312(7023):71-2.

12. Shaughnessy AF, Slawson DC, Bennett JH. Becoming an information master: a guidebook to the medical information jungle. J Fam Pract. 1994;39(5):489-99.

13. Higgins J, Green S, editors. Cochrane handbook for systematic reviews of interventions: cochrane book series. San Francisco: John Wiley & Sons; 2008.

14. Richardson WS, Wilson MC, Guyatt GH, Cook DJ, Nishikawa J. Users' guides to the medical literature: XV. How to use an article about disease probability for differential diagnosis. Evidence-Based Medicine WorkingGroup. JAMA. 1999;281(13):1214-9.

15. Shea BJ, Grimshaw JM, Wells GA, Boers M, Andersson N, Hamel C, et al. Development of AMSTAR: a measurement tool to assess the methodological quality of systematic reviews. BMC Med Res Methodol. 2007;7:10.

16. Whiting P, Savović J, Higgins JP, Caldwell DM4, Reeves BC, Shea B, et al. ROBIS: A new tool to assess risk of bias in systematic reviews was developed. J Clin Epidemiol. 2016;69:225-34.

17. Wells GA, Shea B, O'Connell D, Peterson J, Welch V, Losos M, et al. The Newcastle-Ottawa Scale (NOS) for assessing the quality of nonrandomised studies in meta-analyses [Internet]. Ottawa; c2014 [capturado em 03 fev. 2018]. Disponível em: http://www.ohri.ca/programs/clinical_epidemiology/oxford.asp.

18. Oliveira MRF, Gomes AC, Toscano CM. QUADAS e STARD: avaliação da qualidade de estudos de acurácia de testes diagnósticos. Rev Saúde Pública. 2011;45(2):1-6.

19. Nicolle LE. Uncomplicated urinary tract infection in adults including uncomplicated pyelonephritis. Urol Clin North Am. 2008;35(1):1-12.

20. Jaeschke R, Guyatt G, Sackett DL. Users' guides to the medical literature. III. How to use an article about a diagnostic test. A. Are the results of the study valid? Evidence-Based Medicine Working Group. JAMA. 1994;271(5):389-91.

21. Jaeschke R, Guyatt GH, Sackett DL. Users' guides to the medical literature. III. How to use an article about a diagnostic test. B. What are the results and will they help me in caring for my patients? The Evidence-Based Medicine Working Group. JAMA. 1994;271(9):703-7.

22. Sackett DL, Straus SE, Richardson WS, editors. Evidence based medicine: how to practice and teach EBM. 2nd ed. Edinburgh: Churchill Livingstone; 2000.

23. Cook RJ, Sackett DL. The number needed to treat: a clinically useful measure of treatment effect. BMJ. 1995;310(6977):452-4.

24. Tight blood pressure control and risk of macrovascular and microvascular complications in type 2 diabetes: UKPDS 38. UK Prospective Diabetes Study Group. BMJ. 1998;317(7160):703-13.

25. Grimshaw JM, Russell IT. Effect of clinical guidelines on medical practice: a systematic review of rigorous evaluations. Lancet. 1993;342(8883):1317-22.

26. Lohr KN, Field MJ. A provisional instrument for assessing clinical practice guidelines. In: Field MJ, Lohr KN, editors. Guidelines for clinical practice: from development to use. Washington: National Academy; 1992.

27. Woolf SH, Grol R, Hutchinson A, Eccles M, Grimshaw J. Clinical guidelines: potential benefits, limitations, and harms of clinical guidelines. BMJ. 1999;318(7182):527-30.

28. AGREE Collaboration. Development and validation of an international appraisal instrument for assessing the quality of clinical practice guidelines: the AGREE project. Qual Saf Health Care. 2003;12(1):18-23.

29. Atkins D, Eccles M, Flottorp S, Guyatt GH, Henry D, Hill S, et al. Systems for grading the quality of evidence and the strength of recommendations I: Critical appraisal of existing approaches. BMC Health Serv Res. 2004;4(1):38.

30. Andrews J, Schünemann HJ, Oxman AD, Kunz R, Brozek J, Vist G, et al. GRADE guidelines: 15. Going from evidence to recommendations: determinants of a recommendations direction and strength. J Clin Epidemiol. 2013;66(7):726-35.

31. Ioannidis JP. Why most clinical research is not useful. PLoS Med. 2016;13(6): e1002049.

CAPÍTULO 30

Polifarmácia

Dee Mangin
Iona Heath

Aspectos-chave

▶ Abordar a polifarmácia deve considerar dois aspectos: em primeiro lugar, compreender suas origens e desencadeantes ao nível da população, das políticas e dos profissionais; em segundo lugar, desenvolver uma abordagem minimamente disruptiva para os cuidados clínicos da pessoa.

▶ Apesar de a idade avançada ser um fator de risco para comorbidades, é importante lembrar que uma pessoa jovem com múltiplas doenças também pode sofrer com os efeitos prejudiciais da polifarmácia.

▶ As pessoas que retornam para a atenção primária após uma hospitalização também são mais vulneráveis, com frequência tendo alta com mais medicamentos indicados do que usavam antes da internação.

▶ O manejo ativo da polifarmácia traz benefícios de saúde globais em populações idosas.

▶ A qualidade dos cuidados de saúde, na próxima década, será determinada mais pelas decisões de não administrar ou de suspender medicamentos e por um pensamento mais abrangente do que pela crença de que um bom cuidado envolve necessariamente o uso de um medicamento.

▶ O principal a fazer é pensar sobre e revisar as medicações utilizadas com regularidade, sob o ponto de vista explícito de minimizar seu número, suspendendo o máximo que for possível (e, quando não for, é importante tentar reduzir a dose).

O peso da polifarmácia

> É uma arte importante administrar medicamentos de forma adequada, mas saber quando suspendê-los ou omiti-los por completo é uma arte ainda maior e mais difícil de aprender.
>
> Philippe Pinel (1745-1826)

Em países desenvolvidos, o uso excessivo de medicamentos é a maior ameaça à saúde das populações mais idosas com morbidade crescente – provavelmente mais ameaçador do que as doenças para as quais os fármacos são prescritos. A polifarmácia causa aumento da mortalidade e também está associada a uma pior qualidade de vida, além de efeitos negativos específicos sobre a função, incluindo piora da mobilidade, cognição e nutrição, além de quedas e fadiga.[1–6,7–11,12] Os regimes complicados de medicamentos costumam exceder a capacidade de manejo do paciente, reduzindo a adesão, especialmente nas pessoas mais velhas.[13] Não se sabe em que nível esses efeitos negativos da polifarmácia são reversíveis com a redução da carga de medicamentos, de modo que é tão importante exercitar a restrição ao prescrever medicamentos como focar na suspensão adequada durante a vida do paciente. O consumo excessivo de medicamentos, em especial os preventivos nos países desenvolvidos, também é um poderoso gerador de desigualdades na saúde global, sendo muito mais lucrativos o desenvolvimento e a venda de medicamentos aos ricos e saudáveis do que aos pobres e doentes.[14] Isso também representa uma ameaça à igualdade dentro dos países, pois a comorbidade e, assim, a vulnerabilidade aos efeitos prejudiciais da polifarmácia são mais comuns em grupos de menor poder socioeconômico.[15]

A velhice é um período de risco farmacológico para as pessoas. O sofrimento advém das doenças, dos medicamentos usados para tratá-las e dos custos de ambos. A polifarmácia e a medicalização são ameaças reais para a boa saúde de pessoas idosas e, em especial, daquelas com comorbidades. Individualmente, para quem utiliza medicamentos, o problema principal da polifarmácia é a possibilidade de reações adversas – pelo fármaco diretamente, por interações com outros medicamentos ou pela interação entre o fármaco e outros problemas de saúde –, além da confusão e do peso de regimes terapêuticos complexos.

As reações adversas aos medicamentos (RAMs) também representam uma carga econômica significativa tanto para a pessoa que os utiliza como para o sistema de saúde. Estima-se que as hospitalizações resultantes do uso inapropriado de medicamentos em adultos mais velhos representem 17% de todas as internações, enquanto as reações adversas aos tratamentos são a quarta causa mais comum de morte hospitalar nos EUA.[16–18] Entre as RAMs que levam a hospitalizações, cerca de dois terços envolvem interações entre fármacos; pouco mais de uma em cada dez envolve uma dose excessiva de um medicamento; e cerca de uma em cada dez envolve interações entre fármacos e doenças. Na Alemanha, há duas décadas, os custos diretos de tais eventos foram estimados em 1.050 milhão de marcos alemães/ano.[19] Como 30% dos casos eram preveníveis, estimou-se que 350 milhões de marcos alemães poderiam ser economizados por ano, evitando-se essas internações. Mais recentemente nos EUA, estimou-se que um grupo de 1.000 idosos teria um custo anual em cuidados de saúde relacionados a RAMs de 65.631 dólares, com 27.365 dólares estando associados a eventos preveníveis – ou seja, 27 milhões de dólares para cada milhão de idosos na comunidade.[20] Isso oferece a possibilidade de economizar até 27 milhões de dólares por ano para cada milhão de idosos.

A polifarmácia acrescenta muito à carga da doença e, em 2009, como reconhecimento disso, May e colaboradores propuseram o conceito de medicina minimamente disruptiva (MMD).[21] Eles salientaram que "avanços no diagnóstico e tratamento têm o efeito paradoxal de acrescentar carga extra ao trabalho de ficar doente" e sugeriram que "os fornecedores de cuidados de saúde precisam de ferramentas confiáveis para entender a chamada falta de adesão como um problema que pode ser estruturalmente induzido em um nível sistêmico por suas próprias crenças, preferências e comportamentos". Eles ilustram seus argumentos com a descrição do caso de um homem sendo tratado para insuficiência cardíaca, na atenção primária do Reino Unido, que rejeitou a oferta de consultar em uma clínica especializada em insuficiência cardíaca para otimizar o manejo da doença. O paciente afirmou que nos últimos dois anos havia feito 54 visitas a clínicas especializadas para consultas, testes diagnósticos e tratamento. O equivalente a um dia inteiro a cada duas semanas foi gasto com essa tarefa. Em idosos, em que o tempo até a morte é curto, essa abordagem médica rouba deles seu bem mais precioso – tempo.

Assim, a abordagem do desafio da polifarmácia deve ser feita em dois níveis: em primeiro lugar, compreender suas origens e desencadeantes ao nível da população, das políticas e dos profissionais; em segundo lugar, desenvolver uma abordagem minimamente disruptiva para os cuidados clínicos individuais que incorpore os quatro princípios da MMD descritos por May e colaboradores:

- Estabelecer a carga do tratamento.
- Encorajar a coordenação na prática clínica.
- Reconhecer a comorbidade nas evidências clínicas.

E, talvez de forma mais importante,

- Priorizar a partir da perspectiva da pessoa que recebe os cuidados.

A extensão da polifarmácia e os esforços para o manejo efetivo permanecem em grande parte invisíveis dentro das políticas de saúde e das medidas de qualidade da atenção primária – que tendem a medir a frequência com que se realiza (prescrição) ações, em vez de medir a frequência com que se suspende medicamentos ou se toma a decisão de não prescrevê-los. O fornecimento de atenção primária de boa qualidade para uma população idosa será determinado, em grande parte, pela habilidade técnica e pela sabedoria com as quais os médicos da atenção primária manejam o problema da polifarmácia por meio da arte de "não fazer".[22] Isso representa uma das maiores oportunidades para melhorar a saúde e a qualidade de vida de pacientes com multimorbidade nas próximas décadas.

Este capítulo descreve as causas, implicações e desafios da abordagem da polifarmácia em nível populacional e fornece ferramentas práticas para que os médicos a compreendam e a abordem no cuidado individual.

As raízes da polifarmácia

Os desencadeantes da polifarmácia são mais bem compreendidos em quatro domínios:

- Influências do paciente
- Influências de políticas
- Modelos atuais de evidências
- Modelos atuais de cuidados

Mudanças demográficas na maioria dos países desenvolvidos – com um aumento crescente na população idosa – têm aumentado a prevalência de dois fatores importantes relacionados com as pessoas e que as tornam vulneráveis à polifarmácia e suas consequências adversas: comorbidade e idade avançada.

Estima-se que até 2025 haverá 1,2 bilhão de pessoas com idade acima de 65 anos, e as pessoas com mais de 80 anos compõem o segmento etário de crescimento mais rápido na população. Cerca de metade das pessoas com mais de 65 anos tem pelo menos três doenças crônicas coexistentes. Aproximadamente uma pessoa em cada cinco tem cinco ou mais doenças. O número médio de fármacos utilizados em idosos em muitos países é cerca de sete. O risco de RAM é de 13% para *dois* ou mais fármacos, 38% para *quatro* ou mais e 82% para *sete* ou mais fármacos. O número de reações adversas em um idoso aumenta de forma rápida após cinco medicamentos, e idosos são mais suscetíveis a RAMs pelo número de fármacos que usam, pelo potencial aumentado de interações entre os fármacos e dos fármacos com as doenças, bem como porque são fisiologicamente menos adaptáveis e mais vulneráveis – pessoas idosas experimentam RAMs com frequência *seis* vezes maior do que a população de adultos mais jovens.

Porém, apesar de a idade avançada ser um fator de risco para comorbidades, é importante lembrar que uma pessoa jovem com múltiplas doenças também pode sofrer com os efeitos prejudiciais da polifarmácia: embora a proporção de pessoas com polifarmácia aumente conforme o aumento da idade, o número absoluto é maior abaixo dos 65 anos.[23]

Modelos de cuidados

Os sistemas atuais de cuidados médicos se baseiam em um imperativo terapêutico – diagnosticar a doença e oferecer tratamento. Charles Rosenberg descreve as demandas por ativismo e ingenuidade tecnológica como sendo quase sinônimos dentro de uma perspectiva da expectativa pública por uma medicina científica.[24] Como resultado direto, ao longo da vida das pessoas, à medida que elas desenvolvem problemas e acumulam diagnósticos novos, mais e mais medicamentos são acrescentados a sua lista, ou seja, menos tempo é gasto considerando a suspensão de tratamentos. Daniel Callahan fala sobre a noção de desastre tecnológico – enquanto a maioria aceita que há um momento na vida de "já basta", há pouca consideração sobre quando é chegado este momento, e, como resultado, um número crescente de tecnologias e tratamentos é acrescentado à medida que a pessoa se aproxima da morte, bem no momento em que tais intervenções se tornam cada vez mais fúteis e penosas.[25] As pessoas que retornam para a atenção primária após uma hospitalização também são mais vulneráveis, com frequência tendo alta com mais medicamentos indicados do que usava antes da internação.

> *A grande carcaça da mortalidade foi fatiada da cabeça aos pés em lâminas finas de aflições assustadoras porém curáveis (ou potencialmente curáveis); elas agora se encaixam em cada canto e pedaço de vida. Agora a vida toda serve ao propósito da guerra contra as "causas da morte". O horror permanente só pode ser dissipado no alvoroço de se "fazer algo a respeito", em um negócio quase histérico e em uma incessante busca por conspiradores secretos. O resultado, conforme sugerido por Gorer, é uma "preocupação excessiva com o risco de morrer" – como se o que estivesse em jogo fosse a substituição de uma "causa" de morte por outra.*[26]

Os sistemas atuais de cuidados funcionam cada vez mais com a implementação e aderência a diretrizes clínicas. Boyd demonstrou que o uso impensado de múltiplas diretrizes feitas para doenças específicas no idoso médio com múltiplas doenças crônicas pode levar a um cuidado que talvez seja melhor se medido em termos de aderência a diretrizes clínicas, mas que é significativamente pior para *aquela pessoa*.[27] Seu artigo original mostrou que, se no caso de uma pessoa média de 70 anos com cinco condições crônicas (três doenças e dois fatores de risco), fossem aplicadas as diretrizes padronizadas isoladamente para cada doença, ela usaria 19 doses de 12 medicamentos diferentes tomados cinco vezes ao dia, com 10 possibilidades diferentes de interações medicamentosas significativas entre os medicamentos ou deles com as outras doenças.

A atualização desse estudo de caso utilizando dados de reações adversas que surgiram nos 10 anos subsequentes ilustra mais uma razão para se fazer restrições ao prescrever medicamentos. Há um intervalo de tempo entre o reconhecimento dos efeitos prejudiciais de fármacos e interações: as possibilidades de interações significativas nesse caso são agora de 16.[28] A obsessão atual com a prevenção também contribui para a carga de medicamentos em idosos. O imperativo comercial das companhias farmacêuticas de maximizar os lucros oferecendo mais fármacos para mais pessoas acaba por expandir a definição de doença para aqueles que se sentem bem.[29] Esses tratamentos não são isentos de danos e há evidências de que o balanço dos riscos foi longe demais: nos EUA, as taxas de internações hospitalares são atualmente maiores para hipoglicemia do que para hiperglicemia, e o uso de anti-hipertensivos em idosos aumenta de forma significativa o risco de lesão grave por queda.[30,31] Há evidências de que tratamentos preventivos não funcionam em idosos da mesma maneira que em jovens.[32–34] A aplicação de rastreamentos e tratamentos preventivos no final da vida pode simplesmente mudar a causa registrada de morte e a doença, em vez de melhorar a qualidade e a quantidade de vida.[32] Também há evidências de que riscos epidemiologicamente determinados para doenças crônicas que são verdadeiros em populações mais jovens não podem e não devem ser extrapolados para populações mais velhas. Por exemplo, um estudo de coorte prospectivo de risco cardiovascular em pessoas com 85 anos ou mais sem história de doença cardiovascular mostrou que os fatores de risco clássicos incluídos no habitual escore de risco de Framingham não mais consideravam pessoas em risco de mortalidade cardiovascular.[35]

Políticas de cuidados de saúde

O atual movimento nas políticas de saúde em direção a metas de desempenho para a atenção primária e de pagamento por resultado serve para piorar esse problema. Os países tentam manejar os custos crescentes dos cuidados de saúde implementando medidas preventivas para as causas mais comuns de morte. Os governos têm uma responsabilidade clara de proporcionar o ambiente socioeconômico com maior probabilidade de promover saúde a todos os cidadãos, mas buscam com muita frequência devolver essa responsabilidade para o sistema de saúde e, em especial, para a atenção primária. Dessa forma, as estratégias preventivas tendem a se concentrar em medicações preventivas oferecidas por meio do cuidado clínico individualizado. Isso leva a focar na intensificação de tratamentos e medidas preventivas para um determinado conjunto de doenças, reforçando o modelo de doença única como base para a compreensão dos problemas de cada pessoa e dos cuidados que necessita.

O efeito coercivo de pagar pelo desempenho ao alcançar objetivos de tratamento em vez dos objetivos do paciente amplifica o imperativo terapêutico. Isso distorce a maneira como a atenção primária é vista e valorizada – como um conjunto de determinadas doenças e tratamentos em vez de um cuidado coordenado, abrangente e centrado na pessoa.[36]

Modelos de evidências

As evidências para os tratamentos aplicados em populações idosas são geradas em populações não representativas dos idosos na atenção primária. As pessoas idosas costumam ser excluídas dos ensaios clínicos randomizados (ECRs) e aquelas incluídas não representam a população idosa geral com multimorbidade.[37–41] Assim, os achados dos ECRs podem superestimar o balanço entre benefícios e riscos em favor do aumento da prescrição no grupo com menos chance de tolerar isso.[15,27,42,43] O risco absoluto que se baseia em parâmetros de uma única doença é útil para pessoas mais jovens, nas quais uma única doença tem mais chance de ter um efeito significativo na mortalidade e na morbidade, mas em populações mais idosas o uso do risco absoluto para uma única doença pode ampliar os aparentes benefícios do tratamento, pois não leva em conta os riscos concomitantes de morbidade e mortalidade pelas outras doenças e medicamentos.

As prescrições em cascata também levam à polifarmácia desnecessária. Isso ocorre quando o efeito adverso de um fármaco é interpretado como um sintoma de uma doença e outro medicamento é acrescentado para tratá-lo, em vez de ser suspenso ou modificado o fármaco que causou o problema. A Tabela 30.1 descreve algumas prescrições em cascata comuns.

A frequência dessas cascatas é salientada em uma pesquisa no Reino Unido que demonstrou que pacientes que usavam anti-inflamatórios não esteroides (AINEs) tinham o dobro de chance de também terem prescrito um diurético, e que a probabilidade aumentava conforme a dose de AINE prescrita.[44]

Abordagens ao manejo da polifarmácia

Há uma congruência entre as atitudes do paciente em relação ao tratamento e os potenciais benefícios no manejo da polifarmácia. Metade dos adultos idosos expressa o desejo de reduzir o número de medicamentos de que faz uso, e o manejo ativo da polifarmácia traz benefícios para as populações idosas.[45,46] Algumas classes de fármacos específicas são fatores de risco independentes para reações adversas aos medicamentos em idosos (Tabela 30.2), enquanto algumas doenças também predispõem a reações adversas aos medicamentos (Tabela 30.3).

Uma abordagem para a polifarmácia seria usar listas de "fármacos a serem evitados", como a lista Beers, os critérios McLeod e IPET, mas há limitações para essa abordagem: essas listas são derivadas de consensos, e a inclusão e exclusão de determinados fármacos pode ser um pouco *ad hoc*. As listas, por sua natureza, ficam desatualizadas logo após serem lançadas.

Outros critérios mais abrangentes foram desenvolvidos para detectar a falta ou o excesso de prescrição em idosos. Isso inclui

Tabela 30.1	Exemplos de prescrições em cascata
AINEs → hipertensão → acrescentar bendrofluazida	
Tiazidas → gota → acrescentar naproxeno	
AINEs → dispepsia → acrescentar omeprazol	
ISRS → estimulação excessiva → acrescentar sedativos	
AINE, anti-inflamatório não esteroide; ISRS, inibidor seletivo da receptação de serotonina.	

Tabela 30.2 | Classes de fármacos que aumentam risco de RAM em pacientes idosos

- Sedativos-hipnóticos
- Antidepressivos
- Fármacos anti-inflamatórios
- Anticoagulantes
- Fármacos para problemas cardiovasculares (incluindo anti-hipertensivos, diurético e digitálico)
- Opioides
- Fármacos para quimioterapia
- Esteroides

Tabela 30.3 | Condições que aumentam risco de RAM em idosos

- Demência
- Insuficiência cardíaca
- Doença pulmonar obstrutiva crônica
- Diabetes
- Doença renal
- Doença hepática
- Câncer
- Abuso de álcool

STOPP, START, Drug Burden Index ou a carga de anticolinérgicos.[47–50] Essas ferramentas podem ser úteis, mas são apenas modestamente efetivas na previsão de RAMs[51–53], o que não chega a ser surpresa, pois elas ainda não se concentram no paciente, trocando o foco baseado na doença pelo foco baseado nos fármacos.

Ainda outra abordagem que pode incluir mas não se limita a essas ferramentas é fazer uma abordagem implícita que considere o contexto geral do paciente, ou seja, dados de pesquisas, circunstâncias clínicas e preferências do paciente/família.[54,55] Isso está mais alinhado com uma abordagem da medicina de família, pois considera o paciente em primeiro lugar, as manifestações específicas de sua doença, sua situação social e suas preferências e prioridades para o tratamento, abrangendo objetivos funcionais e sintomáticos.

Há esforços positivos continuados para o desenvolvimento de um modelo que possa (1) orientar a revisão dos medicamentos para (2) reduzir os danos da polifarmácia e (3) avançar nas diretrizes para a "desprescrição" de classes farmacológicas isoladamente.

> ▶ O principal a fazer é pensar sobre e revisar as medicações utilizadas com regularidade, sob o ponto de vista explícito de minimizar seu número, suspendendo o máximo que for possível (e, quando não for, é importante tentar reduzir a dose).

Princípios gerais:

1. Não mais do que *cinco* fármacos a serem tomados por uma única pessoa é um bom objetivo e ajuda a estimular conversas com os pacientes sobre quais medicamentos são sua prioridade – isto é, quais são os mais importantes para a sua qualidade de vida.
2. Cada pessoa que utiliza *cinco* ou mais fármacos deve ter uma revisão regular para avaliar se algum deles pode ser suspenso ou ter a dose reduzida.
3. Considere o potencial para abstinência de cada medicamento, indo além das listas padronizadas. Muitos medicamentos desnecessários e inadequados para uma pessoa não são incluídos nas listas de "medicamentos potencialmente inadequados".[56–60]
4. Quando uma expectativa de vida média tiver sido alcançada, todos os fármacos preventivos devem ser reavaliados, primeiro sobre terem algum benefício real em populações idosas e depois sobre oferecerem algum benefício real para a pessoa individualmente, conforme as circunstâncias e preferências.
5. Quando houver dois ou mais problemas de saúde, deve-se tentar usar um medicamento que sirva para os dois propósitos.
6. Na polifarmácia, deve-se colocar um alerta para "cargas" cumulativas de efeitos medicamentosos (p. ex., fármacos que causam hipotensão, fármacos pró-hemorrágicos, fármacos serotonérgicos ou fármacos que prolongam o intervalo QT).
7. Perguntar ao paciente se ele acredita que possa estar apresentando algum efeito colateral pelos fármacos usados e quais deles gostaria de suspender o uso.
8. Sempre que um novo fármaco for prescrito, deve-se colocar um alerta para uma data de revisão no prontuário do paciente (p. ex., o tratamento com antidepressivo deve ser suspenso após 6-9 meses, os inibidores da bomba de prótons devem ser revisados após alguns meses de tratamento).
9. Antes de iniciar um medicamento potencialmente "adequado", considerar a validade das evidências com base nas características e preferências do paciente. Em especial, considerar os pacientes com características de vulnerabilidade, não representados nos estudos.
10. Alguns medicamentos podem precisar ser priorizados, reconhecendo que o uso de todos os medicamentos potencialmente "úteis" é algo inapropriado. No caso de polifarmácia, os pacientes podem ficar sobrecarregados com a carga de tratamento, o que pode comprometer a adesão. Os rótulos de "subtratamento" devem ser reformulados como prescrição ideal nesse contexto.
11. Quando o problema estiver controlado, os fármacos devem ter sua dose reduzida de forma gradual até a dose mínima necessária para controle dos sintomas.
12. Quando houver a decisão de continuar, considerar se uma redução de dose é adequada. A farmacocinética e o efeito do fármaco em nível celular mudam conforme a idade. Isso aumenta a "dose" efetiva com a idade se a quantidade prescrita não mudar. Reduzir a dose e, então, reavaliar, pode também ser uma boa maneira de começar quando houver dúvidas em relação a um paciente.

Responder à questão "Há alguma boa razão para *não* tentar suspender este fármaco?" é uma boa abordagem para a prática baseada em evidências. O Holme's Medication Appropriateness Model pode ser útil aqui:

1. Qual é a expectativa de vida restante para *esta pessoa*? (Podem ser úteis tabelas de expectativa de vida como as publicadas em um artigo de Walter.)[61]
2. Quanto irá demorar para o medicamento trazer benefícios?

3. Quais os objetivos dos cuidados *desta* pessoa? Há surpreendentemente pouca coisa na literatura em relação a como pensar e questionar as prioridades e preferências terapêuticas dos pacientes – grande parte da literatura sobre a tomada de decisão compartilhada está centrada em adjuntos da decisão que representam dados de trabalhos, embora não se trate do mesmo conceito e isso permaneça ligado às abordagens para doenças isoladas.[62] Há necessidade de mais estudos para a compreensão da melhor maneira de fazer isso em um contexto de multimorbidade, ainda que as conclusões de um estudo de Vari Drennan sejam válidas aqui:

> As pessoas idosas têm prioridades diferentes daquelas da epidemiologia dos profissionais de saúde. Os profissionais que se baseiam no conhecimento epidemiológico para guiar seus questionamentos sobre necessidades não alcançadas em idosos podem descobrir que as necessidades identificadas por eles não são percebidas como não alcançadas e que esse enfoque é considerado intrusivo pelos pacientes.[63]

4. Qual seria um objetivo de tratamento apropriado? (Paliativo, sintomático, prolongamento da vida.)

Após revisar as medicações dessa forma, há três passos importantes para a suspensão dos medicamentos:

1. Identificar e documentar as razões para a suspensão.
2. Garantir bom planejamento e comunicação com a pessoa, seus familiares e outros médicos.
3. Definir com o paciente, quando adequado, os critérios para que o medicamento seja reinstituído.
4. Monitorar os efeitos benéficos ou prejudiciais e reiniciar o tratamento, se for o caso. Garantir que a pessoa saiba o que deve ser monitorado, quem está monitorando e o que deve ser observado que possa representar efeitos medicamentosos adversos da abstinência (p. ex., o surgimento de dor torácica isquêmica previamente não diagnosticada ao suspender betabloqueadores para hipertensão) ou retorno dos sintomas.

Uma das ansiedades que os pacientes têm em relação a tentativas de suspender medicamentos é de que não poderão reiniciá-los se precisarem ou desejarem. Pode ser útil definir com o paciente uma abordagem do tipo "pausa e monitoramento" ou de "férias do medicamento".

Evidências para os benefícios da suspensão ativa de medicamentos

Existem boas evidências de melhores desfechos de saúde quando se considera as abordagens para a redução de medicamentos. Um ensaio controlado em idosos frágeis que viviam em casas de repouso em Israel mostrou que, quando era usada uma abordagem geral de suspensão, podiam ser suspensos uma média de 2,8 fármacos por pessoa, com apenas 10% necessitando ser reiniciados. No grupo em que os medicamentos foram suspensos houve melhora substancial na mortalidade (21% vs. 45% p = 0,001) e em encaminhamentos para cuidados agudos (12% vs. 30% p = 0,002). O Garfinkel Model é um algoritmo geral de suspensão baseado no algoritmo Good Palliative Geriatric Practice. Um estudo sobre essa abordagem na comunidade com pessoas mais idosas em uma coorte de 70 pacientes levou a uma tentativa de suspensão de 311 medicamentos em 64 pacientes (58%). Desses medicamentos, 4/5 não tiveram que ser reiniciados, e 80% dos pacientes relataram uma melhora global na saúde. Não houve eventos adversos causados pela suspensão dos medicamentos. Outro estudo em cuidados de longo prazo mostrou redução no número de quedas.[64]

Evidências para a suspensão de medicamentos individuais

Embora sejam limitadas, há algumas evidências de ensaios clínicos sobre a eficácia e/ou falta de dano significativo quando vários medicamentos específicos são suspensos.

Suspensão de diuréticos

Uma revisão sistemática de quatro estudos sobre suspensão de diuréticos em idosos mostrou que a suspensão era mantida em 51-100% dos pacientes ao longo de um ano. Efeitos adversos causados pela suspensão dos diuréticos foram encontrados com pouca frequência, mas a suspensão tinha mais chance de insucesso quando havia insuficiência cardíaca.[65] Aqueles que recebiam diuréticos para insuficiência cardíaca tinham mais dificuldade para suspendê-los, embora isso também pudesse depender de quais outros agentes eram recebidos de forma concomitante.

Um ensaio controlado randomizado foi realizado em idosos sem hipertensão ou insuficiência cardíaca manifestadas em um cenário de clínica geral.[66] No grupo de estudo, 102 pacientes suspenderam de forma abrupta os diuréticos que eram usados por longo prazo, em comparação com 100 pacientes semelhantes em um grupo-controle.

- Cerca de 50% de todos aqueles que suspenderam os diuréticos necessitaram reiniciá-los dentro de seis meses, em geral por insuficiência cardíaca.[65] Nenhum paciente morreu ou teve que ser hospitalizado.
- A maioria daqueles que tiveram de reiniciar os diuréticos o fizeram nas primeiras quatro semanas, o que pode representar um fenômeno de rebote. Um procedimento de retirada gradual mais prudente pode produzir maiores taxas de sucesso para a suspensão.
- A suspensão algumas vezes provocou sintomas leves de insuficiência cardíaca ou um aumento desfavorável na pressão arterial.

Se os diuréticos não puderem ser suspensos, considerar o aconselhamento dos pacientes sobre o que fazer nos "dias ruins" e se seria adequado deixar de tomá-los nesses dias. O adulto mais velho que faz uso de diuréticos (especialmente se também usar inibidor da ECA e ácido acetilsalicílico/AINEs – o "trio perigoso") tem risco real de lesão renal aguda ao sofrer doença intercorrente.

Suspensão de anti-hipertensivos

Um estudo de coorte prospectivo foi realizado com 503 pessoas com idade entre 65-84 anos com hipertensão tratada, as quais tiveram todos os anti-hipertensivos suspensos e permaneceram sem fármacos e normotensos por um período inicial de duas semanas. Todas foram acompanhadas por mais 12 meses, e 37% dos participantes permaneceram normotensos um ano após a suspensão dos fármacos nesse estudo. Foi concluído que os preditores de sucesso na suspensão de anti-hipertensivos eram idade menor (65-74 anos), pressão arterial sistólica mais baixa sob tratamento e pacientes que faziam tratamento anti-hipertensivo com um único fármaco. Embora a maioria dos pacientes que voltaram a ficar hipertensos o tenha feito nos primeiros 100 dias após a entrada no estudo, a taxa, a partir disso, foi constante. Assim, há necessidade de acompanhamento a longo prazo.[67]

Uma revisão sistemática de nove estudos sobre suspensão de anti-hipertensivos (incluindo diuréticos) em idosos mostrou que muitas pessoas (20-85%) permaneciam normotensas ou não necessitavam reiniciar a terapia entre seis meses e cinco anos e que não havia aumento na mortalidade.[65]

O estudo HYVET em idosos com boa condição clínica sugeriu um benefício modesto com o tratamento até uma pressão sistólica alvo de 150 (não houve evidência em relação à pressão diastólica), e uma recente revisão feita pelo Cochrane não encontrou evidências sugerindo qualquer benefício sobre os desfechos entre o tratamento de adultos idosos até um alvo mais baixo ou mais alto.[68,69]

Estudos recentes também indicam que os betabloqueadores são inadequados para o tratamento da hipertensão em idosos, devendo ser suspensos. As pesquisas não sugerem efeito na prevenção de desfechos cardiovasculares adversos e, em geral, os desfechos clínicos são piores. Além disso, as evidências também indicam que, após procedimentos cardíacos, o benefício máximo ocorre nos primeiros 12 meses, não havendo evidência de qualquer benefício adicional além de 3 anos.[70]

Suspensão de estatinas

Os estudos têm indicado desfechos piores quando as estatinas são suspensas logo após um evento cardiovascular agudo.[71] Porém, estudos mais recentes em pacientes com doença cardiovascular estável não mostraram um aumento clinicamente importante no risco de síndromes coronarianas agudas quando as estatinas eram suspensas.[72] Há alguns relatos de eventos adversos pela suspensão abrupta das estatinas, de forma que elas devem ser retiradas de maneira gradual para minimizar o risco.[71]

A expectativa de vida provável para a pessoa deve ser levada em consideração ao decidir se haverá tempo para obter um benefício substancial. A Figura 30.1 ilustra o benefício da sinvastatina especificamente na prevenção (primária e secundária) de acidente vascular cerebral (AVC) em um grupo de adultos (não idosos). Pode ser visto que demora cinco anos para acumular uma redução de risco absoluto de 1,4%.[73] É difícil saber se isso chega a ser clinicamente significativo em cinco anos, e uma pessoa idosa com uma expectativa de vida mais curta pode não obter nem esse pequeno benefício.

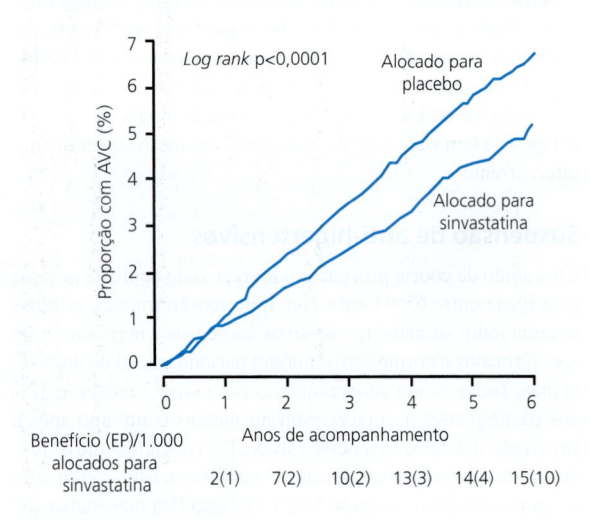

O único ECR focado na avaliação do efeito de estatinas em idosos não encontrou benefício na prevenção primária, e a análise recente do estudo ALL-HAT concentrada nas estatinas também não encontrou nenhum benefício, sugerindo que em geral pode haver dano.[34,74]

Suspensão do omeprazol

Há poucas evidências disponíveis. Alguns autores observaram um efeito rebote, com um aumento na secreção gástrica de ácido acima dos níveis de pré-tratamento após a suspensão de inibidores da bomba de prótons (IBPs) antes de retornar aos níveis de pré-tratamento. Outros autores não foram capazes de confirmar um efeito rebote clinicamente relevante. Como há dúvidas e dados conflitantes, deve-se considerar uma redução lenta em pessoas tratadas por longo prazo ou que tenham anteriormente experimentado uma rápida recorrência dos sintomas após a suspensão dos IBPs.[75]

Suspensão de medicamentos psicotrópicos

Uma revisão sistemática de 16 estudos de suspensão de sedativos, antidepressivos, inibidores da colinesterase e antipsicóticos mostrou uma redução nas quedas e uma melhora na função cognitiva, embora outro estudo tenha relatado que quase metade das pessoas recomeçou os medicamentos psicotrópicos dentro de um mês do término do estudo.[65]

Suspensão de bifosfonados

Alguns fármacos têm um efeito "legado" – isto é, seu efeito se estende além do momento em que são suspensos. Os bifosfonados são um exemplo – eles têm uma meia-vida extremamente prolongada no esqueleto, levando alguns autores a sugerir "feriados da medicação" para algumas pessoas, em especial aquelas que apresentam relativamente baixo risco de fratura.

Um estudo em mulheres na pós-menopausa (média de idade de 73 anos) confirmou um benefício persistente mesmo após a suspensão dos bifosfonados. Esse ensaio estendido placebo-controlado com alendronato mostrou a redução em fraturas, alcançada em um período de tratamento inicial de cinco anos e que era mantida por mais cinco anos após a suspensão do tratamento. Mesmo quando os bifosfonados são suspensos, a densidade óssea não diminui até os níveis pré-tratamento.[76] (É razoável suspender tratamentos com bifosfonados em pessoas mais velhas que tenham recebido cinco anos de tratamento.)

Há alguns fármacos, além desses mencionados, que trazem risco de eventos adversos com a sua suspensão, devendo ser retirados de maneira lenta e gradual. Isso inclui anti-hipertensivos alfa-agonistas, inibidores da enzima de conversão de angiotensina (IECA), antianginosos, anticonvulsivantes, antidepressivos, antiparkinsonianos, antipsicóticos, sedativos, baclofeno, betabloqueadores, corticoides, digoxina, bloqueadores H2, analgésicos narcóticos e AINEs.[71] E é provável que alguns fármacos possam ter efeitos ainda desconhecidos na sua retirada, ou seja, uma política geral de retirada gradual de todo fármaco a ser suspenso é uma abordagem adequada.

O uso de medicamentos por curto prazo também exige consideração especial no manejo da polifarmácia (antibióticos, por exemplo, também podem ter risco significativo de mortalidade e morbidade devido a interações: alguns medicamentos aumentam o risco de rabdomiólise com estatinas, enquanto o uso

▲ **Figura 30.1**
Benefício da sinvastatina especificamente na prevenção de AVC em um grupo de adultos.
De Collins R. et al. The Lancet 2001[73].

de antibióticos para infecção urinária, como sulfametoxazol-trimetoprima e outros antibióticos comumente usados trazem o risco de morte súbita nos primeiros dias de uso se os pacientes estiverem usando um inibidor da ECA ou um bloqueador do receptor de angiotensina – o mecanismo é uma hiperpotassemia súbita.[77] Após cuidadosa consideração das opções terapêuticas, a suspensão dos medicamentos de uso crônico por alguns dias pode também ser uma abordagem prática.

CONCLUSÃO

- Muitos medicamentos têm uma fraca base de evidências para uso em idosos.
- Muitos medicamentos têm uma fraca base de evidências para uso em pessoas com multimorbidade.
- É preciso tomar cuidado ao extrapolar evidências.
- Devem-se documentar as decisões de tratamento e as decisões de não prescrever.
- Deve-se ter cuidado ao interpretar diretrizes clínicas para pessoas mais jovens – as diretrizes são apenas uma orientação, não são regras.
- Considerar as características individuais como expectativa de vida e objetivos de tratamento.
- Fazer revisões regulares das medicações.
- Adotar um limiar alto para acrescentar medicamentos.
- Adotar um limiar baixo para suspender medicamentos.
- Considerar a redução gradual ao suspender um medicamento.
- Ouvir as pessoas com atenção pode ser útil em muitas decisões difíceis.[78,79]

A velhice está sujeita a muito mais ameaças à saúde e à qualidade de vida do que aquelas impostas pela doença. Garantir um bom cuidado para a demência, abordar questões como solidão e isolamento social, ouvir os problemas dos pacientes e defender aqueles incapazes de fazê-lo por si são parte do papel do médico de família, sendo ações mais importantes até mesmo do que acrescentar mais medicamentos. O imperativo terapêutico dos médicos que se sentem obrigados a tentar fazer algo – melhorar a vida da pessoa – costuma ser representado pela prescrição de um medicamento. Isso representa a esperança para a pessoa e uma sensação de que sua vida é valiosa. Os médicos e as pessoas tratadas são coniventes na atribuição de expectativas maiores do que é possível aos medicamentos. Um dos papéis principais dos médicos de família é alimentar uma sensação de esperança e é necessária muita habilidade clínica para fazer isso sem prescrever medicamentos que podem acabar trazendo mais danos do que benefícios para o paciente. Algumas vezes, isso envolve ajustar a visão que a pessoa tem de si e de sua doença – ajudando a modificar suas expectativas para que possam ser alcançadas. A qualidade dos cuidados de saúde, na próxima década, será determinada mais pelas decisões de não administrar ou de suspender medicamentos e por um pensamento mais abrangente do que pela crença de que um bom cuidado envolve necessariamente o uso de um medicamento.

REFERÊNCIAS

1. Huffman GB. Evaluating and treating unintentional weight loss in the elderly. Am Fam Physician. 2002;65(4):640-50.

2. Jyrkka J, Enlund H, Lavikainen P, Sulkava R, Hartikainen S. Association of polypharmacy with nutritional status, functional ability and cognitive capacity over a three-year period in an elderly population. Pharmacoepidemiol Drug Saf. 2011;20(5):514-22.

3. Gill TM, Robison JT, Tinetti ME. Predictors of Recovery in Activities of Daily Living Among Disabled Older Persons Living in the Community. Journal of General Internal Medicine. 1997;12(12):757-62.

4. Alagiakrishnan K, Wiens C. An approach to drug induced delirium in the elderly. Postgraduate Medical Journal. 2004;80(945):388-93.

5. Larson EB, Kukull WA, Buchner D, Reifler BV. Adverse drug reactions associated with global cognitive impairment in elderly persons. Ann Intern Med. 1987;107(2):169-73.

6. Moore AR, O'Keeffe ST. Drug-induced cognitive impairment in the elderly. Drugs Aging. 1999;15(1):15-28.

7. Gnjidic D, Hilmer SN, Blyth FM, Naganathan V, Waite L, Seibel MJ, et al. Polypharmacy cutoff and outcomes: five or more medicines were used to identify community-dwelling older men at risk of different adverse outcomes. J Clin Epidemiol. 2012;65(9):989-95.

8. Lai SW, Liao KF, Liao CC, Muo CH, Liu CS, Sung FC. Polypharmacy correlates with increased risk for hip fracture in the elderly: a population-based study. Medicine. 2010;89(5):295-9.

9. Leipzig RM, Cumming RG, Tinetti ME. Drugs and falls in older people: a systematic review and meta-analysis: II. Cardiac and analgesic drugs. J Am Geriatr Soc. 1999;47(1):40-50.

10. Leipzig RM, Cumming RG, Tinetti ME. Drugs and falls in older people: a systematic review and meta-analysis: I. Psychotropic drugs. J Am Geriatr Soc. 1999;47(1):30-9.

11. Thapa PB, Gideon P, Cost TW, Milam AB, Ray WA. Antidepressants and the risk of falls among nursing home residents. The New England journal of medicine. 1998;339(13):875-82.

12. Jyrkka J, Enlund H, Korhonen MJ, Sulkava R, Hartikainen S. Patterns of drug use and factors associated with polypharmacy and excessive polypharmacy in elderly persons: results of the Kuopio 75+ study: a cross-sectional analysis. Drugs Aging. 2009;26(6):493-503.

13. Vetrano DL, Bianchini E, Onder G, Cricelli I, Cricelli C, Bernabei R, et al. Poor adherence to chronic obstructive pulmonary disease medications in primary care: Role of age, disease burden and polypharmacy. Geriatr Gerontol Int. 2017.

14. Pollock AM, Price D. New deal from the World Trade Organisation. BMJ. 2003;327(7415):571-2.

15. Starfield B, Gervais J, Mangin D. Clinical care and health disparities. Annual review of public health. 2012;33(1):89-106.

16. Col NF, Fanale JE, Kronholm P. The role of medication noncompliance and adverse drug reactions in hospitalizations of the elderly. Arch Int Med. 1990;150(4):841-45.

17. Lazarou J, Pomeranz BH, Corey PN. Incidence of adverse drug reactions in hospitalized patients. A meta-analysis of prospective studies JAMA. 1998;279(15):1200-5.

18. Lombardi TP, Kennicutt JD. Promotion of a safe medication environment: focus on the elderly and residents of long-term care facilities Medscape Pharmacists. 2001;2(1).

19. Goettler M, Schneeweiss S, Hasford J. Adverse drug reaction monitoring--cost and benefit considerations. Part II: cost and preventability of adverse drug reactions leading to hospital admission. Pharmacoepidemiol Drug Saf. 1997;6(Suppl 3):S79-S90.

20. Field TS, Gilman BH, Subramanian S, Fuller JC, Bates DW, Gurwitz JH. The costs associated with adverse drug events among older adults in the ambulatory setting. Med Care. 2005;43(12):1171-6.

21. May C, Montori VM, Mair FS. We need minimally disruptive medicine. BMJ. 2009;339:b2803

22. Heath I. The art of doing nothing. European Journal of General Practice. 2012;18(4):242-6.

23. Barnett K, Mercer SW, Norbury M, Watt G, Wyke S, Guthrie B. Epidemiology of multimorbidity and implications for health care, research, and medical education: a cross-sectional study. Lancet. 2012;380(9836):37-43.

24. Rosenberg CE. The tyranny of diagnosis: Specific entities and individual experience. Milbank Q. 2002;80(2):237-60.

25. Callahan D. The troubled dream of life: in search of a peaceful death: Georgetown University Press, Washington DC; 2000. 255 p.

26. Bauman Z. Mortality, immortality, and other life strategies Cambridge: Polity; 1992. p. 140.

27. Boyd CM, Darer J, Boult C, Fried LP, Boult L, Wu AW. Clinical practice guidelines and quality of care for older patients with multiple comorbid diseases: Implications for pay for performance. JAMA. 2005;294(6):716-24.

28. Mangin D. A Primary Care Prespective on Prescribing for Women In: Woolrych MH, editor. Medicines for Women: Springer; 2015. p. 403-32.

29. Whelton PK, Carey RM, Aronow WS, Casey DE, Jr., Collins KJ, Dennison Himmelfarb C, et al. 2017 ACC/AHA/AAPA/ABC/ACPM/AGS/APhA/ASH/ASPC/NMA/PCNA Guideline for the Prevention, Detection, Evaluation, and Management of High Blood Pressure in Adults: A Report of the American College of Cardiology/American Heart Association Task Force on Clinical Practice Guidelines. J Am Coll Cardiol. 2017.

30. Lipska KJ, Ross JS, Wang Y, Inzucchi SE, Minges K, Karter AJ, et al. National trends in US hospital admissions for hyperglycemia and hypoglycemia among Medicare beneficiaries, 1999 to 2011. JAMA Intern Med. 2014;174(7):1116-24.

31. Tinetti ME, Han L, Lee DSH, McAvay GJ, Peduzzi P, Gross CP, et al. Antihypertensive Medications and Serious Fall Injuries in a Nationally Representative Sample of Older Adults. JAMA Internal Medicine. 2014;174(4):588.

32. Mangin D, Sweeney K, Heath I. Preventive health care in elderly people needs rethinking. British Medical Journal. 2007;335:285-7.

33. Hoff G. CRC screening: review of the evidence and suggestions on when and how to move on from randomized trials to screening programmes. Scand J Gastroenterol. 2004;39(2):99-103.

34. Han BH, Sutin D, Williamson JD, Davis BR, Piller LB, Pervin H, et al. Effect of Statin Treatment vs Usual Care on Primary Cardiovascular Prevention Among Older Adults: The ALLHAT-LLT Randomized Clinical Trial. JAMA Intern Med. 2017;177(7):955-65.

35. de Ruijter W, Westendorp RGJ, Assendelft WJJ, den Elzen WPJ, de Craen AJM, le Cessie S, et al. Use of Framingham risk score and new biomarkers to predict cardiovascular mortality in older people: population based observational cohort study. British Medical Journal. 2009;338(jan08_2):a3083-.

36. Montori VM. The Patient Revolution. Kirkus Indie: The Patient Revolution Program; 2017.

37. de Souto Barreto P, Ferrandez AM, Saliba-Serre B. Are older adults who volunteer to participate in an exercise study fitter and healthier than nonvolunteers? The participation bias of the study population. Journal of physical activity & health. 2013;10(3):359-67.

38. Golomb BA, Chan VT, Evans MA, Koperski S, White HL, Criqui MH. The older the better: are elderly study participants more non-representative? A cross-sectional analysis of clinical trial and observational study samples. BMJ Open. 2012;2(6).

39. Kaiser C, Jeger R, Wyrsch S, Schoeb L, Kuster GM, Buser P, et al. Selection bias of elderly patients with chronic angina referred for catheterization. Int J Cardiol. 2006;110(1):80-5.

40. Sugisawa H KH, Sugihara Y, Okabayashi H, Shibata H. Comparison of characteristics between respondents and nonrespondents in a national survey of Japanese elderly using six year follow-up study. Nippon Koshu Eisei Zasshi. 1999;46(7):551-62.

41. Sugisawa H KH, Sugihara Y, Shibata H. Characteristics of dropouts and participants in a twelve-year longitudinal research of Japanese elderly. Nippon Koshu Eisei Zasshi. 2000;47(4):337-49.

42. Tinetti ME, Fried T. The end of the disease era. American Journal of Medicine. 2004;116(3):179-85.

43. Tinetti ME, Bogardus ST, Jr., Agostini JV. Potential Pitfalls of Disease-Specific Guidelines for Patients with Multiple Conditions. New England Journal of Medicine. 2004;351(27):2870-4.

44. Rochon PA, Gurwirz JH. Optimising drug treatment for elderly people: the prescribing cascade. BMJ. 1997;315(7115):1096 – 9.

45. Sirois C, Ouellet N, Reeve E. Community-dwelling older people's attitudes towards deprescribing in Canada. Research in social & administrative pharmacy : RSAP. 2017;13(4):864-70.

46. Garfinkel D, Zur-Gil S, Ben-Israel J. The war against polypharmacy: a new cost-effective geriatric-palliative approach for improving drug therapy in disabled elderly people. Isr Med Assoc J. 2007;9(6):430-4.

47. Hilmer SN, Mager DE, Simonsick EM, Cao Y, Ling SM, Windham BG, et al. A Drug Burden Index to Define the Functional Burden of Medications in Older People. Arch Intern Med. 2007;167(8):781-7.

48. Gallagher P, O'Mahony D. STOPP (Screening Tool of Older Persons' potentially inappropriate Prescriptions): application to acutely ill elderly patients and comparison with Beers' criteria. Age and Ageing. 2008;37(6):673-9.

49. Barry PJ, Gallagher P, Ryan C, O'mahony D. START (screening tool to alert doctors to the right treatment)—an evidence-based screening tool to detect prescribing omissions in elderly patients. Age Ageing. 2007;36(6):632-8.

50. Gnjidic D, Le Couteur DG, Abernethy DR, Hilmer SN. A Pilot Randomized Clinical Trial Utilizing the Drug Burden Index to Reduce Exposure to Anticholinergic and Sedative Medications in Older People. The Annals of Pharmacotherapy. 2010;44(11):1725-32.

51. Gallagher PF, O'Connor MN, O'Mahony D. Prevention of potentially inappropriate prescribing for elderly patients: a randomized controlled trial using STOPP/START criteria. Clinical pharmacology and therapeutics. 2011;89(6):845-54.

52. Hamilton H, Gallagher P, Ryan C, Byrne S, O'Mahony D. Potentially inappropriate medications defined by STOPP criteria and the risk of adverse drug events in older hospitalized patients. Arch Intern Med. 2011;171(11):1013-9.

53. Tosato M, Landi F, Martone AM, Cherubini A, Corsonello A, Volpato S, et al. Potentially inappropriate drug use among hospitalised older adults: results from the CRIME study. Age Ageing. 2014;43(6):767-73.

54. Onder G, van der Cammen TJ, Petrovic M, Somers A, Rajkumar C. Strategies to reduce the risk of iatrogenic illness in complex older adults. Age Ageing. 2013;42(3):284-91.

55. Petrovic M, van der Cammen T, Onder G. Adverse drug reactions in older people: detection and prevention. Drugs Aging. 2012;29(6):453-62.

56. Garfinkel D, Mangin D. Feasibility study of a systematic approach for discontinuation of multiple medications in older adults: addressing polypharmacy. Arch Intern Med. 2010;170(18):1648-54.

57. BPAC. A practical guide to stopping medicines in older people. Best Practice Journal. 2010;27.

58. Gallagher P, O'Mahony D. STOPP (Screening Tool of Older Persons' potentially inappropriate Prescriptions): application to acutely ill elderly patients and comparison with Beers' criteria. Age Ageing. 2008;37(6):673-9.

59. Scott IA, Gray LC, Martin JH, Mitchell CA. Minimizing inappropriate medications in older populations: a 10-step conceptual framework. Am J Med. 2012;125(6):529-37.e4.

60. Farrell B, Tsang C, Raman-Wilms L, Irving H, Conklin J, Pottie K. What are priorities for deprescribing for elderly patients? Capturing the voice of practitioners: a modified delphi process. PLoS One. 2015;10(4):e0122246.

61. Walter LC, Covinsky KE. Cancer screening in elderly patients. JAMA. 2001;285(21):2750-6.

62. Mangin D, Stephen G, Bismah V, Risdon C. Making patient preferences visible in healthcare: a systematic review of tools to assess patient treatment priorities and preferences in the context of multimorbidity. BMJ Open. 2016.

63. Drennan V, Walters K, Lenihan P, Cohen S, Myerson S, Iliffe S, et al. Priorities in identifying unmet need in older people attending general practice: a nominal group technique study. Family Practice. 2007;24(5):454-60.

64. Potter K, Flicker L, Page A, Etherton-Beer C. Deprescribing in Frail Older People: A Randomised Controlled Trial. PLoS One. 2016;11(3):e0149984.

65. Iyer S, Naganathan V, McLachlan AJ, Le Conteur DG. Medication withdrawal trials in people aged 65 Years and older. Drugs Aging. 2008;25(12):1021-31.

66. Walma E, van Dooren C, Prins A, van der Does E, Hoes A. Withdrawal of long-term diuretic medication in elderly patients: a double blind randomised trial. . BMJ. 1997;315:464-8.

67. Nelson MR, Reid CM, Krum H, Muir T, Ryan P, McNeil JJ. Predictors of normotension on withdrawal of antihypertensive drugs in elderly patients: prospective study in second Australian national blood pressure study cohort. BMJ. 2002;325(7368):815.

68. Beckett NS, Peters R, Fletcher AE, Staessen JA, Liu L, Dumitrascu D, et al. (The HYVET Study Group) Treatment of Hypertension in Patients 80 Years of Age or Older. New England Journal of Medicine. 2008;358(18):1887-98.

69. Garrison SR, Kolber MR, Korownyk CS, McCracken RK, Heran BS, Allan GM. Blood pressure targets for hypertension in older adults. Cochrane Database Syst Rev. 2017;8:Cd011575.

70. Kezerashvili A, Marzo K, De Leon J. Beta blocker use after acute myocardial infarction in the patient with normal systolic function: when is it "ok" to discontinue? Current cardiology reviews. 2012;8(1):77-84.

71. Bain K, Holmes H, Beers M, Maio V, Handler S, Pauker S. Discontinuing Medications: A Novel Approach for Revising the Prescribing Stage of the

72. Medication-Use Process. Journal of the American Geriatrics Society. 2008;56(10):1946-52.

73. Cubeddu LX SM. Statin withdrawal; Clinical implications and molecular mechanisms. Pharmacotherapy. 2006;26(9):1288-96.

74. Collins R, Armitage J, Parish S, Sleight P, Peto R. Effects of cholesterol-lowering with simvastatin on stroke and other major vascular events in 20536 people with cerebrovascular disease or other high-risk conditions. Lancet. 2004; 363(9411):757-67.

75. Shepherd J, Blauw GJ, Murphy MB, Bollen ELEM, Buckley BM, Cobbe SM, et al. Pravastatin in elderly individuals at risk of vascular disease (PROSPER): a randomised controlled trial. Lancet. 2002;360(9346):1623-30.

76. Hunfeld NGM, Geus WP, Kuipers EJ. Systematic review: rebound acid hypersecretion after therapy with proton pump inhibitors. Alimentary Pharmacology & Therapeutics. 2007;25(1):39-46.

77. Black DM, Schwartz AV, Ensrud KE, Cauley JA, Levis S, Quandt SA, et al. Effects of continuing or stopping alendronate after 5 years of treatment: the Fracture Intervention Trial Long-term Extension (FLEX): a randomized trial. JAMA. 2006;296(24):2927-38.

78. Fralick M, Macdonald EM, Gomes T, Antoniou T, Hollands S, Mamdani MM, et al. Co-trimoxazole and sudden death in patients receiving inhibitors of renin-angiotensin system: population based study. BMJ (Clinical research ed). 2014;349:g6196.

79. Sweeney K, Heath I. A taxonomy of general practice. Br J Gen Pract. 2006;56(526): 386-8

CAPÍTULO 31

Prevenção quaternária: primeiro não causar dano

Marc Jamoulle
Gustavo Gusso

Aspectos-chave

- Prevenção quaternária é definida como a "ação feita para identificar um paciente ou população em risco de supermedicalização, protegê-los de uma intervenção médica invasiva e sugerir procedimentos científica e eticamente aceitáveis".
- O conceito muda a forma como têm sido definidos os diferentes aspectos da prevenção e da história natural da doença para um conceito relacional entre médico e paciente (ou entre a medicina e a população).
- Os quatro campos da prevenção devem ser usados de forma integrada, muitas vezes para o mesmo paciente, pelo clínico geral/médico de família.

O terror acentuou-se.
Não se sabia já quem estava são, nem quem estava doido.
O Alienista – Joaquim Maria Machado de Assis

A prevenção clínica vem sendo organizada de maneira cronológica desde meados do século XX. Uma mudança paradigmática de uma organização de prevenção de base cronológica para uma base *relacional* oferece uma nova compreensão do trabalho e, especificamente, das atividades preventivas dos médicos, e traz à luz o conceito de prevenção quaternária, um olhar crítico sobre a atividade médica com ênfase na necessidade de não prejudicar.

Analisando o trabalho de um médico na prática clínica/medicina de família: *como não prejudicar*?

Muitos argumentam que o bom médico deve ser um bom ator. O forte compromisso com a equidade, um histórico científico e bons relacionamentos são as principais qualidades necessárias a um profissional no campo da medicina.[1] Padrões éticos e boas relações não são muito difíceis de entender ou definir, mas o mesmo não pode ser dito a respeito da "história da ciência" na prestação de serviços em saúde.

A boa medicina

Nos últimos 30 anos, a tecnologia melhorou consideravelmente o tratamento de algumas doenças. Linfomas de Hodgkin não são mais um prenúncio inevitável de morte, e após a colocação de um *stent* coronário, quem fuma pode continuar fumando. Embora não esteja claro se os médicos têm responsabilidade por estados de saúde resultantes de desvantagens sociais,[2] eles, sem dúvida, podem melhorar uma saúde debilitada e lucrar com isso. Viciados em drogas não são os melhores amigos dos médicos até terem hepatite C, e a ética médica exige que sejam salvas mais e mais pessoas sofrendo de doenças potencialmente fatais e que sejam tratados os pacientes idosos que são abandonados por suas famílias e amontoados em asilos.[3] Fica claro que, em países onde a saúde tem alto custo, chegou-se aos limites da boa medicina, mas ninguém sabe qual seria a alternativa.

A má medicina

O serviço de saúde vem sendo poluído por forças impulsionadas pelo mercado,[4] e o conhecimento científico foi transferido dos *cuidados* para a *avaliação de riscos*. Quase todas as pessoas correm o risco de ficarem doentes ao abordarem médicos.[5] O médico é onipresente, do berço à cova, e toda a existência é medicalizada.[6-8] As classificações de doenças são adaptadas às necessidades da indústria,[9] ao passo que conflitos de interesse[10] enfraquecem a confiança dos pacientes em órgãos de saúde[11] e nos chamados "especialistas"[12,13] em medicina ou saúde mental. A distinção tradicional entre *enfermidade* e *doença*, embora profundamente arraigada na cultura ocidental, está desaparecendo. Em nossa sociedade, não há espaço para uma pessoa enferma que não tenha uma doença bem definida, e aquele que tem uma doença e não está enfermo é muitas vezes visto como alguém tentando se esquivar do tratamento. A distinção entre *normal* e *patológico*[14] se esvazia à medida que empresas e psiquiatras se prendem às emoções humanas e vendem doenças ao medicar comportamentos, como timidez.[15] Os gastos com saúde continuam a crescer, impulsionados por tratamentos em excesso[16] e medicina defensiva. Por toda parte, as "necessidades humanas" estão sendo transformadas em "perfis de usuário".[17]

O caminho correto

Nessa atmosfera de pressão econômica, seria razoável indagar como é possível *ouvir* o paciente e tratá-lo de forma científica e dentro de limites aceitáveis definidos pela ética médica. Um dos principais argumentos dos criadores de doenças é a importância crescente atribuída ao risco, e a costumeira confusão entre risco e doença no dia a dia dos médicos. Quantos pacientes hipertensos não recebem tratamento para sua "doença", ainda que a hipertensão sem complicações seja apenas um sinal? O que se deveria pensar a respeito da hipercolesterolemia e de outros marcadores biomédicos cujo papel na prevenção de doenças específicas e na busca por marcadores pré-doença é questionado?[18] Passar do *controle de doenças* para a *administração de riscos*[19] em nome da prevenção significa que todos os seres humanos são candidatos a remédios. De acordo com Dr. Knock, na magistral peça de Jules Roland,[20] "todo homem saudável é um paciente que ignora essa condição" (*Tout homme bien portant est un malade qui s'ignore*). Sabe-se que as ações preventivas são a base da mercantilização da medicina,[21] e torna-se mais e mais difícil separar a *boa medicina* da *má medicina*.

A seguir, será discutido como um clínico geral poderia lidar com todas essas contradições e lacunas éticas.

Lidando com a prevenção clínica, de doenças transmissíveis aos cuidados crônicos: a principal área da clínica geral/medicina de família

Na busca do caminho correto, com dúvidas persistentes quanto à abordagem científica, saber a coisa certa a fazer no momento certo é um desafio diário para um genuíno clínico geral. A continuidade dos cuidados, um dos aspectos centrais da clínica geral/medicina de família,[22] baseia-se, entre outros fatores, em bons relacionamentos e na disponibilidade de dados do paciente. A continuidade também depende do tempo e *do quão bem o médico conhece o paciente*. Ao acumular informações pessoais de um paciente em particular e acompanhá-lo ao longo dos anos, o clínico geral pode se tornar o organizador de atividades preventivas. De fato, a prevenção clínica implica o controle de um dado processo ao longo da vida de um paciente. A ênfase excessiva na prevenção é apenas um fenômeno recente. O superdesenvolvimento do *conceito de prevenção* é resultado do uso extensivo do *conceito de diagnóstico*.[23]

A ideia de *prevenção* é relativamente recente na história da medicina. Embora a quarentena preventiva tenha surgido na Croácia durante o século XIV, uma profunda medicalização das medidas de quarentena ocorreria apenas nos primeiros 30 anos do século XX. Em 1903, o termo "lazarento" (usado especialmente para a peste) foi substituído pelo termo "estado de saúde", quando, na Europa, em particular na França e na Itália, a distinção entre pessoas "doentes", com "suspeita de doença" e "saudáveis" começou a ganhar importância na medicina.[24] Até o início do século XX, a prevenção era uma atividade relacionada puramente à saúde pública e tratava da compreensão e do controle de doenças transmissíveis.[25]

Linha do tempo e cuidados focados na doença

O termo *prevenção primária* foi cunhado no fim da década de 1940 por Leavell e Clark[26] e foi usado para descrever "medidas aplicáveis a uma doença ou grupo de doenças em particular para bloquear as causas da doença antes que estas envolvessem o homem". A *prevenção secundária* consistia em um conjunto de medidas utilizadas para a detecção precoce e intervenção imediata para o controle de um problema ou doença e a minimização de suas consequências, ao passo que a *prevenção terciária* focaria na redução de maiores complicações de uma doença ou problema existente, por meio de tratamento e reabilitação.[27]

Os termos prevenção primária, secundária e terciária são diretamente emprestados da linguagem da patologia e da descrição da evolução da sífilis.[28] Embora esses conceitos tenham sido amplamente usados e ensinados no mundo todo para gerações de estudantes de medicina, alguns autores argumentam que as definições dos diferentes níveis de prevenção não são específicas o bastante para serem utilizadas por todos da maneira apropriada.[29] De fato, ainda que haja grande consenso a respeito da *prevenção primária* – o controle de processos e a promoção da saúde antes do surgimento de qualquer problema –, o termo *prevenção secundária* varia de acordo com o contexto médico. Ele é usado principalmente no sentido cronológico, significando "após um evento" – como descrito por Geoffrey Rose[30] – para cardiologistas e para a indústria farmacêutica (Quadro 31.1).[26]

O conceito de *prevenção terciária*, que naturalmente inclui cuidados curativos, refere-se a processos de reabilitação, assim como à prevenção de complicações, mas não é amplamente usado. No banco de dados DeCS,* a *prevenção terciária* é definida como "medidas que visam fornecer serviços de apoio e reabilitação para minimizar a morbidade e maximizar a qualidade de vida depois de uma doença ou lesão de longa duração". Quando buscado isoladamente no Pubmed,** o termo aparece apenas algumas vezes, mas constitui uma parte importante da literatura relativa aos cuidados gerenciados (*managed care*).

Essa visão cronológica, definida puramente por médicos e centrada na doença, levou a uma proposta, por Bury, em 1988, de uso do termo *prevenção quaternária* para definir os cuidados paliativos.[31–33] A Figura 31.1 ilustra uma visão geral cronológica das atividades médicas. O problema de saúde a ser prevenido pode ser posicionado em qualquer ponto ao longo de toda a linha de tempo de alfa a ômega, do berço à cova. Nesse modelo, se o problema de saúde ocorre antes que o paciente se sinta enfermo, então os procedimentos de rastreamento se aplicam (prevenção secundária). O termo "prevenção quaternária" é usado aqui por Bury[31] apenas no sentido cronológico.

Quadro 31.1 | Conceitos de prevenção e seus autores

Autor	Conceito	Fundamentação
Leavell e Clark	Prevenção primária, secundária e terciária	História natural da doença
Geoffrey Rose	Prevenção primária e secundária	Antes ou depois do evento a ser prevenido
Bury (1988)[31]	Prevenção quaternária	História natural da doença, cuidado paliativo
Marc Jamoulle	Prevenção quaternária	Antropologia médica, medicina geral, pontos de vista do médico e do paciente

Fonte Gusso e Souza.[34]

*O acesso pode ser feito em: http://decs.bvs.br.
**O acesso pode ser feito em: http://www.ncbi.nlm.nih.gov/pubmed.

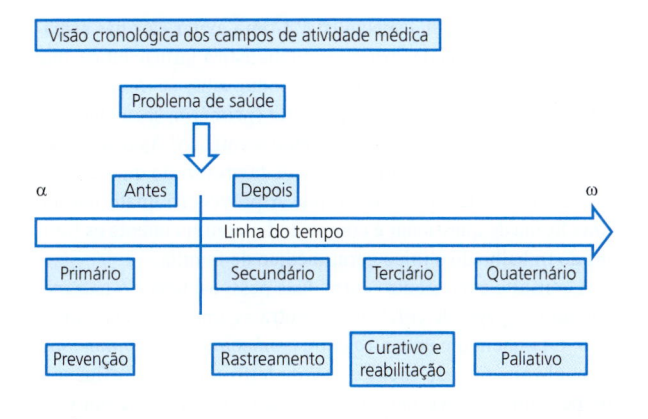

▲ **Figura 31.1**
Distribuição cronológica das atividades médicas.
Fonte: Leavell e Clark[24] e Bury.[31]

Linha do tempo e atendimento centrado na pessoa

McWhinney,[35] com sua abordagem de atendimento centrado na pessoa, propôs uma nova perspectiva para as atividades de um médico. Quando os conceitos são posicionados da mesma forma, uma encruzilhada entre enfermidade e doença resulta em uma figura interessante. Em 1986, Jamoulle[36] propôs cruzar ciência e consciência para delimitar quatro "nebulosas". O termo "nebulosa" é usado devido ao fato de os limites entre saúde e enfermidade e entre saúde e doença não serem claramente definidos. Contudo, na prática do dia a dia, a distinção é comumente usada. A ciência determinará se a doença está ou não presente; os pacientes farão a distinção entre estar *enfermo* e estar *bem*. É válido notar que, em 1994, Hellström também cruzou os conceitos de *enfermidade* e *doença* da mesma maneira. Em uma apresentação levemente diferente, ele descreveu quatro tipos de percepção entre paciente e médico e entre *o que é estar enfermo* e *o que não é*.[37]

Ao criar essas caixas baseadas no relacionamento entre o profissional de saúde e o paciente, nota-se, de imediato, que a linha de tempo do desenvolvimento da doença agora se encontra obliquamente orientada da esquerda para a direita. Qualquer um pode ficar doente e morrer, tanto médicos como pacientes (Figura 31.2).[38]

De fato, se o paciente se encontra com boa saúde ou se sente saudável e seu médico não encontra nada de errado com ele, esse é o contexto ideal para empregar uma *atitude primária preventiva* (I), tal como imunização ou educação em saúde.

O médico, porém, usa de todos os meios em seu poder para descobrir uma enfermidade no indivíduo que se sente saudável. Esse é o objetivo de rastreamentos e de outros exames preventivos secundários (II), tais como rastreamentos para escoliose, infecções sexualmente transmissíveis e câncer.

Na Figura 31.2, os quatro campos da atividade clínica geral/medicina de família correspondem a quatro tipos de atividade (de prevenção). O paciente não está enfermo, e o médico inicia um processo de promoção da saúde ou uma campanha de imunização, ou o paciente não está enfermo, e o médico faz um rastreamento para doenças; infelizmente, o médico encontra a doença, e agora o paciente sabe estar enfermo (embora, algumas vezes, se recuse a aceitar). Nessa fase, o médico trata do paciente, busca evitar complicações e inicia a reabilitação. Os limites das situações do médico (doença) e do paciente (enfermidade) são confusos. O resultado do cruzamento são campos nebulosos e não claros.[39]

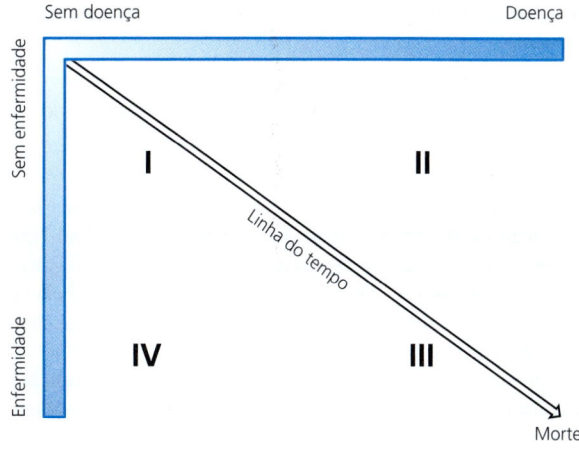

▲ **Figura 31.2**
Quatro campos para o encontro paciente-médico com base em relacionamentos.
Fonte: Jamoulle.[38]

Se o paciente e o médico concordam em aceitar a realidade do problema, chega-se ao campo curativo. Diabetes, pressão alta, doença de Lyme e cardiopatias devem obviamente ser tratadas. Então, será preciso lançar um olhar crítico na atividade médica em si e evitar complicações. Mais ainda, essas enfermidades de longo prazo levam a uma nova fase, na qual o médico proporá a reabilitação. A redução de complicações, somada à reabilitação, por definição implicam a *prevenção terciária* (III).

O quarto campo não é o mais fácil. A pessoa se sente enferma, e o médico não encontra nada de errado, não encontra a causa errada ou não encontra causa alguma. A promoção da saúde, o rastreamento e as atividades médicas podem lançar o paciente nesse quarto campo. Pode acontecer, também, que, ao contrário da visão de Leavell e Clark,[26] não haja uma "história natural da doença" constante, mas, muitas vezes, o paciente se sente enfermo sem nunca ter uma "doença" estabelecida no sentido em que a medicina moderna emprega esse conceito.

O paciente tem medo e sofre, mas a ciência não oferece qualquer ajuda. Esse é o campo da descrença e muitas vezes do escárnio, em que surgem medos ancestrais (IV). Com frequência, é o resultado da medicalização de medos. Por isso, há uma grande demanda de pessoas com queixas cardíacas na manhã de segunda-feira, por terem visto um *site* ou programa de televisão sobre cardiopatias na noite de domingo; mulheres com cancerofobia como resultado de todas as mensagens que ouvem sobre o câncer de mama; e pacientes "normais" patologizando tudo que desvie da "normalidade". Fica claro que a prática médica em si pode ser a causa de questões graves, seja qual for o setor, primário, secundário ou terciário, que é simbolizado pela seta em círculo da Figura 31.3. Nessa figura, a *prevenção quaternária* é usada como resultado de um relacionamento. Ela é particularmente eficaz para ensinar prevenção a estudantes de medicina.[38]

Essa visão relacional se encaixa perfeitamente na definição de prevenção da Organização Mundial de Médicos de Família (WONCA). As três primeiras formas de prevenção foram definidas e publicadas, em 1995, pelo Comitê Internacional de Classificação da WONCA, no *Glossário de prática clínica e medicina de família*.[40] As três primeiras definições estão perfeitamente adaptadas ao campo que ocupam. A existência de outra, isto é, da *prevenção quaternária*, parece uma questão de difusão. Com base no modelo das definições, esta seria, portanto:

> Ação feita para identificar um paciente ou população em risco de supermedicalização, protegê-los de uma intervenção médica invasiva e sugerir procedimentos científica e eticamente aceitáveis.

Essa definição foi adotada pelo Comitê Internacional de Classificação da WONCA durante seu encontro em Durham, em 1999, e foi publicada no *Dicionário WONCA da clínica geral/medicina de família*.[41] Quando posicionadas em uma tabela de quatro áreas, as definições, incluindo essa quarta, se encaixam perfeitamente.

É possível ler o conteúdo das caixas sem o termo "prevenção" e considerar os quatro campos como as atividades do médico, em que o terceiro é curativo com foco nas complicações e no processo de reabilitação. A Figura 31.3 reflete perfeitamente os deveres do clínico geral durante a vida inteira do paciente. Essa é a base dos *cuidados integrados*, que recomenda um misto de cuidados curativos e preventivos. É uma prática normal para um clínico tratar angina (campo III), perguntar sobre os hábitos de fumo do paciente (campo I), medir o nível de glicose de um paciente diabético (campo III), perguntar a uma paciente se ela fez um exame de Papanicolaou naquele ano (campo II) e, ao mesmo tempo, ajudá-la a superar suas ansiedades ao ouvi-la com atenção (campo IV).

Prevenção quaternária: subproduto de relacionamentos

Mesmo sendo persuadidos de que um *check-up* em uma pessoa saudável é algo que não faz sentido, do ponto de vista médico,[42] como lidar com um paciente e com um médico persistentes, que atribuem alto valor à detecção de doenças insidiosas, na ausência de provas da eficácia de tal atividade?[43] Como evitar prescrições subsequentes de novos fármacos, caros e similares a outros já existentes, por um especialista? Como evitar cair nas armadilhas da medicina defensiva ou da indústria farmacêutica, que precisa dos médicos de família?[44] Como saber se um processo em particular, seja em qual campo for (primário, secundário ou terciário), se baseia em conhecimento científico? As respostas a todas essas perguntas formam a base da prevenção quaternária, que compreende vários domínios. A prevenção quaternária é uma forma de questionar e compreender continuamente os limites do trabalho do clínico geral/médico de família.

A consulta é o encontro entre duas pessoas: uma é o paciente e assume o papel de enfermo, e a outra assume o papel terapêutico. É também um encontro entre *conhecimento* e *sentimentos*. O conhecimento do médico (verdadeiro ou falso) influencia os pensamentos (verdadeiros ou falsos) do paciente em uma relação dialética. De certa forma, o encontro paciente-médico é um encontro entre *ciência* e *consciência*. O termo *ciência*, como usado aqui, compreende o conhecimento do ser biológico, mental e social, assim como a observação do que ocorre aqui e agora, uma observação cibernética da consulta em si, de certa maneira. Por meio de seu treinamento, o médico inevitavelmente confronta o paciente com a doença. De certa forma, é seu trabalho revelá-la. Ele será gratificado ao, enfim, encontrar o mal, sempre expandindo os limites da exploração diagnóstica. Isso poderia explicar parcialmente a importância e o alto custo da medicina defensiva.

Os pacientes, embora estejam mentalmente saudáveis, sentem-se, inevitável e instintivamente, atraídos em direção aos territórios incertos da doença e da morte. Eles são incapazes de resistir à ansiedade gerada pelo fato de que, pelo menos na civilização ocidental, a doença significa exclusão social, e o *corpo* ou o *corpo saudável* são valores sagrados.

É natural que pacientes sejam capazes de criar seu próprio estado de enfermidade. Uma sensação de enfermidade sem um alicerce somático é como a típica gargalhada humana. Esse fenômeno, em casos graves, sempre foi conhecido como hipocondria ou histeria. O termo corrente para isso é "distúrbio somatoforme".[45] Os limites dessa classificação, contudo, permanecem pouco claros. Sua prevalência parece ser proporcional ao número de terapeutas disponíveis para diagnosticá-lo. Seja o médico ou o medicamento quem engana ao criar uma pessoa enferma a partir de uma saudável, não há um nome ou definição para o "excesso de erro médico". Poderia ser uma cena adequada para um personagem de Woody Allen, ou na que Jules Romains encontra Molière e o Dr. Knock faz o Doente Imaginário feliz.* Na peça de Jules Romains, Dr. Knock, um charlatão, toma o lugar do velho clínico de um vilarejo. Rapidamente, consegue convencer a todos de que estão enfermos. Em vez de ter ressentimentos para com ele, a população acaba adorando o novo doutor, que, por sua vez, faz fortuna e traz prosperidade ao vilarejo, transformando-o em um grande hospital.[45] Esta peça de Jules Romain tem um precedente histórico em Portugal. Lá se pode ver a estátua do Dr. Constantino Cumano, um famoso médico e político italiano do século XIX que se fixou em Faro. Ele atraiu pacientes de toda a Europa com uma cura milagrosa para a sífilis a ponto de ser necessário construir seis novos hotéis. O quarto campo, então, é também o de charlatões e da falsa esperança.[46]

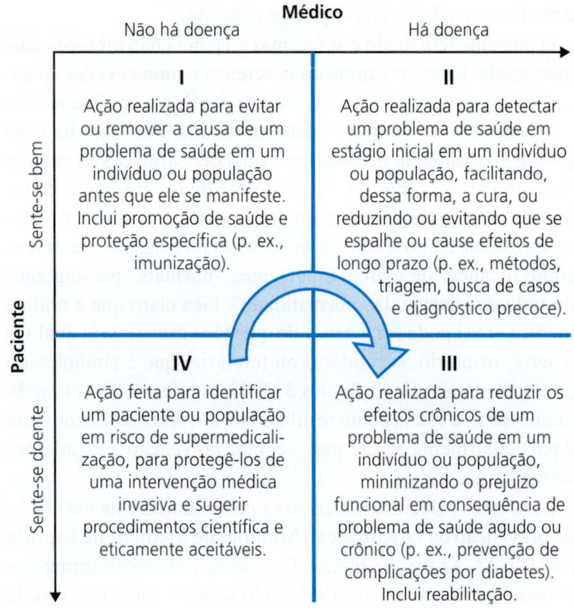

Figura 31.3
Quatro domínios de prevenção para a prática clínica. Nesta figura, prevenção quaternária é usada como resultado de um relacionamento.
Fonte: Jamoulle.[38]

	Médico	
	Não há doença	Há doença
Paciente — Sente-se bem	**I** Ação realizada para evitar ou remover a causa de um problema de saúde em um indivíduo ou população antes que ele se manifeste. Inclui promoção de saúde e proteção específica (p. ex., imunização).	**II** Ação realizada para detectar um problema de saúde em estágio inicial em um indivíduo ou população, facilitando, dessa forma, a cura, ou reduzindo ou evitando que se espalhe ou cause efeitos de longo prazo (p. ex., métodos, triagem, busca de casos e diagnóstico precoce).
Paciente — Sente-se doente	**IV** Ação feita para identificar um paciente ou população em risco de supermedicalização, para protegê-los de uma intervenção médica invasiva e sugerir procedimentos científica e eticamente aceitáveis.	**III** Ação realizada para reduzir os efeitos crônicos de um problema de saúde em um indivíduo ou população, minimizando o prejuízo funcional em consequência de problema de saúde agudo ou crônico (p. ex., prevenção de complicações por diabetes). Inclui reabilitação.

---

* O "Doente imaginário" na Wikipédia: http://en.wikipedia.org/wiki/The_Imaginary_Invalid. Para os fluentes em francês, é possível apreciar Louis Jouvet interpretando Dr. Knock em http://www.youtube.com/watch?v=gMqEkyNnjbE&feature=related.

Prevenção quaternária: um campo de intervenção

A prevenção quaternária (campo IV) baseada em relacionamentos inclui todas as intervenções contínuas feitas pelos médicos para controlar a ansiedade e a falta de conhecimento dos pacientes e do próprio médico.

Nesse sentido, a aplicação das diretrizes da medicina baseada em evidências (MBE) também pertence ao campo IV. O campo quaternário é aquele em que pacientes e médicos se perdem, e para evitar isso, algumas medidas são necessárias. Os estudantes de medicina precisam aprender a lidar com as preocupações dos pacientes e a controlar suas próprias dúvidas. Os médicos devem implementar medidas de garantia de qualidade, aprender a aplicar as diretrizes da MBE e identificar a mercantilização de doenças. Os médicos necessitam saber que, embora possa ser difícil, é melhor não fazer nada e interromper investigações inúteis para tentar encontrar doenças raras não detectadas na atenção primária.

Para os outros três campos, medidas precisam ser tomadas para evitar que o paciente caia no quarto quadrante. Informações erradas obtidas na internet (campo I) geram ansiedade e uma demanda injustificada por tratamento. Rastreamentos para câncer de próstata ou mama (campo II) podem lançar o paciente no quarto campo caso ele se torne cancerofóbico. Um texto pouco claro em uma receita médica ou algo que não seja explicado de forma clara o bastante podem também desencadear a ansiedade do paciente. Logo, é necessário o controle permanente do comportamento, da comunicação e das propostas do médico, a fim de evitar quaisquer danos.

A tarefa do médico de família inclui naturalmente os quatro campos. Cuidar e entender o mundo do paciente ainda é o primeiro dever dos médicos de família. Infelizmente, o próximo dever tem sido proteger os pacientes da medicina.[38]

As quatro ações são, na realidade, todas as atividades diárias de um médico de família. Eles são treinados a resolver problemas múltiplos durante uma consulta.[47] Como continuidade e longitudinalidade são fundamentais para a prática da medicina de família e comunidade (MFC), a prevenção é naturalmente incorporada nos contatos diários. Como mostra a Figura 31.4, o seguimento de um paciente diabético é uma tarefa comum que está incluída no terceiro campo, evitando complicações. Mas os médicos podem perguntar à mulher se ela já fez sua mamografia nos últimos 2 anos, uma tarefa típica do campo secundário, e o conselho para parar de fumar é uma tarefa do primeiro campo. Não é raro que, no final do encontro, o paciente solicite algo inesperado, como um exame de imagem para a dor de cabeça, porque ouviu falar sobre um primo com dor de cabeça e tumor, e esta é normalmente uma tarefa do quarto campo.

Dois casos clínicos

Pode-se preencher o quarto campo com dezenas de diagnósticos. De sintomas somáticos funcionais[48] a "doenças sem doença",[49] de sintomas sem explicação (sintomas clinicamente inexplicáveis)[50] à somatização,[51] a literatura médica apresenta incontáveis casos em que médicos se deparam com a alarmante pergunta com que todos eles precisam se confrontar mais cedo ou mais tarde: o que eu posso fazer nesse caso?

Para ilustrar essas situações difíceis, quando o *fazer* deve ser substituído pelo *ouvir*, estão resumidos dois casos do cotidiano. Ambos descrevem uma pessoa saudável que ficou muito preocupada com a própria saúde. A história de Liliane é realmente dramática, já que o médico de família é bloqueado pelo especialista. A criança tornou-se um brinquedo de relacionamento familiar e uma questão de poder para o psiquiatra infantil. Ouvir e aceitar os avós são os únicos recursos possíveis. Os três casos consecutivos da manhã de segunda-feira descrevem situações em que a escuta atenta é parte do processo de trabalho do médico de família.[48] Ouvir implica vínculo, para conhecer a vida sexual e a confidencialidade, identificar o incidentaloma e os efeitos adversos de medicações que prejudicam a saúde.

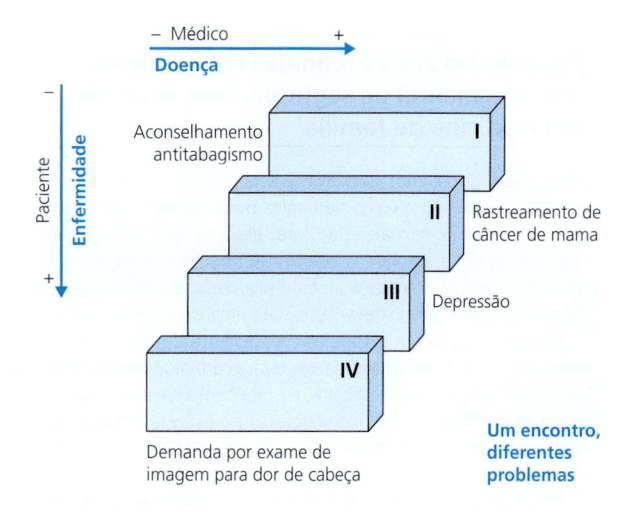

▲ **Figura 31.4**
O encontro médico-paciente pode abranger problemas dos diferentes campos da prevenção.
Fonte Jamoulle.[38]

Caso clínico 1: a história de Liliane

Lilliane tem 8 anos de idade. Ela geralmente é uma garota muito animada que toca, canta, grita e adora seus avós. Desde que seus pais se divorciaram e seu pai começou a viver com outra mulher, ela visita mais frequentemente seus avós. Um dia, ela apareceu com um novo medicamento: metilfenidato. Foi prescrito por um psiquiatra infantil "porque estou muito hiper", disse a menina. Com isso, ela começou a ficar bastante lenta. Ela não cantou ou berrou mais e ficou tão indolente que o professor na escola a chamou de "lesma".

O médico de família dos seus avós ficou preocupado e chamou o psiquiatra para se informar sobre a receita médica. Ele foi severamente desautorizado com palavras como "eu sei o que estou fazendo" e "não preciso ser ensinado por um clínico geral".

A madrasta de Liliane ficou chateada com o médico de família por ter contatado o psiquiatra e, durante vários meses, manteve a menina longe dos seus avós.

Assim, os avós se retraíram e pediram ao médico de família deles para evitar esse problema. Liliane finalmente foi autorizada a vê-los de novo. Ela até passou umas férias inteiras com eles. O assunto não voltou à tona. Entretanto, os avós "esqueceram" de dar à menina o metilfenidato. Ela logo recuperou sua vivacidade natural e ficou alegre e barulhenta, "como qualquer menina de 8 anos", disse seu avô.

Mas quando volta para sua madrasta, é forçada a tomar o remédio e fica "o dia todo como um lagarto na frente da televisão".

> **Caso clínico 2: três reuniões consecutivas em uma manhã de segunda-feira ocupada em medicina de família**
>
> Uma jovem de 17 anos queixava-se esta manhã de cistite aguda. Mas, como seu médico de família desde sempre, consegui abordar questões sexuais e, de fato, ela teve relações sexuais incríveis na noite anterior, o que transformou o motivo do encontro e abriu para aconselhamento preventivo sobre infecções sexualmente transmissíveis, vida sexual e emancipação feminina.
>
> Um paciente, jovem e curado recentemente de um linfoma, teve contato com um urologista. Ele estava com muito medo porque tinha sintomas nos testículos, e o urologista havia visto uma imagem de "algo errado" na ecografia; ele estava aterrorizado também com o resultado da ressonância magnética, pensando em recaída do linfoma. Felizmente foi um incidentaloma.
>
> Um paciente antigo, com hipertensão, diabetes e fibrilação atrial, teve melena e não a relatou. Eu estava tentando explicar por que a rivaroxabana dada recentemente pelo cardiologista é um medicamento prejudicial e que, no caso de fezes escuras, ele deve suspendê-la. E foi exatamente o caso. Ele teve melena por 3 dias sem ter consciência de sua importância.

Impacto internacional do conceito de prevenção quaternária

A prevenção quaternária é um termo novo para um conceito antigo: "primeiro, não causar dano". Os limites não são novos, mas o conceito de prevenção quaternária estabelece um teto para um conjunto de disciplinas e atitudes, tais como MBE, qualidade do cuidado, medicina defensiva, propostas nosográficas abusivas e questões éticas relacionadas ao paciente de difícil ajuda.[52] A prevenção quaternária, uma proposta surgida inicialmente como uma provocação, pouco a pouco ganhou importância entre médicos de família. O termo apareceu pela primeira vez em inglês em um pôster em uma conferência da WONCA.[53] Desde então, foi aceito no *Dicionário WONCA de clínica geral/medicina de família*,[40] publicado em francês[54] e utilizado por vários autores americanos,[19] espanhóis,[55-57] portugueses,[58] brasileiros,[59] suíços,[60] alemães,[61] chineses[62] e coreanos.[63] Foi aprovado pela UEMO[64] e incorporado nas recomendações para a atenção primária no Brasil.[65] Em 2010, este conceito foi tema de uma oficina especial da WONCA, assim como de um texto coletivo[61] publicado em sete idiomas. Há também um *website* que busca listar as publicações referentes ao termo,* a Sociedade Brasileira de Medicina de Família e Comunidade prestou homenagem à prevenção quaternária em seu 11º Congresso,** a Equipe Cesca*** dedicou um seminário em Barcelona em 2011, apoiado por discussões *online*, um *workshop* internacional foi realizado na Conferência Mundial da WONCA em 2013 em Praga[66] e, finalmente, durante o congresso mundial da WONCA no Rio de Janeiro em 2016, o Grupo de Interesse Especial de Prevenção Quaternária da WONCA (P4 SIG) foi lançado. Seu primeiro compromisso foi escrever um Manifesto,[67] traduzido rapidamente em vários idiomas. Este texto repercutiu por sua posição ética, mas também social e política, e é dessa forma que a prevenção quaternária é vista agora: como um ato de resistência. Esse Manifesto termina com a seguinte definição de saúde: "A resistência à enfermidade em si mesma. Também a resistência à violência e ao abuso, a resistência às medicações, a resistência à exploração, a resistência à comida ruim, a resistência à contaminação, a resistência às condições de vida desastrosas, a resistência ao mercado farmacêutico, incluindo a resistência à mercantilização da saúde e, portanto, às vezes a resistência à própria medicina. Nós, como profissionais de saúde, estamos tentando ajudá-lo a resistir".[68]

Os limites operacionais do conhecimento e as questões éticas relacionadas são respondidos através do prisma do relacionamento paciente-médico. Para o futuro da clínica geral e da MFC, a implementação da *prevenção quaternária* significa a abertura de novos campos de pesquisa.

REFERÊNCIAS

1. Cornet IGP, Minguet C. What is a good physician? Pédagogie Médicale. 2011;11(3):151-65.

2. Isaacs SL, Schroeder SA. Class: the ignored determinant of the nation's health. N Engl J Med. 2004;351(11):1137-42.

3. Silva R, MacDonald J, Edelman T. Many nursing being acquired by Wall Street investment firms [Internet]. California: Kaiser Health News; 2007 [capturado em 12 maio. 2019]. Disponível em: http://www.kaiserhealthnews.org/daily-reports/2007/september/ 24/dr00047701.aspx?referrer=search.

4. Oshikoya KA, Oreagba I, Adeyemi O. Sources of drug information and their influence on the prescribing behaviour of doctors in a teaching hospital in Ibadan, Nigeria. Pan Afr Med J. 2011;9:13.

5. Moynihan R. Who benefits from treating prehypertension? BMJ. 2010;341:c4442.

6. Gori R, Del Volgo MJD. La santé totalitaire: essai sur la médicalisation de l'existence. Paris: Denoel; 2009.

7. Conrad P. Medicalization and social control. Annu Rev Sociol. 1992;18(1):209-32.

8. Conrad P, Mackie T, Mehrotra A. Estimating the costs of medicalization. Soc Sci Med. 2010;70(12):1943-7.

9. Moynihan R. Medicalization: a new deal on disease definition. BMJ. 2011;342:d2548.

10. Fineberg H V. Conflict of Interest. Why does it matter. Editorial. JAMA. 2017; 317(17):1717.

11. Frachon I, Brauman R. Mediator 150 mg: sous-titre censure. Paris: Dialogues; 2010.

12. Alonso-Coello P, García-Franco AL, Guyatt G, Moynihan R. Drugs for pre-osteoporosis: prevention or disease mongering? BMJ. 2008;336(7636):126-9.

13. Cosgrove L, Krimsky S, Vijayaraghavan M, Schneider L. Financial ties between DSM-IV panel members and the pharmaceutical industry. Psychother Psychosom. 2006;75(3):154-60.

14. Canguilhem G. The normal and the pathological. New York: Zone Books; 1991.

15. Lane C. Shyness: how normal behavior became a sickness. New Haven: Yale University; 2008.

16. Welch HG, Schwartz L, Woloshin S. Overdiagnosed. Boston: Beacon; 2011.

17. Lerouge C, Ma J, Sneha S, Tolle K. User profiles and personas in the design and development of consumer health technologies. Int J Med Inform. 2013;82(11):e251-68.

18. Curtiss FR, Fairman KA. Looking for the outcomes we love in all the wrong places: the questionable value of biomarkers and investments in chronic care disease management interventions. J Manag Care Pharm. 2008;14(6):563-70.

19. Starfield B, Hyde J, Gérvas J, Heath I. The concept of prevention: a good idea gone astray? J Epidemiol Community Health. 2008;62(7):580-3.

20. Romains J. Knock ou le triomphe de la medicine. Paris: Folio; 1972.

21. Illich I. Némésis médicale: l'expropriation de la santé. Paris: Seuil; 1975.

22. da Cunha EM, Giovanella L. Longitudinality/continuity of care: identifying dimensions and variables to the evaluation of Primary Health Care in the context of the Brazilian public health system. Ciênc Saúde coletiva. 2011;16 Suppl 1:1029-42.

23. Rosenberg CE. The tyranny of diagnosis: specific entities and individual experience. Milbank Q. 2002;80(2):237-60.

24. Gensini GF, Yacoub MH, Conti AA. The concept of quarantine in history: from plague to SARS. J Infect. 2004;49(4):257-61.

25. Howard-Jones N. The scientific background of the International Sanitary Conferences, 1851-1938. 5. The ninth conference: Paris, 1894. WHO Chron. 1974;28(10):455-70.

26. Leavell H, Clark E. Preventive medicine for the doctor in his community an epidemiologic approach. New York: McGraw-Hill; 1958.

---

*Menções na Web à prevenção quaternária: http://docpatient.net/mj/P4_citations.htm.

**Sociedade Brasileira de Medicina de Família e Comunidade (SBMFC): http://www.sbmfc.org.br.

***Equipe Cesca, Madri, Espanha: http://www.equipocesca.org/.

27. Cohen L, Chehimi S. The imperative for primary prevention [Internet]. Oakland: Prevention Institute; 2010 [capturado em 12 maio. 2018]. Disponível em: http://media.wiley.com/product_data/excerpt/53/04705509/0470550953.pdf.

28. Clark EG. Natural history of syphilis and levels of prevention. Br J Vener Dis. 1954 Dec;30(4):191–7.

29. Froom P, Benbassat J. Inconsistencies in the classification of preventive interventions. Prev Med. 2000;31(2 Pt 1):153-8.

30. Rose G. The strategy of preventive medicine. Oxford: Oxford University; 1992.

31. Bury J. Éducation pour la santé: concepts enjeux planifications. Brussels: De Boeck-Université; 1988.

32. Gofrit ON, Shemer J, Leibovici D, Modan B, Shapira SC. Quaternary prevention: a new look at an old challenge. Isr Med Assoc J. 2000;2(7):498-500.

33. Weinstein SM. Integrating palliative care in oncology. Cancer Control. 2001;8(1):32-5.

34. Gusso GDF, Souza RA. Prevenção quaternária: do conceito à prática. PROMEF. 2012;7(2):9-28

35. McWhinney IR. A textbook of family medicine. 2nd ed. Oxford: Oxford University; 1997.

36. Jamoulle M. Information et informatisation en médecine générale. Computer and computerisation in general practice. Namur: Universitaires de Namur; 1986.

37. Hellstrom OW. Health promotion in general practice. Eur J Public Health. 1994;4(2):119-24.

38. Jamoulle M. Quaternary prevention, an answer of family doctors to overmedicalization. Int J Health Policy Manag. 2015;4(2):61-4.

39. Bae J, Jamoulle M. Primary care physicians' action plans for answering to results of screening test based on the concept of quaternary prevention. J Prev Med Public Health. 2016;49(6):343–8.

40. An international glossary for general/family practice. WONCA Classification Committee. Fam Pract. 1995;12(3):341-69.

41. Bentzen N, editor. WONCA dictionary of general/family practice. Copenhagen: WONCA; 2003.

42. Roland M, Jamoulle M. The periodic health examination: a useless test? Rev Med Brux. 1998;19(4):A255-62.

43. Beaulieu MD, Hudon E, Roberge D, Pineault R, Forté D, Légaré J. Practice guidelines for clinical prevention: do patients, physicians and experts share common ground? CMAJ. 1999;161(5):519-23.

44. Campbell EG. Doctors and drug companies: scrutinizing influential relationships. N Engl J Med. 2007;357(18):1796-7.

45. Bellinger G. Plot summary for knock [Internet]. Seattle: IMDb; c1990-2012 [capturado em 12 maio 2018]. Disponível em: http://www.imdb.com/title/tt0042649/plotsummary.

46. Armelim Junior MV. Dois beneméritos: o Dr. Constantino Cumano e José Maria d'Assis. Coimbra: Imprensa da Universidade, 1886

47. Mangin D, Heath I, Jamoulle M. Beyond diagnosis: rising to the multimorbidity challenge. Br Med J. 2012;344:e3526.

48. Epstein RM, Quill TE, McWhinney IR. Somatization reconsidered: incorporating the patient's experience of illness. Arch Intern Med. 1999;159(3):215-22.

49. Meador CK. The art and science of nondisease. N Engl J Med. 1965;272:92-5.

50. Reid S, Wessely S, Crayford T, Hotopf M. Medically unexplained symptoms in frequent attenders of secondary health care: retrospective cohort study. BMJ. 2001;322(7289):767.

51. Jamoulle M. De l'insoutenable légereté de la médecine; réflexions sur les limites du métier par un médecin de famille. Ethica Clin. 2013; 70.

52. Moscrop A. "Heartsink" patients in general practice: a defining paper, its impact, and psychodynamic potential. Br J Gen Pract. 2011;61(586):346–8.

53. Jamoulle M, Roland M. Quaternary prevention and the glossary of general practice/family medicine. Diest: WONCA; 1995.

54. Jamoulle M, Roland M. Champs d'action, gestion de l'information et formes de prévention clinique en médecine générale et de famille. Santé Conjuguée. 2005;33:71-7.

55. Gérvas J, Starfield B, Heath I. Is clinical prevention better than cure? Lancet. 2008;372(9654):1997-9.

56. Gérvas J, Pérez Fernández M. Uso y abuso del poder médico para definir enfermedad y factor de riesgo, en relación con la prevención cuaternaria. Gac Sanit. 2006;20(Supl. 3):66-71.

57. González de Dios J, Ochoa Sangrador C. Perinatal pelvic ectasia, the cascade effect and quaternary prevention. An Pediatr (Barc). 2005;63(1):83-5.

58. Melo M. A prevenção quaternária: contra excessos da medicina. Rev Port Clín Geral. 2007;23:289-92.

59. Tesser CD. Medicalização social (II): limites biomédicos e propostas para a clínica na atenção básica. Interface (Botucatu). 2006;10(20):347-62.

60. Widmer D, Herzig L, Jamoulle M. Prévention quaternaire: agir est-il toujours justificado em médecine de famille? Rev Med Suisse. 2014;(10):1052-6.

61. Kuehlein T, Sghedoni D, Visentin G, Gérvas J, Jamoulle M. Quaternary prevention: a task of the general practitioner. Prim Care. 2010.18:350–4.

62. Tsoi G. Quaternary prevention (editorial). Hong Kong Pract. 2014;36:49–50.

63. Bae J-M. Implementation of quaternary prevention in the Korean healthcare system: lessons from the 2015 middle east respiratory syndrome coronavirus outbreak in the Republic of Korea. J Prev Med Public Health. 2015;48(6):271–3.

64. Santiago LM. UEMO position on disease mongering: quaternary prevention [Internet]. Budapest: UEMO; 2008 [capturado em 12 maio 2018]. Disponível em: http://www.uemo.eu/uemo-policy/123-uemo-position-on-disease-mongering--quaternary-prevention.html.

65. Brasil. Ministério da Saúde. Cadernos de atenção primária: rastreamento. [Internet]. Brasília: MS; 2010 [capturado em 12 maio 2018]. Disponível em: http://189.28.128.100/dab/docs/publicacoes/cadernos_ab/abcad29.pdf.

66. Jamoulle M, Roland M. Quaternary prevention From Wonca world Hong Kong 1995 to Wonca world Prague 2013 [Internet] Copenhagen: WONCA; 2013 [capturado em 12 maio 2018]. Disponível em: https://orbi.uliege.be/bitstream/2268/188697/1/Jamoulle%2C%20Roland%20-%202013%20-%20Quaternary%20prevention%20From%20Wonca%20world%20Hong%20Kong%201995%20to%20Wonca%20world%20Prague%202013.pdf.

67. Bernstein JLA, Valle R, Pizzanelli M, editores. Manifesto Prevenção quaternária: presente e futuro [local desconhecido]: [editor desconhecido]; 20??

68. Jamoulle M. La médecine a plus besoin de contrôle qualité et d'humanité que d'informatisation. Ethica Clinica. 2015;80(4):37–49.

CAPÍTULO 32

Prevenção do sobrediagnóstico: como parar de causar danos às pessoas saudáveis?

Ray Moynihan

Aspectos-chave

▶ O desafio contraintuitivo do sobrediagnóstico (diagnóstico desnecessário) está sendo reconhecido como uma ameaça à saúde humana e a sustentabilidade do sistema de saúde em muitos países.

▶ As muitas causas do problema incluem tecnologias diagnósticas mais sensíveis, programas de rastreamento que têm como alvo as pessoas saudáveis, interesses comerciais e profissionais, além de definições cada vez mais amplas para as doenças.

▶ Os exemplos de condições em que o sobrediagnóstico é considerado incluem: câncer de tireoide, câncer de mama, câncer de próstata, doença renal crônica (DRC) e embolia pulmonar (EP).

▶ Muitas organizações ao redor do mundo estão começando a responder ao problema do sobrediagnóstico (e consequente sobretratamento) com muitas iniciativas novas, incluindo as conferências científicas internacionais "Preventing Overdiagnosis".

Com a sua celebrada capacidade de ajudar as pessoas doentes, a medicina está cada vez mais sendo questionada em relação à sua propensão de causar danos às pessoas saudáveis. Atualmente, há estimativas concretas de que, em alguns países, talvez um quinto dos gastos em cuidados de saúde sejam desperdiçados em intervenções desnecessárias que trazem contribuições inexpressivas para a saúde, além de, muitas vezes, causarem danos. Como parte dessa preocupação e das evidências globais mais amplas em relação aos excessos da medicina, o problema chamado "sobrediagnóstico" foi reconhecido como causador de danos em muitas pessoas, aumentando o desperdício que ameaça a própria sustentabilidade dos sistemas de saúde.

Existe um debate continuado sobre a melhor definição para sobrediagnóstico. De maneira mais estrita, o sobrediagnóstico ocorre quando as pessoas são diagnosticadas com uma doença que, na verdade, nunca causaria dano a elas. Isso em geral acontece como resultado de exames diagnósticos ou programas de rastreamento que podem detectar doenças não progressivas, como os cânceres indolentes. De maneira mais ampla, o sobrediagnóstico acontece quando definições cada vez mais amplas para as doenças rotulam um número cada vez maior de pessoas com sintomas mais leves ou com menor risco, para as quais um rótulo e um tratamento podem trazer mais prejuízos do que benefícios.

Este capítulo pretende: introduzir o conceito de sobrediagnóstico; discutir a sua definição; oferecer vários exemplos; examinar as causas desse problema no sistema de saúde; e concluir com uma breve discussão sobre as iniciativas ao redor do mundo que tentam abordar e evitar o problema.

Do que se trata

O sobrediagnóstico pode ser compreendido como parte de um contexto mais amplo de preocupações históricas e contemporâneas em relação ao problema dos excessos da medicina. Desde a Grécia Antiga, muitas pessoas, ao longo dos séculos, salientaram a importância de se evitar danos ao tentar a cura. Essa preocupação ficou muito conhecida na voz do pensador dissidente Ivan Illich, há quase 50 anos, em seus argumentos eloquentes e controversos sobre como o sistema de saúde dominante cada vez mais poderoso estava criando uma perigosa medicalização da vida.[1]

Apesar dos problemas bastante reais da subutilização do sistema de saúde enfrentados por muitas pessoas, hoje, os perigos do excesso de medicina estão sendo coletivamente reconhecidos como uma importante ameaça à saúde humana e a sustentabilidade dos sistemas de saúde. Uma importante série publicada em 2017 no The Lancet descreveu o tamanho do problema do uso excessivo de recursos.[2] Ao mesmo tempo, um relato da conservadora Organização para a Cooperação e o Desenvolvimento Econômico (OCDE) estimou que talvez um quinto dos gastos em cuidados de saúde sejam desperdiçados com impacto mínimo ou nulo sobre os desfechos de saúde.[3] Conforme será discutido neste capítulo, há um número crescente de iniciativas em muitos países tentando lidar com esse problema.

De modo específico, o sobrediagnóstico tem recebido atenção cada vez maior na literatura médica internacional nas últimas décadas, pelo menos desde os anos 1970. Conforme um livro muito importante de 2011, *Overdiagnosed: making people sick in the pursuit of health*,[4] o sobrediagnóstico ocorre quando alguém é diagnosticado com uma doença que não causaria nenhum dano, muitas vezes como resultado da realização de programas de rastreamento, o que pode levar a tratamentos desnecessários e desperdício de recursos da saúde.[4] Devido ao número cada vez maior de pesquisas rigorosas, sabe-se agora que o sobrediagnóstico ocorre regularmente como resultado de determinados programas de rastreamento para câncer, os quais buscam detectar cânceres precoces na população saudável, alguns dos quais nunca causariam sintomas nem morte prematura. Os exemplos a serem analisados mais adiante neste capítulo incluem os cânceres de mama, de próstata e de tireoide, todos mostrados na Figura 32.1, retirada do importante trabalho de Welch e Black[5] no periódico JNCI, em 2010, referindo aumentos dramáticos na incidência e nas taxas estáveis de mortalidade, um padrão sugestivo de sobrediagnóstico.

Como há um debate continuado sobre como definir com precisão o sobrediagnóstico e medir a sua frequência, existem amplas variações nas estimativas da magnitude do problema. Além disso, há quem acredite que certo grau de sobrediagnóstico seja um risco inevitável dos programas de rastreamento para pessoas saudáveis,[6] e que as tentativas de reduzir o sobrediagnóstico devem ser realizadas com cautela, pois poderiam gerar um "subdiagnóstico". Apesar do debate e dessas crenças, há um consenso estabelecido na literatura de que, para determinados tipos de rastreamento para câncer, o sobrediagnóstico é um risco real e significativo, está causando uma grande quantidade de danos potencialmente evitáveis e exige muito mais reconhecimento e ação por parte dos profissionais de saúde, dos políticos e do público em geral.[7]

O sobrediagnóstico também acontece em condições não relacionadas a câncer e a rastreamento,[4] como no caso da DRC, em que as definições são tão amplas que quase a metade de todas as pessoas idosas são rotuladas dessa forma.[8] Em uma definição mais ampla, o sobrediagnóstico acontece quando as definições da doença são expandidas, quando os limiares para o diagnóstico são reduzidos ou quando os processos diagnósticos mudam de forma a rotular cada vez mais pessoas de baixo risco para doença no futuro e com sintomas mais leves, para as quais um rótulo de doença e o subsequente tratamento podem trazer mais prejuízos do que benefícios. Em 2016, Carter e colaboradores[9] definiram o sobrediagnóstico como ocorrendo quando um "rótulo e/ou intervenção tem um balanço desfavorável entre benefícios e danos".

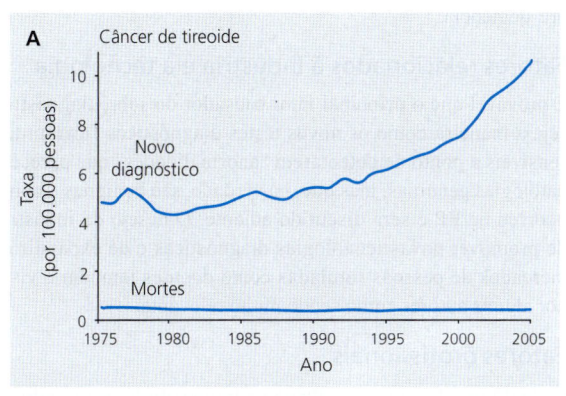

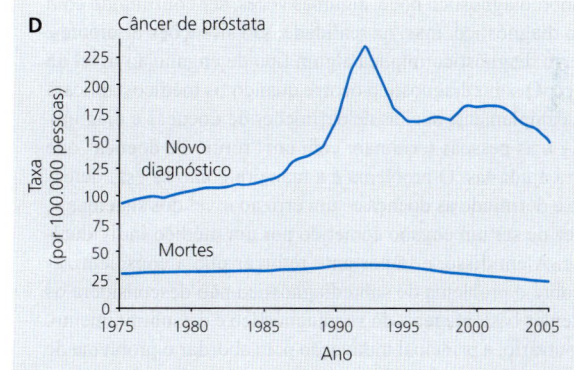

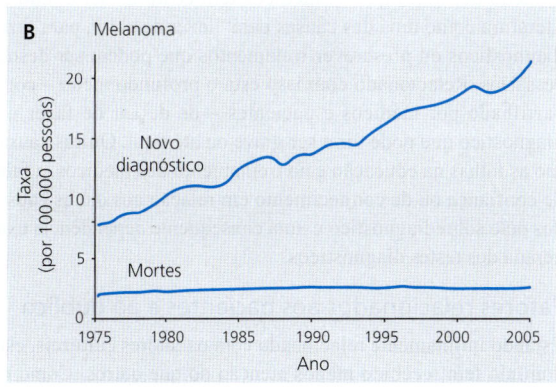

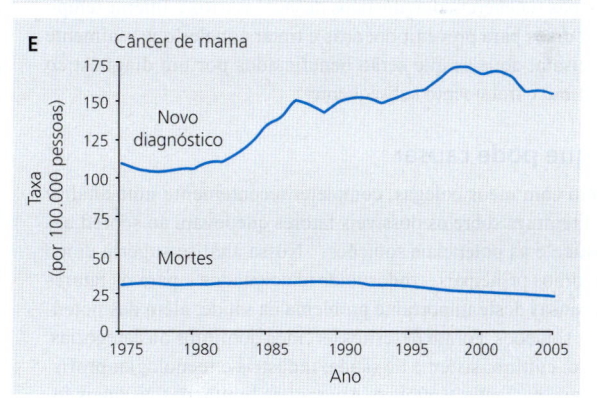

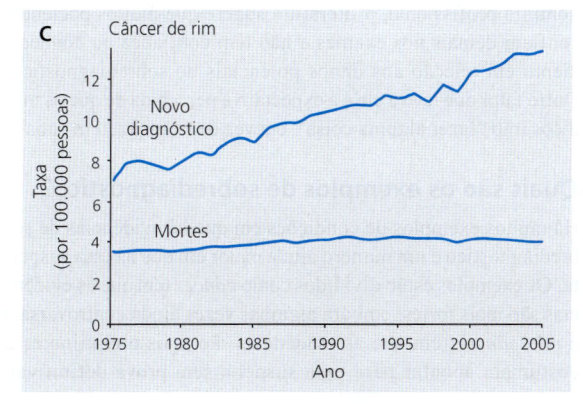

◄ **Figura 32.1**
Taxa de novos diagnósticos e de mortes em cinco tipos de câncer nos dados do Surveillance, Epidemiology, and End Results, de 1975 a 2005.
Fonte: Welch e Black.[5] Traduzida e reimpressa com permissão de Oxford University Press. A OUP não pode ser responsabilizada, de nenhum modo, pela tradução em língua portuguesa.

Embora seja algo extenso e cubra muitas condições clínicas, os estudos de sobrediagnóstico não relacionado a câncer ainda não chegaram ao mesmo nível de rigor e consistência em seus métodos, embora haja exceções importantes que serão discutidas mais adiante neste capítulo, incluindo a EP.[10] Nessa definição mais ampla, o entendimento do sobrediagnóstico está ligado à crítica de Ivan Illich sobre a medicalização da vida,[1] as pesquisas sociológicas mais recentes sobre a medicalização,[11] aos processos de "comercialização de doenças" (*selling sickness*) e de "criação de doenças" (*disease mongering*) patrocinados por corporações,[12] as preocupações e evidências mais amplas em relação ao uso exagerado de exames e tratamentos[13] e as análises históricas dos excessos da medicina.[14]

Para contrabalançar os muitos sucessos da medicina com a crescente ameaça à saúde humana imposta por esse sucesso, o celebrado historiador da medicina Roy Porter[14] observou, em 1996, o problema da "deformação de diagnósticos" e da "expansão de doenças tratáveis". Ao descrever a crescente medicalização dos eventos normais da vida e a transformação de riscos em doenças, Porter[14] observou que "médicos e 'consumidores' estão ficando presos em uma fantasia de que "todas as pessoas têm algo de errado e de que todo mundo pode ser curado".

O sobrediagnóstico pode, algumas vezes, ser confundido com o erro diagnóstico, mas, na realidade, são situações diferentes. Um erro diagnóstico implica algum tipo de engano ao nível do médico. O sobrediagnóstico ocorre quando os médicos aplicam regras amplamente aceitas de definições de doenças e diagnósticos – e as pessoas terminam com um "rótulo de doença" que não irá ajudá-las. O problema é a maneira como se está detectando e definindo as doenças – um erro ao nível dos sistemas –, em vez de ser um engano cometido por um médico individualmente. Além disso, é importante reforçar que a conscientização sobre o problema do sobrediagnóstico não desconsidera os problemas bastante reais do subdiagnóstico e do subtratamento. Ao contrário, a principal motivação para abordar o problema de pessoas receberem diagnósticos desnecessários é liberar tempo e recursos para prevenir doenças e tratar aqueles que realmente precisam, aqueles que serão beneficiados por um diagnóstico legítimo e tratamento subsequente.

O que pode causar

Junto com meus colegas, completei recentemente uma análise da literatura sobre os possíveis fatores que levam ao sobrediagnóstico e as potenciais soluções.[15] Nossa análise sugeriu cinco domínios principais – todos inter-relacionados – para os fatores ou causas deste importante problema na saúde, além das potenciais soluções. Foram descritos os cinco domínios ou categorias, como: cultura; sistema de saúde; indústria e tecnologia; profissionais; pacientes e público. Apesar das limitações, as quais foram detalhadas na publicação da análise da literatura, há considerável consenso sobre o que pode estar causando o problema.

Fatores culturais

Uma causa importante é a crença disseminada em relação aos cuidados de saúde de que "quanto mais, melhor", de que o novo é melhor, junto com uma profunda crença nos benefícios do diagnóstico precoce – o que não se modificou, apesar da conscientização de que a detecção precoce funciona como uma "faca de dois gumes". A experiência da celebridade Angelina Jolie, com sua mastectomia preventiva, reforçou a fé profunda no poder da detecção precoce.[16] Combinada com essa fé está a intolerância em relação às incertezas, o que pode levar a buscar um excesso de informações que algumas vezes pode ser desnecessário e prejudicial. Outro fator importante é a mudança cultural mais ampla na direção da medicalização cada vez maior da vida diária, assim como os relatos distorcidos da mídia, os quais tendem, muitas vezes, a exagerar os benefícios das intervenções médicas e a minimizar seus danos.

Fatores relacionados ao sistema de saúde

Como muitos leitores já sabem, os incentivos financeiros dentro dos sistemas de saúde costumam levar a cuidados desnecessários quando médicos ou hospitais são remunerados financeiramente para atender mais pacientes, realizar mais exames e/ou indicar mais tratamentos. Além disso, algumas medidas de qualidade também têm sido criticadas por levarem a cuidados desnecessários. Outros aspectos do sistema de saúde que podem desencadear o problema incluem alguns programas de rastreamento, alguns aspectos das diretrizes clínicas e a complexidade e fragmentação dos cuidados. Uma das causas mais importantes é a expansão nas definições de doenças – o que tem cada vez mais colocado rótulos de doença em pessoas previamente saudáveis, com os exemplos incluindo a criação de "pré-doenças", como a pré-hipertensão, o pré-diabetes, a pré-osteoporose e a pré-demência.

Fatores relacionados à indústria e à tecnologia

É provável que o principal fator causador do sobrediagnóstico seja a maneira como os novos testes diagnósticos ficaram tão sensíveis a ponto de detectarem "anormalidades" que parecem patologias genuínas, mas que, na verdade, são benignas – como ocorreu na EP e será discutido adiante. O desejo da indústria de promover novas tecnologias diagnósticas e de expandir os mercados de pessoas rotuladas como doentes também é visto por alguns autores como sendo muito relevante.

Fatores profissionais

O medo de litígio que os médicos têm costuma ser citado na literatura como uma das causas para "fazer demais", para fazer diagnósticos ou prescrever tratamentos que podem ser desnecessários. Relacionado com isso está o profundo medo – compartilhado por médicos e pacientes – de deixar de fazer um diagnóstico que pode vir a ser grave ou até fatal. Outras causas são as falhas na educação e no treinamento dos médicos, a falta de confiança ou de conhecimento em relação aos danos causados pelo sobrediagnóstico e uma consequente dependência exagerada dos testes diagnósticos.

Fatores relacionados aos pacientes e ao público

Estando intimamente relacionado com os fatores culturais, este domínio tem recebido menos atenção do que outros. Como no domínio profissional, a literatura sugere que muitos pacientes confiam demais nos exames e não têm confiança ou conhecimento em relação aos danos potenciais do sobrediagnóstico. Outro fator que leva a ele é a expectativa percebida de que os médicos irão "fazer alguma coisa", em vez de "não fazerem nada".

Quais são os exemplos de sobrediagnóstico?

Há muitos exemplos de condições em que há evidências de sobrediagnóstico e um número ainda maior em que há essa suspeita. Os exemplos estão divididos como *câncer* (em que as evidências são mais fortes, embora algumas vezes ainda controversas) e *não câncer* (em que as evidências são mais preliminares e costumam apontar para uma suspeita sem prova definitiva).

É importante observar que essa nova ciência do sobrediagnóstico é descrita com muita humildade, além de um forte desejo de evitar danos ao tentar retomar o passado.

Câncer de próstata

Na década de 1980, as atividades de rastreamento para câncer foram analisadas cientificamente, com as pessoas questionando o risco de que os programas pudessem causar o sobrediagnóstico de cânceres não progressivos. Em 1985, um autor definiu o "sobrediagnóstico ou diagnóstico de pseudocânceres" como sendo um problema "potencialmente importante" do rastreamento (por toque retal) para câncer de próstata.[17] Aquele artigo de 1985 falava das evidências e análises das décadas anteriores, incluindo um artigo importante da Canadian Task Force on the Periodic Health Examination de 1979,[18] demonstrando que as preocupações relativas aos danos do rastreamento eram anteriores ao uso mais comum do termo específico "sobrediagnóstico".

Em 2012, a influente organização United States Preventive Services Task Force (USPTSF)[19] publicou seu relato baseado em evidências acumuladas em relação ao rastreamento para câncer de próstata, recomendando que não se faça o rastreamento e concluindo que o sobrediagnóstico é um dano potencial importante do rastreamento. Essa força-tarefa financiada por recursos públicos concluiu que havia "evidências convincentes de que o rastreamento com base no antígeno prostático específico (PSA) leva ao sobrediagnóstico substancial de tumores de próstata", com as estimativas variando de 17 a 50%.[19]

Em 2017, a USPTSF mudou sua recomendação de *contrária para todos os homens* para uma recomendação *contrária em homens com mais de 70 anos*, recomendando que os homens com idade entre 55 e 69 anos sejam informados dos riscos e dos benefícios, declarando que:[20]

> A decisão de submeter-se ao rastreamento para câncer de próstata deve ser individualizada. O rastreamento oferece um pequeno benefício potencial para redução das chances de morrer por câncer de próstata. Porém, muitos homens experimentarão danos potenciais com o rastreamento, incluindo resultados falso-positivos que necessitam de exames adicionais e de possível biópsia prostática, sobrediagnóstico e sobretratamento, além de complicações do tratamento, como incontinência e impotência.

O relatório de 2017 citou várias estimativas para o tamanho do problema, incluindo números de estudos europeus sugerindo que até 50% dos cânceres de próstata detectados por rastreamento podem ser sobrediagnósticos; em outras palavras, existe um reservatório de "cânceres" que nunca causariam danos.

Câncer de mama

Por volta de 1985, um autor observou evidências iniciais interessantes de que o rastreamento para câncer de mama poderia reduzir as mortes decorrentes da doença, mas especulou que a mamografia "pode ter a desvantagem de levar ao sobrediagnóstico de casos de câncer em neoplasias limítrofes não invasivas que poderiam não progredir para câncer invasivo durante a vida inteira da mulher".[21] Esse debate sobre riscos e benefícios continuou e, em 2012, um painel independente liderado pelo epidemiologista Sir Michael Marmot, após a revisão das evidências, concluiu que, junto com os benefícios do rastreamento, "o principal dano do rastreamento considerado pelo painel foi o sobrediagnóstico", definido como um câncer "diagnosticado por rastreamento e que, de outro modo, não seria nem percebido pela mulher durante toda a sua vida".[22]

Os resultados dessa revisão independente, publicados simultaneamente no The Lancet, estimaram que 19% dos cânceres de mama diagnosticados durante o período de rastreamento ativo com mamografia são sobrediagnósticos de câncer.[23] Em relação ao debate continuado sobre os melhores métodos para medir a ocorrência de sobrediagnóstico, os autores salientaram que isso era apenas uma estimativa e incluíram este importante complemento: "Como as estimativas fornecidas vêm de estudos com muitas limitações e cuja relevância para os programas atuais de rastreamento pode ser questionada, há uma incerteza substancial e isso deve ser considerado apenas como um guia aproximado".[23]

Para complicar as estimativas da magnitude do sobrediagnóstico resultante dos programas de rastreamento existe uma falta de atenção para os danos do rastreamento nas pesquisas, mesmo em avaliações de alta qualidade. Conforme relatado por Heleno e colaboradores,[24] apenas uma pequena fração dos ensaios clínicos randomizados (ECRs) sobre rastreamento de câncer tem quantificado as taxas de falso-positivos e de sobrediagnóstico. Nem os trabalhos de Marmot[22] e da USPSTF[20] acabam com o debate sobre a melhor maneira de mensurar o sobrediagnóstico ou o tamanho exato do problema, mas eles reúnem fortes evidências de que se trata de uma importante questão de saúde que demanda atenção para que seja reduzida.

Câncer de tireoide

As últimas décadas viram aumentos massivos no número de pessoas diagnosticadas com câncer de tireoide em muitos países, com uma grande parte desse aumento devendo-se aos cânceres "papilares" menores. Quando os pesquisadores tentaram descobrir o que estava causando o aumento, muitos concluíram que uma grande proporção se devia ao sobrediagnóstico – em outras palavras, estão sendo tratados "cânceres" que nunca causariam nenhum dano às pessoas. Acontece que o tratamento, em geral cirúrgico, pode causar complicações importantes, incluindo casos raros de alteração da voz, além do risco de ter que usar medicamento para a tireoide por toda a vida.

Embora a exata magnitude desse problema ainda não esteja clara, os autores de uma pesquisa publicada no New England Journal of Medicine,[25] em 2016, fizeram uma estimativa de mais de 500.000 pessoas com sobrediagnóstico de câncer de tireoide, em 12 países, ao longo de duas décadas. Em 2017, um estudo publicado no JAMA confirmou um aumento massivo no número de diagnósticos de câncer de tireoide, algo ao redor do triplo em um período de 30 anos, mas sugeriu que uma parte desse aumento se devia a uma real elevação em cânceres genuínos. Porém, eles especularam que a parte "dominante" do aumento se devia a sobrediagnóstico.[26]

Não cânceres – expandindo as definições de doenças

Doença renal crônica

Uma nova definição muito ampla de DRC surgiu em 2002, com o diagnóstico se baseando, em grande parte, em medidas laboratoriais da função e lesão renais. Conforme já descrevi em um artigo no BMJ explorando a controvérsia em relação à DRC,[8] a definição é tão ampla que o rótulo pode servir para um de cada oito adultos e em cerca de metade das pessoas com mais de 70 anos. Desde o surgimento da nova definição, alguns especialistas e pesquisadores se preocuparam com o fato de que muitas pessoas que recebem o rótulo nunca chegam a experimentar qualquer doença renal, com a insuficiência renal total sendo um evento muito raro. Apesar das preocupações em relação ao sobrediagnóstico, as pessoas que criaram a definição continuaram a defendê-la, e ela foi confirmada em 2012. Como acontece com muitas definições de doenças, alguns especialistas que criaram e defenderam a definição têm ligações financeiras com companhias farmacêuticas. Além disso, uma companhia financiou o encontro original que criou a ampla definição de 2002. Junto com alguns especialistas, alguns clínicos gerais expressaram a preocupação de que a definição de DRC possa medicalizar desnecessariamente muitos idosos, causando sobrediagnóstico.[27]

Embolia pulmonar

Estimar a natureza e a magnitude do sobrediagnóstico é complicado, porque diferentes tipos de condições são vulneráveis a diferentes fatores desencadeadores de potenciais excessos. No caso de condições baseadas em risco, como a hipertensão arterial, os painéis de especialistas que alteram os pontos de corte para diagnóstico com base em novas evidências de estudos científicos são um importante fator para o aumento da quantidade de potenciais pacientes. No caso de problemas físicos e muitas vezes assintomáticos, como o que aconteceu com o aumento nos diagnósticos de EP, um fator importante foi uma mudança na tecnologia diagnóstica. O advento da tomografia computadorizada (TC) permitiu a identificação, o diagnóstico e o tratamento de coágulos muito menores, muitos dos quais com provável prognóstico benigno mesmo sem a detecção, conforme explicado em uma análise do BMJ em 2013.[10]

Esse artigo do BMJ discutiu um aumento massivo – de 80% – na incidência de EP nos EUA, entre 1998 e 2006, após a introdução da angiografia pulmonar por TC. Ao combinar esse aumento com uma redução mínima na mortalidade e outra análise, os autores escreveram que as evidências "sugerem que muitas das novas embolias sendo detectadas não eram clinicamente importantes". As preocupações relacionadas ao sobrediagnóstico de EP desencadearam novos estudos que tentam determinar quais embolias pequenas devem ser deixadas sem tratamento.

Diabetes melito gestacional

O diabetes melito gestacional (DMG) é outro exemplo de condição em que houve aumento no número de pessoas que receberam o rótulo e nas controvérsias em relação a essa expansão. Em 2010, um painel internacional propôs novos critérios e novos processos para a realização de testes para DMG,[28] aumentando drasticamente a proporção de todas as gestantes rotuladas (de cerca de 6 para 15% ou mais). Essa definição expandida adotada por muitos países, conforme explicado no BMJ em 2014, recebeu muitas críticas de alguns médicos e pesquisadores do diabetes.[28] A definição expandida também foi rejeitada por um painel independente, representativo e baseado em evidências, constituído pelo National Institutes of Health (NIH) nos EUA em 2013.[29] Esse painel independente expressou muita preocupação sobre se as mulheres recém-diagnosticadas se beneficiariam com o tratamento, além de preocupações em relação aos custos para o sistema de saúde e sobre as consequências involuntárias do diagnóstico, incluindo aumento no número de partos por cesariana e nos custos das pacientes.[29]

Qual é a resposta para esse problema?

As crescentes preocupações e evidências em relação ao número exagerado de exames, de tratamentos e de diagnósticos desencadearam várias iniciativas no mundo todo dentro da prática, da pesquisa e da educação médica. O JAMA Internal Medicine[30] estabeleceu a iniciativa Less is more, o BMJ[31] lançou sua campanha Too much medicine, as listas de intervenções usadas em excesso do Choosing Wisely se espalharam por cerca de 20 países[32] e as conferências científicas "Preventing Overdiagnosis" – a 4ª edição organizada por uma agência governamental na Espanha em 2015 – estão atraindo cada vez mais atenção.[33]

Nos EUA, a aliança Right Care está trabalhando para reduzir os cuidados desnecessários. Na Grã-Bretanha, um grupo do Royal College of General Practitioners quer que os generalistas façam uma "revolução de base" para lidar com o sobrediagnóstico[34], e a influente Guidelines International Network está encarando o problema das definições de doenças que são inapropriadamente ampliadas medicalizando muitas pessoas.[35] Em Quebec, Canadá, uma aliança formada pelas principais organizações envolvidas no sistema de saúde adotou um plano, em toda a província, para aumentar a conscientização em relação ao sobrediagnóstico e reduzi-lo (o plano foi desenvolvido em grande parte pela Quebec Medical Association,[36] a qual recebeu a 5ª conferência "Preventing Overdiagnosis" em 2017). Na Noruega, o College of General Practice também está atuando sobre esse problema.[37] Na Austrália, está sendo desenvolvido um "plano de ação nacional" para abordar o problema. Sem dúvida, há muitas pessoas e organizações no Brasil e na América Latina também tentando responder a essa ameaça à saúde humana.

Há necessidade de um conjunto de estratégias para lidar com o sobrediagnóstico em todos os setores, envolvendo médicos, pesquisadores, educadores, políticos e grupos de consumidores/cidadãos, conforme já discutido por mim e alguns colegas no BMJ.[38] Também estão aparecendo soluções potenciais mais detalhadas na literatura médica[15] e há muito trabalho a ser feito para começar a avaliá-las. Em resumo, há uma necessidade urgente de promover uma conscientização muito maior sobre o problema, colocar a questão do sobrediagnóstico no currículo formal dos profissionais de saúde e engajar grupos de cidadãos e governos para a abordagem dos fatores culturais, tecnológicos comerciais que desencadeiam o problema. Os clínicos gerais têm um papel importante, pois costumam ser os primeiros a ver de que maneira a expansão das definições de doenças, a redução dos limiares diagnósticos e o sobrediagnóstico estão transformando pessoas demais em pacientes.

AGRADECIMENTOS

Agradeço às várias pessoas que auxiliaram a minha compreensão acerca deste problema, incluindo Paul Glasziou, Jenny Doust, Alex Barratt e Iona Heath, além de todos aqueles que participaram das conferências "Preventing Overdiagnosis". Boa parte deste texto se baseou em minha tese de PhD, intitulada "Preventing Overdiagnosis", e, algumas vezes, pequenos trechos foram diretamente extraídos. Também me baseei em alguns dos meus trabalhos publicados no BMJ, além de um artigo ainda não publicado sobre os possíveis fatores desencadeantes, escrito com meus colegas Thanya Pathirana e Justin Clark.

REFERÊNCIAS

1. Illich I. Limits to Medicine. London: Marion Boyars; 1976.

2. Brownlee S, Chalkidou K, Doust J, Elshaug AG, Glasziou P, Heath I, et al. Evidence for overuse of medical services around the world. Lancet. 2017:390 (10090):156-168.

3. Organisation for Economic Co-operation and DevelopmentTackling wasteful spending on health. Paris: OECD; 2017 [capturado em 30 mar. 2018]. Disponível em: http://www.oecd.org/health/tackling-wasteful-spending-on-health-9789264266414-en.htm

4. Welch G, Schwartz L, Woloshin S. Overdiagnosed: making people sick in the pursuit of health. Boston: Beacon;2011.

5. Welch HG, Black W. Overdiagnosis in cancer.JNCI. 2010:102 (9):605-613.

6. Ciatto S. The overdiagnosis nightmare: a time for caution. BMC Women's Health. 2009;9:34.

7. Esserman L, Thompson I, Reid B. Overdiagnosis and overtreatment in cancer: an opportunity for improvement. JAMA. 2013;310(8):797-798.

8. Moynihan R, Glassock R, Doust J. Chronic kidney disease controversy: how expanding definitions are unnecessarily labelling many people as diseased. BMJ. 2013;347:f4298.

9. Carter SM, Degeling C, Doust J, Barratt A. A definition and ethical evaluation of overdiagnosis. J Med Ethics 2016;0:1–10.

10. Wiener RS, Schwartz LM, Woloshin S. When a test is too good: how CT pulmonary angiograms find pulmonary emboli that do not need to be found. BMJ. 2013;346:f3368.

11. Clarke AE, Shim JK, Mamo L, Fosket JR, Fishman JR. Biomedicalization: technoscientific transformations of health, illness, and U.S. Biomedicine. Amer Sociol Rev. 2003;68(2):161-194.

12. Moynihan R, Cassels A. Selling Sickness. Sydney: Allen &Unwin; 2005.

13. Berwick D, Hackbarth, A. Eliminating waste in US health care. JAMA. 2012;307(14):1513-1516.

14. Porter R, editor. The Cambridge illustrated history of medicine. Cambridge: Cambridge University; 1996.

15. Pathirana T, Clark J, Moynihan R. Mapping the drivers of overdiagnosis to potential solutions. BMJ. 2017;358:j3879.

16. Hagan K. Breast cancer: genetic testing soars after Angelina Jolie's double mastectomy [Internet]. Sydney: SMH; 2013 [capturado em 30 mar. 2018]. Disponível em: https://www.smh.com.au/healthcare/breast-cancer-genetic-testing-soars-after-angelina-jolies-double-mastectomy-20131112-2xelm.html

17. Love R. The efficacy of screening for carcinoma of the prostate by digital examination. Am J Prev Med. 1985:1(6):36-46.

18. Canadian Task Force on the Periodic Health Examination. The periodic health examination. Task Force Report. Department of National Health and Welfare. Canadian Med Assoc J. 1979;121:1193-1254.

19. Moyer VA. Screening for prostate cancer: US Preventive Services Task Force Recommendation Statement. Ann Intern Med. 2012;157:120-134.

20. U. S. Preventive Services Task Force. Draft recommendations statement. prostate cancer: screening [Internet]. Rockville: USPSTF; 2017 [capturado em 30 mar. 2018]. Disponível em: https://www.uspreventiveservicestaskforce.org/Page/Document/RecommendationStatementDraft/prostate-cancer-screening1

21. Chamberlain J. Secondary prevention: screening for breast cancer. Eff Health Care. 1985;2(5):179-188.

22. Marmot MG, Altman DG, Cameron DA, Dewar JA, Thompson SG, Wilcox M. The benefits and harms of breast cancer screening: an independent review. Br J Cancer. 2013;108(11):2205-2240.

23. Independent UK Panel on Breast Cancer Screening. The benefits and harms of breast cancer screening: an independent review. Lancet. 2012;380(9855):1778-1786.

24. Heleno B, Thomsen MF, Rodrigues DS, Jørgensen, KJ, Brodersen J. Quantification of harms in cancer screening trials: literature review. BMJ. 2013;347:f5334.

25. Vaccarella S, Franceschi S, Bray F, Wild CP, Plummer M, Dal Maso L. Worldwide thyroid-cancer epidemic? The increasing impact of overdiagnosis. N Engl J Med. 2016;375(7):614-7.

26. Lim H, Devesa SS, Sosa JA, Check D, Kitahara CM. Trends in thyroid cancer incidence and mortality in the United States, 1974-2013. JAMA. 2017; 317(13):1338-1348.

27. Simmonds R, Evans J, Feder G, Blakeman T, Lasserson D, Murray E, et al. Understanding tensions and identifying clinician agreement on improvements to early-stage chronic kidney disease monitoring in primary care: a qualitative study. BMJ Open 2016;6:e010337.

28. Cundy, T. Ackerman E, Ryan E. Gestational diabetes: new criteria may triple the prevalence but effect on outcomes is unclear. BMJ 2014;348:g1567.

29. Vandorsten JP, Dodson WC, Espeland MA, Grobman WA, Guise JM, Mercer BM, et al.NIH Consensus development conference on diagnosing gestational diabetes mellitus. NIH Consens State Sci Statements. 2013;29(1):1-31.

30. Grady D, Redberg R. Less is more: how less health care can result in better health. Arch Intern Med. 2010;170(9):749-750.

31. BMJ's too much medicine campaign [Internet].London: BMJ; c2018 [capturado em 30 mar. 2018]. Disponível em: https://www.bmj.com/too-much-medicine

32. Cassel C, Guest J. Choosing wisely: helping physicians and patients make smart decisions about their care. JAMA. 2012;307(17):1801-1802.

33. Preventing overdiagnosis [Internet]. c2018 [capturado em 30 mar. 2018]. Disponível em: www.preventingoverdiagnosis.net

34. Treadwell J, McCartney M. Overdiagnosis and overtreatment. Br J Gen Pract. 2016;66(644):116-117.

35. Guidelines International Network. Overdiagnosis [Internet]. Perthshire: GIN; 2017 [capturado em 30 mar. 2018]. Disponível em: http://www.g-i-n.net/working-groups/overdiagnosis

36. Québec Medical Association. Overdiagnosis: findings and action plan [Internet]. Quebec: AMQ; 2018 [capturado em 30 mar. 2018]. Disponível em: www.amq.ca/images/stories/documents/m%C3%A9moires/surdiagnostic-plan-action-en.pdf

37. Brelin P. Position paper: overdiagnosis and related medical excess [Internet]. Oslo: Den norske legeforening; 2016 [capturado em 30 mar. 2018]. Disponível em: http://legeforeningen.no/Fagmed/Norsk-forening-for-allmennmedisin/Styret/Sentrale-fagpolitiske-dokumenter/2016-Position-paper-on-overdiagnosis-and-medical-excess/

38. Moynihan R, Doust J, Henry D. Preventing overdiagnosis: how to stop harming the healthy. BMJ. 2012;344:e3502.

CAPÍTULO 33

Mercantilização da doença

Juan Gérvas
Mercedes Pérez Fernández
Gustavo Gusso
Dijon Hosana Souza Silva

Aspectos-chave

▶ "Mercantilização da doença" (do inglês *disease mongering*) é a "comercialização da doença que amplia os limites da enfermidade e aumenta os lucros para aqueles que vendem e entregam tratamentos".[1]

▶ O processo de mercantilização da doença pode envolver novas definições de situações prévias ou a transformação de situações fisiológicas em "problemas de saúde".

▶ É possível descrever um passo a passo, que vai da pesquisa científica até a divulgação também "científica" do problema nos meios de comunicação.

▶ Alguns exemplos são osteoporose, disfunção erétil, transtorno do interesse/excitação sexual feminino, calvície, síndrome do intestino irritável (SII) e transtorno do déficit de atenção/hiperatividade (TDAH).

"É um ótimo negócio convencer as pessoas sadias de que elas estão doentes, e convencer as pessoas levemente doentes de que estão muito doentes", escreveu a jornalista Lynn Payer ao utilizar o termo *disease mongering*.[2]

Origem do conceito

Disease mongering é o conjunto de atividades médicas que têm por objetivo a mercantilização da doença no sentido de fazer negócios e de obter benefícios, fomentando a consciência de sofrimento em circunstâncias que antes eram consideradas normais. A mercantilização da doença converte os sãos em doentes, dilapida uma imensa quantidade de recursos e causa iatrogenia sem benefícios,[1,3] fazendo parte de um processo de medicalização da sociedade.[4]

Historicamente, *disease mongering* se refere ao aparecimento de alguns fenômenos da comercialização de elixires e seus propagadores desde o século XVII. Assim, havia os *patent medicines*, ou *nostrum remedium*, e os *nostrum mongers*.

Patent medicines, ou remédios de venda livre, se referia a elixires supostamente curativos que começaram a surgir no século XVII. Esses produtos recebiam a simpatia da nobreza e obtinham uma "Carta Patente", que era uma autorização do Rei para serem comercializados. Eram comumente denominados "nosso remédio", ou *nostrum remedium*, em latim.[5]

O termo *mongers*, em inglês, significa corretor, comerciante, disseminador, negociante; uma pessoa que tenta especular ou promover algo que é vil, ou desonroso. É, em geral, utilizado de forma composta, sendo que, no início, era usado junto com o termo *nostrum*. Em 1847, W. Beach, médico americano, publicou a 10ª edição do *The american practice condensed or the family physician*. Nesse tratado, encontra-se a definição de *nostrum mongers*:[6]

> Uma classe de pessoas que negocia remédios inventados, sem habilidade ou ciência, para ganhar dinheiro através do convencimento de ignorantes e crédulos. Essas preparações são ostensivamente vendidas para a cura de todas as doenças "de que a carne é herdeira" e são validados por certificados verdadeiros ou falsos. O público foi, e ainda é, muito enganado por esses charlatões e impostores. Parece que gostam de ser enganados e, assim, são tão responsáveis quanto os *nostrum mongers*. Os compostos mais inúteis são propagandeados e muito vendidos. Bem pode um escritor dizer sobre a credulidade da humanidade: o público é um trouxa e trouxa maior é quem não se aproveita.

A mercantilização da doença utiliza múltiplas estratégias, as quais podem ser resumidas em dois tipos:

1. Novas definições de situações prévias de enfermidade, de maneira que se aumenta o número de pacientes ao serem incorporadas como doentes as pessoas que não são doentes.
2. A transformação de situações normais e fisiológicas em problemas de saúde.

Segundo Ray Moynihan, jornalista e professor de epidemiologia australiano que se especializou em mercantilização da doença e sobrediagnóstico (ver Cap. 32 desta obra, Prevenção do sobrediagnóstico, de sua autoria), *disease mongering* é a "[...] comercialização da doença que amplia os limites da enfermidade e aumenta os mercados para aqueles que vendem e entregam tratamentos".[1] Ruiz-Cantero e Cambronero Saiz associam ainda o conceito de "[...] estratégias da indústria farmacêutica para incentivar o uso de medicamentos, ampliar a definição de doenças, pacientes e riscos além do que as evidências científicas podem justificar".[7] Segundo Moynihan e colaboradores, as estratégias mais comuns são:[8]

- Transformar processos ou aflições naturais em doenças (p. ex., calvície).
- Transformar sintomas em doenças graves (p. ex., SII).
- Transformar problemas pessoais ou sociais em problemas médicos (p. ex., fobia social).
- Transformar fatores de risco em doenças (p. ex., osteoporose).
- Usar estimativas da prevalência de doenças para maximizar o problema (p. ex., disfunção erétil).

Payer[2] identificou algumas técnicas de mercantilização da doença que estão listadas no Quadro 33.1.[9]

O processo de mercantilização da doença pode ser sintetizado por meio de um passo a passo, descrito no livro *Shyness: how normal behavior became a sickness*, que utiliza como exemplo o processo de transformação da timidez em "doença prevalente" (fobia social) e com um novo tratamento (na verdade, um novo uso para um antigo medicamento que se encontrava em baixa, a paroxetina) (Quadro 33.2).[10]

A mercantilização da doença pode ocorrer também com fatores de risco frequentes, como a hipertensão arterial sistêmica, a qual é muitas vezes sobrediagnosticada e sobretratada,[11] ou mesmo o colesterol LDL (lipoproteína de baixa densidade). As campanhas que instigam as pessoas a terem a pressão "12 por 8" ou a controlar de forma obsessiva o colesterol podem ser consideradas formas de mercantilização da doença.[12] Dessa forma, a ideia de que a pressão normal é 12 por 8 (ou 120 x 80) e de que toda a variação deste "padrão" é anormal é, provavelmente, um dos exemplos mais "bem-sucedidos" de mercantilização da doença.

Os seres humanos nascem para morrer, ou seja, são "seres destinados a morrer". Durante o decorrer da vida, pode acontecer de tudo, desde a felicidade até o sofrimento mais profundo. Os profissionais de saúde tentam evitar e/ou limitar o sofrimento humano. Para isso, usam o melhor de seus conhecimentos, habilidades e atitudes, com o princípio de não causar dano, de não piorar a evolução dos acontecimentos, o velho e sagrado *primum non nocere* (primeiro não causar dano). Contudo, algumas vezes, quebram esse princípio e deixam de ser "curadores"; isso ocorre, por exemplo, com o *disease mongering*, quando comercializam o trabalho e criam enfermidades (doenças imaginárias).[13] Sem se dar conta, passam de curadores a curandeiros, de curandeiros a magos e de magos a comerciantes. Ou seja, oferecem medicamentos desnecessários para doenças que não existem e, em consequência disso, obtêm benefícios variados (monetários, científicos, acadêmicos e outros) à custa de danos à saúde dos supostos doentes.[14,15]

Os pacientes, e os seres humanos em geral, às vezes querem o impossível e, em função disso, os profissionais da saúde correm o risco de se prestar ao jogo da mercantilização da saúde, do *disease mongering*. Por exemplo, é quase inato o desejo de juventude eterna, o que está bem expressado no primeiro poema da civilização ocidental, de Gilgamesh.[16] A esse desejo responde, por exemplo, o uso desnecessário da terapia de substituição hormonal na menopausa, com seu impacto gravemente negativo sobre a saúde das mulheres. Na mesma linha, difunde-se um hipogonadismo masculino tardio, que se pretende definir como síndrome específica para a qual convém o uso de um remédio quase milagroso, tanto em termos de vitalidade como para a prevenção de várias enfermidades. Também é *disease mongering*[22] a promoção do aumento da resposta sexual feminina.

Mercantilização da doença

Exemplo 1: saúde sexual feminina

Desejo sexual feminino hipoativo

Em muitos casos, a medicalização da vida chega até a sexualidade. Tenta-se controlar (para obter lucro) desde o sexo oral até o desfrute das mamas, os quais se tornam, respectivamente, terreno para a vacina contra o papilomavírus humano (HPV) e para a mamografia "preventiva".

O desejo sexual feminino hipoativo é uma enfermidade de criação e definição recentes, um exemplo de *disease mongering*[22] mediante o qual se transformam situações dentro da normalidade em doenças e transtornos que exigem atenção médica e medicamentos. Define-se, no *DSM-5*, como uma deficiência/ausência de excitação, de fantasias e de desejo sexual, além de uma redução de prazer na atividade sexual. Na definição oficial, essa alteração mental deve causar algum mal-estar clínico,

---

Quadro 33.2 | Passo a passo da mercantilização da doença

▶ Primeiro passo: extraia a conclusão de uma pesquisa baseada em um questionário ambíguo ou por meio de uma metodologia enviesada para provar que o novo distúrbio excede largamente as expectativas já altas dos médicos, levando-os a suspeitar da presença de problemas generalizados e subdiagnosticados

▶ Segundo passo: liste o novo distúrbio no DSM ou na CID, instigando, assim, a indústria farmacêutica a tratá-lo

▶ Terceiro passo: abasteça os médicos com amostras grátis de pílulas recém-lançadas para o problema em questão enquanto bombardeiam telespectadores com propagandas cuidadosamente elaboradas e travestidas de "informação científica" tipo: "estima-se que XX% da população tem o problema em questão, mas não sabe e não se trata; a boa notícia é que este problema já tem tratamento eficaz"

▶ Quarto passo: castigue os dissidentes por "não reconhecerem a doença" e por "cruelmente prolongarem o sofrimento do paciente".

DSM, Manual diagnóstico e estatístico de transtornos mentais; CID, Classificação internacional de doenças.

Quadro 33.1 | Principais "técnicas" de mercantilização da doença

1. "Selecionar uma função normal e insinuar que há algo errado com ela que deve ser tratado"
2. "Imputar sofrimento aonde não necessariamente existe"
3. "Definir como doente uma parcela da população tão grande quanto possível"
4. "Definir uma condição como doença causada por 'déficit', ou 'desequilíbrio'"
5. "Escolher os médicos que estejam dispostos a fazer a divulgação"
6. "Enquadrar as questões de uma forma particular"
7. "Usar as estatísticas para exagerar os benefícios do tratamento"
8. "Avaliar a eficácia de um tratamento ou intervenção preventiva a partir de um desfecho inadequado"
9. "Promover a tecnologia como algo mágico e sem riscos"
10. "Considerar um sintoma comum e vago fazendo-o parecer um sinal de uma doença grave"

como angústia ou dificuldade na relação interpessoal, não deve ter causa orgânica nem mental distinta e grave, não deve ser produzida por efeito adverso de medicamento e deve durar mais de 6 meses.

Sexualidade

A sexualidade é uma característica complexa do ser humano. Ela é definida como o conjunto de atividades e comportamentos relacionados com o sexo e também as características anatômicas, fisiológicas, psicológicas e sociais de cada sexo. A sexualidade impregna o ser humano e sua sociedade, pois é um componente básico de seu ser. A sexualidade inclui condutas, emoções, práticas e valores. Ela é pessoal, mas tem muita coisa compartilhada de ética, cultura, espiritualidade, história, legalidade, religião e sociedade.

A esfera sexual é expressão básica do ser humano. É sexual haver certo prazer, como também o é a mesma atividade física prazerosa que consegue obtê-lo e também o componente psicológico e espiritual, como o amor, o carinho, a emoção, a sensibilidade, a ternura e muito mais.

Promover a sexualidade é fomentar tudo isso e, portanto, não se trata de uma questão médica nem de profissionais de saúde, mas a medicina se converte em uma religião laica e trata de "colocar ordem" e obter lucro com a sexualidade feminina por meios farmacológicos, cirúrgicos e sociais.

Como seres sexuados, o ser humano possui direitos inalienáveis no desfrute da esfera sexual. Entre eles, há o direito à liberdade sexual como possibilidade de expressão plena da potência sexual das pessoas, excluindo toda forma de coerção, exploração e abuso sexual em qualquer etapa e situação da vida. Também há o direito à autonomia, à integridade e à segurança sexual do corpo (livres de abusos, imposições, tortura, mutilação ou violência de qualquer tipo), o direito à privacidade sexual (o âmbito íntimo costuma ser muito conveniente à atividade sexual), à igualdade sexual, ao prazer sexual, à expressão sexual emocional, à livre associação sexual (matrimônio, casal de fato, convivência em trio ou em tribo, etc.), à decisão com liberdade sobre a reprodução, à informação sexual completa e científica, à educação sexual integral e à atenção clínica aos problemas de saúde sexual.

Ser mulher

Oferece-se à mulher uma solução farmacológica, a flibanserina, que é apresentada como mágica e que se denomina "pílula rosa" ou "viagra feminino". Mas, na realidade, "abordar o desejo das mulheres sob o ponto de vista e a perspectiva do orgasmo dos homens é comparar o incomparável; este medicamento perigoso que se quer vender de maneira enganosa como um 'viagra feminino', quando, na verdade, não pode atuar como eretor genital automático por demanda, ignora por completo que as mulheres desejam e são erotizadas com toda a sua mente/corpo".[17]

A mulher não tem menos desejo sexual do que o homem, o que acontece é que muitas vezes o seu desejo fica apagado pelas circunstâncias criadas por uma sociedade patriarcal. Assim, a mulher com diminuição do desejo sexual pode, na realidade, estar esgotada devido ao trabalho dentro e fora de casa, explorada pelo patrão e pelo marido/amante, não sendo o problema a vontade de fazer sexo, e sim que esteja caindo de sono e cansaço, desejando ardentemente "ficar na horizontal, colocar a cabeça no travesseiro e simplesmente acordar pela manhã". A mulher sem entusiasmo sexual pode na realidade estar pressionada pelos estudos, preocupada com a instabilidade no trabalho, inquieta pelas alterações do ritmo menstrual, cansada de uma sexualidade insatisfatória, machucada pelo machismo social, laboral e dentro do casal, com mudanças hormonais fisiológicas, farta dos estereótipos sexuais que reprimem a variedade e espontaneidade, angustiada pela situação econômica, dolorida pela sua artrose e/ou cansada de cuidar de familiares doentes e da sobrecarga da falta de solidariedade doméstica.

Farmacologia para uma doença que não existe

A flibanserina é um medicamento antidepressivo que não conseguiu obter aprovação como tal devido à falta de eficácia e a seus efeitos adversos; entre as perguntas da avaliação nos estudos de desenvolvimento do medicamento, havia uma sobre o desejo sexual, a qual foi respondida como havendo um aumento em relação ao placebo. Depois de uma longa história de rejeição como medicamento para a esfera sexual, conseguiu a aprovação com dados que demonstravam que, ao ser tomado diariamente durante meses, conseguia acrescentar 0,5 evento sexual mensal satisfatório (passam, em média, de 0,5 para 1,0). Tem um custo em torno de 300 dólares ao mês.

É um medicamento potencialmente perigoso, que produz efeitos adversos importantes e frequentes, como ansiedade, sonolência, fadiga, bradicardia, hipotensão e síncope. Tem interação com anticoncepcionais e outros medicamentos, além dos efeitos adversos serem potencializados pelo álcool. Ironicamente, o efeito da interação com o álcool foi estudado, antes da comercialização, em apenas 23 homens e em duas mulheres. O risco é tal que se recomenda o tratamento vigiado durante 8 semanas, abandonando-o se não houver benefício clínico.[18-20] Apesar disso, seu uso foi aprovado no Canadá em 2018 sem restrições relacionadas ao consumo de álcool.[21]

A medicina se transformou em uma nova religião, a qual busca definir o que é socialmente aceitável em relação ao sexo e à sexualidade. Para isso, estabelece padrões e realiza atividades que criam "normas" para a sexualidade feminina, bem como geram ganhos monetários e de prestígio. Essa mercantilização da medicina esquece até o básico, o *primum non nocere*, devendo ser rechaçada por ser prejudicial às pacientes, à profissão e à sociedade.[22]

O desejo sexual feminino hipoativo responde a múltiplos fatores, especialmente dependentes de uma organização social patriarcal. A resposta ao tratamento farmacológico reforça essa organização, sendo mais uma demonstração da agressividade médica com a mulher.

Transtorno do interesse/excitação sexual feminino no DSM-5

O desejo sexual feminino hipoativo é uma doença inventada no sentido da mercantilização da saúde, mas a sua promoção se baseia em uma definição aparentemente científica e sustentada pela comunidade psiquiátrica. Assim, a definição exata do "desejo sexual feminino hipoativo" no *DSM-5*[23] é:

Transtorno do interesse/excitação sexual feminino 302.72 (F52.22)

a. Ausência ou redução significativa do interesse ou da excitação sexual, manifestada por pelo menos três dos seguintes:
   1. Ausência ou redução do interesse pela atividade sexual.
   2. Ausência ou redução dos pensamentos ou fantasias sexuais/eróticas.

3. Nenhuma iniciativa ou iniciativa reduzida de atividade sexual e, geralmente, ausência de receptividade às tentativas de iniciativa feitas pelo parceiro.
4. Ausência ou redução na excitação/prazer sexual durante a atividade sexual em quase todos ou em todos (aproximadamente 75-100%) os encontros sexuais (em contextos situacionais identificados ou, se generalizado, em todos os contextos).
5. Ausência ou redução do interesse/excitação sexual em resposta a quaisquer indicações sexuais ou eróticas, internas ou externas (p. ex., escritas, verbais, visuais).
6. Ausência ou redução de sensações genitais ou não genitais durante a atividade sexual em quase todos ou em todos (aproximadamente 75-100%) os encontros sexuais (em contextos situacionais identificados ou, se generalizado, em todos os contextos).

b. Os sintomas do Critério A persistem por um período mínimo de aproximadamente 6 meses.
c. Os sintomas do Critério A causam sofrimento clinicamente significativo para a mulher.
d. A disfunção sexual não é mais bem explicada por um transtorno mental não sexual ou como consequência de uma perturbação grave do relacionamento (p. ex., violência do parceiro) ou de outros estressores importantes e não é atribuível aos efeitos de alguma substância/medicamento ou a outra condição médica.

Determinar o subtipo

- Ao longo da vida. A perturbação esteve presente desde que a mulher se tornou sexualmente ativa.
- Adquirido. A perturbação iniciou depois de um período de função sexual relativamente normal.

Determinar o subtipo

- Generalizado: Não se limita a determinados tipos de estimulação, situações ou parceiros.
- Situacional: Ocorre apenas com determinados tipos de estimulação, situações ou parceiros.

Especificar a gravidade atual

- Leve. Evidência de sofrimento leve em relação aos sintomas do Critério A.
- Moderada. Evidência de sofrimento moderado em relação aos sintomas do Critério A.
- Grave. Evidência de sofrimento grave ou extremo em relação aos sintomas do Critério A.

Exemplo 2: osteoporose e envelhecimento feminino

Envelhecimento ósseo

Outro exemplo é a epidemia "silenciosa" de osteoporose e a agressividade com as mulheres, com densitometrias e tratamentos farmacológicos que não fazem nenhum bem. Cresce também o lucro das indústrias de tecnologia e farmacológicas, além dos especialistas em ginecologia e em traumatologia/reumatologia, tanto na prática privada quanto em serviços públicos.

Os ossos protegem os órgãos internos e permitem a locomoção, entre outras muitas funções. Por exemplo, as costelas dão forma ao tórax, sustentam as mamas, protegem os órgãos torácicos, como o coração e os pulmões e, além disso, permitem a respiração ao serem movimentadas por diversos músculos.

Da mesma forma que a pele se deteriora e, com o passar dos anos, surgem manchas e rugas, os ossos também se deterioram e diminuem em qualidade e em quantidade. Porém, como a pele, os ossos seguem cumprindo a sua função perfeitamente até o fim de nossos dias. Sua normalidade é auxiliada pela atividade física (que provoca e reforça as mudanças nas cargas estáticas e dinâmicas que remodelam os ossos), a dieta variada tipo mediterrâneo e a irradiação suave da pele pelos raios solares.

Fala-se de osteoporose quando o osso perde a densidade (deterioração em quantidade) e o remodelamento ósseo fica mais lento (deterioração em qualidade), ou seja, quando o osso fica mais poroso (daí o termo). A osteoporose não é uma doença, como também não é uma doença a pele envelhecida pelos anos e nem o envelhecimento em geral. A osteoporose é apenas um fator de risco para as fraturas ósseas, pois o osso com osteoporose é menos resistente e flexível. O principal fator de risco para as fraturas não é a osteoporose, mas sim as quedas. Sem queda não há fratura.

Formado por ossos, articulações e músculos, o aparelho locomotor permite que se mantenha a forma humana e o deslocamento. É característica dos mamíferos ter vértebras, sendo característica humana andar sobre dois membros. Este "andar de pé", o ortostatismo, desloca o centro de gravidade e facilita as quedas. Ocorre que, na metade das fraturas, não se pode determinar um fator de risco concreto, exceto a idade: a idade tem importância tanto pela osteoporose como pelo aumento da frequência de quedas e redução da reação de defesa a essas quedas.[24]

A fratura de quadril é a mais grave. Nas pessoas com mais de 75 anos, ocorreram mais de 81% do total de fraturas de quadril na Espanha. A média de idade da fratura de quadril foi de 80 anos (e da fratura de vértebra, 74 anos). Em relação ao sexo, nos homens, a média de idade para a fratura de quadril foi de 76 anos, e nas mulheres, de 82 anos. As mulheres obesas têm menos risco de fratura de quadril, mas têm maior risco de fratura de vértebras; e as mulheres magras têm maior risco de fratura de quadril.

Mensuração da osteoporose

A osteoporose é medida em relação a níveis considerados "normais" (ou ideais) de densidade mineral óssea (DMO), mas sem qualquer relação com a incidência futura de fraturas. As cifras normais foram escolhidas "arbitrariamente" e assim continuam, ou seja, não foram realizados estudos de calibração a esse respeito. A definição de osteoporose é puramente biométrica, artificial e inventada.

Define-se como osteoporose uma DMO de pelo menos 2,5 desvios-padrão abaixo da densidade óssea média de pessoas saudáveis, do mesmo sexo e raça e com 30 anos de idade (escore T), ou da densidade óssea média do mesmo grupo saudável de mesma idade, sexo e raça do paciente (escore Z). O valor entre 2,5 e 1 é considerado osteopenia. A densidade em si é medida em gramas de mineral por unidade de superfície mediante o uso de baixas doses de raios X (DEXA, do inglês *dual energy X absorptiometry* – a densitometria é um exame radiológico).

Há muitos outros métodos de mensuração da osteoporose, mas a densitometria por DEXA é a dominante. Carecem de qualquer valor as medidas efetuadas com aparelhos de ultrassom, como aqueles usados desde 2010 em farmácias da Espanha.

A osteoporose é medida segundo a DMO e a densitometria. Por trás dessas decisões, há uma ideia de qualidade óssea que tem pouco de científico, pois o osso pode cumprir suas funções com níveis muito variados de qualidade (composição e linhas de carga). Na prática, tem sido utilizada a ferramenta *Fracture risk assessment tool* (FRAX), falsamente associada à Organização Mundial da Saúde (OMS)[25] e de pouca efetividade. O valor preditivo positivo (VPP) da osteoporose diagnosticada por densitometria é de 9% em 10 anos; ou seja, quando o resultado da densitometria é osteoporose em 100 pessoas de 70 anos, apenas nove delas terão fratura em algum momento nos próximos 10 anos. Um valor preditivo tão baixo aumenta se houver fatores de risco múltiplos. O valor preditivo baixo seria suficiente para não recomendar o rastreamento de osteoporose por idade (população geral) ou por oportunidade (nas consultas médicas). Apesar disso, promove-se o exame até mesmo com a participação de parlamentares (na Espanha) sem discriminação de idade. Assim, em um trabalho com dados de prática privada e pública, a média de idade das mulheres espanholas que realizaram densitometria foi de 57 anos. Deve-se considerar que a probabilidade de fratura durante um período de 10 anos em mulheres de 50 a 64 anos é mínima (0,5-0,7%).[26]

Osteoporose, modelo de mercantilização de doenças

A osteoporose é um exemplo claro de medicalização e de criação de uma doença imaginária, de *disease mongering*. Sua difusão tem sido ligada ao uso da densitometria em mulheres na pós-menopausa e à comercialização de diferentes medicamentos "para a osteoporose".

A Espanha é líder mundial no consumo de medicamentos para osteoporose, mas as fraturas seguem aumentando, pois esses fármacos são pouco efetivos, e a chave para o sucesso é evitar as quedas em idosos, muitas vezes provocadas por tratamentos abusivos e desnecessários (tranquilizantes, soníferos, antidepressivos, analgésicos, anti-hipertensivos, digoxina, anticolinérgicos, para a doença de Alzheimer, neurolépticos, etc.). Além disso, foi demonstrado reiteradamente o consumo excessivo de medicamentos para a osteoporose em mulheres de baixo risco, além do baixo consumo naquelas de alto risco. O principal é que as mulheres na pós-menopausa deixem de consultar o ginecologista com tanta frequência para evitar receberem dele prescrições de medicamentos desnecessários para a osteoporose.

CONCLUSÃO

Em uma eleição informal do British Medical Journal (BMJ), foram elencados alguns exemplos de "não doenças" que potencialmente poderiam ser consideradas doenças pelos médicos (Quadro 33.3).[27]

São muitos os atores implicados na mercantilização das doenças. Costuma-se atribuir a "culpa" às indústrias, mas esse processo não seria possível sem a cooperação necessária de acadêmicos, de cientistas, de profissionais de saúde clínicos (especialmente os médicos), de jornalistas e dos meios de comunicação, de políticos e gestores, além de pacientes e suas associações. Quando um médico vai à televisão de jaleco falar de uma doença e do quanto ela causa impacto na sociedade, ele pode, por um lado, estar desejando levar informação científica relevante à população, mas, por outro, corre um enorme risco de estar praticando a mercantilização da doença.

Há uma "colusão" (confluência) de interesses, como já foi demonstrado na análise dos casos estudados, no caldo de cultura de uma sociedade assombrada pelos avanços médicos e na expectativa de suas possibilidades.

Quadro 33.3 | "Não doenças" com potencial de serem consideradas doenças pelos médicos

- Envelhecimento
- Trabalho
- Tédio
- Olheiras
- Ignorância
- Calvície
- Sardas
- Orelhas grandes
- Cabelo grisalho/branco
- Feiura
- Parto
- *Jet lag*
- Infelicidade
- Celulite
- Ressaca

Se tivesse de destacar algum culpado, teria de ser o veredito de David Sacket, quando foi demonstrado o fracasso e o dano causado pela terapia de reposição hormonal na menopausa, após a publicação dos resultados do ensaio clínico *Women's health*:[28]

Como em outros desastres, há heróis e vilões nessa história. Em primeiro lugar, entre os heróis estão, de forma compartilhada, cada uma das 16.608 mulheres que deram seu consentimento para colaborar com o ensaio clínico *Women's health*, em especial as que participaram no grupo de estrogênios mais progesterona. Depois disso, investigadores, colaboradores clínicos e membros do comitê de segurança e monitoramento deste ensaio clínico, seguidos muito de perto pelos revisores e membros de US National Heart, Lung and Blood Institute, que garantiram que um estudo rigoroso e com financiamento adequado fosse delineado, executado e interrompido quando a resposta ao estudo ficou clara. E os vilões? Quem pode levar a culpa pela aplicação generalizada desta e de outras intervenções prejudiciais "preventivas" que causam incapacidade e mortes prematuras? Sugiro que não percamos tempo culpando os fabricantes de medicamentos e artefatos "preventivos"; eles buscam lucro, e não a saúde, e qualquer pessoa que procure orientações de saúde em suas propagandas de televisão ou nos jornais está provavelmente perdendo seu tempo (segundo o New York Times, a empresa fabricante do produto já tinha enviado 500.000 correspondências tipo "Caro Doutor" ressaltando os benefícios sintomáticos de sua combinação hormonal). Também não sugiro culpar os pacientes que "demandam" intervenções preventivas falsas ou de eficácia desconhecida, pois eles fazem isso simplesmente para melhorar suas vidas, mesmo que não haja "evidência".

Pois eu coloco a culpa nos médicos "especialistas", em todos aqueles que, para obter benefícios privados (por sua afiliação à indústria), para satisfazer uma necessidade narcisista de reconhecimento público ou em uma tentativa falha de fazer o bem, optam pelas condutas "preventivas" que nunca foram validadas em ensaios clínicos randomizados rigorosos. Eles não apenas abusam de sua posição, apoiando sem provas as condutas "preventivas", como também sufocam os pensamentos dissidentes. Deveriam saber melhor do que ninguém que a promoção de condutas preventivas sem evidência de ensaios clínicos é simplesmente estar no lado oposto. Quando, em 1997, uma revisão sistemática de 23 estudos de terapia hormonal na pós-menopausa concluiu que esse tratamento aumentava substancialmente o risco de doença cardiovascular, a ofensiva contra os seus resultados incluiu o anúncio público de um proeminente editorialista, que dizia: "Para começar, eu continuarei dizendo a minhas pacientes que a terapia de substituição hormonal provavelmente ajuda a prevenir a doença coronariana".

Os especialistas evitam aprender com a história, a não ser que ela seja feita por eles mesmos e que o preço de sua arrogância seja pago por inocentes. A medicina preventiva é importante demais para ficar em suas mãos.[28]

No dia a dia, o clínico pode evitar a mercantilização das doenças cuidando de sua formação e atualização permanentes, embasando uma tomada de decisão independente das indústrias e de seus especialistas. Ajudaria também uma mudança política que fortalecesse a saúde pública, oferecendo soluções populacionais a muitos dos desafios que se tenta vencer com a medicina. Além disso, jornalistas, acadêmicos e investigadores devem ajudar a transmitir a mensagem tranquilizadora de que a ciência e a medicina têm limites e que podem ajudar a melhorar a qualidade de vida e evitar algumas causas de morte, mas não evitam os inconvenientes da vida – incluindo, aqui, muitas doenças –, além de não evitarem, por fim, a morte.[29,30]

REFERÊNCIAS

1. Moynihan R, Henry D. The Fight against disease mongering: generating knowledge for action. PLoS Med. 2006 ;3(4):e191.

2. Payer L. Disease-mongers: how doctors, drug companies, and insurers are making you feel sick. New York: Wiley and Sons; 1992.

3. Moynihan R, Cassels A. Selling sickness: how the worlds biggest pharmaceutical companies are turning us all into patients. New York: Nation Books; 2005.

4. Tesser CD. Medicalização social (I): o excessivo sucesso do epistemicídio moderno na saúde. Interface (Botucatu). 2006;10(19):61-76.

5. Wikipédia. Patent medicine [Internet]. 2018 [capturado em 18 maio 2018]. Disponível em: https://en.wikipedia.org/wiki/Patent_medicine

6. Beach W. The American practice condensed of the family phisician: being the scientific sistem of medicine on vegetable principles designed for all classes in nine parts. 10th ed. New York: James M'Alister; 1847 [capturado em 18 maio 2018]. Disponível em: https://archive.org/details/americanpractice00beac

7. Ruiz-Cantero MT, Cambronero Saiz B. Health metamorphosis: disease mongering and communication strategies. Gac Sanit. 2011;25(3):179-81.

8. Moynihan R, Heath I, Henry D. Selling sickness: the pharmaceutical industry and disease mongering. BMJ. 2002;324(7342):886-91.

9. Tiefer L. Female sexual dysfunction: a case study of disease mongering and activist resistance. PLoS Medicine. 2006;3(4):e178.

10. Lane C. Shyness: how normal behavior became a sickness. New Haven: Yale University; 2007.

11. Welch HG, Schwartz L, Woloshin S. Overdiagnosed: making people sick in the pursuit of health. Boston: Beacon; 2011.

12. Health News Review. Criterion #5 Does the story commit disease-mongering?[Internet]. c2018 [capturado em 18 maio 2018]. Disponível em: https://www.healthnewsreview.org/about-us/review-criteria/criterion-5/

13. Gérvas J, Pérez Fernández M. El auge de las enfermedades imaginarias. FMC. 2006;12(3):109-12.

14. Gérvas J. Enfermedad: ciencia y ficción. AMF. 2008;15:1-3.

15. Sholl J. The muddle of medicalization: pathologizing or medicalizing? Theor Med Bioeth. 2017 ;38(4):265-78.

16. Gérvas J, Pérez Fernández M. Falsas promesas de eterna juventud en el siglo XXI. Gilgamesh redivivo. FMC. 2008;15(1):1-3.

17. Murcia N. Editorial No Gracias: la medicalización de la sexualidad femenina [Internet]. 2015 [capturado em 18 maio 2018]. Disponível em: http://www.nogracias.eu/2015/06/18/editorial-nogracias-la-medicalizacion-de-la-sexualidad-femenina/

18. Gellad WF, Flynn KE, Alexander GC. Evaluation of flibanserin: science and advocacy at the FDA. JAMA. 2015;314(9):869-70.

19. Jaspers L, Feys F, Bramer WM, Franco OH, Leusink P, Laan ET. Efficacy and safety of flibanserin for the treatment of hypoactive sexual desire disorder in women. A systematic review and meta-analysis. JAMA Intern Med. 2016 ;176(4):453-62.

20. Aftab A, Chen C, McBride J. Flibanserin and its discontents. Arch Womens Ment Health. 2017 ;20(2):243-47.

21. Kirkley S. Health Canada approves 'Viagra for women' pill, loosens restrictions on taking it with alcohol [Internet]. Toronto: National Post; 2018 [capturado em 18 maio 2018]. Disponível em: http://nationalpost.com/health/health-and-wellness/health-canada-approves-viagara-for-women-pill-loosens-restrictions-on-taking-it-with-alcohol

22. Gérvas J, Pérez-Fernández M. Encarnizamiento médico con las mujeres. Barcelona: Libros del Lince; 2016.

23. Wikipédia. Manual diagnóstico y estadístico de los trastornos mentales [Internet]. 2018 [capturado em 18 maio 2018]. Disponível em: https://es.wikipedia.org/wiki/Manual_diagn%C3%B3stico_y_estad%C3%ADstico_de_los_trastornos_mentales

24. Gérvas J, Gorricho J. Multicasualidad de las caídas y papel de los medicamentos. BITn. 2013;21(2):1-8.

25. WHO asks dozens of journals to correct papers on diagnostic tool developed by former collaborators [Internet]. 2017 [capturado em 18 maio 2018]. Disponível em: https://retractionwatch.com/2017/11/16/asks-dozens-journals-correct-papers-diagnostic-tool-developed-former-collaborators/

26. Sanfélix-Genovés J, Sanfélix-Gimeno G, Peiró S, Hurtado I, Fluixà C, Fuertes A, et al. Prevalence of osteoporotic fracture risk factors and antiosteoporotic treatments in the Valencia region, Spain. The baseline characteristics of the ESOSVAL cohort. Osteoporos Int. 2013;24(3):1045-55.

27. Smith R. In search of "non-disease." BMJ. 2002;324(7342):883-5.

28. Sacket D. The arrogance of Preventive Medicine. CMAJ. 2002;167(4)20:363-4.

29. Heath I. Combating disease mongering: daunting but nonetheless essential. PLoS Med. 2006;3(4):e146.

30. Mintzes B, Swandari S, Fabbri A, Grundy Q, Moynihan R, Bero L. Does industry-sponsored education foster overdiagnosis and overtreatment of depression, osteoporosis and over-active bladder syndrome? An Australian cohort study. BMJ Open. 2018;8(2):e019027.

CAPÍTULO 34

Proteção dos pacientes contra excessos e danos das atividades preventivas

Juan Gérvas
Mercedes Pérez Fernández

Aspectos-chave

▶ As atividades sanitárias curativas têm vantagens e desvantagens. As atividades sanitárias preventivas também podem causar dano. Especialmente prejudiciais são as atividades sanitárias desnecessárias.

▶ Para manter a confiança da população e dos pacientes nos médicos, é essencial identificar os danos potenciais de nossas atividades e tentar evitá-los.

▶ "Prevenir" tem uma aura positiva excessiva. A prevenção pode ser perigosa quando é desnecessária, ou quando causa mais males do que aqueles que evita.

▶ O contrato social dos médicos sempre foi referente à cura. Em relação a isso, o paciente é quem solicita uma ação urgente, mesmo com riscos, na esperança de uma melhoria ou resolução. O contrato social que se refere à prevenção exige do médico a certeza dos benefícios e o fundamento científico mais sólido para evitar danos.

▶ A prevenção não apenas tem efeitos adversos e danos diversos no plano concreto, mas também provoca danos gerais, como: 1) fomento da "mística" da eterna juventude; 2) mudança da causa principal de morte sem discutir suas consequências; 3) aspiração a uma pornoprevenção que evite todo inconveniente, 4) medicalização da sociedade; 5) paradoxo da saúde (quanto mais saudáveis as populações, mais insatisfeitas com a saúde); 6) frustração do médico diante de uma tarefa impossível de prevenção sem limites; 7) transferência de recursos de saúde pública para a atividade clínica e de velhos para jovens, de doentes para saudáveis, de analfabetos para universitários e de pobres para ricos.

▶ A saúde pública e a ação intersetorial perdem prestígio frente à prevenção clínica, o que prejudica toda a sociedade, uma vez que essas respostas costumam ser mais eficientes e equitativas para os problemas de saúde da população.

▶ Convém ver a prevenção com precaução.

Médicos também são seres humanos, e sua atividade é humana, ou seja, é imperfeita. Os médicos não são deuses. Os médicos não possuem a varinha mágica dos magos. Os médicos são "curadores", cientistas sociais com a palavra no centro de uma ação que gira em torno da escuta e do conselho/realização de atividades preventivas e curativas, diagnósticas e terapêuticas.

"Toda atividade sanitária pode causar danos." Essa afirmação parece exagero, mas é absolutamente verdadeira. Em medicina, não há recomendação, nem conselho, nem prática, nem exame, nem estudo, nem tratamento sem inconvenientes. A atividade curativa e a atividade preventiva sempre podem causar danos e, às vezes, benefícios. Essa constatação não é niilista, mas simplesmente empirista. Os médicos não são onipotentes, por mais vontade e ciência que coloquem no exercício de sua profissão.

Nós, médicos, poderíamos ignorar os efeitos adversos de nossas intervenções, mas, se não reconhecermos os danos que provocamos, podemos terminar perdendo a confiança do paciente, que é a metade do poder da atividade do médico.

O médico possui enorme autoridade social devido à eficácia de suas atividades. A confiança do paciente e da população é lógica, por uma herança milenar de "curador", que começa na pré-história e chega até nossos dias. Antes eram as ervas para aliviar a dor, por exemplo, e agora são medicamentos que podem, inclusive, fazer com que uma pessoa durma para que não sofra na operação cirúrgica. Além disso, nós, médicos, sempre escutamos, sempre consolamos, quase sempre somos piedosos e amáveis e geralmente somos altruístas e empáticos. Não é de estranhar que a sociedade nos tenha apreço e que o paciente se ponha "em nossas mãos" com total confiança. Assim, o médico pode atravessar as barreiras da pele e da alma no transcurso da entrevista clínica; o doente despe-se física e psiquicamente na esperança da cura, ou pelo menos do alívio de seu sofrimento.

Os médicos sempre estiveram do lado de quem sofre e de quem morre e sempre prestaram serviços impagáveis. De fato, a mudança na forma de pagamento é recente, passando de "retribuição" a "honorário", dado que o paciente que se beneficia da arte do médico cientista e humano não pode expressar seu agradecimento com uma "retribuição" (ganho), mas com um "honorário" ou remuneração, que alude a prêmio, galardão e honra devida. Podemos perder a confiança e o reconhecimento social se perdermos o rumo e a humildade que precisamos ter.

Na verdade, sabemos disso, não somos nem tão poderosos nem tão eficazes, e entre o que fazemos e o que poderíamos fazer há um abismo. Um abismo, não uma simples brecha ou um hiato. Um abismo em atividades curativas e um abismo maior ainda nas atividades preventivas, uma vez que nessas é maior a obrigação de oferecer apenas aquilo que tenha enorme fundamentação científica e a certeza de um balanço positivo entre benefícios e danos.

Além de não "render" tanto quanto deveríamos, as atividades médicas têm-se transformado em mais perigosas, em parte porque a elas são atribuídos apenas benefícios. Algumas atividades sanitárias trazem mais benefícios do que danos, e essas são as atividades que "valem a pena". Mas cada vez é mais difícil conseguir um justo equilíbrio, ou que se possa limitar-se àquilo que "vale a pena". Tudo se torna mais complicado devido aos avanços científicos, ao aumento das expectativas sociais e à medicalização que busca poder, influência e dinheiro. Progressivamente, as intervenções médicas são mais precoces, mais variadas e mais agressivas. A precocidade, a variedade e a agressividade ("intensidade da prática clínica") estão na base do aumento do custo da atenção sanitária. O custo sanitário aumenta devido ao aumento da intensidade da prática clínica, não pelo envelhecimento nem pelo aumento da prevalência das doenças crônicas. Aumenta o custo e aumentam os danos potenciais.

Não há nada como evitar a doença. Não há nada como prevenir. Dizem que é melhor prevenir do que curar. Mas isso só é verdade quando o remédio não faz ainda mais dano do que a doença. Ou seja, prevenir é melhor do que curar quando a intervenção preventiva produz mais benefícios do que a intervenção terapêutica. Às vezes, a prevenção é perigosa e é preciso dizer: "Prevenção? Precaução!". A prevenção desnecessária pode provocar mais danos do que aqueles que evita.

Tudo isso será tratado neste capítulo, orientado a valorar a prevenção em todos os seus aspectos, especialmente no que se refere ao dano que provoca (em geral e em alguns casos concretos).

Frente aos danos da prevenção, não há melhor segurança do que ter um médico prudente, sábio e humano: prudente na seleção de atividades preventivas de valor provado; sábio na capacidade de medir benefícios e danos no paciente em seu contexto; e humano para entender e aceitar as crenças, as expectativas e os temores de cada paciente.

Dois casos clínicos

Caso 1

Uma jovem residente de medicina de família assiste a um curso sobre prevenção do câncer e na primeira sessão fala-se sobre a mortalidade por câncer, tanto no homem quanto na mulher. São apresentados os exames de rastreamento e os códigos contra o câncer. A jovem acha que o conjunto das atividades propostas torna a população "dependente" dos serviços sanitários, mas não tem argumentos para se expressar de maneira apropriada. Felizmente, consulta o *Tratado de medicina de família e comunidade*, e encontra um capítulo sobre "Proteção dos pacientes contra os excessos e danos das atividades preventivas". Munida de argumentos originados deste capítulo, debate a questão em uma sessão do curso. Para sua surpresa, **não** consegue convencer os participantes.

Caso 2

Uma idosa comparece na consulta preocupada com seu colesterol porque assistiu a um programa da televisão em que disseram que "o colesterol mata". Seu médico de família e comunidade tenta e consegue convencê-la de que seu problema é a insuficiência cardíaca (IC) que sofre, e de que o colesterol é um componente essencial dos seres vivos.

O contrato social do médico: da cura à prevenção

A sociedade concede aos médicos um *status* de alto nível, o que é demonstrado pela remuneração que atribui a eles e, principalmente, pelo prestígio que lhes concede. A sociedade dá o monopólio da atenção sanitária formal aos médicos como profissionais que se autorregulam. Esse reconhecimento tem sentido se os médicos cumprem "sua parte". Ou seja, se atuam como agentes dos pacientes, se conseguem tomar as decisões que o próprio paciente tomaria se tivesse o conhecimento que o médico possui. Essa relação de contrato justifica que o paciente confie no médico e em suas respostas, de maneira que a decisão final inclui as preferências do paciente junto com o conhecimento científico do médico.

O contrato social do médico foi-se estabelecendo ao longo de milênios e adquiriu uma sólida fundamentação empírica científica a partir do fim do século XVIII, com o desenvolvimento da química, da bacteriologia, da higiene e de outras ciências. O impacto da anestesia e da eficácia das primeiras vacinas, junto com o uso do ácido acetilsalicílico, deu um enorme crédito às intervenções médicas. Os avanços da farmacologia e da cirurgia contribuíram para aumentar a aura de eficácia, por exemplo, com os antibióticos, com os psicofármacos, com os transplantes e com a microcirugia auditiva. A simples lavagem de mãos dos médicos interferiu positivamente nos partos, e as novas técnicas cirúrgicas permitiram utilizar com segurança a cesárea em caso de necessidade. Com tudo isso, o contrato social do médico tem-se sustentado especialmente em seu aspecto curativo. Ou seja, o médico oferece o melhor da sua arte e da sua ciência para o alívio e/ou cura do paciente que sofre de um mal, uma doença e/ou um problema de saúde. Frente à dor e ao sofrimento, quase qualquer intervenção é bem-vinda. Por exemplo, a apendicite era causa frequente de morte antes do desenvolvimento da cirurgia e da anestesia e, por isso, a sociedade continua sendo tolerante diante das "apendicectomias brancas" – aquelas nas quais, após a intervenção, é demonstrado o erro (um apêndice cecal normal). Por exemplo, em uma criança com pneumonia, o tratamento com antibióticos pode ter alguns inconvenientes, mas a sociedade é tolerante dado o benefício esperado. A resposta à doença legitima o fazer médico.

O alívio da dor e do sofrimento estabelece um contrato social com o médico no qual se "toleram" grandes doses de incerteza e grandes danos, na esperança de um alívio e/ou cura. Por exemplo, a tolerância que há perante o complexo tratamento do paciente com IC, que envolve o uso de medicamentos potencialmente perigosos, como betabloqueadores e diuréticos. Em outro exemplo, a tolerância ante a intervenção cirúrgica para reparar uma tetralogia de Fallot. A situação chega ao seu extremo com o "uso compassivo" de alguns medicamentos, que, não sendo indicados, são o último e experimental recurso para intervir junto ao paciente e auxiliá-los no tratamento.

Na prevenção, o contrato social é outro. Na prevenção, geralmente se atua sobre pessoas saudáveis e causar algum dano é quase intolerável. Por exemplo, é intolerável para a sociedade que uma vacina cause danos a crianças sadias. Daí a enorme susceptibilidade diante da menor suspeita, por mais irracional que pareça, como na relação causal entre vacina tríplice viral e autismo. É lógico, uma vez que no contrato social preventivo se dá como pressuposto que o fundamento científico é inegável, e que, frente aos benefícios, os danos são infinitamente improváveis. Ou seja, a prevenção precisa ter uma sólida base empírica de benefícios reais e de quase ausência de danos.

Por mais doloroso que seja, a sociedade admite que a prevenção não pode deixar de causar danos. As atividades preventivas têm uma longa história, principalmente no que se refere às infecções, que vão das quarentenas para as pragas tipo cólera e varíola ao isolamento para a lepra, passando pela abstinência de carne de porco devido à triquinose. A prevenção sempre tem custos, sempre pode causar danos. A sociedade tolera isso, mas exige informação clara e fundamentada, e que a probabilidade seja minúscula. Por exemplo, a vacina da poliomielite pode causar quadros de paralisia pós-vacina, mas com uma frequência quase desprezível, de um caso a cada três milhões de doses administradas. A sociedade pede que essa informação seja compartilhada, uma vez que, quando se faz acreditar que as vacinas somente têm benefícios, os danos clamam ao céu e obtêm um potente eco que leva a atitudes irracionais contra as vacinas.

O contrato social preventivo é, portanto, muito diferente do curativo. Diante da doença, da dor e do sofrimento é o paciente quem apressa o médico para que tome decisões com riscos. Diante da prevenção, frente à busca do benefício futuro com a intervenção presente, os riscos deveriam ser mínimos, e os danos, muito improváveis. Em geral, a prevenção é oferecida pelo médico, e as atividades preventivas são realizadas sobre pessoas saudáveis (ou aparentemente). Parece óbvio dizer: "adoecer um pouco para não adoecer gravemente, para não morrer logo", como se dizia à população durante as primeiras campanhas de vacinação antivariólica no começo do século XIX. Essa frase resume bem o problema das atividades preventivas, uma vez que elas trazem consigo inconvenientes presentes para evitar males futuros. O inconveniente é inegável, o benefício, duvidoso.

Os médicos são formados com um modelo profissional de contrato curativo, que passou a ser preventivo sem grande debate quanto aos problemas éticos e morais envolvidos nessa transformação. As atividades preventivas fazem parte de sua prática diária. É imprescindível a reflexão sobre seu impacto no contrato social.

O médico de família pode proteger seus pacientes se exerce sua profissão com qualidade científica, humana e ética, de modo que não confunda em sua prática clínica o contrato social curativo com o contrato social preventivo. Para isso, nada como limitar as ofertas preventivas às poucas atividades que contam com sólida fundamentação e colocá-las em prática considerando o contexto da situação e as características pessoais de cada paciente.

Os danos gerais da prevenção

Não há dúvidas sobre os benefícios da prevenção – entre eles há alguns espetaculares, como conseguir que desapareça uma doença infecciosa terrível, a varíola. A varíola foi o flagelo da humanidade, com consequências tremendas não apenas em óbitos, mas também porque causava cegueira e outras lesões permanentes (deformações estéticas faciais terríveis, entre outras). Graças à vacina, e ao fato de seu reservatório ser exclusivamente humano, a última pessoa no mundo que sofreu da doença (e sobreviveu) foi um cozinheiro do hospital de Merca Town, na Somália, em outubro de 1977. A vacina contra a varíola tem efeitos adversos graves, como ficou demonstrado novamente ao vacinar os soldados norte-americanos que foram à Guerra do Iraque em 2003, desde patologia cardíaca até morte (p. ex., a encefalite pós-vacinação ocorre em três casos a cada milhão de vacinados).

De fato, o pior não são os efeitos adversos das vacinas, quase inevitáveis com qualquer medicamento/intervenção médica, mas os danos gerais que poucas vezes são debatidos. São assuntos que exigem considerações científicas e clínicas, mas também éticas, econômicas, filosóficas e morais. Examinaremos a seguir alguns danos "gerais" da prevenção.

A crença na vida eterna terrena (mística da "juventude eterna")

O incrível triunfo sobre a varíola contribuiu para a "soberba preventiva", para criar expectativas similares em outros campos e atividades preventivas. A soberba preventiva, misturada com avanços científicos magnificados, já levou mais de um médico a falar de uma vida sem limites e sem doenças, a prometer o cumprimento do mito da "juventude eterna", que já consta no primeiro poema conservado, o de Gilgamesh, rei sumério de cinco mil anos atrás. Estas incríveis declarações não são feitas às revistas científicas, mas sim a jornais e revistas populares, dadas por cientistas e médicos atrevidos (e ignorantes?). A população começa a acreditar que toda morte é evitável, que "não há direito a morrer". Os pacientes de classe média e alta são especialmente exigentes frente ao menor problema que altere suas vidas, imagina em relação à morte. Dizem irritados: "Mas como é que não dá para prevenir isso?".

As promessas impossíveis de prevenção encontram terreno fértil em uma população que realmente vive em uma sociedade triunfal no que se refere à saúde, na qual, comparando com épocas prévias, a saúde é "outra coisa", como uma fonte que inunda todos os corpos. Não é estranho que essa população chegue a acreditar em uma vitória sobre a morte.

"Todo nascido morre", diz a "Lei de Ferro da Epidemiologia". E isso é muito verdadeiro até agora, porque ninguém sobrevive eternamente e todos morrem. De fato, é soberba a crença de muitos médicos de que "salvam vidas". Por exemplo, é incrível falar em "ressuscitação" cardiopulmonar, como se fôssemos capazes de ressuscitar alguém, pois não é verdade que um Cristo ressuscitado encarne nos médicos que reanimam um paciente para conseguir o milagre de ressuscitá-lo, como feito com Lázaro. Na verdade, nunca salvamos uma vida – simplesmente prolongamos essa vida. Prolongar vidas não é a mesma coisa que salvar vidas, dado que, quando "prolongamos" vidas, torna-se fundamental a qualidade da vida que vem depois da ação, e o custo "a pagar" por continuar vivendo: Por exemplo, vale a reflexão: que sentido tem vacinar crianças que morrerão de fome pouco tempo depois?

O médico de família pode proteger seus pacientes das expectativas irreais tipo "juventude eterna" se exercer sua profissão com dupla ética, a da negativa e a da ignorância. Ética da negativa, para negar com amabilidade, conhecimento e empatia a prevenção que oferece benefícios duvidosos. Ética da ignorância para compartilhar com os pacientes os limites da medicina, de maneira que não se espere mais do que é possível conseguir com os conhecimentos e técnicas do momento (o que já é muito).

A mudança na causa da morte

"Os corpos encontram a forma de morrer", inclusive apesar da intervenção médica. Os médicos não prolongam vidas, o que fazem é mudar a causa da morte. No exemplo prévio, a criança desnutrida que é vacinada contra o sarampo terminará morrendo de fome, mas certamente não como consequência do sarampo. No outro exemplo, após a reanimação cardiopulmonar o paciente pode ficar em coma profundo e morrer depois de meses/anos devido a uma pneumonia hospitalar – ou seja, evitamos a morte por fibrilação ventricular, mas o paciente terminará morrendo de qualquer outra coisa, sem dúvida nenhuma. Os pacientes ficam assombrados ao saberem que a cada dia morrem pessoas aos milhares, e que no mundo é "normal" que morram no transcorrer do ano muitos milhões; o número é menor se considerarmos que há seis bilhões de habitantes na Terra. Não importa o que façamos, sempre haverá mortos que "deixarão seu lugar" para as gerações vindouras.

A questão prática e filosófica é se essa informação chega ao paciente e se ela permite a ele livre escolha quando lhe é oferecida a pauta preventiva. Não é uma questão retórica. Por exemplo, nos idosos, a prevenção não costuma mudar a data da morte, mas sim a causa da morte. Ou seja, em um caso real, o tratamento com estatinas evitará um novo infarto que poderia causar a morte, e com isso há tempo para que se desenvolva uma demência por Alzheimer, que levará à morte pelas suas complicações. É lógico, portanto, que, se evitamos mortes por causas que podem ser prevenidas, aumentarão as mortes por causas que não se podem prever (e, é claro, não podemos evitar todas as causas de morte, nem todas as causas de doença!).

Seria necessário determinar para cada idoso suas probabilidades de morte, suas expectativas a esse respeito e conseguir um acordo de intervenção que cumpra com os desejos do paciente e com as possibilidades sanitárias. Esse tipo de consentimento informado não é impossível, exceto se os médicos ignoram questões básicas e acham que sempre "é melhor prevenir do que curar".

Como certamente morreremos de algo, esse "algo" transforma-se em motivo de angústia e em justificativa para mais atividades preventivas/curativas em um círculo que se retroalimenta. Assim, por exemplo, pretende-se em vão que não exista nenhuma "causa de morte mais frequente", como se a "luta" contra as doenças cardiovasculares e o câncer pudesse eliminar a própria morte. É uma luta vã, dado que no fim sempre haverá uma causa de morte mais frequente (e inevitável).

Mudar a causa da morte não é um problema irrelevante, por mais que exija o convencimento de que sempre se cumprirá a Lei de Ferro da Epidemiologia. Sabemos que vamos morrer, e com a prevenção podemos evitar algumas causas de morte. Os médicos, os pacientes e a população deveriam estar conscientes dessa questão. Evitamos algumas causas de morte, mas isso leva ao aumento da frequência de outras. Ocorre com as atividades preventivas, mas também com as curativas. Assim, os jovens cujas mortes são evitadas por meio das vacinas e das normas para evitar acidentes de trânsito, por exemplo, terminam morrendo por suicídio. Os velhos que não morrem por infarto do miocárdio morrem dementes. Vale a pena? A questão não é retórica, como já dissemos, mas filosófica e profunda. Não basta que algo possa ser feito para que sua implantação seja justificada; mais do que nunca convém que a sociedade seja consciente das implicações em, longo prazo, de muitas atividades preventivas. Uma delas é a mudança da causa de morte.

O médico de família pode proteger seus pacientes frente à rejeição da morte, ajudando a dar sentido às suas vidas, também com cuidados paliativos de qualidade (p. ex., mão aberta no uso da morfina e derivados) – sobretudo quando o próprio médico aceita sua morte e não se recusa a falar de tais questões, que não são tabu.

A pornoprevenção

É difícil inclusive entender que nem sequer contamos com uma vacina eficaz contra a gripe. A efetividade dessa vacina é inferior a 5% quando são descontados os vieses de seleção (são mais saudáveis, cultos e ricos aqueles que se vacinam contra a gripe, e isso distorce o resultado). Lamentavelmente, além disso, no caso concreto da vacina contra a gripe, não existem ensaios clínicos que justifiquem sua utilização.

A população e os pacientes (e muitos médicos) aspiram a uma proteção total, a uma prevenção que evite todo mal, da gripe ao desgosto que sentimos quando estraga a máquina de lavar roupas. Isso é a pornoprevenção.[1] As expectativas sociais de uma juventude eterna trazem consigo a aspiração de evitar todo sofrimento, qualquer inconveniente e até o menor problema de saúde. Existe a pretensão de não envelhecer, e a cirurgia plástica ajuda a atingir, até certo ponto, essa ficção "arrumando" aquilo que é mais visível, o rosto, os lábios, os peitos, as nádegas... e até o que é pouco visível, como o "rejuvenescimento da vagina"! Inexoravelmente, o tempo passa e chegam as doenças e a morte, por mais que a cirurgia plástica consiga que alguns vivam como múmias vivas.

A sociedade já sabe que hoje em dia é possível fazer todo tipo de seguro, de pernas até moradia. Há, inclusive, "seguros de morte", que, evidentemente, não evitam que ela ocorra, mas dão a sensação de prolongar o poder de controlar as coisas mesmo após a morte. A população se pergunta: "Se a gente pode ter apólice de seguro contra roubos, por que não exigir um seguro que nos compense quando sofremos?". Por trás dessa pergunta estão questões muito amplas, como "o direito à saúde", reconhecido na Constituição do Brasil. É óbvio que não se pode ter "direito" à saúde, nem à inteligência, à beleza, à bondade, ao amor ou à paz interior. Tem-se direito, em todo caso, à proteção da saúde, à sua promoção, à prevenção necessária e fundamentada e à atenção curativa quando se adoece. Mas não se pode dar "direito" à saúde, uma vez que, no final, todos adoecerão e morrerão, sem importar o que diz a Constituição. Por isso, quando os políticos, os teóricos da saúde pública e até os médicos falam do "direito à saúde", estão envenenando a população, criando expectativas impossíveis e gerando pornoprevenção.

Um bom exemplo disso, aliás, é o desejo de evitar o câncer de mama, e a confiança sem sentido nas campanhas de rastreamento, de detecção precoce com mamografia. Apesar da escassa eficácia dessas campanhas, continuamente se oferece reduzir – e reduzir cada vez mais – a idade para participar delas. É preciso prevenir tudo, é preciso evitar toda causa de morte, do câncer à doença cardiovascular, os acidentes e as demências, as infecções e a doença obstrutiva crônica e, até mesmo, os suicídios. Esta pornoprevenção leva à perda do sentido clínico e de saúde pública, bem como à perda de limites claros à prevenção. Os médicos oferecem prevenção sem limites, deixando de ser "curadores" para ser curandeiros e, ao oferecer milagres, se transformam em magos (com varinha mágica "preventiva"). No meio disso, desenvolve-se todo um campo de negócios que transforma os médicos em comerciantes.

A pornoprevenção é o desejo irracional de conseguir evitar todo mal. A população que acredita na pornoprevenção exige o impossível. Os profissionais que pretendem cumprir esses impossíveis se transformam em comerciantes, não em curadores. A sociedade sofre o dano que advém disso, por esbanjamento de recursos, por frustração da população e dos profissionais diante de expectativas vãs e por médicos que deixam sua sagrada tarefa de curadores para se transformarem em simples mercadores.

O médico de família pode proteger seus pacientes frente à pornoprevenção tendo uma ideia cabal das limitações e possibilidades de cada atividade preventiva, seja ela já "clássica", ou nova. O médico geral deveria compartilhar com seus pacientes as limitações da prevenção, assim como os danos que causa quando é desnecessária ou inapropriada.

A medicalização da sociedade

Quando se é consciente da finitude da vida e da onipresença da doença, da dor e do sofrimento, o importante é conviver com estes males e desfrutar da vida em tudo o que se possa, que costuma ser muito.

A missão do médico é justamente esse compreender o adoecer e acompanhar o paciente de forma a evitar o sofrimento ou, pelo menos, aliviar seu impacto na vida diária. No final da vida, a missão do médico é apoiar o paciente e sua família, para que seja possível morrer com dignidade, sem dor nem muitos inconvenientes certamente evitáveis, como prisão de ventre, angústia, insônia, ascite, dispneia e outros. Essas atividades são típicas do médico curador, que encontra sua satisfação no trabalho com os pacientes, com aqueles que sofrem e/ou morrem.

Quando se acredita que a vida não é finita e que toda doença e inconveniente são evitáveis, chega-se aos excessos da prevenção, ao desejo da eterna juventude e à pornoprevenção. Isso gera uma visão que transforma qualquer problema da vida em um problema médico. Já que os médicos se transformam em curandeiros e magos, é lógico que lhes seja solicitada a solução para todo inconveniente. O campo médico amplia-se sem limites, como reflexo da prevenção sem limites. O médico passa a ser a figura central de uma sociedade que tem como deusa a juventude e como religião a prevenção.

O desejo social de eterna juventude transforma-se em demandas insaciáveis feitas aos médicos e ao sistema sanitário. Tudo se medicaliza, tudo é tributário de atenção médica. Tudo requer intervenções, sejam preventivas, sejam curativas. Por exemplo, já não há uma criança inquieta, mas uma criança com "transtorno de déficit de atenção/hiperatividade" (TDAH) – situação que, evidentemente, é possível prevenir e tratar e que gera todo um novo campo de negócio. Também não há crianças tranquilas, mas depressivas. Os incômodos da menstruação podem ser prevenidos eliminando-se a raiz de tal "inconveniente", uma vez que se responde afirmativamente à pergunta: "É obsoleto menstruar?". A gravidez normal transforma-se em uma doença na qual tudo é prevenido, por mais que, por exemplo, as ecografias sejam absolutamente inúteis, e os suplementos com iodo, perigosos, salvo em lugares com grave déficit. Com isso, o "estado de boa esperança", a vivência alegre da gravidez, transforma-se, muitas vezes, em um rosário de resultados desnecessariamente "ameaçadores" (uma glicemia um pouco alta, a cabeça da criança um pouco grande, e outros) que atormentam a mulher durante 9 meses.

A medicalização da sociedade dá um novo poder aos médicos, e em geral não utilizamos esse poder da maneira adequada. Tornamo-nos "guardiões da saúde" e discorremos sobre qualquer assunto da vida. A arrogância preventiva conta com os especialistas para sustentar algo que não resiste à mínima análise científica. Por exemplo, as propostas de números de horas e do horário mais conveniente para tomar sol na praia; ou os minutos diários convenientes de exercício físico saudável; ou as vantagens do ômega e dos alimentos "bio". Para tudo, há um especialista que recomenda seriamente: "prevenção, muita prevenção!". Evidentemente, como bons sacerdotes da pornoprevenção, há ameaças para aqueles que não cumprem com as normas, e o céu cai em forma de doença sobre os "desobedientes e críticos" (nos exemplos anteriores, melanoma ou infarto do miocárdio). Quando ocorre, quando o evento indesejável chega, não se faz a pergunta bíblica ("quem pecou, ele ou seu pai?"), mas a que combina com o século XXI: "Você se cuidava? Seguia as recomendações médicas?".

Naturalmente, a saúde tem melhorado por questões muitas vezes alheias à medicina, como a democracia, a melhor distribuição da renda, a educação, a moradia melhor, o ter trabalho, a melhor alimentação e o desenvolvimento de sistemas de limpeza/fornecimento de água, com as conseguintes redes de esgoto. Mas à medicina se atribui todos os méritos, e a sociedade acredita nos médicos. A sociedade medicaliza-se e procura nos médicos o remédio para todos os males.

O médico de família pode proteger seus pacientes contra a medicalização por meio de uma prática clínica focada na doença e deixando a prevenção para aqueles escassos campos nos quais ela é efetiva (que, além disso, em muitos casos, pode ser delegada à enfermagem e/ou aos auxiliares). Convém ignorar a "tirania do diagnóstico" e a busca heroica de uma etiqueta para cada alteração/problema de saúde. A escuta terapêutica e o conselho breve ajudam a sugerir a normalidade, a paz e a felicidade pessoal e familiar como melhor resposta para muitas das questões que são expostas na consulta. Reconhecer ante os pacientes que não somos deuses é eficaz, por mais que muitas vezes pareça desnecessário.

Insatisfação da população com a saúde, e o fracasso clínico dos médicos

A humanidade vive provavelmente seu melhor momento histórico de saúde. É verdade que a fome continua fazendo estragos, mas nunca antes houve tanta saúde em tantas populações. As expectativas de vida ao nascer são incríveis, e a mortalidade materna (e infantil) cai a limites quase impossíveis. Muito disso está ligado a questões alheias à atividade dos sistemas sanitários, mas eles também contribuíram, como já vimos a propósito das vacinas, da cirurgia, dos medicamentos e outros. Contudo, como era de se esperar, a mortalidade absoluta não cai (morre todo aquele que nasce), e os benefícios sanitários nos países desenvolvidos parecem ter chegado a um platô/nível a partir do qual os resultados em saúde não melhoram, melhoram pouco (rendimento marginal) ou até mesmo pioram (e, por isso, "menos é melhor").

Os pacientes descobrem que nem toda a prevenção do mundo evita, no final, as doenças e a morte. Surge uma sensação de engano e frustração quando, por exemplo, depois de uma juventude e maturidade transformadas em doente crônico pela "hipertensão", o paciente finalmente sofre uma hemorragia cerebral aos 60 anos. De fato, frente a tal evento, o pensamento é: "Foi feito algo de errado". Ou: "Sem tratamento, teria tido a mesma hemorragia muitos anos antes!". É impossível aceitar o inevitável, a presença do sofrimento, da dor e da doença. A reação irracional e frequente no exemplo não significa questionar o sacrifício de uma vida de doente hipertenso medicado e controlado (consultas e retornos, exames, testes, remédios, efeitos adversos, custos em tempo e dinheiro, etc.), mas o fracasso das medidas preventivas por serem escassas.

Na prática, ocorre "o paradoxo da saúde", uma vez que populações com grande saúde se sentem e se comportam como doentes, cada vez mais atentas às intervenções médicas, preventivas e curativas (em outro círculo que se retroalimenta, de medicalização crescente). As populações procuram refúgio na religião da prevenção e acolhem-se sob a proteção da deusa juventude.

Sofremos "por falta de saúde", em vez de utilizar as conquistas sanitárias para o desenvolvimento de uma vida plena e de convivência com o sofrimento que a cada um "corresponda". O objetivo moderno parece ser ter saúde sem considerar o custo de obtê-la, como um fim em si mesmo, não como uma oportunidade para desfrutar as possibilidades que a vida nos oferece. Daí vem o paradoxo da saúde – e que a maior saúde seja o medo de perdê-la, as maiores restrições vitais, mais atividades médicas e maior sensação subjetiva de doença. As sociedades dos países desenvolvidos parecem mais infelizes, mais insatisfeitas com sua saúde e mais doentes do que as sociedades de países em vias de desenvolvimento, por mais que sejam muito diferentes as expectativas de vida e as causas de morte.

Os médicos são espelho e motor dessa insatisfação e desse paradoxo. Por isso, respondemos com maior intensidade de atenção (atividades mais precoces, variadas e potentes) até chegarmos a ser perigosos. Daí o *slogan* da série "menos é melhor" da revista *Archives of Internal Medicine* que se transformou na *Choosing Wisely* com a lista de intervenções médicas que, em geral, é melhor não "fazer". Do aumento de atividade decorre apenas uma melhoria quase imperceptível da saúde ou, inclusive, pode haver ausência de melhoria, ou até pode piorar. Por exemplo, frente ao câncer de próstata, com todas as suas intervenções preventivas, do toque retal à determinação do PSA, a ultrassonografia e a punção-biópsia: a mortalidade por câncer de próstata não diminui, mas aumentam o sobrediagnóstico e as intervenções cirúrgicas, com seus corolários de mortes, impotência, incontinência e infecções.

Outro campo fértil é o da prevenção cardiovascular, já com centenas de fatores de risco, pois o controle impossível gera muito mal. Serve de exemplo a norma imposta no estado do Texas (EUA), onde todas as companhias seguradoras devem oferecer uma tomografia computadorizada (TC) helicoidal a cada 5 anos para estudar as calcificações nas coronárias e consequentemente atuar. Esta pauta preventiva carece de fundamento científico e, além de sua falta de benefício e do esbanjamento econômico, calcula-se que vai produzir 200 cânceres pela radiação e 200.000 falso-positivos (os quais será necessário esclarecer com procedimentos às vezes muito agressivos, como coronariografia).

Finalmente, a tarefa torna-se titânica, com uma população que confia tudo aos médicos, o que gera uma atividade e um custo crescentes com um rendimento marginal ou negativo, consultas cheias, serviços de urgências no limite, o sistema sanitário sobrecarregado de questões e problemas menores, queixas e reclamações e frustração dos próprios médicos.

A insatisfação que expressam os pacientes com o paradoxo da saúde tem seu paralelo na impotência dos médicos frente à demanda incessante, que mantêm e aumentam os fatores assinalados (expectativas irreais, como juventude eterna, pornoprevenção, medicalização e o negócio dos mercadores, que utilizam o sistema sanitário, a população e os profissionais como combustível para seus negócios).

O médico de família pode proteger seus pacientes frente ao paradoxo da saúde não gerando expectativas excessivas. Também é preciso mostrar aos doentes as capacidades que lhe restam para desfrutar a vida, inclusive em situações-limite (é possível morrer de maneira saudável...!). As queixas e consultas dos pacientes merecem sempre respeito e atenção, mas convém evidenciar seu impacto nas atividades da vida diária assinalando os aspectos positivos, para que o paciente sempre tenha esperança. Por outro lado, o próprio médico pode combater a frustração diante de crescentes consultas menores, aceitando sua existência, controlando o tempo que dedica a elas e concentrando sua atenção no que for complicado, grave e importante (físico, psíquico e/ou social). Convém delegar tarefas rotineiras, como muitas das que são relacionadas à prevenção.

Transferência de recursos: de saúde pública para clínica e de analfabetos, pobres, velhos e doentes para universitários, ricos, jovens e saudáveis

A prevenção foi, no início, uma atividade de saúde pública, uma atividade que se referia às populações. Por exemplo, o aporte de água potável ou a vacinação contra a varíola. Para os médicos ficavam os pacientes aos quais deveria oferecer uma prática clínica de qualidade, que sempre incluía alguma atividade preventiva com fundamento científico, como o conselho contra o tabagismo. Esta divisão de papéis separava o setor sanitário em campos relativamente claros, um de saúde pública (populações) e outro de saúde curativa (pacientes). Os sanitaristas eram médicos dedicados à saúde das populações, e os médicos clínicos dedicavam-se aos pacientes. Ambos tinham em comum algum nexo, como as vacinas, que às vezes os médicos clínicos aplicavam.

A prevenção em seu amplo sentido chega a incluir toda a atividade sanitária, dado que seu objetivo principal é restaurar a saúde. Mas, para efeitos práticos, costuma-se distinguir entre prevenção primária (evita a ocorrência da doença, como o tétano com a vacinação apropriada), prevenção secundária (leva ao diagnóstico precoce da doença, antes dos sinais/sintomas) e prevenção terciária (ajuda na reincorporação à vida normal após a doença). Também está definida a prevenção quaternária, o velho *primum non nocere*, conjunto de atividades que pretendem paliar/evitar o dano que o sistema sanitário causa (ver Cap. 31, Prevenção quaternária: primeiro não causar dano).

Embora os limites entre os quatro tipos de prevenção sejam difusos, foi o conceito de fator de risco que modificou o panorama e teve um enorme impacto na transferência de responsabilidades da saúde pública para a prática clínica. O "descobrimento" dos fatores de risco no terceiro terço do século XX mudou completamente o panorama preventivo e a atividade do médico clínico.

- Os fatores de risco são associações estatísticas entre uma característica/situação e uma doença. A presença do fator de risco aumenta a probabilidade da apresentação da doença. Por exemplo, a hipertensão arterial é fator de risco para a IC, e os altos níveis dos lipídeos plasmáticos para o infarto do miocárdio. A presença desses fatores de risco aumenta a probabilidade de desenvolver as doenças mencionadas. Existe uma associação estatística entre incidência de hipertensão e incidência de IC, por exemplo.
- Os fatores de risco não são fatores causais.
- Os fatores de risco não são nem necessários nem suficientes para que ocorra o desenvolvimento da doença.

- Os fatores de risco guardam associação estatística com a doença somente quando são consideradas populações, não indivíduos. Ou seja, por exemplo, os altos níveis de lipídeos plasmáticos associam-se estatisticamente a maior probabilidade de infarto do miocárdio nas populações.

As populações com maiores níveis de lipídeos no sangue apresentam maior incidência de infartos do miocárdio. Mas essa associação não se mantém quando se trata de indivíduos – de fato, não podemos predizer a probabilidade de infarto do miocárdio no paciente concreto a partir das tabelas de risco, uma vez que são tabelas de risco para a população. Assim, ocorrem erros por excesso e por falta quando são utilizadas tabelas de risco cardiovascular com pacientes. Tabelas de risco não são tabelas de decisão: aqueles que têm risco alto não têm a alta frequência esperada de infarto; e, de modo inverso, os pacientes que têm um baixo risco apresentam frequência alta inesperada.

Muitos médicos clínicos entendem os fatores de risco como fatores causais. Não é um conhecimento "inocente", mas proposital: foi transmitida aos médicos clínicos a ideia de que a "luta" contra os fatores de risco faz parte do seu trabalho diário. Essa ideia traz atrelada a aceitação dos fatores de risco como fatores causais e justifica a intervenção médica "preventiva". Com isso, são consumidos recursos enormes e causados danos sem limite.

Muitos médicos de família acreditam que a prevenção é função da atenção primária, e até mesmo uma atividade central desse setor. A "luta" contra os fatores de risco transformou-se em uma atividade diária, que, junto com outras atividades "preventivas", ocupa a maior parte da consulta. Ou seja, são feitos cálculos sobre o número de horas necessárias para cumprir com todas as atividades preventivas recomendadas, do que se depreende que se trata de uma tarefa titânica para a qual é impossível dedicar suficientes horas de trabalho no dia.[2] A prevenção cria frustração nos médicos de família por ser impossível de cumprir. Ela envenena a prática clínica, pois tais recomendações e cálculos não têm fundamentação científica.

Os médicos sentem-se fracassados quando constatam na prática que o controle dos fatores de risco e a prevenção em geral não produzem os frutos esperados. As predições não se cumprem e, por exemplo, sofre infarto do miocárdio aquele que "não merece isso" e não sofre nada aquele que "se esperava". O mesmo acontece com as mulheres e a osteoporose, agravada pelo aumento de fraturas e consequente uso de bifosfonatos. Piores ainda são os efeitos adversos provocados pelas intervenções preventivas, como a impotência e a incontinência depois das prostatectomias. Ou a morte por hipoglicemia na prevenção do infarto do miocárdio nos diabéticos no intuito de conseguir valores abaixo de 7% da hemoglobina glicosilada. Ou os infartos do miocárdio, embolias pulmonares e cânceres de mama provocados pela terapia hormonal nas mulheres que passam pelo climatério "para prevenir os infartos do miocárdio". O conjunto desenha um quadro de fracasso para o médico individual e para o coletivo médico.

A prevenção é uma atividade perigosa que deve ser reservada para atividades e situações de claro e evidente provável benefício. De fato, o médico de família deve aproveitar seu profundo conhecimento do paciente e de seu entorno para oferecer-lhe somente a prevenção que "se enquadra" às suas características, às suas expectativas e à sua situação de saúde.

O médico de família é um médico clínico que deve se dedicar aos pacientes graves, complicados e difíceis. As tarefas da prevenção primária e secundária (as poucas que têm fundamentação científica) devem ser delegadas a enfermeiras e pessoal auxiliar. Além disso, muitas tarefas de prevenção primária devem voltar para a esfera da saúde pública, uma vez que nela são obtidos resultados mais efetivos e com menos gastos. Por exemplo, é absurdo tratar com um medicamento (uma estatina) "o risco cardiovascular" de um homem fumante sem doença coronariana, pois o tabagismo merece uma abordagem social global, de saúde pública. A abordagem de problemas de saúde pública na consulta médica deve ser apenas vicariante, "por *default*", uma vez que, em geral, o mais prudente e científico é dar uma resposta coordenada com a saúde pública. Ao ignorar as possibilidades da saúde pública e da ação intersetorial, estas ações perdem prestígio e tornam-se desvalorizadas, prejudicando toda a sociedade. As respostas populacionais costumam ser mais eficazes e mais equitativas do que as clínicas e permitem um ajuste mais fino do custo-oportunidade.

A prevenção apresenta-se "revestida" de ciência. Os médicos clínicos passam de curadores a curandeiros mediante um "cientificismo" absurdo. Para isso, os especialistas difundem os resultados dos diversos ensaios clínicos que justificam as intervenções. A sopa de letras, de acrônimos e de ensaios clínicos termina causando tontura. A medicina baseada em evidências transforma-se na justificativa de intervenções sem ciência. Como resultado final, por exemplo, os medicamentos mais receitados do mundo são as estatinas e geralmente são utilizadas na prevenção primária cardiovascular; ou seja, são utilizadas para reduzir os níveis de lipídeos em pacientes que não têm doença coronariana, sendo inúteis. A consequência é o uso das estatinas em pacientes que não precisam delas (prevenção primária, sobretudo em mulheres) e sua não utilização em pacientes que precisam (prevenção secundária, no sentido dado por Rose,[3] ou seja, após um evento, em geral em homens após infarto do miocárdio).[3] Com isso, a prevenção transforma-se em um perigo tanto para a saúde dos pacientes (pelos efeitos adversos que não se justificam com nenhum benefício) quanto para o sistema sanitário (pelo desperdício de recursos).

A prevenção tem um valor relativo, pois é maior quanto mais saúde e dinheiro. Ou seja, a prevenção é mais importante para os pacientes jovens, de classe alta e saudáveis, os quais têm mais saúde, mais a apreciam e mais temem perdê-la.

Os pobres têm expectativas de vida muito diferentes dos ricos, e a prevenção não entra em seu presente, que eles não têm garantido. O mesmo acontece com os idosos, que também não têm as expectativas preventivas (nem de vida) dos jovens. Para os doentes, a prevenção é questão secundária à resolução de suas necessidades mais urgentes. Por isso, a prevenção é atividade popular entre aqueles que menos precisam (os jovens, saudáveis e de classes média e alta). De fato, a prevenção transfere recursos de analfabetos para universitários, de pobres para ricos, de doentes para saudáveis e de velhos para jovens. Nessa transferência, participam os médicos clínicos quando dedicam seu tempo à prevenção desnecessária, ou às custas das atividades curativas com pacientes difíceis, complexos e complicados (que muitas vezes acabam em serviços de urgência e nas mãos de especialistas).

O médico geral pode proteger seus pacientes delegando as atividades preventivas selecionadas cientificamente e adequadas para cada paciente em particular (individualizando riscos). Além disso, é conveniente que a prevenção não seja um elemento a mais que leve ao cumprimento da Lei de Cuidados Inversos,[4] segundo a qual o médico de família deve centrar as atividades preventivas naqueles que mais precisam delas, especialmente pacientes de classe baixa. Convém que o médico se concentre nos pacientes complexos, complicados e difíceis e que colabore com a saúde pública sem pretender substituí-la. A prevenção sanitária faz parte da atividade diária do médico de família que protege seus pacientes.

Diminuição do prazer de viver

A prevenção se impõe com rigor religioso. Tudo que dá prazer se transforma em algo que faz mal para a saúde ou que é, pelo menos, perigoso.

Os médicos ajudam a viver no sentido de evitar sofrimentos e morte medicamente evitável e para isso devem evitar uma prevenção ameaçadora, que introduz medo e desassossego, além de carecer de fundamentação científica.

CONCLUSÃO

O conjunto das atividades do sistema sanitário tem um impacto positivo sobre a saúde, e por isso os médicos contam com o apreço geral da população. Convém manter essa relação de confiança, sem a qual seria impossível a atividade clínica. Por isso, é importante que os médicos marquem os limites e riscos do seu trabalho: eles não podem evitar a morte, nem podem trabalhar sem o risco de provocar danos inesperados.

As expectativas sobre a saúde dispararam com os êxitos curativos e preventivos da medicina do século XX. Em resposta, e por mecanismo de retroalimentação, as intervenções médicas são cada vez mais precoces, diversas e potentes. Devido a isso, aumenta a periculosidade das atividades e é peremptório evitar as atividades desnecessárias.

O contrato social milenar entre médicos e pacientes refere-se à atividade curativa, na qual o paciente instiga o médico para que atue, visando a conseguir uma melhoria ou a resolução de seus problemas de saúde. O contrato social preventivo é novo e diferente, é do século XX, e costuma ser o médico quem oferece atividades ao paciente saudável; por isso, é preciso ter uma segurança quase absoluta acerca dos benefícios e da (quase) ausência de danos.

A prevenção tem uma aura positiva que leva à aceitação com poucas críticas de todas as propostas, porque, como se diz, "prevenir é melhor do que curar". Mas prevenir é melhor do que curar somente se a prevenção tem um balanço positivo entre benefícios e danos.

Os danos da prevenção podem ocorrer nos casos concretos e também provocar danos gerais. Assim, entre os efeitos globais, os excessos da prevenção estão levando à medicalização da sociedade, com expectativas impossíveis acerca da "eterna juventude" que terminam em insatisfação com a saúde (o paradoxo da saúde) e em sensação de fracasso do médico. Quer-se evitar tudo, com uma pornoprevenção sem limites que não evita a morte, mas que muda sua causa mais frequente (às vezes, sem a consciência de médicos e da sociedade em geral). Além disso, a prevenção é mais apreciada por aqueles que têm mais saúde (ricos, saudáveis e jovens), o que leva a transferir recursos dos pobres, doentes e idosos para o outro grupo. Os excessos da prevenção também trazem consigo a implantação de pautas clínicas para dar resposta a problemas que se resolveriam melhor a partir da saúde pública, com o conseguinte desperdício de recursos. São transferidos recursos e credibilidade da saúde pública para a prevenção clínica, com o descrédito da saúde pública e da ação intersetorial. Essas costumam ter respostas mais eficientes e equitativas para os problemas de saúde da população. Em resumo, convém ver a prevenção com precaução.

REFERÊNCIAS

1. Verdú V. Pornoprevención. El País. 2003;9350:29.
2. Yarnall KSK, Pollak KI, Ostbye T, Krause KM, Michener JLI. Primary care: is there enough time for prevention? A Am J Public Health. 2003;93(4):635-41.
3. Rose G. The strategy of preventive medicine. Oxford: Oxford University; 1992.
4. Hart JT. The inverse care law. Lancet. 1971;1(7696):405-12.

CAPÍTULO 35

Abordagem familiar

Lêda Chaves Dias

Aspectos-chave

▶ Nunca é exagero exaltar a importância da família, compreendendo-a como a base a partir da qual se aprende a sentir-se parte de algo, a vincular-se emocionalmente, a desempenhar papéis e a ter funções. Esse "laboratório" de afetos, que marca a todos ao longo da vida, tem características peculiares que a abordagem sistêmica analisou.

▶ A prática do médico de família e comunidade, multifacetada, exige ferramentas que facilitem suas intervenções. Saber quando e como se aproximar das famílias passa a ser uma habilidade essencial para essa prática.

▶ Desenvolver habilidades para analisar as deixas emocionais e entender as heranças e os padrões de funcionamento familiar orienta a lógica das intervenções.

▶ A compreensão da abordagem familiar sistêmica contribuirá no plano da prevenção, da investigação clínica e do tratamento de casos simples e complexos.

A experiência de sentir-se vulnerável, frágil, ameaçado é compartilhada por quase todas as pessoas que estão doentes ou que enfrentam adversidades. A superação é uma tarefa complexa que pode exigir a habilidade de produzir mudanças para minimizar ou eliminar danos. Não existe uma receita única para alcançar o bem-estar e a felicidade, mas a família pode ser um antídoto contra ameaças. A família representa a proteção, o apoio e também a fonte de modelos que direciona a forma como cada um aprende a ser e a enfrentar as dificuldades. Nessa perspectiva, os médicos de família e comunidade precisam conhecer todos os ingredientes que possam compor a fórmula desse antídoto e se aproximar, ainda mais, daqueles que enfrentam as situações mais críticas.

Atualmente, a unidade familiar se modificou devido a diversas alterações, tanto no tamanho como na estrutura. Algumas mudanças surgiram em razão das transformações relativas ao trabalho – como a participação das mulheres no mercado de trabalho e o número de horas que os responsáveis pelo custeio familiar permanecem fora de casa. Ocorreram mudanças devidas a questões sociais, como a diminuição dos casamentos legais e da natalidade, o aumento dos divórcios e das separações e a aceitação da união homoafetiva.

Além das mudanças sociais, com a evolução tecnológica, o modo de comunicação também mudou. A facilidade dos meios de comunicação, o surgimento das vivências virtuais e a velocidade dos acontecimentos hoje fragilizam as relações. Sendo assim, o conceito sobre o que é família também sofre alterações de acordo com as transformações que ocorrem na sociedade. A definição de família, embora não exclusiva, é a de ser um grupo de pessoas que convivem, têm laços intensos de proximidade e compartilham o sentimento de identidade e pertencimento, que influenciarão, de alguma forma, suas vidas.[1,2] Esse grupo, em geral, possui objetivos relacionados com a preservação, a nutrição e a proteção daqueles que vivem em conjunto e tem seu próprio modo de perceber o mundo.

Existem diversas formas de apresentação da família. A família "nuclear" é formada por pai, mãe e filhos, como o modelo-padrão. A família "extensa" é compreendida pelas relações de consanguinidade, e a família "abrangente" inclui os não parentes que coabitam a casa.[3] A tipologia é diversa e será considerada conforme for necessário expressar.

Entretanto, todas as transformações ocorridas têm adicionado tensões às famílias, e as pessoas estão mais estressadas, o que torna difícil a convivência entre elas. Ainda assim, a cada dia, há mais evidências epidemiológicas e clínicas sobre a influência que a família tem na conservação da saúde, no desenvolvimento das doenças e na sua recuperação.[4] Logo, apesar das mudanças, a família continua influenciando e permanece sendo a "unidade base" para o treinamento social. Entender como a família influencia a saúde dá, ao médico de família e comunidade, a oportunidade de antecipar e reduzir os efeitos adversos do estresse familiar e usar a família como recurso para cuidar das pessoas. A prática do médico de família e comunidade envolve uma parceria entre o médico, a pessoa e a família.

Os problemas clínicos e emocionais podem ser tratados com uma abordagem individual, centrada na pessoa, mas alguns vão alcançar maior benefício com a abordagem familiar, estando a família presente ou não na consulta.[1,2]

Dr. Carlos: O que o seu marido diria se estivesse aqui presente?

Dona Neusa: Se meu marido estivesse presente, diria que isso é coisa da minha cabeça, que eu exagero e que eu não deveria me preocupar.

Nem sempre a família pode estar presente na consulta. Isso não impede que os recursos da abordagem familiar sejam usados. Nesse caso, faz-se presente a figura da(s) pessoa(s) ausente(s), por meio da existência imaginária, ou seja, uma alusão a essas pessoas. Podem-se utilizar as pessoas ausentes para que a pessoa fale sobre si. O essencial desse recurso é refletir sobre o problema ou sintoma no contexto familiar.

Dr. Carlos: Então... Dona Neusa, me conte... Alguém próximo a você, da sua família de origem, também sofreu com esse problema?

Dona Neusa: Sim, doutor! Minha mãe. Acho que é por isso que quando alguém tem esse tipo de dor eu fico tão desesperada. Minha mãe morreu de câncer na cabeça, doutor! Eu sou muito parecida com ela...

A presença da família possibilita que uma mesma situação seja descrita e compreendida de outra forma. A leitura sistêmica e relacional, por parte do médico, favorece o entendimento circular de causalidade do problema. Segundo Minuchin e cols.,[5] a "[...] perspectiva sistêmica tem a ver com conexões, mas de uma maneira especial. Ela chama a atenção para as maneiras específicas em que as partes estão relacionadas". Ter uma visão sistêmica implica fazer conexões, buscar as relações dentro do contexto e saber que todo sistema se caracteriza por um determinado padrão de organização e repetição.

Dr. Carlos: Que bom, Dona Neusa, que você convidou e trouxe seu marido à consulta, e obrigado, Sr. João, por ter vindo!

Dona Neusa: (sorrisos...)

Sr. João: Não há de quê, doutor, o problema é só o horário de trabalho... Mas hoje deu pra vir... Mas o que aconteceu?

Dr. Carlos: Nada de grave. É sempre bom poder entender melhor como as famílias que a gente atende funcionam. Tenho tido algumas dificuldades em ajudar a Dona Neusa com as dores de cabeça e talvez você possa me ajudar... O que você acredita estar acontecendo?

Sr. João: Ah! É isso, doutor? Eu já disse pra ela deixar de "besteira"... Eu já notei... Toda vez que eu tenho que viajar a trabalho e anuncio a viagem ela passa mal! Aí vem com uma história que vai morrer, que está sozinha em casa e ninguém vai acudi-la! Vai morrer nada... Tá forte, doutor!

Uma dúvida frequente é saber o momento exato e como chamar a família para participar da consulta. Em uma consulta, é ideal que o médico de família e comunidade entre em contato com a família toda vez que um problema passe a fazer parte ou a influenciar o contexto familiar. Para algumas situações agudas ou autolimitadas, a intervenção objetiva pode ser suficiente para o tratamento dos sintomas. Para doenças crônicas, situações de não adesão ao tratamento, puericulturas e pré-natais e situações que envolvam problemas mentais e interpessoais, o envolvimento de outros membros da família facilita a compreensão do sistema familiar e a adesão por parte das pessoas ao tratamento.[1]

A resistência ao convite de trazer a família ocorre com certa frequência, pois ainda parece inusitada essa forma de abordagem e, em um primeiro momento, as pessoas estão pouco convencidas de que isso trará bons resultados. Contudo, é importante envolver a família nos cuidados com a saúde o mais cedo possível. A abordagem pode ser feita perguntando se algum membro da família viria à consulta e convidando-o em algum momento; enfatizando a importância da família como um recurso no tratamento; falando à família sobre a necessidade da sua ajuda ou opinião; e expressando os benefícios da presença da família, tanto para o doente como para a própria família.

Para vencer a resistência, é importante não aceitar a primeira negativa para o encontro, esclarecer sobre os benefícios em trazer a família, desmistificar o medo de como a família vai responder ao convite, afirmar que está convencido de que essa é a melhor forma de ajudar, sendo positivo e direto acerca da necessidade de ver a família, e explicando a rotina de atendimento. O indivíduo e o médico devem decidir, juntos, quem deve comparecer à consulta.

O formato do convite varia conforme a característica da família e a criatividade do médico de família e comunidade. Isso pode ser feito mediante combinação verbal na primeira entrevista e/ou uma pequena carta direcionada à família, entregue pelo familiar que trouxe a queixa ou o problema; por meio de visita domiciliar, ou seja, qualquer tipo de combinação estabelecida entre médico e a pessoa assistida.

O único caso em que há contraindicação em convidar a família e realizar a consulta em conjunto é quando existir o risco de violência direta a alguém: ao indivíduo, a algum dos membros da família, à equipe de saúde ou ao médico.[1]

Muitos médicos de família confundem a abordagem familiar com a terapia de família. A confusão pode ser dissipada entendendo os níveis de envolvimento emocional com as famílias, propostos por McDaniel e cols., em 1983.[6] A divisão por níveis de envolvimento do médico com a família estabelece a distinção entre o médico de família e comunidade e o terapeuta de família, representando graus diferentes de treinamento e de habilidades. A condição de saúde do doente orientará a atividade do médico com a família.[7] As intervenções decorrentes que o nivelamento esclarece intencionam mobilizar os recursos internos da família, diminuir o estresse e ajudar a solucionar os problemas biomédicos, psicológicos e sociais envolvidos.

No Quadro 35.1, constam os níveis de envolvimento médico e as atividades explicativas.

Quadro 35.1 | Níveis de envolvimento familiar pelo médico de família e comunidade

Níveis	Objetivos	Situação de saúde	Intervenções
1	Mínimo contato com a família	Patologias individuais	Contato familiar, se necessário, por questões médico-legais
2	Troca de informações, colaboração com a família sobre o doente e aconselhamento. Escuta das preocupações	Tabagismo, sobrepeso, cuidados de saúde	Terapia de apoio, entrevista motivacional, grupos de prevenção e promoção à saúde
3	Contenção emocional, apoio, suporte e resolução de conflitos	Álcool e drogas, depressão, ansiedade, comportamento de risco	Primeira abordagem com situações de drogas, visita domiciliar, grupos de autoajuda
4	Aconselhamento, manejo sistêmico de famílias e relações, com avaliações continuadas	Famílias com vários problemas, doença terminal, uso de álcool e drogas	Terapia familiar, intervenção psicossocial, grupal ou familiar
5	Terapia de família	Problemas relacionais	Terapia familiar

Fonte: Adaptado de McDaniel e colaboradores.[6]

Além do nivelamento, existem algumas diferenças importantes entre o terapeuta e o médico de família e comunidade, que orientam a lógica e o formato das intervenções. Em geral, uma consulta com o terapeuta de família tem origem na procura pela própria família, que busca ajuda para um problema no meio familiar. Quando a família busca ajuda, isso significa estar autorizando a introdução e a intervenção do terapeuta no encontro familiar e, em geral, o grau de disfunção que causou a necessidade de mudança é grande, o que exige mais habilidade técnica para lidar com a situação.

A abordagem familiar e a utilização do método orientado na família pelo médico de família são diferentes da situação anterior. Em geral, é o médico de família e comunidade quem detecta o problema, ou os problemas que podem ser o motivo da disfunção ou da dificuldade para a recuperação. Dessa forma, é o médico quem, ao detectar um problema, deve oferecer ajuda e dar início ao tratamento, pois a família nem sempre o percebe. Este fato, por um lado, pode facilitar a ação do médico de família, já que a família está sem tantos mecanismos de defesa, mas, por outro, exige habilidade para caracterizar a necessidade de tratar um problema aparentemente inexistente.

Um exemplo comum é a situação de coleito, que ocorre quando a criança permanece dormindo na cama dos pais, diariamente, por desejo próprio, ou sendo trazida por um dos pais. Nessa situação, cabe ao médico questionar-se sobre o significado dessa ocorrência; entender que função tem a criança em dormir no leito dos pais e quais serão as consequências disso; como é possível o casal ter vida íntima com a presença do filho no quarto na mesma cama; quem do casal está evitando quem; e se o casamento está desvitalizado. A geração de hipóteses vai orientar a necessidade de realizar intervenções.

Para realizar as intervenções, o médico necessita conhecer o desenvolvimento das famílias, saber utilizar algumas ferramentas de abordagem sistêmica e ter autoconhecimento e controle sobre seus afetos. Algumas técnicas e ferramentas da terapia familiar sistêmica podem auxiliar no trato das dificuldades de comunicação entre as pessoas, diminuir as resistências e facilitar o trabalho do médico e da equipe de saúde. Entretanto, nenhuma técnica conseguirá sozinha resolver todas as situações existentes. É necessário experienciar a realidade e ajustar as técnicas aos princípios da medicina de família e comunidade para compor o melhor cuidado.

Alguns autores[1,6,8] orientam cuidados gerais para conduzir a consulta, tendo em vista que, no primeiro momento, todos estão se avaliando:

a. Criar laços harmoniosos que possam dar continuidade ao cuidado.
b. Manter um relacionamento empático e não crítico com cada pessoa.
c. Buscar interesses comuns e o melhor entrosamento.
d. Evitar tomar partido.
e. Organizar a entrevista.
f. Encorajar, uma pessoa por vez, a falar.
g. Encorajar cada pessoa a fazer declarações na primeira pessoa.
h. Afirmar a importância da contribuição de cada membro da família.
i. Reconhecer e agradecer qualquer emoção expressada.
j. Enfatizar os próprios recursos da família.
k. Solicitar aos membros da família que sejam específicos.
l. Ajudar os membros da família a organizar seus pensamentos.
m. Bloquear as interrupções, se persistentes.
n. Não oferecer conselhos ou interpretações precoces.
o. Não fornecer brechas a revelações de confidencialidade da pessoa.
p. Como facilitador da entrevista, o médico deve dar o tom para a discussão à medida que realiza a sua fala.

Esse modelo fornece orientações simples e essenciais ao encontro relacional. Delinear passos para o encontro não significa engessá-lo, mas sim aprofundar a discussão, esclarecer os problemas, descobrir novos argumentos e alcançar conclusões diversas das anteriores.

Entrevista com a família

O encontro com a família, seja para abordar problemas biológicos ou psicossociais, estabelece uma interação entre interlocutores desconhecidos, que tratam de situações em comum, de âmbito privado, entre pessoas com motivações diferentes. "Assim, o encontro terapêutico movimenta-se sobre dois caminhos paralelos: o das realidades individuais e o dos aspectos de relação."[9] Para suavizar possíveis dificuldades, além de utilizar as orientações referidas, sugere-se que a consulta seja composta das seguintes etapas:

1ª – Apresentação social

Dr. Carlos: Bom dia, Dona Neusa! E bom dia, Sr....?

Dona Neusa: Bom dia, doutor! Este é o João, meu marido.

Cada fase da entrevista cumpre uma determinada função; durante a fase inicial, a de apresentação, cumprimente cada pessoa individualmente.

2ª – Aproximação

Dr. Carlos: Que bom, Dona Neusa, que você convidou e trouxe seu marido à consulta, e obrigado, Sr. João, por ter vindo!

Dona Neusa: (sorrisos...)

Sr. João: Não há de quê, doutor, o problema é só o horário de trabalho... Mas hoje deu pra vir... Mas o que aconteceu?

Dr. Carlos: Com que mesmo você trabalha, Sr. João?

Sr. João: Sou representante comercial.

É importante buscar pontos de aproximação, conhecer as pessoas, independentemente dos problemas, estar atento a todo o processo de comunicação – verbal e não verbal – e saber sobre seu cotidiano, para iniciar o processo de conexão e geração de hipóteses sobre a situação.

3ª – Entendimento da situação

Dr. Carlos: Não aconteceu nada de grave. É sempre bom poder entender melhor como as famílias que a gente atende funcionam. Tenho tido algumas dificuldades em ajudar a Dona Neusa com as dores de cabeça e talvez você possa me ajudar... O que você acredita estar acontecendo?

Solicite que cada pessoa mostre seu ponto de vista. O importante é ouvir a explicação sobre o problema a partir da percepção de cada participante da consulta.

4ª – Discussão

Encoraje a família a conversar. Questione como já lidaram com os problemas em outras situações.

Sr. João: Ah! É isso, doutor? Eu já disse pra ela deixar de "besteira" Eu já notei... Toda vez que eu tenho que viajar a trabalho e anuncio a viagem ela passa mal! Aí vem com uma história que vai morrer, que está sozinha em casa e ninguém vai acudi-la! Vai morrer nada... Tá forte, doutor!

Dr. Carlos: O que você acha, Dona Neusa? Tem-se sentido sozinha?

Dona Neusa: Tenho sim... Tenho ficado muito tempo sozinha e como lhe falei antes, doutor... Aí acho que sobram as lembranças da minha mãe que morreu de câncer na cabeça...

Dr. Carlos: Como vocês acreditam que poderiam melhorar essa situação? Conversem agora sobre isso.

Sr. João: Mas, Neusa, quantas vezes eu já falei que você precisa arranjar alguma coisa pra fazer fora de casa?

Dona Neusa: E você pensa que é fácil? Se eu tivesse o ensino médio...

Sr. João: E por que você não faz? Volte a estudar...

Dona Neusa: Você nunca tinha dito isso antes...

5ª – Estabelecimento de um plano terapêutico

Solicite um plano da família, contribua quando necessário com informações médicas, aconselhe, enfatize as questões em comum, realize combinações, lembrando os objetivos, questione se há dúvidas e remarque novo encontro, se necessário.

Dr. Carlos: Estou vendo que vocês conseguiram achar uma excelente solução. Independentemente de tudo, voltar a estudar sempre é bom. Dona Neusa, você tem uma tarefa: até o próximo encontro, vai ter de buscar todas as informações sobre o retorno aos estudos, pode ser?

Dona Neusa: Com certeza, doutor!

Dr. Carlos: Até lá! E tenham uma boa semana!

A realização de uma consulta exige sensibilidade emocional, conhecimento técnico e articulação dos sentidos, que devem estar cuidadosamente dirigidos para a entrevista. Todas as pessoas devem estar confortáveis; é fundamental dirigir-se individualmente a cada uma delas e iniciar uma conversa informal, diferente do problema que as trouxe. É interessante ser capaz de identificar aspectos em comum entre si e as pessoas que está atendendo, para ajudar a desenvolver o senso de conexões.

Algumas questões básicas, inerentes a uma boa comunicação, estão sempre implícitas, como a manutenção do contato visual com quem se está falando e a postura ativa de compreensão relativa à conversa e à interação. O esforço sincero em estabelecer uma conexão tem de estar à disposição das deixas expressadas. Embora a personalidade do médico possa ser um facilitador da comunicação, algumas habilidades técnicas devem ser buscadas para desenvolver a consulta.

Um momento de destaque é o de questionar a opinião individual de todas as pessoas presentes. Por isso, é possível abrir um leque de hipóteses, por meio das diversas visões expressadas, e oportunizar uma discussão sobre o problema. Fazer com que as pessoas discutam o problema, em vez de o relatarem, proporciona uma abordagem mais genuína, de modo que, é possível captar qual é exatamente a questão e como é a interação entre as pessoas. Alguns médicos, que já reuniram informações, aproveitam o momento da entrevista para desenhar o genograma da família e a sua rede de apoio; outros profissionais iniciam a entrevista com a realização do genograma.

Se, para resolver a situação, for necessário manter um acompanhamento, surgirá um plano para busca de soluções. Auxilie-os a organizar as estratégias de ação e estruture uma proposta de atendimento.

Minuchin, na tentativa de facilitar a avaliação das famílias nas entrevistas, obter a mudança e respeitar seu contexto cultural, desenvolveu um modelo de quatro passos, denominado "Mapa em Quatro Passos".[10] Ele sugere, para realização desses passos, que as entrevistas sejam divididas em dois momentos de abordagem, ou seja, dois encontros, cumprindo dois passos em cada um deles. O primeiro passo deve servir para *descentralizar* o problema que se apresenta e o portador do sintoma. No segundo passo, devem-se *explorar os padrões familiares* que podem estar mantendo o problema que se apresenta. No terceiro passo, deve-se *explorar o passado*, ou seja, o que membros-chave da família trazem do passado que ainda influencia o presente. No quarto passo, deve-se *redefinir o problema e explorar opções*, criar novas possibilidades.[10]

Ciclo de vida familiar como ferramenta para o médico de família e comunidade

Nichols e Schwartz[8] afirmaram que:

> [...] uma suposição comum é que a vida familiar normal é feliz e harmoniosa, mas este é um mito idealizado. As famílias normais estão constantemente lutando com os problemas da vida. O que distingue uma família normal não é a ausência de problemas, mas uma estrutura familiar funcional. Os maridos e as mulheres normais devem aprender a se adaptar um ao outro, criar seus filhos, lidar com seus pais, enfrentar seus empregos e se adaptar às suas comunidades. A natureza dessas lutas muda segundo os estágios de desenvolvimento da vida e as crises situacionais. A vida familiar normal não é estática nem isenta de problemas.

O ciclo de vida familiar é uma sequência de transformações na história do desenvolvimento da família. Cada família atravessa diferentes fases em suas vidas, e cada nova etapa é um desafio para que a família se organize e obtenha novamente o equilíbrio. Cada nova fase exige mudanças emocionais e realização de tarefas práticas para ocorrer o equilíbrio dentro do sistema familiar e assim prosseguir para a próxima fase do ciclo.

O simples fato de localizar a fase do ciclo das famílias e suas crises, durante os atendimentos, permite que o médico de família gere hipóteses. Logo, utilizar as fases do ciclo de vida familiar como uma ferramenta de trabalho para ele significa definir em qual fase do ciclo aquele indivíduo ou família se encontra, prever as possíveis situações que serão enfrentadas pelo indivíduo ou pela família, analisar se o processo emocional esperado para a fase está de acordo com o que é solicitado pelos membros da própria família ou com o contexto sociocultural no qual estão inseridos, e orientar, seja de forma preventiva ou curativa, na busca de (re)estabelecer a funcionalidade familiar/individual. A prevenção ou o processo curativo pode ocorrer pelo simples fato de mostrar à família, ou à pessoa que está em consulta, o momento do ciclo em que está e, também, de preparar para as mudanças previstas, relembrando as expectativas, as modificações de papéis e funções, as novas modalidades de relações, os vínculos de união e lealdade e as negociações para a conquista das próximas etapas.

O momento de maior vulnerabilidade para o aparecimento de sintomas, em geral, coincide com os períodos de transição de uma fase à outra do ciclo de vida. O sintoma pode sinalizar que a família se imobilizou e está com dificuldades de passar para a fase seguinte.

Não há certo ou errado na maneira de atravessar o ciclo, pois diferentes culturas têm diferentes ritos de passagem.[2] Até dentro da mesma cultura, ocorrerão variações, com base na composição familiar, nas diferentes classes sociais, nas suposições de gênero, nas mudanças sociais, nas realidades econômicas e em outros fatores; ou seja, o modelo de ciclo de vida da família pode fornecer orientações clínicas úteis, mas apenas se for analisado criticamente e modificado de acordo com o contexto em que é aplicado. O sucesso ou o fracasso de um momento de transição são regidos pela forma como têm sido geridas as fases anteriores.

As crises do ciclo de vida familiar podem ser previsíveis, esperadas, ou acidentais, inesperadas, que ocorrem por adoecimento, acidente, separação ou divórcio, perda de emprego, perda de um membro da família, e que exigem cuidados específicos. O importante é percebê-las conforme a exigência de mudança que a situação demanda.

Uma diferença crucial entre os seres humanos e outros animais, segundo Cibanal Juan, é que, por toda a vida, o indivíduo sofrerá influência pela família de origem. Em cada fase da vida da família humana, está envolvida uma família ampliada, ao passo que, em outras espécies, há descontinuidade entre as gerações. A influência vai desde supervisionar o crescimento dos filhos até sugerir os potenciais parceiros para os seus filhos e ajudar a cuidar dos netos. Por isso, o casamento não é apenas a união de duas pessoas, mas uma combinação de duas famílias que exercem a sua influência e criam uma complexa rede de subsistemas.[11]

A título de exemplo, o Quadro 35.2 descreve a sequência do ciclo de vida familiar em população de classe média americana.

Adiante, seguem alguns exemplos clínicos com o uso do ciclo de vida familiar como ferramenta:

Caso clínico 1

Dina, 24 anos, vem à consulta por apresentar o quarto episódio de dor de garganta em 6 meses. Refere que conseguiu seu primeiro emprego com carteira assinada e decidiu sair de casa para morar sozinha. Coincidentemente, tem tido dores de garganta desde então, que a fazem buscar o cuidado materno. Tem como rotina o envolvimento intenso com suas atividades de trabalho e, por não estar acostumada a realizar atividades domésticas, aos finais de semana leva a roupa suja para ser lavada por sua mãe. A mãe, que é muito cuidadosa, vem à consulta com a filha para confirmar com o médico a impossibilidade de a filha permanecer morando sozinha.

Esse caso favorece a utilização do ciclo de vida como ferramenta de trabalho.

No primeiro momento, foi tratada a situação da queixa aguda, infecciosa e, na mesma consulta, foi facilitado o acesso a um segundo encontro com Dina para que pudessem ser trabalhadas as questões de individuação e responsabilização – por meio da confrontação da comodidade em levar a roupa suja para a mãe lavar, que fornece à mãe o direito de persuadi-la a não obter autonomia. A mãe foi convidada a participar em outro momento, quando Dina se encontrava apta para falar sobre o quanto estava grata pelo cuidado materno, mas ao mesmo tempo confiante para gerir suas próprias dificuldades de adaptação ao novo momento de vida.

Quadro 35.2 | **Ciclo de vida familiar em população de classe média americana**

Estágio	Processo emocional	Mudanças necessárias
1. Saindo de casa: jovens solteiros	Aceitar a responsabilidade emocional e financeira (eu)	Diferenciar-se da família Desenvolver relacionamentos íntimos com adultos iguais Estabelecer-se financeiramente
2. O novo casal	Comprometer-se com o novo sistema	Formar sistema marital Realinhar relacionamentos, incluir cônjuge
3. Famílias com filhos pequenos	Aceitar novos membros no sistema	Ajustar o sistema conjugal para criar espaço para filhos Unir-se nas tarefas de educação dos filhos, tanto financeiras quanto domésticas Incluir papéis de pais e avós
4. Famílias com adolescentes	Aumentar a flexibilidade das fronteiras familiares para incluir a independência dos filhos e a fragilidade dos avós	Modificar o relacionamento com os filhos Procurar novo foco nas questões conjugais e profissionais Começar a mudança no sentido de cuidar a geração mais velha
5. Encaminhando os filhos e seguindo em frente	Aceitar várias saídas e entradas no sistema familiar	Renegociar o sistema conjugal como díade Desenvolver relacionamento dos adultos e destes com os filhos Realinhar os relacionamentos, para incluir parentes por afinidade e netos Lidar com incapacidade e morte dos pais (avós)
6. Famílias no estágio tardio de vida	Aceitar a mudança dos papéis em cada geração	Manter o funcionamento e interesses próprios e/ou do casal em face do declínio biológico Apoiar um papel mais central da geração do meio Abrir espaço para sabedoria dos idosos, apoiando-a sem superfuncionar por ela Lidar com as perdas

Fonte: Adaptado de Carter e McGoldrick.[12]

Ao atender um adulto jovem, é necessário detectar situações que possam estar intensificando as emoções, características do momento, que estejam reforçando as dificuldades dessa fase. O jovem entende que deve responder a duas demandas: as solicitadas pela sua família de origem e, simultaneamente, por seus novos pares. Associados a essas demandas existem dois processos: o de enfrentar e assumir as responsabilidades pelo "eu" e o de desfrutar a liberdade. O desafio é identificar os constrangimentos que impedem o jovem de seguir uma vida mais equilibrada e interessante, sugerindo, se necessário, uma multiplicidade de acordos que ele deve realizar.

Em uma crítica ao livro de Fishman,[13] Salvador Minuchin lembra que "[...] todo adolescente tem de enfrentar o problema do aumento da autonomia sem perder o suporte da família – obter independência sem sacrificar o pertencer".[5] No período da adolescência, a grande tarefa é a de realizar a separação da família, diferenciar-se, para obter autonomia. Esse período de transição, em geral, é acompanhado de grande sofrimento, causado pelo estresse que a separação exige. Cabe ao médico de família e comunidade encorajar um desprendimento funcional do adolescente e ao mesmo tempo apoiar aquelas pessoas de quem o adolescente está se separando. Dessa maneira, ele consegue passar para a etapa seguinte do ciclo de vida familiar, a de adulto jovem, de forma funcional.

Caso clínico 2

Helena, 28 anos, vem à consulta mostrar resultados de exames solicitados por outro colega médico, porque, há 3 meses, apresenta tonturas, dores de cabeça e mal-estar. Os resultados dos exames estavam normais, mas a sintomatologia persistia. Seu médico de família e comunidade refez a história, realizou novo exame físico, mas, mesmo assim, não conseguiu elucidar o problema. Questionou sobre o que havia ocorrido nos últimos tempos de novo e descobriu que ela havia se casado há 4 meses, que estava prestes a mudar de Estado e ficar longe de sua família e comunidade de origem. Helena afirmava estar muito feliz com o casamento e, ao mesmo tempo, descrevia um turbilhão de "inadaptações" que ocorriam e a preocupavam. O médico de família e comunidade conversou sobre a previsibilidade do momento, reconheceu seus afetos, suas ambiguidades e sugeriu as possíveis negociações que poderia realizar com o esposo, ofereceu uma consulta em conjunto com o casal (que não ocorreu), mas "surpreendentemente" o mal-estar e as tonturas desapareceram.

Embora o ato simbólico do casamento tenha um significado diferente para cada um, ele é, acima de tudo, um acordo que o casal realiza ao se comprometer um com o outro para a vida em conjunto. Quando o casal começa a viver junto, deve produzir uma série de acordos exigidos para qualquer par de pessoas que vivem em íntima associação.[11] Devem acordar sobre novas maneiras de lidar com suas famílias de origem, sobre os aspectos práticos da vida em comum, sobre as diferenças sutis e grosseiras entre eles como indivíduos e ter de resolver um grande número de questões, algumas das quais são impossíveis de prever antes da união. Seja qual for o tipo de relação entre duas pessoas antes do casamento, o convívio e a intimidade trazem mudanças imprevisíveis na sua natureza. O papel do médico de família e comunidade é incentivar a realização de acordos e motivar as combinações, de forma que a independência do casal seja alcançada ao mesmo tempo em que o envolvimento emocional com seus familiares seja mantido.

É importante que o médico de família e comunidade tenha conhecimento sobre algumas questões da dinâmica de casal. Gottman e Silver descobriram, em suas pesquisas com casais, que em "[...] 94% das vezes os casais que contam a história de seu casamento de forma positiva têm probabilidades de ter um futuro feliz. Quando as recordações felizes são distorcidas, é sinal de que o casamento precisa de ajuda".[14] O casamento é o mais forte fator familiar que influencia a saúde, e há várias explicações para essa afirmação: pessoas casadas tendem a levar um estilo de vida mais saudável do que os solteiros; fazem mais exercícios, bebem e fumam menos do que os solteiros, os divorciados e os viúvos; pessoas casadas experimentam menos estresse e mais suporte social, o que parece ter um impacto benéfico na sua fisiologia;[1] as pessoas que permanecem casadas vivem 4 anos mais do que as demais.[14] Ainda, segundo Gottman e Silver,[14] a qualidade da amizade é, em 70% das vezes, o fator determinante para a longevidade do casamento. Nesse sentido, tratar os problemas do casamento deve ser considerado uma medida preventiva de saúde, assim como incluir o parceiro como parte de todos os regimes de tratamento, sempre que possível, é possibilitar uma visão mais ampla e integral da realidade.

Sabe-se que é alto o índice de instabilidade emocional nos momentos de separação ou divórcio, e é essencial que o médico de família e comunidade consiga auxiliar na crise, orientando a funcionalidade e a reestruturação para a elaboração de sentimentos que irão surgir, entre eles, o medo da solidão e as dificuldades sobre a educação dos filhos.

Caso clínico 3

A Sra. Maria tem sido vista por seu médico de família e comunidade, em razão de depressão e ansiedade, há vários meses. Ela toma antidepressivos e ansiolíticos, que parecem não fazer efeito; então, seu médico reavaliou o uso das medicações, ajustou a dose de um e verificou a necessidade de outro, mas não obteve melhoras. Antes de trocar a medicação, resolveu avaliar o momento de seu ciclo de vida e constatou que Maria era uma mulher de 59 anos, casada com Mário, que trabalha e tem várias atividades fora de casa; mãe de três filhos adultos e casados; e sem atividades além das domésticas. Quando questionada sobre o início dos sintomas, referiu o grande vazio que existia em sua vida. Seu médico sugeriu "ocupar" o espaço da depressão com mais relacionamentos e atividades positivas, reaproximar-se do marido e, ao mesmo tempo, reenquadrar seu momento de vida como um momento em que é possível desfrutar de maior liberdade, praticar *hobbies* que foram negligenciados em benefício do cuidado com os filhos para preencher espaços vazios.

Outro período de instabilidade e mudança se dá quando os filhos saem de casa. Muitos casais se sentem perdidos, sem função, e as consequências são variadas. Em geral, a turbulência maior ocorre quando o primeiro filho sai de casa. É importante auxiliar os pais a retomarem a vida de casal e se prepararem para uma nova função, a de se tornarem avós.

Nas famílias no estágio tardio da vida, que se apresentam em geral ampliadas por novos componentes e crianças, os pais devem aprender a se encontrar no papel de avós, desenvolver regras de participação na vida de seus filhos e compreender seus limites. Muitas vezes, nesse período, eles têm de enfrentar outras perdas, como a de seus pais ou de outros entes queridos. Os médicos de família e comunidade não apenas precisam estar aptos a lidar com as várias doenças físicas, mas também com as dificuldades emocionais das pessoas. É no estágio tardio da vida que ocorrem as maiores mudanças do ciclo, por meio das perdas de pessoas próximas, da chegada da aposentadoria, da perda do *status*, do possível declínio cognitivo, enfim, todas as perdas conscientes ou inconscientes que passam a fazer parte do cotidiano. Cabe ao médico funcionar como mediador e facilitador de tais demandas. Falar sobre perdas com pessoas que já adquiriram experiências de vida pode funcionar como fator protetor e indutor de resiliência.

Apesar de as questões culturais exercerem forte influência sobre o ciclo de vida familiar, as adversidades socioeconômicas, como a miséria, o desemprego, a desnutrição, o abuso de substâncias prejudiciais e a falta de condições básicas para enfrentar as diversas crises da vida, são as que causam empobrecimento emocional nas pessoas e transformam o perfil de funcionamento do ciclo de vida familiar nas famílias pobres e com múltiplos problemas.

O ciclo de vida familiar de classe popular é caracterizado por um menor número de etapas de desenvolvimento decorrentes do processo de adaptação.[12] Esse contexto exige que as pessoas exerçam tarefas que não são específicas para a fase da vida em que se encontram e sim exigidas em uma determinada situação. Um exemplo clássico ocorre quando se recebem crianças de 8 a 12 anos, sozinhas ou acompanhadas por seus irmãos mais jovens ainda, na unidade de saúde, para solicitar um atendimento médico. O foco da intervenção, pensando no ciclo de vida, é poder ajudar as famílias a conquistarem um funcionamento sadio, com menor sofrimento possível dentro daquele contexto.

São três as etapas do ciclo de vida familiar da população de classe popular:[12]

- **Estágio 1 – Adolescente/Adulto jovem solteiro**: As fronteiras entre a adolescência e a idade adulta jovem são confusas. Os adolescentes são responsáveis por si mesmos e utilizados como fonte de renda a partir dos 10 ou 11 anos de idade.
- **Estágio 2 – A família com filhos**: Começa sem que ocorra necessariamente o casamento, mas com a geração de filhos e a busca por formar um sistema conjugal, assumir papéis paternos e realinhamento dos relacionamentos com a família.[12]
- **Estágio 3 – A família no estágio tardio da vida**: Ocorre com frequência uma composição familiar com três ou quatro gerações. Sendo assim, há pouca probabilidade de haver "ninho vazio", e muitas vezes a base de sustentação familiar depende da aposentadoria de um dos avós, em geral a avó, que persiste com responsabilidades sobre a sobrevivência de todos.

A sucessão regular de fases do ciclo de vida familiar dentro de certos limites de tempo é considerada fator geralmente normal da família, mas não se devem esquecer os possíveis atrasos e acelerações no desenvolvimento, devido ao ritmo interno da família, em processos de reestruturação ou mudança evolutiva.[15] Sendo assim, o mesmo autor lembra que a entrevista com a família é, figurativamente, como a montagem de um mosaico, onde é necessário buscar *links* que se conectam. Para isso, é necessário desenvolver uma capacidade de pensar, de fazer perguntas, unir informações, de acordo com uma orientação precisa.

O médico de família e comunidade, ao utilizar seu conhecimento a respeito das transições do ciclo de vida familiar, pode ajudar as famílias a prever e a se preparar para possíveis mudanças e, ao mesmo tempo, situar-se no entendimento do contexto em que ocorrem as experiências com as doenças. Entretanto, nem sempre a história das experiências com doenças está facilmente acessível, e, muitas vezes, elas se confundem com a própria história das pessoas, por isso outros instrumentos da terapia de família são também muito úteis.

Genograma

Existem diferentes maneiras de descrever a história das pessoas e suas famílias, e, na prática do médico de família e comunidade, o genograma é outra excelente ferramenta para explicitar essas histórias. O genograma é reconhecido como um instrumento para mapear, ampliar o conhecimento sobre a família e realizar intervenções pelos profissionais nos cuidados de saúde.

A realização do genograma em uma entrevista oferece uma forma prática de envolver toda a família em uma abordagem sistêmica ao tratamento, permitindo o acesso rápido ao complexo familiar emocionalmente carregado.[16]

Não existe uma regra fixa relacionada ao momento da entrevista em que o genograma deve ser realizado, assim como não é obrigatória a presença de todos os componentes da família para a sua elaboração. Alguns médicos de família preferem realizá-lo no início da primeira consulta; outros, quando observam que estão com dificuldades em organizar os fatos. Ainda há os que utilizam o instrumento em si para ajudar a realizar intervenções.

Como instrumento de informação sobre a família e a sua dinâmica de relacionamento, a construção do genograma deve ser composta por, no mínimo, três gerações de componentes familiares. O desenho provê um resumo de uma grande quantidade de informações, que pode ser explorado na busca de conflitos e de recursos familiares. Existe uma representação gráfica para expressar a composição estrutural, que retrata a arquitetura e a anatomia familiar, seus membros, idades, enfermidades ou fatores de risco, situação laboral, os vivos e os falecidos; e outra representação gráfica para expressar o componente funcional, que completa a informação obtida e mostra uma visão dinâmica, indicando as interações entre os membros da família. Embora cada serviço possa propor diferentes símbolos, a padronização gráfica teve origem em 1980, por Monica.[16] Este instrumento pode ser desenhado e atualizado em qualquer momento da história familiar, mostrando as idades e as situações ocorridas no momento em que está sendo realizado o desenho, como uma fotografia que pode ser tirada em várias etapas.

A Figura 35.1 mostra os desenhos utilizados para realizar o genograma.

Para melhor compreensão, são apresentados o caso clínico e as figuras do genograma da família Torres. Embora contenha informações e transmita com exatidão o sentido do trabalho com a utilização do instrumento, todos os nomes, bem como algumas características identificadoras da história, foram modificados.

Caso clínico: família Torres

Pais trazem o filho à consulta com o médico de família e comunidade porque o menino está tendo problemas na escola. A mãe relata que as professoras reclamam, pois ele não se concentra, responde de forma agressiva, briga com os colegas, chegando, às vezes, a mordê-los. Em casa, o comportamento é péssimo, a mãe não suporta mais e até parou de trabalhar para cuidar do filho; o pai, como chega em casa cansado todos os dias, utiliza o critério da menor tolerância, e a qualquer contrariedade do menino, dá-lhe uns tapas e o coloca de castigo. A mãe deseja saber se o filho tem algum transtorno, déficit de atenção e/ou hiperatividade, como suspeitam os professores. O médico decide iniciar o desenho do genograma familiar, pois é grande a quantidade de informações que surgem.

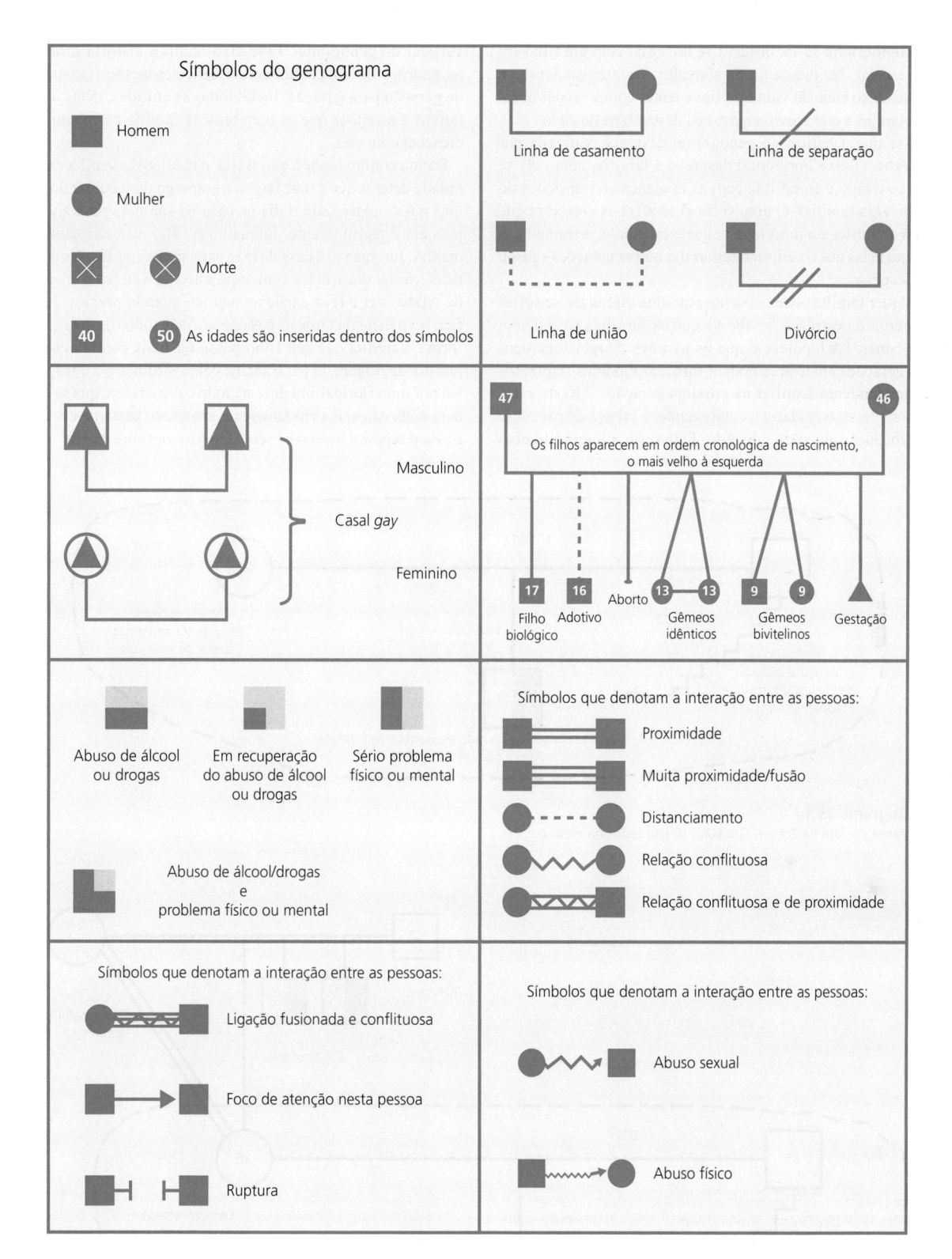

▲ **Figura 35.1**
Exemplo de genograma.
Fonte: Adaptada de McGoldrick e cols.[16]

O desenho inicia-se a partir da geração da pessoa que é considerada como o "problema" da família – a pessoa-índice, que é grifada com dupla linha ao redor de sua representação gráfica. Os homens são representados por um quadrado, estando dispostos à esquerda de quem está registrando. As mulheres são representadas por um círculo e colocadas ao lado direito, no casal. Existe uma simbologia própria para expressar as dinâmicas de funcionamento familiar, bem como as possíveis influências que as dinâmicas do grupo podem estar exercendo sobre o problema da pessoa. As pessoas que moram na mesma casa são circuladas por um tracejado.

No Genograma 35.1a, observa-se um casal com um filho em idade escolar. No momento da consulta, o entrevistador deve reportar-se ao ciclo de vida familiar e tentar compreender quais são as tarefas e o processo emocional desta etapa do ciclo.

Diz-se que a leitura do genograma deve ser realizada por dois eixos. O eixo horizontal descreve a família, como ela se move no tempo e como lida com as mudanças e transições do ciclo de vida familiar. O eixo vertical sinaliza as conexões que afetam a família e o indivíduo naquele momento, retratando as consequências que o padrão familiar das outras gerações causou sobre as pessoas.

Qualquer família pode experimentar uma disfunção se sofrer sobrecarga de estresse.[16] Sabe-se que as famílias se repetem a si mesmas. "A hipótese é que os padrões de relacionamento em gerações anteriores podem fornecer modelos implícitos de funcionamento familiar na próxima geração."[16] Neste caso, por exemplo, isso ajudaria a compreender a crença do pai sobre bater em José Luís para educá-lo. Esta seria a leitura do eixo vertical do genograma. Esse eixo inclui a história familiar e os padrões de relacionamento e funcionamento transmitidos de geração para geração. Inclui todas as atitudes, tabus, expectativas e questões que os membros da família carregam e que crescem com eles.

Dando continuidade à entrevista, o médico de família e comunidade detecta que a mãe largou o emprego para cuidar do filho, mas passa quase todo o dia na casa de sua mãe para ajudá-la, pois ela é muito doente. Enquanto o filho está na escola pela manhã, Jurema vai à casa da mãe para ajudar nas tarefas domésticas, cuidar dos irmãos com esquizofrenia e do pai com doença de Alzheimer e leva a mãe ao médico quando precisa. Jurema fica até o meio da tarde na casa de sua mãe todos os dias e, dessa forma, acredita que seu filho possa ter mais contato com sua família de origem. O pai trabalha como jardineiro e é responsável por uma floricultura durante todo o dia e refere que se considera bem-educado pelo fato de ter apanhado bastante de seu pai e assim repete a ação com seu filho (Genograma 35.1b).

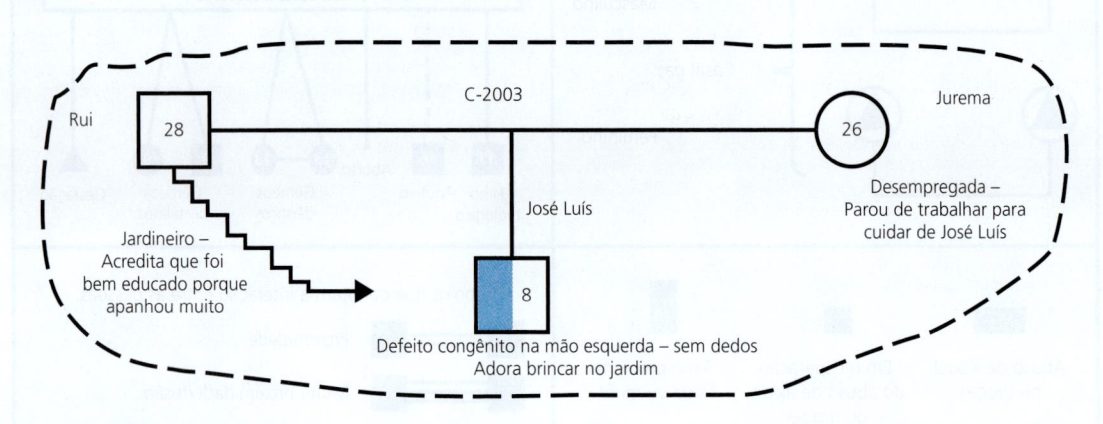

▲ **Genograma 35.1a**
Genograma da família Torres. Questão: dificuldades na escola.

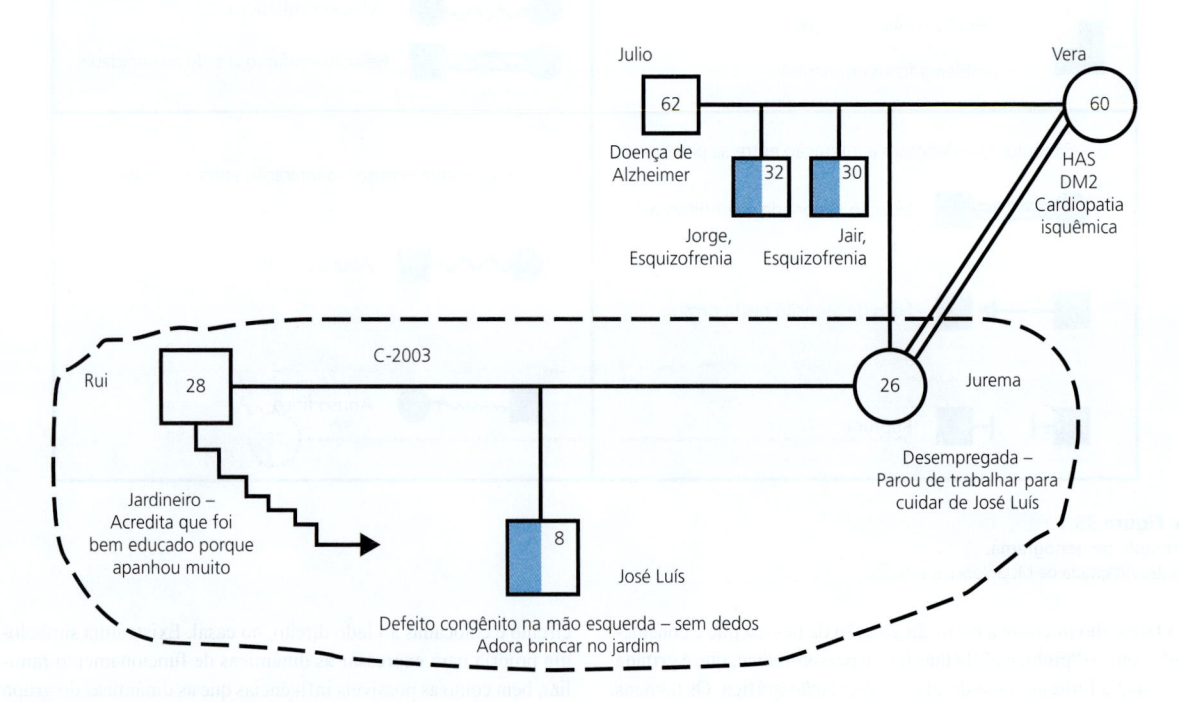

▲ **Genograma 35.1b**
Genograma da família Torres. Questão: dificuldades na escola.
HAS, hipertensão arterial sistêmica; DM2, diabetes melito tipo 2.

O genograma, de preferência, deve mostrar, no mínimo, três gerações acima da pessoa-índice; no caso desta entrevista, o médico de família solicitou aos pais a comparecerem em mais outro momento para dar continuidade à compreensão do caso. Na consulta seguinte, quem vai à entrevista é a avó paterna com o neto. Diz que o menino é bem tranquilo quando fica com ela, que ele assiste à televisão, bem quietinho, e come bolachas – quase não se percebe uma criança em casa, mas o problema é que os pais não sabem educar. Questiona se o menino tem algum problema neurológico, pois na família da mãe os dois irmãos têm esquizofrenia, o avô materno é acamado e a outra avó é muito doente.

Ao completar o genograma e as entrevistas, o médico de família observa que o menino esteve durante todo o tempo sentado, concentrado e contribuindo com as informações sobre os dados da família. É ele quem faz o cálculo das idades de todos os parentes e, com precisão, argumenta sobre o funcionamento familiar (Genograma 35.1c).

O médico observa, na realização do genograma, que, coincidentemente, a brincadeira predileta do menino acontece no jardim com as ferramentas do pai, que é jardineiro, assim como o avô paterno, e que é nesse momento que mais recebe as punições do seu pai. Na entrevista, o médico observa que o menino apresenta um defeito congênito na mão esquerda, com falta de todos os dedos da mão. O médico, então, faz a associação desse fato com uma complexidade de situações implícitas, que possam ajudar a desencadear a disfunção, como a culpa pelo defeito congênito do filho, em contraponto às expectativas por ser o primeiro filho; a necessidade do casal em unir-se para a educação da criança, em contrapartida à sobrecarga de trabalho extradomiciliar que consome o tempo e a possibilidade de dedicação ao núcleo familiar. Assim, associado ao levantamento da lista de problemas do caso, o médico de família e comunidade não encontra indícios que sustentem a hipótese de transtorno de déficit de atenção e hiperatividade, mas aproveita para apresentar à família a leitura detalhada do que decifra com a história familiar. Esta é uma das formas em que o genograma pode ser aproveitado.

Ecomapa

O ecomapa é também um instrumento de avaliação familiar, por meio de uma representação gráfica, que identifica todos os sistemas envolvidos e relacionados com a pessoa, com a família em questão e o meio onde vivem. Inicialmente, foi desenvolvido como ferramenta facilitadora do trabalho de assistentes sociais com famílias com problemas,[17] mas é um excelente instrumento que resume uma grande quantidade de informações e facilita a visualização de áreas que podem ser exploradas para melhorar o sistema social de apoio por toda a equipe de saúde.

Esse mapa é uma forma de registro de rede social, do momento a que se refere o informante na consulta. O contexto no qual se está imerso, que suporta e estrutura o meio relacional do indivíduo ou da família, servirá para ilustrar, compreender, observar, tecer hipóteses, integrar e envolver os recursos disponíveis dessa rede de possível apoio.

O mapa ilustra três diferentes dimensões para cada ligação (Figuras 35.2 a 35.4).

No caso do ecomapa do menino José Luís, da família Torres, o desenho seria o representado na Figura 35.4.

Ressalvas

Existe uma variedade de métodos que podem ajudar os médicos a auxiliarem as pessoas a resolverem seus problemas. A abordagem utilizada pelo médico de família e comunidade estará adequada se conectada aos princípios da especialidade e associada

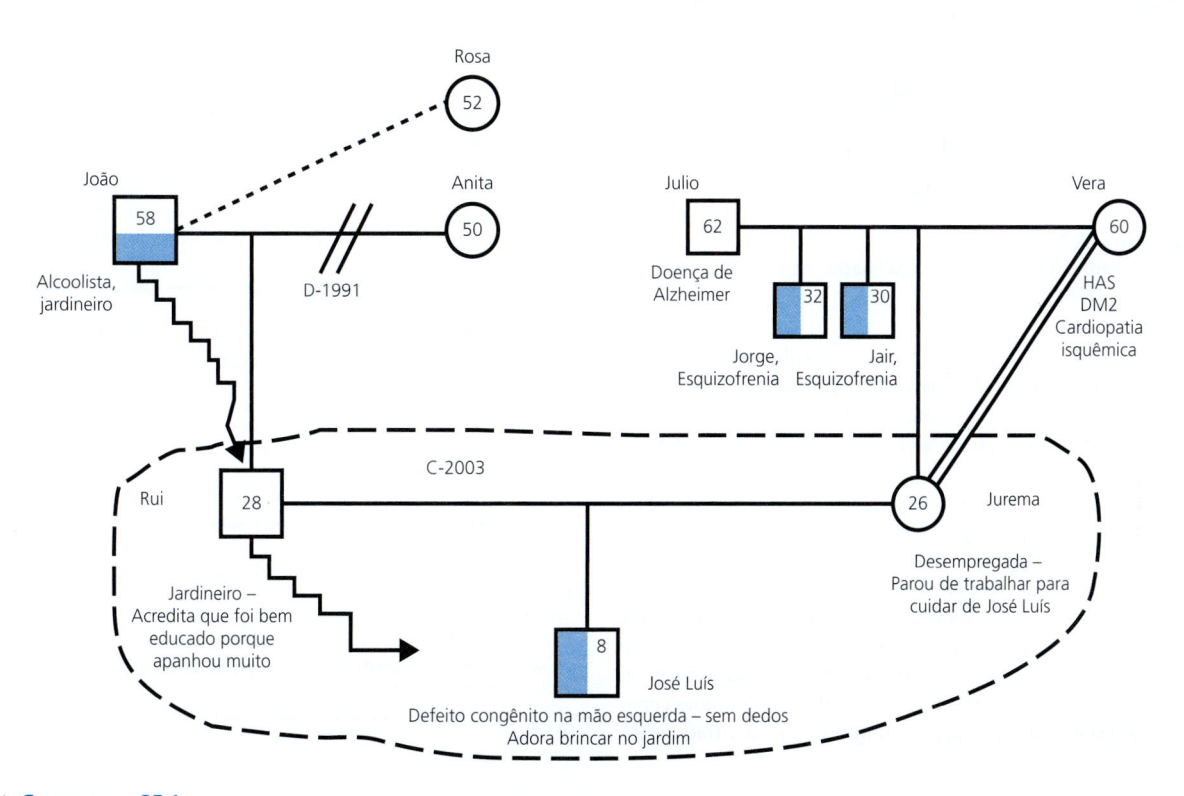

▲ **Genograma 35.1c**
Genograma da família Torres. Questão: dificuldades na escola.

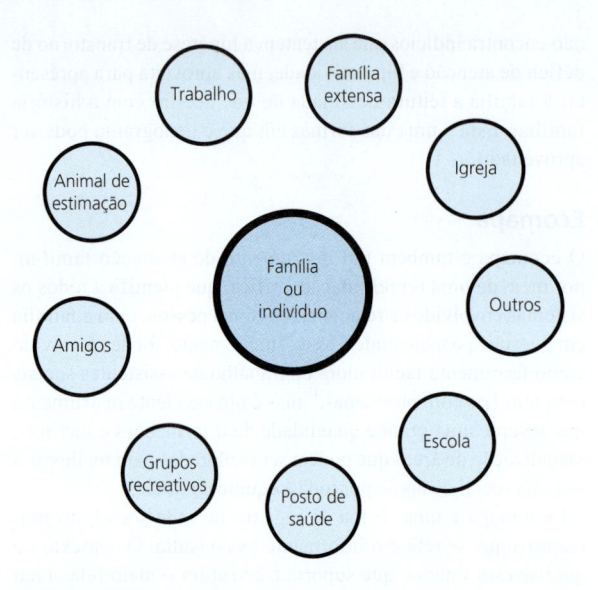

▲ **Figura 35.2**
Áreas que devem ser incluídas no Ecomapa.
Fonte: Adaptado de Agostinho.[17]

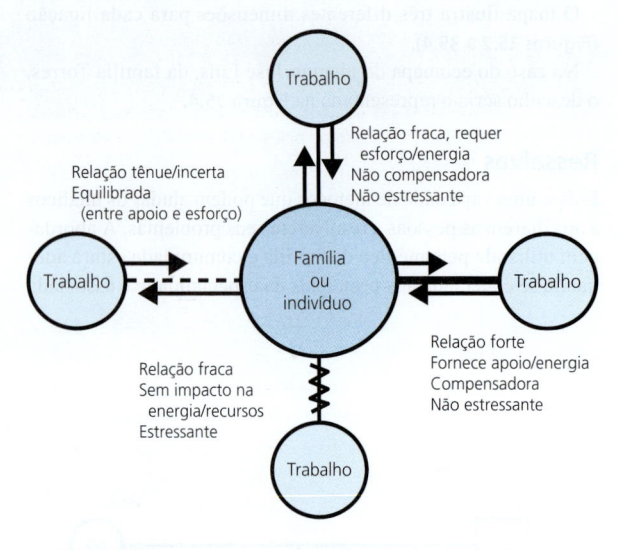

▲ **Figura 35.3**
Três diferentes dimensões para cada ligação, no ecomapa.
Fonte: Com base em Agostinho.[17]

▲ **Figura 35.4**
Ecomapa de José Luís, da Família Torres.

quais os procedimentos que usarão para atingir tais objetivos e por que esses procedimentos são preferidos em relação a outras opções disponíveis. Em função de responder a essas expectativas, a pesquisa sobre abordagem familiar cresceu muito nas últimas três décadas.[8] Contudo, os instrumentos aqui apresentados não são determinantes de fatos ou verdades absolutas e sofrem os limites de toda ferramenta de trabalho, devendo ser utilizados como fonte inspiradora de hipóteses a serem desenvolvidas.

à responsabilidade profissional. Neste capítulo, foram sugeridos alguns instrumentos essenciais para a prática do médico de família; entretanto, é o comprometimento com as pessoas e a busca de respostas para as dúvidas que surgirem que definirão o bom profissional.

A abordagem sistêmica não é exclusiva da especialidade e nem a única resposta possível para a atuação, mas tem sido reconhecida como aquela que mais facilita a compreensão do sofrimento humano na atenção primária à saúde.[7]

A tendência contemporânea é associar enfoques terapêuticos baseados em evidências na tentativa de obter maior eficácia às abordagens. Esse esforço para demonstrar eficácia, também na área de saúde mental, tenta responder a algumas questões como: de que estão tratando, quais os objetivos de seu tratamento,

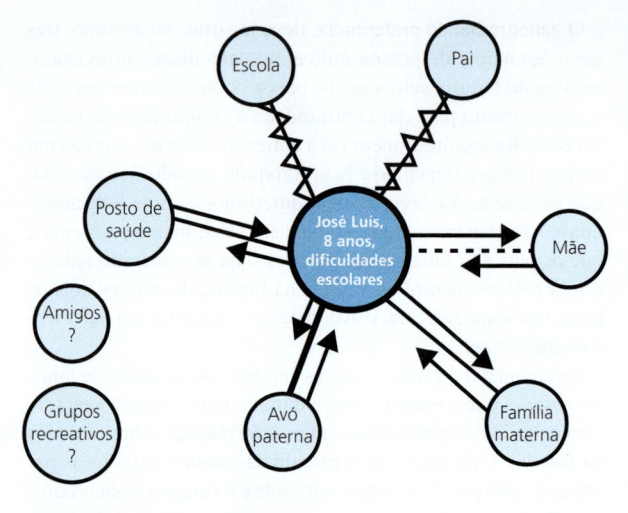

REFERÊNCIAS

1. McDaniel SH, Campbel TL, Hepworth J, Lorenz A. Family-oriented primary care. 2nd ed. New York: Springer; 2005.
2. Asen E, Tomson D, Young V, Tomson P. Ten minutes for the family: systemic interventions in primary care. New York: Routledge; 2004.
3. Osório LC. Casais e famílias: uma visão contemporânea. Porto Alegre: Artmed; 2002.
4. Rakel RE. Textbook of family medicine. 7th ed. Philadelphia: Saunders; 2007.
5. Minuchin P, Colapinto J, Minuchin S. Trabalhando com famílias pobres. Porto Alegre: Artmed; 1999.
6. McDaniel SH, Hepworth J, Doherty WJ. Medical family therapy: a biopsychosocial approach to families with health problems. New York: Basic Books; 1992.
7. Freeman T. Manual de Medicina de família e comunidade de McWhinney. 4. ed. Porto Alegre: Artmed; 2018.
8. Nichols MP, Schwartz RC. Terapia familiar: conceitos e métodos. 3. ed. Porto Alegre: Artmed; 1998.
9. Andolfi M. A linguagem do encontro terapêutico. Porto Alegre: Artmed; 1996.
10. Minuchin S, Lee WY, Simon GM. Dominando a terapia familiar. 2. ed. Porto Alegre: Artmed; 2008.
11. Cibanal Juan L. Introducción a la sistémica y terapia familiar [Internet]. San Miguel de Salinas: Club Universitario; 2008 [capturado em 15 abr. 2018]. Disponível em: https://www.editorial-club-universitario.es/pdf/575.pdf.
12. Carter B, McGoldrick M, organizadores. As mudanças no ciclo de vida familiar: uma estrutura para a terapia de familiar. 2. ed. Porto Alegre: Artmed; 1995.
13. Fishman HC. Tratando adolescentes com problemas: uma abordagem da terapia familiar. Porto Alegre: Artmed; 1996.
14. Gottman J, Silver N. Sete princípios para o casamento dar certo. Rio de Janeiro: Objetiva; 1999.
15. Andolfi M. Manual de psicologia relacional: la dimension familiar. Colombia: Corporación Andolfi Gonzalez Accademia di Psicoterapia della Famiglia; 2003.
16. McGoldrick M, Gerson R, Petry S. Genograms: assessment and intervention. 3rd ed. New York: Norton; 2007.
17. Agostinho M. Ecomapa: dossier família. Rev Port Clin Geral. 2007;23(3): 327-330.

CAPÍTULO 36

Abordagem em saúde mental pelo médico de família e comunidade

Marco Aurélio Crespo Albuquerque
Lêda Chaves Dias

Aspectos-chave

▶ O termo "saúde mental", como é utilizado neste texto, refere-se ao resultado da interação de uma complexa série de fatores biológicos, psicológicos, familiares e sociais, resultando em uma forma de funcionamento mental a ser avaliada pelo médico de família e comunidade na totalidade de seu atendimento.

▶ A "vida mental" está inserida em um corpo biológico e, portanto, sofre todas as suas influências, assim como influencia eventos corporais, mas ela própria não é biológica. A abordagem em saúde mental, neste texto e na prática do médico de família e comunidade, segue esse mesmo princípio.

▶ A abordagem em saúde mental na atenção primária à saúde (APS) necessita de habilidades técnicas específicas do corpo de conhecimentos científicos específicos da psicologia e da psiquiatria, mescladas ao desenvolvimento de atitudes do médico.

▶ Os médicos de família e comunidade são, geralmente, os únicos recursos de saúde mental a que as pessoas têm acesso e aqueles que assumem a responsabilidade pelos cuidados continuados em longo prazo dessas pessoas.

Importância e necessidade de uma abordagem de saúde mental da pessoa com problemas emocionais ou transtornos mentais

Dr. Nelson: "Bom dia, Lúcia! Em que posso ajudá-la?"

Lúcia: "Bom dia, doutor! Hoje vim por dois motivos... O primeiro é a injeção. Eu tinha que fazer dia 14 deste mês, mas como não tinha aqui no posto... não fiz. Agora quero saber se posso fazê-la."

Dr. Nelson: "O anticoncepcional, a medroxiprogesterona. Como você estava usando?"

O médico dá continuidade à consulta clínica e, ao final, Lúcia continua:

Lúcia: "Bem... O segundo motivo é que ando muito irritada, nervosa!"

Um dos aspectos mais interessantes da prática do médico de família e comunidade é a diversidade de problemas que atende no seu cotidiano de trabalho. Alguns estudos referem que uma pessoa traz à consulta, em média, cinco ou mais queixas para serem resolvidas pelo seu médico de família[1] e que, em torno de 60% das vezes, o principal motivo da procura de atendimento é um problema de saúde mental.[2]

O acúmulo de conhecimentos científicos e a amplitude da atuação do médico de família e comunidade enfatizam a necessidade da aquisição de instrumentos específicos na abordagem em saúde mental, que devem estar presentes em sua "caixa de ferramentas" profissional. Grande parte da demanda de um médico que trabalhe em cuidados primários de saúde é constituída por pessoas que estão com algum tipo de sofrimento psíquico, independentemente de sua origem, esteja ela em uma crise vital ou tenha um transtorno psiquiátrico bem definido.

Na década de 1960, Shepherd e cols.[3] já demonstravam a importância da saúde mental nos cuidados primários de saúde. Eles mostraram que temas de saúde mental são uma razão comum para a busca de consultas com os médicos de família e comunidade, e que a grande maioria das doenças psiquiátricas era tratada por eles sem o envolvimento de um especialista em saúde mental. Inúmeros estudos posteriores, em todo o mundo, confirmaram amplamente essas constatações iniciais.

Na década de 1990, a Organização Mundial da Saúde (OMS) publicou um documento oficial sobre o assunto, no qual enfatizava que:[4]

> Nenhum serviço ou sistema (de atendimento à saúde) está completo sem a atenção às necessidades de saúde mental das populações, e que a introdução de um componente de saúde mental na atenção primária é fundamental, e isto, por sua vez, finalmente, requer a habilidosa aplicação de princípios psicológicos por todos os trabalhadores de saúde e deveria ser incluído como um importante elemento dos cuidados primários.

Segundo Nickels e McIntyre,[5] a integração do cuidado em saúde mental na APS diminuiria os custos do tratamento e reduziria o estigma ligado à doença mental, evitando idas nem sempre desejadas a clínicas especializadas, já que a pessoa receberia os cuidados de saúde mental no mesmo local onde recebe os demais cuidados de saúde.

Um importante estudo canadense[6] concorda que os médicos de família estão em uma excelente posição para prestar cuidados de saúde mental, já que, na maioria das situações, representam o primeiro contato da pessoa com o serviço de saúde. Isso porque, com ou sem a devida capacitação técnica, todo médico, em algum momento, será chamado a atender pessoas cuja principal demanda é um problema emocional ou um transtorno mental. Além do grande volume dessa demanda, que por si só exige uma preparação adequada do médico, nem sempre a pessoa compreenderá ou aceitará uma indicação de referenciamento ao psiquiatra, o que poderia estigmatizá-la, assim como nem sempre esse especialista estará disponível ou acessível. Por isso, é muito importante aprender a avaliar a pessoa em sofrimento e dar a ela o atendimento solicitado, pois, frequentemente, poderá ser o único ao qual ela terá acesso.

Dr. Nelson: "Mas, Lúcia, o que você chama de estar nervosa?"

Lúcia: "Ficar irritada com tudo! Se a Carol chora, já saio berrando... aí me dou conta de que ela é pequena, que tenho que ter paciência, mas é muito difícil. Queria tomar um remédio pra passar isso."

Dr. Nelson: "Desde quando você está assim?"

Lúcia: "Ahhh... Já faz um tempo, talvez 1 ano."

Dr. Nelson: "Por que você acha que isso está lhe acontecendo? Conheço você há algum tempo e você sempre foi muito tranquila. O que aconteceu nesse último ano?"

Lúcia: "Eu parei de trabalhar. Agora só fico em casa, não tenho dinheiro e tenho que pedir tudo pro João, o meu marido. Não aguento mais isso!"

Dr. Nelson: "Nossa! Deve ser realmente difícil. Logo você, que sempre foi tão independente. O João reclama? A trata mal?"

Lúcia: "Não! Isso não. Ele é muito calmo... mas também, não é ele que fica o dia todo em casa, arrumando, limpando e cuidando de criança..."

Dr. Nelson: "É verdade. Mas você acredita que se tomar um remédio os problemas vão desaparecer?"

Lúcia: "É... Eu sei que não."

Dr. Nelson: "E o que você tem feito para aliviar o problema?"

Lúcia: "Acho que nada. Às vezes, vou à minha mãe, bato papo com a vizinha e, quando consigo, deixo um pouquinho a Carol com a minha irmã. Ela é a única que me ajuda."

A tarefa de avaliar mental e emocionalmente a pessoa, embora tenha algumas particularidades específicas, não é tão diferente assim de outras tarefas do cotidiano do médico. A abordagem emocional requer que ele não só compreenda os critérios de diagnóstico, mas que seja capaz de acolher com sensibilidade sinais e sintomas das pessoas, muitas das quais terão dificuldade em relatar uma história clara. A abordagem emocional se traduz pela descrição dos sentimentos associados aos fatos, já que o afeto é um facilitador para a compreensão e a elaboração do que está ocorrendo.

A forma mais simples de abordagem emocional em uma consulta é:[7]

- Perceber as emoções que estão em jogo.
- Reconhecer na emoção uma oportunidade de compreensão do que está ocorrendo no íntimo da pessoa, para estabelecimento de uma relação de confiança com o profissional.
- Ouvir com empatia, legitimando os sentimentos.
- Ajudar a pessoa a encontrar as palavras e a identificar a emoção que está sentindo.
- Explorar estratégias para solução do problema em questão.

A base de tudo: coletando a história e examinando o estado mental da pessoa

Na vivência do médico de família e comunidade, é comum a pessoa não perceber o problema, e este ser detectado no momento da consulta. Nesse caso, cabe ao médico definir em que momento emocional a pessoa se encontra, questionar se ela percebe e traz o problema ou se tem alguma ideia própria sobre ele.

Quando ela não sabe definir o problema e o que espera para resolvê-lo, é necessário explorar a situação em algumas consultas. Às vezes, as pessoas negam que o problema exista, ou pensam que ele não é sério. Nesse caso, o médico precisa, cuidadosamente, tornar o problema acessível às pessoas. Ele precisa orientá-las sobre os problemas e as consequências negativas se eles não forem abordados (p. ex., uma situação de coleito*).

Quando as pessoas trazem o problema, elas percebem as consequências desse problema? O início desse processo de avaliação, do ponto de vista da saúde mental nos cuidados primários, não difere muito da abordagem centrada na pessoa, iniciando pela escuta feita na anamnese, avaliando e compreendendo a dimensão do problema e verificando com a pessoa quais são as suas expectativas sobre a abordagem, quais são suas ansiedades sobre vir ao ambulatório e ter a abordagem voltada para as questões de saúde mental, o que a motiva vir à consulta e qual é ou quem é o recurso de referência esperado.

Qualquer tipo de anamnese que busque compreender tanto a pessoa quanto a doença propriamente dita sempre se pautará pela disponibilidade de um tempo minimamente adequado, variável para cada situação e pessoa, e uma atitude de atenção empática, pela escuta interessada da história da pessoa, em especial quanto à forma de comunicação verbal e não verbal, pelos termos utilizados, pelas pausas e silêncios, pelo tom afetivo do assunto em questão, pelas variações desse tom, pelas queixas e pelos sintomas descritos. É importante também o médico estar atento às suas próprias emoções e às suas reações emocionais imediatas às comunicações da pessoa, tanto as abertas quanto as mais sutis.

Um exame aprofundado do motivo da busca do atendimento é sempre fundamental, pois fornece pistas preciosas sobre o contexto do início dos sintomas e do núcleo psicológico do problema ou do conflito atual. Em geral, o fator desencadeante está ligado a uma situação de conflito ou perda, seja esta real ou imaginária, ou uma perda de um ideal ou uma situação idealizada.

Exemplificando: uma pessoa que aguardava muito uma promoção a um cargo de chefia foi preterida por um aparentado do gerente geral e, como consolo, ganhou uma bonificação no salário. Na história da pessoa, não aparecia, a princípio, nenhuma situação de perda, nem ela fazia qualquer relação entre o início dos sintomas e algum trauma ou problema. Somente com uma investigação mais detalhada foi surgindo uma história que estava encoberta, de uma perda de natureza idealizada, uma vez que ela já fazia planos do que realizar quando atingisse a chefia desejada, que lhe conferiria, por sua vez, maior *status* na firma e maior prestígio pessoal. Foi isso, na verdade, o que ela perdeu: uma chefia que já exercia dentro de sua mente e nos seus

---

* Há literatura psiquiátrica e psicanalítica suficiente comprovando os efeitos deletérios do coleito para a vida emocional da criança, com repercussões duradouras em sua vida emocional adulta. Foge do propósito deste capítulo citá-los.

devaneios a respeito da evolução de sua vida profissional. Por isso, muitas vezes, são encontradas, na literatura, referências à ausência de fatores desencadeantes para algumas situações de ansiedade ou depressão, não porque eles inexistam, mas porque não foram devidamente procurados ou compreendidos.

A repercussão emocional de uma doença nunca deve ser menosprezada, necessitando ser levada em conta como fator desencadeante de quadros emocionais diversos, seja ela uma simples gripe ou alguma doença orgânica mais grave, pois pode – por si só – levar a uma situação regressiva ou à vivência de algum tipo de perda. A pessoa poderá responder a esse desequilíbrio orgânico com diversos sintomas emocionais, que, algumas vezes, irão interferir significativamente na evolução e no prognóstico do quadro.

É essencial investigar também como a pessoa era ou estava antes da crise, seu grau de ajuste prévio, as defesas e os recursos mentais que empregava para manter seu equilíbrio. Sua forma de relacionamento anterior com as pessoas mais significativas em sua vida, especialmente na família e no trabalho, também ajuda a compreender a vida de relação daquela pessoa que está diante de nós expressando, frequentemente, algum tipo de ruptura nessa rede de significados e relações. Da mesma maneira, devem-se investigar modos anteriores de adoecer, ou seja, como a pessoa adoeceu antes, que sintomas ela teve, como lidou com eles, como saiu ou não da situação, que medida mais ajudou na ocasião.

O exame do estado mental

O exame do estado mental é parte fundamental da avaliação da pessoa. Diversas áreas merecem atenção e devem ser analisadas no atendimento de uma pessoa com problemas de saúde mental. As principais são atenção, sensopercepção, representações, memória, orientação, consciência, pensamento (juízo, raciocínio), linguagem, afetividade, inteligência e atividade voluntária (conduta).[8] Elas podem ser agrupadas em uma fórmula mnemônica conhecida pelas suas iniciais, ASMOCPLIAC (atenção, sensopercepção, memória, orientação, consciência, pensamento, linguagem, inteligência, afetividade, conduta).

A *atenção* sofre alterações em quase todos os transtornos mentais. Entre as alterações da atenção podem estar: aprosexia (ausência total de atenção); distração (dificuldades na fixação da atenção); hipoprosexia (enfraquecimento acentuado da atenção, como nos quadros depressivos); hiperprosexia (aumento quantitativo da atenção, como nos quadros paranoicos).

O termo *sensopercepção* condensa dois aspectos: as sensações e as percepções. Quanto às primeiras, informam os efeitos dos estímulos sobre os órgãos dos sentidos, estímulos que podem ser externos (luz, som, etc.) ou internos (p. ex., sensibilidade visceral, dor em um órgão). Entre suas alterações, estão aumento de sensibilidade (hiperestesia), sua diminuição (hipoestesia), sua supressão completa (anestesia) ou redução da sensibilidade especificamente quanto à dor (analgesia). São fenômenos comuns nos quadros neuróticos, como na anestesia em luva dos histéricos, descrita por Charcot no século XIX.

A percepção diz respeito ao ato pelo qual uma pessoa toma conhecimento consciente de objetos do meio exterior. Quando há alterações da percepção, elas se manifestam pelas ilusões e pelas aberrações perceptivas sensoriais (p. ex., o uso de mescalina faz as cores serem percebidas de forma mais vibrante do que realmente são).

As representações, como o nome indica, são reapresentações de percepções passadas, oriundas da síntese perceptiva originada nas sensações. A patologia das representações está vinculada à produção de alucinações e pseudoalucinações, em que o estímulo sensorial é percebido sem que tenha sido verdadeiramente produzido no meio externo. As alucinações podem manifestar-se nos mais diversos quadros clínicos, mas sempre indicam uma perturbação grave das funções mentais. Elas podem ser visuais, auditivas, táteis ou de contato, olfativas, gustativas, cinestésicas (relacionadas ao movimento e ao equilíbrio) e cenestésicas (sensações anormais em determinadas partes do corpo, como formigas caminhando por debaixo da pele).

A *memória* é investigada em suas alterações, que podem ser quantitativas ou qualitativas. Entre as quantitativas se encontram a hipermnesia (sua acentuação) e a hipomnesia, ou amnesia (graus diferentes de perda da memória, por sua diminuição). A amnesia pode ser anterógrada, para fatos recentes (por dificuldade de fixação: geralmente ocorre após alguma causa patológica), ou retrógrada, aquela que acontece para fatos passados, anteriores ao surgimento de um transtorno (p. ex., um acidente vascular cerebral). Pode haver a perda da memória de um pequeno e limitado período de tempo até a perda da memória dos fatos de uma vida inteira. A amnesia retrógrada pode ser também de origem psicogênica, devido a traumas graves. Amnesias também podem ser transitórias ou lacunares.

A pesquisa sobre a *orientação* está diretamente ligada às noções de espaço e de tempo. Ela dirá se a pessoa se apresenta orientada no tempo e no espaço, ou em relação a si própria ou aos demais e ao ambiente. A desorientação pode ser autopsíquica (em relação a si próprio) ou alopsíquica (em relação aos demais e ao ambiente). Nas alterações da orientação, também se situam os desdobramentos de personalidade e os casos de despersonalização, ou de estranheza quanto a si próprio.

A *consciência*, do ponto de vista psicológico, é um processo de coordenação e de síntese da atividade psíquica. Ela apresenta dois aspectos: o subjetivo e o objetivo. Em relação às suas alterações, pode estar lúcida, obnubilada (diminuição do grau de clareza do sensório, com lentidão da compreensão, dificuldades de percepção e elaboração dos estímulos sensoriais) ou mesmo comatosa, geralmente acompanhada de manifestações neurológicas. Pode ocorrer confusão mental, acompanhada de agitação psicomotora ou delírios oniroides (p. ex., os delírios febris de certas doenças infecciosas). Podem ocorrer alterações na consciência do eu, como estados de êxtase, de transe ou de possessão.

O *pensamento*, ou raciocínio (que, em psicologia, é o equivalente ao pensar), tem diversos elementos, podendo ir de um pensar elementar (ideias vagas, casuais e irregulares, sem lógica ou utilidade, como em alguns devaneios) a uma forma superior de pensar (como um ato reflexivo, uma sucessão lógica de ideias, encadeadas coerentemente).

As alterações do pensamento podem ser de vários tipos:

Inibição do pensamento (geralmente associada à lentidão de todos os processos psíquicos e do curso do pensamento) ▶ pode ser acompanhada de um sentimento subjetivo de incapacidade, com dificuldades na compreensão e lentidão na articulação das respostas.

Fuga de ideias ▶ perturbação da expressão do pensamento, sem que se consiga chegar a uma conclusão do raciocínio.

Pensamento vago ▶ sintoma de difícil conceituação, mas cujas características são pensamento ambíguo, equívoco, obscuro.

Interceptação do pensamento, compulsão a pensar ▶ "pensamentos que se atropelam dentro da cabeça", pressa de pensar.

Concretismo do pensamento ▶ pensamento incapaz de produzir conteúdo simbólico, pouco capaz ou até mesmo incapaz de subjetivação.

Pensamento derreísta ou mágico ▶ o oposto do pensamento realista, aquele com base em dados da realidade.

Pensamento obsessivo ▶ intromissão indesejável de um pensamento no campo da consciência de maneira insistente e repetitiva, percebido pela pessoa como um incômodo ou mesmo como irreal.

Perseveração ▶ repetição automática e frequente de representações verbais e motoras.

Pensamento prolixo ▶ pensamento que produz um excesso de conteúdos para uma ideia relativamente simples, que poderia ser expressa com bem menos termos sem prejuízo do significado.

Pensamento oligofrênico ▶ pensamento típico de quem apresenta dificuldades cognitivas, como aquelas presentes no retardo mental (ver "Concretismo do pensamento").

Pensamento demencial ▶ pensamento presente nos quadros demenciais, que se mostra desorganizado em maior ou menor grau, incoerente, concreto, pouco ou nada realista.

Incoerência do pensamento

Outro elemento associado à avaliação do pensamento é o "juízo" – aquilo que estabelece a relação entre dois conceitos, respeitando as lógicas formais do pensamento. A peculiaridade do juízo é ser um pensamento enunciativo, asseverativo. As alterações do juízo se expressam, por exemplo, nos delírios e seus subtipos – delírios de perseguição, de relação, de influência, de ciúme, de grandeza. O delírio parte de uma premissa falsa, que origina um juízo falso e que não pode ser corrigido por meios racionais. A perda do juízo de realidade origina o delírio, pela perda da capacidade de discernir o real do não real.

A *linguagem* é a forma de expressão do pensamento, o elo final da cadeia que se inicia com a percepção dos estímulos. Por essa razão, quando existem perturbações do pensamento, elas se expressam na linguagem. As alterações da linguagem podem ser divididas basicamente naquelas de natureza orgânica e nas de natureza funcional. Entre as orgânicas, podem-se encontrar a disartria (dificuldade de articular as palavras por problemas nos músculos que intervêm na articulação da fala), a dislalia (que pode ser tanto orgânica quanto funcional) e as afasias (incapacidade de expressar o pensamento por meio das palavras orais ou escritas).

Entre as principais alterações funcionais, encontra-se a logorreia, também chamada de taquilalia, que representa uma forma de incontinência verbal, comum nos quadros de agitação psicomotora ou de hipomaníacos e maníacos. Seu oposto é a bradilalia, que é a diminuição da velocidade de expressão (como resultado de lentificação dos processos psíquicos). O mutismo também é uma forma de alteração da linguagem, caracterizada pela ausência de linguagem oral, que pode ser de causa orgânica ou funcional.

A *inteligência* é mensurada por meio de testes psicológicos específicos, mas pode, na clínica, ser avaliada empiricamente pela anamnese das aquisições cognitivas e intelectuais obtidas ao longo da vida, tais como o nível de escolaridade alcançado, a dificuldade ou a facilidade para alcançá-lo, as habilidades laborais adquiridas apenas para tarefas mais simples ou atividades profissionais mais elaboradas e complexas.

A *afetividade*, isto é, a capacidade de expressar sentimentos e emoções, compreende – além desses – os estados de ânimo, de humor e as paixões. Assim, as principais alterações poderão ser a hipertimia, a hipotimia, a apatia ou a indiferença afetiva, os sentimentos de insuficiência (como na depressão, em que a pessoa se desvaloriza), os sentimentos de irritabilidade patológica, de instabilidade afetiva, de incontinência emocional ou ambivalência. Os sentimentos podem ser adequados ou inadequados para determinada situação ou contexto. Um dos afetos mais importantes encontrados na clínica é a angústia ou a ansiedade, que deve ser diferenciada do temor relacionado a um determinado objeto. A angústia refere-se a um temor sem objeto e, por vezes, sem uma base realista consciente.

O comportamento, ou *conduta*, depende de uma série de processos psíquicos conscientes (percepção, ideias, sentimentos, etc.), que determinarão a direção e a intensidade da ação, de acordo com um objetivo consciente ou não. Suas alterações poderão variar de estados de excitação motora, de ausência ou diminuição da atividade motora (hipobulia ou abulia). Quando a atividade está diminuída ao máximo, encontram-se os estados de estupor (que pode ser de natureza melancólica, catatônica, histérica, etc.). O negativismo, tendência permanente contra as solicitações do mundo exterior, é outra das alterações da conduta encontradas em diversas patologias vistas na clínica.

Em suma, ao fazer a abordagem da pessoa, o médico deve:

- Perceber a comunicação verbal e não verbal da pessoa que busca ajuda.
- Perceber a própria reação emocional imediata às comunicações da pessoa.
- Aprofundar o motivo do atendimento.
- Verificar a existência de conflitos/perdas.
- Questionar/relacionar com problemas orgânicos.
- Avaliar a situação de vida antes do conflito.
- Avaliar e descrever os achados do exame do estado mental.

Exemplo de um exame do estado mental na consulta

Maria, 50 anos, professora aposentada (clinicamente, a inteligência parece na média ou superior), perdeu dois filhos em um acidente há cerca de 6 meses. Agora, ela procura a unidade de saúde com queixas de muita tristeza (alteração do afeto), de pessimismo e desesperança (alterações do pensamento), às vezes com muita irritabilidade (alteração do afeto), passa dias na cama sem sequer levantar para fazer as refeições (alteração do comportamento) e tem tido ideias de tirar a própria vida por achar que atrapalha a vida dos filhos (alteração do pensamento), embora não tenha um plano definido para isso.

Fala de forma lenta (alteração da linguagem), mas não se mostra obnubilada (exame do estado de consciência sem alterações aparentes), e mostra-se desatenta às intervenções verbais do médico de família. Diz que não tem prestado atenção em nada (alteração da atenção) e que anda muito esquecida. No entanto, lembra-se de todas as medicações que está tomando, e de vários detalhes de sua vida atual e pregressa (teste de memória íntegro). Em dado momento da consulta, pergunta onde está (alteração da orientação), e pergunta se o profissional também está vendo aquele anjo negro que está de pé próximo ao canto do consultório, e que agora ele está falando coisas em uma língua que ela não entende (alterações da sensopercepção). Sente-se perseguida por ele, que quer levá-la para o inferno (alteração do pensamento).

O profissional elabora uma lista de problemas, com o auxílio do exame do estado mental (ver próximo tópico) e faz o diagnóstico de episódio depressivo grave com sintomas psicóticos.

Organizando os dados coletados: a lista de problemas em saúde mental

Como em qualquer consulta médica, uma vez tendo-se coletado adequadamente os dados de história, a elaboração de uma lista de problemas é o próximo passo (sobre a lista de problemas, ver Cap. 49, Registro de saúde orientado por problemas).

Em breves palavras, quais as vantagens de trabalhar com uma lista de problemas, em vez de com o método de formulação de hipóteses diagnósticas?

Basicamente, é a forma como se constrói o pensamento clínico que muda de uma para outra. Na lista de problemas, há um trabalho intelectual prático e com método, ao passo que na hipótese diagnóstica por tentativa, há uma premissa um tanto mágica, quase onipotente, de que o médico tem uma resposta pronta, restando apenas ver se os achados, quando agrupados, a confirmam. O problema é que, em caso negativo, perde-se tempo e, às vezes, a clareza de pensamentos sobre o material clínico, e na lista de problemas isso não acontece, porque se segue passo a passo a construção de um processo diagnóstico, expressão clínica de um processo de pensamento e raciocínio que ocorre internamente no profissional.

Como se define o que é um problema? Ele poderia ser definido como tudo aquilo que o médico ou a pessoa definirem como um problema a ser abordado ou solucionado, independentemente de sua natureza.

Um exemplo da importância do trabalho com lista de problemas na avaliação da saúde mental da pessoa e de como ela pode impedir que determinados problemas passassem despercebidos ao médico de família poderá ser mais esclarecedor:

> Comparece à consulta uma senhora por volta de seus 50 anos, para falar de seu filho adotivo, um menino de 8 anos de idade, que está apresentando – segundo ela – problemas de comportamento na escola, como indisciplina, pouco empenho nos estudos e notas cada vez mais baixas.
>
> Após cerca de 30 minutos de entrevista com a mãe adotiva, obteve-se o seguinte relato: Carlos era o segundo filho de uma mãe solteira, que engravidou em uma relação sexual ocasional. Desde a gravidez, foi rejeitado e oferecido em adoção aos 13 dias de vida, pois a genitora não o queria em hipótese alguma.
>
> No colo da mãe biológica, nesses 13 dias em que ficou sob seus cuidados, era muito inquieto e chorava sem parar, vomitava tudo o que ingeria, mas quando a mãe adotiva o tomou nos braços pela primeira vez, e o fez com cuidado e carinho, acalmou-se e passou a não mais vomitar o leite que lhe era oferecido.
>
> A mãe adotiva tinha peculiaridades de personalidade que vale mencionar. É uma mulher que nunca se casou ou teve vida de casal, tendo resolvido adotar uma criança para não ficar só, logo após a morte de sua mãe, e não por sempre ter desejado um filho e uma família. Sentia-se "inútil como uma árvore seca", que não havia dado frutos, e não queria morrer assim.
>
> Carlos sempre foi uma criança muito quieta e isolada, que não falava e não controlava os esfíncteres, o que só conseguiu por volta dos 5 anos de idade. Até aí apresentou enurese (perda involuntária de urina) e encoprese (perda involuntária de fezes). Costumava esconder-se no vão de um roupeiro para defecar, em uma espécie de ritual. Atualmente, voltou a ter enurese noturna. Tem grandes dificuldades de relacionamento, sendo muito retraído, avesso ao contato social com outros de sua idade, muito violento e agressivo quando contrariado, com escassa tolerância à frustração, marcada instabilidade emocional, passando do choro ao riso em poucos instantes, intolerância aos limites, além de patologias psicossomáticas, como asma e alergias cutâneas, que aparecem ou se exacerbam em momentos de maior crise emocional. Na escola, tem baixo rendimento, é desatento e displicente, provocador com as professoras, apesar de parecer muito inteligente.
>
> A esse respeito, diga-se também que o menino vive – na escola ou em casa – em um universo de figuras femininas, com completa ausência da figura paterna ou masculina, o que contribui para sua falta de identificação masculina e ausência de limites.

Por tudo o que foi descrito, a lista de problemas desse caso deveria conter, no mínimo:

a. Rejeição da mãe biológica.
b. Ausência de pai ou da figura paterna substituta.
c. Adoção por uma mulher sem noção, ela própria, de uma família parental bem constituída.
d. Enurese.
e. Encoprese.
f. Mutismo eletivo.
g. Isolacionismo.
h. Labilidade emocional.
i. Dificuldades escolares na área do comportamento.
j. Sintomas psicossomáticos.

Se o médico não compilasse essa lista de problemas, pensaria que o menino poderia apresentar uma patologia mental mais ampla e mais grave do que já seria a depressão infantil por si só. Situações como essa não são incomuns, evidenciando a necessidade de melhorar sempre a coleta e o registro dos dados, pois irão facilitar muito o raciocínio clínico, a partir de uma lista de problemas coerente e consistente. A capacidade de raciocínio clínico, especialmente na área da saúde mental, não é uma aquisição inata ou adquirida nos bancos da faculdade, precisando e podendo ser construída e melhorada a cada dia, na medida da evolução pessoal e profissional de cada médico.

Construindo uma hipótese diagnóstica

Fazer um diagnóstico em saúde mental nem sempre é fácil para o médico de família e comunidade, mas, por outro lado, é perfeitamente viável e sem tantos mistérios, não sendo – em hipótese alguma – uma tarefa que competiria apenas ao especialista em saúde mental.

Assim, partindo do pressuposto que os passos anteriores tenham sido seguidos adequadamente, isto é, tendo sido feita uma boa história e uma coleta de dados abrangente e compreensiva, e que isso tenha levado à construção de uma adequada lista de problemas, coerente com os dados coletados, o próximo passo lógico nessa sequência – se ainda não se chegou a uma hipótese de trabalho – é fazer um estudo inicial, buscando ajuda nos livros e na troca de ideias com colegas, em vez de ceder à tentação fácil do referenciamento.

São de particular utilidade para esse fim os instrumentos de classificação e diagnóstico atualmente usados (*Classificação internacional de atenção primária* [CIAP-2], para a classificação inicial, e *Classificação internacional de doenças* [CID-10], para detalhamento). Estes, embora sejam basicamente instrumentos de referência nosológica, podem sugerir pistas a serem mais bem estudadas em algum livro de consulta utilizado regularmente pelo médico de família, seja ele um manual de consulta rápida em psiquiatria ou um livro-texto, especializado ou não.

O procedimento descrito até agora permitiria ao médico os elementos básicos necessários para a construção de uma hipótese diagnóstica, com a qual pudesse se sentir seguro para trabalhar, no sentido de tentar aliviar o sofrimento psíquico de quem o procura.

A forma mais fácil e objetiva para o médico de família e comunidade é, inicialmente, fazer um diagnóstico sindrômico (síndrome ansiosa, síndrome depressiva, síndrome psicótica, etc.). Esse diagnóstico, seja ele sindrômico ou etiológico, é apenas inicial, podendo-se e devendo-se ir um pouco além para se obter uma compreensão mais ampla da pessoa em sofrimento. Essa compreensão é chamada psicodinâmica, referindo-se à dinâmica psíquica em seu sentido mais amplo, ou seja, às formas habituais ou principais de funcionamento daquela pessoa em várias áreas de sua vida, sejam elas pessoais (tanto objetivas, quanto subjetivas), sociais ou profissionais. Isso inclui o grau de evolução cognitiva e mental alcançado, a forma habitual de a pessoa relacionar-se consigo mesma e com os demais, seus desejos e expectativas (fantasiosas ou realistas), os conflitos gerados entre esses desejos e expectativas e a realidade, as defesas que utiliza para lidar com as dificuldades e as frustrações, os investimentos afetivos que são capazes de fazer para alcançar determinados objetivos, e assim por diante.

O médico de família deveria ter – idealmente falando –, além dos conhecimentos básicos de saúde mental, uma experiência de vida tão rica e variada quanto possível, que lhe permitisse reconhecer e ter empatia com diferentes constelações de experiências emocionais e vitais, da forma mais aberta possível.

Assim, estaria apto a desenvolver uma conexão e estabelecer uma relação de confiança com a pessoa, o que é essencial para seu retorno, para que outros encontros possam acontecer e para que o cuidado continuado se estabeleça.

Definir expectativas para a terapia e construir motivação também é crucial, assim como tratar de assuntos de natureza administrativa (contrato de funcionamento). É o momento para se decidir se a terapia deve ser individual, de grupo ou familiar, cognitivo-comportamental ou de orientação psicanalítica.[7] Se os problemas surgem na época das transições familiares, devem fazer o médico considerar o papel da família. "A terapia individual pode ser útil quando as pessoas identificam algo sobre si mesmas que tentaram em vão mudar e o ambiente social parece ser estável".[9]

Em resumo, para o estabelecimento de um plano inicial de abordagem, são necessárias as seguintes atitudes:[7]

- Construir uma lista de problemas.
- Conhecer a história dos problemas e o tratamento prévio e corrente.
- Conceitualizar o caso/buscar classificar as queixas/diagnosticar.
- Estabelecer objetivos de curto e longo prazo.
- Selecionar a modalidade de tratamento, os objetivos e as intervenções.
- Estimar o tempo e a frequência do tratamento.
- Considerar necessidades de referenciamento e os recursos externos disponíveis.

Passos a seguir no manejo da pessoa com transtorno mental

Seguindo a sequência de raciocínio descrita, o próximo passo lógico, após a construção de uma hipótese diagnóstica, nosológica e psicodinâmica, é o estabelecimento de um plano de abordagem desses aspectos. Este deve ser objetivo e adequado às hipóteses construídas e às circunstâncias presentes no contexto do atendimento (nível intelectual, capacidade de *insight*, motivação para o tratamento, recursos financeiros e de tempo, etc.).

Por exemplo, não adianta propor uma terapia de longa duração, voltada para o *insight* – capacidade de obter uma compreensão profunda e intuitiva de si – a uma pessoa sem motivação para um empreendimento dessa ordem ou sem recursos para tal. Da mesma forma e pela mesma razão, a pura e simples prescrição de um antidepressivo a uma pessoa deprimida, sem a menor noção dos fatores desencadeantes do quadro, provavelmente não terá a eficácia desejada.

Tomando-se como exemplo uma pessoa com depressão moderada, que apresente fator desencadeante conhecido, sofrimento psíquico considerável, boa motivação para o tratamento, capacidade de *insight* e sintomas orgânicos de depressão (como perda de peso, insônia, despertar precoce), um hipotético plano de tratamento poderia incluir uma psicoterapia que fosse dirigida a investigar o significado emocional dos fatores desencadeantes e a ajudar a pessoa na compreensão das causas psicológicas da sua depressão e de seus significados (a relação dos eventos psicológicos com o quadro atual e os sintomas apresentados). Nesse caso, poderia ser feita uma prescrição de antidepressivo, para uma recuperação mais rápida dos sintomas depressivos.

Caso se queira ainda subdividir o plano de atuação, este poderia ser formulado desta maneira:

1. **Plano diagnóstico:** obter mais informações sobre a época e o contexto pessoal e profissional da pessoa no início de sua depressão.
2. **Plano terapêutico:** psicoterapia breve, voltada à compreensão dos fatores desencadeantes, mostrando sua relação com o desenvolvimento da depressão e com os sintomas atuais; prescrição de antidepressivo inibidor seletivo da recaptação da serotonina, visando a um esbatimento e a um controle mais rápido dos sintomas depressivos.
3. **Plano educacional:** fornecer à pessoa e aos familiares a compreensão de que a depressão é uma doença potencialmente tratável e para a qual se espera uma evolução favorável com o tratamento.

Resumo do processo de avaliação (dicas)

O que se segue é um panorama resumido do processo de avaliação e atendimento da pessoa com problema emocional ou mental. Não há, obviamente, a intenção nem a condição de se criar uma fórmula, porque a avaliação é sempre um processo dinâmico, envolvendo muitas variáveis, tanto por parte do médico quanto da pessoa.

Os dois primeiros tópicos são pré-requisitos fundamentais para qualquer tentativa de avaliação que se queira empreender:

- Conhecimentos básicos de psiquiatria e de temas de saúde mental.
- Motivação para o atendimento de problemas emocionais (atitude empática e compreensiva ao escutar).

Seria desejável agregar a esses dois itens um razoável *insight* (conhecimento interno) dos próprios sentimentos e conflitos, bem como certo grau de tolerância para com as próprias imperfeições e as dos demais. Os demais tópicos consistem em:

- Coleta criteriosa de dados relevantes, iniciando pelo motivo da busca de tratamento atual (geralmente algum tipo de perda ou ameaça de perda, real ou imaginada).

- Investigação do fator desencadeante da crise (início, contexto, evolução, significados para a pessoa).
- Lista de sinais e sintomas presentes no momento e no passado.
- As pessoas – por várias razões – são relutantes em falar de seus problemas emocionais. Por isso, durante a entrevista, deve-se estar atento para respostas vagas ou evasivas. Tenha como regras o seguinte:
  - Faça mais perguntas abertas do que fechadas e específicas.
  - Procure compreender e reconhecer as respostas da pessoa.
  - Seja sensível às emoções da pessoa.
  - Preste atenção à linguagem corporal e ao tom de voz.
  - Permita à pessoa expressar livremente suas emoções.
  - Garanta a confidencialidade das informações.
  - Evite ser preconceituoso.
  - Quando não souber o que dizer, aguarde em silêncio, escutando ativamente.
  - Pergunte mais do que dê respostas ou explicações, pelo menos no início da entrevista.
  - Esmiúce cada informação que pareça relevante, e as irrelevantes também.
  - Coloque as informações coletadas dentro de um contexto mais amplo, que envolva os sintomas, o tempo, as relações entre as pessoas, etc.
  - Quando quiser dizer algo, como um entendimento ou uma interpretação, e não tiver certeza de sua correção ou momento (*timing*), faça-o na forma de pergunta.
  - Ao falar, faça-o como quem oferece algo, não como quem impõe.

Uma vez de posse dos dados relevantes, pode-se fazer um diagnóstico inicial no mínimo sindrômico, com base nos sintomas e no funcionamento mental predominante encontrado:

- Sem transtorno mental, mas com sintomas (conflito psíquico).
- Crise evolutiva normal, com sintomas (geralmente com ansiedade ou depressão).
- Reações de ajustamento a situações vitais estressantes.
- Transtorno mental sem perda do juízo de realidade.
- Transtornos afetivos (alterações no humor).
- Transtornos de personalidade (padrões de comportamento cronicamente inadequados):
  - Abuso de substâncias.
  - Transtornos de ansiedade (fobias, transtorno obsessivo-compulsivo, etc.).
  - Transtorno de estresse pós-traumático.
  - Outros.
- Transtorno mental com perda do juízo de realidade:
  - Psicoses funcionais (esquizofrenia).
  - Psicoses orgânicas (por drogas, metabólicas, traumáticas, tumores, etc.).
  - Transtorno afetivo com sintomas psicóticos.
  - Demências (senil, mal de Alzheimer).
- Outras situações:
  - Problemas de desenvolvimento e de aprendizado (em crianças).
  - Retardo mental.
  - Outros.

Algumas dicas práticas, em caso de múltiplos transtornos (quando mais de uma doença está presente), incluem:

- O tratamento do alcoolismo antes, se estiver presente.
- A presença de sintomas depressivos faz com que o tratamento da depressão seja prioritário em relação à ansiedade ou a sintomas somáticos inexplicados.
- Se sintomas ansiosos estiverem presentes, o foco do tratamento deve ser na ansiedade mais do que em sintomas somáticos inexplicados, pois estes aumentam quando ambos os problemas estão presentes.

Opções para o médico de família e comunidade após a avaliação diagnóstica

De acordo com o estudo canadense citado,[6] existem quatro padrões de manejo dos médicos de família para os casos em que há um componente de saúde mental:

1. Sozinho, maneja a situação.
2. Dá o atendimento continuado com o auxílio e apoio de um profissional de saúde mental.
3. Referencia a pessoa a um psiquiatra ou serviço psiquiátrico para consulta.
4. Referencia a pessoa a um psiquiatra, para que este faça o seguimento ambulatorial ou hospitalar, se esse for o caso.

Se o médico de família for manejar sozinho o caso, ele poderá optar por um atendimento preferencialmente farmacoterápico, psicoterápico, ou ambos combinados. A psicoterapia deverá ser de preferência breve e de apoio, tanto individual quanto em grupo, de casal ou de família. A modalidade psicoterápica será utilizada de acordo com a capacitação e o treinamento do profissional (cognitivo-comportamental, psicodinâmica, individual ou grupal, etc.).

Essa abordagem mais integrada, realizada em um ambiente de interesse e empatia, já terá, para a pessoa, implicações terapêuticas. Desde o início, ela sentirá o profissional como alguém comprometido com um trabalho conjunto, na busca de alívio para sofrimentos que, às vezes, nem ela entende de onde se originam, frequentemente expressos em sintomas físicos ou associados a eles.

A pessoa que está buscando atendimento não está procurando um psiquiatra; está procurando, na figura do médico de família, alguém que a alivie de seus sofrimentos, sejam eles quais forem e venham de onde vierem. Pode-se dizer que, sem saber, está procurando o terapeuta que deveria existir dentro do médico de família e comunidade.

REFERÊNCIAS

1. McWhinney IR, Freeman T. Manual de medicina de família e comunidade. 4. ed. Porto Alegre: Artmed; 2018.

2. Brasil. Ministério da Saúde. Saúde mental e atenção básica: o vínculo e o diálogo necessários [Internet]. Brasília; 2003 [capturado em 20 dez. 2011]. Disponível em: http://portal.saude.gov.br/portal/arquivos/pdf/diretrizes.pdf.

3. Shepherd M, Cooper B, Brown AC, Kalton G. Psychiatric illness in general practice. London: Oxford University; 1966.

4. World Health OrganizationThe introduction of a mental health component into primary health care [Internet]. Geneva: WHO; 1990 [capturado em 26 mar. 2018]. Disponível em: http://whqlibdoc.who.int/publications/924156136x.pdf.

5. Nickels MW, McIntyre JS. A model for psychiatric services in primary care settings. Psychiatr Serv. 1996;47(5):522-526.

6. Kates N, Craven M, Bishop J, Clinton T, Kraftcheck D, LeClair K, et al. Shared mental health care in Canada. Can J Psychiatry. 1997;42(8):suppl 12.

7. McDaniel SH, Campbel TL, Hepworth J, Lorenz A. Family-oriented primary care. 2nd ed. New York: Springer; 2005.

8. Paim I. Curso de psicopatologia. 10. ed. São Paulo: EPU; 1986.

9. Nichols MP, Schwartz RC. Terapia familiar: conceitos e métodos. 7. ed. Porto Alegre: Artmed; 2007.

CAPÍTULO 37

Territorialização

Cleo Borges
Valéria Rodrigues Taveira

Aspectos-chave

▶ A territorialização, nos sistemas de saúde, surge em 1920, com o Relatório Dawson, por solicitação do governo inglês, fruto do debate de mudanças no sistema de proteção social depois da Primeira Guerra Mundial, devido à necessidade de se implantar um sistema de redes no serviço público de saúde.

▶ A territorialização é necessária tanto na implantação de uma nova equipe de saúde da família quanto como ferramenta de estratégia rápida para reconhecimento, identificação e responsabilização sanitária de uma determinada área, para, em seguida, estabelecer um relacionamento horizontal e vertical com outros serviços adjacentes.

▶ A área de abrangência é uma área delimitada geograficamente que determina a responsabilidade sanitária de uma equipe de saúde da família. No entanto, é um espaço que vive em permanente construção, compreendendo sua dimensão econômica, política, cultural e epidemiológica. No Brasil, a recomendação é que cada médico de família e comunidade atenda em torno de 2.000 a 3.500 pessoas.[1]

▶ O território-microárea é uma unidade operacional de um Agente Comunitário de Saúde, em que o objeto é a prática de vigilância à saúde e no qual residem, no máximo, 750 habitantes.[1]

▶ A territorialização é uma ferramenta fundamental para o bom desenvolvimento da prática de um médico de família e comunidade, de acordo com seus princípios. Hoje, ela se associa com algumas ferramentas de abordagem familiar, como genograma e ecomapa.

Teste seu conhecimento

1. A territorialização é:
   a. Uma estratégia para prevenção e promoção à saúde
   b. Uma ferramenta utilizada pelos países subdesenvolvidos para a promoção de saúde
   c. Definida por um espaço territorial independente, que não estabelece relações com outros serviços
   d. O processo de análise territorial visando a uma base organizativa dos sistemas de saúde e do planejamento da vigilância em saúde

2. O conceito de território é:
   a. Rede de ações e serviços de saúde de um município
   b. Espaço territorial coincidente com a divisão administrativa do estado
   c. Espaço limitado político-administrativamente ou por ação de um grupo social
   d. Primeiro nível de assistência individual ou coletiva de uma população

3. No âmbito municipal, podemos identificar os seguintes territórios:
   a. Regiões fronteiriças, município-sede, distrito, área
   b. Distrito, área, microárea, moradia
   c. Módulo assistencial, distrito, microárea, moradia
   d. Território de influência, área, microárea, moradia

4. A unidade operacional do agente comunitário de saúde é:
   a. A área
   b. O segmento territorial
   c. O módulo assistencial
   d. A microárea

5. No Brasil, a agregação espacial de dados com a possibilidade de identificar riscos sociais encontra barreiras pela:
   a. Grande extensão territorial brasileira
   b. Organização não estruturada das cidades
   c. Ausência de profissionais capacitados
   d. Falta de uma base digital de ruas e quadras

Respostas: 1D, 2C, 3B, 4D, 5D

No Brasil, a territorialização é um pressuposto básico da Estratégia de Saúde da Família (ESF), instituído pelo Ministério da Saúde (MS) desde 1994. A Saúde da Família consolidou-se como estratégia para a mudança do modelo assistencial tecnicista vigente, que não correspondia mais às necessidades da população e dos profissionais de saúde, por basear-se na prática hospitalocêntrica, individualista, com uso irracional dos recursos técnicos disponíveis e baixa resolubilidade.

Assim, a ESF foi proposta como modelo de assistência com base na prevenção e na promoção da saúde, com reestruturação dos serviços de saúde e de sua relação com a comunidade (aumentando o vínculo com o indivíduo e com sua família) e com atuação nos níveis de atenção primária, secundária e terciária com consequente melhora da acessibilidade.

A organização territorial dos serviços do Sistema Único de Saúde (SUS) orienta a delimitação espacial, as formas de acesso e a aplicação dos recursos nas unidades. Deve-se ressaltar que a reorientação do modelo passa a direcionar os esforços para o combate às doenças e a vigilância em saúde, no território da unidade de saúde e nos domicílios da população.

As atenções do sistema de saúde se voltam para a família, que passa a ser o instrumento de governo da população, constituindo-se como segmento privilegiado e fonte de informação. A multidisciplinaridade da equipe agrega valores ao desempenho profissional e à atuação coletiva da equipe, que também absorve responsabilidade social e sofre o controle dos gestores e da sociedade.

Com o objetivo maior de realizar a vigilância em saúde, os agentes comunitários de saúde (ACSs) integram a equipe de saúde e realizam o elo entre a comunidade do território da unidade de saúde e os profissionais.

O processo de uma rede regionalizada teve início com o Relatório Dawson,[2] publicado em 1920, após a Primeira Guerra Mundial, devido à solicitação do governo inglês, no intuito de buscar formas de organizar a provisão de serviços de saúde à população de uma dada região. As propostas de mudança se tornaram necessárias para garantir à população o acesso à saúde, devendo a organização dos serviços médicos ser ampliada e distribuída conforme a necessidade da comunidade. Assim, propunha aliar medicina preventiva e curativa, abrangendo tanto a medicina individual como a de comunidade. Dawson introduziu a territorialização, ausente nos sistemas de seguro social, apontando as necessidades de articulação da saúde pública.[3] O relatório Dawson tem sido considerado um dos primeiros documentos que sintetizou um modo específico de pensar políticas públicas de saúde mediante a criação de Sistemas Nacionais.[2]

Em 2006, pesquisadores ligados ao Consórcio Hospitalar da Catalunha utilizaram o critério de afiliação da população para classificar os sistemas ou redes integradas em dois tipos: (1) população definida pelo território, com gestão de uma autoridade sanitária; e (2) população definida por afiliação voluntária, como nos países onde se estabeleceu um mercado para a saúde.

Conforme as diretrizes organizacionais do SUS, no Brasil, as ações e os serviços de saúde passaram a integrar uma rede regionalizada, hierarquizada e descentralizada. Essa descentralização de ações e de serviços para os municípios gerou a necessidade de se limitar cada sistema de saúde com base no território e na população definida. Nessa lógica, observa-se claramente que o referencial teórico de redes regionalizadas remete ao modelo de Dawson. Na atenção primária à saúde (APS), é ideal que se realizem programações estratégicas, a curto e longo prazo, para melhoria das ações em saúde. Assim, a operacionalização do conceito de território adquire múltiplos sentidos, o que pode ser verificado pela participação de geógrafos e de estudos intersetoriais da área de uma unidade de saúde da família.

Cada Unidade Básica de Saúde (UBS) tem um espaço delimitado com determinadas características, naturais ou elaboradas pelo homem, que definem o ambiente e influem no processo saúde-doença da população. Essa relação é um passo importante para a incorporação de conceitos e práticas da geografia na Saúde da Família. Isso torna o território um arquivo de atributos da população e um lugar de responsabilidade e de atuação compartilhada.

A territorialização é um processo de apropriação por atores sociais de uma área geográfica delimitada, considerando-se o perfil epidemiológico, social, cultural, político e administrativo desse espaço e que está em constante mutação.

A territorialização é um aspecto fundamental para o desenvolvimento de uma prática da medicina de família e comunidade (MFC) de acordo com seus princípios:

I Princípio. A MFC é influenciada pela comunidade: o médico de família e comunidade deve apresentar habilidade para responder e adaptar-se às mudanças de situação e à diversidade de situações clínicas de acordo com as necessidades das pessoas e utilizando-se dos recursos disponíveis, assim como utilizar-se da rede de serviços secundários e terciários com critérios.

II Princípio. O médico de família e comunidade é o recurso de uma população definida; por isso, ele tem uma responsabilidade para assegurar melhoria nas condições de saúde dessa população, em especial daquelas com maior risco social, com a possibilidade de avaliar, planejar estratégias e implementar ações de prevenção e de promoção à saúde, individuais e coletivas da população.

A associação de algumas ferramentas de abordagem familiar (tais como genograma e ecomapa) na territorialização reforça e auxilia o diagnóstico comunitário, o qual é etapa fundamental no trabalho do médico de família e comunidade. Resumindo e mostrando de forma geográfica informações úteis para o acompanhamento do paciente, essa associação permite visualizar recursos disponíveis, identificar relações que podem ser trabalhadas, além de otimizar e fortalecer vínculos.

Territorialização: base para a operacionalização da vigilância em saúde

O objetivo do processo de territorialização é permitir que as necessidades e os problemas dos grupos sejam definidos, possibilitando o estabelecimento de ações mais apropriadas e resolutivas. Para a construção de um processo de trabalho em um sistema local de saúde, é apropriado o conhecimento do território e de sua dinâmica, materializando as relações humanas, as necessidades e os problemas de saúde e as ações intersetoriais.

A territorialização é uma condição para a obtenção e a análise de informações sobre as condições de vida e de saúde da população e por meio da qual se podem compreender os contextos de uso do território em todos os níveis das atividades humanas (econômico, social, cultural), produzindo-se dados mais fidedignos que reproduzam a realidade social.

Para a edificação da vigilância em saúde, devem-se avaliar, sob uma ótica situacional, os problemas de saúde e seus fatores determinantes como objeto de intervenção.

As ações de vigilância em saúde, primordialmente, deverão ser estabelecidas sobre uma base territorial local de saúde, levando-se em consideração as relações locais (p. ex., condições sociais, ambientais) e o acesso às ações e aos serviços de saúde.

A territorialização integra o planejamento estratégico situacional – ferramenta básica da vigilância em saúde –, que tem como perspectiva a possibilidade de dar subsídio a uma prática concreta em qualquer dimensão da realidade, indivisível e produzida social e historicamente pelo homem, e que tenha interatividade na formulação de ações políticas visando ao desenvolvimento dos sistemas locais de saúde.

Os problemas e as necessidades da população de um território serão conhecidos a partir de uma coleta sistemática de dados, por meio da qual serão determinadas as populações expostas a risco, os problemas prioritários, as vulnerabilidades e as relações interespaciais que geram necessidade de intervenção.

A elaboração dos diagnósticos territoriais requer dados de condições de vida e saúde da população e está relacionada ao trinômio estratégico "informação-decisão-ação".[4] A informação subentende a obtenção de dados primários e sua sistematização, cujas variáveis devem ser construídas visando à interpretação dos dados e possibilitando o processo de tomada de decisão.

As informações obtidas a partir do território englobam os objetos naturais e elaborados pelo homem, assim como a utilização dos recursos do território pode promover hábitos, comportamentos e problemas de saúde identificáveis.

A partir dos dados coletados e do uso dos conhecimentos da epidemiologia, ocorre o planejamento estratégico de ações, que terão destinação local bem definida em função dos problemas encontrados.

As ações em saúde serão operacionalizadas conforme decisão baseada nos dados coletados e inter-relacionados com os dos profissionais de saúde da própria base territorial e de outros setores do Estado.

O processo de análise do território necessita de informações que reflitam a realidade social, gerando a operacionalização de decisões e ações estratégicas na dimensão do processo saúde-doença que atuem na resolução das necessidades sociais, seja de grupos de risco, seja de agravos, entre outros.

Território

O território é um espaço limitado político-administrativamente ou por ação de um grupo social, em que se edificam e exercitam os poderes do Estado e dos cidadãos, de grande importância para a definição estratégica de políticas públicas.[5] Portanto, o território deve ser relativamente homogêneo, resultado de uma produção histórica, ambiental e social capaz de gerar uma identidade própria com problemas e necessidades sociais.

A partir da contextualização da dinâmica e da identificação dos problemas do território, podem-se verificar situações de risco, planejar, propor e implementar ações para a resolução desses problemas.

Para definir o território, deve-se delimitar a área de atuação dos serviços, analisar o ambiente, a população e a dinâmica social da área e definir relações horizontais com outros serviços e verticais com centros de referência.

Os serviços da saúde devem ser estruturados de modo a se ajustarem às necessidades do território, a fim de se obterem soluções mais adequadas aos problemas na área da saúde.[6]

O SUS foi ordenado de modo a descentralizar o sistema de saúde em subsistemas municipais que obedecem a uma hierarquia administrativa sob a responsabilidade das secretarias estaduais de saúde e o apoio da União.

Aos serviços municipais coube a atenção básica e as ações básicas de vigilância em saúde, bem como a organização em níveis diferenciados de atenção à saúde (primário, secundário e terciário) com capacidades tecnológicas diversas que se complementam, de modo a garantir a resolubilidade e o acesso aos serviços.

No processo de municipalização, podem ser identificados os seguintes territórios:[5]

- Território-distrito: delimitação político-administrativa.
- Território-área: delimitação da área de abrangência de uma unidade ambulatorial.
- Território-microárea: delimitada com a lógica da homogeneidade socioeconômico-sanitária.
- Território-moradia: lugar de residência de uma família.

Território-distrito

A implantação do SUS trouxe a necessidade de regionalização e a municipalização dos sistemas de saúde, propondo-se, para isso, a estruturação de distritos sanitários, que funcionariam como uma unidade operacional básica mínima do Sistema Nacional de Saúde.

O distrito sanitário deveria ter uma base territorial delimitada geograficamente, com uma rede de serviços de saúde dotada de tecnologia, conforme necessidades e características epidemiológicas da população.

O distrito poderia se identificar com o território do município, com parte dele ou, ainda, constituir-se como um consórcio de municípios. O consórcio deveria compor uma rede de municípios para interação de serviços, elegendo o que apresentar maior capacidade tecnológica e resolutiva para ser a sede do distrito sanitário. Desse modo, haveria a construção de uma rede articulada e hierarquizada de serviços de atenção à saúde da população.

O distrito sanitário, originalmente, deve ser resolutivo e atender a todas as necessidades em saúde da população de seu território, abrangendo o cuidado à saúde individual e coletiva, com ações de promoção e prevenção, com assistência ambulatorial especializada, com atenção a situações emergenciais e com internações em um complexo mais especializado.

No primeiro nível, em que se propicia assistência individual e coletiva com prevenção e promoção de saúde, ocorre a demarcação territorial no interior do distrito, uma vez que requer adscrição de clientela e delimitação da área de abrangência das UBS. O segundo e o terceiro níveis de atenção (secundária e terciária) não possuem um recorte territorial definido, porém estão localizados no território do distrito, que pode abranger um município, parte dele ou vários municípios.

A proposta do distrito sanitário possibilita a estruturação dos serviços de saúde no âmbito do Estado, do município, da região, do bairro, da área de abrangência e da microárea, possibilitando cobertura de determinada população.

Essa flexibilidade na organização do distrito sanitário permite o estabelecimento de fluxos organizados de demanda de serviços mais especializados dos municípios menores, dos assentamentos rurais e dos vilarejos, para um município-polo.

Atualmente, os sistemas locais de saúde podem ser estruturados em nível de unidade de saúde, distrito de um município ou da microrregião, e, não havendo um acordo sobre a implantação do fluxo nos diferentes níveis de organização dos serviços, fica a critério de cada profissional, instituição ou gestor de saúde o entendimento e a proposição na estruturação nos sistemas de saúde.

Território-área

O território-área constitui-se na área de abrangência de uma UBS (Figura 37.1).

Os limites da área devem considerar barreiras físicas e vias de acesso e de transporte da população às unidades de saúde. Ela pode abranger metros ou quilômetros, hectares, posições de latitude e longitude ou simplesmente bairros ou ruas.

O território-área é um espaço de determinação da corresponsabilidade pela saúde entre a população e o serviço, assim como o espaço de atuação da UBS.

A *área* para uma Unidade de Saúde da Família (USF) é formada por *microáreas*, nem sempre contíguas, onde atua uma equipe de saúde da família e residem em torno de 2.000 a 3.500 pessoas.[1]

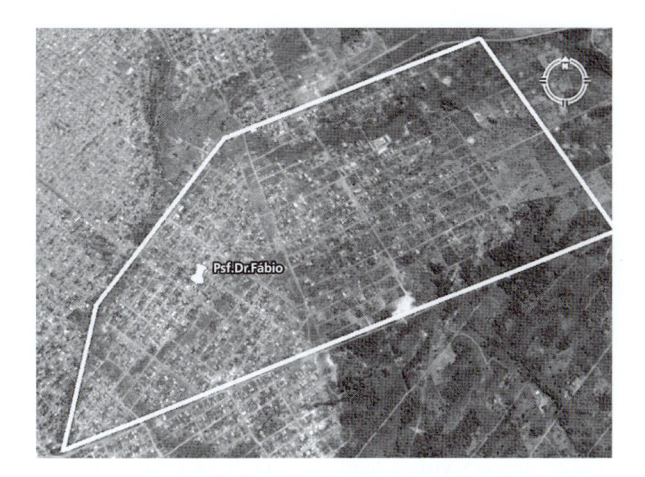

▲ Figura 37.1
Área de abrangência.

A assistência gerada pela pressão da demanda espontânea de população de áreas limítrofes e/ou não assistidas por uma unidade de saúde caracteriza-se pela área de influência.

Território-microárea

O território-microárea é uma subdivisão do território-área. Geralmente, a microárea é assimétrica e delimitada conforme as condições socioeconômicas e sanitárias, de modo a concentrar grupos mais homogêneos, o que facilita a implementação de ações sociais.

O território-microárea tem como objetivo a prática da vigilância em saúde e a melhoria de indicadores de saúde (hipertensos, diabéticos, gestantes cadastradas, número de tuberculosos, hansenianos, etc.).

A *microárea* é formada por um conjunto de famílias que congrega, no máximo, 750 habitantes, constituindo a unidade operacional do ACS (Figura 37.2).

O ACS realiza o cadastro das famílias adscritas em sua base geográfica, identificando e mapeando áreas de maior risco, valendo-se do fato de pertencer à comunidade para estreitar os laços entre a população e os serviços de saúde.

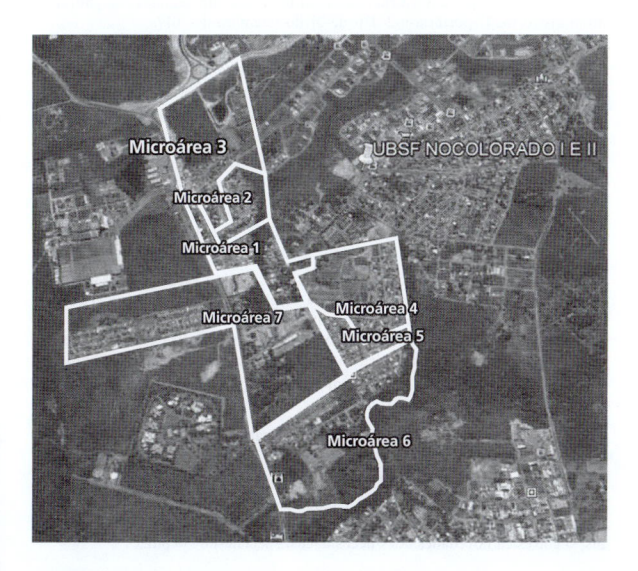

▲ Figura 37.2
Território-microárea.
Fonte: Google Earth.[7]

Território-moradia

O território-moradia (Figura 37.3) instituiu-se no espaço de vida de uma família, alvo de ações de intervenção, conforme a epidemiologia e a fonte de informação. É o objeto da prática da vigilância em saúde.

No início do cadastramento das famílias na ESF, em 1994, considerava-se uma família o conjunto de pessoas que dividiam um mesmo espaço (desde uma casa completa até um quarto de madeira, tenda de plástico ou qualquer espaço físico ocupado por uma família que naquele ambiente constrói um modo de vida). Atualmente, esta base de informações concentra-se na tentativa de formar um prontuário eletrônico único (e-SUS) a partir do cadastro por meio do cartão SUS.[2]

Os territórios-distrito e moradia apresentam um território conceitualmente delimitado, e os territórios-área e microárea apresentam dimensões e população indefinidas, variando para cada UBS e se revelando como extensões de abrangência desta.

Várias ferramentas podem ser utilizadas a partir da territorialização dos serviços da saúde, entre elas georreferenciamento, ecomapa, densidades populacionais e outros.

Sistemas de georreferenciamento

A construção de mapas que possibilitem a geração de indicadores direcionados para a gerência de USFs que alimentem um Sistema de Informação Geográfica mostrou-se viável.

O georreferenciamento do território-moradia permite a agregação espacial de dados que possibilitam a identificação de riscos sociais, mas encontra barreira na falta de uma base digital de ruas e quadras.

É uma realidade brasileira que, por vezes, não é encontrada em países mais desenvolvidos. Ferramentas que têm apoiado de certa forma essa instrumentalização são o Google Maps[8] ou o

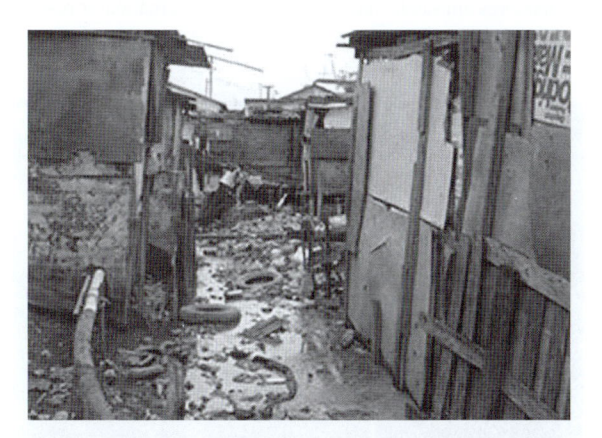

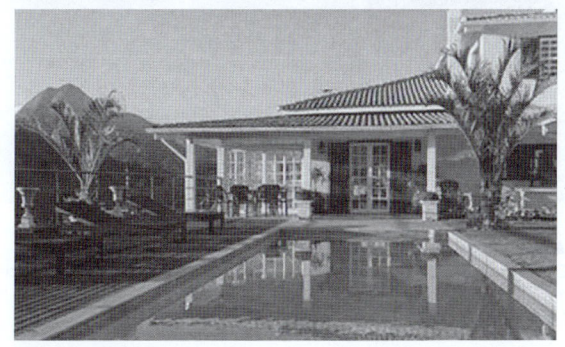

▲ Figura 37.3
Território-moradia.

Google Earth,[7] que trazem uma visibilidade geográfica da área em estudo e, dentro do próprio programa, são feitas inclusões de cada caso em estudo, tal como residência dos moradores com deficiência física, área de difícil acesso, barreiras físicas (avenidas, rios, córregos), casas de pessoas com determinada doença, marcando, assim, as prioridades de cada mapa formado.

Cartografia

É possível utilizar a cartografia como instrumento de orientação, localização, representação de aspectos físicos e humanos e distribuição espacial de fenômenos, como modelo, sistema de comunicação e uma forma de disciplina dos profissionais e da comunidade envolvida (Figura 37.4).

Por meio da cartografia, é possível verificar a importância dos atores sociais, em especial, dos ACSs, que são membros da equipe de saúde e moradores da área de abrangência, e dos líderes comunitários, os quais, em um processo de aliança contínua, contribuem para o processo de territorialização.

Reflexões

O território é um recorte geográfico dinâmico que expressa características demográficas, epidemiológicas, administrativas, políticas, sociais e culturais específicas e a partir do qual os gestores podem planejar e propor ações, bem como melhorar a organização, o controle e a intervenção, conforme as necessidades da população adscrita.

Assim, deve-se reconhecer que o território é palco de vários atores sociais, agregando processos que transgridem seus limites geográficos e capazes de interferir no processo de saúde-doença.

A cobertura integral do território brasileiro pela Saúde da Família possibilitaria acompanhamento, validação e avaliação dos indicadores em saúde mais representativos e uma maior resolubilidade dos problemas na área da saúde.

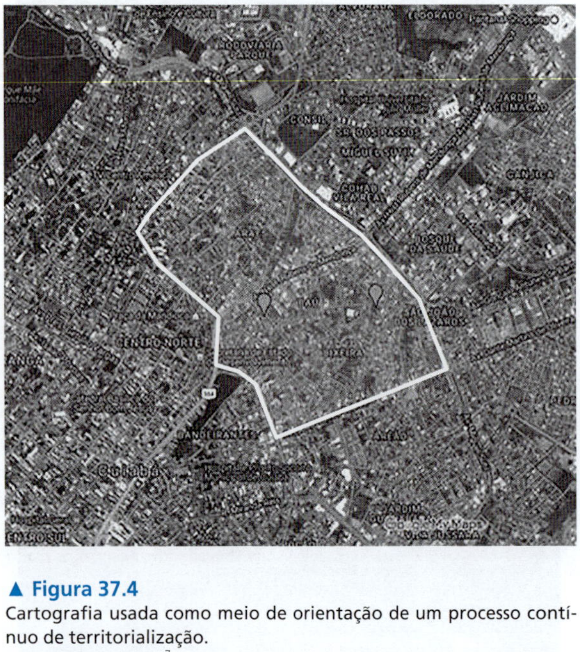

Alguns países desenvolvidos, como Alemanha, Austrália, Bélgica, Canadá, EUA e França, não organizam a APS por área geográfica definida, mas por serviços de saúde de livre demanda, financiados, em parte, pelo governo. Por sua vez, Dinamarca, Espanha, Finlândia, Países Baixos, Reino Unido e Suécia organizam a APS por área geográfica definida. No entanto, essa divisão e essa orientação geográfica, nesses países, têm como função principal um planejamento estratégico de metas a serem atingidas, gastos com serviços em saúde, de acompanhamento de indicadores, referenciamentos a hospitais e outros mais.

A institucionalização da região por um comando único é necessária para que se garantam os direitos e se possibilite a cobrança da responsabilidade sanitária. Existe, em tais países, a independência do usuário, e ele pode escolher com qual profissional quer consultar, e a sua área de abrangência (para utilização, acesso e visitas domiciliares) vale em todo o país onde vive, diferente do modelo brasileiro ainda vigente (a ESF), onde cada usuário fica restrito à área geográfica delimitada pela USF e sua equipe. Por exemplo, no Brasil, se a pessoa mudar de rua ou de bairro, muda de equipe e perdem-se as visitas domiciliares de todos os membros daquela equipe. Isso é algo que deve ser repensado à medida que o país ganhe 100% de cobertura da Saúde da Família.

Outro ponto a ser melhorado é o número de pessoas por médico de família. De acordo com Lópes-Valcárcel e Pérez,[9] em um estudo de 2007, para demonstrar a necessidade de médicos em cada especialidade na Espanha, cada médico de família e comunidade deveria atender em torno de 1.300 pessoas no território espanhol, em uma previsão feita de 2006 a 2030.

No Brasil, a Portaria nº 2.436 de 2017 estabelece que o teto máximo de ESF por município é feito pelo cálculo de pop/2.000. O MS regulamenta que cada equipe deve atender entre 2.000 e 3.500 pessoas.[1] Porém nem sempre é o que se encontra na realidade. A adequada cobertura populacional poderia viabilizar o acesso.

▲ Figura 37.4
Cartografia usada como meio de orientação de um processo contínuo de territorialização.
Fonte: Google Earth.[7]

REFERÊNCIAS

1. Brasil. Ministério da Saúde. Portaria nº 2.436, de 21 de setembro de 2017. Aprova a Política Nacional de Atenção Básica, estabelecendo a revisão de diretrizes para a organização da Atenção Básica, no âmbito do Sistema Único de Saúde (SUS) [Internet]. Brasília: MS; 2017 [capturado em 11 fev. 2018]. Disponível em: http://www.brasilsus.com.br/index.php/legislacoes/gabinete-do-ministro/16247-portaria-n-2-436-de-21-de-setembro-de-2017.

2. Dawson B. Informe Dawson sobre el futuro de los servicios médicos y afines, 1920. Washington: Organización Panamericana de la Salud, 1964. Publicacion Científica nº 93.

3. Kuschnir R, Chorny AH. Redes de atenção à saúde: contextualizando o debate. Ciênc Saúde Coletiva. 2010;15(5):2307-16.

4. Teixeira CF, Paim JS, Vilasbôas AL. SUS: modelos assistenciais e vigilância da saúde. Inf Epidemiol SUS. 1998;7(2):7-28.

5. Gondim G, Monken M. O território da saúde: a organização do sistema de saúde e a territorialização. In: Carvalho A, Barcellos C, Moreira J, Monken M. Território, ambiente e saúde. Rio de Janeiro: Fiocruz; 2008.

6. Brasil. Ministério da Saúde. Secretaria de Assistência à Saúde. Departamento de Descentralização da Gestão da Assistência. Regionalização da assistência à saúde: aprofundando a descentralização com eqüidade no acesso: Norma Operacional da Assistência à Saúde: NOAS-SUS 01/02 e Portaria MS/GM n. 373, de 27 de fevereiro de 2002 e regulamentação complementar. 2. ed. rev. atual. Brasília: MS; 2002.

7. Google Earth [Internet]. Google; 2017 [capturado em 12 fev. 2018]. Disponível em: https://www.google.com/earth/.

8. Google Maps [Internet]. Google; 2012 [capturado em 11 jan. 2018]. Disponível em: http://maps.google.com.br.

9. Lópes-Valcárcel BG, Pérez PB. Oferta y necesidad de médicos especialistas en España (2006-2030) [Internet]. Lãs Palmas de Gran Canária: Universidad de Las Palmas de Gran Canária; 2007 [capturado em 16 fev. 2018]. Disponível em: http://mspsi.gob.es/ca/novedades/docs/necesidadesEspeciales06_30.pdf...

▶ CAPÍTULO 38

Abordagem comunitária: diagnóstico de saúde da comunidade

Gisele Alsina Nader Bastos
Juliano Peixoto Bastos
Raphael Maciel da Silva Caballero

Aspectos-chave

▶ O planejamento das ações e dos serviços de saúde requer informações atualizadas sobre os determinantes e as condições de saúde de uma comunidade.

▶ Os diagnósticos de comunidade não devem ser realizados de forma isolada, mas sim dentro de um contexto de utilização permanente de informações epidemiológicas para a avaliação, o monitoramento e o planejamento dos serviços de saúde.

▶ As principais etapas de um diagnóstico de comunidade incluem elaboração de um protocolo de pesquisa e dos instrumentos utilizados; seleção da amostra; treinamento dos entrevistadores; realização de um estudo-piloto; coleta de dados; digitalização e análise dos dados; e divulgação dos resultados.

▶ Os diagnósticos de demanda em serviços de atenção primária à saúde, realizados a partir do motivo de consulta referida pela pessoa, devem ser incentivados. Para tanto, sugere-se o uso da *classificação internacional de cuidados primários*.

A existência de informações confiáveis e atualizadas sobre os determinantes e as condições de saúde de uma dada comunidade permite aos gestores e aos profissionais da área da saúde planejar, avaliar e monitorar os serviços de saúde orientados por dados que refletem a realidade local. O conhecimento do perfil de agravos à saúde prevalentes na comunidade é um indicador imprescindível para a provisão de serviços e recursos, seja em termos de pessoal, de equipamentos, de medicamentos ou de outros insumos usados em atividades de caráter preventivo, diagnóstico, terapêutico e de reabilitação.

O ponto de partida para qualquer ação de saúde é o conhecimento do número total de pessoas que estão "em risco" de necessitar um atendimento. Para isso, deve-se investigar o número de gestações que ocorrem a cada ano no local; a porcentagem dos partos que são atendidos por profissionais treinados; a proporção de crianças com esquema vacinal completo para a idade; a proporção de adultos sedentários, tabagistas ou com sobrepeso; o percentual dos domicílios servidos com água potável, rede de esgoto, etc. Essas informações podem ser obtidas a partir de várias fontes, como órgãos públicos (Ministérios e Secretarias de Saúde, Agricultura e Educação, Instituto Brasileiro de Geografia e Estatística [IBGE], etc.), universidades, grupos de pesquisa, entidades comunitárias, religiosas ou outros.

Informações como características físicas e climáticas; desenvolvimento econômico; estradas e ruas principais; tamanho da população e sua estrutura por idade e sexo; distribuição geográfica; taxa de crescimento; situação de saúde (coeficiente de mortalidade geral, materna, infantil e pré-escolar); número e distribuição de serviços de saúde vinculados ao Estado ou privados; programas de saúde disponíveis (atenção pré-natal, parto e puerpério, monitoramento do crescimento, imunizações, prevenção e manejo de doenças crônicas, saúde ambiental, etc.) são dados potencialmente úteis que poderão já estar disponíveis por meio dessas fontes.

O planejamento das ações de saúde, no entanto, requer também informações específicas sobre o tamanho e a distribuição dos problemas de saúde (a morbidade ou a doença atual), tão importantes quanto a mortalidade para os planejadores em Saúde Pública no estabelecimento de prioridades. O impacto de uma doença ou problema de saúde não se limita às mortes que acarreta, sendo um fenômeno complexo que vai desde a má qualidade de vida até a invalidez para as atividades básicas da vida diária. Essas informações, em geral, não estão disponíveis, especialmente no nível local, implicando a necessidade de planejar e executar levantamentos especiais.

Países desenvolvidos e em desenvolvimento apresentam pirâmides etárias e, consequentemente, morbidades distintas. O mesmo ocorre dentro de um país como o Brasil, por exemplo, onde, nas regiões norte e nordeste, os serviços de saúde devem estar organizados para atender, ainda, uma demanda elevada de doenças infecciosas e parasitárias, ao passo que na região sul há uma elevada proporção de idosos com uma alta prevalência de doenças crônicas.

A morbidade pode ser pesquisada por meio de inquérito domiciliar ou pela demanda das pessoas que se apresentam espontaneamente aos serviços de saúde. Cada uma dessas abordagens permite observar uma parte da realidade, e só sua conjunção pode oferecer um quadro completo da morbidade.[1] Os diagnósticos de saúde por meio de inquéritos domiciliares são bastante úteis, pois fornecem dados sobre a parcela da população que geralmente não busca os serviços de saúde e permitem decidir quais programas seriam mais efetivos para melhorar a situação de saúde da comunidade.

Diagnóstico de saúde da comunidade

Conceitualmente, o diagnóstico de saúde da comunidade é um estudo transversal, pois as variáveis de desfecho e de exposição são coletadas em um mesmo momento. Os diagnósticos de saúde da comunidade não devem constituir-se em esforços isolados, mas devem ser vistos dentro de um contexto de utilização permanente de informações epidemiológicas para a avaliação e o planejamento dos serviços de saúde.[2] O Quadro 38.1 resume as etapas para a realização de um diagnóstico de saúde comunitário.

Redação do protocolo de pesquisa e envio ao comitê de ética em pesquisa

No primeiro momento, é preciso que seja elaborado um protocolo de pesquisa, que é o documento necessário para nortear o trabalho de campo (ver Cap. 69, Como elaborar um projeto de pesquisa). Além disso, esse documento serve para a busca de eventual financiamento, e para a apreciação do comitê, etc.

Elaboração dos instrumentos

Após aprovação do comitê de ética, os investigadores deverão preparar cuidadosamente os instrumentos que serão utilizados para a coleta de dados. A seleção das variáveis que serão incluídas no questionário deverá considerar a magnitude, a transcendência e a vulnerabilidade do problema em questão. Nesse ponto, uma ampla revisão de literatura e, especialmente, a busca refinada de informações em bancos de dados já existentes, como o Departamento de Informática do Sistema Único de Saúde (DATASUS), o Sistema de Informação da Atenção Básica (SIAB), o IBGE, pode ser de grande utilidade. Sugere-se que sejam empregados questionários previamente validados, desde que estes tenham sido testados em um contexto sociodemográfico semelhante ao qual serão aplicados.

É de extrema importância que a linguagem usada nos questionários seja compreensível para os entrevistados. O uso de expressões locais pode ser amplamente empregado, devendo-se evitar palavras complexas e com muitas sílabas (no máximo três, de preferência).

As variáveis numéricas devem ser coletadas de forma contínua para que, posteriormente, possam ser categorizadas, pois, do contrário, pode haver perda de informação. Por exemplo, a informação a respeito dos anos completos de estudo pode ser coletada de 0 a 20, de forma contínua, ou 0-1; 2-4; 5-8; 8-12; >12. A coleta na forma de categorias não permite o reagrupamento das informações em analfabetismo, ensino fundamental, ensino médio e ensino superior completo ou incompleto. Dessa maneira, justifica-se como a melhor opção a coleta de variáveis numéricas de forma contínua.

O número total de questões dependerá dos objetivos do estudo, porém é importante evitar questionários muito extensos e com muitas questões abertas, visto que isso pode aumentar o número de recusas (em virtude do tempo de aplicação do instrumento) e o tempo de revisão dos questionários (pela necessidade de categorização das diversas opções de resposta fornecidas pelos entrevistados para as questões abertas). Como exemplo, as Figuras 38.1 e 38.2 contêm partes de questionários já utilizados em diagnósticos de saúde da comunidade.

A confecção de um manual de instruções contendo a descrição minuciosa de cada uma das perguntas auxilia o entrevistador no caso de dúvidas comuns a respeito da aplicação do questionário e aumenta a probabilidade de que respostas diferentes das usuais tenham uma mesma codificação por parte de diferentes entrevistadores (Quadro 38.2).

O manual de instruções deve conter dados de identificação do investigador principal, um breve resumo sobre a pesquisa, telefones para contato em caso de dúvidas, data das reuniões com o supervisor de campo, critérios de inclusão e de exclusão do estudo, definições importantes, como o que é família, domicílio, perda, recusa, etc., além de um código de conduta do entrevistador e orientações para o preenchimento e codificação das questões.

Perdas/Recusas

A definição de perda e recusa deve ser feita antes do início da coleta de dados, e todos os entrevistadores devem ser orienta-

---

Quadro 38.1 | Etapas de um diagnóstico de saúde da comunidade

- ▶ Redação do protocolo de pesquisa; envio ao CEP
- ▶ Elaboração dos instrumentos
- ▶ Amostragem
- ▶ Seleção e treinamento de entrevistadores
- ▶ Aplicação, preenchimento e codificação dos questionários
- ▶ Padronização de medidas
- ▶ Estudo-piloto
- ▶ Coleta de dados
- ▶ Controle de qualidade
- ▶ Digitalização dos dados
- ▶ Limpeza do banco de dados
- ▶ Análise dos dados
- ▶ Divulgação dos resultados

CEP, Comitê de Ética em Pesquisa.

Quadro 38.2 | Exemplo de orientações que uma questão deve conter no manual de instruções

Pergunta A1. Desde <MÊS> do ano passado, o(a) Sr.(a) internou em algum hospital?

A palavra "MÊS" refere-se ao mesmo mês de aplicação da entrevista. Por exemplo, se a entrevista estiver sendo aplicada no mês de outubro, pergunte: Desde OUTUBRO do ano passado...

Essa pergunta refere-se à internação hospitalar, ou seja, se o indivíduo esteve hospitalizado nos últimos 12 meses que antecederam a entrevista, incluindo internação para parto. Considere hospitalização como tendo ficado mais de 24 horas no hospital. Se a resposta for "Não me lembro", repita a pergunta; se o entrevistado relata novamente a mesma resposta, então codifique "9 (IGN)".

D21CRECH: **Neste ano, o(a) <criança> frequentou alguma creche ou escola infantil? Por quantos meses?** (00=não)	⓪ ① ② ③ ④ ⑤ ⑥ ⑦ ⑧ ⑨
	⓪ ① ② ③ ④ ⑤ ⑥ ⑦ ⑧ ⑨

D22DIHOJ: **O(A) <criança> está com diarreia hoje?**   ⓪ Não   ① Sim

D23DISEM: **O(A) <criança> teve diarreia nas últimas duas semanas? Desde <DIA DA SEMANA> de 2 semanas atrás?**

⓪ Não (pule para D26)   ① Sim

D24LIQUID: **Você deu para o(a) <criança> alguma coisa de beber para tratar a diarreia?**

⓪ Não (pule para D26)   ① Sim   ⑧ NSA

D25: **O que você deu para o(a) <criança> beber?**	Não (0)	Sim (1)	NSA (8)	Ignorado (9)
D25SORO1: Soro caseiro feito com colher-medida plástica	⓪	①	⑧	⑨
D25SORO2: Soro caseiro feito com punhado de açúcar e pitada de sal	⓪	①	⑧	⑨
D25SORO3: Outro soro caseiro	⓪	①	⑧	⑨
D25SORO4: Soro de pacote	⓪	①	⑧	⑨
D25SORO5: Soro comprado na farmácia	⓪	①	⑧	⑨

▲ **Figura 38.1**
Exemplo de questionário.

BLOCO B: ADOLESCENTES
(Este bloco deve ser aplicado a adolescentes de ambos os sexos, de 10 a 19 anos, 11 meses e 29 dias)

ETIQUETA DE IDENTIFICAÇÃO

Nome do adolescente: _____ INQUE _ _ _ _ _ _

Nome do pai ou responsável: _____ INQUEPR _ _ _ _ _ _

Nome da mãe ou responsável: _____ INQUEMR _ _ _ _ _ _

B1) Você está estudando neste ano de 2018?   ZESTU _
(0) Não → Pule para a questão B5   (1) Sim

B2) Em que colégio ou universidade você estuda? (88) NSA   ZESCU _ _
_____

B3) Desde <dia> da semana passada, você praticou alguma atividade física ou esporte, SEM CONTAR AS AULAS DE EDUCAÇÃO FÍSICA?   ZPRAT _

(0) Não → Pule para a questão B9   (1) Sim

◀ **Figura 38.2**
Exemplo de questionário.

---

dos sobre como proceder perante uma dessas situações. Uma definição operacional muito usada para perda tem sido a não localização do indivíduo no domicílio após três tentativas em dias e horários distintos. Para recusas, o critério do número de tentativas adotadas tem sido o mesmo, porém, nesse caso, o indivíduo foi localizado e não manifestou interesse em participar do estudo. A seguir, são citadas algumas sugestões para situações de perdas e recusas:

a. Em caso de perda/recusa, anotar na folha de domicílios. Porém, não desistir antes de, no mínimo, três tentativas em dias e horários diferentes, pois não há possibilidade de substituir o entrevistado por outro.

b. Caso não haja ninguém em casa, perguntar pelo menos a dois vizinhos qual é o telefone do morador e qual é o melhor horário de encontrá-lo em casa. A entrevista poderá ser agendada por telefone, ou o entrevistador deverá retornar outro dia no horário informado pelo vizinho.

c. No caso de recusa, dizer que entende o quanto a pessoa é ocupada e o quanto responder a um questionário pode ser cansativo, mas deve-se insistir em esclarecer a importância do trabalho e de sua colaboração. Com educação, reiterar a importância da participação.

d. Lembre-se: Muitas recusas são temporárias, ou seja, é uma questão de momento inadequado para o participante. Possivelmente, em outro momento, a pessoa poderá aceitar responder ao questionário.

e. Na primeira visita sem sucesso, deve-se tentar preencher, pelo menos, os dados de identificação (sexo, idade, cor da pele, escolaridade, etc.) com algum familiar, pois isso permitirá caracterizar o grupo de perdas e recusas e avaliar se esses possuíam características semelhantes aos entrevistados.

f. Em caso de recusa, o entrevistador deve anotar a informação para seu supervisor. O supervisor de campo poderá fazer uma nova tentativa antes que o indivíduo seja considerado uma recusa.

Amostragem

Em geral, não é necessário estudar a população inteira para que sejam obtidas informações úteis e válidas sobre ela. O estudo de uma amostra tem várias vantagens práticas, em particular porque o número de indivíduos que precisam ser entrevistados ou examinados é menor. Porém, quando se usa uma amostra, é necessário assegurar que os indivíduos nela incluídos sejam representativos da população que está sendo investigada.[3] Há vários métodos para selecionar uma amostra (métodos de amostragem).

A amostragem probabilística possui alta capacidade de generalização, pois a escolha dos indivíduos da amostra é dada de forma aleatória, permitindo que cada sujeito tenha uma probabilidade específica de seleção. Alguns tipos de amostragem probabilística são:

- Amostragem aleatória simples. Listam-se todos os indivíduos elegíveis para o estudo e, por meio de um sorteio aleatório, seleciona-se um subconjunto que formará a amostra do estudo.
- Amostragem sistemática. É uma variação da aleatória simples, em que, por meio de uma lista de indivíduos, se seleciona o primeiro indivíduo de forma aleatória e os demais por meio de um intervalo de seleção preestabelecido.
- Amostragem aleatória estratificada. Divide-se a população em estratos de acordo com determinadas características, como nível socioeconômico, sexo ou cor da pele. A partir de então, utiliza-se o processo de amostragem aleatória simples para cada estrato. A estratificação pode ser ponderada, de acordo com o interesse do investigador.
- Amostragem por conglomerados. Amostragem aleatória simples cuja unidade de amostragem é um grupo de indivíduos (conglomerado) da população (como postos de saúde, escolas, setores censitários, etc.).
- Amostragem em múltiplos estágios. Combina todos os métodos anteriores. Por exemplo, uma série de escolas (aglomerados) é identificada e uma amostra aleatória delas é selecionada. Depois, dentro de cada escola, é selecionada uma amostra aleatória de alunos; essa amostra é estratificada por séries escolares.

Seleção e treinamento de entrevistadores

Inicialmente, devem-se estimar quantos entrevistadores serão necessários para a coleta de dados, de acordo com as definições logísticas do estudo e com o tempo previsto para a duração da coleta de dados. Deve-se dar preferência à seleção de entrevistadores que tenham ensino médio completo e disponibilidade de tempo (incluindo finais de semana).

Após a seleção, os entrevistadores aprovados devem ser submetidos a um treinamento em conjunto. A duração desse treinamento dependerá da extensão e da complexidade dos instrumentos que serão utilizados, bem como da experiência prévia dos entrevistadores. Em geral, é preferível descartar entrevistadores que tenham ensino superior na área da saúde, para evitar que a maior autonomia inerente a esses indivíduos possa enviesar a padronização no momento da coleta de dados.

O treinamento consiste em apresentação geral do projeto de pesquisa; treinamento em técnicas de entrevista; leitura explicativa do questionário e do manual de instruções e *role plays*. Ao final do treinamento, deverá ser aplicada uma prova teórica para avaliar o desempenho dos candidatos em termos do conhecimento da logística do estudo, interpretação de quesitos específicos do questionário e codificação adequada das respostas. Essa avaliação final servirá para a escolha dos entrevistadores que irão imediatamente a campo e daqueles que ficarão em uma lista de excedentes, podendo ser chamados assim que houver desistências.

Aplicação, preenchimento e codificação dos questionários

Aplicação

O entrevistador deverá ler as perguntas para o entrevistado exatamente como estão escritas. Sugere-se que, ao elaborar o questionário, as frases que deverão ser lidas estejam todas em negrito, pois isso facilitará a padronização da aplicação do questionário. Se for preciso, deve-se ler novamente a pergunta para o entrevistado. Se ainda assim ele não entender, o entrevistador deverá recorrer à instrução específica da pergunta no manual de instruções.

É importante que o entrevistador seja treinado para que não demonstre atitudes de censura, aprovação ou surpresa diante das respostas. O motivo da entrevista é obter informações, e o entrevistador não deve influenciar as respostas, emitir sua opinião, tampouco fazer julgamento de valor. As entrevistas face a face são as mais utilizadas e, nesse caso, o entrevistador deverá se posicionar em frente ao entrevistado, evitando, assim, que este leia as perguntas e respostas antes de serem aplicadas.

Preenchimento

O *Personal digital assistant* (PDA) (também conhecido como computador *palmtop*, ou *Personal data assistant*) é um equipamento móvel que vem progressivamente substituindo os questionários em papel em estudos de campo. Em nosso meio, no entanto, seu emprego ainda é pouco frequente. No caso do uso de questionários em papel, os entrevistadores devem cuidar bem de seus formulários, utilizando sempre a prancheta na hora de preencher as respostas. Sugere-se que os questionários e formulários de papel sejam preenchidos a lápis e com muita atenção, usando borracha para as devidas correções. As letras e números deverão ser escritos de maneira absolutamente legível, sem deixar margem para dúvidas; de preferência, deve-se utilizar letra de forma.

Os entrevistadores deverão ser avisados de que, caso alguma resposta fique em branco, terão de voltar ao local da entrevista. Portanto, não devem confiar na memória, deixando para registrar informações ao término da entrevista. Além disso, não devem encerrar a entrevista com dúvidas ou questões por preencher. Nesse caso, devem tentar obter o máximo de informações possíveis e anotar por extenso no questionário. O supervisor de campo poderá auxiliar na codificação quando os questionários lhe forem devolvidos.

Codificação dos questionários

Cada questionário deverá ter um número único de identificação. Esse número poderá ser a composição do número do setor censitário, seguida pelo número da família, da pessoa e do entrevistador ou, ainda, um número gerado por um código de barra, que posteriormente será lido durante a digitalização dos dados.

A codificação dos questionários deve ser feita a lápis no momento da entrevista e, no final do dia, após revisão, os questionários deverão ser codificados a caneta.

As questões abertas (aquelas que são respondidas por extenso) não devem ser codificadas. Isso será feito posteriormente. Caso seja necessário fazer algum cálculo, este não deverá ser realizado durante a entrevista, pois a chance de erro é maior.

É muito importante que não se deixem respostas em branco; para isso, devem ser aplicados os códigos especiais:

a. Não se aplica (NSA) = 8, 88, ou 888. Este código deve ser usado quando a pergunta não pode ser aplicada para aquele caso ou quando houver instrução para saltar uma pergunta.
b. Questões saltadas não devem ser deixadas em branco durante a entrevista, pois podem gerar dúvida no momento da codificação. Pode-se passar um traço em diagonal sobre essas questões e codificá-las posteriormente.
c. Ignorada (IGN) = 9, 99 ou 999. Este código deve ser usado quando o entrevistado não souber responder à pergunta ou não lembrar. Antes de aceitar uma resposta como ignorada, deve-se tentar obter uma resposta, ainda que aproximada. Se ela for vaga ou duvidosa, deve-se anotar por extenso e discutir com o supervisor. A resposta "IGN" só deve ser usada em último caso.

Padronização de medidas

Caso o estudo envolva aferição de pressão arterial (PA), medida de peso, comprimento, estatura, coleta de sangue, etc., os entrevistadores deverão passar por um processo de padronização para obtenção dessas medidas.

No caso da aferição da PA, o ideal é que o esfigmomanômetro de mercúrio seja utilizado. Porém, considerando as dificuldades de padronização para obtenção correta dos resultados, em estudos de base populacional, alguns autores têm sugerido o uso do esfigmomanômetro de pulso cuja técnica de aferição é bastante simples.[4] Para aferição do peso, é recomendável que seja utilizada balança digital com alta precisão, e para aferição da estatura, um estadiômetro portátil. Os aparelhos devem ser verificados diariamente para ver se nenhuma peça foi perdida e se estão corretamente posicionados no esquadro.[5]

Após a aferição das medidas, os entrevistadores podem deixar uma cópia do resultado para os entrevistados.

Estudo-piloto

A realização de um estudo-piloto em domicílios não sorteados para fazer parte da amostra tem como finalidade avaliar a adequação do questionário e do manual de instruções, testar a logística do estudo e o desempenho dos entrevistadores em situações reais de campo e na codificação dos questionários.

Coleta de dados

O trabalho de campo, propriamente dito, consiste na aplicação dos questionários e na aferição de medidas. Cada um dos entrevistadores deve levar, além do material para coleta de dados, um mapa detalhado da região onde coletará as informações.

A duração da coleta dependerá do tamanho da amostra, do número de entrevistadores que farão a coleta de dados e das condições climáticas.

A equipe deverá ser composta de, pelo menos, um coordenador de campo, supervisores, entrevistadores e responsáveis pela digitalização dos dados, para que esse processo aconteça concomitantemente com a coleta de dados.

Controle de qualidade

Uma subamostra aleatória de, pelo menos, 10% dos entrevistados deve ser contatada pessoalmente ou por telefone para checar a realização da entrevista e algumas respostas-chave do questionário. Esse procedimento permite checar se a entrevista realmente ocorreu e possibilita a realização do teste *Kappa*, para avaliar a concordância (confiabilidade) das respostas do entrevistado. Para o controle de qualidade, deve-se optar por perguntas que não sofram grande alteração na resposta entre o período da entrevista e da realização do controle, como cor da pele, religião, hospitalização, prática de atividade física, tabagismo atual, etc. Caso seja descoberto que a entrevista não foi realizada ou que parte dela foi inventada, o entrevistador deve ser desligado do estudo e todas as suas entrevistas refeitas.

Digitalização dos dados

Após a revisão, nos casos de coleta de dados feita em papel, os questionários deverão ser encaminhados para digitação ou digitalização. No caso de digitação dos dados, para evitar erros, sugere-se que seja feita dupla digitação (com duas pessoas diferentes) e que, ao término, as digitações sejam comparadas para checar inconsistências. Atualmente, tem-se optado cada vez mais pela digitalização dos dados com *softwares*, que tornam o processo mais ágil e menos sujeito a erros de digitação.

Limpeza do banco de dados

Por mais que os entrevistadores tenham sido orientados para o preenchimento adequado dos questionários, e que os supervisores tenham feito uma conferência das respostas antes da digitalização, há sempre casos em que a resposta é inconsistente com a pergunta. Por exemplo, perguntas sobre mamografia, exame citopatológico de colo do útero e/ou gestação podem ter sido respondidas em questionário de indivíduos do sexo masculino. Nesse caso, deve-se checar se o erro está no preenchimento sobre o gênero ou nas respostas às perguntas sobre mamografia, citopatológico do colo de útero ou gestação.

Análise dos dados

A análise dos dados poderá ser feita no pacote estatístico em que o pesquisador tenha maior domínio. Caso seja necessário, um estatístico poderá ser contratado para realizar as análises. Análises descritivas são úteis e suficientes para o planejamento dos serviços de saúde. Os resultados obtidos poderão ser georreferenciados em mapas que fiquem dentro das unidades de saúde, a fim de facilitar a visualização das principais morbidades da comunidade local e das áreas de maior vulnerabilidade social.

Divulgação dos resultados

Os resultados obtidos no diagnóstico de comunidade deverão ser apresentados à comunidade local em linguagem simples. Os pesquisadores poderão elaborar um breve *release* para a imprensa ou, ainda, divulgar as informações em *folders* ilustrativos.

Os gestores devem ser informados dos principais achados, e um relatório técnico de pesquisa deve ser confeccionado para que os dados estejam disponíveis e sejam de fácil acesso.

Para a comunidade acadêmica, a divulgação dos resultados poderá ser feita pela publicação dos achados em periódicos nacionais ou internacionais ou, ainda, pela apresentação em congressos e simpósios.

Estimativa rápida

A elaboração do diagnóstico comunitário é uma ferramenta reconhecidamente relevante para o processo de planejamento das ações de saúde nos territórios. No entanto, há situações nas quais não há idealmente condições para aplicação do diagnóstico em todas as etapas previstas neste capítulo, impelindo a escolha por abordagens mais simplificadas, porém ainda capazes de auxiliar na delimitação dos espaços de atuação das equipes locais de saúde e na identificação de grupos populacionais ou problemas de saúde característicos daquele espaço. A análise simplificada da situação de saúde deve ainda contar com certo detalhamento dos atores e do contexto que determina as condições de vida da população analisada, mas priorizando a interlocução da equipe de saúde com a população para a compilação de uma base de dados preliminar a um diagnóstico comunitário mais completo.

O desafio dessa perspectiva de avaliação rápida e, ainda assim, completa foi assumido pela Organização Mundial da Saúde (OMS), culminando com a publicação, em 1988, do *Guidelines for rapid appraisal to assess community health needs*.[6] Esse conjunto de diretrizes visava ao desenvolvimento de métodos ágeis e custo-efetivos para identificação das necessidades em uma comunidade – em especial, áreas urbanas cuja população apresenta baixos índices de renda —, constituindo-se no que foi chamado *rapid appraisal,* ou estimativa rápida. Cabe ressaltar que a implementação dessa técnica é apenas uma etapa em um processo maior de planejamento, limitando-se a identificar as necessidades percebidas pela comunidade participante pela geração preliminar de dados.

O objetivo da estimativa rápida consiste, em um cenário com disponibilidade limitada de tempo e recursos financeiros, em fornecer informações qualitativas e quantitativas dos principais problemas de saúde em uma comunidade. As fontes de informação podem ser primárias (p. ex., observações descritivas da região e entrevista com informantes importantes no território) ou secundárias (análise de registros existentes, não apenas nos serviços de saúde). Acurcio e cols.[7] indicam que a técnica de estimativa rápida considera quatro aspectos. Esses elementos estruturais da Técnica de Estimativa Rápida constituem uma "pirâmide de informação", ou seja, um perfil de planejamento organizado em prioridades que propicie um plano de ação adequado. Os diferentes níveis dessa pirâmide descrevem como operacionalizar a estimativa:

- Estruturas, capacidades, envolvimento e necessidades da população. Base do processo, traz informações sobre as estruturas, os interesses e a mobilização popular – a capacidade organizativa da população.
- Ambiente físico e socioeconômico. Mapeamento da interação de fatores do ambiente físico, social, econômico e cultural que agem como determinantes das condições de saúde. O perfil de adoecimento (morbimortalidade), decorrente dessas condições, também está incluído.
- Disponibilidade de serviços de saúde, ambientais e sociais. Caracterização da cobertura, do acesso e da utilização dos serviços disponíveis na comunidade, incluindo abastecimento de água e coleta de lixo (ambientais), além de creches e escolas (sociais), entre outros.
- Política de saúde do governo. A avaliação desse elemento refere-se às políticas sociais (especialmente de saúde, mas não restrito à área, quando necessário) vigentes e operantes na comunidade, podendo identificar certo compromisso do Estado com a saúde na região.

A proposta para a organização dos dados coletados reforça o conceito de que o processo de planejamento bem-sucedido é dependente de informações fortemente enraizadas na comunidade (planejamento participativo). Nesse sentido, a qualidade da informação é crucial em relação à quantidade, em especial nos elementos da base da pirâmide apresentada. Como informado pelas diretrizes apresentadas pela OMS, a Estimativa Rápida indica QUAIS os problemas, e não QUANTAS pessoas são afetadas pelos problemas. Essa característica de mapeamento com menor aprofundamento remete essencialmente ao termo Estimativa.

A operacionalização dessa técnica precisa necessariamente assegurar agilidade, coletando-se apenas dados considerados mínimos e pertinentes – dentro de um tempo aceitável para o planejamento de ações imediatas. A seguir, é apresentado um breve roteiro para busca das principais categorias de dados:

1. Constituição de uma equipe preferencialmente multiprofissional e intersetorial.
2. Decisão sobre o que é preciso saber a respeito da população e o território, assim como escolha dos métodos de coleta na equipe do planejamento local. Uma oficina para preparação do trabalho de campo deve considerar os seguintes princípios sequenciais, segundo Acurcio e cols.:[7] (a) lista baseada em debates sobre o que a equipe considera como pontos relevantes a serem conhecidos sobre a população, (b) filtragem de questões que podem não contribuir efetivamente para o perfil de planejamento para remover dúvidas irrelevantes, e (c) escolha das fontes que serão utilizadas para obtenção das informações.
3. Programação do cronograma de realização da Estimativa Rápida. As experiências indicam que todo o processo pode levar de 10 dias a 2 meses, conforme a disponibilidade da equipe e da comunidade.
4. Entrevistas. As entrevistas com informantes-chave a serem selecionados devem prever um roteiro semiestruturado, sendo um diálogo orientado e conduzido de maneira suficientemente informal para que o participante possa, às vezes, introduzir assuntos ou aspectos que o entrevistador não esperava – priorizando respostas mais complexas e de característica qualitativa. A respeito disso, ressalta-se que todos os pontos identificados como importantes devem ser anotados, tendo as notas ampliadas o mais breve possível após a entrevista.
5. Observação. Examinar o ambiente físico da área, assim como a administração dos serviços oferecidos (não somente no setor saúde) e as atitudes dos informantes-chave durante as entrevistas, pode confirmar ou invalidar informações obtidas por outras fontes. Questões que não foram mencionadas ou que foram intencionalmente omitidas também podem ser evidenciadas.
6. Registros existentes. É importante tomar cuidado, a fim de manter-se fiel aos dados considerados pertinentes e necessários, podendo utilizar-se de alguns indicadores quan-

titativos. Gastos orçamentários, registros de hospitais e ambulatórios, estudos realizados por instituições de ensino superior, locais e registros referentes ao planejamento municipal estão entre as possibilidades de fontes secundárias para coleta de dados.

Após a compilação de todas as informações, especialmente aquelas provenientes das entrevistas e das observações, uma metodologia de análise de dados qualitativos deve ser aplicada. Iniciando-se pelas entrevistas, devem-se buscar repetições e regularidades nos enunciados e nas temáticas dos informantes, mesmo que suas respostas não sejam exatamente as mesmas. Esses agrupamentos que têm sentidos semelhantes permitem a construção de categorias para análise – construídas em consenso por toda a equipe quanto às mais apropriadas para interpretação. Essas categorias devem ser refinadas e ampliadas com a composição das informações provenientes das fontes secundárias e das observações, sugerindo-se um número entre três e cinco unidades de análise, visando à priorização dos dados mais relevantes. Um aspecto cuidadoso é buscar por discrepâncias muito evidentes entre as diferentes fontes de dados, caso em que podem ser necessárias novas coletas da fonte duvidosa (repetição das entrevistas, volta aos arquivos ou outras observações do contexto).

A apresentação dos elementos descobertos durante a estimativa deve ser feita de maneira sintética e resumida, respeitando cada categoria elencada, para facilitar a interpretação e a consequente tomada de decisão sobre os pontos principais. Um exemplo está indicado a seguir em uma matriz de prioridades (modificada de Acurcio e cols.[7]), selecionando apenas questões relacionadas com água e lixo em uma comunidade fictícia (Quadro 38.3).

Ao final, cabe demarcar que a estimativa tem muitas potencialidades, mas não é uma pesquisa básica que quantifica o tamanho dos problemas. Da mesma forma, não se constitui em uma base de comparação de problemas em diferentes áreas (no mesmo território ou entre territórios diferentes), sendo possível apenas a análise de determinada situação em determinado contexto. É importante destacar, ainda, que o uso da Técnica de Estimativa Rápida pede algumas competências do profissional que a executa, em especial a determinação (para encontrar e examinar criticamente os registros existentes), a disposição (para encontrar-se com as necessidades da população local), a escuta (para percepção de entrevistas e conversas informais), a atenção (para busca de pistas sobre problemas potenciais) e o bom senso (para reexaminar a interpretação dos dados caso se mostrem muito diferentes do seu conhecimento profissional ou de sua experiência técnica). Essas características podem ser limitações importantes para o uso da Estimativa Rápida, devendo ser ponderadas pela equipe para verificar uma adequação da técnica às necessidades de planejamento.

Diagnóstico de demanda

O diagnóstico de demanda é uma ferramenta útil para definir o padrão de morbidade, o perfil do usuário dos serviços, as informações sobre o processo de assistência à saúde, além de características do atendimento e da prática dos profissionais de saúde.[1] O diagnóstico de demanda é uma pesquisa rápida e barata. Os dados podem ser obtidos por meio de questionários aplicados por entrevistadores ou autoaplicados e por análise de registros dos serviços de saúde. A busca de informações em registros tem como principais limitações a sua imprecisão e o próprio sub-registro, ainda muito frequente.

A coleta de informações para o diagnóstico de demanda pode ser feita por meio de dados referentes ao motivo pelo qual o indivíduo atribui a busca pela consulta (queixa principal), pelo diagnóstico médico ou, ainda, pela conduta tomada. Diversos são os sistemas classificatórios que podem ser empregados para codificação dos motivos de busca pelo atendimento. A mais recomendada para a atenção primária à saúde (APS) é a Classificação Internacional de Cuidados Primários (ICPC-2),[8] desenvolvida pela Comissão Internacional de Classificações de Cuidados Primários da Organização Mundial de Médicos de Família (WONCA). Esse sistema permite a classificação dos motivos de busca pelo atendimento sem que haja necessidade do

Quadro 38.3 | **Matriz de prioridades na estimativa rápida**

Tipo de informação	Observação	Entrevista	Registros	Conclusões
	Variável analisada: infraestrutura			
Água	Em todos os bairros, há água encanada com hidrômetro individual. As favelas recebem água com hidrômetro coletivo. Apenas no Recanto Esperança, a água vem de poço ou outro tipo de reservatório. Em todas as favelas, a água é armazenada em tambores ou caixas d'água (algumas cobertas, outras não)	O abastecimento de água é na sua totalidade feito com água tratada pela companhia de tratamento municipal	A região é abastecida de água em sua totalidade. No Jardim das Flores, 93,6%, e no Santa Cecília, 91,6%. Nos bairros, a água é com torneira individual, ao passo que nas favelas a torneira é coletiva, ou seja, o hidrômetro atende oficialmente várias famílias	A região é na sua totalidade abastecida por água da companhia de tratamento municipal, com hidrômetro individual no bairro e coletivo nas favelas. Apenas no Recanto Esperança, não há água encanada, sendo o abastecimento feito por poço ou caminhão da companhia de tratamento de água
Lixo	Presença de cestas para colocação de sacos de lixo nos bairros. Presença de lixo no córrego e em terrenos baldios, formando pontos de acúmulo	Há coleta de lixo em toda a região, menos na região de mata. Apesar disso, os entrevistados apontam que as pessoas jogam lixo também no córrego e em terrenos baldios	A coleta de lixo atende 76,8% das residências do Jardim das Flores. A coleta é feita três vezes por semana e nas favelas o caminhão só passa nas ruas principais, onde é possível transitar. Nas favelas, 60,7% das famílias dizem destinar o lixo à coleta oficial	A região conta com coleta de lixo três vezes por semana. Ela é realizada em todas as ruas dos bairros e apenas nas ruas principais das favelas. Verifica-se presença de lixo no córrego e em terrenos baldios

diagnóstico final, por exemplo: uma pessoa pode referir dor abdominal e isso, por si só, será classificado, não sendo necessário fechar o diagnóstico de gastrenterite, apendicite, pancreatite, colecistite, etc.

A terminologia "motivo de consulta" transmite as razões pelas quais uma pessoa entra no sistema de saúde e representa as demandas desse indivíduo, ao passo que o problema de saúde identificado pelo médico poderá ser o mesmo ou um diagnóstico estabelecido. A seguinte situação ilustra essa diferença: uma pessoa chega ao consultório médico relatando intensa dor nas costas, de forma que o motivo de consulta é "dor nas costas"; após anamnese e exame físico, o médico pode concluir que a pessoa apresenta pielonefrite, ou seja, o diagnóstico médico é de pielonefrite ou pode identificar o problema de saúde como "dor lombar" e solicitar exames complementares para elucidação diagnóstica. Caso haja mais de dois motivos de consulta relacionados a um problema, os dois motivos mais relevantes devem ser registrados. Em relação aos atendimentos, deve-se ter em mente que nos serviços de APS devem ser incluídos não apenas os atendimentos ambulatoriais, mas também os domiciliares.

Apesar da recomendação para que a Classificação ICPC-2 seja empregada na APS, ainda são escassos os estudos que demonstram o seu uso no Brasil, e o DATASUS compila os dados utilizando a *Classificação internacional de doenças* (CID-10).[9]

O cálculo de tamanho de amostra para estudos de demanda deve ser de, pelo menos, 10% da demanda do serviço. Ressalta-se a importância de que a coleta de dados seja feita em uma semana típica de atendimentos de cada estação do ano. Dessa forma, o viés de seleção será minimizado. Estudos internacionais mostram algumas diferenças sazonais, o que justifica essa sistematização.[10]

REFERÊNCIAS

1. Radaelli SM, Takeda SMP, Gimeno LID, Wagner MB, Kanter FJ, Mello VM, et al. Demanda de serviço de saúde comunitária na periferia de área metropolitana. Rev Saúde Pública. 1990;24(3):232-40.

2. Barros FC, Victora CG. Epidemiologia da saúde infantil: um manual para diagnósticos comunitários. 3. ed. São Paulo: Hucitec; 1991.

3. Farmer R, Lawrenson R. Lecture notes: epidemiology and public health medicine. 5th ed. London: Blackwell Science; 2004.

4. Chrestani MAD, Santos IS, Matijasevich AM. Self-reported hypertension: validation in a representative cross-sectional survey. Cad Saúde Pública. 2009;25(11):2395-2406.

5. World Health Organization. Measuring change in nutritional status. Geneva: WHO; 1983.

6. Hugh A, Rifkin S. Guidelines for rapid appraisal to assess community health needs. Liverpool: OMS; 1988.

7. Acurcio FA, Santos MA, Ferreira SMG. A aplicação da técnica da estimativa rápida no processo de planejamento local. In: Mendes EV, organizador. A organização da saúde no nível local. São Paulo: Hucitec; 1998. p. 87-110

8. Comité Internacional Classificações Wonca. ICPC-2: Classificação internacional de cuidados primários. 2. ed. Lisboa: Associação Portuguesa de Médicos de Clínica Geral; 1999.

9. Organização Mundial da Saúde. História do desenvolvimento da CID. In: Organização Mundial da Saúde. CID-10: classificação estatística internacional de doenças e problemas relacionados à saúde. 8. ed. rev. ampl. São Paulo: Universidade de São Paulo; 2008. p. 169-180.

10. Okkes IM, Oskam SK, Lamberts H. ICPC in the Amsterdam Transition Project. Amsterdam: University of Amsterdam; 2005.

CAPÍTULO 39

Abordagem comunitária: cuidado domiciliar

Sati Jaber Mahmud
Maria Amélia Medeiros Mano
José Mauro Ceratti Lopes
Leonardo Cançado Monteiro Savassi

Aspectos-chave

- A Organização Mundial da Saúde (OMS) define assistência domiciliar como "a provisão de serviços de saúde por prestadores formais e informais com o objetivo de promover, de restaurar e de manter o conforto, a função e a saúde das pessoas em um nível máximo, incluindo cuidados para uma morte digna. Os serviços de assistência domiciliar (SADs) podem ser classificados como preventivos, terapêuticos, reabilitadores, de acompanhamento por longo tempo e de cuidados paliativos".[1]

- O Brasil definiu, a partir de 2011, novas políticas de atenção domiciliar que fomentam a criação de SADs com base em equipes multiprofissionais e sua integração com a atenção primária à saúde (APS), responsável pelo primeiro nível de cuidados, procurando superar a dicotomia dos referenciamentos entre serviços e fomentar a integração destes em uma espiral compartilhada de atenção realizada no domicílio.

- "A arte de cuidar é um exercício que se constrói não apenas nos bancos universitários, mas essencialmente na junção do conhecimento da teoria e da prática, no reconhecimento de que a competência do médico de família é limitada profissionalmente e que necessita de uma interligação com profissionais das mais variadas áreas do conhecimento para assistir o ser humano na sua totalidade."[2]

- O cuidado é não somente uma função, tarefa ou atividade, mas também um valor caracterizado por respeito, sacralidade, reciprocidade e complementaridade, sendo expresso por todas as culturas de formas variadas e tendo como ponto comum a execução pela família.[2,3]

- Levando em consideração a necessidade crescente de um trabalho inter e transdisciplinar que busque a humanização do cuidado à pessoa e à sua família de forma longitudinal, e visando evitar confusões com os Programas de Assistência Domiciliar vinculados a hospitais, que possuem finalidades e competências diferentes das desempenhadas pelas equipes que atuam em APS, optou-se por ampliar a designação deste capítulo para "cuidado domiciliar".

A visita domiciliar

Se o domicílio é entendido como o próprio ambiente familiar e é nesse ambiente que se constrói, especialmente no aspecto afetivo, "o conjunto das mais poderosas forças" que influenciam a promoção, a proteção e a recuperação da saúde das pessoas, é legítimo reconhecer nessa prática um aspecto relevante na abordagem da saúde da pessoa e da família. As visitas domiciliares (VDs) são reconhecidas como uma prática de inquestionável importância não apenas na descoberta, como também na abordagem de problemas, no diagnóstico, na busca ativa, na prevenção de agravos e na promoção da saúde (Figura 39.1).[4]

Conceito

No Brasil, a Atenção Domiciliar (AD) se organiza sob três modalidades de cuidados, com crescentes níveis de densidade tecnológica e de carga horária dedicada de acordo com as necessidades de saúde das pessoas sob este tipo de cuidados (Quadro 39.1).

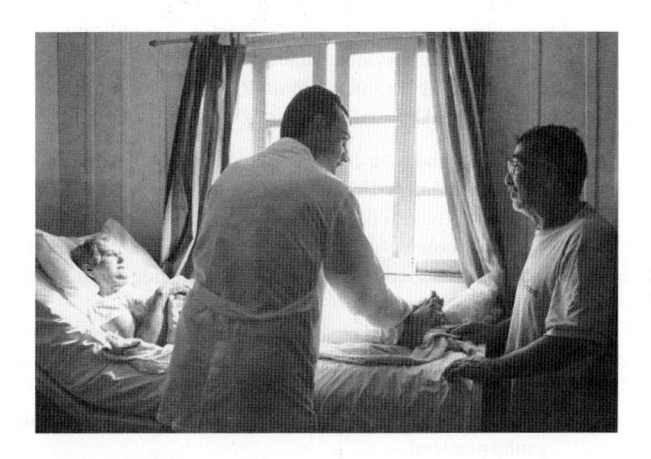

▲ **Figura 39.1**
Cena de atendimento domiciliar pelo médico de família.
Fonte: Foto gentilmente cedida pela fotógrafa Natália Brasil.

Quadro 39.1 | **Caracterizações de atenção domiciliar**

Modalidade	A quem se destina	Quem realiza
AD1	Pessoas que: I. Possuam problemas de saúde controlados/compensados e com dificuldade ou impossibilidade física de locomoção até uma unidade de saúde II. Necessitem de cuidados de menor complexidade, incluídos os de recuperação nutricional, de menor frequência, com menor necessidade de recursos de saúde e dentro da capacidade de atendimento das UBS III. Não se enquadrem nos critérios previstos para as modalidades AD2 e AD3 descritos nesta Portaria	Equipes de APS, por meio de VDs regulares, no mínimo, uma vez por mês, apoiadas pelos NASF, ambulatórios de especialidades e de reabilitação
AD2	Pessoas com problemas de saúde + dificuldade ou impossibilidade física de locomoção até uma UBS com maior frequência de cuidado, recursos de saúde e acompanhamento contínuo, definidas em um rol amplo de procedimentos domiciliares (ver Quadro 39.2)	EMADs apoiadas pelas EMAPs
AD3	Pessoas com problemas de saúde + dificuldade ou impossibilidade física de locomoção até uma UBS com maior frequência de cuidado, recursos de saúde e acompanhamento contínuo e uso de equipamentos ou agregação de procedimentos de maior complexidade: ventilação mecânica, paracentese de repetição, nutrição parenteral, transfusão sanguínea	EMADs apoiadas pelas EMAPs

AD, atenção domiciliar; UBS, Unidade Básica de Saúde; APS, atenção primária à saúde; VDs, visitas domiciliares; NASF, Núcleos de Apoio à Saúde da Família; EMADs, equipes multiprofissionais de assistência domiciliar; EMAPs, equipes multiprofissionais de apoio.

Fonte: Brasil.[5]

Os problemas de saúde e procedimentos que indicam a inclusão das pessoas nas modalidades de cuidado AD2 e AD3 e, portanto, inclusas em um ponto da Rede de Atenção à Saúde complementar à APS – os SADs – são:

1. Afecções agudas ou crônicas agudizadas, com necessidade de cuidados intensificados e sequenciais, como tratamentos parenterais ou reabilitação.
2. Afecções crônico-degenerativas, considerando o comprometimento causado pela doença, que demande atendimento no mínimo semanal.
3. Necessidade de cuidados paliativos com acompanhamento clínico no mínimo semanal, com o fim de controlar a dor e o sofrimento do usuário.
4. Prematuridade e baixo peso em bebês com necessidade de ganho ponderal.

Como fica claro nos critérios apontados, as políticas que definem a AD no Sistema Único de Saúde (SUS) se baseiam na necessidade de desospitalização de pacientes, com foco preponderante em situações agudas, ou problemas crônicos agudizados para os níveis de AD2 e AD3. Espera-se da AD1, ou seja, das equipes de APS, a capacidade em especial de lidar com situações crônicas compensadas ou agudizações passíveis de um cuidado contínuo, mas de menor intensidade de tempo ou de equipamentos.[6]

Lopes e Oliveira[7] caracterizam o cuidado domiciliar (Figura 39.2) da seguinte forma:

- **Atenção domiciliar.** É a categoria mais ampla, que inclui as outras e pode ser também denominada atendimento ou cuidado domiciliar. Baseia-se na interação do profissional com a pessoa, com sua família e com o cuidador, quando este existe, e se constitui em um conjunto de atividades realizadas no domicílio de forma programada e continuada, conforme a necessidade. Envolve ações de promoção à saúde em sua totalidade, incluindo a prática de políticas econômicas e sociais que influenciam o processo saúde-doença.[8] Tem caráter ambulatorial e envolve ações preventivas e curativo-assistenciais.
- **Assistência domiciliar.** Está ligada a todo e qualquer atendimento a domicílio realizado por profissionais que integram a equipe de saúde. Não leva em conta a complexidade ou o objetivo do atendimento, que pode ser uma orientação simples até um suporte ventilatório invasivo domiciliar.[9]
- **Atendimento domiciliar.** É a categoria diretamente relacionada à atuação profissional no domicílio, que pode ser operacionalizada por meio da visita e da internação domiciliar. Envolve atividades que vão da educação e prevenção à recuperação e manutenção da saúde das pessoas e seus familiares no contexto de suas residências. Abrange ou não cuidados multiprofissionais e pode ser semelhante a um consultório em casa. Alguns autores o relacionam a uma atenção mais pontual e temporária, ligada a situações agudas.
- **Visita domiciliar.** Prioriza o diagnóstico da realidade do indivíduo e as ações educativas. É geralmente programada e utilizada com o intuito de subsidiar intervenções ou o planejamento de ações.
- **Internação domiciliar.** É uma categoria mais específica, que envolve a utilização de aparato tecnológico em domicílio, de acordo com as necessidades de cada situação. Não substitui a internação hospitalar, mas pode se constituir como uma continuidade desta, de forma temporária.

É importante ressaltar o conceito de acompanhamento domiciliar e vigilância domiciliar. O primeiro diz respeito ao cuidado no domicílio para pessoas que necessitem de contatos frequen-

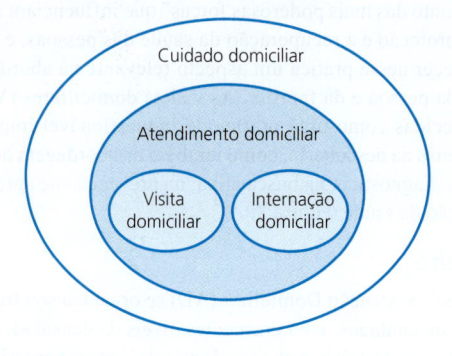

▲ **Figura 39.2**
Caracterizações no cuidado domiciliar.

tes e programáveis com a equipe. Exemplos são pessoas portadoras de doenças crônicas que apresentem dependência física; doentes em fase terminal; idosos com dificuldade de locomoção ou morando sozinhos; egressos do hospital que necessitem de acompanhamento por alguma condição que os incapacite a comparecer na Unidade Básica de Saúde (UBS); pessoas com outros problemas de saúde, incluindo doença mental, os quais determinem dificuldades de locomoção ou adequação ao ambiente da UBS.

A vigilância domiciliar é decorrente do comparecimento de integrante da equipe de saúde até o domicílio para realizar ações de promoção, prevenção, educação e busca ativa da população de sua área de responsabilidade, geralmente vinculadas à vigilância da saúde que a UBS desenvolve. Exemplos são visitas a puérperas, busca de recém-nascidos, busca ativa dos programas de prioridades, abordagem familiar para diagnóstico e tratamento.[10]

Entende-se que a classificação é didática, já que as modalidades se sobrepõem em muitas situações no trabalho do cotidiano.

História

As mais remotas referências históricas em medicina no domicílio remetem a um médico chamado Imhotep, que viveu na terceira dinastia do Egito Antigo (século XIII a.C.) e atendia inclusive ao Faraó nas dependências do palácio.[9] Na Grécia Antiga, Asklépios atendia na residência da pessoa, e seus seguidores atendiam em templos, onde havia medicamentos e materiais especiais. Hipócrates, no século V a.C., descreveu a eficiência de atender a pessoa no domicílio. Samuel Hanneman, criador da homeopatia, no final do século XVII, passou a visitar as pessoas enfermas, permanecendo junto aos leitos, no domicílio, a maior parte do tempo possível.[9] No entanto, há que se entender que a visitação domiciliar para fins de cuidado e conforto aos necessitados, muito voltada ao assistencialismo, à caridade e à religião, foi prática comum por séculos, com registros desde o fim do século XIX, porém sem organização. Tal orientação, em termos de organização e objetivo da visitação domiciliar, tem como primeira referência o Dispensário de Boston, no ano de 1796.

Desde o fim do século XIX até o início do século XX, o médico atendia a domicílio. Era um frequentador da casa da família e compartilhava parte dos momentos significativos da vida familiar, acompanhando o ciclo vital. Não só as doenças, mas também casamentos, nascimentos, conflitos e segredos eram divididos. A carência dos recursos terapêuticos exigia escuta, compreensão e apoio no enfrentamento de dificuldades e perdas. Essa imagem do médico da família e comunidade sentado à cabeceira do paciente foi imortalizada no imaginário das pessoas com certa nostalgia de um tempo mais distante, simples, rural e com menos aparato tecnológico. As pessoas nasciam e morriam e eram veladas em suas próprias casas, acompanhadas pelos seus entes queridos.

A urbanização, que se acentuou a partir dos anos 1930-1940, trouxe o desenvolvimento tecnológico que, se, por um lado, aumenta a expectativa de vida, por outro, valoriza as especialidades, tende a fragmentar a atenção e transforma o hospital em centro essencial de cuidados, mudando completamente o processo de trabalho e a formação na área da saúde. No Brasil, a primeira forma organizada de assistência domiciliar foi o Serviço de Assistência Médica Domiciliar de Urgência (SAMDU), criado em 1949.[11] Outra experiência refere-se à Fundação Serviço Especial de Saúde Pública (FSESP), criada em 1960 e extinta em 1990. A FSESP desenvolvia a oferta de serviços na unidade, no domicílio e na comunidade com abordagem integral da família e visita domiciliar realizada por visitador sanitário e auxiliar de saneamento. Essas atividades estão muito ligadas à APS, como o incentivo à promoção, à prevenção de doenças, ao monitoramento de grupos vulneráveis e à vigilância sanitária.[11]

Na década de 1970, com a crise do modelo econômico e o advento de novas correntes de pensamento, passa a existir um tipo de atenção domiciliar ambulatorial, profissionalizada e treinada, tendo objetivos claros e definidos. Isto é, embora seja uma prática antiga, a sistematização como estratégia e ferramenta de cuidado é algo relativamente recente. No início da década de 1990, seguindo uma tendência mundial, surgiu o serviço organizado na forma de cuidado domiciliar (*home care*), concentrado em empresas privadas e nos grandes centros urbanos,[11] e nas secretarias municipais de saúde, junto a algumas iniciativas estaduais, surgiriam as primeiras experiências de SADs.[11]

No entanto, a grande mudança se deu com a criação do programa de Agentes Comunitários de Saúde (ACS), no início dos anos 1990, e da Estratégia de Saúde da Família (ESF), em 1994. A ESF revolucionou o SUS, exigindo não somente mais competências e habilidades, mas também novas formas de pensar e fazer APS. Da mesma maneira, as iniciativas municipais e estaduais do SUS relacionadas aos primeiros SADs se concretizavam, levando à ampliação das situações cobertas por cuidados domiciliares (inicialmente doenças pulmonares e cuidados ao idoso) para uma percepção mais ampla da necessidade de cuidados complementares em casa.

A primeira iniciativa de fomento à criação e à ampliação de cuidados domiciliares ocorreria em 2006, com a Portaria Ministerial nº 2529, de 26 de abril de 2006, e a Resolução nº 11 da Diretoria Colegiada da Agência Nacional de Vigilância Sanitária (Anvisa), de 26 de janeiro de 2006, sendo que esta última regulamenta até a atualidade os serviços privados de AD.[12]

Em 2011, o Ministério da Saúde (MS) redefiniu a AD no âmbito do SUS apresentando a APS e os SADs como elementos integrados de cuidados para diferentes complexidades clínica e tecnológica (ver Quadro 39.1), mas reconhecendo as ações domiciliares da APS como o nível 1 da AD (AD1), e a necessidade de integração com a AD2 e AD3 que superasse a visão de níveis hierárquicos independentes com base em referenciamentos para fomentar uma rede contínua e integrada de cuidados, em vez da referência e contrarreferência de níveis que não conversavam entre si.[5,13]

Assim, a APS representa hoje o maior serviço de AD em funcionamento no Brasil, por meio das cerca de quarenta mil equipes de saúde da família, responsáveis pela parcela da população que não conta com equipes multiprofissionais de assistência domiciliar (EMADs) por critérios populacionais. São também responsáveis pela maior carga de cuidados realizados no domicílio mesmo nos municípios com SAD, cuidando de todos aqueles qualificados como AD1. Por fim, mantém-se responsável pela pessoa cuidada e seus familiares mesmo nas situações definidas como AD2 e AD3.[13]

O domicílio

A casa, o lugar da família, traz informações valiosas quanto à forma de viver, de dividir os espaços, de circular e respeitar os limites de privacidade. Permite reflexões e a construção de novos saberes que extrapolam o "concreto", mas abrangem a dimensão emocional e, portanto, abstrata. Os quintais e os pátios são palcos de jogos, de plantações de flores e hortas. É impossível enxergar um lar como um espaço sem ritos e sem mitos.

A casa pode ser um grande templo, onde as mais importantes e significativas cerimônias e rituais de passagem explícitos e implícitos podem acontecer.[14] Também onde pequenos crimes são cometidos e onde nascem os grandes traumas, os grandes segredos e medos.

É o espaço mais pessoal que pode existir, a última fronteira da intimidade. Adentrar o domicílio e o quarto da pessoa é estar no lugar do outro, em que está o âmbito da máxima autonomia do sujeito em relação ao serviço de saúde, embora também seja um lugar onde se lide com a falta dela. De forma inversa ao hospital ou Unidade de Terapia Intensiva (UTI), onde temos total controle sobre hábitos, alimentos e medicamentos do paciente, no domicílio, somos os estranhos, os "invasores", e esta é uma situação que exige humildade e hermenêutica.

Por outro lado, o domicílio é o verdadeiro centro de uma rede de cuidados, o espaço para onde a pessoa sempre volta, até a morte, sendo, portanto, um âmbito privilegiado para coordenar o cuidado (pela presença de informações relevantes) e para exercer a integralidade. Saber usar dessas informações a favor da pessoa e da atenção qualificada exige observação ativa, empatia e respeito.[6]

A AD encontra no domicílio um contexto peculiar de atuação, onde inexiste a retaguarda do serviço de saúde. Neste cenário, o profissional de saúde demanda competências específicas para o cuidado no domicílio, lançando mão de protagonismo e criatividade para estabelecer uma atuação eficaz.[13]

O teto pode representar proteção ou ameaça, aconchego ou repulsa. São paredes que separam as pessoas do mundo e se constituem em um mundo à parte: o lar é o mundo do homem. Um mundo que pode imprimir ilusões de estabilidade, que pode revelar muito ou guardar segredos.[15] Há diversas formas de casa e uma única forma de lar. A casa se constrói com elementos palpáveis, tijolos e telhas; o lar se constrói por sentimento de pertença. O significado de lar ultrapassa o espaço, e a matéria-prima principal é o afeto. O lar se transforma com os ciclos familiares, há desacomodações, com o casamento, o nascimento de um filho, a presença de um idoso ou de um familiar dependente de cuidados. Há novos ajustes e conformações no que diz respeito à estrutura da família que a cada dia foge mais do modelo tradicionalmente conhecido.

É ainda importante entender a dinâmica de famílias de classes populares urbanas, em que o espaço de convivência ultrapassa os limites do privado, da casa. A calçada e os vizinhos mais próximos são parte do cotidiano, e as redes de solidariedade estabelecidas respondem, em parte, pela resistência em mudar de casa, mesmo em situações de risco ambiental (ver Cap. 64, Tragédias). A precariedade gera soluções em que o compartilhar cuidados e responsabilidades é uma realidade. Em qualquer periferia urbana, é muito difícil manter um espaço familiar privado, não só pelo número excessivo de pessoas ou por características geográficas e de organização do espaço, mas também por um interconhecimento e uma interdependência funcional, já que as ligações de luz e água se confundem de forma clandestina. É comum que as correspondências circulem de casa em casa. Contraditoriamente, não existe o anonimato das grandes cidades, o que pode trazer uma sensação de conforto e segurança em um universo de riscos e vulnerabilidades.[16]

No entanto, algumas configurações em relação à mobilidade das famílias de classes populares podem estar mudando. São cada vez mais frequentes, em muitas cidades, os chamados nomadismos provenientes não somente de processos de remoção urbana, mas também advindos de situações de violência ligadas ao tráfico de drogas. Perseguições, ameaças, envolvimento de membros da família com facções e grupos são as principais causas. Ainda, famílias vitimadas ou assustadas com os conflitos armados no território também buscam uma fuga, o que não necessariamente significa a mudança radical de bairro ou comunidade. As migrações, muitas vezes, acontecem internamente, com trocas e pactos entre vizinhos e pares. Este também não é um movimento definitivo, podendo haver o retorno. Assim, muito especialmente, os territórios violentos apresentam um dinamismo e uma transitoriedade por vezes difícil de ser acompanhada pela equipe da UBS.

O reconhecimento de um ambiente domiciliar, bem como da singularidade de uma situação familiar, subsidia intervenções possíveis e mais reais voltadas às necessidades específicas da pessoa e da família.[17] O domicílio é um cenário onde as relações sociais se evidenciam, e a percepção dessas relações traz elementos que podem fortalecer o potencial de saúde ou mesmo contribuir para o processo de adoecimento. Ou seja, a VD funciona como estratégia de reconhecimento de fragilidades, riscos, potencialidades e possibilidades. Tal aspecto é importante na construção de ambientes mais saudáveis no espaço familiar, constituindo-se como uma técnica leve, visto que influencia as relações de vínculo, de acolhimento e das ações sociais, proporcionando a integralidade no cuidado.[17] As habilidades de comunicação são fundamentais nesse processo e despertam o sentimento de confiança, proporcionando um diálogo mais aberto e profundo, em que o "saber ouvir" é a garantia de que os esforços de uma equipe podem ser recompensados.

É reducionista entender o ambiente familiar como somente o domicílio. Deve-se ter uma ideia mais ampla de todas as condições ambientais. De acordo com a Organização Pan-Americana de Saúde (OPAS), o conceito de saúde é entendido como resultado do estilo de vida, das condições biológicas e do acesso aos bens e serviços, algo diretamente relacionado aos determinantes de saúde de uma comunidade.[16] Isso transcende o domicílio e as antigas concepções de saneamento básico, dirigidas à prevenção e ao controle dos riscos biológicos. Atualmente, reconhece-se a necessidade de uma estratégia que incorpore os fatores químicos, psicossociais, físicos e sindrômicos presentes na habitação e no peridomicílio.[16]

Surge o conceito de habitação saudável, o qual considera a habitação como um agente da saúde de seus moradores e se relaciona com o território geográfico e social onde se assenta. Os materiais usados para sua construção, a segurança e a qualidade dos elementos combinados, o processo construtivo, a composição espacial, a qualidade dos acabamentos, o contexto global do entorno (comunicações, energia, vizinhança, recursos, aparelhos comunitários) e a educação em saúde e ambiente de seus moradores têm uma relação direta com um estilo de vida saudável. Assim, deve-se considerar o meio no qual a pessoa e as famílias se inserem no cotidiano, conhecendo melhor as variáveis que direta ou indiretamente interferem no bem-estar e no desenvolvimento, sobretudo no contexto de desigualdades sociais e territoriais. As diferenças importantes não se restringem às zonas urbana e rural, mas a zonas precárias, violentas e marginalizadas que tendem a ser excluídas, exigindo busca ativa e estratégias de acesso. A busca ativa estabelece não apenas o resgate dos que têm problemas, necessidades e prioridades diferenciadas, muitas vezes desconhecidas da equipe ou da UBS, mas também resgata a noção do cuidado à saúde e estabelece o direito à saúde para aqueles que muitas vezes não têm uma rede de apoio ou referência familiar cuidadora.

A título de conhecimento, nas últimas décadas, em função da violência, muitas famílias de alta renda têm optado por moradias em espaços ditos artificiais e protegidos. Objeto de estudo de urbanistas, os grandes condomínios de casas ou os prédios com toda a infraestrutura social e de lazer, altamente protegidos, oferecem quase tudo o que a família "precisa". Obviamente, esses espaços, quando presentes no território de uma UBS, não são o foco da equipe de saúde – em algumas cidades como o Rio de Janeiro, comunidades vulneráveis de baixa renda convivem muito de perto com grandes condomínios luxuosos. Por vezes, nem sequer os ACSs são autorizados a entrar nesses condomínios. Quanto ao cadastro, configuram-se como ausências em termos de dados e inexistência em termos de trabalho efetivo.

O cuidador

Assim como existe a pessoa que necessita de cuidados domiciliares de forma temporária ou permanente, há também o cuidador temporário e o permanente. O cuidador pode ser formal, contratado e remunerado para exercer tal função ou pode ser informal, quando emerge das relações interpessoais que se constroem no cotidiano familiar e social. É eleito pela família e normalmente tem pouca ou nenhuma experiência em cuidar de pessoas doentes, mas possui algum poder decisório.[18] O cuidador formal tem poder decisório reduzido, já que cumpre tarefas delegadas pela família. Há outras diferenças entre a formalidade e as informalidades advindas da presença de vínculo afetivo e responsabilização. Na escolha do cuidador, como o informal e familiar, categoria mais comum nas classes populares, nem sempre há o consentimento do paciente, sendo influenciada, em geral, por obrigações morais baseadas em aspectos culturais e religiosos, tais como parentesco (cônjuge); gênero (mulher); proximidade física (viver junto); e proximidade afetiva (conjugal; pais e filhos).[19,20] Há um componente de gênero em que a mulher, como detentora de cuidados, é, por vontade própria ou, por vezes, pela falta de opção, a escolhida.

Na prática, observa-se que nem sempre a divisão de responsabilidade do cuidador é feita de maneira equilibrada entre os membros de uma família, seja em função de condições econômicas, estrutura familiar, conflitos, ou mesmo características culturais. É comum observar que os cuidados aos indivíduos com diferentes graus de necessidades ficam sob a responsabilidade de uma única pessoa, o que não apenas compromete o cuidado, visto que algumas ações não podem ser realizadas por uma única pessoa, mas, acima de tudo, compromete a saúde do cuidador. O tempo prolongado da doença, o elevado grau de dependência de cuidados e um período de cuidados superior a 3 anos são fatores negativos na qualidade do cuidado.[18]

A presença de um familiar dependente por um longo período causa frequentemente o distanciamento de outros familiares, o que determina a sobrecarga do cuidador, que, com frequência, também se ocupa dos afazeres domésticos. Tais atribuições causam abandono da vida social e ansiedades oriundas da dificuldade no manejo não somente com o acamado, mas também com o modo de viver e as relações com os familiares envolvidos. O desprazer cotidiano traz um sofrimento que, por vezes, o cuidador identifica como pior do que o do próprio paciente, até porque, diferentemente de muitos acamados, portadores de doenças neurológicas, as sensações são conscientes e diárias. Há ainda a ideia de "escravidão identitária", em que o cuidador não atende pelo próprio nome, e sim pelo nome da pessoa que ele cuida.[18] Torna-se porta-voz das demandas da pessoa, responde por ela. Essa situação pode se tornar preocupante para ambos. Para a pessoa, a perda da autonomia sobre o autocuidado não pode representar uma perda de autonomia sobre decisões e desejos. O ato de cuidar está relacionado ao adoecimento, a piores condições de vida e à maior mortalidade.[21-23]

Cuidar é um ato de satisfação pessoal, que o dignifica como pessoa, ou como cumprimento de um dever moral e de princípios religiosos, ligados também à gratidão da pessoa cuidada, reconhecimento da família e da comunidade. Mas, ao mesmo tempo, é um ato de perda de função pessoal e de adoecimento, que gera diferentes facetas do sofrimento nos níveis físico, mental, social e espiritual. O cuidado no domicílio é complexo, pois envolve lidar com pessoas com privação da mobilidade e autonomia, inseridas em um contexto familiar de vulnerabilidade, e com um cuidado determinado pela demanda do paciente, e não por uma patologia, grupo etário ou de risco.[20]

Há estratégias para diminuir a insegurança do cuidador. Rodrigues e Almeida[24] apontam a criação de uma central de informação sobre o cuidado, oferecendo suporte por telefone e por outros meios de comunicação disponíveis à distância, o treinamento do cuidador, o uso de "tecnologia" (cama elevada e com controle de decúbito, cadeira de rodas para transporte, cadeira para banho, etc.), visando a uma maior independência da pessoa cuidada e à redução do desgaste físico de quem cuida. É relevante o apoio psicológico ao cuidador, pois, além das pressões que enfrenta, é frequente que o familiar "escolhido" apresente uma série de características pessoais que o identifiquem como tal. Estas nem sempre são positivas, como tendência a renúncias e autodisciplina, baixa autoestima, culpa, necessidade de reparação, necessidade de autoafirmação e ausência de objetivos de vida. Na dinâmica familiar, de forma contraditória, é comum que o cuidador exerça certo "poder", que consiste não somente na tarefa quase missionária de cuidar, mas também o de ser o detentor da capacidade de identificar sinais especiais que mais ninguém consegue: o que o olhar, a expressão ou o gemido do indivíduo significam.[25]

O cuidador familiar tem dificuldades no autocuidado e para buscar um profissional da saúde, e, quando toma essa atitude, geralmente traz os problemas do familiar de quem cuida. Assim, é comum que a VD para a pessoa em cuidado domiciliar também se torne uma oportunidade de escuta e de cuidados para com o cuidador. É o momento de se identificar a dificuldade que o cuidador tem de estabelecer limites para o cuidado. Ou seja, é comum que ele trate do acamado até que o corpo manifeste exaustão física e psíquica, seja pela fadiga, por dores musculares, por insônia ou por depressão. Apesar de a VD também ser um possível espaço para o cuidador, é importante que ele possa estabelecer e conquistar o seu tempo e o seu espaço. O desejo de cuidar de si mesmo deve ser estimulado não só para que permaneça íntegro para manter os cuidados, mas, especialmente, para restabelecer a identidade, aumentar a autoestima e buscar interesses próprios. Nesse sentido, a ida do cuidador ao serviço de saúde deve ser incentivada, bem como as possibilidades de maior socialização, como os grupos lúdicos e terapêuticos promovidos pelo serviço. O grupo de cuidadores também tem sido uma valiosa estratégia de troca de experiências entre pessoas que vivem os mesmos dilemas e ansiedades.

As funções do cuidador vão desde a ajuda nas tarefas mais elementares de higiene da pessoa e do ambiente, também considerando a segurança e o risco de acidentes, até o estímulo à alimentação e à ajuda em atividades físicas, que podem ser a mudança de decúbito ou uma caminhada, conforme o grau de dependência.[9] Os autores ainda atribuem ao cuidador a tarefa de promover o lazer, a comunicação, a socialização e o estímulo da memória. Entendem que deve haver um estímulo para a pessoa manter ou adaptar o desenvolvimento de atividades laborais segundo suas capacidades. Ou seja, se for considerada a complexidade que é esse conjunto de atribuições, chega-se à certeza de que não é uma tarefa de um único indivíduo, e sim de todo o grupo familiar. Assim, muito embora se identifique sempre um cuidador principal, é necessário que toda a família, de alguma forma, direta ou indiretamente, exerça esse papel.

A família/a rede

O processo de AD é complexo, pois não é específico de uma patologia concreta, nem de nenhum grupo de idade, sendo que sua indicação vem determinada pelo grau de necessidade e/ou incapacidade da pessoa. A demanda de assistência nem sempre é gerada pela pessoa, pelo cuidador ou pela família, e sim pela equipe que deve avaliar os modos de cuidar, absorvendo as queixas, mas identificando as prioridades e necessidades. Assim, é possível que as prioridades da família nem sempre sejam as reais. Há que se reconhecer a influência da família e da rede de apoio no processo saúde-doença, porém, há que se delimitar o que e quais cuidados são da família e o que e quais são da equipe, estimulando a autonomia e o empoderamento. Essa é uma questão que merece sempre ser reavaliada e sofrer constantes autorreflexões no sentido de entender até que ponto a equipe não está tornando uma família dependente e pouco responsável e até que ponto consegue estabelecer fronteiras saudáveis de corresponsabilização, deixando claros os papéis e as funções. Nesse sentido, a construção do cuidado nunca deve ser imposta ou prescritiva, mas deve ser sempre em diálogo, observando os riscos, respeitando os limites de todos os envolvidos, tentando compreender as relações nem sempre claras. Cabe sempre o auxílio de uma equipe multiprofissional, e o papel do ACS é fundamental, a fim de entender resistências ou falsas concordâncias.

A demanda de cuidado para as famílias, muitas vezes, resulta de um sistema de saúde insuficiente na promoção da integralidade, prescindindo de uma rede social de apoio baseada em instituições não formais sob os preceitos da intersetorialidade. A família em geral assume a maior carga de cuidados da pessoa sob a necessidade de AD, cabendo aos serviços de saúde e ao Estado um papel de pouco e insuficiente apoio.[26] As pessoas sob esses cuidados e seus respectivos cuidadores situam-se entre os setores saúde, assistência social e direitos humanos, e cabe aos profissionais que realizam o cuidado no domicílio exercer a coordenação do cuidado "advogando" por estas pessoas frente aos serviços de saúde – públicos ou privados – e assistência social.[20]

O médico e a equipe devem ter claro que, diante de doenças incapacitantes, graves ou terminais, as pessoas afetadas, o cuidador e os integrantes da família reagem de forma individual às fases de aceitação da doença, que não são rígidos e podem sobrepor-se. Elisabeth Kübler-Ross caracteriza os seguintes estágios:[24]

1. Negação e isolamento: "Isso não pode estar acontecendo."
2. Cólera (raiva): "Por que eu? Não é justo."
3. Negociação: "Me deixe viver apenas até meus filhos crescerem."
4. Depressão: "Estou tão triste. Por que se preocupar com qualquer coisa?"
5. Aceitação: "Tudo vai acabar bem."

No que se refere à participação da família, é importante saber que a doença inicialmente gera um movimento centrípeto, fazendo com que todos os componentes da família se organizem e contribuam com o cuidado. Com o prolongamento da situação, esse movimento da família passa a ser centrífugo, com designação de um cuidador familiar ou contratado. Também interferem nesse processo as relações familiares estabelecidas entre a pessoa doente e seus familiares ao longo da vida e os problemas familiares.

Fatores como educação, formação da personalidade, cultura, crenças, valores, relações, hábitos e ambiente possuem íntima relação com o cuidado e com a forma de cuidar. A família é o eixo estruturante de seus componentes e a unidade maior de cuidados. Porém, na medida do possível, deve haver autonomia e estímulo do grau de complexidade dos cuidados a serem prestados, podendo ser necessária uma colaboração e uma adequada articulação entre recursos da atenção secundária e terciária com os da APS. É imprescindível que exista uma integração adequada com outros elementos e recursos que complementam a assistência, como hospitais-dia, reabilitação e outros, formando uma linha de cuidado.

A linha de cuidado deve contar com parceiros locais da comunidade, como associações de bairro, clubes, grupos, igrejas, organizações não governamentais (ONGs) e outros que viabilizem e otimizem a AD. É preciso reconhecer que toda atenção à saúde deve estar integrada a projetos sociais e políticos da sociedade da qual faz parte, devendo estar conectada aos movimentos que buscam melhorias na área da saúde.[10]

A pessoa

Ao se desenvolver cuidado domiciliar, é preciso considerar que o foco da atenção é a pessoa recebedora do cuidado. Mesmo que, por vezes, ela apresente limitações nas relações interpessoais, ao realizar as VDs, devem-se ter presentes os mesmos aspectos éticos que regem a consulta em outros cenários do cuidado. Aplicar o segundo componente do método clínico centrado na pessoa (entendendo a pessoa por inteiro, ver Cap. 15, Consulta e abordagem centrada na pessoa) já é um passo para garantir uma abordagem adequada.

Ao realizar cuidado domiciliar, após avaliar as condições de comunicação da pessoa atendida, deve-se ter momentos a sós com ela, proporcionando privacidade, solicitando, por meio de perguntas abertas, que informe sobre como está sendo cuidada e que fale sobre suas queixas, seus medos e angústias. As perguntas deverão ser dirigidas a ela, utilizando o familiar ou cuidador para complementar as informações. Devem-se evitar aglomerações durante o atendimento e ter cuidado ao examinar para não expor a pessoa em demasia.

Atenção domiciliar na atenção primária à saúde

A reorganização do processo de trabalho da equipe na APS é o primeiro passo para a implantação de um programa de cuidado domiciliar. As diferentes concepções e ideias, bem como estratégias, devem ser discutidas para uma melhor abordagem à família. Uma articulação com os outros níveis da atenção para a construção de uma proposta integrada e para aumentar a capacidade de resolução é necessária, a fim de melhorar a qualidade de vida das pessoas.[10] Assim, a equipe deve ter claro o objetivo de proporcionar assistência e vigilância à saúde no domicílio, dentro dos princípios do SUS. Para isso, é necessário, segundo Lopes,[10] seguir os passos citados no Quadro 39.2.

Organizando a visita domiciliar

Antes da visita ao domicílio, é preciso que o profissional tenha muito claro qual(is) o(s) seu(s) objetivo(s) (assistencial, educati-

> **Quadro 39.2 | Passos para proporcionar assistência e vigilância à saude no domicílio**
>
> ▶ Capacitar os profissionais da equipe para desempenhar atividades de assistência e vigilância à saúde no domicílio
> ▶ Criar fluxos que envolvam toda a equipe na avaliação das solicitações de VD
> ▶ Definir conceitos e critérios para inclusão e alta dos pacientes em atendimento
> ▶ Registrar as ações e sistematizar a coleta de dados para avaliações
> ▶ Avaliar periodicamente com a intenção de organizar e de otimizar o cuidado
> ▶ Incentivar a participação de toda a equipe de saúde, delegando atividades conforme a qualificação e os níveis de competência
> ▶ Manter uma equipe mínima para a organização das ações
> ▶ Desenvolver no domicílio atividades preventivas e de incentivo à promoção da saúde da pessoa, do cuidador e da família
> ▶ Estabelecer limites à equipe e aos familiares, considerando as verdadeiras necessidades que cada pessoa possui
> ▶ Identificar e encaminhar, junto com a equipe, situações de violência
> ▶ Utilizar e estimular redes de apoio na comunidade
> ▶ Capacitar cuidadores domiciliares leigos para atenção à saúde no domicílio
> ▶ Buscar o entendimento da situação socioeconômica e da estrutura familiar das pessoas atendidas com a finalidade de adequar recursos e qualificar a atenção
> ▶ Estruturar um grupo permanente de estudos sobre a AD

vo, de avaliação, busca, vigilância, etc.). É importante revisar o prontuário e reunir todos os dados sobre a pessoa ou a família que irá visitar. Isso é possível a partir da anamnese com o familiar/cuidador que solicitou a visita e do entendimento das condições de manejo do problema no domicílio. Ainda, a partir da anamnese inicial com o familiar/cuidador, pode-se estabelecer o espaço de tempo em que deverá ser realizada a visita e o profissional da equipe mais indicado para avaliar a situação trazida. É importante estabelecer se há necessidade de mobilizar outros recursos – da equipe ou externos.

Após essa primeira avaliação, deve-se organizar o material e as medicações apropriadas para o atendimento do caso. Após a visita, é imprescindível um registro claro e abrangente.

De forma geral, é sempre conveniente e respeitoso informar a família e o cuidador sobre a visita, planejando o momento mais conveniente, sem ser invasivo. Em algumas situações em que o fator surpresa faz parte da estratégia, como, por exemplo, para identificar possíveis violências, não avisar pode ser uma opção. No entanto, todas essas questões devem ser discutidas em equipe.

Quem e quando visitar

O Dr. Pedro iniciou suas atividades na unidade de saúde há 2 dias. A enfermeira Tânia informa ter agendado VD para Rafael, 3 anos, pois, segundo a ACS Sueli, a mãe comunicou que a criança está com febre alta.

O Dr. Pedro pergunta sobre os critérios que a equipe utiliza para realizar a VD. A enfermeira Tânia informa que a ACS recebe as solicitações e ela agenda.

O Dr. Pedro solicita que seja agendada reunião de equipe para discutir o cuidado domiciliar pela equipe e critérios de VD.

A VD pode ser realizada como fim e/ou como meio.[27] A primeira tem objetivos específicos de atuação na AD terapêutica e visita a pessoas restritas ao domicílio, temporária ou permanentemente. Como meio, a VD não se restringe à busca ativa, em especial para dar conta da demanda reprimida, da vigilância em saúde relacionada aos programas prioritários. Ainda tem importante papel como forma de inserção profissional e de conhecimento da realidade de vida da família e da população e, especialmente, para o estabelecimento de vínculos. Assim, o espaço-domicílio das famílias e comunidades e seu contexto passam a ser considerados e tornam-se alvos estratégicos de investigação, especialmente na UBS.[8] Todavia, tal estratégia não deve ser vista como novidade e exclusividade da UBS, uma vez que constitui importante recurso a ser utilizado por qualquer estabelecimento de saúde, desde que se faça necessário. Assim, independentemente de ser feita como fim ou como meio, ou ambos, a VD oportuniza, em todas as situações, uma possibilidade de incentivo à promoção e à prevenção da saúde mediante a educação em saúde de maneira particularizada.

Experiências apontam a VD como estratégia importante na prevenção de institucionalização de crianças, na abordagem de famílias de risco e multiproblemáticas, nos casos de violência, na presença de adolescentes delinquentes ou usuários de drogas.[14] Nesse sentido, Minuchin e cols.[28] afirmam que se deve buscar não só uma abordagem sistêmica, como também ecológica, tentando fazer uma conexão da família com os recursos da comunidade em que vive.

Junto com a equipe, o médico pode estabelecer o(s) diagnóstico(s) e construir uma lista de problemas e potencialidades, já identificando quais profissionais devem se envolver nos cuidados da pessoa e da família e qual o plano terapêutico. O plano deve ter claro os objetivos e a definição da frequência das visitas e ser revisado periodicamente, sempre que houver intercorrências ou ocorrer mudança na situação de saúde da pessoa.

Papel da equipe

Em se tratando de famílias de classes populares, há situações de dificuldades de ordem econômico-social. O transporte da pessoa, o alto custo do tratamento com a compra de medicamentos, dieta e fraldas e, muitas vezes, os baixos salários e/ou o desemprego podem deixar a família em uma situação de dependência dos serviços de saúde. Além disso, para o cuidador familiar, há uma impossibilidade de exercer uma função laboral. Uma ressalva: em algumas comunidades muito vulneráveis, a dependência de um familiar pode representar um ganho financeiro ligado a benefícios assistenciais e/ou previdenciários que a pessoa tenha ou possa vir a ter. Nesse sentido, devem-se observar as intencionalidades e estímulos do cuidador e da família.

É preciso que a equipe saiba acompanhar e, na medida do possível, possa identificar e sanar algumas dificuldades sem interferir na autonomia da família. É comum que se utilizem, por parte dos profissionais de saúde, as denominações de características da família: passiva, auxiliar ou cooperativa.[8] Dessa forma, entende-se que não há o reconhecimento do papel da família como protagonista no cuidado, o que pode excluí-la da tomada de decisão sobre a saúde de seu familiar dependente. A família se torna refém do serviço e do profissional detentor de poder e conhecimento.

A perspectiva desejada é a de envolvimento e responsabilização da família, na qual não só o cuidador, mas, na medida do possível, todo o núcleo familiar coparticipe do processo de cuidados, reconhecendo e tendo reconhecida a sua função determinante nesse processo.[8] Para isso, as ações educativas no domicílio são fundamentais, e todos os membros da equipe têm seu papel específico. Embora deva existir flexibilidade e nem sempre existam consensos, há que se tentar buscar uma linguagem única em termos de informações para que não haja confusões e desconfianças. As ações educativas são destacadas por meio de orientações, que não devem ser complexas, invasivas e prescritivas, mas simples, aproximativas e respeitosas, preservando a autonomia da pessoa e da família. Devem levar em conta os objetivos pretendidos e o estabelecimento de vínculos entre equipe e família, cujas interações contribuem não apenas para a efetividade na atenção à saúde, como também para o estabelecimento de relações de longa duração. Nessa relação com os familiares, deve haver empatia, confiança de ambos os lados e a certeza de que o processo de cuidar exige, além da competência técnica, os aspectos interpessoais e humanísticos da relação profissional-pessoa-família.[7]

É uma tarefa da equipe o estabelecimento do horário de atendimento, não somente para a realização das visitas, como também para sua marcação. Cada serviço tem uma dinâmica e deve haver uma adaptação para otimização e viabilidade das ações. A solicitação da visita deve, de preferência, ser feita pessoalmente por um familiar, pois a experiência mostra que muitas situações são mais bem compreendidas e até resolvidas a partir dessa primeira abordagem com o próprio familiar. Muitas vezes, em situações não planejadas, a conversa se resume em tranquilização e orientações, sem que haja necessidade de deslocamento de um profissional até o domicílio.

Embora a VD deva ser realizada por todos os integrantes da equipe de saúde da família, observa-se que os ACS são os maiores responsáveis pelo acompanhamento domiciliar.[29,30] Nesse sentido, faz-se necessária a capacitação do ACS como profissional de interlocução entre os diversos setores, desde a educação, o meio ambiente e o serviço de saúde. Além disso, no processo de visitação, a equipe deve estar ciente que este é um espaço fundamental para a legitimação do espaço do ACS, que deve encabeçar a equipe neste momento.[27] No Quadro 39.3, são descritos os papéis de alguns profissionais.

Entende-se que os profissionais citados no Quadro 39.3 são os que fazem parte da equipe básica da UBS, não sendo, entretanto, os únicos capazes de atuar no domicílio. Experiências em serviços em que há profissionais de outros núcleos, como psicologia, serviço social, nutrição, odontologia, farmácia e bioquímica, mostram o quanto o cuidado domiciliar exige um olhar integral e o quanto cada um desses profissionais pode ter uma ação relevante e imprescindível. Nesse sentido, a fonoaudiologia em equipe matricial também contribui com

Quadro 39.3 | Descrição de papéis dos profissionais das equipes de atenção primária no cuidado domiciliar

Agente comunitário de saúde	Técnico de enfermagem	Enfermeiro	Médico
▶ Comunicar à equipe de saúde a necessidade de avaliação da pessoa para cuidado domiciliar	▶ Auxiliar no treinamento do cuidador domiciliar	▶ Avaliar de modo integral, individual, familiar e no contexto social a situação da pessoa enferma	▶ Avaliar de modo integral, individual, familiar e no contexto social a situação da pessoa enferma
▶ Estabelecer forma de comunicação participativa com a família	▶ Acompanhar a evolução dos casos, seguindo *check-list* da pessoa, e comunicar à equipe as alterações observadas	▶ Avaliar as condições e a infraestrutura física do domicílio para a modalidade de cuidado domiciliar requerida	▶ Esclarecer a família sobre os problemas de saúde e construir plano de cuidados para a pessoa enferma
▶ Orientar cuidados com o lixo originado no cuidado do usuário e do lixo domiciliar	▶ Realizar procedimentos de enfermagem dentro de suas competências técnicas e legais	▶ Elaborar, com base no diagnóstico de enfermagem, a prescrição dos cuidados	▶ Estabelecer forma de comunicação participativa com a família
▶ Servir de elo de comunicação entre a pessoa, sua família e a equipe	▶ Orientar cuidados com o lixo originado no cuidado do usuário e do lixo domiciliar	▶ Identificar e treinar o cuidador domiciliar	▶ Levar o caso para discussão em equipe
▶ Identificar e mobilizar, na comunidade, redes de apoio ao plano de AD pactuado com a família	▶ Estabelecer via de comunicação participativa com a família	▶ Supervisionar o trabalho dos técnicos de enfermagem e dos agentes comunitários de saúde	▶ Emitir prescrição do tratamento medicamentoso
▶ Registrar os atendimentos	▶ Identificar sinais de gravidade	▶ Solicitar exames complementares, prescrever/transcrever medicamentos conforme protocolos estabelecidos nos programas do MS e nas disposições legais da profissão	▶ Registrar os atendimentos
▶ Identificar violência*	▶ Comunicar ao enfermeiro e ao médico alterações no quadro clínico da pessoa	▶ Realizar procedimentos de enfermagem que requeiram maior complexidade técnica	▶ Promover e participar das avaliações periódicas do plano de acompanhamento
	▶ Registrar os atendimentos	▶ Orientar cuidados com o lixo originado no cuidado do usuário e do lixo domiciliar	▶ Indicar internação hospitalar
	▶ Identificar violência*	▶ Estabelecer via de comunicação participativa com a família	▶ Dar alta médica
		▶ Comunicar à equipe de saúde as alterações observadas e avaliar periodicamente o desempenho da equipe de enfermagem na prestação do cuidado	▶ Verificar e atestar o óbito
		▶ Dar alta dos cuidados de enfermagem	▶ Identificar violência*
		▶ Identificar violência*	

AD, atenção domiciliar; MS, Ministério da Saúde.

*Em relação à violência intrafamiliar ou em relação ao cuidador, cabe a todos os profissionais de saúde envolvidos com a pessoa e a família identificar situações agudas ou crônicas. É importante não só a identificação descrita, mas também uma série de conhecimentos necessários à suspeição, ao diagnóstico, ao referenciamento e às tomadas de decisão, que são descritas nos Cap. 35, Abordagem familiar, Cap. 82, Abordagem à violência doméstica, Cap. 83, Abordagem aos abusos e maus-tratos em idosos, e Cap. 84, Trabalhando em ambientes violentos.

questões específicas ligadas às dificuldades de deglutição e de fala, situações muito frequentes em pessoas com sequelas neurológicas ou mesmo com senilidade. Da mesma maneira, a terapia ocupacional e a fisioterapia se inserem como elementos fundamentais no cuidado a crianças com paralisia cerebral e idosos com sequelas de doenças neurológicas, reduzindo a perda funcional e reabilitando as miopatias, ou na abordagem das pneumopatias primárias ou secundárias ao decúbito prolongado e falha nos processos de expectoração e proteção das vias aéreas.

É importante citar algumas situações que dificultam a realização das VDs pela equipe e que devem ser consideradas. A sobrecarga de trabalho é a mais citada,[25] mas também existem as distâncias territoriais, especialmente em regiões rurais, que requerem infraestrutura quanto aos recursos necessários para a locomoção. É importante salientar que o horário de funcionamento dos serviços de saúde coincide com o horário de trabalho dos adultos e de escola das crianças e adolescentes. Esse fato aumenta ainda mais a necessidade de planejar a visita e otimizar o tempo. A violência no território é outro importante fator que impede a visita em áreas de conflito.

Porém, o que causa incômodo a muitas equipes são as situações de carência encontradas: falta de comida, de roupa e de material de limpeza.[11] A mobilização de equipes no sentido de ajudar as famílias por meio da assistência social não é uma rotina e, frequentemente, os trabalhadores expressam que há uma grande diferença entre indagar e saber das condições de moradia e de vida e estar presente nas casas.[11] Ou seja, aprofundar o contato entre trabalhadores e usuários com todo o conhecimento adquirido, a partir e com a VD, contribui para alargar a noção de saúde e amplia a responsabilização da equipe em relação às famílias.[11]

Outro ponto a ser destacado é que em situações de grandes distâncias, como nas populações ribeirinhas, no semiárido e mesmo em alguns cenários rurais agrários brasileiros, que se definem como localidades remotas, a VD será a única opção de atenção à saúde disponível, e o fator geográfico será o critério de inclusão nesta modalidade de cuidado.

Considera-se relevante pensar na formação dos profissionais para a construção de habilidades que possibilitem o trabalho no espaço familiar. A formação dos profissionais de saúde pouco aponta para as questões de cuidado no domicílio, suas perspectivas, peculiaridades e dificuldades.[12,31] Uma dessas habilidades, certamente, é a comunicação.

Por não atuar dentro da estrutura física e com instrumentos do serviço, a ação profissional no domicílio demandará habilidades complementares que determinarão o perfil das competências dos profissionais de saúde, mas a formação específica para AD é pouco ou não explorada durante a graduação. Na ausência de uma formação adequada de pós-graduação para tais profissionais, no que diz respeito a habilidades e competências atitudinais, torna-se uma lacuna também não preenchida pela educação permanente. O rol de atividades dos profissionais de saúde que atuam em AD é amplo, especialmente quando os profissionais de saúde atuam em localidades com características específicas. Quanto mais isolados dos demais pontos da Rede de Atenção à Saúde (RAS), maiores as necessidades de conhecimentos e habilidades dos profissionais para resolver situações específicas destes cenários ou que supram a ausência de referências de apoio, fazendo-se necessária uma discussão sobre a formação específica para um campo em ampla expansão no país e no mundo.[13]

Materiais utilizados na visita domiciliar

- Estetoscópio.
- Esfigmomanômetro.
- Termômetro.
- Otoscópio.
- Lanterna.
- Oxímetro.
- Glicosímetro.
- Abaixador de língua.
- Medicamentos.
- Luvas de procedimento.
- Material de curativo.
- Material educativo/informativo.
- Receituários.
- Telefone celular.

Os serviços de atenção domiciliar e suas potencialidades

A partir de 2011, com o lançamento do "Programa Melhor em Casa", pelo MS, os SADs passaram a exercer um importante papel na RAS como uma estratégia substitutiva ou complementar à atenção centrada em hospitais, articulados com todos os pontos de atenção à saúde, principalmente com a atenção básica. Os SADs têm como objetivos principais:

- Redução da demanda por atendimento hospitalar.
- Redução do período de permanência de usuários internados.
- Humanização da atenção à saúde, com ampliação da autonomia dos usuários.
- Desinstitucionalização e otimização dos recursos financeiros e estruturais da RAS.

Atualmente, os SADs, por meio das EMADs e das EMAPs, possuem uma cobertura de 54 milhões de pessoas em todo o território nacional, equivalente a 26% da população brasileira.[32]

Existem evidências na literatura mostrando importantes vantagens da AD quando comparada com a internação hospitalar para determinadas patologias com quadro clínico estável. Uma revisão sistemática comparou o tratamento de pessoas com trombose venosa profunda (TVP) no domicílio com aquelas internadas no hospital, mostrando uma probabilidade menor de recorrência de TVP, menor taxa de mortalidade e menos episódios de sangramentos maiores.[33]

Outra revisão sistemática, que comparou o tratamento da pneumonia adquirida na comunidade entre AD e internação hospitalar, evidenciou 100% de satisfação na AD e 60% na internação, não demonstrando diferenças no tempo de antibioticoterapia intravenosa e oral. Essa mesma revisão também comparou o tratamento de pessoas com acidente vascular cerebral em AD e internação hospitalar e não demonstrou diferenças nos desfechos de mortalidade e reinternação hospitalar, porém a AD reduziria a probabilidade de institucionalização, e a satisfação das pessoas foi significativamente maior na AD.[24] Outros trabalhos mostram que não há vantagem da internação sobre a AD no manejo de pessoas com doença pulmonar obstrutiva crônica exacerbada com quadro clínico estável, não havendo diferença nos desfechos, como mortalidade e reinternação hospitalar.[34]

Um estudo conduzido por Shane e cols.[35] demonstrou redução de custos e de procura de serviços de emergência quando acompanhados por um SAD. Uma revisão sistemática de 2014 evidenciou redução de reinternação hospitalar e mortalidade em pacientes com insuficiência cardíaca acompanhados por SAD com equipes multidisciplinares especializadas.[35,36]

Com base no que foi trabalhado neste capítulo, acredita-se que a AD se constitua em uma alternativa terapêutica viável e de sucesso para várias pessoas, considerando equipes treinadas, arsenal diagnóstico e terapêutico disponível no SAD local e as condições e o suporte que cada pessoa terá em seu domicílio (Quadro 39.4).

Situações especiais
A "visita domiciliar de urgência"

Unidade de Saúde, segunda-feira, 10 horas.

O Dr. Pedro está atendendo em seu ambulatório quando entra na sala a ACS Sueli, acompanhada da enfermeira Tânia, informando que o Sr. Joaquim, 67 anos, está passando mal.

O Dr. Pedro pede que ela descreva o que está acontecendo.

Sueli relata que o Sr. Joaquim estava cortando lenha quando sentiu mal-estar, com aperto no peito; passou a suar muito, ficou pálido e desmaiou. Foi acudido pelos vizinhos e pela esposa.

Dr. Pedro solicita que ambas se dirijam à casa do Sr. Joaquim e administrem 1 g de ácido acetilsalicílico (AAS); caso ainda tenha dor no peito, administrem isossorbida e solicitem que a família o conduza ao hospital.

Ou

Sueli relata que o Sr. Joaquim estava cortando lenha quando sentiu mal-estar, com dor epigástrica, começou a vomitar sangue, passou a suar muito, ficou pálido e desmaiou. Foi acudido pelos vizinhos e pela esposa.

O Dr. Pedro, revisando o prontuário, conclui que o sangramento se relaciona às varizes esofágicas e solicita que ambas se dirijam à casa do Sr. Joaquim e solicitem que a família o conduza ao hospital.

Quadro 39.4 | Situações que podem demandar as equipes do serviço de assistência à saúde

- ▶ Antibioticoterapia parenteral/enteral (pneumonia, ITU, osteomielite, celulite, etc.) (AD2)
- ▶ Anticoagulação parenteral/enteral (TVP, TEP, FA, etc.) (AD2)
- ▶ Manejo de ICC descompensada (AD2)
- ▶ Manejo de DM descompensado (AD2)
- ▶ Feridas (lesões por pressão, úlceras venosas/arteriais, feridas operatórias e traumáticas, queimaduras, etc.) (AD2)
- ▶ Acompanhamento pós-AVC recente (AD2)
- ▶ Manejo de DPOC exacerbada (AD2)
- ▶ Pessoas com doenças terminais (AD2)
- ▶ Pós-operatório (cirurgias ortopédicas, cardíacas, etc.) (AD2)
- ▶ Cuidados paliativos (AD2)
- ▶ Transfusão de hemoderivados (AD3)
- ▶ Paracentese abdominal de alívio (AD3)
- ▶ VMI/VMNI (AD3)
- ▶ NPT (AD3)
- ▶ Outras situações que poderão ter benefício conforme avaliação da equipe

ITU, infecção do trato urinário; TVP, trombose venosa profunda; TEP, tromboembolia pulmonar; FA, fibrilação atrial; DPOC, doença pulmonar obstrutiva crônica; AVC, acidente vascular cerebral; ICC, insuficiência cardíaca congestiva; DM, diabetes melito; NPT, nutrição parenteral total; VMI, ventilação mecânica invasiva; VMNI, ventilação mecânica não invasiva.

Um termo bastante utilizado pelos médicos que trabalham nos serviços de APS, sobretudo na ESF, é a chamada "VD de urgência", situação que surge geralmente por meio do chamado de um cuidador, familiar, vizinho, ACS ou da própria pessoa e que, muitas vezes, coloca o profissional em dúvida sobre como agir diante dessas situações: se "abandona" sua unidade de saúde para realizar a VD, se solicita que a pessoa seja trazida até a unidade, se orienta que não se realize ou se a pessoa, a partir do relato do solicitante, deverá ser referenciada a um serviço de urgência/emergência. É importante lembrar-se de que o médico tem autonomia e capacidade técnica para definir qual a melhor conduta diante de cada situação, avaliando cada caso individualmente. É preciso ter em mente que os médicos exercem sua profissão em grandes centros urbanos, assim como em regiões do interior do país e até mesmo em áreas rurais de difícil acesso. Além da avaliação técnica, é necessário que prevaleça o bom senso, conforme o contexto em que surge tal demanda.

Algumas informações deverão ser obtidas para facilitar a tomada de decisão mediante cada demanda. Sugerem-se os seguintes passos quando surgirem demandas de VD de urgência:

- Descobrir qual é o motivo da VD, para verificar se há gravidade no caso (história clínica, sinais, sintomas).
- Verificar se a pessoa pode ser trazida até a UBS.
- Averiguar se a pessoa já é conhecida da equipe (conhecendo sua lista de problemas, é possível verificar se há necessidade da VD naquele momento, ou se poderá ser agendada para outro turno ou dia, ou, ainda, se a pessoa deverá ser referenciada a outro serviço).
- Saber qual é a distância da UBS (importante, para ter ideia do meio de locomoção e do tempo necessário para a VD).

Visita domiciliar em comunidades rurais e remotas

A VD em comunidades rurais e remotas assume características especiais, tendo em vista a menor retaguarda do serviço, com ausência de bases ou pontos de apoio da UBS, e a necessidade de maior resolutividade nestes cenários, devido ao menor acesso à RAS por parte das pessoas e maior dificuldade de utilizar mesmo as estruturas da APS e da própria gestão municipal, tais como exames, medicamentos e aferições. Assim, a VD rural demanda planejamento prévio mais intenso, que envolve desde o itinerário mais adequado para a cobertura de mais pessoas até a organização de caixas de insumos a serem utilizados e fornecidos no momento do atendimento.[37]

Nas localidades remotas, a VD se pauta pelo critério geográfico, sendo muitas vezes a única forma de se realizar atendimentos em algumas populações específicas. O MS definiu Unidades de Saúde Fluviais (USF) para populações ribeirinhas, que permitem o acesso de algumas comunidades isoladas a esta estrutura de saúde, porém o transporte itinerante não está disponível para demais cenários, como o semiárido, as regiões montanhosas e as comunidades agrárias mais isoladas. Nestas, grande parte do tempo dedicado ao cuidado será utilizado percorrendo distâncias em automóveis e, portanto, o itinerário adequado é um fator relevante, bem como a flexibilidade nos horários (sair mais cedo, chegar mais tarde, horários adequados para receber a equipe) e as melhores vias de acordo com o clima (seca, chuva, frio).

Além disso, devem-se prever quais pessoas serão atendidas e de antemão já contar com medicamentos necessários para o cuidado, entendendo que estes pacientes não terão acesso à farmácia municipal. É também fundamental a previsão de insumos, tais como seringas e agulhas para prescrições, glicosímetro, balança e outros aparatos para exames rápidos, líquidos parenterais, e mesmo bisturi e materiais estéreis para pequenos procedimentos.

O motorista passa a ser um membro importante da equipe, devendo ser incluído no processo de organização e ser alvo de orientações sobre a prevenção de acidentes de trabalho e exposição a fatores insalubres do setor saúde. A organização de pernoite, o local para almoço ou mesmo o transporte de alimentos são fatores muito importantes neste planejamento. A tendência da atuação em áreas rurais é fazer mais ação curativa do que preventiva, com menor atuação nas urgências e emergências e maior atuação nos problemas crônicos.[38]

VDs rurais são eminentemente multiprofissionais, e há necessidade de ampliar a resolutividade da equipe pela menor disponibilidade de atendimentos, uma vez que a frequência dele naquele local é menor do que seria, por exemplo, em uma equipe urbana. Os profissionais de saúde comprometidos com a saúde rural tendem a ampliar seu rol de ações, procedimentos e conhecimentos, em vez de ampliar apenas o uso da RAS, ou se tornariam meros prescritores e "despachantes" de pacientes para outros especialistas e pontos da rede de maior densidade tecnológica.[37]

De forma geral, é importante que os familiares tenham ou possam adquirir autonomia para solicitarem os serviços móveis de urgência ou transportarem a pessoa para o serviço de urgência mais próximo, caso de fato esta se configure. Para tal, é preciso que os responsáveis pelo cuidado estejam empoderados e com informações suficientes sobre sinais e sintomas, além dos sinais de gravidade.

Óbito no domicílio

Com o crescente número de pessoas em cuidados paliativos e doenças terminais na AD, cada vez mais, é possível deparar-se com situações em que o óbito será inevitável. O médico e a equipe têm um papel importante e fundamental no acolhimento da pessoa, do cuidador e dos familiares nessas situações, assistindo as pessoas não somente para que possam ter uma melhora de suas doenças, de seus sintomas e de sua qualidade de vida, mas também para que possam ter uma morte digna, no seu contexto familiar, respeitando a sua vontade e a de seus familiares. A missão de preparar uma pessoa e seus familiares para a morte não é tarefa fácil, mesmo para os mais experientes médicos. Não há modelos seguros a serem seguidos. Geralmente, a pessoa e os familiares darão o rumo. Morrer no domicílio deve ser uma escolha da pessoa e de seus familiares, tendo a garantia de que o médico e sua equipe respeitarão suas decisões e os apoiarão para que tudo transcorra da melhor maneira possível, inclusive se mudarem de decisão, seja qual for.

Alguns fatores que influenciam para que a morte ocorra no domicílio em pacientes terminais:[1]

- Baixo estado funcional.
- Preferência da pessoa.
- Intensidade no cuidado domiciliar.
- Vivência com seus familiares.
- Uso de cuidado domiciliar.
- Presença do suporte familiar.

É importante, também, que os familiares recebam as orientações de ordem prática para a realização do sepultamento, conforme as normas e os fluxos vigentes em seus respectivos municípios de residência. Isso inclui procedimentos legais e burocráticos, como atestado de óbito (ver Cap. 106, Cuidados paliativos na APS, e Cap. 107, Morte e luto na APS). Essas orientações têm o objetivo de facilitar o caminho a ser percorrido pelos familiares, que geralmente se encontram fragilizados nesse momento.

Situação de rua

O direito à moradia nem sempre é uma realidade para um contingente de indivíduos excluídos dos processos econômicos. Assim, nem sempre se tem o domicílio nas formas e ideias convencionais e há muitos arranjos produzidos pela necessidade e pela exclusão. É controverso falar na rua como possível domicílio quando se consideram as características peculiares atribuídas ao domicílio, à casa. Mas considerando a sensação de pertença e afeto, para muitos, infelizmente, a rua pode ser um lar. Independente da discussão de conceitos e entendimentos, a existência de um número significativo de pessoas em situação de rua que necessita de uma abordagem e de uma atenção dos serviços de saúde é de conhecimento geral. Tal abordagem é centrada na busca ativa na rua, ação que muito se aproxima do que se entende por VD.

A ideia da rua como domicílio pode suscitar que outros espaços precários, por falta de opção, se constituam como domicílio. Assim, assentamentos, acampamentos, abrigos, áreas de invasão urbana e outros podem ser considerados domicílios, mesmo na perspectiva da provisoriedade. Em relação à provisoriedade, cabe incluir os povos nômades, como o povo cigano, com igual direito de acesso, mesmo sem endereço fixo. Isso representa um desafio aos serviços de saúde, que, a despeito de tais condições, não podem se eximir de suas responsabilidades. Assim, é importante reconhecer os espaços temporários e/ou precários como parte de estudos e estratégias de cuidado em saúde, reconhecendo a vulnerabilidade da população atingida e o papel do médico e da equipe multiprofissional, uma das missões de um sistema de saúde mais humano, o qual é abordado no Cap. 3, Médico de família e comunidade na saúde pública.

Territórios de conflito e violência urbana

O aumento da criminalidade e dos conflitos entre grupos envolvidos com o tráfico de drogas nas periferias das grandes cidades brasileiras tem sido uma realidade e um grande desafio para os profissionais da AD. Por um lado, há a exposição dos profissionais em territórios de risco. Por outro, tem-se a desassistência provocada pelo "fechamento" do território. Atualmente, por meio da longa experiência do Comitê Internacional da Cruz Vermelha (CICV) em regiões de conflito, algumas ações estão sendo colocadas em prática para capacitação dos profissionais dos SAD e atenção básica. São exemplos as cidades do Rio de Janeiro (RJ) e de Porto Alegre (RS), em que a CICV vem realizando oficinas de capacitação para o Acesso Mais Seguro (AMS).

A metodologia AMS foi adaptada para os serviços de saúde e educação cariocas durante o Projeto Rio (2009-2013), realizado pelo CICV em comunidades afetadas pela violência armada do Rio de Janeiro. Hoje, está sendo replicada em outros municípios. O AMS pode ajudar as instituições (como os serviços de saúde, educação e assistência social) e os seus profissionais a reduzirem e a mitigarem os riscos que podem ocorrer em contextos delicados e inseguros. O AMS propõe uma série de ações e medidas para estar preparado e responder aos desafios e prioridades específicos do contexto, a partir da avaliação permanente de risco e do estabelecimento de medidas e procedimentos que reduzam esses riscos em seu dia a dia.[39]

REFERÊNCIAS

1. Yamagushi AM, Higa-Taniguchi KT, Andrade L, Carvalho SAP. Assistência domiciliar: uma proposta interdisciplinar. Barueri: Manole; 2010.

2. Santos SMA. O cuidador familiar de idosos com demências: um estudo qualitativo em famílias de origem nipo-brasileira e brasileira [tese]. Campinas: Unicamp; 2003.

3. Boff L. Saber cuidar, ética do humano: compaixão pela terra. 9. ed. Petrópolis: Vozes; 2003.

4. Nogueira MJC, Fonseca RMGS. A visita domiciliar como método de assistência em enfermagem da família. Rev Esc Enferm USP. 1997;11(1):28-50.

5. Brasil. Ministério da Saúde. Portaria nº 825/GM/MS de 25 de abril de 2016. Redefine a atenção domiciliar no âmbito do Sistema Único de Saúde (SUS) e atualiza as equipes habilitadas [Internet]. Brasília: MS; 2016 [capturado em 08 abr. 2018]. Disponível em: http://bvsms.saude.gov.br/bvs/saudelegis/gm/2017/MatrizesConsolidacao/comum/15473.html

6. Dias MB, Savassi LCM, Nunes MRMTP, Zachi MLR. A Política Nacional de Atenção Domiciliar no Brasil: potencialidades, desafios e a valorização necessária da atenção primária à saúde. J Manag Prim Heal Care. 2015;6(1):1-7.

7. Lopes JM, Oliveira MB. Assistência domiciliar: uma proposta de organização. Rev Técnico-Científica do Grupo Hospitalar Conceição. 1998;11(1):63-69.

8. Giacomozzi CM, Lacerda MR. A prática da assistência domiciliar dos profissionais da estratégia de saúde da família. Texto Contexto Enferm. 2006;15(4):645-653.

9. Amaral NN, Cunha MCB, Labronici RHDD, Oliveira ASB, Gabbai AA. Assistência domiciliar à saúde (home health care): sua história e sua relevância para o sistema de saúde atual. Rev Neurociências. 2001;9(3):111-117.

10. Lopes JMC, organizador. Grupo Hospitalar Conceição: manual de assistência domiciliar na atenção primária à saúde. Porto Alegre: GHC; 2003.

11. Feuerwerker LCM, Merhy EE. A contribuição da atenção domiciliar para a configuração de redes substitutivas de saúde: desinstitucionalização e transformação de práticas. Rev Panam Salud Publica. 2008;24(3):180-188.

12. Brasil. Ministério da Saúde. Portaria nº 2.529, de 19 de outubro de 2006. Institui a internação domiciliar no âmbito do SUS [Internet]. Brasília; 2006 [capturado em 08 abr. 2018]. Disponível em: http://bvsms.saude.gov.br/bvs/saudelegis/gm/2006/prt2529_19_10_2006.html.

13. Savassi, LCM. Os atuais desafios da Atenção Domiciliar na Atenção Primária a Saúde: uma análise na perspectiva do Sistema Único de Saúde. Rev Bras Med Fam Comunid. 2016;11(38):1-12.

14. Rehem TCMSB. Assistência domiciliar em saúde: subsídios para um projeto de atenção básica brasileira. Ciênc Saúde Coletiva. 20056;10(supl.):231-242.

15. Mano MAM. Casa de família: uma reflexão poética sobre a visita domiciliar e a produção de conhecimento. Rev APS. 2009;12(4):459-467.

16. Bachelard G. A poética do espaço. São Paulo: Martins Fontes; 1989.

17. Fonseca C. Família, fofoca e honra: etnografia de relações de gênero e violência em grupos populares. Porto Alegre: UFRGS; 2000.

18. Drulla AG, Alexandre AMC, Rubel FI, Mazza VA. A visita domiciliar como ferramenta ao cuidado familiar. Cogitare Enferm. 2009;14(4):667-674.

19. Karsch UM. Idosos dependentes: famílias e cuidadores. Cad Saúde Pública. 2003; 19(3):861-866.

20. Savassi, LCM; Modena, CM. As diferentes facetas do sofrimento daquele que cuida: uma revisão sobre o cuidador. Rev APS. 2013;16(3): 313-319.

21. Schulz R, Beach SR. Caregiving as a risk factor for mortality. The Caregiver Health Effects Study. JAMA. 1999;282(23):2215-2219.

22. Amendola F, Oliveira MAC, Alvarenga MRM. Qualidade de vida dos cuidadores de pacientes dependentes no programa Saúde da Família. Texto Contexto Enferm. 2008;17(2):266-272.

23. Huffman GB. Caregiving as a risk factor for mortality. American Family Physician. 2002;65(4):640.

24. Kübler-Ross E. Sobre a morte e o morrer. 4. ed. São Paulo: Martins Fontes; 1969.

25. Rodrigues MR, Almeida RT. Papel do responsável pelos cuidados à saúde do paciente no domicílio: um estudo de caso. Acta Paul Enferm. 2005;18(1):20-24.

26. Rodrigues SLA, Wantanabe HAW, Derntl AM. A saúde de idosos que cuidam de idosos Rev Esc Enferm USP. 2006; 40(4):493-500.

27. Coelho FLG, Savassi LCM. Aplicação da escala de risco familiar como instrumento de priorização de visitas domiciliares. Rev Bras Med Família Comun. 2004; (2):19-26.

28. Minuchin P, Colapinto J, Minuchin S. Trabalhando com famílias pobres. Porto Alegre: Artmed; 1999.

29. Freitas IBA, Meneghel SN, Selli L. A construção do cuidado pela equipe de saúde e o cuidador em um programa de atenção domiciliar ao acamado em Porto Alegre (RS, Brasil). Ciênc Saúde Coletiva. 2011;16 (1):301-310.

30. Teixeira SA. Avaliação dos usuários sobre o Programa de Saúde da Família em Vitória da Conquista, Bahia, Brasil. Brasília: OPAS; 2004.

31. Azeredo CM, Cotta RMM, Schott M, Maia TM, Marques ES. Avaliação das condições de habitação e saneamento: a importância da visita domiciliar no contexto do Programa de Saúde da Família. Ciênc Saúde Coletiva. 2007;12(3):743-753.

32. Brasil. Ministério da Saúde. Sala de apoio a gestão estratégica: melhor em casa [Internet]. Brasília: Sage; 2017 [capturado em 08 abr. 2018]. Disponível em http://sage.saude.gov.br/paineis/melhorCasa/corpao.php?uf_origem=BR-5570-206114067&cidade_origem=&uf_cidade=BR%20-%20%C2%A0&no_estado=BRASIL&idPagina=32#grafico6.

33. Davies L, Wilkinson M, Bonner S, Calverley PMA, Angus RM. Hospital at home versus hospital care in patients with exacerbations of chronic obstructive pulmonary disease: prospective randomized controlled trial. BMJ. 2000;321:1265-8.

34. Shepperd S, Iliffe S. Hospital at home versus in-patient hospital care. Cochrane Database Syst Rev. 2005;(1):CD000356.

35. Shane DM, Nguyen-Hoang P, Bentler SE, Damiano PC, Momany ET. Medicaid health home reducing costs and reliance on emergency department evidence from Iowa. Med Care. 2016;54(8):752-757

36. Feltner C, Jones CD, Cené CW, Zheng ZJ, Sueta CA, Coker-Schwimmer EJ, Arvanitis M, Lohr KN, Middleton JC, Jonas DE Transitional care interventions to prevent readmissions for persons with heart failure: a systematic review and meta-analysis. Ann Intern Med. 2014;160(11):774-784.

37. Savassi LCM, Almeida MM, Floss M, Lima MC. Saúde no caminho da roça. Rio de Janeiro: Fiocruz, 2017.

38. Lima MC. Saúde Rural: A organização, práticas assistenciais e participação popular na saúde das comunidades rurais, remanescentes de quilombos e comunidades caiçaras do Vale do Ribeira – SP [tese]. São Paulo: FMUSP; 2016.

39. Comitê Internacional da Cruz Vermelha. Oficina em Porto Alegre capacita técnicos em medidas de autoproteção [Internet]. Porto Alegre: ICRC; 2017 [capturado em 08 abr. 2018]. Disponível em: https://www.icrc.org/pt/document/oficina-porto-alegre-capacita-tecnicos-em-medidas-de-autoprotecao.

CAPÍTULO 40

Abordagem comunitária: grupos na atenção primária à saúde

Fabrício Casanova
Luiz Carlos Osorio
Lêda Chaves Dias

Aspectos-chave

► O trabalho com grupos é uma ferramenta de abordagem do médico de família e comunidade na atenção primária à saúde (APS). Trabalhar com grupos é preciso, não apenas no sentido de que é necessário, mas também de que hoje já se faz com precisão.

► É essencial planejar e ter objetivos para a ação comunitária, seja por meio do conhecimento sobre a situação-problema, seja pela organização das intenções de intervenções que serão possíveis de realizar com a abordagem em grupos específicos.

► É necessário gostar de trabalhar com grupos, acreditar neles, ser continente das angústias de si e dos membros, assim como ter uma série de qualidades que possam solver um emaranhado de interações, além de comunicar-se adequadamente.

► O vínculo é um ingrediente fundamental para o trabalho com grupos e está diretamente relacionado aos conceitos de *holding*, de acolhimento amoroso, e é inerente ao ser humano.

► Os profissionais da área de saúde devem estar capacitados para trabalhar em grupos, deixando de fazê-lo guiados apenas pela intuição e pelo bom senso.

Em grupo nascemos, em grupo crescemos, em grupo adoecemos, em grupo nos curamos.[1]

O grupo é fundamental para a humanidade: desde seus primórdios ele já era presente como função terapêutica e pedagógica, em linguagens nem sequer verbais, mas nas trocas de formas de cuidado ou de conhecimentos instintivos e vivenciais de sobrevivência.

Bem mais tarde, surge a expressão "terapia" (do grego *therapeía*), compreendendo a interação entre cuidadores e os que recebem cuidados tão amplos quanto as intervenções médicas e práticas místico-religiosas. Um pouco mais adiante, Freud passa a reconhecer a limitação da psicanálise no fato de as sessões individuais atingirem uma fração mínima da sociedade. Chega a afirmar que "[...] a psicologia individual e a psicologia social não diferem em sua essência".[2] Essas interpretações eram uma premonição do papel dos grupos na democratização dos cuidados em saúde mental.

Foi então que Pratt, em meados do século XX, observa pessoas com tuberculose que, entre uma tosse e outra, interagem enquanto aguardam suas consultas, estabelecendo relações emocionais que melhoram seus ânimos, em uma espécie de "grupo de sala de espera" formado espontaneamente. Promove-se, então, de forma empírica, com os participantes, um "curso" de higiene pessoal, além de trocas de experiências sobre o enfrentamento da doença, com o testemunho daqueles que se curaram. É o primeiro grupo terapêutico de que se tem registro.

Naqueles dias, embora até hoje não sem preconceitos, a psicanálise foi quem primeiro contribuiu para o arcabouço técnico de abordagem em grupo, baseada nas motivações do inconsciente, no padrão causa-efeito e nas relações de transferência. Em seguida, surge o psicodrama, com suas técnicas de dramatização das situações humanas, a dinâmica de grupos, com a importância da autenticidade de expressão de seus membros, e os grupos operativos, em que vencer as situações estereotipadas é o objetivo.

No entanto, a técnica psicanalítica, com vocação para o individual, mostra limitações quando utilizada no campo grupal. Logo se vê que um grupo não corresponde simplesmente à soma de seus componentes, então, interpretações dirigidas ao grupo podem não alcançar indistintamente os seus membros, e vice-versa, por serem tipos lógicos diferentes. Na tentativa de entender os fenômenos que não se explicam pela interpretação de causa-efeito, surgem os padrões circulares de compreensão, em que o mesmo efeito pode se dever a várias causas, assim como o contrário também é verdadeiro.

Em consequência, nasce o paradigma sistêmico, cujas bases são a teoria sistêmica,[3] com ênfase nos processos interativos, em vez dos intrapsíquicos; a cibernética,[4] em que o *feedback* ou retroalimentação mantém ou altera sentimentos, comportamentos e pensamentos; a teoria da comunicação humana,[5] seus aspectos verbais e não verbais, as mensagens contraditórias, os mal-entendidos e as disfunções comunicacionais, tentando transformar situações dilemáticas em dialéticas; e a teoria gestáltica,[6] que não separa o observador do fenômeno observado, já que ambos se influenciam mutuamente.[7] Mesmo contando com muito mais ferramentas, é importante que as teorias funcionem como referenciais, e não como leitos de Procusto.*

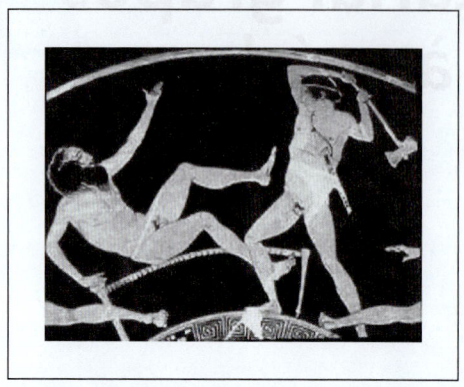

Ao formar um grupo, assim como na abordagem individual, é necessário planejar e ter objetivos, seja por meio do conhecimento sobre a situação-problema, sobre as patogenias em questão (como hipertensão, depressão), seja pela organização das intenções de intervenções que serão possíveis de realizar com a abordagem em grupos específicos (grupos de mulheres, idosos, crianças, homens), todos submetidos ao conhecimento sobre grupos do facilitador. Ao exercitá-los, escolhendo adequadamente uma atividade ou técnica de grupo, é fundamental examinar o tema que será trabalhado, os objetivos que se desejam alcançar, o tempo que se terá disponível e as características dos membros do grupo, como veremos adiante.

Para tudo isso, é necessária uma série de atributos, como gostar de grupos, ter conhecimento na área, acreditar neles, ser continente das angústias de si e dos membros, ter empatia (colocar-se no lugar de cada pessoa, como também no do próprio grupo como um todo), ter intuição, ter capacidade de identificar o que está acontecendo no emaranhado de interações e de enfrentar a verdade, além de comunicar-se adequadamente. É preciso ainda ser coerente, manter identidade pessoal e de coordenação, ter senso de ética e de humor, sem perder os limites necessários, ser firme, sem ser rígido, flexível, sem ser frouxo, bom, sem ser condescendente, ter paciência, sem ser passivo e, por fim, ter capacidade de sintetizar os "denominadores comuns" ao final de cada encontro.

Completando essas habilidades e atitudes, que podem evoluir, também é importante ter certo talento e criatividade. A criatividade é fundamentalmente livre, como, por exemplo, na sugestão a um grupo de paraplégicos para que tenham um "diálogo" com suas cadeiras de rodas, testemunhado pelo grupo, o que pode estimular a verbalização das dificuldades de cada um; ou ao propor a um grupo de obesos que usem uma caixa em que são acrescentados ou retirados objetos (seixos), representando o peso que cada um quer perder ou ganhar, trazendo então a força do próprio grupo como estímulo para vencer o obstáculo comum. Podem ainda ser usadas práticas como ioga, exercícios respiratórios, relaxamento, "consciência plena" ou *mindfulness*,

reeducação sexual, técnicas audiovisuais ou escritas, além de infinitas outras.

Não se deve esquecer de que os membros do grupo tentam alcançar os propósitos da abordagem, consistindo em geral no abandono das formas estereotipadas e dilemáticas com que lidam com suas dificuldades, ao passo que os fenômenos que ocorrem ali são universais e aparecem em todos eles, independentemente do facilitador ou dos membros.

Por último e mais importante, cabe mencionar a existência de um fator que é a base de toda e qualquer abordagem. Um ingrediente transpessoal, sem o qual quaisquer intervenções que sejam tentadas, por mais corretas que sejam, estarão em risco de fracasso. Esse "segredo culinário" é conhecido por vínculo, significando a ligação entre facilitador, grupo e membros. Está diretamente relacionado aos conceitos de *holding*, de acolhimento amoroso, sendo inerente ao ser humano, recebendo seus estímulos, por vezes agressivos, contendo-os internamente, não sucumbindo a eles, decodificando-os, transformando seus significados e os devolvendo "desintoxicados".

Cabe enfatizar a necessidade de se ter conhecimento em grupos para que se alcancem resultados mais satisfatórios. Os aportes teórico-técnicos fornecidos pelas disciplinas que promovem suporte (dinâmica de grupos, teoria dos vínculos, grupos operativos, psicanálise, psicodinâmica, teoria da comunicação humana e teoria sistêmica) orientam consistentemente o membro facilitador. Como exemplo, uma proposta de grupo em que sejam incluídos membros com transtornos mentais moderados a graves, porém sem conhecimento em grupos ou treinamento do facilitador, tem boas chances de enfrentar dificuldades importantes nas interações que geram conflitos.[8] Seus membros podem experienciar descrença em grupos ou a própria dissolução dele, ou ainda resultados ainda mais desastrosos. Cabe lembrar que devido à escassez de evidências sobre a "grupoterapia", muitas afirmações deste texto estão embasadas nas teorias originais e nas experiências acadêmicas e cotidianas dos autores.

Curiosamente, se os processos grupais fossem comparados a técnicas de construção civil, a dinâmica de grupo seria a argamassa, e as demais teorias (psicanalítica, psicodrama e teoria sistêmica, esta com sua intimidade com a teoria da comunicação humana) seriam os tijolos. Nas mãos de um talentoso "construtor-catalisador", podem transformar-se em um conjunto harmonioso e útil.

Por que fazer um grupo?

Todo processo de mudança, desencadeado pelas diversas abordagens disponíveis, individuais ou coletivas, deve estar centrado na pessoa assistida, e não no profissional. Ainda hoje, muitas vezes, as abordagens individuais são focadas no binômio limitante doença-cura, caracterizado pela transferência às pessoas de informações e de prescrições, muitas em caráter coercitivo. Deve-se lembrar que o indivíduo, além de soberano em sua existência, fundamentalmente se posiciona em função da coletividade. Exatamente por representar uma réplica mais realista da sociedade em geral do que a situação diádica "médico-pessoa", o grupo oferece melhores oportunidades para aprendizagem e transmissão de normas sociais. É vivenciando as inevitáveis frustrações na interação grupal, desde que não sejam excessivas ou escassas, que a pessoa pode simbolizar, pensar, enfim, trabalhar suas questões. Compartilhando experiências em um ambiente de reflexão compreensiva, abre-se o caminho para a conversa e para a consequente mudança em conjunto (conversar: *cum* – juntos, *versare* – mudar) (Quadro 40.1).

---

* Leito de Procusto (mitologia): Procusto era um bandido que abordava os transeuntes e os colocava em um leito de tamanho único. Se suas pernas fossem maiores, elas eram mutiladas de forma a se encaixarem; se fossem mais curtas, as tracionava, com o mesmo propósito.

> Quadro 40.1 | **Perguntas que devem ser feitas**
>
> ▶ Qual é a situação que a equipe de saúde está buscando atingir?
> ▶ Que expectativas espera alcançar?
> ▶ Que tipo de facilitador melhor se ajusta ao grupo a ser formado?
> ▶ Que espécie de mudanças o facilitador pretende e pode esperar?
> ▶ Que tipo de técnica será utilizada e para quais indivíduos?
> ▶ Sob quais condições?
>
> Fonte: Osório.[8]

Como formar um grupo?*

Os grupos se formam a partir de três elementos:[8] a constituição do grupo, a escolha da referência teórico-técnica pelo facilitador do grupo e as suas respectivas idiossincrasias, como preferência por faixa etária, condição psicopatológica, entre outras.

A realização do grupo é parte das atividades de atuação dos membros de uma unidade de saúde e consequência do processo de planejamento anual de ações em uma comunidade. O facilitador pode ser qualquer membro da equipe, desde que tenha treinamento adequado aos objetivos e características do grupo em questão. Devem-se observar competências da formação inicial, características pessoais, sempre tendo em mente uma construção interdisciplinar.

Recomenda-se, em geral, que sejam de 3 a 15 pessoas no máximo, para que haja interação entre todos, de 1 a 3 vezes por semana, com duração de 60, 90 ou 120 minutos, estando ou não as pessoas em outros tratamentos, com ou sem o auxílio de outros cofacilitadores.[8]

Há indicação de grupo? Critérios gerais de inclusão dos participantes

O conceito de grupalidade diz respeito à motivação para o trabalho em grupo, menor resistência à abordagem em grupo quando comparada à individual, disposição para estabelecer vínculos cruzados na vida social/profissional, percepção adequada dos limites do eu e do outro, maior espontaneidade e menor constrangimento em situações grupais. Também se relaciona com estar apto a dar e a receber *feedback* e ter empatia; ter vontade de cooperar e participar do desenvolvimento das atividades do grupo. Caso a pessoa consiga definir que seus problemas são interpessoais, deve poder comprometer-se a mudar seu relacionamento, estar disposta a ser influenciada pelo grupo, engajar-se em uma autorrevelação apropriada e estar motivada a ajudar seus companheiros. Deve ainda ser capaz de suportar os efeitos das relações e interações múltiplas em um grupo, e o fato de ter tido história de boa relação com pelo menos uma pessoa, especialmente na infância, ajuda. O critério isolado mais importante é a capacidade de desempenhar a tarefa do grupo.

No momento de escolher o grupo de que uma pessoa vai participar (o que se entende por agrupamento), é preferível indicar um que se adapte bem ao problema dela, em vez de "indicar aquele que estiver disponível". Infelizmente, tem-se com frequência a última situação. Por fim, o coordenador pode agir como o peso de uma balança, tendo, de um lado, as motivações do candidato ao grupo, e, de outro, as potencialidades do grupo em si. Ele deve examinar, mesmo intuitivamente, se há correspondência entre os dois (Quadro 40.2).

---
* "Cada terapeuta tem o grupo que merece".[8]

> Quadro 40.2 | **Como explorar a motivação**
>
> ▶ Qual é o ponto de partida, o contato inicial do "candidato"?
> ▶ Se ele foi encaminhado, por quem e por quê?
> ▶ Quais são as suas motivações?
> ▶ Está sob "coerção"? Se sim, há menor probabilidade de sucesso, que será maior caso a motivação seja pessoal.
> ▶ Qual é a receptividade da indicação?
> ▶ O que entende sobre o que está determinando a busca por ajuda?
> ▶ Qual é a fantasia que tem sobre essa ajuda?
> ▶ Se o grupo já está formado, qual será o impacto?
> ▶ Há disponibilidade regular?
> ▶ Deve-se indagá-lo sobre questões práticas, como distância de casa, creche (se houver crianças), etc.
>
> Fonte: Osório.[8]

Indicações específicas

São beneficiários de grupos[8] pessoas com baixa autoestima, humor deprimido,[9] distímico, dificuldades de comunicação, problemas de relacionamento, inibição em ambientes sociais e medo da assertividade e da agressão incontrolada. Também são importantes indicações pessoas com fobia social leve a moderada (p. ex., medo de falar ou de se alimentar em público), as que se intelectualizam excessivamente, as que não podem tolerar a intimidade diádica – da relação a dois, entre o médico e a pessoa – e aquelas que desenvolvem reações contratransferenciais prejudiciais na relação individual (reação emocional imediata às comunicações da pessoa, tanto as abertas quanto as mais sutis, que não contribuem positivamente para o desenvolvimento individual). Entretanto, existem situações de gravidade que candidatam a pessoa a uma abordagem conjunta com o profissional de saúde mental (Quadro 40.3).

Na APS, a realização de um grupo vai, basicamente, responder às necessidades que têm origem nas características da comunidade, nas demandas que esta exige e, também, nas habilidades de um facilitador que consiga responder às situações mais complexas que possam aparecer.

> Quadro 40.3 | **Situações de gravidade que candidatam uma pessoa à abordagem conjunta com profissional especializado em saúde mental, entre outros**
>
> ▶ Violência física, psicológica e/ou sexual
> ▶ História de antecedentes criminais, porte de armas ou modelo familiar violento
> ▶ Impotência e/ou fracasso em lidar com a violência
> ▶ Dependência econômica ou emocional
> ▶ Negligência
> ▶ Abandono
> ▶ Morte precoce na família
> ▶ Migração
> ▶ Separação
> ▶ Desemprego
> ▶ Drogadição
> ▶ Outras

Outras situações que possibilitam indicação são as doenças orgânicas crônicas (diabetes, hipertensão), doenças agudas de repetição e má adesão. Com frequência, tem-se, nessas situações, a sensação de resultados não satisfatórios, apesar de condutas clínicas individuais adequadas. Muitas vezes, há causas subjacentes a esse descontrole, como ganhos secundários. Essas situações podem ser trabalhadas com a abordagem familiar (grupo familiar de cada pessoa), com ou sem reforço em outros grupos.[8] Não foram encontradas revisões sistemáticas que satisfaçam tais afirmações. Entretanto, a formação curricular de médicos de família, nos principais sistemas de saúde no ocidente, sustenta a conduta de treinamento por competências em abordagem familiar sistêmica.

Da mesma forma, têm indicação especial pessoas com sintomas psicossomáticos, que são muito comuns, com histórico de incansável procura por consultas na busca de solução para suas queixas. Os conflitos pessoais são evitados por esses indivíduos, as diferenças não são aceitas e a preocupação com o sintoma ajuda a escondê-los, preenchendo o vazio nas relações. É frequente existirem outros familiares com comportamento semelhante. Devem-se evitar placebos e investigações desnecessárias, que reforçam a crença na causa orgânica.

Outra situação para a qual pode haver indicação é na eventual impossibilidade de abordar a família em casos com indicação para tal, como, por exemplo, naqueles em que os membros não são capazes de se mobilizar para auxiliar um familiar em crise. O grupo pode, então, representar a família de origem. Em que pese os membros de um grupo não terem uma história prévia, como tem um grupo familiar, eles não se escolheram, assim como os membros de uma família (à exceção, em nossa sociedade, do casal), situação que pode trazer à tona as questões importantes de cada um.

Frequentemente, a disponibilidade do facilitador do grupo e as atitudes das fontes encaminhadoras são fatores decisivos. Pessoas dependentes de uma relação individual podem beneficiar-se de interações múltiplas diluídas no grupo. Pessoas não verbais usam a abordagem individual, mas não persistem, sentem-se melhor no grupo, em que o foco não está nelas e podem aprender por osmose com aqueles que têm mais *insight*, compreensão e expressão.[8,10]

Critérios de exclusão

Os critérios universais de exclusão[8,10-12] são indivíduos com alto potencial paranoide, hipomaníacos ou monopolizadores, com acentuados transtornos de conduta, portadores de deficiências mentais ou em estados de desagregação mental de diferentes origens. Existem pessoas que não tolerariam a interação grupal, que provavelmente assumiriam um papel desviante, sem disposição para aceitar as regras do grupo, sem interesse nos outros, sem capacidade de compartilhar o facilitador, demasiado autocentradas ou apresentando nível baixo de tolerância à ansiedade e à frustração. Outras questões são déficits de inteligência, dificuldades de pensamento abstrato, assim como o domínio insuficiente e/ou transtornos da linguagem, que podem piorar muito em grupo. Doenças potencialmente graves que se encontrem em instabilidade são também importantes, como angina instável, epilepsia, etc. É importante destacar que todas as situações que impliquem algum grau de risco de violência aos componentes e/ou aos coordenadores do grupo devem ser excluídas.

As regras do jogo terapêutico

A construção de um ambiente continente onde ocorrerá o processo (conteúdo) é de primordial importância. Inclui desde espaço físico, combinações de horários, frequência e duração, além da própria composição do grupo. Se psicodrama, é importante providenciar um espaço adequado, diferente de algumas cadeiras em círculo, como nos grupos usuais. Se com crianças, deve-se providenciar material lúdico. As regras no início do contrato devem-se justificar, em geral, com algum grau de flexibilidade, sem prejudicar a interação. Aquelas não explícitas no início são convenientemente discutidas em busca de consenso durante o processo. Em geral, poucas regras, mas bem fundamentadas, são mais bem aceitas do que muitas delas, principalmente se forem unilaterais. Nada impede e é até desejável que o grupo possa revê-las, repensá-las e modificá-las, observando-se o respeito recíproco e as finalidades da abordagem.

Quando se concluir que o sigilo é necessário, nada é tão eficaz para efetivá-lo no "contrato" de funcionamento do que a circunstância de estarem todos os participantes expostos. Na eventual quebra de sigilo, o próprio grupo poderá excluir ou não o infrator, com a concordância do facilitador, sempre procurando analisar as circunstâncias. Cabe ressaltar que o contexto do cuidado, seja em APS ou não, público ou privado, não é uma instância legislativa, nem um tribunal. Que se possa manter, então, a crença na dignidade humana, sem o que essa tarefa careceria de sentido e eficácia.

O processo grupal

Retomando a metáfora da construção, cabe ressaltar que a dinâmica de grupos ("argamassa") descreve os fenômenos que ocorrem em todos eles, como busca de afirmação pessoal, rivalidades e alianças, disputas pela liderança, alternância de momentos de coesão e de desagregação, reativação de preconceitos ao lado de sua superação, resistência ou disposição à mudança, surgimento de mal-entendidos tanto quanto esforços para serem compreendidos, entre outros.

O membro do grupo que verbaliza algo que está latente em todos é um porta-voz, mas geralmente não tem consciência disso, sendo função do facilitador decodificar isso a todos. A linguagem individual pode ser verbal, expressando conteúdos de pensamento, e não verbal, cujas expressões fisionômicas, gestos e atitudes corporais revelam o que se passa no campo de relação. Quanto à autoridade das lideranças, classificam-se em autoexplicativas:[13] autocrática, *laissez-faire*, democrática, demagógica (que não cumpre os acordos e dececiona sistematicamente o grupo) e narcisista, que, por meio de sedução, oferece bem-estar em troca de "admiração incondicional", solapando o diálogo e a criatividade.[10]

A comunicação no grupo

Grande parte do sofrimento humano no que diz respeito ao convívio com outras pessoas está nos mal-entendidos. Na perspectiva analítica, decorre de projeções e distorções por sentimentos preexistentes. O campo comunicacional está minado de emoções que interferem e distorcem o conteúdo do que se quer comunicar, resultando em "ruídos". A própria eficácia da abordagem em grupos se apoia na comunicação entre facilitador, grupo e membros. Comunicação, do latim *communicare*, significa "ter algo em comum, repartir, compartilhar" ou "estar em contato ou em relação com alguém". Motivações inconscientes para boicotar o acesso do interlocutor à informação que se possui fazem com que se distorça a comunicação a tal ponto que ela gere confusão em lugar de esclarecimento. São os mal-entendidos.

O grupo é um espaço importante para a dissolução de mal-entendidos, realizando um trabalho que evidencia as dissimulações na comunicação verbal e não verbal e que possibilita identificar quando as palavras dizem algo diferente dos sentimentos. É interessante ressaltar que a comunicação verbal expressa o conteúdo, e a comunicação visual, o afeto. Por meio dessas duas formas são processados os sentimentos. Por isso, é tão importante a criação e a manutenção de um clima de espontaneidade e de amor à verdade, a responsabilidade do facilitador, sua integridade pessoal e coerência e disposição empática para com o sofrimento alheio.

Classificação e características de funcionamento dos grupos mais importantes*

Tais classificações são baseadas na constituição, nas finalidades e nos referenciais teóricos dos grupos. No entanto, as delimitações se confundem, pois há interposição, complementaridade e suplementação.[8]

Quanto à constituição

Grupos abertos ou fechados

São assim classificados conforme aceitem ou não o ingresso de novos membros após o seu início. Geralmente, os grupos abertos são de tempo ilimitado, e os fechados costumam ser de duração prevista, por estarem focados em determinados tópicos, funcionando como uma terapia breve.

Grupos homogêneos

São aqueles que possuem homogeneidade em relação a determinado aspecto em função dos objetivos a que se destinam. Exemplos são os que compartilham faixa etária ou ciclo vital (de crianças, gestantes, idosos, etc.), independentemente da condição mórbida de seus elementos, e os que têm o sofrimento compartilhado, como diabéticos, obesos, asmáticos, depressivos, adictos, portadores de deficiências físicas, ostomizados, mastectomizadas, com transtornos psicossomáticos, pacientes terminais, paraplégicos, cardíacos, vítimas de abuso sexual e outros de uma lista quase infinita.

Pode ser altamente favorável ao processo terapêutico o fato de se identificarem entre si. No entanto, ao longo do tempo, a homogeneidade pode ser fator de reforço de discriminação entre aqueles que se sentem inferiorizados socialmente. É necessário, então, incluir no grupo alguém que "não pertença" diretamente a ele para oportunizar conviver com as diferenças.

Grupos com crianças

A construção de *setting* apropriado é importante. Deve haver firmeza quanto aos critérios de homogeneidade no que diz respeito aos limites da faixa etária e ao tipo de patologia das crianças. Costuma-se exigir, sobretudo no caso de crianças mais agressivas, a participação de dois ou mais profissionais, tal a possibilidade de haver desgaste do facilitador, cujas intervenções vão até a contenção física. O principal canal de comunicação é a linguagem motora e lúdica. Deve haver jogos, brinquedos e brincadeiras. A função de *holding* e de empatia por parte dos coordenadores é condição fundamental para o andamento.

Por apresentarem interações mais brutas do que os adultos, e por vezes ameaçadoras, podem provocar maior dificuldade em trabalhar a contratransferência do facilitador, na arte de recebê-las, não revidar e não sucumbir a elas. É indicado, se possível, um acompanhamento paralelo dos pais das crianças, de preferência também em grupo, cujo aspecto interessante é a semelhança nas vivências de interação.

Grupos com pré-adolescentes (púberes)

São grupos difíceis de serem mantidos, pois há uma rotatividade muito grande. A intensa atividade motora (jogos, brincadeiras, empurrões) substitui a comunicação verbal dos conflitos, com uma precária atenção para as intervenções. A participação no grupo é, muitas vezes, imposta pelos pais, não havendo, portanto, motivação suficiente. As ansiedades relacionadas ao corpo são importantes, por mudanças anatômicas e fisiológicas. Uma caixa com material para desenhos, um quadro para escrita e jogos coletivos são úteis. A intervenção deve ser ativa, por vezes com cunho pedagógico esclarecedor. É interessante que o trabalho possa ser realizado com a presença de mais de um profissional facilitador. A melhor combinação é quando há participantes de ambos os sexos.

Grupos com adolescentes

Os adolescentes têm uma tendência geral e natural a se agruparem. Toleram melhor um formato grupal, mais diluído do que uma situação individual, na qual os inquietantes sentimentos estão mais concentrados na relação médico-pessoa e, por isso, são mais ameaçadores. Há favorecimento na estruturação do sentimento de identidade, individual e grupal. O grupo propicia melhor elaboração das inevitáveis perdas (e ganhos) físicas, psíquicas e sociais, assim como uma transição de valores comuns a todos.

Na faixa dos 15 aos 17 anos, há semelhanças com os pré-adolescentes. Entre 18 e 21 anos, assemelham-se a grupos de adultos, com valorização da comunicação verbal, mas persistindo a linguagem corporal e as "atuações", como namoros ocultos entre membros do grupo, uso experimental de drogas, etc. As contestações podem ser muito agressivas, testando a tolerância do facilitador.

Grupos de pessoas com somatizações

As dificuldades em verbalizar conflitos fazem com que estes sejam expressos via corporal. Há benefícios importantes para essas pessoas na grupoterapia, pois, pelo *holding* e suporte formados, podem perceber e falar de seus conflitos (inconscientes ou não, catastróficos ou não, etc.) sem reprimi-los ou negá-los a vida toda, prescindindo da linguagem corporal.

Grupos de pessoas em nível psicótico

Incluem desde pessoas *borderline*, com razoável grau de adaptação socioprofissional, até desvalidos, cronicamente psicóticos ou egressos compensados de surtos psicóticos. A grupoterapia homogênea deve preservar essa homogeneidade no nível diagnóstico e nas capacidades dos integrantes. A ansiedade fica diluída, então é mais bem tolerada; há ressocialização, cultivo de amizades com apoio e respeito recíprocos; o grupo age como "continente", absorvendo fantasias, angústias e a confusão existencial de cada um. Há uma diminuição das distorções de percepção do mundo externo. O foco desejável está nos problemas de percepção, de pensamento, de comunicação. É fundamental que o ambiente instituído seja preservado ao máximo.

---

* Os grupos de casais e famílias são tratados em capítulo específico.

Grupos de pessoas com depressão

Por apresentarem um círculo vicioso de sentimentos de carência, de agressão, de culpa, de descrença nas capacidades reparadoras e de necessidade de castigo, os muito deprimidos têm, em geral, exagerada necessidade de constantes reafirmações, assim como de provas de amor e de atenção. Podem virar, então, monopolizadores crônicos, obstaculizando o processo pelas queixas repetitivas, ou se marginalizarem e se alienarem dos demais. A homogeneidade dos membros quanto à semelhança de seus graus de depressão e de comprometimento diminui essa possibilidade. Se o grupo conseguir ser o continente de absorção dessas angústias, de cada um e de todos, sobrevivendo a ataques de inveja, ciúmes, rivalidades, mal-entendidos, o grupo prosseguirá. O facilitador servirá de modelo, absorvendo e elaborando os conflitos e os devolvendo desintoxicados. A constatação de que os sentimentos de amor prevalecem sobre os de ódio promove uma experiência estruturante e comovente.

Heterogêneos

Os grupos heterogêneos têm em comum as diferenças nos motivos pelos quais indivíduos foram indicados ao grupo, mas podem conservar certa homogeneidade em vários itens, como na faixa etária. Tendem a ter maior dificuldade no início, mas melhores resultados durante o caminho.[8] Exemplos são os grupos de orientação analítica, com diferentes nosologias neuróticas.

Quanto à finalidade

Grupos de ajuda mútua ("autoajuda")

Há grupos de ajuda mútua[8,10–12] na área médica geral (diabéticos, idosos) e na área psiquiátrica (alcoólicos anônimos, transtorno *borderline*).

Como desdobramento dos alcoólicos anônimos, esses grupos têm a proposta de que uns ajudem aos outros. Têm referência prática na conotação positiva às conquistas de seus membros na luta diária para superar suas adicções, com força na motivação grupal. São coordenados por lideranças emergentes do próprio grupo de iguais, mas podem ter sido "incentivados" por um profissional, no início ou na manutenção. Deram origem aos "grupos homogêneos", isto é, grupos de indivíduos com um sofrimento compartilhado, coordenado por profissionais. Esses grupos se expandiram e hoje tratam outras adicções, como viciados em sexo, alimento, internet, jogos, telenovelas, colecionadores compulsivos, entre outros.

Nos grupos de ajuda recíproca, há um melhor entendimento e aceitação por parte dos integrantes (quando forem homogêneos) por utilizarem uma mesma linguagem e partilharem as mesmas vivências, aumentando a adesão ao tratamento por aqueles que geralmente fogem dele, como, por exemplo, os hipertensos. Possibilitam que as pessoas aceitem e assumam o seu problema de forma menos conflituosa e humilhante. Proporcionam também um maior envolvimento comunitário e interativo, possibilitando novos modelos de identificação. Representam um estímulo à socialização, sendo um importante teste de confronto com a realidade. Exercem uma função de continente, contendo e absorvendo angústias e dúvidas. Também propiciam um estímulo às capacidades positivas e reasseguram aos integrantes que não estão sós, não são seres bizarros, são respeitados em suas limitações, que não excluem uma boa qualidade de vida. Por isso tudo, constituem-se em uma excelente indicação para pessoas com grande prejuízo social.

Grupos psicoeducativos

Com interface entre a pedagogia e a psicologia, podem ser empregados para gestantes, fumantes, hipertensos, diabéticos, obesos, pessoas com transtornos alimentares, deprimidos, pessoas com transtorno de déficit de atenção e hiperatividade, transtorno obsessivo-compulsivo, mantendo um formato predominantemente pedagógico. Em geral, não requer de seus adeptos uma consistente capacitação em grupos, pois está focado mais nas circunstâncias das nosologias das pessoas do que no processo grupal como veículo terapêutico.

Laboratórios de relações interpessoais

Esse tipo de grupo é descrito aqui em razão de seu formato ser semelhante a estratégias de prevenção primária e secundária. Trata-se de atividade grupal intensiva, de homogêneos a heterogêneos, geralmente com foco determinado, visando proporcionar uma experiência vivencial e de reflexão conjunta, troca de ideias e de informações, mobilizando emoções e trazendo à tona afetos reprimidos, ampliando a relação consigo mesmo e com os outros. Como exemplo, podem-se citar os grupos de famílias reconstruídas (sem uma queixa em si, três ou quatro casais, com ou sem filhos), com o objetivo de propiciar aos participantes uma reflexão conjunta sobre as interações familiares e suas dificuldades no contexto dessas novas estruturas, já que não há referenciais, frequentemente, em suas próprias famílias, de novos casamentos com disposições tão "diferentes". A função do facilitador é a de estimular as interações e mediar possíveis conflitos. Não há propósito pedagógico ou terapêutico explícito.

Grupos operativos

São grupos de ensino-aprendizagem (pela técnica de "grupos de reflexão"), institucionais (empresas, escolas, igreja, exército, associações) e comunitários (programas de saúde mental).

São híbridos da união entre a dinâmica de grupos e a grupanálise, estando o foco na mudança de situações estereotipadas. Todo grupo terapêutico proporciona aprendizagem de novas questões relacionais, assim como todo grupo de aprendizagem traz uma chance para a resolução de conflitos interpessoais e, portanto, é também terapêutico. Um exemplo é o grupo de pessoas com quadros psiquiátricos aprendendo a serem enfermeiros uns dos outros, invertendo o estereótipo de "doentes". O mesmo autor elaborou a teoria dos vínculos, demonstrando a interferência do observador no fenômeno observado. Ou seja, o médico modifica o que ele experiencia.[13]

Em relação à resistência às mudanças, citam-se dois medos básicos: o medo da perda, no caso, o medo de perder o comportamento "de doente", já adaptado à rede da pessoa, desencadeando "ansiedades depressivas", e o medo do ataque, na sensação de vulnerabilidade de, ao agir de forma "não doente", vivenciar situação desconhecida, causando "ansiedades paranoides".

Quanto ao referencial teórico-técnico[8,10–12]

Grupanálise (psicanálise)

No modelo analítico, o marca-passo é a atividade interpretativa do facilitador, visando tornar consciente o material inconsciente (geralmente situado no passado) revelado no verbal e no paraverbal, como fantasias, ansiedades e mecanismos de defesa. Esse material inconsciente é "ensinado" da coletividade para a individualidade, direta ou indiretamente. Destaca-se a importância da livre associação de ideias para externar o inconsciente.

Se um fato significativo é narrado e "toca" outro(s) membro(s) do grupo, esse fenômeno é denominado ressonância.

Psicodrama

Consiste em utilizar a representação dramática, teatral, como modo de vivência de conflitos, unindo a ação à palavra. Podem-se aventar três momentos: aquecimento, criando um clima propício, substituindo formas verbais por expressões corporais ou paraverbais; a representação em si; e o compartilhamento, em que o grupo discute as vivências que emergem.

Durante a representação, utilizam-se técnicas de inversão de papéis, em que há a troca de papel na situação de interação, proporcionando uma quebra do hábito de visualizar o conflito sempre do mesmo ponto ("identificação projetiva"). Também se pode usar a técnica do "espelho", em que o protagonista sai de cena e passa a ser um espectador dela, o que o ajuda a identificar como "suas" as condutas que não consegue reconhecer. Ainda, pode-se utilizar a técnica "dupla", em que um ego auxiliar põe-se ao lado do protagonista e expressa o que parece que não está conseguindo transmitir, por inibição ou repressão. No *alter ego*, o facilitador ou ego auxiliar diz ao ouvido da pessoa o que ele acha que está oculto, para que "tome consciência" do material reprimido, quebrando a comunicação estereotipada. No que diz respeito ao solilóquio, é estimulado a dizer em voz alta, como se falasse consigo mesmo, sentimentos e pensamentos evocados durante a cena. Há ainda a prospecção ao futuro, em que o protagonista é convidado a imaginar-se no futuro com base em suas situações conflitivas. Finalmente, pode-se utilizar a técnica da "escultura", em que se convida o grupo para expressar as relações utilizando seus próprios corpos.

O psicodrama pode ser unido à psicanálise, tendo em comum o fato de que focam na revivência do passado, um no contexto dramático, e o outro no transferencial, respectivamente.

Terapia sistêmica

O paradigma sistêmico ou circular é sustentado pelas seguintes teorias: o modelo de teoria sistêmica, em que o foco de catalisação de mudanças está nas interações grupais, geralmente situadas no presente e no futuro, e não nas interações intrapsíquicas; a cibernética, com a noção de retroalimentação ("positiva", de reforço, ou "negativa", de inibição) na manutenção ou alteração de sentimentos, pensamentos ou comportamentos; a teoria da comunicação humana, no entendimento dos aspectos não verbais e suas relações com os verbais, o papel das mensagens contraditórias, dos mal-entendidos e das disfunções comunicacionais; e a indissociabilidade entre o observador e o fenômeno observado. Há uma noção de multicausalidade, em que uma mesma causa pode determinar diversos efeitos, e vice-versa, como vivências repetitivas e, por vezes, inespecíficas, que podem gerar sofrimentos.

A realização de grupos sob a perspectiva sistêmica ocorre pela possibilidade de se fazerem múltiplas conexões. O facilitador entende o funcionamento do grupo como um sistema em que ele próprio está incluído, promove mediação nas ideias e, consequentemente, mudanças. Observa o padrão de funcionamento do grupo e estimula uma comunicação funcional. Aborda as situações em questão, oferecendo diversos ângulos de visão do problema.

Terapia interacional (interpessoal) de grupo

A aprendizagem interpessoal é o mecanismo curativo fundamental, levando em conta a importância do contexto social no desenvolvimento da personalidade e nas manifestações psicopatológicas.

Fatores terapêuticos incluem:

- Instilação da esperança.
- Universalidade.
- Compartilhamento de informações.
- Altruísmo.
- Recapitulação corretiva do grupo familiar primário.
- Desenvolvimento de técnicas de socialização.
- Comportamento imitativo.
- Aprendizagem interpessoal.
- Coesão grupal.
- Catarse.
- Existencial.

Ao ser treinado para se tornar "farejador de patologias, um especialista na detecção de fraquezas", um profissional pode não se permitir ter comportamentos solidários e basicamente humanos com as pessoas. Porém, a grupoterapia é fortalecida e não enfraquecida pela desmitificação da figura do facilitador, e os membros do grupo percebem mais importância em suas qualidades humanas (interesse, aceitação, genuinidade, empatia) do que em suas técnicas.

É importante ressaltar que, como o foco interacional é o motor da cura em grupo, e os facilitadores que conseguem mobilizá-lo estão mais bem preparados para a abordagem, quanto mais a grupoterapia desfaz a autoimagem negativa do participante, por meio de novas experiências relacionais, é mais eficaz. Alguns dos momentos mais verdadeiros e comoventes da vida de uma pessoa podem ocorrer no pequeno, mas ilimitado microcosmo do grupo. Em algumas semanas, um agregado de estranhos assustados e desconfiados pode se transformar em um íntimo e mutuamente proveitoso grupo.

Terapia cognitivo-comportamental de grupo

Os instrumentos para treinar a postura assertiva são o *feedback* e os reforços dos próprios indivíduos componentes. As atividades promovidas são de organizar, orientar os membros para o grupo, construir a coesão, monitorar comportamentos elencados como problemas, avaliar o progresso, planejar procedimentos específicos de mudança e aplicá-los, modificar as características do grupo para intensificação do tratamento, estabelecer programas de transferência e manutenção para mudanças comportamentais e cognitivas.

Terapia gestáltica de grupo

A teoria da Gestalt surge no início do século XX em reação ao "atomismo" vigente na época, tentando compreender o modo como os elementos (partes) estão agrupados. O todo é maior do que as suas partes constituintes, e esse mesmo todo não pode ser compreensível a partir do exame isolado das partes. Segundo essa teoria, os fenômenos grupais só são inteligíveis ao observador que participa da vivência grupal. Não podem ser observados "do exterior", compreensão de onde nasceu a pesquisa-ação.

Características específicas de alguns grupos

Grupos de educação em saúde

Entende-se por educação em saúde quaisquer combinações de experiências de aprendizagem delineadas com vistas a facilitar ações voluntárias conducentes à saúde. Os objetivos são adotar e manter padrões de vida sadios, usar de forma judiciosa os serviços de saúde à sua disposição, tomar suas próprias decisões, tanto individual como coletivamente, visando melhorar suas condições de saúde e a do meio ambiente. Há um leque bastante grande de opções de catalisação desses processos, dependendo da criatividade do coordenador. Deve-se ter cuidado em relação à história natural das doenças e aos "exemplos de comportamentos desejáveis", pois, muitas vezes, são culpabilizantes e em nada ligados ao que se quer evitar. Um exemplo são as imagens de infecções sexualmente transmissíveis, que assustam, mas sem de fato promover mudanças, pois os indivíduos, em meio ao ato sexual, dificilmente se lembram de suas "tenebrosas" possíveis consequências, que vão contra o prazer que estão vivenciando, e o resultado prático é o não uso do preservativo.

A "palestra do doutor que vai ensinar os alunos" até pode ter alguma utilidade, mas certamente muito menor do que a realizada com a consciência de que, na verdade, o aprendizado é mútuo, e não de uma via única. É fundamental o respeito ao senso comum dos membros, pois os aspectos cognitivos são indissociáveis dos afetivos. Aconselha-se que se tentem técnicas de diálogo e problematização dos assuntos, focando na ação comum ao grupo e ao facilitador. Problematizar é responder às perguntas não com respostas, mas com novas indagações. O eixo de ligação entre a educação popular e a saúde é um projeto subjetivo (porque interiorizado e reconhecido como próprio) e intersubjetivo (partilhado nas iniciativas em redes), no qual o conhecimento não é separado de uma postura ética de crítica à injustiça, à desigualdade, de solidariedade aos excluídos e de um interesse em "saber" com a razão e com o coração, construindo a cidadania.

Terapia comunitária

Primeiramente, ressalta-se que ser membro de uma comunidade significa compartilhar histórias e narrativas múltiplas, uma da relação do indivíduo com a família, outra com a escola, uma terceira com o grupo de amigos, e assim por diante, formando uma ampla rede. A terapia comunitária é uma forma de intervenção em redes, consistindo em compartilhar essas narrativas de vida, temores, aflições, conflitos ou padecimentos. São encontros em que se pretende construir redes sociais solidárias de promoção da vida e mobilização dos recursos e competências de indivíduos, famílias e comunidades. Trata-se de um modelo brasileiro, criado por Adalberto Barreto, e que está sendo muito utilizado em ambulatórios de Estratégia de Saúde da Família e até "exportado", com registros de núcleos na França e na Suíça (Lyon, Marselha, Grenoble e Genebra). A terapia comunitária é mais profundamente abordada em capítulo específico.

Grupos de profissionais

Frequentemente, cuidadores (médicos, enfermeiros) necessitam também de cuidados, pelo envolvimento em situações estressantes com as pessoas cuidadas e/ou suas famílias, com colegas de trabalho, com o contexto institucional em que atuam ou com rompimentos na própria rede.

São situações em que vigoram os conceitos de lixo psíquico, os resíduos das interações, na forma de ressentimentos, angústias, frustrações, enfim, mais sofrimento do que o inevitável, decorrentes de exacerbações de culpa, superdimensionamento de erros, autopiedade, foco no negativo e transformações indesejáveis (admiração em inveja, competição em rivalidade, opiniões divergentes em hostilidade).

Existe a capacidade de metabolização desses resíduos, mas, às vezes, eles se acumulam além dessa capacidade. Descarregar no lar definitivamente não é adequado, mas resgatar o prazer do trabalho pode ser uma estratégia. Deve-se refletir sobre o processo e a participação de cada um nele (não excluindo a própria) e dar-se o tempo para agir, reciclando o lixo psíquico acumulado de uma forma adequada, sem desqualificações ou mágoas, que são desnecessárias e antioperantes, e não despejar raivosamente o que angustia. Ampliando essa questão, a capacidade de realizar essa "reciclagem" é importante em todos os setores da vida.

Avaliação dos resultados em grupoterapia

O trabalho com grupos não é uma forma menor de abordagem ou apenas uma alternativa para as abordagens individuais. Entretanto, a literatura ainda necessita de mais dados, pois existem poucas revisões sistemáticas (o padrão mais alto de evidência) que possam apontar os benefícios observados na teoria e na prática de grupos, como descritos no texto. Uma revisão de 32 estudos experimentais controlados, que compararam as terapias de grupo e individual, concluiu que a terapia de grupo foi mais efetiva do que a individual em 25% deles, e nos outros 75% não houve diferenças significativas.[11] Um estudo brasileiro, cujo enfoque também não foi na APS, relata uma casuística de 182 membros, com seguimento de 5 anos e permanência média de 3 a 6 meses.[8] Os dados apontam melhora (leve, moderada a significativa) em 50% deles. Fatores importantes foram que os abandonos ocorreram muito mais frequentemente (90%) nos primeiros 10 anos de experiência do grupoterapeuta, e também o fato de que a terapia foi baseada principalmente no método analítico, com suas limitações de "transposição pura" de técnica, como já visto.

Uma metanálise sugeriu que a terapia cognitivo-comportamental em grupo oferece benefício para pessoas deprimidas em relação a cuidados habituais.[14] Ela seria mais eficaz aplicada individualmente, no início do manejo, em relação à terapia de grupo. Entretanto, após 3 meses, não haveria mais diferença. Infelizmente, os estudos sobre grupos na APS ainda são escassos, o que é um convite à compensação dessa desigualdade.

Grupos de pessoas com alta vulnerabilidade social necessitarão de estratégias mais diversificadas para a melhor performance.[15] Indivíduos sem abrigo, desempregados de longa duração, adolescentes com transtornos alimentares, idosos deprimidos, sofredores avançados de câncer, pacientes com sintomas clinicamente inexplicáveis, necessitantes de asilo e pessoas de grupos étnicos negros e minoritários tendem a isolar-se socialmente e a exigir mais dos profissionais.

Como se sabe, as características da APS estão focadas na garantia do acesso, sem o qual não é exagero dizer que o próprio cuidado em saúde é sobreposto, na responsabilização pelas pessoas, ao longo do tempo, com ou sem doenças, na atenção integral a todos os níveis de assistência que forem necessários, sejam eles primários, secundários ou terciários, na capacidade de coordenação do cuidado individual, familiar, comunitário e em diferentes culturas, entre outras.[16] Consequentemente, as equipes de saúde enfrentam uma complexidade de situações para responder às mais diversas demandas existentes, pessoais e coletivas, individuais e interligadas. O fato do posicionamento de um cidadão se fazer em função do coletivo faz com que se tenha certeza de que os trabalhos em grupo e com ações interdisciplinares são essenciais na abordagem às adversidades exigidas pelo cuidado em saúde. Portanto, os trabalhos com grupos devem parar de ser uma compensação da falta de atendimentos individuais em relação à crescente demanda e de ter o "dever" de supri-la, para se tornarem também protagonistas da abordagem em saúde.

Por fim, o grupo tende a tornar-se o espaço reflexivo por excelência em uma era que demanda a aprendizagem da convivência e o desenvolvimento de competências interpessoais como vias para a superação da intolerância à diversidade, sem o que a própria sobrevivência da humanidade estaria ameaçada.

REFERÊNCIAS

1. Ribeiro JP. Gestalt terapia: o processo grupal. São Paulo: Summus; 1994.

2. Freud S. Psicologia de grupo e análise do ego. Rio de Janeiro: Imago; 1974.

3. Bertalanffy Von L. Teoria geral dos sistemas. Petrópolis: Vozes; 1975.

4. Wiener N. Cybernetics. Sci Am. 1948;179(5):14-8.

5. Bateson G, Jackson DD, Haley J, Weakland J. Toward a theory of schizophrenia. Syst Res. 1956;1(4):251-64.

6. Wertheimer M. Investigations on gestalt principles. In: Spillman L, editor. On perceived motion and figural organization. Cambridge: MIT; 2012. p. 126-82.

7. Nichols MP, Schwartz RC. Terapia familiar: conceitos e métodos. 7. ed. Porto Alegre: Artmed; 2007.

8. Osório LC. Grupoterapias: abordagens atuais. Porto Alegre: Artmed; 2007.

9. Hodgkinson B, Evans D, O'Donnell A, Walsh K. Comparing the effectiveness of individual therapy and group therapy in the treatment of depression: systematic review. Center for Reviews and Dissemination; 1999.

10. Zimerman DE. Fundamentos básicos das grupoterapias. 2. ed. Porto Alegre: Artmed; 2000.

11. Yalom ID, Leszcz M. Psicoterapia de grupo: teoria e prática. Porto Alegre: Artmed; 2006.

12. Kaplan HI, Sadock BJ. Tratado de grupos. Madrid: Médica Panamericana; 1998.

13. Pichon-Rivière E. O processo grupal. 3. ed. São Paulo: Martins Fontes; 1982.

14. Huntley AL, Araya R, Salisbury C. Group psychological therapies for depression in the community: systematic review and meta-analysis. Br J Psychiatry. 2012;200(3):184-90.

15. Lamb J, Bower P, Rogers A, Dowrick C, Gask L. Access to mental health in primary care: a qualitative meta-synthesis of evidence from the experience of people from 'hard to reach' groups. Health (London). 2012:16(1):76-104.

16. Starfield B. Atenção primária: equilíbrio entre necessidades de saúde, serviços e tecnologia. Brasília: Ministério da Saúde; 2002.

CAPÍTULO 41

Abordagem comunitária: inserção comunitária

Tatiana Monteiro Fiuza
Marco Túlio Aguiar Mourão Ribeiro
Frederico Fernando Esteche
Leandro Araújo da Costa
José Mauro Ceratti Lopes

Aspectos-chave

▶ Na abordagem comunitária, deve-se buscar uma abordagem integral à saúde que se oponha à abordagem unicamente individual e medicalizada.

▶ O olhar para o território e para a comunidade não se encerra apenas nos números e nas informações evidenciadas, mas na vivência do médico de família e comunidade, na sua interação e imersão na comunidade.

▶ A abordagem comunitária tem como objetivo trabalhar a saúde das pessoas, das famílias e da comunidade com olhar sobre a determinação social da saúde.

▶ A principal característica operacional que define a abordagem comunitária, peculiar na Estratégia Saúde da Família (ESF), é a longitudinalidade do cuidado em saúde.

Caso clínico

O médico de família assumiu uma equipe de saúde da família na periferia de um grande centro do Nordeste. Sua equipe ficou com responsabilidade sanitária pela comunidade das Goiabeiras, composta por 4.000 pessoas e 1.000 famílias. A comunidade surgiu há 20 anos e foi resultado da ocupação de uma duna por famílias de baixa renda.

A comunidade se localiza há 5 km da Unidade de Saúde, sendo necessários 50 minutos de caminhada e a travessia de uma grande avenida sem passarela para pedestres. O bairro inicia (direção continente-oceano) com ruas estreitas, porém pavimentadas. As ruas não possuem calçadas para pedestres. Nessa parte do território, há rede de esgotos, água tratada, energia elétrica. O lixo é coletado três vezes por semana.

À medida que se caminha em direção à praia, as condições de moradia declinam, até chegar ao Morro (que é uma duna), onde as casas são de material aproveitável, não há saneamento básico, nem água tratada ou coleta de lixo. O piso da maioria das casas é de areia.

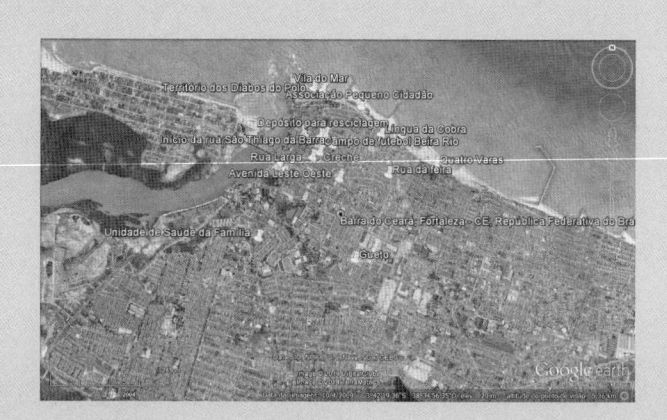

A ESF é o modelo brasileiro de organização dos serviços de atenção primária à saúde (APS) em que se supera o olhar focal, fundamentalmente centrado na doença, e amplia-se o foco para os indivíduos, na sua integralidade e complexidade, que estão inseridos em uma família que, por sua vez, está inserida em uma comunidade, na qual o processo saúde-doença produzido em dado espaço ou território é determinado histórica e socialmente.

Ao assumir como objetivo principal trabalhar a saúde das pessoas, das famílias e das comunidades, com olhar mais aguçado à determinação social da saúde, a proposta da ESF deve ser centrada na promoção da saúde. Para isso, é fundamental a abordagem comunitária pelo médico de família e comunidade, pelas equipes de saúde da família, pelos Núcleos de Apoio à Saúde da Família (NASF) e toda a Rede de Atenção à Saúde (RAS).

A principal característica operacional, como princípio organizativo do Sistema Único de Saúde (SUS) que define a abordagem comunitária, é a longitudinalidade do cuidado em saúde. Esse acompanhamento longitudinal nos territórios e comunidades de abrangência deve se dar de forma tal que os serviços de saúde tenham uma interação e integração com o movimento da vida nos lugares onde é produzido o processo saúde-doença. Nesse movimento interativo e integrativo com a comunidade, as práticas coletivas e comunitárias são consideradas essenciais.[1]

A inserção e a abordagem comunitárias são fundamentais para o reconhecimento e a abordagem dos determinantes sociais de saúde. Reconhecê-los possibilita que as equipes trabalhem integralmente a saúde e realizem a inserção e a abordagem comunitárias.

Conceitos fundamentais para a compreensão da abordagem comunitária

Cartografia

O conceito de território, assim como o de desenvolvimento, apresenta amplos e distintos usos ao longo da história.

Nos últimos anos, está tomando corpo, no Brasil e no mundo, o debate sobre saúde e desenvolvimento com base, sobretudo, na indagação a respeito dos conflitos políticos gerados ao se separar a política econômica, voltada para o complexo econômico da saúde, e a política social, voltada para a proteção social em saúde. A cartografia aplicada à saúde vem acompanhando esse processo.

Este capítulo busca refletir sobre um conceito híbrido de território. O território em seu sentido mais puro e restrito é o nome político para uma extensão de um país. Trata-se da extensão e do domínio do Estado, como uma localização. Ele seria um mero palco onde as ações humanas acontecem, ou seja, uma concepção estática e estatística.[2-3]

O trabalho na ESF e a abordagem comunitária se baseiam em um território dinâmico. Esse "território usado" inclui todos os atores, e não apenas o Estado (ou a sua ausência). O "território usado" é sinônimo de espaço geográfico, ou seja, é o espaço constituído pela geografia, economia, política, cultura, refletindo cada momento histórico e sendo resultado das alterações do meio natural pelo homem por meio da técnica. Há uma apropriação política do território por meio do uso do espaço, das relações sociais, das relações de produção e trabalho, da disputa pelo poder e da luta de classes. O espaço geográfico é um sistema indissociável de objetos e ações.[4]

Reduzir uma região ao seu *status* político-administrativo, sem considerar que as relações dos objetos, das pessoas e das ações ultrapassam seus limites e, paralelamente, que os atores têm força desigual, pode tornar ineficaz políticas públicas e ações das equipes de saúde.

O território encontra-se em permanente transformação em detrimento do sentido e da essência dos eventos que acolhe. As condições de saúde refletem esse uso do território. Não há como compreender o território sem seu uso. Adentra-se o território vivo na cartografia social.

A compreensão da resistência à opressão e à exclusão social exige a aproximação entre problemáticas políticas mais abrangentes e as práticas diárias e as táticas de sobrevivência que têm permitido a afirmação de grupos sociais historicamente ocultados.

A abordagem comunitária nesse sentido pressupõe uma ação social, que pressupõe sentidos de consciência e ações de conscientização. Essa é potencialmente geradora de mudanças na realidade, pois toda ação como prática da liberdade é um ato de conhecimento. A ação social implica o estudo dos vínculos entre sujeito social, conjuntura e lugar.[5]

Nem toda ação é uma ação social e nem toda prática é uma práxis humana; uma unidade indissolúvel entre ação e reflexão sobre o mundo. Para desenvolver uma cartografia social, é necessária uma inserção consciente na comunidade, compreendendo-a como objeto cognoscível. É fundamental assumir a comunidade.

A inserção na comunidade implica a compreensão e os vínculos entre pessoas, conjuntura e lugar. É o uso do território, e não o território em si mesmo, que faz dele objeto da análise social e da abordagem comunitária proposta por este capítulo.

Determinação social da saúde

O tema dos Determinantes Sociais de Saúde (DSS) não é novo nem restrito a um determinado tempo histórico e sociedade. Suas diversas definições expressam, com maior ou menor nível de detalhe, o conceito de que as condições de vida e trabalho dos indivíduos e de grupos da população estão relacionadas com sua situação de saúde. Essas condições são influenciadas pela organização sociopolítica que se concretiza com políticas públicas.

O debate avançou com as *Metas do milênio* e novamente deu lugar a uma ênfase nos determinantes sociais que se afirmou com a criação da Comissão sobre Determinantes Sociais da Saúde, da Organização Mundial da Saúde (OMS), em 2005. Esta define os DSS como fatores sociais, econômicos, culturais, étnico-raciais, psicológicos e comportamentais que influenciam a ocorrência de problemas de saúde e seus fatores de risco na população. A comissão homônima da OMS adota a definição dos DSS como as condições sociais em que as pessoas vivem e trabalham. Esse debate não se limitou às organizações governamentais, pois fazem parte desta luta histórica movimentos sociais, de educadores e de resistência.

A definição de saúde como um estado de completo bem-estar físico, mental e social, e não meramente a ausência de doença ou enfermidade, inserida na Constituição da OMS no momento de sua fundação, em 1948, é uma clara expressão de uma concepção bastante ampla da saúde, para além de um enfoque centrado na doença. Essa mesma Constituição afirmou que a saúde é um direito fundamental dos indivíduos, antecedendo a Declaração Universal dos Direitos Humanos. Determinou como função da OMS, em colaboração com os países membros, promover a melhoria da nutrição, do saneamento, do lazer, da habitação, das condições econômicas e de outros aspectos da saúde ambiental.[6]

A Conferência de Alma-Ata, no final dos anos 1970, e as atividades inspiradas no lema "Saúde para todos no ano 2000" recolocaram em destaque o tema dos determinantes sociais.[6] Na década de 1980, o predomínio do enfoque da saúde como um bem privado deslocou novamente o pêndulo para uma concepção centrada na assistência médica individual. Nas últimas décadas, observa-se um extraordinário avanço no estudo das relações entre a maneira como se organiza e se desenvolve uma determinada sociedade e a situação de saúde de sua população.[7]

O recente reaparecimento do tema vincula-se à constatação dos efeitos perversos do modelo neoliberal de desenvolvimento que, implantado de maneira hegemônica, desde os anos 1980, teria aumentado as iniquidades em saúde, intensificando a preocupação com a justiça social.

Abordagem comunitária e território

Propõe-se, neste capítulo, extrapolar o território normativo, saindo dos consultórios, gabinetes, salas de aula e incorrendo em pensamentos sobre um território dinâmico, cheio de relações e de vida. A opção é por uma inserção comunitária em uma trajetória epistemológica peripatética: indo e vindo, conversando. Os conceitos de "território" e de "comunidade" são entendidos como formas de análise e de conduta frente ao processo saúde-doença.

A APS utiliza tecnologias de cuidado complexas e variadas que devem auxiliar no manejo das demandas e das necessidades de saúde de maior frequência e relevância em seu território, observando critérios de risco, vulnerabilidade, resiliência e o imperativo ético de que toda demanda, necessidade de saúde ou sofrimento deva ser acolhida. A ESF possui fundamentos normativos e suas diretrizes, e entre esses, ter um território adscrito pelo qual possui responsabilidade sanitária.

A necessidade de ações de saúde no âmbito individual e coletivo remete à de inserção comunitária para o exercício de práticas de cuidado e gestão, democráticas e participativas na forma de trabalho em equipe, dirigidas a populações de territórios definidos, pelas quais assume a responsabilidade sanitária, considerando a dinamicidade existente no território em que vivem essas populações.

O processo de trabalho em sua micropolítica deve ser entendido como cenário de disputas de diversas forças. Estas podem estar presentes claramente nos modos de produção ou se apresentarem como processos subjetivos.

Matriz de competências do médico de família e comunidade na abordagem comunitária

Mas o que se deve saber, fazer e ser para ter uma atuação comunitária competente?

A atuação comunitária, dentro da área da saúde, é extremamente complexa, já que, em muitas situações, a saúde é o único braço do Estado que chega a comunidades carentes. Saber trabalhar com e em situações de violência, ou ainda com especificidades culturais de áreas rurais, de periferias de grandes centros urbanos, ou mesmo de grupos específicos de pessoas, como os indígenas, ou ainda de comunidades quilombolas, é o desafio de se produzir saúde sob as características destas populações.

Milton Santos reacende reflexões a respeito do conceito de território, e na sua análise ele propõe que o "espaço geográfico" (sinônimo de "território usado") seja compreendido como uma mediação entre o mundo e a sociedade nacional e local, assumido como um conceito indispensável para a compreensão do funcionamento do mundo presente. Portanto, fazer saúde alheia à realidade e ao funcionamento dos territórios é negar que no território reside a única possibilidade de resistência aos processos perversos do mundo, devido à possibilidade real e efetiva da comunicação, da troca de informação e da construção política.

O entendimento de competência como o conjunto de conhecimentos, habilidades e atitudes foi construído historicamente sob a perspectiva do indivíduo, e transportar isso ao nível da coletividade constitui o desafio para uma abordagem comunitária pautada na prática das equipes de saúde da família, e não apenas de um de seus componentes.

Diante disso, as seguintes competências a serem desenvolvidas para uma abordagem comunitária efetiva são propostas:

1. Análise histórica do processo de formação da comunidade.
2. Determinação do território cartográfico/normativo e as áreas de influência sobre ele.
3. Identificação dos principais atores (líderes) de influência comunitária.
4. Identificação das redes de apoio existentes na comunidade.
5. Identificação de instrumentos sociais que servem de apoio aos moradores.
6. Identificação de barreiras aos serviços de saúde.
7. Construção do ecomapa da comunidade.
8. Análise crítica dos determinantes sociais da saúde e o processo de saúde-doença da população de uma determinada comunidade.

Caixa de ferramentas para abordagem comunitária

Para desenvolver a abordagem comunitária, o médico de família e comunidade e os profissionais de saúde da APS deverão desenvolver as seguintes ações:

- Territorialização.
- Análise da situação.
- Diagnóstico de saúde da comunidade.
- Planejamento.
- Educação popular.
- Abordagem comunitária em situações especiais: áreas de violência urbana e população do campo.
- Visita domiciliar e atenção domiciliar.
- Grupos operativos e educativos.
- Participação social/conselhos.

Este capítulo aprofunda um pouco mais a discussão sobre territorialização, análise de situação, diagnóstico de saúde da comunidade, planejamento, educação popular e abordagem comunitária em situações especiais. Apesar de fazerem parte da nossa caixa de ferramentas para abordagem comunitária, a visita domiciliar e atenção domiciliar, os grupos operativos e educativos, assim como a participação social/conselhos de saúde, são aprofundados em outros capítulos deste tratado.

Definição e descrição do território

Qual é a importância de definir e descrever o território de abrangência?

Inicialmente, é preciso "saber onde se está pisando para saber aonde se vai". Além disso, seu propósito é coletar dados e informações pertinentes e necessários daquele território; caracterizar a população e seus problemas de saúde-doença; verificar as assimetrias socioeconômicas existentes na área de abrangência; criar uma relação de corresponsabilidade entre os serviços de saúde e sua população adscrita; planejar os serviços; e reconhecer as desigualdades, para possibilitar a busca por equidade.

A equipe de saúde da família poderá trabalhar em um território urbano, rural ou urbano e rural, com limites geográficos bem estabelecidos e população definida, pelo qual tem corresponsabilidade sanitária. Esse território deveria ser definido de forma democrática e em conjunto com a comunidade, com a equipe e com a gestão. O Ministério da Saúde (MS) recomenda que cada equipe de saúde da família seja responsável por duas a quatro mil pessoas, sendo este quantitativo variável de acordo com o risco e a vulnerabilidade dessa população.

Adscrição da clientela e análise de situação ou diagnóstico de saúde da comunidade

Concomitante ao processo da territorialização e da inserção comunitária, deverão ser realizadas a adscrição da clientela e a análise de situação, cujo objetivo é a identificação das necessidades de saúde de grupos distintos, a partir da própria população, em conjunto com as equipes de saúde da família. Existem diversos métodos para a realização da adscrição da clientela, dentre eles destacando-se a Estimativa Rápida Participativa (ERP).

Para adscrição da clientela, deverão ser coletados os dados pertinentes e necessários, assim como as informações que reflitam as condições locais e as situações específicas. Neste processo, é fundamental envolver a comunidade na definição de seus próprios problemas e na busca de soluções.

Uma das formas de obtenção desses dados de forma rápida e atualizada é por meio do cadastramento das famílias adscritas (ficha A do Sistema de Informações da Atenção Básica [SIAB] e/ou e-SUS) pelos agentes comunitários de saúde (ACS). Além dessa fonte, poderá ser realizada uma busca de outros dados demográficos e epidemiológicos coletados pelos órgãos oficiais, como secretarias municipais e estaduais de saúde e Instituto Brasileiro de Geografia e Estatística (IBGE). Esses dados fornecem uma ideia genérica do perfil da população, visto que imputam aparente homogeneidade de condições a uma dada população e de forma igualitária.

Quando necessária, poderá ser feita a coleta de outras informações que reflita as condições locais específicas, tais como necessidades demandadas aos serviços de saúde. Outros registros, como fotografias da comunidade e ecomapas, poderão ser utilizados para enriquecer a adscrição da clientela.[8,9]

Diagnóstico de saúde da comunidade

A partir desses dados, será possível reconhecer e definir os grupos mais vulneráveis e as desigualdades existentes no território. Entre estes, destacam-se: crianças de 0 a 5 anos de idade, sendo estratificadas de 0 a 6 meses, 6 meses a 1 ano, 1 a 2 anos e 2 a 5 anos; crianças que não frequentam a escola; crianças desnutridas ou em situação de risco nutricional; adolescentes; mulheres em idade fértil; gestantes; pessoas com doenças crônicas, como hipertensos e diabéticos; pessoas com doenças infectocontagiosas, como portadoras de tuberculose, hanseníase e vírus da imunodeficiência humana (HIV); pessoas idosas e com polimorbidades; dependentes para atividades da vida diária, ou restritos ao domicílio; pessoas com transtorno mental; pessoas que fazem uso de drogas lícitas e ilícitas; e/ou presença de violência intradomiciliar ou na comunidade. Estes são alguns grupos prioritários sugeridos; contudo, a equipe tem autonomia para definir aqueles que são prioritários dentro do contexto e realidade de cada território.

O cálculo de indicadores de saúde, como coeficientes de natalidade, mortalidade e morbidade, também pode ser feito para complementar a avaliação da situação de saúde da comunidade. Para facilitar a territorialização e análise de situação em saúde para os médicos de família e comunidade e os profissionais da APS, os autores propõem um roteiro para ser utilizado na sua prática na comunidade onde atuam (Figura 41.1).

INSTRUMENTO PARA RECONHECIMENTO DE TERRITÓRIO E DIAGNÓSTICO DE SAÚDE DA COMUNIDADE

Município:
Regional:
Unidade de Saúde:
Equipe de Saúde da Família:
Médico:

Enfermeiro:
Técnico em enfermagem:
Dentista:
Técnico em saúde bucal:

— Identificar PANORAMICAMENTE a área de sua EQUIPE DE SAÚDE e as MICROÁREAS

AGENTES COMUNITÁRIOS DE SAÚDE

ACS	Microárea	População

IDENTIFICAR INFORMANTES-CHAVE

Nome	Descrição	Contato

DADOS SOBRE A EQUIPE DE SAÚDE:
— Nº total de pessoas:
— Nº total de famílias:

VISÃO PANORÂMICA:
Marcar um X nos itens relacionados à situação atual da equipe de saúde da família
— Descrição dos limites da área de abrangência da equipe:

DESCRIÇÃO GERAL DA ÁREA:
☐ Favelas ☐ Mangue ☐ Dunas ☐ Fábricas ☐ Ocupações ☐ Áreas comerciais ☐ Áreas residenciais de classe média ☐ Casas de papelão
☐ Outros:

AVALIAÇÃO DO ACESSO AO CENTRO DE SAÚDE:
Transporte disponível para acesso à Unidade de Saúde? ☐ SIM ☐ NÃO
Tempo que tem de ser percorrido a pé para chegar à USF?
☐ Menor do que 15 minutos ☐ Entre 15-30 minutos ☐ Maior do que 30 minutos

PRÁTICAS DE VIOLÊNCIA:
☐ Violência urbana ☐ Tráfico de drogas ☐ Prostituição infantil
☐ Outros:

BARREIRAS GEOGRÁFICAS:
☐ Rios/córregos ☐ Alagados ☐ Atoleiros ☐ Grandes avenidas sem passarelas ☐ Subidas íngremes ☐ Grandes distâncias a serem percorridas a pé
☐ Outros:

▲ **Figura 41.1**
Roteiro a ser usado pelos médicos de família e comunidade para realização do diagnóstico de saúde da comunidade. *(Continua)*

BARREIRAS FUNCIONAIS/SOCIAIS:
- ☐ Núcleo de atendimento ao cliente despreparado ☐ Ausência de acolhimento no Centro de Saúde ☐ Horário de funcionamento do Centro de Saúde
- ☐ Áreas de conflito na comunidade   ☐ Falta de transporte adequado
- ☐ Outros:

ATORES SOCIAIS DE DESTAQUE:
- ☐ Lideranças comunitárias: ☐ Professores: ☐ Donos de estabelecimentos comerciais:
- ☐ Religiosos: ☐ Moradores antigos: ☐ Outros:

RECURSOS NA COMUNIDADE:
- ☐ Espaços religiosos: ☐ Creches: ☐ Outros:
- ☐ Escolas: ☐ Centros comunitários:
- ☐ Quadras de esportes: ☐ ONGs:

CONDIÇÕES DE SANEAMENTO DA ÁREA:
- — Rede de água tratada?   ☐ SIM   ☐ NÃO   ☐ Parcialmente
- — Rede de esgotos?   ☐ SIM   ☐ NÃO   ☐ Parcialmente
- — Luz elétrica?   ☐ SIM   ☐ NÃO   ☐ Parcialmente
- — Destino do lixo?   ☐ Coletado _____ vezes por semana
                              ☐ Queimado ☐ Enterrado ☐ Céu aberto

CARACTERÍSTICAS DA POPULAÇÃO DA ÁREA DE ABRANGÊNCIA:
- — Qual é a origem das famílias da área?
  - ☐ Migrantes do interior do Estado:
  - ☐ Provenientes de outras áreas do Município:
  - ☐ Desconhecida:
  - ☐ Outras:
- — Quais são as fontes de renda das famílias da comunidade? _____
- — Qual é o nível de escolaridade das famílias da comunidade? _____
- — Qual(is) é(são) o(s) culto(s) religioso(s) das famílias da comunidade? _____
- — Participam de grupos comunitários? Quais? _____

DADOS DO e-SUS OU DE OUTRAS FONTES SECUNDÁRIAS:

Pessoas com hipertensão: Crianças de 0-6 meses: Idosos:
Pessoas com diabetes: Crianças de 6-12 meses: Pessoas com sofrimento mental:
Pessoas acamadas: Crianças de 12-24 meses: Acamados ou com limitação física de locomoção:
Pessoas restritas ao domicílio: Crianças de 2-5 anos: Pacientes que necessitam de visita domiciliar:
Pessoas com tuberculose: Crianças de 5-10 anos: Outros:
Pessoas com hanseníase: Adolescentes:
Pessoas com HIV: Gestantes:

PRINCIPAIS PROBLEMAS DETECTADOS E PLANO PARA ABORDAGEM:

Problema(s)	Propostas de ação	Responsáveis	Prazo

Sugestões:
1. Aplicar o instrumento em visitas ao território.
2. Confeccionar mapa da equipe de saúde.
3. O produto da territorização e a análise de situação deverão ser apresentados à gestão.
4. O produto da territorização e a análise de situação deverão ficar expostos na unidade de saúde para visualização dos usuários.

▲ **Figura 41.1**
Roteiro a ser usado pelos médicos de família e comunidade para realização do diagnóstico de saúde da comunidade. *(Continuação)*

Planejamento das ações

Após a territorização e a análise de situação, será possível identificar os principais problemas naquele território, estruturar as propostas de enfrentamento ou de ação, definir que atores seriam responsáveis por estas e estimar qual seria o prazo para realizá-las. Fazendo isso, os médicos de família e sua equipe passam a utilizar mais uma ferramenta da abordagem comunitária: o planejamento.

Não há a pretensão de fazer aqui uma ampla discussão conceitual sobre o que é o planejamento e suas implicações, mas sim uma breve conceituação e reflexão, para incorporação à prática dos médicos de família e comunidade e aos demais integrantes da sua equipe.

O planejamento e o gerenciamento de um sistema de saúde, em nível "macro" e "micro", depende de um conjunto de informações adequadas que orientam as equipes quanto às necessidades de saúde da população e a ordem de prioridades dessas necessidades, assim como da oferta de serviços existentes e sua capacidade de atendimento.[10]

O planejamento antecipa a ação e permite uma reflexão sobre as suas possíveis consequências, mas também empodera e envolve os atores envolvidos para que tenham um compromisso com a ação. Por isso, além dos profissionais de saúde, são fundamentais o envolvimento e a participação da comunidade neste processo.

Existem vários métodos que podem ser utilizados para o planejamento de ações aos níveis locais de saúde, e entre eles se destacam o Planejamento Estratégico Situacional (PES), a Estimativa Rápida Participativa (ERP) ou o Método Altadir de Planificação Popular (MAPP). Não existe o "melhor" método, devendo planejador e equipe avaliarem qual é o mais adequado para ser aplicado a determinadas situações ou ao contexto apresentado no território.

Participação e controle social

> A pessoa conscientizada tem uma compreensão diferente da história e de seu papel. Recusa acomodar-se, mobiliza-se, organiza-se para mudar o mundo.[5]

Ao olhar para a história da saúde pública no Brasil, pode-se verificar que o SUS é o resultado de uma grande mobilização dos movimentos populares e sociais que defendem que a saúde é um direito de todos e dever do Estado. A história da participação social no Brasil vem junto com a história da luta pela redemocratização do país no final da década de 1970, e com o ressurgimento dos movimentos populares, veio o Movimento da Reforma Sanitária. Na década de 1980, houve um forte debate nos movimentos sociais organizados sobre saúde, originando, em 1986, a 8ª Conferência Nacional de Saúde, que garantia a saúde como um direito de todos. Em 1988, na nova constituição brasileira, legitima-se a participação popular. A saúde é considerada a primeira política social que garantiu a participação e o controle social dentro de seus princípios.

A participação popular é o caminho para a democracia, é onde se permite que as pessoas possam trazer suas opiniões e expor suas necessidades individuais, e principalmente quando estão organizadas em movimentos sociais e populares, trazendo um acúmulo coletivo que pode Contribuir no processo de construção e participação coletiva. É um dos cinco princípios da democracia, sendo que a Constituição de 1988 oficializa esse debate colocando-o entre os princípios organizativos presentes no SUS.

O controle social é a participação da sociedade civil na elaboração, no acompanhamento e na avaliação das ações de gestão pública. É o controle da sociedade civil sobre as ações do Estado. Por isso, é importante conhecer esse instrumento que possibilita que o Estado esteja a serviço das necessidades do povo, pautadas pelo próprio povo, e não por interesses comerciais, que fazem seu *lobby* permanente para que as políticas públicas beneficiem os que têm domínio sobre ele.

No SUS, como forma de participação e controle social, existem os Conselhos de Saúde, que têm o papel de propor e controlar a execução da política de saúde e as Conferências de Saúde que devem acontecer nos municípios, nos Estados e no país. Porém, pode haver contradição nesses dois espaços, uma vez que podem ser espaços de participação na perspectiva de ampliar a democracia ou podem ser mecanismo de legitimação do poder dominante e cooptação dos que deles participam. Sendo assim, o grande desafio é manter esse espaço como realmente democrático. A partir da participação e do controle social, é que se poderão formular as estratégias no plano de saúde das instâncias locais, municipais, estaduais e nacionais.

É importante que o povo possa ocupar esses espaços, a fim de viabilizar a participação da sociedade, além de criar outros espaços de participação popular, como as Conferências Livres de Saúde, que também possibilitam espaços de organização e de discussão para além da institucionalidade. Ocupar significa, aqui, participar das decisões em prol do interesse popular e social, como está assegurado na Constituição Federal de 1988. Exercer o parágrafo único do Art. 1, que proclama: "Todo o poder emana do povo, que o exerce por meio de representantes eleitos ou diretamente, nos termos desta Constituição".[11]

Por isso, deve-se fazer parte do SUS em uma perspectiva comunitária, coletiva, para fiscalizar, questionar a aplicação dos recursos, a qualidade do atendimento e suas políticas de prevenção, promoção, proteção e assistência.

Abordagem comunitária em situações particulares

Favelas

O espaço da territorialidade como suporte da identidade comporta duas dimensões: a acepção de formação social e a produção coletiva do espaço. Nesse sentido, como produto de práticas sociais e políticas que se traduzem em uma "solução própria" para a exclusão urbana, o território das favelas é constituído por um conjunto de regras, códigos, normas e disposições instituídas pelo sistema de representações vigentes no grupo, que dinamiza e fornece um *status* específico para a população que o habita.

Por que as pessoas têm medo de entrar na favela? Por que se acredita que existem duas realidades paralelas?

Para compreender esses territórios da periferia e *como* se dão suas relações com a saúde, é importante levar em conta, por um lado, aonde e como a vida nos espaços do território é liberada e promovida, e, por outro, onde ela é sedentarizada, limitada e como os espaços da saúde acompanham (ou não) esses fluxos.

A não compreensão de que existe uma gama de possibilidades em um território e nas infinitas relações estabelecidas neste leva à dicotomia do sim e não e a barreiras ao acesso dos profissionais de saúde ao território, e vice-versa.

Diversas barreiras podem ser identificadas para a inserção no território de uma favela:

- A maioria dos médicos formados no Brasil é proveniente de classes sociais mais favorecidas que não cresceram e viveram em favelas, e isso gera um estranhamento.
- Reconhecer a existência concreta da opressão e do abandono gera muita angústia.
- Compreender que essas pessoas suportam o peso que outros não suportam torna muito mais difícil reconhecer e aceitar a existência das práticas de violência e da comunidade que as vivencia. É mais fácil considerá-los como "mundos diferentes" ou "os marginais", e isso impossibilita reconhecer uma realidade que muitos preferem não ver.

Sim e não, ter e não ter, ser e não ser. Ter o que vender ou poder comprar rege a sociedade e também a comunidade. Muitas vezes, a única coisa que se coloca na mão desta comunidade para se vender é a droga; essas pessoas a vendem para poder ter algo, poder comprar aquilo que as pessoas que vendem outras coisas também querem comprar: lazer, televisão, roupas, etc.

Analisando dados epidemiológicos, compreende-se que práticas de violência são frequentes nas favelas, não se restringindo à violência urbana. Essas práticas são barreira à inserção e à abordagem comunitárias de equipes de saúde. Cerca de 59.000 mil brasileiros foram assassinados em 2014, sendo 42.291 por armas de fogo. Nos últimos 10 anos, essa cifra ultrapassou meio milhão de vítimas. A maior parte delas é jovem, pobre, parda ou negra e vive em periferias urbanas.[12]

Vive-se em uma sociedade que foi feita e existe para pessoas que têm o que vender ou têm como comprar. Os miseráveis, os pobres, os favelados, esse enorme grupo de pessoas e que está na periferia das cidades ou na periferia da alma da gente, não têm o que vender e como comprar e, por isso, "não são". A maioria dessas pessoas pode não entender isso com clareza, mas sente com intensidade o que vivencia nesse território, sendo que suas vidas estão excluídas de um sistema que não existe para elas. A missão dos trabalhadores da saúde inseridos em uma comunidade pobre da periferia é potencializar ações que garantam a saúde universal como direito do cidadão e dever do Estado.

População do campo, da floresta e das águas

Promover, cuidar e preservar: saúde se conquista com luta popular!

Apesar de Brasil ser um país predominantemente urbano, segundo dados do IBGE de 2010, ainda existem cerca de 15% da população vivendo no campo, isto é, quase 30 milhões de pessoas em todo o território nacional, o que é um número populacional significativo, maior até que o da população de muitos países da América Latina, como Uruguai, Paraguai, Bolívia Chile, etc. No entanto, o campo brasileiro, ao longo de sua história, sempre foi marginalizado pelas políticas públicas, entre elas as políticas públicas de saúde.

Para compreender a situação de saúde da população do campo, primeiro é necessário dizer que, segundo o IBGE, as populações do campo de hoje são pessoas que têm seus modos de vida e reprodução social relacionados com o campo, a floresta e as águas; são camponeses, agricultores, indígenas, quilombolas, ribeirinhos, atingidos por barragens, caiçaras, extrativistas, artesãos, caboclos, comunidades de terreiros, fundo de pasto, outras comunidades tradicionais, etc.[13]

O SUS, ao apresentar um modelo de atenção à saúde universal, com conceito ampliado de saúde, deve angariar estratégias para a promoção da saúde incluindo a todos, privilegiando os grupos populacionais mais vulneráveis, como, por exemplo, a população do campo. Por isso é importante que seja assumido um modelo de atenção à saúde condizente com as necessidades de saúde dessas populações.[14]

A Política Nacional de Saúde Integral das Populações do Campo, Floresta e Águas (PNSIPCFA) reafirma o princípio de universalidade do SUS por meio de ações de saúde integral, como a garantia constitucional a tais populações, tendo como objetivo a busca de soluções para os problemas relacionados à vida e ao processo de trabalho no campo, na floresta e nas águas. Entretanto, os desafios para sua implantação são imensos. Destaca-se como desafio a importância de informações específicas sobre a saúde das populações do campo nos sistemas de informação do SUS, possibilitando a identificação dos agravos relativos a essas populações.

Essa política é fruto da pressão mais direta dos movimentos sociais sobre o MS e repercutiu nos últimos anos na criação do Grupo da Terra. O Grupo da Terra é composto por representantes de órgãos governamentais, movimentos sociais e convidados, constituindo-se como um espaço de diálogo entre os movimentos sociais e o governo federal e buscando dar respostas às demandas e necessidades de saúde da população do campo brasileiro.

Essas populações têm suas características particulares e suas diversidades culturais no Brasil, o que requer uma competência cultural importante do profissional de saúde para realizar a abordagem comunitária a esses grupos populacionais. Assim, cada população, seja do campo, seja da floresta, seja das águas, tem o seu modo de produção e reprodução social, cultural, econômico que precisam ser compreendidos, a fim de buscar estratégias às suas demandas e necessidades de saúde.[15]

É fundamental que na abordagem comunitária para essas populações se tenha um olhar diferenciado, que as políticas de saúde sejam colocadas dentro do princípio da justiça social, que leve em conta as diferenças culturais e étnicas entre os diversos grupos populacionais. A participação dos sujeitos envolvidos nesse processo é importante para poder garantir que eles reivindiquem e façam a defesa dessa política de equidade do SUS.

Não se podem abordar essas populações sem pensar na determinação da saúde e no modo de produção, pois o campo é marcado historicamente pelo latifúndio, na luta pela terra, muitas vezes com mortes de camponeses, pela contaminação ambiental devido aos agrotóxicos e à mineração, junto com o adoecimento de trabalhadores e comunidades afetadas em consequência disso. É importante, por esse motivo, conhecer a dinâmica do capital nesses territórios, a fim de poder compreender a determinação social da saúde dessas populações.

A abordagem comunitária aos territórios e comunidades do campo, da floresta e das águas demanda das equipes de saúde da família diversos conhecimentos, habilidades e atitudes frente ao trabalho em condições de maior isolamento e dispersão física dessa população do que do restante do sistema de saúde. A abordagem comunitária requer uma articulação de saberes e experiências para organizar o planejamento e a implementação de ações, que devem ser dialogadas e construídas ao longo do processo de participação comunitária, respeitando a identidade, a cultura popular e fortalecendo os atores locais do cuidado comunitário.[10]

CONCLUSÃO

Para a abordagem e a inserção comunitárias, é fundamental preparar novas formas de se relacionar e sair da condição de assujeitados a sujeitos autônomos, pois se insere no território não apenas medicalizando processos e movimentos.

É preciso estar atento à cisão provocada pelo saber médico-científico, que conseguiu separar algo que só pode ser cuidado em conjunto, a vida da percepção pessoal, de sua cultura e dos engajamentos realizados em sociedade. O acesso à saúde que se busca compreender ultrapassa o acesso à consulta médica, produzindo conscientização e transformação social.

A abordagem comunitária é processo, e como tal, ininterrupto. Esta se potencializa se houver um empoderamento de todos os atores na territorialização. Isso perpassa a inserção e imersão na comunidade, analisando os dados, realizando diagnósticos situacionais e planejando ações de saúde, como estimular a participação social comunitária e integrar a educação popular às práticas da equipe, sendo meios de potencializar a abordagem comunitária em sua dinâmica mais viva e pulsante.

REFERÊNCIAS

1. Ribeiro MTAM, Fiuza TM, Costa LA, Esteche FF, Oliveira PRS. Abordagem comunitária e suas ferramentas para a organização do trabalho na Estratégia Saúde da Família. In: Sociedade Brasileira de Medicina de Família e Comunidade; Augusto DK, Umpierre RN, organizadores. PROMEF Programa de Atualização em Medicina da Família e Comunidade: Ciclo 10. Porto Alegre: Artmed Panamericana; 2016. p.31-66. (Sistema de Educação Continuada a Distância, v. 4).

2. Santos M. O retorno do território. In: Santos M, Sousa MAA, Silveira ML, organizadores. Território, globalização e fragmentação. São Paulo: Hucitec; 1994. p. 15-20.

3. Santos M. A natureza do espaço: técnica e tempo, razão e emoção. 4. ed. São Paulo: Universidade de São Paulo; 2006.

4. Santos M, Silveira ML. O Brasil: território e sociedade no início do século XXI. Rio de Janeiro: Record; 2001.

5. Freire P. Conscientização: teoria e prática da libertação: uma introdução ao pensamento de Paulo Freire. 3. ed. São Paulo: Centauro; 2006.

6. Villar E. Los determinantes sociales de salud y la lucha por la equidad en salud: desafíos para el estado y la sociedad civil. Saude Soc. 2007;16(3):7-13.

7. Almeida-Filho N, Kawachi I, Filho AP, Dachs JN. Research on health inequalities in Latin America and the Caribbean: Bibliometric analysis (1971-2000) and descriptive content analysis (1971-1995). Am J Public Health. 2003;93(12):2037-2043.

8. Andrade LOM, Barreto ICHC, Bezerra RC. Estratégia saúde da família. In: Duncan BB, Schmidt MI, Giugliani ERJ, Duncan MS, Giugliani C. Medicina ambulatorial: condutas de atenção primária baseadas em evidências. 4. ed. Porto Alegre: Artmed; 2013.

9. Andrade LOM, Holanda ICB, Bezerra RC. Atenção primária à saúde e Estratégia Saúde da Família. In: Campos GWS, Minayo MC. Tratado de saúde coletiva. São Paulo: Hucitec; 2006.

10. Ribeiro MTAM, Fiuza TM, Gomes KWL, Oliveira PRS, Pequeno ML. Abordagem comunitária pelo médico de família e comunidade. PROMEF. 2010;5(2):107-145.

11. Brasil. Constituição da República Federativa do Brasil de 1988 [Internet]. Brasília; 1988 [capturado em 11 jul. 2018]. Disponível em: http://www.planalto.gov.br/ccivil_03/constituicao/constituicaocompilado.htm.

12. Waiselfisz JJ. Mapa da violência 2016: homicídios por arma de fogo no Brasil. Rio de Janeiro: Flacso; 2015.

13. Rigotto R. Agrotóxicos, trabalho e saúde: vulnerabilidade e resistência no contexto da modernização agrícola no baixo Jaguaribe/CE. Fortaleza: UFC; 2011.

14. Brasil. Ministério da Saúde. Secretaria de Gestão Estratégica e Participativa. Departamento de Apoio à Gestão Participativa. Política nacional de saúde integral das populações do campo e da floresta. Brasília; 2013.

15. Alentejano PA. Os grandes projetos de desenvolvimento e seus impactos sobre o espaço agrário fluminense. São Paulo: Terra Livre; 2011.

CAPÍTULO 42

Trabalho em equipe

Ruth Borges Dias
Fabiana Prado dos Santos Nogueira

Aspectos-chave

▶ Trabalho em equipe, interdisciplinar, é recurso estratégico de organização do trabalho e coordenação conjunta do cuidado.

▶ Os atributos indispensáveis para a realização do trabalho em equipe são identificados a partir da concepção da realidade de conviver e atuar com outros profissionais, considerando todas as ideias apresentadas, sem perder a sua própria identidade, dentro de princípios que proporcionem melhor qualidade de atenção à saúde das pessoas, suas famílias e suas comunidades. Essa convivência intensa pode gerar conflitos, os quais devem ser aproveitados para que se alcancem os melhores resultados.

▶ A atenção à saúde é ainda centrada na doença e no médico. O médico de família e comunidade é quase sempre visto como uma figura de liderança ele deve ter qualificação técnica para identificar como é reconhecido por seus pares e por sua comunidade e colaborar para a organização das atividades da sua equipe.

▶ O produto final de um trabalho em equipe é resultado de um esforço conjunto. Todos os componentes da equipe devem estar despidos de vaidades individuais. A ética e o respeito devem prevalecer. O médico de família e comunidade não deve temer o compartilhamento de saberes e a oportunidade de aprender junto para alcançar o melhor resultado nas propostas terapêuticas diversas, medicamentosas e de mudanças de estilo de vida, propostas e negociadas com as pessoas. Ele deve reconhecer os saberes e colaborar para que todos possam influenciar positivamente nesse processo.

▶ O médico de família e comunidade não deve se esquecer dos princípios éticos da medicina, que não se perdem nem se modificam com a especialização, com os contratos administrativos, nem com sua atuação em uma equipe. Assim, ele estará prevenindo ações com indícios de infrações éticas ou jurídicas.

Conceito de trabalho em equipe

> O interdisciplinar não é algo que se ensine ou se aprenda. É algo que se vive. É fundamental uma atitude de espírito. Atitude feita de curiosidade, de abertura, de sentido de aventura, de busca, de intuição das relações existentes entre as coisas e que escapam da observação comum.
> Hilton Japiassu

Desde a pré-história, há indícios de que o homem se juntava aos seus semelhantes para unir forças em prol da sua sobrevivência. Eles já observavam que somar as habilidades individuais dos integrantes de um grupo possibilitava resultados melhores do que os obtidos com o trabalho realizado de forma individual.[1]

Entendendo o que motiva uma pessoa a se associar a outras para a realização de um trabalho, é possível evoluir para outro passo, que é a identificação da válvula propulsora que move esse grupo. Quando todos os envolvidos em um determinado trabalho têm o mesmo anseio de sucesso, eles externam melhor as suas competências relacionadas à proposta. Um grupo de pessoas com um objetivo em comum se unindo para conseguir finalizar um trabalho tem maior garantia de resolubilidade.

Cada ser é diferente do outro e tem suas peculiaridades, seus hábitos, seus costumes e sua cultura. Um grupo de pessoas tão diferentes pode enfrentar vários conflitos, mas os estudos mostram que essas diferenças, se bem trabalhadas, com paciência e respeito, podem ocasionar um resultado rico, muito mais do que se finalizado individualmente. As diferenças valorizam o produto final de um trabalho em equipe (Figura 42.1).[2]

O mundo moderno tem-se desenvolvido com uma alta complexidade de necessidades, de cobranças e de relacionamentos. Essa realidade exige uma enorme gama de conhecimentos e de invenções tecnológicas densas, avançadas e onerosas para o sistema.

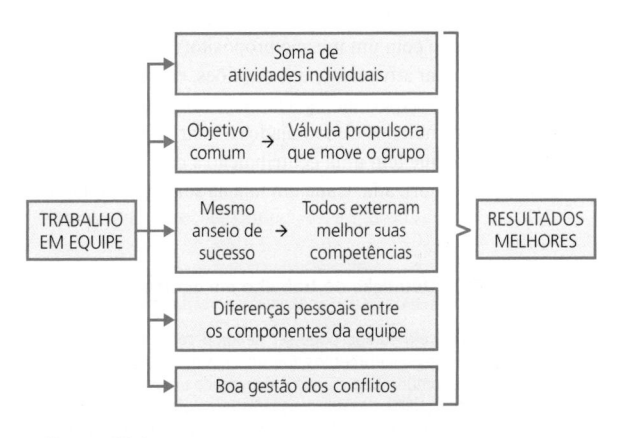

▲ Figura 42.1
Trabalho em equipe.
Fonte: Arquivo pessoal dos autores.

Uma saída inteligente imposta para o sucesso de um projeto é a união dos pares, em uma relação de complementaridade de habilidades e saberes. Trabalhar em equipe é a resposta complexa para os tempos atuais e para uma tecnologia de baixa densidade.

Existe uma grande variedade de conceitos de trabalho em equipe disponíveis na literatura. Uma definição ideal poderia resultar da somatória de prerrogativas e pressupostos indispensáveis e complementares (Quadro 42.1).

Os trabalhadores da saúde, sobretudo a classe médica, não eram preparados para o exercício do seu trabalho em conjunto com outros profissionais. A noção da complexidade da saúde e da enorme variedade de necessidades que o ser humano apresenta para se sentir bem indicava a limitação que se passa tendo uma única categoria profissional para atingir a excelência da atenção à saúde da pessoa. A implantação do Programa Saúde da Família (PSF) no Brasil, em 1994, valorizou os princípios básicos do Sistema Único de Saúde (SUS) e algumas ferramentas de trabalho na atenção primária à saúde (APS). Depois disso, não foi mais possível ignorar o estudo sobre o trabalho em equipe nos planos de ensino dos diversos cursos de graduação e pós-graduação na área da saúde, apesar da resistência cultural e das dificuldades inerentes a todo o processo de mudanças de paradigma.

Na saúde suplementar e nos serviços de saúde privada, o trabalho em equipes multiprofissionais tem sido eleito como um recurso para a implantação de programas que visam a ampliar o acesso e a melhorar a qualidade da assistência à saúde. A amplitude do conceito de saúde, o envelhecimento da população brasileira, o aumento da prevalência das doenças crônico-degenerativas e as experiências exitosas internacionais apontam a importância do foco em ações que visam à promoção da saúde, à prevenção de doenças e agravos e todas as formas de reabilitação. Pesquisas de satisfação e avaliações no campo financeiro destacam-se mais positivamente quando há a implantação de programas que fazem gestão dos casos crônicos, atenção domiciliar com vistas à desospitalização precoce ou à prevenção das internações hospitalares e outros com ações que promovam educação em saúde voltada para mudança de estilo de vida. Nessa proposta, a abordagem integral e o acompanhamento longitudinal são princípios fundamentais no processo de trabalho, que mais efetivo será quanto mais multiprofissional forem as equipes.

Trabalhar em equipe é uma atividade complexa e que necessita de muitos atributos (Figura 42.2). É importante compreender e tentar aplicar cada critério identificado como importante para se executar essa atividade. Uma equipe é composta por todos que trabalharão com um mesmo propósito: todos os integrantes devem participar ativamente das reuniões, expressar suas ideias e externar suas experiências. Os mais tímidos e introvertidos devem ser estimulados e encorajados a falar sempre que tiverem a sensação de que têm uma contribuição a dar. A opinião de todos deve ser valorizada. Cada um fala na sua vez; enquanto isso,

Quadro 42.1 | Definição de trabalho em equipe

▶ O trabalho em equipe pode ser definido como um conjunto de pessoas com conhecimentos diversos, mas que se unem em prol de objetivos comuns, negociando e elaborando um plano de ação bem definido, trabalhando em consonância e com comprometimento mútuo, complementando o trabalho com suas habilidades variadas, aumentando a chance de êxito no resultado do trabalho empreendido.

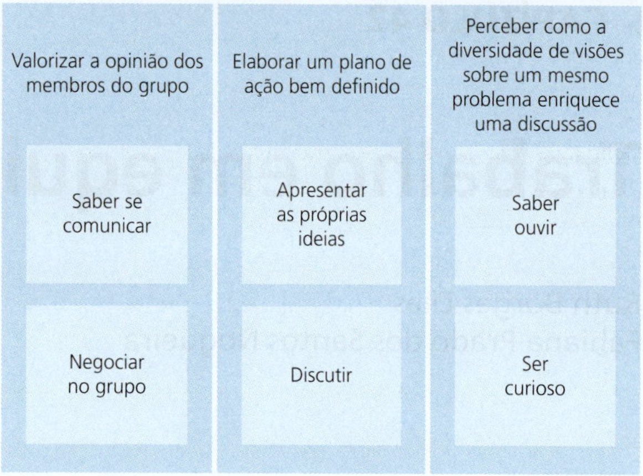

▲ **Figura 42.2**
Atributos indispensáveis ao trabalho em equipe.

- Valorizar a opinião dos membros do grupo
- Elaborar um plano de ação bem definido
- Perceber como a diversidade de visões sobre um mesmo problema enriquece uma discussão
- Saber se comunicar
- Apresentar as próprias ideias
- Saber ouvir
- Negociar no grupo
- Discutir
- Ser curioso

o outro escuta e espera o seu momento. A diversidade de ideias na discussão propicia um resultado muito mais rico. Mas, para o fim ser mesmo satisfatório, as propostas elencadas devem ser organizadas em um plano de ação bem definido e factível. Isso não só traz satisfação a todos, como também evita frustrações.

No contexto do trabalho em conjunto, algumas dúvidas são levantadas, e seu esclarecimento contribui para que fique bem claro o posicionamento de cada pessoa dentro da equipe e a melhor estruturação desta na organização do processo de trabalho. É importante entender as diferentes estruturas hierarquizadas de trabalho – o que facilita o relacionamento dos profissionais envolvidos – e identificar as diferenças conceituais entre trabalho em grupo e em equipe. Isso, junto com a articulação de ideias, pode favorecer uma maior efetividade no produto final das ações propostas.

Estruturas hierarquizadas do trabalho – chefe *versus* líder

Com o desenvolvimento de novas atividades e propostas de produções, surgiram maneiras padronizadas de trabalho, embasadas em estruturas hierárquicas com relações organizadas verticalmente, centralizadas em um chefe, um gerente ou um patrão que comanda todos e toda tarefa a ser realizada. Nessa situação, prevalecem os seus conhecimentos. Ele também é o único a tomar as decisões. Não há um envolvimento de todos os atores sociais que atuam na execução do trabalho. Consequentemente, nem sempre há comprometimento de todos para a realização das propostas. Para o sucesso dos seus objetivos, o chefe pode se valer do poder que detém, do cargo que ocupa e da sua autoridade para ameaças, como o desligamento de um subordinado de sua função.

Porém, essa estrutura hierarquizada verticalizada não é mais vista como adequada para obter resultados eficazes. Nessa forma de trabalho, não há uma integração entre as pessoas envolvidas com o objetivo a ser alcançado. O chefe às vezes precisa lembrar aos seus subordinados que ele detém o poder. Essa é também uma das características do trabalho organizado exclusivamente de forma hierarquizada.

Uma equipe deve ter um líder participativo e entusiasta, que estimule todos os envolvidos a manifestarem suas ideias e habilidades, com disposição a oferecer o melhor de si nas tarefas empreendidas. Contudo, a permanência, por muito tempo, da mesma pessoa na liderança das atividades de uma equipe pode contribuir para a passividade dos demais membros. Portanto, considera-se mais produtivo para a equipe que haja um rodízio na liderança, a fim de evitar o engessamento de posicionamentos. Um líder naquela atividade geralmente se sobressai pela sua identidade com o assunto a ser trabalhado; no entanto, qualquer pessoa pode assumir o papel de líder na equipe se ela se propuser a isso. Por exemplo, em uma campanha de vacinação, é comum que a enfermagem lidere a equipe, ao passo que, em um mutirão de combate à dengue em determinada microárea, o agente comunitário de saúde (ACS) desse território assume a liderança. (As características esperadas em um líder são citadas no Quadro 42.2.) Em uma equipe de saúde da família, o médico, muitas vezes visto como um líder, deve apresentar os atributos de liderança contidos no Quadro 42.3.

Existem muitas dificuldades para o trabalho em equipe, algumas das quais estão descritas no Quadro 42.4; na liderança, delegar com segurança e responsabilidade, questão abordada no Quadro 42.5, é uma delas.

Dicas

O que um médico de família e comunidade pode delegar em uma equipe na qual tem o papel de líder?

- Em um trabalho de equipe, muitas ações podem ser delegadas entre os membros, uma vez que todos conhecem toda a área de abrangência e a população adscrita.
- O médico de família e comunidade deve cuidar para não delegar nada que incorra em falta ética, segundo o código de ética médica do Conselho Federal de Medicina (CFM).
- É difícil delegar quando a equipe é composta por profissionais sem perfil para as atividades na APS.
- O perfil de mobilizador social e líder comunitário inato do ACS facilita que ele assuma muitas tarefas a ele delegadas.

Um problema muito encontrado nas equipes é a presença de conflitos entre seus membros, o que deve ser administrado de forma satisfatória. No Quadro 42.6, há uma descrição detalhada dessa questão.

Uma das grandes possibilidades para potencializar a capacidade do trabalho em equipe é a realização de reuniões participativas (ver Quadro 42.7).

Integração no trabalho em equipe

À medida que se listam as características do trabalho em equipe, percebe-se que existem grupos de pessoas que trabalham em grupo, atuam em um mesmo serviço, mas sem realmente traba-

---

Quadro 42.2 | Características desejáveis para um líder

Um líder deve:
- Saber ouvir
- Ser flexível
- Ser honesto
- Transmitir confiança
- Estar comprometido com a proposta e com a equipe
- Ser respeitoso com todos
- Encorajar as pessoas
- Colaborar para que todos da equipe tenham condições de ser o melhor que puderem
- Ser um bom exemplo
- Ter atitude positiva e entusiástica
- Pôr de lado suas vontades e necessidades em prol de um bem maior para a equipe e para o projeto
- Saber delegar funções
- Ser um bom administrador de conflitos

Fonte: Adaptado de Hunter.[3]

Quadro 42.3 | Atributos de um líder

- Ter coragem, autoconfiança, estar aberto a novas experiências, tentar realizar, junto à sua equipe, as propostas desejadas pela própria equipe e pela população
- Promover e estimular a sensibilização da equipe para atuação em questões ainda não trabalhadas, ou identificadas
- Não desanimar diante das dificuldades vivenciadas no cotidiano do trabalho, decorrentes das mazelas e misérias conhecidas, dos desmandos das políticas partidárias, da desorganização dos sistemas ou das inapropriadas condições de trabalho. Automotivar-se continuamente e ter um perfil otimista
- Ter fé, coragem, persistência e perseverança
- Tratar os seus pares como iguais, com respeito e carinho. Considerar cada reunião como um encontro entre pessoas
- Colocar-se no lugar do outro sempre, procurando o entendimento, mesmo que não concorde com ele. A empatia é fundamental
- Ter metas claras e objetivas, embasando-se sempre no planejamento de ações
- Estar envolvido e comprometido; não temer a sua responsabilidade
- Adquirir sempre conhecimentos e habilidades diversas (comunicação, técnica de escuta) para executar o seu trabalho
- Ser capaz de desenvolver novos líderes, respeitando os saberes de cada um e acrescentando nas suas habilidades. Participar ativamente de reuniões da equipe, sobretudo nas atividades de capacitação dos ACSs
- Acreditar na APS e seguir fielmente seus princípios, fazendo sua parte e estimulando o exercício das pessoas mais próximas
- Respeitar seus limites, sendo realista e percebendo que não é possível fazer tudo e para todos em todos os momentos
- Saber delegar funções
- Conseguir administrar os conflitos gerados nas reuniões e no trabalho cotidiano da equipe
- Colaborar para que as reuniões da equipe sejam verdadeiramente participativas

ACS, agente comunitário de saúde; APS, atenção primária à saúde.

Quadro 42.4 | Dificuldades para o trabalho em equipe

- Falta de capacitação e inexperiência dos profissionais de saúde
- Falta de habilidade da liderança para delegar tarefas
- Conflitos entre os membros da equipe
- Dificuldade de comunicação entre os membros da equipe
- Consideração da superioridade das opiniões dos outros membros da equipe em relação às suas próprias sugestões
- Tamanho da equipe: equipes menores são mais fáceis de trabalhar, a comunicação se desenvolve mais fluentemente, sendo mais fácil administrar os conflitos

Quadro 42.5 | Delegar com segurança e responsabilidade

Delegar consiste em atribuir uma tarefa a outra pessoa, que terá liberdade para a sua execução, sem deixar de acompanhá-la e ainda se mantendo como principal responsável

Por que delegar? Porque nem sempre se consegue fazer tudo que se precisa, e caso se faça, muitas vezes, não se faz bem. Delegar tarefas para outra pessoa e prepará-la para elas requer investimento de tempo e esforço, o que pode aumentar o trabalho no momento, mas proporcionará vantagens a médio e longo prazos. Com esse recurso alternativo, sobra tempo para executar tarefas mais complicadas e importantes, flexibilidade para organizar o trabalho e se capacitar

Quando delegar?
- Não faça nem delegue tarefas que não precisam ser feitas
- Delegue tarefas que têm feito e que podem ser feitas
- Não delegue tarefas que podem ser feitas apenas por você

O que delegar?
- Analisar que tarefas têm feito, mas não precisava estar fazendo? – não as faça, nem delegue
- Analisar que tarefas têm feito e que podem ser feitas por outras pessoas? – delegue-as aos colegas de equipe
- Analisar as tarefas que têm feito e que não podem ser feitas por outras pessoas? – não as delegue

O que nunca delegar?
- Decisões estratégicas de longo prazo
- Questões confidenciais
- Atos privativos de cada profissão

Vantagens
- Sua carga de trabalho muda: você passa a ser coordenador, motivador, controlador e gerenciador
- Você contribui para o aumento das habilidades dos membros da sua equipe, formando futuros líderes
- Quanto mais pessoas envolvidas, mais ideias e mais criatividade
- Mais pessoas se identificam com seu projeto e decisões
- Todos da equipe se sentem envolvidos e valorizados pela confiança de receber uma responsabilidade
- Aumenta a satisfação da sua equipe

Desvantagens
- Sua carga de trabalho não diminui
- No início de cada atividade, pode-se gastar mais tempo
- Aumenta a sua responsabilidade
- Você fica responsável pelo resultado final e também pela equipe

Como delegar?
- Defina a tarefa: divida o trabalho em tarefas menores e estabeleça objetivos claros
- Defina a pessoa: mesmo que ela não tenha habilidades específicas, ela pode aprender. Não insista demais, não a pressione. Se ela aceitar, ensine, estimule e a motive. Se ela não aceitar, procure outra pessoa
- Faça o planejamento da ação junto com a pessoa: ofereça informações, soluções e segurança, sem prejudicar a autoridade do outro
- Acompanhe: forneça *feedbacks* construtivos, valorize os resultados alcançados e oriente nas dificuldades
- Avalie: examine e reveja o projeto, analisando com seu colega a melhor forma de execução. Utilize relatórios e reuniões programadas e frequentes

Delegar a quem?
- Identifique as características do seu colega: que necessidade ele tem de treinamento e quanto você deverá dispor de tempo para supervisão
- Verifique se a pessoa entende a proposta, concorda com seus objetivos e se está apta e disposta para realizar a tarefa

Dificuldades
Quando a equipe tem um líder que:
- Está com a agenda desorganizada
- É inseguro e tem medo de falhar
- Acredita apenas em si mesmo, é cético em relação às ideias das outras pessoas
- Não sabe priorizar
- Não sabe delegar
- Teme o aumento da responsabilidade
- Teme a perda de poder ou de posição
- Teme a competição
- Teme o sucesso da outra pessoa
- Teme sobrecarregar a equipe
- Delega apenas o lado negativo do trabalho

Estratégias de enfrentamento
Quando a equipe tem um líder que:
- Confia nos colegas, e os colegas confiam nele
- Dá liberdade para a equipe, delegando a tarefa inteira, mantendo o controle na medida certa
- Tem habilidade para comunicar-se e experiência em delegar
- Sabe dar *feedback* e se esforça para manter a autoestima da equipe
- Sabe valorizar o aprendizado a partir dos erros
- Sabe administrar conflitos

Quadro 42.6 | Administração de conflitos

Principais causas:	Vantagens:	Desvantagens:
Falhas na comunicação	Leva à motivação	Provoca tensão
Intrigas, ansiedades, frustrações		Torna o ambiente improdutivo
Luta pelo poder		
Choques de interesse		

Para o líder mediar conflitos, é preciso:	Para evitar conflitos, é preciso:	Para solucionar conflitos, é preciso:
▶ Comunicação eficaz ▶ Imparcialidade ▶ Bom uso de *feedback*	▶ Abordagem que favoreça o estabelecimento de relações pessoais construtivas ▶ Conversa: clareza, objetividade, sinceridade, honestidade ▶ Superação das objeções às suas sugestões e propostas apresentadas ▶ Acordo: saber chegar a um consenso com os colegas ▶ Reabordagem: rever posições ou decisões tomadas, retomar a discussão objetivando uma melhor solução	▶ Saída estratégica: um lado se retira, adiando a solução ▶ Compromisso: criação de uma solução em que cada envolvido cede um pouco ▶ Força: o líder toma a decisão ▶ Apaziguamento: acalmando as partes, evitando mais argumentações diferentes ▶ Negociação: negocia até chegar a uma solução intermediária

Habilidades necessárias ao médico de família e comunidade na administração de conflitos:

- ▶ Saber ouvir
- ▶ Identificar o problema-alvo e sua causa
- ▶ Negociar até encontrar a melhor solução
- ▶ Falar clara e objetivamente
- ▶ Ter uma postura ética e respeitosa
- ▶ Colocar-se no lugar do outro
- ▶ Fazer críticas construtivas, sem procurar culpados, mas sim soluções
- ▶ Evitar preconceitos e crenças pessoais
- ▶ Reconhecer seus erros
- ▶ Não ignorar os problemas
- ▶ Superar-se sempre

Quadro 42.7 | Reuniões participativas

Realizar reuniões participativas significa promover a participação real de todos os envolvidos no encontro. Esse momento estimula a exposição de insatisfações e de ansiedades, o espírito colaborativo, a responsabilização pelas tarefas delegadas e o envolvimento na busca das soluções dos problemas

Melhora:	Reduz:
▶ Ambiência	▶ Conflitos
▶ Autoestima dos componentes da equipe	▶ Descompromisso e desinteresse
▶ Exposição dos problemas	▶ Pendências
▶ Resolução dos problemas	▶ Conformismo e banalização dos problemas cotidianos

Equipe agrupamento
- Justaposição de ideias
- Agrupamento dos agentes

Equipe integração
- Articulação das ações
- Interação com os agentes

▲ **Figura 42.3**
Diferença entre equipe agrupamento e equipe integração.
Fonte: Peduzzi.[4]

lhar em equipe. Segundo Peduzzi,[4] existem dois tipos de equipes: a equipe integração e a equipe agrupamento (Figura 42.3).

Em uma *equipe integração*, não há uma ordem verticalizada, com submissão ou coação. Há uma integração total entre todos os membros da equipe, complementando as habilidades de cada um, em uma relação de interdependência constante. Há discussões e negociações que ocasionam a elaboração de um projeto de ação bem definido. Os objetivos, as decisões, as responsabilidades e os resultados são compartilhados, com avaliação contínua de todo o processo, em uma organização de trabalho horizontalizada. Na equipe, cada um tem suas atribuições definidas, e todos trabalham para o sucesso comum.

O trabalho na *equipe agrupamento* é caracterizado pela fragmentação. Falta um esquema tático; a comunicação não é intrínseca ao trabalho. Não há flexibilidade na divisão do trabalho. A especificidade de cada um é preservada, e uma pessoa não influencia a outra. Observa-se independência do trabalho assistencial e autonomia plena dos atores envolvidos. Não há sintonia, nem compartilhamento de sucesso ou de satisfação.

Para a efetividade de um projeto de ação, é necessário modificar o trabalho em grupo para o trabalho realmente em equipe, transformando a estrutura vertical em horizontal (ver Figura 42.4).

A complexidade das relações, os mais variados determinantes sociais que influenciam o bem-estar das pessoas e que podem

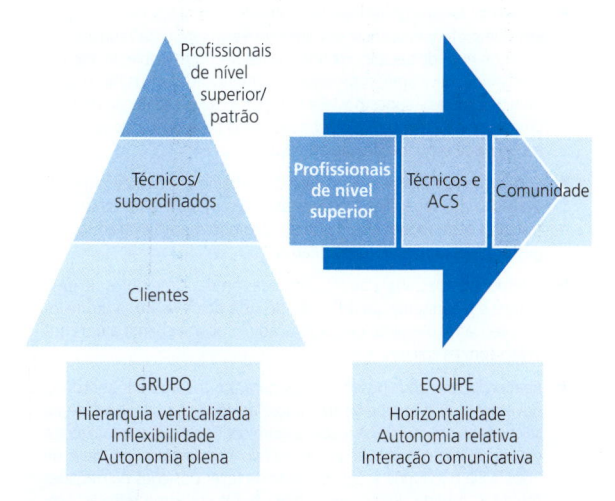

GRUPO
Hierarquia verticalizada
Inflexibilidade
Autonomia plena

- Profissionais de nível superior/patrão
- Técnicos/subordinados
- Clientes

EQUIPE
Horizontalidade
Autonomia relativa
Interação comunicativa

- Profissionais de nível superior
- Técnicos e ACS
- Comunidade

▲ **Figura 42.4**
Estrutura verticalizada x estrutura horizontalizada.
ACS, agente comunitário de saúde.
Fonte: Adaptada pelos autores.

aumentar o risco epidemiológico fortalecem a importância do trabalho de uma equipe integrada. A intersetorialidade é identificada como estratégia fundamental para a resolubilidade da atenção à saúde no nível primário e motiva fortemente a necessidade da interdisciplinaridade. Os profissionais de saúde devem estar preparados e sensibilizados para o trabalho em equipe de forma integrada. Nos Quadros 42.8 e 42.9, são apresentados desafios e dicas para os profissionais sobre o trabalho em equipe integrada.

Tipos de trabalho em equipe

O trabalho em uma equipe integrada pode ser dividido em três tipos principais: normativo, estratégico e comunicativo (Quadro 42.10).

Quando a equipe é composta por mais de uma disciplina, com pessoas de profissões diferentes, a relação entre seus membros pode ser caracterizada por:

- **Multidisciplinaridade:** justaposição dos saberes de várias disciplinas diferentes de um mesmo nível, que não estão necessariamente trabalhando em um projeto único, nem de forma integrada ou coordenada.
- **Pluridisciplinaridade:** justaposição dos saberes de várias disciplinas diferentes de um mesmo nível, trabalhando com objetivos comuns, que podem cooperar entre si, mas de forma descoordenada.
- **Transdisciplinaridade:** indica uma integração das disciplinas de um campo particular para uma premissa geral compartilhada; estruturadas em sistemas de vários níveis e com objetivos diversificados. Há tendência de horizontalização das relações interdisciplinares. Implica criação de um campo novo que idealmente desenvolverá uma autonomia teórica e metodológica perante as disciplinas que o compõem.

Quadro 42.8 | Dicas para trabalhar de forma integrada

▶ *Abordagem:* o profissional deve saber como encaminhar qualquer questão no ambiente de trabalho, seja para sugerir mudanças, seja para criticar ou elogiar os serviços ou os colegas. Ele precisa aprender a apresentar suas ideias no momento certo, de maneira a estabelecer relações pessoais construtivas

▶ *Conversa:* tendo conhecimento profundo da situação e dos objetivos que pretende alcançar em uma conversa (em uma reunião, em um momento de decisão, na hora de resolver um problema, etc.), o profissional deve apresentar uma argumentação que justifique suas opiniões, ideias e sugestões. Ele não pode cair na tentação de falar demais se não tem o que dizer, tampouco deve deixar de falar por receio de se expor ou de não agradar

▶ *Superação de objeções:* nessa fase do trabalho em equipe, ocorre a avaliação das sugestões e propostas apresentadas. Os parceiros de trabalho contrapõem argumentos e posteriormente avaliam as sugestões e as propostas apresentadas

▶ *Acordo:* ultrapassada a fase dos debates entre os membros de uma equipe e a apresentação do ponto de vista de cada um, o profissional precisa ter o espírito de corporação e procurar chegar a um consenso com os colegas

▶ *Reabordagem:* abrir possibilidades para um assunto ser abordado novamente pela equipe de trabalho é acreditar na possibilidade de se chegar a um acordo. A reabordagem confirma que o trabalho em equipe eficaz é o resultado do cultivo permanente da ideia de "nós". Ela pressupõe a possibilidade de rever posições ou decisões tomadas, a partir do momento que um fato ou uma reflexão profunda aponte para uma solução melhor

Fonte: Parriul.[5]

Quadro 42.9 | Desafios ao trabalho em equipe

▶ Mudar a cultura da organização verticalizada do trabalho para a horizontalidade necessária no trabalho em equipe

▶ Compreender a necessidade de preservar a autonomia de cada um dentro da equipe e ao mesmo tempo estabelecer uma condição de interdependência contínua nas relações entre os membros

▶ Aceitar que, em cada projeto desenvolvido pela equipe, pode-se ter um líder diferente: flexibilidade dos diferentes poderes

▶ Conseguir lidar com as diferenças e usar os conflitos que possam surgir a favor do sucesso do projeto desenvolvido

▶ Saber compartilhar informações

▶ Saber ouvir o outro

▶ Aceitar suas limitações, não assumindo tudo sozinho, dividindo tarefas e responsabilidades

▶ Planejar o tempo de trabalho e não deixar que haja dispersão das atividades programadas

▶ Incutir em todos os integrantes o sentimento de comprometimento pelos resultados

---

Quadro 42.10 | Tipos de trabalho em equipe

▶ *Normativo:* quando estão definidas as atribuições de cada componente da equipe, com sua autonomia preservada, ao mesmo tempo em que se preconiza a interdependência entre todos, com uma flexibilidade de poderes que é adequada às competências e habilidades de cada um

▶ *Estratégico:* quando se consegue identificar os objetivos para um trabalho, os recursos disponíveis ou que serão gerados, os parceiros e os obstáculos que podem influenciar o alcance do resultado final do que está sendo proposto

▶ *Comunicativo:* quando se consegue criar espaços para discussões entre todos os componentes da equipe, seus apoios e a comunidade, permitindo que todos externem seus objetivos individuais, e, a partir de acordos, consegue-se criar um projeto assistencial comum

---

- **Interdisciplinaridade:** várias disciplinas diferentes e de níveis diversos, trocando experiências de forma integrada e coordenada, com um objetivo comum.

Trabalho em equipe na atenção primária à saúde no Brasil

O envelhecimento da população brasileira, a diminuição da mortalidade infantil, o aumento da expectativa de vida e o aumento da prevalência de doenças crônicas favorecem a valorização da APS, assim como de todos os princípios que fundamentam esse nível de atenção à saúde.

Hoje, o conceito de saúde é amplo, pois abrange todas as intervenções de fatores biopsicossociais, econômicos e culturais no processo do adoecimento e do estabelecimento da doença. Considerando essa amplitude, o trabalho em equipe vem como resposta à necessidade de resolubilidade, atenção integral, longitudinalidade e acessibilidade para a APS.

Desde 1991, já havia, na APS, o trabalho organizado em equipes com o Programa de Agentes Comunitários de Saúde (PACS). Com a implantação do PSF, em 1994, o Ministério da Saúde determina o trabalho em equipe como um dos princípios básicos para o exercício do processo de trabalho na APS.

A equipe básica é composta por médico, enfermeiro, técnico de enfermagem e ACS (cujo número deve ser suficiente para cobrir 100% da população cadastrada, com um máximo de 750 pessoas por ACS e de 12 ACSs por equipe de saúde da família).

Em 2000, a equipe básica foi ampliada, agregando-se a ela uma equipe de saúde bucal composta por cirurgião-dentista e auxiliar de consultório dentário, podendo-se ter ainda um técnico de higiene bucal, com trabalho integrado a uma ou duas equipes. Essa equipe é responsável por um território geográfico definido, uma população adscrita e uma jornada de trabalho de 40 horas semanais (Quadro 42.11).

Portarias ministeriais determinam a composição das equipes básicas da Estratégia Saúde da Família (ESF) e das equipes de apoio às ESFs, denominadas Núcleos de Apoio à Saúde da Família (NASF), desde a sua criação em janeiro de 2008 (Quadro 42.12). A Política Nacional de Atenção Básica define todo o processo de trabalho das equipes da APS e, de acordo com as resoluções e os códigos de ética de cada profissão dos profissionais que compõem a equipe, pontua quais as atribuições consideradas comuns a toda equipe multiprofissional e quais as atividades que são específicas em cada profissão.[6]

Objetivando ampliar o apoio às equipes básicas da APS, ampliando as possibilidades de melhores resultados, e seguindo

Quadro 42.11 | Atribuições comuns a todos os profissionais da equipe em atuação no nível primário da atenção, com população adscrita

I. Participar do processo de territorialização e mapeamento da área de atuação da equipe, identificando grupos, famílias e indivíduos expostos a riscos, inclusive aqueles relativos ao trabalho, e da atualização contínua dessas informações, priorizando as situações a serem acompanhadas no planejamento local

II. Realizar o cuidado em saúde da população adscrita, prioritariamente no âmbito da unidade de saúde, no domicílio e nos demais espaços comunitários (escolas, associações, entre outros), quando necessário

III. Implementar ações de atenção integral conforme a necessidade de saúde dessa população, bem como as previstas nas prioridades e protocolos da gestão do serviço

IV. Garantir a integralidade da atenção por meio da realização de ações de promoção da saúde, prevenção de agravos e curativas; e da garantia de atendimento da demanda espontânea, quando em unidades de atenção à saúde, da realização das ações programáticas e de vigilância à saúde

V. Fazer uma busca ativa e a notificação de doenças e agravos de notificação compulsória e de outros agravos e situações de importância para o grupo

VI. Ter uma escuta qualificada das necessidades dos usuários em todas as ações, proporcionando atendimento humanizado e viabilizando o estabelecimento do vínculo

VII. Responsabilizar-se pela população adscrita, mantendo a coordenação do cuidado mesmo quando esta necessita de atenção em outros serviços do sistema de saúde

VIII. Participar das atividades de planejamento e avaliação das ações da equipe, a partir da utilização dos dados disponíveis

IX. Promover a mobilização e a participação da comunidade, buscando efetivar o controle social

X. Identificar parceiros e recursos na comunidade que possam potencializar ações intersetoriais com a equipe, com coordenação da SMS, ou do gestor do serviço

XI. Garantir a qualidade do registro das atividades nos sistemas de informação

XII. Envolver-se nas atividades de educação permanente

XIII. Realizar outras ações e atividades a serem definidas de acordo com as prioridades locais

SMS, secretaria municipal de saúde.

Fonte: Parriul[5] e Conselho Federal de Medicina.[9]

Quadro 42.12 | Atribuições mínimas específicas de cada categoria profissional de uma estratégia de saúde da família

ACS	Cadastrar e acompanhar todas as famílias da microárea de sua responsabilidade por meio de visitas domiciliares e na comunidade. Realizar ações educativas em saúde, promoção, prevenção da doença e de agravos e vigilância em saúde, integrando a população à equipe e ao sistema de saúde como um todo. O ACS deve ser o grande mobilizador das famílias, da comunidade e dos diversos setores que podem colaborar para a melhora da qualidade de vida da sua população e do sistema de saúde
Enfermeiro	Realizar ações de gerenciamento na unidade de saúde
	Dar assistência integral às famílias da área de abrangência da equipe, em todas as fases do ciclo de vida
	Ser responsável pelas atividades de educação permanente e pelo planejamento, coordenação e avaliação das ações dos ACSs e da equipe de enfermagem
Médico	Realizar assistência integral a famílias e indivíduos em todas as fases do desenvolvimento humano, na unidade, nos domicílios ou em qualquer espaço da comunidade, que sejam resultado de demanda espontânea ou programada, com resolubilidade e responsabilidade
	Contribuir com o enfermeiro nas atividades de supervisão e educação permanente dos ACSs e no gerenciamento da unidade de saúde
Técnico de enfermagem	Realizar ações de gerenciamento na unidade de saúde
	Fazer procedimentos de enfermagem na unidade, nos domicílios ou na comunidade
	Promover ações de educação em saúde
Cirurgião-dentista	Trabalhar de forma integrada com os demais membros da equipe
	Identificar o perfil epidemiológico e realizar planejamento de ações em saúde bucal para procedimentos clínicos e referenciar para outros níveis, se necessário
	Realizar atividades de educação em saúde integral e em saúde bucal com a comunidade e com a equipe
	Fazer a supervisão do THD e do ACD
THD	Colaborar com o dentista em todas as funções
	Apoiar as atividades dos ACDs e dos ACSs nas ações de prevenção e promoção da saúde bucal
ACD	Realizar desinfecção, esterilização e manutenção dos instrumentos utilizados
	Organizar a agenda clínica

ACS, agente comunitário de saúde; ACD, auxiliar de consultório dentário; THD, técnico em higiene dental.

Fonte: Parriul[5] e Conselho Federal de Medicina.[9]

a lógica das tendências que visam a uma melhor qualidade de vida aos pacientes-alvo e suas famílias, outra equipe criada a partir de portarias ministeriais é a de atenção domiciliar (AD). Essas equipes são estruturadas para cuidar de pacientes, que são classificados segundo modalidades, que necessitam ou se beneficiariam dos cuidados em saúde nos seus domicílios. Esse tipo de atenção evita vários casos de internações hospitalares, além de permitir a desospitalização precoce e o exercício dos cuidados paliativos de forma mais humanizada, apoiando também os familiares e cuidadores em seus próprios lares. São pacientes que precisam, em graus variados, de avaliações médicas bem como de outros profissionais em intervalos de tempo menores, bem como de medicações e exames considerados indispensáveis para a gestão do seu cuidado. É um perfil de paciente cujas características fogem daquelas previstas no grupo elencado para acompanhamento domiciliar pela equipe de ESF para a garantia da continuidade do seu cuidado. Sem a equipe de AD, esses pacientes inevitavelmente são internados em instituições hospitalares, perdendo o aconchego de seus lares e competindo pelos insuficientes leitos hospitalares do país.[7]

Seguindo a lógica do trabalho em equipes multiprofissionais, visando também a apoiar a Rede de Atenção à Saúde (RAS), que deve ser ordenada e coordenada pela APS, políticas públicas também definiram equipes que cuidam do Serviço de Atendimento Móvel às Urgências e Emergências (SAMU).[8]

Entre as diversas dificuldades para o trabalho em equipe, ainda se podem citar

- Desarticulação entre ações curativas, educativas, administrativas e baixo grau de interação entre médicos em suas diversas especialidades, enfermeiros, ACS e demais profissionais da equipe.
- Ausência de comunicação entre os integrantes das equipes.
- Alta rotatividade dos profissionais de saúde.
- Supervisão e acompanhamento inadequados ou insuficientes da gestão do serviço, com dificuldade para a realização de reuniões participativas.

Outros profissionais de apoio

Há outros profissionais indispensáveis para o sucesso do trabalho proposto, os quais fazem parte da recepção, da limpeza, da segurança, da administração, da manutenção e devem aqui ser citados.

CONCLUSÃO

Trabalhar em equipe é um recurso estratégico de organização do trabalho que contribui para o alcance de melhores resultados e para aumentar a satisfação do trabalhador nas tarefas realizadas. Para garantir seu sucesso, é necessário ter algumas atitudes e seguir alguns preceitos, listados no Quadro 42.13.

> Somos todos feitos de solidão, mas de uma solidão povoada de encontros.
>
> A prática em saúde deixa agora o seu lócus de dominação, o hospital e a lógica biológica e experiencia novos encontros
>
> O trabalhador é chamado a devir-se equipe; e como coletivo a também abordar um novo objetivo: a família.
>
> Esta é uma perspectiva que enlouquece o *modus vivendi* do instituído da saúde.
>
> Nesta hora, escutamos Guimarães Rosa: "Tu não acha que todo mundo é doido? Que um: só deixa de doido ser em horas de sentir a completa coragem ou o amor? Ou em hora em que consegue rezar".
>
> A saúde da família precisa, então, de se ver e perceber que para se fazer efetivamente nova, instituinte, promotora de mudanças ela é obra de equipe, mas não é de qualquer equipe.
>
> É coragem, ousadia, criatividade...
>
> É amor, acolhimento; vínculo, encargo, corresponsabilização...

> Quadro 42.13 | **Atitudes e preceitos para trabalhar em equipe**
>
> ▶ Programar discussões de casos, reuniões periódicas, de supervisão e planejamento
> ▶ Apresentar as ideias com clareza e objetividade
> ▶ Evitar discussões de questões pessoais
> ▶ Saber ouvir
> ▶ Entender que conflitos significam pontos de vista diferentes, então se deve administrá-los com habilidade para o enriquecimento do produto final
> ▶ Lidar com a capacidade de ceder, fazendo concessões em nome do grupo
> ▶ Uma ideia é construída, ampliada ou modificada a partir das discussões e negociações. Não subestimar as ideias alheias
> ▶ Acreditar em sua capacidade pessoal e, quando tiver alguma ideia que você acredita que possa colaborar com o projeto, não se intimidar
> ▶ Quando houver discordância, criticar com critério e respeito, aproveitando o momento para a introdução de propostas construtivas para o trabalho
> ▶ Interrupções, faltas às atividades, duração das reuniões – tudo deve ser negociado pela equipe
> ▶ Cuidar para que aconteça o que foi planejado
> ▶ Reavaliar constantemente o que foi decidido
> ▶ Respeitar as atribuições e competências exclusivas de cada categoria profissional dos componentes da equipe
> ▶ Cuidar da manutenção da ética profissional

> E é oração? Oração-fé no outro e na vida.
>
> A medicina se consolidou historicamente através da evitação do outro.
>
> Longe, distante: inatingível.
>
> Agora, o outro divide conosco o caminho e a nossa prática é partilha.
>
> Urge, então, que desatemos os nós imaginários do nosso castelo individualista; "O diabo não há! É o que eu digo, se for... Existe é homem humano. Travessia". Travessia nossa e do outro, de todos.
>
> Pensar, assim, o trabalho de equipe na saúde da família nos impõe uma nova compreensão do saber-agir: o autêntico transformador da realidade é um caçador e um produtor de linhas de fuga.
>
> Para o institucionalismo, linha de fuga é a potência desejante e inovadora que supera, evita, dribla o instituído e cria consistência para um novo modo de ser e existir.
>
> É a invenção da invenção.
>
> E equipe em si já é, no terreno da Instituição Saúde, uma linha de fuga.
>
> Supera, evita e dribla a rostridade do Homem Médico/Semideus, onipotente, individualista e protegido no seu egocentrismo das inquietações do outro.
>
> Não vê, nem sente: nenhuma lágrima, mas, também, nenhum sorriso.
>
> É o dono... Até que seu corpo lhe comunique a sua própria fragilidade.

Equipe é força coletiva, troca, partilha... Que humaniza o serviço, humanizando a si mesmo.

Equipe é... este verso:

"Faze de ti um duplo ser guardado/e que ninguém, que seja e fite, possa saber mais que um jardim de quem tu és... Um jardim ostensivo e reservado/por trás do qual a flor nativa roça/a erva tão pobre que nem tu a vês."[10]

REFERÊNCIAS

1. Vesce GEP. Trabalho em equipe [Internet]. InfoEscola; c2018 [capturado em 26 jul. 2018]. Disponível em: http://www.infoescola.com/educacao/trabalho-em-equipe/.

2. Teixeira MT. Trabalho em equipe: uma questão de sobrevivência [Internet]. João Pessoa: Administradores.com; 2011 [capturado em 26 jul. 2018]. Disponível em: http://www.administradores.com.br/informe-se/artigos/trabalho-de-equipe-uma-questao-de-sobrevivencia/51355/.

3. Hunter J. O monge e o executivo: uma história sobre a essência da liderança. Rio de Janeiro: Sextante; 2004.

4. Peduzzi M. Equipe multiprofissional de saúde: conceito e tipologia. Rev Saúde Pública. 2001;35(1):103-109.

5. Parriul JJ. Tópicos especiais avançados em práticas organizacionais. Palmas: Instituto Tocantinense de Pós-Graduação; 2008.

6. Brasil. Ministério da Saúde. Portaria n. 2.488, de 21 de outubro de 2011 [Internet]. Brasília; 2011 [capturado em 26 jul. 2018]. Disponível em: http://bvsms.saude.gov.br/bvs/saudelegis/gm/2011/prt2488_21_10_2011.html.

7. Brasil. Ministério da Saúde. Portaria n. 825, de 25 de abril de 2016 [Internet]. Brasília; 2016 [capturado em 26 jul. 2018]. Disponível em: http://bvsms.saude.gov.br/bvs/saudelegis/gm/2016/prt0825_25_04_2016.html.

8. Brasil. Ministério da Saúde. Portaria n. 1.010, de 21 de maio de 2012 [Internet]. Brasília; 2012 [capturado em 26 jul. 2018]. Disponível em: http://bvsms.saude.gov.br/bvs/saudelegis/gm/2012/prt1010_21_05_2012.html.

9. Conselho Federal de Medicina. Resolução CFM n. 1931/2009 [Internet]. Brasília; 2009 [capturado em 26 jul. 2018]. Disponpivel em: http://www.portalmedico.org.br/resolucoes/cfm/2009/1931_2009.htm.

10. Bichuetti J. Trabalho em equipe: uma cultura em Guimarães Rosa e Fernando Pessoa. Belo Horizonte: Associação Mineira de Medicina de Família e Comunidade; 2011.

CAPÍTULO 43

Princípios do apoio matricial

Sonia Saraiva
Jorge Zepeda

Aspectos-chave

▶ O apoio matricial na saúde é um modelo de cuidados colaborativos em que equipes de serviços diferentes trabalham de forma integrada no cuidado da população. Neste capítulo, refere-se à integração de especialistas com equipes de referência da atenção primária à saúde (APS) (equipes de saúde da família), mantendo o cuidado sob coordenação destas.

▶ O apoio matricial tem dois componentes: suporte pedagógico, representado por discussão de casos, atendimentos conjuntos e outras atividades colaborativas do apoiador com as equipes de saúde da família; e retaguarda assistencial, representada por atendimentos e outras intervenções específicas do apoiador junto aos usuários. O equilíbrio entre os dois componentes é crucial para o sucesso da integração entre as equipes.

▶ No apoio matricial, o especialista elabora planos terapêuticos em conjunto com as equipes de saúde da família e maneja os problemas de forma compartilhada. Mesmo quando o apoiador realiza atendimentos específicos, não há transferência da responsabilidade pelas pessoas ou fragmentação da comunicação, como ocorre com referenciamentos tradicionais.

▶ A gestão do apoio deve ser feita conjuntamente por meio de encontros entre os profissionais, para definição contínua de papéis dos profissionais na atenção compartilhada, planejamento e execução de intervenções conjuntas e educação permanente. A atuação específica de cada profissional deve ser definida a partir das demandas da população local e das equipes de saúde da família.

▶ Estudos qualitativos e análises de dados secundários sugerem benefícios do apoio matricial na APS, mas não há evidências diretas da efetividade do modelo. Existem, no entanto, evidências sobre a efetividade de modelos internacionais nos quais o apoio matricial se baseia, como os cuidados colaborativos.

▶ As evidências sobre cuidados colaborativos apontam resultados positivos no processo de cuidado (p. ex., detecção ou prescrição), na adesão e na satisfação dos usuários, e em desfechos de saúde para problemas como depressão, ansiedade e diabetes.

▶ Para a implantação de mudanças efetivas e duradouras na interface entre APS e especializada, é necessária reforma simultânea dos aspectos clínicos, estruturais e organizacionais da atenção, por meio de atividades colaborativas diretas, comunicação facilitada entre as equipes, definição de papéis profissionais na atenção compartilhada e suporte institucional à integração.

O apoio matricial é um modelo de cuidados colaborativos com base na integração entre equipes de referência – responsáveis pela atenção direta e continuada de uma população definida – e apoiadores, profissionais com conhecimentos e habilidades complementares aos da equipe de referência. Ele pressupõe a personalização das relações profissionais e o trabalho interdisciplinar como caminhos para superar os mecanismos de referência e de contrarreferência tradicionais dos sistemas de saúde hierarquizados. A ênfase da proposta em uma equipe de referência, em vez de um médico de referência, pressupõe estímulo ao cuidado interdisciplinar. É, ao mesmo tempo, uma metodologia para a gestão da atenção à saúde e uma proposta de reforma das organizações de saúde. A proposta se baseia na hipótese de que a reforma das práticas em saúde depende centralmente da reconstrução dos padrões de relação nos serviços de saúde, com base nas diretrizes da cogestão, de interdisciplinaridade e de corresponsabilização no cuidado em saúde.[1-3]

As primeiras experiências de apoio matricial no Sistema Único de Saúde (SUS) foram implantadas na década de 1990 em Campinas, inicialmente em serviços de saúde mental. Na década de 2000, o modelo foi gradualmente incorporado em políticas e programas nacionais das áreas de humanização, saúde mental e saúde da família. Nesta década, municípios de médio e grande porte implantaram experiências abrangentes de apoio matricial, principalmente em saúde mental, ajudando a projetar e a desenvolver o modelo nacionalmente.[4] Com a criação dos Núcleos de Apoio à Saúde da Família (NASF) em 2008 – equipes multiprofissionais que trabalham com base no apoio matricial –, o apoio matricial passa a ser o principal modelo preconizado pelo Ministério da Saúde (MS) para integração de especialistas com as equipes de saúde da família. A disponibilidade de financiamento federal para os NASF oportunizou rápida expansão das experiências de apoio matricial, hoje uma abrangente política de fortalecimento da APS presente em grande parte dos municípios brasileiros (ver Cap. 44, Organização de serviço e integração com os Núcleos de Apoio à Saúde da Família).

No cotidiano dos serviços de saúde, o apoio matricial é frequentemente chamado de "matriciamento", sobretudo ao referir-se aos encontros entre os profissionais de diferentes equipes para troca de saberes e combinação de ações no cuidado das pessoas.[5,6] Quando não especificado, apoio matricial e matriciamento serão aqui utilizados como sinônimos. O apoio matricial também é utilizado além do âmbito da APS, por exemplo, em hospitais e outros serviços especializados. Existem ainda propostas que compartilham as diretrizes e os métodos do apoio matricial, mas não são diretamente voltadas para a integração da atenção entre profissionais clínicos, como o apoio institucional,[3] incorporado pela Política Nacional de Humanização e por áreas temáticas, como Saúde da Mulher e Saúde da Criança. Estes outros usos da "função apoio" são mais próximos de reformulações das funções gerenciais do sistema de saúde.

Este capítulo apresenta diretrizes para organização do apoio matricial; orientações práticas para uso do apoio matricial como modelo de integração de novos profissionais na APS; alguns resultados de experiências de implantação do apoio matricial no SUS; e evidências sobre outros modelos de cuidados colaborativos que podem apontar caminhos para o desenvolvimento do apoio matricial.

Concepção do apoio matricial

O nome apoio matricial deriva da concepção de organizações matriciais do campo da administração. Uma organização matricial pode ser representada graficamente como uma matriz, com as equipes de referência no sentido vertical e os distintos apoiadores (com as atividades e procedimentos oferecidos) na linha horizontal (linha de apoio matricial). Essa forma de organização facilitaria a combinação de saberes técnicos distintos no manejo interdisciplinar de alguns problemas, transformando uma estrutura de trabalho centrada nas especialidades ou categorias profissionais em uma estrutura de trabalho por projetos terapêuticos. As múltiplas possibilidades de combinação dessa matriz permitem que as equipes explorem ao máximo os campos e núcleos* de competência de todos os profissionais.[1,3] No apoio matricial, o foco principal está nas trocas de saber em torno de necessidades ou problemas das pessoas sob responsabilidade da APS.

Para operacionalizar as diretrizes de aumento da vinculação, da corresponsabilização, da negociação e da integração na relação entre as equipes de saúde, o apoio matricial busca personalizar os sistemas de referência e contrarreferência, facilitando o contato direto entre o profissional encarregado de um determinado caso e o especialista de apoio. Além disso, propõe a revisão da prática do referenciamento e a construção de um sistema de compartilhamento e corresponsabilização, que reforce a coordenação das ações entre os profissionais e garanta a utilização adequada dos recursos especializados. A decisão sobre o acesso de um caso ao apoio especializado, por exemplo, deve ser tomada de maneira interativa entre o profissional ou equipe de referência e o apoiador, ou de acordo com diretrizes pactuadas entre eles.[7]

Essas diretrizes são coerentes com estudos empíricos que apontam a interferência de fatores não clínicos no percurso das pessoas entre APS e especializada, como características demográficas das pessoas atendidas (p. ex., gênero e raça/etnia) ou qualidade da relação entre os profissionais.[8] O rico contexto interpessoal em que os processos de integração assistencial acontecem sugere que o aspecto formal das mudanças pode ser apenas uma parte da intervenção necessária para melhorar a comunicação e o entendimento entre equipes. O foco no manejo ativo das relações interpessoais e na melhoria da comunicação pode ser uma contribuição importante para uma integração mais efetiva entre APS e especializada.[9]

O apoio matricial é um modelo complementar às estratégias de sistemas hierarquizados de saúde, como formulários de referência e contrarreferência, centrais de regulação e protocolos de acesso, postulado como mais adequado para os problemas crônicos e multidimensionais comuns na APS. A ampliação e a singularização da oferta de intervenções e recursos terapêuticos pelas equipes envolvidas no cuidado compartilhado não devem ser confundidas com diluição da responsabilidade sobre os casos. Quando uma pessoa se utiliza de uma ação ou serviço ofertado na forma de apoio matricial, deve manter o vínculo com sua equipe de referência na APS, mesmo que a maior parte das intervenções aconteça em outros serviços. Não deve haver referenciamentos com transferência de responsabilidade, mas sim o desenho de projetos terapêuticos coordenados pela equipe de referência e executados por um conjunto mais amplo de profissionais.[2,7,10]

Para o médico de família e comunidade, mesmo no caso do referenciamento, a transferência de responsabilidade não é total; ele sempre mantém a responsabilidade pelo acompanhamento de sua população de referência. No planejamento do cuidado, pelo vínculo com a pessoa e sua família e pelo conhecimento do contexto, ele tem mais capacidade de selecionar e coordenar as ações apropriadas entre aquelas disponíveis. O médico de família pode ainda facilitar uma comunicação eficaz entre todos os envolvidos no cuidado.[11]

No apoio matricial, os gestores devem ter importante papel de sensibilização das equipes, mediando conflitos, garantindo pactos e manejando situações imprevistas, inclusive com oferta de soluções gerenciais e processos formativos. Alguns municípios definem apoiadores institucionais para coordenar e acompanhar a implantação do apoio matricial. Eles são técnicos com conhecimento da proposta, dos problemas que serão manejados e da rede local de saúde, além de terem disponibilidade para trabalho direto junto às equipes de saúde.[12] Os apoiadores institucionais devem ainda colaborar na integração de setores da gestão local, como APS, atenção especializada, programas estratégicos e sistemas de informação, participando da construção de normas, de formas de registro e do monitoramento das atividades dos apoiadores. Essas iniciativas de sustentação institucional estão de acordo com estudos sobre integração de serviços de APS e especializada que apontam a necessidade de apoio em nível organizacional e reforma simultânea dos aspectos clínico, financeiro e estrutural.[13–15]

Prática do apoio matricial

Em seu aspecto operacional, o apoio matricial busca ao mesmo tempo ampliar o acesso à atenção especializada e fortalecer a efetividade da APS. Os apoiadores matriciais devem oferecer às equipes de referência (no âmbito do SUS, as equipes de saúde da família) uma retaguarda assistencial especializada, na forma de atendimentos específicos e outras intervenções diretas junto às pessoas sob cuidado compartilhado; e suporte técnico-pedagógico, na forma de intervenções conjuntas com as equipes apoiadas, discussão de casos e educação permanente.[2,10] O sucesso do apoio matricial depende do equilíbrio entre esses componentes, da definição clara de papéis dos profissionais no cuidado compartilhado, do estabelecimento de comunicação efetiva entre as

---

* O núcleo demarcaria a identidade de uma área de saber e de prática profissional, e o campo, um espaço de limites imprecisos onde cada disciplina e profissão buscariam em outras o apoio para cumprir suas tarefas teóricas e práticas.

equipes e da constituição de espaços para gestão conjunta das pessoas acompanhadas.

A composição profissional das equipes de apoio matricial é variável. Idealmente, essa composição se daria pela prevalência local de problemas em áreas específicas e pelas necessidades de apoio das equipes de saúde da família. A responsabilidade do apoiador por atendimentos diretos à população varia de acordo com a demanda das equipes apoiadas, a existência ou não de outros serviços na área temática do apoiador e o núcleo profissional do apoiador (p. ex., especialistas médicos talvez oferecessem mais tempo de atendimentos específicos do que profissionais de educação física). Consequentemente, o grau de presença de cada apoiador junto às equipes de referência pode variar, desde uma maior dedicação a atividades conjuntas com estas equipes até uma parcela significativa de responsabilidade por atendimentos individuais, que podem ocorrer nas próprias unidades de APS ou em unidades de referência.

Nas reuniões e em outros contatos entre as equipes, deve ser feita a regulação conjunta do acesso da equipe de referência e da população às atividades do apoiador, por meio da combinação dos papéis e funções de cada profissional na atenção, da construção de diretrizes para acionamento do apoio (critérios de risco e vulnerabilidade, prioridades de atendimento especializado) e de formas de contato em casos imprevistos ou urgentes (p. ex., por telefone ou por meio eletrônico). Essas diretrizes devem facilitar o contato entre profissionais e o compartilhamento da atenção, evitando a burocratização de fluxos ou a criação de percursos intermináveis que possam dificultar o acesso às ações necessárias. O apoio matricial também prevê a articulação das equipes de referência e de apoio matricial com outros serviços, da saúde e de outros setores, e com recursos comunitários, configurando redes locais de cuidados.[6,10]

O contato entre a equipe de APS e o apoiador pode ocorrer basicamente de duas maneiras: de forma programada, em encontros regulares e periódicos para discussão de casos e para planejamento e execução de intervenções conjuntas; e em situações urgentes ou imprevistas, em que não seria prudente esperar o encontro programado com o apoiador e este é acionado pela equipe de saúde da família por meios previamente pactuados. Estudos sobre cuidados compartilhados mostram que a facilidade do contato entre equipe de referência e apoiador em situações difíceis pode ser tão importante para o sucesso da integração quanto a frequência dos encontros.[16]

Os encontros entre as equipes ("reuniões de matriciamento") também podem ser utilizados para treinamentos breves voltados para necessidades definidas em conjunto, visando aumentar a autonomia e a confiança da equipe de saúde da família e qualificar os referenciamentos. Podem ser fornecidos artigos, manuais, instrumentos diagnósticos e orientações escritas para situações comuns. Interconsultas breves, sejam presenciais, por telefone, ou por meio de prontuários eletrônicos compartilhados, podem resolver muitas situações sem a necessidade de reuniões ou atendimentos especializados.[10]

A discussão de casos e a formulação de projetos terapêuticos são atividades das quais participam profissionais de referência do caso em questão (que pode se referir a uma pessoa, uma família, um grupo ou outros coletivos) e um ou mais apoiadores matriciais. Tais atividades podem ocorrer nos próprios encontros regulares de matriciamento ou sempre que for necessário, inclusive utilizando ferramentas de comunicação, como *e-mail* ou prontuário eletrônico. Essas atividades são mais abrangentes do que a interconsulta tradicional, com origem principalmente na psiquiatria de ligação* dos hospitais gerais, em grande parte porque o apoiador está diretamente implicado no projeto terapêutico, por meio de atendimentos próprios ou de atividades colaborativas com as equipes de referência.

Em geral, os casos selecionados para discussão no apoio matricial são aqueles mais complexos, em que tradicionalmente se fariam referenciamentos a outros profissionais e/ou serviços, gerando intervenções fragmentadas e pouco eficazes. A abordagem de casos complexos é um dos momentos mais oportunos para inclusão de outros membros da equipe de referência no apoio matricial, como os Agentes Comunitários de Saúde e técnicos de enfermagem, que podem realizar intervenções específicas próprias de seus núcleos profissionais e também assumir papéis importantes na gestão do cuidado, como o reforço à adesão, a identificação de recursos comunitários ou a busca ativa.[17] Discussões de casos e de projetos terapêuticos também são oportunidades preciosas de educação, pois os profissionais tendem a aprender mais quando motivados pelo envolvimento com uma situação concreta sob sua responsabilidade.

O atendimento conjunto é uma intervenção que tem como sujeitos de ação, pelo menos, um profissional da equipe de referência, um apoiador matricial e uma pessoa em atendimento. Pode ser uma consulta na unidade de saúde, uma visita domiciliar ou a coordenação de um grupo. Essa intervenção normalmente é solicitada pelo profissional mais diretamente envolvido no caso. É muito útil em situações de dúvida diagnóstica, dinâmica familiar ou social complexa, dificuldade de adesão ou vinculação do usuário, ou encontros difíceis dos profissionais com as pessoas atendidas.[5]

Um dos pontos essenciais da consulta conjunta é que cada um dos participantes aprenda com o outro sobre as técnicas de abordagem utilizadas.[5] Por exemplo, consultas conjuntas envolvendo um médico de família e comunidade e um profissional de saúde mental poderiam beneficiar o primeiro com maior capacidade de avaliar o sofrimento psíquico e oferecer suporte psicológico, ao passo que o profissional de saúde mental poderia desenvolver abordagens psicoterápicas mais ágeis, focadas e adequadas ao contexto da APS. Trata-se de um dos momentos mais importantes de educação permanente e compartilhamento da clínica no apoio matricial.

As prioridades de atuação do apoiador devem ser definidas a partir de levantamento conjunto dos principais problemas da equipe de saúde da família e da população, podendo variar conforme a equipe e o tempo. A agenda do apoiador deve ser dinâmica e transparente, e os espaços de encontro entre as equipes devem ser utilizados ao mesmo tempo para gestão do apoio, execução de ações conjuntas e acompanhamento dos casos compartilhados. Os coordenadores dos serviços devem garantir espaço na agenda dos profissionais e organizar a equipe das unidades para dar retaguarda a esses encontros, conciliando apoio matricial e atenção à demanda espontânea. Devem-se construir, também, canais ágeis de comunicação entre os serviços (telefone, internet, prontuário comum), não só para urgências, mas também para promover um maior intercâmbio de informações entre os profissionais, não limitado às demandas de referenciamento de casos. O aumento na comunicação é um princípio organizativo da integração de serviços[18,19] e pode melhorar o acesso das pessoas a ações mais adequadas a suas necessida-

---

* Também chamada consultoria e ligação, tradução de *Consultation-liaison*, tem origem na consultoria de profissionais de saúde mental a equipes clínicas em hospitais gerais.

des, contribuindo para diminuir iniquidades em um contexto de oferta ainda insuficiente de alguns serviços no âmbito do SUS.

O Quadro 43.1 sintetiza atividades que devem ser definidas em conjunto e de forma contínua entre equipes de saúde da família, apoiadores e gestores locais na implantação do apoio matricial.

O acesso à atenção especializada ainda é um dos maiores problemas do SUS, tanto devido à baixa oferta quanto a barreiras organizacionais nos serviços. Por isso, não é incomum que a chegada de um apoiador seja entendida – pela equipe de saúde da família e pela população – como uma oportunidade de oferecer acesso a uma enorme demanda reprimida. Um dos primeiros temas a ser trabalhado, portanto, é o manejo conjunto das listas de espera para atendimentos especializados, que pode ser um foco de tensões e gerar atitudes de defesa e desresponsabilização por parte dos profissionais, prejudicando a implantação do apoio matricial. Por isso, merecem atenção especial da gestão local, na forma de mediação e apoio nos encontros entre as equipes. Devem ser utilizadas as próprias estratégias do apoio matricial para avaliação conjunta dessas pessoas, como discussões de caso, além de estratégias de comunicação com a população, como atividades em sala de espera e reuniões na comunidade. Essa pode ser uma importante oportunidade para definição de papéis e fluxos entre os profissionais, levantamento de necessidades de educação permanente, formulação de diretrizes de acesso e roteiros para situações comuns, como referenciamentos externos ou urgências. A clínica compartilhada deve ser construída no próprio processo de manejo das demandas da APS, nunca à parte deste, sob o risco de tornar-se irrelevante para as equipes apoiadas e para a população.

A tensão entre atendimentos específicos do apoiador e atividades colaborativas diretas com as equipes apoiadas está presente nos textos seminais sobre apoio matricial, assim como em grande parte das experiências de implantação.[20] Em parte, esta dicotomia foi reforçada pelas orientações iniciais do MS para operacionalização dos NASF, que recomendavam atendimentos específicos apenas em caráter excepcional e sempre mediados por discussão com as equipes apoiadas.[21] Em textos mais recentes, essa dicotomia é relativizada ao se considerar uma dimensão clínico-assistencial para o NASF,[10] mas mantém-se certa subordinação da dimensão assistencial do apoio à dimensão técnico-pedagógica. Outra fonte de confusão é a caracterização dos NASF como equipes da atenção básica e o estímulo à realização de atividades generalistas por estes profissionais (p. ex., acolhimento, territorialização, educação em saúde), inclusive atividades próprias da gestão (p. ex., supervisão, monitoramento), ligadas ou não a seus núcleos de atuação.[20,22]

Estas orientações contraditórias geram ambiguidades e superposições entre funções das equipes de saúde da família, dos NASF e dos gestores locais, além de dicotomias entre APS e especializada. Como resultado, observa-se uma série de desvios dos apoiadores dos seus núcleos de competência, muitas vezes assumindo funções superpostas àquelas das equipes apoiadas ou dos gestores locais, minando o potencial do apoio matricial de ampliar a capacidade assistencial da atenção básica e o acesso à atenção especializada. Uma vez que a necessidade de atendimentos específicos costuma ser consensual entre apoiadores e equipes de referência, a maior parte da agenda dos apoiadores deve ser dedicada a ações assistenciais, pactuadas, articuladas e acompanhadas em conjunto com as equipes apoiadas. Vale lembrar que o atendimento dos problemas da população é o centro da missão da atenção básica, ocupando em torno de 80% do tempo das equipes de saúde da família. A restrição aos atendimentos específicos dos apoiadores e consequente responsabilização exclusiva da equipe de saúde da família pela pressão da demanda gera mais tensão do que oportunidades de trabalho colaborativo nas relações entre apoiadores e equipes apoiadas. Muitas vezes, a saída encontrada por todas as partes é uma retomada da organização tradicional de serviço de ambulatório, o que também se revela ineficaz, uma vez que traz de volta a fragmentação do cuidado e a transferência de responsabilidade que o apoio matricial busca superar.[20,22]

O Quadro 43.2 lista alguns destes problemas encontrados na implantação do apoio matricial.

A incorporação de novos profissionais ou novas funções em equipes de saúde também demanda mudanças nas práticas clínicas e de gestão de todos os envolvidos. No caso do apoio matricial, este é um dos objetivos pretendidos. As competências necessárias ao desempenho da função de apoiador matricial muitas vezes ultrapassam aquelas do núcleo profissional de cada apoiador. Apoiadores matriciais precisam ampliar e compartilhar seus conhecimentos e habilidades, adequar sua prática clínica à dinâmica da APS, lidar com pressões por atendimentos e gerir uma agenda extremamente complexa. Os profissionais de referência – além da responsabilidade direta pelo acompanhamento de sua população de referência –, precisam organizar a demanda, encontrar brechas para planejar ações conjuntas, selecionar casos para discussão e atendimento pelo apoiador e coordenar projetos terapêuticos interdisciplinares. O grau de organização da APS, incluindo formação e estabilidade dos profissionais, pode ser um dos principais fatores determinantes do sucesso da implantação do apoio. Ambas as equipes precisam ampliar suas capacidades clínicas, educativas e de escuta, desenvolver habilidades de comunicação, de gestão e de trabalho interdisciplinar e intersetorial.

As mudanças demandadas pelo apoio matricial na prática dos profissionais de saúde e a ampla penetração deste modelo de

---

Quadro 43.1 | Atividades iniciais de apoio matricial

- Definição de papéis profissionais no cuidado compartilhado (inclusive papéis dos gestores locais)
- Definição conjunta da agenda de reuniões e atividades colaborativas
- Definição de formas de acesso aos atendimentos e outras intervenções diretas do apoiador (p. ex., grupos)
- Definição de formas de acesso da equipe de referência ao apoiador em situações imprevistas ou urgentes
- Manejo de listas de espera nas áreas temáticas dos apoiadores
- Definição de fluxos para referenciamento a serviços especializados (p. ex., CAPS, ambulatórios)
- Definição de fluxo para casos recebidos de outros serviços e setores (p. ex., hospitais, CRAS)
- Discussão de casos e formulação de projetos terapêuticos
- Atendimentos específicos do apoiador (consultas, visitas, grupos)
- Atendimentos conjuntos (consultas, visitas, grupos)
- Atividades de educação permanente
- Construção de formas não presenciais de discussão de casos (e-mail, telessaúde)
- Construção de critérios de prioridade para o apoio
- Construção de roteiros de consultas e outras ferramentas clínicas e de gestão do cuidado

CAPS, centros de atenção psicossocial; CRAS, centros de referência de assistência social.

> **Quadro 43.2 | Problemas comuns na implantação do apoio matricial**
>
> ▶ Concentração do apoiador em ações generalistas superpostas com as da equipe de saúde da família com prejuízo da oferta de atendimentos específicos
>
> ▶ Concentração do apoiador em atividades de supervisão próprias dos gestores locais com prejuízo à atenção clínica compartilhada com as equipes de saúde da família
>
> ▶ Concentração do apoiador em atendimentos específicos organizados como serviço de ambulatório, sem qualificação da filtragem de casos, mecanismos de regulação de acesso ou gestão da demanda
>
> ▶ Ênfase excessiva na realização de atividades conjuntas presenciais com as equipes de saúde da família, levando a baixo rendimento do apoio e/ou à sobrecarga das equipes apoiadas
>
> ▶ Ênfase excessiva na necessidade de discussão de caso e/ou construção de projetos terapêuticos para todos os casos atendidos pelo apoiador, gerando gargalos no acesso à atenção especializada
>
> ▶ Limitação do contato entre apoiadores e equipes de referência às reuniões presenciais, levando à comunicação pouco efetiva e à baixa integração
>
> ▶ Suporte ausente ou pouco efetivo da gestão local à definição e gestão das atividades do apoio matricial, levando à indefinição de papéis, ao descrédito da proposta e à tensão por atendimentos em modelo ambulatorial

atenção no SUS têm levado a redirecionamentos importantes na formação e prática dos profissionais.[6] Essas mudanças impactam nas diretrizes curriculares de cursos de graduação e na criação de modalidades específicas de pós-graduação. O MS e as Secretarias de Saúde têm assumido papel central, em conjunto com as universidades, na incorporação do apoio matricial na formação em pós-graduação, como representado pela expansão dos programas de Residência Multiprofissional em Saúde da Família para profissionais dos NASF. Outras iniciativas têm sido produzidas também em nível de aperfeiçoamento, utilizando educação à distância, como o Curso de Aperfeiçoamento Apoio Matricial na Atenção Básica com ênfase nos NASF.[23] As pessoas que buscam cuidado na APS precisam compreender como usar os recursos disponíveis e ter suas demandas atendidas. Pode ser difícil entender a organização do apoio matricial e o papel dos apoiadores, principalmente quando há indefinição ou ambiguidade das equipes de saúde da família a respeito dos papéis profissionais na atenção compartilhada ou dos fluxos para acesso às intervenções dos apoiadores. Ainda que a atenção compartilhada preveja outros mecanismos além das consultas especializadas do apoiador, os recursos disponíveis e as formas de acesso devem estar claros, evitando-se percursos intermináveis ou barreiras desnecessárias.

Evidências sobre apoio matricial

Apesar do tempo de experiência e da ampla penetração da proposta no âmbito do SUS, as evidências sobre efetividade do apoio matricial ainda são inconsistentes. A grande maioria dos estudos publicados sobre apoio matricial é descritiva ou exploratória. Algumas avaliações qualitativas de experiências locais, em geral baseadas em entrevistas com profissionais, apontam benefícios do apoio matricial na detecção de transtornos mentais, no acesso a tratamentos e na capacitação das equipes de APS.[17,24,25] Um estudo longitudinal com base em dados de produção ambulatorial de uma capital apontou aumento na detecção e no acompanhamento de transtornos mentais por médicos de APS.[26] Dois estudos transversais de abrangência nacional, com base em dados do Programa de Melhoria do Acesso e da Qualidade da Atenção Básica (PMAQ-AB), apontaram correlação entre grau de apoio matricial e chance de a equipe de saúde da família receber certificação positiva.[27,28] Estes estudos são detalhados a seguir.

Em Campinas (SP), a partir de 2001, as equipes de saúde mental das Unidades Básicas de Saúde (UBS) e dos Centros de Atenção Psicossocial (CAPS) passaram a apoiar as equipes de saúde da família, discutindo casos e realizando atendimentos especializados.[4] Um estudo avaliativo com base em grupos focais com profissionais de saúde da família, de saúde mental e gestores sugere benefícios deste modelo, mas também revela dilemas. Os profissionais de saúde da família destacaram como benéficos os roteiros de consulta discutidos no matriciamento, usados para aprimorar a coleta de informações e orientar os atendimentos, mas expressaram preocupação com a eficácia limitada de suas intervenções e receio de não serem capazes de realizar uma avaliação adequada. Na opinião destes, a capacidade de acolher o sofrimento mental dependeria de disponibilidade de perfil e de formação do profissional. Os profissionais de saúde mental destacaram como benéficos os atendimentos conjuntos, que trariam capacitação *in loco* para as equipes de saúde da família, e apontaram a necessidade de adequar a clínica de ambas as equipes para o contexto da APS. Esses profissionais apontaram problemas na definição de responsabilidades dos profissionais pela atenção aos usuários e demonstraram tendência em transferir para as equipes de saúde da família a responsabilidade pelas dificuldades em realizar o apoio matricial, com pouco reconhecimento de sua própria dificuldade em compreender a proposta, assumir o papel de apoiadores e compartilhar seu saber. Ambos os grupos de profissionais apontaram que a ampliação da capacidade resolutiva das equipes de saúde da família não poderia substituir as ofertas especializadas da saúde mental.[24] Um estudo avaliativo mais recente também realizado em Campinas apontou benefícios do apoio matricial para definição de fluxos, qualificação das equipes e promoção de assistência compartilhada.[17]

Em Sobral (CE), a partir de 2004, profissionais dos CAPS passaram a visitar regularmente as UBS para discussão de casos, visitas domiciliares e consultas conjuntas, visando ampliar a autonomia dos profissionais da APS para manejo de transtornos mentais.[13] Um estudo qualitativo com base em entrevistas com profissionais e usuários de Sobral e de Fortaleza sugeriu melhoras na detecção de transtornos mentais na APS, mas também apontou insegurança das equipes de saúde da família no manejo dos usuários detectados e nos referenciamentos precipitados e pouco efetivos aos CAPS.[25] Macaé e Petrópolis (RJ) implantaram modelos inspirados no caso de Sobral, tendo verificado diminuição nas hospitalizações psiquiátricas e nos atendimentos de urgência.[13]

Florianópolis (SC) iniciou, em 2006, uma regionalização das equipes ambulatoriais de saúde mental, compostas por psicólogos e psiquiatras, que passaram a realizar apoio matricial às equipes de saúde da família. Os profissionais de apoio também ficaram responsáveis pela assistência, realizando atendimentos específicos dos casos que ultrapassam a capacidade de resolução das equipes de saúde da família. Com isso, buscou-se ampliar o compromisso de todos os profissionais com a gestão conjunta dos casos. Os profissionais de saúde mental também se articulam regionalmente com os CAPS para discussão de casos e regulação do percurso dos usuários entre os níveis de APS e especializada. Nos dois primeiros anos de implantação, houve diminuição nas internações psiquiátricas, maior do que nas internações por outras causas.[12,26,29] A partir de 2009, mesmo com a integração das equipes de saúde mental aos NASF, manteve-se o modelo anterior, com equilíbrio entre carga horária de atendimentos específicos e atividades de suporte às equipes apoiadas.[30]

Um estudo longitudinal retrospectivo, com base na análise de dados secundários do prontuário eletrônico cobrindo todas as consultas realizadas por médicos da APS e psiquiatras entre 2005 e 2010, demonstrou aumento significativo na detecção e no acompanhamento de transtornos mentais por médicos de APS.[26]

As experiências descritas variam em relação ao serviço de onde é oferecido o apoio, aos profissionais participantes ou ao grau de responsabilidade do apoiador por atendimentos específicos, mas têm em comum o encontro presencial entre os profissionais, com utilização variável de discussão de casos, atendimentos conjuntos e educação permanente, e a regulação do acesso, com definição de prioridades para atendimento especializado. A análise dessas e de outras experiências bem documentadas pode gerar informações sobre barreiras e facilitadores para implantação e sobre efeitos do apoio na APS, apontando caminhos para o desenvolvimento do modelo.

Mais recentemente, dois estudos transversais[27,28] buscaram correlacionar níveis de apoio matricial com resultados obtidos pelas equipes de saúde da família no primeiro ciclo do PMAQ-AB, que incluiu cerca de metade das equipes de saúde da família do Brasil. Foram utilizadas respostas dessas equipes durante a certificação externa do PMAQ-AB. Um dado notável da amostra pesquisada é que 85% das equipes responderam que realizavam atividades de apoio matricial, com 55% relatando receber entre seis e oito atividades distintas. Em que pese a possibilidade de viés de inclusão – no primeiro ciclo do PMAQ-AB, só foi permitida a inclusão de metade das equipes, o que pode ter levado os gestores locais a incluírem suas "melhores equipes" com o objetivo de receber melhor certificação e consequentemente mais recursos federais –, o dado revela a alta penetração nacional do apoio matricial no cotidiano das equipes de saúde da família.

No primeiro estudo,[27] foi analisada a correlação entre um alto grau de apoio recebido pelas equipes – representado por maior número de atividades de apoio matricial* – e a chance de a equipe receber melhor certificação nas áreas de atenção à criança, à mulher, hipertensão/diabetes e saúde mental. Verificou-se associação positiva entre grau de apoio e resultados bons/ótimos na certificação em todas as áreas, com menor ênfase na saúde mental. A análise por atividades específicas de apoio mostrou correlação positiva entre melhor certificação nas áreas estudadas e educação permanente, construção conjunta de projetos terapêuticos, discussão sobre processo de trabalho e intervenções no território, e correlação negativa com consultas clínicas do apoiador e visita domiciliar com os profissionais.

No segundo estudo,[28] os mesmos dados sobre grau de apoio matricial foram correlacionados com resultados na certificação geral das equipes. Verificou-se correlação positiva entre alto grau de apoio (seis a oito atividades de apoio matricial) e chance de receber certificação boa/muito boa. A análise por atividades específicas de apoio mostrou correlação positiva entre melhor certificação e educação permanente, intervenções no território e discussão sobre o processo de trabalho, e não mostrou correlação entre certificação e construção conjunta de projetos terapêuticos, atendimentos clínicos do apoiador ou ações clínicas compartilhadas.

Devido ao desenho dos estudos, as correlações estudadas não podem ser tomadas como causais, considerando-se o universo de variáveis analisadas no PMAQ-AB que poderiam funcionar como mediadores ou fatores de confusão. Ainda assim, a associação demonstrada entre grau de apoio matricial e certificação positiva recebida pela equipe merece atenção. Outros estudos serão necessários para estabelecer causalidade e entender as associações entre atividades específicas de apoio e qualidade da APS, conforme apontado pelos próprios autores.

Evidências sobre cuidados colaborativos

O apoio matricial agrega elementos de modelos internacionais de integração entre especialistas e profissionais de APS com um conjunto de princípios e diretrizes singulares, podendo ser considerado o principal modelo brasileiro de cuidados colaborativos (*collaborative care*).[3,6,26] O termo cuidados colaborativos é usado para descrever modelos de integração distintos, que se baseiam nos princípios do manejo de doenças crônicas e agregam elementos de outras estratégias de integração, como a consultoria de ligação (*consultation-liaison*).

Não há consenso sobre taxonomia, definição ou componentes dos cuidados colaborativos, sendo comum encontrar superposição com outros termos, principalmente cuidados compartilhados (*shared care*).[31,32] Em comum entre as definições e os modelos de cuidados colaborativos está o objetivo de desenvolver relações de trabalho mais próximas entre APS e especialistas, o que se espera que leve a uma melhor qualidade da atenção.[33] O aspecto comunicacional e interacional da integração é foco de uma abrangente metanálise, que apontou um papel importante para a comunicação interativa entre médicos de APS e especialistas em melhorar a efetividade dos cuidados colaborativos para diabetes e transtornos mentais.[9]

Um importante ponto em comum entre os cuidados colaborativos e o apoio matricial é a perspectiva de afetar não apenas o comportamento dos profissionais envolvidos, mas também provocar mudanças em nível organizacional.[3,34] Esta característica diferencia ambos os modelos de outras estratégias utilizadas para integração entre especialistas e a APS. O simples deslocamento de profissionais de saúde mental para a APS, por exemplo, não se mostrou capaz de provocar mudanças significativas no comportamento dos profissionais de APS.[35] Estratégias de treinamento isoladas também não se mostram efetivas em provocar mudanças duradouras no comportamento das equipes ou melhorar resultados de saúde.[31,36] Existem evidências de efetividade da consultoria de ligação em melhorar desfechos clínicos, satisfação e adesão dos usuários, e prescrição medicamentosa no cuidado de depressão, mas os efeitos em sintomas, estado de saúde e oferta de tratamentos são menores do que nos modelos de cuidados colaborativos.[37]

Cuidados colaborativos são intervenções complexas, agindo em diversos níveis dos cuidados de saúde (profissional, equipe, organização) e com múltiplos componentes levando aos desfechos observados.[33,38,39] Podem envolver componentes como rastreamento, educação em saúde, interconsulta, mudan-

---

* As atividades de apoio matricial incluídas no questionário do PMAQ-AB e analisadas nestes estudos foram: Consultas clínicas (do apoiador); Discussão de casos clínicos; Ações clínicas compartilhadas; Construção conjunta (de projetos terapêuticos); Educação permanente; Discussões sobre processo de trabalho; Intervenções no território; e Visitas com os profissionais.

ças em rotinas de atenção, aprimoramento de sistemas de informação, redefinição de papéis profissionais, entre outros elementos.[33] O Quadro 43.3 apresenta uma síntese de componentes dos modelos de cuidados colaborativos em saúde mental. Fica evidente a superposição com o apoio matricial pela presença de elementos como capacitação profissional, trabalho interdisciplinar, atividades colaborativas diretas e sistematização da comunicação.

Apesar de toda a polissemia descrita, existem fortes evidências da efetividade de modelos de cuidados colaborativos* envolvendo APS em melhorar resultados para algumas condições, como depressão, ansiedade e diabetes. Considerando a disponibilidade dessas evidências e a superposição entre componentes dos cuidados colaborativos e do apoio matricial, pode ser relevante analisar a literatura sobre cuidados colaborativos para pensar o desenvolvimento do apoio matricial no SUS.

Uma revisão sobre cuidados colaborativos para diabetes encontrou efetividade geral comparável à do cuidado hospitalar, sendo que os melhores resultados foram relacionados à estruturação do cuidado, com seguimento ativo, chamada para consultas regulares, protocolos e listas de checagem de atividades para os profissionais, e à presença de interconsulta. O sucesso também pareceu depender do interesse dos médicos de família e de seu envolvimento no planejamento da intervenção e na construção de protocolos locais, sugerindo que apenas a implantação de normas e rotinas não seria suficiente para garantir a qualidade do cuidado e os desfechos positivos encontrados.[18]

Uma revisão sistemática sobre cuidados colaborativos no manejo de condições crônicas, que incluiu 42 estudos para várias condições, demonstrou melhora nos desfechos para depressão (resposta a tratamento e recuperação do episódio), e resultados mistos ou limitados para outras condições (p. ex., doenças cardiovasculares).[32]

As melhores evidências disponíveis sobre cuidados colaborativos apontam sua efetividade no cuidado de depressão na APS. Uma revisão sistemática estabeleceu que cuidados colaborativos são mais efetivos e mais custo-efetivos para depressão do que outros tratamentos, com benefícios mantidos em seguimentos de até 5 anos, principalmente para depressão severa. Os principais componentes relacionados a desfechos positivos foram estratégias de gestão de casos e encontros regulares com profissionais de saúde mental.[42] Outra revisão demonstrou que cuidados colaborativos foram associados com melhora significativa em desfechos para depressão e ansiedade quando comparados com cuidado usual ou outras estratégias de integração, como a consultoria de ligação. Houve aumento no número de pessoas usando medicação em acordo com diretrizes clínicas e melhora em qualidade de vida relacionada à saúde mental e satisfação com o tratamento.[43] Um ensaio clínico publicado após esta revisão sistemática demonstrou ainda que cuidados colaborativos melhoram depressão moderada a severa por até um ano, são preferidos pelos usuários ao cuidado usual, e são custo-efetivos quando comparados ao cuidado usual.[44]

Uma revisão dirigida para identificação dos componentes ativos dos modelos de cuidado em depressão verificou que a maioria dos estudos que incorporaram como um de seus componentes a redefinição dos papéis profissionais teve resultados melhores do que outros tratamentos. Muitas vezes, essa redefinição de papéis foi feita pela introdução da função de gestão de casos nas equipes, seja agregando novos profissionais ou por meio do treinamento de enfermeiros. Estratégias de gestão de casos tão simples como telefonemas realizados por enfermeiros para encorajar adesão aos medicamentos mostram efeitos positivos na continuidade do cuidado, na qualidade de vida e na satisfação das pessoas.[31] Estes resultados demonstram a viabilidade de implantar estratégias efetivas de melhoria da atenção sem alterar a composição das equipes, o que é particularmente relevante para contextos com restrição de recursos como o brasileiro.

Uma revisão narrativa avaliou a efetividade de estratégias de integração entre serviços de APS e saúde mental.[41] A maioria dos estudos que incluíram como componentes atividades colaborativas diretas entre os profissionais, diretrizes pactuadas e sistematização da comunicação tiveram desfechos positivos nos aspectos clínico, organizacional e econômico. O acordo entre os profissionais sobre o manejo dos usuários e o seguimento dos casos com suporte de profissional de saúde mental foram componentes relacionados à efetividade no longo prazo.

Com base nesta revisão, os autores produziram um sumário de recomendações[14] compatíveis com estratégias utilizadas em experiências nacionais de apoio matricial:

- Oferecer suporte em nível organizacional para o processo de integração.
- Facilitar o planejamento e o manejo de problemas em conjunto pelos profissionais.
- Desenvolver diretrizes locais em encontros regulares entre os profissionais.
- Oferecer treinamento e suporte por pessoal comprometido com a proposta.

Quadro 43.3 | Componentes dos cuidados colaborativos

- *Identificação sistemática de pessoas para acompanhamento* – Rastreamento, busca ativa
- *Oferta de intervenções estruturadas* – Tratamentos medicamentosos, terapias, educação em saúde, promoção de autocuidado
- *Capacitação profissional* – Inclui profissionais da APS e especialistas
- *Revisão de papéis profissionais* – Mudanças de papéis entre profissionais ou inclusão de novas tarefas
- *Trabalho interdisciplinar* – Constituição de equipes ou adição de novos profissionais às equipes
- *Gestão de casos* – Estratégias para coordenação das ações entre profissionais, reforço à adesão
- *Acompanhamento sistemático* – Monitoramento das pessoas acompanhadas
- *Atividades colaborativas diretas* – Atendimentos conjuntos, interconsulta, discussão de casos
- *Estruturação do cuidado* – Uso de protocolos ou diretrizes de atenção
- *Sistematização da comunicação* – Fortalecimento da comunicação entre profissionais, incluindo critérios de acesso, prontuários comuns e meios eletrônicos

Fonte: Adaptado de Reilly e colaboradores,[33] Gilbody e colaboradores,[40] Fuller e colaboradores.[41]

---

* Para fins práticos, e por não ser o foco do presente capítulo discutir em detalhes a taxonomia de modelos de colaboração, os estudos discutidos a partir daqui serão referidos como sendo sobre cuidados colaborativos. O leitor interessado em se aprofundar no tema pode encontrar informação relevante nas revisões sistemáticas citadas.

- Devolver evidências de resultados das intervenções para os serviços.

De modo geral, existem boas evidências da efetividade de cuidados colaborativos para melhorar o cuidado de depressão (e, em menor grau, ansiedade e diabetes), com efeitos positivos na organização do cuidado (detecção, oferta de tratamentos efetivos), na satisfação e adesão das pessoas e nos desfechos clínicos. Porém, deve-se ter cautela ao utilizar resultados de estudos sobre uma doença ou condição específica para planejar modos de organização dos serviços, pelo risco de se priorizar o cuidado daquelas condições e reforçar "iniquidades pela doença".[45] Tratar a pessoa como um todo melhora os resultados e reduz a utilização do sistema. A melhor resposta ao desafio das doenças crônicas é promover cuidados centrados nas pessoas, por meio de investimentos em uma APS integrada e fortalecida.

Futuro do apoio matricial

Ao recomendar a adoção de cuidados colaborativos para uma gama de problemas, a Organização Mundial da Saúde (OMS) destaca que as experiências mais bem-sucedidas são sempre apoiadas por mudanças nas políticas de saúde, com coordenação continuada e retaguarda secundária adequada, e contam com estratégias de educação e apoio especializado para os profissionais da APS.[13] Esse apoio pode vir de profissionais diversos, de enfermeiros a psiquiatras, integrados na própria APS, ou a partir de ambulatórios e hospitais.[42]

Para alcançar uma integração clínica que seja experimentada pelas pessoas em sua relação direta com os serviços, e que não dependa apenas do envolvimento pessoal de alguns profissionais com a proposta, é necessário coordenar mudanças nos aspectos processuais do cuidado, com reformas nos mecanismos de gestão, de monitoramento e de financiamento, inclusive estabelecendo resultados de desempenho que favoreçam a integração.[1] Resistência a mudanças, novas equipes, novos papéis e mediação de demandas diferentes são difíceis de manejar sem uma liderança comprometida com a integração do cuidado entre os níveis de atenção e que se responsabilize pela intervenção. Nesse sentido, a integração de setores gerenciais envolvidos na integração entre as equipes e a definição de apoio direto da gestão para as equipes de saúde por profissionais com bom conhecimento da proposta são estratégias essenciais para o sucesso da implantação do apoio matricial.

A direção do desenvolvimento do apoio matricial deve ser de um modelo de integração capaz de oferecer apoio às equipes de APS e facilitar o acesso à atenção especializada sem substituir os papéis específicos da APS, amplamente documentados como positivos para os sistemas de saúde e populações.[46] Modelos que ampliem a coordenação do cuidado pelo médico de família e comunidade, com priorização dos atendimentos especializados segundo a necessidade e não por ordem cronológica, têm potencial de diminuir desigualdades no acesso à atenção especializada e contribuir para maior equidade em saúde. Em uma revisão sobre reformas de serviços de saúde voltadas para o fortalecimento da coordenação entre APS e especializada (reformas pró-coordenação), as mudanças voltadas para melhora da capacidade resolutiva da APS e do papel de "filtro" do médico de família tiveram maior impacto do que aquelas com base em intercâmbio de informações administrativas e clínicas.[19] A manutenção da APS como coordenadora do cuidado ajuda, ainda, a proteger as pessoas de intervenções desnecessárias e medicalização excessiva, por meio da prevenção quaternária.

Com a expansão das iniciativas de apoio matricial no SUS e a experiência internacional acumulada com cuidados colaborativos, abre-se uma agenda de pesquisa sobre os componentes ativos e estratégias de implantação dessas intervenções. Iniciativas de monitoramento e de avaliação do apoio matricial precisarão levar em conta o duplo papel do apoio de oferecer suporte para qualificar as equipes de APS e de ampliar e qualificar a oferta de atenção especializada para a população. As dimensões de avaliação das intervenções de apoio matricial deverão ser definidas a partir daquelas já estabelecidas para a própria APS, como acesso, coordenação da atenção e efetividade clínica.

REFERÊNCIAS

1. Campos GWS. Equipes de referência e apoio especializado matricial: um ensaio sobre a reorganização do trabalho em saúde. Cien Saude Colet. 1999;4(2):393–403.

2. Campos GWS, Domitti AC. Apoio matricial e equipe de referência: uma metodologia para gestão do trabalho interdisciplinar em saúde. Cad Saude Publica. 2007;23(2):399-407

3. De Oliveira MM, Campos GWS. Apoios matricial e institucional: analisando suas construções. Cien Saude Colet. 2015;20(1):229–238.

4. Castro CP, Oliveira MM, Campos GWS. Apoio Matricial no SUS Campinas: análise da consolidação de uma prática interprofissional na rede de saúde. Cien Saude Colet. 2016;21(5):1625–1636.

5. Chiaverini DH. Guia prático de matriciamento em saúde mental. Brasília: Centro de Estudos e Pesquisa em Saúde Coletiva; 2011.

6. Fortes S, Menezes A, Athie K, Chazan LF, Rocha H, Thiesen J, et al. Psiquiatria no século XXI. Rev Saúde Coletiva. 2014;24(4):1079–1102.

7. Oliveira G. O apoio matricial como tecnologia de gestão e articulação em rede. In: Campos GWS, Guerrero AVP, organizadores. Manual de práticas em atenção básica: saúde ampliada e compartilhada. São Paulo: Hucitec; 2008.

8. Slade M, Gask L, Leese M, McCrone P, Montana C, Powell R, et al. Failure to improve appropriateness of referrals to adult community mental health services – lessons from a multi-site cluster randomized controlled trial. Fam Pract. 2008;25(3):181–190.

9. Foy R, Hempel S, Rubenstein L, Suttorp M, Seelig M, Shanman R, et al. Meta-analysis: effect of interactive communication between collaborating primary care physicians and specialists. Ann Intern Med. 2010;152(4):247-258.

10. Brasil. Ministério da Saúde. Núcleo de apoio à saúde da família – volume 1: ferramentas para a gestão e para o trabalho cotidiano [Internet]. Brasília: MS; 2014 [capturado em 26 mar. 2018]. Disponível em: http://189.28.128.100/dab/docs/portaldab/publicacoes/caderno_39.pdf

11. Freeman T. Manual de medicina de família e comunidade de McWhinney. 4. ed. Porto Alegre: Artmed; 2018.

12. Saraiva S, Cremonese E. Implantação do modelo de apoio matricial em saúde mental no município de Florianópolis, SC. In: III Concurso nacional de experiências em saúde da família: trabalhos premiados. Brasília: MS; 2008.

13. Organzação Mundial da Saúde. Integração da saúde mental nos cuidados de saúde primários: uma perspectiva global [Internet]. Genebra: OMS; 2009 [capturado em 26 mar. 2018]. Disponível em: http://www.who.int/eportuguese/publications/Integracao_saude_mental_cuidados_primarios.pdf?ua=1

14. Fuller JD, Perkins D, Parker S, Holdsworth L, Kelly B, Roberts R, et al. Building effective service linkages in primary mental health care: a narrative review part 2. BMC Health Serv Res. 2011;11(1):66.

15. Mauer BJ. Background paper: behavioral health/primary care integration models, competencies, and infrastructure. [Internet]. Rockville: NCCBH; 2003 [capturado em 26 mar. 2018]. Disponível em: https://www.integration.samhsa.gov/about-us/Mauers_Behav_Health_Models_Competencies_Infra.pdf.

16. Byng R, Norman I, Redfern S, Jones R. Exposing the key functions of a complex intervention for shared care in mental health: case study of a process evaluation. BMC Health Serv Res. 2008;8:274.

17. Campos RO, Gama CA, Ferrer AL, Santos DV, Stefanello S, Trapé TL, et al. Mental Health in Primary Care: An evaluative study in a large Brazilian city Cien Saude Colet. 2011;16(12):4643-4652.

18. Greenhalgh PM. Shared care for diabetes. A systematic review. Occas Pap R Coll Gen Pract. 1994;(67):i-viii, 1-35.

19. Ojeda Feo J, Freire Campo J, Gérvas J. La coordinación entre atención primaria y especializada: reforma del sistema sanitario o reforma del ejercicio professional. Rev Adm Sanit. 2006;4(2):357–82.

20. Dalcanale Tesser C. Núcleos de Apoio à Saúde da Família, seus potenciais e entraves: uma interpretação a partir da atenção primária à saúde. Interface (Botucatu). 2017;21(62):565-578.

21. Brasil. Ministério da Saúde. Diretrizes do NASF: Núcleo de Apoio Saúde da Família. Brasília: MS; 2010.

22. Tesser CD, Poli Neto P. Atenção especializada ambulatorial no Sistema Único de Saúde: para superar um vazio. Cien Saude Colet. 2017;22(3):941–951.

23. Brasil. Ministério da Saúde. Cadernos do Curso Apoio Matricial na Atenção Básica com ênfase nos NASF. Brasília: MS; 2014.

24. Figueiredo MD, Campos RO. Saúde Mental na atenção básica à saúde de Campinas, SP: uma rede ou um emaranhado? Cien Saude Colet. 2009;14(1):129–138.

25. Quinderé PHD, Jorge MSB, Nogueira MSL, Costa LFA, Vasconcelos MGF. Acessibilidade e resolubilidade da assistência em saúde mental: a experiência do apoio matricial. Cien Saude Colet. 2013;18(7):2157–2166.

26. Saraiva S. La integración entre salud mental y atención primaria: efectos de la implantación de la atención compartida (apoyo matricial) en Florianópolis, Brasil [tese]. Madrid: Universidad de Alcalá; 2015.

27. Fonseca Sobrinho D, Machado ATGM, Lima ÂMLD, Jorge ADO, Reis CMR, Abreu DMX, et al. Compreendendo o Apoio Matricial e o resultado da certificação de qualidade nas áreas de atenção à criança, mulher, diabetes/hipertensão e saúde mental. Saúde Debate. 2014;38 (n. esp):83–93.

28. Santos AF, Machado ATG da M, Reis CMR, Abreu DMX, Araujo LHL, Rodrigues SC, et al. Institutional and matrix support and its relationship with primary healthcare. Rev Saude Publica. 2015;49:54.

29. Cremonese E, Saraiva S, organizadores. Protocolo de atenção em saúde mental. Florianópolis: PMF; 2010.

30. Prefeitura Municipal de Florianópolis. Secretaria Municipal de Saúde. Portaria nº 22/2016 [Internet]. Florianópolis: PMF; 2016 [capturado em 26 mar. 2018]. Disponível em: http://www.pmf.sc.gov.br/arquivos/arquivos/pdf/29_11_2016_16.17.33.73c009e15b1538cd39469d1b7ec80eb2.pdf

31. Christensen H, Griffiths KM, Gulliver A, Clack D, Kljakovic M, Wells L, et al. Models in the delivery of depression care: a systematic review of randomised and controlled intervention trials. BMC Fam Pract. 2008;9:25.

32. Smith SM, Allwright S, O'Dowd T. Effectiveness of shared care across the interface between primary and specialty care in chronic disease management Cochrane Database Syst Rev. 2007;(3):CD004910.

33. Reilly S, Planner C, Gask L, Hann M, Knowles S, Druss B, et al. Collaborative care approaches for people with severe mental illness Cochrane Database Syst Rev. 2013;(11):CD009531.

34. Gask L, Bower P, Lovell K, Escott D, Archer J, Gilbody S, et al. What work has to be done to implement collaborative care for depression? Process evaluation of a trial utilizing the Normalization Process Model. Implement Sci. 2010;5:15.

35. Bower P, Sibbald B. On-site mental health workers in primary care: effects on professional practice. Cochrane Database Syst Rev. 2000;(3):CD000532.

36. Wittchen HU, Muhlig S, Beesdo K. Mental disorders in primary care. Dialogues Clin Neurosci. 2003;5(2):115–128.

37. Gillies D, Buykx P, Parker AG, Hetrick SE. Consultation liaison in primary care for people with mental disorders. Cochrane Database Syst Rev. 2015;(9):CD007193.

38. Bower P, Gilbody S. Managing common mental health disorders in primary care: conceptual models and evidence base. BMJ. 2005;330(7495):839–842.

39. Bower P, Gilbody S, Richards D, Fletcher J, Sutton A. Collaborative care for depression in primary care: Making sense of a complex intervention: systematic review and meta-regression. Br J Psychiatry. 2006;189(6):484–493.

40. Gilbody S, Whitty P, Grimshaw J, Thomas R. Educational and organizational interventions to improve the management of depression in primary care. JAMA. 2003;289(23):3145-3151.

41. Fuller JD, Perkins D, Parker S, Holdsworth L, Kelly B, Roberts R, et al. Effectiveness of service linkages in primary mental health care: a narrative review part 1. BMC Health Serv Res. 2011;11(1):72.

42. Gilbody S, Bower P, Fletcher J, Richards D, Sutton AJ. Collaborative care for depression. Arch Intern Med. 2006;166(21):2314-2321.

43. Archer J, Bower P, Gilbody S, Lovell K, Richards D, Gask L, et al. Collaborative care for depression and anxiety problems Cochrane Database Syst Rev. 2012;10:CD006525.

44. Richards DA, Bower P, Chew-Graham C, Gask L, Lovell K, Cape J, et al. Clinical effectiveness and cost-effectiveness of collaborative care for depression in UK primary care (CADET): a cluster randomised controlled trial. Health Technol Assess (Rockv). 2016;20(14):1–192.

45. Starfield B. The hidden inequity in health care. Int J Equity Health. 2011;10(1):15.

46. Kruk ME, Porignon D, Rockers PC, Van Lerberghe W. The contribution of primary care to health and health systems in low- and middle-income countries: A critical review of major primary care initiatives. Soc Sci Med. 2010 70(6):904–911.

CAPÍTULO 44

Organização do serviço e integração com os núcleos de apoio à saúde da família

Rogério Sampaio de Oliveira
Paola Colares de Borba
Yana Paula Coêlho Correia Sampaio

Aspectos-chave

▶ Os Núcleos de Apoio à Saúde da Família (NASF) ampliam a possibilidade de uma atenção integral, mais resolutiva e equânime na atenção primária à saúde (APS).

▶ A estruturação do NASF, desde a sua criação até a organização do processo de trabalho, deve estar sempre voltada para as necessidades de saúde da população assistida.

▶ O NASF deve pautar-se pela prática clínica centrada na pessoa, considerando sempre seu contexto familiar e a comunidade onde está inserida.

▶ O NASF deve servir de apoio às equipes de saúde da família perante as necessidades por estas percebidas e não impor sua agenda a essas equipes.

O NASF é um passo adiante para o atendimento do que dispõe a Constituição da República Federativa do Brasil e a Lei nº 8.080/1990 em relação à integralidade da atenção à saúde e à garantia de condições de bem-estar físico, mental e social às pessoas e à coletividade. Trata-se de uma conquista natural, considerando-se os avanços precedentes.

O objetivo do NASF é, em essência, ampliar a resolubilidade das ações da atenção básica, "[...] apoiando a inserção da Estratégia Saúde da Família (ESF) na rede de serviços e o processo de territorialização e regionalização a partir da atenção básica".[1] O trabalho do NASF junto às equipes sobre a compreensão e a incorporação de alguns conceitos relacionados à região de saúde com seus determinantes, Rede de Atenção à Saúde (RAS) com seus elementos constitutivos – população, estrutura operacional e modelo de atenção à saúde – podem contribuir para a construção de vivências inovadoras entre profissionais de saúde, gestão e comunidade.[2]

Dessa forma, não se deve olhar o NASF como uma equipe à parte, e sim como um grupo de profissionais de diferentes áreas de conhecimento que compartilham práticas em saúde nos territórios de responsabilidade das equipes da ESF, com o objetivo comum de melhorar a saúde das pessoas que vivem nesses territórios. Aspectos estruturais e de compreensão do trabalho por parte dos profissionais – tanto do NASF como da ESF – têm, ainda, dificultado o alcance de tal objetivo.[3,4]

O Quadro 44.1 apresenta uma comparação entre os elementos que caracterizam e os que não caracterizam o NASF.[5]

A lógica do acesso ao serviço de saúde continua sendo a mesma, ou seja, a porta de entrada no sistema de saúde é a equipe de saúde da família, que identifica e coordena as demandas de cuidados em saúde e, em conjunto com os profissionais do NASF, revisa a prática do referenciamento, definindo o processo de referência e contrarreferência.

Os NASF podem ser de três tipos, e os profissionais devem trabalhar em horário coincidente com o das equipes da ESF. A Tabela 44.1 apresenta os tipos de NASF, o número de equipes que devem apoiar e a carga horária mínima, de acordo com a Portaria GM/MS nº 3.124/2012.[6]

A relação das categorias profissionais que podem compor a equipe do NASF (Quadro 44.2) guarda coerência com as principais políticas nacionais de saúde (p. ex., a Política Nacional da Atenção Básica,[7] a Política Nacional de Promoção da Saúde,[8] a Política Nacional de Integração da Pessoa com Deficiência,[9] as Diretrizes Nacionais para a Saúde Mental no Sistema Único de Saúde (SUS),[10] a Política Nacional de Alimentação e Nutrição,[11] a Política Nacional de Práticas Integrativas e Complementares no SUS,[12] os princípios e diretrizes da Política Nacional de Saúde da Criança,[13] a Política Nacional de Atenção Integral à Saúde da Mulher,[14] as diretrizes da Política Nacional de Saúde Bucal[15] e a Política Nacional da Pessoa Idosa).[16]

São os gestores municipais que devem definir a composição de cada um dos NASF, após análise das necessidades locais e da disponibilidade de profissionais de cada uma das diferentes ocupações. Apesar dessas orientações, ainda é comum a definição dos

Quadro 44.1 | Caracterização do NASF

O que o caracteriza	O que não o caracteriza
Equipe de profissionais de diferentes áreas de conhecimento que atuam em conjunto com os profissionais das equipes de saúde da família, compartilhando e apoiando as práticas em saúde	Diversas categorias profissionais trabalhando de forma individualizada e sem integração com as equipes de saúde da família
Apoio às equipes de saúde da família	Porta de entrada do sistema para usuários
Composto por profissionais definidos pelos gestores municipais, pelas equipes de saúde da família e pelos conselhos municipais e locais de saúde mediante critérios de prioridades identificadas a partir das necessidades locais e da disponibilidade de profissionais de cada uma das diferentes ocupações	A definição de sua composição, feita apenas pelo gestor, é baseada na necessidade de alocar, no serviço, alguns profissionais ociosos
Intervenções diretas do NASF em situações envolvendo usuários e famílias devem ser realizadas sempre que demandadas pelas equipes de saúde da família. Geralmente, a demanda deve prever a discussão do caso, mesmo que de forma breve, entre os profissionais responsáveis (ESF e NASF)	Intervenções do NASF desarticuladas com as equipes de saúde da família em situações envolvendo usuários e famílias como atividade regular e frequente
Participação no desenvolvimento de projetos de saúde no território; no apoio a grupos; nos trabalhos educativos e de inclusão social; no enfrentamento de situações de violência e ruptura social; nas ações junto aos equipamentos públicos – todas são tarefas a serem desenvolvidas de forma articulada com as equipes de saúde da família e outros setores interessados	Desenvolvimento de atividades desarticuladas das necessidades da população, da equipe de saúde da família e de outros setores governamentais e não governamentais
As equipes do NASF terão dois tipos de responsabilidades: sobre a população e sobre a equipe de saúde da família	Responsabilidade apenas com a população adscrita

Fonte: Brasil.[5]

componentes do NASF sem a participação da equipe de saúde da família e da comunidade local. A gestão atua como definidora do processo, e muitas vezes as reais necessidades não são consideradas.

A equipe do NASF deve ter como principal diretriz para o seu trabalho a integralidade. Esta, em sua dimensão conceitual, resgata e atua como um grande articulador e facilitador da aplicação dos demais princípios e diretrizes do SUS para o enfrentamento de problemas e a construção processual de sociedades mais saudáveis. O Quadro 44.3 destaca os princípios e as diretrizes do NASF.[5,17]

A inserção dos profissionais do NASF é, sem dúvida, um avanço importante para a melhoria da atenção à saúde da po-

Tabela 44.1 | Tipos de NASF, segundo a Portaria GM/MS nº 3.124/2012[6]

Tipo	Número de equipes* a serem apoiadas	Carga horária
NASF 1	5-9	Mínimo de 200 horas semanais
		Mínimo de 20 horas por categoria profissional
		Máximo de 80 horas por categoria profissional
NASF 2	3-4	Mínimo de 120 horas semanais
		Mínimo de 20 horas por categoria profissional
		Máximo de 40 horas por categoria profissional
NASF 3	1-2	Mínimo de 80 horas semanais
		Mínimo de 20 horas por categoria profissional
		Máximo de 40 horas por categoria profissional

*Equipes de saúde da família, de atenção básica e de populações específicas.

Quadro 44.2 | Categorias profissionais que podem compor a equipe do NASF[17]

- ▶ Assistente social
- ▶ Profissional de educação física
- ▶ Farmacêutico
- ▶ Fisioterapeuta
- ▶ Fonoaudiólogo
- ▶ Profissional com formação em arte e educação (arte-educador)
- ▶ Nutricionista
- ▶ Psicólogo
- ▶ Terapeuta ocupacional
- ▶ Médico ginecologista/obstetra
- ▶ Médico homeopata
- ▶ Médico pediatra
- ▶ Médico veterinário
- ▶ Médico psiquiatra
- ▶ Médico geriatra
- ▶ Médico internista (clínica médica)
- ▶ Médico do trabalho
- ▶ Médico acupunturista
- ▶ Profissional de saúde sanitarista*

*Profissional graduado na área da saúde, com pós-graduação em saúde pública ou coletiva, ou graduado em uma das áreas apresentadas.

Quadro 44.3 | Princípios e diretrizes do NASF

Princípios e diretrizes	Significado
Integralidade	Abordagem integral da pessoa; integração das ações de promoção, prevenção, reabilitação e cura; garantia de acesso às redes de atenção
Cuidado continuado e longitudinal	Garantia de assistência em diversos pontos de atenção para a resolução dos problemas e ao longo do tempo
Território	Conhecimento da realidade do território em suas várias dimensões com identificação de fragilidades e possibilidades
Responsabilização	Identificação de meios efetivos para promover e proteger a situação de saúde da coletividade, incluindo o manejo de riscos, de vulnerabilidade e de potencialidades coletivas
Interdisciplinaridade e trabalho em equipe	Relações de interação dinâmica entre saberes, para dar resposta mais abrangente diante de demandas e necessidades da população
Participação social	Processo político-pedagógico de conquista de cidadania e fortalecimento da sociedade civil
Intersetorialidade	Articulação entre pessoas de setores sociais diversos, com a finalidade de abordar um tema ou situação em conjunto
Educação popular em saúde	Envolvimento das pessoas em uma construção participativa e prazerosa de cuidar da saúde
Educação permanente em saúde	Análise coletiva do processo de trabalho para efetivar a ação educativa e transformar as práticas profissionais e organizacionais
Humanização	Possibilidade de reinventar formas de relação entre pessoas, equipes, serviços e políticas, atuando em redes, de modo a capacitar o outro a defender a vida de todos e qualquer um
Promoção da saúde	Ações cotidianas que preservem e aumentem o potencial individual e social de eleger formas de vida mais saudáveis

Fonte: Brasil.[5,17]

pulação, porém é preciso que não se perca a ideia de que o foco do trabalho deve estar sempre voltado para as necessidades de saúde da população assistida. Para cumprir os objetivos previstos para as atividades compartilhadas junto às equipes de APS, o NASF deve incorporar estratégias organizacionais em seu processo de trabalho que contemplem o apoio à gestão e o apoio à atenção. Não há como manter esse foco se não for por meio de permanente diálogo entre o gestor, os profissionais e entre esses e a população para o gerenciamento do cuidado. Espera-se que a perspectiva desse diálogo seja mais freireana do que socrática. Isso significa que o objetivo é desenvolver o aprendizado com o outro e não iluminar aqueles que se encontram na escuridão.[18]

Algumas ferramentas podem ser utilizadas na prática do apoio matricial. Entre elas estão o trabalho com grupos, que se fundamenta na educação em saúde e objetiva o empoderamento, a busca da autonomia e a corresponsabilização das pessoas (ver Cap. 40, Abordagem comunitária: grupos na atenção primária à saúde); o projeto terapêutico que oportuniza a integração de saberes e fazeres com o objetivo de organizar e ampliar o cuidado frente às necessidades identificadas; o genograma e o ecomapa, que são instrumentos de avaliação familiar e, além de úteis para formulação de diagnósticos, também podem favorecer o planejamento das ações (ver Cap. 35, Abordagem familiar); e o atendimento compartilhado, seja domiciliar ou não, que favorece o fortalecimento do vínculo entre o usuário e os profissionais do NASF e pode ser uma intervenção frequente e efetiva no dia a dia desses profissionais.[17]

Organização integrada do serviço

A organização integrada do serviço de saúde é um processo dinâmico, como dinâmicas são a vida e as necessidades das pessoas. A história da saúde pública no Brasil, no entanto, sobretudo na rede de atenção básica, mostra que a organização das unidades de saúde esteve, por muito tempo, estruturada de forma tecnoburocrática, consolidando uma cultura organizacional rígida, hierarquizada, que privilegia a especialização e a fragmentação do cuidado.[19]

Neste contexto, o NASF também apresenta dificuldades de articulação com as equipes da ESF.[20] O trabalho deste junto às equipes sobre a compreensão e a incorporação de alguns conceitos relacionados à região de saúde, com seus determinantes – distais, intermediários e proximais –, RAS com seus elementos constitutivos – população, estrutura operacional e modelo de atenção à saúde –, podem contribuir para a construção de vivências inovadoras entre profissionais de saúde, gestão e comunidade.[21]

Gestores e profissionais de saúde, em seus espaços de atuação, precisam refletir sobre como ofertar uma atenção de alta qualidade, custo-efetiva, relevante, com equidade e sustentabilidade. Neste cenário, é importante desenvolver estratégias para o enfrentamento de desafios que se opõem ao cuidado ampliado, como:[22]

- Cuidado inverso – usuários com menos recursos e mais problemas enfrentam dificuldades relacionadas ao acesso.
- Empobrecimento por problemas de saúde – gastos com a saúde de forma complementar.
- Atenção fragmentada – foco na especialização excessiva em detrimento da abordagem holística e continuada.
- Atenção mal direcionada – recursos direcionados de forma inadequada para problemas agudos.
- Atenção insegura – sistemas mal projetados e com práticas inseguras aumentando o surgimento de eventos adversos.

Uma nova concepção dentro do conceito de RAS pode contribuir na construção de respostas mais adequadas frente às demandas por cuidados de saúde. Trata-se da substituição da lógica da hierarquização pela poliarquização, em que o sistema de saúde se organiza sob a forma de uma rede horizontalizada de atenção à saúde. Neste novo formato, o centro coordenador é a APS e esta se interliga aos diversos pontos de assistência aos usuários com densidades tecnológicas distintas, permitindo a construção de pontes que podem facilitar a intercomunicação e ações interdisciplinares ampliando o cuidado integral, com base na identificação de necessidades reais.[23]

É importante chamar a atenção de profissionais de saúde e de gestores para as dificuldades inerentes à desarticulação do processo de cuidar, pois quando presente põe em risco de fracasso os melhores conhecimentos clínicos. Destacam-se, como pressupostos para a viabilidade da organização integrada do serviço de saúde da família com o NASF, os seguintes aspectos, considerados por Mendes,[21] entre outros, como questões avaliativas do grau de integração das RAS:

- População claramente definida e cadastrada (independentemente de ter sido organizada por base territorial ou lista de pacientes).
- Necessidades de saúde identificadas.
- Categorias profissionais escolhidas de acordo com essas necessidades.
- Equipes de saúde da família que reconhecem sua responsabilização pela saúde da população adscrita.
- A referência da APS (equipe de saúde da família) como requisito para o acesso aos outros níveis de atenção à saúde.

Ao ser formada uma equipe do NASF, a primeira providência tomada pelo gestor local deve ser a promoção de um encontro com os novos profissionais, se possível, com a presença dos profissionais das equipes de saúde da família/saúde bucal ou, pelo menos, de um ou mais representantes de cada uma. Os objetivos são, além das boas vindas e da identificação de cada participante, a apresentação da situação de saúde do município e da proposta de desenvolvimento do processo de trabalho para alcançar as metas estabelecidas pelo município. A falta desse encontro inicial pode ser determinante para a instalação de um processo de trabalho sem o devido apoio à gestão ou à atenção à saúde.

É essencial que os profissionais, em primeiro lugar, compreendam que o trabalho em equipe precisa ser permanentemente construído. Aspectos importantes para o trabalho em equipe têm relação com a identificação com os colegas, como, por exemplo, o fato de trabalhar na ESF; o sentimento de pertencer ao grupo, que é construído ao longo do tempo; a habilidade de comunicação, que permite a aprendizagem, o crescimento e as trocas; a articulação entre os integrantes da equipe, disponibilizando saberes e fazeres para o alcance de objetivos comuns; o compromisso com os objetivos a serem alcançados que, na ESF, tem a ver com o atendimento das necessidades de saúde da população adscrita; e, finalmente, a capacidade de lidar com o clima entre os membros da equipe, que por vezes é de satisfação e amabilidade, mas também pode ser de tensão.[23]

A principal tecnologia utilizada para a construção do trabalho em equipe são as reuniões, que devem ser breves e focadas nas necessidades de organização do processo de trabalho das equipes (ESF e NASF). Tais espaços não precisam contar com todos os profissionais do NASF simultaneamente e sim prever a interação dos profissionais do núcleo de saber envolvido no processo a ser aperfeiçoado junto à equipe de saúde da família.

Preferencialmente a demanda pela reunião deve partir de uma necessidade identificada pelo profissional do NASF ou pela equipe de saúde da família, não havendo necessidade de manutenção de um calendário fixo de reuniões. Diversas experiências demonstram que a melhor integração entre os profissionais dos NASF e os das equipes de saúde da família se dá quando os espaços para trocas são frequentes e ocorrem de forma dinâmica no dia a dia, consumindo pouco tempo e permitindo que eles desempenhem suas funções assistenciais. As reuniões formais com tempos maiores devem ser reservadas para quando houver necessidade de reestruturação de processos de trabalho ou para resolução de conflitos.

CONCLUSÃO

A reorganização das práticas em saúde e a reestruturação do cuidado de pessoas, de famílias e de comunidades são a essência do trabalho dos profissionais que atuam na APS no Brasil. Essa escolha, no entanto, agrega dificuldades próprias das mais distintas realidades, como o convívio com cenários desafiadores; precarização da infraestrutura; rede relacional empobrecida; gerenciamento local inadequado, não alinhado com as políticas nacionais de saúde; dificuldade de incorporar novos conceitos relacionados à RAS; condições socioeconômicas e educacionais desfavoráveis. Essas características, muitas vezes, funcionam como combustível para desmotivação e desistências. Cuidar de pessoas é um trabalho nobre, mas também árduo, desvalorizado, exigindo de cada componente da equipe de saúde equilíbrio para superação dos desafios cotidianos.

Entretanto, não se pode deixar de reconhecer o esforço incansável de pessoas, intelectuais ou não, que, ao longo de vários anos, contribuíram em seus universos conceituais e práticos para a concretização desse processo de reestruturação do setor da saúde. A atitude inconformada dessas pessoas fomentou os avanços obtidos ao longo das últimas décadas, garantindo um convívio com práticas mais equânimes e determinantes para a construção da cidadania de um povo.

O NASF, nesse cenário, desenvolve atividades tentando aprender e compartilhar sobre a diversidade e a complexidade do cuidado, trazendo em seu escopo de trabalho um conjunto de conhecimentos, habilidades e atitudes diferenciadas. A integração equipe-comunidade, o trabalho em equipe e as habilidades relacionais são alguns destaques de suas atribuições, que estimulam a discussão e o processo de reflexão sobre as práticas atuais e um redirecionamento organizacional para melhor atender as demandas da população.

A convivência se traduz como o novo paradigma e, portanto, é o grande desafio dessa equipe estendida. O desconhecido se faz presente, e o aprendizado continuado sobre o outro, suas potencialidades e limitações, funciona como fundamento básico para o redimensionamento do trabalho em equipe. A ampliação das habilidades de comunicação pode estimular uma interação relacional desejável e produtiva, construto essencial no desenvolvimento de práticas mais saudáveis para o país.

AGRADECIMENTO

Agradecemos a disponibilidade de Lívia Cavalcante Azevedo, fisioterapeuta e coordenadora do NASF de Juazeiro do Norte-CE, e de Vládia Alencar de Menezes, assistente social de uma equipe do NASF de Juazeiro do Norte-CE, em compartilhar suas experiências na revisão do conteúdo deste capítulo.

REFERÊNCIAS

1. Brasil. Ministério da Saúde. Portaria nº 154, de 24 de janeiro de 2008 [Internet]. Brasília; 2008 [capturado em 06 fev. 2018]. Disponível em: http://bvsms.saude.gov.br/bvs/saudelegis/gm/2008/prt0154_24_01_2008.html

2. Brasil. Ministério da Saúde. Estratégia para o cuidado da pessoa com doença crônica. Brasília; 2014.

3. Barbosa EG, Ferreira DLS, Furbino SAR, Ribeiro EEN. Experiência da fisioterapia no Núcleo de Apoio à Saúde da Família em Governador Valadares, MG. Fisioter Mov. 2010;23(2):323-30.

4. Ribeiro HMCB, Lamy ZC, Coimbra LC, Rocha LJLF, Aquino DMC, Coutinho NPS, et al. Representações sociais de profissionais de núcleos de apoio à saúde da família sobre interdisciplinaridade. Trab Educ Saúde. 2015;13(2):97-115.

5. Brasil. Ministério da Saúde. Diretrizes do NASF: Núcleo de Apoio Saúde da Família. Brasília; 2010.

6. Brasil. Ministério da Saúde. Portaria nº 3.124, de 28 de dezembro de 2012 [Internet]. Brasília; 2012 [capturado em 06 fev. 2017]. Disponível em: http://bvsms.saude.gov.br/bvs/saudelegis/gm/2012/prt3124_28_12_2012.html.

7. Brasil. Ministério da Saúde. Política Nacional de Atenção Básica. Brasília; 2012.

8. Brasil. Ministério da Saúde. Portaria nº 2.446, de 11 de novembro de 2014 [Internet]. Brasília; 2014 [capturado em 06 fev. 2018]. Disponível em: http://bvsms.saude.gov.br/bvs/saudelegis/gm/2014/prt2446_11_11_2014.html.

9. Brasil. Decreto nº 3.298, de 20 de dezembro de 1999. Brasília: Diário Oficial da União; 1999. Seção 1:10.

10. Brasil. Lei nº 10.216, de 06 de abril de 2001. Brasília: Diário Oficial da União; 2001. Seção 1:32.

11. Brasil. Ministério da Saúde. Política Nacional de Alimentação e Nutrição. Brasília; 2012.

12. Brasil. Ministério da Saúde. Política nacional de práticas integrativas e complementares no SUS – PNPIC-SUS: atitude de ampliação de acesso. Brasília; 2006.

13. Brasil. Ministério da Saúde. Portaria nº 1.130, de 5 de agosto de 2015 [Internet]. Brasília; 2015. [capturado em 06 fev. 2018]. Disponível em: http://bvsms.saude.gov.br/bvs/saudelegis/gm/2015/prt1130_05_08_2015.html.

14. Brasil. Ministério da Saúde. Política Nacional de atenção integral à saúde da mulher: princípios e diretrizes. Brasília; 2004.

15. Brasil. Ministério da Saúde. Diretrizes da política nacional de saúde bucal. Brasília; 2004.

16. Brasil. Ministério da Saúde. Portaria nº 2.528, de 19 de outubro de 2006 [Internet]. Brasília; 2006 [capturado em 06 fev. 2018]. Disponível em: http://bvsms.saude.gov.br/bvs/saudelegis/gm/2006/prt2528_19_10_2006.html.

17. Brasil. Ministério da Saúde. Núcleo de Apoio à Saúde da Família. Brasília; 2014. v. 1.

18. Cortela MS, Tas M. Basta de cidadania obscena. Campinas: Papirus 7 Mares; 2017.

19. Campos CEA. A organização dos serviços de atenção primária à saúde no Brasil. RBMFC. 2006;2(6):131-47.

20. Anjos KF, Meira SS, Ferraz CEO, Vilela ABA, Boery RNSO, Sena ELS. Perspectivas e desafios do Núcleo de Apoio à Saúde da Família quanto às práticas em saúde. Saúde em Debate. 2013;37(99):672-80.

21. Mendes EV. O cuidado das condições crônicas na atenção primária à saúde: o imperativo da consolidação da estratégia da saúde da família. Brasília: OPAS; 2012.

22. Kidd M. A contribuição da medicina de família e comunidade para os sistemas de saúde: um guia da organização mundial dos médicos de família (WONCA). Porto Alegre: Artmed; 2016.

23. Fortuna CM, Mishima SM, Matumoto S, Pereira MJB. O trabalho de equipe no programa de saúde da família: reflexões a partir de conceitos do processo grupal e de grupos operativos. Rev Latino-Am Enfermagem. 2005;13(2):262-8.

CAPÍTULO 45

Vigilância em saúde

Ana Cristina Vidor

Aspectos-chave

▶ As ações de vigilância em saúde devem ser integradas nos cuidados rotineiros com as pessoas e comunidades, auxiliando nos processos de diagnóstico e de intervenção dos indivíduos e da coletividade.

▶ A autoavaliação e a avaliação dos serviços são outras potenciais contribuições dos serviços de vigilância ao trabalho do médico de família e comunidade.

▶ A qualidade das informações produzidas pelo médico e pela equipe de saúde determina a qualidade das informações produzidas pelos serviços de vigilância em saúde que embasarão seu trabalho cotidiano.

▶ A aproximação entre os serviços da atenção primária à saúde (APS) e os serviços de vigilância em saúde pode potencializar a integração entre os diversos programas que atuam de forma isolada, tanto na vigilância como na atenção à saúde no Brasil.

▶ Por ser concebida como uma lógica de organização dos serviços, a vigilância em saúde pode ser um referencial para mudanças do modelo de atenção à saúde, devendo estar inserida na prática da atenção primária à saúde APS, especialmente na Estratégia Saúde da Família.[1]

O médico de família e comunidade tem por característica o cuidado com a pessoa, a família e a comunidade como um todo. Além disso, tem seu processo de tomada de decisão determinado pela prevalência e incidência dos problemas de saúde na comunidade (ver Cap. 26, Epidemiologia clínica, e Cap. 29, Medicina baseada em evidências aplicada à prática do médico de família e comunidade).[2]

As informações epidemiológicas são importantes tanto no atendimento individual como nas ações comunitárias do médico e da equipe de saúde. No atendimento clínico individual, muitos problemas de saúde se apresentam de forma indiferenciada, especialmente na APS. Na avaliação de pessoas com quadros febris, por exemplo, que podem apresentar-se com manifestações sistêmicas inespecíficas, o perfil epidemiológico local pode ser a principal informação para orientar o diagnóstico.

Por outro lado, quando tratam da abordagem comunitária, os profissionais devem priorizar os problemas de saúde com maior impacto na saúde da população afetada, considerando a frequência com que os problemas aparecem e a possibilidade de atuação sobre seus determinantes. Da mesma forma que exames complementares são úteis na elaboração do diagnóstico individual, as informações provenientes do sistema de vigilância em saúde (VS) são úteis na elaboração do diagnóstico da comunidade.

Dessa maneira, considerando que o conhecimento do perfil epidemiológico, dos riscos locais e dos determinantes em saúde da população pela qual o médico é responsável é essencial e interfere diretamente na capacidade de identificação e no manejo adequado dos problemas de saúde apresentados, a VS aparece como uma importante ferramenta de trabalho, visto que tem como um de seus principais objetivos a análise permanente da situação da saúde da população.

Os serviços de VS, por sua vez, dependem da entrada de dados para produzir informações adequadas e oportunas para embasar as ações em saúde. O médico de família e comunidade, nesse contexto, não é apenas um importante usuário das informações produzidas pelos serviços de VS, mas também uma das principais fontes de dados para esses serviços.

Conhecer e integrar ações de VS na prática diária do médico de família e comunidade qualifica as informações geradas, contribuindo com a adoção de políticas públicas baseadas em informações mais confiáveis e gerando instrumentos mais úteis de apoio clínico à prática diária.

Caso clínico

Lúcia, 41 anos, casada, vem à unidade de saúde iniciar o acompanhamento pré-natal. Tem quatro gestações prévias, e a última foi há 3 anos, gemelar. Não vinha à unidade há 2 anos e meio, quando se mudou do bairro.

Vigilância em saúde

Existe um debate entre distintas vertentes sobre a vigilância em saúde ou vigilância da saúde, considerando-a como "análise de situações de saúde" ou "proposta de integração institucional entre a vigilância epidemiológica e a vigilância sanitária", por um lado, ou fundamentada em uma visão mais integral do processo saúde-doença na medida em que envolve operações sobre os determinantes dos problemas de saúde, constituindo-se em "espaço da saúde", e não exclusivamente de atenção à doença, por outro.[3]

Entre as várias definições, destaca-se a da VS como uma forma de pensar e agir, tendo como objetivo a análise permanente da situação de saúde da população e a organização e a execução de práticas de saúde adequadas ao enfrentamento dos problemas existentes, por meio de ações de vigilância, de promoção, de prevenção e de controle de doenças e agravos à saúde.[4]

Assim, a VS fundamenta-se na busca por respostas mais efetivas para as demandas e para os problemas de saúde, trabalhando a lógica de um conjunto articulado e integrado de ações que assumem configurações específicas de acordo com a situação de saúde da população em cada território, transcendendo os espaços institucionalizados do sistema de serviços de saúde.[5]

Do ponto de vista técnico-operacional, a VS viabiliza a reorientação do processo de trabalho, reconhecendo o território como conceito fundamental. Para muito além dos limites geográficos, o território deve ser considerado como um espaço também social e político, que se encontra em permanente transformação, onde vivem grupos sociais definidos e se integram e interagem as condições de trabalho, de renda, de habitação, de educação, o meio ambiente, a cultura e as concepções acerca da saúde e da doença. É com base nesse território que se busca estabelecer a definição de problemas e de prioridades, bem como o conjunto de meios para atender efetivamente as necessidades de saúde da comunidade, integrando e organizando as atividades de promoção, de prevenção e de reabilitação, potencializando a interdisciplinaridade e a intersetorialidade. Nesse caminho, a VS necessita estar apoiada em três pilares fundamentais: território, problemas e práticas de saúde.[3]

Nessa perspectiva, a VS aponta na direção da superação da dicotomia entre as chamadas práticas coletivas (vigilância epidemiológica e sanitária) e as práticas individuais (assistência ambulatorial e hospitalar) por meio da incorporação das contribuições da nova geografia, do planejamento urbano, da epidemiologia, da administração estratégica e das ciências sociais em saúde, tendo como suporte político-institucional o processo de descentralização e de reorganização dos serviços e das práticas de saúde locais.[6]

As características básicas da VS estão esquematizadas no Quadro 45.1.

Embora a articulação entre as diferentes áreas possa ser representada de diversas formas nos organogramas nacional, estadual e municipal, tradicionalmente as ações de VS são organizadas em três núcleos: Vigilância Epidemiológica, Vigilância Sanitária e Vigilância Ambiental.

> Lúcia vem à consulta com 22 semanas de gestação, por insistência de seu agente comunitário de saúde. Voltou a residir no bairro há mais de 1 ano, mas "não via necessidade de comparecer à unidade de saúde". No prontuário médico, há registro de duas consultas de pré-natal referentes à gestação anterior, sem realização de nenhum exame laboratorial.

Vigilância epidemiológica

A incorporação da noção de risco e a busca de identificação dos fatores de risco envolvidos na determinação das doenças, não apenas as infectocontagiosas, mas sobretudo as crônico-degenerativas, vem provocando a modernização das estratégias de ação no campo da Saúde Pública, tanto pela ampliação e diversificação do seu objeto quanto pela incorporação de novas técnicas e instrumentos de geração de informações e organização das intervenções sobre danos, indícios de danos, riscos e condicionantes e determinantes dos problemas de saúde.[6]

Nesse contexto, a epidemiologia aparece como ferramenta útil para perceber a rede de causalidades e determinantes do processo saúde-doença, sendo utilizada sem deixar de observar a subjetividade e a individualidade dos usuários como valores na percepção dos problemas de saúde.[3]

Vigilância e controle de agravos

O Brasil demonstrou importante avanço no controle de um grande número de doenças transmissíveis. Entretanto, sua vigilância continua necessária, já que esse grupo de doenças mantém importante magnitude e/ou transcendência no país.[4]

Se, por um lado, velhas prioridades, como o controle da tuberculose e da malária, continuam desafiando o sistema de saúde do país, por outro, novos agentes etiológicos ganham importância mundial, sendo responsáveis por pandemias, medo e intervenções de impacto incerto na saúde pública.

O acompanhamento do perfil epidemiológico desses agravos é essencial para que sejam reconhecidas e priorizadas as melhores intervenções para seu controle, de forma a vencer o desafio de diminuir o impacto de morbimortalidade das chamadas doenças negligenciadas, agir oportunamente no controle de emergências epidemiológicas e proteger a população de intervenções desnecessárias.

Um importante foco da ação de controle desses agravos está voltado para o diagnóstico precoce e para o tratamento das pessoas doentes, visando à interrupção da cadeia de transmissão, ações em grande parte desenvolvidas na APS.[4]

Por outro lado, crescem as mortes por causas externas e pelas doenças crônico-degenerativas, ou doenças crônicas não transmissíveis (DCNTs) (doenças cardiovasculares, neoplasias, doenças respiratórias crônicas, diabetes, doenças musculoesqueléticas, entre outras). Essas doenças são multifatoriais e têm em comum os fatores comportamentais de risco modificáveis e não modificáveis. Entre os modificáveis, destacam-se o tabagismo, o consumo excessivo de bebidas alcoólicas, a obesidade, as dislipidemias, a ingestão insuficiente de frutas e hortaliças e a inatividade física.[7]

Em 2007, 72% de todas as mortes foram atribuídas a essas doenças, e a morbidade e a mortalidade são maiores na população mais vulnerável.[8] As ações implementadas pelo Ministério da Saúde (MS) visando reduzir o impacto dessas doenças por meio de ações de vigilância e programas e políticas de saúde têm resultado em uma queda na mortalidade prevista para cerca de 1,8% ao ano. Porém, os padrões desfavoráveis dos principais fatores de risco provocam uma enorme alteração e clamam por ações e políticas adicionais e oportunas, sobretudo as associadas à natureza legislativa e regulatória e as que promovem cuidados custo-efetivos aos portadores crônicos desses agravos.[8]

Outro grupo de fatores e agravos de importância epidemiológica envolve a VS do trabalhador, que compreende um conjunto de atividades que se destina, por meio de ações de vigilância epidemiológica e vigilância sanitária, à promoção e à proteção

---

Quadro 45.1 | Características da vigilância em saúde

▶ Intervenção sobre problemas de saúde – danos, riscos e/ou determinantes

▶ Ênfase em problemas que requerem atenção e acompanhamento contínuos

▶ Operacionalização do conceito de risco

▶ Articulação entre ações promocionais, preventivas e curativas

▶ Atuação intersetorial

▶ Ações sobre o território

▶ Intervenção sob a forma de operações

da saúde dos trabalhadores, assim como visa à recuperação e à reabilitação da saúde dos trabalhadores submetidos aos riscos e agravos advindos das condições de trabalho, abrangendo, entre outros: (1) assistência ao trabalhador vítima de acidente de trabalho ou portador de doença profissional e do trabalho; (2) participação em estudos, pesquisas, avaliação e controle dos riscos e agravos potenciais à saúde existentes no processo de trabalho; (3) informação ao trabalhador e à sua respectiva entidade sindical e às empresas sobre os riscos de acidentes de trabalho, doença profissional e do trabalho, bem como os resultados de fiscalizações, avaliações ambientais e exames de saúde, de admissão, periódicos e de demissão, respeitados os preceitos da ética profissional.[3]

O Brasil tem organizado inquéritos de fatores de risco e protetores de DCNTs, destacando-se o Inquérito Nacional de Fatores de Risco para Doenças Crônicas e Violências, e o sistema de Vigilância de Fatores de Risco e Proteção para Doenças Crônicas por Inquérito Telefônico (VIGITEL).[7]

A disponibilidade de informações qualificadas sobre determinantes de saúde e impacto de intervenções na saúde da população é crucial para o estabelecimento de políticas de saúde abrangentes e planejamento de intervenções locais, potencializando, entre outras, as ações reguladoras e fiscalizadoras da VS, o planejamento das intervenções assistenciais e o estabelecimento de parcerias interinstitucionais para o enfrentamento desses problemas.

Além de inquéritos periódicos, o sistema de vigilância de agravos transmissíveis e não transmissíveis envolve o Sistema de Informação de Agravos de Notificação (SINAN), que foi desenvolvido na década de 1990 com o objetivo de padronizar a coleta e o processamento de dados sobre agravos de notificação obrigatória no território nacional, fornecer dados para a análise do perfil da morbidade e contribuir para a tomada de decisões nos níveis municipal, estadual e federal. O SINAN é hoje alimentado, principalmente, pela notificação e pela investigação de casos de doenças e agravos que constam da Lista Nacional de Doenças de Notificação Compulsória em todo o território nacional (LDNC), conforme Portaria nº 204, de 17 de fevereiro de 2016, e complementada pela Portaria nº 782, de 15 de março de 2017, que trazem, em seus anexos, a lista dos agravos de notificação compulsória e de notificação imediata, podendo os Estados e os municípios incluírem outros problemas de saúde pública que considerem importantes para a sua região.[9]

A ficha de notificação individual é o documento básico de coleta de dados do SINAN,[10] devendo ser preenchida, conforme legislação vigente, por profissionais de saúde no exercício da profissão, bem como pelos responsáveis por organizações e estabelecimentos públicos e particulares de saúde e ensino que identifiquem a ocorrência dos agravos de notificação compulsória.

É importante que o médico esteja familiarizado com essas listas e com os requisitos para a notificação de cada agravo, a fim de contribuir com a fidedignidade e a qualidade das informações produzidas pelos serviços de VS, que, em última instância, vão balizar muitas de suas decisões.

Com o intuito de facilitar a divulgação de dados, propiciar a análise da sua qualidade e o cálculo de indicadores por todos os usuários do sistema e outros interessados, a Secretaria de Vigilância em Saúde (SVS) do MS criou o *site* do SINAN. Nessa página, estão disponíveis relatórios, orientações, fichas de notificação e de investigação e bases de dados a partir de 2001.

A utilização efetiva do SINAN possibilita a realização do diagnóstico dinâmico da ocorrência de um evento na população, podendo fornecer subsídios para explicações causais dos agravos de notificação compulsória, além de indicar riscos aos quais as pessoas estão sujeitas, contribuindo, assim, para a identificação da realidade epidemiológica de determinada área geográfica. Entretanto, a utilização de todas as suas potencialidades depende de profissionais qualificados e do estabelecimento de rotinas e políticas de disseminação da informação que fomentem o seu uso.[9]

Consolidar o sistema de vigilância de doenças e agravos não transmissíveis em todas as esferas do Sistema Único de Saúde (SUS) é de grande relevância nacional e local, considerando que suas ações possibilitaram conhecer a distribuição, a magnitude e a tendência dessas doenças e de seus fatores de risco na população, identificando seus condicionantes sociais, econômicos e ambientais, com o objetivo de subsidiar o planejamento, a execução e a avaliação da sua prevenção e de seu controle.[7]

Monitoramento das estatísticas vitais

A epidemiologia descritiva, por meio da análise dos dados de nascimentos e óbitos, possibilita a construção de evidências epidemiológicas que contribuem com a segurança das tomadas de decisões pelas instituições e organizações de saúde quanto às políticas de saúde.[11]

> Durante a consulta de Lúcia, a médica de família pergunta pelos outros filhos, e ouve que a filha mais nova tem 3 anos de idade, e sua irmã gêmea morreu aos 3 meses de idade: "Parece que nasceu com problemas no coração ou pulmão".

Para o médico de família e comunidade, as informações relativas às condições de nascimentos e óbitos contribuem para o diagnóstico dos problemas de saúde da comunidade pela qual é responsável. Embora a utilização tradicional de indicadores de mortalidade seja limitada em populações pequenas, devido à sua instabilidade,[12] o conhecimento das condições de nascimento e ocorrência de óbitos pode, como evento-sentinela, identificar problemas subjacentes e alertar para situações que necessitem de intervenção especial.

No Brasil, dois sistemas de informação são especiais aliados nesse sentido: o Sistema de Informação de Nascidos-Vivos (SINASC) e o Sistema de Informações sobre Mortalidade (SIM), que são compostos pelo conjunto de ações relativas à coleta, à codificação, ao processamento de dados, ao fluxo, à consolidação, à avaliação e à divulgação de informações sobre os nascimentos e os óbitos ocorridos no país.

A alimentação desses sistemas se dá por dois instrumentos: a declaração de nascidos-vivos e a declaração de óbito, ambos de preenchimento obrigatório.

Declaração de nascidos-vivos

Em 1990, o SINASC foi implantado pelo MS visando ao registro sistemático de informações sobre os nascimentos no país. Sua implantação abriu, pela primeira vez, a oportunidade de realização de estudos com base populacional sobre nascidos-vivos.[11]

O SINASC se baseia no instrumento Declaração de Nascido-vivo (DNV) – documento individualizado e padronizado em nível nacional, que contempla uma série de dados sobre a mãe, o pré-natal, o parto e o recém-nascido (RN). Pode ser preenchida pelo médico, por um membro da equipe de enfermagem da sala de parto ou do berçário, ou por outra pessoa previamente treinada para tal fim, não sendo obrigatória a assinatura do médico responsável pelo RN.

Conforme orientação do MS, as Secretarias Municipais de Saúde (SMS) deverão utilizar-se dos meios disponíveis na busca ativa de casos não registrados, valendo-se, inclusive, das equipes de saúde da família, dos Agentes Comunitários de Saúde (ACS) e de parteiras tradicionais. Tal medida é adotada a fim de minimizar a subnotificação dos nascimentos ao sistema de saúde.

O SINASC representa uma fonte de dados importante para a pesquisa sobre a saúde materno-infantil, subsidiando intervenções relacionadas à saúde da mulher e da criança para todos os níveis do SUS. O número de trabalhos publicados utilizando essa base de dados vem crescendo progressivamente, abrangendo desde descrições do perfil de nascidos-vivos e fatores de risco para desfechos infantis até avaliações de serviços e programas de saúde. Entretanto, persistem preocupações em relação à cobertura do sistema e à confiabilidade dos seus dados.

Estudos que analisam a qualidade do preenchimento das DNVs por meio da técnica de *linkage* entre o SIM e o SINASC identificaram ausência e inadequação no preenchimento dos instrumentos da base desses sistemas de informação.[13] É importante que essas atividades sejam adequadamente valorizadas, a fim de que as informações resultantes dos sistemas de informação sejam confiáveis e possam embasar adequadamente as decisões gerenciais e clínicas.

Declaração de óbito

O SIM, criado em 1975 e informatizado desde 1979, tem como instrumento de alimentação a Declaração de Óbito (DO). A DO tem como finalidade cumprir as exigências legais de registro de óbitos, atender aos princípios de cidadania e servir como fonte de dados para as estatísticas de saúde. A adoção de um modelo único padronizado da DO, para todos os óbitos, permitiu a uniformização dos dados, bem como facilitou a apuração das informações de interesse para o setor da saúde. A Portaria nº 20, de 3 de outubro de 2003, estabelece a coleta de dados, o fluxo e a periodicidade do envio das informações para o nível central.[11]

A notificação do óbito se faz pelo preenchimento e encaminhamento da DO gerada na fonte notificadora para a SMS. A legislação vigente sobre eventos vitais (como o nascimento e o óbito) determina que "[...] nenhum enterramento será feito sem certidão do oficial do registro do lugar do falecimento, extraída após lavratura do assento do óbito, em vista do atestado médico, se houver no lugar, ou em caso contrário, de duas pessoas qualificadas que tenham presenciado ou verificado a morte [...]" (Lei nº 6.015, de 31 de dezembro de 1973, Artigo 77).[14] A DO deve, portanto, ser preenchida para todos os óbitos, inclusive os fetais, ocorridos em estabelecimento de saúde, domicílios ou outros locais. Diferentemente do que ocorre com a DNV, o médico é o responsável por todas as informações contidas na DO, conforme a Resolução do Conselho Federal de Medicina nº 1.779/2005, Artigo 1º.[15]

Com o acompanhamento domiciliar de doentes crônicos, pode ser cada vez mais comum a ocorrência de óbitos domiciliares, motivo pelo qual é importante que o médico de família e comunidade esteja informado sobre a legislação e a regulamentação da emissão de DO.[12]

No que diz respeito às pessoas em tratamento domiciliar – na Estratégia Saúde da Família (ESF), em internação domiciliar e outros –, a DO deverá ser fornecida pelo médico pertencente ao programa no qual a pessoa estava cadastrada, podendo, ainda, ser emitida pelo Serviço de Verificação de Óbito (SVO), caso o médico não disponha de elementos para correlacionar o óbito com o quadro clínico concernente ao acompanhamento registrado nos prontuários ou nas fichas médicas dessas instituições.

No preenchimento do documento, deve-se dar atenção especial ao Bloco VI, que contém informações sobre as causas da morte, de grande importância epidemiológica. É imprescindível que o médico declare corretamente a causa básica, para que se tenham dados confiáveis e comparáveis sobre a mortalidade, de forma a permitir que se trace o perfil epidemiológico da população.[12]

Tem sido identificada uma melhora progressiva na qualidade das informações do SIM. As variáveis na DO com informações ignoradas ou não preenchidas estão, hoje, em menor número, embora com grande variação regional. A análise da qualidade do preenchimento da DO e o retorno da informação aos profissionais responsáveis em casos de incorreções encontradas no seu preenchimento são importantes estratégias de educação continuada e de qualificação das informações sobre os óbitos, devendo ser incentivadas e praticadas no cotidiano dos serviços de saúde.[10] Tradicionalmente, a qualidade do SIM (tanto em nível local como nacional) é avaliada pelo monitoramento da proporção de Causas Mal Definidas (CMD) de Óbitos, ou seja, cuja causa básica do óbito seja um dos Códigos R, do Capítulo XVIII, da *classificação internacional de doenças* (CID-10) (sintomas, sinais e achados anormais de exames clínicos e de laboratório não classificados em outra parte). Em geral, espera-se que essa proporção seja menor do que 5% para menores de 65 anos de idade. Na avaliação de qualidade, mais recentemente, têm sido incluídos, além dos já citados, outros códigos também considerados inespecíficos, ou códigos *garbage*.[16] Essa qualidade depende diretamente do preenchimento do documento pelos médicos.

Além da qualificação do SIM, há necessidade de desenvolvimento permanente da vigilância do óbito, que envolve a investigação de óbitos considerados prioritários ou estratégicos. Neste sentido, deve-se dar especial atenção aos óbitos infantis, fetais e maternos, pois são indicadores das condições de saúde da população e da qualidade dos serviços de saúde do país.

Vigilância dos óbitos infantil e fetal

De 1990 a 2007, a taxa de mortalidade infantil no Brasil apresentou tendência de queda, passando de 47,1/1.000 nascidos-vivos em 1990 para 19,3/1.000 em 2007, com uma redução média de 59%. Diversos fatores têm contribuído para essa mudança, como o aumento do acesso ao saneamento básico, a queda da taxa de fecundidade, a melhoria geral das condições de vida, da segurança alimentar e nutricional e do grau de instrução das mulheres, o maior acesso aos serviços de saúde e a ampliação da cobertura da ESF, o avanço das tecnologias médicas, em especial a imunização e a terapia de reidratação oral, o aumento da prevalência do aleitamento materno, etc.[12]

Entretanto, a redução da mortalidade infantil é ainda um desafio para os serviços de saúde e para a sociedade como um todo. Essas mortes precoces decorrem de uma combinação de fatores biológicos, sociais, culturais e de falhas do sistema de saúde, podendo ser consideradas evitáveis, em sua maioria, desde que garantido o acesso em tempo oportuno a serviços qualificados de saúde.[12]

A subnotificação de óbitos no país é outro problema a ser enfrentado, especialmente nas regiões Norte e Nordeste. A omissão do registro do óbito em cartório, seja pela dificuldade de acesso ou pela falta de orientação, pela existência de cemitérios irregulares ou pela falta de conhecimento da população sobre a importância da DO, compromete o real dimensionamento do problema. Além disso, a qualidade do preenchimento das DOs referentes aos óbitos infantis e fetais pode comprometer o diagnóstico da situação, dificultando a identificação das ações adequadas de saúde para a diminuição das taxas de mortalidade.[12] Tais fatos destacam a importância da vigilância do óbito infantil, buscando diminuir a subnotificação e qualificar as informações para subsidiar mais adequadamente as políticas públicas de saúde.

> Apenas algumas pessoas da equipe conheciam Lúcia (muitos, inclusive a médica, estavam trabalhando no local há menos de 2 anos), então pouco se sabia sobre o óbito da criança. Um dos ACS referiu que o Conselho Tutelar havia acompanhado o caso, mas não sabia detalhes. A equipe solicita apoio à Vigilância Epidemiológica, a fim de obter dados sobre a investigação do óbito da filha de Lúcia, certamente discutido no Comitê de Óbito Infantil do município.

As etapas da vigilância dos óbitos infantil e fetal são apresentadas no Quadro 45.2.[12]

A organização de Comitês de Prevenção a Óbitos Infantil e Fetal funciona como uma estratégia de melhoria na organização da assistência à saúde para a redução das mortes preveníveis, bem como melhoria dos registros sobre a mortalidade. São organismos interinstitucionais, de caráter eminentemente educativo e formativo, com atuação sigilosa, que congregam instituições governamentais e da sociedade civil organizada, contando com participação multiprofissional, cuja atribuição é dar visibilidade, acompanhar e monitorar os óbitos infantis e fetais e propor intervenções para a redução da mortalidade. São importantes instrumentos de gestão que permitem avaliar a qualidade da assistência à saúde prestada à gestante, ao parto, ao nascimento e à criança no primeiro ano de vida, para subsidiar as políticas públicas e as ações de intervenção.

Quadro 45.2 | Etapas da vigilância dos óbitos infantil e fetal

▶ Identificação do óbito: ocorre a partir da notificação de sua ocorrência por meio da declaração de óbito

▶ Aplicação dos critérios de inclusão/exclusão

▶ Investigação: é realizado o levantamento de dados do atendimento à gestante e à criança, para melhor compreensão dos problemas ocorridos e prevenção de novos casos. Ela pode ser iniciada pela entrevista domiciliar, ou pelo levantamento de dados nos serviços de saúde:
  • entrevista domiciliar: os dados coletados com a família contribuem com informações habitualmente não registradas nos prontuários, como dificuldades da família em perceber situações de risco à saúde e dificuldades de acesso aos serviços e ao tratamento indicado
  • levantamento de dados dos serviços de saúde: utilizando prontuários de UBS, dos serviços de urgência e do ambulatório de especialidades, prontuários hospitalares e laudos de necropsia/anatomopatológico

▶ Resumo, discussão e conclusão sobre o caso: após a investigação, a equipe de vigilância de óbitos e/ou o comitê deve promover discussões com todos os profissionais envolvidos na assistência da criança (atenção básica, atenção especializada, urgência, atenção hospitalar) para análise ampla e detalhada de cada caso

▶ Análise de evitabilidade: cada óbito deve ser avaliado utilizando o enfoque de evitabilidade, avaliando criticamente e promovendo uma reflexão conjunta sobre a prevenção do óbito pela ação dos serviços de saúde e/ou outras ações

▶ Identificação das medidas de prevenção/intervenção necessárias

UBS, Unidade Básica de Saúde.
Fonte: Brasil.[12]

Considerando que os objetivos principais da vigilância desses óbitos não são melhorar as estatísticas vitais, mas agregar qualidade e organização ao cuidado à saúde, é importante e necessária a participação integrada dos setores de vigilância epidemiológica e dos setores responsáveis pela assistência à saúde (atenção básica, secundária e terciária) nesses comitês.[12]

> A investigação revelou que a criança era a segunda gemelar. Nasceu bem, pesando 2.290 g, por cesárea indicada, porque a mãe estava embriagada no momento do parto. Não foram identificados problemas ao nascimento. Foi internada aos 30 dias de vida por infecção respiratória, tendo alta após 1 semana. Morreu aos 3 meses de idade por broncoaspiração. Nenhum dos bebês fazia acompanhamento regular na unidade de saúde.

Tão importante quanto elaborar recomendações para os gestores em saúde é o retorno dos resultados das investigações aos serviços responsáveis pelo atendimento das crianças cujos óbitos foram investigados e, em especial, às equipes de saúde responsáveis pelo acompanhamento da família envolvida. Essa troca de informações auxilia a equipe não apenas na avaliação do serviço prestado, mas também na avaliação da necessidade de apoio à família, seja no controle dos fatores de risco identificados durante a investigação, seja na elaboração da perda. É imprescindível que a equipe busque essas informações e fomente a inclusão da discussão dos resultados das investigações com as equipes de saúde nas rotinas dos comitês.

Vigilância dos óbitos maternos

No Brasil, dois fatores dificultam o real monitoramento do nível e da tendência da mortalidade materna: a subinformação das causas dos óbitos e o sub-registro das declarações de óbito. As causas de morte decorrentes de gravidez, parto e puerpério estão entre as mais mal informadas nas DOs. Por essa razão, a 43ª Assembleia Mundial da Saúde adotou, em 1990, a recomendação de que os países incluíssem, nas DOs, questões sobre a presença de gravidez atual ou durante o ano que precedeu o óbito, o que ocorreu em 1995 no Brasil. Entretanto, essa alteração não foi acompanhada de divulgação junto a médicos visando à sua adesão ao correto preenchimento das novas questões, o que tem levado a limitações na qualidade do preenchimento, apesar da necessidade de valorização da DO e da relevância desse documento como fonte de dados de saúde.[11]

Em 2008, a vigilância epidemiológica da morte materna foi regulamentada pela Portaria GM nº 1.119, de 5 de junho de 2008,[17] que estabelece fluxos e prazos para agilizar a disponibilidade de informações pelo SIM e define que os óbitos maternos e de mulheres em idade fértil, independentemente da causa declarada, são considerados eventos de investigação obrigatória.

A investigação dos óbitos maternos contribui para a identificação do número real desses óbitos, permitindo a identificação daqueles que não foram informados corretamente e dos que não têm declarações de óbitos registradas ou não entraram no sistema de informação. Além disso, proporciona informações sobre os problemas que contribuíram para essas ocorrências e sobre a avaliação da atenção prestada à mulher em todos os níveis de complexidade, sendo indispensável para a definição de intervenções voltadas para evitar novas mortes. A investigação do óbito materno compreende várias fases. O processo se inicia com a identificação do óbito e prossegue com a coleta de dados em várias fontes, como a entrevista com a família e os registros dos serviços de saúde, por meio da utilização dos formulários de investigação de óbito. Esses dados reunidos permitirão à equipe de vigilância de óbitos e ao comitê, em qualquer nível de gestão, realizar a análise das informações e orientar as intervenções para reduzir os óbitos evitáveis.

Destaca-se que o serviço onde ocorreu o óbito ou o médico que emitiu a declaração de óbito tem um prazo de 48 horas, contados a partir da ocorrência do óbito, para informá-lo, com o envio da primeira via da DO ao gestor municipal do SIM, tendo a Secretaria Estadual de Saúde (SES) um prazo de 30 dias para disponibilizar o registro via SIM para o MS.

Para a detecção eficaz do maior número de casos de óbitos maternos e a captação de informações detalhadas sobre cada uma dessas mortes, é preciso promover a integração de dados provenientes de fontes diversas (Sistema de Informação Hospitalar [SIH/SUS], Sistema de Informação da Atenção Básica [SIAB] e, nas regiões onde há elevada omissão de registro de óbitos, fontes alternativas de informação, como igrejas, cemitérios não oficializados, associações de moradores, curandeiros e parteiras, entre outras), de modo que a captação do óbito por um deles permita a recuperação dessa informação para alimentação do SIM.

Os Comitês de Morte Materna, importantes instrumentos de gestão, são organismos interinstitucionais, de caráter eminentemente educativo, com atuação sigilosa, não coercitiva ou punitiva. Congregam instituições governamentais e da sociedade civil organizada, contando com participação multiprofissional, e visam analisar todos os óbitos maternos e apontar medidas de intervenção para a sua redução na região de abrangência.

O envolvimento da equipe da APS responsável pela área de abrangência do local de residência da família é da maior relevância na investigação domiciliar e ambulatorial dos óbitos, garantindo o acesso aos registros dos serviços de saúde e a realização das entrevistas domiciliares em tempo oportuno.

Além das estatísticas vitais, outras fontes de informação devem ser destacadas por sua importância no monitoramento da situação de saúde e estão listadas no Quadro 45.3.

Vigilância ambiental em saúde

A vigilância ambiental em saúde teve a sua importância reconhecida em virtude da relação entre ambiente e saúde. A intenção de intervir nos fatores de risco ambiental está na Lei nº 8.080, de 19 de setembro de 1990.[18] Entretanto, a incorporação da vigilância ambiental no âmbito das políticas públicas de saúde é relativamente recente no Brasil. Suas ações estão inseridas no campo de atuação do SUS, portanto são pautadas pelos mesmos princípios e diretrizes. Da mesma forma, a combinação de seus componentes deve ser conduzida de modo a gerar a prevenção ou a redução da exposição humana a fatores ambientais prejudiciais à saúde. As prioridades de intervenção dessa vigilância estão focadas em fatores biológicos, representados por vetores, hospedeiros, reservatórios e animais peçonhentos, bem como em fatores não biológicos, como a água, o ar, o solo, os contaminantes ambientais, os desastres naturais e os acidentes com produtos perigosos, apoiadas no reconhecimento da relação entre os possíveis riscos existentes nesses fatores e seus efeitos adversos sobre a saúde. Destaca-se que a vigilância ambiental em saúde possui necessariamente um caráter integrador inter e intrassetorial, o que cria a exigência de vínculos e de articulações com todas as outras formas de vigilância já definidas institucionalmente e presentes no sistema de saúde.[5]

Quadro 45.3 | Outras fontes de informação para monitoramento da situação de saúde

Fonte	Informação
Sistema de informação hospitalar (SIH)	Gerencia as internações realizadas na rede hospitalar conveniada ao SUS
Sistema de informação ambulatorial (SIA)	Coleta informações sobre atendimentos em ambulatórios
Sistema de autorização de procedimentos de alta complexidade (APAC)	Registra a realização de procedimentos ambulatoriais de diagnóstico e terapias de alta complexidade
Registros de câncer de base populacional (RCBP)	Produzem informações sobre a ocorrência de casos dessas doenças e subsidiam a produção de estimativas futuras de incidência de câncer
Registros de câncer de base hospitalar (RCBH)	
Sistema e informação da atenção básica (SIAB)	Coleta informações da Estratégia Saúde da Família
Sistema de informações do câncer do colo do útero (SISCOLO)	Possibilitam o monitoramento de determinadas populações de risco, o planejamento de ações e o cálculo do consumo de medicamentos
Sistema de acompanhamento de hipertensos/diabéticos (HIPERDIA)	
Sistema de vigilância alimentar e nutricional (SISVAN)	Consiste em fonte contínua de informações sobre a situação alimentar e nutricional da população brasileira

O processo de territorialização realizado pelas equipes de saúde da família auxilia na identificação dos riscos ambientais a que a comunidade está exposta, de forma que a aproximação entre esses serviços amplia e qualifica o diagnóstico de risco ambiental e propicia mais efetividade no planejamento das ações de controle ambiental.

Aspectos relacionados à qualidade da água consumida pela comunidade, ao destino dos resíduos, à poluição, aos contaminantes ambientais – principalmente em áreas rurais de produção agrícola – e ao desmatamento, entre outros, são bons exemplos de situações a serem consideradas, em conjunto com a população local, na avaliação dos riscos à saúde, bem como na formulação de estratégias intersetoriais necessárias ao seu enfrentamento.[3]

Vigilância sanitária

A vigilância sanitária é entendida como um conjunto de estratégias institucionais, administrativas, programáticas e sociais, integradas e orientadas por políticas públicas que se destinam a eliminar, diminuir ou prevenir riscos à saúde e intervir nos problemas sanitários decorrentes do meio ambiente, da produção e circulação de bens e da prestação de serviços de interesse da saúde. Abrange o controle de bens de consumo que, direta ou indiretamente, se relacionam com a saúde, compreendidas todas as etapas e os processos, da produção ao consumo; e o controle da prestação de serviços que se relacionam direta ou indiretamente com a saúde.[4] Seus métodos de intervenção não se restringem às ações meramente técnicas, porém têm como eixos propulsores as ações dirigidas ao fortalecimento da sociedade e da cidadania com o propósito da promoção da saúde e da prevenção de danos ou agravos.[5]

É importante destacar que a demanda por ações específicas no controle de riscos associados ao consumo de bens, produtos e serviços tem crescido significativamente, o que exige uma atuação mais organizada e competente, desde o nível local. A complexidade de seu escopo de atuação faz com que seja necessária a articulação permanente de uma gama de conhecimentos provenientes de várias disciplinas e de profissionais de diferentes áreas, de modo a garantir a qualidade dos produtos, dos serviços e dos ambientes, aspectos fundamentais para a promoção da qualidade de vida das pessoas.[5]

Integração entre vigilância em saúde e atenção primária à saúde

Respeitando as especificidades de cada esfera de atuação, seja sobre as doenças, produtos e serviços ou o ambiente, é importante que a equipe de saúde local se reconheça também como agente de vigilância, identificando no território os riscos a que a população está exposta e discutindo com ela os referenciamentos necessários para contorná-los, propondo projetos transversais voltados para intervir de forma ampliada sobre os grupos mais vulneráveis. A integração das atividades das vigilâncias pode servir de experiência para a equipe de uma atuação intra e intersetorial.[3]

As ferramentas de vigilância, por meio da análise da situação de saúde das comunidades, possibilitam às equipes de saúde da família o desenvolvimento de habilidades de programação e planejamento de ações – programadas ou de atenção à demanda espontânea – que tenham impacto sobre os principais indicadores de saúde e qualidade de vida no local.[1]

Grande parte dos médicos de família e comunidade devem ter também atribuições voltadas para a vigilância em saúde (Quadro 45.4), mas também atuam em equipe multidisciplinar. Quando inseridos em equipes de saúde da família, devem fomentar a participação dos outros profissionais nas atividades de VS da equipe, considerando que, conforme a Portaria GM n° 648, de 28 de março de 2006,[19] fazem parte do processo de trabalho das equipes de saúde da família:

1. A utilização, de forma sistemática, dos dados para a análise da situação de saúde, considerando as características sociais, econômicas, culturais, demográficas e epidemiológicas do território.
2. O diagnóstico, a programação e a implementação das atividades segundo critérios de risco à saúde, priorizando a solução dos problemas de saúde mais frequentes.

Além disso, são atribuições comuns a todos os profissionais da equipe:

1. Garantir a integralidade da atenção pela realização de ações de promoção da saúde, de prevenção de agravos e curativas e pela realização das ações programáticas e de VS.
2. Realizar busca ativa e notificação de doenças e agravos de notificação compulsória e de outros agravos e de situações de importância local.
3. Participar das atividades de planejamento e avaliação das ações da equipe, a partir da utilização dos dados disponíveis.

A realização dessas atribuições, se coordenada entre as equipes de saúde da família e os técnicos de VS, evita a redundância das atividades de VS. Além disso, é previsível a oportunidade

Quadro 45.4 | Atribuições do médico nas ações de vigilância em saúde

- ► Diagnosticar, notificar e tratar precocemente os agravos/doenças, conforme orientações da VS
- ► Solicitar exames complementares, quando necessário
- ► Realizar tratamento imediato e adequado, de acordo com esquema terapêutico definido pela VS
- ► Referenciar, quando necessário, os casos graves para a unidade de referência, respeitando os fluxos locais e mantendo-se responsável pelo acompanhamento do caso
- ► Realizar assistência domiciliar, quando necessário
- ► Orientar os auxiliares e técnicos de enfermagem, ACS e agentes de controle de endemias para o acompanhamento dos casos em tratamento e/ou tratamento supervisionado
- ► Contribuir e participar das atividades de educação permanente dos membros da equipe quanto à prevenção, ao manejo do tratamento, às ações de vigilância epidemiológica e ao controle das doenças
- ► Enviar mensalmente ao setor competente as informações epidemiológicas referentes às doenças/agravos na área de atuação da UBS para analisar os dados e propor possíveis intervenções

de enriquecimento das atividades de VS já realizadas pela equipe de saúde da família, a partir da troca de saberes e do apoio técnico e logístico entre os técnicos de VS e as equipes de saúde.

Outra importante interface entre a APS e a VS é a promoção da saúde, compreendida como estratégia de articulação transversal, à qual incorpora outros fatores que colocam a saúde da população em risco, trazendo à tona as diferenças entre necessidades, territórios e culturas presentes no país. Visa criar mecanismos que reduzam as situações de vulnerabilidade, defendam a equidade e incorporem a participação e o controle social na gestão das políticas públicas.

Nesse sentido, a Política Nacional de Promoção da Saúde prevê que a organização da atenção e do cuidado deve envolver ações e serviços que operem sobre os determinantes do adoecer e que vão além dos muros das unidades de saúde e do próprio sistema de saúde. O objetivo dessa política é promover a qualidade de vida e reduzir a vulnerabilidade e os riscos à saúde relacionados aos seus determinantes e condicionantes – modos de viver, condições de trabalho, habitação, ambiente, educação, lazer, cultura e acesso a bens e serviços essenciais. Tem como ações específicas alimentação saudável, prática corporal/atividade física, prevenção e controle do tabagismo, redução da morbimortalidade em decorrência do uso de álcool e outras drogas, redução da morbimortalidade por acidentes de trânsito, prevenção da violência e estímulo à cultura da paz, além da promoção do desenvolvimento sustentável.[7]

Seja qual for a configuração adotada, a equipe deve guiar-se pela superação das raízes estruturais das iniquidades em saúde, contribuindo para a garantia do acesso a bens e serviços de qualidade. Espera-se que esse movimento no interior dos serviços de atenção básica alcance, de fato, ao longo do tempo, a reorientação dos sistemas de saúde na direção de afirmar-se como espaço de saúde, e não exclusivamente de atenção à doença.[3]

REFERÊNCIAS

1. Brasil. Ministério da Saúde. Integração entre vigilância em saúde e atenção básica [Internet]. Brasília: MS; 2010 [capturado em 18 ago. 2011]. Disponível em: https://www.nescon.medicina.ufmg.br/biblioteca/imagem/3317.pdf

2. Wonca Europe. A definição europeia de medicina geral e familiar [Internet]. Barcelona: Wonca Europa; 2002 [capturado em 12 fev. 2018]. Disponível em: http://

www.woncaeurope.org/sites/default/files/documents/European%20Definition%20in%20Portuguese.pdf.

3. Oliveira CM, Casanova AO. Vigilância da saúde no espaço de práticas da atenção básica. Ciênc Saúde Coletiva. 2009;14(3):929-936.

4. Brasil. Ministério da Saúde. Vigilância em saúde: dengue, esquistossomose, hanseníase, malária, tracoma e tuberculose. 2. ed. rev. Brasília: MS; 2008.

5. Oliveira CM, Cruz MM. Sistema de vigilância em saúde no Brasil: avanços e desafios. Saúde Debate. 2015;39(104):255-267.

6. Teixeira CT, Paim JS, Vilasbôas AL. SUS, modelos assistenciais e vigilância da saúde. IESUS. 1998;7(2):7-28.

7. Brasil. Ministério da Saúde. Diretrizes e recomendações para o cuidado integral de doenças crônicas não-transmissíveis: promoção da saúde, vigilância, prevenção e assistência. Brasília: MS; 2008.

8. Schmidt MI, Duncan BB, Azevedo SG, Menezes AM, Monteiro CA, Barreto SM, et al. Chronic non-communicable diseases in Brazil: burden and current challenges. Lancet. 2011;377(9781):1949-1961.

9. Laguardia J, Domingues CMA, Carvalho C, Lauerman CR, Macário E, Glatt R. Sistema de informação de agravos de notificação (Sinan): desafios no desenvolvimento de um sistema de informação em saúde. Epidemiol Serv Saúde. 2004;13(3):135-147.

10. Brasil. Ministério da Saúde. Guia de vigilância epidemiológica do óbito. Brasília: MS; 2009.

11. Prado de Mello JMH, Ruy L, Davidson GSL. Quality analysis of Brazilian vital statistics: the experience of implementing the SIM and SINASC systems. Ciênc Saúde Coletiva. 2007;12(3):643-654.

12. Brasil. Ministério da Saúde. Secretaria de Vigilância em Saúde. Saúde da criança e aleitamento materno. Brasília: MS; 2009.

13. Ferreira JSA, Vilela MBR, Aragão PS, Oliveira RA, Tiné RF. Evaluation of the quality of information: linkage between SIM and SINASC in Jaboatão dos Guararapes, Pernambuco State. Ciênc Saúde Coletiva. 2011;16(Supl. 1):1241-1246.

14. Brasil. Lei nº 6.015, de 31 de dezembro de 1973. Brasília: Presidência da República; 1973.

15. Conselho Federal de Medicina. Resolução CFM nº 1.779/2005. Brasília: CFM; 2005.

16. Brasil. Ministério da Saúde. Asis: Análise de Situação de Saúde. Brasília: Ministério da Saúde, 2015.

17. Brasil. Ministério da Saúde. Portaria nº 1.119, de 5 de junho de 2008. Brasília: MS; 2008.

18. Brasil. Lei nº 8.080, de 19 de setembro de 1990. Brasília: Presidência da República; 1990.

19. Brasil. Ministério da Saúde. Portaria nº 648, de 28 de março de 2006. Brasília: MS; 2006.

> **CAPÍTULO 46**

Gerenciamento de unidades de saúde

Selma Loch
Cristiano J. C. de Almeida Cunha
Denise Machado Longhi
Lysiane de Medeiros

Aspectos-chave

▶ O trabalho do gerente de Unidade Básica de Saúde (UBS) costuma ser intenso, variado, fragmentado, sobrando pouco tempo para o planejamento.

▶ O desempenho do gerente de uma UBS é o resultado da sua capacidade de desenvolver relacionamentos interpessoais, de organizar uma agenda de prioridades pactuadas e de estabelecer uma rede de relacionamentos dentro e fora da unidade e da Secretaria de Saúde.

▶ São recursos críticos no gerenciamento de uma UBS: saber ouvir, ter empatia, conhecer as necessidades e expectativas dos funcionários, ser flexível e saber monitorar o clima da unidade.

▶ Os modelos de gestão participativa são mais adequados ao gerenciamento de UBS, que se caracterizam por serem organizações intensivas em conhecimento.

▶ São importantes as iniciativas que estimulem o compartilhamento e a disseminação de conhecimentos, tanto explícitos como tácitos, para a manutenção e a melhoria das atividades gerenciais nas unidades, a exemplo do Guia e Mapa de competências apresentados no texto.

O Brasil possuía, em abril de 2017, cerca de 46.840 centros de saúde/UBSs, segundo dados disponíveis no *site* do DATASUS/Ministério da Saúde.[1] Estudo realizado pela Universidade Federal de Minas Gerais (UFMG), em 2009, demonstrou que apenas 20% das UBS existentes naquele momento possuíam um gerente, sendo que somente 56% deles tinham curso superior e 31% possuíam ensino médio.[2]

Diariamente, novos gerentes são nomeados. A maioria absoluta deles é constituída por técnicos da área (médicos, enfermeiros, dentistas, psicólogos e outros), sem uma formação gerencial. A passagem de colaborador individual* para gerente é um processo marcado por vários questionamentos e revisões de conceitos estruturais até configurar o perfil de um novo profissional: o de gerente.[3]

Como técnicos, os colaboradores individuais atuam a partir de um referencial conceitual biológico, centrado no indivíduo; possuem grande autonomia e controle do processo de produção; têm como objetivo a eficácia no tratamento clínico; e utilizam critérios técnicos para a decisão. Quando um colaborador individual se torna gerente, passa a utilizar a abordagem coletiva para a solução dos problemas; seu referencial biológico é substituído pelo social; ele tem pouco controle sobre os processos; o seu objetivo é a eficiência; e utiliza critérios técnicos e políticos para a decisão. O novo gerente passa de um especialista e executante para ser um generalista, definidor de agendas e elaborador de redes de contato.[3]

O trabalho do gerente de uma UBS é desafiador. Ele coordena processos de trabalho que visam à implantação de um modelo de atenção estruturado a partir da atenção primária à saúde (APS). Ele deve ter capacidade de se relacionar com as equipes de profissionais, reconhecer as demandas, analisar o perfil epidemiológico da população, articular a unidade com os outros níveis do sistema, viabilizar o acesso aos exames e ações de saúde complementares, entre outras ações, que caracterizam o seu trabalho como altamente complexo.[4]

Embora essas constatações comecem a emergir na literatura da saúde, o trabalho dos gerentes de UBS nem sempre é valorizado, não tendo, em muitos casos, nenhum tipo de remuneração. O resultado provável desse baixo reconhecimento é a insatisfação profissional e uma alta rotatividade de profissionais gerentes.

Os novos gerentes e o aprendizado gerencial

Ao serem convidados para gerenciar uma UBS, os novos gerentes interpretam o convite como um reconhecimento pelo seu trabalho

---

* Colaborador individual pode ser considerado o especialista, um produtor ou um profissional. Sua responsabilidade principal é realizar tarefas técnicas específicas. Sua colaboração para a organização é individual, dependendo, acima de tudo, da sua competência, experiência e energia. São exemplos de contribuidores: bancários, médicos, engenheiros, contadores, etc.[3]

técnico e, ao aceitarem, identificam na gerência a oportunidade de melhorar a organização da unidade. Ao assumirem, experimentam uma rotina de trabalho não imaginada. São surpreendidos pelas prioridades institucionais e precisam desenvolver habilidades específicas para conseguirem dar conta da nova função.

A rotina dos gerentes de unidades básicas de saúde

A rotina do trabalho gerencial em uma UBS pode ser considerada intensa, variada e fragmentada, como demonstram as pesquisas da área de administração.[5] Além das atividades burocráticas que consomem muito tempo, o gerente atua como um respondente, em tempo real, de inúmeras demandas que emergem dos seus colaboradores, da população e dos superiores, sobrando pouco tempo para o planejamento.[6]

A falta de autonomia dificulta a resolução dos problemas demandados. Há pouco a fazer: não é possível comprar insumos, contratar serviços de manutenção, contratar ou demitir funcionários. Na verdade, na grande maioria dos casos, os únicos recursos com os quais um gerente pode contar realmente são os seus colaboradores, a sua equipe da unidade.[6,7]

É comum que precisem acumular as agendas de atendimento à população e as atividades de gerente. Como eles têm uma rotina frenética, costuma ser difícil compatibilizar essas agendas. Mesmo quando os gerentes conseguem substituto para o cargo técnico, eles se tornam uma espécie de reserva técnica, cobrindo faltas, supervisionando curativos, prescrevendo receitas, auxiliando no acolhimento, referenciando pacientes.[6]

Devido ao acúmulo de tarefas e, por isso, ele se encontra fora da unidade, precisa aprender a delegar, sem, no entanto, eximir-se da responsabilidade final pelo trabalho delegado. A delegação ocorre quando o gerente solicita a um ou mais subordinados que assumam responsabilidades e tomem decisões que, formalmente, seriam responsabilidade dele. O nível de delegação varia de acordo com a magnitude das responsabilidades, o nível de liberdade para decidir, a autoridade recebida, a natureza das decisões e o acesso às informações. Em geral, resulta em maior comprometimento dos subordinados, diminui a sobrecarga do gerente e contribui para a formação de novas lideranças.[8]

Para os gerentes de UBS, o tempo é um fator crítico e, para conseguir realizar o trabalho, é preciso dominá-lo. Para tanto, eles precisam organizar um agenda de prioridades.

A agenda e a rede de relacionamentos

A agenda representa as prioridades, as metas e as estratégias do gerente.[9] Inicialmente, ela é impregnada pela visão do técnico como um contribuidor individual:[3] organizar os fluxos internos na unidade, permitir a participação da equipe no processo decisório, garantir o fornecimento dos medicamentos, entre outros.

Com o tempo, os gerentes de UBS vão sendo progressivamente pautados por demandas dos superiores e descobrem que, além da sua, precisarão dar conta da agenda institucional: relatórios e levantamentos urgentes, reuniões marcadas e desmarcadas sem consulta prévia, ordens para cumprir, interferência política, entre outras atividades, das quais não conseguem desvencilhar-se.[6]

Aos poucos, os gerentes passam a compreender que a agenda institucional é uma prioridade e que, para implantar a sua, precisam negociar com os superiores e também com os funcionários da unidade. O desempenho gerencial é uma razão entre as suas obrigações institucionais (o que devem fazer), as restrições (o que não podem fazer) e, finalmente, as suas escolhas.[10]

Implantar suas prioridades implica a necessidade de uma boa rede de relacionamentos com outras áreas da instituição consideradas estratégicas: recursos humanos, almoxarifado, setor de compras e os superiores diretos. Como os fluxos de decisão nem sempre se encontram bem estabelecidos, estruturar uma rede informal de contatos pode ser decisivo para o sucesso do trabalho.[6]

As pesquisas demonstram que quanto maior e mais diversificada for essa rede de relacionamentos, tanto mais eficazes serão os gerentes.[9] Por meio dessa rede, eles conseguirão interferir nas prioridades institucionais, na estruturação de uma boa equipe, garantir insumos, negociar e viabilizar a sua agenda, discutir as suas dificuldades e até conseguir apoio emocional em alguns momentos.

O gerente articula contatos com pessoas estratégicas, dentro e fora da UBS, funcionando, como definido por Mintzberg,[5] como agente de contatos, monitor, disseminador, porta-voz e negociador. Ele leva e traz informações para a UBS, ao mesmo tempo em que monitora o ambiente, identifica oportunidades, adapta suas estratégias e negocia apoio às suas demandas.[6]

As relações interpessoais

Dependentes que são dos funcionários da unidade e dos outros setores da Secretaria de Saúde, os gerentes precisam desenvolver suas habilidades de relacionamento interpessoal. Saber ouvir, ser flexível, ter capacidade de persuasão e convencimento é fundamental no seu trabalho.[6]

De modo geral, a interface com a comunidade costuma ser tranquila. Porém, o relacionamento com os superiores maiores tende a ser o mais difícil, sobretudo devido ao conflito entre as agendas e as decisões sem consulta prévia que interferem diretamente no trabalho na unidade. Com os superiores imediatos e apoiadores das áreas técnicas (saúde da mulher, saúde da criança e outros setores), a relação costuma ser mais cordial e até de suporte emocional, importante inclusive para a aceitação da agenda institucional e como fonte de aprendizado gerencial.[6]

A interface com os funcionários da unidade costuma ocupar a maior parte do tempo dos gerentes. Em uma UBS, com serviços altamente intangíveis, alta participação dos usuários e grande necessidade de flexibilidade nos processos produtivos, a ocorrência de problemas de interface é muito comum. Se, por um lado, o gerente conta com a sua equipe para implantar a sua agenda, ela lhe demanda muita energia para resolver problemas de relacionamento, negociar acordos, motivar pessoal e oferecer suporte.[6]

Embora pareçam simples, essas atividades são aprendidas com o tempo, na prática, refletindo sobre o seu dia a dia. Criar credibilidade, monitorar o trabalho, saber a hora de dar suporte, elogiar, chamar a atenção de um colaborador (seu colega de trabalho), receber críticas, dar ordens e até punir não é fácil e exige muito esforço do gerente. Há um equilíbrio de atitudes que precisa ser alcançado até conseguir se comportar como um gerente.[3] Pactuar as regras do jogo o quanto antes, discutir as responsabilidades de cada um, estabelecer um "contrato" poderá facilitar a interface e a avaliação dos membros da sua equipe.[6]

A falta de funcionários é mais um problema crônico com o qual o gerente precisa aprender a conviver. São constantes os afastamentos para tratamento médico, encerramento de contratos temporários e alta rotatividade de pessoal. Como a reposição de pessoal é lenta, a capacidade de negociação e persuasão é fundamental para conseguir apoio dos profissionais, muitas vezes já saturados, para assumirem a agenda de colegas ausentes. Para isso, ele muita vezes conta apenas com a possibilidade de negociação de carga horária como compensação pelo excedente de trabalho.[6]

Há dois tipos de profissionais que tendem a consumir muita energia dos gerentes: os antigos e os novatos. Os primeiros, porque em geral são mais resistentes a mudanças, mas que ao concordarem, costumam sustentar as atividades em momentos de crise. Os novatos, por inexperiência, principalmente em lidar com a comunidade e por falta de formação em APS.

A rotatividade de profissionais determina a necessidade de estratégias contínuas de aprendizado, para incentivá-los a compartilharem e a disseminarem seus conhecimentos, tanto explícitos como tácitos, de modo a aperfeiçoarem seus processos de trabalho, o relacionamento com a comunidade e o seu desempenho final.[11,12] A estratégia mais utilizada nas UBS é o acompanhamento do trabalho junto às equipes de saúde da família e a participação nas discussões internas das equipes até que apareça uma oportunidade oficial.[6]

A inserção dos novatos nas equipes de trabalho precisa ser cuidadosa para facilitar a sua aceitação e, ao mesmo tempo, permitir que ele possa logo contribuir para o trabalho da unidade. É um processo de facilitação do percurso dos novatos em direção às comunidades de prática da organização.[13]

Estabelecer a imagem objetiva para onde deve seguir a unidade é uma função do gerente. Ele precisa definir os rumos e, para a caminhada, precisa conseguir motivar os funcionários a superarem as dificuldades e a seguir o destino pactuado. É o gerente atuando como um líder. A estratégia mais utilizada para desenvolver o espírito de equipe tem sido a participação no processo de planejamento e decisão.[6]

A gestão participativa proporciona melhor qualidade na decisão, mais aceitação por parte da equipe, desenvolvimento da capacidade técnica para analisar cenários e facilidade na resolução de conflitos. As pesquisas relacionam a participação com a satisfação e o aumento do desempenho da equipe.[8] Formas de gestão participativa das equipes de trabalho em saúde têm sido defendidas por estudiosos da gestão em saúde, como Campos,[14] Merhy[15] e Rivera e Artmann.[16]

As UBS podem ser consideradas OIC* e requerem modelos de organização horizontais, de forma a permitir a responsabilização de todos pela realização dos objetivos e o compartilhamento tanto do conhecimento tácito como do explícito.[7,11]

Tensões, emoções e mudança de identidade

O gerente atua como um líder, um porta-voz, um monitor, um disseminador de informações, um empreendedor.[5]

---

* Organização Intensiva em Conhecimento: os processos de trabalho se baseiam no conhecimento e na habilidade intelectual das equipes técnicas; as equipes têm alto grau de autonomia no desenvolvimento dos serviços; geralmente possuem estruturas horizontais de funcionamento, baseadas em equipes que trabalham de maneira flexível e integrada e utilizam intensivamente a comunicação para a coordenação e a resolução dos problemas; o trabalho é centrado nos usuários e exige articulação de soluções; existe uma assimetria de poder, fazendo com que os usuários confiem nas competências dos trabalhadores para a solução de seus problemas; e a avaliação da qualidade dos serviços é difícil, devido ao grau de complexidade dos problemas e da alta participação dos usuários nos processos de trabalho. Para os autores, essas unidades precisam de processos específicos de gestão, que facilitem o processo de troca e criação do conhecimento.

Conforme já apontado, os profissionais, ao assumirem a gerência das UBS, são surpreendidos com uma rotina intensa de trabalho, pelas prioridades da organização e pela dependência quase absoluta de outros setores da Secretaria de Saúde. Além disso, eles são continuamente cobrados pela população, por seus subordinados e pelos superiores. A tensão é alta, e os conflitos, recorrentes.

Abandonar o trabalho técnico em função da atividade gerencial é mais uma fonte de conflitos e um desafio a ser superado. O gerente se sente como se estivesse se desatualizando, "perdendo o chão";[3,6] por isso, em alguns países, há uma política em que profissionais técnicos em funções de gerência ou de chefia mantenham uma carga de trabalho assistencial.

Alguns gerentes também experimentam o medo. Medo de não serem aceitos pelos subordinados, medo de errar, medo da vulnerabilidade, de correr riscos, medo de não terem suporte institucional em caso de algum erro gerencial.[6] Essa percepção também foi verificada por Meinicke[17] em um estudo em que percebeu que os executivos experimentavam diferentes sensações de medo (da rejeição, de errar, da incompetência e de ter a imagem prejudicada) e que essas eram geralmente acompanhadas de sinais físicos e mentais, como fadiga, ansiedade e taquicardia.

O gerenciamento das demandas dos superiores é o mais difícil, principalmente aquelas consideradas impopulares e de pouca aceitação pelos subordinados e/ou pela população. Ao mesmo tempo em que precisam executar essas demandas, precisam manter a capacidade de influência na equipe e ter um bom relacionamento com a população. Esse posicionamento exige um equilíbrio entre o que pode e o que não pode ser realizado. Em muitos casos, o gerente interfere nessas regras, aprende a correr riscos e, com isso, ganha mais autonomia.[6]

Há momentos em que a pressão para determinadas ações esbarra em conceitos básicos da visão de mundo já estabelecida, que, mesmo transformados pela gerência, não podem ser transgredidos. Ser gerente não significa um pacto incondicional de lealdade; existem limites a serem estabelecidos para saber até onde se pode ir.[6]

Ser gerente implica saber também lidar com o poder. Embora tenham pouca autonomia, eles têm poder sobre as decisões locais e também podem encaminhar os fatos e situações para os superiores, e vice-versa, com isso ampliando ou reduzindo problemas locais, interferindo diretamente no desfecho de várias situações.[6]

Os novos gerentes – mesmo respeitando os limites, enfrentando a insegurança e o medo –, talvez por estarem divididos entre a equipe e a gestão, têm muitas dificuldades para se posicionar como membros desta última: essa é uma realidade não apenas do indivíduo que é gerente, mas da própria unidade. O fato de ser um funcionário público e/ou de ter sido um contribuidor individual (o que muito provavelmente voltará a ser) é também uma realidade com a qual o novo gerente precisará lidar.[6]

Ao enfrentarem essas tensões e emoções, os gerentes são lançados em um processo de questionamentos e reflexão. Esse processo de ação-reflexão-ação provoca mudanças no comportamento. Aos poucos, eles descobrem um mundo mais complexo, que lhes exige novas teorias, novas conexões conceituais, para explicar a realidade, enfrentar os desafios e planejar o futuro. Responder a esse desafio faz com que eles se movam na direção de uma série de mudanças, tanto na forma de agir como na de pensar,[3] um aprendizado que os transforma (aprendizagem transformacional).[18,19] Nesse processo, há uma verdadeira mudança de identidade: de técnico especialista a gerente.[3]

O maior aprendizado se dá na prática.[6,13,20] Nesse processo, eles se utilizam, principalmente, de quatro recursos: a experiência como contribuidor individual; a rede de relacionamentos; o treinamento formal; e as avaliações.

A experiência de contribuidor individual serve como base para a estruturação da agenda dos gerentes, para compor a lista dos relacionamentos interpessoais, para a interface com a população e para dar suporte aos funcionários.[3] É na rotina de trabalho, antes da promoção a gerentes, que eles sentem diretamente as dificuldades enfrentadas pelas unidades.

A rede de relacionamentos, composta pelos inúmeros contatos atuais e antigos, constitui-se em importante fonte de ensinamento para os gerentes. Por influência dessas pessoas, eles analisam seus comportamentos e adquirem não somente competências, mas também valores, novas atitudes, recebendo delas, inclusive, suporte emocional.[3]

Segundo McCauley,[20] várias pessoas são importantes no aprendizado gerencial. Experiências positivas com pessoas que admiravam, por seu desempenho, sua empatia, sua liderança, ou outras características que marcaram suas vidas, servem de modelo para os médicos gerentes. Além disso, dificuldades de relacionamento pessoal, autoritarismo, problemas de coordenação e erros dos outros também são situações de aprendizado.

As avaliações, tanto formais como informais, também são importantes para que os gerentes analisem seu desempenho e corrijam as possíveis falhas. Essas avaliações são realizadas, sobretudo pelos subordinados, de forma estruturada ou não e por meio dos mecanismos de *feedback* públicos, como o serviço de ouvidoria.[6] É importante ressaltar que, embora os gerentes possam frequentar cursos e especializações na área de gestão, a bibliografia especializada em aprendizagem gerencial credita aos treinamentos formais um impacto reduzido no desempenho dos gerentes, em comparação à aprendizagem na prática.[21-23]

O caminho do aprendizado é longo e com alto comprometimento psicológico. Na realidade nacional, ainda são raras as iniciativas de apoio institucional a esse processo de aprendizado. O desenvolvimento de programas de desenvolvimento gerencial e estratégias de aprendizagem organizacional, para incentivar o compartilhamento e a disseminação de conhecimentos, é de suma importância para a manutenção e a melhoria das atividades gerenciais nas UBS.[11,12]

Neste sentido, é apresentada a seguir uma iniciativa de um município para sistematização desses conhecimentos gerenciais acumulados, por meio da elaboração de um guia prático de apoio ao gerenciamento de UBS.

Uma experiência municipal de apoio ao desenvolvimento de gerentes de unidades básicas de saúde

A Secretaria de Saúde de Florianópolis vem passando nas últimas décadas por um processo progressivo de profissionalização da função gerencial. Até o início dos anos 2000, o gerenciamento era realizado por profissionais de nível médio com pouca autoridade gerencial sobre a equipe e com uma remuneração simbólica. Nessa época, foi realizada uma reforma na estrutura organizacional, que teve como objetivo valorizar os trabalhadores das unidades que prestavam serviços diretos à população. Além da valorização das gratificações dos profissionais da Estratégia de Saúde da Família (ESF), a função gerencial também foi valorizada, passando a ter uma remuneração maior do que as gerências centrais, mapeamento dos seus processos de trabalho e passando a ser de competência exclusiva de profissionais de nível superior.

O processo gerencial começou a ser progressivamente mais participativo, e a gestão colegiada começou ser desenvolvida tanto na UBS como na gestão central. Esse movimento representou um salto importante na qualificação da atenção à saúde na cidade.

Com o aumento da complexidade assistencial, em 2007, foi aprovada a Política Municipal de Atenção à Saúde do Município de Florianópolis, que, além de estabelecer as diretrizes e normas para a organização da atenção básica baseada na ESF, determinou que a Coordenação das ações de Atenção à Saúde seria de responsabilidade do Coordenador Local (gerente) nos Centros de Saúde.[24]

No entanto, somente após a publicação da Carteira de Serviços da APS do município, em 2014, as atribuições do cargo de coordenação local foram claramente definidas. Tal iniciativa diminuiu a geração de conflitos de autoridade, como também deu maior legitimidade ao exercício das funções gerenciais nas UBS.[25]

A partir daí, iniciou-se um processo de sistematização do conhecimento acumulado na rede de saúde de Florianópolis para a manutenção das funções gerenciais locais e para o apoio ao aprendizado de novos gerentes. Esse movimento resultou na organização de um Guia Prático para o Gerente Local de Saúde e na definição do Perfil de Competência do Gerente Local.

Guia de atividades dos gerentes de unidades básicas de saúde

Como a maioria do aprendizado se dá na prática, com o objetivo de sistematizar as ações e apoiar a capacitação dos gerentes locais, um dos distritos de saúde do município incluiu em seu planejamento estratégico 2014-2015 a elaboração de um guia para os gerentes locais, com processos gerenciais mapeados e documentados, capaz de orientar os coordenadores atuais e futuros, conduzindo-os ao desenvolvimento de competências esperadas do gerente local.[26]

O guia foi construído tendo como base as atividades mínimas do Coordenador Local segundo a Carteira de Serviços da APS de Florianópolis listadas no Quadro 46.1.[25] Além disso, também foi utilizado como referencial um mapeamento de competências técnicas e comportamentais dos gestores das UBS elaborado em 2013 pela Secretaria Municipal de Saúde (SMS) de Florianópolis em parceria com a faculdade de administração pública da Universidade do Estado de Santa Catarina (UDESC).[27]

Quadro 46.1 | Atividades do gerente de Unidade Básica de Saúde

1. Realizar territorialização e mapeamento da área de atuação da equipe, identificando grupos, famílias e indivíduos expostos a riscos e vulnerabilidades

2. Organizar e coordenar o desenvolvimento de todas as ações assistenciais oferecidas pela unidade, buscando garantir oferta regular dos serviços essenciais, em conjunto com o distrito sanitário

3. Organizar as agendas de atividades dos profissionais do Centro de Saúde, em conjunto com eles e com apoio do Distrito Sanitário

4. Avaliar e promover, em conjunto com o Distrito Sanitário, a adequação/qualidade do atendimento prestado no Centro de Saúde, zelando pelo cumprimento das normas e diretrizes da Carteira de Serviços e de outras normas municipais

5. Definir em conjunto com a equipe o fluxo de entrada do usuário, considerando o percurso do usuário para demanda espontânea, demanda programática/cuidado continuado e de urgência dentro do Centro de Saúde

(Continua)

Quadro 46.1 | **Atividades do gerente de Unidade Básica de Saúde** *(Continuação)*

6. Representar o Centro de Saúde nas atividades institucionais
7. Colaborar com o Distrito Sede na coordenação do NASF
8. Ser corresponsável junto com o profissional da ESF por monitoramento, envio dentro do prazo e qualidade de registro dos relatórios solicitados
9. Monitorar dados gerados no âmbito do Centro de Saúde pelos diversos sistemas de informação
10. Organizar e manter disponível a documentação de acompanhamento da Vigilância Sanitária
11. Implementar as etapas do manejo de RSS
12. Desenvolver meios de comunicação interna (entre os profissionais e as equipes de um centro de saúde) e externa (com a população e com outros serviços)
13. Solicitar/supervisionar manutenção dos insumos, instalações físicas e equipamentos
14. Manter equipamentos para primeiro atendimento de Urgência/Emergência em dia
15. Responder às ouvidorias dentro do tempo hábil
16. Supervisionar ambiência dentro das diretrizes preconizadas
17. Gerenciar recursos humanos: folhas-ponto, planejamento de férias e licenças-prêmio; consolidação do RAF mensal, escalas e coberturas; liberações e saídas dos profissionais, entre outros
18. Mediar conflitos relacionados ao trabalho entre os profissionais do centro de saúde
19. Executar rotinas de admissão de novos profissionais
20. Gerenciar e controlar o fluxo de documentos destinados ou recebidos pelo Centro de Saúde
21. Monitorar os serviços prestados pelas empresas terceirizadas
22. Planejar e acompanhar o desenvolvimento de atividades docente-assistenciais na unidade, em conjunto com os preceptores, de estudantes de graduação e/ou pós-graduação
23. Monitorar as atividades de regulação de acesso a serviços especializados do teto de MAC em seu centro de saúde

MAC, média e alta complexidade; RAF, relatório de anormalidade de frequência; ESF, Estratégia Saúde da Família; NASF, Núcleo de Apoio à Saúde da Família; RSS, resíduos dos serviços de saúde.
Fonte: Adaptado de Florianópolis.[25]

No Guia, cada atividade mínima foi detalhadamente descrita, considerando-se os desempenhos necessários do gestor local, a rede de relacionamentos envolvida, os equipamentos/insumos necessários ao cumprimento da atividade, bem como as potenciais dificuldades que o gestor poderia encontrar.

A elaboração de documentos-guia para os gestores locais pode facilitar o processo de transição do profissional da saúde como técnico para a posição de gerente, na medida em que elucide atividades mínimas a serem executadas, as competências a serem desenvolvidas e apoie a tomada de decisões visando a um processo gerencial efetivo, garantindo maior autonomia, segurança e satisfação.

O perfil de competências do gestor de Unidade Básica de Saúde

A definição das competências do gestor local começou a partir do entendimento de competência como a "[...] capacidade de mobilizar diferentes recursos para solucionar, com pertinência e sucesso, os problemas da prática profissional, em diferentes contextos".[28] "A combinação das capacidades cognitivas, atitudinais e psicomotoras mobilizadas para a realização de uma ação foi traduzida em desempenhos que refletem a qualidade da prática profissional."[28]

Apoiados neste referencial teórico, no Guia descrito no tópico anterior e a partir da experiência em gerenciamento de UBS e com o objetivo de sistematizar os conhecimentos a respeito da prática desenvolvida pelos gerentes locais, elaborou-se um Perfil de Competência do Gerente de UBS (Quadro 46.2). Seguindo o modelo de perfil de competência proposto por Oliveira e cols.,[28] esse perfil foi composto por três áreas de competência, cada uma sendo representada por ações-chave que caracterizam um conjunto de comportamentos que "retratam a integração das capacidades cognitivas, psicomotoras e atitudinais na realização de tarefas nos diferentes contextos de trabalho" do gerente de UBS.

Os desempenhos sintetizados neste perfil de competência podem ser utilizados para apoiar tanto a escolha de novos gestores locais como a sua qualificação, identificando conhecimentos, atitudes e habilidades a serem desenvolvidas.

Quadro 46.2 | **Perfil de competência do gerente de Unidade Básica de Saúde**

Ações-chave	Desempenhos
Área de competência: relacionamento interpessoal, governança e gestão de pessoas	
Desenvolve a capacidade de liderança junto à sua equipe e população	▶ Tem capacidade de diálogo, de escuta, de empatia, de refletir e influenciar a equipe, realizando a gestão de pessoas de forma construtiva, inclusiva, estimulando a autonomia e a autoconfiança, empoderando e orientando, e não simplesmente cobrando resultados ▶ Motiva a equipe a enfrentar dificuldades e aproveita as potencialidades individuais e coletivas para garantir melhores serviços e resultados em saúde para a população ▶ Sabe mediar os conflitos, sempre com equilíbrio e equidade, buscando ser o mais justo possível ▶ É exemplo em questões como organização, responsabilidade, assiduidade, ética e profissionalismo no desempenho de sua função ▶ Respeita e aceita os limites éticos e pessoais dos profissionais, reconhecendo a hora de dar apoio, elogiar, chamar a atenção, dar ordens, oferecer suporte, bem como encaminhar processos administrativos
Estabelece uma rede de contatos e relacionamentos com todos os níveis da gestão superior	▶ Atua como porta-voz da equipe, representando-a em reuniões e outras atividades e disseminando informações relevantes ▶ Realiza a ponte entre a gestão central e a UBS, encaminhando fatos e situações relevantes e equilibrando demandas da gestão superior às necessidades/desejos da equipe local, sendo um negociador de acordos e mediador de conflitos ▶ Articula-se formal e informalmente com outras áreas da instituição consideradas estratégicas, tendo voz no processo decisório institucional: recursos humanos, almoxarifado, setor de compras e outros

(Continua)

Quadro 46.2 | **Perfil de competência do gerente de Unidade Básica de Saúde** *(Continuação)*

Área de competência: relacionamento interpessoal, governança e gestão de pessoas

Ações-chave	Desempenhos
Articula-se politicamente junto à comunidade	▶ Conhece o território e a comunidade, levando em conta as demandas sociais e organizacionais, buscando fomentar junto à equipe um atendimento humanizado e resolutivo, objetivando a satisfação do usuário do serviço de saúde ▶ Tem um bom relacionamento com a população adscrita à sua UBS, sendo parceiro do conselho local de saúde na busca de melhorias para a unidade, incentivando a participação da comunidade ▶ Utiliza-se do poder social e do conhecimento como profissional da saúde para realizar mediação pela comunidade quando necessário ▶ Faz uma gestão transparente que contribua para a promoção do controle social por meio do repasse das informações à comunidade, principalmente ao conselho local de saúde, divulgando aos usuários as atividades desenvolvidas na UBS e empoderando os conselheiros na função representativa

Área de desempenho: gestão de processos de trabalho

Reconhece legislações e normas técnicas relacionadas ao processo gerencial de UBS do SUS	▶ Conhece os direitos e deveres dos usuários e servidores ▶ Conhece a legislação e normas do SUS vigentes referentes ao funcionamento das UBS, bem como a legislação local referente ao funcionamento da APS ▶ Responde ouvidorias considerando capacidade técnica e legalidade das ações profissionais frente às diferentes demandas
Maneja seu tempo de forma adequada	▶ Consegue impor limites entre sua atuação como profissional na unidade e como gestor local ▶ Estabelece uma agenda de atividades com base em prioridades, negociando o que é prioritário com seus superiores, sua equipe e a população adscrita
Participa de estratégias de gestão participativa	▶ Divide responsabilidades com a equipe, tendo assim mais aceitação por parte da equipe, desenvolvendo a capacidade técnica para analisar cenários e facilitando a resolução de conflitos. Delega funções sem se eximir da responsabilidade pelo resultado final ▶ Conhece o pacto e plano de saúde local e demais instrumentos de gestão participativa do SUS e participa de forma ativa na construção do planejamento estratégico local ▶ Estimula o estabelecimento de formas variadas de comunicação interna (entre os profissionais, entre a gestão) e externa (com a comunidade) visando ao empoderamento de todos os envolvidos no cuidado em saúde
Contribui para geração de informação em saúde	▶ Produz relatórios e documentos de maneira fidedigna ▶ Estimula o correto registro de informações pela equipe de forma a dar transparência ao trabalho desenvolvido ▶ Utiliza diferentes sistemas informatizados (prontuário eletrônico, *softwares* de gerenciamento de estoque, sistemas de controle de recursos humanos) e aplicativos que facilitem a comunicação e o cuidado
Monitora o acesso aos serviços oferecidos pela UBS de forma a garantir o cumprimento dos princípios do SUS, da carteira de serviços local e das atribuições profissionais	▶ Organiza os fluxos de acesso à unidade (acolhimento, consultas, grupos, visitas domiciliares), bem como zela pela oferta regular e qualidade dos serviços oferecidos ▶ Discute e pactua as agendas e as responsabilidades de cada profissional dentro dos processos da UBS, tendo o cuidado de respeitar normas profissionais vigentes e apoiando a inserção de novos profissionais à equipe ▶ Monitora processos de regulação de acesso aos serviços de apoio diagnóstico e terapêutico cuja porta de entrada são as equipes da UBS
Realiza processos de apoio logístico de forma a garantir o bom funcionamento da UBS	▶ Garante a logística de fornecimento de medicamentos (farmácia, uso interno emergencial), materiais e insumos necessários ao funcionamento da UBS, visando garantir o cuidado integral dos usuários ▶ Zela pela manutenção da estrutura física, garantindo a adequação da UBS aos padrões de qualidade e ambiência exigidos na legislação sanitária vigente, bem como pela manutenção de equipamentos e mobiliários ▶ Conhece normas de gerenciamento de resíduos e zela pelo descarte correto de lixo gerado pela UBS ▶ Apoia a equipe diante da necessidade de garantir transporte para ações da equipe ou para acesso a serviços externos à UBS, se indicado ▶ Enfrenta situações adversas, como falta de insumos, recursos humanos ou problemas estruturais, de forma criativa e proativa, buscando resolver problemas, adaptar-se e aceitar mudanças como oportunidades, estimulando sua equipe a fazer o mesmo a fim de manter minimamente os serviços essenciais para a população

Área de desempenho: educação permanente da equipe

Busca melhoria contínua dos processos de trabalho	▶ Acompanha o trabalho da equipe, detectando necessidades de educação permanente dos profissionais, propondo atividades que supram essas necessidades, como reuniões clínicas, cursos, treinamentos e outros espaços disponibilizados ▶ Participa de cursos oferecidos pela gestão e busca conhecimento de forma autônoma e estimula que a equipe sob sua responsabilidade assim também o faça

Para Brandão e Bahry,[29] a gestão por competência parte do pressuposto de que, se "o domínio de certos recursos é determinante do desempenho superior de pessoas e organizações", gerenciando-se o *gap* ou lacuna no perfil individual, pode-se reduzir ao máximo a discrepância entre as competências necessárias à consecução dos objetivos organizacionais e aquelas já disponíveis na organização.

Gestão colegiada nas unidades básicas de saúde

Compreendendo as UBS como organização intensiva em conhecimento, elas se beneficiam de modelos de gestão participativa para fomentar o aprendizado e o desempenho de suas equipes.[11] Nesse sentido, em alguns municípios como Florianópolis (SC) e Rio de Janeiro (RJ), seguindo recomendações nacionais, busca-se adotar um modelo de gestão participativa, capaz de garantir a participação dos colaboradores no gerenciamento das unidades de saúde.

A gestão colegiada caracteriza-se por ser um espaço coletivo e democrático, com funções consultivas e deliberativas, para ampliar o grau de comunicação entre a equipe, os gestores e os usuários, aumentando, assim, a qualidade do serviço de saúde. Esse espaço é caracterizado por negociações, articulações e pactuações relacionadas com as atividades de gestão de uma unidade de saúde. Tem por finalidade elaborar o plano de ação da UBS, atuar no processo de trabalho, responsabilizar os envolvidos, acolher os usuários, criar e avaliar os indicadores, sugerir e elaborar propostas.[30] As atividades e atribuições do Colegiado Gestor de uma UBS devem estar em consonância com as diretrizes do SUS e da Carteira de Serviços das Secretarias de Saúde.

Para estilos de gerência mais participativa, novos organogramas com maior simplicidade são recomendados, com o objetivo de instituir propostas organizacionais mais diretas. O modelo de gestão colegiada ou compartilhada trata do compartilhamento do poder, da descentralização da organização, com menos hierarquia e mais poder decisório entre os trabalhadores.[30]

O "método da roda" (Figura 46.1), com ações em eixo transversal, é exposto na perspectiva de visualizar a gestão como uma roda de cogestão, que possibilita uma educação permanente em saúde por meio da reflexão da ação, bem como viabilizar novos arranjos nas estruturas organizativas, de planejamento e gestão descentralizados, comprometidas com o projeto ético-político da APS.[14,31]

A gestão colegiada tem como finalidade garantir e legitimar um espaço permanente de cogestão, coparticipação, codecisão, coanálise e coavaliação, de forma democrática na formulação e na implantação do processo de planejamento local ascendente de uma UBS. Esse processo é caracterizado por um conjunto de momentos em que os atores analisam a realidade presente, a relação existente, entre o agora e o que se deseja no futuro, a identificação e seleção dos problemas, a definição das operações, a análise de viabilidade e dos obstáculos a serem vencidos, a identificação das ações e dos atores envolvidos e o monitoramento das ações, considerando a necessidade de ajustes e mudanças necessárias ao longo do processo de implantação (Figura 46.2).

A experiência acumulada nos municípios citados converge para a seguinte composição do Colegiado Gestor: um representante de cada Unidade de Trabalho: Equipe de Saúde da Família que contemple todas as profissões e trabalhadores dos níveis superior, médio e fundamental; um representante da área administrativa; um representante do NASF (quando presente); e o representante da gerência. Poderão participar também os residentes da UBS, bem como os alunos da Rede Docente Assistencial e um representante da comunidade. Cada Unidade de Trabalho deverá eleger um representante e um suplente, caso o outro não possa estar presente, para participar da reunião. As deliberações deverão ser aprovadas por consenso, seguindo o modelo geral de gestão do SUS. É importante o rodízio trimestral entre os membros de cada Unidade de Trabalho (à exceção da coordenação) e também entre categorias de todos os representantes.

A reunião do Colegiado Gestor deve ocorrer dentro do período normal de trabalho, ou seja, o planejamento e a reflexão fazendo parte do processo habitual de trabalho, com duração de 1 hora a cada 15 dias, ou de acordo com a necessidade do serviço. Nestes espaços, são discutidas as necessidades de saúde, a divisão de tarefas e papéis de cada um, para, em seguida, elaborarem-se planos, modelos de atenção, programas e metas. Cada equipe deve ser estimulada a reconstruir modelos ou programações recomendadas ou experimentadas em outras localidades, envolvendo a maioria de trabalhadores com a construção de cada novo projeto.

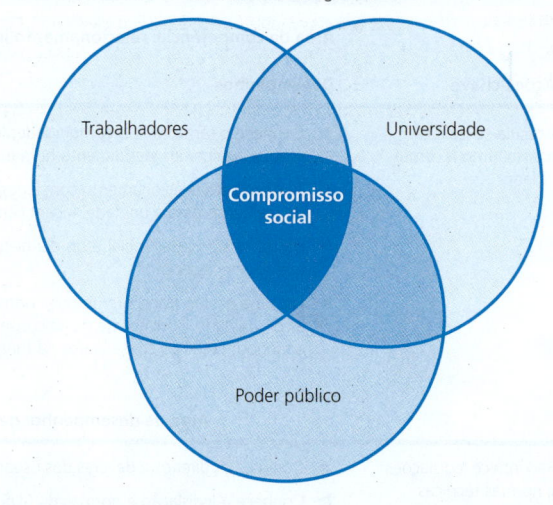

▲ **Figura 46.1**
Método da roda: a democratização da fala.
Fonte: Campos.[14]

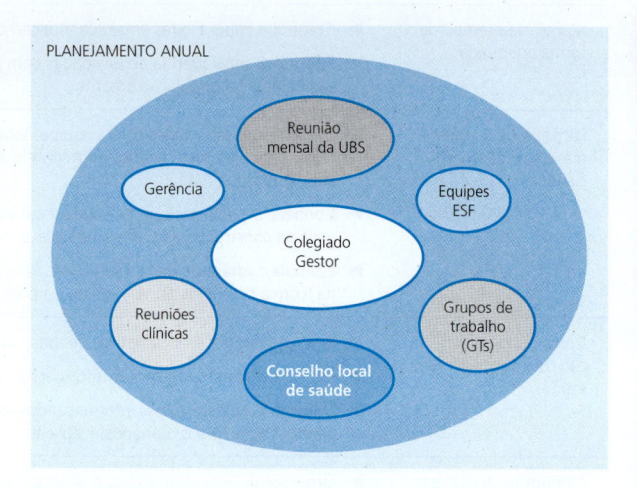

▲ **Figura 46.2**
Modelo de gestão transversal em uma Unidade Básica de Saúde.

As reuniões clínicas devem ocorrer com regularidade (semanal ou quinzenalmente), e nelas casos clínicos são apresentados e discutidos com o objetivo principal de estimular a discussão e a interação entre os profissionais, buscando uma abordagem multidisciplinar e integral no cuidado aos usuários. É um espaço de educação permanente, por permitir a atualização científica nos principais temas em atenção primária, visando aprimorar e melhorar o aprendizado institucional em um determinado contexto social, econômico e cultural. A manutenção desse espaço deve ser incentivada pelo gerente da UBS.

Os grupos de trabalho (GTs) articulam-se em torno de uma temática ou problemática concreta dentro de um espaço de trabalho. Seus objetivos são identificar e sugerir melhores práticas dentro de uma UBS referentes à sua rotina frente a temas relevantes e desafiadores, como o acesso, a ambiência, o ensino e a pesquisa, entre outros.

CONSIDERAÇÕES FINAIS

Os temas que caracterizam as experiências dos técnicos que assumem a gerência de UBS relacionam-se com um processo de aprendizado contínuo no que se refere à realidade do trabalho gerencial, à capacidade de manter relacionamentos interpessoais, de superação de dificuldades pessoais, rumo a uma nova identidade, a de gerentes.

Para implantar as suas agendas, os gerentes de UBS contam basicamente com seus funcionários e se utilizam fortemente da rede de relacionamentos. Os gerentes precisam negociar constantemente, com os superiores, com gerentes de outros setores e com a própria equipe. Quanto maior a rede de contatos organizada pelos gerentes, melhor tende a ser o seu desempenho e mais tempo eles permanecem nos cargos.

O estilo gerencial participativo tem sido uma estratégia eficaz utilizada para motivar e comprometer as equipes com o trabalho da unidade. Os colegiados de gestão constituem experiências reais de gestão participativa nas UBS e são regulamentados nos documentos do SUS.

No seu dia a dia, os gerentes se utilizam de habilidades pessoais, como saber ouvir, ter empatia, conhecer as necessidades e expectativas dos funcionários, ser flexível e saber monitorar o clima da unidade.

Iniciativas que estimulem o compartilhamento e a disseminação de conhecimentos, tanto explícitos como tácitos, são de suma importância para a manutenção e a melhoria das atividades gerenciais nas UBS.

A constatação de que o trabalho gerencial é complexo e tenso e de que o aprendizado se dá principalmente a partir da prática traz novas perspectivas às capacitações e ao desenvolvimento gerencial nos serviços de saúde. Metodologias que mobilizem os sujeitos para reflexão a partir da ação, que estimulem o autoconhecimento, a troca de experiências e que possibilitem diversificar e ampliar a rede de contatos são algumas inovações na formação de gerentes na área da saúde.

REFERÊNCIAS

1. Brasil. Ministério da Saúde. DATASUS [Internet]. Brasília; c2018 [capturado em 06 fev. 2018]. Disponível em: http://tabnet.datasus.gov.br/cgi/tabcgi.exe?cnes/cnv/equipebr.def.

2. Barbosa ACQ. Saúde da família no Brasil: situação atual e perspectivas: estudo amostral 2008 [Internet]. Belo Horizonte: UFMG; 2009. Disponível em: http://189.28.128.100/dab/docs/eventos/5aps/apresentacoes/allan_rj.pdf.

3. Hill L. Novos gerentes. Rio de Janeiro: Makron Books; 1993.

4. Raupp B. Estudo da cultura organizacional como estratégia na sistematização de uma metodologia gerencial com enfoque na aprendizagem em situação de trabalho. Porto Alegre: Grupo Hospitalar Conceição; 2006. Relatório de pesquisa.

5. Mintzberg H. The nature of managerial work. New York: Harper Row; 1973.

6. Loch S. Tornar-se gerente: a experiência vivida por médicos da família e da comunidade ao assumirem a gerência de unidades básicas de saúde [tese]. Florianópolis: Universidade Federal de Santa Catarina; 2009.

7. Cubas MR. Planejamento local: a fala do gerente de Unidade Básica de Saúde. Rev Bras Enferm. 2005;58(3):278-83.

8. Yukl G. Leardership in organizations. New Jersey: Prentice Hall; 1998.

9. Kotter JP. What effective general managers really do [Internet]. Harvard Business Review; 1999 [capturado em 06 fev. 2018]. Disponível em: https://hbr.org/1999/03/what-effective-general-managers-really-do.

10. Stewart R. A model for understanding managerial jobs and behavior. Acad Manag Rev. 1982;7(1)7-13.

11. Cunha CJCA. O processo de criação do conhecimento em Unidades Básicas de Saúde. 16. Simpósio da Engenharia de Produção; 2009. Baurú: SIMPEP; 2009.

12. Nonaka I, Takeuchi H. Criação do conhecimento na empresa. Rio de Janeiro: Campus; 1997.

13. Gherardi S, Nicolini D, Odella F. Toward a social understanding of how people learn in organizations. Manag Lear. 1998;29(3)273-97.

14. Campos GWS. Um método para análise e co-gestão de coletivos: a constituição do sujeito, a produção de valor de uso e a democracia em instituições: o método da roda. 2. ed. São Paulo: HUCITEC; 2005.

15. Merhy EE. O SUS e um dos seus dilemas: mudar a gestão e a lógica do processo de trabalho em saúde (um ensaio sobre a micropolítica do trabalho vivo). In: Teixeira SF. Democracia e saúde. São Paulo: HUCITEC; 1998.

16. Rivera FJU, Artmann E. Planejamento e gestão em saúde: flexibilidade metodológica e agir comunicativo. Ciênc Saúde Coletiva. 1999;4(2):355-65.

17. Meinicke D. O medo na gerência [dissertação]. Florianópolis: Universidade Federal de Santa Catarina; 2003.

18. Mezirow J. Transformative dimensions of adult learning. San Francisco: Jossey-Bass; 1991.

19. Mezirow J. Transformative learning as discurse. J Transform Educ. 2003;1(1):58-63.

20. Mccauley CD. Developmental experiences in managerial work: a literature review. Center for Creative Leadership. Thechnical Report 26; 1986.

21. Clark KE, Clark MB. Choosing to lead. 2nd ed. Greensboro: Center for Criative Leadership; 1996.

22. Fox S. From management education and development to the study of management learning. In: Burgoyne J, Reynolds M, editors. Management learning: integrating perspectives in theory and practice. London: Sage; 1999, p. 21-36.

23. Mintzberg H. MBA? Não, obrigado: uma visão crítica sobre a gestão e o desenvolvimento de gerentes. Porto Alegre: Bookman; 2006.

24. Florianópolis. Prefeitura Municipal de Florianópolis. Secretaria Municipal da Saúde. Portaria nº 283, de 06 de agosto de 2007 [Internet]. Florianópolis; 2007 [capturado em 06 fev. 2018]. Disponível em: http://www.pmf.sc.gov.br/arquivos/arquivos/doc/05_11_2009_8.56.23.de1f8ea2fd463f0779780d30f439f9fc.doc.

25. Florianópolis. Prefeitura Municipal de Florianópolis. Secretaria Municipal da Saúde. Carteira de serviços da atenção primária a saúde. Florianópolis; 2014 [capturado em 06 fev. 2018]. Disponível em: https://drive.google.com/file/d/0BxvFvjfrIbyweVlIYUtpMWRZZHM/edit.

26. Longhi DM, Moraes RSAM, Souza Neto LH, Manerich M, Lauterte P, Nascimento MFV, et al. Guia de trabalho do coordenador local de saúde do Distrito Sanitário Leste. Florianópolis: Prefeitura Municipal de Florianópolis; 2015.

27. Fischer SD, Horn FB, Schommer PC, Santos JGM. Competências para o cargo de coordenador de Unidade Básica de Saúde. TAC. 2014;4(2):117-31.

28. Oliveira JM, Lima VV, Pereira SMSF, Ribeiro ECO, Petta HL, Oliveira MS, et al. Processos educacionais na saúde: especialização com ênfase em avaliação de competência. São Paulo: Hospital Sírio-Libanês; 2017.

29. Brandão HP, Bahry CP. Gestão por competências: métodos e técnicas para mapeamento de competências. RSP. 2005;56(2):179-94.

30. Brasil. Ministério da Saúde. Secretaria de Atenção à Saúde. Núcleo Técnico da Política Nacional de Humanização. HumanizaSUS: documento base para gestores e trabalhadores do SUS. 4. ed. Brasília; 2010.

31. Freire P. Pedagogia da autonomia: saberes necessários à prática educativa. 43. ed. São Paulo: Paz e Terra; 2011.

CAPÍTULO 47

Formas de remuneração e pagamento por desempenho

Luis Pisco
Daniel Soranz
Luiz Felipe S. Pinto

Aspectos-chave

▶ Entre os princípios fundamentais da profissão médica está a obrigação de cuidar e de garantir os interesses dos pacientes acima de qualquer benefício pessoal ou pecuniário do médico.

▶ Não existem dúvidas sobre a poderosa influência da remuneração na atividade profissional e na prática clínica dos médicos de família e comunidade, pois, além de compensar e estimular, expressa o reconhecimento social pelo seu trabalho.

▶ Para um bom sistema de pagamento por desempenho, deve-se priorizar o desempenho clínico, utilizando dados primários dos prontuários eletrônicos.

▶ Não existe um método perfeito de pagamento dos médicos: todos congregam benefícios e prejuízos que afetam ao mesmo tempo a quantidade e a qualidade da atividade clínica. Parecem recomendáveis os modelos de pagamento mistos, com objetivos quantitativos e qualitativos explicitados.

▶ Com o pagamento por desempenho, que combina qualidade e quantidade, promove-se que determinadas atividades selecionadas sejam feitas conforme sejam mais convenientes. O desafio para um sistema ideal de incentivos profissionais é ter impacto na atividade profissional dos médicos em termos de eficiência, qualidade e satisfação profissional.

▶ Indicadores de desempenho e incentivos relacionados não são utilizados como únicos instrumentos de melhoria da qualidade disponíveis no sistema de saúde. Eles são uma ferramenta que só funciona adequadamente como parte de um conjunto de estratégias organizacionais.

Os princípios fundamentais da profissão médica estão pautados na obrigação de cuidar e de garantir os interesses dos pacientes acima de qualquer benefício pessoal ou pecuniário do médico; pensando desse modo, não haveria qualquer necessidade de remuneração variável ou por desempenho ao exercício da profissão; entretanto, na prática cotidiana, os incentivos à melhoria da qualidade estão presentes.

O debate sobre como financiar a prestação de cuidados de saúde não é propriamente uma novidade na generalidade dos países. Na Inglaterra, o governo criou, em 1953, um comitê para avaliar os custos do Serviço Nacional de Saúde, mas também para avaliar a sua evolução. Nos últimos anos, registraram-se significativas alterações no financiamento dos cuidados de saúde, sobretudo na Europa,[1,2] descritos em inúmeros relatórios internacionais[3] e com especial ênfase nos cuidados continuados.

Formas de remuneração

A remuneração do trabalho médico tem um duplo significado: por um lado, recompensar o esforço realizado e, por outro, fornecer um estímulo para continuar a realizá-lo. Não existem dúvidas sobre a poderosa influência da remuneração na atividade profissional dos médicos, pois, além de compensar e estimular, expressa o reconhecimento social pelo seu trabalho.

A importância e a forma concreta de pagamento são habitualmente a expressão de um complexo consenso social e cultural, e as diversas formas de pagamento dos médicos repercutem na prática clínica.

Podem ser adotadas formas de pagamento prospectivas, como a capitação ou o salário, em que a remuneração, de certo modo, é independente do trabalho efetivamente realizado, ou as retrospectivas, em que a remuneração depende de se ter realizado efetivamente a atividade clínica, como é o caso do pagamento por ato (Quadro 47.1).[4]

Existe a ideia intuitiva de que com o salário se paga o tempo do médico, com a capitação, a saúde dos doentes, e com o pagamento por ato, a atividade do médico. Dessa forma, o pagamento por ato incentiva a prestação de serviços desnecessários, o salário desmotiva os médicos e penaliza os que trabalham bem e o pagamento por capitação faz com que o médico rejeite os mais doentes e os referencie com frequência para outro nível de cuidados. Essa tripla visão intuitiva do problema não leva em consideração a ética médica e é obviamente demasiado simplista.[5]

> **Quadro 47.1 | Remuneração dos médicos de família preconizada pela Associação Portuguesa dos Médicos de Clínica Geral**
>
> Em relação ao sistema retributivo, recomenda-se que existam vários componentes na remuneração do médico de família e comunidade:
>
> ▶ **Remuneração-base** – Representada por um quantitativo fixo por horas trabalhadas que corresponde ao núcleo-base de atividades e tarefas consignadas no perfil profissional
>
> ▶ **Remuneração por capitação** – Fração relacionada com o número de cidadãos inscritos e algumas das suas características (p. ex., a idade)
>
> ▶ **Remunerações circunstanciais** – Relativas a atividades não contempladas no núcleo-base:
> - Participação em tarefas relacionadas com o cumprimento de programas de saúde
> - Serviço de turnos (horas incômodas); cargos de administração e gestão de serviços de saúde
> - Orientação de residentes
> - Docência
>
> ▶ **Pagamentos por ato (produção)** – Relativos a atos que exijam aptidões especiais, consumo de tempo ou criação de encargos e/ou em que haja o interesse de estimular a sua realização:
> - Domicílios
> - Citologias cervicovaginais/colocação de DIU
> - Pequenas cirurgias
> - Execução de traçados eletrocardiográficos
> - Execução de provas analíticas
> - Espirometrias
> - Anuscopias
> - Relatórios para juntas médicas de incapacidade
> - Atestados diversos
> - Outros
>
> ▶ **Compensação por insalubridade** – Adicional compensatório em locais particularmente inóspitos ou onde o médico, pelas características geodemográficas da população, sairia lesado pela fração capitação
>
> O peso relativo de cada um desses cinco componentes irá variar conforme o enquadramento de trabalho do médico.
>
> DIU, dispositivo intrauterino.
> Fonte: Associação Portuguesa dos Médicos de Clínica Geral.[4]

O pagamento por salário consagra o desaparecimento do médico como profissional independente e a sua integração em uma estrutura organizada. Essa forma de pagamento torna o médico independente de uma população concreta e assegura-lhe um rendimento fixo de acordo com o tempo de trabalho. Permite ultrapassar a incerteza dos rendimentos do profissional independente e obter uma remuneração fixa mais relacionada com o tempo contratado do que com a quantidade ou a qualidade do trabalho realizado. Os mais críticos desse modelo dirão que o médico assalariado tenderá a maximizar o tempo não assistencial e a minimizar o tempo de trabalho; em outras palavras, acharia ideal que os doentes não fossem à consulta. O seu objetivo não seria uma população saudável, mas sim uma que não o consultasse. Tudo seria, então, perfeito sem doentes para tratar.

O médico assalariado poderá ser insensível aos desejos e necessidades dos pacientes, embora isso apenas aconteça se a sua ética profissional for frágil.

Na teoria, o pagamento por salário não facilita a relação médico-paciente, pois incentiva o desenvolvimento da organização centrada no profissional, e não no paciente.

Se todos os médicos recebem o mesmo salário, independentemente da qualidade e da quantidade do seu trabalho, o sistema está incentivando os maus trabalhadores, cujo exemplo diário dificilmente não afetará a moral e a produtividade dos restantes. A situação pode complicar-se quando se tenta solucionar o problema com estímulos ocasionais, distribuídos injustamente.

Para alguns autores, a falta de estímulo tem como consequência a diminuição do esforço de trabalho, e a tendência é a prestação de serviços abaixo do ideal.

No pagamento por ato, o cuidado médico é mais um bem de mercado que se paga quando se utiliza. O médico é um profissional independente que oferece os seus serviços e que cobra segundo o seu valor e reconhecimento. As organizações médicas sempre tentaram controlar esse mercado com regras e acordos. O pagamento por ato pode ser atrativo porque compensa de imediato o trabalho realizado e permite que o médico continue a ser um profissional independente. Em geral, essa forma de pagamento aumenta a satisfação do paciente com o médico e com o sistema de saúde, pois o médico tem a tendência a fidelizar os pacientes, o que exige prestar atenção às suas preferências.

A tendência geral é a prestação de serviços acima do ideal, podendo, no entanto, conduzir a uma prestação de serviços desnecessários, talvez prejudiciais.

Nesse modelo, o médico mais brilhante, mais atrativo e com melhor clientela pode não ser o mais competente, cuja prática tenha mais fundamento científico, mas sim o mais complacente e intervencionista. O importante é que a população consulte muito. O pagamento por ato não promove uma prática clínica baseada na prevenção e desvaloriza, por exemplo, a atividade central do médico de família e comunidade – a consulta –, contribuindo para a prestação de serviços com base no uso de tecnologia cada vez mais sofisticada e dispendiosa. Promove, portanto, a quantidade, e não a qualidade, existindo, contudo, sistemas que, embora diminuam a liberdade clínica do médico, permitem controlar a quantidade e a qualidade dos serviços prestados.

No pagamento por ato, os médicos pedem mais exames, fazem mais consultas, prescrevem mais, fazem mais visitas domiciliares e realizam eles mesmos mais procedimentos terapêuticos. Os médicos costumam induzir a procura em resposta aos incentivos financeiros que recebem. Eles deveriam valorizar a sua repercussão sobre a qualidade dos serviços prestados.[5,6]

Todos os sistemas de saúde têm evoluído no sentido da industrialização e da massificação dos cuidados de saúde. Existe uma tendência crescente em ver a medicina como qualquer outra ocupação ou profissão. Os médicos não estão imunes à lógica capitalista de produção tendente à racionalização, à padronização e à rotinização do trabalho.

Todos os sistemas com base em um terceiro pagador dos cuidados de saúde separam o processo da prestação de cuidados do seu pagamento. Uma das consequências é a redução do desincentivo ao consumo com a procura aumentando descontroladamente. Outra consequência é a necessidade do terceiro pagador gerir a relação entre a oferta e a procura de cuidados.

A autonomia clínica do médico na teoria está geralmente mais salvaguardada nos sistemas de saúde estatais do que nos geridos privadamente.

Nos sistemas públicos, existe a tendência a se adotar uma macropolítica de controle dos custos, deixando nas mãos dos profissionais os aspectos puramente "clínicos".

A evolução da forma de pagamento da atividade médica não evoluiu tanto como a prática da medicina. Cada vez mais, a prática clínica ambulatorial envolverá maior contato telefônico e por e-mail com os pacientes, mais tempo despendido com gestão e coordenação de cuidados. Existe, contudo, uma grande resistência em pagar esses serviços, até pela dificuldade em documentar adequadamente o tempo e o esforço despendidos.

Não existe um método perfeito de pagamento dos médicos: todos congregam benefícios e prejuízos que afetam, ao mesmo tempo, a quantidade e a qualidade da atividade clínica.[7,8] Teoricamente, podem-se analisar e prever as consequências da forma de pagamento escolhida, a fim de se estabelecer mecanismos ideais, ou se pode realizar o pagamento utilizando-se uma forma mista.

Parece haver uma mudança nas preferências das políticas para o controle da procura, com diminuição do incentivo por parte dos prestadores e aumento das medidas sobre os consumidores. Salienta-se o fato de todos os sistemas terem efeitos na utilização global dos recursos e na sua eficiência, parecendo que o pagamento por capitação favorece a subutilização dos recursos, o salário desincentiva a produtividade individual e global (pelo menos no horário normal de trabalho, caso seja possível ao médico realizar horas extras) e o pagamento por ato estimula a indução de procura pelo médico, conduzindo a uma sobreutilização de recursos e a um previsível aumento dos custos em médio prazo.

A confiança é a base fundamental da relação médico-paciente, e existem estudos sobre a relação entre a forma de pagamento do médico e a confiança do paciente.[9] Existe frequente discussão sobre os incentivos financeiros para prestar menos cuidados e métodos de pagamento que coloquem o médico em risco financeiro, causando preocupação sobre a confiança que o paciente terá de que o médico continua a atuar no seu melhor interesse.[10,11]

De qualquer modo, a formação ética e o sentido de responsabilidade dos médicos serão sempre os determinantes da resposta profissional aos incentivos econômicos.

Pagamento por desempenho

Em 1994, implantou-se na Austrália uma nova forma de pagamento, ao incluir um incentivo para o desempenho, que foi também estendido ao Canadá, aos EUA, à Nova Zelândia e ao Reino Unido, entre outros países. Trata-se de um incentivo para a qualidade, para fazer determinadas coisas como se espera que elas sejam feitas, não sendo mais simplesmente o pagamento por ato, mas um ato feito de acordo com certas normas. Com esse pagamento por desempenho, que combina qualidade e quantidade, promove-se que determinadas atividades sejam feitas conforme sejam mais adequadas. Esse modelo de pagamento por desempenho parece muito lógico, mas terá fundamento científico? Será bem aceito pelos médicos e pelas instituições que os representam? É necessário analisar os elementos-chave e as limitações dos sistemas de remuneração por desempenho, já que medir o desempenho não é algo inocente, pois leva o médico a centrar-se no que é medido, o que pode ser diferente daquilo que os pacientes necessitam.

Os incentivos à produtividade, tal como são utilizados na clínica, podem aumentar a quantidade do que é medido, mas nada garante que melhorem a qualidade dos cuidados propriamente ditos. Os incentivos podem levar a dedicar tempo excessivo no cumprimento dos critérios com que se avalia o desempenho, deixando de lado os problemas que o paciente apresenta. Os indicadores para o pagamento por desempenho são em geral demasiado simples e centrados em aspectos muito específicos das doenças. Mas o objetivo das iniciativas de avaliação do desempenho é fornecer aos gestores e cidadãos informações adequadas sobre o funcionamento e os resultados obtidos pelo sistema de saúde, para identificar as principais lacunas e áreas de melhoria e até mesmo fornecer as bases sobre as quais se efetuará a alocação de recursos.

Por sistema de incentivos entende-se um conjunto de regras concebidas para motivar os médicos nas suas atitudes em relação à utilização eficiente dos recursos de saúde, ao referenciamento de pacientes para outros médicos ou serviços de saúde, à qualidade dos seus atos, entre outros aspectos possíveis, no âmbito da gestão dos recursos humanos e das organizações de saúde.

A pressão econômica, o aumento das expectativas e das exigências dos cidadãos e a necessidade de prestação de contas à sociedade são alguns dos fatores desencadeantes desse tipo de iniciativa.

Um dos aspectos-chave é dispor de um bom sistema de informação, de indicadores validados e robustos e de transparência na divulgação da informação. Essas iniciativas representam uma importante carga de trabalho para a coleta de informação, e, na sua concepção, deve haver um equilíbrio entre a inclusão de todos os indicadores que possam ser interessantes e a capacidade de gerar e entender toda essa informação.

A ideia de pagamento por desempenho, com a alocação de recursos financeiros adicionais para médicos ou equipes de saúde que obtêm melhores resultados, parece clara. Na verdade, as iniciativas de pagamento por desempenho são cada vez mais comuns. Nesse contexto, é ainda mais surpreendente a pouca evidência existente sobre a efetividade dessas iniciativas, e que essa evidência tenha resultados pouco animadores,[12,13] aliado ao fato de que medir, analisar, publicar e divulgar dados e informações sobre a qualidade do desempenho tem um impacto escasso e inconsistente sobre aspectos práticos.[14,15] Para o bem da transparência, faltam estudos rigorosos sobre esses aspectos.

Pagamento por desempenho em Portugal

A Associação Portuguesa dos Médicos de Clínica Geral (APMCG), em 1990, publicou uma tomada de posição sobre a organização da medicina familiar, na qual aborda a questão da remuneração do trabalho do médico de família e comunidade (Quadro 47.2).

"Um Futuro para a Medicina de Família em Portugal"[4] pode ser considerado um documento que sintetiza uma reflexão coletiva de vários anos. Tem como preocupação fundamental a garantia do direito de todos os cidadãos a uma assistência médica altamente qualificada e descreve um enquadramento conceitual, estrutural e operacional para a medicina de família e comunidade do futuro.

Em relação ao financiamento dos sistemas de saúde, considera dois aspectos:

1. As fontes de financiamento
2. O modelo de financiamento

Sobre as fontes de financiamento, considera parecer haver vantagens em diversificá-las. Já o modelo de financiamento influencia diversos aspectos da prática da medicina familiar e interfere na qualidade dos serviços prestados. O modelo deve refletir a descentralização do sistema:

- Procurando corresponder às necessidades de saúde de cada comunidade concreta. A epidemiologia e a economia da saúde estão hoje suficientemente desenvolvidas para apoiarem tecnicamente esse processo.

> **Quadro 47.2 | Formas de remuneração**
>
> Os principais métodos de pagamento a médicos são, na sua forma pura, basicamente, três: o salário, a capitação e o pagamento por ato. Uma quarta forma seria o pagamento por *performance* ou desempenho, que é, por definição, um adicional. No entanto, é mais comum o uso de modelos de pagamento mistos, em que essas formas surgem combinadas de várias maneiras.
>
> **Salário** – No *salário*, existe um pagamento fixo em certo período de tempo, normalmente mensal, com cumprimento de um horário de trabalho previamente estipulado e em geral independente da dimensão da produção médica. Com base em acordos salariais, é pago ao médico um valor fixo, não havendo nenhum incentivo para oferecer serviços desnecessários nem para prestar menos serviços do que o previsto nas disposições contratuais, não existindo também nenhum incentivo para prestar cuidados de elevada qualidade. Por isso, em geral, há uma forte dependência do cumprimento das regras e procedimentos pensados para melhorar a qualidade e para assegurar que os profissionais não decidam trabalhar menos do que o acordado.
>
> **Capitação** – No pagamento por *capitação*, o profissional de saúde compromete-se a prestar um conjunto específico de serviços a um número determinado de pessoas, a um preço fixo por pessoa, em um período de tempo preestabelecido. Existe, pois, um pagamento por paciente que faz parte da lista do médico, ajustado em função de fatores de risco do paciente, como idade, gênero e condição socioeconômica, ficando normalmente a cargo do médico a gestão das despesas de saúde em que o paciente incorrerá.
>
> O prestador tem risco financeiro nas situações em que o custo real desses serviços excede o valor fixado. A preocupação mais frequentemente manifestada sobre a forma como a capitação pode afetar a qualidade do atendimento é que a entidade prestadora e que recebe o pagamento possa agir de forma muito agressiva na restrição ao uso do serviço, eliminando, dessa forma, alguns serviços necessários, entre alguns "desnecessários". O resultado poderia ser pior qualidade no atendimento aos pacientes.
>
> **Por ato (produção)** – No *pagamento por ato*, os médicos são recompensados pela prestação de mais serviços às pessoas. Recebem pagamento por unidade de cuidados de saúde prestada – consultas, vacina, prescrição de meios complementares de diagnóstico e de tratamento, entre outros, que são eventualmente ajustados por fatores de risco associados ao paciente. Essa forma de pagamento não é comum fora dos cuidados médicos, pois contém um incentivo poderoso para a prestação de mais serviços, exigindo, portanto, um acompanhamento dispendioso por parte do pagador, em especial quando os resultados não podem ser facilmente medidos. Parece intuitivo que mais cuidados de saúde poderiam beneficiar os pacientes na maioria dos casos e, portanto, o pagamento por ato não teria um impacto negativo na qualidade do atendimento ou na saúde dos pacientes. No entanto, a investigação sugere que mais cuidados de saúde não implicam necessariamente uma maior qualidade ou mais ganhos em saúde e que há um risco acrescido associado à prestação excessiva ou por defeito. Ao contrário da capitação, os prestadores recebem tanto mais quanto maior for o número de eventos que tratam e não lhe é atribuída a responsabilidade de fornecer todos os serviços necessários a uma população definida.
>
> Fonte: Associação Portuguesa dos Médicos de Clínica Geral.[4]

- Assentando no conceito de área de saúde, adequadamente dimensionada. Dimensões muito grandes tornam difícil a introdução de incentivos e de outros dispositivos de autorregulação na periferia do sistema; dimensões muito pequenas (caso dos orçamentos clínicos para cerca de 2 mil habitantes, introduzidos a partir de 1990 no Reino Unido) podem interferir negativamente na relação médico-paciente e gerar desvios, cujas consequências podem ser graves.
- Prevendo a instituição de um sistema de incentivos às unidades prestadoras de cuidados de atenção primária, às suas equipes de saúde e, em especial, aos médicos de família e comunidade nelas integrados, considera natural que, nos serviços estatais, predomine o componente remuneração-base e que, nos contratos de convenção, predominem os componentes capitação e pagamentos por ato. Os componentes a utilizar deverão, contudo, ser sempre definidos de modo a favorecer a continuidade e a acessibilidade dos cuidados prestados às populações.

Foi publicado em 2007, 17 anos depois da tomada de posição pública da APMCG, o Decreto-lei[16] que estabeleceu o regime jurídico da organização e do funcionamento das unidades de saúde familiar (USF) e o regime de incentivos a ser atribuído a todos os elementos que as constituem, bem como a remuneração a ser dada aos elementos que integram as USF de modelo B.*

Essa remuneração ligada ao desempenho, em termos de disponibilidade, acessibilidade, produtividade, qualidade técnico-científica, efetividade, eficiência e satisfação do usuário, abrange não apenas os médicos, mas também os enfermeiros e administrativos que trabalham em modelo B.

Essa forma de remuneração (Quadro 47.3), que recompensa a quantidade, mas também a qualidade do trabalho realizado, poderá e deverá ser aperfeiçoada e disseminada como forma preferencial de remuneração do trabalho em atenção primária, pois as USF conseguiram simultaneamente mais eficiência, mais acessibilidade, melhor clima laboral, maior satisfação dos cidadãos – em poucas palavras: mais qualidade.

Pagamento por desempenho na Inglaterra

A iniciativa de pagamento por desempenho na atenção primária no Reino Unido, talvez a mais desenvolvida na atualidade, apresenta algumas características muito interessantes. Os indicadores incluídos no sistema se baseiam nas evidências científicas disponíveis e relacionados com indicadores de resultado final (melhoria no estado de saúde), algo que, pela sua ausência, foi criticado em iniciativas anteriores. Na verdade, essas iniciativas são uma boa oportunidade para alinhar objetivos de melhoria da efetividade da prática clínica com metas financeiras.

A remuneração por desempenho foi introduzida em 2004, tendo sido revista e corrigida pela primeira vez em 2006 e novamente em 2008. Foi introduzida pela constatação de grande variabilidade na qualidade clínica, pela possibilidade tecnológica para medir os indicadores de desempenho e devido a uma política de maior investimento na medicina familiar mediante melhorias na qualidade.

É um sistema voluntário de incentivos financeiros que premia as boas práticas e a carga de trabalho associada por meio da participação em um ciclo anual de melhoria da qualidade. Para se conseguir esses fortíssimos incentivos (cerca de 95.000 € brutos por ano para um centro de saúde típico com três médicos em tempo integral e cerca de 5.500 usuários), deve-se dar resposta a 151 indicadores de qualidade. Desses indicadores, 81 são clínicos (tipo "aconselhamento a deixar de fumar"), 56 são organizacionais (tal como "tempo máximo para obter uma consulta com o seu médico de família e comunidade"), 10 são relativos a serviços adicionais e 4 são sobre a avaliação da experiência dos usuários com os serviços prestados. Levantam-se questões sobre o fato de a avaliação da atividade incidir sobre o registro eletrônico que dá acesso aos incentivos e que isso mude o foco de interesse do paciente e reduza o profissionalismo médico (a sua independência e autoestima). Surgem propostas de

---

* Unidade modelo B em Portugal: é uma unidade onde se trabalha por objetivos e se recebe por produção. No início de cada ano, é feito um contrato em que cada USF propõe algumas metas, definindo os indicadores que vão reger o seu funcionamento.

> **Quadro 47.3 | Remuneração ligada ao desempenho em Portugal**
>
> A **remuneração mensal** dos médicos das USF que aderiram ao pagamento ligado ao desempenho integra remuneração-base, suplementos e compensações pelo desempenho.
>
> A **remuneração-base** corresponde à remuneração da respectiva categoria e escalão, em regime de trabalho de dedicação exclusiva e horário de 35 horas semanais, relativa à responsabilidade pela prestação de cuidados de saúde aos usuários da respectiva lista, com a dimensão mínima de 1.917 unidades ponderadas, a que correspondem, em média, 1.550 usuários de uma lista-padrão nacional.
>
> **Suplementos** considera, à ponderação da lista, o suplemento da realização de cuidados domiciliares e o suplemento associado às unidades contratadas para ampliação do período de funcionamento ou cobertura assistencial, principalmente depois das 20 horas e aos fins de semana e feriados.
>
> A **compensação pelo desempenho** integra a compensação associada ao desenvolvimento das atividades específicas e a compensação associada à carteira adicional de serviços.
>
> > A *compensação associada às atividades específicas dos médicos* está relacionada ao aumento das unidades ponderadas da lista mínima de usuários por força das atividades de vigilância a usuários vulneráveis e de risco, segundo as orientações técnicas da Direção-Geral da Saúde. Essas atividades referem-se a planejamento familiar, vigilância da gravidez, vigilância de saúde infantil, vigilância de pessoas diabéticas e hipertensas. Tais atividades específicas são contratadas anualmente e constam de uma carta de compromisso.
>
> A **realização de cuidados domiciliares** confere o direito – por consulta e até o limite máximo de 20 domicílios/mês – a um abono de 30 €.
>
> Podem ser ainda concedidos **incentivos**, que consistem na atribuição de prêmios institucionais e financeiros à equipe multiprofissional e que visam estimular e apoiar o desempenho coletivo, tendo em vista os ganhos de eficiência obtidos. Esses incentivos são repartidos por todos os profissionais da equipe multiprofissional da USF.
>
> > Os *incentivos institucionais* traduzem-se, principalmente, na distribuição de informação técnica, na participação em conferências, simpósios, colóquios e seminários sobre matérias de diferentes atividades da carteira de serviços da USF, no apoio à investigação ou no aumento do que a equipe multiprofissional pode amenizar com o exercício de suas funções.
>
> > Os *incentivos financeiros* são atribuídos, após avaliação da USF, com base no cumprimento de objetivos e parâmetros mínimos de produtividade e qualidade.
>
> Fonte: Portugal.[16]

mudança que levem a um médico de atenção primária mais versátil, muito resolutivo e comprometido com o trabalho clínico.

A medicina familiar no Reino Unido está submetida a tal pressão que já não é um modelo estimulante. A inovação tornou-se moda, e as vozes críticas falam no desmantelamento da medicina familiar,[17,18] o que torna compreensível o esforço do Royal College of General Practitioners (RCGP) para pôr alguma ordem nesse caos inovador e não se opor ao pagamento por desempenho, o que poderia comprometer a relação médico-paciente e a sua agenda comum e reduzir o profissionalismo médico.[19]

Apesar das críticas sobre o elevado número de indicadores, as dúvidas sobre a efetividade na melhoria da qualidade, o desconhecimento sobre o impacto no desenvolvimento profissional, na relação entre médico e paciente e na saúde dos pacientes e da população, o que se espera no futuro próximo sobre a remuneração por desempenho no Reino Unido é mais pagamento por qualidade, com ênfase nos aspectos de relacionamento interpessoal e equidade.

Existem muitas possibilidades de revisão dos indicadores, desde deixá-los assim, adicionar mais e mais, melhorar globalmente o conjunto, eliminar o que já foi alcançado ou rodar os indicadores para forçar as áreas de melhoria. Existem propostas muito concretas para melhorar os indicadores, sobretudo nos aspectos relacionais e na equidade. O pagamento da qualidade com base em indicadores que medem o desempenho é uma moda duradoura. No Reino Unido, os médicos de família e comunidade e a sociedade de especialidade podem, por vezes, vê-lo como uma ameaça à qualidade clínica, mas o futuro do pagamento por desempenho está assegurado.[19–21]

Pagamento por desempenho no Brasil

No Brasil, duas iniciativas de pagamento por desempenho em escala se destacam, em Curitiba e no Rio de Janeiro.

Na Secretaria Municipal de Saúde (SMS) de Curitiba, a política de remuneração variável se iniciou na década de 1990, com o Programa de Incentivo à Qualidade (PIQ). O pagamento da gratificação incide sobre o salário-base, e o percentual é de 20 a 50% dependendo da Unidade Básica de Saúde (UBS), já que a lotação estava atrelada ao desempenho. Atualmente, os incentivos se baseiam em quatro dimensões: (1) satisfação do usuário, por meio de uma entrevista telefônica quadrimestral utilizando questionário validado internacionalmente (Primary Care Assessment Tool, PCA-Tool); (2) avaliação dos serviços ofertados, por meio de contratualização com as equipes e auditoria, classificando as equipes de acordo com a organização do acesso e a oferta de serviços; (3) características individuais do servidor, avaliação de produção, continuidade na mesma equipe e formação profissional; e (4) ambiência organizacional, que envolve cuidado com equipamentos, ambiente de trabalho e relação interprofissional.[22]

O Rio de Janeiro implantou sua primeira iniciativa de remuneração médica variável em 1995 na atenção primária com 13 indicadores, tendo sido incorporada ao vencimento em 2008 e retomada em 2010 com a instituição do novo acordo de resultados, fazendo parte dos eixos da reforma da atenção primária. Desde 2010, os pagamentos por desempenho aos médicos de família no Rio de Janeiro utilizam informações clínicas exclusivas dos prontuários eletrônicos, e podem ser divididas em dois componentes principais:

1. Os indicadores referentes às metas e incentivos relacionados às unidades de saúde se referem ao acesso da população à unidade, ao desempenho assistencial das equipes, à qualidade percebida pelos usuários e ao desempenho econômico da Unidade.
2. Os indicadores que compreendem ações relacionadas à gestão da clínica com potencial importante para gerar mudanças no processo de trabalho.

Cada indicador selecionado tem uma descrição detalhada do seu significado assistencial, apontando para uma série de ações que almejam aumentar a qualidade do cuidado. Por exemplo, o indicador "acompanhamento de uma gravidez" (Quadro 47.4) será considerado alcançado quando, entre outros critérios, o pré-natal tiver começado antes da 12ª semana de gestação, com, no mínimo, seis consultas de pré-natal e uma de puerpério, aliado à realização oportuna de *veneral disease research laboratory* (VDRL) e anti-HIV.[23,24] Os grupos de ação recebem um peso específico denominados unidades contábeis (UCs), que, somadas, compõem a parte variável da remuneração da equipe.

Quadro 47.4 | **Exemplo de pagamento por desempenho na cidade do Rio de Janeiro**

Grupo de ação	Descrição	UC
03	Acompanhamento de uma gravidez	08

Saúde materna:

Uma usuária é considerada neste grupo se forem verdadeiras as condições [A e B e C e D e E e F e G e H e I]:

A. Sexo feminino com pré-natal encerrado no período de vigência (deve ter sido cadastrado no prontuário eletrônico o número do SISPRENATAL para a gestação atual)

B. Ter efetuado consulta médica ou de enfermagem de revisão do puerpério no período em análise e, no máximo, 20 dias após o parto, registrada por qualquer médico ou qualquer enfermeiro, com a descrição de "revisão do puerpério"

C. Ter efetuado a primeira consulta de gravidez antes das 12 semanas – [0; 12] – de gestação

D. Ter realizado pelo menos seis consultas de pré-natal médicas e/ou de enfermagem até a 38ª semana – [0; 39] semanas – de gravidez. Essas consultas devem ter registro parametrizado que permite codificar gravidez (W78, W79 ou W84)

E. Ter registro de resultado de VDRL realizado até a 24ª semana de gestação

F. Usuária deve estar cadastrada na equipe

G. Ter registro de pelo menos duas visitas do ACS até a 38ª semana – [0; 39] – de gravidez

H. Ter pelo menos um registro de resultado anti-HIV realizado até a 24ª semana de gestação [24]

I. Ter realizado pelo menos um registro de atendimento (procedimento odontológico individual ou atividade educativa em grupo de saúde) registrado pelo CD, TSB ou ASB. Caso não haja ESB vinculada à equipe, não considerar este item

ACS, agente comunitário de saúde; VDRL, *veneral disease research laboratory*; CD, cirurgião-dentista; TSB, técnico em saúde bucal; ASB, auxiliar em saúde bucal; ESB, equipe de saúde bucal.

Toda gestante com mais de 40 dias da data prevista de parto deve ser automaticamente excluída da lista de gestantes ativas do prontuário.

Para considerar uma gestante ativa no prontuário, basta o profissional registrar uma consulta com o código da CID-10 de gestação (Z348) ou o procedimento do Sistema de Informações Ambulatoriais do Sistema Único de Saúde (SIA/SUS) de consulta à gestante.

Sistema de incentivo ideal

O desafio para um sistema de incentivo profissional ideal parece ter uma tripla dimensão: conciliar a motivação dos médicos para uma gestão mais cuidadosa dos recursos de saúde, com a garantia da desejável qualidade na prestação de cuidados e, ainda, a promoção de níveis de satisfação profissional elevados por parte dos próprios médicos, ou seja, ter impacto na atividade profissional dos médicos em termos de eficiência, qualidade e satisfação profissional.

Políticas de gestão que incentivem a participação dos médicos nas decisões de gestão da organização, que os libertem do trabalho burocrático e administrativo e que os apoiem na rentabilização negociada do seu tempo de trabalho parecem estimular um clima de diálogo que pode contrabalançar as percepções negativas e a insatisfação que os sistemas de incentivos financeiros, isoladamente considerados, por vezes tendem a alimentar nos médicos.

Do ponto de vista político, parecem recomendáveis os modelos de pagamento mistos, com objetivos quantitativos e qualitativos explicitados,[25] crescendo o desejo de incentivos ao grupo (grupos restritos de médicos). Os resultados superam os dos incentivos estritamente individuais, dado o fato de estimularem um espírito de cooperação na atividade clínica, mais custo-efetivo, mais favorecedor da satisfação dos médicos e com menores custos administrativos.

Os incentivos não financeiros[26] à atividade dos médicos (horário de trabalho adequado, formação continuada, boas condições de trabalho, existência de práticas clínicas estandardizadas, participação na formulação de objetivos) têm um papel autônomo considerável na sua motivação e um forte poder de complementarem e reforçarem o poder dos incentivos financeiros. Eles devem ser aplicados por uma gestão de recursos humanos que tenha em conta as características particulares dos médicos com que lida (idade, antiguidade e posição na carreira, gênero, local de trabalho), na medida em que se demonstra que estas condicionam, de forma distinta, a valorização relativa atribuída a todos aqueles aspectos.

A satisfação dos médicos, enquadrada por uma cultura de grupo com aspectos particulares, depende, crucialmente, da qualidade do ambiente organizacional do seu local de trabalho: nível de organização interna e de diálogo, envolvimento dos profissionais nos objetivos comuns e na melhoria da qualidade, da valorização do espírito de equipe e da qualidade do sistema de informação.

Indicadores de desempenho e incentivos relacionados não são os únicos instrumentos de melhoria da qualidade disponíveis no sistema de saúde. Provavelmente, eles são uma ferramenta que só funciona de forma adequada como parte de um conjunto de estratégias organizacionais.

Ainda há muito a aprender sobre as melhores formas de pagamento, mas é certo que o investimento em estrutura física, utilização de prontuário eletrônico e cultura de cuidados primários baseada nos atributos da atenção primária é fator essencial para a melhoria do desempenho clínico, da coordenação do cuidado e do aumento da satisfação.[27]

REFERÊNCIAS

1. Appleby J. Where's the money going? London: King's Fund; 2006.

2. Appleby J, Harrison A. When is enough enough, and how do we know? Setting limits to health spending. London: King's Fund; 2005.

3. Joseph Rowntree Foundation. Paying for long term care: moving forward [Internet]. New York; 2006 [capturado em 06 fev. 2018]. Disponível em: https://www.jrf.org.uk/report/paying-long-term-care-moving-forward.

4. Associação Portuguesa dos Médicos de Clínica Geral. Um futuro para a medicina de família em Portugal [Internet]. Lisboa: Edições Especiais APMCG; 1991.

5. Gérvas J. As diversas formas de pagamento do médico de clínica geral e a sua repercussão na prática clínica. Rev Port Clín Geral. 1996;13:130-40.

6. Gérvas J, Ortún V, Palomo L, Ripoll MA. Incentivos en atención primaria: de la contención del gasto a la salud de la población. Rev Esp Salud Pública. 2007;81(6):589-96.

7. Roland M. Linking physicians' pay to the quality of care--a major experiment in the United Kingdom. N Engl J Med. 2004;351(14):1448-54.

8. Doran T, Fullwood C, Gravelle H, Reeves D, Kontopantelis E, Hiroeh U, et al. Pay-for-performance programs in family practices in the United Kingdom. N Engl J Med. 2006;355(4):375-84.

9. Kao AC, Green DC, Zaslavsky AM, Koplan JP, Cleary PD. The relationship between method of physician payment and patient trust. JAMA. 1998;280(19):1708-14.

10. Marshall M, Harrison S. It's about more than money: financial incentives and internal motivation. Qual Saf Health Care. 2005;14(1):4-5.

11. McDonald R, Harrison S, Checkland K, Campbell SM, Roland M. Impact of financial incentives on clinical autonomy and internal motivation in primary care: ethnographic study. BMJ. 2007;334(7608):1357.

12. García-Altés A, Zonco L, Borrell C, Plasencia A. Measuring the performance of health care services: international experiences and their application to an urban context. Gac Sanit. 2006;20(4):316-24.

13. Campbell SM, Reeves D, Kontopantelis E, Sibbald B, Roland M. Effects of pay for performance on the quality of primary care in England. N Engl J Med. 2009;361(4):368-78.

14. Fung CH, Lim YW, Mattke S, Damberg C, Shekelle PG. Systematic review: the evidence that publishing patient care performance data improves quality of care. Ann Intern Med. 2008;148(2):111-23.

15. Marshall MN, Shekelle PG, Leatherman S, Brook RH. The public release of performance data: what do we expect to gain? A review of the evidence. JAMA. 2000;283(14):1866-74.

16. Portugal. Decreto-Lei nº 298, de 22 de agosto de 2007. Diário da República. 2007;1(161):5587-96.

17. Jones R. Dismantling general practice. Br J Gen Pract. 2007;57(544):860-1.

18. Jewell D. Work patterns in UK general practice: turning the clock back? Br J Gen Pract. 2008;58(546):6-7.

19. Royal College of General Practitioners. The future direction of general practice: a roadmap. London: RCGP; 2007.

20. Lester H, Roland M. Future of quality measurement. BMJ. 2007;335(7630):1130-1.

21. Whalley D, Gravelle H, Sibbald B. Effect of the new contract on GPs' working lives and perceptions of quality of care: a longitudinal survey. Br J Gen Pract. 2008;58(546):8-14.

22. Poli Neto, Faoro N, Prado Júnior J, Pisco L. Remuneração variável na atenção primária à saúde: relato das experiências de Curitiba e Rio de Janeiro, no Brasil, e de Lisboa, em Portugal. Ciênc. Saúde Coletiva. 2016;21(5):1377-88.

23. Organização Pan-Americana da Saúde. Pesquisa avaliativa sobre aspectos de implantação, estrutura, processo e resultados das Clínicas da Família na cidade do Rio de Janeiro. Porto Alegre: OPAS; 2013.

24. Soranz D, Pinto LF, Camacho L. Análise dos atributos dos cuidados primários em saúde utilizando os prontuários eletrônicos na cidade do Rio de Janeiro. Ciênc Saúde Coletiva. 2017;22(3):819-30.

25. Gosden T, Forland F, Kristiansen IS, Sutton M, Leese B, Giuffrida A, et al. Impact of payment method on behaviour of primary care physicians: a systematic review. J Health Serv Res Policy. 2001;6(1):44-55.

26. Scott A. Eliciting GPs' preferences for pecuniary and non-pecuniary job characteristics. J Health Econ. 2001;20(3):329-47.

27. Ayanian JZ, Hamel MB. Transforming primary care: we get what we pay for. N Engl J Med. 2016;374(24):2390-2.

SEÇÃO III ▸ CAPÍTULO 48

Sistemas de classificação na atenção primária à saúde

Gustavo Gusso
Gustavo Landsberg
Catherine Moura da Fonseca Pinto

Aspectos-chave

▶ O conteúdo dos registros em saúde devem ser estruturados por completo no registro de saúde orientado por problemas (ReSOAP) – S (subjetivo), motivo da consulta, A (análise), problema ou condição, P (plano), processo de cuidado – devendo considerar a *Classificação internacional de atenção primária* (CIAP-2).

▶ A *Classificação internacional de doenças* (CID-10) deve ser usada como detalhamento (granulação) da codificação feita pela *CIAP-2* no problema ou condição.

▶ O conceito de episódio de cuidado colabora para a compreensão do registro longitudinal, bem como representa o caráter transicional dos rótulos e das condições.

Weed provavelmente foi um dos autores que mais contribuíram no campo do registro clínico eletrônico desde a década de 1960. O artigo *Medical records that guide and teach*[1] e o livro *Medical records, medical education and patient care*[2] ajudaram na sistematização e na consolidação dos conceitos de lista de ReSOAP* com registro por meio da SOAP – subjetivo, objetivo, avaliação e plano (ver Cap. 49, Registro de saúde orientado por problemas). No campo da classificação da atenção primária à saúde (APS), é notório o trabalho do Wonca International Classification Committee (WICC), em especial durante a liderança de Henk Lamberts e Maurice Woods.

Conceitos

Terminologia (ou terminologia clínica ou vocabulário médico). É uma lista estruturada de termos que descreve os conceitos por meio de definições.[3-5]

Nomenclatura. Pode ser definida tanto como sinônimo de terminologia[5] como em sentido diferente: nomenclatura pode avançar para definições mais detalhadas dos termos e conceitos e então ser compreendida como uma definição-padrão, com regras preestabelecidas.[3]

Classificação. É um "conjunto de caixas" ou uma maneira sistematizada de ordenar todos os elementos de determinado domínio. Pode seguir uma hierarquia estrita (taxonomia) ou permitir poli-hierarquia.[4] Para ser aceito como sistema de classificação, é necessário seguir ao menos três princípios ou regras básicas:[6]

1. Seguir um consistente e único critério: por exemplo, não é possível ordenar as listas de *e-mails* por assunto e por data ao mesmo tempo – um desses critérios deve ser o principal.
2. As categorias devem ser mutuamente excludentes: esta é a principal diferença entre um sistema de classificação e nomenclatura ou terminologia, as quais, mesmo sistematizadas, não seguem as regras dos sistemas de classificação. Por exemplo, se, em uma biblioteca, o Guia de Praias do Brasil estiver na seção de livros de viagem, não deve existir outra seção onde este mesmo livro poderia ser encontrado (como seção de praias).
3. O sistema deve ser completo: isto significa que todos os objetos, termos ou conceitos de determinado domínio podem ser classificados de acordo com o sistema desenvolvido para abordar esse domínio.

Um sistema de classificação pode ter critérios de inclusão e exclusão, mas não deve guiar o diagnóstico. Por exemplo, de acordo com a CIAP, a insuficiência cardíaca congestiva (ICC) é classificada com a rubrica K77 (insuficiência cardíaca). Seus critérios de inclusão permitem classificar nesta rubrica: asma cardíaca, insuficiência cardíaca, edema pulmonar e insuficiência ventricular direita ou esquerda. Exclui *cor pulmonale*, ao qual se atribui o código K82 (doença cardiopulmonar). Entretanto, é necessário observar que o diagnóstico propriamente dito da ICC deve respeitar os critérios de estudos ou as diretrizes baseadas em evidências adequadas à APS. Ou seja, os dados devem ser coletados e o enquadramento na rubrica deve ser realizado a partir de diretrizes ou de conhecimento prévio.

Tesauro. Conjunto de palavras profissionalmente usadas, incluindo jargões e termos, no qual cada palavra é representada pelos possíveis sinônimos e palavras relacionadas, designando ampliação

---

* O termo *problem oriented medical records* (POMR) será usado como registro de saúde orientado por problemas (ReSOAP)

ou restrição dos conceitos;[3] os termos que convergem para um mesmo conceito são mapeados por um sistema de classificação.

Código. É uma sequência alfabética e/ou numérica que designa um termo ou classe.[3]

***Rag bag* (ou cesto de trapos).** Geralmente sistemas de classificação utilizam *rag bags*, que não são exatamente um termo ou conceito, mas "um local" onde conceitos "não classificados em outra parte" (ou NCOP) podem ser alocados. Isso pode representar uma fraqueza do campo que é objeto do estudo (na medicina, por exemplo, pode significar uma doença desconhecida ou um sintoma não explicável do ponto de vista médico) ou apenas uma maneira artificial de cobrir conceitos não tão importantes do domínio em questão, cumprindo, assim, a terceira regra de um sistema de classificação.

Episódio de cuidado. Problema de saúde apresentado no primeiro encontro com o profissional de saúde e que termina ao fim da última consulta que lidou com o mesmo tipo de problema.[7–10] A Figura 48.1 exemplifica um episódio de cuidado com três encontros. Este conceito é diferente de episódio de doença (*disease*) ou experiência da doença (*illness*), porque esses podem continuar após o encontro com o profissional de saúde e ter iniciado antes desses encontros.

No registro eletrônico (ou mesmo em papel), o rótulo do problema é sempre o da avaliação de cada consulta (A do SOAP). Não é mandatório que todos os problemas ou diagnósticos tratados em cada consulta sejam enviados para a lista de problemas, sendo que, em geral, apenas são migrados os crônicos ou relevantes. De qualquer forma, é possível classificá-los em principal, secundário ou resolvido (ou inativo; a terminologia é variável). Dessa forma, pode-se optar por ocultar secundários e resolvidos ou inativos na abertura do prontuário.

Quando se trabalha por episódio, o rótulo do problema pode mudar. No exemplo da Figura 48.1, o problema que aparece como fraqueza ao final da primeira consulta muda seu rótulo para anemia inespecífica na segunda e para anemia ferropriva na terceira. Por isso, o grupo de pesquisa organizado por Okkes e colaboradores chama-se Transition Project.[11] O grande benefício de trabalhar por episódio é a possibilidade de calcular a probabilidade pré-teste, base do Teorema de Bayes e do raciocínio clínico.[12] No exemplo em questão, o dado que o serviço produziria com este sistema de informação após uma quantidade razoável de consultas seria "a probabilidade de uma pessoa com fraqueza ter anemia ferropriva". A principal dificuldade dos profissionais, que pode ser contornada com a experiência, é a necessidade de abrir "subencontros" para cada problema tratado na consulta (ou encontro). De qualquer forma, os dados demonstram que, em geral, cada consulta lida em média com 1,5 encontros.[13] É raro se trabalhar por episódio; é mais frequente e simples o registro por encontro usando os conceitos de ReSOAP. Porém, o conceito de episódio de cuidado colabora para a compreensão do registro longitudinal, bem como representa o caráter transicional dos rótulos e das condições elencadas.

A CIAP foi desenvolvida para se trabalhar na metodologia SOAP e estruturada por episódio de cuidado, de maneira que permite codificar tanto o subjetivo (S), a avaliação (A) e o plano (P). Como o objetivo em geral é registrar de forma numérica (resultado de exames complementares, biometria ou exames realizados na consulta), são dados naturalmente estruturados. No episódio de cuidado, o motivo da consulta é a síntese do subjetivo, ao passo que o problema/condição é a síntese da avaliação, e a intervenção, a síntese do plano. Essa é uma representação, mas pode haver intervenção intermediária entre o motivo da consulta e o diagnóstico, assim como há dados objetivos sendo coletados e registrados.

Classificações e nomenclaturas

Classificar e estruturar um dado em geral é uma tarefa árdua para a maioria dos profissionais de saúde. Porém, é uma tarefa necessária, pois o texto livre não permite o resgate de grande parte das informações. Portanto, é desejável que o sistema de registro siga uma sistematização palatável como SOAP e lista de problemas – e que haja uma classificação padronizada. Esse tipo de registro é mais adequado do que os realizados por extensos textos livres.

Um exemplo de uso cotidiano da classificação é o do supermercado. Em um supermercado muito grande, para achar leite em pó, é necessário um sistema de classificação. Caso o principal critério seja a embalagem, o leite em pó estará em enlatados, e não em laticínios. Se o critério hierarquicamente inferior for o conteúdo, dentro de enlatados, o leite em pó estará na prateleira de produtos lácteos. Um bom supermercado (e um bom sistema de classificação) não permite que o leite esteja em enlatados e em laticínios, ou seja, em dois lugares. Esse é o objetivo do sistema de classificação, ao passo que uma nomenclatura não necessita ser mutuamente excludente. Na APS, a CIAP cumpre esse objetivo.

Classificação internacional de doenças

A conhecida CID foi nomeada, na segunda metade do século XIX, "Classificação de mortalidade". Ainda hoje, um país com poucos recursos deve dedicar-se pelo menos a compreender as causas de morte dos seus cidadãos. O objetivo, nessa época, era criar uma classificação internacional. O modelo adotado foi o

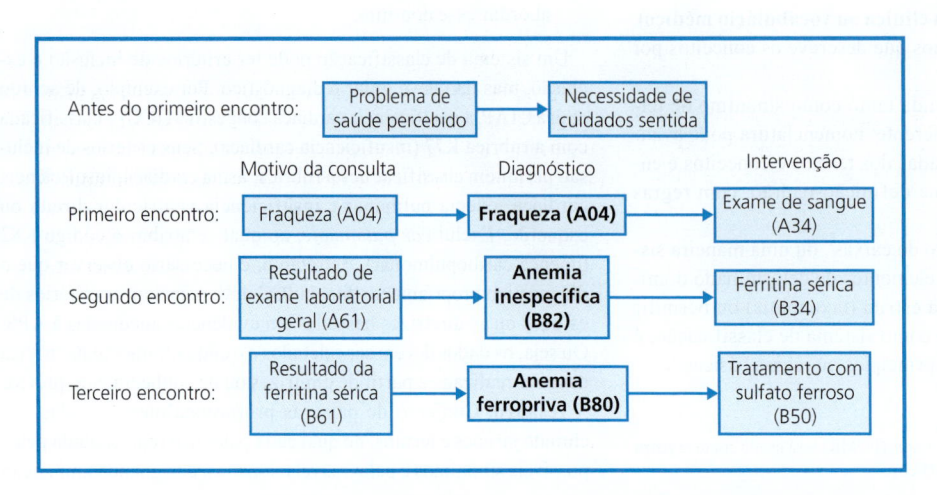

◀ **Figura 48.1**
Exemplo de um episódio com três encontros e seus respectivos códigos segundo a *Classificação internacional de atenção primária* (CIAP-2).
Fonte: Adaptada de Okkes e colaboradores.[11]

apresentado por William Farr e tinha cinco grupos: doenças epidêmicas, doenças constitucionais (generalizadas), doenças localizadas classificadas segundo a localização anatômica, doenças do desenvolvimento e doenças causadas por violência. Essa estruturação de certa forma continua presente na décima revisão. Em 1891, o chefe do Serviço de Estatística da cidade de Paris, Jacques Bertillon, foi designado pelo Comitê Estatístico Internacional para liderar o grupo que iria desenvolver a "Classificação de causas de morte". Bertillon apresentou, então, em 1893, em Chicago, o que passou a ser conhecido como "Classificação de causas de morte de Bertillon", baseado no modelo anatômico de Farr, distinguindo doenças generalizadas e localizadas. Essa classificação foi aceita em muitos países.[13]

A primeira Conferência Internacional para revisão da Lista internacional de causas de morte de Bertillon foi convocada pelo governo francês em 1900. Vinte e seis países participaram, e o resultado é considerado hoje a primeira revisão da Classificação internacional de doenças, ou CID. Os participantes da primeira revisão concordaram que deveriam revê-la a cada 10 anos, e a segunda (1910), terceira (1920), quarta (1929) e quinta (1938) revisões foram convocadas pelo governo francês, resultando em novas versões. A quarta e a quinta revisões foram conduzidas por uma comissão formada por membros do Instituto Internacional de Estatística e a Organização de Higiene da Liga das Nações. A quinta revisão foi importante porque reconheceu a urgência do desenvolvimento de um sistema de classificação de morbidade, além de aprimorar o de mortalidade, e entendeu que ambas as classificações deveriam ser unificadas. Além disso, padronizou o atestado de óbito.

A Conferência Internacional de Saúde, realizada em 1946, designou uma Comissão Interina da Organização Mundial de Saúde (OMS) (cuja criação ainda não havia sido formalizada) para organizar a sexta revisão, que chamou Classificação internacional de doenças, lesões e causas de morte. Essa classificação foi submetida aos governos que trabalhavam no desenvolvimento de uma única classificação de morbidade e mortalidade e foi então revista a partir das sugestões desses países. Estava pronto o rascunho para a sexta revisão, que ocorreu em 1948, organizada em conjunto pelo governo francês e pela OMS, fundada dias antes. Meses depois, a Primeira Assembleia Mundial de Saúde aceitou esta lista e deliberou a publicação do manual Classificação estatística internacional de doenças, lesões e causas de morte (correspondente à CID-6). A sexta revisão adotou a estrutura vigente até a décima revisão. As sétima, oitava, nona e décima revisões foram organizadas pela OMS.[13]

Em razão da incorporação da morbidade entre a quinta e a sexta revisões, a classificação que viria a ser conhecida como CID aumentou de 200 para 1.010 categorias.[14] A rápida expansão das rubricas da CID transformou o que seria um sistema de classificação em nomenclatura. Os princípios que exigem critério único e categorias autoexcludentes não foram respeitados, apesar da "solução cruz asterisco" adotada a partir da CID-9. Geoffrey Bowker e Susan Leigh Star argumentam que a CID "[...] não segue nenhum princípio classificatório e representa um compromisso com esquemas conflituosos entre si",[6] e esta é a razão por que esses estudiosos das classificações defendem que a CID é mais uma nomenclatura do que um sistema de classificação.

CID-10, sendo a mais difundida, é a mais adequada aos especialistas focais que usam em geral um capítulo. Não é adequada a profissionais gerais que precisam usar todo o sistema de classificação, mas poucas rubricas. Diversos estudos têm concluído que 30 rubricas são responsáveis por mais de 50% da demanda.[13]

SNOMED

Em 1965, o Colégio Americano de Patologistas (CAP) desenvolveu a Nomenclatura sistematizada de patologia (SNOP, do inglês Systematized nomenclature of pathology).[15] Com o passar dos anos, ela atingiu todo campo de conhecimento médico e mudou seu nome em 1974 para Nomenclatura médica sistematizada (SNOMED, do inglês Systematized nomenclature of medicine).

Em 1999, o CAP criou a Nomenclatura médica sistematizada – termos clínicos (SNOMED CT) por meio da integração do SNOMED com a terceira versão do código Read (CTV3, do inglês Clinical terms version 3, ou Readcodes), que era mantido pelo Serviço Nacional de Terminologia e Sistemas de Saúde (National Health System Terminology Service), do governo do Reino Unido. A expectativa era cobrir ainda mais campos da área médica, porque o CAP tinha um viés das especialidades, e o CTV se baseava na experiência da APS. O CAP vendeu a propriedade intelectual do SNOMED CT para a SNOMED International, que começou com nove países em 2007 chegando a 29 membros.

A SNOMED CT tem mais de 300.000 conceitos, mais de 1.000.000 de descrições e aproximadamente 903.000 correlações hierarquizadas entre conceitos.[16] Por exemplo, imunossupressão é um termo que designa um conceito, e este pode ter diferentes descrições, como "terapia imunossupressiva" e "paciente imunossuprimido".

Classificação internacional de atenção primária

A primeira classificação para a clínica geral foi desenvolvida, em 1959, pelo Colégio Britânico de Clínicos Gerais.[17] Médicos de família e clínicos gerais de muitos países notaram a importância da taxonomia neste campo específico para evitar o uso inadequado de uma classificação baseada nas doenças e causas de morte. Isso poderia ser perigoso, uma vez que, escolhida uma doença como diagnóstico, o tratamento específico estaria autorizado; porém, como já havia sido demonstrado, um diagnóstico específico só era possível em aproximadamente 50% dos encontros do médico com a pessoa.[18]

A Classificação por motivo de visita (RVC, do inglês Reason for visiting classification) e o seu processo de desenvolvimento nos EUA, incluindo a criação da Pesquisa Nacional sobre Atenção Médica Ambulatorial (NAMCS, do inglês National ambulatory medical care survey) pelo National Centre for Health Statistics, em 1973, foi um passo importante. Durante os estudos-piloto de 1968 a 1971, pesquisadores que estavam codificando as consultas perceberam o quão difícil era usar, na APS, códigos desenvolvidos para um diagnóstico específico.[19,20] Em razão da sua história, mesmo após muitas revisões, a CID dificilmente representaria os motivos das pessoas buscarem assistência médica. A RVC utilizava uma estrutura modular com sete tópicos: (1) sintoma; (2) doença; (3) diagnóstico, rastreamento e prevenção; (4) tratamento; (5) lesões e efeitos adversos; (6) resultados de exames; e (7) procedimentos administrativos – essa já era uma prévia da estrutura dos sete componentes da Classificação por motivo da consulta (CMC, do inglês Reason for encounter classification [RFEC]) que viria a ser elaborada.

Médicos de família e clínicos gerais interessados no campo da taxonomia se encontraram em 1972, durante a quinta Conferência Mundial dos Clínicos Gerais/Médicos de Família da World Organization of Family Doctors (WONCA), em Melbourne, Austrália, e concluíram que deveriam desenvolver um sistema de classificação próprio para ser usado no mundo. Assim, os clínicos gerais BentBentsen (Noruega), Charles Bridges-Webb (Austrália), Robert Westbury (Canadá), Philip Sive (Israel), que estavam trabalhando nesse tema,[21-24] organizaram o Comitê de Classificação da WONCA (modificado para WICC) para desenvolver um sistema com base na CID-8. O grupo organizou uma lista de "problemas" comumente encontrados na APS, com base na CID-8, e testou-a em 300 consultórios de nove países, resultando na *Classificação internacional de problemas de saúde em atenção primária* (ICHPPC, do inglês *International classification of health problems in primary care*), apresentada em 1974 e publicada em 1975. Ela foi revisada, e a segunda versão (*ICHPPC-2*), publicada em 1979, para manter a comparabilidade com a CID-9. Devido à necessidade de melhores definições dos conceitos e da integração do sistema de classificação com a nomenclatura, a *ICHPPC-2-versão definida* (*defined*) foi desenvolvida em 1983, e a maioria das rubricas foi descrita com critérios de inclusão e/ou exclusão (Figura 48.2). Apesar de elaborada por médicos de família e comunidade para uso na prática diária, apenas o último capítulo era dedicado aos sinais e sintomas refletindo a perspectiva das pessoas. As duas versões da ICHPPC eram, nesse sentido, mais um recorte das CID-8 e CID-9 do que uma classificação voltada para a APS. Embora com ênfase em "problemas" de saúde mais frequentes, a ICHPPC ainda não refletia adequadamente o ponto de vista das pessoas.

Concomitantemente ao desenvolvimento da ICHPPC, existia, desde 1977, um direcionamento do grupo norte-americano de pesquisa em atenção primária (NAPCGR, do inglês *North american primary care research group*) para o desenvolvimento da codificação do processo de cuidado em atenção primária (*Process code for primary care*),[25] envolvendo diagnóstico, prevenção, exame, tratamento e demais procedimentos terapêuticos. A primeira versão era um produto do NAPCRG, que formalizou seu próprio comitê de classificações. Ele se juntou ao Comitê de Classificação da WONCA e desenvolveu uma versão internacional, chamada de *Classificação internacional de processos de cuidado em atenção primária* (IC-Process-PC, do inglês *International classification of process in primary care*), que foi testada em 10 países, envolvendo aproximadamente 100 médicos, e finalmente publicada em 1986. Práticas inerentes à APS, como "observação", "observação ativa" (*watchful waiting*), "não intervenção" ou "repouso como modalidade terapêutica", foram incluídas.

Depois da conferência de Alma Ata, em 1978, a OMS identificou a importância da informação e de ferramentas apropriadas para a APS e nomeou uma força-tarefa para desenvolver a CMC, que iria focar na perspectiva da pessoa, e não na doença.[26-28] Motivo da consulta (MC) é definido como "[...] um termo acordado que transmite as razões pelas quais um paciente entra no sistema de saúde e representa as demandas desta pessoa".[26] A maioria dos membros deste grupo de trabalho da OMS também era do Comitê de Classificação da WONCA. A CMC foi testada em 1980, na Holanda,[27] e depois, em 1983, em nove países (Brasil, Austrália, Barbados, Hungria, Malásia, Holanda, Noruega, Filipinas e EUA).[29] No Brasil, o estudo ficou sob responsabilidade do Centro Brasileiro de Classificação de Doenças, sediado na Faculdade de Saúde Pública da Universidade de São Paulo e coordenado pelo Professor Ruy Laurenti. A parte brasileira do piloto foi conduzida pelos pesquisadores Ruy Laurenti e Maria Lucia Lebrão e, além de médicos, utilizou enfermeiros e agentes comunitários de saúde (ACS). O estudo foi apoiado pela OMS, WONCA e NCHS.

O processo de desenvolvimento da CMC permitiu concluir que as três principais classificações até então desenvolvidas por pesquisadores vinculados à APS ou médicos de família e comunidade e publicadas (ICHPPC, RVC e IC-Process-PC) seriam contempladas na CMC, porque esta previa também os componentes para procedimentos e diagnósticos, afinal uma pessoa pode procurar o serviço de saúde com um sintoma, uma doença estabelecida ou requerendo algum processo de cuidado (como um relatório ou atestado). O resultado do trabalho do grupo constituído por membros da OMS e da WONCA foi uma classificação biaxial com 16 capítulos com base no critério anatômico (e sistema orgânico) e um capítulo para condições sociais, além de sete componentes que compõem cada capítulo. Utilizar a anatomia e o sistema orgânico como critério básico e incluir os capítulos "Geral e Inespecífico", "Psicológico" e "Problemas Sociais" para desenvolver o sistema de classificação foram decisões importantes, porque eles refletiriam prioritariamente os aspectos da pessoa, e não as doenças, manifestações ou etiologias. Essa classificação seria então centrada na pessoa, e não na doença ou no diagnóstico etiológico. Conceitos etiológicos como trauma, doenças infecciosas, tumor e anomalias congênitas foram incluídos no sétimo componente (diagnósticos e doenças) e distribuídos nos respectivos capítu-

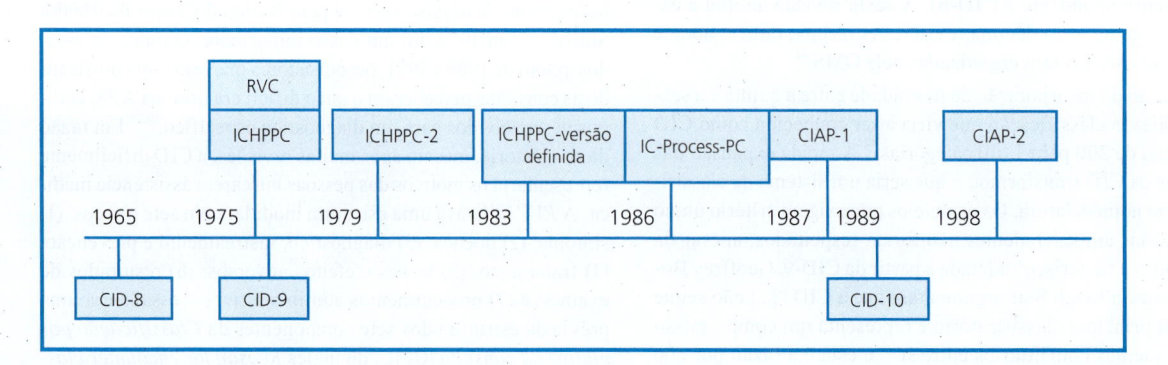

▲ **Figura 48.2**
Linha do tempo: histórico do desenvolvimento da *Classificação internacional de doenças* (linha inferior) e da *Classificação internacional de atenção primária* (linha superior).
RVC, *Classificação por motivo de consulta* (do inglês *Reason for Visiting Classification*); ICHPPC, *Classificação internacional de problemas de saúde em atenção primária* (do inglês *International Classification of Health Problems in Primary Care*); IC-Process-PC, *Classificação internacional de processos de cuidado em atenção primária* (do inglês *International classification of process in primary care*); CIAP, *Classificação internacional de atenção primária*; CID, *Classificação internacional de doenças*.
Fonte: Gusso.[13]

Capítulos	A – Geral	B – Sangue, órgãos hematop. e linfáticos	D – Digestivo	F – Olho	H – Ouvido	K – Circulatório	L – Musculoesquel.	N – Neurológico	P – Psicológico	R – Respiratório	P – Pele	T – Endócrino, metabólico, nutrição	U – Urológico	W – Gravidez e planej. familiar	X – Apar. genital feminino	Y – Apar. genital masculino	Z – Problemas sociais
Componentes (padronizado para os capítulos)	1. Componente de queixas e sintomas															
	2. Componente de procedimentos diagnósticos e preventivos															
	3. Componente de medicações, tratamentos e procedimentos terapêuticos															
	4. Componente de resultados de exames															
	5. Componente administrativo															
	6. Componente de acompanhamento e outros motivos da consulta															
	7. Componente de diagnósticos e doenças															

◄ **Figura 48.3**
Estrutura biaxial da *Classificação internacional de atenção primária*.

los (Figura 48.3) – algo de fundamental importância, pois evitou possíveis conflitos com os princípios classificatórios, como a mutualidade excludente.[6] Se fossem criados capítulos específicos para doenças infecciosas ou traumas, estaria permitida a dupla codificação, uma vez que a doença poderia estar nos capítulos etiológico e anatômico. Isso ocorre com CID, e, desde a nona revisão, o sistema "cruz-asterisco" foi criado, a fim de tentar evitar a dupla codificação, entre outras razões. Nesse sistema, o principal código é relacionado à etiologia (código com cruz) e à localização utilizada adicionalmente (código com asterisco). Por exemplo, tuberculose vertebral na CID-10 é A18† (tuberculose óssea), mas a localização necessita de outro código: M49* (tuberculose vertebral).

Embora houvesse sinais de que a CMC seria o núcleo da décima revisão[30] (ela havia incorporado doenças e processos além dos motivos da consulta), a OMS mudou a direção, decidiu não alterar a estrutura tradicional da CID e formalizou, na décima revisão, a *Família das classificações internacionais* (WHO-FIC, do inglês *Family of international classifications*)[31] com CID desempenhando um papel central (Figura 48.4). A WONCA publicou, então, a primeira versão da CIAP, em 1987,[32] que era a versão da CMC após os pilotos nos nove países e poderia ser mapeada com a CID-9 (ver Figura 48.2). Uma revisão foi publicada em 1993.[33] A segunda versão da CIAP com critérios de inclusão e exclusão foi lançada em 1998, com mapeamento para CID-10 e, desde então, foi traduzida para diversas línguas, como basco, dinamarquês, alemão, holandês, finlandês, grego, hebraico, húngaro, italiano, japonês, norueguês, polonês, português, russo, espanhol e sueco. Há alguns anos, o Comitê Internacional de Classificação da WONCA vem discutindo a terceira versão da CIAP. O aspecto mais debatido é a necessidade de contemplar fatores de risco.

Regras essenciais para o uso da CIAP-2[34]

Motivo de consulta

O motivo da consulta sintetiza o campo "subjetivo" e é estruturado em geral pela CIAP-2. Por que uma pessoa pode relatar um sintoma, uma doença ou solicitar um processo de cuidado, toda a CIAP-2 pode ser utilizada. As regras essenciais são:[34]

- A pessoa deve concordar com o conceito registrado.
- Escolher capítulo mais específico (maneira como a pessoa se expressa). Por exemplo, dor torácica pode estar nos capítulos A, R, K ou L da CIAP.
- O termo é mais importante do que o conceito (deve-se registrar "icterícia" caso seja usado esse termo, mesmo que a pessoa não saiba do que se trata); não há necessidade da

Classificações relacionadas	Classificações de referência	Classificações derivadas
Classificação internacional de atenção primária (CLAP)	Classificação internacional de doenças (CID-10) e problemas relacionados à saúde	Classificação internacional de oncologia – 3ª edição (CID-O-3)
Classificação internacional de causas externas das lesões (ICECI)		Classificação de transtornos mentais e comportamentais da CID-10
Sistema de classificação anatômica, terapêutica e química (ATC) com definição de doses diárias (DDD)	Classificação internacional de funcionalidade, incapacidade e saúde (CIF)	Aplicação da Classificação internacional de doenças da dentística e estomatologia – 3ª revisão CID-DA
ISO 9999 Ajudas técnicas para pessoas com incapacidades: classificação e terminologia	Classificação internacional de intervenções em saúde (ICIH)	Aplicação da Classificação internacional de doenças da neurologia CID-10-NA
		Classificação internacional de funcionalidade, incapacidade e saúde – jovens e crianças (CIF CY)

▲ **Figura 48.4**
Família de classificações da Organização Mundial da Saúde.

descrição "paciente refere que" ou do advérbio em latim "sic", pois, neste campo, se presume que foi a pessoa quem relatou, exceto quando a consulta for relatada por terceiros; termos técnicos devem ser reservados para situações específicas, como na descrição anatômica quando a pessoa descreve, por exemplo, uma dor apontando para uma região do corpo.
- Usar qualquer componente da CIAP-2.
- Na maior parte das consultas, com poucas exceções, como nos casos de "agenda oculta", ou seja, quando o verdadeiro motivo da consulta não é revelado no início, a primeira frase dita é o motivo da consulta, que deve ser estruturado pela CIAP-2. Estruturar um dado significa colocá-lo em uma variável nominal, contínua ou dicotômica. Não é raro o motivo da consulta se perder, e a agenda da pessoa conflitar com a agenda do médico.

Condição ou problema

Este campo que sintetiza a avaliação (A) também é chamado diagnóstico, porém o conceito denota a existência de uma doença que foi "diagnosticada" a partir de sinais e sintomas. Outro termo usado é "problema", mas nem sempre há de fato um "problema", como no caso do pré-natal. Dessa forma, o melhor termo e conceito é "condição", que tem sido cada vez mais utilizada:

- Incluem dados relevantes e sintomas ou diagnósticos.
- Podem ser problemas agudos ou crônicos.
- Trata-se da impressão do profissional, e a pessoa não precisa necessariamente concordar, exceto se for utilizado o capítulo Z (social); neste caso, ela deve concordar que a condição social em questão, por exemplo, pobreza (Z01), afeta a sua saúde, caso contrário se torna um julgamento moral.
- O problema ou condição deve ser registrado no mais alto grau de resolução possível no momento; caso não haja certeza, é preferível registrar um sintoma como diagnóstico; assim, não é raro se repetir no campo da "condição" códigos do campo "motivo da consulta"; essa regra deve ser usada com cautela e nem sempre é necessário exame complementar para especificar o problema (p. ex., se uma pessoa se queixa de febre, dor de garganta e tosse há 3 dias e não há nada relevante no exame físico, a condição mais específica é infecção das vias aéreas superiores [IVAS], e não "tosse, febre e dor de garganta").
- Devem-se usar os componentes 1 e 7 da CIAP-2, ou seja, não se deve utilizar neste campo processo de cuidado que estão nos componentes 2 a 6 da CIAP-2 (não se registra solicitação de exames ou atestado no componente A do SOAP) (ver Cap. 49, Registro de saúde orientado por problemas).

Dicas para codificação

A escolha do código ou conceito não é uma ciência exata e, portanto, há alguma variabilidade, bem como certa dependência de consensos. A seguir, são dadas algumas sugestões de como se devem codificar motivos de consulta (síntese estruturada do subjetivo) e condições (síntese estruturada do objetivo) utilizando o sumário da CIAP-2.[35]

- Mãe trouxe filho para consulta de "rotina" (puericultura)
  - Motivo da consulta – A30
  - Condição/problema – A98
- Mulher solicita exame de Papanicolaou
  - Motivo da consulta – X37
  - Condição/problema – A98
- Mulher trouxe resultado de exame de Papanicolaou mostrando lesão de baixo grau
  - Motivo da consulta – X60
  - Condição/problema – X86
- Mulher veio para consulta de rotina de pré-natal
  - Motivo da consulta – W78
  - Condição/problema – W78
- Pessoa veio solicitando "check-up" completo
  - Motivo da consulta – A30
  - Condição/problema – A98
- Mulher teve inesperadamente um parto normal na unidade de saúde
  - Motivo da consulta – W78
  - Condição/problema – W90
- Laboratório comunica médico sobre resultado de exame para bacilo ácido-álcool resistente (BAAR), positivo, em investigação de TB. Médico solicita que paciente venha à consulta
  - Motivo da consulta – A64
  - Condição/problema – A70
- Pessoa veio para pegar receita de medicamento anti-hipertensivo, e, durante a conversa, o médico perguntou se ainda é tabagista
  - Motivo da consulta 1– K50
  - Motivo da consulta 2 – P64
  - Condição/problema 1 – K86
  - Condição/problema 2 – P17

É importante levar em consideração que existem dados não relacionados aos episódios, como idade e sexo. Ou seja, é possível diferenciar "puericultura" de "check-up completo" pela idade, embora os códigos da CIAP sejam exatamente os mesmos. O uso do código 64, quando a condição foi lembrada pelo profissional, traz informação relevante, já que, para este episódio especificamente (no exemplo, tabagismo), será possível ter ciência que, em geral, é o profissional que dá continuidade.

Outras classificações

Existem muitas outras classificações, nomenclaturas e diretrizes disponíveis, como a *North American nursing international association* (NANDA), a *Classificação internacional para a prática de enfermagem* (CIPE) e sua variação voltada para a saúde coletiva (CIPESC), o *Manual diagnóstico e estatístico de transtornos mentais* (DSM, do inglês *Diagnostic and statistical manual of mental disorders*). É importante ter em mente do que se trata, isto é, é diretriz, nomenclatura ou classificação. Por exemplo, o *DSM* é um compilado de critérios diagnósticos, e não apenas critérios de inclusão ou exclusão. Assim, ele atua como diretriz e tem como escopo a saúde mental exclusivamente.

É fundamental que não se tente condensar todo campo de conhecimento da saúde em uma única classificação – equívoco da *CID* na sexta revisão. O importante é que as classificações possam ser mapeadas e utilizadas de forma integrada. Segundo Laurenti

> [...] quando a OMS assumiu as revisões, a partir da sexta, em 1948, esta foi bastante expandida visando a classificar morbidade, além de mortalidade. Essa decisão não foi tomada simplesmente sem antes haver sido bastante discutida a questão de se ter ou não duas classificações distintas: uma para mortalidade e outra para morbidade. Optou-se por uma só, e muitos dos problemas com que hoje nos defrontamos poderiam ter sido evitados se houvesse sido decidido por duas distintas.[36]

Esse aspecto da abrangência das classificações e a dificuldade de mapeamento entre elas, uma dificuldade também política, tem sido um obstáculo no avanço deste campo e um dos motivos pelos quais as novas revisões se tornaram mais difíceis. Nunca se passou tantos anos entre uma revisão e outra. O aspecto político envolve a possibilidade de dominação e controle do campo médico, uma vez que a informação – e, portanto, as terminologias e classificações – é cada vez mais uma ferramenta poderosa.

REFERÊNCIAS

1. Weed LL. Medical records that guide and teach. N Engl J Med. 1968;278(11): 593-600.

2. Weed LL. Medical records, medical education and patient care. Cleveland: Case Western Reserve University; 1969.

3. Okkes IM, Lamberts H. Classification and the domain of family practice. In: Jones R, editor. The Oxford textbook of primary medical care. Oxford: Oxford University; 2003. v. 1, p. 139-52.

4. Cimino JJ. Desiderata for controlled medical vocabularies in the twentyfirst century. Methods Inf Med. 1998;37(3-4):394-403.

5. Bentzen N, editor. Wonca dictionary of general/family practice. Copenhagen: Maanedsskrift for Praktisk Laegegering; 2003.

6. Bowker GC, Star SL. Sorting things out: classification and its consequences. Cambridge: MIT; 1999.

7. Lamberts H, Hofmans-Okkes IM. Episode of care: a core concept in family practice. J Fam Pract. 1996;42(2):161-167.

8. Grcenlick MR. Episodes of care classification. In: Grady ML, editor. Primary care research: theory and methods. Rockville: Agency for Health Care Policy and Research; 1991.

9. Hornbrook MC, Hurtado RV, Johnson RE. Health care episodes: definition, measurement and use. Med Care Rev. 1985;42(2):163-218.

10. Cjlon JA, Feeney JJ, Jones SH, Rigg RD, Shcps CG. Delineating episodes of medical care. Am J Public Health Nations Health. 1967;57(3):401-408.

11. Okkes IM, Oskam SK, Lamberts H. ICPC in the Amsterdam Transition Project. Amsterdam: Academic Medical Center; 2005. 1 CD-rom.

12. Ortun V, Gervas J. Fundamentos y eficiencia de la atencion medica primaria. Med Clin (Barc). 1996;106:97-102.

13. Gusso G. Diagnóstico de demanda em Florianópolis utilizando a Classificação Internacional de atenção primária [tese]. São Paulo: Universidade de São Paulo; 2009.

14. Buchalla CM. Das listas de mortalidade à qualidade de vida: a trajetória das classificações relacionadas à saúde [tese]. São Paulo: Universidade de São Paulo; 2006.

15. International Health Terminology Standards Development Organization. SNOMED CT [Internet]. London; 2012 [capturado em 27 jul. 2018]. Disponível em: https://www.snomed.org/snomed-ct/.

16. U. S. National Library Medicine. SNOMEDCT_US (US Edition of SNOMED CT) – Synopsis [Internet]. Bethesda; 2018 [capturado em 27 jul. 2018]. Disponível em: https://www.nlm.nih.gov/research/umls/sourcereleasedocs/current/SNOMEDCT_US/.

17. Research Committee of the College of General Practitioners. A classification of disease. J R Coll Gen Pract. 1959;2:140-59.

18. Crombie DL. Diagnostic process. J Coll Gen Practit. 1963;6(4):579-589.

19. Cypress BK. Patients' reasons for visiting physicians: National Ambulatory Medical Care Survey. United States; 1977-1978. Vital Health Stat 13. 1981;(56):1-128.

20. Tenney J, White K, Williamson J. National Center for Health Statistics: National Ambulatory Medical Care Survey, background and methodology, United States, 1967-1972. Washington: Government Printing Office; 1974.

21. Bentsen BG. Illness and general practice: a survey of medical care in an island population in South-East Norway. Oslo: Oslo University; 1970.

22. Bridges-Webb C. Classification of disease in general practice. Melbourne: General Practice Research; 1972.

23. Westbury RC. A plan to develop an international classification of disease in family medicine. Melbourne: General Practice Research; 1972.

24. Sive P, Spencer T. Classification for cooperative morbidity survey. 1972. Não publicado.

25. Classification Committee of World Organization of National Colleges, Academies and Academic Associations of General Practitioners/ Family Physicians (WONCA), Classification Committee of North American Primary Care Research Group (NAPCRG). International classification of process in primary care (IC-Process-PC). Oxford: Oxford University; 1986.

26. The WONCA International Classification Committee, World Organization of National Colleges, Academies and Academic Associations of General Practitioners/ Family Physicians (WONCA). International classification of primary care (ICPC-2-R). 2nd ed. Oxford: Oxford University; 1998.

27. Lamberts H, Meads S, Wood M. Classification of reasons why persons seek primary care: pilot study of a new system. Public Health Report. 1984;99(6):597-605.

28. Meads S. The WHO motivos da consulta classification. Who Chronicle. 1983;37(5):159-162.

29. Lebrão ML. Classificação internacional de motivos de consulta para assistência primária: testes em algumas áreas brasileiras. Rev Saúde Públ. 1985;19(1):69-78.

30. Kupka K. International classification of diseases, ninth revision. WHO Chron. 1978;32(6):219-225.

31. Madden R, Sykes C, Ustun TB. World Health Organization Family of International Classifications: definition, scope and purpose [Internet]. World Health Organization; 2008 [capturado em 27 jul. 2018]. Disponível em: http://www.who.int/classifications/en/FamilyDocument2007.pdf.

32. Lamberts H, Wood M, editors. International Classification of Primary Care (ICPC). Oxford: Oxford University; 1987.

33. Lamberts H, Wood M, Hofmans-Okkes IM, editors. The International Classification of Primary Care in the European Community: with Multi-Language Layer. Oxford: Oxford University;1993.

34. Gusso G, editor. Classificação internacional de atenção primária (CIAP 2). 2. ed. Florianópolis: Sociedade Brasileira de Medicina de Família e Comunidade; 2009.

35. Comitê Internacional Classificações Wonca. Classificação internacional de atenção primária. 2. ed. Rio de Janeiro; 2009 [capturado em 27 jul. 2018]. Disponível em: http://www.sbmfc.org.br/media/CIAP2_sumario_correcao_W84.pdf.

36. Laurenti R. Análise da informação em saúde: 1893-1993, cem anos da Classificação Internacional de Doenças. Rev Saúde Pública. 1991;25(6):407-17.

> **CAPÍTULO 49**

Registro de saúde orientado por problemas

Gustavo Gusso
José Mauro Ceratti Lopes

Aspectos-chave

► O registro médico orientado por problemas (RMOP) tem sido empregado em diversos sistemas de atenção primária à saúde (APS) em todo o mundo, e seu uso tem-se ampliado cada vez mais como base inclusive na informatização dos registros médicos.

► Diante da multiprofissionalidade que caracteriza as equipes de APS no Brasil, pode-se denominá-lo registro de saúde orientado por problemas (ReSOAP) e propor que todas as categorias profissionais se apropriem desse formato de registro, incorporando-o em sua prática.

► O aprendizado e a utilização do ReSOAP é um dos caminhos na busca de ser um bom profissional para o trabalho em equipe na APS.

► O registro em prontuário é critério de avaliação da qualidade de um serviço de saúde.

► Mais do que uma mera sistematização, o ReSOAP é uma ferramenta de raciocínio clínico.

► O registro na APS deve refletir todos os seus atributos, em especial a longitudinalidade, ou seja, mais importante do que enxergar a "foto" é poder compreender o "filme".

Do registro médico orientado por problemas ao registro de saúde orientado por problemas

As informações das pessoas sobre o que sentem em relação à saúde são "traduzidas" pelos profissionais por meio de abstrações, buscando-se transformar as queixas em sinais e sintomas ao se utilizarem termos técnicos. Dessa forma, elaboram-se hipóteses e estabelecem-se diagnósticos para poder cuidar da saúde das pessoas. Esse é um processo que exige competência, isto é, conhecimento, habilidade e atitudes. O registro orientado por problemas atua nas três esferas da competência.

O registro orientado por problemas tem sido empregado em diversos sistemas de APS em todo o mundo, e seu uso tem-se ampliado mesmo com a informatização dos prontuários.

Diante da multiprofissionalidade que caracteriza as equipes de APS no Brasil, pode-se denominá-lo ReSOAP e buscar que todas as categorias profissionais se apropriem desse formato de registro, incorporando-o em sua prática; ou seja, é mais do que anotar ou organizar as informações com excelência, sendo uma ferramenta de trabalho que proporciona raciocínio clínico apurado e cuidado qualificado e continuado pela equipe. Essa incorporação deve levar em conta as especificidades de cada profissão e de seu processo de prestação do cuidado. Este capítulo tem como foco a utilização do ReSOAP pelo profissional médico.

O aprendizado e a utilização do ReSOAP é um dos caminhos na busca por ser um bom médico e pelo efetivo trabalho em equipe, pois sua aplicação envolve preocupar-se com o detalhamento das queixas, exercitar a curiosidade dirigida, organizar os dados coletados, usar o tempo adequadamente, enxergar o contexto, refletir sobre as informações coletadas e decidir em conjunto com a pessoa atendida. Isso, sem dúvidas, decorre da capacidade do registro em servir como depositário do conhecimento acumulado sobre a pessoa, como instrumento de comunicação das informações na equipe, na contribuição que traz ao ensino e à pesquisa e também por facilitar a auditoria das ações realizadas.[1] Pode-se dizer que há pelo menos três entes ativos em uma consulta médica: o paciente, o médico e o registro. As informações prévias exercem grande influência na tomada de decisão, e na APS o registro deve refletir todos os atributos, em especial a longitudinalidade, ou seja, mais importante do que enxergar a "foto" é poder compreender o "filme".

Trabalhar as anotações de acordo com a estrutura proposta pelo ReSOAP é muito útil para conseguir um registro de qualidade (claro, breve e organizado), de forma apropriada para o ambiente ambulatorial e para o trabalho longitudinal cujas especificidades não permitem o uso da sistematização da anamnese desenvolvida para internação hospitalar (queixa e duração, história pregressa da moléstia atual, etc.). Em função desses aspectos, o ReSOAP constitui-se na ferramenta metodológica ideal para a atuação em APS, devendo ser incluído no cotidiano do trabalho das equipes que atuam nela.

As profissões não médicas também necessitam adaptar sua prática à realidade da APS, na qual sua inserção é muito recente. Mas ainda estão em um processo de reconhecimento desse cenário do sistema de saúde, e muitas delas ainda são muito apegadas aos aspectos tradicionais de sua atuação, utilizando ferramentas e conceitos de outros ambientes (hospital e ambulatórios especializados).

O RMOP foi desenvolvido por Lawrence Weed, um internista geral que, ao longo de sua carreira, foi se dedicando cada vez mais à medicina comunitária. Larry Weed, como ficou conhecido, é um ícone do registro clínico e um precursor do prontuário eletrônico. Suas publicações revolucionaram o registro ao favorecer o raciocínio clínico e a compreensão longitudinal do cuidado. É dele a sistematização da lista de problemas e do método SOAP (subjetivo, objetivo, avaliação, plano).[2,3]

O Quadro 49.1 mostra as diferenças no processo clínico básico no que se refere às características que o compõem na APS e na atenção secundária/hospitalar.[4]

A história clínica hospitalar, em geral denominada história da doença atual (HDA), apresenta aspectos estruturais que dificultam sua utilização na APS, podendo ser destacados os seguintes:

- Dificuldade para encontrar uma informação específica, pois, da forma como está estruturada, frequentemente se torna necessário ler todo o registro.
- A sistematização do registro é feita em forma de "funil" para se chegar a um diagnóstico específico.
- Dificuldade para prestar o cuidado preventivo à pessoa, tendo em vista ser foco o diagnóstico dos motivos imediatos de consulta.
- Possibilidade de induzir a repetição de condutas ou estudos diagnósticos, pois a forma de estruturação de seu conteúdo dificulta a compreensão longitudinal.
- Abordagem de cada profissional em separado, o que limita a informação compartilhada por diferentes membros da equipe da APS e pode fragmentar o cuidado.

Acesso rápido aos dados

Os dados básicos para compor um prontuário são aqueles necessários ao médico para tomar uma decisão. A coleta dos dados deve ser adequada, fugindo-se dos extremos. Coletar e registrar informações em demasia, por um lado, pode ser pouco produtivo, pois se perdem fatos importantes. Por outro lado, coletar menos informações do que é necessário pode implicar dados insuficientes, com consequente dificuldade de entendimento do caso e de tomada de decisões. É importante distinguir registro de saúde de narrativa, sendo que, com frequência, se confundem essas duas atividades desde as disciplinas de propedêutica. O registro deve ser sempre sumário, para que as informações estejam disponíveis, e não há a necessidade de frases completas, embora diferentes estilos devam ser respeitados. Assim como o uso da classificação, que é a forma de se estruturar a informação, o registro não é uma ciência exata e de certa maneira depende de consenso ou das orientações das Comissões de Revisão de Prontuário, respeitada a legislação[5] (ver Cap. 48, Uso de sistema de classificação na atenção primária à saúde). Em países onde há a universalização do uso do prontuário eletrônico, como na Holanda, que permite um retorno efetivo da informação na forma de inteligência artificial, cada vez mais o registro da consulta ou encontro se resume a dados estruturados.

Um prontuário médico adequado deve dar acesso fácil e claro às informações sobre a pessoa, como dados socioeconômicos, aspectos clínicos, diagnósticos, ações implementadas, informações continuadas e principais mudanças emocionais, sociais ou familiares. Nenhum registro vai conter todas as informações sobre uma pessoa, mas obrigatoriamente deve conter toda informação útil sobre o motivo da consulta ou problema de saúde apresentado, bem como dados de problemas inativos/resolvidos (o correspondente à história pregressa no registro hospitalar).

Quadro 49.1 | Diferenças entre o processo de abordagem aos problemas de saúde na atenção secundária/hospitalar e na atenção primária à saúde

Características	Atenção primária à saúde	Atenção secundária/hospitalar
Necessidade de saúde	Múltiplas necessidades são abordadas	Filtro prévio: mais grave ou complexo
Percepção da necessidade de saúde	As necessidades de saúde são multifatoriais e se apresentam de forma indiferenciada: provas terapêuticas, manejo contingente ou de contexto	A ação deve basear-se em diagnóstico com elevado nível de certeza: etiologia, morfologia e interações biológicas
Ação tomada	Requer também mudanças de estilo de vida que demandam colaboração estreita dos contextos familiar e social (trabalho e comunidade) da pessoa	Os tratamentos são farmacológicos, físicos ou cirúrgicos e dependem da pessoa ou do cuidador
Avaliação da ação tomada	Mais difícil de medir o efeito das intervenções multidimensionais, e a melhora deve avaliar a pessoa como um todo, incluindo um contexto mais amplo	Mais objetiva, baseia-se em parâmetros biológicos relacionados ao diagnóstico
Contexto da pessoa	Inclui outros aspectos da pessoa, da família ou do âmbito social, relacionados à necessidade de saúde avaliada	O contexto é restrito aos órgãos ou sistemas afetados, que são estudados com muito detalhe
Contexto profissional	Inclui as características do profissional ou da equipe que cuida da pessoa, assim como do serviço ou da instituição na qual atuam, sendo todas determinantes da abordagem da necessidade de saúde que a pessoa apresenta Estabelece relação continuada e longitudinal por toda a vida, entre pessoas e equipe de saúde, a qual aborda partes importantes de uma mesma pessoa e oferece cuidados complementares, que, em essência, são únicos O registro é também longitudinal, ou seja, um "exame físico completo" pode levar a inúmeras consultas	Pode ser breve e intensiva, e os prestadores do cuidado têm uma rígida divisão em seus campos da ação e em sua tomada de decisões Cada internação exige nova elaboração de história clínica detalhada

Fonte: Suárez-Bustamante.[4]

Os dados podem ser divididos entre relacionados ao episódio de cuidado e não relacionados ao episódio de cuidado (para o conceito de episódio de cuidado, ver Cap. 48, Uso de sistema de classificação na atenção primária à saúde). Os dados não relacionados aos episódios de cuidado são identificação, idade, sexo, endereço, etc., que não necessitam ser atualizados a cada novo encontro.

Educação continuada

Uma das formas de o médico manter-se atualizado é pela reflexão sobre sua própria experiência. O SOAP é um meio de autoavaliar a qualidade dos cuidados prestados, constituindo-se, por isso, em um dos fatores mais importantes de educação continuada. A ficha de orientação para revisão de prontuários, que está no Quadro 49.2, pode ser utilizada para autoavaliação, ou pela Comissão de Revisão de Prontuários. Sugere-se que o médico use pelo menos três prontuários de pessoas atendidas e revise ou peça a um colega para fazê-lo, de acordo com os itens da ficha.

Lista de problemas ou condições

No cuidado ambulatorial, o médico trabalha mais com *problemas de saúde ou condições* do que com diagnósticos, o que denota doença ou certeza nem sempre presentes na APS. Têm-se várias definições de problema, mas é possível dizer que, em geral, *problema ou condição é tudo aquilo que requer ou pode requerer uma ação do médico ou da equipe de saúde e, em consequência, motivará um plano de intervenção.*

Também são problemas alguns fatos passados que afetaram ou podem afetar a capacidade funcional ou a qualidade de vida da pessoa, além de situações ou estados que exigem intervenção para ocorrer o manejo de outros problemas (desemprego, isolamento, falta de moradia). As categorias que constituem a lista de problemas (LPs) estão listadas no Quadro 49.3. O termo condição tem sido cada vez mais usado, pois nem sempre é um "problema de saúde", mas sim uma "condição de saúde", como pré-natal.

Para constituir um problema, nem sempre a pessoa precisa concordar com isso, o que é diferente do motivo da consulta e dos dados subjetivos. A única exceção aponta para os dados sociais, incluindo pobreza e violência, ou seja, a pessoa deve concordar que a condição em questão afeta a sua saúde, a fim de ser incluída na avaliação do dia em que está sendo relatada, bem como na LP, evitando, assim, um julgamento muitas vezes moral do profissional. Caso a pessoa não concorde, o profissional que entende que afeta a saúde deve primeiro convencê-la disso, para, então, registrar.

Lista de problemas/condições principais

Pode-se considerar que existem pelo menos duas LPs no prontuário: uma que se pode chamar de *principal*, que serve de capa do prontuário individual, na qual são colocados os problemas de grande relevância; e outra que faz parte do registro de cada consulta realizada, sendo representada pela letra **A** do SOAP. Além destas, pode-se incluir a LP secundária (de menor relevância) e a LP resolvida (correspondendo aos antecedentes pessoais da anamnese hospitalar), ambas no resumo clínico.

Quadro 49.2 | Ficha para revisão de prontuários

Nome do profissional avaliado*: _____ Data: __/__/__
Número dos prontuários: P1_____ P2_____ P3_____
Escore: (3) excede as expectativas (1) abaixo das expectativas
        (2) alcança as expectativas (0) desorganizado

Critérios	P1	P2	P3	Comentários
Resumo clínico				
Lista de problemas principal atualizada				
Medicações				
Imunizações				
Alergias e riscos maiores à saúde				
Apresentação do problema				
Motivo da consulta claramente identificado				
Descrição completa do problema/condição, com detalhes relevantes, incluindo questões negativas pertinentes				
Organização geral				
SOAP nas evoluções está correto (mínimo SAP, P relacionado ao A e este relacionado ao S)				
Exatidão, brevidade e clareza				
Tratamento prescrito correto				
Se houve referenciamento, foi apropriado?				
Legibilidade				
Leitura fácil				

*Pode-se identificar ou não os profissionais de acordo com combinação prévia na equipe.

Quadro 49.3 | O que pode constituir uma lista de problemas

Componente da CIAP-2*[6]	Categoria
Componente 1	▶ Sintoma
	▶ Alergia/efeito colateral de medicamento
	▶ Fator de risco pessoal ou familiar
	▶ Aspecto social ou familiar
	▶ Sinal
Componente 7	▶ Exame complementar anormal
	▶ Síndrome
	▶ Efeitos de traumas
	▶ Deficiência/incapacidade
	▶ Transtorno psicológico ou psiquiátrico
	▶ Condição de saúde (como pré-natal ou prevenção)
	▶ Doença/enfermidade

*Classificação Internacional de Atenção Primária.
Fonte: Adaptado de Castro.[7]

A LP principal é peça-chave do ReSOAP e deve ficar em local visível, devendo ser a primeira imagem a ser visualizada ao manusear-se o prontuário, seja em meio papel, seja em meio eletrônico (ver Cap. 50, Seleção do prontuário eletrônico para atenção primária à saúde). Deve ser a primeira página ou a capa do prontuário individual. É a parte mais importante do prontuário na APS.

A LP deve funcionar como um índice dos conteúdos da história clínica de cada pessoa. Serve como resumo da situação de saúde e deve incluir somente aspectos que constam nos registros dos encontros. Existem várias maneiras de construir a página da LP, como, por exemplo, a utilizada no Serviço de Saúde Comunitária do Grupo Hospitalar Conceição (GHC), em Porto Alegre (Figura 49.1). Nem sempre se coloca data do início do problema nem data da resolução, já que, na maioria das vezes, não são dados acurados. O dado mais relevante é a data em que se inclui o problema como ativo.

Recomenda-se que, em caso de utilização de prontuário de família, haja também um espaço ou uma página para uma LP da família, na qual são transcritos aqueles problemas que atuam como geradores de doença ou de disfunção e dizem respeito à família como um todo ou afetam todos os componentes da família. Podem ser relacionados aspectos como desemprego, alcoolismo, demência, condições de moradia, etc. Esse espaço pode ser localizado na ficha de cadastro da família na Unidade. O genograma, caso exista, deve ser da pessoa (caso-índice), e não da "família".

Em geral, a LP principal é a parte da ficha clínica que levanta mais dúvidas acerca de seu preenchimento, sendo frequente a dúvida sobre quais os problemas que devem ser incluídos nela. A LP principal deve obedecer a certos critérios, que devem ser discutidos localmente. Em geral, os aspectos mais importantes são:[8]

- Doenças relevantes.
- Doenças ligadas a remissões ou recorrências (p. ex., úlcera péptica).
- Doenças ligadas a complicações (p. ex., neoplasias).
- Intervenções cirúrgicas maiores.
- Doenças que a pessoa possa tender a ocultar (p. ex., infecções sexualmente transmissíveis).
- Doenças que requerem tratamento médico contínuo.
- Doenças com necessidade de vigilância contínua (p. ex., insuficiência renal).
- Doenças que condicionam a escolha terapêutica (p. ex., alergias, úlcera péptica).
- Doenças que afetam as funções da pessoa (p. ex., cegueira, surdez).
- Problemas sociais:
  - Estrutura familiar disfuncional
  - Violência familiar
  - Relação interpessoal perturbada
  - Desajuste social grave
  - Problemas ocupacionais
  - Acontecimentos vitais (crises naturais ou acidentais)

A LP principal é dinâmica. Os problemas podem passar de principais a secundários, e vice-versa, ou a resolvidos.

O que não deve ser registrado como "problema" ou "condição"?

Apesar do amplo enfoque do ReSOAP, é importante NÃO listar como problema:

- Processo de cuidado: solicitação de exame complementar, prescrição de medicamento ou referenciamento.
- Termos vagos ou não concretos: hemopatia, processo respiratório, desconforto; idealmente, os problemas da LP devem ser estruturados por classificações como a *Classificação internacional de doenças* (CID-10), ou a CIAP-2, o que evita termos vagos usados localmente e direciona para conceitos bem definidos, o que não implica um diagnóstico exato.
- Diagnósticos interrogados: hipertensão arterial sistêmica? Apendicite? Asma?
- Diagnósticos a descartar: "descartar hipotireoidismo", "descartar gravidez".
- Suspeitas ou diagnósticos prováveis: suspeita de depressão, provável hepatite.

A LP se comunica com o "problema/condição" de cada consulta registrada no **A** do SOAP. A regra-de-ouro é registrar apenas o problema/condição *no mais alto grau de especificidade possível* (ver Cap. 48, Uso de sistema de classificação na atenção primária à saúde).

SOAP

O SOAP foi desenvolvido para poder visualizar o cuidado longitudinal, o "filme". Quem não está familiarizado entende como uma forma "simplista" de registro, mas é quase que o contrário – uma forma estruturada de se registrar a complexidade do cuidado na APS.

Diariamente, em um local de atendimento, o médico e outros profissionais da saúde documentam o cuidado com as pessoas. Podem utilizar vários métodos para isso, e um deles é o SOAP. O SOAP corresponde às informações e aos dados colocados na ficha de acompanhamento e registro dos atendimentos do ReSOAP, caracterizando e garantindo a continuidade do cuidado. Quando se registra em papel, a folha de registro com as anotações das consultas de acompanhamento da pessoa serve para seguimento dos problemas. Portanto, ela deve estar ordenada cronologicamente, colocando-se a data, o horário do atendimento e a identificação de quem o realizou.

Tempo e acesso rápido às informações são muito importantes. Por isso, para ter melhor aproveitamento e encontrar os dados rapidamente, preconizam-se as anotações de uma forma estruturada baseada em quatro itens, que geram o acrônimo denominado SOAP: **S**ubjetivo, **O**bjetivo, **A**valiação e **P**lano (Quadro 49.4).[3] Outras derivações, como **S – O – S – A – P**, são possíveis, mas aqui estará descrita apenas a estrutura essencial.

Ao serem apresentados ao SOAP, muitas vezes, os médicos acham que não podem mais trabalhar com hipóteses, por esse tipo de registro ser orientado por problemas. Consideram que o fato de trabalhar com problemas e LPs deve fazer com que não gerem hipóteses. Pelo contrário, justamente por trabalhar com problemas, representados por sinais e sintomas, deve-se sempre gerar hipóteses ou confrontar o que se está vendo com padrões de situações anteriores vivenciadas, até mesmo para fazer uma investigação e perguntas adequadas ao caso.

O que devem ter em mente é que, sendo o SOAP orientado por problemas, significa que se deve usá-lo para orientar a atuar de forma aberta, não se fechando para diagnósticos (embora sempre pensando neles) até que se tenham elementos suficientes para fazê-lo. As hipóteses vão surgindo e sendo descartadas ou substituídas à medida que se coletam as informações e se compara com o que se tem como "arquivo" do conhecimento técnico. O SOAP ajuda a sistematizar as informações com vistas a validá-las e aprofundá-las. Ao contrário da anamnese hospitalar, o diagnóstico tende a se fechar ao longo do tempo, e não ao longo de uma única consulta ou encontro. Por outro lado, na

▲ **Figura 49.1**
Modelo de ficha "Lista de problemas principal".

maioria das vezes, o diagnóstico não se fecha e continua como sintoma (ver Cap. 90, Sintoma como diagnóstico), ou seja, um paciente que procura o serviço com fraqueza no **S** pode sair com diagnóstico de fraqueza no **A**, e esta condição ter melhora sem intervenção medicamentosa ou exame complementar de maneira que não foi realizado um "diagnóstico fechado".[9]

Quadro 49.4 | Estrutura do SOAP[3]

S	Subjetivo (a síntese estruturada é o motivo da consulta)	▶ Sintoma(s), diagnósticos relatados ▶ História familiar e social ▶ História passada ▶ Contexto ▶ Expectativas, medos, angústias ▶ Demandas por processos de cuidado, como atestado, solicitação de exames, medicações ▶ Demanda por seguimento no cuidado de doenças estabelecidas
O	Informações objetivas observadas pelo profissional	▶ Observações do profissional: aparência, como lida com afeto ▶ Achados físicos ▶ Dados de exame clínico ▶ Exames complementares
A	Avaliação (a síntese estruturada é o problema ou condição da consulta)	▶ Problemas: incluem desde fatos, dados relevantes e sintomas até diagnóstico(s). Mesmas regras da LP ▶ Situação atual de problema crônico ▶ Exemplo: DM2, compensado ▶ Impressão do médico sobre o caso
P	Plano(s) de manejo elaborado(s) em conjunto com a pessoa	▶ Manejo: orientações, medicações, procedimentos ▶ Investigação: exames complementares ▶ Referenciamentos ▶ Educação e promoção da saúde ▶ Estudo

LP, lista de problemas; DM2, diabetes melito tipo 2.

Uma metáfora que representa bem esse processo é de uma viagem. Ao se fazer uma viagem a uma determinada cidade ou local, caso se tenha certeza do caminho a seguir, pode-se ir rapidamente, sem prestar atenção aos detalhes que cercam o caminho, fixados no leito da estrada. Caso não se tenha certeza do caminho, é necessário ir prestando atenção aos pontos de referência, às placas informativas, conferindo no mapa, buscando referências conhecidas para ter certeza de que se está no caminho certo e não se perderá.

É importante que o registro reflita o que realmente se conhece sobre um determinado problema no momento de anotá-lo, ou seja, reflita a maior especificidade do momento: em uma primeira consulta, um problema pode ser registrado como "dor abdominal", após as primeiras investigações, definir-se como "aumento de volume do pâncreas", e finalmente chegar-se à definição de "neoplasia de pâncreas".

Não se devem registrar informações duvidosas, incorretas ou exageradas. As anotações dos atendimentos à pessoa são parte de um documento permanente, legal, chamado registro médico. É frequente um diagnóstico incorreto registrado de forma imprudente provocar um tratamento desnecessário por anos.

O objetivo ao anotar as informações de uma consulta é criar um registro do encontro com a pessoa que procurou o médico. Esse registro serve para comunicar para o próprio *médico* ou para um *colega* o que foi feito e o que se pensou fazer sobre a situação da pessoa atendida. O registro também mostra o progresso que uma pessoa está tendo ou não em relação ao seu cuidado.

É importante ter em mente, ao escrever no prontuário, que *outros* lerão as anotações buscando informações específicas. O formato SOAP existe para tornar mais fácil e prático encontrar essas informações. Esse formato incumbe quem registra de produzir um documento claro, conciso, no qual cada informação se encontra em um local específico. Essa habilidade leva tempo para ser alcançada e, nesse processo, é importante conhecer o padrão básico para poder ter sucesso.

O SOAP deve ser utilizado pelo médico em todas as consultas com as pessoas atendidas, e seus principais objetivos são desenvolver um registro exato, breve e claro, contribuindo, assim, para um raciocínio e uma tomada de decisões com qualidade. Ao finalizar o SOAP, ele deve perguntar-se:

- Minhas anotações sobre o caso estão exatas e verdadeiras?
- Existe um modo de tornar minhas anotações mais concisas?
- Estou comunicando o caso da pessoa corretamente?

Existem poucas regras rígidas na elaboração do SOAP. Eis uma lista de algumas das que são básicas:

- O tipo de informação a ser colocada em cada seção do SOAP é bem estabelecido. A cada letra se relaciona um tipo de informação (ver Quadro 49.4).
- No **A** do SOAP, deve ser realizada uma LP atualizada a cada consulta, independentemente da colocação ou não desses problemas na LP principal. Também no **A** se podem colocar dados, fatos ou situações que sejam de relevância para o entendimento ou manejo do caso. O **A** deve servir como instrumento de trabalho do médico, e este pode colocar nele todas as informações que considera significativas para sua tomada de decisão.
- A sequência SOAP apresentada é a clássica, mas há situações em que ela pode ser alterada. Por exemplo, no caso de pessoa que retorna para avaliação sem necessidade de fazer um novo exame, podem-se utilizar apenas os itens **S**, **A** e **P**.
- Em geral, na revisão do prontuário, os profissionais acessam a LP principal, o **P** e o **A** das últimas consultas, e, se têm alguma dúvida, verificam no **S** e no **O**.
- O SOAP pode ser usado como um *hub* de informações para sobreposição de *templates*; por exemplo, no *template*, ou ficha-padrão, em **O**, nem sempre há o campo para "batimento cardíaco fetal", mas no *template*, ou ficha do pré-natal, este dado está sempre aparente no **O**; isso permite uma flexibilidade e, se por acaso, se registra um dado em um *template* ou ficha-padrão que não estava previsto, ele é incorporado no mesmo local do *template*, ou ficha específica (ver Cap. 50, Seleção do prontuário eletrônico para atenção primária à saúde). Dessa forma, é possível fazer o registro longitudinal centrado na pessoa, e não por meio de "programas verticais" desagregados, já que, no exemplo do pré-natal, a mesma mulher ora está gestante ora não está.

> A qualidade do A e P é o que separa médicos medianos de excelentes.
> Jeremiah Fleenor

S = Subjetivo

Coloca-se nesse item a história *relatada* (= fala espontânea) ou *referida* (= resposta às perguntas) pela pessoa. É a parte em que se registram o que a pessoa diz assim como informações qualitativas referentes a queixas ou sintomas. É importante registrar tendências de melhora ou piora (p. ex., intensidade da dor, frequência e nível de temperatura corporal), as alterações na funcionalidade, os indicativos de complicações, o grau de adesão, a percepção de resultados na terapia instituída, entre outras informações. Enfim, deve-se incluir avaliação, entendimento e interpretação da pessoa e inclusive de familiares sobre o que está acontecendo. Não se deve deixar nenhuma informação subentendida.

Sobre as queixas, é necessário incluir data de início, fatores que causaram ou contribuíram para o surgimento do problema, história prévia de problema semelhante, como a pessoa está manejando o problema, o que faz o problema melhorar ou piorar, objetivos da pessoa com a consulta, outro(s) profissional(is) que a pessoa está consultando ou consultou, bem como modelo explicativo para o que está sentindo.

Na revisão de sistemas, deve-se perguntar sobre mudanças no estado geral de saúde nos últimos 12 meses. Também se deve investigar sobre doenças e cirurgias passadas, levantar a lista de medicações em uso e as utilizadas recentemente, sempre com as doses, e perguntar sobre exames realizados e hábitos como uso de álcool, tabagismo, atividade física. Deve-se questionar sobre a história familiar para doenças que tenham relevância familiar ao caso ou para fins de prevenção.

No contexto, é importante incluir aspectos culturais e religiosos que possam afetar o cuidado, como composição da família, rede social e de apoio, além de perguntar sobre emprego, tempo, local e condições de trabalho. No caso de visita domiciliar, deve-se incluir descrição da casa e do ambiente.

Como o médico de família conhece as pessoas ao longo do tempo, essas informações podem fazer parte de um processo de conhecimento que se dá ao longo da continuidade estabelecida. As informações que devem constar do **S** são aquelas positivas ou negativas relacionadas às queixas. Assim, quem lê sabe que foi realizado um diagnóstico diferencial.

Ao se referir à pessoa que consulta, deve-se evitar usar o termo paciente;* o ideal é usar o nome próprio da pessoa.

No caso de reconsulta ou consultas de revisão, deve-se registrar a resposta aos tratamentos realizados e às intervenções feitas. Sempre que possível, é mais apropriado descrever com as palavras da pessoa. As principais exceções são quando há um termo inapropriado ou a pessoa aponta um órgão, exigindo uma descrição técnica da localização. As informações do **S** podem ser obtidas da pessoa, do seu acompanhante, de familiares ou mesmo de terceiros (quando a pessoa não está presente). Assim, no **S**, não há necessidade de utilizar sempre verbos que indiquem a situação do ponto de vista da pessoa, como *descreve, queixa, indica, refere, relata, declara*, uma vez que está implícito que foi ela quem fez, exceto quando foi acompanhante ou terceiro.

Um dado que em geral suscita dúvidas é quanto aos antecedentes familiares ou pessoais. O foco é a pessoa; então, sempre que possível e relevante, o dado deve ir para a LP. Por exemplo, se, em alguma consulta, há o relato no **S** de que o pai da pessoa faleceu de infarto aos 49 anos, no **A**, pode-se registrar "fator de risco para doença cardiovascular" (K22 na CIAP), e este mesmo dado ser incorporado na LP principal.

Com antecedentes pessoais pode haver processo semelhante, sendo que este dado pode ser incorporado à LP secundária ou resolvida. O conceito de antecedente pessoal no registro da APS é diferente do hospitalar. Neste caso, antecedente pessoal é, em geral, um problema que pode estar ativo, mas que não está gerando a internação. Por exemplo, se um paciente interna para procedimento devido a nódulo na tireoide e é tabagista, tabagismo fica registrado como antecedente pessoal. No registro ambulatorial, ambos os problemas são relevantes e entram na LP principal, em geral, cronologicamente sem uma hierarquia.

Outro ponto de atenção é quanto à necessidade de se registrar "queixas que nega". Sem dúvida, este é um dado relevante, mas deve, assim como o exame físico, ser focado, para evitar excesso de dados irrelevantes. Por exemplo, se um homem relata vômito e febre, é importante questionar sobre "dor de cabeça", e se esta estiver ausente, neste caso, o registro "nega dor de cabeça" é relevante para o raciocínio clínico, porém "nega disúria", mesmo que questionado, pode não ser relevante para registro. Informação em excesso pode ser um obstáculo para a excelência do cuidado e para que o registro seja efetivo para toda a equipe.

Muitos prontuários utilizam apenas Resumo clínico com LP, lista de medicações e outros dados relevantes e SOAP sem uma "primeira consulta". Este conceito tem inúmeras perspectivas:

- Primeira consulta da pessoa no sistema de saúde (se todos os dados estiverem integrados, a primeira consulta pode ser apenas quando a pessoa nasce).
- Primeira consulta na unidade.
- Primeira consulta com o profissional.

Infelizmente, o conceito mais usado é o da primeira consulta com o profissional, tornando o cuidado centrado no médico, que, assim, teria o "direito" de refazer todas as perguntas e exames já realizados, além de exigir da gestão ficar mais tempo com esta pessoa. O conceito de primeira consulta no sistema de saúde não é factível na maioria dos países e esbarra em questões de confidencialidade. Dessa forma, o conceito que deveria ser usado e contratualizado com a pessoa é o da primeira consulta na unidade, ou seja, caso haja troca de profissional ou referenciamento interno, o registro deveria ser suficiente para que este novo profissional conseguisse dar continuidade aos episódios de cuidado já iniciados. De qualquer forma, além da LP e do SOAP, pode ser incorporada uma "ficha clínica" extensa quando há de fato uma primeira consulta na unidade. Nos serviços em que se usa apenas resumo clínico com LP e SOAP, tais informações da "primeira consulta" são registradas no SOAP e/ou diretamente no resumo clínico.

Da mesma forma que o conceito de primeira consulta precisa ser revisto, na APS, o conceito de "retorno" pode não fazer sentido, já que todas as consultas subsequentes são "retornos". Muitas vezes, utiliza-se, no Brasil, o termo por uma questão meramente comercial, ou seja, se a consulta seguinte a uma consulta paga for dentro de um mês, ela é uma "cortesia". Mas não há sentido científico, pois, dependendo do plano, é necessário rever a pessoa mais de uma vez, sendo a próxima em 2 ou 3 meses. No registro da APS, raramente, também se utiliza o termo "evolução", que é oriundo da enfermaria hospitalar. Neste caso, os temos mais usados são consulta ou encontro (*encounter*). Na APS, diz-se que a consulta nunca termina, ou seja, um SOAP gera outro SOAP, e assim por diante.

---

* Tem-se substituído o vocábulo "paciente" por "pessoa" ou pelo nome próprio. A definição de "paciente" retira os aspectos volitivos, a autonomia da pessoa e determina um comportamento passivo; transforma a pessoa em um indivíduo e se contrapõe à própria definição de pessoa. O uso do termo "pessoa" vai ao encontro do segundo componente do método clínico centrado na pessoa e reforça a necessidade de uma participação efetiva da pessoa-que-busca-ajuda no cuidado à sua saúde.

O = Objetivo

Nesta seção, são escritas todas as informações objetivas. A parte do **O** do SOAP trata do *exame* da pessoa, em que é relacionada a descrição da pessoa que está à sua frente, suas emoções percebidas, os procedimentos do exame clínico realizado (sempre de acordo com as queixas) e os resultados de exames ou procedimentos.

A natureza da informação é simples, pois é tudo aquilo constatado, desde dados concretos até impressões. Existem, todavia, algumas formalidades que dizem respeito à ordem na qual o dado é colocado na seção **O**bjetivo e como é obtido. Os componentes gerais e a ordem aceita do **O** são:

- Impressões do médico sobre aparência ou estado geral da pessoa, procurando evitar siglas.
- Sinais vitais – constituídos por temperatura, pressão arterial (PA), batimento cardíaco, frequência respiratória, de acordo com a situação e o cenário.
- Exame físico – estado mental, cardiológico, respiratório e abdominal. Em geral, preconiza-se realizar sempre aferição da PA e ausculta cardíaca, e o restante do exame deve ser focado no problema que motivou a consulta.
- Resultados do laboratório e testes diagnósticos complementares apresentados.

Nesse item, são registradas as informações mensuráveis e observáveis. Os exames anotados nessa parte do SOAP devem ter sua data de realização registrada.

Além dos aspectos básicos de exame clínico e do exame direcionado pela queixa ou pelos problemas apresentados, observam-se e registram-se:

- Habilidades de comunicação (aspectos relativos à comunicação da pessoa, p. ex., se está apropriada para a idade, se está normal ou alterada).
- Afeto (aspectos relativos ao afeto da pessoa, p. ex., se está adequado, se está normal ou alterado).
- Cognição (aspectos relativos à sua capacidade cognitiva).
- Barreiras (informações sobre barreiras na comunicação ou no aprendizado, p. ex., visão, audição, dificuldade para falar, dificuldades para entender, barreiras de idioma e outras situações que podem dificultar a comunicação. Nesse caso, é importante assinalar qual o melhor modo de comunicação: desenhos, escrita, demonstração, etc.).
- Necessidades de educação (necessidades de educação também podem ser ressaltadas).

O **O**bjetivo é a única parte do SOAP que pode deixar de ser preenchida em uma consulta. Isso ocorre quando o motivo do encontro com a pessoa não envolve a necessidade explícita de realizar exame clínico.

A = Avaliação

Após realizar o **S** e **O**, que representa o exame, o próximo passo é o processo de tomada de decisão clínica. Esse processo inclui determinar o diagnóstico e o prognóstico. Isso acontece desenvolvendo a LP da pessoa atendida.

A **A**valiação é o lugar para colocar, no registro do encontro, a LP do dia, sejam problemas novos ou episódios já iniciados. Deve incorporar a percepção do cumprimento do plano pela pessoa e pela equipe de saúde.

A **A**valiação é o lugar em que começa a utilização do que foi aprendido durante a graduação em medicina, pensando e refletindo livremente sobre todos os tipos de problemas de saúde e de estados patológicos relacionados à queixa da pessoa que está consultando. A chave é lembrar-se de responder a esta questão: "O que eu penso sobre isso?" para cada item listado em **A**.

Em geral, o **A**, a exemplo da LP principal (da capa do prontuário), levanta muitas dúvidas sobre seu preenchimento, sendo frequente a dúvida sobre *quais os problemas que devem ser incluídos no **A***. A elaboração do **A** do SOAP segue as regras da LP principal.

Uma polêmica quanto ao registro dos problemas do dia é se pode ou não haver interrogação. Na LP, isso não deve ocorrer e no **A** também não, embora em alguns serviços isso aconteça. O ideal é usar o mais alto grau de especificidade do momento e colocar no **P** a investigação que se deseja relembrar. Por exemplo:

- A – Dispepsia.
- P – Endoscopia digestiva alta, para investigar refluxo gastresofágico.

Dessa forma, evita-se o risco de um diagnóstico e tratamento indevidos.

P = Plano

No **P**, são explicitadas as decisões tomadas: alterações de manejo terapêutico, exames solicitados, referenciamentos realizados, orientações e recomendações à pessoa, aspectos a serem vistos ou revistos na próxima consulta.

Para cada problema identificado na consulta, torna-se necessário elaborar em conjunto com a pessoa um plano de manejo. Os aspectos a serem registrados nesse item podem ser organizados por problemas (p. ex., S1-S2 / O / A1-A2 / P1-P2) ou por uma forma geral, por lista única, por ordem de prioridade ou não.

Diferentemente da HDA, em que os planos mostram diversas impressões diagnósticas seguidas por exames a solicitar e tratamentos a prescrever, no SOAP, essa seção propõe um planejamento sistematizado de abordagem para cada problema. Para isso, pode-se empregar uma estrutura que ajuda a evitar omissões e a transparecer a lógica das ações do prestador de cuidado. Seus componentes são os planos diagnóstico (incluindo exames complementares e referenciamento), terapêutico, de acompanhamento e de educação.

Plano diagnóstico

Programa os meios diagnósticos considerados necessários para esclarecer a origem do problema. Essa parte do plano engloba informações a serem recolhidas em nova consulta, exames de laboratório, de imagem ou complementares. Aqui também devem ser anotadas as solicitações de consultoria ou referenciamentos.

Plano terapêutico

Registra as indicações terapêuticas realizadas para buscar resolver o problema. Inclui tanto indicações farmacológicas como dietéticas, de estilo de vida, de terapias complementares, entre outras orientações relevantes ao caso.

Plano de acompanhamento

Seleciona indicadores que devem ser coletados regularmente ou solicitados de maneira seriada, para controlar a evolução de cada problema. Incorpora desde aspectos próprios do cuidado (peso, exames auxiliares) até aspectos do automanejo e do autocuidado da pessoa (medida da glicemia capilar, diário de sintomas). Nos casos agudos, utiliza-se intensidade da dor, distribuição da dor, frequência da febre, intensidade da febre, número de evacuações, disposição, etc. O importante é que esses parâmetros sejam válidos para mostrar a evolução e a análise do problema. Esses indicadores de seguimento, idealmente, devem ser confiáveis, de custo suportável, estabelecendo-se de forma antecipada a frequência com a qual serão avaliados e o nível de alerta para tomada de decisões. Podem-se usar folhas de fluxo quando forem relevantes no registro em papel ou desenvolver alertas ou *checklist* em registro eletrônico.

Plano educativo

Contempla breve descrição que a pessoa deve receber sobre sua enfermidade, seu manejo e seu prognóstico.

Plano de estudo

Pode-se, ainda, desenvolver o hábito de anotar quais temas ou aspectos precisam ser estudados na busca de melhorar o desempenho no caso específico atendido.

Cabe ressaltar que existe uma mudança de foco ao se comparar S e O com A e P. É importante perceber essa mudança, pois isso ajuda a pensar cada uma delas diferentemente. Isso, no entanto, não significa que estejam desconectadas, mas que o foco de S e O é a coleta de dados, e o foco de A e P é a interpretação e ação. A conexão existe, pois, ao entrevistar (S), à medida que se coletam informações, pensa-se em possíveis causas (A) e realizam-se perguntas específicas para ajudar no diagnóstico diferencial.

S e O podem ser realizados por qualquer profissional treinado, embora sejam importantes e exijam habilidade e técnica. Mas não significam a pedra fundamental da habilidade médica. Pode-se dizer que S e O são os caminhos para uma finalização representada por A e P. Portanto, A e P são a finalização do trabalho e qualificam o médico como um prestador de cuidado habilidoso ou não.

Ao desenvolver o "A e P", deve-se perguntar: "O que pensamos que está acontecendo (A) e o que desejamos fazer com isso (P)?". Ou seja: é interpretar os dados coletados e decidir o rumo da ação a ser tomada para resolver a situação.

É importante reservar tempo suficiente para A e P, pois as quatro etapas envolvem uma conversa, ou seja, a ideia de que S e O são informações que o profissional recebe passivamente, e de que A e P o paciente recebe passivamente, é falsa. Verbalizar os problemas atendidos no dia ajuda o paciente a organizar a consulta e se preparar para compreender o plano.

> **Erros mais frequentemente cometidos**
>
> Existem alguns aspectos incorretos ou não recomendados na elaboração do SOAP que devem ser ressaltados:
>
> - Colocar na LP diagnósticos não confirmados ou suspeitos seguidos de interrogação. Por exemplo: Hipertensão? Apendicite? Gastrite? Depressão?
> - Colocar medicações e resultados de exames na LP.
> - Utilizar hífen no texto, pois pode confundir com sinal de menos.
> - Rasurar o texto.
> - Não datar o atendimento quando se usa registro em papel.
> - Não assinar o SOAP quando se usa registro em papel.

Governança clínica e auditoria do prontuário

O prontuário, registro de informações do paciente, deve ser elaborado para prestar serviços às pessoas, às equipes multiprofissionais, ao sistema de saúde e à sociedade. Ele serve como instrumento de consulta, avaliações, ensino, pesquisa, auditoria, estatística médico-hospitalar, sindicâncias, prova de que a pessoa foi ou está sendo tratada convenientemente, investigação epidemiológica, processos éticos e legais, comunicação entre os profissionais de assistência ao paciente, defesa e acusação.[10]

Os mais recentes conceitos de governança, aplicados à atenção à saúde – a governança clínica —, estabelecem sete dimensões: 1. Auditoria clínica; 2. Gerenciamento de risco; 3. Efetividade e eficiência clínica; 4. Comunicação assistencial; 5. Responsabilidade e transparência; 6. Gestão de pessoas; e 7. Pesquisa operacional. A realização de um prontuário adequado, elaborado de maneira clara, concisa e lógica, é condição *sine qua non* para todas essas dimensões.

A auditoria clínica é realizada por meio da análise crítica dos resultados e da avaliação sistemática da qualidade do cuidado. O ciclo de auditoria clínica começa com a identificação de um problema, a definição de critérios e indicadores de qualidade, a coleta das informações e a comparação com o desempenho observado, em comparação com os critérios de qualidade definidos, e a execução da mudança para melhoria contínua.

Irregularidades no preenchimento do prontuário podem resultar em ineficiência e em complicações, principalmente para a pessoa. Além disso, as falhas dos prontuários têm sido obstáculos a pesquisas, à assistência médica e à medicina preventiva.

Uma auditoria do prontuário, como parte integrante da auditoria clínica visando garantir uma boa governança, passa, sobretudo, pela sistematização do ReSOAP.

REFERÊNCIAS

1. Starfield B. Primary care: concept, evaluation and policy. New York: Oxford University; 1992.

2. Weed LL. Medical records, medical education and patient care. Cleveland: Case Western Reserve University; 1969.

3. Weed LL. Medical records that guide and teach. N Engl J Med. 1968;278(11):593-600.

4. Suárez-Bustamante M. Historia clínica orientada al problema: fundamentos. RAMPA. 2006;1(2):146-155.

5. Conselho Federal de Medicina. Resolução CFM n. 1.638, de 10 de julho de 2002 [Internet]. Brasília; 2002 [capturado em 03 maio 2018]. Disponível em: http://www.portalmedico.org.br/resolucoes/cfm/2002/1638_2002.htm.

6. World Organization of National Colleges, Academies, and Academic Associations of General Practitioners. Family Physicians Classificação Internacional de Atenção Primária (CIAP 2). 2. ed. Florianópolis: Sociedade Brasileira de Medicina de Família e Comunidade; 2009.

7. Castro RCL. Registros clinicos na medicina de família e comunidade e na atenção primária à saúde: o registro médico orientado a problemas. PROMEF. 2011;6(4):9-36.

8. Rakel RE. Texbook of family practice. 5th ed. New York: W.B. Saunders; 1995.

9. Crombie DL. Diagnostic process. J Coll Gen Pract. 1963;6(4):579-589.

10. Conselho Regional de Medicina do Distrito Federal. Prontuário médico do paciente: guia para uso prático. Brasília; 2006.

CAPÍTULO 50

Seleção do prontuário eletrônico para atenção primária à saúde

Gustavo Gusso
André Lucio de Cassias

Aspectos-chave

▶ O processo de seleção do prontuário eletrônico deve ser sistemático, planejado e com base em conceitos, em especial no registro orientado por problemas.

▶ O prontuário deve ser orientado por problemas, e não por programas, e o registro da consulta do clínico geral/médico de família deve seguir a sistematização SOAP (subjetivo, objetivo, avaliação e plano).

▶ Características específicas da atenção primária à saúde (APS) exigem um prontuário eletrônico diferenciado de outras especialidades e serviços.

▶ Um erro comum é basear a escolha no *design*, e não na funcionalidade ou nos atributos específicos da APS, em especial a longitudinalidade.

▶ Outro erro comum é não identificar, qualificar e incluir um profissional de ponta para o processo de seleção do prontuário, focando apenas nas questões específicas de tecnologia da informação.

Processo de seleção de um prontuário eletrônico adequado à atenção primária à saúde

Nas últimas décadas, a tecnologia transformou significativamente a forma como vários setores da sociedade, organizações e indivíduos manejam suas informações. Em um processo irreversível, os registros em papel estão sendo substituídos por registros eletrônicos, possibilitando inúmeros benefícios proporcionados por este tipo de meio. O mesmo vem ocorrendo na área da saúde, em que profissionais e instituições vêm adotando cada vez mais os prontuários eletrônicos, e suas vantagens tecnológicas, em suas atividades.[1]

O prontuário eletrônico tem enorme impacto na atividade médica e na prática de APS, interferindo diretamente na maneira que se pratica a medicina, na interação com o paciente e nos resultados em saúde. A seleção de um prontuário adequado aos serviços de APS passa a ser um ponto-chave e exige conhecimento específico. A decisão apressada ou mal informada pode acarretar dano à prática, trazendo ineficiência e custo desnecessário.

O processo de escolha do prontuário descrito por Adler[2] segue 12 etapas descritas a seguir:

Etapa 1: Identificar os tomadores de decisões

Como qualquer grande mudança, uma equipe de projeto precisa ser formada, o que, em geral, ocorre por meio de um "comitê do prontuário" ou "comitê de registro". Se a unidade de APS for independente, com poucos sócios ou único proprietário, identificar os tomadores de decisões é fácil. Em grupos grandes, como Secretarias Municipais de Saúde, ou em planos de saúde, um comitê cuidadosamente selecionado será o mais apropriado. Existem papéis diferentes que precisam ser preenchidos, mas uma pessoa pode exercer mais de uma função.

Gerente de projeto. Esta pessoa gerenciará e supervisionará todos os aspectos do projeto de implementação do prontuário eletrônico, incluindo o gerenciamento de recursos.

Responsável clínico. Esta pessoa supervisionará o impacto clínico do projeto e tomará decisões sobre como os processos clínicos são redesenhados, além de divulgá-lo entre outros médicos.

Responsável financeiro. Esta pessoa é responsável por supervisionar as preocupações financeiras, a central de custos e a análise de retorno do investimento.

Responsável legal. Esta pessoa é responsável por supervisionar as questões legais do projeto e aquisição do prontuário.

Responsável técnico de informação. Esta pessoa é responsável por supervisionar os aspectos técnicos do projeto. Essa função pode ser realizada pela consultoria técnica.

Em alguns serviços pequenos, uma pessoa pode assumir mais de uma responsabilidade; em outros serviços, podem ser realizados por meio de consultoria, principalmente a função técnica ou clínica. Se um consultor é usado, uma pessoa no serviço de uma das outras funções deve supervisionar.

O principal usuário do prontuário eletrônico na APS é o médico de família, e a seleção deve ter em vista as funcionalidades que contemplem a ótica desta especialidade, centrando-se no paciente. Para que a seleção seja bem-sucedida, esta não deve ser entregue somente à equipe de tecnologia de informação ou outras áreas de gerenciamento. Pelo menos um médico deve estar envolvido na seleção do prontuário eletrônico como responsável clínico, técnico ou mesmo na gerência do projeto. Este médico responsável deve estar comprometido em aprender sobre prontuários eletrônicos e em promover a ideia para seus colegas. Deve estar disposto a despender tempo, realizando tarefas de pesquisa e gerenciamento.

Os prontuários eletrônicos geralmente são implementados com grande ceticismo e resistência. Para evitar um processo de seleção atrasado, ineficiente ou uma implementação fracassada, é necessário certificar-se de que algumas das pessoas mais influentes do serviço estão no comitê do prontuário. Será preciso pelo menos um gerente para ajudar a implementar este prontuário. Se há um enfermeiro ou um recepcionista influentes, também é útil que participem deste comitê. Pessoas envolvidas com a tendência de oferecer grande resistência a essa inovação podem ser também convidadas.

Etapa 2: Preparar o serviço e definir os objetivos

É fundamental determinar o nível de interesse e apoio do serviço para uma iniciativa de implementação do prontuário eletrônico entre médicos e equipe. Se for possível identificar e capacitar os mais influentes, isso aumenta a probabilidade de sucesso. A capacitação é essencial, em especial quanto às bases do registro de saúde orientado por problemas (ReSOAP)[3] (ver Cap. 49, Registro de saúde orientado por problemas), pois é uma área ainda pouco explorada na graduação de medicina e enfermagem no Brasil. Também se devem identificar as resistências em potencial, abordando diretamente as preocupações dos indivíduos e convidando-os a participar do processo.

Enfrentar o medo do desconhecido

A mudança faz com que as pessoas se sintam desconfortáveis. Ao abordar diretamente o medo, a probabilidade de uma inovação acontecer com sucesso aumenta, diminuindo as dificuldades para a equipe. É necessário comunicar a todos os envolvidos que essa mudança é essencial, definindo as principais vantagens e os riscos da não implementação, além de manter todos cientes de cada etapa do processo.

Estimar o esforço

A quantidade de trabalho exigida durante a transição, e mesmo depois, pode ser substancial, e este esforço não deve ser uma surpresa para ninguém. É importante que todos os médicos e equipes saibam o que se espera deles; por exemplo, levar em consideração que uma queda temporária da produtividade durante a fase de implementação é esperada e aceitável.

Explicar os benefícios

É importante comunicar os benefícios esperados da implementação do prontuário eletrônico, não apenas os benefícios para os pacientes e o serviço como um todo, mas também para todos os envolvidos individualmente. Por exemplo, é possível destacar benefícios como o acesso fácil, as menores perdas de informação, a comunicação entre os diversos pontos de atendimento do paciente, as ferramentas de apoio à decisão clínica e um processo mais eficiente de prescrições de medicamento.

Definir as expectativas

Ao analisar as necessidades do serviço, o comitê deve elencar questões sobre o processo de trabalho atual e em quais destas o prontuário eletrônico pode ser útil:

- Quais ineficiências ou limitações o serviço apresenta atualmente e o que se espera melhorar com um prontuário eletrônico?
- Desperdiça-se muito tempo procurando prontuários?
- Não há acesso fácil às informações necessárias?
- Os resultados de exames de laboratório e imagens demandam muito tempo ou esforço para integrarem o prontuário?
- Há comunicação com outros serviços, hospitais, clínicas?
- Há interesse em algum procedimento eletrônico específico?
- Há interesse em imprimir materiais apropriados de educação do paciente de maneira fácil?
- As ferramentas de suporte à decisão são importantes para você?
- O paciente tem um aplicativo, *site* da *web* ou *e-mail* para que possa acessar informações, agendamentos, prontuário ou plano de cuidado?

Além disso, é importante, nesta etapa, definir qual será a estação de trabalho que será utilizada. As estações de trabalho são os equipamentos, *hardware*, que contém tudo o que um médico ou membro da equipe da clínica precisam para a relação com o *software* do prontuário eletrônico. Pode ser *desktop*, *laptop* ou *tablet*.

Etapa 3: Desenvolver uma matriz de avaliação e um pedido de proposta

A matriz de avaliação é uma grade que contém, nas linhas, uma lista de critérios que se deseja no prontuário eletrônico e, nas colunas, os fornecedores de prontuários. As informações sobre como cada prontuário eletrônico atende aos critérios são inseridas, permitindo comparar facilmente os produtos. A matriz pode ser enviada para cada fornecedor, solicitando-lhes que ela seja completada, prática comumente chamada de pedido de proposta (RFP, do inglês *Request for proposal*).

Uma matriz de avaliação e consequente pedido de proposta (RFP) informará o potencial fornecedor do prontuário eletrônico, seus recursos e suas prioridades em termos de funcionalidade, além de interoperabilidade, implantação, suporte e custo.

O Quadro 50.1 apresenta os itens fundamentais de uma matriz de avaliação/RFP.

A funcionalidade desejada do prontuário (item 4) é considerada a parte mais importante do pedido de proposta, já que o prontuário a ser usado na APS difere dos desenvolvidos para outras especialidades e hospitais. Para que o prontuário seja adequado à prática da APS, suas funcionalidades devem estar orientadas a ampliar os atributos de acesso, integralidade, longitudinalidade, coordenação do cuidado e orientação familiar, além das funções de gerenciamento do painel de pacientes, indicadores e auxílio em novas formas de remuneração ao médico. Há exemplos de pedidos de propostas que contêm funcionalidades para o prontuário eletrônico.[4] Algumas das principais funcionalidades para o prontuário da APS estão listadas no Quadro 50.2.

O Quadro 50.2 inclui apenas as funcionalidades assistenciais e não específicas da informática. Ou seja, nao contempla segurança da informação, por exemplo, que não será abordada neste capítulo e é o foco de instituições como a Sociedade Brasileira de Informática em Saúde (SBIS). Nesse sentido, os padrões de certificação no Brasil estão sendo amplamente discutidos e elaborados, com prontuários sobre os aspectos de segurança e interoperabilidade, auxiliando cada vez mais na seleção dos prontuários ao estabelecer padrões de funcionalidade.[1]

Quadro 50.1 | **Itens de uma matriz de avaliação**

1. Carta de apresentação
2. Processo de introdução e seleção (explicar como se dará a seleção)
3. Informações básicas sobre o serviço
   a. Tamanho e localização
   b. *Software* de gestão atual e outros prontuários utilizados
   c. *Hardware* e rede atuais
4. Funcionalidade desejada (com a opção de responder: item já está implementado, possibilidade de implementar sem custo e implementar com custo/prazo)
5. Informações do fornecedor
   a. Histórico da empresa
   b. Quantidade e qualificação dos funcionários (separados para vendas, suporte, pesquisa/desenvolvimento e gerenciamento)
   c. Lista de outros serviços em que o prontuário já está sendo utilizado
6. Descrição do produto
   Outras funcionalidades que executa além das descritas no item 4
   Versões de *software* e principais melhorias
7. Requisitos de *hardware*, rede e sistemas compatíveis
8. Manutenção e suporte do cliente
9. Treinamento de fornecedores
10. Plano de implementação
11. Histórico e capacidades da interface
12. Custos propostos e cronograma de pagamento
13. Garantias
14. Exemplo de contrato

Fonte: Adaptado de Adler.[2]

Quadro 50.2 | **Funcionalidades assistenciais desejadas**

Tipos de consultas	O prontuário permite diferenciar consultas agendadas e consultas de encaixe/não agendadas
	O prontuário permite inclusão de outros tipos de consulta/contato: telefone, vídeo, *e-mail*, mensagem, terceiro, domiciliar
Cadastro	O prontuário permite a inserção de novos campos
	O prontuário permite a diferenciação de dados obrigatórios e não obrigatórios customizáveis
	O prontuário possibilita vincular pacientes em relação à família, ou por relação social
	O prontuário permite anexar foto
	O prontuário permite associar o paciente a uma equipe, médico e/ou enfermeiro, criando lista e painel de pacientes
	O cadastro da pessoa envolve CPF
Demografia/ Gerenciamento de cuidados	O prontuário possui a capacidade de registrar dados demográficos, incluindo tipo de plano de saúde, gênero, raça, etnia, data de nascimento, endereço eletrônico, telefone móvel e desejo de comunicação por aplicativos de mensagens

(Continua)

Quadro 50.2 | **Funcionalidades assistenciais desejadas** *(Continuação)*

	O prontuário tem a capacidade de importar dados demográficos do paciente pela interface padrão HL7 a partir de um prontuário de gestão já existente
História do paciente	O prontuário tem a capacidade de importar dados do histórico de saúde do paciente de um prontuário existente ou digitalização de prontuário de papel
	O prontuário apresenta uma revisão cronológica, filtrável e abrangente do prontuário do paciente, que pode ser resumida e impressa, sujeita a requisitos de privacidade e confidencialidade
Episódio de cuidado	O prontuário permite a visualização dos episódios de cuidados na linha do tempo
	O prontuário permite a visualização da transição de rótulos de cada episódio (ver Cap. 48, Uso de sistema de classificação na atenção primária à saúde)
	O prontuário permite a visualização dos exames solicitados, realizados e com resultados e medicações associados a cada episódio
Dados em saúde	O prontuário obtém os resultados dos testes por meio da interface padrão HL7: laboratório, imagem, outros equipamentos tipo *point of care*, como esfigmomanômetro, ECG, Holter, aparelho de hemoglicoteste
	O prontuário rastreia consultas e referências em outros locais de atendimento por meio de interface
Encontro e notas de acompanhamento	O prontuário registra notas de acompanhamento utilizando o método SOAP
	O prontuário permite incluir uma nota SOAP no mesmo dia pelo mesmo profissional sem duplicar consultas
	O prontuário apresenta bioantropometria com dados estruturados
	O prontuário possibilita realizar gráficos a partir dos dados bioantropométricos
	O prontuário integra bioantropometria e resultados de exames
	O prontuário integra as notas do A do SOAP com a lista de problemas (com possibilidade de escolher entre principal, secundário ou resolvido)
	O prontuário permite que novos problemas sejam associados aos antigos na construção de episódios de cuidado
	O prontuário possui ferramenta de autocompletar que ofereça código da classificação no S e A, além de permitir várias codificações no mesmo encontro
	O prontuário permite classificação do(s) motivo(s) da consulta pela CIAP-2

(Continua)

Quadro 50.2 | **Funcionalidades assistenciais desejadas** *(Continuação)*

	O prontuário possibilita escolher pela codificação CIAP-2, CID-10 ou dupla codificação no(s) problema(s) (A) da consulta; na dupla codificação o usuário escolhe uma CIAP por meio do código ou de palavras-chave, por meio de um tesauro, por exemplo, e o sistema oferece os códigos possíveis; o mapeamento CID-CIAP e um tesauro estão disponíveis no *site* da Sociedade Brasileira de Medicina de Família e Comunidade (o tesauro é um dicionário de termos e conceitos)
	O prontuário codifica o motivo da consulta pela CIAP-2
	O prontuário integra o item P ao prescritor de medicamentos, à solicitação de exames estruturados e a formulários de referenciamento
	O prontuário permite a visualização das anotações SOAP anteriores em ordem cronológica de maneira simples e com poucos cliques durante todo o processo do registro clínico
Lista de problemas	O prontuário cria e mantém listas de problemas específicos do paciente, principais e secundários estruturados pela CID-10 ou CIAP-2
	O prontuário possibilita alternar do problema principal para o secundário, e vice-versa
	Os problemas podem ser classificados como principais, secundários ou resolvidos
	O prontuário permite fácil acesso à visualização da lista de problemas durante todo o processo de registro clínico
Linhas-guia (*guidelines*)	O prontuário inclui e mantém diretrizes de práticas clínicas baseadas em evidências publicadas por fontes confiáveis, como Best Practice (BMJ), US Task Force de Serviços Preventivos (USPSTF) e outros grupos. As diretrizes incorporam educação do paciente, alertas e lembretes acionáveis
	O prontuário aciona as linhas-guia por meio da codificação CID-10 ou CIAP-2 do item S ou A, com árvore de decisão
	O prontuário permite relatórios e análises de todos os componentes incluídos/adesão aos protocolos
	As linhas-guia interagem com a prescrição, a solicitação de exames e os referenciamentos
	O prontuário contém linhas-guia (linhas de cuidados) já formatadas e customizáveis, por exemplo, de puericultura, pré-natal, diabetes, hipertensão e obesidade
Planos de cuidados	O prontuário fornece ferramentas administrativas para que as organizações criem planos de cuidados, diretrizes e protocolos acionados pela codificação CID-10 e CIAP-2
	O prontuário gera e grava automaticamente, em documento do plano de cuidados, instruções específicas do paciente relacionadas aos requisitos pré e pós-procedimentos, rotinas, etc. As instruções devem ser de acesso simples, como orientações para colonoscopia

(Continua)

Quadro 50.2 | **Funcionalidades assistenciais desejadas** *(Continuação)*

Prevenção	O prontuário tem a capacidade de exibir as instruções de prevenção de saúde. As mensagens devem ser dinâmicas e levar em conta sexo, idade e condições crônicas
	O prontuário inclui modelos de manutenção de saúde já formatados e possibilidade de serem customizados
	O prontuário alerta sobre atividades preventivas conforme idade e sexo no início/final da consulta e a pacientes do painel; este alerta é atualizável no momento em que um evento é definido ou cumprido; por exemplo, quando se registra o resultado de uma colpocitologia oncótica, o alerta cessa
Educação ao paciente	O prontuário tem a capacidade de incluir ou excluir materiais de educação do paciente. Os materiais devem ser originários de uma fonte credível e baseada em evidência
	O prontuário tem a capacidade de fornecer material impresso de educação do paciente em linguagens culturalmente apropriadas, sob demanda, ou automaticamente no final do encontro. Os materiais devem ser fornecidos em português
Formulários pré-formatados	O prontuário apresenta formulário de referenciamento com possibilidade de selecionar problemas na lista de problemas a serem incluídos no referenciamento; caso se trabalhe por episódio de cuidado, importam, no referenciamento, automaticamente, os resultados dos exames destes episódios
	O prontuário possibilita incluir formulários estruturados e customizados, como atestado de afastamento do trabalho, comparecimento à consulta, saúde ocupacional, aptidão para atividade física ou outra atividade
Alertas/Mensagens de lembranças	O prontuário inclui telas/mensagens de alerta personalizáveis do usuário, permitindo detalhes de alerta por meio de *e-mail*, mensagens ou em aplicativo específico de telefones móveis
	O prontuário tem a capacidade de encaminhar o alerta para provedor(es) específico(s) ou outros usuários autorizados via correio eletrônico seguro ou por outros meios de comunicação eletrônica segura
Resultados de exames	O prontuário possui capacidade para rotear, gerenciar e apresentar resultados de testes atuais e históricos para o pessoal clínico apropriado para revisão, com a capacidade de filtrar e comparar os resultados
	O prontuário permite a notificação dos resultados do laboratório e serviços de imagem para a equipe adequada, bem como o rastreamento dos resultados
	O prontuário apresenta os resultados de exames estruturados por ordem alfabética/cronológica
Manejo de imunizações e medicamentos	O prontuário permite lista de medicamentos de uso crônico e lista de medicamentos de uso esporádico

(Continua)

Quadro 50.2	**Funcionalidades assistenciais desejadas** *(Continuação)*	
	O prontuário permite cadastro de novos medicamentos, com nome genérico, posologia, dose, periodicidade	
	O prontuário possibilita prescrever apenas medicamentos selecionados dentre os de uso crônico ou esporádico	
	O prontuário identifica interação de medicamentos. As interações incluem medicamentos/medicamentos, medicamentos/alergia, medicamentos/doenças e medicamentos/gravidez	
	O prontuário alerta quanto a possíveis erros de administração tanto para adultos quanto para crianças, pacientes errados, medicamentos errados, dose errada, rota errada e tempo errado para apoiar a administração de medicamentos ou o gerenciamento de distribuição/fornecimento de farmácia	
	O prontuário suporta formulários de medicamentos especiais e as diretrizes de prescrição	
Suporte à decisão clínica	O prontuário desencadeia alertas quando os dados documentados individuais indicam que intervenções críticas podem ser necessárias	
Medição de custos/ Garantia de qualidade	O prontuário pode gerar listas de pacientes por condições específicas para usar na melhoria da qualidade e também para convocação	
	O prontuário suporta registros de gestão de condições por: a. Permitir rastreamento e acompanhamento de pacientes com base em diagnósticos definidos pelo usuário codificados em CID-10 ou CIAP-2 b. Fornecer uma visão longitudinal do histórico médico do paciente	
	O prontuário fornece relatório do painel de pacientes do médico/equipe divididos por pacientes de alto, médio e baixo risco	
	O prontuário permite análises e relatórios retrospectivos de dados clínicos, operacionais, demográficos ou outros dados especificados	
	O prontuário fornece relatório do painel de pacientes do profissional com indicadores de internação por condições sensíveis, valor da consulta, procura por pronto-socorro, custo de exames por consulta	
Gerenciamento de doenças crônicas/ Saúde da população	O prontuário oferece suporte para o gerenciamento de subpopulações de pacientes que compartilham risco identificado, diagnósticos, problemas, características demográficas	
	O prontuário possui um mecanismo de regras clínicas e um meio de alertar a prática se um paciente está atrasado no seu plano de cuidado, pré-formatado e customizável	
Conectividade	O prontuário apresenta versão em aplicativo para conectividade com telefones móveis	

(Continua)

Quadro 50.2	**Funcionalidades assistenciais desejadas** *(Continuação)*	
	O aplicativo de telefone móvel permite interação do paciente com médico ou equipe, e vice-versa, por meio de textos livres; um resumo do contato não presencial é incorporado na linha de cuidado do prontuário	
	O aplicativo de telefone móvel permite interação do paciente com médico ou equipe, e vice-versa, por meio de formulários estruturados	
	O aplicativo de telefone móvel mostra um resumo clínico	
	O prontuário emite alertas à equipe quando o paciente não cumpre a tarefa programada	
Consentimentos, autorizações e diretivas	O prontuário possui a capacidade de um paciente assinar o consentimento sob o uso de prontuário, tratamentos, doação de órgãos por via eletrônica	

CID-10, *Classificação internacional de doenças*; CIAP-2, *Classificação internacional de atenção primária*; SOAP, subjetivo, objetivo, avaliação, planos; ECG, eletrocardiograma.

Nem todos os itens são essenciais. O núcleo do registro na APS é a lista de problemas (LP), ou condições. É também importante que o prontuário permita enxergar o cuidado longitudinal, que significa ver o "filme" e não apenas a "foto", ou seja, um SOAP gera outro SOAP que gera outro SOAP em uma linha do tempo que pode ou não ser dividida em episódios de cuidado. Trabalhar por episódio de cuidado (ver Cap. 48, Uso de sistema de classificação na atenção primária à saúde) é um estágio avançado que poucos prontuários e usuários atingiram e também sofre questionamentos. O Quadro 50.3 mostra os diferentes estágios de desenvolvimento de um prontuário adequado à APS.

Etapa 4: Selecionar os destinatários do pedido de proposta

Para evitar um número elevado de pedidos de propostas (RFP) de prontuários que não têm nenhuma especificidade para a APS, uma sugestão é focar na presença de LP e no SOAP, ou seja, no ReSOAP. A LP deve ser o centro do prontuário da APS e deve estar integrada com o SOAP. Dessa forma, estes itens constituem os melhores critérios de exclusão. Empresas que não pos-

---

Quadro 50.3 | **Níveis de adequação de registro clínico eletrônico para o trabalho do clínico geral/médico de família**

Nível 0 – Sistema não trabalha com lista de problemas nem sistematização das consultas por SOAP

Nível 1 – Lista de problemas existe, mas não é orientadora nem integrada com a sistematização SOAP

Nível 2 – Prontuário orientado por problemas ou registro de saúde orientado por problemas (ReSOAP)

Nível 3 – Registro orientado por episódio de cuidado

Nível 4 – Funcionalidades avançadas que auxiliam na coordenação do cuidado

SOAP, subjetivo, objetivo, avaliação, planos.

suem prontuários com orientação em SOAP e LP, isto é, níveis de adequação 0 e 1, podem ser excluídas da seleção nesta fase.

Etapa 5: Revisar os pedidos de proposta

Após receber as propostas, é necessário diminuir o número de empresas concorrentes, rever as respostas e estabelecer os principais fornecedores concorrentes para uma demonstração do prontuário. Para tal análise, o comitê de seleção do prontuário deve participar de cada demonstração para fazer comparações o mais justas possíveis. Devem ser analisadas as principais características necessárias, as melhorias que serão necessárias e quais exigirão custo adicional ou não seriam possíveis.

Etapa 6: Assistir às demonstrações de fornecedores

Após excluir soluções que não têm nada específico para a APS e pré-selecionar entre três e cinco candidatos, é necessário avaliá-los por meio de demonstrações. Várias opções estão disponíveis para demonstração de prontuário eletrônico. Cada método tem seus prós e contras, podendo ser escolhido mais de um no processo de avaliação e escolha.

Vídeo não interativo. Isso requer o menor número de recursos da prática, mas também oferece o menor benefício. Este tipo de vídeo pode dar pistas sobre a complexidade da interface do usuário e uma visão geral da funcionalidade. É preciso lembrar-se de que o vídeo foi produzido pelo fornecedor, a fim de mostrar o melhor do produto e o que se quer demonstrar como importante. Esse tipo de demonstração é útil quando a lista de fornecedores é longa.

Demonstração por meio de vídeo com teste interativo. Isso requer mais tempo em comparação com o vídeo não interativo. Os fornecedores normalmente farão a demonstração por meio de equipe técnica – funcionário de venda, apresentador de *software* habilidoso e talvez um médico que seja pago pela empresa. Eles estarão preparados para fazer uma apresentação que mostra seu *software* da melhor forma.

Demonstração dirigida pelo fornecedor. Esta modalidade exigirá ainda mais tempo do que uma demonstração de teste interativo e precisará ser agendada com o fornecedor. O objetivo durante a demonstração deve ser entender a verdadeira funcionalidade disponível no prontuário. É importante estar com a matriz de avaliação (RFP) e questionar os principais itens de funcionalidade que se deseja para o serviço.

Demonstração presencial. Requer que a maioria dos recursos esteja já instalada no ambiente de trabalho, mas oferece melhores dados sobre a funcionalidade do prontuário eletrônico. Devido ao tempo, ao deslocamento e ao custo envolvido neste tipo de demonstração, muitas equipes limitam-na apenas aos prontuários pré-selecionados.

Para cada uma dessas modalidades, devem-se cumprir quatro etapas:

- Apresentá-los com simulações de dois ou três cenários, como, por exemplo, uma consulta não agendada, uma consulta de rotina, como puericultura, e um atendimento a paciente com condições crônicas, mantendo os cenários constantes aos outros fornecedores.
- Não interromper a demonstração, deixando perguntas e observações de forma conjunta para o final.
- Não se concentrar apenas na facilidade de inclusão de novas notas SOAP de acompanhamento que supostamente fez parte da pré-seleção. Em vez disso, focar nas outras características levantadas na matriz de avaliação, atenção a como o prontuário permite que os usuários encontrem informações, visualizem exames, gerenciem lembretes de manutenção de saúde, escrevam prescrições, entre outras.
- Preparar um formulário de classificação com antecedência e pedir a cada membro do comitê que o complete no final de cada demonstração. Então é possível tabular resultados para cada fornecedor.

O objetivo durante a demonstração deve ser avaliar a facilidade de uso. Com essas simulações, faz-se uma análise de como os registros fluem com o uso do prontuário e como os dados são inseridos e vistos pela recepção, enfermagem, corpo médico, faturamento, administração. As perguntas que se deseja responder são:[2]

a. O prontuário é intuitivo?
b. É fácil e rápido executar tarefas repetitivas?
c. É fácil encontrar informações específicas sobre o paciente?

Etapa 7: Verificar as referências

Deve-se solicitar ao vendedor uma lista de unidades que estejam usando o prontuário. O fornecedor irá oferecer uma lista de referências, provavelmente os clientes mais satisfeitos com o prontuário, que podem ser recompensados por serem referenciados (p. ex., descontos em taxas de serviço ou recompensas individuais), com possível conflito de interesse. Pode-se mitigar esse risco tomando duas atitudes:

a. Solicitar uma lista do maior número possível, talvez todos os usuários.
b. Entrevistar brevemente pelo menos três usuários de cada prontuário.

Pedir uma lista maior e entrevistar pelo menos três usuários de cada prontuário que ainda estiverem no processo de seleção pode ajudar a encontrar usuários que tiveram algum problema com ele. Devem-se fazer perguntas sobre como eles lidam com as dificuldades do prontuário e pedir para explicar as suas funções. É importante sistematizar a entrevista breve, com base na matriz de avaliação, para que permita uma comparação entre os prontuários.

Etapa 8: Classificar os vendedores

Após a revisão das propostas, as demonstrações do prontuário e as verificações das referências, devem-se classificar os fornecedores e restringi-los (dois ou três) nas visitas à empresa. As áreas que devem ser analisadas na visita são:[2]

- Funcionalidade.
- Custo.
- Pós-venda.

Muitas vezes, a comparação do custo é difícil, pois as empresas utilizam vários métodos para a venda. O custo pode ser negociado por pessoa que utiliza o prontuário (por *login*), por estação de trabalho instalada ou por população cadastrada. Além disso, algumas empresas cobram por serviços extras, como interoperabilidade, melhorias necessárias e atualizações.

Etapa 9: Realizar visitas aos locais onde o prontuário está sendo utilizado

Etapa 10: Selecionar um finalista e um segundo colocado

Etapa 11: Solidificar o compromisso com as demais áreas da organização

Etapa 12: Negociar um contrato

Muitas vezes, os comitês desprezam como será o pós-venda. É importante, antes da assinatura do contrato, a precificação com prazos dos itens que não estão disponíveis imediatamente e um plano de trabalho para os primeiros 2 ou 3 anos. Em geral, os contratos abrangem, no total, aproximadamente 10 anos de uso.[2]

Como evitar programas verticais

O registro clínico eletrônico na APS não deve ser feito por programas. Os programas devem coletar as informações em forma de relatório. Ou seja, devem conter a saída dos dados, e não a entrada. Por exemplo, se o programa de tuberculose (TB) deseja produzir um relatório em que um dos itens seja resultado da pesquisa de bacilos álcool-ácido resistentes (BAAR) no escarro, este dado deve vir dos resultados de exames. Em outro exemplo, se o programa de saúde mental ou do idoso deseja saber quantas pessoas realizaram o teste minimental e quais foram seus resultados, este dado deve vir do módulo ou unidade de registro "exames realizados na consulta".

As consultas (ou encontros) devem basear-se no SOAP, que serve como uma espécie de *hub* para as demais informações, e o "A" se comunica com a lista de problemas por meio da codificação CIAP-2. Assim, cada novo problema ou condição de cada consulta deve ser enviado à lista de problemas principal ou secundária, ou ainda, de forma mais sofisticada, ser associado a um problema existente, construindo, assim, episódios de cuidado. Cada *template* de cada "programa" se soma a um *template* essencial. Por exemplo, o *template* essencial pode ser um SOAP simples, em que os dados obrigatórios são apenas o Motivo da Consulta, uma Condição/Problema e um Plano. Se o paciente tiver como problema ativo o diabetes, o *template* do diabetes se sobrepõe ao essencial. O mesmo ocorre se o paciente tiver TB no momento. No *template* do diabetes, a hemoglobina glicada pode ser um dado necessário que passa a ser visualizado sempre, ao passo que em ambos os *templates* (diabetes e TB), o peso seria um dado já contemplado, por ter sido customizado para estar sempre visível no *template* essencial. Caso um valor tenha sido registrado no peso no *template* essencial, ele não será solicitado novamente nos *templates* de diabetes e de TB. Outros dados, como um exame menos esperado para este paciente, podem ser adicionados apenas quando houver valor e não ficam aparentes em um primeiro momento.

A "sobreposição de *templates*" evita a solicitação do mesmo dado em diferentes *templates*, focando o registro na pessoa, e não em programas verticais, e faz com que o profissional seja lembrado de dados essenciais para determinado paciente, ou mesmo tornando alguns deles obrigatórios quando pertinente. Esta forma também evita *templates* muito grandes que não fazem sentido para todos os pacientes, uma vez que cada pessoa tem determinadas condições que são dinâmicas mesmo quando crônicas, e muitas perguntas não são necessárias em determinado momento. Esta "sobreposição de *templates*" é útil também para puericultura e pré-natal. Por exemplo, a curva de peso da mulher não gestante é um *continuum* para a gestante. Durante o pré-natal, o peso pode tornar-se um dado obrigatório, e quando terminar o pré-natal, pode deixar de ser. Quando se estabelece o gráfico, percebe-se um aumento do peso durante o período gestacional. O valor "peso" está registrado no mesmo campo (ou arquétipo) do prontuário da mulher antes, durante e depois da gestação (Quadro 50.4).

Quadro 50.4 | Proposta de estruturação dos registros das consultas de um prontuário eletrônico adequado para a atenção primária à saúde por meio da "sobreposição de *templates*"

1. *Template* essencial em SOAP

   ▶ *S* Subjetivo
   Motivo da consulta: estruturado pela CIAP-2
   Texto livre

   ▶ *O* Objetivo
   Estruturado com caixas para:
   - PA
   - FC
   - Peso, altura
   - Temperatura
   - Circunferência abdominal

   Texto livre

   ▶ *A* Avaliação
   Problema/Condição: estruturado por codificação CID-10 e/ou CIAP-2
   Texto livre

   ▶ *P* Plano
   Estruturado por plano terapêutico (prescrição), referenciamento, solicitação de exames
   Texto livre para registrar uma orientação

2. *Template* de diabetes + essencial

   ▶ *S* Subjetivo
   Motivo da consulta: estruturado pela CIAP-2
   Texto livre

   ▶ *O* Objetivo
   Estruturado com caixas para:
   - PA
   - FC
   - Peso, altura
   - Temperatura
   - Circunferência abdominal
   - Hb1Ac
   - GJ
   - CT
   - LDL
   - HDL
   - Triglicérides
   - Exame da retina

   Texto livre

   ▶ *A* Avaliação
   Problema/condição: estruturado por codificação CID-10 e/ou CIAP-2
   Texto livre

   ▶ *P* Plano
   Estruturado por plano terapêutico (prescrição), referenciamento, solicitação de exames
   Texto livre para registrar uma orientação

3. *Template* de TB + diabetes + essencial

   ▶ *S* Subjetivo
   Motivo da consulta: estruturado pela CIAP-2
   Texto livre

(Continua)

> **Quadro 50.4 | Proposta de estruturação dos registros das consultas de um prontuário eletrônico adequado para a atenção primária à saúde por meio da "sobreposição de templates"** *(Continuação)*
>
> ▶ *O* Objetivo
> Estruturado com caixas para:
> - PA
> - FC
> - Peso, altura
> - Temperatura
> - Circunferência abdominal
> - Hb1Ac
> - GJ
> - CT
> - LDL
> - HDL
> - Triglicérides
> - Exame da retina
> - Pesquisa de BAAR
> - Radiografia torácica
>
> Texto Livre
>
> ▶ *A* Avaliação
> Problema/condição: estruturado por codificação CID-10 e/ou CIAP-2
> Texto livre
>
> ▶ *P* Plano
> Estruturado por plano terapêutico (prescrição)
> Referenciamento
> Solicitação de exame
> Texto livre para registrar uma orientação
>
> CID-10, *Classificação internacional de doenças*; CIAP-2, *Classificação internacional de atenção primária*; SOAP, subjetivo, objetivo, avaliação, planos; CT, colesterol total; HbA1c, hemoglobina glicada; GJ, glicemia de jejum; PA, pressão arterial; FC, frequência cardíaca; LDL, lipoproteína de baixa densidade; HDL, lipoproteína de alta densidade; BAAR, bacilo álcool-ácido resistente.

Outras considerações

O registro das famílias pode seguir diversos critérios, desde considerar como família todas as pessoas que vivem em uma mesma casa até o modelo de rede social, com diversos tipos de ligações e vínculos. O genograma, caso seja incorporado, deve estar relacionado ao indivíduo (ou à "pessoa-índice") e não à família, ou seja, cada um tem o "seu" genograma.

Os alertas são um tema polêmico quando se trata de registro eletrônico em saúde. Os alertas mais frequentes são de alergias (quando há a tentativa de prescrição de medicamento que causa alergia em determinado paciente) e interação medicamentosa (há inúmeros produtos prontos à disposição para serem incorporados nos sistemas). Os demais alertas que tentam "guiar a prática clínica" devem ter a possibilidade de ser acionados ou não pelo profissional. Muitas vezes, este tipo de ferramenta direciona a uma prática engessada. Segundo Winthereik e cols., o prontuário deve "fazer sentido" ao profissional, e isso significa que:[5]

- Indicadores de desempenho devem ser conhecidos pelos médicos de família e ser flexíveis o suficiente para mudarem, se necessário.
- Os médicos de família devem ter influência na interpretação dos dados e na seleção dos parâmetros.
- Alertas (e mais precisamente diretrizes para diagnóstico e tratamento) não devem "engessar" os médicos de família.
- Deve ser possível não seguir o alerta para assegurar o fluxo de trabalho.
- Médicos de família devem ter tempo para gerar relatórios sobre aspectos clínicos de importância percebida por eles, e não meramente produzir relatórios sobre doenças que são requisitados pelas autoridades sanitárias.

Em geral, as diretrizes são feitas para doenças e por especialistas focais. Dessa forma, os alertas com base nelas correm o risco de guiar para um sobrediagnóstico, em especial se o sistema utilizar apenas a CID. Da mesma forma, os alertas que partem da CID sugerindo tratamento também podem direcionar a um sobretratamento. Por exemplo, uma mãe procura a unidade de saúde relatando que o filho de 6 anos é agitado. O profissional não está preparado para fazer uma abordagem familiar adequada e coloca no diagnóstico a rubrica de hiperatividade (ou o sistema oferece essa possibilidade diagnóstica). Caso apareça o alerta sugerindo o uso de metilfenidato, pode estar havendo indução de iatrogenia, às vezes em cascata. Assim, é importante ressaltar que nenhum sistema tem a capacidade de substituir a formação profissional. Pelo contrário, exige cada vez mais um profissional capacitado para utilizar o sistema como ferramenta de apoio à prática assistencial e gerencial. Caso o sistema seja alimentado por diretrizes, estas devem partir tanto dos sintomas quanto das doenças. Nem sempre fraqueza significa anemia, sibilo, asma, e assim por diante. O sistema "queixa conduta" é nocivo, sobretudo se há um diagnóstico equivocado de doença intermediando, e porque, frequentemente, quando há sintomas, não há doença (ver Cap. 90, Sintoma como diagnóstico).

O uso de favoritos, ou seja, alertas sugerindo exames, medicamentos, diagnósticos ou mesmo motivos de consulta mais usados, se, por um lado, ajuda o profissional, por outro, também pode induzir o erro retroalimentando os mesmos favoritos. A CIAP já é bastante concisa e atua exatamente como um sistema de favoritos, tornando desnecessária esta ferramenta.

Os relatórios devem ser flexíveis e permitir que sejam produzidos não somente os solicitados pelos gestores, mas também outros de interesse local. Alguns exemplos são cobertura vacinal, cobertura de citopatológico, porcentagem de diabéticos controlados, tempo médio da consulta, taxa de referenciamento, custo médio dos medicamentos prescritos, etc. É importante que para cada problema de saúde haja a possibilidade de registrar se o paciente decidiu se tratar ou não na unidade. Dessa forma, o indicador ideal para pacientes diabéticos controlados seria:

% de diabéticos não insulino-dependentes (CIAP-2 = T90) controlados = Número de diabéticos não insulino-dependentes com HbA1c ≤ a 7% que tratam o diabetes na unidade de saúde × 100/Total de diabéticos não insulino-dependentes que tratam o diabetes na unidade de saúde

Quanto aos dados de cobertura, por exemplo, de citopatológico, não é suficiente o fornecimento dos números absolutos de exames realizados sobre total de população-alvo. É importante que o sistema forneça a relação de pessoas que fizeram mais do que era o esperado e a relação de pessoas que fizeram menos. Assim, é possível convocar as que estão atrasadas por *e-mail* ou outra forma de comunicação.

Questões éticas e práticas no compartilhamento das informações

O tema segurança da informação é central em qualquer tipo de registro. Provavelmente há mais condições de garantir ou controlar a segurança com prontuário eletrônico do que em papel. Porém, isso não é uma garantia inerente. Além das questões estritamente técnicas,[1] que não são tratadas aqui, há decisões a serem tomadas.

Cada categoria profissional tem determinado nível de permissão, e esta discussão envolve conselhos profissionais, dentre outros órgãos. Na integração da rede, há essencialmente dois caminhos a serem adotados. No primeiro, todos os profissionais de cada unidade têm acesso ao prontuário do paciente, respeitando o nível de permissão pactuado para cada categoria. Quando o paciente é referenciado, algumas informações (em geral, relacionadas aos problemas) são selecionadas para serem transferidas ao profissional para o qual o paciente foi referenciado. O clínico geral/médico de família assume, neste caso, papel central na coordenação do cuidado. É a solução adotada em países do norte da Europa, como a Holanda.

Um segundo caminho é fazer toda a rede ser automaticamente integrada, sempre respeitando o nível de permissão de cada categoria profissional. Dessa forma, quando um paciente é referenciado, automaticamente todas as informações estão disponíveis aos outros profissionais. Este é o caminho adotado por alguns países do sul da Europa, como Espanha, e também por cidades brasileiras onde já há informatização da rede. Na Espanha, o uso inadequado da informação por uma enfermeira acabou resultando na prisão desta profissional, bem como no afastamento de suas funções.[6]

Seja por um caminho, ou por outro, o compartilhamento destas informações deve ser compreendido como elemento essencial aos processos de coordenação assistencial e integração dos serviços de saúde, além de ser uma importante ferramenta de apoio à organização e à consolidação das redes de saúde.

Este é um assunto que precisa ser discutido nos conselhos de saúde, e, principalmente, as pessoas devem ter conhecimento de como funciona o sistema, bem como deve haver um termo de consentimento detalhando sobre a segurança da informação e com quem será compartilhada em cada nível de permissão. Além disso, a pessoa deve poder restringir o acesso à informação a qualquer momento, caso deseje. Sempre deve haver a possibilidade de ocultar informações, inclusive de colegas médicos que trabalham na mesma unidade. O acesso do paciente ao prontuário é outro ponto que tem sido debatido, pois, quando o prontuário era em papel, embora houvesse a possibilidade de se fazer cópia, as informações ficavam armazenadas no equipamento de saúde. Com o armazenamento virtual, o paciente pode, tecnicamente, por meio de senha, consultar as informações de sua casa, bem como interagir com os profissionais pelo sistema. É um tema com que os profissionais terão de lidar.

Quanto à edição das informações, alguns prontuários possibilitam edição no mesmo dia, bloqueando-os à meia-noite, e outros determinam um tempo como 30 minutos, em que o registro pode ser editado pelo mesmo profissional. É importante que haja bloqueio de edição para que o prontuário configure um registro fidedigno, embora haja "memória" das alterações em meio eletrônico.

Dificuldades de implementação

A implementação de um registro eletrônico de saúde muitas vezes não é fácil em razão da resistência de uma parcela dos profissionais. Apesar de discussões sobre o benefício de alertas excessivos a partir de diretrizes, deve-se ressaltar os ganhos inequívocos que acompanham a digitalização dos registros, como a melhora na legibilidade das anotações clínicas, o auxílio das ferramentas de apoio à prescrição (incluindo alertas de alergia e interações medicamentosas), os lembretes para administrar vacinas e fornecer outros serviços preventivos, os alertas de alterações em exames laboratoriais, a coordenação do cuidado, a gestão do sistema e da clínica, dentre outros.[7]

A implementação de um registro clínico eletrônico pressupõe gastos consideráveis, tanto de aquisição quanto de manutenção. Uma escolha criteriosa, portanto, se faz necessária, visando à utilização responsável e benéfica dos recursos.

Assim como outros países com APS em fase de estruturação, o Brasil tem dois grandes gargalos que dificultam a implementação de prontuários eletrônicos eficientes neste ambiente: a falta de critérios nacionais de certificação especificamente para uso na APS e a ideia difundida de que sistemas hospitalares podem ser usados na APS. Além destes, há a tradição de se trabalhar por programa ou "ações programáticas", que vai desde o organograma do Ministério e das Secretarias de Saúde até a agenda do profissional. Questões técnicas, culturais, éticas e legais estão implicadas (Quadro 50.5).[8,9]

Certificação dos prontuários eletrônicos pela Sociedade Brasileira de Informática em Saúde

A tecnologia de informação na área da saúde apresenta características e condições bastante específicas, sobretudo referentes às questões de privacidade e confidencialidade dos indivíduos assistidos, à integridade e segurança das informações.

O Conselho Federal de Medicina (CFM) estabeleceu convênio de cooperação técnica com a Sociedade Brasileira de Informática em Saúde (SBIS) para desenvolver o processo de certificação de prontuários informatizados em saúde. A Certificação SBIS-CFM se baseia em conceitos e padrões nacionais e internacionais da área de informática em saúde. Embora, no processo de certificação, alguns itens contemplem questões relativas à APS, como o SOAP, não faz parte do cerne desta atividade a avaliação da adequação do prontuário para o meio hospitalar, ambulatorial ou qualquer outro, sendo que o foco está, de fato, nas questões específicas da tecnologia da informação, e não assistenciais ou clínicas.

Quadro 50.5 | Problemas na implementação de prontuários eletrônicos

Problemas relacionados ao usuário

▶ Falta de treinamento

▶ Planejamento inicial deficiente, limitando os recursos e o potencial de expansão

▶ Sistemas de uso difícil ou muito complexos

▶ Falta de envolvimento da equipe local em desenvolver e testar sistemas

▶ Falta de treinamento da equipe para garantir qualidade e completude dos dados

▶ Falta de percepção dos benefícios por parte de quem coleta os dados

▶ Dependência de um indivíduo único que saiba usar o sistema

Problemas técnicos

▶ Falta de sistemas de *backup* (cópia de segurança) em caso de perda de dados

▶ Segurança do sistema deficiente, resultando em vírus e *spywares*

▶ Abastecimento de energia instável e ausência de geradores

▶ Falta de suporte técnico e/ou sistema de difícil manutenção

Fonte: Adaptado de Fraser e colaboradores.[9]

> **Erros mais frequentemente cometidos**
>
> ▶ Não envolver um médico qualificado com área de interesse em ReSOAP na seleção do prontuário, ou envolver apenas na fase da implementação ou quando o prontuário já está pré-selecionado por outros critérios que não são clínicos ou assistenciais.
>
> ▶ Dar atenção maior ao *design* do que à funcionalidade.
>
> ▶ Avaliar apenas questões específicas de informática e que são comuns à área hospitalar e à APS.
>
> ▶ Envolver, na seleção ou implementação, apenas médicos que têm um perfil de liderança ou questionador, mas não técnico em relação ao registro adequado à APS.
>
> ▶ Não prever no contrato um plano de trabalho para execução dos itens essenciais ou desejáveis não contemplados na implementação.

CONCLUSÃO

Na avaliação do registro eletrônico em saúde, diversos critérios técnicos, como os discutidos neste capítulo, devem ser levados em consideração, sendo que o *design* não é o mais importante, embora muitas vezes passe uma mensagem subliminar de adequação, e não raramente é o item mais avaliado. Dentre outras informações, é importante investigar se o sistema foi desenvolvido especificamente para APS ou se foi adaptado do hospital ou do faturamento. Também é interessante conversar com profissionais que usam ou usaram o sistema e, por fim, consultar profissionais que tenham experiência tanto com a assistência quanto com a análise de prontuário eletrônico adequado ao trabalho na APS. Órgãos acreditados devem fazer a certificação dos *softwares*, públicos ou privados, de acordo com o modelo de requisitos funcionais preestabelecidos com foco na APS, e neste processo deve haver uma comissão com profissionais vinculados à informática e à assistência, entre outros.

REFERÊNCIAS

1. Brasil. CFM. SBIS. Editores: da Silva ML, Virginio Junior LA. Manual de Certificação para Sistemas de Registro Eletrônico em Saúde Versão 4.2. Mimeo 2016.

2. Adler, KG. How to select an electronic health record system. *Fam Pract Manag* 2005;12:55–62.

3. Weed LL. Medical records that guide and teach. N Engl J Med. 1968;278:593-600, 652-7.

4. The Office of the National Coordinator for Health Information Technology. Eletronic Health Record (EHR): demonstration scenario, evaluation, and vendor questions [Internet] 2016 [capturado em 1 mar. 18]. Disponível em: http://www.healthit.gov/sites/default/files/playbook/pdf/ehr-demo.pdf

5. Winthereik BR, Ploeg I, Berg M. The electronic patient record as a meaningful audit tool: accountability and autonomy in general practitioner work. Science Technology Human Values. 2007;32(1):6-25.

6. Ortega SR. Prisión para la enfermera de Cáceres que accedió al historial clínico de dos médico. [Internet] 2016 [capturado em 4 mar. 18]. Disponível em http://www.elperiodicoextremadura.com/noticias/caceres/prision-enfermera-caceres-accedio-historial-clinico-dos-medicos_982911.html

7. Roman AC. Informatização do registro clínico essencial para a atenção primária a saúde: um instrumento de apoio as equipes da estratégia da saúde da família. São Paulo; 2009.

8. Fraser SF, Biondich P, Moodley D, Choi S, Mamlin B, Szolovits P. Implementing electronic medical record systems in developing countries. Informatics in Primary Care. 2005;13:83-95.

9. Zhang Y, Xu Y, Shang L, Rao K. An investigation into health informatics and related standards in China. Int J Med Inform. 2007;76:614-20.

CAPÍTULO 51

Indicadores

Christian Morato de Castilho
Francisco A. Tavares Jr.
Luís Guilherme de Mendonça

Aspectos-chave

▶ O uso de indicadores é importante para mensurar estrutura, processos e resultados de sistemas e serviços de saúde.

▶ A construção de um sistema de indicadores implica utilizar instrumentos para orientar a definição dos melhores indicadores. Para isso, é essencial considerar alguns critérios ou atributos que tornam um indicador adequado.

▶ Um bom sistema de monitoramento de serviços de atenção primária à saúde (APS) deve considerar diversas dimensões, destacando-se o monitoramento das estruturas, dos processos e dos resultados.

▶ O processo de construção e definição de indicadores deve ser sempre apoiado por evidências científicas e realizado de maneira transparente.

Qualidade não é uma ação, é um hábito.
Aristóteles[1]

Para evitar críticas, não diga nada, não faça nada, não seja nada.
Elbert Hubbard, 1898.[2]

A reflexão e a relação entre essas duas frases já ensinam muito para o início de uma conversa sobre indicadores. A primeira carrega consigo o fardo de ser sempre associada com a palavra qualidade. Fardo justamente por muitas vezes se lidar com o assunto de forma rígida do ponto de vista da gestão ou pelo fato de implicar uma qualidade subjetiva e acrítica no nível profissional assistencial. A segunda frase mostra que, ao se seguir esses caminhos, corre-se o risco de não se encontrar nada.

Qualquer ação ou trabalho requer avaliação, e esta, por sua vez, uma devolutiva para uma construção que mude hábitos. A relação entre as duas frases começa a ficar mais clara, mas não para por aí. Não é difícil ver a segunda frase também ser creditada a Aristóteles. Mas e o que isso tem a ver com indicadores em saúde para atenção primária?

A verdade é que se não houver critérios para entender e buscar as evidências por trás desse complexo processo de definição e implementação de indicadores na saúde, se estará apenas repetindo padrões ou creditando frases a filósofos famosos só por crer que seja viável que eles tenham de fato dito isso.

Indicadores são marcadores dos nossos hábitos estruturais, processuais e de resultados. Todos, embora sem se dar conta, utilizam algum tipo de prática de monitoramento no dia a dia. Por exemplo, se você dorme cedo ou resolve acordar mais tarde é porque provavelmente está preocupado com o número de horas que descansou ou com o sono que vem tendo. Tal preocupação é confirmada ou não a partir de algumas medidas. Você usa como ponto de partida um número de horas que considera como razoável (ou seja, você define uma meta). O seu desempenho (número de horas efetivamente descansadas) é comparado à meta estabelecida e, então, você pode emitir um juízo de valor.

Esta situação quase corriqueira e comum a todos ajuda a compreender três pontos principais. O primeiro deles é que, no cotidiano, lida-se quase intuitivamente – ainda que de forma pouco científica – com indicadores, metas e resultados. O segundo ponto é que medir (monitorar e avaliar) faz parte da vida de cada um. Emite-se juízo de valor e tomam-se decisões frequentemente com base neste ato. Para medir, é preciso utilizar indicadores. O terceiro ponto, decorrente dos dois anteriores, consiste no seguinte: para participar da construção e do funcionamento de um sistema de saúde e acreditar nele, é necessário constituir sistemas robustos de indicadores que possibilitem aferir o seu funcionamento e desempenho nas mais diversas dimensões. Esses sistemas precisam ser compostos por indicadores e, dada a relevância do assunto, não podem ser constituídos de maneira empírica. Teoria e prática podem e devem embasar essa construção.

Soma-se a isso um forte movimento de prática em saúde da medicina baseada em evidências (MBE) e da medicina centrada na pessoa (MCP) para fugir dos mesmos hábitos que levam para uma visão acrítica do processo de trabalho.

O que são e como são compostos os indicadores?

Se o número médio de consultas ofertadas por uma equipe de saúde de uma determinada unidade foi oito, tem-se um dado, uma informação ou um indicador? A resposta é: depende.

Caso se esteja falando, por exemplo, do número de consultas de pré-natal ofertadas para gestantes, e este é um ponto crítico para o adequado acompanhamento destas, possibilitando atuar de forma direta sobre a estratificação do risco gestacional, vinculação à maternidade com o perfil adequado e garantia da melhor qualidade do parto, então o monitoramento deste número é absolutamente necessário. Assim, para essa unidade, pode-se dizer que se trata de um indicador.

Porém, talvez, para uma pessoa que não atue em uma unidade de saúde ou em qualquer parte de um sistema de saúde, esta é meramente uma informação. E o número em si (oito) é apenas um dado. Com base neste exemplo, pode-se distinguir o que são dados, informações e indicadores. O Quadro 51.1 apresenta uma comparação e foi criado a partir da definição da Fundação Nacional da Qualidade (FNQ),[3] que diz o seguinte sobre indicadores:

> [...] é uma informação quantitativa ou qualitativa que expressa o desempenho de um processo, em termos de eficiência, eficácia ou nível de satisfação e que, em geral, permite acompanhar sua evolução ao longo do tempo e compará-lo com outras organizações.

Para a Organização Mundial da Saúde (OMS), um indicador pode ser considerado como "[..] uma variável ou parâmetro que pode medir alterações, direta ou indiretamente, de um fenômeno de forma válida, sensível e específica".[4]

Os componentes básicos de um indicador são:

1. **Medida.** Grandeza qualitativa ou quantitativa que permite classificar as características, os resultados e as consequências dos produtos, processos ou sistemas.
2. **Fórmula.** Padrão matemático que expressa a forma de realização do cálculo.
3. **Índice (número).** Valor de um indicador em determinado momento.
4. **Padrão de comparação.** Índice arbitrário e aceitável para uma avaliação comparativa de padrão de cumprimento.
5. **Meta.** Índice (número) orientado por um indicador em relação a um padrão de comparação a ser alcançado durante certo período.

Uso de indicadores em saúde: quais as razões para medir e o que medir?

Conforme Vecina Neto e Malik,[5] os indicadores proporcionam formas mensuráveis para descrever tanto a realidade de saúde como as modificações ocorridas em função da presença de um serviço ou programa de saúde. Além disso, permitem quantificar o desempenho das atividades em um processo ou do produto/serviço gerado por este, considerando metas esperadas. Por fim, possibilitam ainda identificar os impactos gerados e a satisfação dos usuários dos serviços de saúde.

Segundo Donabedian,[6] toda avaliação tem como primeira função determinar o grau de cumprimento de um objetivo preestabelecido. Isso significa que, para avaliar, é preciso identificar os elementos mais importantes do processo de (re)organização dos serviços, a fim de possibilitar o seu adequado monitoramento.

De acordo com Donabedian,[6] as estruturas, os processos e os resultados estão interligados, sendo que boas estruturas facilitam bons processos, que, por sua vez, facilitam resultados positivos para os pacientes. Para tanto, é necessário estabelecer corretas dimensões da estrutura, do processo e do resultado, as quais devem ser utilizadas para avaliar a qualidade do serviço prestado.

A organização dos serviços de saúde supõe o tratamento adequado a distintos níveis de problemas; ou seja, mesmo que se disponha de uma adequada estrutura de serviços, não se pode garantir, por essa razão, que o desempenho venha a ser o mais correto e muito menos que os resultados sejam satisfatórios. Isto é, embora estas sejam condições necessárias, não são suficientes.

Por essa razão, Donabedian[6] diz que a avaliação dos serviços de saúde deve contemplar três abordagens inter-relacionadas, conforme a Figura 51.1.

A estrutura indica os atributos das organizações em que a assistência ocorre. Isso inclui os atributos de recursos materiais (instalações, equipamentos e recursos financeiros), recursos humanos (número e qualificações do pessoal) e estruturas organizacionais (organização, métodos de avaliação pelos pares e métodos de reembolso). Sendo assim, os indicadores de estrutura fornecem informações importantes sobre o ambiente da organização (infraestrutura, disposição física e recursos, recursos humanos e estrutura organizacional), necessários para a prestação de uma assistência à saúde de qualidade.[6]

Já o processo denota o que realmente é feito para fornecer a assistência à saúde, o que inclui o caminho percorrido pelo paciente até chegar ao médico, bem como atividades do profissional em

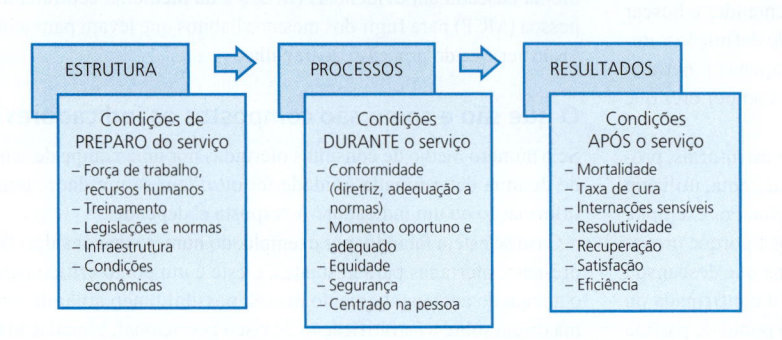

Quadro 51.1 | **Comparativo entre dados, informações e indicadores**

Dados	Informações	Indicadores
Informações disponíveis, mas ainda não organizadas ou manipuladas	Dados que já passaram por um primeiro nível de organização	Manipulados matematicamente por meio de fórmulas
Sem foco na gestão	Com foco abrangente e dispersivo	Com foco no que é relevante
Abundantes e armazenados em sua totalidade	Selecionadas em formato de telas ou relatórios	Parametrizados em formato de gráficos lineares
Viabilizados por meio de coleta de dados	Viabilizadas por meio de *softwares* gerenciais	Viabilizados por meio de contagem

Fonte: Fundação Nacional da Qualidade.[3]

ESTRUTURA ⇒ **PROCESSOS** ⇒ **RESULTADOS**

- ESTRUTURA — Condições de PREPARO do serviço
  - Força de trabalho, recursos humanos
  - Treinamento
  - Legislações e normas
  - Infraestrutura
  - Condições econômicas

- PROCESSOS — Condições DURANTE o serviço
  - Conformidade (diretriz, adequação a normas)
  - Momento oportuno e adequado
  - Equidade
  - Segurança
  - Centrado na pessoa

- RESULTADOS — Condições APÓS o serviço
  - Mortalidade
  - Taxa de cura
  - Internações sensíveis
  - Resolutividade
  - Recuperação
  - Satisfação
  - Eficiência

◀ **Figura 51.1**
Caminho "de-para" a seleção de indicadores em saúde com base em diferentes fatores que podem contribuir para diferentes domínios.
Fonte: Donabedian.[6]

fazer o diagnóstico e recomendar e implementar o tratamento. Os indicadores de processo realmente medem o que está sendo feito na prestação da assistência, fornecendo dados quantitativos sobre o cumprimento das normas, das rotinas e dos procedimentos estabelecidos como o estado da arte da assistência à saúde.[6]

Os resultados, por sua vez, são os efeitos da assistência à saúde oferecida aos pacientes e à população. A melhora do conhecimento do paciente em relação à sua saúde, bem como as mudanças salutares em seu comportamento, também estão incluídas nos resultados, assim como o grau de satisfação do paciente com a assistência que recebeu. Os indicadores de resultados fornecem dados quantitativos relacionados com os resultados de desempenho do sistema de saúde.[6]

Critérios para seleção de indicadores: principais atributos e características de um indicador

Conforme Vecina Neto e Malik:[5] "A qualidade de um indicador depende das propriedades dos componentes utilizados em sua formulação e da precisão dos sistemas de informação empregados".

Algumas características ou critérios são fundamentais para que se tenham indicadores que sejam, de fato, considerados de excelência, isto é, que embasem um bom processo de monitoramento e avaliação e apoiem de forma efetiva a tomada de decisão, bem como o processo de identificação de oportunidades de melhoria. Essas características podem ser chamadas de atributos de um indicador.

Diversos autores apresentam possíveis atributos que podem ser considerados na definição e na análise da qualidade de um indicador. Um dos modelos de referência foi proposto pela Rede Interagencial de Informações para a Saúde (RIPSA).[7]

A RIPSA foi instituída em 1995 por meio de uma parceria entre a Organização Pan-Americana da Saúde (OPAS) e o Ministério da Saúde (MS). A OPAS tem como uma de suas funções primordiais difundir informações sobre a situação de saúde e suas tendências. A proposta de criação da RIPSA foi promover uma ação interinstitucional capaz de potencializar os recursos disponíveis e aperfeiçoar a capacidade de formulação, coordenação, gestão e operacionalização do sistema nacional de informações em saúde. Originalmente, ela foi concebida por um grupo de trabalho *ad hoc,* no qual estiveram representadas as principais estruturas do MS, a OPAS e as instituições-chave da política de informações em saúde no país (Instituto Brasileiro de Geografia e Estatística [IBGE], Associação Brasileira de Saúde Coletiva [ABRASCO], Faculdade de Saúde Pública da Universidade de São Paulo [USP] e Instituto de Pesquisa Econômica Aplicada [IPEA]).[7]

De acordo com as definições da RIPSA: "Espera-se que os indicadores possam ser analisados e interpretados com facilidade, e que sejam compreensíveis pelos usuários da informação, especialmente gerentes, gestores e os que atuam no controle social do sistema de saúde".[7]

Adicionalmente, destaca-se ainda o seguinte:

> A qualidade e a comparabilidade dos indicadores de saúde dependem da aplicação sistemática de definições operacionais e de procedimentos padronizados de medição e cálculo. A seleção do conjunto básico de indicadores – e de seus níveis de desagregação – deve ajustar-se à disponibilidade de sistemas de informação, fontes de dados, recursos, prioridades e necessidades específicas em cada região. A manutenção deste conjunto de indicadores deve depender de instrumentos e métodos simples, para facilitar a sua extração regular dos sistemas de informação. Para assegurar a confiança dos usuários na informação produzida, é necessário monitorar a qualidade dos indicadores, revisar periodicamente a consistência da série histórica de dados e disseminar a informação com oportunidade e regularidade.[7]

Assim, com base nesta referência, é proposto que na seleção e definição de indicadores sejam observados sempre os critérios apresentados no Quadro 51.2

Quadro 51.2 | Critérios a serem utilizados na definição de indicadores

Critério	O que significa	Perguntas para confirmação
Validade	Capacidade de medir o que se pretende. Envolve ainda a *sensibilidade* (capacidade de detectar o fenômeno analisado) e a *especificidade* (capacidade de detectar apenas o fenômeno analisado)	Este(s) indicador(es) mede(m) realmente o que eu pretendo medir? Qual é o meu objetivo com ele(s)? Ele(s) mede(m) apenas o fenômeno que eu procuro identificar?
Confiabilidade	Capacidade de reproduzir os mesmos resultados quando aplicado em condições similares. Envolve ainda a *integridade* ou *completude* (possuir dados completos) e a *consistência interna* (apresentar valores coerentes e não contraditórios)	Este indicador é confiável? Tem dados completos? É coerente?
Mensurabilidade	Capacidade de basear-se em dados disponíveis ou fáceis de serem obtidos	Os dados para acompanhamento regular deste indicador são disponíveis? Consigo obter estes dados no período desejado?
Relevância	Capacidade de responder a prioridades de saúde	Este indicador mede algo realmente prioritário?
Custo-efetividade	Os resultados justificam o investimento de tempo e recursos	Qual é o meu custo de obtenção dos dados para acompanhamento deste indicador? Vale a pena medi-lo?
Comparabilidade	Capacidade de permitir comparações e realização de *benchmarking*	Por meio deles consigo comparar o meu desempenho ou o desempenho do que estou medindo com outras referências?

Fonte: Ripsa.org.br.[7]

Processo de construção de um sistema de indicadores para monitoramento e avaliação em saúde

Construir indicadores é um processo complexo. A metodologia de construção de diretrizes de indicadores de um serviço em saúde exige várias etapas. Procurando entender os diversos fatores que podem resultar na metodologia de desenvolvimento e implementação de indicadores da qualidade dos cuidados em saúde, um grupo de pesquisadores realizou uma revisão sistemática[8] para responder a algumas dúvidas.

Este estudo forneceu uma boa base inicial para se pensar na organização para a implementação de indicadores em um serviço de saúde. A Figura 51.2 mostra esse processo, que passa pela definição do tópico específico em saúde em que se deseja construir um indicador, pela escolha dos *guidelines* que embasarão o tópico, pela extração das recomendações, pela seleção dos indicadores, pelo teste prático de viabilidade e que vai até a definitiva implementação do indicador no serviço.

O mesmo estudo mostra a grande variabilidade entre as metodologias utilizadas nos serviços estudados. Por existir essa vasta heterogeneidade, não foi possível determinar qual tipo de metodologia é ou foi melhor para se desenvolver indicadores em saúde.

O Quadro 51.3 apresenta uma visão geral das etapas que podem ser consideradas críticas para o desenvolvimento da lista de indicadores.[9]

A descrição das etapas propostas na Figura 51.2 permitiu aos pesquisadores abordar alguns facilitadores e barreiras desse processo (Quadro 51.4).

Especificamente na etapa de desenvolvimento dos indicadores, o primeiro passo é definir quais dimensões devem nortear a construção dos indicadores. Por exemplo, na cidade de Curitiba, são avaliadas quatro dimensões: avaliação dos serviços ofertados, satisfação do usuário, características individuais do profissional de saúde e ambiência organizacional. Na cidade do Rio de Janeiro, optou-se por três conjuntos de indicadores: 1) conjunto de indicadores para avaliar as Organizações Sociais de Saúde em três dimensões: organização de processos, desempenho assistencial e eficiência; 2) conjunto de indicadores que avalia cada unidade de saúde nas seguintes dimensões: acesso, desempenho assistencial, satisfação dos pacientes e eficiência; e 3) indicadores para avaliar os profissionais de saúde dentro da dimensão de gestão da clínica.[10]

O segundo passo é a definição da metodologia que será utilizada para a padronização da construção dos indicadores. Esse detalhamento permite que todos os envolvidos tenham clareza para descrever e avaliar os resultados encontrados e aplicar as ações adequadas de melhoria contínua. Um exemplo é a tabela do Instituto Canadense de Informação em Saúde, apresentada no Quadro 51.5.[11]

Quadro 51.3 | **Processo de desenvolvimento de indicadores**

Estágio	Tarefas
Planejamento	Identificação das prioridades estratégicas (incluindo a participação das partes interessadas) e criação de uma estratégia nacional de qualidade, incluindo a recoleta de dados
	Identificação do objetivo da publicação de indicadores e identificação do público
	Alinhamento entre órgãos relevantes independentes de que o indicador é relevante e sobre como seria usado
Desenvolvimento	Desenvolvimento da definição e metodologia do indicador
	Consulta das partes relevantes interessadas e do público
	Teste de indicadores
Execução	Coleta de dados
	Ajuste dos dados para o contexto
	Desenvolvimento de uma estratégia para a apresentação dos dados, incluindo a avaliação dos riscos da informação de cada indicador poder ser ou não incluída no domínio público
Monitoramento e desenvolvimento	Monitoramento da utilização e do impacto (incluindo a identificação de quaisquer resultados adversos)
	Desenvolvimento e aperfeiçoamento da coleta de dados
	Revisão dos indicadores

Fonte: Adaptado de Dixon e colaboradores.[9]

O terceiro e último passo é o processo de construção de cada um dos indicadores. Nesta etapa, o desafio é definir indicadores que não comprometam os atributos considerados essenciais da APS. Um dos riscos é de se construir indicadores dirigidos demasiadamente para certos grupos populacionais em detrimento das características centrais do cuidado primário, como o acesso, a continuidade e a abrangência do cuidado.[10] Por exemplo, o estudo realizado em 2014 por Norman, Russell e Macnaughton, com entrevistas semiestruturadas com 13 médicos clínicos gerais, educadores e líderes no meio acadêmico de medicina do Reino Unido, encontrou resultados que apontam que o modelo adotado na escolha e na definição de importância dos indicadores utilizados favorece uma prática mais biomédica e com fragmentação do cuidado.[12]

Assim, para alcançar o objetivo de melhoria de todos os elementos que possam constituir uma estratégia, a chave é criar um

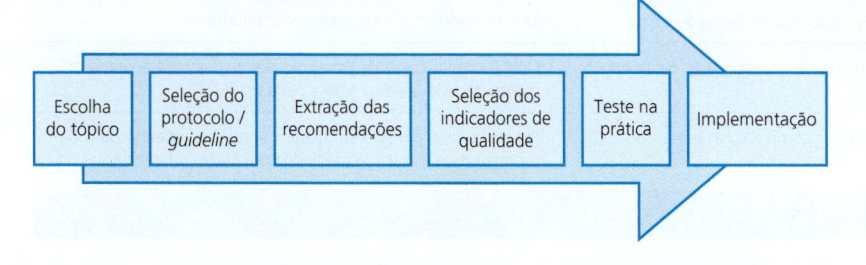

◀ **Figura 51.2**
Visão geral do processo de desenvolvimento e implementação de diretrizes de indicadores da qualidade de saúde nos serviços.
Fonte: Dixon e cols.[9]

Escolha do tópico → Seleção do protocolo / *guideline* → Extração das recomendações → Seleção dos indicadores de qualidade → Teste na prática → Implementação

Quadro 51.4 | **Etapas do processo da implementação de indicadores**

Definição do tópico específico em saúde em que se deseja construir um indicador	▶ Barreiras: falta de critérios específicos na seleção de tópico baseada apenas em pequenos grupos de especialistas ▶ Facilitadores: basear a discussão e os critérios em *guidelines* de alta qualidade metodológica com base na metodologia GRADE para construção de recomendações, usar um painel de especialistas para ajustar a definição de tópico que reflita passos do percurso assistencial, relevância para saúde coletiva, impacto econômico e valores e preferências dos pacientes
Escolha dos *guidelines* que embasarão o tópico	▶ Barreiras: seleção incompleta ou pouco criteriosa dos *guidelines*, processo não transparente de escolha ▶ Facilitadores: escolher mais de um *guideline* que aborde o tópico definido com relevância nacional ou internacional com base em sua qualidade metodológica (GRADE), explicitar os critérios de escolha e avaliação
Extração das recomendações	▶ Barreiras: restrita a pequenos grupos, viés de seleção por gestores ou outros de influência econômica no serviço ▶ Facilitadores: extrair todas as recomendações relevantes do tópico independentemente de qual será utilizada, ter critérios para extração, incluir pessoas com *expertise* em avaliação de *performance*, gestores, clínicos e não clínicos, focar nas recomendações de desfechos que importam aos pacientes
Seleção dos indicadores	▶ Barreiras: restrita a pequenos grupos, viés de seleção por gestores ou outros de influência econômica no serviço, não multiprofissional ▶ Facilitadores: criar painel multiprofissional com participação de pacientes relevantes para tal tópico ou grupo de pacientes, especialistas clínicos para a área em questão, gestores, explicitar os critérios de seleção e classificação dos indicadores
Teste prático de viabilidade	▶ Barreiras: não consideração do teste, implementação direta sem revisão no serviço, pressão de gestores ▶ Facilitadores: criar laboratório de teste de indicadores, identificar profissionais-chave para o teste, definir estratégia
Implementação do indicador no serviço	▶ Barreiras: não definição da estratégia de implementação, ausência de discussão com o serviço sobre a implementação, adoção precoce de incentivos financeiros (*pay-for-performance*) ▶ Facilitadores: ter definição clara e transparente ao serviço quanto à estratégia de implementação, usar profissionais-chave como multiplicadores, adotar de forma adequada incentivos financeiros ao indicador (*pay-for-performance*)

Fonte: Dixon e colaboradores.[9]

Quadro 51.5 | **Detalhamento dos componentes de um indicador da atenção primária à saúde**

Campos obrigatórios	Explicação sobre cada um dos campos obrigatórios	
Número do indicador	Número sequencial atribuído a cada indicador	
Definição do indicador e dos objetivos	Descrição do indicador detalhando a sua indicação/objetivos, os aspectos relativos ao cuidado, à população assistida, aos serviços e cenários nos quais ocorrerão os atendimentos e ao período que será medido	
Definição dos termos relevantes	Definição objetiva, padronizada e compreensível de palavras-chave ou frases incluídas na definição do indicador	
Método de cálculo	**Numerador**	Fornece a descrição das especificações gerais de qualquer componente do numerador, inclusive os critérios de inclusão e exclusão
	Denominador	Fornece a descrição das especificações gerais de qualquer componente do denominador, inclusive os critérios de inclusão e exclusão
Fonte de dados e disponibilidade	Identificação da(s) fonte(s) de dados necessárias para calcular as medidas do número e denominador e se está(ão) disponível(is) nas bases de dados "Parcial": refere-se a indicadores que podem ser calculados apenas para determinadas dimensões do indicador (p. ex., o indicador pode ser calculado para médicos, mas não outros profissionais de saúde) "Nenhuma fonte de dados": refere-se a indicadores que exigiriam uma nova fonte de dados ou adições (i.e., novos campos de informação de uma fonte de dados existente)	
Justificativa e interpretação	Identificação da justificativa do indicador, explicando brevemente a importância da sua medição por meio da descrição da melhor evidência disponível ou de literatura de apoio sobre a necessidade do indicador, e como os resultados podem ser interpretados. A evidência dos indicadores deve incluir: A. Indicadores clínicos – Recomendações de grau A/B ou evidências de nível 1 B. Indicadores de sistema (não clínicos) – Apoio forte por iniciativas de políticas de saúde: revisões sistemáticas da literatura; objetivos do planejamento estratégico; consenso dos participantes A interpretação da pontuação é classificada de forma quantitativa e pode estar associada a uma pontuação mais alta, a uma pontuação mais baixa, a uma pontuação dentro de um intervalo definido, ou a uma pontuação de aprovação	

Fonte: Adaptado de Canadian Institute for Health Information.[11]

ambiente para aprender sem medo de errar. Isso significa que os indicadores devem ser usados menos como um "juízo" de valor e mais como um dispositivo para aprender e medir o progresso do cuidado em saúde. Tal processo poderia ser apoiado por uma série de mecanismos, como, por exemplo, a avaliação e o *feedback* entre pares ou uma política de incentivos para estimular a melhoria da atividade.[9]

Além disso, ao se analisar todos os facilitadores que marcam as etapas descritas, boa parte baseia-se em princípios da prática em saúde com base na MBE, que consiste em um movimento transparente para compartilhamento do processo de tomada de decisão com uso da melhor evidência disponível, considerando aspectos do contexto clínico e do serviço e que reflitam resultados que tenham importância aos pacientes, seus valores e preferências.[13]

Em 2006, o Instituto Canadense de Informação em Saúde desenvolveu, por meio de um processo de consenso de revisão da literatura, orientação de especialistas e participação de todos os *stakeholders*, um relatório com a proposta de 105 indicadores de APS para todo o Canadá e que têm sido utilizados na avaliação constante das equipes de APS.[11,14]

Outro exemplo, nos EUA, é o National Quality Forum (NQF), que também conduz um processo imparcial e aberto para a melhoria contínua nos cuidados em saúde, o qual possui como principais ações:[9]

- Convocar grupos de trabalho para promover a melhoria da qualidade nos setores público e privado.
- Endossar padrões de consenso para medição de desempenho.
- Assegurar que informações de desempenho consistentes e de alta qualidade estejam publicamente disponíveis.
- Procurar *feedback* em tempo real para garantir que as medidas sejam significativas e precisas.

Dessa forma, cria-se um contexto de planejamento compartilhado, de pertencimento e de responsabilização com autonomia para todos os *stakeholders*, exigindo uma melhora contínua e progressiva de todos os aspectos dos cuidados primários.[15–17]
Em Portugal, tem-se observado que, desde o início do processo de contratualização, em 2006, houve uma maturação na escolha dos indicadores de modo que eles estão mais adaptados à realidade do sistema de saúde português, mais flexíveis em contemplar desde avaliações mais abrangentes dentro de todo o país até situações regionais ou locais e, principalmente, tem sido um processo mais transparente para todos os envolvidos na medida em que se tem consciência do que medir e de como medir.[15,16]

Outro ponto importante é a introdução da prática de incentivos, uma vez que esta estratégia pode permitir a disseminação dos objetivos contratualizados entre todos os profissionais, levando à melhoria do preenchimento dos sistemas de informação e a uma melhor avaliação do cuidado prestado, bem como o monitoramento contínuo do processo de trabalho.[12]

A utilização dos indicadores pode estar associada a dois tipos de incentivos: o institucional e o individual. O primeiro refere-se à autorização para a unidade de saúde usar um recurso determinado na melhoria das condições de trabalho das suas equipes de saúde. Isso permite que o prestador tenha maior autonomia organizacional, podendo investir o recurso de diversas formas, como cursos de capacitação dos profissionais, melhoria dos espaços físicos e aquisição de equipamentos.[12] Já a forma de incentivo individual é conhecida como remuneração por desempenho e não será objeto deste capítulo. Para maiores informações sobre remuneração por desempenho, ver Cap. 47, Formas de remuneração e pagamento por desempenho.

Exemplos reais de construção de um sistema de monitoramento e avaliação para um sistema de saúde baseado na atenção primária à saúde e para serviços de atenção primária

Em um sistema de saúde organizado em rede integrada e com a APS como coordenadora do cuidado, a maioria das pessoas terá médicos de família e enfermeiros como o seu primeiro ponto de contato no sistema de saúde. Esses profissionais serão a referência assistencial e irão coordenar e fornecer os cuidados que as pessoas precisam para promover sua saúde e gerenciar seus problemas decorrentes de algum processo de adoecimento. Entender como está organizada a clínica de cuidados primários, medindo seus indicadores, é essencial para a melhoria contínua do processo de cuidado de uma população.[14]

O processo de construção da lista desses indicadores deve ser respaldado por uma metodologia definida, baseada em evidências e alinhada com todos os envolvidos.[11,14]

Para tentar responder à dúvida de como os projetos de indicadores para a APS estão organizados, um grupo de pesquisadores realizou uma revisão sistemática. Publicada em 2015, ela apresenta e discute as mais diversas dimensões e seus indicadores usados em vários locais do mundo para se avaliar serviços de APS ou até mesmo prover acreditação profissional.[18] Esse panorama geral da realidade global dos 10 principais projetos de indicadores de saúde na APS construídos no mundo reforça a importância de tal processo de construção. Após a revisão da literatura, foram encontrados 556 indicadores utilizados na APS. Conforme o foco adotado da dimensão proposta do indicador, pode-se definir a viabilidade e aplicabilidade ou os diferentes fins.

Todos os projetos foram avaliados inicialmente com base nos domínios de qualidade propostos pelo Institute of Medicine (IOM): Segurança, Eficácia, Cuidados Centrados no Paciente, Aplicação Oportuna, Eficiência e Equidade. Após a análise, outros domínios foram incluídos para categorizar os indicadores, conforme mostrado na Tabela 51.1.

Tabela 51.1 | **Agrupamento de indicadores usados nos principais projetos de avaliação da atenção primária à saúde no mundo conforme a dimensão e a frequência de uso**

Domínios, ou grupos de domínios de indicadores	Número	%
Qualidade/Segurança	77	13,85
Acesso/Clínicas de APS/Redefinição do modelo de atenção	55	9,89
Integralidade do cuidado ou equipamentos para tal	32	5,76
Infraestrutura	27	4,86
Prontuário dos pacientes/Manejo da informação dos pacientes	26	4,68
Longitudinalidade	24	4,32

(Continua)

Tabela 51.1 | **Agrupamento de indicadores usados nos principais projetos de avaliação da atenção primária à saúde no mundo conforme a dimensão e a frequência de uso** *(Continuação)*

Domínios, ou grupos de domínios de indicadores	Número	%
Informação	24	4,32
Eficácia	23	4,14
Promoção à saúde/Cuidados preventivos	23	4,14
Desenvolvimento da força de trabalho/Profissionais de APS	23	4,14
Governança clínica e coordenação do cuidado	22	3,96
Doenças cardíacas, AVC ou IAM	22	3,96
Suporte	21	3,78
DM	18	3,24
Processo de suporte clínico	16	2,88
Condições econômicas	15	2,70
Colaboração com pacientes/Participação	13	2,34
Clínicos	9	1,62
Educação e treinamento	9	1,62
Sistemas de informação da clínica	9	1,62
Diagnóstico e tratamento na APS	8	1,44
Cuidados centrados na pessoa	8	1,44
Orientação popular	7	1,26
Imunizações	6	1,08
Respiratório/Doenças infecciosas	6	1,08
Administrativo	5	0,90
Eficiência	5	0,90
Saúde mental e abuso de drogas	5	0,90
Problemas de saúde específicos	4	0,72
Rastreamento para câncer	3	0,54
Manejo de doenças crônicas	3	0,54
Prescrição inapropriada	2	0,36
Incentivo nacional	2	0,36
Nutrição e obesidade	2	0,36
Aplicação oportuna, momento adequado	2	0,36
Total	**556**	**100,00**

AVC, acidente vascular cerebral; DM, diabetes melito; IAM, infarto agudo do miocárdio; APS, atenção primária à saúde.
Fonte: Simou e colaboradores.[18]

Foi vista uma grande heterogeneidade entre os 10 principais projetos elencados pelo grupo de pesquisadores. O número de indicadores dos projetos variou de 11 a 139, sendo que apenas três projetos foram abrangentes o suficiente para cobrir a maior parte das áreas propostas:

1. Painel Europeu de Monitoramento da atenção primária – 99 indicadores (2010).
2. Indicadores Pan-canadenses da atenção primária – 105 indicadores (2006).
3. Colégio Real Australiano de Médicos Gerais (RACGP, do inglês Royal Australian College of General Practitioners) – 139 indicadores (2009).

Pela relevância e metodologia proposta, a discussão segue com base nas dimensões e na construção do citado Painel Europeu.

Dionne Kringos e cols. fizeram uma revisão sistemática da literatura em 2010 para identificar e determinar as várias dimensões dos indicadores para a APS, definindo esta como um serviço multidimensional dentro dos níveis propostos por Donabedian: estrutura, processos e resultados.[19] Com base nessa revisão, definiram-se 10 dimensões e 55 características correspondentes dentro de cada dimensão, conforme mostrado no Quadro 51.6.

Quadro 51.6 | **Dimensões e características a serem avaliadas**

Nível estrutural

Dimensão de governança da APS

Objetivos do sistema de saúde na visão diretiva geral nacional

Políticas para equidade de acesso aos serviços de saúde primários

Descentralização administrativa da APS (nacional, regional, local)

Infraestrutura de qualidade (prédios, acesso à informação, certificação)

Tecnologia apropriada para APS (equipamentos, medicamentos, procedimentos)

Advocacia do paciente (adequado aos interesses dos pacientes)

Status de propriedade das clínicas de APS (provisão dos serviços de APS)

Integração com os demais níveis de atenção do sistema de saúde

Dimensão de condições econômicas para a APS

Modelo de financiamento do sistema de saúde

Gastos totais em saúde

Gastos totais em APS

Status de empregabilidade da força de trabalho da APS

Modelo de remuneração da força de trabalho da APS

Ganho anual da força de trabalho da APS comparada com especialistas

Dimensão de desenvolvimento da força de trabalho para a APS

Perfil dos profissionais na APS (categorias, gênero dos trabalhadores)

Reconhecimento e responsabilidades (APS como um campo específico do saber)

Associação profissional para APS

Status acadêmico da disciplina de APS (presença de departamentos de medicina de família e comunidade/APS em universidades)

Proteger o desenvolvimento futuro da força de trabalho da APS

(Continua)

Quadro 51.6 | **Dimensões e características a serem avaliadas** *(Continuação)*

Nível de processos

Dimensão de acesso aos serviços de APS

Disponibilidade de serviços de APS (volume e tipo adequado às necessidades da população)

Acessibilidade geográfica aos serviços de APS (distância e tempo de viagem dos pacientes)

Comodidade de acesso (modelo de marcação, horários expandidos, visitas domiciliares)

Barreiras financeiras aos serviços de APS (copagamentos)

Aceitabilidade dos pacientes com os serviços de APS (satisfação dos pacientes com o serviço)

Utilização dos serviços de APS

Equidade do acesso com base nas necessidades em saúde

Dimensão de longitudinalidade na APS

Continuidade do cuidado entre provedores da APS e paciente (individual ou familiar)

Continuidade da informação (prontuário) do paciente entre os níveis de atenção

Qualidade da construção de vínculo (adequação aos valores e preferências dos pacientes)

Dimensão de coordenação na APS

Função de filtro do sistema pelo provedor primário (nível de acesso direto sem referenciamento)

Estrutura das clínicas de APS e equipe da APS (tamanho da equipe, alinhamento)

Integração entre atenção primária e secundária (compartilhamento do cuidado com especialistas)

Integração e colaboração dos provedores de APS com a saúde pública

Dimensão de integralidade na APS

Disponibilidade de equipamentos médicos na APS

Primeiro contato para problemas de saúde comuns

Tratamento e seguimento de diagnósticos feitos na APS

Procedimentos técnicos e cuidados preventivos

Cuidados de pré-natal, saúde da criança e planejamento familiar

Atividade de promoção à saúde na APS

Nível de resultados

Dimensão de qualidade da APS

Comportamento prescritor dos médicos na APS

Qualidade dos diagnósticos e tratamentos na APS (internações por condições sensíveis pela APS)

Qualidade dos cuidados em doenças crônicas (internações por descontrole de condições crônicas)

Qualidade dos cuidados na saúde mental

Qualidade dos cuidados na saúde materna e saúde da criança

Qualidade da promoção à saúde

Qualidade dos cuidados preventivos (rastreamentos, internações sensíveis)

(Continua)

Quadro 51.6 | **Dimensões e características a serem avaliadas** *(Continuação)*

Dimensão de eficiência da APS

Eficiência produtiva e direcionada (reduzir tempo, melhorar desfechos importantes/custos)

Eficiência técnica (habilidade do sistema de reduzir custos e interferir na capacidade de cuidar)

Eficiência na *performance* dos profissionais da APS (tempo de consulta, prescrição, referenciamento)

Dimensão de equidade em saúde

Desfechos em saúde desiguais conforme diferentes grupos populacionais

Fonte: Kringos e colaboradores.[19]

Este trabalho resultou em uma nova revisão sistemática, a fim de se rever quais são os indicadores elegíveis dentro de cada característica e dimensão. Foi criado, então, um painel europeu de avaliação da APS com 99 indicadores definidos após a escolha de um grupo de especialistas.[20]

Esta lógica das dimensões para um sistema de saúde com base na APS é fundamental como ponto de partida para se criarem indicadores adequados. A definição de indicadores é um processo complexo e, por isso, estabelecer qual é a dimensão avaliada e a que nível se refere torna o processo não somente mais organizado, mas também mais direcionado e transparente.

Os estudos de Kringos e cols. levaram à aplicação de um painel de monitoramento europeu e resultaram no maior e mais completo estudo comparado de atenção primária entre países, publicado em 2015.[21] A Figura 51.3 mostra um mapa comparando a força da APS em diferentes países europeus. Embora restrito à Europa, ele é bastante abrangente e mostra a capacidade que uma boa e criteriosa seleção de indicadores é capaz de fazer. Ele trouxe ao mundo respostas e novas evidências sobre a construção de serviços com base na APS. A seguir, são citadas algumas das conclusões do estudo.

1. Maximizar algumas funções da APS sem considerar a coerência do sistema não é suficiente se políticos/legisladores/gestores têm como objetivo a eficiência e a força na APS.
2. Para melhorar a eficiência da APS, é importante ter foco no fortalecimento do acesso e da coordenação do cuidado e nos recursos disponíveis para a APS.
3. Se políticos/legisladores/gestores fortalecerem todos os aspectos de estrutura e processos da APS, isso não necessariamente aumentará a eficiência global do sistema de saúde.

Apenas Reino Unido, Espanha, Eslovênia e Holanda tiveram escores altos em todas as dimensões. Portugal, por sua vez, só obteve escore médio na dimensão de condições econômicas, mas foi bem avaliado nas outras duas dimensões. A Alemanha teve resultado oposto ao de Portugal. Finalizando essa breve análise, a Irlanda teve escore alto no desenvolvimento da força de trabalho, mas foi fracamente avaliada nas outras duas.

O cuidado na definição e na análise dos indicadores é fundamental. Um indicador de qualidade no nível de resultados pode não estar funcionando bem para aquilo a que se propõe, pois depende de outras questões no nível estrutural. A persistência desse indicador provavelmente permanecerá com baixos resultados até que outros aspectos se resolvam. Analogamente, tal-

Nível total de orientação da atenção à saúde

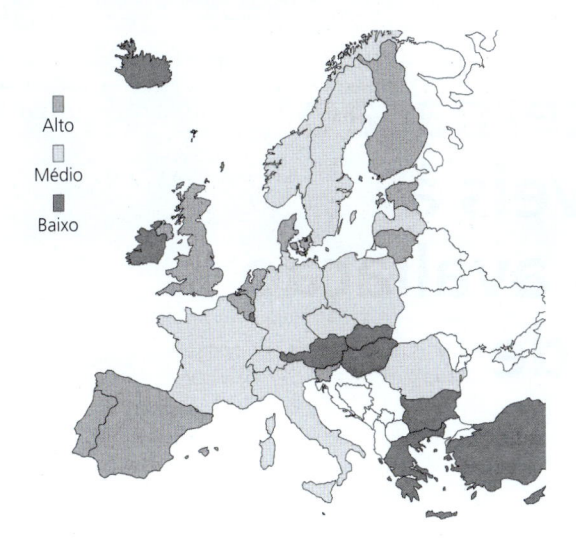

■ Alto
■ Médio
■ Baixo

▲ **Figura 51.3**
Variação da força global da atenção primária à saúde na Europa.
Fonte: Kringos e colaboradores.[21]

vez o indicador mais válido para aquele momento seja o da sua mensuração, que promoverá ações que mudem o sistema. Isso não significa que serviços e profissionais de atenção primária só podem existir ou ser avaliados se tudo estiver presente.

Todas essas dimensões permeiam essa construção conforme a maturidade e a evolução do sistema, e o mesmo pode ser dito sobre os indicadores que devem ser realistas e contextuais para acompanhar esse processo evolutivo. Portanto, os indicadores evoluem, mudam e qualificam ações ao longo do tempo no campo multidimensional da APS.

Imagine que algum indicador tenha esgotado seu potencial, pois o que ele está avaliando nesse momento pode não conferir nenhuma informação nova; então, é hora de considerar novos indicadores e revisitar quais dimensões estão sendo analisadas. O processo deve seguir a proposta de aprimoramento constante do serviço de APS, com um consequente painel de monitoramento para análise e planejamento.

CONCLUSÃO

A construção de uma lista de indicadores que atendam os objetivos de uma assistência à saúde com qualidade e orientada pela APS é uma tarefa complexa e que exige a participação ativa de todos os envolvidos, gestores, prestadores, médicos e pacientes. Este processo deve refletir marcadores estruturais, processuais e de resultados com uma clara revisão baseada em evidência.

O importante é que os indicadores definidos sejam aqueles que atendam algumas características ou critérios, como confiabilidade e relevância. Também é importante que não sejam em quantidade excessiva, mas em volume suficiente para proporcionar uma boa prática de monitoramento.

Esse processo nunca será finito, pois ele deve ser dinâmico, contextual e acompanhar a maturidade e a evolução daquele serviço. Não se trata apenas de definir ou medir indicadores, mas sim de uma estratégia de monitoramento e aprimoramento que muda e qualifica as variadas dimensões de um serviço com base na APS ao longo do tempo. Assim, é necessário que sempre haja transparência na condução do processo e clareza quanto aos objetivos e critérios adotados.[9]

REFERÊNCIAS

1. BrainyQuote. Aristotle quotes [Internet]. 2017 [capturado em 18 maio 2018]. Disponível em: https://www.brainyquote.com/quotes/authors/a/aristotle.html

2. Quote Investigator. To avoid criticism, say nothing, do nothing, be nothing [Internet]. 2015 [capturado em 18 maio 2018]. Disponível em: http://quoteinvestigator.com/2015/01/09/say-nothing/

3. Fundação Nacional da Qualidade. Sistema de indicadores. 2017 [capturado em 18 maio 2018]. Disponível em: http://www.cqh.org.br/portal/pag/anexos/baixar.php?p_ndoc=683&p_nanexo=562.

4. World Health Organization. Quality and accreditation in health care services: a global review. Geneva; 2003.

5. Vecina Neto G, Malik AM. Gestão em saúde. 2. ed. Rio de Janeiro: Guanabara Koogan; 2016.

6. Donabedian A.The quality of care. How can it be assessed? JAMA. 1988;260(12):1743-8.

7. Ripsa.org.br [Internet]. 2015 [capturado em 18 maio 2018]. Disponível em: http://www.ripsa.org.br/

8. Kötter T, Blozik E, Scherer M. Methods for the guideline-based development of quality indicators--a systematic review. Implement Sci. 2012;7:21.

9. Dixon J, Spencelayh E, Howells A, Mandel A, Gille F. Indicators of quality of care in general practices in England: an independent review for the Secretary of State for Health [Internet]. London: The Health Foundation; 2015 [capturado em 18 maio 2018]. Disponível em: http://www.health.org.uk/sites/health/files/IndicatorsOfQualityOfCareInGeneralPracticesInEngland.pdf

10. Poli Neto P, Faoro NT, Prado Júnior JC, Pisco LAC. Remuneração variável na atenção primária à saúde: relato das experiências de Curitiba e Rio de Janeiro, no Brasil, e de Lisboa, em Portugal. Ciênc Saúde Coletiva. 2016;21(5):1377-1387.

11. Canadian Institute for Health Information. Pan-Canadian primary health care indicators: report 1 [Internet]. Ottawa; 2006 [capturado em 18 maio 2018]. Disponível em: https://secure.cihi.ca/free_products/PHC_Indicator_Report_1-Volume_2_Final_E.pdf

12. Norman AH, Russell AJ, Macnaughton J. The payment for performance model and its influence on British general practitioners' principles and practice. Cad Saúde Pública. 2014;30(1):55-67.

13. Guyatt G, Rennie D, Meade M, Cook D. Users' guides to the medical literature: essentials of evidence-based clinical practice. 3rd. New York: McGraw Hill; 2015.

14. Canadian Institute for Health Information. Primary health care in Canada: a chartbook of selected indicator results. Ottawa; 2016.

15. Administração Central do Sistema de Saúde. Termos de referência para contratualização nos cuidados de saúde primários em 2016 [Internet]. Lisboa; 2016 [capturado em 18 mai 2018]. Disponível em: http://www2.acss.min-saude.pt/Portals/0/Metod_Contrat-CSP-2016-vfinal.pdf

16. Administração Central do Sistema de Saúde. Metodologia de contratualização para os cuidados primários no ano de 2015 [Internet]. Lisboa; 2015 [capturado em 18 mai 2018]. Disponível em: http://www2.acss.min-saude.pt/Portals/0/Metodologia-Contratalizacao-CSP-2015.pdf

17. Costa e Silva V, Escoval A, Hortale VA. Contratualização na atenção primária à saúde: a experiência de Portugal e Brasil. Ciênc Saúde Coletiva. 2014;19(8):3593-604.

18. Simou E, Pliatsika P, Koutsogeorgou E, Roumeliotou A. Quality Indicators for primary health care: a systematic literature review. J Public Health Manag Pract. 2015 ;21(5):e8-16.

19. Kringos DS, Boerma WG, Hutchinson A, van der Zee J, Groenewegen PP. The breadth of primary care: a systematic literature review of its core dimensions. BMC Health Serv Res. 2010;10:65.

20. Kringos DS, Boerma WG, Bourgueil Y, Cartier T, Hasvold T, Hutchinson A, et al. The European primary care monitor: structure, process and outcome indicators. BMC Fam Pract. 2010;11:81.

21. Kringos DS, Boerma WGW, Hutchinson A, SaltmanRB. Building primary care in a changing Europe [Internet]. Copenhagen: European Observatory on Health Systems and Policies; 2015 [capturado em 18 maio 2018]. Disponível em: http://www.euro.who.int/en/about-us/partners/observatory/publications/studies/building-primary-care-in-a-changing-europe

▶ CAPÍTULO 52

Uso do indicador internação por condições sensíveis à atenção primária na avaliação de condições de saúde

Claunara Schilling Mendonça
Maria Lucia Medeiros Lenz
Veneza Berenice de Oliveira

Aspectos-chave

▶ No contexto internacional, indicadores da atividade hospitalar são utilizados como medida da efetividade na atenção primária à saúde (APS).

▶ O uso do conceito Internações por condições sensíveis à atenção primária (ICSAP), como foi adotado no Brasil, tem como premissa o fato de que a APS oportuna e de boa qualidade pode evitar a internação, ou reduzir sua frequência para algumas condições de saúde.

▶ A utilização da lista brasileira das ICSAPs, a fim de comparar o desempenho de diferentes serviços de saúde, avaliar os efeitos de políticas de saúde e analisar a resolutividade, a qualidade e a acessibilidade da APS, precisa ser feita com a garantia da validade e da confiabilidade da fonte de dados.

Conceitos básicos

No processo histórico de construção do Sistema Único de Saúde (SUS), a saúde da família cresceu de forma gradativa e sustentável e se transformou na alavanca principal do avanço da APS no Brasil. Nenhuma outra iniciativa dentro do SUS alcançou a magnitude dessa política, globalmente citada como exemplo de sucesso.

Seu caráter estruturante das Redes de Atenção à Saúde (RAS) tem provocado um importante movimento com o intuito de reordenar o modelo de atenção no SUS. Em 2006, a adoção dessa estratégia foi reafirmada como modelo de APS para o país, e com a regulamentação da Lei nº 8.080, por meio do Decreto nº 7.508, de 2011, ficou estabelecido que a APS é a porta de entrada às ações e aos serviços de saúde nas RAS do SUS.[1,2]

Nessa perspectiva, a investigação em serviços de saúde assume relevância no intuito de orientar as políticas públicas e buscar a melhoria do desempenho dos serviços ofertados à população. Uma das condições fundamentais para analisar a situação de saúde de uma determinada população é a disponibilidade de informações elaboradas a partir de dados confiáveis. A busca de medidas que possam captar uma dimensão ampliada do conceito de saúde e de seus determinantes sociais tem diversificado as possibilidades de desenvolvimento de novos indicadores de saúde, tais como o acesso aos serviços de saúde, a qualidade na prestação do cuidado à saúde e os fatores ambientais condicionantes de determinados quadros de morbidade. Essa é uma atividade essencial para formuladores de políticas, gestores e prestadores de serviços de saúde e o ponto de partida para a identificação dos potenciais problemas de saúde de uma região, para a avaliação de tendências ao longo do tempo e para a identificação das possíveis disparidades de oferta de serviços entre áreas ou subgrupos populacionais. A partir dessas análises, é possível propor um elenco de ações de saúde de acordo com as necessidades locais.

Indicadores têm sido construídos para orientar o planejamento em saúde, subsidiar a formulação de políticas, avaliar efeitos de políticas de saúde, comparar o desempenho de sistemas de saúde e identificar iniquidades entre regiões, comunidades e grupos populacionais.

No contexto internacional, indicadores da atividade hospitalar vêm sendo usados como medida da efetividade na APS. Um desses indicadores, denominado *ambulatory care sensitive conditions*, foi desenvolvido na década de 1990, nos EUA, como corolário do conceito de mortes evitáveis e é usado como indicador de acesso e qualidade desse nível de atenção.[3-5]

O uso do conceito ICSAP, como foi adotado no Brasil, tem como premissa o fato de que a APS oportuna e de boa qualidade pode evitar a internação, ou reduzir sua frequência para algumas condições de saúde. Para tanto, o cuidado deve ser resolutivo e abrangente, de forma que a referência a outros níveis de atenção do sistema de saúde seja feita apenas nos casos graves ou com complicações raras.[4,6] Uma APS de qualidade pode intervir no estado de saúde da população, evitando a ocorrência de doenças ou reduzindo a gravidade dos problemas de saúde e suas complicações, por meio de medidas de promoção da saúde, prevenção de agravos, diagnóstico e tratamento precoce e acompanhamento adequado de casos. Assim, podem-se evitar ou reduzir internações por doenças infecciosas preveníveis por meio de imunização (p. ex., sarampo, tétano e difteria), ou por complicações de outras doenças infecciosas, a exemplo das gastrenterites e pneumonias, bem como reduzir hospitalizações, readmissões e tempo de permanência no hospital por complicações agudas de condições crônicas, como diabetes, hipertensão e insuficiência cardíaca congestiva (ICC).[7]

O indicador internações por condições sensíveis à atenção ambulatorial tem sido usado em diferentes tipos de estudos. Do ponto de vista metodológico, os trabalhos existentes na literatura sobre ICSAP podem ser agrupados entre aqueles que descrevem as tendências dessas condições (estudos de séries temporais) e aqueles que investigam os fatores associados a estas (estudos ecológicos ou estudos de coorte). Os primeiros têm por objetivo verificar se as ICSAPs estão aumentando, diminuindo ou se estão estáveis em determinado período. Os últimos permitem identificar grupos vulneráveis e determinantes sociais dessas condições. Grande parte dos estudos, incluídas revisões sistemáticas, tem avaliado o acesso a serviços de saúde e a continuidade do cuidado por profissionais da APS e o comportamento dessas internações hospitalares.[5,8–13] Em alguns estudos predominam áreas geográficas como unidade de análise,[14–16] e em outros, características do indivíduo, como sexo, idade, cor e situação socioeconômica, prevalecem como variáveis associadas ao comportamento desse grupo de causas de internações.[17–21]

Em relação a variáveis associadas, a idade, como era de se esperar, é um determinante das hospitalizações por ICSAP, cujas taxas são maiores nos extremos da vida.[22] As causas de hospitalizações também diferem no curso da vida. Insuficiência cardíaca (IC), hipertensão e diabetes representavam as principais causas de hospitalizações entre idosos brasileiros, na década de 1990,[23] ao passo que as infecções de vias aéreas superiores, a asma e as gastrenterites são causas importantes na infância, no Brasil.[24–25] Ainda com referência à idade, a literatura internacional mostra grande parte dos estudos sobre ICSAP abordando faixas etárias específicas, como é o caso dos idosos[8,12,14,26] ou das crianças.[27,28]

O segundo determinante mais importante na ocorrência das ICSAPs é a situação socioeconômica. A associação entre ICSAP e piores condições socioeconômicas é consistente, sendo observada em quase todos os estudos, desde os primeiros trabalhos comparando populações de diferentes países, como é o caso do estudo norte-americano e canadense feito por Billings e cols.,[29] na década de 1980, até comparações dentro do próprio país, como aquela feita por Weissman e cols.,[30] no início da década de 1990. Muitos autores têm estudado o comportamento das taxas de internações por condições sensíveis como um indicador que evidencia iniquidade, como é o caso de Laditka e Laditka, nos EUA,[17] e Ansari e cols., na Austrália.[18] Outros autores têm publicado sobre ICSAP em seus países e encontrado forte associação entre a condição socioeconômica e as internações por esses grupos de doenças, como é o caso de Cartier e cols.,[31] na França, Magan e cols.,[32] na Espanha, Pirani e cols.,[33] na Itália e Roos e cols.,[34] no Canadá.

A utilização de ferramentas como o indicador ICSAP é especialmente importante para avaliação de sistemas de saúde universais como o do Brasil. Existem evidências de que a Estratégia de Saúde da Família (ESF) brasileira tem tido resultados positivos no que se refere à avaliação dos usuários,[35] ao acesso e ao uso de serviços,[36] à redução da mortalidade infantil[37–39] e à redução das iniquidades, inclusive de cor.[40] Entretanto, avaliações de impacto que considerem ações de diversos escopos – promoção, prevenção, diagnóstico, tratamento e reabilitação –, em diferentes grupos da população e em âmbito nacional, ainda são necessárias, e o indicador ICSAP pode tornar a busca dessas evidências mais abrangente.

A lista brasileira das internações por condições sensíveis à atenção primária à saúde

Devido à grande diversidade de perfis epidemiológicos e de modelos de organização de sistemas nacionais de saúde, não existe um consenso internacional acerca de quais diagnósticos devem compor uma lista de internações por condições sensíveis à atenção ambulatorial, existindo, atualmente, diversas listas que variam em um mesmo país e entre diferentes países.[22] Por iniciativa do Departamento de Atenção Básica do Ministério da Saúde (MS), foi elaborada uma lista baseada no conceito de ICSAP.[41] Inicialmente, foram pesquisadas as listas nacionais existentes, tanto nas Secretarias Estaduais de Saúde quanto nos municípios, identificando-se aquelas dos Estados de Minas Gerais e Ceará e do município de Curitiba.[42–44] Simultaneamente, procedeu-se à revisão das listas de ICSAPs estrangeiras, consultando-se os indexadores Medline e Scielo, utilizando-se os descritores *avoidable hospital conditions*, *avoidable hospitalization*, *ambulatory care sensitive conditions*, *preventable hospitalization*, *primary care sensitive hospitalizations*, *access to medical care*, *primary health care*, atenção primária, atenção básica, atenção ambulatorial, utilização de serviços de saúde, no período compreendido entre 2002 e 2005. Para a elaboração da primeira versão da lista, foram utilizadas as condições apresentadas nos artigos que possuíam uma boa representatividade das diversas condições incluídas nos 30 artigos identificados naquele momento.[22]

A comparação entre as listas nacionais usadas em alguns contextos brasileiros antes da concepção da lista brasileira apresentava 38 diagnósticos em comum, ao passo que, nas listas dos outros países, a convergência se deu apenas em nove condições. A partir da revisão inicial, o processo teve as seguintes etapas: realização de reuniões de trabalho estruturadas com pesquisadores e gestores para a primeira fase de validação da lista (*face validity*); consolidação e revisão da lista elaborada nessa oficina; consulta à Sociedade Brasileira de Medicina de Família e Comunidade (SBMFC) e consulta pública. A Lista Brasileira resultou composta por 20 grupos de diagnósticos, agrupados de acordo com as possibilidades de intervenção (p. ex., pré-natal, preveníveis por imunização) ou pela magnitude dos agravos (p. ex., asma, pneumonia e gastrenterites). A lista final[22,41] se diferencia das listas estrangeiras, sobretudo pela presença de um maior número de doenças infectocontagiosas e pela ausência de afecções odontológicas. Essas diferenças são justificadas pelo perfil epidemiológico do Brasil, já que nas listas dos países mais ricos essas condições não são incluídas, devido à baixa prevalência e à pouca probabilidade de gerarem internações hospitalares. Além disso, as enfermidades odontológicas que requerem intervenções cirúrgicas não são realizadas em hospitais no Brasil.

A exclusão das internações por condições relacionadas à saúde mental na lista nacional se deve à complexidade do processo da reforma psiquiátrica no Brasil, à implantação heterogênea dos serviços de atenção à saúde mental nas diferentes regiões do país, como os Centros de Atenção Psicossocial (CAPS), os Serviços Residenciais Terapêuticos (SRT), os Centros de Convivência e Cultura, os leitos de atenção integral nos CAPS-3 e os leitos psiquiátricos em hospitais gerais, bem como à complexidade da integração entre esses serviços com a APS no território, indispensáveis para a redução das hospitalizações por causas psiquiátricas. A partir do relatório da Organização Mundial da Saúde (OMS) e da Organização Mundial dos Médicos de Família (WONCA, do inglês World Organization of Family Doctors) (*Integração da saúde mental na APS: uma perspectiva global*), bem como da implementação das políticas brasileiras para a área (a priorização dos profissionais da saúde mental nos Núcleos de Apoio à Saúde da Família [NASF] e o plano integrado de enfrentamento ao *crack* e outras drogas), essas condições poderão ser contempladas futuramente como medida de acompanhamento do desenvolvimento da política de saúde mental no Brasil. Na Tabela 52.1, estão apresentados os diagnósticos que compõem a lista brasileira de internações por condições sensíveis à APS, constituída por 20 grupos de condições, 77 diagnósticos da *Classificação internacional de doenças* (CID-10), 120 categorias com três dígitos e 15 subcategorias com quatro dígitos da CID-10. Até 1998, era utilizada a CID-9 para a classificação das doenças nas Autorizações de Internação Hospitalar. A partir de 1999, a CID-10 passou a ser o código utilizado.

Utilização da lista brasileira das internações por condições sensíveis à atenção primária em estudos de avaliação da atenção primária à saúde

Desde os primeiros estudos de abrangência nacional, a partir da criação da lista brasileira, por pesquisadores da Universidade Federal da Bahia (UFBA), estudando crianças,[45] e pesquisadores da Universidade Federal de Minas Gerais (UFMG), estudando adultos,[46] marcadas diferenças regionais nas taxas das ICSAPs estão sendo evidenciadas. A partir de 2008, estudos vêm sendo feitos utilizando a lista inteira ou parte dela, analisando adultos, idosos e crianças, ou um determinado sexo. Sabe-se que são muitos os fatores que influenciam doenças e suas internações, e os estudos usando ICSAP têm demonstrado quais são esses fatores, como os econômicos, os relacionados aos pacientes e às características e recursos da assistência. Por isso, é importante utilizar metodologias que minimizem o efeito das características contextuais e individuais das pessoas que internam por essas condições, possibilitando que possam ser identificados os determinantes relacionados à qualidade dos serviços de APS e que "padrões" das taxas dessas internações possam ser comparados entre os serviços em séries históricas, controlados para fatores que também interferem nas internações hospitalares. Além disso, para muitas dessas condições, principalmente as crônicas, o tempo é um fator muito relevante na relação de causalidade para a prevenção ou evitabilidade de uma internação hospitalar, o que sugere que se utilizem as taxas de ICSAP em séries temporais longas e que se façam comparações entre os mesmos serviços de saúde dentro dos mesmos municípios.

Tabela 52.1 | **Lista das condições sensíveis à atenção primária**

Grupo	Diagnósticos	CID-10
1	Doenças imunizáveis	A33-A37, A95, B05-B06, B16, B26, G00.0, A17.0, A19
2	Condições evitáveis	A15-A16, A18, A17.1-A17.9, I00-I02, A51-A53, B50-B54, B77
3	Gastrenterites infecciosas e complicações	E86, A00-A09
4	Anemia	D50
5	Deficiências nutricionais	E40-E46, E50-E64
6	Infecções de ouvido, nariz e garganta	H66, J00-J03, J06, J31
7	Pneumonias bacterianas	J13-J14, J15.3-J15.4, J15.8-J15.9, J18.1
8	Asma	J45-J46
9	IVAI	J20, J21, J40-J44, J47
10	Hipertensão	I10-I11
11	*Angina pectoris*	I20
12	IC	I50, J81
13	Doenças cerebrovasculares	I63-I67, I69, G45-G46
14	DM	E10-E14
15	Epilepsias	G40-G41
16	Infecção no rim e ITU	N10-N12, N30, N34, N39.0
17	Infecções da pele e do tecido subcutâneo	A46, L01-L04, L08
18	DIP	N70-N73, N75-N76
19	Úlcera gastrintestinal	K25-K28, K92.0, K92.1, K92.2
20	Doenças relacionadas ao pré-natal e ao parto	O23, A50, P35.0

IVAI, infecção da via aérea inferior; IC, insuficiência cardíaca; DM, diabetes melito; ITU, infecção do trato urinário; DIP, doença inflamatória pélvica.

Fontes de informação para a elaboração dos indicadores de internações por condições sensíveis à atenção primária (e não ICSAP)

Os problemas de saúde que fazem parte dos grupos da CID que conformam as ICSAPs foram criados a partir da realidade brasileira e resultaram na inclusão de 20 grupos diagnósticos da lista brasileira das ICSAPs.[22] O grupo das internações que não são consideradas sensíveis à APS é formado por todas as demais condições, excluindo-se os partos, por serem considerados um desfecho natural da gestação, não serem uma enfermidade e ocorrerem apenas na população feminina. A garantia da validade e da confiabilidade da fonte de dados é que propiciará a comparabilidade entre esses dois grupos, permitindo analisar o desempenho de diferentes serviços de saúde, avaliar os efeitos de políticas de saúde e analisar a resolutividade, a qualidade e a acessibilidade da APS.

Hospitalizações no âmbito do Sistema Único de Saúde

Existem duas maneiras de se obter informações sobre as hospitalizações realizadas pelo SUS. A primeira é a pesquisa direta em hospitais de dados sobre internações, maneira preferencial para estudos que tenham como objeto análises de indivíduos que residem em municípios e/ou áreas com níveis menores de desagregação. As informações coletadas do(s) hospital(ais) se referem a cada indivíduo internado fornecendo os dados específicos da pessoa (sexo, idade, local de moradia, CID de internação, endereço de moradia) e os procedimentos realizados por ocasião da internação e as condições de alta. As análises podem ser realizadas por condição clínica e se aquele usuário hospitalizado refere ter um serviço de APS de referência, desde que os serviços hospitalares e a gestão municipal garantam a qualidade da informação do endereço nas autorizações. A segunda é a pesquisa que diz respeito às internações que constam no Sistema de Informações Hospitalares do SUS (SIH-SUS). O SIH-SUS foi implantado em todo o país no início da década de 1980 e é um sistema de remuneração fixa por procedimento, com base no conceito de valores médios globais, sendo um modelo de financiamento prospectivo.[47]

O uso do SIH-SUS como um banco de dados com potencial para a produção de conhecimento tem-se expandido nos últimos anos, não só entre os gestores de saúde em seus diversos níveis de atuação, mas também entre estudos acadêmicos. Isso se justificaria devido às vantagens do próprio banco de dados ao fornecer um grande volume de informações acerca dos diagnósticos que mais demandam internações no país, segundo seus aspectos demográficos e geográficos. Outros fatores importantes são o curto período de tempo transcorrido entre a internação e seu registro e as facilidades de acesso a essas informações. Uma revisão sobre o uso do SIH-SUS na área da saúde coletiva foi realizado, e os autores concluíram que tanto a variedade dos estudos como o padrão dos resultados, que aliavam consistência interna e coerência, credenciavam esse banco de dados para pesquisas.[48]

O SIH-SUS é alimentado pela Autorização de Internação Hospitalar (AIH), que habilita a internação de cada pessoa e gera os valores correspondentes para pagamento do prestador. Existem dois tipos de AIHs: AIH-1, normal, cuja emissão é exclusiva do órgão gestor do SUS, e a AIH-5, complementar, de longa permanência, para continuidade de informações de doentes psiquiátricos ou crônicos que permaneceram internados após o prazo de apresentação da AIH-1. Os estudos sobre as ICSAPs realizados no Brasil utilizam apenas as AIHs-1.

A AIH é preenchida pelo estabelecimento hospitalar e enviada mensalmente para o gestor municipal ou estadual do SUS. A consolidação dos dados no âmbito nacional se dá no Departamento de Informática do SUS (DATASUS). Esse setor disponibiliza dados individualizados, mas não identificados, sobre a pessoa e a internação, tais como sexo, idade, diagnóstico da internação, procedimentos realizados e valores pagos, para download e tabulações online por meio da ferramenta TabNet Win32 2.7.[49]

Os dados disponibilizados para tabulação são apresentados levando-se em conta o período de competência do processamento da informação sobre a hospitalização, ou seja, o mês anterior ao da apresentação da AIH para faturamento. Dessa forma, na maior parte das internações, o *período de competência* corresponde ao mês e ano de alta da pessoa, podendo ocorrer diferenças quando a AIH é apresentada com atraso ou quando ela é reapresentada por ter sido rejeitada em uma competência anterior. O melhor dado para a definição dos casos "incidentes" – da doença ou da sua complicação – é a data do seu diagnóstico, mas essa data não coincide necessariamente com a hospitalização. Além disso, a incidência da doença (ou de suas complicações) não é objeto da utilização do indicador ICSAP.

Existem três opções de datas para a definição do período-calendário das AIHs: a data de ocorrência da internação, mas, nessa ocasião, o diagnóstico definitivo pode ainda não estar claramente definido, o que limita o uso dessa informação; a data da alta hospitalar, ocasião com melhor definição do diagnóstico, uma vez que a propedêutica e o tratamento já foram realizados; e o ano de competência da AIH, que coincide com o pagamento da hospitalização pelo SUS. A última opção é a mais utilizada para a contagem das AIHs devido à facilidade do uso, uma vez que essa data está disponível na *homepage* do DATASUS, sem necessidade de ajustes. É importante salientar que o ano de competência é afetado pela duração do processo burocrático que resultou no pagamento da conta, fazendo com que muitas internações, cujas altas ocorreram no ano anterior, sejam computadas no ano seguinte.

Por essas razões, sugere-se considerar o ano da alta hospitalar como variável para definir o período-calendário, visto que essa é a informação mais acurada do ano da hospitalização, entre aquelas disponíveis no SIH-SUS. Para que essa data possa ser utilizada, é necessário importar os bancos de dados da AIH de cada Estado, mês a mês, em todos os anos.[50] Na estruturação do banco de dados, devem ser usados os arquivos tipo RD*.dbc (arquivos reduzidos) do período a ser analisado para os Estados, que serão avaliados por meio do programa Tab para Windows[51] para a tabulação das variáveis.

Recentemente foi criado um "pacote" do programa estatístico R para a classificação de códigos da CID-10 segundo a lista brasileira de ICSAP, que torna possível ler um arquivo da AIH comprimido (em formato .dbc) e carregar na área de trabalho do R um banco de dados com o registro de cada internação, classificada segundo a lista brasileira, e permite a análise individual das internações, o que não é possível pelo TabWin, além de tornar o trabalho de manejo e análise de dados reprodutível automaticamente, por um *script* de comandos.[52]

Por ser um indicador de atividade hospitalar, dependente, portanto, das fontes de dados hospitalares, seus estudos devem considerar as tendências no comportamento dos leitos hospitalares, a fim de evitar atribuir redução de suas taxas à qualidade da APS quando há diminuição de acesso às internações por fechamento de hospitais ou redução de leitos.[53] Como a AIH permite identificar local de residência, e uma vez apresentada a condição sensível da lista brasileira, a internação deverá ocorrer, e os estudos de avaliações locais – de um hospital, de um município ou uma região de um município – deverão considerar outros serviços hospitalares e de urgência/emergência, inclusive em outros municípios, incluindo-os nas análises.

As mudanças demográficas e os novos mecanismos, tanto na oferta das ações de saúde (crescimento da ESF, da atenção domiciliar, dos serviços de saúde mental, de novas técnicas cirúrgicas) como no controle, na avaliação e na regulação pelos gestores do SUS, modificaram o perfil dos leitos hospitalares no Brasil. Um estudo feito em municípios maiores de 50 mil habitantes no Brasil mostrou uma redução de 20% no número de leitos do SUS, entre 1998 e 2012,[54] porém, permanecendo acima de 3 leitos por 1.000 habitantes, sugerido pela OMS como padrão mínimo e maior do que o encontrado em países como Inglaterra (2,9) e Canadá (2,7).

Dados populacionais

Os dados populacionais utilizados para o cálculo das taxas de internação (ICSAP e não ICSAP) são aqueles disponibilizados pelo DATASUS.[55] Para o ano 2010, considera-se a população censitária, e para os anos subsequentes, as estimativas populacionais disponibilizadas pelo Instituto Brasileiro de Geografia e Estatística (IBGE), aplicadas à distribuição por faixa etária e sexo dos dados do último Censo. A definição dos grupos etários/sexo e do nível de agregação espacial dos dados a serem analisados depende dos objetivos de cada estudo proposto.

Outro aspecto importante com relação à população diz respeito à cobertura por planos privados de saúde no Brasil quanto às faixas etárias, às regiões geográficas e à cobertura ao longo do tempo. O uso da população total como denominador pode levar a uma super, ou subestimativa, das taxas de internações, devido à heterogeneidade de cobertura da saúde suplementar no país. A população não beneficiária de planos de saúde, denominada "população usuária exclusiva do SUS", pode ser considerada como *proxy* da população que é usuária da assistência à saúde no SUS.

Para calcular a população "usuária exclusiva do SUS", deve ser subtraída da população total aquela beneficiária de planos de saúde, com base nas informações oriundas do Sistema de Informações de Beneficiários (SIB), do Sistema de Cadastro de Operadora (Cadop) e do Sistema de Registro de Produtos (RPS), geridos pela Agência Nacional de Saúde (ANS).[56]

Elaboração dos indicadores

A partir dos dados mencionados, uma série de indicadores pode ser elaborada, dependendo do nível de desagregação espacial, da faixa etária, do sexo: número total de internações, número de internações por ICSAP, número de internações por não ICSAP (todos os demais diagnósticos, excluídos as ICSAPs e os partos), variação proporcional das internações em um determinado período de tempo (anos), proporção do número de ICSAPs em relação às não ICSAPs.

A elaboração das taxas de internação tem por objetivo propiciar a comparabilidade desse indicador em distintos períodos de tempo e lugar. Para isso, essas taxas devem ser padronizadas por sexo e idade (método direto),[57] tendo como referência a população do Censo Demográfico mais próximo ao período de estudo: taxa de internação na população total (sexo e grupos etários), taxa de internação por ICSAP na população total (sexo e grupos etários), taxa de internação total por não ICSAP (sexo e grupos etários), taxa de ICSAP na população usuária exclusiva do SUS, taxa de não ICSAP na população usuária exclusiva do SUS, entre outras.

Limitações das fontes de dados

A análise dos padrões e das tendências das ICSAPs pode contribuir para avaliar a APS no país e comparar seu desempenho. Ressalta-se, porém, que os fatores ligados aos indivíduos devem ser controlados, diretamente ou com o uso de *proxy* (p. ex., a renda individual ou familiar para avaliar o risco de internação); e algumas condições sensíveis podem ser diferenciadas em relação a grupos populacionais (p. ex., asma e crianças). Semelhante aos estudos de morte evitável, nas ICSAPs, pode ser necessário estabelecer um limite máximo na idade, pois, com o avanço desta, pode haver tendência de aumento nos dias de permanência e nas readmissões. A idade avançada, pela maior carga de doenças e multimorbidade, pode dificultar a análise da causa principal e até superestimar o risco de internação; por isso, é importante testar a influência desses pontos de corte nas tendências de ICSAPs a partir dos 65 anos.[22] Em áreas onde historicamente o acesso aos serviços de saúde estava limitado, um aumento temporário nas internações pode ser resultado de uma melhora de acesso.[58]

Após esse aumento inicial, pode-se esperar que as ICSAPs decresçam. Se o que se está buscando é maior sensibilidade (maior chance de identificar problemas no acesso), deve-se utilizar a lista ampla; caso a necessidade seja maior especificidade (menor probabilidade de identificar problemas que não existam), podem ser usadas as listas reduzidas, de maior consenso.

No Brasil, a maior parte dos estudos com as ICSAPs utilizam a cobertura municipal da ESF como uma *proxy* do acesso à APS. Porém, a implantação, a configuração das equipes e a qualidade da atenção são muito diversas nas diferentes regiões e segundo os portes populacionais dos municípios. Daí a importância de usar instrumentos que avaliem o grau de orientação à APS de cada serviço ou equipe de saúde, permitindo conhecer a real efetividade dos serviços e evitando a utilização da ESF (ou sua cobertura populacional) como uma categoria geral de análise, sobretudo quando se busca sua associação com um desfecho de morbidade hospitalar, como é o caso das ICSAPs.

Existem várias características que podem determinar a prestação inadequada dos serviços de saúde, como características sociodemográficas da população, padrões de utilização dos serviços, atitudes em face do tratamento, variações na prevalência de doenças na população, inexistência de rede de proteção social, barreiras de acesso, dotação insuficiente de recursos, incapacidade organizativa para gerenciar processos, manejo clínico inadequado, facilidade de acesso à atenção especializada e hospitalar e baixa ou nula coordenação do primeiro nível assistencial.

Para melhor interpretação e utilização das ICSAPs, é importante diferenciar internações preveníveis, sensíveis, evitáveis ou inapropriadas.[57] Por exemplo, no caso de doenças imunopreveníveis, é a condição propriamente dita que é considerada evitável, e não a internação. As hospitalizações por essas causas deveriam ser essencialmente eliminadas na presença de uma APS de qualidade. No caso de outras doenças infecciosas ou casos agudos, a APS só pode prevenir ou controlar complicações. Ainda assim, embora essas condições não sejam preveníveis, não deveriam resultar em internações se a atenção ambulatorial fosse oportuna e apropriada, pois essas doenças, em geral, podem ser manejadas em ambulatório, e apenas por falta de assistência oportuna podem levar a complicações, exigindo internação. No caso das doenças crônicas que levam à ampla utilização dos serviços de saúde, os agravamentos podem ocorrer, mas são mais frequentes quando não há acompanhamento regular pela APS. No caso de doenças crônicas em estágios mais avançados, as ICSAPs podem indicar barreiras de acesso à APS ou a outros serviços de saúde, ou, ainda, falta de manejo adequado para prevenir o agravamento da enfermidade e a hospitalização. Nessas situações, o papel da APS é reduzir as internações por complicações agudas da doença, as readmissões e o tempo de permanência no hospital.

Resultados de estudos com as internações por condições sensíveis à atenção primária no Brasil

Desde a criação da lista brasileira de ICSAPs, as investigações sobre a sua utilização aumentaram muito no país.[59,60] Dependendo do objeto de análise, os estudos sobre ICSAP no Brasil podem ser classificados como de abrangência nacional,[22,45,46,61,62-69] estadual e microrregional[70-80] municipal.[81-97] Mais recentemente, as características da APS foram analisadas em relação a vários aspectos, como associação com o risco de internação por ICSAP,[84,90,94] determinados grupos de doenças e características individuais (como idade e sexo) e perspectiva conceitual e metodológica das hospitalizações por ICSAPs.[58,98]

Estudos de abrangência nacional

Os estudos de abrangência nacional têm como característica comum o uso dos dados do SIH-SUS para a elaboração das taxas de ICSAP e de outras fontes de dados de abrangência nacional para a conformação das variáveis de controle.

Em 2007, o MS, por meio do Departamento de Atenção Básica (DAB), constituiu um grupo de pesquisa – projeto ICSAP Brasil – com o objetivo de buscar evidências na associação entre a cobertura da ESF e a diminuição das ICSAPs em todo o país (por Estado e região). Também faziam parte do escopo da pesquisa a elaboração e a validação da lista brasileira de ICSAP, a descrição das tendências das taxas de ICSAP no SUS no período de 1999 e 2007 entre os grupos etários de menores de 20 anos (Instituto de Saúde Coletiva [ISC]/UFBA)[45] e de adultos e idosos (Núcleo de Educação em Saúde Coletiva [NESCON]/UFMG),[46] examinando a associação entre a cobertura de saúde da família e outros fatores associados às ICSAPs.

No período de 9 anos, foram mais de 100 milhões de internações pagas pelo SUS. Em números absolutos, no período, houve uma diminuição de 7,8% do total das internações, 29% dos partos, 13,3% das ICSAPs e um aumento das não ICSAPs de 2,5%. As ICSAPs representaram 29,7% do total das internações, em 1999, e 27,4%, em 2007. Nos menores de 20 anos, a taxa foi de 120,5 por 10.000 habitantes em 2006 e representavam 34,5% sobre o total de internações naquele ano. Na população adulta, a taxa de internação, em 2000, era de 123 por 10.000 habitantes, reduzindo para 95 por 10.000, em 2006, e representava, no último ano, 19% do total de internações no SUS.[45,46] Entre 1999 e 2007, a redução nas taxas de ICSAP foi de 24%, em todas as faixas etárias e entre homens e mulheres, e associada às maiores coberturas de saúde da família.[64]

Em relação aos grupos de doenças que compõem a lista brasileira, até 2007, os cinco maiores grupos de diagnóstico de ICSAP na população total e nas três faixas etárias definidas correspondiam a mais de 80% do número total de ICSAP, com pequenas variações entre as regiões. Na população total, os cinco grupos de diagnósticos são: 1) gastrenterites e complicações; 2) IC; 3) asma; 4) IVAI; e 5) doença cerebrovascular.

- No grupo de menores de 20 anos: 1) gastrenterites e complicações; 2) asma; 3) pneumonias bacterianas; 4) infecção no rim e ITU; e 5) IVAI.
- No grupo de 20 a 59 anos: 1) gastrenterites e complicações; 2) IC; 3) infecção no rim e ITU; 4) asma; e 5) hipertensão.
- No grupo acima de 60 anos: 1) IC; 2) IVAI; 3) doença cerebrovascular; 4) gastrenterites e complicações; e 5) hipertensão.

Nos estudos mais recentes, de base nacional, a maior parte avalia as taxas de internação da lista inteira e tem encontrado redução da proporção das ICSAPs, de 15%, entre 1998 e 2012,[69] e 17,64%, entre 2003 e 2012.[70] Quando as análises foram sobre o comportamento dos grupos de ICSAP, um estudo que avaliou o ano de 2014 mostrou, para toda a população, maiores proporções de internação por broncopneumonia, acidente vascular cerebral (AVC) e IC.[67] A maior parte dos estudos brasileiros publicados tem utilizado a lista inteira e considerado o conjunto de todas as idades, porém, há estudos somente com mulheres,[98] apenas com adultos,[63,94] somente com idosos acima de 60 anos[68,99,100] e até acima de 80 anos,[101] pois a faixa etária idosa é também muito heterogênea em relação aos motivos de internação hospitalar. Nos maiores de 60 anos, Amorim e cols,.[68] encontraram uma redução de 17,64% na proporção de ICSAP entre 2003 e 2012, com a Região Sul apresentando as maiores proporções de ICSAP, a Centro-Oeste, a maior redução (32,7%), e a Norte, aumento de 20,21%.

Na população adulta, entre 1999 e 2007, houve redução de 5% ao ano das taxas de ICSAP, controlados os fatores socioeconômicos, suporte de serviços, cobertura da saúde da família e necessidades em saúde.[64] A redução esteve associada à cobertura de saúde da família dos municípios. Para seis grupos de condições crônicas, de 1999 a 2007, houve também redução das taxas de ICSAP, associada à cobertura de saúde da família.[63] Um estudo com representatividade macrorregional mostrou redução, no período de 1999 a 2006, das internações por gastrenterites (31,8%) e asma (12%), mas aumento da pneumonia (142,5%) com diferenças regionais e entre as faixas etárias nos menores de 20 anos.[60]

Outros estudos com crianças e adolescentes servem para apontar desigualdades no acesso e/ou qualidade insuficiente na atenção às crianças, faixa etária vulnerável para internar por essas condições. Nessa faixa etária, tanto a proporção alta de ICSAP como as proporções dos agravos, dentro da lista, podem ser utilizadas para avaliar a qualidade da atenção. Em uma microrregião da cidade de São Paulo, a proporção de ICSAP em crianças de 0 a 14 anos foi de 65,2% em 2011, associada a barreiras de acesso e valorização dos serviços de urgência.[102] Ao avaliar grupos específicos de agravos dentro da lista, como no caso das crianças yanomamis menores de 5 anos em Boa Vista/RR, cuja proporção de ICSAP chegou a 93%, de 2011 a 2012, as broncopneumonias foram responsáveis por 69,4%, as gastrenterites, 19,4%, e as deficiências nutricionais aparecem como terceira causa de internação nessa faixa etária (4,4%), quando esse motivo de internação, em realidades com APS consolidada, nem chega a aparecer como causa de ICSAP.[103]

Estudos de abrangência estadual

Nos estudos de base estadual, as proporções de ICSAP variaram em relação ao total das demais internações, aos grupos específicos de doenças da lista e nos diferentes grupos populacionais. No Distrito Federal, em 2008, a proporção de ICSAP foi de 19,5%,[71] e em Minas Gerais, um estudo até 2007 mostrava uma prevalência de 29%,[72] e em 2012, de 26,2%.[73] De 2000 a 2010, um estudo mostrou redução nas taxas de ICSAP, no Estado de Minas Gerais, para hipertensão, asma e diabetes, mas aumento no grupo de angina, doenças relacionadas ao pré-natal e ITU.[75]

Em Pernambuco, houve prevalência de 20% entre 2008 e 2012.[75] No Espírito Santo, em 2009, a proporção foi de 23,2%, e gastrenterite, broncopneumonia, IC e ITU foram responsáveis por 50% de todas as ICSAPs no período analisado (2005-2009).[76]

No caso das crianças menores de 5 anos, estudos com base estadual têm sido realizados. No Piauí, entre 2000 e 2010, as ICSAPs representaram 60% do total das internações, e as principais causas foram gastrenterite, broncopneumonia e asma, sem redução ao longo da década analisada.[77] Em Pernambuco, representaram 44,1%, entre 1999 e 2009, com uma redução de 42,8% no período, e a saúde da família como fator de proteção das internações. Os principais motivos foram gastrenterite (44,9%), asma (18,1%) e broncopneumonia (6,5%).[78] No Ceará, as taxas reduziram de 32,5 para 11,2 por 1.000 habitantes, entre 2000 e 2012, e a maior redução foi no grupo das deficiências nutricionais (−94,7%), gastrenterite (−52,6%), asma (−59%) e broncopneumonia (−8,9%).[79] Para os menores de 19 anos, entre 1999 e 2007, em Minas Gerais, houve redução de 19% na faixa etária de 0 a 4 anos, de 0,6%, de 5 a 9 anos, e de 18,5%, de 10 a 19 anos. Não houve correlação entre a redução das taxas de ICSAP e a cobertura de saúde da família. Os principais motivos foram gastrenterite, broncopneumonia e asma.[80] Uma avaliação do conjunto das doenças cardiovasculares da lista brasileira – hipertensão, angina, IC e AVC – foi realizada em 237 municípios do Estado de Goiás, em maiores de 40 anos, e encontrou uma prevalência de 17,2% dessas doenças, e uma redução ao longo do período analisado (2000-2008), independente da cobertura da saúde da família.[81]

Estudos de abrangência municipal

São discutidos nesta seção os estudos de base municipal que utilizaram a lista completa e investigaram toda a população. Os primeiros estudos de base municipal, ao avaliarem a morbidade proporcional das ICSAPs em relação ao total de internações, em municípios de porte médio, encontraram cerca de 40% de ICSAP. Em Bagé/RS, município de cerca de 120 mil habitantes, com cobertura de ESF de 52%, entre 2006 e 2007, as ICSAPs representaram 42,6% do total de internações e estavam associadas a sexo feminino, menos de 5 anos de idade, menos de 5 anos de estudo, internação prévia e/ou consultas na emergência, hospital universitário e área da saúde da família.[81] Em Montes Claros/MG, município de cerca de 350 mil habitantes, com 50% de cobertura da saúde da família, a prevalência de ICSAP foi de 38,8%, nos anos de 2007 e 2008, associadas com internação prévia, baixa escolaridade, visitas à Unidade Básica de Saúde (UBS), não ser de ESF, a internação não ter sido solicitada por médico de ESF e idade maior de 60 anos.[82] Em Divinópolis/MG, município de 213 mil habitantes, com 27,5% de cobertura da saúde da família, a prevalência de ICSAP foi de 36,6% no ano de 2011, e os principais grupos foram as doenças cardiovasculares e respiratórias, e os fatores associados foram sexo feminino, menores de 13 anos e maiores de 40 anos, sendo que um terço das ICSAPs foram via emergência.[83] Outro estudo nesse município se propôs a avaliar a qualidade da APS pela aplicação do instrumento de avaliação da APS (PCATool, do inglês *primary care assessment tool*) nos pacientes internados por ICSAP, entre os diferentes modelos, UBS tradicional e saúde da família, não encontrando diferenças nos escores entre os diferentes serviços, sendo a integralidade mais bem avaliada pelos pacientes vinculados às UBS, ao passo que longitudinalidade e abrangência familiar e comunitária tiveram melhores escores na saúde da família. O acesso foi mal avaliado em ambos os modelos.[84] Em Ribeirão Preto/SP, município de 550 mil habitantes, um estudo avaliou o comportamento das ICSAPs entre 2000 e 2007, quando a cobertura de saúde da família passou de 0,7 para 12,3%, e encontrou redução de 9,6% dessas internações, com aumento de grupos como o de doenças preveníveis por imunização, evidenciando insuficiências no modelo de atenção à saúde do município.[85] Entre os anos de 2008 e 2013, em São Mateus/ES, município de 112 mil habitantes, com cobertura de saúde da família de 49,4%, a proporção de ICSAP foi de 20,6%, reduziu ao longo dos anos analisados e foi mais prevalente em homens, acima de 50 anos, e os grupos mais prevalentes foram das gastrenterites (45%), do AVC (15%) e da ICC (12%).[86] Em Bento Gonçalves/RS, município com 113 mil habitantes e 29% de cobertura de saúde da família, a proporção de ICSAP foi de 15% entre 2011 e 2015, maior em homens, com mais de 60 anos, e os principais diagnósticos foram broncopneumonia (30,5%), doença pulmonar obstrutiva crônica (DPOC) (12,7%) e AVC (12,1%).[87]

A maior parte dos estudos nas capitais são de abrangência municipal. Em Brasília/DF, em uma população de 2,4 milhões de habitantes e uma cobertura de saúde da família de 5,6%, um estudo de 2008 encontrou 19,6% de ICSAP, com proporção maior, em primeiro lugar, de 12,4% de internações por gastrenterite, e um coeficiente de 14,9/10.000, principalmente nos menores de 5 anos, e em segundo lugar, com 12% do total das ICSAPs, o grupo da ICC, com coeficiente de 14,3/10.000 internações por essa causa, sobretudo em idosos. Em terceiro lugar, o grupo de ITU, com 11% e coeficiente de 13,2/10.000 internações.[70] Em hospital geral de uma microrregião do município de São Paulo/SP, com baixa cobertura de saúde da família, as ICSAPs representaram 26,1% do total das internações, com redução proporcional ao longo dos anos avaliados, de 2006 a 2008, com exceção das relacionadas ao pré-natal, sendo as maiores proporções representadas pelas broncopneumonias, hipertensão e ITU, e concentradas nos extremos de idade: menores de um ano e acima de 65 anos.[88]

Em Belo Horizonte/MG, estudos em dois momentos encontraram 26,4% em 2006 e 19% em 2013, com as taxas reduzindo de 199,3 para 103,7/10.000 nas mulheres e de 162,5 para 109,6/10.000 nos homens, nos diferentes períodos. Em ambos os estudos, a alta cobertura de saúde da família, acima de 70%, esteve associada à redução, em um primeiro momento, e à estabilidade, em momento posterior, das taxas de ICSAP em uma população mais vulnerável.[89,90] Em Curitiba/PR, cuja cobertura da saúde da família era de 31,25% entre os anos de 2005 e 2007, houve uma baixa proporção de ICSAP em relação ao total de internações no município, de 12,4% em 2007, com tendência de estabilização nos anos avaliados, sendo as mais frequentes angina e ICC em mulheres e maiores de 65 anos.[91] Em Campo Grande/MS, município com 747 mil habitantes e cobertura de saúde da família de 29,55%, houve uma redução de 19% do ano 2000 para 10,24% em 2009, e as variáveis associadas às ICSAPs foram idade, escolaridade e internações prévias, e não estar vinculado à saúde da família duplicou a chance de internar por essas condições.[92] Em Maceió/AL, com uma população de 953 mil habitantes, e uma cobertura de saúde da família de 30,76%, houve redução das proporções de ICSAP, que passaram de 15,7% em 2008 para 10,9% em 2013, sendo as broncopneumonias (55%), as gastrenterites (11,3%) e os AVCs (12,1%) os principais grupos de causas dessas internações nesse município. Em Porto Alegre/RS, município de 1,4 milhão de habitantes, com uma cobertura de saúde da família de 23% em 2011, em uma amostra de indivíduos adultos maiores de 18 anos, 21,6% de todas as internações entre 2006 e 2011 foram devidas a condições sensíveis à APS, sendo os grupos principais as doenças cardiovasculares (40,5%) e as doenças respiratórias (16,2%).[94] No mesmo município, no período de 2014 a 2016, quando a cobertura de saúde da família alcançou 50%, um estudo sobre ICSAP em menores de 20 anos encontrou uma proporção de 31,7%, com uma taxa de 168,7 por 10 mil habitantes, 53,2% em meninos, por bronquite (33%), asma (21%) e epilepsias (7,8%).[95] Florianópolis/SC teve análise realizada das taxas de internação por ICSAP entre 2001 e 2011, encontrando uma redução de 38,1% no período, alcançando taxa de 51,3/10.000 em 2011, e associadas aos maiores investimentos em APS e ao aumento de cobertura da saúde da família, que variou de 34% em 2001 a 89,3% em 2011.[96] Em Goiânia/GO, município de 1,2 milhão de habitantes, cuja cobertura de saúde da família variou de 32,3 para 47% entre 2008 e 2013, um estudo avaliou as taxas de ICSAP em diferentes distritos de saúde da cidade, encontrando uma taxa média de ICSAP de 152,7/10.000 no período, maiores taxas entre 0 e 9 anos e acima de 60 anos. Os resultados identificaram desigualdades nas taxas de ICSAP entre os distritos, apontando deficiências de cobertura de APS, problemas de qualidade e insuficiência do modelo assistencial em regiões com alta cobertura de saúde da família.[97] Outros estudos têm sido realizados no Brasil, utilizando parte do grupo de doenças propostas na lista brasileira, como é o caso das condições crônicas,[62,77,104] das relacionadas ao tabagismo[105] e das doenças infecciosas e parasitárias,[106] demonstrando as inúmeras possibilidades de investigações que o indicador pode produzir. A finalidade da utilização desse indicador de morbidade hospitalar para avaliar o cuidado na APS é desenvolver ações que melhorem a abordagem específica de alguns problemas de saúde prevalentes e que impactam nos sistemas de saúde. Os serviços de APS devem se preparar para as doenças que evoluem com exacerbações e descompensações, como é o caso da DPOC, da ICC e das pneumonias.

No caso dos menores de 20 anos, nos municípios com APS consolidada, condições como doenças imunizáveis, anemias/deficiências nutricionais e gastrenterites não aparecem como principais causas de ICSAP nessa faixa etária. Para os adultos e idosos, deve-se prestar atenção não somente na maior prevalência das condições crônicas, mas também no efeito que o acesso à APS tem sobre as condições agudas da população mais vulnerável.[90] Além disso, para que esse indicador seja utilizado na correção dos rumos da qualidade da APS, deve-se levar em conta o que já se sabe a respeito dos processos de trabalho das equipes e controlar os fatores que influenciam o comportamento das taxas de internação, em contextos de APS consolidada, como é o caso do tempo dos médicos nas equipes com mais de 2 anos,[107] do número de consultas com o mesmo médico[9] e não só a presença dos médicos na APS, mas também o número de dias de trabalho por mês no ano, da efetiva presença dos médicos em contato com seus pacientes.[32] Além disso, o trabalho multiprofissional,[14] a ênfase no apoio ao autocuidado e adesão, a melhora no tempo de espera por consulta médica na APS, a priorização de doentes com maior risco e vulnerabilidade, as formas não presenciais de contato com as equipes, o horário estendido e as formas alternativas de agendamento de consultas para idosos frágeis[26,108] têm sido relacionados à redução das internações hospitalares.

> A utilização de taxas padronizadas permite comparações entre os estudos, em diferentes períodos, e comparações com outros países. Nos estudos brasileiros, as taxas de ICSAP variaram de 143,3 por 10.000 habitantes em 2007 no país,[64] sendo que a mais baixa nos estados brasileiros foi no Rio de Janeiro (151,3/10.000), e a mais alta, em Tocantins (233,7/10.000), em 2006.[66] As taxas de ICSAP nos municípios variaram entre 154/10.000 em 2006 e 110,8/10.000 em 2013, em Belo Horizonte. As maiores taxas de ICSAP foram encontradas nas faixas etárias extremas, em menores de 5 anos, por broncopneumonias, gastrenterites e asma, e nos maiores de 60, por doenças cardiovasculares e doenças infecciosas: broncopneumonias, gastrenterites, infecção do rim e ITU.

O caso da asma em um serviço de atenção primária à saúde

O Serviço de Saúde Comunitária (SSC) no Grupo Hospitalar Conceição (GHC), em Porto Alegre, como exemplo, desenvolve um programa denominado *De volta pra casa*, que consiste em ações de vigilância à saúde de crianças e adolescentes que necessitaram internação hospitalar.[109] As ICSAPs são priorizadas e sistematicamente abordadas nos espaços de educação permanente. A asma, além de representar a doença crônica mais comum da infância e de alta prevalência no Brasil,[110] é a primeira causa de internação no território de atuação do SSC[111] e no principal hospital de referência para esta população. Por isso, tornou-se prioridade nesse serviço.

As estratégias são direcionadas para a correção de necessidades e problemas identificados constantemente. Crianças e adolescentes com asma foram visitados no hospital com esse objetivo. Entre os problemas primeiramente identificados, salientam-se início tardio do diagnóstico de asma, dificuldade de acesso e utilização não adequada dos medicamentos. Esse monitoramento resultou em estratégias para organização da assistência farmacêutica, elaboração de protocolos clínicos e educação permanente dos profissionais. Em um período de 3 anos, houve um aumento de 70% na cobertura do programa e de 165% na prescrição de corticoide inalatório para tratamento da asma, evidenciando resultados positivos na questão da qualidade da atenção prestada. A educação em asma é outro aspecto fundamental e, a partir desse contato com as crianças hospitalizadas, identificaram-se problemas como demora em iniciar tratamento da crise, técnica inadequada para a administração dos medicamentos inalatórios educação centrada na consulta médica.

Uma integração maior entre os diferentes pontos de atenção ocorreu a partir da elaboração conjunta de um plano de ação a ser entregue ao familiar da criança com asma e que, atualmente, está sendo usado na APS, em ambulatório especializado, nas emergências, nas internações[112] e vem crescendo com a construção conjunta de uma linha-guia de atenção à saúde da criança e adolescente com asma.[113] Hoje, a principal estratégia do programa tem sido a implantação de consultas sequenciais e consultas coletivas multiprofissionais propostas pelo modelo de condições crônicas sugerido por Mendes,[114] o que vem evidenciando bons resultados, incluindo redução de idas à emergência e internações por asma. Na primeira modalidade, a de consulta sequencial, as crianças e adolescentes passam por consultas individuais, com tempo em torno de 15 minutos cada, com médico de família, enfermeiro, farmacêutico e odontólogo. Cada profissional tem objetivos específicos e aborda questões previamente combinadas a serem reforçadas ou complementadas. Na consulta coletiva, a mesma equipe multiprofissional aborda primeiro, em 15 minutos, questões importantes comuns a todos e, a seguir, atende-os individualmente.[115] Observa-se uma redução de 49% das internações por asma no território de atuação do SSC nos últimos 4 anos (2013-2016) em relação aos 4 anos anteriores (2009-2011), e as equipes passaram a realizar vigilância não somente das crianças e adolescentes que internaram por asma, mas também daquelas que vêm consultando nos principais serviços de emergência e de referência daquela população adstrita. Prioritariamente a essas crianças são realizadas visitas domiciliares e agendamentos de consulta coletiva.

CONSIDERAÇÕES FINAIS

O papel da ESF na tendência das ICSAPs no Brasil tem sido analisado em muitos estudos, e de forma geral, no país, verificou-se relação entre as maiores coberturas de saúde da família com a redução dessas internações. Outros estudos têm sido feitos para grupos específicos de doenças da lista, como no caso das doenças crônicas ou de alguma condição traçadora de dentro da lista, ou para diferentes faixas etárias ou gênero, cuja finalidade é avaliar o cuidado na APS e desenvolver ações que melhorem a abordagem específica de alguns problemas de saúde prevalentes e que impactam nos sistemas de saúde. As ICSAPs se adequam para avaliar tendências de padrões de morbidade, desde que aspectos de determinação social da saúde sejam controlados nas análises.

Novas questões devem ser integradas aos estudos de ICSAP, como sua relação com gastos em saúde[69,96] e quais são as medidas efetivas das mudanças na prática clínica que reduzem hospitalizações, como é o caso das novas formas de agendamento e acesso às equipes, para as condições agudas; a estratificação de risco e vulnerabilidade nas condições crônicas; novas ofertas de atenção e cuidado multiprofissional; e incentivos e pagamentos por desempenho como estímulo às mudanças das práticas de cuidado na APS. Os serviços de APS devem preparar-se para as doenças que evoluem com exacerbações e descompensações, como é o caso da DPOC, da ICC e das pneumonias, atentando para os extremos de idade e para a multimorbidade nos idosos.

A utilização desse indicador de morbidade hospitalar como medida da efetividade da APS pode ajudar a avaliar o equilíbrio entre as duas principais metas de um sistema nacional de saúde, que são melhorar a saúde da população e promover a equidade.[6] Para isso, a força da APS deve ser considerada na organização do sistema de saúde, mas as políticas sociais devem centrar-se na abordagem das causas das desigualdades em saúde, concentrando esforços na redução das exposições de risco, no apoio aos comportamentos saudáveis, na redução da severidade das condições crônicas e suas agudizações e na atenuação dos efeitos da privação socioeconômica, tendo em vista que as taxas de ICSAP estão fortemente relacionadas aos fatores socioeconômicos, o que reforça o papel da APS na redução das iniquidades.

REFERÊNCIAS

1. Brasil, Ministério da Saúde. Portaria n. 648, de 28 de março de 2006 [Internet]. Brasília; 2006 [capturado em 28 maio 2018]. Disponível em: http://bvsms.saude.gov.br/bvs/saudelegis/gm/2006/prt0648_28_03_2006_comp.html.

2. Brasil. Decreto n. 7.508, de 28 de junho de 2001: regulamentação da Lei n. 8.080/90. Brasília: MS; 2011.

3. Billings J, Zeitel L, Lukomnik J, Carey TS, Blank AE, Newman L. Impact of socioeconomic status on hospital use in New York City. Health Aff (Millwood). 1993; 12(1):162-173.

4. Caminal HJ, Casanova MC. Primary care evaluation and hospitalization due to ambulatory care sensitive conditions. Conceptual framework. Aten Primaria. 2003;31(1):61-65.

5. Rosano A, Loha CA, Falvo R, van der Zee J, Ricciardi W, Guasticchi G, et al. The relationship between avoidable hospitalization and accessibility to primary care: a systematic review. Eur J Public Health. 2013;23(3):356-360.

6. Starfields B. APS: equilíbrio entre necessidades de saúde, serviços e tecnologia. Brasília: UNESCO; 2002.

7. Caminal HJ, Starfield B, Sánchez Ruiz E, Hermosilla Pérez E, Martín Mateo M. Primary health care and hospitalizations in ambulatory care sensitive conditions in Catalania. Rev Clin Esp. 2001;201(9):501-507.

8. Menec VH, Sirski M, Attawar D, Katz A. Does continuity of care with a family physician reduce hospitalizations among older adults? J Health Serv Res Policy. 2006;11(4):196-201.

9. Cheng SH, Chen CC, Hou YF. A longitudinal examination of continuity of care and avoidable hospitalization: evidence from a universal coverage health care system. Arch Intern Med. 2010;170(18):1671-1677.

10. Gibson OR, Segal L, Mcdermott RA. A systematic review of evidence on the association between hospitalization for chronic disease related ambulatory care sensitive conditions and primary health care resourcing. BMC Health Serv Res. 2013;13:336.

11. Hansen AH, Halvorsen PA, Aaraas IJ, Førde OH. Continuity of GP care is related to reduced specialist healthcare use: a cross-sectional survey. Br J Gen Pract. 2013;63(612):482-489.

12. Nyweide DJ, Anthony DL, Bynum JP, Strawderman RL, Weeks WB, Casalino LP, et al. Continuity of care and the risk of preventable hospitalization in older adults. JAMA Intern Med. 2013;173(20):1879-1885.

13. Van Loenen T, Van Den Berg MJ, Westert GP, Faber MJ. Organizational aspects of primary care related to avoidable hospitalization: a systematic review. Fam Pract. 2014;31(5):502-516.

14. Mobley LR, Root E, Anselin L, Lozaro-Garcia N, Koschinsky J. Spatial analysis of elderly access to primary care services. Int J Health Geogr. 2006;5:19.

15. Laditka JN, Laditka SB, Probst JC. Health care access in rural areas: evidence that hospitalization for ambulatory care-sensitive conditions in the United States may increase with the level of rurality. Health Place. 2009;15(3):731-740.

16. Sumner W, Hagen MD. Variation over time in preventable hospitalization rates across counties. J Am Board Fam Med. 2011;24(6):639-646.

17. Laditka JN, Laditka SB. Insurance status and access to primary health care: disparate outcomes for potentially preventable hospitalization. J Health Soc Policy. 2004;19(2):81-100.

18. Ansari Z, Haider SI, Ansari H, Gooyer T, Sindall C. Patient characteristics associated with hospitalizations for ambulatory care sensitive conditions in Victoria, Australia. BMC Health Serv Res. 2012;12:475.

19. Biello KB, Rawlings J, Carroll-Scott A, Browne R, Ickovics JR. Racial disparities in age at preventable hospitalization among U.S. Adults. Am J Prev Med. 2010;38(1):54-60.

20. Chang CF, Pope RA. Potentially avoidable hospitalizations in Tennessee: analysis of prevalence disparities associated with gender, race, and insurance. Public Health Rep. 2009;124(1):127-137.

21. Disano J, Goulet J, Muhajarine N, Neudorf C, Harvey J. Social-economic status and rates of hospital admission for chronic disease in urban Canada. Can Nurse. 2010;106(1):24-29.

22. Alfradique ME, Bonolo Pde F, Dourado I, Lima-Costa MF, Macinko J, Mendonça CS, et al. Ambulatory care sensitive hospitalizations: elaboration of Brazilian list as a tool for measuring health system performance (Project ICSAP--Brazil). Cad Saúde Publica. 2009;25(6):1337-1349.

23. Loyola Filho AI, Matos DL, Giatti L, Afradique ME, Peixoto SV, Lima-Costa MF. Causas de internações hospitalares entre idosos brasileiros no âmbito do Sistema Único de Saúde. Epidemiol Serv Saúde. 2004;13(4):220-238.

24. Rasella D, Aquino R, Barreto ML. Reducing childhood mortality from diarrhea and lower respiratory tract infections in Brazil. Pediatrics. 2010;126(3):e534-540.

25. Barreto SM, Teixeira MGL, Bastos FI, Ximenes RAA, Barata RB, Rodrigues LC. Doenças infecciosas. In: Victora CG, Leal MC, Barreto ML, Schmidt MI, Monteiro CA et al. Saúde no Brasil: a série The Lancet. Rio de Janeiro: Fiocruz; 2011.

26. Prentice JC, Fincke BG, Miller DR, Pizer SD. Primary care and health outcomes among older patients with diabetes. Health Serv Res. 2012;47(1 Pt 1):46-67.

27. Casanova C, Starfield B. Hospitalizations of children and access to primary care: a cross-national comparison. Int J Health Serv. 1995; 25(2):283-294.

28. Chang CF, Herrod HG, Steinberg SS. Prevalence and costs of acute and chronic potentially avoidable pediatric hospitalizations in Tennessee. Tenn Med. 2009;102(11):35-39.

29. Billings J, Anderson GM, Newman LS. Recent findings on preventable hospitalizations. Health Aff Millwood. 1996;15(3):239-249.

30. Weissman JS, Gatsonis C, Epstein AM. Rates of avoidable hospitalization by insurance status in Massachusetts and Maryland. JAMA. 1992;268(17):2388-2394.

31. Cartier T, Naiditch M, Lombrail P. Avoidable hospitalizations: the sole responsibility of primary care? Rev Epidemiol Sante Publique. 2014;62(4):225-236.

32. Magan P, Otero A, Alberquilla A, Ribera JM. Geographic variations in avoidable hospitalizations in the elderly, in a health system with universal coverage. BMC Health Serv Res. 2008;8:42.

33. Pirani M, Schifano P, Agabiti N, Davoli M, Caranci N, Perucci CA. Potentially avoidable hospitalisation in Bologna, 1997-2000: temporal trend and differences by income level. Epidemiol Prev. 2006;30(3):169-177.

34. Roos LL, Walld R, Uhanova J, Bond R. Physician visits, hospitalizations, and socioeconomic status: ambulatory care sensitive conditions in a canadian setting. Health Serv Res. 2005;40(4):1167-1185.

35. Fausto MCR, Giovanella L, Mendonça MLH de, Seidl H, Gagno J. A posição da Estratégia Saúde da Família na rede de atenção à saúde na perspectiva das equipes e usuários participantes do PMAQ-AB. Saúde Debate. 2014;38:9-12.

36. Instituto Brasileiro de Geografia e Estatística. Pesquisa Nacional de Saúde 2013: acesso e utilização dos serviços de saúde, acidentes e violências: Brasil, grandes regiões e unidades da federação. Rio de Janeiro; 2015.

37. Aquino R, de Oliveira NF, Barreto ML. Impact of the family health program on infant mortality in Brazilian municipalities. Am J Public Health. 2009;99(1):87-93.

38. Rasella D, Aquino R, Barreto Ml. Reducing childhood mortality from diarrhea and lower respiratory tract infections in Brazil. Pediatrics. 2010;126(3):e534-40.

39. Guanais FC. Efectos combinados de laampliación de laatención primaria de salud y de lastransferencias condicionadas de dineroenefectivo sobre lamortalidad infantil en Brasil, 1998 – 2010. Rev Panam Salud Publica. 2013;36(1):65-69.

40. Hone T, Rasella D, Barreto ML, Majeed A, Millett C. Association between expansion of primary healthcare and racial inequalities in mortality amenable to primary care in Brazil: a national longitudinal analysis. PLoS Med. 2017;14(5):e1002306.

41. Brasil, Ministério da Saúde. Portaria n. 221, de 17 de abril de 2008 [Internet]. Brasília; 2008 [capturado em 29 maio 2018]. Disponível em: http://bvsms.saude.gov.br/bvs/saudelegis/sas/2008/prt0221_17_04_2008.html.

42. Perpetuo IHO, Wong LR. Atenção hospitalar por condições sensíveis à atenção ambulatorial (Csaa) e as mudanças do seu padrão etário: uma análise exploratória dos dados de Minas Gerais. In: Anais do XII Seminário sobre a Economia Mineira; 2006. Diamantina; 2006.

43. Ceará, Secretaria de Estado da Saúde do Ceará. Lista de diagnósticos sensíveis à atenção ambulatorial da secretaria de estado da saúde do Ceará. Fortaleza; 2001.

44. Centro de Epidemiologia. Avaliação das internações por condições sensíveis à atenção ambulatorial. Curitiba: Secretaria Municipal de Saúde de Curitiba; 2006.

45. Dourado I, Mota E, Aquino R, Medina MG, Moura BLA, Cunha RC da, et al. Estudo sobre o impacto da estratégia Saúde da Família nas Internações hospitalares por condições sensíveis à APS no Brasil. Relatório sobre o estudo de padrões e tendências das internações hospitalares por condições sensíveis à APS, em menores de 20 anos, por área geográfica, no período de 1999 a 2006. Salvador: UFBA; 2009.

46. Oliveira VB de, Turci MA, Macedo MEA, Lima-Costa MFF, Bonolo PF. Avaliação do impacto das ações do programa de saúde da família na redução das internações hospitalares por condições sensíveis à atenção básica em adultos e idosos. Belo Horizonte: UFMG; 2009. Relatório de pesquisa.

47. Levcovitz E, Pereira TRC. SIH/SUS (Sistema AIH): uma análise do sistema público de remuneração de internações hospitalares no Brasil 1983-1991. Rio de Janeiro: Instituto de Medicina Social da Universidade do Estado do Rio de Janeiro; 1993.

48. Veras CMT, Martins MS. A confiabilidade dos dados nos formulários de autorização de internação hospitalar (AIH), Rio de Janeiro, Brasil. Cad Saúde Pública. 1994;10(3):339-355.

49. Departamento de Informática do SUS. Internações hospitalares do SUS – por local de internação – Brasil [Internet]. Brasília; 2014 [capturado em 29 maio 2018]. Disponível em: http://tabnet.datasus.gov.br/cgi/deftohtm.exe?sih/cnv/sxuf.def.

50. Departamento de Informática do SUS. SIH-SUS reduzida [Internet]. Brasília; c2008 [capturado em 29 maio 2018]. Disponível em: http://www2.datasus.gov.br/DATASUS/index.php?area=0901&item=1&acao=25.

51. Departamento de Informática do SUS. Ferramentas de tabulação [Internet]. Brasília; c2008 [capturado em 29 maio 2018]. Disponível em: http://www2.datasus.gov.br/DATASUS/index.php?area=0608.

52. Nedel FB. csapAIH: uma função para a classificação das condições sensíveis à APS no programa estatístico. R Epidemiol Serv Saúde. 2017;26(1):199-209.

53. Departamento de Informática do SUS. Demográficas e socioeconômicas [Internet]. Brasília; c2008 [capturado em 29 maio 2018]. Disponível em: http://www2.datasus.gov.br/DATASUS/index.php?area=0206.

54. Botelho JF, Portela MC. Risco de interpretação falaciosa das internações por condições sensíveis à APS em contextos locais, Itaboraí, Rio de Janeiro, Brasil, 2006-2011. Cad Saúde Pública. 2017;33(3):e00050915.

55. Carvalho JAM, Sawyer DO, Rodrigues RN. Introdução a alguns conceitos básicos e medidas em demografia. São Paulo: ABEP; 1994.

56. Saha S, Solotaroff R, Oster A, Bindman AB. Are preventable hospitalizations sensitive to changes in access to primary care? The case of the Oregon Health Plan. Med Care. 2007;45(8):712-719.

57. Gervas J, Homar JC. Hospitalizations by ambulatory care sensitive conditions (ACSC) from the general practitioner/family physician's point of view. Rev Esp Salud Publica. 2007;81(1):7-13.

58. Nedel FB, Facchini LA, Martin M, Navarro A. Primary health care risk factors for hospitalization for ambulatory care sensitive conditions: systematic literature review. Epidemiol Serv Saúde. 2010;19(1):61-75.

59. Pereira FJR, Silva CC da, Neto E de AL. Condições sensíveis à APS: uma revisão descritiva dos resultados da produção acadêmica brasileira. Saúde Debate. 2014;38:331-342.

60. Moura BLA, Cunha RC, Aquino R, Medina MG, Mota ELA, Macinko J, et al. Principais causas de internação por condições sensíveis à APS no Brasil: uma análise por faixa etária e região. Rev Bras Matern Infant. 2010;10(Supl. 1):583-591.

61. Castro ALB de, Andrade CLT de, Machado CV, Lima LD de.Condições socioeconômicas, oferta de médicos e internações por condições sensíveis à APS em grandes municípios do Brasil. Cad Saúde Pública. 2015; 31(11):2353-2366.

62. Macinko J, Dourado I, Aquino R, Bonolo PF, Lima-Costa MF, Medina MG, et al. Major expansion of primary care in Brazil linked to decline in unnecessary hospitalization. Health Affairs. 2010;29(12):2149-2160.

63. Macinko J, Oliveira VB, Turci MA, Guanais F, Bonolo PF, Lima-Costa MF. The influence of primary care and hospital supply on ambulatory care-sensitive hospitalizations among adults in Brazil, 1999-2007. Am J Public Health. 2011;101(10):1963-1970.

64. Dourado I, Oliveira VB, Aquino R, Bonolo P, Lima-Costa MF, Medina MG, et al. Trends in primary health care-sensitive conditions in Brazil: the role of the family health program (Project ICSAP-Brazil). Med Care. 2011;49(6):577-584.

65. Boing AF, Vicenzi RB, Magajewski F, Boing AC, Moretti-Pires RO, Peres KG, et al. Redução das Internações por Condições Sensíveis à APS no Brasil entre 1998-2009. Rev Saúde Pública. 2012;46(2):359-366.

66. Ceccon RF, Meneghel SN, Viecili PRN. Hospitalization due to conditions sensitive to primary care and expansion of the Family Health Program in Brazil: an ecological study. Rev Bras Epidemiol. 2014;17(4):968-977.

67. Pereira FJR, Silva CC da, Neto E de AL. Perfil das internações por condições sensíveis à APS subsidiando ações de saúde nas regiões brasileiras. Saúde Debate. 2015;39(107):1008-1017.

68. Amorim DNP, Chiarello MD, Vianna LG, Moraes CF, Vilaça KHC. Internações por condições sensíveis à APS de idosos no Brasil, 2003 a 2012. Rev Enferm UFPE. 2017;11(2):576-583.

69. Souza DK de, Peixoto SV. Estudo descritivo da evolução dos gastos com internações hospitalares por condições sensíveis à APS no Brasil, 2000-2013. Epidemiol Serv Saúde. 2017;26(2):285-294.

70. Junqueira RMP, Duarte EC. Internações hospitalares por causas sensíveis à APS no Distrito Federal, 2008. Rev Saúde Pública. 2012;46(5):761-768.

71. Veloso RC, Araújo MRN. Avaliação da resolutividade do Programa de Saúde da Família em municípios de pequeno porte estado de Minas Gerais. Rev APS. 2009;12(3):238-243.

72. Maciel AG, Caldeira AP, Diniz FJLS. Impacto da Estratégia Saúde da Família sobre o perfil de morbidade hospitalar em Minas Gerais. Saúde Debate. 2014;38:319-330.

73. Rodrigues-Bastos RM, Campos EMS, Ribeiro LC, Bastos-Filho MG, Bustamante-Teixeira MT. Internações por condições sensíveis à APS, Minas Gerais, 2000 e 2010. Rev Saúde Pública. 2014;48(6):958-967.

74. MendonçaS de S, Albuquerque EC de. Perfil das internações por condições sensíveis à APS em Pernambuco, 2008 a 2012. Epidemiol Serv. Saúde. 2014;23(3):463-474.

75. Pazó RG, Galvêas DP, Stefenoni AV, Cavalcante ELB, Pereira-Silva FH. Internações por condições sensíveis à APS no Espírito Santo: estudo ecológico descritivo no período 2005-2009. Epidemiol Serv Saúde. 2012;21(2):275-282.

76. Barreto JOM, Nery IS, Costa MSC. Estratégia Saúde da Família e internações hospitalares em menores de 5 anos no Piauí, Brasil. Cad Saúde Pública. 2012;28(3):515-526.

77. Batista SRR, Jardim PCBV, Sousa ALL, Salgado CM. Hospitalizações por condições cardiovasculares sensíveis à APS em municípios goianos. Rev Saúde Pública. 2012;46(1):34-42.

78. Carvalho SC, Mota E, Dourado I, Aquino R, Teles C, Medina MG. Internações hospitalares de crianças por condições sensíveis à atenção primária à saúde em Pernambuco, Nordeste do Brasil. Cad. Saúde Pública. 2015;31(4):744-754.

79. Costa L de Q, Pinto EP, Silva MGC da.Tendência temporal das internações por condições sensíveis à APS em crianças menores de cinco anos de idade no Ceará, 2000 a 2012.Epidemiol Serv Saude. 2017;26(1):51-60.

80. Santos LA, Oliveira, VB, Caldeira AP. Hospitalizations for conditions susceptible to primary care among children and adolescents in Minas Gerais, Brazil, 1999-2007. Rev Bras Saúde Matern Infant. 2016;6(2):169-178.

81. Nedel FB, Facchini LA, Martin-Mateo M, Vieira LA, Thume E. Family Health Program and ambulatory care-sensitive conditions in Southern Brazil. Rev Saúde Pública. 2008;42(6):1041-1052.

82. Caldeira AP, Fernandes VBL, Fonseca WP, Faria AA. Internações pediátricas por condições sensíveis à APS em Montes Claros, Minas Gerais, Brasil. Rev Bras Saúde Mater Infant. 2011;11(1):61-71.

83. Cardoso CS, Pádua CM, Rodrigues-Júnior AA, Guimarães DA, Carvalho SF, Valentin RG, et al. Contribuição das internações por condições sensíveis à APS no perfil das admissões pelo sistema público de saúde. Rev Panam Salud Publica. 2013;34(4):227-34.

84. Sá F dos S de, Oliveira CDL, Fernandino D de M, Páfua CAM de, Cardoso CS. Assessment of primary health care from the perspective of patients hospitalized for ambulatory care sensitive conditions. Fam Pract. 2016;33(3):243-248.

85. Ferreira M, Dias BM, Mishima SM. Internações por condições sensíveis: possibilidade de avaliação na atenção básica. Rev Eletr Enf. 2012;14(4):760-770.

86. Luciano TV, Dias JÁ. Internações por condições sensíveis a APS em município da região Norte do Espírito Santo. Rev Bras Pesq Saúde. 2015;17(3):23-32.

87. Rizzi EP. Internações por condições sensíveis à APS: Bento Gonçalves (RS), 2011 – 2015 [monografia]. Porto Alegre: Faculdade de Medicina, Universidade Federal do Rio Grande do Sul; 2016.

88. Rehem TCMSB, Ciosak SI, Egry EY. Internações por condições sensíveis à APS no hospital geral de uma microrregião de saúde do município de São Paulo, Brasil. Texto Contexto – Enferm. 2012;21(3):535-542.

89. Mendonca CS, Harzheim E, Duncan BB, Nunes LN, Leyh W. Trends in hospitalizations for primary care sensitive conditions following the implementation of Family Health Teams in Belo Horizonte, Brazil. Health Policy Plan. 2011;27(4):348-355.

90. Mendonça, CS. Internações por condições sensíveis à APS e qualidade da saúde da família em Belo Horizonte/Brasil [tese]. Porto Algre: Faculdade de Medicina, Universidade Federal do Rio Grande do Sul; 2016.

91. Rehem TCMSB, Oliveira RMF, Amaral TCL, Ciosak SI, Egry EY. Internações por condições sensíveis à APS em uma metrópole brasileira. Rev Esc Enferm USP. 2013;47(4):884-890.

92. Campos AZ, Theme-Filha MM. Internações por condições sensíveis à APS em Campo Grande, Mato Grosso do Sul, Brasil, 2000 a 2009. Cad Saúde Pública. 2012;28(5):845-855.

93. Silva EG da, Carvalho JAA de, Silva JVF da, Xavier Junior AFS, França AMB, Miyazawa AP, et al. Internações por condições sensíveis à APS em Maceió no período de 2008 a 2013.Ciências Biológicas e da Saúde. 2016;3(2):29-42.

94. Gonçalves MR, Hauser L, Prestes IV, Schmidt MI, Duncan BB, Harzheim E. Primary health care quality and hospitalizations for ambulatory care sensitive conditions in the public health system in Porto Alegre, Brazil. Fam Pract. 2016;33(3):238-242.

95. Diaz BGMR. Internações de crianças e de adolescentes por condições sensíveis à atenção primária em saúde, na rede pública de Porto Alegre/RS, no período de 2012 a 2014 [monografia]. Porto Alegre: Universidade Federal do Rio Grande do Sul; 2016.

96. Brasil VP, Dias da Costa JS. Hospitalizações por condições sensíveis à APS em Florianópolis, Santa Catarina – estudo ecológico de 2001 a 2011. Epidemiol Serv Saúde. 2016;25(1):75-84.

97. Magalhães ALA, Morais Neto OL. Desigualdades intraurbanas de taxas de internações por condições sensíveis à APS na região central do Brasil. Ciênc Saúde Coletiva. 2017;22(6):2049-2062.

98. Nedel FB, Facchini LA, Bastos JL, Martín-Mateo M. Conceptual and methodological aspects in the study of hospitalizations for ambulatory care sensitive conditions. Ciênc Saúde Coletiva. 2011;16(Supl 1):1145-1154.

99. Pitilin EB, Gutubir D, Molena-Fernandes CA, Pelloso SM. Internações sensíveis à APS específicas de mulheres. Ciênc Saúde Coletiva. 2015;20(2):441-448.

100. Muraro CF, Gigante LP, Nedel NB, Carvalho TGML, Domenech SC, Gevaerd MS. Estratégia Saúde da Família e as Internações por Condições Sensíveis à APS nos idosos. Rev Baiana Saúde Pública. 2013;37(1):20-33.

101. Marques AP, Montilla DER, Almeida W da S de, Andrade CLT de. Internação de idosos por condições sensíveis à atenção primária à saúde. Rev Saúde Pública. 2014;48(5):817-826.

102. Caldart RV, Marrero L, Basta PC, Yamall JDO. Fatores associados à pneumonia em crianças Yanomami internadas por condições sensíveis à APS na região norte do Brasil. Ciênc Saúde Coletiva. 2016;21(5):1597-1606.

103. Bós AJG, Kimura AY. Internações por condições sensíveis à APS em idosos com 80 anos ou mais em um Hospital Universitário do Rio Grande do Sul. Revista da AMRIGS. 2015; 59(2):106-111.

104. Martins JAF, Franco SC. Condições cardiológicas sensíveis à APS em serviço terciário de saúde: apenas a ponta do iceberg. Saúde em Debate. 2013; 37(98):388-399.

105. Portes LH, Silva JA, Teixeira MTB, Ribeiro LC. Internações por condições sensíveis à atenção ambulatorial tabaco-relacionadas: perfil de um município de grande porte. J Manag Prim Health Care. 2013;4(2):94-101.

106. Cavalcante DM, Oliveira MRF de, Rehem TCMSB. Hospitalizaciones por condiciones sensibles en la atención primaria: estudio de validación del Sistema de Información Hospitalaria (SIH), enun hospital del Distrito Federal, Brasil, 2012. Cad Saúde Pública. 2016;32(3):e00169914.

107. Hansen AH, Halvorsen PA, Aaraas IJ, Førde OH. Continuity of GP care is related to reduced specialist healthcare use: a cross-sectional survey. Br J Gen Pract. 2013;63(612):482-489.

108. Freund T, Campbell SM, Geisslers, Kunz CU, Peters-Klimm F, Szecseny J. Strategies for reducing potentially avoidable hospitalizations for ambulatory care--sensitive conditions. Ann Fam Med. 2013;11(4):363-370.

109. Brasil, Ministério da Saúde, Grupo Hospitalar Conceição. Vigilância à Saúde da Criança e do Adolescente: Projeto De volta pra casa. In: Coutinho GA, organizador. Ações premiadas no 6º Concurso de Inovações na Gestão Pública Federal. Prêmio Hélio Beltrão. Brasília: ENAP; 2002.

110. Solé D, Wandalsen GF, Camelo-Nunes IC, Naspitz CK; ISAAC – Brazilian Group. Prevalence of symptoms of asthma, rhinitis, and atopic eczema among Brazilian children and adolescents identified by the International Study of Asthma and Allergies in Childhood (ISAAC) – Phase 3. J Pediatr (Rio J). 2006;82(5):341-346.

111. Lenz MLM, Pires NBV, Flores R, Stein AT. Hospitalizações entre crianças e adolescentes no território de abrangência de um serviço de APS. Rev Bras Saúde Família. 2008;3(12):271-281.

112. Lenz MLM, Pereira MV, Silva PRS, Dubois F, Camillo E, Pires NBV. A ilustração como tecnologia de apoio a programas de saúde: a percepção dos familiares de crianças com asma. Rev Bras Saúde da Família. 2010;11(26):47-58.

113. Brasil, Ministério da Saúde. Grupo Hospitalar Conceição, Gerência de Saúde Comunitária. Atenção à saúde da criança e adolescente com asma [Internet]. 2. ed. Porto Alegre; 2011 [capturado em 29 maio 2018]. Disponível em: http://www2.ghc.com.br/gepnet/publicacoes/livrorotinaasma2011.pdf.

114. Mendes EV. O cuidado das condições crônicas na atenção primária à saúde: o imperativo da consolidação da estratégia da saúde da família. Brasília: OPAS; 2012.

115. Lenz MLM, Flores R. Atendimento sequencial multiprofissional de crianças e adolescentes com asma em um serviço de atenção primária à saúde. Revista de APS. 2015;17(4).

SEÇÃO IV ▸ CAPÍTULO 53

Metodologias de ensino médico

Maria Helena Itaqui Lopes
José Mauro Ceratti Lopes

Aspectos-chave

▶ Um dos fatores que influencia o aprendizado são as características do aluno, que incluem diferenças individuais, experiências prévias de aprendizado e entendimento do tema proposto.

▶ Um aspecto essencial para o aprendizado é o ambiente de ensino. O ambiente deve ser estimulante, com base na interação, enfatizando a responsabilidade do aluno para participar ativamente das atividades de ensino.

▶ Todo projeto de ensino deve ser previamente organizado, devendo-se ter uma previsão da população-alvo, do número de alunos que estarão no encontro e, se possível, de sua formação prévia, das questões relativas ao ambiente e da disponibilidade de materiais.

Métodos e técnicas remetem a conceitos organizacionais e de solução de problemas. No entanto, no caso do ensino médico, isso nem sempre é uma verdade, já que as ferramentas e o instrumental técnico são facilitadores, mas não garantem o sucesso da ação docente. Outros fatores estão envolvidos na ação de ensinar, em sua totalidade, e compreendem a técnica, as pessoas envolvidas no processo – professor e aluno –, a competência profissional e, de forma muito importante, a dimensão contextual.

As habilidades técnicas do professor perpassam o domínio de saber o que e como ensinar, tendo sempre presente que, dentro da organização preestabelecida, existem elementos imprevisíveis que demandam ações que deflagram a capacidade do profissional e seu preparo docente.

Os modelos pedagógicos são oriundos das escolas que os fundamentam, sendo elas *empiristas*, com o modelo de ensino-aprendizagem chamado de tradicional, que tem foco no saber do professor; *aprioristas*, valorizando, na essência, a bagagem de conhecimento do aluno; e *interacionistas*, que valorizam o aluno, o professor, a realidade sociocultural e a construção do conhecimento demandada pelos seus atores. Não é difícil deduzir que o modelo buscado no século XXI é o interacionista, com base no diálogo entre professor e aluno, em que o professor deverá assumir o importante papel de mediador do processo pedagógico. Ao aluno, cabe descobrir o significado daquilo que aprende, razão para se dizer que a aprendizagem é autoconstrutiva.

Para as escolas médicas brasileiras, foram normatizadas as Diretrizes Curriculares, em 2001, revisadas em 2014, que determinam que o Curso de Graduação em Medicina deve utilizar metodologias que privilegiem a participação ativa do aluno na construção do conhecimento e a integração entre os conteúdos, assegurando a indissociabilidade entre o ensino, a pesquisa e a extensão/assistência.[1,2]

Ajudando estudantes a aprender

Por vezes, os professores valorizam mais "o que" e "o quanto" seus alunos aprendem, esquecendo-se de "como" os estudantes realizam esse processo e a influência do contexto no seu modo de aprender. Em decorrência disso, os estudantes podem apresentar dificuldades na aprendizagem. Identificam-se problemas, tais como o aluno não compreender como fará a aplicação do conhecimento, como será a transposição do conteúdo para a prática, não atribuindo o devido significado a ele, problemas psicossociais, ritmos individuais de aquisição de informação e lacunas de conhecimento na formação prévia. As dificuldades de aprendizagem pelos estudantes podem, ainda, estar diretamente vinculadas aos pressupostos que se tem dos alunos, ao modo como se ensina, à forma como se organiza o currículo e como se processam as avaliações.

Em 1976, Marton e Saljo[2] propuseram uma mudança sobre o foco do ensino, valorizando aquilo que os estudantes pensam e executam em situações reais. Eles relataram que todos os alunos têm distintas abordagens ao aprendizado, influenciadas por vários fatores (Figura 53.1). Essa sequência de eventos no aprendizado e as relações entre eles devem ser o foco dos esforços para ensinar.

Um dos fatores que influencia o aprendizado são as características do aluno, que incluem diferenças individuais, experiências prévias de aprendizado e entendimento do tema proposto.

Outras influências podem ser agrupadas sob a denominação de características do contexto, que englobam caráter do departamento, disciplina ou serviço responsável pelo ensino e organização do currículo. A abordagem utilizada pelo professor para ensinar está intimamente relacionada com os itens precedentes. O resultado dessa equação influenciará na percepção do aluno.

Os alunos podem usar um de três aspectos da abordagem para aprender, denominados superficial, profundo e estratégico.[3] Alunos que utilizam uma abordagem superficial estão motivados pelo

Um modelo do aprendizado do aluno

- Abordagem do professor →
- Características do aluno
- Estilo do aprendizado
- ← Características do contexto
- Abordagem para aprender
- Processo do aprendizado
- Resultado do aprendizado

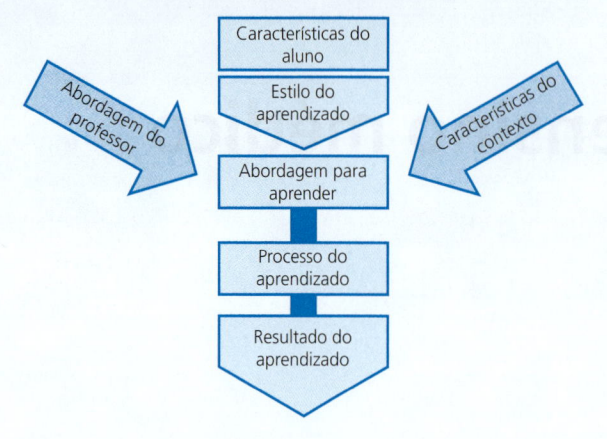

▲ **Figura 53.1**
Um modelo de aprendizado.
Fonte: Adaptada de Marton e Saljo.[2]

objetivo de completar o curso ou medo de fracassar. Em geral, ansiedade, medo de falhar e baixa autoestima estão associados à escolha dessa abordagem de aprendizado. Os alunos que a utilizam buscam cumprir as avaliações realizadas usando um processo de aprendizado que inclui aquisição da informação, com memorização mecânica sem entendê-la, reproduzindo-a nos testes. O foco é no material ou na tarefa, e não no significado ou no propósito. O aprendizado resultante desse tipo de abordagem é, na melhor das hipóteses, a memorização da informação concreta e um nível de entendimento, no máximo, superficial.

Na abordagem profunda, os alunos são motivados pelo interesse do tema e pela necessidade de buscar sentido e saber interpretar o conhecimento. Sua intenção é alcançar um entendimento do tema. O processo para alcançar isso varia de aluno para aluno e entre os diferentes temas: usa analogia, fazendo conexão com o conhecimento prévio, presta atenção no conteúdo e procedimentos utilizando memorização e entendimento, busca dar significado pessoal ao assunto. O resultado do aprendizado, nesse caso, é um profundo nível de entendimento com base no conhecimento e nos princípios gerais apoiados por uma base sólida e concreta.

Na abordagem estratégica, os alunos usam processos utilizados tanto na abordagem profunda quanto na superficial. A diferença fundamental está na intenção que determina a escolha, pois os alunos que utilizam a abordagem de aprendizado estratégica são motivados pela necessidade de alcançar altas notas e competir com outros. Como consequência, o aprendizado é um nível variável de entendimento, que dependerá do que é solicitado pelo curso ou disciplina e, particularmente, pelas avaliações.

Na educação superior ou especializada, espera-se que os estudantes optem por utilizar a abordagem profunda. Apesar disso, nem sempre os resultados advindos desse tipo de estudo são encorajados ou alcançados pelo aluno. Existem boas razões para que muitas das abordagens de ensino, estrutura curricular e métodos de avaliação possam ser inibidores do uso de uma abordagem profunda, apoiando e recompensando o uso da abordagem superficial e estratégica.

Outro aspecto essencial para o aprendizado é o ambiente de ensino, que deve ser considerado em vários níveis, dos quais se ressaltam dois. Um dos níveis do ambiente de ensino mais amplos é a filosofia educacional escolhida para embasar o currículo: centrada no aluno ou no conteúdo. Metodologias tradicionais, centradas no conteúdo ou no professor, levam o aluno a adotar uma abordagem superficial de aprendizado. Talvez esse nível do ambiente de ensino seja aquele em que o professor tem o menor poder de influir. De qualquer forma, sempre deverá tentar obter resultados retroalimentados pela avaliação. O outro nível é representado pela estrutura do currículo, em que se pode exercer alguma influência. A fragmentação do currículo em um grande número de temas ensinados por diferentes professores pode ser contraprodutiva para a utilização da abordagem profunda. O tempo disponível para cada tema é limitado, restringindo as oportunidades para que os alunos venham a dominá-las com profundidade.

Existem outros métodos e abordagens mais centrados no aluno que parecem encorajar o aprendizado profundo, melhorando seu resultado. Nesse caso, os professores devem proporcionar:

- Motivação intrínseca e curiosidade.
- Independência ao aluno.
- Escolhas ao aluno.
- Oportunidades para trabalhar com outras pessoas.
- Ambiente modificador, de suporte e pouco ameaçador.
- Retornos (*feedback*) frequentes, construtivos e úteis.
- Organização clara e bem estruturada.
- Envolvimento ativo em tarefas de aprendizado realistas.
- Ênfase em objetivos de alto nível.
- Prática e reforço.

Os princípios dos métodos centrados no aluno podem ser representados por atividades como projetos de pesquisa, aprendizado com base em casos, ensino em duplas, uso de portfólios e outros mais.

As principais diferenças entre ensino interativo ou relacional (centrados no aluno) e ensino tradicional estão listadas no Quadro 53.1.

O ambiente deve ser estimulante, com base na interação, enfatizando a responsabilidade do aluno para participar ativamente das atividades de ensino.

Existem algumas medidas a serem adotadas pelo professor para melhorar o ambiente de ensino, tais como:

- Dar ênfase às habilidades intelectuais:
    - para resolver problemas;
    - para desenvolver o pensamento crítico;
    - para trabalhar colaborando com outros;
    - para explorar e desenvolver atitudes apropriadas.
- Introduzir atividades de ensino que permitam ao aluno demonstrar profundo conhecimento acerca do tema.
- Reduzir o tempo utilizado para o ensino didático, a fim de destinar mais tempo para os alunos trabalharem com outras pessoas e para o aprendizado autodirigido.
- Diminuir a quantidade de material teórico, que deve ser monitorado, pois pressionar o tempo e sobrecarregar com conteúdo é sabidamente encorajador de uma abordagem superficial, mesmo que a intenção seja oposta.
- Utilizar mais tempo ajudando os alunos a entenderem as dificuldades que eles têm. Deve-se criar o hábito de pedir aos alunos que expliquem ou justifiquem suas respostas às questões. Questionar: "Por quê?".
- Avaliar o que os alunos acham do professor e em que medida consideram seu contexto ameaçador, tomando todas as providências possíveis para eliminar ou reduzir isso, desde que sejam mantidos níveis aceitáveis de mudança intelectual.
- Revisar os procedimentos de avaliação. Isso é uma tarefa crítica. Se a avaliação, o conteúdo e os métodos de ensino não estiverem de acordo com os objetivos do curso, mes-

Quadro 53.1 | Comparação entre ensino interativo e ensino tradicional

Ensino centrado no aluno	Ensino tradicional
▶ Alunos têm responsabilidade e papel ativo	▶ Alunos são passivos
▶ Alunos fazem escolhas sobre o que e como aprender	▶ Maioria das decisões são do professor
▶ Ênfase no aprendizado com currículo integrador	▶ Ênfase no aprendizado é subjetiva
▶ Ênfase em atividades questionadoras	▶ Ênfase no recebimento de informações
▶ Professor como guia, mentor e facilitador do aprendizado	▶ Professor especialista em dar o conhecimento e controlar atividades
▶ Motivação intrínseca	▶ Motivação extrínseca
▶ Foco no aprendizado cooperativo	▶ Aprendizado individual e competitivo
▶ Aprendizado pode ocorrer em qualquer lugar	▶ Aprendizado com locais limitados
▶ Grande flexibilidade em aprender e ensinar	▶ Modalidade relativamente inflexível
▶ Grande flexibilidade em avaliar, com autoavaliação e avaliação feita pelos pares	▶ Avaliação vista como de responsabilidade do professor
▶ Perspectiva de longo prazo: ênfase no aprendizado vitalício	▶ Perspectiva de curto prazo: ênfase em completar o trabalho e a aprendizagem para o exame

Fonte: Newble e Cannon.[4]

mo sendo um excelente professor, o impacto no aprendizado será pequeno.

Modificando abordagens de ensino

Existe relação entre a abordagem usada pelo professor para ensinar e a qualidade do aprendizado do aluno. Alguns professores consideram que seu principal trabalho é dominar o tema sistematicamente transmitido ao aluno, e, nesse caso, a falha no aprendizado é vista como deficiência do aluno.

Outros professores consideram que seu principal papel é ajudar os alunos a entenderem e a conceituarem mudanças. Eles focam no que os estudantes fazem e no resultado de suas atividades; quando ocorre falha no aprendizado, isso é visto como problemas no currículo e na sua implementação, e, como tal, isso pode ser uma deficiência dos alunos ou seus professores.

Melhorando e estimulando várias habilidades de aprendizado

A boa aprendizagem e as habilidades de estudo contribuem para o melhor desempenho do estudante, embora, isoladamente, não sejam garantia de sucesso. Da mesma forma, incorporar habilidades de aprendizagem é visto como tendo relevância "vitalícia", não se limitando à aprovação em provas e exames. Algumas dessas competências "vitalícias" são:

- Habilidades em auto-organização.
- Habilidades em estratégias de aprendizado profundo:
    - análise;
    - julgamento;
    - síntese e aplicação.
- Habilidades em localizar, recuperar, interpretar, avaliar e manejar a informação.
- Habilidades de visão em amplitude e profundidade, com capacidade de apreciar a natureza do conhecimento.

Alguns alunos usam habilidades e abordagens de estudo que são inapropriadas e pouco efetivas. É importante que o professor identifique tais alunos e os auxilie, se possível, com estratégias individualizadas. Recursos de tutoria ou com alunos monitores podem ser úteis nesses casos.

A escolha pelo tipo de abordagem de aprendizado pode se dar de forma inconsciente pelo aluno, cabendo ao professor identificá-la e notificar o aluno quando existe prejuízo ao resultado do aprendizado, mostrando-lhe alternativas.

Metodologias ativas de ensino

Aprendizagem baseada em problema (PBL – *problem based learning*)

> Dr. Pedro, 27 anos, terminou sua residência e foi convidado para ser professor em um curso de medicina que utiliza a PBL.
>
> O primeiro tema que recebeu para ser trabalhado com os alunos foi "diarreia".
>
> Como ele pode estruturar o ensino desse tema utilizando a metodologia PBL?

A concepção da PBL já permeava o pensamento de Sir William Osler, em 1899, quando dizia que "a complexa e crescente estruturação do pensamento médico era associada com dificuldades no treinamento das habilidades do bom médico, e para vencer isso, havia necessidade de mais tempo para estudo independente".[5,6]

Anos mais tarde, em 1969, a Faculdade de Medicina da Universidade McMaster, no Canadá, lançou o seu currículo nesse formato PBL. Seguiu-se Maastricht, na Holanda, espalhando-se pelo mundo e chegando ao Brasil, em Marília (SP) e, após, Londrina (PR), no final da década de 1990.[7]

O currículo nessa modalidade baseia-se na construção de casos/problemas que exploram os conhecimentos a serem aprendidos, seguindo sete passos, de acordo com o modelo de Maastricht (Quadro 53.2).

Os grupos de estudo devem ter um tutor e 5 a 10 alunos, sendo que, para cada encontro, um aluno será o coordenador, e outro, o secretário, alternadamente, oportunizando a participação de todos ao longo do período estabelecido para cada caso. Apresenta-

Quadro 53.2 | Sete passos para a construção de problemas (modelo de Maastricht)

1. Ser uma descrição do fenômeno para o qual se quer uma explicação no grupo tutorial
2. Ser formulado em termos concretos
3. Ser conciso
4. Ser isento de elementos distrativos
5. Dirigir o aprendizado a um número limitado de itens
6. Dirigi-lo apenas a itens que possam ter alguma explicação baseada no conhecimento prévio dos alunos
7. Exigir não mais do que 16 horas de estudo autônomo dos alunos para que seja completamente entendido de um ponto de vista científico

Fonte: Sakai e Lima.[8]

do o caso, o grupo deverá ter em média quatro encontros, seguindo os objetivos estabelecidos e os passos delineados (Figura 53.2).

A avaliação pode ser por módulos e também por meio de testes de progresso (ver Cap. 57, Avaliação do ensino de medicina de família e comunidade). Há necessidade de infraestrutura adequada, que vai desde uma biblioteca apropriada para dar suporte ao estudo até espaços para que se realizem os encontros. Como essa modalidade é curricular, todos os professores devem estar aptos e envolvidos com o processo, demandando gerenciamento por muitas comissões.

Às vezes, a eficácia desse modelo tem sido prejudicada pela falta de compreensão do propósito e do processo da PBL. Assim, deve-se ressaltar que ela é baseada em casos escritos nos quais os alunos trabalham sob a orientação do professor, definindo o que eles não conhecem e o que necessitam conhecer para entender, e não necessariamente resolver, o problema.

Estudos comparando o modelo PBL com um currículo tradicional ainda não são conclusivos sobre as vantagens e as desvantagens de cada um. Uma importante revisão sistemática realizada por Koh e cols.,[9] em Singapura, aponta para os efeitos positivos na competência médica, após a graduação, especialmente nas dimensões sociais e cognitivas, para os formados em escolas com currículos PBL.[8]

Problematização

Dr. Pedro foi convidado para atuar como preceptor no Programa de Residência em Medicina de Família e Comunidade que está iniciando. Um dos primeiros temas que deve trabalhar com os residentes é a "territorialização". A proposta é utilizar a problematização como metodologia. O Dr. Pedro planeja a atividade da seguinte forma: os residentes receberão texto de apoio sobre o tema e indicação de bibliografia. Deverão estudar o mapa do território de abrangência da unidade de saúde, identificar seus limites, realizar reunião com a equipe da unidade para ouvir sobre os problemas da comunidade e da atuação. Após, devem visitar a área acompanhados dos agentes comunitários de saúde. Ao percorrê-la, devem identificar áreas de risco, problemas de saneamento, instituições existentes, conversar com moradores sobre problemas relevantes e identificar lideranças. Ao final da visita, devem se reunir com o conselho de moradores e ouvir suas queixas, preocupações e problemas da área. A partir desse conjunto de informações coletadas, deverão escolher um problema, estudá-lo e desenvolver um plano de intervenção ao longo do período de residência.

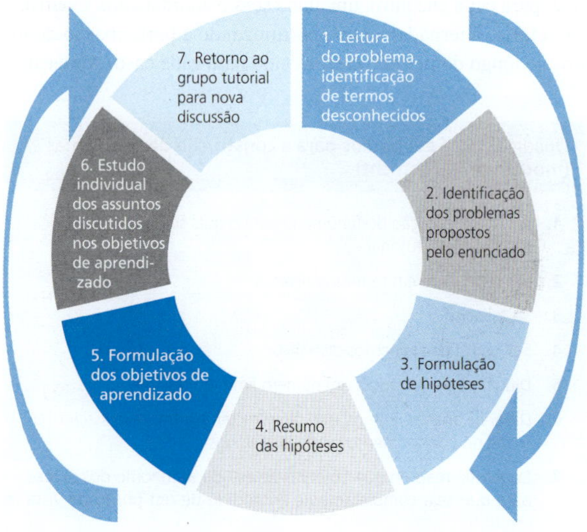

Diferentemente da PBL, a problematização pode ser utilizada em disciplinas ou conteúdos inseridos em outra modalidade curricular. Ela parte da observação da realidade; são elencados os pontos-chave; segue-se a teorização; a formulação de hipóteses; retornando para aplicação na prática, formando, assim, um arco. No passo observacional, pode-se cercar o tema com questões gerais e então transformá-las em diferentes problemas, que servirão para estudo de todo o grupo ou distribuídos em pequenos subgrupos. Todo o processo resulta em aplicação, indo além da simples matéria de exercício, já que as decisões serão executadas ou encaminhadas para outro.[9] A Figura 53.3 representa a forma de trabalhar utilizando a problematização.

Ensinando para grandes grupos

Ensinar para grandes grupos é, frequentemente, o mesmo que palestrar. A palestra, como metodologia em sala de aula, é, talvez, o método mais comum de ensino nas escolas médicas, fato também associado ao número elevado de alunos por turma. Isso leva a pensar em formas criativas para usar melhor o tempo de ensino quando se está diante de um grande grupo de estudantes, buscando formas mais ativas para ensinar do que as "aulas expositivas tradicionais" ou "palestras", as quais colocam muitas vezes os alunos em uma posição passiva de participação. Embora as palestras sejam um modo efetivo de transmitir informações, não é tão efetivo como outros métodos para estimular o pensamento, para despertar interesse no tema, para ensinar habilidades de comportamento ou para mudar atitudes; na verdade, para isso, a palestra é um dos piores métodos. Uma alternativa é trabalhar com pequenos grupos ou com ensino à distância, mas isso nem sempre é possível. Então, devem-se buscar técnicas para grandes grupos que envolvam os alunos e despertem o seu entusiasmo.

O primeiro passo nesse caminho é o professor saber, o máximo possível, contextualizar a "aula" no currículo, sendo importante, para isso, perguntar:

- O que tem sido ensinado aos alunos (e o que eles podem conhecer)?
- Que propósito sua aula deve ter?
- Que recursos estão disponíveis (biblioteca, internet, etc.) aos alunos?
- Quais são os modos de avaliação para a aula ou o curso?
- Que métodos foram usados para ensinar os alunos anteriormente?

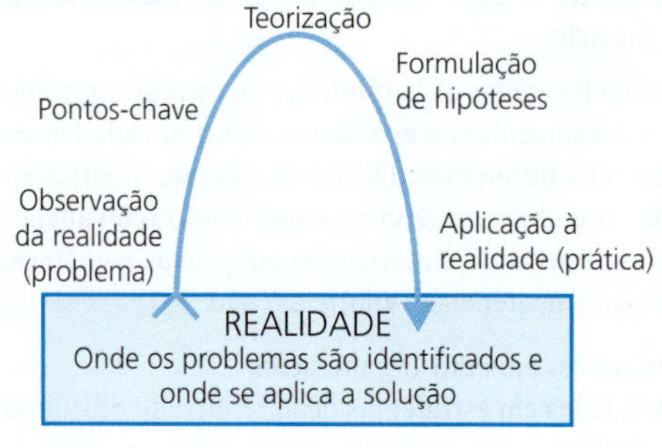

▲ **Figura 53.2**
Dinâmica do trabalho para os casos/problemas no modelo PBL.

▲ **Figura 53.3**
O arco de Maguerez.
Fonte: Berbel.[10]

Esse último ponto é importante, pois, ao se usarem novas abordagens, os alunos podem estranhar alguma técnica, e, para evitar isso, deve-se ter o cuidado de explicar seu propósito a eles, bem como se deve estar preparado para resistências.

Muitas vezes, trata-se de uma classe diversificada em suas origens e em suas experiências com modelos de aprendizado, mas o ponto básico dos princípios educacionais é beneficiar todos os alunos de uma turma. Isso pode ser facilitado fornecendo aos alunos um ensino que proporcione conhecer modelos de ensino, recursos para aumentar a compreensão e aumento de oportunidades para contato social.

Pode-se estar preparado para ensinar grandes grupos, seguindo os seguintes passos:

Passo 1 – Perguntar-se "Qual é o propósito desta aula?"

Para essa pergunta, podem-se ter algumas das respostas a seguir:

- Estimular habilidades de raciocínio
    - Exemplo: interpretar um quadro com dados estatísticos; criticar um artigo; aplicar aprendizado recente a uma nova situação.
- Construir um pensamento acadêmico
    - Exemplo: apresentar argumentos pró e contra determinada situação.
- Apresentar informações sobre um tema
    - Exemplo: revisar e comentar uma pesquisa sobre determinado tema.
- Demonstrar um procedimento, um modo de pensar ou abordar um problema
    - Exemplo: orientar os alunos a pensar sobre um problema conforme uma linha de raciocínio; demonstrar um procedimento.

Uma vez resolvida a questão do objetivo da aula, é necessário, tendo claro o contexto e com a finalidade de melhorar sua eficácia, detalhar o plano de aula. O melhor modo é escrever o que se deseja alcançar com a aula.

Passo 2 – Identificar o conteúdo

Nesse passo, começa-se anotando as principais ideias, teorias e exemplos que vêm à mente em relação ao objetivo central de sua aula, de forma espontânea, sem preocupação com ordenar o material que surge. Coloca-se o tema no centro do papel e vai se escrevendo ao redor. Ao identificar as principais ideias, novos ramos sobre o que se pensou vão aparecer, sendo necessário pensar mais cuidadosamente sobre eles. Continua-se até se esgotarem as ideias. Durante o processo, é preciso encontrar exemplos ilustrativos, imagens, piadas e *cartoons* apropriados, e o que é muito importante: que atividades curtas ou exercícios se pode usar para atividades participativas com os alunos.

Passo 3 – Finalizar o plano de ensino

Nessa etapa, o plano esboçado deve ser transformado em uma estrutura, com alguma sequência lógica e formal, sem que exista um modo único de realizar isso. O importante é ter uma estrutura, que deve estar clara para os alunos.

No Quadro 53.3, são apresentados três modelos de planejamento de ensino, de acordo com o foco definido: conteúdo, problema ou argumento acadêmico.

Deve-se tomar cuidado, pois nem sempre as aulas para grandes grupos são finalizadas em um único período, sendo parte de uma série sobre um tema em particular. Portanto, deve-se observar a continuidade de um encontro para outro.

Para o ensino de grandes grupos, têm-se várias estratégias disponíveis, dentre as quais se podem ressaltar: participação ativa dos alunos, atividades em pequenos grupos, discussão em duplas, atividades de leitura ou de resolução de problemas em pequenos grupos, tempestade de ideias, técnicas de avaliação da aula e de fazer os alunos anotarem.

Uma estratégia interessante da atualidade é o ensino com base em projetos ou aprendizagem por projetos (APP), cujo principal objetivo é a investigação. O seu emprego pressupõe uma articulação interdisciplinar eficaz. O estudante desenvolve a habilidade de trabalhar em grupos, além de resolver problemas inesperados. Os projetos devem ser elaborados a partir do arco de Charles Maguerez, passando pelas cinco etapas descritas nele (ver Figura 53.3).[11]

Os recursos materiais e a tecnologia também são muito úteis no ensino para grandes grupos, e, dentre a diversidade de recursos, pode-se salientar apostilas, quadro negro/quadro branco, retroprojetor, projetor de filmes, sistemas computadorizados de apresentação (PowerPoint), vídeos.

Quando se utilizam recursos audiovisuais, cabe testá-los antes para ver se está tudo funcionando, pois problemas nessa área são frequentes e falhas podem significar um prejuízo em potencial.

Quadro 53.3 | Planejamento de ensino

Plano orientado pelo conteúdo	Plano focado no problema	Plano do argumento acadêmico
Introdução e visão geral ▶ Descrever o objetivo da aula ▶ Delinear os aspectos-chave a serem abordados **Primeiro ponto-chave** ▶ Desenvolver ideias ▶ Usar exemplos ▶ Reafirmar o primeiro ponto-chave ▶ Tarefas, exercícios, questões aos alunos **Segundo ponto-chave** ▶ Desenvolver ideias ▶ Usar exemplos ▶ Reafirmar o primeiro e o segundo pontos-chave ▶ Tarefas, exercícios, questões aos alunos **Terceiro ponto-chave** ▶ Desenvolver ideias ▶ Usar exemplos ▶ Reafirmar o primeiro, o segundo e o terceiro pontos-chave ▶ Tarefas, exercícios, questões aos alunos **Sumário e conclusão**	**Introdução:** apresentação do problema: caso ou situação 1ª solução possível 2ª solução possível 3ª solução possível **Comparação e adequação das soluções possíveis** **Sumário e conclusões**	**Introdução:** exposição do professor e argumentos que o apoiam **1º ponto:** apresentar contra-argumentos **2º ponto:** discussão e rejeição aos argumentos **3º ponto:** argumentos em favor da posição do professor **Conclusão:** reafirmar a posição do professor

Ensinando para pequenos grupos

Para que o ensino em pequenos grupos aconteça de forma recompensadora para o professor, é necessário que ele desenvolva habilidades em manejo de grupos e planeje as atividades a serem desenvolvidas com cuidado, evitando incorrer no erro frequente de considerar que debates construtivos vão ocorrer espontaneamente. Uma forma de obter sucesso é entender como os grupos funcionam e escolher a técnica mais adequada a ser aplicada para alcançar os propósitos estabelecidos.

O trabalho em pequenos grupos ocupa um lugar de destaque nas técnicas utilizadas na educação médica por contemplar dois aspectos arbitrariamente distintos: o social e o educacional.

O aspecto social é alcançado proporcionando aos alunos maior contato com seus colegas e professores, ajudando-os a superar questões indiretamente associadas com seu ensino, como dificuldades para estudar, participação no curso, entre outras. Tais questões irão auxiliar na realização dos objetivos do curso.

No aspecto educacional e de seus objetivos a serem alcançados pelo uso do ensino em pequenos grupos, pode-se ressaltar o desenvolvimento de habilidades intelectuais de alto nível (raciocinar e resolver problemas), desenvolver atitudes, adquirir habilidades interpessoais (escutar, falar, argumentar e liderar). Essas habilidades são importantes para os alunos participarem efetivamente da PBL e também serão úteis nas relações com doentes, pessoas da comunidade, colegas e outros profissionais da saúde.

Para isso, o ensino em pequenos grupos deve ter as seguintes características:[12]

- Participação ativa.
- Contato direto (frente a frente).
- Atividades com propósito.

A participação ativa é uma característica que pressupõe ensino e aprendizagens realizadas por meio de discussão entre todos os presentes; para isso, o tamanho do grupo é um aspecto essencial, possibilitando que todos possam contribuir e se manifestar. O tamanho ideal para o ensino em pequenos grupos deve ser de cinco a oito alunos. Embora um grupo de mais de 20 estudantes dificilmente possa ser considerado como pequeno, vale lembrar que, com um pouco de criatividade, é possível usar muitos dos procedimentos descritos com sucesso considerável com um número maior de alunos.

O contato direto é outra característica que sempre deve estar presente, para que os participantes possam observar e utilizar-se da comunicação não verbal (gestos, expressões faciais, contato visual e postura). A melhor forma para isso é colocar o grupo em círculo.

A terceira característica implica que o encontro deve ter um propósito; não é uma ocasião para uma conversa ociosa. Parece óbvio, mas lamentavelmente, em algumas ocasiões, é isso o que ocorre. Os propósitos podem ser bem amplos, por exemplo, discutindo-se um tema ou um caso clínico e desenvolvendo-se habilidades, como criticar, analisar, resolver problemas e tomar decisões.

Muitas vezes, busca-se que o trabalho em pequenos grupos alcance mais de um objetivo, com a expectativa de lidar com vários conteúdos, mas deve-se considerar que, para alcançar objetivos diversificados, o professor precisa ser habilidoso e competente para trabalhar com grupos. Portanto, para dar conta de vários propósitos, é necessário, além de capacidade, elaborar um plano para a discussão ocorrer de forma ordenada e chegar-se a uma conclusão, sem esquecer que o objetivo principal deve ser que a abordagem em pequenos grupos resulte no desenvolvimento de habilidades intelectuais e influencie os alunos em suas atitudes.

Utilizar pequenos grupos é mais desafiador do que uma aula tradicional, pois o professor tem de lidar com os alunos no que se refere a seus aspectos comportamentais, de personalidade e emocionais. Para isso, o professor deve fugir do papel de líder autocrático ou autoritário, adotando preferencialmente uma postura cooperativa: iniciar a discussão, fazer perguntas, fazer declarações desafiadoras, solicitar esclarecimentos, e assim por diante. O sucesso do grupo pode ser medido quando ele ocorre sem a constante necessidade de participação do professor, o que muitas vezes é difícil para o professor aceitar.

Cabe ainda lembrar que, mesmo sendo um grupo, o professor deve preocupar-se com as necessidades individuais de cada aluno participante.

Existem diversas técnicas alternativas para trabalhar em pequenos grupos, sendo estas as principais:[4,13] discussão em pares (*one-to-one*); grupos de murmúrio (*buzz groups*); tempestade de ideias; dramatização; e apresentação em plenária. A seguir, são apresentadas cada uma dessas técnicas, resumidamente:

- A discussão em pares (*one-to-one*) é útil para "quebrar o gelo" e válida para desenvolver habilidades de escuta. Pode ser utilizada para temas controversos ou éticos. Descrição:
    - Dividem-se os integrantes do grupo em pares, e cada pessoa é designada como A ou B.
    - A pessoa A fala com a pessoa B sem interrupção por um período de 3 a 5 minutos sobre o tema em discussão.
    - A pessoa B escuta e evita interromper ou questionar.
    - Os papéis são invertidos, com B falando para A.
    - Cada pessoa, por sua vez, se apresenta, antes apresentando a pessoa com quem conversou. Eles, então, relatam brevemente o que foi dito àquela pessoa.
    - Uso para iniciar conversa: os integrantes do grupo podem ser solicitados a responder a uma questão como: "Diga-me algo sobre você".
    - Uso geral: os integrantes do grupo respondem a uma questão definida: "Qual é sua opinião sobre…?".
- Os grupos de murmúrio (*buzz groups*) consistem em uma técnica útil para encorajar a máxima participação. O termo "murmúrio" decorre do barulho gerado pela discussão dos participantes. Descrição:
    - Divide-se o grupo em subgrupos, de três a quatro participantes.
    - Discute-se o tema por alguns minutos.
    - Uma tarefa clara deve ser apresentada.
    - Ao final, cada pequeno grupo relata a discussão para o grande grupo.
- A "tempestade" de ideias (*brainstorming*) é uma técnica utilizada quando se deseja encorajar uma ampla e criativa exposição de ideias sobre um tema ou problema. É útil também quando um grupo tem membros altamente críticos que inibem a discussão (incluindo, por vezes, o professor). A chave para o sucesso é separar a geração de ideias ou soluções para um problema da sua avaliação. Descrição:
    - Explicam-se as regras da tempestade de ideias para o grupo:
        - Críticas não serão permitidas durante a etapa de geração de ideias.
        - Todas as ideias serão bem-vindas.
    - Grande quantidade de ideias é o objetivo.
    - Apresenta-se o problema para o grupo.

- Um período de silêncio é realizado para os participantes escreverem suas ideias.
- As ideias são registradas no quadro, transparência ou *flip-chart,* para todos visualizarem. Cada um fala das suas ideias, sem ordenamento.
- Quando todas as ideias estiverem relacionadas, e a combinação e a melhoria das ideias foram feitas, inicia-se a discussão e a avaliação.

- A dramatização é uma técnica poderosa e pouco utilizada para ensinar habilidades de comunicação. É útil para mudar percepções e desenvolver empatia. Não deve ser usada sem experiência prévia. Descrição:
  - Explicam-se a natureza e o propósito da atividade.
  - Definem-se o cenário e a situação.
  - Escolhem-se os participantes que vão atuar.
  - Proporciona-se aos atores *script* ou roteiro com uma descrição realista do seu papel. Deve-se dar tempo para o preparo e, se necessário, ensaiar.
  - Especificam-se as tarefas de observação para os que não irão atuar.
  - Proporciona-se tempo suficiente para a dramatização, combinando-se com os atores.
  - Discute-se e explora-se a experiência com atores e observadores.

- Apresentação em plenária: em muitas situações de ensino, e mesmo em conferências, subgrupos devem fazer relatos para o grande grupo, o que pode ser tedioso e envolver apenas o relator do subgrupo apresentando sua visão. A técnica da apresentação em plenária pode resolver esse problema. Descrição:
  - Subgrupos sentam-se em frente a outros subgrupos.
  - O coordenador do subgrupo A, brevemente, relata a essência da discussão do seu grupo.
  - O coordenador do subgrupo B, então, convida integrantes dos subgrupos B, C, D, etc. a realizar perguntas para qualquer membro do subgrupo A.
  - Após 10 minutos, o coordenador do subgrupo B relata a discussão do seu subgrupo.
  - O processo se repete para cada subgrupo.
  - O limite de tempo (10 minutos ou outro escolhido) deve ser rigorosamente respeitado.

Ensinando na prática e desenvolvendo habilidades clínicas

Em geral, essa é a área mais negligenciada na formação médica por todos os professores, embora seja a que apresente mais problemas quando comparada a outras. O que ocorre é que grande parte dos alunos não é monitorada pelos professores durante suas atividades de entrevista e exame clínico.

Para ser um professor no ensino clínico, são necessários determinados atributos.[9] Uma autoavaliação pode ser realizada respondendo às seguintes perguntas:

- Você incentiva a participação ativa dos alunos e evita tê-los por perto em uma capacitação de observação?
- Você tem e demonstra uma atitude positiva para ensinar?
- Seu ensino tem ênfase na solução de problemas?
- Você foca na integração da prática clínica com as ciências básicas e clínicas, ou gasta a maior parte do tempo com ensino didático de material teórico?
- Você supervisiona de perto os alunos em suas entrevistas e exames físicos na consulta e proporciona um retorno efetivo de seu desempenho, ou você confia em suas apresentações verbais na sala da aula/supervisão?
- Você proporciona oportunidades adequadas para os alunos praticarem suas habilidades?
- Você proporciona aos alunos um bom modelo, particularmente na área das relações interpessoais com as pessoas que atende?
- Você ensina proporcionando estímulos e desafios?
- Seu modo de ensinar é geralmente orientado por problemas ou tende a ser orientado pela doença?

Responder honestamente a essas perguntas pode dar a noção de qual professor está de fato observando o desenvolvimento do seu aluno.

Para melhorar o ensino médico na prática da atenção primária à saúde, é necessário conhecer o currículo da escola, do curso ou do programa de residência, pois, em geral, pode-se ter pouco espaço no currículo para melhorar ou incrementar o ensino. De qualquer forma, é importante tentar adquirir e implementar os atributos já citados e seguir alguns pontos, como planejar o ensino, ser um bom exemplo, envolver o aluno, observar o aluno e proporcionar um bom ambiente de ensino.

Para melhorar o desempenho como tutor, deve-se dar ênfase à solução de problemas e priorizar o ensino por meio da aplicação do conhecimento.

Existem muitas técnicas que podem auxiliar o desenvolvimento de habilidades clínicas:

- Para anamnese: gravação em vídeo, simulação, observação direta, uso de sala espelhada.
- Para exame físico: gravação em vídeo, dispositivos de simulação, doentes simulados, manequins.

Como trabalhar com textos

A leitura de textos é uma ferramenta muito utilizada e também importante para a construção do conhecimento, razão para que se conheça a melhor forma de explorar essa possibilidade no ensino. O objetivo da atividade deve ser claro, não somente o que se lê, mas também para que se lê, buscando as informações ou o estudo. Para isso, há necessidade do desenvolvimento da crítica, capacidade que engloba a compreensão e a análise.

Alguns passos são sugeridos para serem explorados pelos alunos:

- Identificar o que já é conhecido.
- Identificar o que é novidade.
- Identificar as dúvidas.
- Esquematizar o texto.
- Hierarquizar afirmações.
- Identificar os pontos discordantes.

Habilidades mais complexas podem ser contempladas, além das propostas de reconhecimento do texto, incluindo:

- Colocar títulos diferentes.
- Resumir o conteúdo.
- Estabelecer relações entre partes do texto.
- Elaborar e responder a um questionário com questões analíticas e reflexivas.
- Ir além do texto, com sugestões que não estão abordadas.
- Assumir posição crítica justificando a resposta.
- Elaborar questões para o autor, se este pudesse estar presente.

Para enriquecer a atividade, quando o grupo é numeroso, pode-se distribuir cada uma das sugestões para diferentes grupos de alunos, promovendo o dinamismo e a interação entre os participantes.

Há uma tendência em tornar essa modalidade de leitura de texto algo repetitivo e monótono. Cabe ao professor, bem como aos alunos, exercitarem as possibilidades citadas, bem como outras, que dependerão da criatividade e do entusiasmo com o aprendizado.[14]

CONCLUSÃO

Entre diferentes modalidades de metodologias de ensino médico, é possível se pensar que situações diferentes podem ser abordadas de forma diferenciada, cabendo tutoriais, como na PBL ou problematização, aulas interativas/dialogadas e também alguns conteúdos expositivos. Todo projeto de ensino deve ser previamente organizado; deve-se ter uma previsão da população-alvo, de quantos alunos estarão no encontro, se possível da sua formação prévia, além de questões relativas ao ambiente e disponibilidade de materiais. Cabe ressaltar que o coordenador de ensino de uma escola médica tem papel fundamental, pois deve conduzir os seus professores para que atendam a orientação pedagógica assumida, a fim de que não ocorram improvisações e distorções do projeto estabelecido para o curso em questão.

O componente essencial no processo de ensino-aprendizagem é a avaliação, que deve ser concebida como parte do projeto e realizada de acordo com as metodologias utilizadas (ver Cap. 57, Avaliação do ensino de medicina da família e comunidade).

REFERÊNCIAS

1. Diretrizes curriculares nacionais do curso de graduação em medicina [Internet]. Brasília: Ministério da Educação; 2001 [capturado em 28 out. 2017]. Disponível em: http://portal.mec.gov.br/cne/arquivos/pdf/Med.pdf.

2. Diretrizes curriculares nacionais do curso de graduação em medicina [Internet]. Brasília: Ministério da Educação; 2014 [capturado em 28 out. 2017]. Disponível em: http://portal.mec.gov.br/index.php?option=com_docman&view=download&alias=15874-rces003-14&category_slug=junho-2014-pdf&Itemid=30192.

3. Marton F, Saljo R. On qualitative differences in learning: I. Outcome and process. Brit J Educ Psychol. 1976;46(1):4-11.

4. Newble D, Cannon R. A handbook for medical teachers. 4th ed. Boston: Kluver Academic; 2001.

5. Schlett CL, Doll H, Dahmen J, Polacsek O, Federkeil G, Fischer MR, et al. Job requirements compared to medical school education: differences between graduates from problem-based learning and conventional curricula. BMC Med Educ. 2010;10:1.

6. Franklyn-Miller AD, Falvey EC, Mccrory PR. Patient-based not problem-based learning: an Oslerian approach to clinical skills, looking back to move forward. J Postdrad Med. 2009;55(3):198-203.

7. Zanolli M. Metodologias ativas de ensino-aprendizagem na área clínica. In: Marins JJ, Rego S, Lampert JB, Araújo JG. Educação médica em transformação: instrumentos para a construção de novas realidades. São Paulo: Hucitec; 2004.

8. Sakai MH, Lima GZ. PBL: uma visão geral do método. Olho Mágico. 1996; 2(5/6):1-4.

9. Koh GC, Khoo HE, Wong ML, Koh D. The effects of problem-based learning during medical school on physician competency: a systematic review. CMAJ. 2008;178(1):34-41.

10. Berbel NN. A problematização e a aprendizagem baseada em problemas: diferentes termos ou diferentes caminhos? Interface – Comunic. Saúde Educ. 1998;2(2):139-54.

11. Farias PAM, Martin ALA, Cristo CS. Aprendizagem ativa na educação em saúde: percurso histórico e aplicações. Revista Brasileira de Educação Médica.2015;39(1):143-58.

12. Reichert CL, Costa JS. A metodologia dos desafios: problematização e sentido em ambientes virtuais [Internet]. Brasília: Senai; 2002 [capturado em 28 out. 2017]. Disponível em: http://www.abed.org.br/congresso2004/por/htm/112-TC-D1.htm.

13. Anastasiou LGC, Alves LP. Processos de ensinagem na Universidade: pressupostos para as estratégias de trabalho em aula. 5. ed. Joinville: UNIVILLE; 2003.

14. Grillo MC, Freitas ALS. Estudo de texto. In: Grillo MC, Freitas ALS, Gessinger RM, Lima VMR, organizadores. A gestão da aula universitária na PUCRS. Porto Alegre: EDIPUCRS; 2008.

▶ CAPÍTULO 54

Ensino de medicina de família e comunidade na graduação

Marcelo Rodrigues Gonçalves
Olivan Queiroz
Thiago Gomes da Trindade

Aspectos-chave

▶ A medicina de família e comunidade (MFC) é uma disciplina acadêmica, fruto da emergência de um novo paradigma que articula um saber global e um fazer local. A atenção primária à saúde (APS) é o terreno de atuação do médico de família e comunidade.

▶ Os princípios da MFC e as características da APS são elementos a serem ensinados e aprendidos na graduação médica, não somente nos aspectos teóricos, mas também na aplicação prática. Lidar com a incerteza do dia a dia, diante das afecções mais comuns, mergulhado no contexto socioambiental, diante dos recursos possíveis, é uma importante habilidade a ser desenvolvida.

▶ Cenários inovadores, formadores qualificados, funcionando como role models, metodologias adequadas, gestores comprometidos são vitais para a valorização da prática clínica na APS durante a graduação e a efetiva inserção dos estudantes.

▶ Dois documentos da Sociedade Brasileira de Medicina de Família e Comunidade (SBMFC) podem ajudar na implementação da graduação na APS: as *Diretrizes para ensino da APS na graduação em medicina*[1] e o *Currículo baseado em competências*.[2] As *Diretrizes curriculares nacionais do ensino médico*[2] orientam as recomendações do Ministério da Educação para os cursos.

▶ Podem-se resumir em três os cenários de ensino na APS: a comunidade, o centro de saúde e o consultório. Cada um apresenta diferentes oportunidades de aprendizagem. Nesses ambientes, podem ser experienciadas atividades próprias da MFC, bem como conteúdos compartilhados com outras disciplinas.

Nos estudos realizados no Brasil[3,4] ou no exterior,[5] estima-se que cerca de 80% dos problemas de saúde podem ser manejados de forma adequada na APS. Para isso, é necessário que, de forma efetiva, se respeitem atributos como acesso de primeiro contato, longitudinalidade, integralidade e coordenação do cuidado, além de infraestrutura, qualidade avaliada e resolutividade assegurada.[6]

Os profissionais adequados para trabalhar na APS necessitam de uma formação diferenciada, generalista e o mais polivalente possível para que, somados a esses atributos, tornem o sistema de saúde viável. Pesquisas que mostram o impacto dos serviços orientados para a APS, nos mais diversos desfechos,[7-9] evidenciam que a presença do médico de família e comunidade faz a diferença nos resultados, sendo considerada a melhor especialidade para este nível de atenção, em qualquer sistema de saúde.

Ao comparar-se o Brasil com países como Reino Unido, Espanha e Portugal, fica evidente a discrepância na distribuição da especialidade. O percentual de médicos de família e comunidade no Brasil não ultrapassa 1,4%,[10] ao passo que, no Reino Unido, esse número é de 30,4%.[11] O ensino de MFC, em cenário da APS, é, assim, um diferencial na formação dos estudantes de medicina, podendo gerar impactos, positivos ou negativos, nas suas escolhas e no desempenho após a conclusão do curso.

Desde o Relatório Flexner, publicado nos EUA em 1910, em que estava expressa a orientação de formar mais especialistas para diminuir os erros (fundamental naquele contexto sem qualquer regulação profissional), a formação médica vem negligenciando as características essenciais da prática generalista. Os currículos das escolas no século XX foram construídos para contemplar as situações de pessoas acompanhadas pelas mais diversas especialidades médicas, geralmente internadas em hospital, onde os estudantes eram inseridos e treinados. O professor Kurt Kloetzel, um dos primeiros no Brasil a ensinar a estudantes os princípios da Medicina Ambulatorial,[12] desde a década de 1980, denunciava o prejuízo do "especialismo" entre os recém-formados:

> [...] Só agora percebem como foram mal preparados para a vida prática; eles, que só adquiriram um mínimo de experiência com o paciente ambulatorial – mas nunca se preocuparam, acreditando que, chegada a hora, era só lançar mão da experiência adquirida nos seis anos de hospital-escola – de repente tornam-se cientes do esbulho de que foram vítimas.

Observando os trabalhos sobre *Ecologia dos sistemas de saúde*,[13,14] vê-se que, em um intervalo de 1 mês, entre 1.000 adultos de uma comunidade, apenas 1 será internado em um hospital universitário (atenção quaternária), e 250 procurarão um serviço ambulatorial para problemas simples (Figura 54.1). Fica claro o quanto é equivocada a estratégia de ensino atual, focada em enfermidades raras, com apresentações bem definidas, quase ignorando o manejo da incerteza clínica dos "problemas" comuns, inerentes aos cuidados primários.

Para melhor preparar médicos e médicas para atuarem na demanda exigida pela APS, inclusive tornar a MFC uma possibilidade de carreira entre os profissionais que saem dos cursos no Brasil, são necessárias mudanças no mercado de trabalho, na formação de residentes, no desenvolvimento de docentes e preceptores e na estrutura curricular da graduação.

A evolução do ensino médico na atenção primária à saúde no Brasil

Desde a década de 1990, o Brasil vem discutindo a necessidade de mudanças no currículo médico, tema fomentado inicialmente pela Comissão Interinstitucional Nacional de Avaliação da Educação Médica (CINAEM), sendo duas das principais conclusões a necessidade de maior inserção nos cenários de prática, sobretudo em serviços de APS, e o aumento no número de médicos no nível primário de atenção à saúde. Naquela época, já foram apontados quatro nós críticos da formação médica: avaliação, docência médica, gestão da escola e modelo pedagógico.

Essa discussão culminou com as *Diretrizes curriculares nacionais do curso de graduação em medicina*, homologadas em 2001 pelo Conselho Nacional de Educação.[15] Neste documento, o perfil do formando era descrito como "[...] médico com formação generalista, humanista, crítica e reflexiva, capacitado para atuar no processo saúde-doença, nos seus mais distintos níveis de atenção [...] com responsabilidade social e compromisso com a cidadania e promoção à saúde integral da pessoa". Tais diretrizes estimulavam uma maior integração ensino-serviço, com inserção na APS. A maioria das escolas iniciou, mesmo que de forma heterogênea, alguma mudança na estrutura curricular e inseriu os estudantes em Unidades Básicas de Saúde (UBS).

Na sequência, foram lançadas políticas indutoras governamentais, contemplando projetos que visassem a mudanças nos três eixos de formação acadêmica: orientação teórica, cenários de prática e orientação pedagógica. Medidas como o Programa de Melhoria e Expansão do Ensino Médico (PROMED), o Programa Nacional de Reorientação da Formação Profissional em Saúde (PRÓ-SAÚDE) e o Programa de Educação para o Trabalho em Saúde (PET-SAÚDE) tentaram "[...] reorientar os produtos das escolas médicas – profissional formado, conhecimento e serviços gerados, com ênfase nas mudanças do modelo de atenção à saúde – em especial aqueles voltados para o fortalecimento da atenção básica".[16]

Algumas estratégias para o desenvolvimento de docentes surgiram, sendo uma das mais impactantes o curso de formação da Foundation for Advancement of International Medical Education and Research (FAIMER), um projeto original da Filadélfia (EUA), iniciado no Brasil em 2007, hoje com mais de 300 professores formados (consultar https://brasil.faimerfri.org/).

Em 2011,[17] a SBMFC e a Associação Brasileira de Educação Médica (ABEM) lançaram as *Diretrizes para ensino da APS na graduação em medicina*,[1] um documento com o intuito de apoiar as escolas médicas, de forma objetiva e prática, na elaboração de projetos político-pedagógicos no contexto da APS (Quadro 54.1). Foram abordados ali (1) objetivos de aprendizado; (2) contribuições da APS para a graduação em medicina; (3) metodologias e estratégias didáticas; (4) momentos e espaços formativos; e (5) formação dos docentes e preceptores. Documentos similares podem ser encontrados em outros países, como a agenda da European Academy of Teachers in General Practice and Family Medicine (EURACT)[18] e da Society of Teachers of Family Medicine.[19]

No final de 2013, o Governo Federal lançou um conjunto de medidas na tentativa de avançar no provimento de médicos, o "Programa Mais Médicos para o Brasil". O programa partia de uma premissa correta (o déficit de médicos, em áreas remotas do país), mas com uma estratégia de enfrentamento na época

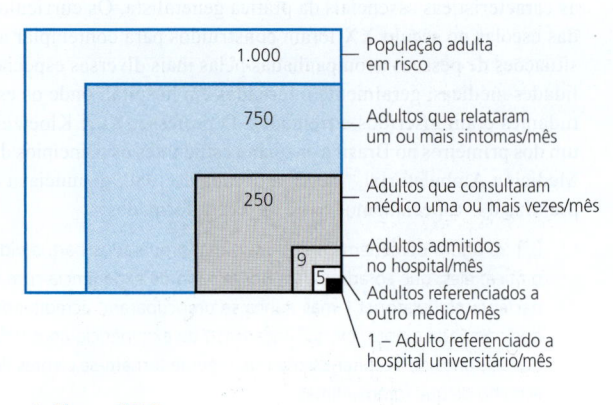

▲ **Figura 54.1**
Ecologia dos sistemas de saúde, 1961.
Fonte: White, Williams e Greenberg.[13]

- 1.000 – População adulta em risco
- 750 – Adultos que relataram um ou mais sintomas/mês
- 250 – Adultos que consultaram médico uma ou mais vezes/mês
- 9 – Adultos admitidos no hospital/mês
- 5 – Adultos referenciados a outro médico/mês
- 1 – Adulto referenciado a hospital universitário/mês

Quadro 54.1 | Sumário das diretrizes para o ensino na atenção primária à saúde na graduação em medicina

Por que ensinar na APS?
Contribui para o desenvolvimento de uma prática clínica integrada e contextualizada, que é centrada nas pessoas e comunidades, possibilitando a interdisciplinaridade

O que ensinar?
Abordagem individual e coletiva, com orientação familiar e comunitária, como eixos estruturantes da formação médica

Quando ensinar?
Deve ser uma inserção longitudinal e com continuidade ao longo do curso, em um modelo em espiral crescente de complexidade e, de preferência, com atividades na APS em todos os períodos (semestres ou anos) do curso

Como ensinar?
Com metodologias dialógicas e ativas de ensino-aprendizagem, integrando prática e teoria, problematizando e possibilitando uma reflexão sobre a prática profissional, trabalhando em pequenos grupos e com diversidade de cenários e atividades

Onde ensinar?
Em USFs, ou similares, integradas à rede municipal, articuladas com a RAS, com estrutura adequada para o recebimento de estudantes e para um efetivo processo de ensino-aprendizagem

Quem deve ensinar?
É fundamental a participação do médico especialista em MFC como docente e preceptor, em parceria com outros profissionais com vivência e competência em APS

APS, atenção primária à saúde; USF, unidade de saúde da família; MFC, medicina de família e comunidade; RAS, rede de atenção à saúde.

Fonte: Demarzo e colaboradores.[1]

considerada equivocada pela SBMFC.[2] Mesmo assim, o eixo da formação e da infraestrutura foi, de alguma forma, contemplado no projeto. Entre os efeitos do programa estavam novas Diretrizes Curriculares Nacionais da Graduação em Medicina,[20] cujo texto propõe de forma mais detalhada o papel da APS na graduação, com carga horária definida no internato (30%, dividido com urgências e emergências), e um formato para integração de ensino-serviço, por meio dos Contratos Organizativos de Ação Pública Ensino-Saúde (COAPES), em parceria com as secretarias municipais e estaduais de saúde. Os principais pontos do texto encontram-se no Quadro 54.2.

Nas últimas duas décadas, o número de escolas médicas no Brasil apresentou um crescimento exponencial, passando de 160 no ano 2000 para 311 em 2018.[21] Esta expansão dá-se em um cenário de extrema heterogeneidade, tanto do ponto de vista das Instituições de Ensino Superior (IES) quanto dos serviços de APS, principalmente na Estratégia Saúde da Família (ESF).

A precariedade em que se encontram alguns locais de estágio, tanto no aspecto estrutural quanto processual – condutas e técnicas que não condizem com o mínimo padronizado – remete a um resultado paradoxal. Expor estudantes precocemente às condições precárias de assistência e ensino teria o efeito contrário nas perspectivas após a formatura. Os acadêmicos até admiram os que ali trabalham, mas não se veem exercendo tais atividades no futuro.

Como implementar o ensino de medicina de família e comunidade na graduação

Para a implementação da MFC/APS nos currículos das escolas médicas, não existem fórmulas prontas. Isso depende das potencialidades e singularidades de cada instituição, bem como do *background* do corpo docente para tal demanda. O suporte dos gestores, principalmente municipais, e a presença de uma rede assistencial que consiga absorver os alunos são fundamentais no processo de implementação.

O artigo lançado pela SBMFC e ABEM[1] destaca um conjunto de recomendações para a implementação do ensino de MFC na graduação de medicina. Outro instrumento construído pela SBMFC, com o envolvimento de vários segmentos da sociedade, que facilita na definição de conteúdo é o *Currículo baseado em competências*.[2] Elaborado inicialmente para guiar as residências médicas, esta ferramenta estrutura diferentes competências em quatro níveis (pré-requisito; essencial; desejável; avançado). A estrutura curricular na graduação pode adotar como meta a aquisição da competência no nível "pré-requisito".

Quadro 54.2 | Fragmentos das Novas Diretrizes Curriculares Nacionais[20]

Art. 24. A formação em Medicina incluirá, como etapa integrante da graduação, estágio obrigatório de formação em serviço, em regime de **internato**, sob supervisão, em serviços próprios, conveniados ou em regime de parcerias estabelecidas por meio de **Contrato Organizativo da Ação Pública Ensino-Saúde** (COAPES) com as Secretarias Municipais e Estaduais de Saúde, conforme previsto no art. 12 da Lei nº 12.871, de outubro de 2013.

§ 1º A preceptoria exercida por profissionais do serviço de saúde terá supervisão de **docentes próprios** da Instituição de Ensino Superior (IES).

§ 2º A carga horária mínima do **estágio curricular** será de **35% da carga horária total** do Curso de Graduação em Medicina.

§ 3º O mínimo de **30% da carga horária** prevista para o internato médico da Graduação em Medicina será desenvolvido na **atenção básica** e em Serviço de **Urgência e Emergência** do SUS, respeitando-se o mínimo de dois anos deste internato.

§ 4º Nas atividades do regime de internato previsto no parágrafo anterior e dedicadas à Atenção Básica e em Serviços de Urgência e Emergência do SUS, **deve predominar** a carga horária dedicada aos **Serviços de Atenção Básica** sobre o que é ofertado nos Serviços de Urgência e Emergência.

§ 5º As atividades do regime de internato voltadas para a Atenção Básica devem ser coordenadas e voltadas para a área de **medicina de família e comunidade**.

§ 6º Os 70% da carga horária restante do internato incluirão, necessariamente, aspectos essenciais da área de Clínica Médica, Cirurgia, Ginecologia-Obstetrícia, Pediatria, Saúde Coletiva e Saúde Mental, em **atividades eminentemente práticas** e com carga horária teórica que não seja superior a 20% do total do estágio em cada uma dessas áreas.

Fonte: Brasil.[20]

Espera-se que tais competências sejam adquiridas antes da entrada na residência. É mostrado um exemplo do currículo no Quadro 54.3, usando a competência "Raciocínio clínico".

Não há um consenso quanto à proporção ideal de atividades práticas e teóricas nas várias etapas da graduação. Iniciar pelas atividades comunitárias e multidisciplinares e migrar gradualmente para a clínica? Acompanhar os agentes comunitários de saúde nos primeiros semestres e os médicos a partir do meio do curso? Ou iniciar de maneira equilibrada as atividades comunitárias e clínicas, para desconstruir a ideia de que o trabalho do médico de família e comunidade é exclusivamente preventivo e coletivista?

Quadro 54.3 | Currículo baseado em competências para medicina de família e comunidade: raciocínio clínico

Pré-requisito	Essencial	Desejável	Avançado
Sabe fazer bom uso das fontes de referência (diretrizes, livros, artigos, protocolos, portais na internet) para a tomada de decisão			
Constrói um pensamento apropriado para um diagnóstico diferencial congruente com o exame físico e a história	Conhece as diferentes estratégias para raciocínio clínico (intuitivo e analítico)		
Desenvolve um plano de tratamento	Define um plano de manejo adequado ao problema apresentado e às características do paciente	Fortalece a adesão ao plano de manejo acordado	

Fonte: Sociedade Brasileira de Medicina de Família e Comunidade.[2]

Optou-se por propor uma exposição gradual, com maior peso das atividades multidisciplinares e comunitárias nos primeiros anos, mas com acompanhamento das atividades clínicas desde o primeiro semestre, seja por observação de consultas médicas, discussões integradas com as disciplinas básicas (anatomia, fisiologia, epidemiologia, etc.) ou pela adoção de outras metodologias ativas (Figura 54.2).

Cenários para assistência e ensino na atenção primária à saúde

A diversidade de cenários para o ensino no âmbito da APS na graduação é um dos aspectos mais ricos e, ao mesmo tempo, mais frágeis na formação dos estudantes brasileiros (Quadro 54.4). A possibilidade de estar em contato com unidades e profissionais de saúde, desde os centros urbanos até as áreas rurais remotas, enriquece a formação e ajuda a desenvolver habilidades e atitudes que não eram trabalhadas dentro das enfermarias ou ambulatórios de especialidades. Isso certamente coloca o graduando em uma perspectiva mais ampla da prática médica.

Se for feita uma divisão didática, podem-se resumir três cenários de oportunidade de aprendizagem na APS: (1) a comunidade; (2) o centro de saúde, e sua variedade de denominações existente no país; e (3) o consultório. Nesses ambientes, podem ser experienciadas atividades próprias da MFC, bem como conteúdos compartilhados com outras disciplinas.

Na comunidade

Uma das exigências na reformulação do currículo médico seria a diversificação de cenários, saindo do ensino exclusivamente intra-hospitalar e adentrando a comunidade, aproximando-se da necessidade local das pessoas.

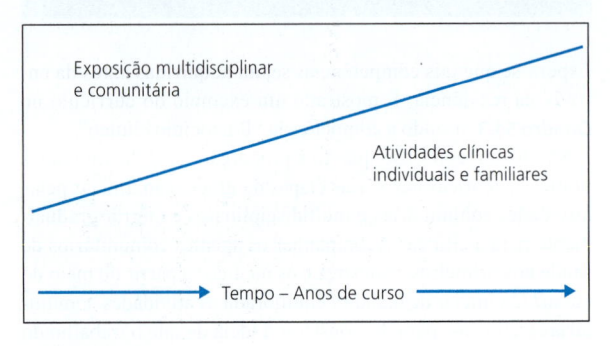

Ali é possível ensinar características sociodemográficas do território e da população, coletar informações de pessoas-chave e construir um diagnóstico de saúde e adoecimento daquelas pessoas. O ensino da epidemiologia populacional fica mais significativo.

> **Dica**
>
> ▶ Sempre que se organiza uma atividade com estudantes na comunidade, deve-se garantir a clareza de objetivos necessária à sensibilização do acadêmico, bem como elaborar tarefas claras, mensuráveis e possíveis de serem realizadas. É importante evitar "visitar" a comunidade pelo simples benefício da visita em si. Exemplo de tarefa objetiva: *Entrevistar a chefe de uma família, sumarizar dados da sua história familiar, construir um genograma e apresentar em seminário na aula seguinte.*

Trata-se de um ambiente propício para trabalhar a elaboração de atividades coletivas junto ao público, em escolas, associações, grupos de interesse comum. Estudantes preparam atividades de forma sistemática e aplicam técnicas de condução de sensibilização coletiva.

Por fim, na comunidade, pode-se realizar um dos maiores diferenciais do médico de família: a atenção domiciliar. Antes mesmo de transformar uma casa em consultório, o próprio deslocamento pelo bairro enriquece o olhar do estudante. No domicílio, a identificação do contexto e manejo diagnóstico e terapêutico característicos é apresentada ao estudante.

No centro de saúde

Uma clínica (ou unidade de saúde) oferece o espaço ideal para discussão de processos de trabalho. Questões como organização do serviço, acesso e qualidade no atendimento são vivenciadas nesse ambiente. No centro de saúde, pode-se ensinar gestão da clínica. Que serviços podem ou devem ser oferecidos? E para qual público? Pode-se aprender a receber de forma empática os que o procuram, triar pessoas por demandas, classificar queixas e riscos, familiarizar-se com instrumentos, como a *Classificação internacional da atenção primária* (CIAP-2).[4] É muito salutar para o estudante o convívio com outras profissões e o trabalho interdisciplinar, reconhecendo metas comuns e potencialidades inerentes a cada categoria.

Além disso, no centro de saúde, existe suporte para realização de procedimentos clínicos e cirúrgicos de pequeno porte, oferecendo uma grande oportunidade de aprendizado. Cada vez mais a atenção primária brasileira amplia os serviços oferecidos, e na graduação, isso deve ser trabalhado.

No consultório

Esse é um espaço privilegiado de aprendizado, devendo ser muito bem cuidado, já que é onde acontece a principal atividade da prática médica. Variando pouco entre as especialidades, a consulta clínica é o procedimento mais comum na carreira de um médico, e os cursos de medicina devem deixar isso claro em seu planejamento. Durante os 6 anos de curso, o estudante que consulta vai ganhando autonomia, partindo de uma quase completa observação e chegando à condução supervisionada no final do internato.

Nos primeiros anos da graduação, vale a pena chamar a atenção para instrumentos de abordagem à família (como genograma ou ecomapa) e estratégias eficazes de registro na APS, a

▲ **Figura 54.2**
Proporção entre exposição multidisciplinar/comunitária vs. atividades clínicas individuais e familiares no curso de graduação em medicina.

Quadro 54.4 | Cenários de práticas para estudantes de medicina na atenção primária à saúde

- ESF, centros urbanos/áreas rurais
- UBS tradicional
- Áreas de saúde indígena
- Unidades fluviais – Saúde das populações ribeirinhas
- Consultório de rua
- Serviços de atenção domiciliar
- Ambulatórios de APS vinculados a hospitais
- Serviços de telemedicina
- Serviços de vigilância e gestão estratégica

ESF, Estratégia Saúde da Família; UBS, Unidade Básica de Saúde.

exemplo do registro orientado por problemas (ROP) e o acrônimo SOAP (subjetivo, objetivo, avaliação, plano) (método de Weed). Já é possível evidenciar o valor do encontro entre médico-paciente e estratégias de torná-lo mais agradável e fluido, sendo introduzidos conceitos da abordagem centrada na pessoa.

À medida que o estudante é apresentado à semiologia, desenvolvendo sua coleta de dados, a entrevista clínica, conhecendo manobras propedêuticas, ganha ferramentas para aprimorar essa consulta. Se há 20 anos a semiologia era quase exclusivamente ensinada no hospital, hoje não há como desprezar as particularidades da anamnese, do exame físico e da tomada de decisão no contexto dinâmico da atenção primária. Além disso, apresenta-se ali outra epidemiologia, queixas comuns com quadros muitas vezes descaracterizados do que se vê na literatura. Aprender a lidar com tais incertezas é uma das funções primordiais da exposição dos estudantes à prática da MFC.

Por fim, nas decisões clínicas da APS, há muito a ser ensinado observando-se a atuação dos médicos de família e comunidade: desde a abordagem àqueles que não apresentam queixas claras, cultivando o olhar crítico a intervenções médicas desnecessárias (prevenção quaternária), até a elaboração conjunta de plano de condução de pessoas realmente doentes, como também é frequente – tudo isso mantendo a preocupação com o tempo de consulta e seu manejo.

No consultório da atenção primária, podem-se ter três configurações, considerando a presença do paciente e a participação do estudante e do preceptor/professor (Figura 54.3):

1. **Estudante observador:** em que o médico (ou professor) atua diretamente e sem interferência na consulta. Trata-se de uma "modelagem" (o professor é o modelo) e, pela baixa autonomia conferida, é ideal para os primeiros anos do curso ou os primeiros momentos do estágio de um interno, por exemplo.
2. *Three way*: quando a consulta é conduzida tanto pelo professor quanto pelo estudante, que pode auxiliar na entrevista, no exame físico, no registro e nas tarefas administrativas. Definitivamente, esse modelo é o mais utilizado no dia a dia.

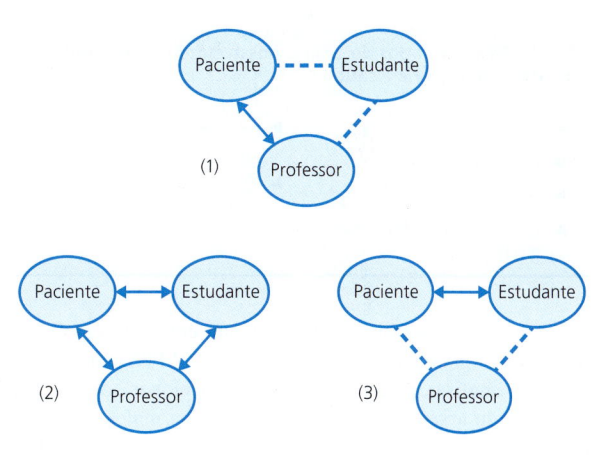

▲ **Figura 54.3**
Propostas de dinâmica no atendimento de pessoas com estudantes de medicina.

3. **Professor observador:** aqui, o estudante tem maior autonomia, a ponto de o professor possibilitar uma condução do caso, interferindo apenas no final, para chancelar a decisão ou orientação de conduta.

O Quadro 54.5 mostra um resumo de oportunidades de aprendizagem nos cenários da comunidade, do centro de saúde e do consultório, de acordo com o desenvolvimento dos estudantes dentro do curso de medicina.

Atividades de ensino e avaliação

As atividades teóricas, dentro da disponibilidade de professores e preceptores, têm melhor aproveitamento se realizadas em grupos pequenos e utilizando metodologias ativas, onde o foco do ensino seja o aluno (Quadro 54.6).

A utilização de seminários com base nos problemas mais prevalentes da população e orientados pela CIAP-2; portfólios guiados pelo caso clínico e com perguntas orientadoras; sessões em pequenos grupos; discussões de prontuário e de casos clínicos; *feedback* instantâneo com metodologias e ferramen-

Quadro 54.5 | Oportunidades de aprendizagem nos diferentes cenários da atenção primária à saúde, de acordo com a evolução no curso de medicina

Cenário	Oportunidades de aprendizagem		
	1° e 2° anos	3° e 4° anos	Internato
Comunidade	▶ Diagnóstico de saúde da comunidade ▶ Epidemiologia populacional ▶ Características do território	▶ Atividades coletivas ▶ Visita domiciliar	▶ Estágio em zona rural ▶ Competência cultural
Centro de saúde	▶ Acesso aos serviços ▶ Trabalho interdisciplinar ▶ Medidas de prevenção coletiva	▶ CIAP-2 da APS ▶ Triagem e classificação de risco	▶ Gestão da clínica ▶ Organização dos serviços
Consultório	▶ Abordagem à família ▶ Registro de consulta (método SOAP) ▶ Habilidades de comunicação	▶ MCCP ▶ Exame físico efetivo na APS ▶ Lidar com situações de incerteza clínica	▶ Tempo de consulta ▶ Motivo da consulta ▶ Prevenção quaternária ▶ Raciocínio clínico na APS

CIAP-2, *Classificação internacional da atenção primária*; SOAP, subjetivo, objetivo, avaliação, plano; APS, atenção primária à saúde; MCCP, método clínico centrado na pessoa.

Quadro 54.6 | **Métodos de ensino possivelmente utilizados na atenção primária à saúde**

- Seminários/apresentações
- Reuniões de equipe
- Sessões clínicas
- Discussão de prontuário/registro
- *Feedback* com preceptor (programado, por demanda)
- Discussão de casos (final da consulta, final do turno)

Quadro 54.8 | **Métodos de avaliação possivelmente utilizados na atenção primária à saúde**

- Observação direta do preceptor
- Avaliação escrita
- Avaliação no local de trabalho
- Mini-cex (*mini clinical exame*)
- CbD (*case based discussion*) – discussão baseada em casos clínicos
- Avaliação interpares
- Autoavaliação
- Avaliação da equipe
- Avaliação de pacientes

tas de discussão de caso, como "Preceptor em um minuto" (do inglês *One minute preceptor*) e acrônimo SNAPPS (sumarizar, numerar, analisar, perguntar, planejar, selecionar), devem fazer parte do arsenal pedagógico trazidos na maleta do bom professor de MFC. Para ilustrar, apresentam-se no Quadro 54.7 os componentes do "Preceptor em um minuto", comprovadamente efetivo para guiar de forma objetiva a discussão do caso e proporcionar reflexão sobre abordagem e raciocínio clínico na APS.

A avaliação dos estudantes no ensino da medicina de família perpassa pela mensuração cognitiva, psicomotora e comportamental. É oportuno utilizar-se de métodos que avaliem as atitudes do estudante nos cenários citados, como avaliação interpares, autoavaliação e avaliação da equipe profissional, ou até mesmo das pessoas atendidas. Em outras situações, é útil avaliar habilidades do estudante, desde a realização de procedimentos básicos até o desempenho nas atividades coletivas de saúde.

Algumas vezes, até mesmo uma avaliação escrita pode ser empregada, desde que se deseje verificar o conhecimento. O método de avaliação empregado depende do domínio que se quer avaliar (conhecimento, habilidade, atitude), bem como dos recursos disponíveis e do nível de desenvolvimento dos estudantes (Quadro 54.8).

É importante frisar que, no internato, grande parte da avaliação deve acontecer no próprio local de trabalho, com situações as mais reais possíveis. A observação direta do preceptor/professor é uma das mais efetivas, desde que haja critérios claros, apresentados previamente ao estudante. As discussões de caso clínico também devem ser estimuladas no ambulatório, dispondo inclusive de instrumentos sistemáticos que avaliem essa atividade (p. ex., discussão baseada em casos clínicos).

Quadro 54.7 | **Etapas para aplicação do "preceptor em um minuto"**

1.	Confirme o comprometimento do estudante com o caso	"O que você acha que está acontecendo com este paciente?"
2.	Busque as evidências de apoio	"Como você chegou a essa conclusão?" *ou* "O que mais você considerou?"
3.	Reforce o que está correto	"Você realizou um ótimo trabalho com..."
4.	Ensine as regras gerais	"Sempre que você vir isso, considere..." *ou* "As características-chave dessa doença são..."
5.	Corrija os erros	"Da próxima vez, tente..."

Fonte: Chemello e colaboradores.[22]

> **Dica**
>
> ▶ Independentemente dos instrumentos utilizados para a avaliação, o preceptor deve fornecer os critérios sistemáticos, de preferência apresentados previamente ao estudante. Quando critérios de avaliação são pactuados nos primeiros dias de estágio, estudantes e preceptores compreendem seus papéis e os cumprem de forma mais satisfatória.

Perspectivas e desafios para o ensino

Um desafio dentro das graduações é a consolidação da MFC como disciplina acadêmica, com conteúdo próprio de conhecimento. A MFC se confunde com disciplinas como saúde coletiva, epidemiologia, medicina social, entre outras. A criação de departamentos nas universidades e o reconhecimento de linha própria de pesquisa são antigas reivindicações no Brasil. Para isso, espera-se um maior investimento na pesquisa da MFC.

Uma batalha travada nas universidades é para que haja mais professores especialistas em medicina de família e que se mantenham atuantes como líderes clínicos qualificados. Ao exercer a função de *role model*, valorizam a especialidade e se tornam influenciadores positivos em uma futura opção pela MFC. Ainda assim, houve um incremento de mestres e doutores advindos da MFC nas IES brasileiras na última década, fruto das políticas de formação e expansão para a APS, somado ao esforço individual dos profissionais.

Em relação ao currículo, duas condições também precisam ser construídas para que a exposição do aluno à APS tenha um caráter de encantamento. A primeira condição é que a MFC seja apresentada com suas competências macro de forma integrada, desde o início do curso. A experiência brasileira demonstra que quando essas competências (individual, familiar e comunitária) são separadas, o estudante tende a não desenvolver esse encantamento. Em algumas escolas, por exemplo, os primeiros anos centram-se apenas no aspecto comunitário, em detrimento da clínica individual.

Há que se ensinar, desde o início, a lidar com a incerteza, manejar queixas inespecíficas, acompanhar pessoas com multimorbidade e tomar decisões baseadas em evidências, considerando a prevenção quaternária.[18] Deve-se enfatizar o cuidado integral e da maneira particular com que a MFC conduz uma entrevista e o raciocínio clínicos.

A segunda condição se refere à longitudinalidade desta exposição, devendo estar presente em disciplinas não apenas no início e final (estágios) do curso, mas necessariamente no meio do curso (terceiro e quarto anos). É neste momento que o estudante é superexposto às clínicas de especialidades focais em nível secundário e terciário e tende a consolidar sua abordagem com o viés do especialista focal.

Um acréscimo da experiência brasileira tem sido a organização de Ligas Acadêmicas em MFC nas escolas médicas. Elas cumprem duas funções essenciais: apresentar a especialidade da melhor forma, em especial em escolas que carecem de professores especialistas em MFC; e integrar o ensino, a extensão e a pesquisa universitária voltada à APS. No Brasil, a entidade responsável por representar e fomentar as quase 120 ligas acadêmicas é a Associação Brasileira de Ligas Acadêmicas em Saúde da Família (ALASF) (consultar https://www.alasf.com.br/).

Desafios na assistência

Uma grande meta é a obtenção da melhor infraestrutura possível nos cenários de práticas. É importante que este aluno seja exposto a um cenário de alta qualidade de processo de trabalho, em unidades de saúde bem estruturadas. Dessa forma, é possível vivenciar uma prática de APS abrangente e resolutiva, que reflita na satisfação do usuário e no impacto dos indicadores de saúde.

No que tange ao ensino na graduação, a busca incessante de locais de estágio com boa ambiência, com uma proporção equilibrada entre população/equipe, bem como profissionais de saúde que possam servir de modelo técnico e humano, é uma tarefa primordial das escolas médicas, mediante a integração com serviços de saúde de alta qualidade e gestores comprometidos com o desenvolvimento da APS em suas localidades.

Uma grande dificuldade, presente em quase todos os países, é o ensino nas regiões remotas e rurais, que são, por natureza, áreas mais vulneráveis e com mais necessidades. Um caminho é criar inicialmente estágios eletivos rurais, mas de preferência introduzir formalmente a prática da APS em áreas rurais nos currículos de graduação, garantindo a mesma qualidade assistencial. Essa recomendação, inclusive validada pelo grupo de trabalho rural da Organização Mundial dos Médicos de Família (WONCA),[23] é pautada em evidências de que tal exposição aumenta a chance futura deste médico vir a trabalhar em áreas rurais.

CONCLUSÃO

É bem realista ter clareza de que a graduação não formará médicos de família e comunidade, assim como não forma pediatras, internistas, ginecologistas ou qualquer especialidade médica. A graduação dá bases para o aprofundamento no período da residência. Preparar os graduandos para enxergar a importância e o modo de atuar da MFC é uma das principais funções do curso, independentemente de suas escolhas como profissionais.

Mudanças apenas na graduação não impactarão de forma expressiva o número de novos médicos de família e comunidade no sistema de saúde. Associadas às sugestões explanadas no capítulo, devem-se estudar formas de universalizar e regular as vagas dos Programas de Residência Médica, de acordo com as necessidades epidemiológicas das regiões do Brasil. Mudanças no mercado de trabalho também se fazem necessárias, seja ele público ou privado, com adoção de plano de carreira, cargos e serviços, distintas formas de remuneração e, principalmente, fortalecimento da APS como ordenadora do Sistema de Saúde.

REFERÊNCIAS

1. Demarzo M, Almeida RCC, Marins JJN, Trindade TG, Anderson MIP, Stein AT, et al. Diretrizes para o ensino na atenção primária à saúde na graduação em Medicina. RBMFC. 2011;6(19):145-150.

2. Sociedade Brasileira de Medicina de Família e Comunidade. Posicionamento [Internet]. Rio de Janeiro; 2013 [capturado em 10 jul. 2018]. Disponível em: http://www.sbmfc.org.br/default.asp?site_Acao=MostraPagina&PaginaId=11&mNoti_Acao=mostraNoticia&noticiaId=647.

3. Takeda S. Diagnóstico de demanda do GHC In: Duncan BB, Schmidt MI, Giugliani ERJ, Duncan MS, Giugliani C. Medicina ambulatorial: condutas de atenção primária baseadas em evidências. 4. ed. Porto Alegre: Artmed; 2013.

4. Gusso GDF. Diagnóstico de demanda em Florianópolis utilizando a classificação Internacional de Atenção Primária: 2 edição (CIAP-2) [tese]. São Paulo: Universidade de São Paulo; 2009.

5. Freeman TR. Manual de medicina de família e comunidade de McWhinney. 4. ed. Porto Alegre: Artmed; 2018.

6. Starfield B. Is primary care essential? Lancet. 1994;344(8930):1129-33.

7. Kringos D, Boerma W, Bourgueil Y, Cartier T, Dedeu T, Hasvold T, et al.The strength of primary care in Europe: an international comparative study.Br J Gen Pract. 2013;63(616):e742-50.

8. Macinko J, Guanais FC, de Fátima M, de Souza M. Evaluation of the impact of the Family Health Program on infant mortality in Brazil, 1990-2002. J Epidemiol Community Health. 2006;60(1):13-19.

9. Mendonça CS, Harzheim E, Duncan BB, Nunes LN, Leyh W. Trends in hospitalizations for primary care sensitive conditions following the implementation of family health teams in Belo Horizonte, Brazil. Health Policy Plan. 2012 ;27(4):348-355.

10. Scheffer M, coordenador. Demografia médica no Brasil 2018. São Paulo: Departamento de Medicina Preventiva da Faculdade de Medicina da USP; Conselho Regional de Medicina; 2018.

11. General Medical Council. Our data on doctors working in the UK. London; 2015.

12. Kloetzel K. Medicina ambulatorial: princípios básicos. São Paulo: EPU; 1999.

13. White KL, Williams TF, Greenberg BG. The ecology of medical care. N Engl J Med. 1961;265:885-892.

14. Green LA, Fryer GE, Yawn BP, Lanier D, Dovey SM. The ecology of medical care revisited. N Engl J Med 2001;344(26):2021-2025.

15. Brasil. Conselho Nacional de Educação. Resolução CNE/CES n. 4, de 07 de novembro de 2001 [Internet]. Brasília; 2001 [capturado em 11 jul. 2018]. Disponível em: http://portal.mec.gov.br/cne/arquivos/pdf/CES04.pdf.

16. Silva FD. O ensino da atenção primária à saúde no internato médico das universidades públicas da região norte [dissertação]. São Paulo: Universidade Federal de São Paulo; 2013.

17. Sociedade Brasileira de Medicina de Família e Comunidade. Currículo baseado em competências para medicina de família e comunidade [Internet]. Rio de Janeiro; 2012 [capturado em 10 jul. 2018]. Disponível em:http://www.sbmfc.org.br/media/Curriculo%20Baseado%20em%20Competencias(1).pdf.

18. Tandeter H, Carelli F, Timonen M, Javashvili G, Basak O, Wilm S, et al. A 'minimal core curriculum' for Family Medicine in undergraduate medical education: A European Delphi survey among EURACT representatives. Eur J Gen Pract. 2011 ;17(4):217-220.

19. Chumley H. The family medicine clerkship core content curriculum. Ann Fam Med. 2009;7(3):281-282.

20. Brasil. Ministério da Educação. Resolução n. 3, de 20 de junho de 2014 [Internet]. Brasília; 2014 [capturado em 11 jul. 2018]. Disponível em: http://www.fmb.unesp.br/Home/Graduacao/resolucao-dcn-2014.pdf.

21. Conselho Federal de Medicina. Radiografia das escolas médicas do Brasil [Internet]. Brasília: CFM; c2010 [capturado em 10 jul. 2018].Disponível em: http://webpainel.cfm.org.br/QvAJAXZfc/opendoc.htm?document=Radiografia%20do%20Ensino%20m%C3%A9dico%2FRadiografia%20do%20Ensino%20m%C3%A9dico.qvw&host=QVS%40scfm73&anonymous=true.

22. Chemello D, Manfrói WC, Machado CLB. O papel do preceptor no ensino médico e o modelo Preceptoria em um minuto. Rev Bras Educ Méd. 2009;33(4):663-668.

23. Working Party on Rural Practice. Política de formação para a prática rural. Rev Bras Med Fam Comunidade. 2013;8(Suppl 1):25-34.

CAPÍTULO 55

Residência em medicina de família e comunidade

Daniel Knupp Augusto

Aspectos-chave

▶ Residência médica é uma modalidade de ensino de pós-graduação, caracterizada pelo treinamento em serviço com supervisão, que confere ao médico o título de especialista.

▶ A residência médica, em função de alguns aspectos pedagógicos que lhe são peculiares, é o modelo mais apropriado para o desenvolvimento das competências esperadas do médico de família e comunidade.

▶ Existe atualmente, no Brasil, uma enorme necessidade de médicos de família e comunidade. Entretanto, as residências em medicina de família e comunidade (MFC), que deveriam formar esses médicos, enfrentam uma série de desafios, dentre os quais se destaca o número expressivo de vagas ociosas.

▶ Há uma série de estratégias para o desenvolvimento da residência em MFC, que vão desde ações nos cursos de graduação de medicina até o papel do Estado na regulação da formação de especialistas no país.

A residência médica é uma modalidade de pós-graduação bastante antiga. Os primeiros programas de residência remontam ao final do século XIX. Atribui-se ao médico canadense, radicado nos EUA, William Osler, a criação do que hoje se conhece como residência médica. Osler era professor na escola de medicina da Universidade Johns Hopkins quando estruturou um programa de pós-graduação que chamou de residência médica.

Naquele período, a residência médica possuía algumas características que já não são mais vistas nos dias atuais. O médico-residente trabalhava no hospital em tempo integral e também morava na própria instituição. Além disso, os programas de residência médica poderiam durar vários anos. De semelhanças com a residência médica dos dias de hoje, pode-se citar o sistema de tutoria no formato piramidal.

Esse modelo proposto por Osler na Johns Hopkins tornou-se referência para outras instituições nos EUA e, posteriormente, em outros países, de forma que a residência médica logo passou a ser entendida como o protótipo da pós-graduação de médicos especialistas.

No Brasil, os primeiros programas de residência médica só vieram a ser criados no século seguinte e datam da década de 1940. O período compreendido entre o surgimento dessas primeiras experiências com residência médica e o final da década de 1970 tem, de certa forma, semelhanças com o modelo proposto no final do século anterior nos EUA. Somente em 1977 cria-se, por Decreto Presidencial, a Comissão Nacional de Residência Médica, que fica incumbida de regulamentar a residência médica no país.[1]

Em 1976, no Centro de Saúde Escola Murialdo, no Rio Grande do Sul, e em Vitória de Santo Antão, em Pernambuco, são criados os primeiros programas de residência em MFC do Brasil, na ocasião ainda adotando nomenclaturas distintas para a especialidade. No mesmo ano, também se iniciam as atividades do programa de residência em medicina integral, da Universidade Estadual do Rio de Janeiro (UERJ). Poucos anos mais tarde, em 1980, seria criado o programa de residência em Medicina Geral e Comunitária e o Serviço de Saúde Comunitária do Hospital Conceição, em Porto Alegre.

O pioneirismo desses programas de residência foi fundamental não apenas para o desenvolvimento da residência em MFC, mas também para a própria construção da especialidade no país. Foram os médicos egressos das primeiras turmas desses programas de residência que desempenharam a árdua tarefa de desenvolver a especialidade.

Em 1981, passa a constar, entre os programas de residência relacionados nas resoluções da Comissão Nacional de Residência Médica, a Medicina Geral e Comunitária,[2] nomenclatura adotada para a especialidade até o ano de 2002.

O número de vagas oferecidas em programas de residência em MFC permaneceu pouco expressivo e teve um crescimento bastante lento durante as décadas de 1980 e 1990. Somente após 2002, passa-se a notar um crescimento mais significativo do número de vagas em residência médica (Figura 55.1).

No presente capítulo, são abordados os aspectos pedagógicos da residência médica, as peculiaridades dos programas de MFC e as principais perspectivas e desafios atuais a essa modalidade de pós-graduação.

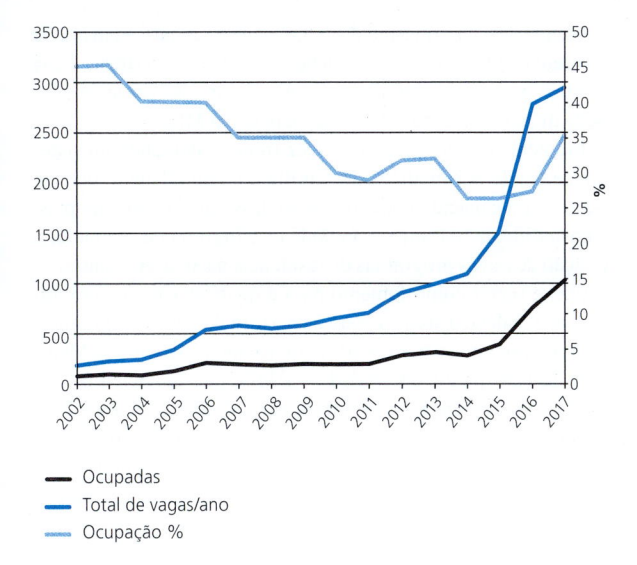

▲ **Figura 55.1**
Evolução das vagas em programas de residência em medicina de família e comunidade entre 2002 e 2017.
Fonte: Comissão Nacional de Residência Médica.[3]

— Ocupadas
— Total de vagas/ano
— Ocupação %

Aspectos pedagógicos da residência médica

"A residência médica constitui modalidade de ensino de pós-graduação destinada a médicos, sob forma de curso de especialização, caracterizada por treinamento em serviço, funcionando em instituições de saúde, universitárias ou não, sob a supervisão de profissionais médicos de elevada qualificação ética e moral."

Assim principia o primeiro artigo do Decreto nº 80.281, de 1977,[1] que criou a Comissão Nacional de Residência Médica (CNRM) e estabeleceu as bases da residência médica no país. Algumas partes do texto desse Decreto já foram revogadas por resoluções posteriores da CNRM.

O trecho citado, entretanto, permanece praticamente inalterado. A única modificação diz respeito à exigência de dedicação exclusiva do médico-residente à sua pós-graduação, que consta no texto original do Decreto. A legislação atual não prevê mais o regime de dedicação exclusiva.[3]

Embora, à primeira vista, possa parecer uma frase simples, uma mera constatação de algo óbvio, nesse trecho encontram-se os fundamentos conceituais da residência médica. O primeiro desses fundamentos é o treinamento em serviço. A residência médica é uma modalidade de ensino eminentemente prática. Da carga horária total de um programa de residência, pelo menos 80 a 90% devem ser de atividades práticas.

Esse é um grande diferencial da residência médica em relação aos outros processos de formação de um médico, uma vez que esse tipo de atividade cria oportunidades de aprendizado que um médico em formação não teve durante a graduação. O treinamento em serviço permite que, além da aquisição de novos conhecimentos, o médico também possa desenvolver habilidades e atitudes que vão determinar seu desempenho profissional.

Sem as oportunidades de aprendizado relacionadas ao treinamento em serviço, é muito menos provável que se alcance um desempenho profissional razoável. Ainda que seja possível alcançar esse objetivo sem a residência médica, seria um processo muito mais lento e angustiante para o profissional e, talvez, mais oneroso para o sistema de saúde como um todo, incluindo os próprios pacientes.[4]

O segundo fundamento da residência médica, exposto no trecho supracitado, é a supervisão do desempenho do médico-residente por profissionais médicos de elevada qualificação. A atividade do preceptor é determinante na capacidade da residência médica de promover aperfeiçoamento profissional. A relação entre médico-residente e preceptor não possui uma característica pedagógica verticalizada, como pode ocorrer entre o aluno e o professor nos cursos de graduação.[5]

O médico-residente já traz consigo uma bagagem considerável de conhecimento, que será utilizada pelo preceptor como ponto de partida para a formação. A relação de aprendizado também se torna bilateral, de modo que o médico-residente também tem papel na educação continuada dos colegas preceptores.[6]

O modo pelo qual o preceptor se relaciona com seus residentes pode determinar o modelo de relação médico-paciente que o médico-residente irá desenvolver. Deve-se buscar uma relação centrada no residente, que leve em consideração seu contexto, suas necessidades de aprendizado e o currículo formal do programa de residência, e que seja capaz de estabelecer um plano comum de ensino e aprendizado.

Além disso, os preceptores também vão determinar o modelo profissional para os médicos-residentes. Por isso, é fundamental que a prática da preceptoria seja pautada por valores éticos e humanísticos.

Esse ponto é ainda mais importante quando se está tratando especificamente da residência em MFC. No caso dessa especialidade, é muito comum que os novos médicos-residentes não tenham tido um profissional que possa servir-lhes de modelo de médico de família e comunidade durante a graduação, ou mesmo antes de seu ingresso na graduação. Então, é na residência médica que o médico terá oportunidade de se estabelecer como um especialista em MFC.

Como se verá adiante, esse é um ponto de grande relevância na estruturação de programas de residência em MFC, assim como na elaboração de diretrizes curriculares para a formação pós-graduada na especialidade.

Avaliação na residência médica

Uma falha comum nos processos de avaliação na residência médica é que esses sejam restritos aos aspectos cognitivos e não sejam capazes de avaliar aspectos afetivos e psicomotores do médico-residente. Não há dúvida de que, para se alcançar plenamente os objetivos educacionais propostos, é preciso que ocorra desenvolvimento em aspectos cognitivos, psicomotores e afetivos.[7] Portanto, devem-se privilegiar instrumentos e metodologias de avaliação que sejam capazes de tratar não apenas do aspecto cognitivo.

Segundo disposto nos artigos 13º e 14º da Resolução nº 02/2006 da CNRM,[8] que tratam da avaliação dos médicos-residentes, todos os programas de residência devem minimamente realizar avaliações trimestrais e manter registro dessas avaliações.[8] De certo modo, a resolução é vaga, pois apenas cita algumas modalidades de avaliação e atributos a serem avaliados, sem maior detalhamento, assim como não menciona a avaliação de preceptores ou a autoavaliação.

Por outro lado, sabe-se que não são poucos os programas de residência que têm dificuldades em se adequar a tal resolução, deixando os médicos-residentes sem qualquer tipo de avaliação formal. Talvez se possa interpretar esse fato como um indício de que não bastaria que a CNRM elaborasse resoluções mais prescritivas sobre o assunto, pois é muito provável que tais resoluções também não se incorporassem ao cotidiano dos programas de residência.

É preciso que se crie uma "cultura" favorável à avaliação na residência médica e que se torne consenso o entendimento de que a formação profissional, desacompanhada de um processo avaliativo, perde muito de seu potencial e se torna vulnerável a questionamentos a respeito de sua eficiência.

Alguma forma de avaliação sempre irá ocorrer na relação entre preceptor e médico-residente, ainda que seja no campo das impressões e da subjetividade. Entretanto, é preciso que essa avaliação não fique restrita à percepção empírica do preceptor a respeito do médico-residente, mas que seja feita e registrada de forma sistemática, compartilhada com os demais preceptores do programa de residência e com o médico-residente e, acima de tudo, utilizada como fundamento para o planejamento de ações voltadas à qualificação do residente.

No que se refere à MFC, propõe-se que o processo de avaliação nos programas de residência procure incluir no mínimo:

- O acompanhamento cotidiano do preceptor de todas as atividades do médico-residente, incluindo os atendimentos médicos ambulatoriais nas unidades, a assistência domiciliar e os grupos.
- A autoavaliação do médico-residente e de seus preceptores.
- As avaliações estruturadas de supervisão de consultas e procedimentos.
- A avaliação de metas previamente combinadas para o período do treinamento, por meio de *feedback*.
- A avaliação feita pela equipe na qual o médico-residente está inserido, nos aspectos de relacionamento, disponibilidade, postura, atitude e interesse.

Por fim, espera-se que o processo de avaliação permita que o médico-residente avalie os seus preceptores e as condições gerais de seus estágios.

O programa de residência em medicina de família e comunidade

Os programas de residência em MFC no Brasil têm duração de dois anos e devem seguir os requisitos mínimos que estão dispostos na Resolução nº 02/2006 da CNRM.[8]

As principais competências esperadas na formação do médico de família e comunidade estão apresentadas no Quadro 55.1.

As características próprias da especialidade, em especial a necessidade de lidar com a complexidade e com a incerteza, fazem da formação de um médico de família e comunidade uma tarefa considerável.[10] Portanto, elaborar diretrizes para a formação desse profissional também não é um processo fácil.

Além disso, há a questão da diversidade de cenários em que se inserem os programas de residência em MFC pelo Brasil. Uma diretriz que seja elaborada sem considerar essa característica pode dificultar a expansão da residência em MFC.

Também se sabe que, para fazer frente à demanda do sistema de saúde por médicos de família e comunidade, é preciso aumentar a capacidade de formação desse profissional no país; a nova diretriz, portanto, não pode restringir ou desestimular a criação de novos programas de residência na área. Ao contrário, ela deve servir como fomento para a qualificação dos programas de residência atuais e para a abertura de novos programas.

Com base nessas premissas, a Sociedade Brasileira de Medicina de Família e Comunidade (SBMFC) desenvolveu o Currículo Baseado em Competências para Medicina de Família e Comunidade.[11] O documento é fruto de um trabalho colaborativo de dezenas de médicos de família e comunidade, do Brasil e do exterior, com experiência no tema. O processo de elaboração levou cerca de um ano entre as propostas iniciais, as diversas revisões realizadas, a consulta pública e a finalização, usando metodologia que confere grande robustez ao documento. Além disso, como previsto originalmente, já se iniciaram as atividades da primeira revisão do documento.

O Currículo Baseado em Competências para Medicina de Família e Comunidade[11] está estruturado em quatro níveis: os *pré-requisitos*, que são as competências esperadas do profissional antes do ingresso na residência; as *competências essenciais*, que é o que se espera que todos os residentes alcancem ao final de sua formação no programa de residência; as *competências desejáveis*, que é o que se espera que um residente diferenciado seja capaz de alcançar além das competências essenciais; e as *competências avançadas*, que são o mais alto grau de proficiência na especialidade e podem demandar formações específicas além do programa de residência.

A divisão da carga horária do programa

Atividades em serviços de atenção primária devem compor um mínimo de 55% da carga horária total do programa de residência (Figura 55.2). Enfatiza-se que essas atividades devem ser realizadas necessariamente em centros de saúde ou em unidades

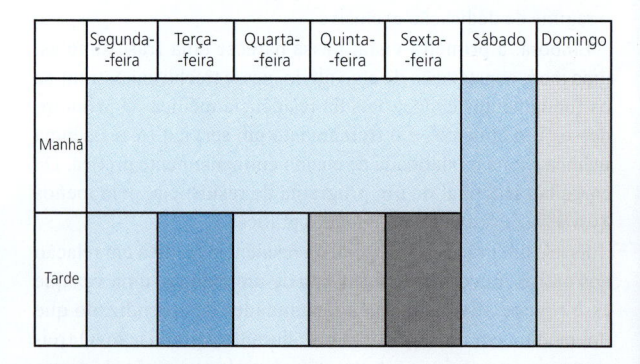

Quadro 55.1 | **Competências esperadas dos médicos de família e comunidade**

▶ Ser capaz de atuar no cotidiano de serviços de atenção primária

▶ Desenvolver uma abordagem centrada na pessoa

▶ Demonstrar habilidades clínicas consistentes e suficientes à resolução das situações mais comuns em sua prática

▶ Pautar-se por uma prática que valorize uma visão integral das pessoas

▶ Agregar às práticas cotidianas uma orientação comunitária

▶ Priorizar um modelo holístico em sua concepção das circunstâncias do serviço

Fonte: European Academy of Teachers in General Practice.[9]

▲ **Figura 55.2**
Exemplo de semana-padrão hipotética em um programa de residência em MFC.
Legenda:
☐ Atividades ambulatoriais em serviço de atenção primária realizadas em centros de saúde – aproximadamente 34 horas semanais
■ Atividades ambulatoriais em outros níveis de atenção
☐ Atividades em serviço de urgência
☐ Folga semanal
■ Atividades ligadas a gerenciamento/abordagem comunitária/outras
☐ Atividades teóricas do programa de residência

de saúde da família, e não em ambulatórios de hospitais universitários ou em serviços de atenção secundária.

Também deverão ser realizadas atividades em outros níveis de atenção além da atenção primária. A carga horária mínima recomendada para essas atividades é de 20% da carga horária total do programa de residência. São exemplos dessas atividades os estágios realizados em ambulatórios de atenção secundária, em unidades de urgência e emergência, em atividades ligadas à gestão dos serviços de saúde e à abordagem comunitária. Nesses estágios, especialmente quando houver atividade assistencial, é fundamental que seja dada ênfase ao papel matricial dos especialistas focais e à interface desses serviços com a atenção primária.

As atividades teóricas, seguindo recomendações estabelecidas pela CNRM, devem compor carga horária entre 10 e 20% do total do programa de residência. Recomenda-se que as atividades teóricas utilizem metodologias participativas, em vez de expositivas, e que sejam desenvolvidas pelo próprio grupo de preceptores e residentes do programa, evitando-se as aulas ministradas por outros especialistas.

Recursos humanos necessários

Tanto o supervisor como os preceptores dos programas de residência em MFC devem ser especialistas em MFC com certificado de Residência Médica na área ou, no mínimo, ter o Título de Especialista em Medicina de Família e Comunidade (TEMFC).

Preceptores médicos de família e comunidade são fundamentais para que o médico-residente possa criar uma imagem que lhe permita desenvolver habilidades e atitudes próprias dos médicos dessa especialidade. Se não houver médicos de família e comunidade no corpo docente do programa de residência, é muito pouco provável que o médico-residente possa alcançar um padrão mínimo de desempenho na especialidade.

Os preceptores de estágios em atenção primária deverão integrar a equipe da unidade de saúde que receberá o residente e ser, preferencialmente, da mesma equipe de saúde da família ou responsável pelo mesmo território no qual o residente irá atuar. Naturalmente, a preceptoria, seja nos centros de saúde ou em outros campos de estágio, deve ser presencial e em tempo integral.

Por fim, poderão fazer parte do processo de aprendizagem do MFC outros médicos com formação acadêmica ou experiência que os qualifique a prestar preceptoria em sua área específica.

Perspectivas para a residência médica no Brasil

A residência médica no Brasil vive claramente um momento de crise. Ela é considerada o padrão-ouro na formação de especialistas e também tem capacidade significativa de fixação de profissionais, como se tem demonstrado. Por outro lado, há uma considerável concentração de vagas de residência na Região Sudeste do país, em especial no Estado de São Paulo.[12] Desse modo, ao mesmo tempo em que algumas regiões do país convivem com enorme dificuldade de fixação de profissionais médicos, outras, que já concentram um maior número de médicos e uma melhor relação entre o número de médicos e a população, concentram o maior número de vagas de residência.

Há uma escassez relativa de vagas de residência médica, pois a oferta de vagas é inferior ao número de formandos em medicina. Entretanto, essa escassez não é homogênea, já que sobram vagas de residência em áreas prioritárias para o sistema de saúde, como a própria MFC. Ao mesmo tempo, há uma intensa disputa por vagas em determinadas especialidades, o que tem provocado reflexos indesejáveis na graduação, especialmente no período do internato, quando o aluno não dedica a devida atenção às atividades curriculares para se preparar para a residência médica. A proliferação dos cursos preparatórios para a residência médica também é outro fato que marca esse ponto.

Há um determinante nessas questões críticas que envolvem a residência médica. O fato é que a residência médica tem sido vista como uma vantagem competitiva na disputa por vagas no mercado de trabalho da saúde suplementar. Esse é um dos motivos pelos quais algumas especialidades, que possuem melhores espaços nos mercados de trabalho da saúde suplementar, do ponto de vista da remuneração especialmente, convivem com intensa disputa por vagas de residência, e outras, como é o caso da MFC, que têm pouco ou quase nenhum mercado de trabalho fora do sistema público de saúde, convivem com vagas ociosas em seus programas de residência. Uma pesquisa realizada pelo Conselho Regional de Medicina (CRM) do Estado de São Paulo mostra que a maioria dos egressos de residência no Estado, em especial aqueles formados nos programas de residência das universidades públicas, dedica a maior parte de seu tempo ao trabalho no setor privado.

Essa questão remete a características da graduação que podem ser consideradas indutoras desse processo desigual de procura por vagas de residência e de concentração de vagas em determinadas regiões do país. Não se trata meramente do ensino da MFC na graduação ou da inserção precoce do aluno na atenção primária. Naturalmente, essas são questões importantes e devem ser prioritárias na reforma curricular da graduação, como de fato tem sido feito. Porém, o que fundamentalmente determina esse processo é a imagem de prática médica bem-sucedida que habita o imaginário dos estudantes de medicina, que, apesar dos mais de 20 anos de existência do Sistema Único de Saúde (SUS), continua sendo a do médico especialista com boa inserção no setor privado.

Contexto atual da residência em medicina de família e comunidade

Desde o início da década passada, viam-se aumentos consecutivos e consideráveis no número de vagas oferecidas em programas de residência em MFC. Entretanto, nos últimos três anos, há uma tendência à estabilização e até à redução desse número de vagas.

Essa tendência que desponta nos últimos anos, de certa forma, já era esperada, uma vez que, historicamente, grande parte das vagas ofertadas em programas de residência em MFC fica ociosa e, como consequência, muitos programas de residência se veem obrigados a reduzir o número de vagas ou mesmo encerrar suas atividades por falta de médicos-residentes.

A baixa procura pela residência em MFC é um problema multifatorial, podendo ser atribuído à pouca valorização da especialidade entre os pares e mesmo da sociedade em geral, à necessidade de se lidar com as incertezas e complexidades peculiares da atenção primária, ao ensino da medicina na graduação de forma desvinculada das necessidades do sistema de saúde, entre outros fatores. Portanto, não existem soluções simples ou imediatas para essa questão.

Por outro lado, existem algumas estratégias que poderiam trazer resultados positivos. Não se tratam de medidas simples, de aplicação imediata. A concretização dessas estratégias dependeria de uma conjuntura bastante favorável. Assim, pode-se entendê-las como metas a serem perseguidas.

Residência em medicina de família e comunidade como pré-requisito para outros programas de residência

Esta é uma estratégia um tanto controversa. A procura pelas vagas em programas de residência em MFC provavelmente aumentaria. Entretanto, há o risco de que os médicos passem a enxergar a MFC apenas como uma passagem para a especialidade que desejam exercer, como ocorre atualmente com a Clínica Médica, por exemplo. Por outro lado, mesmo que o interesse passe a ser apenas na segunda residência, há alguma probabilidade de que alguns desses profissionais continuem exercendo atividades ligadas à MFC.

Estímulos financeiros aos residentes em medicina de família e comunidade

O desenvolvimento de políticas de indução, por remuneração diferenciada para os residentes de MFC, é uma estratégia interessante de estímulo à formação de médicos de família e comunidade. No entanto, o fato de elevar o custo da formação dos profissionais e de criar uma distinção entre os residentes de MFC e os demais residentes são possíveis aspectos negativos que podem ser esperados.

Obrigatoriedade de residência médica para o exercício da profissão

Esta tem sido a medida adotada com maior frequência nos países desenvolvidos que também enfrentam dificuldades parecidas com as do Brasil. Tornar a residência médica obrigatória ao exercício da medicina e regular a oferta de vagas de residência, permitindo que a distribuição de vagas se dê pela demanda do SUS, de forma a garantir que uma parcela significativa dessas vagas seja de MFC, é certamente uma medida eficaz, não apenas para a questão da formação de médicos de família e comunidade, mas também para o sistema de saúde como um todo. Não se trata de uma estratégia que possa ser apresentada como solução imediata, pois envolve custo e ampliação da oferta de vagas em residência médica, mas poderia, pelo menos, ser colocada como uma meta em médio prazo.

Mudanças curriculares na graduação

Algumas modificações na graduação, como a inserção precoce dos estudantes em serviços de atenção primária, a priorização de conteúdos e metodologias pedagógicas mais afins à prática cotidiana dos médicos de família e comunidade e o contato dos alunos com docentes com formação específica na área, são algumas medidas que poderiam aumentar o interesse dos estudantes de graduação pelas residências de MFC. Não se trata aqui de uma defesa de que a formação médica na graduação seja plenamente suficiente para o exercício da medicina em serviços de atenção primária, mas sim de despertar no aluno o interesse em especializar-se na área. É difícil afirmar que as mudanças na graduação possam mesmo ter algum impacto na demanda pelos programas de residência em MFC. Na verdade, algumas propostas podem até ter consequências deletérias. Por exemplo, a inserção de alunos de graduação em unidades de saúde com ambiência insatisfatória, sem a devida organização de seu processo de trabalho e, principalmente, sem a referência de um médico de família e comunidade, pode exercer uma ação antipedagógica, afastando ainda mais os alunos dos serviços de atenção primária.

Um dos pontos críticos na expansão das residências em MFC é a limitada oferta de preceptores devidamente qualificados. Essa situação é ainda mais crítica quanto mais distante das Regiões Sul e Sudeste. Embora a situação ainda precise melhorar consideravelmente, algumas medidas vêm sendo utilizadas no sentido de qualificar preceptores. Destaca-se entre essas medidas a Oficina de Capacitação de Preceptores de MFC, desenvolvida pela SBMFC. O projeto, que teve início em 2006, já capacitou mais de mil preceptores em todas as regiões do Brasil.[13]

Outra política relacionada à expansão da residência em MFC, que nesse caso não está restrita apenas à especialidade, mas também promove a formação de especialistas em outras áreas prioritárias para o país, é o Programa Nacional de Apoio à Formação de Médicos Especialistas em Áreas Estratégicas – o Pró-residência. Trata-se de uma iniciativa inovadora, desenvolvida em um esforço conjunto do Ministério da Saúde e do Ministério da Educação. Há um aspecto no Pró-residência que merece destaque especial. Trata-se da relação matricial entre programas de residência, na qual programas de residência em determinada especialidade, já consolidados, se tornam responsáveis por servir de modelo para programas de residência na mesma especialidade que estão iniciando suas atividades. Isso torna possível a expansão da residência médica para regiões de menor concentração de programas de residência, sem que a qualidade do programa fique comprometida.

A lei nº 12.871

Com a promulgação da lei nº 12.871, de 2013,[14] que estabelece o Programa Mais Médicos para o Brasil, ficaram estabelecidos novos parâmetros para a residência médica no país. Entre as mudanças relacionadas à residência médica, deve-se dar destaque ao fato de que a residência em MFC passou a ser pré-requisito para o acesso a outras especialidades. No formato que ficou estabelecido, será necessário cumprir o primeiro ano na residência em MFC para se candidatar a vagas de residência em clínica médica, pediatria, cirurgia geral, obstetrícia e ginecologia, psiquiatria e medicina preventiva e social. Seguem sendo especialidades de acesso direto a genética médica, a medicina do trabalho, a medicina do tráfego, a medicina física e a reabilitação, a medicina esportiva, a medicina legal, a medicina nuclear, a patologia e a radioterapia. Para as demais especialidades, a lei estabelece que devem ser feitos um ou dois anos de residência em MFC como pré-requisito, deixando a definição a cargo da CNRM.

Outro elemento fundamental estabelecido pela lei nº 12.871[14] é a equiparação do número de vagas de residência médica ao número de egressos dos cursos de graduação em medicina. Estipula-se que tal objetivo seja alcançado em caráter progressivo até 31 de dezembro de 2018, quando também passam a vigorar as proposições relativas ao acesso aos programas de residência médica citadas.

A perspectiva de se universalizar a residência médica é algo bastante interessante. A MFC como pré-requisito para outras especialidades, apesar de ter pontos negativos, como exposto, também pode ser entendida como uma forma de valorizar a especialidade. Entretanto, o crescimento do número de vagas de residência médica, em geral nesses últimos 4 anos, desde a promulgação da lei, está bem aquém do necessário para se alcançar o objetivo de universalizar a residência. O crescimento de vagas em MFC nesse período também não vem se mostrando suficiente para que a especialidade possa ser pré-requisito para a maioria das outras especialidades. Desse modo, é possível que ainda sejam reavaliados esses parâmetros estipulados pela lei nº 12.871.[14]

CONCLUSÃO

A residência médica é uma modalidade de pós-graduação considerada padrão-ouro na formação de médicos especialistas. Há algumas décadas, surgiram no país as primeiras experiências nessa modalidade de pós-graduação, e sua regulamentação se deu no final da década de 1970. Hoje, pode-se dizer que a residência médica precisa vencer desafios estruturais que estão postos, como a grande concentração das vagas em determinadas regiões do país, o número de vagas ofertadas ainda insuficiente em relação ao número de formandos em medicina e a baixa procura por residências em determinadas especialidades, em detrimento da excessiva concorrência por outras áreas. A residência em MFC se insere nesse cenário, enfrentando desafios semelhantes aos que enfrenta a residência médica de forma geral, além de seus desafios peculiares.

Algumas estratégias têm claro potencial de fazer frente a esses desafios impostos à residência médica. A maior participação do Estado na regulação e distribuição das vagas de residência médica, buscando adequar a oferta aos interesses do SUS, é uma dessas estratégias. A residência em MFC, bem como o próprio sistema de saúde, serão grandemente favorecidos com a maior participação do Estado.

REFERÊNCIAS

1. Brasil. Decreto nº 80. 281, de 5 de setembro de 1977. Regulamenta a residência médica, cria a Comissão Nacional de Residência Médica e dá outras providências [Internet]. Brasília: Casa Civil; 1977 [capturado em 28 de out. 2017]. Disponível em: http://www.planalto.gov.br/ccivil_03/decreto/1970-1979/d80281.htm.

2. Brasil. Lei nº 6.932, de 7 de julho de 1981. Dispõe sobre as atividades do médico residente e dá outras providências [Internet]. Brasília: Casa Civil; 1981 [capturado em 28 de out. 2017]. Disponível em: http://www.planalto.gov.br/ccivil_03/leis/L6932.htm.

3. Comissão Nacional de Residência Médica Resolução CNRM nº 02, de 07 de julho de 2005 Dispõe sobre a estrutura, organização e funcionamento da Comissão Nacional de Residência Médica [Internet]. Brasília; MEC; 2005 [capturado em 28 de out. 2017]. Disponível em: http://portal.mec.gov.br/index.php?option=com_docman&view=download&alias=511-resolucao-cnrm-02-07072005&category_slug=documentos-pdf&Itemid=30192.

4. Stern DT, Papadakis M. The developing physician--becoming a professional. N Engl J Med. 2006;355(17):1794-9.

5. Ricer RE. Defining preceptor, mentor, and role model. Fam Med. 1998;30(5):328.

6. Simões JC. Preceptoria na residência médica. In: Simões JC, editor. Manual do médico residente. Cascavel: CRMPR; 2009.

7. Skare T. Avaliação do médico residente. In: Simões JC, editor. Manual do médico residente. Curitiba: CRMPR; 2009.

8. Comissão Nacional de Residência Médica. Resolução CNRM nº 02, de 17 de maio de 2006. Dispõe sobre requisitos mínimos dos Programas de Residência Médica [Internet]. Brasília; MEC; 2006 [capturado em 28 de out. 2017]. Disponível em: http://portal.mec.gov.br/dmdocuments/resolucao02_2006.pdf.

9. European Academy of Teachers in General Practice. The European definition of general practice / Family medicine. Barcelona: WONCA Europe; 2002.

10. Sociedade Brasileira de Medicina de Família e Comunidade. Projeto de expansão da residência em medicina de família e comunidade. Rio de Janeiro: SBMFC; 2005.

11. Sociedade Brasileira de Medicina de Família e Comunidade. Currículo baseado em competências para a medicina de família e comunidade. Rio de Janeiro: SBMFC; 2015.

12. Feuerwerker LCM, Padilha R. Desafios atuais para a residência médica no Brasil. In: Simões JC, editor. Manual do médico residente. Curitiba: CRMPR; 2009.

13. Sociedade Brasileira de Medicina de Família e Comunidade. Manual da oficina para capacitar preceptores em medicina de família e comunidade. Rio de Janeiro: SBMFC; 2005.

14. Brasil. Lei nº 12.871, de 22 de outubro de 2013. Institui o Programa Mais Médicos, altera as Leis nº 8.745, de 9 de dezembro de 1993, e nº 6.932, de 7 de julho de 1981, e dá outras providências [Internet]. Brasília: Casa Civil; 12013 [capturado em 28 de out. 2017]. Disponível em: http://www.planalto.gov.br/ccivil_03/_ato2011-2014/2013/lei/l12871.htm.

CAPÍTULO 56

Especialização em medicina de família e comunidade

Daniel Knupp Augusto
Raphael Augusto Teixeira de Aguiar

Aspectos-chave

▶ As mudanças na reorganização da atenção primária no Brasil implicam a necessidade de um profissional de saúde com características que os cursos de graduação, em especial os de medicina, não conseguem prover plenamente.

▶ As normas para o funcionamento dos cursos de especialização *lato sensu* são estabelecidas pela Câmara de Educação Superior do Conselho Nacional de Educação.

▶ Se a residência é o padrão-ouro da formação médica, por que, então, existem os cursos de especialização? Qual seria a sua importância?

▶ Quanto mais o conhecimento ministrado tiver conexão com a realidade do aluno e suas necessidades de aprendizagem, mais sentido fará a ele e, consequentemente, melhor e mais significativo será o seu aprendizado.

A reorganização da atenção primária à saúde (APS) no Brasil, por meio da Estratégia Saúde da Família (ESF), teve início em 1994. Desde então, temos visto uma transformação no cotidiano dos serviços de saúde. A substituição de um paradigma com excessiva ênfase na superespecialização e nos aspectos biológicos do cuidado por outro composto por uma visão sistêmica e integral dos indivíduos e das comunidades é um aspecto da transformação proposta pela atenção primária no país.

Além da mudança de perspectiva do cuidado, ocorrem ainda, associadas à ESF, transformações na práxis do serviço de saúde, que passa a adotar, como norteadores, atributos da atenção primária, como a longitudinalidade do cuidado e o acesso.

Tais mudanças implicam a necessidade de um profissional de saúde com características que os cursos de graduação, em especial os de medicina, não conseguem prover plenamente. Considera-se, por isso, que os cursos de graduação possam não ser suficientes e que uma pós-graduação seja necessária.

Esse fato traz consigo duas consequências distintas: a primeira é a necessidade de mudanças nos cursos de graduação, a fim de melhor preparar os futuros profissionais que trabalharão na área de saúde da família. A segunda é a necessidade de prover uma capacitação para os profissionais graduados e que já atuam na ESF.

Paralelamente, ainda é preciso enfrentar o desafio da expansão da atenção primária em um país com características continentais como o Brasil. Ressalta-se, aqui, que não apenas essa expansão demanda um número razoável de profissionais bem formados, mas que a sua manutenção requer também uma quantidade adicional de médicos em razão de sua alta rotatividade.

Uma vez que a implantação da saúde da família ainda lida com diversos desafios relacionados à formação de pessoal, ao provimento efetivo em áreas de escassez e à educação continuada, é preciso pensar em estratégias que viabilizem uma formação de qualidade, em tempo hábil, com um custo socialmente aceitável e que seja acessível ao profissional. Os cursos de especialização *lato sensu* em saúde da família tornaram-se comuns no Brasil ao longo da primeira década do século XXI, e a sua oferta por instituições públicas se expandiu por meio da modalidade de ensino à distância (EAD), sobretudo com o estímulo de instituições como a Universidade Aberta do Sistema Único de Saúde (UNA-SUS).

Este capítulo busca, inicialmente, resgatar as principais características pedagógicas e operacionais que devem nortear essa modalidade de ensino no contexto da medicina de família e comunidade (MFC) – ou da saúde da família, no caso das especializações multiprofissionais –, assim como caracterizar os cursos de especialização *lato sensu* à luz da legislação educacional e das políticas nacionais vigentes. Ao final, são tratados alguns desafios que devem ser superados para que se assegure a qualidade desses cursos, bem como o seu objetivo em capacitar profissionais para lidar com a prática no dia a dia.

Especialização *lato sensu*: conceituação e normas
Conceito e regulação

O atual modelo de pós-graduação brasileiro surgiu em 1965, prevendo uma diferenciação entre as iniciativas de pós-graduação conhecidas como *stricto sensu* – ou "sentido estrito", voltadas para a pesquisa e a formação acadêmica – e aquelas denominadas *lato sensu* – ou "sentido amplo", mais flexíveis e de cunho profissionalizante, voltadas para as demandas de mercado.[1] As primeiras são representadas sobretudo pelo mestrado e pelo doutorado, e as últimas são representadas pelas especializações, incluindo-se entre elas os programas conhecidos como Master of Business Administration (MBA).

Para que uma instituição de ensino superior, federal ou privada, possa ofertar um curso de especialização na modalidade presencial, ela precisa ser credenciada para atuar no âmbito da pós-graduação pelo Ministério da Educação e Cultura (MEC).[2] Uma vez credenciada, os cursos por ela oferecidos devem estar relacionados às áreas de saber declaradas no credenciamento e não dependem de autorização ou reconhecimento para existirem. Instituições de ensino estaduais e municipais são credenciadas pelo sistema estadual de educação. A oferta de cursos de pós-graduação *lato sensu* à distância exige credenciamento adicional em EAD por parte da instituição.

Instituições consideradas não educacionais (hospitais, organizações não governamentais, empresas privadas e outras) necessitavam credenciamento especial para ofertar cursos de pós-graduação *lato sensu*. Entretanto, uma resolução do Conselho Nacional de Saúde extinguiu, no início de 2011, tal credenciamento.[3] Por isso, cursos de especialização oferecidos por esse tipo de instituição, embora possam ser dados livremente, não contam mais com a chancela, a regulamentação ou a avaliação por parte do MEC.

Embora se reconheça a importância dos cursos de especialização para a qualificação profissional, assim como a relevância de seu caráter mais flexível e dinâmico face aos cursos *stricto sensu*, tais características – assim como o maior volume de iniciativas nessa modalidade de pós-graduação – tornam mais complexa a sua avaliação regular, ao contrário de mestrados e doutorados.

Em 1999, uma resolução estabeleceu que esses cursos fossem submetidos à avaliação pela Coordenação de Aperfeiçoamento de Pessoal de Nível Superior (CAPES),[4] o que não ocorreu.[5] Essa determinação foi revogada por uma resolução posterior,[6] estabelecendo que esses cursos estariam sujeitos à supervisão dos órgãos competentes, a qual seria efetuada durante o recredenciamento da instituição.

Em 2014, foi instituído o Cadastro Nacional de Oferta de Cursos de Pós-Graduação *Lato Sensu*[7] de preenchimento obrigatório pelas instituições credenciadas no Sistema Federal de Ensino. Os cursos cadastrados podem ser consultados no *website* http://emec.mec.gov.br.

Normas para funcionamento

As normas para o funcionamento dos cursos de especialização *lato sensu* são estabelecidas pela Câmara de Educação Superior do Conselho Nacional de Educação e estão descritas na Resolução CES/CNE nº 01, de 08 de junho de 2007.

Segundo tal resolução, os cursos de pós-graduação *lato sensu* podem ser oferecidos por instituições de ensino superior credenciadas no Sistema Federal de Ensino. Para ofertarem cursos de especialização, essas instituições não dependem de autorização, reconhecimento e renovação de reconhecimento, devendo, entretanto, atender ao disposto na referida resolução. Os cursos estão sujeitos à avaliação dos órgãos competentes no recredenciamento da instituição.

Os cursos de especialização à distância só podem ser oferecidos por instituições especialmente credenciadas pelo MEC ou que gozem de autonomia universitária, não sendo permitida a oferta exclusiva de cursos de pós-graduação.[8] Esses cursos devem, obrigatoriamente, incluir provas presenciais e defesa presencial de monografia ou trabalho de conclusão de curso, que devem ocorrer em um de seus polos de EAD, em sua sede ou em outro ambiente profissional.

Os cursos de especialização *lato sensu* devem ter a duração mínima de 360 horas. Não se contabiliza nessa carga horária o tempo de estudo individual ou em grupo, sem assistência docente, e o reservado, obrigatoriamente, para elaboração de monografia ou trabalho de conclusão de curso.

O corpo docente de cursos de especialização *lato sensu* deve ser constituído por, pelo menos, 50% de professores portadores de título de mestre ou de doutor obtido em programa de pós-graduação *stricto sensu* reconhecido.

Os certificados expedidos após conclusão de curso de especialização em instituição credenciada possuem validade nacional. Cabe à instituição responsável pelo curso expedir e registrar tais certificados. Os alunos que obtiverem aproveitamento satisfatório segundo os critérios de avaliação previamente estabelecidos, com, pelo menos, 75% de frequência, têm direito ao certificado.

Características pedagógicas e operacionais desejáveis

Toda instituição que pretende ofertar um curso de especialização em MFC, ou de saúde da família, deve atentar para algumas características relativas ao contexto de seus potenciais alunos e ao seu processo de aprendizado. Seguem alguns pontos iniciais para consideração:

- Os alunos desses cursos de especialização são profissionais que já se encontram inseridos no mercado de trabalho – geralmente em equipes de saúde da família.
- Eles podem ter se candidatado ao curso, ou podem ser participantes de programas especiais de provimento, como, por exemplo, o Programa Mais Médicos (PMM). Nesse último caso, a participação em curso de especialização é obrigatória – ocorrendo, via de regra, por meio da EAD.*
- Independentemente da forma de inserção, eles podem apresentar demandas e necessidades específicas de aprendizagem, relacionadas a deficiências e dificuldades encontradas em seu dia a dia e muitas vezes não enfatizadas na graduação.
- Eles também adquirem experiências e saberes específicos em seu contexto de trabalho, uma vez que estudam problemas mais recorrentes e descobrem como resolver questões práticas em contextos de recursos limitados. Entretanto, nem sempre possuem as ferramentas necessárias para sistematizar ou compartilhar esse tipo de conhecimento tácito.
- Eles podem ter uma participação irregular ao longo do curso por motivos diversos, como extensa jornada de trabalho semanal, gestação ou adoecimento próprio ou de pessoas próximas.

Além desses aspectos práticos, devem-se também levar em conta – na definição do projeto político-pedagógico de um curso – certas especificidades conhecidas do processo de aprendizagem de adultos e profissionais em serviço. A seguir, são analisadas algumas dessas especificidades a partir da apresentação de determinadas teorias pedagógicas desenvolvidas ao longo do século XX, dando-se destaque especial à teoria da aprendizagem significativa.

---

* A Lei nº 12.871/13,[9] que instituiu o PMM, determina que "[...] o aperfeiçoamento dos médicos participantes ocorrerá mediante oferta de curso de especialização por instituição pública de educação superior e envolverá atividades de ensino, pesquisa e extensão que terão componente assistencial mediante integração ensino-serviço".

Aspectos teóricos para a especialização de profissionais em serviço

Várias teorias sobre o processo de aprendizagem dos seres humanos surgiram a partir da primeira metade do século XX. Os primeiros teóricos sobre o assunto foram o suíço Jean Piaget e o bielo-russo Lev Vygotsky.

Piaget foi responsável por conceber a teoria cognitiva (ou construtivismo, como é mais conhecida), segundo a qual o ser humano adapta seus esquemas cognitivos aos estímulos que recebe do ambiente. Observando as diversas fases do desenvolvimento infantil, Piaget concluiu que a criança constrói a sua própria aprendizagem – processo que mantém, por esse motivo, uma constante relação dialética com o mundo ao redor.

Trilhando caminho semelhante e mais ou menos à mesma época que Piaget, Vygotsky estabeleceu que as interações sociais e o desenvolvimento da linguagem são determinantes essenciais do processo de aprendizado. Segundo ele, todos aprendem por meio das relações interpessoais estabelecidas ao longo da vida com seus pares a partir de uma base comum do conhecimento: a linguagem.[10]

Outros teóricos também chegaram a conclusões semelhantes às de Piaget pouco tempo depois, como Jerome Bruner, para quem a aprendizagem é um processo social ativo que constrói novas ideias e conceitos a partir de um estoque prévio de conhecimentos, e Paulo Freire, para quem se deveriam valorizar os saberes prévios das pessoas ao mesmo tempo em que se estimula uma reflexão crítica constante sobre a sua prática.

Em 1968, David Ausubel, outro teórico importante do aprendizado, lançou a teoria da aprendizagem significativa, que guarda semelhanças com as ideias de Piaget, Bruner e Freire. Basicamente, essa teoria sustenta que o processo de aprendizagem ocorre de forma hierarquizada e organizada, uma vez que todo conhecimento novo se ancora no que ele chamou de "estrutura cognitiva" do indivíduo – que seria a matriz consolidada de conhecimentos e experiências prévias, conectados entre si e dando ordem e sentido ao seu entendimento do mundo.[11]

Uma vez ancorado na estrutura cognitiva, o novo conhecimento causa um *conflito cognitivo*, provocando, assim, uma reação dessa matriz com o intuito de processar as novas informações e "indexá-las" ao conhecimento prévio. Assim, a aprendizagem só será significativa se o novo conhecimento relacionar-se com o conhecimento e as experiências prévias, já consolidadas e portadoras de sentido para o indivíduo.

Usando uma metáfora bioquímica, pode-se dizer que todo novo conhecimento possui "proteínas" que devem ligar-se a "receptores" na estrutura cognitiva do indivíduo. Uma vez ligadas, essa estrutura reage com o novo conhecimento (conflito cognitivo), que é incorporado definitivamente a ela, em um processo irreversível que causa alterações tanto nessa estrutura quanto no próprio conhecimento que originou o processo.

Esse processo pode ser descrito por meio do diagrama apresentado na Figura 56.1.

Por outro lado, caso não haja afinidade entre as "proteínas" do novo conhecimento e os "receptores" da estrutura cognitiva, a aprendizagem torna-se mais difícil e mecânica, em vez de significativa, correndo o risco de não ser duradoura. Isso ocorre geralmente quando se tenta aprender algum conteúdo que não causa interesse, ou que não guarda relação com o que se viu, ouviu, leu, aprendeu e vivenciou antes.

Em contrapartida, quando algum assunto que interessa diretamente entra em contato conosco – seja ele um artigo sobre uma enfermidade com a qual se deparou recentemente, seja uma notícia relacionada a algum *hobby* que cultivamos –, estaremos mais receptivos a incorporar e a aprender o que lemos ou ouvimos. Ou seja: o conhecimento apreendido deve fazer algum sentido para nós a partir do que já sabemos ou vivenciamos.

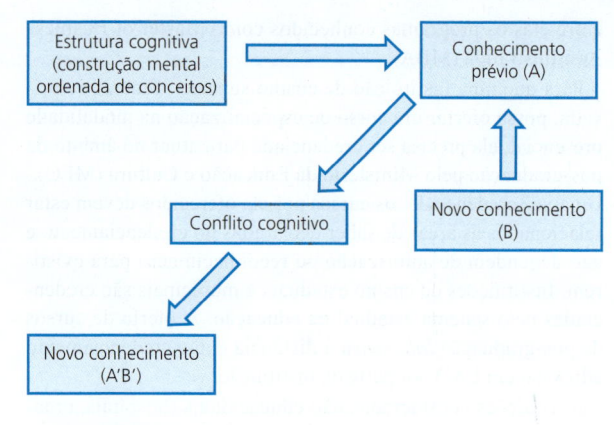

▲ **Figura 56.1**
Processo de incorporação do novo conhecimento segundo a teoria da aprendizagem significativa.

Pode-se observar que todos os teóricos mencionados falaram, grosso modo, o mesmo: que a nossa capacidade de aprender é proporcional ao grau de interação que mantemos com o mundo e ao grau de interesse sobre o assunto a ser aprendido, bem como à quantidade de informações e vivências anteriores que temos relacionadas a ele. Por esse motivo, uma verdadeira aprendizagem significativa deve ser prazerosa e gratificante, visto que atende a interesses, curiosidades e necessidades reais do indivíduo.

Entender essa característica do nosso processo de aprendizagem é, portanto, de suma relevância para a concepção de cursos de especialização que preparem indivíduos adultos para a sua prática profissional: caso eles se apoiem apenas em uma transmissão passiva de conhecimentos, sem levar em conta os anseios e as experiências prévias dos profissionais, a aprendizagem não ocorrerá de forma eficiente.

Entretanto, caso um curso procure responder às demandas e inquietações de seu público de forma instigante e bem planejada – vinculando-se, sempre que possível, à sua realidade e ao seu processo de trabalho –, haverá uma possibilidade maior de que o aprendizado ocorra de forma significativa e duradoura. Algumas estratégias podem ser usadas para isso, como o uso de casos clínicos ou o levantamento de problemas (a partir do próprio contexto dos profissionais) para a discussão de soluções, a promoção da interação entre os profissionais, o compartilhamento de experiências ou discussão de questões específicas em encontros presenciais ou fóruns e a oferta de diversas disciplinas opcionais (com o intuito de promover a flexibilização curricular e proporcionar ao profissional a escolha dos conteúdos mais relevantes para si no momento do curso).

É importante ressaltar que, independentemente das estratégias utilizadas, qualquer curso de especialização deverá ter sempre objetivos educacionais bem definidos para cada módulo (levando-se sempre em conta as necessidades do profissional em serviço) de forma a permitir a escolha correta dos conteúdos e dos métodos mais adequados para ministrá-los. Ter clareza sobre o que deve ser aprendido a cada momento facilita também a avaliação da disciplina e do próprio curso, uma vez que permite a comparação entre o que se pretendia ensinar e o que se aprendeu de fato. Entretanto, é comum observar que muitas disciplinas de cursos de especialização se baseiam mais em "assuntos" que devem ser *repassados* ao aluno do que em ações e comportamentos que precisam ser, de fato, realizados ou observados por ele na prática profissional.

Os programas de residência em medicina, mais do que os cursos de especialização, em geral, têm o potencial de proporcionar um alto nível de aprendizagem significativa, e por esse motivo são considerados o *padrão-ouro* da formação médica. Isso ocorre porque, durante uma residência, o residente se responsabiliza de fato por pessoas reais, com necessidades ou problemas de saúde igualmente reais. Essa vivência orienta o seu estudo para que ele possa, de fato, cumprir o objetivo de ajudar o seu paciente – desafio que, sem dúvida, o ajudará a aprender o conteúdo que necessita. Além disso, a residência proporciona oportunidades de treinamento prático que não são facilmente reproduzíveis em cursos de especialização.

Se a residência é o *padrão-ouro* da formação médica, por que então existem os cursos de especialização? Qual seria a sua importância? A seguir, são abordadas essas questões.

Relação entre especialização e residência em medicina

Programas de residência médica e cursos de especialização *lato sensu* guardam algumas diferenças entre si. Notadamente, no que se refere à carga horária e aos aspectos pedagógicos, a residência médica é, como já se afirmou, considerada o padrão-ouro na formação de médicos especialistas. Por outro lado, os cursos de especialização *lato sensu* também têm o seu valor na formação de médicos especialistas, uma vez que permitem a capacitação de profissionais em uma escala que não é fácil de ser alcançada pelos programas de residência.

Não se trata, portanto, de apresentar essas pós-graduações como antagônicas ou concorrentes. De fato, considerando a demanda por profissionais qualificados para a atuação na APS, devemos buscar estratégias de integração, em um nível macro, entre três modalidades educacionais: programas de residência médica, cursos de especialização *lato sensu* e programas de educação permanente/aprendizagem colaborativa (comunidade de práticas).[12]* Deve-se valorizar o potencial latente na complementaridade desses processos formativos.[13]

Pode-se dizer que existe, no cenário atual de formação de profissionais para os serviços de APS (Figura 56.2), pouca integração entre residências médicas e especializações, com um grande contingente de profissionais se dedicando aos serviços de APS sem um treinamento específico que vá além da graduação. Devido à inexistência de vagas de residência para todos que se graduam, a maior parte do contingente de novos médicos vai diretamente para o mercado de trabalho – seja por contratação direta, seja por programas de provimento, como o PMM.

Há, nesse cenário atual, aspectos negativos marcantes. Notadamente, a dificuldade de se qualificarem os serviços de APS por falta de profissionais devidamente treinados e a baixa capacidade de aproveitamento do potencial que há na integração entre a residência médica e a especialização *lato sensu*.

A Lei nº 12.871/13,[9] que estabelece o PMM, busca diminuir a carência de médicos nas regiões prioritárias para o SUS e, com

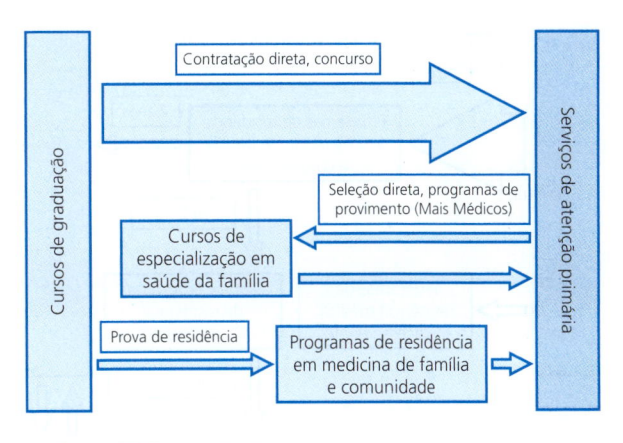

▲ **Figura 56.2**
Cenário atual entre graduação e serviços de atenção primária.

isso, reduzir desigualdades regionais na área da saúde. Para tanto, ela institui três eixos principais de ação: o primeiro está relacionado a uma nova *regulamentação da abertura de escolas médicas privadas*, com o intuito de possibilitar novos cursos em localidades que, embora possuam equipamentos públicos de cuidado adequados na rede de atenção, tenham a necessidade social de oferta de novos cursos de medicina.

O segundo eixo busca universalizar o acesso à residência médica no Brasil por meio da oferta anual de um número de vagas equivalente ao número de egressos dos cursos de graduação em medicina do ano anterior. A lei estabelece que esse número deve aumentar gradualmente entre a sua data de publicação (22 de outubro de 2013) até 31 de dezembro de 2018, de forma a estabelecer acesso direto apenas aos programas de residência em MFC e outros programas de acesso direto. O primeiro ano de residência em MFC seria, assim, obrigatório para o acesso a programas de residência que não sejam classificados como acesso direto.

Embora o prazo desejado para essa ação esteja explícito na lei, ela não especifica as medidas que deveriam ser implementadas para permitir a universalização das vagas de residência médica no Brasil. Para maiores informações sobre residência, ver Cap. 55, Residência em medicina de família de comunidade.

O terceiro eixo de ação, denominado Projeto Mais Médicos para o Brasil (PMMB), é o componente de provimento imediato e emergencial do programa e busca, por meio de vagas abertas a profissionais brasileiros e estrangeiros, levar médicos aos serviços de APS em regiões prioritárias para o SUS.

Considerando-se apenas o que estabelece a lei, sem as circunstâncias que, em última instância, determinam a sua aplicação, teríamos, a partir de 2019, um cenário semelhante ao da Figura 56.3. Observa-se que, nesse cenário, a necessidade da especialização em saúde da família desaparece, e os programas atuais, tanto os presenciais como aqueles à distância, teriam provavelmente a sua capacidade instalada convertida em recursos para ações de educação permanente. Não seria certo, entretanto, que o número de vagas em cursos de especialização ficasse reduzido a zero: por exemplo, profissionais estrangeiros, ou mesmo mais velhos, que tenham se especializado em outras áreas, mas que, porventura, queiram trabalhar na APS, podem beneficiar-se de uma especialização. Como foi dito, o número de vagas de residência nesse cenário seria determinado em função do número de egressos no ano anterior e, por esse motivo, pode não haver vagas para esses públicos. Além disso, para um profissional em atividade há algumas décadas, dedicar-se à alta carga horária de uma residência pode não parecer vantajoso.

---

* Uma Comunidade de Prática (CdP) visa facilitar a gestão do conhecimento coletivo acumulado por um grupo ou instituição, funcionando como mecanismo de compartilhamento de conhecimentos tácitos, ajudando a reduzir a curva de aprendizagem para novos profissionais e promovendo inovações no processo de trabalho, de forma a contribuir para a criação e a manutenção de um capital social.[12]

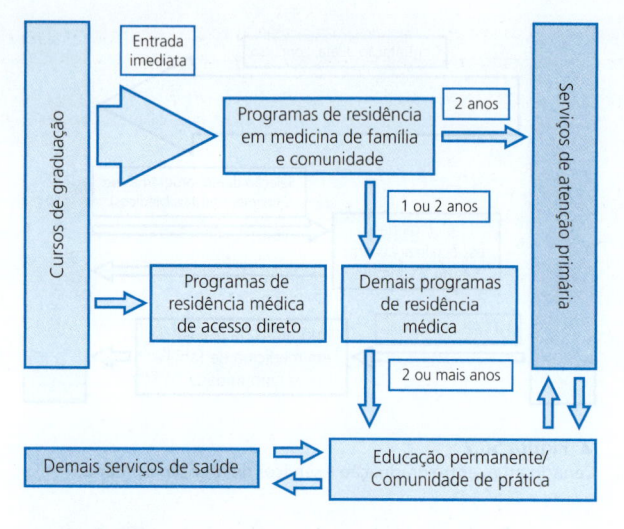

▲ **Figura 56.3**
Cenário idealizado pela Lei n° 12.871 (Programa Mais Médicos).
Fonte: Brasil.[9]

Esse cenário, entretanto, mostra-se distante em nosso horizonte. Na prática, ele exige uma interiorização maciça da residência em MFC, que, por sua vez, demandará tempo, recursos financeiros significativos e um grande contingente de profissionais devidamente qualificados para a função de preceptoria. Por esse motivo, é provável que iremos conviver, por algum tempo e em diferentes graus ao longo dos próximos anos, com um cenário parecido ao da Figura 56.4.

Nessa situação, observa-se que, apesar de um número progressivamente maior de residentes em MFC, as contratações diretas e os programas de provimento deverão continuar, e com eles continuarão os cursos de especialização. Por outro lado, espera-se que ações e programas de educação permanente e de aprendizagem colaborativa – que, em tese, permitiriam a maior customização do aprendizado a partir das necessidades percebidas pelo próprio profissional em sua prática – se tornem mais numerosos nesse cenário. O aumento dessas iniciativas encontra respaldo na própria lei do PMM, que determina que "outras modalidades de formação" sejam ofertadas caso ocorra, após três anos, a prorrogação do tempo de exercício do médico participante, permitida por igual período.

É importante, contudo, que um cenário semelhante possa existir e que leve ao pleno desenvolvimento do potencial de formação de docentes e tutores na residência médica. Uma vez que o principal papel das especializações é capacitar profissionais que já se encontram em serviço, e que provavelmente não consideram a APS como alternativa profissional a longo prazo, caberá aos médicos de família e comunidade qualificados por programas de residência tornarem-se preceptores em regiões de escassez profissional para garantir a expansão da residência médica. Eles deverão atuar também como docentes em cursos de graduação, possibilitando um ensino qualificado da APS aos futuros profissionais. Por fim, deverão atuar também como pesquisadores, consultores e ocupar cargos em posições estratégicas para a execução das políticas públicas de expansão da APS no Brasil (Quadro 56.1).[14]

Políticas oficiais para o estímulo às especializações em medicina de família e comunidade

Desde o início do programa Saúde da Família no Brasil, o Ministério da Saúde (MS) vem estimulando a criação de residências em MFC, residências multiprofissionais (para outros profissionais de saúde), regulamentadas a partir de 2005,[15] e cursos de especialização em saúde da família, voltados aos profissionais da saúde de nível universitário que atuam diretamente nas equipes de saúde da família.

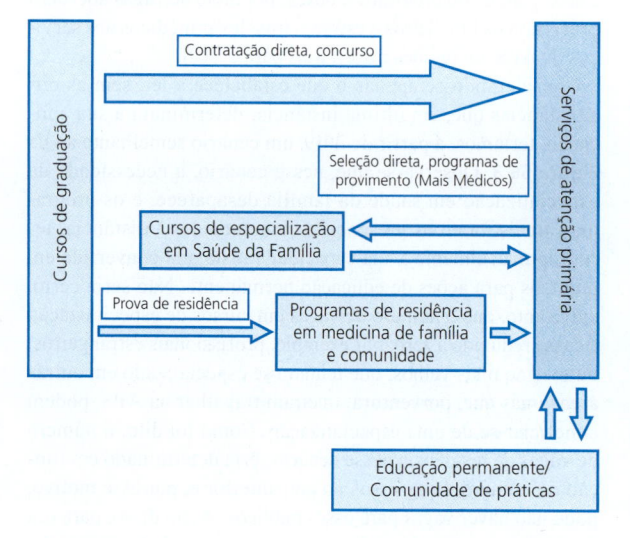

▲ **Figura 56.4**
Cenário provável no futuro.

Quadro 56.1	**Aspectos fundamentais dos programas de residência médica e dos cursos de especialização *lato sensu***
Características da residência médica segundo a Lei n° 6.932[14]	▶ Treinamento em serviço
	▶ Instituições de saúde (cenário de prática)
	▶ Orientação de profissionais médicos de elevada qualificação ética e profissional
	▶ Programas devem ser credenciados pela Comissão Nacional de Residência Médica (CNRM)
	▶ Regime especial de treinamento em serviço (60 horas semanais)
	▶ Remuneração (bolsa) e suporte adicional (alimentação, INSS)
	▶ Máximo de 24 horas de plantão semanais
	▶ Um dia de folga semanal e 30 dias consecutivos de repouso por ano
	▶ Dez a vinte por cento da carga horária devem ser atividades teórico-práticas (sessões atualizadas, seminários, correlações clinicopatológicas ou outras)
Características da especialização segundo a Resolução n° 01/2007,[2] CES/MEC	▶ Duração mínima de 360 horas, excluindo-se o tempo de estudo individual ou em grupo sem a presença do professor e aquele dedicado à elaboração individual e obrigatória de monografia ou trabalho de conclusão de curso
	▶ Corpo docente constituído por professores especialistas ou de reconhecida capacidade técnico-profissional, 50% dos quais, no mínimo, devem possuir titulação de mestre ou de doutor obtido em programa de pós-graduação *stricto sensu* reconhecido pelo MEC

A preocupação com a qualificação profissional tornou-se essencial a partir do crescimento da ESF e de sua definição como eixo reestruturante do SUS. Por envolver concepções e práticas nem sempre ensinadas e discutidas nos cursos de graduação, a maioria dos profissionais recém-formados nem sempre aprendeu a lidar corretamente com várias situações comuns no contexto da atenção primária. Além disso, desde o seu início, a saúde da família vem apresentando altos níveis de rotatividade profissional, o que exige um esforço constante de capacitação de novos profissionais.

Assim, a qualificação desses profissionais passou a ser vista como uma ação básica à própria expansão e à sustentação do novo modelo. Por esse motivo, em 1996, o MS, por meio do Departamento de Atenção Básica (DAB), lançou um edital visando à formação de Polos de Capacitação, Formação e Educação Permanente de Pessoal para a Saúde da Família – estruturas que funcionaram por meio de articulações interinstitucionais entre universidades, instituições isoladas de educação superior e secretarias municipais e estaduais de saúde. Essas articulações se realizaram sob a forma de convênios ou consórcios, de modo a proporcionar a oferta de cursos introdutórios, de atualização e aperfeiçoamento, capacitação de agentes comunitários de saúde, programas de educação permanente à distância, especializações e residências.[16]

Em 2003, essas estruturas foram substituídas por Polos de Educação Permanente em Saúde. Ao contrário dos primeiros polos, eles se encontravam vinculados diretamente ao serviço, e não a instituições de ensino, e não possuíam um foco específico na saúde da família.[17]

Em 2005, a Organização Pan-Americana da Saúde (OPAS), com o apoio da Secretaria de Gestão do Trabalho e da Educação em Saúde do Ministério da Saúde (SGTES/MS), lançou uma rede colaborativa virtual com o propósito de aumentar a capacidade instalada de oferta dessa modalidade de pós-graduação no país, garantindo, assim, a constância de cursos de especialização em saúde da família. Essa rede, denominada Rede Multicêntrica de Apoio à Especialização em Saúde da Família nas Grandes Cidades (Rede MAES), visava estimular a cooperação política e técnica entre instituições acadêmicas para o aumento da capacidade instalada de especialização em saúde da família, principalmente em municípios de médio e grande porte. Para que fosse possível a capacitação maciça de profissionais – como era desejado pelo MS –, buscou-se estimular, a partir de então, a oferta de cursos de especialização em saúde da família à distância, de forma a gerar economia de escala e possibilitar o compartilhamento de recursos didáticos entre as diferentes instituições de ensino.

Por ser uma rede colaborativa virtual no âmbito da OPAS, e não um programa oficial do MS, a Rede MAES não conseguiu induzir a cooperação desejada. O financiamento dos cursos de especialização continuava nos mesmos moldes de antes, sem que houvesse qualquer estímulo específico à cooperação, ao aumento do número de vagas ou à adoção de EAD. Por esse motivo, os profissionais envolvidos na operacionalização da Rede MAES iniciaram a concepção de um programa ministerial denominado Universidade Aberta de Educação Permanente em Saúde, que foi posteriormente rebatizado como Universidade Aberta do SUS (UNA-SUS) e lançado oficialmente como uma iniciativa do MS em junho de 2008.[18]

Dois anos e meio após o seu lançamento oficial, a UNA-SUS foi instituída por meio de decreto presidencial,[19] no qual constavam os seguintes objetivos:

- Propor ações visando atender às necessidades de capacitação e educação permanente dos profissionais do SUS.
- Induzir e orientar a oferta de cursos e programas de especialização, aperfeiçoamento e outras espécies de qualificação dirigida aos profissionais do SUS, pelas instituições que integram a Rede UNA-SUS.
- Fomentar e apoiar a disseminação de meios e tecnologias de informação e comunicação que possibilitem ampliar a escala e o alcance das atividades educativas.
- Contribuir para a redução das desigualdades entre as diferentes regiões do país, por meio da equalização da oferta de cursos para capacitação e educação permanente.
- Contribuir com a integração ensino-serviço na área da atenção à saúde.

Em 2009, nove instituições tiveram seus projetos aprovados pelo MS para executar cursos à distância em saúde da família, oferecendo um total de 17.200 vagas.

Hoje, a Rede UNA-SUS possui 35 instituições.[20] Entre o seu início e o ano de 2017, 31.803 profissionais haviam concluído um dos 29 cursos até então ofertados.[21]

É importante ressaltar que os cursos de especialização à distância em saúde da família ofertados no âmbito da UNA-SUS costumam ter como objetivo principal a reorganização do processo de trabalho em equipe, e não o treinamento de habilidades clínicas, sendo, por esse motivo, multiprofissional, isto é, com ofertas a médicos, enfermeiros e dentistas. Esses profissionais podem tanto cursar disciplinas juntos como isoladamente, dependendo do curso e da disciplina em questão.

Como mencionado, os cursos de especialização em saúde da família, ou em MFC, devem estar pautados por algumas características inerentes à aprendizagem de adultos e ao contexto de seus alunos. Por outro lado, uma vez que as políticas vigentes de provimento ainda requerem a oferta de um número expressivo de vagas para a especialização da força de trabalho da APS, alguns desafios pedagógicos e operacionais devem ser sanados, os quais são abordados a seguir.

Desafios às especializações em saúde da família ou medicina de família e comunidade

A seguir, dividimos os desafios enfrentados pelas especializações em saúde da família, ou MFC, em dois grandes blocos: pedagógicos e operacionais. Não se pretende, aqui, esgotar todos os desafios possíveis, mas sim levantar aqueles que parecem mais relevantes e prementes no atual contexto.

Desafios pedagógicos

Permitir a aprendizagem significativa, levando-se em conta o contexto de cada aluno

Quanto mais o conhecimento ministrado tiver conexão com a realidade do aluno e suas necessidades de aprendizagem, mais sentido terá e, consequentemente, melhor e mais significativo será o seu aprendizado. Assim, a integração ensino-serviço é um fator necessário ao sucesso de um curso de especialização, embora seja também um desafio antigo e conhecido, não necessariamente fácil.

Promover o intercâmbio entre os profissionais

Uma vez que os alunos desses cursos são profissionais de saúde que já se encontram inseridos na prática diária e tiveram percursos pessoais e profissionais diferentes, é razoável supor que eles acumulam vivências e conhecimentos heterogêneos, que podem e devem ser compartilhados com os demais colegas. Esses cursos, portanto, não devem assumir o caráter de simples transmissão de conhecimentos: devem proporcionar o intercâmbio de experiências, seja por meio de novas tecnologias, como *wikis** e fóruns *online*, seja em encontros presenciais. No caso dos fóruns, é desejável que as discussões possam ser sistematizadas e resgatadas por meio de palavras-chave, de forma a permitir a formação de uma rede de *inteligência coletiva*,** facilmente acessível e composta por análises de situações e conhecimentos práticos relevantes a todos os profissionais.

Uma CdP que reúna diferentes recursos como os citados pode possibilitar aos profissionais trocar impressões e informações de problemas que, muitas vezes, não se esgotam no conhecimento teórico. Um exemplo: embora o conhecimento acadêmico formal sobre a hipertensão arterial sistêmica (HAS) – constituído por questões como prevalência, diagnóstico, técnicas adequadas de mensuração, informação e tratamento farmacológico – seja relativamente igual em todas as regiões do país, há também um corpo de conhecimentos operacionais sobre o assunto que é mais diverso, informal e subjetivo, porém relevante para a abordagem correta do problema em diferentes contextos e o aumento da adesão ao tratamento.

No caso da HAS, esse conhecimento se constitui na percepção empírica da linguagem e dos valores da comunidade em que se atua, no significado que os usuários atribuem a essa doença, em estratégias para superar eventuais limitações (como falta de material, falta de um medicamento de primeira escolha, conhecimento das alternativas possíveis, etc.), na compreensão de quais mudanças de estilo de vida seriam mais viáveis ou inviáveis em uma determinada comunidade e outros. Esse rol de conhecimentos pode ser difundido entre profissionais que trabalhem em um mesmo contexto, a partir da troca de informações, impressões e conselhos, e poderá ajudar no planejamento de ações que visem ao controle de um determinado problema e ao aumento da adesão ao tratamento.

Desafios operacionais

Proporcionar cenários de prática para treinamento de habilidades psicomotoras

Embora o treinamento de habilidades não seja o objetivo dos cursos de especialização à distância, deve-se ter em mente que pelo menos algumas habilidades psicomotoras específicas (como coleta de preventivo, oroscopia em crianças, exame de fundo de olho e outros) podem ser treinadas, principalmente se for possível uma articulação da instituição de ensino com a rede assistencial, para que esse treinamento ocorra no próprio serviço, de forma programada e supervisionado por seus profissionais de referência para cada procedimento a ser ensinado. Independentemente da continuidade maciça de cursos de especialização e do advento de novas possibilidades educacionais mais flexíveis, ambos compartilham essa mesma necessidade.

---

* Uma *wiki* pode ser definida como um *website online* que permite que cada usuário possa criar artigos ou editar, revisar, acrescentar ou "linkar" artigos já existentes. O seu objetivo original foi desenvolver um sistema de uso fácil para gestão do conhecimento por meio de uma colaboração *online* eficiente e efetiva.[22]

** Conceito desenvolvido pelo filósofo Pierre Lévy, que consiste em uma "[...] inteligência distribuída por toda a parte", construída a partir de experiências de um grupo específico e destinada a servir de referência a esse mesmo grupo, quando houver a necessidade de um de seus membros resgatar discussões, conceitos e conhecimentos previamente discutidos ou elaborados. Uma rede de inteligência coletiva se baseia no pressuposto de que "[...] ninguém sabe tudo, todos sabem alguma coisa, todo o saber está na humanidade".[23]

Levar em conta a vida pessoal e profissional do aluno

Um profissional da saúde da família jovem, que se torna aluno de um curso de especialização, pode ter algumas dificuldades para acompanhá-lo devido a aspectos comuns nessa fase de sua vida pessoal e profissional. É importante ressaltar que um grande contingente de profissionais de saúde que se encontra em serviço é composto por mulheres jovens em idade reprodutiva, e que circunstâncias familiares específicas – como gravidez, amamentação, filhos pequenos, doenças e internações dos pais ou outros membros da família – são comumente enfrentadas.

Além das questões pessoais mencionadas, deve-se ter em mente que o médico jovem que se encontra vinculado a uma equipe de saúde da família está em uma fase de afirmação profissional e de sua carreira, o que o deixa com pouco tempo disponível para sua especialização. Além disso, caso esse profissional mude frequentemente de município em busca de melhores condições de trabalho –o que em geral ocorre no Brasil –, ele terá dificuldades em seguir um curso de especialização presencial.

É importante que um curso de especialização em MFC, ou em saúde da família, leve em conta essas limitações, sendo flexível o suficiente para atender às necessidades individuais de capacitação e aos problemas pessoais dos alunos. Uma possibilidade para se resolver essa questão é fazer as disciplinas como módulos isolados, a partir das necessidades imediatas do profissional, que, com base em suas próprias circunstâncias e objetivos, poderia cursar um número limitado de disciplinas ao longo do tempo que necessitar, podendo, depois, converter o seu esforço entrando oficialmente em um curso para adquirir o título de especialista. Nesse caso, é provável que o profissional tenha poucas disciplinas para cursar ao iniciar a especialização. Seus esforços se concentrarão na elaboração do Trabalho de Conclusão do Curso (TCC).

Caso haja maior integração entre diferentes universidades ofertantes, um profissional que tenha trabalhado em diversos municípios ao longo de alguns anos poderá, em um cenário como esse, cursar disciplinas em diferentes instituições. Isso já vem acontecendo em algumas ofertas de pós-graduação pelo sistema UNA-SUS, embora não sejam de especialização. Como exemplo, cita-se o Programa Multicêntrico de Qualificação Profissional em Atenção Domiciliar à Distância,[24] que consiste em um curso de pós-graduação na modalidade de aperfeiçoamento, totalmente autoinstrucional (sem mediação por tutores). Seus módulos foram produzidos por diferentes instituições de ensino da Rede UNA-SUS. Entretanto, para que isso ocorra em cursos de especialização, é importante que as universidades mantenham uma equivalência, ainda que não absoluta, entre suas disciplinas.

Aumentar a capacidade de oferta adequada aos contextos brasileiros em âmbito nacional

Para cumprir os seus objetivos como política pública, o esforço de especialização maciça em saúde da família – capitaneado sobretudo pela UNA-SUS – precisa aumentar a capacidade nacional de oferta contínua de vagas não só em número adequado às necessidades do país, mas também adaptado às limitações impostas pela geografia e pela falta de conectividade. Para tanto, é necessário manter o estímulo à cooperação técnica entre as instituições de ensino, de forma a possibilitar o compartilhamento de experiência e recursos educacionais, gerando, assim, uma economia de escala. É preciso também que as especializações e outras iniciativas de educação permanente à distância passem a usar mídias adequadas a cada contexto. Ao contrário da impressão que o termo EAD pode passar, essa modalidade é antiga e não depende de internet. Recursos antigos, como rádio, apostilas, CD-ROMs e DVDs, podem e devem ser usados.[25]

Promover um bom entendimento entre serviços e universidades

As principais instituições responsáveis por oferecer cursos de especialização no Brasil são as universidades públicas. Essas instituições, devido à sua própria natureza acadêmica, possuem objetivos, prazos e ritmos diferentes daqueles dos gestores de saúde: estes têm de lidar com situações complexas, problemas emergenciais e prazos curtos, ao passo que as primeiras podem usar a sua autonomia e gastar o tempo que julgarem necessário para examinar e aprovar propostas de curso, após a resolução de eventuais problemas técnicos, financeiros ou jurídicos. É importante lembrar aqui que as universidades têm a obrigação de zelar pela qualidade de seus cursos de pós-graduação, bem como pelo respeito às normas legais e acadêmicas.

Em que pese a urgência de qualificação profissional geralmente manifestada pelos gestores que procuram as universidades, a tramitação interna de uma proposta para atendê-los pode levar longos períodos de tempo para ser concebida e operacionalizada.

Além disso, há circunstâncias intrínsecas à gestão de sistemas e serviços de saúde que podem prejudicar a oferta de cursos, como interrupções temporárias por mudanças pós-eleições ou questões emergenciais, como epidemias e campanhas de vacinação. Mudanças de gestão e questões burocráticas específicas, como o impedimento à assinatura de contratos por períodos determinados devido à proximidade de eleições, podem também atrasar o repasse financeiro às universidades, o que pode dificultar a execução de cursos de especialização. É importante ressaltar aqui que a diferença na natureza entre esses dois tipos de instituição não é conjuntural, e sim estrutural: não se pode esperar que uma delas mude para se adaptar à outra.[18]

É importante que tanto sistemas e serviços de saúde como universidades entendam as circunstâncias uns dos outros, buscando soluções contínuas para eventuais problemas operacionais e financeiros advindos de suas diferenças.

CONSIDERAÇÕES FINAIS

Neste capítulo, foram descritos os fundamentos pedagógicos e operacionais dos cursos de especialização *lato sensu* na área de MFC, apresentando uma reflexão a respeito das peculiaridades do ensino da especialidade.

As bases legais que regulamentam essa modalidade de pós-graduação foram revistas, sendo apresentadas as principais políticas vigentes de estímulo à formação de médicos de família e comunidade e analisados os aspectos pedagógicos inerentes.

Debateu-se sobre os principais desafios enfrentados pelos cursos de especialização em MFC, como o apoio a programas de provimento médico e a própria discussão de seu futuro em um cenário no qual se busca a universalização da residência médica, assim como ações e recursos educacionais mais flexíveis, colaborativos e adaptáveis às necessidades individuais de qualificação.

REFERÊNCIAS

1. Kipnis B, A pós-graduação lato sensu: algumas considerações sobre política e avaliação na década de 90. Contabilidade, Gestão e Governança. 1998;1(1):15-44.

2. Brasil. Ministério da Educação. Conselho Nacional de Educação. Resolução n. 1, de 8 de junho de 2007 [Internet]. Brasília: MEC; 2007 [capturado em 06 dez. 2017]. Disponível em: http://portal.mec.gov.br/cne/arquivos/pdf/rces001_07.pdf.

3. Brasil. Ministério da Educação. Conselho Nacional de Educação. Resolução n. 04, de 7 de novembro de 2001 [Internet]. Brasília: MEC; 2001 [capturado em 06 dez. 2017]. Disponível em: http://portal.mec.gov.br/cne/arquivos/pdf/CES04.pdf.

4. Brasil. Ministério da Educação. Conselho Nacional de Educação. Resolução n. 3, de 5 de outubro de 1999 [Internet]. Brasília: MEC; 1999 [capturado em 06 dez. 2017]. Disponível em: http://portal.mec.gov.br/cne/arquivos/pdf/rces03_99.pdf.

5. Pilati O. Especialização: falácia ou conhecimento aprofundado? RBPG. 2006;3(5):7-26.

6. Brasil. Ministério da Educação. Conselho Nacional de Educação. Resolução n. 01, de 3 de abril de 2001 [Internet]. Brasília: MEC; 2001 1999 [capturado em 06 dez. 2017]. Disponível em: http://portal.mec.gov.br/seed/arquivos/pdf/tvescola/leis/CES0101.pdf.

7. Brasil. Ministério da Educação. Conselho Nacional de Educação. Resolução n. 2, de 12 fevereiro de 2014 [Internet]. Brasília: MEC, 2014 [capturado em 06 dez. 2017]. Disponível em: http://fne.mec.gov.br/9-uncategorised/823-resolucao-n-2-de-fevereiro-de-2014.

8. Brasil. Decreto n. 9.057, de 25 de maio de 2017 [Internet]. Brasília: Casa Civil; 2017 [capturado em 07 dez. 2017]. Disponível em: http://www.planalto.gov.br/ccivil_03/_ato2015-2018/2017/decreto/D9057.htm.

9. Brasil. Lei n. 12.871, de 22 de outubro de 2013 [Internet]. Brasília: Casa Civil; 2013 [capturado em 07 dez. 2017]. Disponível em: http://www.planalto.gov.br/ccivil_03/_Ato2011-2014/2013/Lei/L12871.htm.

10. Jófili ZMS. Piaget, Vygotsky, Freire e a construção do conhecimento na escola. Educação Teorias e Práticas. 2002;2(2):191-208.

11. Moreira MA, Masini EFS. Aprendizagem significativa: a teoria de David Ausubel. São Paulo: Moraes; 1982.

12. Ranmuthugala G, Plumb JJ, Cunningham FC, Georgiou A, Westbrook JI, Braithwaite J. How and why are communities of practice established in the healthcare sector? A systematic review of the literature. BMC Health Serv Res. 2011;11:273.

13. Campos FE, Aguiar RAT. Especialização em Saúde da Família: uma estratégia para o apoio à expansão da Atenção Básica nas grandes cidades. Rev Bras Saúde Fam. 2005;6:38-4.

14. Brasil. Lei n. 6.932, de 07 de julho de 1981 [Internet]. Brasília: Casa Civil; 1981 [capturado em 07 dez. 2017]. Disponível em: http://www.planalto.gov.br/ccivil_03/leis/L6932.htm.

15. Brasil. Lei n. 11.129, de 30 de junho de 2005 [Internet]. Brasília: Casa Civil; 2005 [capturado em 07 dez. 2017]. Disponível em: http://www.planalto.gov.br/ccivil_03/_ato2004-2006/2005/lei/l11129.htm.

16. Faria RMB, Viana ALAV. Experiências inovadoras de capacitação de pessoal para atenção básica no Brasil: balanço, limites e possibilidades dos pólos. In: Negri B, organizador. Recursos humanos em saúde: política, desenvolvimento e mercado de trabalho. Campinas: Unicamp; 2002. p. 127-59.

17. Faria RMB. Institucionalização da política de educação permanente para o Sistema Único de Saúde: Brasil, 1997-2006 [tese]. São Paulo: USP; 2008.

18. Aguiar RAT. A universidade e as políticas de educação permanente para a Estratégia Saúde da Família: um estudo de caso [tese]. Belo Horizonte: UFMG; 2010.

19. Brasil. Decreto n. 7.385, de 08 de dezembro de 2010 [Internet]. Brasília: Casa Civil; 2010 [capturado em 07 dez. 2017]. Disponível em: http://www.planalto.gov.br/ccivil_03/_ato2007-2010/2010/decreto/d7385.htm.

20. Universidade Aberta do SUS. Quem compõe [Internet]. Brasília: UNASUS; 2017 [capturado em 07 dez. 2017]. Disponível em: https://www.unasus.gov.br/page/una-sus/rede-una-sus/quem-compoe.

21. Universidade Aberta do SUS. O que é a plataforma Arouca? [Internet]. Brasília: UNASUS; 2017 [capturado em 07 dez. 2017]. Disponível em: https://arouca.unasus.gov.br/plataformaarouca/Home.app.

22. Ebner M, Kickmeier-Rust M, Holzinger A. Utilizing wiki-systems in higher education classes: a chance for universal access? Univ Access Inf Soc. 2008;7:199-207.

23. Lévy P. As tecnologias da inteligência: o futuro do pensamento na era da informática. São Paulo: Editora 34; 2004.

24. Universidade Aberta do SUS. Programa multicêntrico de qualificação profissional em atenção domiciliar à distância. Brasília: UNASUS; 2017 [capturado em 07 dez. 2017]. Disponível em: https://www.unasus.gov.br/cursoAD.

25. Moreira Kenski V. Gestão e uso das mídias em projetos de educação a distância. Revista e-Curriculum. 2005;1(1).

CAPÍTULO 57

Avaliação do ensino de medicina de família e comunidade

Carmen Vera Giacobbo Daudt
Maria Eugênia Bresolin Pinto
José Mauro Ceratti Lopes

Aspectos-chave

▶ Precisamos ter em mente que toda avaliação deve ser também uma forma de aprendizagem.

▶ A principal função da avaliação, como instrumento de ensino, é possibilitar uma análise crítica da realidade do processo de ensino-aprendizagem, seus progressos e a descoberta de novas lacunas a serem discutidas.

▶ A boa avaliação serve de guia para a resolução de lacunas de aprendizagem e para que o aprendiz melhore sua autoconfiança e sua forma de aprender.

▶ Ao escolher o método de avaliação e colocá-lo em prática, o preceptor deve refletir sobre o que será avaliado, com que objetivo, em que contexto e como essa avaliação pode ser um dispositivo para o aprendizado posterior.

Cenário de prática de avaliação

O residente de primeiro ano Felipe é um jovem estudioso e comprometido no acompanhamento de seus pacientes, bem quisto pela equipe e pela comunidade, mas está tendo dificuldades nos atendimentos de saúde mental. A equipe tem solicitado alguns atendimentos a ele, mas identificou que todas as pessoas com queixas de saúde mental estão agendadas para o colega de residência de Felipe. Então, o preceptor José chama Felipe para uma conversa, em horário agendado no começo da tarde.

Durante a conversa entre Felipe e o preceptor José, em um horário protegido para a formação do residente, discutiram algumas lacunas de conhecimento, fragilidades e medos. O residente Felipe pôde então relatar sua dificuldade nos atendimentos de saúde mental. Ele descreve como foi deficiente sua formação durante a graduação, com muita carga horária teórica e pouco treinamento prático no acompanhamento de pessoas com estes sofrimentos. Quando iniciou atendimento na Unidade de Saúde, devido à sua dificuldade, solicitou que o colega de residência fizesse seus atendimentos.

Após a esclarecedora conversa, decidiram colocar em prática um plano de desenvolvimento pessoal, com objetivos, resultados esperados, realização de atividades, temas para estudo, materiais de referência, observação reversa e direta, *feedbacks* de consulta observada e avaliação. Algumas semanas depois, Dr. José realizou uma Observação Direta de consultas realizadas por Felipe com pessoas com queixas de saúde mental e identificou que, após as leituras e as discussões, Felipe apresentou boa evolução no tema e avançou na qualidade dos atendimentos. Dr. José detectou, porém, problemas em habilidades de comunicação na consulta, pois Felipe somente fazia as perguntas orientadas nos protocolos, não dando espaço para outras queixas, sentimentos e dúvidas das pessoas que buscavam seu atendimento. Após a observação das consultas, Dr. José agendou nova conversa com Felipe.

Na reunião agendada, Dr. José relatou a Felipe o grande crescimento com relação à consulta de pessoas com queixa de saúde mental, em que conseguiu seguir os protocolos e realizar um bom raciocínio clínico em diversas ocasiões, exemplificando-as. Na sequência, conversou sobre os problemas apresentados em relação às habilidades de comunicação e aplicação do método clínico centrado na pessoa (MCCP) durante a consulta, não acolhendo queixas ou explorando a experiência da pessoa em relação à saúde e doença. Dr. José, muito experiente, fez a conversa de forma assertiva, respeitosa, descritiva, em ambiente adequado e com foco nas observações feitas. Desde o começo, o preceptor, junto com o aprendiz, preparou, discutiu, planejou e concluiu. Ele perguntou o que foi bem e o que podia ser melhorado. Também perguntou como o residente se sentiu, usou perguntas abertas, resumiu, escutou.

Nesta situação de prática apresentada, veem-se descritas situações em que foram bem aplicadas algumas ferramentas fundamentais na formação dos residentes: a ferramenta de avaliação prática, conhecida como Observação Direta, e a ferramenta de comunicação *feedback*, ambas essenciais na avaliação formativa.

Introdução ao processo de avaliação

A avaliação é um conjunto de informações referentes à competência ou ao desempenho de um indivíduo de forma que permita a emissão de um parecer.

Objetivo de avaliar e ser avaliado

A principal função da avaliação, como instrumento de ensino, deve ser possibilitar uma análise crítica da realidade do processo de ensino-aprendizagem, seus progressos e a descoberta de novas lacunas a serem discutidas.[1] Também é importante levar em conta que avaliar deve ser uma fonte de conhecimento e de novas metas a serem alcançadas. Ao contrário do pensamento de muitos educadores, a avaliação não é apenas um momento de medir o rendimento acadêmico. Hadji[2] ressalta que avaliar deve ser um momento que contribua para o desenvolvimento individual. Ajuda a identificar se os alunos estão aprendendo o que se espera que aprendam. Motiva e auxilia os alunos a estruturarem os seus esforços acadêmicos. Além disso, a avaliação ajuda a compreender até que ponto se está sendo bem-sucedido na apresentação dos conteúdos e nos métodos de ensino como um todo, reforçando, assim, a aprendizagem, por fornecer aos alunos indicadores de quais conhecimentos e/ou habilidades eles ainda não dominam e em quais deverão concentrar seus esforços.[2] O Quadro 57.1 resume alguns dos objetivos da avaliação.

A importância da avaliação na formação do médico de família e comunidade

Na formação do médico de família e comunidade, o principal objetivo da avaliação é determinar se, no final do programa de residência, o residente está minimamente apto para ser médico de família. Além disso, é essencial identificar as lacunas que precisam ser corrigidas, conhecimentos que precisam ser aprimorados e também deficiências do próprio programa. É de fundamental importância acompanhar o progresso do processo ensino-aprendizagem por meio de uma avaliação contínua, identificando as potencialidades e falhas a serem exploradas e medir tal progresso ao longo da formação, conforme a Figura 57.1.[3]

Tipos de avaliação

As avaliações somativa e formativa são métodos complementares que têm o objetivo de conhecer e garantir os melhores resultados de processos educacionais. Estão interligadas e dificilmente aplicadas de forma isolada. Ao mesmo tempo, as avaliações que classificam, definem o futuro (geralmente somativas) devem ser separadas daquelas que direcionam os estudos (formativas), já que têm efeitos diferentes no comportamento e na formação dos alunos.[4]

É muito importante, conforme visto na Figura 57.1, que a etapa inicial do processo avaliativo passe pelo conhecimento sobre o aprendiz, suas ideias, experiências e conhecimentos prévios, descrita em algumas fontes da literatura como avaliação diagnóstica. E não se pode esquecer que, para fazer uma avaliação ampliada, o objetivo final não é apenas o de atribuir uma nota para aprovação ou reprovação do aluno, mas também promover a aprendizagem do estudante e também do professor/preceptor.

Quadro 57.1 | Objetivos da avaliação

▶ Avaliar o domínio de competências essenciais
▶ Medir o progresso ao longo da formação
▶ Avaliar a aprendizagem do aluno
▶ Identificar dificuldades e potencialidades do aluno
▶ Prover *feedback* sobre o desenvolvimento da aprendizagem do aluno
▶ Avaliar o curso/disciplina
▶ Estabelecer padrões e qualidade

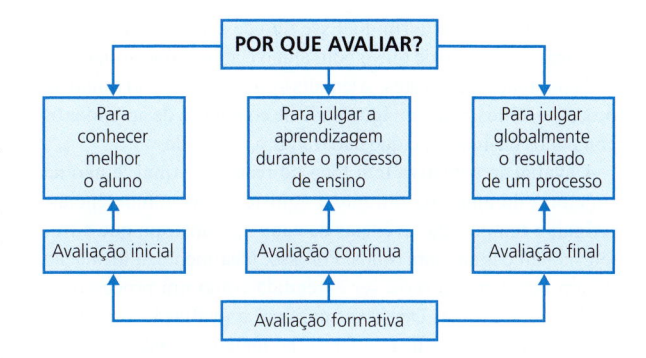

▲ **Figura 57.1**
Importância da avaliação.
Fonte: Gusso e Lopes.[3]

Se se tem este propósito, não se pode trabalhar apenas com avaliações finais, mas com o processo de avaliação.

Avaliação formativa

A avaliação formativa é realizada durante o todo o processo de ensino e aprendizagem. Prevê um acompanhamento efetivo do desempenho. A avaliação neste modelo é tida como um processo de acompanhamento e reorganização do trabalho em que o aprendiz é visto como ser ativo e participante do processo de ensino e aprendizagem. A avaliação formativa é parte integrante de todo o processo, devendo ser contínua, e não pontual. Todas as informações decorrentes da interação de professores/preceptores e aprendizes, bem como entre os próprios aprendizes, são importantes para a identificação do nível de aprendizado e para eventuais ajustes nas lacunas identificadas, para que assim o estudante consiga atingir as metas previamente determinadas.

Tanto para Perrenoud[5] quanto para Hadji,[2] a avaliação formativa ajuda o aluno a progredir durante o processo de ensino e aprendizagem, pois tem caráter individualizado, que delimita os modos de raciocínio de cada aluno, bem como suas dificuldades, auxiliando-o a progredir durante o processo de formação.[5]

A avaliação formativa pode ser compreendida como o processo de apreciação, de formulação de parecer ou de avaliação do trabalho do estudante/aprendiz, ou do seu desempenho, e a sua utilização para informar e melhorar as suas competências. Engloba tanto o *feedback* como a autorregulação. O ponto principal é o retorno da informação ao aprendiz.

Neste modelo de avaliação, o grande objetivo é verificar se o que foi proposto previamente para a aprendizagem foi de fato alcançado. O aluno conhece seus erros, acertos e encontra estímulo para um estudo sistemático. É uma modalidade de avaliação basicamente orientadora, tanto do estudo do aprendiz quanto do trabalho do professor/preceptor. Permite ao professor/preceptor identificar deficiências na forma de ensinar, possibilitando ajustes e reformulações no seu plano didático, visando aperfeiçoá-lo no que for necessário.

Avaliação somativa

Neste modelo, a avaliação não é tida como instrumento de investigação que contribua para o acompanhamento do aluno, e sim como ferramenta para atribuir uma nota ou um conceito para fins de progressão. Ela tem, assim, caráter classificatório, ou seja, o aluno deverá atingir determinada pontuação para ser aprovado, sendo, por consequência, comparado aos seus pares dentro do processo de ensino e aprendizagem.[1] Tem como objetivo avaliar se o aluno assimilou os conteúdos fornecidos durante um período definido. Esse tipo de avaliação pressupõe e reforça o conceito de que o bom aluno é aquele que atinge elevada pontuação nos testes. Além disso, assume que, no início do processo, todos estão em igualdade de condições de aprender os conteúdos ensinados, o que não traduz a realidade.

A avaliação somativa tem foco no resultado final, e não na trajetória do aprendiz durante a aquisição das competências. Afinal, o tempo e as vivências de cada um mostram que a trajetória não é igual para todos. Por isso, idealmente, a formação de um estudante deveria ser entendida como um processo de avaliação contínua. Dessa forma, com a avaliação somativa, não é possível identificar e ofertar, no tempo previsto, soluções para corrigir eventuais lacunas na formação do estudante. O caráter classificatório da avaliação somativa a coloca em uma posição de julgamento, ao determinar que aqueles com alguma dificuldade na aprendizagem seriam os menos aptos. Por outro lado, a avaliação somativa tem grande importância no currículo médico, pois, quando aplicada adequadamente, tem ótimas condições de avaliar aquisição de conhecimentos e habilidades, sendo uma estratégia apropriada para decidir sobre a progressão ou certificação dos estudantes.

Como escolher o método adequado para avaliar

Os diferentes métodos de avaliação têm diferentes objetivos, conforme o que se deseja avaliar. É a partir dos objetivos definidos que se pode pensar nos métodos de ensino, e então em quais são os melhores métodos de avaliação que podem ser utilizados para medir se esses objetivos foram alcançados, conforme ilustrado na Figura 57.2. Deve-se utilizar o mais adequado para cumprir o objetivo, sabendo-se que nenhum método de avaliação isoladamente consegue dar conta de todas as competências a serem avaliadas. Quanto mais diversificados forem os métodos avaliativos, mais abrangente e completa será a avaliação.[6]

Para garantir que a avaliação seja o mais objetiva possível, as ferramentas devem ser projetadas para maximizar a confiabilidade (fornecer resultados consistentes na mesma situação, vez após vez) e a validade (avaliação do conhecimento, atitudes, habilidades ou comportamentos pretendidos como legítimos por professores/preceptores e aprendizes). É importante, portanto, adaptar a ferramenta às competências que estão sendo avaliadas em uma determinada situação e fazer itens de avaliação (p. ex., perguntas de resposta curta, listas de verificação), da forma mais explícita e descritiva possível. Deve-se enfatizar a avaliação de comportamentos concretos observáveis ou componentes bem definidos da base de conhecimento de um aluno.

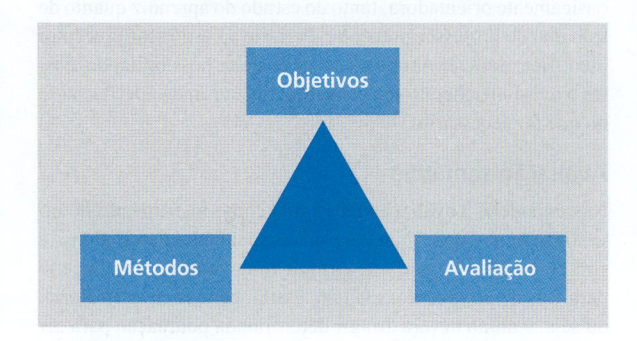

▲ Figura 57.2
Diferentes métodos de avaliação têm diferentes objetivos, conforme o que se deseja avaliar.

Ferramentas de avaliação
Instrumentos estruturados
Questionário Calgary-Cambridge

Para autoavaliação das habilidades de comunicação, pode-se utilizar um questionário com base na tradução simples e não validada do Questionário Calgary-Cambridge (Figura 57.3). Esse questionário é composto por 28 perguntas com respostas do tipo sim e não. A utilização desse instrumento tem sido muito importante para deixar explícitas quais habilidades de comunicação e atitudes precisam ser desenvolvidas e melhoradas nas consultas. O questionário permite que se identifique o que se está fazendo bem e o que precisa ser aprimorado.[7,8]

Mini CEX (Mini-clinical evaluation exercise)

Trata-se de uma escala de classificação desenvolvida pelo American Board of Internal Medicine (ABIM), na década de 1990. Consiste em uma observação estruturada de diversos itens de

Nome:_____ Data:__/__/____

HABILIDADE ADQUIRIDA	SIM	NÃO
1. Cumprimenta o paciente? *(Iniciando a sessão)*		
2. Apresenta a si mesmo e o seu papel?		
3. Demonstra respeito?		
4. Identifica e confirma a lista de problemas?		
5. Negocia a agenda do paciente?		
6. Encoraja o paciente a contar a história? *(Coletando informações – Exploração de problemas)*		
7. Movimentos apropriados de perguntas abertas a fechadas?		
8. Ouve atentamente?		
9. Facilita as respostas verbais e não verbais do paciente?		
10. Usa perguntas e comentários facilmente compreensíveis?		
11. Esclarece as declarações do paciente?		
12. Estabelece datas?		
13. Determina e reconhece as ideias do paciente? *(Entendendo as perspectivas do paciente)*		
14. Explora as preocupações do paciente?		
15. Encoraja a expressão de emoções?		
16. Pega/responde pistas verbais e não verbais?		
17. Resume ao final de uma linha de investigação específica? *(Fornecendo estrutura para a consulta)*		
18. Avança com declarações de transição?		
19. Estrutura uma sequência lógica?		
20. Atende no tempo previsto?		
21. Demonstra comportamento não verbal apropriado? *(Construindo relações)*		
22. Se escreve ou lê, isso não interfere na harmonia do diálogo?		
23. Não faz julgamentos?		
24. Demonstra empatia e oferece suporte ao paciente?		
25. Parece confiante?		
26. Encoraja o paciente a discutir qualquer ponto adicional? *(Encerrando a sessão)*		
27. Encerra a entrevista resumindo brevemente?		
28. Acerta com o paciente os próximos passos?		

▲ Figura 57.3
Questionário Calgary-Cambridge: tradução livre não validada.
Fonte: Universidade de São Paulo.[9]

habilidades e atitudes, seguida de *feedback*, com duração total de 20 a 30 minutos. Deve-se repeti-la várias vezes para o mesmo aluno, podendo constituir uma avaliação complementar. Originalmente foi concebida para a avaliação de residentes, mas seu uso foi ampliado aos alunos de graduação (Figura 57.4).[10]

As seis competências nucleares avaliadas no Mini CEX são:

- Competências na entrevista/história clínica.
- Competências no exame físico.
- Qualidades humanísticas/profissionalismo.
- Raciocínio e juízo clínico.
- Competências de comunicação e aconselhamento.
- Organização e eficiência.

Cada competência é avaliada e registrada em um formulário estruturado composto por escalas tipo Likert de 6 ou 9 valores, que permitem classificar os desempenhos desde os valores mais baixos da escala (1-3: insatisfatório) até os mais elevados (7-9: superior). Durante o encontro do aprendiz com o paciente, o examinador observa e faz anotações na ficha padronizada, oferecendo logo após o *feedback* ao aprendiz, apontando as áreas em que foi bem avaliado e aquelas em que há necessidade de aperfeiçoamento. Para cada encontro, o professor/preceptor anota a data, a complexidade do caso clínico, o sexo do paciente, o tipo de consulta, o local, o tempo em minutos gasto na consulta e o tempo do *feedback*. O examinador deve anotar se o foco da consulta é coleta de dados, diagnóstico, tratamento ou orientações de alta. Para qualquer item, o professor pode anotar "não aplicável" se considerar que naquele quesito não há dados suficientes para uma correta avaliação. O documento deve ser assinado pelo professor e pelo aluno. Pelo fato de os encontros serem relativamente curtos e objetivos e ocorrerem no ambiente de treinamento do interno ou residente, cada aluno tem a oportunidade de ser avaliado várias vezes e por diferentes professores.[10,11]

O Mini CEX:

- É utilizado em vários Serviços de Saúde com Programas de Residência e Universidades como uma escala de avaliação de habilidades clínicas.
- É um instrumento de observação direta de desempenho.
- Permite que o professor avalie o aluno enquanto este realiza uma consulta objetiva e rápida, focada em determinada necessidade do paciente.
- Tem como principal característica reproduzir da maneira mais fiel possível a rotina do profissional em seu local de trabalho.
- Consegue identificar e corrigir deficiências de desempenho.
- Foi idealizado para ser um instrumento de avaliação formativa, no qual o residente ou interno realiza uma consulta objetiva em um paciente, sendo observado pelo preceptor.
- Pode ser aplicado em vários cenários, podendo ser uma primeira consulta ou uma consulta de seguimento.

Avaliações/questões escritas

As questões escritas em geral são classificadas de acordo com a escolha aberta ou fechada, mais comumente múltipla escolha. Além disso, as questões podem ser apresentadas em um contexto simples ou complexo. Perguntas com ricas descrições do contexto clínico convidam a processos cognitivos mais complexos, que são característicos da prática clínica. Em contrapartida, questões precárias no contexto clínico podem testar o conhecimento básico, mas não a sua extrapolação para a prática em contextos reais.[12]

Provas objetivas (fechadas)

Envolvem a seleção de respostas fornecidas como as vistas em questões tipo verdadeiro-falso, associação e múltipla escolha. Também são classificadas como objetivas aquelas questões com fornecimento de respostas pelo aluno (dar respostas curtas, completar frases, preencher lacunas).

Os testes de múltipla escolha são aqueles modelos de avaliação em que se fornece aos candidatos uma determinada informação, faz-se uma pergunta e se disponibiliza um determinado número de respostas possíveis de selecionar. Testa conhecimentos e é factível para grandes números de aprendizes. As perguntas de múltipla escolha são comumente usadas para avaliação porque podem testar uma grande quantidade de itens que englobam muitas áreas de conteúdo, podendo ser administradas em um período relativamente curto. Além disso, apresentam facilidade na correção, sendo abrangentes e adequadas para avaliar o domínio dos alunos sobre os detalhes do conteúdo e também os seus conhecimentos específicos. Também é possível avaliar a validade, a dificuldade e o poder discriminatório, não havendo subjetividade na correção e favorecendo o *feedback* imediato.

Por outro lado, os testes de múltipla escolha têm limitações bem claras:

- Leva-se tempo para elaborar uma boa questão, e as boas questões são difíceis de criar.
- As questões devem estar bem estruturadas, pois falhas beneficiam examinandos que tenham facilidade com este tipo de avaliação.
- Não avaliam capacidade de expressão, nem atitude do aluno.

Vale destacar que o enunciado do teste determina o nível de desempenho cognitivo a ser avaliado e contribui para a validade da avaliação. Entre as alternativas de resposta, deve haver uma única resposta indiscutivelmente correta e as outras (distratores) devem ter aparência de respostas corretas, mas serem indiscutivelmente incorretas. Essas questões já trazem enunciadas as possibilidades de resposta entre as quais o aluno escolhe a única que responde corretamente ao problema proposto. A questão objetiva deve se caracterizar pelo enunciado direto, limpo e o mais claro possível, pela organização, pela forma como o problema é contextualizado e apresentado para a resolução. Questões de múltipla escolha podem ser de resposta única, múltipla, asserção ou razão e interpretação.[13,14]

Provas dissertativas (abertas)

Podem ser aquelas avaliações de questões com respostas restritas, questões com respostas extensas, ensaio discursivo ou exercícios interpretativos.

O aprendiz precisa demonstrar domínio de conhecimentos por meio da capacidade de exposição de ideias com clareza, coerência e coesão, construção de argumentações consistentes e domínio da linguagem e vocabulário adequado. O ideal é dividir a questão em itens, colocando as competências que serão avaliadas e indicando o valor de cada um. Da mesma forma que as questões de múltipla escolha, as discursivas devem ter correlação com os domínios da prática, medir conceitos relevantes e avaliar níveis cognitivos pertinentes: conhecimento, interpretação, solução de problemas. Na elaboração deste tipo de avaliação, deve-se considerar, que comparada aos testes de múltipla escolha, as questões discursivas são de mais fácil elaboração e apresentam reduzida possibilidade de acerto ao acaso. São muito adequadas para avaliar capacidade de organização de ideias, reflexão e expressão. Por outro lado, são de correção difícil, de-

Mini-CEX						
Nome completo do aluno						
Local	Ambulatório ☐	Visita domiciliar ☐		Outro ☐		
Foco da avaliação	História ☐	Exame físico ☐		Manejo ☐	Esclarecimento ☐	
Complexidade	Baixa ☐	Moderada ☐		Alta ☐		
Breve descrição do caso:						

Competências	Abaixo das expectativas		Borderline	Atingiu expectativas	Acimas das expectativas		Não avaliado
1. História clínica	1 ☐	2 ☐	3 ☐	4 ☐	5 ☐	6 ☐	☐
2. Exame físico	1 ☐	2 ☐	3 ☐	4 ☐	5 ☐	6 ☐	☐
3. Comunicação	1 ☐	2 ☐	3 ☐	4 ☐	5 ☐	6 ☐	☐
4. Raciocínio clínico	1 ☐	2 ☐	3 ☐	4 ☐	5 ☐	6 ☐	☐
5. Profissionalismo	1 ☐	2 ☐	3 ☐	4 ☐	5 ☐	6 ☐	☐
6. Organização/eficiência	1 ☐	2 ☐	3 ☐	4 ☐	5 ☐	6 ☐	☐
7. Cuidado clínico global	1 ☐	2 ☐	3 ☐	4 ☐	5 ☐	6 ☐	☐

Feedback: pontos positivos   Feedback: pontos negativos

Plano de ação:

	Não satisfeito									Muito satisfeito
Satisfação do interno	1 ☐	2 ☐	3 ☐	4 ☐	5 ☐	6 ☐	7 ☐	8 ☐	9 ☐	10 ☐
Satisfação do preceptor	1 ☐	2 ☐	3 ☐	4 ☐	5 ☐	6 ☐	7 ☐	8 ☐	9 ☐	10 ☐
Satisfação do preceptor	1 ☐	2 ☐	3 ☐	4 ☐	5 ☐	6 ☐	7 ☐	8 ☐	9 ☐	10 ☐

Nome do preceptor

Assinaturas   Data:

Mini-CEX	
Competências	Descritores
História clínica	• Estudante apresenta-se ao paciente e o deixa à vontade. • Dá oportunidade ao paciente de apresentar o seu problema de forma integral. • Faz perguntas abertas, escuta ativamente, faz questões para esclarecer a queixa principal. • Responde apropriadamente utilizando comunicação verbal e não verbal. • Identifica a percepção do paciente sobre seu estado – ideias e diagnósticos do paciente, preocupações e expectativas.
Exame físico	• Segue sequência lógica e apropriada ao problema clínico. • Explica ao paciente o que vai fazer. • Preocupa-se em deixar o paciente confortável durante o exame.
Raciocínio clínico	• Identifica o problema do paciente. • Procura informação relevante e específica para construção do diagnóstico. • Gera hipóteses diagnósticas apropriadas ao problema do paciente. • Gera hipóteses diagnósticas considerando o contexto psicossocial e ciclo de vida. • Interpreta e aplica corretamente as informações obtidas do prontuário do paciente e usa o SOAP para elaborar raciocínio clínico. • Solicita investigação complementar e interpreta os resultados apropriadamente embasado nas evidências e protocolos do SUS. • Negocia um plano terapêutico factível com o paciente. • Utiliza terapia medicamentosa de forma racional, considerando riscos, benefícios e custos (faz prevenção quaternária). • Incorpora mudança do estilo de vida no plano terapêutico e aproveita oportunidades para fazer orientações de prevenção e promoção à saúde. • Orienta claramente como será o seguimento (retornos/referências).
Profissionalismo	• Mostra respeito, compaixão, empatia, respeito, ética e confidencialidade. • Mantém relacionamento amigável, mas profissional. • Reconhece e respeita os limites de sua competência pessoal e profissional.
Organização/eficiência	• Demonstra uma abordagem organizada para obter e oferecer informações. • Estabelece prioridades juntamente com o paciente.
Cuidado clínico global	• Demonstra julgamento clínico satisfatório, capacidade de síntese, cuidado e eficiência. • Utiliza adequadamente os recursos disponíveis com crítica a respeito de riscos e benefícios. • Tem consciência de suas próprias limitações/necessidade de estudo.

▲ **Figura 57.4**
Escala de avaliação Mini CEX.
SOAP, subjetivo, objetivo, avaliação e plano; SUS, Sistema Único de Saúde.

pendem da capacidade do aluno de redigir bem, não permitindo a cobrança de muitos conteúdos em uma mesma prova. O *feedback* é mais demorado, podendo ser minimizado pela discussão após a prova. Fazer comentários por escrito nas provas, a fim de estabelecer pontos de referência para o *feedback*, é recomendado para objetivar e facilitar a devolutiva. No Quadro 57.2, é feita a comparação entre avaliações discursivas e de múltipla escolha quanto à aplicação e correção.[12,14]

Avaliação oral

A avaliação oral foi, por muito tempo, o único método de avaliação clínica na medicina. Apesar da interação entre examinador e aprendiz proporcionar uma oportunidade única para a avaliação de habilidades interativas, a maioria das questões orais requer pouco mais do que lembranças de fragmentos isolados de informação. Uma forma de corrigir este tipo de limitação é a definição prévia do conteúdo a ser testado e a preparação de instrumentos de avaliação, como *checklists* e resposta esperada (gabarito).

É fundamental neste tipo de avaliação propiciar um ambiente silencioso e calmo, acolhimento do aprendiz, manutenção do diálogo com o preceptor para favorecer a ordenação das ideias e clareza da exposição e orientações prévias à apresentação. Uma dica neste tipo de avaliação seria a gravação da avaliação para ser utilizada em caso de discordância sobre pontos que não tenham ficado claros de ambas as partes ou até mesmo para registro da sessão.

Portfólio

Esta palavra deriva do mundo das artes, em que é usada para descrever uma coleção de desenhos ou pinturas reunidas para demonstrar talento criativo. Em avaliação, usa-se para descrever o conjunto de provas referentes aos processos de formação à medida que o aprendiz progride por meio do processo educacional. Atualmente, assume, muitas vezes, forma eletrônica, mas pode ser mantido o seu registro em papel.

É uma coletânea de trabalhos realizados pelo aluno, agrupada em uma pasta, ao longo de uma disciplina ou mesmo durante anos. Essa coleção permite construir o perfil acadêmico do aluno, refletindo seu crescimento, os temas estudados, as facilidades e dificuldades durante seu processo educativo. Ele pode ser usado como arquivo de materiais que o aluno julgue interessante, suas reflexões, vivências, impressões sobre a disciplina e outros assuntos. O portfólio tem sido progressivamente usado como um instrumento para avaliação no ensino médico, assim como em reavaliação profissional.[15]

A utilização do portfólio como método de avaliação é condizente com os princípios de aprendizado dos adultos, ou seja, reflexão em ação, andragogia ou aprendizado autodirigido com base em experiência. Quando as anotações são realizadas com frequência, elas tornam o desenvolvimento desta ferramenta um processo contínuo e dinâmico. Quem seleciona qual será o conteúdo do portfólio, sob orientação do docente, é o aluno, pois permite que este perceba o método como uma pasta de interesses, comentários, críticas, sugestões, autoavaliação e, principalmente, reflexão. Assim, ele deve ser chamado de portfólio reflexivo. No Quadro 57.3, são vistos alguns benefícios do aprendizado com base em portfólio,[16] e o Quadro 57.4 oferece uma sugestão de planilha de avaliação de portfólio.[3]

Avaliações práticas

Avaliação baseada no local de trabalho, ou observação direta

A avaliação baseada no local de trabalho (ABLT) é usada para descrever as avaliações que são efetuadas no local de trabalho real dos candidatos, por supervisores ou avaliadores externos. Por vezes, é utilizada informação de retorno dos pacientes. É usada uma grande variedade de instrumentos, alguns descritos aqui. Apesar do tempo que consomem, estes métodos são dos poucos que permitem avaliar desempenhos reais. A supervisão das observações e impressões dos aprendizes/residentes durante um período específico continua a ser a ferramenta mais comum para avaliar o desempenho com os pacientes.

Residentes geralmente recebem avaliações globais no final de um período, com comentários e *feedback* dos médicos responsáveis pela supervisão. Embora a subjetividade possa ser um problema na ausência de padrões claramente articulados, isso pode ser corrigido com a utilização de instrumentos padronizados.

Outra questão é que a observação direta de aprendizes enquanto eles interagem com os pacientes ainda é pouco frequente. Embora as videogravações sejam amplamente utilizadas e descritas, inclusive na literatura, como método de ensino de habilidades de comunicação, também têm seu papel bem definido no processo avaliativo. A revisão de vídeos de consultas tem-se mostrado uma ferramenta poderosa de avaliação e fornece *feedback* sobre as habilidades dos aprendizes em interações clínicas.

Quadro 57.2 | **Comparação entre avaliações escritas quanto à aplicação e à correção**

Questões de múltipla escolha	Questões discursivas
APLICAÇÃO	
Comunicação entre os alunos é mais fácil	Comunicação entre os alunos é menos provável
Maior possibilidade de dicas mesmo quando bem elaborada	Menor possibilidade de dicas
CORREÇÃO	
Mais fácil, apesar da maior abrangência de conteúdos	Mais difícil, apesar de menos conteúdo
Mais rápida	Mais demorada
Possibilidade de *feedback* imediato	*Feedback* individualizado não imediato
Mais objetiva	Menos objetiva
Distribuição das notas determinada pelo teste	Distribuição das notas controlada pelo examinador

Fonte: Universidade Aberta do SUS[12] e Bollela e colaboradores.[14]

Quadro 57.3 | **Benefícios de um aprendizado com base em portfólio**

- ▶ Encorajar o aprendizado autônomo e autorreflexivo
- ▶ Basear-se na experiência real do aluno, facilitando a conexão entre teoria e prática
- ▶ Permitir variação nos estilos de aprendizagem, a serem utilizados de acordo com a preferência do aluno
- ▶ Possibilitar avaliação dentro de uma rede de critérios e objetivos de aprendizagem
- ▶ Acomodar evidências de aprendizado em uma variedade de diferentes contextos
- ▶ Permitir avaliação formativa e somativa, baseada em objetivos de aprendizado externos ou autodeterminados

Quadro 57.4 | **Planilha de avaliação do portfólio**

Nome do aluno:	
Descritores	valor
Apresentação	(0,0 a 1,0)
1. Capa com identificação do aluno, do preceptor, do período e da unidade	0,25
2. Sumário indicando os conteúdos e a data das aulas	0,25
3. Apresentação das atividades e dos textos inseridos em ordem cronológica	0,25
4. Esteticamente limpo e organizado	0,25
Planejamento das atividades de campo	(0,0 a 1,5)
1. Apresentação das atividades de campo planejadas para as aulas práticas	(0,0 a 0,50)
a. Entrega do planejamento das atividades no 3º dia de aula prática	0,50
b. Entrega do planejamento das atividades com atraso de até 1 semana	0,25
c. Entrega do planejamento com mais de 1 semana de atraso ou não entrega	0,0
2. Descrição das atividades de campo planejadas para as aulas práticas	(0,0 a 1,00)
a. Descreve as atividades de forma organizada, com objetivos claros, abordando os aspectos das ações integradas em saúde	1,00
b. Descreve as atividades de forma organizada, com objetivos claros, mas não abordando os aspectos das ações integradas em saúde	0,75
c. Descreve as atividades de forma pouco organizada, com objetivos claros, abrangendo aspectos das ações integradas em saúde	0,75
d. Descreve as atividades de forma pouco organizada, com objetivos claros, mas não abordando os aspectos das ações integradas em saúde	0,50
e. Descreve as atividades de forma pouco organizada, sem objetivos claros, porém abrangendo aspectos das ações integradas em saúde	0,50
f. Descreve as atividades de forma pouco organizada, sem objetivos claros, e não abordando os aspectos das ações integradas em saúde	0,25
g. Planejamento não realizado	0,0
Atividades de campo	(0,0 a 6,0)
1. Descrição das atividades de campo, realizadas no dia da prática	(0,0 a 2,0)
a. Descreve todas as atividades, discutindo o aprendizado de cada dia	2,00
b. Descreve quase todas as atividades, sempre discutindo o aprendizado de cada dia	1,50
c. Descreve todas as atividades, porém sem discutir o aprendizado de cada dia	1,00
d. Descreve quase todas as atividades, porém sem discutir o aprendizado de cada dia	0,50
e. Não descreve nenhuma atividade	0,0
2. Avaliação da busca de conhecimentos	(0,0 a 2,00)
a. Apresenta ao menos um texto de levantamento bibliográfico próprio e o correlaciona na descrição de alguma atividade desenvolvida com clareza na reflexão	2,0
b. Apresenta ao menos um texto de levantamento bibliográfico próprio e o correlaciona na descrição de alguma atividade desenvolvida, mas sem clareza na reflexão	1,0
c. Apresenta ao menos um texto de levantamento bibliográfico, mas não o correlaciona na descrição de alguma atividade desenvolvida, ou não apresenta reflexão crítica	0,5
d. Não utiliza textos para reflexão	0,00

(Continua)

Quadro 57.4 | **Planilha de avaliação do portfólio** *(Continuação)*

3. Avaliação do caso clínico comunitário	(0,0 a 2,00)
a. Consegue abordar os determinantes do processo saúde-doença de forma ampliada?	0,5
b. Consegue correlacionar a dinâmica familiar ao caso?	0,5
c. Consegue realizar uma lista de problemas de forma abrangente e coerente?	0,5
d. Consegue estabelecer um planejamento envolvendo o trabalho em equipe com ações resolutivas?	0,5
Avaliação de desempenho	(0,0 a 1,5)
1. Portfólio construído ao longo do semestre, e não ao final	(0,0 a 0,5)
a. Portfólio sempre discutido com o professor, apresentando atualização semanal ou quinzenal	0,5
b. Portfólio sempre discutido com o professor, apresentando atualização mensal ou irregular	0,25
c. Portfólio não atualizado com o professor, realizado dias antes da entrega	0,0
2. Apresentação de reflexão/autoavaliação sobre seu desempenho e desempenho do grupo baseada na planilha de avaliação de prática	(0,0 a 1,0)
a. Apresenta uma reflexão crítica e coerente com as atividades desempenhadas	1,0
b. Apresenta uma reflexão crítica, mas sem coerência com as atividades desempenhadas	0,75
c. Apresenta uma reflexão pouco crítica, mas coerente com as atividades desempenhadas	0,5
d. Apresenta uma reflexão pouco crítica e sem coerência com as atividades desempenhadas	0,25
e. Não apresenta reflexão e não há coerência com as atividades desempenhadas	0,0
	TOTAL

Fontes: Gusso e Lopes[3]

O Quadro 57.5 descreve um exemplo de instrumento de avaliação de videogravação. É importante lembrar-se de que o Mini CEX, descrito anteriormente, tem aplicabilidade considerável para avaliar um desempenho específico em que o aprendiz é imediatamente pontuado e recebe *feedback*.

Paciente padronizado

O termo paciente padronizado (*standartized patients*) pode ser definido como um membro da comunidade (criança, adolescente, adulto, idoso) que concordou em assumir o papel de paciente para uma atividade de aprendizagem, por meio de um contrato legal junto à instituição de ensino. Os pacientes padronizados não assumem um papel para desempenhar características de outra pessoa ou paciente, mas são eles próprios a responder a qualquer questionamento da história médica e social a partir de sua própria vida.

As interações com pacientes padronizados podem ser adaptadas para atender a objetivos educacionais específicos. Os avaliadores que observam consultas com pacientes padronizados podem oferecer informações adicionais sobre o julgamento clínico dos aprendizes e a coerência geral da tomada de história ou exame físico. Os pacientes padronizados, dos quais inclusive se têm dúvidas diagnósticas em contextos clínicos reais, podem fazer parte do processo de avaliação de raciocínio diagnóstico, decisões de tratamento e habilidades de comunicação, com a aprovação prévia dos examinados.[17,18]

Quadro 57.5 | **Instrumento de avaliação de videogravação**

1. Descreve os motivos de consulta de um indivíduo.	S/N
a. Obtém o relato dos sintomas que fazem a pessoa vir ao médico. O médico incentiva a participação da pessoa em assuntos apropriados. O médico responde a pistas/deixas.	
b. Obtém itens relevantes com respeito às circunstâncias sociais e ocupacionais. O médico evoca pormenores adequados de modo a colocar as queixas em um contexto social/psicológico.	
c. Explora a compreensão da saúde/doença pela pessoa. O médico tem em consideração o que a pessoa pensa sobre a sua saúde.	
d. Indaga sobre problemas prolongados/continuados. O médico obtém suficiente informação que lhe permita avaliar se uma queixa continuada representa um problema a ser abordado nesta consulta.	

(Continua)

Quadro 57.5 | Instrumento de avaliação de videogravação *(Continuação)*

2. Define o problema clínico. S/N
   a. Obtém informação adicional sobre os sintomas e os detalhes da história clínica.
      O médico obtém suficiente informação de modo que não lhe "escape" nenhum problema sério.
      O médico demonstra capacidade para criar e testar hipóteses.
   b. Avalia o estado da pessoa por um exame físico e mental apropriado.
      O médico opta pelo exame que é suscetível de confirmar ou refutar as hipóteses que poderiam razoavelmente ser colocadas OU abordar as preocupações da pessoa.
   c. Faz um diagnóstico provisório.
      O médico mostra fazer um diagnóstico provisório apropriado.

3. Explica o(s) problema(s) à pessoa. S/N
   a. Partilha os achados com a pessoa.
      O médico explica o diagnóstico, o manejo e os efeitos do tratamento.
   b. Adapta a explicação à pessoa.
      O médico usa uma linguagem adequada na explicação que dá à pessoa.
      A explicação do médico tem em consideração algumas ou todas as crenças da pessoa.
   c. Assegura-se de que a explicação é compreendida e aceita pela pessoa.
      O médico procura confirmar que o doente compreendeu a explicação.

4. Aborda os problemas da pessoa. S/N
   a. Avalia a severidade dos problemas apresentados.
      O médico diferencia entre problemas de diferentes graus de severidade e maneja cada um de forma apropriada.
   b. Escolhe uma forma apropriada de manejo.
      O plano de abordagem do médico é apropriado ao diagnóstico provisório, refletindo uma boa compreensão da prática de uma medicina moderna e atual.
   c. Envolve, na medida adequada, a pessoa no plano de abordagem.
      O médico partilha com a pessoa as diferentes opções de manejo dos problemas.

5. Faz uma utilização efetiva da consulta. S/N
   a. Faz uso eficiente dos recursos.
      O médico usa o tempo disponível de forma adequada e sugere outras futuras consultas apropriadamente.
      O médico faz uso de outros profissionais por meio de referência, investigação, etc.
      A prática de prescrição do médico é apropriada.
   b. Estabelece um correto relacionamento com a pessoa.
      A pessoa e o médico parecem ter estabelecido um relacionamento.
   c. Fornece aconselhamento oportuno de promoção da saúde.
      O médico lida de forma apropriada com fatores de risco, durante a consulta.

Fonte: Gusso e Lopes.[3]

Esse recurso tem-se constituído como possibilidade concreta para prover o ensino e o treinamento no campo das habilidades clínicas, em função do seu potencial para preencher condições mais próximas às ideais, garantindo a fidedignidade da interação humana com comunicação e empatia. Por questões éticas e legais, essa não tem sido uma técnica muito utilizada no Brasil.

Paciente simulado

São indivíduos e/ou atores, treinados, que assumem um papel, retratando uma história dentro da simulação, com a finalidade de ensino ou de avaliação. Trata-se de um indivíduo treinado para representar um paciente com um determinado problema de saúde, de forma consistente, face a séries de candidatos. Em geral são atores treinados para retratar os pacientes de forma consistente em ocasiões repetidas e costumam ser incorporados em exames clínicos estruturados objetivos (ECEO), que consistem em uma série de "estações" cronometradas, sendo que cada uma é centrada em uma tarefa diferente, como visto a seguir. Vale destacar que os atores que retratam os pacientes podem avaliar de forma confiável o desempenho dos alunos em relação à realização de histórico e exames físicos. Nestas situações, o avaliador ou o paciente padronizado usa uma lista de verificação de comportamentos específicos ou um formulário de classificação global para avaliar o desempenho do aluno.

Estudos mostram que um mínimo de 10 estações, em que o aprendiz é exposto ao longo de 3 a 4 horas, é necessário para alcançar uma confiabilidade de 0,85 a 0,90. Nessas condições, as avaliações estruturadas com o uso de pacientes simulados são tão confiáveis quanto as de encontros diretamente observados com pacientes reais e levam aproximadamente a mesma quantidade de tempo.[18,19] No Quadro 57.6, é apresentada uma sugestão de instrumento de avaliação para atendimento simulado.[3]

As expressões "paciente padronizado" e "paciente simulado" são, com frequência, usadas alternadamente ou como sinônimos na literatura pelos educadores na simulação clínica, embora se tenha visto que há diferenças entre elas.

Exame clínico estruturado objetivo

O ECEO é um teste com base em desempenho que permite a avaliação padronizada de habilidades clínicas. Foi descrito pela primeira vez por Harden, em 1975, e desde então tem sido amplamente utilizado por instituições de ensino.[20]

Durante um ECEO, espera-se que os candidatos realizem uma variedade de tarefas clínicas em um ambiente simulado, sendo avaliados por examinadores, utilizando instrumentos de avaliação padronizados. Em geral, os candidatos rodam por meio de uma série de estações em que eles devem interagir com um paciente padronizado. Manequins e pacientes simulados também são usados nas ECEO (Quadro 57.7). Para cada interação, os candidatos são convidados a demonstrar habilidades relacionadas à realização de exame físico, à obtenção de uma anamnese, à interpretação de dados ou manejo de uma emergência médica. Uma

Quadro 57.6 | **Instrumento de avaliação para atendimento simulado**

Competências a avaliar
Notas para o examinador

Empatia e sensibilidade

Avaliar a aptidão do candidato para estabelecer uma ligação apropriada com a pessoa atendida, demonstrando empatia e sensibilidade no tom de voz, nas ações empreendidas e nas suas maneiras.

Aptidões comunicacionais

Avaliar a aptidão do candidato para usar linguagem adequada na comunicação com a pessoa, ajustando estilos apropriadamente.

Lidar com a pressão

Avaliar a aptidão do candidato para se manter calmo e consciente das suas limitações em situações de potencial tensão.

Integridade profissional

Avaliar o sentido de responsabilidade profissional do candidato e seu comprometimento com a prestação de cuidados de forma igualitária.

▶ Observe a consulta.
▶ Registre as observações.
▶ Classifique as observações de acordo com os critérios descritos.
▶ Gradue o candidato usando a classificação a seguir:

4 Apresenta um número elevado de indicadores comportamentais positivos.
   Poucos indicadores negativos apresentados e somente daqueles considerados *menores quanto ao impacto nos cuidados prestados à pessoa*.

3 Apresenta um número satisfatório de indicadores comportamentais positivos.
   Alguns indicadores negativos apresentados, mas *nenhum causando preocupação*.

2 Apresenta um número limitado de indicadores comportamentais positivos.
   Muitos indicadores negativos apresentados, *dos quais um ou mais causam preocupação*.

1. Pouca evidência de indicadores comportamentais positivos.
   Apresenta principalmente indicadores negativos, *sendo um ou mais decisivos*.

Fonte: Gusso e Lopes.[3]

estação também pode avaliar aspectos de comunicação efetiva ou a capacidade de demonstrar profissionalismo. Geralmente um avaliador por estação verifica o desempenho dos candidatos por meio de listas de verificação específicas da estação.[21]

Considerando que o desenvolvimento e a administração de um ECEO são trabalhosos e caros, o seu uso fica reservado para habilidades que não podem ser facilmente avaliadas utilizando outros formatos de avaliação.[21]

Quadro 57.7 | **Algumas das vantagens do exame clínico estruturado e objetivo**

▶ Observação direta de habilidades clínicas
▶ Avaliação de múltiplas habilidades em um período de tempo relativamente curto
▶ Uma avaliação mais justa baseada em uma abordagem padronizada
▶ Fornecimento de *feedback* de suas habilidades clínicas aos participantes
▶ Identificação de competências não dominadas pelos participantes
▶ Minimização do viés do avaliador por meio do uso de múltiplos examinadores

Avaliação por competências

Esse tipo de avaliação, caracteristicamente, é centrado na busca ativa pelo conhecimento, interdisciplinaridade, integração teórico-prática e interação ensino-sociedade, trazendo o desenvolvimento da identidade profissional para o centro das atividades de aprendizado.[22] Sua construção envolve a identificação e a definição das competências necessárias à boa prática profissional, a definição de seus componentes e os níveis de desempenho e a elaboração de um programa de avaliação que esteja prioritariamente a serviço do aprendizado (avaliação formativa). É uma forma de avaliação voltada para a identificação de conhecimentos, habilidades e atitudes assimilados pelos aprendizes, e não para sua classificação dentro de um grupo. No Quadro 57.8, estão descritas as etapas de elaboração de um currículo orientado por competências. No Quadro 57.9, é feita a comparação entre programas educacionais com base em competências e com base em processos.[23]

Quadro 57.8 | **Etapas envolvidas na elaboração de um currículo orientado por competências**

Nº	Etapas
1	Elaboração de uma matriz de competência
2	Determinação dos componentes
3	Definição dos níveis de desempenho
4	Avaliação das competências identificadas
5	Avaliação do processo

Fonte: Santos.[23]

Quadro 57.9 | **Comparação entre programas educacionais com base em processos e em competências**

| Elementos | Programa educacional | |
	Baseado no processo e estrutura	Baseado em competências
Força propulsora do currículo	Conteúdo – aquisição de conhecimento	Resultados – aplicação do conhecimento
Força condutora do processo	Professor	Aprendiz
Organização e fluxo do aprendizado	Hierárquica – professor → aprendiz	Não hierárquica – professor ↔ aprendiz
Responsabilidade sobre o conteúdo	Professor	Professor e aprendiz
Objetivo do encontro educacional	Aquisição de conhecimento	Aplicação de conhecimento
Instrumento típico de avaliação	Medidas subjetivas simples	Múltiplas medidas objetivas
Tipo de avaliação	Normo-referenciada, com ênfase em seu caráter somativo	Critério-referenciada, com ênfase em seu caráter formativo

Fonte: Santos.[23]

Para a avaliação de competência clínica, Miller (1990) descreveu um modelo conceitual hierárquico de quatro níveis, representado por uma pirâmide, cuja base envolve o conhecimento ("saber"); um segundo nível engloba a habilidade de aplicar o conhecimento em determinado contexto ("saber como"); o próximo nível, "mostrar como", reflete a habilidade de agir corretamente em uma situação simulada (atitude); e o último, "fazer" (desempenho), refere-se à prática em situações clínicas reais (Figura 57.5).[24]

Na medicina de família e comunidade (MFC), o desenvolvimento dessas competências é de fundamental importância para a formação profissional. Os diferentes métodos têm diferentes objetivos. Cabe ao professor/preceptor a escolha do melhor método de avaliação frente ao que se deseja avaliar.

Nos currículos por competência, a elaboração de um sistema de avaliação é uma tarefa difícil e complexa em função da natureza multidimensional da competência profissional. Nenhum método isolado é capaz de avaliar adequadamente a aquisição de determinada competência. Isso remete à necessidade de definir um conjunto de abordagens, integradas a um sistema de avaliação, apropriadamente articulado ao programa educacional. Um bom programa de avaliação irá incorporar os diversos elementos da competência em estudo, dispor de múltiplas fontes de informação, utilizando diferentes instrumentos de avaliação, múltiplos cenários e também múltiplos avaliadores, tendo como base critérios previamente definidos. Além disso, irá promover o aprendizado mediante a aplicação de avaliação prioritariamente formativa e a prática de *feedback* efetivo, tempestivo, qualificado, relativo aos saberes, habilidades e atitudes do aprendiz que requerem maior atenção.

Autoavaliação

É o método no qual a avaliação é realizada pelo aluno, sobre o seu próprio desempenho. Deve englobar conhecimento, habilidades e atitudes, ajudando-o a reconhecer lacunas e a assumir maior responsabilidade em cada etapa da sua formação. É importante ter claro que nesta forma de avaliação, na maioria das vezes, o aprendiz é quem define os critérios e princípios que aplicará ao seu trabalho e faz julgamentos sobre o grau que conseguiu atingir. Um bom ponto de partida nesse processo seria solicitar aos alunos e preceptores que estabeleçam previamente os critérios e parâmetros utilizados na autoavaliação.

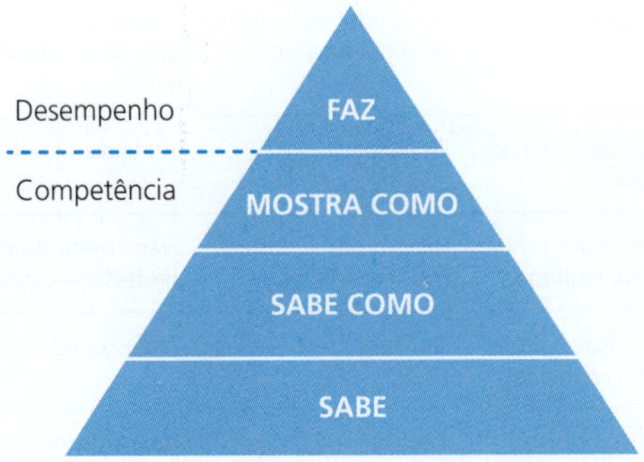

Sabe-se que há pouco espaço para este método em programas convencionais, mas pode ser mais um, embora não o único, método utilizado no processo de avaliação.

Avaliação 360°, ou avaliação de múltiplas fontes

As avaliações por pares, por outros membros da equipe e por pacientes podem fornecer informações sobre a forma de trabalho dos aprendizes/residentes, a capacidade de trabalho em equipe e a relação interpessoal.

Existem poucos dados publicados sobre os resultados do *feedback* de múltiplas fontes em ambientes médicos, porém vários grandes programas estão sendo desenvolvidos, incluindo os médicos submetidos à recertificação em medicina interna nos EUA. O *feedback* de múltiplas fontes é mais eficaz quando as fontes são reconhecidas como credíveis, quando o *feedback* é enquadrado de forma construtiva e quando todo o processo é acompanhado de uma boa orientação. Estudos de avaliações por pares sugerem que, quando os aprendizes/residentes recebem avaliações e comentários de colegas de forma oportuna e confidencial, junto com o apoio de preceptores para ajudá-los a refletir sobre os apontamentos, eles acham o processo perspicaz e instrutivo. As avaliações por pares se mostraram consistentes independentemente da forma como os avaliadores são selecionados. Ao mesmo tempo, exigem atenção à confidencialidade. Caso contrário, podem ser prejudiciais e destrutivas.

Além disso, os pacientes nem sempre são capazes de discriminar elementos importantes da prática clínica, e suas classificações são em geral altas. Essas limitações tornam difícil o uso de relatórios de pacientes como a única ferramenta para avaliar o desempenho clínico, e os pacientes que estão gravemente doentes em geral tendem a avaliar os médicos menos favoravelmente do que os pacientes que têm condições mais leves.

Outros métodos de avaliação

Além dos métodos já descritos, outras ferramentas de avaliação disponíveis podem ser utilizadas em diferentes momentos do processo de ensino-aprendizagem.

- Monografia: são textos especializados em um determinado tema, escritos por e para especialistas. São produções minuciosas sobre um tema bem delimitado e, por suas próprias características, devem apresentar um estudo aprofundado do assunto, com base em extensa revisão bibliográfica, além da experiência e das opiniões pessoais do autor. Dela pode fazer parte, opcionalmente, um trabalho de pesquisa. As monografias normalmente são apresentadas em trabalhos de conclusão de cursos de graduação e pós-graduação *lato sensu*, bem como para títulos de especialistas, e podem ser defendidas em público ou não.[25]
- Artigo: é a apresentação sintética, em forma de relatório escrito, dos resultados de investigações ou estudos realizados a respeito de uma questão. O objetivo fundamental de um artigo é o de ser um meio rápido e sucinto de divulgar e tornar conhecidos, por meio de sua publicação em periódicos especializados, a dúvida investigada, o referencial teórico utilizado (as teorias que serviram de base para orientar a pesquisa), a metodologia empregada, os resultados alcançados e as principais dificuldades encontradas no processo de investigação ou na análise de uma questão.
- Projeto de pesquisa: atividade científica que questiona e descobre a realidade. Voltada para a solução de problemas por meio de método científico. Investiga e coleta dados para posterior análise. O problema tem uma base empírica.

▲ **Figura 57.5**
Modelo conceitual hierárquico de quatro níveis para avaliação de competência clínica.
Faz – avaliado com método de ABLT.
Mostra como – nível das competências: avaliado por videogravações, pacientes simulados, laboratório de habilidades, ECEO.
Sabe como – avaliado por testes ampliados, trabalhos escritos, provas orais.
Sabe – avaliado por testes de conhecimento, múltipla escolha, textos, dissertações.

- Projeto de intervenção: instrumento utilizado para propor e sugerir ações que atinjam uma determinada problemática levantada por meio da observação da realidade. Possibilita mudanças na prática, produz conhecimento e ressignifica a prática.

Feedback: estratégia de ensino e avaliação formativa

O *feedback* é entendido como a comunicação ou devolutiva do resultado de uma observação de um processo aos seus participantes, no caso os aprendizes, com o objetivo de ajudá-los a melhorar o seu desempenho. É uma ferramenta de comunicação fundamental, principalmente na avaliação formativa, em que é um ponto-chave. O principal objetivo é fornecer ao aprendiz ferramentas para melhorar o seu desempenho. A identificação dos pontos fracos, lacunas e potencialidades ajuda o aprendiz a criar alternativas para melhorar sua formação.[4,26]

Para ser efetivo, o *feedback* deve ser *assertivo*, ou seja, precisa ser claro e objetivo, sendo que o preceptor não deve se comunicar de forma vaga ou ambígua, de modo a interferir na mensagem que quer passar, para assim despertar a reflexão do aprendiz, pois somente desta maneira haverá impacto no comportamento. O *feedback* também deve ser *respeitoso*, já que, sendo um processo compartilhado, preceptor e aprendiz devem encontrar pontos de concordância sobre os comportamentos e compreender e respeitar a opinião do outro, tornando o *feedback* construtivo. Além disso, o *feedback* deve ser *descritivo*, descrevendo determinado comportamento ou ação e não focando na personalidade; *oportuno*, ou seja, em momento e local adequados, se possível logo após a observação do comportamento e em local reservado; e *específico*, isto é, o preceptor deve indicar claramente os comportamentos nos quais o aluno está tendo bom desempenho e aqueles nos quais ele precisa melhorar.[4,27]

Características de um *feedback* adequado

- Possui regularidade
- Promove partilha de ideias, participação de ambas as partes envolvidas
- Destaca pontos positivos e negativos
- Promove a autorreflexão
- Motiva para o aprendizado
- Proporciona associação do aprendizado à realidade
- Promove melhora nas habilidades de ensinar e aprender
- Foca no comportamento observado
- Foca em observações específicas

Erros mais frequentemente cometidos

- Fornecer informação insuficiente sobre o assunto
- Julgar antes de dispor de toda a informação sobre o que será abordado
- Centrar-se na personalidade, em vez de focar no comportamento
- Deixar-se envolver em discussões de outros assuntos, em vez de ser claro e objetivo
- Dar um *feedback* geral, sem abordar as questões específicas (objetivos pouco claros e ambíguos)
- Não agir com honestidade, sem comprometimento com a confidencialidade das informações
- Não apresentar ideias e sugestões para melhorar o desempenho

Para concluir, é preciso ter em mente que a avaliação deve também ser uma forma de aprendizagem e que serve de direção para a identificação e a resolução de lacunas na formação. Por isso, ao escolher o método de avaliação e colocá-lo em prática, o professor/preceptor deve refletir sobre o que será avaliado, com que objetivo, em que contexto e como essa avaliação pode ser um dispositivo para o futuro aprendizado. Para isso, é fundamental que se conheçam os diferentes instrumentos de avaliação usados na formação médica, aplicando, assim, os conhecimentos adquiridos por meio da escolha e do uso das ferramentas de avaliação mais adequadas ao seu contexto prático.

REFERÊNCIAS

1. Santos CR. Avaliação educacional: um olhar reflexivo sobre sua prática. São Paulo: Avercamp; 2005.

2. Hadji C. Avaliação desmistificada. Porto Alegre: Artmed; 2001.

3. Gusso G, Lopes JMC. Tratado de medicina de família e comunidade: princípiois, formação e prática. Porto Alegre: Artmed; 2012.

4. European Academy of Teachers in General Practice/Family Medicine. Avaliação – Curso para formadores em Medicina Geral e Familiar. Dublin: EURACT; 2015. (Material de uso exclusivo dos facilitadores do curso)

5. Perrenoud P. A avaliação entre duas lógicas. In: Perrenoud P. Avaliação: da excelência à regularização das aprendizagens: entre duas lógicas. Porto Alegre: Artmed; 1999. p. 9-23.

6. Silva DSG, Matos PMS, Almeida DM. Métodos avaliativos no processo de ensino e aprendizagem: uma revisão. Cadernos de Educação. 2014;47:73-84.

7. Miller GE. The assessment of clinical skills/competence/performance. Acad Med. 1990;65(9 Suppl):S63-7.

8. Cardoso GF, Braga SLO, Gotardelo DR. A consulta na atenção básica: potencialidades do modelo de Calgary-cambridge. BJSCR. 2017;19(1):104-106.

9. Universidade de São Paulo. Tabela: guia Calgary – Cambridge para o processo de comunicação e entrevista médica modificado [Internet]. São Paulo; c2017 [capturado em 03 mar. 2018]. Disponível em: https://edisciplinas.usp.br/pluginfile.php/4114080/mod_resource/content/1/Tabela Guia Calgary-Cambridge.pdfhttps://edisciplinas.usp.br/pluginfile.php/4114080/mod_resource/content/1/Tabela%20Guia%20Calgary-Cambridge.pdf.

10. Universidade de Coimbra. Mini-CEX: um método de avaliação das competências clínicas. Essências Educare. 2011;17.

11. Norcini JJ. The mini clinical evaluation exercise (mini-CEX). Clin Teach. 2005;2(1):25-30.

12. Universidade Aberta do SUS. Guia de elaboração de itens para avaliação somativa. Brasília; 2012.

13. Centro de Referência Virtual. Guia de elaboração de itens [Internet]. Belo Horizonte; 2010 [capturado em 03 mar. 2018]. Disponível em: http://www.portalavaliacao.caedufjf.net/material-para-download/guia-de-elaboracao-de-itens http://crv.educacao.mg.gov.br/sistema_crv/index.aspx?id_projeto=27&ID_OBJETO=119301&tipo=ob&cp=000000&cb=&ie=GuiaDeElaboracaoDeItens.

14. Bollela VR, Borges MC, Troncon LEA. Avaliação somativa de habilidades cognitivas: boas práticas na elaboração de testes de múltipla escolha e na composição de exames. Ribeirão Preto: Universidade de São Paulo; 2016.

15. Gomes AP, Arcuri MB, Cristel EC, Ribeiro RM, Souza LMBM, Siqueira-Batista R. Avaliação no ensino médico: o papel do portfólio nos currículos baseados em metodologias ativas. Rev Bras Educ Med. 2010;34(3):390-396.

16. Stelet BP, Romano VF, Carrijo APB, Teixeira Junior JE. Portfólio reflexivo: subsídios filosóficos para uma práxis narrativa no ensino médico. Interface (Botucatu). 2017;21(60):165-176.

17. Churchose C, Mccafferty C. Standardized patients versus simulated patients: Is there a difference? Clin Simul Nurs. 2012;8(8):363-365.

18. Wass V, Jones R, Van der Vleuten C. Standardized or real patients to test clinical competence? The long case revisited. Med Educ. 2001;35(4):321-325.

19. Reznick RK, Blackmore D, Cohen R, Baumber J, Rothman A, Smee S, et al. An objective structured clinical examination for the licentiate of the Medical Council of Canada: from research to reality. Acad Med. 1993;68(10 Suppl):S4-6.

20. Amaral E, Domingues RCL, Bicudo-Zeferino AM. Avaliando competência clínica: o método de avaliação estruturada observacional. Rev Bras Educ Med. 2007;31(3):287-290.

21. Universidade de Coimbra. Avaliação de competências através de OSCE. Essências Educare. 2009;13.

22. Franco CAGS, Cubas MR, Franco RS. Currículo de medicina e as competências propostas pelas diretrizes curriculares. Rev Bras Educ Med. 2014;38(2):221-230.

23. Santos WS. Organização curricular baseada em competência na educação médica. Rev Bras Educ Med. 2011;35(1):86-92.

24. Durante E. Algunos métodos de evaluación de las competencias: escalando la pirámide de Miller. Rev Hosp Ital B Aires. 2006;26(2):55-61.

25. Universidade de São Paulo. Guia de apresentações de dissertações, teses e monografias. São Paulo; 2011.

26. Zeferino ABM. Feedback como Estratégia de Aprendizado no Ensino Médico. Rev Bras Educ Med. 2007;31(2):176-9.

27. Borges MC, Miranda CH, Santana RC, Bollela VR. Avaliação formativa e feedback como ferramenta de aprendizado na formação de profissionais de saúde. Medicina (Ribeirão Preto). 2014;47(3):324-31.http://revista.fmrp.usp.br/

CAPÍTULO 58

Desenvolvimento profissional contínuo

Luís Filipe Gomes
Ana Marreiros

Aspectos-chave

- É fundamental que a educação médica continuada (EMC) tradicional (processo pelo qual os médicos se mantêm atualizados) evolua para o desenvolvimento profissional contínuo (DPC) – o processo de aprendizagem planejado e talhado individualmente na prática cotidiana.

- Os métodos de ensino-aprendizagem que apoiam e suportam o DPC incluem a aprendizagem baseada no indivíduo e na unidade de saúde, o e-learning e atividades de formação interativas, bem como cursos e conferências mais formais. É indispensável ter em conta que a simples assistência a atividades relacionadas com DPC não é garantia de incremento nos desempenhos.

- As atuais solicitações dos sistemas de cuidados de saúde estão em combinação com os métodos de ensino-aprendizagem centrados nos conhecimentos, nas competências e nos desempenhos, para criar o terreno apropriado ao planejamento do DPC. Isso resulta na integração das atividades de formação continuada com as iniciativas de incremento da qualidade (IQ).

- O e-learning, no contexto da educação médica, exibe fortes vantagens. Conquanto apresente também limitações, constitui-se como processo andragógico de fácil acesso, dispensando elevados esforços motivacionais, organizacionais ou financeiros. É necessário repensar formas de medição de resultados do e-learning. Com metodologias adequadas, é previsível o impacto positivo do e-learning nos programas de EMC/DPC.

- A EMC baseada na dinâmica dos pequenos grupos de formação vem-se afirmando como o método mais valioso para a obtenção de mudanças positivas no comportamento profissional dos médicos de família e comunidade. As organizações baseadas em pequenos grupos são efetivas, de baixo custo e fáceis de serem criadas em nível regional ou nacional.

- Para a evolução do DPC, é central a utilização do plano pessoal de desenvolvimento (PPD).

- O portfólio educacional (PE) – a coleção das provas de que a aprendizagem de fato ocorreu – constitui um instrumento fundamental para o DPC. Manter e utilizar esta ferramenta educativa induz a reflexão sobre a aprendizagem.

- Muitos profissionais defendem a existência de um mecanismo formal para reconhecimento e valorização dos especialistas de medicina de família e comunidade (MFC). Os créditos a atribuir para tal efeito deverão ser obtidos por meio de uma combinação de formas de aprendizagem baseadas no indivíduo e na unidade de saúde, no e-learning, nas atividades de formação interativas, em cursos e conferências, e não a partir de uma fonte única.

- A MFC deve concretizar as estratégias que acompanhem e integrem os mais avançados padrões educacionais da especialidade, de forma a promover a qualidade dos cuidados prestados e a refletir as necessidades de saúde das populações.

Da educação médica continuada ao desenvolvimento profissional contínuo

Entende-se por EMC o conjunto das atividades desenvolvidas por um médico, já devidamente treinado e qualificado para a prática da sua especialidade, com o fim de renovar, incrementar e atualizar as suas capacidades profissionais – é o processo pelo qual os médicos se mantêm atualizados.[1] Todos os meios que permitam a um médico continuar a aprender e a evoluir na sua prática ao longo da vida[2] podem e devem, assim, ser utilizados.

A EMC é um imperativo de ordem ética, porquanto qualquer médico se compromete a exercer o seu mister prestando cuidados às populações segundo os mais recentes avanços da ciência; é uma procura incessante da excelência, sempre visando ao máximo respeito pela própria especialidade, à preocupação constante com a qualidade dos cuidados prestados e à procura permanente da máxima adequação do desempenho. Visa também à associação entre a análise dinâmica do que se faz e como se faz com um estado de permanente alerta para os novos avanços técnico-científicos, no exercício continuado da introspecção profissional.

Os esforços necessários ao incremento dos desempenhos, no entanto, devem provir do desejo de autopromoção, baseando-se em uma reflexão essencialmente ética.[3]

Sendo uma parte importante do espectro global da aprendizagem ao longo da vida, a EMC, no entanto, não deve ser confundida com uma simples extensão temporal do treino especializado a que todos os médicos devem estar submetidos.[4] Os contextos de formação diferentes implicam métodos e estratégias diversificados, sendo fundamental ter em conta o *status* pós-graduado e o estatuto de aprendizagem em exercício que, embora já presentes em determinados patamares do treino dos futuros especialistas, são mandatórios no âmbito da atividade do médico como profissional habilitado e integralmente licenciado para a sua prática.

É, assim, imprescindível que responsáveis pelos programas, organizadores de atividades formativas e tutores reconheçam a especificidade desse tipo de formação: os médicos, aprendizes adultos livres, independentes e demonstrando total maturidade pessoal e profissional, preferirão, indubitavelmente, dirigir a sua própria formação. Eles optarão por aprender utilizando abordagens que sejam não só orientadas para os problemas que encaram cotidianamente, mas, também, centradas nas pessoas que a eles recorrem, sobretudo porque tais abordagens poderão ter utilização imediata.[5]

A EMC, indispensável em todas as especialidades médicas, torna-se mais premente na MFC. De fato, os médicos de família e comunidade utilizam conhecimentos de "espectro alargado" e, como tal, passíveis de rápida desatualização. Além disso, a forma de exercício desses especialistas tende ao isolamento, por razões que se prendem à própria natureza da relação que estabelecem com as pessoas que atendem; e, talvez, o mais significativo: médicos de família e comunidade são chamados à tomada de decisões baseada em níveis de incerteza habitualmente superiores aos de qualquer outro especialista.[1]

É ainda patente, porém, se bem que cada vez menos, uma tendência a reduzir a EMC à participação em palestras, simpósios e congressos, nos quais figuras de prestígio debatem tão somente os avanços mais recentes e espetaculares verificados no âmbito das especialidades hospitalares. Tal situação provavelmente não é estranha ao fato de tantos médicos de família e comunidade, competentes e dedicados, terem vindo, progressivamente, a desistir de desenvolver novas ideias em MFC por e para ela mesma, ficando impedidos, assim, de corresponder à obrigação implícita de rever a própria prática. E isso apesar de se reconhecer que ao médico basta uma análise regular dos seus registros para poder trazer ao seu trabalho um decisivo incremento. Essa autoanálise – introspecção profissional – deveria ser a base estratégica fundamental da EMC, permitindo ao médico a monitoração da sua prática cotidiana e a tomada de consciência das suas reais necessidades de formação.

A EMC *tradicional* provou ser pouco eficaz na promoção de mudanças no âmbito das competências e dos desempenhos; de fato, metanálises de estudos de efeito demonstraram que seminários, conferências, cursos e congressos não têm impacto relevante na prática profissional cotidiana:[6-8] o importante é o que se aprende, não o que se ensina.[9,10]

Desenvolvimento profissional contínuo

Pretende-se, assim, que a EMC evolua para o DPC, permitindo aos médicos de família e comunidade a prática de cuidados de saúde com base na evidência, a organização e a administração da saúde de forma justa e custo-efetiva, a liderança e o desenvolvimento de equipes de cuidados de saúde visando ao incremento continuado dos cuidados prestados e a diminuição do erro, bem como o desenvolvimento do profissional como pessoa.[10]

O DPC consiste em um processo de aprendizagem planejado e talhado individualmente na prática cotidiana, com destaque para a qualidade dos cuidados prestados. Inclui a identificação das necessidades de aprendizagem, a elaboração de uma agenda pedagógica,[11] o traçado de um plano de aprendizagem concreto e o seu controle. Como está ligado à aprendizagem ao longo da vida, pode tornar-se um PPD para a vida inteira.[2]

Temas importantes e de alto valor educativo para os médicos de família podem ser identificados por meio de vários processos, envolvendo múltiplos interessados (os pacientes, os decisores, os médicos).

Esses temas deverão corresponder não só às necessidades de aprendizagem experienciadas pelos médicos de família e comunidade (Necessidades Educacionais dos Médicos [NEM]), mas também àquelas perspectivadas pela sociedade (Necessidades Não Satisfeitas dos Pacientes [NNSP]).

No entanto, um programa de EMC/DPC se beneficiará provavelmente da combinação de atividades fundadas sobre um currículo consensual com atividades assentes na análise das necessidades *individuais* dos médicos.[12]

É de fundamental importância que os médicos aceitem a responsabilidade profissional que o seu DPC constitui, demonstrando que este integra suas necessidades formativas, que as atividades de formação empreendidas no DPC respondem adequadamente a essas necessidades, que a aprendizagem baseada no DPC é concretizada na prática e que as mudanças resultantes desse processo são também avaliadas, de forma a completar o ciclo de aprendizagem.[13]

Distante conceitualmente da EMC, o DPC revela-se, assim, como um processo que capacita os profissionais médicos no sentido de expandir e realizar totalmente o seu potencial, proporcionando-lhes o desenvolvimento, ao longo da vida, de um amplo leque de conhecimentos, aptidões e atitudes necessários à melhor prática.

A partir da identificação e do reconhecimento das necessidades dos médicos, das pessoas e dos serviços, possibilitar-se-á e promover-se-á, com o DPC, a satisfação dessas necessidades.[13]

Os métodos de ensino-aprendizagem que apoiam e suportam o DPC incluem a aprendizagem baseada no indivíduo e na unidade de saúde, o *e-learning*, as atividades de formação interativas e os cursos e conferências mais formais – uma conferência dada por um ótimo comunicador a uma plateia de especialistas interessados que pretendem atualizar áreas específicas de conhecimento continua a ser um método potencialmente útil, desde que haja consciência das suas limitações.

É, no entanto, indispensável ter sempre em conta que a simples assistência a atividades relacionadas com o DPC não é garantia de incremento nos desempenhos, e os seus organizadores devem instilar sólidos princípios educacionais nas atividades que propõem – além de garantirem que as ações de formação sejam tão próximas quanto possível do local de exercício dos médicos.[9]

Paralelamente, os médicos devem ser capazes de escolher a atividade de aprendizagem que se relacione com as suas necessidades formativas; será, então, da responsabilidade de cada médico a demonstração de que aquilo que se aprendeu foi, de fato, posto em prática.[14]

São conhecidas algumas das preferências dos médicos de família quanto a um futuro programa de DPC:

1. Equacionar opções permitindo a troca de experiência com colegas.
2. Focar o programa na concretização prática dos novos conhecimentos (bem como das aptidões e atitudes, presume-se).
3. Assegurar 10 dias de atividades próprias de DPC por ano.

4. Efetivar programas de DPC, em que metade do planejamento seja da responsabilidade de uma organização central, e a outra metade, dos médicos individualmente.
5. Providenciar professores (orientadores, tutores, formadores) possuidores de profundo discernimento e conhecimentos de MFC.[15]

Para garantir que o DPC seja aquilo que se pretende que ele seja, torna-se necessário assegurar alguns princípios básicos do processo:

- As prioridades das pessoas e das comunidades, no que concerne aos cuidados de saúde, devem ser centrais.
- O DPC deve basear-se na prática diária dos médicos.
- O material de ensino deve ser, tanto quanto possível, o próprio objeto de trabalho do médico.
- Os objetivos de formação devem ser estabelecidos pelos médicos e pelas suas unidades de saúde.
- Os conteúdos e as metodologias devem ser sempre centrados no médico.
- As estratégias de reforço e adequação da prática devem ser otimizadas.
- Os métodos que integram protocolos baseados em evidências devem ser usados, quer para a obtenção de dados, quer para a avaliação de desempenhos.
- Todo o processo deve basear-se nos princípios da andragogia.[11,16]
- O conteúdo dos programas de EMC/DPC não pode, de forma alguma, ser influenciado por organizações comerciais que eventualmente colaborem providenciando apoio financeiro.[17]

Por outro lado, é indispensável, para que um programa organizado de DPC tenha sucesso, que:

- Apoie a diversidade e a flexibilidade da MFC.
- Inclua o reconhecimento de que os médicos apresentam um leque alargado de estilos de aprendizagem que inclui o e-learning, o ensino-aprendizagem em pequenos grupos, a aprendizagem baseada na unidade de saúde, a aprendizagem de base individual e os formatos tradicionais de conferência e palestra.
- Seja aceitável e praticável para a grande maioria dos médicos.
- Centre-se na necessidade de apoiar a prática nuclear da MFC, tal como descrita no programa de formação especializada.
- Seja suficientemente flexível para garantir o reconhecimento das diferentes necessidades de formação, bem como os interesses particulares de cada médico.
- Apoie o contínuo desenvolvimento e progresso da carreira profissional.
- Seja aplicável em âmbito regional ou nacional.
- Padronize o papel e as funções dos formadores em MFC.[14]
- Inverta o tradicional fluxo educacional hospital → MFC.[1,10,14]

Os programas de DPC apresentam-se diferentemente, com formatos que vão desde o DPC voluntário aos programas mandatórios, associados ou não a formas variáveis de recertificação.

Existem, também, diferenças no âmbito da identificação das necessidades formativas. Concretizam-se atualmente, como exemplo, sistemas de "apreciação" (*appraisal*) em que se solicita aos médicos que definam as suas próprias NEM em colaboração com colegas diferenciados na área educativa (*appraisers*).

É variável a aceitação desses sistemas, considerados intensamente trabalhosos por alguns médicos.[18] Assim, muitos médicos de família não requerem este tipo de assistência externa ao DPC.[15]

É conveniente não esquecer também que o DPC organizado ainda é, em muitos países, mais um conceito do que uma realidade.

Para assegurar a todos os médicos de família e comunidade a possibilidade de participarem ativamente e de forma contínua no processo indispensável do seu desenvolvimento profissional – nos moldes supradescritos –, é imprescindível a existência de políticas definidas, documentadas e escritas que abranjam as unidades de saúde ou grupos de médicos de família e comunidade.

A necessidade de financiamento adequado e disponibilidade de tempo alocado às atividades relacionadas com a formação é também inevitável. Em âmbito regional ou nacional, público ou profissional, as organizações de saúde têm a obrigação de responder a essas solicitações, assumindo (finalmente) a formação contínua – entendida como desenvolvimento profissional continuado – como elemento essencial do trabalho normal e cotidiano dos médicos.

Em um esforço paralelo, os médicos devem apoiar significativa e efetivamente uma cultura orientada para a educação centrada na auditoria por pares, na efetividade clínica e na investigação.[11]

Desenvolvimento profissional contínuo e incremento da qualidade

O objetivo final do DPC deve ser a qualidade dos cuidados prestados. O DPC deve ajudar a incrementar essa qualidade, procurando demonstrar a sua própria efetividade e tornar-se uma atividade adequadamente gerida tanto pelo médico como por todos os profissionais da área da saúde.[19]

As atuais solicitações dos sistemas de cuidados de saúde – dirigidas aos resultados e à custo-efetividade – combinam-se com os métodos de ensino-aprendizagem centrados nos conhecimentos, nas competências e nos desempenhos para criar o terreno apropriado ao planejamento do DPC.

Isso implica a integração das atividades de formação contínua com as iniciativas – habitualmente mais ocasionais – de IQ em um quadro de formação autodirigida que envolva a definição das necessidades de aprendizagem, a identificação e a seleção das atividades formativas adequadas e a avaliação dos resultados obtidos nessa aprendizagem.[11] Tal integração deve constituir-se em um processo contínuo, e não em uma série de esforços esporádicos.

O IQ proporciona várias metodologias para detecção, definição e análise das necessidades de formação e/ou intervenção. Para que possa ser um instrumento de mudança eficaz, esse processo deve fazer parte da rotina da prática clínica, gerando idealmente, em cada participante e de forma duradoura, orgulho profissional e motivação para a melhoria.

As iniciativas de DPC podem, também, se desencadear a partir de problemas de saúde detectados por indivíduos ou pela comunidade. Iniciativas que visam avaliar a qualidade de procedimentos são uma fonte útil nesse âmbito. As normas de orientação podem incluir as percepções das pessoas que são objetos de cuidado. A capacitação (*empowerment*) destes pode levar a melhorias na prestação de cuidados.

Durante o processo, os dados relevantes devem ser coletados. Os métodos de IQ são geralmente usados no contexto da MFC, em que facilmente se encontram os instrumentos adequados à coleta e à sistematização de dados relativos ao desempenho dos profissionais, tais como listas de verificação, cartões de pontuação, relatórios (sobre pessoas, de referenciação ou de outros tipos), registros médicos, fichas clínicas, registros informatizados, videogravações, questionários de satisfação das pessoas, instrumentos destinados a valorar/analisar/comparar (discussão de casos, visita organizada a unidades de saúde, revisão por pares, observação, auditorias clínicas, relatórios anuais, grupos de supervisão), iniciativas visando à mudança dos processos de trabalho (padrões de cuidados, treino de aptidões, formação) e linhas de orientação e protocolos (desenvolvimento de normas de orientação, planos de enquadramento).[11]

As análises qualitativa e quantitativa são de especial importância. Os métodos de análise de dados e de processos poderão ajudar os médicos a escolherem as decisões mais certas ou a melhorarem os planos de ação.

O desenvolvimento, a divulgação e a concretização de normas de orientação úteis constituem um grande desafio para os médicos de família e suas organizações.[19] Não obstante, a simples divulgação de normas de orientação não garante qualquer mudança na prática. Os métodos combinados que recorrem à análise crítica e à informação de retorno têm maior probabilidade de êxito, principalmente quando as propostas normativas contaram, para a sua elaboração, com a contribuição dos profissionais interessados. O trabalho referido na próxima seção exemplifica isso.[20]

É de importância crucial que os médicos de família e decisores se mantenham atentos aos problemas associados à execução e à aplicação de normas e guias de orientação clínica, bem conhecidos e demonstrados.[21] A existência de instrumentos que permitem avaliar o processo de desenvolvimento de guias de orientação – como o "The Appraisal of Guidelines for Research and Evaluation (AGREE)",[22] com versão em português[23] – permite esperar a progressiva maior adequação das normas e guias à prática clínica de qualidade.

Para que o processo se revele contínuo, a sua adequação ao progresso da atividade prática das unidades de saúde e as estratégias de reforço devem ser otimizadas, perseguindo sempre o IQ dos cuidados prestados à pessoa e o desenvolvimento dos serviços.[11]

Todos os médicos de família e comunidade devem estar comprometidos a seguir um programa de DPC ao longo da sua carreira profissional, e para tal é necessário que tenham fácil acesso a esses programas.[24]

Dada a sua importância, é essencial que as mais atuais noções de IQ (ou desenvolvimento), no que diz respeito à sua filosofia, a métodos e a técnicas, sejam integradas no DPC em uma perspectiva de planejamento a longo prazo.

A análise de incidentes clínicos, a auditoria dos padrões de prescrição, os cuidados a grupos específicos de doentes e a avaliação de aspectos organizacionais da prática clínica constituem, em geral, bons pontos de partida.

A inclusão de estratégias de capacitação e de reforço da prática configura uma base sólida para a fidelização dos médicos a esses programas: dados sobre o desempenho relacionado com a formação e estratégias de reforço positivo podem demonstrar um impacto considerável na concretização verificável de normas de orientação; e, por seu lado, técnicas bem estruturadas de informação de retorno proporcionam a melhoria da qualidade de certos procedimentos clínicos (colpocitologias, pedidos de exames complementares, etc.).[19]

Desenvolvimento profissional contínuo e pequenos grupos de formação

A EMC baseada na dinâmica de pequenos grupos de formação continua afirmando-se como um método valioso para a obtenção de mudanças positivas no comportamento profissional dos médicos de família e comunidade.

As atividades interpessoais, particularmente os pequenos grupos, deverão constituir peça central da formação médica contínua.[5]

A formação e o desenvolvimento desses pequenos grupos seguirão os estágios usuais do seu ciclo de vida: formar, agitar, normatizar, desempenhar (*forming*, *storming*, *norming*, *performing*).[25]

Tais grupos são formados por médicos de família e comunidade que se encontram periodicamente, de acordo com um plano previamente estabelecido, a fim de discutir assuntos que se referem a problemas comuns e importantes do âmbito da MFC. A metodologia mais apropriada ao tratamento de cada tema será decidida pelo grupo, variando de acordo com as necessidades (apresentações clínicas convencionais, análise de casos clínicos aleatórios ou casos-problema, discussão de casos, revisão de protocolos, auditorias, visualização de consultas pré-gravadas, revisões bibliográficas ou outros). Os grupos fornecem resposta às necessidades do próprio grupo, dos seus elementos considerados individualmente ou, ainda, às necessidades evidenciadas pela execução das tarefas próprias do exercício cabal da especialidade. Muitas vezes, facilitados por tutores (médicos de família devidamente treinados e regularmente avaliados), tais grupos garantem o respeito pelos princípios fundamentais do DPC e são considerados como o seu contribuinte mais efetivo, apresentando vantagens em relação aos métodos "tradicionais" de EMC.

Os objetivos dos grupos centram-se na educação continuada (aquisição e processamento de informação atualizada e expansão da base de conhecimentos), na autoavaliação e na auditoria (permitindo aos seus membros que examinem os seus próprios métodos e atitudes e que aperfeiçoem a sua capacidade para resolver problemas e a qualidade do seu trabalho cotidiano) e em funções de suporte psicológico (principalmente pela constatação por parte de todos os membros de que partilham muitas vezes os mesmos problemas, dúvidas e incertezas).

Os grupos apresentam vantagens em relação a outros métodos de ensino-aprendizagem: centram os conteúdos nas necessidades formativas dos médicos de família e comunidade (que, por sua vez, procuram refletir as necessidades de saúde das populações), providenciam continuamente formação e apoio (incluindo o suporte psicológico aos seus membros), interferem minimamente nas atividades clínicas diárias, permitem desenvolver a comunicação interpares, estimulam a autoavaliação e a auditoria por pares, promovem a garantia de qualidade dos cuidados prestados, estimulam o desenvolvimento e a autonomia da MFC, permitem efetuar o diagnóstico de problemas existentes e definir estratégias, visando remediá-los, e facilitam o estabelecimento de relações com os outros grupos integrados no mesmo sistema pelos órgãos criados para o efeito. Pelas suas próprias características e moldura cronológica, eles corporificam um instrumento fundamental para a "aprendizagem ao longo da vida", acompanhando o médico durante toda a sua vida profissional.

Constituindo uma resposta adequada a muitas das necessidades evidenciadas pelos médicos de família e comunidade no âmbito do seu desenvolvimento profissional contínuo, as organizações baseadas em pequenos grupos são efetivas, de baixo custo e fáceis de serem criadas em âmbito regional ou nacional.

Desenvolvimento profissional contínuo e plano pessoal de desenvolvimento

Para o sucesso desse movimento na evolução do DPC, é importante a utilização de certos instrumentos, principalmente o PPD.

Esses instrumentos partem das necessidades do indivíduo e refletem não somente o interesse pessoal, mas também o contexto prático que requer estratégias de reforço e disseminação, além de, obviamente, estarem em conformidade com as necessidades da profissão.

Os PPDs solicitam a discussão entre colegas e devem ser abertos ao escrutínio. Devem, além disso, ser passíveis de monitoração simples, rápida e adequada.[11]

Para estarem alinhados com os critérios de qualidade requeridos pela boa prática clínica, por elevados padrões profissionais, por linhas de orientação, solicitações da sociedade ou outros, os médicos de elevado compromisso profissional seguem uma direção lógica, progredindo com passos cruciais, quais sejam:

- A identificação das necessidades pessoais de aprendizagem.
- O estabelecimento de uma agenda pessoal de aprendizagem.
- O desenho de um plano concreto, revisto por pares.
- A construção de um PPD.
- A monitoração das atividades.
- A apresentação dos desenvolvimentos registrados no PE (ver adiante).

Os médicos de família e comunidade têm, à sua disposição, algumas ferramentas que se revelam particularmente úteis para a identificação das necessidades formativas: diário da consulta, NNSP e NEM/NSP.

Por meio de anotações efetuadas durante a consulta, referentes a aspectos problemáticos, é possível identificar as NNSPs. Por vezes, mas nem sempre, elas resultam de conhecimentos ou aptidões insuficientes do médico que, ao serem reconhecidas pelo profissional, podem levar ao estabelecimento das suas necessidades formativas – as NEMs. Em contrapartida, há outros aspectos importantes no trabalho do médico de família e comunidade que são importantes de serem registrados e que se prendem às "questões formuladas pelo paciente às quais foi possível responder" – as necessidades satisfeitas dos pacientes (NSPs). O balanço entre essas necessidades e as anteriores (NNSP e NEM) permite obter um quadro mais completo e claro de quais são, de fato, as áreas a serem priorizadas no PPD.

Análise de eventos significativos

A análise de eventos significativos (AES) consiste na análise de acontecimentos marcantes na prática cotidiana com o fim de incrementar o desempenho de indivíduos ou de equipes. Esses eventos, positivos ou negativos, rotineiros ou excepcionais, influenciam, desafiam, alteram, enfraquecem ou fortalecem as maneiras de pensar ou de sentir de forma significativa. Por isso, são ótimos desencadeadores de mudanças. Diante do registro desses acontecimentos, pode ter lugar uma cuidadosa reflexão – individual ou em equipe –, que possivelmente levará à identificação de necessidades de aprendizagem.[26]

Em todas as atividades que tendem a identificar as necessidades formativas e a desenhar adequados PPDs, a avaliação por pares, de preferência em pequenos grupos, é de extrema utilidade. O grupo poderá ajudar a identificar outras necessidades, a verificar a satisfação de algumas, incluindo não apenas tópicos favoritos do médico, mas também alguns em relação aos quais, por não pertencerem às suas áreas de interesse, o médico não obteve informação relevante.

Desenvolvimento profissional contínuo e portfólio educacional

O PE – a coleção das provas de que a aprendizagem de fato ocorreu – constitui-se em um instrumento fundamental para o DPC. Manter e utilizar essa ferramenta educativa induz a reflexão sobre a aprendizagem – o método usado constantemente para aprender por meio do que se experiencia no cotidiano.[11]

No âmbito da elaboração do PPD, o PE é o ponto culminante do processo, permitindo evidenciar os desenvolvimentos alcançados. Permite substanciar e provar o processo decorrido em benefício não apenas do próprio médico nele envolvido, mas também dos seus colegas, da sua equipe, do grupo de pares e, ainda, se e quando necessário, do gestor da unidade, do grupo profissional e da autoridade de saúde.[26]

Um portfólio, resumo das principais atividades e realizações docentes em relação a um determinado currículo, torna-se pedagógico ou de aprendizagem (educacional) quando a sua estrutura contempla também um componente de reflexão, em que o aprendiz reflete sobre o seu processo de aprendizagem pessoal.[2] Constitui-se em um registro abrangente de eventos de aprendizagem, acompanhado dos respectivos resultados finais. Pode conter um diário, registros, resumos, revisões críticas, videogravações, dados de investigação clínica, propostas e projetos, dados clínicos, notas referentes a pessoas atendidas, anotações pessoais (ideias, pensamentos, introspecções, desafios), notas sobre aprendizagem autodirigida, notas provenientes de reuniões de pequenos grupos ou de outros eventos educativos e notas referentes a ações de formação ou a discussões informais. É composto necessariamente por reflexão crítica, em que o indivíduo identifica o que foi aprendido.

De forma simples, o portfólio visa, assim, à resposta às três questões seguintes: "O que se passou?", "E daí (qual é o significado da ocorrência)?" e "E agora (o que é que eu vou fazer com isso)?".

O PE representa uma importante forma de avaliação do desenvolvimento profissional pessoal.[19]

Os participantes do processo de DPC necessitam recolher e registrar as provas obtidas de forma estruturada. A possibilidade de fazê-lo utilizando sistemas eletrônicos (e-portfólio) já é corrente em alguns locais (no Reino Unido, por exemplo).

É possível ao médico interessado obter acesso livre a um portfólio *online* com o fim de acompanhar, gravar, planejar e relatar o seu DPC (ver *BMJ learning*[27]).

No contexto em que aqui são examinados, os portfólios consistem em uma coleção de vários materiais, efetuada por um profissional que registra eventos-chave da sua carreira e reflete sobre eles. Visam incrementar a qualidade da educação de adultos (andragogia) e providenciar a evidência de DPC.

Os PEs favorecem o reconhecimento e o encorajamento da aprendizagem autônoma. Por se basearem em uma experiência real, facilitam a ligação entre a teoria e a prática. Caracteristicamente, integram dados provenientes de diferentes fontes, permitem a utilização de uma ampla variedade de estilos de aprendizagem e possibilitam a avaliação em um quadro de critérios e objetivos de formação claros. Providenciam, assim, aos médicos, um modelo útil e adequado para a aprendizagem ao longo da vida.

Como instrumento de avaliação, o portfólio visa garantir que a evidência apresentada é válida e que é suficiente para permitir ao avaliador inferir que se verificou a ocorrência de aprendizagem e/ou desenvolvimento.

Na prática, a avaliação – formativa – do processo de aprendizagem será efetuada tendo em conta um conjunto de elementos indispensáveis, constantes do portfólio: a enumeração crítica das necessidades de aprendizagem, os recursos utilizados, o plano de formação, a qualidade do conteúdo e a evidência de reflexão sobre as oportunidades formativas.

E-learning e EMC/DPC: o binômio

As novas tecnologias trouxeram mudanças nas formas de ensino-aprendizagem, culturalmente enraizadas em alguns países.

Os médicos de família podem ter acesso *online* aos módulos de EMC de elevada qualidade, revistos por pares e acreditados. Esses módulos, em texto, vídeo ou áudio, por vezes na forma de *workshops online*, congressos virtuais, *webinars* ou outros, podem ser talhados às necessidades formativas dos profissionais, lidando com problemas cotidianos da prática médica. Ver, sobre este assunto, e como exemplo, a oferta disponível em *BMJ learning*, em que são disponibilizados módulos baseados em evidências e regularmente atualizados, muitos dos quais de acesso livre.[28]

O *e-learning*, no contexto da educação médica, apresenta fortes vantagens na medida em que viabiliza um processo de aprendizagem mais próximo da combinação necessidades educacionais-oferta formativa.

A autopercepção da dificuldade e/ou necessidade de atualização de conhecimento potencializa o recurso ao *e-learning* por parte dos médicos de família.

Embora apresente limitações em relação ao desenvolvimento da socialização dos intervenientes e à obtenção dos objetivos nas áreas afetiva e atitudinal – devido ao empobrecimento da troca direta de experiências entre formandos e formadores –, o *e-learning* constitui-se como processo andragógico de fácil acesso, passível de rapidez na utilização, que viabiliza as práticas por meio das tecnologias envolvidas, proporciona "a pseudopresença", agiliza a aprendizagem e o testemunho distanciado. A sua facilitada acessibilidade, a par da integração acelerada nos processos sociais contemporâneos, dispensa elevados esforços motivacionais, organizacionais ou financeiros.

Será, no entanto, possível adjetivar o *e-learning* como processo de aprendizagem dinâmico e impactante no retorno de conhecimentos, aptidões e atitudes?

É de presumir que uma resposta contidamente afirmativa a esta questão seja coerente, não obstante ainda carecer de muita reflexão, sobretudo na avaliação. Seguem, nesta medida, outras questões, tais como:

- A formação com recurso a *e-learning* promoverá adequadamente a alteração positiva dos desempenhos?
- Traduzir-se-á este estilo de aprendizagem em um IQ eficaz, mesmo que latente, na prestação de cuidados?
- Até que ponto os instrumentos atuais poderão captar os resultados dos conhecimentos, das aptidões e das atitudes obtidos por *e-learning*?

É consenso a necessidade de repensar metodologias que possam medir as respostas às referidas questões.

Propõe-se, neste enquadramento, o processamento de linguagem natural cujo desenvolvimento algorítmico já alcança magnitudes consistentes de análise qualitativa – com êxito na comunidade pós-graduada de estudantes de medicina.[29] Foi possível alcançar níveis de precisão acima dos 0,90 com estratégias de pesquisa automatizadas, em que já se dispensam processos de coleta de informação qualitativa manual ou de "entrada eletrônica simples" para registrar experiência clínica. Nesta esfera, na qual se conjugam conceitos do Sistema de Linguagem Médica Unificada (ULMS) com sistemas de relatórios clínicos reforçados, viabiliza-se a possibilidade de apuramento de métodos quali-quantitativos robustos, o que se julga ser um exercício muito interessante para os médicos de família, com previsível impacto positivo nos seus programas de EMC/DPC.

Não deixa de ser curioso constatar que há décadas vêm sendo desenvolvidos sistemas de codificação clínica e/ou de saúde (consultar os trabalhos de Marc Jamoulle, de quem se apresenta um exemplo a seguir[30]), antevendo-se um notável crescimento de informação biomédica em registro eletrônico que parece anunciar um forte investimento no desenvolvimento de sistemas de informação avançados para integrar informação qualitativa proveniente de várias fontes.[31]

Desenvolvimento profissional contínuo e recertificação

Muitos profissionais compartilham a opinião de que deve existir um mecanismo formal para reconhecimento e valorização dos médicos detentores de certificação na especialidade de MFC.[24]

Para garantir a qualidade dos sistemas de DPC, as organizações por eles responsáveis devem efetuar a revisão tanto dos portfólios dos participantes como das atividades de DPC. Essa revisão – sempre efetuada por pares – deverá verificar em que medida as atividades documentadas foram realizadas e até que ponto tais atividades são apropriadas aos objetivos perseguidos.

A participação dos médicos de família e comunidade nos programas de DPC deve ser reconhecida por declaração periódica das entidades responsáveis.

Os créditos a serem atribuídos serão obtidos por uma combinação de formas de aprendizagem baseadas no indivíduo e na unidade de saúde, no *e-learning*, nas atividades de formação interativas, em cursos e conferências, e não a partir de uma fonte única.[14]

No âmbito da administração e/ou do governo (local, regional ou nacional), o papel central do DPC deveria provir dos corpos e procedimentos de recertificação.

A EMC tradicional utiliza sistemas de recertificação com base em créditos obtidos coletivamente pela frequência de encontros ou seminários. Nesses eventos, o objetivo principal é que os médicos adquiram conhecimentos profissionais.[11] Mesmo esse objetivo limitado da panóplia dos domínios do ensino-aprendizagem não é garantido, por ser a creditação fundamentada na simples frequência, não levando em conta o que foi de fato objeto de interiorização andragógica.

Dado que o DPC abrange não apenas conhecimentos, mas também aptidões, atitudes, competências e desempenhos, a recertificação deverá doravante centrar-se nestes, passando, assim, da simples contagem de créditos e controle de presenças para a avaliação de PPDs, a adesão a processos de IQ ou a participação assídua em reuniões de pequenos grupos de formação.[10]

Essa perspectiva promoveria a expansão do campo da acreditação, com a incorporação de novos instrumentos, como a Avaliação Baseada no Local de Trabalho (ABLT), os Exames de base Clínica Estruturados e Objetivos (ECEO/OSCE), os Instrumentos de Observação da Consulta (IOC) ou os Questionários de Satisfação das Pessoas (QSP), entre outros.

É evidente a importância de um sistema de acreditação flexível, que inclua a recertificação (avaliação da competência) e a acreditação prática e profissional (avaliação do desempenho) de uma forma transparente e em uma perspectiva de apoio e suporte, eventualmente sob a supervisão das autoridades de saúde e/ou educativas apropriadas.[11]

Esses mecanismos de acreditação e recertificação poderão ser essenciais para o crescente reconhecimento da MFC como disciplina autônoma e como especialidade médica que coloca as características dessa disciplina no contexto da prática clínica.[32]

Para relativizar o hiato entre a formação contínua e as competências, e os desempenhos próprios da prática cotidiana dos especialistas de MFC, é forçoso que uma nova ênfase seja dada ao planejamento das atividades de DPC desses profissionais, tornando-o o paradigma do futuro.

A concretização dessa mudança requer investimento em recursos humanos e financiamento adequado. O reforço da posição da MFC em nível profissional e acadêmico é inseparável desse processo.

A MFC deve concretizar as estratégias que acompanhem e integrem os mais avançados padrões educacionais da especialidade, de modo a promover a qualidade dos cuidados prestados e a refletir as necessidades de saúde das populações.

REFERÊNCIAS

1. Gomes LF, Nunes JM, Queiroz V. Educação médica contínua: um projecto estruturante. Sem Méd. 1998;26(1):37.

2. European Academy of Teachers in General Practice. Agenda educativa EURACT. Rev Bras Med Fam e Com. 2006;(Supl. 1):77-124.

3. McIntyre N, Popper K. The critical attitude in medicine: the need for a new ethics. Br Med J (Clin Res Ed). 1983;287(6409):1919-23.

4. Ruscoe MN. Thoughts of a general practice clinical tutor. Br Med J (Clin Res Ed). 1987;295(6607):1175-6.

5. Boland M. William Pickles Lecture 1991. My brother's keeper. Br J Gen Pract. 1991;41(348):295-300.

6. Davis DA, Thomson MA, Oxman AD, Haynes RB. Changing physician performance. A systematic review of the effect of continuing medical education strategies. JAMA. 1995;274(9):700-5.

7. Davis DA, Thomson MA, Oxman AD, Haynes RB. Evidence for the effectiveness of CME. A review of 50 randomized controlled trials. JAMA. 1992;268(9):1111-7.

8. Davis D, O'Brien MA, Freemantle N, Wolf FM, Mazmanian P, Taylor-Vaisey A. Impact of formal continuing medical education: do conferences, workshops, rounds, and other traditional continuing education activities change physician behavior or health care outcomes? JAMA. 1999;282(9):867-74.

9. Gomes LF. Plano regional de educação médica contínua do Algarve. Lisboa: ARS; 2008.

10. Gomes LF. UEMO 2009/028: CME/CPD in general practice/family medicine, time for decisions. London; 2009.

11. Heyrman J, Lember M, Rusovich V, Dixon A. Changing professional roles in primary care delivery: training, re-accreditation, and the role of professional groups. In: Saltman R, Boerma W, Rico A. Primary care in the driver's seat. London: European Observatory of Health Care Systems; 2006.

12. Kjaer NK, Vedsted M, Høpner J. A new comprehensive model for Continuous Professional Development. Eur J Gen Pract. 2017 23(1):20-6.

13. General Medical Council. Guidance on continuing professional development. London; 2004.

14. Royal College of General Practitioners. Good CPD for GPs: a strategy for developing the RCGP managed continuing professional development (CPD) scheme. London; 2007.

15. Kjaer NK, Halling A, Pedersen LB. General practitioners' preferences for future continuous professional development: Evidence from a Danish discrete choice experiment. Educ Prim Care. 2015;26(1):4-10.

16. UEMO Policy Statement on Continuing Medical Education for General. Practitioners in Europe: UEMO 99/036. Lisboa; 1999.

17. Davis N, Davis D, Bloch R. Continuing medical education: AMEE Education Guide No 35. Med Teach. 2008;30(7):652-66.

18. Cameron N, McKinstry B, Blaney D. What do doctors really think about the relevance and impact of GP appraisal 3 years on? A survey of Scottish GPs. Br J Gen Pract. 2008;58(547):82-7.

19. EURACT. Desenvolvimento profissional continuado em cuidados de saúde primários: integração do desenvolvimento da qualidade com a educação médica contínua. Lisboa: APMCG; 2003.

20. Santiago LM, Marques M. Prescrição de anti-inflamatórios não esteróides no ambulatório de clínica geral do centro de Portugal. Acta Reumatol Port. 2007;3;263-9.

21. Gaminde I, Hermosilla T. Quality related problems in clinical practice guidelines. DTB. 2012;20(1):1-11.

22. AGREE advancing the science of practice guidelines [Internet] Ontario: AGREE;c2017 [capturado em 28 out. 2017]. Disponível em: http://www.agreetrust.org/.

23. AGREE Next Steps Consortium. Instrumento de avaliação de normas de orientação clínica AGREE II [Internet] Ontario: AGREE; 2009 [capturado em 28 out. 2017]. Disponível em: http://www.agreetrust.org/wp-content/uploads/2013/06/AGREE_II_Portuguese.pdf.

24. Demarzo MMP, Marin A, Anderson MIP, Castro Filho ED, Kidd M. Desarrollo de estándares para la educación y formación en medicina familiar y comunitária: contribuciones de la WONCA IberoAmérica (CIMF). Aten Primaria. 2011;43(2):100-3.

25. Tuckman BW. Developmental sequence in small groups. Psychol Bull. 1965;63(6):384–99.

26. Heyrman J, Vrcic-Keglevic M, Vainiomäki P. Make your personal learning plan: manual on CPD Workshop. Lisboa; 2007.

27. BMJ Portfolio [Internet]. BMJ; c2017 [capturado em 28 out. 2017]. Disponível em: http://learning.bmj.com/learning/info/portfolio_user_guide.html

28. BMJ Learning [Internet]. BMJ; c2017 [capturado em 28 out. 2017]. Disponível em: http://learning.bmj.com/learning/home.html

29. Denny JC, Bastarache L, Sastre EA, Spickard A 3rd. Tracking medical students' clinical experiences using natural language processing. J Biomed Inform. 2009;42(5):781-9.

30. Jamoulle M, Grosjean J, Darmoni S. The Q-Codes classification available via URI [Internet]. Liège: University of Liège; 2017 [capturado em 28 out. 2017]. Disponível em: http://hdl.handle.net/2268/211262

31. Abreu C. Tecnologias de codificação assistida para uma classificação internacional de doenças [dissertação]. Porto: FEUP; 2013.

32. European Academy of Teachers in General Practice. A definição europeia de medicina geral e familiar (Clínica Geral/Medicina Familiar): versão reduzida. Lisboa: ADSO; 2005.

CAPÍTULO 59

Utilização de filmagem de consultas para o aprendizado

Marcela Dohms
Francisco Borrell Carrió
Josep M. Bosch Fontcuberta

Aspectos-chave

> A análise de videogravações de consulta é um potente método na formação de habilidades de entrevista clínica e comunicação assistencial.

> O ideal é que esta oferta formativa faça parte do currículo de disciplinas na graduação.

> É de especial importância que se contemple seu uso na formação de residentes.

> A videogravação deve ser utilizada também para se avaliarem a competência e o desempenho do profissional da área da saúde.

> A maioria das pessoas atendidas aceita que sua consulta seja gravada. O pedido de gravação deve ser formulado com assertividade e flexibilidade, devendo-se garantir que nenhum material será usado para outros fins além dos acordados.

No último terço do século XX, diversos autores evidenciaram que o que se sabe é diferente do que se sabe fazer e do que efetivamente se faz na consulta clínica.[1,2] O conhecimento teórico é a base da prática clínica, mas não prediz o que o médico realmente sabe fazer e o que fará em sua rotina de trabalho.

No presente capítulo, distinguimos entre a competência do médico e o seu desempenho.[3,4] A competência é o que somos capazes de fazer em um ambiente controlado, sem uma sala de espera lotada de pessoas, em geral com mais tempo para refletir. É o que sabemos fazer, por exemplo, em um laboratório de habilidades clínicas. Por outro lado, desempenho é o termo escolhido na literatura para referir-se ao que o médico faz quando ninguém o observa, frente a frente com as pessoas que conhece e em seu ambiente laboral.

A gravação em vídeo representa o padrão-ouro do ensino de comunicação, por possibilitar a visualização de aspectos de comunicação verbal e não verbal.[5] Maguire observou a diferença no aperfeiçoamento de conhecimentos em um programa de treinamento de entrevista clínica em quatro grupos, com diferentes técnicas de ensino, desde a tradicional até a gravada em vídeo ou áudio, com ou sem tutor assistindo à consulta, e com *feedback* por um tutor. Os resultados mostraram que o grupo que recebeu o benefício do vídeo demonstrou maior ganho significativo nas suas habilidades de comunicação.[5]

Que uso é feito com as filmagens no consultório? Tais filmagens são realizadas com a câmera visível e a autorização explícita dos protagonistas – pessoa atendida e médico –, e o objetivo é dar *feedback* de qualidade a apenas um discente. Pessoa atendida e médico sabem que a filmagem é feita para fins docentes (de maneira menos habitual com propósito de pesquisa) e, por isso, o médico pode modificar de alguma forma sua conduta habitual.

Denominamos o desempenho que o médico exibirá de "desempenho modificado", porque ele se perguntará: "Em que sentido serei avaliado?"; "O que posso ou devo fazer para 'ficar bem'?". Quando a filmagem se realiza em um ambiente controlado (o mais comum será o ambiente de laboratório de habilidades clínicas), falaremos de análise de competência.

Aprendemos novos hábitos clínicos, ou melhoramos os que já temos, mediante *feedback*, o qual deve ser o mais próximo possível ao ato médico. É o que chamamos "tutorização direta", isto é, a observação por parte do docente do ato clínico e um comentário, sugestão ou crítica "no mesmo instante" (ou quase) em que se produz. É o mesmo que ocorre, *mutatis mutandi*, com o professor de piano e seu pupilo, que corrige hábitos motores e de interpretação no mesmo ato de tocar o piano. Nenhuma outra técnica seria igualmente eficaz. Esse *feedback* imediato pode ocorrer em um ambiente controlado de laboratório, seja com pessoas reais que concordam em colaborar, ou com simulações com os chamados "pacientes simulados padronizados", pessoas treinadas para representar um papel perfeitamente aprendido de uma demanda de saúde, um histórico clínico e uma enfermidade atual em um tom emocional e um estilo verbal igual para qualquer que seja o médico que o atende.

Em pesquisas, também são usados estudos de desempenho com "paciente padronizado incógnito", que se apresentará na consulta do médico como se fosse uma pessoa de sua demanda e levará um gravador escondido para registrar o encontro. Foram realizados cerca de 50 estudos deste tipo publicados em revistas internacionais, com resultados de grande interesse (Quadro 59.1).[6–8]

Quadro 59.1 | **Filmagem de entrevistas em diferentes ambientes: competência, desempenho e desempenho modificado**

	Paciente real a que pedimos autorização	Paciente padronizado anunciado	Paciente padronizado ou incógnito
Consulta em unidade de saúde	Desempenho modificado Uso docente e de pesquisa	Desempenho modificado Uso docente e ocasionalmente de pesquisa	Desempenho Uso de pesquisa
Consulta em laboratório de habilidades clínicas	Competência Uso docente e ocasionalmente de pesquisa	Competência Uso docente e de pesquisa	———

Algumas experiências na filmagem de entrevistas

A filmagem de entrevistas não é um fim em si mesmo, pois deve fazer parte de um currículo formativo mais amplo. As primeiras entrevistas foram filmadas em Amsterdã, em 1954, com fins de pesquisa.[9] Posteriormente, seu uso foi generalizado, sobretudo no Reino Unido, onde foi desenvolvida a metodologia de entrevista baseada em problema (PBI, do inglês *problem based interview*).[10,11] Na Espanha, há uma longa experiência em seu uso, iniciando-se de maneira pontual em 1986[12] e generalizando-se após a difusão da metodologia de PBI.[13]

Desde 2006, a filmagem de entrevistas se tornou *obrigatória* para os residentes de terceiro ano de medicina de família e comunidade (MFC) na maioria das unidades docentes da Espanha, constituindo uma das tarefas do portfólio formativo que devem realizar. Assim, a maior porcentagem de filmagens é feita no contexto de portfólios do residente, ou constituindo uma oferta de formação continuada, dirigida para profissionais em atividade nos centros de saúde e, em geral, promovida pelas sociedades científicas ou instituições governamentais.

Para ampliar essa oferta formativa, há cursos de capacitação em liderança de filmagens de entrevista. São cursos-oficina de formação em que se reproduzem os passos necessários para filmar e comentar com o discente as gravações, com especial ênfase nas dificuldades do *feedback*.

A observação de consultas realizadas por meio de videogravações permite aos alunos reverem seus comportamentos e atitudes, possibilitando a discussão do significado de cada postura assumida por eles.[14] A videogravação tem sido subutilizada devido a questões de confidencialidade. Entretanto, ela apresenta muitos benefícios se comparada aos métodos de observação tradicionais.[15]

A pesquisa de observação baseada em vídeo se tornou um método promissor na atenção primária à saúde (APS). Os autores Asam e Montagne descreveram um guia para estudos efetivos com uso de técnicas de vídeo para a melhor compreensão da relação médico-paciente na APS.[15]

O vídeo tem um papel importante ao estimular a autoavaliação. Há estudos na graduação médica mostrando a importância da autoavaliação de estudantes por meio do uso de vídeos. Na autoavaliação, são revisadas suas habilidades de entrevista e são selecionados os trechos em que tiveram maior dificuldade, para posterior discussão e *feedback* em pequenos grupos.[16] Outra possibilidade é trabalhar com a filmagem ao vivo e de forma contínua. Recentemente, foi publicado um guia prático de implementação de sistema contínuo de videogravação ao vivo no serviço de saúde, com base na experiência de um grupo de residentes em salas de reanimação no departamento de emergência, com o objetivo de melhorar o cuidado clínico.[17]

Ainda é possível realizar vídeos de consultas com pacientes virtuais com base em interações fidedignas e com diálogo realístico e natural. Isso pode ser útil para o aperfeiçoamento de habilidades na obtenção de história psicossocial e de desenvolvimento de habilidades de escuta e comunicação não verbal. Essas consultas virtuais foram percebidas como um ambiente de ensino ativo e motivador.[18] Como método experimental, pode-se fazer uso de uma microcâmera nos óculos, gravando a atividade do sujeito analisado a partir de seu ponto de vista. Essa técnica pode ser considerada um método promissor para estudar o raciocínio clínico, como foi relatada a experiência de seu uso em medicina de emergência.[19]

Algumas escolas médicas no Brasil já utilizam a filmagem de consultas para o aprendizado tanto na graduação como na pós-graduação. Há também algumas experiências com educação permanente para profissionais de saúde. O uso de videogravação de consultas com *feedback* em pequenos grupos na metodologia de PBI, no Brasil, iniciou-se em Florianópolis em 2010, como processo de educação permanente por meio da Associação Catarinense de Medicina de Família e Comunidade, com base na experiência e treinamento de uma das autoras com o Grupo de Comunicação em Saúde da Sociedade Espanhola de Medicina de Família e Comunidade (SEMFYC), de Barcelona.

A partir de 2012, o método foi incorporado em outras escolas médicas brasileiras e em alguns programas de residência de MFC, como São Paulo, Rio de Janeiro e Curitiba. O relato dos participantes em avaliação qualitativa realizada no grupo de Florianópolis e com residentes em Curitiba é de que as sessões mudaram sua prática, ao estimularem sua capacidade de "ver-se atuar" nas consultas posteriores aos encontros, promovendo uma prática mais reflexiva e de autopercepção de melhoria nas próprias habilidades de comunicação na relação clínica. Eis alguns exemplos de escolas médicas brasileiras que publicaram suas experiências:

Na graduação em medicina. Há um chamado "Laboratório de Comunicação", com grupos de aproximadamente 20 alunos no segundo ano do curso, antecedendo a prática das entrevistas. O objetivo é oferecer a oportunidade de ensaiar formas de atuação na entrevista clínica que favoreçam a evolução das capacidades de comunicação. A prática é realizada por meio da técnica de *role-play* e envolve a participação de alunos e professores. A representação é gravada em vídeo e apresentada na mesma reunião, permitindo uma observação detalhada e detida das modalidades comunicacionais, o ensaio de várias possibilidades de interação e a introdução de elementos técnicos focados na comunicação verbal e não verbal do entrevistador e nas fases da entrevista (recepção, apresentação, fase exploratória e fase resolutiva).[15] Na avaliação da experiência do autor desse trabalho, foi confirmado que o uso de filmagem pode facilitar significativamente a observação e o treinamento nas técnicas de comunicação e de entrevistas. O exame cuidadoso e detalhado das imagens gravadas revelou ser um instrumento poderoso para a detecção e a evolução das capacidades relacionais e comunicacionais. Ele destaca também a importância de manter canais de escuta e avaliação permanentes, para abordar defesas que possam dificultar o rendimento da atividade, e de uma atenção especial aos fatores estressantes mobilizados.[20]

Filmagens com residentes de pediatria. Ballester,[21] em seu estudo, analisou filmagens de consulta de residentes de pediatria. Com a técnica da filmagem, ele pôde observar que a maioria dos residentes explorou precocemente a primeira queixa referida pelos pais, que exploraram de maneira insuficiente os sentimentos envolvidos com a queixa e que poucos residentes exploraram ativamente outras preocupações. Além disso, observou, por meio dos vídeos, que houve pouca valorização dos motivos de consulta dos pais e que os residentes mantiveram ao longo do curso a forma não compartilhada de tomada das decisões durante a consulta, constatando ainda que a maioria estabeleceu pouca comunicação com as crianças.[21]

Nos estudos brasileiros nos quais se analisa a forma de conduzir consultas médicas, descrevem-se deficiências semelhantes àquelas encontradas na literatura internacional, de que os alunos são pouco capacitados para obtenção de dados sociais e psicológicos nas entrevistas médicas.[21]

Como vimos, pode-se usar filmagem de uma consulta simulada ou real com a finalidade de avaliação somativa ou formativa. Um exemplo de uso de vídeo para avaliação somativa é a Consultation Observation Tool (COT), uma ferramenta de observação de consulta que avalia critérios de desempenho de habilidades de comunicação na entrevista e é usada pelo Royal College.[22] Focamos, neste capítulo, na filmagem de consultas em ambiente real e com avaliação formativa utilizando o *feedback* centrado na agenda do aprendiz, ou seja, nas suas necessidades de aprendizagem, com base na metodologia Agenda-led outcome-based analysis (ALOBA), cuja proposta é trabalhar ativamente a partir das ideias, das preocupações e das expectativas de quem traz sua filmagem.[5]

Condições para realização das filmagens

A seguir, abordamos a filmagem de consultas com atendimento de pessoas reais no ambiente de trabalho do profissional, estudando as condições éticas, técnicas e pedagógicas para tirar o melhor aproveitamento desta metodologia.

A presença de uma câmera de vídeo é um forte ruído de comunicação, tanto mais forte quanto mais incomode o profissional. Em geral, as pessoas atendidas aceitam ser filmadas (havendo menos de 10% de recusas), com a condição de que expliquemos o uso docente pretendido. O chamado Consenso de Zaragoza[23] estabelece a necessidade de que a pessoa seja informada e assine um consentimento (Quadro 59.2). Se a pessoa não fornece seu consentimento, retira-se a câmera da sua visão.

O material filmado deve ser guardado com muito cuidado, seja por parte da instituição em que trabalham os profissionais, ou por parte do profissional que protagoniza a filmagem, marcando um prazo para sua destruição.[23] A filmagem pode conter algumas cenas especialmente adequadas para a docência de entrevista clínica. Neste caso, o que costumamos fazer, e recomendamos que seja a norma, é anotar a situação para reproduzi-la com atores. Imaginemos os efeitos desastrosos que pode ter o uso de uma filmagem com atendimento de pessoas reais em um curso de entrevista, na qual um dos participantes seja familiar do médico ou da pessoa filmada, ou que, por qualquer descuido, um fragmento chegue a ser difundido em algum meio de comunicação. Outra possibilidade é que os protagonistas da tal filmagem deem sua autorização escrita para um uso docente mais amplo. Nesse caso, seremos igualmente muito prudentes em seu uso, evitando que apareçam em canais de comunicação, inclusive canais internos de uma instituição, também evitando que sejam vídeos de uso compartilhado, ou que caiam na internet.

Quadro 59.2 | Consentimento informado para autorizar a videogravação da entrevista clínica

Eu, _____
declaro que fui informado(a) pelo(a) Dr(a). _____
a respeito das seguintes informações:

1. A consulta médica de hoje será registrada por videogravação.
2. O objetivo do registro é unicamente docente, ou seja, para ensino e aprendizagem, e em nenhum caso será utilizado para outras finalidades.
3. O profissional que me atende (Dr(a). _____) poderá analisar o registro com outros profissionais e assim melhorar suas habilidades comunicativas.
4. Somente ficará videogravada a entrevista; o exame físico, não.
5. O material gravado fará parte de um arquivo de dados de caráter pessoal sob a responsabilidade de _____.
6. A identidade e o endereço da instituição responsável pela guarda e pelo arquivamento deste arquivo é: _____.
7. Poderei manifestar, em qualquer momento, diante do profissional que me atende a vontade de revogar esta autorização, e o registro do vídeo será destruído.
8. O registro será destruído em um prazo máximo de 4 anos.
9. Minha negativa em permitir a videogravação não afetará em absoluto a qualidade da assistência que recebo por parte dos profissionais que me atendem.

Portanto, dou minha autorização para que a consulta seja gravada em vídeo.

Assinatura e data _____

Nas oficinas ou seminários, o ideal é apresentar da seguinte maneira: "[...] as pessoas que aparecem nesta filmagem deram sua autorização para o uso da cena com fins docentes; com isso, nos fizeram um grande favor, motivo pelo qual lhes agradecemos".

Se nunca foi realizada uma videogravação de consulta na unidade de saúde, convém, inicialmente, a aclimatação de todos os envolvidos. A presença de algum profissional com experiência (ou que tenha realizado um curso *ad hoc*) ajuda nesse caso, explicando as metas, as dificuldades e a metodologia a aplicar. É aconselhável fazer exercícios de *role-play* nos quais o profissional solicita à pessoa sua colaboração e assina termo de autorização (Quadro 59.3).

Quando estas filmagens são feitas em um programa docente, como o mencionado "Portfólios do residente", é de máximo interesse que os tutores se exercitem nas peculiaridades do *feedback*. Para isso, é importante que os tutores filmem algumas entrevistas e as analisem com colegas da equipe (e sem residentes), até obter certa perícia.

Quadro 59.3 | Informações à pessoa antes de solicitar consentimento para videogravação

▶ Por que se registrará a consulta: finalidade clara (esclarecendo que a razão não é avaliá-la)
▶ O que será registrado
▶ Quem verá o registro
▶ Quem será o responsável por guardar o registro
▶ Quando se destruirá o registro
▶ Sua decisão não afetará o tratamento que receberá na consulta
▶ Que ela poderá renunciar a qualquer momento a filmagem e esta será apagada imediatamente
▶ Que em nenhum caso o registro será utilizado para outras finalidades (dever-se-ia pedir outra vez o consentimento)

Depois disso, recomendamos pensar na logística da gravação. Convém escolher (quando possível) uma sala de consulta ampla, sem ruídos e bem iluminada. Sempre será preferível o lugar habitual onde o profissional trabalha. Instalaremos a câmera de vídeo em um lugar discreto, que nos permita visualizar corretamente a parte superior das pessoas atuantes, e em especial seus rostos. Nossa recomendação é priorizar o profissional, pois será o objeto preferente de nossa atenção, e evitar a contraluz.

Não é necessário dispor de uma câmera de vídeo sofisticada. Uma filmadora doméstica proporciona excelentes resultados, se usada de maneira segura (um tripé pode ajudar), assegurando que a captação da voz seja ótima (recomendamos aqueles equipamentos que permitem aplicar um microfone externo unidirecional). Pode ser útil realizar um pequeno teste gravando por alguns segundos os colegas situados no cenário real.

Desenvolvimento da videogravação

Para maior clareza expositiva, vamos imaginar que procedemos a uma filmagem de consulta de um médico residente (ainda que a maioria dos comentários seja igualmente válida para qualquer outro profissional). O tutor ajudará o residente a montar a câmera, aprovará e confirmará que o residente sabe solicitar à pessoa a autorização e que reage de maneira apropriada às dúvidas que podem surgir da pessoa atendida ou à sua negativa ou reticência. Como norma, o residente não filmará a entrevista quando uma pessoa ou acompanhante se mostrarem hesitantes ou desconfortáveis, pois, simplesmente, este incômodo pode significar uma distorção importante sobre o ato clínico.

O residente cumprimentará a pessoa e lhe informará da presença da câmera:

> "[...] estamos realizando a filmagem de entrevistas clínicas hoje com fins de aprendizagem e melhora da qualidade de nosso trabalho. Após a consulta, um grupo de médicos e especialistas no assunto analisam meu desempenho nas entrevistas e como eu posso melhorar. Você teria algum problema em colaborar? Não filmaremos qualquer procedimento de exame físico e a qualquer momento da entrevista, se preferir, eu desligo a câmera."

Uma vez assinada a autorização, se iniciará a consulta como outra qualquer. É importante advertir ao residente que se comporte com naturalidade, pois uma excessiva afetação (p. ex., querer ficar "bem" diante da câmera) levará a decisões provavelmente errôneas. É o que coloquialmente conhecemos por "entrevistas estéticas".

Se a pessoa expressa dúvidas ou se nega, o residente legitimará sua decisão, sem tratar de persuadi-la do contrário: "Você está no seu direito e não há nenhum tipo de problema; agora mesmo retiro a filmadora". Então, retirará a câmera do cenário (p. ex., guardando em um armário, ou a cobrindo). Se a pessoa formula perguntas, o residente lhe responderá de acordo com os conteúdos do Quadro 59.2.

Durante a filmagem, podem ocorrer diversas dificuldades. A memória da câmera pode terminar e emitir sons de advertência. Neste caso, o profissional desligará a câmera. Se por alguma razão a câmera se mover de lugar, o profissional não prestará atenção, pois sua prioridade deve ser sempre a pessoa atendida e sua demanda de saúde. Se a pessoa deseja realizar uma confidência ou percebemos que sua ansiedade aumenta, lhe diremos: "Você prefere parar a filmagem?". O residente deve ter a segurança de que será ele quem selecionará a entrevista que apresentará ao restante da equipe, de maneira que se estiver desconfortável em alguma destas entrevistas, pode parar a filmagem ou, simplesmente, não apresentá-la ao grupo e/ou apagá-la depois, a menos que deseje discutir o motivo pelo qual se sentiu incomodado, já que o objetivo é avaliar o desempenho.

Trabalhando com uma videogravação

Chegamos ao ponto mais complexo do processo. Temos uma gravação e nos propomos a tirar proveito docente. Vamos considerar os dois cenários mais comuns:

a. Contexto de portfólio de residente.
b. Contexto de um grupo de profissionais que se reúnem para realizar sessões de PBI.

No primeiro cenário se produz uma assimetria entre os residentes aos quais daremos *feedback* e os demais médicos participantes, que de algum modo atuarão como conselheiros e avaliadores. Essa assimetria pode dar a impressão de algo como um "tribunal" que julga o desempenho dos residentes, algo que seria contraproducente e contrário à proposta formativa. Para romper este malefício, seria adequado que alguns profissionais da equipe se prestassem também a comentar entrevistas suas, em sessões anteriores à dos residentes. Também é oportuno iniciar as sessões dos residentes dizendo: "Em nenhum momento têm de ter a impressão de que estas sessões são de controle ou de avaliação de suas habilidades. O que pretendemos antes de tudo é deixar bem claro que as habilidades de comunicação com a pessoa podem ser adquiridas e melhoradas, e que para isso temos de desenvolver a autocrítica construtiva. Não há entrevistador, por melhor que seja, que não tenha aspectos a melhorar. Por isso, hoje, nesta sessão, tanto os residentes como os tutores estão aqui para aprender juntos".

No segundo cenário, é aconselhado que os grupos de formação não tenham mais do que 15 pessoas. Deve existir um compromisso de que todos os participantes tragam suas próprias filmagens, e isso deve estar claro desde o início. A liderança do grupo também pode ir mudando, embora seja importante ter consciência de que algumas pessoas, por suas características, não são capazes de dinamizar com suficiente agilidade o progresso do grupo, e, por isso, deve-se evitar que essas pessoas assumam o papel de coordenador. Também evitaremos aquelas pessoas que têm dificuldade em permitir a participação dos outros ou que desejam controlar a opinião do grupo.

Existem duas grandes metodologias para comentar videogravações: a já mencionada PBI e o Método de Visualização Global (MVG) (Quadro 59.4).

Quadro 59.4 | Método de visualização global: Instruções

Avalie em primeiro lugar o tom emocional do encontro.

▶ Tom emocional do profissional: análise principalmente da entonação de voz, interesse por captar a atenção da pessoa, presença de sorrisos e outros marcadores de cordialidade.

▶ Qualidades de superfície: cordialidade.

▶ Qualidades profundas: proatividade*, assertividade.

Identifique a modalidade de entrevista que foi ativada. Avalie as tarefas mais importantes e seu cumprimento. Se várias modalidades foram ativadas, avalie-as separadamente.

▶ Classificação por modalidades: pontue cada item com "SIM/NÃO".

▶ Entrevista semiológica: presença de um ou mais sintomas ou sinais, quando é solicitada uma orientação diagnóstica.

- Houve uma boa delimitação do motivo de consulta.
- Foi delimitado o mapa de demandas e queixas, se a pessoa é complexa.

(Continua)

Quadro 59.4 | **Método de visualização global: Instruções** *(Continuação)*

- Foi delimitada a natureza do problema principal: como, quando e onde das enfermidades.
- Foram averiguados os fatores ou sintomas associados.
- Foram averiguadas ideias, preocupações ou expectativas da pessoa.
- Foi realizado o salto psicossocial, se procede.
- Foram delimitados outros problemas que merecem seguimento.

▶ Entrevista operativa: profissional e pessoa têm claro o conteúdo da entrevista (p. ex., controle de um determinado adoecimento, aplicação de uma técnica, etc.)

- Em todo momento, profissional e pessoa sabem do que estão falando.
- A maior parte de tarefas protocoladas foi realizada (segundo o protocolo de cada entidade abordada).
- Houve uma boa gestão do tempo.

▶ Entrevista de escuta e acomodação: escutar para que a pessoa se compreenda e aceite.

- O entrevistador permite que a pessoa fale sem interrupções e pede esclarecimentos.
- O entrevistador não se precipita em dar conselhos.
- Os sentimentos da pessoa foram aflorados (sinalizações, escuta, empatia).
- O entrevistador sugere outras maneiras de ver a realidade, ou outras formas de enfocar a resolução dos problemas (*reframing*).

▶ Entrevista psicoeducativa e de integração: o profissional dá um sentido biográfico aos sintomas e/ou dá conselhos para obter uma melhor adaptação.

- O entrevistador situa as demandas e queixas em um contexto de história de vida e as normaliza/legitima, se procede.
- O entrevistador respeita as defesas da pessoa para entrar no psicológico, sem forçar o ritmo.
- O entrevistador estimula a melhorar a qualidade de vida mostrando como outras pessoas em situação semelhante conseguiram.

▶ Entrevista informativo-prescritiva: o profissional informa e/ou prescreve alguns conselhos. Pode ser a segunda parte de qualquer das modalidades anteriores. Em algumas ocasiões, deriva de uma tarefa persuasiva e/ou de negociação, que consideraremos na próxima modalidade.

- Frases curtas e claras sem termos médicos (ou, se usados, é esclarecido o seu significado).
- Uso de exemplificação com racionalidade da medida terapêutica.
- As dúvidas da pessoa foram atendidas, dando espaço para a expressão do seu ponto de vista.
- Os conselhos foram detalhados e/ou foram fornecidas instruções por escrito.

▶ Entrevista persuasivo-negociadora: a pessoa nos pede de maneira explícita ou implícita uma prestação de saúde, ou nos solicita que ajudemos a modificar determinados hábitos.

- O entrevistador detecta uma expectativa da pessoa que não estava no seu plano de entrevista, e determina que a pessoa não ficará satisfeita, a menos que a expectativa seja persuadida ou negociada (p. ex., fazer uma receita, um exame, referenciamento a outro centro).
- O entrevistador, em vez de justificar suas opções, permite à pessoa que expresse suas expectativas ou pedidos ou crenças.
- O entrevistador tenta reconverter crenças e/ou explicar seu ponto de vista.
- Chega-se a um acordo ou desacordo (parênteses, duplo pacto, atribuição intencional ou real, negação).
- Em caso de negação, o profissional esclarece o papel que assumiu e oferece seus serviços no futuro.

(Continua)

Quadro 59.4 | **Método de visualização global: Instruções** *(Continuação)*

▶ Entrevista de mudança de hábitos (entrevista motivacional):

- O grau de compromisso ou a predisposição com a mudança da pessoa foram determinados.
- O entrevistador se mostrou respeitoso com as crenças da pessoa, mas firme em suas convicções de que é necessário modificar.
- Foi aplicada uma estratégia de aconselhamento diretivo: "O melhor para sua saúde seria...".
- Foi aplicada uma estratégia não diretiva: "Se continuar assim, como vê seu futuro?".
- A pessoa foi agendada para um seguimento posterior, marcando objetivos intermediários, se pertinente.

▶ Questão final: Pelo conteúdo observado, o profissional teria de ativar algum outro tipo de modalidade de entrevista?

*Resposta aos objetivos emocionais da pessoa com bom humor; capacidade de dar um tom otimista, inclusive na presença de uma pessoa pessimista; não responder com hostilidade à pessoa hostil, manter o tom.

NOTA: Em uma mesma entrevista, podem surgir várias modalidades. Por exemplo, é muito normal que de uma entrevista semiológica passemos a uma prescritiva na fase de resolução, ou que de uma semiológica passemos a uma modalidade de escuta, para talvez entrar em uma entrevista psicoeducativa. Nestes casos, classificaremos cada uma das seções que correspondam.

Fonte: Borrell.[24]

O MVG[24] consiste em visualizar a totalidade ou a maior parte da entrevista para capturar as intenções e os propósitos dos protagonistas, as estratégias que foram usadas para dar resposta às demandas da pessoa e o resultado final da entrevista. Este método tem duas partes: eixo emocional e eixo cognitivo-comportamental. Na primeira parte, comentaremos o tom emocional do encontro. Por exemplo: a qualidade de saúde inicial, se os protagonistas estão à vontade, se cooperam com fluidez na parte de anamnese, se, no decorrer da entrevista, surgiu algum objetivo de comunicação e, nesse caso, a resposta do profissional, etc. Deve-se fixar, de maneira específica, nas características emocionais de superfície e nas profundas. Nas características de superfície, analisam-se principalmente a cordialidade (recepção e clima que se criam na consulta, as características de humor, etc.) e a reatividade. Nas características profundas, deve-se fixar na proatividade emocional e na assertividade. A proatividade emocional consiste em manter nosso tom otimista e positivo com pessoas pessimistas, demandantes, ou francamente negativas ou inclusive hostis. Essa proatividade[25] deve ser empática, ou seja, deve ser contagiosa para a pessoa e não parecer uma crítica ao seu negativismo. Por exemplo, seria contraproducente um comentário tipo: "Senhora, não há motivo para estar se queixando assim; anime-se que não é para tanto". Neste caso, entendemos que houve um antagonismo, mas, de modo algum, há um clima proativo. Também não são proativas as chamadas "seguranças prematuras", como dizer: "Já verá que logo ficará bem". Ser proativo é manter-se tranquilo diante de uma pessoa hostil ou ansiosa.

A segunda característica profunda que analisaremos será a assertividade. Consiste em desenvolver nosso papel social sabendo em cada momento o que é preciso fazer e como fazer frente aos objetivos. A assertividade permite ao profissional liderar o encontro clínico e abordar os objetivos de comunicação com coragem, sabendo os limites que não podem ser cruzados, ao que deve dizer "sim" e ao que deve dizer "não". Também é assertividade dizer à pessoa: "Não posso adiantar um diagnóstico sobre o que tem.

Tenho de refletir mais sobre seu problema. Se me permite, consultarei meus colegas e nos vemos em 2 semanas, pode ser?".

Uma vez completada essa parte, analisa-se o eixo cognitivo-comportamental: demandas da pessoa, que distinguiremos das queixas; intenções e propósitos da pessoa; e a modalidade de entrevista usada pelo profissional. O habitual é que, em uma mesma entrevista, se mesclem diversas modalidades. O comentário das entrevistas nesse eixo segue, de maneira não rigorosa, as perguntas mencionadas para cada modalidade no Quadro 59.4.

O MVG[24] tem a vantagem de valorizar a entrevista em suas grandes linhas estratégicas e, por isso, é qualificado como um método de *macroanálise*. Este enfoque é particularmente útil para que os residentes se orientem na globalidade do encontro, nas intenções de fundo da pessoa e nas suas próprias, e saibam planejar os encontros percebendo desde o início "o que se pretende deles", isto é, o enquadre (ou agenda) das entrevistas. Este enfoque geral vai desenvolver neles o *sentido estratégico*.

A PBI, pelo contrário, consiste em visualizar partes significativas da entrevista, convidando os participantes – e, em primeiro lugar, o protagonista da interação – a expressarem em que sentido surpreende o diálogo observado, que tipo de conteúdos acredita que afloram e que predições podem ser estabelecidas. A partir destes comentários, podem ser sugeridas melhores estratégias emocionais e cognitivo-comportamentais para enfrentar situações parecidas.

A PBI é uma estratégia de *microanálise*, de detalhes de comunicação, em que predomina o processo acima dos conteúdos. A PBI se adapta muito bem à sensibilidade particular do grupo, às suas necessidades formativas, sendo menos normativa do que o MVG. Ainda que se percam aspectos de estratégia global, os primeiros minutos de entrevista costumam bastar para que os participantes deduzam os propósitos que cada protagonista tem na entrevista, ou seja, os objetivos ou a agenda que a pessoa e o profissional trazem. Quando esses objetivos não estão claros, pode ser conveniente combinar a metodologia de PBI com a de MVG. Essa combinação pode ser realizada em qualquer momento; por exemplo, visualizam-se os primeiros minutos de entrevista com a PBI, e, na segunda parte da reunião, visualiza-se o restante do vídeo com MVG. A PBI é um método adequado para grupos de profissionais já formados em entrevista clínica e com um sentido estratégico de entrevista bem definido.

Dinâmica de uma sessão de aprendizagem

O facilitador do grupo iniciará a sessão recordando os objetivos, que serão diferentes conforme o cenário considerado (residentes, profissionais na ativa). No caso dos residentes, poderia ser uma boa introdução: "A sessão de hoje quer ajudar o residente a melhorar suas habilidades de comunicação; o restante da equipe também tem muitas coisas para melhorar; cada um de nós, mesmo que tenhamos anos de exercício profissional, temos aspectos que podemos melhorar". Assim, devemos evitar que o residente se note julgado ou avaliado. "O que faremos hoje será sugerir (dirigindo-se ao residente), a partir de nossa experiência, que aspectos de comunicação surgiram, como cada um de nós teria feito diferente e quais seriam as linhas de melhora. O simples fato de você trazer hoje aqui sua filmagem já alcança o objetivo que se pretendia".

Depois, o facilitador recordará ao grupo as regras fundamentais de participação:

- A visualização da gravação da entrevista pode ser interrompida por qualquer membro do grupo, a qualquer momento.
- Sempre que a gravação é parada, temos de permitir que o profissional que trouxe a entrevista faça o primeiro comentário.
- Os comentários vão se referir a elementos comunicacionais (às técnicas de entrevista) e não aos conteúdos. Por exemplo, não interessa tanto o medicamento que se prescreve, mas como se prescreve.
- Os comentários se realizarão de maneira construtiva. Ainda que às vezes seja muito difícil, é essencial que antes de fazer algum comentário crítico se mencione algo positivo do entrevistador. Não esqueçamos o chamado risco de hipercrítica, em que a maior parte dos entrevistadores, sem treinamento específico em *feedback*, terão tendência a fixar-se em aspectos a melhorar, em detrimento dos aspectos "fortes" da entrevista.
- Para realizar um bom *feedback*,[26–28] é preciso partir dos fatos, não de juízos de valor, oferecendo alternativas operativas concretas que consideremos eficazes para a ocasião. Por exemplo, em vez de comentar: "Eu tentaria fazer com que a pessoa não divagasse tanto e se concentrasse no tema", dizer exatamente as palavras que poderiam ser usadas: "Eu teria dito a essa pessoa: eu queria que me explicasse como é a dor".

Obter a participação

O método de trabalho é ativo e centrado nas necessidades de quem traz a gravação. Para que sejam os próprios discentes que vão descobrindo as técnicas, é muito útil realizar perguntas que vão do mais geral ao mais específico. Por exemplo, imaginemos que desejamos que seja observada uma dica não verbal de alto conteúdo emocional (como seria a paralinguagem que acompanha uma determinada frase da pessoa). Poderíamos tentar uma sequência como:

- Por que você acha que parou a gravação?
- O que você percebe que está acontecendo neste momento?
- Notou algo na voz da pessoa?
- Percebeu como ele mudou a voz ao falar da sua esposa?
- No que consistiu a mudança?

Depois, podemos voltar a passar a sequência para observar melhor o que foi discutido. Ainda assim, quando considerarmos necessário ensaiar técnicas ou estratégias diferentes das utilizadas, podemos solicitar para quem trouxe a gravação:

- O que você teria feito neste momento?
- O que diria exatamente? Com que palavras?

As frases que se praticam dessa forma são mais bem memorizadas e têm maior probabilidade de serem aplicadas em contextos semelhantes. Se o discente se mostra desconcertado, é explicada qual é a intenção da pergunta, faz-se um resumo do que foi falado até o momento e se passa à sequência da gravação novamente com o objetivo de que capte o comportamento que interessa. Se, apesar de tudo, ele não chega a perceber, então, podemos indicar o que foi notado, o que desejamos ensinar, ou mesmo realizar uma demonstração de como poderia ser feito.

Cuidar do discente

Um dos objetivos prioritários das sessões é que sejam lembradas como uma experiência enormemente positiva. Não será assim quando alguém do grupo acusa de modo grosseiro ou sensacionalista a atuação do profissional, por exemplo: "Acho que você errou muito com esta frase; a pessoa ficou sem palavras e você parecia satisfeito porque usou sua autoridade". Ou ainda: "Você está na entrevista como um boxeador a ponto de ser nocauteado. Você tem de ter mais presença e não se acovardar".

Tais comentários podem estar carregados de boas intenções, mas podem prejudicar a autoestima de quem as recebe. O facilitador estará atento e interromperá de maneira educada, mas firme:

"Agradeço muito o comentário, mas sempre temos de fazer o esforço de dar um *feedback* positivo, ou seja, não fazer tanto juízos de valor, mas como dizer o que nós, nesta mesma situação, faríamos ou diríamos à pessoa. Em seu caso, qual seria a frase que você responderia nessa situação?". No Quadro 59.5, apresentamos alguns princípios básicos de como dar *feedback* construtivo.

Perigos da interpretação

Um aspecto inevitável nestas sessões de comentários de gravações é pressupor intenções e emoções de pessoas e profissionais implicados. É quase impossível não fazer isso e, até certo ponto, há que se fazer. A chave reside em ser muito conscientes de que estas interpretações são possibilidades, não certezas. Também evitaremos interpretações rebuscadas como: "Creio que este homem está projetando sua raiva edipiana sobre um profissional do sexo feminino que é mais jovem que ele". É mais compreensível: "Pode ser que este homem com mais idade esteja abusando de sua posição e tenta impor-se ao médico, mulher e com menor idade; em todo caso, me parece que não aceita sua autoridade". Em algumas ocasiões, é adequado usar algumas chaves de interpretação hermenêutica:

- O texto: o que lemos na comunicação não verbal ou verbal.
- O contexto: onde se produz esta comunicação, as circunstâncias que a rodeiam e a influenciam.
- O pretexto: o que os protagonistas desejam conseguir com sua conduta, seus propósitos manifestos ou encobertos.
- Meus juízos: o que me sugere esta situação a partir de minha experiência clínica.
- Meus preconceitos: os juízos que eu gosto e os que não gosto e, se nesses momentos, sou vítima de algum deles. Por exemplo, pode ser mais fácil observar situações em que a pessoa é vítima de poder autoritário de um médico e ser mais difícil de reconhecer como possíveis situações em que uma mulher grávida tenta conseguir um atestado laboral a que na realidade não teria direito.
- Juízos grupais de confirmação: são estados de opinião que se criam no grupo e em torno dos quais o grupo se une, como uma crença. O facilitador deverá recordar ao grupo que esses estados de opinião prejudicam a independência de juízo de cada membro do grupo, devendo ser evitados. Se alguém se atreve a ir contra esse estado de opinião, o facilitador elogiará sua valentia e pedirá reflexão ao grupo por tal opinião.
- Preconceitos do grupo: em algumas ocasiões, esses estados de opinião grupal se estruturam ao redor de preconceitos. Por exemplo: "As pessoas imigrantes abusam do sistema de saúde". O facilitador, quando perceber isso, enfatizará e pedirá ao grupo que evite estereótipos e supere esses preconceitos.

Quadro 59.5 | Princípios básicos do *feedback* construtivo

▶ Inicie pelo positivo: o que gostou, o que foi bom

▶ Use a primeira pessoa do plural: "O que nós desejamos é aprender..."

▶ Seja específico, não geral

▶ Use uma linguagem descritiva, não valorativa

▶ Manifeste que suas opiniões são subjetivas

▶ Concentre sua atenção em condutas que possam ser melhoradas. Seja realista

▶ Não faça mais de três sugestões

▶ Tente reconhecer suas próprias emoções e interrogue-se se são apropriadas para o propósito que se propõe: ajudar a um colega

---

Encerramento da sessão

O facilitador deve ajustar-se ao tempo programado. As sessões duram cerca de 1 hora e meia, e o ideal é que o tempo máximo da sessão (geralmente 2 horas) seja acordado no início. As sessões deste tipo levantam paixões e, facilmente, se alongam até o esgotamento. Deve-se evitar isso, mas também não se deve encerrar a sessão em falso, por exemplo, com um gosto amargo na boca de quem trouxe a gravação. Neste caso, permite-se que a sessão se alongue por alguns minutos a mais. O facilitador agradecerá a todos os participantes o esforço realizado e, de maneira muito especial, aos profissionais que trouxeram suas gravações. Também fará um resumo do que o grupo aprendeu e das dúvidas suscitadas, como aspectos abertos à reflexão.

Não há um tempo determinado de filmagem, porque no método da PBI não é necessário assistir a cada consulta gravada até o final. Analisamos apenas uma consulta filmada por sessão, escolhida por quem trouxe o vídeo. Pode ser a gravação de uma consulta de rotina, ou de um caso com alguma dificuldade. No início, é mais recomendado não trazer casos de grande dificuldade. É bom que o vídeo não seja gravado muito distante da data de sessão da PBI, para que não se esqueçam das emoções da consulta. Pode-se gravar um dia inteiro de consultas e, depois, escolher uma ou gravar um paciente específico.

É muito interessante cultivar o que chamamos "ponto de perplexidade", isto é, aqueles aspectos em que reconhecemos que há incerteza, ambivalência ou falta de conhecimentos. Devemos evitar "querer saber tudo", ou dar uma explicação para tudo. Pelo contrário, tolerar "o não saber", a perplexidade, é um dos grandes valores a cultivar neste tipo de sessões.

Avaliação do papel de facilitador

No Quadro 59.6, é oferecido um guia para avaliar o facilitador.[29]

Quadro 59.6 | Avaliação do papel de facilitador (ou coordenador) de uma sessão formativa por meio do comentário de videogravações

Sessão nº............

Marcar com um círculo a frase que melhor reflete a conduta do facilitador desta sessão de aprendizagem.

Avaliar cada item de 1 (nada de acordo) a 5 (muito de acordo).

1. Agenda da sessão: 1 2 3 4 5

O coordenador tenta acordar uma agenda prévia para a sessão, com base nos problemas do profissional e/ou do grupo (indaga preocupações, crenças, expectativas) em relação à entrevista.

2. Esclarecimento das normas de participação: 1 2 3 4 5

O coordenador recorda as normas da sessão relativas aos conteúdos, ao controle e às críticas (os três "C").

3. Ensino com base em fatos: 1 2 3 4 5

Quando a gravação é parada, trabalha-se sobre algum aspecto observado.

4. O vídeo é parado com a frequência adequada: 1 2 3 4 5

Se aparecem elementos comunicativos novos e ninguém do grupo solicita parar a gravação, o coordenador o faz.

5. Utilização de metodologia ativa: 1 2 3 4 5

O coordenador facilita que os profissionais descubram as estratégias e as técnicas adequadas.

6. Consideração aos sentimentos do profissional: 1 2 3 4 5

O coordenador se interessa pelos sentimentos do profissional (a respeito de que sentimentos a pessoa lhe desperta na entrevista, como os apresenta na sessão). Os comentários sobre seu comportamento verbal e não verbal estão incluídos.

(Continua)

Quadro 59.6 | **Avaliação do papel de facilitador (ou coordenador) de uma sessão formativa por meio do comentário de videogravações** *(Continuação)*

7. Comentários sobre o que é apresentado de forma adequada: 1 2 3 4 5

O coordenador ressalta aquelas coisas que o profissional faz bem.

8. Solicitação de alternativas: 1 2 3 4 5

O coordenador solicita ao profissional e ao grupo que expressem outras formas de atuação (perguntas, técnicas ou outras estratégias) que poderiam ter sido utilizadas em um momento determinado.

9. Oferecimento de alternativas: 1 2 3 4 5

O coordenador proporciona outras formas em que poderiam ser feitas perguntas ou técnicas, mas sempre depois de o grupo trazer as suas.

10. Ensaio de alternativas: 1 2 3 4 5

O coordenador solicita ao profissional e ao grupo que coloquem em prática (em modo *role-play*) as formas alternativas de atuação que foram sugeridas.

11. Manejo adequado do grupo: 1 2 3 4 5

O coordenador permite e solicita a participação dos membros do grupo nos momentos oportunos e de forma adequada durante a sessão.

12. Denominação das técnicas: 1 2 3 4 5

Cada vez que surge uma técnica ou estratégia com um nome reconhecido, o coordenador proporciona informação teórica relevante.

13. Encerramento da sessão com um comentário global: 1 2 3 4 5

O coordenador realiza um resumo final da sessão, ligando com as agendas trabalhadas, quando procede.

Avaliação global da coordenação: 1 2 3 4 5

Comentários e/ou sugestões

Data: _____/_____/ Avaliador _____

Fonte: Rodriguez Salvador.[13]

Erros a serem evitados

Alguns erros típicos dessas sessões seriam os seguintes:

- Parar a gravação em poucos segundos, sem permitir que os participantes percebam a natureza da comunicação que se está estabelecendo.
- Não perguntar ao participante que traz a filmagem como se sentiu, o que faria diferente, etc.
- Não proteger o participante que trouxe sua gravação dos comentários agressivos do grupo.
- O grupo se fixa nos detalhes superficiais da entrevista, e o moderador não detecta que deveria mudar o foco da análise.

CONCLUSÃO

As sessões formativas mediante o uso de filmagens consistem em uma potente ferramenta de progresso profissional. Sem dúvida, exigem uma formação prévia em comunicação humana e em condução de grupos de trabalho. É conveniente que profissionais com experiência nestas metodologias organizem cursos dirigidos a futuros facilitadores. A introdução dessa ferramenta na formação dos residentes costuma ser muito bem recebida. Uma sessão deste tipo pode transformar atitudes e condutas do entrevistador, configurando um "antes" e um "depois".

AGRADECIMENTOS

A Jordi Cebrià Andreu, médico de família, tutor e professor universitário, que infelizmente nos deixou em 7 de novembro de 2010. A Juan José Rodríguez Salvador, médico de família e *expert* em formação médica, introdutor e difusor da metodologia de PBI na Espanha desde princípios dos anos 1990. A Josep Massons, organizador dos cursos formativos realizados aos profissionais que desejam liderar este tipo de sessões.

Aos colegas do grupo de PBI de Florianópolis e aos residentes do grupo de PBI de Curitiba que participaram de pesquisa de avaliação do método.

REFERÊNCIAS

1. Schön D. The reflective practitioner: how professionals think in action. London: Temple Smith; 1983.

2. Schön D. Educating the reflective practitioner. San Francisco: Jossey-Bass; 1987.

3. Rethans JJ, Sturmans F, Drop R, van der Vleuten C, Hobus P. Does competence of general practitioners predict their performance? Comparison between examination setting and actual practices BMJ. 1991;303:1377-80.

4. Hays RB, Davies HA, Beard JD, Caldon LJ, Farmer EA, Finucane PM, et al. Selecting performance assessment methods for experienced physicians. Med Educ 2002;36(10):910-17.

5. Kurtz S, Silverman J, Draper J. Teaching and learning communication skills in medicine. 2nd ed. Oxford: Radcliffe Medical; 2005.

6. Siminoff LA, Rogers HL, Waller AC, Harris-Haywood S, Epstein RM, Borrell-Carrio F, et al. The advantages and challenges of unannounced standardized patient methodology to assess healthcare communication. Patient Educ Couns. 2011;82(3):318-24.

7. Borrell F. Seguretat clínica: aprenem dels errors? Annals de Medicina. 2010;93 (Supl 3):S3-61.

8. Rethans JJ, Gorter S, Bokken L, Morrison L. Unannounced standardised patients in real practice: a systematic literature review. Med Educ. 2007;41(6):537-49.

9. Nivel, Archivo documental; Amsterdam 1954.

10. Lesser AL. The psychiatrist and family medicine: a different training approach. Med Educ. 1981;15(6):398-406.

11. Lesser AL. Problem-based interviewing in general practice: a model. Med Educ. 1985;19(4):299-304.

12. Méndez Méndez. Barna: Institut Estudis de la Salut; 1986.

13. Rodriguez Salvador J. Problem based interview. Barcelona: WONCA; 1992.

14. Sucupira AC. A importância do ensino da relação médico-paciente e das habilidades de comunicação na formação do profissional de saúde. Interface. 2007;11(23):619-35.

15. Asan O, Montague E. Using video-based observation research methods in primary care health encounters to evaluate complex interactions. Inform Prim Care. 2014;21(4):161-70.

16. Hanley K, Zabar S, Charap J, Nicholson J, Disney L, Kalet A, et al. Self-assessment and goal-setting is associated with an improvement in interviewing skills. Med Educ Online. 2014;19:24407.

17. Lloyd A, Dewar A, Edgar S, Caesar D, Gowens P, Clegg G. How to implement live video recording in the clinical environment: a practical guide for clinical services. Int J Clin Pract. 2017;71(6).

18. Courteille O, Josephson A, Larsson LO. Interpersonal behaviors and socioemotional interaction of medical students in a virtual clinical encounter. BMC Med Educ. 2014;14:64.

19. Pelaccia T, Tardif J, Triby E, Charlin B. A novel approach to study medical decision-making in the clinical setting: the "own-point-of-view" perspective. Acad Emerg Med. 2017;24(7):785-95.

20. Marco MA, Vessoni AL, Capelo A, Dias CC. Laboratório de comunicação: ampliando as habilidades do estudante de medicina para a prática da entrevista. Interface. 2010;14(32):217-27.

21. Ballester D. Ensino do residente de pediatria em um ambulatório geral: análise da consulta [tese]. São Paulo: Universidade de São Paulo; 2009.

22. Royal College of General Practitioners. The Consultation Observation Tool (COT) [Internet]. London: RCGP; c2017 [capturado em 24 dez. 2017]. DIsponível em: http://www.rcgp.org.uk/training-exams/mrcgp-workplace-based-assessment-wpba/cot-for-mrcgp-workplace-based-assessment.aspx.

23. SEMFYC-Grupo Comunicación y Salud de España. Consenso de Zaragoza sobre las condições éticas para videogravacion de entrevistas clínicas. Oficina de Entrevista Clínica e Comunicação Asistencial ano, SEMFYC, Zaragoza, 1998.

24. Borrell F. Entrevista clínica: manual de estratégias prácticas. Barcelona: SEMFYC; 2004.

25. Borrell F. Competencia emocional del médico. FMC. 2007;14(3):133-41.

26. Archer JA. State of the science in health professional education: effective feedback. Med Educ. 2010;44(1):101-8.

27. Milan FB, Parish SJ, Reichgott MJ. A model for educational feedback based on clinical communication skills strategies: beyond the "feedback sandwich". Teach Learn Med. 2006;18(1):42-7.

28. Ende J. Feedback in clinical medical education. JAMA. 1983;250(6):777-81.

29. Ruiz R. Relação Clínica: guía para aprender, enseñar e investigar. Barcelona: SEMFYC; 2004.

SEÇÃO V ▸ CAPÍTULO 60

Favela

Moisés Nunes
Bruno Pereira Stelet
Jorge Esteves

Aspectos-chave

▶ A favela como território vivo forja dinâmicas próprias de saúde que merecem ser especificamente estudadas. Os processos de determinação social da saúde e do adoecimento se sobrepõem, contribuindo para uma realidade bastante complexa.

▶ A falta de saneamento básico, a degradação do meio ambiente com o acúmulo de lixo e a contaminação da água, as condições de moradia precárias, o transporte público deficiente, bem como a precarização do trabalho e a estigmatização da pobreza são alguns dos fenômenos que conferem especificidade à produção do cuidado nas favelas.

▶ A equipe de saúde deve desenvolver a capacidade de organizar seu processo de trabalho buscando ofertar respostas às necessidades e demandas da população, mas também deve manter-se flexível e estar atenta à forma imprevisível como elas se apresentam, tanto em termos quantitativos como qualitativos.

O morro sorri
A todo momento
O morro sorri
Mas chora por dentro
(Zé Keti)

Sim, mas eu sou favela
Posso falar de cadeira
Minha gente é trabalhadeira
E nunca teve assistência social
Ela só vive lá
Porque para o pobre não tem outro jeito
Apenas só tem o direito
A um salário de fome e uma vida normal
A favela é um problema social
(Seu Jorge)

O morro não tem vez
E o que ele fez já foi demais
Mas olhem bem vocês
Quando derem vez ao morro
Toda a cidade vai cantar
(Tom Jobim e Vinícius de Moraes)

A combinação entre as músicas "Favelado", "Eu sou favela" e "O Morro não tem vez" mostra a polissemia acerca da temática da favela e do modo de vida de seus moradores, suas mazelas, sua resistência e capacidade de reinvenção. As canções, compostas nas décadas de 1960 e 1990, mostram que a favela continua propiciando reflexões sobre o desenvolvimento de cidades cindidas em classes sociais, a qualidade de vida, a geografia, os universos culturais e as estatísticas policiais. Elas também evidenciam o senso comum que atribui às favelas grande responsabilidade pelo desequilíbrio das cidades.

O fenômeno da favela não foi uma particularidade do meio urbano. O Brasil desenvolvimentista dos anos 1950 assistiu ao aparecimento da favela rural, que se deu inicialmente no Rio Grande do Sul, associado à mecanização do trabalho nas estâncias de gado, convertendo a mão de obra permanente em volante, surgindo o boia-fria e a favela.[1]

O termo *favela* em geral é usado para destacar tais territórios do restante da cidade, atribuindo-lhes qualificadores de significados variados. O termo tem caráter depreciador quando transfere ao território e moradores a alcunha de problema urbano, aglomerado de miséria, violência, atividades marginais e desordem. Por outro lado, e até como resposta a tais sentidos pejorativos, importa-se da própria favela um novo valor, de espaço de identidade popular urbana, riqueza cultural e rede de apoio e solidariedade comunitárias. Dependendo da perspectiva do ator social que a descreve, a favela pode ser considerada tanto um problema a ser enfrentado como uma solução urbana adaptativa às dificuldades de sobrevivência em sociedades caracterizadas pela desigualdade social.

Seja como problema ou como solução, a favelização das cidades é uma realidade nos países em desenvolvimento.[2] As causas geopolíticas desse fenômeno não são simples. Sua expansão tem sido observada tanto em momentos de crescimento econômico quanto nos de recessão, queda salarial e desemprego,[3] corroborando que a favela parece ser um acontecimento inerente à desigualdade social. A modernização da produção agrícola torna o campo pouco atrativo para o pequeno produtor e contribui para a migração para as cidades.[4] Características do trabalho urbano – como baixa qualificação, maior informalidade e menor remuneração – aliadas a políticas de habitação pouco inclusivas contribuem para a favelização das cidades.

No Brasil, o censo do Instituto Brasileiro de Geografia e Estatística (IBGE) de 2010[5] mostra predominância de população jovem, alta taxa de natalidade e menor expectativa de vida (Figura 60.1).

Distribuição da população residente em aglomerados subnormais e em áreas urbanas normais de municípios com aglomerados subnormais, por sexo, segundo os grupos de idade – Brasil – 2010

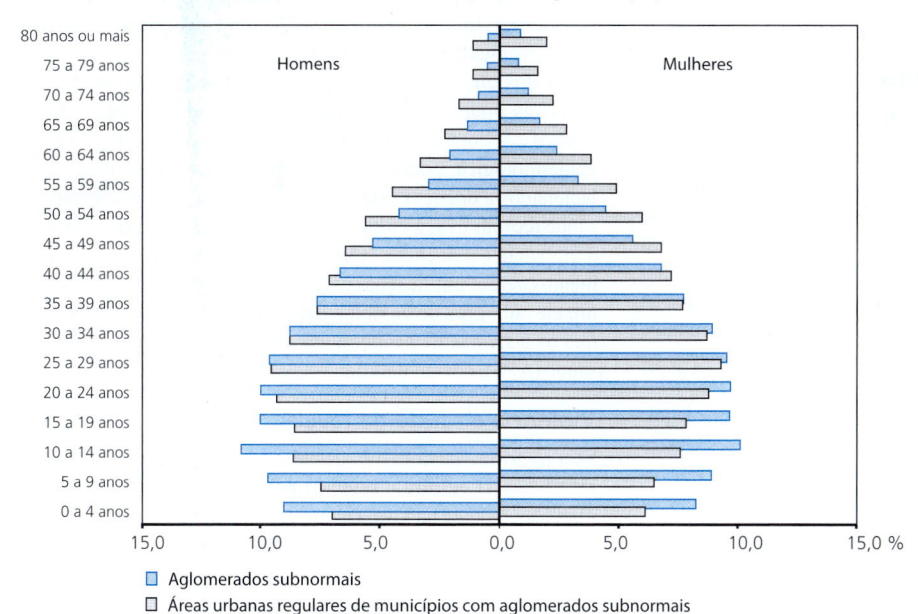

◀ **Figura 60.1**
Censo demográfico de 2010. Aglomerados subnormais: informações territoriais.
Fonte: Instituto Brasileiro de Geografia e Estatística.[5]

A população residente é composta predominantemente por pretos e pardos. No comparativo de renda e instrução com outras áreas da cidade, predominam trabalhadores sem carteira assinada, e quase um terço da população se caracteriza por renda *per capita* de até meio salário mínimo. Menos de 2% da população tem nível superior (Figura 60.2).

A Região Sudeste desponta com a maior área de concentração de favelas: 59,3% da população residente em aglomerados subnormais (6.780.071 pessoas) está concentrada nas regiões metropolitanas de São Paulo, Rio de Janeiro, Belém, Salvador e Recife. Quase 50% dessas favelas são formadas em áreas de aclive, dificultando a circulação de pessoas, em grande parte realizada por becos e escadarias, configurando um sério problema de mobilidade nesses territórios.[5] Os domicílios em geral são caracterizados por pouco espaço entre si, alta umidade e baixa ventilação, cômodos pequenos, de pouca privacidade e maior vulnerabilidade à alternância de temperatura, impactando nos indicadores de saúde. A falta de planejamento nos bairros predispõe a incêndios e acidentes elétricos, além de deslizamentos de terra em topografias verticalizadas e inundações em planícies, o que evidencia maior vulnerabilidade a adversidades climáticas.

A urbanização local quase sempre negligencia a necessidade de espaços abertos para crianças brincarem[6] em segurança, para a prática de esporte e para o lazer e a interação saudável entre adultos e idosos. Observa-se que programas de renovação de bairros pobres, que costumam atuar desconsiderando as necessidades dos moradores e desatrelados de ações intersetoriais, têm impacto pouco claro na saúde. Além disso, ao se limitarem a pequenas áreas das favelas, contribuem para a migração interna, atraindo novos moradores com melhores condições financeiras, sem necessariamente haver impacto positivo na saúde geral da comunidade.[7]

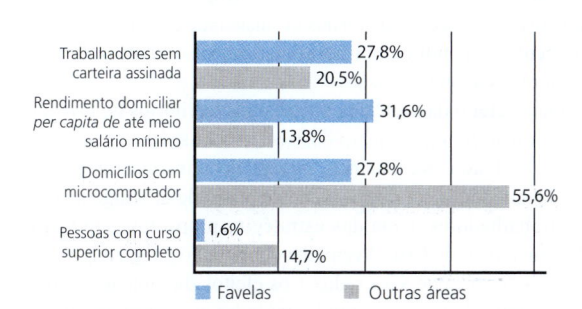

Saúde na favela

Os dados apresentados nas figuras apontam para a complexidade do tema e a importância do setor saúde nestes territórios. Submetidos a tantas vulnerabilidades sociais, parece fundamental reiterar a importância de garantir acesso a serviços de saúde de qualidade para as populações que vivem em favelas. O médico generalista inglês Julian Tudor Hart descreveu na década de 1970 a "lei dos cuidados inversos,"[8] fenômeno das desigualdades dos sistemas de saúde em que os pacientes, em geral, recebem cuidados na proporção inversa às suas necessidades, ou seja, populações mais pobres e vulneráveis são as que menos dispõem de serviços assistenciais em quantidade e qualidade satisfatórias. Diversos estudos empíricos brasileiros observaram a ocorrência da "lei dos cuidados inversos" no país e apontam que esse efeito se acentua quanto mais intensa for a lógica privatista do sistema de saúde.[9-11]

No contexto do trabalho em saúde na favela, uma expressão popular que comumente emerge nas falas de residentes e médicos de família e comunidade se refere à constante sensação de "enxugar gelo". Tal sensação será tanto maior quanto maior for a desconsideração à complexa determinação social da saúde. O adoecimento configurado por desemprego, pobreza, violência e falta de saneamento não se resolverá apenas com a instalação de uma Unidade Básica de Saúde, por mais qualificados que sejam seus profissionais e por mais organizados que estejam os fluxos de cuidado. A atuação em contexto de favela pressupõe a articulação com a assistência social, com a educação, com os movimentos sociais, em um constante exercício de compreender o setor saúde em meio a uma trama de ações intersetoriais.

Neste capítulo, buscamos apontar os principais desafios que se apresentam acerca das particularidades do cuidado em saúde

▲ **Figura 60.2**
Censo demográfico de 2010 – Comparativos de renda e instrução.
Fonte: Instituto Brasileiro de Geografia e Estatística.[5]

no contexto de favela, apresentando ferramentas e discussões que contribuem para uma compreensão mais sistêmica da atuação do médico de família e comunidade.

Particularidades do cuidado

Determinação social da saúde

As muitas definições acerca da determinação social da saúde expressam o conceito de que as condições de vida e trabalho dos indivíduos e grupos da população estão relacionadas com sua situação de saúde. Os fatores individuais são importantes para identificar que indivíduos no interior de um grupo social estão submetidos a maior ou menor risco de adoecer, ao passo que as diferenças nos níveis de saúde entre grupos e países estão mais relacionadas com outros elementos, principalmente o grau de equidade na distribuição de renda.[12]

O clássico estudo de Rose e Marmot[13] sobre a mortalidade por doença coronariana em funcionários públicos ingleses ilustra bem esse debate. Analisando o risco relativo de morrer por infarto do miocárdio, os funcionários considerados pertencentes a níveis hierárquicos inferiores, como trabalhadores manuais, teriam risco relativo até quatro vezes maior de morbimortalidade. Os autores constataram que os fatores de risco individuais, como colesterol elevado, tabagismo e hipertensão arterial, explicavam apenas 35 a 40% da diferença, sendo que os restantes 60 a 65% estavam basicamente relacionados a determinantes sociais.

Na busca por compreender e tentar esquematizar a trama de relações entre saúde e fatores sociais, foram criados diversos modelos explicativos, entre eles o tradicional modelo de Dahlgren e Whitehead[14] reiterado pela Comissão Nacional sobre Determinantes Sociais da Saúde (Figura 60.3).[15]

O debate sobre a determinação social da saúde contribui para ampliar o olhar e a compreensão do trabalho do médico de família e comunidade em territórios de favela. Inúmeros estudos oferecem suficientes evidências para afirmar que o contexto social, político e econômico em que se vive pode ter efeito protetor ou danoso sobre a situação de saúde dos grupos populacionais, ou seja, a determinação social da saúde goza de amplo respaldo científico.[16] Contudo, se as decisões de prioridade de investimentos não são tomadas nesse sentido, não é por falta de conhecimento produzido, mas de ação política.

Identificados tais desafios, é fundamental que o médico de família e comunidade objetive, ao menos, que sua prática clínica esteja contextualizada às características epidemiológicas, socioculturais e econômicas da comunidade em que atua. McWhinney e Freeman[17] nos ensinam que as doenças não podem ser totalmente compreendidas, a menos que sejam vistas em seu contexto pessoal, familiar e social.

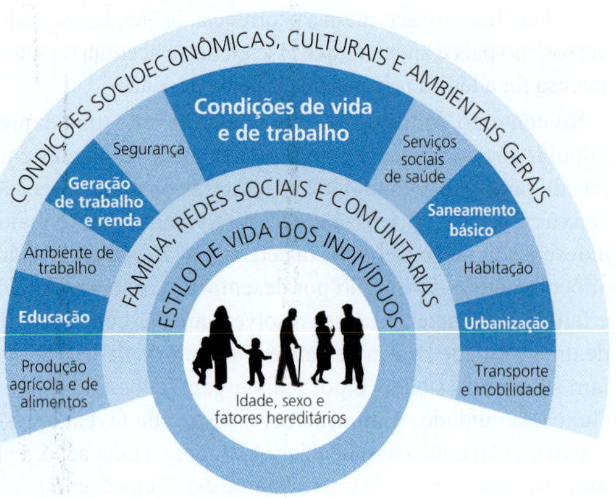

Um dos efeitos do contexto sobre o perfil de adoecimento na favela pode ser sintetizado pela noção da "tripla carga da doença";[18,19] ou seja, acelerada pela transição demográfica e epidemiológica, pode-se notar a simultaneidade de fatores relacionados a doenças infecciosas e parasitárias, a problemas de saúde reprodutiva, à vulnerabilidade infantil, a causas externas, à violência e a doenças crônicas não transmissíveis. Esses elementos geram implicações para as políticas de saúde e conferem um elevado grau de complexidade e diversidade aos problemas que os sistemas de saúde, e em especial a atenção primária à saúde (APS), devem abordar.[20]

Violência e saúde na favela

Seja na forma de conflito armado, seja na configuração naturalizada pela cultura e tutelada pelas instituições, a violência impacta na saúde na favela como efeito de diversas estruturas de dominação (classes, grupos, indivíduos, etnias, faixas etárias, gênero). Por mais que a violência se expresse de forma marcante em toda a sociedade brasileira, ela apresenta nas favelas características cujo entendimento potencializa o cuidado em saúde.[21]

Estudos sobre características dos homicídios em grandes cidades evidenciam uma distribuição concentrada em áreas de favelas e bairros de periferia afetando um segmento específico da juventude masculina, pobre e negra, em uma dinâmica em que autores e vítimas (incluindo agentes de segurança) possuem perfil sociodemográfico semelhante.[22] Parte desses homicídios está inserida na disputa por território inerente ao comércio ilegal de drogas e às políticas proibitivas repressoras às drogas adotadas por grande parte dos Estados. Tais ações governamentais contribuem para elevar os índices de homicídios e perpetuar a cultura de violência nas periferias, sendo essencial que a área da saúde, incluindo os médicos, assuma seu papel estratégico no debate sobre a política de drogas.[23]

O convívio cotidiano com a violência promove no interior da favela uma estrutura simbólica que influencia toda a sua dinâmica social e as relações interpessoais.[22] Não é incomum ser observada uma maneira afrontosa, por vezes até "agressiva", no trato com os outros, muitas vezes repercutindo na relação com as equipes de saúde. Para toda a população, a violência representa sofrimento emocional, medo, impotência e adoecimento. É na unidade de saúde, uma das representantes do Estado mais presente na favela, onde reverberam questões objetivas e subjetivas relacionadas à violência. O sofrimento pela incapacidade de se proteger ou de proteger a família, em especial da violência armada entre a polícia e o tráfico de drogas, está relacionado à alta prevalência de transtornos de ansiedade e depressivos[24] e ao aumento de atendimentos por somatizações durante períodos de maior tensão ou repressão.

Outro efeito da violência armada nos territórios de favela diz respeito ao funcionamento dos serviços de saúde e à segurança dos trabalhadores e usuários, ou seja, decidir sobre o fechamento das unidades e a necessidade de plano de contingência para os trabalhadores. Uma das estratégias propostas pelo Comitê Internacional da Cruz Vermelha consiste no programa "Acesso mais seguro", que visa reduzir os efeitos da violência armada nas comunidades, preparando unidades e equipes de saúde da família que atuam nessas áreas.[25] O programa propõe um escore de avaliação de risco que deve ser realizado por meio de oficinas com a equipe de profissionais, para desenvolver os pilares

▲ **Figura 60.3**
Determinantes sociais da saúde.
Fonte: Adaptada de BRASIL.[15]

do acesso, quais sejam: reconhecimento das condições locais, identificação clara do profissional de saúde e veículos que circulam no território, comunicação interna e externa, pactuação de normas locais de segurança e fluxos para o reconhecimento e o gerenciamento de "sinais" de risco no território (Figura 60.4). Ainda que não resolva o problema dos conflitos armados, o programa "Acesso mais seguro" foca no efeito sobre o funcionamento da unidade de saúde e na produção de planos de contingência para os trabalhadores das unidades.

Processo de trabalho

Conciliar pressão assistencial, complexidade dos casos, grande vulnerabilidade de parte da população e dificuldades de apoio de uma rede ainda pouco estruturada na maioria das cidades brasileiras é um grande desafio para as equipes que atuam no contexto de favelas. Estratégias nesse sentido se mostram pouco eficazes e, muitas vezes, contrapõem-se aos princípios da APS. Por exemplo, a fragmentação de turnos de agendas por "grupos ou ações prioritários", as estratégias de acolhimento em grupo e os grupos de avaliação de exames podem fragmentar o cuidado, criar barreiras ao acesso e dificultar a escuta e a abordagem integral. Consideremos ainda que esses fluxos organizacionais podem ser tão engessados que dificultam o entendimento da população sobre o funcionamento da unidade, além de demandarem um tempo considerável do trabalho da equipe para sua organização, sem obter a resolutividade esperada.

No complexo contexto do cuidado na favela, facilitar o acesso é essencial para o estabelecimento do cuidado. A organização de agenda por ordem de chegada ou mesmo a logística do acesso avançado[26] podem não ser suficientes para atender as especificidades de uma população tão dinâmica e diversa. Nesse sentido, é fundamental desenvolver com a equipe a capacidade de se adaptar à forma como as demandas se apresentam, seja como demandas programadas, seja como espontâneas, atentando para uma boa dose de imprevisibilidade, inerente às situações de saúde. Como resposta a esse dinamismo, cabe refletir sobre algumas ações a serem pensadas coletivamente nos serviços para adequar a organização da oferta do serviço às demandas e necessidades de saúde de cada território (Quadro 60.1).

Outra característica importante que deve ser considerada na organização do cuidado é a intensa migração dentro da comunidade e entre outras favelas e regiões. A adscrição territorial rígida e a excessiva fragmentação das áreas constituem barreira para a integralidade e a coordenação e longitudinalidade do cuidado. Além disso, buscando soluções para acessar o serviço, usuários se veem obrigados a encontrar soluções, por exemplo, forjando um endereço para garantia do acesso.[27]

Quadro 60.1 | Desafios para a organização do acesso ao serviço de saúde em contexto de favela

A. Adaptar-se às demandas, incorporando a imprevisibilidade de sua apresentação
B. Priorizar a resolução das demandas no mesmo dia em que surgem
C. Reservar os horários de menor pressão assistencial para a solução de demandas burocráticas
D. Criar mecanismos de informação em saúde que auxiliem na vigilância à saúde do território
E. Utilizar meios de comunicação diversos, incluindo telefone e mensagens virtuais para o paciente
F. Evitar a centralização de tarefas e informações em um único profissional
G. Identificar grupos com dificuldade de acesso à unidade de saúde:
   - pessoas acamadas e em situação de extrema pobreza
   - pessoas com ampla carga horária de trabalho e trabalho nos horários de abertura da unidade
   - pessoas com deficiência
   - foragidos da polícia
   - pessoas sem documento e imigrantes
   - grupos vítimas de preconceito pessoal e institucional (transexuais, negros, pessoas com transtornos mentais, moradores de rua, etc.)
H. Flexibilizar as fronteiras do território, adaptando-se à intensa migração interna e externa das pessoas na favela
I. Compartilhar tarefas do plano de cuidado dos indivíduos e família com outros membros da equipe multiprofissional

Da mesma forma, a rigidez gerencial sobre o processo de trabalho pode dificultar a melhor adaptação das equipes ao território. As semanas-padrão muito planejadas podem dificultar que as equipes sejam flexíveis diante dos constantes imprevistos. As metas de produção pouco problematizadas com as equipes podem induzir ações de saúde descontextualizadas das necessidades da população e incentivar a burocratização do trabalho.

Abordagem familiar na favela

O cuidado das famílias que vivem nas favelas também exige um olhar sistêmico por parte do médico de família e comunidade (ver Cap. 35, Abordagem familiar). Contudo, o contexto de vulnerabilidade social traz especificidades à configuração familiar, que se apresenta predominantemente em rede, afastando-se da ideia de que a família é nuclear e se restringe à unidade doméstica. Um exemplo da rede familiar é a "circulação de crianças", sendo frequente filhos se referirem a duas ou três "mães" por terem sido criados por vizinhos ou outros familiares.[28]

Risco baixo		Risco médio		Risco alto	
Sinais de risco	O que fazer?	Sinais de risco	O que fazer?	Sinais de risco	O que fazer?
Comércio e escolas funcionando	Manter atividades normais dentro da unidade e no território	Ruas vazias e comércio fechado	Suspender as atividades no território, mantendo a unidade aberta	Tiroteio, ocupação da unidade de saúde por pessoas armadas	Fechar a unidade, encaminhar os usuários para local mais seguro e avaliar o melhor momento para deixar a unidade em segurança

▲ **Figura 60.4**
Sinais de risco presentes, graduação e ações no território.
Fonte: Comitê Internacional da Cruz Vermelha.[25]

Uma comparação entre as famílias de classe média e classes populares pode ser feita a partir do modelo clássico do ciclo vital familiar.[29] Diferentemente das famílias da classe média e alta, os estágios de desenvolvimento em famílias de baixa renda não são bem delimitados e são atravessados por fatores estressores, como acidentes, desemprego, migração e uso problemático de substâncias psicoativas, que se constituem constantes desafios à organização dos sistemas familiares (Quadro 60.2).[30]

Pelo fato de não haver estágios claros do ciclo de vida familiar e de escaparem da lógica nuclear hegemônica, as famílias pobres recebem categorizações diferentes das famílias ricas, muitas vezes carregadas de preconceito e estigma (Quadro 60.3).

O médico de família e comunidade deve atentar para as vulnerabilidades enfrentadas pelas famílias e usar ferramentas de abordagem familiar quando necessário, como o projeto terapêutico singular, a construção de narrativas, o genograma e o ecomapa (ver Cap. 35, Abordagem familiar). Cabe ressaltar que muitas famílias são frequentemente vistas como "desestruturadas" ou que "necessitam intervenção". Uma postura mais compreensiva sobre fatores de determinação social pode ajudar na aproximação e no desenvolvimento de planos conjuntos entre equipe de saúde e família, construindo autonomia na busca pelos direitos sociais.

Abordagem comunitária

A abordagem comunitária é considerada uma das competências fundamentais do médico de família e comunidade,[26] cujos elementos gerais são abordados nos Caps. 38-41, sobre Abordagem comunitária. Aqui, discutimos algumas especificidades da abordagem comunitária em contextos de favela.

Diferentemente de um diagnóstico médico, em que se parte de sinais e sintomas para tipificar categorias patológicas já estabelecidas, o "Diagnóstico comunitário" visa reconhecer e compreender a história do lugar, seus costumes, sua cultura e seus processos de saúde e adoecimento. Para isso, é preciso usar ferramentas interdisciplinares que reúnem olhares da epidemiologia, da sociologia, da geografia, entre outros. Existem várias ferramentas para realizar um diagnóstico comunitário: a estimativa rápida participativa, o planejamento estratégico situacional, a coleta de dados em fontes secundárias, como o Sistema de Informação da Atenção Básica (SIAB) e o IBGE, além de estratégias interacionais, como as cartografias sociais e a produção de narrativas sobre a comunidade. Dependendo dos objetivos e das perguntas às quais se busca responder, podem ser usadas diferentes combinações de ferramentas.

Na favela, um diagnóstico comunitário precisa responder não apenas sobre dados como "quantas gestantes ou pacientes com tuberculose há no território?". É preciso formular novas perguntas sobre as histórias e as memórias da comunidade, sobre como as pessoas que ali vivem se percebem em meio à cidade, como elas refletem sobre a questão da violência armada ou sobre os serviços públicos. Comumente, profissionais de saúde e população partem de diferentes visões de mundo. Em oposição ao olhar de neutralidade e distanciamento esperado dos diagnósticos tradicionais, o diagnóstico comunitário permite construir sentidos e significados compartilhados entre os sujeitos envolvidos.

Esta perspectiva de "diagnóstico" dialoga com o geógrafo Milton Santos,[27] que define o território não apenas como o lugar ou região demarcada, mas também como espaço de relações e produção de identidades, subjetividades, crenças e valores. Como território vivo, está em constante movimento: obras, novos estabelecimentos e moradores que chegam e que vão. Além disso, o território é heterogêneo com áreas mais pobres e outras nem tanto; áreas de moradias temporárias e outras em que vivem idosos que ali nasceram; áreas que padecem com enchentes, outras que sofrem mais com a violência armada. Toda essa pluralidade de situações exige que o diagnóstico comunitário seja realizado periodicamente, pois ele não é definitivo, mas sempre situacional.

Da construção de um diagnóstico com a favela surgem opções mais criativas de abordagem comunitária, como as tentativas de superar as palestras em grupos educativos tradicionais. Estas podem tornar-se ainda mais potentes se aliadas à educação popular e saúde como perspectiva teórico-prática que busca valorizar as relações humanas no ato de educar, mediadas pela solidariedade e pelo comprometimento com a cultura popular[32] (ver Cap. 12, Educação popular).

Competência cultural

Apontada como atributo da APS, a competência cultural não envolve apenas conhecer costumes e doenças prevalentes em dada comunidade, mas inclui também o desenvolvimento de habilidades de comunicação, a fim de acessar e compreender o sistema de crenças e hábitos, de modo a produzir diálogos entre diferentes saberes e práticas de saúde (ver Cap. 8, Cultura, saúde e o médico de família e comunidade).

Devido à diversidade cultural do Brasil, os sinônimos atribuídos aos termos *favela* e *comunidade* variam de acordo com a região: *vila*, *bairro*, *morro* ou *quebrada* são diferentes maneiras de se referir a estas áreas da cidade. Em uma etnografia realizada no Rio de Janeiro, Freire[33] aponta que, em vez de considerar "favela" e "comunidade" como categorias estáticas, se deve compreender a forma como são operacionalizadas pelos sujeitos, pois seus sentidos são construídos dinamicamente no cotidiano das interações sociais. Quando se quer ressaltar as-

Quadro 60.2 | **Comparativo do ciclo vital familiar entre as classes sociais**

Classe média e alta	Classes populares
Jovens adultos solteiros saindo de casa	A família com jovens adultos
A união no casamento: a nova família	
A família com filhos pequenos	A família com filhos pequenos
A família com filhos adolescentes	
Encaminhando os filhos e seguindo em frente	A família no estágio tardio
Famílias no estágio tardio da vida	

Fonte: Adaptado de Carter e Goldrick[29] e de Hines.[30]

Quadro 60.3 | **Categorizações entre ricos e pobres**

Ricos	Pobres
Ricos "escolhem" sua família	Pobres submetem-se à biologia
Maternidade assistida	Controle de natalidade
Produção independente	Mãe solteira
Família recomposta (divórcio e recasamento)	Família desestruturada

Fonte: Fonseca.[31]

pectos positivos do lugar, reiterando a imagem idealizada de um grupo coeso e homogêneo, os moradores usam "comunidade"; políticos costumam usar as expressões "comunidade carente" ou "população de baixa renda" quando pretendem ressaltar a necessidade de benfeitorias, em situações de negociação, ou justificar intervenções de enfrentamento ao tráfico de drogas.

O termo "favelado" pode ser usado pelos moradores para atribuir atitudes consideradas negativas, por exemplo, não cuidar do lixo ou da limpeza da casa, como um "modo de vida favelado", o que contribuiria para a desvalorização do local. Há também moradores que se autorreferem como "favelados", mas apenas em situações específicas, com o intuito de resgatar a história da favela e exibir seu orgulho diante dos sacrifícios enfrentados para a sua permanência no lugar. Assim, pode-se notar que tanto a denominação "favela" quanto "comunidade", bem como as distinções entre "favela", "vila" e "bairro" resultam de habilidosas negociações entre seus moradores e os "de fora".[33]

Os usos que são feitos de tais termos, muitas vezes, denotam uma concepção moralizante acerca dos modos de andar a vida na favela. Valla[34] chamou atenção para o fenômeno de "culpabilização da vítima" em determinadas construções explicativas sobre os processos de saúde e adoecimento e seus aspectos socioeconômicos. Em geral, discursos "culpabilizadores" na saúde responsabilizam os indivíduos por suas mazelas, desconsiderando os contextos em que vivem, como se todas as decisões em termos de autocuidado fossem pautadas por escolhas sempre racionais. A lógica culpabilizadora parece não contribuir para o cuidado em saúde, além de agravar os estigmas e insistir em um tipo de simplismo intervencionista em detrimento de uma abordagem que valorize aquilo que é subjetivo, complexo e mutável – e que talvez melhor evidencie nossa condição humana.[35]

Religiosidade na favela

A religiosidade constitui o elemento-chave para o trabalho do médico de família e comunidade na favela. Em certa medida, algumas religiões representam uma forma de enfrentamento das classes populares às adversidades sociais cotidianas da favela, organizando uma espécie de rede de apoio social e psíquico.[36] Sendo assim, a busca do sobrenatural parece ser uma estratégia de sobrevivência e alívio de tensões e angústias,[37] porque são firmados espaços de significação e escuta onde há fragilidade na oferta de serviços e políticas públicas.

Muitas vezes, pode ser difícil, para o médico de família e comunidade e para os demais profissionais de saúde, dialogar com crenças e valores religiosos na cultura popular, pois estes partem de modelos explicativos diferentes dos saberes científicos, incluindo aspectos sobre o adoecimento. É importante que o médico de família e comunidade evite posturas que associem apenas instituições religiosas a instrumentos e formas de "alienação" e "controle" e busque compreender como a religiosidade constitui a visão de mundo de uma parcela importante das classes populares. Victor Valla refere o constante "estado de emergência" vivenciado pelas classes populares: pobreza, miséria, violência, desemprego, questões raciais e de gênero fundamentam o planejamento da vida na favela para a *provisão*, ou seja, a satisfação das necessidades imediatas. Essa afirmação repercute nas estratégias de prevenção de doenças, tão caras à APS, que operam na *previsão*, em um tempo futuro, produzindo uma crise de interpretação por parte dos profissionais de saúde em relação às "classes subalternas".[38]

A valorização da espiritualidade/religiosidade do paciente torna-se, portanto, a oportunidade de identificação dos recursos para o enfrentamento de situações de adoecimento e adversidades sociais.[39] No entanto, vale atentar que, dependendo da matriz teológica, muitas religiões amplificam o sentimento de culpa ao moralizar práticas cotidianas. Em vez de mediar o cuidado em saúde, a religiosidade pode atuar também como elemento culpabilizador, intensificando sofrimentos mentais.

Vulnerabilidade, tutela autonomizadora e decisão compartilhada

O debate sobre culpabilização exige uma forma de comunicação que expresse as práticas de cuidado em saúde, sobretudo em populações que vivem em situações de vulnerabilidade social. O conceito de vulnerabilidade aproxima-se da área da saúde, por exemplo, por meio de reflexão sobre as políticas de enfrentamento da síndrome da imunodeficiência adquirida (Aids). A ideia de que existem elementos estruturais que tornam certos grupos mais vulneráveis do que outros procura romper com a lógica culpabilizadora expressa na noção de "grupo de risco", isto é, a exposição a determinantes de saúde-doença, em certos contextos e condições sociossanitárias, pode produzir maior ou menor vulnerabilidade a doenças.

Segundo Ayres,[40] o determinante da vulnerabilidade emerge de uma intersecção entre três planos: a vulnerabilidade individual (aspectos biológicos, comportamentais e afetivos do indivíduo que gerem suscetibilidade para certo agravo à saúde); a vulnerabilidade social (aspectos do contexto e das relações sociais, como acesso a informações, educação, participação política, cultura); e a vulnerabilidade programática ou institucional (reconhece políticas, programas e serviços de prevenção, promoção e cuidado em saúde em âmbito local, regional e nacional).

O conceito de vulnerabilidade constitui um referencial importante para o trabalho em contexto de favela, porque envolve tanto a potencialidade de enfrentamento de problemas individuais e territoriais quanto a determinação dos riscos pelos quais essa mesma população está exposta no cotidiano. É inerente ao trabalho nas favelas a atuação em conjunto com o Serviço Social, os Conselhos Tutelares e outras instituições e rede de apoio para auxiliar famílias que cuidam precariamente de suas crianças, famílias em situação de rua que precisam de ajuda para acionar abrigos temporariamente e pessoas que estão domiciliadas, mas que vivem em situação precária de alimentação e não consegue acessar benefícios sociais garantidos por lei pela simples falta de documentos.

Este trabalho em saúde difere do tradicional conceito de paternalismo médico, no qual o médico toma decisões com base no que ele discrimina como o melhor para o paciente, inclusive quando os pacientes poderiam tomar as decisões por si mesmos.[41,42] Merhy[43] problematiza as tensões entre tutela e autonomia no ato de cuidar em saúde. Há uma diferença entre tutela castradora e tutela autonomizadora. A primeira seria um mecanismo de infantilização do sujeito que o destitui de poder de decisão sobre a própria vida. A segunda consiste em um movimento de produção de autonomia e possibilidades de vida, em um processo no qual o profissional de saúde agencia instrumentos para ampliar o grau de governabilidade do sujeito em gerir suas decisões. Esses conceitos coincidem com a abordagem centrada na pessoa, que pressupõe planos de cuidados pautados por decisões compartilhadas entre médico e pessoa/família em um movimento emancipatório (ver Cap. 15, Consulta e abordagem centrada na pessoa).

Narrativas em saúde e histórias de vida

Uma abordagem que também pode ser útil na prática clínica em contextos de favela se relaciona ao debate da medicina narrativa. Este tem apontado para a necessidade de maior porosidade da comunicação clínica a contribuições de outras áreas, como a literatura e a narratologia. Busca-se somar à leitura de sinais do corpo uma decodificação das narrativas e outros indícios, verbais e não verbais, e uma consciência dos aspectos éticos e contextuais envolvidos no cuidado em saúde. Tal habilidade requer uma abertura não apenas cognitiva, mas também da esfera dos valores na experiência do encontro clínico. Diversos autores[44-46] explicitam que a medicina narrativa permite aos médicos perceberem, além dos mecanismos biológicos, as histórias de vida e experiências de sofrimento e resiliência, ampliando o universo interpretativo e estimulando a habilidade e uma disposição ética de reflexão do médico sobre sua própria prática clínica na aplicação do saber tecnocientífico diante de cada caso/contexto.

Com toda a pluralidade de situações vividas no cotidiano da favela, é fundamental dar visibilidade a experiências que reafirmem a clínica a favor da construção de vínculos de confiança. O médico de família e comunidade pode tentar compreender diferentes versões da história da comunidade, intensificar a relação médico-paciente e exercitar a compreensão de outros pontos de vista sobre problemas do território. Valorizar as narrativas em saúde em contexto de favela possibilita que pacientes ressignifiquem suas trajetórias de opressão e luta pela existência; e permite que médicos e outros profissionais da saúde atentem à escuta narrativa para além da história clínica, recompondo seus papéis de cuidadores em um cenário atravessado por injustiças e adversidades.

Trabalho em equipe na favela

A demanda por cuidado em contexto de favela é marcada por atravessamentos da precariedade do território e pela vulnerabilidade social, produzindo angústia nas equipes, sensação de impotência e adoecimento pessoal. Ao mesmo tempo, exige um trabalho de compreensão dos processos de determinação social da saúde e o exercício contínuo da clínica ampliada. Histórias clínicas marcadas por um enredo de opressão, exclusão e violência não são incomuns e produzem efeitos na relação entre profissionais de saúde e pacientes e na própria dinâmica de funcionamento da equipe. (ver Cap. 42, Trabalho em equipe). Destacamos aqui algumas propostas que sugerem potencializar o trabalho em equipe.

Apesar de usado no campo jurídico e administrativo, o treinamento em técnicas de mediação de conflito para equipes de saúde[47] ganhou debate no manejo de situações-problema no âmbito da APS. A experiência pessoal, o vínculo de confiança e a utilização de algumas técnicas e conhecimentos que orientam a percepção do conflito são determinantes na mediação de ocasiões de desacordo. Mediar conflitos trata-se, muitas vezes, de ativar potencialidades e permanecer atento às fragilidades pessoais que as experiências vividas e o exercício profissional proporcionam. Apropriar-se de algumas técnicas para mediar conflitos também pode auxiliar no manejo de crises familiares trazidas por pacientes e problemas no andamento do trabalho em equipe.

Uma estratégia proposta por Cunha e Santos[48] e que compõe um dos elementos da Política Nacional de Humanização remete à construção de grupos Balint-Paideia (Quadro 60.4). Tais grupos constituem ao mesmo tempo um instrumento gerencial e uma oferta aos trabalhadores para que possam lidar com a complexidade do trabalho em saúde e suas relações intrínsecas. A proposta permite que profissionais imersos em contextos semelhantes possam compartilhar dificuldades e soluções, investindo no próprio autoconhecimento. Outra ferramenta é o projeto terapêutico singular, que pode ser útil à equipe para pensar limites e potencialidades na oferta de cuidado.

Os Núcleos de Apoio à Saúde da Família (NASF) constituem outra proposta que fortalece o trabalho das equipes de saúde na favela. Profissionais da saúde mental e do serviço social, por exemplo, são mediadores necessários para o exercício da integralidade na APS, seja para a realização de visitas domiciliares conjuntas, seja para a atuação em interconsultas. Os profissionais dos NASF permitem aumentar a resolutividade das ações no território e auxiliam na construção da rede de assistência para o manejo de casos mais complexos[49] (ver Cap. 44, Organização de serviços e integração com os núcleos de apoio à saúde da família).

Nessa perspectiva, as equipes de "Consultório na rua" também podem atuar como matriciadores para equipes de saúde que atuam na favela. Dadas as peculiaridades do território, há pessoas que vivem nas comunidades em situação de rua, muitas vezes sem domicílio fixo, em uma conjuntura de extrema vulnerabilidade, que inclui o uso problemático de drogas. A experiência das equipes de "Consultório na rua" no manejo dessas situações pode ser um aliado importante no plano de cuidados específicos para esta população, por vezes sendo necessário o acompanhamento conjunto pelas equipes.

Ainda em relação ao trabalho em equipe na favela, cabe destacar o papel do agente comunitário de saúde (ACS). Apesar de ser reiterado como importante integrante da Estratégia Saúde da Família (ESF), o ACS atua como mediador comunicativo entre equipes de saúde e comunidade,[50,51] porque conhece a geografia da favela e, em geral, compreende a dinâmica do território em termos de suas potencialidades (atores sociais, lideranças comunitárias e os próprios moradores) e desafios (acordos tácitos para atividades na comunidade ou uma melhor compreensão dos sinais prévios a episódios de conflitos armados). O ACS é o principal agenciador de atividades de abordagem comunitária, prestando legitimidade à equipe de saúde diante da favela, a ponto de, em alguns lugares, ser muito difícil realizar uma visita domiciliar sem a sua presença.

Quadro 60.4 | **Proposta de roteiro para apresentação dos casos clínicos no Balint-Paideia**

- ▶ História clínica/história de vida do paciente
- ▶ História do usuário em relação à equipe/a outros serviços de saúde
- ▶ Diagnósticos de problemas orgânicos/sociais/psicológicos
- ▶ Problemas mais importantes para o usuário
- ▶ Problemas mais importantes para a rede social do paciente
- ▶ Prioridades atuais
- ▶ História das intervenções feitas para os usuários: principais objetivos/problemas das intervenções
- ▶ Afetos despertados nos membros da equipe/sentimentos dos profissionais da equipe no decorrer da história/contratransferência
- ▶ Qualidade das relações terapêuticas nos outros serviços
- ▶ Genograma (de preferência, feito junto com a família ou paciente e com a possibilidade dele falar sobre a história e o significado de cada pessoa no genograma)
- ▶ Ecomapa (com participação do usuário)
- ▶ Diagnóstico de potencialidades (saúde) do paciente e dos coletivos aos quais ele pertence
- ▶ Responsável pela coordenação do caso
- ▶ Formas de contato com os serviços parceiros utilizadas para a gestão compartilhada do caso

Fonte: Adaptado de Cunha e Santos.[48]

CONSIDERAÇÕES FINAIS

O trabalho do médico de família e comunidade na favela demanda uma análise ampliada da compreensão da realidade urbana e rural brasileira, e as competências essenciais exigidas do profissional vão além do conhecimento biomédico tradicional. As complexas camadas de vulnerabilidades e condicionantes sobrepostas muitas vezes exigem ações distantes da realidade da equipe de saúde, mas possíveis de serem alcançadas com eficácia e sustentabilidade quando articuladas em rede. Nesse sentido, parece ser uma boa estratégia manter uma rede de contatos operante, um ecomapa vivo nas unidades, que estimule o diálogo com as organizações e lideranças comunitárias, instituições religiosas, filantrópicas, empresas, centros de cultura, esporte e lazer de todas as naturezas, além das escolas e dos centros assistenciais do Estado.

O desafio do médico de família e comunidade neste cenário de complexidade é muito impactante, inicialmente árido, mas recompensador. A exposição a um contexto de necessidades e potencialidades permite desenvolver sensibilidade ímpar, aprendizado pessoal e profissional, compromisso e parceria com as dualidades do modo de vida de uma população desfavorecida e inventiva, excluída e resiliente.

REFERÊNCIAS

1. Rios JA. Aspectos humanos das favelas cariocas – 50 anos: uma avaliação. In: Mello MAS, Silva LAM, organizadores. Favelas cariocas ontem e hoje. Rio de Janeiro: Garamond, 2012.

2. Davis M. Planet of slums. London: Verso; 2006.

3. Gugler J. Introduction II: rural-urban migration. In: Gugler J. Cities in the developing world: issues, theory and policy. Oxford: Oxford University; 1997. p. 43.

4. Bryceson DF. Disappearing peasantries? Rural labour redundancy in the neo-liberal era and beyond. In: Bryceson DF, Kay C, Mooij J, editors. Disappearing peasantries? Rural labour in Africa, Asia and Latin America, London: Intermediate Technology; 2000.

5. Instituto Brasileiro de Geografia e Estatística. Censo demográfico 2010. Aglomerados subnormais: informações territoriais. Rio de Janeiro: IBGE, 2010.

6. Pérez BC, Jardim MD. Os lugares da infância na favela: da brincadeira à participação. Psicol Soc. 2015;27(3):494-504.

7. Ezeh A, Oyebode O, Satterthwaite D, Chen YF, Ndugwa R, Sartori J, et al. The history, geography, and sociology of slums and the health problems of people who live in slums. Lancet. 2017;389(10068):547-558.

8. Hart JT. The inverse care law. Lancet. 1971;1(7696):405-12.

9. Dias-da-Costa J, Victora CG, Barros FC, Halpern R, Horta BL, Manzolli P. Assistência médica materno-infantil em duas coortes de base populacional no Sul do Brasil: tendências e diferenciais. Cad Saúde Pública. 1996;12(S1):59-66.

10. Victora CG, Barros FC, Vaughan JP. Epidemiologia da desigualdade. 2. ed. São Paulo: Hucitec; 1989.

11. Travassos C, Viacava F, Fernandes C, Almeida CM. Desigualdades geográficas e sociais na utilização de serviços de saúde no Brasil. Ciênc Saúde Coletiva. 2000; 5(1):133-49.

12. Buss PM, Pellegrini Filho A. A saúde e seus determinantes sociais. PHYSIS. 2007;17(1):77-93.

13. Rose G, Marmot M. Social class and coronary heart disease. Br Heart J. 1981;45(1):13-9.

14. Dahlgren G, Whitehead M. Policies and strategies to promote social equity in health. Stockholm: Institute for Future Studies; 1991.

15. Brasil. Ministério da Saúde. Comissão Nacional sobre Determinantes Sociais da Saúde (CNDSS). As causas sociais das iniquidades em saúde no Brasil: relatório final. Brasília: MS; 2008.

16. Fleury-Teixeira P; Bronzo C. Determinação social da saúde e política. In: Nogueira RP, organizador. Determinação social da saúde e reforma sanitária. Rio de Janeiro: Cebes; 2010. p.37-59.

17. McWhinney IR, Freeman T. Textbook of family medicine. 3rd ed. new York: Oxford University; 2009

18. World Health Organization. The world health report 1999- making a difference. The double burden: emerging epidemics and persistent problems. Geneva: WHO; 1999. p. 13-27.

19. Frenk J. Bridging the divide: comprehensive reform to improve health in Mexico. Nairobi: Commission on Social Determinants of Health; 2006

20. Vlahov D, Galea S, Gibble E, Freudenberg N. Perspectivas sobre condições urbanas e saúde da população. Cad Saúde Pública. 2005;21(3):949-57.

21. Minayo MCS, Souza ER. Violência e saúde como um campo interdisciplinar e de ação coletiva. Hist Ciênc Saúde. 1998;4(3):513-31.

22. Zilli LF. O mundo do crime e a lei da favela: aspectos simbólicos da violência de gangues na região metropolitana de Belo Horizonte. Etnográfica. 2015;19(3):463-87.

23. Godlee Fiona, Hurley Richard. The war on drugs has failed: doctors should lead calls for drug policy reform BMJ. 2016;355:i6067

24. Athié K, Dowrick C, Menezes AL do A, Cruz L, Lima AC, Delgado PGG, et al. Anxious and depressed women's experiences of emotional suffering and help seeking in a Rio de Janeiro favela. Ciênc Saúde Coletiva. 2017;22(1):75-86.

25. Comitê Internacional da Cruz Vermelha. Para construir um acesso mais seguro: guia para profissionais de saúde, Rio de Janeiro: CICV; 2014

26. Sociedade Brasileira de Medicina de Família e Comunidade. Currículo baseado em competência para medicina de família e comunidade [Internet]. Rio de Janeiro: SBMFC; 2015. [capturado em 15 jan. 2018]. Disponível em: http://www.sbmfc.org.br/media/Curriculo%20Baseado%20em%20Competencias(1).pdf.

27. Santos M. A natureza do espaço: técnica e tempo, razão e emoção. São Paulo: USP; 2008

28. Acosta AR, Vitalle MAF, organizadores. Famílias: redes, laços e políticas públicas. 4. ed. São Paulo: Cortez; 2008.

29. Carter BE, McGoldrick ME, editors. The changing family life cycle: a framework for family therapy. New York: Gardner; 1988.

30. Hines PM. The family life cycle of african american families living in poverty. In: Carter B, McGoldrick ME, editors. The expanded family life cycle: individual, family, and social perspectives. 2nd ed. Boston: Ally and Bacon; 1999. p. 327-45.

31. Fonseca C. Concepções de família e práticas de intervenção: uma contribuição antropológica. Saúde Soc. 2005;14(2):50–9.

32. Brasil. Ministério da Saúde. Política nacional de educação popular em saúde [Interent]. Brasília: MS; 2012 [capturado em 15 jan. 2018]. Disponível em: http://www.crpsp.org.br/diverpsi/arquivos/PNEPS-2012.PDF

33. Freire LL. Tecendo as redes do programa favela-bairro em Acari [dissertação]. Rio de Janeiro: UERJ; 2005.

34. Valla VV.Educação, saúde e cidadania: investigação científica e assessoria popular. Cad. Saúde Pública.1992;8(1):30-40.

35. Camargo Jr KR. As armadilhas da concepção positiva de saúde. PHYSIS. 2007;76(1):63-76.

36. Lima CM, Stotz E. Religiosidade popular na perspectiva da educação popular e saúde: um estudo sobre pesquisas empíricas. RECIIS. 2010;4(3):81-93.

37. Valla VV. A crise de interpretação é nossa: procurando a fala das classes subalternas. Educ Realidade. 1996;21(2):177–91.

38. Valla VV, Algebaile E, Guimarães MB, organizadores. Classes populares no Brasil: exercício de compreensão. Rio de Janeiro: Fiocruz; 2011.

39. Hefti R, Esperandio MRG. The interdisciplinary spiritual care model: a holistic approach to patient care. Horizonte. 2016;14(41):13.

40. Ayres JRCM. Organização das ações de atenção à saúde: modelos e práticas. Saúde Soc. 2009;J8(Supl. 2):11-23.

41. Cave E. Protecting patients from their bad decisions: rebalancing rights, relationships, and risk. Med Law Rev. 2017;25(4):527-53.

42. Almeida JLT. Da moral paternalista ao modelo de respeito à autonomia do paciente: os desafios para o ensino da ética médica. Rev Bras Educ Méd. 2000;24(1):27-30.

43. Merhy EE. Cuidado com o cuidado em saúde: saiba explorar seus paradoxos para defender a vida. In: Merhy EE, Amaral H, organizadores. Reforma psiquiátrica no cotidiano II. São Paulo: Hucitec; 2007. p. 25-37.

44. Hurwitz B, Greenhalgh T. Narrative-based medicine: dialogue and discourse in clinical practice. London: BMJ Books; 1998.

45. Favoreto CAO, Camargo Jr KR. A narrativa como ferramenta para o desenvolvimento da prática clínica. Interface Comun Saúde Educ 2011;15:473-83.

46. Schraiber LB. O médico e suas interações: a crise dos vínculos de confiança. São Paulo: Hucitec; 2008.

47. Weaver SJ, Dy SM, Rosen MA. Team-training in healthcare: a narrative synthesis of the literature. BMJ Qual Saf. 2014;23(5):359-72.

48. Cunha GT, Santos DVD. Grupos Balint Paidéia: ferramenta para o apoio gerencial, contribuição para clínica ampliada. ln: Brasil. Ministério da Saúde. Caderno humaniza SUS. Brasília:MS; 2010

49. Figueiredo MD, Onocko-Campos R. Saúde Mental e Atenção Básica à Saúde: o apoio matricial na construção de uma rede multicêntrica. 2008; 32(78/79/80):143-149.

50. Justo CMP. Contexto de mediação:o trabalho do agente comunitário de uma Unidade Básica de Saúde do município de São Paulo [tese]. São Paulo: UNIFESP; 2010

51. Bornstein VJ. O agente comunitário de saúde na mediação de saberes [tese]. Fiocruz, 2007.

CAPÍTULO 61

Área rural

Leonardo Vieira Targa

Aspectos-chave

▶ A saúde das populações rurais difere das urbanas em diversos aspectos como, por exemplo, quanto à frequência dos problemas de saúde, à sua gravidade, às exposições a riscos, aos indicadores de saúde, aos aspectos culturais da vivência do processo saúde-doença e à autoatribuição de saúde.

▶ Aspectos do sistema de saúde somam-se a essas diferenças, como, por exemplo, dificuldades de acesso e manutenção de longitudinalidade, obstáculos à atenção integral e coordenada, menor número e variedade de profissionais de saúde.

▶ A prática da medicina e, em especial, da medicina de família e comunidade (MFC) assume características diferentes da prática urbana, demandando maior variedade de habilidades, conhecimentos, capacidade de trabalho em equipes menores e em condições de maior isolamento relativo ao restante do sistema e competência intercultural.

▶ Políticas específicas de formação, recrutamento e retenção de profissionais de saúde são necessárias para uma maior equidade do sistema de saúde e para a obtenção de melhores resultados. As recomendações de diferentes entidades internacionais de saúde e medicina rural devem ser estudadas e adaptadas para as diferentes realidades locais.

A saúde das populações rurais e urbanas possui características diferentes e há, no mundo todo, uma distribuição desigual de profissionais de saúde entre os grandes centros urbanos e as demais áreas. Esses fatos, somados à dificuldade de formação adequada de profissionais aptos a lidarem com os diferentes desafios que a saúde rural apresenta e/ou dispostos a se adaptarem aos desafios de viver em uma área rural ou remota, contribuem para os piores resultados de saúde que essas populações mostram de forma geral. A prática da medicina rural, portanto, exige habilidades e recursos diversos, além de imprimir às características da atenção primária à saúde (APS) peculiaridades próprias. Isso assume maior importância em países como o Brasil, que tem grandes áreas rurais e enormes distâncias, relativo baixo índice de desenvolvimento em algumas áreas e grande desigualdade social. É necessária a priorização por parte do Estado de políticas de saúde para as populações rurais e remotas, bem como para a formação, o recrutamento e a retenção de profissionais adequados para essas áreas, visando obter maior equidade. Tais recomendações estão de acordo com análises e orientações internacionais sobre o tema e devem ser devidamente adaptadas para a realidade nacional.

O que é rural?

Para tratar da saúde rural e da prática da MFC nessa área, é importante que, primeiramente, se conceitue o termo "rural". Apesar de bastante utilizado, nem sempre é fácil definir se uma região ou população é rural ou não. Há áreas aparentemente rurais nos limites de grandes cidades, assim como pequenas áreas urbanizadas em regiões predominantemente rurais que deixam dúvidas quanto à melhor forma de classificá-las. É possível, por exemplo, usar critérios como taxas de densidade demográfica, número total de uma população, tipo de atividade predominantemente desenvolvida, tipo de moradia e construções, nível de industrialização e serviços disponíveis ou, ainda, combinações desses critérios.[1] Em parte por essa riqueza de opções, o conceito de rural é altamente variável entre as nações.

No Brasil, pelo último censo oficial, 15% da população habita áreas consideradas rurais.[2] Embora essa porcentagem venha apresentando declínio em comparação com o censo de 1996 (20% da população era considerada rural),[3] o número total de brasileiros nessas áreas manteve-se estável e é ainda bastante expressivo, sendo de aproximadamente 30 milhões de pessoas. Tais contagens sempre subestimam as populações rurais da Região Amazônica.

Essa diminuição relativa da população rural, ora lamentada como perda, ora celebrada como sinal de progresso, é calculada segundo uma definição legal de ruralidade que surgiu em 1938, durante o Estado Novo,[4] e que determinou que a sede de todo município tivesse sempre a categoria de cidade. Além disso, baseia-se em uma definição administrativa de distrito e de perímetro urbano, ou seja, "rural" é considerada a área externa ao perímetro urbano de um distrito e está definida pelo arbítrio dos poderes municipais, o que é influenciado por seus interesses fiscais[5] e frequentemente não acompanha as modificações históricas.

Essa forma de conceituar "rural" gera distorções, como vem sendo apontado por alguns autores,[4,5] como, por exemplo, classificar como área urbana sedes de municípios muito pequenas, algumas com população inferior a 2 mil habitantes, o que seria ainda pior no caso de algumas sedes distritais. Municípios como Vitória do Jari (AP), com 8.550 habitantes, 0,3 por km^2, teriam 80% de "urbanização".[4] Tal distorção levaria a chamar de cidade o que na realidade seriam aldeias, povoados e vilas, resultando em uma superestimação do grau de urbanização,[5] o que parece ter raízes em noções pseudoevolucionistas que confundem progresso com nível de urbanização.

> A definição do IBGE, para usar a expressão de Elena Saraceno (1996/99), é de *natureza residual*: as áreas rurais são aquelas que se encontram fora dos limites das cidades, cujo estabelecimento é prerrogativa das prefeituras municipais. O acesso a infraestruturas e serviços básicos e um mínimo de adensamento são suficientes para que a população se torne "urbana". Com isso, o meio rural corresponde aos remanescentes ainda não atingidos pelas cidades e sua emancipação social passa a ser vista – de maneira distorcida – como "urbanização do campo". (...) *Enquanto o meio rural for apenas a expressão, sempre minguada, do que vai restando das concentrações urbanas, ele se credencia, no máximo, a receber políticas sociais que compensem sua inevitável decadência e pobreza.*[6]

Ao contrário, se for possível conceber uma forma de pensar as comunidades rurais não só pelas suas carências, mas também por seus aspectos positivos e relações com as cidades, abrir-se-ão caminhos para políticas que possibilitem o real desenvolvimento dessas áreas com consequentes impactos na saúde.

Uma proposta nesse sentido sugere que se repense a ruralidade brasileira com base na combinação da densidade demográfica e do tamanho populacional. Sendo assim, seriam considerados de pequeno porte os municípios que apresentam simultaneamente menos de 50 mil habitantes e menos de 80 hab/km². A partir desses critérios, concluir-se-ia que 90% do território brasileiro, 80% de seus municípios e 30% de sua população (o dobro, portanto, que nos dados oficiais) são essencialmente rurais. O Brasil "inequivocamente urbano" corresponderia, então, a 57% de sua população. Os 13% restantes caberiam em uma categoria intermediária, que poderia ser denominada como "rurbana".[4,5]

Outra proposta[7]* seria a de dividir as regiões em relação à sua integração com a cidade, podendo-se agrupá-las assim:[8]

Zonas economicamente integradas: zonas rurais prósperas, geralmente próximas de um centro urbano ao qual se integram por uma rede de comunicações bem desenvolvida, combinando as melhores vantagens da vida no campo e na cidade, e aproveitando economias de escala e de aglomeração, com demanda e oferta diversificadas de emprego.

Zonas rurais intermediárias: são zonas tradicionalmente desenvolvidas com base em um setor agrícola próspero e nas atividades a ele associadas; são, em geral, afastadas de centros urbanos, mas com infraestrutura de transporte suficiente para ter acesso a eles; são zonas em processo de integração econômica, em que as novas atividades (indústria, comércio, turismo) começam a transformar a estrutura do emprego.

Zonas rurais isoladas: possuem uma população dispersa e localizam-se em áreas periféricas bem afastadas de centros urbanos (p. ex., montanhas e ilhas); a infraestrutura e os serviços locais são precários, a produção é tradicional (agricultura e pequeno artesanato local) e as rendas e a qualificação da mão de obra são bastante baixas. O debate especializado é longo, e não é objetivo deste capítulo aprofundá-lo. Não havendo uma definição universal de rural e sendo de pouca utilidade para os nossos fins buscar entre as existentes qual seria a melhor, destaca-se a importância da noção de que o rural não deve ser definido exclusivamente por oposição às cidades, mas sim por si só e na sua relação com elas.[6] Importa destacar de forma resumida:[9]

- Rural não é sinônimo de agrícola nem tem exclusividade sobre este.
- Rural é multissetorial (pluriatividade) e multifuncional (função produtiva, ambiental, ecológica, social).
- As áreas rurais têm densidade populacional relativamente baixa.
- Não há um isolamento absoluto entre os espaços rurais e as áreas urbanas.

Apesar de apresentarem características comuns, as áreas do meio rural se caracterizam por uma imensa diversidade, em especial em um país como o Brasil. A busca de categorias que facilitem o estudo dessa variedade, sem tratar a realidade de forma rígida, é muito importante. Além disso, algumas áreas não essencialmente rurais apresentam dificuldades de acesso ou são remotas, apresentando relações "frouxas"[10]** com o restante da rede de cuidados do sistema de saúde. Então, apesar de não serem consideradas oficialmente rurais, podem beneficiar-se das discussões aqui apresentadas. E é interessante que participem da produção de conhecimento para as políticas públicas que se direcionam a essa problemática.[11]

A defasagem rural-urbana em relação à saúde

Existe, mundialmente, uma defasagem de profissionais de saúde em zonas rurais e remotas. Dados da Organização Mundial da Saúde (OMS)[12] revelam que, apesar de cerca de metade da população mundial habitar zonas rurais, só 24% dos médicos trabalham nessas áreas (Figura 61.1). Esse problema é ainda mais grave nos países pobres, mas não é exclusivo deles. Na África do Sul, por exemplo, embora 46% da população viva em zonas rurais, apenas 12% dos médicos trabalham nessas regiões. Nos EUA, 20% da população se encontra em áreas rurais, mas conta com apenas 9% dos médicos do país na atenção à saúde.[12]

---

* Esta proposta mantém relação com a mais recente e utilizada pelas Nações Unidas, que define três níveis de urbanização: 1) densamente povoadas (> 500 hab/km² e > 50.000 habitantes totais); 2) intermediárias (> 100 hab/km² e mesma população total da anterior, ou ainda estando contígua a uma área assim povoada); e 3) pouco povoadas (não atingindo os níveis anteriores), embora modificações já estejam sendo sugeridas.

** Malha densa, estreita e frouxa são termos da socióloga Elizabeth Bott.

População mundial
Rural 50%
Urbana 50%

Enfermeiros no mundo
Rural 38%
Urbana 62%

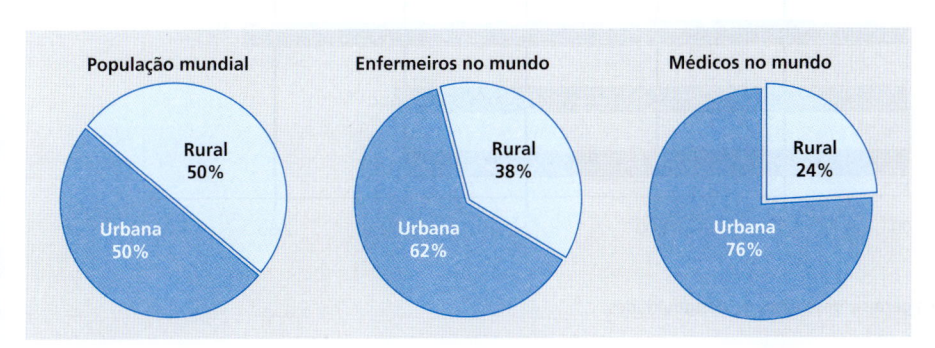

Médicos no mundo
Rural 24%
Urbana 76%

◄ **Figura 61.1**
Distribuição de médicos, enfermeiros e população mundial em relação à situação de domicílio.
Fonte: World Health Organization.[12]

A Organização Internacional do Trabalho (OIT)[13] refere que o déficit global na cobertura de saúde rural é 2,5 vezes maior do que nas áreas urbanas. A ausência legal de cobertura de saúde em todo o mundo é alta: 38% da população sem cobertura de saúde baseada em direitos (Figura 61.2). Os maiores déficits ocorrem globalmente nas áreas rurais, onde 56% da população está sem cobertura de saúde legal. O déficit nas zonas rurais é 2,5 vezes mais alto do que nas zonas urbanas, onde é de 22%.

A falta de profissionais de saúde, que chega a 10 milhões no mundo, também é distribuída de modo desigual, sendo aproximadamente 70% nas áreas rurais (Figura 61.3). No Brasil, esse fenômeno também ocorre. Se forem comparadas as regiões brasileiras, ver-se-á que a Região Norte apresentava em 2011 uma taxa de 0,98 médicos por mil habitantes, e na Região Sudeste, a média era de 2,61 médicos para mil habitantes (Figura 61.4). Verificam-se também desigualdades internas aos Estados da federação, tendo as grandes metrópoles as maiores concentrações de médicos. Segundo o Conselho Federal de Medicina,[14] o conjunto das capitais apresenta a razão de médicos registrados por 1.000 habitantes de 4,22, ao passo que é de 1,95 no país como um todo.

Essa distribuição desigual não se restringe aos médicos e é uma das causas das diferenças encontradas em relação ao uso de serviços de saúde. Nas áreas urbanas, 30,7% das pessoas não foram ao médico no último ano, e esse número sobe para 40,5% nas áreas rurais.[15] O número de pessoas que nunca consultou com um odontólogo é o dobro nas regiões rurais brasileiras em comparação com as urbanas (20 e 10%, respectivamente). Cerca de 42,1% das pessoas em área urbana foram ao dentista no último ano, ao passo que apenas 30,5% o fizeram nas áreas rurais.[15] Essa diferença é ainda mais desfavorável aos homens do que às mulheres em regiões rurais. Aspectos de acessibilidade e integralidade são aprofundados mais adiante.

A defasagem rural-urbana envolve também situações de saúde, como visto na Tabela 61.1, em relação a algumas doenças infecciosas.

A mortalidade infantil na área rural supera a urbana em 30% no país como um todo. Os mais elevados diferenciais de mortalidade entre as áreas rural e urbana se encontravam no Centro-Oeste, principalmente em Goiás e no Mato Grosso do Sul. Entre Alagoas, Estado com a mais elevada mortalidade infantil rural (67,2%), e o Rio Grande do Sul, onde a mortalidade infantil estimada era de 17,5%, a diferença chegava a 283%.[16]

As diferenças quanto às taxas de vacinação,[18] ao acesso à água em padrões considerados adequados para consumo, à coleta de lixo e ao tratamento de esgoto,[19] e às taxas de amamentação,[20,21] por exemplo, também variam historicamente de forma considerável entre as regiões e entre as zonas urbanas e rurais.

Em relação à amamentação, apesar de ser historicamente mais frequente e mais prolongada nas zonas rurais, sua prática não vem aumentando tanto quanto nas zonas urbanas, em resposta às campanhas de estímulo.[21] As taxas de má nutrição e doenças relacionadas a deficiências de nutrientes também são relatadas.

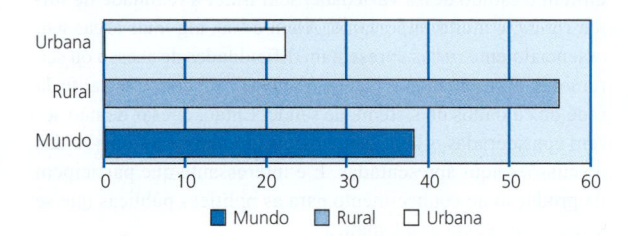

▲ **Figura 61.2**
Proporção da população mundial não protegida por legislação ou afiliada a um seguro de saúde.
Fonte: Scheil-Adlung.[13]

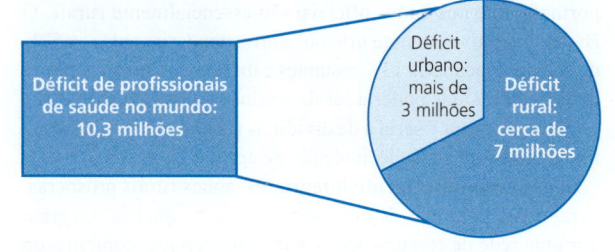

▲ **Figura 61.3**
Estimativa do déficit de profissionais de saúde em áreas rurais e urbanas no mundo em 2015.
Fonte: Scheil-Adlung.[13]

Distribuição de médicos registrados por 1.000 habitantes, segundo Grandes Regiões – Brasil, 2011

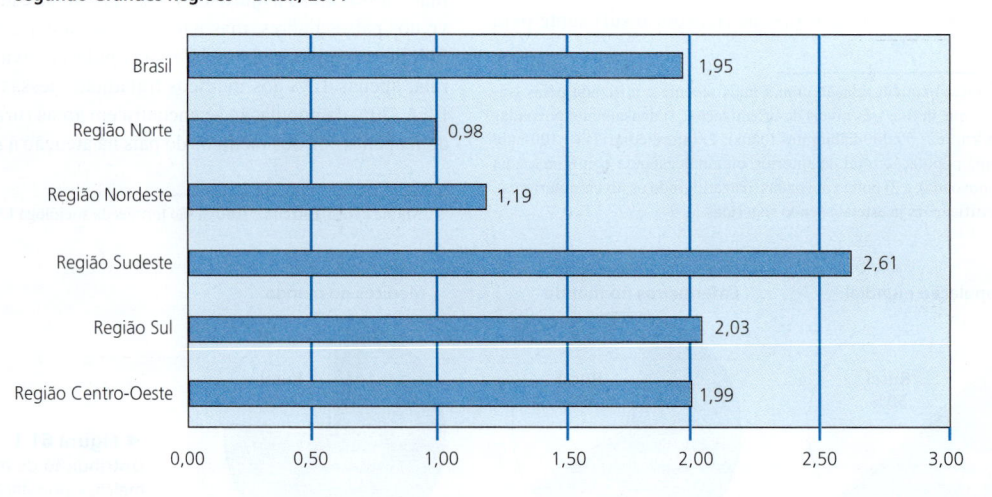

Região	Médicos/1.000 hab.
Brasil	1,95
Região Norte	0,98
Região Nordeste	1,19
Região Sudeste	2,61
Região Sul	2,03
Região Centro-Oeste	1,99

▲ **Figura 61.4**
Demografia médica no Brasil: dados gerais e descrições de desigualdades.
Fonte: Scheffer e colaboradores.[13]

Tabela 61.1 | **Algumas doenças segundo local de residência**

Agravo/doença	Incidência/100.000 hab. (2010)		Letalidade média (2009-2011)	
	Rural	Urbana	Rural	Urbana
Doença de Chagas aguda	0,03	0,02	2,37	2,16
Esquistossomose	34,33	6,90	0,04	0,32
Hanseníase	17,87	16,14	0,01	1,07
Hantaviroses	0,27	0,05	30,5	45,32
Leishmaniose tegumentar americana	44,89	5,87	0,0005	0,0001
Leishmaniose visceral	2,90	1,66	0,05	0,66
Leptospirose	1,81	1,72	3,65	10,3
Tétano acidental	0,23	0,13	32,6	30,01
Tuberculose	16,72	25,55	2,76	2,95

Fonte: Sarmento e colaboradores.[17]

A deficiência de vitamina A, por exemplo, cada vez mais rara nas grandes cidades, ainda é descrita com alguma frequência em comunidades rurais e remotas.[22]

As taxas de alfabetização também são piores em áreas rurais.[23] Nas zonas urbanas, essa taxa fica em torno de 8,4%, e nas zonas rurais, ela sobe para 25%. O Censo demográfico de 2010 demonstrou que o percentual de pessoas fora da escola na faixa etária compreendida entre 10 e 17 anos também é superior na área rural (11,1%) em relação à urbana (7,9%). Em alguns Estados, esta diferença pode chegar a 22,4% na área rural e 7,4% na urbana.[24]

A prevalência de tabagismo, apesar de estar diminuindo ao longo do tempo, também é maior na zona rural,[25] independentemente do gênero.[26] Na área rural, o hábito de utilização do cinto de segurança foi menos frequente, com percentual de 59,1%, e na área urbana, foi de 82,5%.[27]

Em relação às doenças crônico-degenerativas, está demonstrado que as populações rurais brasileiras recebem menos diagnósticos de diabetes e têm menos acesso a ações simples diagnósticas, como medir a pressão arterial e a glicemia sanguínea.[25] Os diabéticos e hipertensos têm menos acesso também à avaliação oftalmológica, a exames e à avaliação especializada, quando necessário, embora aparentemente tenham melhor acesso a internações hospitalares.[25]

As amostragens de qualquer estudo de dimensão nacional excluem parte variável das populações rurais das Regiões Norte, Nordeste e Centro-Oeste, o que subestima as diferenças observadas entre as áreas rurais e urbanas. Além disso, aspectos qualitativos frequentemente são menosprezados na pesquisa biomédica e devem ser levados em conta quando são pesquisadas as condições de saúde em zonas rurais. Características importantes que, de outra forma, passariam despercebidas só serão compreendidas por meio de práticas de pesquisa como, por exemplo, o papel que as migrações por trabalho exerce na dinâmica da Aids e, também, de que forma a ideia que se tem dela como "doença de cidade grande" influi no comportamento preventivo de pessoas sexualmente ativas.[28] São necessárias, portanto, entre outras coisas, para se entender melhor a realidade brasileira, uma maior cobertura rural nas amostragens e uma complementação interdisciplinar e entre metodologias de pesquisa.

Essas diferenças entre a saúde rural e a urbana não se dão apenas do ponto de vista médico, por meio de indicadores clássicos, mas também são visíveis nas pesquisas de percepção da saúde das populações rurais, que também é pior do que a das urbanas.[15,25] O conjunto destas e outras características da vida rural no país reflete-se em índices de desenvolvimento humano (IDH), como visualizado na Figura 61.5.

Pode-se constatar, por outro lado, que alguns municípios com os mais altos índices de qualidade de vida ou de desenvolvi-

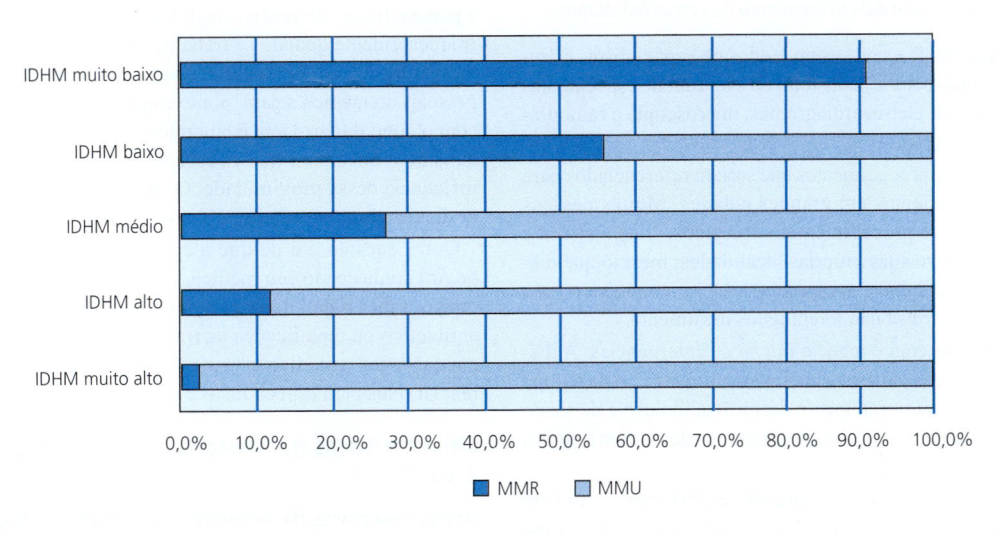

▲ **Figura 61.5**
Distribuição percentual da classificação do índice de desenvolvimento humano municipal (IDHM) segundo situação de ruralidade pela PNUD, 2010. MMR, municípios mais rurais; MMU, municípios mais urbanos.
Fonte: Sarmento e colaboradores.[17]

mento humano são predominantemente rurais.[29] A ocupação agrícola, mesmo nas regiões mais fortemente rurais, pode estar em queda, mas algumas regiões rurais fazem parte das zonas mais dinâmicas de vários países. Muitas vezes, elas criam mais possibilidades de novos empregos do que a economia tomada em seu conjunto.[6] A pluriatividade é uma característica cada vez mais forte dessas áreas e faz parte de um conjunto de transformações complexas que hoje estão em curso e que apresentam consequências não só para os mercados de trabalho, mas também para as formas de funcionamento das unidades familiares e sua saúde.[30] Esse modo de perceber os acontecimentos deve gerar necessariamente implicações na forma como o médico de família e comunidade trabalha; por exemplo, ao avaliar e estabelecer relações terapêuticas familiares, atuar nas instâncias participativas e de educação coletiva, além de incorporar essas transformações na sua maneira característica de trabalhar dados epidemiológicos em conjunto com os individuais.

Pode-se, portanto, falar da saúde rural de forma geral, mas deve-se ter em mente tanto essa polissemia do conceito usado quanto a variedade incrível de realidades que ela pode compreender. Se, por fim, o desejo for de que a equidade seja uma das características do atual sistema de saúde, deve-se ter em mente essa imensa defasagem que há entre rural e urbano.

A prática da medicina rural

A prática do cuidado à saúde e o próprio sistema de saúde apresentam características diferentes em áreas rurais.[31-33] Pode-se constatar que alguns problemas de saúde e fatores de risco são mais frequentes em zonas rurais do que em urbanas, como as intoxicações agudas, subagudas e crônicas por agrotóxicos,[34-36] os acidentes com animais peçonhentos e plantas tóxicas[37] e os acidentes decorrentes de certos riscos ocupacionais.[38]

O trabalho das populações rurais costuma estar associado a exposições climáticas, físicas, químicas, orgânicas, além do risco de operações com máquinas específicas, como serras, tratores, etc.[39] O fato de o trabalho ser muitas vezes realizado próximo ou mesmo no próprio local de moradia também está relacionado a risco.[38]

O trabalho dos profissionais de saúde também apresenta características distintas, como o relativo isolamento em relação a outros colegas,[40] o que exige o desenvolvimento de certas habilidades:

- Interpretação de exames sem laudos de especialista. É frequente a indisponibilidade total ou eventual de especialistas para laudos de eletrocardiogramas, microscopia e radiografias, por exemplo.
- Realização de procedimentos que seriam referenciados para outros profissionais em grandes cidades. Muitas pessoas preferem fazer procedimentos cirúrgicos, diagnósticos e terapêuticos em suas próprias localidades, mesmo que disponham de referência apropriada. Não é incomum a recusa a procedimentos se não forem feitos localmente.
- Familiaridade com o manejo inicial de emergências. A distância e o tempo entre o primeiro atendimento e o da equipe apropriada para o tratamento definitivo, inclusive de saúde mental e traumas, costumam ser maiores do que em grandes centros.
- Ampliação da escala de habilidades em relação ao cuidado das fases do ciclo vital, incluindo atenção à gestante e à sua família, puericultura, puerpério, atenção à saúde da criança e do adolescente, da mulher, do adulto, do idoso e cuidados durante o fim da vida.
- Ampliação da escala de habilidades no que diz respeito ao manejo integral e sociofamiliar da pessoa, incluindo competência dialógica intercultural e diálogo com práticas tradicionais.

Esta ampliação de habilidades, em alguns países, vem produzindo modificações curriculares em programas de graduação e pós-graduação,[41] no sentido de promover a formação de um médico generalista mais apropriado. Em nosso país, o improvável modelo que prevê uma equipe de clínico, pediatra, gineco-obstetra e cirurgião para cada localidade ainda não foi superado totalmente. A formação do médico de família e comunidade, embora mais apropriada, ainda não dá conta de boa parte desta ampliação necessária, gerando um número de referenciamentos desnecessários. A formação do médico de família e comunidade poderia se beneficiar de um período adicional, opcional ou não, para o aprofundamento de habilidades que comumente fazem parte do escopo generalista rural em outros países, mas não no Brasil, como cirurgias, noções de anestesia, auxílio ao parto normal e à cesariana, manejo de emergências, etc. Não são só as características técnicas que mudam na prática rural, pois também há o relativo isolamento profissional do ponto de vista social. Muitos médicos irão conviver com as pessoas, além de atendê-las em uma parte do dia. Isso implica flexibilização de horários, capacidade de negociar papéis e limites, além de consequências para a sua família.[40]

Questões éticas afloram desse estilo de vida e trabalho.[42] O médico rural deve prestar atenção para questões de sigilo e privacidade. Sendo uma parcela de seu convívio social dividida com as pessoas com quem trabalha, nem sempre será fácil separar o que é de conhecimento público e o que é informação profissional. Alguns problemas podem ser ocultados do médico com maior intensidade, como algumas infecções sexualmente transmissíveis, abuso sexual, violência e adicção.[43] Os casos de violência são especialmente complexos pela proximidade e possibilidades de envolvimento do profissional e de sua família, conforme sua interferência seja percebida.[44]

O respeito às diferenças e a capacidade de adaptação do profissional e de sua família também podem trazer à tona algumas questões. A adoção ou não de certos costumes e hábitos pode aproximar ou afastar o médico da população, e isso acontece naturalmente; pode ser necessário, então, negociar alguns aspectos culturais visando à manutenção da privacidade e ao respeito à personalidade do profissional. Essas questões aparecem mais frequentemente quando se trabalha com minorias étnicas.[45] Da mesma forma, em um local pequeno, é comum que as relações pessoais do médico sejam, por exemplo, com o farmacêutico ou com o dono da farmácia e laboratórios. É necessário profissionalismo e ética para que as relações profissionais não sofram influência dessa proximidade. O mesmo ocorre com colegas e gestores, administradores públicos e privados.

Outra questão é a de que a comunidade, ao longo do tempo, irá conhecendo seu médico. Assim, alguém poderá, com o tempo, saber o que dizer para ter maior chance de ganhar um antibiótico ou uma licença de trabalho. Saberá, possivelmente, em que áreas o médico é "mais fraco" ou tem tendência a referenciar mais para especialistas e urgências.[46]

Características da atenção primária à saúde em áreas rurais

Acesso ou porta de entrada e longitudinalidade

Nas zonas rurais, o nível primário é ainda mais importante como porta de entrada do sistema de saúde do que nas cidades.[47] Em várias localidades, o posto de saúde é o único ponto próximo de acesso ao sistema de saúde, ou ainda o único serviço de saúde existente. O número de domicílios brasileiros cadastrados em unidades de saúde da família é maior (70,9% vs. 50,6% de áreas urbanas) nas áreas rurais,[27] e isso se reflete no número de visitas mensais domiciliares por profissionais de saúde (62,7% vs. 43,6%).

Em relação ao acesso via saúde suplementar, a população urbana brasileira apresenta cinco vezes mais cobertura por planos de saúde médicos ou odontológicos do que a rural.[27]

Há alguns anos, quando explorados os motivos de não atendimento médico, chamava a atenção a falta de serviços de saúde disponíveis nas zonas rurais e o número de pessoas que referiam não haver médico atendendo na localidade.[47] Muitas pessoas alegavam falta de dinheiro como motivo de não atendimento em zonas rurais em comparação com as urbanas.[47]

Recentes políticas nacionais têm gerado uma tendência a modificar essa realidade em muitas localidades, em um esforço inédito em nossa história. O Programa Mais Médicos (PMM) aparentemente reduziu a falta de profissionais médicos, embora se questione a tendência forte a substituir profissionais que trabalhavam na saúde da família, incluindo médicos de família e comunidade brasileiros, por bolsistas estrangeiros e por tempo limitado (Tabela 61.2).[48] Esta opção, apesar de gerar certo alívio ao déficit médico nestas regiões, parece ter o efeito colateral de substituição da oferta regular de médicos das prefeituras pelo provimento federal, cumprindo de forma apenas relativa seu objetivo e com potencial para tornar os municípios participantes dependentes do programa, justo aqueles que historicamente conviviam com situações de carência e privação de serviços de saúde.[48] Somam-se a isso as grandes diferenças de remuneração (que passam do triplo em algumas regiões) e outras vantagens, como tempo reservado para estudo e auxílio-moradia, jamais garantidos aos médicos de família e comunidade brasileiros que optem por regiões rurais ou remotas anterior ou paralelamente a estas políticas.

O aspecto positivo das etapas mais recentes destas políticas incluía modificações na formação de graduação e pós-graduação, que são estratégias recomendadas para o recrutamento e a retenção de profissionais de saúde, com veremos mais adiante ao revisarmos as evidências internacionais. Nos últimos anos, o número de vagas em cursos de medicina aumentou bastante, com ênfase na APS, bem como a interiorização. Entretanto, critica-se o grande número de instituições privadas, em relação às públicas, e a grande concentração de novos cursos em áreas nas quais já existiam, assim como em Estados altamente industrializados e populosos. Critica-se também a falta de apoio a estas localidades, o número de alunos por equipe de saúde e a ausência de hospitais com condições para garantir a qualidade da formação.[49] A instabilidade política recente torna incerto o rumo destas políticas, assim como o aprimoramento destas falhas apontadas por pesquisadores.

Outras formas de se avaliar o acesso à saúde podem ser feito a partir de grupos populacionais ou ações específicas. Em relação ao acesso à saúde pelos idosos em áreas rurais, relata-se que as mulheres consultam mais médicos (76%) do que os homens (61,5%). Essas proporções foram bastante inferiores às observadas entre os idosos residentes em áreas urbanas: 84,7% das mulheres e 73,5% dos homens.[50] A proporção de idosos que referiu ter um serviço de saúde de uso regular, entre os residentes em áreas rurais, foi de 73,4% em 2003 em comparação com 81,8% nas áreas urbanas. Não se observou diferença entre os sexos.[50] Os idosos urbanos com restrição de atividades apresentaram maior taxa de utilização de serviço do que os idosos rurais – em relação à consulta odontológica, foram 9,1% de idosos rurais contra 19,1% de urbanos.[50]

A cobertura de mamografia nos dois anos que antecederam a entrevista entre as mulheres de 60 a 69 anos representa um indicador de acesso e integralidade nesse grupo populacional. Essa cobertura limitou-se a 13,9% para as residentes em áreas rurais e 43,1% para as de áreas urbanas.[50] Os idosos rurais também pagaram mais pelos procedimentos do que os urbanos.[50] Não se observou diferença nas taxas de internação entre os grupos. O aumento da cobertura de planos de saúde para a população de idosos rurais não teve reflexo no aumento da participação dos planos de saúde privados no financiamento de serviços prestados. Tal achado questiona a qualidade dos planos de saúde privados disponíveis para essa população.[50] Tais dificuldades de acesso estão associadas também com o nível de instrução, alfabetização e discriminação relacionado a esses fatores.[50]

A família dos idosos rurais é a principal fonte de recurso e apoio contra a escassez geral de serviços sociais e de saúde.[51] A família é um fator protetor do envelhecimento no meio rural e, como tal, deve ser foco de políticas públicas sociais e de saúde adequadas às particularidades dessa população.[52]

Quando se pensa em acesso à saúde no meio rural, logo vêm à mente as dificuldades de transporte e as grandes distâncias. Criatividade e flexibilidade são necessárias em regiões rurais

Tabela 61.2 | Saldo do número de médicos em várias especialidades no Brasil

	Clínica médica	Pediatria	Saúde da Família	PMM	Total
Norte	718	42	−984	1.715	1.491
Nordeste	934	−9	−3.098	4.849	2.675
Sudeste	1.939	102	−1.593	4.372	4.820
Sul	1.064	75	−884	2.365	2.620
Centro-oeste	641	33	−583	955	1.046
Capitais e regiões metropolitanas	1.422	−37	−1.020	2.889	3.254
Mais de 100 mil habitantes	1.561	227	−711	2.275	3.353
Mais de 50 até 100 mil habitantes	1.033	44	−770	1.832	2.139
Mais de 20 até 50 mil habitantes	698	−31	−1.872	3.078	1.873
Mais de 10 até 20 mil habitantes	347	19	−1.565	2.283	1.084
Até 10 mil habitantes	234	19	−1.203	1.899	949
Brasil	5.296	243	−7.142	14.256	12.652

PMM, Programa Mais Médicos.

do país, como uso de embarcações servindo como postos de saúde móveis, equipes itinerantes e para transporte de pessoas. A estratégia de treinamento de agentes comunitários de saúde nas mais diversas realidades é uma forma de ampliação do acesso.

Os mesmos desafios de acessibilidade também serão obstáculos para a longitudinalidade. A atenção domiciliar consiste em uma prática de grande importância para diminuir a fragmentação da atenção e para direcionar o foco nos episódios de doença grave.[51] O menor número de alternativas de acesso ao sistema de saúde e as distâncias podem facilitar, por outro lado, a longitudinalidade por meio de um vínculo maior com determinado serviço ou profissional.

Muitas atividades rurais apresentam periodicidades específicas no ciclo diário, relacionadas às estações ou condições climáticas. Certos tipos de trabalho, uma vez iniciados, preferencialmente não deverão ser interrompidos. Outros serviços são mais bem realizados à noite, como o carregamento para transporte de aves de criação, o que exige alteração do ciclo circadiano ou diminuição do sono total, já que esse serviço costuma complementar a renda do trabalho diário. Outros serviços exigirão grandes deslocamentos, o que alterará ou impedirá temporariamente a possibilidade de contato com o serviço de saúde. Essa é uma das dificuldades do médico de família e comunidade em áreas rurais, em que uma parcela expressiva da população deve deslocar-se para trabalhar, inclusive para áreas urbanas mais ou menos próximas. Essas pessoas, muitas vezes, não têm acesso a um serviço de saúde do trabalhador que dê cobertura a recursos diagnósticos e terapêuticos necessários e precisam ausentar-se do trabalho para acessar as equipes que estão nas áreas rurais onde moram e, portanto, para a qual estão designadas pela regulamentação territorializada do sistema de saúde.

A saúde de grupos nômades e trabalhadores rurais temporários é um tema específico da medicina rural e representa um grande desafio por sua maior exposição a fatores de risco, doenças e fragmentação do cuidado.[53] Sua mobilidade também gera desafios para pesquisas e para a confiabilidade dos dados de notificação de agravos, epidemias, acidentes de trabalho, etc.[54]

Integralidade e coordenação

A integralidade talvez seja a característica mais polissêmica da APS. De qualquer forma que se conceitue, entretanto, ela apresentará nuances e desafios para as zonas rurais. Do ponto de vista de níveis de prevenção, em que se assume integralidade como o acesso a atividades de prevenção, promoção e reabilitação, além do enfoque curativo tradicional, percebe-se que menos pessoas referem como motivo de consulta "exames de rotina ou prevenção"[42] em zonas rurais do que em urbanas. Apesar de mais pessoas em áreas rurais referirem ter utilizado serviços de saúde para vacinação, já se viu que as taxas de vacinação em crianças são menores nas zonas rurais.[18]

Do ponto de vista de acesso a recursos de saúde, como exames, procedimentos, referenciamentos a especialistas, internações, etc., em que a integralidade é assumida como um aspecto da acessibilidade, conclui-se que as equipes de saúde rural são geralmente menores do que as das grandes cidades e há um número mais limitado de outros profissionais, bem como de médicos especialistas. São necessárias, além da ampliação do escopo de habilidades mencionado, redes regionais de referência nesses locais, assim como estruturas logísticas de transporte e acompanhamento para essas pessoas. Até o momento, esse tem sido um ponto crítico dentro da atenção à saúde no Brasil. Em algumas regiões, somente por meio de barcos, em outras, só por transporte aéreo (o que também limita o número de pessoas) pode-se acessar outros níveis de atenção dentro do sistema de saúde. Recursos recentemente disponíveis e mais utilizados de forma progressiva, como dispositivos de consultoria à distância, prontuários informatizados e fax, entre outros, tendem a diminuir essas dificuldades, mas, em alguns casos, o contato direto com especialistas ou o acesso a recursos diversos é insubstituível. Em relação à realização de procedimentos pelos próprios profissionais de primeiro contato em regiões rurais e remotas, percebe-se que as dificuldades encontradas tradicionalmente pelos médicos de família rurais também se aplicam aos profissionais bolsistas das políticas emergenciais recentes, como o PMM, tendo sido documentado um número inferior de procedimentos realizados por estes em relação ao que alegam saber realizar. Os motivos principais relatados como causas desta diferença foram falta de infraestrutura e materiais.[48]

A integralidade diz respeito também à ampliação do foco da atenção ao processo patológico individual e de uma intervenção biomédica pontual para uma compreensão ampliada do processo de saúde-doença e uma intervenção continuada e abrangente do ciclo de vida da pessoa, suas redes familiares e comunitárias. Assim, a reflexão dos fenômenos históricos, das peculiaridades regionais e das formas de inserção global das comunidades, das formas como as redes naturais-sociais se dão no âmbito rural e suas relações com a produção de saúde-doença deve estar sempre presente no cotidiano das equipes de saúde.[55]

Outra característica da prática rural que diz respeito a essas características da APS é a utilização com mais frequência do contato direto com outros médicos que trabalham na região, tanto por telefone quanto pessoalmente, facilitando a troca de informações, e uma menor rede burocrática de organização dos sistemas locais, facilitando o acesso direto às pessoas que tomam as decisões ou dispõem das informações necessárias e que podem abrir exceções em casos especiais. O papel coordenador do médico de atenção primária fica evidente por um lado, mas, por outro, pode ser desafiado pelo acesso direto pelo usuário a especialistas, por meio da menor dificuldade de contato com estes em hospitais, emergências e consultórios privados.

Centralização na família e na comunidade

Em geral, as populações das zonas rurais apresentam valores mais tradicionais do que as das grandes cidades.[40] A forma como funciona em determinada localidade o conceito de família impacta a maneira como o médico utilizará instrumentos e técnicas de trabalho, como o genograma, as sessões de terapia de casal e de família. A forma de intervenção e as expectativas em relação às condutas e aos papéis dentro do núcleo familiar precisam ser "contextualizadas" para as diferentes comunidades, e não somente de forma individual. É conhecida também a necessidade de adaptação da teoria da terapia de família em relação às diferenças culturais e classes sociais.[56] Contudo, para algumas comunidades rurais mais tradicionais, essas adaptações podem ser facilitadas por uma relativa rigidez de modelos de família e hábitos locais.

Da mesma forma, o conceito de comunidade muitas vezes é discutível em regiões de uma cidade, pois a tendência das equipes de saúde da família é a de tratarem sua população adscrita e territorializada como uma "comunidade real", embora, para as pessoas por ela atendidas, a delimitação para uso da equipe possa ser o único fator agregador.[55] Em zonas rurais, entretanto, o sentimento de comunidade pode ser muito forte e, se o processo de delimitação de áreas de abrangência das equipes respeitar esse fenômeno, pode-se criar um ambiente muito propício para intervenções comunitárias. É comum que haja grande participação comunitária em reuniões de conselhos locais de saúde ou reuniões pontuais para tratar de problemas específicos. Da mesma forma, o trabalho com grupos, em especial para idosos e pessoas que tenham certa flexibilidade de horários, costuma ser gratificante, inclusive por abrir uma possibilidade a mais de lazer e convívio nas regiões que dispõem de poucas opções.

As atividades intersetoriais são potencialmente facilitadas pelo tamanho reduzido das estruturas e das instituições; entretanto, podem estar mais dependentes das personalidades individuais dos responsáveis por elas, o que nem sempre é produtivo. Assim, o médico rural tem, em geral, grande facilidade de acesso à(s) escola(s) local(is), a postos de trabalho, igrejas, etc. e deve utilizar isso em favor da comunidade na qual trabalha.

Competência cultural

Nas zonas rurais, a grande diversidade brasileira pode ser ainda mais evidente. Conceitos diferentes de saúde, doença e prevenção deverão ser conhecidos e manejados habilmente pelo médico rural, com o objetivo de não ferir a autonomia das pessoas para quem trabalha. A medicina, assim como todas as formas de ciência aplicadas, apresenta forte poder modificador dos modos de vida tradicionais. O médico deve estar ciente do poder silenciador[57] sobre culturas diversas que sua atividade apresenta e que gera resultados frequentemente imprevistos. O contato com cuidadores tradicionais e tratamentos não formalmente científicos pode ser ainda mais explícito do que nas grandes cidades. Conflitos desnecessários devem ser evitados, bem como uma postura arrogante perante outros saberes.[40]

Conhecer um pouco da história dos conceitos de cultura e identidade e suas várias definições, ter uma noção geral das discussões da filosofia e antropologia da ciência pode ser de grande valor para os médicos em geral, porém mais especificamente para o profissional que trabalha com uma grande diversidade e modos de vida muito distantes dos seus.[58]

O cuidar da saúde realizado pelo médico em áreas rurais precisa ser compreendido como algo além de uma simples transposição das práticas médicas para um local diferente. Mais do que uma troca de cenário, são necessários aprimoramentos, tendo em vista: as características especiais da saúde das populações rurais; as peculiaridades da forma de organização do sistema de saúde; e a necessidade de adequação do perfil exigido para o profissional de saúde rural. Isso implica uma formação diferenciada desses profissionais que contemple tais diferenças e o suporte continuado após sua inserção nas comunidades rurais.

Como melhorar a defasagem rural-urbana

O Working Party on Rural Practice, da Associação Mundial de Médicos de Família (WONCA),[59] estabelece os seguintes princípios para o fortalecimento da medicina rural:

- A infraestrutura necessária para a implementação de atenção à saúde integral de áreas rurais, remotas e com dificuldades de acesso deve ser de alta prioridade para os governos nacionais.
- A natureza específica da prática rural, incluindo a mais ampla gama de habilidades requerida pelos médicos rurais, deve ser reconhecida pelos governos e organizações profissionais.
- O núcleo de competências da prática geral/de família deve ser ampliado pela provisão de habilidades adicionais para a prática rural apropriada especificamente às localidades determinadas.
- O *status* dos médicos rurais deve ser elevado por uma abordagem coordenada que envolva planos de carreira, educação e treinamento, aumento de incentivos e melhora das condições de trabalho. Essas medidas devem ser financiadas e apoiadas pelos governos, comunidades e organizações profissionais, reconhecendo-se o papel vital do médico rural.
- O médico rural e outros profissionais de saúde devem auxiliar a comunidade na avaliação, na análise e no desenvolvimento de serviços de saúde que sejam voltados para as necessidades locais, sem deixar de reconhecer a importância da abordagem voltada à pessoa no nível individual.
- Os modelos de serviços em saúde rural devem ser avaliados e promovidos em parceria com as comunidades rurais e em cooperação com autoridades de saúde regionais e nacionais.
- Os médicos rurais devem adotar a filosofia da APS como chave para a saúde de comunidades rurais.
- Deve haver representação feminina em todas as instâncias representativas onde as decisões forem tomadas.

Vê-se que esses princípios se compatibilizam completamente com os que vêm norteando a criação e a ampliação da especialidade MFC no Brasil. Parece necessária, contudo, uma mudança na postura da gestão das políticas de interiorização de profissionais de saúde que contemplem essas necessidades como reais prioridades de saúde. A grande defasagem de profissionais entre as áreas rurais e urbanas pode ajudar a explicar as diferenças percebidas nos indicadores de saúde. Tendo em vista a necessidade de se construir um sistema de saúde com equidade, deve-se necessariamente pensar em formas de trabalhar essa desproporção. Diversos estudos realizados em várias partes do mundo podem ajudar a entender melhor essa questão e trabalhar nela.[60-63]

A literatura mostra, como algo importante, que o estabelecimento de políticas voltadas para a interiorização e a retenção de profissionais em áreas rurais e remotas deve ser o objetivo central a ser perseguido, de forma que esta seja uma questão prioritária em planos nacionais de governo. A análise dos fatores que influenciam essa decisão por parte dos profissionais é um passo-chave para a compreensão da complexidade do problema e para guiar possíveis intervenções (Figura 61.6). A OMS sugere que as abordagens desse problema devam ser realizadas intersetorialmente.[12]

Alguns exemplos de recomendações para melhorar a defasagem rural-urbana, que contam com um bom nível de evidência a partir da revisão de estudos ou um forte nível de recomendação por parte da OMS, significando que têm grande chance de serem aplicáveis em diferentes contextos e de possuir baixa probabilidade de causar efeitos prejudiciais, são:

- Criar políticas de direcionamento para a admissão de estudantes de origem rural nos cursos da saúde, visto que essa proveniência está relacionada a uma chance maior de trabalhar nessas áreas após a conclusão dos estudos. Entre essas políticas, sugere-se a melhoria da qualidade do ensino primário e secundário nas áreas rurais. Essa medida aumentaria a chance de acesso ao ensino superior de estudantes provenientes de áreas rurais e de difícil acesso em longo prazo. Além disso, o financiamento de bolsas de estudo e o apoio diversificado para os gastos durante os estudos são citados.
- Revisar os currículos de forma a incluir tópicos de saúde rural com a finalidade de aumentar a competência dos profissionais para trabalhar nessa realidade, aumentando, assim, sua satisfação e fixação.

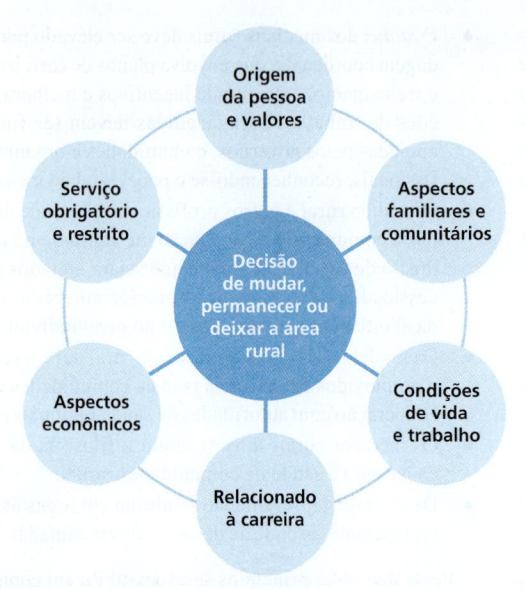

Figura 61.6
Fatores relacionados à decisão de um profissional de saúde de trabalhar em áreas rurais.
Fonte: World Health Organization.[12]

Diagrama central: **Decisão de mudar, permanecer ou deixar a área rural**, com fatores ao redor:
- Origem da pessoa e valores
- Aspectos familiares e comunitários
- Condições de vida e trabalho
- Relacionado à carreira
- Aspectos econômicos
- Serviço obrigatório e restrito

Pessoal
Origem rural, valores e altruísmo.

Família e comunidade
Disponibilidade de escolas para as crianças, espírito comunitário, equipamentos comunitários disponíveis.

Aspectos financeiros
Benefícios, subsídios, salário e sistema de pagamento.

Relacionado à carreira
Acesso a oportunidade de educação continuada, supervisão, cursos de desenvolvimento profissional e altos postos profissionais nas áreas rurais.

Condições de vida e trabalho
Infraestrutura, ambiente de trabalho, acesso à tecnologia/medicamentos e condições de trabalho.

Serviço obrigatório e restrito
Obrigado a prestar serviço no local.

- Melhorar as condições de vida para profissionais de saúde rurais e suas famílias investindo em infraestrutura e serviços (eletricidade, saneamento, comunicação, escolas, etc.), já que esses fatores têm grande impacto na decisão de trabalhar e permanecer nessas áreas.
- Proporcionar um ambiente de trabalho adequado e seguro, incluindo equipamento de proteção, provisões e supervisão de apoio.
- Identificar e implementar atividades extras, que facilitem a cooperação entre profissionais de saúde de áreas com mais recursos e aqueles das áreas com menos recursos e, quando possível, instrumentos de telessaúde para locais rurais e remotos.
- Desenvolver planos de carreira que estimulem os profissionais rurais a progredirem em termos de experiência, educação e treinamento sem necessidade de deixar suas áreas.
- Dar suporte a redes de médicos rurais, associações e periódicos de saúde rural de forma a melhorar o moral e o *status* dos profissionais que atuam em áreas rurais e a diminuir sua sensação de isolamento.

Todas essas recomendações têm efeito limitado se realizadas isoladamente. Sugere-se, então, que sejam combinadas com outras, como as da lista a seguir (tais orientações têm embasamento limitado na literatura e devem ser estudadas em relação às diversas realidades locais):

- Estimular a criação de escolas médicas e de outros cursos de saúde fora das capitais.
- Promover atividades em áreas rurais durante a graduação.
- Criar programas de educação continuada e de desenvolvimento profissional voltados para as necessidades dos trabalhadores rurais.
- Aumentar e dar suporte a um espectro mais amplo de ação do profissional, a fim de aumentar sua satisfação em áreas rurais.
- Aumentar a diversidade de profissionais da saúde em localidades rurais e remotas.
- Assegurar que serviços compulsórios temporários para profissionais de saúde, como os que ocorrem em vários países, sejam acompanhados de suporte apropriado e incentivos.
- Oferecer bolsas de estudo em troca de serviço temporário posterior em área rural ou remota.
- Oferecer uma ampla gama de incentivos financeiros, como adicionais de distância e dificuldade de acesso, para moradia e transporte, férias pagas, etc.

Essas recomendações da OMS estão de acordo com as que o Wonca Working Party on Rural Practice[59] e a Associação Mundial de Médicos[64] vêm manifestando. Em geral, todas elas podem ser adotadas com maior ou menor adaptação para as diversas realidades locais. O Chile apresenta um exemplo de realidade mais ou menos próxima à brasileira, em que há relatos de estratégias bem-sucedidas de políticas estimuladoras de interiorização.[65]

Um longo caminho é necessário para que, no Brasil, seja possível diminuir essas diferenças entre as áreas rurais e urbanas, garantindo o princípio constitucional da equidade no sistema de saúde. Algumas ideias apresentadas neste capítulo podem servir como base para políticas públicas nesse sentido e para uma futura produção de conhecimento a respeito da prática da MFC em áreas rurais e de difícil acesso.

REFERÊNCIAS

1. Couper I. The rural doctor. In: Mash B. Handbook of family medicine. Oxford: Oxford University; 2006.

2. Instituto Brasileiro de Geografia e Estatística. Censo demográfico: 2010 [Internet]. Rio de Janeiro: IBGE; 2011 [capturado em 28 jan. 2018]. Disponível em: http://www.censo2010.ibge.gov.br/resultados_do_censo2010.php.

3. Instituto Brasileiro de Geografia e Estatística. Censo demográfico: 1980, 1991 e 2000 e contagem da população: 1996 [Internet]. Rio de Janeiro: IBGE; 2001 [capturado em 28 jan. 2018]. Disponível em: http://www.ibge.gov.br/brasil_em_sintese/.

4. Veiga JE. Cidades imaginárias: o Brasil é menos urbano do que se calcula. Campinas: Autores Associados; 2002.

5. Marques M. O conceito de espaço rural em questão. Terra Livre. 2002;18(19):95-112.

6. Abramovay R. Funções e medidas da ruralidade no desenvolvimento contemporâneo. Rio de Janeiro: IPEA; 2000.

7. Dijkstra L, Poelman H. Regional working paper 2014. A harmonised definition of cities and rural areas: the new degree of urbanisation [Internet].Brussels: European Commission: 2014 [capturado em 28 jan. 2018]. Disponível em: http://ec.europa.eu/regional_policy/sources/docgener/work/2014_01_new_urban.pdf.

8. Organisation de Coopération et Développement Économiques. Créer des emplois pour le développement rural: de nouvelles politiques. Paris: OCDE; 1995.

9. Kageyama A. Desenvolvimento rural: conceito e medida. Cad Ciênc Tecnologia. 2004;21(3):379-408.

10. Bott E. Família e rede social. Rio de Janeiro: Francisco Alves; 1976.

11. Ando N, Targa L, Almeida A, Souza Silva D, Barros E, Schwalm F, et al. Declaração de Brasília: o conceito de rural e o cuidado à saúde. Rev Bras Med Fam Comum. 2011;6(19):142-144.

12. World Health Organization. Increasing access to health workers in remote and rural areas through improved retention. Geneva: WHO; 2010.

13. Scheil-Adlung X, editor. Global evidence on inequities in rural health protection: new data on rural deficits in health coverage for 174 countries. Geneva: ILO; 2015

14. Scheffer M, Biancarelli A, Cassenote A. Demografia médica no Brasil: dados gerais e descrições de desigualdades. São Paulo: CFM; 2011.

15. Instituto Brasileiro de Geografia e Estatística. Pesquisa nacional por amostra de domicílios: um panorama da saúde no Brasil. Acesso e utilização de serviços, condições de saúde e fatores de risco e proteção à saúde, 2008. Rio de Janeiro: IBGE; 2010.

16. Instituto Brasileiro de Geografia e Estatística. Censo Demográfico 2000. Nupcialidade e fecundidade: resultados da amostra [Internet]. Rio de Janeiro: IBGE; 2000 [capturado em 28 jan. 2018]. Disponível em: http://www.ibge.gov.br/home/presidencia/noticias/26122003censofecundhtml.shtm.

17. Sarmento RA, Moraes RM, Pinheiro de Viana RT, Pessoa VM, Carneiro FF. Determinantes Socioambientais e Saúde: o Brasil Rural versus o Brasil Urbano. Tempus. 2015;9(2):221-35.

18. Instituto Brasileiro de Geografia e Estatística. Evolução e perspectivas da mortalidade infantil no Brasil. Rio de Janeiro: IBGE; 1999.

19. Instituto Brasileiro de Geografia e Estatística. Pesquisa Nacional de Saúde 2013: acesso e utilização dos serviços de saúde, acidentes e violências. Brasil, grandes regiões e unidades da federação. Rio de Janeiro: IBGE; 2015.

20. Venâncio SI, Monteiro CA. Tendência da prática da amamentação no Brasil nas décadas de 70 e 80. Rev Bras Epidemiol. 1998;1(1):40-49.

21. Assis AMO, Prado SM, Freitas MCS, Silva RCR, Ramos LB, Machado AD. Prática do aleitamento materno em comunidades rurais do semi-árido baiano. Rev Saúde Pública. 1994;28(5):380-384.

22. Graebner IT, Saito CH, de Souza EM. Biochemical assessment of vitamin A in schoolchildren from a rural community. J Pediatr. 2007;83(3):247-252.

23. Comissão Nacional sobre Determinantes Sociais da Saúde. As causas sociais das iniquidades em saúde no Brasil: relatório final. Brasília: CNDSS; 2008.

24. Programa das Nações Unidas para o Desenvolvimento. Atlas do desenvolvimento humano no Brasil. Nova Iorque: PNUD; 2010.

25. Instituto Brasileiro de Geografia e Estatística. Percepção do estado de saúde, estilos de vida e doenças crônicas: Pesquisa Nacional de Saúde. Rio de Janeiro: IBGE; 2014

26. Monteiro CA, Cavalcante TM, Moura EC, Claro RM, Szwarcwald CL. Population-based evidence of a strong decline in the prevalence of smokers in Brazil (1989-2003). Bull World Health Organ. 2007;85(7):527-534.

27. Instituto Brasileiro de Geografia e Estatística. Pesquisa Nacional de Saúde: 2013. Acesso e utilização dos serviços de saúde, acidentes e violências: Brasil, grandes regiões e unidades da federação. Rio de Janeiro: IBGE; 2015.

28. Guimarães PN, Martin D, Quirino J. Aids in rural Minas Gerais state: a cultural approach. Rev Saúde Pública. 2007;41(3):412-18.

29. Programa das Nações Unidas para o Desenvolvimento [Internet]. Brasília: PNUD Brasil; c2017 [capturado em 28 out. 2017]. Disponível em: http://www.pnud.org.br.

30. Schneider S. A pluriatividade na agricultura familiar. Porto Alegre: UFRGS; 2003.

31. Yawn BP, Bushy A, Yawn RA. Exploring rural medicine. California: Sage; 1994.

32. Loue S, Quill BE. Handbook of rural health. New York: Plenum; 2001.

33. Targa LV. Medicina de família e comunidade em áreas rurais. In: Sociedade Brasileira de Medicina de Família e Comunidade. Programa de atualização em medicina de família e comunidade. Porto Alegre: Artmed Panamericana; 2011.

34. Organização Mundial da Saúde. Manual de vigilância da saúde de populações expostas a agrotóxicos. Brasília: OMS/OPAS; 1996.

35. Levigard YE. A interpretação dos profissionais de saúde acerca das queixas de nervoso no meio rural: uma aproximação ao problema das intoxicações por agrotóxicos [dissertação]. Rio de Janeiro: Fundação Oswaldo Cruz; 2001.

36. Peres F, Moreira JC. Saúde e ambiente em sua relação com o consumo de agrotóxicos em um polo agrícola do Estado do Rio de Janeiro, Brasil. Cad Saúde Pública. 2007;23 Sup 4:S612-S21.

37. Brasil. Ministério da Saúde. Fundação Nacional da Saúde. Manual de diagnóstico e tratamento de acidentes por animais peçonhentos. 2. ed. Brasília: Fundação Nacional de Saúde; 2001.

38. Lessenger JE. Agricultural medicine. Califórnia: Springer; 2006.

39. Fehlberg MF, Santos I, Tomasi E. Prevalência e fatores associados a acidentes de trabalho em zona rural. Rev Saúde Pública. 2001;35(3):269-275.

40. Yawn BP. Rural medical practice: present and future. In: Yawn BP, Bushy A, Yawn RA. Exploring rural medicine. California: Sage; 1994.

41. Rural medical educational guidebook [Internet]. Bankgok: Wonca; 2014 [capturado em 28 jan. 2018]. Disponível em: http://www.globalfamilydoctor.com/groups/WorkingParties/RuralPractice/ruralguidebook.aspx.

42. Bushy A, Rauh JR. Ethics dilemmas in rural practice. In: Yawn BP, Bushy A, Yawn RA. Exploring rural medicine. California: Sage; 1994.

43. Broughton DD. Recognition and evaluation of child abuse. In: Yawn BP, Bushy A, Yawn RA. Exploring rural medicine. California: Sage; 1994.

44. Murty S. No safe place to hide: rural family violence. In: Loue S, Quill BE. Handbook of rural health. New York: Plenum; 2001.

45. Baer RD, Nichols J. Ethnic issues. In: Loue S, Quill BE. Handbook of rural health. New York: Plenum; 2001.

46. Gervas J, Fernández MP. El médico rural en el siglo XXI, desde el punto de vista urbano. Rev Clin Eletron Aten Primaria [Internet]. 2007 [capturado em 28 jan. 2018];11(14). Disponível em: http://www.fbjoseplaporte.org/rceap/articulo2.php?idnum=14&art=06&mode=ft.

47. Pinheiro RS. Gênero, morbidade, acesso e utilização de serviços de saúde no Brasil. Ciênc Saúde Coletiva. 2002;7(4):687-707.

48. Girardi SN, van Stralen ACS, Cella JN, Wan Der Maas L, Carvalho CL, Faria EO. Impacto do Programa Mais Médicos na redução da escassez de médicos em atenção primária à saúde. Ciênc Saúde Coletiva. 2016;21(9):2675-84.

49. Conselho Federal de Medicina. Radiografia das escolas médicas do Brasil [Internet]. Brasília: CFM; c2018 [capturado em 28 jan. 2018]. Disponível em: http://webpainel.cfm.org.br/QvAJAXZfc/opendoc.htm?document=Radiografia%20do%20Ensino%20m%C3%A9dico%2FRadiografia%20do%20Ensino%20m%C3%A9dico.qvw&host=QVS%40scfm73&anonymous=true.

50. Travassos C, Viacava F. Idosos de áreas rurais e acesso a serviços de saúde. Cad Saúde Pública. 2007;23(10):2490-2502.

51. Targa LV. Atenção domiciliar. In: Sociedade Brasileira de Medicina de Família e Comunidade. Programa de Atualização em Medicina de Família e Comunidade. Porto Alegre: Artmed Panamericana; 2006.

52. Morais EP, Rodrigues RAP, Gerhardt TE. Os idosos mais velhos no meio rural: realidade de vida e saúde de uma população do interior gaúcho. Texto Cont Enferm. 2008;17(2):374-383.

53. Goldberg BW, Napolitano M. The health of migrant and seasonal farmworkers. In: Loue S, Quill BE. Handbook of rural health. New York: Plenum; 2001.

54. Loue S, Morgenstern H. Methodological issues in rural health research and care. In: Loue S, Quill BE. Handbook of rural health. New York: Plenum; 2001.

55. Targa LV. Mobilizando coletivos e construindo competências culturais: estudo antropológico da política brasileira de atenção primária à saúde [dissertação]. Porto Alegre: Universidade Federal do Rio Grande do Sul; 2010.

56. Fernandes CLC, Curra LCD. Ferramentas de abordagem da família. In: Sociedade Brasileira de Medicina de Família e Comunidade. Programa de atualização em medicina de família e comunidade. Porto Alegre: Artmed Panamericana; 2005.

57. Nader L. Naked science. New York: Routledge; 1996.

58. Yawn BP, Bushy A. Making your practice palatable for your patients: cultural competency. In: Yawn BP, Bushy A, Yawn RA. Exploring rural medicine. California: Sage; 1994.

59. Wonca Working Party on Rural Practice. Policy on rural practice and rural health. Traralgon: Monash University School of Rural Health; 2001.

60. Wilson NW, Couper ID, De Vries E, Reid S, Fish T, Marais BJ. A critical review of interventions to redress the inequitable distribution of healthcare professionals to rural and remote areas. Rural Rem Health. 2009;9:1060.

61. Auer K, Carson D. How can general practitioners establish 'place attachment' in Australia's Northern Territory? Adjustment trumps adaptation. Rural Rem Health. 2011;10:1476.

62. MacDowell M, Glasser M, Fitts M, Nielsen K, Hunsaker M. A national view of rural health workforce issues in the USA. Rural Rem Health. 2010;10:1531.

63. Elliot T, Bromley T, Chur-Hansen A, Laurence C. Expectations and experiences associated with rural GP placements. Rural Rem Health. 2009;9:1264.

64. World Medical Association. Recommendations concerning medical care in rural areas. Ferney-Voltaire: WMA; 2017.

65. Peña S, Ramirez J, Becerra C, Carabantes J, Arteaga O. The chilean rural practitioner programme: a multidimensional strategy to attract and retain doctors in rural areas. Bull World Health Organ. 2010;88:371-8.

CAPÍTULO 62

População prisional

Ana Rochadel
Rafael Jardim de Moura

Aspectos-chave

▶ A população prisional brasileira tende a aumentar em ritmo superior ao da população geral.

▶ Os mesmos princípios da atenção primária na comunidade também definem a prática do médico de família em unidades prisionais. Este não deixa de ser médico de família por atender apenas um gênero, por exemplo. Pelo contrário, a prática na comunidade prisional oferece oportunidades únicas no exercício dos princípios da especialidade. O único recurso disponível de atenção primária é o médico de família da unidade prisional.

▶ O momento da chegada da pessoa ao sistema prisional é uma janela de oportunidade para avaliações clínicas e diagnósticas.

▶ Como em qualquer população definida, existem especificidades com as quais o médico de família deve estar familiarizado: tuberculose, autolesão, uso de psicotrópicos, simulação, comportamentos disruptivos, tabagismo e questões judiciais.

De acordo com os dados de 2014, a população prisional brasileira chegou a 607.731 pessoas. Desde 2000, a população prisional cresceu, em média, 7% ao ano, totalizando um crescimento de 161%, valor 10 vezes maior do que o crescimento do total da população brasileira.[1]

A maioria são homens jovens, de baixa escolaridade cumprindo pena principalmente por roubo, tráfico de drogas, furtos e homicídios.[2]

Essa população, oriunda na maioria das vezes de comunidades desfavorecidas, já apresenta condições de saúde precárias antes mesmo do encarceramento. Condições de higiene inadequadas, celas mal ventiladas e superpopulosas contribuem para o agravamento da sua condição de saúde.[3-6]

De uma maneira perversa, o sistema de justiça criminal, ao confinar membros da sociedade com alto risco de adoecimento,[7] os quais frequentemente não buscam serviços de saúde,[8] oferece uma oportunidade para a atuação dos serviços de saúde pública. Para alguns detentos, esta é a primeira oportunidade para receber algum atendimento em saúde.[9]

Nessas condições, a instituição de medidas diagnósticas e terapêuticas específicas pode ser benéfica não apenas para o indivíduo, mas também para a comunidade em geral.[7-11]

A provisão de pronta testagem para infecção sexualmente transmissível e tratamento imediato na população carcerária, por exemplo, pode ser benéfica para a saúde pública por muitas razões. O seguimento após a soltura geralmente é difícil e improdutivo, porque essa população, com frequência, usa informações pessoais falsas ou não possui endereço permanente.[12]

O tratamento previne transmissão subsequente e pode reduzir taxas de infecção na comunidade.[13,14]

Os princípios da atenção primária na população prisional

Acesso

Apesar da proximidade de poucos metros das celas, a comunicação e o contato entre detentos e equipe de saúde nem sempre são facilitados.

A movimentação tanto de profissionais de saúde quanto de detentos é um processo inerentemente ineficiente neste contexto. Compromissos judiciais, visitas de familiares e advogados, horários de refeições, transferências de celas, banhos de sol e outros procedimentos de segurança podem tornar o detento temporariamente inacessível.[15-18]

Dependendo do nível de segurança da unidade prisional, existem diferentes possibilidades de como o detento pode solicitar atendimento ou medicamentos[19] (Quadro 62.1). Menos comumente, em unidades de baixo nível de segurança, os detentos podem ir espontaneamente para a unidade de saúde. Neste cenário, o acesso pode funcionar no estilo porta-aberta ou *walk-in*, sem agendamentos prévios. De acordo com o volume, uma triagem deve ser estabelecida, geralmente por profissional da enfermagem.

Mais comumente, essa não é realidade. Os detentos solicitam atendimento a outro detento, que repassa os pedidos aos agentes de segurança ou diretamente a estes. Depois, os pedidos são encaminhados à equipe de saúde.

Uma questão inicial é tentar ao máximo que a solicitação seja feita diretamente ao profissional de saúde, sem intermediários. Assim, evitam-se potenciais retaliações ou barganhas referentes ao acesso à saúde. Uma maneira pragmática é a instituição de pedidos por escrito à equipe de saúde. Estes podem ser acondicionados em compartimentos especialmente destinados, como "caixas de correio", cujo recolhimento é realizado pelo profissional de saúde, na periodicidade diária ou, pelo menos, semanal. A estratégia dos pedidos por escrito não é perfeita, pois há dificuldades para os analfabetos, ou, ainda, no acesso a canetas e a papel, ou mesmo no acesso à caixa de correio. Uma alternativa é deslocar um profissional de saúde para realizar a triagem diretamente, no pátio de banho de sol ou junto às celas. Entretanto, questões de segurança e disponibilidade de recursos humanos devem ser consideradas.

Quadro 62.1 | Métodos de acesso à saúde na prisão: vantagens e desvantagens

Método de solicitação	Vantagens	Desvantagens
Lista com nomes	Enfatiza encontros frente a frente para queixas de saúde	Encontros frente a frente não são necessários do ponto de vista clínico para cada problema de saúde
	Não depende da capacidade de escrita do paciente, exceto para escrever o próprio nome	Aumento do volume de movimentações de prisioneiros e, consequentemente, do tempo gasto para que cada um seja avaliado frente a frente
	Elimina a necessidade de triagem para avaliação inicial	O prontuário deve estar prontamente disponível para cada encontro
	As consultas podem ser documentadas cronologicamente em folhas de evolução	Pode não ser possível abordar completamente o problema, porque a informação precisa ser checada ou acompanhada
		A menos que se organizem oportunidades de cancelamento do pedido, o número de ausências pode ser um problema
		Precisa ser organizado de forma que seja compatível com as outras atividades da instituição
Por escrito	Problemas não clínicos podem ser resolvidos sem a necessidade de consulta presencial	Problemas de saúde que deveriam ser resolvidos de modo presencial podem ser abordados inapropriadamente
	A documentação começa com o pedido	O volume de papel a ser arquivado no prontuário aumenta, uma vez que cada pedido escrito gera um novo pedaço de papel
	Referências/encaminhamentos podem ser feitos diretamente para o serviço correto, se necessário	Uma baixa capacidade de escrita pode atrapalhar uma resposta adequada da equipe de saúde
	Ações que vão abordar o problema mais diretamente podem ser agendadas (renovação de prescrições, educação em saúde, agendamento para exames, etc.)	As solicitações devem ser colocadas em uma caixa e a confidencialidade deve ser protegida
		As solicitações devem ser coletadas diariamente
	O prontuário e outras informações podem ser revisadas, permitindo uma melhor abordagem da queixa	Maiores chances de erro ou omissão de informação importante no pedido
		Prisioneiros solicitarão atendimento pela mesma queixa diversas vezes, a menos que haja uma resposta rápida e satisfatória ao paciente
	Reduz o volume de movimento para e da unidade de saúde	Membros da equipe de saúde podem ser muito rígidos e insistir que um pedido escrito seja produzido quando o paciente deveria ser visto de qualquer maneira, mesmo que não tenha feito nenhum pedido
Walk-in	Fácil para os pacientes usarem	É necessário encontrar o prontuário no momento em que o paciente solicita atendimento
	Enfatiza encontros frente a frente para queixas de saúde	Não há priorização de necessidades e uso dos recursos
	Não depende da capacidade de escrita do paciente	Encontros frente a frente não são necessários do ponto de vista clínico para cada problema de saúde
	Elimina a necessidade de triagem para avaliação inicial	Doentes podem não conseguir chegar à unidade de saúde
		Pode não ser possível abordar completamente o problema, porque a informação precisa ser checada ou acompanhada
	As consultas podem ser documentadas cronologicamente em folhas de evolução	Pode ser difícil garantir acesso levando em conta agendamentos e controle do movimento
		Precisa ser organizado de forma que seja compatível com as outras atividades da instituição
Telefone	Aproxima-se do modelo da solicitação de consulta da comunidade em geral	A quantidade de aparelhos telefônicos e a capacidade da central telefônica podem não ser suficientes para lidar com o volume de chamadas
	Facilita o diálogo entre o profissional de saúde e o paciente para abordar a queixa	Muitas tentativas até ter sua ligação atendida podem ser uma barreira de acesso
		Difícil utilização para pacientes com dificuldades de comunicação
	Não depende da capacidade de escrita do paciente	O prontuário deve ser resgatado no momento em que o atendimento é solicitado
		Problemas de saúde que deveriam ser resolvidos de forma presencial podem ser abordados inapropriadamente
	As ligações podem ser documentadas cronologicamente em folhas de evolução	Pode não ser possível abordar completamente o problema, porque a informação precisa ser checada ou acompanhada
	Reduz o volume de movimento para e da unidade de saúde	Interrompe outras tarefas dos profissionais de saúde, a menos que sejam previstos horários específicos para as chamadas ou instalado um serviço de mensagens

(Continua)

| Quadro 62.1 | Métodos de acesso à saúde na prisão: vantagens e desvantagens *(Continuação)* |

Método de solicitação	Vantagens	Desvantagens
Consulta agendada	Aproxima-se do modelo da solicitação de consulta da comunidade em geral Elimina a triagem e o encaminhamento ao profissional de saúde O prontuário pode ser analisado antes da consulta Não depende da capacidade de escrita do paciente As consultas podem ser documentadas cronologicamente em folhas de evolução O movimento para e da unidade de saúde é agendado	Não há priorização de necessidades e uso dos recursos Encontros frente a frente não são necessários do ponto de vista clínico para cada problema de saúde Pode não ser possível abordar completamente o problema, porque a informação precisa ser checada ou acompanhada Pode haver mais solicitações do que vagas e o acesso pode ser negado A menos que se organizem oportunidades de cancelamento do pedido, o número de ausências pode ser um problema

Fonte: Adaptado de Puisis.[19]

Integralidade

Os serviços de atenção à saúde prisional devem garantir a integralidade, com uma carteira de serviços pelo menos semelhante à dos serviços de medicina de família e comunidade. Alguns cuidados adicionais são ainda necessários, como a questão de detentos que precisam de cuidadores.

Devido às dificuldades de transporte a outros níveis de atenção na comunidade, deve haver um esforço para ampliar as capacidades de cuidado clínico *in loco*, assim como serviços em áreas remotas. Isso é possível trazendo profissionais externos ou aparelhos de diagnóstico (p. ex., ida de radiologista e aparelho de elastografia para avaliar grau de fibrose na hepatite C crônica) para o presídio, ou ainda firmando parcerias com outros níveis de referência (p. ex., acompanhamento remoto por serviços de infectologia ou gastrenterologia no tratamento da hepatite C crônica).

Quanto aos medicamentos, podem ocorrer obstáculos pelo pessoal de segurança em relação a quais medicamentos podem ficar com o paciente. É importante que o médico de família negocie, dentro do possível, a favor da melhor solução clínica. Dois exemplos são ilustrativos. Os agentes de segurança podem criar empecilhos, por exemplo, com medicações em aerossol para asma. Na experiência dos autores, apesar da resistência, nunca foram encontradas armas artesanais fabricadas a partir de embalagens de aerossóis. Quanto ao uso de insulinas, pouco provavelmente os agentes permitirão que os detentos fiquem com seringas. Isso geralmente torna o uso irregular, pois depende de os agentes levarem a insulina e as seringas aos detentos. Assim, esforços no sentido de buscar canetas de insulina podem contornar empecilhos de segurança, permitindo que o paciente tenha maior conveniência no uso e melhores resultados clínicos.

Dependendo do porte da penitenciária, o médico de família também tem o dever de advogar condições adequadas de internação em hospitais gerais e terciários. Enfermarias adaptadas garantem tanto uma acomodação adequada ao detento quanto a segurança geral ao hospital, como, por exemplo, em relação a fugas ou resgates.

Coordenação do cuidado

O confinamento do indivíduo facilita a coordenação do cuidado nos diferentes níveis de atenção à saúde. São conhecidos os dias e os horários de consultas ambulatoriais referenciadas, permitindo inclusive que o próprio médico de família do presídio acompanhe o detento à determinada consulta, discutindo diretamente o caso com o especialista focal. Em muitos casos, trazer a visão das especificidades do ambiente carcerário é importante na definição da conduta, como na realização de quimioterapia ou de recuperação pós-operatória.

Deve-se proceder da mesma maneira quanto às internações. Incluindo idas à emergência fora do horário comercial, o médico de família deve solicitar que seja avisado pelo pessoal da segurança sobre quais pacientes estão internados sob escolta.

Em outros casos, o médico de família pode procurar diretamente os outros níveis de cuidado do sistema de saúde, sem que isso envolva necessariamente a ida presencial do detento. Manejos de doenças em portadores de vírus da imunodeficiência humana (HIV), hepatite C, tuberculose e diabetes melito tipo 1 podem ser auxiliados remotamente pela referência, com bons resultados.

Em geral, a contrarreferência de alguma forma está sempre garantida, visto que eventuais documentos, como receitas, exames solicitados e tratamentos propostos, retornam necessariamente à equipe de saúde da unidade prisional. Cabe ao médico de família da unidade avaliar o que foi proposto e a viabilidade, assegurando a entrega de medicamentos e a monitoração do plano de cuidado e garantindo a efetivação de exames e retornos necessários.

Longitudinalidade

Como no Brasil não há pena de prisão perpétua, a população prisional por definição é transitória. Dependendo do regime de pena da unidade prisional, os presos podem ficar de poucos dias até muitos anos. Por outro lado, é alta a reincidência, sendo bastante comuns idas e vindas entre diferentes unidades prisionais e a comunidade.

O eventual retorno à comunidade costuma ser um momento crítico na continuidade do tratamento de doenças crônicas e em recaídas em dependentes químicos. São necessárias ações de coordenação com a rede de saúde na comunidade e preparação por parte da equipe de saúde da unidade prisional.

Avaliação clínica na admissão ao presídio

A população prisional necessita de identificação de diversas condições de saúde no momento da entrada no sistema prisional, mas nem sempre há implementação sistemática de uma avaliação inicial. Isso não é importante apenas para as próprias pessoas detidas e os trabalhadores do sistema prisional, mas também para as comunidades para onde eventualmente retornarão.[20-22]

Idealmente, deve haver uma unidade de porta de entrada centralizada para cada sistema prisional. Uma vez que o detido deixa a área de triagem inicial, é bastante difícil o seguimento clínico. Um encontro único é mais eficiente do que repetidas visitas para novas avaliações e entrega de resultados, porque a movimentação de pessoas no ambiente prisional demanda bastante tempo.[16-18]

Deve também haver prioridade na pronta avaliação de condições em que a interrupção do tratamento é crítica, como diabetes em uso de insulina; dependência química cuja síndrome de abstinência pode trazer risco de morte, como o álcool; e doenças de transmissão via aérea, como a tuberculose.

Para a população feminina, além da triagem usual, devem ser oferecidos testes de gravidez a todas as mulheres com menos de 55 anos, na admissão e sempre que solicitados, a fim de iniciar o acompanhamento pré-natal e lidar com outras especificidades, como abuso de substância.[23]

Doenças infecciosas são de destacada importância, haja vista a maior prevalência e o risco de transmissão: HIV, hepatites virais crônicas B e C, sífilis e tuberculose pulmonar.[4,9,24-33] O rastreamento universal deveria ser parte integral do papel do sistema prisional.[6,9] Os testes rápidos de amostra de fluido oral ou sangue capilar permitem resultados em poucos minutos, com baixo risco biológico e sem necessidade de retaguarda laboratorial. No entanto, a testagem simultânea de grande quantidade de detentos pode tornar-se inviável. A coleta de sangue venoso permite a testagem simultânea de várias doenças, mas os resultados são mais demorados e há maiores dificuldades logísticas.

Quanto ao rastreamento sistemático da tuberculose, a radiografia torácica, historicamente utilizada neste cenário,[16] volta como primeira opção para rastreamento universal, por apresentar maior acurácia. O rastreamento por sintomáticos respiratórios (tosse há mais de três semanas) é pouco sensível. Devido à alta prevalência de sintomáticos respiratórios, a carga de trabalho laboratorial para análise de escarro torna-se considerável.[21]

Novos métodos diagnósticos, como o teste de liberação de interferon-gama (IGRA)[34] e o teste molecular GeneXpert, começam a ser avaliados no rastreamento em populações prisionais.[35] Exceto em coinfecção por HIV, o teste tuberculínico (derivado de proteína purificada [PPD]) não é útil como modelo de rastreamento no contexto prisional, devido à alta prevalência de infecção tuberculosa.[36]

Em um modelo matemático simulando diferentes estratégias de rastreamento de tuberculose em prisões cariocas, o rastreamento por meio de radiografia na admissão teria maior impacto se a prevalência nos já presos fosse reduzida com 3 anos de rastreamento anual maciço por radiografia. Em um cenário de alta prevalência de tuberculose pulmonar dentro da prisão, dada a alta circulação da doença no ambiente fechado, a contribuição de casos vindos da comunidade é limitada, ainda que a proporção de infectados recém-admitidos seja relativamente alta.[35,36]

Problemas específicos

Tuberculose

A tuberculose tem especial importância na prática diária do médico de família atuando no sistema prisional. Na prática diária, o limiar de suspeição clínica deve ser menor. A estratégia de tratamento diretamente observada é difícil de ser implementada integralmente. Quanto à investigação de contatos, as frequentes mudanças de celas tornam esse procedimento inerentemente falho, mas deve ser realizado pelo menos naqueles que compartilham a cela no momento do diagnóstico. A segregação de casos diagnosticados, exceto os multirresistentes, é controversa. Uma abordagem global da transmissão da tuberculose faz-se necessária.[36]

Para além do manejo clínico e ações de rastreamento, deve haver preocupação com as questões arquiteturais. São necessários esforços no sentido de se advogar melhorias estruturais que interfiram na transmissão da tuberculose – ventilação, incidência solar, superlotação – e também de capacidade diagnóstica da unidade de saúde – laboratório para análise de escarro e sala de radiografia. Adicionalmente à adaptação de estruturas prediais já disponíveis, deve haver preocupação com estruturas a serem construídas.[37]

Medicações psicotrópicas

A demanda por benzodiazepínicos, assim como na comunidade, é bastante alta. Queixas de quadros de insônia primária são bastante frequentes, o que poderia trazer o impulso de tratamento farmacológico. O fato é que as condições do cárcere não favorecem a higiene do sono, mas, ainda assim, o uso de benzodiazepínicos e hipnóticos é bastante desencorajado.

O potencial de abuso, em uma população já com alta prevalência de transtornos de uso de substâncias, soma-se a esse contexto.

Extrapolando em todos os medicamentos psicotrópicos, a indicação sempre deve ser bastante criteriosa, devido aos riscos de intoxicação, ao uso indiscriminado, à simulação e ao comércio de medicamentos.[38]

Simulação

É comum a simulação de sintomas mentais e neurológicos, especialmente alucinações e crises convulsivas. O intuito geralmente é obter medicação com potencial real ou esperado de abuso e/ou de efeito hipnótico, para uso próprio ou comércio entre os demais detentos. Algumas estratégias contribuem na diferenciação de quadros de simulação de sintomas mentais[38] (Quadro 62.2).

Em relação a simulações de condições clínicas gerais, deve-se tomar o cuidado de tomar como verdadeiras as queixas da pessoa, sob o risco de negligenciar condições clínicas potencialmente graves. Não são comuns simulações de doenças orgânicas.

Comportamentos disruptivos

Um fenômeno particular do confinamento são os comportamentos disruptivos – notadamente autolesão –, mas também quebrar canos das celas, sujar-se de fezes ou causar incêndios.[38]

Quadro 62.2 | **Estratégias comuns para detecção de doença mental simulada**

Sintomas raros	Simuladores muitas vezes não sabem quais sintomas são infrequentes entre pessoas com doenças genuínas. A estratégia deve ser usada quando a pessoa reporta sintomas muito infrequentes. Por exemplo: "remoção do pensamento" – na qual um interno relata que suas ideias estão sendo rotineiramente roubadas por uma força externa
Sintomas improváveis	Em torno de um terço dos simuladores exageram dramaticamente o quadro e apresentam sintomas improváveis, com qualidades bizarras ou fantasiosas. Por exemplo: um réu afirma que satã está flutuando sobre a cabeça do juiz e movendo os lábios como se estivesse proferindo as mesmas palavras da sentença. A diferença para os sintomas raros é o fato de se tratar frequentemente de algo absurdo
Combinação de sintomas	Muitos simuladores não pensam quais sintomas comuns normalmente não ocorrem juntos. Por exemplo: delírios de grandeza e sintomas purgativos são uma combinação improvável. Trata-se de uma estratégia sofisticada, porque simuladores desconhecem quais combinações de sintomas são pouco usuais
Gravidade dos sintomas	Pessoas com doenças genuínas experimentam sintomas em uma escala contínua, de leves a moderados, ou mesmo graves. Simuladores de doenças mentais comumente apresentam sintomas graves ou mesmo extremos. Entretanto, alguns doentes legítimos utilizam essa estratégia, conhecida como "dourar a pílula", para tentar garantir que recebam tratamento. Prisioneiros podem supor, correta ou incorretamente, que apenas as doenças mais graves receberão tratamento
Publicidade indiscriminada dos sintomas	Durante entrevistas clínicas, quando formuladas questões abertas a respeito de psicopatologias, alguns simuladores apresentam queixas de qualquer categoria sindrômica. Como existem comorbidades, a descrição de muitos sintomas disseminados não é por si só indicativa de simulação, indicando mais comumente uma tentativa de garantia de tratamento
Sintomas reportados *versus* sintomas diretamente observados	Simuladores podem apresentar grande discrepância entre o que eles reportam e o que se apresenta à observação direta. O reportado tende a ser mais patológico do que o diretamente observado. Essa estratégia é mais utilizada em locais em que o doente está em observação direta frequente, como um hospital ou uma prisão. Um lembrete de cautela: algumas pessoas com doenças mentais têm pouca ou nenhuma compreensão sobre seus diagnósticos

Fonte: Adaptado de Scott.[38]

O comportamento de autolesão mais comum é cortar a própria pele, geralmente utilizando lâminas de barbear. Entretanto, morder-se, engolir objetos e incendiar-se também são comportamentos observados.

Os episódios de autolesão não costumam ter intenção suicida, muitas vezes sendo descritos como uma tentativa de "extravasar" a tensão. Em geral, aparentam ser um fenômeno ligado ao cárcere, pois os pacientes não relatam tais tipos de comportamento na comunidade. É interessante notar que tais ações estão muito mais ligadas a uma tentativa de comunicar dificuldades de convívio do que a expressão de doença mental grave. Assim, são sugeridas condutas frente a tais casos (Quadro 62.3).

Tabagismo

O tabagismo é um importante problema na área da saúde prisional,[39] não apenas pelos seus efeitos adversos nos fumantes ativos, mas também nos passivos.[38] Dados australianos trazem prevalência de 75,9% de tabagismo em prisões na Austrália, cerca de 4 vezes a da população geral. A maioria (96%) utilizava cigarros enrolados à mão.[40]

As prisões fazem parte dos últimos locais fechados onde fumar ainda é permitido no mundo ocidental. O tabagismo segue tolerado pelas autoridades de segurança.[39] Talvez permaneçam como exceção por serem ao mesmo tempo local de trabalho para os funcionários e "lar" para os detentos.[41,42] Mais recentemente, entretanto, existem movimentos no sentido de trazer banimentos parciais ou totais.[41]

O fumo passivo representa sérios riscos para a saúde dos que não fumam. Não há limiar mínimo de exposição livre de riscos; medidas como separar fumantes de não fumantes e de ventilação são insuficientes ou impraticáveis na maioria das situações. O problema é particularmente agravado em prisões, em razão da alta prevalência de tabagismo, da superlotação e da má ventilação.[43]

Quadro 62.3 | **Componentes-chave do plano comportamental para manejar comportamentos disruptivos**

▶ Determinar a causa e a função do comportamento
▶ Desenvolver comportamentos-alvo desejáveis
▶ Discutir os benefícios da redução dos comportamentos disruptivos e do aumento de comportamentos adaptativos
▶ Usar definições operacionais claras
▶ Implementar planos comportamentais com objetivos atingíveis em curto prazo
▶ Incluir todos os envolvidos no plano, inclusive guardas e detento

Fonte: Adaptado de Scott.[38]

Banimentos totais ganharam força nos últimos anos, sobretudo nos EUA. O medo de ações legais por aqueles que não fumam parece ser a causa principal, e não preocupações de saúde pública.[41] Em 1993, a suprema corte americana sentenciou que o fumo passivo consiste em "punição cruel e fora do comum", violando a oitava emenda constitucional.[41] Em 2007, 60% das prisões americanas haviam implantado banimentos totais, 27% de banimento em locais fechados e 13% de medidas menos restritivas.[44]

Um estudo traz a descrição de um banimento total em uma prisão do estado de Indiana, nos EUA. Todos os prisioneiros foram avisados em junho de 1997 que a partir de julho não seriam mais vendidos cigarros, com início do banimento em agosto. A partir da data, quem fosse surpreendido fumando receberia uma primeira advertência verbal, seguida de advertência escrita na reincidência.[45] Manter a ordem é sempre uma preocupação central para os administradores de prisões, e o medo de tumultos contribui para a inércia política.[44,46] Contudo, nenhum departamento prisional americano reportou violência ou rebeliões associadas aos banimentos.[44]

Questões legais

O médico de família trabalhando no sistema prisional pode ter de se manifestar e até provocar o sistema judiciário por questões de saúde que podem interferir na capacidade de cumprimento da pena pela pessoa.

Em casos de doença mental grave que se manifesta após o cumprimento da pena, dependendo da capacidade instalada de cuidados em saúde mental, ele pode acionar o instituto da superveniência de doença mental. Assim, o juiz da vara de execuções penais transforma a pena restritiva de liberdade em medida de segurança. Na medida de segurança, o detento é transferido para alas psiquiátricas penais especiais.

Em cenários de doenças graves, o médico da unidade pode provocar ou ser provocado a opinar sobre a capacidade da unidade de prover os cuidados de saúde necessários e também acerca do prognóstico. Dois institutos jurídicos são possíveis: o indulto humanitário, no qual a pena é extinta, e a prisão domiciliar por motivo de doença. A vara de execução penal pode solicitar perícia específica para os institutos de medicina legal, mas, muitas vezes, são as informações do médico assistente que mais pesam na decisão. Assim, é grande a responsabilidade do médico de família, tanto em relação ao detento acometido de doença quanto em relação à comunidade do qual tal pessoa foi reclusa em razão de comportamento criminoso.

REFERÊNCIAS

1. Brasil. Ministério da Justiça. Levantamento Nacional de Informações Pentenciárias: INFOPEN 2014. Brasília: MJ; 2014.

2. Brasil. Ministério da Justiça. Dados consolidados do sistema penitenciário no Brasil – 2008/2009. Brasília: MJ; 2009.

3. Diuana V, Lhuilier D, Sánchez AR, Amado G, Araújo L, Duarte AM, et al. Saúde em prisões: representações e práticas dos agentes de segurança penitenciária no Rio de Janeiro, Brasil. Cad Saude Publica. 2008;24(8):1887-1896.

4. Fazel S, Baillargeon J. The health of prisoners. Lancet. 2011;377(9769):956–965.

5. Beyrer C, Kamarulzaman A, Mckee M, Hiv L. Prisoners, prisons, and HIV: time for reform. Lancet. 2016;6736(16):14-16.

6. Rubenstein LS, Amon JJ, Mclemore M, Eba P, Dolan K, Lines R, et al. Series HIV and related infections in prisoners 4 HIV, prisoners, and human rights. Lancet. 2016;6736(16):1-13.

7. Spaulding AC, Perez SD, Seals RM, Hallman MA, Kavasery R, Weiss PS. Diversity of release patterns for jail detainees: implications for public health interventions. Am J Public Health. 2011;101(Suppl. 1):347–352.

8. Cole J, Hotton A, Zawitz C, Kessler H. Opt-out screening for chlamydia trachomatis and Neisseria gonorrhoeae in female detainees at cook county jail in Chicago, IL. Sex Transm Dis. 2014;41(3):161-165.

9. Arriola KR, Braithwaite RL, Kennedy S, Hammett T, Tinsley M, Wood P, et al. A collaborative effort to enhance HIV/STI screening in five county jails. Public Health Rep. 2001;116(6):520–529.

10. Thomas JC, Tucker MJ. The development and use of the concept of a sexually transmitted disease core. J Infect Dis. 1996;174 Suppl:S134-143.

11. Grinstead OA, Faigeles B, Comfort M, Seal D, Nealey-Moore J, Belcher L, et al. HIV, STD, and hepatitis risk to primary female partners of men being released from prison. Women Health. 2005;41(2):63–80.

12. Parece MS, Herrera GA, Voigt RF, Middlekauff SL, Irwin KL. STD testing policies and practices in U.S. city and county jails. Sex Transm Dis. 1999;26(8):431–437.

13. Barry PM, Kent CK, Scott KC, Goldenson J, Klausner JD. Is jail screening associated with a decrease in Chlamydia positivity among females seeking health services at community clinics?-San francisco, 1997-2004. Sex Transm Dis. 2009;36(2 Suppl):S22–28.

14. Spaulding AC, Clarke JG, Jongco AM, Flanigan TP. Small reservoirs: jail screening for gonorrhea and Chlamydia in low prevalence areas. J Correct Health Care. 2009;15(1):28-34-81.

15. Saito T, Sadoshima J. HIV/AIDS research in correctional settings: a difficult task made even harder? J Correct Health Care. 2015;21(2):101-111.

16. Puisis M, Feinglass J, Lidow E, Mansour M. Radiographic screening for tuberculosis in a large urban county jail. Public Health Rep. 1996;111(4):330–334.

17. Poshkus M, Fu J, Nunn A. An evaluation of a routine opt-out rapid HIV testing program in a Rhode Island Jail. 2013;23(3 0):96–109.

18. Trick WE, Kee R, Murphy-Swallow D, Mansour M, Mennella C, Raba JM. Detection of chlamydial and gonococcal urethral infection during jail intake: development of a screening algorithm. Sex Transm Dis. 2006;33(10):599–603.

19. Puisis M, editor. Clinical practice in correctional medicine. 2nd ed. Philadelphia: Mosby Elsevier;2006.

20. Vlahov D, Putnam S. From corrections to communities as an HIV priority. J Urban Heal. 2006;83(3):339-348.

21. Sanchez A, Larouzé B, Espinola a. B, Pires J, Capone D, Gerhardt G, et al. Screening for tuberculosis on admission to highly endemic prisons? The case of Rio de Janeiro State prisons. Int J Tuberc Lung Dis. 2009;13(10):1247–1252.

22. Kavasery R, Maru DSR, Sylla LN, Smith D, Altice FL. A prospective controlled trial of routine opt-out HIV testing in a men's jail. PLoS One. 2009;4(11): e8056.

23. Sufrin C. Pregnancy and postpartum care in correctional settings [Internet]. Chicago: NCCHC; 2014 [capturado em 25 jan. 2018]. Disponível em: http://www.ncchc.org/filebin/Resources/Pregnancy-and-Postpartum-Care-2014.pdf

24. Nelwan EJ, Van Crevel R, Alisjahbana B, Indrati AK, Dwiyana RF, Nuralam N, et al. Human immunodeficiency virus, hepatitis B and hepatitis C in an Indonesian prison: prevalence, risk factors and implications of HIV screening. Trop Med Int Heal. 2010;15(12):1491–1498.

25. Santo E, Falquetto TC, Endringer DC, Andrade TU De, Lenz D. Hepatitis C in prisoners and non-prisoners in Colatina, Espírito Santo, Brazil. Brazilian J Pharm Sci. 2013;49(4):736–744.

26. Baussano I, Williams BG, Nunn P, Beggiato M, Fedeli U, Scano F. Tuberculosis incidence in prisons: A systematic review. PLoS Med. 2010;7(12):1–10.

27. Carbone ADSS, Paião DSG, Sgarbi RVE, Lemos EF, Cazanti RF, Ota MM, et al. Active and latent tuberculosis in Brazilian correctional facilities: a cross-sectional study. BMC Infect Dis. 2015;15(1):1–8.

28. Coelho HC, Perdoná GC, Neves FR, Passos ADC. HIV prevalence and risk factors in a Brazilian penitentiary. Cad Saude Publica. 2007;23(9):2197–2204.

29. Getaz L, Silva-Santos L Da, Wolff H, Vitoria M, Lozano-Becerra JC, Chappuis F. Persistent infectious and tropical diseases in immigrant correctional populations. Rev Esp Sanid Penit. 2016;18(2):57-66.

30. Sgarbi RVE, Da Silva Santos Carbone A, Paião DSG, Lemos EF, Simionatto S, Puga MAM, et al. A cross-sectional survey of HIV testing and prevalence in twelve brazilian correctional facilities. PLoS One. 2015;10(10):1–12.

31. Cocoros N, Nettle E, Church D, Bourassa L, Sherwin V, Cranston K, et al. Screening for Hepatitis C as a prevention enhancement (SHAPE) for HIV: an integration pilot initiative in a Massachusetts County Correctional Facility. Public Health Rep. 2014;129 Suppl:5–11.

32. Macalino GE, Vlahov D, Sanford-Colby S, Patel S, Sabin K, Salas C, et al. Prevalence and incidence of HIV, hepatitis B virus, and hepatitis C virus infections among males in Rhode Island prisons. Am J Public Health. 2004;94(7):1218–1223.

33. Silberstein GS, Coles FB, Greenberg A, Singer L, Voigt R. Effectiveness and cost-benefit of enhancements to a syphilis screening and treatment program at a county jail. Sex Transm Dis. 2000;27(9):508–517.

34. Schwartz IS, Bach PJ, Roscoe B, Majury A, Hopman WM, Ellis E, et al. Interferon-gamma release assays piloted as a latent tuberculous infection screening tool in Canadian federal inmates. Int J Tuberc Lung Dis. 2014;18(7):787–792.

35. Winetsky DE, Negoescu DM, DeMarchis EH, Almukhamedova O, Dooronbekova A, Pulatov D, et al. Screening and rapid molecular diagnosis of tuberculosis in prisons in Russia and Eastern Europe: a cost-effectiveness analysis. PLoS Med. 2012;9(11):e1001348.

36. Brasil. Ministério da Saúde. Manual de recomendações para o controle da tuberculose no Brasil. Brasília: MS; 2011.

37. Santos M, França P, Sanchez A, Larouzé B. Manual de intervenções ambientais para o controle da tuberculose nas prisões. Brasília: MJ; 2012.

38. Scott CL, editor. Handbook of correctional mental health. 2nd ed. Arlington: APP; 2010.

39. Thibodeau L, Jorenby DE, Seal DW, Kim S-Y, Sosman JM. Prerelease intent predicts smoking behavior postrelease following a prison smoking ban. Nicotine Tob Res. 2010;12(2):152–158.

40. Indig D, Topp L, Ross B, Mamoon H, Border B, Kumar S, et al. 2009 NSW inmate health survey: key findings report [Internet]. Sidney: Justice Health; 2010 [capturado em 25 jan. 2018]. Disponível em: http://www.justicehealth.nsw.gov.au/publications/2009-ihs-report.pdf.

41. Butler T, Richmond R, Belcher J, Wilhelm K, Wodak A. Should smoking be banned in prisons? Tob Control. 2007;16(5):291–293.

42. Richmond RL, Butler T, Belcher JM, Wodak A, Wilhelm KA, Baxter E. Promoting smoking cessation among prisoners: feasibility of a multi-component intervention. Aust N Z J Public Health. 2006;30(5):474–478.

43. Ritter C, Huynh CK, Etter J-F, Elger BS. Exposure to tobacco smoke before and after a partial smoking ban in prison: indoor air quality measures. Tob Control. 2012;21(5):488–491.

44. Kauffman RM, Ferketich AK, Wewers ME. Tobacco policy in American prisons, 2007. Tob Control. 2008;17(5):357–360.

45. Cropsey KL, Kristeller JL. Motivational factors related to quitting smoking among prisoners during a smoking ban. Addict Behav. 2003;28(6):1081–1093.

46. Richmond R, Butler T, Wilhelm K, Wodak A, Cunningham M, Anderson I. Tobacco in prisons: a focus group study. Tob Control. 2009;18(3):176–182.

▶ CAPÍTULO 63

População ribeirinha

Nilson Massakazu Ando
Ricardo C. G. Amaral Filho

Aspectos-chave

▶ O termo ribeirinho designa qualquer população que vive às margens dos rios.

▶ O transporte nas comunidades ribeirinhas é todo feito via fluvial, sendo este um fator importante para o planejamento das ações de saúde desenvolvidas nessas localidades.

▶ As condições sanitárias das populações ribeirinhas ainda são muito precárias, não existindo, na maior parte das comunidades, abastecimento de água, fossas sanitárias e adequado destino final do lixo doméstico.

▶ Os conceitos ribeirinhos acerca dos processos de saúde e doença deverão ser conhecidos e manejados habilmente pelo médico de família e comunidade, cuidando para não ferir a autonomia das pessoas, evitando conflitos desnecessários, bem como uma postura arrogante perante outros saberes.

▶ É importante que a equipe de saúde incentive a resolução de problemas por meio das experiências bem-sucedidas locais.

▶ As dificuldades de acesso às áreas ribeirinhas devem ser vencidas com a adoção de estratégias criativas e flexibilidade, como o uso de unidades básicas fluviais ou ferramentas como telessaúde/telemedicina.

A literatura define o ribeirinho com base em sua forma de trabalho, essencialmente extrativista e/ou agrícola, centrada na produção familiar.[1,2] No sentido genérico, o termo ribeirinho designa qualquer população que vive às margens dos rios.[3]

Tradicionalmente, as comunidades ribeirinhas são compostas de vários agrupamentos familiares, vivendo em casas de madeira, adaptadas ao sistema de cheias (quando os rios atingem o nível máximo de subida das águas, caracterizando períodos de inundações) e de vazantes (quando ocorre a descida no nível das águas, caracterizando períodos de seca) dos rios, dispersas ao longo de um percurso fluvial.[4] Vivem, em sua maioria, à beira de rios, igarapés (correspondem a riachos que nascem na mata e deságuam em rio, caracterizados por um canal natural estreito e navegável por pequenas embarcações, que se forma entre duas ilhas fluviais ou entre uma ilha fluvial e a terra firme[5]), igapós (correspondem à mata parcialmente inundada na época da cheia[6]) e lagos, estando isoladas, com pouco ou restrito acesso às mídias escrita e falada,[1] mesmo com todos os aportes tecnológicos atuais.

As habitações ribeirinhas seguem padrões específicos:

- As de várzea alta (i.e., a planície que margeia os rios e que está sujeita a inundações sazonais)[4] podem ser altas (quando se localizam próximo ao rio) ou baixas (porção de terra mais recuada, recortada por igarapés e lagos temporários e permanentes[6]), e são do tipo "palafitas", construídas em solo, com assoalhos suspensos (Figura 63.1).
- As de várzea baixa são do tipo flutuante, permitindo acompanhar a mudança do nível fluvial (Figura 63.2).

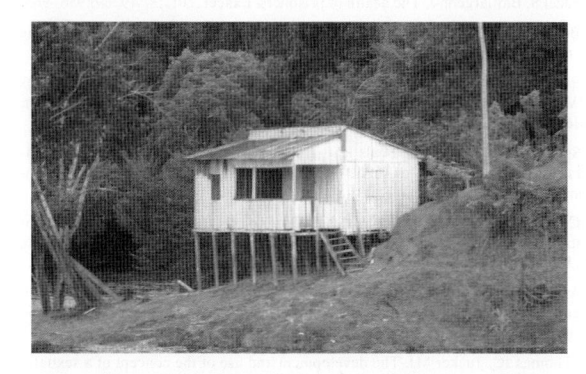

▲ Figura 63.1
Exemplo de habitação de várzea alta ou do tipo "palafita".
Fonte: Arquivo pessoal do autor.

- As de terra firme seguem características mais urbanas, dispostas umas próximas das outras, em ruas e/ou vielas definidas (Figura 63.3).[7]

O transporte nas comunidades ribeirinhas é todo feito por via fluvial (Figura 63.4), em embarcações sem motor (canoas) ou com motor (rabetas e voadeiras),[8] sendo as distâncias calculadas em horas/dias. Esse é um fator importante para o planejamento das ações de saúde desenvolvidas nessas localidades, sobretudo quando associado à dispersão e ao isolamento geográfico.

A base da alimentação ribeirinha é composta por farinha e peixe, além de frutas da floresta, carne de caça e produtos da roça

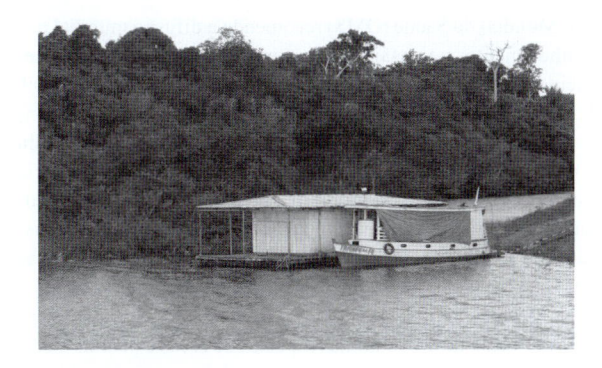

▲ Figura 63.2
Exemplo de habitação de várzea baixa ou do tipo flutuante.
Fonte: Arquivo pessoal do autor.

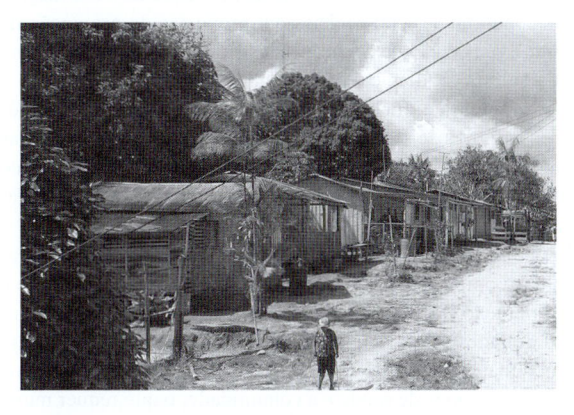

▲ Figura 63.3
Exemplo de habitações de terra firme.
Fonte: Arquivo pessoal do autor.

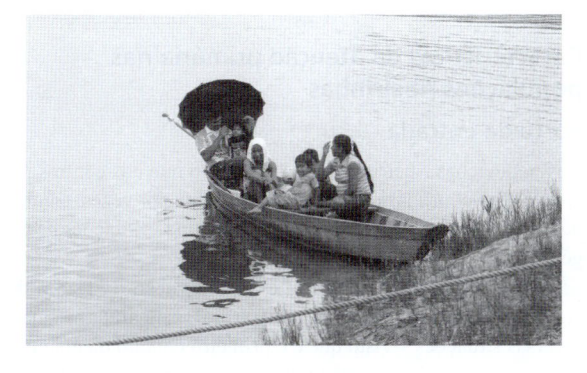

▲ Figura 63.4
Transporte típico das famílias ribeirinhas.
Fonte: Arquivo pessoal do autor.

(feijão, milho, macaxeira/mandioca, jerimum/abóbora, entre outros); entretanto, é comum o consumo de produtos industrializados (sobretudo óleo, café, açúcar e macarrão).[8]

O índice de analfabetismo nas populações ribeirinhas é alto, e as escolas, em sua maioria, só funcionam até o Ensino Fundamental.[1] Para o ribeirinho continuar estudando e cursar o Ensino Médio, é necessário se afastar da família e da comunidade, deslocando-se para a cidade.[9]

Na saúde, existem sérios problemas decorrentes da falta de investimento em saneamento básico, sendo que as condições sanitárias das populações ribeirinhas ainda são muito precárias,[1] não existindo, na maior parte das comunidades, abastecimento de água, fossas sanitárias e adequado destino final do lixo doméstico. Os dejetos são depositados próximos às casas, nas proximidades dos rios e, consequentemente, nos períodos de cheia acabam contaminando a água dos rios e igarapés que abastecem as comunidades, criando um círculo vicioso entre o tratamento de agravos e novo adoecimento, principalmente em relação às doenças diarreicas e parasitoses intestinais.[10]

O papel da equipe de saúde, sobretudo do médico de família e comunidade, em áreas ribeirinhas, portanto, exige o desenvolvimento de "habilidades", como a realização de procedimentos específicos (cirúrgicos, diagnósticos e terapêuticos) que seriam referenciados a outros profissionais nos centros urbanos; a interpretação de exames sem laudo de especialistas (p. ex., exames de imagem); e o manejo inicial das urgências e emergências (clínica, cirúrgica e psiquiátrica).[11]

Atualmente, a atenção à saúde dessa população é dada mediante a Política Nacional de Atenção Básica (PNAB), voltada para a implantação e a operacionalização das atividades de saúde, bem como a definição dos valores de financiamento para as Estratégias Saúde das Famílias Ribeirinhas (ESFR) e de custeio das Unidades Básicas de Saúde Fluviais (UBSF), sobretudo na Região Amazônica.[12]

Entendendo a dinâmica das populações ribeirinhas: a cheia e a vazante

A dinâmica de vida nas comunidades ribeirinhas segue a variação do nível dos rios, estando sujeita às alagações anuais, que podem cobrir plantações e moradias. Na cheia, os rios alcançam valores máximos de até 15 metros em algumas regiões da Amazônia, devido à variação sazonal no período de chuvas dos afluentes de ambas as margens e de sua própria cabeceira.[13]

O fenômeno da cheia e da vazante (Figura 63.5) regula grande parte do cotidiano ribeirinho, pois o mundo do trabalho e das relações obedece ao ciclo sazonal e o tempo é definido pela natureza, pela cultura, pelos mitos e pelas tradições. Assim, a alternância entre os períodos de águas baixas (vazantes) e altas (cheias) define o calendário das atividades econômicas, havendo variações nos padrões de renda, na disponibilidade de recursos naturais e nas condições de saúde e de alimentação dos moradores, que respondem ao ritmo das águas dos rios.[11]

O conhecimento dessa dinâmica, específica da vida ribeirinha, é essencial para a compreensão do processo de adoecimento dessas pessoas, havendo diferenças epidemiológicas importantes durante o fenômeno, assim como o isolamento geográfico de algumas comunidades, definindo o processo migratório delas.

A cultura ribeirinha e as figuras míticas

O saber tradicional possui inúmeras peculiaridades, sendo construído na vivência dos indivíduos, nas relações pessoais, sociais e com o meio ambiente. Nas comunidades ribeirinhas, esse conhecimento é transmitido oralmente, sendo passado no dia a dia e perpetuado nas novas gerações. O conhecimento tradicional, portanto, é fruto do trabalho e das descobertas do grupo, o que justifica sua riqueza e diversidade.[4]

A floresta, com seus recursos naturais, representa o lugar de moradia, de onde se obtém alimento e de onde vieram os antepassados, na qual coexistem forças do bem e do mal. A ação do ribeirinho na transformação da natureza ocorre por meio de diferentes representações (míticas, econômicas, religiosas) que explicam as formas de apropriação e uso dos recursos naturais.[14]

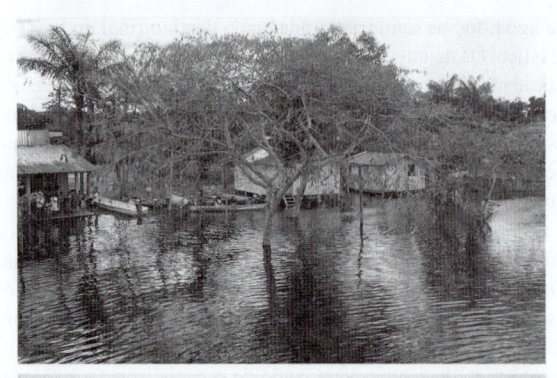

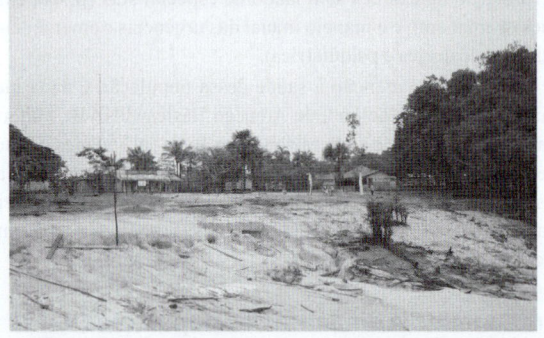

▲ Figura 63.5
Período de cheia e de vazante, na comunidade de Cuieiras, no Rio Negro, zona ribeirinha de Manaus (Amazonas).
Fonte: Arquivo pessoal do autor.

Para os ribeirinhos, existem, também, aqueles que possuem um saber especializado, como os pajés (curandeiros), os rezadores, os benzedeiros e as parteiras, representantes legítimos da cultura e identidade ribeirinha, por meio de suas práticas místico-religiosas,[13] responsáveis pela resolução dos problemas corriqueiros de saúde, atuando como verdadeiros "terapeutas" locais.[15]

De modo geral, os ribeirinhos possuem um diagnóstico próprio de seus males, recorrendo ao "terapeuta" local, que denomina, a partir de então, outros nomes, como feitiço, quebranto, mau-olhado, espinhela caída, susto, rasgadura, vermelho, espírito e doença do ar. As causas que justificam o surgimento dessas doenças, em sua maioria, são consequências das relações com a natureza e/ou com os outros membros da comunidade.[15]

Nesse sentido, é comum o uso de ervas e plantas medicinais (toda e qualquer espécie vegetal, cultivada ou não, utilizada com propósitos terapêuticos[16]) na cura ou no alívio de doenças, sendo incorporado nas práticas cotidianas de tratamento e recomendado tanto pelos "terapeutas" locais como pelos moradores mais velhos, uma vez que o conhecimento sobre os efeitos e a identificação na flora natural é passado oralmente de geração em geração.[17,18]

Diante disso, é importante que o médico de família e comunidade possua informações sobre cada planta existente na localidade onde atua, assim como sobre sua utilização, indicação, parte e dose usada, para que possa ser acompanhada com uma margem de segurança, ressaltando o alto grau de toxicidade presente em muitas espécies que podem gerar ou trazer algum dano à saúde.[17] Estudos apontam que os dados existentes, até o fim do século XX, ainda eram insuficientes para oferecer uma avaliação acurada da qualidade, da eficácia e da segurança da maior parte das plantas medicinais.[19,20] Entretanto, a Organização Mundial da Saúde (OMS) recomenda a difusão mundial dos conhecimentos necessários para o uso racional das plantas medicinais e, frente a isso, o Ministério da Saúde (MS), em 2009, lançou o Programa Nacional de Plantas Medicinais e Fitoterápicos com o objetivo de disseminar essa terapia de forma segura e de acordo com as normas da Agência Nacional de Vigilância Sanitária (Anvisa). Esse programa, além de incentivar a produção e distribuição de plantas medicinais e fitoterápicos pelo sistema de saúde vigente, garante orçamento para novas pesquisas sobre a eficácia destes recursos em outras patologias.[21,22]

No Quadro 63.1, são listadas, com a indicação, as advertências e a forma de uso, algumas espécies de ervas e plantas medicinais utilizadas nas comunidades ribeirinhas, enfatizando que, para a maioria, não existem estudos científicos comprovando os benefícios ou malefícios de sua utilização.[4,16,23]

Em nosso conhecimento científico, é frequente a abordagem das comunidades ribeirinhas com propostas de promoção da saúde e prevenção de doenças, construídas unilateralmente em uma cultura acadêmica, não levando em consideração a experiência intensa e dinâmica da participação local em seus próprios assuntos de saúde e doença. Mais do que gerar esquemas educativos e investigativos, é necessário integrar o saber teórico dos meios acadêmicos ao saber do senso comum das comunidades ribeirinhas.

A complexidade dos desafios que se apresentam no cuidado das populações ribeirinhas, portanto, exige criatividade e a superação do vício no discurso científico, para a construção de redes interdisciplinares de pensamento, centradas em problemas concretos e que aumentem a credibilidade mútua entre as equipes de saúde e a comunidade, o que requer muita dedicação e o despojamento das verdades cristalizadas.[24] Nesse sentido, é importante que a equipe de saúde (re)conheça as experiências locais, buscando incentivar aquelas que são bem-sucedidas.

Características da atenção primária nas populações ribeirinhas

Porta de entrada

Nas populações ribeirinhas, ainda mais do que nos centros urbanos, o nível primário de atenção à saúde é, por vezes, a única porta de entrada ao sistema de saúde, incluindo situações de urgência e de emergência.

Nesse sentido, a qualificação e a valorização da figura do Agente Comunitário de Saúde (ACS) rural, para atuar nas mais diversas situações – visto que é o primeiro contato da comunidade com o serviço de saúde local —, devem ser levadas em consideração, assim como a disponibilidade de transporte fluvial adequado, como o uso de canoa.

Acessibilidade

Nas populações ribeirinhas, os fenômenos climáticos e o padrão fluvial de cheia e vazante dos rios dificultam grandemente o acesso, tanto dos ribeirinhos à procura dos serviços de saúde quanto das equipes de saúde na prestação do atendimento. Os mesmos desafios encontrados para o acesso também serão obstáculos para a continuidade das ações e do acompanhamento da saúde dessas comunidades ao longo do tempo.

Tais dificuldades no acesso às áreas ribeirinhas devem ser vencidas com flexibilidade e com a adoção de estratégias criativas, apresentadas adiante, como o uso de unidades móveis fluviais ou de ferramentas como telessaúde.

Quadro 63.1 | Principais espécies de plantas medicinais e formas de uso encontradas nas comunidades ribeirinhas

Nome popular	Nome científico	Indicação	Advertências	Forma de uso
Abacateiro	*Persea persea*	Problemas renais e hepáticos	Sem informações	Folha (chá)
Açaí	*Euterpe oleracea*	Usado na anemia	Sem informações	Raiz (chá)
Algodão-roxo	*Gossypium herbaceum*	Usado em inflamações em geral	Sem informações	Folha (sumo misturado com mel)
Amor-crescido	*Portulaca pilosa*	Usado em ferimentos, problemas renais, abortivo	Sem informações	Folha (banho e chá)
Anador, chambá, chachambá e trevo-cumaru	*Justicia pectoralis*	Expectorante. Usado também na cefaleia	Não deve ser utilizado em pessoas com distúrbios de coagulação e em caso de tratamento com anticoagulantes e analgésicos	Folha (chá)
Andiroba	*Carapa guianensis*	Cicatrizante. Repelente de insetos. Usada também para tratar o reumatismo e a tosse	Sem informações	Óleo, casca, semente (aplicação)
Babosa	*Aloe barbadensis* / *Aloe vera*	Cicatrizante. Usada em queimadura e na erisipela	É contraindicada em pessoas com hipersensibilidade aos componentes do fitoterápico e em casos de alergia	Folha (sumo)
Biribá	*Rollinia mucosa*	Usado para combater pulgas	Sem informações	Folha (banho)
Boldo-liso	Não identificado	Problemas hepáticos. Usado como abortivo	Sem informações	Folha (chá)
Boldo-verdadeiro, boldo-africano, boldo-brasileiro e boldo-nacional	*Plectranthus barbatus*	Antidispéptico. Usado na epigastralgia	Não deve ser utilizado por gestantes, lactantes, crianças, hipertensos e portadores de obstrução das vias biliares. Não usar no caso de tratamento com metronidazol ou dissulfiram, medicamentos depressores do SNC e anti-hipertensivos	Folha (chá)
Cabacinha	*Luffa operculata*	Usada na sinusite, na cefaleia, na gripe e como abortivo	Sem informações	Vagem e bucha
Carambola	*Averrhoa carambola*	Usada no diabetes e na dislipidemia	Sem informações	Fruto (suco). Folha (chá)
Capim-santo, capim-limão, capim-cidró, capim-cidreira e cidreira	*Cymbopogon citratus*	Antiespasmódico, ansiolítico e sedativo leve. Usado também nas cólicas uterinas e intestinais	Pode potencializar o efeito de medicamentos sedativos	Folha (chá)
Cajá	*Spondias lutea*	Inflamações, ferimentos, diarreia	Sem informações	Casca
Carapanaúba	*Apidosperma nitidum*	Usada como contraceptivo. Usada em entorse/luxação. Usada também na malária, tosse	Sem informações	Casca
Catinga-de-mulata	*Leucas martinicensis*	Usada na febre	Sem informações	Folha (banho)
Cibalena	*Artemisia sp.*	Usada na cefaleia e na gripe	Sem informações	Folha (chá)
Cipó-alho	*Adenocalymna alliaceam*	Usado na gripe	Sem informações	Folha (chá)
Corama	*Bryophyllum calycimum*	Usado em coceira	Sem informações	Aplicar o leite sobre o local

(Continua)

Quadro 63.1 | **Principais espécies de plantas medicinais e formas de uso encontradas nas comunidades ribeirinhas** *(Continuação)*

Nome popular	Nome científico	Indicação	Advertências	Forma de uso
Copaíba	*Copaifera* sp.	Usada em ferimentos e hemorragias Usada também na febre e como contraceptivo	Sem informações	Óleo, semente e sumo (aplicação)
Crajiru	*Arrabidaea chica*	Problemas hepáticos Usado também como anti-inflamatório e em ferimentos	Sem informações	Folha (chá e banho)
Erva-cidreira, lípia	*Lippia alba*	Ansiolítico, antiespasmódico, antidispéptico e sedativo leve Usada também como calmante e na dor abdominal	Deve ser utilizada com cuidado em pessoas com hipotensão Doses acima das recomendadas podem causar irritação gástrica, bradicardia e hipotensão	Folha (chá)
Graviola	*Annona muricata*	Usada na infecção uterina, na dislipidemia e para emagrecer	Sem informações	Folha (chá)
Hortelã	*Mentha* sp.	Usada na dor abdominal	Sem informações	Folha (chá)
Hortelãzinho	*Mentha piperita*	Usado na dor abdominal e como vermífugo	Sem informações	Folha (chá)
Ingá	*Inga* sp.	Usado na diarreia e na epigastralgia	Sem informações	Casca (chá)
Jalapa	*Operculina altissima*	Usado na gripe e em coceiras	Sem informações	Folha (chá e banho)
Jambu	*Spilanthes oleracea*	Usado em hemorragias	Sem informações	Folha e raiz (chá)
Jucá	*Caesalpinea ferrea*	Usado em ferimentos e na tosse	Sem informações	Semente ralada Folha (chá)
Liga-osso	*Alternanthera* sp.	Usado em inchaço e em fraturas	Sem informações	Folha (compressa)
Malvarisco	*Plectranthus amboinicus*	Problemas hepáticos Usado também na gripe, na epigastralgia	Sem informações	Folha (chá e sumo)
Mangarataia, gengibre	*Zingiber officinale*	Antiemético, antidispéptico e expectorante Usado também nos casos de cinetose e no inchaço	O uso é contraindicado em pessoas com cálculos biliares, irritação gástrica e hipertensão arterial Não usar em caso de tratamento com anticoagulantes Não usar em crianças	Raiz (chá e friccionando a raiz pilada)
Mari-mari	*Poraqueiba sericeia Tu*	Usado na tosse	Sem informações	Casca
Mariana	*Cactus* sp.	Usada em picada de cobra e na ferroada de arraia	Sem informações	Aplicar o leite sobre o local
Marupá	*Eleutherine plicata*	Usado no tratamento de hemorroidas	Sem informações	Bulbo (chá)
Mastruz	*Chenopodium ambrosioides*	Vermífugo Expectorante	Sem informações	Folha (sumo com leite)
Mucuracaá	*Petiveria alliacea*	Vermífugo Usado na constipação	Sem informações	Folha (sumo com leite)
Murici	*Byrsonima crassifolia*	Usado na tosse e na diarreia	Sem informações	Casca (chá)
Mutuquinha	Não identificada	Usada na hemorragia uterina	Sem informações	Folha (chá)

(Continua)

Quadro 63.1 | **Principais espécies de plantas medicinais e formas de uso encontradas nas comunidades ribeirinhas** *(Continuação)*

Nome popular	Nome científico	Indicação	Advertências	Forma de uso
Parreira-do-mato	Não identificada	Usada na picada de cobra	Sem informações	Folha
Pé-de-galinha	*Euphorbia tirucalli*	Usado no tratamento de verruga	Sem informações	Aplicar o leite sobre o local
Pobre-velho	*Costus spicatus*	Problemas renais	Sem informações	Folha (chá)
Quebra-pedra	*Phyllanthus* sp.	Diurético e problemas renais. Usado na litíase urinária	Não usar em gestantes, lactantes, crianças menores de 2 anos, alcoolistas e diabéticos. Doses acima das recomendadas podem causar efeito purgativo. Não usar por mais de 3 semanas	Folha (chá)
Sacaca	*Croton cajucara*	Usado em problemas hepáticos, renais e gástricos	Sem informações	Folha (chá)
Salva-de-marajó	*Lippia grandis*	Usada na epigastralgia	Sem informações	Folha (chá)
Tapa-cu	*Colocasia* sp.	Usado na diarreia	Sem informações	Folha (chá)
Uxi	*Endopleura uchi*	Usado na febre, diarreia, tosse, inflamações e como contraceptivo	Sem informações	Casca e semente (chá)
Vick	*Menta spicata*	Usado na cefaleia	Sem informações	Folha (chá)

SNC, sistema nervoso central.
Fonte: Adaptado de Fraxe e colaboradores[4] e Brasil.[16,23]

Integralidade

Nas populações ribeirinhas, em consequência das dificuldades de acesso, as equipes de saúde são mais reduzidas, havendo um número limitado de profissionais de saúde, assim como de outras especialidades médicas, que permanecem concentrados nos grandes centros urbanos.

Diante desse cenário, torna-se necessária a criação de redes regionais de referência e contrarreferência, assim como a logística no transporte e acompanhamento desses ribeirinhos.

Intersetorialidade

Nas populações ribeirinhas, o desenvolvimento de atividades intersetoriais é, quando existente, teoricamente facilitado, visto o tamanho reduzido das estruturas e demais instituições locais.

Assim, o médico de família e comunidade tem grande possibilidade de acesso a escolas, postos de trabalho, igrejas, entre outros, devendo utilizar esse fato em favor da comunidade.

Inúmeras experiências bem-sucedidas são vivenciadas pela equipe de saúde, para a resolução dos problemas locais, sendo importante o incentivo e a divulgação de tais experiências intersetoriais.

Foco na família e na comunidade

Nas populações ribeirinhas, o conceito de família e de comunidade influencia em como o médico de família e comunidade aplicará instrumentos e técnicas, como o genograma e as abordagens familiar e comunitária.

A forma de intervenção, as expectativas relacionadas às condutas e os papéis dentro do núcleo familiar precisam ser ajustados de acordo com as diferentes comunidades. Em geral, as comunidades ribeirinhas apresentam valores mais tradicionais do que nos centros urbanos, sendo a família nuclear, com pai, mãe e filhos, vista como a forma ideal de família, tornando-se importante o olhar sobre a presença da violência doméstica entre as famílias ribeirinhas.

Competência cultural

Nas populações ribeirinhas, os conceitos acerca dos processos de saúde e doença deverão ser conhecidos e manejados habilmente pelo médico de família e comunidade, cuidando para não ferir a autonomia das pessoas, evitando conflitos desnecessários, bem como uma postura arrogante perante outros saberes.

A busca pelo conhecimento da história, dos conceitos culturais e das identidades locais pode ser de grande valor.[25] Não se pode perder essa perspectiva histórica: que se diminua a própria ignorância e que se tenha a humildade de absorver isso para inserir nos grandes sistemas. A academia precisa estar aberta para receber esses conhecimentos e absorvê-los.[26]

Estratégias para o desenvolvimento das ações de saúde em populações ribeirinhas

Unidade básica de saúde fluvial

Para o atendimento às populações ribeirinhas distantes dos principais centros urbanos e nas quais o acesso é um ponto dificultador, uma das estratégias adotadas é o uso de unidades móveis fluviais (UBSF) (Figura 63.6), assim denominadas pelo MS.

A UBSF constitui uma embarcação fluvial adaptada para funcionar como uma unidade de saúde, havendo a necessidade de a equipe pernoitar na própria unidade para desempenhar suas funções.[2,27] Atualmente, Santarém (PA), Cruzeiro do Sul (AC),

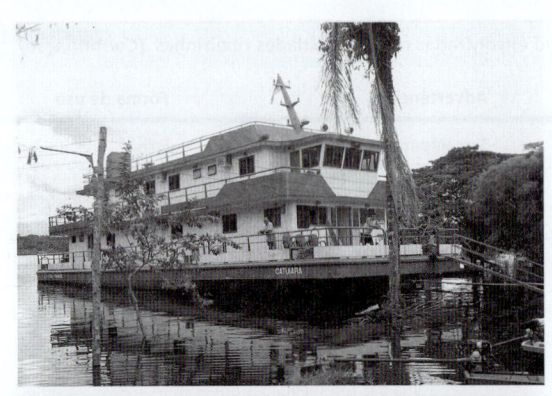

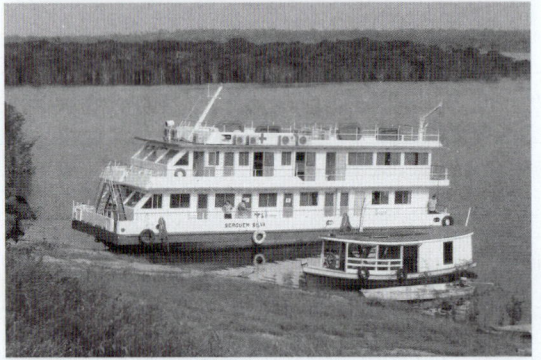

▲ Figura 63.6
Unidades móveis fluviais utilizadas nos rios da Amazônia.
Fonte: Arquivo pessoal do autor.

Borba (AM), Manaus (AM) e Manicoré (AM) recebem incentivos federais para manutenção de suas UBSF.

Quanto à estrutura física, a UBSF deve, preferencialmente, dispor de:[11,27]

- Consultório médico.
- Consultório de enfermagem.
- Consultório odontológico com equipamento odontológico.
- Ambiente para armazenamento e dispensação de medicamentos.
- Laboratório; sala de vacina; sala de procedimento.
- Sala de esterilização; expurgo; banheiro para o público.
- Banheiro exclusivo para os funcionários.
- Cabines com leitos em número suficiente para toda a equipe.
- Refeitório suficiente para toda a equipe.
- Cozinha.

Quanto aos equipamentos, a UBSF deve dispor, minimamente, de:[11,27]

- Maca ginecológica.
- Balança.
- Balança pediátrica.
- Geladeira para vacina.

Quanto à composição da equipe de saúde, a UBSF, preferencialmente, deve contar, durante todo o período de atendimento à população, com:[11,27]

- Um médico de família e comunidade (preferencialmente rural).
- Um enfermeiro.
- Um cirurgião-dentista.
- Um farmacêutico/bioquímico.
- Dois técnicos ou auxiliares de enfermagem.
- Um auxiliar de saúde bucal e/ou técnico de higiene dental.
- Um técnico de laboratório.
- Até 12 ACSs rurais.

A UBSF deve contar, ainda, com o auxilio de um Núcleo Ampliado à Saúde da Família e Atenção Básica (NASF-AB), composto, minimamente, por um assistente social, um psicólogo, um nutricionista, um fisioterapeuta e um educador físico.[11]

Nesse sentido, a utilização de UBSF para o atendimento às populações ribeirinhas tem demonstrado excelentes resultados, possibilitando o acesso à saúde para as comunidades geograficamente isoladas, além de resolver, parcialmente, a problemática da fixação de profissionais que atendam a esta demanda específica. A continuidade na assistência é outro ponto positivo, possibilitando a construção e o acompanhamento de indicadores relacionados às ações de saúde rural fluvial.[28]

Telessaúde/telemedicina

Visando à melhoria na qualidade dos atendimentos à população, apoiando os profissionais de saúde e, ainda, monitorando as endemias da região,[29] a telessaúde/telemedicina surge como uma das opções para qualificar a assistência médica a pessoas que estão geograficamente distantes/isoladas, difundindo cuidados na área da saúde para localidades desprovidas desses serviços ou ainda deficitárias de determinados tipos de procedimentos, além de contribuir para a qualificação e a alocação de profissionais de saúde em regiões mais distantes.[30,31]

A telessaúde/telemedicina é um serviço emergente, que apresenta contribuições efetivas na prestação de cuidados da saúde, facilitando a obtenção de uma segunda opinião a custos acessíveis e que proporciona a extensão de serviços especializados a locais remotos,[28] permitindo igualdade de acesso aos serviços de saúde, independentemente da localização geográfica, sem a necessidade de deslocamento.[32]

A telessaúde/telemedicina, portanto, é uma ferramenta necessária para complementar o sistema de saúde nas populações ribeirinhas, uma vez que viabiliza a informação e amplia o conhecimento, melhorando a saúde da pessoa e da comunidade.[30]

Principais problemas relacionados à saúde ribeirinha

Vários fatores influenciam as condições de vida e de saúde das populações ribeirinhas (Quadro 63.2). Além das próprias características geográficas e demográficas, as condições socioeconômicas e culturais dos ribeirinhos têm contribuído para o aparecimento e a manutenção de algumas endemias e epidemias.[33]

Patologias como malária, leishmaniose, hanseníase, tuberculose, arboviroses, além das infecções de transmissão hídrica ou associadas à água, como a febre tifoide e as gastrenterites, apresentam elevados índices de prevalência. Sendo assim, os programas de controle ainda não conseguiram reduzir o impacto dessas doenças sobre a saúde nas populações ribeirinhas.[33,34]

CONSIDERAÇÕES FINAIS

A atuação da medicina de família e comunidade em populações ribeirinhas precisa ser compreendida muito além da simples transposição das práticas médicas em um território diferente. Deve ser compreendida levando-se em consideração toda a diversidade cultural e histórica que envolve essas comunidades, diversidade esta que resulta em saberes, crenças e práticas específicas que caracterizam os povos ribeirinhos.

Quadro 63.2 | **Principais doenças/problemas de saúde presentes na área ribeirinha**

Doença/problema	Comentário
Malária (ver Cap. 258)	No Brasil, a quase totalidade dos casos está na Amazônia, possuindo alta prevalência e incidência em quase todas as comunidades ribeirinhas, representando uma grave endemia e um dos mais importantes problemas de saúde pública[33,35]
	Na média, predomina o *Plasmodium vivax* responsável por mais de 85% do total de casos diagnosticados[35,36]
	O grau de imunidade da população ribeirinha é muito variável, e a intensidade da transmissão não permite que as pessoas desenvolvam um alto grau de imunidade naturalmente adquirida e, portanto, não chega a ser protetora[37]
	As infecções assintomáticas pelo *Plasmodium* variam de 20 a 72% de casos assintomáticos,[38,39] sendo importante avaliar os contactantes de pessoas com diagnóstico de malária e/ou que residam em área hiperendêmica[35]
Leishmaniose	Representa uma importante endemia nas populações ribeirinhas, sendo uma doença parasitária, diretamente associada ao contato do homem com a floresta[33,34]
	Além dos vetores, os reservatórios do parasita (leishmania) encontram-se disseminados por toda a região ribeirinha, daí o difícil controle da doença[33]
	O gambá (*Didelphys marsupialis*) e a preguiça-real (*Choteopus didactylus*) são os reservatórios mais comuns[33]
	Em estudos no Amazonas, o maior número de casos ocorreu no período chuvoso (61,5%), em relação ao período de seca (38,5%), com as maiores incidências nos meses de janeiro e abril[40,41]
Hanseníase (ver Cap. 205)	A erradicação da hanseníase nas populações ribeirinhas ainda representa um importante problema na saúde pública, sobretudo pela falha diagnóstica nas fases iniciais da doença, decorrentes da dificuldade de acesso ao sistema de saúde, fazendo com que a doença evolua para as formas graves (multibacilares)[42,43]
	A atuação de Unidades Móveis Fluviais em áreas ribeirinhas da Amazônia tem demonstrado bons resultados, possibilitando a continuidade no tratamento, a descoberta de casos novos, o tratamento precoce e os autocuidados da pessoa doente pós-alta[44]
Tuberculose (ver Cap. 156)	A TB também representa um importante problema de saúde entre as populações ribeirinhas, no qual a dificuldade de acesso aos cuidados de saúde, assim como a concepção e as práticas locais em relação à saúde e à doença, têm repercussões no abandono frequente do tratamento
	É necessário o desenvolvimento de estratégias adequadas às características ribeirinhas, melhorando as condições logísticas locais, visando à rapidez e à qualidade nos diagnósticos, reforçando a adesão ao tratamento, além da melhoria nas condições de vida ribeirinha, da realização de busca ativa permanente dos casos, da realização do tratamento de forma correta e prioritariamente supervisionado, da realização de testagem para HIV, da realização do exame dos contatos e encerramento dos casos no tempo oportuno[45]
Hepatites (ver Cap. 175)	As hepatites virais, sobretudo do sorotipo B (HBV), constituem uma importante endemia nas populações ribeirinhas, sendo que a prevalência de HBsAg, 8%, coloca a região em um nível de alta endemicidade[33]
	A hepatite D (HDV), que só produz lesões hepáticas quando associada ao HBV, também ocorre de forma endêmica na Amazônia, com uma prevalência de cerca de 30% em portadores assintomáticos do HBV, assim como de 20% nas hepatites agudas e de 80 a 100% nas hepatites crônicas[33]
Parasitose intestinal (ver Cap. 174)	As parasitoses intestinais são universalmente distribuídas nas populações ribeirinhas, variando de acordo com a constituição do solo; o índice de aglomeração da população; as condições socioeconômicas, sanitárias e educacionais; a presença de animais domésticos no peridomicílio; as condições de contaminação e uso do solo, da água e dos alimentos[46]
	A ausência de saneamento básico e de práticas de higiene favorece a dispersão dos agentes no ambiente, assegurando a continuidade da relação parasita-hospedeiro[47]
	Os estudos realizados em comunidades ribeirinhas demonstram uma prevalência de 81,9% de parasitismo intestinal nas áreas do médio Solimões e de 89,1% na região do médio Rio Negro, tendo uma elevada frequência de *Ascaris lumbricoides*, ancilostomídeos, *Trichuris trichiura* e *Entamoeba* sp.[48]
Exposição ao mercúrio	Nas últimas décadas, algumas comunidades ribeirinhas vêm convivendo com os riscos decorrentes da poluição ambiental pelo mercúrio, como resultado da utilização desse metal no garimpo do ouro e no desmatamento da região[33]
	O mercúrio é um metal que possui elevada toxicidade, sendo cumulativo no organismo humano e apresentando grande persistência e dispersão ambiental. Ao ser depositado no ambiente aquático, pode sofrer um processo de metilação, transformando-se em sua forma mais tóxica, o metilmercúrio, e aumentando significativamente sua biodisponibilidade e seu acúmulo ao longo da cadeia alimentar[49,50]
	Existem duas formas de contato do mercúrio com o homem: a ocupacional e a ambiental. A primeira é mais conhecida e está ligada ao ambiente de trabalho, associada aos garimpos de ouro ou às fábricas de cloro-soda e de lâmpadas fluorescentes. A contaminação ocorre pelas vias aéreas, atingindo o pulmão e o trato respiratório, podendo ser identificada e quantificada pela dosimetria do mercúrio na urina. A contaminação ambiental, por sua vez, é provocada pela dieta alimentar, comumente pela ingestão de peixes, e afeta diretamente a corrente sanguínea, provocando problemas no SNC. Sua comprovação é feita pela determinação do mercúrio no cabelo ou no sangue[51]
	Os estudos realizados em comunidades ribeirinhas da Amazônia têm revelado teores elevados de mercúrio na carne de peixes que é consumida, bem como têm demonstrado índices de mercúrio total e de metilmercúrio em amostras de cabelo, configurando a exposição permanente nessas comunidades[33,52]

(Continua)

Quadro 63.2 | **Principais doenças/problemas de saúde presentes na área ribeirinha** *(Continuação)*

Doença/problema	Comentário
Picadas de cobras, aranhas e escorpiões (ver Cap. 254)	O acidente ofídico constitui um relevante problema de saúde pública nas populações ribeirinhas, ocasionando altas taxas de morbidade e mortalidade[53] A maioria dos acidentes ocorre durante o período de cheia, e mais de 80% acontecem no ambiente de terra firme[54,55] Em relação às serpentes envolvidas, observa-se que a maior parte dos acidentes são provocados por espécies do gênero *Bothrops*, seguido pelo gênero *Lachesis*[55]
Acidentes com arraia	Além dos acidentes ofídicos, a população ribeirinha está exposta a outros animais que podem ocasionar acidentes e danos à saúde. Entre eles, destaca-se a arraia, presente em rios e igarapés. Os acidentes por arraias são relatados em quase todas as comunidades ribeirinhas, porém com pouco registro na literatura Os acidentes por arraias provocam dor e necrose local importantes, merecendo atenção da equipe de saúde, uma vez que podem resultar em lesões incapacitantes e/ou manter a pessoa afastada das atividades laborais por semanas ou até meses, além de trazer sequelas importantes no local da lesão[56] Entre as condutas nos acidentes por arraia, estão: ▶ Lavagem do local com água corrente ▶ Imersão ou compressas de água morna (temperatura suportável) do membro ferido, por 30 a 90 minutos ▶ Realização de anestesia local, sem vasoconstritor ▶ Debridamento do ferimento ▶ Colocação de dreno ▶ Realização de profilaxia para o tétano ▶ Administração de antibiótico ou anti-inflamatório, se necessário[57]
Infecções virais	Algumas infecções virais também merecem destaque, pois, na maioria dos casos, os agentes são pouco conhecidos, estando em permanente ameaça de emergência ou reemergência Os Arbovírus da família dos *Flaviviridae*, dengue (ver Cap. 257, Dengue, Zika e Chikungunya) e febre amarela (ver Cap. 260, Febre amarela e leptospirose), têm sido objeto de numerosos estudos e intervenções, constituindo, sem dúvida, doenças emergentes em grande evidência[34]
Outros acidentes traumáticos	Outras formas de acidentes traumáticos, ainda com pouco registro na literatura, podem ser ocasionadas por peixes (Figura 63.7), como os causados pelas piranhas (*Serrassalmidae*), cujos dentes cortantes provocam laceração com sangramento importante. Acidentes traumáticos por répteis aquáticos, como as sucuris e os jacarés, não são incomuns[56] O candiru, por sua vez, é um peixe pequeno (bagre hematófago e parasita natural de guelras de grandes peixes) que, às vezes, pode penetrar na uretra e no ânus de seres humanos, sendo de difícil extração.[56] Eventualmente, existem relatos acerca desses acidentes, porém, na literatura não foi encontrado nenhum registro oficial

HIV, vírus da imunodeficiência humana; TB, tuberculose; SNC, sistema nervoso central; HBsAg, antígeno de superfície para hepatite B; HBV, vírus da hepatite B; HDV, vírus da hepatite D.

Peixes que produzem acidentes traumáticos
- Candiru → Corpo estranho em orifício natural
- Piranha → Mordedura
- Poraquê → Choque elétrico

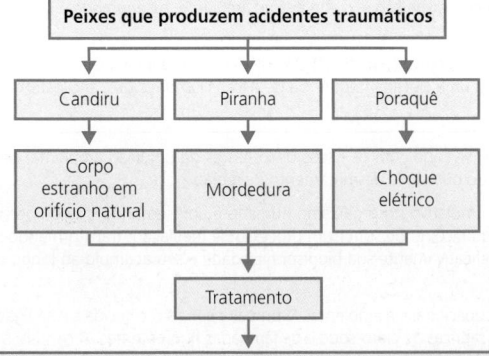

→ Tratamento:
- Lavar o local com água corrente e sabão neutro ou antisséptico local.
- Deter a hemorragia ocasional.
- Candiru: realizar extração cirúrgica.
- Poraquê: verificar sinais vitais; fazer reanimação cardiorrespiratória, se necessário.
- Realizar profilaxia do tétano.
- Administrar antibiótico ou anti-inflamatório, se necessários.

▲ **Figura 63.7**
Conduta nos acidentes traumáticos por peixes.
Fonte: Adaptada de Pardal e Yuki.[57]

O termo ribeirinho não se refere ao simples fato de alguém morar às margens de um rio ou de um igarapé, mas se refere a uma população que tem um modo de vida peculiar, que a diferencia das demais populações do meio rural ou urbano, possuindo uma dinâmica marcada pela presença do rio, o qual não é apenas um elemento do cenário ou da paisagem, mas algo constitutivo da maneira de ser e de viver.

A compreensão dos cenários dinâmicos que envolvem as comunidades ribeirinhas também deve fazer parte do cotidiano da equipe de saúde local, tendo em vista as mudanças, tanto geográficas quanto epidemiológicas, que acompanham o ritmo imposto pela natureza. A vida ribeirinha segue a imposição dos rios, cabendo ao médico de família e comunidade acompanhar tais mudanças.

REFERÊNCIAS

1. Mendes L, Pontes F, Costa e Silva S, Bucher-Maluschke J, Reis D, Silva S. Inserção ecológica no contexto de uma comunidade ribeirinha amazônica. Interam J Psychol. 2008;42(1):1-10.

2. Vasconcelos VO, Siqueira CT. Populações ribeirinhas da Amazônia e preservação da cultura tradicional: dilemas em uma sociedade globalizada. Rio de Janeiro: [editor desconhecido]; 2008.

3. Cohen-Carneiro F, Santos RS, Pontes DG, Salino AV, Rebelo MAB. Oferta e utilização de serviços de saúde bucal no Amazonas, Brasil: estudo de caso em população ribeirinha do Município de Coari. Cad Saúde Pública. 2009;25(8):1827-1838.

4. Fraxe TJP, Pereira HS, Witkoski AC. Comunidades ribeirinhas amazônicas: modos de vida e uso dos recursos naturais. Manaus: EDUA; 2007.

5. Houaiss A, Villar MS, Franco FMM. Dicionário Houaiss da língua portuguesa. Rio de Janeiro: Objetiva; 2009.

6. Alencar EF. Políticas públicas e (In)sustentabilidade social: o caso de comunidades da Várzea do Alto Solimões, Amazonas. In: Lima D. Diversidade socioambiental nas várzeas dos Rios Amazonas e Solimões: perspectivas para o desenvolvimento da sustentabilidade. Manaus: Ibama; 2005.

7. Andrade ALM. Indicadores de sustentabilidade na reserva de desenvolvimento sustentável do Piranha, Manacapuru, Amazonas, Brasil. Acta Amazonica. 2007;37(3):401-412.

8. Vasconcelos VO. Quando a natureza educa: trabalho, família e espiritualidade às margens de rios amazônicos [Internet]. Araxá: ANPED; 2010 [capturado em 18 mar. 2018]. Disponível em: http://33reuniao.anped.org.br/33encontro/app/webroot/files/file/Trabalhos%20em%20PDF/GT06-6651--Int.pdf.

9. Souza JC. Participação da UFSC no Projeto Rondon 2005: diagnóstico do município de São Gabriel da Cachoeira. Rev Eletrônica Extensão. 2004;1:1-18.

10. Paula ES, Sousa ALS, Silva MAS, Silva PCC, Miranda CAM, Ando NM, et al. Gerência de saúde rural: relatório de gestão: 2006. Manaus: SEMSA; 2007.

11. Silva PCC, Dalama LA, Moraes MAQ, Guedes DC, Souza PE, Gomes WG, Ando NM. Organização do Cuidado à Saúde em Populações Ribeirinhas: experiência de uma Unidade Básica de Saúde fluvial. In: ABRASCO. II Anais Congresso Brasileiro de Política, Planejamento e Gestão em Saúde. Belo Horizonte, 2013.

12. Brasil. Ministério da Saúde. Passo a passo das ações do Departamento de Atenção Básica. Brasília: MS; 2012.

13. Lima D. Diversidade socioambiental nas Várzeas dos Rios Amazonas e Solimões: perspectivas para o desenvolvimento da sustentabilidade. Manaus: Ibama; 2005.

14. Souza LAN. Proposta de reforma aquática do movimento dos ribeirinhos do Amazonas em face às modificações das práticas pesqueiras [tese] Viçosa: Universidade Federal de Viçosa; 2000.

15. Boas LMSV, Silva JC. Distúrbios e desvios sob a ótica das populações tradicionais ribeirinhas. Brasília: CNPq; 2007.

16. Brasil. Agência Nacional de Vigilância Sanitária. Formulário de Fitoterápicos da Farmacopéia Brasileira. Brasília: ANVISA, 2011.

17. Martins AG, Rosário DL, Barros MN, Jardim MAG. Levantamento etnobotânico de plantas medicinais, alimentares e tóxicas da Ilha do Combu, Município de Belém, Estado do Pará, Brasil. Rev Bras Farm. 2005;86(1):21-30.

18. Pignatti MG, Castro SP. A fragilidade/resistência da vida humana em comunidades rurais do Pantanal Mato-grossense, MT, Brasil. Ciênc Saúde Coletiva. 2008;13(1):83-94.

19. Bochner R, Fiszon JT, Assis MA, Avelar KES. Problems associated with the use of medicinal plants commercialized in "Mercadão de Madureira", Rio de Janeiro City, Brazil. Braz J Med Plants. 2012;14(3):537-547.

20. Oliveira FG, Lehn CR. Riscos e Perspectivas na Utilização de Fitoterápicos no Brasil. Opará. 2015;3(4):35-44.

21. Brasil. Ministério da Saúde. Programa nacional de plantas medicinais e fitoterápicos [Internet]. Brasília: MS; 2009 [capturado em 18 mar. 2018]. Disponível em: http://bvsms.saude.gov.br/bvs/publicacoes/programa_nacional_plantas_medicinais_fitoterapicos.pdf.

22. Brasil. Ministério da Saúde. Política e programa nacional de plantas medicinais e fitoterápicos [Internet]. Brasília: MS; 2016 [capturado em 18 mar. 2018]. Disponível em: http://bvsms.saude.gov.br/bvs/publicacoes/politica_programa_nacional_plantas_medicinais_fitoterapicos.pdf.

23. Brasil. Agência Nacional de Vigilância Sanitária. Memento fitoterápico da farmacopeia brasileira. Brasília: ANVISA, 2016.

24. Rozemberg B. O saber local e os dilemas relacionados à validação e aplicabilidade do conhecimento científico em áreas rurais. Cad Saúde Pública. 2007;23(Supl 1):S97-S105.

25. Barros M. Marcus Barros fala sobre meio ambiente e doenças tropicais na Amazônia. Entrevista a Stella Oswaldo Cruz Penido. Hist Ciênc Saúde Manguinhos. 2007;14(Supl):291-302.

26. Targa LV. Mobilizando coletivos e construindo competências culturais no cuidado à saúde: estudo antropológico da política brasileira de atenção primária à saúde [dissertação]. Porto Alegre: UFRGS; 2010.

27. Brasil. Ministério da Saúde. Portaria no 2191/GM/MS, de 3 de agosto de 2010. Institui critérios diferenciados com vistas à implantação, financiamento e manutenção da Estratégia de Saúde da Família para as populações ribeirinhas na Amazônia Legal e em Mato Grosso do Sul [Internet].Brasília:MS; 2010 [capturado em 18 mar. 2018]. Disponível em: http://bvsms.saude.gov.br/bvs/saudelegis/gm/2010/prt2191_03_08_2010.html.

28. Ando NM, Amaral Filho RCG. La medicina rural y los indicadores de salud rural en la Amazonia. J Rural Med. 2010;5(1):112-113.

29. Costa CA, Souza PE, Wen CL, Bohm GM, Mota MEC. Telehealth in the Amazon: development, results and perspectives. Latin Am J Telehealth. 2009; 1(2):170-183.

30. Machado FSN, Carvalho MAP, Mataresi A, Mendonça ET, Cardoso LM, Yogi MS, et al. Utilização da telemedicina como estratégia de promoção de saúde em comunidades ribeirinhas da Amazônia: experiência de trabalho interdisciplinar, integrando as diretrizes do SUS. Ciênc Saúde Coletiva. 2010;15(1):247-54.

31. Amaral Filho RCG. Segunda opinião formativa no Telessaúde como instrumento de educação permanente [tese]. São Paulo: UNIFESP; 2013.

32. Souza EP, Cavalcante JW, Silva KA, Silva LS. Estruturação do sistema de telecardiologia no Estado do Amazonas. Manaus: CBTMS; 2009.

33. Pinheiro MCN, Bacelar MDR, Almeida SS, Silveira LCLS. Endemias e o desenvolvimento da Amazônia. Manaus [editor desconhecido]; 2003

34. Katsuragawa TH, Gil LHS, Tada MS, Silva LHP. Endemias e epidemias na Amazônia. Malária e doenças emergentes em áreas ribeirinhas do Rio Madeira: um caso de escola. Estudos Avançados. 2008;22(64):111-141.

35. Amazonas. Fundação de Medicina Tropical Doutor Heitor Vieira Dourado. Rotinas da FMT-HVD 2014 / Malária. Manaus: FMT-HDV; 2014.

36. Hinke TZ. Perfil nosológico da população Ribeirinha do Baixo Rio Machado em Rondônia/Amazônia Ocidental Brasil [tese] São Paulo: USP; 2009.

37. Suárez-Mutis MC, Coura JR. Mudanças no padrão epidemiológico da malária em área rural do médio Rio Negro, Amazônia brasileira: análise retrospectiva. Cad Saúde Pública. 2007;23(4):795-804.

38. Coura JR, Mutis SM, Andrade SL. A new challenge for malaria control in Brazil: asymptomatic Plasmodium infection: a review. Mem Inst Oswaldo Cruz. 2006;101(3):229-237.

39. Suárez-Mutis MC, Cuervo P, Leoratti FMS, Moraes-Avila SL, Ferreira AW, Fernandes O, et al. Cross sectional study reveals a high percentage of asymptomatic Plasmodium vivax infection in the amazon Rio Negro area, Brazil. Rev Inst Med Trop S Paulo. 2007;49(3):159-164.

40. Chagas AC, Pessoa FACP, Medeiros JF, Py-Daniel V, Mesquita EC, Balestrassi DA. Leishmaniose tegumentar americana (LTA) em uma vila de exploração de minérios – Pitinga, município de Presidente Figueiredo, Amazonas, Brasil. Rev Bras Epidemiol. 2006;9(2):186-192.

41. Naiff Júnior RD, Pinheiro FG, Naiff MF, Souza IS, Castro LM, Menezes MP, et al. Estudo de uma série de casos de leishmaniose tegumentar americana no Município de Rio Preto da Eva, Amazonas, Brasil. Rev Patol Tropical. 2009;38(2):103-114.

42. Proto RS, Machado CDS, Rehder JR, Paixão MP, Angelucci RI. Qualidade de vida em hanseníase: análise comparativa entre pacientes da região Amazônica com pacientes da região do ABC. An Bras Dermatol. 2010;85(6):939-941.

43. Silveira RP, Damasceno D, Muniz V, Lagoas V, Raele S, Oliveira PP. Tendência da endemia de hanseníase no estado do Acre: evolução das formas clínicas de 1996 a 2006. Cad Saude Coletiva. 2009;17(1):163-174.

44. Moraes MAQ, Alves MVM. Assistência a hanseníase nos rios amazônicos. Hansen Int. 2010;35(2 Suppl 1):45.

45. Amazonas. Secretaria do Estado da Saúde. Plano Estadual de Saúde Amazonas. 2016-2019. Manaus: SUSAM, 2016.

46. Coura JR, Willcox HPF, Tavares AM, Paiva DD, Fernandes O, Rada ELJC, et al. Aspectos epidemiológicos, sociais e sanitários de uma área no Rio Negro, Estado do Amazonas, com especial referência às parasitoses intestinais e à infecção Chagásica. Cad Saúde Pública. 1994;10(Supl 2):327-336.

47. Cutolo SA, Giatti LL, Santos JG, Barbosa C, Sousa TS, Martins C, et al. Detecção de ovos de ascaris ssp em solo de comunidades ribeirinhas na Reserva de Desenvolvimento Sustentável Mamirauá do Estado do Amazonas (BR). Revista Saúde. 2010;4(1):69.

48. Silva EF, Silva EB, Almeida KS, Sousa JJN, Freitas FLC. Enteroparasitoses em crianças de áreas rurais do município de Coari, Amazonas, Brasil. Rev Patol Trop. 2009;38(1):35-43.

49. Santos ECO, Jesus IM, Brabo ES, Câmara VM, Loureiro ECB, Silva DFLS, et al. Estudo de saúde e exposição ao mercúrio da comunidade Ribeirinha de Brasília Legal, Estado do Pará, Brasil. Cad Saúde Coletiva. 1999;7(2):131-146.

50. Lacerda LD, Malm O. Contaminação por mercúrio em ecossistemas aquáticos: uma análise das áreas críticas. Estudos Avançados. 2008;22(63):173-190.

51. Souza JR, Barbosa AC. Contaminação por mercúrio e o caso da Amazônia. Química Nova. 2000;12:3-7.

52. Santos ECO, Jesus IM, Brabo ES, Fayal KF, Sá Filho GC, Lima MO, et al. Exposição ao mercúrio e ao arsênio em Estados da Amazônia: síntese dos estudos do Instituto Evandro Chagas/FUNASA. Rev Bras Epidemiol. 2003;6(2):171-185.

53. Waldez F, Vogt RC. Aspectos ecológicos e epidemiológicos de acidentes ofídicos em comunidades ribeirinhas do baixo rio Purus, Amazonas, Brasil. Acta Amazonica. 2009;39(3):681-692.

54. Pardal PPO, Monteiro MRCC, Arnaund RN, Lopes FOB, Asano ME. Aspectos epidemiológicos de 465 acidentes ofídicos atendidos no HUJBB – Belém – Pará no período de 1993 a 1994. Rev Soc Bras Med Trop. 1995;28(supl I):170.

55. Borges CC, Sadahiro M, Santos MC. Aspectos epidemiológicos e clínicos dos acidentes ofídicos ocorridos nos municípios do Estado do Amazonas. Rev Soc Bras Med Trop. 1999;32(6):637-646.

56. Haddad Junior V. Animais aquáticos de importância médica no Brasil. Rev Soc Bras Med Trop. 2003;36(5):591-597.

57. Pardal PPO, Yuki RN. Acidentes por animais peçonhentos: manual de rotinas. Belém: Universitária; 2000.

CAPÍTULO 64

Tragédias

Maria Amélia Medeiros Mano
Danyella da Silva Barrêto

Aspectos-chave

▶ Mais de 90% das mortes por desastre em todo o mundo ocorrem nos países mais pobres, o que é acompanhado do processo de urbanização descontrolado de nossa sociedade.

▶ É preciso oportunizar a todos uma mudança cultural, sabendo que o senso de percepção de riscos deficiente é a mais grave vulnerabilidade social das populações no que diz respeito à intensificação de desastres.[1]

▶ Deve-se ter uma abordagem interdisciplinar e intersetorial do médico de família e comunidade e da equipe para o enfrentamento de desastres, desde a prevenção até a ocorrência, em todas as fases.

▶ O médico de família e comunidade deve estar atento aos fatores que podem causar uma segunda tragédia, como a transmissão de doenças infectocontagiosas, as exacerbações de doenças crônicas, a violência e os abusos nos abrigos e o sofrimento psíquico, pois a atenção primária à saúde (APS) é considerada essencial nesse cuidado.

▶ As instâncias de Controle Social e Participação Popular são imprescindíveis na prevenção e no enfrentamento de desastres.

O caso da barragem de Mariana – Minas Gerais (2015)

Em 5 de novembro de 2015, ocorreu um grande desastre socioambiental no Brasil na bacia do Rio Doce. O desastre levou de imediato à mudança na paisagem, com depósitos de toneladas de lama que soterrou casas, escolas, plantios e comércios, matando toneladas de peixes, tornando terras impróprias para o cultivo e colocando todo um ecossistema em ameaça (Figura 64.1).[1] O desastre da bacia do Rio Doce provocou a extinção de comunidades inteiras, soterrando vidas, culturas, histórias e meios de sobrevivência. Municípios, ao longo da bacia hidrográfica, foram privados do uso da água para consumo, pesca e agricultura, deixando milhares de pessoas sem sua principal fonte de renda. Além da contaminação da água, solo e animais, na tentativa de retirar a lama, ela é transformada em pó, que se espalha pelo ar e é inalada continuamente pelos moradores.[2] Esse é considerado um desastre em curso, porque os dejetos ainda estão sendo lançados no mar (Figura 64.2).[3] A Rede de Médicas e Médicos Populares (RMMP) esteve no local com papel importante na denúncia da situação de descaso em que se encontrava a população, motivando a participação popular quanto aos seus direitos em um movimento de solidariedade. A RMMP[4] foi criada em 2015 e é constituída por trabalhadoras e trabalhadores da saúde que valorizam as lutas populares em defesa do Sistema Único de Saúde (SUS).

O aumento dos registros e o impacto dos desastres no Brasil nos faz refletir acerca da necessidade de aprofundar a discussão sobre o papel da APS e do médico de família e comunidade para a intervenção na prevenção, na fase aguda e no pós-desastre, por meio de equipes multiprofissionais que possam atuar na complexidade do evento traumático. Além disso, é importante que esses profissionais possam contribuir na construção de políticas públicas voltadas para a prevenção de desastres e gestão de riscos, o que envolve investimentos no saneamento básico, nas condições de moradia, na educação e no meio ambiente. É importante salientar que o desastre cria novos cenários e vulnerabilidades, demandando uma ação continuada dos poderes públicos na gestão dos riscos de desastre baixando o risco para níveis aceitáveis e manejáveis.

Em grande parte, o aumento dos desastres pode ser explicado pelo processo de urbanização descontrolado de nossa sociedade. Metade da população mundial vive em áreas urbanas, e o elemento

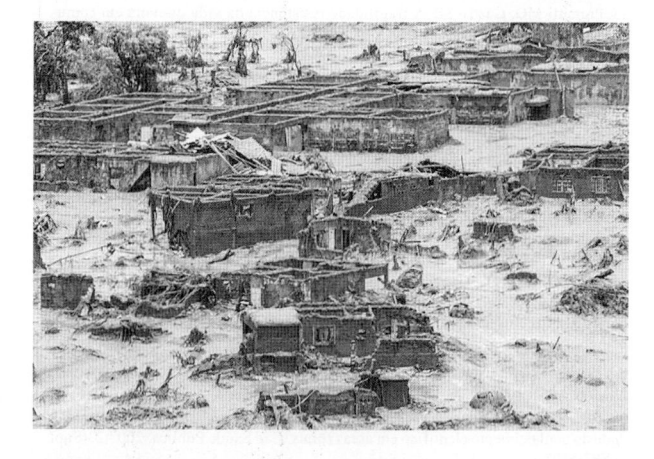

▲ Figura 64.1
Rompimento da barragem em Mariana (MG), provocando o soterramento de casas e alterando a paisagem local.
Fonte: Bou.[1]

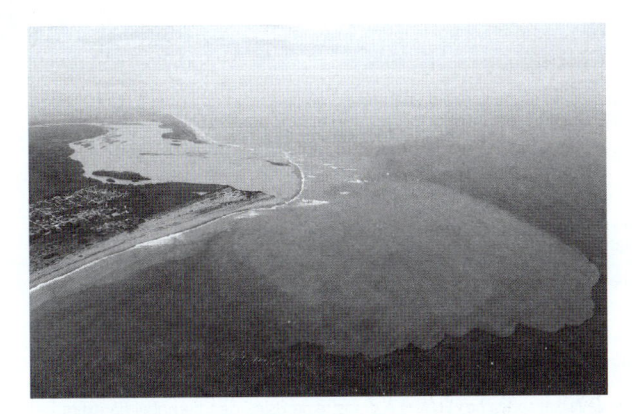

▲ **Figura 64.2**
Dejetos do rompimento da barragem em Mariana lançados no mar.
Fonte: G1 Minais Gerais.[2]

comum é o nível desenfreado de consumo de recursos e emissões de energia, fazendo com que a cidade seja geradora de intensos impactos sobre os recursos do ecossistema que a rodeia.[5] Soma-se a isso a falta de uma política de promoção à saúde que inclua ações intersetoriais, envolvendo o planejamento urbano, o estudo social, a educação, a ecologia, a saúde e demais setores da sociedade. Tem-se como resultado final a vulnerabilidade dos espaços urbanos. Na Figura 64.3, observa-se como tais fatores interagem para causar impactos no ecossistema.

Definição

A sinistrologia é a área do conhecimento humano que se preocupa com os desastres. A medicina dos desastres[6] é a área do conhecimento médico que se ocupa da prevenção, do atendimento imediato, da recuperação e da reabilitação de pessoas com patologias adquiridas em circunstâncias de desastre. Pela complexidade, é uma atividade multidisciplinar, relacionada com atendimento pré-hospitalar, planejamento hospitalar e dos serviços de saúde, medicina de urgência, medicina do trabalho, infectologia, nutrição, serviço social, saúde mental, saúde pública, vigilância sanitária, vigilância epidemiológica e ecologia humana.

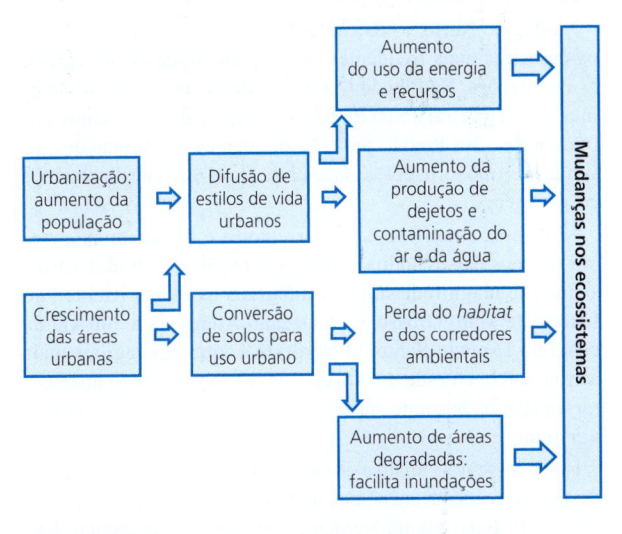

▲ **Figura 64.3**
Interação entre os determinantes de mudanças no ecossistema e seus impactos, a partir do crescimento e da expansão de áreas urbanas.
Fonte: Adaptada de Lampis.[5]

O desastre é uma situação que resulta de eventos adversos sobre um ecossistema vulnerável.[7] Tais eventos podem ser naturais e/ou provocados pelo homem, causando grave perturbação ao funcionamento de uma comunidade ou sociedade, envolvendo extensivas perdas e danos humanos, materiais, econômicos ou ambientais, que excede a sua capacidade de lidar com o problema usando meios próprios.[8] No entanto, de acordo com a concepção social, desastre é um processo que está inserido em uma sociedade em transformação e o produto de um modelo global de desenvolvimento que expõe as pessoas a situações de vulnerabilidade. Alguns aspectos estão incluídos na vulnerabilidade, como as condições socioeconômicas, a ocupação inadequada do solo, o adensamento urbano nas áreas de risco, a falta de planejamento urbano, de investimentos na saúde e na educação e a insuficiência de políticas que atendam às necessidades da população.

Na sociologia,[9] há ausência de consenso sobre o que é nomeado desastre, sendo possível entendê-lo como um misto de construção social e acontecimento físico. A própria literatura consultada para esta obra mostra contradições que, de certa forma, não deixam de ser elaborações para lidar com ações e omissões humanas causadoras de danos intensos e justificá-las. Na perspectiva da saúde pública, os desastres se definem por seu efeito sobre as pessoas e sobre a infraestrutura dos serviços de saúde.[10]

Mais de 90% das mortes por desastre em todo o mundo ocorrem nos países mais pobres. Isso nos faz pensar que a intensidade dos desastres depende muito mais do grau de vulnerabilidade do território e das comunidades afetadas do que da magnitude do evento adverso. Ou seja, mais importante do que a velocidade dos ventos ou do que a quantidade de chuvas é a organização do território e as condições de vida das comunidades atingidas.[11]

As enchentes no Brasil têm consequências diferenciadas de um município ou de um bairro para outro no que diz respeito a danos humanos, ambientais e materiais, apesar da mesma quantidade de chuva. Assim também acontece de um país para outro. Por exemplo, o terremoto no Haiti, que aconteceu em janeiro de 2010, teve pontuação 7 na escala Richter e mais de 300 mil mortos, e no Japão, após o terremoto de 8,9 na escala Richter em março de 2011, morreram cerca de 11 mil pessoas. Ainda, um terremoto de 6,5 graus na escala Richter provoca diferentes impactos e números de mortes: cinco óbitos na Califórnia, 20 mil no Cairo e 40 mil na Armênia.

Tipologia

A Codificação Brasileira de Desastres (Cobrade) foi elaborada a partir da classificação utilizada pelo Banco de Dados Internacional de Desastres (EM-DAT) do Centro para Pesquisa sobre Epidemiologia de Desastres (Cred) e da Organização Mundial da Saúde/Organização das Nações Unidas (OMS/ONU). Além dos desastres que constam na classificação do EM-DAT, foram incluídos alguns desastres peculiares à realidade brasileira. O que motivou a adoção da classificação EM-DAT foi a necessidade de adequar a classificação brasileira aos padrões estabelecidos pela ONU, além da possibilidade de o Brasil contribuir efetivamente para a alimentação do banco de dados internacional. Outro fator contribuinte para a adoção adaptada do modelo EM-DAT para a construção da Cobrade foi a necessidade de simplificação da classificação dos desastres.[8]

O Cred considera que os desastres são divididos em duas categorias: naturais ou tecnológicos, conforme apresentado no Quadro 64.1.

Quadro 64.1	Codificação brasileira de desastres (Cobrade)
Desastres naturais	Os desastres naturais são aqueles provocados por fenômenos e desequilíbrios da natureza e/ou pela ação do homem, causando inúmeras consequências na vida dos indivíduos. Eles se dividem em: ▶ **Geológicos:** terremotos, erupção vulcânica, movimento de massa e erosão ▶ **Hidrológicos:** inundações, enxurradas e alagamentos ▶ **Meteorológicos:** sistemas de grandes escalas (ciclones e frentes frias); tempestades (tornados, raios, granizo, vendaval, chuvas que causam múltiplos desastres); temperaturas extremas (ondas de calor e frio) ▶ **Climatológicos:** estiagem, seca, incêndio florestal e baixa umidade do ar ▶ **Biológicos:** epidemias, pragas
Desastres tecnológicos	Os desastres tecnológicos acontecem quando provocados, em parte ou no todo, por uma intenção humana, seja erro, negligência, ou envolvendo uma falha de um sistema humano.[12] Além do já citado desastre em Mariana, há ainda o 11 de setembro, o massacre da escola Columbine, o desastre da Challenger da Nasa, todos nos EUA, e o desastre da Usina de Chernobyl na extinta União Soviética ▶ **Desastres relacionados a substâncias radioativas:** contaminação da água; conflitos bélicos com liberação de produto químico; desastres relacionados a transporte de produtos perigosos ▶ **Desastres relacionados a produtos perigosos:** desastres relacionados ao transporte de produtos perigosos ▶ **Desastres relacionados a incêndios urbanos:** incêndios em plantas e distritos industriais, parques e depósitos e incêndios em aglomerados residenciais (p. ex., incêndio da boate Kiss em Santa Maria – RS) ▶ **Desastres relacionados a obras civis:** colapso de edificações; rompimento/colapso de barragens (p. ex., rompimento da barragem da Samarco em Mariana – MG) ▶ **Desastres relacionados a transporte de passageiros e cargas não perigosas:** rodoviário, ferroviário, aéreo, marítimo e aquaviário
Outras classificações: Classificação quanto à intensidade, à duração e ao impacto	
Desastres intensivos	São caracterizados pela baixa frequência de eventos, porém são geograficamente concentrados e com grande potencial de perdas, danos e mortalidade (p. ex., terremotos, tsunamis, erupções vulcânicas, furacões, incêndios, deslizamentos de terra, inundações abruptas)
Desastres extensivos	Não causam grande número de óbitos, mas são responsáveis por extensos danos à infraestrutura local e às habitações, com forte impacto nas condições de vida das comunidades e sociedades de baixa renda (p. ex., seca, inundações graduais, erosão). São os desastres mais comuns, correspondendo a 96% dos eventos. Tendem a ocorrer regularmente e muitas vezes são interpretados como uma situação normal e, consequentemente, negligenciados, a exemplo das inundações periódicas e secas do Nordeste, com duração de cinco anos consecutivos

Os profissionais da saúde, além de enfrentarem os desastres intensivos, são desafiados ao enfrentamento diário dos desastres de longa duração, tão importantes quanto as tragédias agudas, mas que não ganham destaque na mídia, fazendo com que passem despercebidas. É importante que as mazelas do dia a dia não sejam banalizadas e sejam entendidas como fazendo parte de tragédias por vezes maiores do que as alertadas nos meios de comunicação. Ainda, os desastres não se limitam apenas ao evento catastrófico, mas se desdobram em processos duradouros de crise social, frequentemente intensificada por encaminhamentos institucionais inadequados ou insuficientes, o que faz perpetuar o sofrimento social, este último muitas vezes também esquecido pelos meios de comunicação após a fase aguda.

Epidemiologia nacional

No Brasil, em 2013, foram oficialmente reportados 493 desastres *naturais*,[8] os quais causaram 183 óbitos e afetaram 18.557.233 pessoas. Quanto aos municípios, 4.433 foram afetados, sendo que 70,99% deles devido à seca/estiagem. Apesar da relevância, a seca/estiagem não causa tantos óbitos como os desastres hidrológicos e geológicos, o que é explicado pelas características e efeitos de cada um. Assim, a Região Sudeste foi a que registrou a maior porcentagem de óbitos (121, 66,12% do total nacional), tendo sido assolada por 158 desastres. A Região Nordeste, que apresentou a maior porcentagem de afetados (64,37% do total nacional), foi assolada por um número significativamente menor de mortos: 30. Relacionados à série histórica, considera-se que houve retração dos quantitativos obtidos no ano de 2011, este último incrementado pelo desastre na região serrana do Rio de Janeiro. Entretanto, considera-se que o número de afetados mantém relação com a ocupação desordenada de áreas com alta suscetibilidade aos movimentos de massa.

Na Região Norte, os incêndios florestais e as inundações são os desastres mais frequentes. Na Região Nordeste, as secas e as inundações. Na Região Centro-Oeste, o mais comum são os incêndios florestais, e na Região Sudeste, os deslizamentos e as inundações. Na Região Sul, são frequentes as inundações, os vendavais tipo tornados, as chuvas de granizo, os deslizamentos e a estiagem.[13]

No Brasil, a notificação de terremotos é sensivelmente menor que nos países andinos, porém já foram registrados vários sismos de magnitude superior a 5 graus na escala Richter, no Estado de Mato Grosso, e no Oceano Atlântico, a 300 km da costa do Espírito Santo. O Nordeste é uma das regiões mais ativas, e Rio Grande do Norte, Ceará e Pernambuco apresentaram sismos bastante superficiais e de intensidade inferior a 4,5 graus.[14]

Fazendo-se uma análise dos últimos 10 anos, constata-se que desastres, como as enchentes do Sul e Sudeste e a desnutrição devido às estiagens no Nordeste, têm um caráter cíclico. Isso nos leva a concluir que os óbitos nessas regiões não podem ser atribuídos apenas aos fenômenos naturais, mas também ao descaso governamental pela ausência de políticas que possam prevenir novos eventos ou diminuir o seu impacto. A epidemiologia dos desastres[8] é apresentada nas Figuras 64.4 a 64.6: nota-se, pelos gráficos, que, apesar de no Nordeste haver um grande número de pessoas atingidas pela estiagem, o maior número de óbitos é no Sudeste, pelas chuvas. Ambos previsíveis, a seca e as cheias mostram a complexidade das análises e das intervenções frente aos desastres intensivos e extensivos e seus impactos.

Há dificuldades de mensuração dos desastres do grupo biológico,[8] que têm seus dados ligados a órgãos de saúde, só chegando aos registros de Defesa Civil quando atingem um número grande de pessoas. Há dificuldades também na avaliação de alguns desastres que não têm base técnica ou instrumentação necessária para registro, como é o caso das tempestades de raios, das friagens e dos tornados. Apesar das ressalvas, alguns números são significativos em relação aos danos humanos. O total de atingidos por infestações de animais é de 1.002.178, e 314.214 foram afetados por doenças infecciosas virais.

Cabe aqui uma breve atualização sobre a infecção pelo vírus Zika.[15] Negligenciada por cientistas, profissionais da saúde e pela população, provavelmente devido ao caráter benigno da infecção e sua expansão geográfica limitada, a doença ganhou destaque em 2015 quando atingiu proporções epidêmicas na América Central e do Sul e foi associada a um importante aumento do número de casos de doenças congênitas e distúrbios neurológicos no Brasil. Estima-se que, em 2015, ocorreram entre 440.000 e 1.300.000 casos de Zika no Brasil. Foram 5.280 casos suspeitos de microcefalia, a maioria deles no Nordeste, tendo sido descritas 108 mortes. Até meados de fevereiro de 2016, 508 casos de microcefalia foram relatados em contraste com a média anual de 163 casos.[15] Assim, em fevereiro de 2016, a OMS declarou a infecção como Emergência de Saúde Pública de Importância Internacional.

A epidemia de Zika no Brasil e suas consequências em longo prazo é um exemplo de que as tragédias têm um componente misto e que o componente biológico é muitas vezes relativo. Devem-se considerar as doenças e as populações historicamente negligenciadas que, muitas vezes, só merecem atenção do Estado e/ou de órgãos internacionais quando há uma situação limite com risco de disseminação mundial.

Os estados atingidos pelo vírus Zika já vinham sofrendo com epidemias constantes de dengue, com ações pouco efetivas no controle do hospedeiro no que se refere às condições de moradia dos sujeitos. Voltando à tragédia em Mariana, já havia forte indicativo de que o desastre poderia ocorrer, tanto que o fato era temido pelos moradores. Uma pesquisa[16] afirma que 68% dos entrevistados em Bento Rodrigues tinha medo em relação ao rompimento das barragens. Assim, nenhum dos desastres pode ser considerado exatamente uma surpresa. Para tal, devem-se considerar as falas e os medos da comunidade envolvida e desnaturalizar os eventos prévios que anunciam algo maior. O caráter político e social dos desastres, a prevenção, a gestão e a redução de danos ainda são um desafio para a APS, bem como para os espaços de controle social e participação popular.

Forças envolvidas

A Defesa Civil é o órgão legalmente constituído pela Lei nº 12.608, de 10 de abril de 2012,[17] responsável por promover a defesa permanente contra desastres, prevenir ou minimizar danos, socorrer e assistir populações.[6] No Brasil, a Defesa Civil está organizada sob a forma do Sistema Nacional de Proteção e Defesa Civil (SINPDEC), centralizado pela Secretaria Nacional de Proteção e Defesa Civil (SEDEC), órgão do Ministério da Integração Nacional, responsável por coordenar as ações de proteção e defesa civil em todo o território nacional.

O município deve estar preparado para atender imediatamente a população atingida, reduzindo perdas materiais e humanas. Por isso, é importante que cada cidade crie um órgão que trate da redução dos riscos e da eficácia na resposta imediata aos desastres. Para tanto, trabalha-se com conceito de resiliência a desastres, que é a capacidade de um sistema, comunidade ou sociedade exposta a ameaças físicas de se recuperar, retornando a um nível estrutural aceitável após o desastre.[18]

A campanha "Construindo Cidades Resilientes" foi lançada internacionalmente em 2010, a cargo do Escritório das Nações Unidas para a Redução do Risco de Desastres (UNISDR/ONU). Hoje, o Brasil é o país com maior número de municípios inscritos na campanha. Entretanto, a mera inscrição na campanha, por si, não significa que o município já se tornou resiliente, mas sim que, ao participar dela, assume o compromisso de edificar a sua resiliência por meio da definição de ações e prioridades, na área de gestão do risco de desastres, em sua localidade. Logo, é possível afirmar tão somente que o aumento no número de cidades brasileiras inscritas sugere a ampliação da percepção de riscos pelos gestores locais.[19]

Em situações de desastres, vários setores devem fazer parte da estratégia de ajuda às pessoas, o que resulta no envolvimen-

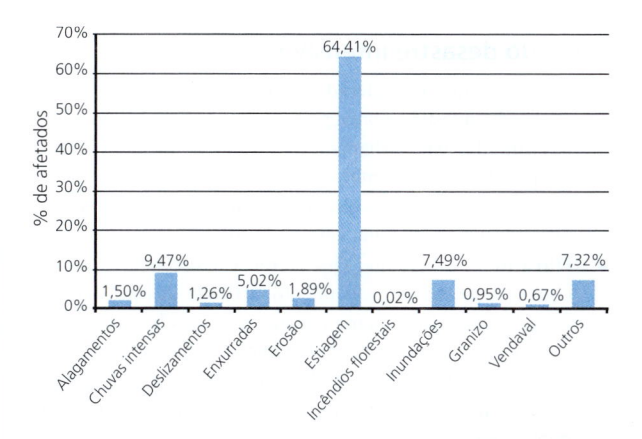

▲ Figura 64.4
Afetados por tipos de desastres.
Fonte: Brasil.[8]

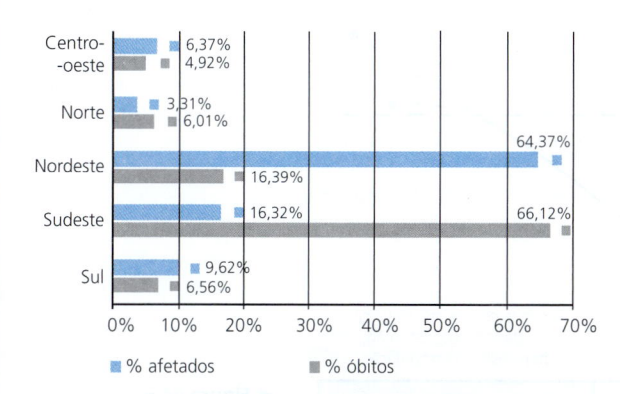

▲ Figura 64.5
Mortos e afetados segundo a região brasileira.
Fonte: Brasil.[8]

to das Forças Armadas, do Corpo de Bombeiros, do governo municipal, estadual e federal, das Organizações Não Governamentais (ONGs), de voluntários, de moradores, de profissionais locais e das universidades. Em princípio, não só o Estado, mas toda a sociedade pode organizar-se de forma simples e sensata para superar e sobreviver às tragédias. Por isso, espera-se que as empresas e os estabelecimentos públicos tenham suas medidas de segurança, a escola promova medidas educativas e preventivas,[1] os órgãos de comunicação social prestem esclarecimentos e sensibilizem a população. É preciso oportunizar a todos a *mudança cultural*, sabendo-se que um deficiente senso de percepção de riscos é a mais grave vulnerabilidade social das populações no que diz respeito à intensificação dos desastres.[20]

Nesse sentido, as atividades de educação em saúde podem começar em espaços comunitários, grupos e, mais precisamente, na escola. Há diferentes e valiosos assuntos de grande importância para a valorização da vida humana que podem ser promovidos por meio dos sistemas de ensino, desde noções de segurança de trânsito, prevenção de incêndios, prevenção de acidentes na infância até a evacuação de edificações em situação de risco.[21] Discute-se a inclusão do tema nas escolas por meio da educação ambiental, permitindo aos estudantes explorarem sua visão de organização espacial e visualização dos desastres. Uma atividade realizada em Petrópolis, no Rio de Janeiro, trabalhou esses temas para que os estudantes pudessem refletir sobre algumas questões: como percebo o risco que está ao meu redor? Como conviver com o risco? O que fazer para minimizar?[22]

No entanto, no Brasil, apesar de se conhecer a importância de agir nos riscos, as ações ainda estão focadas para o momento da tragédia, viabilizando de forma precária os serviços de emergência e fornecimento de donativos, com pouca inserção de profissionais da APS.

Capacitar pessoas "comuns" da comunidade para que sejam efetivas em uma tragédia é uma necessidade para todas as faixas etárias, não apenas como medida preventiva, mas também na vigência do evento; no entanto, cabe lembrar que essas pessoas também são atingidas e estão fragilizadas. Além da necessidade de suporte, é preciso valorizar os saberes dos sujeitos que, costumeiramente, são desprezados por técnicos da saúde. A capacitação deve ter como objetivo a autonomia e a possibilidade de participar efetivamente e não somente de se incorporar em uma força tarefa em condição de subalternidade. Tão grave quanto a ausência de politização dos debates envolvendo o reconhecimento e o manejo de riscos é a predominância de prescrição tecnicista de recomendações diante do perigo aos grupos vulneráveis, capacitados ou não, a fim de garantir a ordem pública.[9]

Muitas vezes, no lugar da valorização e do apoio às soluções que os vários grupos populares reivindicam, prevalece a perícia técnica inquestionável dos gestores/defesa civil. Na maioria das situações, essa perícia pode ser hermética e fechada e referenda ações como a evacuação compulsória do lugar entendido como de risco até as decisões de realocação. Realocação que, muitas vezes, não contempla a rede de sociabilidade valiosa aos afetados.[9]

Ainda em relação a todas as forças e esforços envolvidos, os órgãos estaduais ou municipais de Defesa Civil que tenham como origem de seu capital social a área de segurança pública tenderão a tomar decisões baseadas na restauração da ordem pública. Os órgãos que têm como capital social o Corpo de Bombeiros e a área médica de urgência tenderão a valorizar a integridade física e emocional dos afetados, individualmente. Os órgãos que estão vinculados ao planejamento urbano tenderão a focalizar com mais ênfase as obras de engenharia. Os órgãos que perpassam a área de agricultura darão ênfase à recepção de cestas básicas em compensação à perda de áreas de cultivo. Assim, a fragmentação de esforços, todos válidos e necessários, que já é uma característica institucional, acaba por permanecer em situações de emergências, sendo importante, em muitos contextos, um diálogo mais próximo, com mais redes de apoio e melhor comunicação entre os setores envolvidos.

Fases do desastre intensivo

- **Antes**: é a fase considerada mais importante, pois é o momento de investir na prevenção por meio de políticas públicas voltadas para urbanização, educação, meio ambiente, análise de risco nos municípios e preparação por meio de sistemas de previsão e alerta. Os municípios devem ter um plano de ação para atuar caso necessitem.[23]
- **Durante:** é a fase que visa oferecer assistência e auxílio com resgate, busca, salvamento, retirada das pessoas em área de risco, suprimento das necessidades básicas de alimento, água e materiais de higiene e organização de abrigos. Deve ser efetivado o plano de ação com a integração de todas as forças, além de garantir a segurança pública da população.[23]

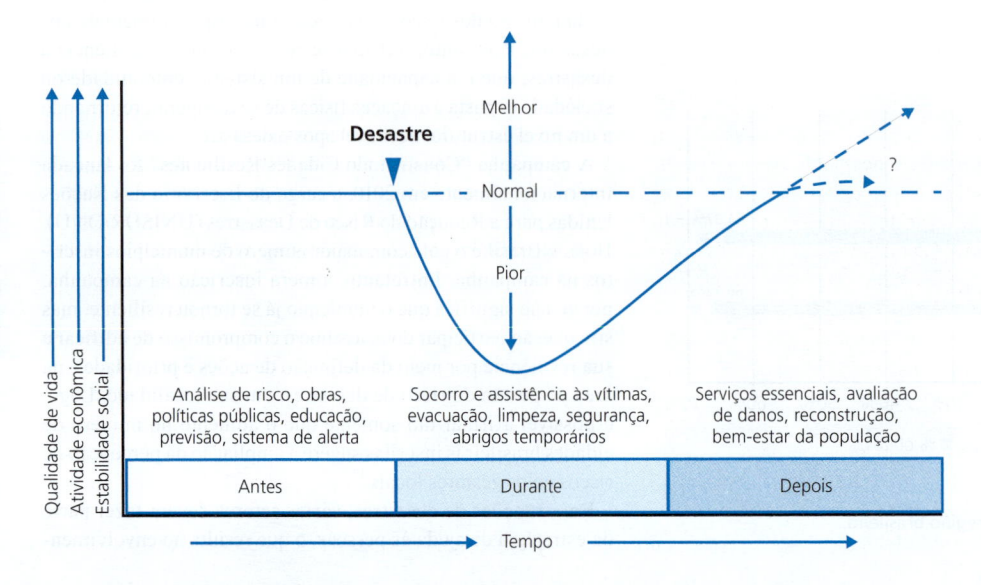

◀ **Figura 64.6**
Ciclo de gerenciamento de um desastre.
Fonte: Marcelino.[23]

- **Depois:** corresponde à fase de restabelecimento de serviços essenciais e reconstrução, com um plano que garanta a qualidade de vida da população com olhar dirigido para os antigos pontos de vulnerabilidade. Deve-se planejar o abrigamento definitivo fora da zona de risco. Deve-se tentar minimamente o restabelecimento da situação anterior ao desastre e, mais que isso, na maioria das situações, deve-se pensar na melhoria das condições prévias, investindo em condições para a prevenção. É o momento de lidar com as perdas sociais e econômicas, reconstruir as histórias, trabalhar o luto, acompanhar o sofrimento psíquico, os agravamentos de saúde e os adoecimentos provindos do desastre.

Muitas vezes, essas fases se sobrepõem e, por isso, várias ações podem e devem ser tomadas ao mesmo tempo.

Atuação do médico de família e equipe de saúde antes do desastre intensivo

O médico de família e comunidade, com a equipe de saúde na qual está inserido, deve ter um olhar para as fragilidades do território em que atua, a fim de agir preventivamente na ocorrência de desastres. Nesse contexto, o olhar mais minucioso dos agentes comunitários de saúde (ACS) para o território onde vivem e trabalham é muito importante para mapear as microáreas de risco com maior vulnerabilidade para a ocorrência de tragédias. Para o fortalecimento das ações, é importante a articulação com demais profissionais da rede e com os recursos comunitários, como escolas, associações de moradores, igrejas e demais organizações sociais e espaços de controle social. Também é relevante e será posteriormente abordada a necessidade de valorizar os saberes locais em todas as etapas e movimentos.

Um estudo nacional mostrou que os brasileiros ainda não possuem conhecimento suficiente para nortear suas decisões e escolhas na área ambiental.[24] Por isso, a educação permanente é uma estratégia importante na busca da prevenção dos desastres, da mobilização social e da participação popular.[25] Esse processo educativo deve ser direcionado tanto para a equipe como para a comunidade, com o objetivo de promover uma cultura de redução de desastres. Para isso, podem-se abordar temas voltados à preservação do meio ambiente, à coleta seletiva, à prevenção de acidentes com fogo, água e energia elétrica, à identificação de riscos e demais temáticas pertinentes ao grupo. Ao final desse diálogo conjunto, é importante a construção de um plano de ação comunitário tanto para a prevenção como para a atuação diante de uma tragédia, lembrando, como já foi dito, que na ocorrência do evento, todos podem estar fragilizados.

Para a melhoria na qualidade de vida, os municípios devem ter uma avaliação de risco prévia e um plano de ação intersetorial, envolvendo infraestrutura urbana, saneamento básico, preservação do meio ambiente, saúde e, principalmente, educação, pois quanto maior o nível de escolaridade maior o conhecimento sobre as questões ambientais.[24] Os médicos de família e comunidade e os demais profissionais da APS são essenciais na construção desse plano por estarem familiarizados com o território e sua população adscrita, ajudando no planejamento mais adequado à realidade da comunidade. A participação da comunidade, por meio dos vários fóruns de controle social, é essencial tanto para a construção como para o aperfeiçoamento desses planos, adequando-os às necessidades da população e atuando na reivindicação de sua efetivação. É importante reforçar que os profissionais da equipe devem participar dos espaços de representação da comunidade, sendo esta uma poderosa oportunidade de aproximação da equipe de saúde-comunidade para acordos em termos de necessidades e ações imediatas ou futuras.

Vale a pena citar a experiência do município de Olinda, realizada em 2006, com o objetivo de aumentar a resiliência das comunidades no enfrentamento dos desastres.[26] Cerca de 20 jovens participaram de um curso realizado nos finais de semana, na escola municipal local, para identificar pontos de risco e colaborar nas ações para prevenção de desastres nos morros. Após o término do curso, os alunos atuaram no 1º Núcleo Comunitário de Defesa Civil Jovem (NUDEC Jovem) de Olinda, que funciona na própria escola. Junto com o treinamento, os jovens participaram de um curso de teatro e discutiram a história ocupacional da região, aprendendo formas de preservar o meio ambiente e evitar deslizamento de barreiras e alagamentos.

Políticas públicas devem garantir educação e direitos sociais para a formação de uma cultura contra os desastres. Assim, a construção de uma comunidade e de uma sociedade seguras depende de um projeto que una a proteção do meio ambiente com a mobilização social e a construção de redes.

Atuação do médico de família e equipe de saúde durante e após o desastre intensivo

Os órgãos de Defesa Civil municipal e estadual devem coordenar as ações locais em parceria com o governo federal e órgãos internacionais, dependendo da extensão do desastre intensivo.[25] O plano de ação deve conter todo o cuidado voltado à assistência da população, assim como deve prever a inserção dos profissionais, dos voluntários e da comunidade no seu planejamento e execução. O cadastro das famílias é iniciado logo em seguida, a fim de obter os dados para avaliar a necessidade de abrigo, alimento, vestimentas e necessidades em geral. Por fim, cabe também aos gestores a garantia de segurança para os moradores e trabalhadores, pois sem ela não será possível realizar uma ação local.[7]

Logo após os desastres, as necessidades da população atingida são avaliadas conforme o tipo de evento e sua magnitude. Nesse momento, deve-se questionar quais os profissionais são essenciais na formação da força de socorro imediato em curto, médio e longo prazo. O momento ideal da atuação, tanto dos médicos de família e comunidade que estão em missão como daqueles em serviço no município atingido, depende de uma série de fatores específicos que dizem respeito ao próprio evento e à organização prévia da comunidade e do sistema de saúde.

Para os profissionais em missão, voluntários ou trabalhadores locais, é preciso conhecer o plano de ação local, as normas técnicas e os fluxos de atendimento e se inserir neles, mantendo a crítica para identificar ações oportunistas e pouco efetivas. Na ausência do plano, o profissional deve participar da construção das estratégias em parceria com a comunidade, a gestão e os profissionais já envolvidos. Os profissionais de saúde da rede local têm um importante papel devido ao conhecimento do contexto cultural local e também pelo vínculo com a comunidade atingida. Os médicos de família e comunidade em missão devem estabelecer contato com os colegas do município e vice-versa, a fim de unirem forças e compartilharem tarefas. Todas as ações discutidas nesse tópico serão voltadas tanto para os profissionais locais quanto para os médicos de família e comunidade em missão.

Para a equipe de profissionais da Estratégia Saúde da Família (ESF), existe o sofrimento de perder pacientes e até famílias inteiras que acompanhavam de forma longitudinal. Cabe lembrar que os ACSs são moradores da área e atingidos diretamente pelas perdas materiais e pessoais. Eles ocupam esse duplo papel, sendo profissionais de saúde que precisarão atuar no cuidado às famílias, na busca ativa de doentes, na liderança e, ao mesmo tempo, vítimas do desastre. Esse olhar peculiar para a equipe local é importante porque, em muitas situações, muitos estarão em sofrimento, o que pode impossibilitar a atuação. A equipe local pode estar muito empenhada na fase aguda, mas, depois, entra em sofrimento devido ao luto e às consequências das perdas. Além disso, devido ao aumento da demanda de saúde e à necessidade de atender pessoas fora da sua área de cobertura, uma grande sobrecarga física e mental pode ser observada na equipe de saúde.[28]

Após se apropriar do plano de ação e fluxograma, é importante entrar em contato com a rede de serviços que é referência para a região para fortalecer a parceria e melhorar a comunicação. Dependendo da demanda, devem ser contatados os conselhos de proteção à criança, Conselho Tutelar, Conselho do Idoso e Centro de Assistência Social, em parceria com os profissionais locais, que são os responsáveis por dar seguimento ao atendimento.

É importante que se estabeleça uma coordenação para as ações, algo que pode ser feito por um profissional de saúde já treinado e com experiência em situações de tragédia. Tal profissional pode ser externo ao município atingido – o mais comum é que sejam consultores do Ministério da Saúde – ou profissionais do próprio município. Independente da origem, o coordenador deve ser respaldado institucionalmente, com diálogo com os poderes centrais, inclusive para decisões que implicam o envio de mais profissionais, no término da missão, ou mesmo na possível intervenção federal. O coordenador deve servir de mediador entre as diversas instituições, poderes e gestão, com capacidade de identificar situações de perigo ao andamento das ações. É prerrogativa do coordenador, proteger a equipe, informá-la do andamento das negociações políticas e assistenciais, proporcionar a escuta em todas as instâncias, identificar distorções e, a partir do diálogo, traçar em conjunto as decisões diárias.

O registro diário de todas as ações é fundamental, e sugere-se que as percepções pessoais sejam consideradas. É importante registrar o número de consultas ambulatoriais, a vigilância de doenças endêmicas e epidêmicas, as ações de grupo, a busca ativa, a identificação de grupos mais vulneráveis, como crianças desnutridas e populações em áreas de difícil acesso. Esse diário de campo dará subsídios para a rediscussão do plano de ação, repassando informações tanto para os gestores locais quanto para a coordenação das missões. O grupo deve manter reuniões periódicas para troca de informações do campo, divulgação dos dados epidemiológicos e atualização do plano de ação, pois as estratégias são reconfiguradas a cada mudança de cenário. Além dos registros de campo, os profissionais necessitam apropriar-se do sistema de informações local, não só para o incremento das notificações, mas também para a apropriação de dados, vigilância em saúde e análise contínua da situação.

Antes de iniciar, o médico de família e comunidade deve receber todo o equipamento de proteção necessário e estar informado do fluxograma, tanto de atendimento, diagnóstico e tratamento quanto de referenciamento para outros serviços, quando se fizer necessário, mantendo sempre a comunicação com seu coordenador. O atendimento deve ser realizado conforme orientação e tem três frentes de ação: busca ativa nos abrigos, atendimento por demanda espontânea em locais improvisados, que servem de Unidades de Triagem, e reforço à atenção primária à saúde (APS) no atendimento de pessoas com demandas agudas ou crônicas. A busca ativa das pessoas, tanto em abrigos como em locais distantes, é de fundamental importância, pois haverá pessoas enfermas que estarão impossibilitadas de pedir ajuda – estas, frequentemente, são as mais vulneráveis. Após a tragédia, dentre as suas consequências, podem surgir problemas novos ou exacerbação de problemas antigos.

A vacinação, especialmente contra o tétano, é recomendada, assim como a recuperação de carteiras de vacinação mediante informações centrais. Situações que exijam mais cuidados, como as de pessoas acamadas, gestantes e crianças desnutridas, podem ser direcionadas às unidades de saúde ou outra opção planejada para tais situações (unidade móvel, centro de saúde, etc.). Demais vacinas devem seguir o fluxo de acordo com o risco de epidemia de cada local.

Após o furacão Katrina, ocorrido nos EUA, a demanda mais comum para a atenção primária foi a prescrição de medicamentos de uso contínuo para doenças crônicas. Entre as doenças agudas, as afecções de pele, as vaginites e as infecções respiratórias representaram grandes demandas.[29] Da mesma forma, houve um aumento na demanda por saúde mental com situações envolvendo violência doméstica, abuso de substâncias e psicopatologias, que foram desencadeadas ou exacerbadas pelo desastre. Após o terremoto na Colômbia, os problemas de saúde mais comuns foram as infecções em vias aéreas, as diarreias agudas, as infecções de pele, as conjuntivites e a hepatite viral. Portanto, é importante a realização de estudos nacionais que mostrem a epidemiologia das necessidades de saúde após os desastres para melhorar a intervenção e os serviços prestados. Nesse sentido é que as notificações se fazem essenciais a planejamentos futuros.

Abrigos provisórios

Os abrigos se constituem como um espaço de acolhimento a curto e médio prazo quando há vítimas desabrigadas. Na organização desse ambiente, prioriza-se manter os vínculos familiares e de vizinhança como uma forma de minimizar as perdas e manter a rede de apoio no cuidado das crianças, dos idosos e dos doentes.[7]

Os critérios mínimos de instalação de um abrigo devem ser seguidos, conforme a Carta de Assistência Humanitária da ONU e Defesa Civil brasileira:[8]

- Deve estar em uma zona de segurança.
- Ter infraestrutura com salas ou dormitórios, condições de higiene e número adequado de banheiros, com local separado para lavagem das roupas.
- Ser protegido de vetores biológicos.
- Garantir fornecimento de água, luz e local para preparo de alimentos.
- Deve ter temperatura ambiental adequada.
- Deve ser um local com possibilidade de delimitação de espaço físico, por família ou por pessoas.

Em abrigos provisórios, é importante a função de um agente psicossocial, que pode ser o ACS ou um voluntário. O papel desse profissional é realizar entrevistas com as famílias abrigadas buscando demandas e realizando os primeiros cuidados psicossociais. É papel essencial a troca de informações e o esclarecimento sobre o cumprimento de normas no abrigo. Tais funções permitem o retorno das famílias para a vida cotidiana, com estímulo à participação nas tarefas diárias do abrigo, a formação de grupos de apoio e reflexão, bem como a realização de atividades recreativas, o gerenciamento do pânico, entre outras.

O planejamento dos horários de silêncio, de refeição e de higiene, bem como os espaços de esporte e de eventual recreação são adaptados conforme as condições disponíveis de cada abrigo. Entretanto, é desejável que todos os abrigos tenham uma liderança, e que os abrigados se envolvam na criação das regras de convivência e no planejamento das atividades por meio de reuniões. Os conflitos devem ser mediados pela liderança local, mediadores externos e encaminhados, conforme a gravidade, aos órgãos públicos. A segurança é fundamental, devendo haver reforço policial em situações de conflito. Cabem, também, denúncias quando houver risco à população ou descaso público. Para evitar maiores conflitos, deve-se proibir o uso de álcool nos abrigos devido à associação de álcool e violência.[22]

Nos abrigos, há relato de violência e abuso sexual em condições nas quais faltam privacidade e proteção.[28] Em situações como no Haiti, havia muitas barracas que continham apenas crianças órfãs, barracas com crianças sozinhas ou mesmo andarilhas pelas ruas em situação de abandono e exposição a qualquer tipo de violência, incluindo tráfico de crianças. O alojamento ideal, em sua maioria, não acontece pela baixa resposta dos municípios aos desastres intensivos, levando a aglomerados em estádios, quadras, rodoviárias, igrejas, escolas e campos abertos protegidos apenas com lonas.

A garantia de um espaço privado é importante para a manutenção da individualidade, privacidade e possibilidade da reconstituição da vida cotidiana. Um espaço em que o indivíduo possa guardar seus pertences e suas lembranças, como as fotos de família, não pretende substituir seu lar destruído, porém pode ser considerado um espaço valioso de identidade e pertença, algo que fortifique laços e possa reconstituir a vida e a normalidade possível. Da mesma forma, os espaços coletivos devem ser resgatados por meio da mobilização de recursos comunitários, incentivo à manutenção das festas locais e estímulo à espiritualidade/religiosidade. Assim, a comemoração de aniversários, datas festivas específicas, bem como a possibilidade de rituais comuns e importantes para a comunidade, como festejos, missas e grupos de orações, devem ser incentivadas. Tais momentos e situações proporcionam o resgate e o restabelecimento de redes sociais, importantes não apenas no enfrentamento da adversidade do presente, mas também na mobilização e união para desafios do futuro.

Em desastres intensivos que se repetem, devem-se identificar instalações críticas inseguras ou, ainda, futuros espaços de abrigo digno. Os órgãos públicos e, muito especialmente, engenheiros e arquitetos são os responsáveis pela construção, manutenção e fiscalização dos espaços públicos. No entanto, os perigos estruturais e as condições de insalubridade podem passar despercebidas, e um alerta deve ser feito, sempre que possível, junto com a comunidade. Tal alerta não se presta só à possibilidade de abrigo futuro, mas também a qualquer espaço privado ou público que ofereça risco de desabamento ou incêndio. A experiência com tragédias deste tipo é que todas tinham de alguma forma algum alerta prévio que, se devidamente atendido, evitaria sofrimento e mortes.

É importante alertar que, de alguma forma, os abrigos se constituem em espaços de gestão de vidas e rotinas com presença de instituições e poder público. Assim, é essencial o incentivo ao protagonismo dos sujeitos. Podem surgir estratégias locais criativas e eficazes no enfrentamento das crises e, consequentemente, um fortalecimento dos sujeitos, incentivando iniciativas e ações.

Vigilância à saúde

Um dos grandes desafios é a vigilância sanitária em contexto tão adverso. O médico de família e comunidade deve estar atento aos fatores que podem causar uma segunda tragédia, como a transmissão de doenças infectocontagiosas, a exemplo da epidemia de cólera após o terremoto no Haiti, que matou milhares de pessoas devido à precariedade das condições sanitárias.

Para o melhor controle da vigilância sanitária, a equipe deve observar os abrigos, as casas e os demais espaços onde estão as pessoas e suas condições de higiene:

Distribuição e armazenamento de água. Eles devem ter água potável em reservatórios fechados e fora do alcance de animais. Os reservatórios devem estar em uma altura que impossibilite que as pessoas os utilizem como banheiras ou tanques de lavar. Deve-se acrescentar à água hipoclorito a 2,5% usando duas gotas (0,08 mL) para cada litro de água, conforme mostra a Tabela 64.1.[27]

Para consumo humano, quando a água apresentar coloração diferente da habitual, deve-se filtrá-la antes de adicionar o hipoclorito e, na ausência de hipoclorito, a fervura da água é um método seguro. Os recipientes que armazenam água devem ser limpos com água e sabão, enxaguados e depois higienizados por 30 minutos com 15 mL (1 colher de sopa) de hipoclorito a 2,5% para cada litro de água. Após os 30 minutos, lavar com água para consumo. Os tanques e caixas d'água das casas devem ser limpos e, para isso, deve-se orientar fechar o registro, esvaziar a caixa d'água (abrir torneiras e dar descargas), sem deixar que os resíduos maiores passem pelos canos. Quando a caixa estiver quase vazia, fechar a saída e utilizar a água restante para a limpeza, evitando também que a sujeira entre nos canos. A limpeza do fundo e das paredes da caixa d'água é feita com panos, escova ou esponja, sem detergente ou sabão. Após escoar a água que restou da limpeza com balde e pano, a caixa estará limpa. Depois de limpa, encher a caixa d'água e acrescentar 1 litro de hipoclorito a 2,5% a cada 1.000 litros de água. Para desinfecção, aguardar por duas horas e, após, esvaziar novamente utilizando a água retirada para a limpeza das tubulações, paredes e chão. Após, não se esquecer de tampar a caixa para proteger de poeira, de pequenos animais e insetos e anotar a sua data de limpeza. Finalmente, deve-se deixar entrar a água para consumo. Na ausência de hipoclorito, poderá ser utilizada água sanitária que contenha apenas hipoclorito de sódio e água. *É importante usar botas e luvas nessa atividade. Em caso de instituição pública, a entidade responsável deve se responsabilizar pela limpeza e manutenção dos reservatórios.*

Tabela 64.1 | **Higienização da água para consumo com hipoclorito**

Volume de água	Dosagem de hipoclorito a 2,5%	Tempo de contato
1 L	2 gotas (0,08 mL)	30 minutos
20 L	20 gotas (1,6 mL)	
150 L	1 colher de sopa (12 mL)	
1.000 L	2 copinhos descartáveis de café (80 mL)	

Fonte: Brasil.[27]

Armazenamento, preparo e fornecimento de alimentos. Deve-se definir se existe um espaço formal ou improvisado que se constitui em cozinha comunitária ou se cada núcleo familiar/amizade prepara seu alimento no mesmo espaço onde dorme. Caso seja comunitária, a organização das tarefas e o processo de condução da cozinha devem ser produto de negociação e diálogo e construído entre as pessoas abrigadas na presença de um representante do grupo. Há situações em que voluntários são responsáveis pela alimentação ou há distribuição de alimentos prontos. Deve-se ter atenção com as pessoas que necessitam de cuidados especiais e que têm restrição alimentar, para que não haja a descompensação de uma doença crônica no momento em que o serviço de atenção está caótico. As frutas, as verduras e os legumes devem ser lavados com água e sabão, enxaguados, desinfetados usando 15 mL de hipoclorito a 2,5% para cada litro de água e secos ao natural.[27] O espaço organizado para a cozinha comunitária, mesmo que improvisado, é preferencial à preparação de alimentos em cada núcleo familiar, em função de maior controle das condições de preparo e higiene. No entanto, quando o ideal é ausente, a vigilância deve ser redobrada, especialmente com as crianças, maiores vítimas das doenças diarreicas. Cabe aos agentes de saúde, às lideranças e aos voluntários orientar as famílias sobre o preparo dos alimentos.

Destino do lixo. É preciso analisar coleta periódica do lixo, possíveis contaminações de fonte de rio e outras fontes naturais de água. O lixo é um capítulo à parte em se tratando de desastres e de populações humanas vulneráveis e desabrigadas. Educação, orientação e ação do poder público são essenciais na manutenção de um ambiente limpo.

Banheiros. Deve-se verificar presença, número e condições de higiene dos banheiros, presença de fossa e condições de esgoto. Tal qual o destino do lixo, as condições dos banheiros exigem mobilização dos envolvidos.

Presença de insetos e animais domésticos. De forma geral, não é indicada a presença de cães e gatos nos abrigos, algo que exige negociação coletiva não muito fácil. Na ausência de consenso e na manutenção de animais circulando, a intenção é acionar o setor de zoonoses e veterinários para cuidar das condições de saúde dos animais e evitar a transmissão de doenças. Quanto aos vetores, as condições predisponentes devem ser identificadas e comunicadas aos setores competentes. A destruição de criadouros de mosquitos, bem como a distribuição de mosquiteiros, são algumas medidas a serem tomadas.

Farmácia. É de suma importância que se tenha um planejamento quanto à farmácia básica do município e situações que se adaptem à circunstância da tragédia, com a inserção de outros medicamentos e novos fluxos, inclusive o uso de protocolos de prescrição em determinados casos. A atuação do farmacêutico e do bioquímico é essencial nesse contexto. A presença de agravos não pode ser justificativa para que surjam outros riscos advindos da ausência, do excesso e da má administração de medicamentos. Porém, a existência de farmácias improvisadas é muito comum em alguns abrigos, especialmente com a doação de medicamentos. No entanto, cabe dizer que não é adequada a presença de farmácias improvisadas em abrigos sem a devida fiscalização ou controle de profissional capacitado para tal. A liderança responsável pode se sentir pressionada a fornecer algum medicamento, especialmente de uso controlado, sem mencionar que não está habilitada para tal função. Sempre que possível, o fluxo de distribuição e dispensação de medicamentos deve seguir a rotina do município com as diretrizes do Ministério da Saúde.

Os reassentamentos e as realocações

A literatura traz inúmeras referências a medidas de evacuação e remoção de áreas consideradas de risco, mas nenhuma especifica exatamente como proceder, como dialogar, como orientar, de que forma se faz essa mudança, para que local, por quanto tempo, questões muito comuns e raramente respondidas a curto e longo prazo. A Figura 64.4 é um modelo do que não pode acontecer: desterritorializações múltiplas com fragmentações, instabilidades, precariedades e desrespeito aos Direitos Humanos.[30]

A realocação, quando necessária, deve ser realizada com o menor impacto possível, para um território de preferência definitivo, respeitando-se as necessidades socioeconômicas e culturais da comunidade, para minimizar as perdas e se efetivar como uma estratégia permanente na redução dos riscos.[31] Por fim, à medida que as pessoas ocupam um novo espaço, elas são expostas a novas ameaças e desta vez desconhecidas, com poucos mecanismos de enfrentamento, até mesmo pela quebra das redes sociais.

As realocações podem provocar a desintegração familiar e a desarticulação das comunidades; por isso, não são raros os conflitos de comunidades que resistem à saída de locais condenados. Para o seu sucesso, o enfoque da mudança não deve ser meramente geofísico e sim envolver as necessidades e subjetividades da comunidade, que deve participar de toda a negociação. Assim, a resistência a realocações se constitui em uma afirmação da identidade e a uma defesa contra o colapso cultural.[31]

É necessário que profissionais de saúde não se percam em juízos de valores ou em pressões institucionais e possam ser parceiros das comunidades na condução de processos de negociação para a obtenção de condições reais de segurança e habitações que, de fato, possam transformar positivamente a realidade vivida. Como foi dito, é importante que a opinião técnica também seja permeada pelas reivindicações dos sujeitos envolvidos/atingidos, valorizando os vínculos sociais, as relações de vizinhança e os afetos.

A saúde mental

A APS é considerada essencial para o cuidado da saúde mental das pessoas vítimas de tragédias. Esse tipo de cuidado faz parte de uma abordagem abrangente da resposta ao desastre e não está isolado das outras ações descritas. Devido ao vínculo prévio e à dificuldade das pessoas em pedir ajuda diante de um sofrimento psíquico, o médico de família e comunidade, a equipe e o Núcleo de Apoio à Saúde da Família (NASF) são fundamentais no processo de escuta, de acolhimento do sofrimento, compreendendo-o como um processo natural frente a um desastre. A ocorrência de uma tragédia mobiliza uma série

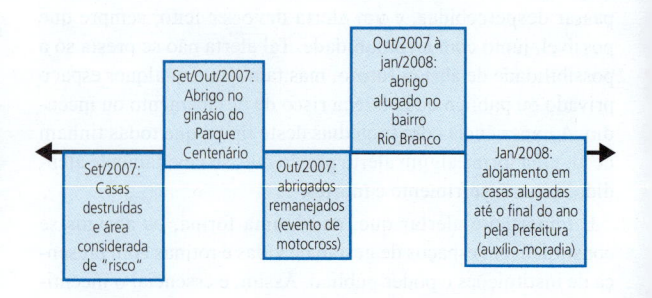

▲ **Figura 64.4**
Linha do tempo – desterritorializações múltiplas vivenciadas pelos desabrigados de São Sebastião do Caí (RS).
Fonte: Marchezini e Siena.[30]

de emoções nas pessoas, como luto, tristeza, revolta e raiva, que devem ser compreendidas para que não haja uma medicalização de uma reação normal e esperada frente a uma tragédia.

Tradicionalmente, há um direcionamento necessário para a atenção médica imediata, não estando os serviços, na maior parte das vezes, preparados para uma assistência mais abrangente.[32] Em situações de crise, a intervenção de primeira instância refere-se à escuta sensível cujos principais objetivos são proporcionar apoio, reduzir o perigo de morte e aliar a pessoa em crise com os recursos disponíveis. Esse primeiro momento não deve ter regras e pode ser realizado quando e onde surge a necessidade: ambientes comunitários, hospitais, igrejas, escolas, ambientes de trabalho, linhas telefônicas de urgência.[32] Alguns profissionais que não são da saúde, como policiais, assistentes sociais, padres, advogados e voluntários, podem estar habilitados a realizar essa primeira escuta, já que, muitas vezes, não há disponibilidade de recursos humanos e muitos profissionais estão envolvidos com ações emergenciais. A intervenção de segunda instância exige profissionais capacitados e bem treinados.

A escuta é fundamental para ajudar as pessoas e o coletivo a falarem sobre essas emoções para que possam vislumbrar maneiras de lidar com elas, tanto de forma individual como em coletivo organizado. O apoio psicossocial pode ajudar a construir confiança e esperança na comunidade atingida, encorajando-a a construir novos laços e redes e a participar ativamente das lutas que reivindicam melhores condições de vida. A prevalência de transtornos emocionais em uma comunidade atingida por tragédias pode ser até quatro vezes maior do que na população em geral. Entre os transtornos, os mais frequentes são o estresse pós-traumático e a depressão maior.[33-34] Distúrbios do sono, irritabilidade e ansiedade também são queixas comuns. Os desastres também podem aumentar a evasão escolar, a prevalência de alcoolismo e de situações de violência doméstica.[29] Portanto, é preciso entender a diversidade de significados que as tragédias podem ter para as pessoas e para as famílias.

No desastre ocorrido em Mariana, segundo a Secretaria Estadual de Saúde de Minas Gerais, após seis meses do rompimento da barragem, três moradores de Barra Longa (sendo dois ex-trabalhadores da mineradora) cometeram suicídio, havendo o registro de sete tentativas de suicídio na região.[35] Incertezas quanto à qualidade da água e alimentos e o nível de toxicidade, constantemente denunciados, tornavam o cotidiano das famílias um desafio frente ao medo de doenças e contaminações.

No Brasil, estudos apontam os efeitos de uma definição técnica e administrativa em que o sofrimento só existe se apropriável como "sofrimento métrico",[36] ou seja, se demonstrável por diagnósticos, laudos e exames. A noção ampliada de sofrimento social permite sair dessa perspectiva biomédica estrita, compreendendo não apenas o impacto sociocultural das tragédias, mas também como os grupos reagem, quais as formas de interlocução e diálogo/mobilização, quais as exigências e os apoios. Assim, em situações de desastre, há que se considerar a *imensurabilidade do sofrimento*, que é individual e social.

Os grupos, a terapia comunitária e o *eye movement desensitisation and reprocessing* (EMDR) são instrumentos que podem ser utilizados no processo terapêutico das pessoas atingidas. Esses métodos têm suas peculiaridades, que são descritas a seguir.

Os *grupos* podem ser realizados ou incentivados pelos profissionais com o objetivo de escutar a comunidade, compartilhar experiências, recontar e resgatar as histórias da comunidade, construir novas redes de apoio, fazer educação permanente, promoção da saúde ou, ainda, mobilizar as lideranças. Nesse espaço, as pessoas podem iniciar um diálogo para estabelecimento de regras coletivas de convívio, assim como eleger um representante que encaminhará as necessidades e reivindicações para os gestores locais. Os temas podem ser definidos a partir de uma demanda identificada ou, de preferência, ser construídos a partir da demanda coletiva.

A *terapia comunitária* é um método terapêutico em grupo que tem como objetivo compartilhar o sofrimento e as descobertas, privilegiando o saber e as competências do indivíduo, da família e da comunidade. Constitui-se como uma forma de resgatar a autoestima, criar vínculos e redes de apoio e empoderar os indivíduos para a construção de seu bem-estar a partir de suas vivências.[37] Nesse sentido, pode ser um instrumento de intervenção pós-desastre, pois nela as pessoas compartilham as suas experiências dolorosas, formam redes de apoio que dão suporte para a superação e são corresponsáveis na busca de soluções (ver Cap. 32, Prevenção do sobrediagnóstico).

O *EMDR* é uma técnica da terapia cognitiva que trabalha com reprocessamento de memórias traumáticas. É muito utilizada em outros países no tratamento de transtorno de estresse pós-traumático, devido aos bons resultados obtidos com a sua aplicação.[38] Existe um movimento no Brasil de um grupo de terapeutas que usam essa técnica e que se disponibilizam para atuar voluntariamente no atendimento às pessoas logo após os desastres.

No processo de recuperação, é importante a promoção de atividades lúdicas com as crianças, como música, teatro e desenho. É muito comum, nessas situações, encontrar crianças em situação de muito sofrimento. Sabe-se, a partir de experiências com abrigos de refugiados na Uganda, que crianças que desfrutam de um espaço de recreação e jogos, bem como de alguma rotina estabelecida, se sentem duas vezes mais seguras do que as que não desfrutam.[39] Elas têm atitudes mais alegres e otimistas, com maior predisposição a compartilhar e até assimilar e realizar as orientações recebidas, como lavar as mãos após o uso do vaso sanitário. Assim, um abrigo com um número significativo de crianças e adolescentes deve ter uma atenção especial e ações direcionadas para promover a saúde mental de forma lúdica.

As instituições fechadas ou totais

O ambiente penitenciário, os hospitais psiquiátricos (ainda na perspectiva dos manicômios), como também o correcional e de outras instituições fechadas ou totais não foram planejados para permitir práticas sociais com a intervenção direta de Defesa Civil junto à sua população (carcerária, menores infratores, doentes mentais) no caso de desastres.[9] Tragédias relacionadas a incêndios colocam em dúvida os quadros e a infraestrutura dessas instituições. O estigma das populações envolvidas favorece, *a priori*, uma questão em que o risco para garantir a integridade de *outsiders* costuma valer menos.[9] Assim, há uma desproteção da população privada de liberdade não somente em situações internas de incêndios e desabamentos, mas também em momento de enchente. Nesse sentido, profissionais de saúde envolvidos com essas populações devem estar em alerta para o agravamento das desproteções já existentes e a prevenção de desastres maiores do que essas populações já estão submetidas por suas condições de vida e saúde.

O médico de família e comunidade na missão do desastre intensivo

O médico e a equipe em missão são enviados de outros municípios, Estados ou países para compor o quadro de profissionais que ajudarão no atendimento das pessoas atingidas direta ou indiretamente pelo desastre. Como integrante do grupo de ajuda, o médico de família e comunidade será integrado ao plano de ação local, desenvolvendo alguma atividade de atendimento individual ou em grupo, vigilância à saúde, articulando tanto com os profissionais locais como com a rede intersetorial. O relatório diário à instituição que os enviou é fundamental para manter a instituição informada e para dar subsídios ao replanejamento das ações e finalizar a ação dos voluntários.

Vale ressaltar que os locais que sofreram desastres estão desorganizados, pois parte da rede de atenção à saúde pode estar destruída e/ou desarticulada e o município pode não ter um plano claro de ação. Os municípios podem oferecer dados incorretos, assim como temer a presença de um estranho com receio dos tensionamentos ou denúncias que podem ser feitas a outras instâncias. Por isso, o médico de família e comunidade deve ter uma postura ativa, não se imobilizar diante das situações, estar atento às propostas oportunistas e ineficazes dos gestores e ser propositivo na sugestão de metodologias e estratégias.

Antes de ir à missão, é importante revisar o calendário vacinal de todos os profissionais de saúde envolvidos. Antes, ou logo ao chegar, os médicos de família e comunidade e a equipe devem ter a garantia de abrigo seguro, água e alimentação adequadas e a possível duração da ação. A combinação da carga horária de trabalho pode ser feita com a instituição de origem ou com a coordenação dos profissionais, quando chegar a campo, a partir das necessidades e do plano. A equipe que vai a campo deve ter seu equipamento individual de segurança fornecido pela coordenação, bem como um mínimo de segurança para executar a tarefa. Quando há um risco de vida real ao grupo de trabalho, a ação deve ser suspensa e a coordenação informada.

O médico de família e comunidade que vem de outra localidade deve estar atento às questões culturais, para não trazer mais sofrimento às pessoas fazendo julgamento de valores. Por outro lado, o estranhamento causado pelo médico de família e comunidade de outra cultura pode ser um instrumento alternativo para lidar com determinadas situações de forma diferente e tencionar a mudança no momento certo.

O que fazer?

- Buscar informação prévia acerca da epidemiologia local, da extensão do problema e das especificidades culturais.
- Realizar a vacinação da equipe de saúde e população local, quando necessário.
- Receber o equipamento de proteção individual, combinar carga horária, folga, abrigo seguro e alimentação.
- Fazer contato com coordenador da sua equipe, com a coordenação local pertencente ao município ou Estado.
- Conhecer o plano de ação local, o fluxograma de atendimento e de notificação.
- Manter diplomacia com a gestão local e algum grau de aliança para manter canais de ação abertos.
- Garantir receituário próprio e de autorização dos respectivos conselhos de classe para a atuação em outro Estado, sob condições especiais.
- Fazer contato com profissionais locais, sistema de saúde e rede intersetorial, sempre que necessário.
- Manter respeito aos costumes e práticas locais.
- Realizar reuniões periódicas com o coordenador para combinação de horários, estratégias de ação, mudança de planos, desabafos e rumos da missão.
- Realizar reuniões com as instâncias de Controle Social e Participação Popular e lideranças locais.
- Fazer relatório de todas as fases.
- Manter a vigilância sanitária em abrigos: observar uso e armazenamento da água, observar esgoto, banheiro, cozinha, lixo, etc.
- Realizar atendimento nos abrigos, unidades de saúde, nas ruas e praças ou locais improvisados.
- Fazer busca ativa de doentes nos abrigos e locais de difícil acesso identificados pelos agentes locais ou pela comunidade.
- Realizar busca e cuidado de doentes crônicos, para evitar exacerbação da doença de base.
- Incentivar grupos de educação, grupos terapêuticos ou de mobilização comunitária.
- Proporcionar um espaço de discussão de planejamento de reconstrução da rede local, inclusive com possibilidades melhores do que as anteriores ao desastre.

Erros mais frequentemente cometidos

▶ Fazer missão unicamente por espírito aventureiro, para conhecer pessoas ou lugares novos, sair da rotina, ter visibilidade institucional, pesquisa ou ganho financeiro sem a devida responsabilidade social

▶ Realizar julgamento de valor

▶ Não valorizar os saberes locais

▶ Fazer ações isoladas sem combinação prévia com sua equipe ou sem permissão da comunidade

▶ Mudar planos em relação ao trajeto, ação ou horários sem comunicar ao seu coordenador

▶ Propagar informações sobre as quais não tem certeza

▶ Compactuar com ações oportunistas ou negligentes que prejudiquem o grupo ou a comunidade

▶ Praticar "heroísmo" ou messianismo que coloque a sua vida ou a vida da equipe em risco desnecessariamente

▶ Fazer e/ou divulgar fotos ou registros, sem permissão, de situações que possam causar constrangimento

Atuação do médico de família e equipe de saúde no desastre extensivo

As estratégias até então descritas se relacionam com desastres intensivos, como os ocasionados por cheias. Cabe dizer que muitas ações já descritas também se prestam em situações de desastre extensivo, especialmente no que diz respeito à vigilância em saúde e atuação da Defesa Civil.

Seca

Entende-se a necessidade de também abordar o tema da seca devido à importância e ao impacto histórico-social. Tal abordagem resumida não pretende ser suficiente, pela complexidade do problema e pela precariedade de referenciais ligados à saúde. Apesar de ser considerado um desastre extensivo e, em princípio, natural e climatológico, o fenômeno da seca no Nordeste do Brasil extrapola classificações. Desde a existência de registros, sabe-se que a seca vem afetando milhões de pessoas por séculos, contribuindo para a fome, a pobreza e a desnutrição, causando surtos de doenças e influenciando no processo de migração de populações[10] para grandes centros urbanos. Essas populações ocupam áreas de forma desordenada, influenciando a formação de bairros superpopulosos e de estrutura precária, como as grandes favelas. Assim, os efeitos da estiagem e da seca são de difícil mensuração, sendo complexo definir quando tais desastres começam, quanto tempo durarão e que outros territórios distantes do evento climático podem impactar.

Localmente, tal situação pode extrapolar a normalidade da rotina dos serviços e das infraestruturas de saúde. Alguns efeitos na saúde podem ser diretos, sentidos em curto prazo, a exemplo de doenças infecciosas gastrintestinais.[10] Outros impactos são indiretos e com efeitos em longo prazo, a exemplo da desnutrição e dos transtornos psicossociais, dificultando as medidas de prevenção.[10] Os efeitos crônicos impactam em outros fatores condicionantes ou determinantes da saúde, resultando na alteração do perfil de morbidade e mortalidade.

A naturalização do desastre, que faz parte do cotidiano de serviços e usuários, contribui para a debilidade das respostas, bem como a insuficiência de registros de eventos e, por assim dizer, a formulação de estratégias que diagnostiquem efetivamente os impactos da estiagem e da seca. Nesse contexto, a preparação para uma resposta do setor saúde ao cenário das emergências em saúde pública e, especificamente, das causadas pela estiagem e seca no país se apresenta como um desafio para o SUS, tendo em vista sua capilaridade, que exige um esforço conjunto das 26 Secretarias de Estado da Saúde e do Distrito Federal e das 5.570 Secretarias Municipais de Saúde, além do Ministério da Saúde.[10]

Em 2014, a Secretaria de Vigilância em Saúde (SVS) publicou o Plano de Contingência para Emergência em Saúde Pública por Seca e Estiagem.[10] Tal plano aborda a necessidade de o setor saúde internalizar um processo de trabalho contínuo e permanente, implementando políticas, planos e estratégias para ampliar a sensibilidade do sistema para identificação de potenciais mudanças no comportamento das doenças e agravos e fortalecer a sua capacidade de preparação e resposta.[10] Para tal, é necessário:

- Análise de situação de saúde local e regional, considerando o contexto e o perfil epidemiológico da população.
- Levantamento e avaliação dos recursos disponíveis no setor saúde e identificação das necessidades.
- Articulação com os principais atores envolvidos em situações de seca e estiagem, intersetorial e interinstitucional, local e regional.
- Elaboração do Plano de Contingência local para resposta à emergência em saúde pública por estiagem e seca.
- Capacitação e treinamento das equipes de saúde tanto da vigilância quanto da assistência.
- Definição de estratégias de educação em saúde para profissionais e população vulnerável, valorizando a troca e os saberes locais.
- Intensificação das ações de vigilância em saúde e de atenção básica e monitoramento das doenças de transmissão hídrica e alimentar sem desconsiderar as doenças não transmissíveis nas comunidades de risco.
- Promoção de ações de segurança alimentar e nutricional, contribuindo com a garantia do direito humano à alimentação adequada e saudável e com as ações e metas de redução da pobreza.
- Articulação e integração de ações envolvendo todos os níveis de cobertura de assistência e complexidade da atenção à saúde.

- Estabelecimento de fluxo eficaz de atenção à saúde, da atenção básica à hospitalar, laboratorial e farmacêutica com plano de remanejamento de insumos e serviços em casos de surtos e epidemias.
- Incremento do fluxo de informação entre a população atingida, os profissionais de saúde – em especial os ACSs –, as entidades não governamentais e os gestores.
- Avaliação contínua das ações de resposta para determinar ações futuras.

Outras situações relevantes

As migrações

Recentemente, o mundo assiste a diárias tentativas desesperadas de populações buscando em outros territórios melhores condições de vida. Pobreza e muito especialmente conflitos bélicos são responsáveis pelos atuais movimentos migratórios, que fortalecem a ideia de que um desastre não ocorre de forma isolada. Guerras provocam fugas arriscadas com mortes em naufrágios e, no território de refúgio, condições que ferem os Direitos Humanos.

No continente europeu, os migrantes tendem, em geral, a concentrar-se por origem étnica, em bairros ilegais ou zonas degradadas, com precárias condições de habitabilidade, em alojamentos superlotados, partilhando idênticas condições de vida e fatores de exclusão social.[32] As frágeis redes sociais, a instabilidade profissional-econômica e as dificuldades com o idioma (para alguns) constituem elementos que agravam as dificuldades de integração e conduzem a situações de isolamento e gueto. A estigmatização, as intolerâncias e as discriminações são elementos que, somados aos anteriores e ao distanciamento de entes queridos, podem gerar sofrimento emocional importante.

No Brasil, ONGs, serviços acadêmicos e outras iniciativas da sociedade civil, ancorados em princípios de defesa de direitos e apoio a migrantes e refugiados, vêm desenvolvendo ações relevantes de acompanhamento sem ainda muito registro específico no que diz respeito ao SUS. No entanto, as recentes experiências devem servir como base para estratégias de atenção dessas populações.

Gênero e idade

Tanto em relação à pobreza quanto em relação ao gênero e à idade, há que cuidar os discursos sobre os mais frágeis em uma situação de desastre. Há uma distinção relevante entre vulnerabilidade e redução de autonomia: vulnerabilidade corresponderia às condições deletérias que, em termos de investimento do Estado, corroeriam a construção da cidadania.[9] A redução da autonomia corresponderia ao impedimento da manifestação da vontade do indivíduo e, geralmente, essa redução se explica por causas temporárias ou definitivas. No caso das mulheres, fatores de ordem biológica (crianças, idosos, mulheres, enfermos) se apresentam também com forte conteúdo patriarcal e costumam justificar a não escuta ou o não respeito, inclusive com violação de direitos. A violência em situações de desastres intensivos ou extensivos costuma atingir mais as mulheres e as crianças, não somente como ação, mas também como omissão das instituições.

Cabe reforçar que, onde há secas ou os desastres relacionados às chuvas ocorrem com frequência, o idoso poderia ser uma preciosa fonte de indicação dos perigos ambientais, bem como ser parceiro na mediação de soluções com os moradores mais novos na localidade.[9] Pelo fato de testemunhar ocorrências passadas, pois o idoso é portador de memória social local de uma trajetória de desastres e, seu saber pode ser valorizado para subsidiar o planejamento urbano na implementação de medidas ditas preventivas.[8] Com a revalorização de seu papel social, o idoso pode favorecer estratégias de prevenção. Porém, quando o idoso é visto com preconceito ou apenas como vulnerável, pode haver mais desproteção em um cenário que requer diálogo e pronta ação.

Os outros atingidos e a culpabilização das vítimas

É frequente que, em meio à população dos atingidos, recrudesçam situações em que coexistam as parcelas da população que pertencem aos previamente "sem lugar" – moradores de rua, albergados, asilados ou encarcerados e atingidos de outros desastres. As histórias de vida desses sujeitos são permeadas por perdas de vizinhança, moradia, proventos de algum trabalho, que também se dissolveu em tragédias anteriores, e que enxergam na tragédia mais recente uma possibilidade de adquirir algum benefício que foi anteriormente ineficiente ou negado. Os conflitos entre os atingidos, bem como o juízo de valores sobre quem tem mais ou menos direito, são passíveis de negociação cuidadosa, mediação e compreensão de todas as faces, instâncias e discursos, tarefa nada fácil quando se sobrepõem ineficiências, negligências e abandonos. A tendência em culpabilizar vítimas é sempre presente.

No desastre de Mariana, o julgamento dos atingidos aconteceu não somente pelo recebimento de indenizações consideradas por muitos injustas, mas também porque houve o fechamento da mineradora que empregava a maioria dos moradores, afetando a vida e a economia da região. Foram relatados casos de desentendimentos e brigas dentro de famílias, onde pessoas passaram a ser evitadas por amigos e parentes por terem criticado publicamente as mineradoras.[34] Isso reflete não apenas o desconhecimento sobre as forças econômicas e políticas existentes por detrás de um desastre, mas também a cruel ruptura do tecido social e a pressão criada sobre os atingidos.

Interesses político-financeiros

Para além dos oportunismos político-partidários que envolvem os desastres intensivos e extensivos, há decisões sobre estratégias que permanecem no domínio de certos sujeitos e grupos que se utilizam desses poderes para lançar mão de recursos importantes, não quando são necessários, mas quando é mais conveniente. Imersos na instituição por longo tempo, nem sempre há interesse em socializar ou delegar exatamente pela ligação a um projeto de poder dentro da organização e/ou instituição, visando à ascensão e à mudança de *status*. Gestores também costumam submeter órgãos centralizando decisões, dificultando a autonomia de outras estratégias, impedindo o desenvolvimento de habilidades de prevenção, preparação, reabilitação e recuperação por meio da interação com as demais instâncias do sistema.[9] Com essa realidade, obviamente, é comum que também não seja desenvolvida a capacidade de mobilização da população, que fica refém e à mercê da ajuda do Estado.

Deve-se ressaltar novamente que, em geral, o tratamento institucional dispensado aos atingidos constitui o principal fator capaz de engendrar sofrimento social a essas populações.[40] No desastre de Mariana, sabe-se de pessoas que perderam seus empregos em prefeituras da região por terem apresentado uma postura particularmente crítica ao papel das mineradoras[35] (do outro lado do discurso de vítima frágil e sem condições de decisão, o discurso do indivíduo deletério à sociedade que precisa sair da visibilidade, afastado da sociabilidade). Recentemente, a sociopatia das cidades e de alguns gestores proporcionou uma limpeza dos espaços públicos, afastando de modo violento os indivíduos em situação de rua, já extremamente sofridos e vulneráveis.

É importante atentar para o fato de que em desastres tecnológicos, como o de Mariana, há sempre a possibilidade de terem ocorrido crimes.[35] Assim, o espaço da tragédia em que o médico de família e comunidade atua também é a cena do crime, que pode passar por um processo de simulação e controle dos interessados diretos. Nestes contextos e espaços, podem emergir relações desiguais, desonestas e violentas. A atuação nesses campos exige cuidados por parte do médico de família e comunidade, tanto para preservação de estratégias reais e efetivas de cuidado quanto para defesa dos direitos e da integridade dos sujeitos envolvidos. É importante cuidar da proteção da própria integridade profissional, trabalhando sempre em equipe e solicitando, sempre que possível, o apoio de redes e instituições.

Desnaturalização e reconhecimento de saberes

A vulnerabilidade socioambiental se ancora, desde a descoberta das Américas, em processos de assimetria e desqualificação de saberes.[41] Os saberes dominantes não são comuns à população, e essa combinação entre poder estabelecido e saber desqualificado facilita o não reconhecimento das necessidades dos cidadãos. A primeira medida é sempre a escuta dessas necessidades de existência e vida, desnaturalizando as situações desastrosas que são repetidas e fortalecendo os movimentos comunitários para que novos regimes de produção do saber possam emergir. O protagonismo dos cidadãos deve se colocar em relação dialógica com conhecimentos técnico-científicos, submetendo a gestão das cidades também às necessidades de seus moradores, principalmente durante os desastres.[41]

O senso comum de uma comunidade sobre um evento catastrófico pode dizer respeito não a uma opacidade de entendimento da vida cotidiana, mas ao seu contrário, isto é, ao que brota como conhecimento válido para enfrentar as adversidades do dia a dia. Negá-lo é negar aos seus portadores o direito à expressão do que lhes confere sentido ao mundo, o que pode influenciar na resiliência comunitária e capacidade de reconstrução da vida e do cotidiano. Os agentes de Defesa Civil podem considerar os relatos dos moradores sobre áreas históricas de deslizamentos e, ainda, as deficiências do serviço público no atendimento às suas demandas e as estratégias de elaboração das alternativas de realocação. A prática participativa exige desapego de verdades sem perder a noção técnica do risco, porém, a escuta das partes e versões permite ações conjuntas menos conflituosas.

Mobilização comunitária

Não há um modo único de desenvolver mobilização comunitária e participação popular que possibilite o desenvolvimento de resiliência aos desastres. Também não há garantias de que as comunidades desenvolvam resiliência a partir de mobilizações, mas a união é elemento fundamental e é impossível a resiliência a partir de processos fragmentados e desarticulados. Sem modelo único, o presente capítulo traz duas experiências que foram relevantes.

A primeira foi o incêndio ocorrido na boate Kiss, em Santa Maria (RS), em 27 de janeiro de 2013. Com uma população de cerca de 262.000 habitantes, a cidade de Santa Maria contabilizou 242 mortos, na sua maioria jovens e estudantes da Universidade Federal de Santa Maria (UFSM).[42] Em poucas horas, além da mobilização dos serviços médicos de emergência e transporte, foi montado um Núcleo de Atenção Psicossocial, com apoio aos familiares nos hospitais, nas Unidades de Pronto-Atendimento (UPAs), no Serviço de Atendimento Móvel de Urgência (SAMU) e articulação com a atenção básica.[42] O Núcleo ainda envolvia o cuidado aos cuidadores e organizava os ritos de despedida (rituais e sepultamento). Inicialmente, as reuniões de planejamento aconteciam de quatro em quatro horas, devido à instabilidade da situação, passando, após, a uma reunião diária.

O Núcleo contava não somente com o apoio de profissionais de saúde, como psicólogos e psiquiatras, mas também de muitos voluntários. O voluntariado e a solidariedade da comunidade em geral são fundamentais para situações específicas, e são esses momentos os mais delicados, que, por vezes, são esquecidos nas grandes mobilizações por assistência médica e nas grandes comoções. As ações, inclusive de reconhecimento de corpos, centralizaram-se em um ginásio da cidade. Famílias que viviam próximo ao ginásio ofereceram, durante o processo, lanches, casa para descanso e banho, abraço e acolhida. O Núcleo ofereceu apoio e acompanhou os processos dolorosos de reconhecimento de vítimas.

Após, com o recente início das aulas, foi criado um centro de acolhimento da UFSM direcionado à escuta de alunos, professores e outros funcionários. Esse centro também se preocupou em fazer contato com alunos que não estavam retornando às aulas a partir de diálogo com a atenção básica. ACSs foram mobilizados para visitas domiciliares a esses alunos. Várias associações e redes de apoio surgiram, e em datas específicas, como Dia das Mães ou dos Pais, conseguem se reunir para apoio mútuo.[42]

A segunda experiência foi a remoção de famílias da Vila Dique, próxima ao aeroporto Salgado Filho, para o Loteamento Porto Novo, em Porto Alegre (RS). Essa remoção foi uma decisão institucional ao que se considerou como área de risco e também a necessidade de ampliação do aeroporto em função do megaevento da Copa do Mundo de 2014. A vulnerabilidade das famílias atingidas, somada à forma de remoção, em etapas, destruindo sociabilidades e vizinhanças e, ainda, as desadaptações ao novo território, bem como as novas disputas do tráfico de drogas, tornaram o cotidiano hostil e difícil. Marcada pela invisibilidade, a população dava sinais de sofrimento em narrativas em espaços públicos e privados diversos. Em parceria com a Universidade Federal do Rio Grande do Sul (UFRGS) e a Unidade de Saúde da Família Santíssima Trindade do Grupo Hospitalar Conceição, que assistia aquela comunidade há mais de 20 anos, houve a criação do Projeto Memórias da Vila Dique.[43] O projeto, criado e organizado por profissionais de saúde e pessoas da comunidade, iniciou com rodas de memória, e das rodas, surgiram oficinas de fotografia, publicações e exposições. Os moradores se viram autores de suas histórias em escritas e eventos, participando de rodas em espaços culturais da cidade e contando suas trajetórias e lutas. Tal iniciativa contribuiu para a autonomia e o fortalecimento da autoestima dos moradores em uma situação de remoção, algo que pode ser desenvolvido em situações de perdas não apenas como registro, mas também como denúncia e estabelecimento de novas frentes de lutas e reivindicações.

Cabe ainda ressaltar o princípio da comunicação comunitária para a mobilização social. Para que a comunicação se dê de maneira efetiva, o agente – local ou externo – deve conhecer as idiossincrasias de sua área de atuação, evitar informações e alertas cuja origem seja desconhecida, causando pânico, e evitar roteiros de mobilização.[44] Seu primeiro passo será, então, apresentar-se à comunidade, caso não seja conhecido, e pedir que ela também se apresente, por meio de manifestações culturais (igrejas, festas, espaços de encontro e lazer), meios de comunicação existentes na comunidade e articulação intersetorial com integração a programas em andamento. Em situações de epidemias, é muito importante a pactuação com a saúde, e o médico de família e comunidade e a equipe, junto com os ACSs, podem, inclusive, participar de ações em rádios comunitárias alertando, tranquilizando e respondendo a dúvidas, em um processo educativo.

CONSIDERAÇÕES FINAIS

Ações mais dedicadas, contínuas e em longo prazo precisam ser centradas no combate a fatores subjacentes de risco de desastres.[9] Isso significa, por exemplo, interferir nas consequências da pobreza e da desigualdade, nas mudanças e na variabilidade climática, nos questionamentos sobre a urbanização rápida e não planejada, na má gestão do solo e fatores como a mudança demográfica. É importante também questionar arranjos institucionais fracos e políticas não informadas sobre riscos, bem como a falta de regulamentação e incentivos para o investimento privado na redução do risco de desastres. Cabe questionar as cadeias de suprimentos complexas, a limitada disponibilidade de tecnologia, os usos insustentáveis de recursos naturais, os ecossistemas em declínio, as pandemias e as epidemias.[9] Isso é uma tarefa complexa para o médico de família e comunidade, que, em situação de desastre intensivo e extensivo, precisa ter essas questões em mente e atuar para além da técnica e assistência, podendo fazer parte de comitês de apoio, proteção e prevenção.

REFERÊNCIAS

1. Bou. B. Após acidente em barragem de Mariana, ações da Vale caem em 7,55% [Internet]. 2015 [capturado em 30 ago. 2018]. 1 fotografia. Disponível em: http://seligabrumado.blogspot.com.br/2015/11/apos-acidente-em-barragem-de-mariana.html

2. Zonta M, Trocate C, organizadores. Antes fosse mais leve a carga: avaliação dos aspectos econômicos, políticos e sociais do desastre da Samarco/Vale/BHP em Mariana (MG) [Internet]. Nova Marabá: Iguana; 2016 [capturado em 15 jan. 2018]. Disponível em: http://www.ufjf.br/poemas/files/2016/11/Livro-Completo--com-capa.pdf.

3. G1 Minas Gerais. Barragem se rompe e distrito em MG é inundado. [Internet]. 2015 [capturado em 30 ago. 2018] Foto 3. Disponível em: http://g1.globo.com/minas-gerais/fotos/2015/11/barragem-se-rompe-e-distrito-de-mariana-e-inundado.html

4. Rede Nacional de Médicas e Médicos Populares. Documento base e plataforma política. Belo Horizonte: [editor desconhecido]; 2015.

5. Lampis A. Ciudad y riesgo: un reto de seguridad ecológica urbana. Rev Ingeniería. 2010;(31):62-71.

6. Calheiros LB. Manual de medicina de desastres volume I. 3 ed. Brasília: MI; 2007.

7. Brasil. Ministério da Integração Nacional Política nacional de defesa civil [Internet] Brasília: MI; 2007 [capturado em 15 jan. 2018]. Disponível em: http://www.mi.gov.br/c/document_library/get_file?uuid=6aa2e891-98f6-48a6-8f47-147552c57f94&groupId=10157.

8. Brasil. Ministério da Integração Nacional. Anuário brasileiro de desastres naturais 2013 [Internet]. Brasília: CENAD; 2014 [capturado em 15 jan. 2018]. Disponível em: http://www.mi.gov.br/c/document_library/get_file?uuid=fee4007a-ab0b-403e-bb1a-8aa00385630b&groupId=10157.

9. Valencio NFLS, Siena M, Pavan BJC, Zago JR, Barbosa AR. Implicações éticas e sociopolíticas das práticas de Defesa Civil diante das chuvas reflexões sobre grupos vulneráveis e cidadania participativa. Sao Paulo Perspec. 2006;20(1):96-108.

10. Grigoletto JC, Cabral AR, Bonfim CV, Rohlfs DB, Silva EL, Queiroz FB, et al. Gestão das ações do setor saúde em situações de seca e estiagem. Ciênc Saúde Colet. 2016;21(3):709-18.

11. Lopes DC, Oliveira MO, Moraes ÁM, Bueno WC, Sousa SU, Zenatti APA. Comunicação de riscos e de desastres CEPED/UFSC. Florianópolis: Cabeça ao Vento Associação Cultural; 2010.

12. Segen JC. McGraw-Hill concise dictionary of modern medicine: technological disaster. New York: CRC; 2002.

13. Lopes DC; Barros FAC, Barros Filho MA, Silva MVO. Construindo comunidades mais seguras: preparando para a ação cidadã em defesa civil. Florianópolis: UFSC/CEPED; 2009.

14. Castro ALC, Calheiros LB, Cunha MIR, Bringel MLNC. Manual de desastres: desastres naturais Vol. 1. Brasília: MI; 2003.

15. Dulgheroff ACB, Vieira LC, Costa LTF, Cavalcante YA. Zika vírus: o estado da arte. Rev Cien ITPAC. 2016;9(2);34-41.

16. Viana MB. Avaliando Minas: índice de sustentabilidade da mineração (ISM) [tese] Brasília: UnB; 2012.

17. Brasil. Lei nº 12.608, de 10 de abril de 2012. Institui a Política Nacional de Proteção e Defesa Civil – PNPDEC; dispõe sobre o Sistema Nacional de Proteção e Defesa Civil – SINPDEC e o Conselho Nacional de Proteção e Defesa Civil – CONPDEC; autoriza a criação de sistema de informações e monitoramento de desastres; altera as Leis nos 12.340, de 1o de dezembro de 2010, 10.257, de 10 de julho de 2001, 6.766, de 19 de dezembro de 1979, 8.239, de 4 de outubro de 1991, e 9.394, de 20 de dezembro de 1996; e dá outras providências [Internet]. Brasilia: Casa Civil; 2012 [cacpturado em 15 jan. 2018]. Disponível em: http://www.planalto.gov.br/ccivil_03/_ato2011-2014/2012/lei/l12608.htm.

18. Freitas CM, Carvalho ML, Ximenes EF, Arraes EF, Gomes JO. Vulnerabilidade socioambiental, redução de riscos de desastres e construção da resiliência: lições do terremoto no Haiti e das chuvas fortes na Região Serrana, Brasil. Cien Saude Colet. 2012;17(6):1577-86.

19. Brasil. Ministério da Integração Nacional. Construindo cidades resilientes [Internet] Brasília: MI; 2013 [capturado em 15 jan. 2018]. Disponível em: http://www.mi.gov.br/web/guest/cidades-resilientes.

20. Lima JNA. Defesa Civil na escola João Nilo de Abreu Lima [monografia]. Brasília: Secretaria Nacional de Defesa Civil; 2006.

21. Estrategia Internacional para la Reducción de Desastres. Marco de acción de Hyogo para 2005-2015: aumento de la resiliencia de las naciones y las comunidades ante los desastres [Internet]. Ciudad del Saber: EIRD; 2015 [capturado em 15 jan. 2018]. Disponível em: http://www.eird.org/cdmah/contenido/hyogo-framework-spanish.pdf.

22. Ferreira CO, Queiroz ED. Richter MA. Realidade de risco de movimentos de massa em Petrópolis, RJ: uma contribuição da Educação Ambiental para a Proteção Civil. Rev Percursos. 2017;18(36) 34-65.

23. Marcelino EV. Desastres naturais e geotecnologias: conceitos básicos (caderno didático nº 1) [Internet]. CRS/INPE: Santa Maria; 2008 [capturado em 15 jan. 2018]. Disponível em: http://mtc-m16c.sid.inpe.br/col/sid.inpe.br/mtc-m18@80/2008/07.02.16.22/doc/publicacao.pdf.

24. Victor C, Lopes DC, Cartagena S. Projeto: promoção da cultura de riscos de desastres. Brasília: Secretaria Nacional de Defesa Civil; 2010.

25. Lopes DC, Costa DS, Soares EV, Furtado JR, Alves LM, Solino MN, Cartagena SMC. Gestão de riscos e de desastres: contribuições da psicologia. Florianópolis: Cabeça ao Vento Associação Cultural;2010.

26. Núcleos Comunitários de Defesa Civil. Gestão de riscos em Olinda. Olinda: NUDEC; 2006.

27. Brasil. Ministério da Saúde. Saiba como agir em casos de enchentes [Internet]. Brasília: MS; 2010 [capturado em 15 jan. 2018]. Disponível em http://portal.saude.gov.br/portal/arquivos/pdf/cartilha_abrigo_final_12_4_2010.pdf.

28. Universidade Federal de São Paulo. UNA-SUS. Curso Livre de Gestão Local de Desastres Naturais para a Atenção Básica. Curso à distância [Internet]. São Paulo: UNIFESP; 2016 [capturado em 15 jan. 2018]. Disponível em: https://www.unasus.gov.br/desastres_naturais.

29. Axelrod C, Killam P, Gaston MH, Stinson N. Primary health care and the midwest flood disaster. Public Health Rep. 1994;109(5): 601-05.

30. Marchezini V, Siena M. A continuidade do desastre e suas desterritorializações múltiplas: o caso de São Sebastião do Caí/RS. In: Valencio N, organizador. Sociologia do desastre: construções, interfaces e perspectivas no Brasil volume II. São Carlos: RiMa; 2010. p.73-88.

31. Gamboa FB. Inundados, reubicados y olvidados: traslado del riesgo de desastres en Motozintla, Chiapas. Rev Ingeniería. 2010;(31):132-44.

32. Sá S, Werlang BSG, Paranhos ME. Intervenção em crise. Rev Bras Ter Cogn. 2008;4(1).

33. Yang YK, Yeh TL, Chen CC, Lee CK, Lee H, Lee L, et al. Psychiatric morbidity and posttraumatic symptoms among earthquake victims in primary care clinics. Gen Hosp Psych. 2003;25(4):253-261

34. Neria, Y, Olfson, M, Gameroff JM, Wickramaratne P, Gross R, Daniel J, et al. The mental health consequences of disaster-related loss: findings from primary care one year after the 9/11 terrorist attacks. Psychiatry. 2008;71(4):339-3348.

35. Wanderley LJM, GonçalveS RJAF, Milanez B. Pedras de sangue e choro maculam a vertente: algumas percepções de campo no contexto do desastre da mineração sobre o rio Doce. Élisée Rev Geo UEG. 2016;5(1)30-56.

36. Silva TC. Eventos críticos: sobreviventes, narrativas, testemunhos e silêncios [Internet]. Brasília: ABA;2010 [capturado em 15 jan. 2018]. Disponível em: http://www.abant.org.br/conteudo/ANAIS/CD_Virtual_27_RBA/arquivos/grupos_trabalho/gt20/tcs.pdf.

37. Barreto AP. Terapia comunitária passo a passo. Fortaleza: Gráfica LCR; 2005.

38. Bisson J, Andrew M. Psychological treatment of post-traumatic stress disorder (PTSD). Cochrane Database Syst Rev. 2007;(3):CD003388.

39. Moran M. Restablecer el sentido de normalidad tras una emergencia urbana. Rev Espacio Infanc. 2010;34;60-3.

40. Das V, Kleinman A, Lock M. Introduction. Daedalus. 1996;125;1;XI-XX.

41. Oliveira SS, Portella S, Siqueira A, Freitas M. Cienc Tróp Recife. 2016; 40(1):13-36.

42. Franco MHC. Saúde mental em emergências e desastres: contribuições à prática do psicólogo [dissertação]. Porto Alegre: UFRGS; 2013.

43. Gil CZV, Kammsetzer CS, Wobeto D, Teixeira LS, Mano MAM, Assunção NMRG. Memórias da Vila Dique. São Leopoldo: Oikos; 2012.

44. Brasil. Ministério da Integração Nacional. Gestão de riscos e de desastres: contribuições da psicologia. Curso à distância [Internet]. Florianópolis: CEPED; 2010 [capturado em 15 jan. 2018]. Disponível em: http://www.mi.gov.br/c/document_library/get_file?uuid=8fa26fe8-d31a-4531-92ca-346e6c69867f&groupId=10157.

CAPÍTULO 65

População em situação de rua

Erika Vovchenco
Mariana Villiger Silveira

Aspectos-chave

▶ Toda atitude profissional deve ser pautada em sensibilidade, para acolher e compreender demandas, assim como deve demonstrar um respeito autêntico à vivência da rua, tendo em mente que ela é uma das produções sociais de vida do nosso país, sendo esta uma população tão legítima quanto as outras.

▶ A atenção à construção do cuidado entre trabalhadores e usuários, baseada no respeito e na ética, é tão importante quando a atenção ao cuidado dos trabalhadores e do processo de trabalho em si.

▶ Entre as estratégias para vinculação e construção de longitudinalidade, destaca-se a importância da oportunização do acesso segundo a rotina e o modo de vida de cada indivíduo.

▶ O trabalho intersetorial é condição para alcançar a integralidade de cuidado na população de rua, pois o cuidado em saúde não obtém efetividade sem a garantia de direitos.

A população em situação de rua (PSR) é composta por um grupo heterogêneo tanto no que se refere a características demográficas quanto a características relacionadas a trajetórias, hábitos e desejos. O fenômeno de ausência de habitação adequada é internacionalmente discutido sob o termo *homelessness*, que pode ser traduzido como falta de lar, sugerindo não só a inexistência de teto ou abrigo, mas sim o problema da escassez de referenciais essenciais para a organização, o autocuidado e a participação social desses indivíduos.

A situação de rua é um fenômeno que amplifica a percepção de profundas rachaduras da organização social. Entre diversas negativas de direitos, a inexistência de garantia de acesso à moradia é a mais facilmente identificável. A partir dela, ficam explícitas as exclusões que essas pessoas sofrem no sistema de seguridade social, na educação, no acesso à cultura, no direito ao trabalho e na atenção à saúde. É sobre a última que o presente capítulo pretende se debruçar, não perdendo de vista que este problema extenso e complexo não responde a soluções simplistas.

Surgimento de serviços de saúde voltados à população em situação de rua

Na década de 1960, havia uma tímida iniciativa de organização da PSR de algumas cidades brasileiras. Pessoas sem-teto realizavam mobilizações e manifestações por melhores condições de vida e por políticas públicas que assegurassem sua autonomia. Pessoas que trabalhavam com reciclagem e cuja maioria se encontrava em situação de rua organizaram as primeiras associações e cooperativas de catadores, dando início, em seguida, ao Movimento Nacional dos Catadores de Materiais Recicláveis.

A partir dessa organização e após a Constituição Federal de 1988, ocorreram mobilizações sociais nas cidades brasileiras, a fim de denunciar as violações de direitos vividas pela PSR. Foram consolidadas parcerias com entidades religiosas (fortemente representadas pela Pastoral do Povo de Rua) e com organizações da sociedade civil, como estudantes e professores. Por meio de fóruns, debates, manifestações públicas e a inserção de uma representação dos indivíduos em situação de rua no Conselho de Assistência Social, afirmou-se a necessidade de ações pelo acesso dessa população à garantia de direitos.

Especificamente relacionada ao acesso à saúde, a primeira experiência em 1999 foi o projeto-piloto de Consultório de Rua na Bahia, que focava o atendimento de crianças e adolescentes com uso problemático de álcool e drogas. O ano de 2003 é um marco nessa construção a partir do "Dia Nacional de Luta da População em Situação de Rua" ocorrido em 26 de junho na cidade de São Paulo. Nele, os movimentos populares e o Movimento Nacional da População em Situação de Rua reivindicam veementemente o direito à saúde: entraves ao acesso, como exigência de endereço para cadastro em Unidades Básicas de Saúde (UBSs), precisavam ser superados.

A partir daí, houve o surgimento de Programas de Saúde da Família (PSF) especiais, como o PSF Sem Domicílio na cidade de Porto Alegre, em 2004. Em seguida, foram criadas as Equipes de Saúde da Família para População em Situação de Rua (ESF Pop Rua) em São Paulo e no Rio de Janeiro. A conformação dessas equipes foi orientada pela reivindicação dos movimentos sociais de que os agentes comunitários de saúde fossem selecionados entre pessoas com vivência da situação de rua atual ou pregressa.

No mesmo ano de 2004, houve, na cidade de São Paulo, a chacina da Praça da Sé, em que sete pessoas em situação de rua foram assassinadas. Este fato sensibilizou e mobilizou a sociedade civil profundamente, e como resposta surgiu o Movimento Nacional da População de Rua (MNPR), pressionando ainda mais o poder público para que a proposta de atendimento à saúde das pessoas em situação de rua se tornasse uma lei.

Em 2009, um decreto federal cria a Política Nacional para a PSR, que constituiu também o Comitê Técnico de Saúde para essa população por meio da Portaria MS/GM nº 3.305, de 24 de dezembro. O objetivo desse comitê é a participação social de representantes da PSR, sociedade civil e poder público, pensando, discutindo e deliberando propostas que visam melhorar a oferta de cuidados. Em 2011, a ESF Pop Rua e a PSF Sem Domicílio passaram a ser chamadas de equipes de Consultório de/na Rua (CnaR).

Paralelamente a essa construção, existiram iniciativas vinculadas à Política Nacional de Saúde Mental que visavam à redução de danos para pessoas com uso abusivo ou dependência de substâncias psicoativas (SPA). Nesse contexto, atuava o serviço chamado Consultório de Rua, com foco em estratégias para reduzir agravos na PSR usuária de SPA, fazendo parte da Rede de Atenção Psicossocial. Em 2012, a partir de reivindicações do MNPR pela integralidade do cuidado, estabelece-se, por fim, a convergência dos CnaRs em um único serviço, que está inserido na Política Nacional de Atenção Básica (PNAB).[1]

Esse serviço tem como objetivo o acesso da sua população à saúde, e como norte sua própria dissolução. Seu trabalho é intervir nas relações em que seu usuário está inserido – relações entre trabalhador e usuário, entre trabalhador e território, entre usuários e população geral, entre as redes de saúde e intersetorial e diversas outras, de modo que o objeto de cuidado são as relações nas quais está inserida a população de rua. A sua prática procura evidenciar que toda forma de vida é singular, e todo cuidado à saúde deve ser feito a partir do respeito à singularidade.[2] O CnaR trabalha, por fim, para que a sociedade possa prescindir dele (Figura 65.1).

De quem se trata

A Organização das Nações Unidas (ONU) estima que, no mundo, 100 milhões de pessoas carecem de moradia, e mais de um bilhão vive em habitações precárias.[3]

Não existe atualmente um consenso acerca dos critérios que definem a situação de rua. Há o reconhecimento de um espectro em que se tem, em um extremo, a ausência total de abrigo e uso dos espaços públicos para dormir, viver, manter relações sociais e subsistir; e, no outro extremo, é considerada sem lar a população ou indivíduo que transita entre endereços ou permanece provisoriamente na casa de amigos ou familiares ou que não tem estabilidade financeira para garantir a manutenção de sua moradia. Seja mais restritiva ou mais ampla, qualquer definição adotada impacta a quantificação das pessoas que passam pela privação de lar ou pela vulnerabilidade que pode nela culminar e consequentemente influencia a quantidade de recursos destinados à população nela inserida.

> **Constituição das esquipes de CnaR**
> Modalidade I: 4 profissionais (2 de nível superior + 2 de nível médio)
> Modalidade II: 6 profissionais (3 de nível superior + 3 de nível médio)
> Modalidade III: modalidade II + profissional médico
> *Todas as modalidades podem agregar Agentes Comunitários de Saúde em suas ações.*
> Poderão compor o CnaR: agente social, assistente social, enfermeiro, médico, psicólogo, técnico ou auxiliar de enfermagem, técnico em saúde bucal, terapeuta ocupacional.

▲ **Figura 65.1**
Constituição das equipes de consultório de/na rua.
Fonte: Manual sobre o cuidado à saúde junto à população em situação de rua/Ministério da Saúde. Secretaria de Atenção à Saúde. Departamento de Atenção Básica.

No Brasil, apesar de o termo PSR sugerir definição restrita às pessoas que residem em via pública, a Política Nacional para a PSR[4] implementa uma definição ampla e proporcional à diversidade de modos de vida que nela cabem:

> Grupo populacional heterogêneo, caracterizado por sua condição de pobreza extrema, pela interrupção ou fragilidade dos vínculos familiares e pela falta de moradia convencional regular. São pessoas compelidas a habitar logradouros públicos (ruas, praças, cemitérios, etc.), áreas degradadas (galpões e prédios abandonados, ruínas, etc.) e, ocasionalmente, utilizar abrigos e albergues para pernoitar.

Essa definição brasileira é ampla o bastante para considerar que pessoas em situação de rua exprimem a diversidade dos possíveis arranjos de sobrevivência na miséria urbana. Com ela, introduz-se a crítica ao senso comum que coloca a PSR em um imaginário de mendicância, passividade e estagnação. Passa-se agora à exposição de dados epidemiológicos que demonstram a mobilidade e a pluralidade da PSR.

Neste capítulo, utiliza-se como fonte principal para dados demográficos e epidemiológicos a Pesquisa Nacional Sobre População de Rua de 2007[2] e a Pesquisa Censitária da População em Situação de Rua,[5] feita em 2015 na cidade de São Paulo. A primeira é representativa do território nacional, tendo incluído 71 municípios em sua formulação, ao passo que a segunda pode ser considerada atual e representativa da realidade de uma grande metrópole.

> ### Caso 1
> José, 46 anos, em situação de rua há 13 anos. Exerce a função de carroceiro recolhendo materiais recicláveis há 8 anos, e desde então tem como rotina passar em pontos comerciais, onde criou bons vínculos e relação de clientela. Ao final da tarde, vende os materiais em uma cooperativa, conseguindo, assim, garantir a renda para cuidar de sua esposa Neide, seus 2 filhos e seus 6 cachorros. José não tem o costume de procurar serviços de saúde, exceto em caso de "gripe forte" ou na eventualidade de ferir-se ao manusear os materiais recicláveis.
>
> O agente de saúde Marcos, da região onde mora a família de José, foi informado por Neide de que José está sentindo dor na virilha há 3 semanas. "Tem um caroço crescendo faz um tempo", e José está muito irritado por procurar auxílio no pronto-socorro sem encontrar resolução para o problema. Marcos retorna ao território no final de seu expediente para encontrar José, explica a necessidade de avaliação médica e faz planejamento de consulta para o dia seguinte. Após três tentativas, José consegue organizar sua rotina para ir até a UBS, e dentro de 3 meses foi avaliado por cirurgião geral para planejamento de hernioplastia inguinal. Agora, encontra-se com receio da cirurgia e principalmente do repouso pós-cirúrgico indicado pelo médico, que pode colocar em risco a relação com seus pontos de coleta. A equipe percebe a ambivalência de José e procura ajudá-lo a organizar sua renda proveniente do Bolsa Família, ao mesmo tempo em que apresenta a proposta de vaga em centro de acolhida para famílias durante sua convalescença.

Tempo de permanência na rua

As relações que as pessoas estabelecem com a rua e seus modos de vida ficam mais estáveis à medida que seu tempo de permanência se estende. Essa é uma das principais diferenciações de perfil de PSR.[6] Três principais grupos podem ser analisados:

- **Pessoas que ficam na rua.** Parcela caracterizada pela extrema mobilidade, seja por ruptura de vínculos familiares, desemprego ou trabalho informal e/ou irregular, seja por tratar-se de pessoa recém-chegada à cidade em busca de oportunidades e ainda sem alojamento. Para esse grupo, a situação de rua é recente, seus vínculos com outras pessoas na mesma condição são pequenos, sendo frequente que circulem e procurem organização para alimentação e abrigo sozinhos. Em 2015, 40% dos frequentadores de centro de acolhida tinham até um ano de situação de rua.[5]

- **Pessoas que estão na rua.** Passam a utilizar-se da rua como local de pernoite e, passado o período de adaptação a essa condição, já não a consideram tão ameaçadora. A partir de então, começam a estabelecer vínculos, aprendem com colegas e criam suas próprias estratégias de sobrevivência.
- **Pessoas que são da rua.** PSR que faz da rua um espaço permanente de moradia, onde não há mais estranhamento com a vida na rua e sim um sentimento de pertencimento relacionado a ela. Uma das características marcantes desse grupo é uma forte relação com certo local ou região, com relações estáveis no território, seus comércios e frequentadores. Esse perfil raramente se utiliza de centros de acolhida ou albergues.[5] Na mesma pesquisa paulista citada, 37% das pessoas que tinham a rua como principal moradia estavam nessa condição há mais de 5 anos.[5]

No Caso 1, José demonstra características de alta vinculação com o território e adaptação à dinâmica da rua. Sua identidade está intimamente ligada à sua função de carroceiro, assim como dela dependem sua segurança financeira e sua percepção como sujeito social.

Uso de serviços de saúde

A relação da PSR com os serviços de saúde é sintomática de sua exclusão social. Existe um despreparo profissional generalizado para lidar com as limitações de autocuidado e auto-organização da vida na rua, sendo frequente o relato de discriminação social por parte de profissionais para com as pessoas que procuram serviços espontaneamente. A pesquisa nacional[2] apontou que 43,8% das pessoas procuram hospitais e atendimentos de emergência em primeiro lugar.

Como no caso de José, vivencia-se na prática que a PSR faz uso de serviços de saúde principalmente ao se deparar com sintomas agudos ou graves, havendo pouca procura para problemas relacionados à prevenção e ao planejamento em saúde. Isso se estabelece a partir da rotina dessa população, em grande parte voltada para o suprimento de necessidades básicas de sobrevivência (como obtenção de alimentação). Pelo mesmo motivo, percebe-se que, quando surge o desejo de cuidado em saúde, essa procura se apresenta associada a uma ansiedade pela sua imediata resolução: estar doente, indisposto, com menos mobilidade ou menos independência é uma vulnerabilidade nova que os submete ainda mais às mazelas da rua.

Visto isso, serviços que se pautam em cuidado longitudinal, como Centros de Atenção Psicossocial (CAPS) e CnaRs são menos procurados, porque não são entendidos como lugares que podem gerar soluções às demandas compreendidas como urgentes. Eles foram citados respectivamente por 16 e 10% dos entrevistados[2] quanto à sua afiliação. Para que o cuidado em saúde seja efetivo entre a população de rua, justifica-se o uso de estratégias específicas e serviços preparados para as peculiaridades de seu modo de vida.

Trabalho e geração de renda

Como o desemprego é uma das principais motivações para a perda da residência e a permanência em situação de rua, a PSR que tem vínculo trabalhista formal é muito baixa: 2,2 a 7,2%.[5] Trabalhos informais, ou "bicos", são altamente prevalentes, sendo referidos por 57,7% dos acolhidos e 73,8% das pessoas que permanecem vivendo na rua.[5]

Mais de 20% das pessoas em situação de rua declararam não estar trabalhando formalmente, porém mencionaram atividades artísticas, mendicância, reciclagem, atuação como flanelinha, vendedor ambulante, entre outras atividades lícitas e ilícitas;[2] e 15,7% pedem dinheiro como principal meio de sobrevivência.[2]

Outra forma de obtenção de renda é a inclusão em benefícios sociais, como Bolsa Família, Benefício por prestação continuada, etc. A diferença entre acolhidos e pessoas que permanecem na rua quanto ao recebimento de benefícios é bastante expressiva: 71,3% "da rua" não recebem nenhum benefício contra 40,3% dos albergados.[5] Isso demonstra maior capacidade de organização das pessoas que frequentam albergues, assim como uma ineficácia das equipes da assistência social e saúde em auxiliar as pessoas menos organizadas a garantirem seus direitos.

> ### Caso 2
>
> Sra. Vania, 59 anos, obesa, aparente transtorno mental, autocuidado prejudicado, hostilizada pelos comerciantes do entorno. A equipe de consultório na rua é acionada pelo Serviço Especializado em Abordagem Social, pois Vania estava seminua embaixo de um viaduto. A equipe se aproximou, e ao observar a aceitação da senhora foi possível se aproximar mais e iniciar uma breve conversa. Durante 2 semanas, a equipe passou todos os dias para conversar com Vania e, a partir dessa aproximação, foi possível realizar coleta de sangue na rua, já que ela ainda não aceitava ir à UBS, e também a pensar em ampliação de repertório. Aos poucos, Vania revelou que gosta de ler revistas e gibis e de tomar café preto com açúcar. Todos os dias, a equipe sentava ao seu lado e a ouvia ler alguma notícia e história; a partir daí, foi possível ouvir mais sobre a sua história de vida e observar discurso de conteúdo delirante. Vania conta que vive em São Paulo desde os 20 anos e é procedente da Bahia, de onde veio à procura de trabalho. Mesmo sem sucesso na obtenção de emprego, prefere não retornar à sua cidade natal, porque se sente perseguida por bichos estranhos e acredita que eles não a encontrarão na cidade. O vínculo permitiu a proposta de tomar medicação psicotrópica com o café, que foi aceita. Todos os dias, era realizada a medicação assistida, a observação de possíveis efeitos colaterais e o ganho de organização. Após 2 meses, Vania aceitou tomar banho e almoçar, e posteriormente dormir em um Centro de Acolhida. Todo esse trabalho foi possível por meio da sensibilização da equipe em perceber e respeitar os desejos e o momento que a paciente estava vivendo. Há 1 semana, Vania expressou o desejo de se reencontrar com a irmã que vive na Bahia e falou ao telefone com ela.

Origem e trajetória

Em pesquisa realizada na cidade de São Paulo, em 2015,[5] 70% dos entrevistados se declaram migrantes e são provenientes, em sua maioria, das Regiões Sudeste e Nordeste. Entre os migrantes brasileiros, a motivação para mudança de cidade foi a busca de emprego.[5] Dentro dos centros de acolhida, 7% dos entrevistados são imigrantes, vindos sobretudo de países africanos. Destes, o principal fator para a mudança de país foi situação de conflitos políticos e dificuldade financeira.

Daqueles que têm familiares conhecidos e vivos, 38,9% não mantêm contato com eles, e 14,5% mantêm contatos espaçados entre 2 meses e 1 ano. Dos que permanecem em contato, quase 40% consideram a relação com seus familiares boa ou muito boa, e quase 30% a consideram ruim ou péssima.

Setenta e sete por cento das pessoas em situação de rua já dormiram alguma vez em albergues;[5] no entanto, diversos são os motivos para preterir o acolhimento transitório: horários e regras rígidas, proibição do uso de SPA, falta de garantia de vagas de pernoite, sentimento de despertencimento (é um lugar de passagem), tempo de permanência previamente estimado para as vagas fixas e pressão pela reorganização social nesse período.

Os critérios de alta exigência utilizados pelos centros de acolhida selecionam pessoas mais organizadas e frequentemente as recém-chegadas à dinâmica da rua. Aqueles com mais tempo de permanência e adaptação à rua têm menos condições de se resignarem à organização externa, ficando excluídos de tais supostos espaços de empoderamento.

Principalmente no que se refere à população com sintomas de sofrimento mental, a maioria das equipes que atuam em centros de acolhida demonstra despreparo e desconhecimento sobre a atenção à saúde mental, restringindo as oportunidades de vinculação e cuidado.

Transtorno mental

As pesquisas epidemiológicas brasileiras a respeito da PSR ainda são muito escassas, e aquelas que abordaram o tema do transtorno mental se apoiaram na declaração das pessoas entrevistadas,[2] não havendo portanto padronização daquilo que seria considerado transtorno. No entanto, é possível considerar que toda pessoa em situação de rua se encontra sob um contexto de alto risco para sofrimento mental, podendo ou não apresentar sintomas ou impacto em sua funcionalidade.

Pessoas com sintomas psicóticos graves são as mais associadas à ideia estigmatizada de PSR com transtornos mentais. De fato, a pessoa que fala só, que apresenta autocuidado prejudicado, que tem agitação psicomotora e perambula sem rumo é uma imagem frequente e fortemente associada à ideia de sofrimento mental típico da rua. No entanto, ela não representa a maioria.

O silêncio a respeito do transtorno mental comum na PSR é alarmante e demonstra que essa condição permanece rotineiramente invisibilizada perante casos em que a desorganização se faz evidente. A naturalização da tristeza, do embotamento, do isolamento social, entre outros, acarreta a banalização do sofrimento de uma parcela considerável da PSR, contribuindo para a sensação de abandono e possivelmente aumentando o risco de suicídio nessa população.

Pessoas em situação de rua com doença mental que passam por diversos serviços e experienciam boa coordenação de seus cuidados mostram melhora de sintomas, diminuição de hospitalizações psiquiátricas e aumento de contatos ambulatoriais, quando comparadas com pessoas que recebem cuidado habitual.[7]

Prevalência de doenças

São numerosos os motivos para o adoecimento na rua. A insegurança alimentar (19% não se alimentam todos os dias,[2] sendo, que, frequentemente, a alimentação provém de restos), as aglomerações (aumentando risco de transmissão de tuberculose [TB], vírus respiratórios, infestações de pele) e a dificuldade de acesso a políticas preventivas são exemplos de como a PSR está mais vulnerável a agravos de saúde do que a população geral.

No Caso 2, e em tantos outros, seria compatível pensar que essa população não tem acesso a rastreamentos, como neoplasia de colo uterino ou diabetes por exemplo, ou a investigações diagnósticas, sendo comum o diagnóstico tardio e a progressão das doenças conforme sua história natural até que haja acesso efetivo à rede de saúde.

Mortalidade

Consequência final da alta morbidade, a mortalidade da PSR foi avaliada em alguns estudos internacionais: em 1999, na cidade de Nova Iorque, foi encontrada uma mortalidade ajustada para a idade 2 a 3 vezes maior do que a da população geral.[8]

Com relação à causa das mortes, o estudo de Boston[9] detalhou a mortalidade segundo faixas etárias: entre 18 e 24 anos, a principal entre homens foi homicídio; entre 25 e 44 anos, para ambos os sexos, a primeira causa foi síndrome da imunodeficiência adquirida (Aids); o câncer e as doenças cardiovasculares ocuparam os primeiros lugares na faixa etária de 45 a 64 anos.

> **Caso 3**
>
> Kelly, 39 anos, mulher trans, apresenta-se à equipe de saúde durante uma visita da enfermeira ao hotel social onde vive. Ela tem desejo de atendimento odontológico, apontando a dentição incompleta como barreira para novas oportunidades de trabalho. Kelly é cabeleireira aprendiz no programa de emprego apoiado da prefeitura da metrópole onde vive. Há 2 anos, ingressou nesse programa e deixou de viver em vias públicas, e hoje se sente experiente e capaz de se candidatar a outros empregos.
>
> Após 2 semanas, Kelly é acompanhada pela agente de saúde Bianca, também mulher trans, até sua consulta na Unidade Odontológica Móvel. A identificação entre elas aconteceu imediatamente, e esses acompanhamentos possibilitaram discutir a vida no universo da rua, a inserção no mercado de trabalho e a ruptura de vínculos familiares sob a perspectiva de uma mulher trans. Kelly passou a frequentar serviços voltados à população LGBT a partir do incentivo e dos relatos das experiências pessoais de Bianca, onde esta conheceu seus direitos e se tornou multiplicadora entre suas colegas.
>
> Em março de 2017, Kelly sofreu violência sexual de seu antigo parceiro. Bianca a acompanhou ao pronto-socorro. Junto à agente social, ambas se dirigiram à delegacia para realizar boletim de ocorrência, e Kelly iniciou encontros regulares com a psicóloga da equipe. Eventualmente fizeram consultas compartilhadas com o médico, pois Kelly expressou desejo de iniciar tratamento medicamentoso para lidar com estresse pós-traumático.
>
> Bianca também procurou a ajuda de sua equipe, pois passou a temer encontrar-se com homens, percebeu evitá-los, inclusive em espaços públicos e profissionais.

População LGBT

A população que se declara lésbica, gay, bissexual ou transexual é um recorte peculiarmente exposto à violência quando em situação de rua. Além disso, sua chegada à situação de rua comumente carrega um histórico de rejeição e/ou exclusão do meio familiar prévio devido à intolerância que permeia a sociedade.

A hostilidade sofrida no meio social da rua pode se apresentar desde maneiras sutis, como apelidos pejorativos, até violência física grave, como espancamentos e linchamentos. É preciso ressaltar que o Brasil é o país de maior taxa de homicídio de pessoas trans no mundo,[10] e que a vida como trans se dá sob a pressão dessa ameaça. O Caso 3 traz exemplos de obstáculos sociais à concretização de projetos de vida das pessoas trans.

Institucionalmente, é corriqueira a falta de cuidado e ética com a identidade de gênero da população trans. Tanto em centros de acolhida quanto em hospitais, pessoas são submetidas ao constrangimento de permanecer em alas com cujo gênero não se identificam. Em ambientes ambulatoriais, o nome social ainda tem pouco uso, e isso é um fator que contribui para a descontinuidade de cuidados em saúde.[11] Outro reflexo da exclusão social é a baixa taxa de ocupação de postos de trabalho formal por pessoas trans, o que as pressiona a procurar meios de subsistência ligados à mendicância e à prostituição. Especificamente no caso da prostituição, essa circunstância aumenta o risco de exposição a infecções sexualmente transmissíveis e a violência física e sexual.[12]

Saúde bucal

Uma das prioridades entre demandas da população de rua, a saúde bucal representa 30% dos desejos de cuidado autodeclarados.[4] A garantia de acesso ao serviço especializado, além de atender às demandas urgentes envolvendo dor, possibilita o reconhecimento de lesões suspeitas de malignidade, a recuperação de função a partir da oferta de próteses e um importante resgate da autoestima, que pode contribuir para a reinserção profissional e social da PSR.

Cuidado com o cuidador

Em ambientes de trabalho de alta demanda, estresse e contato com situações e histórias traumáticas, é imprescindível pensar no cuidado com os trabalhadores e o sofrimento advindo de seu cotidiano profissional. Esse cuidado é pautado principalmente na prevenção e no reconhecimento das síndromes de *burnout*, trauma secundário e fadiga da compaixão.

O *burnout* pode ser considerado um transtorno de adaptação ao estresse profissional crônico. Seus sintomas são exaustão emocional, despersonalização do paciente, atitudes negativas voltadas ao paciente e sentimentos negativos referentes ao trabalho e às realizações pessoais. Formas de preveni-lo incluem viabilização da governabilidade do processo de trabalho, organização para funções administrativas previsíveis e educação continuada voltada à realidade do trabalho diário. Na APS, há estudo apontando prevalência do transtorno em 39,3% do corpo profissional.[13]

O trauma secundário é uma condição mais facilmente identificada, por se referir ao surgimento de sintomas de estresse pós-traumático no indivíduo que não foi vítima direta do trauma, mas que o experienciou por meio do relato de um terceiro. Essa condição é mais comumente descrita na literatura referente aos ambientes de pronto-atendimento a traumas físicos e à Unidade de Terapia Intensiva,[14] mas pode ser encontrada em diversos pontos da rede de atenção à saúde. O Caso 3 traz um exemplo dessa condição e mostra como a forte identificação entre Kelly e Bianca, ao mesmo tempo que potente, tem de ser objeto de cuidado dentro da equipe.

A fadiga da compaixão, em suma, representa o custo emocional do cuidado de pessoas em sofrimento mental. Ela acontece quando as pessoas responsáveis por cuidados em situações de vulnerabilidade e sofrimento intenso passam a demonstrar pouca empatia e fazem julgamentos de culpabilização.[15]

Um melhor entendimento das causas de *burnout*, fadiga da compaixão e trauma secundário pode permitir a criação de estratégias para sua prevenção.[16] Em uma equipe de saúde exposta aos efeitos da pobreza e da vulnerabilidade na relação com a população atendida, é de suma importância a discussão e desmistificação desses fenômenos, combatendo a culpabilização pelo sofrimento.

Caso 4

Daniel, 14 anos, está em situação de rua desde os 9 anos, fica sozinho sem a presença de adultos responsáveis e faz uso de *crack*. Apresenta aspecto emagrecido, autocuidado prejudicado, pouca interação com as equipes de saúde e assistência social, com caso judicializado pela Vara da Infância. Sua irmã de 17 anos também está em situação de rua com o companheiro, próximo ao território de preferência do adolescente. A família reside em uma comunidade na região periférica da cidade, onde vivem a mãe, seus cinco irmãos e o padrasto.

A equipe de saúde realiza discussão do caso com a rede intersetorial do território para a criação de aproximação e vínculo com o adolescente. A relação, que, a princípio, era lúdica, deu espaço para uma relação de confiança. Aos poucos, Daniel começou a procurar o serviço de saúde quando se sentia debilitado, e em certas ocasiões foi necessária internação clínica por desidratação e infecções agudas, principalmente respiratórias e de pele.

Houve decisão judicial determinando internação compulsória, que foi revertida em favor de um projeto terapêutico em liberdade junto ao CAPS infantojuvenil do território. Atualmente, Daniel encontra-se vivendo temporariamente em um abrigo para crianças e adolescentes, até que a relação familiar esteja fortalecida. Apresenta tosse crônica e alteração radiológica desde o início de seu acompanhamento, aguarda tomografia computadorizada de tórax após baciloscopias e cultura para *M. tuberculosis* negativa no escarro.

Crianças

A garantia de direitos na infância e na adolescência é peculiar e complexa, principalmente quando está inserida em um contexto social de alto risco para violência e vulnerabilidades sociais. Tendo isso em vista, foram criadas, a partir de 1988, políticas de proteção à infância que propõem superar o entendimento histórico de que crianças poderiam ou deveriam contribuir no sustento dos lares, dando lugar à construção da ideia de que são sujeitos de direito.[17] A partir dessa conquista, o Estado passaria a se responsabilizar pelo fortalecimento das famílias, evitando ao máximo processos de institucionalização.[18]

No entanto, o Estado tem fracassado em promover políticas sociais de minimização da pobreza. Dessa forma, ainda se observam, mesmo que em número menor, crianças e adolescentes sozinhos, acompanhados de parentes ou "pais de rua" Brasil afora, contexto no qual a institucionalização em abrigos ou hospitais psiquiátricos se mantém. Na prática, é perceptível que a figura do Conselho Tutelar é amedrontadora para muitas famílias em situação de alta vulnerabilidade, pois representa, para elas, o risco da dissolução de sua configuração familiar e consequente aprofundamento da vivência da negação de direitos desses indivíduos.

Álcool e outras drogas

As pessoas em situação de rua que fazem uso de SPA são alvo de grande atenção dos serviços de saúde, de segurança, das agendas políticas e da mídia. Mais ainda do que o psicótico grave, a pessoa que vive um momento de uso problemático de drogas é fortemente associada à criminalidade, à desnutrição, à falta de autocuidado e à alternância entre estados de agitação e desfalecimento aos olhos da sociedade. Esse estigma pode ser fortalecido por dados epidemiológicos caso se esqueça que toda sociedade, atual e pregressa, já experimentou ou experimenta estados de alteração da consciência por SPA. A estigmatização dos indivíduos que percebem prejuízo pelo uso de SPA deve ser superada por aqueles que pretendem oferecer cuidado.

Dos indivíduos encontrados vivendo na rua, 83,8% referem fazer uso de alguma substância. Não há dados avaliando subgrupos quanto à relação de dependência, uso abusivo, uso frequente, regular ou experimentação.[19]

Percebem-se, nas discussões do cuidado às pessoas em uso problemático de SPA, duas vertentes: uma pela abstinência total, outra pela redução de danos. A primeira se utiliza frequentemente de cuidados ambulatoriais e internações de curto, médio e longo prazo, podendo chegar a 9 meses de duração; 30% das pessoas entrevistadas em São Paulo já passaram por alguma internação por uso de substância.

A segunda não se pauta pela abstinência, tampouco se opõe a ela, pois tem como princípio a construção de projeto terapêutico compartilhado com o usuário e estabelece junto a ele os objetivos do cuidado. O foco é a diminuição de danos sociais e à saúde, além da potencialização dos processos compatíveis com o projeto de vida da pessoa. Esse cuidado se dá prioritariamente no ambiente ambulatorial sob a ótica do cuidado em liberdade.

Tosse

A abordagem de tosse crônica se mostra mais complexa no contexto da rua, pois a prevalência de tabagismo e outras drogas inalatórias é alta, e diagnósticos diferenciais raramente estão esclarecidos devido à baixa longitudinalidade de cuidados. Além disso, assim como ocorre em outras condições durante a entrevista de pessoas em situação de rua, o tempo de duração dos sintomas, seus fatores desencadeantes e associados frequentemente não estão bem caracterizados e podem ser desvalorizados.

Segundo o Programa Nacional de Controle da Tuberculose, a prevalência de TB na população em situação de rua é 67 vezes maior do que a da população geral.[20] É prática comum a busca ativa de sintomáticos respiratórios em centros de acolhida, centros de convivência e outros territórios de alta circulação dessa população. Devido à alta taxa de resistência micobacteriana, é recomendável que a toda pessoa em situação de rua com tosse sem tempo de duração definido seja ofertada baciloscopia, cultura para micobactéria e teste de sensibilidade.

Quando confirmada, preconiza-se o tratamento diretamente observado (TDO) e o acompanhamento estreito pelo agente de saúde de referência. Para pessoas em situação de rua com TB latente, o incentivo financeiro para a manutenção do tratamento mostrou benefício,[21] como é o exemplo da oferta de cesta básica para pacientes com TDO regular.

Infestações e infecções de pele

Piolhos de corpo e escabiose estão altamente associados a aglomerações e são problemas frequentes nos centros de acolhida para PSR, ocasionados pela higiene precária e rotatividade de vagas de pernoite. Em um contexto de autocuidado favorecido, podem ter fácil resolução e diminutas complicações, ao passo que, na situação de rua, têm grande impacto no conforto e oferecem considerável risco à saúde: infecções de pele e partes moles não raro se seguem às lesões iniciais, podendo causar danos ainda mais graves nos casos de evolução para úlceras, necroses, amputações ou glomerulonefrites, dependendo da presença de comorbidades e do acesso a cuidados no início do quadro.

Caso 5

Amanda, 19 anos, gestante de 30 semanas. Procura a equipe de consultório na rua e solicita acompanhamento de saúde para tentar garantir a guarda de seu filho, pois soube que mulheres em situação de rua raramente saem da maternidade com suas crianças. Na rua há 1 ano e meio, fazia uso de cinco pedras de *crack* por dia. Ela e o marido vendiam balas no farol e realizavam mendicância. Optaram por não frequentar um Centro de Acolhida, porque não poderiam dormir no mesmo quarto, e tampouco puderam recorrer a familiares ao descobrir a gravidez devido a relações conflituosas prévias.

Amanda iniciou o pré-natal, e sua sorologia para sífilis resultou positiva. A equipe realizou cuidados clínicos e ofereceu auxílio com estratégias de redução de uso de SPA. Ao mesmo tempo, procurou entender seu contexto familiar e o significado da maternidade para ela. Juntos, entraram em contato com sua avó, que vive no interior e ofereceu a possibilidade de abrigá-los. O Centro de Referência Especializado de Assistência Social do município foi acionado pela equipe para realizar uma visita domiciliar e avaliar as condições locais para receber a nova família. Simultaneamente, seu marido passou a frequentar assembleias do movimento pela moradia junto com o agente social da equipe.

Na maternidade, Amanda recebeu alta antes de seu filho, que permaneceu sob cuidados para sífilis congênita. Ela mantinha abstinência e o amamentava 2 vezes ao dia. À alta, o Conselho Tutelar se posicionou pelo acolhimento da criança, apesar dos esforços da equipe de CnaR e da evidente reorganização da família. Amanda não foi vista no território após, e a equipe mantém contato e acompanhamento de seu ex-companheiro.

Mulheres

Quando em situação de rua, as mulheres se encontram em um universo predominantemente masculino, dominado pelas relações de violência e narrado pela leitura machista do território. No Brasil, elas representam 18% da PSR,[5] e mundo afora são estudadas pela alarmante taxa de vitimização por violência física, sexual,[22] sintomas depressivos[23] e muitos outros agravos.

No Brasil, a violência contra a mulher, sobretudo a praticada por parceiros ou ex-parceiros, é uma realidade compartilhada pela imensa parcela da população e amplamente subnotificada. As mulheres em situação de rua vivem tal realidade ainda mais intensamente e apresentam algumas estratégias de sobrevivência associadas a ela: vestir-se de forma masculinizada, tentar passar despercebida e inibir aproximações masculinas.[24] É comum a sustentação de relacionamentos abusivos e muito agressivos pelas mulheres que vivem na rua, pois há a ideia de que é melhor "apanhar de um do que de vários", e de que esse companheiro fixo garante a sua segurança contra agressões externas ao relacionamento. Algumas dessas mulheres saíram de suas casas a partir do rompimento de um ciclo de violência com ex-companheiro, o que torna ainda mais importante o manejo cuidadoso de casais vivendo relacionamentos abusivos.

Outro elemento de profundo sofrimento é a separação dos filhos, seja pela institucionalização ou porque eles vivem com familiares. A frustração do desejo em exercer a maternidade, se seguida de falta de rede de apoio, pode acarretar uma inviabilidade de ressignificação das relações afetivas e sociais dessas pessoas.

A mortalidade entre mulheres jovens em situação de rua é igual à dos homens em situação de rua, contrariando a tendência da população geral. Uma possível interpretação para esse dado pode ser que os efeitos nocivos da vida na rua para as mulheres são ainda mais fatais do que para os homens.[10] Alguns estudos apontam mortalidade ajustada para idade aumentada de 5 a 30 vezes entre mulheres em situação de rua em comparação com mulheres com moradia estável.[25]

Intersetorialidade

Este tema tem sido bem discutido por analistas das políticas públicas no Brasil, como proposta de reversão das ações fragmentadas que estão na estrutura da organização dos serviços de assistência social, saúde, educação, habitação e cultura. Ações intersetoriais possibilitam a prestação de assistência voltada à integralidade e são especialmente potentes para responder aos problemas da multifacetada escassez vivenciada nas ruas.

As experiências internacionais de maior evidência de sucesso prático voltadas para pessoas em situação de rua são pautadas na intersetorialidade; entre elas se destacam a estratégia de *Housing first* (HF), traduzida como "primeiro, moradia". A HF se baseia na oferta de moradias sem contrapartidas, ou seja, baixa exigência.[26] Para participar dos programas de HF, não é exigido estar empregado, abstinente ou em tratamento para quaisquer patologias. No entanto, o apoio de profissionais da assistência social, de serviços de saúde, o acesso à educação, entre outros, são ofertados. Diversos estudos foram realizados para analisar os impactos dessa política, demonstrando benefícios relacionados ao melhor custo-benefício quando comparada a outras políticas;[27,28] à maior estabilidade de acompanhamento de pessoas com transtorno mental grave e à menor taxa de internações psiquiátricas;[29] a melhores desfechos de moradia; e à mais ágil reinserção social.[30]

O Brasil teve uma experiência com HF entre 2013 e 2016 na cidade de São Paulo, o Programa de Braços Abertos. As diretrizes desse programa foram estabelecidas a partir da escuta das demandas das pessoas que se encontravam em situação de rua na estação de metrô da Luz, na capital de São Paulo. Os beneficiários desse programa foram contemplados com moradia, alimentação, trabalho e renda na mesma região, assim como foram cuidados por equipes de CnaR e assistência social conforme suas demandas. Essa experiência demonstrou a importância da moradia como espaço de cuidado.[31]

Considerando a importância da decisão compartilhada para a construção de relações de cuidado e apontando que a moradia permanente é a medida indicada pela maioria das pessoas em situação de rua, quando entrevistadas a respeito das possíveis soluções para o fenômeno social da situação de rua,[5] é possível que a elaboração e a implementação de novos projetos de HF componham as políticas públicas específicas para essa população no futuro.

REFERÊNCIAS

1. Londero MFP, Ceccim RB, Bilibio LFS. Consultório de/na rua: desafio para um cuidado em verso na saúde. Interface – comunicação, saúde, educação. Interface. 2014;18(49):251-260.

2. Passos E, coordenador. Diretrizes, metodologias e dispositivos do cuidado do pop rua [Internet]. Rio de Janeiro: UFF; 2014 [capturado em 07 maio 2018]. Disponível em: <http://redehumanizasus.net/wp-content/uploads/2017/09/diretrizes-metodologias-e-dispositivos-do-cuidado-no-pop-rua.pdf>.Acesso em: 06 abr. 2018.

3. Kothari M. Special rapporteur on adequate housing as a component of the right to an adequate standard of living, and on the right to non-discrimination in this context [Internet]. Geneva: OHCHR; c2018 [capturado em 07 maio 2018]. Disponível em: http://www.ohchr.org/EN/Issues/Housing/Pages/HousingIndex.aspx.

4. Brasil. Política nacional para inclusão social da população em situação de rua [Internet]. Brasília; 2008 [capturado em 07 maio 2018]. Disponível em: http://www.mpsp.mp.br/portal/page/portal/cao_civel/acoes_afirmativas/Pol.Nacional-Morad.Rua.pdf.

5. Prefeitura de São Paulo. Pesquisa censitária da população em situação de rua, caracterização socioeconômica da população adulta em situação de rua e relatório temático de identificação das necessidades desta população na cidade de São Paulo [Internet]. São Paulo; 2015 [Internet]. Disponível em: http://www.prefeitura.sp.gov.br/cidade/secretarias/upload/assistencia_social/censo/SUMARIO%20EXECUTIVO.pdf.

6. Rosa CMM. Vidas de rua: destino de muitos [dissertação]. São Paulo: PUCSP; 1999.

7. Hwang SW, Tolomiczenko G, Kouyoumdjian FG, Garner RE. Interventions to improve the health of the homeless: a systematic review. Am J Prev Med. 2005;29(4):311-319.

8. Barrow SM, Herman DB, Córdova P, Struening EL. Mortality among homeless shelter residents in New York City. Am J Public Health. 1999;89(4):529-534.

9. Hwang SW, Orav EJ, O'Connell JJ, Lebow JM, Brennan TA. Causes of death in homeless adults in Boston. Ann Intern Med. 1997;126(8):625-628.

10. Balzer C, LaGata C, Berredo L. TMM annual report 2016 [Internet]. Berlin: TvT; 2016 [capturado em 07 maio 2018]. Disponível em: https://transrespect.org/wp-content/uploads/2016/11/TvT-PS-Vol14-2016.pdf.

11. Brasil, Ministério da Saúde. Política nacional de saúde integral de lésbicas, gays, bissexuais, travestis e trasexuais [Internet]. Brasília; 2013 [capturado em 07 maio 2018]. Disponível em: http://bvsms.saude.gov.br/bvs/publicacoes/politica_nacional_saude_lesbicas_gays.pdf.

12. Souza ES. Cuidado em saúde: pesquisa-ação com pessoas trans em situação de rua [tese]. São Paulo: Universidade Federal de São Paulo; 2017.

13. Navarro-González D, Ayechu-Díaz A, Huarte-Labiano I. Prevalence of burnout syndrome and its associated factors in Primary Care staff. Semergen. 2015;41(4):191-8.

14. McQuillan KA, Makic MBF, Whalen E. Trauma nursing: from resuscitation through rehabilitation. 4th ed. St Louis: Saunders Elsevier; 2009.

15. Albuquerque de Santana CL, Rosa AS, organizadores. Saúde mental das pessoas em situação de rua: conceitos e práticas para profissionais da assistência social. São Paulo: Epiduros Medicina e Arte; 2016.

16. Hinderer KA, VonRueden KT, Friedmann E, McQuillan KA, Gilmore R, Kramer B, et al. Burnout, compassion fatigue, compassion satisfaction, and secondary traumatic stress in trauma nurses. J Trauma Nurs. 2014;21(4):160-169.

17. Brasil. Lei n. 8.069, de 13 de julho de 1990 [Internet]. Brasília; 1990 [capturado em 07 maio 2018]. Disponível em: http://www.planalto.gov.br/ccivil_03/leis/l8069.htm.

18. Souza IS. Determinantes da institucionalização de crianças e adolescentes em tempos da doutrina da proteção integral [dissertação]. Lisboa: Universidade Nova de Lisboa; 2017.

19. Brasil. Sistema para detecção precoce do uso abusivo e dependência de substâncias psicoativas. Brasília: Secretaria Nacional de Políticas sobre Drogas; 2015.

20. Adorno RCF, Varanda W. Descartáveis urbanos: discutindo a complexidade da população de rua e o desafio para políticas de saúde. Saúde Soc. 2004;13(1):56-69.

21. Hwang SW, Tolomiczenko G, Kouyoumdjian FG, Garner RE. Interventions to improve the health of the homeless: a systematic review. Am J Prev Med. 2005;29(4):311-319.

22. D'ercole A, Struening E. Victimization among homeless women: implications for service delivery. J Com Psychol. 1990;18(1):141-152.

23. Wenzel SL, Leake BD, Gelberg L. Health of homeless women with recent experience of rape. J Gen Intern Med. 2000;15(4):265-268.

24. ONU Mulheres. Mapa da violência 2015: homicídio de mulheres no Brasil [Internet]. São Paulo; 2015 [capturado em 07 maio 2018]. Disponível em: http://www.agenciapatriciagalvao.org.br/dossies/violencia/pesquisa/mapa-da-violencia-2015--homicidio-de-mulheres-no-brasil-flacsoopas-omsonu-mulheresspm-2015/.

25. Cheung AM, Hwang SW. Risk of death among homeless women: a cohort study and review of the literature. CMAJ. 2004;170(8):1243-1247.

26. Urbanoski K, Veldhuizen S, Krausz M, Schutz C, Somers JM, Kirst M, et al. Effects of comorbid substance use disorders on outcomes in a Housing First intervention for homeless people with mental illness. Addiction. 2018 ;113(1):137-145.

27. Ly A, Latimer E. Housing first impact on costs and associated cost offsets: a review of the literature. Can J Psychiatry. 2015;60(11):475-487.

28. Larimer ME, Malone DK, Garner MD, Atkins DC, Burlingham B, Lonczak HS, et al. Health care and public service use and costs before and after provision of housing for chronically homeless persons with severe alcohol problems. JAMA. 2009;301(13):1349-1357.

29. Holmes A, Carlisle T, Vale Z, Hatvani G, Heagney C, Jones S. Housing first: permanent supported accommodation for people with psychosis who have experienced chronic homelessness. Australas Psychiatry. 2017;25(1):56-59.

30. Aubry T, Nelson G, Tsemberis S. Housing first for people with severe mental illness who are homeless: a review of the research and findings from the at home--chez soi demonstration project. Can J Psychiatry. 2015;60(11):467-474.

31. Organização Pan-Americana da Saúde. Inovação e direito à saúde na cidade de São Paulo (2013-2016). Brasília; 2017.

CAPÍTULO 66

Medicina privada

Christian Morato de Castilho
Fernando Henrique Silva Amorim
Marcos Almeida Quintão

Aspectos-chave

▶ A Constituição Federal[1] de 1988 definiu que a assistência à saúde no Brasil é livre à iniciativa privada; porém, somente após a criação da Agência Nacional de Saúde Suplementar (ANS), em 2000, houve melhor regulação deste setor.

▶ Aproximadamente 25% da população brasileira possui um plano de saúde, sobretudo por meio de planos pagos pelas empresas a seus funcionários e dependentes.

▶ A sustentabilidade do modelo tradicional de plano de saúde tem sido questionada pelo desafio do envelhecimento da população, pela incorporação de novas tecnologias e pelo desperdício de recursos ocasionado pela sua fragmentação.

▶ Inovar em um modelo com base nos princípios da atenção primária à saúde (APS) tem sido uma proposta para agregar qualidade e eficiência, e o médico de família e comunidade tem um papel fundamental nesta nova organização da assistência no setor privado de saúde.

O atual sistema de saúde brasileiro se baseia na Constituição Federal[1] do Brasil de 1988, a qual definiu que a saúde é direito de todos os cidadãos e dever do Estado, cabendo unicamente a este último dispor, nos termos da lei, sobre sua regulamentação, fiscalização e controle. Em relação à prestação de ações assistenciais, a carta magna legitimou que ela pode ser executada diretamente pelo poder público ou pela iniciativa privada, de forma complementar ao Sistema Único de Saúde (SUS) e seguindo suas diretrizes.[1]

Neste contexto, os serviços privados, que foram ampliados durante as décadas de 1970 e 1980, passaram a compor o setor de saúde suplementar, sendo reconhecidos como parte da política nacional de saúde.[2] A regulação da assistência à saúde privada, no entanto, ocorreu apenas em 1998, com a Lei nº 9.656/98, que dispõe sobre os planos e seguros privados de assistência à saúde.[3] Antes da criação de uma legislação específica para a saúde suplementar, a Fundação de Proteção e Defesa do Consumidor (PROCON), por meio do Código de Defesa do Consumidor, era a principal instituição de referência para intermediar a resolução de conflitos entre beneficiários e operadoras de plano de saúde. Os principais motivos de divergência eram restrição de cobertura, limitação de acesso aos serviços, aumento de preços praticados e interrupção de tratamento de maneira unilateral.[2]

Em 2000, foi criada, pela Lei nº 9.961/2000,[4] a ANS – autarquia responsável pela regulação, normatização, controle e fiscalização das atividades de assistência suplementar à saúde. Diferente da experiência de outros países, nos quais a saúde suplementar é feita a partir da própria atividade econômica, o governo brasileiro optou por regular fortemente o que é oferecido, tendo como principais objetivos corrigir as distorções quanto às seleções de risco e preservar a competitividade do mercado.[5] No início, a atuação da ANS foi focada em três pontos principais: sustentabilidade do mercado; direitos dos consumidores; e produtos, valores e coberturas.[2]

Após 18 anos da sua criação e consolidadas conquistas na garantia do acesso aos serviços de saúde, os atuais desafios da agência são a inclusão da satisfação dos beneficiários e da qualidade assistencial dentro da agenda de todas as partes interessadas que compõem a saúde suplementar.[2] Esses desafios têm relação direta com o modelo assistencial praticado de forma hegemônica na saúde suplementar e, consequentemente, com os custos crescentes neste setor.[2]

Cenário da saúde suplementar no Brasil

No atual contexto, pode-se observar que o cidadão brasileiro possui formas distintas de acessar/utilizar os serviços de saúde, apresentadas no Quadro 66.1.[6]

Os planos de saúde podem ser individuais, quando contratados diretamente por uma pessoa física, ou coletivos, quando contratados para oferecer assistência a pessoas relacionadas a uma empresa (coletivo empresarial) ou a pessoas vinculadas a uma entidade de classe ou instituição que as representa (coletivo/adesão). Os planos coletivos empresariais são responsáveis pela assistência de 66,4% dos clientes da saúde suplementar, os individuais correspondem a 19,6%, e os coletivos por adesão, a 13,5%.[7]

Outra forma de classificar os planos de saúde é de acordo com a cobertura assistencial que eles oferecem (Quadro 66.2). Para cada

Quadro 66.1 | **Características do Sistema Único de Saúde (SUS) e da saúde suplementar**

	SUS	Serviços privados de assistência à saúde	
População – Cobertura	Universal, garantida pela Lei n° 8.080, de 1990	Por meio da contratação de planos privados de assistência junto a operadoras de planos de saúde (Sistema de Saúde Suplementar)	Contratação direta de serviços de saúde junto aos prestadores privados (out-of-pocket)
Serviços cobertos	Serviços primários, ambulatorial especializado e hospitalar	De acordo com o produto contratado (ambulatorial, hospitalar ou ambos), conforme o rol de procedimentos de cobertura obrigatória definido pela ANS[6]	De acordo com o serviço contratado
Prestadores de serviços	Podem ser públicos ou privados	Estruturas próprias das operadoras e/ou contratualizados	Privados

Fonte: Adaptado de Instituto de Estudos de Saúde Suplementar.[6]

Quadro 66.2 | **Classificação das operadoras de planos de saúde**

Medicinas de grupo e odontologias de grupo	Empresas que comercializam planos de saúde (ou odontológicos) para pessoa física ou pessoa jurídica. O beneficiário faz uso de uma estrutura própria e/ou contratada pela operadora (médicos, hospitais, laboratórios e clínicas)
Seguradoras especializadas em saúde	São operadoras que não possuem rede própria, mas referenciam uma rede de serviços, ou seja, pagam diretamente aos prestadores de serviços integrantes da rede, em nome dos clientes que utilizam os serviços. Também são obrigadas a prever a livre escolha, em que os segurados podem escolher estabelecimentos ou profissionais de saúde não referenciados pela seguradora, reembolsando o beneficiário dentro de limites contratualizados
Cooperativas médicas	De acordo com a Lei n° 5.764/71 (Lei das Cooperativas), a cooperativa é uma sociedade de pessoas que reciprocamente se obrigam a contribuir com bens ou serviços para o exercício de uma atividade econômica. As cooperativas médicas são operadoras que podem comercializar planos para pessoas físicas ou jurídicas, constituir uma rede de serviços própria ou contratar terceiros
Filantropias	Entidades hospitalares sem fins lucrativos que operam Planos Privados de Assistência à Saúde e que tenham obtido os certificados necessários para esta caracterização. Santas Casas de Misericórdia e hospitais de congregações, associações, fundações ou sociedades beneficentes são exemplos de entidades que mantêm serviços de saúde beneficentes e operam planos de saúde
Autogestões	Pessoa jurídica de direito privado, sem fins lucrativos, que opera plano de saúde, criada por empresas, associações de pessoas físicas ou jurídicas, fundações, sindicatos, entidades de categorias profissionais, ou assemelhados, com o objetivo de prestar assistência à saúde exclusivamente a seus empregados, ex-empregados, administradores, ex-administradores, associados e dependentes do grupo familiar
Administradoras de benefícios	Pessoa jurídica que propõe a contratação de plano coletivo na condição de estipulante ou que presta serviços para pessoas jurídicas contratantes de planos privados coletivos de assistência à saúde. Quando relacionada a entidades profissionais, contribui para identificar produtos mais adequados a esta coletividade e a reduzir os custos

Fonte: Adaptado de FenaSaúde.[9]

segmentação, há uma lista de procedimentos com cobertura obrigatória descrita no Rol de Procedimentos e Eventos em Saúde, editado pela ANS e revisado a cada dois anos. De forma geral, eles podem ter cobertura apenas ambulatorial, apenas hospitalar (com ou sem obstetrícia) ou ambulatorial e hospitalar (com ou sem obstetrícia). Há, em cada opção, a possibilidade de ofertar também a assistência odontológica.[8]

As operadoras de plano de saúde podem ser classificadas em medicinas de grupo; seguradoras especializadas em saúde; cooperativas médicas; filantrópicas; autogestões; odontologias de grupo; cooperativas odontológicas; e administradoras de benefícios.[9]

Em relação ao funcionamento da saúde suplementar, é necessário contextualizá-lo dentro da cadeia produtiva do setor privado de saúde, conforme mostra a Figura 66.1.[6]

Essa cadeia produtiva é bastante robusta no Brasil, uma vez que a saúde suplementar apresenta uma rede de atendimento 22,5% maior do que a rede pública, de acordo com o Cadastro Nacional de Estabelecimentos de Saúde (CNES), com alta concentração de equipamentos diagnósticos de alta complexidade (p. ex., aparelhos de tomografia e ressonância magnética).[6]

O número de beneficiários de planos de saúde cresceu nos últimos anos (Figura 66.2), porém, desde 2015, apresenta uma queda relacionada à crise econômica deste período. A retração da economia levou os empresários a reduzirem os benefícios de seus empregados, empresas encerraram suas atividades ou reduziram o número de colaboradores; muitas famílias viram-se obrigadas a cortar custos do orçamento familiar ou a adiar a contratação de um plano de saúde.[10]

Atualmente, cerca de 47,6 milhões de beneficiários acessam a saúde suplementar brasileira[11] (aproximadamente 23% da população), porém esse setor é responsável por mais de 54% do total de gastos em saúde no país, de forma que, em 2013, o gasto *per capita* com saúde para a população com saúde suplementar foi de R$ 2.189, ao passo que o gasto da população do setor público foi de R$ 980.[12,13]

De forma geral, os planos de saúde arrecadam um montante mensal com seus clientes, e este dinheiro é utilizado para remunerar os prestadores de serviços de saúde. O aumento do custo assistencial pressiona o aumento do preço dos planos vendidos e dos reajustes nas renovações de contratos vigentes. A inflação destes custos é medida por meio do indicador de Variação de Custos Médicos Hospitalares (VCMH), que vem apresentando nos últimos anos uma taxa muito maior quando comparada a outros índices inflacionários, como o Índice de Preços ao Consumidor Amplo (IPCA) (Figura 66.3).[14]

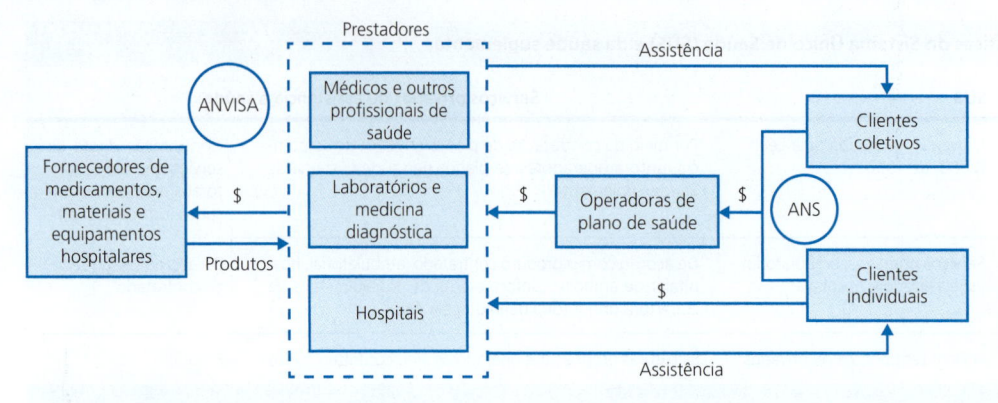

◀ **Figura 66.1**
Cadeia produtiva de bens e serviços no setor de saúde suplementar.

Entre os diversos itens que compõem o custo assistencial, a internação é responsável por 60% desse valor (Figura 66.4).[14]

Ao se analisarem as principais causas desta inflação médica,[6,15] os estudos apontam que os fatores que mais contribuem são:

- Envelhecimento populacional: segundo estimativa do Banco Mundial, a previsão é que a população idosa brasileira mais do que triplique nas próximas quatro décadas, passando de 20 milhões em 2010 para cerca de 65 milhões em 2050. Essa transição demográfica leva a uma transição epidemiológica, na qual as doenças crônicas não transmissíveis passam a ter cada vez maior prevalência na morbimortalidade populacional. Por sua vez, essa transição também influenciará a incorporação de novas tecnologias e na mudança da forma de utilização dos serviços de saúde, sejam eles públicos e/ou privados, uma vez que os idosos têm necessidades específicas, advindas das características clínico-funcionais e sociofamiliares próprias desta faixa etária (aumento de consultas médicas, exames periódicos, medicamentos e internações hospitalares).[2,16]
- Incorporação de tecnologia: a incorporação de novas tecnologias é uma consequência direta dentro do atual contexto do grande aumento do conhecimento médico, porém ela nem sempre leva à melhora da qualidade da assistência prestada. Além disso, essa incorporação nem sempre vem acompanhada da substituição das antigas tecnologias e quase sempre significa aumento de custo.[6]
- Desperdício decorrente de um modelo de atenção com base no consumo excessivo de recursos diagnósticos e terapêuticos mais complexos: além do aumento de gastos assistenciais diretos decorrentes deste estímulo ao consumo de serviços complexos e fragmentados, impõe risco à população pela realização de procedimentos por vezes desnecessários. Por sua vez, esse consumo excessivo estimula também o processo de "judicialização" da assistência à saúde, diante da negativa ou da falta de previsibilidade de cobertura.[6,15]

É importante destacar que o modelo assistencial ainda predominante na saúde suplementar se estruturou priorizando entregar serviços de saúde com ênfase em quantidade de prestadores – sem um enfoque na organização do percurso e na otimização do cuidado dos pacientes. Os clientes acabam por assumir a responsabilidade de organizar a assistência que vão receber, o que também contribui para a geração de procedimentos desnecessários, ou mesmo repetidos, resultando em ineficiência, risco aumentado de iatrogenias e aumento de custos.

A conjunção dos fatores apresentados traz uma perspectiva de insustentabilidade do setor privado de saúde caso mudanças estruturais e inovadoras não sejam implementadas de imediato.

Modelo assistencial no sistema de saúde privado brasileiro

Segundo estudo realizado por Lozer e cols.,[2] o atual modelo do sistema de saúde suplementar brasileiro tem como base a lógica

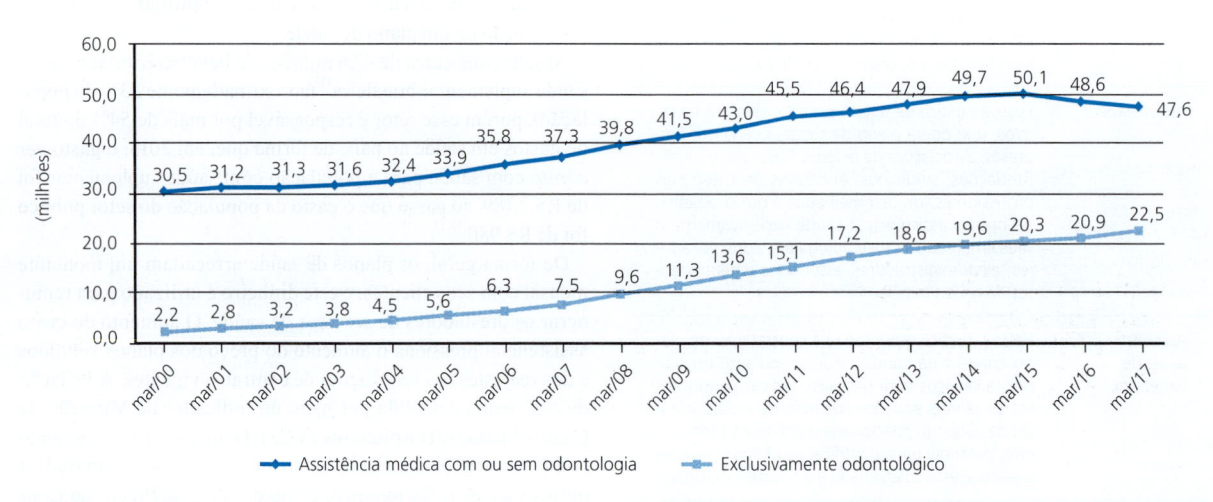

▲ **Figura 66.2**
Beneficiários de planos privados de assistência à saúde no Brasil (2000-2017).

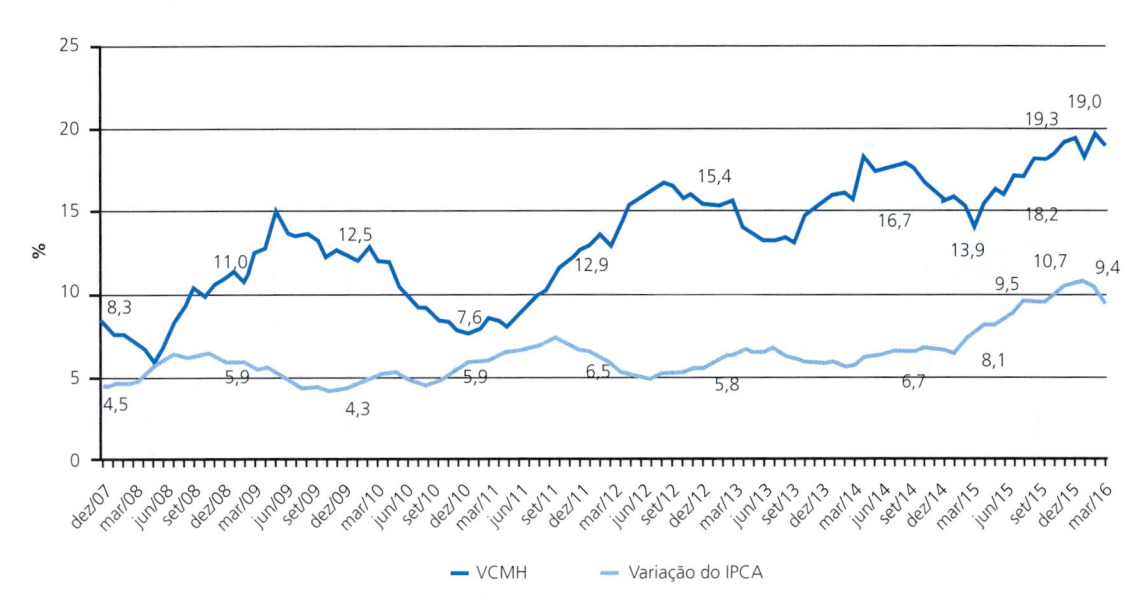

▲ **Figura 66.3**
Série histórica da variação de custos médico-hospitalares e do Instituto de Estudos da Saúde Suplementar (VCMH/IESS).
Fonte: Instituto de Estudos de Saúde Suplementar.[14]

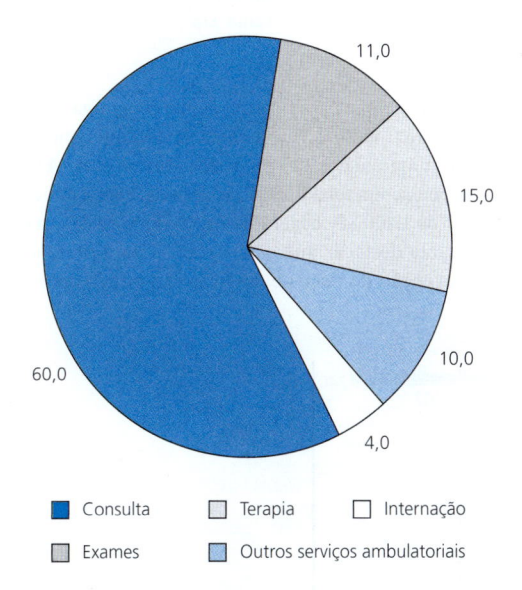

▲ **Figura 66.4**
Peso de cada item de despesa assistencial na composição da variação de custos médico-hospitalares e do Instituto de Estudos da Saúde Suplementar (VCMH/IESS)
Fonte: Instituto de Estudos de Saúde Suplementar.[14]

biomédica com foco na doença, a excessiva medicalização, o privilégio do uso de tecnologias nas práticas de cuidado e o predomínio das tecnologias duras nas relações com os usuários. Todas essas práticas de fragmentação do cuidado induzem uma demanda crescente por procedimentos e serviços cada vez mais especializados, de alta tecnologia e com custos em ordem crescente.[2]

Ao contrário do observado no SUS, não há no sistema privado um arranjo que favoreça a constituição de linhas de cuidado que incorporem estratégias de promoção conjuntamente à assistência, como ocorre em modelos que têm a coordenação do cuidado na APS.[2]

As estratégias indutoras de uma prática de integralidade do cuidado ainda estão em estágio embrionário neste setor, uma vez que encontram resistências nos interesses econômicos de operadoras e prestadores que ainda trabalham em uma lógica procedimento-centrada.[2]

Não há conscientização de todos os envolvidos de que os problemas do modelo tecnoassistencial não se restringem ao plano econômico. O plano econômico é apenas um reflexo dos problemas encontrados no plano assistencial.[2] Por exemplo, a saúde suplementar brasileira apresentou no ano de 2013 um número maior de ressonâncias magnéticas e tomografias computadorizadas por 1.000 habitantes do que a média dos países que compõem a Organização para a Cooperação e Desenvolvimento Econômico (OCDE) **(Figuras 66.5 e 66.6)**.[17]

Segundo a ANS,[18] a fragmentação das linhas de cuidado, as reinternações, a repetição de exames e procedimentos e outros problemas são uma espécie de "doença crônica" do modelo assistencial praticado pela saúde suplementar que reflete na sua gestão da rede de prestadores. As atuais formas de acompanhamento da rede, como indicadores de custo e/ou tempo de internação, têm-se mostrado insuficientes. Estudos atuais mostram que a escolha de prestadores baseada na excelência, assim como na coordenação do cuidado, na segurança da assistência prestada e no encaminhamento aos outros prestadores, é mais estratégica para o melhor desempenho econômico dos planos de saúde.[2]

A ANS tem estimulado as operadoras de plano de saúde a repensarem a organização do sistema de saúde suplementar e a formularem medidas para a adoção de modelos assistenciais estruturados no cuidado integral, com ênfase na promoção e na prevenção da saúde dos beneficiários.[2,17] Um exemplo foi a publicação das Resoluções Normativas n°s 264[19] e 265,[20] em agosto de 2011. A Resolução Normativa n° 264[19] dispõe sobre Promoção da Saúde e Prevenção de Riscos e Doenças, define conceitos e estabelece as modelagens dos programas, e a Resolução Normativa n° 265[20] dispõe sobre os incentivos para a participação dos beneficiários nos programas, mediante a oferta de des-

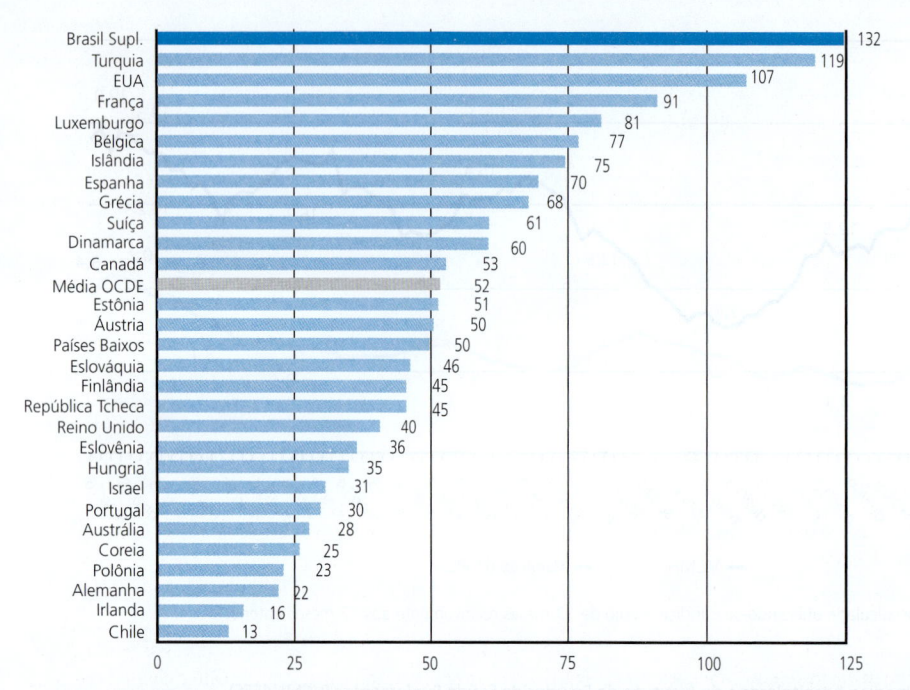

◀ **Figura 66.5**
Número total de ressonâncias magnéticas por 1.000 habitantes no ano de 2013.
Fonte: Brasil.[17]

Nota: A barra em cinza é a média da OCDE, e a barra em azul-escuro representa o número de ressonâncias magnéticas realizadas em regime laboratorial por 1.000 beneficiários da saúde suplementar (planos que incluem a segmentação ambulatorial) em 2015.

País	Valor
Brasil Supl.	132
Turquia	119
EUA	107
França	91
Luxemburgo	81
Bélgica	77
Islândia	75
Espanha	70
Grécia	68
Suíça	61
Dinamarca	60
Canadá	53
Média OCDE	52
Estônia	51
Áustria	50
Países Baixos	50
Eslováquia	46
Finlândia	45
República Tcheca	45
Reino Unido	40
Eslovênia	36
Hungria	35
Israel	31
Portugal	30
Austrália	28
Coreia	25
Polônia	23
Alemanha	22
Irlanda	16
Chile	13

contos e prêmios. Além disso, outro pilar da regulação indutora da ANS tem sido o suporte técnico, por meio do lançamento de manuais técnicos, sustentados em evidências científicas que têm por objetivo auxiliar as operadoras na estruturação e no desenho dos programas.[21]

Após 2 anos da vigência desta política de incentivo da ANS, observou-se um aumento de seis vezes no número de beneficiários de planos de saúde que participaram de um programa de promoção e prevenção. Em 2011, havia cerca de 198 mil beneficiários ativos nestes programas e 127 programas inscritos na ANS. Em 2013, observou-se um total de 997 programas, com a projeção de participação de 1.400.839 beneficiários, conforme a Figura 66.7.[21]

É importante destacar que os programas para promoção da saúde e prevenção de riscos e doenças são criados para obter

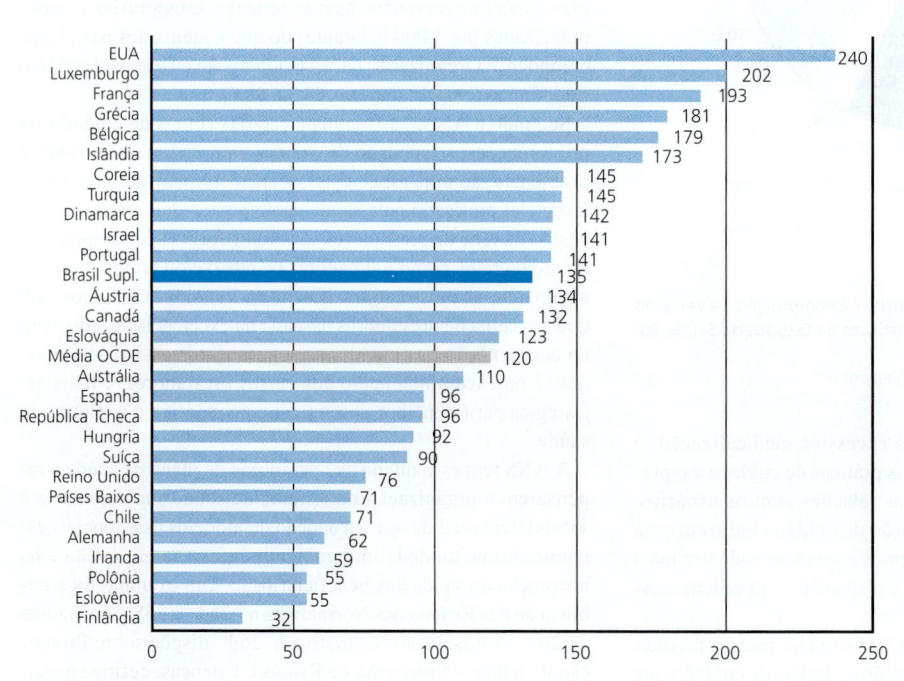

◀ **Figura 66.6**
Número total de tomografias computadorizadas por 1.000 habitantes no ano de 2013.
Fonte: Brasil.[17]

Nota: A barra em cinza é a média da OCDE, e a barra em azul-escuro representa o número de tomografias computadorizadas realizadas em regime laboratorial por 1.000 beneficiários da saúde suplementar (planos que incluem a segmentação ambulatorial) em 2015.

País	Valor
EUA	240
Luxemburgo	202
França	193
Grécia	181
Bélgica	179
Islândia	173
Coreia	145
Turquia	145
Dinamarca	142
Israel	141
Portugal	141
Brasil Supl.	135
Áustria	134
Canadá	132
Eslováquia	123
Média OCDE	120
Austrália	110
Espanha	96
República Tcheca	96
Hungria	92
Suíça	90
Reino Unido	76
Países Baixos	71
Chile	71
Alemanha	62
Irlanda	59
Polônia	55
Eslovênia	55
Finlândia	32

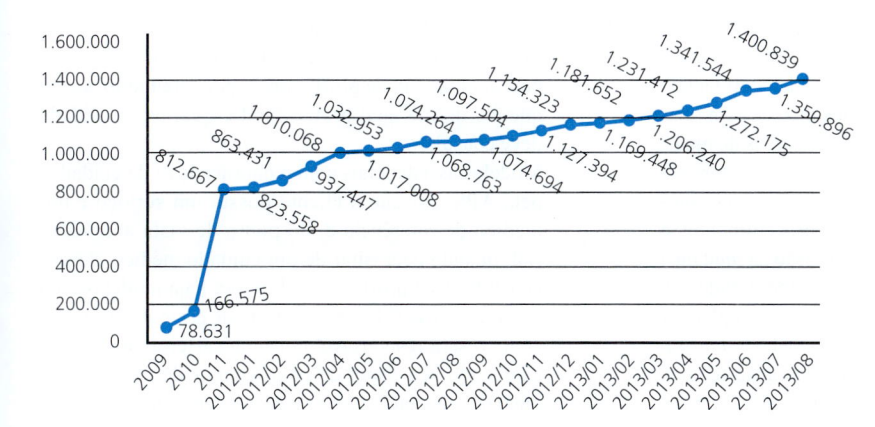

◀ **Figura 66.7**
Estimativa de beneficiários participantes de programas de promoção e prevenção na saúde suplementar brasileira.
Fonte: Ogata.[21]

resultados específicos, em um determinado grupo bem definido e em um período de tempo determinado. Assim, os principais focos dos programas são apresentados na Figura 66.8.[21]

Segundo relatório do Laboratório de Inovação da Organização Pan-Americana da Saúde/ANS,[21] os programas oferecem atividades voltadas para o estímulo à atividade física, alimentação saudável e prevenção de tabagismo e doenças, como câncer, infecções sexualmente transmissíveis, osteoporose, hipertensão, diabetes e obesidade. Foram observados alguns resultados alcançados por esses programas, tais como diminuição da exposição a fatores de risco, como inatividade física, alimentação inadequada e tabagismo; adoção de hábitos saudáveis; aumento da capacidade funcional; aumento da utilização de exames preventivos e tratamento precoce do câncer; diminuição da taxa de internação por doenças crônicas; mudanças de hábitos e do ambiente doméstico para evitar quedas em idosos; e retorno financeiro comprovado do investimento feito pelas operadoras nos programas.[21]

Apesar de se ter constatado algum avanço, essas ações ainda estão fragmentadas e têm baixa sinergia entre os vários pontos de cuidado dentro do modelo assistencial tradicional da saúde suplementar. A literatura tem evidenciado que melhores resultados na gestão e na prevenção de doenças crônicas não são obtidos apenas mediante ações e programas isolados e pontuais, mas também por meio da reorganização de todo o sistema de saúde, tendo a atenção primária como coordenadora do cuidado.[22] O momento atual exige um modelo mais centrado no paciente, mais ativo na coordenação do cuidado e que oferte a assistência necessária ao seu quadro de saúde, incluindo ações de promoção da saúde e prevenção de doenças. Esse modelo seria menos médico-centrado e mais multidisciplinar, em que uma equipe se responsabilize pela saúde daquela pessoa, mesmo se ela não procurar nenhum serviço.[21]

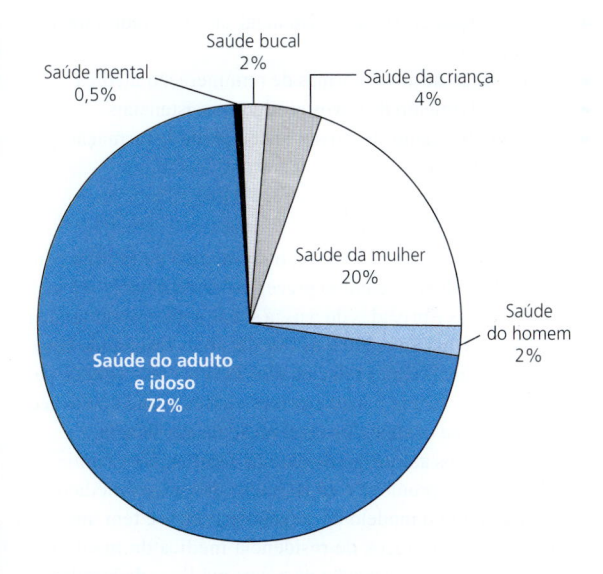

Em 2016, a ANS elencou três linhas de atenção como prioritárias a serem desenvolvidas pelas operadoras: oncologia, odontologia e cuidado ao idoso. Ainda que não demonstrem de forma prática e ampla o papel da APS como coordenadora da rede de atenção à saúde – por exemplo, determinando o papel de responsabilização de um médico e equipe de referência pelo cuidado dos indivíduos –, tais projetos da agência propõem desenhos de percurso assistencial sob a lógica da hierarquização dos serviços e destacam a importância da atenção primária como ponto de atenção.

Considerada pela ANS uma questão urgente para a sociedade e para a sustentabilidade do setor de saúde suplementar, a agência criou o projeto "Idoso Bem Cuidado".[16] A linha de cuidado proposta para esta população incorpora conceitos/pontos de atenção então denominados: acolhimento, núcleo integrado de cuidado, ambulatório geriátrico e cuidados complexos de curta e longa duração. A partir da identificação do risco de cada indivíduo da população idosa que compõe as carteiras, de acordo com a análise de vulnerabilidade, são propostas ações específicas correspondentes às diferentes necessidades. Em seu desenho, é proposta, ainda, uma integração do cuidado por meio do chamado "navegador": profissional de saúde responsável por conduzir e articular os diferentes momentos do percurso do paciente pela rede assistencial. Esse profissional, também chamado "assistente do cuidado", assume papel de destaque na proposta de linha de cuidado para oncologia.[23]

As operadoras têm investido no desenvolvimento e na implantação de planos de saúde que tenham a atenção primária como coordenadora do cuidado. Nestes novos modelos de plano de saúde, um médico de referência, junto com uma equipe de saúde, assume a coordenação do cuidado de uma carteira de clientes e os orienta durante todo o seu percurso assistencial. Essa iniciativa muitas vezes envolve, além da mudança do modelo assistencial, a mudança do modelo de pagamento médico e da organização da rede assistencial.

Hoje, o modelo de remuneração médica que predomina na maior parte dos serviços é o *fee-for service* (pagamento por

▲ **Figura 66.8**
Foco de atenção dos programas aprovados na ANS em 2013.
Fonte: Ogata.[21]

serviços), que estimula a sobreutilização, não favorece "ações robustas para mudança comportamental e de reconhecimento e abordagens precoces de fatores de risco para adoecimento", associa-se com uma distribuição desigual dos médicos em relação às suas especialidades com concentração em áreas de maior rentabilidade, diminui o limiar para a prescrição de intervenções invasivas e exames complementares, muitas vezes desnecessários, aumenta o número de consultas e procedimentos e diminui a sua duração.[24] Por essa razão, a discussão da mudança do modelo assistencial deve incorporar novas modalidades de reconhecimento de valor do cuidado em saúde, por exemplo, por meio da remuneração por capitação, por desempenho, ou mista. Para mais informações sobre modelo de remuneração médica por desempenho, ver o Cap. 41, Abordagem comunitária: inserção comunitária.

A unidade de atenção primária deve estar inserida em uma rede assistencial poliárquica, de forma que cada serviço tenha responsabilidades e papéis definidos, mas tendo a APS o papel de coordenação da assistência recebida pelas pessoas. É o desafio do gestor desta rede desenvolver processos que dão ao paciente a sensação de um contínuo fluxo entre os diferentes serviços, além de garantir a integralidade da assistência que o paciente necessita.[25]

Como o médico de família pode ajudar?

Assistência

A participação do médico de família na saúde suplementar pode ser classificada de várias formas:

1. Segundo o local de atendimento:
   a. Em consultório próprio ou locado: neste caso, ele poderá atuar como profissional liberal, atendendo clientes por intermediação de planos de saúde ou por pagamento direto. Apresenta mais liberdade para definir os processos do local, mas assume a maior parte dos seus custos. Neste cenário, torna-se um desafio garantir os atributos da APS, em especial a integralidade, uma vez que não está inserido em uma rede assistencial organizada.
   b. Em consultórios de estabelecimentos de saúde, no qual prestará atendimento para pacientes provenientes de acordos e contratos feitos pelo proprietário do estabelecimento, podendo ou não estar inserido dentro de um modelo de APS.
   c. Em consultórios ou clínicas da operadora de plano de saúde: o processo chamado verticalização é aquele em que operadoras de planos de saúde abrem serviços assistenciais ou de apoio diagnóstico ou terapêutico, na busca de melhor controle sobre os processos assistenciais e, por consequência, dos custos. Habitualmente, permite atender apenas clientes do próprio plano e, às vezes, clientes particulares. Da mesma forma que no item anterior, ele pode ou não estar inserido em um modelo de APS.
   d. Na atenção domiciliar, com pagamento direto do paciente/familiar, por empresas de Atenção Domiciliar ou pelas Operadoras de Plano de Saúde.
   e. Outros cenários de trabalho, como pronto-atendimento e enfermaria. Evidências recentes demonstram que a atuação do médico de família em ambientes diferentes da APS leva à mudança de seu comportamento assistencial, por exemplo, solicitando mais exames e acionando mais frequentemente outros especialistas.[26]

2. Segundo o modelo assistencial:
   a. Modelo biomédico "tradicional", no qual o paciente possui uma lista de profissionais para atendê-lo, sendo que ele define qual profissional e qual especialidade deve consultar.
   b. Modelos assistenciais com a coordenação de cuidados pela APS, em que o cliente possui um serviço e um médico de referência e, do ponto de vista ambulatorial, quando necessitar de um cuidado médico, deverá consultar este profissional. Embora haja modelos com características diferentes, na maior parte das vezes, o médico será responsável por uma carteira de clientes, exercendo seu papel de coordenador de cuidado por meio de um atendimento integral e longitudinal.

Na visão dos autores, o médico de família é capaz de entregar suas melhores competências assistenciais quando atua inserido em um modelo com coordenação de cuidado pela APS, em um serviço organizado segundo os atributos da APS e inserido em uma equipe multidisciplinar.

Gestão

O espaço de médico de família atuando na gestão de serviços de saúde ou de operadoras de plano de saúde vem crescendo ao longo dos últimos anos. O médico de família possui na sua formação características que o ajudam a ocupar esses espaços:

- Olhar generalista, reconhecendo o melhor papel para cada profissão e serviço.
- Trabalho em equipe e papel de coordenação.
- Conhecimento sobre a rede de serviços de saúde e da importância que o paciente utilize tal rede de forma coordenada.
- Conhecimento para lidar com incertezas.

Na visão dos autores, o médico de família que atua na gestão tem o papel importante de influenciar a alta direção e os colaboradores nas mudanças necessárias para a implantação de um novo modelo assistencial, como:

- Organização de unidades de atenção primária dentro dos seus atributos essenciais e na prestação de um cuidado com foco em uma carteira de clientes.
- Organização do fluxo assistencial em uma rede integrada e funcional.
- Construção de novas formas de remuneração médica.
- Desenvolvimento de novos produtos assistenciais.
- Desenvolvimento de novos sistemas de informação para apoio à decisão.

Docência

Além da expansão da participação do médico de família como docente de graduação e como preceptor de residência em instituições públicas e privadas do país, a saúde suplementar também oferece espaço para o médico de família atuar realizando cursos sobre os principais temas relacionados à APS, tanto voltado para o corpo clínico quanto para dirigentes, disseminando o conhecimento sobre este modelo de organização da assistência.

Na opinião dos autores, o médico de família, ao assumir essa função docente, promove a capacitação dos atuais médicos especialistas sobre o modelo de atenção primária e tem um papel importante nos serviços de residência médica de instituições privadas do país na formação de novos médicos de família que possivelmente irão compor o corpo clínico daquelas instituições e, com isso, diminuir o atual desequilíbrio na proporção de médicos especialistas focais e médicos de especialidades básicas presentes na saúde suplementar brasileira.

Pesquisa

A área de pesquisa na saúde suplementar carece de mais publicações. Apesar de contarem com muito estudo, tanto assistenciais quanto do custeio da assistência prestada, a maior parte destes não é publicada. O Instituto de Estudos da Saúde Suplementar (IESS) incentiva a produção científica neste setor, premiando desde 2011 os melhores trabalhos de pós-graduação relacionados com a saúde suplementar.

Na opinião dos autores, o médico de família pode ajudar na definição dos temas e no desenvolvimento de pesquisas que realmente possam contribuir para a mudança de modelo assistencial na saúde suplementar.

CONCLUSÃO

A medicina privada no país vive um momento em que se torna necessário revisar alguns de seus fundamentos para alcançar uma melhoria na qualidade da assistência prestada e na sustentabilidade das operadoras de plano de saúde. A mudança do modelo assistencial para aquele com base nos princípios da APS pode cumprir esses dois objetivos. O médico de família e comunidade, como especialista médico formado para atuar neste tipo de serviço, terá um papel fundamental no desenvolvimento desta nova organização da saúde suplementar.

REFERÊNCIAS

1. Brasil. Constituição da República Federativa do Brasil de 1988 [Internet]. Brasília: Casa Civil; 1988 [capturado em 28 out. 2017]. Disponível em: http://www.planalto.gov.br/ccivil_03/constituicao/constituicao.htm.

2. Lozer AC, Godoy CVC, Leles FAG, Coelho KSC, organizadores. Conhecimento técnico-científico para qualificação da saúde suplementar [Internet]. Rio de Janeiro: ANS; 2015 [capturado em 10 nov. 2017]. Disponível em: http://www.ans.gov.br/images/stories/Materiais_para_pesquisa/Materiais_por_assunto/conhecimento_tecnico_cientifico_ANS_2015.pdf.

3. Brasil. Lei nº 9.656, de 3 de junho de 1998. Dispõe sobre os planos e seguros privados de assistência à saúde [Internet]. Brasília: Casa Civil; 1998 [capturado em 28 de out. 2017]. Disponível em: www.planalto.gov.br/ccivil_03/leis/L9656.htm

4. Brasil. Lei nº 9.961, de 28 de janeiro de 2000. Cria a Agência Nacional de Saúde Suplementar – ANS e dá outras providências [Internet]. Brasília: Casa Civil; 2000 [capturado em 28 de out. 2017]. Disponível em: www.planalto.gov.br/ccivil_03/leis/L9961.htm.

5. Pietrobon, L; Prado, MLC, Carlos, J. Saúde suplementar no Brasil: o papel da Agência Nacional de Saúde Suplementar na regulação do setor. Physis. 2008;18(4):767-83.

6. Instituto de Estudos de Saúde Suplementar. Guia da saúde suplementar [Internet]. São Paulo: IESS; 2013 [capturado em 28 de out. 2017]. Disponível em: http://www.iess.org.br/?p=publicacoes&id_tipo=9.

7. Brasil. Agência Nacional de Saúde Suplementar. Dados consolidados saúde suplementar [Internet]. Rio de Janeiro: ANS; 2017 [capturado em 28 de out. 2017]. Disponível em: http://www.ans.gov.br/images/stories/Materiais_para_pesquisa/Perfil_setor/Dados_e_indicadores_do_setor/DadosConsolidados-da-Saude-Suplementar.ppt

8. Brasil. Agência Nacional de Saúde Suplementar. Planos e operadoras: segmentação assistencial [Internet]. Rio de Janeiro: ANS; 2017 [capturado em 28 de out. 2017]. Disponível em: http://www.ans.gov.br/planos-de-saude-e-operadoras/contratacao-e-troca-de-plano/dicas-para-escolher-um-plano/segmentacao-assistencial

9. FenaSaúde. Entenda o setor [Internet]. Rio de Janeiro: FenaSaúde; 2017 [capturado em 28 de out. 2017]. Disponível em: http://cnseg.org.br/fenasaude/sobre-o-setor/

10. Instituto de Estudos de Saúde Suplementar. Conjuntura Saúde Suplementar n.33 [Internet]. São Paulo: IESS; 2016 [capturado em 28 de out. 2017]. Disponível em: http://www.iess.org.br/?p=publicacoes&id=835&id_tipo=2.

11. Instituto de Estudos de Saúde Suplementar. Nota de acompanhamento de beneficiários n.10 [Internet] São Paulo: IESS; 2017 [capturado em 28 de out. 2017]. Disponível em: http://documents.scribd.com.s3.amazonaws.com/docs/706wjbkreo5tixe7.pdf.

12. Brasil. Conselho Nacional de Secretários de Saúde. Saúde suplementar 2015 [Internet]. Brasília: CONASS; 2015 [capturado em 28 de out. 2017]. Disponível em: http://www.conass.org.br/biblioteca/pdf/atualizacao-2015/L12_SAUDE-SUPLEMENTAR_jun2015.pdf

13. Portal Anahp. Com gastos de R$ 450 bi, saúde representa 10% do PIB do Brasil [Internet]. São Paulo: Associação Nacional de Hospitais Privados [capturado em 28 de out. 2017]. Disponível em: http://anahp.com.br/noticias/noticias-do-mercado/com-gastos-de-r$-450-bi-saude-representa-10-do-pib-do-brasil

14. Instituto de Estudos de Saúde Suplementar. Variação dos custos médicos-hospitalares [Internet] São Paulo: IESS; 2016 [capturado em 28 de out. 2017]. Disponível em: http://documents.scribd.com.s3.amazonaws.com/docs/4yffxznpds5lshry.pdf.

15. Carvalho RRP, Fortes PAC, Garrafa V. Perspectiva bioética do modelo de assistência suplementar no Brasil. Rev Bioét. 2013;21(2):259-67.

16. Brasil. Agência Nacional de Saúde Suplementar. Idoso na saúde suplementar: uma urgência para a saúde da sociedade e para a sustentabilidade do setor [Internet]. Rio de Janeiro: ANS; 2016 [capturado em 28 de out. 2017]. Disponível em: http://www.ans.gov.br/images/stories/Materiais_para_pesquisa/Materiais_por_assunto/web_final_livro_idosos.pdf.

17. Brasil. Agência Nacional de Saúde Suplementar. Mapa assistencial da saúde suplementar 2015 [Internet]. Rio de Janeiro: ANS; 2016 [capturado em 28 de out. 2017]. Disponível em: http://www.ans.gov.br/images/stories/Materiais_para_pesquisa/Materiais_por_assunto/mapa_assistencial_2016007.pdf.

18. Brasil. Agência Nacional de Saúde Suplementar. Manual técnico para promoção da saúde e prevenção de riscos e doenças na saúde suplementar. 4. ed. rev. atual. Rio de Janeiro: ANS; 2011.

19. Brasil. Agência Nacional de Saúde Suplementar. Resolução Normativa RN nº 264, de 19 de agosto de 2011. Dispõe sobre promoção da saúde e prevenção de riscos e doenças e seus programas na saúde suplementar [Internet]. Rio de Janeiro: ANS; 2011 [capturado em 28 de out. 2017]. Disponível em: http://www.ans.gov.br/component/legislacao/?view=legislacao&task=TextoLei&format=raw&id=MTc5NQ==.

20. Brasil. Agência Nacional de Saúde Suplementar. Resolução Normativa RN nº 265, de 19 de agosto de 2011. Dispõe sobre a concessão de bonificação aos beneficiários de planos privados de assistência à saúde pela participação em programas para Promoção do Envelhecimento Ativo ao Longo do Curso da Vida e de premiação pela participação em programas para População-Alvo Específica e programas para Gerenciamento de Crônicos. [Internet]. Rio de Janeiro: ANS; 2011 [capturado em 28 de out. 2017]. Disponível em: http://www.ans.gov.br/component/legislacao/?view=legislacao&task=TextoLei&format=raw&id=MTc5Ng==.

21. Ogata AJN, organizador. Promoção da saúde e prevenção de riscos e doenças na saúde suplementar brasileira: resultados do laboratório de inovação [Internet]. Brasília: OPAS; 2014 [capturado em 28 de out. 2017]. Disponível em: http://www.ans.gov.br/images/stories/Materiais_para_pesquisa/Materiais_por_assunto/laboratorio_inovacao_2013.pdf.

22. Fortin M, Chouinard MC, Bouhali T, Dubois MF, Gagnon C, Bélanger M. Evaluating the integration of chronic disease prevention and management services into primary health care. BMC Health Serv Res. 2013;13:132

23. Brasil. Agência Nacional de Saúde Suplementar. Projeto Oncorede: a (re)organização da rede de atenção oncológica na saúde suplementar [Internet]. Rio de Janeiro: ANS; 2016 [capturado em 28 de out. 2017]. Disponível em: http://www.ans.gov.br/images/stories/Materiais_para_pesquisa/Materiais_por_assunto/FINAL_publicacao_oncorede.pdf.

24. Bessa RO. Análise dos modelos de remuneração médica no setor de saúde suplementar brasileiro [dissertação] São Paulo: FGV; 2011.

25. Mendes EV. A construção social da atenção primária à saúde [Internet]. Brasília: CONASS, 2015 [capturado em 28 de out. 2017]. Disponível em: http://www.conass.org.br/biblioteca/pdf/A-CONSTR-SOC-ATEN-PRIM-SAUDE.pdf.

26. Mafi JN, Wee CC, Davis RB, Landon BE. Association of primary care practice location and ownership with the provision of low-value care in the United States. JAMA Intern Med. 2017;177(6):838-45.

SEÇÃO VI ▶ CAPÍTULO 67

Pesquisa quantitativa

Cynthia Goulart Molina-Bastos
Otávio Pereira D'Avila
Maria Helena S. P. Rigatto

Aspectos-chave

▶ A pesquisa quantitativa aborda conceitos epidemiológicos na prática clínica.
▶ A pesquisa quantitativa faz uma leitura crítica da produção científica.
▶ Na medicina de família e comunidade (MFC), a pesquisa quantitativa é uma pesquisa descritiva.
▶ A pesquisa quantitativa proporciona a produção científica no cotidiano clínico do médico de família.

A medicina da família e comunidade (MFC) é uma especialidade de conhecimento clínico amplo e com inúmeras possibilidades de campo profissional, como gestão, ensino, pesquisa ou atuação clínica propriamente dita. Independentemente do contexto de atuação do médico de família, o conhecimento em relação à pesquisa clínica e a capacidade de leitura com percepção crítica da literatura na área da saúde são ferramentas que qualificam o profissional e propiciam a produção de conhecimento na especialidade.

O suporte para uma decisão é oriundo da formação única de cada pessoa. A construção do conhecimento é individual e seu embasamento pode ter diferentes origens. Os conhecimentos podem ser empíricos, filosóficos, teológicos ou científicos.

- **Empírico**. É originado das experiências individuais, na qual o indivíduo aprende ao acaso.
- **Filosófico**. É o resultado da reflexão humana sobre as causas dos fenômenos, é um pensamento sistematizado, porém não verificável.
- **Teológico**. É embasado na fé divina, desprovido de método, não pode ser confirmado ou negado.
- **Científico**. Surge da determinação de um objeto e um método para sua investigação.

Os métodos científicos são formas de organizar os processos para a compreensão de fenômenos de forma adequada. A pesquisa científica é um processo de entendimento da realidade por meio da sistematização e do exame detalhado da investigação realizada com objetivo de resolver um problema.

Na prática clínica, as dúvidas acompanham diariamente os profissionais de saúde: cada orientação, prescrição ou tratamento oferecido para um paciente é resultado do conhecimento científico sobre uma dúvida específica, individualizado para aquele paciente.

Quadro 67.1 | **Comparação dos aspectos nas pesquisas qualitativa e quantitativa**

Aspecto	Pesquisa quantitativa	Pesquisa qualitativa
Enfoque na interpretação do objeto	Menor	Maior
Importância do contexto do objeto pesquisado	Menor	Maior
Proximidade do pesquisador em relação aos fenômenos estudados	Menor	Maior
Alcance do estudo no tempo	Instantâneo	Intervalo maior
Quantidade de fontes de dados	Uma	Várias
Ponto de vista do pesquisador	Externo à organização	Interno à organização
Quadro teórico e hipóteses	Definidas rigorosamente	Menos estruturadas

Fonte: Fonseca.[1]

A pesquisa deve obedecer ao método científico e responder às dúvidas clínicas, e a abordagem pode ser qualitativa ou quantitativa. A pesquisa qualitativa tem a preocupação com a compreensão, e não com a representatividade numérica da questão, tornando o pesquisador objeto e sujeito. A pesquisa quantitativa, originada no pensamento positivista lógico, enfatiza o raciocínio dedutivo, as regras da lógica e os atributos mensuráveis da experiência humana, conforme se observa nos Quadros 67.1 e 67.2.

| Quadro 67.2 | Comparação entre os métodos quantitativo e qualitatitvo |

Pesquisa quantitativa	Pesquisa qualitativa
Focaliza uma quantidade pequena de conceitos	Tenta compreender a totalidade do fenômeno, mais do que focalizar conceitos específicos
Inicia com ideias preconcebidas do modo pelo qual os conceitos estão relacionados	Possui poucas ideias preconcebidas e salienta a importância das interpretações dos eventos mais do que à interpretação do pesquisador
Utiliza procedimentos estruturados e instrumentos formais para coleta de dados	Coleta dados sem instrumentos formais e estruturados
Coleta os dados mediante condições de controle	Não tenta controlar o contexto da pesquisa, e, sim, captar o contexto, na totalidade
Enfatiza a objetividade, na coleta e análise dos dados	Enfatiza o subjetivo como meio de compreender e interpretar as experiências
Analisa os dados numéricos por meio de procedimentos estatísticos	Analisa as informações narradas de uma forma organizada, mas intuitiva

Fonte: Polit e colaboradores.[2]

O objetivo deste capítulo é apresentar os principais conceitos que podem auxiliar o profissional na sua atuação por meio da pesquisa quantitativa.

Pesquisa quantitativa

A pesquisa clínica quantitativa deve ser planejada e avaliada considerando diversas etapas fundamentais, como:

1. Definição da questão de pesquisa.
2. Escolha do tipo de estudo ideal para responder à questão proposta.
3. Possíveis vieses ou confundidores.
4. Delineamento epidemiológico de estudos (análise estatística).

A questão de pesquisa é o primeiro passo para qualquer investigação. Com base na dúvida, a pesquisa científica vai ser desenhada e adaptada para responder de forma mais precisa à questão, com as ferramentas disponíveis até o momento.

Um exemplo prático guiará a discussão dos principais pontos a serem considerados. A discussão teórica ou conceitual de cada um desses pontos será aprofundada no decorrer do capítulo.

Suponha que você propõe a questão "As visitas domiciliares impactam na redução de internações hospitalares?", como você poderia responder a essa pergunta de pesquisa?

Definição da questão de pesquisa

Estima-se que 50% do tempo total usado entre planejar um projeto e tê-lo pronto é na escolha da definição correta da questão de pesquisa. O acrônimo FINER define os pontos principais a serem considerados inicialmente quando se propõe uma questão: **F**actível, **I**nteressante, **N**ova, **É**tica e **R**elevante.

A definição dos elementos específicos em estudo – População, Intervenção (ou Exposição), Comparador, Desfecho e Tempo (PICOT, do inglês *population, intervention, comparator, outcome, time*) – é o próximo passo para delimitar aspectos-chave do estudo (Quadro 67.3).

É importante ressaltar que não existe uma receita única ideal para responder a uma questão de pesquisa. No entanto, refle-

| Quadro 67.3 | Definição dos elementos específicos do estudo de acordo com Método Picot |

População *(population)*	Para responder à questão, você incluiria toda a população disponível ou estudaria um subgrupo específico (p. ex., só a população acima de 60 anos com ICC classe IV)? A delimitação da população pode ajudar a definir um grupo em que o desfecho internação seria mais frequente e onde o impacto da intervenção (no caso, visitas domiciliares) seria maior. Deve lembrar-se, no entanto, de que a restrição excessiva nos critérios de inclusão em um estudo pode comprometer seu poder, validade externa e aplicação dos dados em outros cenários Indo além, você incluiria a população de uma única unidade ou de várias regiões? Estudos envolvendo mais de um centro tendem a ser mais representativos, porém apresentam maior dificuldade de execução. É necessário pensar se se consegue garantir homogeneidade tanto na intervenção como na coleta das informações antes de decidir ampliar os locais de coleta
Intervenção (ou exposição) *(intervention)*	O fator em estudo deve ser especificamente definido e terá impacto no cálculo do tamanho de amostra e na forma de avaliação dos resultados. Seria útil nesse caso, por exemplo, definir a frequência mínima de visitas domiciliares para considerar o paciente incluído neste grupo de análise. Um paciente que recebeu uma única visita domiciliar poderia ser considerado no grupo "exposto", a fim de avaliar redução do número de internações? Qual seria a frequência mínima para essa avaliação?
Comparador	O grupo comparador é aquele que não recebeu a intervenção (ou exposição). Quanto mais parecido com o grupo exposto em todas as características (exceto o fator em estudo), menor chance de confundidores na análise. O grupo comparador pode ser definido por randomização, controles históricos ou grupo semelhante não exposto acompanhado pelo mesmo período de tempo
Desfecho *(outcome)*	Em estudos quantitativos, o desfecho deve ser objetivo, de forma a ter avaliação comparável entre os grupos e trazer uma resposta adequada a essa questão. No caso proposto, você consideraria adequado avaliar todas as causas de internação ou apenas aquelas relativas à descompensação da ICC? Como seria feito o rastreamento das internações em diferentes hospitais?
Tempo *(time)*	O tempo em que os pacientes serão acompanhados deve ser longo o suficiente para permitir uma avaliação adequada do desfecho, porém factível em termos de custo e viabilidade de realização do projeto

ICC, insuficiência cardíaca congestiva.

tir sobre esses pontos iniciais é fundamental para chegar a uma pergunta limpa, clara e factível de ser respondida com os recursos disponíveis. Outra forma de refazer a questão "As visitas domiciliares impactam na redução de internações hospitalares?" seria "Em pacientes > 60 anos com ICC classe IV, visitas domiciliares mensais reduzem o número total de internações por descompensação de ICC, se comparadas a consultas realizadas no posto de saúde em um período de 2 anos?".

Escolha do tipo de estudo

A escolha do delineamento do estudo para responder à questão é o ponto-chave no planejamento e/ou na avaliação de uma pesquisa quantitativa. A pirâmide hierárquica na avaliação da qualidade da evidência de estudos quantitativos coloca os ensaios clínicos randomizados (ECRs) como melhor nível de evidência entre estudos originais (Figura 67.1).

A vantagem teórica dos estudos randomizados baseia-se na premissa de que, ao alocar aleatoriamente um paciente para o grupo intervenção ou controle, as demais características distribuir-se-iam igualmente entre os grupos, reduzindo o risco de confundidores na análise. No entanto, a execução adequada de um ECR pode sofrer inúmeras ameaças que comprometam o resultado final, desde quebras de cegamento e vieses na seleção de pacientes, aplicação da intervenção e análise dos dados. Além disso, o maior custo dos ensaios clínicos, as questões éticas, a dificuldade de recrutamento/acompanhamento dos sujeitos torna os estudos observacionais muitas vezes preferíveis aos ensaios clínicos. Na questão em estudo proposta, por exemplo, a randomização de pacientes para receber ou não visitas domiciliares, embora possível, traria inúmeros dilemas na execução do projeto: Seria ético deixar um grupo sem visitas em casos de dificuldade de locomoção do paciente? Qual seria o custo de treinar uma equipe em separado para as visitas domiciliares ou outras intervenções específicas do projeto pelo período proposto?

Estudos observacionais, embora mais sujeitos a fatores confundidores, permitiriam uma análise de vida real, sem as dificuldades citadas. Como o objetivo seria avaliar o impacto de uma medida no desfecho ao longo de 2 anos, se poderia optar por realizar uma coorte ou estudo caso-controle. Considerando que a internação por descompensação de ICC em pacientes >60 anos com ICC classe IV seria um evento comum, que o registro de visitas domiciliares na sua unidade de saúde é feito de forma regular e confiável e a lista de problemas dos pacientes está disponível, você poderia optar por realizar uma coorte retrospectiva para avaliação da questão proposta.

Possíveis vieses/confundidores e análise

Vieses são erros sistemáticos na condução de um estudo que não são corrigidos com ajustes na análise. Confundidores, no entanto, são fatores que se relacionam com a exposição e o desfecho analisado e que não estão no caminho causal entre eles. Confundidores, quando reconhecidos, podem ser controlados por meio de análises multivariadas. Na questão proposta, por exemplo, é possível que pacientes com quadro clínico mais grave e maior número de comorbidades sejam os que mais requisitam visitas domiciliares e também os que mais internam. Nesse caso, gravidade/comorbidades justificariam maior número de internações, e não a exposição às visitas domiciliares, sendo que tais fatores devem ser controlados no modelo. São muitos os possíveis fatores confundidores em estudos observacionais. Uma análise cuidadosa dos elementos que devem ser avaliados e controlados na análise final é indispensável para medir o real impacto da variável em estudo.

Delineamento epidemiológico de estudos (análise estatística)

Na Figura 67.2, é apresentado um fluxograma sobre os estudos epidemiológicos.

Estudos observacionais

Estudos transversais

Os estudos transversais são caracterizados pela observação direta de determinada quantidade planejada de indivíduos em uma única oportunidade. As pessoas são investigadas a partir de uma coorte transversal no tempo. Nesse tipo de estudo, as informações sobre exposição e desfecho são aferidas simultaneamente em uma única ocasião. Os estudos transversais são também denominados seccionais, inquéritos ou estudos de prevalência.

Estudos transversais são realizados para conhecer estimativas de prevalência de doenças ou problemas de saúde e também a exposição a fatores associados à doença. Tais estudos são apropriados para subsidiar o planejamento de ações na atenção

▲ **Figura 67.1**
Avaliação da qualidade da evidência científica.

(1) Metanálise (2) Ensaio clínico (3) Coorte (4) Caso-controle (5) Transversal (6) Estudos *in vitro*

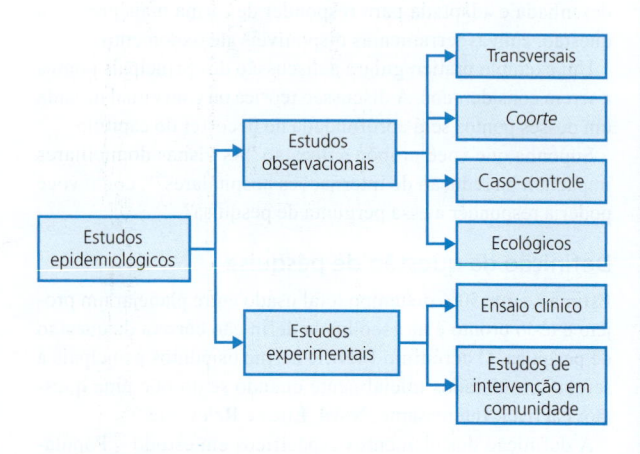

▲ **Figura 67.2**
Fluxograma dos estudos epidemiológicos.

primária à saúde (APS), e, em especial, para auxiliar uma equipe de APS na organização das ações de determinado território (p. ex., um estudo transversal para determinar a prevalência do desmame precoce na área de abrangência de determinado distrito sanitário, bem como o de observar as diferenças de prevalência entre as áreas mais carentes e as de melhor condição socioeconômica ou ainda com e sem assistência pelas equipes de saúde da família). Esse tipo de estudo pode auxiliar a identificar os locais onde essa situação tem maior prevalência e maior necessidade de intervenção para melhoria da situação.

Cabe destacar que os estudos transversais não estabelecem causalidade. Isso ocorre porque as informações de exposição (fator de risco) e desfecho (doença) são coletadas ao mesmo tempo, não sendo possível estabelecer com segurança a precedência temporal entre elas. Além disso, esse tipo de estudo não é indicado para investigar doenças raras ou de baixa prevalência, justamente porque é difícil encontrar casos na população.

Como vantagens se podem citar o baixo custo, a simplicidade analítica, o alto potencial descritivo e a rapidez de coleta acompanhada de facilidade na representatividade de uma população.

Estudos de coorte

Os estudos de coorte são caracterizados pelo monitoramento dos indivíduos ao longo do tempo para avaliar o surgimento de novos casos de uma doença (incidência) ou de outro desfecho que seja de interesse. Esses indivíduos devem necessariamente possuir uma característica em comum, como, por exemplo, ser nascido no mesmo ano.

Para este tipo de estudo, os indivíduos elegíveis não devem apresentar a doença de interesse de estudo. Assim, eles serão observados com relação à presença ou não da exposição. Por exemplo, para um estudo de coorte em que o desfecho de interesse seja a hipertensão, todos os indivíduos devem estar livres da doença no início do estudo. A partir daí, observa-se se aqueles indivíduos expostos ao risco (p. ex., sedentários) vão desenvolver mais casos de hipertensão ao longo do período de observação.

Trata-se de estudos que são sempre longitudinais e têm como unidade de observação e análise os indivíduos. Podem ser estudos prospectivos (concorrentes) ou retrospectivos (não concorrentes). Um exemplo de estudo retrospectivo é a investigação sobre as causas de câncer de pulmão (desfecho), cujas informações sobre a exposição (tabagismo) são coletadas a partir de prontuários clínicos, ou seja, quando a observação é iniciada, tanto exposição como desfecho já ocorreram.

Uma das principais vantagens do estudo de coorte é a possibilidade de investigar vários desfechos de modo concomitante, como mortalidade, incidência de doenças, aspectos comportamentais, incluindo avaliação da etiologia. Além disso, devido ao acompanhamento longitudinal da exposição até o surgimento do desfecho, é possível fazer inferências de associação causal.

Nesse tipo de estudo, o pesquisador define as datas de início e fim do seguimento dos participantes, e durante esses períodos são coletadas as informações sobre exposição e desfecho. Isso não significa que as informações são coletadas no momento em que ocorrem os eventos.

Alguns aspectos quanto ao delineamento dos estudos de coorte se referem à população observada. A população pode ser fixa, quando o pesquisador mantém em observação todos os indivíduos, não havendo entrada de novos participantes, ou população dinâmica, quando o grupo de indivíduos observados varia de acordo com a exposição: se ela for, por exemplo, o hábito de fumar, aqueles que interromperam o hábito sairão do estudo.

Por um lado, os estudos de coorte apresentam alto custo, são de difícil organização e não são indicados para estudo de doenças de baixa prevalência. Por outro lado, permitem estudar múltiplos desfechos e identificar associação causal entre exposição e desfecho.

Estudos de caso-controle

Estudos de caso-controle iniciam com a seleção de um grupo de indivíduos portadores da doença ou condição de saúde que se pretende estudar (casos) e de um ou mais grupos (controle), constituído por indivíduos que se sabe não portarem o mesmo desfecho de saúde e que são provenientes da mesma base populacional.

Do ponto de vista lógico, o estudo inicia-se pela manifestação dos desfechos, para se investigar o efeito das diferentes exposições a que ambos os grupos estiveram expostos no passado, caracterizando-se por um estudo retrospectivo.

Talvez o maior desafio para que esse tipo de estudo tenha sucesso seja selecionar corretamente o grupo-controle: em geral, ele deve ser o mais semelhante possível dos casos para a maioria das características. Assim, recomenda-se que os controles sejam vizinhos, familiares, frequentadores da mesma unidade de saúde ou mesma unidade hospitalar, ou seja, devem ser vistos como uma amostra da mesma população que os casos. A diferença fundamental entre os grupos deve ser apenas a condição de saúde, de modo a se identificar com maior segurança quais fatores de exposição foram fundamentais para o desfecho observado.

Para identificação dos casos, o critério de diagnóstico da doença deve ser muito claro, pois se corre o risco de se incluírem não casos como casos. Além disso, o delineamento deste tipo de estudo exige que o pesquisador eleja previamente se irá acompanhar casos novos (incidentes) ou casos prevalentes que incluem pacientes doentes há muito tempo, podendo ser mais difícil controlar o perfil de exposição.

O objetivo deste delineamento é identificar os fatores de exposição que causaram determinada condição de saúde e aqueles que contribuíram para aumentar ou diminuir o tempo de duração do desfecho. São estudos de baixo custo, podem ser desenvolvidos de forma rápida, com estudo simultâneo de vários fatores de risco. Além disso, são indicados para o estudo de doenças raras e sua aplicação não depende de seguimento prospectivo.

Esse tipo de estudo requer muito cuidado, com viés de seleção, aferição e memória. Esse tema será abordado no item "Viés" ainda neste capítulo.

Estudos ecológicos

Estudos ecológicos são estudos de correlação georreferenciada que utilizam medidas aferidas para grupos de população, e não para indivíduos. Nesses estudos, na descrição e na análise, é referida a média de exposição à taxa da doença nas unidades políticas consideradas.

É de interesse dos estudos ecológicos estimar os efeitos contextuais de uma exposição ecológica no risco individual, como o efeito da poluição ambiental na produção da doença respiratória.

Os estudos ecológicos avaliam a associação das mudanças no tempo de uma exposição e das taxas de doenças de uma população geograficamente definida. Muitos desses estudos apresentam a variação do tempo e demonstram a variação da exposição e desfecho a partir de séries temporais. Identificam padrões espaciais dos eventos, gerando hipóteses de uma possível etiologia ambiental ou uma etiologia mais específica relacionada às características da população como características genéticas.

Apresentam importantes vantagens sobre os estudos de base individual, além da análise contextual, possuem menor custo, têm simplicidade analítica e são de fácil condução do ponto de vista ético. São extremamente úteis para avaliação de políticas, de programas e de intervenções de saúde.

A principal limitação refere-se à impossibilidade de se inferir para o nível individual os resultados obtidos ao nível populacional (falácia ecológica), já que determinada associação verificada entre as variáveis no nível agregado não necessariamente significa que exista associação no nível individual. Uma importante limitação é a má qualidade dos dados secundários utilizados e, muitas vezes, a falta de informações relevantes.

Estudos experimentais

Ensaios clínicos

O ensaio clínico é um tipo de delineamento voltado para avaliar intervenções de cura, de reabilitação ou de evitação de mortes. Dessa forma, deve-se identificar com clareza qual é a proposta (tratamento) a ser estudada e quais são os critérios de inclusão dos participantes. Hipoteticamente se pode pensar em uma nova medicação para tratamento do diabetes melito tipo 2 (DM2). Nesse caso, é necessário definir previamente questões como: níveis de glicemia devem estar alterados ou regulados, pacientes em tratamento com outra medicação ou sem tratamento, pacientes sem comorbidades ou com comorbidades. Todas as variáveis que possam confundir o resultado final da pesquisa devem ser pensadas e controladas nesse momento.

A alocação dos tratamentos deve ocorrer de forma que, no início do seguimento, antes da intervenção, os grupos de estudos sejam comparáveis com relação a qualquer característica que possa interferir na ocorrência do desfecho, conhecida – mensurada ou não – e desconhecida.

Para diminuir as possibilidades de vieses, é indicado realizar alocação aleatória na comparação entre os grupos de um estudo, havendo diferentes técnicas: aleatória simples, em blocos, pareada, estratificada ou por minimização. Uma boa aleatorização deve garantir semelhança entre os grupos com relação à distribuição de fatores de risco.

Além da alocação, a intervenção (novo tratamento) e a avaliação dos desfechos nos diferentes grupos devem ser cegas. Isso significa que os pacientes, os profissionais que aplicam o tratamento e o avaliador não sabem qual tratamento e qual grupo estão sendo avaliados. Isso é feito porque, ao estarem cientes do benefício do tratamento a ser testado, todos os envolvidos podem ser sugestionados positivamente, ou não, e referirem melhor o desempenho na condição de saúde.

Estudos de intervenção em comunidade

Estudo experimental cuja unidade de análise é a população. Seu objetivo é testar a efetividade da intervenção, a qual muitas vezes não se pode ou não se consegue por meio de estudos randômicos.

Erros e validade de dados de pesquisa

Viés

Viés pode ser definido como erros sistemáticos ou aleatórios durante a coleta, a análise, a interpretação, a publicação ou a revisão dos dados que não permitem uma análise real do desfecho estudado.

São três os principais tipos de vieses:

1. **Viés de seleção.** Estudos que comparam duas amostras buscam fundamentalmente medir efeito ou causa de determinado fator de exposição. Quando os grupos de comparação não são semelhantes em todas as demais características – como, por exemplo, se variáveis como idade e sexo não forem semelhantes entre os grupos –, elas podem estar associadas ao desfecho e enviesar o resultado observado. Dessa forma, esses vieses são associados a erros na identificação da população em estudo; erro devido a características dos indivíduos incluídos e não incluídos, baixas taxas de respostas, entre outros.
2. **Viés de observação.** Quando há erro de diagnóstico de um desfecho de saúde, dependendo da forma como as variáveis são medidas. Esses erros podem ser associados à má definição dos casos e da exposição; falta de validade dos instrumentos de coleta de dados utilizados; preparação deficiente dos entrevistadores/observadores; baixa reprodutibilidade diagnóstica.
3. **Viés de memória**. Estudos em que o método de aferição difere entre um grupo e outro. Por exemplo, em estudos de caso-controle, um recordatório pode ser utilizado para investigar fatores de exposição. No entanto, casos tendem a se recordar melhor do que controles, e isso pode configurar um viés de aferição para o estudo. Outros exemplos são o uso de instrumento de coleta de dados de baixa qualidade, os registros incompletos, etc.

Confundimento

O confundimento acontece em estudos nos quais há dois fatores de exposição associados ao mesmo desfecho. O efeito de um pode confundir o efeito de outro sobre o desfecho. Muitas vezes, o confundimento é tratado como um viés para facilitar a compreensão. Entretanto, ele pode ser analisado e corrigido por meio de cálculos estatísticos ou visualizados em diagramas, e os vieses não podem ser corrigidos. Por esse motivo, precisam ser identificados antes do início de qualquer pesquisa, e quando for impossível evitá-los, devem ficar explícitos nas publicações científicas.

Os diagramas causais vêm sendo cada vez mais utilizados como recurso unificado para lidar com algumas situações na pesquisa epidemiológica, entre eles a identificação de potenciais confundidores. Os gráficos acíclicos direcionados (DAG, do inglês *directed acyclic graph*) são diagramas ou modelos utilizados em diferentes áreas do conhecimento para codificar processos causais que geram dados. No diagrama, as setas indicam uma possível causa. Essa informação é obtida por meio de estudos anteriores básicos de associações que respeitem o método científico e apresentem plausibilidade biológica. De forma simplificada, uma variável é considerada um confundidor quando a exposição ou fator em estudo e o desfecho compartilham uma causa em comum. Após a identificação de potenciais confundidores, é possível analisar a associação entre o fator em estudo e o desfecho (variáveis 1 e 2) (Figura 67.3).

Validades interna e externa

A validade interna está relacionada à ausência de erros sistemáticos ou vieses, dizendo respeito a aspectos metodológicos e estatísticos da pesquisa. Ela permite constatar que as conclusões de uma investigação sejam de fato válidas para a amostra estudada.

A validade externa corresponde à capacidade de generalização dos resultados de determinado estudo, aplicando-os para outras populações diferentes daquela estudada.

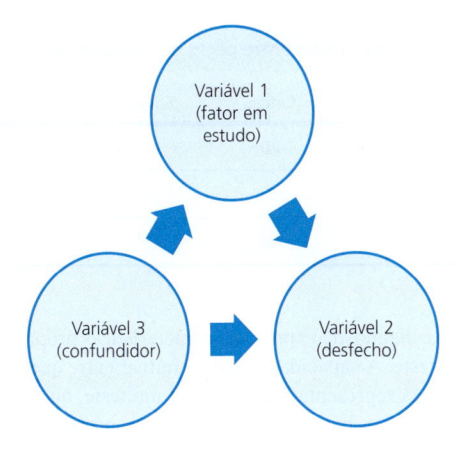

▲ **Figura 67.3**
Variáveis na associação entre fator em estudo e desfecho.

Amostragem: principais tipos e exemplos

A amostra é um conjunto de pessoas que representa uma determinada população em um estudo. Para que a representatividade da amostra (ou seja, que o grupo de pessoas selecionadas) mantenha as características da população estudada, algumas técnicas podem ser utilizadas.

Amostragem causal simples

É quando os indivíduos são retirados casualmente de determinada população, sendo necessário numerar todos eles consecutivamente e realizar uma randomização para eleger indivíduos para estudo. A amostragem pode ser feita por meio de *softwares* específicos. Todos os indivíduos devem ter a mesma chance de participar do estudo.

Amostragem sistemática

É utilizada quando há um cadastro da população em um sistema, mas sem qualquer tipo de ordenação prévia ou controle por sexo ou idade. Como o próprio nome sugere, o processo de amostragem ocorre de modo sistemático, como em uma progressão aritmética. Por exemplo:

População: 160 indivíduos

Número de indivíduos da amostra: 40

Amostragem: 160/40 = 4

Então, o primeiro ingressante na amostra será definido randomicamente: supondo que o primeiro da amostra foi o número 13, o próximo será (13 + 4), até fechar o número de participantes necessário – neste exemplo, 40.

Amostra estratificada

É composta por elementos de diferentes extratos da população. Por exemplo, para amostrar crianças oriundas de escolas da cidade, em vez de sorteio ao acaso, é mais representativo amostrar proporcionalmente as crianças (extrato). Por exemplo, amostra de 20% de 1.500 crianças com 8 anos de idade do ensino público. Dessas, 800 são meninas, e 700, meninos. Como fazer:

Meninas: 0,2 × 800 = 160

Meninos: 0,2 × 700 = 140

Após a estratificação por gênero, é realizada uma aleatória simples para definir quais meninos e quais meninas participarão da amostra.

Amostra por conglomerado

Consiste em sortear alguns conglomerados (escolas, bairros) e sortear elementos dentro desses conglomerados. Divide-se a área da população-alvo em conglomerados e se sorteiam quais conglomerados participarão do estudo. O sorteio dos conglomerados é realizado por uma aleatória simples. A escolha dos conglomerados deve ser apropriada para a população do estudo (crianças-escolas).

Cálculo do tamanho da amostra

O cálculo do tamanho de amostra definirá quantos sujeitos devem ser recrutados para a pesquisa. Esse dado é fundamental para garantir que o número de pacientes incluídos seja suficiente para que o estudo tenha poder de mostrar uma diferença estatisticamente significativa entre os grupos testados na amostra, quando essa diferença de fato existir. Da mesma forma, o cálculo evita o recrutamento excessivo de pacientes, levando a aumento de custos e à exposição desnecessária de indivíduos na pesquisa.

O cálculo do tamanho de amostra vai variar conforme as variáveis em estudo e o teste estatístico a ser utilizado. No entanto, os elementos principais que deverão ser definidos para este cálculo são:

Critério de significância – valor alfa (α)	Valor arbitrário, adotado no estudo, para rejeitar a hipótese nula. Em geral, o valor α é definido como 0,05
Poder do estudo (1-β)	O valor β é a probabilidade pré-definida de não encontrar diferença entre os grupos, quando ela existir. Normalmente, é usado valor de 20% (0,20). O poder (1- β) é a capacidade de mostrar uma diferença estatisticamente significativa entre os grupos testados na amostra, quando essa diferença de fato existir. Se β = 0,2, o poder será de 1–0,2 = 0,8, ou 80%
Tamanho do efeito	É uma estimativa da diferença que será encontrada entre os grupos testados. Deve ser preferencialmente baseada em estudos prévios, quando disponíveis. Quanto maior a diferença entre os grupos, menor será o tamanho da amostra necessária
Variância da amostra	Quando a variabilidade de resposta entre os sujeitos é grande, a diferença entre os grupos é menos óbvia. O poder de mostrar diferença entre grupos é maior quando a variância diminui

Dados: descrição e aplicabilidade

As pesquisas quantitativas geram banco de dados com inúmeras variáveis que precisam ser organizadas para descrever as informações coletadas ou para cálculos futuros. A descrição mais adequada depende do tipo de variável. Alguns dados podem ser descritos por meio de tabelas, de gráficos, ou ambos.

A tabela de frequência é a mais utilizada na descrição de dados, sejam variáveis nominais, ordinais ou numéricas. Em alguns casos, os dados podem ser agrupados em categorias para facilitar a alocação nas tabelas. Cada variável apresenta a sua tabela de frequência, e cada tipo de variável permite a alocação dos dados de forma específica. A última linha da tabela de frequência, na maioria das vezes, representa o total.

Considere o seguinte exemplo: a sala de aula A apresenta 50 alunos, 35 alunos estão com camisetas, 15 alunos estão com camisas, 28 alunos com calças, 22 alunos com saias, 7 alunos estão com camisas, saias e meias brancas. Em relação às meias, os alunos estão: 12 com meias brancas, 15 com meias pretas, 13 com meias cinzas, 10 com meias coloridas (ver Tabela 67.1).

Em alguns casos, há necessidade de avaliar a associação entre duas variáveis da mesma amostra, justificando a criação de uma tabela cruzada.

A tabela cruzada consiste em uma organização de dados, na qual mais de uma variável é representada, diferentes variáveis estão representadas nas linhas ou nas colunas (ver Tabela 67.2). A expressão do total, ou do percentual, pode ser apresentada considerando-se apenas as linhas, apenas as colunas, ou ambas. Quando a tabela cruzada é criada a partir de duas variáveis com duas categorias cada, é dita como tabela cruzada 2 x ou tabela de contingência. Preferencialmente, a variável de desfecho deve ser colocada nas colunas, e a variável preditora, nas linhas.

A tabela de contingência 2 × 2 é frequentemente utilizada e apresenta algumas características específicas:

a. Duas variáveis na mesma amostra.
b. Cada variável com duas categorias.
c. Variável desfecho na coluna.
d. Variável preditora ou de efeito na linha.

Entre as aplicações prática da tabela de contingência, na área da saúde, está a avaliação de um novo teste diagnóstico. A incorporação de um novo método diagnóstico pressupõe que ele seja comparado com o método vigente considerado como referência, ou seja, padrão-ouro. Os dois testes são aplicados na mesma amostra, e cada um apresenta os resultados em duas categorias. A variável preditora (ou seja, o teste diagnóstico) é colocada nas linhas. O desfecho (ou seja, o teste referência, que significa indiretamente a ocorrência da doença) é alocado nas colunas. Observe o modelo a seguir:

		Teste de referência ou padrão-ouro		
		Positivo ou doente	Negativo ou não doente	Total
Teste diagnóstico	Positivo	a	b	a + b
	Negativo	c	d	c + d
Total		a + c	b + d	a + b + c + d

Tabela 67.1 | Distribuição de alunos pelas cores das meias

	Frequência	Frequência relativa (%)
Pretas	15	30
Cinzas	13	26
Brancas	12	24
Coloridas	10	20
Total	50	100

Tabela 67.2 | Associação entre peças do vestuário dos alunos

	Calças	Saias	Total
Camisetas	20	15	35
Camisas	8	7	15
Total	28	22	50 (100%)

Um teste diagnóstico apresenta características próprias e inerentes ao teste. A capacidade de discriminar entre quem tem ou não a doença representa a validade de um teste, que apresenta dois componentes básicos: sensibilidade e especificidade.

A sensibilidade é a probabilidade de um teste em identificar os doentes (resultado positivo para determinada doença) entre a totalidade de doentes. A especificidade é a probabilidade de um teste em identificar os não doentes (resultado negativo para determinada doença) entre a totalidade dos não doentes (observe nos quadros a seguir).

A definição permite que os valores de sensibilidade e especificidade sejam calculados a partir de:

$$\text{Sensibilidade} = a/a + c$$

$$\text{Especificidade} = d/b + d$$

A probabilidade do resultado de um teste, positivo ou negativo, considerando o total de resultados positivos ou negativos do teste, caracteriza seu valor preditivo. Esse valor representa a probabilidade do paciente apresentar a doença tendo o teste positivo ou de não apresentar a doença quando o resultado do seu teste é negativo. O valor preditivo é influenciado pela prevalência da doença na população ou amostra estudada. O valor preditivo positivo (VPP) é avaliado considerando que o teste é positivo, ou seja, a população é a totalidade de testes positivos. O VPP é a probabilidade de um exame positivo ser um verdadeiro positivo, considerando o total de testes positivos. O valor preditivo negativo (VPN) é a probabilidade de um exame negativo ser um verdadeiro negativo, considerando o total de testes negativos.

$$VPP = a/a + b$$

$$VPN = d/c + d$$

		Teste de referência, ou padrão-ouro		
		Positivo ou doente	Negativo ou não doente	Total
Teste diagnóstico	Positivo	Verdadeiro positivo (a)	Falso-positivo (b)	a + b
	Negativo	Falso-negativo (c)	Verdadeiro negativo (d)	c + d
Total		a + c (total de doentes)	b + d (total de não doentes)	a + b + c + d (amostra ou população)

A organização dos dados deve ser utilizada para favorecer a interpretação e facilitar a compreensão das informações. A escolha da tabela ou do gráfico adequado permite a comunicação. Portanto, o preenchimento adequado das informações, em tabelas ou gráficos, deve ser detalhado e cuidadoso.

Principais medidas em epidemiologia

As medidas em epidemiologia são utilizadas para descrição e interpretação de dados quantitativos. As medidas podem ser de frequência, de associação ou de impacto (Figura 67.4).

As medidas de frequência refletem a distribuição de determinada variável na amostra. A amostra, sendo representativa, reflete a distribuição na população em estudo. A razão é a relação direta entre dois números, a taxa e a proporção são tipos de razões específicas. A proporção é um tipo de razão em que o numerador está contido no denominador, é atemporal e por definição o valor varia entre 0 e 1. A taxa é uma razão que também apresenta o numerador contido no denominador e por definição apresenta limitação no tempo e um fator multiplicador. Se se considerar uma turma de educação infantil com 14 crianças, sendo 5 meninos e 9 meninas, a razão entre meninas e meninos é 1,8. A proporção de meninas na turma é de 0,64.

A prevalência é uma medida de proporção ou taxa. A prevalência (pontual) de uma doença representa o número de pessoas afetadas na população. A incidência é uma razão entre o número de casos novos de uma doença e a população em risco, no período determinado. A relação entre prevalência e incidência muitas vezes é utilizada na prática da pesquisa clínica.

$$\text{Prevalência} = \text{incidência} \times \text{duração média da doença}$$

As medidas de efeito ou associação são responsáveis por tentar responder a um dos objetivos centrais da pesquisa epidemiológica, a presença de relações causais ou de associação entre exposição e desfecho, identificando fatores de risco ou de proteção. O termo associação é utilizado para expressar uma situação em que duas variáveis, exposição e desfecho, apresentam alguma relação que eventualmente pode ser uma relação causal.

Uma das possibilidades de organização que permite a avaliação da associação entre duas variáveis é a tabela de contingência. Ela permite a visualização dos dados de forma mais clara e permite a realização de cálculos simples que podem medir o efeito da associação entre duas variáveis.

As principais medidas de associação são: risco relativo, *odds ratio* e razão de prevalência. As medidas de associação refletem a força de associação entre duas variáveis de forma numérica.

Exposição	Doentes		Total
	Sim	Não	
Sim	a	b	a+b
Não	c	d	c+d
Total	a+c	b+d	a+b+c+d

Risco relativo (RR). Indica o risco da doença ou desfecho entre os expostos em relação aos não expostos. O RR compara a probabilidade de um evento entre os expostos e não expostos.

$$RR = a/(a+b)/c/(c+d)$$

Se RR > 1, fator de risco para a exposição

Se RR < 1, fator de proteção para a exposição

Se RR = 1, não há associação entre desfecho e exposição

Razão de prevalência (RP). Indica a prevalência da doença ou desfecho entre os expostos e os não expostos.

$$RP = a/(a+b)/c/(c+d)$$

***Odds ratio*, ou razão de chances (OR).** É a razão entre duas chances. A chance é a razão entre dois eventos complementares. No exemplo anterior, da sala de aula, a chance de ser uma menina é 1,8.

$$OR = (a/c)/(b+d) = a.d/b.c$$
(valor varia de ZERO até INFINITO)

OR > 1, existe associação

OR = 1, não existe associação

OR < 1, existe associação negativa – efeito protetor

OR é uma aproximação do RR apenas em desfechos ou doenças raras, com prevalência inferior a 10%. Nos outros casos, a tendência será de superestimar a magnitude de associação.

As medidas de impacto demonstram as consequências da associação e são a diferença entre expostos e não expostos (Tabela 67.3).

Tabela 67.3 | **Medidas de impacto e associação**

Tipo de estudo	Associação	Impacto
Ensaio clínico	RR	RA/RAR ou RRR
Coorte (viés seleção/informação)	RR	e NNT ou NND
Caso-controle (viés de seleção/memória)	OR	
Transversal	OR ou RP	

RR, risco relativo; OR, *odds ratio*; RP, razão de prevalência; RA, risco atribuível; RAR, redução absoluta do risco; RRR, redução relativa do risco; NNT, número necessário para tratar; NND, número necessário para causar dano.

▲ **Figura 67.4**
Principais medidas em epidemiologia.

- Medidas de frequência
  - Razões, taxas, proporções
  - Prevalência
  - Incidência
- Medidas de associação
  - Risco relativo
  - *Odds ratio*
  - Razão de prevalência
- Medidas de impacto
  - Risco atribuível ou redução absoluta de risco
  - Risco atribuível proporcional
  - Redução relativa do risco
  - Número necessário para tratar
  - Número necessário para causar dano
  - Risco atribuível populacional

Risco atribuível (RA), ou redução absoluta de risco (RAR). Calculado quando o RR é maior do que 1, representa a diferença entre a incidência no grupo exposto e no não exposto.

Número necessário para tratar (NNT). É, por definição, um número inteiro e representa o número de indivíduos que devem ser tratados para evitar um evento ou desfecho.

$$\text{Pressuposto: RR} > 1$$
$$\text{RA ou RAR} = (a/a + b) - (c/c + d)$$
$$\text{NNT} = 1/\text{RAR}$$

Redução relativa do risco (RRR). Calculado quando o RR é menor do que 1, ou seja, o fator é protetor.

Número necessário para causar dano (NND ou NNH). É, por definição, um número inteiro e representa o número de indivíduos tratados para um indivíduo apresentar o desfecho.

$$\text{Pressuposto: RR} < 1$$
$$\text{RRR} = 1 - \text{RR} \times 100 \text{ (resultado expresso em \%)}$$
$$\text{NND} = 1/[(a/(a + b) - (c/(c + d))]$$

Tipos de variáveis e testes estatísticos

Os dados coletados em um estudo quantitativo podem ser classificados como:

- **Variáveis quantitativas ou numéricas:** são aquelas que podem ser medidas em uma escala de valores numéricos. Podem ser contínuas ou discretas.
    - Variáveis discretas: variam por unidades inteiras, por exemplo, número de filhos, número de pessoas que moram na residência, número de alunos em uma escola.
    - Variáveis contínuas: variam em determinado intervalo, podendo assumir quaisquer valores inteiros ou fracionários (p. ex., idade, renda familiar, escolaridade).

As variáveis discretas ou contínuas podem ter uma distribuição normal ou não normal, o que impacta na escolha dos testes estatísticos a serem utilizados.

Na distribuição normal, os valores mais frequentes estão no centro da escala e tornam-se progressivamente menos comuns nos extremos, assumindo graficamente uma forma de sino (Figura 67.5).

Na distribuição não normal, a maior parte dos valores se localiza em um dos extremos (Figura 67.6).

- **Variáveis qualitativas (ou categóricas):** são definidas por categorias, representando uma classificação dos indivíduos. Podem ser nominais ou ordinais.

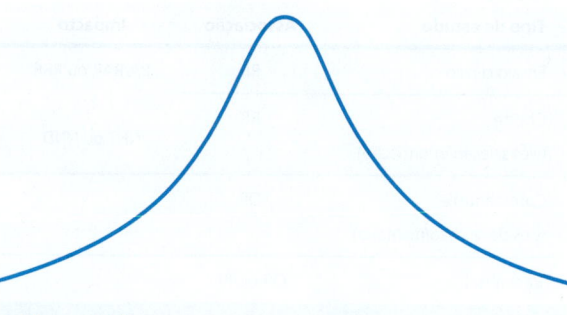

▲ **Figura 67.5**
Distribuição normal das variáveis.

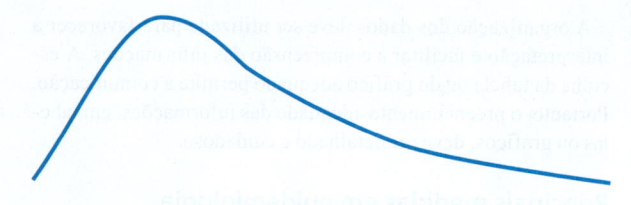

▲ **Figura 67.6**
Distribuição não normal das variáveis.

- Ordinais: representam categorias. A ordem é importante, mas o valor não tem significado. Por exemplo: 1 = leve, 2 = moderado, 3 = grave
- Categóricas: qualidade ou atributo não expresso numericamente. Por exemplo: sexo feminino ou masculino (categórica binária- 2 possibilidades), tipo sanguíneo (categórica nominal- > 2 possibilidades)

As variáveis também podem ser classificadas como:

- Variável dependente: é a variável de desfecho analisado.
- Variável independente: é o fator em estudo (intervenção ou exposição) analisado.

A questão de pesquisa trabalha sempre com duas hipóteses:

- Hipótese nula (H0): não existe diferença entre os grupos testados.
- Hipótese alternativa (HA): existe diferença entre os grupos.

Os testes estatísticos a serem utilizados na análise dependem das variáveis principais do estudo e do número de grupos testados, conforme Tabela 67.4.

A hipótese nula é sempre a testada, podendo ser aceita ou rejeitada. O valor P obtido é a chance da diferença entre os grupos ser encontrada, caso a hipótese nula seja verdadeira. Ou seja, um P=0,05 significa que há 5% de chance da diferença encontrada na amostra ocorrer, se não houver diferença entre os grupos na população. Em geral, convenciona-se que um P <= 0,05 é estatisticamente significativo. Vale ressaltar que o valor P deve sempre ser analisado em conjunto com as medidas de efeito, e que o seu resultado é influenciado pelo tamanho da amostra. Além disso, diferenças estatísticas significativas nem sempre apresentam relevância clínica, e um julgamento clínico criterioso é sempre necessário.

CONCLUSÃO

No cotidiano do médico de família e comunidade com atuação clínica, o contato direto com pesquisa quantitativa pode aparentemente ser distante, mas o domínio de algumas ferramentas pode ser utilizado para a leitura crítica de artigos científicos e para outros fins. A leitura crítica permite avaliar a qualidade da informação e como ela se aplica (ou não) ao dia a dia clínico. Nesse contexto, livros-texto e literatura médica já estabelecida, assim como resumos de evidências e revisões de literatura tornam-se mais interessantes e seguros ao conseguir interpretar essas recomendações.

Além disso, a observação direta dos pacientes, a organização das informações sobre a comunidade ou a lista de pacientes, por meio de banco de dados ou variáveis com medidas de indicadores diretos, podem auxiliar no cuidado do paciente.

Tabela 67.4 | **Grupos, variáveis e testes**

Grupos analisados	Variáveis testadas		Teste
Dois grupos	Categórica	Contínua-normal	Teste t
		Contínua-não normal ou ordinal	Mann Whitney Wilcoxon
Três ou mais grupos	Categórica	Contínua-normal	ANOVA
		Contínua-não normal ou ordinal	Teste Kruskal-Wallis Friedman
N grupos	Categórica	Categórica	Chi-quadrado ou teste exato de Fisher
Dois grupos	Contínua	Contínua	Correlação de Pearson (distribuição normal)
			Correlação de Spearmann (distribuição não normal)
N grupos	Contínua/categórica (variáveis independentes)	Contínua (variável dependente)	Regressão linear múltipla
N grupos	Contínua/categórica (variáveis independentes)	Categórica (variável dependente)	Regressão logística
N grupos	Contínua/categórica (variáveis independentes)	Tempo para o desfecho (Variável dependente)	Regressão de COX

REFERÊNCIAS

1. Fonseca JJS. Metodologia da pesquisa científica [Internet]. Fortaleza: UEC, 2002. (Apostila). Disponível em: http://leg.ufpi.br/subsiteFiles/lapnex/arquivos/files/Apostila_-_METODOLOGIA_DA_PESQUISA%281%29.pdf

2. Polit DF, Beck CT, Hungler BP. Fundamentos de pesquisa em enfermagem: avaliação de evidências para prática de enfermagem. 9. ed. Porto Alegre: Artmed; 2019.

CAPÍTULO 68

Orientações básicas para pesquisa qualitativa

Daniela Riva Knauth
Ceres Víctora

Aspectos-chave

▶ A pesquisa qualitativa funciona como uma importante estratégia para a medicina de família e comunidade (MFC) na compreensão do contexto social e cultural no qual sua prática está inserida. Possibilita, ainda, ao profissional, o desenvolvimento de uma habilidade central a esta especialidade, que é a chamada "competência cultural".

▶ Na área da saúde, a pesquisa qualitativa tem por objetivo compreender os significados, os valores, as concepções e as relações sociais implicados no processo saúde-doença. A metodologia qualitativa está apta a responder a questões sobre os significados, os sentidos, os tipos de relações estabelecidas e os valores que orientam as práticas sociais.

▶ A partir da crítica à perspectiva positivista de ciência, a metodologia qualitativa assume que a subjetividade é inerente ao processo de produção do conhecimento. Um dos pressupostos da pesquisa qualitativa é o de que a realidade é uma construção social, ou seja, ela é sempre uma visão parcial, a partir de um determinado ponto de vista e momento histórico.

▶ As técnicas de coleta de dados mais utilizadas na pesquisa qualitativa na área da saúde são a observação participante, a entrevista semiestruturada e o grupo focal. Cada uma tem particularidades que precisam ser pensadas de acordo com o objetivo do projeto e exigem capacidades diferentes do pesquisador, além de requererem formas específicas de registro.

▶ A análise dos dados na pesquisa qualitativa busca fornecer explicações aprofundadas sobre o fenômeno estudado. O pesquisador deve indagar-se sobre as razões de certos padrões serem mais recorrentes, a que eles estão relacionados e o porquê dessas relações. O resultado da análise na pesquisa qualitativa é uma interpretação, isto é, uma explicação possível do fenômeno em estudo.

A proposta da MFC encontra-se intimamente vinculada à consideração dos fatores sociais e culturais envolvidos no processo saúde-doença. O foco é colocado, como o próprio nome indica, nos contextos familiares e comunitários nos quais as pessoas estão inseridas. Pressupõe-se, dessa forma, que esses contextos incidam diretamente sobre a saúde e as formas de adoecimento dos indivíduos e que, portanto, as intervenções preventivas e terapêuticas devam levar em consideração tais aspectos.

É no sentido de fornecer elementos para a compreensão desses contextos sociais e culturais que a pesquisa qualitativa é tida como uma importante estratégia para a MFC. Ela permite, por um lado, compreender um conjunto de práticas e concepções que, embora se manifestem por meio das pessoas, tende a reproduzir-se em outros membros do mesmo grupo social, seja este uma família ou uma comunidade. Por outro lado, a pesquisa qualitativa possibilita à MFC o desenvolvimento de uma habilidade central a essa especialidade, que é a chamada "competência cultural". Competência cultural pode ser definida como a habilidade dos profissionais e dos serviços de saúde em compreender as necessidades culturais de um determinado grupo social de forma a estabelecer um processo comunicativo capaz de superar as diferenças culturais existentes.[1]

O entendimento, por parte dos profissionais da saúde, das concepções, dos valores, das práticas e das dinâmicas sociais relacionadas ao processo saúde-doença, além de melhorar a satisfação dos usuários e possibilitar melhores desfechos clínicos (p. ex., por meio de uma comunicação mais efetiva, da maior adesão às prescrições médicas), permite a adequação dos serviços e dos profissionais às particularidades de cada comunidade. Conhecer as comunidades nas quais os serviços estão inseridos, seus valores e concepções, bem como suas dinâmicas internas e externas, é um elemento essencial, tanto para a compreensão do sujeito doente em seu contexto quanto para o desenvolvimento de serviços e profissionais da saúde "culturalmente sensíveis".[2]

Assim, a pesquisa qualitativa na área da saúde tem por objetivo compreender os significados, os valores, as concepções e as relações sociais implicados no processo saúde-doença. Busca apreender, por exemplo, como as concepções sobre o corpo incidem sobre os cuidados adotados em termos de prevenção de doenças, percepção de sinais e sintomas, identificação de estados anormais, etc. A pesquisa qualitativa pode, também, estar focada nos sistemas classificatórios de doenças e recursos de cura acionados pelas pessoas em cada situação, compreendendo os itinerários terapêuticos seguidos pelas famílias e indivíduos. Pode, ainda, ter por objeto de investigação as concepções e práticas direcionadas a uma determinada doença ou a outros aspectos diretamente vinculados à saúde, tais como alimentação, sexualidade, cuidado de crianças, entre outros.[1]

Pressupostos da pesquisa qualitativa

A pesquisa qualitativa, à semelhança da quantitativa, implica um conjunto de pressupostos teóricos e preceitos metodológicos. O fato de ser qualitativa não implica menos rigor. O reduzido número de sujeitos e/ou comunidades que uma pesquisa qualitativa abrange, a importância conferida à relação pesquisador/pesquisado e seu resultado na forma de interpretação, longe de serem falta de rigor, são o resultado dos pressupostos teóricos que embasam a metodologia de pesquisa qualitativa.

A partir da crítica à perspectiva positivista de ciência – que advoga pela neutralidade no processo de pesquisa e objetividade da realidade –, a metodologia qualitativa assume que a subjetividade é inerente ao processo de produção do conhecimento. A explicitação das condições de produção dos dados (posição do pesquisador, tipo de relação estabelecida, referencial teórico utilizado) é, na perspectiva da pesquisa qualitativa, a forma de controle sobre a subjetividade presente nesse processo. Assim, um dos pressupostos da pesquisa qualitativa é o de que a realidade é uma construção social, ou seja, ela é sempre uma visão parcial, a partir de um determinado ponto de vista e momento histórico. Decorre daí também o fato de que a pesquisa qualitativa produz interpretações, isto é, leituras de um conjunto de dados produzidos em determinado contexto, por sujeitos sociais e a partir de determinados referenciais teóricos.

Outro pressuposto central da pesquisa qualitativa é a interferência do social sobre o individual. Essa interferência se dá, fundamentalmente, por meio da cultura, entendida como visão de mundo ou, em outras palavras, como um sistema compartilhado de valores e concepções que orientam as práticas individuais. Os indivíduos são tomados, assim, na sua condição de membros de uma cultura e, portanto, submetidos aos seus condicionantes. Por outro lado, como essas concepções não são estáticas e os indivíduos podem transitar em diferentes culturas, os processos de ressignificação e de mudanças precisam também ser considerados. É esse pressuposto que justifica o pequeno número de sujeitos contemplados em um estudo qualitativo, já que eles não estão sendo tomados em sua singularidade individual, mas em suas características sociais. Buscam-se, nos sujeitos investigados, os valores, as concepções e as práticas compartilhadas por um determinado grupo social, em um determinado contexto, tempo e espaço.

O Quadro 68.1 traz um resumo de algumas características da pesquisa qualitativa, que são abordadas na sequência em maiores detalhes.

Questões de pesquisa e delimitação do universo de investigação

A opção por um estudo qualitativo deve ser feita a partir da questão central de pesquisa. Se o objetivo é obter dados sobre prevalência, incidência ou realizar um mapeamento das condições de saúde de uma determinada população, a escolha deve recair sobre a metodologia quantitativa. A metodologia qualitativa está apta a responder a questões sobre os significados, os sentidos, os tipos de relações estabelecidas e os valores que orientam as práticas sociais. Ou seja, a pesquisa qualitativa pode ser utilizada quando o objetivo é a compreensão de formas de vida, organização social, práticas de cuidado da saúde e do corpo, classificação de recursos e agentes de cura. Assim, por exemplo, são questões que podem ser respondidas por meio de um estudo qualitativo:

- Quais são os fatores sociais e culturais que influenciam determinado fenômeno?
- Qual é o significado social e cultural de determinados comportamentos?
- Quais são as concepções de um grupo social sobre determinado fenômeno?
- Qual é o significado dos comportamentos e discursos? (Não apenas o que as pessoas fazem e dizem, mas por que elas agem de determinada maneira).

A escolha da metodologia utilizada deve ser adequada ao objetivo central da pesquisa. Da mesma forma, a delimitação do universo de estudo ou "amostra" nos termos da pesquisa quantitativa também é uma decorrência do objeto de investigação. Na pesquisa qualitativa, como o princípio de definição dos sujeitos ou locais a serem pesquisados não busca ter uma representação estatística de uma determinada população e não se dá a partir de uma lógica probabilística, não é adequada a utilização do termo "amostra". A definição do universo de pesquisa nos estudos qualitativos segue um critério intencional, relacionado ao objetivo da pesquisa. Assim, essa definição pode se dar a partir de uma condição individual específica (p. ex., a partir de uma doença, de ser mãe ou pai, de pertencer a uma faixa etária, etc.) ou coletiva (estudar determinada comunidade, serviço de saúde ou instituição).

O número de sujeitos a serem investigados (o equivalente ao "tamanho da amostra" nos termos da metodologia quantitativa), de grupos focais ou mesmo o tempo de investigação (sobretudo nos estudos que utilizam a observação) devem levar em consideração três aspectos:

1. **Os fatores principais que, de acordo com as hipóteses da pesquisa, interferem de forma marcante no problema in-**

Quadro 68.1 | Resumo das características da pesquisa qualitativa

Por que optar por pesquisa qualitativa? Para a compreensão de formas de vida, organização social, práticas de cuidado da saúde e do corpo, classificação de recursos e agentes de cura

"Amostra": A definição do universo de pesquisa é intencional a partir da pergunta de pesquisa. Pode ser um grupo, um ambiente, uma comunidade, um contexto ou uma condição específica que se busque compreender

"Tamanho da amostra": É definido pela saturação ou recorrência dos dados. Deve levar em consideração a heterogeneidade do grupo e os fatores importantes no tema estudado (como sexo, idade, classe social, entre outros)

Técnicas de coleta de dados: Incluem observação participante, entrevista e grupo focal

Sistematização e análise dos dados: É realizada a partir do quadro teórico-conceitual que orienta a pesquisa. Os dados são categorizados em **categorias teóricas** – conceitos explicativos – e **categorias empíricas** – descritivas

Produto da pesquisa qualitativa: Uma interpretação sobre o fenômeno estudado, fundamentada no material analisado e no quadro teórico-conceitual adotado. A pesquisa qualitativa não tem a pretensão nem o aporte metodológico para generalizar seus achados; sua vantagem se encontra no detalhamento e na análise aprofundada dos dados

vestigado. Se os pesquisadores acreditam que há diferenças de gênero em relação ao fenômeno estudado, devem-se contemplar homens e mulheres; se o fato de ser pai/mãe pode fazer diferença, é necessário prever as duas situações; se a escolaridade é um elemento que pode diferenciar, é preciso incluir pessoas com alta e baixa escolaridade, e assim por diante. O pesquisador deve pensar quais aspectos que, a partir da literatura e de sua experiência, se apresentam como importantes para a compreensão do fenômeno estudado e incluí-los no seu universo por meio de um sistema de cotas.

2. **A heterogeneidade do grupo ou condição estudada.** Quanto maior a heterogeneidade, maior o número de sujeitos ou observações a serem realizadas, para dar conta das possíveis variações, bem como das recorrências no grupo ou instituição estudada. Por exemplo, se o estudo estiver interessado em compreender as práticas alimentares de crianças pequenas em determinada comunidade cujos moradores têm diferentes origens – famílias oriundas de cidades de descendência alemã, famílias negras, famílias que moram no local há várias gerações, famílias vindas de zonas rurais –, devem-se considerar estes diferentes pertencimentos, visto que possivelmente implicam diferentes práticas alimentares.

3. **A saturação dos dados.** Ocorre quando já se consegue classificar os dados disponíveis em determinados padrões e os novos dados coletados tendem a reproduzir os padrões já encontrados. Ou seja, quando novas entrevistas, observações ou grupos focais não trazem mais novidades, mas seguem os mesmos padrões já identificados. É importante salientar que não se obtém a saturação com uma ou duas entrevistas de cada cota estabelecida – apenas com duas mulheres e dois homens –, mas sim a partir de um conjunto significativo de dados. Na saturação, deve ocorrer em cada um dos "grupos" estudados.

Para a seleção dos sujeitos, grupos ou instituições que serão pesquisados, o pesquisador deve levar em consideração o potencial que possuem para responder às questões de pesquisa e fornecer informações aprofundadas. Retomando o exemplo da pesquisa sobre práticas alimentares de crianças, a escolha deveria recair sobre as pessoas que no cotidiano cuidam da alimentação dessas crianças, sejam elas mães, avós, irmãs mais velhas, vizinhas, etc.

Técnicas de coleta e registro de dados

Dentro de uma gama de possibilidades de procedimentos da pesquisa qualitativa, observa-se que a pesquisa na área da saúde se beneficiou principalmente de três tipos de técnicas: (1) a observação participante; (2) as entrevistas semiestruturadas; e (3) os grupos focais. Há ainda o uso conjunto dessas técnicas em um procedimento conhecido internacionalmente como *Rapid anthropological assessment procedures* (RAP). Cada técnica de coleta de dados tem particularidades que precisam ser pensadas de acordo com o objetivo do projeto e exigem capacidades diferentes do pesquisador, além de requererem formas específicas de registro, conforme descrito a seguir.

Observação participante

A observação, como técnica de pesquisa, consiste basicamente em uma exploração detalhada, com a utilização de todos os sentidos, dirigidos para o reconhecimento de um fenômeno a partir de um observador.[3] No caso da pesquisa qualitativa com seres humanos, tanto o observador como o observado são seres de uma mesma natureza, o que implica que qualquer observação se torna, em alguma medida, também uma participação e, portanto, uma "observação participante", termo que está relacionado com a tradição antropológica de trabalho de campo etnográfico.[4] O reconhecimento das implicações da realização simultânea da observação e da participação são importantes para que se possa tomar o fenômeno observado como dado de pesquisa, já que o pesquisador deve compreender que sua presença como observador altera o contexto. Portanto, o treinamento do pesquisador é fundamental para que a inevitável subjetividade envolvida no processo não se torne uma desculpa para a falta de critérios de objetivação.

O primeiro passo é definir com clareza um objetivo para a realização da observação, de maneira que os sentidos do pesquisador não se percam no grande número de possibilidades que o contexto oferece. Um roteiro explicitando o que deve ser observado (locais, interações sociais, ambiente físico, cheiros, sons, etc.) facilita o direcionamento da observação. Por exemplo, se o estudo quer compreender como se estabelecem as relações entre os diferentes profissionais da saúde de um determinado serviço, pode privilegiar a observação de situações como reuniões de equipe, discussão de casos clínicos, sala do café, conversas em corredores e locais de encontro. Nestes espaços, deve observar quem conversa com quem, quais as posições que as pessoas ocupam, como se chamam, tipos de diálogos empreendidos, etc. Como se pode ver, a observação é direcionada pelo objetivo do estudo.

O segundo aspecto fundamental diz respeito à capacitação do pesquisador para conseguir "ver" o que, em geral, passa despercebido e é naturalizado no contexto observado. Para "ver", é necessário que o pesquisador tenha claro o objetivo do estudo e exerça uma postura permanente de "estranhamento", isto é, de questionamento do porquê as coisas acontecem daquela forma e qual é o seu significado. O tempo de observação é fundamental, pois permite que o pesquisador se torne mais próximo do grupo observado e tenha acesso a aspectos que não seriam revelados a um "estranho" e, ao mesmo tempo, possibilita identificar o que é recorrente no contexto observado.

O terceiro passo, para o uso da técnica de observação, consiste em planejar e executar o registro sistemático e detalhado da situação observada. A observação só irá funcionar, como técnica de coleta de dados, se ela resultar em relatos consistentes do que foi observado.[5] Para tanto, recomenda-se que sejam feitas anotações breves ao longo do processo ou relato em gravador de voz imediatamente após o evento observado para que sejam expandidas depois no formato de um diário de campo. Cada situação observada deve resultar em um relatório detalhado do que foi observado.

A formação do pesquisador com vistas às questões de ética relativas a essa técnica precisa ser criteriosa devido às dinâmicas próprias da observação participante, nas quais dificilmente é possível obter a assinatura de um Termo de Consentimento Livre e Esclarecido (TCLE) específica para esse fim por parte dos demais sujeitos presentes na situação de pesquisa. Quando for esse o caso, independentemente do TCLE, o observador deve assumir o compromisso de não identificar os sujeitos observados, bem como de manter a confidencialidade com relação a situações que possam causar dano ou colocar em risco os demais participantes. Ainda com relação às questões éticas na pesquisa qualitativa, vale ressaltar que existe uma resolução da Comissão Nacional de Ética em Pesquisa (CONEP), voltada para as especificidades das pesquisas em Ciências Humanas e Sociais. Trata-se da Resolução n° 510/2016, na qual estão previstas formas de consentimento e registro de consentimento que levam em consideração as particularidades de certos grupos e situações de pesquisa.

Entrevista semiestruturada

Na pesquisa qualitativa, são consideradas entrevistas situações que envolvem no mínimo dois sujeitos, sendo um deles o pesquisador, que, partindo dos objetivos do seu projeto, vai definir o tema e o tipo de entrevista, formal ou informal.[6] A entrevista formal, também chamada de entrevista semiestruturada, é aquela que segue um roteiro preestabelecido. A entrevista informal é aquela onde o diálogo se estabelece em determinada situação e não obedece a um roteiro; o entrevistador propõe algumas questões ao entrevistado no sentido de buscar certo esclarecimento, identificar pessoas e situações, complementar dados de observações.

A elaboração de um roteiro também contribui para a condução de uma boa entrevista. O roteiro deve conter os principais tópicos a serem abordados na situação de entrevista, mas deve ser flexível de forma a permitir que o entrevistado estabeleça sua própria sequência de narrativa. Esta é uma das qualidades da entrevista semiestruturada na medida em que deixa o entrevistado livre para, a partir de um estímulo inicial sobre o tema do estudo, abordar o assunto a partir de sua própria lógica.

A contextualização da entrevista e do entrevistado é também fundamental, pois se trata de um discurso produzido em determinadas condições e por alguém com certas caraterísticas sociais e culturais. Este contexto deve ser levado em consideração tanto no planejamento da pesquisa quanto na análise dos dados. O pesquisador deve refletir, por exemplo, quais são as implicações de uma entrevista conduzida no espaço do serviço de saúde para o que ele está se propondo a conhecer. Ou seja, quais constrangimentos que o espaço físico ou mesmo as características do entrevistador (como sexo, idade, posição social, profissão, atuação na comunidade, entre outras) podem resultar em alteração dos dados. Assim, se o que o estudo objetiva conhecer são as concepções de uma dada comunidade sobre o serviço de saúde, possivelmente a realização de entrevistas no espaço do serviço e por profissionais do próprio serviço trará constrangimentos aos entrevistados e dificultará a compreensão do que o pesquisador está buscando conhecer.

Cabe ainda ao pesquisador assegurar que o entrevistado está informado e ciente de que ele está participando de uma pesquisa, quais são seus objetivos e as condições de sua participação. Isso se aplica principalmente para o caso de entrevistas que se assemelham a conversas mais informais, nas quais o pesquisador pressupõe a ciência do pesquisado simplesmente pelo fato de ele estar engajado na comunicação. Em outras palavras, não é o grau de formalidade da entrevista que dá o parâmetro para a ética na pesquisa. Ressalta-se que é eticamente impróprio e, portanto, inadmissível que o pesquisador colete tais dados sem a anuência do sujeito ou que faça o registro em gravador de voz ou de imagem sem a sua expressa concordância.

O registro de entrevistas deve, preferencialmente, ser feito em gravador (de som ou vídeo), tendo em vista a dificuldade de realizar as tarefas de interagir e registrar o conteúdo da interação simultaneamente. Além disso, a gravação permite mais exatidão no registro, possibilitando que o pesquisador revisite o conteúdo literal da entrevista tantas vezes quantas forem necessárias. Mas vale ressaltar que há várias situações em que esse método de registro não é viável ou desejável por parte do entrevistado. Isso requer que o pesquisador faça anotações breves durante a entrevista, com o uso de códigos ou palavras-chave e anotações expandidas logo ao final, com o propósito de reconstruir o evento. Não se pode desconsiderar que a memória do pesquisador também é seletiva, e, quanto mais claras e mais próximas no tempo forem as suas anotações, mais aumentam as chances de um relato fidedigno da situação.

Grupo focal

De todas as técnicas de pesquisa qualitativa com aplicação na área da saúde, talvez o grupo focal seja a técnica mais difundida na MFC. É possível que isso se deva ao potencial que o grupo focal tem de contribuir significativamente para, pelo menos, duas práticas consagradas nos serviços de saúde da família e comunidade: a avaliação dos serviços e a intervenção na comunidade. Assim – seja por sua capacidade de esclarecer as visões e as práticas dos usuários (ou dos não usuários) sobre algum processo específico de saúde-doença ou sobre o funcionamento do serviço, seja por possibilitar o desenvolvimento de alguma intervenção com vistas à promoção e/ou proteção da saúde comunitária —, a técnica de grupo focal é uma importante aliada desses serviços.

Da mesma forma que as entrevistas, os grupos focais são eventos de comunicação nos quais não apenas os participantes expressam suas ideias e experiências, como também as reelaboram no contato com as ideias e experiências dos outros, sendo desse processo interativo entre os sujeitos envolvidos que surgem os dados qualitativos da pesquisa com grupos focais.[7] A literatura de referência[6] recomenda que o grupo focal seja composto por duas pessoas da equipe da pesquisa com funções predefinidas de coordenação do debate e supervisão da parte técnica do evento. Portanto, a primeira mantém a liderança do grupo, garantindo o bom andamento da conversa, ao passo que a segunda se encarrega das formas de registro dos dados e da manutenção do ambiente apropriado para o evento. Os grupos são, em geral, compostos por um número de 6 a 10 pessoas, que podem ter sido organizados especificamente para esse evento, ou que já costumam se encontrar com outra finalidade.

Para o bom andamento do grupo focal, é importante que os participantes tenham certa homogeneidade, que deve ser definida a partir dos objetivos do estudo. Assim, por exemplo, se o estudo pretende identificar as diferenças de gênero, é importante ter grupos separados de homens e mulheres. É fundamental que entre os participantes de um grupo não haja hierarquias como empregados junto com chefias, alunos junto com professores, já que essas hierarquias podem apresentar constrangimentos às falas dos participantes colocados no nível inferior da hierarquia.

Uma sessão de grupo focal tem uma duração média de 90 minutos e precisa ser registrada em gravador de som (ou vídeo), além de serem tomadas anotações sobre os detalhes da interação. É necessário também um roteiro para a condução do grupo focal. No que se refere ao roteiro, ele deve ser formulado com vistas a facilitar a interação dos participantes, podendo contar com questões abertas e/ou situações hipotéticas, possibilitando que os participantes compartilhem não apenas suas certezas, mas também suas dúvidas. Nesse sentido, deve-se dar atenção especial à dimensão ética dos procedimentos envolvidos nessa interação, considerando o grau de exposição pessoal que o procedimento requer dos participantes.

Rapid anthropological assessment procedures

Conforme a literatura, o método RAP começou a ser desenvolvido no início da década de 1980, na América Central, com o objetivo de estabelecer guias de pesquisa de campo com vistas à produção de conhecimentos sobre a sociedade e a cultura, nas quais se acredita que certos comportamentos de saúde estão enraizados. O RAP é uma combinação de técnicas de pesquisa qualitativa de orientação etnográfica, porém voltadas à obtenção de resultados em um período de tempo muito menor do que levaria uma pesquisa etnográfica.[8] Também se caracteriza por sua finalidade aplicada, tendo sido elaborado com vistas a suprir demandas de serviços de saúde com atuação junto a comunidades. Dessa forma, tem sido usado com o objetivo de informar programas de avaliação e promoção de saúde que estão em andamento, bem como para planejar, de forma culturalmente sensível, alguma ação de saúde específica ou mesmo fazer um projeto-piloto qualitativo para uma investigação quantitativa adequada às dinâmicas socioculturais da população-alvo.

Entre as maiores vantagens desses procedimentos estão o fato de serem mais econômicos e ágeis na obtenção de informações sobre dinâmicas socioculturais que podem estar influenciando na visão e no manejo de questões específicas de saúde. Esse é o caso, por exemplo, de projetos que enfocam crenças, atitudes e comportamentos relacionados a doenças pontuais, como as doenças diarreicas, a epilepsia e a síndrome da imunodeficiência adquirida (Aids).

A particularidade do RAP em relação ao uso de outras técnicas também empregadas para essas mesmas finalidades, como os grupos focais, por exemplo, está no fato de basear-se em uma diversidade de fontes de informação, cuja triangulação pretende aumentar a capacidade de compreensão e explicação do fenômeno em questão. Portanto, assim como os estudos antropológicos de orientação etnográfica, ele pode utilizar múltiplos procedimentos em conjunto: história e geografia locais; mapas de parentesco; observação participante; entrevistas em profundidade com informantes-chave; grupos focais; etc. Outro ponto em comum com a abordagem antropológica é a abertura para a incorporação de categorias novas ou inesperadas reconhecidas durante o trabalho de campo.

Para tanto, faz-se necessário que o RAP seja conduzido por pesquisadores já treinados, que, além de dominarem os procedimentos de coleta e registro de pesquisa qualitativa, precisam estar afinados com os problemas apresentados pela área da saúde, tais como a exiguidade do tempo para realização da pesquisa (4-8 semanas) e a finalidade aplicada dos seus resultados.

Sistematização e análise de dados qualitativos

Embora a pesquisa qualitativa contemple um número reduzido de participantes quando comparada à pesquisa quantitativa, é importante salientar que a fase de sistematização e análise dos dados qualitativos é uma etapa que consome bastante tempo. Este tipo de pesquisa gera um grande volume de dados que estão registrados na forma de diários de campo, relatórios de observação, transcrição de entrevistas e de grupos focais, documentos coletados, entre outros. Esse material requer um trabalho exaustivo de leitura, releitura e classificação dos diferentes tipos de informações disponíveis.

A etapa da sistematização e da análise dos dados é a que requer maior qualificação teórica do pesquisador, visto que a análise dos dados e as conexões estabelecidas entre os diferentes tipos de dados (p. ex., os de observação e os de entrevistas) só são possíveis a partir do quadro teórico-conceitual que orienta a pesquisa. É por essa razão que, na pesquisa qualitativa, a qualidade da interpretação está condicionada à capacidade do pesquisador de relacionar os dados com um referencial teórico, utilizar conceitos que deem conta dos dados e da sua familiarização com a literatura sobre o tema.

O processo de sistematização dos dados na pesquisa qualitativa já é um trabalho analítico, pois implica a classificação do material em categorias, semelhante ao processo de etiquetagem.[9] Mas como se pode colocar concretamente essas etiquetas? As categorias são basicamente de dois tipos: teóricas e empíricas. As *categorias teóricas* são constituídas pelo referencial teórico e pelos principais conceitos que orientam a pesquisa. Essas categorias têm caráter explicativo e devem servir para a identificação dos principais fatores que configuram o fenômeno estudado. São exemplos de categorias teóricas: *sociabilidade, representações de corpo, representações de doença, estigma, gênero*, entre outras. Todos esses termos exigem uma definição teórica, que, por sua vez, orientará a identificação dessas categorias na leitura dos dados. As *categorias empíricas* são mais descritivas e têm por objetivo designar um fenômeno, por exemplo, "ideais de corpo", "uso de serviço de saúde", "atividades de lazer". Como são de caráter descritivo, é desejável que ao menos uma parte importante dessas categorias seja, posteriormente, agrupada e incorporada às categorias teóricas.[7] A codificação não é uma mera paráfrase do que disseram os sujeitos, mas deve atentar para o significado dos termos, princípios, valores e concepções implicados.

No processo de sistematização dos dados qualitativos, são elementos importantes as convergências e as recorrências, assim como os aspectos divergentes, as tensões, as contradições e os conflitos. O primeiro aspecto remete ao rotineiro, ao cotidiano, isto é, nos fala do padrão dominante, das regras. O segundo aspecto remete para especificidades e diferenças, que podem indicar mudanças, relações diferenciadas, não correspondência entre situação social e universo cultural.

Existem diferentes formas de organizar fisicamente essa codificação, que é sempre um trabalho manual e analítico. Hoje, estão disponíveis diversos pacotes de *software* específicos para a análise de dados qualitativos que são designados pela expressão *Qualitative Data Analysis*, ou *QDA software*. Entre os mais conhecidos estão *NVivo, NUD*IST, MaxQDA, Atlas.TI, Ethnograph, Kwalitan*. Todos esses programas permitem a seleção e a codificação de textos, bem como a busca dos textos por categorias, mas a identificação das categorias permanece sendo um trabalho analítico do pesquisador. Como salientam Pope e Mays, "[...] um pacote de computador pode ser útil ao agrupar fragmentos de dados, estabelecer conexões entre eles, organizar e reorganizar a exibição e ajudar a encontrar exceções, mas nenhum pacote é capaz de perceber uma conexão ou definir uma estrutura apropriada para a análise [...]".[10]

Após essa sistematização dos dados, uma segunda fase de análise é necessária na pesquisa qualitativa. É nesse momento que o pesquisador deverá ter uma visão global de seus dados, identificando as categorias mais relevantes para a compreensão do fenômeno estudado. É também nessa hora que o pesquisador deve buscar as relações entre as categorias e as variáveis sociodemográficas (como idade, sexo, escolaridade, pertencimento social), de trajetória (escolar, profissional, afetiva, etc.) ou ainda relacionadas a aspectos como fase de vida, gênero e orientação sexual, que expliquem as diferenças e semelhanças observadas no material. Essa relação permite qualificar os dados, contextualizando-os sociologicamente, e, ao mesmo tempo, possibilita esclarecer as semelhanças e diferenças encontradas no material.

No processo de análise dos dados, é fundamental que o pesquisador coloque um conjunto de perguntas aos seus dados, de forma a ir identificando conexões, relações, especificidades. Strauss e Corbin defendem que a formulação de perguntas e o estabelecimento de comparações são estratégias fundamentais para a análise dos dados na pesquisa qualitativa. O pesquisador deve indagar-se sobre as razões de certos padrões serem mais recorrentes, a que eles estão relacionados e o porquê dessas relações.[11]

Vários estudos que se dizem qualitativos apresentam importantes limitações na análise dos dados. Os erros mais frequentes encontrados nos textos são:

- Tomar os dados como se fossem a realidade, isto é, acreditar que aquilo que as pessoas falam ou as justificativas que fornecem é a realidade. A análise dos dados qualitativos deve tomar os dados em seu contexto de produção, e não apenas pelo seu conteúdo aparente.
- Acreditar que os dados "falam por si", razão pela qual os textos são repletos de transcrições de entrevistas ou narrativas, eximindo-se o autor, ao apresentá-las, de interpretá-las. Esse tipo de texto manifesta a falta de um referencial teórico capaz de fornecer uma explicação para os dados.
- Desconsiderar o contexto de produção dos discursos (quem, onde, em que situação), que leva à apresentação, no texto, de extratos de entrevistas completamente descontextualizados. Nessas situações, a análise dos dados se limita à etapa da sistematização, sem uma etapa posterior de análise, em que as categorias são relacionadas às condições sociais dos interlocutores.
- Apresentar os dados qualitativos em termos quantitativos. Dados qualitativos nunca podem ser apresentados em forma de percentuais. A noção da quantidade e relevância deve ser dada de forma qualitativa: a maioria, grande parte, poucos, raros os casos, etc. Tais informações devem ser qualificadas no sentido de apontar as especificidades dos casos que se incluem, por exemplo, na maioria e daqueles que são minoria.

Apresentação dos resultados

O resultado da pesquisa qualitativa é um texto (que pode ser um relatório, um artigo, uma tese ou uma dissertação) com a análise dos dados e sua interpretação. Embora a pesquisa qualitativa considere na análise a subjetividade presente no processo de produção dos dados, seus resultados devem estar fundamentados no material analisado e no quadro teórico-conceitual adotado. O pesquisador precisa convencer o leitor do seu argumento com evidências empíricas, que vêm das transcrições, relatórios de observações, diários de campo e outros documentos. Afirmações muito genéricas desqualificam os dados qualitativos. A pesquisa qualitativa não tem a pretensão nem o aporte metodológico para generalizar seus achados; sua vantagem se encontra no detalhamento e na análise aprofundada dos dados.

Os dados utilizados como evidência no texto podem ser trechos de transcrições de entrevistas ou de diário de campo, relato de alguma situação observada ou mesmo o resumo de uma série de situações e falas presenciadas em campo. O material resultante de uma pesquisa qualitativa é bastante extenso e rico, razão pela qual os pesquisadores têm dificuldade em selecionar o dado que apresentarão como evidência. Contudo, é necessário selecionar um ou dois extratos, bem como limitar a descrição ou a fala ao que está sendo analisado no momento. O contexto daquela fala ou situação também deve ser referido, seja por meio das características sociais do entrevistado – como sexo, escolaridade, ocupação ou outra característica relevante para o estudo –, seja por meio da indicação do local, das pessoas presentes e do momento no qual se passou a situação. Ou seja, a contextualização do dado deve sempre estar presente, visto que a "realidade" do evento depende de seu contexto.

O referencial teórico adotado para a sistematização dos dados deve, também, estar explícito no texto. Esse referencial permitirá ao leitor compreender como foram classificadas as categorias ou mesmo quais os aspectos que foram privilegiados no estudo.

Críticas à metodologia qualitativa e seus enfrentamentos

Embora a metodologia qualitativa seja cada vez mais usada na pesquisa em saúde, dado o seu potencial de adentrar espaços da realidade sociocultural de importância para a área, observa-se ainda alguma resistência ante a suspeita de que seja "impressionística" e, nesse sentido, lhe falte "rigor". As críticas estão principalmente relacionadas à falta de "objetividade" nos procedimentos de amostragem, coleta e validação dos dados.

Do ponto de vista de quem faz pesquisa qualitativa, há dois questionamentos: um se refere à associação entre "objetividade" e "rigor" nas pesquisas da área da saúde; e outro sobre as potencialidades e fragilidades dos procedimentos de pesquisa qualitativa, os quais remetem a um debate maior sobre a "objetividade" e o "ideal de objetivação".[5] Com relação a isso, importa ressaltar que não se trata, na pesquisa qualitativa, de possuir ou não objetividade, dada a própria natureza subjetiva dos dados qualitativos, que são fruto de relatos e observações de sujeitos pesquisadores em interação com sujeitos pesquisados. Mas isso não significa que não haja formas de manter o rigor nos procedimentos de pesquisa a partir de escolhas conscientes, justificadas e eticamente corretas.

Assim, aquilo que é chamado de "*bias* do pesquisador" e suas implicações na objetividade da pesquisa, embora possa ser uma questão importante em outras metodologias, não é problematizado da mesma maneira na pesquisa qualitativa, que assume, em primeira instância, a influência do pesquisador. O desafio na pesquisa qualitativa não está em fazer o *bias* desaparecer, mas em empreender todos os esforços para que as suas opiniões, predisposições e preconceitos não o deixem cego ante um fenômeno pesquisado. Nesse sentido, uma forma de enfrentamento está no rigoroso treinamento do pesquisador voltado para o reconhecimento dessas predisposições e para a utilização de recursos que lhe possibilitem controlá-las nas diferentes etapas da pesquisa. Entre eles, encontram-se a explicitação das concepções teóricas que levam às escolhas do universo de investigação, das técnicas de pesquisa e dos procedimentos de análise utilizados; a comparação de dados provenientes de diferentes técnicas, como a observação e a entrevista; e a sua validação por parte dos participantes.

A ênfase no treinamento do pesquisador relaciona-se também ao enfrentamento dos desafios éticos impostos pela pesquisa qualitativa. Com relação a isso, ressalta-se que as escolhas que são feitas na pesquisa qualitativa – desde a construção de um problema de pesquisa, a amostra, as técnicas de coleta, o registro e a análise, até a divulgação dos resultados – precisam ter como base a ética. Isso porque considerar as pessoas pesquisadas não como objetos, mas como interlocutores, como mencionado, significa responsabilizar-se pelas implicações éticas desse empreendimento como um todo.

CONCLUSÃO

A análise na pesquisa qualitativa deve estar comprometida em fornecer explicações aprofundadas sobre o fenômeno estudado. Nesse sentido, o pesquisador deve buscar não apenas descrever os dados, mas, sobretudo, estabelecer relações entre as categorias e os contextos sociais nos quais eles aparecem. O pesquisador deve se perguntar sobre as razões de certos padrões serem mais recorrentes, a que eles estão relacionados e o porquê dessas relações.

O resultado da análise na pesquisa qualitativa é uma interpretação, isto é, uma explicação possível do fenômeno em estudo. A interpretação não é, contudo, apenas a opinião do pesquisador, uma visão subjetiva, como acusam os oponentes da pesquisa qualitativa. A interpretação na pesquisa qualitativa deve estar respaldada, por um lado, em um referencial teórico (conceitos, forma de compreensão da sociedade) e, por outro, nos próprios dados empíricos. Há, assim, um constante processo de ir e vir dos dados para os conceitos e vice-versa, que é fundamental na análise dos dados qualitativos. Esse ir e vir inclui, também, a reflexão sobre o próprio contexto de produção dos dados e suas implicações sobre o tipo de dado disponível. O sexo do pesquisador, sua idade, o local onde foram realizadas as entrevistas, entre outros, são fatores que podem imprimir uma qualidade específica aos dados, não significando, contudo, que eles são melhores ou piores, mas simplesmente que esse contexto necessita ser considerado na análise.

REFERÊNCIAS

1. Helman CG. Cultura, saúde e doença. 5. ed. Porto Alegre: Artmed; 2009.
2. Fox RC. Cultural competence and the culture of medicine. N Engl J Med. 2005;353(13):1316-1319.
3. Angrosino M. Etnografia e observação participante. Porto Alegre: Artmed; 2009.
4. Malinowski B. Os argonautas do Pacífico Ocidental. 2. ed. São Paulo: Abril Cultural; 1978.
5. Victora C, Knauth D, Hassem MNA. Pesquisa qualitativa em saúde: uma introdução ao tema. Porto Alegre: Tomo Editorial; 2000.
6. Silverman D. Interpretação de dados qualitativos: métodos para análise de entrevistas, textos e interações. Porto Alegre: Artmed; 2009.
7. Barbour R. Grupos focais. Porto Alegre. Artmed; 2009
8. Scrimshaw SC, Hurtado E. Rapid assessment procedures for nutrition and primary health care: anthropological approaches to improving programme effectiveness. Los Angeles: University of California; 1987.
9. Gibbs G. Análise de dados qualitativos. Porto Alegre: Artmed; 2009.
10. Pope C, Mays N. Pesquisa qualitativa na atenção à saúde. 3. ed. Porto Alegre: Artmed; 2009.
11. Strauss A, Corbin J. Pesquisa qualitativa: técnicas e procedimentos para o desenvolvimento de teoria fundamentada. 2. ed. Porto Alegre: Artmed; 2008.

CAPÍTULO 69

Como elaborar um projeto de pesquisa

Lucia Campos Pellanda
Maitê Bello Jotz
Willian Roberto Menegazzo

Aspectos-chave

▶ O projeto de pesquisa contém as perguntas vitais que o pesquisador deve fazer a si mesmo para ter sucesso.

▶ Toda pesquisa requer embasamento teórico. Nele, é preciso observar a teoria de base que dará sustentação ao trabalho, a revisão bibliográfica e a definição dos termos.

▶ O projeto também é essencial para que a pesquisa seja avaliada por um comitê de ética antes de ser iniciada. Toda pesquisa que envolve diretamente seres humanos deve ser submetida a essa avaliação.

Marcelo é médico de família e comunidade em uma pequena comunidade no interior do Rio Grande do Sul. No seu dia a dia na prática clínica, ele se mantém atualizado revisando as evidências mais recentes. Saber ler criticamente os resultados de pesquisas é fundamental na prática. Mas Marcelo pensa na necessidade de ter seus próprios resultados.

Ele teve uma boa experiência fazendo um ensaio clínico randomizado (ECR) sobre um programa de dieta e exercícios físicos na sua comunidade.[1] Agora, Marcelo quer saber se intervenções para manter a perda de peso dos seus pacientes obesos poderiam ser úteis.

Em sua revisão de literatura, Marcelo achou o artigo "Manutenção de perda de peso após iniciar treinamento nutricional" da revista *Annals of Internal Medicine*, com publicação eletrônica em fevereiro de 2017.[2] Será que os resultados encontrados neste estudo poderiam ser replicados na comunidade onde ele trabalha?

Por outro lado, será que a comunidade de Marcelo poderia ter características universais, de forma que um estudo feito lá pudesse ajudar pacientes de outros lugares?

Assim como o artigo sobre intervenção após perda de peso,[2] Marcelo pensa em ver se a população onde ele trabalha se beneficiaria de uma intervenção para manter a perda de peso obtida no último estudo. Para isso, Marcelo precisa selecionar os adultos de determinada faixa etária e que tenham apresentado perda de peso; além disso, alocar aleatoriamente esses sujeitos nos quatro grupos que ele pretende criar: um grupo com reuniões motivacionais, um grupo com ligações padronizadas, um grupo com ambas as intervenções e um grupo com cuidados usuais de saúde. Ele pretende acompanhar essas pessoas para avaliar como elas mantiveram as perdas de peso mês a mês por 2 anos, para, então, comparar esses resultados com os encontrados na literatura. Mas como montar esse projeto?

O projeto de pesquisa

Tudo começa no projeto de pesquisa. O projeto é fundamental, pois é o "mapa" que traça a estratégia para Marcelo atingir seus objetivos.

O projeto contém as perguntas-chave que o pesquisador deve fazer a si mesmo para ter sucesso nesta "empreitada":

- Por que quero estudar este assunto? De onde saiu esta ideia? (introdução e base teórica)
- Por que vale a pena estudar este assunto? (justificativa)
- Onde exatamente eu quero chegar? (objetivos)
- O que eu acho que vai acontecer? (hipótese)
- Quem eu quero estudar? (população)
- Onde será feito o estudo? (local)
- Quais são os passos que preciso tomar? (delineamento e plano de trabalho)
- Quanto tempo vai levar? (cronograma)
- Quanto vai custar? (orçamento)

O projeto também é essencial para que a pesquisa seja avaliada por um comitê de ética antes de ser iniciada. Toda pesquisa envolvendo seres humanos deve ser submetida a essa avaliação.

Elementos formais do projeto

Capa

Na capa, apresentam-se nome da instituição, título do projeto, nome dos responsáveis (coordenador, orientador), nome dos outros pesquisadores, área temática (p. ex., medicina, enfermagem, biomedicina), cidade e ano.

Identificação

Devem constar o título do projeto, o nome dos autores (se for o caso, detalhar alunos, orientador, co-orientador), o local de origem do projeto, as palavras-chave em português e em inglês (*key-words*, geralmente em número de três) e a data.

Índice

Deve constar uma lista com os itens que compõem o projeto de pesquisa, com suas respectivas páginas.

Resumo

No resumo, são enfatizadas as principais ideias do projeto, relacionando o tema da área abordada, o tema do projeto em si, a justificativa e os métodos utilizados. Ou seja, é a análise do texto do pesquisador com informações já conhecidas.

Recomenda-se que seja escrito quando o projeto estiver pronto, pois o investigador terá uma melhor análise sobre o que já foi realizado. É importante enfatizar que, se o projeto for publicado após a sua realização, os leitores nem sempre leem o artigo todo, mas sim o resumo; se este for interessante, lerão o artigo inteiro. Pode ainda ser o penúltimo item do projeto de pesquisa, sendo sucedido pelos anexos.

Deve ser escrito na língua do país de origem do estudo e em inglês.

Introdução e justificativa

Esta parte do manuscrito serve para apresentar uma revisão abrangente da literatura publicada até o momento acerca do assunto a ser estudado.

Importante: Toda pesquisa requer um embasamento teórico. Nele, é preciso observar a teoria de base que dará sustentação ao trabalho e a revisão bibliográfica.

Nesse item, o importante não é fazer uma explanação que seria encontrada em um livro-texto sobre o assunto, mas sim esclarecer onde a sua própria pesquisa se encaixará nessa literatura, ou seja: "qual é o hiato da literatura" que sua pesquisa irá preencher?

Paralelamente, deve-se inserir a justificativa, que consiste nas razões da execução do projeto. Ela salienta a necessidade da realização de um estudo na área, bem como enfatiza quais seriam as contribuições teóricas e/ou práticas que a pesquisa poderia trazer. Não se deve esquecer de citar a importância do tema do ponto de vista médico, em âmbito geral e para casos particulares, sugerindo, se necessário, mudanças no âmbito da realidade que engloba o tema.

Hipótese

> Exemplo: O exercício físico intenso emagrece mais do que o exercício físico leve ou moderado.

A hipótese é a resposta à pergunta da pesquisa; assim, é sempre descrita de forma afirmativa.

A hipótese seria, então, uma resposta provisória ao problema levantado, tendo como base uma suposição objetiva devido ao estudo na área do tema do projeto. Considera-se que o enunciado das hipóteses é uma tentativa de explicação do problema, na qual são levantadas duas ou mais variáveis para posterior análise estatística. As características das hipóteses é que devem ser claras, simples, relevantes, plausíveis, verificáveis, originais e lógicas.

Objetivos

Nos objetivos, descreve-se basicamente o que se quer obter realizando o estudo. É centrado na pessoa, na doença e nas variáveis.

> Exemplo: Comparar o emagrecimento (em kg) de pacientes submetidos a um programa de exercícios físicos intenso, moderado ou leve.

- *Gerais.* Têm como base uma visão abrangente do tema, vinculando o conteúdo estudado com o problema proposto pelo projeto. Atingindo esse objetivo, o problema está resolvido.
- *Específicos:* Relacionam-se com o objetivo geral, mas apontam para situações mais particulares, como, por exemplo:
    - avaliar a adesão ao exercício físico nos dois grupos;
    - comparar homens e mulheres em relação ao benefício obtido com a intervenção.

Sugerem-se alguns verbos operacionais: analisar, classificar, comparar, descrever, controlar, modelar, organizar, demonstrar, distinguir, desenvolver, avaliar, realizar, localizar, diagnosticar, executar, entre outros.

Métodos

Delineamento

Consiste na linha de raciocínio adotada para desenvolver a pesquisa. É o modo e a técnica que o investigador escolhe para executar o projeto de maneira adequada ao tema.

Deverá ser especificado, quando necessário, como se dará a divisão dos grupos a serem estudados (intervenção e controle), como será a técnica de randomização dos grupos e como se dará o cegamento do estudo (pode ser cegado para os pacientes, para quem aplica a intervenção, para quem avalia a intervenção, para quem analisa as variáveis e para quem interpreta os resultados).

> Exemplo: Uma amostra de 60 pacientes entre 18 e 60 anos, com índice de massa corporal (IMC) maior do que 30, será dividida em três grupos aleatoriamente. A cada paciente será dado um número, que será alocado de forma aleatória por meio de um programa de computador para um dos seguintes grupos: 1) Exercício físico intenso; 2) Exercício físico moderado; 3) Exercício físico leve.
>
> Não haverá cegamento da amostra, já que os pacientes e os pesquisadores saberão para qual dos grupos os pacientes serão alocados.

Os principais delineamentos de estudo são:

- Estudo transversal e estudo de prevalência.
- Estudo de caso-controle.
- Estudo de coorte e estudo de incidência.
- ECR.
- Estudo ecológico.

Para discussões mais detalhadas de cada tipo de estudo, consulte as referências listadas no final deste capítulo.

População em estudo e amostra

Descreve os indivíduos que serão estudados, além dos critérios de inclusão e exclusão destes na população de estudo.

É importante descrever detalhadamente as pessoas que serão estudadas quanto a critérios demográficos, temporais, geográficos e clínicos. A questão é manter um equilíbrio entre estabelecer critérios muito amplos, facilitando a generalização, e critérios muito estritos, o que facilita a condução do estudo e reduz o potencial de confusão.

Critérios de inclusão

Pessoas obesas com 18 anos ou mais, que consultam no serviço X, durante o período Y, moradores da comunidade Z e que concordam em participar do estudo.

Observação: Os critérios de exclusão são fatores que podem prejudicar a pesquisa de alguma forma, e não simplesmente o oposto dos critérios de inclusão. Ou seja, são aqueles que podem afetar a qualidade dos dados ou a confiabilidade da informação (p. ex., alcoolismo, demência); problemas éticos na randomização (pessoas que têm contraindicações para participar de um dos grupos, ou que não podem ficar sem tratamento); ou fatores de confusão.

Os fatores de exclusão serão avaliados apenas em pessoas que já preencheram os critérios de inclusão.

Critérios de exclusão

Neste caso, são realizados para pessoas:

- com obesidade mórbida e indicação de outro tratamento;
- com contraindicações para realizar exercícios;
- que pretendem mudar de domicílio durante o período do estudo;
- portadoras de comorbidades que representem fatores de confusão para a análise;
- alcoolistas.

Variáveis

Deve-se descrever quais são as variáveis utilizadas (com suas unidades de medida no Sistema Internacional de Medidas), qual é a técnica e quais são os aparelhos necessários para sua aferição. Se necessário, explicar fatores de confusão com relação às variáveis.

- *Primárias*: é a principal variável em estudo.

  Exemplo: Peso corporal, aferido em quilogramas, em balança eletrônica da marca "x".

- *Outras*

  Exemplo: Altura, em centímetros (aferida em estadiômetro); IMC (calculado pelo quociente do peso pela altura^2); idade (em anos completos); sexo (gênero); naturalidade e procedência (cidade, Estado e país), etc.

Planejamento da investigação

Deve-se descrever detalhadamente a forma pela qual se desenvolverá o estudo, em sequência lógica e cronológica.

É essencial descrever, na ordem de execução, os procedimentos do estudo, como, por exemplo, assinatura dos termos de consentimento, explicação sobre o estudo, entrevistas e inclusão, randomização, exame físico, exames laboratoriais, intervenção e acompanhamento no tempo.

Análise estatística

Deverá ser explicado de que forma foi calculada a amostra, como se dará a tabulação dos dados, que programas estatísticos serão utilizados, quais testes serão usados para cada variável, e os valores de α e β admitidos no estudo e como os dados serão apresentados.

Cronograma

É o planejamento temporal dos eventos pertinentes à pesquisa. Deve constar uma tabela (Figura 69.1) que inclua data provável de início e término da pesquisa e o período em que serão realizados itens como revisão bibliográfica, elaboração do projeto, execução do projeto, análise estatística, redação do trabalho, revisão e publicação, além de outros itens que se fizerem necessários conforme o tema da pesquisa.

Recursos necessários

Devem ser discriminados todos os recursos necessários à execução de uma pesquisa, tanto humanos quanto materiais e financeiros. Os financeiros, em especial, devem estar detalhados e, caso haja necessidade da utilização de equipamentos, estes deverão aparecer em anexo (Figura 69.2).

Riscos e benefícios

É fundamental descrever os riscos e os benefícios aos quais os sujeitos da pesquisa estarão submetidos.

Considera-se que toda pesquisa envolvendo seres humanos implica risco. O dano eventual poderá ser imediato ou tardio, comprometendo o indivíduo ou a coletividade.

Não obstante os riscos potenciais, as pesquisas envolvendo seres humanos serão admissíveis quando:

a. oferecem elevada possibilidade de gerar conhecimento para entender, prevenir ou aliviar um problema que afete o bem-estar dos sujeitos da pesquisa e de outros indivíduos;
b. o risco se justifique pela importância do benefício esperado;

Duração provável do projeto	Início: Maio 2017					Término: Fevereiro 2018			
CRONOGRAMA									
	Mai	Jun	Jul	Ago	Set	Out	Nov	Dez	Jan	Fev
Revisão bibliográfica	X	X								
Digitação do projeto			X	X						
Comitê de ética					X					
Experimentação						X				
Tabulação dos dados						X	X			
Análise estatística							X			
Redação do trabalho							X	X	X	
Revisão										X
Apresentação e publicação										X

▲ **Figura 69.1**
Modelo de cronograma.

Item	Material	Quantidade	Custo (em R$)
1	Canetas	10	x
2	Computador com acesso à internet e impressora	1	y
3	Cópias	200	z
4	Grampeador	1	a
5	Papel sulfite branco, 75g/m², A4	500	b
6	Tinta de impressora	1	c
TOTAL			d

▲ Figura 69.2
Modelo de demonstração dos recursos necessários.
Fonte: Adaptada de Sackett e colaboradores.[3]

c. o benefício seja maior, ou no mínimo igual, a alternativas já estabelecidas para a prevenção, o diagnóstico e o tratamento.[4]

Resultados esperados/conclusão

Deve ser elaborado um texto claro e sucinto explicando qual a real contribuição da pesquisa para a medicina e a sociedade em geral. Deve ser explicitada sua viabilidade e suas aplicações práticas após o término do estudo.

Referências bibliográficas

Devem constar todas as fontes teóricas utilizadas para a elaboração do projeto de pesquisa, incluindo artigos, periódicos, *sites* e livros. As referências bibliográficas denotam a veracidade dos fatos que estão sendo estudados; portanto, é essencial que apareçam citações que as representem.

Anexos

Deverão constar instrumentos de avaliação utilizados na pesquisa (questionários, testes validados, entre outros). Toda pes-

---

TERMO DE CONSENTIMENTO LIVRE E ESCLARECIDO

Você foi convidado para participar da pesquisa "TÍTULO DA PESQUISA".

O motivo que levou a estudar "O PROBLEMA, DOENÇA, ASSUNTO, ALTERAÇÃO, ETC." é (*descreva de forma breve e em linguagem acessível os motivos, a importância, a justificativa do projeto, etc.*).

O objetivo deste projeto é (*coloque o seu principal objetivo em linguagem acessível*). O(s) procedimento(s) de coleta de material de dados será(ão) da seguinte forma: (explicar como serão coletados os materiais biológicos, os dados, as entrevistas, os questionários, etc. e a frequência com que os participantes serão requisitados).

(*Não deverão ser subestimados os riscos e desconfortos, mesmo que sejam mínimos*) Sei que poderá existir um desconforto "MÍNIMO/MÉDIO/MODERADO/GRANDE" e risco "MÍNIMO/MÉDIO/MODERADO/GRANDE" para eu me submeter à coleta do material para (exame, teste, intervenção), sendo que se justifica (motivo pelo qual aquele exame, medicamento, teste, intervenção, etc. é necessário e qual vantagem ele poderá trazer para o paciente).

(*Explicar como serão encaminhados e acompanhados os participantes da pesquisa*).
Eu "NOME DO PESQUISADO" aceito contribuir como voluntário para participar da pesquisa: "TÍTULO DA PESQUISA".

Fui informado que a minha participação no estudo não me acarretará custos e não será disponível nenhuma compensação financeira adicional. No caso de eu sofrer algum dano decorrente dessa pesquisa (*deve ser explicado se existe alguma compensação por danos*).

Fui informado(a) dos objetivos da pesquisa de maneira clara e detalhada e esclareci todas as minhas dúvidas. Sei que poderei solicitar novas informações quando o desejar com o "NOME DO ORIENTADOR DA PESQUISA" por meio do telefone "NÚMERO" ou com "NOME DE OUTRO PESQUISADOR" por meio do telefone "NÚMERO". Estou ciente que sou livre para recusar-me a participar, retirar meu consentimento ou interromper a participação a qualquer momento e que a minha participação é voluntária e a recusa em participar não irá acarretar qualquer penalidade ou perda de benefícios. Fui assegurado de que a minha identidade e meus dados fornecidos serão mantidos em sigilo e utilizados com a única finalidade de contribuir para o estudo.

Declaro que concordo em participar desse estudo. Recebi uma cópia deste termo de consentimento livre e esclarecido e me foi dada a oportunidade de ler e esclarecer as minhas dúvidas.

Nome do participante: _____
Assinatura do participante: _____
Data __/__/____

Nome do pesquisador: _____
Assinatura do pesquisador: _____
Data __/__/____

Nome da testemunha: _____
Assinatura da testemunha: _____
Data __/__/____

▲ Figura 69.3
Modelo de termo de consentimento livre e esclarecido.

> Ao Comitê de Ética em Pesquisa da
> "INSTITUIÇÃO À QUAL ESTÁ VINCULADO O ESTUDO"
>
> Estou ciente e cumprirei os termos da Resolução 196, de 09/10/1996, do Conselho Nacional de Saúde do Ministério da Saúde, assumindo o compromisso de zelar pela privacidade e sigilo das informações, a proteção da imagem e a não estigmatização da população do estudo, garantindo a não utilização das informações em prejuízo da mesma e tornando os resultados desta pesquisa públicos, sejam eles favoráveis ou não; e comunicando o Comitê de Ética em Pesquisa sobre qualquer alteração no projeto de pesquisa.
>
> _____
> Pesquisador responsável pelo projeto

▲ **Figura 69.4**
Modelo de termo de confidencialidade.

quisa envolvendo pessoas requer um Termo de consentimento (Figura 69.3), com uma via sendo fornecida ao participante e outra ao pesquisador. Outros anexos, como o Termo de confidencialidade (Figura 69.4), assinado pelo pesquisador responsável e apresentado a um Comitê de Ética em Pesquisa (CEP), também devem aparecer.

Plataforma Brasil

A Plataforma Brasil é uma base nacional e unificada de registros de pesquisas envolvendo seres humanos para todo o sistema do Comitê de Ética em Pesquisa/Comissão Nacional de Ética em Pesquisa (CEP/CONEP). Ela permite que as pesquisas sejam acompanhadas em seus diferentes estágios – desde sua submissão até a aprovação final pelo CEP e pela CONEP, quando necessário —, possibilitando, inclusive, o acompanhamento da fase de campo, o envio de relatórios parciais e dos relatórios finais das pesquisas (quando concluídas).[5]

Com o projeto escrito, este deverá ser inserido na Plataforma Brasil para ser avaliado pelo comitê de ética.

Para aqueles pesquisadores que ficarem com dúvidas, a plataforma apresenta vários manuais de como ela funciona e, inclusive, um de pendências frequentes, que é importante que o pesquisador avalie antes da submissão do seu trabalho, evitando, assim, desperdiçar tempo.

Em resumo:

- Ideia de pesquisa e revisão de literatura
- Montagem do projeto
    - Capa
    - Identificação
    - Índice
    - Resumo: redigido quando o projeto estiver pronto
    - Introdução: revisão da literatura e qual hiato será preenchido pela pesquisa
    - Hipótese: resposta provisória à pergunta da pesquisa
    - Objetivos: gerais e específicos
    - Metodologia
        - Delineamento utilizado
        - População em estudo e amostra: critérios de inclusão e exclusão definidos
        - Variáveis utilizadas
        - Planejamento da investigação
        - Análise estatística: com toda a descrição, desde a amostra até os testes usados após a coleta dos dados
    - Cronograma: com tempos estimados/prazos para as tarefas
    - Recursos necessários: detalhados, principalmente os que apresentam custos
    - Riscos e benefícios
    - Resultados esperados/Conclusão
    - Referências bibliográficas
    - Anexos
        - Formulários/questionários
        - Termo de Consentimento Livre e Esclarecido
        - Termo de Confidencialidade
- Submissão ao comitê de ética (colocar na plataforma Brasil)
- Aplicação à pesquisa
- Redação do artigo para publicação e divulgação dos resultados

REFERÊNCIAS

1. Seligman BG, Polanczyk CA, Santos AS, Foppa M, Junges M, Bonzanini L, et al. Intensive practical lifestyle intervention improves endothelial function in metabolic syndrome independent of weight loss: a randomized controlled trial. Metabolism. 2011;60(12):1736-1740.

2. Voils CI, Olsen MK, Gierisch JM, McVay MA, Grubber JM, Gaillard L, et al. Maintenance of weight loss after initiation of nutrition training. Ann Intern Med. 2017;166(7):463-471.

3. Sackett DL, Strauss SE, Richardson WS, Rosenberg W, Haynes RB. Medicina baseada em evidências: prática e ensino. 2. ed. Porto Alegre: Artmed, 2003.

4. Cadernos de Ética em Pesquisa [Internet]. Brasília: CONEP; 1998 [capturado em 13 fev. 2018]. Disponível em: http://conselho.saude.gov.br/web_comissoes/conep/aquivos/materialeducativo/publicacoes.htm.

5. Plataforma Brasil [Internet]. Brasília: MS; 2017 [capturado em 13 fev. 2018]. Disponível em: http://aplicacao.saude.gov.br/plataformabrasil/login.jsf.

CAPÍTULO 70

Como escrever um trabalho acadêmico para publicação

Trisha Greenhalgh

Aspectos-chave

- A melhor maneira de se adquirir confiança é *não* encontrar um professor com quem publicar, mas, sim, começar a enviar suas próprias contribuições pequenas às revistas – tais como cartas ao editor ou "respostas rápidas" a artigos *online*.
- Deve-se iniciar com a pergunta: "Quem são as pessoas que vão ler este trabalho e o que elas querem saber sobre o tema?".
- Iniciar escrevendo o resumo fará com que fiquem claras, na sua mente, todas as subseções e o ajudará a manter-se no foco antes de partir para os detalhes.
- Não se deve submeter um artigo a uma revista sem antes pedir a, no mínimo, uma pessoa, que o leia por completo e que dê um parecer.
- Caso ainda não se tenha chegado ao marco da primeira publicação, deve-se continuar tentando e tratando cada recusa como uma oportunidade para aprender.

Este trabalho é baseado nos 25 anos de experiência em escrita acadêmica da autora. Fundamenta-se mais em experiência do que em evidência, considerando os aspectos mais relevantes que fazem a eficácia de uma escrita acadêmica, apresentados mais ou menos na ordem em que necessitam ser abordados:

- Exercite-se escrevendo uma carta ou comentário para uma revista.
- Pense no público que vai ler o seu trabalho.
- Compreenda as restrições e expectativas da revista.
- Escreva um resumo convincente.
- Elabore um "cálculo de palavras" e a infraestrutura do documento.
- Apresente seus métodos e descobertas no formato esperado.
- Use a seção de discussão para acrescentar um comentário especializado.
- Use criativamente recursos visuais (quadros, figuras e tabelas).
- Acrescente referências e verifique o plágio.
- Revise o trabalho para aperfeiçoar todas as partes.
- Busque revisão informal por parte de colegas.
- Submeta o trabalho.
- Negocie o processo de revisão.

Do que se trata

A maior parte das pessoas considera os trabalhos acadêmicos difíceis de escrever. Frequentemente, elas sabem o que querem dizer, mas não sabem como. Um típico artigo de revista conta com somente cerca de 3 mil palavras (muito menos do que um relatório editorial ou um relato de caso), e, mesmo assim, os autores geralmente passam semanas fazendo e refazendo esboços, e o resultado ainda consegue ser chato e sem inspiração. Julgo haver três razões principais para tal. Primeiramente, os autores focam na produção do texto em vez de considerar o seu público-alvo e a mensagem que precisam passar. Depois, deixam de observar as restrições e as expectativas da revista. Por último, ou sofrem de falta de criatividade ou não conseguem usá-la na elaboração do trabalho.

Exercite-se escrevendo uma carta para uma revista

Recentemente, uma amiga enviou um *e-mail* me convidando para ser a coautora de um trabalho que ela já havia escrito. Ela queria mostrar reconhecimento por alguns conselhos que eu havia dado, mas, principalmente, queria que eu aparecesse na lista de autores porque (em suas palavras) se sentia "nua" ao enviar sua primeira publicação para uma revista nacional. Esse sentimento é perfeitamente compreensível. A melhor maneira de se adquirir confiança é *não* encontrar um professor com quem publicar, mas, sim, começar a enviar suas próprias contribuições pequenas às revistas – tais como cartas ao editor ou "respostas rápidas" a artigos *online*. Se sua carta for recusada, isso irá ajudá-lo a entender que os editores rejeitam muitas contribuições. E você aprenderá rapidamente que o mundo não vai acabar se receber uma carta de recusa – você só precisa respirar fundo e escrever outra.

Pense no seu público

É tentador começar com a pergunta: "O que vou dizer?". Deve-se resistir a essa tentação e começar com: "Quem são as pessoas que vão ler este trabalho e o que elas querem saber sobre o tema?". Seria ideal pensar em um único indivíduo que você conheça, um protótipo de quem vai ler a revista, e escrever o seu trabalho para aquela pessoa.

Talvez os principais leitores para o tipo de artigo que você pretende escrever sejam os seus colegas médicos. Se for o caso, eles podem não estar muito interessados nos pormenores da pesquisa, mas ávidos por saber como as suas descobertas podem afetar o manejo de pacientes nas clínicas. Se o seu público-alvo for acadêmico, é provável que agradeçam por uma visão geral da literatura relevante e podem não estar a par do contexto político e da ciência básica por trás do seu estudo. Por outro lado, se for composto de pesquisadores seniores que trabalham em campos estreitamente relacionados, é provável que a maioria deles já esteja ciente do estado da pesquisa na área. É realmente útil manter o público-alvo em mente quando estiver escrevendo o trabalho.

Compreenda as restrições e expectativas da(s) revista(s)

Uma revista existe para servir a um grupo específico de leitores. Quando um editor recebe um trabalho, ele não questiona "É um bom trabalho?", mas, sim, "Este trabalho serve para publicação na *minha* revista?". Revistas diferentes – e seções diferentes dentro das revistas – têm regras distintas para o que conta como "alta qualidade", "importante" e "original". A maior parte das revistas tem seções diferentes para gêneros de publicações distintos – tais como pesquisa primária (um estudo empírico no qual foram reunidos sistematicamente novos dados analisados), análise sistemática (uma análise minuciosa da literatura a fim de ilustrar um argumento em um tema tópico), artigo de análise (uma reflexão sistemática sobre um tópico, que tenta considerar ambos os lados de um argumento), artigo de debate (um tipo de artigo de análise que apresenta intencionalmente um lado de um argumento, geralmente porque outro autor foi convidado a apresentar a posição contrária), hipótese (apresentação de uma nova teoria ou predição) ou relato de caso clínico (uma descrição de um paciente interessante, destacando pontos gerais de aprendizado). Esses gêneros distintos, em geral, apresentarão um padrão diferente para número de palavras.

Antes de começar a escrever o trabalho, seria interessante fazer o *download* das "instruções para autores" de três ou quatro revistas diferentes, imprimi-las e assinalar as principais partes com um marcador de texto. Você consegue encontrar uma subseção de uma revista que está procurando por artigos com o tema que você planeja escrever? Se a resposta for afirmativa, essa é a revista-alvo. Se nenhuma das revistas parece estar interessada no tópico escolhido, continue procurando até encontrar uma que esteja – ou, então, mude o que planeja escrever (p. ex., escreva sobre um tema que as revistas estejam interessadas e apresente suas próprias ideias de maneira indireta dentro dele).

É mais fácil corresponder às exigências de uma revista certificando-se de que as entendeu *antes* de começar a escrever. Embora você provavelmente esteja ávido por começar a escrever, essa fase preliminar de familiarização irá economizar tempo na longa jornada. Se a revista escolhida colocar um limite de 3 mil palavras, não planeje enviar 8 mil. Se ela solicitar um formato específico (i.e., IMRaD = Introdução, Métodos, Resultados e Discussão), é quase certo que irá recusar seu trabalho se for enviado em um formato diferente (embora geralmente permita que o submeta outra vez no "estilo da casa"). Lembre-se, os editores de revista frequentemente levam em conta que os autores que seguem a estrutura preferida elaboraram um trabalho de melhor qualidade. O editor do *British Medical Journal*, por exemplo, manifestou-se assim:

> A estrutura é a parte mais difícil da escrita, não importando se você está escrevendo um romance, uma peça, um poema, um relatório governamental ou um trabalho científico. Se ela está correta, então o resto pode prosseguir relativamente fácil, mas não há talento que compense uma estrutura pobre. Ela é importante para que os leitores não fiquem perdidos. Eles devem saber de onde vieram, onde estão e para onde estão indo. Uma estrutura rica também permite aos leitores saber onde procurar por uma informação específica e possibilita que toda informação importante seja incluída.[1]

Elabore um "cálculo de palavras" e a infraestrutura do documento

Um "cálculo de palavras" é uma alocação da sua contagem de palavras pelas diferentes seções do trabalho. Digamos que você tenha 3 mil palavras para todo o trabalho (sem contar o resumo e as referências) e que a revista exija o formato IMRaD. Deve-se fixar 600 palavras para a Introdução, 800 para os Métodos, 800 para os Resultados e 800 para a Discussão. É conveniente verificar alguns trabalhos publicados na sua revista-alvo e contar as palavras em cada seção, já que é comum que os editores tenham uma expectativa de distribuição própria. Muitos trabalhos médicos, por exemplo, têm introduções bem curtas, que se referem ligeiramente a trabalhos publicados antes, diferente dos trabalhos de ciências sociais, que frequentemente começam com mil ou mais palavras descrevendo contexto e teoria.

A infraestrutura de um documento é o esqueleto para o seu trabalho, que você cria usando um processador de texto. Abra um novo documento e salve-o em uma nova pasta. Se o seu sobrenome é Smith, chame o nome do arquivo de algo parecido com "SMITH diabetes trabalho v1". O seu segundo rascunho será chamado de "SMITH diabetes trabalho v2", e assim por diante. Não é necessário acrescentar a data, porque o aplicativo a incluirá automaticamente. Use a função "Cabeçalho" no Word para criar cabeçalhos e subcabeçalhos correspondentes a todas as seções no seu trabalho (que você irá copiar das "instruções para autores" baixadas do *website* da revista); crie algumas legendas em fonte específica, chamada "Tabela 1", "Figura 1", e assim por diante, que podem ser inseridas conforme o trabalho vai tomando forma.

Escreva um resumo convincente

A maneira com que supero um bloqueio na hora de escrever é tentando criar um resumo muito bom. Será necessário voltar ao resumo e revisá-lo quando terminar o trabalho principal, mas escrevê-lo fará com que fiquem claras, na sua mente, todas as subseções e o ajudará a manter-se no foco antes de partir para os detalhes. Grande parte das revistas, hoje, exige resumos *estruturados* (ou seja, aqueles que usam subtítulos como "Objetivo", "Participantes e Métodos", "Principais Descobertas" e "Conclusão"), portanto, disponha-os na primeira página. Depois, escreva uma ou duas frases para cada subtítulo. Continue reescrevendo o resumo até que fique coerente e transmita um sentido de importância e entusiasmo sobre a pesquisa. Verifique a quantidade de palavras exigida e o edite. Quanto tiver terminado, mostre-o a algumas pessoas e pergunte o que acharam dele. Revise-o sob a luz das respostas delas.

Uma vez escrito o resumo, você agora tem um esboço do fluxo de ideias para o texto principal. Mesmo que não use os mesmos subtítulos, agora já tem uma ideia do que dizer em cada seção.

Estabeleça o contexto e diga por que seu trabalho é importante

Esta seção geralmente é chamada de "Introdução" ou "Contexto". Se você realizou uma pesquisa por meses ou anos, é óbvio que o tema é importante, ela é elaborada a partir dos principais estudos que você ou outros fizeram anteriormente, e as descobertas têm implicações relevantes tanto para a prática quanto para a política clínica. Mas esse ponto talvez não esteja claro para o editor da revista ou para o seu público-alvo. Ainda assim, quando explicar o contexto e por que o trabalho é importante, não cometa o engano de fazer uma análise exaustiva de toda a literatura relevante. Por exemplo, se a pesquisa está descrevendo uma experiência com um tratamento de obesidade, não é necessário dispensar quatro parágrafos explicando detalhadamente que a obesidade é um grande problema e que está piorando. Deve, sim, esclarecer resumidamente as limitações dos tratamentos existentes para obesidade e como o que você testou foi feito para compensar tais deficiências.

Apresente os métodos e descobertas dentro do formato esperado

A melhor maneira de começar a seção principal do trabalho é fazer o *download* de um trabalho sobre um tema semelhante (e formato de pesquisa parecido) do *website* da revista e usar a estrutura como um modelo bem aproximado. Digo "bem aproximado" porque é quase certo que você irá descobrir que as subseções usadas por outros grupos de autores não coincidem exatamente com o que foi feito no seu estudo (Métodos) ou com o que foi encontrado (Descobertas ou Resultados), mas será muito mais fácil criar seu próprio modelo modificando um que já está pronto do que inventar um completamente novo.

Como regra, divido a seção dos métodos de um trabalho em quatro subseções: (a) gestão e administração do estudo; (b) formato do estudo; (c) amostragem; e (d) detalhamento do método. Sob "gestão e administração do estudo", diga (de modo bem resumido) quem financiou o estudo, qual instituição deu aprovação ética, se foi um grupo diretor, quem fazia parte dele e com que frequência se encontraram, e detalhes de qualquer comitê gestor de dados formais ou processos. Ao declarar todas essas especificidades no começo da seção de métodos, você mostrará um senso de estrutura e o uso de processos científicos, e isso irá impressionar o editor. Se o estudo foi um projeto de aluno ou PhD, diga algo como: "Esta pesquisa fez parte de um [mestrado, doutorado, outro] feito por [suas iniciais] e supervisionado por [...]". O "formato do estudo" geralmente pode ser bem curto e seguir a orientação do *check-list* (CONSORT, PRISMA, etc.). Pense se é relevante ou não incluir um diagrama ou fluxograma (ver seção sobre "visuais" adiante).

A subseção "amostragem" deve cobrir a população sobre a qual a amostra foi feita, o método usado, que tipo de participantes foram *incluídos* na amostra e quais foram *excluídos*. Por exemplo: "Recrutamos participantes de uma clínica para diabéticos que prestava serviços à população multiétnica do centro da cidade. Usamos um banco de dados de registros eletrônicos para identificar potencialmente os indivíduos aceitáveis e aplicamos um programa de computador para criar uma amostra aleatória de 200. Os critérios de inclusão foram idades entre 35 e 85 sem restrição de sexo, grupo étnico ou comorbidade; diabetes melito tipo 2 (diagnóstico confirmado pelos critérios da Organização Mundial da Saúde); e pressão arterial abaixo de 150/90. Os critérios de exclusão foram incapacidade para dar consentimento informado, incapacidade para se comunicar na língua principal da clínica e doença terminal".

O "detalhamento do método" e a extensão dessa subseção irão variar consideravelmente dependendo do tipo de estudo. Por exemplo, ao descrever uma experiência clínica, será necessário incluir a duração do acompanhamento, as medidas dos resultados primários e secundários e os detalhes de testes de laboratório. Em alguns casos, quando você ou outra pessoa já houver publicado um trabalho descrevendo o método usado, é possível ser breve e apenas fazer uma alusão aos métodos do artigo. É mais comum, no entanto, que seja necessário descrever em detalhes o que foi feito. Às vezes, isso é útil para desenvolver um modelo mental da ordem na qual as coisas aconteceram. Por exemplo: "Abordamos pacientes em potencial por intermédio do médico; foram dadas informações àqueles que demonstraram interesse no estudo. Depois, os patamares de investigação foram passados aos indivíduos que deram consentimento...", e assim por diante.

Uma abertura interessante da subseção para a parte dos resultados de um trabalho é: "Descrição da amostra". Ela trata de tamanho, de dados demográficos e de características clínicas importantes das pessoas incluídas no estudo. Convencionalmente, essas informações são fornecidas em uma tabela; assim, a subseção pode ser curta, talvez dizendo somente: "As características dos participantes constam na Tabela 1".

A descoberta mais importante – por exemplo, o impacto da intervenção na medida de resultado primário – deve vir imediatamente após a descrição dos participantes, independentemente de o impacto ser positivo, negativo ou zero. Por exemplo, se o seu novo tratamento para obesidade não teve impacto quando comparado com a intervenção-controle, então ressalte bem e acrescente uma frase como "ponderamos as explicações para essas descobertas negativas na discussão". A seguir, descreva as outras descobertas. Mais uma vez, não fique tentado a expor todas as descobertas que forem "estatisticamente relevantes" e ignorar as "não (estatisticamente) relevantes". Mostrar que um subgrupo específico de pacientes não se beneficiou de um tratamento pode ser tão importante clinicamente quanto mostrar que outro subgrupo o fez.

Use a seção de discussão para acrescentar um comentário abalizado

A Discussão não é uma oportunidade de fornecer resultados extras. É onde se reflete sobre o que foi descoberto, contextualiza-se e fazem-se sugestões para outros trabalhos. É interessante usar a primeira frase da Discussão para resumir o que foi feito e o que foi encontrado – por exemplo: "Este ensaio clínico duplo-cego aleatorizado e controlado, que compara educação de grupo com educação individual para diabetes melito tipo 2, não mostrou diferença significativa entre as duas intervenções".

A segunda frase pode comentar sobre a originalidade ou, então, sobre a descoberta principal – por exemplo: "Pelo nosso conhecimento, este é o primeiro estudo a demonstrar esta descoberta em uma população sul-americana. Nossas descobertas confirmam uma pesquisa semelhante dos EUA e no Canadá".

No início da seção Discussão, você deve estabelecer o que acredita serem os pontos fortes e as limitações do seu estudo. Os pontos fortes podem incluir uma questão original da pesquisa, formato robusto do estudo (p. ex., ensaio randomizado), amostra ampla e diferente (p. ex., incluindo mulheres, pessoas de diferentes grupos étnicos, pessoas com comorbidades), acompanhamento longo e baixa desistência (taxa de "desistência"). As limitações podem ser pragmáticas (p. ex., você poderia não incluir pessoas que não falem a sua língua) ou relacionadas com, por exemplo, deficiências dos equipamentos ou instrumentos empregados, e falhas no acompanhamento.

A Discussão deve incluir um resumo da literatura relevante; por exemplo, mencionando outros estudos que usaram métodos semelhantes. Se as suas descobertas não estiverem de acordo com as de outros autores, sugira o porquê. Não é necessário criticar ou dispensar trabalhos anteriores feitos por outras pessoas dentro do mesmo tema – na verdade, você deve lembrar que os editores podem selecionar revisores da sua lista de referências, portanto é uma boa tática ser cautelosamente cortês com o trabalho alheio.

A subseção da Discussão, que vai afirmá-lo como um especialista (ou não), é o parágrafo onde é explicada a importância das suas descobertas. Se você tentar mostrar conclusões sólidas a partir de dados inexpressivos, o trabalho será recusado. Mas, se você reconhecer que o estudo é "preliminar" e usar expressões como "se estas descobertas forem confirmadas em um estudo mais amplo/ensaio randomizado...", os editores e revisores podem lhe dar pontos pela honestidade e aceitar o seu artigo mesmo que ele não se fundamente em conclusões definitivas.

Não é interessante fazer uma recomendação genérica como "é necessário mais pesquisa". A ciência nunca é estática, então, mais pesquisa é *sempre* indispensável. Seria muito melhor recomendar um estudo específico ou estudos que possam dar seguimento às suas descobertas. Por exemplo: "estas descobertas, obtidas a partir de amostra de uma população de clínica especializada, agora devem ser repetidas em uma população com cuidados primários". A não ser que você tenha empreendido um estudo amplo, cujas descobertas sejam autossuficientes e sem necessidade de mais repetições, não se deve recomendar que todos mudem a prática baseados nas suas descobertas.

Use criativamente recursos visuais (quadros, figuras e tabelas)

"Visuais" incluem figuras (fotos, diagramas), tabelas (números ou palavras classificadas em categorias) e quadros (usados para texto livre que não seja parte do texto principal do artigo). Editores gostam de alguns recursos visuais porque eles dividem blocos de texto e facilitam a leitura do artigo, mas não gostam deles em excesso porque podem encarecer a impressão. As principais figuras em um estudo de pesquisa primária incluem o fluxograma do estudo e um histograma ou gráfico de dispersão do resultado principal. Os números geralmente parecem mais alinhados e são mais fáceis de serem assimilados em uma tabela – mas se o artigo tiver mais do que três tabelas, pode se tornar confuso. Quase todos os artigos de pesquisa incluem uma tabela de participantes incluídos (número de indivíduos, idade, sexo, gravidade da doença e assim por diante). Os quadros podem ser usados com flexibilidade – por exemplo, alguns estudos qualitativos usam quadros para mostrar citações ilustrativas. Como regra de ouro, inclua um recurso visual por página na revista impressa (geralmente em torno de 800 palavras).

Acrescente referências e verifique o plágio

Verifique a orientação da revista para saber quantas referências são recomendadas (e permitidas) para o tipo de artigo que você vai submeter. Não é necessária uma referência para cada frase no seu artigo. As referências devem ser incluídas se justificarem uma afirmação que você esteja fazendo ou se elas indicarem leitura adicional. Um artigo com referências em demasia é desagradável e pode ser considerado entediante.

Já que a tecnologia nos permite facilmente recortar e colar material de outras fontes, é simples colocar tal material no próprio trabalho, seja deliberadamente ou inadvertidamente. Isso é uma forma de plágio, definido como um trabalho usado que não seja o seu próprio, sem o devido reconhecimento. Use aspas, acrescentando as referências do artigo ou *website* do qual você extraiu o texto, ou o coloque nas suas próprias palavras. Mesmo escolhendo a última opção, você deve citar a fonte, porque existe uma obrigação moral com o autor original por suas ideias.

Revise o trabalho para aperfeiçoar todas as seções

Quando tiver terminado o primeiro rascunho do seu artigo, você, então, deve passar por cada seção, revisando e considerando o que disse no restante do texto. Lembre-se do leitor imaginário para quem você esteve escrevendo o trabalho. Tente revisar cada frase com ele em mente. Não queremos entediá-lo!

Primeiro, revise o resumo. Assegure-se de que você expôs todos os principais pontos na seção de métodos e descobertas e que deixou clara a importância deles. Depois, passe para o corpo do artigo. Assegure-se de que todos os métodos estejam incluídos na seção Métodos, em vez de em qualquer outra parte do trabalho. Frequentemente, ao escrever um artigo, os autores acrescentam detalhes extras sobre os métodos quando descrevem os resultados. Da mesma maneira, um primeiro esboço do trabalho pode incluir erroneamente alguns dos resultados (p. ex., a taxa de resposta ou a tabela de características demográficas) na seção de métodos e outros resultados (p. ex., análise de subgrupo) na discussão. Não deve ser difícil transpor esses detalhes para a seção apropriada. Certifique-se de que o material apresentado nas figuras, tabelas e quadros *não esteja* repetido em detalhes no texto principal do artigo.

Outra pergunta a ser levada em consideração quando você revisa o trabalho é: "todas as partes longas e entediantes realmente precisam permanecer no artigo?" Talvez algumas delas possam ser retiradas e colocadas em um apêndice (especialmente se a revista possibilita um arquivo *online*). Talvez você possa dizer: "os autores disponibilizam dados adicionais em anexo/no final do livro/em um *website*.".

Busque revisão informal por parte de colegas

Não submeta o seu artigo a uma revista sem antes pedir a, no mínimo, uma pessoa que o leia por completo e que dê um parecer. Você deve explicar que entende que o artigo não está pronto ainda e que valoriza conselhos sobre como abreviá-lo ou mesmo modificá-lo. Estabeleça um prazo (p. ex., duas semanas), uma vez que, tendo escrito o seu artigo, você agora precisará fazê-lo chegar à linha de edição o mais breve possível.

Submeta o artigo

Mesmo ao terminar o trabalho, ainda há muito que fazer no processo de submissão. Provavelmente seja necessário conseguir que todos os coautores assinem papéis, incluindo uma "declaração de conflito de interesse" (confirmando, p. ex., que eles não foram pagos por uma indústria farmacêutica para escrever bem sobre seus produtos) e "transferência de direitos autorais" (prometendo não republicar o artigo em algum outro lugar). Você talvez precise mostrar evidências de aprovação ética e consentimento informado.

Será necessário escrever uma carta de apresentação em papel timbrado da sua instituição. Ela geralmente pode ser bem curta, uma vez que toda a ciência já está no artigo e no resumo. Uma boa tática na carta de apresentação é lembrar ao editor que eles publicaram recentemente diversos artigos sobre o tema; diga resumidamente que seu próprio trabalho parece encaixar-se bem nessa série de publicações; e diga (em uma frase) por que o seu trabalho leva o assunto ainda mais adiante.

Seja na sua carta de apresentação ou em outra parte (p. ex., em um formulário de submissão *online*), provavelmente você será solicitado a sugerir revisores para o seu artigo. É melhor ousar e sugerir os principais nomes no assunto (professores de alto nível com frequência recusam o convite para revisar porque estão ocupados, mas isso não significa que seu artigo será necessariamente excluído pela autoridade mundial no tema). Caso suspeite de que um dos seus rivais tentará desacreditar o seu trabalho (p. ex., porque estão preparando um artigo próprio sobre um tema semelhante), você deve decidir se pede ao editor para não enviar o artigo a eles ou se prepara para defender o seu trabalho contra uma crítica gratuita. Uma terceira opção é indicar, na carta de apresentação, que as descobertas do estudo são surpreendentes e que podem ser vistas como controversas por pesquisadores da área (sem dizer quem, especificamente, pode vê-las dessa maneira).

Negocie o processo de revisão

Uma vez submetido o artigo e concluída toda a papelada administrativa (manualmente ou *online)*, você deve aguardar uma resposta da revista. Todos os artigos submetidos a uma revista acadêmica são examinados cuidadosamente por uma equipe editorial interna, que vai decidir se eles merecem revisores externos. Um "revisor" é um colega acadêmico experiente na disciplina ou no tópico clínico tratado no artigo. Os revisores julgam a qualidade do trabalho (geralmente usando uma lista de verificação de pontos de qualidade) nos seguintes termos: se pode ser aceito incondicionalmente para publicação ("aceito"), se deve ser alterado ("revise e ressubmeta") ou se deve ser recusado completamente ("recusa incondicional"). Ao receber a resposta da revista, é comum os autores passarem por emoções extremas, dependendo da decisão.

Se você receber uma carta com "revise e ressubmeta", leia todos os principais comentários, depois deixe o artigo de lado e vá fazer algo diferente. Alguns dias depois, quando se sentir menos chateado, releia os comentários, tentando ver cada um mais como parecer profissional do que como crítica desnecessária, e, se preciso, procure se aconselhar com colegas ou com um supervisor. Se o artigo for recusado incondicionalmente, leia os comentários mesmo assim e pondere se (a) você precisa revisar consideravelmente o artigo antes de enviá-lo a outra revista e (b) se há outra revista mais adequada para a qual você possa enviá-lo.

Uma carta "aceita" é, com certeza, motivo para comemorar – mas não desanime se levar um ano ou mais para alcançar esse objetivo. Se você ainda não chegou ao marco da sua primeira publicação, continue tentando e trate cada recusa como uma oportunidade para aprender.

REFERÊNCIA

1. Docherty M, Smith R. The case for structuring the discussion of scientific papers. BMJ. 1999;318(7193):1224-5.

CAPÍTULO 71

Como elaborar apresentações, pôsteres e aulas

Aline Iara de Sousa
José Mauro Ceratti Lopes

Aspectos-chave

▶ A relevância da abordagem educativa se dá por meio do uso adequado dos recursos disponíveis para o processo de ensino-aprendizagem.

▶ Na utilização dos recursos audiovisuais, o estímulo à visão e à audição que eles promovem deve ser considerado.

▶ Na escolha dos recursos audiovisuais, o profissional deve levar em conta, entre outros aspectos, o local onde será realizada a apresentação, a observação do espaço e dos recursos disponíveis para tanto, bem como a sua capacidade em utilizar esses recursos, o público-alvo e o tema da aula a ser preparada.

A possibilidade de transformar as práticas profissionais em saúde, qualificando-as, existe a partir de necessidades elencadas e da reflexão sobre o processo de trabalho para o qual os profissionais se preparam ou que realizam. Nesse contexto, a educação permanente pode ser entendida como aprendizagem-trabalho, ou seja, ela acontece no cotidiano das pessoas e das organizações e é feita a partir dos problemas enfrentados na prática, levando em consideração os conhecimentos e as experiências que as pessoas possuem.[1]

Conforme Mitre e cols.,[2] "a aprendizagem que envolve a autoiniciativa, alcançando as dimensões afetivas e intelectuais, torna-se mais duradoura e sólida". Dessa maneira, desenvolver a autonomia dos sujeitos e ajudá-los a se tornarem corresponsáveis pelo processo de ensino-aprendizagem o deixa mais agradável e efetivo.

Assim, um bom profissional da área da saúde, nos dias atuais, pode destacar-se pela capacidade de encontrar e associar informações, trabalhar em grupo e se comunicar com desenvoltura, seja no cotidiano de atendimento às pessoas, seja no momento em que ocupe o papel de facilitador em uma equipe ou de professor em atividades formais de ensino.

Cabe a ele, muitas vezes, o papel de ensinar uma equipe, e, para fazê-lo bem, precisa estar habilitado, desenvolvendo técnicas de ensino e práticas eficientes que lhe permitam transmitir aos demais, de forma clara e significativa, o conteúdo que ele se propõe a apresentar ou domina. O profissional deve saber organizar o seu dia a dia, seu tempo e escolher com cuidado os recursos didáticos a serem explorados em cada atividade proposta.

Com o prévio estudo do público-alvo e de acordo com o evento a ser realizado, a ideia é que ele organize suas atividades de modo a superar o nível de conhecimento em que o público se encontra e dar continuidade ao processo de ensino, estimulando a plateia a participar da aula e a solidificar o seu conhecimento. Estimular os indivíduos a manusear e a utilizar recursos capazes de desenvolver a pesquisa científica de acordo com as realidades e necessidades locais também é importante.

Para a abordagem educativa, é necessário que se utilizem adequadamente os recursos disponíveis para o processo de ensino-aprendizagem e que eles permitam uma melhor compreensão dos fatores que propiciam a aprendizagem significativa, ou seja, como bem nos traz Schuelter,[3] "[...] pode-se conceituar ensino como um processo de facilitação ou condução, com o objetivo de que as pessoas aprendam".

Dentro desta perspectiva, o uso de imagens nas apresentações é parte fundamental das práticas de ensino pelo importante papel pedagógico que elas desempenham. Os recursos audiovisuais (RAVs) são usados em sala de aula de diferentes maneiras, segundo o objetivo, as perspectivas e as concepções do profissional.[4]

Eles desempenham funções diferentes, que devem ser compreendidas e utilizadas de modo integrado ao processo de ensino adotado e de acordo com o domínio e a apropriação da linguagem. Eles representam uma ferramenta no processo de ensino-aprendizagem, e não um "recurso-fim" deste.

Na utilização dos RAVs, o estímulo à visão e à audição que eles promovem deve ser considerado, pois uma escolha adequada pode garantir a melhor compreensão e a assimilação dos conteúdos abordados, bem como a dinamização das aulas.[5]

A combinação visual e oral, como apresentada na Tabela 71.1, revela-se como a alternativa com maior possibilidade de retenção de dados comparada com outros métodos de ensino. Entretanto, independentemente disso, a capacidade de aprendizagem dos participantes deve ser considerada, e estes, estimulados a adotarem uma postura proativa, de modo a qualificar o processo de ensino-aprendizagem.

Tabela 71.1 | **Comparação da retenção em diferentes métodos de ensino**

Métodos de ensino	Dados retidos	
	Após 3 horas (%)	Após 3 dias (%)
Somente oral	70	10
Somente visual	72	20
Visual + oral	85	65

Fonte: Modificada de Mathias e colaboradores.[6]

A utilização dos RAVs, pautada no planejamento prévio da atividade educativa, pode despertar nos envolvidos o interesse por mais tempo no assunto e uma reflexão melhor acerca do tema. De acordo com os Parâmetros Curriculares Nacionais, publicados em 1998, "os alunos devem ser estimulados a questionar a realidade formulando-se problemas e tratando de resolvê-los, utilizando para isso o pensamento lógico, a criatividade, a intuição, a capacidade de análise crítica, selecionando procedimentos e verificando sua adequação."[7]

Classificação dos recursos audiovisuais

Várias são as propostas de classificação para os RAVs hoje utilizados, porém a mais tradicional, de acordo com Mathias e cols.,[6] é a que os divide em recursos visuais, auditivos e audiovisuais, como se pode verificar no Quadro 71.1.

Na escolha dos RAVs, o profissional deve considerar, entre outros aspectos, o local onde será realizada a apresentação, a observação do espaço e dos recursos disponíveis, bem como a sua capacidade em utilizar esses recursos, o público-alvo e o tema da aula a ser preparada.

Outra forma bastante comum de apresentação de trabalhos é o uso de pôster. O pôster é a combinação entre formas gráficas, cores e temas que auxilia na transmissão e na fixação de uma informação. Sua elaboração requer um bom planejamento e a adoção de critérios preestabelecidos (pelo autor ou pelo local onde o pôster será apresentado) que possibilitem uma clara e efetiva informação. Essa forma de apresentação tem sido cada vez mais empregada nos eventos, por permitir a troca de experiências ao mesmo tempo e em um mesmo espaço.[8] De acordo com a Associação Brasileira de Normas Técnicas (ABNT),[9] a produção de um pôster tem por objetivo divulgar informação e conhecimento (Quadro 71.2).

Um modelo de leiaute é apresentado no Quadro 71.3 (largura e altura máximas de 1,50 m).

Sempre que possível, antes do evento final de apresentação, deve-se realizar uma exposição prévia do pôster a algumas pessoas, como orientadores e colegas, para antecipar-se às críticas, bem como para que sejam acolhidas novas sugestões e contribuições ao trabalho.[10]

Quadro 71.1 | **Recursos visuais, auditivos e audiovisuais**

Recursos visuais	Recursos auditivos	Recursos audiovisuais
Slides	Rádio	Cinema
Transparências	Gravações	Televisão
Quadro branco	Conferência	Vídeos
Quadro negro		
Flipchart	Discurso	Animações

Quadro 71.2 | **Dicas importantes na elaboração de pôsteres e *slides***

▶ Limitar cada *slide* a uma ideia principal
▶ Não usar muitos *slides* na apresentação para não torná-la exaustiva
▶ Verificar o tempo de que se dispõe e ensaiar a apresentação. Calcular para cada *slide* um tempo médio de 1 minuto
▶ Organizar os *slides* na língua de origem do público-alvo, exceto se representarem textos ou tabelas originais
▶ O fundo dos *slides* não deve confundir o público; por isso, recomenda-se a adoção de fundos simples e neutros
▶ Na organização dos *slides*, um padrão de uso de cores deve ser observado. A cor de fundo azul é a mais compatível com a fisiologia da visão
▶ O uso de figuras e imagens deve estar relacionado com a apresentação e deve ser adotado em consonância com a proposta de trabalho
▶ As letras usadas devem possibilitar que o texto seja lido por toda a plateia. Dessa maneira, a utilização de tamanho 24 ou maior é recomendada. Sugere-se também evitar a combinação de mais de dois tipos diferentes de letras
▶ O uso de letras serifadas, sem maiores entalhes, como Arial ou Avant Garde, representa uma boa escolha
▶ O texto dos *slides* deve ser conciso e claro. O objetivo é que tragam apenas a ideia central do apresentador
▶ Os *slides* não devem conter mais do que oito linhas, contando o título, para que não se tornem cansativos e poluídos visualmente para a plateia
▶ O uso de tabelas e gráficos é recomendado para organizar os dados da apresentação, mas eles devem ser totalmente compreendidos pelo profissional que os apresenta
▶ A utilização de marcadores em muitos *slides* pode tornar a apresentação cansativa
▶ Um pôster deve conter título, *abstract*, texto e diagramas, nome do autor e seu endereço de contato
▶ O pôster deve comunicar sua mensagem de modo tão simples quanto possível
▶ O leiaute deve ser claro, lógico e adequado para o que está sendo proposto

Quadro 71.3 | **Modelo de leiaute**

Título e descrição do tema			
Introdução	Descrição do problema, perguntas a serem respondidas	Pesquisa realizada, metodologia e resultados alcançados	Análise e conclusão
Tabelas	Gráficos	Ilustrações	

As letras de um pôster devem ser visualizadas a uma distância de pelo menos 1 m do observador, o que pode ser obtido com o uso de caracteres de 5 cm ou mais de altura.

O projeto gráfico de um pôster ou uma apresentação em *slides* é de responsabilidade do autor, portanto o bom senso e a objetividade são alternativas adequadas para não se incorrer em erros. No Quadro 71.4, são apresentadas dicas para aulas.

Quadro 71.4 | Dicas importantes para aulas

- Verificar previamente os recursos que estarão disponíveis, o tamanho e a capacidade da sala
- Levar mais de uma cópia da apresentação a ser realizada e pensar em alternativas diante de possíveis imprevistos
- Caso se deseje trabalhar com textos, estes devem ser curtos ou distribuídos antecipadamente
- Aulas são pessoais e devem ser elaboradas por quem apresenta, pois assim não há risco de surpresas desagradáveis, como desconhecer a informação trazida no *slide*
- Não começar a apresentação com *slides* ou transparências, uma vez que o momento inicial da aula é de encontro entre o profissional e o seu público. Reservar alguns minutos para uma fala introdutória e fazê-la sem o recurso de *slides*. Essa é a oportunidade de estabelecer o chamado contrato de trabalho e as combinações da aula
- Não se desculpar por utilizar *slides* ou transparências antigos, bem como por erros, pois isso deveria ter sido modificado previamente à apresentação
- Não ler os *slides* utilizados. Eles servem apenas de guia para o profissional organizar sua lógica de apresentação
- Reservar alguns minutos para uma fala de fechamento
- Não terminar uma apresentação com *slides* ou transparências, pois o momento final é a oportunidade de o profissional resgatar a mensagem mais importante do dia e revisar brevemente os conteúdos abordados
- Apesar do avanço dos recursos tecnológicos, o quadro branco e o quadro negro ainda são ótimos aliados, e, ao utilizá-los, deve-se observar o seguinte:
  - Iniciar a aula com o quadro limpo e limpá-lo ao terminar
  - Evitar falar e escrever no quadro ao mesmo tempo. Ao falar, deve-se olhar para os alunos, e não para o quadro
  - Olhar o quadro e mover-se ao longo dele quando escrever, pois isso ajudará a escrever horizontalmente
  - Sair da frente após escrever ou desenhar, permitindo aos alunos visualizarem o quadro
  - Informações concisas no formato de um "esqueleto" são melhores do que escritas longas
  - Sublinhar ideias, conceitos, palavras importantes ou não usuais para dar ênfase visual
  - Sempre dar aos alunos o tempo necessário para copiar a informação colocada no quadro
  - Usar cores com discrição: amarelo e branco no quadro negro; preto e azul-escuro no quadro branco. Evitar usar vermelho, azul-escuro e verde no quadro negro; e vermelho e laranja no quadro branco
- Vídeos e filmes são recursos interessantes isoladamente ou associados a outros recursos metodológicos, desde que se esteja familiarizado com eles e que não haja nenhuma restrição ao seu uso. Veja as diferentes formas no Quadro 71.5
- Evitar usar, nas apresentações, filmes em outra língua sem tradução, pois isso dificulta, em muitos casos, a compreensão do público

Quadro 71.5 | Formas de se usar vídeos ou filmes

- Material introdutório para motivar ou dar uma visão geral sobre o tema aos alunos
- Fonte maior de informação sobre novas ideias, técnicas e procedimentos
- Meio de mostrar técnicas passo a passo
- Estímulo para discussão, por meio de fragmentos de filmes ou vídeos, buscando desencadear nos alunos resposta e a discussão sobre o tema por meio do material apresentado
- Meio de distribuição de imagens para uma sala separada ou para locais remotos
- Meio de armazenar informações para uso posterior em ensino ou pesquisa
- Meio de ampliação, sendo uma ferramenta útil para demonstrar a ação ou exibir imagens de uma apresentação

REFERÊNCIAS

1. Brasil. Ministério da Educação. Parâmetros curriculares nacionais: ciências naturais. Brasília: Secretaria de Educação Fundamental; 1998.

2. Mitre SM, Siqueira-Batista R, Girardi-de-Mendonça JM, Morais-Pinto NM, Meirelles CAB, Pinto-Porto C, et al. Metodologias ativas de ensino-aprendizagem na formação profissional em saúde: debates atuais. Ciênc Saúde Coletiva. 2008;13(suppl. 2):2133-44.

3. Schuelter G. Capacitação de professores em educação ambiental: uma proposta utilizando a internet [dissertação]. Florianópolis: UFSC; 2001.

4. Vidal FLKV, Rezende Filho LA. Utilização de recursos audiovisuais (RAVs) na educação em ciências: uma análise dos trabalhos publicados nos I, II e III EREBIO (SE) E I ENEBIO. In: Atas do VII Encontro Nacional de Pesquisa em Educação em Ciências (ENPEC). Florianópolis: ABRAPEC; 2009.

5. Córdova ST, Peres JA. Utilização de recursos áudio visuais na docência da medicina veterinária. Rev Eletrônica Lato Sensu. 2008;3(1):1-12.

6. Mathias L, Torres M, Mathias R. Recursos audiovisuais. In: Marcondes E, Gonçalves E. Educação médica. São Paulo: Sarvier; 1998.

7. Brasil. Ministério da Educação. Parâmetros curriculares nacionais. Brasília: MEC; 1998.

8. Dantas LMV, Oliveira AA. Como elaborar um pôster acadêmico: material didático de apoio à vídeo-dica pôster acadêmico. Cachoeira: UFRB, 2015

9. Associação Brasileira de Normas Técnicas. NBR 15437. Informação e documentação: pôsteres técnicos e científicos: apresentação. Rio de Janeiro: ABNT; 2006.

10. Purrington CB. Designing conference posters [Internet]. Swarthmore: Collin Purrington; c2017 [capturado em 28 out. 2017]. Disponível em: https://colinpurrington.com/tips/poster-design.

SEÇÃO VII ▸ CAPÍTULO 72

Rastreamento de doenças

Armando Henrique Norman
Charles Dalcanale Tesser

Aspectos-chave

▶ Define-se rastreamento como a aplicação de testes em pessoas assintomáticas (em uma população definida) com o objetivo de selecionar indivíduos para intervenções cujo benefício potencial seja maior do que o dano potencial. Assim, pretende-se reduzir a morbimortalidade atribuída à condição a ser rastreada.

▶ O rastreamento é uma intervenção que oferece risco potencial à saúde das pessoas sem o respectivo benefício. Por isso, os requerimentos e os critérios para a implementação de programas de rastreamento são rigorosos e devem ser fundamentados em evidências científicas atualizadas e de alta qualidade.

▶ A avaliação de procedimentos de rastreamento é técnica e eticamente difícil, pois envolve vieses e fenômenos complexos, como: viés de seleção, viés de tempo de antecipação, viés de tempo de duração e viés de sobrediagnóstico. Alguns desses vieses podem ser atenuados por meio de ensaios controlados e aleatorizados de alta qualidade ou pela metanálise desses estudos.

▶ O viés de sobrediagnóstico (e o seu consequente sobretratamento) constitui-se em um dos principais problemas de saúde pública atribuído aos programas de rastreamento que não é eliminado por meio dos ensaios clínicos aleatorizados.

▶ A atenção primária à saúde (APS) tem papel fundamental na construção de programas organizados de rastreamento, pois pode potencializar o seguimento das pessoas convidadas a participar do programa de forma longitudinal. Contudo, deve-se ter em mente que o rastreamento não é e nem deve ser a prioridade na organização dos cuidados oferecidos pelos médicos de família e comunidade na APS.

Prevenção de doenças, promoção da saúde e rastreamento

O conceito de prevenção está ancorado em uma estrutura temporal linear que visa a impedir acontecimentos futuros indesejáveis. Em sentido estrito, significa evitar o desenvolvimento de um estado patológico, e em sentido amplo, inclui todas as medidas que limitam a progressão desse estado. Os conceitos em prevenção que merecem ser conhecidos pelos profissionais da APS para o manejo adequado das tecnologias e demandas do rastreamento são os seguintes:

- Níveis de prevenção de Leavell e Clark: prevenção primária, prevenção secundária e prevenção terciária.[1]
- Prevenção quaternária (P4) que complementa os três níveis clássicos de prevenção, mas que deve permear todos os anteriores.[2]
- Prevenções redutiva e aditiva.[3]
- Estratégia preventiva de alto risco e abordagem populacional.[3,4]

Níveis de prevenção de Leavell e Clark

Prevenção primária: medidas que atuam antes do adoecimento e impedem a ocorrência de doenças. Inclui a promoção da saúde, a proteção inespecífica (nutrição, água potável, saneamento) e a proteção específica dirigida a uma determinada doença, por exemplo, imunização.

Prevenção secundária: tem por objetivo detectar o adoecimento precocemente para tratá-lo com mais efetividade, maior brevidade, menor sofrimento e menores danos. Os protótipos da prevenção secundária são os rastreamentos e o diagnóstico (ou detecção) precoce. Este último visa a fomentar a conscientização e a percepção precoce dos sinais de problemas de saúde entre usuários e profissionais. Seu pressuposto é de que a detecção de doenças em fase inicial oferece maiores chances de cura, sobrevida e/ou qualidade de vida para o indivíduo.[5] Atualmente, todavia, tem-se preferido cada vez mais falar em "diagnóstico oportuno", em vez de detecção precoce, porque a diagnose precoce nem sempre é vantajosa para o paciente. "Diagnóstico oportuno" implica uma abordagem mais centrada na pessoa, no seu cuidado ao longo do tempo, visando a benefícios e evitando danos.[6]

O processo de diagnóstico é uma ponderação de muitos fatores diferentes, variando entre pacientes e dependendo das suas singularidades. Em geral, o diagnóstico não é um evento único, mas um processo em evolução, que deve viabilizar a diagnose no momento certo para o paciente, em particular em circunstâncias específicas e, portanto, bem diferente do significado de diagnóstico "precoce" em geral e no sentido cronológico. Os dois termos comumente são utilizados na literatura científica e institucional de forma intercambiável, desconsiderando seus diferentes significados e igualando os termos com o diagnóstico precoce.

Muitas diretrizes institucionais governamentais apresentam os benefícios do diagnóstico precoce como certos e axiomáticos, embora várias pesquisas venham revelando os possíveis danos associados ao "diagnóstico precoce" e a novas categorias diagnósticas de "pré-doença", como o sobrediagnóstico.[7] Por exemplo, no caso da demência, destaca-se a falta de evidências dos benefícios do diagnóstico precoce, os perigos do sobrediagnóstico e críticas a diretrizes institucionais que induzem os profissionais da APS à detecção precoce.[6]

Prevenção terciária: reabilitação em casos de doença ou lesão já estabelecida. Por exemplo, reabilitar um paciente com sequelas de acidente vascular cerebral (AVC). A prevenção terciária se confunde, necessariamente, com o próprio cuidado clínico aos já adoecidos.

Os níveis de prevenção de Leavell e Clark foram pensados unicamente a partir do saber médico clínico-epidemiológico, orientado pelo modelo da história natural das doenças. Hoje, existem pelo menos duas situações comuns que questionam o conceito de história natural das doenças: (a) os incidentalomas – diagnósticos derivados dos achados casuais, sobretudo em exames de imagem de alta resolução, que em aproximadamente 80% dos casos não têm consequências clínicas;[8] e (b) os sobrediagnósticos – diagnósticos corretos de doenças (inclusive cânceres) que não teriam repercussão na vida da pessoa, mas que geram tratamentos, devido à impossibilidade de distinção entre casos que evoluiriam para uma doença clinicamente manifesta e aqueles que permaneceriam em estado de "latência".[9] Tais exemplos, cada vez mais comuns, são potenciais geradores de danos iatrogênicos significativos e de medicalização excessiva, devido às suas múltiplas cascatas de intervenções.

Prevenção quaternária

A P4 é a ação que pretende evitar os danos potenciais e a medicalização excessiva decorrentes do intervencionismo biomédico, protegendo os pacientes de danos iatrogênicos e oferecendo alternativas eticamente aceitáveis a esses pacientes.[10] A P4 surgiu no final do século XX na APS europeia e incide sobre a atividade clínica e sanitária, incluindo os outros níveis de prevenção.[2] Originalmente, a P4 tinha seu foco na proteção das pessoas que se sentiam mal, mas não apresentavam uma doença propriamente dita (*the worried well*). No entanto, como os níveis I e II de prevenção (de Leavell e Clark) atuam sobre indivíduos previamente sadios (assintomáticos), em que o sobrediagnóstico conduz rotineiramente ao sobretratamento (puro dano), a P4 passou a ser necessária nos demais níveis de prevenção. A P4 altera a configuração meramente cronológica da prevenção, centrada antes só no saber clínico-epidemiológico, para uma lógica composta centrada na relação médico-paciente, em que são consideradas simultaneamente a visão do profissional e do usuário.[11] Ela diz respeito à necessária autocontenção criteriosa da ação profissional e institucional cujo potencial de danos é sabidamente grande.[12] Um exemplo de ação de P4, tanto pelos profissionais como pelas instituições de saúde, seria o desencorajamento do rastreamento do câncer de próstata na população masculina geral por meio da dosagem de antígeno prostático específico (PSA) e/ou toque retal.[13]

Prevenções redutiva e aditiva

A prevenção redutiva é a ação que diminui riscos e exposições decorrentes dos modos de vida modernos, urbanos e industrializados, coletivos e/ou individuais.[3] Ela é operacionalizada por meio de medidas individuais e coletivas de proteção e redução desses riscos, ao propor intervenções que buscam o restabelecimento das condições e modos de vida considerados "normais", salutogênicos, sustentáveis e ecológicos.

Portanto, trata-se de reduzir a exposição aos produtos químicos e tóxicos na alimentação, reduzir o multiprocessamento dos alimentos, reduzir o sedentarismo da vida urbana, reduzir os riscos e a contaminação química tóxica ambiental e ocupacional, diminuir a privação e a iniquidade socioeconômica (hoje, um risco para a saúde); reduzir o estresse, a privação do sono, o cansaço excessivo, etc. Exemplos de prevenção redutiva: estimular a mobilidade sustentável que implique atividade física rotineira, uma alimentação diversificada sem agrotóxicos e com o mínimo de produtos multiprocessados, reduzir o excesso de bebidas alcoólicas, o tabagismo, a obesidade, etc. Tais intervenções são coerentes com as teorias científicas e as evidências disponíveis, além de convergirem com a maioria das tradições culturais e populares "leigas". A prevenção redutiva é operacionalizada por meio de intervenções de várias naturezas, individuais e populacionais, sociais, legais, institucionais, etc., cujo núcleo conceitual comum é o de restabelecer uma economia-ecologia saudável dos modos de viver das pessoas e coletividades. Por essas características, esse tipo de medida pode ser considerado seguro, com potencial de dano nulo ou mínimo e com amplos benefícios.

A preventiva aditiva consiste na introdução de um fator ou produto biotecnológico (físico ou químico) produzido artificialmente e aplicado nas pessoas ou no ambiente, que tem por objetivo conferir proteção de algum evento mórbido futuro.[3] Exemplos: vacinas, rastreamentos, tratamentos preventivos farmacológicos de fatores de risco (p. ex., reduzir o colesterol com a prescrição de estatinas). É fácil entender que por seu caráter invasivo e artificial, esse tipo de ação preventiva pode gerar danos significativos para as pessoas e o ambiente. Nesse caso, são exigidas provas científicas contundentes, idôneas e de boa qualidade de sua eficácia, efetividade e, principalmente, de sua segurança, de modo que os danos sejam nulos ou mínimos.[14]

Estratégia preventiva de alto risco e abordagem populacional

Geoffrey Rose[3,4] refere-se a duas estratégias preventivas na saúde pública: uma que se dirige a um grupo restrito e selecionado de pessoas com alto risco de algum adoecimento, denominada estratégia de alto risco; e outra que se dirige ao conjunto da população, sem distinguir entre grupos estratificados de risco, chamada abordagem populacional.

Na estratégia de alto risco, há necessidade de se identificar e convidar as pessoas pertencentes ao grupo de alto risco para intervenções preventivas, não incluindo o restante da população considerada "normal". Essa estratégia tende a ser mais custo-efetiva, pois os recursos são alocados apenas para aqueles que mais necessitam. Além disso, pessoas de maior risco costumam ser facilmente convencidas a adotarem as medidas preventivas. Entretanto, a estratégia de alto risco tende a medicalizar as pessoas ao converter assintomáticos em doentes que necessitam de cuidados vitalícios em saúde (como é o caso dos pacientes hipertensos). Esse processo é facilmente absorvido pela rotina dos serviços médicos, que apenas ganham mais pessoas para tratar (ou mais condições/riscos nas mesmas pessoas), como se elas fossem (mais) doentes. Rose[3] mostrou que a estratégia de alto risco tem cinco grandes inconvenientes, apesar de ser cada vez mais praticada (Quadro 72.1).

A estratégia de abordagem populacional visa a reduzir o risco de adoecimento em toda a população. Ela é muito adequada e

Quadro 72.1 | Pontos fracos da estratégia de alto risco de acordo com Geoffrey Rose

1. **A prevenção torna-se medicalização** com custos institucionais, sociais e psicológicos decorrentes das intervenções: transformação da subjetividade e do comportamento das pessoas, que passam a se considerar doentes
2. **É comportamentalmente inadequada,** pois demanda das pessoas de alto risco comportamentos muito distintos de seu entorno social, por vezes inviáveis ou muito difíceis, devido às condições socioeconômicas e culturais das populações
3. **Tem problemas de custo,** pois requer a identificação e o tratamento dos indivíduos de alto risco. Esse processo envolve, por vezes, rastreamentos (que costumam ser caros) e o tratamento individual, que comumente envolve o uso de medicação e a monitorização das pessoas por meio de exames vitalícios. Além do mais, por não impactar os determinantes sociais dos adoecimentos, essa estratégia preventiva tem de ser mantida geração após geração, consumindo enormes quantidades de recursos em saúde
4. **Tem baixo impacto na saúde-doença da população e na morbimortalidade coletiva,** pois um grande número de pessoas de baixo a moderado risco gera muito mais eventos de doença e morte do que um pequeno número de pessoas de alto risco que recebe a intervenção.
5. **Tem alto potencial de dano iatrogênico,** pela necessidade de repetidos procedimentos de rastreamento, monitorização e tratamento dos riscos, comumente com ações preventivas aditivas

Fonte: Adaptado de Rose.[3]

Quadro 72.2 | Tipos e estratégias de prevenção relacionados ao tabagismo e câncer de pulmão

	Prevenção redutiva	Prevenção aditiva
Estratégia de alto risco	▶ Convidar fumantes a pararem de fumar e oferecer aconselhamento e grupos de apoio aos que desejam parar	▶ Tratar fumantes com nicotina e/ou psicofármacos para reduzir a vontade de fumar e auxiliar na abstenção
Abordagem populacional	▶ Sobretaxar tabaco (para que fique menos acessível) ▶ Proibir a população de fumar em locais públicos e fechados ▶ Proibir a propaganda de cigarro em todas as mídias ▶ Educar, a partir das escolas, sobre os prejuízos do tabaco e sobre o mau hábito em fumar	

potente quando o risco é distribuído universalmente, pois uma pequena redução de risco gera grande impacto, tanto para a morbimortalidade coletiva como para o grupo de alto risco, pois o formato mais comum da curva de distribuição do risco entre os indivíduos é em forma de sino (dito de "normalidade").

Essa abordagem compreende uma fase inicial de introdução da medida preventiva que precisa envolver a sociedade ou a população como um todo e, por vezes, suas estruturas políticas, econômicas e valores culturais. Alguns exemplos são: introduzir uma lei ou norma sanitária, tal como proibir o fumo em locais fechados e públicos, aumentar os impostos sobre o tabaco, tornar o uso do cinto de segurança obrigatório, instituir lei seca no trânsito, proibir agrotóxicos e transgênicos, incentivar o cultivo e a disseminação de alimentos orgânicos, etc. Após serem incorporadas na sociedade e na cultura, essas ações preventivas de alcance populacional tornam-se sustentáveis. Um exemplo notável a ser citado foi a redução sustentável do colesterol sérico e seu impacto na mortalidade cardiovascular da população da Finlândia por meio de medidas educativas (nas escolas e nas aulas de culinária para a comunidade), de fomento à agricultura (subsídios), além de outras medidas governamentais que impactaram o modo de vida de toda a população finlandesa.[15] Outros exemplos clássicos são o tratamento da água potável e do esgoto.

Uma determinada ação preventiva pode ser, portanto: (a) redutiva ou aditiva, (b) primária, secundária, terciária ou quaternária; e (c) implementada como estratégia de alto risco ou abordagem populacional. Para um problema específico, podem ser combinados tipos e estratégias diferentes de ações preventivas, como, por exemplo, no problema do tabagismo associado aos cânceres (principalmente o de pulmão) e nas doenças cardiovasculares (Quadro 72.2).

Os rastreamentos podem ser classificados como ações preventivas de acordo com o que foi apresentado na discussão anterior. Apesar do alcance populacional, o rastreamento mimetiza uma estratégia de alto risco. Ele seleciona um grupo populacional de maior risco para receber uma intervenção individualizada (p. ex., mulheres de 25 a 64 anos, para fazer o exame de Papanicolau). O rastreamento tanto pode gerar uma ação preventiva aditiva como uma ação preventiva redutiva. Um exemplo de ação preventiva aditiva seria o uso de sinvastatina nas pessoas rastreadas com risco cardiovascular maior ou igual a 20%; um exemplo de ação preventiva redutiva seria o rastreamento de tabagismo seguido de aconselhamento para parar de fumar sem intervenção farmacológica. Como, na maioria das vezes, os rastreamentos (prevenção secundária) envolvem a introdução de uma medicação ou uma intervenção biomédica, a tendência é de que envolvam prevenção aditiva. Além disso, como o próprio ato de rastrear é uma intervenção alheia à vida individual e coletiva manejada pelo profissional e/ou pelo sistema de saúde, ele, em geral, é considerado prevenção aditiva.

Nesse panorama, o rastreamento é uma atividade de seleção e diagnose em assintomáticos, em meio a um amplo espectro de atividades de cuidado, de promoção e de melhoria da saúde, muitas delas de alto poder de impacto sobre a produção da saúde e a prevenção de doenças. Apesar do relativo pouco impacto epidemiológico da atenção à saúde individual em situações de precariedade e desigualdade sociossanitária, tem-se considerado que os valores de igualdade, democracia, justiça e solidariedade geram o direito universal ao cuidado clínico e profissional nos adoecimentos como direito de cidadania. Isso envolve a maior parte do tempo de trabalho dos médicos de família e comunidade. Por esses motivos, deve-se ter em mente que o rastreamento não é nem deve ser a prioridade na organização dos cuidados profissionais dos médicos de família e comunidade na APS. Ele é um dos seus componentes, porém não prioritário, devido à sua alta complexidade, à dificuldade de avaliação, aos vieses envolvidos e ao rigor ético inerente ao caráter de intervenção potencialmente danosa em pessoas sadias.

Caso clínico

Dona Dirce, 56 anos, vem à consulta solicitar um *check-up*. Quer fazer mamografia porque há 1 ano fez a última. Quer também uma ultrassonografia transvaginal (USTV), pois quando tinha convênio, a ginecologista pedia de rotina os dois exames. Dona Dirce nega antecedentes familiares de câncer.

O médico de família e comunidade a orienta que a mamografia, de acordo com o protocolo do Instituto Nacional do Câncer (INCA) e do Ministério da Saúde (MS), é recomendada para ser realizada a cada 2 anos e que não há necessidade de repeti-la esse ano. Em relação à ultrassonografia (US), o médico não tem tanta certeza e resolve ler o *Current*,[16] que está disponível. Lê a seguinte informação em relação ao prognóstico da doença: "Infelizmente, em torno dee 75% das mulheres com câncer de ovário são diagnosticadas em um estádio avançado da doença em que há metástase regional ou distante estabelecida. A sobrevida em 5 anos é de aproximadamente 17% para os casos com metástase à distância, 36%, nos casos de doença localmente disseminada, e 89%, se estiver em um estádio precoce". Com essa informação, solicita-se ou não a USTV?

Essa questão e outras que envolvem situações semelhantes serão respondidas no decorrer deste capítulo.

O que é rastreamento?

Na língua portuguesa, rastreamento deriva do verbo rastrear, que significa "seguir o rastro ou a pista de algo" ou "investigar, pesquisar sinais ou vestígios". O termo em português não tem o mesmo significado do original em inglês, *screening*. A palavra *screening* tem sua raiz no verbo *sift*, como da palavra *sieve*, que vem de *zeef,* uma antiga palavra holandesa que significa "peneira".[17] Isso é importante, porque o rastreamento é aplicado a pessoas saudáveis e assintomáticas, ou seja, sem pistas ou rastros.

Por definição, rastreamento é a aplicação de testes ou procedimentos diagnósticos em *pessoas assintomáticas* com o propósito de dividi-las em dois grupos: aquelas sem a condição e aquelas com a condição a ser rastreada e que podem vir a ser beneficiadas pela intervenção antecipada.[18] Como se pode notar, o mais correto seria chamar esse procedimento de *selecionamento*. Isso é relevante, pois a ideia de rastreamento confere muito poder a esse procedimento, bem como esconde as incertezas inerentes ao processo de "peneiramento". A peneira possui tramas que deixam escapar parte daquilo que se gostaria de encontrar e inclui muita coisa que não se deseja. É muito semelhante à ideia dos garimpeiros que se esforçam para encontrar uma pepita no meio dos cascalhos.

O que esse processo seletivo tem de especial?

Como as pessoas convidadas a participar de um procedimento ou de um programa de rastreamento se encontram ou se percebem como saudáveis, elas têm uma confiança no futuro e uma relação com a própria saúde diferentes das pessoas que procuram um médico, já que essas últimas têm alguma queixa ou sofrem de alguma dor ou adoecimento. Se a proposta é intervir em pessoas saudáveis, deve-se ter o máximo de certeza de que a intervenção produzirá mais benefícios do que malefícios. Os requerimentos éticos envolvidos nos processos de rastreamento são de outra magnitude, qualitativamente diferentes e mais rigorosos do que os requisitos éticos envolvidos nas intervenções imersas em relações de cuidado por um adoecimento sentido ou clinicamente estabelecido.[14]

No caso de pessoas sintomáticas, os riscos da intervenção são mais facilmente contrabalançados pelo potencial de benefício da intervenção. O médico faz o possível para tratar a pessoa, mas a situação pode estar além da capacidade da medicina de salvar sua vida, curá-la ou mesmo tratá-la de algum modo. Ou ainda ser tal que a intervenção terapêutica implique dano previsível ou imprevisível, em função das limitações tecnológicas da medicina naquele contexto. Assim, um grau de dano (iatrogenia) razoável é aceito na situação clínica do adoecimento, em função da expectativa de benefício para a pessoa que já se encontra doente ou sofrendo, dano esse a ser sempre minimizado.* No entanto, o rastreamento, por ser uma intervenção "no escuro", proposta e realizada em pessoas em princípio sadias, pode causar danos sem o potencial benefício.[19] Veja a situação representada na Tabela 72.1: espera-se que cada pessoa rastreada esteja no grupo A, mas também se aceita que possa estar, ao final do rastreamento, no grupo B ou C. Entretanto, o rastreamento oferece a possibilidade e a realidade do grupo D, em que existem danos ou efeitos colaterais sem a possibilidade de benefício.

Voltando ao caso da Dona Dirce: suponha-se que o médico decidiu fazer a USTV e que essa revelou imagem suspeita. O próximo passo é realizar uma biópsia, que, no caso do ovário, necessita de um procedimento invasivo – a laparoscopia. Imagine-se que, no procedimento, a Dona Dirce tenha tido uma complicação e morreu (perfuração de alça intestinal, sepse devido à infecção hospitalar, problemas na anestesia). O laudo do anatomopatológico do ovário resultou benigno, mas indicava um processo inflamatório inespecífico qualquer do ovário. Tem-se que, nesse caso, o procedimento gerou mais mal do que bem; mais do que isso: a Dona Dirce não tinha o potencial de benefício para a intervenção.

Devido a essa diferença de situação entre o rastreamento e o cuidado ao adoecimento, a exigência ética e técnica de benefício (em função de possíveis malefícios) e de segurança da intervenção médica é diferente nos dois casos, sendo mais rigorosa no rastreamento. Nele, há de se ter mais garantia e segurança na relação benefício-dano das intervenções.[14] Essa segurança é fornecida por evidências científicas idôneas, de boa qualidade e atualizadas, comumente encontradas na área chamada medicina baseada em evidências (MBE), que deve ser levada em conta de forma enfática e decisiva.[9]

Em termos de estudos que medem riscos e benefícios da intervenção, os experimentos clínicos chamados ensaios clínicos aleatorizados/randomizados (ECAs/ECRs) são considerados como o padrão-ouro para responder à questão: rastrear a condição "X" traz benefícios ou não, em comparação a não se fazer coisa alguma? Além disso, o rastreamento produz danos? Se sim, quais? Quantos? Se o procedimento não passou pelo tes-

Tabela 72.1 | **Dano sem o potencial benefício**

		Doença	
		Presente	Ausente
Efeito adverso	Não ocorre	A	B
	Ocorre	C	D

Fonte: Gray.[19]

---

* Ver Caps. 31, Prevenção quaternária, e 32, Prevenção do sobrediagnóstico.

te dos ECAs, ele não está qualificado com segurança ou prova suficiente para se indicar uma prática de rastreamento.[18] Mesmo quando se têm estudos de alta qualidade, a sua aplicação, na prática, envolve processos decisórios complexos, que nem sempre estão claros para os profissionais de saúde. Por exemplo, a mamografia como procedimento-padrão do rastreamento do câncer de mama vem sendo questionada devido à existência de danos potenciais significativos.[9] No entanto, a maioria das diretrizes continua a recomendar o rastreamento do câncer de mama. Há que se lembrar que o rastreamento ocorre em indivíduos assintomáticos e que na falta de evidências de alta qualidade, ou mesmo na existência de contradições entre as evidências, deve prevalecer o princípio da não maleficência. Ou seja, na dúvida e por segurança das pessoas, não se deve rastrear.[14]

Existem disputas dentro da comunidade científica e nem sempre são fáceis de serem estabelecidos os chamados pontos de corte para uma intervenção dentro de um contínuo de risco e severidade a que as pessoas estão sujeitas.[20] Para profissionais como os médicos de família e comunidade, que têm um olhar na saúde pública, cujo "doente" ou "usuário" é toda a população sob seus cuidados, há interesse em saber sobre os danos e benefícios globais, e não apenas se existe uma chance teórica de algumas pessoas serem beneficiadas. O que deve balizar essa decisão não é só o benefício potencial da intervenção, mas também seus danos potenciais. A finalidade de se introduzir um programa de rastreamento não se fundamenta só na ideia da detecção precoce da doença. Os critérios para se rastrear uma patologia estão resumidos no Quadro 72.3. Antes de se lançar mão de uma intervenção, deve-se refletir se ela cumpre esses critérios.

O poder dos exames de imagem

A Figura 72.1 representa o que aconteceu com o poder ou o olhar do profissional ao longo do tempo. Antigamente, o médico percebia apenas a situação A, ou seja, a pessoa sintomática – por exemplo, uma massa palpável no abdome. Com o transcorrer do tempo, vieram as radiografias e a US, e passou-se a encontrar lesões cada vez menores, situação B (4 casos). Atualmente, a medicina diagnóstica está detectando tumores cada vez menores com as tomografias computadorizadas e as ressonâncias magnéticas, situação C (10 casos). Como se vê a seguir, a situação A tem sido equiparada às situações B e C, o que conduz a erros sistemáticos. Welch[21] tem denominado esses achados de pseudodoenças. As situações B e C são cada vez mais comuns na prática dos médicos devido à disponibilidade dessas tecnologias de imagem e testes.[8]

Quadro 72.3 | Critérios para a introdução de um programa de rastreamento

▶ Características da doença
- Impacto significativo na saúde pública
- Período assintomático durante o qual a detecção é possível
- Melhora nos desfechos pelo tratamento durante o período assintomático

▶ Características do teste
- Sensibilidade suficiente para detectar a doença no período assintomático
- Especificidade suficiente para minimizar os resultados falso-positivos
- Aceitável para as pessoas

▶ Características da população rastreada
- Prevalência suficientemente alta da doença que justifique o rastreamento
- Cuidado médico acessível
- Pessoas dispostas a aderir à sequência de investigação e tratamento

Fonte: Gates.[18]

Um exemplo típico é a US de abdome total, quando é solicitada sem critério clínico algum, por sintomas inespecíficos do abdome, com a finalidade de "só tranquilizar". Muitas vezes, é encontrada alguma imagem suspeita, o que gera uma cascata de exames e intervenções.[22] Sem tais tecnologias, esses cânceres, tumores, desvios ou flutuações bioquímicas não existiriam. Alguns pesquisadores estão utilizando o termo *reservatório* para transmitir a noção de que há mais cânceres ou disfunções do que os que afloram à superfície. Por isso, quanto mais se procura, mais se encontra, produzindo os chamados incidentalomas.[8]

Essa situação tem gerado o "paradoxo da popularidade", devido à existência de pseudodoenças. Na maioria dos programas de rastreamento, algumas pessoas recebem tratamento "desnecessariamente", dada a natureza precoce da intervenção. Ou seja, recebem tratamento para patologias que nunca se desenvolveriam para a fase clínica se deixadas sem tratamento (*overdiagnosis* e *overtreatment*).[23] Por exemplo, sabe-se que 40 pessoas necessitam ser tratadas para se prevenir um evento para além daquele esperado na população em questão, porém não é possível afirmar quem é esse 1 e quem são os 39. Na verdade, qualquer uma das 40 pessoas poderia obter maior benefício da intervenção, entretanto, a maioria tende a acreditar que ela foi a escolhida. Isso é o que dá sentido às intervenções sofridas pelas pessoas que são submetidas ao rastreamento. Esse fenômeno é

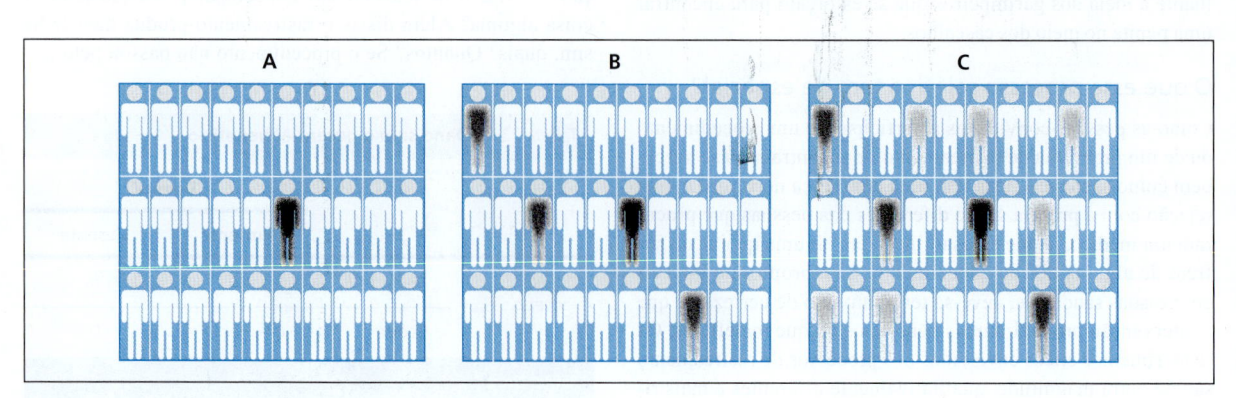

▲ **Figura 72.1**
O poder dos exames de imagem.
Fonte: Adaptada de Welch.[21]

denominado paradoxo da popularidade: quanto maior o sobrediagnóstico e o sobretratamento, mais as pessoas acreditam que devem sua saúde ou mesmo suas vidas ao programa de rastreamento.[17]

Sobrevida em 5 anos: um número enganador

No caso da Dona Dirce, observe que a informação contida no *Current*[16] pode induzir o profissional de saúde a considerar que a intervenção vale a pena e que o diagnóstico precoce é melhor, já que a sobrevida em 5 anos chega a 89% nos tumores diagnosticados em seus estádios iniciais.

A proposta última do rastreamento é reduzir a morbidade e mortalidade atribuída à condição a ser rastreada. Existem várias formas de se documentar esse impacto, e os estudos que apresentam seus resultados em "sobrevida em X anos" estão sujeitos a alguns vieses. Assim, é importante conhecer alguns dos vieses associados aos rastreamentos: viés de tempo de antecipação, viés de tempo de duração, viés de sobrediagnóstico e viés de seleção.

Viés de tempo de antecipação

Nesse tipo de viés, o profissional de saúde é iludido pela percepção temporal de que a pessoa que tem seu diagnóstico precoce vive mais. Desse modo, o diagnóstico precoce sempre aparentará que melhorou a sobrevida, mesmo quando a terapia é inútil.[18] Veja, na Figura 72.2, como, independentemente da terapia, só o fato de a pessoa ser diagnosticada precocemente cria a ilusão de que a pessoa A viveu mais anos do que a pessoa B, que teve seu diagnóstico feito na fase clínica usual. Nesse exemplo, a pessoa A viveu 6,5 anos após o momento do diagnóstico, inclusive com a impressão de que o rastreio trouxe uma "garantia de sobrevida" de 100% de 3 anos, e a pessoa B viveu "apenas" 3,5 anos a partir do momento do diagnóstico. No caso da Dona Dirce, veja que a informação oferecida pelo *Current*[16] conduz o leitor a esse tipo de viés, quando ancora o prognóstico em dados de sobrevida em 5 anos após o diagnóstico.

Viés de tempo de duração

Esse viés alerta sobre as artificialidades criadas com o conceito e a ideia da existência de uma "história natural das doenças". O conceito de história natural tende a produzir um sentido de homogeneidade na gênese e na evolução das doenças. No entanto, a natureza nada conhece das padronizações da biomedicina. O viés de tempo de duração apresenta o conceito de heterogeneidade no processo de desenvolvimento das doenças. Assim,

existem doenças que são mais agressivas (evoluem rapidamente) e de pior prognóstico que outras; situação essa que ocorre entre pessoas ou grupos de pessoas. Desse modo, os programas de rastreamento tendem a selecionar casos menos agressivos e de melhor prognóstico. Entretanto, não se pode comparar o grupo dos casos detectados pelo rastreamento com o grupo de apresentação clínica. A *coorte* rastreada sempre apresentará melhores resultados quando comparados aos achados clínicos. Essa é a razão de a definição de caso ser tão importante: os casos detectáveis pelo rastreamento não podem ser diretamente comparados com os casos detectáveis clinicamente (ver Figura 72.3).

Viés de sobrediagnóstico

As evidências desencorajam o rastreamento do câncer de próstata tanto por meio do PSA e/ou toque retal, entretanto é corriqueiro que muitos médicos ainda o realizem.[13] Raffle e Gray[17] propõem um excelente exercício para que se compreenda esse viés de sobrediagnóstico. Como exemplo prático, foi escolhido o rastreamento de câncer de próstata para ilustrar o que aconteceu a essa doença após a introdução do PSA como teste para rastreamento. O exercício compara o cenário pré e pós-introdução do programa de rastreamento.

A Figura 72.4A ilustra a situação hipotética do câncer de próstata anterior à introdução do PSA como teste de rastreamento. Trata-se de uma população de 100 mil habitantes, em que a incidência da doença é de cinco casos por 100 mil. Desses casos, três são passíveis de tratamento e cura/controle, e dois são fatais. Existem também três outros casos que apresentam alterações patológicas, mas que não se desenvolvem em doença clinicamente manifesta. Tratam-se de processos patológicos de progressão lenta, ou que são controlados pelo sistema imune, ou mesmo que constituem estádios finais de transformações citopatológicas. Esses casos são denominados inconsequentes.

O perfil epidemiológico pode ser resumido como:

- População: 100.000
- Casos de câncer de próstata: 5
- Mortes devido ao câncer de próstata: 2
- Incidência do câncer de próstata: 5/100.000
- Taxa de mortalidade da doença: 2/100.000
- Taxa de sobrevida de 3 em 5 casos = 60%

A Figura 72.4B representa a mesma população, porém com a introdução de um programa de rastreamento para câncer de próstata. Observe-se como o rastreamento em dois momentos (p. ex., a cada ano) produz um aumento no número de casos, já que detecta os casos inconsequentes. Nesse exemplo, observe o

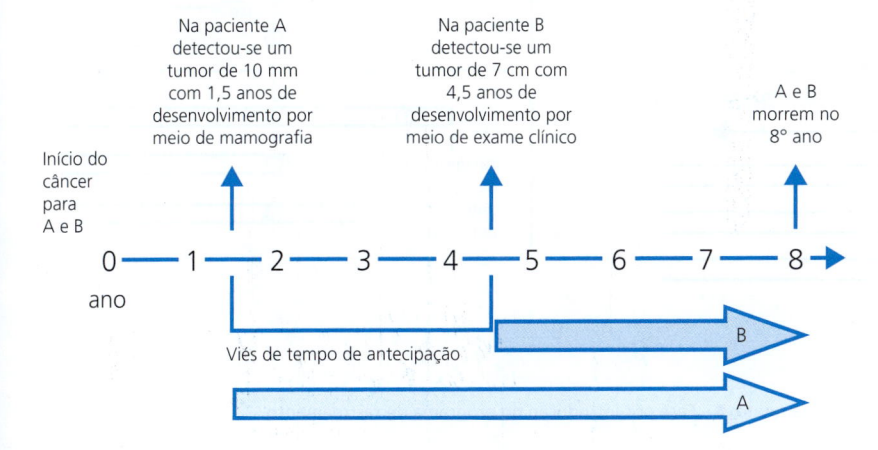

Figura 72.2
Viés de tempo de antecipação.
Fonte: Adaptada de Rosser e Shafir.[24]

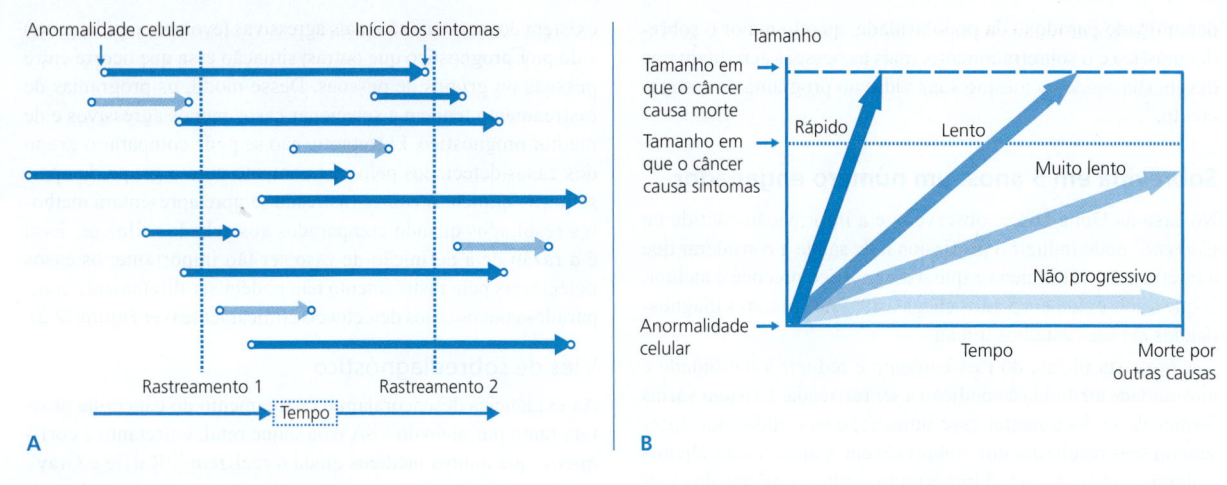

▲ **Figura 72.3**
A – Viés de tempo de duração; **B** – comportamento heterogêneo das doenças.
Fonte: Adaptada de Welch.[21]

que acontece com a estatística da doença. Os casos graves com períodos assintomáticos curtos não são detectados pelo rastreamento. Esses dois casos são diagnosticados clinicamente entre os intervalos do rastreamento. Dois dos três casos não fatais são detectados pelo rastreamento, assim como todos os casos inconsequentes.

As estatísticas após a introdução do programa de rastreamento ficaram assim:

- A incidência do câncer de próstata subiu para 8 casos/100.000
- Cinco casos foram detectados pelo rastreamento
- Existem três casos clinicamente diagnosticados
- A taxa de mortalidade permanece a mesma, ou seja, 2/100.000
- A sobrevida dos casos detectados pelo rastreamento é de 5 em 5 casos detectados, ou seja, em 100% dos casos rastreados (a taxa de sucesso era de 33% antes do rastreamento)

- A sobrevida global é de 6 em 8 casos, ou seja, 75%, resultando que aparentemente a intervenção teve um impacto positivo
- Todas as mortes ocorreram em casos que não foram detectados pelo rastreamento

Resumindo, o viés de sobrediagnóstico tem o poder de alterar a estatística ao produzir novas doenças que, caso seguissem um curso natural, não viriam a se desenvolver em entidades clínicas. Esse viés também amplifica ilusoriamente os supostos efeitos benéficos da intervenção.

Viés de seleção: favorecendo a lei dos cuidados inversos

O rastreamento tende a selecionar pessoas de maior esclarecimento e preocupadas com a saúde (*the worried well*), produzindo um viés de seleção (como viés do voluntário saudável). Isso costuma acarretar resultados mais favoráveis ao excluir grupos

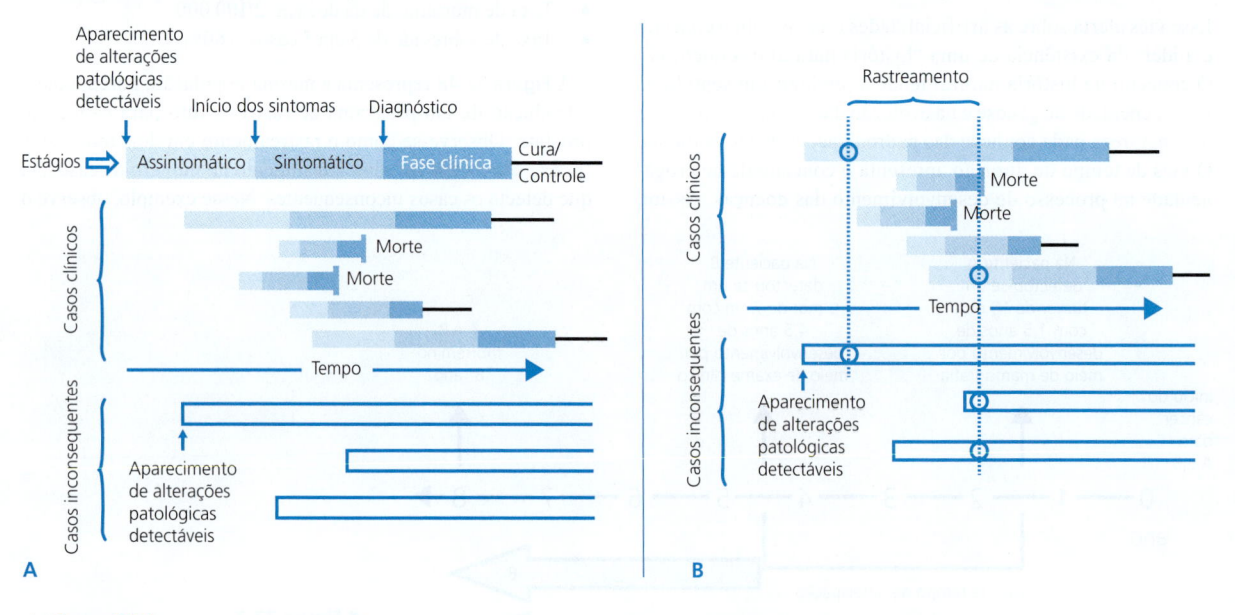

▲ **Figura 72.4**
A – Fase antes da introdução do programa de rastreamento; **B** – Fase pós-introdução do programa de rastreamento.
Fonte: Adaptada de Raffle e Gray.[17]

populacionais de maior risco, aqueles que tendem a ter um estilo de vida menos saudável. Desse modo, o rastreamento pode favorecer a lei de cuidados inversos ao desviar a assistência clínica e os recursos sanitários dos indivíduos doentes para os saudáveis, dos idosos para os jovens e dos pobres para os ricos.[25]

Quais são as dificuldades inerentes ao processo de rastreamento?

A principal dificuldade do rastreamento é que uma peneira tem suas limitações. As imperfeições da peneira são denominadas sensibilidade e especificidade. O Quadro 72.4 resume essas duas funções na perspectiva dos programas organizados de rastreamento, os quais vão além dos testes em si, que são chamados rastreamentos oportunísticos quando são realizados nos encontros clínicos por outros motivos ou para prevenção (*check-up*). Entretanto, na prática, muitos dos testes de rastreamento não apenas categorizam os achados como "rastreamento positivo" ou "rastreamento negativo", mas há também o risco e a realidade de falso-positivos e falso-negativos.

Para uma noção do impacto dos falso-positivos e falso-negativos, o rastreamento de síndrome de Down é bem ilustrativo; vários testes e combinações de testes são oferecidos para o rastreamento dessa síndrome: bioquímicos, amostra de sangue materno e translucência nucal, em que se avalia a espessura do tecido e o fluido do dorso da nuca do bebê por meio de US. Esses, combinados à idade materna, resultam em um escore numérico de estimativa de risco de um bebê ser afetado. Mesmo quando realizados com alto padrão de qualidade, a maioria das mulheres que tiveram seu rastreamento positivo (isto é, alto escore de risco), quando realizam um teste diagnóstico, não têm seu filho afetado pela síndrome. Assim, a peneira pega mais casos potenciais do que deveria. Da mesma forma, uma pequena minoria que tem seu rastreamento negativo (ou seja, o escore de risco é baixo após o rastreamento), ao ser submetida ao teste diagnóstico, tem filhos com síndrome de Down.

Assim, a peneira deixa passar casos que não são detectados pelo rastreamento. Em valores numéricos aproximados, para cada 41 mães cujo rastreamento é positivo para síndrome de Down, uma terá filho com a síndrome, e 40, não. E para cada quatro mães cujos filhos têm síndrome de Down, aproximadamente três terão seu rastreamento como sendo positivo, e uma terá rastreamento negativo.[17]

Essas classificações em verdadeiro/falso-positivos e negativos que surgem das características operacionais dos testes diagnósticos (sensibilidade e especificidade) são bem conhecidas. Os profissionais de saúde ainda não estão familiarizados com as pseudodoenças e com os casos inconsequentes ou decorrentes dos vieses de sobrediagnóstico mencionados. Ao se considerar as pseudodoenças, a tradicional tabela 2×2 se transforma em tabela 3×2 (Tabela 72.2). Essa tabela inclui, além dos problemas dos falso-positivos e falso-negativos, os "verdadeiro-positivos" ou casos inconsequentes.

Essas pseudodoenças, devido às alterações histopatológicas, são consideradas como "verdadeiro-positivos" decorrentes da intervenção precoce. Não há como distinguir, até o presente momento, qual irá se desenvolver ou não em um caso clínico propriamente dito. Uma maneira de não influenciar as estatísticas com os achados anormais produzidos pelo rastreamento seria denominá-los de tal forma que esses achados não tivessem vínculo com tempo (passado ou futuro). Os termos "precoce" ou "pré-sintomático" transmitem a noção de progressão inevitável e não deveriam ser adotados. O correto seria utilizar termos como "alterações histopatológicas assintomáticas", pois são neutros e refletem melhor a natureza indefinida do processo.[17]

Outra situação inerente ao processo de rastreamento é a criação de novas categorias de doenças, chamadas limítrofes ou *borderlines*, por exemplo: intolerância à glicose, hipotireoidismo subclínico, neoplasia intraepitelial cervical, displasias mamárias, ovários císticos. Essas situações "intermediárias", na prática, significam mais testes e investigação. Nos EUA o seguimento de mulheres com *Atypical Squamous Cells of Undetermined Significance* custa bilhões de dólares ao ano.[17] É importante ter em mente que o processo de rastrear, além de tratar potenciais doenças, também cria ou produz novas doenças.

A política expansionista neoliberal tem mercantilizado os corpos das pessoas ao torná-los um lócus de exploração comercial, que, por sua vez, estimula a produção e o consumo de procedimentos diagnósticos e tratamentos.[26] Nesse sentido, os rastreamentos oportunísticos desregulamentados e não avalia-

Quadro 72.4 | **Critérios para a introdução de um programa de rastreamento**

Máximo benefício (sensibilidade)	Mínimo de danos (especificidade)
▶ Alta captação ▶ Alta sensibilidade/baixa taxa de falso-negativos/alta taxa de detecção, tanto no rastreamento como no diagnóstico ▶ Alta taxa de aceitação da intervenção	▶ Não inclusão de pessoas que estão fora dos critérios de risco e da faixa etária ▶ Alta especificidade/baixa taxa de falso-positivos tanto no rastreamento como no diagnóstico ▶ Necessidade de entendimento por parte dos indivíduos do que está sendo oferecido, para que eles possam pensar cuidadosamente se querem ou não participar

Fonte: Adaptado de Raffle e Gray.[17]

Tabela 72.2 | **Falso-negativos, falso-positivos e "verdadeiro-positivos"**

		O verdadeiro		
		Patologia da mama que se tornaria câncer de mama sintomático	Patologia da mama que permaneceria latente	Sem patologia mamária não estando destinada a desenvolver sintomas da doença antes da próxima rotina do rastreamento
O teste (mamografia)	Positivo	Verdadeiro-positivo	"Verdadeiro-positivo"	Falso-positivo
	Negativo	**Falso-negativo**	"Falso-negativo"	Verdadeiro-negativo

Fonte: Adaptada de Raffle e Gray.[17]

dos sistematicamente alimentam o mercado fármaco-hospitalar e podem estar produzindo mais danos do que benefícios para a saúde da coletividade. Por isso, é imperativo que os programas de rastreamento sejam entendidos como um problema de saúde pública, e portanto, devem ser regulamentados pelos órgãos competentes dos ministérios de saúde de cada país.

Como reduzir as incertezas?

Deve-se ter em mente que não se consegue eliminar as incertezas, mas pode-se, com muito esforço, reduzi-las. Países em que os sistemas nacionais de saúde exercem maior controle sobre suas políticas de saúde tendem a organizar os rastreamentos para reduzir os danos atribuídos a essa prática e maximizar seus benefícios. Nessa lógica, a organização do processo de rastreamento pode ser dividida em quatro estágios (Quadro 72.5).

Nesse sentido, o próprio conceito de rastreamento passa por uma redefinição: o rastreamento é um serviço de saúde pública no qual se oferece aos membros de uma população definida – que não se percebem como estando sob risco ou afetados por uma doença ou complicação – um teste, ou lhes é indagada uma questão para identificar aqueles indivíduos que são mais prováveis de serem ajudados do que serem prejudicados por mais testes e tratamentos para reduzir o risco da doença ou suas complicações.[27]

Assim, os programas organizados de rastreamento (item 4 do Quadro 72.5) são as melhores formas de reduzir as incertezas inerentes ao processo de rastreamento, seja qual for a condição a ser rastreada: diabetes, hipertensão, dislipidemia ou câncer. O que caracteriza os programas organizados é o controle e a avaliação da qualidade em cada etapa do processo de rastreamento, o que só se pode realizar por meio de um processo sistemático de aplicação dos testes e de avaliação dos resultados na coletividade. Dessa forma, é retroalimentada toda a rede envolvida (a população e os trabalhadores da saúde) no programa de rastreamento de forma regular e sistemática.

Infelizmente, existe uma cultura do "quanto mais melhor" em medicina, fruto de uma interação complexa entre a prática da medicina defensiva, o domínio precário da estatística por parte dos médicos, as expectativas irreais dos pacientes em relação ao poder da medicina e os interesses comerciais da indústria de biotecnologia. Essa cultura ameaça a sustentabilidade e a qualidade dos sistemas de saúde.[28] Assim, os rastreamentos oportunísticos, que dominam a cultura da profissão médica e dos serviços de saúde, devem ser progressivamente desencorajados, pois são mais custosos, inavaliáveis ou de muito mais difícil avaliação, mais iatrogênicos e com menor cobertura (tendência a excesso de testes desnecessários e pouca cobertura dos necessários). Adicionalmente, os rastreamentos oportunísticos consomem grande volume de tempo dos profissionais em atendimentos preventivos,[20] o que tende a gerar iniquidades no acesso ao cuidado quando a prevenção secundária sobrepuja e compete com a atenção ao adoecimento.[14]

No Brasil, em 2010, foi publicado o primeiro Caderno de Atenção Primária sobre Rastreamento, com as indicações do MS.[5] Deve-se ressaltar que não há, no país, nenhum programa propriamente organizado de rastreamento em pleno vigor, sendo que os mais avançados, em construção atualmente, são o "teste do pezinho" e o de câncer de colo uterino, que podem ser considerados no estágio 3 de organização de um programa, conforme o Quadro 72.5. Os demais rastreamentos no Brasil encontram-se nos estágios 1, 2 ou 3 do mesmo quadro. Assim, existe a necessidade de se aderir à tendência mundial de transformar os rastreamentos em programas organizados realizados pelos sistemas nacionais de saúde e vinculados à APS. Entretanto, visto que comumente existem situações de pouco acesso ao cuidado ao adoecimento no Brasil, os rastreamentos devem ser organizados de modo a não onerar os profissionais de saúde e os médicos de família e comunidade em seu trabalho assistencial. Portanto, deve-se desviar ao máximo a rotina dos rastreamentos do fluxo da assistência aos doentes, para não dificultar ainda mais o acesso ao cuidado, incluindo, apenas se necessário, as pessoas rastreadas no cuidado clínico, conforme orientações do próprio MS.[5]

Quais são as etapas do processo de rastreamento?

A Figura 72.5 mostra esquematicamente as etapas do processo de rastreamento. Pode-se dividi-lo em três etapas ou processos decisórios principais.

A primeira refere-se à população selecionada para participar do programa. Em qual faixa etária se optará por fazer o rastreamento? Na Figura 72.5, a faixa etária escolhida foi de 50 a 69 anos. Observa-se que um número considerável de pessoas ficará de fora do programa e poderá desenvolver a doença. Como afirma Yalom,[29] "alternativas excluem". Como tomar, então, essa decisão? O rastreamento nasceu como uma intervenção populacional baseada no pensamento utilitarista, isto é, centrado na necessidade e no benefício para a população. Por exemplo, um programa benéfico para mil pessoas seria aquele que prejudicaria apenas 20 e beneficiaria 980. Essa proposta surge dentro de uma abordagem mais coletiva.[19]

Hoje, um cenário alternativo é aquele em que um programa que beneficia um número muito pequeno de pessoas poderia ser implementado se elas se sentissem fortemente beneficiadas. O rastreamento de condições raras tem produzido calorosas discussões. A inexistência de evidência de benefícios, com base em definições convencionadas de efetividade, não significa que o indivíduo não possa ser beneficiado com a intervenção. O fato de o efeito ser muito pequeno para ser medido não significa que não seja efetivo para alguns, apenas expressa a magnitude do benefício na população.[19] Isso fez países terem implementado, por exemplo, rastreamento de câncer de próstata e de mama para pessoas entre 40 e 49 anos.

Outros países, entretanto, têm utilizado, para balizar o ponto de corte, a noção de que o rastreamento é uma das únicas condições na biomedicina cuja intervenção tem o potencial de dano sem o correspondente potencial de benefício. Dada essa natureza do processo, países como Reino Unido, Canadá, Holanda e Noruega têm sido muito mais criteriosos ao implantarem seus

---

Quadro 72.5 | Níveis organizacionais dos processos de rastreamento

1. Um teste oferecido de modo oportunístico
2. Um teste oferecido sistematicamente a um grupo de pessoas ou a toda população
3. Um conjunto de atividades frouxamente conectadas – que envolve teste(s) de rastreamento e intervenções – que tenta aproximar-se de um programa de rastreamento
4. Um programa de qualidade certificado, que envolve todos os passos necessários para se obter a redução do risco e se baseia nas melhores evidências disponíveis

Fonte: Adaptado de Raffle e Gray.[17]

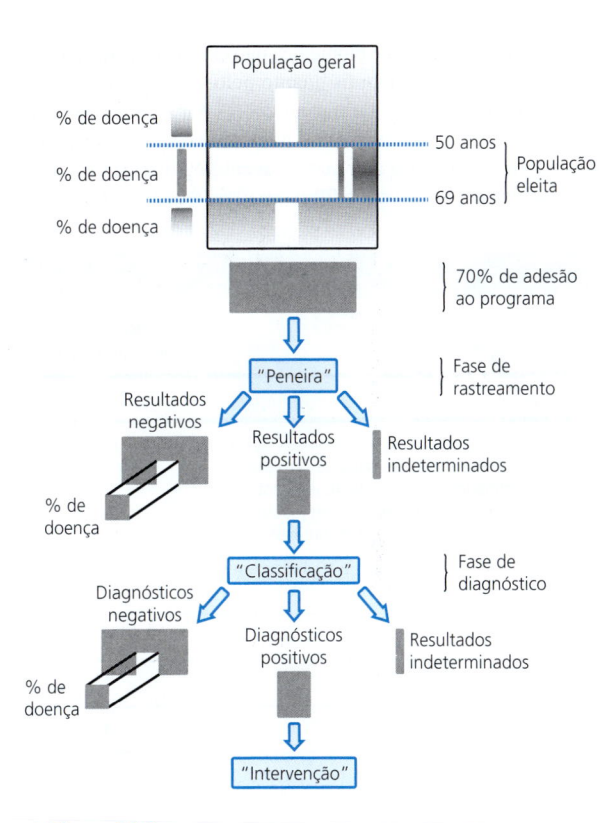

▲ **Figura 72.5**
Etapas de realização de um programa organizado de rastreamento.
Fonte: Adaptada de Raffle e Gray.[17]

programas de rastreamento. Embora existam casos de câncer de mama em mulheres jovens, o evento continua sendo mais comum nas mulheres na pós-menopausa e, por isso, opta-se por rastrear na faixa etária em que a prevalência é maior, ou seja, entre 50 e 69 anos.

Os profissionais de saúde deveriam entender que o processo decisório é simultaneamente excludente. Também haverá casos de câncer de mama na faixa etária escolhida devido à porcentagem de cobertura. Na etapa seguinte, ou seja, a fase da peneira, três possibilidades de resultado surgem: negativos, positivos e indeterminados.

Da população com resultado negativo, uma porcentagem de casos evoluirá para doença por se tratar de falso-negativos ou por se tratar de processos patológicos mais agressivos que não são detectados pelos programas de rastreamento. Finalmente, na fase classificatória, serão definidos os diagnósticos para que o tratamento apropriado seja instituído. Novamente se apresentam três possibilidades de resultado: negativo, positivo e indeterminado. Dos negativos, uma pequena parcela poderá desenvolver a doença. A ideia de programas organizados de rastreamento é a de que a qualidade da intervenção seja constantemente monitorada para que taxas de falso-positivo/negativo e situações limítrofes estejam dentro de padrões aceitáveis internacionalmente, bem como os tempos entre diagnóstico e intervenção. Os processos de fluxo de informação e treinamento dos profissionais envolvidos são muito importantes.

A APS tem papel fundamental na construção de programas de rastreamento, pois pode potencializar o seguimento das pessoas convidadas a participar do programa de forma longitudinal. Não basta seguir os casos positivos, há a necessidade de registro das pessoas dentro da população-alvo para que possam receber o convite periodicamente para participarem do programa de rastreamento.

A proposta deste capítulo não é entrar em detalhes sobre programas de rastreamento de condições específicas, mas sim apresentar a dimensão de sua complexidade. Não é simplesmente um teste isolado. Os profissionais de saúde têm a responsabilidade de buscar a evidência para cada exame ou conduta, para não iniciar uma cascata de exames[22] que pode ser iatrogênica e cara, principalmente se os passos de cada etapa do processo de rastreamento não estiverem assegurados.

Procedimentos de rastreamento oportunístico, por mais que estejam fundamentados nas melhores evidências, se não estiverem atrelados a serviços organizados – que garantam critério, racionalidade, sistematização, avaliação na etapa de rastreamento e no seguimento do processo diagnóstico e terapêutico –, provavelmente são mais iatrogênicos do que benéficos. O problema é que não há como avaliar as intervenções que a maior parte dos médicos vem fazendo no seu cotidiano, dada a cultura estabelecida de rastreamentos oportunísticos e as dificuldades que o Sistema Único de Saúde (SUS) vem enfrentando para organizar seus programas de rastreamento.

Recomendações de rastreamento

Conforme discutido, é estritamente necessário, por questões éticas e técnicas, que os profissionais da saúde tenham segurança ao recomendar procedimentos de rastreamento oportunístico e/ou participar de programas organizados de rastreamento. Essa segurança só pode advir da chamada MBE.* Todavia, como são múltiplas, excessivas e de qualidade heterogênea as fontes de evidência científica, é consenso, na medicina de família e comunidade, que instituições consideradas idôneas e reconhecidas pela comunidade médica, científica e de saúde pública sejam utilizadas como fonte de orientação para a indicação de rastreamentos. Portanto, comitês nacionais de rastreamento, serviços preventivos e outras instituições internacionais com menores conflitos de interesse, como o United States Preventive Service Task Force (USPSTF),[30] o Canadian Task Force on Preventive Health Care e a Colaboração Cochrane, devem ser periodicamente consultados pelo médico de família e comunidade, bem como os comitês e regulamentações nacionais do país em que trabalha (veja os *sites* para acesso no final deste capítulo). A USPSTF[30] é de livre acesso e faz uma hierarquização das recomendações de ações preventivas de acordo com a qualidade dos estudos (i.e., nível de evidência), sendo a recomendação "A" sinal verde para implementar e "D" sinal vermelho, ou seja, para não se implementar uma medida preventiva. Entre esses dois extremos existem as seguintes recomendações: "B" cuja evidência tende a ser favorável, porém a qualidade do estudo é mista; "C" os estudos são conflitantes e impedem um posicionamento claro quanto à recomendação da intervenção preventiva, sugerindo uma individualização de cada caso; e "I" quando não existem estudos de qualidade disponíveis para orientar uma recomendação. Como a intervenção preventiva ocorre sobre pessoas assintomáticas em que a primazia da não maleficência deve prevalecer sobre a beneficência, em princípio deve-se dar preferência às intervenções com grau de recomendação "A". O grau de recomendação "B" deve ser ponderado quanto aos impactos iatrogênicos e custos atribuídos de sua

---

* Ver Cap. 29, Medicina baseada em evidências aplicada à prática do médico de família e comunidade.

implementação. Por exemplo, tanto o rastreamento do câncer de mama como o rastreamento de perda auditiva na criança têm grau de recomendação "B", porém o primeiro tem um grande potencial iatrogênico quando comparado ao segundo devido à natureza da intervenção.

A produção científica e biomédica não é neutra, sendo permeada tanto por valores morais quanto pelos diversos interesses do complexo industrial farmacêutico.[31,32] Por exemplo, recentemente, o USPSTF[33] rebaixou o ponto de corte para início de sinvastatina, com base no risco de evento ou mortalidade cardiovascular em 10 anos, de 20 para 10% (Quadro 72.6). Essa

Quadro 72.6 | **Recomendações de rastreamento**

Tipos de rastreamento	Observação	Grau de recomendação
Adultos		
Uso de estatinas para a prevenção primária de doenças cardiovasculares em adultos	Aos adultos sem história de DCV, ou seja, DAC sintomática ou AVCi. Recomenda-se o uso de estatinas em dose baixa à moderada para a prevenção de eventos e mortalidade cardiovasculares, desde que todos os critérios a seguir sejam contemplados: (a) idade de 40 a 75 anos; (b) ter um ou mais fatores de risco de DCV (i.e. dislipidemia, diabetes, hipertensão ou tabagismo); e (c) ter um risco calculado de 10 anos para um evento cardiovascular de 10% ou mais A identificação de dislipidemia e o cálculo do risco de evento cardiovascular de 10 anos exigem o rastreamento universal de lipídeos em adultos de 40 a 75 anos	B*
HAS > 18 anos	Homens e mulheres	A
DM2	Adultos entre 40 e 70 anos, com sobrepeso ou obesidade	B
Tabagismo	Todos os adultos, incluindo as gestantes	A
Uso de álcool	Rastreio e intervenção – todos os adultos, incluindo as gestantes	B
Obesidade	Adultos	B
Crianças		
Anemia falciforme nos recém-nascidos	Teste do pezinho	A
Hipotireoidismo congênito nos recém-nascidos	Teste do pezinho	A
Fenilcetonúria nos recém-nascidos	Teste do pezinho	A
Perda auditiva	Teste da orelhinha	B
Ambliopia, estrabismo e acuidade visual	Durante a puericultura	B
Rastreamento de câncer		
Colo do útero	Entre 25 a 64 anos, a cada 3 anos	A**
Mama	Entre 50 e 74 anos, bianual	B
Cólon e reto	Pesquisa de sangue oculto nas fezes entre 50 e 75 anos	A***
Próstata	PSA ou toque retal	D

AVCi, acidente vascular cerebral isquêmico; DM2, diabetes melito tipo 2; DAC, doença arterial coronariana; DCV, doença cardiovascular; PSA, antígeno prostático específico; HAS, hipertensão arterial sistêmica.

*Não recomendada a prevenção medicamentosa com estatinas para pacientes de baixo e médio risco para prevenção primária, conforme discussão no texto que antecede o Quadro 72.6.

** Diretrizes brasileiras para o rastreamento do câncer do colo do útero do Ministério da Saúde.[38]

***A Organização Mundial da Saúde (OMS) aponta que, antes de se disponibilizar o rastreamento para o câncer de cólon e reto a uma população por meio da pesquisa de sangue oculto nas fezes, é necessário levar em consideração os custos de toda a logística e o impacto sobre o número de colonoscopias diagnósticas que advirão dessa implantação. Essa recomendação se torna particularmente importante, uma vez que os ensaios clínicos mostraram um valor preditivo positivo relativamente baixo da pesquisa de sangue oculto nas fezes, principalmente nos métodos com reidratação, sugerindo que até 80% de todos os testes positivos possam ser falso-positivos para câncer. Destaca também que, a não ser que se consiga uma alta taxa de adesão, o benefício para a população pode ser bem menor do que o apontado pelos ensaios clínicos e não ser compatível com os custos do rastreamento. Assim, apesar do grau de recomendação, não se considera viável e custo-efetiva, atualmente, a implantação de programas populacionais de rastreamento para câncer colorretal no Brasil.[5]

Veja as recomendações de rastreamento no Apêndice 2.

Fonte: Adaptado de Brasil[5] e U.S. Preventive Services Task Force.[30]

iniciativa tem recebido severas críticas na comunidade científica,[34,35] levantando suspeitas da influência do complexo industrial farmacêutico sobre tais recomendações.[14,36] Quatro razões fundamentam as críticas e a desconfiança sobre tais recomendações: (1) com exceção de um dos ensaios clínicos, todos os demais, incluindo suas metanálises e seus pesquisadores, foram fortemente financiados pelos fabricantes das estatinas; (2) A *BMJ*[35] publicou o resultado de uma reavaliação independente da mesma metanálise do *Cholesterol Treatment Trialists' Collaboration* de 2012 (que havia concluído pelo benefício da terapia com estatinas, independentemente do risco basal) e obteve resultado desfavorável quanto ao uso de estatinas na prevenção primária em pessoas de baixo e médio risco; (3) a manipulação e a restrição dos dados primários relativos aos efeitos adversos das estatinas; e (4) a total indisponibilidade dos dados primários dos pacientes desses ensaios clínicos para análise por pesquisadores independentes. Esse contexto introduz sérios vieses sobre a correção técnica e a idoneidade dessa recomendação.[37] Desse modo, a preferência é por não se recomendar o tratamento preventivo e medicamentoso com estatinas com base nessa diretriz, tanto institucionalmente quanto no cotidiano do cuidado clínico.

O Quadro 72.6 sumariza algumas recomendações quanto às principais condições a serem rastreadas e o grau de recomendação, tendo como base o Caderno de atenção primária sobre Rastreamento do MS e o USPSTF.

REFERÊNCIAS

1. Leavell H, Clark EG. Medicina preventiva. 1976.

2. Jamoulle M. Quaternary prevention: first, do not harm. Brazilian J Fam Community Med. 2015;10(35):1-3.

3. Rose G. Estratégias da medicina preventiva. Porto Alegre: Artmed Editora; 2010.

4. Rose G. Sick individuals and sick populations. Int J Epidemiol. 2001;30(3):427-32-4.

5. Brasil. Ministério da Saúde. Rastreamento: caderno de atenção primária, n. 29 [Internet]. Brasilia: MS; 2010 [capturado em 28 out. 2017]. Disponível em: http://189.28.128.100/dab/docs/publicacoes/cadernos_ab/abcad29.pdf.

6. Dhedhi SA, Swinglehurst D, Russell J. "Timely" diagnosis of dementia: what does it mean? A narrative analysis of GPs' accounts. BMJ Open. 2014;4(3):e004439.

7. Moynihan R, Glassock R, Doust J. Chronic kidney disease controversy: how expanding definitions are unnecessarily labelling many people as diseased. BMJ. 2013;347:f4298.

8. Mariño MA. Incidentalomas: concept, relevance and challenges for medical practice. Braz J Fam Community Med. 2015;10(35):1.

9. Tesser CD, D'Ávila TL de C. Por que reconsiderar a indicação do rastreamento do câncer de mama? Cad Saude Publica. 2016;32(5).

10. Norman AH, Tesser CD. Quaternary prevention in primary care: A necessity for the Brazilian Unified National Health System. Cad Saude Publica. 2009;25(9):2012-20.

11. Jamoulle M, Gavilán E, Cardoso RV, Mariño MA, Pizzanelli M. The words of prevention, part I: changing the model. Brazilian J Fam Community Med. 2015;10(35):1-9.

12. Norman AH, Tesser CD. Prevenção quaternária: as bases para sua operacionalização na relação médico-paciente. Rev Bras Med Fam Comunidade. 2015;10(35):1.

13. Bibbins-Domingo K, Grossman DC, Curry SJ. The US Preventive Services Task Force 2017 draft recommendation statement on screening for prostate cancer. JAMA. 2017 16;317(19):1949-50.

14. Tesser CD, Norman AH. Differentiating clinical care from disease prevention : a prerequisite for practicing quaternary prevention. Cad Saúde Pública. 2016;32(10):1-14.

15. Jousilahti P, Laatikainen T, Peltonen M, Borodulin K, Männistö S, Jula A, et al. Primary prevention and risk factor reduction in coronary heart disease mortality among working aged men and women in eastern Finland over 40 years: population based observational study. BMJ. 2016;352:i721.

16. Rabow MW, McPhee SJ, Papadakis M. Current medical diagnosis and treatment 2015. 54th ed. New York: McGraw-Hill; 2014.

17. Raffle A, Gray J. Screening: evidence and practice. New York: Oxford University; 2007.

18. Gates TJ. Screening for cancer: evaluating the evidence. Am Fam Physician. 2001;63(3):513-22.

19. Gray JAM. New concepts in screening. Br J Gen Pract. 2004;54(501):292-8.

20. Starfield B, Hyde J, Gérvas J, Heath I. The concept of prevention: a good idea gone astray? J Epidemiol Community Health. 2008;62(7):580-3.

21. Welch HG. Should I be tested for cancer? Maybe not and here's why. Berkeley: University of California; 2004.

22. Pérez-Fernández M, Gérvas J. El efecto cascada : implicaciones clínicas, epidemiológicas y éticas. Medicina (B Aires). 2002;118(2):65-67.

23. Bulliard J-L, Chiolero A. Screening and overdiagnosis: public health implications. Public Health Rev. 2015;36(1):1-5. doi:10.1186/s40985-015-0012-1.

24. Rosser W, Shafir MS. Evidence-based family medicine. Ontario: B.C. Decker; 1998.

25. Hart JT. The inverse care law. Lancet. 1971;1(7696):405-12.

26. Norman AH, Russell AJ, Merli C. The quality and outcomes framework: body commodification in UK general practice. Soc Sci Med. 2016;170:77-86.

27. Second report of the UK national screening committee [Internet] London: UK NSC; 2000 [capturado em 28 out. 2017]. Disponível em: http://aogm.org.mo/assets/Uploads/aogm/Guidelines/RCOG---UK/Second-report-of-UK-NSC.pdf.

28. Malhotra A, Maughan D, Ansell J, Lehman R, Henderson A, Gray M, et al. Choosing Wisely in the UK: the Academy of Medical Royal Colleges' initiative to reduce the harms of too much medicine. BMJ. 2015;350:h2308.

29. Yalom ID. De frente para o sol. Rio de Janeiro: Agir; 2008.

30. U.S. Preventive Services Task Force. Recommendations for primary care Practice: published recommendations [Internet] Rockville: USPSTF; 2017 [capturado em 28 out. 2017]. Disponível em: https://www.uspreventiveservicestaskforce.org/BrowseRec/Index.

31. Kelly MP, Heath I, Howick J, Greenhalgh T. The importance of values in evidence-based medicine. BMC Med Ethics. 2015;16(1):69.

32. Greenhalgh T, Howick J, Maskrey N, Evidence Based Medicine Renaissance Group. Evidence based medicine: a movement in crisis? BMJ. 2014;348(17):g3725.

33. Bibbins-Domingo K, Grossman DC, Curry SJ, Davidson KW, Epling JW Jr, García FA, et al. Statin use for the primary prevention of cardiovascular disease in adults: US Preventive Services Task Force Recommendation Statement. JAMA. 2016;316(19):1997-2007.

34. Abramson JD, Rosenberg HG, Jewell N, Wright JM. Should people at low risk of cardiovascular disease take a statin ? BMJ. 2013;347:f6123.

35. Godlee F. Statins for all over 50? No. BMJ. 2013;347:f6412.

36. Heath I. Overdiagnosis: when good intentions meet vested interests--an essay by Iona Heath. BMJ. 2013;347:f6361.

37. Abramson J. Prescribing statins: time to rein it in. Pharm J. 2015;294(7854/5).

38. Instituto Nacional de Câncer. Diretrizes brasileiras para o rastreamento do câncer do colo do útero. Rio de Janeiro: INCA; 2016.

CAPÍTULO 73

Cuidados pré-operatórios

Rodrigo Diaz Olmos
José Benedito Ramos Valladão Júnior

Aspectos-chave

▶ Os cuidados pré-operatórios têm como objetivo minimizar riscos e favorecer a pronta e rápida recuperação.

▶ História e exame físico detalhados são essenciais para a avaliação do risco cirúrgico de um paciente e não são substituíveis por exames complementares.

▶ Pacientes hígidos raramente necessitarão de qualquer exame complementar pré-operatório.

▶ A solicitação de exames pré-operatórios sem indicação é um erro frequente e se constitui um problema de crucial importância para as atividades de prevenção quaternária do médico de família e comunidade.

Caso clínico

Uma paciente, 56 anos, do sexo feminino, obesa, hipertensa, tem episódios recorrentes de dor em hipocôndrio direito, o último há 1 mês: além da dor, percebeu que ficou 2 dias com os olhos amarelados, quadro revertido espontaneamente. Nega febre em qualquer um desses episódios. Acredita que a dor é precipitada por ingestão de alimentos gordurosos e por refeições volumosas. A ultrassonografia de abdome mostra presença de múltiplos microcálculos no interior da vesícula biliar, sem espessamento da parede, distensão ou dilatação de vias biliares intra ou extra-hepáticas. A paciente internou para realizar colecistectomia eletiva. Nega história de dor precordial e alterações de coagulação. Exame físico sem alterações, exceto por pressão arterial 150x90 e índice de massa corporal 32.

Do que se trata

Os cuidados pré-operatórios envolvem um conjunto de medidas clínicas com intuito de diminuir os riscos de procedimentos cirúrgicos. Assim, a avaliação clínica e ambulatorial é o ambiente central para identificar, apontar, sugerir e estabelecer os cuidados necessários.

A avaliação clínica pré-operatória deve compreender: identificação de doenças e riscos que possam comprometer os desfechos cirúrgicos almejados, avaliação do perfil e controle de comorbidades, análise dos critérios cirúrgicos dentro das especificidades clínicas do paciente, avaliação da indicação de exames complementares adicionais para dimensionar os riscos envolvidos, orientação e sugestão de medidas e cuidados para a prevenção e minimização de complicações cirúrgicas perioperatórias evitáveis.

Os cuidados pré-operatórios devem ser orientados ao paciente e sua equipe cirúrgica pelo médico de família e comunidade quando for identificada a proposta de realização do procedimento ou pela própria solicitação do cirurgião.

Os cirurgiões reconhecem a validade e a importância da avaliação clínica e procuram um pré-operatório mais preciso e estratificado do risco cirúrgico (especialmente cardíaco) e o manejo adequado de medicações e comorbidades.[1]

O que fazer

Sugere-se a realização de cinco passos para a completa abordagem pré-operatória de um paciente.[2] Os seguintes itens são verificados em cada um desses passos.

Características clínicas

A obtenção de dados adequados de anamnese e exame clínico muitas vezes será suficiente para a avaliação pré-operatória de grande parte dos indivíduos sem a necessidade de realizar exames complementares, os quais podem apresentar resultados falso-positivos, sobrediagnósticos e efeitos adversos.

Anamnese

As informações clínicas provenientes da anamnese são fundamentais e guiam o médico sobre a necessidade de exames complementares adicionais para a avaliação do risco do paciente e a adoção de cuidados diferenciados. A anamnese no perioperatório deve ser ampla e ativa, uma vez que dados relevantes muitas vezes não estão associados à doença cirúrgica do paciente. Vale lembrar que sintomas como tolerância ao exercício, dispneia, tosse e precordialgia devem ser questionados ativamente.

Além disso, o uso do método clínico centrado na pessoa pelo médico de família favorece a obtenção de informações, facilita a abordagem de questões delicadas referentes a preocupações, dúvidas, medos e riscos que envolvem o procedimento cirúrgico. O Quadro 73.1 aponta as principais informações a serem verificadas durante a anamnese direcionada à avaliação pré-operatória.

Exame clínico

O exame clínico compõe uma parte importante da avaliação pré-operatória, possibilitando verificar a presença de comorbidades,

| Quadro 73.1 | **Informações relevantes para a anamnese pré-operatória** |

Condições clínicas: todas as comorbidades devem ser verificadas quanto ao controle e acompanhamento clínico. Dar enfoque especial à presença de condições potencialmente graves, como diabetes, doença vascular periférica, AVC, IR, doença pulmonar

Afecções cardíacas graves: infarto do miocárdio recente ou prévio, ICD, angina instável prévia, arritmias significativas, valvopatia

Uso de álcool, tabaco e outras drogas

Medicamentos de uso atual

Alergias: medicamentosas, alimentares, produtos hospitalares

Exercício físico/tolerância aos esforços

AVC, acidente vascular cerebral; IR, insuficiência renal; ICD, insuficiência cardíaca descompensada.

sinais de risco e excluir condições graves. O Quadro 73.2 aponta as principais informações, a serem coletadas durante o exame clínico, direcionadas à avaliação pré-operatória.

Estado funcional

A avaliação funcional do paciente tem-se mostrado fundamental para auxílio na definição de sua capacidade em suportar o agravo cirúrgico e estimar possivelmente o prejuízo em sua qualidade de vida, contribuindo para o planejamento terapêutico entre abordagens mais agressivas, menos agressivas ou paliativas.

Pacientes com bom estado funcional, capazes da prática de atividade física regular, têm reserva cardiovascular suficiente para suportar o agravo cirúrgico com pequeno risco de complicações ou limitações no pós-operatório. Pacientes com piores avaliações funcionais têm pequena capacidade cardiovascular de forma geral para suportarem procedimentos cirúrgicos, possuindo alto risco de complicações e desfechos negativos com piora da funcionalidade e da qualidade de vida no pós-operatório. Há inclusive evidência na literatura científica demonstrando a correlação da avaliação da capacidade funcional cotidiana com a performance em teste de esforço,[3] reforçando a grande utilidade desta avaliação.

Existem diversos índices para avaliação da capacidade funcional, o mais estudado para correlação com risco e desfechos cirúrgicos é a classificação por Equivalente Metabólico da Tarefa (MET, do inglês *Metabolic equivalent of task*),[4-6] que também é usada como referência pelas principais diretrizes de avaliação pré-operatória.[7] A Tabela 73.1 resume as principais atividades e a correlação com maiores ou menores índices de MET.

Risco cirúrgico

A avaliação inicial deve considerar a existência de comorbidades que oferecem risco adicional ao paciente em planejamento cirúrgico. A classificação mais comumente utilizada para uma estimativa geral preliminar do risco cirúrgico é a proposta pela American Society of Anesthesiologists (Tabela 73.2).

As avaliações específicas de risco cirúrgico são importantes e devem conter estimativas do risco das complicações mais comumente relacionadas ao tipo de cirurgia e à população em questão. Há grandes diferenças entre cirurgias de pequeno, médio ou grande porte, além dos compartimentos específicos a serem operados. A maior parte das avaliações de risco específicas é realizada por meio de índices e algoritmos validados que incluem fatores de risco clínico-laboratoriais.

Risco cardíaco

Trata-se do risco de maior importância durante a avaliação pré-operatória, pois mais da metade das causas de morte perioperatórias se devem a eventos cardíacos.[10] Existem inúmeros índices e questionários para avaliação desse risco. A seguir, os principais métodos, iniciando pela avaliação do risco cardíaco a partir apenas de preditores clínicos (Quadro 73.3). Nessa classificação, os pacientes com risco elevado exigem manejo intensivo. Sugere-se, então, adiamento ou cancelamento da cirurgia, a menos que seja urgente ou o risco de não operar seja maior. Paciente com risco moderado ou baixo deve ser avaliado em relação a outras informações, como funcionalidade, tipo de cirurgia e necessidade de exames, para definição das melhores recomendações.

A Tabela 73.3 mostra a classificação de risco de complicações perioperatórias cardíacas de acordo com o risco intrínseco do procedimento cirúrgico.

Para essa avaliação em cirurgias não cardíacas, é recomendado o uso de duas outras calculadoras de risco. O Revised Cardiac Risk Index, também conhecido como avaliação de risco cardíaco de Lee (Tabela 73.4), é uma ferramenta concisa de fácil e rápida utilização.[11]

O modelo de Gupta, conhecido como avaliação de risco Myocardial Infarction or Cardiac Arrest (MICA), também tem sido utilizado para estimar o risco cardíaco, utilizando cinco fatores

| Quadro 73.2 | **Informações relevantes para o exame clínico pré-operatório** |

Estado geral e dados vitais: verificar estado geral, nutricional (IMC), se o paciente está corado, hidratado, anictérico, checar pulso e PA

Avaliação cardiopulmonar: pacientes com estenose aórtica grave (sopro mesossistólico de ejeção com padrão em diamante e irradiação para carótidas, aumenta em agachamento, diminui na posição ereta e com manobra de Valsalva), estase jugular, edema pulmonar e/ou terceira bulha cardíaca apresentam risco cirúrgico elevado

Exame de abdome: descartar visceromegalias e presença de massas

Exame de membros: descartar sinais de trombose, doença vascular periférica

IMC, índice de massa corporal; PA, pressão arterial.

Tabela 73.1 | **Classificação do equivalente metabólico quanto ao tipo de atividade**

MET	Tipo de atividade
Excelente (> 7 MET)	▶ Pratica futebol, natação, tênis, basquete
Moderado (4-7 MET)	▶ Corridas de curtas distâncias ▶ Caminhadas com velocidades de 6,4 km/h ▶ Subir um lance de escadas (18-21 degraus) ▶ Passar aspirador de pó ou levantar móvel pesado
Ruim (< 4 MET)	▶ Pouca atividade ▶ Comer, vestir, usar banheiro, lavar louça ▶ Caminhada dentro de casa ▶ Caminhadas curtas (dois quarteirões) com velocidade de, no máximo, 4,8 km/h

Tabela 73.2 | Classificação de risco cirúrgico (American Society of Anesthesiologists – ASA)[8,9]

Estado físico	Descrição	Incluindo, mas não limitado a:	Mortalidade perioperatória
ASA 1	Paciente sadio sem alterações orgânicas	Saudável, não fumante, não etilista ou com uso esporádico de álcool	0,06-0,08%
ASA 2	Paciente com alteração sistêmica leve ou moderada	Tabagismo, etilismo social, gravidez, obesidade (IMC entre 30 e 40), DM e HAS controlados, doença pulmonar leve	0,27-0,40%
ASA 3	Paciente com alteração sistêmica grave de qualquer causa com limitação funcional	DM ou HAS não compensada, DPOC, hepatite ativa, etilismo, obesidade mórbida (IMC ≥ 40), marca-passo implantado, redução moderada da fração de ejeção, LRC em diálise programada, história de IAM, AVC, AIT ou DAC/stent > 3 meses	1,8-4,3%
ASA 4	Paciente com alteração sistêmica grave que representa risco de vida	IAM, AVC, AIT ou presença de stent coronariano < 3 meses, disfunção valvar grave, redução importante da fração de ejeção, sepse, CIVD, doença renal terminal não submetida à diálise programada.	7,8 – 23%
ASA 5	Paciente moribundo que não é esperado sobreviver sem cirurgia	Ruptura de aneurisma abdominal/torácico, trauma grave, hemorragia intracraniana com efeito de massa, isquemia intestinal em vigência de patologia cardíaca significativa ou disfunção de múltiplos órgãos/sistemas	9,4-51%
ASA 6	Paciente doador de órgãos	Paciente com morte cerebral declarada, cujos órgãos estão sendo removidos para doação	–

DM, diabetes melito; HAS, hipertensão arterial sistêmica; DPOC, doença pulmonar obstrutiva crônica; CIVD, coagulação intravascular disseminada; LRC, lesão renal crônica; DAC, doença arterial coronariana; IAM, infarto agudo do miocárdio; AIT, ataque isquêmico transitório; AVC, acidente vascular cerebral.

identificados como possuindo correlação preditiva com infarto e parada cardíaca intra ou pós-operatória a partir de estudo em que foram analisados mais de 200 mil pacientes (Tabela 73.5).[12]

Não é recomendado o uso de modelos antigos (como os índices de Goldman, Eagle, Detsky) por não incluírem características mais específicas e voltadas aos padrões de cuidado atuais.

Risco pulmonar

As principais complicações pulmonares pós-operatórias são: atelectasias, pneumonia, hipoxemia, insuficiência respiratória, exacerbação de asma ou doença pulmonar obstrutiva. Apesar de não estarem associadas com a alta mortalidade das complicações cardíacas, tem sido demonstrado serem as responsáveis por

Quadro 73.3 | Risco cirúrgico cardíaco a partir de preditores clínicos

Elevado	▶ Angina instável
	▶ IAM recente
	▶ ICD-BAV Mobitz II ou de 3º grau
	▶ Arritmias supraventriculares sem controle de FC
	▶ Arritmias ventriculares sintomáticas
	▶ Bradicardia sintomática
	▶ Estenose aórtica grave
	▶ Estenose mitral sintomática
Moderado	▶ Cardiopatia não classificada como elevado risco
	▶ História de IC
	▶ -AVC prévio
	▶ Diabetes
	▶ IR
Baixo	▶ Ausência dos preditores enumerados como de risco moderado e elevado

IC, insuficiência cardíaca; FC, frequência cardíaca; BAV, bloqueio atrioventricular; IAM, infarto agudo do miocárdio; AVC, acidente vascular cerebral.

Tabela 73.3 | Classificação das cirurgias e taxas de complicações cardíacas perioperatórias

Classificação de risco	Tipo de cirurgia	Risco de complicações cardíacas (%)
Elevado	▶ Cirurgias vasculares (aórtica, de grandes vasos, vascular periférica) ▶ Cirurgias de urgência ou emergência ▶ Operações prolongadas com grande perda de líquido e sangue	> 5
Moderado	▶ Endarterectomia de carótida e correção endovascular de aneurisma de aorta abdominal ▶ Cirurgia de cabeça e pescoço ▶ Cirurgias intraperitoniais e intratorácicas ▶ Cirurgias ortopédicas ▶ Cirurgias prostáticas	1-5
Baixo	▶ Procedimentos endoscópicos ▶ Procedimentos superficiais ▶ Cirurgia de catarata ▶ Cirurgia de mama ▶ Cirurgia ambulatorial	< 1

Tabela 73.4 | Avaliação de risco cardíaco de Lee (Revised Cardiac Risk Index – RCRI)

Fatores de risco

▶ Cirurgia de alto risco: intraperitonial, intratorácica ou vascular suprainguinal
▶ Doença isquêmica cardíaca: história de infarto, teste de esforço positivo, uso de nitroglicerina, angina estável, onda Q patológica no ECG
▶ História de IC
▶ História de doença cerebrovascular
▶ DM em uso de insulina
▶ Creatinina > 2,0 mg/dL

Classificação do risco (%) de complicações cardíacas maiores*

▶ Classe I (0,4%): nenhum fator de risco
▶ Classe II (0,9%): um fator de risco
▶ Classe III (6,6%): dois fatores de risco
▶ Classe IV (11%): três ou mais fatores de risco

*Complicações cardíacas maiores: edema agudo pulmonar, IAM, BAVT, FV parada cardíaca, morte.

FV, fibrilação ventricular; BAVT, bloqueio atrioventricular; ECG, eletrocardiograma; IC, insuficiência cardíaca; DM, diabetes melito.

Tabela 73.6 | Avaliação de risco pulmonar – ARISCAT

Fatores de risco

▶ Idade: ≤50 anos (0 pontos), 51-80 anos (3 pontos), > 80 anos (16 pontos)
▶ $SatO_2$: ≥ 96% (0 pontos), 91-95% (8 pontos), ≤ 90% (24 pontos)
▶ Sítio cirúrgico: abdome superior (15 pontos), intratorácico (24 pontos)
▶ Duração da cirurgia: ≤ 2 horas (0 pontos), 2-3 horas (16 pontos), > 3 horas (23 pontos)
▶ Outros: cirurgia de emergência (8 pontos), anemia com Hb ≤ 10g/dL (11 pontos), infecção respiratória no último mês (17 pontos)

Classificação do risco (%) de complicações pulmonares

▶ 0-25 pontos: risco baixo – 1,6%
▶ 26-44 pontos: risco intermediário – 13,3%
▶ > 44 pontos: risco elevado – 42,1%

Hb, hemoglobina; $SatO_2$, saturação de oxigênio.

Tabela 73.7 | Avaliação de risco cirúrgico hepatobiliar (Escore de Child-Turcotte-Pugh)

Pontos	1	2	3
Encefalopatia	Nenhuma	Leve (I e II)	Avançada (III e IV)
Bilirrubina	< 2 mg/dL	2-3 mg/dL	> 3 mg/dL
Ascite	Ausente	Leve, controlada	Moderada
Albumina	> 3,5g/L	2,8-3,5 g/L	< 2,8g/L
INR	< 1,7	1,7-2,3	> 2,3

Escore de Child: Classe A = 5-6 pontos/Classe B = 7-9 pontos/Classe C = 10-15 pontos. INR, índice de normalização internacional.

maior período de permanência hospitalar e pelos maiores custos.[13] Dessa maneira, considera-se a estimativa do risco pulmonar também um elemento fundamental para a avaliação médica pré-operatória. Recomenda-se o uso do Assess Respiratory Risk in Surgical Patients in Catalonia Score para avaliar o risco pulmonar (Tabela 73.6).[14]

Risco hepatobiliar

Devido às alterações hemodinâmicas consequentes à doença hepática, recomenda-se adiar sempre que possível o procedimento cirúrgico de todo paciente com doença hepática aguda.

Os portadores de hepatopatia crônica devem ser avaliados quanto ao risco cirúrgico hepatobiliar utilizando-se o Escore de Child-Turcotte-Pugh (Tabela 73.7).[15,16] A avaliação pré-operatória do risco cirúrgico hepatobiliar não é indicada em pacientes sem história de hepatopatia, sendo considerados com risco ausente/baixo.

Não há restrições cirúrgicas em casos de pacientes não cirróticos ou com escore Child A. Naqueles classificados como Child B, o procedimento cirúrgico deve ser realizado com cuidados de monitorização da função hepática e hemodinâmica. Sempre que for aventada a possibilidade cirúrgica em pacientes Child C, devem-se sugerir a consideração e a viabilidade do transplante hepático ou alternativas ao procedimento cirúrgico indicado.

Risco de tromboembolia

A tromboembolia venosa (TEV) é uma causa frequente e evitável de complicação pós-operatória. A avaliação do risco cirúrgico sugerida no Quadro 73.4 permite a sua adequada profilaxia.

A profilaxia de TEV realizada por meio de métodos físicos (deambulação precoce, uso de meias elásticas, compressão pneumática intermitente) ou farmacológicos (heparinas de baixo peso molecular [HBPM] e não fracionadas [HNF], anticoagulantes orais).

O uso isolado de métodos mecânicos para a profilaxia é realizado apenas em situações de baixo risco ou quando há uma contraindicação absoluta ao emprego de métodos farmacológicos (alergia à heparina, plaquetopenia, INR > 1,5, cirurgia intracraniana ou ocular há menos de 2 semanas, punção do líquido cerebrospinal há menos de 24 horas, *clearance* de creatinina < 30 mL/min, sangramento ativo, úlcera péptica ativa). Nas demais situações, recomenda-se a realização de profilaxia farmacológica conjunta,[18,19] estendendo-se por 7 a 10 dias, sendo recomen-

Tabela 73.5 | Fatores de risco da avaliação de risco cardíaco de Gupta (MICA)

▶ Idade
▶ Tipo de cirurgia
▶ Estado funcional: independente, parcialmente dependente, totalmente dependente
▶ Classificação ASA
▶ Creatinina ≥ 1,5 mg/dL

ASA, American Society of Anesthesiologists.

O percentual de risco deve ser obtido por meio da calculadora, disponível em: http://www.surgicalriskcalculator.com/miorcardiacarrest

Quadro 73.4 | Risco cirúrgico de tromboembolia venosa (TEV)

Alto	▶ Cirurgias de alto risco: artroplastia de quadril e joelho, fratura de quadril, trauma raquimedular, politrauma, oncológica
	▶ Cirurgias de médio/grande porte em pacientes com mais de 60 anos
	▶ Cirurgias de médio/grande porte em pacientes com idade entre 40-60 anos com fator de risco para TEV*
Intermediário	▶ Cirurgias de médio/grande porte em pacientes com idade entre 40-60 anos sem fator de risco para TEV
	▶ Cirurgias de médio/grande porte em pacientes com menos de 40 anos com fator de risco para TEV
	▶ Cirurgias de médio/grande porte com duração maior do que 45 minutos em pacientes com menos de 40 anos
Baixo	▶ Cirurgias de médio/grande porte com duração menor do que 45 minutos em pacientes com menos de 40 anos e sem fator de risco para TEV
	▶ Cirurgias de pequeno porte, procedimentos endoscópicos e superficiais

*Fatores de risco para TEV:[17] acidente vascular cerebral, paresia ou paralisia de membros inferiores, câncer, quimioterapia, hormonioterapia, cateteres, DII, pneumopatia grave, doença reumática ativa, gravidez/puerpério, história prévia de tromboembolia venosa, IAM, IC grau III ou IV, insuficiência arterial ou venosa, infecção, obesidade, SN, trombofilias, internação em UTI.

DII, doença inflamatória intestinal; IAM, infarto agudo do miocárdio; IC, insuficiência cardíaca; SN, síndrome nefrótica; UTI, unidade de terapia intensiva.

Quadro 73.5 | Fatores de risco do National Surgical Quality Improvement Program (NSQIP)

- ▶ Procedimento
- ▶ Outras opções adequadas de tratamento
- ▶ Idade
- ▶ Sexo
- ▶ Estado funcional
- ▶ Emergência
- ▶ Classificação ASA
- ▶ Uso de corticoide crônico
- ▶ Ascite
- ▶ Sepse
- ▶ Câncer metastático
- ▶ Dependência de ventilador
- ▶ Doença pulmonar obstrutiva crônica
- ▶ Dispneia
- ▶ Tabagismo
- ▶ IMC
- ▶ Diabetes
- ▶ Hipertensão em uso de medicação
- ▶ Insuficiência cardíaca congestiva
- ▶ Diálise
- ▶ Insuficiência renal aguda

O percentual de risco deve ser obtido por meio da calculadora, disponível em: http://riskcalculator.facs.org/RiskCalculator/index.jsp

---

dada por 4 semanas após cirurgias específicas de alto risco (artroplastia de quadril, fratura de quadril, oncológica). A enoxaparina (HBPM) tem sido especialmente recomendada pela comodidade de ser administrada em dose única diária.

Risco cirúrgico global

O National Surgical Quality Improvement Program,[20] proposto pelo American College of Surgeons, é o mais abrangente modelo de avaliação de risco cirúrgico global da atualidade e fundamenta-se em dados oriundos da maior coorte de pacientes cirúrgicos já realizada até o momento (1.414.006 pacientes). Tal índice reúne informações sobre 20 fatores de risco além do procedimento cirúrgico específico (Quadro 73.5).

O resultado dessa ferramenta estima o risco percentual não apenas de mortalidade, mas também de outros desfechos importantes: qualquer complicação, complicações cardíacas, complicações graves, pneumonia, infecção do sítio cirúrgico, infecção urinária, IR, TEV, readmissão hospitalar, reoperação, reabilitação ou cuidados de enfermagem pós-alta. Além disso, prediz a duração estimada da internação hospitalar em dias, recomendando-se o seu uso para todos os pacientes em avaliação pré-operatória.

Exames complementares

É importante avaliar a indicação de exames complementares de acordo com as características da pessoa e da cirurgia a ser realizada. Essa avaliação pré-operatória deve ser realizada à luz do conceito de prevenção quaternária. A maioria dos pacientes com risco médio não tem indicação de realizar exames de rotina, isto é, sem uma indicação formal proveniente de algum dado de história ou exame físico. Nesse sentido, sabemos que a maioria apresentará resultados normais nos exames complementares, e uma parcela significativa desses indivíduos saudáveis será exposta a resultados falso-positivos e sobrediagnósticos. Além disso, os pacientes de maior risco são, em geral, melhor identificados pela história e exame físico.

Estudos que analisaram os benefícios, os riscos e a custo-efetividade da realização de exames de rastreamento pré-operatório (exames de rotina) demonstraram que poucos exames devem ser indicados e em situações específicas.[21,22] Um dos estudos pioneiros foi realizado pela Clínica Mayo,[23] e entre os seus achados observou-se que a presença de qualquer anormalidade laboratorial pré-operatória não acarretou adiamento de nenhum procedimento cirúrgico nem foi associada com qualquer desfecho adverso. De forma geral, não devem ser indicados quaisquer exames para avaliação pré-operatória em procedimentos de pequeno porte (endoscópicos, cirurgias superficiais, de catarata), independentemente da idade ou comorbidades do paciente. Mesmo em cirurgias de médio e grande porte, com adequada parcimônia, deve-se evitar a realização de exames complementares, especialmente em indivíduos saudáveis (Tabela 73.8).

Pacientes portadores de comorbidades devem realizar, adicionalmente, os exames indicados para avaliação do controle de sua doença de base. Em determinadas situações específicas, que sejam identificadas por meio da história e o exame clínico, tam-

Tabela 73.8 | Exames pré-operatórios em indivíduos saudáveis (ASA I)

Idade < 40	Nenhum
40-49	Eletrocardiograma
50-64	Hemograma, eletrocardiograma
≥ 65	Hemograma, eletrocardiograma, radiografia torácica, creatinina, glicose

Teste de gravidez deve ser realizado para as mulheres em idade fértil em que esta hipótese não foi possível de ser excluída pela anamnese.

Fonte: Adaptada de Narr e colaboradores.[23]

bém são indicados alguns exames adicionais,[24,25] conforme o Quadro 73.6.

Frente a todas estas observações, é importante considerar que exames sem alterações recentes (realizados em até 12 meses) em princípio não necessitam ser repetidos. Deve-se estar atento para o reconhecimento de condições graves, nas quais a realização de algum exame invasivo possa se fazer necessária previamente ao procedimento cirúrgico. As situações que podem ocorrer são especialmente relacionadas à indicação de angiografia coronariana pré-operatória para pacientes com evidências de risco cardíaco elevado com base em testes não invasivos, angina sem resposta à terapia medicamentosa adequada, angina instável. Nessas situações específicas, o médico de família deve referenciar o paciente para o especialista focal proceder à avaliação e à realização do exame invasivo.

Cuidados perioperatórios

Dieta

Pacientes podem manter dieta habitualmente ao realizar procedimento cirúrgico ambulatorial com uso de anestesia local. Todavia, durante a internação para o ato cirúrgico em centro hospitalar, será recomendado jejum de 8 horas nos casos em que exista anestesia raquidiana ou peridural, com a finalidade de se diminuir o risco de broncoaspiração durante o período anestésico. Em pacientes de maior risco (obesos, gestantes, paciente com hérnia hiatal ou grandes tumores intra-abdominais), recomenda-se jejum de 12 horas.

Medicações

O médico de família deve otimizar a terapia medicamentosa, visando ao melhor controle de comorbidades, e conhecer as principais medicações que devem ser suspensas antes de procedimentos cirúrgicos.[26-28] Uma lista com as principais medicações e o período necessário de suspensão está na Tabela 73.9.

Orienta-se os pacientes sobre quais medicações devem ser continuadas para garantir o bom controle das comorbidades[29] (Quadro 73.7).

Após a alta hospitalar, o médico de família também será o responsável pela manutenção de vigilância quanto à recuperação pós-operatória e o surgimento de sinais de alerta. Dependendo do tipo de procedimento e do desfecho cirúrgico, estará indicada, inclusive, a realização de visita domiciliar para avaliação do paciente, orientações sobre a recuperação, retorno das medicações habituais nos casos em que houve suspensão, acompanhamento e planejamento da abordagem de longo prazo do paciente, compreendendo a importância do manejo das comorbidades no pós-operatório imediato e remoto.

Quando referenciar

Nas seguintes situações, recomenda-se o referenciamento para avaliação pré-operatória por especialista focal:

- Pacientes com alto risco cirúrgico poderão se beneficiar de avaliação anestésica e/ou cardiológica complementar.

Quadro 73.6 | Exames complementares pré-operatórios e suas recomendações específicas

Hemograma	Cirurgias de grande porte, com suspeição de anemia/policitemia, IR, esplenomegalia, uso de anticoagulante, infecção, quimioterapia ou radioterapia recentes
Coagulograma	História de sangramento anormal, cirurgias vascular e oftalmológica, ou neurocirurgia, uso de CEC, hepatopatias, síndrome de má absorção, neoplasias avançadas e esplenomegalia
Glicemia	Antecedentes de diabetes, uso de hiperglicemiantes (corticoides), pancreatopatias
Creatinina	Antecedentes de nefropatia, portador de hipertensão ou diabetes
Eletrólitos	Uso de diuréticos e corticoides, nefropatias, insuficiência cardíaca ou hepática com edema
Função hepática	Hepatopatas e alcoólatras
Urocultura	Pacientes com risco de bacteriúria assintomática que serão submetidos a cateterismo vesical: infecção urinária de repetição, litíase urinária, bexiga neurogênica, má formação de vias urinárias, gestante, Aids, mulher diabética
ECG	Cardiopatia ou doença associada à cardiopatia (diabetes, hipertensão, doença vascular, lúpus), uso de cardiotóxicos (tricíclicos, corticoides)
Radiografia torácica	Cirurgia torácica ou de abdome superior, cardiopatia ou pneumopatia, neoplasias, tabagismo
Espirometria	Pneumopatia não controlada

IR, insuficiência renal; CEC, circulação extracorpórea.

Tabela 73.9 | Principais medicações a serem suspensas previamente à cirurgia

Classe farmacológica	Período necessário de suspensão	Substituto sugerido
Anticoagulantes orais	5 dias	Heparina
Antiagregantes plaquetários	3-7 dias	Nenhum
AINEs	24-48 horas	Nenhum
Antidepressivos*	3-5 dias	Nenhum
IMAOs	15 dias	Nenhum
ADOs	No dia	Insulina NPH ou regular na véspera
ACOCs	30 dias (se cirurgia com alto risco de TEV)	Preservativo

*Respeitar as especifidades de desprescrição de cada fármaco para evitar a ocorrência de síndrome de descontinuação.

AINEs, anti-inflamatórios não esteroides; IMAOs, inibidores da monoaminoxidase; ACOCs, anticoncepcionais orais combinados; ADOs, antidiabéticos orais.

Quadro 73.7 | Medicamentos que devem ser mantidos

Anti-hipertensivos	Beta-bloqueadores	Broncodilatadores	Insulina
Anticonvulsivantes	Antipsicóticos	Glicocorticoides	Estatinas

- Pacientes em que há indicação de exame complementar invasivo devem ser referenciados ao especialista focal.

> **Erros mais frequentemente cometidos**
> ▶ Excesso de exames pré-operatórios.
> ▶ Uso de calculadoras antigas para estimativa de risco cirúrgico.
> ▶ Não entrega de relatório da avaliação pré-operatória ao paciente.

Atividades preventivas e de educação

Os pacientes em planejamento cirúrgico devem ser orientados a manterem-se os mais ativos quanto possível, devendo ser estimulada a movimentação, em especial durante o período de internação hospitalar e o retorno precoce à deambulação no pós-operatório. Os tabagistas devem ser orientados e auxiliados à cessação do hábito de fumar idealmente 2 meses antes da cirurgia.

Papel da equipe multiprofissional

O procedimento cirúrgico gera estresse e ansiedade, podendo causar impacto negativo na qualidade de vida das pessoas. O enfermeiro da equipe é um profissional essencial para estabelecer uma comunicação e orientação complementar ao médico no sentido de informar, acalmar e preparar os indivíduos e suas famílias em relação à cirurgia. Em consonância com a avaliação pré-operatória do médico de família, o enfermeiro poderá implementar e atuar junto ao paciente na efetivação dos cuidados e recomendações pré-operatórios (ajuste de peso, orientações de dieta, suporte motivacional quanto à cessação do tabaco, acompanhamento do controle de comorbidades, etc.).

A equipe de enfermagem e os agentes comunitários de saúde também desempenharão papel importante no período pós-operatório, sendo a referência do paciente após retorno ao domicílio proveniente de alta hospitalar. Esse contato permitirá o trânsito de informações ao médico de família sobre a chegada do paciente ao domicílio, situação atual, especificidades quanto ao procedimento cirúrgico, identificação de situações de indicação de visita domiciliar médica e planejamento dos cuidados pós-operatórios domiciliares para recuperação e/ou reabilitação do paciente.

Os cuidados pós-operatórios podem envolver desde a equipe de enfermagem, na realização de curativos, até fisioterapeuta, fonoaudiólogo, terapeuta ocupacional, para terapias de reabilitação específicas de cada área.

Adicionalmente, os pacientes portadores de pneumopatias graves em planejamento cirúrgico se beneficiam da realização de fisioterapia respiratória no período pré-operatório.

REFERÊNCIAS

1. PausJenssen L, Ward HA, Card SE. An internist's role in perioperative medicine: a survey of surgeons' opinions. BMC Fam Pract. 2008;9:4.

2. Mukherjee D, Eagle KA. Perioperative cardiac assessment for noncardiac surgery: eight steps to the best possible outcome. Circulation. 2003;107(22):2771-4.

3. Fleisher LA, Fleischmann KE, Auerbach AD, Barnason SA, Beckman JA, Bozkurt B, et al. 2014 ACC/AHA guideline on perioperative cardiovascular evaluation and management of patients undergoing noncardiac surgery: a report of the American College of Cardiology/American Heart Association Task Force on practice guidelines. J Am Coll Cardiol. 2014;64(22):e77-137.

4. McAuley P, Myers J, Abella J, Froelicher V. Evaluation of a specific activity questionnaire to predict mortality in men referred for exercise testing. Am Heart J. 2006;151(4):890.e1-7.

5. Morris CK, Myers J, Froelicher VF, Kawaguchi T, Ueshima K, Hideg A. Nomogram based on metabolic equivalents and age for assessing aerobic exercise capacity in men. J Am Coll Cardiol. 1993;22(1):175-82.

6. Maillard J, Elia N, Haller CS, Delhumeau C, Walder B. Preoperative and early postoperative quality of life after major surgery – a prospective observational study. Health Qual Life Outcomes. 2015;13:12.

7. Kristensen SD, Knuuti J, Saraste A, Anker S, Bøtker HE, De Hert S, et al. ESC/ESA Guidelines on non-cardiac surgery: cardiovascular assessment and management: the Joint Task Force on non-cardiac surgery: cardiovascular assessment and management of the European Society of Cardiology (ESC) and the European Society of Anaesth. Eur J Anaesthesiol. 2014;31(10):517-73.

8. Dripps RD. New classification of physical status. Anesthesiol. 1963;24:111.

9. American Society of Anesthesiologists. ASA physical status classification system [Internet]. Washington: ASA; 2014 [capturado em 10 nov. 2017]. Disponível em: http://www.asahq.org/~/media/Sites/ASAHQ/Files/Public/Resources/standards-guidelines/asa-physical-status-classification-system.pdf.

10. National Center for Health Statistics. Health, United States, 1988. DHHS Pub. no. (PHS) 89–1232 Public Health Service. Washington: U.S. Government;1989. p.10-17, 66, 67,100,101.

11. Lee TH, Marcantonio ER, Mangione CM, Thomas EJ, Polanczyk CA, Cook EF, et al. Derivation and prospective validation of a simple index for prediction of cardiac risk of major noncardiac surgery. Circulation. 1999;100(10):1043-9.

12. Gupta PK, Gupta H, Sundaram A, Kaushik M, Fang X, Miller WJ, et al. Development and validation of a risk calculator for prediction of cardiac risk after surgery. Circulation. 2011;124(4):381-7.

13. Dimick JB, Chen SL, Taheri PA, Henderson WG, Khuri SF, Campbell DA Jr. Hospital costs associated with surgical complications: a report from the private-sector National Surgical Quality Improvement Program. J Am Coll Surg. 2004;199(4):531-7.

14. Canet J, Gallart L, Gomar C, Paluzie G, Vallès J, Castillo J, et. al. Prediction of postoperative pulmonary complications in a population-based surgical cohort. Anesthesiology. 2010;113(6):1338-50.

15. Child CG, Turcotte JG. Surgery and portal hypertension. In: Child GG, editor. The liver and portal hypertension. Philadelphia: Saunders 1964. p. 50-64.

16. Pugh RNH, Murray-Lyon IM, Dawson JL, Pietroni MC, Williams R. Transection of the esophagus in bleeding oesophageal varices. Br J Surg 1973;60:648-52.

17. Gangireddy C, Rectenwald JR, Upchurch GR, Wakefield TW, Khuri S, Henderson WG, et al. Risk factors and clinical impact of postoperative symptomatic venous thromboembolism. J Vasc Surg. 2007;45(2):335-41.

18. Gould MK, Garcia DA, Wren SM, Karanicolas PJ, Arcelus JI, Heit JA, et al. Prevention of VTE in nonorthopedic surgical patients: antithrombotic therapy and prevention of thrombosis, 9th ed: American College of Chest Physicians evidence-based clinical practice guidelines. Chest 2012;141(2 Suppl):e227S–77S.

19. Falck-Ytter Y, Francis CW, Johanson NA, Curley C, Dahl OE, Schulman S, et al. Prevention of VTE in orthopedic surgery patients: antithrombotic therapy and prevention of thrombosis, 9th ed: American College of Chest Physicians evidence-based clinical practice guidelines. Chest 2012;141(2 Suppl):e278S–325S.

20. Bilimoria KY, Liu Y, Paruch JL, Zhou L, Kmiecik TE, Ko CY, Cohen ME. Development and evaluation of the universal ACS NSQIP surgical risk calculator: a decision aid and informed consent tool for patients and surgeons. J Am Coll Surg. 2013;217(5):833-42.e1-3.

21. Kaplan EB, Sheiner LB, Boeckmann AJ, Roizen MF, Beal SL, Cohen SN, et al. The usefulness of preoperative laboratory screening. JAMA. 1985;253(24):3576-81.

22. Narr BJ, Warner ME, Schroeder DR, Warner MA. Outcomes of patients with no laboratory assessment before anesthesia and a surgical procedure. Mayo Clin Proc. 1997;72(6):505-9.

23. Narr BJ, Hansen TR, Warner MA. Preoperative laboratory screening in healthy Mayo patients: cost-effective elimination of tests and unchanged outcomes. Mayo Clin Proc. 1991;66(2):155-9.

24. Feely MA, Collins CS, Daniels PR, Kebede EB, Jatoi A, Mauck KF. Preoperative testing before noncardiac surgery: guidelines and recommendations. Am Fam Physician. 2013;87(6):414-8.

25. Munro J, Booth A, Nicholl J. Routine preoperative testing: a systematic review of the evidence. Health Technol Assess. 1997;1(12):i-iv;1-62.

26. López-Álvarez A, Román-Fernández A, Fernández-Vieitez MB, Fossati-Puertas S. Chronic medications in the preoperative period: should they be stopped? Semergen. 2014;40(2):89-96.

27. Connelly CS, Panush RS. Should nonsteroidal antiinflammatory drugs be stopped before elective surgery? Arch Intern Med. 1991;151(10):1963-6.

28. Huyse FJ, Touw DJ, van Schijndel RS, et al. Psychotropic drugs and the perioperative period: a proposal for a guideline in elective surgery. Psychosomatics. 2006;47(1):8-22.

29. Scott IA, Lodge RS, Russell DM. Evidence-based guide to perioperative medicine. Intern Med J. 2007;37(6):389-401.

CAPÍTULO 74

Imunização e vacinação

Akemi Morimoto
Anderson Stevens

Aspectos-chave

▶ A vacinação consegue prevenir e controlar surtos de vários agravos e até erradicar algumas doenças. Portanto, é de suma importância a atualização do calendário vacinal e a indicação de vacinas para pessoas suscetíveis a determinadas morbidades.

▶ É importante ficar atento às falsas contraindicações à aplicação das vacinas, pois os benefícios da vacinação, na grande maioria das vezes, superam os riscos de possíveis eventos adversos.

▶ Em esquemas vacinais com múltiplas doses, mesmo quando ultrapassado o intervalo recomendado, independentemente do tempo decorrido, não é necessário recomeçar o esquema, apenas completá-lo.

▶ Uma boa resposta à vacinação depende de múltiplos fatores, como idade, tipo de vacina e estado imunológico da pessoa. Indivíduos com imunidade gravemente comprometida não podem receber vacinas com agentes vivos atenuados devido ao risco de disseminação do agente vacinal.

▶ Não se deve esquecer das doenças, dos agravos e dos eventos em saúde pública de notificação compulsória, para que a Vigilância Epidemiológica possa tomar as medidas de controle necessárias, como, por exemplo, vacinação de bloqueio em surtos de doenças imunopreveníveis.

A primeira campanha de vacinação em massa no Brasil, idealizada por Osvaldo Cruz, ocorreu há mais de 100 anos, com o objetivo de erradicar a varíola, cujo último caso nacional foi notificado em 1971. Em 1973, foi criado o Programa Nacional de Imunizações (PNI) e, em 1980, aconteceu a 1ª Campanha Nacional de Vacinação Contra Poliomielite, com a última pessoa acometida na Paraíba, em 1989. As metas atuais visam à erradicação do sarampo, à eliminação do tétano neonatal e ao controle de vários agravos imunopreveníveis. Atualmente, o país conta com mais de 36.000 salas de vacinação e oferece gratuitamente 27 vacinas e 17 tipos de soros (imunoglobulinas [Ig]), com calendários de vacinação constantemente atualizados conforme as necessidades epidemiológicas.[1]

Conceitos iniciais

Vacinação. Aplicação de um ou mais agentes (bactérias, vírus ou toxinas) para a estimulação do sistema imune.

Imunização. Estimulação da resposta imune do organismo por meio da administração de antígenos ou anticorpos. Ela pode ser ativa ou passiva. A imunidade ativa necessita de estímulo prévio para se desenvolver, podendo resultar da administração de antígenos (vacinas), que o organismo reconhece como substâncias estranhas, procurando neutralizá-las ou eliminá-las. Geralmente, proporciona uma proteção duradoura. Na imunidade passiva, o indivíduo recebe anticorpos contidos nas Igs heterólogas (soros) e nas Igs humanas, administradas profilática ou terapeuticamente, resultando em uma proteção temporária.[2,3] O Quadro 74.1 sintetiza as diferenças entre vacinas e Igs.

Quadro 74.1 | **Diferenças entre vacinas e imunoglobulinas**

Propriedade	Vacina	Ig
Duração da proteção	Longa	Transitória
Proteção após aplicação	Geralmente após 2 a 4 semanas	Imediata
Eliminação de portadores	Possível	Impossível
Erradicação de doenças	Possível	Impossível
Custo	Variável, em geral, baixo	Geralmente, alto

Fonte: Brasil.[4]

Tipos de vacinas

Vacina atenuada. Vírus ou bactérias vivas que, após cultivados em meios adversos, perderam sua virulência, mantendo sua capacidade imunogênica. Exemplos: vacina oral da poliomielite (VOP), sarampo, rubéola, caxumba, febre amarela (FA), rotavírus, varicela (VZ) e bacilo Calmette-Guérin (BCG).

Vacinas inativadas. Administração de micro-organismos mortos para induzir a resposta imunológica. Não conferem imunidade duradoura, necessitando ser repetidas periodicamente durante toda a vida. Exemplos: vacina inativada da poliomielite (VIP), hepatite A (HA), raiva e o componente *pertussis* (contra coqueluche) da vacina tríplice bacteriana.

Vacinas conjugadas. Fabricadas com fração de micro-organismos purificados (sacarídeos) ligados a proteínas, com capacidade de induzir memória imunológica. Exemplos: vacina contra *Haemophilus influenzae* tipo B (Hib), conjugada, e *Neisseria meningitidis* tipo C, conjugada.

Vacina recombinante. Produzida com micro-organismos geneticamente modificados, pela inserção do fragmento de DNA do antígeno em determinado micro-organismo para a produção de proteína imunogênica. Exemplo: vacina da hepatite B (HB).

Vacina combinada. Resulta da agregação de diferentes antígenos para proteção contra diferentes doenças que são administradas em uma mesma preparação. Exemplo: vacina tríplice viral (sarampo, caxumba e rubéola [SCR]).[3,4]

Uma nova classificação possível diferencia vacinas com intenção de bloqueio populacional das vacinas, cujo objetivo é a proteção individual ou de os estudos ainda distantes de demonstrar bloqueio populacional. A vacina contra o sarampo, por exemplo, tem um claro objetivo de bloqueio populacional (além de proteção individual), ao passo que a do papilomavírus humano (HPV) não tem esse benefício, e os estudos sequer pretenderam testar. Essa distinção é importante porque pode ser determinante tanto para o livre arbítrio quanto para as eventuais penalidades: quando a vacina não tem o objetivo de bloqueio populacional, uma eventual decisão pela não vacinação não prejudicaria outra pessoa. O histórico da vacina da gripe também funciona no sentido de bloqueio apenas individual.

Aspectos gerais

Conservação

Os imunobiológicos são sensíveis à luz e ao calor, podendo inativar substâncias que compõem as vacinas. As vacinas que contenham adjuvantes, como os sais de alumínio para aumentar o poder imunogênico, não podem ser congeladas. A rede de frio é o processo desde o armazenamento, a distribuição e a administração da vacina. Algumas vacinas podem ser congeladas a –20°C, como a VOP, tríplice viral, a varicela e a FA. Todas devem ficar entre 2 e 8°C no local de aplicação (unidades de saúde, ambulatórios e hospitais).[2-4]

Vias de administração

A via de administração de cada vacina deve ser obedecida com rigor; caso contrário, a imunização pode não ser efetiva ou causar efeitos adversos. A via oral (VO) é utilizada para substâncias que são absorvidas pelo trato gastrintestinal (TGI) com facilidade (VOP e vacina oral do rotavírus humano [VORH]). A via intradérmica (ID) é uma via de absorção muito lenta utilizada para administrar a vacina BCG-ID. A via subcutânea (SC) é utilizada para administração de substâncias não irritantes que precisam ser absorvidas lentamente (vacina tríplice viral e da FA). A via intramuscular (IM) é utilizada para a administração de substâncias irritantes que necessitam ser absorvidas rapidamente, como as das vacinas tríplice bacteriana (difteria, tétano e coqueluche [pertússis, DTP]), dupla infantil (DT) e adulto (difteria e tétano, dT), Hib, HB e VIP.[2-4]

Administração simultânea

A administração simultânea ocorre quando duas ou mais vacinas são administradas ao mesmo tempo em diferentes sítios anatômicos. As taxas de soroconversão e reações adversas, via de regra, são semelhantes às observadas quando as vacinas são administradas em separado.[3] Quando as vacinas injetáveis com agentes vivos não forem administradas simultaneamente, será necessário um intervalo mínimo de 30 dias entre elas. Mas existem exceções, como, por exemplo, a vacina da FA, que não deve ser administrada concomitantemente com a tri/tetraviral devido a menor soroconversão, observando-se um intervalo de 30 dias entre elas.[5] Quando não forem aplicadas simultaneamente, as vacinas de agentes inativados ou VO podem ser administradas com qualquer intervalo em relação às vacinas de agentes vivos (inativada vs. vivo e VO vs. vivo).[3,4]

Intervalo entre o uso das vacinas e das imunoglobulinas, de sangue ou derivados

A imunização passiva pode interferir na resposta a vacinas vivas atenuadas. A vacinação e a administração de Igs podem ser feitas simultaneamente em locais diferentes, como é o caso da profilaxia do tétano, da raiva e da HB. Em geral, a replicação do vírus da vacina e a estimulação da imunidade ocorrem 1 a 2 semanas após a vacinação, portanto, deve-se aguardar 14 dias após a aplicação da vacina de vírus vivos injetáveis para se administrar Igs. Essa interação não ocorre com vacinas inativadas ou toxoides, que podem ser dadas simultaneamente ou com qualquer intervalo com as Igs. Ao receber Igs ou transfusão de sangue (total, concentrado de hemácias ou plasma, menos hemácias lavadas), a resposta imune a uma vacina pode ser inibida por 3 meses, tempo que deve ser aguardado para a sua aplicação.[3,4]

Calendário vacinal desconhecido

As vacinações devem ser registradas nas cadernetas por escrito e com data da administração. Caso os registros não sejam localizados, podem-se solicitar sorologias para a verificação da imunidade. No entanto, deve-se levar em consideração que um teste pode não ser sensível o suficiente ou não estar disponível. Nesses casos, devem-se considerar os indivíduos suscetíveis para, então, administrar-lhes a vacina.[2,3] Cabe salientar que a vacinação de uma pessoa já imune não confere risco adicional além dos relacionados à aplicação da vacina em si.

Atraso de doses

Não é necessário recomeçar o esquema vacinal ou administrar doses extras, apenas deve-se completar o número de doses preconizado.[2,3]

Precauções e contraindicações

A decisão de adiar a administração de uma vacina para uma pessoa doente deve-se levar em consideração a gravidade dos sintomas e a etiologia da doença. A segurança e a eficácia de vacinar indivíduos com doença leve já está comprovada. Não são contraindicações: reações locais leves após aplicação de vacina anterior, terapia antimicrobiana atual, estar em fase de convalescença de doença aguda, diarreia, infecções da via aérea superior, desnutrição, uso de corticoides por período inferior a 2 semanas e em doses não imunodepressoras. Deve-se postergar a vacinação em casos de doenças febris moderadas a graves. Pacientes imunodeprimidos não devem realizar vacinas vivas. Crianças em uso de corticoides com dose ≥ 2 mg/kg/dia de prednisona ou equivalente, ou doses maiores de 20 mg/dia em crianças acima de 10 kg e adultos, por mais de 2 semanas, não devem receber vacinas com agentes vivos antes de 1 mês após o término da corticoterapia.[2,5] Em casos de imunodepressão secundária ao tratamento de câncer com quimioterapia e radioterapia, o paciente só pode realizar vacinas vivas atenuadas após 3 meses da cessação da imunossupressão e dependendo da sua situação clínica. A contraindicação absoluta para a administração de uma vacina é ter uma história de reação alérgica grave (urticária generalizada, dificuldade respiratória, edema de glote, hipotensão ou choque) a um de seus componentes.[3,4,6]

Evento adverso pós-vacinação

Evento adverso pós-vacinação (EAPV) é qualquer ocorrência indesejada (sintoma, doença, alteração laboratorial) com relação temporal após administração de imunobiológicos, sem necessariamente apresentar relação causal com ele. Podem-se esperar desde achados comuns, como febre, dor e edema local, até eventos mais graves, como convulsão febril, episódio hipotônico-hiporresponsivo e anafilaxia. Podem ocorrer eventos inesperados, como aqueles não identificados antes, como, por exemplo, os relatos de intussuscepção intestinal com as primeiras vacinas do rotavírus, até problemas com qualidade do produto e contaminação de lotes. Qualquer unidade de saúde pública ou privada que administra imunobiológicos deve notificar a ocorrência de um EAPV prontamente com o preenchimento de formulário próprio a ser encaminhado à Vigilância Epidemiológica ou à Coordenação de Imunizações local ou municipal. Nos locais com acesso à *internet*, a notificação deve ser realizada no Sistema de Informação (SI-EAPV) *online*.[6]

Sistema de Informação do Programa Nacional de Imunizações

O Sistema de Informação do Programa Nacional de Imunizações (SI-PNI) é alimentado pelas vacinadoras do Sistema Único de Saúde (SUS) e tem o objetivo de possibilitar uma avaliação dinâmica, pelos gestores do programa, da ocorrência de surtos ou epidemias a partir do registro dos imunobiológicos aplicados e do número de pessoas vacinadas, agregadas por faixas etárias em determinado período de tempo e por áreas geográficas. O SI-PNI também permite controle de estoque das vacinas para organizações logísticas de aquisição e distribuição.[3]

Vacinas do calendário básico do Ministério da Saúde

Vacina da tuberculose (atenuada)

A vacina da tuberculose (TB) é uma vacina obtida por atenuação do *Mycobacterium bovis* e conhecida como BCG. É indicada para prevenir as formas graves (miliar e meníngea) de TB em crianças menores de 5 anos (principalmente no 1º ano, incluindo as indígenas). Idade de aplicação: de preferência, nas primeiras 12 horas após o nascimento, ainda na maternidade, ou na primeira visita à unidade de saúde, de preferência no 1º mês de vida. A vacina é disponibilizada rotineiramente para crianças até 4 anos, 11 meses e 29 dias ainda não vacinadas. Crianças filhas de mãe com vírus da imunodeficiência humana (HIV) positivo podem receber a vacina o mais precocemente possível até os 18 meses de idade, se assintomáticas e sem sinais de imunodeficiência. Crianças com idade entre 18 meses e 4 anos, 11 meses e 29 dias, não vacinadas, podem receber a vacina BCG somente se sorologia negativa para HIV. Devem ser vacinados os contatos intradomiciliares de portadores de hanseníase (ver Imunoprofilaxia após exposição – hanseníase, adiante). A vacina é contraindicada a partir dos 5 anos de idade e em indivíduos portadores de HIV, mesmo que assintomáticos e sem sinais de imunodeficiência. Recomenda-se adiar a vacinação em crianças com peso inferior a 2.000 gramas ou com afecções dermatológicas extensas. A via de administração é a ID, na inserção inferior do músculo deltoide, preferencialmente no braço direito. Evolução da reação vacinal (6-10 semanas): nódulo local, pústula, crosta, úlcera (com ou sem secreção) e pequena cicatriz (se ausente após 6 meses, revacinar, sem realizar teste tuberculínico prévio, apenas mais uma vez).[3,4]

Vacina da hepatite B (recombinante)

A vacina para HB induz a produção de anticorpos anti-HBs, considerados protetores com níveis séricos superiores a 10 mUI/mL. Devido à excelente imunogenicidade da vacina, não está indicado teste sorológico após a vacinação, exceto para os grupos de risco, tais como: profissionais da saúde, pessoas em diálise e recém-nascidos (RNs) de mães portadoras do antígeno de superfície da hepatite B (HBsAg). Nesses casos, a dosagem de anticorpos anti-HBs deve ser realizada 1 a 2 meses depois de completado o esquema vacinal. A vacina deve ser aplicada por via IM profunda: no vasto lateral da coxa nas crianças de até 2 anos de idade e, nos maiores, no deltoide. A primeira dose da vacina deve ser aplicada de preferência nas primeiras 12 horas após o nascimento (para evitar transmissão vertical) ou, quando não realizado, o mais precocemente possível. A vacina da HB pode ser aplicada em qualquer idade e simultaneamente com outras vacinas. Está disponível para toda a população, independentemente da idade e da condição de vulnerabilidade.[7] A primeira dose é aplicada ao nascer, e o esquema subsequente se dá com a vacina pentavalente (HB combinada com outros quatro antígenos) aos 2, 4 e 6 meses de idade. Para crianças que iniciam esquema vacinal a partir de 1 mês de idade até 4 anos, 11 meses e 29 dias: administrar três doses da vacina pentavalente com intervalo de 60 dias entre elas.[8] Nas demais faixas etárias, são realizadas três doses de vacina da HB isolada com intervalo de 0, 30 e 180 dias. Os eventos adversos mais comuns são dor no local da injeção e febre baixa; cefaleia e fadiga.[3,4]

Vacina adsorvida da difteria, tétano, pertússis, hepatite B (recombinante) e *Haemophilus influenzae* tipo b (conjugada) – Pentavalente

Com o intuito de diminuir o número de injeções em um mesmo momento, foram desenvolvidas as vacinas combinadas. São compostas por toxoides de difteria e tétano, suspensão celular inativada de *Bordetella pertussis* (bactéria responsável pela coqueluche), HBsAg e oligossacarídeos conjugados de Hib (bactéria causadora de doença invasiva, como meningite, pneumonia, epiglotite, celulite, artrite séptica, osteomielite, pericardite e sepse em crianças na faixa etária menor de 5 anos). A vacina pentavalente é indicada para crianças menores de 5 anos de idade como esquema básico. A vacinação consiste na aplicação de três doses, administrada aos 2, 4 e 6 meses de idade, com intervalo de 60 dias entre as doses. São necessárias duas doses de reforço com a vacina adsorvida difteria, tétano e pertússis (DTP) aos 15 meses e aos 4 anos de idade. A vacina é de aplicação IM e profunda no vasto lateral da coxa em menores de 2 anos e, nos maiores, na região deltoide. A vacina não poderá ser administrada quando a criança apresentar quadro neurológico em atividade ou quando, após dose anterior de vacina, ela registrar uma destas manifestações após a sua administração: convulsão nas primeiras 72 horas, episódio hipotônico-hiporresponsivo (hipotonia, sudorese fria e diminuição de resposta a estímulos) nas primeiras 48 horas, encefalopatia aguda grave depois de 7 dias, história de choque anafilático posterior à aplicação anterior da vacina e púrpura trombocitopênica pós-vacinal. A vacina também é contraindicada a partir de 7 anos de idade. Nas situações de eventos adversos graves devido a convulsões ou a colapso circulatório, solicitar DTPa. Nos casos de encefalopatia, está contraindicada qualquer dose subsequente com componente pertússis (seja de tríplice bacteriana de células inteiras, seja acelular) e, neste caso, continuar o esquema com a vacina dupla infantil (DT). A partir de 7 anos, é indicada a vacina dupla tipo adulto (dT), indicada para pessoas que têm passado vacinal desconhecido ou que necessitam completar o esquema: três doses com 2 meses de intervalo (0, 2 e 4 meses) e reforços de 10 em 10 anos por toda a vida. A diferença entre as vacinas DT (infantil) e dT (adulto) é a menor quantidade de toxoide diftérico na última. Nos imunodeprimidos, deve-se realizar uma dose de reforço da vacina Hib dos 12 aos 15 meses de idade, e crianças não imunizadas, com mais de 1 ano e menores de 19 anos, devem realizar duas doses, com intervalo de 4 a 8 semanas, se imunodeprimidos, ou dose única, se imunocompetentes.[3,4,8]

Vacina inativada da poliomielite

A VIP está indicada para a imunização ativa contra a poliomielite causada pelos três sorotipos (1, 2, 3). A via de administração é IM (em lactentes, é o músculo vasto-lateral da coxa direita), entretanto, a via SC também pode ser usada, mas em situações especiais (p. ex., casos de discrasias sanguíneas). A VIP deverá ser administrada aos 2, 4 e 6 meses de idade. Os reforços deverão ser realizados aos 15 meses e 4 anos de idade com a VOP, que contém dois tipos de poliovírus atenuados – cada dose é composta por duas gotas. A preferência para a administração da VIP no esquema inicial tem a finalidade de evitar o risco, raríssimo, de EAPV com a VOP (p. ex., paralisias flácidas). A VIP induz imunidade de mucosa intestinal, porém em grau menor do que a VOP. Os seguintes casos deverão receber reforço com a VIP: crianças imunodeprimidas (deficiência imunológica congênita ou adquirida); crianças que estejam em contato domiciliar com imunodeficiente suscetível; pessoas submetidas a transplante de órgãos sólidos ou de células-tronco hematopoiéticas (medula óssea); criança filha de mãe HIV-positiva, mesmo antes da definição diagnóstica; lactentes e crianças internados em unidade de terapia intensiva; crianças com história de paralisia flácida associada à vacina, após dose anterior de VOP. Indivíduos gravemente doentes na ocasião da vacinação devem, normalmente, esperar até se recuperarem antes da vacinação. O potencial risco de apneia e a necessidade de monitoramento da respiração de 24 a 72 horas devem ser considerados após a administração da vacina VIP para imunização primária de bebês prematuros (nascidos com menos de 28 semanas) e principalmente para aqueles com história de imaturidade respiratória. Como os benefícios da vacina para esse grupo são muitos, a vacinação não deve ser adiada e nem evitada. Eventos neurológicos, como a síndrome de Guillain-Barré (SGB), não tiveram sua incidência populacional aumentada devido a EAPVs. A contraindicação da VIP é reação alérgica grave ou anafilática a qualquer componente da vacina (lembrar-se de que ela contém vestígios de estreptomicina, neomicina e polimixina B).[3,4,9]

Vacina oral do rotavírus humano (atenuada)

A vacina oral do rotavírus humano (VORH) é a vacina de vírus isolados de humanos e atenuados. Esquema de vacinação em duas doses, seguindo rigorosamente os limites de faixa etária: a 1ª dose aos 2 meses (de 1 mês e 15 dias a 3 meses e 15 dias), e a 2ª dose aos 4 meses (3 meses e 15 dias a 7 meses e 29 dias); o intervalo ideal entre as doses é de 60 dias, com um mínimo de 30 dias. A vacina não deve, de forma alguma, ser oferecida fora desses prazos, e nenhuma criança poderá receber a segunda dose sem ter recebido a primeira. Não repetir a dose se a criança regurgitar, cuspir ou vomitar após a vacinação. Contraindicações: quadro agudo febril moderado a grave; crianças com imunodeficiência primária ou secundária; crianças que fazem uso de fármacos imunossupressores e quimioterápicos; crianças com história de doença gastrintestinal crônica ou malformação congênita do TGI ou história prévia de invaginação intestinal. A vacina deve ser adiada em crianças com quadro de gastrenterite com necessidade de hospitalização. Não são contraindicações: quadro febril leve, diarreia leve sem desidratação, contactantes de portadores de imunodeficiência; crianças filhas de mãe HIV-positivas podem ser vacinadas desde que não haja sinais clínicos ou laboratoriais de imunodepressão.[3,4]

Vacina pneumocócica 10-valente (conjugada)

A vacina pneumocócica 10-valente (conjugada) (PnC10) é constituída por 10 sorotipos de *Streptococcus pneumoniae*. É indicada para imunização ativa de crianças de 2 meses a menores de 4 anos de idade contra doença invasiva (pneumonia, meningite, artrite e sepse) e otite média aguda (OMA) causados pelo pneumococo. Deve ser administrada por via IM no vasto lateral da coxa em menores de 2 anos e após no músculo deltoide. O esquema de administração da vacina é determinado pela idade da criança no início da vacinação. No primeiro semestre de vida: administrar duas doses, aos 2 e 4 meses de idade; o intervalo entre as doses é de 60 dias (mínimo de 30 dias). Fazer um reforço entre 12 e 15 meses de idade, preferencialmente com 12 meses, considerando o intervalo de 6 meses após a 2ª dose. Crianças entre 12 meses a 4 anos não vacinadas devem receber dose única. As reações adversas mais comuns foram sonolência, perda de apetite, irritabilidade, febre e dor, rubor e edema no local da injeção. Pode ser administrada simultaneamente (ou com qualquer intervalo) com outras vacinas do calendário nacional de vacinação. *Observação:* a partir de 2 anos de idade, a vacina pneumocócica 23-valente (Pn23) é disponibilizada pelos Centros de Referência para Imunobiológicos Especiais (CRIEs) para portadores de doenças crônicas ou com imunodepressão (ver Tabelas 74.1 e 74.2) e para pessoas com 60 anos ou mais que vivem em instituições fechadas (casas geriátricas, hospitais, asilos, casas de repouso). A vacina 23-valente é administrada por via IM em dose única, com uma revacinação após 5 anos.[3,4,7,10]

Vacina meningocócica C (conjugada)

A *Neisseria meningitidis* (meningococo) é responsável por infecções invasivas graves, como a meningite e a meningococcemia. O Brasil começou a disponibilizar a vacina contra o meningococo C para crianças menores de 2 anos de idade em 2010. A vacina é constituída por polissacarídeos capsulares purificados da *Neisseria meningitidis* do sorogrupo C. A via de administração é IM e, de preferência, no vasto lateral da coxa direita da criança. Esquema vacinal: primeira dose aos 3 meses, e segunda dose aos 5 meses de idade, com reforço único entre 12 e 15 meses. Em crianças entre 12 e 23 meses de idade sem comprovação vacinal ou com esquema incompleto, administrar uma única dose. No ano de 2018, a vacina meningocócica C começou a ser disponibilizada para a faixa etária de 11 e 14 anos de ambos os sexos, considerando um reforço ou dose única conforme a situação vacinal. Até 2020, a faixa etária será ampliada gradativamente a partir de 9 anos de idade. Observou-se a ausência de títulos de anticorpos protetores poucos anos após a vacinação de lactentes e crianças mais novas; nos adolescentes, as vacinas meningocócicas demonstram associar-se a uma boa resposta imune, com persistência de títulos de anticorpos protetores por um período prolongado, além de alcançar o efeito protetor de imunidade de rebanho, que estende a proteção a indivíduos não vacinados. Nas seguintes situações, crianças acima de 12 meses ou adultos devem receber duas doses com intervalo de 8 a 12 semanas e revacinar após 5 anos: asplenia anatômica ou funcional e doenças relacionadas; imunodeficiências congênitas e adquiridas; deficiência de complemento e frações; pessoas com HIV/Aids. Microbiologista rotineiramente exposto ao isolamento de *Neisseria meningitidis* deve receber dose única e reforço em 5 anos. A vacina contra o meningococo C (MnCc) pode ser administrada simultaneamente com qualquer outra vacina do calendário básico. Deve ser adiada na vigência de quadro febril agudo grave. São eventos adversos da vacina: dor, rubor, edema, endurecimento e hipersensibilidade locais, além de febre, choro, irritabilidade, sonolência ou comprometimento do sono, anorexia, diarreia e vômitos.[3,4,11]

Vacina da febre amarela (atenuada)

Ultimamente, a FA silvestre se apresenta com um padrão epizoótico-epidêmico, manifestando-se como uma doença reemergente em novas áreas do território brasileiro, fora da área considerada endêmica (região amazônica e centro-oeste e Estado do Maranhão). A vacina da FA é constituída por vírus vivos atenuados cultivados em ovos embrionados de galinha. É administrada por via SC em dose única, de acordo com as recomendações da Organização Mundial da Saúde (OMS). A dose de reforço não é mais recomendada, pois a imunidade protetora desenvolve-se em 30 dias para 99% das pessoas que receberam uma dose da vacina. Não se recomenda a administração simultânea da vacina da FA e da vacina tríplice ou tetraviral em crianças até 1 ano, 9 meses e 29 dias, em virtude da redução da taxa de soroconversão em crianças vacinadas com intervalo inferior a 30 dias entre as doses, portanto, esse tempo deverá ser o intervalo mínimo entre as aplicações. Essa recomendação não se aplica às crianças com mais de 2 anos de idade. A vacina é recomendada de rotina para todas as crianças com 9 meses de idade. Também deve ser aplicada dos 9 meses aos 59 anos de idade somente para os residentes da área com recomendação de vacina (ACRV) e em viajantes que se deslocam para essas áreas ou países que exijam o Certificado Internacional de Vacinação ou Profilaxia. A vacinação de rotina para FA é ofertada nos estados do Acre, Amazonas, Amapá, Pará, Rondônia, Roraima, Tocantins, Distrito Federal, Goiás, Mato Grosso do Sul, Mato Grosso, Bahia, Maranhão, Piauí, Minas Gerais, São Paulo, Rio de Janeiro, Paraná, Rio Grande do Sul e Santa Catarina. Além das áreas com recomendação, neste momento, também está sendo vacinada a população do Espírito Santo. A vacina pode causar eventos adversos graves se não forem avaliadas as suas precauções e contraindicações. Não deverão ser vacinadas: pessoas com imunossupressão por doença ou terapias imunossupressoras (quimioterapia, radioterapia, corticoides com dose de 2 mg/kg/dia de prednisona ou equivalente em crianças até 10 kg e acima de 20 mg/dia para as demais e adultos por tempo superior a 14 dias; uso de medicações antimetabólicas ou medicamentos modificadores do curso da doença (infliximabe, etanercepte, ritoximabe entre outros); transplantados; paciente com história pregressa de doença do timo (miastenia grave, timoma), lúpus, doença de Addison, artrite reumatoide (AR); pacientes com doença hematológica com imunodeficiência (aplasia de medula, anemia aplástica); adultos e adolescentes que vivem com HIV-aids com contagem de CD4+ < 200 células/mm^3; pessoas com reação alérgica grave ao ovo; pessoas acima de 60 anos de idade com uma das comorbidades citadas. Poderá ser vacinada de acordo com essas orientações específicas: aguardar 4 semanas após interrupção do corticoide; administrar a vacina após 3 meses do término da quimioterapia (para pacientes que fizeram uso de medicamento anticélula B e fludarabina, aguardar 6 meses de intervalo); aguardar 24 meses após transplante de célula progenitora de medula óssea se não houver doença enxerto *versus* hospedeiro, recaída ou uso de imunossupressor; síndrome mieloproliferativa ou doença falciforme em uso de hidroxiureia, administrar a vacina se neutrófilos acima de 1.500 céls/mm^3; HIV-aids: adiar a vacinação até que a reconstituição imune seja obtida com a terapia antirretroviral. Efeitos adversos de dor local, mialgia, febre e cefaleia ocorrem em 4% dos vacinados. Elevação limitada e reversível das enzimas hepáticas também tem sido relatadas. Um dos eventos adversos graves é a doença viscerotrópica aguda (infecção multissistêmica generalizada, semelhante à febre amarela selvagem) que ocorre em 0,04 casos por 100 mil doses administradas. Podem também ocorrer eventos neurológicos pós-vacinais, como encefalite, meningite, doenças do sistema autoimune com envolvimento do sistema nervoso central (SNC) ou periférico (SNP) cuja incidência é 0,2 casos por 100 mil doses administradas. Deve-se suspeitar desses eventos adversos graves quando os sintomas iniciarem até 30 dias da administração da vacina da FA.[3,4,12] Estão em andamento estudos de utilização de dose fracionada da vacina da FA (com um quinto da dose padrão) com potencial identificado de proteção com duração de ao menos 8 anos. Essa modalidade de vacina pode ser útil para cobertura populacional de amplo espectro em áreas de surto.

Vacina do sarampo, caxumba e rubéola (tríplice viral); vacina do sarampo, caxumba, rubéola e varicela (tetraviral) (atenuadas) e vacina varicela (atenuada)

A vacina combinada dos vírus atenuados é administrada por via SC. O PNI prevê uma dose da vacina do sarampo, caxumba e rubéola (SCR), tríplice viral, aos 12 meses, e uma dose da vacina do sarampo, caxumba, rubéola e varicela (SCRV), tetraviral, aos 15 meses; caso a vacina da tríplice viral esteja em atraso, deve-se administrar a tríplice viral e a tetraviral com intervalo de 30 dias entre as doses. Em 2017, o Brasil passou a disponibilizar a segunda dose de reforço da vacina tríplice viral até os 29 anos ou uma dose dos 30 aos 49 anos de idade. Houve também ampliação da faixa etária para a vacina tetraviral, que passa a ser disponibilizada em uma dose até 4 anos, 11 meses e 29 dias. Em 2018, o Ministério da Saúde (MS) passou a disponibilizar a segunda dose da vacina varicela (atenuada) para crianças de 4 até 6 anos de idade. Eventos adversos: exantema semelhante à varicela pode surgir entre 5 e 26 dias após aplicação da vacina, febre e exantema semelhante ao sarampo por poucos dias (entre o 5º e 12º dia após a aplicação). Há relatos de meningite, herpes-zóster grave, encefalite, ataxia, eritema multiforme, síndrome de Stevens-Johnson, pneumonia, trombocitopenia, convulsões e SGB. Contraindicações: gravidez; reação anafilática sistêmica imediata após ingestão de ovo ou com dose prévia da vacina; crianças com imunidade alterada: tumores sólidos ou neoplasias hematológicas, tratamento imunossupressor prolongado e infecção sintomática pelo HIV. Precauções: doenças agudas febris moderadas ou graves (adiar até a resolução do quadro); pessoas que receberam gamaglobulina, sangue total ou plasma devem aguardar 3 meses para receber a vacina por possível prejuízo na resposta imunológica.[3,4,13]

Vacina da hepatite A (inativada)

A vacina da hepatite A (HA) é recomendada em dose única para crianças dos 12 meses aos 4 anos de idade. Aplicada em volume de 0,5 mL (25 U do antígeno) por via IM. Hoje, é prevista no calendário vacinal aos 15 meses de idade. Pode ser aplicada junto com qualquer outra vacina. É altamente eficaz e de baixa reatogenicidade, com taxas de soroconversão de 95 % no período de até 4 semanas da vacinação após uma dose. A experiência mostrou que a aplicação de apenas uma dose no primeiro ano de vida foi de controle da incidência de HA, principalmente em creches e instituições assemelhadas, mas com imunidade de rebanho para a população geral. Os CRIEs a disponibilizam para pacientes com hepatopatias crônicas de qualquer etiologia (inclusive portadores dos vírus da hepatite B e C), coagulopatias, hemoglobinopatias, pacientes com HIV/aids, imunodepressão terapêutica ou por doença imunossupressora, doenças de depósito, fibrose cística, trissomias, candidatos a transplante de órgão sólido, doadores e transplantados de órgão sólido ou de células-tronco hematopoiéticas (medula óssea).[3,4,14]

Vacina da influenza (fragmentada e inativada)

Existem três tipos de ortomixovírus responsáveis pelos quadros de influenza: A, B, C. Os vírus A e B possuem maior importância clínica e sofrem frequentes mutações, sendo responsáveis pelas epidemias sazonais, hospitalizações e morte por pneumonia naqueles com condições e fatores de risco. O vírus C raramente causa doença grave. A OMS faz recomendações anuais da composição da vacina com base em informações mundiais das cepas circulantes de influenza no ano anterior. A vacina usada no Brasil é de vírus fracionados inativados e trivalente, obtida de ovos embrionados de galinha. A vacina da influenza é aplicada anualmente, de preferência no outono, por via IM (vasto lateral da coxa, deltoide ou ventroglútea) ou SC, a partir dos 6 meses de idade, seguindo o seguinte esquema de acordo com a faixa etária: 6 meses a 2 anos – duas doses de 0,25 mL com intervalo de 30 dias; 3 a 8 anos incompletos – duas doses de 0,5 mL com intervalo de 30 dias; 9 anos a adultos – uma dose de 0,5 mL. As doses pediátricas podem mudar conforme o laboratório produtor da vacina. As campanhas anuais da vacina da influenza contemplam as populações mais vulneráveis (pode mudar conforme a situação epidemiológica): trabalhadores de saúde, gestantes, puérperas, crianças de 6 meses a menores de 9 anos, povos indígenas, idosos a partir de 60 anos, adolescentes e jovens de 12 a 21 anos sob medidas socioeducativas, população privada de liberdade e funcionários do sistema prisional, professores das escolas públicas e privadas, além de pessoas com condições clínicas especiais (diabetes, imunossupressão, obesidade grau III, transplantados e portadores de trissomias) e doenças crônicas (doença respiratória, cardíaca, renal, hepática e neurológica) mediante prescrição médica. A vacina pode ser realizada junto com as demais do calendário vacinal. Os candidatos a doadores de sangue que tiverem sido vacinados contra a influenza devem ser considerados inaptos temporariamente por um período de 48 horas. Em adultos saudáveis, a detecção de anticorpos protetores ocorre 2 a 3 semanas após a vacinação; em crianças, a soroconversão após uma única dose varia de 30 a 90%, sendo diretamente proporcional à idade, motivo pelo qual é recomendada duas doses da vacina influenza nos primovacinados e uma dose nos anos subsequentes. Em uma metanálise de ensaios randomizados e observacionais de adultos saudáveis, publicada em 2014, a eficácia global da vacina inativada na prevenção da gripe confirmada pelo laboratório foi de 60%, e a eficácia contra a doença semelhante à influenza foi de 16%, essa discrepância provavelmente está relacionada à falta de proteção oferecida pela vacina contra vírus respiratórios não influenza. A vacina pode ter um efeito maior na prevenção da gravidade do que na prevenção da infecção. Em um estudo caso-controle, a eficácia da vacina foi de 75% para prevenir casos de influenza ambulatorial, 60% para prevenção de hospitalizações associadas à influenza e 89% para prevenir a gripe grave. Outro estudo multicêntrico de caso-controle de adultos e crianças hospitalizadas por pneumonia adquirida na comunidade associada à influenza estimou a eficácia da vacina contra influenza em 57% para a prevenção de pneumonia.[14] Eventos adversos de febre, mal-estar, mialgia, dor, eritema e enduração locais podem ocorrer nas primeiras 48 horas. A vacina é contraindicada para pessoas com história de reação alérgica grave prévia relacionada ao ovo de galinha ou à vacina. Precauções: adiar a vacina em quadro febril agudo moderado a grave e realizar avaliação criteriosa de risco-benefício de pessoas com história pregressa de SGB (evento raro que pode acontecer até 6 semanas após a vacinação).[3,4,15]

Vacina do papilomavírus humano

A vacina para o HPV está disponível para a população feminina de 9 a 14 anos e para meninos de 11 a 14 anos de idade. Até 2020, a faixa etária masculina será ampliada gradativamente para incorporar os meninos a partir de 9 anos de idade. A vacina quadrivalente protege contra o HPV tipos 6, 11, 16 e 18 – sorotipos 16 e 18 causam aproximadamente 70% dos cânceres cervicais de todo o mundo, assim como em torno de 90% dos cânceres anais e uma proporção significativa de câncer orofaríngeo, vulvar, vaginal e de pênis. Os sorotipos de HPV 6 e 11 causam quase 90% das verrugas anogenitais. A vacina é mais eficaz quando aplicada antes do início da atividade sexual. Dois grandes ensaios clínicos randomizados, duplo-cegos, compararam a vacina quadrivalente com placebo entre mais de 17.000 mulheres de 15 a 26 anos. Após 3 anos, a eficácia da vacina para prevenir neoplasia intraepitelial cervical (NIC II) foi de 97 a 100% entre a população sem infecção prévia por HPV (testes sorológicos e detecção de DNA em testes cervicais negativos) e 44% entre a população total. A eficácia para se prevenir neoplasia intraepitelial vaginal e vulvar (NIVA 2 ou 3 e NIV 2 ou 3) foi aproximadamente 100% entre a população não infectada por HPV e 62% na população total. Pode-se levar muitos anos até que um câncer cervical se desenvolva após a infecção do HPV, por isso demorará algum tempo para se descobrir os benefícios globais do programa de vacinação. Os dados que informam o impacto da vacina do HPV na neoplasia intraepitelial anal, câncer anal e doenças bucais são limitados quando comparados ao câncer cervical. Em um grande estudo randomizado entre mulheres de 16 a 24 anos, a eficácia da prevenção de condilomas vaginais e vulvares foi de 100% entre os participantes inicialmente indetectáveis para HPV e 70 a 78% da população total. Da mesma forma, estudos em homens de 16 a 26 anos demonstraram uma eficácia para prevenção de verrugas genitais externas de 90% entre a população não infectada por HPV e 66% na população geral. Os níveis persistentes de anticorpos e proteção contra o HPV foram relatados até 10 anos após a vacinação. O nível preciso de anticorpos necessários para a proteção contra a infecção é desconhecido. A vacinação nos meninos parece ser menos eficaz do que a vacinação em meninas. As análises de custo-efetividade são limitadas, pela incerteza em relação a diferentes variáveis que afetam o impacto da vacinação masculina, como: eficácia da vacina e duração da proteção, a cobertura vacinal das mulheres, o efeito da imunidade de rebanho, a gama de resultados da saúde incluídos e os efeitos das doenças associadas ao HPV e qualidade de vida.[16] Dado o exposto, deduz-se que a vacina é mais eficaz quando aplicada antes do início da atividade sexual. Deve-se lembrar de que a mulher deverá realizar o rastreamento do câncer do colo do útero, pois a vacina não confere proteção contra todos os subtipos oncogênicos de HPV. O esquema é de duas doses, sendo a segunda dose 6 meses após a primeira. É aplicada via IM na região deltoide ou na região anterolateral superior da coxa. Em adolescentes e adultos jovens, observou-se a ocorrência de síncopes atribuídas à síndrome vasovagal ou reação vasopressora, geralmente dentro de 15 minutos da aplicação da vacina; portanto, para evitar acidentes, esse é o tempo que a pessoa vacinada deverá permanecer sentada e sob observação.[17–19] Segundo o Comitê Consultivo Global da OMS sobre Segurança da Vacina, o risco de anafilaxia foi de aproximadamente 1,7 casos por milhão de doses. Esse comitê revisa regularmente a evidência internacional emergente sobre a segurança da vacinação contra o HPV. Em março de 2017, emitiu uma declaração concluindo que não há evidência de nenhum vínculo entre a vacinação contra o HPV e eventos como SGB, síndrome da taquicardia ortostática postural, síndrome da dor regional complexa, insuficiência ovariana prematura e síndrome da fadiga crônica.[20]

As vacinas do calendário básico disponibilizadas pelo SUS para crianças, adolescentes, adultos, gestantes e idosos aparecem, de acordo com a faixa etária, nas Tabelas 74.1 e 74.2.

Tabela 74.1 | **Calendário de vacinação da criança – 2017**

Idade	Vacinas	Doses	Doenças evitadas
Ao nascer	BCG-ID	Dose única	Formas graves de TB
	HB	Dose	Hepatite B
2 meses	Pentavalente (DTP + HB + Hib)	1ª dose	Difteria, tétano, coqueluche, hepatite B, meningite e outras infecções causadas pelo Hib
	VIP		Poliomielite
	VORH		Diarreia por rotavírus
	Pnc-10-valente		Doenças invasivas e OMA causadas por *Streptococcus pneumoniae* sorotipos 1, 4, 5, 6B, 7F, 9V, 14, 18C, 19F e 23F
3 meses	MnCc (conjugada)	1ª dose	Doenças invasivas causadas por *Neisseria meningitidis* do sorogrupo C
4 meses	Pentavalente (DTP + HB + Hib)	2ª dose	Difteria, tétano, coqueluche, hepatite B, meningite e outras infecções causadas pelo Hib
	VIP		Poliomielite
	VORH		Diarreia por rotavírus
	Pnc10-valente		Doenças invasivas e OMA causadas por *Streptococcus pneumoniae* sorotipos 1,4,5,6B, 7F,9V,14,18C,19F e 23F
5 meses	MnCc (conjugada)	2ª dose	Doenças invasivas causadas por *Neisseria meningitidis* do sorogrupo C
6 meses	Pentavalente (DTP + HB + Hib)	3ª dose	Difteria, tétano, coqueluche, hepatite B, meningite e outras infecções causadas pelo Hib
	VIP		Poliomielite
9 meses	FA	Dose única	Febre amarela
12 meses	SCR (tríplice viral)	1ª dose	Sarampo, rubéola e caxumba
	Pnc10-valente	Reforço	Doenças invasivas e OMA causadas por *Streptococcus pneumoniae* sorotipos 1, 4, 5, 6B, 7F, 9V, 14, 18C, 19F e 23F
	MnCc (conjugada)	Reforço	Doenças invasivas causadas por *Neisseria meningitidis* do sorogrupo C
15 meses	VOP	1º reforço	Poliomielite
	HA	Dose única	Hepatite A
	DTP (tríplice bacteriana)	1º reforço	Difteria, tétano, coqueluche
	SCRV (tetraviral)	Dose única	Sarampo, rubéola, caxumba e varicela

(Continua)

Tabela 74.1 | **Calendário de vacinação da criança – 2017** *(Continuação)*

Idade	Vacinas	Doses	Doenças evitadas
4 anos	DTP (tríplice bacteriana)	2° reforço	Difteria, tétano, coqueluche
	VOP	2° reforço	Poliomielite
	VZ (atenuada)	2° reforço	Varicela
9 anos (meninas)	HPV quadrivalente	2 doses	Infecções pelo HPV tipos 6, 11, 16 e 18

BCG-ID, bacilo de Calmette-Guérin intradérmica; TB, tuberculose; DTP, vacina tríplice bacteriana contra difteria, tétano e coqueluche; VIP, vacina inativada contra a poliomielite; HB, vacina para hepatite B; SCR, vacina tríplice viral contra sarampo, caxumba e rubéola; VZ, vacina contra a varicela; Hib, vacina contra *Haemophilus influenzae* tipo b; HA, vacina contra a hepatite A; MncC, vacina meningocócica C conjugada; FA, vacina da febre amarela; Pnc10, vacina conjugada 10-valente contra o pneumococo; OMA, otite média aguda; VORH, vacina oral de rotavírus humano; SCRV, vacina tríplice viral contra sarampo, caxumba, rubéola e varicela; HPV, papilomavírus humano.

Fonte: Brasil.[21]

Tabela 74.2 | **Calendário de vacinação do adolescente, do adulto, da gestante e do idoso – 2017**

Idade	Vacinas	Doses	Doenças evitadas
11-19 anos	HB	Três doses (0, 1, 6 meses) (dependendo da situação vacinal)	Hepatite B
	dT	Três doses ou reforço (dependendo da situação vacinal)	Difteria e tétano
	Tríplice viral (SCR)	Duas doses	Sarampo, caxumba e rubéola
	FA*	Dose única	Febre amarela
11-14 anos (meninos) 9-14 anos (meninas)	HPV quadrivalente	Duas doses	Infecções pelo papilomavírus humano tipos 6, 11, 16 e 18
11-14 anos (meninos e meninas)	MnCc (conjugada)	Reforço ou dose única	Doenças invasivas causadas por *Neisseria meningitidis* do sorogrupo
20-59 anos	HB	Três doses (0, 1 e 6 meses) (dependendo da situação vacinal)	Hepatite B
	dT	Três doses ou reforço (dependendo da situação vacinal)	Difteria e tétano
	Tríplice viral (SCR)	Uma dose (dependendo da situação vacinal)	Sarampo, caxumba e rubéola
	FA*	Dose única	Febre amarela
Gestantes	HB	Três doses (0, 1 e 6 meses) (dependendo da situação vacinal)	Hepatite B
	dT e/ou dTPa[†] tipo adulto	Três doses ou reforço (dependendo da situação vacinal)	dT: difteria e tétano; dTPa: difteria, tétano e coqueluche
60 anos ou mais	HB	Três doses (0, 1 e 6 meses) (dependendo da situação vacinal)	Hepatite B
	dT	Três doses ou reforço (dependendo da situação vacinal)	Difteria e tétano
	FA[‡]	Dose única	Febre amarela
	Pn23-valente[§]	Dose única + reforço em 5 anos	Infecções causadas pelo pneumococo

*As regiões com indicação da vacina são mencionadas no texto.
[†]A vacina dTPa deve ser realizada em toda gestação, a partir da 20ª semana gestacional.
[‡]Em situação de risco (ver texto) de contrair a doença, o médico deverá avaliar o risco/benefício da vacinação.
[§]Disponibilizada pelo CRIE para idosos que vivem em instituições fechadas (casas geriátricas, hospitais, asilos, casas de repouso).

HPV, papilomavírus humano; SCR, vacina tríplice viral contra sarampo, caxumba e rubéola; dT, vacina dupla bacteriana contra difteria e tétano tipo adulto; dTPa, vacina tríplice bacteriana acelular tipo adulto; HB, vacina contra a hepatite; FA, vacina da febre amarela; MncC, vacina meningocócica C conjugada; Pn23, vacina polissacarídea 23-valente contra o pneumococo.

Fonte: Brasil.[21]

Outras vacinas (fornecidas pelos Centros de Referência para Imunobiológicos Especiais)

Vacina da varicela

A VZ é composta por vírus vivo atenuado, em apresentação isolada monovalente. É administrada por via SC e pode ser aplicada a partir dos 12 meses sem limite de idade superior (a partir de 9 meses em profilaxia pós-exposição). Indicada em situações de pós-exposição nos comunicantes suscetíveis imunocompetentes maiores de 9 meses para controle de surto em ambiente hospitalar (até 5 dias após o contato). Para pessoas imunodeprimidas, é indicada profilaxia pós-exposição com Ig humana específica. Indicações para suscetíveis na pré-exposição: grupos de risco imunocompetentes (profissionais da saúde, cuidadores e familiares) em convívio domiciliar ou hospitalar com pacientes imunodeprimidos; maiores de 1 ano imunocompetentes no momento da internação em que haja caso de VZ; 3 semanas antes de transplante de órgãos em imunocompetentes; síndrome nefrótica e nefropatias crônicas; doadores de órgãos sólidos e medula óssea; pacientes receptores de medula óssea há 24 meses ou mais (exceto com presença de doença *versus* hospedeiro); crianças e adolescentes expostos ou infectados pelo HIV nas categorias clínicas N, A e B com CD4 > 15%; doenças dermatológicas graves; asplenia; trissomias; uso crônico de ácido acetilsalicílico (suspender por 6 semanas após vacinação). Esquemas: crianças imunocompetentes suscetíveis entre 1 e 12 anos de idade em convívio domiciliar com imunodeprimidos recebem duas doses de 0,5 mL com intervalo mínimo de 3 meses entre elas; crianças imunocompetentes na profilaxia de surto hospitalar de VZ devem receber uma dose da vacina; imunocompetentes suscetíveis a partir de 13 anos de idade recebem duas doses de 0,5 mL com intervalo de 4 a 8 semanas entre elas; imunodeprimidos em qualquer idade recebem duas doses de 0,5 mL com intervalo de 3 meses entre elas, desde que tenham condições atendidas para a indicação da vacina. Pode ser aplicada simultaneamente com qualquer vacina, inclusive tríplice viral e FA, ou com intervalo mínimo de 30 dias com essas. A vacina da VZ também está disponível na tetraviral do calendário básico da criança, está licenciada na faixa etária de 1 a 12 anos.[4]

Vacina contra raiva

A vacina contra raiva está disponível para profilaxia de pessoas com risco de exposição permanente ao vírus da raiva, durante atividades ocupacionais, como: médicos veterinários, biólogos, profissionais de laboratórios de virologia e anatomopatologia para raiva, estudantes de medicina veterinária, zootecnia, biologia, agronomia e áreas afins; pessoas que atuam na captura, contenção, manejo, coleta de amostras, vacinação e pesquisas de animais considerados de risco para a transmissão da raiva. A vacina é obtida por meio de cultura celular inativada e poderá ser aplicada via IM profunda no músculo vasto lateral da coxa ou deltoide. Também pode ser aplicada por via ID na inserção do músculo deltoide. Não pode ser aplicada na região glútea. Esquema de três doses (0, 7, 28 dias); a partir de 14 dias da última dose, realizar controle sorológico, que será satisfatório se ≥ 5 UI/mL – se menor, aplicar mais uma dose de reforço e dosar novamente anticorpos antirrábicos em 14 dias. Essa medida de profilaxia pré-exposição elimina a necessidade de imunização passiva e diminui o número de doses da vacina pós-exposição (0 e 3 dias). O controle sorológico nos profissionais que se expõem deverá ser anual. A Tabela 74.3 traz as vacinas recomendadas e contraindicadas para as pessoas com imunidade alterada e para os seus contatos intradomiciliares. Para profilaxia pós-exposição, ver Quadro 74.2.[4,22,23]

Tabela 74.3 | Vacinas recomendadas para pessoas com imunidade alterada e contactantes

	HIV	Neoplasia Antes do tratamento	Neoplasia Durante o tratamento	Transplante de órgão sólido Antes	Transplante de órgão sólido Após	Doenças imunomediadas* Antes do tratamento	Doenças imunomediadas* Durante o tratamento	Transplantados de células-tronco hematopoiéticas (medula óssea)	Contactantes
BCG	Sim, em crianças, se assintomático, e sem imunodepressão (N1)	Não	Não	Não	Não	Não	Não	Não	Não
DTP	Em crianças aos 2, 4, 6 e 15 meses de idade inclusa na pentavalente	Sim, preferir DTPa	Sim, preferir DTPa	Sim, preferir DTPa	Sim, preferir DTPa	Sim, preferir DTPa	Sim, preferir DTPa	Sim Três doses e reforço a cada 10 anos	Não
DT									
dT	Em adultos dT (três doses) e reforços de 10/10 anos								
DTPa									
VIP	Sim 2, 4 e 6 meses e reforço com 15 meses e 4 anos	Sim[†]	Sim[†]	Sim[†]	Sim[†]	Sim[†]	Sim[†]	Três doses com intervalo de 30 dias	Sim, quando indicado

(Continua)

Tabela 74.3 | **Vacinas recomendadas para pessoas com imunidade alterada e contactantes** *(Continuação)*

	HIV	Neoplasia		Transplante de órgão sólido		Doenças imunomediadas*		Transplantados de células-tronco hematopoiéticas (medula óssea)	Contactantes
		Antes do tratamento	Durante o tratamento	Antes	Após	Antes do tratamento	Durante o tratamento		
HB	Se a mãe for HBsAg positiva, realizar IgHA-HB e vacina logo após nascimento e fornecer esquema conforme idade[†] > 2 anos e adultos: 0, 1, 2, 6 a 12 meses com o dobro da dose	Sim	Sim	Sim, quatro doses (0, 1, 2, 6 meses) com o dobro da dose de acordo com a situação clínica de base	Sim	Sim	Sim	Três doses (0, 1, 6 meses)	Não
SCR	Não se CD4+ ≤ 15%	Sim[§]	Não	Sim[§]	Não	Não	Não	Duas doses; a primeira 12-24 meses após o transplante[‖]	Sim, se suscetíveis
VZ	Aos 12 meses em crianças na categoria clínica N, A e B com CD4 ≥ 15%, segunda dose após 30 dias	Sim[§]	Não	Sim[§] (aguardar 3 semanas para transplantar)	Não	Não[¶]	Não[¶]	Duas doses; a primeira 24 meses após o transplante[‖]	Sim, se suscetíveis
Hib	Se < 19 anos e nunca vacinado: duas doses com 2 meses de intervalo	Sim, se < 19 anos	Sim, se < 19 anos	Sim, se < 19 anos	Sim, se < 19 anos	Sim, se < 19 anos	Sim, se < 19 anos	Três doses, com intervalo de 30 dias	Não
INF	A partir de 6 meses, repetir anualmente	Sim	Sim	Sim	Sim	Sim	Sim	Sazonal	Sim
HA	Se suscetível, fazer duas doses com intervalo de 6 meses a 12 meses	Sim	Sim	Sim	Sim	Sim	Sim	Duas doses com intervalo de 6 meses	Não
MncC	>12 meses de idade e não vacinados fazer duas doses e um reforço após 5 anos	Sim	Sim	Sim	Sim	Sim	Sim	Sim	Não
FA	Não, se criança com sintomatologia e imunodepressão grave. Após avaliar risco epidemiológico, indicar em adultos se CD4 ≥ 350 cél/mm³	Sim[†]	Não	Sim, em situações especiais de risco (aguardar 3 semanas para transplantar)	Não	Não	Não	Uma dose após reconstituição imunológica (pelo menos 24 meses)	Não

(Continua)

Tabela 74.3 | Vacinas recomendadas para pessoas com imunidade alterada e contactantes *(Continuação)*

	HIV	Neoplasia		Transplante de órgão sólido		Doenças imunomediadas*		Transplantados de células-tronco hematopoiéticas (medula óssea)	Contactantes
		Antes do tratamento	Durante o tratamento	Antes	Após	Antes do tratamento	Durante o tratamento		
Pnc10	Rotina conforme a idade	Rotina conforme a idade	Rotina conforme a idade	Rotina conforme a idade	Rotina conforme a idade	Rotina conforme a idade	Rotina conforme a idade	Para < 5 anos, esquema conforme a idade	Não
Pn23	Sim, para > 2 anos; reforço único em 5 anos	Sim, para > 2 anos; reforço único em 5 anos	Sim, para > 2 anos; reforço único em 5 anos	Sim, para > 2 anos; reforço único em 5 anos	Sim, para > 2 anos; reforço único em 5 anos	Sim, para > 2 anos; reforço único em 5 anos	Sim, para > 2 anos; reforço único em 5 anos	Sim, para > 5 anos, uma dose mais reforço único em 5 anos	Não

*Artrite reumatoide (AR), lúpus eritematoso sistêmico (LES), psoríase, doença de Crohn (DC), retocolite ulcerativa (RCU) e outras doenças relacionadas à desregulação da liberação de citocinas e ao aumento do fator de necrose tumoral (TNF). São as doenças que necessitem quimioterapia, corticoterapia ou imunoterapia.

†De acordo com as normas de vacinação.

‡Recomenda-se realização de sorologia 30 a 60 dias após o término do esquema; se anti-HBs < 10 uI/mL, repetir esquema com quatro doses de vacina monovalente para hepatite B com dobro da dose.

§Se não houver patologia que contraindique uso de vacinas vivas.

‖Contraindicada para pessoas com doença do enxerto *versus* hospedeiro.

¶Em reumatologia, não se considera o uso de imunomodulação em baixa dosagem como contraindicação à vacinação contra a varicela ou herpes-zóster; considerar a situação individual do paciente.

BCG, bacilo de Calmette-Guérin, vacina contra a TB; DTP, vacina tríplice bacteriana contra difteria, tétano e coqueluche; DT, vacina dupla bacteriana contra a difteria e tétano tipo infantil; dT, vacina dupla bacteriana contra difteria e tétano tipo adulto; DTPa, vacina tríplice bacteriana acelular; VIP, vacina inativada contra a poliomielite; HB, vacina contra a hepatite B; SCR, vacina tríplice viral contra sarampo, caxumba e rubéola; VZ, vacina contra a varicela; Hib, vacina contra *Haemophilus influenzae* tipo b; INF, vacina contra influenza ou gripe; HA, vacina contra a hepatite A; MncC, vacina meningocócica C conjugada; FA, vacina da febre amarela; Pnc10, vacina conjugada 10-valente contra o pneumococo; Pn23, vacina polissacarídea 23-valente contra o pneumococo; HIV, vírus da imunodeficiência humana; IgHA-HB, imunoglobulina humana anti-hepatite B.

Fonte: Adaptada de Brasil.[4]

Situações especiais

Gestantes e lactantes

Não há evidência do risco de mulheres grávidas serem vacinadas com agentes inativados ou toxoides. Vacinas compostas por agentes vivos apresentam riscos teóricos para o feto durante a gravidez, sendo contraindicadas. Exceção a essa regra é a gestante não vacinada que reside em local próximo onde ocorreu confirmação de circulação de vírus da FA (epizootias, casos humanos e vetores na área afetada). Nesses casos, vacinar em qualquer idade gestacional (IG). Não é recomendada a realização rotineira de exame para gravidez para as mulheres em idade fértil antes da vacinação.[2,3]

Vacinas contra a rubéola e a varicela podem ser administradas a mulheres em idade fértil, porém, elas devem evitar ficar grávidas por 4 semanas.[2-4] Toda gestante deverá receber uma dose da vacina adsorvida contra dTPa a partir da 20ª semana de gestação. Essa medida visa a garantir que os bebês já nasçam com proteção contra coqueluche. Caso não tenham sido vacinadas na gestação, poderão realizar no período puerperal; porém, neste caso, não ocorrerá transferência de anticorpos da mãe para o feto, apenas se evitará que a mãe adoeça e possa ser uma fonte de infecção para o filho.[15]

A gestante deve ser vacinada para a prevenção do tétano materno e neonatal. Para ser considerada imunizada, deve ter recebido três doses prévias de vacina contendo o toxoide tetânico, sendo a última no máximo há 5 anos – passado esse prazo, deverá fazer uma dose de reforço que poderá ser na forma da dTPa. Se estiver com esquema vacinal incompleto, deve receber as doses para completá-lo, com intervalo de 60 dias (mínimo de 30 dias) – a primeira o mais precocemente possível. Segundo o PNI, gestantes não vacinadas e que apresentam sorologias negativas para o vírus da hepatite B possuem indicação de vacinação em qualquer IG, independentemente da faixa etária. A vacinação contra a influenza está disponível na rede pública para todas as gestantes nos meses de outono e inverno. A vacina diminui a morbimortalidade materna e confere imunização para o lactente no 1º semestre de vida, pela transferência passiva de anticorpos.

A amamentação não contraindica nenhuma vacinação, exceto a da FA. Existe um risco teórico de transmissão desse vírus vacinal pelo leite materno. Lactentes de crianças menores de 6 meses de vida, não vacinadas contra a FA, só deverão receber a vacina se residirem em local próximo onde ocorreu a confirmação de circulação do vírus (epizootias, casos humanos e vetores na área afetada). Deve-se suspender o aleitamento materno por 10 dias após a vacinação.[12]

Crianças prematuras

RNs prematuros com peso inferior a 2.000 g só deverão receber a vacina BCG quando atingirem esse peso e, em relação à vacina da HB, devem fazer esquema de quatro doses (0, 1, 2 e 6 meses).

A vacina da influenza é importante para crianças prematuras, principalmente aquelas com doenças pulmonares, e deve ser feita a partir dos 6 meses de idade e com reforços anuais. As demais vacinas devem ser realizadas conforme o calendário vacinal de rotina.[3,4]

Imunodeprimidos

Os CRIEs são destinados ao atendimento de indivíduos portadores de quadros clínicos especiais.

Para as pessoas que convivem com doentes imunodeprimidos, os CRIEs recomendam a vacina influenza inativada anualmente, vacina da VZ (esquema básico, conforme a idade dos suscetíveis), substituição da VOP pela VIP em crianças que estão completando seu esquema vacinal e SCR ou tetraviral nos suscetíveis conforme a idade, se não vacinados anteriormente. A Sociedade Brasileira de Imunizações recomenda, além das citadas, a dTPa e vacinas da HA e HB.

Crianças com imunodeficiência congênita ou adquirida não devem receber vacina VO contra poliomielite pelo risco de desenvolverem poliomielite paralítica pós-vacinação. Os contatos domiciliares de pessoas imunodeprimidas também não devem receber essa vacina pelo risco da disseminação do vírus vacinal pelas fezes por 4 semanas. A SCR também é contraindicada para pessoas com imunodepressão grave, mas é recomendada a vacinação de seus contatos domiciliares.

Em geral, pessoas com deficiência grave da imunidade não devem receber vacinas com agentes vivos. Crianças com doença granulomatosa crônica com deficiência dos fagócitos não podem receber vacinas com bactérias vivas como a BCG, porém, podem receber as outras vacinas do calendário vacinal, inclusive as com vírus vivos atenuados.

Pessoas com asplenia anatômica ou funcional, hemoglobinopatias, doenças de depósito ou outras condições associadas à disfunção esplênica deverão receber, além das vacinas de rotina, vacina da VZ, HB, HA, influenza, vacina pneumocócica, meningocócica, se menor de 19 anos, e Hib. Recomenda-se a atualização do calendário vacinal e a aplicação de vacinas contra pneumococo e Hib o mais precocemente possível, com pelo menos 14 dias antes de esplenectomia, transplante de medula óssea ou terapia imunossupressora para tratamento de câncer. Em pessoa com doença oncológica em tratamento, quando a doença de base está em remissão e a terapia imunossupressora foi suspensa por um período maior de 3 meses, o uso de vacinas de vírus vivo pode ser considerado.

Pessoas transplantadas de medula óssea perdem a imunidade protetora no pós-transplante, necessitando ter seu esquema vacinal refeito após a reconstituição do sistema imune (3-12 meses após o transplante). Para a vacina da FA, deverão ser levados em consideração o risco epidemiológico e o estado imunológico do paciente, devendo-se fazer uma dose pelo menos 24 meses após o transplante e reconstituição imunológica.

A eficácia das vacinas da HB em imunodeprimidos e nas pessoas com doenças renais crônicas está diminuída, por isso, são necessárias doses maiores e/ou um maior número de doses para a indução de anticorpos em níveis protetores. Pacientes renais crônicos dialisados necessitam fazer o dobro da dose com 0/, 1/, 2/ e 6 meses com o dobro da dose. Realizar a sorologia pós-vacinação e revacinar os não reagentes. Retestar anualmente e fazer reforço para os que apresentam títulos menores do que 10 UI/mL na retestagem.

Em crianças HIV-positivas assintomáticas e sem imunodepressão, está indicada a aplicação da vacina BCG, assim como a vacina da VZ, esta última aos 12 meses em crianças nas categorias clínicas N, A, B, com contagem de CD4 superior a 15%. A vacina da FA não deve ser realizada em crianças com sintomatologia grave (categoria clínica C) ou imunodepressão grave (categoria imunológica 3). Para adolescentes e adultos, dependendo da situação epidemiológica local e da situação imunológica do indivíduo, o médico poderá indicar a vacinação quando a contagem de linfócitos T CD4+ estiver acima de 350 células/μL em região de alto risco.

A vacina HPV quadrivalente está disponível nos CRIEs para indivíduos imunodeprimidos (submetidos a transplante de órgãos sólidos, transplantes de medula óssea, pacientes oncológicos ou com HIV/aids) que deverão receber esquema de 3 doses (0, 2 e 6 meses) para ambos os sexos, nas faixas etárias entre 9 e 26 anos.[3,4]

A Tabela 74.4 lista as vacinas recomendadas para outras condições clínicas suscetíveis a infecções.

Vacinas para trabalhadores da área de saúde

Os profissionais de saúde, além das vacinas preconizadas para adultos pelo calendário básico, deverão receber as vacinas contra Hib, HB e VZ para os sem história prévia de doença ou vacinação; duas doses SCR e vacina MnCc, esta em microbiologistas rotineiramente expostos a isolamento desses germes. Profissionais suscetíveis à VZ, caso já tenham sido expostos, vacinar de preferência até 120 horas. A vacina contra a HB deverá ser realizada com três doses (0, 1, 6 meses). Recomenda-se realizar a sorologia de 1 a 2 meses após a terceira dose para certificar-se de que a imunização foi satisfatória (anti-HBs ≥ 10 UI/mL). Caso a sorologia seja negativa, repetir o esquema de três doses e testar a sorologia novamente; se a sorologia após a terceira dose do segundo esquema for negativa, não vacinar mais e considerar o indivíduo como não respondedor. Sorologia negativa após 6 meses ou mais da terceira dose do primeiro esquema: aplicar uma dose e repetir a sorologia após 1 mês; caso negativo, completar o esquema com mais duas doses.[4,5]

Vacinas para viajantes

Antes de uma viagem, é importante verificar se o calendário vacinal está atualizado. Deve-se conhecer o roteiro da viagem para recomendar uma vacina específica.

A FA é a única doença especificada no Regulamento Sanitário Internacional de 2005 para o qual os países podem exigir prova vacinal na entrada de seus viajantes.[24] Houve alteração no regulamento no quesito período de validade do certificado e proteção fornecida pela vacinação contra infecção da FA, de 10 anos para toda a vida da pessoa vacinada. O vírus da FA está presente em áreas tropicais da África e da América do Sul, incluindo o Brasil. Recomenda-se a vacinação pelo menos 10 dias antes da viagem.

O sarampo permanece endêmico na Europa, no Oriente Médio, na Ásia e na África. Os viajantes para essas regiões devem estar com a vacina atualizada no mínimo 15 dias antes da viagem, incluindo crianças de 6 meses a 1 ano, porém a dose administrada nesta faixa etária não será considerada válida para o calendário vacinal, devendo ocorrer as administrações regularmente programadas conforme a idade.[25]

Há vários países com áreas endêmicas de difteria, febre tifoide, hepatite A, cólera, raiva, encefalite japonesa, entre outras.[26] Para mais informações e atualizações, pode se consultar o Centers for Disease Control and Prevention (CDC), dos EUA* ou a Agência Nacional de Vigilância Sanitária (Anvisa), do MS, Brasil.** Para saber a lista de países que exigem

---

* Em: http://www.nc.cdc.gov/travel/page/vaccinations.htm.
** Em: http://www.anvisa.gov.br/viajante/.

Tabela 74.4 | **Vacinas recomendadas para pessoas com condições clínicas que aumentam sua suscetibilidade a infecções de natureza variada**

Trissomias (síndrome de Down e outras)	INF, Pnc10/Pn23*, VZ, Hib, HA, MncC
Pneumopatias crônicas: ▶ DPOC ▶ Doença respiratória resultante de exposição ocupacional ou ambiental ▶ Bronquiectasias, entre outras	INF, Pnc10/Pn23*, Hib†
Asma persistente moderada ou grave	INF Pnc10/Pn23*, Hib†
Fibrose cística	INF, Pnc10/Pn23*, HA, HB, Hib†
Cardiopatias crônicas	INF, Pnc10/Pn23*, Hib†
Cardiopatia ou pneumopatia crônica em crianças com risco de descompensação precipitada por febre	DTPa, se menores de 7 anos
Uso crônico de ácido acetilsalicílico	INF, VZ (suspender ácido acetilsalicílico por 6 semanas após vacina contra varicela)
Hepatopatia crônica	INF, HA, HB, Pnc10/Pn23*, MncC
DM	INF, Pnc10/Pn23*, Hib†, HB
Nefropatia crônica/síndrome nefrótica	INF, Pnc10/Pn23*, VZ‡, HB, Hib†
Doença neurológica crônica incapacitante	DTPa < 7 anos, INF, Pnc10/Pn23*, MncC, Hib†
Doença convulsiva crônica	DTPa < 7 anos, INF
Implante coclear	INF, Pnc10/Pn23*, MncC, Hib†
Doenças dermatológicas crônicas graves, tais como epidermólise bolhosa, psoríase, dermatite atópica grave, ictiose, e outras assemelhadas	VZ‡

*Conforme faixa etária.
†Se < 19 anos e não vacinado.
‡Se não houver condição que contraindique o uso de vacinas vivas.

INF, vacina da influenza ou gripe; Pnc10, vacina pneumocócica conjugada 10-valente; Pn23, vacina pneumocócica polissacarídea 23-valente; HB, vacina da hepatite B; VZ, vacina da varicela; Hib, vacina do *Haemophilus influenzae* tipo b; HA, vacina da hepatite A; DTPa, vacina tríplice bacteriana acelular MnCc, vacina meningocócica C conjugada; DM, diabetes melito; DPOC, doença pulmonar obstrutiva crônica.

Fonte: Brasil.[4]

o certificado internacional de vacinação e profilaxia para o ingresso em seu território, além de informativos atualizados sobre questões epidemiológicas de doenças imunopreveníveis das diversas regiões mundiais, acesse o endereço eletrônico da OMS.*

---

* Em: http://www.who.int/ith/countries/en.

Imunoprofilaxia pós-exposição

Hepatite B. Pessoas não vacinadas devem receber Ig humana anti-hepatite B (IgHA-HB) e vacina contra HB o mais precocemente possível até 14 dias após a exposição a sangue e derivados ou contatos sexuais de indivíduos com HB. Imunodeprimidos após exposição de risco, mesmo que previamente vacinados para HB, devem receber a Ig humana, pois sua resposta à vacinação pode ser inadequada. Para profissionais expostos da área da saúde soronegativos após duas séries de vacinas com três doses, realizar duas doses de IgHA-HB com intervalo de 1 mês.[4]

Varicela. Administrar a Ig humana antivaricela-zóster (IgHA-VZ) a todos os imunodeprimidos ou gestantes suscetíveis que tenham tido contato intradomiciliar ou hospitalar significativo (mesmo quarto ou ambiente fechado por pelo menos 1 hora) até no máximo 96 horas, na dose de 125 UI para cada 10 kg de peso, sendo a dose mínima de 125 UI, e a máxima, de 625 UI.[4]

Tétano. No caso de ferimentos profundos e contaminados em pessoas com situação vacinal desconhecida ou com esquema com menos de três doses, administrar a vacina mais a Ig, ou soro antitetânico. Caso o ferimento seja profundo ou contaminado e o indivíduo possua esquema completo com última dose há mais de 5 anos, deve-se fazer apenas uma dose de reforço; exceção para pessoas que desenvolveram reação local tipo fenômeno de Arthus anteriormente (indicando altos títulos de anticorpos), que não devem receber a vacina antes de 10 anos da última dose, mesmo mediante ferimentos suspeitos. A Ig humana é administrada em qualquer idade, via IM, na dose de 250 UI.[3,4]

Meningite. Caso a etiologia seja por *N. meningitidis* e *H. influenzae,* fazer quimioprofilaxia com rifampicina a cada 12 horas, por 2 dias. A imunoprofilaxia com vacina somente estará disponível mediante surtos de meningite.[4]

Hanseníase. Devem ser vacinados os contatos intradomiciliares de portadores de hanseníase, levando-se em conta a presença de cicatriz e a história vacinal dos contactantes. Contatos menores de 1 ano de idade comprovadamente vacinados não necessitam de outra dose de BCG. Contatos maiores de 1 ano: a) sem cicatriz vacinal devem receber uma dose; b) contatos comprovadamente vacinados com a primeira dose devem receber outra dose com intervalo mínimo de 6 meses entre as doses; c) contatos com duas doses não necessitam nenhuma dose adicional.[3,4]

Raiva humana. Em caso de possível exposição, é importante a limpeza do ferimento com água corrente e sabão. Na primeira oportunidade, devem ser utilizados antissépticos, como polivinilpirrolidona-iodo, digluconato de clorexidina ou álcool iodado, que servem para inativar o vírus da raiva.[22] Ferimentos que ocorrem próximo ao SNC (cabeça, face ou pescoço) ou local muito inervado (mãos, polpas digitais e planta dos pés) são considerados graves. Lambedura de mucosa é considerada grave, pois as mucosas são permeáveis ao vírus. Lesões múltiplas, como a mordedura, podem ter várias portas de entrada para o vírus. Deve-se avaliar o estado de saúde do animal no momento da agressão: se o animal é sadio, como gato, cachorro ou furão, observá-lo por 10 dias. Animais que passam longos períodos longe do domicílio devem ser considerados de risco. Animais silvestres, como morcegos, micos (sagui), macacos, raposas, guaxinins, quatis, gambás e roedores, devem ser considerados de risco, mesmo sendo domesticados. Animais domésticos de produção ou de interesse econômico, como bovinos, equinos, caprinos, suínos e ovinos, também devem ser considerados de risco. A história vacinal do animal agressor e o tempo decorrido entre a exposição e o acesso à unidade de saúde não constituem elementos suficientes para a dispensa da indicação do esquema profilático para a raiva humana. Em pessoas imunodeprimidas, usar obrigatoriamente o esquema de sorovacinação, independente do tipo de acidente e do esquema de profilaxia anterior. A sutura de ferimento não é recomendada; quando for absolutamente necessário, aproximar as bordas e infiltrar o ferimento com soro antirrábico 1 hora antes da sutura. Agressões causadas por roedores ou lagomorfos não devem receber profilaxia contra a raiva humana.

A vacina pode ser aplicada em dose de 0,5 mL a 1 mL, IM, (deltoide ou vasto lateral da coxa) ou 0,1 mL, ID, em locais de drenagem linfática. Para racionalização do uso da vacina da raiva, a via ID é uma alternativa para estabelecimentos de saúde que atendam uma demanda de pelo menos dois pacientes acidentados por dia, e essa via não está recomendada para pacientes imunodeprimidos ou que estejam utilizando cloroquina, por não proporcionar resposta imune adequada. A vacina antirrábica não possui contraindicações, podendo ser aplicada em grávidas e lactentes. O soro heterólogo é uma solução de anticorpos obtida de equídeos imunizados. A dose de 40 UI/kg de peso da pessoa deve se infiltrada em toda a lesão. Caso a lesão seja extensa, diluir uma parte em solução fisiológica (SF). Caso toda a dose não puder ser infiltrada, pegar a menor dose possível e aplicar via IM na região glútea. Nos casos em que se conhece tardiamente a necessidade de soro antirrábico, aplicá-lo antes da 3ª dose da vacina; após esse prazo, o soro já não é mais recomendado. A Ig hiperimune antirrábica (soro homólogo) é mais segura do que o soro antirrábico, porém, devido à sua pouca disponibilidade e alto custo, só deverá ser aplicada em pessoas com quadros anteriores de hipersensibilidade ao uso prévio de Igs de origem equídea e existência de contatos frequentes com animais, principalmente equídeos. A dose é 20 UI/kg, devendo ser infiltrada a maior dose possível na lesão.[22]

O Quadro 74.2 apresenta o esquema de profilaxia da raiva humana, levando em consideração o tipo de exposição e as condições do animal agressor.

Manejo de eventos adversos

A ocorrência de eventos adversos após a aplicação de uma vacina deve ser muito bem analisada, pois as vacinas são aplicadas em crianças e lactentes que estão vulneráveis a manifestar com mais frequência certas condições clínicas. Nenhuma vacina é isenta de eventos adversos, porém, os benefícios contra as doenças que elas protegem são muito maiores do que os riscos de complicações graves que possam ocorrer. O surgimento de eventos adversos depende do tipo de vacina (agente vivo e não vivo, uso de adjuvantes, conservantes, estabilizadores, antibióticos), do indivíduo (idade, imunidade) e de fatores relacionados à administração (material, via e local de administração). Pessoas imunodeprimidas correm o risco de apresentar

Quadro 74.2 | Esquema para profilaxia de raiva humana com vacina de cultivo celular

Condições do animal agressor Tipo de exposição	Cão ou gato sem suspeita de raiva no momento da agressão	Cão ou gato clinicamente suspeito de raiva no momento da agressão	Cão ou gato raivoso, desaparecido ou morto; animais silvestres[†]; animais domésticos de interesse econômico ou de produção
Contato indireto	Lavar com água e sabão. Não tratar	Lavar com água e sabão. Não tratar	Lavar com água e sabão. Não tratar
Acidentes leves: ferimentos superficiais, pouco extensos, geralmente únicos, em tronco e membros (exceto mãos, polpas digitais e planta dos pés); em decorrência de mordeduras ou arranhaduras causadas por unha ou dente, lambedura de pele com lesões superficiais	Lavar com água e sabão e observar o animal durante 10 dias após a exposição. Se o animal permanecer sadio no período de observação, encerrar o caso. Se o animal morrer, desaparecer ou se tornar raivoso, administrar quatro doses de vacina (dias 0, 3, 7 e 14*)	Lavar com água e sabão e iniciar esquema com duas doses (dias 0 e 3); observar o animal durante 10 dias após a exposição. Se a suspeita de raiva for descartada após o 10º dia de observação, suspender o esquema e encerrar o caso. Se o animal morrer, desaparecer ou se tornar raivoso, completar o esquema até quatro doses (aplicar uma dose entre o 7º e 10º dia e uma dose no 14º dia)	Lavar com água e sabão; iniciar imediatamente o esquema com quatro doses de vacina administradas nos dias 0, 3, 7 e 14
Acidentes graves: ferimentos na cabeça, face, pescoço, mão, polpa digital ou planta do pé; ferimentos profundos, múltiplos ou extensos, em qualquer região do corpo; lambedura de mucosas ou de pele onde já existe lesão grave; ferimento profundo causado por unha de animal	Lavar com água e sabão; observar o animal durante 10 dias após exposição[‡]. Iniciar esquema com duas doses da vacina (dia 0 e 3). Se o animal permanecer sadio no período de observação, encerrar o caso. Se o animal morrer, desaparecer ou se tornar raivoso, dar continuidade ao esquema, administrando o soro[§] e completando o esquema até quatro doses (aplicar uma dose entre o 7º e 10º dia e uma dose no 14º dia)	Lavar com água e sabão e iniciar o esquema com soro[§] e quatro doses de vacina (dias 0, 3, 7 e 14). Observar o animal durante 10 dias após a exposição. Se a suspeita de raiva for descartada após o 10º dia de observação, suspender o esquema e encerrar o caso. Se o animal morrer, desaparecer ou se tornar raivoso completar esquema até quatro doses	Lavar com água e sabão e iniciar imediatamente o esquema com soro[§] e quatro doses de vacina (dias 0, 3, 7 e 14)

*Ao utilizar a via ID, o esquema de quatro doses será nos dias 0, 3, 7 e 28.

[†]Nas agressões por morcegos ou qualquer espécie de mamífero silvestre, indicar a sorovacinação, independente da gravidade da lesão, ou indicar conduta de reexposição.

[‡]Caso o animal seja procedente de área controlada para raiva, não iniciar esquema, somente observar o animal por 10 dias e só iniciar o esquema se o animal morrer, desaparecer ou se tornar raivoso.

[§]Nos casos em que se conhece tardiamente a necessidade de soro antirrábico ou na sua indisponibilidade no momento, aplicá-lo no prazo máximo de 7 dias do início do esquema vacinal; após este prazo, o soro já não é mais recomendado.

Fonte: Brasil.[22,23]

complicações com vacinas de agentes vivos e resposta imunológica deficiente para agentes inativados, podendo permanecer suscetíveis à doença.

A síncope (reação neuromediada), com lesões secundárias por queda, pode ocorrer principalmente após a vacinação em adolescentes e adultos jovens. Pessoas que apresentam história prévia de síncope devem ser observadas por 15 minutos após a administração da vacina. A síncope reverte-se espontaneamente e se caracteriza por náusea, palidez, sudorese, bradicardia e hipotensão. Na reação anafilática, o indivíduo poderá apresentar prurido, urticária, angioedema, taquicardia e broncoespasmo, devendo ser identificado e tratado o mais precoce possível.[6]

Em 2005, os EAPVs entraram para a lista de notificação compulsória.

A Tabela 74.5 descreve os eventos adversos comuns a vários imunobiológicos e seu manejo.

Tabela 74.5 | Descrição e conduta mediante alguns eventos adversos comuns a vários imunobiológicos

Efeito adverso	Conduta
Reações locais (dor, eritema, edema, prurido)	1. Analgésicos, se necessário 2. Compressas frias nas primeiras 24-48 horas após a aplicação da vacina 3. Se abscesso: avaliação médica (avaliar uso de antibiótico e drenagem)
Febre*	1. Repouso e hidratação 2. Paracetamol: 10-15 mg/kg/dose (dose máxima de 750 mg) de 6/6 h 3. Se febre alta sem resposta ao paracetamol, administrar dipirona 20-25 mg/kg/dose de 6/6 h ou ibuprofeno 5-10 mg/kg de 6/6 h (máx. 40 mg/kg/dia) 4. Uso profilático de antitérmico quando em vacinação anterior houve febre elevada ou história de convulsão febril[†]: paracetamol no momento da vacinação e depois de 6/6 h durante 24-48 h Observação: antitérmicos podem reduzir resposta antigênica das vacinas e por isso não devem ser usados de rotina. As doses de paracetamol e dipirona são menores em neonatos
Convulsão	1. Colocar a pessoa em decúbito lateral, de preferência no chão sobre superfície macia, em posição segura e livre de objetos que possam causar machucaduras 2. Manter vias aéreas livres com leve hiperextensão do pescoço ao término da crise. Aspirar secreções quando necessário 3. Afrouxar as roupas. Oxigênio úmido, se cianose 4. Proteger a língua com gaze dobrada entre os dentes 5. Anticonvulsivantes: diazepam 0,05-0,2 mg/kg, IV, lento, ou via retal na dose de 0,5 mg/kg. Dose máxima de 10 mg/dose. Alternativa: midazolam 0,05-0,15 mg/kg IV. Dose máxima de 6 mg/dose. Essas medicações podem ser repetidas até três vezes 6. Ausência de resposta com benzodiazepínicos: fenobarbital ou fenitoína IV 7. Não acordar a criança após a crise; é normal que ela durma mesmo sem remédios 8. Referenciar para avaliação neurológica, se primeira crise
Reações de hipersensibilidade imediata Grave: choque anafilático	1. Entre em contato com serviço de emergência chamando uma ambulância 2. Manter vias aéreas livres. Oxigênio com máscara ou intubação 3. Epinefrina (1:1000): 0,3-0,5 mL/SC ou IM em adultos; 0,1-0,3 mL/SC ou IM em crianças; repetir a cada 10-15 min 4. Difenidramina 25-50 mg IM ou IV no adulto; 12,5-50 mg VO, IM ou IV na criança 5. Hidrocortisona 100 mg-1g IM ou IV no adulto; 10-100 mg IV na criança 6. Metilprednisolona 1-2 mg/kg IV 6/6 h 7. Broncodilatadores inalatórios (adultos): 0,25-0,5 mL em nebulização 8. SF 0,9 mL: 1.000-2.000 mL rápido em adultos; 30 mL/kg na 1ª hora em crianças 9. Referenciar para ficar em observação hospitalar por 24 h pelo risco de recorrência
Manifestações alérgicas menos graves: sem sinais de insuficiência respiratória ou colapso circulatório	1. Anti-histamínicos, se urticária ou exantema pruriginoso. Por exemplo, a hidroxizina 0,5-1 mg/kg, VO, a cada 4-6 h, em crianças, ou difenidramina 2. Corticoide, dependendo da intensidade e do tipo de reação alérgica
Episódios hipotônico-hiporresponsivos	1. Tratamento conservador 2. Garantia de ambiente ventilado e de hidratação 3. Precauções, a fim de se evitar a broncoaspiração 4. Antitérmicos, se necessário 5. Observação rigorosa até a resolução do quadro 6. Diagnóstico diferencial com quadro infeccioso

*Temperatura axilar ≥ 39°C sem outra causa aparente deve ser notificada.
[†]Controverso: não há evidência do benefício do uso de antitérmicos antes e no momento da vacinação. Antipiréticos não demonstraram eficácia na prevenção de convulsões febris em crianças.[2]
Fonte: Adaptado de Brasil.[6]

CONSIDERAÇÕES FINAIS

A administração de imunobiológicos constitui uma importante medida na prevenção primária de doenças. O conhecimento das características e potencialidades a seu respeito, assim como sua oferta devem fazer parte da rotina das unidades de saúde e dos profissionais que nelas atuam, como preconiza a abordagem centrada na pessoa e o enfoque comunitário.

Dado o constante fluxo de informações epidemiológicas integradas entre os países e coordenadas pela OMS, assim como as mudanças evolutivas de ordem técnica resultantes da experiência do uso de imunobiológicos, faz-se necessária uma atualização constante de todos os envolvidos com o tema, principalmente dos profissionais atuantes na atenção primária à saúde.

Futuro

A imunização constitui uma das principais medidas preventivas dos últimos 100 anos e uma conquista da saúde pública. Recentemente, houve uma grande conquista, com o advento da medicina baseada em evidências. A saúde, em geral, passou por um processo de mercantilização e as vacinas não estão imunes a esse processo. Três dos principais campos de investimento dos laboratórios farmacêuticos são antivirais (como os voltados para hepatites e HIV), imunoterápicos e vacinas[27]. É importante sempre estar atento às melhores evidências científicas, as quais, às vezes, pela natureza da doença, como no caso do HPV, sofrem uma demora na sua produção, e com qualidade. Além de estarem sempre atualizados, os profissionais da saúde precisam sempre informar quais as perspectivas e os riscos, tanto individuais quanto populacionais. Por algum tempo será necessário alertar que se trata de um campo incerto, no caso de novas vacinas, o que pode causar confusão, dado que a marca "vacina" carrega grande reputação e baixo grau de incerteza. Porém, cada vacina tem uma história e é preciso cada vez mais individualizar, para que a informação seja a mais acurada possível, tomando-se decisões corretas quanto ao seu uso.

REFERÊNCIAS

1. Brasil. Ministério da Saúde. Programa nacional de imunizações (PNI): 40 anos. Brasília: MS; 2013.

2. Center of Disease Control and Prevention General. Recommendations on immunization: recommendations of the advisory committee on immunization practices (ACIP). MMWR Morb Mortal Wkly Rep. 2011;60(2):1-64.

3. Brasil. Ministério da Saúde. Manual de normas e procedimentos para vacinação [Internet]. Brasília: MS; 2014 [capturado em 08 abr. 2018]. Disponível em:

4. Brasil. Ministério da Saúde. Manual dos centros de referência para imunobiológicos especiais. Brasília: MS; 2014.

5. Brasil. Ministério da Saúde. Secretaria de Vigilância em Saúde. Nota informativa n.20. Brasília: MS; 2014.

6. Brasil. Ministério da Saúde. Manual de vigilância epidemiológica de eventos adversos pós-vacinação. Brasília: MS; 2014.

7. Brasil. Ministério da Saúde. Nota informativa n. 149: mudanças do calendário vacinal 2016. Brasília: MS; 2015.

8. Brasil. Ministério da Saúde. Informe técnico da introdução da vacina pentavalente- Vacina adsorvida difteria, tétano, pertussis, hepatite B (recombinante) e Haemophilus influenzae tipo b (conjugada). Brasília: MS; 2012.

9. Brasil. Ministério da saúde. Informe técnico: implantação das Vacinas Pentavalente e Polio Inativada (VIP). Brasília: MS; 2012.

10. Brasil. Ministério da Saúde. Informe técnico da vacina pneumocócica 10-valente (conjugada). Brasília: MS; 2010.

11. Brasil. Ministério da Saúde. Nota informativa n. 311. Brasília: MS; 2016.

12. Brasil. Ministério da Saúde. Nota técnica n. 94. Brasília: MS; 2017.

13. Brasil. Ministério da Saúde. Informe Técnico de introdução da vacina tetraviral. Brasília: MS; 2013.

14. Hibberd PL. Seasonal influenza vaccination in adults [Internet] Waltham: UpToDate; 2017 [capturado em 08 abr. 2018]. Disponível em: https://www.uptodate.com/contents/seasonal-influenza-vaccination-in-adults?source=contentShare&csi=f3467d21-670e-4e68-a867-931662e25e87.

15. Brasil. Ministério da Saúde. Secretaria de Vigilância em Saúde. Informe técnico: 19ª Campanha Nacional de Vacinação contra a Influenza. Brasília: MS; 2017.

16. Cox JT, Palefsky JM. Human papillomavirus vaccination [Internet] Waltham: UpToDate; 2017 [capturado em 08 abr. 2018]. Disponível em: https://www.uptodate.com/contents/human-papillomavirus-vaccination?source=contentShare&csi=abfd1cfa-22a7-4583-a147-77922326ec7e.

17. Brasil. Ministério da Saúde. Nota informativa n. 384. Brasília: MS; 2016.

18. Brasil. Ministério da saúde. Informe técnico sobre a vacina do Papiloma Vírus Humano (HPV) na atenção básica. Brasília: MS; 2014.

19. Brasil. CONASEMS. Nota técnica n.20. Brasília: MS; 2017.

20. World Health Organization. Safety update of HPV vacines. [Internet]. Geneva: WHO; 2017 [capturado em 08 abr. 2018]. Disponível em: http://www.who.int/vaccine_safety/committee/topics/hpv/June_2017/en/.

21. Brasil. Ministério da Saúde. Calendário Nacional de vacinação 2017 [Internet]. Brasília: MS; 2017 [capturado em 08 abr. 2018]. Disponível em http://portalsaude.saude.gov.br/index.php/o-ministerio/principal/leia-mais-o-ministerio/197-secretaria-svs/13600-calendario-nacional-de-vacinacao.

22. Brasil. Ministério da Saúde. Normas técnicas de profilaxia da raiva humana. Brasília: MS; 2014.

23. Brasil. Ministério da Saúde. Nota informativa n.26. Brasília: MS; 2017.

24. Brasil. Ministério da Saúde. Alteração ao Regulamento Sanitário Internacional(2005) [Internet]. Brasília: MS; 2016 [capturado em 08 abr. 2018]. Disponível em: http://www.anvisa.gov.br/HOTSITE/VIAJANTE/TRADUCAO.PDF.

25. São Paulo. Secretaria de Estado da Saúde. Alerta sarampo: viajante (2017) [Internet]. São Paulo; Governo do estado de São Paulo; 2017 [capturado em 08 abr. 2018]. Disponível em: https://sbim.org.br/images/files/alerta-sarampo-10maio-r.pdf.

26. World Health Organization. International travel and health: vaccine-preventable diseases and vaccines [Internet]. Geneva: WHO; 2017 [capturado em 08 abr. 2018]. Disponível em http://www.who.int/ith/ITH-Chapter6.pdf.

27. Gérvas J. La vacuna contra el virus del papiloma humano desde el punto de vista de la atención primaria en España. Rev Bras Epidemiol. 2008;11(3): 505-511.

CAPÍTULO 75

Estratégias comportamentais e de motivação para mudanças de hábitos de vida voltados para a saúde

Ruth Borges Dias
Luciana Alves

Aspectos-chave

► Para o adequado controle dos agravos crônicos à saúde, é muito importante a coordenação e a integração do cuidado e a corresponsabilização da pessoa.

► A motivação é um aspecto-chave quando se procura entender por que uma pessoa age de certa maneira e quando se pensa em fazê-la modificar seu comportamento.

► Estar atento ao estágio de mudança do comportamento em que a pessoa se encontra é fundamental para a correta escolha da técnica a ser utilizada para um caso particular.

A mudança comportamental e de hábitos é um grande desafio para a promoção da saúde

O comportamento é determinado por diversas influências, que incluem aspectos demográficos, econômicos, sociais, culturais, ambientais e psicológicos de uma pessoa ou de uma coletividade, evidenciando a interação existente entre as dimensões cognitivas e emocionais.

Para o adequado controle dos agravos crônicos à saúde, é muito importante a coordenação e a integração do cuidado e a corresponsabilização da pessoa. Mas nem sempre apenas a educação em saúde é suficiente para a mudança de hábitos de vida e para a adesão ao tratamento – isso depende também da vontade individual, das estratégias motivacionais e do apoio profissional. Para aumentar a efetividade da intervenção motivacional, pode-se recorrer a uma série de técnicas e abordagens especiais, que serão tratadas neste capítulo.

O processo de mudança

Tanto as ações da promoção quanto específicas de educação em saúde têm como base a compreensão dos comportamentos relativos à saúde e a transformação do conhecimento sobre determinado comportamento em estratégias úteis para melhorar e manter uma condição saudável.[1]

Assim, as teorias e os modelos explicam os comportamentos e sugerem formas de se alcançar uma mudança de comportamento.[1] Teorias comportamentais ou das ciências sociais, ou ainda modelos conceituais fornecem a base para a investigação e o entendimento do comportamento.

A teoria cognitiva social, de Bandura,[1] explicita a importância dos fatores ambientais (variáveis externas) e das disposições intrínsecas de cada pessoa no comportamento humano e ressalta a inter-relação entre essas variáveis. A mudança comportamental pode ocorrer como resultado da alteração em algumas variáveis que são mediadas por intervenções, e essas variáveis advêm originalmente de modelos teóricos usados para a compreensão do comportamento.[2]

Buttriss[3] salienta a importância de uma pessoa conseguir transformar as informações que recebe (p. ex., sobre alimentação) em práticas saudáveis (no caso, fazendo escolhas que lhe garantam uma boa alimentação). Também ressalta a importância de se conhecer os fatores que motivam as pessoas ou as impeçam de realizar modificações em seu comportamento.[3]

A motivação é um aspecto-chave quando se procura entender por que uma pessoa age de certa maneira e quando se pensa em fazê-la modificar seu comportamento. É, portanto, o que fomenta determinado comportamento e o combustível que o alimenta. Em se tratando de motivação, não se pode perder de vista também sua possibilidade de mudar à medida que o tempo passa. Aquilo que motiva uma pessoa hoje pode não ser um motivador amanhã.[4]

Sendo complexa, a motivação envolve tanto variáveis extrínsecas (externas) quanto intrínsecas, sendo que as primeiras podem impactar positiva ou negativamente a motivação da pessoa. Um exemplo de motivador extrínseco negativo poderia ser o alto custo de dietas mais saudáveis, e um fator extrínseco positivo o suporte de um parente ou de amigos para mudar um comportamento alimentar não saudável.[4]

São, portanto, inúmeras as condições e situações com potencial para influenciar a avaliação e a tomada de decisão das pessoas na escolha por determinado hábito de vida (mais saudável) em detrimento de outro (com impacto deletério na sua saúde).

Está claro que não há hoje uma teoria única ou estrutura conceitual que seja dominante na pesquisa ou na prática da promoção e educação em saúde – existem múltiplas opções de escolha. Entretanto, uma das teorias que mais chama a atenção é o modelo transteórico, pelo aumento crescente no número de publicações que utilizam esse modelo.[5]

Modelo transteórico

Desenvolvido na década de 1980 pelos pesquisadores norte-americanos Prochaska e DiClemente, o modelo transteórico (MTT) engloba diferentes teorias da psicologia social. É constituído por quatro construtos: estágios de mudança do comportamento, processos de mudança, equilíbrio de decisões e autoeficácia.[1,6] Os construtos são conceitos essenciais ligados a uma teoria ou área de estudo, como o MTT.

O MTT foi desenvolvido inicialmente em um contexto clínico que envolvia comportamentos de adição, como o de fumar; contudo, sua aplicação foi aos poucos sendo expandida para outros contextos de adoção e manutenção de comportamentos relacionados à saúde, como, por exemplo, alimentação saudável e atividade física.[1,6,7]

O construto de mudança de comportamento do MTT é composto por cinco estágios:[1,6,7]

1. Pré-contemplação (*I won't* – eu não quero): não considera a possibilidade de mudar, nem se preocupa com a questão.
2. Contemplação (*I might* – eu deveria): admite o problema, é ambivalente e considera adotar mudanças eventualmente (nos próximos 6 meses).
3. Preparação (*I will* – eu irei): inicia algumas mudanças, planeja, cria condições para mudar, revisa tentativas passadas (nos próximos 30 dias).
4. Ação (*I am* – eu estou): implementa mudanças ambientais e comportamentais, investe tempo e energia na execução da mudança (a mudança ocorreu há menos de 6 meses).
5. Manutenção (*I have* – eu tenho que): processo de continuidade do trabalho iniciado com ação, para manter os ganhos e prevenir uma recaída (a mudança ocorreu há mais de 6 meses).

Não é incomum que pessoas que se encontram nos estágios mais avançados (ação e manutenção) retornem, em algum momento do seu processo de evolução, a estágios anteriores, o que leva a uma reclassificação, chamada recaída – ou seja, a falha em se manter em um estágio, com a consequente retomada do hábito ou comportamento anterior.[1,6]

De acordo com Prochaska e colaboradores,[6] a pessoa não caminha nos estágios de forma linear-causal: uma vez atingida alguma mudança, não significa que se manterá nesse estágio. Pode-se, então, representar o processo de mudança como uma espiral, que pressupõe movimento, em que as pessoas podem progredir ou regredir por meio dos estágios de comportamento.[6]

É de grande importância o reconhecimento do estágio em que a pessoa se encontra para identificar sua evolução no processo e tomar decisões sobre a metodologia a ser utilizada na abordagem de forma mais personalizada, realista e fundamentada.

O MTT possibilita avaliar o momento em que ocorre a mudança de comportamento e como ela ocorre, a pessoa podendo transitar pelos estágios, avançando ou retrocedendo. Os estágios de mudança de comportamento dão a dimensão temporal do modelo, ou seja, mostram quando ocorre a mudança.[8]

Estágios e processos de mudança são considerados o "coração" da mudança de comportamento no MTT: a relação entre eles é um elemento-chave do modelo, sendo que intervenções comportamentais são mais efetivas se englobam ambos. Os processos podem ser divididos em cognitivos (aumento da consciência, alívio dramático, reavaliação do ambiente e autorreavaliação) e comportamentais (autoliberação, administração de contingências, relacionamentos de auxílio, condicionamento contrário e controle de estímulos).[8]

Dos construtos, os processos de mudança é que descrevem como ocorre a transição de um estágio para outro. Esses processos englobam atividades e experiências diversas de enfrentamento do problema em foco, sejam encobertas e/ou aparentes, que uma pessoa vivencia durante o processo de tentativa de mudança de um comportamento indesejado.[8]

É importante ressaltar que alguns processos são mais adequados a determinados estágios do que a outros, devendo-se manter um equilíbrio na sua utilização para não empregá-los de forma excessiva ou em estágios inapropriados. Tais equívocos podem contribuir para impedir que uma mudança ocorra ou mesmo precipite uma recaída (relapso) em um estágio precoce.[8]

O equilíbrio de decisões é outro componente do MTT e ocorre no momento em que a pessoa avalia as situações que são favoráveis e as que são desfavoráveis à sua modificação de comportamento.[9]

Por último, outro construto importante do MTT se refere à autoeficácia, termo originando na teoria cognitiva social, de Bandura, da década de 1970, e que diz respeito à confiança que a pessoa tem em si de que conseguirá mudar o seu comportamento – como, por exemplo, em relação a hábitos de alimentação inadequados e baixos níveis de atividade física – e mantê-lo em situações que ponham à prova sua nova conduta.[1,6,8,9]

Alguns autores, como Brug e cols.,[10] consideram que o MTT apresenta limitações para avaliar comportamentos relacionados à atividade física e à alimentação, por exemplo. Para eles, o modelo seria mais adequado para comportamentos como o tabagismo. Nesse caso, o objetivo-alvo de mudança do comportamento é muito mais claro e fácil de reconhecer. Comportamentos desejáveis relacionados à "alimentação saudável" ou a "exercícios regulares" são objetivos considerados "nebulosos".[10]

Toral e Slater[11] apontam alguns aspectos importantes em relação às limitações do MTT. O primeiro se deve ao fato de que o comportamento alimentar envolve centenas de alimentos, ao passo que o tabagismo envolve o consumo de um único item, o cigarro. No tabagismo, o objetivo principal é eliminar o hábito de fumar. Em uma intervenção nutricional, não se elimina a prática de alimentar-se. Além disso, o modelo foi delineado para interpretação e intervenções individuais, fato que se constitui em um dificultador, ainda que sejam relatados resultados satisfatórios em coletividades. Também não há instrumentos capazes de avaliar com precisão os componentes do modelo. Grande parte dos estudos publicados sobre o tema se restringe à classificação dos estágios de mudança.[11]

A tarefa de modificar hábitos de vida está longe de ser uma tarefa fácil. A complexidade dos comportamentos e as variáveis internas e externas mantenedoras ou reforçadoras do comportamento-alvo a ser modificado são importantes forças a serem vencidas no processo. Dominar os conceitos e as técnicas necessárias para promover a mudança comportamental é imprescindível para o sucesso de toda intervenção, seja individual ou em grupo.

Entrevista motivacional

Criada por William Miller, a entrevista motivacional (EM) é um estilo de conversa colaborativa voltada para o fortalecimento da própria motivação da pessoa e comprometimento com uma mudança. A meta específica é resolver a ambivalência, que é definida como a experiência de um conflito psicológico para decidir entre dois caminhos diferentes. A EM é compreendida com caráter de intervenção breve, podendo ser utilizada por uma ampla gama de profissionais em diferentes serviços.

Utilizada para qualquer problema de saúde mental, dificuldades de relacionamento, para o desenvolvimento de comportamentos saudáveis (adoção de dietas saudáveis e práticas esportivas), na educação e na promoção da saúde, essa abordagem destina-se a pessoas que não reconhecem que devem mudar qualquer aspecto de seu comportamento habitual, que recusam tratamento ou que sentem uma ambivalência muito grande. Embora possa ser usada em uma única entrevista, habitualmente é empregada em quatro ou cinco consultas.[12,13]

A EM envolve um espírito de colaboração, de participação e de autonomia tanto da pessoa como do profissional – ambos vão construindo alternativas em que a motivação para a mudança é construída de forma natural e espontânea. É uma técnica de abordagem centrada nas necessidades da pessoa e em suas experiências, o que evita o confronto direto com ela. É uma técnica semiestruturada em que se procura identificar e trabalhar a motivação da pessoa. Também estimula a autoeficácia a partir do momento em que a pessoa consegue realizar as mudanças propostas, gerando, assim, um forte impulso para mudar hábitos e estilo de vida.[12,13]

Os cinco princípios básicos dessa abordagem são: expressar empatia, desenvolver discrepância, evitar discussões, dissipar resistências e estimular a autoeficácia.[12,13]

- Expressar empatia: significa aceitar a postura da pessoa, tentando entendê-la, sem julgamento. Acolher por meio do que Rogers definiu como uma "escuta técnica reflexiva" (*reflective listening*),[14] de forma que clarifique e amplie sua experiência pessoal, sem que o profissional imponha sua opinião. Implica solidariedade emocional do profissional, tentando compreender os pensamentos e emoções da pessoa, colocando-se no seu lugar. A resposta empática é uma competência adquirida na qual o profissional é treinado para compreender e aceitar o que o outro é. Essa solidariedade pode ser expressa por meio de gestos (tocando levemente a pessoa) e palavras (p. ex., "Eu entendo que você se sentiu mal com aquilo que aconteceu"). Além de ouvir o que a pessoa diz, o profissional responde ao que ouve, decodificando o que ouviu e repetindo para a pessoa na forma de uma afirmação (p. ex., "Me deixa ver se entendi o que você está dizendo [...]"). Dessa forma, o profissional estabelece uma relação profissional-paciente baseada na troca, visando à autonomia, à liberdade de escolha da pessoa e ao desenvolvimento de sua autoeficácia. Além disso, é importante auxiliar a pessoa a lidar com sua ambivalência, tomando-a como algo normal e que faz parte do processo de mudança.

- Desenvolver discrepância: significa fazer um contraponto entre o atual comportamento da pessoa (p. ex., o sedentarismo) e seus objetivos mais amplos (praticar atividades físicas, perder peso e controlar os níveis de glicose). É muito importante que a pessoa tenha consciência das consequências de sua conduta, perceba a diferença entre o comportamento atual e os objetivos futuros. Aumentar os níveis de conflito da pessoa entre o atual comportamento e seus valores pessoais é uma estratégia interessante. Uma das melhores formas de gerar mudança consiste em trabalhar a emoção gerada pelo desconforto da dúvida e/ou do conflito da pessoa. Para aumentar a eficácia da entrevista, é importante que a pessoa verbalize suas discrepâncias e seja estimulada a apresentar argumentos para a mudança.

- Evitar discussões (confrontos diretos): deve-se evitar discutir e debater com a pessoa sobre a importância de uma mudança para evitar o estabelecimento de resistências: argumentos diretos e tentativas para convencer tendem a produzir oposição ante as instruções, ordens ou sugestões para a mudança, sobretudo quando a pessoa tem a sensação de que sua liberdade está sendo cerceada. Antes de informar algo, é apropriado perguntar à pessoa se ela já tem informação ou se deseja ser informada, com frases como "Quer que eu te explique algo sobre [...]?". É importante ser parcimonioso em relação à quantidade de informações a serem passadas, sendo mais útil ir informando aos poucos e se certificando de que a informação foi compreendida, sempre centrada no conflito da pessoa. Discussões são reflexos muitas vezes de um confronto entre o profissional e o paciente com seu problema, e a consequente rotulação do problema-alvo (p. ex., o profissional esperar que o paciente se assuma como alcoólatra).

- Dissipar resistências (em vez de enfrentá-las): todo profissional deve estar atento ao *timing* do paciente e saber usar os vários momentos de um processo de mudança para poder influenciar suas percepções. Essa habilidade pode fazer com que a pessoa considere as novas perspectivas, mas sempre tomando o cuidado para não fazer imposições. Existem diversas estratégias para lidar com a resistência:
  - Reflexão simples: significa constatar que a pessoa discorda ou que ela sente algo, permite explorar melhor a situação, em vez de aumentar as defesas, como no exemplo: *Pessoa:* "Não sou eu que tenho problemas. Se bebo, é porque minha esposa está sempre me enchendo [...].". *Profissional:* "Parece que, para você, a razão de você beber tem relação com seus problemas conjugais".
  - Reflexão amplificada: consiste na devolução à pessoa do que ela disse de uma forma amplificada ou mesmo exagerada. Por exemplo: *Pessoa:* "Eu consigo controlar minha bebida." *Profissional:* "Então quer dizer que você não tem nada a temer, álcool não é um problema para você". Um comentário dessa natureza, emitido em tom sarcástico, pode surtir efeito inverso e, portanto, aumentar a resistência. O apropriado é fazê-lo diretamente, de forma a apoiar a pessoa.
  - Reflexão de dois lados (*double-sided*): consiste em uma abordagem baseada na escuta crítica. É constatar o que a pessoa diz e acrescentar a isso o outro lado da sua ambivalência, utilizando dados fornecidos anteriormente. Por exemplo: *Pessoa:* "Está bem, eu tenho

problemas com minha família e com meu chefe pelas ressacas frequentes, mas eu não sou um alcoólatra." *Profissional:* "Você não tem dificuldade em assumir que a bebida está te prejudicando, mas você não quer ser taxado".

- Mudar o foco de atenção da pessoa de algo que parece uma barreira para sua evolução. Por exemplo: *Pessoa:* "Eu fumo há muito tempo, nem sei o que seria da minha vida sem o cigarro, e já tentei parar antes e não consegui." *Profissional:* "Mas agora é uma situação diferente, e você pode contar também com a ajuda de um grupo de apoio e medicamentos a que antes você não tinha acesso. O presente traz novas oportunidades".
- Concordar, mas com uma mudança sutil de direção. Por exemplo: *Pessoa:* "Parar de fumar é muito difícil." *Profissional:* "Você tem razão, muitos ex-fumantes falam que passaram pelo que você está passando hoje".
- Enfatizar a escolha e o controle pessoal: assegurar frequentemente à pessoa que a última palavra é ela quem emite ajuda a diminuir sua relutância em relação à mudança. *Profissional:* "Ninguém pode mudar o seu hábito. Afinal, quem decide é você".
- Reinterpretar: consiste em colocar os comentários da pessoa em outro contexto ou mesmo dar-lhe outra interpretação, alterando o sentido original. Por exemplo: *Pessoa:* "Eu não aguento mais tentar, parar e não conseguir. Eu desisto!" *Profissional:* "Realmente, muitas vezes, é difícil ver uma luz no fim do túnel. Eu percebo seu esforço em parar e te admiro por isso. Lembre-se do processo de mudança que foi discutido: quanto mais vezes você passar pelas fases de mudança do seu hábito, mais chances terá de chegar à manutenção daquilo que você tem como objetivo".
- Paradoxo terapêutico: é como dizer à pessoa "OK, talvez seja melhor mesmo você não fazer a dieta e não tomar seus medicamentos [...]", de uma forma calma, de modo que ela, para resistir ao terapeuta, possa mover-se adiante, assumindo que quer se tratar. É uma estratégia que requer muita experiência do profissional, devendo, portanto, ser usada com muito cuidado.
- Estimular a autoeficácia: experiências exitosas anteriores reforçam a crença da pessoa na sua capacidade de conseguir alcançar seu objetivo. O apoio terapêutico pode vir da análise dos resultados, potencializando a sua positividade. Por exemplo: "Parabéns! É muito difícil parar de fumar, e você conseguiu!". Não se pode esquecer que a pessoa é responsável por escolher e concretizar a mudança. Ao profissional cabe prestar assistência, se a pessoa assim o desejar.

Estilos de comunicação na entrevista motivacional

Para verdadeiramente motivar, é necessário desenvolver estilos de comunicação adequados a este propósito. Existem três estilos básicos de comunicação: o direcionamento, o acompanhamento e a orientação, que seria um intermediário entre os outros dois. A comunicação habilidosa é o equilíbrio dinâmico entre esses três estilos, mudando de um para o outro conforme a situação o exija (Quadro 75.1).[3]

Direcionamento

Implica uma relação desigual de poder, conhecimento, experiência ou autoridade. Tem seu lugar em situações de risco e necessidade de liderança, e normalmente é o fundamento da formação da maioria dos profissionais da saúde. A mensagem implícita neste estilo é: "Eu sei o que você deve fazer e como você deve fazê-lo". O direcionamento dá funções, instruções, e o "receptor" é complementar, obedece, atende ao que lhe é sugerido.[11]

Acompanhamento

Saber escutar, sem interromper, sem advertir, analisar, concordar ou discordar, dando à pessoa a ideia de que "não vou mudar ou forçar você, e vou deixar você resolver isso em seu próprio tempo e do seu próprio jeito".[11]

Orientação

É um ouvinte qualificado e oferece informações de especialistas, quando necessário. Ajuda a encontrar o caminho e a resolver os problemas. Dá ao receptor a autonomia da decisão, oferecendo as opções que podem ser escolhidas e o ajuda a chegar ao objetivo proposto. Comunica a seguinte ideia: "Posso ajudá-lo a resolver isso por sua própria conta".

O espírito da entrevista motivacional

O espírito da EM envolve um estilo colaborativo, evocativo e com respeito à autonomia da pessoa[1]. A postura do profissional deve ser equânime e equilibrada.

A equanimidade pode ser definida como temperamento ou ânimo que não se altera em qualquer situação; imparcialidade; modo de julgar neutro; opinião isenta de preferências pessoais; comedimento; sensatez de espírito; tranquilidade.

Como equilíbrio, está-se falando de uma situação particular que tem a ver com a aspiração do profissional à pergunta: "Devo proceder estrategicamente para favorecer a resolução da ambivalência em uma direção particular?"[14,15]

O espírito da EM é composto de quatro elementos:

- Parceria: a EM é feita "com" e não "para" a pessoa. Trata-se de um elemento que reforça a necessidade do profissional interagir e se interessar pela história e evolução da pessoa e não se ater a uma conduta prescritiva. Nessa perspectiva, a EM convida o profissional a construir em seu trabalho uma postura equilibrada na tensão entre seguir o indivíduo e também guiá-lo, procurando saídas juntos. Se ainda assim for inviável para a pessoa alcançar a saída, o profissional continua o processo junto com ela.
- Aceitação: o profissional se interessa e valoriza o potencial de cada pessoa: aceitar não significa necessariamente que ele aprova ou endossa o comportamento ou as ações da pessoa, a aceitação consiste no reconhecimento absoluto, na empatia acurada, no suporte à autonomia e no reforço positivo de falas, e posturas em prol da saúde e integridade de vida da

Quadro 75.1 | Verbos relacionados aos estilos de comunicação

Direcionamento	Acompanhamento	Orientação
Gerenciar, prescrever, assumir o controle, liderar, mostrar o caminho, governar, autorizar, conduzir, guiar, administrar, comandar	Permitir, seguir, andar junto, tolerar, ser solidário, confiar, ser receptivo, prestar atenção, observar	Esclarecer, encorajar, cuidar, motivar, amparar, acordar, evocar, apresentar, inspirar

Fonte: Adaptado de Miller e Rollnick.[14]

pessoa. No reconhecimento absoluto também há uma compreensão na forma do respeito às particularidades do outro, acreditando que esse mesmo outro, na sua unicidade, é capaz e tem seu valor próprio. Tal perspectiva parte do pressuposto de que, quando o indivíduo se sente de alguma forma julgado ou suas ações não são respeitadas ou, no mínimo, acolhidas, este se vê imobilizado para a mudança. Paradoxalmente, quando o profissional aceita a pessoa da forma como esta se lhe apresenta, ela se sente aceita e mais livre. É importante fortalecer o apoio à autonomia e reconhecer a capacidade da pessoa de direcionar a própria vida.[14,15]

- Evocação: evocar é ajudar a pessoa a verbalizar seus argumentos para mudar, procurar as forças que a motivam, em vez de tentar persuadi-la. Evocar quer dizer lembrar, recordar. Procura ajudar a pessoa a se recordar de elementos próprios e únicos que podem se tornar motivos para que haja uma mudança de comportamento. Miller e Rollnick[14] chamam a atenção para que os profissionais tenham cuidado e não se deixem influenciar por uma conduta na qual intitulam "reflexo de endireitamento",[1] que seria o desejo do profissional de tentar corrigir no outro aquilo que lhe parece errado, modificando o curso das ações a partir de suas próprias perspectivas ou do local de trabalho. A EM parte do pressuposto de que quem tem a verdade ou as respostas para os questionamentos é o próprio indivíduo; cabe ao profissional evocar essas informações e empoderar o indivíduo quanto a este saber de si mesmo.[16,17]

- Compaixão: é compreendida como o sentimento que se compartilha com o semelhante. O profissional demonstra de maneira evidente que sua intenção se dirige a uma relação de ajuda incondicional e genuína, acima de seus próprios interesses. Pode ser compreendida como um meio de tentar fazer o profissional se aproximar mais verdadeiramente da pessoa e não do problema dela. Uma vez que ele consegue ter acesso à unicidade de cada um, torna-se possível uma melhor compreensão das complexidades individuais que dificultam as mudanças de comportamento. É um ato de aproximar-se para verdadeiramente ajudar.[16,17]

Processos fundamentais da entrevista motivacional

Segundo Miller e Rollnick,[14] existem quatro processos fundamentais para a realização da EM, desenvolvidos por meio do engajamento, do foco, da evocação e do planejamento, permeados pela aplicação da metodologia PARR, detalhada mais adiante.

Engajamento

O engajamento consiste na construção de uma aliança terapêutica, uma conexão útil e uma relação de trabalho, que busca uma solução para o problema apontado, pautada no respeito e na confiança mútuos. Esse vínculo pode ocorrer em minutos ou demorar semanas para aparecer. As estratégias utilizadas podem facilitar ou retardar o processo.[16]

Entre os fatores que podem facilitar o engajamento, citam-se: identificar os desejos e objetivos da pessoa; avaliar junto com ela o grau de importância dado aos seus objetivos; acolher de forma positiva, possibilitando que ela se sinta valorizada e respeitada; trabalhar suas expectativas; oferecer esperança.

Há, contudo, fatores que são armadilhas, ou seja, que prejudicam ou até impedem o engajamento:[9]

- Perguntas fechadas/respostas curtas: não facilitam a reflexão e preparação por parte da pessoa, que se torna passiva e sem responsabilidade no processo, com pouco espaço para analisar sua realidade e sua ambivalência.
- Confrontar a negação: quanto mais confrontar a pessoa com sua situação, mais ela se torna mais resistente e relutante em mudar.
- Assumir o papel de *expert*: oferecer, com as melhores intenções, respostas e soluções para a pessoa, levando-a a assumir um papel passivo e pouco produtivo para encontrar suas próprias motivações para a mudança.
- Rotular: classificar a pessoa com rótulos, que muitas vezes exercem certo tipo de estigma ("Você é um alcoólatra"). Os problemas podem ser analisados sem a necessidade de definir rótulos, que causam resistência desnecessária.
- Focalização prematura: focar prematuramente o assunto que parece mais importante quando a pessoa quer falar sobre outros assuntos ou por lhe serem mais importantes ou por não estar preparada para abordar o problema. É importante evitar o confronto sobre o que é mais adequado para iniciar a entrevista e começar com as preocupações da pessoa facilita a tarefa: tentar focalizar a questão rapidamente fará com que ela se distancie e fique na defensiva.
- Culpar: gastar tempo e energia para analisar de quem é a culpa do problema deixa a pessoa na defensiva. A culpa é irrelevante e convém enfrentá-la com reflexão e reformulação das preocupações da pessoa.

Foco

O processo de construir uma agenda com a pessoa pode ser muito simples ou muito complexo. A construção do foco está no desenvolvimento e na manutenção da direção específica da conversa para a mudança. A pessoa pode estar muitas vezes envolta em uma série de acontecimentos e sua tendência pode ser a de se concentrar nos sintomas ou nos fatos mais recentes que a levaram até ali, com um discurso pouco direto, fugindo do ponto principal pelo abuso de expressões, que estende demasiadamente algo que pode ser dito em poucas palavras. Cabe ao profissional se preocupar em manter o foco durante o atendimento, para que a conversa não se perca no meio do caminho. Manter o foco na conversa ajuda na elaboração e no resgate do sentido, bem como possibilita a construção de uma direção para a mudança.[16,17]

Evocação

Evocar implica obter, por meio da conversação, os próprios sentimentos concernentes ao propósito de mudança da pessoa. Todas as conclusões ou caminhos a serem percorridos devem ser uma conclusão que a pessoa alcança sozinha, com o auxílio do profissional e não com a sua indução. A resposta para as questões deve, ao final, sair da boca da pessoa, como se fosse realmente uma grande descoberta! Sendo assim, o oposto da atitude de quando o profissional assume o papel de *expert*: define o problema e "prescreve" soluções.

Evocar implica aceitar a pessoa, compartilhar seu caminho e tratar de descobrir, com uma atitude curiosa, aonde ela quer chegar e como quer fazê-lo.[16]

Planejamento

Quando a pessoa atinge o estágio de preparação (estágios de prontidão para a mudança), ela diminui os seus questionamentos e começa a se preparar para uma tomada de atitude. O planejamento está na construção do movimento de "quando" e "como" mudar e não mais no "porque" mudar.

É hora de desenvolver a formulação de um plano de ação específico, com metas definidas pela própria pessoa, assim como, analisando as opções, definir o plano de mudança, que pode ser por escrito.

A construção do planejamento não deve ser prescrita, mas sim evocada; da mesma forma, não deve ser pontual e deve ser sempre revista.

O profissional pode fornecer informações e conselhos, principalmente quando a pessoa pedir, desde que sejam importantes e complementares ao processo de construção.

Planejar é estar ao lado da pessoa para ajudar a desenhar um caminho na direção da mudança, oferecendo ajuda, quando solicitada, e estar disposto a acompanhá-la no processo.[16,17]

Metodologia da entrevista motivacional: PARR

A metodologia PARR é a "caixa de ferramentas" da EM. Consiste na utilização de *reflexões*, de *reforços positivos*, de *resumos* e de *perguntas abertas* em uma relação de no mínimo 2:1, ou seja, a utilização de cada duas estratégias para cada pergunta, com preferência das reflexões. Nessa relação, para cada vez que o profissional escolher fazer uma pergunta aberta, as outras duas estratégias deverão ser, preferencialmente, qualquer das outras disponíveis.

Neste contexto, as perguntas são utilizadas em menor proporção, porque se espera que todas as estratégias possam gerar mais reflexão na pessoa e assim possibilitar que ela fale mais do que o profissional e tenha oportunidade de ouvir a si mesma – muito mais do que ao profissional –, de descobrir coisas por si só e, ao final, perceber que é capaz de discernir, fazer escolhas, tomar decisões e agir, reafirmando o seu protagonismo.[14,17]

- **Perguntas abertas:** são aquelas que não podem ser respondidas com apenas uma ou duas palavras, por exemplo: "Como este problema afeta sua vida?" ou "Quais aspectos da sua saúde mais te preocupam?". Essas perguntas permitem e incentivam a pessoa a explicar-se, aumentando, assim, a sua percepção do problema, pois quando uma pessoa fala, ela elabora informações e emoções associadas com o que está dizendo. Fazer perguntas abertas é um convite à pessoa para refletir e elaborar, uma vez que, para a EM, o mais importante não é a resposta para aquilo que o profissional quer saber.
- **Afirmação – reforço positivo:** é o processo de validar as atitudes, as habilidades e os interesses da pessoa, ou seja, um exercício de incremento na sua autoeficácia e sua autoestima. É uma forma de dizer-lhe: "Acredito em você", "Confio em você" não com uma perspectiva aduladora, mas assertiva: "Você pode fazer".

Pode ser realizado por meio do apoio e do oferecimento de apreciação e compreensão por parte do profissional. É importante ter em mente a ideia de reconhecer comportamentos, situações ou pensamentos que ocorram na relação terapêutica, ou que o profissional tenha evidências concretas de sua existência, pois, caso contrário, o reforço positivo pode funcionar como uma barreira para escutar a pessoa se não for verdadeiro: ele é uma forma de apoio autêntico, de incentivo e de verdadeiro reconhecimento daquilo que há de valor em cada ser humano, e não de oferecer um mero elogio.

- **Reflexão:** a escuta reflexiva é a principal estratégia na EM e deve constituir uma proporção substancial durante a sua fase inicial, sobretudo entre os pré-contempladores e os contempladores. Trata-se de averiguar o que a pessoa quer dizer e "devolver" sua fala por meio de afirmações, que podem ser de cinco tipos:[18]
  - Repetição: repetir um trecho ou uma palavra dita que se considera importante: *Pessoa:* "É tão difícil não fumar depois que se para, mas eu estou conseguindo." *Profissional:* "Você está conseguindo".
  - Refraseamento: é como o anterior, mas mudando uma palavra por um ou alterando um pouco o que foi dito. *Pessoa:* "Eu acredito que, quando meu joelho melhorar, será o momento de voltar a tentar fazer exercícios todos os dias." *Profissional:* "Quando estiver recuperado, será o momento de voltar a tentar".
  - Paráfrase: aqui se reflete o dito com novas palavras, quando o profissional intui o significado do que foi falado: *Pessoa:* "No meu caso, se digo que é agora, é agora, e se eu digo, eu faço!" *Profissional:* "Quando você se propõe a algo, você consegue".
  - Apontamento emocional: é a forma mais profunda de reflexão, são frases que revelam sentimentos ou emoções: *Profissional:* "Te percebo um pouco triste" ou "Parece que este assunto te emociona".
  - Silêncios: utilizados adequadamente, eles causam um potente efeito reflexivo na pessoa. De forma não verbal se está indicando que ele é aceito e compreendido. Permite também um momento crucial de auto-observação sobre o que disse e sente.

O elemento crucial na escuta reflexiva é como o profissional responde ao que a pessoa diz. Para que a escuta reflexiva ocorra, esse processo deve ser horizontal, objetivo e direto. Ao refletir, o profissional se coloca na relação, mas, ao mesmo tempo, deve ser fiel ao que a pessoa disse. Por esse motivo, a EM não trabalha com interpretação. As relações devem ser autênticas e permitir que a pessoa exponha abertamente seus sentimentos e atitudes sobre o seu comportamento e o processo de mudança.

- **Resumo:** também conhecido como sumarização, pode ser utilizado para conectar os assuntos que foram discutidos, demonstrando que você escutou a pessoa, além de funcionarem como estratégia didática para que ela possa organizar suas ideias. Em um atendimento em que há a construção de uma aliança terapêutica, a pessoa se sente segura e à vontade para promover "uma tempestade de ideias", nem sempre alcançando a dimensão de tudo aquilo que ela disse. Em um mesmo atendimento, podem ocorrer vários resumos que ajudam a conduzir o diálogo com o objetivo concreto de mudança, resumindo os elementos da ambivalência e as motivações da pessoa.

Depois de um resumo, é muito interessante adicionar uma pergunta ativadora, convidando a pessoa a uma atitude dinâmica e resolutiva: "Depois de conversarmos sobre tudo isso, o que você pensa que pode fazer?".

Tendo em vista que motivação é um estado mutável, é apropriado pensar em estratégias que aumentem a probabilidade de mudança. Há uma vasta revisão da literatura sobre o que motiva pessoas a mudar e a aderir a um tratamento, tais como as seguintes estratégias – lembrando que não há soluções mágicas e que uma abordagem efetiva geralmente associa várias delas.

- Aconselhar (*giving advice*): algumas vezes, um conselho claro, na hora e da forma certa, pode fazer a diferença. Identificar o problema ou a área de risco, explicar por que a mudança é necessária e recomendar uma mudança específica.

- Remover barreiras (*remove barriers*): uma pessoa no estágio de contemplação pode até considerar o tratamento, mas está preocupada em fazê-lo devido a alguns obstáculos, como custo, transporte, horário, etc. Essas barreiras podem interferir não só no início do tratamento, como também no processo de mudança, já que, muitas vezes, elas têm mais a ver com atitude ou com questões internas do que com problemas externos (p. ex., uma pessoa que ainda não sabe se vale a pena mudar). Nesse caso, a abordagem deve ser mais cognitiva do que prática, auxiliando a pessoa a identificar essas barreiras e a vencê-las, assistindo-a na busca de soluções práticas.
- Oferecer opções de escolha (*providing choices*): a motivação aumenta quando a pessoa percebe que é capaz de decidir livremente, sem influência externa ou sem ter sido coagida. Portanto, é essencial que o profissional a ajude a perceber sua liberdade (e, consequentemente, responsabilidade) de escolha, oferecendo-lhe várias alternativas.
- Diminuir a vontade (*decreasing desirability*): se um comportamento é mantido, apesar de suas más consequências, é porque ele também apresenta reforçadores positivos. É preciso identificar esses reforçadores positivos e, a partir daí, buscar formas de diminuí-los. Nem sempre a simples constatação racional de aspectos negativos relacionados ao comportamento em questão é suficiente para cessá-lo. Técnicas comportamentais podem ser utilizadas, mas isso requer um grande compromisso da pessoa: uma abordagem mais genérica consiste em aumentar a sua consciência para as consequências adversas do comportamento.
- Praticar empatia (*practicing empathy*): consiste em entender o outro por meio da chamada "escuta crítica".
- Dar retorno (*providing feedback*): dar retorno à pessoa sobre sua atual situação no processo terapêutico é um elemento essencial para motivá-la a mudar. Portanto, o profissional deve ter controle sobre todo o processo, para, inclusive, saber qual direção tomar em determinado momento do processo terapêutico.
- Clarificar objetivos (*clarifying goals*): somente dar retorno não é suficiente. É importante também auxiliar a pessoa a estabelecer objetivos realistas e factíveis.
- Ajudar ativamente (*active helping*): o profissional deve estar ativa e positivamente interessado no processo de mudança do paciente (atitudes que demonstram cuidados, como, por exemplo, um telefonema mediante uma falta reflete esse tipo de ajuda).

Resumindo, a primeira estratégia da EM é vincular-se à pessoa, a fim de que ela se posicione em relação aos hábitos que precisa mudar. Além disso, deve-se colocá-la no processo de mudança e usar estratégias de comunicação adaptados a cada necessidade. Em uma etapa posterior, deve-se promover a consciência da pessoa para seu comportamento, aumentar os níveis de contradição entre suas crenças e suas ações e, por conseguinte, aumentar seus níveis de conflito. Deve-se ainda trabalhar a ambivalência, a autoeficácia e apoiá-la por meio de ajuda ativa.

CONSIDERAÇÕES FINAIS

O empoderamento do indivíduo facilita o processo de mudança de comportamento autodirigido.

A Organização Mundial da Saúde (OMS)[19] define o empoderamento como "um processo através do qual as pessoas ganham maior controle sobre decisões e ações que afetam sua saúde" e devem ser vistas como um processo individual e comunitário. Ou seja, significa capacitar as pessoas para que tenham o direito de fazer suas próprias escolhas sobre seus cuidados em saúde.

De acordo com a OMS, quatro componentes são fundamentais para o processo de empoderamento:[19] 1) compreensão pela pessoa do seu papel; 2) aquisição de conhecimento suficiente para poder se envolver com seu profissional de saúde; 3) habilidades pessoais; 4) a presença de um ambiente facilitador.

Se esses quatro componentes são bem trabalhados, haverá a facilitação e o apoio às pessoas para que possam refletir sobre sua experiência no processo de autocuidado. A autorreflexão se dá em uma relação que envolve segurança, colaboração, respeito aos fatores psicológicos intrínsecos, sendo essencial para estabelecer as bases para mudanças comportamentais positivas, de emoções, assim como de atitudes autodirigidas.[20]

O empoderamento leva a uma clara compreensão do indivíduo de que o processo de cuidado não envolve fazer algo para ele, e é o desenvolvimento dessa reflexão que tem o potencial de conscientizá-lo e levá-lo à compreensão das consequências de suas decisões de autogestão de sua saúde.[20]

REFERÊNCIAS

1. Prochaska JO, Redding CA, Evers KE. The transteoretical model and stages of change. In: Glanz K, Rimer BK, Viswanath K, editors. Health behavior and health education. 2nd ed. California: Jossey-Bass; 1996. p. 60-84.

2. Baranowski T, Cullen KW, Nicklas T, Thompson D, Baranowski J. Are current health behavioral change models helpful in guiding prevention of weight gain efforts? Obes Res. 2003;11 Suppl:23S-43S.

3. Buttriss JL. Food and nutrition: attitudes, beliefs, and knowledge in the United Kingdom. Am J Clin Nutr. 1997;65(6 Suppl):1985S-1995S.

4. Assis MAA, Nahas MV. Aspectos motivacionais em programas de mudança de comportamento alimentar. Rev Nutr. 1999;12(1):33-41.

5. Glanz K, Lewis FM, Rimer BK. Linking theory, research, and practice. In: Glanz K, Rimer BK, Viswanath K, editors. Health behavior and health education. 2nd ed. California: Jossey-Bass; 1996. p. 19-35.

6. Prochaska JO, DiClemente CC, Norcross JC. In search of how people change: aplications to addictive behaviors. Am Psychol. 1992;47(9):1102-1114.

7. Oliveira MCF, Anderson J, Auld, G, Kendall P. Validation of a tool to measure process of change for fruit and vegetable consumption among male college students. J Nutr Educ Behav. 2005;37(1):2-11.

8. Prochaska JO, Norcross JC, Fowler JL, Follick MJ, Abrams DB. Attendance and outcome in a work site weight control program: processes and stages of changes as process and prediction variables. Addict Behav. 1992;17(1):35-45.

9. Prochaska JO, Velicer WF. The transtheoretical model of health behavior change. Am J Health Promot. 1997;12(1):38-48.

10. Brug J, Conner M, Harré N, Kremers S, McKellar S, Whitelaw S. The Transtheoretical Model and stages of change: a critique: observations by five commentators on the paper by Adams, J. and White, M. (2004) why don't stage-based activity promotion interventions work? Health Educ Res. 2005;20(2):244-258.

11. Toral N, Slater B. Abordagem do modelo transteórico no comportamento alimentar. Ciênc Saúde Coletiva. 2007;12(6):1641-1650.

12. Jungerman FS, Laranjeira R. Entrevista motivacional: bases teóricas e práticas. J Bras Psiquiatr. 1999;48(5):197-207.

13. Miller WR, Hester RK. The effectiveness of alcoholism treatment methods: what research reveals. In: Miller WR, Heather N, editors. Treating addictive behaviors: processes of change. New York: Plenum; 1986. p. 175-203.

14. Miller WR, Rollnick S. Motivational interview: helping people change. 3rd ed. New York: Guilford; 2013

15. Rubak S, Sandbaek A, Lauritzen T, Christensen B. Motivational interviewing: a systematic review and meta-analysis. Br J Gen Pract. 2005;55(513):305-312.

16. Navarro MC. Estudio de validación de la escala EVEM para evaluar la Entrevista Motivacional en consultas de atención primaria de salud [tese]. Barcelona: Faculdad de Medicina de la Universidad Autónoma de Barcelona; 2015.

17. Figlie NB, Guimarães LP. A entrevista motivacional: conversas sobre mudança, Bol Acad Paulista Psicol. 2014;34(87):472-489.

18. Dias RB. A entrevista motivacional e suas aplicações na atenção primária à saúde. PROMEF. 2016;11(3):

19. World Health Organization. Guidelines on hand hygiene in health care: first global patient safety challenge clean care is safer care [Internet]. Geneva: WHO; 2009. V. Patient involvement in hand hygiene promotion. 2 Patient empowerment and health care [capturado em 18 mar. 2018]. Disponível em: https://www.ncbi.nlm.nih.gov/books/NBK144022/.

20. Anderson RM, Funnell MM. Patient Empowerment: Myths and Misconceptions. Patient Educ Couns. 2010;79(3):277-282.

CAPÍTULO 76

Orientações essenciais em nutrição

Aline Gerlach
Carmen Vera Giacobbo Daudt

Aspectos-chave

▶ A alimentação saudável, desde o início da vida fetal e ao longo da primeira infância, contemplando a alimentação da gestante, da nutriz, o aleitamento materno e a introdução oportuna da alimentação complementar, tem impactos positivos, afetando não somente o crescimento e o desenvolvimento da criança, mas também as demais fases do curso da vida.

▶ Uma alimentação saudável deve ser acessível do ponto de vista físico e financeiro, variada, referenciada pela cultura alimentar, adequada em quantidade e qualidade, colorida de forma natural e segura sanitariamente.

▶ A alimentação inadequada pode levar ao risco nutricional, como a desnutrição ou excesso de peso, gerando um aumento da suscetibilidade para doenças crônicas não transmissíveis (DNTCs) na vida adulta.

A promoção da alimentação saudável é uma das estratégias mais importantes de saúde pública para enfrentar os problemas alimentares e nutricionais. A alimentação equilibrada promove o bem-estar físico, mental e social dos indivíduos, garantindo, em condições normais de saúde, uma boa qualidade de vida.

As ações de promoção devem levar em conta que uma alimentação saudável é aquela que oferece os nutrientes necessários à especificidade nutricional de cada faixa etária, além de ser variada, segura, disponível e atrativa. Uma alimentação adequada atende não apenas às necessidades nutricionais do indivíduo, mas também respeita o seu contexto social e cultural, proporcionando a realização de práticas alimentares apropriadas.[1]

O acesso a informações confiáveis sobre características e determinantes da alimentação adequada e saudável contribui para que pessoas, famílias e comunidades ampliem a autonomia para fazer escolhas alimentares. Alguns cuidados alimentares devem ser considerados para todas as fases de vida: comer com regularidade e com atenção, comer em ambientes apropriados e comer em companhia. Isso proporciona melhor digestão dos alimentos, controle mais eficiente do quanto se come, maiores oportunidades de convivência com familiares e amigos, maior interação social e, de modo geral, mais prazer com a alimentação.[1]

O novo guia alimentar da população brasileira[1] classifica os alimentos in natura/minimamente processados, processados e ultraprocessados. É um modo prático e de fácil compreensão para todos os profissionais de saúde e para a população a respeito da alimentação. O novo guia alimentar também traz a regra de ouro: Prefira sempre alimentos in natura, ou minimamente processados, e preparações culinárias a alimentos ultraprocessados.

As recomendações nutricionais atendem às necessidades da maioria dos indivíduos em relação aos macro e micronutrientes, sendo diferentes conforme idade, sexo, grau de atividade física e diferentes situações de vida.

Gestação e puerpério

A nutrição merece atenção especial durante a gestação e a amamentação devido às elevadas necessidades de nutrientes e ao seu papel em relação ao desenvolvimento do feto e da criança. Durante a gestação, ocorrem adaptações que protegem o feto de deficiências nutricionais da dieta materna; entretanto, essas deficiências podem ter repercussões sobre a saúde de ambos.[2] Portanto, a identificação precoce da inadequação no estado nutricional das gestantes permite a intervenção e a melhora nas condições de nascimento da criança, diminuindo as taxas de mortalidade perinatal e neonatal.[3]

Avaliação nutricional da gestante

Inicialmente, é importante realizar a avaliação antropométrica (mensuração de peso e estatura e cálculo de índice de massa corporal [IMC]), o questionário sobre alimentação habitual, investigar peso anterior à gestação e história de ganho de peso em gestações anteriores. Por meio desses parâmetros, será possível estabelecer o estado nutricional inicial da gestante e o objetivo de ganho de peso total, a ser monitorado ao longo da gestação.

O monitoramento do estado nutricional da gestante poderá ser realizado por meio da realização de antropometria, cálculo do IMC, monitoramento de exames laboratoriais (perfil lipídico, glicemia de jejum, hemograma), exame físico e realização de recordatório alimentar de 24 horas, o qual permitirá ao profissional acompanhar as modificações realizadas ao longo da gestação. É interessante que esse recordatório seja feito, pelo menos, uma vez a cada trimestre, o que permitirá o ajuste da alimentação e a percepção de erros e inadequações alimentares para o período.

O Ministério da Saúde (MS) adotou o método proposto por Atalah e cols., combinado com a proposta do Institute of Medicine (IOM) para avaliação antropométrica da gestante.[4] O IMC deverá ser correlacionado com as semanas de gestação em curva de ganho de peso específica para o período (ver Tabela 76.1 e Figura 76.1).

O IOM recomenda faixas de ganho de peso com base na classificação do estado nutricional pregresso, por meio do uso do IMC pré-gestacional (IMC = peso pré-gestacional [kg]/estatura [m]^2) (Tabela 76.2).[5]

O IOM recomenda faixas de ganho de peso com base na classificação do estado nutricional pregresso, por meio do uso do IMC pré-gestacional (IMC = peso pré-gestacional [kg]/estatura [m]^2) (Tabela 76.2).[8]

Gestantes obesas[9]

A obesidade terá maior influência sobre a saúde da gestante e a saúde de seu bebê do que a quantidade de peso que ela pode ganhar durante a gestação. Por isso, é tão importante que as mulheres, quando necessário, reduzam peso antes de engravidar, já que, durante a gestação, não é recomendado realizar dietas restritivas em calorias por risco de prejuízo ao bebê. A quantidade de peso que uma mulher pode ganhar na gravidez pode variar muito. O aumento de peso é composto pela placenta, líquido amniótico, aumento de sangue materno e de volume de líquido e gordura corporal.

O que deve ser orientado no atendimento à gestante obesa?

- Na primeira consulta, deve-se conversar sobre hábitos alimentares e atividade física. Explicar à gestante que dieta saudável e estilo de vida ativo beneficiarão a gestante e o bebê, auxiliando no ganho de peso adequado e no retorno ao peso saudável após o parto. A gestante deverá buscar informações sobre alimentação e exercício em fontes confiáveis.
- Esclarecer os mitos relacionados à alimentação. Não há necessidade de "comer por dois". As necessidades de energia não mudam nos primeiros 6 meses, e nos últimos 3 meses aumentam em cerca de 200 calorias/dia.
- Aconselhar que a atividade física em intensidade moderada não irá prejudicar a gestante nem o bebê. Recomenda-se pelo menos 30 minutos diários de atividade física em intensidade moderada.
- O peso, a altura e o IMC devem ser mensurados e registrados desde o primeiro atendimento à gestante. O IMC deverá ser classificado conforme curvas específicas para gestantes.
- Explicar às mulheres com IMC de 30 ou mais que a obesidade representa um risco para a sua saúde e de seu bebê. Durante a gestação, a mulher não deve fazer dietas restritivas. O peso excessivo deverá ser reduzido após a gestação. A gestante obesa deverá ser referenciada ao nutricionista para avaliação e aconselhamento personalizado sobre alimentação saudável.

Recomendações nutricionais anteriores à gestação[10]

As intervenções nutricionais terão maior benefício quando realizadas antes da concepção ou nas primeiras 12 semanas de gestação.[10] As mulheres que pretendem engravidar devem ser incentivadas a atingir e a manter um peso saudável antes da gestação. Isso pode reduzir o risco de complicações durante a gravidez (mortes prematuras de mães, internações hospitalares), depressão pós-natal, aumentar as chances de o bebê nascer com peso saudável e melhorar a saúde em longo prazo tanto da mãe quanto da criança (infecções infantis, anemia ferropriva, deficiência de vitamina D, cárie dentária).[10]

As mulheres em idade fértil que têm interesse em engravidar devem ser aconselhadas a comer alimentos ricos em ferro-heme (forma ferrosa, Fe^{2+}), como carnes (peixe, frango, carne bovina, ovina e suína) e ovos. Além de consumir alimentos fontes de ferro na forma férrica (Fe^{3+}), devem consumir, também, alimentos fontes de vitamina C, o que reduz a forma férrica à ferrosa e melhora a absorção do ferro. Uma sugestão é consumir uma leguminosa (feijão, lentilha e ervilha) e em seguida consumir uma fruta rica em vitamina C (p. ex., laranja, bergamota, mamão, kiwi). O terceiro trimestre de gestação é o período mais crítico em relação às necessidades nutricionais de ferro. O primeiro trimestre exige atenção especial para o ácido fólico. É importante a gestante ser aconselhada a ter uma alimentação rica nesse nutriente por meio de alimentos fortificados e alimentos-fonte,[11] além de fazer suplementação com ácido fólico.

O consumo de álcool é desaconselhável para gestantes e para mulheres que planejam engravidar, pois, no primeiro trimestre, pode estar relacionado ao risco aumentado de aborto espontâneo.[12]

Tabela 76.1 | Classificação do estado nutricional da gestante segundo índice de massa corporal por semana gestacional

Avaliação	IMC calculado
Baixo peso	≤ aos valores correspondentes à coluna do estado nutricional baixo peso da **Figura 76.1**
Adequado	Na faixa de valores correspondentes à coluna do estado nutricional adequado da **Figura 76.1**
Sobrepeso	Na faixa de valores correspondentes à coluna do estado nutricional sobrepeso da **Figura 76.1**
Obesidade	≥ aos valores correspondentes à coluna do estado nutricional obesidade da Figura **76.1**

Fonte: Brasil.[5]

Tabela 76.2 | Ganho de peso para a gestante, conforme estado nutricional anterior à gestação

Estado nutricional inicial (IMC)	Ganho de peso (kg) total no 1° trimestre	Ganho de peso (kg) semanal médio no 2° e 3° trimestres	Ganho de peso (kg) total na gestação
Baixo peso	2,3	0,5	12,5-18,0
Adequado	1,6	0,4	11,5-16,0
Sobrepeso	0,9	0,3	7,0-11,5
Obesidade	–	0,3	7,0

Fonte: Institute of Medicine.[6]

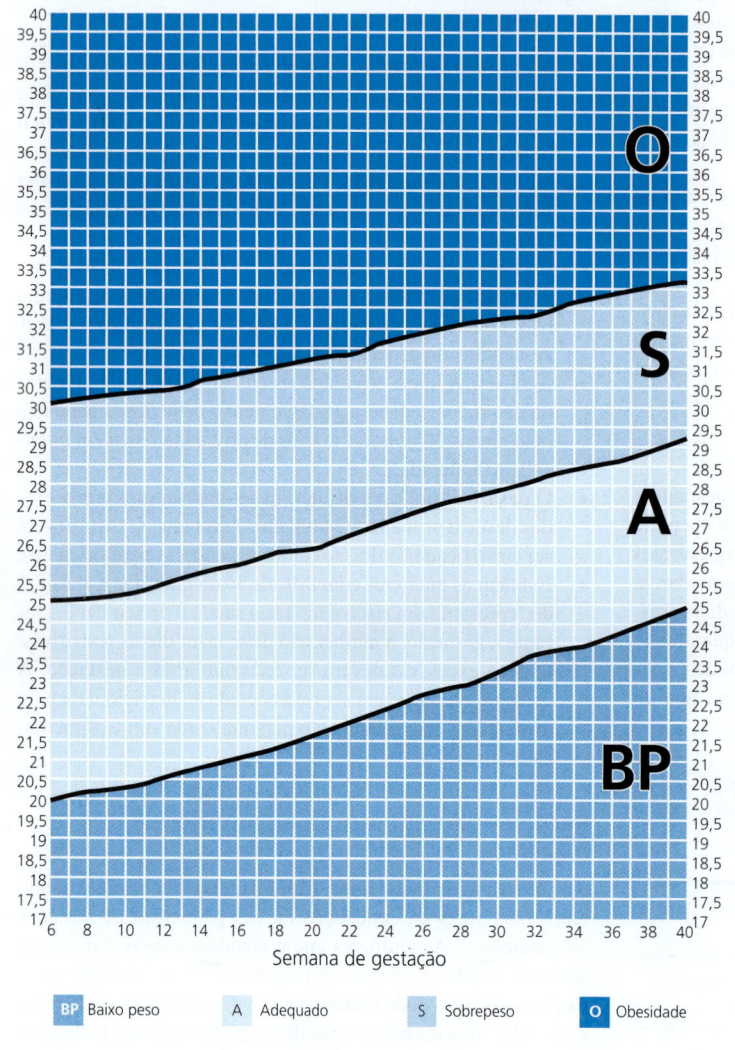

▲ **Figura 76.1**
Índice de massa corporal segundo a semana de gestação.
Fonte: Atalah e colaboradores,[4] Institute of Medicine[6] e World Health Organization.[7]

Recomendações nutricionais durante a gestação[13]

O estado nutricional materno antes e durante a gestação é um fator determinante do crescimento intrauterino.[8] A gestação é uma ocasião em que há necessidade adicional de nutrientes, pois ocorre um intenso e peculiar processo de formação de tecidos e grandes transformações orgânicas durante um curto período de tempo. Por isso, é desaconselhável as mulheres que realizaram cirurgia bariátrica engravidarem nos primeiros 18 meses devido ao risco de malformação do feto.

Mulheres obesas grávidas devem receber aconselhamento sobre ganho de peso, nutrição e hábitos alimentares. Elas devem ser avisadas de que apresentam risco aumentado de complicações médicas, como doença cardíaca, doença pulmonar, hipertensão gestacional, diabetes melito gestacional (DMG) e apneia obstrutiva do sono. O exercício físico regular durante a gravidez pode ajudar a reduzir alguns desses riscos. Além disso, o feto tem risco aumentado de anormalidades congênitas, e exames complementares específicos devem ser feitos de acordo com as anormalidades encontradas (B).[14]

A orientação alimentar para a gestante deve respeitar os hábitos alimentares, considerando os alimentos regionais e o poder aquisitivo da família. É importante garantir, pelo menos, três refeições e dois lanches nos intervalos, evitando períodos prolongados de jejum. As questões socioculturais envolvidas no processo de escolhas alimentares devem ser respeitadas sem prejuízo à saúde do bebê.

As gestantes devem ser orientadas quanto a cuidados de higiene alimentar, a fim de evitar listeriose, toxoplasmose e salmonelose, como: lavar as mãos antes de manipular os alimentos; higienizar frutas e vegetais crus; consumir apenas leite ou alimentos preparados com leite que tenha passado por processo de pasteurização ou UHT *(ultra high temperature)*; não comer alimentos crus, mal cozidos ou parcialmente cozidos (ovos, carnes, aves, peixe ou frutos do mar); ou alimentos que possam contê-los (p. ex., maionese caseira e patê).[11,12]

Recomendações nutricionais posteriores à gestação

A alimentação da puérpera também precisa ser acompanhada, a fim de que sejam esclarecidas as dúvidas e contradições entre a "ciência" e a realidade sociocultural.

As necessidades energéticas e proteicas da nutriz são semelhantes às do período gestacional. A redução de peso moderada poderá ser realizada, evitando dietas severamente restritas, com segurança e não comprometendo o ganho de peso do lactente.

A nutriz deve optar por alimentos ricos em cálcio, zinco, magnésio, vitamina B_6 e ácido fólico, já que a dieta da mãe pode influenciar a composição do leite materno, além de levar o sabor e aroma dos alimentos para o lactente.[15] Em relação à origem da fonte de proteínas, deve ser aconselhado que, pelo menos, 50% do consumo de proteínas sejam de origem animal (carnes, ovos e produtos lácteos), devido à disponibilidade em aminoácidos essenciais e sua excelente digestibilidade. Além de ser importante fonte de ferro, cálcio, biotina, niacina, zinco, cobre e vitaminas A, D, B_2, B_6 e B_{12} (ver Tabela 76.3).[16] Nas situações de o bebê apresentar alergia proteína do leite de vaca, é necessária orientação específica para que a nutriz atinja as necessidades de proteína e faça a leitura dos rótulos excluindo o consumo de qualquer alimento que contenha traços do leite de vaca.

As mulheres que têm um IMC de 30 ou mais devem reduzir peso após o parto. Caso engravidem novamente, o seu estado nutricional na concepção será adequado para suportar o crescimento fetal ideal. Ao perder peso, as mulheres reduzem o risco de complicações durante a gravidez e o parto, incluindo DMG, pré-eclâmpsia e hemorragia pós-parto. Além disso, elas reduzem o risco de o bebê ter alto peso ao nascimento, obesidade e diabetes subsequente.[10]

Recomendação de manutenção de peso[9]

- As mulheres terão maior probabilidade de alcançar ou manter um peso saudável antes, durante e após a gestação se:
    - Optarem por cereais integrais sempre que possível

Tabela 76.3 | **Recomendações de alguns nutrientes importantes na gestação e no puerpério**

Nutriente	Ingestão recomendada	Sugestão de consumo diário	Observações
Cálcio	≤ 18 anos: 1.300 mg/dia* ≥ 19 anos: 1.000 mg/dia*	Três copos de leite ou produtos lácteos equivalentes por dia[11]	Evitar o consumo de produtos lácteos próximos ao horário de consumo de alimentos fontes de ferro Evitar o consumo de café, chá e chocolate junto com o consumo de alimentos fontes de cálcio.
Ferro	30 mg/dia*	Alimentos fontes de ferro incluem carne, peixe, aves, cereais enriquecidos com ferro, vegetais verdes escuros (p. ex., espinafre) e leguminosas (p. ex., feijão)	Necessidades desiguais durante a gestação. A suplementação é recomendada para atingir os requerimentos necessários ao longo da gestação.[11] Último trimestre: maior requerimento; feto adquire reservas (aproximadamente: 340 mg ao nascimento). Necessário para a produção de hemoglobina nas hemácias maternas e fetais[17]
Ácido fólico	400 mcg/dia[9]	Fígado bovino, leguminosas, vegetais verde-escuros e alimentos integrais	Auxilia na síntese de hemoglobina e, também, do ácido desoxirribonucleico. O adequado consumo de folato deve ser antes da concepção e durante as primeiras 12 semanas, pois reduz o risco de defeito do tubo neural[9] (A)
Vitamina A	Gestante: 770 mcg/dia* Nutriz: 1.300 mcg/dia*	Ingestão diária de frutas ou vegetais amarelos, alaranjados ou verde-escuros	Ingestas acima de 800 mcg podem ser teratogênicas para o bebê.[9]
Vitamina D	10 mcg/dia[9] 600 UI*	Peixes, produtos lácteos (leite, queijo e iogurtes), ovos e óleos	As necessidades de vitamina D irão variar conforme a exposição ao sol
Tiamina, riboflavina, niacina, vitamina B_6 e B_{12}	Aumento de 30 a 40% da recomendação para mulheres da mesma faixa etária	Fígado, vísceras, carnes em geral.	Atuam como coenzimas relacionadas à produção de energia, síntese dos tecidos proteicos e funções do tecido muscular e nervoso.
Ácidos graxos DHA	200 mg de ácido docosa-hexaenoico por dia	1-2 porções de peixes de águas profundas e frias	O ácido docosa-hexaenoico auxilia o desenvolvimento e função do cérebro e os olhos do bebê. Devido à contaminação com mercúrio, a gestante deve ser orientada a não consumir cavala, peixe-espada, tubarão e consumir, no máximo, 170 g de atum branco por semana[11]
Proteínas	Adicional de 6 g/dia durante a gestação	1 porção de carne + 1 porção de leguminosa + 3 porções de produtos lácteos	As proteínas de boa qualidade (carnes, ovos e produtos lácteos) contêm todos os aminoácidos essenciais em quantidades adequadas. As proteínas das leguminosas são limitantes em metionina e cisteína; e as de cereais são, em geral, pobres em lisina e treonina. A combinação delas contempla as necessidades nutricionais. Por isso, o feijão com arroz é uma opção proteica completa
Calorias	Gestante: adicionar 300 kcal/dia, durante 2° e 3° trimestre de gestação* Nutriz: adicionar 500 kcal/dia		O aumento do requerimento calórico no 2° e 3° semestre ocorre devido ao rápido crescimento fetal As calorias adicionais deverão ser oferecidas após avaliação da necessidade e do estado nutricional da gestante e nutriz.

*RDA, ingestão recomendada para indivíduos, 1989.
(A), evidência alta.
**AI, ingestão adequada.
Fonte: Atalah e colaboradores,[4] Instute of Medicine[6] e World Health Organization.[7]

- Consumirem alimentos ricos em fibras (leguminosas, grãos, frutas, vegetais e cereais integrais)
- Ingerirem pelo menos cinco porções de frutas e vegetais ao dia. Incluindo os vegetais e frutas na alimentação, em vez do consumo de alimentos com maior teor de gordura e calorias
- Mantiverem uma dieta com baixo teor de gordura
- Evitarem frituras, bebidas e alimentos ricos em açúcares e alimentos ricos em açúcares e gorduras
- Tomarem café da manhã
- Observarem o tamanho das porções de alimentos consumidos e a frequência com que as refeições são realizadas
- Fazerem a manutenção de um estilo de vida ativo
- Minimizarem as atividades mais sedentárias (sentar-se em frente à televisão, computador)
• Os programas efetivos de redução de peso:
  - Abordam as razões pelas quais a pessoa tem dificuldade na redução de peso
  - Adaptam-se à situação de vida de cada indivíduo
  - São sensíveis às preocupações de peso da pessoa
  - Têm por base uma dieta equilibrada e saudável
  - Incentivam a realização de exercícios físicos regulares
  - Têm por objetivo a redução de até 0,5-1 kg/semana
  - Identificam e enfrentam as barreiras à mudança

- Na consulta pós-natal de 6-8 semanas, converse com a mulher que estiver acima do peso, ou que têm preocupações sobre o seu peso, se ela gostaria de orientação sobre como reduzir peso e agendar um atendimento específico para isso.
- Forneça aconselhamento claro, personalizado, consistente, atualizado e oportuno sobre como perder peso com segurança após o parto. Certifique-se de que as mulheres tenham uma expectativa realista do tempo que levará para perder peso adquirido durante a gravidez. Discuta os benefícios de uma dieta saudável e a prática de atividade física regular, reconhecendo o papel da mulher dentro da família e como ela pode ser apoiada por sua família. Os conselhos sobre alimentação saudável e atividade física devem ser adaptados às suas circunstâncias. Por exemplo, deve-se levar em consideração as demandas de cuidar de um bebê e de qualquer outra criança, bem como quaisquer problemas de saúde que ela possa ter.
- Os profissionais de saúde devem incentivar as mulheres a amamentar. Eles devem tranquilizá-las de que uma dieta saudável e atividade física regular, de intensidade moderada e perda de peso gradual não afetará negativamente a capacidade de amamentar, ou a quantidade ou qualidade do leite materno.

Mulheres pré-gestação com IMC maior do que 30 e pós-gestação[9]

- Incentive a amamentação e aconselhe as mulheres de que perder peso ao comer com saúde e exercitar-se regularmente não afetará a quantidade ou a qualidade do leite.
- Use técnicas de mudança de comportamento baseadas em evidências para motivar e apoiar as mulheres a perderem peso.
- Ofereça um programa estruturado de perda de peso por meio do acompanhamento por nutricionista, que fará uma avaliação personalizada, orientação sobre dieta e conselhos sobre estratégias de mudança de comportamento, como a definição de metas. As mulheres que ainda não estão prontas para perder peso devem receber informações sobre onde podem obter apoio quando estiverem prontas.
- Explique os riscos da obesidade sobre uma nova gestação e incentive a redução de peso.

Infância

Os hábitos alimentares são estabelecidos durante a infância, consolidados na adolescência e estão diretamente relacionados ao risco do desenvolvimento de doenças crônicas na vida adulta.[18]

Avaliação nutricional da criança

A avaliação nutricional da criança tem como objetivo evitar que desvios do crescimento possam comprometer sua saúde atual e qualidade de vida futura, além de realizar diagnóstico e tratamento precoce para sub ou sobrealimentação.[19]

A avaliação nutricional deverá ser realizada em cada exame periódico de saúde:[20]

- Anamnese e exame físico.
- Peso e estatura.
- IMC das crianças: peso (kg)/altura ao quadrado (m^2).
- Gráfico de crescimento, conforme curvas da Organização Mundial da Saúde (OMS) de 2006 (crianças menores de 5 anos) e 2007 (faixa etária dos 5 aos 19 anos).
- História de introdução de alimentos e padrões dietéticos atuais.
- Avaliação de fatores de risco para o excesso de peso (alto ou baixo peso ao nascer, renda familiar baixa, minorias, assistir à televisão ou ficar no computador por mais de 2 horas diárias, baixa atividade física, má alimentação, depressão), incluindo mudanças no padrão de peso (C). Observar com atenção os aumentos de 3 a 4 unidades de IMC/ano.
- A altura serve como um indicador das condições socioeconômicas e nutricionais. E o crescimento retardado na infância pode ser refletido em uma falha em ganhar peso e em uma incapacidade para ganhar altura. Pode haver associação entre o baixo crescimento na primeira infância (baixo peso em um ano) e um risco aumentado de doença arterial coronariana, acidente vascular cerebral e, até certo ponto, diabetes.[21]
- Em crianças de 2 anos ou mais, devem-se identificar os fatores de risco relacionados com o excesso de peso e suas complicações.[22]
- Anamnese e exame físico: história familiar, comorbidades, incluindo doença cardiovascular e diabetes, uso de medicamentos (incluindo suplementos nutricionais), diabetes melito tipo 2, distúrbios do sono, hipotireoidismo, presença de *acantose nigricans*, problemas ortopédicos relacionados ao peso, pressão arterial (PA) (utilizando a técnica adequada e manguito para a idade), preocupação dos pais ou paciente em relação ao peso.
- A avaliação laboratorial a ser solicitada dependerá da idade da criança, do motivo da consulta, dos antecedentes clínicos, da história dietética e do estado nutricional (Tabelas 76.4 e 76.5).

Recomendações nutricionais de acordo com a faixa etária

A alimentação saudável é fundamental para o bom crescimento e desenvolvimento ao longo da vida, além de prevenir doenças e evitar deficiências nutricionais.[23] A infância representa um momento delicado para o desenvolvimento de hábitos alimentares saudáveis,[11] sendo que as práticas alimentares no primeiro ano de vida constituem marco importante na formação dos hábitos alimentares da criança (Tabela 76.6).[15]

Tabela 76.4 | **Classificação do IMC de acordo com escore-z da Organização Mundial da Saúde para 0 a < 5 anos e 10 a 19 anos (2006 e 2007)**

Escore	Avaliação nutricional 0 a < 5 anos	Avaliação nutricional de 10 a 19 anos
Escore-z < −3D	Magreza acentuada	Magreza acentuada
Escore-z > −3D e < −2D	Magreza	Magreza
Escore-z > −2D e < +1D	Eutrofia	Eutrofia
Escore-z > +1D e < +2D	Risco de sobrepeso	Sobrepeso
Escore-z > +2D e < +3D	Sobrepeso	Obesidade
Escore-z > +3D	Obesidade	Obesidade grave

Tabela 76.5 | **Abordagem conforme percentil de índice de massa corporal para crianças ≥ 2 anos**

Criança ≥ 2 anos	Abordagem
Sobrepeso sem fatores de risco e complicações	A família deve estar envolvida e as mudanças graduais são recomendadas para alcançar o objetivo desejado
	Reforço da intervenção do estilo de vida e mudança de comportamento, sendo uma modificação em longo prazo.
	Exames periódicos de saúde com maior frequência
	Manutenção de peso e acompanhamento do crescimento até a adequação de IMC/idade, com objetivo de IMC abaixo do escore-z menor que +2 (crianças de 2 a < 5 anos) e escore-z menor do que +1 (5 a 10 anos), para idade e sexo
Sobrepeso com fatores de risco e complicações	Todos os anteriores
	Tratamento concomitante de fatores de risco e complicações
Obesos, com ou sem fatores de risco e complicações	Todos os anteriores
	Redução de peso até a adequação de IMC/idade, com objetivo de IMC escore-z menor do que +2 (crianças de 2 a < 5 anos) e escore-z menor do que +1 (5 a 10 anos), para idade e sexo
	Considere o referenciamento para centros de tratamento da obesidade pediátrica multidisciplinar – endocrinologista pediátrico e nutricionista

Fonte: Michigan Quality Improvement Consortium.[22]

Menores de dois anos

O aleitamento materno exclusivo supre todas as necessidades nutricionais da criança até os 6 meses. A partir desse período, a criança já tem condições fisiológicas de receber alimentos, sendo possível realizar a transição entre o aleitamento materno e a alimentação familiar, processo denominado alimentação complementar. A faixa etária para a alimentação complementar é geralmente dos 6 aos 24 meses de idade.[23] O aleitamento materno e a introdução de alimentos são abordados no Cap. 111, Aleitamento materno e introdução de novos alimentos.

Os cuidadores de crianças menores de 2 anos devem ser orientados quanto à prevenção de riscos, a fim de evitar a obesidade.[22]

Incentivar o aleitamento materno; evitar a superalimentação de bebês alimentados com mamadeira (A). O consumo excessivo de leite de vaca está associado à obesidade entre crianças menores de 2 anos. O consumo deve ser limitado a 500 mL por dia dos 6 meses aos 2 anos de vida. As crianças em aleitamento artificial não devem receber mamadeiras acrescidas de farinha, açúcar e achocolatado.[23]

Evitar a introdução precoce de sólidos. O tempo adequado para a introdução de sólidos, considerando o desenvolvimento da criança, é entre 4 e 6 meses de idade.

Preservar a saciedade natural da criança, respeitando seu apetite.

Orientar os cuidadores sobre: importância das refeições específicas por idade, consistência das refeições, tipos de lanches, porções adequadas, leitura dos rótulos de alimentos e atividade física diária.

Conversar com os pais sobre a importância do exemplo deles para o desenvolvimento de comportamentos de vida saudáveis nas crianças.

Orientar aos cuidadores que devem evitar a oferta de alimentos com alta densidade calórica: bebidas pobres em nutrientes (p. ex., refrigerante, suco artificial), açúcar, doces em geral, salgadinhos, refrigerante, refrescos artificiais, achocolatados, gelatinas e outras guloseimas, antes dos 2 anos de vida.

Alimentos ricos em gordura como frituras, bolachas recheadas, sorvetes, embutidos (salsicha, mortadela, linguiça, presunto, toicinhos) não devem ser oferecidos antes dos 2 anos. Essa prática estimula as crianças a preferirem esses alimentos em substituição à alimentação básica.[23]

Não se deve oferecer à criança sucos de frutas. Os sucos naturais devem ser evitados, mas se forem administrados que sejam dados no copo, de preferência após as refeições principais, e não em substituição a estas, em dose máxima de 100 mL/dia, com a finalidade de melhorar a absorção do ferro não heme presente nos alimentos, como feijão e folhas verde-escuras.

Pré-escolar

No período dos 2 aos 6 anos, ocorrem modificações no padrão alimentar das crianças. Há uma desaceleração do crescimento e uma diminuição das necessidades energéticas, quando comparado ao período anterior. O apetite também varia, sendo que os alimentos de sabor doce são os mais aceitos.[17,25]

O comportamento dos cuidadores em relação à alimentação das crianças pode gerar repercussões duradouras no comportamento alimentar até a vida adulta. A chantagem ou coação ou premiação deve ser evitada, pois piora a recusa ao alimento.[15,25]

Orientações a serem dadas em cada exame periódico de saúde[22]

- A televisão e o computador devem ser limitados a, no máximo, 1 a 2 horas por dia e devem ser removidos do quarto de dormir. As refeições devem ser feitas com a televisão e computador desligados.
- Evitar alimentos calóricos, bebidas pobres em nutrientes (refrigerantes, sucos artificiais), evitar consumo excessivo de sucos e outros líquidos açucarados.
- Diminuir o consumo de alimentos nutricionalmente pobres preparados fora de casa (p. ex., *fast-food*). Dar preferência à comida caseira.
- Promover uma alimentação saudável (incluir frutas, verduras e laticínios com pouca gordura). Crianças entre 5 e 6 anos que consomem frutas, legumes ou leite, regularmente, são mais propensas a fazê-lo quando adultos.[11]
- Regular o tempo de refeição. Oferecer, pelo menos, três refeições e dois lanches por dia. Realizar as refeições em ambiente agradável e sem conflitos.[25] Comer juntos à mesa promove comportamentos alimentares positivos e bem-estar à família.
- Respeitar o apetite da criança e permitir que ela autorregule a ingestão alimentar. Não incentivar o consumo ou restringir o consumo de alimentos.
- Fornecer estrutura e limites em torno de uma alimentação saudável com a supervisão de adultos. Incluir a criança na compra e no preparo dos alimentos (despejar e misturar).
- Promover a atividade física.
- Respeitar as horas de sono adequadas à idade.

Tabela 76.6 | **Recomendações de alguns nutrientes importantes na infância**

Nutriente	Ingestão recomendada	Sugestão de consumo diário	Observações
Cálcio	IA (mg/dia): 0-6 meses: 210 6-12 meses: 270 1-3 anos: 500/700* 4-8 anos: 800/100*	Menores de 1 ano: apenas leite materno Maiores de 1 ano: consumir 400 mL (2 copos) de leite é considerado o suficiente para atingir as necessidades de cálcio[11]	Formação adequada da massa óssea e profilaxia da osteoporose na vida adulta. O consumo superior a 700 mL de leite de vaca integral é importante fator de risco de desenvolvimento de anemia carencial ferropriva.[24]
Ferro	RDA (mg/dia): 6-12 meses: 11 1-3 anos: 7 4-8 anos: 10	Alimentos fontes de ferro incluem carne, peixe, aves, cereais enriquecidos com ferro, vegetais verde-escuros (p. ex., espinafre) e leguminosas (p. ex., feijão)	A deficiência pode estar relacionada à inapetência na infância. As necessidades de ferro variam conforme a idade, a taxa de crescimento e os estoques de ferro, aumentando o volume de sangue, e a taxa de absorção de fontes alimentares[25]
Vitamina A	RDA (mcg/dia): 0-6 meses: 400 6-12 meses: 500 1-3 anos: 300 4-8 anos: 400	Ingestão diária de frutas ou vegetais amarelos, alaranjados ou verde-escuros, ou ingestão semanal de 150 g de fígado de boi	Essencial para o crescimento normal, desenvolvimento e manutenção do tecido epitelial
Vitamina D	AI: 5 mcg/dia 600 UI/dia*	Produtos lácteos (leite, queijo e iogurtes), ovos e óleos	Necessária para a absorção de cálcio e deposição nos ossos. As necessidades de vitamina D irão variar conforme a exposição ao sol
Zinco	RDA (mg/dia): 0-6 meses: 2 6 meses a 3 anos: 3 4-8 anos: 5	Fígado cozido, carnes em geral, leguminosas e produtos lácteos	Cofator enzimático, participa da espermatogênese, do metabolismo energético da vitamina A, da síntese de proteínas, da divisão celular, armazena e libera a insulina

*RDA, ingestão recomendada para indivíduos,1989;
**IA, ingestão adequada.
Fonte: National Research Council.[26]

Escolar

Nesse período, a criança inicia suas atividades escolares e físicas mais intensamente, tornando maior sua demanda energética. As escolhas alimentares e o consumo de refeições são influenciados pelo horário escolar diário, quantidade de tempo destinado à alimentação e padrão alimentar de colegas e adultos significantes. É importante transformar o horário de refeições em momentos de prazer, aproveitando para inserir bons hábitos alimentares.

A família deve estar atenta às refeições realizadas na escola. Se a criança estiver matriculada na rede pública de ensino, estará inserida no Programa Nacional de Alimentação Escolar e receberá uma alimentação segura e adequada. Caso a criança frequente a rede privada de ensino, é importante orientar a família a oferecer lanches saudáveis e seguros. Evitar alimentos que necessitem de refrigeração (p. ex., iogurte), a não ser que a escola disponibilize geladeira para armazenar o lanche dos alunos. Em relação às outras refeições, seguir as orientações dadas sobre uma alimentação saudável.

Adolescência

Segundo a OMS, a adolescência compreende a idade de 10 a 19 anos, dividida em duas fases: de 10 a 14 anos e de 15 a 19. A fase de 10 a 14 anos é caracterizada por um período de elevada demanda nutricional decorrente do início das mudanças puberais. Caracteriza-se por um período de transformação biológica e psicossocial em que a nutrição desempenha um importante papel. O diagnóstico nutricional nessa fase da vida é mais complexo, uma vez que a maturação sexual influencia a interpretação dos resultados.

Avaliação nutricional do adolescente

É de grande importância a identificação da fase de crescimento e maturação sexual na qual o adolescente se encontra. Assim, será possível uma adequada avaliação e orientação nutricional.

Os estágios de maturação sexual, com o desenvolvimento dos caracteres sexuais secundários na puberdade, são conhecidos como critérios de Tanner (Tabela 76.7). Adolescentes de mesma idade, sexo, massa corporal e estatura se apresentam em momentos distintos de maturação sexual.[27]

A avaliação nutricional pode ser realizada por inquéritos alimentares, como o recordatório de 24 horas ou a frequência de consumo de 3 a 7 dias, que avalia os hábitos alimentares, a frequência, a quantidade e a qualidade dos alimentos. Para o diagnóstico e acompanhamento do estado nutricional de adolescentes, utiliza-se como parâmetro a distribuição do IMC, segundo idade e sexo, pois parece refletir melhor as mudanças da forma corporal do que peso/altura e peso/idade. Vale lembrar que nenhum indicador antropométrico isolado é fidedigno o suficiente para a avaliação do estado nutricional do adolescente. Segundo recomendação da OMS, o IMC é o critério recomendado, acrescido da avaliação das pregas cutâneas tricipital e subescapular. Para a aplicação desse critério de avaliação nas Unidades Básicas de Saúde, seria necessário o treinamento dos profissionais e

Tabela 76.7 | Estágio de maturação sexual de Tanner

Masculino	Pelos pubianos	Genitália
Estágio 1	Ausentes	Características infantis
Estágio 2	Presença de pelos finos e claros	Aumento do pênis pequeno ou ausente, aumento inicial do volume testicular
Estágio 3	Púbis coberta	Crescimento peniano em comprimento, maior crescimento dos testículos e escroto
Estágio 4	Tipo adulto: sem extensão para coxas	Crescimento peniano, mais em diâmetro
Estágio 5	Tipo adulto: extensão para coxas	Desenvolvimento completo da genitália
Feminino	**Pelos pubianos**	**Mamas**
Estágio 1	Ausentes	Sem modificação da fase infantil
Estágio 2	Pequenas quantidades: longos, finos e lisos, distribuídos ao longo dos grandes lábios	Brotos mamários: elevação da aréola e papilas, formando uma pequena saliência
Estágio 3	Aumento em quantidade e espessura, pelos mais escuros e encaracolados	Maior aumento da mama e da aréola, mas sem separação do contorno
Estágio 4	Tipo adulto: cobrindo mais a região púbica, sem atingir as coxas	Maior crescimento da mama e da aréola, com separação do contorno
Estágio 5	Pilosidade pubiana de adulto, invadindo a parte interna das coxas	Mamas de aspecto adulto: o contorno areolar é incorporado novamente ao contorno da mama

Fonte: Tanner.[28]

a aquisição de plicômetro para a mensuração das pregas cutâneas, o que dificulta sua utilização.

O MS recomenda a utilização das curvas de IMC da OMS em escore-z.

Orientação alimentar para adolescentes

A adolescência é um período delicado em relação à alimentação. O crescimento rápido aumenta a necessidade de alguns nutrientes. Porém, muitas vezes, os bons hábitos alimentares adquiridos ao longo da infância são substituídos por padrões impostos pelo grupo de amigos ou pela mídia. A avaliação da alimentação do adolescente oportuniza medidas de educação em saúde e recomendações que incentivem mudanças de hábitos que possam trazer consequências à saúde no futuro.

A preocupação em relação ao corpo e à aparência é frequente, gerando excessos e restrições inadequadas em relação à alimentação. Algumas mulheres jovens, quando apresentam aumentos de peso relacionados ao desenvolvimento de características sexuais secundárias, restringem, desnecessariamente, a quantidade de alimentos que ingerem. Os homens jovens, na tentativa de ter aparência muscular de adulto, utilizam indiscriminadamente suplementos nutricionais.

Os hábitos alimentares dos adolescentes são caracterizados por omissão frequente de refeições, ingestão de alimentos inadequados (lanches, dietas de moda) e restrições alimentares. É comum o consumo excessivo de gordura, sal e colesterol. As meninas consomem, em média, quantidade menor de alimentos e são mais propensas a ter menor ingestão de vitaminas e minerais.

No período da adolescência, há um aumento das necessidades de ferro e cálcio maior do que a necessidade adicional de energia. A baixa ingestão de cálcio pode levar à redução do pico de conteúdo mineral ósseo e predispor o indivíduo, futuramente, à osteoporose. O consumo inadequado de ferro aumenta o risco de anemia ferropriva, especialmente entre as mulheres. Uma dieta rica em alimentos que contenham leite e produtos lácteos, carnes magras, peixes, aves e leguminosas, atende às recomendações de cálcio e ferro durante a adolescência (Tabela 76.8).[11]

Orientações gerais para prevenção da obesidade de crianças e adolescentes.[20,21,29]

- Não oferecer comida para a criança enquanto ela assiste à televisão. Nenhuma criança deve ver televisão por mais de 2 horas por dia.[22]
- Promover um estilo de vida ativo. Incentivar a realização de atividade física regular (30-60 minutos de atividade física moderada à vigorosa adequada para a idade).
- Realizar refeições regulares.
- Promover o consumo de frutas, vegetais, grãos integrais e laticínios com baixo teor de gordura.
- Restringir o consumo de alimentos de alta densidade energética e pobres em micronutrientes (p. ex, alimentos com açúcares de adição e bebidas açucaradas).
- Limitar o consumo de gordura total, especialmente saturadas, gorduras *trans* e colesterol.
- Realizar educação sobre a alimentação com mães de comunidades de baixo nível socioeconômico e que sofrem de insegurança alimentar, salientando que o sobrepeso e a obesidade não representam uma boa saúde.

Adulto

A avaliação nutricional completa compreende diferentes etapas que se complementam: avaliação antropométrica, dietética, clínica, laboratorial e psicossocial. Tem como objetivo o diagnóstico visando à intervenção necessária.

As medidas combinadas formam os índices antropométricos, que permitem comparar a informação individual com parâmetros de referência. As medidas mais usadas são peso e estatura.

O IMC é usado para diagnosticar excesso de peso devido à sua alta correlação com adiposidade (Tabela 76.9).

Embora o IMC seja uma medida simples e de fácil utilização, a distribuição regional de gordura está mais relacionada à variação do risco de morbimortalidade do que apenas ao total de gordura corporal. A obesidade central está relacionada a risco aumentado de várias doenças, inclusive doenças cardiovasculares e diabetes.

Existem alguns métodos utilizados para a avaliação da gordura abdominal (localização central).

A circunferência da cintura tem o objetivo de avaliar a adiposidade abdominal em função da sua associação com DCNTs. A OMS orienta a medida no ponto médio entre o último rebordo costal e a crista ilíaca.[17] Também recomenda que seja utilizada a referência da International Diabetes Federation como risco au-

Tabela 76.8 | Recomendações de alguns nutrientes importantes na adolescência

Nutriente	Ingestão recomendada	Sugestão de consumo diário	Observações
Cálcio	9-18 anos: 1.300 mg/dia	Três copos de leite desnatado ou semidesnatado ou produtos lácteos equivalentes, por dia[11]	Formação adequada da massa óssea e profilaxia da osteoporose na vida adulta[11]
Ferro	RDA (mg/dia): 9-13 anos: 8 13-18 anos: homens 11 e mulheres 13	Alimentos fontes de ferro incluem carne, peixe, aves, cereais enriquecidos com ferro, vegetais verdes escuros (p. ex., espinafre) e leguminosas (p. ex., feijão)	As adolescentes terão maiores necessidades de ferro devido às perdas menstruais.
Zinco	RDA (mg/dia): 9-13 anos: 8 13-18 anos: homens 11 e mulheres 9	Fígado cozido, carnes em geral, leguminosas e produtos lácteos	Essencial para o crescimento e maturação sexual.
Vitamina A	RDA (mcg/dia): 9-13 anos: 600 Após 13 anos: homens 900 e mulheres 700	Ingestão diária de frutas ou vegetais amarelos, alaranjados ou verde-escuros, ou ingestão semanal de 150 g de fígado de boi	Essencial para o crescimento normal, desenvolvimento e manutenção do tecido epitelial
Vitamina D	IA: 5 mcg/dia RDA: 600 UI/dia	Produtos lácteos (leite, queijo e iogurtes), ovos e óleos	Necessária para a absorção de cálcio e deposição nos ossos. As necessidades de vitamina D irão variar conforme a exposição ao sol

*RDA, ingestão recomendada para indivíduos, 1989;
**IA, ingestão adequada.
Fonte: Institute of Medicine,[6] U.S. Department of Agriculture[11] e dos Anjos e colaboradores.[27]

Tabela 76.9 | Pontos de corte do índice de massa corporal estabelecido para adultos (20-59 anos)

IMC (kg/m²)	Classificação
< 18,5	Baixo peso
18,5-24,99	Eutrófico
25,0-29,99	Sobrepeso ou pré-obeso
30,0-34,99	Obesidade peso grau I
35,0-39,99	Obesidade peso grau II
> 40	Obesidade peso grau III

Fonte: World Health Organization.[30]

Tabela 76.10 | Pontos de corte da circunferência da cintura* na avaliação de risco cardiovascular

Sexo	IDF[1]	ATP III[2]
Homens	≥ 94 cm	≥ 102 cm
Mulheres	≥ 80 cm	≥ 88 cm

*A OMS orienta a medida no ponto médio entre o último rebordo costal e a crista ilíaca.
[1] Associação Internacional de Diabetes.
[2] National Cholesterol Education Program – Adult Treatment Panel III.

mentado e do National Cholesterol Education Program como risco muito aumentado, conforme Tabela 76.10.

A relação cintura/quadril consiste em um indicador complementar que tem boa correlação com a gordura abdominal e associação com o risco de morbimortalidade.[31] A medida da cintura utilizada na relação cintura/quadril deve ser o ponto mais estreito do tronco. A medida do quadril deve ser o ponto mais largo do quadril. Para a mensuração, o indivíduo permanece na posição ortostática, com o abdome relaxado. A fita métrica não extensível deverá circundar o indivíduo na linha mais estreita do tronco. Para a medida do quadril, o indivíduo segue na posição ortostática, sendo a fita posicionada no plano horizontal, no ponto de maior circunferência da região glútea. Considera-se como risco para doenças cardiovasculares valores de relação cintura/quadril > 1 para homens e > 0,85 para mulheres.[30]

Em relação à avaliação dietética, o inquérito alimentar oferece informações para nortear a orientação nutricional mesmo para pacientes com estado nutricional adequado, segundo dados antropométricos. Entre os métodos mais utilizados estão o recordatório de 24 horas e a avaliação do hábito alimentar diário, sendo que o último possibilita uma melhor avaliação inicial. O recordatório de 24 horas consiste em obter minuciosamente, e em medidas caseiras, as informações sobre as quantidades de alimentos consumidos, em um período de 24 horas, anterior ao dia da consulta. É importante, após finalizar a lista de alimentos consumidos, detalhar a quantidade, a preparação e o tipo de alimento. Na prática diária, também pode ser solicitado o diário/registro alimentar de 3 dias não consecutivos (considerando um deles fim de semana).

Para um aconselhamento nutricional adequado, é fundamental avaliar a rotina, os aspectos sociais e culturais do indivíduo. Incentivar os cuidados gerais de alimentação saudável e introduzir poucos cuidados em cada atendimento, sempre avaliando e discutindo nos encontros seguintes quais as facilidades e as dificuldades para colocar as orientações em prática.

Alguns exames laboratoriais são utilizados na rotina do aconselhamento nutricional, como perfil lipídico, glicemia de jejum e hemograma, assim como a medida da PA. Outros exames mais específicos são avaliados de acordo com as condições clínicas.

Orientações nutricionais para adultos

A formação dos hábitos alimentares ocorre gradualmente e é influenciada por valores culturais, sociais, afetivos, emocionais e comportamentais. O ato da alimentação deve ser um evento agradável e de socialização, por isso sempre que houver hábitos inadequados, as modificações devem ser realizadas no tempo e sob orientação correta.[31]

O Guia Alimentar para a População Brasileira, do MS,[1] traz recomendações gerais que orientam a escolha de alimentos para compor uma alimentação balanceada, saborosa e culturalmente apropriada. As recomendações contidas no guia dão grande importância ao tipo de processamento a que são submetidos os alimentos antes de sua aquisição, preparo e consumo. Na Tabela 76.11, são apresentadas as quatro categorias de alimentos definidas de acordo com o tipo de processamento empregado na sua produção. O tipo de processamento empregado condiciona o perfil dos nutrientes, o sabor, influência com quais outros alimentos serão consumidos, quando, onde, com quem serão consumidos e até em que quantidade. O impacto social e ambiental da produção também é influenciado pelo tipo de processamento utilizado.

A seguir, na Tabela 76.11.1, estão descritas quatro recomendações gerais para proteger e promover a saúde e bem-estar, agora e no futuro, e uma regra de ouro que facilita a observação dessas recomendações. As recomendações e a regra de ouro são universais e, portanto, podem se aplicar às populações de todos os países, não apenas no Brasil.

O aumento no leque de evidências científicas sobre a relação de dietas com as doenças é expresso em termos de alimentos, mais do que em componentes dietéticos específicos.[30] Na mesma perspectiva, o MS elaborou um material com orientações práticas sobre como ter uma alimentação saudável (Tabela 76.12).

Idoso

A população idosa é particularmente propensa a alterações nutricionais, devido a fatores como: ocorrência de doenças crônicas, uso contínuo de medicamentos, dificuldades com a alimentação, depressão e alterações da mobilidade com dependência funcional. Tais alterações podem comprometer a ingestão dos alimentos e o aproveitamento dos nutrientes, podendo levar à desnutrição.

Tabela 76.11 | **Categorias de alimentos definidas de acordo com o tipo de processamento empregado na sua produção e suas recomendações de consumo**

Alimentos *in natura* ou minimamente processados	**Alimentação baseada em uma grande variedade de alimentos *in natura* ou minimamente processados e de origem predominantemente vegetal**
São aqueles obtidos diretamente de plantas ou de animais (como folhas e frutos ou ovos e leite) e adquiridos para consumo sem que tenham sofrido qualquer alteração após deixarem a natureza. Alimentos minimamente processados são alimentos *in natura* que, antes de sua aquisição, foram submetidos a alterações mínimas, como: processos de limpeza, remoção de partes não comestíveis ou indesejáveis, fracionamento, moagem, secagem, fermentação, pasteurização, refrigeração, congelamento e processos similares que não envolvam agregação de sal, açúcar, óleos, gorduras ou outras substâncias ao alimento original	Lembrar-se de que: alimentos de origem animal são boas fontes de proteínas e da maioria das vitaminas e minerais de que necessitamos, mas não contêm fibra e podem apresentar elevada quantidade de calorias por grama e teor excessivo de gorduras não saudáveis (chamadas gorduras saturadas), características que podem favorecer o risco de obesidade, de doenças do coração e de outras doenças crônicas. Alimentos de origem vegetal costumam ser boas fontes de fibras e de vários nutrientes e geralmente têm menos calorias por grama do que os de origem animal. Mas, individualmente, tendem a não fornecer, na proporção adequada, todos os nutrientes de que necessitamos. Exemplos incluem grãos secos, polidos e empacotados ou moídos na forma de farinhas, raízes e tubérculos lavados, cortes de carne resfriados ou congelados e leite pasteurizado
Produtos extraídos de alimentos *in natura* ou diretamente da natureza e usados pelas pessoas para temperar e cozinhar alimentos e criar preparações culinárias	Exemplos desses produtos são: óleos, gorduras, açúcar e sal
Produtos fabricados essencialmente com a adição de sal ou açúcar a um alimento *in natura* ou minimamente processado Alimentos processados são fabricados pela indústria com a adição de sal ou açúcar ou outra substância de uso culinário a alimentos *in natura* para torná-los duráveis e mais agradáveis ao paladar. São produtos derivados diretamente de alimentos e são reconhecidos como versões dos alimentos originais. São em geral consumidos como parte ou acompanhamento de preparações culinárias feitas com base em alimentos minimamente processados	**O consumo de alimentos processados deve ser limitado a pequenas quantidades, seja como ingredientes de preparações culinárias, seja como acompanhamento de refeições baseadas em alimentos *in natura* ou minimamente processados.** No caso do seu consumo, é importante consultar o rótulo dos produtos para dar preferência àqueles com menor teor de sal ou açúcar. Embora o alimento processado mantenha a identidade básica e a maioria dos nutrientes do alimento do qual deriva, os ingredientes e os métodos de processamento utilizados na fabricação alteram de modo desfavorável a composição nutricional. A adição de sal ou açúcar, em geral em quantidades muito superiores às usadas em preparações culinárias, transforma o alimento original em fonte de nutrientes cujo consumo excessivo está associado a doenças do coração, obesidade e outras doenças crônicas. Além disso, a perda de água que ocorre na fabricação de alimentos processados e a eventual adição de açúcar ou óleo transformam alimentos com baixa ou média quantidade de calorias por grama – por exemplo, leite, frutas, peixe e trigo – em alimentos de alta densidade calórica – queijos, frutas em calda, peixes em conserva de óleo e pães. A alimentação com alta densidade calórica, como mencionado, está associada ao risco de obesidade. Cenoura, pepino, ervilhas, preservados em salmoura ou em solução de sal e vinagre; extrato ou concentrados de tomate (com sal e ou açúcar); frutas em calda e frutas cristalizadas; carne seca e toucinho; sardinha e atum enlatados; queijos; e pães feitos de farinha de trigo, leveduras, água e sal

(Continua)

Tabela 76.11 | **Categorias de alimentos definidas de acordo com o tipo de processamento empregado na sua produção e suas recomendações de consumo** *(Continuação)*

Produtos cuja fabricação envolve diversas etapas e técnicas de processamento e vários ingredientes, muitos deles de uso exclusivamente industrial	Evite alimentos ultraprocessados
Alimentos ultraprocessados são formulações industriais feitas inteiramente ou majoritariamente de substâncias extraídas de alimentos (óleos, gorduras, açúcar, amido, proteínas), derivadas de constituintes de alimentos (gorduras hidrogenadas, amido modificado) ou sintetizadas em laboratório com base em matérias orgânicas, como petróleo e carvão (corantes, aromatizantes, realçadores de sabor e vários tipos de aditivos usados para dotar os produtos de propriedades sensoriais atraentes). Técnicas de manufatura incluem extrusão, moldagem, e pré-processamento por fritura ou cozimento	Devido a seus ingredientes, alimentos ultraprocessados – como biscoitos recheados, salgadinhos "de pacote", refrigerantes e macarrão "instantâneo" – são nutricionalmente desbalanceados. Por conta de sua formulação e apresentação, tendem a ser consumidos em excesso e a substituir alimentos *in natura* ou minimamente processados. Outras razões para evitar o consumo estão relacionadas à composição nutricional desses produtos, às características que os ligam ao consumo excessivo de calorias e ao impacto que suas formas de produção, distribuição, comercialização e consumo têm sobre a cultura, a vida social e sobre o meio ambiente. Os ingredientes principais dos alimentos ultraprocessados fazem, com frequência, serem ricos em gorduras ou açúcares e, muitas vezes, simultaneamente ricos em gorduras e açúcares. É comum que apresentem alto teor de sódio, por conta da adição de grandes quantidades de sal, para encobrir sabores indesejáveis oriundos de aditivos ou de substâncias geradas pelas técnicas envolvidas no ultraprocessamento
	Uma forma prática de distinguir alimentos ultraprocessados de alimentos processados é consultar a lista de ingredientes que, por lei, deve constar dos rótulos de alimentos embalados que possuem mais de um ingrediente. Um número elevado de ingredientes (frequentemente cinco ou mais) e, sobretudo, a presença de ingredientes com nomes pouco familiares e não usados em preparações culinárias (gordura vegetal hidrogenada, xarope de frutose, emulsificantes, realçadores de sabor e vários outros tipos de aditivos) indicam que o produto pertence à categoria de alimentos ultraprocessados. Diferentemente dos alimentos processados, a imensa maioria dos ultraprocessados é consumida, ao longo do dia, substituindo alimentos como frutas, leite e água ou, nas refeições principais, no lugar de preparações culinárias. Portanto, alimentos ultraprocessados tendem a limitar o consumo de alimentos *in natura* ou minimamente processados
	Exemplos: vários tipos de biscoitos, sorvetes, balas e guloseimas em geral, cereais açucarados para o desjejum matinal, bolos e misturas para bolo, barras de cereal, sopas, macarrão e temperos "instantâneos", molhos, salgadinhos "de pacote", refrescos e refrigerantes, iogurtes e bebidas lácteas adoçadas e aromatizadas, bebidas energéticas, produtos congelados e prontos para aquecimento como pratos de massas, *pizzas*, hambúrgueres e extratos de carne de frango ou peixe empanados do tipo *nuggets*, salsichas e outros embutidos, pães de forma, pães para hambúrguer ou *hot dog*, pães doces e produtos panificados cujos ingredientes incluem substâncias como gordura vegetal hidrogenada, açúcar, amido, soro de leite, emulsificantes e outros aditivos

Fonte: Brasil.[1]

Tabela 76.11.1 | **Quatro recomendações gerais para proteger e promover a saúde e bem-estar, agora e no futuro, e uma regra de ouro que facilita a observação dessas recomendações**

1. Faça de alimentos *in natura* ou minimamente processados a base de sua alimentação	Alimentos *in natura* ou minimamente processados, em grande variedade e predominantemente de origem vegetal, são a base de uma alimentação nutricionalmente balanceada, saborosa, culturalmente apropriada e promotora de um sistema alimentar socialmente e ambientalmente sustentável
2. Utilize óleos, gorduras, sal e açúcar em pequenas quantidades ao temperar e cozinhar alimentos e criar preparações culinárias	Desde que utilizados com moderação em preparações culinárias com base em alimentos *in natura* ou minimamente processados, óleos, gordura, sal e açúcar contribuem para diversificar e tornar mais saborosa a alimentação sem torná-la nutricionalmente desbalanceada
3. Limite o uso de alimentos processados, consumindo-os, em pequenas quantidades, como ingredientes de preparações culinárias, ou como parte de refeições baseadas em alimentos *in natura*, ou minimamente processados	Os ingredientes e métodos usados na fabricação de alimentos processados – como conservas de legumes, compotas de frutas, queijos e pães – alteram de modo desfavorável a composição nutricional dos alimentos dos quais derivam
4. Evite alimentos ultraprocessados	Devido a seus ingredientes, alimentos ultraprocessados – como biscoitos recheados, "salgadinhos de pacote", refrigerantes e "macarrão instantâneo" – são nutricionalmente desbalanceados. Por conta de sua formulação e apresentação, tendem a ser consumidos em excesso e a substituir alimentos *in natura* ou minimamente processados. Suas formas de produção, distribuição, comercialização e consumo afetam de modo desfavorável a cultura, a vida social e o meio ambiente
Regra de ouro – Prefira sempre alimentos *in natura* ou minimamente processados e preparações culinárias a alimentos ultraprocessados	Opte por água, leite e frutas no lugar de refrigerantes, bebidas lácteas e biscoitos recheados; não troque a "comida feita na hora" (caldos, sopas, saladas, molhos, arroz e feijão, macarronada, refogados de legumes e verduras, farofas, tortas) por produtos que dispensam preparação culinária ("sopas de pacote", "macarrão instantâneo", pratos congelados prontos para aquecer, sanduíches, frios e embutidos, maioneses e molhos industrializados, misturas prontas para tortas) e fique com sobremesas caseiras, dispensando as industrializadas

Fonte: Brasil.[1]

Tabela 76.12 | **Dez passos para uma alimentação adequada e saudável**

1º passo	Fazer de alimentos *in natura* ou minimamente processados a base da alimentação
2º passo	Utilizar óleos, gorduras, sal e açúcar em pequenas quantidades ao temperar e cozinhar alimentos e criar preparações culinárias
3º passo	Limitar o consumo de alimentos processados
4º passo	Evitar o consumo de alimentos ultraprocessados
5º passo	Comer com regularidade e atenção, em ambientes apropriados e, sempre que possível, com companhia
6º passo	Fazer compras em locais que ofertem variedades de alimentos *in natura* ou minimamente processados
7º passo	Desenvolver, exercitar e partilhar habilidades culinárias
8º passo	Planejar o uso do tempo para dar à alimentação o espaço que ela merece
9º passo	Dar preferência, quando fora de casa, a locais que servem refeições feitas na hora
10º passo	Ser crítico quanto a informações, orientações e mensagens sobre alimentação veiculadas em propagandas comerciais

Fonte: Brasil.[1]

Quanto à avaliação do idoso, é importante estar atento para alguns aspectos, como a perda da autonomia para comprar e preparar os alimentos, perda de apetite, perda de peso recente, diminuição da sensação de sede e da percepção da temperatura dos alimentos, dificuldade de mastigação, diminuição do olfato, paladar, visão e coordenação motora fina, prejudicando a ingestão e manipulação de alimentos durante a refeição.

No acompanhamento do estado nutricional de idosos, o indicador antropométrico mais utilizado é o IMC. Devido a alterações fisiológicas, como o declínio do peso e da altura, observados com o avançar da idade, alguns autores recomendam pontos de corte diferentes daqueles utilizados para adultos.[32] É um método simples, rápido, de baixo custo e com boa predição para doenças, mortalidade e incapacidade funcional.

A maioria das orientações alimentares para o adulto se aplica, também, à população idosa, porém existem algumas particularidades destacadas a seguir (Tabela 76.13).

Tabela 76.13 | **Pontos de corte do índice de massa corporal estabelecido para idosos (acima de 60 anos)**

IMC	Classificação
< 22	Baixo peso
22 a 27	Eutrófico
> 27	Sobrepeso

Fonte: Lipschitz.[32]

Tabela 76.14 | **Recomendações de micronutrientes para idosos**

Nutriente	Ingestão recomendada	Deficiência	Excesso	Alimentos fonte
Vitamina A	900 mcg – homens 700 mcg – mulheres (não ultrapassar 3.000 mcg)	Gengivite, conjuntiva seca (pouco comum em idosos)	Risco de fraturas e disfunção hepática	Bife de fígado, leite e produtos lácteos, frutas e vegetais verde-escuros ou amarelos
Vitamina B_{12}	2,4 mcg/dia	Anemia megaloblástica, palidez, neurite óptica, hiporreflexia, perda de memória		Carne, peixe e laticínios
Vitamina C	90 mg – homens 75 mg – mulheres	Petéquias, equimoses, sangramento em gengivas	Diarreia, formação de cálculos renais e vesicais de oxalato	Frutas e verduras
Vitamina D	51-70 anos: 600 UI/dia e > 70 anos: 800 UI/dia	Dor óssea, osteoporose e hipotonia muscular	Cefaleia, náuseas, anorexia, fraqueza e fadiga	Leite e derivados, ovos, margarina e peixes
Cálcio	Homens de 51-70 anos: 1.000 mg/dia Mulheres de 51-70 anos: 1.200 mg/dia > 70 anos: 1.200 mg/dia	Osteoporose		Leite e produtos lácteos
Ferro	8 mg/dia	Geralmente, devido à perda sanguínea patológica	Constipação	Carnes, ovos e leguminosas
Zinco	11 mg – homens 8 mg – mulheres	Diarreia, diminuição da visão e do olfato, redução na cicatrização de feridas	Comprometimento da imunidade celular e interferência na absorção de outras vitaminas	Castanhas, leguminosas, frutas, fígado, carne vermelha e branca

Fonte: National Research Council.[26]

Especificidades nas recomendações nutricionais para idosos

Existem evidências de que a absorção de certos nutrientes diminui com a idade. No entanto, ainda não existem evidências suficientes de que os valores recomendados de nutrientes deva ser aumentado ou diminuído para os idosos (Tabela 76.14).[33]

Recomendações sobre macronutrientes

As quantidades de gorduras e proteínas são as mesmas recomendadas para adultos saudáveis.[17]

Não esquecer que é imprescindível que os médicos de família e comunidade adaptem as recomendações de nutrição saudável às condições de vida de cada pessoa. É papel dos profissionais de saúde facilitar o acesso das pessoas, famílias e comunidades a conhecimentos sobre características e determinantes de uma alimentação adequada e saudável, possibilitando que tenham autonomia para fazerem melhores escolhas referentes à alimentação, buscando mudanças em si próprios e no ambiente onde vivem. Porém, é importante que os profissionais de saúde percebam que adotar uma alimentação saudável não é meramente questão de escolha individual.

Existem fatores que podem dificultar a adoção de hábitos saudáveis, como o custo mais elevado dos alimentos minimamente processados diante dos ultraprocessados, a necessidade de fazer refeições em locais onde não são oferecidas opções saudáveis e nem tempo adequado de alimentação (como no trabalho, por exemplo) e também a exposição intensa à publicidade de alimentos não saudáveis. Então, fica evidente que utilizando métodos como a abordagem centrada na pessoa se tem uma chance bem maior de ser bem-sucedido nas orientações nutricionais.

REFERÊNCIAS

1. Brasil. Ministério da Saúde. Secretaria de Atenção à Saúde. Departamento de Atenção Básica. Guia alimentar para a população brasileira. 2. ed. Brasília: Ministério da Saúde, 2014.
2. Ministry of Health. Food and nutrition guidelines for healthy pregnant and breastfeeding women: a background paper. Wellington: Ministry of Health; 2008.
3. Saunders CC, Bessa MTA. A assistência nutricional pré-natal. In: Accioly EF, Saunders CC, Lacerda EMA. Nutrição em obstetrícia e pediatria. Rio de Janeiro: Cultura Médica; 2005.
4. Atalah E, Castillo C, Castro R, Aldea A. Proposal of a new standard for the nutritional assessment of pregnant women. Rev Med Chil. 1997;125(12):1429-1436.
5. Brasil. Ministério da Saúde. Vigilância alimentar e nutricional: orientações básicas para a coleta, processamento, análise de dados e informação em serviços de saúde. Brasília: MS; 2004.
6. Institute of Medicine. Nutrition during pregnancy. Washington: National Academy; 1990.
7. World Health Organization. Infants and children. In: World Health Organization. Physical status: the use and interpretation of anthropometry. Geneva: WHO; 1995.
8. Barros DC, Saunders C, Leal MC. Avaliação nutricional antropométrica de gestantes brasileiras: uma revisão sistemática. Rev Bras Saude Mater Infant. 2008;8(4):363-376.
9. National Institute for Health and Care Excellence. Weight management before, during and after pregnancy [Internet]. London: NICE; 2010 [capturado em 13 fev. 2018]. Disponível em: https://www.nice.org.uk/guidance/ph27.
10. National Institute for Health and Care Excellence. Obesity prevention [Internet]. London: NICE; 2015 [capturado em 13 fev. 2018]. Disponível em: https://www.nice.org.uk/guidance/cg43.
11. U.S. Department of Agriculture. Dietary guidelines for Americans. 8th ed. Washington: USDA; 2015.
12. National Institute for Health and Care Excellence. NICE clinical guideline 62 developed by the National Collaborating Centre for Women's and Children's Health. London: NICE; 2008.
13. National Institute for Health and Care Excellence. Maternal and child nutrition [Internet]. London: NICE; 2014 [capturado em 13 fev. 2018]. Disponível em: https://www.nice.org.uk/guidance/ph11.
14. Davies GA, Maxwell C, McLeod L, Gagnon R, Basso M, Bos H, et al. Society of Obstetricians and Gynecologists of Canada: obesity in pregnancy. J Obstet Gynaecol Can. 2010;32(2):165-73.
15. Brasil. Ministério da Saúde. Saúde da criança: nutrição infantil: aleitamento materno e alimentação complementar. Brasília: MS; 2009.
16. Accioly E, Saunders C, Lacerda EM. Nutrição em obstetrícia e pediatria. 2. ed. Rio de Janeiro: Cultura Médica; 2009.
17. Vitolo MR. Nutrição: da gestação ao envelhecimento. 2. ed. Rio de Janeiro: Rubio; 2015.
18. Caroli M, Lagravinese D. Prevention of obesity. Nutr Res. 2002;22(1):221-226.
19. Araújo CL, Hallal PC, Nader GA, Menezes AM, Victora CG. Size at birth and height in early adolescence: a prospective birth cohort study. Cad Saude Publica. 2008;24(4):871-878.
20. Michigan Quality Improvement Consortium. Prevention and identification of childhood overweight and obesity. Southfield: MQIC; 2010.
21. World Health Organization. Diet, nutrition and the prevention of chronic diseases: report of a joint WHO/FAO expert consultation. Geneva: WHO; 2002.
22. Michigan Quality Improvement Consortium. Treatment of childhood overweight and obesity. Southfield: MQIC; 2010.
23. Brasil. Ministério da Saúde. Secretaria de Atenção à Saúde. Departamento de Atenção Básica. Dez passos para uma alimentação saudável: guia alimentar para crianças menores de dois anos: um guia para o profissional da saúde na atenção básica. 2. ed. Brasília: MS; 2013.
24. Sociedade Brasileira de Pediatria. Departamento de Nutrologia. Manual de orientação para a alimentação do lactente, do pré-escolar, do escolar, do adolescente e na escola. 3. ed. Rio de Janeiro: SBP; 2012.
25. Sociedade Brasileira de Pediatria. Manual de orientação: alimentação do lactente, alimentação do pré-escolar, alimentação do escolar, alimentação do adolescente, alimentação na escola. São Paulo: SBP; 2006.
26. National Research Council. Recommended dietary allowances. 10th ed. Washington: National Academy; 1989.
27. dos Anjos LA, da Veiga GV, de Castro IR. Distribution of body mass indices of a Brazilian population under 25 years of age. Rev Panam Salud Publica. 1998;3(3):164-173.
28. Tanner JM. Growth at adolescence. 2nd ed. Oxford: Blackwell; 1962.
29. Institute for Clinical Systems Improvement. Preventive services for children and adolescents. Bloomington: ICSI; 2009.
30. World Health Organization. Obesity: preventing and managing the global epidemic: report of a WHO consultation on Obesity. Geneva: WHO; 1998.
31. Ministério da Saúde. Secretaria de Atenção à Saúde. Departamento de Atenção Básica. Estratégias para o cuidado da pessoa com doença crônica: obesidade. Brasília: MS; 2014.
32. Lipschitz DA. Screening for nutritional status in the elderly. Prim Care. 1994;21(1):55-67.
33. Wakimoto P, Block G. Dietary intake, dietary patterns, and changes with age: an epidemiological perspective. J Gerontol A Biol Sci Med Sci. 2001;56(2):65-80.

CAPÍTULO 77

Orientação à atividade física

Maria Eugênia Bresolin Pinto
Marcelo Demarzo

Aspectos-chave

▶ A atenção primária à saúde (APS) tem grande potencial para estimular o aumento da prevalência de pessoas fisicamente ativas na população.

▶ Considerando-se o sedentarismo como o fator de risco maior para a doença cardiovascular (DCV) e sua alta prevalência no Brasil, a elaboração de planos de intervenção é essencial para a modificação dessa realidade.

▶ Os médicos de família e comunidade deveriam ter, no mínimo, por volta de 3 minutos para uma intervenção efetiva para a prescrição de atividade física.

A atividade física (AF) acompanha o homem ao longo da sua evolução, desde a pré-história, passando pela era industrial, até hoje, na era digital. Entretanto, a busca pelo conforto e o desenvolvimento de máquinas que simplificaram a vida diária e a produção industrial, além de um meio ambiente criado para dificultar a prática de exercícios físicos, têm levado a grande maioria das pessoas a uma vida sedentária e às consequências associadas a ela. A AF regular contribui para a prevenção primária e secundária da DCV, bem como de diversas outras doenças, crônicas ou não, fato associado ao risco reduzido de morte prematura e ao aumento da qualidade de vida e do estado de saúde físico e mental. A AF pode e deve ser recomendada como terapia preventiva e promotora de saúde às pessoas de todas as idades.[1]

O sedentarismo é um fator de risco (FR) modificável não só para a DCV, como também para uma grande variedade de doenças e condições crônicas, incluindo diabetes melito (DM), câncer (cólon e mamas), obesidade, hipertensão, doenças osteoarticulares e depressão.[2,3] No mundo, a prevalência de sedentarismo é maior do que a de qualquer outro FR modificável, e isso é observado também no Brasil, onde o sedentarismo afeta em torno de 70% da população.[2,4] Estima-se que o estilo de vida sedentário tenha um risco relativo para a DCV variando de 1,3 a 1,9, sendo da mesma ordem de magnitude de outros FRs, tais como tabagismo, hipertensão e dislipidemia.[5]

A APS, por suas características, tem grande potencial para estimular o aumento da prevalência de pessoas fisicamente ativas na população, sobretudo quando promove acesso universal e contato longitudinal no cuidado às pessoas. Estudos demonstram que mesmo intervenções breves e objetivas realizadas por médicos de família e comunidade são efetivas para aumentar os níveis de AF da população em geral (incluindo pessoas de todas as idades).[4] A participação de outros profissionais de saúde, atuando em equipe multiprofissional e interdisciplinar, potencializa o efeito dessa intervenção.[5]

O Quadro 77.1 apresenta um glossário de termos utilizados em relação à AF que não são comuns no dia a dia do médico de família e comunidade e que podem gerar confusões, sendo importante a sua revisão antes de se prosseguir neste capítulo.[2]

Tipos de exercício físico

Existem dois tipos básicos de exercícios físicos em relação ao consumo de energia predominante na sua execução: aeróbios e anaeróbios. Os exercícios aeróbios utilizam oxigênio no processo de geração de energia dos músculos. Eles são executados de forma não muito rápida e trabalhando, com ritmo, os grandes grupos musculares – por exemplo, caminhar, correr, nadar e pedalar. São os que trazem mais benefícios conhecidos para a saúde, pois queimam reservas de gordura. Os exercícios anaeróbios se referem às atividades que consomem energia nos tecidos musculares independentemente do oxigênio, sendo atividades ritmadas, curtas e de intensidade alta. São exemplos desse tipo de exercício a musculação, os saltos e as corridas de curta duração e alta velocidade; eles são utilizados para aumentar e manter a massa muscular.

Os exercícios de flexibilidade, como os alongamentos musculares, auxiliam na melhoria da amplitude dos movimentos articulares, que são um componente importante na execução de atividades diárias (manter-se em pé, sentar, pegar objetos, etc.)[6] e que possibilitam, por exemplo, independência para os idosos. Sempre que possível, os exercícios devem ser prescritos em associação com os aeróbios e os anaeróbios.

Os músculos esqueléticos têm uma plasticidade impressionante em relação às suas propriedades metabólicas. Estudos recentes têm demonstrado que intervenções como treinamento de resistência, alterações genéticas e estratégias farmacológicas que aumentam a massa muscular e a capacidade glicolítica, e não necessariamente a competência oxidativa, podem melhorar a composição corporal e o metabolismo sistêmico; em outras palavras, podem conter o desenvolvimento da resistência insulínica e o DM tipo 2 (DM2).

> **Quadro 77.1 | Glossário de termos comumente utilizados**
>
> ▶ **Atividade física (AF):** qualquer movimento corporal produzido em consequência da contração muscular que resulte em aumento do gasto energético do organismo em relação à condição de repouso
>
> ▶ **Exercício físico:** atividade física planejada, estruturada e repetitiva visando à manutenção ou à melhora da aptidão física
>
> ▶ **Aptidão (condicionamento) física:** estado de bem-estar fisiológico que permite à pessoa responder às demandas da vida diária e/ou que prove condições para o desempenho esportivo. Ela tem diferentes componentes que o indivíduo possui ou atinge, como capacidade aeróbia, resistência e força muscular, composição corporal e flexibilidade
>
> ▶ **Aptidão (condicionamento) cardiovascular:** habilidade para transportar e utilizar oxigênio durante o exercício ou durante um trabalho prolongado e/ou vigoroso. Reflete a eficiência combinada dos pulmões, do coração, do sistema vascular e dos músculos esqueléticos durante transporte e uso do oxigênio
>
> ▶ **Aptidão (condicionamento) musculesquelética:** bem-estar fisiológico do sistema musculesquelético, que engloba força, potência e resistência muscular, flexibilidade e saúde osteoarticular
>
> ▶ **Aptidão (condicionamento) física relacionada à saúde:** componentes da aptidão física que estão relacionados à saúde, incluindo aptidão cardiovascular, aptidão musculesquelética, composição corporal e metabolismo
>
> ▶ **Treinamento aeróbio:** programa de exercícios que incorpora atividades rítmicas, utilizando grandes grupos musculares, de moderada intensidade, 3 a 5 dias por semana
>
> ▶ **Treinamento resistido:** programa de exercícios que utiliza contrações, repetidas e progressivas, em grupos musculares específicos, visando ao aumento da força, da potência e da resistência muscular
>
> ▶ **Frequência cardíaca de reserva (FCres):** diferença entre a FC máxima (FCmáx) (estimada ou medida diretamente) e a FC de repouso (FCrep) (FCmáx – FCrep)
>
> ▶ **Percentual (%) da FCres:** fórmula que considera a FCrep e a FCmáx (FCres) para indicar a FC (ou a sua variação) adequada para o treinamento:
>
> FC de treinamento = ([FCres x 40 – 85%] + FCrep)
>
> ▶ **Equivalente metabólico (MET):** estima a taxa metabólica no repouso (1 MET = 3,5 mL de oxigênio por quilo por minuto, ou 1 kcal por quilo por hora). Por exemplo, uma atividade física que gaste 2 METs equivalerá a um gasto de duas vezes a taxa metabólica no repouso (em kcal/kg/h).
>
> ▶ **Qualidade de vida:** satisfação ou felicidade com as condições de vida. Inclui as dimensões fisiológicas, emocionais, sociais e espirituais do bem-estar
>
> FC, frequência cardíaca.
> Fonte: Warburton e colaboradores.[2]

Promoção da atividade física na atenção primária à saúde

Várias doenças (câncer, diabetes, osteoporose, cardiopatia isquêmica, etc.) e FRs são mais comuns e se desenvolvem de forma mais frequente nos indivíduos que realizam pouca ou nenhuma AF, quando comparados com aqueles que realizam exercício regularmente com intensidade moderada ou vigorosa.[7,8] Embora a AF proporcione uma melhora nos sistemas locomotor, metabólico, cardiopulmonar, nervoso, endócrino e intestinal, esse efeito não é permanente, sendo necessária sua prática contínua e regular.

As oportunidades para indivíduos adultos serem fisicamente ativos podem ser classificadas em quatro domínios: no tempo livre (lazer), no trabalho, no deslocamento e no âmbito das atividades domésticas. O indivíduo é considerado fisicamente inativo ou sedentário se praticar menos de 150 minutos de AF moderada ou menos de 60 minutos de AF vigorosa por semana,[9] incluindo todos os quatro domínios. O sedentarismo no período de lazer afeta aproximadamente 80% da população brasileira adulta,[3] chegando a quase 97% nas regiões Nordeste e Sudeste do país quando considerado apenas o tempo de atividades nas horas de lazer.[10] Vários estudos demonstram que ocorre melhora na taxa de morbidade e na mortalidade dos adultos que praticam pelo menos 30 minutos de AF de intensidade moderada, cinco vezes ou mais por semana,[9,11–13] conforme será discutido neste capítulo.

Vantagens e barreiras para a promoção da atividade física na atenção primária à saúde

Algumas mudanças de estilo de vida, incluindo a AF, estão associadas, ao mesmo tempo, à prevenção das DCVs e neoplásicas (Quadro 77.2). Esse tipo de mensagem deve estar incorporado nas ações da APS, devendo ser utilizada como estratégia para incentivar mudanças de hábitos na comunidade.[14] Assim, a promoção da AF deveria ser uma das prioridades em saúde pública, podendo ser objeto de ações em todos os níveis, desde o cuidado individual e coletivo até as políticas públicas governamentais. Nesse sentido, pode-se destacar a Estratégia Global de Alimentação e Atividade Física lançada pela Organização Mundial da Saúde (OMS),[15] em 2004, e no Brasil, a Política Nacional de Promoção da Saúde,[16] que incluiu a promoção de AFs e corporais na agenda nacional, incentivando a destinação de recursos a todos os Estados da federação para investimento em projetos locais de incentivo à AF.

> **Quadro 77.2 | Estratégias de mudança de estilo de vida associadas à prevenção das doenças cardiovasculares e neoplásicas**
>
> | Doença cardiovascular | Câncer |
> |---|---|
> | **Ter uma dieta adequada.** Comer alimentos com baixos níveis de gordura saturada, açúcares simples e colesterol, e ricos em fibras | **Ter uma dieta adequada.** Comer refeições ricas em vegetais e grãos integrais |
> | **Manter um peso saudável.** Evitar sobrepeso e obesidade | **Manter um peso saudável.** Evitar sobrepeso e obesidade |
> | **Exercitar-se regularmente.** A atividade física regular ajuda na manutenção de um peso saudável, bem como níveis de colesterol e de PA adequados | **Exercitar-se regularmente.** A atividade física regular, associada a uma dieta saudável, ajuda na prevenção de vários tipos de câncer |
> | **Não fumar.** O hábito de fumar aumenta significativamente o risco de DCV | **Não fumar.** O hábito de fumar é uma das principais causas evitáveis de câncer, estando associado a uma entre cinco mortes por câncer a cada ano |
> | **Limitar o consumo do álcool.** Evitar a ingestão excessiva de bebida alcoólica ajuda na prevenção da hipertensão arterial e de outros malefícios | **Limitar o consumo do álcool.** No caso específico da prevenção do câncer, a recomendação atual é não ingerir álcool. Há evidências consistentes mostrando que o consumo de qualquer quantidade de álcool está associado ao aumento do risco para determinados tipos de câncer |
>
> PA, pressão arterial; DCV, doença cardiovascular.
> Fonte: World Cancer Research Fund e American Institute for Cancer Research.[14]

A APS tem grande potencial para contribuir nessas ações, pois suas características permitem um contato contínuo e longitudinal ao longo do tempo com as famílias e comunidades, de forma contextualizada e acessível à população, podendo influenciar positivamente na mudança de comportamento e no estilo de vida destas,[17] ajudando na implementação e na potencialização das políticas públicas citadas. Adultos têm, em geral, pelo menos um contato anual com os seus serviços de APS de referência, criando uma oportunidade ímpar para o aconselhamento de AF. Sabe-se que mesmo os aconselhamentos breves feitos pelo médico e/ou pelas equipes de APS são efetivos em aumentar os níveis de AF individuais e comunitários.

Estima-se, porém, que menos da metade dos adultos receba alguma orientação para a prática de AF quando em contato com os seus serviços de APS, o que limita o potencial dessa ação. As pessoas com maior chance de receberem aconselhamento são mulheres, adultos na faixa etária de 40 a 49 anos e portadores de obesidade, doença cardíaca e DM.[18] As principais barreiras que impedem a adoção do aconselhamento de AF na APS, apontadas pelas próprias equipes, são: falta de tempo (principal), falta de competência e treinamento para aconselhar a AF, dúvidas sobre a efetividade do aconselhamento, falta de interesse dos usuários, crença de que o tempo deveria ser investido no aconselhamento sobre outros comportamentos aparentemente mais nocivos à saúde (p. ex., tabagismo).[18] Conhecer e atuar sobre essas barreiras torna-se, então, um desafio para as equipes de APS.

Aderência e motivação para a prática de atividade física

Considerando-se o sedentarismo como o FR maior para a DCV e sua alta prevalência mundial, a elaboração de planos de intervenção para a modificação dessa realidade se torna premente. Tem-se sistematizado essa intervenção, considerando que a aderência a um estado fisicamente ativo é um processo, em geral constituído de quatro fases principais: adesão, manutenção, recaída e readesão. Podem-se diferenciar os conceitos de "adesão" e "aderência", sendo que o primeiro pode ser entendido como *compliance* (do inglês),[19] que expressa a busca "passiva" pela prática individual ou em grupo de AF, estimulada pela prescrição de um profissional de saúde; e "aderência" tendo o sentido de *adherence*,[19] que expressa a adoção ativa da AF no dia a dia da pessoa (decisão ativa), promovendo a manutenção do hábito.

Desde que os primeiros estudos sobre aderência apareceram, tem havido um crescente interesse nos seus aspectos comportamentais e nos determinantes de um estilo de vida ativo. Atualmente, a abordagem multiprofissional e multidisciplinar tem sido preferida, levando em consideração aspectos das ciências do comportamento, da fisiologia da AF e da saúde pública e buscando intervenções custo-efetivas no nível individual e coletivo, incluindo as políticas públicas para a promoção da AF.[20] Adultos e crianças adotam um estilo de vida ativo devido a fatores diferentes, sendo que apenas os referentes aos adultos serão abordados aqui.

Os determinantes de um estilo de vida ativo são multifatoriais, incluindo aspectos biológicos (gênero, idade, tipo corporal), psicológicos e culturais (crenças, percepções, intenções), socioambientais (ocupação laboral, grau de escolaridade, clima, acesso a locais e programas adequados para a prática de AF) e fatores relacionados ao tipo de AF (habilidades inerentes, intensidade, frequência, duração). Em relação às diferenças de gênero à adesão ou não a um estilo de vida ativo, para os homens, a idade e o ambiente físico peridomiciliar são preditores específicos, assim como grau de escolaridade e suporte familiar e fraterno são específicos para as mulheres. É possível, então, que intervenções gênero-específicas devam ser mais efetivas, principalmente para os grupos mais vulneráveis (homens idosos e mulheres com menores níveis educacionais). Por exemplo, intervenções que enfatizem a melhora do suporte social podem ser mais efetivas para mulheres, e outras que objetivem a melhora do ambiente físico da comunidade para a prática da AF provavelmente serão mais efetivas para os homens.[20]

A autoconfiança parece ser o preditor mais importante de aderência a um programa de AF para ambos os sexos e está associada à autoeficácia (sucesso), sobretudo no que se refere à intensidade e à frequência da atividade. É provável também que seja maior a aderência a programas de AF que estimulem a prática nas áreas próximas às casas das pessoas (ambiente peridomiciliar), quando comparado com os programas com base em grupos estruturados formais de AF em centros comunitários ou de saúde mais distantes, provavelmente pela possibilidade de conveniência e flexibilidade. Estudos mais recentes têm defendido e comprovado que pequenas sessões de AF (10 minutos, em média), acumuladas durante todo o dia, são potencialmente mais efetivas em relação à aderência a um estilo de vida ativo, em comparação com programas de sessões contínuas de 20 a 30 minutos ou mais, sem perder a efetividade em promover melhora na saúde.[20] Assim, a conveniência e a flexibilidade de um programa de AF com base no ambiente peridomiciliar, associadas ao incentivo a práticas de pequenas sessões acumuladas de AF, parecem ter um papel importante na promoção de um estilo de vida ativo.[21]

Intervenções ou programas que promovam a caminhada como estratégia de promoção da AF têm tido maior aderência das pessoas, principalmente quando não exigem a participação em grupos estruturados, deixando as pessoas mais livres para escolherem os locais em que praticarão a atividade. Todavia, um acompanhamento regular e longitudinal dessas pessoas pelos profissionais da APS, por pequenos períodos de tempo (p. ex., por meio de ligações telefônicas), pode melhorar ainda mais a sua adesão e manutenção.[21]

A promoção da caminhada rápida ou vigorosa (AF de intensidade moderada) tem grande potencial para aumentar os níveis de AF da população em geral e atingir os níveis recomendados para se melhorar a saúde. Esse tipo de intervenção é o mais provável de ser adotado pela população de todas as idades, independentemente da condição social e econômica, gênero e grupo étnico.[21] Para aumentar a atratividade da caminhada como atividade de lazer ou como meio de locomoção, uma atenção especial deve ser dada às condições ambientais que influenciam a sensação de conveniência ou segurança das pessoas (p. ex., construindo-se praças com boa pavimentação e iluminação, e de fácil acesso às pessoas da comunidade).[21] Para intensificar essa prática, ações intersetoriais que envolvam campanhas de educação em massa sobre os benefícios da prática da AF, limitação da entrada de veículos em determinadas vias públicas (em geral, em regiões centrais das cidades) e construção de novas praças e calçadões são fundamentais para mudanças na sociedade moderna.[20]

As entrevistas motivacionais, que incorporam princípios de mudança de comportamento bem estabelecidos, e as abordagens flexíveis para a promoção da AF podem diminuir o sedentarismo na população em geral e até em pessoas com limitações físicas ao exercício. Esse tipo de abordagem tem mostrado melhores resultados que a padrão, devendo ser explorada por todos os profissionais na área de saúde.[22] O modelo transteórico vem sendo bastante estudado e aplicado, sendo uma síntese de alguns modelos existentes. Esse modelo classifica as pessoas em estágios de motivação e prontidão para a mudança (Quadro 77.3). Conhecer o estágio de mudança de uma pessoa permite ao profissional ou à equipe que esteja planejando a intervenção uma abordagem mais específica e realista, o que se tem mostrado efetivo na promoção da AF em ambientes de trabalho e no cenário da APS (ver Cap. 75, Estratégias comportamentais e de motivação para mudanças de hábitos de vida voltados para a saúde).[20]

Em relação às estratégias de intervenção, nos estágios de "pré-contemplação" e "contemplação", deve-se prover informação sobre os riscos do sedentarismo e os benefícios de um estilo de vida ativo, negociar custos e benefícios da mudança, identificar barreiras à prática da AF, buscando motivar a pessoa a atingir estágios mais avançados de prontidão para a mudança. O estágio de "preparação" inclui, além do reforço positivo, informações sobre a prática correta da AF, devendo-se negociar o ingresso progressivo nos padrões adequados. Nos estágios de "ação" e "manutenção", o reforço positivo e o seguimento longitudinal contínuo devem prevalecer, provendo-se suporte adequado se houver desistência.[20] Em relação ao método de transmissão das informações, as estratégias mais efetivas para adultos incluem aconselhamentos breves (2-4 minutos) e entrega concomitante de panfletos com informações sobre como manter uma vida ativa fisicamente.[18]

A "abordagem dos cinco 'As'" (avaliação, aconselhamento, acordo, auxílio e acompanhamento) também se mostrou efetiva na promoção de mudança de hábitos nocivos à saúde, podendo ser utilizada também na promoção da AF entre indivíduos pouco ativos. A especificação das ações em cada um dos "A" se encontra no Quadro 77.4.[18]

Avaliação pré-participação para a prática de atividade física

A avaliação médica pré-participação de adultos para ingressar em um programa de exercícios, embora seja importante na prática de atividades moderadas e vigorosas, não deve impedir a adoção de um estilo de vida mais ativo pelos indivíduos em ge-

---

Quadro 77.3 | **Modelo transteórico: estágios de motivação e prontidão para mudança em relação à prática de atividade física**

Pré-contemplação
Pessoas sedentárias sem intenção de mudança para um estilo de vida ativo

Contemplação
Pessoas sedentárias com intenção de mudança para um estilo de vida ativo

Preparação
Pessoas com intenção de mudança para um estilo de vida ativo, que iniciam prática irregular de AF

Ação
Pessoas previamente sedentárias que iniciam prática regular de AF, acumulando 30 min de AF moderada na maioria dos dias da semana

Manutenção
Pessoas previamente sedentárias que mantêm AF regular por pelo menos 6 meses

AF, atividade física.
Fonte: Dunn.[20]

Quadro 77.4 | **Abordagem dos cinco "As" para a promoção da atividade física**

"A"	Ações
Avaliar	▶ Percepções, crenças, conhecimentos, valores e atitudes da pessoa em relação a um estilo de vida ativo
	▶ Nível de atividade física atual da pessoa e das suas preferências quanto ao tipo de atividade a ser realizada
	▶ Estágio de prontidão para a mudança da pessoa em relação a iniciar um programa de AF, além da motivação e confiança em si mesma. Identificar possíveis fatores que possam influenciar a prontidão da pessoa para a prática de AF
	▶ Existência de suporte social adequado (familiares, amigos, equipamentos comunitários)
	▶ Condições clínicas da pessoa para uma prática segura de AF
	▶ Possíveis barreiras para a pessoa atingir os níveis adequados de AF
Aconselhar	▶ Sobre os benefícios da prática regular de AF e também sobre os potenciais riscos de uma prática inadequada (entregar panfleto explicativo)
	▶ Sobre as estratégias para lidar com as possíveis barreiras para a prática adequada de AF, contextualizadas às necessidades e capacidades da pessoa
	▶ Sobre as estratégias para lidar com as possíveis "recaídas" para um estilo de vida sedentário
Acordar (Negociar)	▶ Sobre metas progressivas para a incorporação da AF no dia a dia
	▶ Sobre os meios para a obtenção das metas negociadas, incluindo uma data de início, e possíveis colaboradores da rede de apoio social
	▶ Sobre como será feita a avaliação e o acompanhamento conjunto das metas, prevendo possíveis adaptações às dificuldades encontradas
	▶ Ao final, fornecer à pessoa uma prescrição, por escrito, com orientações e metas (manter uma cópia no prontuário dela)
Apoiar	▶ Com recomendações sobre onde encontrar e como utilizar os recursos comunitários (centros comunitários, clubes, praças, campos de esportes, etc.) para que a pessoa possa atingir as metas de AF (se possível, entregar os endereços dos locais por escrito)
	▶ Na elaboração, pela pessoa, de uma lista de necessidades de suporte para se atingir a meta de AF e/ou para transpor as barreiras encontradas para tal
	▶ Na informação e na discussão com toda a equipe de saúde do plano de metas da pessoa, identificando o papel de cada membro da equipe na potencialização desse plano
Acompanhar	▶ Estabelecendo uma rotina de consultas ou visitas periódicas para avaliar o progresso da pessoa em relação às metas estabelecidas
	▶ Ajustando, se necessário, as metas em relação às necessidades e possibilidades da pessoa naquele momento
	▶ Com aconselhamento contínuo e efetivo para promover a aderência da pessoa ao programa de AF ao longo do tempo

AF, atividade física.
Fonte: Grandes e colaboradores.[17]

ral. Uma forma simples de iniciar a avaliação, na população entre 15 e 69 anos, é a utilização do Questionário de Prontidão para Atividade Física (PAR-Q),[23] que auxilia na identificação de condições que possam requerer avaliação ou aconselhamento médico antes de se iniciar um programa de AF de intensidade baixa a moderada (Quadro 77.5). Ele pode ser autoaplicado e preenchido pelo indivíduo antes da consulta.

Para os indivíduos que necessitam de uma avaliação médica mais extensa, deve-se iniciar, com uma anamnese, sobre a presença de FRs para as DCVs; avaliação dos sistemas cardiovascular, musculesquelético, osteoarticular; história familiar de morte súbita, DCVs, diabetes e outras patologias limitantes para a prática de exercícios; inquérito sobre o uso de medicamentos; a história de AF da pessoa ao longo da vida. O exame clínico deve envolver o exame físico habitual completo (não se esquecer da ausculta cardíaca e pulmonar e da palpação de pulsos), bem como a análise de parâmetros, como postura, peso, altura, composição corporal, força e flexibilidade. Os exames complementares dependerão dos achados da anamnese e do exame físico e devem ser particularizados para cada pessoa. O teste ergométrico está indicado apenas em alguns casos específicos (Quadro 77.6), tendo em vista o alto índice de falso-positivos, levando várias pessoas jovens a investigações invasivas desnecessárias.[24]

O Questionário Internacional de Atividade Física (IPAQ) foi proposto pela OMS, em 1998, como um balizador das técnicas de avaliação da AF executada e como uma forma de comparação das medidas realizadas nos estudos. Existem duas versões, uma longa e uma curta, que não apresentam muitas diferenças na sensibilidade e na especificidade das medidas.[25,26] As duas versões são validadas no Brasil.[27] O IPAQ auxilia a quantificar a AF realizada pela pessoa utilizando o tempo gasto em atividades do dia a dia, de lazer e ocupacionais. Existem diferentes questionários que podem ser utilizados para avaliar a aptidão física e a quantidade de AF[4] realizada: por exemplo, alguns centros canadenses utilizam o questionário de "Avaliação da Atividade Física, Aptidão Física e Estilo de Vida".[1] O IPAQ é fortemente indicado para avaliar o nível de sedentarismo dos adultos na comunidade.

Deve-se aproveitar o momento da avaliação clínica para se fornecer orientações gerais sobre a prática adequada da AF,

---

Quadro 77.5 | Questionário de prontidão para atividade física (PAR-Q) – deve ser respondido com sim ou não*

▶ Alguma vez um médico ou profissional de saúde disse que você possui um problema de coração e recomendou que fizesse atividade física com supervisão médica? ( )

▶ Você sente ou já sentiu dor ou opressão no peito quando faz atividades físicas? ( )

▶ Você sentiu dor no peito, sem fazer esforço, nos últimos meses? ( )

▶ Você tende a cair ou a perder a consciência como resultado de tontura? ( )

▶ Você tem algum problema ósseo, muscular ou articular que poderia ser agravado com a prática de atividades físicas? ( )

▶ Algum médico já recomendou o uso de medicamentos para a sua pressão arterial ou condição cardiovascular (p. ex., diuréticos e outros)? ( )

▶ Você tem conhecimento, pela sua própria experiência ou aconselhamento médico, de alguma outra razão que o impeça de praticar atividades físicas sem supervisão médica? ( )

*A resposta positiva a qualquer uma das perguntas indica a necessidade de uma avaliação mais extensa pelo médico.

Quadro 77.6 | Indicações de teste ergométrico antes do início de atividade física moderada ou vigorosa*

Mulheres com idade ≥ 55 anos sem FRs para DCV

Homens com idade ≥ 45 anos sem FRs para DCV

Pessoas com dois ou mais FRs ou um ou mais sinais e sintomas:

▶ FRs: idade (45 anos [homens] e 55 anos [mulheres]); história familiar de infarto do miocárdio ou morte súbita antes de 55 anos do pai ou familiar masculino e antes dos 65 anos da mãe ou familiar feminino; fumante atual; hipertensão; diabetes CT ≥ 200 mg/dL ou HDL < 35 mg/dL; estilo de vida sedentário

▶ Sinais e sintomas: dor ou desconforto no tórax; respiração curta em repouso ou com exercício suave; vertigem ou desmaio; ortopneia ou dispneia noturna paroxística; edema de tornozelo; palpitação ou taquicardia; claudicação intermitente; murmúrio cardíaco; fadiga incomum ou encurtamento da respiração com atividades

Pessoas com diabetes:

▶ Idade ≥ 35 anos
▶ DM2 de duração > 10 anos
▶ DM1 de duração > 15 anos
▶ Presença de qualquer FR adicional para doença coronariana
▶ Presença de doença microvascular (retinopatia ou nefropatia, incluindo microalbuminúria)
▶ Doença vascular periférica
▶ Neuropatia autonômica

*As últimas atualizações dessa recomendação indicam que este teste deve ser feito apenas após avaliação criteriosa e identificação de pessoas com alto risco para DCV.

DM1, diabetes melito tipo 1; DM2, diabetes melito tipo 2; FR, fator de risco; DCV, doença cardiovascular; CT, colesterol total; HDL, lipoproteína de alta densidade.

Fonte: Adaptado de American College of Sport Medicine.[24]

---

além da prescrição propriamente dita. Entre as orientações mais importantes, podem-se citar:[28]

- **Ter alimentação e hidratação adequadas.** Para a prática da AF, são essenciais para se evitarem acidentes, lesões e outros agravos. Ingerir alimentos em pequena quantidade e de alto teor energético (carboidratos, como pão ou barra de cereais), até 1 hora antes do início do exercício (nunca praticar em jejum). Ingerir água ou outras bebidas isotônicas de forma moderada antes, durante (200 mL a cada 20 minutos) e após o esforço físico evita a hipoglicemia e a desidratação, tornando as pessoas mais aptas à atividade.

- **Fazer alongamentos.** Sempre antes de se iniciar qualquer tipo de AF, deve-se alongar (10-30 segundos, em cada grande grupo muscular) e aquecer o corpo (p. ex., caminhada leve) por pelo menos 10 minutos, o que prepara o sistema cardiovascular para a prática da AF, tornando-a menos extenuante e evitando complicações. O desaquecimento ou período de recuperação (p. ex., caminhada leve por 5-10 minutos) e o alongamento após o término da atividade são também importantes, pois evitam contraturas e dores musculares que poderiam prejudicar novas sessões de AF. A pessoa deve estar adaptada e conhecer previamente o tipo de AF que praticará, o que se consegue por meio do treinamento progressivo.

- **Não provocar dor ou sofrimento.** O ideal é praticar a AF em uma intensidade agradável e sem riscos para a saúde (no caso da caminhada, p. ex., deve-se andar em um ritmo mais acelerado do que o normal, mas que permita conversar durante a atividade). Dor, dispneia ou cansaço excessivo indicam que o ritmo está inadequado e deve ser diminuído. Especial atenção deve ser dada para as crianças e aos adolescentes, que possuem imaturidade física e psicológica, e para os idosos, geralmente portadores de degenerações de tecidos e articulações, além de outras condições crônicas.

- **Utilizar equipamentos (tênis, roupas e acessórios) adequados.** Devem-se sempre fazer uso deles de acordo com o tipo de atividade que se quer praticar, bem como para proteger de complicações e acidentes. A roupa deve estar adaptada ao clima (roupas leves e que permitam a troca de calor no verão; e proteção do tronco com moletom no frio). O tênis para caminhadas e corridas deve ser mais alto na região do calcanhar, absorvendo melhor o impacto, evitando sobrecargas musculares e articulares.
- **Conhecer os mecanismos que levam a lesões e a acidentes.** É importante conhecer tais mecanismos, para atuar em quedas, contusões, entorses, luxações, bem como proceder no momento do acidente (primeiros socorros).

Prescrição da atividade física

População em geral

Os protocolos para prescrição de AF vêm evoluindo continuamente na medida em que se tornam disponíveis novas evidências sobre o melhor tipo, a intensidade, a duração e a frequência de atividades necessárias para se atingir um volume de exercício adequado à promoção da saúde ou à prevenção de determinadas patologias. Em geral, esses protocolos são separados em quatro grupos ou estratégias, de acordo com a capacidade e a fase de treinamento que se encontra (Quadro 77.7) a pessoa e que podem ser utilizados para desenvolver programas específicos de exercício. Algumas pessoas preferem seguir as quatro estratégias juntas, ao passo que outras são mais aderentes se seguirem apenas uma. Por exemplo, o exercício de baixa intensidade é geralmente mais bem aceito por pessoas que estão iniciando o programa de treinamento, entre aquelas que estão sem condicionamento físico ("fora de forma") e entre as pessoas mais velhas (idosos). Quando praticável na APS, o treinamento resistido (p. ex., com pesos adaptados), em particular quando incorporado a um programa mais abrangente de exercícios, ajuda significativamente na redução do risco para a DCV e o DM2, previne osteoporose, reduz o risco de câncer de cólon e de mamas, melhora a composição corporal, preserva a capacidade funcional, além de promover bem-estar e melhora da qualidade de vida.[1]

Conforme discutido nas seções anteriores, a prescrição de um programa de exercícios deve estar inserida em um contexto clínico e ambiental favorável, capaz de promover adesão e aderência adequadas ao programa. As melhores evidências recomendam que:[29]

- Os médicos de família deveriam ter, no mínimo, por volta de 3 minutos para uma intervenção efetiva para a prescrição de AF.
- A orientação à AF deve ser dividida e reforçada pelos membros da equipe, principalmente educadores físicos, enfermeiros e agentes comunitários, como também, se possível, pelas pessoas da comunidade, sobretudo familiares e líderes comunitários.
- Mais do que uma simples prescrição, deve haver um acompanhamento contextualizado do plano ou programa de AF prescrito para a pessoa, monitorando avanços e barreiras para a sua execução, com base nas experiências positivas e negativas da pessoa com o programa prescrito.
- Um ambiente comunitário adequado para a prática de AF, por exemplo, com praças e centros comunitários com espaços para exercícios, promove o suporte necessário para a efetividade e a manutenção do programa prescrito.

De acordo com o contexto referido, recomenda-se a prescrição de um nível mínimo de gasto de energia (GE) (volume da AF) de aproximadamente 1.000 kcal por semana. Esse gasto é equivalente a praticar 1 hora de exercício aeróbio moderado, 5 dias por semana. *Vale ressaltar que ganhos adicionais nesses níveis proporcionarão ganhos adicionais à saúde.*[1]

Um aumento de aproximadamente 1.000 kcal por semana por meio da AF parece resultar em uma diminuição de 20% na mortalidade geral. Entretanto, um nível mais baixo também pode trazer benefícios para a saúde. A Academia Norte-Americana de Medicina Esportiva sugere que benefícios para a saúde possam ocorrer

---

Quadro 77.7 | Quantidades recomendadas de exercícios requeridas para melhorar a aptidão física relacionada à saúde

▶ **Exercício aeróbio de baixa intensidade (esforço leve)**
- 30-39% da FCres* ou aproximadamente 2-4 METs*
- Em torno de 60 min por dia
- Na maioria dos dias da semana (preferivelmente todos)
- Exemplos: jardinagem leve, caminhada leve

▶ **Exercício aeróbio de moderada intensidade (esforço moderado)**
- 40-59% da FCres ou aproximadamente 4-6 METs
- 20-60 min por dia
- 3-5 dias por semana
- Exemplos: caminhada vigorosa (9-12 min/km), dança ativa

▶ **Exercício aeróbio de alta intensidade (esforço intenso)**
- 60-84% da FCres ou aproximadamente 6-8 METs
- 20-60 min por dia
- 3-5 dias por semana
- Exemplos: corrida, natação

▶ **Exercícios de resistência e flexibilidade**
- Uma a duas sessões (cada sessão com 8-12 repetições), com oito a 10 diferentes modalidades de exercícios de resistência de intensidade moderada, que trabalhem os grandes grupos musculares, 2 a 4 dias por semana
- As pessoas com mais de 60 anos e as mais frágeis podem necessitar de mais repetições (10-15) para compensar intensidades mais baixas de resistência
- Exercícios de "alcançar, dobrar e esticar" que trabalhem os principais grupos musculares, para melhora de flexibilidade articular (cada um por 10-30 segundos), pelo menos 2 a 3 dias por semana (preferivelmente 4-7 dias)

*Ver Quadro 77.1.

Nota: O exercício aeróbio pode ser acumulado em sessões curtas (10 minutos cada) de AF durante todo o dia, atingindo-se o número de minutos necessários na somatória das sessões curtas acumuladas. Os valores descritos como aproximados são estimativas para adultos de meia-idade (40-64 anos). A quantidade de METs requerida seria mais baixa para idosos, e maior para mais jovens. No geral, quanto mais elevada for a intensidade da atividade, menor o tempo requerido para se ter benefícios para a saúde. Cada sessão aeróbia de exercício deve começar com um aquecimento (exercício leve, para elevar gradualmente a FC e a temperatura corporal) e terminar com um período de recuperação (exercício leve, para diminuir lentamente a FC e a temperatura corporal após um programa específico de exercícios).

AF, atividade física; FC, frequência cardíaca; METs, equivalentes metabólicos; FCres, frequência cardíaca de reserva.

Fonte: Warburton e colaboradores.[1]

a partir de gastos de aproximadamente 700 kcal por semana. Esse fato reforça a ideia de que um programa de treinamento deva iniciar de forma progressiva. O GE diário recomendado para a saúde é atualmente de 150 a 400 kcal. Por exemplo, se uma pessoa previamente sedentária se exercitou no limite inferior da quantidade recomendada (150 kcal) na maioria dos dias da semana, ela se aproximou do objetivo de 1.000 kcal por semana.[1]

Há diversos meios de se determinar a "dose" ótima de exercício físico. Além do tipo de exercício ou atividade, há outras três variáveis que são componentes de uma prescrição de exercício: *intensidade, duração e frequência*.[1] Uma abordagem seria focalizar no tipo e na intensidade da atividade. A natureza da atividade e a intensidade com que é realizada fornecem estimativa do GE por minuto (relativa ao peso corporal). Assim, a prescrição pode ser ajustada em termos de GE medido em kcal/min ou consumo de METs (1 MET = 3,5 mL de oxigênio por kg/min, ou 1 kcal por kg/h). Por exemplo, uma atividade física que gaste 2 METs, equivalerá a um gasto de 2 vezes a taxa metabólica no repouso (em kcal/kg/h). A Tabela 77.1 fornece os tempos estimados requeridos para se atingir o GE diário recomendado para a saúde, para vários tipos de atividades de lazer, da vida diária e laborais, de acordo com diferentes pesos corporais.[1,30] Com base nas atividades padronizadas e nos valores de GE da Tabela 77.1, o Quadro 77.8 apresenta alguns exemplos de prescrições individualizadas de exercício para as pessoas interessadas em aumentar seu nível de atividade.

Tabela 77.1 | Tempos estimados requeridos para se atingir o gasto de energia diário recomendado para a saúde*

Tipo de atividade			Tempo em minutos (números em negrito = peso em Kg)								
Lazer	METs	GE**	50	60	70	80	90	100	110	120	130
Bicicleta (esforço leve, 16-19 km/h)	6	0,10	30	25	21	19	17	15	14	13	12
Bicicleta (esforço moderado, 19-22 km/h)	8	0,13	23	19	16	14	13	11	10	9	9
Bicicleta (esforço vigoroso, 23-26 km/h)	10	0,17	18	15	13	11	10	9	8	8	7
Caminhada (leve, 3,2 km/h)	2,5	0,04	72	60	51	45	40	36	33	30	28
Caminhada (moderada, 5,6 km/h)	3,8	0,06	47	39	34	30	26	24	22	20	18
Caminhada (vigorosa, 8 km/h)	8,0	0,13	23	19	16	14	13	11	10	9	9
Corrida (trote leve)	7,0	0,12	26	21	18	16	14	13	12	11	10
Corrida (moderada, 8 km/h)	8,0	0,13	23	19	16	14	13	11	10	9	9
Corrida (rápida, 12 km/h)	12,5	0,21	14	12	10	9	8	7	7	6	6
Dança (vigorosa)	6,5	0,11	28	23	20	17	15	14	13	12	11
Dança de salão	4,5	0,08	40	33	29	25	22	20	18	17	15
Natação (recreativa)	6,0	0,10	30	25	21	19	17	15	14	13	12
Natação (treinamento vigoroso)	10,0	0,17	18	15	13	11	10	9	8	8	7
Vida diária	METs	GE	50	60	70	80	90	100	110	120	130
Caminhar com o cachorro	3,0	0,05	60	50	43	38	33	30	27	25	23
Caminhar levando carrinho de bebê	2,5	0,04	72	60	51	45	40	36	33	30	28
Carregar compras	2,5	0,04	72	60	51	45	40	36	33	30	28
Carregar compras (subindo escadas)	7,5	0,13	24	20	17	15	13	12	11	10	9
Carregar criança pequena no colo	3,0	0,05	60	50	43	38	33	30	27	25	23
Jardinagem	4,5	0,08	40	33	29	25	22	20	18	17	15
Lavar louças	2,3	0,04	78	65	56	49	43	39	36	33	30
Limpar a casa	3,0	0,05	60	50	43	38	33	30	27	25	23
Passar roupas	2,3	0,04	78	65	56	49	43	39	36	33	30
Regar o jardim	1,5	0,03	120	100	86	75	67	60	55	50	46

(Continua)

Tabela 77.1 | Tempos estimados requeridos para se atingir o gasto de energia diário recomendado para a saúde*

Tipo de atividade			Tempo em minutos (números em negrito = peso em Kg)							
Regar plantas da casa	2,5	0,04	72	60	51	45	40	36	33	30	28
Varrer (calçada)	4,0	0,07	45	38	32	28	25	23	20	19	17
Varrer (chão ou tapete)	3,3	0,06	55	45	39	34	30	27	25	23	21
Ocupacional	**METs**	**GE**	**50**	**60**	**70**	**80**	**90**	**100**	**110**	**120**	**130**
Dirigir caminhão pesado, trator ou ônibus	3,0	0,05	60	50	43	38	33	30	27	25	23
Siderurgia/metarlugia em geral	8,0	0,13	23	19	16	14	13	11	10	9	9
Digitação em máquina elétrica, manual, ou computador	1,5	0,03	120	100	86	76	66	60	54	50	46
Em pé (atendimento de balcão, bar ou venda)	2,3	0,04	78	65	56	49	43	39	36	33	30
Serralheria	3,5	0,06	51	43	37	32	29	26	23	21	20
Construção civil, a céu aberto	6,0	0,10	30	25	21	19	17	15	14	13	12

*Para vários exemplos de atividades de lazer, da vida diária e ocupacional, de acordo com diferentes pesos corporais.
**GE aproximado (kcal/kg/min) da atividade.
METs, equivalentes metabólicos; GE, gasto energético.
Fonte: Warburton e colaboradores[1] e Coelho e Arau

Quadro 77.8 | **Exemplos de prescrições individualizadas de exercício físico com base na Tabela 77.1**

Caso A: Mulher sedentária de 68 anos (70 kg) sem nenhuma limitação para o exercício.

Objetivo: Iniciar e manter programa de atividades físicas

Atividades preferidas: exercícios de baixa intensidade (caminhada e jardinagem), 7 dias por semana

Alvo: 1.000 kcal por semana

Prescrição do exercício:

▶ Caminhar por 30 minutos, diariamente, em uma velocidade de 3,2 km/h = 88 kcal por sessão
▶ Jardinagem por 30 minutos duas vezes semanalmente = 158 kcal por sessão
▶ Regar o jardim por 20 minutos duas vezes semanalmente = 44 kcal por sessão
▶ Total = 1.020 kcal por semana

Caso B: Homem de 70 kg, 52 anos, praticou atividades físicas até sair da universidade. Não tem nenhuma limitação para o exercício físico.

Objetivo: Reacender o interesse no exercício e tentar mantê-lo

Atividades preferidas: exercício de moderada intensidade (caminhada, natação e tênis), 3-5 dias por semana

Alvo: 1.000 kcal por semana

Prescrição do exercício:

▶ Caminhar por 30 minutos, 2 dias por semana, em uma velocidade de 5,6 km/h = 133 kcal por sessão
▶ Nadar por 30 minutos duas vezes semanalmente = 210 kcal por sessão
▶ Jogar tênis por 50 minutos uma vez semanalmente = 420 kcal
▶ Total = 1.106 kcal por semana

Fonte: Warburton e colaboradores.[1]

Como a Tabela 77.1 fornece apenas o GE associado aos vários tipos de atividade, as prescrições baseadas nela devem ser ajustadas de acordo com as respostas individuais e, preferencialmente, associadas a outras medidas objetivas e subjetivas da intensidade (p. ex., percentual de FCres e a escala de percepção subjetiva de esforço).[1] Limitações associadas ao uso dessas tabelas incluem diferenças entre povos (podem possuir diferentes níveis de aptidão física), de habilidade e coordenação do exercício entre indivíduos (economia, eficiência dos movimentos) e efeitos de vários ambientes (p. ex., frio, vento, calor, altura). Uma limitação importante refere-se às diferenças individuais de intensidade de esforço em relação a uma atividade particular, especialmente em pessoas de meia-idade e idosas. Por exemplo, exercitar-se em uma AF classificada genericamente na Tabela 77.1 como de 4 METs pode ser fácil para uma pessoa jovem relativamente condicionada, mas poderia ser perto do nível máximo para uma pessoa com insuficiência cardíaca (IC). Além disso, as melhorias na aptidão física em consequência do treinamento condicionam que os níveis necessários para se manter um estímulo adequado de treinamento sejam mais altos. Essas limitações fazem ser desejável a prescrição baseada na intensidade relativa do exercício, quando possível de praticá-lo.[1]

Em laboratórios de pesquisa e em alguns centros especializados, pode-se medir a intensidade da atividade em relação ao consumo do oxigênio máximo ($VO_{2máx}$) individual por meio da ergoespirometria. Entretanto, no cenário da APS, essa avaliação se torna pouco praticável. Na APS, a porcentagem da FCres é a medida individual mais prática e objetiva da intensidade do exercício. Idealmente, antes de se começar um programa de exercícios, uma pessoa deveria ter sua FCmáx determinada durante um teste máximo de exercício (p. ex., teste ergométrico).[1]

Na APS, muitas vezes, não é possível a realização de teste para verificar o $VO_{2máx}$; nessas situações, pode-se utilizar como alternativa a estimativa de uma FCmáx por meio de equações como:

Homens: (220 – idade)
Mulheres: (226 – idade)
Pessoas obesas: (220 – [0,5 × idade])

A intensidade do exercício pode ser estimada diretamente em relação à porcentagem da FCmáx, porém é preferível se estabelecerem níveis de intensidade baseados no percentual da FCres, que leva em consideração também a FCrep. Isso é muito importante, porque a FCrep varia bastante de pessoa para pessoa, sendo uma inferência do nível de aptidão física individual (em geral, quanto maior a aptidão, menor a FCrep). Os Quadros 77.9 e 77.10 trazem exemplos de prescrições baseadas nos dois métodos.[1] Um limitante da prescrição que utiliza o parâmetro da FC é a capacidade da pessoa de se automonitorar. A automonitoração da FC pode ser realizada por um frequencímetro, o que é pouco factível para a maior parte da população brasileira atual, ou pela medida do pulso radial ou carotídeo, o que pode ser ensinado às pessoas que desejam iniciar uma prática de exercícios.

Existem também indicadores subjetivos da intensidade relativa do esforço, como mostrado nas Tabelas 77.2 e 77.3. Por exemplo, na escala de Borg (Tabela 77.2), as pessoas podem avaliar a intensidade de esforço percebida durante determinada atividade. Embora seja subjetiva, a escala tem uma boa correlação com o VO_2, sendo muito importante nas situações em que não se consegue utilizar parâmetros fisiológicos para se prescrever o exercício, como em pessoas que usam medicamentos que afetam a FC. Pode-se também inferir a intensidade relativa do esforço por meio dos sentimentos de uma pessoa a respeito de sua respiração ou temperatura. Embora limitada em sua precisão, essa técnica é fácil de ser compreendida pelas pessoas, tornando-se útil para a população em geral (Tabela 77.3).[1]

Quadro 77.9 | **Exemplos de prescrições individualizadas de exercício físico baseadas na frequência cardíaca máxima**

Exercícios de baixa intensidade (45-54% da FCmáx)

Exemplo: mulher de 60 anos

▶ FCmáx (226 – idade) = 226 – 60 = 166 batimentos/minuto
▶ 45% de FCmáx = 75 batimentos/minuto
▶ 54% de FCmáx = 90 batimentos/minuto
▶ Faixa de treinamento = 75-90 batimentos/minuto

Exercícios de moderada intensidade (55-69% FCmáx)

Exemplo: homem de 45 anos

▶ FCmáx (220 – idade) = 220 – 45 = 175 batimentos/minuto
▶ 55% de FCmáx = 96 batimentos/minuto
▶ 69% de FCmáx = 121 batimentos/minuto
▶ Faixa de treinamento = 96-121 batimentos/minuto

Exercícios de alta intensidade (70-89% FCmáx)

Exemplo: homem de 63 anos

▶ FCmáx (220 – idade) = 220 – 63 = 157 batimentos/minuto
▶ 70% de FCmáx = 110 batimentos/minuto
▶ 89% de FCmáx = 140 batimentos/minuto
▶ Faixa de treinamento = 110-140 batimentos/minuto

FCmáx, frequência cardíaca máxima.
Fonte: Warburton e colaboradores.[1]

Quadro 77.10 | **Exemplos de prescrições individualizadas de exercício físico baseadas na frequência cardíaca de repouso**

Exercícios de baixa intensidade (30-39% da FCres)

Exemplo: mulher de 60 anos

▶ FCmáx (226 – idade) = 226 – 60 = 166 batimentos/minuto
▶ FCrep = 90 batimentos/minuto
▶ FC de treinamento = ([FCmáx – FCrep] x 30 ou 39%) + FCrep
  • 30% da FC de treinamento = (166 – 90) x 0,30) + 90 = 113 batimentos/minuto
  • 39% da FC de treinamento = (166 – 90) x 0,39) + 90 = 120 batimentos/minuto
  • Faixa de treinamento = 113-120 batimentos/minuto

Exercícios de moderada intensidade (40-59% da FCres)

Exemplo: homem de 45 anos

▶ FCmáx (220 – idade) = 220 – 45 = 175 batimentos/minuto
▶ FCrep = 80 batimentos/minuto
▶ FC de treinamento = ([FCmáx – FCrep] x 40 ou 59%) + FCrep
  • 40% da FC de treinamento = (175 – 80) x 0,40) + 80 = 118 batimentos/minuto
  • 59% da FC de treinamento = (175 – 80) x 0,59) + 80 = 136 batimentos/minuto
▶ Faixa de treinamento = 118-136 batimentos/minuto

Exercícios de alta intensidade (60-84% da FCres)

Exemplo: homem de 63 anos

▶ FCmáx (220 – idade) = 220 – 63 = 157 batimentos/minuto
▶ FCrep = 84 batimentos/minuto
▶ FC de treinamento = ([FCmáx – FCrep] x 60 ou 84%) + FCrep
  • 60% da FC de treinamento = (157 – 84) x 0,60) + 84 = 128 batimentos/minuto
  • 84% da FC de treinamento = (157 – 84) x 0,84) + 84 = 145 batimentos/minuto
▶ Faixa de treinamento = 128-145 batimentos/minuto

FC, frequência cardíaca; FCmáx, frequência cardíaca máxima; FCrep, frequência cardíaca de repouso.
Fonte: Warburton e colaboradores.[1]

Tabela 77.2 | **Escala de percepção subjetiva de esforço (escala de Borg)**

Escore	Percepção do esforço
6	Nenhuma
7	Muito fácil
8	
9	Fácil
10	
11	Relativamente fácil
12	
13	Ligeiramente cansativo
14	
15	Cansativo
16	
17	Muito cansativo
18	
19	Exaustivo
20	Esforço máximo

Tabela 77.3 | Intensidades relativas para a prescrição do exercício aeróbio (para atividade durando até 60 minutos)

Intensidade	%FCres	%FCmáx	Escala de Borg	Respiração	Temperatura corporal	Exemplo
Esforço muito leve	< 20	< 35	< 10	Normal	Normal	Caminhada leve
Esforço leve*	20-39	35-54	10-11	Levemente aumentada	Levemente aumentada	Jardinagem leve
Esforço moderado*	40-59	55-69	12-13	Aumentada	Aumentada	Caminhada vigorosa
Esforço vigoroso*	60-84	70-89	14-16	Muito aumentada (dificultando a fala)	Muito aumentada	Corrida moderada
Esforço muito intenso	> 84	> 89	17-19	Grandemente aumentada (sem conseguir falar)	Quente	Corrida rápida
Esforço máximo	100	100	20	Ofegante	Muito quente (transpiração intensa)	Corrida de intensidade máxima

*Intensidades requeridas para a melhora do estado de saúde.
FCmáx, frequência cardíaca máxima; FCres, frequência cardíaca de reserva.
Fonte: Warburton e colaboradores.[1]

Esses protocolos de prescrição da AF são geralmente apropriados para adultos jovens e de meia-idade saudáveis. Considerações especiais devem ser feitas ao se prescreverem exercícios para outros grupos, tais como crianças, idosos, pessoas com sobrepeso, obesas ou com doenças crônicas, incluindo o câncer.[1] As pessoas com doença crônica devem ter programas específicos de exercícios, com supervisão médica e de outros profissionais da saúde (educadores físicos, fisioterapeutas, enfermeiros, etc.). Sempre deve-se estar atento à gravidade da condição da pessoa. Os médicos devem considerar a prescrição do exercício com o mesmo rigor de uma prescrição medicamentosa, sempre considerando a dose ideal de atividade para aquela pessoa.

Crianças e adolescentes

Atividades físicas, principalmente as recreativas e de transporte (casa-escola-casa), representam (ou deveriam representar) uma parte significativa do dia a dia de crianças e adolescentes. Os benefícios da prática regular de AF (incluindo os esportes recreativos) para crianças e adolescentes, tanto sadios quanto portadores de patologias, são inúmeros e bem conhecidos:[31] favorecimento da coordenação psicomotora, fortalecimento muscular, mineralização óssea, aptidão cardiopulmonar, bem-estar biopsicossocial, prevenção de doenças crônicas, espírito de equipe e responsabilidade.

Em geral, a prática de exercícios físicos ou de esportes torna-se mais efetiva a partir dos 9 anos de idade, o que corresponde ao início da aquisição de habilidades técnicas, corporais e cognitivas que estarão completas por volta dos 12 anos.[31] A faixa etária crítica vai dos 6 aos 8 anos, quando a criança começa a adquirir os conceitos de espaço e tempo e o refinamento do desenvolvimento corporal, possibilitando o incremento do desempenho de velocidade, força e flexibilidade. Até essa idade, as atividades físicas e esportivas devem privilegiar o lúdico e as brincadeiras em grupo.[31]

Assim, as prescrições gerais do exercício parecem ser apropriadas, na maioria das circunstâncias, para crianças sadias acima de 9 anos. Não se recomenda atingir os limites superiores de intensidade para crianças, apesar de apresentarem baixo risco cardiovascular e de poderem ajustar a intensidade do exercício de acordo com seus níveis de tolerância. Deve-se ter cuidado especial com a manutenção de uma hidratação apropriada durante as sessões de AF, pois elas têm menor tolerância ao calor.[1,31] A supervisão de adultos, pais, profissionais de saúde ou educadores e a utilização de materiais e espaços físicos adequados são fundamentais para se minimizar o risco de pequenos acidentes ou lesões. É importante ressaltar que os programas de AF são fundamentais também para crianças portadoras de patologias (p. ex., diabetes) ou necessidades especiais (p. ex., síndrome de Down), pois, além de todos os benefícios descritos, têm-se ainda as vantagens de se minimizarem os estigmas relacionados a essas condições, favorecendo a integração adequada dessas crianças na comunidade.[31] Em tais situações, a presença de uma equipe interdisciplinar especializada é imprescindível.

Conforme já dito, as crianças geralmente preferem atividades lúdicas ou recreativas a programas de treinamento formais e também atividades esporádicas a contínuas. Programas de AF com essas características devem ser incentivados dentro dos ambientes escolares e comunitários e inseridos em projetos mais amplos de promoção à saúde nas escolas. Recomenda-se que as crianças participem de atividades aeróbias que trabalhem os grandes grupos musculares e que reúnam resistência cardiovascular e musculesquelética, evitando-se atividades de alto impacto osteoarticular, prevenindo-se principalmente as lesões dos centros de crescimento epifisiais.[1]

Gestantes

Nesse período da vida da mulher, várias modificações fisiológicas, anatômicas e hormonais são adaptadas às necessidades de desenvolvimento do feto. Após engravidar, em torno de duas em cada três mulheres referem reduzir os níveis de AF próximo das 18 semanas de gestação. Isso ocorre com menos frequência entre as mulheres mais jovens, mais aptas fisicamente e de classes sociais mais baixas em comparação com as demais.[32] O DM gestacional pode ser prevenido pela prática de AF antes e durante as primeiras semanas de gestação.[33] As gestantes que já eram fisicamente ativas devem ser orientadas a tomar alguns cuidados com a hidratação e com a alimentação para a manutenção da atividade. Além disso, deve-se ajustar a FC-alvo de treinamento para uma intensidade mais baixa; por exemplo, em gestantes entre 20 e 29 anos, a FC-alvo deve ser de 22 a 25 batimentos/10 segundos, e não 135 a 140 batimentos/minuto.[34] Gestantes previamente sedentárias devem passar por uma avaliação para se determinar a melhor prescrição de AF, devendo-se sempre iniciá-la gradualmente, e apenas aumentar sua intensidade, frequência e tempo de duração das sessões quando estiver absolutamente adaptada à fase presente do treinamento. Também é importante ressaltar a utilização de intensidade mais baixa (FC) nessas gestantes. Existem algumas situações que contraindicam em absoluto as gestantes a participarem de programas de exercícios:

- Ruptura de membranas pré-termo, trabalho de parto pré-termo durante gestação anterior ou atual.
- Trabalho de parto prematuro.
- Pré-eclâmpsia.
- Incompetência da cérvice.
- Crescimento intrauterino restrito.
- Gestação múltipla.
- Placenta prévia depois da 28ª semana.
- Persistência de sangramento uterino no segundo ou terceiro trimestre.

As gestantes que apresentam outras patologias (hipertensão arterial crônica, doenças da tireoide, cardíacas, vasculares ou pulmonares), que não estejam descontroladas, devem passar por uma avaliação obstétrica cuidadosa para ser definido o melhor programa de AF.[34]

Os exercícios aeróbios com sessões durando de 25 a 30 minutos demonstram ser seguros e efetivos na melhora da aptidão física da gestante, desde que realizados com uma intensidade mais moderada.[28]

Para gestantes com idade menor de 20 anos, usar FC de 140-155 batimentos/minuto ou 23-26 batimentos/10 segundos; com 20 a 29 anos, FC de 135-150 batimentos/minuto ou 22-25 batimentos/10 segundos; com 30 a 39 anos, FC de 130-145 batimentos/minuto ou 21-24 batimentos/10 segundos; com 40 anos ou mais, FC de 125-140 batimentos/minuto ou 20-23 batimentos/10 segundos. Em relação à frequência das sessões na semana, estudos apontam que as gestantes que participam de programas de exercício, quatro a cinco vezes por semana, têm mais chance de terem crianças de baixo peso ao nascimento do que as que participam três vezes por semana.[28,34,35]

Estão indicados exercícios de baixo impacto, como natação, hidroginástica,[36] caminhada, ginástica localizada e bicicleta estacionária. Devem ser evitados exercícios de impacto ou que possam ter um risco maior de queda ou trauma direto, como basquete, ciclismo e vôlei. Também devem ser evitados longos períodos em pé ou com pouca mobilidade. As mulheres devem receber a orientação de que exercícios moderados durante a lactação não afetam a quantidade, nem a composição do leite materno, bem como não têm influência no crescimento da criança.[35]

Idosos

O envelhecimento é um processo contínuo durante o qual ocorre um progressivo declínio das funções fisiológicas. Isso pode ser exacerbado devido a um ciclo vicioso negativo, no qual o envelhecimento leva ao descondicionamento e ao sedentarismo, gerando uma maior fragilidade musculesquelética, desencadeando um estilo de vida dependente, que pode reduzir a motivação e diminuir a autoestima, deixando o indivíduo mais propenso a desenvolver depressão e ansiedade. A prática de AF pode transformar esse ciclo, gerando maior aptidão musculesquelética, promovendo um estilo de vida independente, aumentando a motivação e a autoestima, deixando a pessoa mais ativa, com menor risco de desenvolver depressão e ansiedade. Isso tudo colabora para aumentar a qualidade de vida das pessoas nessa fase.

Os componentes de força muscular e de flexibilidade são muito importantes em um programa de exercícios para a terceira idade, pois existe uma perda de 10% da força muscular a cada 10 anos após os 50 anos. Os exercícios resistidos devem fazer parte do programa de AF para idosos. Esses exercícios podem ser realizados com bandas elásticas, caneleiras, pesos livres, equipamentos específicos ou com o peso do próprio corpo.[36] Esse treinamento proporciona melhora no equilíbrio e na mobilidade, levando à realização das atividades diárias de forma mais segura e independente. Duas as três séries, de seis a 12 repetições, em cada grande grupo muscular, aumentam tanto a força quanto a resistência muscular nessa faixa etária. Recomendam-se sessões de duas a três vezes por semana, envolvendo grandes grupos musculares e com intensidade progressiva (carga), variando de 40 a 60% de uma repetição máxima obtida no primeiro dia de treinamento, reavaliando-se, então, periodicamente. A carga utilizada nos exercícios pode ser aumentada a cada quatro ou seis semanas, ao passo que, nas pessoas mais jovens, isso poderia acontecer em duas a três semanas. Em relação aos exercícios de alongamento, recomenda-se uma frequência diária, com a realização de exercícios envolvendo as articulações da coluna, dos ombros e dos quadris.[36]

Além da avaliação pré-participação discutida, nos idosos é fundamental avaliar-se o estado nutricional e de hidratação, tendo em vista as necessidades maiores de nutrientes e líquidos que esses indivíduos necessitam quando praticam AF. O idoso tem redução na produção de suor, no fluxo sanguíneo para a pele e na percepção de sede, que progride com o passar da idade. A reposição de líquidos deve ser realizada independentemente da sede e em uma quantidade de pelo menos 500 mL em torno de 2 horas antes do início da prática de AF, 125 mL a cada 15 a 20 minutos de exercício e, depois de 1 hora, entre 600 e 1.200 mL.[37] Em relação aos nutrientes, deve-se aumentar a ingesta de proteínas e carboidratos para que não ocorram hipoglicemias e para que existam substratos para a reestruturação muscular.

Existem cuidados especiais para os idosos em relação à AF por serem, por exemplo, mais propensos a desenvolver arritmias durante o exercício. Naqueles que utilizam medicamentos que alteram a FC, portadores de marca-passo cardíaco ou que tenham alguma condição de saúde (hipertensão, arritmias, diabetes, obesidade) que torne difícil o controle da intensidade do exercício pela FC, pode-se utilizar a escala de percepção de esforço de Borg (Tabela 77.2). Nas demais situações, a prescrição da intensidade do exercício deve utilizar como parâmetro os percentuais de FCmáx ou FCres e consumo de $VO_{2máx}$, se praticável.[36]

Hoje é consenso o fato de que níveis adequados e regulares de AF estão associados a uma incidência reduzida na hipertensão.[38] As pessoas inativas ou sedentárias têm um risco 30 a 50% maior de desenvolverem hipertensão arterial sistêmica (HAS). Consequentemente, um estilo de vida ativo tem efeito preventivo importante nessa condição. Para a população em geral, a recomendação atual de AF para a *prevenção da HAS* são atividades de intensidade moderada (3-6 METs; 60-85% FCmáx; p. ex., caminhada rápida ou vigorosa), por pelo menos 30 minutos (contínuos ou acumulados), no mínimo dois a três dias por semana, preferencialmente todos os dias da semana.[38]

Dois tipos de efeitos do exercício são significativos: os efeitos agudos e os crônicos. Em relação aos efeitos agudos, há redução média da pressão arterial (PA) em 5 a 7 mmHg, imediatamente após uma sessão de exercício aeróbio (efeito conhecido como hipotensão pós-exercício), podendo perdurar por até 22 horas, independentemente da intensidade da atividade. Quanto aos efeitos crônicos, a redução média da PA é de 5,8 a 7,4 mmHg, em programas com base em AF de intensidade moderada, variando de 4 a 52 semanas no tempo de seguimento. As sessões duram normalmente de 30 a 60 minutos. O treinamento resistido também tem um efeito crônico na diminuição dos níveis pressóricos, mas as reduções são menos acentuadas em relação ao treinamento aeróbio.[33]

Em geral, o treinamento aeróbio, envolvendo grandes grupos musculares (p. ex., caminhar ou nadar), é a estratégia terapêutica preferida para todas as *pessoas hipertensas*. O exercício de intensidade moderada, na maioria dos dias da semana, no mínimo 30 a 60 minutos, parece ser a dose ótima. O treinamento resistido (fortalecimento muscular) pode ser prescrito como adjuvante à atividade aeróbia. A seleção de pesos ou resistência deve ser baseada na capacidade de se realizar facilmente 10 a 15 repetições em um índice de percepção do esforço entre 12 e 14 (Tabela 77.2).[33]

A maioria das pessoas hipertensas classificadas no estágio 1 pode começar com segurança um programa de exercícios de intensidade moderada sem avaliação médica extensa. Pessoas hipertensas estágio 2, e sem nenhum sinal de DCV, devem ter pelo menos seus níveis pressóricos controlados antes de iniciarem um programa de exercícios. As pessoas com FRs para DCV e aquelas com mais de 50 anos de idade em média (ver Quadro 77.5) se beneficiarão de um teste ergométrico, a fim de se averiguar a resposta cardiovascular ao exercício. Respostas pressóricas maiores de 220 mmHg para a pressão arterial sistólica e de 100 mmHg para a PA diastólica são consideradas anormais. Algumas pessoas com hipertensão controlada podem também ter resposta exagerada ao exercício, o que está associado com o risco aumentado de DCV. Tais pessoas requerem avaliação cardíaca extensa e seguimento supervisionado e monitorado, envolvendo especialistas em fisiologia do exercício, em uma abordagem multiprofissional.[33]

A AF tem papel importante na prevenção e no controle da HAS, podendo ser obtidas reduções da PA em 5 a 7 mmHg com a prática regular e adequada de exercícios. Para a maioria das pessoas hipertensas, o exercício é considerado seguro, mas cuidados adicionais são requeridos para aqueles com FRs cardiovasculares identificados. Profissionais de saúde especialistas em fisiologia do exercício podem ajudar na educação e no seguimento dessas pessoas quando envolvidos em programas de exercícios físicos.

Diabetes melito

Vários estudos prospectivos confirmam evidências de que o sedentarismo aumenta o risco de desenvolvimento de DM2 em 20 a 70%. A pessoa com DM que integra um programa de exercícios pode apresentar uma melhora significativa do controle glicêmico com redução de 0,6% da hemoglobina glicada (Hb1Ac) (IC 95% 0,9-0,3; $p < 0,05$),[39] gerando melhora clínica. No DM2, a combinação de AF e alimentação balanceada pode diminuir ou mesmo eliminar a utilização de medicamentos, entretanto esse efeito só é alcançado com a prática contínua e regular da AF. Também ocorre uma redução do tecido adiposo visceral e subcutâneo, redução dos triglicérides e aumento da resposta da insulina e da massa magra, porém sem alteração no peso.[39] Para essas pessoas, é essencial a realização de uma avaliação antes de se iniciar a prática de exercício físico, devendo-se buscar a presença de complicações micro e macrovasculares que possam ser agravadas com um programa de exercícios (Quadro 77.11).[40] Nas pessoas com diabetes que participarão de exercícios de intensidade moderada a vigorosa, está indicado um teste ergométrico com base na presença de um dos critérios apresentados no Quadro 77.6.[40]

É importante ressaltar a necessidade de avaliação médica regular após o início da prática regular de AF, para que sejam revistas as doses das medicações e o acompanhamento dos níveis glicêmicos.

As pessoas com diabetes se beneficiam mais de atividades físicas de baixo impacto, já que as possibilidades de lesão se tornam menores.[41] A prática de exercício deve ser regular, tendo em vista as modificações fisiológicas no metabolismo glicêmico que ocorrem no indivíduo com diabetes e que podem provocar alguns efeitos adversos resultantes do exercício irregular. Entre as complicações estão hipoglicemia durante exercício vigoroso, ou, mais frequentemente, várias horas após exercícios prolongados, a piora da hiperglicemia e da cetoacidose em pessoas que não têm bom controle glicêmico, complicações da retinopatia proliferativa (descolamento de retina), lesões nos pés e risco de infarto do miocárdio silencioso em pessoas idosas. Os indivíduos devem ser orientados a ingerir líquidos de forma regular e a fazerem um lanche leve com carboidratos 30 minutos antes das sessões de exercício. Também devem ter sempre à disposição uma fonte de glicose (p. ex., bala, refrigerante) caso os sintomas de hipoglicemia surjam durante a prática da AF. Além disso, os exercícios devem ser evitados se a glicemia capilar, 30 minutos antes da sessão, estiver ≥ 250 mg/dL, se houver cetose ou se estiver abaixo de 100 mg/dL.[40]

Insuficiência cardíaca

Pessoas com IC se beneficiam de programas multidisciplinares supervisionados de reabilitação por meio de exercícios físicos de diferentes intensidades, como parte do tratamento nas classes I, II e III, auxiliando no processo de estabilização da doença pela redução do tônus vagal, melhora da aptidão física e redução do *drive* simpático. Nos EUA, a participação de pessoas com IC estável classe II e III em um programa de exercícios físicos moderados é considerada custo-efetiva, apresentando aumento da

---

Quadro 77.11 | Avaliação antes de iniciar um programa de exercício em diabéticos

▶ Avaliação do controle glicêmico:
- Pode ser necessário modificar a medicação ou ingerir carboidratos, se existir risco de hipoglicemia durante a AF
- Hiperglicemia severa pode ser piorada com exercício intenso

▶ Existência de complicações (por meio de exames de acompanhamento):
- Risco ou DCV presente
- Neuropatia periférica (pode predispor a lesões)
- Nefropatia (pode piorar com exercícios muito intensos, aeróbios ou resistidos)
- Retinopatia (pode piorar com atividades que aumentem a pressão intraocular; p. ex., exercícios resistidos)

AF, atividade física; DCV, doença cardiovascular.
Fonte: Adaptado de Albright e colaboradores.[41]

expectativa de vida de 1,82 ano/pessoa em um período de 15,5 anos, a um baixo custo (US$ 1.773/ano de vida salvo).[42]

A pessoa com IC compensada deve realizar uma avaliação com teste de esforço que auxiliará na prescrição do exercício. A prescrição de exercícios deve ser individualizada e acompanhada pelo médico de família e comunidade e pela equipe de saúde, além do cardiologista ou médico do esporte de referência. Existe a necessidade de monitoramento da PA e do eletrocardiograma durante as primeiras sessões do treinamento, bem como acompanhamento médico regular.[43] O aumento da intensidade deve ser gradual e de acordo com as condições da pessoa, não estando indicado utilizar a FC como único parâmetro para a intensidade do exercício, tendo em vista que essas pessoas podem estar usando beta-bloqueadores.[44]

Doença pulmonar obstrutiva crônica

As pessoas portadoras de doença pulmonar obstrutiva crônica (DPOC) apresentam alteração da função pulmonar e dispneia e disfunção dos músculos esqueléticos periféricos, levando à intolerância ao exercício. A reabilitação pulmonar realizada de forma criteriosa proporciona às pessoas com DPOC uma melhora na distância percorrida na caminhada (autonomia), na força dos músculos respiratórios e dos membros, na pressão inspiratória máxima, na sintomatologia e na qualidade de vida.[45] O treinamento físico de intensidade moderada produz melhoras fisiológicas e deve ser estimulado a ser realizado em casa ou em centros de reabilitação, em duas a três sessões por semana, de 20 a 30 minutos, por pelo menos 2 meses, para se obterem bons resultados. As sessões devem ser inicialmente supervisionadas. As atividades aeróbias devem ser sempre incluídas em um programa de reabilitação pulmonar, principalmente as que envolvam os membros inferiores (caminhadas rápidas, ciclismo), como também devem ser incluídos exercícios de fortalecimento dos membros superiores.[46] Para essas pessoas, é fundamental uma prescrição de exercícios individualizada para que os melhores resultados possam ser alcançados. A suplementação de oxigênio pode ser necessária durante os treinamentos, quando a dessaturação ocorrer, diagnosticada pelos sintomas clínicos ou pela monitoração da saturação.[46]

Dislipidemia

O exercício físico regular tem sido aceito como um componente importante nas estratégias de normalização do perfil lipídico e de diminuição do risco cardiovascular em dislipidêmicos.[47] Os efeitos da AF sobre o perfil de lipídeos e lipoproteínas são bem conhecidos. O exercício aeróbio atua no metabolismo de lipoproteínas ampliando o consumo de ácidos graxos pelo tecido muscular e aumentando a atividade da enzima lipase lipoproteica no músculo. Assim, os fisicamente ativos apresentam maiores níveis de colesterol (C) tipo lipoproteína de alta densidade (HDL) e menores níveis de triglicérides, lipoproteína de baixa densidade (LDL) e lipoproteína de muito baixa densidade (VLDL), em comparação com os sedentários.[48] Estudos de intervenção demonstram que perfis desfavoráveis de lipídeos e lipoproteínas melhoram com o treinamento físico. Essas melhoras são independentes do gênero, do peso corporal e do tipo de dieta, porém há possibilidade de serem dependentes do grau de tolerância à glicose. A AF tem demonstrado ser eficiente em diminuir o nível de VLDL-C em indivíduos com DM2; entretanto, com algumas exceções, a maioria dos estudos não demonstra melhora significativa nos níveis de HDL-C e LDL-C nessa população, talvez devido à baixa intensidade de exercício utilizada. Apesar de estudos acerca do efeito do exercício físico sobre o perfil de lipídeos e lipoproteínas em pessoas com síndrome metabólica serem escassos, considerando-se as evidências citadas, é provável que o exercício físico seja eficiente em melhorar o perfil de lipídeos e lipoproteínas em indivíduos com síndrome metabólica.[48,49]

O exercício deve ser indicado após uma avaliação da condição física e da saúde. Estudos têm mostrado que exercícios aeróbios de alta quantidade e intensidade vigorosa são ideais para modificarem favoravelmente o perfil lipídico; no entanto, altas quantidades e intensidade moderada são suficientes para alcançar esse benefício, principalmente se associadas a dietas adequadas. A realização de teste ergométrico, na presença de medicamentos habitualmente utilizados, é recomendado para pessoas com FRs presentes.[49]

Obesidade

É bem conhecido que o sobrepeso e a obesidade são FRs para as principais doenças metabólicas, neoplásicas e cardiovasculares, assim como o fato de que a prevalência dessas condições vem crescendo de forma epidêmica na população mundial. Evidências recentes têm apontado o sedentarismo e o crescente consumo de alimentos com alta densidade energética como os principais FRs para o sobrepeso e a obesidade.[47]

Os benefícios do exercício físico para o tratamento da obesidade são claros, sobretudo se associado a programas de reeducação alimentar. Existem diversas recomendações a respeito da prescrição ótima para o sobrepeso e a obesidade. As pessoas com sobrepeso devem realizar pelo menos 30 minutos de AF de moderada intensidade na maioria (preferivelmente todos) dos dias da semana. É recomendado um GE da ordem de 250 a 300 kcal por sessão de exercício.

Conforme as evidências mais recentes, exercícios de moderada intensidade (caminhada rápida ou vigorosa), que durem de 45 a 60 minutos por dia, são requeridos para o controle de peso corporal ou sua redução. Uma prescrição prática para o excesso de peso deve incluir um incremento de intensidade lento e progressivo, potencializando uma melhora da aderência. Por exemplo, iniciar caminhando por 10 minutos, e evoluindo até 30 minutos por dia, 3 a 5 dias por semana; sendo que o aumento da duração da atividade para 60 minutos por dia pode ser considerado quando a pessoa tiver adquirido tolerância acima de 30 minutos por dia.[1,48] O sobrepeso e a obesidade podem estar associados a outras condições crônicas, como HAS e DM, e a prescrição, nesses casos, deve ser adaptada aos objetivos terapêuticos.

É fundamental lembrar-se de que pessoas com sobrepeso e obesidade têm maior risco para alterações musculesqueléticas e articulares (e eventualmente da marcha); assim, uma avaliação ortopédica e postural é necessária. Esse fato é essencial para a prescrição da AF nessa população, a fim de se prevenir desconforto, dor, problemas articulares e outras lesões degenerativas indesejáveis, como a osteoartrite. Mediante anormalidades observadas na avaliação desses indivíduos, deve-se adaptar a prescrição, por exemplo, reduzindo-se o ritmo da caminhada ou incluindo outros tipos de exercício que atenuem o efeito da gravidade sobre os músculos e articulações, como as atividades na água.[50]

Câncer

Nos últimos 30 anos, o estilo de vida sedentário vem sendo associado ao aumento do risco para diversos tipos de câncer, especialmente para as neoplasias do cólon e das mamas. Além disso, o sobrepeso e a obesidade, em parte produtos do sedentarismo, também estão associados ao risco aumentado para os cânceres de cólon, mamas (em mulheres pós-menopausa), endométrio, esôfago (adenocarcinomas), vesícula biliar, pâncreas e rins.[51]

Por esse motivo, a AF regular foi adicionada em 1996 à lista de medidas preventivas defendidas pela American Cancer Society. A mesma sociedade estima que um terço das mortes causadas pelo câncer nos EUA possa ser devida ao sedentarismo e às dietas alimentares inadequadas. Estimativa parecida é defendida pela International Agency for Research on Cancer, da OMS, que evidencia a associação do excesso de peso corporal e da inatividade física com as neoplasias de mamas, cólon, endométrio, rins e adenocarcinomas de esôfago. Ambas as entidades recomendam a prática de atividades físicas na maioria dos dias da semana, de intensidade moderada a vigorosa, prevenindo o sobrepeso e a obesidade e também vários tipos de neoplasias.[51]

Grandes estudos epidemiológicos vêm demonstrando que quantidades apropriadas e regulares de AF estão associadas a uma significativa redução do risco para o desenvolvimento de alguns tipos de câncer. A evidência é mais consistente para o câncer de cólon (Tabela 77.4), cuja incidência pode ser reduzida em até 40% entre os indivíduos mais ativos, comparados com os menos ativos. Os efeitos independem do gênero e de possíveis fatores de confundimento, tais como a obesidade e o tipo de dieta.[51]

Além do aspecto da proteção específica contra determinados tipos de câncer, a AF também vem sendo estudada como terapia adjuvante no tratamento de pessoas portadoras de neoplasias, principalmente na melhora da qualidade de vida, por meio da diminuição da fadiga (melhora da aptidão cardiovascular e muscular), e pelos efeitos nos quadros de ansiedade e depressão, em geral associados nessas condições. Existem também informações consistentes que relacionam a prática de AF com o aumento da sobrevida nessas pessoas.[51] A prescrição para portadores de câncer deve ser individualizada e supervisionada por especialistas, devendo incluir exercícios aeróbios, de fortalecimento muscular e de flexibilidade, com intensidades condizentes com as condições clínicas dos participantes. O trabalho em grupos é preferível, pois aumenta a aderência e o efeito psicossocial da AF.[51]

Tabela 77.4 | Evidências científicas atuais sobre atividade física e diminuição do risco para o câncer

Evidências	Câncer
Convincentes	▶ Cólon
Prováveis	▶ Mama (pós-menopausa)**
	▶ Endométrio
Limitadas/sugestivas	▶ Pulmão
	▶ Pâncreas
	▶ Mama (pré-menopausa)

*Todos os tipos: ocupacional, doméstica, de transporte e recreativa.
**Com tendência a ser classificada como "convincente".[51]
Fonte: World Cancer Research Fund e American Institute for Cancer Research.[14]

CONCLUSÃO

A promoção de um estilo de vida ativo tem-se tornado uma estratégia importante para a melhora do estado de saúde e da qualidade de vida das populações no Brasil e no mundo. Entender a importância, os princípios e as práticas cientificamente embasadas dessa área é fundamental para todos os profissionais de saúde, em particular para os atuantes na APS, que têm suas ações potencializadas pelas oportunidades de acesso e seguimento contínuo, além da possibilidade de vínculo maior com as pessoas, suas famílias e comunidades. O médico de família e comunidade, sendo protagonista desse cenário, deve incorporar, às suas ações, a promoção e a prescrição da AF, contribuindo, dessa forma, para a melhora da qualidade de vida das pessoas de sua comunidade.

REFERÊNCIAS

1. Warburton DE, Nicol CW, Bredin SS. Prescribing exercise as preventive therapy. CMAJ. 2006;174(7):961-74. Review. Erratum in: CMAJ. 2008;178(6):731-732.

2. Warburton DE, Nicol CW, Bredin SS. Health benefits of physical activity: the evidence. CMAJ. 2006;174(6):801-809.

3. Bloch KV, Lessa J. Fatores de risco cardiovasculares e para o diabetes mellitus. In: Lessa I, editor. O adulto brasileiro e as doenças da modernidade: epidemiologia das doenças crônicas não transmissíveis. São Paulo: Hucitec; 1998.

4. Pinto MEB, Daudt CV. Rastreamento do sedentarismo em adultos e intervenções na promoção da atividade física na atenção primária à saúde. Florianópolis: SBMFC; 2007.

5. Aittasalo M, Miilunpalo S, Kukkonen-Harjula K, Pasanen M. A randomized intervention of physical activity promotion and patient self-monitoring in primary health care. Prev Med. 2006;42(1):40-46.

6. Coelho C, Araujo C. Relação entre aumento da flexibilidade e facilitações na execução de ações cotidianas em adultos participantes de programa de exercício supervisionado. Rev Bras Cineantropom Desempenho Hum. 2000;2(1):31-41.

7. Giannuzzi P, Mezzani A, Saner H, Björnstad H, Fioretti P, Mendes M, et al. Position paper of the Working Group on Cardiac Rehabilitation and Exercise Physiology of the European Society of Cardiology. Eur J Cardiovasc Prev Rehabil. 2003;10(5):319-327

8. Friedenreich CM. Physical activity and cancer prevention: from observational to intervention research. Cancer Epidemiol Biomarkers Prev. 2001;10(4):287-301.

9. Pate RR, Pratt M, Blair SN, Haskell WL, Macera CA, Bouchard C, et al. Physical activity and public health. A recommendation from the Centers for Disease Control and Prevention and the American College of Sports Medicine. JAMA. 1995;273(5):402-407.

10. Monteiro CA, Conde WL, Matsudo SM, Matsudo VR, Bonseñor IM, Lotufo PA. A descriptive epidemiology of leisure-time physical activity in Brazil, 1996-1997. Rev Panam Salud Publica. 2003;14(4):246-254.

11. Pate RR. Physical activity and health: dose-response issues. Res Q Exerc Sport. 1995;66(4):313-317.

12. Paffenbarger RS Jr, Hyde RT, Wing AL, Lee IM, Jung DL, Kampert JB. The association of changes in physical-activity level and other lifestyle characteristics with mortality among men. N Engl J Med. 1993;328(8):538-545.

13. Martin SB, Morrow JR Jr, Jackson AW, Dunn AL. Variables related to meeting the CDC/ACSM physical activity guidelines. Med Sci Sports Exerc. 2000;32(12):2087-2092.

14. World Cancer Research Fund, American Institute for Cancer Research. Food, nutrition, physical activity and the prevention of cancer: a global perspective. Washigton; 2007.

15. World Health Organization. Global strategy on diet, physical activity and health. Geneve: WHO; 2004.

16. Brasil. Ministério da Saúde. Secretaria de Vigilância em Saúde. Política nacional de promoção da saúde [Internet]. Brasília: MS; 2006 [capturado em 01 jul. 2018]. Disponível em: http://bvsms.saude.gov.br/bvs/publicacoes/politica_promocao_saude.pdf

17. Grandes G, Sanchez A, Sanchez-Pinilla RO, Torcal J, Montoya I, Lizarraga K, et al. Effectiveness of physical activity advice and prescription by physicians in routine primary care: a cluster randomized trial. Arch Intern Med. 2009;169(7):694-701.

18. Peterson JA. Get moving! Physical activity counseling in primary care. J Am Acad Nurse Pract. 2007;19(7):349-357.

19. Brawley LR, Culos-Reed SN. Studying adherence to therapeutic regimens: overview, theories, recommendations. Control Clin Trials. 2000;21(5 Suppl):156S-63S.

20. Dunn AL. Getting started: a review of physical activity adoption studies. In: MacAuley D, editor. Benefits and hazards of exercise. London: BMJ; 1999.

21. Hillsdon M, Thorogood M, Foster C. A systematic review of strategies to promote physical activity. In: MacAuley D, editor. Benefits and hazards of exercise. London: BMJ; 1999.

22. Brodie DA, Inoue A. Motivational interviewing to promote physical activity for people with chronic heart failure. J Adv Nurs. 2005;50(5):518-527.

23. Thomas S, Reading J, Shephard RJ. Revision of the Physical Activity Readiness Questionnaire (PAR-Q). Can J Sport Sci. 1992;17(4):338-345.

24. American College of Sport Medicine. Manual para testes de esforço e prescrição de exercício. Baltimore: Revinter; 1996.

25. Craig CL, Marshall AL, Sjöström M, Bauman AE, Booth ML, Ainsworth BE, et al. International physical activity questionnaire: 12-country reliability and validity. Med Sci Sports Exerc. 2003;35(8):1381-1395.

26. Hallal PC, Victora CG, Wells JCK, Lima RC, Valle NJ. Comparison between short and full-length international physical activity questionnaires. J Phys Act Health. 2004;1(3):227-234.

27. Hallal PC, Victora CG. Reliability and validity of the International Physical Activity Questionnaire (IPAQ). Med Sci Sports Exerc. 2004;36(3):556.

28. Montoya Arizabaleta AV, Orozco Buitrago L, Aguilar de Plata AC, Mosquera Escudero M, Ramirez-Velez R. Aerobic exercise during pregnancy improves health-related quality of life: a randomised trial. J Physiother. 2010;56(4):253-258.

29. Estabrooks PA, Glasgow RE. Translating effective clinic-based physical activity interventions into practice. Am J Prev Med. 2006;31(4 Suppl):S45-56.

30. Ainsworth BE, Haskell WL, Whitt MC, Irwin ML, Swartz AM, Strath SJ, et al. Compendium of physical activities: an update of activity codes and MET intensities. Med Sci Sports Exerc. 2000;32(9 Suppl):S498-504.

31. Edouard P, Gautheron V, D'Anjou MC, Pupier L, Devillard X. Training programs for children: literature review. Ann Readapt Med Phys. 2007;50(6):510-519.

32. Liu J, Blair SN, Teng Y, Ness AR, Lawlor DA, Riddoch C. Physical activity during pregnancy in a prospective cohort of British women: results from the Avon longitudinal study of parents and children. Eur J Epidemiol. 2011;26(3):237-247.

33. Tobias DK, Zhang C, van Dam RM, Bowers K, Hu FB. Physical activity before and during pregnancy and risk of gestational diabetes mellitus: a meta-analysis. Diabetes Care. 2011;34(1):223-229.

34. Wolfe LA, Davies GA; School of Physical and Health Education, Department of Obstetrics and Gynaecology and Physiology, Queen's University, Kingston, Ontario, Canada. Canadian guidelines for exercise in pregnancy. Clin Obstet Gynecol. 2003;46(2):488-495.

35. Davies GA, Wolfe LA, Mottola MF, MacKinnon C, Arsenault MY, Bartellas E, et al. Exercise in pregnancy and the postpartum period. J Obstet Gynaecol Can. 2003;25(6):516-529.

36. McDermott AY, Mernitz H. Exercise and older patients: prescribing guidelines. Am Fam Physician. 2006;74(3):437-444.

37. Nobrega A, Freitas E, Oliveira M, Leitão M, Lazzoli J, Nahas R. Posicionamento oficial da Sociedade Brasileira de Medicina do Esporte e da Sociedade Brasileira de Geriatria e Gerontologia: atividade física e saúde no idoso. Rev Bras Med Esporte. 1999;5(6):207-211.

38. Kokkinos PF, Giannelou A, Manolis A, Pittaras A. Physical activity in the prevention and management of high blood pressure. Hellenic J Cardiol. 2009;50(1):52-59.

39. Thomas DE, Elliott EJ, Naughton GA. Exercise for type 2 diabetes mellitus. Cochrane Database Syst Rev. 2006;(3):CD002968.

40. American College of Sports Medicine and American Diabetes Association joint position statement. Diabetes mellitus and exercise. Med Sci Sports Exerc. 1997;29(12):i-vi.

41. Albright A, Franz M, Hornsby G, Kriska A, Marrero D, Ullrich I, et al. American College of Sports Medicine position stand. Exercise and type 2 diabetes. Med Sci Sports Exerc. 2000;32(7):1345-1360.

42. Georgiou D, Chen Y, Appadoo S, Belardinelli R, Greene R, Parides MK, et al. Cost-effectiveness analysis of long-term moderate exercise training in chronic heart failure. Am J Cardiol. 2001;87(8):984-988, A4.

43. Fletcher GF, Balady GJ, Amsterdam EA, Chaitman B, Eckel R, Fleg J, et al. Exercise standards for testing and training: a statement for healthcare professionals from the American Heart Association. Circulation. 2001;104(14):1694-1740.

44. Piña IL, Apstein CS, Balady GJ, Belardinelli R, Chaitman BR, Duscha BD, et al. Exercise and heart failure: a statement from the American Heart Association Committee on exercise, rehabilitation, and prevention. Circulation. 2003;107(8):1210-1225.

45. Zanchet R, Viegas C, Lima T. A eficácia da reabilitação pulmonar na capacidade de exercício, força da musculatura inspiratória e qualidade de vida de portadores de doença pulmonar obstrutiva crônica. J Bras Pneumol. 2005;31(2):118-124.

46. British Thoracic Society Standards of Care Subcommittee on Pulmonary Rehabilitation. Pulmonary rehabilitation. Thorax. 2001;56(11):827-834.

47. Torres-Leal FL, de Capitani MD, Tirapegui J. The effect of physical exercise and caloric restriction on the components of metabolic syndrome. Brazilian J Pharm Sci. 2009;45(3):379-399.

48. Gómez R, Monteiro H, Cossio-Bolaños MA, Fama-Cortez D, Zanesco A. El ejercicio físico y su prescripción en pacientes com enfermedades crónicas degenerativas. Rev Peru Med Exp Salud Publica. 2010;27(3):379-386.

49. Ciolac EG, Guimarães G. Exercício físico e síndrome metabólica. Rev Bras Med Esporte. 2004;10(4):319-324.

50. Nantel J, Mathieu M-E, Prince F. Physical activity and obesity: biomechanical and physiological key concepts. J Obes. 2011;2011(Article ID 650230).

51. Demarzo MMP, Garcia SB. Exercise and cancer: exercise in the prevention and treatment of cancer. Saarbrucken: VDM Verlag; 2010.

CAPÍTULO 78

Abordagem à saúde escolar

Marcelo Demarzo
Aline Guerra Aquilante

Aspectos-chave

▶ A escola é um local privilegiado para a promoção da saúde, principalmente quando integra estudantes, pais, professores e funcionários.

▶ As iniciativas de Promoção da Saúde Escolar, das Escolas Promotoras de Saúde (EPS) e do Programa Saúde na Escola (PSE) constituem-se como ações importantes para a formação de cidadãos críticos, estimulando-os à autonomia, ao exercício de direitos e deveres, a atitudes mais saudáveis e ao controle das suas condições de saúde e qualidade de vida.

▶ No Brasil, as ações de promoção de saúde na escola podem ser potencializadas pela participação ativa dos médicos de família e comunidade em conjunto com as equipes de atenção primária à saúde (APS).

Os sistemas de saúde em todo o mundo estão em constante processo de construção e desenvolvimento, a fim de prover um melhor estado de saúde para as suas populações. Consequentemente, os sistemas não são estáticos, pois devem acompanhar as necessidades e mudanças sociais e culturais que acompanham o desenvolvimento de qualquer sociedade. Desde o século passado, alguns movimentos e iniciativas vêm discutindo a (re)organização internacional dos sistemas e das políticas públicas de saúde. Destaca-se aqui um movimento que é considerado fundamental e que tem influência direta no sistema de saúde brasileiro: o movimento moderno da promoção da saúde, com foco nas ações de saúde escolar.

Nas últimas décadas, a percepção dos países sobre o conceito de saúde e de "promoção da saúde" mudou, implicando novas abordagens nas práticas de "promoção da saúde escolar". Ao mesmo tempo, os resultados de vários estudos indicavam que a educação para a saúde, baseada no modelo biomédico e focalizada no controle e na prevenção de doenças, é pouco efetiva para estabelecer mudanças de atitudes e opções mais saudáveis de vida que minimizassem as situações de risco à saúde de crianças e adolescentes.[1]

A essas informações somou-se o Informe Lalonde – documento oficial do Governo do Canadá, publicado em 1974, que define o conceito de campo da saúde como sendo constituído de quatro componentes: biologia humana, meio ambiente, estilo de vida e organização da atenção à saúde. Esse documento apoiou a formulação das bases da promoção da saúde e da estratégia para a criação de espaços saudáveis e protetores. No início da década de 1990, diante das propostas do setor da educação, da crescente crítica de pouca efetividade da educação em saúde nas escolas e do surgimento da promoção da saúde, foi introduzida a estratégia de criação de espaços e ambientes saudáveis nas escolas.[1]

Assim, a promoção da saúde escolar, baseada em um amplo leque de pesquisas e práticas, evoluiu nas últimas décadas, acompanhando as iniciativas de promoção da saúde em todo o mundo. Durante os anos de 1990, a Organização Mundial da Saúde (OMS) desenvolveu, ainda, o conceito e a iniciativa das Escolas Promotoras de Saúde. Em 2007, foi instituído no Brasil o PSE.[2] Tais iniciativas estão fundamentadas em uma abordagem multifatorial que considera o conceito ampliado de saúde, envolvendo, portanto, o desenvolvimento de competência em saúde dentro das salas de aula, a transformação do ambiente físico e social das escolas e a criação de vínculo e parceria com a comunidade de abrangência e a sua influência.[3]

Este capítulo busca trazer uma síntese dos principais conceitos e práticas em promoção da saúde e promoção da saúde escolar, dando ênfase também à iniciativa das EPS e do PSE.

Conceito de promoção da saúde

A promoção da saúde foi nominada, pela primeira vez, pelo sanitarista Henry Sigerist, no início do século XX. Ele elaborou as quatro funções da medicina: promoção da saúde, prevenção das doenças, tratamentos dos doentes e reabilitação. Segundo sua concepção, a promoção da saúde envolveria ações de educação em saúde e ações estruturais do Estado para melhorar as condições de vida da população.[4]

Leavell e Clark, em 1965, propuseram o modelo da história natural da doença, composto por três níveis de prevenção:[4] primária, secundária e terciária. Nesse modelo, a promoção da saúde se limitava a um nível de atenção da medicina preventiva (prevenção primária), constituindo-se em ações destinadas ao desenvolvimento da saúde e do bem-estar geral no período de pré-patogênese. O modelo contribuiu para destacar as ações sobre o ambiente e sobre os estilos de vida, além de ações clínicas, o que foi fundamental dentro do processo de transição epidemiológica vivenciado no último século, com as doenças crônico-degenerativas ocupando um lugar de destaque. Dessa maneira, a promoção da saúde, além de se associar a medidas preventivas, passou a englobar a promoção de ambientes e estilos de vida saudáveis.[4,5]

Movimento moderno da "promoção da saúde"

Lalonde, que na década de 1970, foi ministro da saúde do Canadá, ao investigar o impacto dos investimentos e gastos em saúde na melhoria dos indicadores, constatou que 80% das causas das doenças estavam relacionadas a estilo de vida e a ambiente. Esse foi um gatilho para o questionamento sobre a capacidade das ações sanitárias setoriais de resolver os problemas de saúde sozinhas. Isso levou Lalonde a atribuir ao governo a responsabilidade por outras medidas, como o controle de fatores que influenciam o meio ambiente (poluição do ar, eliminação de dejetos humanos, água de abastecimento público, etc.).[4]

Assim, um processo de (re)valorização e (re)conceituação da promoção da saúde começa a surgir a partir da demanda do controle dos custos crescentes, referentes à assistência médica – que não correspondiam a resultados igualmente significativos –, bem como da necessidade de enfrentamento do quadro crescente de doenças crônico-degenerativas em uma realidade de envelhecimento populacional.[6]

Dentro desse contexto, um conceito mais contemporâneo de promoção da saúde surgiu em 1986 quando a OMS promoveu a Primeira Conferência Internacional sobre Promoção da Saúde, em Ottawa, Canadá. Essa conferência foi uma resposta à crescente demanda por uma nova concepção de saúde pública no mundo, que pudesse responder à complexidade emergente dos problemas de saúde, cujo entendimento não era mais possível pelo enfoque preventivista tradicional – vinculação de determinada doença a determinado agente ou grupo de agentes –, mas que se relacionasse a questões como as condições e os modos de vida. Como produto da conferência, divulgou-se a Carta de Ottawa para a Promoção da Saúde.[7]

A Carta reforça o conceito ampliado de saúde e seus determinantes para além do setor da saúde, englobando em conjunto as condições biológicas, sociais, econômicas, culturais, educacionais, políticas e ambientais. Ficaram definidos como condições e recursos fundamentais para a saúde: paz, habitação, educação, alimentação, renda, ecossistema estável, recursos sustentáveis, justiça social e equidade.[7]

Nessa concepção mais moderna, a promoção da saúde é, então, o processo de fortalecimento e capacitação de indivíduos e coletividades (municípios, associações, escolas, entidades do comércio e da indústria, organizações de trabalhadores, meios de comunicação) no sentido de ampliarem suas possibilidades de controlar os determinantes do Processo Saúde-Doença (PSD) e, com isso, ensejarem uma mudança positiva nos níveis de saúde. Implica a identificação dos obstáculos à adoção das políticas públicas de saúde e o modo de removê-los, além de considerar a intersetorialidade das ações, a implementação de ações coletivas e comunitárias e a reorientação dos serviços de saúde.[6]

Assim, a "nova" promoção da saúde consiste em proporcionar às pessoas e às comunidades os meios necessários para melhorar sua saúde e exercer maior controle sobre ela. A Carta de Ottawa propôs também cinco campos de ação principais para a promoção da saúde, descritos no Quadro 78.1.[7]

Desde a Carta de Ottawa, a OMS vem organizando novas conferências sobre promoção da saúde, no sentido de reforçar, aprimorar e aprofundar os conceitos e ações definidos em 1986.[9,10]

Quadro 78.1 | **Cinco campos de ação para a promoção da saúde**

Elaboração e implementação de políticas públicas saudáveis	Minimização das desigualdades por meio de ações sobre os determinantes dos problemas de saúde (equidade). As políticas públicas saudáveis podem ser estabelecidas por qualquer setor da sociedade (intersetorialidade) e devem demonstrar potencial para produzir saúde socialmente. Como exemplos de políticas saudáveis, há o ECA e a PNPS, do MS
Criação de ambientes favoráveis à saúde	Reconhecimento da saúde como sendo produzida socialmente e em diferentes espaços de convivência, sendo fundamental refletir sobre isso, bem como construir, na prática, escolas, municípios, locais de trabalho e habitação saudáveis
Reforço da ação comunitária	Participação social (Estado e sociedade civil) na elaboração e no controle das ações de promoção da saúde, visando ao empoderamento da comunidade. Preza pelo fortalecimento das organizações comunitárias, pela redistribuição de recursos, pela circulação de informações e pela capacitação dos setores marginalizados do processo de tomada de decisões
Desenvolvimento de habilidades pessoais	Viabilizado por meio de estratégias educativas e por programas de formação e atualização que capacitem os indivíduos a participar, a criar ambientes de apoio à promoção da saúde e a desenvolver habilidades pessoais relacionadas à adoção de estilos de vida saudáveis
Reorientação do sistema de saúde	Esforços para ampliação do acesso, efetivação da equidade e adoção de ações preventivas por meio da moderna abordagem da promoção da saúde

MS, Ministério da Saúde; PNPS, Política Nacional de Promoção da Saúde; ECA, Estatuto Da Criança e do Adolescente.
Fonte: World Health Organization.[8]

Ao analisar a história do conceito de promoção da saúde e principalmente as cartas e declarações resultantes das conferências internacionais sobre o tema, nota-se a tendência da visão holística da saúde, da determinação social do PSD e da equidade social como objetivos a serem atingidos, e a intersetorialidade, a participação social para o fortalecimento da ação comunitária e a sustentabilidade como princípios a serem levados em consideração ao se definirem estratégias para a ação.[6] O Quadro 78.2 apresenta os princípios da promoção da saúde mais atuais.

Promoção da saúde *versus* prevenção de doenças

É importante salientar a diferença entre "prevenção de doenças" e "promoção da saúde", lembrando que ambas são importantes para a condição de "saúde": a prevenção de doenças trabalha no sentido de garantir proteção a doenças específicas, reduzindo suas incidências e prevalências nas populações, e a "promoção da saúde" mais moderna visa a incrementar a saúde e o bem-estar gerais, promovendo mudanças nas condições de vida e de trabalho capazes de beneficiar a saúde de camadas mais amplas da população, ou seja, facilitar o acesso a escolhas mais saudáveis. A promoção da saúde deve possuir um enfoque mais amplo e abrangente, pois deve trabalhar a partir da identificação e do enfrentamento dos macrodeterminantes do PSD, procurando transformá-los favoravelmente na direção da saúde. Para a prevenção, evitar a doença é o objetivo final. Para a promoção, o objetivo contínuo é um nível ótimo de vida e de saúde e, portan-

Quadro 78.2 | Princípios modernos da promoção da saúde

As ações de promoção da saúde devem pautar-se por uma concepção holística de saúde voltada para a multicausalidade do PSD	As ações devem ser dirigidas para as causas primárias dos problemas e não apenas às suas manifestações concretas. Por exemplo: fomento à saúde física, mental, social e espiritual, enfatizando a determinação social, econômica e ambiental, uma vez que os níveis de saúde da população estão diretamente relacionados à qualidade e à quantidade de recursos (econômicos, sociais, etc.) disponibilizados a cada membro da sociedade para a sua subsistência
Equidade	Garantia do acesso universal à saúde, com justiça social. Para a construção de espaços de vida mais equitativos, é necessária a análise dos territórios onde as pessoas vivem, a detecção de grupos em situação de exclusão e a implementação de políticas públicas que façam uma discriminação positiva desses grupos. Isso implica a criação de oportunidades para que todos tenham saúde, reconhecendo que as necessidades são diferenciadas, uma vez que sofrem interferência dos determinantes sociais de saúde na população (renda, habitação, educação, etc.)
Intersetorialidade	Articulação de saberes e experiências no planejamento, na execução e na avaliação de ações para alcançar efeito sinérgico em situações complexas. O desafio proposto para a concretização da intersetorialidade é o modelo tradicional de fragmentação e desarticulação das ações. É necessária uma mudança radical das práticas e da cultura organizacional das administrações, pressupondo a superação da fragmentação na gestão das políticas públicas
Participação social	Envolvimento dos cidadãos no planejamento, na execução e na avaliação dos projetos. Para que essa participação seja qualificada, torna-se necessário o empoderamento coletivo, a fim de que a população seja capaz de exercer controle sobre os determinantes da saúde
Sustentabilidade	A promoção da saúde trabalha com questões de natureza complexa, demanda processos de transformação coletivos, com impactos em médio e longo prazo. O que se almeja é a criação de iniciativas de acordo com os princípios do desenvolvimento sustentável e a garantia de processo duradouro e forte

PSD, processo saúde-doença.
Fonte: Buss.[5]

Quadro 78.3 | Diferenças principais entre promoção da saúde e prevenção de doenças

Categoria	Promoção da saúde	Prevenção de doenças
Conceito de saúde	Positivo, multidimensional	Ausência de doença
Modelo de intervenção	Participativo, intersetorial	Profissional de saúde
Alvo	População e ambiente	Grupos de alto risco

Fonte: Adaptado de Westphal.[4]

tadas na epidemiologia clínica e na saúde baseada em evidências robustas, visando à melhoria da qualidade da prática em saúde, bem como à racionalidade econômica. Portanto, as ações devem ser cultural e cientificamente aceitáveis, necessárias e justificadas, prezando pelo máximo de qualidade da atenção com o mínimo de quantidade/intervenção possível.

Outro objetivo da prevenção quaternária é construir a autonomia dos usuários e pacientes por meio de informações necessárias e suficientes para poderem tomar suas próprias decisões, sem falsas expectativas, conhecendo as vantagens e os inconvenientes dos métodos diagnósticos, preventivos ou terapêuticos propostos. Em suma, consiste na construção da autonomia dos sujeitos e na detecção de indivíduos em risco de "sobretratamento" ou "excesso de prevenção", para protegê-los de intervenções profissionais inapropriadas e sugerir-lhes alternativas eticamente aceitáveis.[11,12]

Promoção da saúde no Brasil

No Brasil, em 2006, o Ministério da Saúde propôs a Política Nacional de Promoção da Saúde (PNPS),[13] com o objetivo de promover a qualidade de vida e reduzir vulnerabilidade e riscos à saúde relacionados aos seus determinantes e condicionantes – modos de viver, condições de trabalho, habitação, ambiente, educação, lazer, cultura, acesso a bens e serviços essenciais. O documento traz a promoção da saúde como uma das estratégias de produção de saúde, ou seja, como um modo de pensar e de operar articulado às demais políticas e tecnologias desenvolvidas no sistema de saúde brasileiro, contribuindo na construção de ações que possibilitam responder às necessidades sociais em saúde.[13] O Quadro 78.4 elenca ações específicas propostas por essa política.

Quadro 78.4 | Ações propostas pela política nacional da promoção da saúde

- Divulgação e implementação da PNPS
- Alimentação saudável
- Prática corporal/atividade física
- Prevenção e controle do tabagismo
- Redução da morbimortalidade em decorrência do uso abusivo de álcool e outras drogas
- Redução da morbimortalidade por acidentes de trânsito
- Prevenção da violência e estímulo à cultura de paz
- Promoção do desenvolvimento sustentável

PNPS, Política Nacional de Promoção da Saúde.
Fonte: Brasil.[13]

to, a ausência de doenças não é suficiente para alcançá-lo.[6] O Quadro 78.3 resume as principais diferenças entre promoção da saúde e prevenção de doenças.

Conceito de "prevenção quaternária"

As ações em saúde, tanto preventivas como curativas, têm sido consideradas, em algumas situações, excessivas e "agressivas", tornando-se também um fator de risco para a enfermidade e a doença. Por essa razão, em 1995, Jamoulle e Roland propuseram o conceito de Prevenção Quaternária ("prevenção da iatrogenia"),[11,12] aceito pelo Comitê Internacional da Organização Mundial dos Médicos de Família, em 1999. Esse novo nível de prevenção pressupõe ações clínicas centradas na pessoa e pau-

Em 2014, o MS redefiniu a PNPS, elencando como temas prioritários: formação e educação permanente; alimentação adequada e saudável; práticas corporais e atividades físicas; enfrentamento do uso do tabaco e seus derivados; enfrentamento do uso abusivo de álcool e outras drogas; promoção da mobilidade segura; promoção da cultura da paz e de direitos humanos; promoção do desenvolvimento sustentável. Reforça o objetivo geral de promover a equidade e a melhoria das condições e modos de viver dos indivíduos e das comunidades, reduzindo vulnerabilidades e riscos à saúde decorrentes dos determinantes sociais, econômicos, políticos, culturais e ambientais. Para o alcance desse objetivo e a abordagem dos temas prioritários, destaca que as ações e atividades devem ser desenvolvidas de maneira participativa e dialógica, por meio de processos pedagógicos problematizadores, libertadores, emancipatórios e críticos.[14]

Um estudo cienciométrico da literatura científica nacional e internacional, realizado após 10 anos da implementação da PNPS, identificou a Política Nacional de Alimentação e Nutrição e a temática Saúde Bucal como os objetos mais abordados nas pesquisas, e a Política de Atenção às Urgências, à Saúde Materno-Infantil e à Adolescência não foi priorizada.[15]

Promoção da saúde escolar

Os princípios da promoção da saúde definidos pela OMS na Carta de Ottawa[7] têm servido de guia para as ações de promoção da saúde mundo afora, sendo considerada por muitos "a nova saúde pública", na qual as práticas de saúde são, cada vez mais, desenvolvidas em outras agências e setores, para além dos serviços sanitários, como, por exemplo, a escola, o local de trabalho, o comércio, a indústria e a mídia.[5]

Como já assinalado, os serviços de saúde têm-se voltado historicamente ao atendimento das evidências do ponto de vista biológico, com base no estudo das causas e dos índices de mortalidade e morbidade, que, por serem menores entre os escolares, não têm justificado e motivado projetos, programas e investimentos, perdendo-se a oportunidade de participar na formação de hábitos e no desenvolvimento de habilidades para a vida, efetuando ações de promoção da saúde como complemento às ações assistenciais individuais e coletivas, desenvolvidas pela saúde no ambiente escolar ou fora dele.

Dicas

▶ Em 1986, quando a OMS promoveu a Primeira Conferência Internacional sobre Promoção da Saúde, em Ottawa, Canadá, definiu-se que a promoção da saúde consistiria em proporcionar aos povos os meios necessários para melhorar sua saúde e exercer maior controle sobre ela.[8]

▶ A Prevenção Quaternária consiste na construção da autonomia dos sujeitos e na detecção de indivíduos em risco de "sobretratamento" para protegê-los de novas intervenções médicas inapropriadas e sugerir-lhes alternativas eticamente aceitáveis.

A PSE deve ser considerada uma prioridade intersetorial complexa, embora as ações realizadas nas escolas enfoquem mais a prevenção e o controle de enfermidades do que a formação de estilos de vida saudáveis, o desenvolvimento psicossocial e a saúde mental. O desafio é superar o modelo de projetos pontuais, preventivistas e prescritivos que buscam responder às demandas emergenciais priorizadas por situações de epidemia e de não cumprimento de metas pactuadas pelo setor da saúde, ou simplesmente aos calendários da saúde e da educação.[16]

A Carta de Ottawa para a Promoção da Saúde[8] afirma que a educação é um requisito prévio da saúde. A OMS, no documento "Promoción de la Salud mediante las Escuelas", reconhece a relação que existe entre educação e saúde. A partir disso, julga que se pode empregar esse conhecimento para ajudar a estabelecer escolas promotoras da saúde, que melhorem a educação e aumentem o potencial de aprendizagem ao mesmo tempo em que melhoram a saúde. Como em quase todas as comunidades, a escola é o ambiente onde muitas pessoas vivem, estudam, trabalham, onde passam a maior parte do seu tempo. Por isso, é um lugar propício para se fomentar a saúde.[17]

Escolas promotoras de saúde

Seguindo a tendência proposta pela Carta de Ottawa para Promoção da Saúde,[7] na década de 1990, a OMS, em parceria com sua regional europeia, advogou pelo cenário da escola como estratégico para o desenvolvimento de ambientes saudáveis e de habilidades em promoção da saúde, lançando, então, a iniciativa das EPS. Em 1996, a OMS produziu uma série de diretrizes para que as escolas pudessem requerer o *status* de EPS. Essas diretrizes cobriam seis ações principais,[18] explicitadas no Quadro 78.5.

A iniciativa de EPS pressupõe uma revitalização da promoção da saúde na escola. Pretende reforçar a ação intersetorial de políticas sociais, como de educação e saúde, para alianças e parcerias, otimização de recursos, instrumentalização técnica de profissionais e representantes da população, que visem à requalificação e ao controle social das condições de saúde da comunidade escolar. Refere-se também à constituição de relações interpessoais mais solidárias e à implementação de políticas públicas que garantam opções saudáveis para o cidadão, desta e de gerações futuras, nos espaços sociais e de convivência.[1]

Assim, escolas que aspirem à condição de EPS devem focar suas ações no desenvolvimento de programas que promovam a saúde de forma global, estendendo a abordagem além da aquisição de competências (conhecimentos, habilidades e atitudes) individuais em promoção da saúde, atingindo também o ambiente físico e social da escola e desenvolvendo vínculo e parceria com a comunidade local.[18] No mesmo sentido, diretrizes subsequentes sobre as EPS[19] têm enfatizado alguns assuntos específicos:

- Desenvolvimento de uma boa rede de relacionamentos dentro da escola.
- Promoção da saúde e do bem-estar dos professores e funcionários.

Quadro 78.5 | Ações para tornar-se uma escola promotora de saúde

▶ Construir uma política escolar de promoção da saúde
▶ Adequar o ambiente físico da escola
▶ Adequar o ambiente social da escola
▶ Promover vínculo e parceria com a comunidade de abrangência e influência da escola
▶ Desenvolver habilidades pessoais de promoção da saúde em todos os atores escolares (professores, funcionários, estudantes e comunidade)
▶ Promover vínculo e parceria com os serviços de saúde de referência das escolas

Fonte: World Health Organization.[18]

- Promoção da melhora da autoestima entre os estudantes.
- Consideração de professores e funcionários como modelos de estilos de vida saudáveis.

Na mesma linha da Declaração de Alma-Ata e da APS, a iniciativa das EPS objetiva a abordagem participativa de todos os atores relacionados à escola (professores, funcionários, estudantes, pais e comunidade), tornando-os protagonistas do processo. O compromisso e o envolvimento da escola e dos diversos atores é a chave para o sucesso da iniciativa, e as escolas são encorajadas a desenvolverem programas que considerem suas características, estratégias e agenda local.[20] As primeiras iniciativas de desenvolvimento das EPS foram baseadas no modelo médico tradicional de prevenção de doenças específicas. Desde então, os programas vêm desenvolvendo uma abordagem mais sistêmica e integral, tentando direcionar as estratégias e ações para o enfrentamento dos problemas de saúde pública de maior magnitude deste século, incluindo o uso de drogas e o uso e abuso de álcool, o tabagismo, as dietas inadequadas, o sedentarismo, os problemas de saúde mental, a obesidade, a saúde sexual, as infecções sexualmente transmissíveis (ISTs) e a prevenção de acidentes de toda ordem.

Silva e Bodstein[21] fizeram uma análise crítica sobre a estratégia de EPS, interrogando se seria realmente uma inovação no modelo de saúde na escola, uma vez que identificaram a persistência na priorização de ações normativas para hábitos saudáveis, oferta de alimentação nutritiva em refeitórios escolares, reforço às metodologias educativas, formais e não formais, e novas habilidades como oportunidade para desenvolvimento humano, paz e equidade.

Langford e colaboradores[22] realizaram uma revisão sistemática que avaliou a eficácia da estratégia de EPS na melhoria das condições de saúde e no desempenho escolar. Os autores observaram melhorias relacionadas ao índice de massa corporal (IMC), à atividade física, à aptidão física, à ingestão de vegetais, ao consumo de tabaco e ao *bullying* (anglicismo que significa comportamento violento e agressivo entre estudantes). Não foi observado impacto quanto ao uso de álcool e drogas, à saúde sexual, à violência e à saúde mental. Devido à escassez de dados, não foi possível determinar o impacto da abordagem da estratégia de EPS sobre o desempenho escolar.

Recentemente, a aprendizagem socioemocional (*SEL – social and emotional learning*) tem ganho espaço dentro das EPS e da promoção de saúde escolar em geral, frente ao desafio de lidar com um número cada vez maior de estudantes com comportamentos que são considerados disfuncionais, como hiperatividade, dificuldade de concentração, pouca capacidade pró-social e cooperativa, ou aumento da prevalência de violência física ou psicológica como o *bullying*. O SEL é o processo pelo qual crianças (estudantes) e adultos (professores, funcionários e pais) adquirem competência para entender e gerenciar as emoções, definir e atingir metas positivas, sentir e mostrar empatia e compaixão, e estabelecer e manter relacionamentos positivos e tomadas de decisões responsáveis. Nesse cenário complexo, as intervenções baseadas em *mindfulness* (atenção plena) têm se mostrado efetivas, e cada vez mais fazem parte das estratégias inovadoras de promoção da saúde escolar. Além do desenvolvimento de atenção, concentração, e memória, o treinamento em *mindfulness* implica numa atitude mais compassiva, com menos vieses cognitivos, o que facilita relações interpessoais funcionais entre professores, estudantes, pais e funcionários (para mais informações sobre *mindfulness*, ver Cap. 94, Meditação).[32]

Escolas Promotoras de Saúde no Brasil

No Brasil, a promoção da saúde está legitimada na Constituição de 1988, afirma que saúde, além da assistência, está relacionada às condições de renda, à educação, ao trabalho, à moradia, à alimentação e ao lazer. A promoção da saúde, no contexto brasileiro, é uma das bases do Sistema Único de Saúde (SUS), que se define como sendo aberto à participação da comunidade e com controle social e se encontra instituído em normas que definem as responsabilidades dos municípios e seus compromissos com a coletividade por meio de uma gestão participativa e transparente.

Algumas cidades brasileiras acolheram essa iniciativa e desenvolveram experiências exitosas na área. Em Maceió, mediante a implantação de comissões de prevenção de acidentes nas escolas e da interface com a Sociedade de Pediatria local, abriu-se caminho para formatar uma proposta de rede. O município de Embu, na região metropolitana de São Paulo, a partir da articulação das secretarias municipais de saúde e educação, criou uma rede municipal de EPS. A experiência desse município ressalta a importância do contexto da cidade, de seus aspectos culturais e sociais, e das demandas e interesses de crianças, adolescentes e jovens, que se expressando, por exemplo, por meio do *hip-hop* constituíram elementos importantes para estimular a estratégia de rede. Há, ainda, a experiência do município do Rio de Janeiro na criação de rede municipal de EPS, cujo grupo de técnicos das áreas de saúde e educação há anos investem em atividades de promoção da saúde na escola, como estratégia de reverter práticas autoritárias e verticais de programas tradicionais de saúde escolar e de valorizar a formulação de políticas mais saudáveis, com a perspectiva de constituir EPS na rede pública municipal de ensino.[1]

Em âmbito estadual, há a experiência de formação de rede de EPS no estado do Tocantins: ao conceber a promoção da saúde na ótica da gestão estratégica, cria um agente/ator interlocutor da escola com os serviços de saúde, lançando mão de outras estratégias e ferramentas do SUS. O estado do Tocantins apresentou, entre outras iniciativas, o projeto Agente de Saúde Escolar, única parceria com a Estratégia Saúde da Família mencionada. Essa é uma das primeiras questões em discussão, devido à sua abrangência, ao grau de prioridade, à soma de recursos investidos e ao sentido de territorialidade e integralidade das ações que são inerentes a essa estratégia de âmbito nacional. A construção de ambientes saudáveis, prática registrada em alguns municípios – como os relacionados ao Movimento de Municípios Saudáveis, Vargem Grande Paulista e Itaoca, no estado de São Paulo, ou em Curitiba, Paraná – envolve a participação da área universitária (Universidade de São Paulo e Universidade Católica do Paraná) na articulação com a escola, de modo a favorecer práticas de promoção da saúde em diferentes e interessantes dimensões, que incluem investimentos em programas de educação continuada. A questão da violência como tema indutor pode ser explorada no trabalho de pesquisa/ação no município do Rio de Janeiro, que destaca a questão do *bullying* e formula algumas ações de enfrentamento. A experiência do Liceu de Artes e Ofícios de Salvador, Bahia, nasceu a partir da construção de uma cultura de paz como forma de enfrentar e minimizar a sua ocorrência na comunidade.[1]

No Rio de Janeiro, a implementação de práticas de alimentação saudável na rede municipal de ensino, em 1.054 escolas públicas, colaborou na reflexão sobre estratégias, metodologias e recursos que facilitem maior abrangência de cobertura dessas ações, a partir do programa de alimentação escolar. As atividades de organizações não governamentais também trazem suas contribuições ao debate sobre as EPS, como no caso da Comunicação em Sexualidade de São Paulo, que, a partir de eixos como sexualidade e saúde reprodutiva, atua por meio de metodologia participativa denominada "rodas de conversa", com a proposta de reverter a vulnerabilidade de adolescentes em cidades como Foz do Iguaçu, no Paraná, e Corumbá, no Mato Grosso.[1]

No campo da saúde do adolescente, o Programa de Saúde do Adolescente se constituiu no município do Rio de Janeiro, a partir do marco de desenvolvimento humano integral e de promoção da saúde, com privilegiada parceria com as escolas públicas municipais. A Escola Nacional de Saúde Pública/Fiocruz contribuiu com a pesquisa no campo do imaginário dos alunos no que se refere à promoção da saúde e à prática da atividade física, em Manguinhos, Rio de Janeiro, e também com a experiência do município de Jaboticatubas, região metropolitana de Belo Horizonte, Minas Gerais, onde uma doença endêmica, como a esquistossomose, trouxe a possibilidade de revisão da relação do homem com a natureza, como maneira de buscar ambientes mais favoráveis à saúde.[1]

A Universidade Federal do Estado do Rio de Janeiro também contribuiu com a experiência em uma Unidade Básica de Saúde (UBS), em que o ato de brincar pressupõe importante referência do caráter lúdico para a humanização do atendimento. Outra experiência destaca o rádio como meio de comunicação, que tem permitido conversas sobre saúde em algumas comunidades, despertando a relevância de sua utilização como estratégia formuladora de políticas de promoção da saúde. Na experiência de Sobral, município do Ceará, o processo continuado de aprimoramento da intersetorialidade como instrumento de potencialização das políticas públicas é o foco.[1]

Em Fortaleza, Ceará, o programa *Fortaleça sua Saúde* tem como objetivo promover atividade física e estilo de vida saudável. Tem três eixos de atuação, sendo: (i) capacitação de professores para a discussão de tópicos relacionados à saúde no currículo geral e nas aulas de Educação Física; (ii) oportunidades de realização de atividades físicas no ambiente escolar; (iii) atividades de educação em saúde direcionadas à comunidade escolar (estudantes e pais/responsáveis). Barbosa Filho e cols.[23] avaliaram a eficácia do programa e constataram que houve aumento no número de estudantes ativos e saudáveis, bem como redução do tempo em frente a telas (televisão, computador, *tablet*, *smartphone*). Ocorreu uma sensibilização da comunidade escolar para a importância da adoção de outras ações para a promoção de um estilo de vida saudável, como alimentação, sono e controle do uso de álcool e tabaco. Também foram identificadas melhorias no desempenho escolar e na assiduidade dos estudantes.

Certamente, inúmeras outras experiências brasileiras em promoção da saúde na escola poderiam estar aqui apresentadas com primorosas contribuições ao debate que se apresenta, no bojo da iniciativa de EPS no Brasil. Observou-se que o maior número de projetos e ações registrados pelo levantamento envolveu o professor, sendo voltados à sua formação, à capacitação e/ou à mobilização. Isso sugere uma valorização dos professores, colocando-os em uma posição estratégica e de destaque para a incorporação das questões de relevância social no projeto político-pedagógico.[1] Chamou a atenção que o estabelecimento de parcerias foi assinalado para a elaboração e/ou implantação de todos os projetos e ações. Habitualmente citado como um dos principais entraves para o desenvolvimento de projetos de interesse comum, o desafio do trabalho intersetorial vem sendo enfrentado, refletindo esforços de compatibilizar agendas entre setores e instituições.

Diferentes autores apontam o desafio da intersetorialidade para o desenvolvimento de ações efetivas de promoção da saúde.[21,22,24–28] A diversidade de interesses e de agendas, bem como a divisão das responsabilidades determinadas para cada esfera governamental dificultam o processo. No Brasil, historicamente, políticas de educação e saúde se estruturaram para que o seu funcionamento ocorra de forma setorial, o que vai de encontro ao paradigma da promoção da saúde. Assim, é necessário que haja um grau de abertura em cada setor para dialogar, estabelecendo corresponsabilidade e cogestão pela melhoria da qualidade de vida populacional. No sentido de concretizar a intersetorialidade pensando no estabelecimento do PSE, o Ministério da Educação (ME) e o Ministério da Saúde (MS) dividem responsabilidades e tarefas, mas não de maneira equânime, pois o financiamento das ações do programa e o processo de adesão dos municípios são protagonizados pelo MS.[25]

Muitos países adotaram a promoção da saúde; no entanto, a mudança efetiva de paradigma ainda não foi detectada em nenhum país, em termos de impacto visível na realidade social.[23] A saúde escolar na América Latina ainda revela a persistência de modelos centrados na prevenção de doenças com estratégias pedagógicas fundamentadas na transmissão de conhecimentos, nas ações de triagens e de construção de perfis epidemiológicos.[26] O cuidado primordial é que a promoção da saúde não seja esvaziada e se transforme em mais um programa vertical de atenção à saúde ou repasse de responsabilidades do poder público para a população. É preciso apoiar com os conhecimentos do campo da saúde e estratégias pedagógicas adequadas à estruturação de uma cidadania ativa.[24]

Papéis do médico de família e comunidade e da atenção primária à saúde

A intersetorialidade é uma das características fundamentais da atuação em APS e, consequentemente, deve fazer parte da prática do médico de família e comunidade. A iniciativa das EPS é uma boa oportunidade para refletir sobre uma ação intersetorial entre as áreas da saúde e da educação que priorize a participação efetiva da comunidade no processo de construção coletiva de ações de saúde na escola.

Entre os desafios mais importantes da promoção da saúde na escola estão a integração de ensino de habilidades para a vida em todos os níveis escolares, a instrumentalização técnica de professores e dos profissionais da APS (no Brasil, atenção básica, cujo principal cenário é a ESF), para apoiar e fortalecer a iniciativa das escolas, a vigilância de práticas de risco e o monitoramento e a avaliação da efetividade da iniciativa das EPS, a fim de firmar o compromisso das escolas com a promoção da saúde de seus alunos, professores e outros membros da comunidade escolar.[1]

Visando à integralidade do enfoque da área da saúde, a Organização Pan-americana da Saúde propõe a utilização de técnicas e métodos participativos que ultrapassem a delimitação física da escola e envolvam pais, professores e comunidades. Metodologias dessa natureza devem orientar todas as atividades desenvolvidas, tais como: diagnóstico das necessidades de saúde da população escolar; desenvolvimento curricular de forma integrada; preparação de material didático; formação permanente de professores e funcionários; investigação, seguimento e avaliação das atividades desenvolvidas; e difusão de informações sobre os avanços e desafios encontrados.[1]

Dentro da lógica da vigilância em saúde e como protagonistas corresponsáveis pela saúde e qualidade de vida das populações em que estão inseridos, os médicos de família e comunidade, em conjunto com a equipe de saúde da família, podem ser importantes agentes desencadeadores das iniciativas de promoção da saúde escolar, principalmente nas localidades ainda carentes na questão. Além disso, o médico e a equipe de saúde da família podem e devem atuar ativamente nos processos de educação permanente e continuada em saúde de professores, funcionários, pais e estudantes. Devem, ainda, garantir e potencializar o acesso e a parceria da escola com a Unidade de Saúde da Família, coordenando ações contínuas e longitudinais e promovendo a integralidade das ações e serviços em saúde em relação às demandas das escolas.[29]

Tudo indica que essa parceria se estruture e se solidifique, levando-se em conta os limites e as inúmeras possibilidades de atuação, de forma dinâmica e perene, não eventual nem espasmódica. Esse parece ser um rico desafio para os profissionais da saúde da APS e da área da educação, seus interlocutores, usuários, gestores e formuladores de políticas sociais, além dos movimentos sociais, suas representações populares, acadêmicas e de serviços, públicas e privadas.[1]

Nesse contexto, investimentos na educação permanente em saúde, que contribui para a transformação das práticas profissionais, pedagógicas e de saúde e para a organização dos serviços, poderão constituir-se como ações que qualifiquem estratégias, como a de saúde da família e a de agentes comunitários de saúde, consideradas importantes para uma reorganização da atenção básica.[1]

Do mesmo modo, a criação de EPS, com base na ação intersetorial que congrega atores que circulam em diferentes espaços, que, por sua vez, se entrelaçam, pode somar-se àquelas estratégias, reforçar a ação intersetorial e estimular, também, transformações necessárias à consolidação do SUS, com vistas à universalidade, à integralidade e à equidade das ações e do controle social na APS.[1]

Programa Saúde na Escola – iniciativa articulada às equipes de saúde da família no Brasil

O PSE, instituído por Decreto presidencial nº 6.286, de 5 de dezembro de 2007, resulta do trabalho integrado entre o MS e o ME, na perspectiva de ampliar as ações específicas de saúde aos estudantes da rede pública de ensino.[2] Os principais objetivos desse programa são:[30]

I – promover a saúde e a cultura da paz, reforçando a prevenção de agravos à saúde; II – articular as ações do SUS às ações das redes de educação básica pública, de forma a ampliar o alcance e o impacto de suas ações relativas aos estudantes e às suas famílias, otimizando a utilização dos espaços, equipamentos e recursos disponíveis; III – contribuir para a constituição de condições para a formação integral de educandos; IV – contribuir para a construção de sistema de atenção social, com foco na promoção da cidadania e nos direitos humanos; V – fortalecer o enfrentamento das vulnerabilidades, no campo da saúde, que possam comprometer o pleno desenvolvimento escolar; VI – promover a comunicação entre escolas e unidades de saúde, assegurando a troca de informações sobre as condições de saúde dos estudantes; e VII – fortalecer a participação comunitária nas políticas de educação básica e de saúde, nos três níveis de governo.

As principais ações do PSE, que foram redefinidas em 2017, são:[31]

I – ações de combate ao mosquito *Aedes aegypti*; II – promoção das práticas corporais, da atividade física e do lazer nas escolas; III – prevenção ao uso de álcool, tabaco, *crack* e outras drogas; IV – promoção da cultura de paz, cidadania e direitos humanos; V – prevenção das violências e dos acidentes; VI – identificação de educandos com possíveis sinais de agravos de doenças em eliminação; VII – promoção e avaliação de saúde bucal e aplicação tópica de flúor; VIII – verificação e atualização da situação vacinal; IX – promoção da alimentação saudável e prevenção da obesidade infantil; X – promoção da saúde auditiva e identificação de educandos com possíveis sinais de alteração; XI – direito sexual e reprodutivo e prevenção de IST/aids; e XII – promoção da saúde ocular e identificação de educandos com possíveis sinais de alteração.

Dentro da lógica do PSE, as equipes de saúde da família devem atuar como interlocutoras entre a escola e os serviços de saúde. Por isso, sempre que se detecte uma criança, um adolescente ou um jovem com necessidades ou problemas de saúde, deve-se designar um profissional da equipe de saúde, em conjunto com um representante da comunidade escolar, para fazer o acompanhamento e coordenação do cuidado ou plano terapêutico proposto, mobilizando os recursos de saúde e educacionais necessários, evitando-se ou reduzindo-se ao máximo o afastamento dos estudantes de suas atividades escolares normais.

> **Dica**
> ▶ Os médicos de família e comunidade, em conjunto com a ESF, podem e devem ser importantes agentes desencadeadores das iniciativas de promoção da saúde escolar, principalmente nas localidades ainda carentes nesse aspecto.

Estratégias de operacionalização das iniciativas de promoção da saúde escolar

A elaboração de um bom projeto é um passo fundamental e estratégico para sistematizar as ações de saúde escolar. Alianças e parcerias também são fundamentais, por exemplo, com programas públicos ou privados, ou ainda do terceiro setor, que utilizem tecnologias propícias para a promoção da saúde escolar. Para estimular a participação local e da comunidade, podem ser realizados seminários de sensibilização e instrumentalização técnica dos diversos atores envolvidos (professores, funcionários, estudantes, pais e profissionais de saúde).[1]

O planejamento em saúde é um auxiliar fundamental da tomada de decisão, permitindo a racionalização dos recursos de saúde com equidade e eficiência, e esses aspectos também são importantes para a operacionalização das iniciativas de promoção da saúde escolar. Como processo, o planejamento das ações preconiza a realização do diagnóstico situacional, a definição de prioridades e objetivos, a seleção das melhores estratégias e a preparação operacional dos projetos.[32]

No nível local e das comunidades, os projetos deverão levar em conta as prioridades nacionais para as áreas de promoção da saúde; apoiar os currículos escolares, trabalhar acontecimentos de saúde relevantes, com ações dirigidas às práticas da escola e dos alunos, bem como às suas necessidades.[32] Algumas atividades poderão ser propostas pelas equipes de saúde e/ou pela comunidade envolvida, que, no espaço da escola, serão executadas como ações coletivas de promoção da saúde e melhoria da qualidade de vida da comunidade. As questões assistenciais e clínicas devem ser encaminhadas para as unidades de saúde da própria equipe de saúde da família.[1]

Os projetos de promoção da saúde exigem planejamento de longo prazo, devendo ser sucintos e exequíveis, com a participação ativa de todos os atores em todas as etapas do seu desenvolvimento (desde o levantamento das principais necessidades e identificação das prioridades até a elaboração e execução de estratégias para desenvolver uma ação local participativa), serem avaliados ao final de cada ano letivo, incluindo sempre a gestão da sua qualidade.[32]

Uma estratégia fundamental para a institucionalização e a sustentabilidade das ações e dos projetos é o trabalho participativo com a direção da escola e o corpo de professores, a fim de estimular a inserção da promoção da saúde no projeto político-pedagógico da escola. Isso exige um trabalho dinâmico entre os profissionais de saúde e da educação, na reflexão conceitual da proposta e na otimização de ações no cotidiano programado pela escola. Como medida facilitadora, deve-se estimular o desenvolvimento de práticas metodológicas e dinâmicas participativas com outros segmentos da comunidade, como estudantes, pais e familiares, em parceria com o corpo de professores da escola.[1]

Durante o processo de formulação do projeto de ação local, devem ser identificados potenciais agentes multiplicadores, que deverão responsabilizar-se como membros de referência em promoção da saúde e, portanto, estimular o desenvolvimento e a manutenção das ações na escola, sejam eles professores, alunos ou lideranças comunitárias.[1]

O desenho dos projetos deverá obedecer a uma metodologia. No Quadro 78.6, sugerem-se algumas etapas do processo de construção com a comunidade de um projeto de ação local de promoção da saúde escolar, visando a melhorar a qualidade de vida na escola e na comunidade.[32]

> **Dicas**
> ▶ A elaboração de um bom projeto é um passo fundamental e estratégico para sistematizar as ações de saúde escolar.
> ▶ As estratégias e ações de promoção da saúde que abordam mudanças no ambiente físico e social da escola e/ou envolvem pais e familiares se mostram mais efetivas do que as que não utilizam essas abordagens.

O Quadro 78.7 traz indicadores que podem auxiliar a avaliação do sucesso das iniciativas de promoção da saúde escolar.

CONCLUSÃO

A promoção da saúde nas escolas tem grande potencial para melhorar a saúde e o bem-estar de crianças e adolescentes. Entre os programas mais efetivos estão os focados na promoção da atividade física, de dietas saudáveis, de restrição ao consumo de tabaco e de diminuição da ocorrência de *bullying* entre os escolares. Evidências apontam os componentes da iniciativa das EPS como chave para programas bem-sucedidos, tais como sustentabilidade, abordagem multifatorial (currículo, ambiente escolar e comunidade) e envolvimento de todos os atores escolares (estudantes, professores, funcionários, pais e comunidade) no processo. Os médicos de família e comunidade e as equipes de saúde da família devem ser protagonistas nessas iniciativas, constituindo-se efetivamente em importantes agentes desencadeadores das iniciativas de promoção da saúde escolar no Brasil.

Quadro 78.6 | Sugestão de seis etapas a serem seguidas para a operacionalização e a avaliação de projetos de promoção da saúde escolar

1. Identificação do problema

Após a sensibilização e efetivação da parceria e da apresentação da proposta conceitual da promoção da saúde, devem-se levantar as necessidades por meio da realização de reuniões, grupos de trabalho ou oficinas com a comunidade escolar: alunos, pais, professores, funcionários, outros profissionais e membros da comunidade. Deve-se identificar e caracterizar cada necessidade ou problema de saúde, levando-se em conta que a "realidade" é um todo complexo, logo os dados devem ser de diversas origens (saúde, habitação, educação, atividades econômicas, etc.). O diagnóstico local deve permitir desenhar uma intervenção baseada nos dados coletados, nos recursos existentes, disponíveis e potenciais. Existindo mais do que um problema, deve-se avaliar a dimensão de cada um deles, em termos de frequência e gravidade, e ponderar a adesão da comunidade, selecionando o que for considerado prioritário e exequível por todos os parceiros

2. Identificação do(s) objetivo(s)

Os objetivos deverão corresponder às mudanças que se quer promover. Pode ser um grande objetivo que indica o sentido da mudança, quantificando-a, ou traduzir momentos de mudança. Os objetivos deverão ser explicitados em termos de espaço e de tempo, assim como de destinatários.

3. Seleção de atividades e ações

Apresentados os temas e discutidas as demandas, as prioridades e os objetivos, deve ser traçado um plano de ação de acordo com as necessidades e possibilidades da comunidade escolar. Na realização das atividades e ações, os estudantes devem ser considerados como sujeitos-atores do processo educativo, devendo-se contemplar todas as dimensões das EPS – organizacional, curricular, psicossocial, ecológica e comunitária –, bem como o trabalho ser desenvolvido em rede intersetorial. Para cada atividade, é importante especificar a metodologia, as tarefas necessárias à sua realização e as pessoas que a executarão. Elaborar o cronograma das atividades é indispensável

4. Preparação de um orçamento para o projeto

5. Organização do trabalho dos indivíduos, dos grupos e dos serviços

Saber "quem lidera ou facilita cada atividade ou ação do projeto", "quem é o responsável por quem", e "quem deve consultar quem" e/ou outras formas de gestão – colegiada, por exemplo

6. Avaliação do projeto

Para cada objetivo, listar os principais indicadores a serem avaliados (ver Quadro 78.7) e as pessoas que efetuarão a coleta e o tratamento dos dados. A avaliação da efetividade dos projetos de promoção da saúde deverá evidenciar o processo e os resultados, considerando, principalmente:

▶ Em que medida o projeto teve a participação da comunidade educativa, contribuiu para a mudança das políticas da escola e teve controle de custos (dimensão organizacional)

▶ Em que medida o projeto desenvolveu uma abordagem holística do tema e melhorou as práticas da escola (dimensão curricular)

▶ Em que medida tornou o ambiente escolar mais seguro e saudável (dimensão ecológica)

▶ Em que medida melhorou o relacionamento intra e interpessoal na escola (dimensão psicossocial)

▶ Em que medida o projeto estabeleceu uma boa articulação com a comunidade extraescolar (dimensão comunitária)

▶ Em que medida o projeto aumentou as competências em saúde de alunos, pais e professores e evidenciou ganhos em saúde (indicadores de saúde positiva)

Outras ações avaliativas possíveis: produzir relatórios; analisar as condições de promoção da saúde com visitas às escolas; buscar conhecer, por meio de entrevistas com professores, diretores, alunos e membros da comunidade escolar, o grau de conhecimento sobre o projeto e o grau de satisfação com suas atividades; realizar periodicamente encontros de avaliação e reflexões.

Fonte: Adaptado de Portugal.[32]

Quadro 78.7 | **Indicadores de promoção da saúde para escolas saudáveis**

Currículo, ensino e aprendizagem

A escola cria oportunidades de aprendizagem que ampliam conhecimentos sobre saúde para estudantes, funcionários e comunidade

A comunidade escolar é estimulada a participar de atividades voltadas para a realidade da população local

Os professores e os funcionários são adequadamente preparados para assumirem seu papel na promoção da saúde na escola

Organização escolar, *ethos* e ambiente

▶ Existência de programas de saúde e segurança na escola
▶ Existência de políticas de combate ao fumo (ambiente livre de cigarro)
▶ Existência de políticas de combate ao uso de álcool
▶ Existência de políticas de combate ao uso de outras drogas
▶ Existência de políticas de combate à violência na escola
▶ Disponibilidade de alimentos saudáveis (merenda escolar, cantinas e horta escolar)
▶ Existência de programas de suporte à saúde mental e física da comunidade escolar
▶ Estudantes e funcionários com necessidades especiais de aprendizagem são identificados e recebem suporte apropriado
▶ Baixa taxa de reprovação e evasão escolar
▶ Garantia de acesso a serviços de saúde básicos para estudantes e funcionários da escola
▶ Existência de programa de reciclagem de lixo, qualidade da água e uso sustentável de energia
▶ Existência de programas de controle de recursos finitos e controle de desperdício e depreciação de imóveis e equipamentos (papel, salas, mobiliário e equipamentos)
▶ Existência de programas de preservação ambiental e controle de poluição

Parcerias com a comunidade

▶ A escola conta como uma associação de pais e mestres atuante
▶ As instalações escolares são utilizadas para atividades comunitárias
▶ A escola desenvolve ações em parceria com serviços de atenção primária à saúde que são voltados à comunidade escolar
▶ A escola estabelece parcerias com instituições comunitárias para desenvolvimento de projetos voltados para a melhoria da qualidade de vida da população local

Fonte: Brasil.[1]

REFERÊNCIAS

1. Brasil. Ministério da Saúde. Escolas promotoras de saúde: experiências do Brasil. Brasília; 2007.

2. Brasil. Ministério da Educação. Programa saúde na escola. Brasília; 2008.

3. Stewart-Brown S. What is the evidence on school health promotion in improving health or preventing disease and, specifically, what is the effectiveness of the health promoting schools approach? [Internet]. Copenhagen: WHO Regional Office for Europe; 2006 [capturado em 9 dez. 2017]. Disponível em: http://www.euro.who.int/document/e88185.pdf.

4. Westphal MF. Promoção da saúde e prevenção de doenças. In: Campos GW, Minayo MC, Akerman M, Drumond Jr M, Carvalho YM. Tratado de saúde coletiva. São Paulo: Hucitec; 2006.

5. Buss PM. Uma introdução ao conceito de promoção da saúde. In: Czeresmia D, organizador. Promoção da saúde: conceitos, reflexões, tendência. Rio de Janeiro: Fiocruz; 2003.

6. Demarzo MMP, Aquilante AG. Saúde escolar e escolas promotoras de saúde. In: Umpierre RN, Augusto DK, organizadores. Programa de atualização em medicina de família e comunidade. Porto Alegre: Artmed Panamericana; 2008.

7. Brasil. Ministério da Saúde. Carta de Ottawa para a promoção da saúde. Promoção da Saúde. 1999;1:51-54.

8. World Health Organization. Ottawa charter for health promotion: an International Conference on Health Promotion, the move towards a new public health. Geneva; 1986.

9. Brasil. Ministério da Saúde. Recomendações de Adelaide. Promoção da Saúde.1999;1:36-39.

10. Brasil. Ministério da Saúde. Declaração de Jacarta sobre promoção da saúde pelo século XXI adentro. Promoção da Saúde. 1999;1:40-42.

11. Almeida LM. Da prevenção primordial à prevenção quaternária. Rev Port Saúde Pública. 2005:23(1):91-6.

12. Melo M. A prevenção quaternária contra os excessos da Medicina. Rev Port Clin Geral. 2007;23:289-93.

13. Brasil. Ministério da Saúde. Política Nacional de Promoção da saúde. Brasília; 2006.

14. Brasil. Ministério da Saúde. Portaria n. 2.446, de 11 de novembro de 2014 [Internet]. Brasília; 2014 [capturado em 09 dez. 2017]. Disponível em: http://bvsms.saude.gov.br/bvs/saudelegis/gm/2014/prt2446_11_11_2014.html.

15. Yamaguchi UM, Bernuci MP, Pavanelli GC. Produção científica sobre a Política Nacional de Promoção da Saúde. Ciênc Saúde Coletiva. 2016;21(6):1727-1736.

16. Tocantins. Secretaria de Estado da Saúde. Estudo sobre o processo de gestão integrada da estratégia escolas promotoras de saúde do Tocantins. Palmas; 2006.

17. Brasil. Ministério da Saúde. Escola promotora da saúde. Promoção da Saúde.1999;1:26-27.

18. World Health Organization. Regional guidelines: development of health-promoting schools: a framework for action. Manila; 1996.

19. Parsons C, Stears D, Thomas C. The health promoting school in Europe: conceptualising and evaluating the change. Health Educ J. 1996;55:311-321.

20. Nutbeam D. The health promoting school: closing the gap between theory and practice. Health Promot Internat. 1992;7(3):151-153.

21. Silva CS, Bodstein RCA. Referencial teórico sobre práticas intersetoriais em Promoção da Saúde na Escola. Ciênc Saúde Coletiva. 2016;21(6):1777-1788.

22. Langford R, Bonell CP, Jones HE, Pouliou T, Murphy SM, Waters E, et al. The WHO Health Promoting School framework for improving the health and well-being of students and their academic achievement. Cochrane Database Syst Rev. 2014;(4):CD008958.

23. Barbosa Filho VC, Lopes AS, Lima AB, Souza EA, Gubert FA, Silva KS, et al. Rationale and methods of a cluster-randomized controlled trial to promote active and healthy lifestyles among Brazilian students: the "Fortaleça sua saúde" program. BMC Public Health. 2015;15:1212.

24. Rabello LS. Promoção da saúde: a construção social de um conceito em perspectiva do SUS. Rio de Janeiro: Fiocruz; 2010.

25. Ferreira IRC, Vosgerau DSR, Moysés SJ, Moysés ST. Diplomas normativos do Programa Saúde na Escola: análise de conteúdo associada à ferramenta ATLAS TI. Ciênc Saúde Coletiva. 2012;17(12):3385-3398.

26. Casemiro JP, Fonseca ABC, Secco FVM. Promover saúde na escola: reflexões a partir de uma revisão sobre saúde escolar na América Latina. Ciênc Saúde Coletiva. 2014;19(3):829-40.

27. Carvalho FFB. A saúde vai à escola: a promoção da saúde em práticas pedagógicas. Physis. 2015;25(4):1207-1227.

28. Dias MSA, Vieira FMBR, Silva LCC, Vasconcelos MIO, Machado MFAS. Colaboração interprofissional no Projeto Saúde e Prevenção na Escola. Ciênc Saúde Coletiva. 2016;21(6):1789-1798.

29. Silveira GT, Pereira IMTB. Escolas promotoras de saúde ou escolas promotoras de aprendizagem/educação? In: Lefevre F, Lefevre AMC. Promoção de saúde, ou, a negação da negação. Rio de Janeiro: Vieira & Lent; 2004.

30. Brasil. Decreto n. 6.286, de 5 de dezembro de 2007 [Internet]. Brasília: Casa Civil; 2007 [capturado em 09 dez. 2017]. Disponível em: http://www.planalto.gov.br/ccivil_03/_ato2007-2010/2007/decreto/d6286.htm.

31. Brasil. Ministério da Saúde. Portaria Interministerial n. 1.055, de 25 de abril de 2017. Brasília; 2017 [capturado em 07 dez. 2017]. Disponível em: http://189.28.128.100/dab/docs/portaldab/documentos/prt_1055_25_5_2017.pdf.

32. Portugal. Ministério da Saúde. Programa nacional de saúde escolar. Diário da República. 2006;110.

CAPÍTULO 79

Sexualidade e diversidade

Ademir Lopes Junior
Ana Paula Andreotti Amorim
Mariana Maleronka Ferron

Aspectos-chave

► A abordagem da sexualidade deve acontecer com naturalidade, em espaço seguro, sem reprodução de estigmas e tabus.

► Existem inúmeras variabilidades nas vivências de identidade de gênero, de expressão de gênero, de orientação sexual e de práticas sexuais.

► Prazer, orgasmo, sexo anal e masturbação são temas geralmente negligenciados na formação de profissionais de saúde e no cuidado oferecido aos pacientes.

► Pessoas em diferentes situações de vulnerabilidade devem ter suas necessidades reconhecidas, bem como seus direitos sexuais garantidos.

► Alguns grupos populacionais têm sua sexualidade invisibilizada ou objetificada.

Promoção da saúde sexual

A saúde sexual é um direito fundamental para a emancipação das pessoas e se relaciona com a satisfação de necessidades humanas básicas, como desejo de contato, prazer, intimidade, carinho e amor (Quadro 79.1).[1] O objetivo da promoção à saúde sexual é permitir às pessoas exercerem sua sexualidade com maior autonomia, liberdade e tranquilidade. O primeiro passo é reconhecer que existem discursos, valores e normas nesse campo que reproduzem relações de poder e/ou exclusão.[2]

A abordagem da sexualidade envolve esclarecer dúvidas e mitos sobre o funcionamento, a anatomia e as transformações do corpo nas várias fases da vida. Investigam-se os conflitos, as expectativas, os desejos, os comportamentos e a satisfação com a atividade sexual. Orienta-se sobre prevenção de infecções sexualmente transmissíveis (ISTs) e saúde reprodutiva, reconhecendo as influências culturais sobre esse tema. Identificam-se situações relacionadas a maior risco, como uso de tabaco, álcool e substâncias psicoativas, violência doméstica e institucional, violência urbana, risco de acidentes e demais comportamentos de risco. Promove-se o respeito à diversidade humana e sexual, com ações para reduzir a vulnerabilidade e empoderar grupos específicos.

Sexualidade e atividade sexual

A sexualidade é mais abrangente do que a prática sexual. Ela é expressa no modo de vida, nos desejos, nas crenças, nas atitudes, nos valores, nos comportamentos, nas práticas, nos papéis e nos relacionamentos das pessoas. Apresenta desenvolvimento complexo ao longo da vida, não completamente conhecido, e envolto por diversos aspectos (corporais, psíquicos, culturais e históricos).[1]

Quadro 79.1 | **Declaração dos direitos sexuais**

1. Direito de viver e expressar livremente a sexualidade sem violência, discriminações e imposições e com respeito pleno pelo corpo do(a) parceiro(a)
2. Direito de escolher o(a) parceiro(a) sexual
3. Direito de viver plenamente a sexualidade sem medo, vergonha, culpa e falsas crenças
4. Direito de viver a sexualidade, independentemente de estado civil, idade ou condição física, mental ou social
5. Direito de escolher se quer ou não quer ter relação sexual
6. Direito de expressar livremente sua orientação sexual: heterossexualidade, homossexualidade, bissexualidade, entre outras
7. Direito de ter relação sexual independente da reprodução
8. Direito ao sexo seguro para prevenção da gravidez indesejada e de IST/HIV/aids
9. Direito a serviços de saúde que garantam privacidade, sigilo e atendimento de qualidade, sem discriminação
10. Direito à saúde sexual para prevenção e tratamento de todos os problemas sexuais, preocupações e distúrbios
11. Direito à informação e à educação sexual e reprodutiva

IST, infecção sexualmente transmissível; HIV, vírus da imunodeficiência humana; Aids, síndrome da imunodeficiência adquirida.

Fonte: Adaptado da Brasil.[1]

As práticas sexuais podem ser solitárias (como a masturbação) ou com outra(s) pessoa(s), utilizando partes ou todo corpo, com ou sem adereços (vibradores, vestimentas, barreiras, etc.), associada ou não à atividade reprodutiva. Essas práticas não são determinadas pela orientação sexual ou pelos atributos corporais das pessoas.[1]

O corpo

O corpo é instrumento para a existência e o relacionamento entre as pessoas, e o seu desconhecimento dificulta a vivência sexual em sua plenitude. Algumas diferenças entre os corpos estão relacionadas a:

- Genótipo (genes e cromossomos sexuais): XX, XY e suas variações (XX ou XY com variações genéticas, XXY, etc.).
- Genitália (caracteres sexuais primários): vulva, pênis e testículos típicos e variações.
- Órgãos reprodutores: sistema reprodutor testicular e ovariano-uterino.
- Caracteres de origem hormonal (ou secundários): mamas, aumento das genitálias, pelos corporais, aumento da secreção sebácea, distribuição de gordura corporal, desenvolvimento muscular, menstruação e ciclos ovulatórios, ejaculação e produção de espermatozoides, crescimento de cartilagem tireoide, alterações na voz, etc.

Estima-se que 1,7% da população tenha algum grau de variabilidade entre essas características genéticas, genitais ou de respostas hormonais.[3,4] O antigo termo "hermafroditismo" e o mais atual *disorder of sex development* têm sido evitados pelo movimento social de pessoas intersexo, que propõe a terminologia "variações do desenvolvimento sexual" ou "intersexualidade", pois muitas dessas variações são benignas, e o sofrimento dessas pessoas decorre de sua não aceitação pela sociedade, e não por consequência direta dessas variações.[4,5]

O corpo biológico isoladamente não determina quem se é, mas sim a forma como se será apresentado ao mundo. As cirurgias precoces realizadas nas pessoas intersexo para adequar seus corpos demonstram como a sociedade em que se vive não oferece espaço para indefinições sobre a genitália e, consequentemente, para a indefinição sobre o gênero a ser atribuído a alguém.

Gênero e identidade de gênero

Gênero é um aspecto identitário existente em contexto comunitário, construído socialmente a partir da percepção da diferença corporal, suas simbologias e seus significados.[6] Ser mulher ou homem é diferente em cada sociedade e varia ao longo da história.[7] Essas diferenças hierarquizam as relações e, portanto, resultam em estruturas de poder e desigualdade em uma lógica dual.[6] A interseccionalidade é o estudo da sobreposição de desigualdades estruturais, como gênero, classe social, identidade étnica e racial.

Desta maneira, o tipo de genitália não determina o gênero de uma pessoa. A norma social de atribuir um gênero às crianças a partir da genitália (visualizada ao nascimento ou nas ultrassonografias [US] obstétricas) é uma construção histórica e social que define como a família e a comunidade se relacionam com cada pessoa, podendo perpetuar desigualdades que influenciam no sofrimento, na morbidade e na mortalidade, principalmente das mulheres.[8]

A identidade de gênero é autodeterminada pela pessoa a partir das proposições de gênero que são apresentadas socialmente. A pessoa que se identifica com o gênero atribuído ao nascimento é entendida como cisgênera. A literatura científica descreve como "transgêneras" as pessoas que não se identificam com o gênero designado ao nascer. Contudo, o movimento por associações de lésbicas, *gays*, bissexuais, travestis e transexuais (LGBT) brasileiro definiu como estratégia política de reconhecimento de identidades os termos: travestis, mulheres transexuais (mulheres que não foram designadas mulheres ao nascer) e homens trans (homens que não foram designados homens ao nascer).[9] Travesti, pela *Classificação internacional de doenças (CID-10)*, seria uma pessoa transfeminina, que se diferenciaria de uma mulher transexual por não desejar alterar sua genitália; entretanto, movimentos de pessoas transexuais não diferenciam essas identidades, exceto historicamente no movimento de resistência política.[1] Na definição de pessoas transgêneras, também estão incluídas as pessoas não binárias (não se identificam como homens nem como mulheres), de "gênero fluido" (ora se identificam com um gênero, ora com outro) e outras variabilidades de gêneros tem também suas identidades reconhecidas nesse contexto.[10]

Outra possibilidade é compreender o gênero como uma *performance* intencional, constituída da repetição de atos, gestos e signos. Essa expressão de gênero, reconhecida como a forma de cada pessoa se apresentar às demais e ser percebida dentro dos tradicionais referenciais de feminino e masculino, abrange a imagem do corpo, posturas corporais, vestimentas, maneirismos, modos de fala e forma de estabelecer relações. Ela pode ou não estar de acordo com os estigmas de gênero e com os papéis sociais esperados, ou pode ser fluida – percepção que proporcionou o surgimento do "Movimento queer".[11] Muitas pessoas buscam expressões de gênero que revelem sua identidade, para serem assim reconhecidas no meio social, mas outras não sentem essa necessidade ou não o fazem por temerem discriminações. Por isso, profissionais de saúde devem evitar suposições sobre a identidade da pessoa simplesmente a partir de sua imagem ou comportamento.

Drag queens, *drag kings* e transformistas são artistas que representam personagens com gênero diferente do seu, muitas vezes exagerados e estereotipados. *Crossdressers* são pessoas que, por qualquer motivo, vestem e usam acessórios associados ao gênero diferente do seu. O modelo binário (que considera apenas homem ou mulher) é limitado para descrever todas as variabilidades de identidade e expressões de gênero.

Orientação afetiva e sexual

A orientação sexual é definida a partir do gênero por quem se deseja sexualmente, e a orientação afetiva ou romântica, a partir do gênero por quem se deseja relacionar afetivamente.[1] Os prefixos "homo", "hetero", "bi", "pan" e "a" são utilizados para definir a relação entre o gênero de quem deseja e por quem se deseja sexualmente (p. ex., bissexual são aqueles cuja atração é por mais de um gênero; pansexual, cuja atração independe do gênero; e assexual, quem não se atrai sexualmente por gênero algum) ou afetivamente (p. ex., homoafetiva, com atração afetiva pelo mesmo gênero; heteroafetiva, por um gênero diferente).

Em pesquisa que entrevistou mais de 5.000 jovens dos EUA, cerca de 4 a 6% dos homens e 15 a 22% das mulheres declararam-se não exclusivamente heterossexuais.[12] No Brasil, até 19,3% de homens (no Rio de Janeiro) e 10,2% de mulheres (em Manaus) se declararam homo ou bissexuais em estudo não publicado realizado por um laboratório em 2008.[13]

Identificar-se como homossexual (*gay* ou lésbica) ou bissexual, para além de categorias de orientação do desejo, significa um posicionamento político e de representação social. Porém, identificar-se com uma determinada orientação afetiva-sexual não expressa todos os desejos, afetos e relações que a pessoa estabelece ao longo da vida. Por isso, algumas estratégias preventivas para ISTs preferem os termos homens que fazem sexo com homens (HSH) e mulheres que fazem sexo com mulheres (MSM) para incluir pessoas que têm relações com outras do mesmo gênero, mas que não necessariamente se identificam como homo ou bissexuais.

A orientação afetiva-sexual não é uma opção, pois se trata do reconhecimento de seus próprios desejos, e não de uma decisão individual consciente. Ao longo da vida, podem ocorrer variações sobre a compreensão de si e dos outros e, portanto, também mudanças da compreensão da própria orientação afetiva-sexual. Mas esse é um processo singular e subjetivo que não é suscetível a modificações com terapias de reversão da orientação sexual. O Conselho Federal de Psicologia proíbe essas terapias, considerando-as tortura, por gerarem sofrimento mental e aumentar o risco de suicídios.[14]

Genitália, identidade de gênero, expressão de gênero, orientação sexual e práticas sexuais são conceitos corriqueiramente confundidos. São aspectos independentes e cada pessoa pode apresentar uma combinação única. A Figura 79.1 ilustra esses aspectos da sexualidade, e a Figura 79.2, algumas de suas variações.

Diversidade sexual e movimentos sociais

Foi convencionado chamar de "diversidade sexual" as múltiplas expressões da sexualidade decorrentes das combinações entre corpo biológico, gênero, identidade e orientação sexual.[5] Uma expressão dessa diversidade é o movimento social liderado por LGBTs, que luta por direitos, pela livre expressão da diversidade sexual, pelo fim da violência dirigida a esses grupos e pela despatologização das "identidades trans", com foco em políticas públicas e reconhecimento dessas identidades (ver Cap. 98, Queixas relacionadas à sexualidade e transformações corporais

Espectros
e alguns exemplos

Identidade de gênero
Agênera Mulher
Não binária Homem
Travesti

Práticas sexuais
Ausentes Penetração anal
Oral-peniana Masturbação

Orientação sexual
Assexual Bissexual
Heterossexual Homossexual

Genitália
Vulva Pênis Ambígua

Expressão de gênero
Feminina Masculina
Feminina masculinizada
Andrógina

▲ **Figura 79.2**
Exemplos de variações possíveis dentro de cada espectro.

na transexualidade). Há uma tendência para que as letras "I", "A" e "Q" sejam incorporadas à sigla, com intenção de dar visibilidade às demandas específicas de pessoas intersexo, assexuais (A) e *queer* (Q). Para contemplar essas e não restringir outras inclusões, também se utiliza a sigla LGBT+.

Temas negligenciados na abordagem da sexualidade

Uma das principais ações para promover a saúde sexual é incentivar o autoconhecimento corporal e esclarecer sobre a sexualidade, especialmente em relação a temas negligenciados pela moralidade, como o clitóris e o orgasmo, o sexo anal e a masturbação.

Clitóris e orgasmo

A crença de que mulheres tenham naturalmente menor desejo sexual ou maior dificuldade para atingir o orgasmo não tem fundamentação fisiológica. A desigualdade entre os gêneros, por permitir aos homens exercer sua sexualidade com mais liberdade, tem grande influência nas vivências sexuais. Educação sexual repressiva, desconhecimento sobre o corpo e tabus diminuem a possibilidade de prazer e orgasmo. A percepção de sexo como atividade insatisfatória ou penosa pode ser um dos indicativos de violência doméstica. Por isso, o profissional deve sempre investigar violência física, sexual e psicológica na ocorrência dessas queixas.

O orgasmo é definido como o auge da tensão sexual, com grande vasocongestão e miotonia rítmica da região pélvica.[15] O número de orgasmos não é suficiente para garantir a qualidade do ato sexual, pois a intensidade do prazer e satisfação são subjetivas e dependem de fatores simbólicos, psíquicos e relacionais.[16] A busca do orgasmo como único objetivo do ato sexual pode aumentar a ansiedade e prejudicar a satisfação.

A vulva e o clitóris não podem ser entendidos como a "ausência de pênis", pois são completos em estruturas e em funções. Embora tenham a mesma origem embriológica, a glande do clitóris pode ter o dobro de terminações nervosas que a glande pe-

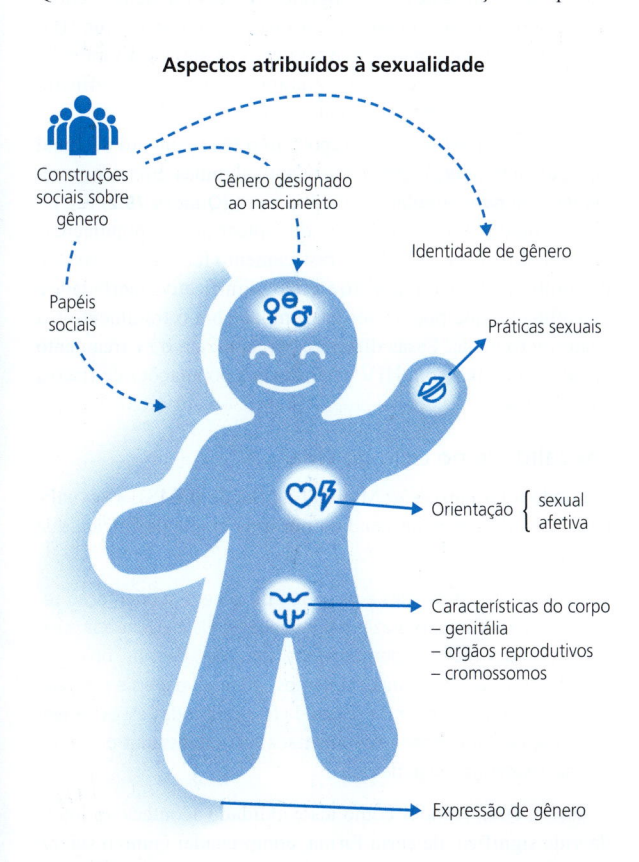

▲ **Figura 79.1**
Aspectos atribuídos à sexualidade.

niana. Os corpos eréteis do clitóris se estendem pelos lábios internos e se anexam centralmente na uretra e na vagina.[17] A única função do clitóris é o prazer, e a estimulação clitoriana é a principal fonte de orgasmos.[18] O chamado "orgasmo vaginal" ocorre pela estimulação do tecido erétil do clitóris, quando é estimulado pela penetração vaginal. Ele não se relaxa completamente após a excitação intensa, o que possibilita orgasmos múltiplos.[19]

Durante o orgasmo, podem ser expelidos diferentes líquidos conhecidos como "ejaculação feminina" e squirting. A crença popular confunde essas secreções com perdas urinárias, como a incontinência urinária relacionada à penetração. A "ejaculação feminina" são mililitros de líquido leitoso e espesso secretados pelas glândulas parauretrais (apelidadas de "próstata feminina"). Squirting é a expulsão transuretral de décimos de mililitros de líquido com concentrações variadas de ureia, de creatinina e de ácido úrico.[20]

O momento do exame ginecológico é uma oportunidade para educação sexual. O convite para autointrodução do espéculo, bem como o uso de um espelho, a fim de que a pessoa visualize o exame genital, além de diminuir o desconforto, pode suscitar diálogos sobre a percepção do corpo.

Masturbação

Um estudo com 20 mil pessoas na Austrália demonstrou que 72% dos homens e 42% das mulheres se masturbaram no último ano, 15% dos homens e 21% das mulheres utilizaram algum objeto, e 63% dos homens e 20% das mulheres acessaram pornografia por algum meio disponível.[21] Entretanto, a masturbação continua invisível na prática médica e envolta por proibições e tabus, sobretudo a masturbação clitoriana e anal.

A automanipulação em busca do prazer é parte inerente ao processo de descoberta do corpo e de formação de fantasias, iniciando-se na infância. A masturbação não oferece riscos e não substitui nem prejudica o interesse pelo(a) parceiro(a). O problema mais comum é a culpa que essa prática pode gerar em alguns grupos, por razões religiosas ou vergonha. Crenças populares, principalmente entre jovens, seria que causa esterilidade, disfunção erétil, crescimento do pênis ou diminuição do desejo por parceiro(a).

Quanto ao uso de objetos ou dildos, deve ser dada atenção à lubrificação e, no caso da manipulação anal, a cuidados para não haver retenção de corpo estranho. A presença de dor não deve ser considerada normal. As complicações como trauma ou sangramento são muito raras, mas frequentemente as pessoas retardam a busca por atendimento por medo ou vergonha, aumentando o risco de desfechos negativos.[22]

Sexo anal

A prática do sexo anal é um tabu e pouco pesquisada quando comparada ao sexo vaginal. Ela não é exclusiva de gays, nem todos os homens homossexuais a praticam,[23] e alguns homens heterossexuais relatam a prática anal receptiva e insertiva. Estima-se que em torno de 3 a 24% das relações entre heterossexuais seja com penetração anal. Indivíduos heterossexuais tendem a usar mais frequentemente o preservativo na penetração vaginal do que anal.[24] A penetração realizada com cuidado e boa lubrificação não gera riscos de incontinência fecal, fissuras ou hemorroidas. Entretanto, o atrito intenso pela falta de lubrificação, assim como a presença de inflamações e infecções recorrentes podem lesar cronicamente a mucosa anal.

O esfíncter anal externo possui controle voluntário, e o esfíncter anal interno, involuntário, a distância entre ambos é de cerca de 2,5 a 3,5 cm.[25] A presença de volume no reto favorece o relaxamento do esfíncter interno. Os esfíncteres têm grande possibilidade de distensão, desde que tomados os devidos cuidados. A estimulação anal com os dedos e a inserção lenta do pênis possibilita o relaxamento do esfíncter anal interno, evitando traumas e dor.[26]

A "chuca", ou "ducha retal", é um termo popular para se referir ao enema retal que homens e mulheres podem realizar antes ou depois da penetração anal, a fim de evitar a presença de fezes durante a relação. Em torno de 53% dos gays brasileiros que tiveram relação anal relatam ter usado a "ducha retal".[27] Existem muitas dúvidas e mitos, um deles é que a "chuca" preveniria ISTs ou lesaria a mucosa anal. Não há evidência de que a ducha retal aumente o risco de contrair HIV, e um estudo demonstrou não haver associação com gonorreia e clamídia, mesmo com o compartilhamento do equipamento. Pesquisas têm sido realizadas para avaliar se o uso de produtos específicos poderia ser uma estratégia de prevenção à contaminação por HIV.

Problemas relacionados ao reto e ânus decorrentes da relação sexual também são negligenciados. O exame proctológico (toque retal e anuscopia) é importante na suspeita de problemas do reto e ânus para investigar úlceras, vesículas e verrugas.[25] Entretanto, o anuscópio não está disponibilizado na maioria das unidades de atenção primária à saúde (APS),[28] e embora 55% das proctites em HSH sejam por clamídia, gonorreia e herpes, o diagnóstico e o tratamento de proctite frequentemente não estão incluídos nos capítulos e manuais de IST.[28,29]

O câncer de canal anal é incomum na população geral (2 por 100 mil). Entretanto, em homens gays, antes da epidemia da aids, a prevalência era de 35 por 100 mil, semelhante ao câncer de colo do útero antes dos programas de rastreamento. Atualmente, a prevalência desse câncer nos EUA em gays com HIV é 131 por 100 mil e não se reduziu com os antirretrovirais. Se diagnosticado precocemente, o tratamento preserva o esfíncter anal e garante qualidade de vida.[30]

Não existem estudos que suportem o rastreamento de canal anal para a população geral, entretanto algumas diretrizes o recomendam para populações de alto risco (Quadro 79.2) (2C),[31] considerando: a alta incidência do câncer nessas populações, disponibilidade de método de rastreamento factível e acessível, disponibilidade de tratamento efetivo, significativa morbidade e mortalidade, que podem ser prevenidas com o tratamento e a custo-efetividade. Essas diretrizes preconizam o rastreamento anual em pessoas com HIV e nas demais populações de risco a cada 3 anos.[30]

Sexualidade no ciclo de vida

Segundo a Organização Mundial da Saúde (OMS), a sexualidade só pode ser compreendida por uma ampla definição, que abrange:[32]

> O sexo, as identidades e os papéis de gênero, a orientação sexual, o erotismo, o prazer e a intimidade. Ela é vivenciada e expressa por meio de pensamentos, fantasias, desejos, opiniões, atitudes, valores, comportamentos, práticas, papéis e nos relacionamentos. Embora a sexualidade inclua todas essas dimensões, nem todas são experimentadas ou expressadas por todas as pessoas ao longo da vida.

Assim, compreender como a sexualidade acontece ao longo da vida significa, de certa forma, compreender como o sujeito desenvolve sua personalidade e identidade, como se relaciona com o seu corpo e seus desejos, e estabelece relacionamentos.

| Quadro 79.2 | Populações de risco para câncer de canal anal |

- Homens e mulheres com vírus da imunodeficiência humana
- Homens que fazem sexo com homens
- Imunossupressão por medicamento (transplantados)
- Mulheres com história de displasia cervical, vulvar, ou vaginal de alto grau, ou câncer
- Antecedente de verrugas anorretais

Nascimento

Os fatores que influenciam a constituição do sujeito iniciam antes mesmo da concepção intrauterina. Ao nascer, nossa sociedade costuma atribuir à criança a identidade de gênero a partir da genitália: homem, se pênis; mulher, se vulva. A partir dessa definição é comum a exigência que a criança expresse comportamentos de acordo com o gênero designado a ela, ao que profissionais devem enxergar a possibilidade de abordar as expectativas da família e outras situações que tendem a propagar violências de gênero.

A atribuição do gênero de acordo com a genitália gera dificuldades quando nasce uma criança com genitália ambígua. Frequentemente a família fica ansiosa e busca cirurgia para "corrigir" a genitália de acordo com o padrão social, supondo que isso evitaria problemas no desenvolvimento. As evidências, entretanto, não demonstraram que a realização de cirurgias precoces melhora o desenvolvimento sexual dessas pessoas ou a ansiedade dos pais.[5,33,34] As diretrizes internacionais sugerem que uma cirurgia só se justifica se houver problema com a funcionalidade urogenital, e que essas crianças sejam avaliadas para problemas como hiperplasia de glândula suprarrenal, variações cromossômicas e hormonais. O movimento de pessoas intersexo defende que procedimentos cirúrgicos sejam realizados quando a pessoa tiver condições de decidir por si mesma, ressaltando que a interesexualidade é um debate sobre trauma e estigma, não sobre gênero.[35]

A OMS alerta que procedimentos cirúrgicos irreversíveis nas crianças, sem o consentimento dos pais ou do paciente, para "adequar os genitais a um dos padrões", podem ser considerados graves crime de tortura, pois podem causar mutilação, infertilidade permanente, sofrimento físico e mental grave.[36,37] A OMS recomenda também a existência de um termo específico para descrever o sexo das pessoas intersexo nos registros.

Infância

A maturação biológica do sistema sensorial e motor promove uma mudança na forma como a criança percebe e explora o mundo. A partir da interação com as pessoas ao redor, ocorre uma diferenciação entre o eu-outro e a autopercepção em relação a si. Ao redor dos 3 anos, a criança já percebe diferenças entre os corpos, como presença de pênis ou vulva, e entre 6 e 9 anos, são comuns brincadeiras de imitar os adultos, inclusive nos papéis de gênero.[1]

Alguns pais apresentam dúvidas sobre o comportamento dos filhos nessa fase, como a criança que quer beijar a mãe na boca, ou o garoto que fica com a mão nos genitais. Na maioria das vezes, essa é uma atitude da criança de descoberta do corpo e imitação que, embora se relacione com o desenvolvimento sexual, possui significado distinto daquele dos adultos.[1]

O pudor em relação à nudez é aprendido ao redor dos 4 anos. É comum as crianças manipularem seus genitais em espaços públicos, falarem sobre "xixi" e "cocô", ou olhar pessoas nuas ou se despindo no banheiro. A partir dessa fase, algumas falam palavrões sem compreender o que significam e realizam brincadeiras para explorar o corpo de outras crianças da sua idade. Ensinar as crianças sobre as diferenças entre o comportamento no espaço público (p. ex., na rua, na escola) e privado (p. ex., em casa, no banheiro), sem provocar vergonha ou constrangimento, são aspectos que podem influenciar positivamente o desenvolvimento da sexualidade.[38]

A puericultura emancipatória precisa considerar o desenvolvimento amplo da sexualidade, qual seja, da descoberta do corpo, do desejo e da relação com o outro. A equipe de saúde deve estar atenta para não reproduzir desigualdades entre homens e mulheres, por exemplo, atribuindo apenas à mãe a responsabilidade pelo cuidado direto com os filhos. O respeito à diversidade deve ser cultivado, e estigmas sobre os papéis de gênero, evitados. Não há razão para impedir ou desencorajar crianças a brincarem ou se comportarem de forma diferente do papel de gênero esperado. No caso de crianças transgêneras, o bloqueio hormonal pode ser considerado, a fim de adiar a puberdade e o surgimento dos caracteres sexuais secundários. Essa conduta pode reduzir os índices de depressão e ansiedade e melhorar o desenvolvimento psicossocial.[39]

Crianças que vivem em lares homoafetivos têm desenvolvimento emocional, cognitivo, social e sexual semelhantes aos heteroafetivos. Os pais precisam ser esclarecidos que as crianças apresentam resiliência e podem ter boas condições de saúde física, social e sexual, apesar das disparidades econômicas, legais e estigmas aos quais essas famílias estão submetidas. O desenvolvimento psicossocial das crianças depende mais do senso de segurança e conforto promovido pela família do que da orientação ou identidade sexual dos pais.[40]

Adolescência

O adolescente pode ter preocupações quando compara o seu corpo com o de outros de sua idade, mas em outro estágio puberal, pois podem ser muito diferentes. Na adolescência, podem surgir dúvidas sobre a ejaculação, tamanho das mamas, ou do pênis, e a presença ou não de pelos. A masturbação é uma prática comum.

Algumas mães e pais têm dúvidas sobre a abordagem da sexualidade com adolescentes. Profissionais de saúde devem encorajá-los a manter uma conversa direta e acolhedora com respeito à privacidade e à autonomia do(a) seu(sua) filho(a) (Quadro 79.3). Adolescentes devem ser ouvidos em conversas individuais, com

| Quadro 79.3 | Sugestões para pais e mães conversarem com adolescentes sobre sexo |

- Ouça o que seu(ua) filho(a) sabe e quão fidedignas são essas informações
- Identifique diferentes oportunidades de conversa, pois o tema pode surgir em uma conversa no carro ou até mesmo em uma conversa de celular
- Conversas frequentes sobre vários temas podem ser mais úteis do que uma única conversa
- Relaxe e se disponha a ouvir qualquer coisa. Não se preocupe se ficar desconfortável com algumas perguntas ou temas
- Evite reações imediatas. Tenha em mente que o(a) adolescente pode ter uma opinião diferente da sua
- Ofereça oportunidades do(a) adolescente conversar com profissionais da saúde

ratificação de sigilo, observação da dinâmica familiar, orientação sobre direitos, esclarecimento de dúvidas sobre o corpo e atenção para situações de vulnerabilidade e violência.

Pela suposição que todos são cisgêneros e heterossexuais, o processo da autopercepção como LGBT em comunidades com pouca aceitação da diversidade sexual pode se assemelhar a um processo de luto da cis-heteronormatividade, com todas as suas etapas. Essa compreensão auxilia o profissional no acolhimento de adolescentes que se descobrem LGBT e suas famílias. Um erro comum dos profissionais é achar que um adolescente é homossexual apenas porque possui comportamentos considerados "femininos", pois significa confundir os conceitos de expressão de gênero e orientação sexual.

Sites, material informativo e contato com organizações não governamentais podem ser indicados a pais que tenham dificuldades em lidar com filhos LGBT. Em alguns casos, adolescentes buscam auxílio para expressar claramente sua orientação ou identidade a familiares e amigos.[41] Nessa situação, é função do profissional conversar sobre estratégias de como abordar o assunto e a auxiliar na identificação de uma rede de suporte e proteção, caso exista alguma situação de conflito ou violência.

O comportamento sexual de adolescentes é muito motivado pelas expectativas do grupo. Palestras sobre os riscos das doenças ou da gravidez indesejada são pouco efetivas, pois na adolescência há o sentimento de invulnerabilidade.[42] Abordar as relações sexuais como prazer e erotismo[43] e organizar atividades coletivas para conversar sobre situações vividas são mais propícias para empoderar o adolescente. Dinâmicas com perguntas anônimas evitam a exposição e permitem o surgimento de dúvidas sem constrangimento.

Em torno de 57% dos adolescentes brasileiros têm a primeira relação sexual antes dos 17 anos,[44] e esse pode ser um momento de prazer, desejo ou angústia.[45] Profissionais não devem emitir conselhos pessoais, julgamentos ou opiniões sobre virgindade e tipos de relacionamentos. Condições de vulnerabilidade, de baixa autoestima e de isolamento social devem ser identificadas, e o diagnóstico de uma IST ou gravidez não deve ser compreendida como mero desconhecimento ou irresponsabilidade (Quadro 79.4).

Quadro 79.4 | Exemplos de situações e dúvidas comuns na adolescência que podem ser disparadores para abordagem em grupos

"A primeira vez"

"Nunca vai acontecer comigo"

"Quero encontrar alguém pelo aplicativo"

"Enviei um vídeo íntimo meu pelo celular, e agora?"

"Estava com bastante tesão e não podia perder a oportunidade"

"O que vão pensar se eu pedir uma camisinha na farmácia?"

"O que minha família vai pensar se achar anticoncepcional nas minhas coisas?"

"Sexo oral transmite HIV?"

"Ejacular fora da vagina pode engravidar?"

"O que muda na minha vida se eu ficar grávida?"

"O que fazer se eu transar sem camisinha?"

"Se eu não transar, ele(a) não vai gostar mais de mim"

"Não sangrei durante a relação, sou virgem?"

"Beijei outra pessoa do mesmo gênero que eu. Sou *gay*/lésbica?"

"Masturbação causa algum problema?"

Vida adulta

A vida adulta não é um período uniforme e difere bastante entre as populações cis e transgêneras e entre homens e mulheres. Nessa fase, além de conversar sobre práticas sexuais, prevenção de ISTs e disfunções sexuais, abordam-se os direitos reprodutivos. Alguns erros frequentes são:

- Ignorar o desejo reprodutivo de casais homoafetivos, que podem pretender adotar ou realizar reprodução assistida.
- Não abordar homens cis-heterossexuais e pessoas bissexuais quanto a métodos anticoncepcionais.
- Invisibilizar o desejo sexual feminino e o impacto de contraceptivos hormonais na libido da mulher cis-heterossexual.[46]

Na gestação, a atividade sexual pode ser mantida, desde que não haja desconforto ou contraindicações específicas.[47] Algumas crenças precisam ser desmistificadas, como a de que penetração vaginal prejudica o feto, ou que orgasmo provoca parto prematuro.[48,49] Libido e prazer das gestantes podem diminuir ou aumentar. A redução da libido está mais relacionada ao desejo da gestação e à qualidade da relação afetiva do que às variações hormonais.[50,51] No último trimestre, se houver desconforto com o tamanho da barriga, posições como "montaria" ou "cachorrinho" podem ser mais confortáveis para a penetração vaginal pelo pênis.

Na menopausa, se houver presença de ressecamento vaginal, está indicado usar gel lubrificante e estrogênios tópicos.[1,52] Queixas de redução da libido não devem ser consideradas naturais, pois mudanças físicas, conflitos e diferentes papéis esperados de homens e mulheres em um determinado contexto podem ser a origem desse problema.

Os homens costumam se preocupar com seu desempenho sexual. Ejaculação rápida ou disfunção erétil, esporádicas, são normais e não devem constituir motivo de vergonha ou doença. O sofrimento costuma decorrer mais da preocupação de sua imagem perante os outros do que com o desempenho sexual em si, pois as preocupações com a espessura e o comprimento são geralmente do pênis em estado de flacidez ("síndrome do vestiário").[53] Homens com pênis menores do que 7,5 cm em ereção (a medida do pênis flácido alongado é semelhante ao da ereção), com queixas no desempenho, podem ser referenciados à urologia.[54] Na maioria das vezes, não há relação entre desempenho sexual e tamanho do pênis, e cirurgias estéticas são controversas.[54] Diagnósticos diferenciais possuem a visualização inadequada da haste peniana pela presença de gordura suprapúbica por obesidade e a alteração do aspecto genital (p. ex., doença Peyronie ou postectomia extensa).

Envelhecimento

A necessidade sexual é mantida nas pessoas idosas, pois não há idade na qual a atividade, os pensamentos ou os desejos sexuais se esgotem, embora, devido a valores culturais, possam sentir vergonha ou medo de falar sobre o assunto. A melhora da expectativa e da qualidade de vida também permite a prática sexual com mais saúde, liberdade e autonomia por mais tempo e até o fim da vida.[55]

Redescobrir a sexualidade com outra pessoa após uma viuvez pode ser uma situação difícil em uma sociedade que vê as pessoas idosas destituídas de erotização. Problemas como redução da libido, anorgasmia e disfunção erétil não são parte do envelhecimento saudável. O uso de gel lubrificante e de preservativos, além das sorologias para HIV, sífilis e hepatite B, deve ser oferecido, principalmente porque as campanhas de prevenção às

ISTs e à aids negligenciaram por muito tempo essa população.[55] Medicações para doenças crônicas podem afetar desejo, ereção e orgasmo e devem ser revistas na vigência dessas queixas.

O envelhecimento para as pessoas LGBT traz desafios adicionais. A perda de cônjuge em uma relação que não era visível ou legitimada socialmente pode dificultar a garantia de direitos sobre herança. Muitas dessas pessoas não tiveram filhos, foram expulsos de casa ou tiveram amigos que morreram com a epidemia da aids e, por isso, têm uma fraca rede de apoio social. Ao se tornar dependente e precisar de cuidadores, a situação é agravada, especialmente quando há transferência para uma casa de repouso, pois alguém que viveu abertamente a liberação sexual pode ter de enfrentar a situação de "entrar novamente no armário". Embora os hormônios transexualizadores utilizados atualmente se demonstrem seguros,[56] há escassa literatura sobre o impacto do uso prolongado.[57]

Conjugalidades e parentalidades

O surgimento da pílula anticoncepcional, o movimento feminista, a revolução sexual e a visibilidade do movimento LGBT após a epidemia da aids trouxeram questionamentos para os arranjos conjugais e parentais ao dissociar os relacionamentos afetivos das relações sexuais e da reprodução,[58] o que permitiu que novos e múltiplos arranjos fossem estabelecidos para além do padrão "casal cisgênero heterossexual monogâmico", como diversas possibilidades de relações não monogâmicas e casais homoafetivos.[59]

Casais homoafetivos existem em maior quantidade do que a percebida, pois a homofobia os torna invisíveis socialmente. Além dos marcos do ciclo familiar mais bem conhecidos (casamento, divórcio e viuvez), a conjugalidade LGBT enfrenta desafios específicos, como a apresentação e a inclusão do(a) parceiro(a) na família do cônjuge.[58] Se esse relacionamento não for percebido socialmente, o casal pode ter dificuldade em construir uma rede de familiares e amigos que ofereçam suporte nas suas crises vitais. O casamento para pessoas do mesmo sexo documentado é legal no Brasil desde 2013.[60]

As questões de gênero devem ser observadas na dinâmica de todos os casais. Assim como podem surgir conflitos por diferenças e desigualdades de gênero nos casais heteroafetivos, casais homoafetivos podem, além de vivenciar os desafios de compartilharem as mesmas opressões,[61] reproduzir as noções de masculinidade e feminilidade por meio da dicotomia ativo/passivo ou masculinizado/afeminado, perpetuando essas hierarquias.[62]

A abordagem da sexualidade dos casais heteroafetivos, e especialmente das mulheres cis-heterossexuais, com frequência foca na saúde reprodutiva e ignora o ato sexual como uma atividade humana que visa ao prazer. Homens *gays* carregam o estereótipo de serem promíscuos e terem relações pobres em vínculo afetivo, restringindo erroneamente a abordagem à prevenção de ISTs e desconsiderando o desejo reprodutivo. No caso de lésbicas, a situação se agrava por serem ignoradas em sua saúde reprodutiva e sexual.

A parentalidade nas famílias LGBTs têm especificidades, pois a decisão de ter filhos costuma ser um processo consciente, podendo envolver uma terceira pessoa. A equipe de saúde deve estar ciente para orientar direitos sobre adoção e reprodução. Outra possibilidade de parentalidade LGBT é quando alguém se percebe como tal após já ter gerado filhos em uma relação cis-heteroafetiva prévia. Medos de abandono e de rejeição podem surgir e precisam ser acolhidos.

Abordagem da sexualidade na atenção primária à saúde

Ambiência e organização do serviço

A abordagem da sexualidade inicia-se antes da consulta. Bandeiras e adesivos com símbolos feministas, LGBT, do movimento negro ou de pessoas que convivem com HIV sinalizam que o serviço oferece espaço para essas manifestações e é acolhedor às diversidades.

As pessoas transgêneras devem ser chamadas pelo nome social (nome pelo qual a pessoa quer ser identificada, independentemente de seu registro civil) e sistema de informação, prontuários e cartões de identificação precisam registrar adequadamente o nome e gênero referido.[63,64] Cartazes podem sinalizar que as pessoas podem usar o banheiro que julgarem mais adequado à sua identidade.[65]

Os profissionais da recepção devem estar treinados para perguntar sobre identidade de gênero e relacionamentos com tranquilidade. A equipe de saúde precisa tomar consciência de atitudes opressoras no serviço e elaborar ações para favorecer um clima institucional que não compactue com violências. Atitudes machistas, LGBT-fóbicas, racistas e de preconceito religioso devem ser coibidas pela gerência do serviço e demais profissionais. Um código de ética e de práticas pode ser elaborado e divulgado para orientar sobre direitos e deveres, como respeito à diversidade sexual e intervenção ao presenciar situações de preconceito e violência.[66,67]

Abordagem na consulta e comunicação

Aspectos da sexualidade são relevantes para compreender a pessoa. Entretanto, a abordagem dos profissionais, em geral, é vinculada a normas sociais ou a suposições, como admitir que uma mulher sexualmente ativa se relaciona com um único homem, com quem deve ser casada e praticar apenas sexo com penetração vaginal. Mulheres que não atendem a esses quesitos, tidos como hegemônicos, tornam-se invisíveis no serviço de saúde e não têm suas necessidades atendidas. Muitos profissionais e pacientes não revelam sobre sexualidade porque temem o julgamento e/ou desassistência.

Os assuntos sobre sexualidade podem aparecer disfarçados, como o rapaz que "está preocupado com o exame de próstata", ou a moça que, apesar das várias orientações contrárias, "quer o Papanicolaou a cada 6 meses". A observação dos sinais não verbais, como vergonha manifestada pelo desvio do olhar ou a mudança no tom da voz, traz informações importantes. No início da consulta, ao apertar a mão ou tocar a pessoa, o médico de família e comunidade lhe sinaliza de maneira não verbal que ele não é "sujo" nem "ruim".[68]

A atenção à privacidade e ao sigilo é essencial em qualquer consulta. A porta do consultório deve estar fechada e não deve haver interrupções.[68] A confidencialidade do registro do prontuário precisa ser garantida e comunicada às pessoas atendidas, que podem expressar desconforto ao revelar situações íntimas a profissionais responsáveis também pelos seus familiares, ou à existência de membros da comunidade na unidade de saúde (como agentes comunitários de saúde [ACS]). Cada paciente precisa autorizar a divulgação de informações caso se pretenda discutir o caso em reunião de equipe ou em matriciamento.

A entrevista se inicia com perguntas abertas, evitando normatizações sociais. Sugere-se perguntar e pactuar os pronomes (femininos, masculinos ou neutros) e o vocabulário a ser utilizado, em vez de arriscar nomenclaturas que não reflitam a sua compreensão. Palavras tradicionalmente ofensivas (como "viado" ou "puta") podem ser utilizadas por alguns pacientes como símbolos de afirmação política.

É preferível perguntar sobre a existência de "relacionamentos", em vez do "estado conjugal" ou "existência de marido/esposa". As perguntas devem ser diretas, sem julgamento, e neutras (p. ex., "A pessoa com quem você tem relações...?") em relação ao gênero ou à natureza da relação. O diálogo aberto é a prática de cuidado mais efetiva. Profissionais não precisam sentir desconforto ou medo de perguntar sobre a orientação sexual. A melhor estratégia é explicar previamente o motivo das perguntas e realizá-las (Quadro 79.5).

De forma sistemática, pergunta-se sobre práticas sexuais, sem supor previamente comportamentos. O clima da consulta deve ser confortável o suficiente para que a pessoa possa falar sobre situações específicas e nem sempre aceitas socialmente, como prostituição, frequentação em casas de *swing* (locais especializados na troca casais), saunas *gays* (voltadas a homens que desejam relação com outros homens ou voyeurismo), ou *darkrooms* (salas escuras em boates para encontros sexuais).

Abordagem comunitária e intersetorialidade

A abordagem comunitária visa a promover os direitos sexuais; mapear e reduzir situações de vulnerabilidade; fortalecer fatores de resiliência na comunidade; dar visibilidade às desigualdades de gênero, identidade e orientação sexual; e promover o respeito à diversidade, não violência e equidade.

Ações intersetoriais com escolas, organizações não governamentais, associações de moradores, igrejas, entre outras instituições e movimentos sociais, permitem o envolvimento de lideranças comunitárias que podem utilizar uma linguagem mais adequada, a fim de atingir grupos específicos para desfazer tabus sobre sexualidade e promover diálogo das diferenças. Campanhas e atividades coletivas em datas comemorativas são momentos oportunos para dar maior visibilidade às necessidades de populações específicas, como mulheres e LGBT (Quadro 79.6).[69]

As atividades em grupo proporcionam a interação entre as pessoas e viabilizam o diálogo. Atenção especial deve ser dada à abordagem, pois vergonha e timidez relacionadas ao tema da sexualidade podem dificultar a troca e a exposição livre de ideias. Uma solução é utilizar dinâmicas de grupo que facilitem o envolvimento das pessoas, o não julgamento e a troca de papéis.[70] Outra estratégia é inserir o tema da sexualidade em atividades já existentes nos serviços, como no grupo de idosos ou gestantes.[1]

Grupos com participantes de características homogêneas (como adolescentes, mulheres no climatério, profissionais do sexo) facilitam o surgimento de temas específicos. Entretanto, grupos heterogêneos são mais produtivos para promover o diálogo entre pessoas com inserções sociais diferentes (como um grupo com homens e mulheres).[71]

Cuidados específicos para grupos de maior vulnerabilidade

Lésbicas, *gays* e bissexuais

As lésbicas, *gays* e bissexuais (LGBs) ainda estão invisíveis nos serviços de saúde. A maioria dos serviços não está preparada para atender essas pessoas, que têm receio de serem julgadas ao expressarem sua orientação sexual.[72] A construção de redes de apoio familiar e social pode ser prejudicada pela maior exposição a situações de rejeição, violência e estigma.[72] Transtornos ansiosos, depressivos, ideação suicida, abuso de álcool, drogas e psicotrópicos são mais prevalentes do que em heterossexuais.[72] Por muito tempo, os únicos ambientes de socialização da população LGB eram saunas, locais de "pegação" e bares que favoreciam o consumo de álcool, tabaco, drogas e múltiplas parcerias sexuais.[59]

Homens *gays* e bissexuais são mais expostos ao risco de ISTs e ao HIV, sendo recomendada uma frequência maior de rastreamentos de acordo com o risco (Quadro 79.7). O risco de câncer anal é maior nessa população, principalmente em homens *gays* com HIV.[30,31]

Mulheres cisgêneras lésbicas e bissexuais possivelmente têm mais risco cardiovascular e de câncer de mama, ovário e pul-

---

Quadro 79.5 | Perguntas sobre sexualidade na consulta

"No seu formulário, consta o nome "X". Existe algum outro nome que prefira ser chamado? Você pode me informar isso a qualquer momento e podemos mudar seu registro na UBS, caso seja mais confortável para você."

"Eu gostaria de fazer algumas perguntas sobre sua sexualidade para ajudar na nossa conversa. Pode ser?"

"Você já teve relações sexuais? Quando foi a última vez? Com que frequência? Com quantas pessoas? Com uma pessoa de cada vez ou todas juntas? Com homem, mulher, ambos?"

"Você se masturba? Com que frequência?"

"Você pratica ou já praticou sexo com penetração? Na vagina, no ânus e/ou na boca? Você penetrou ou recebeu a penetração (ativo ou passivo)? A penetração ocorreu com pênis, dedos ou objetos? Tem algum outro tipo de prática sexual que não lhe perguntei que ache importante falar?"

"Você usa camisinha (peniana ou vaginal)? Qual é a frequência? Usa alguma outra forma de proteção contra IST? Já teve alguma IST?"

"Você utiliza algum tipo de lubrificante? Qual?"

"Você realiza "chuca" (duchas vaginais ou retais)? Antes ou depois das relações? Como?"

"Utiliza algum medicamento para aumentar a ereção ou excitação? Utiliza álcool ou outras drogas recreativas? Com que frequência você está sob o efeito de álcool ou de drogas, quando tem relações sexuais? Isso muda a forma como você transa?"

"Como você se sente nas relações sexuais? Tem desejo? Tem orgasmo? Como você se sente após as relações? Com que frequência? Isso faz você mudar a maneira de transar?"

Quadro 79.6 | Datas comemorativas oportunas para ações sobre sexualidade

▶ 29 de janeiro: dia nacional da visibilidade das identidades trans
▶ 08 de março: dia internacional da mulher
▶ 17 de maio: dia internacional de combate à LGBT-fobia
▶ 02 de junho: dia internacional da prostituta
▶ 28 de junho: dia internacional do orgulho LGBT
▶ 15 de julho: dia nacional do homem
▶ 29 de agosto: dia da visibilidade lésbica
▶ 06 de setembro: dia do sexo
▶ 23 de setembro: dia da visibilidade bissexual
▶ 19 de novembro: dia internacional do homem
▶ 01 de dezembro: dia internacional da luta contra a Aids
▶ Parada do orgulho LGBT: cada cidade tem calendário próprio

Quadro 79.7	Recomendações e orientações preventivas para homens que fazem sexo com homens	
	Recomendação	
Clamídia e Gonorreia	NAAT de *swab* retal anual, se relação insertiva no último ano*/evidência insuficiente**	
	NAAT de *swab* uretral anual, se relação receptiva oral no último ano*/evidência insuficiente**	
	NAAT de faringe-gonococo*/evidência insuficiente**	
	Não se recomenda NAAT de faringe-clamídia*,**	
Hepatite C	Sorologia para paciente que faz uso de drogas injetáveis ou tem HIV*	
	Sorologia para HSH com múltiplas parcerias sem preservativo**	
HSV-2	Sorologia, se infecção desconhecida*, não recomendado**	
HIV	HSH com baixo risco[(A)]: sorologia anual*, não recomendada**	
	HSH com alto risco[(B)]: sorologia anual ou a intervalos menores*,**	
Sífilis	Sorologia anual*	
	Recomendada para HSH de alto risco, mas sem intervalo definido**	
Hepatite B	Vacinação para todos os HSH*	
	Sorologia para hepatite B para todos os HSH, e vacinação para alto risco**	
Hepatite A	Vacinação para todos os HSH*	

* Segundo o Centers for Disease Control.
** Segundo o United States Preventive Services Task Force.
[(A)] Monogâmicos, uso frequente de preservativo, não uso de drogas ilícitas.
[(B)] Relação com múltiplas parcerias ou desconhecidos, sexo sem preservativo, uso concomitante de drogas ilícitas ou álcool durante a relação, parceiro portador do HIV, troca de sexo por dinheiro.

NAAT, teste de amplificação de ácido nucleico; HSH, homem que fazem sexo com homens; HIV, vírus da imunodeficiência humana; HSV-2, vírus herpes simples tipo 2.

Quadro 79.8	Algumas recomendações para o cuidado integral das pessoas LGBT
▶ Realizar os rastreamentos de acordo com as diretrizes gerais, incluindo a colpocitologia oncótica para todas as pessoas que tenham colo do útero (p. ex., mulheres cisgêneras, homens trans)
▶ Aconselhar métodos de barreira de acordo com as práticas sexuais
▶ Aconselhar vacinação para hepatite A e B e/ou rastreamento de ISTs, hepatites e HIV de acordo com as situações de risco
▶ Identificar situações de vulnerabilidade e rastrear episódios depressivos e ideação suicida
▶ Avaliar risco de violência por parceria íntima, inclusive nas relações homoafetivas
▶ Avaliar tabagismo, abuso de álcool e de outras drogas

LGBT, lésbicas, *gays*, bissexuais, travestis, transexuais ou transgêneros; IST, infecção sexualmente transmissível.

mão, pois apresentam maior prevalência de fatores associados a essas patologias, como obesidade, tabagismo, diabetes e nuliparidade.[3] Embora o rastreamento de câncer de colo do útero esteja indicado, as lésbicas e bissexuais tendem a iniciar mais tardiamente o Papanicolau e com menor adesão, inclusive por menor solicitação de profissionais. A vaginose, embora não seja considerada uma IST, pode ser transmitida na relação entre duas mulheres.[74] O índice de estupro, agressão física e perseguição ao longo da vida é maior em mulheres bissexuais (61%), seguido de lésbicas (44%) e heterossexuais (35%). As agressões a mulheres bissexuais ocorrem, em sua maioria, por parceiro homem (67%). O uso de anticoncepção de emergência e de gravidez indesejada são maiores nas mulheres bissexuais em relação às heterossexuais.[73]

A abordagem das pessoas LGBs deve ser individualizada e não estigmatizante, pois algumas têm baixo risco de contrair IST e HIV, bom suporte social e bom acesso aos serviços de saúde (Quadro 79.8). Rastreamentos e orientações devem ser feitos de acordo com diretrizes gerais, dando atenção especial aos problemas de saúde que atingem desproporcionalmente essa população.

Pessoas transgêneras

O Brasil é o país com maior número de assassinatos dessa população[75] e estima-se que sua expectativa de vida no país seja de 35 anos.[76] Elas têm maior dificuldade de permanência na escola, menor acesso ao mercado de trabalho e à justiça, e muitos são expulsos de casa quando assumem sua identidade. Nessas situações, subempregos e prostituição tornam-se uma das poucas possibilidades de geração de renda.[77]

Pela dificuldade de acesso aos serviços de saúde, as travestis e mulheres transexuais frequentemente se submetem a procedimentos arriscados para obter as transformações corporais desejadas. As aplicações de silicone industrial por "bombadeiras" são comuns e podem trazer complicações.[77,78] O uso de hormônios sexuais precisa ser acompanhado, e possíveis riscos, monitorados.* Os índices de depressão, suicídio, ansiedade, ISTs e HIV são mais elevados nessa população, assim como nas pessoas LGBs. Os cuidados em saúde devem ser realizados de acordo com as diretrizes para a população geral, considerando alguns riscos aumentados dessa população.

Profissionais do sexo

A prostituição é historicamente uma estratégia primitiva de garantia de subsistência, sendo ressignificada em alguns momentos como estratégia de poder ou de resistência à moralidade. O surgimento do HIV estigmatizou as profissionais do sexo como "grupo de risco" e aumentou sua marginalização; entretanto, também impulsionou o surgimento de movimentos por direitos.[79,80]

Nesse contexto, métodos de barreira e lubrificantes são equipamentos de proteção individual (EPIs) no trabalho, que, muitas vezes, são relativizados devido à dificuldade de negociação com clientes. Mesmo reconhecendo os riscos, concessões quanto ao uso de preservativos ocorrem quando outros elementos de proteção à saúde estão envolvidos, como garantia de alimentação, moradia e manutenção da família.

Abordar a autoestima e reconhecer direitos é parte integrante da promoção à saúde dessas pessoas. A auto-organização e o

---

*Ver Cap. 98, Queixas relacionadas à sexualidade e transformações corporais na transexualidade.

debate sobre a legalização da prostituição são estratégias que visam a potencializar a cidadania e a reduzir a vulnerabilidade dessas pessoas, muito submetidas à objetificação e à violência.[81]

Pessoas com deficiências

As pessoas com deficiência física, cognitiva ou sensorial frequentemente têm sua sexualidade estigmatizada, o que impõe obstáculos para o exercício pleno de sua vida afetiva e sexual. A primeira responsabilidade do profissional é reconhecer que essas pessoas são heterogêneas entre si, com diferentes graus de dependência e que requerem diferentes cuidados. A educação sexual deve ser parte do programa de reabilitação, assim como orientações sobre anticoncepção e, se necessário, uso de aparatos ou medicações que permitam a atividade sexual.

Um mito é de que pessoas com deficiências são assexuadas, sem necessidades sexuais, ou, no outro extremo, hipersexuadas e com desejos exacerbados. A educação sexual dessas pessoas, sobretudo daquelas com deficiência intelectual, é um tabu, e sua ausência as torna mais vulneráveis à situação de abuso sexual, IST e gravidez indesejada.[82]

Pessoas que vivem com HIV

Os serviços de saúde reproduzem discursos que estigmatizam, julgam e marginalizam as pessoas que vivem com o HIV, e na maioria das vezes sob a inadequada justificativa da prevenção. Sorofobia é a violência direcionada às pessoas portadoras do HIV, por exemplo, ao culpá-las ou responsabilizá-las pela manutenção da saúde de outrem.[83] A sorofobia da sociedade, existente mesmo dentro do movimento LGBT, faz a invisibilidade do *status* sorológico ser muitas vezes adotada como estratégia de sobrevivência e manutenção no meio social. Nesse contexto, revelar a condição sorológica funciona como uma barreira para ter relações sexuais e afetivas.[84]

O reconhecimento de que pessoas com carga viral indetectável em uso regular do antirretroviral há pelo menos 6 meses não transmitem HIV,[85] o acesso a novas estratégias de prevenção, como a profilaxia pré-exposição para o HIV e a profilaxia pós-exposição para o HIV, podem transformar a situação de aversão e violência direcionada a esses grupos. Segundo a Rede Nacional de Pessoas Vivendo com HIV, a campanha "I = I" (indetectável é igual a intransmissível) é um dos meios para combater a sorofobia, ao passo que: reduz a vergonha e o medo da transmissão sexual e abre possibilidades de gestação sem meios alternativos de reprodução; desmantela o estigma do HIV no nível comunitário, clínico e pessoal; encoraja as pessoas que vivem com HIV a iniciar e aderir a um tratamento que mantenha a elas e a seus parceiros saudáveis; e oferece um forte argumento de saúde pública para o acesso universal ao diagnóstico, ao tratamento e a cuidados para salvar vidas e nos aproximar do fim da epidemia.[86]

Pessoas em privação de liberdade

As precárias condições das prisões brasileiras expõem as pessoas a situações como ter relações sexuais sem preservativo, ter múltiplas parcerias sexuais, fazer uso de drogas e álcool, trocar sexo por dinheiro, ter relações sexuais por sobrevivência, por coerção ou estupro. Essa população está mais suscetível à violência sexual e ao risco de contrair IST. Tabus precisam ser enfrentados nas políticas de saúde e promoção de direitos sexuais dessa população, como a distribuição de preservativos e o direito à visita íntima com privacidade e segurança, que, embora previstos em lei, são oferecidos por poucas instituições prisionais.[87] A revista íntima, vexatória, é uma violência sexual que, apesar de naturalizada, não pode ser menosprezada.[88]

Violência e sexualidade

A sexualidade está relacionada à violência em suas diferentes expressões, como a violência sexual, doméstica e social. A intolerância contra pessoas LGBT denomina-se "LGBT-fobia", ou especificamente contra lésbicas (lesbofobia), *gays* (homofobia), bissexuais (bifobia) e transgêneros (transfobia). A violência de gênero será abordada no Cap. 82, Abordagem à violência doméstica. Cisnormatividade e heteronormatividade são normas que consideram que todos deveriam ser cisgêneros e heterossexuais. Elas excluem as demais identidades de gênero e orientações sexuais que não se adequem a essas regras e naturalizam, no cotidiano, comportamentos violentos contra as pessoas LGBT.

Os índices de violência moral, psicológica, financeira, física e sexual são elevados contra as pessoas LGBT. Essas agressões ocorrem no espaço doméstico, público, institucional e inclusive nos serviços de saúde.[89] O "estupro corretivo" é um exemplo dessa violência, que visa a "corrigir pessoas que estejam fora da norma". Mortes com grande agressividade, empalamento ou castração são comuns e revelam que, para além de assassinatos comuns, esses crimes expressam a intolerância e o ódio associados à diversidade sexual.[90]

A violência institucional nos serviços de saúde ocorre de inúmeras maneiras, por exemplo, pela deslegitimação de identidades (acreditar que uma pessoa bissexual é indecisa, ou que uma mulher transexual não pode ser considerada mulher por não desejar alterar seu corpo), julgamentos (dizer que a adolescente teve relações sexuais cedo demais), negligência (não oferecer Papanicolaou a uma lésbica), desrespeito a direitos (não chamar a pessoa transexual pelo nome social), lesões físicas (examinar sem cuidado ou com intenção de causar desconforto) e até sexual (tocar genitália sem objetivo de examinar e cuidar).

Os profissionais de saúde devem acolher as pessoas e notificar situações de violência, preenchendo os campos "identidade de gênero" e "orientação sexual", a fim de produzir indicadores que ofereçam maior visibilidade à magnitude desses crimes.[91] Em casos de violência sexual, as profilaxias para IST e HIV e anticoncepção de emergência, se preciso, devem ser oferecidas. Estratégias de segurança, proteção e empoderamento devem ser trabalhadas junto às vítimas. Com os agressores, abordam-se o respeito à diversidade, aos direitos humanos e a responsabilidade pela promoção da não violência.

Até a publicação deste texto, não foram aprovadas leis nacionais para criminalização da LGBT-fobia. Alguns Estados do Brasil possuem leis que punem administrativamente a LGBT-fobia e municípios com serviços especializados na promoção de direitos e cuidados às pessoas LGBT. Cada equipe de saúde deve conhecer e articular sua rede de cuidado local intersetorial e encaminhar as pessoas, caso seja necessário, para abrigos, orientação jurídica e serviços de geração de renda.

REFERÊNCIAS

1. Brasil. Ministério da Saúde. Saúde sexual e reprodutiva. Brasília MS; 2010.

2. Foucault M. História da sexualidade I: a vontade de saber. Rio de Janeiro: Graal; 1988.

3. Fausto-Sterling A. The five sexes. Sciences.1993;33(2):20–4.

4. Pino NP. A teoria queer e os intersex: experiências invisíveis de corpos des-feitos. Cad Pagu. 2007;28(5):149–74.

5. Lee PA, Houk CP, Ahmed SF, Hughes IA, International Consensus Conference on Intersex organized by the Lawson Wilkins Pediatric Endocrine Society and the

European Society for Paediatric Endocrinology. Consensus statement on management of intersex disorders. International Consensus Conference on Intersex. Pediatrics. 2006;118(2):e488-500.

6. Scott J. Gênero: uma categoria útil de análise histórica. Educ Realidade. 1990;20(2):71-99.

7. Sexual orientation, gender identity and expression, and sex characteristics at the universal periodic review. Geneva: ILGA; 2016.

8. Rodrigues C. Butler e a desconstrução do gênero. Rev Estud Fem. 2005;13(1):179–83.

9. Brasil. Ministério dos Direitos Humanos. Relatório final: 3ª conferência nacional de políticas públicas de direitos humanos de lésbicas, gays, bissexuais, travestis e transexuais [Internet]. Brasília MDH; 2016 [capturado em 12 maio 2018]. Disponível em: http://www.sdh.gov.br/sobre/participacao-social/cncd-lgbt/relatorio-final-3a-conferencia-nacional-lgbt-1/.

10. Coleman E, Bockting W, Botzer M, Cohen-Kettenis P, DeCuypere G, Feldman J, et al. Standards of care for the health of transsexual, transgender, and gender-nonconforming people, version 7. Elgin: WPATH; 2012.

11. Butler J. Problemas de gênero, feminismo e subversão da identidade. 11. ed. Rio de Janeiro: Civilização Brasileira; 2016.

12. Savin-Williams RC, Joyner K, Rieger G. Prevalence and stability of self-reported sexual orientation identity during young adulthood. Arch Sex Behav. 2012;41(1):103–10.

13. Mosaico Brasil [Internet]. Blogspot; 2009 [capturado em 12 de maio 2018]. Disponível em: http://onixdance.blogspot.com.br/2009/03/mosaico-brasil.html.

14. Conselho Federal de Psicologia. Resolução CFP nº 001/99 de 22 março de 1999. Estabelece normas de atuação para os psicólogos em relação à questão da orientação sexual [Internet]. Brasília: CFP; 1999 [capturado em 12 maio 2018]. Disponível em: https://site.cfp.org.br/wp-content/uploads/1999/03/resolucao1999_1.pdf.

15. Basson R. The female sexual response: a different model. J Sex Marital Ther. 2000;26(1):51–65.

16. Falconier MK, Jackson JB, Hilpert P, Bodenmann G. Dyadic coping and relationship satisfaction: A meta-analysis. Clin Psychol Rev [Internet]. dezembro de 2015;42:28–46. Disponível em: http://dx.doi.org/10.1016/j.cpr.2015.07.002

17. O'Connell HE, Sanjeevan KV, Hutson JM. Anatomy of the clitoris. J Urol. 2005;174(4 Pt 1):1189–95.

18. Shirazi T, Renfro KJ, Lloyd E, Wallen K. Correction to: women's experience of orgasm during intercourse: question semantics affect women's reports and men's estimates of orgasm occurrence. Arch Sex Behav. 2018;47(3):615.

19. Puppo V. Anatomy and physiology of the clitoris, vestibular bulbs, and labia minora with a review of the female orgasm and the prevention of female sexual dysfunction. Clin Anat. 2013;26(1):134–52.

20. Pastor Z, Chmel R. Differential diagnostics of female "sexual" fluids: a narrative review. Int Urogynecol J. 2018;29(5):621-629.

21. Richters J, de Visser RO, Badcock PB, Smith AMA, Rissel C, Simpson JM, et al. Masturbation, paying for sex, and other sexual activities: the second australian study of health and relationships. Sex Health. 2014;11(5):461–71.

22. Santos JCM dos Jr. Instrumentação anal erótica: um problema médico-cirúrgico. Rev Bras Colo-Proctol. 2007;27(1):96–100.

23. Heywood W, Smith AMA. Anal sex practices in heterosexual and male homosexual populations: a review of population-based data. Sex Health. 2012;9(6):517–26.

24. Owen BN, Brock PM, Butler AR, Pickles M, Brisson M, Baggaley RF, et al. Prevalence and frequency of heterosexual anal intercourse among young people: a systematic review and meta-analysis. AIDS Behav. 2015;19(7):1338–60.

25. Wilcox CM. Evaluation of anorectal symptoms in men who have sex with men [Internet]. Waltham: UpToDate; 2017 [capturado em 12 de maio 2018]. Disponível em: https://www.uptodate.com/contents/evaluation-of-anorectal-symptoms-in-men-who-have-sex-with-men.

26. Vansintejan J, Vandevoorde J, Devroey D. The gay men sex studies: anodyspareunia among belgian gay men. Sex Med Today. 2013;1(2):87–94.

27. Lamblet LCR, da Silva RJC. Prevalence and types of rectal douches used for anal intercourse among men who have sex with men in Brazil. BMJ Open. 2017;7(5):e011122.

28. Centers for Disease Control and Prevention. Proctitis, proctocolitis, and enteritis – 2015 STD treatment guidelines [Internet]. Atlanta: CDC; 2015 [capturado em 12 maio 2018]. Disponível em: https://www.cdc.gov/std/tg2015/proctitis.htm

29. Brasil. Ministério da Saúde. Secretaria de Vigilância em Saúde. Departamento de DST A e. HV. Protocolo clínico e diretrizes terapêuticas para Brasília: MS; 2015.

30. Ryan DP, Willett CG, Goldberg RM, Savarese DMF. Classification and epidemiology of anal cancer [Internet]. Waltham: UpToDate; 2017 [capturado em 12 de maio 2018]. Disponível em: https://www.uptodate.com/contents/classification-and-epidemiology-of-anal-cancer.

31. Elmore JG, Aronson MDJAM. Primary care of gay men and men who have sex with men [Internet]. Waltham: UpToDate; 2017 [capturado em 12 de maio 2018]. Disponível em: https://www.uptodate.com/contents/primary-care-of-gay-men-and-men-who-have-sex-with-men.

32. World Health Organizations. Defining sexual health [Internet]. Geneva: WHO; 2018 [capturado em 12 maio 2018]; Disponível em: http://www.who.int/reproductivehealth/topics/sexual_health/sh_definitions/en/.

33. Ahmed SF, Morrison S, Hughes IA. Intersex and gender assignment; the third way? Arch Dis Child. 2004;89(9):847–50.

34. Guimarães A, Barboza HH. Designação sexual em crianças intersexo: uma breve análise dos casos de "genitália ambígua". Cad Saúde Pública. 2014;30(10):2177–86.

35. Intersex Society of North America. ISNA's recommendations for treatment [Internet]. Rohnert Park ISNA;1994[capturado em 12 maio 2018]. Disponível em: http://www.isna.org/node/138.

36. United Nations Human Rights. Intersex [Internet]. New York: UNFE; c2018 [capturado em 12 maio 2018]. Disponível em: https://unfe.org/system/unfe-65--Intersex_Factsheet_ENGLISH.pdf

37. Méndez JE. Report of the Special Rapporteur on torture and other cruel, inhuman or degrading treatment or punishment. New York: UNFE; 2013.

38. Nascimento HRB, Molina-Bastos CG, Fontanari AMV, do Nascimento DM. Educação e abordagem da sexualidade no consultório de atenção primária à saúde. PROMEF. 2017;12(1):77–123.

39. de Vries ALC, Klink D, Cohen-Kettenis PT. What the primary care pediatrician needs to know about gender incongruence and gender dysphoria in children and adolescents. Pediatr Clin North Am. 2016;63(6):1121–35.

40. Perrin EC, Siegel BS, Committee on Psychosocial Aspects of Child and Family Health of the American Academy of Pediatrics. Promoting the well-being of children whose parents are gay or lesbian. Pediatrics. 2013;131(4):e1374–83.

41. Peterkin A, Risdon C. Caring for lesbian and gay people: a clinical guide. Toronto: University of Toronto; 2003.

42. Center for Disease Control and Prevention. Talking with your teens about sex: going beyond "the talk" [Internet].Atlanta: CDC; 2014 [capturado em 12 maio 2018]. Disponível em: https://www.cdc.gov/healthyyouth/protective/pdf/talking_teens.pdf.

43. Lourenço B. Vulnerabilidades: desafios do atendimento sob um olhar de resiliência. São Paulo: Secretaria da Saúde; 2006;

44. Borges ALV, Fujimori E, Kuschnir MCC, Chofakian CB do N, de Moraes AJP, Azevedo GD, et al. ERICA: sexual initiation and contraception in Brazilian adolescents. Rev Saude Publica. 2016;50 Suppl 1:15s.

45. Amaral MA, Fonseca RMGS. Entre o desejo e o medo: as representações sociais das adolescentes acerca da iniciação sexual. Rev Esc Enferm USP 2006;40(4):469–76.

46. Malmborg A, Persson E, Brynhildsen J, Hammar M. Hormonal contraception and sexual desire: A questionnaire-based study of young Swedish women. Eur J Contracept Reprod Health Care. 2016;21(2):158–67.

47. National Collaborating Centre for Women's and Children's Health. Antenatal care: routine care for the healthy pregnant woman. London: RCOG Press; 2011.

48. Beveridge JK, Vannier SA, Rosen NO. Fear-based reasons for not engaging in sexual activity during pregnancy: associations with sexual and relationship well-being. J Psychosom Obstet Gynaecol. 2018;39(2):138-145

49. Vannier SA, Rosen NO. Sexual Distress and Sexual Problems During Pregnancy: Associations With Sexual and Relationship Satisfaction. J Sex Med. 2017;14(3):387–95.

50. Bartellas E, Crane JM, Daley M, Bennett KA, Hutchens D. Sexuality and sexual activity in pregnancy. BJOG. 2000;107(8):964–8.

51. Leite APL, Campos AAS, Dias ARC, Amed AM, De Souza E, Camano L. Prevalence of sexual dysfunction during pregnancy. Rev Assoc Med Bras. 2009;55(5):563–8.

52. Ka MRIB. Preparations for menopausal hormone therapy [Internet]. Waltham: UpToDate; 2017 [capturado em 12 de maio 2018]. Disponível em: https://www.uptodate.com/contents/preparations-for-menopausal-hormone-therapy.

53. Romero A, Stipp JR, Cavalieri I, Ribeiro MC, Modenez S. Tamanho do pênis. Inquietações masculinas e soluções. Rev Bras Sex Hum. 2007;18:71–86.

54. Sociedade Brasileira de Urologia. Aumento do pênis: realidade atual. Rio de Janeiro: SBU;2002.

55. Brasil. Ministério da Saúde. Envelhecimento e saúde da pessoa idosa. Brasília: MS; 2007. (Cadernos da Atenção Básica; v. 19).

56. Meriggiola MC, Berra M. Safety of hormonal treatment in transgenders. Curr Opin Endocrinol Diabetes Obes. 2013;20(6):565–9.

57. Institute of Medicine, Board on the Health of Select Populations, Committee on Lesbian, Gay, Bisexual, and Transgender Health Issues and Research Gaps and Opportunities. The health of lesbian, gay, bisexual, and transgender people: building a foundation for better understanding. Washington: National Academies; 2011.

58. Casto RB. Amor e ódio em relações "conjuguays". In: Grossi M, Uziel AP, Mello L, organizadores. Conjugalidades, parentalidades e identidades lésbicas, gays e travestis. Rio de Janeiro: Garamond; 2007. p. 89–107.

59. Rotello G. Comportamento sexual e AIDS. São Paulo: GLS; 1998.

60. Brasil. Conselho Nacional de Justiça. Resolução nº 175, de 14 de maio de 2013. Dispõem sobre a habilitação, celebração de casamento civil, ou de conversão da união estável em casamento, entre pessoas de mesmo sexo [Internet]. Brasília: CNJ; 2013 [capturado em 12 maio 2018]. Disponível em: http://www.cnj.jus.br/files/atos_administrativos/resoluo-n175-14-05-2013-presidncia.pdf.

61. Castañeda M. A experiência homossexual: explicações e conselhos para os homossexuais, suas famílias e seus terapeutas. São Paulo: A Girafa, 2007.

62. Paiva ACS. Reserva e invisibilidade: a construção da homoconjugalidade numa perspectiva micropolítica. In: Grossi M, Uziel AP, Mello L, organizadores. Conjugalidades, parentalidades e identidades lésbicas, gays e travestis. Rio de Janeiro: Garamond; 2007. p. 2323–46.

63. Brasil. Ministério da Saúde. Portaria MS 1820 de 13 de agosto de 2009. Dispõe sobre os direitos e deveres dos usuários da saúde [Internet]. Brasília: MS; 2009 [capturado em 12 maio 2018]. Disponível em: http://conselho.saude.gov.br/ultimas_noticias/2009/01_set_carta.pdf.

64. Brasil. Ministério da Saúde. Nota técnica 18/2014. Nome social no cartão SUS [Internet]. Brasília: MS; 2014 [capturado em 12 maio 2018]. Disponível em: http://portalarquivos2.saude.gov.br/images/pdf/2014/setembro/24/NOTA-TECNICA-NOME-SOCIAL-18-2014.pdf.

65. Brasil. Ministério da Saúde. Brasil sem homofobia: programa de combate à violência e à discriminação contra GLTB e promoção da cidadania homossexual. Brasília: MS; 2004.

66. Guidelines for Care of Lesbian, Gay, Bisexual, and Transgender Patients. National Prevention Information Network [Internet]. Atlanta: CDC; 2005 [capturado em 12 maio 2018]. Disponível em: https://npin.cdc.gov/publication/guidelines-care-lesbian-gay-bisexual-and-transgender-patients.

67. McNair RP, Hegarty K. Guidelines for the primary care of lesbian, gay, and bisexual people: a systematic review. Ann Fam Med. 2010;8(6):533–41.

68. Tomáz J. Habilidades de comunicação na consulta com adultos. In: Leite AJM, Caprara A, Coelho Filho JM, organizadores. Habilidades de comunicação com pacientes e famílias. Rio de Janeiro: Sarvier; 2007.

69. Ribeiro MTAM, Fiuza TM, Gomes KWLG, Oliveira PRS, Pequeno ML. Abordagem comunitária pelo médico de família e comunidade. PROMEF. 2010;2(5).

70. Lourenço B. Trabalho em grupos de adolescentes: reflexão em saúde. Secretaria Municipal da Saúde (SP) Manual de atenção à saúde do adolescente São Paulo: Coordenação de Desenvolvimento de Programas e Políticas de Saúde. 2006;57–60.

71. Afonso DH. O trabalho do médico de família e comunidade com grupos na atenção primária à saúde. PROMEF.2007;2(4):49-78.

72. Knight DA, Jarrett D. Preventive health care for men who have sex with men. Am Fam Physician. 2015;91(12):844–51.

73. Knight DA, Jarrett D. Preventive health care for women who have sex with women. Am Fam Physician. 2017;95(5):314–21.

74. Vodstrcil LA, Walker SM, Hocking JS, Law M, Forcey DS, Fehler G, et al. Incident bacterial vaginosis (BV) in women who have sex with women is associated with behaviors that suggest sexual transmission of BV. Clin Infect Dis. 2015;60(7):1042–53.

75. Nota de Prensa: 2.343 personas trans reportadas asesinadas en los últimos 9 años [Internet]. Berlin:Trans Respect Versus Transphobia Worldwide. 2017 [capturado em 12 maio 2018]. Disponível em: https://transrespect.org/es/tdov-2017-tmm-updat.

76. Violência contra pessoas lésbicas, gays, bissexuais, trans e intersexo nas américas (LGBTI) [Internet]. Washington: CIDH; 2015 [capturado em 12 maio 2018]. Disponível em: www.cidh.org.

77. Sena AGN, Souto KMB. Transexualidade e travestilidade na saúde [Internet]. Brasília: MS; 2015 [capturado em 12 maio 2018]. Disponível em: http://www.saude.sp.gov.br/resources/ses/perfil/cidadao/homepage-new/outros-destaques/lgbt-comite-tecnico-de-saude-integral/textos-tecnicos-e-cientificos/coletanea_transexualidade_travestilidade_na_saude_2015.pdf.

78. Kulick D, Gordon C. Travesti: prostituição, sexo, gênero e cultura no Brasil. Rio de Janeiro: Fiocruz; 2008.

79. Peixoto RFM. Profissionais do sexo e vulnerabilidade. Desig Iniquid Saúde. 2010;12(2):196–201.

80. Vilela JA. O movimento social das profissionais do sexo e a luta pelo reconhecimento de seus direitos sociais [Internet]. âmbito jurídico.com.br. [capturado em 12 maio 2018]. Disponível em: http://www.ambitojuridico.com.br/site/index.php?n_link=revista_artigos_leitura&artigo_id=10088

81. Brasil. Ministério da Saúde. Manual do multiplicador: profissional do sexo [Internet]. Brasília: MS; 1996 [capturado em 12 maio 2018]. Disponível em: http://bvsms.saude.gov.br/bvs/publicacoes/cd10_11.pdf.

82. Maia A, Ribeiro P. Desfazendo mitos para minimizar o preconceito sobre a sexualidade de pessoas com deficiências. Rev Bras Educ. 2010;16(2).

83. Vaitsman J. Políticas preventivas: os limites das abordagens racionais. Estud Fem. 2003;11(1):311–3.

84. Borges REA, Silva M de F dos S, Melo LP de. "Mas não tive coragem de contar": a revelação da condição sorológica na experiência amorosa de pessoas que vivem com HIV. Saude Soc. 2017;26(3):664–75.

85. Sociedade Brasileira de Infectologia. Parecer técnico. Comitê científico de HIV/AIDS. Indetectável = Intransmissível [Internet]. São Paulo: SBI; 2018 [capturado em 12 maio 2018]. Disponível em: http://www.sbpc.org.br/wp-content/uploads/2018/01/Parecer_Indetectavel_Intransmissivel.pdf.

86. Giacomini P. Declaração de Consenso Indetectável é igual a Intransmissível: I = I RNP+BRASIL [Internet]. Uberlândia: RNPVHA; 2018 [capturado em 12 maio 2018]. Disponível em: Disponível em: http://www.rnpvha.org.br/indetectavel-igual--intransmissivel.html.

87. Colombaroli A. Violação da dignidade da mulher no cárcere: restrições à visita íntima nas penitenciárias femininas. Brasília: Secretaria de Políticas para Mulheres; 2011.

88. Filho JCA. Editorial: Revista vexatória: O estupro institucionalizado. Bol Acad Nac Med. 2015;267.

89. Lázaro A. Brasil sem homofobia: programa de combate à violência e à discriminação contra GLTB e promoção da cidadania homossexual [Internet]. Brasília: CNCD; 2004 [capturado em 12 maio 2018]. Disponível em: http://bvsms.saude.gov.br/bvs/publicacoes/brasil_sem_homofobia.pdf.

90. Entrevista com Luiz Mott, fundador do Grupo Gay da Bahia: estudo aponta aumento de 31% dos casos de assassinato de homossexuais [Internet]. Revista CBN. 2011[capturado em 12 maio 2018]. Disponível em: http://cbn.globoradio.globo.com/programas/revista-cbn/2011/04/17/ESTUDO-APONTA-AUMENTO-DE-31-DOS--CASOS-DE-ASSASSINATO-DE-HOMOSSEXUAIS.htm.

91. Brasil. Ministério da Saúde. Notificação de violências interpessoais e autoprovocadas. Brasília: MS; 2017.

CAPÍTULO 80

Abordagem à saúde ocupacional na atenção primária à saúde

Ana Roberta Ceratti
Nilson Massakazu Ando
Olivan Queiroz

Aspectos-chave

- O trabalho é entendido como um processo dinâmico entre trabalhador, ambiente, métodos produtivos, relações psicossociais e éticas, resultando em um produto ou atividade.
- Trabalhador é toda pessoa que realiza uma atividade de trabalho no mercado formal ou informal, inclusive na forma de trabalho familiar e doméstico.[1]
- Muitas pessoas passam pelas unidades de saúde, e reconhecê-las como trabalhadores é tarefa do médico de família e comunidade.
- Atestado médico para afastamento do trabalho é um direito da pessoa doente e, muitas vezes, faz parte do tratamento.
- A saúde ocupacional é atribuição do Sistema Único de Saúde (SUS) e definida no artigo 6º da Lei Orgânica da Saúde (Lei nº 8.080/1990).[2]

O trabalho ocupa grande parte da vida das pessoas, influencia diretamente na qualidade de vida e pode levar à realização pessoal ou desencadear sofrimento e doenças. Assim, é importante que o médico de família e comunidade questione as pessoas sobre a sua ocupação e esteja atento aos processos e às relações de trabalho na área onde ele atua.

A saúde ocupacional é atribuição do SUS e definida como um conjunto de atividades que se destina, por meio de ações de vigilância epidemiológica e sanitária, à promoção e à proteção da saúde dos trabalhadores, assim como visa à recuperação e à reabilitação da saúde dos trabalhadores submetidos aos riscos e aos agravos advindos das condições de trabalho (Lei nº 8.080/1990).[2] Neste ínterim, o conhecimento dos aspectos legais a seguir orientam a abordagem à saúde ocupacional na atenção primária à saúde (APS).

Legislação e estruturação da vigilância em saúde do trabalhador no Sistema Único de Saúde

A Resolução nº 1.488, de 11 de fevereiro 1998, do Conselho Federal de Medicina (CFM) estabelece procedimentos técnicos e éticos que todos os médicos devem cumprir no atendimento aos trabalhadores. Assim, cabe ao médico assistente, independente de sua especialidade ou local de atendimento, o fornecimento de atestado para afastamento do trabalho, considerando que o repouso faz parte do tratamento, bem como o afastamento dos agentes agressivos. O médico também deve fornecer laudos, pareceres e relatórios de exame médico e dar encaminhamentos para benefício da pessoa e, quando requerido por ele, colocar à disposição tudo o que se refira ao seu atendimento, em especial cópia dos exames e do prontuário médico. Além disso, a Resolução discorre sobre o estabelecimento de nexo causal entre doenças e atividades do trabalhador, as atribuições dos médicos do trabalho e dos médicos-peritos.[3]

Outro aspecto legal importante para o médico de família e comunidade é o conhecimento das Normas Regulamentadoras (NR), instituídas pela Portaria do Ministério do Trabalho e Emprego nº 3.214/1978, relativas à medicina e à segurança do trabalho. Essas normas orientam as ações em saúde ocupacional e podem auxiliar no planejamento estratégico de ações preventivas e de vigilância no território sob sua responsabilidade. As NRs mais importantes no contexto da APS estão listadas a seguir.

NR 4 – Serviços especializados em engenharia de segurança e em medicina do trabalho

A NR 4 estabelece a obrigatoriedade das empresas públicas e privadas, que possuam empregados regidos pela Consolidação das Leis Trabalhistas, de organizarem e manterem em funcionamento serviços especializados em engenharia de segurança e em medicina do trabalho (SESMT), com a finalidade de promover a saúde e proteger a integridade do trabalhador no local de trabalho. O dimensionamento dos SESMT vincula-se à gradação do risco (1-4, em ordem crescente) da atividade principal e ao número total de empregados do estabelecimento.[4]

NR 6 – Equipamento de proteção individual

Esta NR estabelece e define os tipos de equipamentos de proteção individual (EPIs) que as empresas estão obrigadas a fornecer, gratuitamente, a seus empregados, sempre que as condições de trabalho assim exigirem, a fim de resguardar a saúde e a integridade física dos trabalhadores. EPI é todo dispositivo ou produto, de uso individual utilizado pelo trabalhador, destinado à proteção de riscos suscetíveis de ameaçar a segurança e a saúde no trabalho, como por exemplo: óculos, capacete, protetor auditivo, luvas, vestimentas, calçados, cinturão, respirador purificador de ar, entre outros (Figura 80.1). O EPI só pode ser vendido e utilizado se tiver indicação do Certificado de aprovação (CA) expedido pelo órgão nacional competente em matéria de segurança e saúde no trabalho do Ministério do Trabalho e Emprego.[4]

NR 7 – Programa de controle médico de saúde ocupacional

A NR 7 institui a obrigatoriedade de elaboração e implementação, por parte de todos os empregadores e instituições que admitam trabalhadores como empregados, do Programa de controle médico de saúde ocupacional (PCMSO), com o objetivo de promoção e preservação da saúde do conjunto dos seus trabalhadores. O PCMSO deve considerar as questões individuais e coletivas dos trabalhadores e a relação entre sua saúde e o trabalho, além de ser planejado com base nos riscos à saúde dos trabalhadores previstos nas demais NRs e incluir, entre outros, a realização obrigatória dos exames médicos, são estes:[4]

- Admissional. Realizado antes que o trabalhador inicie suas atividades.
- Periódico. Na maioria das vezes, anual, para menores de 18 e maiores de 45 anos de idade, e a cada 2 anos, para os trabalhadores entre 18 e 45 anos de idade. Este exame é realizado a cada ano ou a intervalos menores para trabalhadores expostos a riscos ou a situações que impliquem o desencadeamento ou o agravamento de doença ocupacional, ou, ainda, para aqueles que sejam portadores de doenças crônicas ou trabalhem em condições hiperbáricas, de acordo com a NR 15 (Atividades e Operações Insalubres).
- De retorno ao trabalho. Obrigatoriamente realizado no primeiro dia da volta ao trabalho de trabalhador ausente por período igual ou superior a 30 (trinta) dias, por motivo de doença ou acidente, de natureza ocupacional ou não, ou depois do parto.
- De mudança de função. Obrigatoriamente realizado antes da data da mudança de função e que implique a exposição do trabalhador a risco diferente daquele a que estava exposto antes da mudança.
- Demissional. Obrigatoriamente realizado até a data da homologação, desde que o último exame médico ocupacional tenha sido realizado há mais de 135 (cento e trinta e cinco) dias para as empresas com grau de risco menor, e há mais de 90 (noventa) dias para empresas de grau de risco maior.

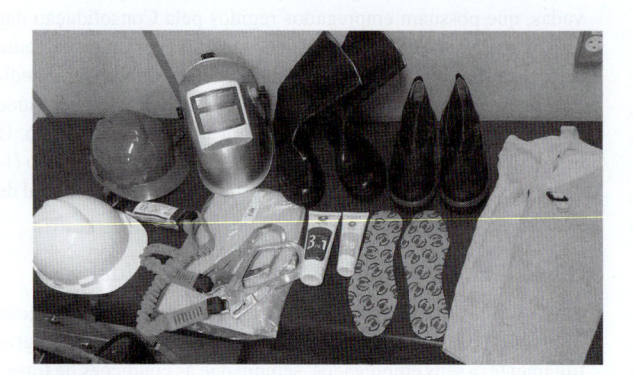

▲ **Figura 80.1**
Equipamentos de proteção individual.

Importante

Durante os atendimentos, é muito comum que o médico de família se depare com a solicitação de atestado de saúde para admissão ou demissão do trabalho. Todavia, esta não é uma atribuição do médico que atua na APS.

O atestado de saúde ocupacional e os exames citados devem ser realizados por médico do trabalho, coordenador do PCMSO ou por médico nomeado por este. O médico que fornecer o atestado pode responder civil e criminalmente por qualquer agravo que venha a ocorrer à saúde do trabalhador. Além disso, os custos de todos os exames devem ser pagos pelo empregador.[4,5]

Alguns médicos de família e comunidade também são médicos do trabalho, porém, durante o atendimento na equipe de saúde da família, não estão atuando como tal. Vale, então, o profissional utilizar-se dos conhecimentos da Medicina do Trabalho para orientar e tratar as pessoas sob seu cuidado, mas não assumir responsabilidade de terceiros (empresas, empregadores).

NR 9 – Programa de Prevenção de Riscos Ambientais

A NR 9 discorre sobre a obrigatoriedade da elaboração e implementação do Programa de Prevenção de Riscos Ambientais, visando à preservação da saúde e da integridade dos trabalhadores, por meio da antecipação, do reconhecimento, da avaliação e consequente controle da ocorrência de riscos ambientais existentes ou que venham a existir no ambiente de trabalho, tendo em consideração a proteção do meio ambiente e dos recursos naturais.[4]

São considerados fatores de risco ambiental:

- Agentes físicos: ruído, vibrações, pressões anormais, temperaturas extremas, radiações ionizantes, radiações não ionizantes, bem como o infrassom e o ultrassom.
- Agentes químicos: as substâncias, os compostos ou os produtos que possam penetrar no organismo pela via respiratória, nas formas de poeiras, fumos, névoas, neblinas, gases ou vapores, ou que, pela natureza da atividade de exposição, possam ter contato ou ser absorvidos pelo organismo através da pele ou por ingestão. São exemplos: chumbo, tolueno, xileno, dióxido de carbono, níquel, benzeno, asbesto, sílica, mercúrio, etc.
- Agentes biológicos: bactérias, fungos, parasitas, protozoários, vírus.

NR 15 – Atividades e operações insalubres

Essa NR descreve as atividades, as operações e os agentes insalubres, inclusive seus limites de tolerância, definindo, assim, as situações que, quando vivenciadas nos ambientes de trabalho pelos trabalhadores, ensejam a caracterização do exercício insalubre, e também os meios de proteger os trabalhadores de tais exposições nocivas à sua saúde. São exemplos de atividades e operações insalubres: aquelas em que os trabalhadores possam ser expostos a radiações ionizantes, trabalho sob condições hiperbáricas, ruído contínuo ou intermitente e exposição ao calor, entre outros.[4]

NR 17 – Ergonomia

A ergonomia pode ser considerada como um estudo científico interdisciplinar do ser humano e da sua relação com o ambiente de trabalho.[6]

A NR 17 visa a estabelecer parâmetros que permitam a adaptação das condições de trabalho às condições psicofisiológicas dos trabalhadores, de modo a proporcionar um máximo de conforto, segurança e desempenho eficiente. As condições de trabalho incluem aspectos relacionados ao levantamento, ao transporte e à descarga de materiais, ao mobiliário, aos equipamentos e às condições ambientais do posto de trabalho e à própria organização do trabalho.[4]

Essa NR é de suma importância, quando se considera a prevenção das lesões por esforço repetitivo ou doenças osteomusculares relacionadas ao trabalho (LER/DORT) com elevada prevalência entre as doenças ocupacionais (5-30%).[7]

NR 32 – Segurança e saúde no trabalho em estabelecimentos de saúde

A NR 32 estabelece diretrizes básicas para a implementação de medidas de proteção à segurança e à saúde dos trabalhadores dos serviços de saúde, bem como daqueles que exercem atividades de promoção e assistência à saúde em geral. Entende-se por serviços de saúde qualquer edificação destinada à prestação de assistência à saúde da população (hospitais, ambulatórios, laboratórios, clínicas de diagnósticos, farmácias, instituições de longa permanência para idosos, clínicas de vacinas, fisioterapia, práticas integrativas, entre outras) e todas as ações de promoção, recuperação, assistência, pesquisa e ensino em saúde em qualquer nível de complexidade. Assim, quaisquer trabalhadores que exerçam atividades nessas edificações, com ou sem relação com a promoção e a assistência à saúde, são abrangidos pela norma. Por exemplo: atividade de limpeza, lavanderia, reforma e manutenção.[4]

Esta NR inclui orientações sobre vacinação, utilização de EPI, vestimentas, treinamentos na utilização de materiais e riscos ocupacionais, rotinas de trabalho, higiene e prevenção de acidentes, entre outros aspectos, e deve ser respeitada nos ambulatórios onde o médico de família e comunidade atua.

Acidente com material biológico

Os acidentes com material biológico são os que mais acometem os profissionais de saúde, como médicos, enfermeiros e técnicos de enfermagem. Esses eventos devem ser considerados emergenciais, considerando que a eficiência do tratamento profilático requer que este seja instituído em até 72 horas. Segundo dados de 2017, da Secretaria de Vigilância em Saúde do Ministério da Saúde, a região Sul apresenta a maior taxa de incidência de acidentes com material biológico por 100 mil habitantes, 35,53 casos (Brasil, 2017).[8] As condutas que devem ser seguidas neste tipo de acidente estão descritas no Protocolo Clínico e Diretrizes Terapêuticas para Profilaxia Pós-exposição de Risco à Infecção pelo Vírus da Imunodeficiência Humana (HIV), Infecções Sexualmente Transmissíveis e Hepatites Virais.[9]

Estruturação da rede nacional de atenção integral à saúde do trabalhador no Sistema Único de Saúde

A estruturação da Rede Nacional de Atenção Integral à Saúde do Trabalhador (RENAST), pela Portaria GM/MS n° 2.437, representa o aprofundamento da institucionalização e do fortalecimento da saúde do trabalhador no âmbito do SUS. A RENAST articula-se de forma interdisciplinar, utilizando-se de instrumentos, saberes, tecnologias originadas de diferentes áreas do conhecimento e em diferentes níveis de atenção complementares entre si.[10]

- **Nível primário.** Estratégia Saúde da Família (ESF) e outras Unidades Básicas de Saúde (UBS) (porta de entrada no sistema de saúde) – prevenção, identificação, tratamento, estabelecimento de nexo causal entre patologia e trabalho, vigilância e notificação de agravos à saúde do trabalhador.
- **Nível secundário.** Centros de referência em saúde do trabalhador (CEREST) – estaduais (capitais) e regionais (municípios-polo) – centro articulador e organizador no seu território de abrangência, das ações intra e intersetoriais de saúde do trabalhador, com função de retaguarda técnica e como polos irradiadores de ações e ideias de vigilância em saúde, de caráter sanitário e de base epidemiológica.[10]
- **Nível terciário.** Rede assistencial de média e alta complexidade – Serviços-sentinela (clínicas e hospitais conveniados) para tratamento e reabilitação.

Prevenção em saúde ocupacional

Prevenção coletiva

A intervenção visando à prevenção coletiva deve levar em consideração as características do território e da população adstrita. Para tanto, é importante possuir dados atualizados sobre o diagnóstico da comunidade e sobre o mapeamento da área, caso contrário, corre-se o risco de as ações realizadas não atingirem o impacto esperado naquela população. Os dados a seguir são importantes para o planejamento estratégico da vigilância em saúde ocupacional na APS:[1]

- População economicamente ativa na área – pessoas de 10 a 65 anos de idade ocupadas ou desocupadas, mas procurando emprego (Instituto Brasileiro de Economia e Estatística).
- Setores e atividades produtivas existentes no território (comércio, indústria, agricultura, etc.) e avaliação dos riscos ocupacionais conforme a atividade.
- Existência ou não de trabalho infantil (crianças e adolescentes menores de 16 anos que realizam qualquer atividade de trabalho, independente de remuneração).
- Doenças de origem ocupacional na área e acidentes de trabalho.
- Número de pessoas em auxílio-doença ou aposentadas por invalidez.

A análise dos dados coletados possibilita uma visão geral da relação entre trabalho, saúde e adoecimento na população assistida. Assim, vislumbram-se quais as fragilidades existentes e qual delas pode ser abordada em primeiro lugar. Para tanto, é imprescindível que os profissionais das equipes recebam capacitação adequada em saúde ocupacional por parte das Secretarias de Saúde dos Municípios e dos CERESTs. O treinamento das equipes possibilita o encaminhamento correto das demandas aos órgãos competentes (CEREST, Delegacia Regional do Trabalho, Instituto Nacional do Seguro Social [INSS], Ministério Público, Conselho Tutelar) e a possível resolução dos problemas.

Uma equipe de saúde bem instrumentalizada pode investir em atividades de educação em saúde e segurança no trabalho para a comunidade em geral, trabalhadores, entidades sindicais e empregadores. Nesse sentido, segundo Dias:[11] "[...] o resgate do saber do trabalhador sobre as relações trabalho-saúde-doença, e a necessidade da democratização da informação ocupam o centro da cena, fazendo com que os trabalhadores passem de *objeto* das ações de saúde a *sujeitos* deste processo".

Além disso, a vigilância das condições de trabalho e dos riscos ambientais, assim como os procedimentos de notificação, merecem especial atenção das equipes de saúde para a identificação e a prevenção dos agravos.

Visando ainda à prevenção coletiva, sabe-se que orientações gerais quanto à manutenção de posturas adequadas durante o trabalho, associadas a melhorias em relação aos postos e à jornada de trabalho (turnos, pausas, etc.), conforme a NR 17 (ergonomia), resultam em melhor qualidade de vida para os trabalhadores e lucro para as empresas, que se beneficiam de trabalhadores mais motivados e produtivos.

Por fim, também vale lembrar que a busca de um estilo de vida saudável, que contemple exercícios físicos, alimentação equilibrada, lazer e abandono do tabagismo, deve ser reforçada para a comunidade durante as atividades das equipes.

Prevenção individual

Pensando no foco de intervenção individual, o médico de família e comunidade tem como recurso a história clínica, os exames complementares e o aconselhamento pessoal durante as consultas. Incorporada ao primeiro está a anamnese ocupacional, acessível ao médico de família e que sistematiza, por meio de perguntas básicas, aspectos do trabalho importantes no estudo da situação ou agravo.

[...] O que faz? Como faz? Com que produtos e instrumentos? Quanto faz? Onde? Em que condições? Há quanto tempo? Como se sente e o que pensa sobre seu trabalho? Conhece outros trabalhadores com problemas semelhantes aos seus? Desta maneira, é possível se ter uma ideia das condições de trabalho e de suas repercussões sobre a saúde do trabalhador.[12]

A anamnese clínico-ocupacional possibilita o diagnóstico da doença ocupacional, o tratamento adequado, o acesso aos benefícios da previdência social, orienta sobre as possibilidades de retorno, necessidade de reabilitação profissional e aciona as ações de vigilância para melhoria das condições sanitárias do ambiente de trabalho.[13] Apresenta-se, no Quadro 80.1, uma proposta de anamnese ocupacional adaptada aos cuidados primários de saúde e consultas ambulatoriais de breve duração. Seria muito produtivo se este instrumento (mesmo adaptado) fosse de fato utilizado e, aos poucos, fizesse parte da rotina na APS.

Quadro 80.1 | **Proposta de anamnese ocupacional para atenção primária à saúde**

Identificação

Nome:

Idade: | Prontuário: | ACS:

Dados ocupacionais

Ocupação atual: | CBO:

Tempo na ocupação atual:

Relação no mercado de trabalho:
( ) Assalariado
( ) Autônomo
( ) Mercado informal
( ) Empregador
( ) Aposentado
( ) Desempregado
( ) Outro: _____

Carteira de trabalho:
( ) Com carteira de trabalho
( ) Sem carteira de trabalho
( ) Não se aplica

Renda mensal:
_____
( ) Sem renda
( ) Renda não declarada

Antecedentes ocupacionais

Ocupações anteriores:

Acidentes de trabalho anteriores:

Emissão de CAT:
( ) Emitida
( ) Não emitida
( ) Não sabe
( ) Não se aplica

Benefícios previdenciários:
( ) Não recebe
( ) Auxílio-doença previdenciário
( ) Auxílio-doença acidentário
( ) Aposentadoria acidentária
( ) Aposentadoria previdenciária
( ) Aposentadoria por tempo de serviço/por idade/especial
( ) Não se aplica/não sabe informar

História clínico-ocupacional

Queixa principal:

História de doença atual

(Continua)

Quadro 80.1 | Proposta de anamnese ocupacional para atenção primária *(Continuação)*

História clínico-ocupacional

Anamnese ocupacional

▶ Descrever o *processo produtivo/fluxograma* de produção.

▶ Descrever posto e *local de trabalho* (instalações, condições de higiene e conforto), *riscos* à saúde (físicos, químicos, biológicos, ergonômicos e de acidentes), condições de iluminação e ventilação.

▶ Descrever a *função* (o que faz e como faz, equipamentos e instrumentos, EPI ou EPC).

▶ Investigar a *organização do trabalho* (jornada diária, semanal, pausas, trabalho noturno, rodízio de turnos, horas extras, férias, grau de autonomia e controle sobre o trabalhador sobre o modo operacional, monotonia, responsabilidade, controle de produtividade, hierarquia, disputa pessoal).

▶ Investigar existência de *acidentes/patologias semelhantes* na empresa.

Exame físico:

Plano de cuidados

Conduta propedêutica:	Anotar:
( ) Toxicológico/bioquímico	
( ) Sorológico/hematológico	
( ) Imagem/registro gráfico	
( ) Teste cutâneo	
( ) Outro: _____	
( ) Nenhum exame	

Conduta terapêutica:	Anotar:
( ) Afastamento do trabalho	
( ) Cirurgia	
( ) Tratamento medicamentoso	
( ) Terapia ocupacional	
( ) Fisioterapia	
( ) Nenhuma conduta terapêutica	

Conduta administrativa:	Anotar:
( ) Atestado médico	
( ) Solicitação/emissão de CAT	
( ) Relatório à empresa	
( ) Notificação à Vigilância de Saúde	
( ) Encaminhamento/relatório ao INSS	
( ) Encaminhamento à reabilitação	
( ) Orientação trabalhista/previdenciária	
( ) Nenhuma conduta	

Conclusão (pode marcar mais de uma):	
( ) Alta	( ) Retorno para tratamento/controle
( ) Internação	( ) Interconsulta
( ) Retorno para diagnóstico	( ) Encaminhamento

Responsável:	Data:

ACS, agente comunitário de saúde; CAT, comunicação de acidente de trabalho; EPI, equipamento de proteção individual; INSS, instituto nacional do Seguro Social; CBO, *classificação brasileira de ocupações*; EPC, equipamento de proteção coletiva.

A medicina de família e comunidade e as patologias ocupacionais

Mesmo tentando buscar a prevenção dos agravos, a conduta médica mais clara é a assistência ao trabalhador doente, tanto na normatização quanto na concepção que a categoria médica tem de saúde do trabalhador. Compreende diagnóstico, o tratamento e a reabilitação de forma integrada. Desse modo, reconhecer as pessoas como trabalhadoras é o primeiro passo para o entendimento das situações relacionadas à ocupação, diariamente apresentadas na prática clínica. A simples pergunta: "Qual é a sua ocupação ou trabalho?" traz ao médico um aspecto importante que ajudará na interpretação da doença e da experiência de doença daquela pessoa.

O trabalho de alguém faz parte dos fatores contextuais proximais, focados no aspecto individual, no tempo presente ou no passado imediato, em que mudanças rápidas podem acontecer ou serem provocadas.[14] A função do médico de família e comunidade é facilitar o encontro de um sentido compartilhado para tal contexto, ajudando a pessoa doente a obter o entendimento de sua situação.

Entre as medidas iniciais na assistência ao trabalhador que adoece, a primeira é o seu afastamento imediato da exposição. Além do afastamento das atividades laborais, deve-se realizar tratamento adequado dos acometimentos mais simples e referenciamento para os casos mais complicados.

Todo médico de família e comunidade confirmará a grande procura de pessoas com lombalgias, mãos ou ombros doloridos e outras dores não tão bem localizadas, em parte consequentes de posturas e sobrecargas em suas atividades laborais. No entanto, as vítimas de doenças relacionadas ao trabalho são muitas vezes parcialmente tratadas, sem devida ou efetiva orientação de evitar nova exposição, referenciadas a especialistas inadequados, ou a sessões de fisioterapia sem ter estabelecido o diagnóstico ou o mínimo nexo com o trabalho. Será sempre mais fácil prescrever um corticoide tópico, por exemplo, a um trabalhador com dermatite de contato, do que tentar afastá-lo da exposição ao alérgeno no emprego, com negociação de mudança de função.

A seguir, são mostradas algumas abordagens para diagnóstico e tratamento de agravos relacionados ao trabalho na APS.

O trabalhador com queixas dermatológicas

As dermatoses relacionadas ao trabalho podem afetar mucosas, pele e anexos, por ação direta ou indireta de agentes químicos irritantes (óleos de corte, cimento, detergentes) ou alérgenos (níquel, cromo, aditivos da borracha), assim como biológicos (bactérias, fungos, insetos) ou físicos (radiações, frio, calor).[15]

Setenta e cinco por cento das dermatoses ocupacionais são irritativas de contato. Nesses casos, não há necessidade de sensibilização prévia, pois não envolvem eventos imunológicos, podendo aparecer em qualquer trabalhador exposto, mesmo no primeiro contato. O quadro clínico varia de acordo com o agente irritante, da concentração, do tempo de exposição e da periodicidade do contato. É muito importante que o médico tente identificar o agente irritante, usando principalmente a história clínico-ocupacional, não sendo indicados os testes epicutâneos.

Os principais agentes irritantes são solventes (cetonas, hidrocarbonetos, compostos do cloro), detergentes, cosméticos, flúor, cromo (presente no cimento), corantes e algumas plantas.

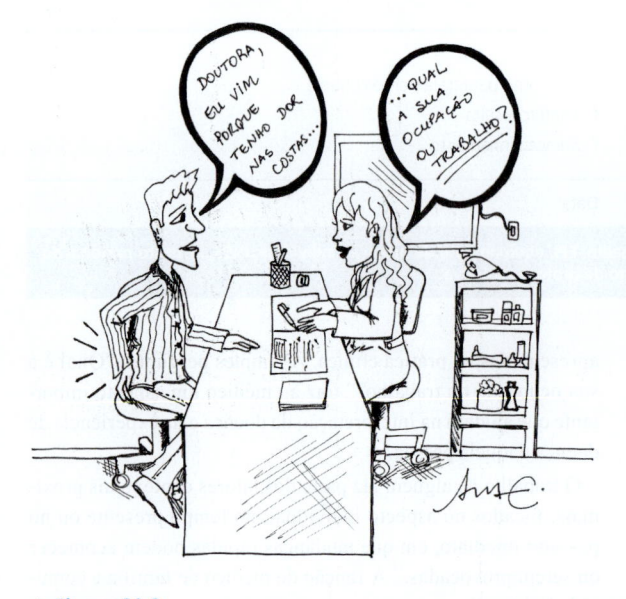

▲ Figura 80.2

Ressecamento da pele e surgimento de fissuras são os primeiros sinais. Em seguida, podem evoluir para eritema, descamação, pápulas, vesículas, espessamento da pele. Em contato com os agentes irritantes fortes (o cimento é o principal exemplo) podem surgir ulcerações rasas ou profundas já no primeiro contato. As lesões não se estendem para outras partes do corpo, além da região do contato direto. O afastamento da exposição é o melhor tratamento.

A dermatite alérgica de contato é uma reação imunológica tipo IV, de efeito tardio (24-48 horas do contato com o alérgeno), com liberação de citocinas pelos linfócitos T ativados, produzidos após estimulação do agente na pele. Essas substâncias ativam macrófagos que participam das lesões celulares. Após exposição prévia, quando ocorre a sensibilização, pode haver remissão total do quadro e desencadeamento posterior, com um período entre a exposição inicial e o aparecimento da dermatite de 5 a 21 dias.

É comum o desenvolvimento de dermatite alérgica após contato com metais, cosméticos, borrachas, fármacos, plantas, alimentos e produtos químicos.

O prurido é o principal diferencial da dermatite alérgica. Além disso, pode haver eritema, edema e vesículas durante a fase aguda. Na fase crônica, formam-se crostas serosas, algumas vezes com liquenificação (evidência dos sulcos da pele, típicos de regiões com prurido). Na dermatite alérgica, podem ocorrer lesões em pontos distantes, diferentes daqueles em que houve o contato inicial. Os testes epicutâneos (*patch tests*) podem ser úteis para a identificação dos alérgenos.

Como tratamento tópico se utilizam substâncias adstringentes (compressa com solução salina ou permanganato de potássio), na fase da exsudação e vesículas, substâncias emolientes (vaselina, óleo mineral), para reduzir o ressecamento e o prurido, e corticoides tópicos (hidrocortisona, dexametasona, betametasona, em ordem crescente de potência).

Para tratamento sistêmico na APS podem ser usados antibióticos (cefalexina, eritromicina) durante infecção secundária extensa; anti-histamínicos (hidroxizine, loratadina) para alívio do prurido; e corticoides sistêmicos (prednisona) na fase aguda das exarcebações graves.

Evitar o novo contato com as substâncias identificadas é sempre a melhor medida para prevenir novas lesões.

O trabalhador com queixas auditivas

A lesão das células cocleares, resultante da exposição ao estímulo sonoro em excesso (ou a alguns agentes químicos), quando relacionada ao trabalho, é chamada de perda auditiva induzida por ruído (PAIR). O risco aumenta na exposição acima de 85dB por 8 horas diárias, principalmente a ruídos contínuos. A perda é progressiva, maior nos primeiros 10 a 15 anos de exposição.[14]

Uma das principais características é uma perda sempre neurossensorial e bilateral. Se for realizado teste com diapasão, evidencia-se má condução aérea e óssea. Por esse motivo, a pessoa não escuta bem sua própria voz e não consegue graduar sua intensidade, falando alto. Existe uma diminuição da inteligibilidade da fala durante conversa em grupo ou ambiente amplo e ruidoso. Também podem aparecer zumbido e intolerância a sons intensos.

Alguns efeitos não auditivos podem fazer parte das queixas do indivíduo com PAIR, como alterações do sono, do comportamento (cronicamente "estressado"), distúrbios vestibulares, neurológicos ou digestórios.

Com história de exposição ocupacional a ruído, na suspeita de perda auditiva, deve ser feita uma avaliação audiológica (audiometria tonal, logoaudiometria e imitânciometria). É importante realizar um repouso acústico de 14 horas, para evitar fatores confundidores ou mimetizadores da PAIR.

Na audiometria, geralmente não há perda maior do que 40dB, nas frequências baixas, e maior do que 75dB nas altas. A perda tem início nas frequências de 3, 4 ou 6 KHz. O limiar de 8 KHz deve ser melhor do que o pior limiar nas frequências anteriormente citadas (aparece um "entalhe" na curva da audiometria).

É importante dizer que, uma vez cessada a exposição, a PAIR não progride. Não existe tratamento, mas deve-se realizar reabilitação em atenção secundária, com profissionais capacitados, além de manter avaliações audiológicas periódicas.

O trabalhador com queixas respiratórias

A identificação do tipo de poeira a que o profissional foi exposto é um dos principais fatores durante a abordagem a trabalhadores com queixas respiratórias. Existem poeiras consideradas inertes (com baixo potencial fibrogênico) e poeiras fibrogênicas (a maioria). Qualquer trabalhador exposto à poeira mineral deve ter acompanhamento radiológico e funcional periódico.[16]

Os principais trabalhadores expostos a poeiras não fibrogênicas são os que lidam com bário, estanho, carvão vegetal, rocha fosfática, soldadores de arco elétrico. Geralmente apresentam poucos sintomas, sendo o diagnóstico incidental na maioria das vezes. É preciso um longo período de exposição, e o afastamento reduz a intensidade da doença.

A sílica livre, o asbesto (amianto) e o carvão mineral são os principais agentes de poeiras fibrogênicas, necessitam de um período de exposição superior a 10 anos. Na maioria das vezes, não há sintomatologia específica nem alterações ao exame físico. A dispneia aos esforços é o principal sintoma e aparecem estádios moderados e avançados da doença. Existem evidências da associação de exposição ao asbesto com mesotelioma de pleura e câncer de pulmão.

Nessas patologias parenquimatosas pulmonares, à radiografia, podem aparecer opacidades nodulares (nódulos fibróticos) que se iniciam nas zonas superiores de ambos os pulmões, às vezes conglomerados. Podem também surgir gânglios mediastinais calcificados. A silicose é o protótipo desses casos.

Na asbestose, à radiografia, podem aparecer placas ou espessamentos pleurais difusos, principalmente nas partes inferiores, algumas vezes aparecendo como opacidades irregulares na incidência frontal. O melhor exame de imagem para avaliação da asbestose é a tomografia computadorizada de alta resolução.

A principal conduta nas pneumoconioses é o imediato afastamento da exposição. Seguindo o Protocolo para Profilaxia Contra Tuberculose (TB), do Ministério da Saúde, aquelas pessoas com alto risco (entre elas aquelas com pneumoconiose) e que são reatores fortes à tuberculina ativa devem receber a quimioprofilaxia da TB com isoniazida.

Trabalhadores em contato com benzeno

O benzeno é um solvente bastante utilizado na indústria petroquímica, siderúrgica e química (produtos com mais de 1% de concentração por volume), postos de gasolina, oficinas mecânicas, indústria de colas, tintas, vernizes, solventes e removedores, indústria gráfica e de borracha (com concentração menor do que 1%, mas ainda com algum risco), além dos transportadores de todos esses produtos.[17]

O principal agravo de saúde produzido pelo benzeno é a mielotoxicidade e alterações no sistema hematopoético. Inicialmente podem aparecer macrocitose, pontilhado basófilo, hipossegmentação dos neutrófilos (pseudo-Pelger), eosinofilia, linfocitopenia e macroplaquetas. Com o avanço, as alterações correspondem à hipoplasia, à displasia e à aplasia de medula óssea: neutropenia, leucopenia, monocitopenia, plaquetopenia, com uma média de 4 anos de exposição. O trabalhador pode chegar com queixas de astenia, infecções de repetição e tontura. Reconhecidamente leucemogênico (com mais frequência, aleucemia mieloide aguda), o benzeno também está relacionado a linfoma não Hodgkin, a mieloma múltiplo e à mielofibrose, com menor frequência.

Com história de exposição ao benzeno, é importante valorizar toda alteração hematológica. Para avaliação, devem-se solicitar: três hemogramas, contagem de plaquetas e reticulócitos, com intervalo de 15 dias, transaminases (transaminase glutâmico-oxalética/transaminase glutâmico-pirúvica), gama-glutamiltransferase, bilirrubinas e desidrogenase láctica. Se houver indicação clínica, deve-se realizar estudo da medula óssea (mielograma e/ou biópsia de medula).

A reversão clínica do quadro é possível após um período médio de 5 anos de afastamento da exposição. São indicados exames laboratoriais anuais, pois a normalidade do quadro hematológico não deve ser considerada como estado de cura.

Os trabalhadores com queixas musculesqueléticas

As LERs ou os DORTs são um conjunto de doenças que afetam músculos, tendões, nervos e vasos dos membros superiores (dedos, mãos, punhos, antebraços, braços, ombro, pescoço e coluna vertebral) e inferiores (joelho e tornozelo, principalmente) e que têm relação direta com as exigências das tarefas, ambientes físicos e com a organização do trabalho.[18] Os sintomas, como dor, parestesia, sensação de peso e fadiga, são comuns, têm aparecimento insidioso e podem ser concomitantes ou não.[19]

Os seguintes aspectos, decorrentes das relações e organização do trabalho, estão relacionados com o surgimento de quadros de LER/DORT: movimentos repetitivos, posturas inadequadas, trabalho muscular estático, conteúdo pobre das tarefas, monotonia e sobrecarga mental, ausência de controle sobre a execução das tarefas, ritmo intenso de trabalho, pressão por produção, relações conflituosas com as chefias e estímulo à competitividade exacerbada. Além disso, fatores de risco ambientais, como vibração e frio intenso, também estão relacionados com o surgimento de quadros de LER/DORT.[1]

As LER/DORT atingem mais trabalhadores jovens (entre 30 e 40 anos), ativos e predominantemente mulheres, que exercem funções subalternas, utilizando, sobretudo, a parte superior do corpo, principalmente as mãos, para realizar suas tarefas.[7] As categorias profissionais mais atingidas são: bancários, digitadores, operadores de linha de montagem, operadores de telemarketing, secretárias, jornalistas, entre outros.[7,18]

Desde a metade do século XX, com características muito parecidas às descritas por Bernardino Ramazzini, primeiro médico a escrever sobre doenças e lesões relacionadas ao trabalho (1700), as LER/DORT se universalizaram e se fizeram presentes em quase todas as categorias de trabalhadores, com prevalências variáveis entre 5 a 30%. Em termos tecnológicos, o que assinala esta universalidade é a automação microeletrônica simbolizada pelo computador, modificando, não apenas as tecnologias de processo, mas também relações e controles internos do trabalho.[7]

No ano de 2009, entre as doenças do trabalho, de acordo com *Classificação internacional de doenças* (CID), as mais incidentes foram lesões no ombro (M75), sinovite e tenossinovite (M65) e dorsalgia (M54), com 19,7, 17,2 e 7,6%, do total. Nas doenças do trabalho, as partes do corpo mais incidentes foram o ombro, o dorso e os membros superiores (19,3, 13,1 e 9,5%, respectivamente).[20]

A constituição de uma equipe multiprofissional de prevenção, de diagnóstico e de tratamento, com a participação de médicos, enfermeiros, fisioterapeutas, terapeutas ocupacionais, psicólogos, assistentes sociais, entre outros profissionais e práticas integrativas, é essencial no manejo dessas patologias.[19] Para tanto, o médico de família precisa contar com os CERESTs ou, na falta destes, com outros serviços articulados à rede de saúde do município onde trabalha.

No contexto da APS, as ferramentas utilizadas para o diagnóstico são: na consulta clínica, a anamnese ocupacional, o exame físico detalhado (principalmente do sistema musculesquelético e neurológico), exames complementares, a investigação dos postos de trabalho e a observação do contexto psicossocial e econômico do indivíduo.

O tratamento das LER/DORT deve ser adaptado a cada caso. Exemplos de procedimentos que compõem o tratamento são: uso de medicamentos (analgésicos, anti-inflamatórios, relaxantes musculares, antidepressivos), bloqueios anestésicos (para casos específicos), sessões psicoterapêuticas (em grupo ou individuais), terapia corporal (técnicas variadas de relaxamento, alongamento, automassagem e fortalecimento muscular/correção de postura), fisioterapia (eletrotermoterapia, massoterapia, cinesioterapia), acupuntura, estímulo a atividades lúdico-sociais, condicionamento físico, terapia ocupacional e homeopatia.[19]

Além disso, atividades educativas, como sessões em grupo, que forneçam informações sobre a fisiopatologia das LER/DORT, discussões sobre as atividades da vida diária, noções de limite, assim como questões trabalhistas e previdenciárias, são importantes para instrumentalizar a pessoa no enfrentamento de seu cotidiano e para diminuir suas angústias e dúvidas.[19]

Os trabalhadores com queixas mentais ou comportamentais

A influência do trabalho sobre a saúde mental dos trabalhadores pode decorrer de inúmeros fatores e situações, entre os quais, a exposição a agentes tóxicos, a altos níveis de ruído, a situações de risco à integridade física, a formas de organização do trabalho e políticas de gerenciamento que desconsideram os limites físicos e psíquicos do trabalhador.[21]

Os transtornos mentais (TM) ou comportamentais relacionados ao trabalho podem ser divididos em: síndromes psiquiátricas orgânicas (distúrbios neuropsiquiátricos agudos e crônicos desencadeados por agentes químicos neurotóxicos e pelo consumo excessivo de bebidas alcoólicas) e as síndromes psiquiátricas não orgânicas (estresse pós-traumático, síndrome de *burnout*, entre outras).[22] O Quadro 80.2 relaciona os TMs e os agentes etiológicos ou fatores de risco de natureza ocupacional.

Quadro 80.2 | Transtornos mentais e do comportamento relacionados com o trabalho (grupo V da *CID-10*)

Doenças	Agentes etiológicos ou fatores de risco de natureza ocupacional
Demência e outras doenças específicas classificadas em outros locais (F02)	▶ Manganês ▶ Substâncias asfixiantes ▶ Sulfeto de carbono
Delirium, não sobreposto à demência, como descrito (F05.0)	▶ Brometo de metila ▶ Sulfeto de carbono
Outros transtornos mentais decorrentes de lesão e disfunção cerebrais e de doença física (F06) Transtorno cognitivo leve (F06.7)	▶ Tolueno e outros solventes aromáticos neurotóxicos ▶ Chumbo ou seus compostos tóxicos ▶ Tricloroetileno, tetracloroetileno, tricloroetano e outros solventes orgânicos halogenados neurotóxicos ▶ Brometo de metila ▶ Manganês e seus compostos tóxicos ▶ Mercúrio e seus compostos tóxicos ▶ Sulfeto de carbono ▶ Outros solventes orgânicos neurotóxicos
Transtornos de personalidade e de comportamento, decorrentes de doença, de lesão e de disfunção de personalidade (F07) Transtorno orgânico de personalidade (F07.0) Outros transtornos de personalidade e de comportamento, decorrentes de doença, de lesão ou de disfunção cerebral (F07.8)	▶ Tolueno e outros solventes aromáticos neurotóxicos, tricloroetileno, tetracloroetileno, tricloroetano e outros solventes orgânicos halogenados neurotóxicos ▶ Brometo de metila ▶ Manganês e seus compostos tóxicos ▶ Mercúrio e seus compostos tóxicos ▶ Sulfeto de carbono ▶ Outros solventes orgânicos neurotóxicos

(Continua)

Quadro 80.2 | Transtornos mentais e do comportamento relacionados com o trabalho (grupo V da CID-10) *(Continuação)*

Doenças	Agentes etiológicos ou fatores de risco de natureza ocupacional
Transtorno mental orgânico ou sintomático não especificado (F09)	▶ Tolueno e outros solventes aromáticos neurotóxicos, tricloroetileno, tetracloroetileno, tricloroetano e outros solventes orgânicos halogenados neurotóxicos ▶ Brometo de metila manganês e seus compostos tóxicos ▶ Mercúrio e seus compostos tóxicos ▶ Sulfeto de carbono ▶ Outros solventes orgânicos neurotóxicos
Transtornos mentais e comportamentais devidos ao uso do álcool: alcoolismo crônico (relacionado com o trabalho) (F10.2)	▶ Problemas relacionados com o emprego e com o desemprego, condições difíceis de trabalho ▶ Circunstância relativa às condições de trabalho
Episódios depressivos (F32)	▶ Tolueno e outros solventes aromáticos neurotóxicos, tricloroetileno, tetracloroetileno, tricloroetano e outros solventes orgânicos halogenados neurotóxicos ▶ Brometo de metila ▶ Manganês e seus compostos tóxicos ▶ Mercúrio e seus compostos tóxicos ▶ Sulfeto de carbono ▶ Outros solventes orgânicos neurotóxicos
Reações ao estresse grave e transtornos de adaptação (F43) Estado de estresse pós-traumático (F43.1)	▶ Outras dificuldades físicas e mentais relacionadas com o trabalho: reação após acidente de trabalho grave ou catastrófico, ou após assalto no trabalho, circunstância relativa às condições de trabalho
Neurastenia (inclui "síndrome de fadiga") (F48.0)	▶ Tolueno e outros solventes aromáticos neurotóxicos, tricloroetileno, tetracloroetileno, tricloroetano e outros solventes orgânicos halogenados ▶ Brometo de metila ▶ Manganês e seus compostos tóxicos ▶ Mercúrio e seus compostos tóxicos ▶ Sulfeto de carbono ▶ Outros solventes orgânicos neurotóxicos
Outros transtornos neuróticos especificados (inclui "neurose profissional") (F48.8)	▶ Problemas relacionados com o emprego e com o desemprego ▶ Desemprego ▶ Mudança de emprego ▶ Ameaça de perda de emprego, ritmo de trabalho penoso, desacordo com patrão e colegas de trabalho (condições difíceis de trabalho) ▶ Outras dificuldades físicas e mentais relacionadas com o trabalho
Transtorno do ciclo vigília-sono devido a fatores não orgânicos (F51.2)	▶ Problemas relacionados com o emprego e com o desemprego ▶ Adaptação à organização do horário de trabalho (trabalho em turnos ou trabalho noturno) ▶ Circunstância relativa às condições de trabalho
Sensação de estar "acabado" ("síndrome de *burnout*", "síndrome do esgotamento profissional") (Z73.0)	▶ Ritmo de trabalho penoso ▶ Outras dificuldades físicas e mentais relacionadas com o trabalho

Fonte: Brasil.[12]

Segundo dados da Organização Mundial da Saúde (OMS), a depressão é a principal causa de perda de dias de trabalho no mundo e acredita-se que, antes do ano de 2020, ela emergirá como a principal causa de incapacitação do século.[23] Também segundo a OMS, cerca de 30% dos trabalhadores ocupados sofrem de TMs menores, e cerca de 5 a 10% sofrem de TMs graves.

No Brasil, segundo estatísticas do INSS referentes apenas aos trabalhadores com registro formal, os TMs ocupam a terceira posição entre as causas de concessão de benefício previdenciário, como auxílio-doença, afastamento do trabalho por mais de 15 dias e aposentadorias por invalidez,[24] com prevalências encontradas em estudos nacionais para diferentes grupos ocupacionais, independentemente do instrumento de estudo utilizado, entre 15 e 60%.[23]

Apesar da alta prevalência na população trabalhadora, os distúrbios psíquicos relacionados ao trabalho frequentemente deixam de ser reconhecidos como tais durante a avaliação clínica, pois eles são, muitas vezes, mascarados por sintomas físicos ou não é clara a sua associação com o trabalho.[25]

É importante que o médico de família atente para sinais e sintomas, como modificação do humor, fadiga, irritabilidade, cansaço por esgotamento, isolamento, distúrbio do sono (falta ou excesso), ansiedade, pesadelos com o trabalho, intolerância, descontrole emocional, agressividade, tristeza, alcoolismo, absenteísmo, comuns nos distúrbios psíquicos. Além disso, sintomas físicos, como dores (de cabeça ou no corpo todo), perda do apetite, mal-estar geral, tonturas, náuseas, sudorese, taquicardia, somatizações, conversões e sintomas neurovegetativos diversos, podem estar associados aos TMs relacionados ao trabalho.[1]

O tratamento para os TMs inclui medicamentos (antidepressivos, ansiolíticos, antipsicóticos, entre outros), acompanhamento psicológico ou psiquiátrico (terapia), hábitos saudáveis de vida, medidas para diminuir o estresse (como exercícios físicos e atividades de lazer) e afastamento do agente causal no caso de síndromes psiquiátricas orgânicas.

Momento do referenciamento a outros especialistas

O principal indicador de referenciamento é a insegurança do médico de família e comunidade diante do tema. Na condução de quadros que se arrastam, diagnósticos ambíguos e nexo com o trabalho pouco caracterizado, o médico de família pode dividir o caso com outros especialistas. Os CERESTs contemplam em sua proposta a atuação como capacitador e referência para os profissionais da APS quanto a essas questões.

Agravos relacionados ao trabalho com notificação compulsória no sistema de informação nacional de agravo de notificação

A notificação é a maneira mais eficiente de trazer à tona a questão socioeconômica da patologia ocupacional. Quanto menos se notificam tais agravos, maior é a distância entre os dados epidemiológicos e a real situação de saúde dos trabalhadores no país.

A Portaria n° 204, de 17 de fevereiro de 2016, define a Lista Nacional de Notificação Compulsória de doenças, agravos e eventos de saúde pública nos serviços de saúde, públicos e privados, em todo o território nacional (casos suspeitos e confirmados) e inclui a notificação dos seguintes agravos relacionados ao trabalho:[26]

- Acidentes de trabalho com exposição a material biológico.
- Acidente de trabalho grave, fatal e as ocorrências com crianças e adolescentes.
- Intoxicação exógena, por substâncias químicas, incluindo agrotóxicos, gases tóxicos e metais pesados.

A Portaria n° 205, de 17 de fevereiro de 2016, define a lista nacional de doenças e agravos a serem monitorados por meio da estratégia de vigilância em unidades sentinelas que inclui no Anexo para Vigilância em Saúde do Trabalhador os seguintes eventos:[27]

- Câncer relacionado ao trabalho.
- Dermatoses ocupacionais.
- LER/DORT.
- PAIR relacionada ao trabalho.
- Pneumoconioses.
- TMs relacionados ao trabalho.
- Outros agravos relacionados ao trabalho, como, por exemplo, violência relacionada ao trabalho, acidentes com animais peçonhentos, entre outros, que devem ser considerados visando a ações de prevenção.

Medicina de família e comunidade e previdência social

Existe um número importante de trabalhadores que se dirigem aos serviços de APS em busca de atendimento e, frequentemente, solicitam atestados médicos para fundamentar a dispensa do trabalho, a concessão de benefícios previdenciários/assistenciais, ou uma solicitação advinda do médico perito do serviço oficial, sendo necessário que o médico de família esteja preparado para atender essa demanda.

Comunicação de acidente de trabalho

A comunicação de acidente de trabalho (CAT) é um documento emitido para reconhecer tanto um acidente de trabalho ou de trajeto, bem como uma doença ocupacional.[28] A CAT foi prevista inicialmente na Lei n° 5.316/1967, sofrendo alterações posteriores, e regulamentada pelo Decreto n° 2.172/1997 (revogado posteriormente pelo Decreto n° 3.048/1999), sendo que a Lei n° 8.213/1991 determina, no seu artigo 22, que todo acidente de trabalho deve ser comunicado pela empresa ao INSS, sob pena de multa em caso de omissão.[29] Entretanto, caso isso não ocorra, pode ser emitida pela pessoa, incluindo o próprio acidentado, seus dependentes, a entidade sindical competente, qualquer autoridade pública ou o médico responsável pelo atendimento.[30]

Nesse sentido, o acidente de trabalho é caracterizado por qualquer ocorrência inesperada e indesejável que interfere ou interrompe o andamento normal de uma atividade no trabalho. Para a previdência social, o acidente de trabalho é classificado em três tipos: o acidente típico, a doença ocupacional e o acidente de trajeto, detalhados no Quadro 80.3.[31]

As seguintes ocorrências, contidas no Quadro 80.4, devem ser comunicadas ao INSS, mediante formulário específico (Figura 80.3).

O Quadro 80.5 exemplifica eventos que podem ser equiparados a acidente de trabalho, devendo ter a mesma tratativa desses.

Quando o médico de família e comunidade se deparar com situações que envolvam a necessidade de emissão da CAT, tendo em vista os aspectos legais envolvidos, deve tomar as seguintes precauções: não assinar a CAT em branco, verificar se todos os itens de identificação foram preenchidos e evitar deixar campos em branco. Atentar que o atestado médico da CAT é de competência única e exclusiva do médico.[31]

Lembre-se: O acidente de trabalho, quando devidamente comunicado, resguarda a pessoa acidentada e os seus dependentes, conforme demonstrado no Quadro 80.6.

Articulação com os peritos médicos

A atividade pericial constitui uma área de atuação de todas as especialidades médicas e é regulamentada pela Lei n° 10.876, de 02 de junho de 2004, sendo o perito médico o profissional incumbido de avaliar a condição laborativa, para fins de enquadramento na situação legal pertinente,[34] tendo por finalidade precípua a emissão de parecer técnico conclusivo na avaliação de incapacidades laborativas, inspeção de ambientes de trabalho para fins previdenciários, bem como a análise de requerimentos de diversos benefícios, sejam assistenciais ou indenizatórios, além da execução das demais atividades definidas em regulamento.[33]

Quadro 80.3 | Acidente de trabalho

Acidente típico	É o que ocorre pelo exercício do trabalho, a serviço da empresa, ocasionando lesão corporal ou perturbação funcional que cause a morte, a perda ou redução temporária ou permanente, da capacidade para o trabalho
Doença ocupacional	Doença profissional: resulta do exercício do trabalho peculiar a uma determinada profissão, prescinde da comprovação de nexo de causalidade, bastando uma comprovação do exercício da atividade
	Doença do trabalho: adquirida ou desencadeada em função de condições especiais em que o trabalho é realizado, com ele se relacionando diretamente; necessita de comprovação do nexo causal
Acidente de trajeto	É aquele que ocorre durante o percurso residência/local de trabalho/residência, não importando o meio de locomoção utilizado: fornecido pela empresa, público ou do próprio trabalhador

Nota 1: No caso de doença ocupacional, será considerada como dia do acidente a data do início da incapacidade laborativa para o exercício da atividade habitual ou o dia em que for realizado o diagnóstico, cabendo para esse efeito o que ocorrer primeiro.

Nota 2: Não é considerada como doença do trabalho a doença degenerativa; a inerente a grupo etário; a que não produz incapacidade laborativa e a doença endêmica adquirida por pessoas de região onde ela se desenvolva, exceto se for comprovado que resultou de exposição ou contato direto determinado pela natureza do trabalho.

Nota 3: Entende-se como percurso o trajeto da residência ou do local de refeição para o trabalho ou deste para aqueles, independente do meio de locomoção, sem alteração ou interrupção, por motivo pessoal, do percurso. Não havendo limite de prazo estipulado para que a pessoa atinja o local de residência, refeição ou do trabalho, devendo ser observado o tempo necessário compatível com a distância percorrida e o meio de locomoção utilizado.

Nota 4: No período destinado à refeição ou descanso, ou por ocasião da satisfação de outras necessidades fisiológicas, no local do trabalho ou durante este horário, a pessoa será considerada a serviço da empresa, no exercício do trabalho.

Fonte: Adaptado de Brasil[29,30] São Paulo.[31]

Quadro 80.4 | Ocorrências a serem comunicadas ao Instituto Nacional do Seguro Social

Ocorrências	Tipos de CAT
Acidente de trabalho (típico ou de trajeto ou doença ocupacional)	CAT inicial
Reinício de tratamento ou afastamento por agravamento de lesão de acidente de trabalho ou doença ocupacional, já comunicado ao INSS	CAT reabertura
Falecimento decorrente de acidente ou doença ocupacional, ocorrido após a emissão da CAT inicial	CAT comunicação de óbito

Nota 1: É de suma importância o preenchimento completo e exato do formulário da CAT, tendo em vista as informações nele contidas, não apenas do ponto de vista previdenciário, estatístico e epidemiológico, mas também trabalhista e penal.

Nota 2: Via de regra, a CAT é emitida pela própria empresa na qual a pessoa acidentada atua, porém, na falta de comunicação por parte da empresa, podem formalizá-la o próprio acidentado, seus dependentes, o sindicato da categoria, o médico que a assistiu ou qualquer autoridade pública.

Fonte: Adaptado de Brasil.[30]

Quadro 80.5 | Eventos que se equiparam ao acidente de trabalho

▶ O acidente ligado ao trabalho que, embora não tenha sido a causa única, haja contribuído diretamente para a morte, para a perda ou para a redução da sua capacidade para o trabalho, ou que tenha produzido lesão que exija atenção médica para a sua recuperação

▶ O acidente sofrido no local e horário do trabalho, em consequência de:
- Ato de agressão, sabotagem ou terrorismo praticado por terceiro ou companheiro de trabalho
- Ofensa física intencional, inclusive de terceiro, por motivo de disputa relacionada com o trabalho
- Ato de imprudência, de negligência ou de imperícia de terceiro, ou de companheiro de trabalho
- Ato de pessoa privada do uso da razão
- Desabamento, inundação, incêndio e outros casos fortuitos decorrentes de força maior
- A doença proveniente de contaminação acidental do empregado no exercício de sua atividade.

▶ O acidente sofrido, ainda que fora do local e horário de trabalho:
- Na execução de ordem ou na realização de serviço sob a autoridade da empresa
- Na prestação espontânea de qualquer serviço à empresa para lhe evitar prejuízo ou proporcionar proveito
- Em viagem a serviço da empresa, inclusive para estudo, quando financiada por esta, dentro de seus planos para melhor capacitação da mão de obra
- No percurso da residência para o OGMO ou Sindicato de classe, e destes para aquela, tratando-se de trabalhador avulso.
- O infortúnio ocorrido em práticas desportivas, quando expressamente constar no contrato de trabalho que a pessoa deverá participar de tais atividades no decurso de sua jornada de trabalho.

Nota: Não será considerado acidente de trabalho o ato de agressão relacionado a motivos pessoais.

OGMO, órgão gestor de mão de obra.

Fonte: Adaptado de Brasil.[29,30]

Na prática, a diferença entre o médico assistente e o perito médico previdenciário é que, nos atestados médicos emitidos pelos médicos assistentes, não deve haver referências à capacidade laborativa da pessoa, evitando "sugerir" condutas inerentes à atuação do perito médico, como a utilização de expressões "incapaz para as atividades profissionais"; "deve afastar-se do trabalho", ou afirmações "deve aposentar-se" ou "deve receber auxílio-doença", construindo, assim, uma expectativa gerada por sugestão, podendo não ser contemplada no entendimento do perito, criando situações não só de indisposição aos colegas peritos, mas também de frustrações para a pessoa/doente.[34]

Atestado médico

A solicitação de atestados médicos, seja para fundamentar a dispensa de trabalho ou para a concessão de benefícios previdenciários e assistenciais, faz parte da prática diária de qualquer médico de família que atue na APS. Com o objetivo de disciplinar toda emissão de atestados ou relatórios médicos, o CFM publicou duas Resoluções, nº 1.658/2002 e nº 1.851/2008.[35,36]

Da mesma forma que o médico-assistente tem total liberdade de pronunciamento no atestado médico, o perito médico tem total autonomia para acatá-lo ou não, com base em critérios legais, muitas vezes, embasados em leis bastante restritivas.[33] É importante ressaltar que apenas o médico tem previsão legal para emissão de atestados para efeitos de justificativa de faltas ao emprego e para fins previdenciários.[35] A única exceção consiste

PREVIDÊNCIA SOCIAL

Comunicação de acidente de trabalho - CAT

1- Emitente
Empregador | Sindicato | Médico | Segurado ou dependente | Autoridade pública

2- Tipo de CAT
Inicial | Reabertura | Comunicação de óbito

I - EMITENTE

Empregador

3 - Razão Social / Nome

4- Tipo: CGC/CNPJ, CEI, CPF, NIT	5- CNAE	6 - Endereço - Rua/Av.			
Complemento	Bairro	CEP	7 - Município	8 - UF (Selecione)	9 - Telefone

Acidentado

10 - Nome

11 - Nome da mãe

12 - Data de Nascimento	13 - Sexo: Masculino, Feminino	14 - Estado Civil: Solteiro, Casado, Viúvo, Divorciado, Outro, Ignorado		
15 - CTPS - Nº / Série / Data de Emissão	16 - UF (Selecione)	17 - Remuneração Mensal R$		
18 - Carteira de Identidade (RG)	Data de Emissão	Orgão Expedidor	19 - UF (Selecione)	20 - PIS / PASEP / NIT

21 - Endereço - Rua / AV

Bairro	CEP	22 - Município	23 - UF (Selecione)	24 - Telefone
25 - Nome da Ocupação		26 - CBO (consulte CBO)		
27 - Filiação à Previdência Social: Empregado, Tra.Avulso, Seg. especial, Médico Residente		28 - Aposentado: Sim, Não	29 - Áreas: Urbana, Rural	

quebra de página

Acidente ou Doença

30 - Data de Acidente	31 - Hora do Acidente	32 - Após quantas horas de trabalho?	33 - Tipo: Típico, Doença, Trajeto	34 - Houve afastamento? Sim, Não
35 - Último dia trabalhado	36 - Local do acidente	37 - Especificação do local do acidente	38 - CGC / CNPJ	39 - UF (Selecione)
40 - Município do local do acidente		41 - Parte do corpo	42 - Agente causador	
43 - Descrição da situação geradora do acidente ou doença		44 - Houve registro policial? Sim, Não 45 - Houve morte? Sim, Não		

Testemunhas

46 - Nome

47 - Endereço - Rua / Av / nº / comp.

Bairro	CEP	48 - Município	49 - UF (Selecione)	Telefone

50 - Nome

51 - Endereço - Rua / Av / nº / comp.

Bairro	CEP	52 - Município	53 - UF (Selecione)	Telefone
Local e Data		Assinatura e carimbo		

quebra de página

◄ **Figura 80.3**
Formulário atual da comunicação de acidente de trabalho. *(Continua)*
Fonte: Adaptada de Brasil.[32]

na possibilidade de emissão de atestado pelo cirurgião-dentista, mas tão somente para atestar aqueles estados mórbidos no setor de sua atividade profissional.[37]

O atestado médico é parte integrante do ato médico, e a sua emissão é um direito da pessoa/doente, não importando em qualquer acréscimo de honorários e se aplicando a qualquer serviço de atendimento.[38] Nesse sentido, muitos médicos são abordados por pessoas em pleno estado de saúde solicitando atestado para faltar ao trabalho ou justificar faltas anteriores; nesse ponto, o médico deve ser contundente em atestar a ausência de doença. Em outras situações, poderá ocorrer a necessidade de atestar que alguém saudável precisará se afastar do trabalho para acompanhar um familiar doente; esse tipo de atestado tem respaldo legal e, para esses e outros casos, utilizam-se os códigos diagnósticos da *CID-10* adequados, e alguns exemplos estão listados no Quadro 80.7.

Ressalte-se que é vedado atestar falsamente sanidade ou atestar sem o exame direto da pessoa/doente. Portanto, só se pode atestar o que verdadeiramente for constatado durante a con-

II - ATESTADO MÉDICO
deve ser preenchido por profissional médico

Atendimento

54 - Unidade de Atendimento médico	55 - Data	56 - Hora

57 - Houve internação	58 - Provavél Duração do tratamento (dias)	59 - Deverá o acidentado afastar-se do trabalho durante o tratamento?
○Sim ○Não		○Sim ○Não

Lesão

60 - Descrição e natureza da lesão

Diagnóstico

61 - Diagnóstico provável	62 - CID-10

63 - Observações

Local e Data	Assinatura e carimbo do médico com CRM

III - INSS

64 - Recebida em	65 - Código da unidade	66 - Número do CAT	Notas:
67 - Matrícula do Servidor	Assinatura do servidor		1 - A inexatidão das declarações desta comunicação implicará nas sanções previstas nos artigos. 171 e 299 do Código Penal. 2 - A comunicação de acidente do trabalho deverá ser feita até o 1° dia útil após o acidente, sob pena de multa, na forma prevista no art. 22 da Lei n° 8.213/91.

A COMUNICAÇÃO DO ACIDENTE É OBRIGATÓRIA, MESMO NO CASO EM QUE NÃO HAJA AFASTAMENTO DO TRABALHO

◄ **Figura 80.3**
Formulário atual da comunicação de acidente de trabalho. *(Continuação)*

sulta, pois o atestado médico tem presunção de verdade. O profissional que faltar com a verdade nos atos médicos atestados, além de responder por prejuízos causados às empresas, ao governo ou a terceiros, também está sujeito às penas da lei e do código de ética médica.[35]

As informações oriundas da relação médico-pessoa pertencem à pessoa, sendo o médico (ou instituição) apenas o seu fiel depositário. Assim, o sigilo profissional impede o médico de incluir no atestado o diagnóstico literal ou o código *CID-10*, a não ser que haja autorização expressa da pessoa, justa causa (interesse de ordem moral ou social que autorize o não cumprimento de uma obrigação), exercício de dever legal (toda obrigação que consta instituída por meio de legislação) ou solicitação do representante legal (unicamente aquele que foi instituído por juiz), e a informação da autorização deve constar no atestado.[35]

Entretanto, caso haja necessidade de atestar afastamento das atividades laborais, por um período superior a 15 dias consecutivos ou não, dentro de um período de 60 dias, pelo mesmo motivo (não quer dizer mesmo *CID*), o médico de família deverá esclarecer a pessoa/doente que ela fará jus ao benefício previdenciário (auxílio-doença), a partir do 16° dia de afastamento, mesmo que descontínuo (art. 75, § 4°e 5°do Decreto 3.048/99).[30] Por isso, é importante a autorização para citação do código *CID-10*, a fim de subsidiar o encaminhamento ao INSS pela equipe/junta médica da empresa.

É necessário cuidado antes da emissão do atestado médico, solicitando-se, obrigatoriamente, documento de identificação da pessoa examinada, uma vez que não é difícil uma pessoa verdadeiramente doente se passar por outra, na busca de adquirir atestado utilizando-se o nome de alguém sadio, em geral, na tentativa de fraudar os institutos previdenciários ou empresas.[35,36]

Outra precaução é o cuidado de deixar descrito no atestado médico a sua finalidade, ou seja, informar se está destinado a

Quadro 80.6 | **Benefícios obtidos ao se comunicar devidamente o acidente de trabalho**

Benefícios pecuniários em caso de acidente de trabalho

Benefício	Auxílio-doença (B91)	Aposentadoria por invalidez (B92)	Auxílio-acidente (B94)	Pensão (B93)
Beneficiário	Acidentado	Acidentado	Acidentado	Dependentes
Condições para concessão	Afastamento do trabalho por incapacidade laborativa temporária por acidente de trabalho	Afastamento do trabalho por invalidez acidentária	Redução da capacidade laborativa por lesão acidentária	Morte por acidente de trabalho
Valor	91% do salário de benefício†	100%* do salário de benefício†	50% do salário de benefício†	100% do salário de benefício†

*O valor da renda mensal da aposentadoria por invalidez será acrescida de 25% (vinte e cinco por cento), quando comprovado, por meio de avaliação médico pericial, que o acidentado necessita de acompanhante.

†Salário de benefício consiste na média aritmética simples de todos os últimos salários de contribuição relativos aos meses imediatamente anteriores ao do afastamento da atividade ou da data de entrada do requerimento, até o máximo de 36 (trinta e seis) meses, apurados em período não superior a 48 (quarenta e oito) meses.

Fonte: Adaptado de Brasil.[29,31]

Quadro 80.7 | **Códigos diagnósticos da *Classificação internacional de doenças* (*CID-10*) que podem ser utilizados em atestados médicos**

- Z76.9: pessoa em contato com serviços de saúde
- Z76.3: pessoa em boa saúde acompanhando pessoa doente
- Z00.0: consulta médica geral
- Z76.5: pessoa fingindo ser doente (simulação consciente)
- F68.1: produção deliberada ou simulação de sintomas ou de incapacidades físicas ou psicológicas
- F99: transtorno mental não especificado
- F45.1: transtorno somatoforme indiferenciado

Fonte: Adaptado de Conselho Federal de Medicina.[35]

afastamento de atividades laborativas, escolares, desportivas, de comparecimento, entre outras. Além de assinar de forma mais extensa possível, evitando-se rubricas, na tentativa de evitar a falsificação da assinatura ou a clonagem do carimbo.[35]

Sempre que possível, incluir no atestado uma forma de contato (*e-mail*, telefone fixo, telefone móvel, endereço, etc.), pois, geralmente, quando um serviço de perícia identifica uma suposta fraude, a primeira providência é tentar entrar em contato com o médico emissor, na tentativa de que ele confirme, ou não, a autenticidade da emissão.[35]

Conforme as resoluções que disciplinam a emissão de atestados, deverão ser observados os seguintes procedimentos:[35]

I. especificar o tempo concedido de dispensa à atividade, necessário para a recuperação da pessoa/doente;
II. estabelecer o diagnóstico, quando expressamente autorizado pela pessoa/doente;
III. registrar os dados de maneira legível;
IV. identificar-se como emissor, mediante assinatura e carimbo ou número de registro no Conselho Regional de Medicina (CRM).

Igualmente, quando o atestado for solicitado para fins de perícia médica, deverão ser observados os seguintes procedimentos:[35]

I. o diagnóstico;
II. os resultados dos exames complementares;
III. a conduta terapêutica;
IV. o prognóstico;
V. as consequências à saúde da pessoa/doente;
VI. o provável tempo de repouso estimado necessário para a recuperação, que complementará o parecer fundamentado do médico perito, a quem cabe legalmente a decisão do benefício previdenciário, como: aposentadoria, invalidez definitiva, readaptação;
VII. registrar os dados de maneira legível;
VIII. identificar-se como emissor, mediante assinatura e carimbo ou número de registro no CRM.

Afastamento do trabalho

Aquelas pessoas que, por acidentes de trabalho e/ou doenças (físicas ou psicológicas), apresentam restrições ou impedimentos quanto ao exercício de sua função nos locais de trabalho, devem ser afastadas do ambiente ocupacional até a recuperação, avaliando-se a necessidade de readaptação.[40] Nesse cenário, o médico de família e comunidade tem o importante papel de estabelecer a relação entre o processo de adoecimento e a atividade ocupacional, comprovando legalmente o vínculo entre o adoecimento e o trabalho.

Reabilitação

A reabilitação profissional é a atividade prevista na legislação previdenciária (Lei nº 8.213/1991 e Decreto nº 3.048/1999), cuja finalidade consiste em proporcionar ao incapacitado, parcial ou totalmente, para o trabalho, e às pessoas portadoras de deficiência, os meios para a (re)educação e de (re)adaptação profissional e social indicados para participar do mercado de trabalho e do contexto em que vivem, desenvolvendo-se um processo que implica a escolha, a aprendizagem e o treinamento de um novo ofício; ou o estabelecimento de uma nova relação com a sua atividade de origem, pautada nas restrições impostas pelo seu adoecimento. Diante disso, pode-se definir reabilitação como o desenvolvimento de uma pessoa até o seu mais completo potencial físico, psicológico, social, vocacional de diversão e educacional, de acordo com sua fisiologia ou enfraquecimento anatômico e com suas limitações ambientais.[39,40]

As pessoas que estão em processos de reabilitação não estão apenas em situação de afastamento, mas também estão tentando produzir meios e possibilidades de retorno ao trabalho. Dessa forma, o processo da reabilitação permite que, por meio da trajetória do adoecimento e do afastamento, se utilizem as experiências de trabalho.

Desafios para a saúde ocupacional na atenção primária à saúde

No dia a dia das equipes da ESF, manteve-se o modelo assistencial tradicional, centrado na demanda espontânea e na doença e impedindo que o médico vá além da assistência. Diferente do médico do trabalho, instalado dentro da empresa, o médico de família defronta-se com a quase impossibilidade de realizar uma visita às unidades produtivas em que as pessoas trabalham – elemento fundamental na vigilância do fator de risco e no entendimento da patologia ocupacional.

O que existe de vantagens nas ferramentas do médico de família e comunidade é o conhecimento do território (incluindo a dinâmica produtiva), a atenção longitudinal, importante para identificar recorrências de situações, o uso do tempo como aliado nos diagnósticos e tratamentos, o primeiro contato, na maioria das vezes, observando os primeiros sintomas dos casos e o trabalho interdisciplinar, principalmente após a chegada dos Núcleos de Apoio à Saúde da Família (NASF) em 2008. Teoricamente, o NASF amplia o alcance e o repertório de serviços que a equipe mínima vinha oferecendo até então. Deve-se, no entanto, ficar atento a não tomar o mesmo rumo do modelo de atendimento (quase exclusivamente individual, espontâneo e com base na patologia) que vem sufocando as equipes mínimas pelo país.

Segundo Dias e Hoefel,[41] "[...] a inserção efetiva das ações de Saúde do Trabalhador no SUS está diretamente relacionada à possibilidade de sua assimilação pela atenção básica". A democratização das ações a todos os trabalhadores, formais e informais, passa por essa "porta de entrada". Não simplesmente acrescentando mais uma tarefa às equipes já sobrecarregadas, pois é necessária uma redefinição das atribuições, da capacitação dos profissionais e da garantia de referência e contrarreferência.

A discussão não está em fazer, ou não, saúde do trabalhador na APS. Os trabalhadores "batem à porta" diariamente e continuarão fazendo. O desafio é fazê-lo de forma sistemática e de qualidade, com compromisso, e que tenha realmente impacto na epidemiologia, sobretudo na vida dos que adoecem exercendo sua ocupação.

As equipes são pressionadas a reduzir a mortalidade infantil, a materna, os casos de sífilis congênita, as internações por diabetes, além de tantas outras metas realmente justas e importantes. Todavia, a saúde do trabalhador não gera, nem de longe, a mesma tensão. Na fila em que os menores de 1 ano, as gestantes, as crianças e os adolescentes, os idosos, as mulheres em idade fértil e os portadores de necessidades especiais são prioridade, os trabalhadores são os derradeiros, quando conseguem acesso no sistema, organizado em horário comercial.

A interface com o sistema produtivo e a geração de riqueza nacional fazem as questões relacionadas à saúde dos trabalhadores serem nitidamente mascaradas. Não há interesse do capital que esse debate venha à tona, daí o desprezo pelo tema desde a formação dos profissionais (médicos ou não), passando pela assistência e vigilância.

Os médicos de família e comunidade precisam advogar pela sua clientela e romper com esse ciclo, responsabilizando as autoridades competentes e encarando a saúde dos trabalhadores como prioritária na comunidade.

Saúde dos profissionais na atenção primária à saúde: cuidar do cuidador

Além das demandas citadas, ainda há de se cuidar da saúde dos profissionais que atendem na APS, médicos, enfermeiros, técnicos de enfermagem, dentistas, entre outros, que encaram no dia a dia uma grande complexidade de problemas no atendimento das pessoas. O cuidado integral e longitudinal na APS exige, dos profissionais, empenho e articulação com vários setores, o que se torna difícil, pela falta de profissionais capacitados, de recursos materiais e financeiros dos serviços, além das condições precárias de vida de algumas populações assistidas. Por isso, muitos profissionais desanimam, carregando, além da responsabilidade profissional, o peso das falhas do sistema de saúde e das desigualdades sociais.

Soma-se a isso a desvalorização do profissional da APS no que diz respeito à especialização, à remuneração e à contratação. Muitos são terceirizados, não possuem estabilidade ou plano de carreira e ainda podem estar sujeitos a manobras políticas. Tudo isso pode dificultar a permanência do profissional no serviço, gerar instabilidade e favorecer a rotatividade dos trabalhadores nas equipes, com impacto negativo no atendimento da população e na saúde dos profissionais.[42]

Quem trabalha na área da saúde também adoece, necessita de cuidados e de condições dignas de trabalho. *É preciso cuidar do cuidador, para não adoecer a si e aos outros.*

Hoje, acordei sentindo uma dorzinha...
Aquela dor sem explicação e uma palpitação!
Resolvi procurar um doutor...
Fui divagando pelo caminho...
Lembrei-me daquele médico que me atendia vestido de branco
e que para mim tinha um pouco de pai, de amigo e de anjo...
Meu doutor, que curava a minha dor!
Não apenas a do meu corpo, mas a da minha alma...
Que me transmitia paz e calma!
Chegando à recepção do consultório,
fui atendida com uma pergunta!
"Qual o seu plano?" meu plano...
Ahhh! meu plano é viver mais e feliz!
É dar sorrisos, aquecer os que estão com frio e preencher
esse vazio que sinto agora!
Mas a resposta teria de ser outra!
"Meu plano de saúde"...
Apresentei o documento do dito cujo,
já meio suado tanto quanto o meu bolso... E aguardei.
Quando fui chamada, corri apressada...
Ia ser atendida pelo doutor,
ele que cura qualquer tipo de dor!
Entrei e o olhei... Me surpreendi...
Rosto trancado, triste e cansado.
"Será que ele estava adoentado?
É, quem sabe, talvez gripado!"
Não tinha um semblante alegre, provavelmente devido à febre...
Dei um sorriso meio de lado e um bom dia!
Olhei o ambiente bem decorado.
Sobre a mesa, à sua frente, um computador,
e no seu semblante, a sua dor...
O que fizeram com o doutor?
Quando ouvi a sua voz de repente:
"O que a senhora sente?"
Como eu gostaria de saber o que ele estava sentindo...
Parecia mais doente do que eu, a paciente...
"Eu? Ah! Sinto uma dorzinha na barriga e uma palpitação"
e esperei a sua reação.
Vai me examinar, escutar a minha voz
e auscultar o meu coração.
Para a minha surpresa, apenas me entregou uma requisição e disse:
–"Peça autorização desses exames para conseguir a realização…"
Quando li, quase morri...
"Tomografia computadorizada,
Ressonância magnética
e Cintilografia"!
Ai meu Deus! Que agonia!!!
Eu só conhecia uma tal de Abreugrafia"...
Só sabia o que era "ressonar" (dormir),
de "magnético" eu conhecia um olhar...
e "cintilar" só o das estrelas!
Estaria eu à beira da morte? De ir para o céu?
Iria morrer assim ao léu?
Naquele instante, timidamente, pensei em falar:
"Não terá o senhor uma amostra grátis de calor
humano para aquecer esse meu frio?
O que fazer com essa sensação de vazio? Me observe doutor!
O tal "Pai da medicina", o grego Hipócrates acreditava que,
"A arte da medicina está em observar".
Olhe pra mim…
É bem verdade que o juramento dele está ultrapassado!
Médico não é sacerdote...
Tem família e todos os problemas inerentes ao ser humano...
Mas, por favor, me olhe! Ouça a minha história!
Preciso que o senhor me escute e ausculte!
Me examine! Estou sentindo falta de dizer até "aquele 33"!
Não me abandone assim de uma vez!
Procure os sinais da minha doença e cultive a minha esperança!
Alimente a minha mente e o meu coração…
Me dê ao menos uma explicação!
O senhor não se informou se eu ando descalça... Ando sim!
Gosto de pisar na areia e seguir em frente
deixando as minhas pegadas pelas estradas da vida,
estarei errada?
Ou estarei com o verme do amarelão?
Existirá umas gotinhas de solução?
Será que já existe vacina contra o tédio?
Ou não terá remédio?
Que falta o senhor me faz, meu antigo doutor!
Cadê o Scott, aquele da emulsão?
Que tinha um gosto horrível
mas me deixava forte que nem um "Sansão"!
E o elixir? Paregórico e categórico!
E o chazinho de cidreira,
que me deixava a sorrir sem tonteiras?
Será que pensei asneiras?
Ahhh! Meu querido e adoentado doutor!
Sinto saudade...
Dos seus ouvidos para me escutar.

Das suas mãos para me examinar...
Do seu olhar compreensivo e amigo...
Do seu pensar...
Do seu sorriso que aliviava a minha dor...
Que me dava forças para lutar contra a doença...
E que estimulava a minha saúde e a minha crença...
Sairei daqui para um ataúde?
Preciso viver e ter saúde!
Por favor, ajude-me!
Ohhh! Meu Deus, cuide do meu médico e de mim,
caso contrário, chegaremos ao fim...
Porque da consulta só restou
uma requisição digitada em um computador
e o olhar vago e cansado do doutor!
Precisamos urgente dos nossos médicos amigos...
A medicina agoniza...
Ouço até os seus gemidos...
Por favor! Tragam de volta o meu doutor!
Estamos todos doentes e sentindo dor! E peço!!!
PARA O SER HUMANO UMA RECEITA DE "CALOR"
E PARA O EXERCÍCIO DA MEDICINA
UMA PRESCRIÇÃO DE "AMOR"!
ONDE ANDARÁ MEU DOUTOR?

Fonte: Bruscky.[43]

REFERÊNCIAS

1. Brasil.Ministério da Saúde. Caderno de atenção básica: programa saúde da família. Brasília; 2002.

2. Brasil. Lei n. 8.080, de 19 de setembro de 1990 [Internet]. Brasília; 1990 [capturado em 11 maio 2018]. Disponível em: http://www.planalto.gov.br/ccivil_03/Leis/L8080.htm.

3. Conselho Federal de Medicina. Resolução n. 1.488, de 11 de fevereiro 1998. Diário Oficial da União. 1998;Seção 1:150.

4. Brasil. Ministério do Trabalho e do Emprego. Norma regulamentadora n. 32: segurança e saúde no trabalho em serviços de saúde [Internet]. Brasília; 2010 [capturado em 11 maio 2018]. Disponível em: http://www.guiatrabalhista.com.br/legislacao/nr/nr32.htm.

5. Conselho Regional de Medicina do Estado do Ceará. Parecer n. 14, de 06 de março de 2010 [Internet]. Fortaleza; 2010 [capturado em 11 maio 2018]. Disponível em: http://www.cremec.com.br/pareceres/2010/par1410.pdf.

6. Marques A, Tavares E, Souza J, Magalhães JA, Léllis J. A ergonomia como um fator determinante no bom andamento da produção: um estudo de caso. São Paulo: USP; 2010.

7. Pina Ribeiro H. Estado do conhecimento das lesões por esforços repetitivos/LER: atualização e perspectivas [Internet]. Campinas; 2002 [capturado em 11 maio 2018]. Disponível em: http://www.ergonet.com.br/download/estado-herval.pdf.

8. Brasil. Ministério da Saúde. Boletim Epidemiológico Secretaria de Vigilância em Saúde [Internet]. Brasília; 2017 [capturado em 11 maio 2018]. Disponível em: http://portalms.saude.gov.br/boletins-epidemiologicos.

9. Brasil, Ministério da Saúde. Protocolo clínico e diretrizes terapêuticas para profilaxia pós-exposição (PEP) de risco à Infecção pelo HIV, IST e hepatites virais. Brasília; 2017.

10. Brasil. Ministério da Saúde. Rede nacional de atenção integral à saúde do trabalhador manual de gestão e gerenciamento. Brasília; 2006.

11. Dias EC. A organização da atenção à saúde no trabalho. In: Ferreira M Filho, organizador. Saúde no trabalho. São Paulo: Rocca; 2000.

12. Brasil. Ministério da Saúde. Doenças relacionadas ao trabalho: manual de procedimentos para serviços de saúde. Brasília; 2001.

13. Rigotto RM. Anamnese clínico-ocupacional. Brasília: MS; 2006.

14. Freeman TR, Brown JB. O segundo componente: entendendo a pessoa como um todo. In: Stewart M, Brown JB, Weston WW, McWhinney IR, McWilliam CL, Freeman TR. Medicina centrada na pessoa: transformando o método clínico. Porto Alegre: Artmed; 2010.

15. Brasil. Ministério da Saúde. Dermatoses ocupacionais. Brasília; 2006.

16. Brasil. Ministério da Saúde. Pneumoconioses. Brasília; 2006.

17. Brasil, Ministério da Saúde. Risco químico: atenção à saúde dos trabalhadores expostos ao benzeno. Brasília; 2006.

18. Chiavegato Filho LG, Pereira Jr A. LER/DORT: multifatorialidade etiológica e modelos explicativos. Comunic Saúde Educ. 2003;8(14):149-62.

19. Brasil. Ministério da Saúde. Protocolo de investigação, diagnóstico, tratamento e prevenção de lesão por esforços repetitivos/distúrbios osteomusculares relacionados ao trabalho. Brasília; 2000.

20. Brasil. Ministério da Fazenda. Secretaria de Previdência [Internet]. Brasília; 2018 [capturado em 11 maio 2018]. Disponível em: http://www.previdencia.gov.br/.

21. Seligmann-Silva E, Hespanhol BM, Maeno M, Kato M. O mundo contemporâneo do trabalho e a saúde mental do trabalhador. Rev Bras Saúde Ocupacional. 2010;35(122):185-7.

22. Camargo DA, Caetano D, Guimarães LAM. Psiquiatria ocupacional II: síndromes psiquiátricas orgânicas relacionadas ao trabalho. J Bras Psiquiatr. 2005;24(1):21-33.

23. Guimarães LAM, Martins DA, Grubits S, Caetano D. Prevalência de transtornos mentais em trabalhadores de uma universidade pública do estado de São Paulo. Rev Bras Saúde Ocupacional. 2006;31(113):7-18.

24. Jacques MGC. Abordagens teórico-metodológicas em saúde/doença mental & trabalho. Psicol Soc. 2003;15(1):97-116.

25. Glina DM, Rocha LE, Batista ML, Mendonça MG. Saúde mental e trabalho: uma reflexão sobre o nexo com o trabalho diagnóstico, com base na prática. Cad Saúde Pública. 2001;17(3):607-16.

26. Brasil. Portaria n. 204, de 17 de fevereiro de 2016 [Internet]. Brasília; 2016 [capturado em 11 maio 2018]. Disponível em: http://bvsms.saude.gov.br/bvs/saudelegis/gm/2016/prt0204_17_02_2016.html.

27. Brasil. Portaria n. 205, de 17 de fevereiro de 2016 [Internet]. Brasília; 2016 [capturado em 11 maio 2018]. Disponível em: http://bvsms.saude.gov.br/bvs/saudelegis/gm/2016/prt0205_17_02_2016.html.

28. Instituto Nacional do Seguro Social. Comunicação de Acidente de Trabalho – CAT [Internet]. Brasília; 2018 [capturado em 11 maio 2018]. Disponível em: https://www.inss.gov.br/servicos-do-inss/comunicacao-de-acidente-de-trabalho-cat/.

29. Brasil. Decreto n. 3.048, de 6 de maio de 1999 [internet]. Brasília; 1999 [capturado em 11 maio 2018]. Disponível em: http://www.planalto.gov.br/ccivil_03/decreto/d3048.htm.

30. Brasil. Lei n. 8.213, de 24 de julho de 1991 [Internet]. Brasília; 1991 [capturado em 11 maio 2018]. Disponível em: http://www.planalto.gov.br/ccivil_03/leis/L8213cons.htm.

31. São Paulo. Secretaria de Estado da Saúde de São Paulo. Manual de instruções para preenchimento da comunicação de acidente do trabalho – CAT. São Paulo; 2017.

32. Brasil. Ministério da Previdência Social. Comunicação de acidente de trabalho [Internet]. Brasília; 2018 [capturado em 11 maio 2018]. Disponível em: http://www.previdencia.gov.br/forms/formulario/form001.html.

33. Brasil. Lei n. 10.876, de 2 de junho de 2004 [Internet]. Brasília; 2004 [capturado em 11 maio 2018]. Disponível em: http://www.planalto.gov.br/ccivil_03/_ato2004-2006/2004/lei/l10.876.htm.

34. Biscaia L. Atestados médicos, médicos assistentes e benefícios previdenciários [Internet]. Curitiba: CRMPR; c2018 [capturado em 11 maio 2018]. Disponível em: http://www.crmpr.org.br/Atestados-medicos-medicos-assistentes-e-beneficios-previdenciarios-13-14575.shtml.

35. Conselho Federal de Medicina. Resolução n. 1.658, de 13 de fevereiro de 2002 [Internet]. Brasília; 2002 [capturado em 11 maio 2018]. Disponível em: http://www.cremesp.org.br/library/modulos/legislacao/versao_impressao.php?id=3117.

36. Conselho Federal de Medicina. Resolução n. 1.851, de 18 de agosto de 2008. Diário Oficial da União. 2008; Seção 1:256.

37. Brasil. Lei n. 5.081, de 24 de agosto de 1966 [Internet]. Brasília; 1966 [capturado em 11 maio 2018]. Disponível em: http://www.planalto.gov.br/ccivil_03/leis/l5081.htm.

38. Guimarães E. A importância do atestado médico para o INSS [Internet]. Goiania: CREMEGO; c2018 [capturado em 11 maio 2018]. Disponível em: http://www.cremego.org.br/index.php?option=com_content&view=article&id=25657:a-importancia-do-atestado-medico-para-o-inss&catid=46:publicacoes&Itemid=490.

39. Instituto Nacional do Seguro Social. Anuário estatístico da previdência social. Brasília: DATAPREV; 2017.

40. Ramos MZ. Trabalho, subjetividade e reabilitação profissional: por uma genealogia dos modos de vida [dissertação]. Porto Alegre: Universidade Federal do Rio Grande do Sul; 2005.

41. Dias EC, Hoefel MG. O desafio de implementar as ações de saúde do trabalhador no SUS: a estratégia da RENAST. Ciênc Saúde Coletiva. 2005;10(4):817-28.

42. Moreira I, Horta J, Duro L, Borges D, Cristofari A, Chaves J, et al. Perfil sociodemográfico, ocupacional e avaliação das condições de saúde mental dos trabalhadores da Estratégia Saúde da Família em um município do Rio Grande do Sul, RS. Rev Bras Med Fam Comunidade. 2016;11(38):1-12.

43. Bruscky T. Onde andará omeu doutor? Rede HumanizaSUS; 2018 [capturado em 11 maio 2018]. Disponível em: http://redehumanizasus.net/onde-andara-o-meu-doutor-por-tatiana-bruscky-medica-pernambucana/.

CAPÍTULO 81

Abordagem à saúde bucal e problemas orais frequentes

Graziela Lavratti Escudero
Débora Deus Cardozo

Aspectos-chave

▶ A atuação dos profissionais de saúde bucal constitui-se em três vertentes: a recuperação dos danos causados pelas doenças bucais, a aplicação de métodos de prevenção e o repasse de informações para o autocuidado e a manutenção da saúde.

▶ A dieta rica em carboidrato, com grande frequência de ingestão, associada à escovação deficiente, é fator predisponente à cárie dentária.

▶ A anamnese é uma etapa da consulta em que se obtêm dados importantes e necessários para o diagnóstico, o tratamento e o acompanhamento da pessoa que procura o serviço de saúde.

▶ A perda dentária não é uma consequência normal e inevitável da chegada da terceira idade.

Saúde bucal, promoção da saúde, ciclos de vida

Nos últimos tempos, a odontologia vem se dedicando ainda mais a promover a saúde. Está mudando sua visão e sua atuação, antes baseadas no paradigma cirúrgico restaurador – este voltado exclusivamente para a doença –, para o paradigma de promoção da saúde, dedicado à prevenção de doenças e de agravos. A odontologia se tornou mais integral, e a boca deixou de ser a única preocupação do cirurgião-dentista. A partir do momento em que se considera o organismo como um todo relacionado, as várias relações de causa e efeito entre alterações bucais e sistêmicas são estudadas, sendo algumas já confirmadas. Dessa forma, a odontologia e a medicina estão intrinsecamente relacionadas, sendo que muitos conhecimentos devem ser compartilhados, a fim de se obter um atendimento integral e humanizado da pessoa que procura o serviço de saúde. A resolubilidade de atenção à saúde está assentada no conhecimento, para que, capacitadas, equipes de saúde possam atuar sobre determinantes e condicionantes intrinsecamente relacionados ao complexo saúde-indivíduos-família-comunidade.

Este capítulo visa a fornecer, ao médico de família e comunidade, subsídios teóricos relacionados à saúde bucal e a estimular a atuação multiprofissional. O conteúdo foi subdividido levando-se em conta o ciclo de vida do indivíduo, porém inicia com temas inerentes a todas as etapas da vida e de relevância à atuação profissional.

Promoção da saúde bucal

A promoção da saúde é o processo de capacitação de indivíduos e comunidades para aumentar o controle sobre os determinantes de saúde, melhorando-a. Promoção da saúde representa uma estratégia mediadora entre as pessoas e os ambientes, combinando escolha pessoal e responsabilidade social em saúde para criar um futuro mais saudável.[1]

A visão ampla de promoção de saúde implica reconhecer que o objeto de atuação dos profissionais de saúde bucal se constitui em três vertentes: a recuperação dos danos causados pelas doenças bucais, a aplicação de métodos de prevenção e o repasse de informações para o autocuidado e a manutenção da saúde. O preparo dos profissionais de saúde para a orientação de práticas e atitudes que os ajudem nesse processo é prioritário. Dispondo-se de conhecimentos abrangentes e participando das questões mais amplas da comunidade, como educar e informar às pessoas sobre os efeitos da dieta, do fumo e do consumo de álcool, bem como sobre o processo saúde/doença, contribui-se para que os indivíduos tenham um estilo de vida mais saudável.[2]

Promoção da alimentação saudável

A alimentação que beneficia a saúde bucal não difere da alimentação saudável. A dieta rica em carboidrato, com grande frequência de ingestão, associada à escovação deficiente, é fator predisponente à cárie dentária.

Comer alimentos saudáveis, como frutas, vegetais, grãos (especialmente os integrais) e leite e derivados (p. ex., leite, queijo, queijo *cottage*, iogurte), nas refeições e nos lanches, beber água fluoretada e preferir água entre as refeições, em vez de sucos e refrigerantes,[3] são hábitos que podem prevenir cáries.

Higiene bucal

Deve-se estimular a escovação e o uso de fio dental desde o aparecimento dos primeiros dentes. Comentários sobre como o cuidado com a saúde bucal torna o sorriso mais bonito e o hálito mais agradável podem estimular o autocuidado. O recomendado é escovar os dentes após todas as refeições utilizando uma pequena quantidade de creme dental fluoretado. Após a escovação, deve-se cuspir, mas não enxaguar a boca. A pequena quantidade de dentifrício fluoretado que permanece na boca ajuda na prevenção de cáries.[3]

Fumo e álcool

É importante esclarecer o risco desses hábitos para a saúde geral, além de causarem mau hálito, câncer bucal, mancha nos dentes e aumentar o risco de doença periodontal.

As estruturas bucais

É importante que os médicos de família e comunidade saibam reconhecer as principais doenças bucais, sobretudo onde não há dentista integrando a equipe de trabalho. No entanto, para isso, é essencial que se conheça o estado normal das estruturas bucais e as possíveis variações de normalidade, tais como:

- **Toro palatino e toro mandibular**. São formações ósseas nodulares e sésseis, mais frequentes a partir da terceira década de vida e em geral relacionadas ao bruxismo. O toro palatino (Figura 81.1) aparece como uma protuberância localizada na linha média do palato duro. O toro mandibular (Figura 81.2) apresenta-se, geralmente, bilateral na face lingual da mandíbula. A remoção cirúrgica é indicada em casos em que haja necessidade do uso de próteses removíveis (totais ou parciais), e os toros estejam inviabilizando sua confecção e seu uso.
- **Língua fissurada**. Sulcos na superfície dorsal da língua. É de origem congênita e não necessita tratamento (Figura 81.3).
- **Língua geográfica (glossite migratória benigna)**. Alteração de etiologia desconhecida que se caracteriza pela presença de áreas despapiladas e avermelhadas na língua, que mudam de localização em períodos curtos de tempo. Normalmente, é assintomática, mas pode gerar sintomatologia de queimação e ardência em contato com alimentos ácidos e apimentados (Figura 81.4).
- **Macroglossia**. Aumento do tamanho normal da língua, podendo causar deslocamento dos dentes e má oclusão devido à força que esta exerce. Em geral, as bordas da língua são marcadas com o formato dos dentes. Com frequência, é associada a doenças genéticas, como a síndrome de Down e o hipotireoidismo congênito, além de ser decorrente de processos neoplásicos, como hemangioma, linfangioma e neurofibromatose (Figura 81.5).
- **Varicosidades**. Veias dilatadas e tortuosas nas porções ventrais e laterais da língua, podendo aparecer também no lábio e na mucosa jugal (Figura 81.6).
- **Grânulos de Fordyce**. São glândulas sebáceas ectópicas, histologicamente idênticas às encontradas na pele. Apresentam-se como pápulas amareladas, bilaterais, simétricas na mucosa jugal e no lábio, podendo às vezes ser encontradas em outros locais da mucosa bucal (Figura 81.7).

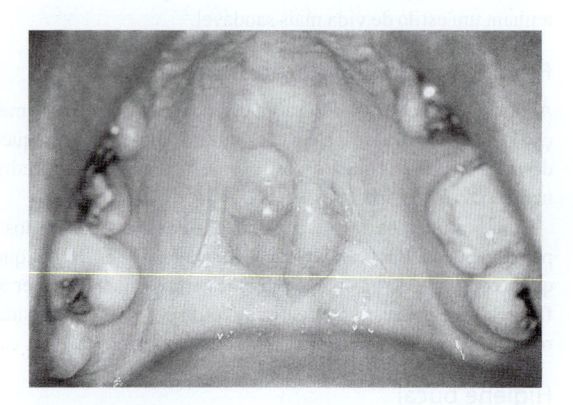

▲ Figura 81.1
Toro palatino.
Fonte: Laskaris.[4]

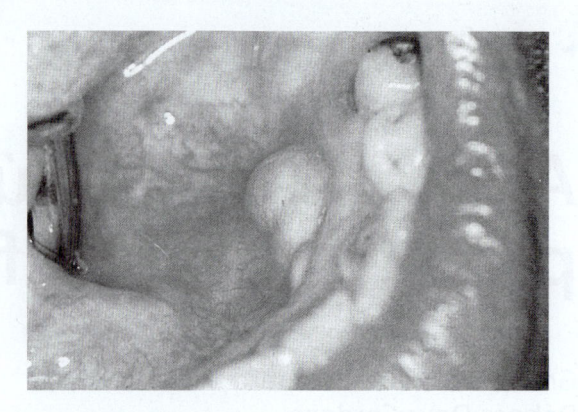

▲ Figura 81.2
Toro mandibular.
Fonte: Laskaris.[4]

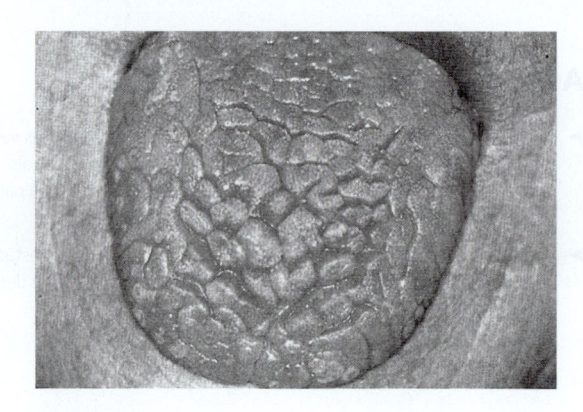

▲ Figura 81.3
Língua fissurada.
Fonte: Laskaris.[4]

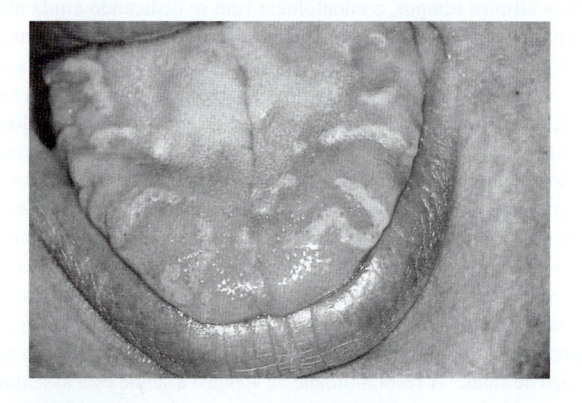

▲ Figura 81.4
Língua geográfica.
Fonte: Laskaris.[4]

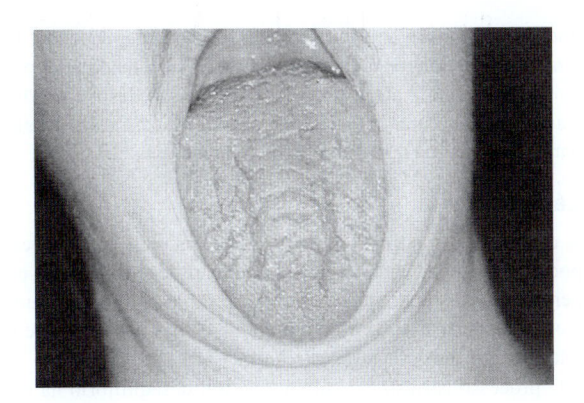

▲ **Figura 81.5**
Macroglossia.
Fonte: Laskaris.[4]

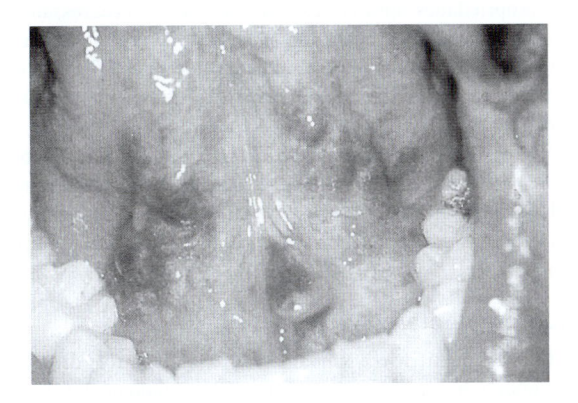

▲ **Figura 81.6**
Varicosidades sublinguais.
Fonte: Laskaris.[4]

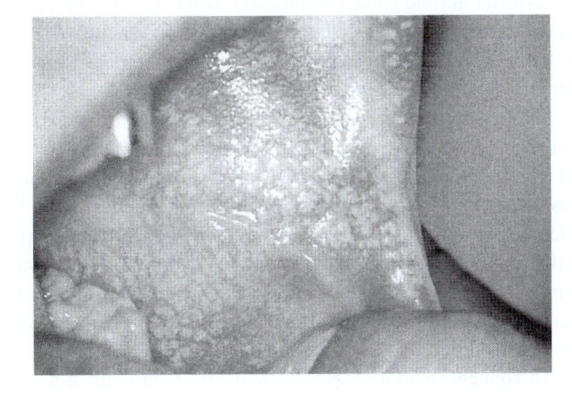

▲ **Figura 81.7**
Grânulos de Fordyce.
Fonte: Laskaris.[4]

- **Pigmentação melânica racial**. Área pigmentada, normalmente generalizada, encontrada na gengiva, nos lábios, na mucosa jugal e no palato de pessoas de pele negra (Figura 81.8).[5,6]

A anamnese é uma etapa da consulta em que se obtêm dados importantes e necessários para o diagnóstico, o tratamento e o acompanhamento da pessoa. O médico de família deve estar atento a algumas informações, relatadas na anamnese, que o

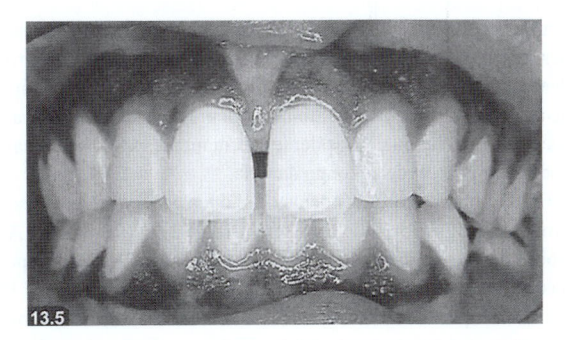

▲ **Figura 81.8**
Pigmentação gengival normalmente encontrada na raça negra.
Fonte: Boraks.[7]

auxiliarão a identificar fatores de risco para as doenças bucais, tais como:

- Queixa de secura e/ou ardência bucal.
- Queixa de mau hálito.
- Queixa de sangramento gengival.
- Doenças, uso de medicamentos ou terapias que podem alterar a composição e o fluxo salivar.
- Padrão alimentar – ingestão frequente de sacarose, com uso de medicamentos que contenham sacarose ou apresentem baixo pH.
- Tabagismo.
- Hábito de consumir bebida alcoólica ou alcoolismo.

Saúde bucal na infância

Erupção dos dentes (Tabela 81.1)

A erupção dos dentes é um assunto que causa bastante ansiedade nos pais, surgindo muitas dúvidas quanto ao período correto de erupção dos dentes decíduos, ou "dentes de leite". Não há uma idade correta para o nascimento do primeiro dente, que ocorre por volta do sexto mês de vida do bebê, na seguinte ordem, para ambos os arcos: incisivos centrais, incisivos laterais, primeiros molares, caninos e segundos molares. A dentição decídua é composta por 20 dentes – 10 superiores e 10 inferiores – e deve estar completa aos 36 meses.[8]

A erupção dos dentes permanentes inicia-se pelos primeiros molares, que erupcionam atrás dos segundos molares decíduos. Ressalta-se que essa erupção não depende da esfoliação de ne-

Tabela 81.1 | **Cronologia de erupção dos dentes permanentes**

	Dentes superiores	Dentes inferiores
Incisivos centrais	6-7 anos	5-6 anos
Incisivos laterais	8-9 anos	7-8 anos
Caninos	11 anos	9-11 anos
Primeiros pré-molares	11 anos	10 anos
Segundos pré-molares	11 anos	11 anos
Primeiros molares	6 anos	6 anos
Segundos molares	12 anos	12 anos
Terceiros molares	17-30 anos	17-30 anos

nhum dente decíduo e, muitas vezes, acontece sem que os pais percebam. Os primeiros molares permanentes são os primeiros dentes a nascer, têm difícil higiene por sua posição posterior e de infraoclusão, além de anatomia com muitos sulcos e fissuras. Na população brasileira, os dentes permanentes são os que mais comumente se perde ao longo da vida.

Em seguida, a troca dos dentes decíduos pelos permanentes é progressiva. Esse período caracteriza-se pela dentição mista. As trocas dentais vão até os 12 a 13 anos. A partir daí, têm-se apenas dentes permanentes, no total de 28. Em torno dos 17 aos 18 anos, irrompem os terceiros molares (dentes do siso), completando, assim, a dentição permanente (32 dentes). Embora a palavra "erupção" propriamente signifique rompimento do dente através da gengiva, ela é em geral entendida como sendo o movimento axial ou oclusal do dente, desde sua posição de desenvolvimento até o seu posicionamento funcional no plano oclusal. Entretanto, a erupção é apenas parte de todos os movimentos fisiológicos realizados pelo dente: nele, ocorrem movimentações complexas relacionadas com a manutenção de sua posição nos maxilares em crescimento e de compensação aos desgastes mastigatórios.[2,8]

Fatores genéticos, ambientais, locais e sistêmicos podem afetar a cronologia e a sequência da erupção dentária:

- Fatores sistêmicos, como hipotireoidismo, hipopituitarismo, raquitismo, síndrome de Down e disostose cleidocraniana, retardam a erupção dentária. Hipertireoidismo e hiperpituitarismo aceleram a erupção dos dentes.[2,4,8]
- Fatores locais, como as lesões periapicais e a pulpotomia de um molar decíduo, aceleram a erupção do pré-molar sucessor. Se houver perda precoce dos dentes decíduos, com perda de espaço no arco dentário, o sucessor permanente pode ter sua erupção atrasada ou mesmo impedida. Pode-se observar, também, que o apinhamento dos dentes permanentes afeta ligeiramente sua velocidade de calcificação e de erupção. Outros fatores locais que podem atrasar a erupção dos dentes são: dente decíduo anquilosado, fibrose gengival e hematoma de erupção.[2,4,8]

Cistos de erupção

Observam-se associados à fase eruptiva tanto da dentição decídua quanto da mista, envolvendo mais frequentemente incisivos e caninos. Têm aspecto de edema da mucosa alveolar e, às vezes, podem apresentar-se preenchidos de sangue como resultado de uma hemorragia dentro do folículo do dente, que se projetou para fora do osso alveolar, mas ainda não perfurou a mucosa (Figura 81.9). Nesse caso, chama-se hematoma de erupção e pode ter coloração azul ou vermelho-escura, dependendo da quantidade de sangue no líquido cístico. Se o hematoma for pequeno e o dente puder rompê-lo, causará sua desintegração. Caso contrário, uma pequena incisão na mucosa é suficiente para expor a coroa do dente e drenar o hematoma.[4,8]

Cárie dentária

A cárie dentária é uma das doenças bucais mais prevalentes, podendo ter ocorrência tanto na dentição decídua quanto na permanente. As consequências da cárie são dor, limitação funcional, associação da dor com o ato de comer, isolamento em relação às demais crianças, entre outras.[8]

O processo carioso é resultante de um desequilíbrio na dinâmica des/remineralização decorrente do metabolismo bacteriano, em que, havendo predominância da desmineralização, resulta em perda mineral.[8] No início, a cárie se manifesta clinicamente como mancha branca no esmalte devido a mudanças nas propriedades ópticas desse tecido. Com a progressão da doença, ocorre a dissolução da superfície do esmalte, e a camada externa se rompe, formando a cavitação; então, a doença progride para a dentina, podendo evoluir para a pulpite ou até para a necrose pulpar.

A cárie é uma doença bucal relevante na infância, sendo o principal motivo de perda precoce dos dentes decíduos, levando a deficiências na fala, no desenvolvimento da face, no posicionamento dos dentes permanentes, na mastigação, entre outros problemas.

Fluorose dentária

O flúor do dentifrício é fundamental para o controle da cárie; no entanto, há risco de fluorose dentária quando não utilizado com cuidado.

A fluorose ocorre pela frequente ingestão de flúor durante a formação do esmalte dentário. Ela se apresenta em diferentes graus de severidade, dependentes da dose ingerida, do tempo e da resposta individual de cada pessoa, isto é, desde leves manchas brancas até graves defeitos estruturais do esmalte. Assim, a fluorose pode afetar não só a estética como também a função dentária.

Entre as últimas recomendações da Sociedade Brasileira de Odontopediatria, o dentifrício fluoretado deve ser introduzido na higiene bucal da criança a partir da erupção dos primeiros dentes decíduos, em quantidade mínima (apenas "sujar" a escova com o dentifrício). Não há evidência científica de que o dentifrício com baixa concentração de flúor (500-600 ppm) tenha a mesma eficácia anticárie que o com concentração convencional (1.000-1.100 ppm), além de não proteger contra a fluorose. Assim, não é recomendado o uso de dentifrício com baixa concentração de flúor. Ressalta-se, então, que a higiene bucal deve ser executada ou supervisionada (dependendo da idade e da capacidade motora da criança) pelo responsável, que utilizará uma pequeníssima quantidade de dentifrício fluoretado na escova dental, incentivando a criança a cuspir após a escovação.

Utilizando-se o flúor de maneira adequada (atentar para a quantidade e a não ingestão), tem-se um ótimo aliado na prevenção de cáries e um baixo risco à fluorose.[10]

Gengivoestomatite herpética aguda

Em mais de 90% dos casos, a gengivoestomatite herpética aguda é resultado da infecção primária sintomática pelo vírus herpes simples tipo 1, embora apenas 12% das crianças infectadas

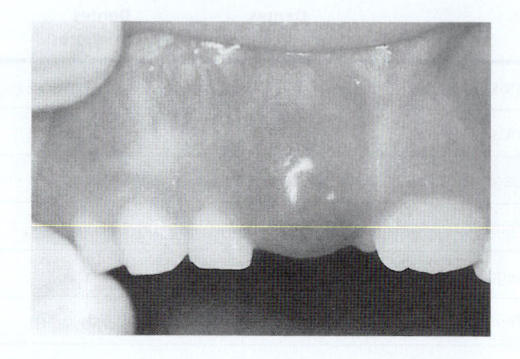

▲ **Figura 81.9**
Cisto de erupção na região de incisivo central permanente superior.
Fonte: Assed.[9]

pelo vírus desenvolvam a doença.[5] A maioria dos casos ocorre entre 6 meses e 5 anos de idade. O início é repentino e muitas vezes ocorrem linfadenopatia cervical anterior, calafrios, febre (39,4-40,5°C), náusea, anorexia, irritabilidade e lesões orais dolorosas. As manifestações variam de uma debilidade leve a intensa.[5] As lesões ocorrem em toda a boca e começam pelo surgimento de vesículas puntiformes, que, ao se romperem, formam pequenas úlceras com base avermelhada e centro formado por depressão recoberta por uma membrana de fibrina, resultante de necrose epitelial (Figuras 81.10 e 81.11).[5,8] As lesões são resolvidas em 7 a 14 dias, e o tratamento é apenas sintomático.[8]

Saúde bucal na adolescência

A prevalência de cárie nos adolescentes vem diminuindo nos últimos anos – entre o primeiro e o segundo levantamentos nacionais de saúde bucal, em 2003 e 2010, essa redução foi de 30%.[11] Os fatores apontados como prováveis responsáveis pelo declínio na prevalência de cárie no Brasil são: o aumento e a universalização da exposição das pessoas ao flúor em suas variadas formas de aplicação, com destaque especial para a água de abastecimento e para os dentifrícios; a maior ênfase nas atividades de promoção de saúde; a melhoria nas condições de saúde e qualidade de vida, além da mudança nos critérios de diagnóstico de cárie.[12,13] No entanto, a adolescência é um período marcado por um alto consumo de proteínas e carboidratos, em função da maior necessidade calórica e de energia nessa faixa etária, assim como por mudanças nos hábitos: alimentação irregular, consumo frequente de petiscos e maior frequência na ingestão de açúcares, o que pode acarretar aumento no risco de cáries.[14]

Apesar da redução gradual do risco biológico à cárie observada com a aproximação da vida adulta, cresce o risco às doenças periodontais. É nessa faixa etária, principalmente no início da adolescência, que alguns bons hábitos de higiene são colocados de lado, (os pais já delegaram a higiene bucal para os filhos, pois "já está na hora de escovar os dentes sozinho").[2]

É bastante comum a inflamação gengival durante a troca da dentição. Durante o processo de erupção do dente permanente, o biofilme dental tende a aumentar devido à maior dificuldade de higiene na área. É comum, na adolescência, durante a erupção dos terceiros molares (sisos), a ocorrência de pericoronarite (inflamação do tecido que recobre a coroa do dente em erupção), podendo ocasionar bastante desconforto, dor, dificuldade de abertura de boca, dificuldade para alimentação, mau hálito e até febre.[15]

As doenças periodontais mais comuns na adolescência são as gengivites, no entanto, as periodontites também podem ocorrer nessa faixa etária. Ao observar uma gengiva de aspecto edemaciado, hiperplásico, com contorno alterado, margem mais espessa e sensível ao toque ou que sangre ao toque ou após a escovação, se está diante de algum tipo de patologia periodontal.[16] É importante que, ao perceber tais alterações, o médico referencie o adolescente para consulta odontológica, pois o diagnóstico precoce pode melhorar o prognóstico das doenças periodontais.

A gengivite é uma doença inflamatória que atinge somente a gengiva marginal, seja localizada ou generalizada, causada por acúmulo de placa bacteriana (biofilme), devido à higiene bucal inadequada (Figura 81.12).[4,8] Cálculo, irritação mecânica e irregularidades na posição dos dentes podem ser fatores contribuintes,[4] pois facilitam o acúmulo de placa bacteriana e dificultam a higienização. O tratamento pode ser desde apenas o controle de placa e boa higiene bucal até raspagem, alisamento e polimento coronário e radicular (quando existir cálculo dental) e tratamento ortodôntico em casos de apinhamento dentário.[4,8]

A periodontite, além de inflamação gengival, apresenta sinais clínicos e radiográficos de alterações do periodonto de sustentação.[8] A periodontite é o resultado da progressão do processo inflamatório da gengiva (gengivite) para estruturas periodontais mais profundas, causando mau hálito, reabsorção óssea alveolar, perda de inserção, formação de bolsas periodontais e mobilidade dentária (Figura 81.13).[4,8] Fatores genéticos e falhas no mecanismo de defesa do hospedeiro colaboram para determinar a suscetibilidade da pessoa à infecção perio-

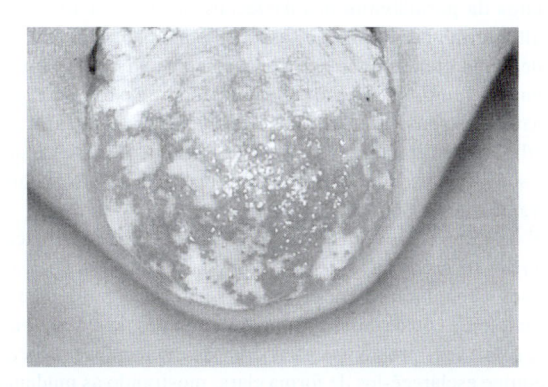

▲ **Figura 81.10**
Lesões de estomatite herpética primária na língua.

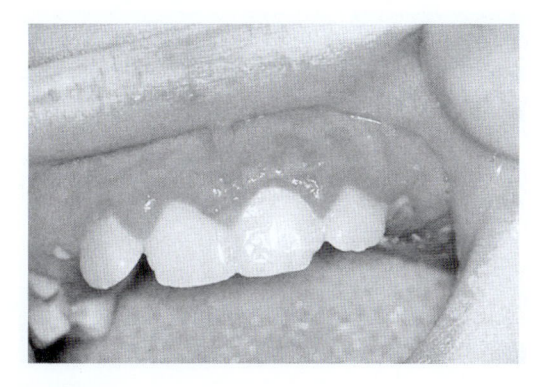

▲ **Figura 81.11**
Lesões de estomatite herpética primária na gengiva.
Fonte: Laskaris.[4]

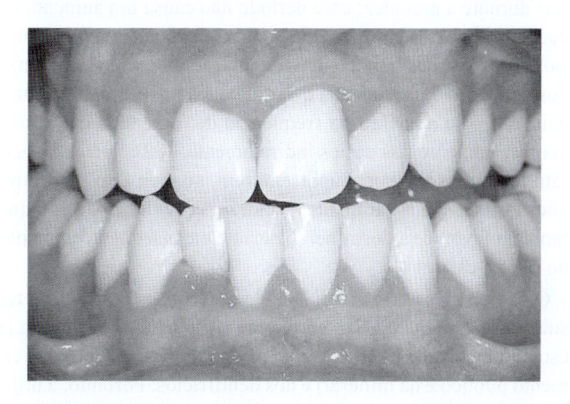

▲ **Figura 81.12**
Gengivite – vermelhidão e edema nas margens gengivais.
Fonte: Wolf e colaboradores.[17]

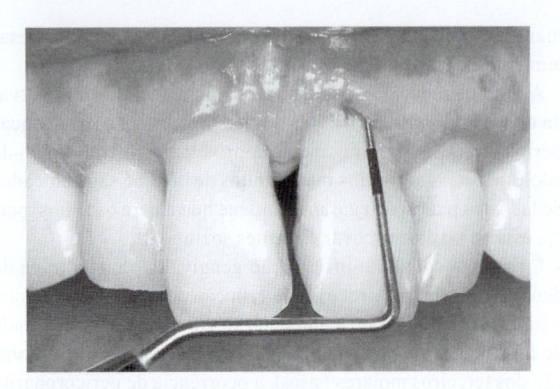

Figura 81.13
Periodontite – alteração nos tecidos periodontais de suporte – perda de inserção.
Fonte: Wolf e colaboradores.[17]

dontal e a velocidade de progressão da doença:[2] uma vez instalada a doença, fatores sistêmicos, como diabetes melito (DM), infecção pelo vírus da imunodeficiência humana (HIV), doenças imunológicas e metabólicas, podem agravá-la. Os fatores do hospedeiro também são importantes e parecem ser influenciados por fatores genéticos e ambientais, como o fumo.[4,8] Perda de suporte periodontal devido à periodontite é comum na dentição permanente da maioria dos adolescentes, mas geralmente apenas pequenas perdas de inserção ou perda óssea são encontradas.[18]

O tratamento da periodontite é semelhante ao tratamento da gengivite, sendo a terapia de manutenção fundamental nessa doença.[4,8]

Saúde bucal nas gestantes

O consenso da comunidade obstétrica é que poucos riscos estão associados ao tratamento odontológico de rotina durante a gravidez. Especialistas recomendam que mulheres grávidas evitem tratamento odontológico eletivo até 8 semanas de gestação, quando ocorre a maior parte da organogênese, e no último trimestre, para prevenir hipotensão, devido à posição na cadeira e ao desconforto geral. Essas recomendações tornam o segundo trimestre da gestação o período ideal para o tratamento odontológico. Entretanto, frente à situação de urgências odontológicas, como o caso de dor, o tratamento necessário deve ser realizado independentemente do período da gestação.

Muitas mulheres relatam ter tido mais cáries e perdas dentárias durante a gravidez: esse período não causa um aumento na ocorrência de cárie diretamente, nem o enfraquecimento dentário, mas, como os hábitos de alimentação e higiene são alterados (aumento da frequência de alimentação nem sempre acompanhado pelo aumento na frequência de higiene bucal), pode ocorrer aumento das cáries indiretamente. Associado a isso, o fato de muitas mulheres apresentarem, no primeiro trimestre, vômitos frequentes, aumenta a acidez na cavidade bucal, o que também favorece a desmineralização e o consequente aumento do risco à cárie.

O uso do flúor com finalidade de prevenção à cárie deve ter sua aplicação feita diariamente sobre a superfície dos dentes, já estando incorporado no dia a dia na água ingerida (de abastecimento público e na mineral) e nos dentifrícios. Portanto, a utilização de suplementos de flúor no pré-natal está contraindicada, pois não há evidências científicas que demonstrem benefício para os dentes do bebê em desenvolvimento.[19]

Mudanças nos níveis de estrogênio local e sistêmico durante a gravidez causam alterações vasculares e qualitativas na microbiota oral subgengival, que pode levar ao aumento do sangramento na gengiva e à maior resposta gengival à placa bacteriana. Dessa forma, há um risco maior ao desenvolvimento de gengivites e uma reação exacerbada à presença de irritantes locais (granuloma piogênico).[20]

Frequentemente, granuloma piogênico desenvolve-se em mulheres grávidas, sendo denominado tumor gravídico ou granuloma gravídico (Figura 81.14). Pode começar a se desenvolver durante o primeiro trimestre, e sua incidência aumenta a partir do sétimo mês de gravidez. A elevação gradual no desenvolvimento dessas lesões pode estar relacionada ao aumento nos níveis de estrogênio e progesterona pela progressão da gestação.[5] O tratamento local consiste em um programa preventivo, desde o início da gestação, com base no controle da placa bacteriana pela adequada higiene bucal. Os granulomas gravídicos só devem ser removidos cirurgicamente quando há problemas estéticos e funcionais significativos. Algumas lesões regridem espontaneamente após o parto.[5]

Nos últimos tempos, tem sido muito estudada a relação entre doença periodontal e parto prematuro e/ou baixo peso ao nascer. A principal hipótese é que uma inflamação de origem bacteriana em um sítio distante, e que não responda a tratamento antibiótico convencional, poderia afetar a gestação. Muitos estudos têm sido conduzidos, e os resultados ainda são contraditórios: alguns estudos de coorte encontraram relação, mas ensaios clínicos randomizados e estudos de caso-controle não têm corroborado esses resultados.[16,21,22]

Essa contradição pode ser devido à dificuldade de isolar os efeitos da periodontite nos desfechos devido à sua natureza multifatorial. Periodontite e nascimento prematuro também dividem importantes fatores de risco, como baixo nível socioeconômico e fumo.[23] A relação entre periodontite e parto prematuro e baixo peso ao nascer ainda não está comprovada, mas a possibilidade de diminuir desfechos negativos como esses já deve ser suficiente para que seja possível tratar a doença periodontal durante a gestação.

É de suma importância que a gestante receba informações sobre a sua saúde bucal e sobre os cuidados com a saúde bucal do seu bebê durante seu pré-natal, seja em consulta médica, odontológica ou de enfermagem. As gestantes devem ser ouvidas sobre seus problemas, suas crenças e seus tabus, cabendo à equipe esclarecê-los de forma clara, mostrando as mudanças que ocorrem na boca durante a gestação, enfatizando a impor-

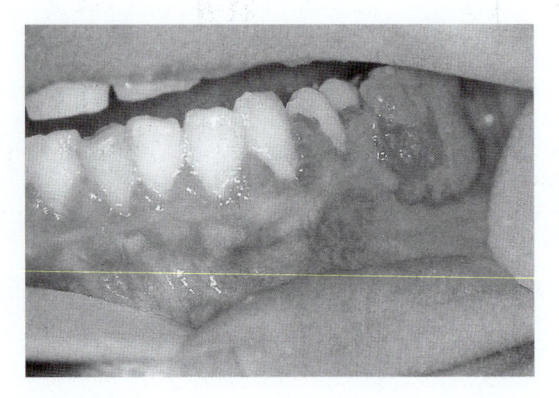

Figura 81.14
Granuloma gravídico.
Fonte: Laskaris.[4]

tância da higiene bucal e estimulando o autocuidado e os hábitos de vida saudáveis.[24]

Saúde bucal nos adultos

Pessoas bulímicas

Os ácidos estomacais presentes na cavidade bucal por meio dos vômitos frequentes podem desgastar o esmalte dentário, aumentando o risco de cáries. A aparência dos dentes torna-se amarelada e "gasta" devido a essa erosão ácida. Esse fenômeno é frequentemente encontrado na face lingual dos dentes anteriores. É importante o médico de família reconhecer o transtorno alimentar e suas consequências, inclusive na cavidade bucal, a fim de poder trabalhar na prevenção destas. Os cuidados com a saúde bucal devem ser intensificados nessas pessoas.[14]

Manifestações bucais de doenças crônicas

Diabetes melito

As manifestações bucais do DM são geralmente limitadas às pessoas com o DM1. Os problemas incluem a doença periodontal, mais prevalente e agressiva nos diabéticos. A cicatrização pós-cirúrgica pode ficar retardada, e a probabilidade de infecção aumenta. Podem ocorrer alterações no fluxo salivar e aumento das glândulas parótidas bilateral, indolor e difuso, chamado sialodenose diabética.[5]

Em pessoas com diabetes descontrolado ou malcontrolado, também ocorrem aumento e eritema da gengiva inserida e episódios de candidíase oral nas suas várias formas clínicas.[5] A candidíase eritematosa, que se apresenta como atrofia das papilas centrais do dorso da língua, é relatada em mais de 30% das pessoas. Esse aumento na incidência de candidíase em diabéticos pode estar relacionado à diminuição do fluxo salivar, uma vez que a mucosa seca é facilmente irritada e, com frequência, fornece substrato para o crescimento de fungos. A xerostomia, ou sensação de boca seca, tem sido relatada como queixa em um terço das pessoas diabéticas.[5] Vale mencionar que, apesar dessa queixa ser comum entre as pessoas, os estudos existentes não confirmam uma real diminuição do fluxo salivar nos diabéticos.

Nos últimos anos, a relação entre saúde periodontal e diabetes tem sido descrita como bidirecional. Embora a periodontite seja uma complicação potencial do diabetes, evidências emergentes sugerem que o tratamento da infecção periodontal pode melhorar o controle glicêmico.[16] O diabetes pode influenciar não apenas a prevalência e a gravidade da periodontite como também a progressão da doença. Estudos longitudinais mostram que o pouco ou o não controle da glicemia leva à destruição periodontal mais grave, ou seja, o controle metabólico do diabetes pode ser uma variável importante para o início e a progressão da doença periodontal.[25] Estudos de caso-controle sugerem a potencial influência das infecções periodontais sobre o controle glicêmico do diabético, observando que a melhora na saúde periodontal é acompanhada pela melhora paralela do controle metabólico dos diabéticos. Os reais mecanismos pelos quais o possível controle da periodontite pode induzir alterações positivas na glicemia ainda não são bem conhecidos. É possível que a melhora na glicemia esteja associada à eliminação dos microorganismos patogênicos quando o tratamento periodontal inclui antibioticoterapia.[25] Prevenção e controle da doença periodontal podem ser considerados como parte integrante do controle do diabetes, com esforços dirigidos à prevenção de periodontite em pessoas que têm risco de diabetes, assim como nos diabéticos com pobre controle metabólico.[16]

Síndrome da imunodeficiência adquirida

A boca é comumente afetada por lesões associadas à Aids, podendo ser o primeiro local de manifestação da doença. Entre as manifestações clínicas mais encontradas na cavidade bucal, citam-se a candidíase, a gengivite e a periodontite necrosante aguda, ulcerações inespecíficas de evolução lenta, herpes simples, papilomas, verrugas e condilomas, leucoplasia pilosa e sarcoma de Kaposi.

Os sinais periodontais frequentemente começam com uma gengivite eritematosa intensa. No momento em que a contagem de células CD4+ é reduzida, surge o risco de gengivite necrosante e, posteriormente, se não houver tratamento, instala-se a periodontite necrosante. A periodontite ulcerativa necrosante caracteriza-se por dor, ulcerações e lesões sangrantes na gengiva envolvendo o tecido periodontal profundo e o osso alveolar. Apresenta-se localizada ou generalizada e pode provocar perda dentária e sequestros ósseos. A periodontite tem sido utilizada como um marcador para a deterioração da resposta imunológica, com o valor preditivo de 95% para contagens de células CD4+ abaixo de 200 células/mm^3, e uma probabilidade acumulada de morte do indivíduo.[25,26]

A candidíase é considerada a lesão bucal mais comum, podendo ser a primeira manifestação da Aids. Há quatro tipos de aspectos clínicos para a candidíase oral, incluindo-se a pseudomembranosa, a eritematosa, a hiperplásica e a queilite angular. Tanto a forma pseudomembranosa quanto a eritematosa parecem mostrar a progressão da infecção pelo HIV.[25]

Em indivíduos HIV-positivos, as lesões de herpes apresentam-se de forma mais persistente e dolorosa, podendo atingir, além do lábio, o palato, a gengiva e a língua. Em algumas situações, tais lesões podem causar febre, cefaleia, dor à deglutição, adenopatia e mal-estar.

A leucoplasia pilosa oral foi a primeira lesão bucal relatada no início da epidemia da Aids. Nas pessoas HIV-positivas, a leucoplasia pilosa oral pressupõe uma progressão mais rápida da Aids.[25]

O sarcoma de Kaposi é a lesão mais característica da infecção pelo HIV, considerado, em jovens, como um indicador seguro da presença do vírus e do desenvolvimento da Aids. Ele e caracteriza, inicialmente, como máculas violáceas, evoluindo para nódulos indolores com tendência à ulceração, sendo mais comum no palato, na gengiva e na mucosa jugal (Figuras 81.15 e 81.16).[6,27,28]

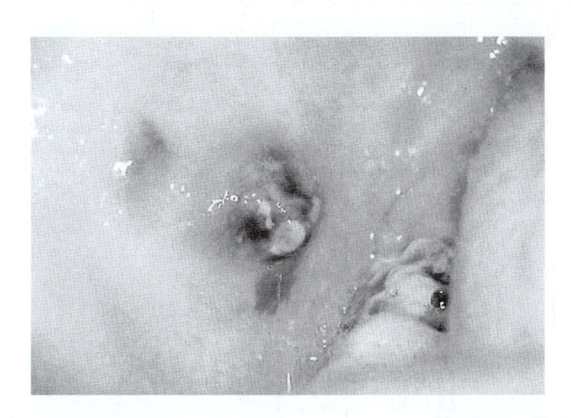

▲ **Figura 81.15**
Sarcoma de Kaposi em mucosa jugal.

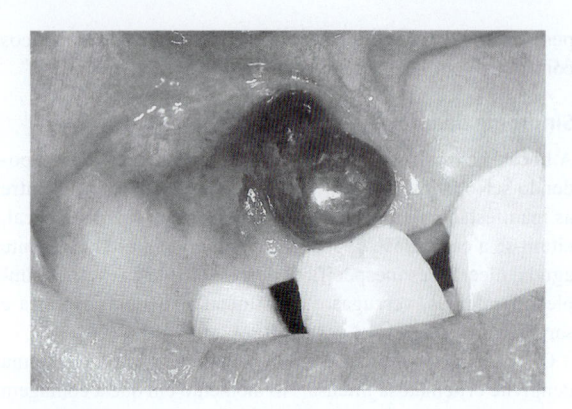

▲ Figura 81.16
Sarcoma de Kaposi em gengiva.
Fonte: Laskaris.[4]

Lesões cancerizáveis (pré-malignas)

Leucoplasia

Considerada a mais frequente lesão cancerizável de boca, apresenta-se como lesão branca não removível à raspagem, podendo ser pequena e localizada ou envolver grandes áreas da mucosa bucal (Figura 81.17). Ocorre principalmente em homens na quinta e na sexta décadas de vida, sendo o fumo e as bebidas alcoólicas os principais fatores de risco. Os locais mais comuns de ocorrência são: comissura bucal, mucosa jugal, língua, palato duro, mucosa do rebordo alveolar, lábios, soalho da boca e palato mole. A frequência de malignização das leucoplasias varia de 1,4 a 6%.[28]

Eritroplasia

É um tipo de lesão vermelha que não pode ser diagnosticada como outra alteração. Pode ser pequena e isolada ou envolver extensas áreas da cavidade bucal, ocorrendo com maior frequência na sexta e na sétima décadas de vida (Figuras 81.18 e 81.19). Os locais mais comuns de ocorrência são: soalho da boca, área retromolar, língua, palato mole e mucosa jugal. Apresenta-se de três diferentes formas: homogenia (lesão avermelhada), eritroleucoplasia (lesões vermelhas intercaladas por áreas esbranquiçadas) e eritroplasia mosqueada (lesão vermelha mosqueada por minúsculas placas brancas). O fumo e as bebidas alcoólicas são os principais fatores etiológicos. A maioria das eritroplasias apresenta displasia epitelial, carcinoma *in situ* e até carcinoma invasivo.[28]

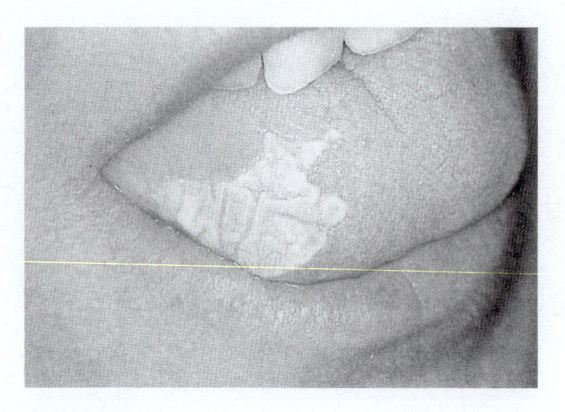

▲ Figura 81.17
Lesão leucoplásica em língua.
Fonte: Laskaris.[4]

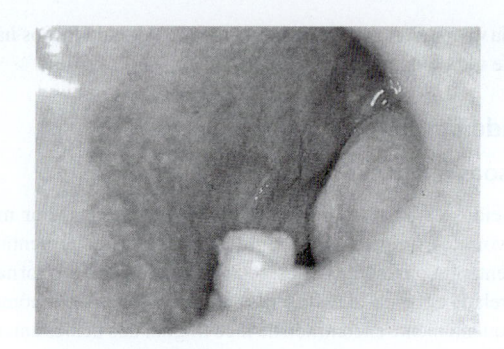

▲ Figura 81.18
Eritroplasia em mucosa jugal.

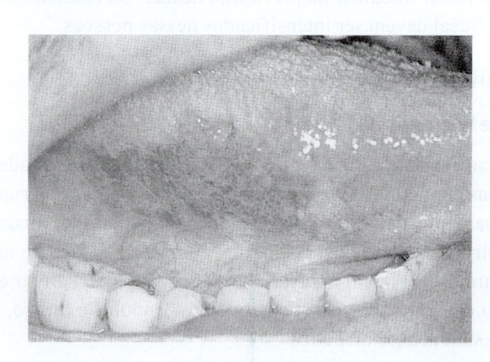

▲ Figura 81.19
Eritroplasia em língua.
Fonte: Laskaris.[4]

Queiliteactínica

Caracteriza-se por degeneração tecidual do vermelhão do lábio (principalmente, do lábio inferior), em decorrência da exposição prolongada aos raios ultravioleta da luz solar (Figura 81.20). Ocorre em geral em homens e quase que exclusivamente em indivíduos de pele clara. Recomenda-se a biópsia, uma vez que essa lesão apresenta um amplo espectro, que pode variar de hiperqueratose, áreas de displasia epitelial a carcinoma espinocelular.[28]

Saúde bucal nos idosos

Alterações fisiológicas na cavidade bucal

Com o avanço da idade, uma série de alterações funcionais é percebida na cavidade bucal, sobretudo, na mucosa bucal e no

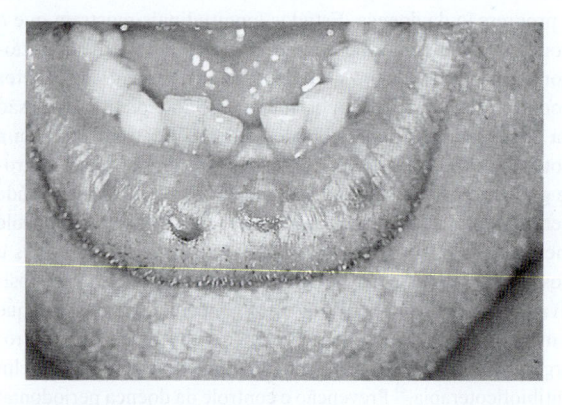

▲ Figura 81.20
Queilite actínica em lábio inferior.
Fonte: Laskaris.[4]

tecido conectivo. No entanto, cabe ressaltar que, diferentemente do que o conhecimento popular dita, a perda dentária não é uma consequência normal e inevitável da chegada da terceira idade.

A atrofia das estruturas glandulares é uma alteração senil bastante comum. Evidencia-se uma diminuição da secreção salivar decorrente de uma redução do número de unidades secretoras, pela deteriorização da estrutura acinar das glândulas.[29] A redução do fluxo salivar e a consequente redução da lubrificação dos tecidos orais afetam a mobilidade da língua, dificultando a deglutição dos alimentos. Há evidências de redução de 75% da atividade enzimática e significante redução da viscosidade da saliva em pessoas com mais de 60 anos. No entanto, em idosos, pode ser observado um fluxo salivar normal, o que poderia ser explicado pela existência de uma reserva funcional das glândulas salivares.[30]

Estudos mostram que, a partir da sétima década de vida, ocorre uma mudança na microbiota bucal, verificando-se um aumento de *Staphilococcus*, de *Lactobacillus* e de *Candida albicans*, o que não parece estar relacionada ao uso de prótese, de medicação ou às doenças, mas, sim, à diminuição do fluxo salivar, a problemas no sistema imune ou à deficiência nutricional.[31]

A coloração mais amarelada e a diminuição do brilho dos dentes de pessoas mais idosas refletem as alterações que a estrutura dentária sofre com o passar dos anos, ou seja, o acúmulo da deposição de dentina secundária e a ocorrência das erosões, abrasões e atrições sobre o esmalte. A recessão gengival é um achado frequente, resultante da ação da força excessiva de escovação dental ao longo dos anos. Essa alteração fisiológica aumenta o risco à sensibilidade dentinária e às cáries radiculares devido à exposição do colo dentário.[32]

Na língua, com a idade, é comum observar atrofia das papilas filiformes, conferindo um aspecto liso e acetinado à sua superfície, bem como a atrofia de dois terços das papilas circunvaladas e, ainda, a fissuração. Essas alterações provocam uma diminuição do paladar.[32]

As alterações faciais características do idoso advêm, principalmente, da diminuição da dimensão vertical causada pelo desgaste dentário (natural ou protético) e/ou pela perda dentária. A perda da dimensão vertical leva à diminuição da altura facial, ocasionando a diminuição do ângulo e o afinamento labial, a aparência prognata e o aprofundamento do sulco nasolabial.[32]

Alterações patológicas na cavidade bucal

Hipossalivação

Visando a uniformizar falas e conceitos, cabe inicialmente diferenciar-se xerostomia de hipossalivação. A primeira é caracterizada como um sintoma, uma sensação subjetiva, relatada pela pessoa e que pode ter outras etiologias além da diminuição do fluxo salivar. A segunda é a redução concreta da secreção salivar, observada pelo profissional e caracterizada como boca seca.[33]

Somados à redução de fluxo salivar causada pelas alterações fisiológicas estruturais das glândulas salivares, os indivíduos idosos apresentam alguns fatores de risco para hipossalivação, como o consumo de certos medicamentos, o tratamento radioterápico de cabeça e pescoço, e doenças como diabetes, Parkinson e síndrome de Sjögren. Os medicamentos mais consumidos pelos idosos são os cardiovasculares, analgésicos, sedativos, tranquilizantes e antidepressivos, sendo que a maior parte desses fármacos está associada a efeitos de inibição do fluxo salivar.[33]

A pessoa com hipofunção de glândula salivar relata sintomas importantes que, muitas vezes, alteram sua qualidade de vida. São sintomas frequentes: sensação de secura e queimação na boca, dificuldade de deglutição, dificuldade de fala, dificuldade de manutenção da prótese removível aderida à mucosa e mau hálito. Diante de queixas como essas, o médico de família deve atentar-se ao aumento do risco dessa pessoa a infecções fúngicas e à cárie e a doenças periodontais. São fundamentais as recomendações de frequente hidratação da cavidade bucal e dos lábios, adequada higiene bucal e das próteses, e a discussão, com a equipe de saúde bucal, acerca da necessidade de controle químico do biofilme, do uso de flúor tópico caseiro e de fixadores para as próteses.

Cárie

A cárie em pessoas idosas apresenta características clínicas específicas: sua progressão é mais lenta e sua localização é preferencialmente radicular devido à retração gengival e consequente exposição da raiz, comum nessa faixa etária.

O aumento do risco à cárie, nessa etapa do ciclo de vida, está diretamente relacionado à diminuição do fluxo salivar, causando redução da capacidade de eliminação dos açúcares e ácidos advindos da dieta e presentes no biofilme dental, à redução do tônus muscular, que dificulta a autolimpeza da cavidade bucal pela movimentação da língua e das bochechas, e à dificuldade de higiene da cavidade bucal, pela redução da capacidade motora e do sentido da visão do indivíduo idoso.[34,35]

Orientações acerca dos cuidados com a higiene bucal e com a alimentação são fundamentais para a prevenção da cárie dentária. Deve-se observar a capacidade da pessoa para o autocuidado, a fim de verificar a necessidade de envolver o cuidador/familiar nos aspectos de higienização da cavidade bucal.

Doença periodontal

Alguns estudos têm relacionado o aumento da idade como um fator de risco à doença periodontal. No entanto, esse risco está mais relacionado a fatores como a dificuldade motora para a higiene bucal, o uso de medicamentos que causam hipossalivação, a presença de doenças ou alterações crônicas, como DM e osteoporose.[36]

Na maioria das populações, observa-se um aumento na prevalência e na gravidade da doença periodontal nas pessoas mais velhas. No entanto, não há descrição clara de como a idade por si só influenciaria nessa relação. Ao contrário, estudos mostram que, quando a condição de higiene bucal é considerada, a idade deixa de ser um fator de risco para a determinação da doença periodontal. A maioria dos estudos conclui, então, que a doença periodontal é mais grave na população mais idosa devido às destruições cumulativas dos tecidos periodontais durante a vida, e não a uma deficiência intrínseca do envelhecimento ou a uma anormalidade que afeta a suscetibilidade à doença periodontal.[25,37]

Perda dentária e lesões paraprotéticas

A perda de dentes está intrinsecamente associada à diminuição da qualidade de vida da pessoa, resultante das dificuldades de mastigação, fala e convívio social.[38]

A perda da dentição natural e a não reabilitação protética geram inúmeras consequências à saúde do indivíduo, desde a dificuldade para a alimentação até alterações na articulação temporomandibular. A falta de alguns ou de todos os dentes ocasiona uma diminuição da função mastigatória, gerando dificuldades

Quadro 81.1 | Consequências estéticas do edentulismo

- Aparência prognata
- Diminuição do ângulo labial horizontal
- Afinamento dos lábios
- Aprofundamento do sulco nasolabial
- Aumento da profundidade das linhas verticais
- Aumento do ângulo columela/filtro
- Ptose muscular ("queixo de bruxa")
- Diminuição da altura facial
- Perda do tônus dos músculos da expressão facial
- Aumento do comprimento do lábio superior
- Menos dentes aparentes na posição de repouso

Fonte: Hebling.[32]

na ingestão de alimentos ricos em nutrientes, o que, por sua vez, pode induzir alterações sistêmicas, como a desnutrição. A condição nutricional e a capacidade mastigatória estão altamente relacionadas à morbidade de idosos.

O edentulismo evidencia e acentua as alterações faciais que ocorrem com o envelhecimento (Quadro 81.1). A perda da dimensão vertical leva à diminuição da altura facial, causando a perda do ângulo labiomentoniano e o aprofundamento das linhas verticais nessa área, modificando a aparência da pessoa. A diminuição progressiva da dimensão vertical cria uma aparência facial prognata, com uma diminuição do ângulo labial horizontal, proporcionando uma aparência triste à pessoa, quando em repouso mandibular.[32]

A diminuição dos ângulos labiais faz com que se acumule saliva nos cantos da boca, causando frequentes queilites angulares. É comum a pessoa idosa queixar-se de cortes e feridas no ângulo dos lábios.

A perda dentária e a não reabilitação protética também estão relacionadas às questões sociais. A pessoa parcial ou totalmente edentada em geral se retrai, deixa de sorrir e de conviver socialmente.[38]

O uso de prótese para fins de reabilitação requer bastante cuidado: ela deve estar bem adaptada, para não causar lesões traumáticas em mucosa e viabilizar a adequada mastigação dos alimentos. Candidíase bucal é bastante frequente em pessoas usuárias de próteses, sua higienização e a das mucosas sendo de extrema importância para evitá-las.

Entre as pessoas edentadas e usuárias de próteses, ainda existe o mito de que não precisam mais consultar o dentista, uma vez que não há a presença de dentes naturais. É importante que o médico de família, junto à equipe de saúde, desmistifique isso e oriente a pessoa ao autoexame da boca e à adequada higiene da cavidade bucal e das próteses, bem como a referencie para fazer as consultas de manutenção periódica preventiva com a equipe de saúde bucal.

REFERÊNCIAS

1. World Health Organization [Internet]. Geneva: WHO; c2018 [capturado em 11 maio 2018]. Disponível em: http://www.who.int/en/.

2. Prefeitura de Curitiba, Secretaria da Saúde. Protocolo integrado de atenção à saúde bucal [Internet]. Curitiba; 2004 [capturado em 11 maio 2018]. Disponível em: http://www.saude.curitiba.pr.gov.br/images/programas/arquivos/saude_bucal/protocolo_001.pdf.

3. Casamassimo PHK, editor. Bright futures in practice, oral health: pocket guide. Washington: National Maternal and Child; 2004.

4. Laskaris G. Atlas colorido de doenças da boca. 3. ed. Porto Alegre: Artmed; 2004.

5. Neville BW, Damm DD, Allen CM, Bouquot JE. Patologia oral e maxilofacial. 2. ed. Rio de Janeiro: Guanabara Koogan; 2004.

6. Reggezi JÁ, Sciubba JJ. Patologia oral: correlações clínicas e patológicas. 3. ed. Rio de Janeiro: Guanabara Koogan; 1998.

7. Boraks S. Medicina bucal. São Paulo: Artes Médicas; 2011.

8. Guedes-Pinto AC, editor. Odontopediatria. 7. ed. São Paulo: Santos; 2003.

9. Assed S. Odontopediatria: bases para a prática clínica. São Paulo: Artes Médicas; 2005.

10. Brasil, Ministério da Saúde. Guia de recomendações para o uso de fluoretos no Brasil. Brasília; 2009.

11. Brasil, Ministério da Saúde. Apresentação SB Brasil 2010 [Internet]. Brasília; 2010 [capturado em 11 maio 2018]. Disponível em: http://189.28.128.100/dab/docs/geral/apresentacao_SB2010.pdf.

12. Narvai PC, Castellanos RA, Frazão P. Prevalência de cárie em dentes permanentes de escolares do Município de São Paulo, SP, 1970 – 1996. Rev Saúde Pública. 2000;34(2):196-200.

13. Oliveira AGRC. Perfil epidemiológico de saúde bucal no Brasil 1986-1996. Rev Bras Inf Cient. 2011;2(3):23-9.

14. Brew MC, Abegg C. Dieta e saúde bucal. In: Brew MC, Pretto S, Ritzel I. Odontologia na adolescencia: uma abordagem para pais, educadores e profissionais da saúde. Porto Alegre: Mercado Aberto; 2000.

15. Brew MC, Konkewicz N. Doença periodontal. In: Brew MC, Pretto S, Ritzel I. Odontologia na adolescencia: uma abordagem para pais, educadores e profissionais da saúde. Porto Alegre: Mercado Aberto; 2000.

16. Kim J, Amar S. Periodontal disease and systemic conditions: a bidirectional relationship. Odontology. 2006;94(1):10-21.

17. Wolf HF, Edith M, Rateitschak KH. Periodontia. Porto Alegre: Artmed; 2006.

18. Jenkins WM, Papapanou PN. Epidemiology of periodontal disease in children and adolescents. Periodontol 2000. 2001;26:16-32.

19. Cury J. Uso do flúor e controle de placa como doença. In: Baratieri LN. Odontologia restauradora: fundamentos e possibilidades. São Paulo: Santos; 2001.

20. Michalowicz BS, DiAngelis AJ, Novak MJ, Buchanan W, Papapanou PN, Mitchell DA, et al. Examining the safety of dental treatment in pregnant women. J Am Dent Assoc. 2008;139(6):685-95.

21. Almeida RF. Associação entre doença periodontal e patologias sistemicas. Rev Port Clin Geral. 2006;22:379-90.

22. Pihlstrom BL, Michalowicz BS, Johnson NW. Periodontal diseases. Lancet. 2005;366(9499):1809-20.

23. Michalowicz BS, Hodges JS, Novak MJ, Buchanan W, DiAngelis AJ, Papapanou PN, et al. Change in periodontitis during pregnancy and the risk of pre-term birth and low birthweight. J Clin Periodontol. 2009;36(4):308-14.

24. Brasil. Saúde bucal. Brasília: MS; 2006.

25. Genco R. Fatores de risco na doença periodontal. In: Rose L, Genco R, Mealey B, Cohen W. Medicina periodontal. São Paulo: Santos; 2002.

26. Holmstrup P, Westergaard J. Doença periodontal necrosante. In: Lindhe J. Tratado de periodontia clínica e implantologia oral. Rio de Janeiro: Guanabara Koogan; 1999.

27. Held Filho A, Alcântara A. O cirurgião dentista frente à AIDS. São Paulo: Pancast; 1996.

28. Lopes MA. Reconhecendo e prevenindo as doenças bucais. In: Pereira AC, organizador. Odontologia em saúde coletiva: planejando ações e promovendo saúde. Porto Alegre: Artmed; 2003.

29. Smith DJ, Joshipura K, Kent R, Taubman MA. Effect of age on immunoglobulin content and volume of human labial gland saliva. J Dent Res. 1992;71(12):1891-4.

30. Gilbert GH, Minaker KL. Principles of surgical risk assessment of the elderly patient. J Oral Maxillofac Surg. 1990;48(9):972-9.

31. Percival RS, Challacombe SJ, Marsh PD. Age-related microbiological changes in the salivary and plaque microflora of healthy adults. J Med Microbiol. 1991;35(1):5-11.

32. Hebling E. Prevenção em odontologia. In: Pereira AC, organizador. Odontologia em saúde coletiva: planejando ações e promovendo saúde. Porto Alegre: Artmed; 2003.

33. Nederfors T. Xerostomia and hyposalivation. Adv Dent Res. 2000;14:48-56.

34. Gonçalves RB, Flório FM. Ecologia microbiana da cavidade bucal. In: Pereira AC. Odontologia em saúde coletiva. Porto Alegre: Artmed; 2003.

35. Fejerskov O, Kidd E. Cárie dentária: a doença e seu tratamento clínico. São Paulo: Santos; 2005.

36. Papapanou P, Lindhe J. Epidemiologia da doença periodontal. In: Lindhe J. Tratado de periodontia clínica e implantologia oral. Rio de Janeiro: Guanabara Koogan; 1999.

37. Preus H, Laurell L, Edung K-G. Doenças periodontais: diagnóstico, tratamento e manutenção. São Paulo: Artes Médicas; 2002.

38. Sheiham A, Steele JG, Marcenes W, Tsakos G, Finch S, Walls AW. Prevalence of impacts of dental and oral disorders and their effects on eating among older people; a national survey in Great Britain. Community Dent Oral Epidemiol. 2001;29(3):195-203.

CAPÍTULO 82

Abordagem à violência doméstica

Ana Flavia P. L. d'Oliveira
Lilia Blima Schraiber

Aspectos-chave

▶ A violência não é evento natural, nem acidental; tem como características ser um ato intencional e de uso instrumental do poder em relações hierárquicas. É determinada por fatores relacionados à estrutura social, às instituições e aos serviços, às famílias e às comunidades e por fatores relacionados ao comportamento e aos valores dos indivíduos, dimensões que são interligadas e historicamente determinadas. A violência pode ser evitada, e seus riscos podem ser diminuídos se for adequadamente abordada e trabalhada.

▶ A violência doméstica não é algo banal: possui altíssima prevalência, atinge todas as camadas sociais e tem diversas repercussões importantes na saúde física e mental de crianças, mulheres, idosos e pessoas com deficiências físicas ou mentais. Pessoas que vivem ou viveram em situação de violência doméstica têm mais problemas de saúde e utilizam mais frequentemente os serviços de saúde.

▶ A violência doméstica ainda é invisível para o trabalho nos serviços de saúde, o que traz diversas dificuldades: os problemas de saúde são percebidos de forma insuficiente, e as propostas terapêuticas podem ser ineficazes e muitas vezes reforçadoras de um uso repetitivo e inadequado dos serviços, gerando custos, riscos e frustrações. Além disso, a invisibilidade contribui para a banalização e a perpetuação da violência.

▶ A violência doméstica é um problema complexo e necessita de ação intersetorial, multiprofissional e interdisciplinar. É preciso visibilidade e ações de todos os setores da sociedade, incluindo os médicos de família e comunidade, no sentido da compreensão da importância da garantia dos direitos humanos e da ética nas relações interpessoais. Uma postura atenta para a violência doméstica, acolhedora e que recuse o julgamento e a vitimização é fundamental para o cuidado à saúde das pessoas, das famílias e das comunidades. A ação consequente e efetiva nesses casos inclui o conhecimento e a coordenação do cuidado efetuado na rede intersetorial de serviços específicos para a violência, e a mobilização do aparato legal existente.

Caso clínico

Joana, 46 anos, vem ao serviço para a primeira consulta com sua médica de família e comunidade e traz dois encaminhamentos diferentes de um serviço de emergência com a hipótese diagnóstica de "nervosismo". Em reunião de equipe, a agente comunitária de saúde (ACS) conta que a família é moradora na região há poucos meses. Joana trabalha como doméstica, 2 dias por semana, e vive com os 3 filhos, o marido, com o qual é casada há 18 anos, e a mãe dele, de 82 anos.

A filha mais nova de Joana tem síndrome de Down, e os dois meninos estão tendo problemas de muitas faltas na escola. A comunidade comenta que eles estariam envolvidos com drogas. O marido de Joana, segundo a ACS, era trabalhador e não deixava faltar nada em casa, mas, no momento, faz bicos como pedreiro, porque perdeu seu emprego há 6 anos e tem dificuldade para arrumar trabalho, porque já tem 52 anos. Frequenta bastante o bar local, mas, segundo a ACS, "não arruma confusão". Ele nunca veio à unidade, nem as crianças. A senhora de 82 anos frequenta um convênio pago pelos filhos.

A violência doméstica não é natural nem inevitável

O tema da violência passou a ser de interesse da área da saúde apenas recentemente. Embora o abuso de crianças tenha sido abordado por profissionais de saúde desde a década de 1960, embora o tema geral das mortes por "causas externas" (violências e acidentes) tenha gerado atenção no campo da saúde pública desde os anos 1980, e embora as repercussões da violência por parceiro íntimo sobre a saúde das mulheres tenham sido pautadas pelo movimento feminista e tenham mobilizado investigações desde a década de 1990,[1] apenas recentemente iniciou-se em nível global uma integração das diversas formas e expressões da violência como um fenômeno complexo e multifacetado e uma coordenação das iniciativas no sentido de seu enfrentamento pelo setor da saúde.

Em 2002, a Organização Mundial de Saúde (OMS) ressaltou a importância do tema e lançou o primeiro Relatório Mundial sobre Saúde e Violência, no qual define violência como o "uso intencional da força física ou do poder, real ou em ameaça, contra si próprio, contra outra pessoa, ou contra um grupo ou uma comunidade, que resulte ou tenha a possibilidade de resultar em lesão, morte, dano psicológico, deficiência de desenvolvimento ou privação",[2] destacando a intencionalidade do ato violento e o uso da força física ou do poder na sua definição, independentemente do resultado produzido.

O relatório reúne evidências que reforçam a violência como ação humana intencional, social e historicamente produzida. Como tal, a violência pode e deve ser contida e evitada na vida em sociedade.

A violência pode ser de diversas naturezas (negligência, violências física, psicológica e sexual e assédios sexual e moral) e ocorrer em diferentes cenários, como nas guerras, no terrorismo, na delinquência urbana, nos domicílios, nas escolas ou nos locais de trabalho. Pode ser a violência cometida pelo Estado contra os cidadãos, a violência que uma pessoa comete contra si mesma, a violência entre desconhecidos na rua, entre pessoas conhecidas e até íntimas ou familiares, ou a violência de certos grupos contra outros grupos de indivíduos.

Será abordada neste capítulo uma forma específica de violência interpessoal, que tem articulação com as outras, muito comum e paradoxalmente bastante invisível: a violência doméstica, que congrega a violência interpessoal cometida por pessoas íntimas, como parceiros, filhos, pais, responsáveis, irmãos, tios, sogros e outros parentes ou pessoas que vivam juntas. Também é tratada, muitas vezes, como violência intrafamiliar, ressaltando a relação de laços familiares entre os envolvidos. Está profundamente arraigada na vida social e, muitas vezes, é banalizada, percebida como situação normal ou inevitável.

O perverso da violência doméstica é que ela ocorre no exato local em que se espera, via de regra, cuidado e proteção: o lar, a vida privada, o seio da família. A violência doméstica denuncia a extrema iniquidade existente no interior da estrutura doméstica e familiar e o quanto o mundo privado pode significar a privação de direitos à fala e à ação dos sujeitos ali "submetidos" à opressão. Sabe-se que na vida cotidiana as situações familiares são diversas, e, ao contrário do mito da família sempre harmônica, como um espaço permanente de amor e de proteção para todos, precisa-se dar conta de um grande leque de variação das famílias. Encarar sua realidade concreta em cada caso particular é muito importante para que se possa reconhecer o quanto essa instituição social encerra as contradições da sociedade que a gerou. A família recria, constantemente, valores e crenças dessa mesma sociedade, e é nesse processo dinâmico, como parte do processo social, que se encontram as origens da violência doméstica e a chave para sua redução.

Quando o enfoque é na família e na estrutura de poder, é muito importante levar em consideração os aspectos relacionados às relações de gênero, ou seja, a construção social e cultural dos atributos e significados do masculino e feminino em cada sociedade, que constitui diferentes atribuições ou papéis sociais aos homens e às mulheres e que transforma diferenças sexuais em desigualdades sociais. Os médicos de família e comunidade precisam estar atentos a essas desigualdades, no sentido de evitar evidenciá-las e de buscar promover a emancipação das pessoas com as quais se relaciona. Para isso, é necessário evitar a naturalização dessas atribuições tradicionais de gênero que são, muitas vezes, de forma mais ou menos consciente, reforçadas pelos serviços. Isso se dá pela perpetuação acrítica de preconceitos, como, por exemplo, a ideia de que a maternidade, o cuidado, a doçura e a monogamia são características inatas e naturais da mulher, e de que a falta de controle sobre os impulsos sexuais e violentos e a força física, assim como a maior autoridade na casa, são características naturais dos homens. Essas ideias levam a consequências cotidianas no trabalho dos serviços de saúde, como a sobrevalorização do trabalho masculino em relação ao feminino ou à dupla moral sexual (a condenação moral muito mais severa sobre a múltipla parceria sexual das mulheres do que dos homens). Outra consequência relacionada à naturalização acrítica das normas culturais de gênero é a sobrecarga sobre as mulheres da responsabilidade sobre o cuidado de si, das crianças, dos idosos e de toda a família em contraste com a negligência no cuidado dos homens e um baixo incentivo ao seu cuidado consigo mesmos e com os outros.

Essas normas tradicionais de gênero podem levar à violência, seja para a perpetuação de uma situação de dominação já dada, seja em situações de tensão e mudança atuais, para restaurar uma hierarquia que é percebida por muitos como necessária e sendo incorretamente alterada.[3]

Uma característica distintiva da violência doméstica em relação a outras formas de violência é a população afetada e a natureza do dano: os homens respondem pela massiva maioria dos agressores e das vítimas de homicídios (aproximadamente 90% das vítimas de homicídios são homens), ao passo que na violência doméstica as pessoas mais atingidas são mulheres, crianças e idosos. A violência doméstica pode ser fatal, mas, diferentemente de outras formas de violência reconhecidas, que têm os homicídios como principal repercussão para a saúde, a violência doméstica tem principalmente efeitos insidiosos na saúde dos envolvidos, causando grande e perene morbidade, continuada ao longo do tempo, já que o agressor, em geral, convive com a vítima.[3]

O Relatório Mundial sobre Violência e Saúde[2] possui diversos capítulos, entre os quais um sobre abuso infantil e negligência por parte dos pais e responsáveis, outro sobre violência perpetrada por parceiros íntimos (enfocando as mulheres como as principais vítimas) e um terceiro sobre abuso de idosos. Essas serão as principais formas de violência abordadas neste capítulo, sempre que os atos de negligência, agressão psicológica, física ou sexual forem realizados por pessoas em relação de intimidade.

Os homens, além de principais perpetradores, podem também ser vítimas de atos de violência doméstica. No entanto, em menor prevalência, os atos são menos graves e as consequências na sua saúde parecem ser menores. Também é importante considerar as motivações envolvidas nos atos de violência doméstica: muitos atos violentos contra crianças e mesmo mulheres e idosos são compreendidos como necessários à disciplina ou à educação dos envolvidos, ao passo que os atos de violência cometidos pelas mulheres contra homens são muitas vezes reações de defesa ou vingança contra violências anteriormente produzidas.[2]

A OMS[2] propõe um modelo que chama de ecológico (Figura 82.1) para a compreensão da determinação da violência, com fatores relacionados a diferentes níveis da sociedade, articuladas em círculos concêntricos. Fatores ligados ao indivíduo, como escolaridade, renda ou história pregressa de ter sofrido abuso físico ou sexual ou ainda ter realizado abuso de substância, determinam e são determinados pelas relações familiares (relacional), pelos locais de trabalho, pelos serviços de saúde, pelas igrejas, pelas escolas, entre outros contextos (comunitários) e pela estrutura maior da sociedade, suas leis, instituições e normas culturais, que podem apoiar a resolução violenta de

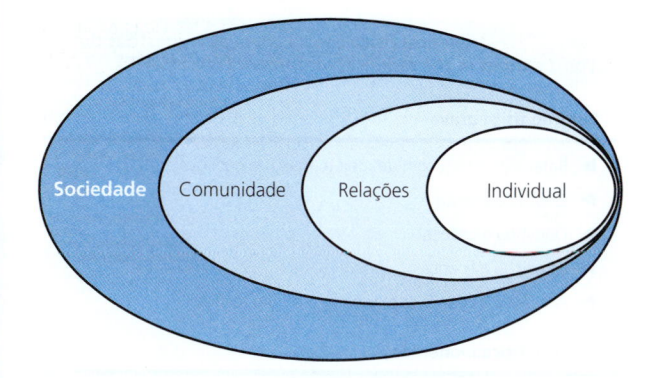

▲ Figura 82.1
Modelo ecológico para compreender a violência.
Fonte: Krug e colaboradores.[2]

conflitos e o domínio masculino sobre mulheres e crianças, por exemplo. Esse modelo é importante para que a violência doméstica seja vista em sua complexa determinação, evitando-se a redução do problema apenas ao indivíduo e sua consequente culpabilização ou vitimização, além de fornecer elementos importantes para a potencial prevenção do fenômeno, que necessita de atuação em diferentes níveis.

Diversas formas de violência doméstica ocorrem de forma interligada, e o problema deve ser integrado de uma perspectiva que considere as desigualdades de gênero, de geração e de etnia, além de classe social.

A violência doméstica não é banal: dimensão do problema e suas repercussões sobre a saúde

Uma primeira característica que unifica a violência doméstica é sua peculiar capacidade de tornar-se invisível ao olhar da sociedade e dos serviços de saúde, apesar de sua imensa prevalência. Estudos recentes demonstram que, em uma amostra representativa da população urbana do Brasil, 11,8% das mulheres e 5,1% dos homens declararam algum ato de violência sexual cometido pelo seu parceiro íntimo(a) na vida.[4] Na pesquisa coordenada pela OMS, *Multi-country study on women's health and domestic violence*,[5] realizada no Brasil com amostra populacional representativa com 940 mulheres de 15 a 49 anos na cidade de São Paulo (SP), e 1.188 na zona da mata de Pernambuco (ZMP), a prevalência de violência psicológica cometida por parceiro íntimo durante a vida foi de 41,8% em SP e 48,8% na ZMP, e a de violência física e/ou sexual foi de 29% em SP e 34% na ZMP. Isso equivale, grosso modo, a uma mulher em cada três tendo vivido essa situação durante a vida. Esses dados colocam o Brasil em uma posição intermediária ao redor do mundo: em 48 pesquisas realizadas com populações do mundo todo, de 10 a 69% das mulheres relataram ter sofrido agressão física por um parceiro íntimo em alguma ocasião de suas vidas.[2] O parceiro íntimo aparece, no Brasil e em outras pesquisas ao redor do mundo, como o principal agressor contra as mulheres, sendo outros familiares o segundo agressor mais frequente.

Quando as pesquisas são realizadas em população usuária de serviços de saúde, no entanto, esses números podem ser ainda maiores, já que a população que vive ou viveu em situação de violência doméstica tem mais problemas de saúde e frequenta mais as unidades de saúde. Pesquisa realizada com 3.193 usu-árias de serviços de atenção primária do Sistema Único de Saúde[6] na região metropolitana de SP encontrou 52,9% das mulheres entre 15 e 49 anos referindo alguma forma de violência psicológica. A violência física e/ou sexual cometida por parceiro íntimo na vida foi de 45,3% (40,3% violência física e 20,3% violência sexual).[6]

Em relação às crianças, existem estudos no Brasil realizados em amostras de base populacional ou escolares. O abuso físico grave também é bastante comum, e as taxas variam de 3,1 a 58,2%, ficando, em muitos estudos, ao redor de 15%. Quando abusos moderados também são considerados, as taxas são ainda maiores, podendo passar dos 50%. Tanto pais quanto mães são referidos como agressores, e a magnitude é variável, sendo, em alguns estudos, as mães, e em outros, os pais considerados os agressores mais frequentes. Apesar de a negligência ser um tema bastante valorizado pela literatura, existem poucos dados sobre sua prevalência populacional.[7] Dados de agressão física grave no Brasil são mais baixos do que na China (22,6%), mas mais altos do que na Itália (8%).[2]

Na violência sexual contra crianças e adolescentes, pais e padrastos foram os principais agressores. Um dos estudos, em Porto Alegre, encontrou 2,3% de relato de violência sexual entre 1.193 estudantes de 8ª série de escolas estaduais.[8] Estudo de 474 estudantes de 14 a 19 anos de escolas públicas e privadas em Manaus revelou 6,9% de abuso sexual perpetrado por pai ou padrasto.[9] No estudo multicêntrico da OMS,[3] já referido, foi encontrado 7,8% de relato de violência sexual contra meninas menores de 15 anos em SP quando perguntado diretamente, taxa que subiu para 11,6% quando a revelação foi feita de forma anônima.

A violência contra crianças tem diferenças entre meninos e meninas, relacionadas às expectativas sociais de gênero: meninas sofrem mais violência sexual, e meninos são mais submetidos a abuso físico grave.

Em relação à violência contra idosos, há muito menos estudos e as estimativas são ainda mais vagas, mas confirmam a tendência a grandes prevalências. Dois estudos de base populacional mostram uma prevalência de aproximadamente 10% no caso de abuso físico contra idosos perpetrado por algum membro da família ou cuidador.[7]

Aqui, trata-se de prevalências extremamente elevadas, medidas em porcentagem, quando a maioria das patologias, mesmo as mais prevalentes, são medidas em relação a 1.000 ou 100.000 pessoas na população. A determinação da magnitude exata, no entanto, encerra diversas dificuldades, como a definição de o que seja violência e a vergonha da revelação, que é claramente demonstrada pela diferença das cifras de abuso sexual quando a pergunta é feita diretamente ou de forma anônima. As pesquisas relatadas aqui utilizam, como instrumento de medida, perguntas sobre atos concretos, sem utilizar a palavra violência na pergunta, para evitar interpretações subjetivas. As perguntas realizadas em alguns dos estudos citados são apresentadas nos Quadros 82.1 e 82.2 e na Figura 82.2, a título de exemplo dos atos definidos como violência no contexto de pesquisa, que pode orientar também o seu reconhecimento em contextos de serviços de saúde.

O problema tem sido consistentemente demonstrado pela literatura científica como sendo associado, em termos estatísticos, a problemas de saúde fatais e não fatais de diversas naturezas, além de apresentar repercussões para os serviços de saúde, con-

Quadro 82.1 | Violência por parceiro íntimo – perguntas da OMS – *Multi-country study on women's health and domestic violence*

Violência psicológica

▶ Insultou-a ou fez você sentir-se mal a respeito de si mesma?
▶ Depreciou ou humilhou você diante de outras pessoas?
▶ Fez coisas para assustá-la ou intimidá-la de propósito?
▶ Ameaçou machucá-la ou machucar alguém de quem você gosta?

Violência física

▶ Deu-lhe um tapa ou jogou algo em você que poderia machucá-la?
▶ Empurrou-a ou deu-lhe um tranco ou chacoalhão?
▶ Machucou-a com um soco ou com algum objeto?
▶ Deu-lhe um chute, arrastou ou surrou você?
▶ Estrangulou ou queimou você de propósito?
▶ Ameaçou usar ou realmente usou arma de fogo, faca ou outro tipo de arma contra você?

Violência sexual

▶ Forçou-a fisicamente a manter relações sexuais quando você não queria?
▶ Você teve relação sexual, porque estava com medo do que ele pudesse fazer?
▶ Forçou-a a uma prática sexual degradante ou humilhante?

Fonte: Schraiber e colaboradores.[5,6]

Quadro 82.2 | Violência física contra crianças – questões do *World studies in the family environment* **(WorldSAFE)**

Punição física grave

▶ Bateu na criança com um objeto (não nas nádegas)
▶ Chutou a criança
▶ Queimou a criança
▶ Espancou a criança
▶ Ameaçou a criança com uma faca ou um revólver

Punição física moderada

▶ Espancou nas nádegas (com as mãos)
▶ Bateu na criança nas nádegas (com um objeto)
▶ Deu tapas no rosto ou na cabeça da criança
▶ Puxou o cabelo da criança
▶ Sacudiu a criança
▶ Socou a criança
▶ Beliscou a criança
▶ Torceu a orelha da criança
▶ Forçou a criança a se ajoelhar ou a ficar em pé em uma posição desconfortável
▶ Colocou pimenta na boca da criança

Fonte: Krug e colaboradores.[2]

forme descrito de forma sintetizada no Quadro 82.3,[2] no que tange às repercussões da violência cometida por parceiro íntimo.

A violência por parceiro íntimo está na base de diversas consequências, que são tratadas sem se considerar sua potencial condição subjacente. As consequências da violência doméstica e sexual para a saúde das mulheres abrangem problemas relacionados à saúde sexual e reprodutiva (aborto provocado, infecções sexualmente transmissíveis (ISTs) e HIV são muito mais prevalentes nesses casos, e o início do acompanhamento pré-natal tende a ser mais tardio e com menor número de consultas), à saúde mental (incluindo depressão, abuso de substâncias e ten-

Quadro 82.3 | Violência contra a mulher por parceiro íntimo

Uso excessivo de serviços (mais cirurgias, consultas médicas, internações, consulta de saúde mental)/ baixa visibilidade dos casos/baixa resolubilidade/alto custo para os serviços			
Física	**Sexuais e reprodutivas**	**Saúde mental**	**Crianças que presenciam a violência**
Contusões e edemas	Distúrbio ginecológico	Abuso de álcool e drogas	Ansiedade
Síndrome de dor crônica	Infertilidade	Depressão e ansiedade	Depressão
Invalidez	DIP	Transtornos alimentares e distúrbios do sono	Baixo rendimento escolar
Fibromialgia	Complicações da gravidez		Baixa autoestima
Fraturas	Aborto espontâneo	Sentimentos de vergonha e culpa	Pesadelos
Distúrbios gastrintestinais	Disfunção sexual	Fobias e síndrome do pânico	Desobediência
SII	IST	Baixa autoestima	Queixas físicas
Lacerações e escoriações	HIV/Aids	TEPT	Enurese noturna
Dano ocular	Abortamento inseguro	Distúrbios psicossomáticos	
Funcionamento físico reduzido	Gravidez indesejada	Tabagismo	
		Ideação suicida	
		Comportamento sexual inseguro	

Fatais: homicídio, suicídio e mortalidade infantil

SII, síndrome do intestino irritável; DIP, doença inflamatória pélvica; IST, infecção sexualmente transmissível; TEPT, transtorno de estresse pós--traumático; HIV, vírus da imunodeficiência humana; aids, síndrome da imunodeficiência adquirida.

Pergunta face a face: antes dos 15 anos, você se lembra se alguém tocou em você sexualmente ou obrigou-a a uma atividade sexual que você não queria?

Pergunta anônima: Foram fornecidas **cédulas anônimas** com faces tristes e alegres que indicavam, respectivamente, a ocorrência ou não da violência e foi pedido às mulheres que, independentemente do que haviam dito até ali, marcassem a carinha triste se houvera algum episódio e a feliz, se isso nunca acontecera com elas, e depositassem a cédula (como a que segue) anonimamente em uma urna.

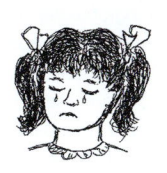

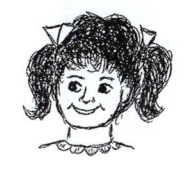

▲ **Figura 82.2**
Abuso sexual de meninas – Perguntas da OMS – *Multi-country study on women's health and domestic violence.*
Fonte: Schraiber e colaboradores.[3]

tativa de homicídio), a queixas somáticas e a dores crônicas. Essas consequências podem persistir mesmo após o término das situações de violência.[2]

Não é de causar espanto, portanto, que mulheres que vivem (ou viveram) violência doméstica apresentem utilização muito mais frequente dos serviços de saúde, sendo muitas vezes percebidas como usuárias excessivas, incômodas ou impertinentes: trazem queixas confusas e que nunca são resolvidas, gerando impotência e insatisfação nos profissionais de saúde e sendo por vezes desqualificadas e desacreditadas na sua demanda. Por outro lado, têm um padrão de menor aderência às práticas de prevenção, como menor uso de preservativo ou realização de Papanicolau.[3]

A violência entre parceiros íntimos tem também diversas consequências para a saúde das crianças que testemunham as agressões, como depressão, ansiedade, enurese noturna e transtornos de comportamento. Também é importante notar que a violência afeta a capacidade das mulheres de cuidado sobre si e sobre os outros (crianças e idosos). Mulheres que sofrem violência por parceiro íntimo apresentam menor cobertura de imunização e maior prevalência de diarreia e mortalidade infantil entre seus filhos, comparadas com mulheres que não vivem ou não viveram violência doméstica.[2]

As violências estão integradas e se reforçam mutuamente: ser testemunha de violência entre seus pais ou sofrer violência física (meninos) e sexual (meninas) durante a infância são importantes fatores de risco para que essas crianças experimentem violência por parceiro íntimo na sua vida adulta, criando o que tem sido chamado de reprodução intergeracional da violência[3] e reforçando a importância da intervenção nos casos atuais como prevenção de novos casos nas gerações futuras.

As consequências da violência contra as crianças para a sua saúde podem manifestar-se em diferentes aspectos do crescimento e do desenvolvimento, e podem, como visto, estender-se à idade adulta. Além dos efeitos diretos dos traumas físicos, como hematomas, fraturas e outras lesões, estudos brasileiros mostraram associações entre abuso infantil e transtornos psiquiátricos em geral, uso de drogas, depressão e baixa autoestima na adolescência, transtornos de conduta, transtorno de estresse pós-traumático (TEPT) e comportamento transgressor na idade adulta.[7]

Em relação ao abuso de idosos, há poucos estudos investigando suas consequências para a saúde, a maioria realizada em países desenvolvidos. Os raros estudos existentes demonstram maior taxa de depressão e maior mortalidade entre os idosos submetidos à negligência.[2]

Entre o visível e o invisível: a escuta

Dra. Sandra: "Bom dia, Joana, como você vai?"

Joana: "Mal, doutora. Tenho uma dormência de todo este lado aqui (aponta o lado direito do corpo), que nunca melhora, da manhã à noite, já há uns 5 anos. Tenho ido a muitos lugares, mas ninguém descobre o que está errado comigo. A médica do hospital me deu este remédio aqui (mostra uma caixa de amitriptilina, 25 mg) mas já tomo há 1 mês, certinho, e não está adiantando nada. Acho que preciso de um bom especialista que faça uns exames modernos que descubram o meu problema."

Dra. Sandra: "O que você pensa sobre esse seu problema, Joana? Qual você acha que pode ser a causa, o que você acha que está errado com você?"

Joana: "Ah, doutora, acho que tem um problema muito sério dentro da minha cabeça, algo que pode estourar a qualquer momento, sinto dor de cabeça de vez em quando. Tenho muito medo de morrer e deixar meus três filhos, de 11, 13 e 15 anos, sem mãe. Tenho certeza de que sofro de pressão alta e posso ter um derrame a qualquer momento, mas minha pressão se esconde, não aparece nas medidas dos médicos. Eu gostaria muito de fazer uma 'tomografia da cabeça', para poder ver o que há de errado."

A pressão arterial (PA) de Joana é 140/90 mmHg. O exame neurológico é normal.

O que é ou não considerado pelas pessoas e pelos profissionais como violência pode variar bastante: das mulheres entrevistadas nos serviços de saúde da região metropolitana de São Paulo, apenas 39,1% das que relataram qualquer episódio definido como violência pela pesquisa consideraram ter vivido violência na vida, observando-se registro de algum episódio de violência em apenas 3,8% do total de prontuários dos serviços, em claro contraste com os 45,3% de prevalência de violência física ou sexual por parceiro íntimo encontrado pela mesma pesquisa.[6] A detecção da violência doméstica é, portanto, bastante limitada: muitas mulheres não reconhecem o vivido como violência, e os médicos não são treinados a buscar a informação ativamente nem em como trabalhar com ela quando aparece.

Por que mulheres, idosos e crianças não contam sobre a violência que vivem e que está intimamente relacionada com os problemas de saúde que apresentam? Diversas explicações aparecem na literatura: quando se trata de violência contra crianças, pais, responsáveis e as próprias crianças podem temer pela retirada da criança do lar, por punições aos agressores ou podem sentir culpa ou vergonha. Mulheres e idosos podem também sentir medo, culpa ou vergonha pela violência que vivenciam, podem sentir amor pelos agressores, podem ter tido más experiências quando contaram das suas experiências no passado para profissionais da saúde, podem achar que os profissionais não iriam se interessar pelos seus problemas, ou não poderiam fazer nada para ajudá-los.[3]

Os médicos de família e comunidade e as equipes de saúde da família estão em uma posição privilegiada para a detecção dos casos de violência doméstica, já que acompanham as pessoas e suas famílias ao longo do tempo, realizam visitas domiciliares e tratam de muitos dos problemas de saúde associados à violência doméstica. Eles têm relação com todas as pessoas moradoras na área de adscrição da unidade e representam uma enorme oportunidade para a redução dos danos causados pela violência doméstica, incluindo a prevenção quaternária associada, para evitar exames e tratamentos desnecessários, além da promoção dos direitos e da saúde das pessoas e da prevenção de novos casos. Para isso, no entanto, não basta boa vontade: é necessário ampliar o conhecimento dos médicos de família e comunidade na detecção e no manejo desse problema, considerando os princípios da medicina de família e comunidade, o trabalho da equipe de saúde em geral e a articulação com a rede intersetorial.

Diversos avanços, nos últimos anos, estimulam e demandam a detecção ativa e a ação dos profissionais de saúde no Brasil em relação à violência doméstica:

O Estatuto da Criança e do Adolescente (ECA)[10] determina, desde 1990, que todos os casos de suspeita ou confirmação de maus-tratos contra crianças ou adolescentes devem ser obrigatoriamente comunicados ao Conselho Tutelar da localidade, sem prejuízo de outras providências legais. A inobservância dessa regra por médicos, professores ou responsável por estabelecimento de saúde implica multa de 3 a 20 salários de referência.

A notificação de violência doméstica, sexual ou outras à vigilância epidemiológica é compulsória no caso de violência contra criança, adolescente, mulher ou pessoa idosa.

O Estatuto do Idoso[11] estabelece penas específicas para negligência, abandono e falta de cuidados médicos necessários aos idosos.

A Lei Maria da Penha,[12] desde 2006, estabelece pena privativa de liberdade para agressor que seja parceiro íntimo da vítima em determinadas situações, medidas protetivas para as mulheres e necessidade de uma rede intersetorial de cuidado para a redução da violência, incluindo o encaminhamento dos agressores para medidas reeducativas e reabilitadoras.

No entanto, os médicos de família e comunidade ainda não têm como hábito suspeitar e tomar a questão para seu trabalho de forma consistente e rotineira, tendo dúvidas sobre a pertinência desse problema como parte integrante do trabalho em saúde.

Médicos e enfermeiros dizem ter pouco tempo para essa detecção, bem como pouco controle sobre as eventuais respostas das famílias e das mulheres. Temem ser perseguidos ou envergonhar as pessoas se perguntarem ou suspeitarem de violência doméstica ou têm medo das consequências, como retaliações do agressor contra eles ou a necessidade de posterior depoimento judicial. Também há dúvidas sobre a efetividade de suas ações: ainda são poucos os estudos demonstrando a efetividade da busca ativa, por médicos ou por enfermeiros, dos casos de violência doméstica no sentido da melhoria das condições de saúde dos envolvidos, e a rede intersetorial especificamente voltada à violência doméstica é percebida por muitos profissionais como ineficaz e insuficiente.

Os primeiros ensaios clínicos randomizados, demonstrando diferenças quando os médicos de família e comunidade são treinados para o problema e atuam para seu enfrentamento, no entanto, estão começando a ser publicados. Recente estudo publicado na revista *Lancet* mostra que os médicos da família e comunidade ingleses, quando treinados, aumentam em três vezes a detecção de violência por parceiro íntimo e em 22 vezes a referência dos casos para serviços especializados.[13] A revelação da violência doméstica depende de bom vínculo, de confiança e de uma postura ativa e isenta de julgamento por parte do profissional. Há que perguntar e demonstrar interesse, já que o assunto não se trata de problema privado exclusivamente, e suas consequências para a saúde demandam que o problema seja revelado.[14]

Equipe e rede intersetorial: o trabalho com a violência doméstica

Dra. Sandra: "Joana, entendo que você está com medo de ter algo dentro da sua cabeça, mas as suas queixas e o seu exame físico não me fazem pensar em nenhuma hipótese diagnóstica que justifique o pedido de uma tomografia. Vejo que você tem utilizado muitos serviços nos últimos tempos, e você me trouxe todos estes exames (na mesa da Dra., há uma pilha de exames trazidos por Joana) que junto com a anamnese (a conversa que tivemos) e o exame físico, me garantem que no momento, você não sofre de nenhuma patologia grave. Isso não significa, no entanto, que o seu problema de saúde não seja grave, ao contrário: vejo que você está muito preocupada e sofrendo bastante, e quero muito ajudá-la no que estiver a meu alcance. Você sabe que pessoas com queixas como a sua, muitas vezes, podem estar passando por problemas graves que afetam a sua saúde? Joana, você tem algum problema em casa, ou no trabalho, tem passado algum nervosismo?"

Joana: "Ah, doutora, só se for o meu marido... Porque desde que ele ficou desempregado, há uns 6 anos, deu para beber muito e chega em casa já xingando, falando nome, palavrão, agressivo... joga coisas na parede, em mim... Xinga a mim e à minha filha de cada coisa... eu não tenho nem coragem de repetir. Vagabunda, daí para pior... Além de tudo, me pega na força quando está bêbado, é horrível... Eu fico muito nervosa, é só bater a porta que já sei que é ele chegando e começo a tremer. E as crianças ficam muito atacadas. O mais velho já falou que vai virar bandido quando crescer para botar o pai para fora de casa... Dei uma surra de cinta nele, não admito ter filho bandido! E depois, tem a velha, a mãe dele, que fica o dia todo na cama me pedindo tudo na mão! Ela só defende ele, sei que é velha, doente, tem problema no quadril, mas ela também me xinga de vagabunda, e não é porque está meio caduca não, sempre foi assim, só piorou... Eu tenho que dar banho, comida, limpar a sujeira dela... Só tenho paz quando estou no trabalho, mas a patroa também é meio chata, e desde que ele começou a aparecer lá no meu serviço e dar escândalo, bêbado, por causa de ciúmes, ela está ameaçando me mandar embora... A senhora não tem como me ajudar, não, é muito problema junto..."

Ouvir as histórias de violência doméstica é muito importante para colocar as queixas em contexto e planejar as ações decorrentes. A história aqui relatada, baseada em fatos reais, conjuga violência contra crianças, idosos, deficientes e contra mulheres. O que o médico de família e comunidade pode e deve fazer ao ter conhecimento dessa realidade?

Propõe-se aqui uma "técnica de conversa", um guia orientador do trabalho em saúde nesses casos, apresentado no Quadro 82.4.[14] Essa "técnica de conversa" compõe conteúdos a serem abordados com habilidades e valores necessários a uma boa condução da consulta. Essa conversa constitui o primeiro manejo do caso, para seu diagnóstico, primeiro acolhimento e início de um itinerário terapêutico em direção à rede de serviços especializados para lidar com as situações de violência doméstica e que tomam parte de diferentes setores de atuação na sociedade, tais como as delegacias policiais especializadas, os serviços de orientação jurídica, os de assistência social, os de atenção psicossocial e até serviços de saúde que constituem atendimentos complementares à atenção primária à saúde.

> **Quadro 82.4 | A técnica da conversa**
>
> - Sigilo e privacidade
> - Tempo adequado
> - Valorização do relato-registro
> - Reflexão sobre as origens da violência (gênero e outros eixos de desigualdade de poder)
> - Identificação das conexões violência-saúde (danos, sofrimentos e sentimentos)
> - Escuta sem julgamento – diferença entre saúde e justiça
> - Evitação da vitimização – cristalização de normas tradicionais de gênero
> - Identificação de riscos (homicídio, suicídio, crianças)
> - Identificação da rede de suporte social já existente
> - Compartilhamento de informações sobre a rede de serviços
> - Novos projetos de vida: construção e decisão compartilhada sobre caminhos possíveis
> - Referência aos serviços que a pessoa escolher
> - Monitoramento do caminho (seguimento ou retorno sempre que ela o desejar)
> - Treinamento e supervisão constante – trabalho do profissional com a própria emoção diante da violência e sentimentos (medo; raiva; vingança) e a banalização do mal

Em primeiro lugar, é necessário garantir e reforçar a privacidade e o sigilo, incluindo a necessidade, em alguns casos, de que agentes comunitários ou outros profissionais moradores da comunidade sejam poupados do conhecimento de todas as informações relatadas. Deve-se lembrar-se de que há um estigma envolvido, especialmente em caso de abuso sexual infantil, e, se esse deve ser um assunto da equipe, é prudente conversar com a pessoa em atendimento sobre para quem ela deseja ou não a revelação dos episódios tratados na consulta, assegurando que o seu prontuário e tudo o que for registrado ali não será revelado a outros membros da mesma família, ou da comunidade. Salas com portas fechadas e sem vazamento de som também são importantes para isso e deve-se atentar para esse aspecto dos serviços, que tem bastante importância no trabalho com todos os temas sensíveis e delicados.

Em segundo lugar, é necessário ter tempo, ao menos 15 a 20 minutos, e muitas vezes a abordagem precisará ser dividida em diversas consultas, ou com outros profissionais da unidade/equipe com a qual a pessoa tenha ou forme vínculo e que tenha treinamento específico na "técnica de conversa" necessária.

É fundamental respeitar e acreditar na história que está sendo contada, nunca duvidando, desmerecendo ou desvalorizando o que é importante para a pessoa, e registrar fielmente no prontuário a história e o exame físico, já que esses dados devem informar aos outros profissionais da equipe que atendam o caso e podem ser necessários no futuro em eventuais processos legais.

As desigualdades de gênero, etnia, geração ou classe presentes nos relatos podem ser discutidas, como questões de ética das relações interpessoais e também de justiça social. A maior autoridade masculina na família, desacompanhada de responsabilidades e deveres, deve ser questionada, estimulando-se o pensamento crítico e autônomo dos sujeitos sobre suas vidas e as determinações das estruturas sociais, de forma bastante concreta.

Além disso, a relação entre sintomas e problema sentidos e a violência relatada deve ser tematizada, e os dados existentes sobre as consequências da violência na literatura médica devem ser repassados aos usuários.

A mensagem clara de que a violência é sempre errada e de que ninguém pode ser culpado por sofrer violência é primordial. Deve-se evitar a banalização, ou relativização do que venha a ser violência. A importância de coibir a violência precisa ficar muito clara, independentemente dos motivos e das justificativas culturais ("não quero filho bandido", ou "ele tem ciúmes e me bate porque no passado eu tive um episódio de adultério", ou ainda "esta idosa foi ruim comigo no passado"). Nada justifica a violência, mas a compreensão do que acontece pode ajudar a encontrar caminhos para evitá-la.

Não emitir os seus julgamentos pessoais, apesar de difícil, é fundamental para a adequada compreensão e o manejo do caso. Os casos de violência devem ser julgados, e a atribuição de autoria e a respectiva punição, que é realizada no setor judiciário, podem ser importantes, inclusive nas repercussões do caso para a saúde dos envolvidos. O trabalho da saúde, no entanto, ainda que articulado a este, é diverso: deve-se cuidar e acolher todos os envolvidos, como já é feito com outras formas de violência.

Não tratar a pessoa que sofre os atos de violência como uma vítima cristalizada em uma atitude passiva e indefesa. Também se deve buscar: a literatura usa o termo pessoas em situação de violência, em vez de vítimas, para ressaltar que a violência pode ter fim, e que ninguém deveria estar condenado a permanecer como vítima de violência. Recuperar a capacidade de sujeito, a potencialidade de agente responsável de todos os envolvidos é fundamental.

Os riscos envolvidos no caso precisam ser ativamente buscados, como homicídio, suicídio e agressão a crianças e idosos, deixando claras as responsabilidades de pais, responsáveis, médicos e serviço de saúde.

Deve-se buscar ativamente a rede social já existente da pessoa em atendimento (familiares, amigos, colegas de trabalho, serviços procurados), levando em consideração a revelação da violência, as respostas encontradas e as posições emitidas, bem como se devem reforçar as atitudes positivas de enfrentamento à violência e o estabelecimento de canais de respeito e comunicação.

> **Dra. Sandra:** "Joana, isso que você está me contando é muito sério, e acho que essa situação toda está afetando sua saúde e de toda a sua família. Como você acha que a gente poderia ajudá-la?"
>
> **Joana:** "Gosto muito dele, doutora, e ele é um bom homem. Mas ele precisa tratar desse maldito vício de cachaça e arrumar um bom emprego... Os irmãos dele não ajudam, todos bebem... Eu não queria ter que separar dele, mas meu amor está acabando... É tudo nas minhas costas, ele não cuida das crianças nem da mãe dele, só quer saber de bar. E os meninos já estão começando a me chamar de vagabunda também..."
>
> **Dra. Sandra:** "Quem mais sabe o que está acontecendo com vocês? Você conversou com a família dele? E com a sua? Sua patroa? O que eles acham dessa situação? E os seus filhos, o que pensam? Tem alguém com quem você possa contar? Você já procurou algum serviço para tratar disso? Qual é o seu plano para lidar com esses problemas?"

Uma pesquisa da Organização Pan-americana da Saúde,[15] intitulada "A rota crítica das mulheres envolvidas na violência intrafamiliar", investigou decisões e ações das mulheres e as respostas da família, da comunidade e das instituições na resolução desses casos. Infelizmente, a pesquisa demonstra que muitas das respostas recebidas pelas mulheres, quando decidiram falar sobre a violência e pedir ajuda, foram negativas, retroativamente dissuadindo-as de seguir adiante em sua decisão de interromper a violência. Por isso, as respostas adequadas do médico de família e comunidade são tão fundamentais: "Ao ter conhecimento da situação, ele tem uma chance de favorecer a 'rota' da mulher, tornando-a menos crítica".

As alternativas de serviços específicos dirigidos à violência doméstica que existem no local devem ser apresentadas e discutidas, em conjunto com a rede de serviços mais gerais de garantia de direitos que esteja disponível. Psicólogos e assistentes sociais podem apoiar demandas específicas à sua área de atuação. O conhecimento da rede intersetorial local e a relação e a integração com ela é fundamental para o sucesso do trabalho.[16] Isso significa estabelecer boa relação e de preferência visitas e reuniões regulares com a crescente rede de serviços especializados no problema, como Conselho Tutelar, Centro de Referência de Assistência Social e Centro de Referência Especializado de Assistência Social, Delegacia de Defesa da Mulher, Defensorias públicas especializadas, Ministério Público, Varas Especializadas, Centros de Referência à Violência, Delegacia do Idoso, Organizações não governamentais, abrigos, serviços especializados no abuso sexual incestuoso, serviços voltados para o abuso de substâncias, etc. Conhecer bem esses serviços, desde as condições para acesso até exatamente o que cada um faz, é fundamental. Alguns *sites* e recursos com informações sobre direitos e serviços voltados à violência doméstica são apresentados ao final deste capítulo, e podem ser acessados para saber mais.

Depois da escuta detalhada e da oferta de informação consistente e adequada ao caso, um plano de cuidado deve ser estabelecido de forma compartilhada com o sujeito em questão. Esse plano pode ser variado: não há uma resposta única para o fim violência doméstica: o importante é não perder de vista o objetivo de uma vida com melhores relações interpessoais e mais respeito aos direitos humanos. Também é necessária a notificação da violência contra criança e idosos ao Conselho Tutelar e Conselho Municipal do Idoso, respectivamente, além da notificação de violência contra crianças, idosos e mulheres à vigilância epidemiológica, discutindo-se abertamente as implicações de cada uma dessas medidas.

A ação sobre esses casos necessita que as ações a serem tomadas no sentido de coibir e evitar a violência sejam planejadas de forma compartilhada, e isso por vezes pode levar tempo. Medidas "terapêuticas" tomadas unilateralmente pelos médicos de família e comunidade, como o encaminhamento imediato e sem diálogo à Delegacia de Defesa da Mulher ou ao psicólogo, tendem a não ter bom efeito e podem fragilizar ainda mais as pessoas envolvidas. O plano estabelecido deve buscar garantir não só o fim da violência, mas também a maior consciência de todos sobre a origem de seus problemas e os caminhos para sua resolução. Para isso, os caminhos sugeridos precisam fazer sentido para o sujeito e seus planos de vida, que podem ser renovados a cada conversa.

Além disso, o serviço pode e deve estender o seu cuidado a todos os envolvidos (destacando-se aqui os homens, tradicionalmente excluídos[17]), evitando colocar-se em posição de julgar, mas apoiando a todos no firme objetivo de redução da violência, de todas as discriminações e da promoção dos direitos humanos.

Dra. Sandra: "Joana, todo o tipo de violência é sempre errado e também é crime, além de não resolver nada e fazer muito mal à saúde. Quando ele pega você na marra, isso é um estupro e, se você quiser, pode dar queixa na Delegacia da Mulher, assim como pode dar queixa dos insultos que ele lhe faz e das coisas que ele joga em você para machucá-la. Estou lhe dando aqui o endereço e as informações mais detalhadas sobre a Delegacia e a Lei Maria da Penha, além do endereço e de telefones de serviços jurídicos e de centros de referência da mulher que ajudam mulheres em situação como a sua. Podemos conversar mais sobre esses recursos e como eles poderiam ajudá-la nos seus planos.

Por outro lado, quando você ou o seu marido batem ou maltratam as crianças, vocês estão fazendo algo errado, que não ajuda, e terá consequências na saúde deles, assim como ver vocês brigando também faz mal a eles. Você tem razão. Eu sou obrigada, por lei, a notificar o Conselho Tutelar quanto a isso, e eles devem lhe fazer uma visita, no sentido de pensar como podem ajudá-la a proteger seus filhos, melhorando a presença das crianças na escola, por exemplo.

Seu marido tem também uma responsabilidade ética e jurídica com a mãe e com os filhos dele e pode ser punido se for negligente ou agressivo com eles. Você não é obrigada a arcar com 100% do cuidado com a sua sogra nem com as crianças. Homens e mulheres têm os mesmos direitos e deveres.

Eu posso também lhe informar sobre os recursos da área para tratar de alcoolismo (há também atendimento para os familiares), e também posso atender seu marido se ele assim o quiser. Temos também uma assistente social que pode ajudá-lo com a busca de emprego, se ele assim o desejar. Nada do que você me disse eu repassarei a ele, assim como não lhe contarei o que ele me disser: de toda a forma, lhe garanto que minha postura e de toda a nossa equipe será sempre contrária à violência e respeitosa ao sigilo profissional.

Se vocês quiserem, posso atender a sua sogra também, fazendo uma visita a ela, e posso ver os seus filhos.

Em relação ao seu caso, precisamos também ver a sua contracepção, último Papanicolau, proteção de IST/HIV. Eu vou avaliar melhor essa medicação que você está tomando, mas parece que ela não está indicada, pelo que tenho conversado com você."

Joana: "Ah, doutora, não melhorei nada, só me deu boca seca. Eu preciso é de um emprego melhor e que meu marido pare de beber e trabalhe direito. E de paz na minha casa, sossego para meus filhos, cuidado para minha sogra, que está velhinha e doente! Agradeço muito a sua paciência comigo e todas essas informações. Vou ler tudo isso com calma e pensar no que posso fazer, conversar com meus filhos, com meu marido, com minha patroa... Talvez até com minha sogra, coitada. Acho que vou dar um ultimato a ele: se não for se tratar da bebida, dou queixa e separo. Agora já tenho os telefones, vou colar na geladeira. E se não for com camisinha, não vai ter nada, tenho medo, ele chega tarde, não sei com quem anda... Acho que estamos apenas começando, né?"

Um último ponto a abordar é o trabalho com os próprios médicos de família e comunidade. O contato com a violência pode ser cansativo e mobilizar emoções no profissional, como medo, raiva ou impotência. É importante estar atento(a) a essas emoções e conversar com o resto da equipe e dos profissionais da rede específica de atendimento à violência para evitar danos e sofrimentos aos profissionais. O trabalho com os casos de violência doméstica pode ser muito produtivo e trazer grande realização no trabalho, quando é feito de forma consciente e articulada e quando há supervisão entre os profissionais envolvidos ou com pessoas especializadas. Cuidar de si é muito importante para poder cuidar dos outros!

REFERÊNCIAS

1. Schraiber LB, D'Oliveira AFPL. Violência contra mulheres: interfaces com a saúde. Interface Comunic Saúde Educ. 1999;5(3):11-27.

2. Krug EG, Dalhberg LL, Mercy JA, Zwy AB, Lozano R, editores. Relatório mundial sobre violência e saúde. Genebra: OMS; 2002.

3. Schraiber LB, D'Oliveira AFPL, Falcão MTC, Figueiredo WS. Violência dói e não é direito: a violência contra a mulher, a saúde e os direitos humanos. São Paulo: UNESP; 2005.

4. Schraiber LB, D'Oliveira AFPL, França-Jr I. Violência sexual por parceiro íntimo entre homens e mulheres no Brasil urbano, 2005. Rev Saúde Pública. 2008;42(Supl 1):127-37.

5. Schraiber LB, D'Oliveira AFPL, França-Jr I, Diniz S, Portella AP, Ludermir AB, et al. Prevalência de violência por parceiro íntimo em duas regiões do Brasil. Rev Saúde Pública. 2007;41(5):797-807.

6. Schraiber LB, D'Oliveira AFPL, Couto MT, Hanada H, Kiss LB, Durand J, et al. Violência contra mulheres entre usuárias de serviços públicos de saúde da Grande São Paulo. Rev Saúde Pública. 2007;41(3):359-67.

7. Reinchenreim ME, Souza ER, Moraes CL, Jorge MHPM, Silva CMFP, Minayo MCS. Violência e lesões no Brasil: efeitos, avanços alcançados e desafios futuros. Lancet. 2011;337(9781):75-89.

8. Schraiber LB, D'Oliveira AFPL, Couto MT. Violência e saúde: estudos científicos recentes. Rev Saúde Pública. 2006;40(N Esp):112-20.

9. Assis SG, Avanci JQ, Pesce RP, Ximenes LF. Situação de crianças e adolescentes brasileiros em relação à saúde mental e à violência. Ciênc Saúde Coletiva. 2009;14(2):349-61.

10. Brasil. Lei nº 8.069, de 13 de julho de 1990. Dispõe sobre o Estatuto da Criança e do Adolescente e dá outras providências [Internet]. Brasília; Casa Civil; 1990 [capturado em 05 nov. 2017]. Disponível em: http://www.planalto.gov.br/ccivil_03/leis/L8069.htm.

11. Brasil. Lei nº 10.741, de 1 de outubro de 2003. Dispõe sobre o Estatuto do Idoso e dá outras providências [Internet]. Brasília: Casa Civil. 2003 [capturado em 28 out. 2017]. Disponível em: http://www.planalto.gov.br/ccivil_03/leis/2003/L10.741.htm.

12. Brasil. Lei nº 11.340, de 7 de agosto de 2006. Cria mecanismos para coibir a violência doméstica e familiar contra a mulher, nos termos do § 8o do art. 226 da Constituição Federal, da Convenção sobre a Eliminação de Todas as Formas de Discriminação contra as Mulheres e da Convenção Interamericana para Prevenir, Punir e Erradicar a Violência contra a Mulher; dispõe sobre a criação dos Juizados de Violência Doméstica e Familiar contra a Mulher; altera o Código de Processo Penal, o Código Penal e a Lei de Execução Penal; e dá outras providências[Internet]. Brasília: Casa Civil. 2006 [capturado em 28 out. 2017]. Disponível em: http://www.planalto.gov.br/ccivil_03/_ato2004-2006/2006/lei/l11340.htm.

13. Feder D, Davies RA, Baird K, Dunne D, Eldridge S, Griffiths C. Identification and Referral to Improve Safety (IRIS) of women experiencing domestic violence with a primary care training and support programme: a cluster randomized controlled trial. Lancet. 2011;6736(11):61179-3.

14. D'Oliveira AFPL, Schraiber LB, Hanada H, Durand J. Atenção integral à saúde de mulheres em situação de violência de gênero – uma alternativa para a atenção primária em saúde. Ciênc Saúde Coletiva. 2009;14(4):1037-50.

15. Sagot M. Ruta crítica de las mujeres afectadas por la violencia intrafamiliar en América Latina: estudios de caso de diez países. Washington: OPS/OMS; 2000.

16. Schraiber LB, d'Oliveira AFPL, Hanada H, Kiss L. Assistência a mulheres em situação de violência: da trama de serviços à rede intersetorial. Athenea Digital. 2012;12(3):1-24.

17. Schraiber LB. Necessidades de saúde, políticas públicas e gênero: a perspectiva das práticas profissionais. Ciênc Saúde Coletiva. 2012;17(10):2635-44.

CAPÍTULO 83

Abordagem aos abusos e maus-tratos em idosos

Alfredo Cataldo Neto
Fernanda Azevedo

Aspectos-chave

- A violência contra o idoso é qualquer ato que produza dano físico, emocional ou financeiro a ele, violando seu direito à integridade física, emocional, moral e à sua autonomia.
- A violência pode expressar-se por meios diversos e ser classificada em física, psicológica, sexual, econômica, negligência e abandono, sendo o mais frequente a ocorrência de mais de um tipo de violência concomitantemente.
- O grau de dependência do idoso, o nível de estresse do cuidador, os vínculos afetivos frouxos, as relações familiares pautadas pela violência e a relação anteriormente conturbada do idoso e do familiar se destacam como fatores de risco altamente relacionados com a incidência de abuso e maus-tratos contra idosos
- Tendo em vista que uma parcela das vítimas de violência busca atendimento na atenção básica ou hospitalar, geralmente os profissionais da saúde são os primeiros a entrarem em contato com as vítimas. Por isso, é necessário que esses profissionais compreendam sua responsabilidade em identificar e manejar adequadamente situações de violência.
- A prevenção é entendida como a medida mais efetiva no combate à violência contra o idoso.

O envelhecimento demográfico prossegue sendo um fenômeno atual, mundial e crescente. A Organização Mundial da Saúde (OMS) prevê que entre 2015 até 2050, a população mundial de indivíduos com 60 anos ou mais aumentará de 900 milhões para 2 bilhões.[1]

O Brasil também prossegue com a mesma tendência de modificação do perfil demográfico. No entanto, nos países desenvolvidos, essa mudança transcorreu gradualmente, ao passo que no Brasil, irrompeu de forma muito veloz. Quedas vertiginosas da taxa de natalidade, a mortalidade e o aumento da expectativa de vida foram primordiais para a rapidez desse processo de mudança.[2,3] A transição demográfica altera as proporções etárias da população. Essas alterações produzem impactos importantes, especialmente quando ocorrem de modo acelerado, como no Brasil.[2,3] Tais modificações repercutem em diversas áreas: redução de sujeitos economicamente ativos, maior exigência de recursos previdenciários, maior solicitação de serviços de saúde, além de as famílias passarem a conviver com um número maior de gerações e um maior número de idosos residir em instituições de longa permanência.[4] Nesse sentido, tais mudanças etárias vêm impondo novas demandas, despertando a necessidade de compreendê-las, a fim de nortear estratégias práticas que garantam o bem-estar dessa parcela da população.

Violência contra o idoso: algumas definições

A violência é um fenômeno interacional e de extrema complexidade, presente na humanidade desde outrora até o presente. Envolve um campo social, visto que é um produto de relações desenvolvidas mediante o domínio e a subordinação ao poder do outro, possibilitando seus interesses e provocando danos.[5] Assim como em outras faixas etárias, a violência também vem atingindo os idosos. É importante salientar que os maus-tratos e o abuso contra os idosos vêm ganhando destaque hoje devido ao aumento exponencial de sua prevalência. Por seus efeitos deletérios, qualquer tipo de violência (inclusive contra o idoso) é considerada um importante problema de saúde pública e social, pois produz um grande impacto na morbidade e na mortalidade populacional.[6] Contrariando o senso comum, sua ocorrência é universal, abrangendo países desenvolvidos e em desenvolvimento, além de todos os níveis socioeconômicos.[7]

Por definição, a violência é o uso deliberado da força física ou do poder, de forma efetiva ou em grau de ameaça, contra si próprio, contra outra pessoa, contra um grupo ou contra uma comunidade, que cause ou que tenha probabilidade de causar lesões, morte, danos psicológicos, transtornos ao desenvolvimento pessoal e social ou privações de suas necessidades.[6] Neste capítulo, os termos violência, abuso e maus-tratos devem ser entendidos como equivalentes.

No que se refere ao âmbito de ocorrência, a legislação brasileira expressa que a violência doméstica é a lesão corporal praticada contra ascendente, descendente, irmão, cônjuge ou companheiro, ou com quem se conviva ou se tenha convivido, ou, ainda, prevalecendo-se o agente das relações domésticas, de coabitação ou de hospitalidade.[8] Ampliando essa definição, a violência doméstica abrange todas as formas de agressão ocorridas na esfera das relações familiares e/ou interpessoais mais próximas em todas as idades, inclusive idosos.

De modo mais específico, a OMS define a violência contra o idoso como uma ação única ou repetida, ou a ausência de uma ação devida, que cause sofrimento ou angústia e que ocorre em uma relação de confiança.[9]

Tipos de violência

A violência contra o idoso pode manifestar-se por meios diversos e ser classificada de muitas formas. Entretanto, para fins didáticos, estão descritas conforme sua natureza.

Violência física

Caracteriza-se pelo uso da força física ou objetos para ferir, coagir, provocar dor, incapacidade ou morte. Pode manifestar-se por tapas, socos, empurrões, chutes, entre outros.[10,11]

> Sr. Firmino, 85 anos, chega para atendimento na Unidade Básica de Saúde (UBS), acompanhado pela Sra. Maria, sua vizinha, relatando ter caído no piso molhado do banheiro. Durante a consulta, Sr. Firmino parecia retraído e envergonhado. Ao examiná-lo, o médico observa hematomas incompatíveis com seu relato de queda. Ao investigar, o profissional se depara com uma história de violência. O filho, cuidador principal, alcoolista e desempregado, costuma "bater" no Sr. José quando este se recusa a dar-lhe o dinheiro da aposentadoria.

Violência psicológica

É toda ação ou omissão que causa prejuízo à identidade, à autoestima e ao desenvolvimento pessoal. Ocorre mediante insultos, humilhação, ridicularização, isolamento do convívio social, ameaças e restrição da liberdade.[10,11]

> Sra. Maria, 78 anos, é chamada de "velha imprestável" por sua neta toda vez que derrama um pouco de leite da xícara devido aos seus tremores ocasionados pelo mal de Parkinson.

Violência sexual

É qualquer ato ou jogo sexual, de caráter homo ou heterorrelacional, utilizando idosos, a fim de obter excitação, relação sexual ou práticas eróticas mediante violência física, coerção ou aliciamento.[10,11]

> Sra. Olívia, 87 anos, reside sozinha e é assistida pelo cuidador contratado por sua família. Tem-se queixado de que à noite é agredida por um homem que entra por sua janela. O cuidador refere ser delírio da Sra. Olívia. Entretanto, em uma das visitas domiciliares, o agente de saúde encontra um preservativo usado à mostra na lixeira do banheiro.

Violência econômica ou financeira

É todo o ato lesivo e/ou não autorizado aos bens e finanças do idoso. Frequentemente ocorre por meio de exploração imprópria, ilegal ou não consentida de recursos financeiros e patrimoniais do idoso.[10,11]

> Sr. Antônio, 72 anos, costuma guardar dinheiro debaixo do colchão. Sabendo desse hábito, seu neto com frequência furta alguma quantia. Tentando se proteger, o Sr. Antônio forneceu seu cartão bancário e senha para o filho, que, por sua vez, fez um crédito consignado para uso próprio.

Negligência

É a recusa ou a omissão de cuidados e proteção contra agravos evitáveis, devidos e necessários ao idoso, por seu responsável. Também é entendido como a recusa ou a falha da obrigação de cuidar do idoso.[10,11]

> Sra. Joana, 85 anos, necessita utilizar fraldas devido à incontinência urinária e fecal. Em sua consulta de rotina, seu médico nota seu forte odor e a presença de dermatite de fraldas em grande extensão com lesões profundas, além de constatar que seu peso está muito abaixo do esperado. Ao questionar os fatos, descobre que seu cuidador realiza a higiene e troca de fraldas apenas uma vez por dia e que, para "economizar", mistura água de torneira no leite que a Sra. Joana ingere.

Abandono

É a ausência ou deserção dos responsáveis de prestarem cuidados ao idoso que necessite de proteção e assistência.[10,11]

> Sr. Carlos, 77 anos, foi internado involuntariamente por sua família em uma instituição de longa permanência para idosos, não recebendo visitas há mais de 6 meses. A instituição tem o custo mensal de meio salário mínimo e coloca os idosos em duplas invertidas em camas de solteiro. A presença de moscas, baratas, mofo, rachaduras e infiltração de água são constantes no meio. Perante a insalubridade do local, o Sr. Carlos adoeceu por problemas respiratórios, tendo seu quadro prévio piorado. A família alega dificuldades econômicas, mas a aposentadoria do Sr. Carlos é de três salários mínimos.

Independentemente da sua natureza, sofrer violência pode causar importantes consequências físicas, psicológicas e sociais. As lesões físicas podem causar danos graves e permanentes ao idoso, pois seu organismo é mais vulnerável, requerendo período maior de recuperação. As agressões psicológicas diminuem a confiança e a autoestima, produzindo sofrimento emocional. Cabe destacar que as diversas formas de violência foram estratificadas por razões didáticas. Entretanto, é imprescindível que os profissionais de saúde tenham em mente que o mais frequente nas ocorrências é o sofrimento de, no mínimo, mais de um tipo de violência pela vítima concomitantemente. De modo geral, qualquer forma de violência afeta negativamente a qualidade de vida do idoso, podendo culminar no agravo de doenças físicas, depressão, isolamento social e até mesmo suicídio.[12]

Prevalência

Embora a violência contra o idoso não seja uma situação nova, ela passou a ganhar visibilidade e notificação recentes.[13] Há estimativas que 1 a cada 10 idosos sofram algum tipo de abuso por mês. Uma vez que 1 entre 24 ocorrências são notificadas, acredita-se que essa estimativa esteja subestimada.[1]

Embora já existissem pesquisas sobre o tema, os estudos e levantamentos ainda se mostram incipientes. Entretanto, percebe-se um crescente interesse investigativo evidenciado pelo aumento de produções científicas.[14–16] Ainda não existem levantamentos sobre a prevalência brasileira de maus-tratos em idosos.[17] É provável que a falta de critérios padronizados proporcione empecilhos para esse escopo. Os estudos apresentam diferenças nos conceitos estabelecidos, na metodologia e na amostragem utilizadas. Portanto, tais questões, entre outras, dificultam a pesquisa e a visão mais abrangente desse problema. Mesmo assim, os estudos desenvolvidos alertam sobre sua relevância.[16,18]

Um obstáculo importante na identificação da violência familiar são os inúmeros casos não registrados formalmente. A subnotificação pode ocorrer por diversos motivos e é mais prevalente quando os maus-tratos ocorrem na esfera familiar. Além do próprio conluio intrafamiliar inerente, a vítima pode não realizar a denúncia por ter uma relação afetiva e de dependência com seu agressor, além de temer retaliações do agressor, ter vergonha da situação, medo de ser institucionalizado, constrangimento, entre outros. Esses impasses perpetuam a invisibilidade dos maus-tratos.[16,18]

Fatores de risco

A violência pode ser entendida como o resultado da interação complexa de fatores, apresentando uma natureza multifacetada. No entanto, certas condições particulares de ordens diversas – listadas no Quadro 83.1 – aumentam seu risco de ocorrência. Logo, é importante conhecer seus fatores de risco, com foco na abordagem familiar, pois agiliza a detecção de maus-tratos contra idosos, já que a avaliação de todos os integrantes do núcleo familiar muitas vezes fornece pistas de um padrão de comportamento violento. Tais informações permitem o planejamento de estratégias e ações assertivas no combate e prevenção à violência.[19]

Identificando a violência contra o idoso

Tendo em vista que uma parcela das vítimas de violência busca atendimento na atenção básica ou hospitalar, geralmente os profissionais da equipe de saúde são os primeiros a entrarem em contato com as vítimas.[20,21] Nesse sentido, é necessário que esses profissionais compreendam sua responsabilidade em identificar e manejar situações de violência.[22] Entretanto, isso não é tarefa fácil, pois muitos fatores podem dificultar o trabalho do profissional. Uma das dificuldades frequente é o desconhecimento, por parte da equipe de saúde, das redes e ferramentas de apoio disponíveis para prevenção primária das situações de violência. O Quadro 83.2 apresenta os principais obstáculos encontrados.

Quadro 83.1 | **Principais fatores de risco para a ocorrência de violência**

Associados à vítima	Associados ao agressor	Associados a questões estruturais
Dependência física, mental, afetiva ou socioeconômica	Estresse e isolamento social	Recursos financeiros insuficientes
Isolamento social	Problemas econômicos ou dependência econômica da vítima	Relação de poder ou domínio entre vítima e agressor
Comportamento difícil	Dependência química	Relações intergeracionais desrespeitosas
Alteração de sono, incontinência urinária e/ou fecal	Falta de preparo e estrutura para exercer a função de cuidador	Violência familiar preexistente ou recorrente
	Traços de personalidade antissocial e sádica	Suporte familiar insuficiente ou ausente

Fonte: Adaptado de São Paulo.[13]

Quadro 83.2 | **Principais dificuldades na detecção de casos de violência contra idosos**

Proveniente da vítima	Proveniente do agressor	Proveniente do profissional da saúde
Medo de represálias	Não admitir a violência	Falta de treinamento para identificação e intervenção em casos de violência contra idosos
Medo de o agressor ficar mais violento	Isolar a vítima para a violência não ser detectada	Ausência de recursos para diagnóstico diferencial da violência
Culpa por acreditar que sofre maus-tratos por não ter sido um bom progenitor	Acreditar que pedir ajuda é reconhecer o fracasso	Acreditar no mito de que a família sempre proporciona apoio e amor aos idosos
Vergonha por não controlar a situação e por comprometer a reputação da família	Acreditar que somente "ele(a) pode cuidar do idoso"	Medo de represálias contra o idoso ou contra si por parte do agressor
Sofrer chantagem emocional do agressor	Traços de personalidade antissocial	Não querer envolvimento com questões legais
Pensar que ninguém acreditará em seu relato		Impotência mediante situações de violência
Não conseguir relatar por déficits diversos (memória, comunicação, etc.)		Não dispor de tempo necessário para avaliar o caso em detalhes
Acreditar que buscar ajuda é reconhecer o fracasso		Manter crenças como: "roupa suja se lava em casa", "ele deve estar pagando o que fez na vida", "não é fácil cuidar de idoso", "se ele quisesse, já teria saído da situação sozinho"
Viver em isolamento social, com poucas oportunidades de pedir ajuda		Negação por conflito semelhante na vida pessoal
Dependência exclusiva do cuidador para atender suas necessidades		
Acreditar que os maus-tratos fazem parte do envelhecimento		
Traços de personalidade masoquista ou dependente		

Fonte: Adaptado de São Paulo.[13]

A violência é difícil de ser detectada, pois um conluio familiar a torna invisível e velada. Os idosos tendem a não revelar as agressões e a minimizar sua gravidade, opondo-se a qualquer tipo de denúncia. Logo, o idoso com uma relação interdependente com seu agressor está mais vulnerável a sofrer maus-tratos.[17,23]

Diversos autores destacam que famílias com história de relações agressivas e/ou violentas, o fato de o idoso ter sido/ser agressivo nas relações familiares, os cuidadores terem sofrido violência doméstica sugerem um contexto de maior suscetibilidade para o idoso sofrer maus-tratos. Entretanto, a qualidade da relação anterior entre o idoso e seu cuidador e dos vínculos afetivos é o que determina significativamente a relação de cuidado.[11,17]

Alguns estudos trazem algumas dificuldades enfrentadas pela equipe da atenção básica diante de casos de violência contra o idoso. Essas vão desde seu rastreamento e identificação, complicações na elaboração da ficha de notificação frente a sinais de violência e desconhecimento das políticas públicas até o despreparo do profissional para o manejo dessas situações. Outro problema citado são os entraves para encaminhar a vítima aos órgãos responsáveis, a ausência de protocolos e da garantia de proteção efetiva da vítima.[20,22]

A equipe de saúde deve estar atenta para identificar situações de violência e diferenciá-las de outras circunstâncias, observando e avaliando o idoso e seu cuidador em relação a fatores de risco e a comportamento expresso por ambos. Para isso, o investimento na capacitação da equipe é imprescindível.[12] Na anamnese, deve-se realizar o levantamento das histórias clínica, social e familiar. Em algum momento, deve-se dispor de privacidade para entrevistar o idoso sem a presença de seu cuidador. A entrevista deve ser realizada com tranquilidade, ouvindo antes de examinar, desenvolvendo os pontos de interesse. Posteriormente, deve-se entrevistar o cuidador. É preciso dedicar atenção especial aos fatores de risco, além de alterações recentes de condições econômica e social. Por apresentar uma grande importância, a história do trauma deve ser relatada minuciosamente. Em geral, em consultas ambulatoriais, surgem formas mais sutis de violência, tais como a psicológica e a negligência. Entretanto, a presença de doenças crônicas em idosos dificulta a identificação dessas manifestações.[17]

O exame físico deve, de preferência, ser realizado privativamente, sem a presença do cuidador. Consiste na inspeção cuidadosa da higiene, dos trajes e da condição nutricional do idoso. Deve-se também observar a presença de hematomas, lesões cutâneas, úlceras de pressão, cortes, queimaduras, traumas e fraturas em locais incomuns, bem como lesões de punho e calcanhares, que sugerem contenção.[12,13,17]

Ao avaliar o caso, deve-se verificar o nível de habilidade do idoso em executar as atividades básicas da vida diária (ABVD), como alimentar-se, vestir-se, caminhar, entre outras. Igualmente, deve-se avaliar seu grau de autonomia relacionado à capacidade de realizar atividades instrumentais da vida diária (AIVD), como a administração correta de medicações, o preparo de refeições, fazer compras, etc., uma vez que quanto maior o grau de dependência, maior o risco para a ocorrência de maus-tratos.[12,17]

Desse modo, para identificar adequadamente uma possível vítima de violência, o profissional deve investigar e estar alerta a alguns sinais presentes na anamnese e no exame físico. O Quadro 83.3 apresenta aspectos importantes a serem observados, sugeridos pela OMS no intuito de orientar os profissionais.

Além desses indícios, também são sinalizadores sugestivos de maus-tratos: idosos que são conduzidos ao hospital por terceiros que não os seus cuidadores, presença de incompatibilidade entre a descrição do trauma e os sinais encontrados no exame físico, um longo intervalo entre o trauma e a busca de assistência médica, assim como a demora do parente ou cuidador para visitá-lo quando ele está internado.[24] Igualmente, certas atitudes do idoso e de seu cuidador podem sugerir a presença de violência. Logo, durante o atendimento, devem-se observar alguns aspectos comportamentais, que estão listados no Quadro 83.4.

Abordagem ao idoso em situação de violência

A violência contra o idoso é um fenômeno que apresenta uma gama de fatores multifacetados. Devido à sua complexidade, sua abordagem deve ser interdisciplinar, com uma assistência pautada por atitudes éticas e respeito à dignidade humana.[13,25]

A intervenção tem como foco principal garantir a segurança do idoso, impedindo a reincidência ou a manutenção da violência mediante ações imediatas, acompanhamento em longo prazo e práticas preventivas. O manejo dos casos de violência requer o envolvimento da família, uma vez que sua ocorrência não se dá de forma alheia ao âmbito familiar. Logo, as ações devem necessariamente contemplar vítima e agressor, promovendo, sempre que possível, a preservação dos vínculos familiares.[10,13,24,25]

Nesse contexto, o plano de intervenção deve considerar:

- As condições físicas e mentais do idoso
- As condições sociais e familiares do idoso
- A interação entre o agressor e o idoso
- A frequência, a intensidade e o tipo de violência
- Outros fatores pertinentes ao caso em questão

As relações interpessoais permeadas pela violência têm causas complexas e, sobretudo, não são unilaterais.[10,13] Assim, a equipe deve estar atenta para não realizar julgamentos sobre o caso, bem como influenciar as decisões da vítima ou culpá-la por permanecer nessa situação. Em vez disso, sua assistência deve proporcionar apoio e alternativas, além de buscar o encaminhamento mais apropriado. Quanto à abordagem, é útil tentar conversar com o agressor, procurando compreender a origem da relação violenta, manejando seus sentimentos e argumentando outras possibilidades, a fim de que as agressões não se repitam.[10]

Outro ponto a ser destacado refere-se aos aspectos legais envolvidos na assistência às situações de violência contra o idoso. É importante que todos os profissionais da saúde estejam cientes de que o Estatuto do Idoso expressa sua obrigação em denunciar os casos suspeitos ou confirmados de maus-tratos contra o idoso, prevendo sanções legais ao seu descumprimento.[26]

Abordagem: aspectos práticos

Ao contrário do que se pensa, muitos profissionais não sabem como proceder quando confrontados com situações de violência. É muito comum a falta de preparo para lidar com situações de violência familiar por diversos motivos: não se sentir apto para manejá-la, medo de ser invasivo e de represálias do agressor, especialmente em contextos mais violentos.[20] Pensando nisso, serão descritos alguns princípios e ideias norteadores de condutas sem a pretensão de esgotar o tema.

Primeiro, é preciso avaliar o risco de morte ou dano grave à vítima e decidir sobre a intervenção, buscando sempre respeitar a vontade e as decisões da vítima. Igualmente relevante é o fato de que um episódio de violência é um fator de risco para a rein-

Quadro 83.3 | **Indicadores de violência a serem observados**

Indicadores relativos ao idoso				Indicadores relativos ao cuidador
Físicos	Emocionais e/ou comportamentais	Sexuais	Financeiros	
Queixas de ter sido agredido fisicamente	Mudanças no padrão da alimentação e/ou problemas de sono	Queixas de ter sido agredido sexualmente	Retiradas de dinheiro incomuns, ou atípicas, do idoso	Aparenta estar cansado ou estressado
Quedas e/ou lesões inexplicáveis ou sem explicação plausível	Medo, confusão e/ou apatia	Comportamento sexual incongruente com seus relacionamentos e com sua personalidade	Retiradas de dinheiro que não estão de acordo com os meios do idoso	Parece excessivamente preocupado ou despreocupado
Queimaduras e hematomas de tipo e/ou em local incomum	Passividade, retraimento e/ou depressão	Mudanças comportamentais inexplicáveis, tais como agressão, retraimento e/ou automutilação	Alterações de testamento ou de títulos de propriedade para deixar a casa ou bens para "novos amigos ou parentes"	Censura o idoso por atos (p. ex., incontinência)
Cortes, marcas de dedos e/ou outras evidências de dominação física	Desamparo, desesperança e/ou ansiedade	Queixas frequentes de dores abdominais; sangramento vaginal e/ou anal inexplicável	Bens que faltam; o idoso "não consegue encontrar" as joias ou pertences pessoais	Apresenta comportamento agressivo
Uso excessivo ou subutilização de medicamentos	Declarações contraditórias ou outras ambivalências não provenientes de confusão mental	Infecções genitais recorrentes e/ou lesões nos seios ou região genital	Movimentação financeira suspeita em cartão de crédito	Trata o idoso como uma criança, de modo desumano e/ou inapropriado
Desnutrição e/ou desidratação não relacionada à doença	Relutância para falar abertamente	Roupas de baixo rasgadas, com nódoas ou manchas de sangue	Falta de conforto incompatível com a situação financeira	Apresenta história de abuso de substâncias e/ou de abuso de terceiros
Evidências de cuidados inadequados e/ou higiene precária	Fuga de contato físico, visual e/ou verbal com seu cuidador		Problemas de saúde física e/ou mental que não são tratados	Não quer ou dificulta que o idoso seja entrevistado sozinho
Busca de assistência médica em locais variados	O idoso é isolado pelos outros		Nível de assistência incompatível com a renda e com os bens do idoso	Responde de modo defensivo quando questionado, podendo ser hostil ou evasivo
				Exerce a função de cuidador por um longo período de tempo

Fonte: Adaptado de Krug e colaboradores.[6]

Quadro 83.4 | **Atitudes indicativas de violência a serem observadas**

No idoso	No possível agressor	Na relação entre o idoso e o cuidador
Demonstra medo ou respeito exagerado pelo cuidador	Está sobrecarregado com os cuidados ao idoso	Histórias divergentes, contraditórias ou estranhas sobre a ocorrência de um fato
Não responde quando questionado ou olha para o cuidador antes de responder	Dificulta que o profissional e o idoso conversem em particular	A relação entre ambos é conflituosa ou de indiferença recíproca
Seu comportamento muda na presença ou na ausência do cuidador	Dificulta a assistência necessária domiciliar ao idoso	O cuidador mostra-se hostil, cansado ou irritado durante a entrevista
Manifesta solidão e baixa autoestima: "não sirvo para nada", "só estou incomodando"	Demonstra insatisfação com a função de cuidador	O idoso fica agitado ou indiferente na presença do cuidador
Descreve o cuidador como alguém de "gênio forte" ou "cansado"	Demonstra descontrole emocional e postura defensiva	
	Exerce controle excessivo sobre as atividades cotidianas do idoso	
	Tenta convencer os profissionais de que o idoso é "louco" ou "demenciado"	
	Culpa o idoso por tudo que acontece	

Fonte: Adaptado de São Paulo.[13]

cidência, corroborando a importância de uma abordagem eficaz.[13,25]

Para fornecer auxílio e suporte à vítima e ao agressor, é necessário, em um primeiro momento, favorecer o vínculo e a comunicação. Essas duas condições são premissas básicas, pois, antes de qualquer intervenção, ambos devem ter confiança e espaço de expressão.[10,13]

Quando bem conduzidas, as entrevistas se mostram como excelentes ferramentas, já que, além de proporcionar o alívio da tensão, podem auxiliar na compreensão das dificuldades subjacentes à relação do idoso com seu agressor. Desse modo, para valer-se desse recurso, é útil considerar os pontos listados no Quadro 83.5 referentes ao local e à postura do entrevistador.

Como realizar a entrevista?

Seja qual for seu propósito, a entrevista não tem protocolo ou modelo preestabelecido a ser seguido, e a habilidade em realizá-la é lapidada com a prática. É importante que o profissional esteja atento e utilize suas observações para conduzir a entrevista, procurando, inicialmente, investigar aspectos mais gerais e, depois, focalizar os mais específicos. Como exemplos e sugestões, algumas questões são elencadas nos Quadros 83.6 e 83.7.

Prevenção

Atualmente, estratégias preventivas têm recebido ênfase e importância no enfrentamento da violência contra o idoso.

Em termos mais gerais, as medidas preventivas devem impedir a ocorrência, a continuidade e a perpetuação da violência.[10] As ações preventivas propostas pela OMS envolvem programas de treinamento e educação aos profissionais da saúde, incentivo a pesquisas sobre o tema e promoção de políticas específicas aos idosos.[24]

As vítimas de maus-tratos necessitam de um suporte interdisciplinar para atender suas demandas clínicas, psicológicas, sociais e legais. Também é importante ampliar as redes de apoio, promovendo a formação de grupos de mútua ajuda com idosos que são vítimas de violência, para que possam beneficiar-se da troca de experiências, reduzindo a ansiedade e a depressão. Referente ao agressor, os grupos de apoio podem reduzir o estresse e promover orientação.[10,12,13] Outra ação fundamental é o suporte aos cuidadores, devido à grande sobrecarga assistencial e emocional. Esse amparo pode ocorrer em grupos de mútua ajuda para cuidadores, buscando alternativas, fortalecendo a autoestima e obtendo esclarecimentos e orientações conforme o caso.[10,12,13]

As psicoterapias individuais e/ou familiares podem auxiliar tanto a vítima como o agressor. A primeira propicia suporte para a vítima, e para o agressor, proporciona a reflexão e o estímulo de condutas mais saudáveis. A psicoterapia familiar permite a ambos modificarem atitudes geradoras de conflito, favorecendo a comunicação, uma convivência mais tranquila e o fortalecimento dos laços familiares.[24]

No que se refere aos idosos, é importante estimular a manutenção da sua autonomia e independência, pois a dependência é um fator de risco para a violência. Deve-se incentivar sua contribuição ativa em manter a relação familiar harmoniosa, mediante o convívio respeitoso com diferenças de valores e hábitos, assim como sua socialização por meio da participação em atividades comunitárias, culturais, educativas e de lazer.[10,17,27] Minayo[25] destaca que a prevenção da dependência é o elemento central no combate à violência.

O desenvolvimento de atividades com fins educativos para o idoso, para a família e para a comunidade é útil para prevenir os maus-tratos, por possibilitar o estreitamento de vínculos comunitários. Os programas educativos podem incluir conscientização sobre a violência contra o idoso, treinamento e orientação aos cuidadores sobre a doença dos seus idosos, estresse do cuidador e importância do autocuidado.[10,13,27]

Uma cultura que exalta a juventude e o sistema produtivo constrói uma representação do idoso como sem valor e peso social, bem como pode contribuir indiretamente para situações de violência. Pensando na importância da prevenção, é relevante a conscientização e a capacitação dos sujeitos, especialmente os mais jovens, a fim de desmistificar preconceitos, produzindo uma visão positiva e o respeito ao idoso.[28]

Sugere-se o investimento em treinamentos da equipe de saúde da atenção básica voltados para situações de violência. É imprescindível o desenvolvimento de habilidades de rastreio e intervenção em casos de maus-tratos, pois não raro são os primeiros e talvez os únicos a identificarem a sua ocorrência.[20,29] Uma forma de averiguar precocemente fatores de risco e fornecer assistência às necessidades familiares são as visitas domiciliares realizadas pelos agentes comunitários de saúde previstas na Estratégia Saúde da Família.[21]

A melhor abordagem da violência contra o idoso é o investimento em sua prevenção, disponibilizando recursos eficientes para que todos possam identificar e intervir nesses casos.[25,27] Por meio do desenvolvimento de ações em diversas frentes, a prevenção dos maus-tratos contra idosos é possível de ser realizada. No entanto, devido à complexidade envolvida, o processo preventivo caracteriza-se pela presença de altos e baixos.[10] Em vista disso, é fundamental que a equipe de saúde saiba lidar com esses avanços e retrocessos sem desanimar, o que exige persistência e engajamento de todos.

Quadro 83.5 | Recomendações para uma entrevista bem-sucedida

▶ Realizar a entrevista em um ambiente com privacidade, para que a pessoa se sinta segura para falar

▶ Adaptar a linguagem ao nível da pessoa, a fim de proporcionar uma comunicação clara e compreensível

▶ Demonstrar empatia e interesse, fazendo o outro sentir-se compreendido e acolhido

▶ Não expressar nenhum juízo de valor sobre o que lhe é relatado

▶ Manter o contato visual

▶ Demonstrar uma atitude tranquila, congruente com expressões faciais e tom de voz

▶ Não questionar com tom acusatório ou provocativo

▶ Assegurar o sigilo das informações relatadas

▶ Respeitar as decisões do idoso (quando lúcido), mesmo quando contrárias às orientações da equipe

▶ Abordar o agressor como parte do problema, estimulando sua cooperação para facilitar a solução da situação, sempre que possível

Fonte: Adaptado de São Paulo[13] e Minayo.[25]

Quadro 83.6 | **Sugestões de perguntas destinadas aos idosos**

Perguntas gerais:

- Vive sozinho?
- Como estão as coisas?
- Gostaria de falar alguma coisa em especial?
- Sente-se seguro onde vive?
- Descreva um dia normal em sua vida.

Perguntas específicas

Violência física	Violência financeira	Violência psicológica	Violência sexual	Abandono/negligência
Alguém já lhe bateu ou agrediu?	Quem administra seus recursos financeiros?	Sente-se só?	Alguma vez alguém tocou nos seus órgãos genitais ou em outra parte de seu corpo sem o seu consentimento?	Alguma vez já negaram comida ou medicação que o(a) senhor(a) estivesse necessitando?
Já ficou amarrado(a) ou preso(a) em sua casa?	Seu dinheiro é usado por outras pessoas sem a sua permissão?	Alguma vez foi ameaçado(a) com castigos?	Já foi forçado(a) a manter relações sexuais?	Tem passado necessidade de roupas, alimentação, medicamentos?
Tem medo de alguém em sua casa?	Já foi obrigado a assinar alguma procuração ou outro documento?	Alguma vez gritaram com o(a) senhor(a) de forma que se sentiu constrangido(a) ou mal consigo mesmo(a)?	Sente-se respeitado em sua intimidade e privacidade?	Fica sozinho(a) a maior parte do tempo?
	Seu dinheiro já foi usado para fazer compras para outras pessoas sem a sua concordância?	O que acontece quando algum familiar está em desacordo com o que o(a) senhor(a) pensa sobre um determinado assunto?	Já se sentiu constrangido pela forma como alguém tocou o seu corpo ou lhe acariciou? Gostaria de falar sobre esse assunto?	Pode receber visita de parentes e amigos?
	Seu cuidador depende do seu dinheiro para as despesas pessoais?	O(a) senhor(a) é tratado(a) de forma pejorativa?		Suas chamadas telefônicas são controladas?
	Já foi obrigado(a) a fazer empréstimo consignado?	Sua família conversa com o(a) senhor(a) com frequência?		Tem alguém em sua casa que é dependente de álcool ou drogas?
	O(a) senhor(a) recebe e administra seu dinheiro conforme a sua vontade?	Participa da vida em família recebendo informações e notícias?		Está precisando de óculos, aparelho auditivo ou dentadura?
	Já foi forçado a realizar compras contra a sua vontade?	Tem sofrido algum tipo de punição ou de privações?		Recebe ajuda sempre que necessita?
		Já foi internado(a) em instituição para idosos sem estar de acordo?		Sente-se em segurança em sua casa?

Fonte: Adaptado de São Paulo[13] e Brasil.[10]

Quadro 83.7 | **Sugestões de perguntas destinadas ao possível agressor**

- Descreva como é um dia típico de sua vida (para avaliar o grau de sobrecarga ou estresse com o cuidado do idoso).
- Que tipo de apoio e ajuda tem de outros familiares e que ajuda gostaria de receber?
- Como está a sua saúde física e mental?
- O que faz quando está cansado?
- Que compromissos têm fora de casa?

Havendo evidências concretas de violência, pode-se perguntar diretamente:

- Como sua mãe adquiriu aquele hematoma?
- Acha que seu pai está desnutrido ou mal alimentado?

Fonte: Adaptado de Brasil.[8,10]

REFERÊNCIAS

1. World Health Organization. Elder abuse. fact sheet [Internet].Geneva: WHO; 2016 [capturado em 28 out. 2017]. Disponível em: http://www.who.int/mediacentre/factsheets/fs357/en/.

2. Simões CCS. Relações entre as alterações históricas na dinâmica demográfica brasileira e os impactos decorrentes do processo do envelhecimento da população. Rio de Janeiro: IBGE; 2016.

3. Ervatti LR, Borges GM, Jardim, AP. Mudança demográfica no Brasil no início do século XXI: subsídios para as projeções da população. Rio de Janeiro: IBGE; 2015.

4. Zimerman G. Velhice: aspectos biopsicossociais. Porto Alegre: Artmed; 2000.

5. Machado EM. Podemos prevenir a violência. Brasília: OPAS; 2010.

6. Krug EG, Dahlberg LL, Mercy JA, Zwi AB, Lozano R, editores. Relatório mundial sobre violência e saúde. Genebra: OMS; 2002.

7. Minayo MCS. Violência e saúde. Rio de Janeiro: Fiocruz, 2010.

8. Brasil. Lei nº 10.886, de 17 de junho de 2004. Acrescenta parágrafos ao art. 129 do Decreto-Lei nº 2.848, de 7 de dezembro de 1940 – Código Penal, criando o tipo especial denominado "Violência Doméstica" [Internet]. Brasília: Casa Civil; 2004

[capturado em 28 out. 2017]. Disponível em: http://www.planalto.gov.br/ccivil_03/_ato2004-2006/2004/lei/l10.886.htm.

9. World Health Organization. Missing voices: views of folder persons on elder abuse [Internet]. Geneva: WHO; 2002 [capturado em 28 out. 2017]. Disponível em: http://www.who.int/ageing/projects/elder_abuse/missing_voices.

10. Brasil. Ministério da Saúde. Violência intrafamiliar: orientações para prática em serviço. Brasília: MS; 2001.

11. Brasil. Secretaria de Direitos Humanos da Presidência da República. Manual de enfrentamento à violência contra a pessoa idosa. É possível prevenir. É necessário superar [Internet]. Brasília: SDH/PR, 2014 [capturado em 28 out. 2017]. Disponível em: http://www.sdh.gov.br/assuntos/pessoa-idosa/publicacoes/violencia-contra-a-pessoa-idosa.

12. Chaimowicz F. Saúde do idoso. 2. ed. Belo Horizonte: NESCON/UFMG; 2013.

13. São Paulo. Secretaria da Saúde. Violência doméstica contra a pessoa idosa: orientações gerais. São Paulo: SMS; 2007.

14. Reis LA, Gomes NP, Reis LA, Menezes TMO, Carneiro JB. Expressão da violência intrafamiliar contra idosos. Acta Paul Enferm. 2014;27(5):434-9

15. Paiva MM, Tavares DMS. Violência física e psicológica contra idosos: prevalência e fatores associados. Rev Bras Enferm. 2015;68(6):1035-41.

16. Garbin CAS, Joaquim RC, Rovida TAS, Garbin AJI. Idosos vítimas de maus-tratos: cinco anos de análise documental. Rev Bras Geriatr Gerontol. 2016;19(1):87-94.

17. Machado L, Queiroz ZV. Negligência e maus-tratos. In: Freitas EV, Py L, Cançado FAX, Doll J, Gorzoni LM, organizadores. Tratado de geriatria e gerontologia. Rio de Janeiro: Guanabara Koogan; 2006.

18. Irigaray TQ, Esteves CS, Pacheco JTB, Grassi-Oliveira R, Argimon IIL. Maus-tratos contra idosos em Porto Alegre, Rio Grande do Sul: um estudo documental. Estud Psicol (Campinas). 2016;33(2):543-51.

19. Cachina AMP, Paiva IL, Torres TL. Violência intrafamiliar contra idosos: revisão sistemática. Liber. 2016;22(2):185-96.

20. Wanderbroocke ACNS, Moré CLOO. Abordagem profissional da violência familiar contra o idoso em uma Unidade Básica de Saúde. Cad Saúde Pública. 2013;29(12):2513-22.

21. Shimbo AY, Labronici LM, Mantovani MF. Reconhecimento da violência intrafamiliar contra idosos pela equipe da Estratégia Saúde da Família. Esc Anna Nery. 2011;15(3):506-10.

22. Santana IO, Vasconcelos DC, Coutinho MPL. Prevalência da violência contra o idoso no Brasil: revisão analítica. Arq Bras Psicol. 2016;68(1):126-39.

23. Faleiros VP. Violência contra pessoa idosa: ocorrências, vítimas e agressores. Brasília: Universa, 2007.

24. Gondim RMF, Costa LM. Violência contra o idoso. In: Falcão DVS, Dias CMSB, organizadoras. Maturidade e velhice: pesquisas e intervenções psicológicas. São Paulo: Casa do Psicólogo; 2006.

25. Minayo MC. Violência e maus-tratos contra a pessoa idosa: é possível superar. In: Born T, organizadora. Cuidar melhor e evitar a violência: manual do cuidador da pessoa idosa. Brasília: SEDH/PR; 2008.

26. Brasil. Lei nº 10.741, de 1 de outubro de 2003. Dispõe sobre o Estatuto do Idoso e dá outras providências [Internet]. Brasília: Casa Civil. 2003 [capturado em 28 out. 2017]. Disponível em: http://www.planalto.gov.br/ccivil_03/leis/2003/L10.741.htm.

27. Organização Mundial da Saúde. Guia global das cidades amigas das pessoas idosas. Genebra: OMS; 2009.

28. Pinto FNFR, Barham EJ, Albuquerque PP. Idosos vítimas de violência: fatores sociodemográficos e subsídios para futuras intervenções. Estud Pesq Psicol. 2013;13(3):1159-81.

29. Santos AJ, Nicolau R, Fernandes AA, Gil AP. Prevalência da violência contra as pessoas idosas: uma revisão crítica da literatura. Sociol Probl Práticas. 2013;72:53-77.

CAPÍTULO 84

Trabalhando em ambientes violentos: a construção de uma rede de cuidados

Luciane Loures dos Santos
Marcelo Loures dos Santos
Iago da Silva Caires

Aspectos-chave

▶ De acordo com o Relatório Mundial sobre Violência e Saúde, a violência é definida como [...] o uso intencional da força física ou do poder, real ou ameaça, contra si próprio, contra outra pessoa, ou contra um grupo ou uma comunidade, que resulte ou tenha grande possibilidade de resultar em lesão, morte, dano psicológico, deficiência do desenvolvimento ou privações.[1]

▶ Violência no ambiente de trabalho é conhecida pelos incidentes relacionados a agressões ou ameaças ao patrimônio ou aos profissionais durante a atividade laboral, incluindo o trajeto de ida e volta, praticado por quem quer que seja (assaltante, usuário, colega de trabalho ou familiar), que produzam dano ou desconforto, afetando seu bem-estar, sua saúde e causando riscos à sua segurança.

▶ As ações de prevenção e combate à violência em âmbito local envolvem a articulação com a comunidade e o fortalecimento de suas redes sociais, a organização de fluxos institucionais intersetoriais e a reestruturação do processo de trabalho dos serviços de saúde.

▶ A rede de cuidado é compreendida como a articulação intersetorial organizada pelo Estado para a desconstrução de ambientes favoráveis à emergência de situações de violência e, assim, amparar sujeitos em condição de vulnerabilidade social. Sua efetividade está condicionada, em grande parte, pelo diálogo permanente com os Conselhos de Saúde em seus diferentes âmbitos, permitindo identificar e atuar sobre as situações em que a violência esteja ocorrendo.

Caso clínico

Naquela segunda-feira, a agente comunitária Maria foi trabalhar preocupada. Ouvira, durante o final de semana, rumores sobre confrontos entre facções do tráfico na comunidade onde mora e trabalha.

Assim que reuniu seu material de trabalho e vestiu seu uniforme e crachá, deixou a unidade a pé para iniciar as visitas domiciliares do dia. Mal havia dobrado a primeira esquina de sua microárea, foi abordada por dois rapazes portando armas de fogo, os quais, em tom ameaçador, disseram-lhe que o novo chefe do tráfico na comunidade não queria saber de ninguém xeretando pelas casas, e ela deveria repassar o recado a seus colegas da unidade de saúde.

Logo em seguida, os rapazes desapareceram por um beco adjacente, e Maria ficou em estado de choque. Com muito custo, conseguiu retornar à unidade e relatar o ocorrido para os demais agentes comunitários, que ainda não haviam saído para as visitas. Todos ficaram consternados e, de imediato, decidiram comunicar ao gerente da unidade que não fariam mais nenhuma atividade fora da unidade até que providências fossem tomadas. Assim têm ficado desde então. Maria, por sua vez, tirou uma licença-saúde no mesmo dia e ainda não retornou ao trabalho.

A violência é um fenômeno complexo e de múltiplas causas, um problema de ordem social e econômica que envolve questões históricas e culturais e acarreta um alto custo emocional. Em cidades onde a violência e a sensação de insegurança são elevadas, o cotidiano, os hábitos e o comportamento da população são afetados. Os cidadãos passam a viver atrás de muros e grades, cercados pelo medo, em meio ao isolamento e à privação social.[2,3]

Dada a relevância do tema e suas repercussões na sociedade, a violência foi declarada como um dos principais problemas mundiais de saúde pública pela Organização Mundial da Saúde (OMS), durante a 49ª Assembleia Mundial de Saúde, ocorrida em 1996. Em resposta a esse encontro, foi produzido o Relatório Mundial sobre Violência e Saúde (RMVS), como objetivo de promover a conscientização de suas implicações para a saúde pública, tanto nas suas causas como consequências, além do quanto ela pode e deve ser prevenida.[1,4]

Nesse sentido, a OMS recomenda a elaboração de políticas e intervenções de prevenção da violência que adotem uma abordagem integral, considerando tanto o planejamento quanto as medidas de natureza multissetorial.[5] O RMVS instiga a discutir sobre a complexidade do tema, estabelecer parcerias e adotar uma postura mais proativa, abrangente e científica.[1]

O conceito de violência definido pela OMS[1] (Quadro 84.1) inclui as relações de poder existentes entre vítimas e agressores, a intencionalidade do ato e aborda os danos que podem causar entre os envolvidos.

Segundo as caractcrísticas de quem comete o ato de violência, ela pode ser classificada em três categorias: autoinfligida, coletiva e interpessoal (Figura 84.1). A primeira está relacionada ao suicídio, à tentativa de suicídio e a outras formas de automutilação, responsável por um grande número de óbito: uma pessoa morre a cada 40 segundos por consequência da violência autoinfligida.[1]

A violência coletiva é cometida pelo Estado, pelo crime organizado ou por grupos que, por motivos políticos, econômicos ou sociais, se rebelam contra outras pessoas ou contra um conjunto de indivíduos.[1,5] As guerras são exemplos de violência coletivas promovidas pelo Estado por motivo econômico ou político, assim como os atos terroristas ou crimes realizados por multidões que têm como causa uma determinada agenda social.[1]

A violência familiar e a violência comunitária são exemplos de violência interpessoal. A violência familiar ou doméstica ocorre contra parceiros, crianças e idosos e será alvo de discussão em outros capítulos (Cap. 89, Saúde do idoso, Cap. 83, Abordagem aos abusos e maus-tratos em idosos, e Caps. 91-92, Procedimentos em atenção primária à saúde). A violência comunitária é caracterizada quando o agressor é uma pessoa, conhecida ou não, sem parentesco com a vítima. Inclui atos de violência, violência juvenil, crimes sexuais, bem como a violência em contextos institucionais, como escolas, prisões, casas de saúde e locais de trabalho, que é o tema deste capítulo.[1]

A violência também pode ser caracterizada pela natureza dos seus atos, podendo ser física, psicológica, sexual ou decorrente de negligência. Ressalta-se que os limites entre esses tipos de violência são tênues, e muitas vezes estão superpostos. Ainda que não sejam universalmente aceitas, essas classificações se integram e se complementam, desenhando o complexo contexto de como a violência acontece nas casas, nas famílias, nos serviços e na comunidade.[1]

Violência e saúde

A violência é um problema de saúde pública dada a sua magnitude, sua gravidade e as implicações na saúde individual e coletiva, exigindo a criação e a implantação de políticas públicas para a sua prevenção e enfrentamento.[2,6] Cerca de meio milhão de pessoas são mortas anualmente em todo o mundo, e os danos da violência repercutem na vida daqueles que são próximos à vítima e também ao agressor. Famílias são duramente afetadas, o consumo de bebidas alcoólicas e de drogas se eleva cada vez mais, aumentando a evasão escolar, o desemprego, a pobreza, podendo, muitas vezes, levar ao suicídio.[4]

A compreensão de que a violência seja objeto da saúde pública e da promoção da saúde tem no Brasil referências de mais de 30 anos de discussão, demarcada principalmente pelo movimento da Reforma Sanitária Brasileira. Tendo como tema a afirmação de que "Democracia é Saúde", a 8ª Conferência Nacional de Saúde (CNS) reafirmava a indissociabilidade entre a promoção da saúde e as políticas sociais que garantissem uma melhoria na condição de vida dos brasileiros. A ampliação do conceito de saúde incorporava as dimensões políticas (a descentralização do sistema de saúde) e sociais (saúde como direito social irrevogável, bem como outros direitos humanos), lançando, a partir do relatório final da 8ª CNS, os alicerces para a proposta do Sistema Único de Saúde (SUS).[7]

Compreende-se que a organização da atenção e do cuidado deve incidir sobre as condições de vida dos cidadãos, auxiliando na ampliação de possibilidades de escolhas saudáveis no território onde vivem e trabalham, assim como na criação de mecanismos que "[...] reduzam as situações de vulnerabilidade,

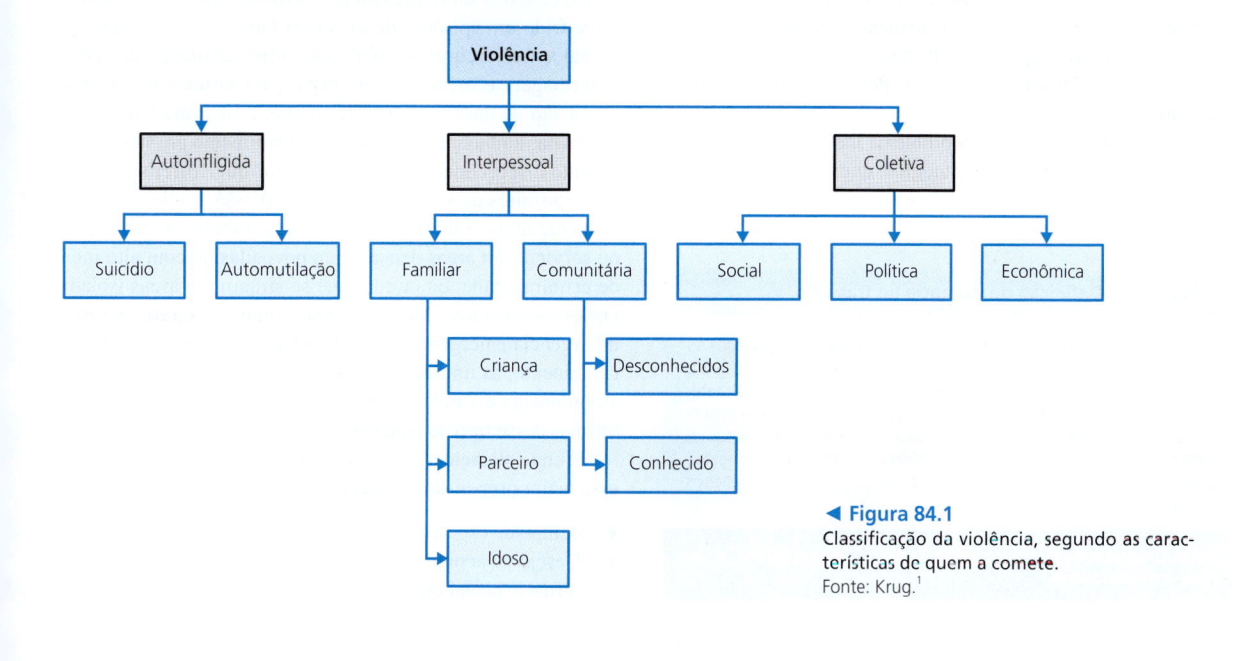

Quadro 84.1 | Definição de violência

"O uso intencional da força física ou do poder, real ou em ameaça, contra si próprio, contra outra pessoa, ou contra um grupo ou uma comunidade, que resulte ou tenha grande possibilidade de resultar em lesão, morte, dano psicológico, deficiência do desenvolvimento ou privação."

Fonte: Krug.[1]

◄ **Figura 84.1**
Classificação da violência, segundo as características de quem a comete.
Fonte: Krug.[1]

defendam radicalmente a equidade e incorporem a participação e o controle sociais na gestão das políticas públicas".[8]

No Brasil, em uma década, mais de um milhão de pessoas morreram em decorrência dos acidentes ou da violência. Esses números seguem aumentando: segundo dados nacionais, em 2015, foram registrados 152.135 óbitos e mais de um milhão de internações por causas externas.[6,9] Para cada óbito registrado, ocorrem 7,3 internações em hospitais públicos e privados, demonstrando que a mortalidade representa apenas uma fração dos casos de violência que necessitam de atendimento à saúde.[9,10]

Nesse sentido, o SUS torna-se a principal porta de entrada para o atendimento dos casos de violência e acidentes, o que, além dos problemas gerados, onera os cofres públicos por meio dos gastos hospitalares com internação.

Além dos custos despendidos com os serviços de emergência, de assistência e de reabilitação das vítimas, também há perdas secundárias devido aos afastamentos, ou licenças-saúde, pelos anos de produtividade ou de vida perdidos, principalmente porque o adulto jovem é uma importante vítima, seja por acidentes, suicídios ou homicídios, produzindo um grande problema social e a perda de uma parte da população economicamente ativa.[11]

Entretanto, independente do montante de recursos financeiros utilizados para assistência médica dos envolvidos em situações de violência e acidentes, ainda mais preocupante é a carga de sofrimento que produz nas vítimas e em seus familiares, pelo impacto emocional, econômico e social que a violência pode causar.[2,5] A violência também pode ocorrer dentro do próprio ambiente de trabalho, seja pelos acidentes de trabalho, seja pela violência perpetrada pelos profissionais ou por usuários do serviço. Embora ocorra em quase todos os setores produtivos, os trabalhadores de bares, restaurantes e transporte urbano são as principais vítimas dos assaltos e roubos que culminam com morte. As mulheres que atuam nos serviços de saúde são as que mais sofrem os agravos não fatais da violência no trabalho.[12] Aproximadamente 25% dos acidentes violentos no trabalho ocorrem na área da saúde, e mais da metade dos profissionais de saúde já vivenciou algum episódio de violência no seu ambiente de trabalho (Quadro 84.2).[12,13]

Segundo estudos patrocinados pela Organização Internacional do Trabalho (OIT), a prevalência da violência contra profissionais de saúde tem sido elevada em vários países. Na Bulgária, 75,8% dos profissionais relataram ao menos um episódio de violência física ou psicológica nos últimos 12 meses; na Austrália, 67,2%; 61% na África do Sul; 60% em Portugal; 54% na Tailândia; e 46,7% no Brasil.[17]

A violência laboral não é um problema individual ou isolado, é um problema estrutural e estratégico, que tem origens culturais, econômicas, organizacionais e sociais.[14] Pode ser classificada em violência *do* trabalho, provocada pelas precárias ou abusivas condições do trabalho, ou *no* trabalho, praticada por chefias, pares, clientes ou usuários dos serviços durante o exercício da profissão.

Embora existam divergências quanto à classificação da violência no ambiente de trabalho, optou-se por utilizar a descrição de Santos e Dias,[15] que divide a violência laboral em três grandes grupos, segundo as pessoas envolvidas e a relação existente entre elas.[15]

- **Tipo I, ou externa.** Quem pratica a violência não tem nenhuma relação com a vítima. Geralmente, são atos de maior gravidade, com piores consequências. Por exemplo: assaltos e roubos.
- **Tipo II, ou praticada por usuários/clientes.** Existe alguma relação profissional entre o agressor e o trabalhador, como, por exemplo, a violência realizada pelos usuários ou acompanhantes. É o tipo mais comum e geralmente é caracterizada por ameaças, ofensas verbais e agressões físicas leves.
- **Tipo III, ou interna.** É praticada por aqueles que mantêm algum tipo de relação com o local de trabalho ou com os profissionais, como colegas de serviço, chefias ou subalternos. Também pode ser provocada por familiares dos profissionais no ambiente de trabalho.

Quanto à natureza do ato, a violência pode ser categorizada em física, sexual ou psicológica, embora muitas vezes estejam superpostas. Estudos europeus revelaram que 38,6% dos trabalhadores já sofreram violência psicológica na forma de agressão verbal e que os ambientes mais expostos foram os setores de saúde, transporte, comércio e educação.[18,19] Segundo um levantamento realizado sobre as causas externas ocorridas no ambiente de trabalho nos EUA, os profissionais da saúde estavam 16 vezes mais expostos ao risco de sofrer violência que os de outras profissões.[20] Pesquisas mais recentes ratificaram esse achado, demonstrando que as enfermeiras têm três vezes mais possibilidade de viver uma situação de violência do que outros trabalhadores.[17]

Apesar da precariedade de informações sobre a violência no trabalho no Brasil, sabe-se que a área da saúde também é uma das mais afetadas por esse tipo de violência. Em um estudo realizado com 679 servidores do Estado da Bahia, 25,9% referiram ter sofrido um episódio de violência laboral, sendo a agressão verbal a mais frequente, sobretudo entre auxiliares/técnicos de enfermagem e médicos.[19] As principais vítimas da violência física são os médicos, os enfermeiros e os trabalhadores que atuam nas ambulâncias, prestando atendimento pré-hospitalar.[19] Quanto à frequência, 66,6% relataram que sofreram mais de dois episódios de violência no trabalho. São, também, particularmente mais vulneráveis aqueles que trabalham em hospitais ou serviços em áreas densamente povoadas ou com alto índice de criminalidade, ou, ainda, que se situam em áreas isoladas. Os locais onde a violência foi mais frequente foram os setores de urgência/emergência, psiquiatria e salas de espera. Mais recentemente, as unidades de atendimento pré-hospitalar, como ambulâncias e Unidades Básicas de Saúde, também têm sido vítimas desse tipo de violência.[13,15,17]

Segundo Palácios,[21] algumas situações poderiam justificar essa maior propensão à violência nesses locais, como:

- Tempo de espera muito longo.
- Desejo do acompanhante de que o familiar seja atendido de forma especial ou imediatamente.

Quadro 84.2 | Definição de violência no trabalho

"São incidentes relacionados a agressões, a ataques ou a ameaças ao patrimônio ou aos profissionais durante a atividade laboral, incluindo o trajeto de ida e volta, praticado por quem quer que seja (assaltante, usuário, pessoa, colega de trabalho, ou pessoa com a qual o profissional mantenha relação que não seja profissional – cônjuge, amante, irmão), que produzam dano ou desconforto, afetando seu bem-estar, sua saúde e causando riscos à sua segurança, sejam eles implícitos ou explícitos."

Fonte: Organización Internacional del Trabajo,[14] Santos e Dias,[15] e Lancman e colaboradores[16]

- Descaso no atendimento.
- Iminência de morte da pessoa que está sendo atendida.

Nessa mesma linha, foi realizada uma pesquisa com 162 médicos que atuavam no pronto atendimento no município de Belo Horizonte: 83,3% relataram que foram vítimas de algum tipo de violência nos 12 meses que antecederam a entrevista, sendo que os principais agressores foram os acompanhantes (83,8%), seguido dos usuários (50%) e dos próprios colegas (9,5%).[22] Vale destacar que os médicos com maior tempo de admissão no pronto atendimento foram os que mais sofreram violência nos serviços de urgência da Bahia.[19]

> Assim que reuniu seu material de trabalho e vestiu seu uniforme e crachá, deixou a unidade a pé para iniciar as visitas domiciliares do dia [...] foi abordada por dois rapazes portando armas de fogo, os quais, em tom ameaçador, disseram-lhe que o novo chefe do tráfico na comunidade não queria saber de ninguém xeretando pelas casas [...][19]

Em relação à Estratégia Saúde da Família (ESF), Lancman e cols.[18] analisaram as repercussões da violência no trabalho sobre a saúde mental dos profissionais das equipes de três municípios do Estado de São Paulo. Além dos conceitos de violência já discutidos, o autor acrescenta a violência indireta, caracterizada pelo convívio diário com situações de violência doméstica e social, como a miséria, a falta de recursos adequados e a impotência para propor alternativas.[18]

Foi identificado que o convívio diário e intenso dos profissionais com os usuários e a comunidade promove maior humanização do atendimento e uma visão mais concreta dos problemas. Por outro lado, muitos profissionais mencionaram sensação de impotência diante de situações de miséria e violência, principalmente nos municípios que implantaram as equipes da ESF em áreas de maior vulnerabilidade. Os agentes comunitários de saúde relataram sentir insegurança quando se deparavam com situações de violência extrema.[18]

> Maria ficou em estado de choque. Com muito custo, conseguiu retornar à unidade e relatar o ocorrido para os demais agentes comunitários, que ainda não haviam saído para as visitas. Todos ficaram consternados [...][18]

Trabalhadores que sofreram atos de violência laboral podem desenvolver agravos à saúde, como distúrbios do sono, depressão, transtorno do estresse pós-traumático (TEPT), irritabilidade, que repercutem no desenvolvimento das suas atividades e no funcionamento do serviço.[12]

> Maria, por sua vez, tirou uma licença-saúde no mesmo dia e ainda não retornou ao trabalho.[18]

Os efeitos dessa violência incluem sintomas de medo, desânimo, indignação, conformismo, perda de sentido no trabalho, baixa autoestima, podendo agravar e acarretar maior número de absenteísmo, rotatividade dos profissionais, afastamentos e desestruturação da organização do trabalho.[12,16]

Para romper com a circularidade da violência, são necessárias ações que mobilizem as dimensões políticas, governamentais, sociais, institucionais e comunitárias.[12] Uma resposta abrangente à violência é aquela que não só protege e apoia as vítimas da violência e reduz a sua perpetração, mas que também promove a não violência, uma cultura de paz.

Em outras palavras, na lógica do SUS, a resolução do problema da violência também é uma questão de saúde pública que implica a participação social no controle das instituições e na construção participativa de políticas. Por esse motivo, os Conselhos de Saúde, em todos os níveis de atuação, são, entre diversas outras temáticas, a base para se discutir a relação entre violência e saúde.

Outro princípio fundamental é a articulação intersetorial, ou seja, a construção de uma rede de cuidado e acompanhamento do cidadão a partir da qual os sujeitos em condição de vulnerabilidade social sejam amparados pelo Estado para a desconstrução de ambientes favoráveis à emergência de situações de violência, mas, ao mesmo tempo, sejam identificadas situações nas quais a violência esteja ocorrendo para a atuação sobre ela.

Compreendendo a cultura de paz

Em 20 de novembro de 1997, a Organização das Nações Unidas (ONU) proclamou o ano 2000 como o Ano Internacional da Cultura de Paz, dando início a uma mobilização mundial e articulação entre movimentos internacionais para transformar conjuntamente os princípios que regem a Cultura de Paz em ações concretas. Para tanto, a década 2001-2010 foi definida, como a Década Internacional da Promoção da Cultura de Paz e Não Violência em Benefício das Crianças do Mundo, sob coordenação da Organização das Nações Unidas para a Educação, Ciência e Cultura (UNESCO).[2]

A cultura de paz passou a ser conceituada como " [...] um conjunto de valores, atitudes, comportamentos e modos de vida que rejeitam a violência e previnem conflitos por atacar suas causas e resolver seus problemas por meio do diálogo e do entendimento entre indivíduos, grupos e nações".[2]

São considerados oito eixos temáticos que devem orientar suas ações, descritos no Quadro 84.3.

Em 2009, a ONU apresentou um relatório com a visão geral das atividades realizadas pela UNESCO (*International Decade for a Culture of Peace and Non-Violence for the Children of the World*, 2001-2010), encorajando a continuidade da proposta da Cultura de Paz em programas, com especial ênfase em ações de âmbito nacional.[23] O programa é considerado como um dos mais bem-sucedidos concebidos pela UNESCO, uma vez que mobiliza instituições governamentais e não governamentais de todo o mundo, beneficiando milhares de pessoas.[2]

Na saúde, a proposta de uma cultura de paz, portanto, passa a orientar e articular suas ações na prevenção da violência,

---

Quadro 84.3 | Eixos temáticos norteadores da cultura de paz

Promover cultura de paz pela educação: o que implica uma revisão curricular que promova valores, atitudes e comportamentos que fomentem resolução pacífica de conflitos, privilegiando o diálogo e a construção de consensos.

- ▶ Incentivo a uma economia sustentável e o desenvolvimento social: partindo do pressuposto de que as iniquidades sociais e as situações de pobreza ferem a dignidade humana, devem-se fortalecer grupos com necessidades especiais, sobretudo as mulheres
- ▶ Compromisso com o respeito a todos os direitos humanos: os direitos humanos são a base para uma cultura de paz
- ▶ Equidade entre os gêneros
- ▶ Promoção da participação democrática de todos
- ▶ Avanço na compreensão, na tolerância e na solidariedade
- ▶ Comunicação participativa e livre fluxo de informações e conhecimento
- ▶ Paz e segurança internacional

Fonte: Brasil.[2]

como pode ser visto na Política Nacional de Promoção de Saúde (PNPS), revista em 2014 pelo Ministério da Saúde (MS). Nela, há clara referência à cultura de paz para a prevenção da violência.

Nesse sentido, algumas experiências têm sido relatadas com o intuito de diminuir o impacto da violência e dos acidentes sobre as pessoas e construir ambientes de paz, como a criação de redes de cuidado. A criação de redes de cuidado é importante para fortalecer a garantia dos direitos e a cidadania. Preconiza-se que tais redes de cuidado tenham a participação de organizações não governamentais, da comunidade e de organizações públicas, como delegacias de polícia, conselhos municipais de saúde, educação e assistência, conselho tutelar, ministério público, entre outras. Faz-se necessária a capacitação profissional e a organização dos serviços com o intuito de ampliar a escuta, melhorar o acolhimento, o atendimento e o referenciamento para outros níveis, quando necessário.[24]

A construção de uma rede de cuidado

Em 1999, Valla criticava a eficiência da ação médica na produção da saúde da população brasileira pois, segundo ele, as precárias condições sociais teriam um impacto decisivo no adoecimento de uma dada população. Como solução para esse problema, sugeriu o conceito de "apoio social", como uma relação de reciprocidade entre indivíduos de um dado contexto que se fortalecem mutuamente e com isso promovem a saúde.[25] A proposta de apoio social como promoção da saúde, desenvolvida de forma intersetorial, faz-se presente nas políticas públicas do Brasil contemporâneo.

Educação, assistência social, trabalho e esportes são apenas algumas das áreas que compõem a integralidade das ações voltadas para a promoção da saúde e, portanto, do desenvolvimento humano. Como tal, empreendem ações no combate à violência. Na saúde, a integralidade é "[...] o conjunto articulado e contínuo das ações e serviços preventivos e curativos, individuais e coletivos, exigidos para cada caso em todos os níveis de complexidade do sistema".[7]

A integralidade está instituída nas políticas públicas de assistência social desenvolvidas no Brasil no Programa de Assistência Integral à Família, integrante do Sistema Único de Assistência Social, que reorganiza e regula, em todo o território nacional, os serviços, os programas, os projetos e os benefícios socioassistenciais. Por meio do Centro de Referência da Assistência Social (CRAS), um equipamento estatal que tem como objetivo ser uma referência local da assistência social, concretiza os direitos socioassistenciais, ofertando e coordenando em rede os serviços, os programas e os projetos que previnam situações de riscos por meio do desenvolvimento de potencialidades, aquisições e fortalecimento de vínculos familiares e comunitários. Nesse sentido, o CRAS se apresenta como importante parceiro da saúde, ao promover ações voltadas para o acompanhamento de famílias em situação de risco.[26] O processo altamente territorializado e capilarizado no qual se vêm constituindo as ações da ESF encontra similaridade nos trabalhos desenvolvidos pelo CRAS, cuja proposta também é ser referência e porta de entrada para os serviços da assistência social. Segundo documento do Conselho Federal de Psicologia, "[...] essas atuações ocorrem dentro da lógica de trabalho em rede, articulado, permanente e não ocasional, no reconhecimento da realidade local, na sua complexidade, nas suas brechas, nas suas possibilidades de alterar o que está posto".[26]

Há, ainda, a proposta da gestão da educação permanente em saúde, formalizada pela Política Nacional de Educação Permanente em Saúde (PNEPS), que propõe mudanças tanto nas práticas de saúde quanto nas práticas de educação na saúde, funcionando como rodas de debate e de construção coletiva. De acordo com a PNEPS, cabe ainda, trabalhar com os elementos que conferem à *integralidade da atenção à saúde* forte capacidade de impacto sobre a saúde da população e que são essenciais para a superação dos limites da formação e das práticas tradicionais de saúde, quais sejam: acolhimento, vínculo entre usuários e equipes, responsabilização, desenvolvimento da autonomia dos usuários e resolubilidade da atenção à saúde.[27,28]

Nesse sentido, a educação tem uma contribuição significativa na internalização das referências de autonomia, de liberdade e de crescimento da consciência cidadã.[3,29] Segundo Gomes e cols.:[29]

> [...] a importância do conhecimento sobre direitos e deveres como o patamar básico das relações humanas e da busca da igualdade, o que, na realidade, constitui o cerne da prevenção à violência, quando se sabe que a violência é exatamente o não reconhecimento do outro em grau de igualdade.

Um dos princípios fundamentais do combate à violência é minimizar essa iniquidade, dando poder de forma socialmente aceitável àqueles que não o tem e controlando o poder daqueles que o exercem. A participação democrática da população contribuiria para o desenvolvimento das políticas públicas – cuja principal finalidade é cuidar do bem comum – atuando de forma a avaliar como essas são preconizadas e implementadas. Segundo Coelho, a organização democrática da comunidade fomenta a participação da população nos Conselhos, tornando-os mais efetivos no controle e no aprimoramento das políticas públicas (Quadro 84.4).[30]

Os Conselhos de Saúde podem ser considerados como o alicerce da proposta que orientou a discussão da 8ª CNS. A relação é clara, uma vez que o pressuposto é garantir o controle social sobre as políticas de saúde, bem como a proposição de novas políticas para o setor. Em outras palavras, os Conselhos seriam a oportunidade de encontro entre aqueles que utilizam, pensam e executam o SUS, atuando para a produção de um ambiente saudável e, nessa lógica, livre da violência.

> O CMS participa da gestão da saúde em diferentes frentes, na fiscalização das unidades de atendimento, na elaboração de

Quadro 84.4 | Conselhos de saúde

Os conselhos de saúde são os órgãos de controle do SUS pela sociedade nos níveis municipal, estadual e federal. Eles foram criados para permitir que a população possa interferir na gestão da saúde, defendendo os interesses da coletividade para que eles sejam atendidos pelas ações governamentais

O legítimo representante dos cidadãos usuários do SUS defende os interesses e as necessidades da população que mais precisa e usa os serviços do SUS, exercendo o controle social ao lutar para garantir, na prática, o direito constitucional à saúde com qualidade e o respeito à dignidade humana

Os conselhos de saúde funcionam como colegiados de caráter permanente e deliberativo, isto é, devem funcionar e tomar decisões regularmente, acompanhando, controlando e fiscalizando a política de saúde e propondo correções e aperfeiçoamentos em seu rumo. São componentes dos Conselhos os representantes do governo, dos prestadores de serviços, dos profissionais de saúde e usuários

Fonte: Brasil.[31]

políticas e no controle orçamentário e econômico, a partir de resoluções, recomendações e moções, sendo as decisões acerca desses assuntos realizadas de forma conjunta entre sociedade, gestores, prestadores e trabalhadores na área da saúde em plenária aberta.[32]

Nos idos de 1967, Freire[33] dizia que faltava à população brasileira uma experiência que tornasse o exercício da democracia um processo realmente participativo. Passados 50 anos desse texto, é visto que a apropriação cotidiana dos espaços de participação ainda enfrenta dificuldades e os conselhos de saúde não são exceção.

Um rápido levantamento da literatura sobre o funcionamento dos conselhos municipais de saúde atesta as dificuldades enfrentadas para o cumprimento de seus princípios fundamentais. Os estudos, embora não possam ser considerados conclusivos, apontam, por um lado, para os avanços na tentativa de institucionalização de políticas sociais de acordo com a concepção de saúde do SUS, bem como sua relação com a prevenção da violência. Por outro lado, evidenciam os limites impostos por nossa "inexperiência democrática", que esbarra insistentemente nos vícios de um modelo centralizador na condução dessas políticas e nos problemas de representação que tende a favorecer setores profissionais e administrativos com *status* privilegiado. De acordo com Lopes e cols.,[32] trata-se de um processo de construção de um modelo democrático, que necessariamente deve passar pelo exercício de seus membros. A capacitação de conselheiros e investimento na educação democrática da população permitiriam o aprofundamento da participação e da responsabilidade dos cidadãos no controle social e na construção de políticas públicas.[32] Ações de prevenção e combate à violência em âmbito local: a comunidade em foco.

A partir do que foi exposto, as ações contra a violência devem pressupor a promoção de condições favoráveis para o desenvolvimento humano, familiar, comunitário e social. Nessa linha, o RMVS reconhece que o grau de integração social em uma comunidade afeta os índices de violência e recomenda a realização de parcerias entre as políticas públicas e as formas legitimadas de organização local.[1]

Nesse sentido, Santos descreve como a comunidade de uma favela em Belo Horizonte, Minas Gerais constituiu democraticamente a associação comunitária e, a partir de deliberações coletivas, passou a reivindicar e constituir os serviços de atendimentos essenciais. Foram criados, além da própria organização da associação comunitária, o centro de saúde da comunidade, a escola e a creche. O aprendizado de relações democráticas nessa comunidade, fortalecido pela capacidade real de melhorar a qualidade de vida, favoreceu a responsabilidade e a solidariedade de seus membros para a resolução de seus problemas. Nesse contexto, as lideranças eram frequentemente solicitadas a mediar conflitos entre vizinhos, intrafamiliares, etc. As práticas desenvolvidas pelas lideranças comunitárias colocavam-nas em um lugar privilegiado, não apenas na avaliação das políticas públicas, mas também como referência no seu desenvolvimento.[34]

Contudo, com a chegada desordenada de novos moradores à comunidade, desestabilizou-se e enfraqueceu-se a associação comunitária, o que ocasionou a entrada do tráfico de drogas no local. Em outras palavras, a desconstrução de relações de reciprocidade naquela favela enfraqueceu os vínculos e nutriu interesses particulares em detrimento da noção de comunidade. Tal relato coincide com a avaliação do RMVS sobre a emergência da violência coletiva a partir da migração maciça de populações para uma nova região.

Pode-se evidenciar a importância das lideranças comunitárias como portadores de um saber sobre a comunidade, as relações de poder nela envolvidos, sua história, valores e dificuldades. Segundo o RMVS, não é surpreendente que as soluções mais inovadoras tenham vindo da comunidade e dos níveis locais do governo, exatamente daqueles que, cotidianamente, se acham mais próximos do problema.

De forma complementar aos processos de organização política coletiva, as manifestações culturais encerram um grande potencial para ressignificar contextos de violência. Nunes (2005), ao analisar um grupo de capoeira e outro de *reggae* na periferia de Salvador, Bahia como estratégias populares de enfrentamento da violência urbana, ressalta a capacidade transformadora de atividades vinculadas à cultura popular.[35] Nos dois projetos, são desenvolvidos metodologias e conteúdos de ensino centrados no estabelecimento de limites e regras para os jovens, veiculados em um ambiente afetuoso e amoroso, a partir de uma proposta artística que resgata elementos do contexto histórico e da matriz cultural em que eles estão inseridos e pelos quais foram formados.

A esse respeito, Nunes enfatiza a relação direta entre o efeito positivo das manifestações culturais e a construção de uma rede de sentidos que ela proporciona aos participantes, no interior de relações sociais concretas.[35] Por essas razões, para serem efetivas na modificação de contextos de violência, tais práticas necessitam dialogar com uma identidade coletiva das pessoas da comunidade, emergida a partir dos valores fundamentais que consolidaram ao longo de suas trajetórias. Dessa forma, elas têm a possibilidade de iniciar uma reflexão acerca de projetos de vida alternativos para si, sob uma ótica solidária e harmoniosa.

Do ponto de vista da ação institucional, em adição às medidas preventivas e promotoras da cultura de paz, a construção de redes intersetoriais de cuidado é a chave para a elaboração de uma resposta adequada à questão da violência como problema de saúde. Nesse sentido, a experiência do Programa Iluminar Campinas (Pedrosa), criado em 2001 e existente até hoje, pode servir como modelo e inspiração para outras iniciativas similares.[36]

Inicialmente voltado para o cuidado à violência sexual contra mulheres, o programa foi estruturado como uma parceria entre diversos órgãos governamentais das áreas de saúde, educação, segurança pública e organizações da sociedade civil. O fluxo de atendimento foi organizado em dois níveis: a rede de cuidados indiretos, composta por vários órgãos e entidades das mais diversas áreas (educação, assistência social, sociedade civil organizada, autoridade policial, etc.), e a rede de cuidados diretos (serviços de saúde), responsável pela prestação dos cuidados de urgência. Foi também desenvolvido um sistema eletrônico municipal para notificação dos casos de violência doméstica contra crianças e adolescentes, violência sexual em qualquer idade ou sexo e de exploração sexual comercial de crianças e adolescentes, denominado SISNOV e posteriormente integrado ao Sistema de Informação sobre Agravos de Notificação (SINAN). Os bons resultados obtidos ao longo dos anos e a continuidade do programa ao longo de sucessivas mudanças de gestão municipal reiteram o sucesso da construção da rede de atenção à violência em Campinas.[36]

Uma experiência exitosa de reorganização do processo de trabalho de unidades de saúde e das relações entre trabalhadores e comunidade com vistas a minimizar as consequências da violência é a Estratégia do Acesso Mais Seguro (AMS), desenvolvida em parceria entre a Secretaria Municipal de Saúde do Rio de Janeiro e o Comitê Internacional da Cruz Vermelha.[37] A partir dela, são estabelecidos procedimentos que previnem incidentes violentos e reduzem suas consequências, partindo da premissa que a violência é uma variável de saúde pública e, como tal, deve ser integrada ao funcionamento das unidades.

O programa apresenta significativa redução dos sintomas de estresse e ansiedade entre os profissionais e, por isso, foi implantado em cinco áreas do município do Rio de Janeiro, sendo replicado em mais 12 cidades, incluindo Porto Alegre e Florianópolis, a pedido de autoridades locais.[37] O programa AMS prevê que cada unidade de saúde elabore um plano local de AMS a partir das características do território onde está inserida e da experiência e vivência dos profissionais que lá trabalham. Esse plano, construído colaborativamente por todos os profissionais da equipe, determina qual o fluxo de informações e qual a sequência de ações a serem postas em prática diante de um incidente violento.

A lógica do AMS estrutura-se em torno de dois eixos: identificação e classificação dos riscos e reorganização do processo de trabalho da unidade. A classificação dos riscos tem como pressuposto a necessidade de padronizar a percepção dos eventos que podem culminar em incidentes violentos. Essa padronização definirá a sequência de ações que toda a equipe deverá adotar, de maneira uniforme, consistente e integrada. São propostos três fatores para embasar a classificação dos riscos: a probabilidade de acontecer, a frequência com que ocorre e a gravidade de suas consequências. Além da classificação dos riscos, o AMS está ancorado na reorganização do processo de trabalho mais seguro na unidade de saúde, divididos em aceitação, identificação e comunicação.

Uma vez adotadas tais medidas, toda a equipe da unidade deve reunir-se para sistematizar e escrever as atitudes e os comportamentos a serem adotados caso aconteça algum incidente violento, a partir da classificação dos riscos. Essas estão mais detalhadas no documento "Para construir um acesso mais seguro".[37]

Estratégias para o enfrentamento da violência nos serviços de saúde

A OMS, em parceria com a OIT, elaborou diretrizes para o enfrentamento da violência nos serviços de saúde que preveem o planejamento de ações, a identificação da violência, as medidas de intervenção e a avaliação das medidas propostas.[14]

Planejamento

O planejamento deve integrar ações de prevenção e tratamento, incluindo a reabilitação daqueles que já sofreram a violência. A prevenção deve ser um processo dinâmico com eliminação das causas da violência e avaliação em longo prazo das medidas implantadas. Para alcançar resultados mais eficazes, as ações preventivas devem abranger o entorno do trabalho, a organização do serviço, a relação interprofissional, pela participação e inclusão de todos os envolvidos.

Reconhecimento da violência no ambiente de trabalho

Apesar de todos os profissionais correrem o risco de sofrer violência nos serviços de saúde, é importante identificar que enfermeiros, profissionais que trabalham nas ambulâncias, médicos e auxiliares/técnicos de enfermagem são os trabalhadores que mais estão expostos ao risco de sofrer algum tipo de violência. Quanto às características dos serviços de saúde, existem algumas condições relacionadas ao maior risco de ocorrência de violência, que podem ser lidas no Quadro 84.5. Deve-se dar maior atenção ao serviço de saúde com história prévia de violência que apresenta número elevado de afastamentos, faltas e grande rotatividade dos servidores.

Importante reconhecer quem são os principais autores da violência, com o cuidado para evitar estereótipos e rótulos. Alguns sinais devem ser observados:

- Atitude e postura agressiva do usuário.
- Manifestação de irritação, frustração ou descontentamento.
- Alterações do tom da voz e da tensão muscular.
- Presença desses sinais em situações tensas.

Intervenções

Após reconhecer a ocorrência da violência e as possíveis situações de risco, devem-se promover estratégias e ações para tentar prevenir a violência nos ambientes de trabalho, conforme descrito no Quadro 84.6.

Avaliação

Todas as intervenções devem ser reavaliadas, com intuito de verificar a eficácia das ações implantadas, discutindo os resultados encontrados periodicamente. Estimular a participação dos trabalhadores na elaboração dos critérios de avaliação, sua aplicação e na modificação dessas medidas, quando necessário. Promover uma gestão contra a violência no trabalho, a partir de uma análise da cultura local da organização do trabalho e do entorno dos serviços de saúde.

CONCLUSÃO

Apesar da multicomplexidade da causalidade da violência e dos acidentes, a OMS defende que eles são passíveis de serem evitados e que ações preventivas precisam ser incentivadas e implan-

---

Quadro 84.5 | Condições que podem conferir maior risco de violência

- ▶ Serviços de saúde situados em regiões urbanas populosas com alto grau de criminalidade
- ▶ Serviços de saúde pequenos em regiões isoladas
- ▶ Número deficiente de profissionais
- ▶ Recursos insuficientes e inadequados
- ▶ Situações precárias de trabalho
- ▶ Serviços com uma cultura de tolerância e aceitação da violência
- ▶ Organização do serviço com base na intimidação
- ▶ Profissionais com dificuldades nas relações interpessoais e de comunicação
- ▶ Profissionais mais jovens e mulheres
- ▶ Profissionais substitutos

Quadro 84.6 | Intervenções para prevenir situações de violência nos serviços de saúde

▶ Promoção de um ambiente de trabalho com base na humanização das ações

▶ Adequação do número de profissionais, principalmente nos horários de maior movimento, plantões noturnos, durante os horários das refeições, nos setores de acolhimento, urgência e emergência

▶ Rodízio dos profissionais em ambientes de maior demanda e dos profissionais mais novos

▶ Adequação de escalas para evitar que os profissionais permaneçam sozinhos em ambientes de risco

▶ Divisão das atividades em turnos e retaguarda para profissionais em situações de risco

▶ Criação de ambientes de comunicação e diálogo, com ênfase no respeito à dignidade das pessoas, favorece ambientes mais agradáveis e pode contribuir para diminuir ou eliminar situações de violência

▶ Promoção de espaços de discussão entre gerentes e funcionários por meio de sessões de informação, reuniões gerais, participação e formação de grupos e trabalho em equipe

▶ Disponibilização de informação aos usuários e seus acompanhantes evitando longos períodos de espera, sobretudo em situação de urgência, pode reduzir o risco de violência física e verbal

▶ Educação dos usuários sobre seus direitos e deveres, assim como as sanções aplicadas aos autores de violência contra profissional de saúde

▶ Os profissionais em situação de risco (ambulância, áreas de maior vulnerabilidade e atividades no domicílio) devem ter protocolos fáceis, meios eficazes de comunicação, parcerias com postos policiais locais, centros comunitários, etc.

▶ Planejamento das consultas adequando a demanda aos recursos

▶ Evitação de aglomerações nas unidades

▶ Redução do tempo de espera

▶ Planejamento das visitas domiciliares em horários menos críticos

tadas. Cabe aos serviços de saúde, além de promover uma boa assistência, adotar uma postura mais proativa na elaboração de parcerias para atuar na prevenção da violência e dos acidentes e na promoção da saúde e da cultura de paz.[19]

REFERÊNCIAS

1. Krug EG. World report on violence and health. Geneva: WHO; 2002.

2. Brasil. Ministério da Saúde. Prevenção de violências e cultura de paz III. Painel de indicadores do SUS [Internet]. Brasília: Organização Pan-Americana da Saúde; 2008 [capturado em 18 dez. 2017]. Disponível em: http://bvsms.saude.gov.br/bvs/publicacoes/painel_indicadores_sus_n5_p1.pdf.

3. Caldeira TPR. Cidade de muros: crime, segregação e cidadania em São Paulo. 3. ed. São Paulo: Editora 34; 2011.

4. Universidade de São Paulo. Núcleo de Estudos da Violência. Relatório mundial sobre a prevenção da violência. São Paulo: WHO; 2014.

5. Concha-Eastman A, Malo M. Da repressão à prevenção da violência: desafio para a sociedade civil e para o setor saúde. Ciênc Saúde Coletiva. 2006;11(Supl 1):1179-1187.

6. Minayo MCS. A inclusão da violência na agenda da saúde: trajetória histórica. Ciênc Saúde Coletiva. 2006;11(Supl 1):1259-67.

7. Brasil. Lei n. 8.080, de 19 de setembro de 1990 [Internet]. Brasília: Casa Civil; 1990 [capturado em 18 dez. 2017]. Disponível em: http://www.planalto.gov.br/ccivil_03/Leis/L8080.htm.

8. Brasil. Ministério da Saúde. Secretaria de Vigilância em Saúde. Secretaria de Atenção à Saúde. Política Nacional de Promoção da Saúde. 3. ed. Brasília: MS; 2014.

9. Brasil. Ministério da Saúde. DATASUS [Internet]. Brasília: DATASUS; 2017 [capturado em 18 dez. 2017]. Disponível em: http://tabnet.datasus.gov.br/cgi/deftohtm.exe?sim/cnv/obt10uf.def.

10. Mascarenhas MDM, Barros MBA. Evolução das internações hospitalares por causas externas no sistema público de saúde – Brasil, 2002 a 2011. Epidemiol Serv Saúde 2015;24(1):19-29.

11. Brasil. Ministério da Saúde. Portaria n. 737, de 16 de maio de 2001 [Internet]. Brasília: Casa Civil; 2001 [capturado em 18 dez. 2017]. Disponível em: http://bvsms.saude.gov.br/bvs/saudelegis/gm/2001/prt0737_16_05_2001.html.

12. Batista CB, Campos AS, Reis JC, Schall VT. Violência no trabalho em saúde: Análise em unidades básicas de saúde de Belo Horizonte, Minas Gerais. Trab Educ Saúde. 2011;9(2):295-317.

13. Marziale MHP. A violência no setor de saúde. Rev Latino-am Enferm. 2004;12(2):147-8.

14. Organización Internacional del Trabajo. Directrices marco para afrontar la violencia laboral en el sector de la salud. Ginebra; 2002.

15. Santos EA Jr, Dias EC. Violência no trabalho: uma revisão da literatura. Rev Bras Med Trab. 2004;2(1):36-54.

16. Lancman S, Ghirardi MAG, Castro ED, Tuacek TA. Repercussões da violência na saúde mental de trabalhadores do Programa Saúde da Família. Rev Saúde Pública. 2009;43(4):683-8.

17. Martino V. Workplace violence in the health sector: country case studies [Internet]. Geneva: WHO; 2002 [capturado em 18 dez. 2017]. Disponível em: http://www.who.int/violence_injury_prevention/violence/activities/workplace/WVsynthesisreport.pdf

18. Lancman S, Sznelwar LI, Uchida S, Tuacek TA. O trabalho da rua e a exposição à violência no trabalho: um estudo com agentes de trânsito. Interface-Comunic, Saúde, Educ. 2007;11(21):79-92.

19. Silva IR, Aquino EML, Pinto ISM. Violência no trabalho em saúde: a experiência de servidores estaduais da saúde no Estado da Bahia, Brasil. Cad Saúde Pública. 2014;30(10):2112-22.

20. Smith-Pittman MB, Mckoy YD. Workplace violence in healthcare environments. Nursing Forum. 1999;34(3):5-13.

21. Palácios M, coordenador. Violência no trabalho no setor saúde: Rio de Janeiro. Rio de Janeiro: UFRJ; 2002.

22. Santos EA Jr, Dias EC. Médicos vítimas da violência no trabalho em unidades de pronto atendimento. Cad Saúde Coletiva. 2005;13(3):705-722.

23. World Health Organization. International decade for a culture of peace and non-violence for the children of the world, 2001-2010. Genebra; 2009.

24. Melman J, Ciliberti ME, Aoki M, Figueira N Jr. Tecendo redes de paz. Saúde Soc. 2009;18(Supl 1):66-72.

25. Valla VV. Educação popular, saúde comunitária e apoio social numa conjuntura de globalização. Cad Saúde Pública. 1999;15(Supl 2):7-14.

26. Centro de Referência Técnica em Psicologia e Políticas. Referência técnica para atuação do(a) psicólogo(a) no CRAS/SUAS/Conselho Federal de Psicologia (CFP). Brasília; 2007.

27. Brasil. Ministério da Saúde. Política de educação e desenvolvimento para o SUS: caminhos para a educação permanente em saúde: pólos de educação permanente em saúde. Brasília; 2004.

28. Brasil. Portaria n. 1.996, de 20 de agosto de 2007 [Internet]. Brasília: MS; 2007 [capturado em 18 dez. 2017]. Disponível em: http://bvsms.saude.gov.br/bvs/saudelegis/gm/2007/prt1996_20_08_2007.html.

29. Gomes R, Minayo MCS, Assis SG, Njaine K, Schenker M. Êxitos e limites na prevenção da violência: estudo de caso de nove experiências brasileiras. Ciênc Saúde Coletiva. 2006;11(Supl 1):1291-302.

30. Coelho VSP. Conselhos de saúde enquanto instituições políticas: o que está faltando? In: Coelho VSP, Nobre M, organizadores. Participação e deliberação: teoria democrática e experiências institucionais no Brasil contemporâneo. São Paulo: Editora 34; 2004.

31. Brasil. Ministério da Saúde. O SUS de A a Z: garantindo saúde nos municípios. 3. ed. Brasília; 2009.

32. Lopes B, Silva E, Martins S. Conselho Municipal de Saúde sob a ótica de seus conselheiros: estudo realizado em uma capital brasileira. Interações. 2016;17(2):163-72.

33. Freire P. Educação como prática de liberdade. Rio de Janeiro: Paz e Terra; 1967.

34. Santos ML. O lugar da escola pública na construção da identidade de alunos e ex-alunos da Vila São Nazi [tese]. Campinas: PUC Campinas; 2009.

35. Nunes M. Idiomas culturais como estratégias populares para enfrentar a violência urbana. Ciênc Saúde Coletiva. 2005;10(2):409-18.

36. Pedrosa CM, Diniz CSD, Moura, VGAL. O Programa Iluminar Campinas: a construção de uma política intersetorial e interinstitucional para o enfrentamento da violência como um problema social. Ciênc Saúde Coletiva. 2016;21(6):1879-87.

37. Comitê Internacional da Cruz Vermelha. Programa Acesso Mais Seguro [Internet]. Rio de Janeiro: CICV; 2016 [capturado em 18 dez. 2017]. Disponível em: https://www.icrc.org/pt/document/o-programa-acesso-mais-seguro.

CAPÍTULO 85

Principais benefícios sociais

Deidvid de Abreu

Aspectos-chave

▶ Os benefícios sociais e previdenciários foram conquistados por meio da luta dos trabalhadores em diferentes momentos da história. O Estado mínimo propõe deliberadamente a redução desses direitos, sendo esta fortalecida pelos movimentos das contrarreformas no campo da saúde, assistência e previdência social. Nesse sentido, deve-se considerar que o campo dos direitos sociais e previdenciários é objeto de interesses difusos, sendo tais espaços importantes campos de atuação e participação dos profissionais de saúde.

▶ Tratando-se de saúde em um contexto mais amplo, os benefícios sociais devem ser considerados aspectos fundamentais no cuidado em saúde, já que instituídos como direitos sociais contribuem para a subsistência das famílias e para a manutenção da vida.

▶ Ao reconhecer a importância dos benefícios sociais no campo da saúde, é fortalecida também a necessidade de uma atuação interdisciplinar que garanta um cuidado integral, considerando as diferentes necessidades sociais das pessoas. A atuação interdisciplinar não destitui as especificidades profissionais. Nesse sentido, torna-se importante reconhecer a essencialidade da presença dos assistentes sociais nas equipes multiprofissionais em saúde, sendo esses profissionais detentores de aportes teóricos e práticos que contribuem para a garantia do acesso aos benefícios e direitos sociais.

Por que falar em benefícios sociais no contexto da saúde?

O conceito de saúde é amplo e complexo e são encontradas na literatura diferentes formas de abordagem e conceituação. Sugere-se, conforme discutido neste *Tratado*, que a saúde seja reconhecida como objeto múltiplo e plural, podendo, ser considerada na sua pluralidade e definida como "saúdes".[1] A saúde como objeto multifacetado relaciona-se com diferentes fatores, sejam eles ambientais, culturais, sociais, genéticos e hereditários, espirituais, políticos e econômicos, entre outros. Ao considerar que a saúde é constituída a partir desses fatores, associamos que ela, ou mesmo sua ausência, também é produto do acesso ou da negação aos direitos sociais, que, muitas vezes, podem ser materializados em benefícios sociais, podendo compor os benefícios socioassistenciais e previdenciários.

Nesse sentido, a discussão que será apresenta a seguir tem como objetivo contribuir para o reconhecimento dos benefícios sociais como ferramentas e componentes do campo da cidadania. Eles também são importantes no contexto da saúde humana, tendo em vista que possibilitam que os sujeitos tenham acesso a recursos financeiros/sociais que, por sua vez, contribuem para a melhor qualidade e reprodução da vida.

A história dos benefícios sociais no Brasil ou proteção social no Brasil

Dos tempos coloniais até o século XIX, a assistência social e os cuidados com os pobres foram considerados assuntos de caridade cristã no Brasil, especialmente por meio da expansão dos hospitais beneficentes, dos quais as Santas Casas de Misericórdia forneciam serviços fundamentais. O interesse oficial com a assistência aos pobres era limitado, não oferecendo nenhuma provisão que desse suporte à grande parte da massa humana que se encontrava meio à transição de uma sociedade baseada no trabalho escravo para outra, a que se vinculava ao trabalho assalariado, ocorrendo no momento da abolição da escravatura. Ao longo do século XX, o que chamamos hoje de Política de Assistência Social era exercitado como mero sistema local de administração da pobreza com traços marcadamente clientelistas. Naquele tempo, investimento e continuidade das ações dependiam da decisão política vigente, não estando baseadas nas noções dos direitos sociais ou civis. A assistência social, desde os seus primeiros passos e até o final do século XX e início do XXI, foi marcada por um traço fortemente assistencialista, no qual o primeiro-damismo e a caridade eram características quase sempre presentes.[2]

As primeiras ações de seguro social financiadas de forma pública surgiram na era Vargas (1930-1945), quando o período da industrialização transformou a sociedade brasileira, ao formar o que se chamou de classe trabalhadora urbana. Nesse momento, os trabalhadores, ao pressionarem o governo federal, conquistaram formas de seguro social, baseadas no princípio contributivo individual e cofinanciados pelo empregador e pelo Estado, inspirado no modelo bismarckiano, implantado na Alemanha em fins do século XIX.[2]

Primeiramente, foram instituídas as Caixas de Aposentadoria e Pensões (CAPs) como forma de capitalização entre trabalhadores e empresas. Após, foram criados os Institutos de Aposentadoria e Pensões (IAPs), contando agora com financiamento governamental, sendo que inicialmente os beneficiários eram apenas os trabalhadores formais e de categorias profissionais específicas. As CAPs, como primeira intervenção governamental na área previdenciária, foram instituídas pela Lei Eloy Chaves, em 1923, e inauguradas pelos trabalhadores ferroviários, como resultado da capacidade de mobilização e reivindicação por melhores condições de trabalho. As CAPs eram definidas por empresas; os IAPs, por categorias profissionais, sendo os marítimos os primeiros a constituírem seu instituto em 1933, seguidos pelos comerciários e bancários, em 1934, e os industriários, em 1936.[3]

As instituições previdenciárias dos assalariados, por um lado, atendiam aos interesses dos trabalhadores, dando-lhes garantias de recursos para a subsistência no momento em que eram obrigados a se afastarem do trabalho, e, por outro, respondiam também aos interesses do empresariado, pois, ao atender a uma reivindicação dos empregados, tornava a situação assalariada atraente e mais tranquila, seguramente pela obtenção de poupança destinada a investimentos em setores fundamentais para implementação do processo industrial.

A inclusão apenas de trabalhadores assalariados nos IAPs resultou na constituição de um "Estado de bem-estar estratificado", que reproduzia, e aprofundava, a desigualdade social no país, pois excluía do acesso aos benefícios advindo dos institutos grupos sociais mais frágeis, entre eles trabalhadores informais e domésticos, trabalhadores rurais e a população indigente, grupos esses que não foram efetivamente incluídos na cobertura da seguridade social até o fim da década de 1960.[2]

Em 1966, consolidou-se a unificação do sistema previdenciário, com a criação do Instituto Nacional de Previdência Social (INPS), agregando todos os IAPs. Na década de 1970, a previdência assumiu a responsabilidade pela prestação da assistência médica, inicialmente aos trabalhadores contribuintes do INPS e depois para os trabalhadores não contribuintes em casos de urgência, utilizando muitos serviços da rede privada. Em 1990, o Instituto Nacional do Seguro Social (INSS) substituiu o INPS, mas continuou a se estruturar nos laços de solidariedade entre as gerações, em que a população que trabalha é a principal contribuinte para a manutenção dos benefícios atuais.[3]

Com a Constituição Federal de 1988,[4] resultado do movimento de redemocratização do país, a perspectiva de seguro social é ultrapassada e elevada à concepção de seguridade social. Esta é entendida como "um conjunto integrado de ações de iniciativa dos poderes públicos e da sociedade, destinadas a assegurar os direitos relativos à saúde, à previdência e à assistência social". A inclusão da previdência, da saúde e da assistência social como integrantes da seguridade social introduziu a noção de direitos sociais universais como parte da condição de cidadania, antes restrita apenas aos beneficiários da previdência social.

A instauração da concepção de seguridade no Brasil implicou o redimensionamento significativo das três políticas que a integram. No caso da saúde, o reconhecimento de que "a saúde é direito de todos e um dever do Estado"[4] marca uma mudança significativa com o modelo securitário representado pela medicina previdenciária, ampliando, assim, a própria concepção de direito à saúde. A assistência social, pela primeira vez, adquire o estatuto de política pública, entendida como área de intervenção do Estado, o que abriu possibilidades para um rompimento com uma história assistencialista. Mesmo na previdência social, na qual se mantém a lógica contributiva que requer uma base atuarial para garantir sua sustentabilidade, se verificou o afrouxamento do vínculo contributivo como princípio estruturante do sistema, legitimando programas conhecidos como os de transferência de renda. Entretanto, há consenso na literatura especializada na avaliação de que a seguridade social, tal como inscrita na Constituição de 1988, não foi, ainda, de fato, implementada em sua totalidade.[5,6]

Mesmo não tendo sido implementada de maneira integral, a seguridade social agora instituída na Constituição Federal[4] buscou reverter a regressão e a exclusão da política social brasileira, mediante adoção de medidas de caráter universal. Nesse movimento, contemplou um conceito mais amplo de seguridade social, na qual introduziu conscientemente características universalistas beveridgianas, isto é, inspiradas no modelo proposto por Lord William Beveridge para o pós-guerra inglês, no sistema de proteção social brasileiro. Nesse sentido, a proposta de Beveridge previa que, além de um eixo contributivo previdenciário, o Estado também provesse benefícios básicos mínimos, financiados por meio de tributos, para evitar pobreza naqueles grupos sociais que possuíssem baixa capacidade contributiva individual.[2]

A seguridade social, então composta por ações de saúde, assistência social e previdência social, forma um conjunto de políticas públicas de proteção social, voltadas ao enfrentamento da pobreza e da violação de direitos. Essas ações percorrem dois caminhos: o da proteção social contributiva e o da proteção social não contributiva.[7]

Proteção social contributiva

A proteção social contributiva refere-se à política de previdência social. É uma proteção contributiva, pois é pré-paga e destina-se aos filiados, e não a toda a população. Por exemplo: estão protegidos os trabalhadores com carteira de trabalho assinada, os que contribuem como autônomos e os trabalhadores rurais que contribuem parcialmente com a previdência social. Entre os direitos sociais contributivos estão a aposentadoria, a pensão por morte e invalidez e o seguro-desemprego.

Proteção social não contributiva

A proteção social não contributiva refere-se ao acesso a serviços e a benefícios, independentemente de pagamento antecipado ou no ato da atenção. Associa-se às ações financiadas a partir da redistribuição da riqueza produzida pela sociedade, afiançando direitos sociais a todos os cidadãos. Entre os direitos sociais não contributivos se encontram a saúde, a assistência social, a educação, a cultura, o desporto, a garantia de renda, a segurança alimentar e nutricional, entre outros. A saúde brasileira tem como marco legal as Leis 8.080 e 8.142, de 1990,[8,9] que a instituem como um direito fundamental do ser humano, de acesso universal, devendo o Estado prover condições para o seu pleno exercício, bem como a inclusão da participação social. Neste contexto, é instituído o Sistema Único de Saúde (SUS), que operacionaliza a atenção à saúde por meio de ações de prevenção, de promoção, de proteção e de recuperação. Por serem universais e gratuitos, os serviços de saúde do SUS são considerados como não contributivos, pois não há exigência de contribuição prévia para acessá-los, nos diferentes níveis de complexidade.

Como a saúde, a assistência social também não exige qualquer contribuição como condição para acesso aos serviços e benefícios nela oferecidos. A assistência social, como política pública de seguridade social, foi regulamentada pela Lei Orgânica de Assistência Social, no ano de 1993. De acordo com essa lei, "a assistência social, direito do cidadão e dever do Estado, é política de seguridade social não contributiva, que provê os mínimos sociais, realizada através de um conjunto integrado de ações da iniciativa pública e da sociedade, para garantir o atendimento às necessidades básicas".[10]

O Sistema Único de Assistência Social (SUAS) é um sistema público que organiza os serviços de assistência social no Brasil, sendo que suas bases de implantação foram consolidadas em 2005. Com um modelo de gestão participativa, ele articula os esforços e os recursos dos três níveis de governo, isto é, municípios, Estados e União, para a execução e o financiamento da Política Nacional de Assistência Social. O SUAS organiza as ações da assistência social em dois tipos de proteção social. A primeira é a *proteção social básica,* destinada à prevenção de riscos sociais e pessoais, por meio da oferta de programas, projetos, serviços e benefícios a indivíduos e famílias em situação de vulnerabilidade social. A segunda é a *proteção social especial,* destinada às famílias e aos indivíduos que já se encontram em situação de risco e que tiveram seus direitos violados devido à ocorrência de abandono, maus-tratos, abuso sexual, uso de drogas, entre outros.[11]

Entre as ações do SUAS há também a oferta de *benefícios assistenciais,* prestados a públicos específicos de forma integrada aos serviços, contribuindo para a superação de situações de vulnerabilidade. Esses benefícios são divididos em duas modalidades: o benefício de prestação continuada (BPC) da assistência social e os benefícios eventuais, como descritos no Quadro 85.1 a seguir.

Para exemplificar uma situação na qual o idoso tem direito ao acesso ao BPC, é apresentado o caso a seguir.

Caso clínico 1

Sr. José, 67 anos, casado há 35 anos com Sra. Margarida, 65 anos. O casal não tem filhos. Residem sozinhos, no município de Jequié/BA. Sr. José é beneficiário do BPC. Sra. Margarida da Silva é do lar. Sr. José é acompanhado pela estratégia de saúde da família (ESF) do município onde reside, pois tem diagnóstico de diabetes e hipertensão. Sra. Margarida sempre acompanha seu esposo nas consultas na Unidade Básica de Saúde (UBS) e relata frequentemente que a renda familiar é insuficiente. Em atendimento pelos profissionais de saúde, discutem a situação com o assistente social da unidade. Ele sugere um atendimento para conhecer a realidade familiar. Durante o atendimento do serviço social, Sra. Margarida relata que a família tem passado dificuldades financeiras, em função do valor de seu aluguel e gastos com medicamentos de uso contínuo. Sra. Margarida foi orientada que tem direito a acessar o BPC para idoso, visto que o benefício do Sr. José, por ser benefício assistencial ao idoso, não entrará no cálculo da renda familiar e não impede a solicitação de um novo benefício para outro idoso da mesma família. A usuária foi referenciada ao Centro de Referência de Assistência Social (CRAS) para atendimento e cadastramento no CAD-Único e, posteriormente, agendamento para acesso ao BPC no INSS.

Quadro 85.1 | **Benefícios assistenciais**

Benefícios	Público-alvo	Critérios de acesso	Onde solicitar	Valor do benefício
Prestação continuada	▶ Idosos com 65 anos ou mais ▶ Pessoa com deficiência de qualquer idade	Para ter direito, é necessário que a renda por pessoa do grupo familiar seja menor do que um quarto do salário-mínimo vigente	Agência da Previdência Social, antes realizar cadastramento no Cad-Único no CRAS	Um salário mínimo vigente
Auxílio natalidade	▶ Mãe ou pai do bebê	▶ Nascimento da criança ▶ Renda por pessoa do grupo familiar estabelecida pela legislação municipal (em geral, menor do que um quarto ou meio salário-mínimo vigente) É um benefício eventual não contributivo da assistência social, recebido em forma de pecúnia ou em bens de consumo, para reduzir vulnerabilidade provocada por nascimento de membro da família. Os bens de consumo consistem no enxoval do recém-nascido, incluindo itens de vestuário, utensílios para alimentação e de higiene, observada a qualidade que garanta a dignidade e o respeito à família beneficiária	CRAS/Secretaria Municipal de Assistência Social, ou equivalente.	Os benefícios eventuais não possuem valor fixo determinado, sendo esses definidos pelos municípios e Distrito Federal
Auxílio por morte	▶ Família	▶ Renda por pessoa do grupo familiar estabelecida pela legislação municipal (em geral, menor do que um quarto ou meio salário-mínimo vigente)	CRAS/Secretaria Municipal de Assistência Social, ou equivalente.	Os benefícios eventuais não possuem valor fixo determinado, sendo esses definidos pelos municípios e Distrito Federal;
Auxílio por vulnerabilidade temporária	▶ Famílias	▶ Pessoa ou família que enfrenta situações de risco, perdas e danos à integridade e outras situações sociais que comprometam a sobrevivência, avaliadas pelo CRAS	CRAS/Secretaria Municipal de Assistência Social, ou equivalente	Os benefícios eventuais não possuem valor fixo determinado, sendo esses definidos pelos municípios e Distrito Federal
Auxílio por calamidade pública	▶ Famílias	▶ Pessoa ou família atingida por situação de calamidade pública Visa a garantir os meios necessários à sobrevivência da família e do indivíduo, com o objetivo de assegurar a dignidade e a reconstrução da autonomia das pessoas e famílias atingidas	CRAS/Secretaria de Assistência Social, ou equivalente	Os benefícios eventuais não possuem valor fixo determinado, sendo esses definidos pelos municípios e Distrito Federal

Fonte: Brasil.[11]

Além dos benefícios instituídos nacionalmente, cada município tem a autonomia de criar auxílios ou outras formas de benefícios sociais para situações específicas, conforme sua realidade e orientação da Política Municipal de Assistência Social. Exemplo factível é o benefício "renda extra" do município de Florianópolis, Santa Catarina. De acordo com a Secretaria de Assistência de Florianópolis/SC, esse benefício é um auxílio em forma de pecúnia, no valor de um salário-mínimo mensal, que busca proporcionar ao idoso com doenças motivadoras de incapacidade física e mental, cuja família é economicamente carente, meios que garantam a melhora de sua qualidade de vida. A forma de acesso ao benefício renda extra é via CRAS.[12]

No Brasil, a previdência social é um direito social, previsto no art. 6º da Constituição Federal de 1988[4] entre os Direitos e Garantias Fundamentais, que garante renda não inferior ao salário mínimo ao trabalhador e a sua família, nas seguintes situações, previstas no art. nº 201 da Carta Magna:

- I – cobertura dos eventos de doença, invalidez, morte e idade avançada;
- II – proteção à maternidade, especialmente à gestante;
- III – proteção ao trabalhador em situação de desemprego involuntário;
- IV – salário-família e auxílio-reclusão para os dependentes dos segurados de baixa renda;
- V – pensão por morte do segurado, homem ou mulher, ao cônjuge ou companheiro e dependentes.

Diferente das políticas de saúde e assistência social, a política de previdência social é organizada sob a forma de regime geral, de caráter contributivo e de filiação obrigatória. Ela permanece, assim, fundada no modelo bismarkiano, seguindo à risca a lógica do seguro social. Por esse fundamento, só possuem acesso aos benefícios previdenciários os chamados segurados e seus dependentes, ou seja, os que estão inseridos em relações formais de trabalho e automaticamente contribuem para o sistema.[13]

Estudo crítico[13] que analisou a lógica de seguro social da previdência social brasileira aponta que a lógica impressa à sistemática de funcionamento da política previdenciária no Brasil restringe o princípio da universalização, presente na Constituição Federal de 1988.[4] De acordo com o estudo, a universalidade se expressa na seguridade social como mecanismo que iguala os cidadãos às mesmas condições de concorrência e que preconiza apenas as garantias jurídicas de acesso aos benefícios, o que não garante a efetivação da proteção social a todo o conjunto da sociedade. Nesse sentido, na política previdenciária, especificamente, esse fundamento fica mais latente à medida que a lógica da contributividade se contrapõe à perspectiva da universalidade. Portanto, é necessário ao trabalhador comprovar contribuições prévias, bem como determinado tempo de carência, dependendo do benefício que pretende acessar.[12]

O Quadro 85.2 apresenta os principais benefícios previdenciários, indicando seu público-alvo, critérios e formas de acesso, bem como os valores e as referências para sua base de cálculo.

O caso a seguir ilustra uma situação na qual o beneficiário tem o direito de acréscimo de 25% na aposentadoria por invalidez, tendo em vista a sua necessidade de cuidados de terceiros de forma permanente.

Quadro 85.2 | **Principais benefícios previdenciários**

Benefícios	Condições	Público-alvo	Carência	Valor
Auxílio-doença	Incapacidade temporária para o trabalho	Os segurados obrigatórios e facultativos	12 contribuições (isenta em caso de acidente de trabalho ou doenças previstas em lei)	91% do SB
Auxílio-acidente	Sequela de acidente que reduza a capacidade para o trabalho	Empregado urbano/rural, empregado doméstico, trabalhador avulso (empresa) e segurado especial (trabalhador rural)	Sem carência	50% do valor do SB
Auxílio-reclusão	▶ Segurado recluso ▶ O último salário de contribuição do cidadão que foi preso deverá ser igual ou menor de R$ 1.292,43 ▶ O segurado não pode estar recebendo salário de empresa nem benefício do INSS	Dependentes do segurado do INSS preso em regime fechado ou semiaberto, durante o período de reclusão ou detenção	Sem carência, mas exige a qualidade de segurado	100% do valor da aposentadoria que receberia caso fosse aposentado por invalidez
Pensão por morte	Morte ou desaparecimento de segurado que tiver sua morte presumida declarada judicialmente	Dependente(s) de segurado	Sem carência, mas exige a qualidade de segurado Dependendo do número de contribuições e/ou idade do dependente, pode variar a duração do benefício	100% do valor da aposentadoria do segurado falecido ou da aposentadoria por invalidez a que teria direito. Se houver mais de um dependente, o valor é dividido em partes iguais

(Continua)

Quadro 85.2 | **Principais benefícios previdenciários** *(Continuação)*

Benefícios	Condições	Público-alvo	Carência	Valor
Salário-família	▶ Ter filho(s) de qualquer condição com menos de 14 anos de idade, ou filho(s) inválido(s) de qualquer idade ▶ Ter remuneração mensal abaixo do valor limite para recebimento do salário-família (R$ 1.292,43), sendo que esse valor sofre alterações anuais ▶ Estar com a caderneta de vacinação ou equivalente, dos dependentes de até 6 anos de idade em dia, apresentação anual ▶ Comprovar frequência escolar dos dependentes de 7 a 14 anos de idade, semestralmente	▶ Segurados empregados (inclusive o doméstico) ▶ Aposentados por idade, invalidez ou por tempo de contribuição	▶ Empregado, empregado doméstico, trabalhador avulso: isenta carência ▶ Contribuinte individual segurado e contribuinte facultativo: 10 contribuições mensais. ▶ Segurado especial: 10 meses anteriores ao fato, de efetivo exercício de atividade rural, mesmo de forma descontínua	Dividido em duas cotas: ▶ R$ 44,09 para segurado que recebe até R$ 859,88 ▶ R$ 31,07 para segurados que recebem de R$ 859,89 a R$ 1.292,43
Salário-maternidade	▶ Estágio final da gravidez (28 dias antes até o parto) ▶ Após o parto (inclusive natimorto) ▶ Adoção de criança ▶ Aborto não criminoso	Todas(os) as(os) seguradas(os), inclusive as(os) desempregadas(os)	▶ ISENTAS: Segurada empregada de microempresa individual, empregada doméstica e trabalhadora avulsa (que estejam em atividade na data do afastamento, parto, adoção ou guarda com a mesma finalidade) ▶ Carência de 10 meses: trabalhadora contribuinte individual, facultativa e segurada especial ▶ Desempregadas, é necessário comprovar a qualidade de segurada no INSS e, conforme o caso, cumprir carência de 10 meses trabalhados	Empregada ou trabalhadora avulsa: valor de seu salário integral ou média dos últimos 6 meses ▶ Empregada doméstica: último salário de contribuição, limitado ao teto no INSS ▶ Contribuinte individual, facultativo e desempregada em período de graça: média dos últimos 12 salários de contribuição, limitado ao teto no INSS ▶ Segurado especial: um salário mínimo vigente
Aposentadoria por invalidez	▶ Incapacidade permanente para o trabalho	▶ Segurados obrigatórios e facultativos	▶ Carência de 12 contribuições	▶ 100% do SB + 25% caso haja necessidade de auxílio permanente de outra pessoa
Aposentadoria por idade	▶ Trabalhador urbano: 65 anos de idade, se homem e 60 anos, se mulher ▶ Agricultor familiar, pescador artesanal, indígena, etc.: 60 anos de idade, se homem, e 55 anos, se mulher	▶ Todos os segurados	▶ 180 meses de contribuição	▶ 70% do valor do SB acrescido de 1% para cada grupo de 12 contribuições (cada ano completo de trabalho) até o limite de 100% do SB
Aposentadoria por tempo de contribuição	▶ 35 anos de contribuição, se homem, e 30, se mulher ▶ Professores têm o tempo reduzido em 5 anos	▶ Todos os segurados	▶ 180 meses de contribuição	▶ 100% do SB. No cálculo do SB, é aplicado obrigatoriamente o fator previdenciário
Aposentadoria especial por tempo de contribuição	▶ Segurado que trabalhou exposto a agentes nocivos à saúde, de forma contínua e ininterrupta, e que cumpriu 25, 20 ou 15 anos de contribuição	▶ Segurado empregado ▶ Contribuinte individual filiado a cooperativas de trabalho ou produção ▶ Trabalhador avulso	▶ 180 meses de contribuição	▶ 100% do SB e não se aplica o fator previdenciário

SB, salário benefício.
Fonte: Brasil.[14]

> **Caso clínico 2**
>
> João Cardoso, 55 anos. Aposentado por invalidez. Vive em união estável com a Sra. Viviane da Costa, 50 anos. O casal tem uma filha, Priscila Cardoso, 18 anos, estudante do 3º ano do ensino médio. A família reside no bairro Forquilhas, município de São José/SC. Sr. João tem histórico de internação hospitalar devido ao agravamento de uma pneumonia. Possui diagnóstico prévio de esclerose lateral amiotrófica, está acamado e dependente para o autocuidado. Ao retornar à sua casa, recebe visitas domiciliares da equipe de saúde da família e do Núcleo de Apoio à Saúde da Família (NASF). Sra. Viviane parou de trabalhar para cuidar de seu companheiro. A renda da família é proveniente da aposentadoria do usuário. Sra. Viviane relata que desde que parou de trabalhar, a renda da família é insuficiente, tendo muitas vezes que recorrer à ajuda de familiares. Tendo em vista a aposentadoria por invalidez do usuário, ele foi orientado sobre o acesso ao acréscimo de 25% na aposentadoria e encaminhado para atendimento junto ao INSS. Antes, discutiu-se a situação com a equipe de saúde da unidade, na qual o médico providenciou atestado informando a necessidade por parte do usuário de cuidados de terceiros de forma permanente.

Além dos benefícios assistenciais, chamados também de socioassistenciais, e os benefícios previdenciários citados, existem outras possibilidades de acesso a direitos e/ou recursos em casos específicos de saúde, tendo esses o objetivo de contribuir com a manutenção e/ou cuidado de saúde, considerando as situações de vulnerabilidade e/ou grau avançado de doenças específicas. É possível citar situações de trabalhadores cadastrados no Fundo de Garantia por Tempo de Serviço (FGTS) que recebem diagnóstico de alguma neoplasia maligna (câncer) ou mesmo que tenha um dependente portador de câncer, em fase sintomática da doença, ou, ainda, pessoas com diagnóstico de HIV/Aids. Todas essas têm o direito de realizar o saque do FGTS e/ou PIS/PASEP, caso os tenham.

Outro exemplo concreto de auxílio/benefício é o de pessoas com alguma deficiência e/ou com algumas doenças crônicas que possuem o direito de utilizar transporte coletivo de forma gratuita. É importante lembrar que muitos municípios, possuem algumas legislações próprias que incluem outras situações no direito ao transporte público. Pode-se citar a lei do passe livre em Florianópolis,[15] do vale social do Estado do Rio de Janeiro,[16] entre outras, sendo que essas incluem entre seus beneficiários, além das pessoas com deficiência e idosos, pessoas com algumas doenças crônicas.

Importante referir que este capítulo não tem como objetivo apresentar todas as possibilidades de benefícios e direitos sociais, tendo em vista uma gama extensa e a sua diversidade, principalmente quando instituídos na esfera municipal, considerando o grande número de municípios que constituem o território brasileiro. Cabe, então, a cada equipe de saúde, além de conhecer a rede de proteção social e os principais benefícios sociais apresentados neste texto, investir no conhecimento da realidade local, em que outras possibilidades de benefícios e auxílios podem fazer-se presente, contribuindo na conquista de cidadania e na melhor qualidade de vida.

Trabalho interdisciplinar e acesso aos benefícios sociais

O cuidado integral em saúde passa pela constituição de uma atenção multi e interdisciplinar, que inclui uma visão ampliada do fenômeno saúde e adoecimento, e que reconhece os diferentes saberes na constituição desse cuidado. Nesse sentido, propostas que contemplem atuações interdisciplinares, ao reconhecer a complexidade dos fenômenos, estão, de modo implícito, reconhecendo dialeticamente a necessidade de olhares diferenciados para um mesmo objeto, não podendo prescindir das especialidades.[17]

Diferentes profissões atuam no campo da saúde e tornam-se reconhecidas por suas contribuições e adensamentos teóricos, bem como pelo desenvolver de suas atividades práticas junto aos outros atores nesse campo. Ao tratar da relação saúde e acesso aos direitos sociais, entre eles o acesso aos benefícios sociais e previdenciários, como apresentados, se reconhece a importância do trabalho dos assistentes sociais na saúde. Tal reconhecimento, que se dá pela sua atuação no enfrentamento das questões sociais,* passando pela compreensão, no campo da saúde, dos determinantes sociais, econômicos e culturais que interferem no processo saúde-doença e na busca de estratégias político-institucionais para o enfrentamento dessas questões.[18] Assim, a contribuição desse profissional intensifica as análises das realidades sociais dos usuários atendidos no SUS, tornando a atenção à saúde mais alicerçada em conhecimentos da realidade, o que, por sua vez, favorece qualitativamente as intervenções no âmbito do referido sistema de saúde.

O assistente social insere-se, então, em um espaço coletivo de trabalho, em que suas demandas advêm de sua tarefa de análise e acompanhamento das situações e realidades vivenciadas nos serviços de saúde, bem como de demandas advindas de outros profissionais da equipe multidisciplinar e intersetorial. Neste contexto, a inserção dos assistentes sociais no conjunto dos processos de trabalho em saúde é mediada pelo reconhecimento social da profissão e por um conjunto de necessidades que se definem e redefinem a partir das condições históricas sob as quais a saúde pública se desenvolveu no Brasil.[19] Entretanto, o serviço social como profissão, fundamentado em seu projeto ético-político profissional e diante do projeto da reforma sanitária brasileira, reafirma seu compromisso com os princípios que defendem a saúde como direito de todos e dever do Estado. Neste contexto, o projeto da Reforma Sanitária vem apresentando como demandas que o assistente social trabalhe a partir das seguintes questões: democratização do acesso às unidades e aos serviços de saúde; estratégias de aproximação das unidades de saúde com a realidade; trabalho interdisciplinar; ênfase nas abordagens grupais; acesso democrático às informações e estímulo à participação popular.[18]

Cabe ao serviço social, por meio da realização de uma atuação competente e crítica no campo da saúde, de acordo com seu Código de Ética,[20] entre outras competências:

- Estar articulado e sintonizado ao movimento dos trabalhadores e de usuários que lutam pela real efetivação do SUS.
- Buscar a necessária atuação em equipe, tendo em vista a interdisciplinaridade da atenção em saúde.
- Conhecer as condições de vida e trabalho dos usuários, bem como os determinantes sociais que interferem no processo saúde-doença.

---

* Questão social: a questão social é apreendida como o conjunto das expressões das desigualdades da sociedade capitalista madura, que têm uma raiz comum: a produção social é cada vez mais coletiva, o trabalho torna-se amplamente social, e a apropriação dos seus frutos mantém-se privada e monopolizada por uma parte da sociedade.[22] Exemplos dessas expressões são: o desemprego, o analfabetismo, a fome, a pobreza, as violências, entre outras.

- Facilitar o acesso de todo e qualquer usuário aos serviços de saúde da instituição e da rede de serviços e direitos sociais, bem como de forma compromissada e criativa não submeter a operacionalização de seu trabalho aos rearranjos propostos pelos governos, que descaracterizam a proposta original do SUS de direito, ou seja, contido no projeto de Reforma Sanitária;
- Estimular a intersetorialidade, tendo em vista realizar ações que fortaleçam a articulação entre as políticas de seguridade social, superando a fragmentação dos serviços e do atendimento às necessidades sociais.
- Tentar construir e/ou efetivar, junto com outros trabalhadores da saúde, espaços nas unidades que garantam a participação popular e dos trabalhadores de saúde nas decisões a serem tomadas.

Em uma leitura atenta ao código de ética dos assistentes sociais, é possível reconhecer ferramentas imprescindíveis para o trabalho dos assistentes sociais na saúde em todas as suas dimensões, seja na prestação de serviços diretos à população, no planejamento, na assessoria, na gestão e na mobilização e participação social.[18] Por meio dos atendimentos diretos aos usuários do SUS, de forma coletiva ou individual, o assistente social socializa conhecimentos e informações das diferentes áreas e políticas sociais, contribuindo, assim, no acesso e na garantia aos direitos sociais.

Presentes também na lei de regulamentação da profissão,[21] algumas ações podem ser executadas pelos assistentes sociais e, consequentemente, cooperar na garantia do acesso aos direitos sociais. Entre elas, pode-se citar:

- Encaminhar providências e prestar orientação social a indivíduos, a grupos e à população em geral.
- Orientar indivíduos e grupos de diferentes segmentos sociais no sentido de identificar recursos e de fazer uso deles no atendimento e na defesa de seus direitos.
- Planejar, executar e avaliar pesquisas que possam contribuir para a análise da realidade social e para subsidiar ações profissionais.

Ainda no âmbito do trabalho do assistente social, há um eixo importante que trata das ações socioeducativas. Essas, por sua vez, materializam-se em orientações reflexivas e socialização de informações realizadas por meio de abordagens individuais, grupais ou coletivas ao usuário, à família e à população de determinada área.[18] Importante incluir nesse tópico a possibilidade de socializar informações sobre os direitos e benefícios sociais com outros profissionais que atuam junto ao assistente social na saúde.

As ações socioeducativas, chamadas também de educação em saúde, devem ter como intencionalidade a dimensão da libertação na construção de uma nova cultura, bem como enfatizar a participação dos usuários no conhecimento crítico da sua realidade e potencializar os sujeitos para a construção de estratégias coletivas. Dessa forma, tem-se por objetivo a consciência sanitária,* conceito fundamental da Reforma Sanitária.[18] Entre as ações de educação em saúde/socioeducativas pode-se citar:

- Sensibilização dos usuários acerca dos direitos sociais, princípios e diretrizes do SUS, promoção da saúde e prevenção de doenças por meio de grupos socioeducativos.

- Democratização de informações da rede de atendimento e direitos sociais por meio de ações de mobilização na comunidade.
- Socialização de informações e potencialização das ações socioeducativas desenvolvendo atividades nas salas de espera.
- Elaboração e/ou divulgação de materiais socioeducativos, como folhetos, cartilhas, vídeos, cartazes e outros que facilitem o conhecimento e o acesso dos usuários aos serviços oferecidos pelas unidades de saúde e aos direitos sociais em geral.
- Mobilização e incentivo aos usuários e suas famílias para participação no controle democrático dos serviços prestados.
- Realização de atividades em grupos com os usuários e suas famílias, abordando diferentes temas de seu interesse.

Todas essas ações, somadas à presença e à corresponsabilidade assumida pelo assistente social no campo da saúde, em um trabalho articulado com os diferentes profissionais – entre eles, enfermeiros, técnicos de enfermagem, agentes comunitários de saúde (ACS), médicos de família e comunidade –, podem garantir o exercício de uma atenção em saúde mais integral e efetiva, principalmente no acesso aos direitos instituídos pelas diversas lutas travadas no campo das políticas sociais.

Cabe lembrar que o acesso aos direitos e benefícios sociais pode ser articulado de forma intersetorial, e o assistente social é um dos mediadores importantes nesse trabalho. Conhecer a rede de proteção social torna-se tarefa fundamental, considerando as diferentes áreas envolvidas nessa construção: saúde, assistência, previdência social, ou mesmo instituições não governamentais, pois é a partir dessa rede ampliada que os diferentes serviços são executados e referenciados. Assistentes sociais na atenção básica, inseridos diretamente nas UBS ou por meio do NASF, ainda estão em número reduzido. Espera-se a ampliação desse quadro, já que é reconhecido que a saúde é também resultado das condições sociais dos sujeitos, necessitando ser mediada pelos diferentes profissionais que atuam no campo, entre eles estão os assistentes sociais – profissionais que contribuem para a ampliação do olhar sobre o usuário, seu contexto e condições de vida que influenciam diretamente nos seus processos de saúde e adoecimento.

REFERÊNCIAS

1. Almeida Filho N. O que é saúde? Rio de Janeiro: Fiocruz; 2011.

2. Schwarzer H, Querino AC. Benefícios sociais e pobreza: programas não contributivos da seguridade social brasileira [Internet]. Brasília: IPEA; 2002 [capturado em 25 jan. 2018]. Disponível em: http://repositorio.ipea.gov.br/bitstream/11058/2828/1/TD_929.pdf.

3. Batich, M. Previdência do trabalhador: uma trajetória inesperada. São Paulo Perspec. 2004;18(3):33-40.

4. Brasil. Constituição da República Federativa do Brasil [Internet] Brasília: Casa Civil; 1988 [capturado em 25 jan. 2018] Disponível em: http://www.planalto.gov.br/ccivil_03/constituicao/constituicaocompilado.htm

5. Fleury AS. Seguridade social inconclusa [internet] Rio de Janeiro: FGV; 2006 [capturado em 25 jan. 2018] Disponível em: http://app.ebape.fgv.br/comum/arq/pp/peep/cap_liv/seguridade_social.pdf

6. Monnerat GL. Souza RG. Da seguridade social à intersetorialidade: reflexões sobre a integração das políticas sociais no Brasil. Rev. Katálysis. 2011;14(01):41-49.

7. Brasil. Ministério de Desenvolvimento Social e Combate à Fome. Curso de introdução ao provimento dos serviços e benefícios socioassistenciais do SUAS e implementações de ações do plano Brasil sem miséria [Internet]. Brasília: MDS; 2015 [capturado em 25 jan. 2018]. Disponível em: https://www.ufrgs.br/cegov/files/pub_75.pdf.

8. Brasil. Lei nº 8.080 de 19 de setembro de 1990. Dispõe sobre as condições para a promoção, proteção e recuperação da saúde, a organização e o funcionamento dos serviços correspondentes e dá outras providências [Internet]. Brasília: Casa

---

* Consciência sanitária: a consciência sanitária é concebida como a tomada de consciência de que a saúde é um direito da pessoa e um direito da comunidade.[23]

Civil; 1990 [capturado em 25 jan. 2018]. Disponível em: http://www.planalto.gov.br/ccivil_03/leis/l8080.htm.

9. Brasil. Lei nº 8.142, de 28 de dezembro de 1990. Dispõe sobre a participação da comunidade na gestão do Sistema Único de Saúde (SUS) e sobre as transferências intergovernamentais de recursos financeiros na área da saúde e dá outras providências [Internet]. Brasília: MS; 1990 [capturado em 25 jan. 2018]. Disponível em: http://conselho.saude.gov.br/legislacao/lei8142_281290.htm.

10. Brasil. Lei nº 8.742 de 7 de dezembro de 1993. Dispõe sobre a organização da Assistência Social e dá outras providências [Internet]. Brasília: Casa Civil;1993 [capturado em 25 jan. 2018] Disponível em: http://www.planalto.gov.br/ccivil_03/leis/L8742compilado.htm.

11. Brasil. Ministério do Desenvolvimento Social [Internet]. Brasília: MDS; c2018 [capturado em 25 jan. 2018]. Disponível em: http://mds.gov.br/.

12. Florianópolis. Secretaria de Assistência Social. Programa renda extra [Internet]. Florianópolis: PMF; c2018 [capturado em 25 jan. 2018]. Disponível em: http://portal.pmf.sc.gov.br/entidades/semas/index.php?pagina=servpagina&menu=2&id=4619.

13. Jesus EA. Previdência social e o trabalhador: entre o acesso ao direito e a contribuição. Rev Katálysis. 2015;18(2):213-221.

14. Brasil. Instituto Nacional do Seguro Social. Benefícios [Internet].Brasília: INSS; c2018 [capturado em 25 jan. 2018]. Disponível em: http://www.previdencia.gov.br/servicos-ao-cidadao/todos-os-servicos/.

15. Florianópolis. Lei nº 3.969 de 13 de janeiro de 1993. Dispõe sobre a gratuidade no transporte coletivo da municipalidade para deficientes físicos [Internet]. Florianópolis: PMF; 1993 [capturado em 25 jan. 2018]. Disponível em: https://leismunicipais.com.br/a/sc/f/florianopolis/lei-ordinaria/1993/396/3969/lei-ordinaria-n-3969-1993-dispoe-sobre-a-gratuidade-no-transporte-coletivo-da-municipalidade-para-deficientes-fisicos.

16. Rio de Janeiro. Lei nº 4510 de 13 de janeiro de 2005. Dispõe sobre a isenção do pagamento de tarifas nos serviços de transporte intermunicipal de passageiros do estado do Rio de Janeiro [Internet]. Rio de Janeiro: Alerj; 2005 [capturado em 25 jan. 2018]. Disponível em: http://alerjln1.alerj.rj.gov.br/contlei.nsf/69d90307244602bb032567e800668618/3b714281166c970483256f89006d268c?OpenDocument.

17. Vasconcelos EM. Serviço Social e interdisciplinaridade: o exemplo da saúde mental. In: Rosa LCS, Pereira ICG, Bisneto JA, Vasconcelos EM, organizadores. Saúde mental e serviço social: o desafio da subjetividade e da interdisciplinaridade. São Paulo: Cortez; 2008. p 35-67.

18. Brasil. Conselho Federal de Serviço Social. Parâmetros para atuação de assistentes sociais na política de saúde. Brasília: CFESS; 2010.

19. Costa MDH. O trabalho nos serviços de saúde e a inserção dos(as) assistentes sociais. In: Mota AES, Bravo MIS, Teixeira M, Uchôa R, Marsiglia RMG, Gomes L, organizadores. Serviço social e saúde: trabalho e formação profissional. São Paulo: Cortez; 2009. p. 304-351

20. Brasil. Conselho Federal de Serviço Social. Resolução CFESS nº 273 de 13 de março de 1993. Código de ética do/a Assistente Social. Brasília: CFESS; 2012.

21. Brasil. Lei nº 8.662 de 7 de junho de 1993. Dispõe sobre a profissão de Assistente Social e dá outras providências [Internet]. Brasília: Casa Civil; 1993 [capturado em 25 jan. 2018]. Disponível em: http://www.planalto.gov.br/ccivil_03/leis/l8662.htm.

22. Iamamoto MV. Serviço social na contemporaneidade: trabalho e formação profissional. 2. ed. São Paulo: Cortez;1999.

23. Berlinguer G. Medicina e política. São Paulo: CEBES/Hucitec;1978.

SEÇÃO VIII ▸ CAPÍTULO 86

Saúde da criança

Ana Cecilia Silveira Lins Sucupira

Aspectos-chave

▶ A mortalidade infantil diminuiu muito nas últimas décadas, tendo maior queda a mortalidade pós-neonatal.

▶ A obesidade infantil e a má qualidade da alimentação superaram a desnutrição como problema de saúde das crianças.

▶ É preciso superar a visão da puericultura tradicional, restrita à criança menor de 2 anos e limitada às orientações de alimentação, higiene, vacinas e controle do crescimento e do desenvolvimento, para uma puericultura que incorpore conceitos de risco e vulnerabilidade e entenda a criança na sua dimensão psíquica e nas suas relações com a família e com a comunidade que a cerca.

▶ As primeiras consultas de puericultura devem ser feitas de preferência pelo médico de família e comunidade, mas as demais, para crianças de risco habitual, podem ser feitas exclusivamente por enfermeiros.

▶ A frequência das consultas de puericultura deve acompanhar os riscos para cada faixa etária.

▶ Devem ser observados os riscos nutricionais (obesidade) e sociais nas crianças das fases pré-escolar e escolar.

A atenção à saúde da criança na atenção primária à saúde (APS) pelo médico de família e comunidade é diferente do que se entende por atenção pediátrica – esta última é específica do atendimento do pediatra. Ambas as especialidades médicas podem ter uma compreensão integral do contexto da criança; entretanto, a atenção à criança, pelo médico de família e comunidade, por atender todos os membros da família e ter instrumentos de trabalho específicos para intervir na família e na comunidade, tem maiores possibilidades de intervenção na APS.

A Estratégia Saúde da Família (ESF), com o médico de família e comunidade inserido em equipe multiprofissional, diversifica os olhares sobre a criança e diferencia o potencial de atuação desse profissional em relação ao trabalho do pediatra na Unidade Básica de Saúde (UBS) tradicional. A atuação do pediatra, contudo, é fundamental na retaguarda especializada nos ambulatórios de especialidades, ou mesmo na APS, por meio de sua inserção nos Núcleos de Apoio à Saúde da Família (NASF). Nesse caso, o pediatra colabora na elaboração dos planos de cuidados de casos específicos e na organização de projetos e programas de atenção à saúde das crianças da comunidade.

Este capítulo pretende delinear os princípios que orientam a atenção à saúde da criança, na APS, pelo médico de família e comunidade no estabelecimento de prioridades, na gestão de recursos e na elaboração de estratégias de atuação.

A trajetória das mortes infantis

A taxa de mortalidade infantil (TMI) é considerada um indicador bastante sensível do grau de desenvolvimento de uma sociedade e do cuidado que é dispensado à criança. No Brasil, esse indicador, até a década de 1990, era muito elevado, com desigualdades regionais importantes. As pressões para a redução dessa taxa, principalmente a partir dos compromissos internacionais assumidos pelo Brasil, promoveram o desenvolvimento de várias políticas e estratégias que resultaram na redução significativa da mortalidade infantil. Na década de 1970, a TMI era de 115 óbitos por mil nascidos-vivos (NV) e, em 1980, reduziu para 83 óbitos infantis/1.000 NV, com taxa de queda de 3,2% ao ano. Esse decréscimo na TMI acentuou-se nas décadas de 1980 e 1990, com uma redução anual de 5,5%, alcançando o valor de 47,1 óbitos infantis/1.000 NV no ano de 1990.[1]

Entre 1990 e 2014, a mortalidade infantil no Brasil teve uma queda de 70%, passando de 47,1, em 1990, para 14,1 óbitos infantis/1.000 NV em 2014.[2] A região nordeste, que apresentava as mais altas taxas, foi a que teve maior redução, passando de 75,8 para 16,3 óbitos infantis/1.000 NV, com uma porcentagem de queda de 78,5%. Vale ressaltar, que o perfil da queda da mortalidade infantil mostra uma convergência nas TMI das regiões brasileiras, com grande redução das diferenças entre elas, embora as duas regiões mais pobres, Norte e Nordeste, sejam as que ainda apresentam as maiores TMIs.[2]

O Brasil conseguiu atingir a meta dos Objetivos de Desenvolvimento do Milênio para redução em dois terços da mortalidade infantil até 2015, já em 2011, com uma TMI de 15,3 óbitos infantis/1.000 NV.[3]

A redução da mortalidade infantil foi bem mais acentuada nos óbitos pós-neonatais, passando de 24 para 4,3 óbitos infantis/1.000 NV, com uma porcentagem de queda de 82,1%, sobretudo graças à redução nas doenças infecciosas e parasitárias e nos déficits nutricionais. Nesse mesmo período, aumentou a participação dos óbitos neonatais, embora a taxa de mortalidade neonatal (precoce e tardia) tenha reduzido de 23,1 para 9,9 óbitos infantis/1.000 NV.

O aumento do componente da mortalidade neonatal foi principalmente pelo aumento da taxa de prematuridade, que passou de 4%, na década 1990, para 11,2% em 2014.[2] De acordo com Victora e cols. "[...] a prematuridade é a principal causa de mortes infantis no Brasil, e seu aumento tem anulado os avanços conseguidos na sobrevida de recém-nascidos de baixo peso por conta das melhorias na atenção neonatal".[1] Além do aumento do número de prematuros, em função dos avanços tecnológicos que permitem que gestantes de alto risco possam engravidar e ter seus filhos, há de se considerar o aumento das cesáreas programadas que levam ao nascimento de recém-nascidos (RNs), nem sempre a termo.

A mortalidade na infância (menores de 5 anos) reduziu de 53,7, em 1990, para 16,3 óbitos em menores de 5 anos/1.000 NV, com uma porcentagem de queda de 69,6%.[2] Em 2014, a TMI da região Norte era de 21, ao passo que na região Sul era de 12,4 óbitos em menores de 5 anos/1.000 NV, mostrando que as diferenças regionais ainda persistem.[2] Após grande diminuição das doenças infecciosas, as principais causas de morte nessa faixa de idade são os acidentes e as neoplasias.

Apesar da grande redução na TMI, os valores ainda continuam elevados. Desde 2012, apenas 9 Estados brasileiros apresentam TMI abaixo da verificada para o Brasil e, em 2014, apenas 8 Estados apresentaram valores menores do que a TMI verificada para o Brasil.

Panorama atual da saúde da criança brasileira

Victora e cols., na série de artigos publicados no *Lancet* (2011) sobre a saúde no Brasil, apontaram as mudanças ocorridas nas últimas décadas, que levaram à redução da mortalidade e à melhoria das condições de saúde da criança.[1] As condições socioeconômicas e demográficas foram consideradas fatores determinantes para o atual perfil de saúde da criança brasileira. As mudanças referidas ocorreram devido ao crescimento econômico, à redução das desigualdades de renda, à urbanização, à melhoria no grau de instrução das mulheres e à diminuição da fecundidade, ao aumento da rede de saneamento básico, além da criação do Sistema Único de Saúde (SUS) e da ESF, ampliando o acesso aos cuidados de saúde.[1,3] A Organização das Nações Unidas creditou a redução da mortalidade infantil no Brasil às políticas de assistência social, como o Programa de Transferência de Renda Bolsa Família.[2]

A situação da saúde da criança apresenta, portanto, mudanças significativas, com redução das doenças infecciosas e surgimento de novas morbidades que requerem abordagens diferentes. O aumento da prematuridade e o desenvolvimento de tecnologias sofisticadas, para o cuidado com o RN, possibilitaram a sobrevida de muitas crianças, aumentando o número de bebês de alto risco, que demandam estratégias diferenciadas de seguimento, também na APS.[4]

O estado nutricional da criança brasileira apresentou melhora importante, sendo a desnutrição quase virtual. De acordo com a Pesquisa Nacional de Demografia e Saúde das crianças e da mulher,[5] comparações quanto à prevalência de déficits de peso para altura confirmam a reduzida exposição da população a formas agudas de desnutrição (3% em 1996 e 2% em 2006). Nesse mesmo período, avaliações da prevalência dos déficits de altura mostram redução de cerca de 50% (de 13 para 7%) na prevalência da desnutrição na infância no Brasil. Na região Nordeste, houve a maior queda da desnutrição, de 22,1 para 5,9% (redução de 67%).[5] Superando a desnutrição infantil, os maiores problemas nutricionais, atualmente, são a má qualidade da alimentação da criança e a obesidade, que atinge 6 a 7% das crianças.[1]

A redução da mortalidade por pneumonias e a introdução da terapêutica inalatória na APS tiveram como efeito uma mudança no perfil da demanda por doenças respiratórias, com expressiva redução das internações e maiores possibilidades de controle desses problemas de saúde.

O Brasil vive hoje uma situação de transição epidemiológica, na qual se observa a convivência de doenças infecciosas em declínio e doenças crônicas em ascensão. O desenvolvimento de novos antibióticos mais efetivos e os avanços na cirurgia pediátrica e nas terapias intensivas têm possibilitado a melhora no cuidado pediátrico, permitindo que crianças com doenças, antes de alta letalidade, estejam vivendo mais tempo e com qualidade de vida melhor. As doenças que outrora exigiam tratamentos exclusivamente hospitalares, hoje são tratadas em ambulatórios de especialidades, e as crianças portadoras dessas condições podem e devem ser acompanhadas em conjunto na APS. No Brasil, não estão disponíveis dados precisos sobre a prevalência dessas doenças. Nos EUA, em 1962, 2% das crianças americanas tiveram uma doença crônica com limitação de atividades e, em 2003, já eram 8% das crianças. Outro dado importante, 12 a 16% das crianças americanas têm necessidades de cuidados especiais.[6]

Aumenta a demanda por cuidados com a saúde ocular, bucal e auditiva e as queixas referentes à escolarização, ao comportamento e à saúde mental. Surge, assim, uma nova morbidade, determinada pelo modo como a criança vivencia seu processo de socialização na família, nos bairros, na creche, na escola e nos demais espaços coletivos. O uso abusivo de computadores e de jogos eletrônicos começa a trazer para as crianças problemas como lesões por esforço repetitivo, antes exclusivos dos adultos.[7]

A violência urbana já faz vítimas também entre as crianças. A violência doméstica contra crianças vem crescendo, principalmente na periferia das grandes cidades, com manifestações que vão desde a negligência aos maus-tratos e abusos sexuais. Problemas na relação pais/filhos, separação dos pais e dificuldades com crianças adotadas são queixas frequentes na APS. Acidentes, atropelamentos e mesmo homicídios são novos problemas de saúde da criança nas cidades de grande e médio porte.

Essas demandas exigem ações bem diferentes daquelas tradicionalmente propostas nos programas de atenção à criança e para as quais, muitas vezes, os profissionais de saúde não receberam uma formação adequada.

Puericultura e propostas de atenção à saúde da criança

Historicamente, durante várias décadas, o perfil de morbimortalidade no Brasil definiu a população infantil como prioritária para as ações de saúde. As altas taxas de mortalidade infantil e de prevalência de doenças infectocontagiosas exigiram ações especificamente dirigidas à criança de 0 a 5 anos.

Nos anos de 1970, a emergência do Programa Materno-Infantil (PMI) foi uma das tentativas para racionalizar e implementar políticas sociais, em resposta aos movimentos populares por saúde. Uma das propostas desse programa era alternar consultas mensais de puericultura, entre médicos e enfermeiros, para racionalizar o atendimento e aumentar a cobertura, diante de uma demanda de crianças bastante elevada naquela época.[8] Atualmente, apesar das mudanças nas condições de saúde da criança e da diminuição da demanda infantil, permanece ainda, em muitos locais, essa lógica de orientação na atenção à saúde da criança.

O PMI tinha como proposta intervenções padronizadas para os problemas mais frequentes da população, sem levar em conta as especificidades de cada local. Os pontos fortes eram as orientações alimentares (sobretudo a amamentação, para reduzir a desnutrição e a ocorrência de infecções intestinais) e a terapia de reidratação oral para o tratamento de doenças diarreicas.

No início dos anos de 1980, o Programa de Assistência Integral à Saúde da Criança, na mesma linha, propunha a normatização das cinco ações básicas de saúde: acompanhamento do crescimento e do desenvolvimento; promoção do aleitamento materno; controle das doenças diarreicas; controle das doenças respiratórias; e controle das doenças imunopreveníveis.[8]

Durante todo esse período, pode-se notar a influência do discurso da puericultura, no qual a educação é a base da ação sanitária. As orientações incorporavam os modernos preceitos científicos, entretanto, a solução dos problemas ainda estava na educação da população mais pobre. De acordo com Novaes,[9] "[...] a puericultura se propunha a normatizar todos os aspectos que dizem respeito à melhor forma de se cuidar de crianças, tendo em vista a obtenção de uma saúde perfeita". Embora se dirigisse a todas as crianças indistintamente, o alvo principal eram as crianças pobres que apresentavam inúmeros riscos à saúde. E, acrescenta,

> [...] parte de uma situação que é resultado e a transforma em causa: pensa as más condições de saúde da criança como consequência da falta de informação das pessoas e não como reflexo de uma situação de vida em que a má saúde e a ignorância fazem parte de uma condição social desfavorável.[9]

As propostas de atenção à criança caracterizavam-se por uma padronização que não considerava as diferenças regionais e a diversidade e especificidade da população infantil e, principalmente, as relações da criança com sua família e seu meio social.

Hoje, embora o discurso da puericultura, como uma proposta estruturada que visava à educação em saúde e à normatização da vida, não esteja tão forte nas diretrizes de atendimento à criança na APS, ainda é possível identificar muitos dos seus princípios, que direcionam o acompanhamento da criança nos 2 primeiros anos de vida. Após essa idade, embora as novas demandas comecem a se tornar mais presentes, a criança só será vista nos momentos em que adoece, com um atendimento dirigido especificamente ao agravo. A criança acima de 2 anos e as morbidades que acometem crianças maiores, ainda não foram incorporadas como propostas sistematizadas de atendimento pela APS.

Realizar ações que garantissem a sobrevivência das crianças foi o objetivo maior das últimas décadas. Atualmente, não basta sobreviver, é preciso dar condições para a criança viver com qualidade. Ou seja, permitir que a criança realize o seu potencial de desenvolvimento e usufrua dos bens que a sociedade produz.

Um novo olhar para a saúde da criança

É preciso mudar o modelo de atendimento à criança na APS, que, algumas vezes, ainda mantém as diretrizes da década de 1970, respaldado na puericultura tradicional, restrito à criança menor de 2 anos e limitado às orientações de cunho higienista. A puericultura baseada em propostas comportamentais precisa se atualizar, incorporando conceitos de risco e vulnerabilidade, entendendo a criança na sua dimensão psíquica e nas suas relações com a família e a comunidade. A criança na sociedade atual adquiriu novos contornos, ganhando uma complexidade que demanda um olhar mais ampliado, que a enxergue como um sujeito social, com vivências diversas.

Faz-se necessário incorporar a nova realidade da saúde infantil e os avanços no conhecimento científico que deve orientar as estratégias no cuidado com a criança. A APS tem de incluir o escolar e o adolescente, bem como a dinâmica familiar e os espaços sociais onde convivem. O modelo biomédico é insuficiente para dar conta de muitas das queixas atuais.

A inserção do médico de família e comunidade na equipe de saúde da família, responsável por uma clientela adscrita, permite uma maior aproximação das realidades da criança, da família e da comunidade, possibilitando maior vínculo com a criança e com a família, bem como o desenvolvimento de ações mais adequadas às demandas apresentadas. O enfoque, mais atual, da promoção da saúde muda o eixo da simples orientação educativa e detecção precoce dos problemas para a intervenção nos determinantes mais gerais do processo saúde/doença.

Os olhares da ESF ampliam a percepção da criança e da família. Em especial, o agente comunitário de saúde (ACS) amplia o olhar da equipe, e por pertencer à mesma comunidade da família, pode trazer informações mais específicas que facilitam as propostas de intervenção. São necessários, portanto, novos olhares no cuidado com a saúde da criança.

Metas prioritárias

A unidade de saúde deve definir seus objetivos e suas metas em relação à criança, para poder analisar seus resultados. As metas prioritárias na atenção à saúde da criança devem ser decididas com a comunidade, no conselho local de saúde, em concordância com as decisões do conselho municipal de saúde. Embora as metas tenham de seguir aquelas definidas para o município, é possível acrescentar outras metas que atendam à realidade do território e da unidade.

No Quadro 86.1, são apresentados exemplos de objetivos para a definição de metas para a saúde da criança na APS.

Entre as condições sensíveis à APS, definidas pelo Ministério da Saúde (MS), destacam-se, para a população infantil: doenças preveníveis por imunização, gastrenterites infecciosas e suas complicações, anemias, infecções otorrinolaringológicas, pneumonias bacterianas, asma e outras doenças pulmonares, infecções do trato urinário, doenças da pele, entre outras.[10]

Agenda de compromissos para o atendimento à criança

Introduzir o conceito de responsabilidade social na atenção à saúde da criança implica definir uma agenda de compromissos, que deve ser pactuada com a comunidade nos conselhos locais

---

Quadro 86.1 | Exemplos de objetivos para a definição de metas

- ▶ Garantir atenção integral e de qualidade à criança de 0 a 10 anos
- ▶ Reduzir os óbitos evitáveis por condições sensíveis à APS
- ▶ Reduzir as internações por condições sensíveis à APS
- ▶ Aumentar o aleitamento materno exclusivo
- ▶ Aumentar o número de crianças com vacinação em dia
- ▶ Reduzir a incidência de acidentes infantis

APS, atenção primária à saúde.

de gestão e, inclusive, com o conselho municipal de saúde. Nessa perspectiva, é preciso construir essa agenda, a partir do diagnóstico do território e da comunidade, identificando os principais problemas/necessidades de saúde e definindo compromissos que permitam alcançar as metas definidas previamente. No Quadro 86.2, são listadas algumas ações que podem fazer parte da agenda de compromissos.

Princípios do atendimento à saúde da criança

As transformações ocorridas com a implantação do SUS implicaram a reorganização dos serviços de saúde. Na área da criança, o antigo "Posto de puericultura" deixa de ser um serviço cujo objetivo principal eram as orientações educativas, de acordo com os preceitos higienistas da educação em saúde, para se transformar em um serviço de atendimento ambulatorial, com uma proposta de atenção integral que não dissocia a promoção da saúde e a prevenção de doenças das ações de assistência e de recuperação da saúde.

O processo saúde/doença da criança compreende um ser que vivencia os diferentes riscos de adoecer e morrer, conforme o momento do seu processo de crescimento e de desenvolvimento e a sua inserção social. Assim, suas necessidades de saúde são decorrentes da condição de ser criança, em uma determinada sociedade e da sua vivência na família e nos diferentes equipamentos e espaços sociais.

A criança, de modo geral, é mais suscetível aos agravos infecciosos nos primeiros anos de vida. À medida que a criança cresce, diminui a vulnerabilidade biológica de tal forma que, na idade escolar, se pode esperar uma verdadeira "calmaria biológica". Entretanto, isso se aplica aos agravos biológicos, mas as situações de risco determinadas pelas condições de vida se mantêm e são determinantes dos principais problemas nessa faixa etária. Isso significa a necessidade de uma mudança de olhar da unidade, atualmente centrada na criança de 0 a 2 anos, para voltar-se também para o pré-escolar e o escolar.

O desafio de abordar a saúde da criança aponta para a necessidade de priorizar os problemas/necessidades de saúde e as situações de risco mais importantes, entendendo-as no contexto de vida e identificando as potencialidades de saúde da comunidade onde vive essa criança.

O processo de crescimento e de desenvolvimento é um aspecto marcante da infância que deve nortear a atenção à saúde da criança, de tal forma que a vigilância dos fatores que podem interferir nesse processo constitui uma das bases da assistência. Busca-se manter o estado de saúde física e afetiva para que o crescimento e o desenvolvimento possam ocorrer adequadamente. As ações voltadas para o desenvolvimento da criança na primeira infância (0-6 anos) são importantes para o desempenho da criança na fase escolar. A observação do modo como a criança está se desenvolvendo, feita pelo ACS no domicílio, acrescenta dados importantes para a avaliação do desenvolvimento neuropsicomotor (DNPM) realizada pelo médico de família na consulta.

O acompanhamento das crianças pela Unidade de Saúde constitui, portanto, um dos procedimentos importantes para a redução do coeficiente de mortalidade infantil e para que as crianças possam alcançar uma melhor qualidade de vida. Embora seja evidente que as condições de vida, como moradia, educação e saneamento, têm impacto direto nesses indicadores, e o tipo de acompanhamento e a oferta de serviços de saúde são também determinantes das condições de saúde das crianças.

Vigilância à saúde da criança

O processo de vigilância à saúde não é restrito às ações do médico de família e comunidade, que deve contar com a participação de todos os profissionais da unidade, em geral da equipe de saúde da família. A diversidade dos olhares permite o acúmulo de informações necessárias para acompanhar os eventos, que interferem no processo saúde/doença da criança.

A vigilância à saúde da criança, como já foi apontado, não deve se restringir à criança menor de 2 anos, nem aos problemas nutricionais. Os critérios definidos para a seleção das crianças, que deverão ser priorizadas pela vigilância à saúde, incluem tanto aspectos biológicos como situações de risco social. Esses critérios devem ser revistos à medida que a criança vai crescendo e suas vivências vão se modificando.

Ênfase nas ações de promoção da saúde

A atenção à criança não se restringe ao atendimento curativo ou mesmo a ações voltadas apenas à prevenção de doenças, mas deve se estruturar visando a ações sobre os determinantes dos agravos e à construção de ambientes e alternativas de vida mais saudáveis. Dessa forma, propostas dirigidas à aquisição de hábitos alimentares mais sadios, ao desenvolvimento de atividades físicas ou a ações que possibilitem a incorporação de conhecimentos sobre o processo saúde/doença constituem caminhos efetivos de promoção da saúde. Diante das evidências de que muitas doenças do adulto têm origem na infância, a promoção de um modo de vida saudável é considerada como meio para prevenir as doenças crônicas do adulto.[11]

O desafio no atendimento de puericultura é identificar orientações que façam sentido para a população atendida, na perspectiva de construir uma vida saudável. Pensar junto com a família da criança que ações podem ser desenvolvidas para minimizar o efeito das condições adversas que a criança e a família estão vivendo. Encontrar soluções na perspectiva do seu meio sociocultural, evitando imposições vindas de protocolos e recomendações próprias de outras regiões e classes sociais.

Quadro 86.2 | Ações que podem fazer parte da agenda de compromissos no atendimento à criança

- ▶ Realizar o teste do pezinho, para rastreamento de anemia falciforme, hipotireoidismo e fenilcetonúria em todos os RNs
- ▶ Assegurar atenção diferenciada para o bebê conforme a classificação de risco
- ▶ Garantir a realização de uma visita domiciliar após a alta hospitalar do bebê
- ▶ Implantar ações voltadas para o desenvolvimento infantil
- ▶ Realizar teste de acuidade visual nas crianças de 4 e 7 anos
- ▶ Garantir atenção integral às crianças com deficiências e com transtornos do desenvolvimento, assim como garantir o apoio terapêutico para a inclusão dessas crianças nas unidades escolares
- ▶ Realizar os procedimentos odontológicos coletivos na faixa etária de 0 a 10 anos
- ▶ Implantar estratégias para garantir atenção integral à criança vítima de violência
- ▶ Desenvolver projetos para a prevenção das doenças de transmissão vertical
- ▶ Elaborar projetos de prevenção ao uso abusivo de drogas

RNs, recém-nascidos.

Acolhimento da demanda, identificando problemas/necessidades de saúde

A atenção à criança deve ser orientada tanto para a demanda programática como para a demanda eventual. Assim, é importante atender os problemas de saúde que constituem as queixas/sofrimentos e gerar demandas para o atendimento de necessidades de saúde não percebidas. É fundamental ir além da resolubilidade imediata da queixa trazida, reconhecendo as condições e os fatores envolvidos na produção da queixa, do sofrimento e da saúde.

Ampliação do olhar, trabalhando em equipe

Outro aspecto importante é que a atenção à saúde da criança não se resume ao atendimento do médico, nem ocorre de forma isolada. O modo como se organizam os serviços de saúde, na perspectiva do SUS, e os novos modelos técnico-assistenciais têm introduzido modificações significativas no trabalho dos profissionais de saúde dirigido à criança. A socialização do atendimento exige maior integração da equipe de saúde que atua junto à criança e sua família.

O conceito de anamnese é ampliado, incorporando informações de toda a equipe de saúde. Ao olhar médico, somam-se os olhares de cada um da equipe de saúde e dos familiares. O ACS é fundamental no conhecimento da criança que traz uma queixa de sofrimento, porque ele amplia as informações que se podem obter sobre as relações familiares e as condições de vida, incluindo habitação, formas de lazer e socialização. O olhar do ACS é um olhar que se aproxima da família, por serem da mesma comunidade. As visitas domiciliares realizadas pela equipe de saúde estendem o olhar para além daquilo que é possível observar na Unidade de Saúde.

Criança com condição crônica de saúde

Em geral, quando se fala em doença crônica, pensa-se logo no especialista e no atendimento hospitalar. A maioria dos textos faz referência à hospitalização da criança, o impacto dessas experiências e os recursos hospitalares necessários. Outra linha de publicações aborda a criança dependente de tecnologia, ou seja, doenças crônicas que levam a criança a depender de aparelhos e equipamentos.[4,6]

Pouco se escreve sobre as características do acompanhamento de crianças com condições crônicas de saúde na APS. O aumento das doenças crônicas na infância e o desenvolvimento tecnológico, que permite o tratamento dessas crianças em nível ambulatorial, impõem um novo desafio à UBS, que é o de incluir a criança com uma condição crônica de saúde na APS.

McMenamy e Perrin[12] afirmam a necessidade de um profissional que coordene a atenção à criança com uma condição crônica de saúde, integrando o cuidado realizado na APS com o atendimento do pediatra especialista. A criança com síndrome de Down, artrite reumatoide juvenil, ou nefropatias também apresenta patologias frequentes e necessita de acompanhamento de puericultura. É preciso estabelecer um plano de cuidados, incluindo a reabilitação ou habilitação, em conjunto com os serviços especializados, que inclua um projeto de vida para a criança e a família. Esse é um aspecto importante para desfazer a imagem da criança doente, construída, muitas vezes, pelos serviços de saúde e pela família e, finalmente, assumida pela própria criança.

A integração entre os serviços de saúde, com um efetivo sistema de comunicação entre eles, é fundamental para que os dados da criança sejam conhecidos por todos os profissionais que a atendem, nos diferentes locais do sistema de saúde. Essa integração repercute diretamente na qualidade da atenção, ao possibilitar a complementação das informações, que permitem construir a história do sofrimento da criança e estabelecer as estratégias de abordagem dos problemas ou do sofrimento.

Relações entre o atendimento do médico de família e comunidade e dos pediatras especialistas

No contexto do SUS, o clínico geral e o enfermeiro são competentes para o atendimento na atenção primária, lidando com os diferentes níveis de complexidade dos problemas de saúde mais frequentes. O pediatra especializado deve lidar com os problemas de saúde, cuja abordagem envolve uma densidade tecnológica maior, em termos de equipamentos, e exigem um acúmulo de experiência específica naquele tipo de doença, que é menos frequente na população. O referenciamento para outros serviços da Rede de Atenção à Saúde deve considerar, portanto, as características do problema trazido, detectadas no atendimento inicial pelo médico de família e comunidade. Esse referenciamento obedecerá à necessidade de utilização de tecnologias mais especializadas e de uso mais restrito. Assim, as infecções respiratórias, responsáveis pela grande maioria da demanda de crianças aos serviços de saúde, devem ser tratadas pelo médico de família. Os casos em que é necessária a investigação de outros fatores que podem estar interferindo na frequência e na gravidade dos episódios respiratórios deverão contar com o apoio do pediatra no NASF. Apenas alguns poucos casos, que requeiram tecnologias mais especializadas, como a realização de provas específicas de função pulmonar ou investigação específica de distúrbios de imunidade, deverão ser remetidos às clínicas de especialidades para serem vistos pelo pediatra especialista em pneumologia.

Puericultura e conceito de risco e vulnerabilidade

As propostas na área da puericultura, não mais orientadas com o objetivo de normatizar as condutas no cuidado com a criança, mas tendo como eixo principal o conceito de risco e vulnerabilidade, podem efetivamente intervir na condição de saúde das crianças. Os avanços nos conhecimentos sobre os fatores envolvidos na produção das doenças e, mais amplamente, do sofrimento, geraram um novo campo de atuação para o profissional de saúde. Assim, o conceito de risco e a identificação de situações e comportamentos de risco possibilitam avanços na prática da puericultura, colocando-a como uma atividade que é parte da atenção à criança em qualquer nível de atendimento.

O enfoque de risco consiste na constatação de que diferentes grupos populacionais apresentam riscos diferenciados de danos à saúde, em decorrência de características individuais, exposições ambientais ou circunstâncias sociais: os chamados fatores de risco. A identificação dos fatores de risco tem ampla operacionalidade pela sua capacidade preditiva e pela possibilidade de controle ou de eliminação desses fatores e consequente redução da probabilidade de ocorrência dos agravos/danos. Além disso, permite a identificação dos grupos de maior risco, que devem ser priorizados pelos serviços de saúde.

A incorporação do conceito de vulnerabilidade amplia a compreensão da criança e da família ao considerar, como propõe Ayres, a dimensão individual (os aspectos biológicos, comportamentais e afetivos), que implica exposição e suscetibilidade; a social (o contexto e as relações sociais) e a programática (políticas, serviços e ações).[13] Ou seja, as características e os comportamentos do indivíduo, as condições em que ele vive, as relações que estabelece nesse contexto e as oportunidades de acesso aos serviços que são ofertados o tornam mais ou menos suscetível a determinados agravos. No caso da criança, podem-se entender as características individuais (baixo peso ao nascer, obesidade, deficiências imunológicas), a dinâmica familiar e o modo como a criança se expressa (agressividade, agitação, timidez), nos ambientes em que convive (a escola, espaços de lazer) e o acesso aos serviços de saúde.

Outro fato importante, que vem dando um novo direcionamento para a puericultura, é a hipótese das origens desenvolvimentistas da saúde e da doença do adulto. Estudos epidemiológicos e biológicos demonstraram que há uma relação entre agravos ocorridos em fases iniciais do desenvolvimento somático e a amplificação do risco para doenças crônicas ao longo da vida, tais como obesidade, diabetes e doenças cardiovasculares (DCVs). O crescimento intrauterino restrito estaria associado ao aparecimento de fatores de risco para DCVs na idade adulta.[11] Nessa perspectiva, o período do crescimento intrauterino e o acompanhamento da saúde da criança são, portanto, fundamentais para a vida futura do indivíduo.

A puericultura, além da criança de 0 a 2 anos, deve abranger o pré-escolar e o escolar, identificando grupos de risco, por apresentarem características clínicas como obesidade, doenças crônicas, mas, principalmente, condições emocionais ou sociais de risco. Não se pode pensar em atendimentos sequenciais padronizados para o acompanhamento dessas crianças, mas a elaboração, pela ESF, de estratégias de abordagem e cronogramas de atendimento específicos que permitam dar conta das necessidades individuais dessas crianças. Atendimentos em grupos (não necessariamente organizados pelo médico) e incorporação de atividades nos espaços de convivência dessas crianças são atividades a serem consideradas para as crianças maiores.

Impõe-se repensar a puericultura como um campo que permite atuar sobre os fatores e as situações que podem favorecer o aparecimento de determinados problemas de saúde, a partir do reconhecimento das condições concretas em que ocorre o processo saúde/doença, no contexto de vida de cada criança específica.

Prioridades no atendimento à criança

O predomínio da mortalidade neonatal e a importância de se evitar agravos na vida intrauterina e no início da vida pós-natal, com o objetivo também de evitar doenças na idade adulta, demandam mais qualidade na assistência à gestante, ao parto e à criança no *primeiro* ano de vida. Nesse sentido, o médico de família, que tem a oportunidade de conhecer a família e atender a mãe durante o pré-natal e o puerpério, terá mais informações para o atendimento do RN.

Atendimento diferenciado às crianças de acordo com os conceitos de risco e a vulnerabilidade

A equidade pressupõe atendimento diferenciado de acordo com as necessidades de cada criança. É preciso, portanto, diferenciar o atendimento, segundo os fatores de risco e a situação de vulnerabilidade. Considera-se aqui que todos os RNs vivenciam situações de maior vulnerabilidade que variam de acordo com o seu grau de risco. Podem-se diferenciar os RNs de acordo com suas características biológicas e as condições de vida da família, o risco individual. Durante o acompanhamento da criança, é possível identificar novos fatores de risco e situações de vulnerabilidade que a tornem mais suscetível à ocorrência de agravos. A proposta aqui apresentada classifica a criança ao nascimento, sendo possível, refazer esta classificação durante o acompanhamento.

Tradicionalmente se costuma classificar em RN de alto risco e baixo risco, ou, ainda, RN normal. Os RNs de alto risco podem ser normais, mas apresentam riscos e vulnerabilidade por diversas razões. Em Sobral, no Ceará, foi proposta uma forma diferente de classificação de risco. Inicialmente, passou-se a classificar a gestante em risco clínico, social ou habitual. Em seguida, o protocolo da criança adotou também essa classificação.[14,15] Atualmente, no atendimento às crianças no Centro de Saúde-escola do Butantã (CSEB), da Faculdade de Medicina da Universidade de São Paulo, utiliza-se essa classificação, diferindo apenas na adequação dos critérios de risco, em função da realidade local.

A classificação do RN, logo após o nascimento, utiliza as três categorias: RN de risco clínico, RN de risco social ou RN de risco habitual. O risco clínico é identificado quando estão presentes condições biológicas decorrentes da gestação, do parto ou do período neonatal, que vão exigir cuidados mais diferenciados. O risco social refere-se às condições familiares que caracterizam maior vulnerabilidade ao RN. No risco habitual, os fatores de risco são definidos pela própria condição de ser criança, quando não estão presentes as condições que poderiam classificá-la como de risco clínico ou social. A criança, em especial o RN, apresenta riscos decorrentes da sua imaturidade imunológica e das características do seu desenvolvimento.

Durante o acompanhamento, a criança pode vir a ser classificada como risco social, quando apresentar as condições que já foram mencionadas para o RN. O risco clínico passa a ser chamado de risco clínico adquirido e mantém-se a classificação de risco habitual, quando a criança segue sua vida sem alterações na sua condição clínica e social e com os mesmos fatores de risco decorrentes de sua condição de ser criança.

Para a identificação da criança quanto ao tipo de risco, são colocadas etiquetas no envelope ou na capa do prontuário. Considerando que o problema mais difícil de resolver são as questões sociais, requerendo mais atenção, a etiqueta vermelha significa o risco social. A etiqueta amarela define o risco clínico ao nascer, e a laranja, o risco clínico adquirido. Os RNs e as crianças de risco habitual recebem a etiqueta verde.

Critérios para identificar as crianças de risco social, clínico e habitual

A definição dos critérios de risco clínico e social pode variar de uma região para outra, dependendo das características demográficas e socioeconômicas locais, bem como dos recursos humanos disponíveis nos serviços de saúde. Levou-se em consideração que os critérios selecionados devem eleger crianças que realmente precisam de cuidados mais específicos e em número adequado à capacidade da equipe de saúde de garantir atendimento diferenciado.

No Quadro 86.3, são apresentados os critérios de risco social ao nascer e risco social adquirido, utilizados no CSEB.

No Quadro 86.4, são apresentados os critérios de risco clínico ao nascer e risco clínico adquirido, utilizados no CSEB.

É importante lembrar-se de que os RNs que apresentam, por exemplo, doenças genéticas, lesões neurológicas ou doenças de transmissão vertical preencherão o critério de internação após a alta materna, sendo classificados como de risco clínico.

No Quadro 86.5, são apresentados os critérios de risco habitual ao nascer e risco habitual adquirido, utilizados no CSEB.

Os critérios devem ser discriminativos, ou seja, incluam apenas aquelas crianças que realmente precisam de cuidados mais diferenciados. A inclusão de muitos critérios pode levar à seleção de um contingente muito grande de crianças, dificultando a priorização dos cuidados.

A identificação dos RNs de risco clínico pode ser feita durante o pré-natal, na maternidade, ou, ainda, pelo ACS no primeiro contato com a mãe em visita domiciliar, uma vez que os critérios são objetivos e fáceis de identificar. A definição do risco social deve ser feita na discussão com a equipe de saúde da família.

A utilização dessa classificação de risco, adotada há mais de 3 anos, tem mostrado bons resultados, tanto em Sobral como no CSEB.

Visita na primeira semana de vida

A visita da equipe de saúde, na primeira semana de vida após a alta hospitalar, é de grande importância para a mulher que, naquele momento, vivencia a primeira ou uma nova experiência de ser mãe, o que é sempre uma experiência singular. A classificação de risco feita inicialmente pelo ACS, logo após a alta da maternidade, pode ser revista pela equipe nessa visita. O MS recomenda que para o RN de alto risco, a visita seja feita nos primeiros 3 dias após a alta hospitalar, e para o RN de baixo risco, ela poderá ser feita até o final da primeira semana após a alta hospitalar. Diante da classificação recomendada aqui, os RNs de risco clínico ou social devem receber a visita domiciliar nos três primeiros dias após a alta hospitalar.

Na visita, é importante identificar as inseguranças da família em relação ao cuidado com a criança. Os principais objetivos da visita são:

- Observar o acolhimento do RN, as condições em que a família vive e a relação dos pais com a criança.
- Estabelecer um vínculo com a família para o acompanhamento da criança.
- Avaliar o estado geral do RN e o estado de saúde da mãe.

Nessa visita, são de fundamental importância dar orientações sobre a amamentação, os cuidados com o bebê e o cronograma de consultas e vacinas. As informações coletadas na visita permitem que as orientações sobre o cuidado com o bebê sejam mais adequadas ao contexto de vida da família. Pode-se afirmar que essa visita é decisiva para a construção de uma proposta de cuidado para aquela criança, que deverá orientar todo o acompanhamento posterior.

Quadro 86.3 | Critérios para classificação do recém-nascido de risco social ao nascer e risco social adquirido

Risco social	Ao nascimento
Etiqueta vermelha — O risco social* deve ser estabelecido logo no primeiro atendimento da criança. Reavaliações devem ser feitas a cada 6 meses. Em todos os atendimentos, devem ser considerados os riscos sociais adquiridos	▶ Mãe adolescente abaixo de 15 anos ▶ Mãe analfabeta ▶ Mãe sem apoio familiar ▶ Família proveniente de área de risco social ▶ Chefe da família sem fonte de renda ▶ Migração da família há menos de 1 ano ▶ Morte evitável de criança menor de 5 anos na família ▶ Mãe com problema psiquiátrico que impossibilite os cuidados com a criança ▶ Mãe com algum tipo de deficiência que impossibilite os cuidados com a criança ▶ Mãe dependente de álcool e/ou drogas ▶ Criança manifestamente indesejada ▶ Mãe com três filhos menores de 5 anos
Etiqueta vermelha — A etiqueta será sempre vermelha	**Risco social adquirido** São válidos todos os critérios referidos para o nascimento e mais: ▶ Criança que se tornou manifestamente indesejada ▶ Criança com suspeita de maus-tratos, negligência e abuso sexual ▶ Família com problemas de relacionamento repercutindo na criança

*Na definição do RN de risco social, alguns fatores, como criança manifestamente indesejada, ou mãe dependente de álcool ou drogas ilícitas, podem ser únicos. Outros aspectos deverão exigir associação com outros critérios. Mãe adolescente que tem o apoio da avó nos cuidados da criança pode não definir um risco social.

Quadro 86.4 | Critérios para classificação do recém-nascido de risco clínico ao nascer e risco clínico adquirido

Risco clínico	Ao nascimento
Etiqueta laranja — O risco clínico tem critérios bem objetivos e deve ser definido na primeira consulta do paciente. Para o segundo critério, reavaliações devem ser feitas a cada 6 meses. O risco clínico adquirido deve ser definido durante o seguimento da criança. Reavaliações devem ser feitas em todas as consultas	▶ Peso ao nascer < 2.500 g ▶ Internação após a alta materna **Risco clínico adquirido** ▶ Criança com três ou mais atendimentos em serviços de pronto-atendimento, em um período de 3 meses ▶ Após a segunda internação, em um período de 1 ano ▶ Crescimento ou desenvolvimento inadequado ▶ Criança com sobrepeso ou obesidade ▶ Criança portadora de condição clínica crônica
Etiqueta laranja — A etiqueta será laranja	

Quadro 86.5 | Critérios para classificação do recém-nascido de risco habitual ao nascer e risco habitual adquirido

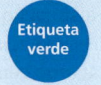

Risco habitual	Ao nascimento
Etiqueta verde	RN cujos fatores de risco são definidos pela condição de ser criança e que não apresentam as condições clínicas e sociais listadas
Etiqueta verde — A etiqueta será sempre verde	**Risco habitual no seguimento** As crianças que seguem sua vida sem alterações na sua condição clínica e social, com os mesmos fatores de risco decorrentes de sua condição de ser criança

Registro dos atendimentos à criança

O registro das informações obtidas pelos diferentes olhares, no atendimento à criança, tem importância fundamental, que deve ser vista em diferentes ângulos. Em primeiro lugar, a informação sistematizada da criança permite conhecê-la ao longo do tempo e saber todos os modos de manifestação de um ou vários dos seus problemas de saúde. Em segundo lugar, o registro dos dados obtidos no atendimento de cada profissional possibilita a socialização do conhecimento sobre a criança, de modo que todos possam se apropriar desse conhecimento para subsidiar o planejamento de sua atuação. Por fim, o registro dos dados constitui a base epidemiológica para o planejamento das ações pela unidade, contribuindo para a eficiência e a racionalização do atendimento.[16]

Dessa forma, é fundamental que as informações obtidas no atendimento de cada profissional sejam adequadamente registradas, em um prontuário, para que todos, inclusive a família, possam ter acesso. Em se tratando da criança, cuja principal característica é o processo de crescimento e de desenvolvimento, a anotação dos dados em cada atendimento é necessária, a fim de se ter uma noção da tendência desses processos, afastando ou confirmando problemas.

A ausência do prontuário, no qual se registram os dados obtidos no atendimento, representa dupla negação por parte do profissional. Ele nega a existência da pessoa em tratamento, ao mesmo tempo em que faz a sua própria negação, a negação do seu trabalho. Anotar as informações sobre uma criança, coletadas tanto junto à mãe quanto diretamente com a criança, ou por meio de algum procedimento, significa assumir a responsabilidade pela criança, o que se concretiza no momento em que se subscreve o atendimento realizado. Ao não haver um registro do atendimento, o profissional isenta-se de "prestar contas" do seu trabalho, ao mesmo tempo em que inviabiliza a socialização das informações em serviços nos quais vários profissionais podem prestar atendimento à mesma pessoa.[16]

Momento da consulta

Na consulta, as informações obtidas vão revelando quem é essa criança. No registro da consulta, propõe-se que se anotem os principais dados da anamnese que têm por finalidade conhecer a queixa e o sofrimento trazidos pela família. Assim, a queixa deve ser ampliada em uma história com início, meio e fim. O passado da criança é recuperado pelos antecedentes pessoais, que incluem os dados do pré-natal, do nascimento e do período neonatal, assim como das intercorrências mórbidas. A situação da criança no presente pode ser avaliada pelos dados de alimentação, rotina de vida, desenvolvimento e imunização. O conhecimento da criança completa-se com o genograma, ou seja, as condições de saúde de cada membro da família e os antecedentes hereditários. Mas ainda é necessário identificar que família é essa, que começa a ser vista ao se saber o ambiente de vida, ou seja, onde mora e quais as condições dessa moradia, tanto no aspecto da salubridade como do conforto. Finalmente, esse conhecer fica completo ao se saber a inserção social da família, por meio da escolaridade e ocupação dos pais, que determina condições sociais de vida, trabalho e acesso às informações de saúde.[17]

No exame físico, não podem faltar os dados de peso, altura, perímetro cefálico (nos menores de 2 anos). A utilização dos gráficos de peso e altura é fundamental para o acompanhamento do crescimento da criança. Atualmente, estão disponíveis as curvas de crescimento da Organização Mundial da Saúde, que, pela metodologia adotada na sua construção, constituem o melhor instrumento para avaliar o crescimento pondero-estatural da criança (ver Apêndice 1, Curvas de crescimento e desenvolvimento).

Após a descrição do exame físico, anotam-se os diagnósticos, utilizando o acrônimo SOAP: Subjetivo, Objetivo, Avaliação e Plano,* que devem dar conta dos principais aspectos da vida da criança. Assim, propõe-se que, em toda consulta programática, sejam preenchidos pelo médico ou pelo enfermeiro os diagnósticos que compõem o item A (Avaliação) do SOAP.

Além desses cinco diagnósticos básicos (Quadro 86.6), os outros problemas de saúde da criança devem ser anotados, mesmo quando ainda não for possível enquadrá-los em um diagnóstico. Assim, muitas vezes, a queixa ou o sintoma aparece como, por exemplo, "febre a esclarecer" "dor em membros" ou "problemas escolares". Vale ressaltar que também devem ser descritos problemas e condições que podem interferir na saúde da criança, como conflitos familiares, cuidador com transtorno mental incapacitante, entre outros.[16]

Uma prática interessante é convencionar que o primeiro diagnóstico, depois destes cinco, seja sempre o motivo principal que trouxe a criança ao atendimento. Esse diagnóstico de número 6 é o mais importante para a família, por isso, é fundamental que ela receba uma resposta. Outros diagnósticos vão sendo acrescentados a cada consulta e devem ser levados à lista de problemas, quando relevantes. O registro da consulta completa-se pela construção e anotação de uma proposta terapêutica para cada diagnóstico. A perspectiva de um atendimento sequencial da criança permite que os profissionais estabeleçam um plano terapêutico que priorize, em cada atendimento, os problemas mais importantes e considere o contexto de vida da criança e da família.[16]

A anotação dos diagnósticos por número facilita ao profissional acompanhar os problemas da criança. Assim, por exemplo, para saber o que aconteceu com o diagnóstico de anemia, é só verificar em cada consulta o número correspondente àquele diagnóstico. Ao ser resolvido um determinado problema, diante do número correspondente deve ser registrada a data da resolução.

Fundamentos para o seguimento da criança de risco habitual

Considerando as novas propostas do atendimento de puericultura, que passa a ter como principal fundamento o conceito de risco e vulnerabilidade, o planejamento das ações na unidade

---

Quadro 86.6 | Registro da avaliação a do SOAP

1. Crescimento: (Anotar o percentil ou o desvio-padrão)
   ☐ normal   ☐ baixa estatura
2. Estado nutricional: (Anotar o percentil ou o desvio-padrão)
   ☐ eutrófico   ☐ distrófico
3. Desenvolvimento:
   ☐ normal   ☐ com risco de atraso   ☐ atrasado
4. Alimentação:
   ☐ adequada   ☐ inadequada
5. Imunização:
   ☐ completa   ☐ incompleta

---

*Ver Cap. 49, Registro de saúde orientado por problemas.

de saúde deve levar em conta as características da criança, nas diferentes faixas etárias, a composição etária da população e as condições de vida da clientela, os critérios de risco, além da disponibilidade de recursos humanos da unidade.

Para o planejamento do cronograma de consultas, é preciso ter como base a vulnerabilidade que ela apresenta. Nos 2 primeiros anos de vida, nos quais o processo de crescimento e de desenvolvimento é mais intenso, os olhares devem ser mais frequentes. Para a determinação da frequência e do espaçamento das consultas, é importante definir quais os riscos que se pretende avaliar, identificando os melhores momentos para essa avaliação (Quadro 86.7).

- **Risco de agravos existentes desde o nascimento**. Consultas no 1º e no 2º mês, realizadas pelo médico em função do conhecimento semiológico mais específico que detém. É importante avaliar as condições de vitalidade, a presença de malformações e de doenças congênitas. Além disso, o médico de família que acompanhou o pré-natal e atende a mulher no puerpério tem condições de, na primeira consulta, reavaliar a classificação de risco feita inicialmente.
- **Risco de agravos nutricionais**. É importante avaliar o risco de desmame. As consultas têm a finalidade de entender os fatores, que naquela criança, intervêm na amamentação e possibilitar o apoio para que a amamentação não seja interrompida. Nesse sentido, as visitas no 1º e no 2º mês são fundamentais. Aos 4 e 6 meses, quando ocorre o processo do desmame (dependendo do tempo de licença-gestante da mãe), caracterizado pela introdução progressiva de alimentos complementares, as orientações são importantes para dar início à alimentação saudável. Aos 9 e 12 meses, fase de aquisição dos hábitos alimentares familiares, as consultas terão como objetivo identificar problemas e orientar a nutrição adequada.
- **Risco de comprometimento do desenvolvimento**. Existem alguns marcos do desenvolvimento motor que expressam o modo como a criança vem se desenvolvendo, alertando para a existência de possíveis problemas. Assim, toda criança nascida a termo, aos *4 meses, deve estar sustentando a cabeça,* aos *9 meses, deve sentar-se sem apoio,* e, aos *18 meses, deve andar sem apoio.* Outro aspecto importante é avaliar, entre 2 e 3 meses, a presença do sorriso social. As consultas aos 2, 4, 9, e 18 meses permitem ter um bom acompanhamento do processo de desenvolvimento da criança.
- **Risco de infecções**. A imunização correta previne a ocorrência de doenças infecciosas imunopreveníveis. As vacinas são recomendadas nas seguintes idades: ao nascimento, com 1, 2, 3, 4, 5, 6, 12 e 15 meses. A verificação do cartão de vacinação com 1, 2, 4, 6 e 12 meses garante que a criança esteja sendo protegida desses agravos. A consulta aos 18 meses permite, ainda, verificar se a criança fez a vacinação de reforço aos 15 meses.[18,19]

As consultas aos 12 e 24 meses constituem marcos para o seguimento posterior nas datas do aniversário da criança. Outros momentos de avaliação ocorrerão conforme a necessidade determinada por problemas de saúde. Vale lembrar que, em todas as consultas, é obrigatório o preenchimento do gráfico de peso, altura, índice de massa corporal (IMC), perímetro cefálico e verificação da carteira de vacinação.

Com exceção das consultas do 1º e 2º meses que, preferencialmente, devem ser feitas pelo médico, como já foi referido, os demais atendimentos podem ser realizados pela enfermeira, liberando o médico para o atendimento das consultas com queixas e para o atendimento dos bebês de risco clínico. Nos meses em que não há consultas marcadas, se há uma demanda da família para verificar peso e altura, essa avaliação pode ser feita pelo técnico de enfermagem.

Essa é uma proposta mínima e suficiente de seguimento da criança de risco habitual. Para essas crianças, não há necessidade de consultas mensais no 1º ano ou bimensais no 2º ano, como os antigos programas da criança prescreviam. O controle rígido de peso e altura desses programas visava à identificação precoce da desnutrição. Atualmente, parece que o fantasma da desnutrição ainda orienta tais procedimentos, porque se esses controles fossem para a obesidade, deveriam ser também para crianças em idades maiores. O acúmulo de consultas, mesmo com atendimentos alternados com a enfermagem, tem levado ao preenchimento das vagas na unidade, de tal forma que não há espaço para as intercorrências. Dessa forma, a criança consultada mensalmente, como sadia, na hora em que adoece, não é atendida, sendo encaminhada para o pronto-atendimento, para ser vista por médicos que não conhecem sua história de saúde. No dizer de uma mãe, "[...] quando não precisa tem consulta marcada, quando fica doente, não tem vaga".[14]

É preciso refletir sobre qual é o fundamento dessa proposta em alternar consultas médicas e de enfermagem mensalmente, a não ser por uma suposta intenção de racionalizar os recursos, que foi uma alternativa encontrada nos tempos em que a população infantil era a principal demanda das unidades, e as TMIS, muito elevadas.

Fundamentos para o seguimento da criança de risco clínico

O seguimento do RN de risco clínico, após a alta hospitalar, tem por objetivo acompanhar aquelas crianças com maior risco de morrer ou de apresentar problemas capazes de interferir na sua qualidade de vida. Esse acompanhamento permite a intervenção precoce nos problemas já identificados por ocasião da alta hospitalar, bem como a prevenção de outros, passíveis de ocorrerem durante os primeiros anos de vida.

Os RNs considerados de risco clínico necessitam, muitas vezes, de acompanhamento com o pediatra especialista ou outro profissional em centros de referência. Entretanto, a equipe de saúde da família deve acompanhar também essa criança, coordenando as necessidades específicas de atendimento que ela vai demandar. Na unidade de saúde, o acompanhamento diferenciado segue o esquema, que é definido pela equipe de saúde

Quadro 86.7 | **Esquema mínimo de visitas nos dois primeiros anos de vida**

Risco de agravos:	1º	2º						
Risco nutricional:	1º	2º	4º	6º	9º	12º		
Risco no desenvolvimento:		2º	4º		9º		18º	
Risco de infecções:	1º	2º	4º	6º		12º	18º	
Total:	1º	2º	4º	6º	9º	12º	18º	24º

Fonte: Sucupira e Bresolin[18] e Brasil.[19]

da família, o qual pode ser reavaliado após o 6º mês de vida e depois dos 2 anos. Dessa forma, é possível obter uma avaliação confiável do desenvolvimento da criança, bem como intervir e tratar adequadamente as principais intercorrências capazes de levar ao óbito, nessa fase da vida.

A sequência de consultas deve ser estabelecida pela equipe, em função das condições de saúde do RN, Entretanto, é importante que esses bebês sejam vistos mensalmente, pelo menos nos primeiros 6 meses de vida.

Acompanhamento do recém-nascido de risco social

O acompanhamento do RN de risco social deve ser definido na reunião da equipe de saúde da família responsável pela família do bebê. O risco social é muitas vezes um fator agravante do risco clínico, somando-se assim dois fatores importantes de risco para a sobrevivência do bebê. No acompanhamento dessas crianças, a equipe de saúde da família tem um papel decisivo, na medida em que cada membro da equipe terá informações específicas, que poderão construir uma visão mais geral da situação da família e do bebê. O ACS, membro da comunidade e da equipe, que tem sob sua responsabilidade visitas mais frequentes a essas famílias, é um elemento central no acompanhamento dessas crianças. Além do acompanhamento nas consultas, deve ser definido pela equipe o cronograma das visitas domiciliares, nas quais poderão participar tanto o médico como a enfermeira.

A criança com risco adquirido

Durante o acompanhamento na unidade de saúde, algumas crianças que foram classificadas como de risco habitual ao nascer podem passar a apresentar importantes fatores de risco ou vivenciar situações de maior vulnerabilidade, demandando cuidados mais diferenciados. Essas crianças precisam ser identificadas pela equipe e classificadas como crianças de risco adquirido clínico ou social.

O olhar dirigido à criança nos dois primeiros anos de vida

Esse olhar está dirigido ao modo como se estabelecem e se desenvolvem as relações mãe/filho e pai/filho. A amamentação é o foco principal no atendimento à criança nos primeiros meses de vida. As orientações sobre as vacinas, a alimentação complementar, o DNPM, os cuidados para a prevenção de acidentes e o acompanhamento do crescimento por meio dos gráficos específicos são os pontos importantes para os quais esse olhar sobre a criança deve estar dirigido.

O acompanhamento do pré-escolar e do escolar (2-10 anos)

Uma das características da criança pré-escolar e escolar é a frequência aos centros de educação infantil, escolas e centros esportivos, experimentando uma convivência com outras crianças em um espaço que não é mais o do convívio da família. O processo de escolarização implica a separação dos pais e o estabelecimento de novas relações, que podem ocorrer de forma tranquila ou já expressar problemas na relação mãe/filho ou pai/filho. Muitas vezes, essas situações podem se expressar por somatização, com queixas de problemas de saúde.

O acompanhamento da criança pré-escolar e escolar de forma programática pode ser feito com consultas anuais, desde que as consultas eventuais por doenças sejam momentos em que um olhar mais atento possa indicar a necessidade de uma consulta de rotina, para avaliação mais geral da criança.

As necessidades de saúde da criança em idade pré-escolar e escolar podem ser entendidas sob dois aspectos:

- Problemas decorrentes da condição de ser criança em uma determinada sociedade:
  - O modo como a criança experimenta os diferentes riscos de adoecer e morrer conforme o momento do seu processo de crescimento e de desenvolvimento é singular, em função de sua inserção familiar e social e da sua vivência nos diferentes espaços sociais.
- Problemas decorrentes da vivência em espaços coletivos:
  - Convivência em grupos – Disseminação de doenças infectocontagiosas.
  - Condições do ambiente físico – Acidentes.
  - Relações que se produzem no ambiente escolar – Problemas de comportamento, agressividade, timidez.

Convivência em grupos

A convivência em espaços coletivos, ou seja, em grupos de crianças, vai se caracterizar na fase pré-escolar pelos frequentes episódios de doenças infecciosas, nos quais predominam as infecções respiratórias, as pediculoses e outras doenças de pele, que se disseminam no espaço da escola. As infecções respiratórias assumem importância maior, pelas características da árvore respiratória na infância e pelo fato de o sistema imune ainda estar em desenvolvimento. A presença de crises de sibilância nessa fase é indicativa para que essas crianças, além do atendimento eventual, recebam um acompanhamento com consultas mais frequentes, para avaliar os fatores que intervêm no desencadeamento dos episódios de sibilância e acompanhar o efeito das intervenções terapêuticas.

As crianças em idade escolar de 6 a 10 anos tendem a apresentar menos episódios de infecções agudas, entretanto, aquelas nas quais já se definiu um quadro de asma necessitam também de acompanhamento mais frequente na APS.

Condições do ambiente físico

Os espaços de convivência da criança pré-escolar e escolar podem propiciar tanto a frequência das doenças infectocontagiosas como a ocorrência de acidentes. As ações coletivas de saúde desenvolvidas pela enfermeira e discutidas com a equipe de saúde da família são importantes para orientar intervenções que minimizem esses eventos. A avaliação do ambiente físico e dos riscos de acidentes, nos Centros de Educação Infantil e nas escolas de Ensino Fundamental, deve fazer parte dessas ações coletivas de saúde, com a elaboração de recomendações para que esses espaços ofereçam melhores condições de convívio para as crianças.

Relações que se produzem no ambiente escolar

A convivência, nos espaços escolares ou de esportes, cria novas relações da criança, agora com colegas e professores. O modo como a criança vivencia essas relações pode desencadear situações de conflito que vão se expressar, muitas vezes, em queixas clínicas, como enurese, cefaleia, dor abdominal, entre outras. É na escola que acontecem muitas situações de violência física ou emocional geradas entre as crianças ou na relação professor/aluno. As agressões denominadas *bullying** começam a ser queixas trazidas para o médico de família e comunidade.

---

*Bullying é o fenômeno que se caracteriza pela violência física ou psicológica, intencional e repetida, praticada por um indivíduo ou grupo de indivíduos com o objetivo de intimidar ou agredir outro indivíduo (ou grupo de indivíduos) incapaz de se defender.

Um aspecto importante decorrente, muitas vezes, das relações que se produzem na escola são as queixas referentes a problemas de comportamento e dificuldades na aprendizagem. Queixas de cunho social ou pedagógico que são frequentemente transformadas em problemas médicos, recebendo abordagens no modelo biomédico com intervenções medicamentosas. Esse é o caso das crianças com queixas de comportamento agitado ou distraído, que recebem diagnósticos de déficit de atenção e hiperatividade e medicamentos que apresentam inúmeros efeitos colaterais.

Avaliações de saúde da criança pré-escolar e escolar

Nas consultas anuais da criança acima de 2 anos, o estado nutricional passa a ser de grande importância em função da prevalência atual de obesidade. As avaliações do peso, da altura e do IMC precisam ser registradas para acompanhamento da evolução nutricional. Em relação à nutrição, as informações sobre o padrão alimentar da criança e da família são importantes para as orientações visando a uma alimentação saudável, com o objetivo de evitar o sobrepeso e a obesidade, ou fundamentar o tratamento das crianças já obesas.

No acompanhamento das crianças pré-escolares e escolares, é preciso incluir as crianças com doenças crônicas ou com condição crônica de saúde, como aquelas com síndrome de Down, as cardiopatas, entre outras, que são parte da clientela infantil do território do médico de família e comunidade. O papel do médico de família, na coordenação do cuidado a essas crianças e no apoio às famílias, é fundamental.

Entre as demandas ao médico de família nesse período da vida, destacam-se as queixas na área da saúde mental. Frequentemente, entretanto, essas queixas aparecem como sintomas orgânicos, que, dependendo do olhar do profissional, podem gerar investigações e intervenções clínicas desnecessárias, quando, na verdade, uma atenção direcionada às relações familiares pode ajudar a entender essas queixas trazidas pela família. Da mesma forma, a suspeita de maus-tratos e abusos sexuais pode surgir na consulta a partir de queixas clínicas. Nesse sentido, os instrumentos de que o médico de família e comunidade tem à disposição, como o Apgar familiar, o genograma (ou familiograma) e o mapa de rede social (ecomapa, ou mapa dos cinco campos), podem ser úteis na detecção inicial desses problemas e como ferramentas diagnósticas e terapêuticas de abordagem familiar e comunitária.

O médico de família e comunidade tem ainda condições de identificar situações de violência doméstica, que se expressam em queixas de saúde, a partir de visitas domiciliares ou por informações trazidas pelos demais profissionais da equipe de saúde da família. Nesse sentido, o papel do ACS, como já foi comentado, é fundamental para ampliar o alcance da anamnese das queixas trazidas.

Ações coletivas de saúde

Para a realização de algumas avaliações específicas de saúde para os pré-escolares e escolares, as ações realizadas em espaços coletivos, como creches ou escolas, têm um efeito maior do que quando dirigidas individualmente às crianças. Em especial as ações de promoção da saúde bucal, tais como a escovação supervisionada e as orientações de educação em saúde bucal e os testes de acuidade visual, apresentam resultados melhores quando são precedidas de preparo em grupo e realizadas pelos profissionais de saúde, de forma integrada com os profissionais da educação.

Outras propostas de educação em saúde, realizadas pelos profissionais de saúde nas escolas, nem sempre alcançam bons resultados, na maioria das vezes, por serem pontuais e não envolverem os professores. É importante que as ações que visem à promoção da saúde sejam integradas à grade curricular, sendo desenvolvidas em conjunto com os professores.

Nos ambientes de convivência da criança, são importantes as ações que visem à promoção de um ambiente saudável. Para a conscientização dos alunos sobre a responsabilidade de toda a comunidade e a adoção de medidas de respeito ao ambiente, é importante que a escola ofereça um ambiente seguro e saudável para seus alunos. Nesse ponto, o médico de família, junto com a equipe, precisa participar das ações de vigilância sanitária, no que diz respeito às práticas educativas em relação ao ambiente.

Atendimento em grupo de mães e crianças

Uma alternativa interessante, que caracteriza outro esquema de consultas de acompanhamento das crianças na APS, é a realização de atendimentos em grupo de crianças e pais. A seguir, descreve-se uma experiência de atendimento em "grupos de mães" realizada pela autora.[20]

> O atendimento de puericultura em grupo, no primeiro ano de vida, contou com a participação de dois profissionais, no caso, uma médica e uma enfermeira. Após a primeira consulta feita pela médica, as mães das crianças de baixo risco eram convidadas a participar do atendimento em grupo, que contava com, no máximo, 10 crianças. Os grupos tinham encontros mensais e cada atendimento compreendia uma parte inicial individual, na qual se indagava sobre possíveis queixas, avaliava-se o peso e a altura e era feito o exame físico com um olhar sobre o desenvolvimento. Esse momento, embora individual, ocorria no mesmo ambiente onde estavam as outras mães e crianças. Em seguida, era feita a discussão em grupo, na qual se avaliavam coletivamente a imunização, a alimentação, o desenvolvimento e outras questões colocadas pelo grupo. No final, entregavam-se as receitas com as prescrições medicamentosas, quando necessário. Havendo necessidade, era agendada uma consulta individual, para avaliação de problemas específicos. Nessa experiência de atendimento em grupo de mães, durante 9 anos, os principais resultados foram o prolongamento do tempo de amamentação exclusiva e a diminuição dos atendimentos não agendados por intercorrências de doenças, como expressão do empoderamento e da autonomia das mães na resolução de problemas frequentes de saúde.[20]

Além do atendimento em grupos de mães, podem ser realizados grupos educativos, com temas transversais, que não precisam ser conduzidos pelo médico, sem haver necessariamente uma vinculação com o atendimento clínico. Exemplos de grupos educativos com escolares são os grupos de educação alimentar ou mesmo de obesos, grupos de crianças com asma, grupos para discussão da violência, entre outros.

Avaliações específicas de saúde

Nos recém-nascidos

- **Programa Nacional de Triagem Neonatal.** A Triagem Neonatal, conhecida como Teste de Pezinho, foi instituída como prática obrigatória no país desde 2001 e inclui os testes de rastreamento para anemia falciforme, hipotireoidismo congênito, fenilcetonúria e fibrose cística.[21]
- **Triagem auditiva.** Existe a recomendação para o rastreamento das perdas auditivas em todos os RNs antes de com-

pletarem 1 mês de vida, com o teste da orelhinha, que inclui a emissão otoacústica seguida da resposta auditiva do tronco cerebral.[21]

- **Teste do reflexo vermelho.** Essa avaliação da transparência e da integridade das câmaras oculares deve ser feita com o oftalmoscópio, logo ao nascer e nas consultas subsequentes.[21]

Nos pré-escolares e escolares

- **Triagem da acuidade visual.** A realização do teste de Snellen para avaliação da acuidade visual pode ser feita nas consultas de rotina da criança a partir dos 4 anos de vida. Entretanto, como já foi comentado, a operacionalização desse exame feito nas escolas, aos 4 anos, apresenta melhores resultados, principalmente em função da participação dos professores no preparo das crianças para o teste. Recomenda-se também a realização desse teste aos 7 anos para abranger as crianças que não frequentaram pré-escola e, por isso, não tiveram acesso ao exame previamente.
- **Levantamento epidemiológico da cárie e de doença periodontal.** Esses procedimentos fazem parte das ações dirigidas aos pré-escolares e escolares realizados nas escolas e são parte das ações coletivas em saúde bucal.

Avaliação das condições de saúde da população infantil

Para avaliação da saúde da criança, estão disponíveis os indicadores clássicos de morbidade e mortalidade. Entretanto, para avaliação da saúde do pré-escolar e do escolar, novos indicadores deverão ser construídos, tanto para avaliar a qualidade de saúde dessa população como o desempenho da ESF no cuidado com a criança (Quadro 86.7).

Essa nova morbidade exige uma mudança na atenção à criança, para que além da atenção ao RN e ao lactente, o pré-escolar e o escolar passem a receber os cuidados adequados às suas principais necessidades de saúde. Para isso, são necessárias novas modalidades de ações, com novos olhares que ampliem a abordagem centrada no modelo biomédico e incorporem outras áreas do conhecimento que permitam entender a criança nas suas relações com a família, em diferentes contextos sociais.

O que não deve ser feito na avaliação das crianças

Um costume frequente nas unidades de saúde é a solicitação, por parte dos pais, da realização de *check-up* em crianças por meio de hemograma, exame de fezes e de urina. Essa prática não se justifica na rotina de saúde da criança, em função da ausência de suporte científico.[21] Em condições específicas, o médico de família e comunidade deverá avaliar a necessidade de solicitar cada um desses exames.

REFERÊNCIAS

1. Victora CG, Aquino EML, Leal MC, Monteiro CA, Barros FC, Szwarcwald CL. Saúde de mães e crianças no Brasil: progressos e desafios. Lancet. 2011; 6736(11)60138-4.

2. Brasil. Ministério da Saúde. Secretaria de Vigilância em Saúde. Departamento de Vigilância de Doenças e Agravos Não Transmissíveis e Promoção da Saúde. Saúde Brasil 2015/2016: uma análise da situação de saúde e da epidemia pelo vírus Zika e por outras doenças transmitidas pelo *Aedes aegypti*. Brasília; 2017. p. 37.

3. Fundo das Nações Unidas para a Infância. O compromisso com a sobrevivência infantil. Brasília; 2015.

4. Moreira MEL, Goldani MZ. A criança é o pai do homem: novos desafios para a área de saúde da criança. Ciênc Saúde Coletiva. 2010;15(2):321-327.

5. Brasil. Ministério da Saúde. Pesquisa nacional de demografia e saúde da criança e da mulher. Brasília; 2006.

6. Caraffa RC, Sucupira ACSL. Papel do pediatra geral nas condições crônicas de saúde. In: Sucupira ACSL. Pediatria em consultório. 5. ed. São Paulo: Sarvier; 2010.

7. Zuccolotto SMC, Sucupira ACSL, Almeida da Silva CA. Dores recorrentes em membros. In: Sucupira ACSL. Pediatria em consultório. 5. ed. São Paulo: Sarvier; 2010.

8. Sucupira ACSL. Repensando a atenção à saúde da criança e do adolescente na perspectiva intersetorial. RAP. 1998;32(2):61-78.

9. Novaes HMD. A puericultura em questão. In: Mota A, Schraiber LB. Infância e saúde: perspectivas históricas. São Paulo: Hucitec; 2009.

10. Brasil. Ministério da Saúde. Secretaria de Atenção à Saúde. Portaria n. 221, de 17 de abril de 2008 [Internet]. Brasília; 2008 [capturado em 13 jul. 2018]. Disponível em: http://bvsms.saude.gov.br/bvs/saudelegis/sas/2008/prt0221_17_04_2008.html.

11. Barker DJ. The origins of the developmental origins theory. J Intern Med. 2007;261(5):412-7.

12. McMenamy JM, Perrin EC. Filling the GAPS: description and evaluation of a primary care intervention for children with chronic health conditions. Ambul Pediatr. 2004;4(3):249-256.

13. Ayres JRCM. Organização das ações de atenção à saúde: modelos e práticas. Saúde Soc. 2009;18(Supl. 2):11-23.

14. Dorneles JA. Protocolo de saúde da gestante de Sobral. Sobral: Secretaria Municipal de Saúde de Sobral; 2015.

15. Sucupira ACSL. Protocolo de Saúde da Criança. Secretaria Municipal de Saúde de Sobral. 2015.

16. Sucupira ACSL, Novaes HMD. Prática pediátrica no consultório. In: Sucupira ACSL. Pediatria em consultório. 5. ed. São Paulo: Sarvier; 2010.

17. Sucupira ACSL. Estrutura da consulta. In: Leite AJM, Caprara A, Coelho Filho JM. Habilidades de comunicação com pacientes e famílias. São Paulo: Sarvier; 2007.

18. Sucupira ACSL, Bresolin AMB. Os fundamentos para o seguimento da criança de baixo risco. São Paulo: Secretaria de Saúde do Município de São Paulo; 2003.

19. Brasil. Ministério da Saúde. Coordenação de Saúde da Criança e Aleitamento Materno. Caderneta de saúde da criança. Brasília; 2007.

20. Sucupira ACSL, Morano R, Costa MZA. Grupo de mães: uma experiência de ensino da puericultura. Pediatria (São Paulo). 1987;9(2):53-58.

21. Brasil. Ministério da Saúde. Secretaria de Atenção à Saúde. Departamento de Atenção Básica. Saúde da criança: crescimento e desenvolvimento. Brasília; 2012.

Quadro 86.7 | Possíveis indicadores a serem monitorados

▶ Mortalidade infantil, em geral por causas infecciosas (diarreia e pneumonias)

▶ Sobrevida de RNs de risco clínico ou social

▶ Associação entre agravos intraútero e no início da vida, com as doenças crônicas na vida adulta

▶ Avaliações do desenvolvimento da criança realizadas nas consultas de puericultura

▶ Morbimortalidade por causas externas

▶ Taxas de sobrepeso e obesidade

▶ Número de crianças encaminhadas das escolas com dificuldades escolares

▶ Número de crianças com doenças crônicas em seguimento na unidade de APS

▶ Prevalência de queixas na área de saúde mental

▶ Prevalência de violência urbana e doméstica contra crianças

RNs, recém-nascidos; APS, atenção primária à saúde.

CAPÍTULO 87

Saúde do homem

Guilherme Coelho Dantas
Antônio Augusto Dall'Agnol Modesto

Aspectos-chave

▶ Os homens brasileiros morrem, em média, 7 anos mais cedo do que as mulheres. Essa diferença se deve em grande parte à mortalidade por causas externas.

▶ Buscar um serviço de saúde é, para muitos homens, uma demonstração de vulnerabilidade que afeta sua masculinidade.

▶ É fundamental romper as barreiras que há entre os homens e os serviços de saúde. Os próprios profissionais reproduzem estereótipos como "mulher se cuida, homem não se cuida" ou "homem não vem no posto", deixando de perceber a presença deles no serviço e de reconhecê-los como sujeitos do cuidado de si e dos outros.

▶ Não se deve abordar a saúde dos homens apenas com foco nas doenças mais prevalentes ou por meio de campanhas, mas também como uma política integrada à rede, que atenda às demandas e necessidades dos homens e atente a diferenças entre eles, como raça/cor, renda, geração e orientação sexual.

▶ Médicas e médicos de família e comunidade, geralmente habituados a atenderem mulheres e crianças, devem desenvolver habilidades de comunicação específicas para o atendimento dos homens.

Embora seja alvo da Política Nacional de Atenção Integral à Saúde do Homem (PNAISH),[1] lançada pelo Ministério da Saúde (MS), em 2009, a saúde masculina continua um tema desafiador para gestores e profissionais de saúde, que muitas vezes tomam os homens como uma população "rebelde" e destinam a eles apenas ações pontuais e focadas na próstata.[2,3]

Este capítulo pretende discutir formas de qualificar a atenção à saúde dos homens considerando os referenciais de gênero e de prevenção quaternária, passando por um histórico das políticas sobre o tema, refletindo sobre as dificuldades de acesso dessa população aos serviços de saúde e propondo algumas estratégias para sua abordagem.

A política nacional de atenção integral à saúde dos homens

A PNAISH foi criada em 2009, visando aos indivíduos entre 20 e 59 anos sob a ressalva de que "[...] não deve configurar uma restrição da população-alvo, mas uma estratégia metodológica".[1] Keijzer[4] já assinalava que a inclusão dos homens pode transformar a visão tradicional de que ele é parte do problema para se tornar parte da solução. Carrara e cols. reforçam que a resolução de problemas, como "[...] a disseminação da Aids, a reprodução não planejada e o recrudescimento da violência urbana, passam necessariamente pela mobilização da população masculina".[5]

Nesse ínterim, a descoberta de um tratamento medicamentoso mais eficaz para a disfunção erétil acelerou o interesse desse grupo pelo que a medicina poderia oferecer – interesse desencadeado em grande parte pelas ações da indústria farmacêutica para a popularização do tema e de seu tratamento medicamentoso.[6] A política destaca também a cidadania e o autocuidado, dois aspectos essenciais que têm sido negligenciados na discussão sobre a qualidade de vida dos homens brasileiros. Por fim, entre os principais objetivos da PNAISH, assinalou-se a necessidade de reconhecer os diversos contextos socioculturais e político-econômicos para a compreensão da realidade singular masculina na promoção de ações de saúde. Essa complexa tarefa está esquematizada em cinco eixos: Acesso e acolhimento; Saúde sexual e reprodutiva; Paternidade e cuidado; Doenças prevalentes na população masculina; e Prevenção de violências e de acidentes.[1]

Uma crítica à política é que, ao centrar esforços nos agravos repartidos entre cinco áreas temáticas e suas respectivas especialidades médicas (psiquiatria, cardiologia, pneumologia, urologia e gastrenterologia), ela põe em risco toda a discussão sobre a complexidade do problema e se torna parcial, ao desconsiderar a importância inegável dos fatores socioculturais relacionados à morbimortalidade por causas externas.

De forma semelhante, Carrara e cols. questionam a ênfase na saúde sexual e nos direitos sexuais e reprodutivos em detrimento de outros temas, como a violência e a saúde mental, reconhecidos no próprio documento como causas de maior impacto sobre a morbimortalidade entre homens adultos jovens. Os autores ainda indicam que o programa promove o enfraquecimento da resistência masculina à medicina, isto é, a facilitação à medicalização dos homens, e questionam se houve efetiva participação dos homens na sua formulação à medida que ainda não existem organizações "masculinistas", como existem organizações feministas.[5] Entende-se que essas organizações não existam em parte porque, em uma sociedade machista, os homens já gozam de mais direitos do que as mulheres – mesmo que o acesso à saúde não seja um deles.

Schraiber e cols.[7] e Gomes e Nascimento[8] discutem as necessidades de saúde dessa população e revisam a produção científica crescente a respeito. Ressaltam-se a coleção de livros organizada por Sabo e Gordon,[9] que discute vários aspectos sobre o homem e a sociedade; o lançamento de revistas científicas, como a Gender Medicine, o International Journal of Men's Health, a revista da International Society of Men's Health e o American Journal of Men's Health; e a publicação de editoriais e artigos em revistas científicas de grande impacto internacional.[10,11] Ações muito importantes foram: a formação da rede de serviços e pesquisa sobre envolvimento paterno no Canadá, que se manteve ativa entre 2002 e 2010;[12] e o lançamento das políticas de saúde dos homens na Irlanda, em 2008,[13] no Brasil, em 2009, e na Austrália, em 2010.[14] A saúde dos homens também tem sido tema de dissertações de mestrado e teses de doutorado brasileiras.[15–18]

Por que atentar à saúde dos homens no Brasil?

- Segundo dados de 2015, do banco de dados do Sistema Único de Saúde (DATASUS) os homens brasileiros morrem em média cerca de 7 anos mais cedo do que as mulheres.
- As políticas de saúde brasileiras historicamente privilegiaram mulheres e crianças,[19] e os homens são frequentemente vistos como meros facilitadores ou dificultadores da saúde sexual e reprodutiva feminina.[20]
- É histórico o desconhecimento sobre as peculiaridades de ser homem na sociedade.
- Boa parte de sua mortalidade é por causas evitáveis, muito relacionadas a comportamentos adotados por corresponderem a um estereótipo tradicional de masculinidade.[21]
- Sua inclusão nos serviços de saúde tem ocorrido de uma forma medicalizada e potencialmente iatrogênica, focada no tratamento da disfunção erétil e no rastreamento do câncer de próstata.[3,6,22]

Ótica de gênero

Gênero se refere "[...] aos atributos, papéis ou funções sociais culturalmente legitimados para indivíduos do sexo masculino e do sexo feminino, estabelecendo-os com determinados valores sociais diferentes e desiguais entre si".[23] Essa categoria de análise pretende superar a diferenciação entre homens e mulheres baseada apenas em suas características biológicas e se fundamenta pelas marcas do socialmente construído, do caráter relacional e da dimensão de poder.[24]

Courtenay observou que os homens construíram sua masculinidade apoiada na crença da invulnerabilidade, o que repercute no seu envolvimento com práticas de risco à saúde tanto no trabalho como no lazer.[21] Em compensação, buscam legitimar seu poder e até sua superioridade perante outros homens e outras mulheres. Esse modelo de masculinidade foi denominado masculinidade hegemônica e se expressa por seu comportamento e sua atitude diante do risco e por uma sexualidade instintiva, incontrolável,[25] que vem sendo criticado em sua aplicabilidade e ressonância nos dias atuais.[26]

A compreensão do que significa ser homem auxilia a compreender seu modo de agir e de pensar, a forma como lidam com riscos muitas vezes desnecessários e, o mais importante, promove o estudo de propostas de abordagens mais adequadas do que as que ainda se utilizam. Nesse sentido, é preciso considerar o que foi bem proposto por Doyal acerca das "[...] dificuldades psicológicas que eles trazem para as consultas e os desafios que a doença pode colocar para seu senso de identidade".[27]

Além da perspectiva de gênero, é importante considerar outras categorias de análise e determinantes sociais da saúde,[28] como raça/cor, renda e estágios do ciclo de vida individual e familiar[29,30] no entendimento de sua condição de saúde e relação com os serviços e na busca por uma atenção à saúde inclusiva, empática e resolutiva.

Perfil de morbidade

De acordo com estimativas do Instituto Brasileiro de Geografia e Estatística (IBGE) para 2017, a população-alvo da PNAISH (homens entre 20 e 59 anos) era de aproximadamente 58,4 milhões, correspondendo a 28,16% da população brasileira. Quase 60% desses homens tinha entre 25 e 39 anos.[31]

A análise do perfil de morbidade da população masculina fica prejudicada porque DATASUS não fornece alguns dados de morbidade, especialmente os relativos a problemas frequentes como os vistos na APS. Aqueles veiculados pela PNAISH descrevem apenas o perfil de hospitalização, que são os casos mais graves,[32] o que dificulta o planejamento mais acurado das ações pelas equipes de atenção primária e de gestores.

Feita essa ressalva, os dados relativos à internação revelam que, à época do lançamento da PNAISH, os homens respondiam por 40% de todas as hospitalizações, sendo a faixa etária-alvo (25-59 anos) um 15% do total. No período de 2000 a 2007, por exemplo, verifica-se que duplicou o número de internações por tumores, e houve redução relativa por afecções do aparelho respiratório.[1] Tais variações reforçam o argumento de que esse indicador é muito limitado, pois não há justificativa epidemiológica para a duplicação de casos de tumor nesse curto período – o que pode se dever uma distinta distribuição de leitos.

As causas externas lideravam os motivos de internação com 16%, a maioria relacionada a quedas, seguida por acidentes de trânsito; o grupo populacional mais afetado se encontrava entre 20 e 29 anos de idade.

Essa distribuição de agravos pode ser verificada em inúmeros países, o que leva Sabo[33] a alertar que, já nos anos 1970, a masculinidade tradicional demonstrava produzir um déficit de saúde. Por um lado, esse fato retrata a condição masculina dentro de determinado momento histórico; por outro, denuncia o quanto o Brasil está defasado em aplicar abordagens mais efetivas para a melhoria desses indicadores.

Seguindo as causas de internação têm-se as patologias do aparelho circulatório, lideradas pelos acidentes coronarianos (40% das internações) e hipertensão arterial sistêmica (HAS) (19%).

O perfil de morbidade masculina também indica a necessidade de estabelecer estratégias em relação ao tabagismo e ao abuso de álcool, fatores de grande impacto no adoecimento dessa população. A Pesquisa Nacional de Saúde realizada pelo IBGE em 2013 apontou que 19,2% dos homens maiores de 18 anos usa algum produto derivado do tabaco e 21,6% faziam uso abusivo de álcool (entre as mulheres, esses índices são de 11,2 e 6,6%, respectivamente).[34]

Conforme foi apontado, em considerar outros determinantes da saúde masculina, é preciso lembrar-se do contingente de 11 milhões de homens brasileiros que se declararam como portadores de necessidades especiais (sendo que 1,5 milhão desses apresentam problemas relacionados à saúde mental) e de uma população carcerária de quase 600 mil homens, correspondendo a 94% de toda a população carcerária brasileira.[35]

Perfil de mortalidade

As Tabelas 87.1 e 87.2 trazem as principais causas de mortalidade de homens no Brasil no ano de 2015, conforme os capítulos e categorias da *Classificação internacional de doenças* (CID-10), respectivamente. Os quatro principais capítulos correspondem, juntos, a quase 70% das mortes de homens no período (Tabela 87.1), ao passo que os dados mais detalhados das 22 categorias correspondem a pouco mais da metade da mortalidade masculina (Tabela 87.2). A população estimada de homens no Brasil naquele ano era de quase 101 milhões.

As causas externas se mantêm como primeira causa de morte entre os adultos jovens, vindo a ser superadas pelas doenças do aparelho circulatório e pelos tumores a partir dos 50 anos – o que é esperado pela história natural desses agravos associados aos efeitos cumulativos dos hábitos de vida. A maioria daqueles óbitos é causada por agressões, seguidas pelos acidentes associados ao transporte e a lesões autoprovocadas (suicídios). Sua magnitude pode ser resumida na declaração do IBGE, baseada em dados de 2003: "[...] ao considerar uma situação limite de ausência de mortes por causas externas, a população masculina teria um aumento de 2,5 anos na esperança de vida ao nascer em anos recentes".[36] White e Holmes[37] estudaram as taxas de mortalidade em 44 países de diversos níveis de desenvolvimento, incluindo o Brasil, e em todos foi encontrado um excesso de mortes entre os homens devido a causas potencialmente evitáveis, em maior ou menor grau atribuíveis a estilo de vida e a atividades arriscadas.[37]

Quanto às doenças fatais do aparelho circulatório, cabe ressaltar que um quarto das mortes entre os homens ocorrem na faixa etária de 20 a 59 anos. Esse dado questiona a efetividade das estratégias adotadas de prevenção secundária no Brasil.

As neoplasias que mais matam homens no Brasil são as de traqueia, brônquio ou pulmões, seguidos dasde próstata e de estômago. Em relação às doenças do aparelho digestório, a Tabela 87.2 destaca as doenças do fígado, responsáveis pela maior parte das mortes entre homens de 25 a 59 anos e, em boa parte, relacionadas à doença alcoólica. Quando somadas ao impacto do tabagismo no perfil de morbimortalidade (influenciando fortemente as causas vasculares, neoplásicas e respiratórias), essas cifras reforçam o papel de hábitos predominantemente masculinos e associados a uma masculinidade hegemônica, não só pelos hábitos em si serem demonstrações dessa masculinidade, mas também por serem formas de lidar com o sofrimento psíquico de uma população pouco habituada a buscar cuidado.

Tabela 87.1 | **Principais causas de mortalidade masculina no Brasil conforme capítulo da CID-10 (2015)**

Capítulo CID-10	Óbitos
IX. Doenças do aparelho circulatório	182.555
XX. Causas externas de morbidade e mortalidade	124.839
II. Neoplasias (tumores)	111.100
X. Doenças do aparelho respiratório	76.284
Subtotal	**494.778**
Total de óbitos masculinos no período	**709.117**

Fonte: Instituto Brasileiro de Geografia e Estatística.[36]

Tabela 87.2 | **Principais causas de óbitos de homens no Brasil conforme categoria da CID-10 (2015)**

Categoria CID-10	Óbitos
I21 – Infarto agudo do miocárdio	53.383
X95 – Agressão por disparo de outra arma de fogo ou NE	35.969
J18 – Pneumonia por micro-organismo NE	33.717
E14 – Diabetes melito NE	22.314
R99 – Outras causas mal definidas e NE de mortalidade	22.084
J44 – Outras doenças pulmonares obstrutivas crônicas	20.786
I64 – Acidente vascular cerebral NE como hemorrágico ou isquêmico	20.578
C34 – Neoplasia maligna dos brônquios ou pulmões	15.447
C61 – Neoplasia maligna da próstata	14.484
I50 – Insuficiência cardíaca	12.956
I10 – Hipertensão essencial	11.043
R98 – Morte sem assistência	9.945
I25 – Doença isquêmica crônica do coração	9.750
K70 – Doença alcoólica do fígado	9.317
C16 – Neoplasia maligna do estômago	9.132
I69 – Sequelas de doenças cerebrovasculares	9.003
A41 – Outras septicemias	8.884
I42 – Cardiomiopatias	8.364
I67 – Outras doenças cerebrovasculares	8.055
I61 – Hemorragia intracerebral	7.873
I11 – Doença cardíaca hipertensiva	7.732
X99 – Agressão por objeto cortante ou penetrante	7.678
Subtotal	**358.494**
Total de óbitos masculinos no período	**709.117**

Fonte: Instituto Brasileiro de Geografia e Estatística.[36]
NE, não especificado(a).

Tudo isso indica como as "lentes de gênero" podem ajudar a traduzir dados epidemiológicos ao considerar a influência direta da sociedade sobre as mortes e os agravos evitáveis.

Da teoria à prática

Papel do profissional de saúde

Diante desse quadro, qual tem sido o papel dos médicos ao abordar os homens? Eles têm reforçado estereótipos ou atentado e problematizado com eles suas circunstâncias de vida, seus hábitos, seus estágios nos ciclos de vida individual e familiar?

Ao considerar a grande mortalidade por acidentes e violências, não é instigante perceber que muitos homens lidam com esses riscos de uma forma geralmente associada aos adolescentes – inconsequente, impulsiva, irresponsável? Como os homens lidam com sua vulnerabilidade? Antes ainda: eles a percebem?

Medrado e cols. propõem quatro exercícios para o estudo de homens e masculinidades. É necessário rever as prescrições e práticas sociais atribuídas e reproduzidas por homens e mulheres – como, por exemplo, evitar pensar em termos do que é "coisa de mulher" ou de que "homem é assim". Nesse sentido, é necessário romper com o modelo binário e fixo de masculino e feminino, que também são reproduzidos também em nível institucional. É preciso também reconhecer que gênero é relacional, superando a vitimização das mulheres e a culpabilização dos homens. As relações de gênero são relações de poder entre homens e mulheres e destes entre si.[2]

Essa reflexão não visa a excluir a responsabilidade que o homem precisa ter sobre suas escolhas e seus comportamentos nem patologizar o "ser homem", mas propor o debate sobre como levá-lo a se perceber como autor e, muitas vezes, como se torna alvo de seus atos – os quais, em várias ocasiões, envolvem amigos e familiares, direta ou indiretamente, como nos acidentes automobilísticos ou episódios de violência.

Acesso e uso dos serviços de atenção primária à saúde

O acesso aos serviços, na atenção primária à saúde (APS) envolve a percepção de necessidade de cuidado, a conversão desta em demanda e o comparecimento dos homens ao serviço de saúde.[22] Esse processo é assistido por profissionais assoberbados pelas diversas demandas, prioridades, urgências, programas e metas de produção.

A seguir, serão abordadas algumas barreiras de acesso dos homens aos serviços de saúde, dividindo-as didaticamente em socioculturais e institucionais – mesmo sabendo que essas dimensões se influenciam mutuamente. Essa discussão pode ser complementada pelos estudos de diversos autores.[18,19,38-40]

Barreiras socioculturais

O estereótipo do homem invulnerável já foi descrito por vários pesquisadores,[38,39,41] em oposição à fraqueza denunciada pela procura ao serviço de saúde, que o aproximaria da representação ainda prevalente da mulher como pessoa frágil. Pensamento mágico semelhante se expressa na forma, na frequência e na intensidade com que os homens enfrentam riscos. Courtenay verificou que homens de todas as idades têm maior probabilidade em relação às mulheres de se engajar em mais de 30 tipos de comportamentos que aumentam o risco de doenças, lesões e mortes.[41]

Mais recentemente, Creighton e Ollife[42] formularam uma crítica ao posicionamento de Courtenay por entenderem que o autor não considerou de forma plena as nuances do lugar em que o homem se socializa e suas relações de gênero. Os autores propõem que se utilize o conceito de "Comunidades de prática" para investigar como as identidades são aprendidas e reproduzidas dentro de seus vários subgrupos e seus locais de inserção, considerando o papel do discurso, da cultura e das instituições envolvidas na formação local de masculinidades e feminilidades. Em outras palavras, o conceito busca localizar as práticas de saúde como produtos da identidade masculina que emergem em uma comunidade em particular. Assim, os autores propõem que os profissionais conheçam a formação das identidades dentro dos subgrupos nos quais esses homens estão inseridos, em vez de reduzir suas práticas de saúde como positivas ou negativas e justificá-las conforme uma masculinidade hegemônica, que não pode ser modificada.

Concomitantemente, o setor saúde como um todo pratica uma estreita lógica biomédica, visando à detecção de doenças, em vez da promoção da saúde ou da atenção às demandas trazidas. Nessa lógica, as crianças são quase que desligadas dos serviços de saúde aos 2 anos de idade, período em que é reforçado o estereótipo da invulnerabilidade ("menino não chora"). A partir daí, as consultas tornam-se esporádicas, até que a menina retorne na adolescência, para ter seu corpo reprodutivo controlado e medicalizado,[43] sendo ainda hoje considerada, em última análise, a única responsável por uma gravidez não planejada, ao passo que o adolescente forja sua masculinidade e vivencia rituais como o abuso de álcool e de outras drogas e o início da vida sexual como troféus a serem conquistados.

Esses aspectos são ainda reforçados na vida adulta quando a sociedade e o próprio homem acreditam que o papel de provedor prevalece sobre a saúde, e que o trabalho constrói sua identidade – noção essa defasada, já que a mulher disputa e conquista espaço significativo no mercado de trabalho. Essa visão não só prejudica a relação dos homens com os serviços de saúde, como também contribui para que os danos causados pelo desemprego atinjam vários aspectos de sua vida e os tornem mais suscetíveis ao alcoolismo, à depressão, a problemas da sexualidade, a situações de violência e isolamento social. Os homens, em geral, não contam com uma adequada rede de apoio, e quando a possuem, têm dificuldade de acioná-la, quando necessário. Nesse sentido, prevalece a dicotomia da unidade de saúde como um espaço feminino (não só pela maioria de profissionais mulheres, como também por sua decoração frequentemente feminilizada ou infantilizada), ao passo que o bar é refúgio de socialização masculina. Segundo Gomes e cols.,[39] muitos homens percebem que os serviços de saúde deveriam oferecer apoio emocional, mas isso não se concretiza.

Como os homens se percebem, ao experienciarem esses processos, e que escolhas são feitas para conciliar trabalho, lazer e saúde? Como o autocuidado se reflete nas suas relações familiares, conjugais ou no convívio social?

O cuidar ainda é uma prática essencialmente feminina. Como os homens se colocam quando assumir o papel de cuidadores de seus filhos, pais ou cônjuges? Mais ainda: são eles convidados a exercerem esse papel ou já não se tem mais crença nessa possibilidade e se aceita que eles são naturalmente insensíveis às necessidades alheias?

Muitas características de uma masculinidade hegemônica, mesmo não correspondendo à vivência de todos os homens, guiam boa parte deles e influenciam sua saúde. Infelizmente, os profissionais nem sempre enfrentam essas barreiras ou dialogam com suas necessidades, mas, muitas vezes, reforçam características da masculinidade hegemônica e esperam que os homens se adequem ao serviço.

Barreiras institucionais

Comunicação

Como se abordam os homens no dia a dia? Tentando adequá-los a programas pré-definidos, comumente focados na próstata e, quando muito, na hipertensão arterial e diabetes? Agindo de forma autoritária ("tem de fazer essa dieta, porque não haverá melhora") ou culpabilizadora ("bebeu desse jeito a vida inteira, agora vamos lidar com as consequências")?

Tais estilos de abordagem são ineficientes e alienantes para qualquer grupo populacional, especialmente para aqueles desconhecidos pelos profissionais e instituições de saúde, e, mais ainda, para uma população que pode resistir mais aos desígnios da saúde, aos ditames da assistência. Não se deve replicar o modelo utilizado junto às mulheres – esse mesmo carente de problematização –, mas buscar uma abordagem respeitando as suas particularidades dentro e fora dos consultórios.

Quanto à inadequação dos serviços de saúde, percebe-se que a forma de comunicação com os homens ainda é pobre ou desconsidera suas peculiaridades dentro de uma perspectiva de gênero.[44] Isso se dá tanto nas unidades de saúde tradicionalmente repletas de pôsteres e convites sobre ações voltadas para mulheres, crianças e, mais recentemente, idosos, quanto em nível mais amplo, nas campanhas na mídia. Um homem que chega à unidade de saúde encontra frequentemente um espaço onde a maioria das profissionais são mulheres e a decoração remete à feminilidade ou à infância (como adesivos de flores nas portas dos consultórios ou personagens da Disney em seu interior), sentindo-se deslocado ou menos inclinado a comparecer e trazer suas demandas mais íntimas.[16,38]

Da mesma forma, dentro do consultório, é preciso aprimorar a abordagem clínica, considerando que homens expressam seus problemas diferentemente das mulheres, o que pode dificultar o oferecimento de assistência adequada ou envolvê-los em cascatas diagnósticas e terapêuticas desnecessárias.[45-47]

Nesse sentido, é preciso considerar que muitos homens comparecem aos serviços de saúde em busca de *check-up,* ou com queixas vagas ocultam outros problemas ou preocupações.[48] Como exemplo, homens que pedem exame de próstata, solicitam prescrição de vitaminas ou se queixam de fraqueza ou desânimo muitas vezes ocultam um problema de saúde específico, em especial de sexualidade, como disfunção erétil – que depende, entre outros fatores, do vínculo e da abertura profissional para surgir. Além de promover encontros mais proveitosos e resolutivos, a atenção às demandas ocultas pode proteger os homens de medicalização ou excesso de exames.[18]

Possíveis inadequações dos serviços de saúde

Horário de funcionamento

O senso comum indica que o horário de funcionamento das unidades de saúde pode colidir com o horário de trabalho dos homens, o que justificaria a sua ausência. Contudo, esse argumento se enfraquece diante da presença das mulheres trabalhadoras que compareçam. Motivos para tanto podem incluir uma maior priorização quanto à própria saúde; uma maior culpabilização por conta dos profissionais (imagine quão criticada pode ser uma mulher que falta às consultas de pré-natal); e uma maior facilidade em negociar saídas do trabalho por questões de saúde. Sabe-se de experiências positivas e negativas, e muitos serviços de APS merecem melhorar o acesso à população em geral, sendo os atendimentos noturnos uma forma de fazê-lo (ver Cap. 25, Gestão da clínica). De qualquer forma, cabe aos médicos e à equipe refletirem se os homens conseguem ajuda quando precisam, ou se o serviço tenta adequá-los a uma rotina imutável.

Dificuldades de acesso

Couto e cols. demonstraram que os homens não são *ausentes,* mas sim *invisíveis* nos serviços de saúde. Segundo os autores, os homens estão presentes, mas não percebidos pelos profissionais; não são considerados como sujeitos do cuidado de si ou de terceiros; e não são (ou eram) considerados um destino de políticas públicas.[19] Sem uma estratégia efetiva ou uma mudança de postura para abordar os homens, é difícil reverter essa situação, criando um ciclo de invisibilidade: os homens vêm pouco ao serviço de saúde, os profissionais de saúde não aprendem como abordá-los, o sistema de saúde não os percebe como usuários e, finalmente, os homens continuam percebendo o serviço de saúde como um "não lugar" e continuam não vindo a consultas.[49,50]

Adicionalmente, homens homossexuais, bissexuais e transexuais/transgênero podem evitar o serviço de saúde por medo de preconceito por parte dos profissionais.

Profissionais mulheres, médica mulher realizando exame físico de partes íntimas

Essa barreira merece atenção, dada a predominância de mulheres entre os profissionais da APS. Em 2010, 54,2% dos médicos de família e comunidade eram mulheres;[51] parcela ainda maior é encontrada na enfermagem e entre agentes comunitários de saúde. Muitas médicas tentam contornar a questão assumindo um discurso que nega o gênero: "eu sou mulher, mas acima disso sou médica". Mais importante parece ser reconhecer as diferenças de gênero, construir uma relação de confiança e oferecer a opção do exame por um médico homem, quando disponível (ou vice-versa). A qualidade e a duração da relação terapêutica são fatores importantes para que os homens se sintam à vontade para trazer certas demandas e na realização de certos exames – mais ainda, para que legitimem o serviço como destinatário de suas demandas mais íntimas.[18] Figueiredo[38] corrobora essa impressão ao postular a necessidade de se desenvolver uma postura inclusiva, que exige a capacitação dos profissionais conforme recomendado pela PNAISH.

Estratégias de aproximação

A aproximação com os homens exige mudanças na atitude e nas ações do serviço. A seguir, serão discutidas algumas experiências e propostas nesse sentido.

Figueiredo[38] descreve a experiência em um centro de saúde onde se realizaram tanto atividades em sala de espera quanto atividades extramuros, em que a equipe se aproxima dos locais da comunidade onde os homens estão. Eles podem incluir bares, padarias, oficinas mecânicas, canteiros de obra, etc. Além da promoção de grupos de homens,[52] sugere-se a participação em eventos já existentes, como festas, feiras ou atividades esportivas.[53,54]

Para lidar com a grave questão da violência, Acosta sugere intervir na desconstrução dos padrões de masculinidade mantenedores desse agravo. Para aumentar a probabilidade de sucesso, recomenda estender esse trabalho aos homens autores de violência de gênero. Na experiência do autor e da equipe no Instituto de Estudos da Religião, formaram-se grupos reflexivos para até 12 homens, não necessariamente encaminhados pelo sistema judiciário. Envolvendo profissionais de várias áreas, como educação, saúde, ciências sociais, ocorreram encontros semanais por aproximadamente 6 meses, seguidos de reuniões mensais. Ao longo de 5 anos, participaram 138 homens, destacando como resultados principais "[...] a responsabilização e a interrupção das diferentes formas de violência e a conscientização de que a violência é parte do repertório masculino na resolução de problemas, de conflitos e na manutenção do poder".[55]

No âmbito das estratégias de grande alcance, vale destacar a experiência da Secretaria Municipal de Saúde de Campinas-SP, que foi escolhida como um dos 80 municípios brasileiros para participar de um projeto piloto da PNAISH. As 10 unidades de saúde escolhidas desenvolveram uma série de ações, com destaque para a criação de dias temáticos (p. ex., dos caminhoneiros); ações educativas em empresas da região, com realização de rodas de conversa, busca ativa de hipertensos e diabéticos e atualização das carteiras de vacinas; e "pré-natal do homem".[56] Essa última é uma estratégia que vem sendo tentada por muitos municípios com vistas a uma maior inclusão do pai (ou companheiro) durante o pré-natal. Infelizmente, percebe-se que ela acaba se reduzindo à solicitação de sorologias para infecções sexualmente transmissíveis – mantendo os homens no lugar de facilitadores ou dificultadores da saúde sexual e reprodutiva da mulher.[20]

Em relação a atividades de grupos de pais, vale destacar um programa canadense voltado para homens cujas esposas apresentaram depressão pós-parto.[57] Em outra experiência, uma organização não governamental ofereceu cursos para pais em diferentes situações de vida, como pais jovens, pais de "primeira viagem", imigrantes, entre outros.[58] Mais recentemente, no mesmo país, um programa vinculado à Universidade da Columbia Britânica oferece, desde 2011, cursos de 8 semanas para abordar questões de paternidade e estilo de vida saudável.[59]

Robertson e Baker revisaram recentemente os trabalhos realizados nos últimos 10 anos para avaliar a situação das iniciativas voltadas para homens no Reino Unido. Os autores reconhecem que a mortalidade prematura entre aqueles em estado de privação socioeconômica permanece preocupante. Além disso, apontam que as políticas neoliberais contribuem para iniquidade na distribuição e do acesso a recursos materiais, assim como abordagens individualistas não favorecem os grupos mencionados.[60]

Finalmente, embora não resolva todas as questões de gênero relacionadas à saúde, uma facilitação geral de acesso por meio do aumento do atendimento à demanda espontânea pode favorecer a presença dos homens e tornar-se uma oportunidade inclusive para ações preventivas e de promoção da saúde.

Para não dizer que não se falou de próstata (e o que fazer quanto ao "novembro azul")

O câncer de próstata é a neoplasia mais comum entre homens (excetuando-se os cânceres de pele não melanomas),[61] e é a segunda causa de mortalidade por neoplasia nessa população. Médicas e médicos de família frequentemente são convocados por gestores a participarem da campanha "Novembro azul", iniciativa do Instituto Lado a Lado pela Vida e da Sociedade Brasileira de Urologia, que busca popularizar a doença e seu rastreamento por meio da dosagem de antígeno prostático específico e toque retal. No entanto, ao considerarem a controvérsia a respeito do rastreamento do câncer de próstata (resumidamente, o rastreamento tem pouco ou nenhum impacto sobre a mortalidade pela neoplasia e nenhum impacto sobre a mortalidade geral dos homens que a realizam, mas está associada a tratamentos que têm como sequelas a disfunção erétil e a incontinência urinária),[62] esses profissionais se perguntam o que fazer dessa campanha.

Uma resposta foi dada pelo departamento de APS de Curitiba, em novembro de 2014, quando elaborou uma orientação técnica sobre o Novembro azul que reafirmava a não indicação do rastreamento populacional e sugeria que os equipamentos de saúde deveriam "aproveitar a vinda destes homens para realizar atividades que, de fato, consigam ajudar a população-alvo".[63] Essas atividades incluíam rastreamento de etilismo, tabagismo e abuso de drogas; medida de HAS; rastreamento de diabetes em homens hipertensos; sorologias para vírus da imunodeficiência humana e sífilis, etc.

De qualquer forma, é preciso garantir acesso aos homens, reconhecer suas demandas e ser legitimado por essa população, de maneira a articular ações de tratamento e de prevenção, como indica o método clínico centrado na pessoa.[64] Sugere-se rastrear tabagismo (A), uso de álcool (B), abuso de substâncias e realizar medida anual de pressão arterial (PA) em adultos (A),[65] oferecer sorologias a homens que fizeram sexo sem camisinha e discutir medidas de proteção individual (na moto, no carro, no trabalho). Ademais, é importante lembrar-se da interseccionalidade: as diferenças entre homens negros e brancos, homens pobres e ricos, homens cis e trans.

Diante das nuances e determinantes descritos em relação à saúde e ao autocuidado dos homens, gestores e profissionais de saúde, em geral, precisam desvencilhar-se de estereótipos. É necessário que se produzam novas abordagens para essa metade da população, melhorando, assim, os indicadores de saúde, reduzindo significativamente as causas evitáveis de morbimortalidade e tornando o sistema de saúde ainda mais universal e integral.

REFERÊNCIAS

1. Brasil, Ministério da Saúde. Política nacional de atenção integral à saúde do homem: princípios e diretrizes. Brasília; 2009.

2. Medrado B, Lyra J, Azevedo M. "Eu não sou uma próstata, sou um homem!": por uma política pública de saúde transformadora da ordem de gênero. In: Gomes R, organizador. Saúde do homem em debate. Rio de Janeiro: Fiocruz; 2011. p. 39-74.

3. Modesto AAD, Lima RLB, D'Angelis, AC, Augusto DK. Um novembro não tão azul: debatendo rastreamento de câncer de próstata e saúde do homem. Interface (Botucatu). 2018;22(64):251-262.

4. Keijzer B. Hasta donde elcuerpo aguante: género, cuerpo y salud masculina. In: Cáceres CF, Cueto M, Ramos M, Vallas S, editores. La salud como derechociudadano: perspectivas y propuestas desde América Latina. Lima: Universidad Peruana Cayetano Heredia; 2003. p. 137-152.

5. Carrara S, Russo J, Faro L. A política de atenção à saúde do homem no Brasil: os paradoxos da medicalização do corpo masculino. Physis. 2009;19(3):659-678.

6. Rohden F. Capturados pelo sexo: a medicalização da sexualidade masculina em dois momentos. Ciênc Saúde Coletiva. 2012;17(10):2645-2654.

7. Schraiber LB, Gomes R, Couto MT. Homens e saúde na pauta da Saúde Coletiva. Ciênc Saúde Coletiva. 2005;10(1):7-17.

8. Gomes R, Nascimento EF. A produção do conhecimento da saúde pública sobre a relação homem-saúde: uma revisão bibliográfica. Cad Saúde Pública. 2006;22(5):901-911.

9. Sabo D, Gordon G. Men's health and illness: gender, power and the body. London: Sage; 1995.

10. Fontanarosa PB, Cole HM. Improving men's health evidence and opportunity. JAMA. 2006;296(19):2373-2375.

11. Baker P. The international men's health movement. BMJ. 2001;323(7320):1014-1015.

12. Fira.ca [Internet]. c2018 [capturado em 27 maio 2018]. Disponível em: https://fira.ca/index.php.

13. Ireland, Minister for Health and Children. National men's health policy 2008-2013: working with men in Ireland to achieve optimum health & wellbeing [Internet]. Dublin; 2008 [acesso em 27 maio 2018]. Disponível em: http://www.mhfi.org/menshealthpolicy.pdf.

14. Australian Government, Department of Health and Ageing. National male health policy: building on the strengths of Australian males [Internet]. 2010 [acesso em 27 maio 2018]. Disponível em: https://www.health.gov.au/internet/main/publishing.nsf/Content/7935AC78159969D4CA257BF0001C6B07/$File/MainDocument.pdf.

15. Figueiredo WS. Masculinidades e cuidado: diversidade e necessidades de saúde dos homens na atenção primária [tese]. São Paulo: Faculdade de Medicina, Universidade de São Paulo; 2008.

16. Pinheiro TF. A abordagem à sexualidade masculina na atenção primária à saúde: possibilidades e limites [dissertação]. São Paulo: Faculdade de Medicina, Universidade de São Paulo; 2010.

17. Medeiros RLSFM. Dificuldades e estratégias de inserção do homem na atenção básica à saúde: a fala dos enfermeiros [dissertação]. João Pessoa: Centro de Ciências da Saúde, Universidade Federal da Paraíba; 2013.

18. Modesto AAD. Busca por avaliação de próstata, disfunção erétil e demanda oculta de homens na atenção primária à saúde [tese]. São Paulo: Faculdade de Medicina, Universidade de São Paulo; 2016.

19. Couto MT, Pinheiro TF, Valença O, Machin R, Silva GSN, Gomes R, et al. O homem na atenção primária à saúde: discutindo (in)visibilidade a partir da perspectiva de gênero. Interface. 2010;14(33):257-270.

20. Figueroa-Perea J. Algunos elementos para interpretar la presencia de losvaronesenlosprocesos de saludreproductiva. Cad Saúde Pública. 1998;14(Sup 1):87-97.

21. Courtenay WH. Constructions of masculinity and their influence on men´s well-being: a theory of gender and health. Soc Sci Med. 2000;50(10):1385-1401.

22. Pinheiro TF, Couto MT, Silva GSN. Questões de sexualidade masculina na atenção primária à saúde: gênero e medicalização. Interface. 2011;15(38): 845-858.

23. Couto MT, Schraiber LB, Ayres JR. Aspectos sociais e culturais da saúde e da doença. In: Martins MA, Carrilho FJ, Castilho EA, Alves VAF, Cerro GG, organizadores. Tratado de clínica médica. São Paulo: Manole; 2009. p. 350-6. v. 1.

24. Scott J. Gender: a useful category of historical analysis. Am Hist Rev. 1986;91(5):1053-1075.

25. Connell RW. Masculinities: knowledge, power and social change. Los Angeles: University of California; 1995.

26. Connell RW, Messerschimidt JW. Hegemonic masculinity: rethinking the concept. Gender & Society. 2005;19(6):829-859.

27. Doyal L. Sex, gender, and health: the need for a new approach. BMJ. 2001;323(7320):1061-1063.

28. MacDonald JJ. Shifting paradigms: a social-determinants approach to solving problems in men's health policy and practice. Med J Aust. 2006;185(8):456-458.

29. Eizirk CL, Kpaczinski F, Bassols MAS. O ciclo da vida humana. Porto Alegre: Artmed; 2008.

30. Fernandes CLC, Curra LCD. Ferramentas de abordagem da família. PROMEF. 2009;1(3):11-41.

31. Instituto Brasileiro de Geografia e Estatística. Projeção da população do Brasil e das Unidades da Federação [Internet]. Brasília; 2018 [capturado em 27 maio 2018]. Disponível em: https://www.ibge.gov.br/apps/populacao/projecao/index.html.

32. Laurenti R, Mello Jorge MHP, Gotlieb SLD. Perfil epidemiológico da morbi-mortalidade masculina. Ciênc Saúde Coletiva. 2005;10(1):35-46.

33. Sabo D. Men's health studies: origins and trends. J Am Coll Health. 2000;49(3):133-42.

34. Instituto Brasileiro de Geografia e Estatística. Pesquisa nacional de saúde 2013: percepção do estado de saúde, estilos de vida e doenças crônicas. Rio de Janeiro; 2014.

35. Almeida R, Mariani D. Qual o perfil da população carcerária brasileira [Internet]. Nexo; 2017 [capturado em 27 maio 2018]. Disponível em: https://www.nexojornal.com.br/grafico/2017/01/18/Qual-o-perfil-da-popula%C3%A7%C3%A3o-carcer%C3%A1ria-brasileira.

36. Instituto Brasileiro de Geografia e Estatística. Censos demográficos e contagem populacional para os anos intercensitários: estimativas preliminares dos totais populacionais, estratificados por idade e sexo pelo MS/SE/Datasus [Internet]. Rio de Janeiro; 2007 [capturado em 27 maio 2018]. Disponível em: http://www.ibge.gov.br/home/presidencia/noticias/noticia_visualiza.php?id_noticia=1275&id_pagina=1.

37. White A, Holmes M. Patterns of mortality across 44 countries among men and women aged 15-44 years. J Men Gender Health. 2006;3(2):139-151.

38. Figueiredo W. Assistência à saúde dos homens: um desafio para os serviços de atenção primária. Ciênc Saúde Coletiva. 2005;10(1):105-109.

39. Gomes R, Nascimento E, Araujo FC. Por que os homens buscam menos os serviços de saúde do que as mulheres? Cad Saúde Pública. 2007;23(3):565-574.

40. Schraiber LB, Figueiredo WS, Gomes R, Couto MT, Pinheiro TF, Machin R, et al. Necessidades de saúde e masculinidades: atenção primária no cuidado aos homens. Cad Saúde Pública. 2010;26(5):961-970.

41. Courtenay WH. Behavioral factors associated with disease, injury and death among men: evidence and implications for prevention. J Mens Stud. 2000;9(1):81-242.

42. Creighton G, Oliffe JL. Theorising masculinities and men's health: a brief history with a view to practice. Health Sociol Rev. 2010;19(4):409-18.

43. Aquino EML. Gênero e saúde: perfil e tendências da produção científica no Brasil. Rev Saúde Pública. 2006;40:121-32.

44. O'Brien R, Hunt K, Hart G. 'It´s caveman stuff, but that is to a certain extent how guys still operate': men's accounts of masculinity and help seeking. Soc Sci Med. 2005;61(3):503-516.

45. Madsen SA, Juhl T. Paternal depression in the postnatal period assessed with traditional and male depression scales. J Men's Health Gender. 2007;4(1):26-31.

46. Oliffe J, Phillips MJ. Men, depression and masculinities: a review and recommendations. J Mens Health. 2008;5(3):194-202.

47. Bertakis KD, Helms LJ, Callahan EJ, Azari R, Robbins JA. The influence of gender on physician practice style. Med Care. 1995;33(4):407-416.

48. Modesto AAD, Couto MT. Como se estuda o que não se diz: uma revisão sobre demanda oculta. Rev Bras Med Fam Comunidade. 2016;11(38):1-13.

49. Dantas GC. Quebrando o ciclo de homens que pouco utilizam serviços de saúde através da promoção e promoção do tema junto a estudantes de medicina do Brasil. Congresso Sul Brasileiro de Medicina de Família e Comunidade. Curitiba; 2010.

50. Dantas GC. Saúde do homem. In: Gusso GDF, Lopes JMC, organizadores. Tratado de medicina de família e comunidade: princípios, formação e prática. Porto Alegre: Artmed; 2012.

51. Conselho Regional de Medicina do Estado de São Paulo, Conselho Federal de Medicina. Demografia médica no Brasil: dados gerais e descrições de desigualdades. São Paulo; 2011.

52. Dantas GC, Otero L, Cé JP, Nascimento V. Quebrando o ciclo de homens que pouco utilizam serviços de saúde. Congresso Brasileiro de Medicina de Família e Comunidade. Brasília; 2011.

53. Kirwan L, Carroll P, Lambe B. Using a community based physical activity programme as a strategy to engage vulnerable men to improve their health and wellbeing. International Conference Future Perspectives on Intervention, Policy and Research on Men and Masculinities. Quebec; 2011. p. 61.

54. Spandler H, Mckeown M, Roy A. An evaluation of it's a goal! A mental health programme in the North West of England project report. Preston: University of Central Lancashire, 2012.

55. Acosta F, Andrade F, Bronz A. Conversas homem a homem: grupo reflexivo de gênero, Instituto Noos, Núcleo de Gênero, Saúde e Cidadania. Rio de Janeiro; 2004.

56. Dias J. Programa Saúde do Homem na cidade de Campinas. Seminário Internacional "Saúde do Homem nas Américas"; Brasília, 13-14 set. 2010. Brasília; 2010. Apresentação oral.

57. Dantas GC, Watson W, Wetzel W. Working with fathers: what do they say about fathering? Trillium Primary Care Research Forum. Hamilton; 2001.

58. Bader E, Dantas GC. Including fathers in the family health care agenda: closing the gap. Trillium Research in Primary Care. London; 2004.

59. Themenscentre.ca [Internet]. Nanaimo; 2018 [capturado em 27 maio 2018]. Disponível em: http://themenscentre.ca/dads-in-gear/.

60. Robertson S, Baker P. Men and health promotion in the United Kingdom: 20 years further forward? Health Educ J. 2017;76(1):102-113.

61. Instituto Nacional de Câncer. Estimativa 2014: incidência de câncer no Brasil. Rio de Janeiro; 2014.

62. Ilic D, Neuberger MM, Djulbegovic M, Dahm P. Screening for prostate cancer. Cochrane Database Syst Rev. 2013;(1):CD004720.

63. Curitiba, Secretaria Municipal da Saúde. Orientação técnica 15/2014: exames de rotina para homens adultos [Internet]. Curitiba; 2014 [capturado em 27 maio 2018]. Disponível em: http://www.saude.curitiba.pr.gov.br/images/Orienta%C3%A7%C3%A3o%20T%C3%A9cnica%2015%20-%20novembro%20azul%202014.pdf.

64. McWhinney IR, Freeman T. Tratado de medicina de família e comunidade: princípios, formação e prática. Porto Alegre: Artmed, 2001.

65. Brasil. Ministério da Saúde. Rastreamento. Brasília; 2010.

CAPÍTULO 88

Saúde da mulher

Aline Iara de Sousa
Manoela Jorge Coelho Alves
Simone Valvassori

Aspectos-chave

▶ No Brasil, embora o aumento de acesso ao exame preventivo tenha ocorrido, essa medida não foi suficiente para reduzir a tendência de mortalidade por câncer do colo uterino.

▶ A atenção primária à saúde (APS), com serviços integrados e não verticalizados, deve ser a porta de entrada da mulher no sistema de saúde do país.

▶ O desenvolvimento de estratégias para a equidade na saúde da mulher envolve:
- priorizar o acesso para aquelas que nunca foram examinadas, por meio da busca ativa ou da demanda espontânea;
- tranquilizar as mulheres excessivamente preocupadas ou que pretendem fazer exames de rotina com uma frequência desnecessária de acordo com as melhores evidências científicas.

O direito à saúde é uma das mais importantes conquistas da sociedade brasileira, fruto das lutas que, desde a década 1970, têm envolvido movimentos populares, intelectuais, gestores e militantes dos mais diversos setores sociais.[1,2]

Os programas antes adotados pelo Ministério da Saúde (MS) em atenção à saúde da mulher ocorriam de forma mais restrita à saúde materna ou à ausência de agravos ligados à reprodução biológica.[1,2]

Na década de 1980, o MS elaborou metas e ações para o atendimento primário à mulher brasileira em consonância com a declaração da 8ª Conferência Nacional de Saúde (CNS), cujo tema central foi "Saúde para todos no ano 2000".[3] Sem dúvidas, a 8ª CNS foi palco de grandes discussões e de transformações, a partir das quais se estabeleceu o direito à saúde como dever do Estado, mediante a oferta de condições dignas de vida e de acesso universal e igualitário às ações e aos serviços de saúde.

Nesse contexto, surgiu o Programa de Assistência Integral à Saúde da Mulher (PAISM), elaborado pelo MS em 1983 e publicado em 1984. Como diretrizes gerais, o PAISM propôs a efetiva incorporação da integralidade da assistência à mulher desde a adolescência, mediante uma prática educativa, assegurando o conhecimento necessário para um maior controle sobre sua saúde. Por meio dele, os serviços passariam a promover, a proteger e a recuperar a saúde, baseada em uma assistência clínica integral e educativa, voltada para a assistência ao ciclo gravídico-puerperal, ao abortamento, à concepção e anticoncepção, à prevenção do câncer de colo uterino e à detecção do câncer de mama, à assistência às doenças ginecológicas prevalentes e ao climatério, à prevenção e ao tratamento das infecções sexualmente transmissíveis/síndrome da imunodeficiência adquirida (ISTs/Aids) e, ainda, à assistência à mulher vítima de violência.[1,2,4]

Em 2004, um novo documento é apresentado pelo MS no Programa de Saúde da Mulher – a "Política Nacional de Atenção Integral à Saúde da Mulher: princípios e diretrizes" (PNAISM).[4] Essa política incorpora, em um enfoque de gênero, a integralidade e a promoção da saúde como princípios norteadores e busca consolidar os avanços no campo dos direitos sexuais e reprodutivos, com ênfase na melhoria da atenção obstétrica, no planejamento familiar, na atenção ao abortamento inseguro e no combate à violência doméstica e sexual. Propõe, também, a prevenção e o tratamento de mulheres vivendo com vírus da imunodeficiência humana (HIV)/Aids e atenção às portadoras de doenças crônicas não transmissíveis (DCNTs) e de câncer. Além disso, amplia as ações para grupos historicamente isolados das políticas públicas, nas suas especificidades e necessidades. A PNAISM é uma construção conjunta que respeita a autonomia dos diversos parceiros – entes fundamentais para a concretização das políticas —, enfatizando a importância do empoderamento das usuárias do Sistema Único de Saúde (SUS) (mais de 93 milhões, segundo o Instituto Brasileiro de Geografia e Estatística [IBGE, 2005]) e sua participação nas instâncias de controle social.[1,2,5]

Ações de promoção à saúde

A Organização Mundial da Saúde (OMS) reconhece que os serviços da APS exercem um papel importante no cuidado e na promoção da saúde da população. Eles trabalham na lógica de identificação precoce das necessidades de saúde da comunidade e na intervenção em estágios iniciais da doença e lidam melhor com os problemas de saúde do(a)s usuário(a)s,[6] além de realizar tratamento curativo, reabilitação e prevenção quaternária.

As equipes de saúde da família, pautadas nos princípios do primeiro contato, da longitudinalidade, da integralidade e da coordenação do cuidado, priorizam a atenção centrada na pessoa, o reconhecimento dos aspectos culturais e a orientação voltada para a comunidade, o que favorece o vínculo e a qualidade do atendimento prestado.

Sendo assim, as mudanças nos padrões de morbimortalidade, evidenciadas pela redução das taxas de mortalidade por doenças infecciosas e elevação de óbitos decorrentes de doenças e agravos não transmissíveis (DANTs), estabelecidas nos países desenvolvidos e que vêm ocorrendo, progressivamente, nos países em desenvolvimento, têm a APS como porta de entrada para o cuidado.[7]

No Brasil, essas doenças são responsáveis por 55,2% dos óbitos totais e 58% dos anos perdidos por mortes prematuras. A hipertensão arterial, o tabagismo, o consumo de álcool, o sedentarismo, a obesidade e a hipercolesterolemia são apontados pela OMS, no *The World Health Report*, 2002, como os principais fatores de risco para DANT, sendo que o padrão alimentar está envolvido em três deles.[8]

Diante dessa situação, o MS estabeleceu a implementação de políticas promotoras de modos de viver saudáveis, incentivando iniciativas na área de estruturação do sistema de vigilância DCNTs, seus fatores de risco e de proteção, em conformidade com as diretrizes da Estratégia Global de Alimentação Saudável, Atividade Física e Saúde e Prevenção do Tabagismo proposta pela OMS.[9,10]

O incremento das iniciativas intersetoriais de prevenção e controle das principais doenças não transmissíveis constitui uma prioridade. Um dos alicerces da atuação nesse contexto resume-se na vigilância integrada dos principais fatores de risco modificáveis e comuns à maioria das doenças crônicas, como o tabagismo, a alimentação não saudável e a inatividade física, de acordo com o Plano Nacional da Saúde – um pacto pela saúde no Brasil.[1,2]

Nesse sentido, no que tange à saúde da mulher, promover a saúde dessa população é considerar a relação de cada uma com seu próprio corpo, com as mudanças visíveis que ocorrem nele e suas reações físicas e emocionais nas diversas fases da vida. A promoção da saúde ocorre por meio da adoção de medidas para incorporar hábitos saudáveis na rotina dessa população, visando a melhorar a qualidade de vida imediata, evitando, assim, que possam surgir doenças.[11,12]

Entre as ações de promoção à saúde a serem aplicadas estão a adoção da alimentação saudável, o estímulo à atividade física regular, a implementação de medidas antitabagistas e para o controle do consumo de bebidas alcoólicas, a não violência, os cuidados quanto ao tempo e à qualidade do sono, à saúde bucal, à pele e outras recomendações de autocuidado.[11,12]

O movimento de mulheres pela saúde vem questionando há muito tempo a medicalização do corpo feminino e o uso abusivo das tecnologias sobre a saúde das mulheres. São propostas diversas soluções médicas e técnicas para eventos normais da vida cotidiana, como a menstruação, o parto e a menopausa.[11,12]

Frequência de visitas das mulheres aos serviços de saúde

Para a OMS, um controle efetivo do câncer só será possível mediante atenção integral ao indivíduo em todos os níveis, desde a prevenção, a abordagem diagnóstica e o tratamento até a realização de cuidados paliativos, se necessário.[8] No que diz respeito ao câncer de colo uterino e ao câncer de mama, quanto mais inicial é o diagnóstico dentro da faixa etária preconizada, mais efetivo é o tratamento, o que justifica ações voltadas para a detecção precoce dessas doenças.

Dessa maneira, as estratégias utilizadas pelas equipes de saúde para a prevenção e o controle dessas neoplasias visam a reduzir a incidência e a morbimortalidade dessas doenças, bem como as repercussões físicas, psíquicas e sociais do câncer de colo uterino e de mama na vida da mulher. A efetividade da detecção precoce associada ao tratamento em sua fase inicial tem resultado em uma redução das taxas de incidência de câncer invasor, que pode chegar a 90%.[2]

No Brasil, embora o aumento de acesso ao exame preventivo de câncer de colo uterino ou Papanicolau tenha ocorrido, essa medida não foi suficiente para reduzir a tendência de mortalidade por câncer do colo uterino e, em muitas regiões, infelizmente, o diagnóstico ainda é feito em estágios mais avançados da doença. Conforme a OMS, essas coberturas são inferiores à cobertura mínima necessária, para que seja causado impacto nos indicadores de morbimortalidade, que é de 80% nas mulheres de 35 a 59 anos de idade. Dessa maneira, pode-se dizer que esse é um dos principais fatores que contribui para a manutenção das elevadas taxas de mortalidade por câncer de colo uterino no país.[11]

Com relação ao câncer de mama, segundo o MS, a mamografia e o exame clínico das mamas, quando realizados de forma adequada, podem ser úteis na redução da mortalidade por câncer de mama.[12,13]

A APS constitui-se na porta de entrada da mulher no serviço de saúde no país. Dessa maneira, para a possibilidade real de detecção precoce de câncer de colo uterino e câncer de mama, é importante que as unidades de saúde e seus profissionais estejam bem preparados para a recepção e o atendimento das necessidades das mulheres, e que a oferta de consulta a essa população seja frequente e efetiva.

O desenvolvimento de estratégias para captação de mulheres na faixa etária priorizada envolve, portanto, a investigação naquelas que nunca foram examinadas, seja pela realização do exame clínico das mamas ou do exame citopatológico, por exemplo, por meio da busca ativa das mulheres na população adscrita pelos agentes comunitários de saúde (ACS) ou pela demanda espontânea.

A mulher deve ser estimulada a buscar os serviços de saúde para a promoção de saúde e a prevenção de doenças. A ideia é que ela possa ter acesso facilitado ao profissional de saúde para realização de exames citopatológicos e avaliação da mama, bem como obter a solicitação de exames diagnósticos complementares, se indicados. Além disso, deve ser priorizado à mulher um retorno com o profissional de referência para avaliação dos resultados e o estabelecimento da periodicidade de seu retorno à unidade. Consultas eventuais para queixas, como febre ou lombalgia, são muito importantes para esse processo de captação, e as demandas espontâneas representam uma oportunidade para se falar de prevenção e de rastreamento (Figura 88.1).

A OMS, por meio de resultados obtidos em estudos quantitativos, tem demonstrado que, nas mulheres entre 35 a 64 anos, depois de um exame citopatológico de colo uterino negativo, um exame subsequente pode ser realizado a cada 3 anos, com a mesma eficácia da realização anual. A expectativa de redução percentual no risco cumulativo de desenvolver câncer, após um resultado negativo, é, de acordo com dados da literatura, quase a mesma, quando o exame é realizado anualmente – redução

▲ **Figura 88.1**
Proposta de fluxo de atendimento da saúde da mulher em atenção primária à saúde.

(Fluxo: Captação da mulher para consulta pelo agente comunitário ou demanda espontânea na unidade → Realização de consulta da saúde mulher pelo profissional da equipe responsável → Retorno da mulher ao serviço para diagnóstico e fluxo de acompanhamento pelo profissional da equipe responsável)

de 93% do risco —, ou quando ele é realizado a cada 3 anos – redução de 91% do risco (ver Cap. 141, Neoplasia de colo uterino).

Alterações no resultado do exame citopatológico devem ser comunicadas à paciente imediatamente, e o prazo de retorno ao serviço de saúde é modificado, conforme avaliação de cada caso e combinação prévia entre profissional e paciente.

A ideia, portanto, é que, no momento em que a mulher chega à unidade de saúde e manifesta o desejo de fazer o exame preventivo, devam existir vagas disponíveis que permitam sua realização em menor tempo hábil possível; caso contrário, deve-se de igual forma marcar uma data que seja conveniente nesse mesmo dia de sua ida à unidade, bem como, nesse momento, devem ser dadas orientações sobre os cuidados a serem tomados antes da realização do exame e sobre a busca do resultado.

Autoridades governamentais canadenses sugerem como tempo ideal entre a coleta e a liberação do laudo citopatológico cerca de 30 dias. Esse período, de acordo com essas autoridades, permite garantir intervenção no tempo adequado, favorece a adesão e fortalece a credibilidade da mulher, além de possibilitar avaliar as etapas entre a coleta do material e a liberação do laudo.[11]

Assim, no dia da consulta, cabe ao profissional de saúde estabelecer e manter o vínculo com a paciente e estimular seu retorno ao serviço conforme combinação prévia. Além do acolhimento, é fundamental a capacitação do profissional na realização da coleta e também no fornecimento das informações pertinentes às mulheres atendidas. Outro ponto considerado fundamental para a organização do serviço é a implantação de um sistema de registro de cada mulher cadastrada, em que constem informações atualizadas para organização da busca ativa daquelas com exames citopatológicos alterados e que faltarem a alguma consulta.

Durante a consulta, a equipe de saúde deve valorizar as queixas da mulher, estar disposta a ouvi-la, a reconhecer seus problemas e a lembrá-la de seu direito a esclarecimentos e informações. Sugere-se também que a atenção à saúde da mulher envolva decisões compartilhadas entre profissional e paciente, e que caso a mulher não deseje naquele momento procurar alívio para seus sintomas a equipe respeite sua opção. É importante lembrar-se ainda da responsabilidade do acompanhamento da mulher ao longo do tempo pela equipe de saúde.

Atribuições dos profissionais de saúde

Múltiplos fatores interferem na atenção à saúde da mulher (Figura 88.2). Buscando melhores resultados, é importante que sejam desenvolvidas atividades multidisciplinares que favoreçam o predomínio de práticas interdisciplinares cuja atenção seja centrada na pessoa e adequadas às necessidades e particularidades locais.[12]

Atribuições específicas dos profissionais da equipe de saúde (Figura 88.3)

Agente comunitário de saúde

- Buscar a integração entre a equipe de saúde e a população adstrita à unidade, mantendo a equipe informada, principalmente a respeito de mulheres em situação de risco.
- Estar em contato permanente com as famílias, desenvolvendo ações educativas relativas ao controle dos cânceres do

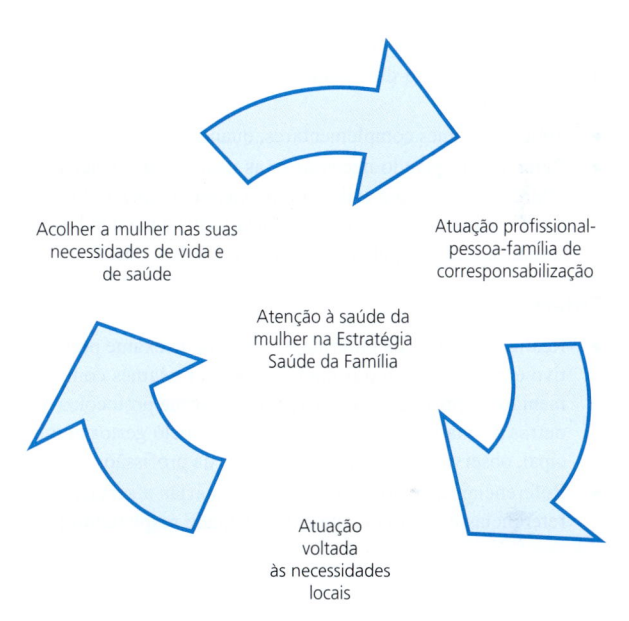

▲ **Figura 88.2**
Atenção à saúde da mulher.

(Ciclo: Acolher a mulher nas suas necessidades de vida e de saúde → Atuação profissional-pessoa-família de corresponsabilização → Atenção à saúde da mulher na Estratégia Saúde da Família → Atuação voltada às necessidades locais)

Saúde	• Acolher as usuárias de forma humanizada • Conhecer hábitos de vida, condições e estratégias de saúde
da	• Trabalhar em equipe, valorizando saberes e práticas • Desenvolver atividades educativas, individuais ou coletivas
Mulher	• Prestar atenção integral e contínua às necessidades de saúde da mulher, articulada com os demais níveis de atenção, com vistas ao cuidado longitudinal (ao longo do tempo)

▲ **Figura 88.3**
Atribuições comuns a todos os profissionais da equipe de saúde.

colo uterino e da mama, de acordo com o planejamento da equipe.
- Conhecer a importância da realização da coleta de exame preventivo como estratégia segura e eficiente para detecção precoce do câncer do colo uterino na população feminina de sua microárea.
- Conhecer as recomendações e as demandas para detecção precoce do câncer de mama na população feminina de sua microárea.
- Realizar o seguimento das mulheres que apresentam resultado do exame preventivo alterado, amostras insatisfatórias e sem anormalidades para o acompanhamento periódico.
- Realizar busca ativa para rastreamento de mulheres de sua microárea para detecção precoce dos cânceres do colo uterino e de mama.

Médico de família e comunidade
- Realizar consulta médica, coleta de exame preventivo e exame clínico das mamas.
- Avaliar quadro clínico, emitindo diagnóstico.
- Emitir prescrição do tratamento medicamentoso, quando necessário.
- Solicitar exames complementares, quando necessário.
- Referenciar, quando necessário, as usuárias a serviços de referências de média e alta complexidade, respeitando fluxos de referência e contrarreferência locais e mantendo sua responsabilização pelo acompanhamento dessa usuária.

Enfermeiro
- Realizar consulta de enfermagem, coleta de exame preventivo e exame clínico das mamas, solicitar exames complementares e prescrever medicações, conforme protocolos ou outras normativas técnicas estabelecidas pelo gestor municipal, observadas as disposições legais da profissão.
- Referenciar, quando necessário, as usuárias a serviços de referências de média e alta complexidade respeitando fluxos de referência e contrarreferência locais e mantendo sua responsabilização pelo acompanhamento dessa usuária.
- Supervisionar e coordenar o trabalho dos ACS e da equipe de enfermagem.
- Manter a disponibilidade de suprimentos dos insumos e materiais necessários para a realização das ações propostas.

Auxiliar/técnico de enfermagem
- Realizar coleta de exame preventivo, observadas as disposições legais da profissão.
- Manter a disponibilidade de suprimentos para a realização do exame do colo uterino.

REFERÊNCIAS

1. Brasil. Ministério da Saúde. Nomenclatura brasileira para laudos cervicais e condutas preconizadas: recomendações para profissionais de saúde. 2. ed. Rio de Janeiro: INCA; 2006.

2. Brasil. Ministério da Saúde. Parâmetros técnicos para programação de ações de detecção precoce do câncer da mama: recomendações para gestores estaduais e municipais. Rio de Janeiro: INCA; 2006.

3. 8ª Conferência Nacional de Saúde; 1986. Brasília: MS; 1986.

4. Brasil. Ministério da Saúde. Programa de assistência integral à saúde da mulher (PAISM): bases de ação programática. Brasília: MS; 1984.

5. Brasil. Ministério da Saúde. Desenvolvimento do Sistema Único de Saúde no Brasil: avanços, desafios e reafirmação de princípios e diretrizes. Brasília: MS; 2002.

6. Starfield B. Atenção primária: equilíbrio entre necessidades de saúde, serviços e tecnologia. Brasília: UNESCO; 2002.

7. Brasil. Ministério da Saúde. Manual de atenção à mulher no climatério/menopausa. Brasília: MS; 2010.

8. World Health Organization. Policies and managerial guidelines for national cancer control programs. Rev Panam Salud Publica. 2002;12(5):366-370.

9. Brasil. Ministério da Saúde. Política nacional de atenção integral à saúde da mulher: princípios e diretrizes. Brasília: MS; 2004.

10. Brasil. Ministério da Saúde. Controle do câncer de mama: documento de consenso. Rio de Janeiro: INCA; 2004.

11. Thuler LCS. Mortalidade por câncer do colo do útero no Brasil. Rev Bras Ginecol Obstet. 2008;30(5):216-218.

12. Brasil. Ministério da Saúde. Controle dos cânceres do colo do útero e da mama. Cad Saúde Pública. 2008;24 Supl. 1:S111-S22.

13. Brasil. Ministério da Saúde. Plano de ação para o controle dos cânceres do colo do útero e da mama 2005-2007. Brasília: MS; 2005.

CAPÍTULO 89

Saúde do idoso

Cristina Padilha Lemos
Sergio Antonio Sirena

Aspectos-chave

▶ As projeções da composição populacional por grupos de idade apontam para o envelhecimento demográfico brasileiro. Este fenômeno determina um incremento na prevalência de doenças crônicas e um desafio para as políticas sociais do país.

▶ O modelo de atenção aos idosos deve estruturar-se em abordagens que encontrem respaldo no conhecimento científico e que sejam ajustadas aos diversos ambientes de atuação dos profissionais da saúde.

▶ As quedas em idosos são frequentes e também uma das maiores ameaças à sua autonomia. O risco de quedas que resultam em graves consequências, inclusive a morte, acompanha várias síndromes geriátricas.

▶ A aplicação de um instrumento de avaliação multidimensional durante a consulta médica em atenção primária à saúde (APS) aumenta a eficácia diagnóstica para detecção dos problemas de saúde que mais comumente afetam a qualidade de vida do idoso

▶ Os idosos com multimorbidades são heterogêneos em termos de gravidade da doença, estado funcional, prognóstico e risco de eventos adversos mesmo quando diagnosticado com condições que tem os mesmos padrões. Essa condição está associada com muitas consequências adversas, incluindo morte, incapacidade, institucionalização, aumento do uso dos serviços de saúde, perda da qualidade de vida e aumento dos níveis de efeitos adversos do tratamento e intervenções.

A esperança é o futuro grávido de possibilidades que permite o encantamento da espera.
(Heráclito)

Envelhecimento populacional e novas demandas em saúde

Os processos de transição demográfica e epidemiológica mantêm uma correlação direta. O perfil de saúde da população modifica-se: em vez de processos agudos, que teriam um desfecho rápido para cura ou óbito, tornam-se predominantes as doenças crônicas e suas complicações, que implicam aumento da utilização dos serviços de saúde.

A população idosa se diferencia por possuir uma série de características próprias com relação ao processo saúde-doença. A incidência e a prevalência de muitas doenças aumentam, e há um alto índice de patologias múltiplas e crônicas. Essa multiplicidade de problemas médicos dificulta a atenção à saúde ao idoso de várias formas: os sintomas podem resultar de interação mútua, um processo pode mascarar o aparecimento de outro e o tratamento de um processo pode interferir no outro. Tem igual relevância o fato positivo de que o manejo de um processo pode ter um impacto positivo substancial sobre outras áreas, especialmente na capacidade funcional do paciente. Certos problemas ou condições, resultados de diferentes etiologias, são mais prevalentes, estão mais relacionados com a idade e alteram a capacidade funcional do idoso de forma mais incisiva. Os mais frequentemente encontrados são déficits sensoriais, demência, incontinência, instabilidade e quedas, imobilidade, desnutrição, iatrogenia medicamentosa, isolamento social e depressão. Acresce-se o fato de que, como regra, as doenças se apresentam de forma atípica em um contexto de problemas sociais e econômicos concorrentes.[1] Os dados da Pesquisa Nacional de Amostra Domiciliar do Instituto Brasileiro de Geografia e Estatística mostram que 77,6% dos brasileiros de mais de 65 anos de idade relataram ser portadores de doenças crônicas, um terço deles com mais de uma doença crônica.[2] A análise da carga de doença, medida em anos de vida perdidos ajustados por incapacidade, demonstra que 14% dessa carga são por doenças infecciosas, parasitárias e desnutrição; 10,2%, por causas externas; 8,8%; por condições maternas e perinatais; e 66,3%, por doenças crônicas.

Avaliação do paciente idoso

Ainda não é conhecida inteiramente a relação entre as ações de promoção da saúde e rastreamento de problemas comuns dos pacientes idosos com qualidade de vida e longevidade. Ainda é necessário mais evidências sobre o quanto as intervenções podem influenciar positivamente.

Apesar do grau de incerteza, há consenso de que os objetivos da promoção da saúde e de prevenção de doenças nos pacientes idosos são a redução da mortalidade prematura por doenças agudas ou crônicas, a manutenção da independência funcional, a extensão da expectativa de vida ativa e a melhora na qualidade de vida.

As ações de promoção e manutenção da saúde consistem na aplicação de modalidades de rastreamento e ações terapêuticas com o objetivo de *preservar a saúde e a autonomia funcional do idoso*. Entretanto, a maioria dos estudos de rastreamento não está dirigida ao estudo da população de idosos e, por isso, há certa escassez de dados com base em evidência para firmar recomendações. Em função disso, o médico de família e comunidade deve fazer um balanço entre os riscos e os benefícios na investigação de anormalidades em um teste de rastreamento, bem como ter em mente que nesse grupo populacional algumas dessas alterações se explicam pela própria fisiologia heterogênea do envelhecimento.[3]

Um grupo de estudos[4] definiu alguns princípios para a promoção e a proteção da saúde dos idosos que podem servir de guia para a ação dos profissionais de saúde:

- A velhice não é uma enfermidade, e sim uma etapa evolutiva da vida.
- A maioria das pessoas com mais de 60 anos estão em boas condições de saúde, mas, ao envelhecer, perdem a capacidade de recuperar-se das doenças de forma rápida ou completa e tornam-se suscetíveis a incapacidades e à necessidade de ajuda para seu cuidado pessoal.
- É possível melhorar a capacidade funcional mediante reabilitação e estímulo, ou evitando novos agravos à saúde.
- Do ponto de vista social e psicológico, os idosos são mais heterogêneos do que os jovens.
- A promoção da saúde na velhice deveria dirigir-se para a preservação da saúde mental e física, ao amparo social e, na mesma medida, à prevenção de doenças e incapacidades.
- Muitas medidas que afetam a saúde dos idosos transcendem o setor saúde, sendo necessárias ações intersetoriais.

Os objetivos tradicionais de prevenção costumam ser direcionados à *redução da morbimortalidade*. Entretanto, no cuidado do idoso, as ações que visam à *redução das incapacidades e da dependência*, com o objetivo de prevenir a ruptura familiar e manter o idoso no seu domicílio, são fundamentais. Assim, o propósito da manutenção da saúde não é apenas retardar ou prevenir doenças, mas também otimizar a qualidade de vida, a satisfação em viver e manter a independência e a produtividade.[5,6]

Existem evidências de que a aplicação de um instrumento de avaliação multidimensional durante a consulta médica em APS aumenta a eficácia diagnóstica para detecção dos problemas de saúde que mais comumente afetam a qualidade de vida do idoso. Por meio de sua aplicação sistemática, foi possível identificar maiores prevalências em todos os domínios pesquisados quando comparadas com aquelas encontradas nos registros de prontuário tradicional. Isso demonstra maior efetividade na detecção de indivíduos com maior probabilidade de experenciar problemas não conhecidos, passíveis de intervenção. A abordagem por meio de instrumento específico detectou problemas e riscos à saúde frequentemente negligenciados, quando não pesquisados de forma sistemática.

O *instrumento de avaliação multidimensional do idoso* (Figura 89.1) foi desenvolvido para ser usado em ambulatório de APS, de forma complementar a uma consulta médica e de maneira oportunística. A abordagem proposta resume-se à checagem de um limitado número de funções-chave que podem estar alteradas, mas que, com frequência, não são pesquisadas quando uma história e um exame físico convencional são utilizados na avaliação de pacientes idosos. São testes cuidadosamente selecionados destinados à avaliação da visão, audição, função dos membros superiores e inferiores, função cognitiva, humor, risco domiciliar para quedas, atividades da vida diária (AVDs) básica e instrumentada, incontinência urinária, perda de peso e suporte social. São usadas questões breves e tarefas simples de fácil observação, com a finalidade de obter a informação necessária para um apropriado rastreamento, minimizando o tempo gasto na sua aplicação. A abordagem poderá ser incorporada à rotina do atendimento ambulatorial se certos procedimentos, relativamente improdutivos, forem eliminados do exame clínico de rotina.[7] O instrumento é breve e fácil para uso em ambulatório. Também se mostrou válido e de confiança quando comparado com avaliações geriátricas.[8]

Os idosos, como grupo, respondem positivamente às medidas de prevenção e são capazes de mudar seus hábitos de vida mesmo depois dos 75 anos.[9] Considerando que, no Brasil, a expectativa de vida para quem chega aos 60 anos é maior do que 20 anos,[10] os idosos dispõem de uma quantidade considerável de tempo para realizar as mudanças de hábitos de vida e ainda usufruir os benefícios. Entretanto, a noção de que as ações preventivas devem ser para todos e em qualquer idade pode ser nociva aos pacientes e dispendiosas aos serviços de saúde. Em populações de rápido envelhecimento, como a do Brasil, é necessário reavaliar a complexa e inquietante relação entre discriminação pela idade, equidade, qualidade e extensão da vida.[11]

Critérios para a escolha das dimensões da avaliação

Os itens a serem avaliados levam em consideração a prevalência das disfunções, a sua vulnerabilidade à intervenção, a relação com aspectos de prevenção dos agravos mais frequentes e a capacidade de identificação de alguns problemas de grande repercussão funcional, geralmente assintomáticos ou não registrados de maneira sistemática, que repercutem na qualidade de vida do idoso.

Os domínios que serão pesquisados são os seguintes:

- Visão.
- Audição.
- Função dos membros superiores e inferiores.
- Estado mental.
- Risco de queda domiciliar.
- AVDs.
- Incontinência urinária.
- Estado nutricional.
- Suporte social.

Visão

O processo normal de envelhecimento está associado a uma diminuição da acuidade visual devido a alterações fisiológicas das lentes oculares, a déficit de campo visual e a doenças de retina. Mais de 90% dos idosos necessitam de óculos. Dados da literatura apontam que, nos EUA, 16% da população entre 75 e 84 anos e 27% da com mais de 85 anos estão cegas ou incapazes de ler jornal mesmo com lentes corretivas.[12]

Há evidência para incluir o teste de acuidade visual no exame do paciente idoso (B).[13] Dados de relatório preliminar da pesquisa "O Idoso do Rio Grande do Sul: estudo multidimensional de suas condições de vida"[14] revela que 24,02% da população avaliam sua própria visão como péssima ou ruim. O rastreamento pode identificar os idosos com déficit visual, e tratamentos efetivos estão disponíveis para a maioria das causas encontradas. Mesmo que evidências disponíveis não demonstrem a relação entre rastreamento de visão e desfechos clínicos, a capacidade diagnóstica pode compor abordagens multifacetadas para a melhora de qualidade de vida.

◀ **Figura 89.1**
Instrumento de avaliação multidimensional.
Fonte: Lachs e colaboradores[7] e Moore e Siu.[8]

Instrumento de avaliação funcional (AMI)

NOME: _____ PRONT. |_|_|_|_|

IDADE: _____ anos GÊNERO: |1| Masc. |2| Fem.

VISÃO: Você tem dificuldade para dirigir, ver TV, ler, ou fazer qualquer outra atividade de vida diária devido a problemas de visão? |1| Sim |2| Não

<u>Se sim:</u> Aplicar o cartão de Jaeger Olho dir: |_|_| / |_|_|_|
  Olho esq: |_|_| / |_|_|_|

AUDIÇÃO: Aplicar o teste de Whisper.
O paciente responde à pergunta? Ouvido D: |1| Sim |2| Não
  Ouvido E: |1| Sim |2| Não

<u>Se não responder:</u> Verificar a presença de cerume: Ouvido D: |1| Sim |2| Não
  Ouvido E: |1| Sim |2| Não

FUNÇÃO DOS MS SS: Verificar se o paciente é capaz de executar.

PROXIMAL: Tocar a nuca com ambas as mãos. |1| Sim |2| Não
DISTAL: Apanhar um lápis sobre a mesa com cada uma das mãos e colocá-lo de volta. |1| Sim para ambas |2| Não

FUNÇÃO DOS MS Is: Verificar se o paciente é capaz de executar.

Levantar da cadeira |1| Sim |2| Não   Caminhar 3,5m |1| Sim |2| Não   Voltar e sentar |1| Sim |2| Não

ESTADO MENTAL: Solicitar ao paciente que repita o nome dos objetos: MESA – MAÇA – DINHEIRO

Após alguns minutos (até 3 min.) Faça-o repetir |1| Sim Repetiu os 3 nomes |2| Não*

***Se incapaz de repetir os três nomes, aplicar o teste mental para demência. ESCORE _____ pontos**

HUMOR: Você, <u>frequentemente,</u> se sente triste ou desanimado? |1| Sim* |2| Não

***Se sim, aplicar Teste para Depressão. ESCORE _____ pontos**

DOMICÍLIO: Sofreu queda em casa nos últimos 12 meses? |1| Sim. Quantas vezes? |_|_| |2| Não

Na sua casa tem Escadas? (nº) |_| Tapetes soltos? |1| Sim |2| Não   Corrimão no banheiro? |1| Sim |2| Não

ATIVIDADES DIÁRIAS: Sem auxílio, você é capaz de:

Sair da cama? |1| Sim Vestir-se? |1| Sim   Preparar suas refeições? |1| Sim   Fazer compras? |1| Sim
  |2| Não |2| Não |2| Não |2| Não

INCONTINÊNCIA: Você às vezes perde urina ou fica molhado? |1| Sim* |2| Não

***Se sim, perguntar:** |1| Dia
Quantas vez (es) |_____| por |2| Semana isso provoca algum incômodo ou embaraço? |1| Sim
  |3| Mês |2| Não

NUTRIÇÃO: Você perdeu mais que 4kg no último ano? |1| Sim |2| Não

  Peso usual |_|_|_| kg   Altura |_|_|_| cm

SUPORTE SOCIAL: Alguém poderia ajudá-lo caso você fique doente ou incapacitado? |1| Sim |2| Não

Quem poderia ajudá-lo? (**Cite o grau de parentesco**)

Quem seria capaz de tomar decisões de saúde por você caso não seja capaz de fazê-lo? (**cite o grau de parentesco**)

  DATA:_____/_____/_____

Para a avaliação desta função, os pacientes devem ser inquiridos sobre a existência de dificuldade para ler, assistir à TV, dirigir ou desenvolver suas atividades comuns da vida diária decorrentes da falta de visão. Esta pergunta inicial é derivada de um dos mais confiáveis itens da Escala de Atividades de Visão de Boston; o teste-reteste de confiabilidade é de 0,8, sendo o cartão de Snellen o padrão-ouro.[15] Aqueles que responderem afirmativamente terão sua acuidade visual examinada com o uso, em separado para cada olho, a Tabela de Snellen a aproximadamente 6 m para a visão distante ou um cartão portátil de Rosenbaum. (Figura 89.2) A menor linha que ainda possa ser lida é anotada, e a acuidade visual é expressa em frações: 20/20 indica acuidade normal, com aumento do denominador quando a visão piora. O distúrbio mais grave pode ser graduado de acordo com a distância na qual o paciente é capaz de contar dedos, discriminar movimentos da mão ou perceber luz. Este cartão é colocado a uma distância de 35 cm do paciente, que deve usar lentes corretivas se for de seu uso habitual. A visão deve ser testada em cada olho em separado e depois em conjunto. Os pacientes que alcançam o nível de leitura até 20/40 são considerados como sem disfunção.

Audição

Um terço dos idosos relata graus variados de deficiência auditiva. Presbiacusia, perda progressiva da audição de alta frequência, é a causa mais comum de deficiência auditiva. Entretanto, o déficit auditivo muitas vezes não é reconhecido pelo paciente e pode não ser motivo de queixa.

Esta função pode se testada por meio do teste *Whisper*, já validado em relação à audiometria.[17] Neste teste, o examinador, fora do campo visual do paciente, a uma distância de aproxima-

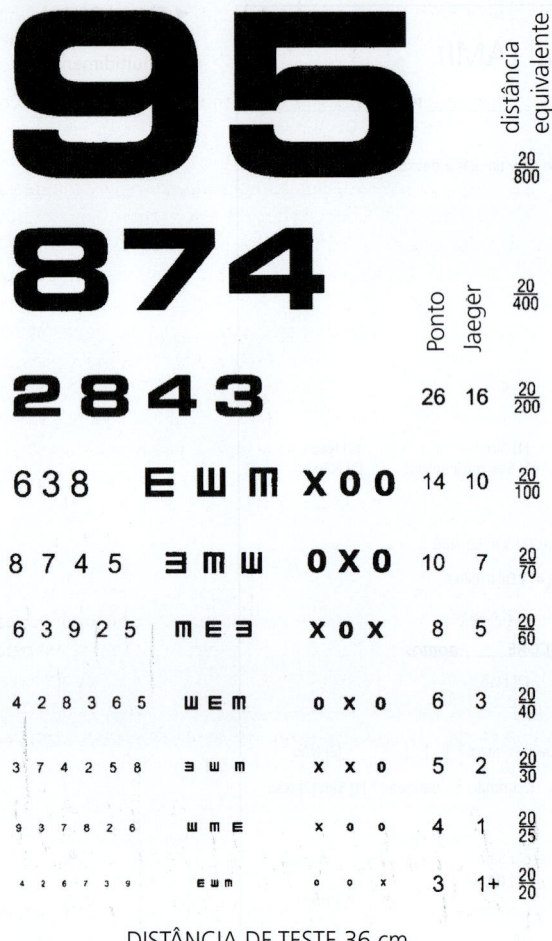

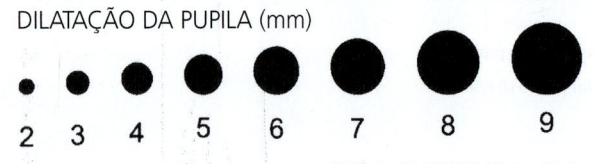

▲ **Figura 89.2**
Cartão de Rosembaum, usado para avaliação dos pacientes com alteração de visão.
Fonte: Kasper e colaboradores.[16]

damente 33 cm, sussurra uma questão breve e simples, por exemplo, "Qual é o seu nome?", em cada ouvido. Se o paciente não responder, deve ser examinado o conduto auditivo para afastar a possibilidade de cerume. Não se identificando obstáculos nos condutos auditivos externos, deve-se proceder à audiometria em ambulatório especializado.

Função dos membros superiores

A limitação na movimentação dos ombros pode aparecer de forma insidiosa e, por vezes, sem dor. Esta disfunção pode levar a dificuldades na execução de tarefas como dirigir e vestir. Casos de longa evolução podem determinar fraqueza muscular, diminuição da resistência, dor crônica, distúrbios do sono e severas limitações nas AVDs nos casos mais graves. Para o teste da função proximal dos membros superiores, solicita-se ao paciente para posicionar ambas as mãos na parte posterior do pescoço, observando a presença de dor e limitação durante a execução do teste. Se o paciente é capaz de tocar a nuca com as mãos, provavelmente ele tem uma adequada função proximal dos membros superiores.

A capacidade de empunhar e exercer a função da pinça digital é essencial na manutenção da capacidade de vestir, banhar e comer. A habilidade de pegar e recolocar objetos leves, como colher, moeda, lápis, etc., sugere que o paciente tenha a capacidade de escrever e manipular utensílios, estando livre de disfunção distal dos membros superiores.

Função dos membros inferiores

Problemas de mobilidade e quedas são muito frequentes em idosos. Geralmente resultam de uma associação de disfunções, que podem incluir desde problemas de sensopercepção e déficit cognitivo até problemas próprios dos membros inferiores. Quando o paciente tem história de queda, ele deve ser questionado sobre a frequência, as circunstâncias e as particularidades da queda, com o objetivo de esclarecer aspectos relacionados tanto ao meio quanto às disfunções específicas. Esta função pode ser testada por meio do teste *Timed up and go* (TUG) descrito mais adiante.

Nestes casos, é indicada avaliação neurológica completa e atenção para a amplitude e presença de dor aos movimentos. Deve-se considerar a possibilidade de fisioterapia.

Estado mental

Um indicador sensível de diminuição das funções cognitivas é a perda de memória recente e de habilidade de cálculo.[18] A avaliação da memória recente é provavelmente o melhor teste, tendo em vista que a habilidade de cálculo pode ser prejudicada pelo nível cultural e de educação formal dos pacientes. O teste de memória recente tem origem em um dos itens do teste *Folstein mini-mental*. Consiste em solicitar ao paciente que relembre o nome de três objetos imediatamente e 3 minutos após serem citados. A incapacidade de relembrar os três nomes deve levar à aplicação completa de teste para avaliação da função cognitiva (razão de probabilidade: relembrar os três nomes = 0,06; relembrar dois nomes = 0,5; lembrar menos de dois = 3,1)[19] Pode-se aumentar a sensibilidade do rastreamento com o uso associado do "Teste do Relógio", que consiste na reprodução do mostrador do relógio avaliando os seguintes erros: hora errada, ausência de ponteiros, ausência, troca ou repetição dos números ou recusa em fazer o teste.

As perdas funcionais e psicossociais que acompanham o envelhecimento podem, em geral, resultar em depressão. A prevalência de depressão maior varia entre 5 e 9% entre os adultos, e até 50% dos pacientes deprimidos não são diagnosticados. Embora não se conheça a incidência precisa, depressão é um dos transtornos mentais mais comuns no idoso.

A formulação da pergunta: "Você – frequentemente – se sente triste ou desanimado?", enfatizando a palavra "frequentemente" serve como introdução para uma investigação mais detalhada (sensibilidade = 0,78; especificidade = 0,87).[20] Este teste breve de rastreamento parece ser capaz de detectar a maioria dos pacientes deprimidos e, em alguns casos, tem uma performance melhor do que o instrumento original do qual foi derivado. Pacientes que respondem afirmativamente serão testados com a escala de depressão geriátrica.[21] Um escore de cinco ou mais pontos sugere depressão de significância clínica. Para os pacientes com suspeita de depressão, será necessária a investigação do uso de álcool e medicações e diagnóstico diferencial para problemas de tireoide e causas orgânicas para distúrbio do humor.

Risco de queda domiciliar

As condições do ambiente residencial podem aumentar o risco de quedas. Alguns ensaios clínicos que incluíram idosos não institucionalizados e sem problemas de cognição mostraram uma redução de quedas e traumas quando riscos específicos foram alvo de intervenção. Escadas são particularmente perigosas: diferenciação inadequada das bordas dos degraus, iluminação fraca e diminuição da acuidade visual das pessoas idosas, todas contribuem para impor dificuldades para o seu uso. Tapetes soltos, fios elétricos e cacos de ladrilhos no chão podem também aumentar o risco de quedas. Para identificar riscos potenciais, deve-se perguntar ao paciente sobre dificuldade com escadas, presença de tapetes soltos e adequação da luminosidade interna e externa da casa. É também importante inquirir sobre a presença de equipamento de segurança, tal como corrimão no banheiro. Se qualquer uma dessas áreas tiver problemas, deve ser feito um inventário completo sobre a segurança do domicílio.

Atividades da vida diária

Incapacidade no desempenho das AVDs tem sido identificada como fator de risco para quedas[22] e institucionalização. O termo atividades diárias refere-se às habilidades necessárias para a manutenção independente das funções básicas de banho, alimentação, vestimenta, ir ao banheiro, locomover-se e caminhar. O questionamento sobre a habilidade funcional deve ser posto em relação às atividades recentes (p. ex., "Você se vestiu sozinho esta manhã?"). Nos casos em que o paciente apresenta déficit cognitivo, as respostas devem ser confirmadas com o acompanhante ou cuidador. Informação adicional pode ser obtida no momento da consulta, simplesmente por observação do paciente. Essa observação direta da performance física do paciente proporciona uma estimativa acurada da capacidade funcional. Quando deficiências no desempenho das atividades diárias são identificadas, o motivo e o tempo de aparecimento podem ajudar na determinação da causa da disfunção e sua potencial reversibilidade. Déficits agudos ou subagudos frequentemente são sintomas de doença e seu tratamento ajudaria no restabelecimento da função. A avaliação dessas atividades tem por objetivo identificar pessoas em risco para quedas ou com necessidade de apoio ou suporte social. Identificando os indivíduos com dificuldades de autocuidado (com atenção tanto aos aspectos de motivação quanto às limitações físicas), devem-se promover intervenções apropriadas no âmbito de atendimento médico, no ambiente doméstico e no convívio social.

Incontinência urinária

Embora até 30% dos idosos não institucionalizados apresentem incontinência urinária, com frequência este problema não é identificado. Geralmente, os pacientes não relatam incontinência, a menos que sejam perguntados. O questionamento deve ser realizado de uma maneira direta e neutra por meio de uma simples questão: "Você já perdeu urina ou sentiu-se molhado?" (83% de concordância entre a resposta do paciente e uma avaliação urológica).[23] A frequência e a importância do evento deverão ser relacionadas à repercussão emocional e social. Causas comuns reversíveis devem ser investigadas, como delírio, restrição da mobilidade e retenção urinária, infecção e efeitos de medicação.

Estado nutricional

A manutenção de uma adequada nutrição é essencial na prevenção de doenças e declínio funcional. Desnutrição está claramente relacionada ao aumento de morbidade, incluindo permanência hospitalar prolongada, readmissão mais frequente, susceptibilidade a úlceras de pressão e aumento da mortalidade. Quase todas as doenças sistêmicas ou procedimentos cirúrgicos recentes podem provocar uma diminuição da ingesta e consequente perda de peso. Entretanto, uma série de causas pode estar envolvida. Estima-se que metade da população idosa institucionalizada é afetada por disfagia secundária a acidente vascular cerebral (AVC), doença de Parkinson, efeitos colaterais de medicação, xerostomia ou demência. Peso corporal é um sinal vital na avaliação da saúde do idoso. Emagrecimento sugere que o paciente idoso não está bem, por problemas médicos, sociais ou emocionais. O indicador do estado nutricional mais útil em idosos é a variação de peso em relação ao basal ou a presença de anorexia. Uma perda de peso de mais de 5% (+/- 2,3 kg) em 1 mês ou mais de 10% (+/- 4,5 kg) em 6 meses é significativa.[25] A aferição de peso deve ser feita regularmente a cada consulta ou no máximo a cada 12 meses, já que muitas vezes o relato de peso feito pelo paciente pode não ser acurado.

Suporte social

A identificação de cuidadores ativos ou em potencial revela a rede social de que o paciente pode dispor em caso de incapacidades temporárias ou internações hospitalares, bem como perda ou incapacidade de familiares próximos. Outra medida preventiva é a identificação com nome, endereço e telefone da pessoa que poderia tomar decisões sobre a saúde do paciente em caso de sua impossibilidade diante de uma doença ou emergência incapacitante.

Quedas no idoso

Aproximadamente 30% dos idosos não institucionalizados caem a cada ano,[24] e a incidência anual de quedas atinge 50% em pacientes acima dos 80 anos.[25] O risco de quedas que resulta em graves consequências, inclusive a morte, acompanha várias síndromes geriátricas. Sua etiologia é normalmente multifatorial e, por vezes, difícil de definir de forma clara. Fatores que contribuem para índices tão altos incluem mudanças posturais relacionadas à idade, ao déficit visual, ao uso de medicações (particularmente anticolinérgicos, sedativos e anti-hipertensivos) e a doenças que afetam a força muscular e a coordenação motora. Mesmo sendo tão frequentes e representando uma das maiores ameaças à autonomia do idoso, as quedas não recebem a atenção clínica que deveriam. Isso ocorre porque os pacientes raramente mencionam o evento ao seu médico se não houve lesão por ocasião da queda, e o profissional de saúde não tem por hábito perguntar sobre a história pregressa de quedas ou o profissional e o paciente erroneamente acreditam que cair é um processo inevitável do envelhecimento. Mesmo quando resultam em algum agravo que necessite tratamento, raramente as causas das quedas são investigadas de forma a identificar possíveis causas evitáveis. A importância da prevenção de quedas é enfatizada pelo estudo que evidenciou que 80% das mulheres idosas preferiam morrer a ter uma fratura de colo de fêmur que resultasse em internação em instituição geriátrica.[26] Entre os idosos que vivem na comunidade e sofreram uma fratura de quadril, 25 a 75% não recuperam seu estado funcional pré-fratura.[27]

Fatores de risco para quedas:

- História pregressa de queda.
- Fraqueza muscular em membros inferiores.
- Idade maior do que 80 anos.
- Gênero feminino.
- Déficit cognitivo.

- Problemas de equilíbrio.
- Uso de psicotrópicos.
- Osteoartrose.
- História pregressa de AVC.
- Hipotensão ortostática.
- Queixas de tonturas.
- Anemia.

Sabendo que idosos com risco para quedas recorrentes são passíveis de intervenções efetivas,[28] recomenda-se ao menos uma avaliação anual de quedas nestes pacientes (Figura 89.3). É recomendada a investigação do número de quedas ocorrido, eventos que a ocasionaram e as circunstâncias do ambiente no momento da sua ocorrência. Fatores com potencial de produzir quedas devem ser investigados. Isto inclui uma avaliação da prescrição e estudo da possibilidade de medicações alternativas de menor risco, exame da visão, marcha, equilíbrio, força e flexibilidade dos membros inferiores e revisão de outros problemas de saúde que podem influenciar. Programas de exercícios de força e equilíbrio, como o Tai Chi, podem reduzir seu risco de cair em 10 a 17%.[29]

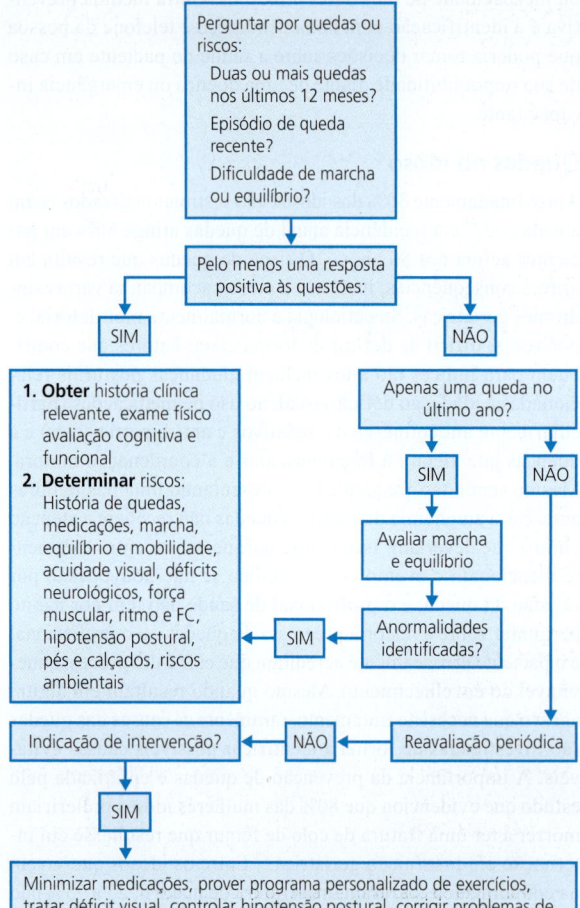

As condições do ambiente residencial também podem aumentar o risco de quedas. Alguns ensaios clínicos que incluíram idosos não institucionalizados e sem problemas de cognição mostraram uma redução de quedas e traumas quando riscos específicos foram alvo de intervenção.[30,31] Para identificar riscos potenciais, deve-se perguntar ao paciente sobre dificuldade com escadas, presença de tapetes soltos e adequação da luminosidade interna e externa da casa. É também importante inquirir sobre a presença de equipamentos de segurança, como corrimão no banheiro. Se qualquer uma dessas áreas tiver problemas, deve ser feito um inventário completo sobre a segurança do domicílio para planejar as modificações ou adaptações necessárias. Mais informações sobre o conceito de "casa segura" estão disponíveis em www.casasegura.arq.br.

No exame físico, uma manobra chamada teste TUG, no qual o paciente é instruído a levantar-se da posição sentada, caminhar 10 passos ou 3 metros, virar-se e retornar à cadeira para sentar novamente, mostrou-se válido para avaliar a função dos membros inferiores, bem como o equilíbrio durante a marcha. Se o paciente levar mais do que 30 segundos para completar a manobra, apresentar instabilidade postural ou déficit na marcha, isso sugere aumento no risco de quedas.[32] Avaliação da mobilidade pode também predizer incapacidade futura. Uma pontuação composta da performance baseada no tempo para caminhar 2,4 metros, levantar-se de uma cadeira cinco vezes e testes de equilíbrio foi capaz de predizer incapacidade em um corte de idosos não dependentes com 71 anos de idade ou mais. Em um seguimento de 4 anos, houve um risco quatro a cinco vezes maior de incapacidade comparando os grupos com maior e menor pontuação.[33] Outra maneira para avaliar mobilidade é o tempo necessário para caminhar por um corredor de 400 metros. Em um estudo de seguimento com 2.300 pacientes entre 70 e 79 anos, os tempos para percorrer tal distância foram relacionados com mortalidade, doença cardiovascular incidente e limitações de mobilidade.[34] A mortalidade foi três vezes maior para aqueles no quartil inferior (tempo > 6 minutos) comparado com aqueles no quartil superior (tempo < 5 minutos) (HR 3,23, IC 2,11-4,94).

Doença crônica no idoso

O envelhecimento é associado com declínio da expectativa de saúde e a concorrência de doenças é comum entre as pessoas idosas. Um dos muitos perigos é que frequentemente as doenças interagem entre si em detrimento do paciente: a interação doença-doença.

A doença crônica no idoso segue geralmente três trajetórias (Figura 89.4). Cada trajetória corresponde a diferente ritmo e identificação de prioridades do cuidado.

- **Evidente declínio em curto período de tempo.** Muitos pacientes com doença maligna (como câncer) se mantêm funcionante e confortável por considerável período. No entanto, quando a doença piora, o estado do paciente geralmente declina rápido nas semanas e dias que antecedem à morte.
- **Longo período de limitações com exacerbações e morte súbita.** É típico de problemas de saúde com falência dos órgãos, e os pacientes nesta categoria vivem frequentemente por um longo período de tempo, tendo apenas pequenas limitações no exercício da vida diária. De tempo em tempo, algum estresse fisiológico sobrecarrega as reservas do corpo, levando à piora de sintomas. Os pacientes geralmente não sobrevivem a mais de um episódio de estresse fisiológi-

▲ Figura 89.3
Algoritmo de prevenção de quedas.
Fonte: Guideline for the prevention of falls in older persons.[28]
FC, frequência cardíaca.

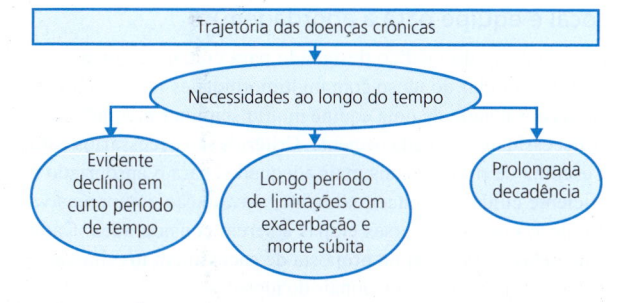

Figura 89.4
Trajetória das doenças crônicas.

co e morrem por complicações ou exacerbação da doença. O cuidado em casa, planejado e com a mobilização dos recursos necessários, é a melhor opção para esses casos.

- **Prolongada decadência.** É típica de demência (Alzheimer), sequelas de AVC e fragilidade. Aqueles que escapam de câncer e da falência de sistemas ou órgãos são os que morrem em idades bem avançadas com outras falências ou de fragilidade generalizada de múltiplos sistemas. O cuidado institucional ou um serviço de suporte em casa com dispositivos como cadeira de rodas, oxigênio, alimentação são os melhores para essa trajetória do cuidado até a morte.

Abordagem do idoso com múltiplas morbidades na atenção primária

Na pessoa idosa, as doenças crônicas se apresentam de forma não específica, raramente com um sintoma único ou um sinal que indique o órgão com a patologia como no jovem, sendo, de fato, muitas vezes, déficits funcionais. Perda de apetite, não ingestão de água ou novas quedas, confusão, letargia, tontura ou incontinência pode ser a primeira ou o único sintoma de doenças que no jovem se apresentam com sintomas clássicos, como, por exemplo, pneumonia, infarto do miocárdio, embolia pulmonar, alcoolismo ou mixedema.

Na atenção primária, o manejo das condições clínicas é o primeiro foco, embora o idoso com múltiplas morbidades transite entre muitos níveis de cuidado e de uma variedade de provedores de cuidado.

Para assegurar o tratamento da população de idosos com declínio em sua saúde e consequente aumento do uso dos serviços de saúde, o cuidado deve mudar de foco. Uma avaliação compreensiva é geralmente requerida para identificar e tratar as causas subjacentes no manejo do indivíduo com numerosas doenças. Embora a síndrome geriátrica tenha muitas causas, identificando e tratando uma ou algumas poderá resultar em sensível melhora do estado funcional do idoso (Figura 89.5).

> **Dica**
> ► Considerar o quadro em toda a sua complexidade, a fim de estabelecer opções de abordagem.

Para estar alinhado com a realidade clínica da múltipla morbidade, o foco do cuidado deverá ser: paciente orientado, focado em maximizar as metas, objetivos de saúde, individualizando os riscos de sua condição e de suas prioridades:

- Identificação das morbidades envolvidas.
- Quadros ocultos ou mal diagnosticados.

Figura 89.5
Abordagem para avaliação e manejo do paciente idoso com múltiplas morbidades.
Fonte: Guiding Principles for the Care of Older Adults with Multimorbidity: an Approach for Clinicians.[35]

- Avaliação de dependência com possibilidade de reabilitação.
- Existência de polifarmácia.
- Interação entre fármacos e doenças.
- Consequências nutricionais.
- Risco iminente de complicações.
- Risco remoto de complicações.

Processo centrado no paciente

O cuidado deve ser centrado no paciente, orientado para os seus objetivos, de acordo com seus riscos, condições e prioridades. Deixar de ser orientado pela doença, mas pela identificação das doenças e outros possíveis fatores que impeçam o alcance dos seus objetivos. Calculando e comunicando os prováveis efeitos de alternativas de tratamentos e mantendo o paciente informado e dividindo decisões, sempre que possível.

É importante ouvir o paciente, conhecer suas preferências e a tomar as decisões de acordo com as preferências do paciente. A avaliação destes aspectos é individual.

A determinação de um paciente em aderir a medicações, mudar padrões alimentares, realizar atividades físicas ou tomar outras decisões médicas, bem como de estilo de vida são manifestações do seu desejo, vontade e capacidade para atingir um determinado objetivo ou resultado. Por isso, deve ser avaliada qual é a preocupação, ou seja, o que incomoda o paciente:

- Sintomas.
- Hábitos de vida.
- Dor.
- Dispneia.
- Claudicação.
- Tontura.
- Prognóstico.
- Sobrevida.
- Qualidade de vida.
- Funcionalidade.

Uso de evidências para a tomada de decisões

Devido à alta prevalência e ao impacto das múltiplas morbidades entre idosos, intervenções baseadas em evidências direcionadas a esses problemas são importantes para maximizar tanto a quantidade quanto a qualidade de vida para idosos. A interação entre tratamentos ou intervenções, bem como as interações entre tratamento ou intervenções para uma condição ou coexistentes condições podem ser fatores decisivos na tomada de decisões.

Na abordagem e no manejo clínico do idoso com múltiplas morbidades, em vez de confiar somente em dados limitados aos estudos com base em evidências, é necessário considerar os múltiplos problemas de cada indivíduo. A escolha da abordagem deve refletir as preferências e metas do paciente (no contexto da combinação de suas de doenças e condição), o prognóstico e os múltiplos fatores dos problemas e síndromes geriátricas e a viabilidade de cada decisão e implementação do manejo.

Prognóstico versus intervenção

É importante a avaliação do risco, dos benefícios, da sobrecarga e do que não é conhecido na abordagem e no tratamento do idoso com múltiplas morbidades. O estado funcional e fisiológico varia muito entre a população de idosos, e essa heterogeneidade significa que decisões e tratamentos, prevenção e terapia devem ser considerados em bases individuais.

A idade por si não pode ser o único determinante para muitas intervenções, e todo tratamento e proposta de medidas deve ter como principal meta preservar funções e melhorar a qualidade de vida, averiguando resultados e evitando medidas não apropriadas e que não tragam benefícios ao cuidado.

Questões importantes a serem consideradas:

- Condições com mais de um tratamento razoável possível:
  - Diferentes consequências potenciais para toda a vida.
  - Tratamentos com risco elevado ou benefício duvidoso.
  - A informação precisa ser oferecida de forma adequada.
  - A adição de um determinado medicamento vale a pena?
  - A realização de uma determinada intervenção vale a pena?
  - O tempo de sobrevida justifica uma intervenção?
    - Uso da estatina.
    - Controle de hemoglobina glicada.
    - Controle estrito da pressão arterial.
    - Colonoscopia.
    - Antígeno prostático específico.
    - Quimioterapia.

Avaliação de quais são as prioridades ou necessidades mais imediatas

- Tratamento de um processo infeccioso superposto.
- Controle de descompensações/sintomas.
- Insuficiência cardíaca descompensada.
- Doença pulmonar obstrutiva crônica.
- Asma.
- Diabetes descompensado.
- Exacerbações de osteoartrite.

Local e equipe para a abordagem

Independente do médico designado para cuidar das primeiras decisões, cuidar do idoso com multimorbidades requer um cuidado coordenado de uma equipe multidisciplinar montada para as necessidades de cada paciente. Critérios são necessários para a escolha de profissionais mais adequados para o apropriado e eficiente cuidado. Conceitualmente, a avaliação compreensiva do idoso envolve diversas etapas a serem consideradas. Cada uma delas é essencial na proposta de sucesso em maximizar a saúde e os benefícios funcionais do idoso:

- Acolhimento.
- Discussão do caso entre a equipe, incluindo paciente, familiar e/ou cuidador.
- Discussão com o paciente e/ou o cuidador ou familiar do plano de tratamento.
- Implementação do plano de cuidado.
- Monitorização da resposta ao plano de tratamento.
- Revisão do plano de tratamento.

A fragilidade entre as pessoas idosas demanda particular atenção em prover um local confortável e seguro para a avaliação. A temperatura, a existência ou não de ruídos no ambiente, do consultório, da enfermaria, no domicílio do idoso, a acessibilidade da cadeira ou da maca/cama devem ser considerados devido à dificuldade de audição, à diminuição da força, à disfunção autonômica refletida na ocorrência de hipotermia ou hipertermia comum entre os idosos. A privacidade e a escolha do melhor local para a avaliação são importantes: Internação? Domicílio? Hospital-dia? Lar de longa permanência?

Tratamento das comorbidades: complexidade versus viabilidade clínica

O cuidado do idoso com múltiplas morbidades inclui não só o tratamento e intervenções para suas condições, como também a identificação e a prevenção do avanço da doença. A abordagem deve ser flexível e a estratégia compreensiva na prestação do cuidado de saúde para esta população. Não é específica para a doença, e o manejo de uma única doença é uma barreira para a aplicação do cuidado, que quanto mais complexo, menor adesão ao tratamento:

- Medicações.
- Dosagem.
- Número de tomadas.
- Custo.
- O paciente recorda menos de 50% de uma discussão.
- Déficit cognitivo.
- Conflito com desejo do profissional de saúde.

Otimização das terapias e do plano de cuidado

- Avaliação por múltiplos especialistas.
- Risco de fragmentação do cuidado.
- Comunicação entre profissionais.
- Gestão de caso.
- Evitação de medicamentos ou intervenções que provoquem danos.
- Suspensão do que for desnecessário.
- Busca de intervenções que melhorem a qualidade de vida.
- Consideração de que o processo é dinâmico, podendo mudar as expectativas, as condições e os objetivos.

CONCLUSÃO

Múltiplas patologias acarretam múltiplos riscos aos pacientes idosos, e o principal perigo é que os diferentes problemas médicos interagem entre si em detrimento do paciente – a interação doença, doença, doença.

Na atenção primária, o manejo das condições clínicas é o primeiro foco, embora o idoso com múltiplas morbidades transite entre muitos níveis de cuidado e de uma variedade de provedores de cuidado.

Quanto mais frágil e descompensado o paciente e que não tiver uma rápida atenção e cuidado, maiores serão as perdas funcionais que poderão se tornar permanentes, independente da detecção posterior e tratamento.

Na atenção primária, a organização da atenção, do cuidado à saúde do idoso, importa que os atores envolvidos ofertem um cuidado a esse grupo populacional que além do diagnóstico e tratamento de doenças, contemple adicionalmente ações preventivas e curativas, de modo a garantir a integralidade do cuidado, promovendo:

- Prevenção das doenças.
- Diagnóstico correto e plano de tratamento.
- Maximização da efetividade clínica das intervenções.
- Eliminação da duplicidade de esforços e atividades.
- Consideração do custo-benefício de estratégias diagnósticas e terapêuticas.
- Maximização da eficiência do cuidado e da manutenção dos padrões apropriados de qualidade.
- Investimento na melhora contínua dos resultados do processo e do processo em si.

REFERÊNCIAS

1. Atención al anciano: grupo de trabajo de la sociedad española de medicina de familia y comunitaria. Madrid: Eurobook; 1997.

2. Travassos C. Acesso e utilização de serviços de saúde: primeiros resultados do suplemento de saúde da PNAD 2003. Rio de Janeiro: Fiocruz; 2005.

3. Comprehensive functional assessment for elderly patients. Health and Public Policy Committee. Ann Intern Med. 1988;109(1):70-72.

4. King Edward's Hospital Fund for London. Promoting health among elderly people. A Statement Form a Working Group. London; 1988.

5. Fries JF. The compression of morbidity: near or far? Milbank Q. 1989;67(2):208-232.

6. Fries JF, Green LW, Levine S. Health promotion and the compression of morbidity. Lancet. 1989;1(8636):481-483.

7. Lachs MS, Feinstein AR, Cooney LM Jr, Drickamer MA, Marottoli RA, Pannill FC, et al. A simple procedure for general screening for functional disability in elderly patients. Ann Intern Med. 1990;112(9):699-706.

8. Moore AA, Siu AL. Screening for common problems in ambulatory elderly: clinical confirmation of a screening instrument. Am J Med. 1996;100(4):438-443.

9. Fries JF, Bloch DA, Harrington H, Richardson N, Beck R. Two-year results of a randomized controlled trial of health promotion program in a retiree population. Am J Med. 1993;94(5):455-462.

10. Instituto Brasileiro de Geografia e Estatística. Censo demográfico (2000) e projeções populacionais para Brasil e grandes regiões, 1991-2020. Rio de Janeiro; 2013.

11. Mangin D, Sweeney K, Heath I. Preventive health care in elderly people needs rethinking. BMJ. 2007;335:285.

12. Beck JC, editor. Geriatric review syllabus: a core of curriculum in geriatric medicine. 1991-1992 program. New York: American Geriatric Society; 1991.

13. Canadian Task Force on the Periodic Health Examination. The Canadian guide to clinical preventive health care. Ottawa; 1994.

14. Conselho Estadual do Idoso do Rio Grande do Sul. Os idosos do Rio Grande do Sul: estudo multidimensional de suas condições de vida. relatório de pesquisa. Porto Alegre; 1997.

15. Mangione CM, Phillips RS, Seddon JM, Lawrence MG, Cook EF, Dailey R, et al. Development of the "Activities of Daily Vision Scale": a measure of visual functional status. Med Care. 1992 ;30(12):1111-1126.

16. Kasper DL, Fauci A, Hauser S, Longo D, Jameson J, Loscalzo J. Medicina interna de Harrison. 19. ed. Porto Alegre : AMGH; 2017.

17. Macphee GJ, Crowther JÁ, McAlpine CH. A simple screening test for hearing impairment in elderly patients. Age Ageing. 1988;17(5):347-51.

18. Klein LE, Roca RP, McArthur J, Vogelsang G, Klein GB, Kirby SM, et al. Diagnosing dementia: univariate and multivariate analyses of the mental status examination. J Am Geriatr Soc. 1985;33(7):483-8.

19. Siu AL. Screening for dementia and investigating its causes. Ann Intern Med. 1991;115(2):122-32.

20. Abler R, Drinka T, Mahoney J. Depression in patients of a geriatric medicine clinic: comparison of two screening instruments. Gerontologist. 1991;31(2):325. Abstract.

21. Sheikh JI, Yesavage JA. Geriatric Depression Scale (GDS): recent evidence and development of a shorter version. In: Brink TL, editor. Clinical gerontology : a guide to assessment and intervention. New York: The Haworth; 1986. p. 165-173.

22. Robbins AS, Rubestein RZ, Josephson KR, Schulman BL, Osterweil D, Fine G. Predictors of falls among elderly people: results of tow population-based studies. Arch Intern Med. 1989;149(7):1628-1633.

23. Diokno AC, Brown MB, Brock BM, Herzog AR, Normolle DP. Clinical and cystometric characteristics of continent and incontinent noninstitutionalized elderly. J Urol. 1988;140(3):567-571.

24. Campbell AJ, Borrie MJ, Spears GF. Risk factors for falls in a community-based prospective study of people 70 years and older. J Gerontol. 1989;44(4):M112-7.

25. Tinetti MD. Falls. In: Cassel CK, Riesenberg DE, Sorensen L, Walsh JR, Meier DE, editors. Geriatric medicine. 2nd ed. New York: Springer-Verlag; 1990. p. 528-534.

26. Salkeld G, Cameron ID, Cumming RG, Easter S, Seymour J, Kurrle SE, et al. Quality of life related to fear of falling and hip fracture in older women: a time trade off study. BMJ. 2000;320(7231):341-346.

27. Rubenstein LZ, Josephson KR. Falls and their prevention in elderly people: what does the evidence show? Med Clin North Am. 2006;90(5):807-824.

28. Guideline for the prevention of falls in older persons. American Geriatrics Society, British Geriatrics Society, and American Academy of Orthopaedic Surgeons Panel on Falls Prevention. J Am Geriatr Soc. 2001;49(5):664-672.

29. Ettinger WH Jr, Burns R, Messier SP, Applegate W, Rejeski WJ, Morgan T, et al. A randomized trial comparing aerobic exercise and resistance exercise with a health education program in older adults with knee osteoarthritis. The Fitness Arthritis and Seniors Trial (FAST). JAMA. 1997;277(1):25-31.

30. Close J, Ellis M, Hooper R, Glucksman E, Jackson S, Swift C. Prevention of falls in the elderly trial (PROFET): a randomised controlled trial. Lancet. 1999;353(9147):93-97.

31. Jensen J, Lundin-Olsson L, Nyberg L, Gustafson Y. Fall and injury prevention in older people living in residential care facilities. A cluster randomized trial. Ann Intern Med. 2002;136(10):733-741.

32. Okumiya K, Matsubayashi K, Nakamura T, Fujisawa M, Osaki Y, Doi Y, et al. The timed "up & go" test is a useful predictor of falls in community-dwelling older people. J Am Geriatr Soc. 1998;46(7):928-930.

33. Guralnik JM, Ferrucci L, Simonsick EM, Salive ME, Wallace RB. Lower-extremity function in persons over the age of 70 years as a predictor of subsequent disability. N Engl J Med. 1995;332(9):556-561.

34. Newman AB, Simonsick EM, Naydeck BL, Boudreau RM, Kritchevsky SB, Nevitt MC, et al. Association of long-distance corridor walk performance with mortality, cardiovascular disease, mobility limitation, and disability. JAMA. 2006;295(17):2018-2026.

35. Guiding Principles for the Care of Older Adults with Multimorbidity: an Approach for Clinicians. Guiding principles for the care of older adults with multimorbidity: an approach for clinicians: American Geriatrics Society Expert Panel on the Care of Older Adults with Multimorbidity. J Am Geriatr Soc. 2012;60(10):E1-25.

SEÇÃO IX ▸ CAPÍTULO 90

Sintoma como diagnóstico

Peter Lucassen
Kees van Boven

Aspectos-chave

▶ A maioria das pessoas experimenta pelo menos um sintoma a cada 2 semanas e não considera consultar um profissional de saúde devido aos sintomas. Apenas uma minoria das pessoas que experimentam um sintoma consulta um profissional de saúde, sendo que a maioria dos sintomas não é explicada pela doença. Assim, grande parte dos sintomas é formada por "sintomas inexplicados".

▶ As pessoas que frequentemente consultam um médico de família e comunidade com sintomas inexplicados não são diferentes das que consultam por sintomas explicados: elas não costumam solicitar mais intervenções médicas (como solicitações de exames de sangue), referenciamentos ou prescrições; elas não solicitam com mais frequência explicações sobre seus sintomas nem tranquilização, mas fornecem a mesma quantidade de indicativos psicossociais que as pessoas com sintomas clinicamente explicados. A diferença é que elas desejam obter mais empatia do médico.

▶ Médicos de família e comunidade têm pressupostos que implicam desvantagens no manejo de pessoas com sintomas inexplicados: em geral são céticos em relação a elas, pois consideram a frequente apresentação de sintomas inexplicados como a manifestação de um problema psicológico ou psiquiátrico. Eles consideram que os sintomas inexplicados não são o problema real, o que não lhes retira a capacidade para o manejo desses pacientes.

▶ Nas consultas de pacientes com sintomas inexplicados, os médicos solicitam mais intervenções do que as que o paciente requisita. Além dos custos financeiros extras, isso traz o risco de resultados falso-positivos, levando o paciente a uma preocupação desnecessária.

▶ Para o adequado tratamento de pessoas com sintomas inexplicados, é fundamental que a comunicação do médico seja mais centrada no paciente, ou seja, mais dirigida para a revelação de suas crenças, suas preocupações e necessidades, além de mais focada na explicação dos sintomas ao paciente. Os tratamentos especializados, como a terapia cognitivo-comportamental (TCC) ou a terapia farmacológica, são necessários apenas em uma minoria dos casos.

Caso clínico

Uma mulher bastante ativa de 79 anos consulta o clínico geral com fadiga e palpitações. Ela está preocupada com as palpitações, que costumam iniciar quando ela usa o aspirador de pó. Após realizar a anamnese e o exame físico, o médico decide solicitar um eletrocardiograma e exames de sangue para excluir algum problema cardíaco ou hipertireoidismo. Ambos os testes são normais. Nas consultas de seguimento, a paciente comenta repetidas vezes sobre suas palpitações. Ela pergunta se o problema tem alguma relação com a sua tireoide. O médico responde que realizou exames da glândula e que ela está bem. A paciente parece aceitar isso e diz: "Bem, doutor, tudo depende de como a vida é vivida". O médico responde: "O que você quer dizer com isso?". E a mulher fala, então, sobre uma história importante em sua vida. Ela conta sobre ter ido para um convento com 16 anos de idade e sobre os momentos ruins pelos quais passou ali. A madre superiora atribuía a ela todas as tarefas desagradáveis e a rebaixava à condição de faxineira. Ela sofria *bullying* por parte de suas colegas. Após vários anos, ela teve de deixar o convento. Por fim, ela conta ao médico: "Pode ser por isso que eu tenho essas palpitações quando uso o aspirador de pó". Cerca de meio ano mais tarde, durante uma consulta de seguimento por outra queixa clínica, a paciente diz que suas palpitações desapareceram completamente desde a sua última consulta.

Teste seu conhecimento

1. Algumas vezes, os sintomas são a manifestação de uma doença e, com frequência, não são explicados a partir dela. Em último caso, faz-se um "diagnóstico sintomático". Qual é a porcentagem de todos os diagnósticos anuais de um médico de família e comunidade que são "diagnósticos sintomáticos"?
    a. 0-10
    b. 10-20
    c. 20-30
    d. 30-50

2. Alguns pacientes da atenção primária apresentam, com muita frequência, sintomas inexplicados, ou seja, sintomas não explicados pela doença. Qual é a porcentagem, na atenção primária, desses pacientes?
    a. 0-2
    b. 2-4
    c. 4-6
    d. 6-8

3. Em quantos pacientes (%) com sintomas inexplicados, a depressão ou a ansiedade são a causa de tais sintomas?
   a. 0-5
   b. 5-10
   c. 10-15
   d. 15-20

4. A melhor maneira de manejar os pacientes com sintomas inexplicados é:
   a. Tratamento com TCC
   b. Tranquilização
   c. Boa comunicação paciente-médico, não diferenciada da comunicação com os demais pacientes
   d. Medicamentos antidepressivos

5. Qual dos seguintes fatores não é considerado como causa de sintomas clinicamente inexplicados?
   a. Experiências traumáticas na infância
   b. Eventos midiáticos
   c. Composição genética
   d. Comportamento de evitação

Respostas: 1D, 2B, 3A, 4C, 5C

Do que se trata[1-8]

As queixas que não são explicadas por doenças são onipresentes. Em pesquisas com questionários na população geral, 85 a 95% das pessoas afirmam ter apresentado uma ou mais queixas corporais durante as últimas 2 semanas. Embora quase todas as experimentem, a maioria das pessoas não consulta um profissional de saúde devido a essas queixas. Quem consulta um profissional de saúde não o faz devido à queixa em si, mas devido à sua intensidade, ou porque ela provoca preocupação ou ansiedade. Entre as pessoas que consultam um clínico geral, 30 a 50% das suas queixas corporais permanecem inexplicadas pela doença. Em geral, os sintomas inexplicados melhoram espontaneamente dentro de 4 semanas. Entre as pessoas que consultam especialistas médicos, a porcentagem de queixas inexplicadas é igualmente alta. Na clínica geral, um pequeno número de pacientes (2,5%) consulta o médico de família e comunidade devido a queixas não explicadas pela doença: uma parte deles é vista pelo profissional como "paciente difícil" – pensamento que reflete a comunicação algumas vezes problemática que se estabelece. As queixas referidas com mais frequência por esses pacientes são dor e fadiga.

Há muita discussão e confusão sobre a expressão *diagnóstico de pacientes que apresentam sintomas clinicamente inexplicados*. O nome da condição é relevante para o médico e para o paciente, devendo ser aceitável para o paciente e, assim, não ser estigmatizante. Para o médico, é importante que o nome seja adequado para a comunicação entre os profissionais (p.ex., no prontuário médico); ele também deve ser apropriado para propósitos científicos. Rótulos antigos para queixas inexplicadas são "queixas vagas", "queixas inespecíficas", "queixas funcionais" ou "sintomas clinicamente inexplicados". Algumas combinações de sintomas inexplicados são reunidas como "síndromes funcionais", e cada especialidade médica parece ter sua própria "síndrome funcional". Exemplos disso são: "síndrome do intestino irritável" (SII), "fibromialgia", "síndrome da fadiga crônica" e "chicote". Para as formas muito graves da condição, há denominações psiquiátricas, como "transtorno somatoforme indiferenciado", "transtorno somatoforme não especificado" ou "transtorno somatoforme". Os últimos conceitos são definidos no *DSM-IV* e em geral não são muito adequados para uso na prática geral. No *DSM-5*, as denominações do *DSM-IV* foram substituídas pela categoria "transtorno de sintomas somáticos". Para essa categoria, foram escolhidos dois critérios: A) presença de um sintoma que cause sofrimento, e a necessidade de que o sintoma tenha de ser inexplicado é abandonada. B) presença de pelo menos uma das seguintes características psicológicas – ansiedade em relação à saúde, preocupações desproporcionais e persistentes em relação à gravidade clínica dos sintomas e devoção excessiva de tempo e energia para esses sintomas. Porém, neste capítulo, será usada a denominação "sintomas clinicamente inexplicados" (SCIs) e, para pacientes que os apresentam com muita frequência, "SCIs persistentes".

A literatura científica frequentemente relata altos índices de comorbidade de SCIs com transtorno depressivo ou transtorno de ansiedade. Por exemplo, um estudo em atenção primária relatou que 26% das pessoas com transtorno somatoforme também têm transtorno depressivo ou transtorno de ansiedade. Outros estudos relatam que o transtorno depressivo e o transtorno de ansiedade são duas a três vezes mais frequentes em pacientes com transtorno somatoforme. Porém essa relação só é importante em pacientes no extremo do espectro de gravidade (i. é., em pacientes com transtorno somatoforme, os quais são vistos com pouca frequência na prática geral). Na prática geral, no paciente médio com SCIs, não é relevante pesquisar diagnósticos de depressão ou ansiedade, pois neles a prevalência desses transtornos é de menos de 5%.

Médicos de família e comunidade consideram difíceis os pacientes com SCIs persistentes, pois acreditam que tais sintomas estão associados com problemas de personalidade ou ocorrem como uma manifestação de problemas psicológicos. Ou seja, acreditam que os sintomas físicos não são o problema real, sendo céticos em relação aos pacientes que repetidamente os apresentam. Além disso, as doenças reais têm muito mais prestígio na área médica em comparação aos sintomas inexplicados. Muitos médicos se sentem pressionados pelos pacientes para que ofereçam intervenções, como prescrições, referenciamentos ou exames radiológicos, o que cria muita insatisfação. Por outro lado, esses pacientes têm a sensação de que a legitimidade de seus sintomas não é reconhecida, pois sentem como se não fossem levados a sério. Contrariando o pensamento médico, eles não solicitam mais intervenções médicas do que outros pacientes, mas fornecem muitos indicativos psicossociais durante as consultas. Eles não são diferentes de outros pacientes, exceto pela grande necessidade de apoio emocional. Em função disso, muitos deles se sentem insatisfeitos com os cuidados que recebem de seus médicos.

Diante disso, fica claro que as consultas entre pacientes e profissionais com a postura descrita são propensas a problemas. Foi demonstrado que os médicos de família e comunidade se comunicam de maneira pior com os pacientes com SCIs em relação aos outros pacientes, pois a comunicação é menos centrada no paciente. Nas pessoas com SCIs, os profissionais exploram os sintomas de forma muito menos aprofundada do que naquelas com sintomas explicados, não apenas em relação a aspectos somáticos, mas também quanto a aspectos cognitivos, às necessidades e às preocupações. Por fim, os médicos enfrentam muitas dificuldades ao tentar explicar a esses pacientes o que pode estar acontecendo. Apesar disso, buscam sempre preservar uma boa relação, disponibilizando tempo para que eles contem sua história durante a consulta.

O que pode ocasionar[9-10]

As causas dos SCIs podem ser classificadas em fatores relacionados ao paciente e relacionados ao médico. Deve ser enfatizado que, tradicionalmente, se supunha que os pacientes tinham algum tipo de tendência para "somatizar", o que significava que eles experimentavam e comunicavam sintomas e sofrimentos somáticos sem achados fisiopatológicos relacionados, os atribuíam a uma doença física e buscavam ajuda médica para isso. O estresse psicossocial é considerado a causa subjacente. Há algo estranho com essa definição, pois parece lógico – considerando uma unidade mente-corpo – que as pessoas com sofrimento psicossocial sempre experimentarão sintomas corporais; assim, experimentar sintomas corporais em situações de estresse é bastante normal. Buscar ajuda médica para isso depende não apenas do paciente, mas também de como o médico se comunica e de seu sucesso em abordar de forma adequada as necessidades e preocupações do paciente. Os médicos que não conseguem tranquilizar o paciente se verão confrontados com ele novamente pedindo mais ajuda médica. Por sua vez, os médicos que se aborrecem com esse paciente também serão confrontados por ele pedindo mais ajuda médica, inclusive de outro médico. Para concluir, tanto os fatores relacionados ao paciente como os fatores relacionados ao médico são importantes e se intensificam ou enfraquecem entre si.

Fatores relacionados ao paciente

O desenvolvimento de SCIs tem algo a ver com fatores que tornam o paciente mais vulnerável a esses sintomas (fatores predisponentes), fatores que desencadeiam as queixas (fatores precipitantes) e fatores que dificultam a resolução dos sintomas inexplicados (fatores perpetuadores).

Fatores predisponentes

1. As experiências traumáticas na infância predispõem aos SCIs. Isso em geral significa abuso físico ou sexual. Independentemente da idade, qualquer forma de violência nas relações leva a níveis elevados de estresse e, assim, colaboram para essa predisposição.
2. As influências genéticas são consideradas irrelevantes como causa de SCIs. A persistência dos sintomas parece resultar com mais frequência de um comportamento de doença aprendido.
3. O neuroticismo é a tendência para experimentar sentimentos negativos, como irritação, raiva, ansiedade, vergonha, culpa, depressão, nervosismo e tensão. As pessoas com altos níveis de neuroticismo realmente têm mais queixas corporais, mas elas não sofrem de mais doenças somáticas. As pessoas neuróticas experimentam mais queixas corporais não apenas em situações estressantes, mas também em situações normais.

Fatores precipitantes

1. Eventos vitais. Esses são certamente importantes como pontos de início para o desenvolvimento de SCIs, sobretudo os eventos vitais acompanhados de situações em que a pessoa deve fazer escolhas difíceis. Acredita-se que os eventos vitais desencadeiem respostas de estresse durante um longo período de tempo, com várias consequências imunológicas, neurológicas, endócrinas e cardiovasculares.
2. Doença somática. Uma infecção pelo vírus Epstein-Barr (EBV), por exemplo, comumente leva a períodos prolongados de fadiga inexplicada. Outro exemplo é a ocorrência de um acidente de trânsito, que pode causar dores musculares no pescoço do paciente, algumas vezes evoluindo para a condição crônica "chicote".
3. Eventos midiáticos. O relato de um acidente aéreo na vizinhança ou o relato sobre um desastre levando à poluição do ar pode provocar ansiedade em pessoas sensíveis e, como consequência, induzir a sintomas clinicamente inexplicados persistentes.

Fatores perpetuadores

1. Sensibilização. Trata-se da tendência para experimentar como doloroso um estímulo que não é doloroso na situação normal. A sensibilização é um processo fisiológico com base na adaptação do sistema nervoso central.
2. Estado de atenção. As pessoas com sintomas inexplicados analisam seus corpos para detectar dor ou outros sinais. A sua atenção é regularmente focada de maneira seletiva em uma parte específica de seu corpo, em relação a qual elas são muito ansiosas.
3. Atribuições. As pessoas com SCIs supõem que as queixas corporais são a manifestação de uma doença; elas estão menos inclinadas a atribuir os sintomas à normalidade ou a uma causa psicossocial.
4. Comportamento. O ato de evitar a dor pode resultar em inatividade e, assim, em piora da condição física. Esse agravamento, por sua vez, pode levar a uma experiência mais precoce da dor quando a pessoa tentar ficar novamente ativa.

Fatores relacionados ao médico

Em relação aos SCIs, os médicos têm pressupostos resultantes de seu treinamento: nele, a dicotomia mente-corpo é muito popular, levando a visões como: "quando não é somático, deve ser psicológico". Tal visão é acompanhada por várias outras convicções presentes na maioria dos médicos. Alguns exemplos são: "sintomas inexplicados são uma manifestação de um problema psicológico" ou "sintomas inexplicados não são o problema real, há algo por trás dos sintomas". Além desses pensamentos, há vários outros preconceitos em relação a pessoas com SCIs: "pacientes com SCIs pressionam os médicos a fornecer todo tipo de intervenções médicas desnecessárias", "pacientes com SCIs demandam muita atenção extra do médico" e "pacientes com SCIs não querem discutir aspectos psicológicos". Essa maneira de pensar quase sempre leva a problemas na comunicação com os pacientes durante a consulta (há amplas evidências de tais problemas de comunicação). A comunicação ruim é contraprodutiva: ela leva a mais consultas repetidas e a mais solicitações de referenciamento e exames adicionais. Como os exames são desnecessários nesses casos à luz dos dados de prevalência, eles revelarão vários resultados falso-positivos, os quais preocuparão ainda mais os pacientes.

O que fazer?[11-13]

Abordagem básica

a. Preparar sua mente. Antes de cada atividade envolvendo pacientes com SCIs, o médico deve ter em mente que uma queixa corporal talvez não seja um sintoma de doença. Uma queixa é uma expressão de algo que um paciente sente em seu corpo; isso, na maioria das vezes, não é um sintoma e também, com muita frequência, a queixa não é a manifestação de um problema psicossocial ou psiquiátrico. Muitas queixas são entidades por si só. Porém, a queixa corporal é carregada de pensamentos e medos, os quais devem ser abordados pelo médico. Além disso, muitos pacientes não querem livrar-se de suas queixas, mas apenas compreender o que está acontecendo em seu corpo.

b. A abordagem básica de pacientes com SCIs é a mesma de todos os outros pacientes: uma boa conversa e tempo suficiente no atendimento.

c. Anamnese. O médico de família e comunidade deve realizar uma anamnese direcionada à queixa do paciente. Isso pode parecer muito óbvio, mas há evidências científicas de que os médicos negligenciam isso em pacientes com SCIs. Há três razões pelas quais isso é importante: primeira, ainda não se sabe se a queixa é um SCI; segunda, os pacientes esperam um questionamento clínico elaborado de seu médico; terceira, a confiança aumenta muito quando o paciente sente que o médico o está levando a sério. A anamnese deve sempre estender-se com uma análise sistemática do que o paciente está pensando e sentindo em relação à queixa. Também é importante saber as consequências da queixa para sua vida e como o seu ambiente reage a ela. Feito isso, o médico terá um quadro abrangente do que está incomodando o paciente e pode ser capaz de compreender o motivo da consulta. O médico deve formular isso e perguntar ao paciente se a razão presumida para a consulta está correta. É importante que ele capte os indícios que o paciente fornece durante a conversa. Porém, costuma ser contraprodutivo iniciar "pescarias" para descobrir a questão por trás da questão, fazendo perguntas tipo "como está sua esposa?", "como estão seus filhos?" ou "como está o trabalho?".

d. Exame físico. O médico deve realizar um exame físico completo e atento, sobretudo naqueles que o médico não espera encontrar nada. É importante que o paciente sinta que está sendo bem cuidado.

e. Exames adicionais. Algumas vezes, é útil realizar exames adicionais de sangue ou exames radiológicos e cardiológicos. Em pacientes com baixa probabilidade de doença, o risco de resultados falso-positivos é certamente maior do que o risco de resultados verdadeiro-positivos. O médico deve estar ciente desse fenômeno e discuti-lo com o paciente, se possível. Deve-se sempre explicar o motivo de se fazer exames adicionais: se a razão for ausência de certeza sobre o diagnóstico, diga isso ao paciente; se a razão for vontade do paciente de realizar mais exames, explique que não considera isso necessário, mas que faz isso devido à vontade do paciente. Explique a ele com antecedência as consequências de resultados positivos ou negativos. Mantenha em mente que não há evidências científicas sobre o valor da tranquilização resultante de exames adicionais.

f. Explicação ao paciente sobre o que está acontecendo. Diga às pessoas o que elas *não* têm, mas, ao fazer isso, concentre-se no que está sendo discutido na conversa. Por exemplo, se um paciente expressar medo de câncer, diga a ele que não há nenhum câncer, pois é contraprodutivo dizer "você não tem câncer" quando esse assunto não foi discutido na conversa. Alguns pacientes se assustam com essa lembrança, achando que o médico aparentemente considerou a possibilidade de câncer. Uma pré-condição para fazê-lo corretamente é que isso tenha sido discutido durante as etapas iniciais da consulta. Diga às pessoas o que elas *realmente* têm. Fazer isso (explicar o que elas têm ou explicar sintomas/sentimentos) é difícil para a maioria dos médicos, pois eles não recebem nenhum treinamento em relação a isso durante a educação médica. Porém, isso é muito importante para o paciente. Um exemplo para explicar como é possível que não haja anormalidade em uma parte do corpo que dói muito seria o das câimbras nas pernas, como: "Isso dói muito, mas o exame da panturrilha não mostra qualquer anormalidade". Outro exemplo é o uso de metáforas, como, por exemplo, quando soa o alarme contra assaltantes (dor), você automaticamente pensa em um assaltante e vai procurá-lo (doença). Quando não consegue encontrar um assaltante e o alarme regularmente soa, não é eficiente seguir procurando assaltantes. Em vez disso, é mais apropriado considerar uma falha no sistema de alarme e procurar o que está causando o problema. Um terceiro exemplo é o uso de círculos viciosos. Considere um paciente com palpitações. O paciente pode ficar ansioso com essas palpitações, e a ansiedade causa mais palpitações. É provável que muitos médicos tenham desenvolvido suas próprias explicações para pacientes com SCIs.

g. Ter clareza em relação ao prognóstico favorável. Use palavras que reflitam uma evolução positiva. Há evidências científicas de que uma mensagem formulada de maneira positiva é efetiva na promoção de melhora em pacientes com SCIs. Seja claro sobre a importância de um comportamento ativo; isso tem uma influência positiva sobre as queixas; muitos pacientes tendem a um comportamento passivo, achando que isso é necessário para as suas queixas.

Abordagem específica

Uma pequena proporção dos pacientes com SCIs não terá benefício suficiente com a abordagem básica. Nesses pacientes, há duas possibilidades baseadas em evidências: TCC com psicólogo treinado e medicamentos antidepressivos. Parece pertinente que médicos de família e comunidade relutem em prescrever antidepressivos para pacientes com SCIs. Os medicamentos que atuam no SNC são, em geral, mais efetivos do que os medicamentos direcionados a mecanismos fisiológicos periféricos. Por exemplo, os medicamentos espasmolíticos são menos efetivos do que os antidepressivos na SII.

> **Erros mais frequentemente cometidos**
> ▶ Como médico de família e comunidade, ter uma ideia pré-concebida que o leva a pensar sobre os problemas dos pacientes com SCIs como sendo "irreais" ou uma "apresentação exagerada". Outro erro é presumir que "as queixas inexplicadas são na verdade problemas psicossociais ocultos" ou que "os pacientes com SCIs não querem revelar problemas psicossociais". Essas maneiras de pensar impedem que se faça uma análise do paciente livre de vieses.

> ▶ Abordagem não sistemática de pacientes com SCIs. Há evidências de registros de consultas de que os médicos de família e comunidade não analisam de forma sistemática as queixas dos pacientes com SCIs, e isso é fundamental, principalmente nesses casos.
>
> ▶ Procedimentos médicos desnecessários. Esse é um ponto difícil: seria preferível ter uma argumentação médica estrita em relação aos procedimentos médicos à luz da relação falso-positivos/verdadeiro-positivos dos resultados. Porém, algumas vezes, o médico só consegue tranquilizar o paciente realizando alguns exames adicionais não estritamente necessários.
>
> ▶ Apresentação de informações ambíguas ao paciente. Os médicos costumam não estar muito certos em relação ao prognóstico favorável e usam palavras que levam o paciente a pensar que algo está errado. Porém, na prática, é difícil ter certeza, pois a decisão de que a queixa é inexplicada nem sempre é fácil de tomar.

Prognóstico e complicações possíveis[4]

O prognóstico do quadro de sintomas inexplicados "simples" é muito bom. A maioria desses sintomas desaparecerá dentro de 2 a 4 semanas. Isso se deve à evolução natural favorável, sendo parcialmente uma consequência do que o médico faz. Em relação a isso, é muito importante que o médico use palavras que expressem uma visão otimista do prognóstico. Uma pequena proporção dos pacientes com SCIs sofre durante longos períodos e necessita de consultas frequentes (2,5%).

As complicações dos SCIs são de três tipos: primeiro, eles têm risco aumentado de consequências indesejadas em procedimentos médicos (p. ex., uma perfuração intestinal devido a uma colonoscopia, ou fibrose devido a cirurgias intestinais, levando a mais queixas); segundo, os procedimentos desnecessários trazem o risco de resultados falso-positivos, levando à ansiedade e a procedimentos médicos desnecessários; terceiro, eles têm risco de ter uma relação médico-paciente ruim, e isso pode influenciar de maneira negativa o cuidado com outros problemas de saúde.

Atividades preventivas e de educação

Não há muitas evidências relativas ao valor de atividades preventivas no campo dos SCIs. As medidas preventivas selecionadas (direcionadas às pessoas em risco) têm-se mostrado efetivas.

- Os nova-iorquinos que se submeteram a duas ou três sessões breves de intervenção para crises após o 11/9 mostraram menos somatizações após 2 anos em relação àqueles não submetidos a essas sessões.
- Um vídeo educativo após uma colisão traseira levou a menos dor cervical após 6 meses.
- A psicoeducação em pacientes com infecção pelo EBV levou a menos fadiga.
- Exercícios físicos em pacientes com lombalgia inespecífica levou à prevenção de cronicidade e a menos ausências no trabalho por doença.

Para a maioria dos SCIs, não há pesquisas científicas sobre atividades preventivas. Contudo, é provável que a boa relação médico-paciente, a tomada de decisão compartilhada, a definição de problemas compartilhada, a boa comunicação e o suporte emocional tenham efeito preventivo em relação à cronicidade dos SCIs.

REFERÊNCIAS

1. Green LA, Fryer GE, Yawn BP, Lanier D, Dovey SM. The ecology of medical care revisited. N Engl J Med 2001;344:2012-5

2. Peveler R, Kilkenny L, Kinmonth AL. Medically unexplained physical symptoms in primary care: a comparison of self-report screening questionnaires and clinical opinion. J Psychosom Res 1997;42:245-52

3. Verhaak P, Meijer SA, Visser AP, Wolters G. Persistent presentation of medically unexplained symptoms in general practice. Fam Pract 2006;23:414-20

4. De Waal MW, Arnold IA. Somatoform disorders in general practice: prevalence, functional impairment and comorbidity with anxiety and depressive disorders. Br J Psychiatry 2004;184:470-6

5. Van Boven K, Lucassen P, van Ravesteijn H, olde Hartman T, Bor H, van Weel-Baumgarten E, van Weel C. Do Unexplained symptoms predict anxiety or depression? Ten-year data from a practice-based research network. Br J Gen Pract 2011; 61(587): e316-25.

6. Reid S, Whooley D, Crayford T, Hotopf M. Medically unexplained symptoms – GPs attitudes towards their cause and management. Fam Pract 2001;18: 519-23

7. Epstein RM, Shields CG, Meldrum SC, Fiscella K, Carroll J, Carney PA et al. Physicians' responses to patients with medcially unexplained symptoms. Psychosom Med 2006;68:269-76

8. Ring A, Dowrick C, Humphris G, Salmon P. Do patients with unexplained physical symptoms pressurize general practitioners for somatic treatment? A qualitative study. BMJ 2004;328:1057

9. Deary V, Chalder T, Sharpe M. The cognitive behavioural model of medically unexplained symptoms: a theoretical and empirical review. Clin Psychol Review 2007;27:781-97

10. Olde Hartman T, van Rijswijk E, van Dulmen S, van Weel-Baumgarten E, Lucassen P, van Weel C. How patients and family physicians communicate about persistent Medically Unexplained symptoms. A qualitative study of video-recorded consultations. Pat Educ Couns 2013;90(3): 354-60.

11. Henningsen P, Zipfel S, Herzog W. Management of functional somatic syndromes. Lancet 2007;369:946-55

12. Stone J, Carson A, Sharpe M. Functional symptoms in neurology: management. J Neurol Neurosurg Psychiatry 2005;76(Suppl):i13-i20.

13. Thomas KB. General practice consultations: is there any point in being positive? BMJ 1987;294:1200-2

14. Olde Hartman T, Borghuis M, Lucassen P, van de Laar F, Speckens A, van Weel C. Medically Unexplained symptoms, somatisation disorder and hypochondriasis: course and prognosis. A systematic review. J Psychosom Res 2009;66:363-77

CAPÍTULO 91

Procedimentos em atenção primária à saúde: anestesia locorregional, suturas, inserção de DIU, cantoplastia, lavagem otológica e drenagem de abscesso

Roberto Umpierre
Maiara Conzatti

Aspectos-chave

▶ Entre as competências que devem fazer parte da lista de tecnologias empregadas pelo médico de família e comunidade no cuidado das pessoas atendidas estão os pequenos procedimentos ambulatoriais.

▶ A resolução da Comissão Nacional de Residência Médica sobre os Programas de Medicina de Família e Comunidade (MFC) determina que faz parte das habilidades do médico de família e comunidade "executar cirurgia ambulatorial de pequeno porte". Essa prática é influenciada por fatores relacionados às características da população atendida e pela infraestrutura do serviço em que se está desempenhando a profissão.

▶ No currículo com base em competências para MFC elaborado pela Sociedade Brasileira de Medicina de Família e Comunidade, está bem estabelecida, entre as competências essenciais e desejáveis, a realização de procedimentos cirúrgicos.

▶ Este capítulo e o próximo farão a abordagem da maioria dos procedimentos propostos no currículo com base em competências, apresentando as técnicas mais utilizadas em cada procedimento.

Teste seu conhecimento

1. A drenagem de abscessos está entre as competências essenciais do médico de família e comunidade. Sobre esse procedimento, assinale a alternativa correta.
   a. O abscesso é uma infecção; portanto, a antissepsia anterior à drenagem não é necessária
   b. Após a drenagem de um abscesso, deve-se prescrever cremes à base de antibióticos para melhorar a cicatrização
   c. Uma das indicações de antibioticoterapia antiestafilocócica se aplica no caso de lesões maiores do que 5 cm
   d. A anestesia para drenagem é dispensável, pois é um procedimento que não traz desconforto importante. Além disso, na maioria dos casos, devido à infecção, o efeito do anestésico é reduzido

2. Sobre o tratamento da unha encravada, assinale a alternativa correta.
   a. A cantoplastia é o único tratamento para a unha encravada
   b. Na técnica de Bartlett, não há manipulação da unha
   c. Não há forma de se prevenir a ocorrência de unha encravada
   d. Na cantoplastia, não se deve realizar sutura

3. A quantidade de lidocaína a 2% que pode ser aplicadar em uma criança de 15 kg em uma unidade de atenção primária à saúde (APS) é de:
   a. 5 mL
   b. 3,7 mL
   c. 2,6 mL
   d. 1,8 mL

4. Sobre o dispositivo intrauterino, são feitas as seguintes afirmações:
   I. Usuárias de DIU devem realizar ultrassonografia pélvica transvaginal semestralmente.
   II. A adequada antissepsia do canal vaginal e do colo uterino reduz a chance de salpingite após o procedimento de inserção do DIU
   III. A histerometria é realizada antes da antissepsia.
   Qual(is) é(são) a(s) alternativa(s) correta (s)?
   a. Apenas I
   b. Apenas II
   c. Apenas II e III
   d. I, II e III

5. Sobre o tratamento do trombo hemorroidário, assinale a alternativa correta.
   a. Deve-se realizar incisão ampla sobre o mamilo hemorroidário trombosado
   b. Por tratar-se de região anal, não há necessidade de antissepsia
   c. A sutura a ser realizada após o procedimento é do tipo ponto contínuo
   d. O trombo hemorroidário deve ser drenado com agulha e seringa de insulina

Respostas: 1C, 2B, 3C, 4B, 5A

Do que se trata

As condições, ainda longe do ideal, da maioria das unidades de atenção primária do Brasil dificultam o pleno exercício da MFC. Contudo, um médico, ciente de suas competências e das demandas da população, irá tencionar, junto aos gestores, tanto do setor público quanto do privado (e valendo-se argumentos cientificamente embasados), ajudar na construção de uma APS de maior qualidade no país.

O Conselho Federal de Medicina (CFM) determina as condições necessárias para a realização de pequenos procedimentos cirúrgicos. Anteriormente chamada de cirurgia ambulatorial em ambiente extra-hospitalar pela Resolução 1.409/1994,[1] passou a ser chamada de procedimentos com internação de curta permanência pela Resolução 1.886/2008,[2] que revoga a resolução anterior.

Nesta Resolução,[2] os estabelecimentos de saúde são classificados em quatro tipos, e os consultórios e as unidades de saúde da família se enquadram no tipo I:

> "É o consultório médico, independente de um hospital, destinado à realização de procedimentos clínicos, ou para diagnóstico, sob anestesia local, sem sedação, em dose inferior a 3,5 mg/kg de lidocaína (ou dose equipotente de outros anestésicos locais), sem necessidade de internação".

Ainda conforme a Resolução,[2] são critérios de seleção das pessoas:

- Estado físico: pessoas que podem ser submetidas a cirurgia/procedimento com internação de curta permanência são os classificados nas categorias ASA-I e ASA-II, da American Society of Anesthesiologists (1962), ou seja:
    - ASA I: sem distúrbios orgânicos, fisiológicos, bioquímicos ou psicológicos. A enfermidade que necessita de intervenção é localizada e não gera transtornos sistêmicos.
    - ASA II: apresenta pequenos ou moderados distúrbios gerais, seja pela enfermidade sob intervenção ou outra (p. ex., enfermidade cardíaca leve, diabetes leve ou moderado, anemia, hipertensão compensada, idades extremas e obesidade).
- A extensão e a localização do procedimento a ser realizado permitem o tratamento com internação de curta permanência.
- Não há necessidade de procedimentos especializados e controles estritos no pós-operatório.
- Nas unidades tipo II, III e IV, a pessoa deverá estar acompanhada de pessoa adulta, lúcida e responsável.
- Aceitação, pela pessoa, do tratamento proposto.

Entre as responsabilidades médicas estão:

- Orientar o indivíduo ou o seu acompanhante, por escrito, quanto aos cuidados pré e pós-operatório/procedimentos necessários e possíveis complicações, bem como a determinação da unidade para atendimento das eventuais ocorrências.
- Liberar a pessoa, após a avaliação dos seguintes parâmetros: orientação no tempo e espaço; estabilidade dos sinais vitais há, pelo menos, 60 minutos; ausência de náusea e vômitos; ausência de dificuldade respiratória; capacidade de ingerir líquidos; capacidade de locomoção como antes, se a cirurgia o permitir; sangramento ausente ou mínimo; ausência de dor importante; sem retenção urinária.
- Acompanhar o indivíduo, após a realização da cirurgia/procedimento até a alta definitiva.

Termo de consentimento

Não existe exigência legal para o uso de termo de consentimento para a realização de procedimentos; no entanto, esses documentos são cada vez mais utilizados. A resolução do CFM exige que haja aceitação do procedimento pela pessoa, e a aceitação deve ser registrada em prontuário. Na Figura 91.1, segue um modelo de termo de consentimento para inserção de DIU.

Anestesia locorregional

> ### Caso clínico 1
>
> Catarina, de 36 anos, consulta com seu médico há 7 anos. Ela chega a uma consulta do dia muito apreensiva, como o médico nunca vira antes. Ela mostra a ele um abscesso no antebraço esquerdo de 3 cm de diâmetro e com área de flutuação. Ao ser indagada sobre o motivo de sua preocupação, ela informa que sabe que é necessária a realização de uma drenagem, mas diz saber, também, que não adianta fazer anestesia, pois não vai "pegar", e que, na adolescência, fez uma drenagem na emergência do hospital sem anestesia, o que lhe traz amargas recordações.

As normas brasileiras liberam o uso de anestésicos injetáveis sem a necessidade de anestesiologista e em qualquer ambiente (ambulatórios, postos de saúde, consultório dentário, domicílio, etc.) até o valor de 1 mg por quilo de peso, não excedendo 70 mg de lidocaína. As apresentações de lidocaína são em concentrações de 0,5, 1 e 2%. Então, na maior concentração, tem-se 20 mg/mL, o que permite usar 3,5 mL de anestésico em um adulto com mais de 70 kg. Deve-se observar a dose em crianças, preferindo o uso com diluições maiores.

Anestesia local infiltrativa

É utilizada para anestesiar pequenas lesões e consiste em injetar o anestésico abaixo do local que se deseja anestesiar. A administração do fármaco deve se dar na derme e/ou na subderme, dependendo da profundidade da lesão.

Inicia-se a administração na subderme e, posteriormente, durante a retirada da agulha, procede-se à administração intradérmica. Outra técnica útil para diminuir o desconforto durante a administração anestésica é a realização de um discreto estiramento da pele no local da infiltração com a mão que está livre.

A introdução da agulha deve ser realizada com um ângulo entre 15 e 30° com a pele. Antes da administração do anestésico, realiza-se a aspiração da seringa, para evitar o espaço intravascular.

Bloqueio de campo

Quando há a necessidade de anestesiar uma área maior, ou mesmo para complementar a anestesia infiltrativa, utiliza-se o bloqueio de campo, que consiste em realizar infiltrações de forma circunferencial em torno da lesão ou em leque (ver descrição na seção Drenagem de abscesso).

Também é utilizado o bloqueio de campo quando a lesão a ser operada está infectada, pois, nesses casos, a anestesia infiltrativa é ineficaz devido à acidez do meio infectado. Além disso, usa-se essa técnica quando se deseja preservar a topografia da lesão, visto que a anestesia local infiltrativa promove distorção na pele devido ao volume de anestésico infiltrado.

Figura 91.1 ▶
Modelo de consentimento informado para inserção de dispositivo intrauterino.

TERMO DE CONSENTIMENTO INFORMADO PARA COLOCAÇÃO DE DISPOSITIVO INTRAUTERINO (DIU)

Eu, _____, RG _____,
residente à rua _____, telefone _____,
manifesto meu desejo de usar como método anticoncepcional o dispositivo intrauterino (DIU), depois de ter sido orientada sobre os demais métodos anticoncepcionais para o meu caso.

Declaro que recebi as seguintes informações:

O DIU é um pequeno objeto plástico que será colocado dentro do útero, por profissional habilitado, podendo ser retirado a qualquer momento, se houver necessidade ou se for meu desejo retirá-lo.

Como qualquer outro método anticoncepcional, mesmo quando bem indicado e bem colocado, pode apresentar falhas. Cinco a oito mulheres em cada mil engravidam usando o DIU no primeiro ano. Este número diminui ao longo do tempo.

Como qualquer procedimento, a colocação do DIU não é livre de riscos. Pode ocorrer, em casos raros, perfuração uterina, hemorragia ou infecções. Se, no momento da colocação, surgir algum imprevisto, o procedimento será suspenso, visando garantir minha saúde e bem-estar.

Mulheres que usam DIU podem ter alteração no ciclo menstrual e cólicas. Esses sintomas são mais comuns nos primeiros três meses e diminuem ou desaparecem com o passar do tempo.

Para diminuir a possibilidade de complicações e aumentar a eficácia do método, é muito importante que sejam seguidas as informações fornecidas pelo profissional de saúde, bem como as revisões periódicas programadas. Se aparecerem sintomas que possam indicar problemas com o DIU, como hemorragias, dor intensa, corrimento vaginal amarelado ou febre sem explicação, devo me dirigir à unidade onde meu DIU foi colocado.

Declaro, ainda, que recebi a orientação de que o DIU funciona apenas como anticoncepcional e não serve para prevenir infecções sexualmente transmissíveis, tendo sido orientada de como preveni-las.

Entendi as informações que me foram fornecidas em linguagem clara e simples e tive todas as minhas dúvidas esclarecidas. Recebi o cartão da paciente onde constam informações sobre o tipo do meu DIU, quando devo fazer a próxima revisão e quando devo trocá-lo.

Assinatura e carimbo do profissional que prestou as informações _____

Assinatura e carimbo do profissional que colocou o DIU _____

Assinatura da paciente _____

Brasília, ____ de _____ de 20___.

Bloqueios digitais

Para se anestesiar um dedo inteiro, opta-se pelo bloqueio digital, que pode ser obtido com a anestesia dos quatro nervos digitais, os quais se localizam nas laterais dos dedos. Obtém-se uma anestesia mais prolongada com a administração de volumes menores de anestésico (Figura 91.2).

Os dedos polegares e os hálux costumam ter inervação superficial adicional, o que explica a necessidade de reforço anestésico distalmente.

Resolução do Caso clínico 1

Para o caso de Catarina, após tranquilizá-la, o médico optou pela realização de um bloqueio de campo em leque com apenas duas perfurações da pele. Após o procedimento, ela mostrou-se muito surpresa e satisfeita com a ausência de dor durante a drenagem. O médico a liberou para casa com a prescrição de paracetamol, 500 mg; 2 comprimidos, a cada 8 horas, nos primeiros 2 dias e depois somente em caso de dor.

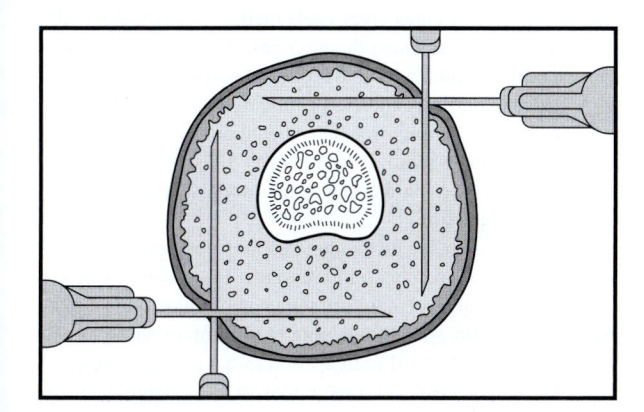

▲ **Figura 91.2**
Bloqueio digital simplificado.
Fonte: Adaptada de Gillette.[3]

Suturas

Quanto à sua absorbilidade, há dois tipos de fios: absorvíveis e inabsorvíveis. Os fios absorvíveis são aqueles usados em camadas mais profundas (músculo e subcutâneo) e que não exigem ser removidos, pois serão absorvidos. Por serem usados em camadas mais profundas, são menos usados na APS.

Os fios absorvíveis são o categute (mais barato) e os de ácido poliglicólico.

Os fios inabsorvíveis de melhor resultado para suturas de pele são os de náilon monofilamentar. Ainda são usados os fios de seda e de algodão por seu custo mais baixo, mas seu resultado estético não é bom devido ao maior efeito de corpo estranho e à maior adsorção bacteriana.

Para a escolha da espessura do fio a ser utilizado na pele, utiliza-se como regra básica: 4-0 ou 5-0 na face, 4-0 no pescoço, 3-0 ou 4-0 no tronco, 3-0 para nuca, couro cabeludo e membros. Em extremidades dos dedos, regiões de mãos e pés com menor tensão, podem-se utilizar fios mais finos, como o 4-0. Nas pálpebras, utiliza-se fio 5-0 ou 6-0; entretanto, suturas de pálpebras requerem habilidade especial, caso em que se sugere a avaliação de cirurgião plástico ou oftalmologista, quando disponível.

Tipos de pontos mais comuns

- **Ponto simples:** introduz-se a agulha perpendicularmente à pele, de forma que sua curvatura pegue a maior quantidade de tecido na porção inferior do ponto. Depois que o fio passar pela lesão, procede-se à realização do nó, que será realizado com 3 cruzadas de fio. A primeira cruzada serve para aproximar os bordos da lesão, evitando espaços ou esmagamento das bordas. A segunda cruzada é a que dará tensão ao ponto, que não deve ser excessiva, para não gerar cicatrizes inestéticas; nesse momento, realiza-se a lateralização do nó para que não fique entre ou próximo às bordas da lesão. A terceira cruzada é só uma garantia para que o nó não se desfaça. Depois disso, procede-se ao corte do fio, deixando, pelo menos, meio centímetro para facilitar a retirada dos pontos (Figura 91.3).
- **Ponto Donati:** é utilizado para ferimentos mais profundos ou com bordas mais irregulares. Inicia-se de forma semelhante ao ponto simples, mas a uma distância maior da borda da lesão. O orifício de saída, no outro lado da lesão, deve ser equidistante da borda. No mesmo lado do orifício de saída do fio, reintroduz-se a agulha de forma a pegar menor quantidade de pele e, então, passa-se novamente pela lesão com orifício de saída entre a borda da lesão e o orifício de entrada inicial. Nesse tipo de ponto, deve-se tomar maior cuidado para não exercer muita tensão no nó (Figura 91.4).
- **Ponto em U (horizontal):** preferido para suturas de lesões em ângulos por ser o que mais aproxima as bordas, mas sem afetar a circulação local. O fio passa pela extremidade do retalho em nível dérmico ou subdérmico no plano horizontal sem transfixá-lo. Os locais de entrada e saída do fio devem ser simétricos, evitando invaginação ou evaginação da ponta do retalho (Figura 91.5).

Sutura intradérmica

A sutura intradérmica está indicada para áreas que necessitem de excelente resultado estético e que não apresentem grandes tensões. Deve ser usado o fio de náilon monofilamentar, pois seu perfeito deslizamento é fundamental para a realização desse tipo de ponto.

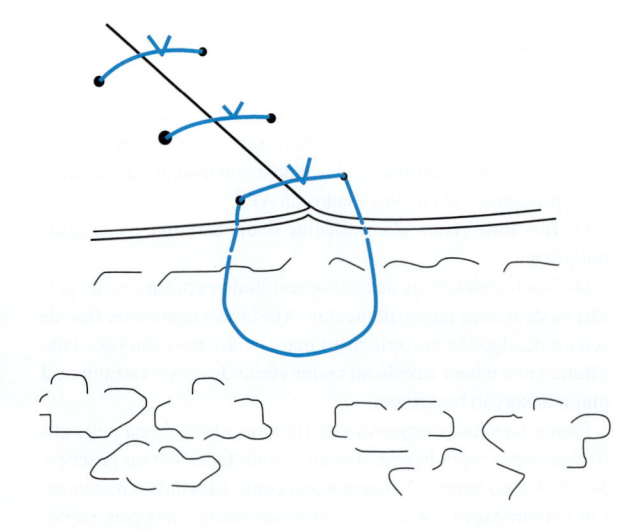

▲ **Figura 91.3**
O ponto simples.
Fonte: Adaptada de Hall.[4]

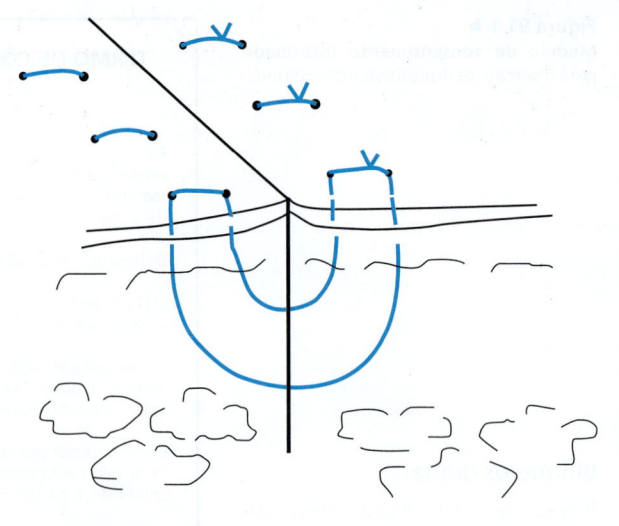

▲ **Figura 91.4**
O ponto Donati.
Fonte: Adaptada de Hall.[4]

Como o ponto em U, essa sutura é realizada no plano horizontal dentro da derme, descrevendo uma senoide, tendo a lesão como seu eixo. A cada duas passagens do fio pela lesão, o deslizamento deve ser testado, assim como ao final da sutura (Figura 91.6).

Na APS, não se justifica o uso do ponto contínuo (não intradérmico), pois raramente a necessidade de ganho de tempo justificará os piores resultados estéticos.

Bordas de ferimentos com espessuras diferentes precisam ser compensadas durante a realização do ponto para não se formar um espaço inadequado devido à distância entre as bordas, o que pode gerar invaginação das bordas e contato pele-pele com consequente cicatriz inestética e infecção.

A distância entre os pontos deve ser a necessária para manter as bordas unidas o mais retilineamente possível. Em geral, na face, usam-se distâncias entre 2 e 3 mm, e, nas outras regiões do corpo, de 5 mm aproximadamente.

Fitas adesivas (*stitches*), colas e grampos

Fitas adesivas podem ser usadas para fechamento de lesões simples e pequenas e em áreas de pouca tensão, que não sejam úmidas, estejam limpas e após uma hemostasia adequada, desde que se consiga uma adequada aproximação dos bordos da lesão. São preferíveis em pacientes jovens pela melhor cicatrização. Pode-se utilizar em ferimentos de até 5 cm. Aplica-se um adesivo central perpendicular à lesão e depois adesivos laterais a cada 3 mm. Podem-se utilizar adesivos paralelos à lesão sobre aqueles perpendiculares para reforço. O paciente deve estar muito bem orientado para não remover os adesivos. Existem adesivos comerciais específicos para este uso, mas pode-se usar micropore de 5 mm de espessura.

As colas podem ser utilizadas nos mesmos tipos de lesões das fitas, sendo uma opção interessante. Esses compostos são cianoacrilatos que formam monômeros líquidos que se polimerizam quando aplicados à pele. Apresentam baixo tempo operatório, são de fácil aplicação, não necessitam anestesia ou remoção posterior, com menor risco de acidente perfurocortante, indolor e provável ação antimicrobiana de algumas formulações. Contudo há maior índice de deiscência de sutu-

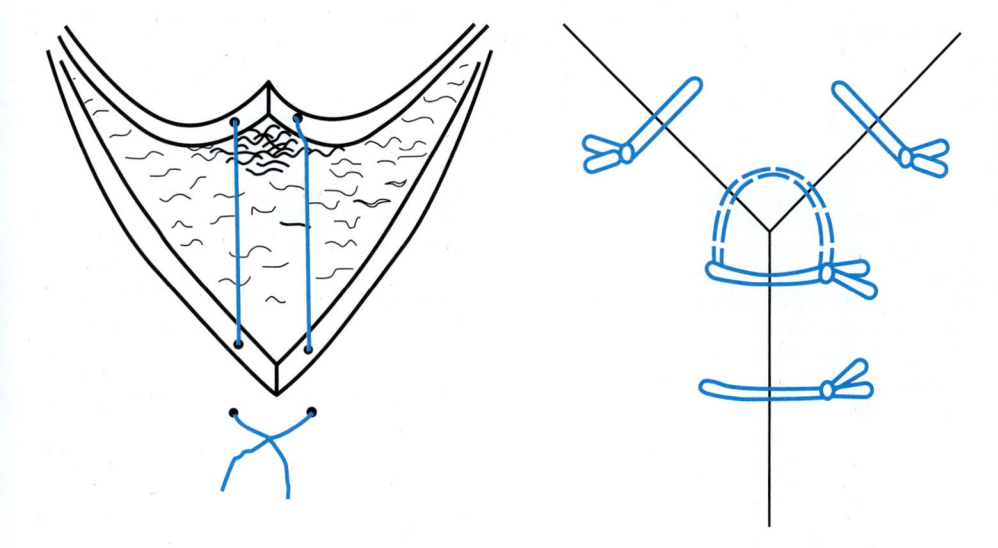

◀ Figura 91.5
A execução do ponto em U (horizontal) e seu aspecto final acompanhado por 3 pontos simples nas outras bordas da lesão.
Fonte: Adaptada de Hall[4] e Freedberg e colaboradores.[5]

ras, pior aproximação das bordas da lesão, alto custo, menor resistência à tensão e à umidade, sensação de queimação no local da aplicação, aderência do adesivo a roupas e contato com o interior da lesão.[6,7]

O custo elevado do produto sempre é um obstáculo ao seu uso, principalmente em países como o Brasil; todavia, analisando a fórmula das colas cirúrgicas existentes no mercado, constatou-se semelhança de sua formulação química com a de uma cola utilizada em bricolagem (Super Bonder®). Em 2008, Assumpção realizou um estudo para avaliar o uso de cola Super Bonder® *versus* sutura convencional; os dois grupos mostraram-se semelhantes em relação à cicatrização. Além disso, esse procedimento mostrou-se rápido, com ausência de rejeição (como no caso dos fios cirúrgicos) e de baixíssimo custo, podendo seu uso ser rotineiro na maioria das cirurgias plásticas.[8]

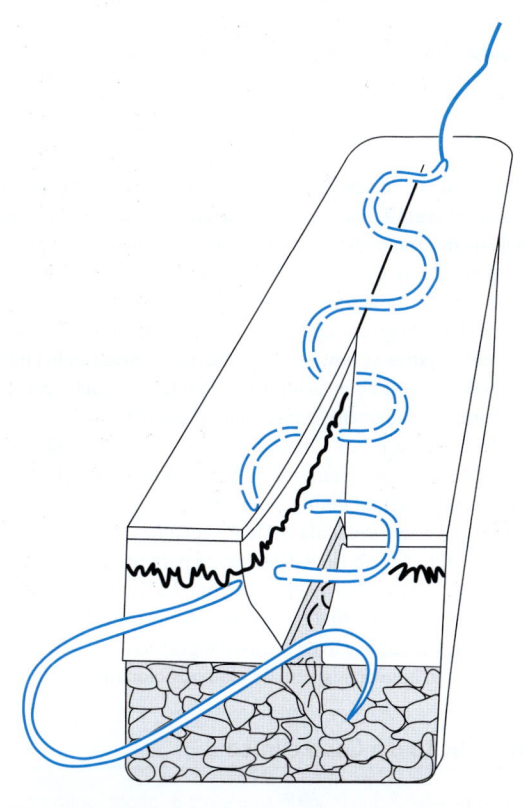

Para sua utilização, devem-se remover resíduos necróticos, materiais estranhos e sangue seco da incisão. Aproximam-se, então, as bordas cutâneas manualmente ou com auxílio de suturas. Na sequência, uma camada de cola é aplicada em todo o comprimento da incisão, em geral, em um passo. O fechamento da pele é rápido, e o manuseio tecidual é mínimo.[9]

A cola se desprende em 5 a 10 dias, não sendo necessários procedimentos para remoção, que poderiam ser dolorosos e traumatizantes, sobretudo em crianças, além de prevenir o deslocamento de pacientes, principalmente os que residem em regiões distantes. Quando bem indicadas, as colas são uma boa alternativa aos fios de sutura, com resultados estéticos e funcionais comparáveis aos métodos tradicionais e risco de complicações aceitáveis.[6]

O fechamento grampeado é usado para fechar bordas cutâneas superficiais que devem ser mantidas erguidas e evertidas com auxílio de um fórceps tecidual. Esse tipo de fechamento é rápido, e os grampos individuais podem ser removidos na eventualidade de uma infecção em ferida operatória. Contudo, essa forma de fechamento pode contribuir para a formação de sulcos transversais na cicatriz tipo trilho ferroviário; além disso, a remoção dos grampos pode ser desconfortável. Muito pouco utilizado no Brasil para fechamento cutâneo devido ao alto custo e a piores resultados estéticos.[9]

Suturas em crianças

Realizar suturas em crianças pode ser um desafio em alguns casos. A tranquilização da criança e o respeito ao seu tempo de compreensão frequentemente ajudam. A contenção por "envelopamento" com um lençol pode ser útil, e o auxílio de uma ou duas pessoas é fundamental para a realização segura da sutura. Em casos em que não se obtém a segurança necessária para a realização do procedimento, pode-se fazer a aproximação das bordas com fita adesiva e manter curativo com ataduras para evitar que a criança mexa na lesão.

▲ Figura 91.6
Sutura intradérmica. Demonstração da divisão da derme em cuticular e subcuticular. Realização do ponto na camada subcuticular.
Fonte: Freedberg e colaboradores.[5]

Inserção de dispositivo intrauterino

> **Caso clínico 2**
>
> Liana, 42 anos, é casada com Carlos e tem dois filhos já casados. Solicita visita domiciliar para cuidados pós-operatórios de cirurgia de *bypass* realizada na urgência após volumosa trombose em membro inferior direito. Liana é tabagista, hipertensa, diabética e está em uso de anticoncepcional oral. O médico explica que ela tem contraindicação para o uso desse método e apresenta outras opções. Ela informa que já havia sido orientada a não usar anticoncepcional oral, mas que não se adaptaram, nem com camisinha, nem com diafragma. Diz que foi chamada para ligadura tubária, mas que ficou com medo da cirurgia.

Neste capítulo, será abordada a técnica de colocação do DIU e se deixará a discussão sobre indicações, contraindicações e mecanismo de ação para o Cap. 129, Contracepção. É papel do médico de família e comunidade fazer a inserção do DIU em mulheres que optem por esse método.

As complicações raras de perfuração uterina e salpingite são reduzidas com o uso adequado da técnica de inserção. O melhor momento para a inserção do DIU ainda é discutido. Sugere-se que seja realizado durante o período menstrual pela certeza de que a mulher não está grávida e pela facilidade de introdução devido à dilatação normal do colo uterino nesse período.

A pessoa deve ter um exame citopatológico do colo uterino normal, com, no máximo, 6 meses de realização. Procede-se, então, a um exame ginecológico com toque e especular.

No exame de toque bimanual, determina-se o tamanho e a posição do útero, além de identificar sinais de doença inflamatória que contraindique a inserção do DIU. No exame especular, observa-se a presença de secreções patológicas, anormalidades cervicais, entre outros problemas. Nos locais em que há microscópio disponível recomenda-se exame a fresco das secreções. Não havendo qualquer contraindicação, procede-se à antissepsia rigorosa do canal vaginal com solução iodada ou clorexidina. Depois da antissepsia, retira-se o excesso de solução com gazes estéreis.

Utilizando uma pinça Pozzi, realiza-se o pinçamento do lábio anterior do colo uterino para mantê-lo na posição durante a inserção do dispositivo. Nesse momento, algumas mulheres podem sentir uma cólica passageira. Então, enquanto se mantém a posição do colo uterino, segurando-se a pinça com a mão esquerda, realiza-se a histerometria. O histerômetro é introduzido no orifício uterino e, durante a sua passagem pelo canal cervical, sente-se uma discreta dificuldade de progressão, logo que a ponta do histerômetro ultrapassa o canal cervical, sua introdução fica mais fácil até atingir o fundo uterino. Esse procedimento é realizado com cuidado e sem o emprego de força para que não haja risco de perfuração.

Determinada a distância entre o orifício cervical externo e o fundo do útero, realiza-se a colocação do DIU dentro do insertador que o acompanha. Esse procedimento é realizado por técnica estéril com a manipulação do DIU por meio da embalagem que foi aberta parcialmente sem retirá-lo de lá, como mostra a Figura 91.7.

Depois de encaixado no insertador, deve-se posicionar a guia, conforme o tamanho da cavidade uterina medida previamente com o histerômetro (Figura 91.8).

No momento da inserção, essa guia será encostada ao colo uterino, quando a extremidade do DIU estiver no fundo do útero.

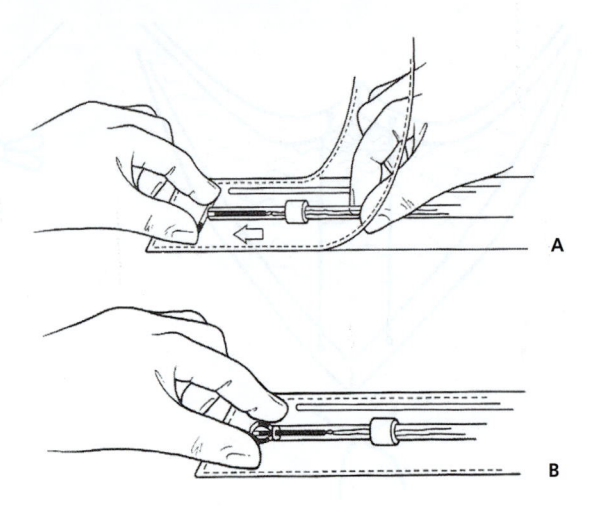

▲ **Figura 91.7**
Técnica estéril de inserção dos braços do DIU no insertador. A) Abertura parcial da embalagem e movimento para curvar os braços do DIU. B) Com os braços do DIU curvados, procede-se à introdução deles no insertador.
Fonte: Adaptada de Pfenninger e Fowler.[10]

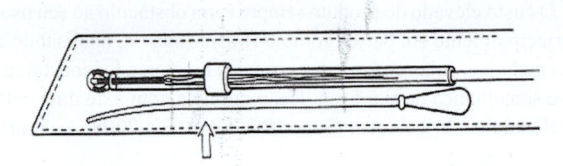

▲ **Figura 91.8**
Posicionamento da guia conforme a medida da cavidade uterina obtida pela histerometria.
Fonte: Adaptada de Pfenninger e Fowler.[10]

Retira-se o DIU da embalagem e se procede à introdução na cavidade uterina até a guia ser encostada ao colo. Nesse momento, o êmbolo do insertador deve ser segurado com a mão esquerda junto com a pinça Pozzi. Com a mão direita, retrai-se o insertador cerca de 2 cm, sem retirá-lo totalmente das cavidade; isso irá liberar os braços do DIU. Logo após, retira-se o êmbolo do insertador. Nesse momento, empurra-se novamente o insertador até o fundo uterino para garantir o correto posicionamento do DIU e, então, começa-se a retirar delicadamente o insertador (Figura 91.9).

Por fim, com a pinça Cheron, enrolam-se, com cuidado, os fios do DIU para posicioná-los no fundo do saco vaginal. Limpa-se o canal vaginal com gaze estéril e retira-se o espéculo. A pessoa deve ser orientada a não ter relações sexuais por uma semana e a retornar no final desse prazo para revisão e corte dos fios, que serão cortados e deixados com 2 a 3 cm. Deve-se realizar uma revisão em 30 dias e depois semestralmente. Não há necessidade de realização de ultrassonografias (US) pélvicas regulares se não houver suspeita de mau posicionamento do DIU.

> **Resolução do Caso clínico 2**
>
> Depois de adequado esclarecimento sobre as opções anticoncepcionais para o caso, Liana optou pela inserção do DIU, que foi realizada em sua primeira menstruação, assim que ela apresentou condições pós-operatórias de ficar confortavelmente na maca de exame. O procedimento transcorreu com pouca cólica e, passados 6 meses, Liana sente-se satisfeita com o método escolhido.

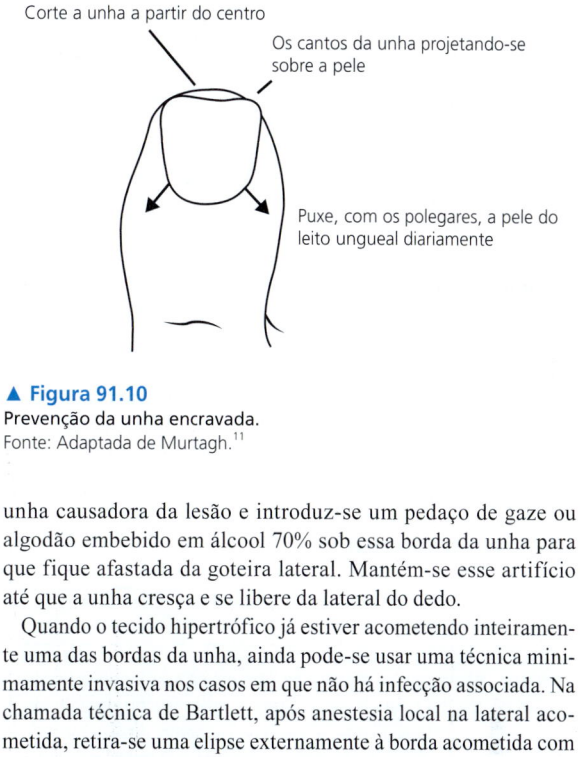

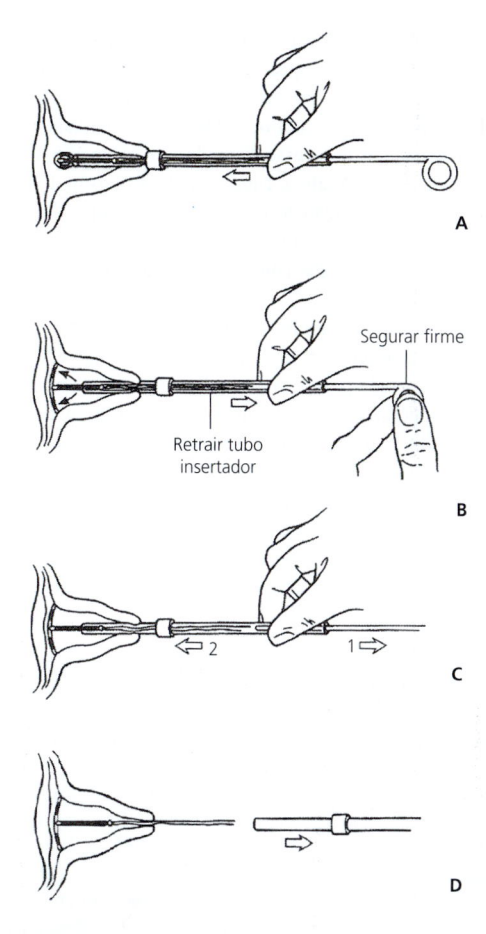

▲ **Figura 91.9**
Sequência de inserção do DIU. A) Inserção do DIU até a guia atingir o colo uterino. B) Troca-se o insertador para a mão esquerda mantendo o êmbolo fixo junto com a pinça Pozzi (que não aparece na figura). Então, o tubo insertador é retraído 1 a 2 cm para liberar os braços do DIU. C) Primeiro, retira-se o êmbolo do tubo insertador e, depois, empurra-se o tubo insertador até a guia atingir novamente o colo uterino, a fim de garantir o correto posicionamento do DIU. D) Por fim, retira-se cuidadosamente o tubo insertador do canal cervicouterino.
Fonte: Adaptada de Pfenninger e Fowler.[10]

Cantoplastia e outros tratamentos da unha encravada

Existem várias formas de se tratar a unha encravada. A escolha da técnica a ser utilizada varia conforme a extensão da lesão, a infraestrutura local e a prática do médico.

Algumas informações podem ser dadas para a prevenção da unha encravada e de sua recorrência. O corte das unhas deve ser reto, com os cantos ultrapassando a pele. Diariamente, após o banho, deve-se puxar a pele do entorno das unhas com os polegares, como indicado na Figura 91.10.

Outra forma de prevenir e eventualmente tratar unhas encravadas em estágio inicial é reduzir a espessura da unha em uma tira central de cerca de meio centímetro. Esse procedimento pode ser realizado com uma lâmina de bisturi (Figura 91.11).

Quando há formação de tecido hipertrófico, mas esse está localizado apenas em pequena porção lateral da unha, procede-se ao levantamento da borda acometida com um pequeno deslocamento do leito ungueal, que pode ser realizado com uma tenta--cânula após pequeno botão anestésico local. Liberado o leito ungueal, planifica-se a borda da unha eliminando a espícula de unha causadora da lesão e introduz-se um pedaço de gaze ou algodão embebido em álcool 70% sob essa borda da unha para que fique afastada da goteira lateral. Mantém-se esse artifício até que a unha cresça e se libere da lateral do dedo.

▲ **Figura 91.10**
Prevenção da unha encravada.
Fonte: Adaptada de Murtagh.[11]

Quando o tecido hipertrófico já estiver acometendo inteiramente uma das bordas da unha, ainda pode-se usar uma técnica minimamente invasiva nos casos em que não há infecção associada. Na chamada técnica de Bartlett, após anestesia local na lateral acometida, retira-se uma elipse externamente à borda acometida com posterior sutura, o que gera um deslocamento do tecido hipertrófico e consequente liberação do canto ungueal (Figura 91.12).

Casos mais exuberantes, com grande quantidade de tecido hipertrófico, necessitarão de ressecção da borda ungueal junto com cerca de um quarto da largura da unha com a respectiva destruição de um quarto lateral da matriz ungueal. Para esse procedimento, recomenda-se o bloqueio dos nervos digitais, combinado com bloqueio de campo. A borda ungueal é incisada até sua base, e uma segunda incisão, que inclua o tecido hipertrófico, deve formar um V para que tanto a borda da unha quanto o tecido hipertrófico saiam em cunha. Em seguida, o leito ungueal deve ser curetado para que a borda da unha cresça sem deformidades. A curetagem deve ser feita com tenta-cânula ou com uma tesoura reta sem ponta em posição fechada (Figura 91.13).

Opcionalmente, pode-se fazer uma incisão menos ampla, apenas até a base da unha, e procedendo à matricectomia de forma química com fenol a 80% da seguinte forma:

Umedecer a ponta de uma haste de algodão no fenol. O algodão deve estar somente úmido e não pingando. Observar que o fenol pode causar uma queimadura química grave. Então, em caso de pingar em alguma região da pele, ela deve ser imediatamente lavada com álcool. Levantar a borda da pele que recobre a unha afetada, introduzir a haste de algodão e deixá-la em contato com a matriz ungueal por 2 minutos. Então, retirar o algo-

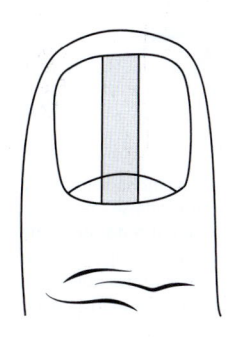

◄ **Figura 91.11**
Redução da espessura da unha em tira central.
Fonte: Adaptada de Murtagh.[11]

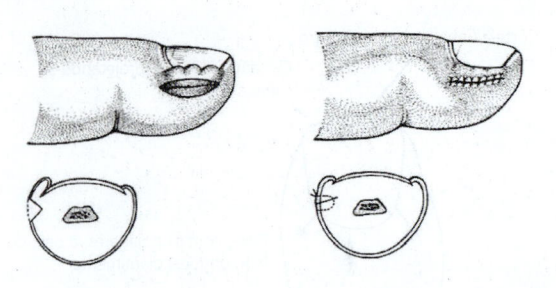

▲ Figura 91.12
Técnica de Bartlett.
Fonte: Bartlett.[12]

dão e lavar com álcool toda a região que esteve em contato com o fenol, certificando-se de que todo o fenol foi removido, passando outra haste de algodão, desta vez embebida em álcool, na região da matriz fenolizada.

Lavagem otológica

Caso clínico 3

Sr. Luiz, 62 anos, vem à consulta, pois está aguardando consulta com o otorrino há mais de 6 meses e agora trocou de unidade de saúde e gostaria de refazer o referenciamento. Ao examiná-lo, o médico percebe a presença de tampão de cerume bilateral. Ao ser perguntado, o Sr. Luiz informa que nunca teve perfuração de membrana timpânica.

O tampão de cerume é uma causa comum de hipoacusia e certamente a de mais fácil resolução.

Quando se diagnostica o tampão de cerume, deve-se indicar ao indivíduo o uso prévio de um ceruminolítico por 5 a 7 dias. Devem ser pingadas 5 gotas na orelha afetada, 3 vezes ao dia, mantendo por 5 minutos o decúbito lateral, com a orelha afetada para cima. No Brasil, a única opção comercial de ceruminolítico é o Cerumin® (borato de 8-hidroxiquinolina 0,4 mg + trolamina 140 mg/mL). O uso do ceruminolítico previamente à lavagem parece aumentar a sua taxa de sucesso. Quando a lavagem não é bem-sucedida, pode ocorrer otalgia, causada pela distensão do conduto auditivo devido à absorção de água pelo tampão ainda impactado.

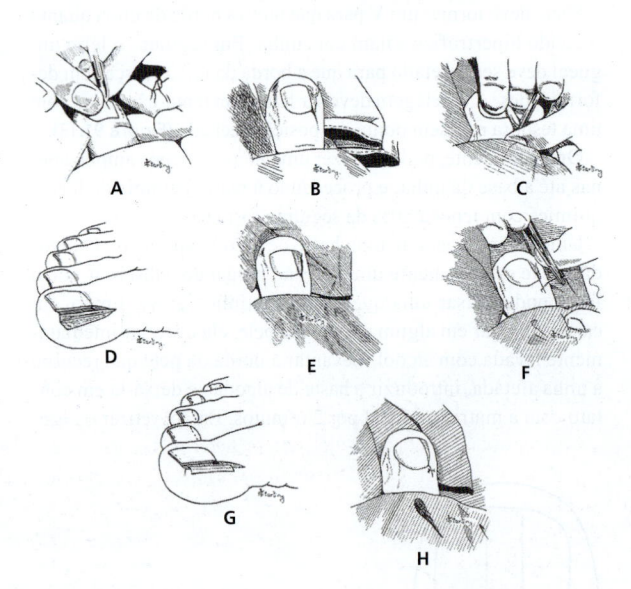

Material a ser usado: seringa de 20 mL, ou mais, sonda urinária de alívio, tesoura, cuba-rim, toalha ou lençol e solução fisiológica (SF).

Deve-se aquecer SF a uma temperatura próxima à corporal, pois isso evita a ocorrência de nistagmo, náuseas e vertigem. A sonda, já cortada para ficar com 2 ou 3 cm de comprimento, deve ser conectada à seringa que vai ser usada para irrigar o conduto auditivo com o jato direcionado para cima. Isso irá criar um efeito de turbilhonamento que deslocará a rolha de cerume. Não se deve temer imprimir pressão ao jato por meio do rápido movimento para fechamento do êmbolo da seringa. A cuba-rim, colocada junto ao pescoço, logo abaixo da linha mandibular, servirá para coletar a água e o tampão que saem do conduto auditivo (Figura 91.14).

Resolução do Caso clínico 3

O Sr. Luiz foi informado que apresentava tampão de cerume no conduto auditivo. Foi orientado a utilizar o ceruminolítico e retornar para lavagem otológica. A lavagem foi bem-sucedida bilateralmente, necessitando cinco jatos de SF morna à direita e apenas três jatos à esquerda. Ao exame, os condutos auditivos e as membranas timpânicas não apresentavam alterações, e o Sr. Luiz comentou que há muitos anos não ouvia tão bem. Ele recebeu orientações para não introduzir nenhum objeto no conduto auditivo e a não usar hastes de algodão, fazendo a limpeza apenas externamente.

Drenagem de abscesso

Na APS, com frequência, atendem-se pessoas que se apresentam com abscessos que ainda não estão totalmente formados. Essas lesões, quando mal delimitadas e sem flutuação, podem ser tratadas com calor úmido que irá acelerar o processo de drenagem. Quando indicado o calor úmido, deve-se revisar em 24 ou 48 horas. Muitos desses abscessos, no momento da revisão, já terão sido drenados espontaneamente ou terão diminuído.

O tratamento de escolha para abscessos que não se resolvem espontaneamente e que estejam bem localizados e com flutuação é a drenagem cirúrgica, procedimento simples que deve ser realizado nas unidades de saúde da família ou similares. O referenciamento a outros níveis do sistema deve ser considerado, levando-se em conta a disponibilidade de acesso e de deslocamento a esses níveis, nos seguintes casos: abscessos com mais de 5 cm de diâmetro, pessoas com imunidade com-

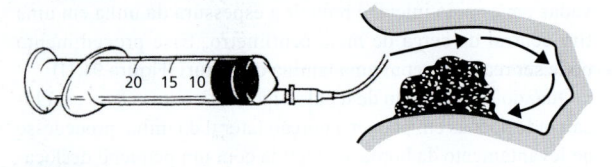

▲ Figura 91.13
Remoção em cunha da borda e matriz ungueais: A) Incisão em cunha no sentido distal para proximal. B) A incisão prolonga-se até a base da unha. C) Ressecção em cunha da borda ungueal e do tecido de granulação. D) Detalhe da área ressecada. E) Aspecto após curetagem do leito e matriz ungueais. F e G) Aproximação das bordas da ferida com pontos simples ou com esparadrapo. H) Resultado final.
Fonte: Fonseca e Rocha.[13]

▲ Figura 91.14
Lavagem otológica para remoção de cerume.
Fonte: Adaptada de Murtagh.[11]

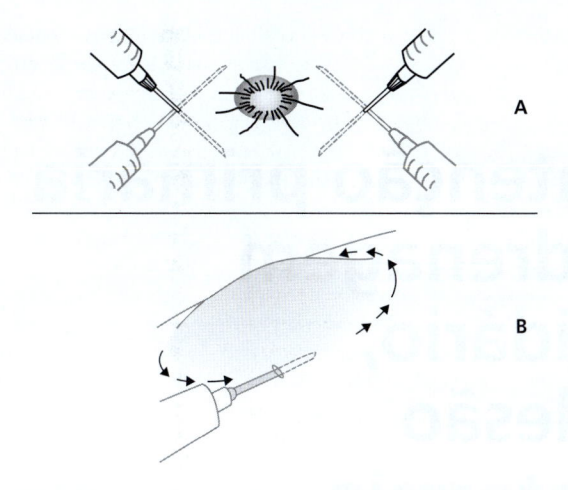

▲ **Figura 91.15**
Duas técnicas de bloqueio de campo. A) Bloqueio em leque com duas introduções da agulha. B) Bloqueio circular.
Fonte: Adaptada de Zuber e Mayeaux Jr,[14] e Buttaravoli.[15]

prometida, sinais de infecção sistêmica ou lesões na região da face formada entre a extremidade superior do nariz e os cantos da boca, conhecida como triângulo da morte, devido à sua drenagem venosa intracraniana. Quando não há a possibilidade de referenciamento, todos esses casos devem ser tratados de maneira adjuvante com antibioticoterapia antiestafilocócica.

Algumas pessoas erroneamente acreditam que, por se tratar de uma lesão de pele infectada, a antissepsia tem papel menos importante na drenagem de abscessos do que nos ferimentos limpos. A drenagem do abscesso deve iniciar com uma antissepsia rigorosa, a fim de evitar contaminação por outros germes e complicações do procedimento. Eventualmente, quando a dor é muito intensa, pode-se realizar a antissepsia em torno do abscesso – para que se possa fazer o bloqueio de campo –, e depois, completar a antissepsia sobre ele.

O bloqueio de campo pode ser realizado por meio de dois orifícios laterais ao abscesso; e, em cada um desses pontos, realizam-se duas aplicações com ângulo horizontal de 90° entre elas sem a remoção completa da agulha, como demonstrado na seção de anestesia locorregional. Alternativamente, pode-se realizar o bloqueio de forma circular. Um botão anestésico na pele onde irá realizar-se a incisão pode ser útil (Figura 91.15).

Com uma lâmina de bisturi, deve-se abrir uma incisão de cerca de 1 cm, respeitando, sempre que possível, as linhas de menor tensão da pele. Logo após, será exercida pressão desde a base do abscesso para que todo o pus seja drenado. Procede-se, então, à exploração do abscesso, com gaze montada para abscessos maiores ou haste de algodão para os menores. Pode-se utilizar uma pinça para desfazer loculações que possam existir contendo pus.

Deve-se garantir que a pele seja o último ponto a cicatrizar para que o abscesso não se refaça. Para isso, utiliza-se um dreno de penrose ou um dreno feito com gaze úmida; esses drenos devem ser tracionados a cada dois dias. Pode-se, ainda, optar pela drenagem aberta em janela (Figura 91.16).

REFERÊNCIAS

1. Conselho Federal de Medicina. Resolução CFM nº 1.409, de 1994 [Internet]. Brasília; 1994 [capturado em 11 jan. 2018]. Disponível em: http://www.portalmedico.org.br/resolucoes/cfm/1994/1409_1994.htm.

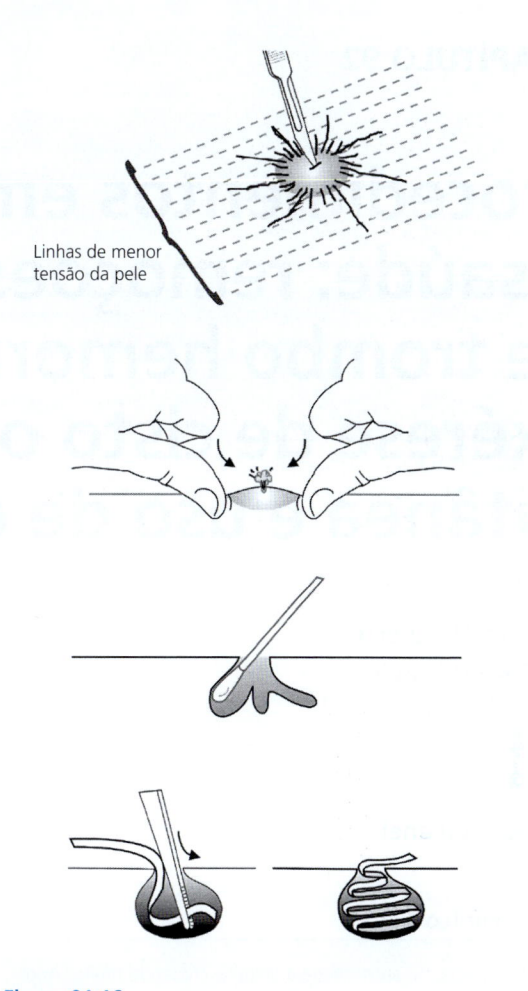

▲ **Figura 91.16**
Incisão e drenagem de abscesso.
Fonte: Adaptada de Zuber e Mayeaux Jr.[14]

2. Conselho Federal de Medicina. Resolução CFM nº 1.886, de 21 de novembro de 2008 [Internet]. Brasília; 2008 [capturado em 11 jan. 2018]. Disponível em: http://www.portalmedico.org.br/resolucoes/CFM/2008/1886_2008.htm.

3. Gillette RD. Practical management of ingrown toenails. Postgrad Med. 1998;84(8):145-6, 151-3, 156-8.

4. Hall JC. Sauer's manual of skin disease. 8th ed. Philadelphia: Lippincott Williams & Wilkins; 2000.

5. Freedberg IM, Eisen AZ, Wolf K, Austen KF, Goldsmith LA, Katz SI, editors. Fitzpatrick's dermatology in general medicine. 6th ed. New York: McGraw Hill; 2003.

6. Oliveira CH, Santos CHM, Bezerra FMM, Bezerra FM, Rodrigues LL. Utilização de adesivos de cianoacrilatos em suturas de pele. Rev Bras Cir Plást. 2010;25(3):573-6.

7. Dumville JC, Coulthard P, Worthington HV, Riley P, Patel N, Darcey J, et al. Tissue adhesives for closure of surgical incisions. Cochrane Database Syst Rev. 2014;(11):CD004287.

8. D'Assumpção EA. Cola de cianoacrilato de baixo custo em cirurgia plástica. Rev Soc Bras Cir Plást. 2008;23(1):22-5.

9. Minter RM, Doherty GM. Técnicas de fechamento de incisões. In: Minter RM, Doherty GM. CURRENT: Cirurgia Procedimentos. Current: cirurgia: procedimentos. Porto Alegre: Artmed; 2012.

10. Pfenninger JL, Fowler GC. Pfenninger and Fowler's procedures for primary care. 2nd ed. Philadelphia: Mosby; 2003.

11. Murtagh J. John Murtagh's practice tips. 5th ed. New York: McGraw Hill; 2008.

12. Bartlett RWA. Conservative operation for the cure of so-called ingrown toenail. JAMA. 1937;108:1257-8.

13. Fonseca FP, Rocha PRS. Cirurgia ambulatorial. Rio de Janeiro: Guanabara Koogan; 1999.

14. Zuber TJ, Mayeaux Jr EJ. Atlas of primary care procedures. 2nd ed. Philadelphia: Lippincott Williams & Wilkins; 2003.

15. Buttaravoli PM. Minor emergencies: splinters to fractures. 2nd ed. Philadelphia: Mosby Elsevier; 2007.

CAPÍTULO 92

Procedimentos em atenção primária à saúde: remoções, drenagem de trombo hemorroidário, exérese de cisto ou lesão cutânea e uso de diatermia

Roberto Umpierre
Maiara Conzatti

Remoção de anel

Caso clínico 1

Sra. Margarida, 72 anos, chega à unidade chorando muito. Após tranquilizá-la, ela informa que está com a aliança presa após uma picada de mosquito que gerou reação alérgica com edema. Tentou removê-la com sabão e com óleo de cozinha sem sucesso. Diz que sabe que precisará cortar a aliança, e já fica imaginando que não terá dinheiro para mandar consertá-la.

Quando se atendem pessoas com anel preso por aumento da circunferência do dedo, ou edema, ou aumento de peso ou pelo crescimento das extremidades que se dá com a idade, utiliza-se uma técnica simples e indolor, ainda pouco conhecida. A técnica do torniquete com fita dental está indicada quando não há comprometimento vascular com dor e cianose; quando há, o método indicado é o corte do anel com alicate apropriado.

O material a ser utilizado: agulha ou clipe de papel e fita dental. Com o clipe, passa-se a ponta da fita dental para o lado proximal em relação ao anel, mantendo-a aí. A partir do anel, começa-se a enrolar o dedo distalmente ao anel, com discreta compressão até ultrapassar a 1ª articulação interfalângica. Segura-se a ponta que ficou proximal ao anel e começa-se a desenrolar o dedo, fazendo o anel deslizar sobre a fita (Figura 92.1).

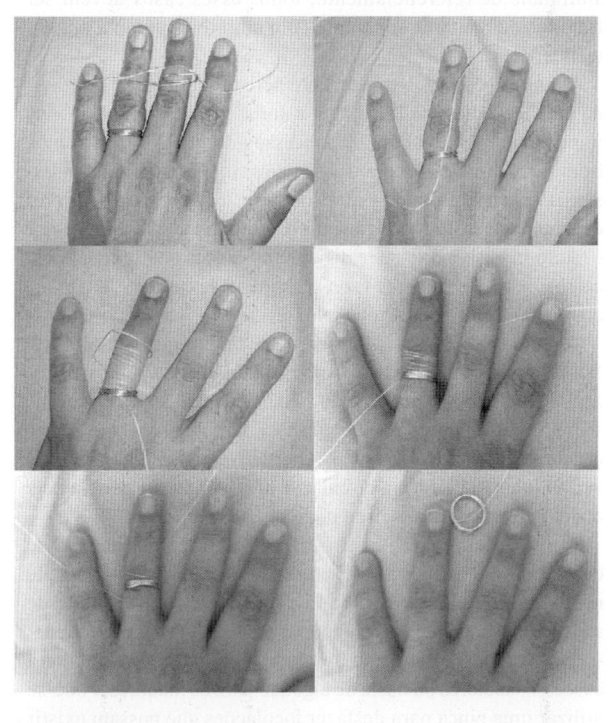

▲ Figura 92.1
Técnica da remoção de anel preso.

Resolução do Caso clínico 1

Utilizando-se fita dental para fazer o anel deslizar, removeu-se o anel de Margarida até que seu dedo ficasse sem edema. Quando vem consultar, Margarida sempre pergunta se não há outra "mágica" para lhe ser ensinada.

Zíper preso

Mais frequentes em crianças, o método mais simples para evitá-los é o uso de roupas de baixo. É mais comum que o prepúcio fique preso no zíper, mas há relatos de acidentes com grandes lábios vulvares. A maioria dos casos é resolvida pelos próprios indivíduos ou familiares em nível domiciliar.

Há diversos métodos descritos na tentativa de liberação do prepúcio preso, algumas com destruição completa do zíper. Como primeira medida, embebe-se o prepúcio e o zíper com óleo mineral ou vaselina líquida (esse procedimento já promove a liberação do prepúcio em muitos casos). A seguir, seguram-se firmemente as duas laterais da parte superior onde o zíper ainda está aberto e se imprime, de forma rápida, bastante força lateralmente e para baixo. Isso faz com que o zíper abra e libere o prepúcio.

Em caso de dor intensa, realiza-se infiltração anestésica; para isso, recorta-se o zíper, separando-o da calça, para que a base do pênis fique exposta. Após, procede-se à anestesia local ou bloqueio em anel na base do pênis. O uso de vasoconstrutor associado ao anestésico está *proibido* nesse caso.

Como técnicas alternativas, há a possibilidade de corte transversal abaixo do zíper com posterior abertura do zíper de baixo para cima, ou a destruição do obturador utilizando-se um alicate (Figura 92.2).

Remoção de anzol

Caso clínico 2

Lucas, Daniel e Tiago são primos de 14, 15 e 17 anos, respectivamente, e aproveitaram um dia de verão para tomar banho de lago, próximo à casa deles. Um acidente com um anzol perdido no fundo do lago fez Lucas e Tiago trazerem Daniel para o médico vê-lo. Este percebe um anzol enferrujado e sujo com mais de metade de seu "gancho" penetrando a curvatura do pé direito do rapaz.

Caso clínico 3

No mesmo lago, seu Luiz e Carlos foram pescar. Ao preparar uma isca, Carlos trespassou o dedo indicador esquerdo com um anzol. Ele vem à unidade para receber ajuda.

A existência de anzóis de vários tamanhos e formatos, alguns inclusive com a haste farpada, e a possibilidade de a lesão ocorrer em diversas partes do corpo e com diversas profundidades permitiram que fossem usadas técnicas diferentes para sua remoção (Figura 92.3).

Em grande parte das técnicas, há a necessidade do corte do anzol; por isso, recomenda-se que, em unidades que atendam com frequência esse tipo de acidente, haja disponível um alicate para corte de aço. Antes da remoção do anzol, realiza-se a anes-

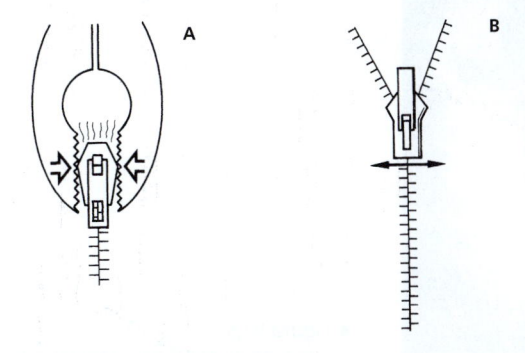

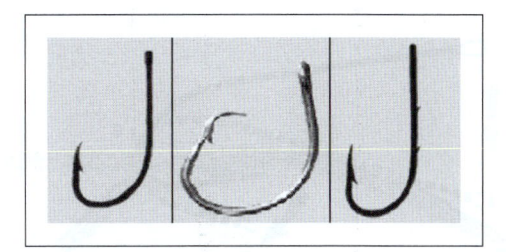

▲ **Figura 92.3**
Variados tipos de anzol.

tesia local. Conforme o formato do anzol, a proporção de anzol inserida na pele e a sua profundidade, opta-se pelo corte em uma das duas extremidades, fazendo-o sair para o lado contrário ao corte (Figura 92.4).

Quando o anzol estiver enferrujado e, portanto, soltando fragmentos, deve-se introduzir uma pinça ou tenta-cânula no leito do anzol e, por meio de uma incisão, expor o ferimento para adequada assepsia em caso de lesões mais superficiais. Nos ferimentos mais profundos, opta-se pela ampliação do orifício de entrada, debridamento do trajeto e irrigação insistente com SF após a remoção do anzol.

Na Figura 92.5, demonstra-se técnica a ser utilizada quando a farpa do anzol é superficial, sem a necessidade de qualquer equipamento e, em alguns casos, realizada sem anestesia.

Resolução dos Casos clínicos 2 e 3

No caso de Daniel, foi necessário realizar bloqueio de campo para proceder à remoção do anzol com exposição do leito, debridamento e irrigação intensiva. Visto que a lesão atingiu até o subcutâneo, houve a necessidade de realização de sutura para aproximação dos bordos. Como não havia dados sobre a imunização prévia de Daniel, realizou-se reforço da vacina antitetânica. Daniel recebeu paracetamol, 500 mg, para tomar a cada 4 horas em caso de dor, e antibioticoterapia com cefalexina, 500 mg, a cada 6 horas, por 5 dias. Foi revisado a cada 48 horas até a retirada dos pontos em 7 dias.

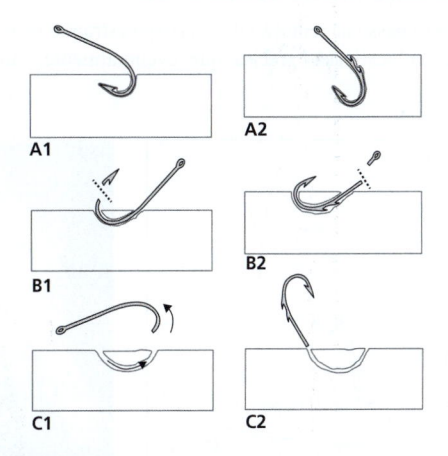

▲ **Figura 92.4**
Demonstração da retirada de anzol com corte abaixo da barbela e abaixo da argola, dependendo do tipo de anzol. A1) Anzol preso. B1) Após anestesia, trespassa-se o anzol e procede-se ao corte abaixo da barbela. C1) Retira-se o anzol no sentido contrário. A2) Anzol com haste farpada preso. B2) Após anestesia, realiza-se o corte abaixo da argola do anzol. C2) Retira-se o anzol, conforme demonstrado.
Fonte: Adaptada de Buttaravoli.[2]

▲ **Figura 92.2**
Técnicas alternativas de liberação do prepúcio pela destruição do zíper. A) Rompimento do obturador. B) Corte transversal do zíper.
Fonte: Adaptada de Murtagh.[1]

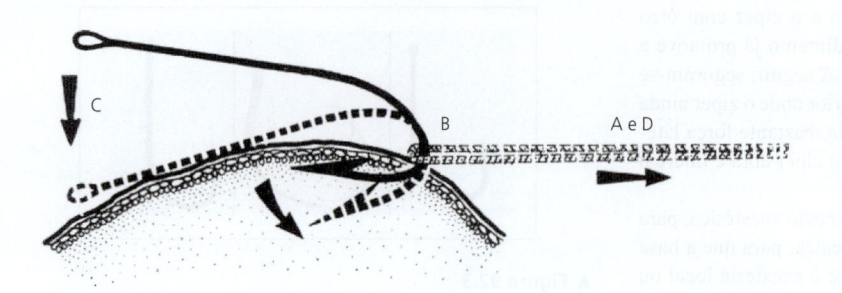

◀ **Figura 92.5**
Técnica alternativa para a retirada de anzol que não trespassou a pele. A) Usar um fio para formar uma alça. B) Passar o fio em torno do anzol o mais próximo da pele possível. C) Com a outra mão, fazer pressão no final do anzol com a finalidade de desenganchar a barbela do anzol e para garantir que, durante a remoção, a parte do anzol que está para fora fique em contato com a pele. D) Por fim, puxar firmemente o fio e remover o anzol.
Fonte: Adaptada de Jones.[3]

No caso de Carlos, como a anzol trespassou o dedo, houve a necessidade de cortar a haste do anzol para continuar seu trajeto até a saída completa, após realização de anestesia local infiltrativa. Depois de retirado o anzol, procedeu-se à irrigação do trajeto. Não houve necessidade de antibioticoterapia, e Carlos estava com a imunização antitetânica em dia.

Corpo estranho na orelha externa

A presença de corpos estranhos na orelha externa é de ocorrência comum em crianças pré-escolares. Sua remoção pode ser realizada por irrigação, como na lavagem otológica. Sementes que permanecem no conduto auditivo por muitos dias podem germinar, dificultando sua remoção, nesse caso podem ser removidas com uma pinça delicada. Da mesma forma, podem-se remover fragmentos de algodão aderidos ao conduto.

A entrada de insetos na orelha externa pode ser muito desconfortável e dolorosa. Baratas e besouros podem ficar impactados junto à membrana timpânica e lesioná-la na tentativa de abrir uma rota de fuga. Por esse motivo, o primeiro procedimento a ser realizado é a imobilização do inseto com a introdução de substância oleosa, ou lidocaína, ou éter, ou acetona no conduto auditivo. Na presença de larvas no conduto auditivo, se a membrana timpânica não puder ser visualizada ou estiver perfurada, deve-se referenciar imediatamente ao otorrinolaringologista.

Corpo estranho no subcutâneo

O primeiro passo na remoção de um corpo estranho no subcutâneo é a sua localização precisa, que, eventualmente, não se encontra tão próximo do orifício de entrada quanto o esperado. Realiza-se a antissepsia e anestesia local e, então, com uma pinça delicada ou com a ponta de uma tenta-cânula, pode-se explorar o orifício de entrada em busca do corpo estranho. Essa busca não deve demorar mais do que 15 ou 20 minutos. Em caso de não ser encontrado o objeto, pode-se localizá-lo com exames de imagem. Quando não se sabe de que material é o corpo estranho, o exame mais indicado é a ultrassonografia (US) e, em caso de materiais de metal ou vidro, uma radiografia é suficiente para a sua localização. Uma opção para melhorar a *performance* da radiografia é o uso de baixa penetração de raios – como usado em mamografias –, que poderá identificar, inclusive, objetos de madeira e espinhas de peixe. Pode-se lançar mão de marcadores para a localização precisa do objeto, como demonstrado na Figura 92.6.

Após ser localizado o corpo estranho, mantém-se o objeto que se utilizou como sonda em contato com o corpo estranho e, então, com uma pinça, tenta-se puxá-lo para fora através do orifício de entrada, que pode ser discretamente ampliado.

No caso de corpos estranhos que estejam alojados no tecido adiposo, o que dificulta sua extração devido à grande mobilidade do objeto dentro desse tecido, pode-se lançar mão do método de Rees II, apresentado a seguir.

Realiza-se uma incisão elíptica com o orifício de entrada no centro e com o maior eixo da elipse seguindo as linhas de menor tensão da pele. Após a remoção dessa elipse de pele, descola-se cerca de 1 cm sob cada borda da pele. Pressionando as laterais da lesão com os dedos, extraindo-se tecido adiposo junto com o corpo estranho, para ser facilmente removido (Figura 92.7).

Sempre que se julgar necessária realizar a antissepsia rigorosa do trajeto do corpo estranho, deve-se expor o leito em que ficou

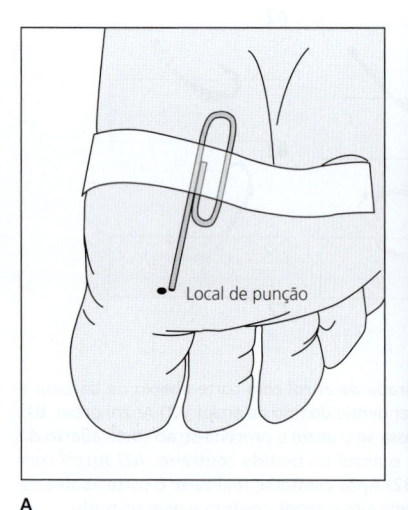

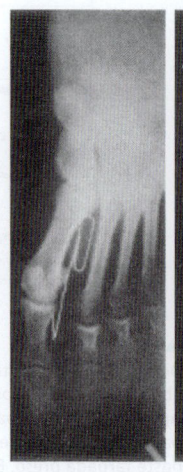

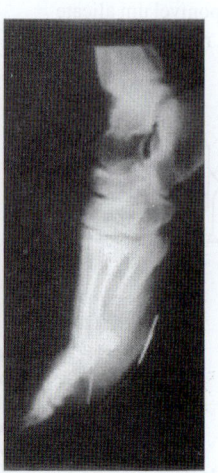

◀ **Figura 92.6**
Uso de clipe de papel para facilitar a localização e o posicionamento de corpo estranho (agulha) à radiografia.
Fonte: Adaptada de Buttaravoli.[2]

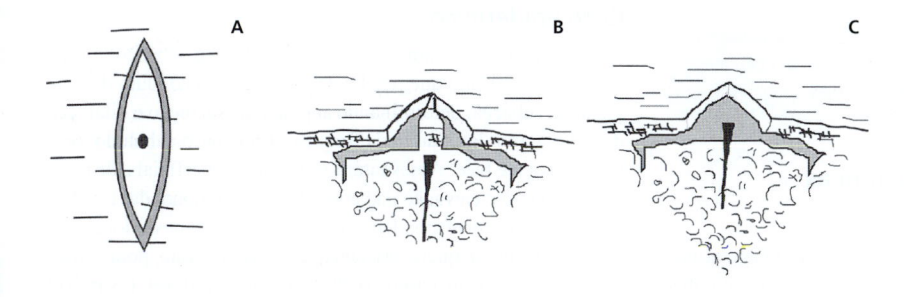

Figura 92.7
Técnica de Rees II para remoção de corpo estranho. A) Vista superior mostrando o orifício de entrada e a incisão a ser realizada. B) Secção transversal demonstrando a liberação das bordas cutâneas. C) Secção transversal com a área elíptica central já removida.
Fonte: Adaptada de Fonseca e Rocha.[4]

alojado e seu trajeto, procedendo-se à adequada irrigação com solução fisiológica (SF). A exposição do leito é mandatória em alguns casos, como, por exemplo, com peças metálicas enferrujadas, ferrões de peixe e ouriço do mar e fragmentos de madeira.

Corpo estranho na orofaringe

Quando as pessoas se apresentam na Unidade Básica de Saúde (UBS) com dor na orofaringe e referindo a presença de um corpo estranho, deve-se aliviar a dor por meio da aplicação de um *spray* de anestésico, comum de ser utilizado nos consultórios dentários. Depois disso, se a unidade possui gabinete dentário, o melhor lugar para se realizar o exame é na cadeira do dentista, mas pode-se realizá-lo com o indivíduo sentado também. Utiliza-se um espelho dentário e um espelho frontal para localizar e, então, remover o corpo estranho com uma pinça anatômica. A localização pode ser feita também com um laringoscópio, com o médico ficando à cabeceira da pessoa, que deve permanecer com o pescoço hiperextendido. O corpo estranho mais comum de ficar impactado na orofaringe são as espinhas de peixe que, normalmente, se localizam na tonsila palatina ou na base da língua. Não sendo possível localizar ou remover o corpo estranho, o indivíduo deve ser referenciado imediatamente ao serviço de otorrinolaringologia.

Corpo estranho nasal

É muito comum, em crianças, a introdução de pequenos objetos nas narinas. Nesses casos, deve-se proceder à inspeção nasal, inicialmente sem o espéculo nasal e, depois, fazendo a cuidadosa introdução do espéculo para evitar empurrar o corpo estranho ainda mais. No caso de não ser visualizado, pode-se usar um cateter nasal, ou sonda urinária de alívio, acoplados a uma bomba de sucção ou mesmo uma pera de sucção. Os corpos estranhos que podem ser visualizados serão pinçados com uma pinça anatômica ou, na ausência dela, com um gancho feito com um clipe de papel ou com um grampo de cabelo.

Drenagem de trombo hemorroidário

Caso clínico 4

Adão, 39 anos, comparece à unidade com intensa dor anal e referindo surgimento de "caroço preto" no ânus, segundo relato de sua esposa. Não apresentou sangramento, nem modificação do hábito intestinal, apesar de, normalmente, ter fezes ressequidas. Nega história familiar de câncer de intestino e relata já ter tido fissura anal há 6 anos. Ao exame, observa-se mamilo hemorroidário trombosado de 3 cm de diâmetro.

Pessoas que se apresentam com dor anal aguda devido a uma hemorroida externa trombosada podem ser tratadas na UBS, por meio da drenagem do trombo. Abordagens mais invasivas podem ser usadas, mas recomenda-se treinamento especial para isso. A seguir, será apresentada a técnica de drenagem simples e acessível a todo médico de família e comunidade.

Depois de adequada antissepsia, procede-se à anestesia local com lidocaína com vasoconstritor. Em seguida, realiza-se uma incisão ao longo do mamilo hemorroidário. Essa incisão deve ser ampla o suficiente para a retirada de todos os trombos dentro do mamilo hemorroidário. Comparada com a incisão para drenagem de abscesso, a incisão a ser realizada para drenagem do trombo deve ser mais ampla.

Com a incisão realizada, faz-se a expressão manual para retirada do trombo. Depois, com uma pinça, quebram-se as loculações que possam estar separando outros trombos, então, drenam-se todos os trombos até a base do mamilo hemorroidário. Não se realiza sutura. O fechamento precoce da pele pode levar a um reacúmulo. Em caso de sangramento após o procedimento, pode-se cauterizar eletricamente, se houver disponibilidade de eletrocautério, ou quimicamente com um bastão de nitrato de prata em contato com a região sangrante por alguns segundos. Na maioria das vezes, um curativo compressivo com gaze é suficiente para conter o sangramento (Figura 92.8).

Resolução do Caso clínico 4

Após antissepsia e anestesia local infiltrativa, procedeu-se à drenagem do trombo. Como apresentou pequeno sangramento após o procedimento, recebeu cauterização por 20 segundos com bastão de nitrato de prata. Adão foi liberado com ibuprofeno, 600 mg, a cada 8 horas, por 7 dias, e recomendação para

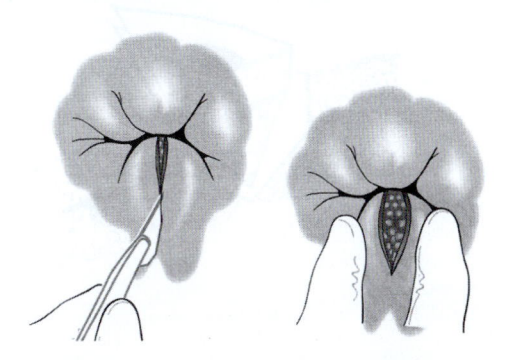

Figura 92.8
Incisão simples e drenagem do trombo hemorroidário.
Fonte: Adaptada de Pfenninger e Fowler.[5]

aumento de fibras e ingesta hídrica na dieta. Como trabalha em escritório, ficando períodos de até 4 horas sentado, recebeu atestado médico para liberação do trabalho por 3 dias.

Exérese de cistos ou lesões cutâneas

Nevos

A definição da palavra nevo é motivo de extenso debate atualmente, sendo definido como acúmulos de células provenientes de malformação. Existem diversos tipos de nevos, um desses, os nevos melanocíticos, são definidos como lesões originárias dos melanócitos. Outros tipos de nevos incluem displásicos, azuis, juncionais.

Quando os nevos precisam ser diferenciados de doença maligna, deve-se fazer biópsia excisional, na qual se retira toda a lesão suspeita, com margem de segurança de 2,5 a 5 mm, a não ser que suas dimensões impeçam o fechamento da pele ou resultem em estética desfavorável. Tanto para biópsia excisional por suspeita de malignidade quanto para retirada simples por questões estéticas, deve-se proceder à mesma técnica cirúrgica.

A técnica cirúrgica deve iniciar com os cuidados básicos de procedimentos ambulatoriais, com assepsia e antissepsia. Após, desenha-se a incisão paralela às linhas de força em forma de cunha ou elipse, com o seu maior eixo paralelo às dobras ou às linhas de força da pele; a programação da incisão deve ser realizada antes da anestesia local. Para um bom resultado estético, seu maior eixo deve ter em torno de três vezes o tamanho do seu eixo menor.

Realizar anestesia local conforme exposto e incisar a pele previamente demarcada. Elevar uma das extremidades da elipse com a ajuda de uma pinça dente de rato e liberar a base da lesão com tesoura ou bisturi em direção a outra extremidade. Após, suturar as extremidades sem tensão com pontos simples, Donatti ou intradérmico. Realizar, então, curativo compressivo com gaze seca. *A priori*, todas as amostras devem ser encaminhadas para avaliação anatomopatológica (Figura 92.9).

Cisto epidérmico

O cisto epidérmico, também denominado cisto sebáceo, é uma lesão queratinizada que resulta da obstrução do conduto de uma glândula sebácea, determinando acúmulo de secreção e dilatação ductal e glandular. São mais frequentes no couro cabeludo, orelha, pescoço e face. Apresentam-se móveis, superficiais, de crescimento lento e elevação não consistente e arredondada, ligada à pele na região correspondente ao ducto excretor; nesse local, geralmente há um pequeno orifício que, pela expressão, pode eliminar material amorfo, caseoso e de cheiro desagradável. É variável em tamanho, podendo atingir dimensões elevadas.

Geralmente assintomático, porém pode-se apresentar como história de inflamação ou drenagem de secreção purulenta devido à infecção bacteriana secundária. Nesses casos, o paciente frequentemente apresenta dor, hiperemia, calor local e aumento do volume da área cística.

O tratamento é cirúrgico por questões estéticas, desconforto local e possibilidade de infecção. A retirada do cisto não deve ser realizada quando infecção local, caso em que se deve fazer drenagem simples. No cisto não infectado, realiza-se exérese cirúrgica com anestesia local por bloqueio de campo ou infiltração sobre o cisto. Emprega-se normalmente incisão elíptica que inclui a zona de fixação do cisto à pele, procedendo-se à dissecção cuidadosa para evitar rompimento da capsula e não retirada de sua parede, que poderia causar recidiva. Após a remoção, pode ocorrer formação de cavidade que funcionará como um espaço morto, acumulando sangue e serosidades; nesses casos, devem-se obliterar os planos por meio de sutura por planos circunjacentes, além de curativo compressivo. Em casos extremos, pode ser necessária colocação de dreno de penrose. A peça cirúrgica deve ser enviada, obrigatoriamente, para avaliação anatomopatológica (Figura 92.10).

Vale ressaltar que lesões em regiões pré-auriculares devem ser avaliadas criteriosamente devido à possibilidade de tumores de glândula parótida, que, eventualmente, pode apresentar-se como lesão cística.

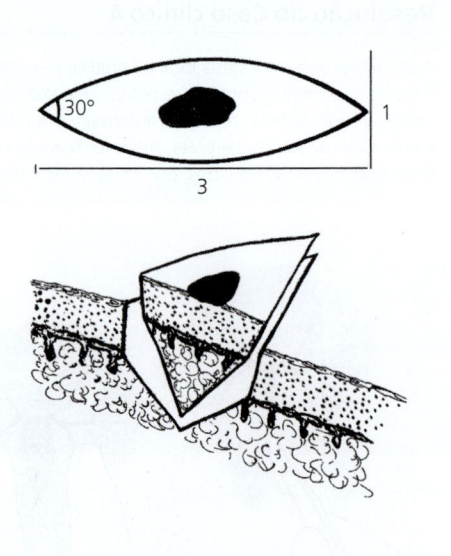

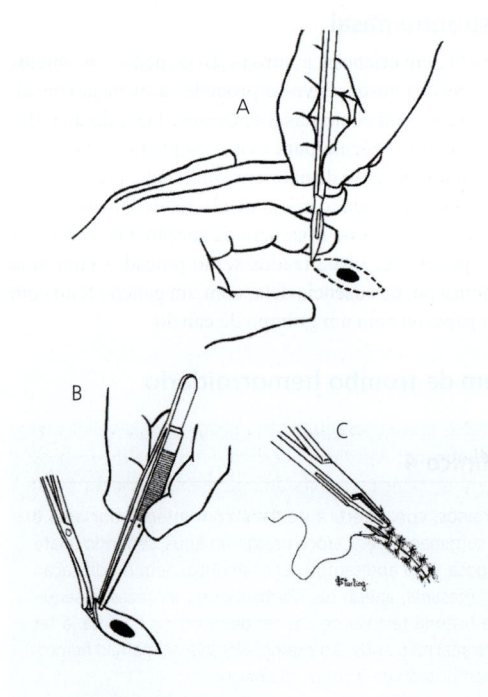

▲ **Figura 92.9**
Técnica para biópsia excisional e exérese de nevo.
Fonte: Adaptada de Fonseca e Rocha.[3]

◀ **Figura 92.10**
Técnica para exérese cirúrgica de cisto sebáceo.
Fonte: Adaptada de Fonseca e Rocha.[3]

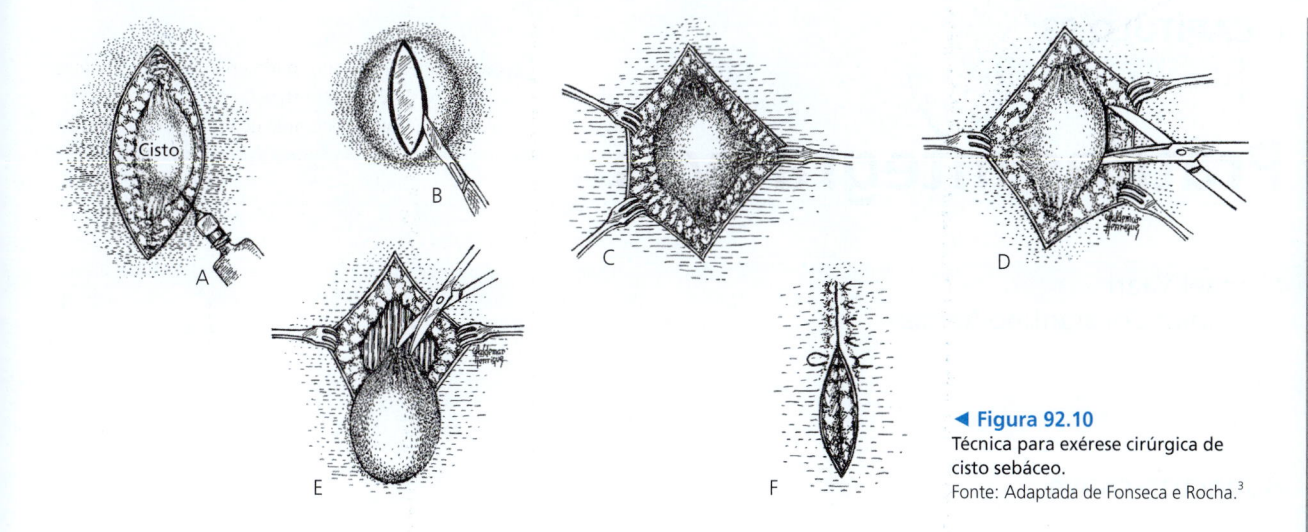

Lipomas

O lipoma é um tumor benigno do tecido adiposo que pode ser encontrado em qualquer localização que possua esse tipo de tecido; predominam em região cervical, costal, nádegas e porção proximal das extremidades. Apresentam-se como nódulos subcutâneos palpáveis abaixo da pele, únicos ou múltiplos, arredondados ou lobulados, de consistência irregular e macia com tamanho variável. Em geral, não está aderido a planos profundos e raramente é sintomático. Quando há sintomas, limitam-se à dor local discreta ou a aumento da sensibilidade; se tamanho volumoso, pode comprimir estruturas adjacentes. Muitas vezes, são confundidos com cistos sebáceos; contudo, esses apresentam poros e são mais consistentes, diferente dos lipomas.

O tratamento é cirúrgico, pois a regressão espontânea é rara, mesmo que a malignização em lipossarcoma seja rara. Assim como na exérese do cisto epidérmico, realiza-se anestesia local por bloqueio de campo, infiltração ou condução. Após a abertura da pele, que, na maioria dos casos, não necessita ser em elipse, pois comumente o lipoma não está aderido superficialmente, encontra-se um plano de clivagem entre a pele e o tumor e se inicia a dissecção. Eventualmente, uma pressão lateral à excisão faz com que haja a extrusão do lipoma. Após a remoção, pode restar a formação de um espaço morto, que pode ser fechado com fio absorvível ou por um ou dois pontos Donatti. Em grandes espaços, pode-se deixar dreno de penrose por 48 horas. Termina-se a sutura das extremidades e se envia a peça cirúrgica para avaliação anatomopatológica.

Uso de diatermia (eletrocautério) na atenção primária à saúde (APS)

Cada vez mais, têm-se usado, na APS, aparelhos de eletrocirurgia, ou diatermia. Apesar de poderem ser usados na função de corte, para a imensa maioria dos pequenos procedimentos, seu uso será reservado para a hemostasia de pequenos vasos. Recomenda-se treinamento prévio e observância estrita de algumas regras, a fim de se evitarem desfechos desastrosos. Há dois tipos de eletrocirurgia conforme a distância do eletrodo neutro: monopolar, quando o eletrodo neutro está distante do eletrodo ativo na forma de uma placa dispersiva – o eletrodo ativo assemelha-se a um bisturi; e bipolar, quando o eletrodo positivo e o neutro estão separados por uma pequena distância, semelhante a uma pinça.

Entre os cuidados especiais, citam-se: não usar substâncias alcoólicas para antissepsia, evitar uso de gases inflamáveis na sala, todos os objetos metálicos devem ser removidos, pacientes portadores de marca-passo não devem ser submetidos à eletrocirurgia monopolar.

Nos aparelhos de eletrocirurgia, em sua parte frontal, há três conexões: uma para a ponteira monopolar, uma para a placa dispersiva a ser colada no paciente e uma para a pinça bipolar. Se a opção for pela eletrocirurgia monopolar, a placa dispersiva deve ser colada em uma área do paciente com poucos pelos, com boa massa muscular, longe de proeminências ósseas e com proximidade ao sítio cirúrgico. No caso da opção por pinça bipolar, não há necessidade de placa dispersiva. Pela menor chance de acidentes potencialmente graves, é recomendado o uso de diatermia bipolar em APS.

A potência utilizada para coagulação fica entre 25 e 35 watts, mas pode-se testar antes em uma gase úmida para observar a potência e então reduzi-la ou aumentá-la conforme o efeito.

REFERÊNCIAS

1. Murtagh J. John Murtagh's practice tips. 5th ed. New York: McGraw Hill; 2008.

2. Buttaravoli PM. Minor emergencies: splinters to fractures. 2nd ed. Philadelphia: Mosby; 2007.

3. Jones PA. Removal of fish-hooks. Br Med J. 1974;3(5922):41.

4. Fonseca FP, Rocha PRS. Cirurgia ambulatorial. Rio de Janeiro: Guanabara Koogan; 1999.

5. Pfenninger JL, Fowler GC. Pfenninger and Fowler's procedures for primary care. 2nd ed. Philadelphia: Mosby; 2003.

CAPÍTULO 93

Práticas integrativas

Michael Yaari
Angelmar Constantino Roman

Aspectos-chave

▶ As práticas integrativas e complementares (PICs) são cada vez mais procuradas e apreciadas como formas legítimas de cuidado eficiente em saúde. São formas de cuidado que chamam a atenção pela integratividade com que lidam com a complexidade humana (em suas dinâmicas física, emocional, mental, social e espiritual) em uma prática sistematizada e coerente.

▶ O movimento acadêmico chamado racionalidades médicas envolve cinco áreas: medicina antroposófica (MA), homeopatia, medicina tradicional chinesa (MTC), alopatia, ayurvédica.

▶ Cada racionalidade médica é um universo em si. Não há como se fazer um utilitarismo terapêutico raso, uma miscelânea de práticas concomitantes, com o perigo de piora do estado de saúde. Trata-se justamente de integrar e complementar o cuidado coerentemente, de forma segura e inteligente.

▶ Para todo profissional que trabalha com saúde, é mais importante ter a realidade em si do que é um ser humano saudável do que ter a noção do que significa estar doente.

▶ Muitas pessoas já usam as PICs em suas vidas, mas boa parte não expõe isso aos profissionais de saúde, provavelmente por ter receio dos julgamentos da biomedicina.

Caso clínico

Marli, 51 anos, é católica, possui ensino fundamental, é doceira autônoma não registrada. É separada e tem um filho do primeiro casamento, Marcelo, de 22 anos. Ela está morando com um novo companheiro, Sr. Francisco, 55 anos. O relacionamento deles é estável, mas Marli sente falta de carinho e diálogo.

Marli vem à consulta com o médico antroposófico. Ao perguntar sobre qual é sua queixa, ela refere tristeza intensa, com crises de choro, anedonia e ansiedade piorada há 6 meses. Define-se como nervosa e agitada. Marli tem o sono superficial e agitado, e já acorda cansada. Não sente vontade de sair de casa e está se afastando dos familiares e amigos. Teve brigas com o filho nas últimas semanas. Relata ainda sintomas vasomotores condizentes com climatério, além de falta de libido, ressecamento da mucosa vaginal, pele seca e constipação. Ela considera sua alimentação normal. É tabagista, de 10 cigarros/dia, há 35 anos. Refere não beber nem socialmente. Não pratica atividade física. Suas principais atividades são assistir à televisão e fazer alguns trabalhos de doces, atividade profissional com a qual diz não estar contente. Ela diz que não consegue entregar os pedidos nos prazos combinados, pois se distrai facilmente na frente da televisão.

Possui hipertensão arterial sistêmica há 22 anos, dislipidemia há 20 anos, é obesa, com índice de massa corporal 31. O pai faleceu aos 72 anos após o quinto acidente vascular cerebral isquêmico, e era hipertenso e diabético. A mãe está com 73 anos, também é hipertensa, diabética, obesa e tem síndrome metabólica. Ao exame físico, o médico percebe que Marli tem a fácies entristecida, e sua pele está sem viço. Tem a musculatura tensa. A pressão arterial está em 150/100 mmHg, frequência cardíaca de 88 bpm, frequência respiratória de 18 irpm e peso de 88 kg. A palpação da tireoide mostra glândula aumentada e com nodulação. O tórax tem ritmo cardíaco normal em dois tempos. O abdome está globoso, levemente tenso e distendido, com fígado palpável e pouco aumentado. Em membros inferiores, o médico constata leve edema bilateral nos tornozelos, com pele levemente escurecida "em bota".

A suspeita diagnóstica com a lista de problemas, ao final da consulta, é: depressão leve com sintomas de ansiedade, hipotireoidismo, intolerância à glicose e/ou diabetes melito tipo 2 (DM2), dislipidemia, síndrome metabólica, climatério, obesidade, hipertensão, nodulação na tireoide, tabagismo, insônia de manutenção, constipação, dificuldade de relacionamento com os familiares e isolamento social.

Teste seu conhecimento

1. As racionalidades médicas têm grande importância. Qual é a alternativa incorreta?
   a. Implicam uma rediscussão da epistemologia, além de integrar diversos saberes à prática médica cotidiana
   b. Agora poderão ser validadas pela ciência oficial
   c. Agora poderão ser integradas à prática médica cotidiana enriquecendo as possibilidades terapêuticas
   d. Ampliam as possibilidades de intervenção e se integram à medicina convencional

2. Na medicina antroposófica (MA), a prática médica é enriquecida. Qual é a alternativa incorreta?
   a. Pela análise dada pela trimembração, em sua expressão como sistema neurossensorial, sistema rítmico e sistema metabólico-motor
   b. Pelo estudo biográfico apurado
   c. Pela maior intervenção e pedidos de mais exames
   d. Pela tetramembração, que integra os processos físicos com a vitalidade, com a expressão psicológica e a chamada organização do eu

3. Qual é a afirmativa correta?
   a. A salutogênese é uma alternativa sadia para a patogênese
   b. A patogênese tem seu foco nas doenças, e a salutogênese toma como paradigma o ser humano saudável
   c. A salutogênese dá enfoque para a saúde, ao afirmar que a boa alimentação e uma medicina mais centrada no indivíduo, sem considerar as doenças, tem maior resolubilidade
   d. A patogênese tem como procedimentos trabalhar com formas terapêuticas baseadas na tecnologia contemporânea

4. Sobre a terapêutica dos seminários biográficos, qual é a alternativa incorreta?
   a. Os pacientes poderão ser muito mais acolhidos e compreendidos pelo fato da biografia ser vista de maneira não viciada, como é comum entre as pessoas
   b. Como uma ferramenta que pode avaliar melhor os processos que os indivíduos viveram, ampliando as possibilidades de intervenção
   c. Pode substituir a psicoterapia
   d. Há maior possibilidade de os pacientes se responsabilizarem por seus processos

5. O princípio básico *similia similibus curantur* (semelhantes são curados pelos semelhantes) é:
   a. Uma descoberta da homeopatia que não encontra similar em nenhuma tradição da história da medicina
   b. A forma mais profunda de chegar à supressão do sintoma nos indivíduos
   c. A síntese do mecanismo de ação da homeopatia, compatível com um dos princípios de cura já anunciados por Hipócrates
   d. A possibilidade de chegar ao cerne das substâncias e ativar a cura imediata dos pacientes

Respostas: 1B, 2C, 3B, 4C, 5C

Do que se trata

Segundo a Organização Mundial da Saúde (OMS), as medicinas tradicionais (MTs) são praticadas em todos os países do mundo. Nos países desenvolvidos, 70 a 95% das pessoas usam ou já usaram MTs na atenção primária à saúde (APS) (ver Quadro 93.1).[1] O mercado global das MTs movimentou 83 bilhões de dólares no ano de 2008, e essas cifras tendem a aumentar exponencialmente. Avaliações e pesquisa de segurança, eficácia e qualidade são necessárias, mas o investimento em pesquisa neste campo, apesar de estar aumentando, ainda é muito pequeno quando comparado aos investimentos de pesquisa na medicina convencional. A OMS recomenda que os governos nacionais respeitem, preservem e divulguem os conhecimentos das MTs enquanto realizam programas de saúde pública e regulamentações para promover o uso apropriado, seguro e efetivo dessas formas de cuidado. Recomenda ainda a inclusão dessas medicinas em seus sistemas de saúde e a comunicação e a troca de experiências dos países-membro relacionadas a esses conhecimentos.

A chamada medicina alopática, que propõe descobrir uma fonte de cura em substâncias que exerceriam o papel de se opor ao processo patológico, ganhou projeção a partir do século XVII, com Descartes. A retomada da importância das PICs se inicia a partir dos anos 1960 com um movimento de contracultura bastante intenso que tentava construir uma sociedade alternativa. Essa cultura se opunha aos valores da então sociedade dominante, tentando validar e legitimar costumes mais naturalistas e simples. No campo da saúde, isso se mostrou pelo desenvolvimento das medicinas alternativas, ao mesmo tempo em que houve um resgate de antigas formas de cuidar e o desenvolvimento de novas. As diferenças culturais dominavam e, portanto, a tentativa de realizar "outra" medicina tornou-se necessária.[2] Essas práticas se desenvolveram bastante, e os seus efeitos foram muito bons. Contudo, a academia não legitimou esse processo e marginalizou completamente os seus saberes, apesar de já, nessa época, haver muitos questionamentos sobre a legitimidade das metodologias utilizadas.

Nos anos 1980, a OMS lançou documentos importantes que traçaram os desafios das MTs, e vários centros de pesquisa foram criados no mundo, destacando-se a criação do National Center of Complementary and Alternative Medicine ligado ao National Institute of Health (NIH), EUA.[2]

A partir dos anos 2000, ficou clara a necessidade de dialogar mais profundamente com as mais diversas vertentes de produção de cuidado, nascendo um pluralismo terapêutico com base no conceito de inclusão.[2] Isso pode ser considerada uma transição para um novo padrão de saúde, ideia desenvolvida por Thomas Kuhn[3] a partir da análise do desenvolvimento da filosofia das ciências, formando um modelo teórico-prático denominado paradigma. As PICs podem ser consideradas um novo paradigma na medida em que tentam instaurar uma realidade terapêutica em que essas diversas fontes de produção de cuidado possam interagir simultaneamente, focadas no benefício, nas escolhas e no respeito absoluto pelas pessoas cuidadas.

As PICs mais usadas em boa parte da Europa, EUA, Austrália, Israel e Arábia Saudita hoje são: a acupuntura, a homeopatia, a osteopatia, a quiropraxia e a medicina fitoterápica.[4] No Brasil, com a criação da Política Nacional de Práticas Integrativas e Complementares em 2006, isso tem mudado de forma ainda tímida, mas consistentemente.

Hoje, vive-se nessa lógica integrativa que possui em sua essência um potencial extraordinário, uma vez que integra não só o campo saúde, mas também todo um entendimento multidisciplinar, interdisciplinar e transdisciplinar, dando espaço e legitimação inclusive para práticas e saberes não formais e acadêmicos. É bastante óbvio, entretanto, que se está no início desse processo de integratividade, e este século promete uma nova realidade para o campo da saúde.

Quadro 93.1 | **Uso da medicina tradicional em países em desenvolvimento selecionados e uso de medicina alternativa e complementar em países desenvolvidos selecionados**

Percentual (%) da população utilizando a MT para cuidado primário	Percentual (%) da população que utilizou a MAC pelo menos uma vez
▶ Etiópia – 90	▶ Alemanha – 80
▶ Mali – 75	▶ Canadá – 70
▶ Mianmar – 70	▶ França – 49
▶ Ruanda – 70	▶ Austrália – 48
▶ Tanzânia – 60	▶ EUA – 42
▶ Uganda – 60	

MT, medicina tradicional; MAC, medicina alternativa e complementar.
Fonte: Robinson e Zhang.[1]

Um aspecto central é como estudar e evidenciar esses saberes. Para isso, há um movimento essencial que não só quer respeitar e aprofundar o método científico convencional, mas também desenvolver novos métodos. Isso seria uma continuação coerente dos novos paradigmas, uma verdadeira pesquisa multi epistemológica.[5]

As racionalidades médicas

O movimento acadêmico denominado racionalidades médicas nasceu de um grupo de pesquisadores liderado por Madel Luz oriundo da sociologia da saúde. Ele compara cinco grandes sistemas médicos: MA, homeopatia, MTC, alopatia, ayurvédica.

Para se enquadrar no que seria esta racionalidade médica, um sistema médico deve definir a sua cosmologia, sua cosmovisão médica, ou seja, suas bases epistemológicas e sua ciência (Quadro 93.2). Além disso, deve preencher cinco dimensões diferentes e complementares entre si: sua doutrina médica, sua morfologia, sua fisiologia ou dinâmica vital humana, seu sistema de diagnose e seu sistema de intervenções terapêuticas.

A importância das racionalidades médicas é muito grande, uma vez que se consegue estudá-las à luz das ciências modernas, podendo defini-las e classificá-las. Com isso se pode proceder à sua oficialização e à sua introdução nos sistemas de saúde, oferecendo práticas de saúde seguras e eficazes para a população. Além disso, inaugura-se um grande campo de pesquisa, com potencial para o desenvolvimento da integratividade e desse pluralismo terapêutico. Isso também beneficiará o Sistema Único de Saúde (SUS) e a própria academia, na medida em que novos (e velhos) olhares são estudados e adaptados às realidades deste século, além de poder realizar uma gestão em saúde de forma mais econômica e humanizada.

Outro aspecto de suma importância será o reaquecimento das discussões relacionadas à epistemologia da ciência, ou seja, a discussão dos modos de ser e pensar a saúde e a doença, e como proceder na direção de uma saúde mais adequada e resiliente que este século exige.

Quadro 93.2	Dimensões da racionalidade médica
Doutrina médica	Pode ser considerada como a "filosofia" que guia a prática de acordo com a racionalidade. É definidora da origem e a explicação das causas do adoecimento, como, por exemplo, o que é estar doente, sadio, o que é passível de tratamento e cura, etc.
Morfologia	Representa a estrutura física do ser humano, na compreensão da racionalidade (na medicina alopática, pode ser definida como anatomia)
Fisiologia ou dinâmica vital humana	Explica como a vitalidade humana funciona, de acordo com a racionalidade, e que relação há entre a vitalidade e as estruturas/componentes do ser humano. Procura ainda entender de que modo a pessoa pode ser "afetada" por elementos externos e internos (na medicina alopática, pode ser definida como fisiologia)
Sistema de diagnose	É um conjunto de intervenções técnicas realizadas com o indivíduo, com o objetivo de saber qual é o problema apresentado e a causa do adoecimento, segundo a racionalidade (na medicina alopática, pode ser definido como "diagnóstico")
Sistema de intervenções terapêuticas	É um conjunto de intervenções a serem realizadas, de acordo com a racionalidade, dependendo do(s) diagnóstico(s) que o indivíduo apresenta

Medicina antroposófica

A MA é uma ampliação da medicina acadêmica. Tem sua origem na proposta filosófica criada por Rudolf Steiner, a Antroposofia.[6] Possui diversas iniciativas públicas e privadas no Brasil, em quase todos os Estados, e está presente em todos os continentes do globo. A Associação Brasileira de Medicina Antroposófica (ABMA) é a responsável por sua difusão e prática.

A MA se provou segura, eficaz e não aumenta os custos de saúde. Está associada a melhoras clínicas substantivas e ao aumento importante da qualidade de vida. Essas melhoras foram percebidas em todas as faixas etárias, em ampla diversidade de diagnósticos e com alta satisfação pelos seus usuários e praticantes. Outra qualidade impactante se dá quando é usada para diminuir efeitos colaterais de medicações e procedimentos invasivos, sendo a oncologia a área mais estudada neste sentido. É também preciosa para processos de desintoxicação e convalescença,[7-9] além de ser excelente nos cuidados paliativos.[10]

Sua profundidade e complexidade se mostra eficaz em todos os níveis de atenção à saúde, mas é na APS que se evidencia o seu maior potencial, uma vez que tem alta resolutividade e resgate do sentido de pertencimento e coerência interna individual, familiar e comunitária.[11]

A antroposofia, estabelecendo-se então como "Sabedoria do Homem,"[12] propõe uma abordagem integral do ser humano em seus aspectos físicos, psicológicos e espirituais, no sentido de não se ocupar na discussão do que seria Deus (Teosofia) para se dirigir diretamente às questões humanas.

Os princípios da medicina de família e comunidade e a medicina antroposófica

A medicina de família e comunidade (MFC) se define como especialidade médica que se ocupa da APS.[13] Os médicos de família e comunidade são especialistas em APS e, assim, são especialistas em integralidade. A MA se insere neste atributo.

Todavia, quem pratica a MFC e a MA percebe que realizar a integralidade no dia a dia da profissão médica acaba sendo uma totalidade de todos os conceitos da MFC e da APS e que não há um sequer princípio que se choque com a Antroposofia. Pelo contrário, a contemporaneidade exige cada vez mais uma visão antropológica cultural que integre os mais diversos saberes.

Todo contato com as pessoas é uma oportunidade de realizar a prevenção e a promoção da saúde, em qualquer situação. Assim é para a MFC. Mas com os conceitos da salutogênese se ganha estímulo para essa realização.

O vínculo é a pedra angular da MFC, assim como para a MA. Não há medicina sem vínculo, sem a responsabilização mútua dos problemas que a vida impõe. Qualquer médico que não se vincule com o seu paciente não se interessa pelo outro como indivíduo merecedor de atenção e de comprometimento. Interesse real pelo outro é amor, e sem amor não há ato médico.

A MFC vê a integralidade como princípio fundamental, na medida em que considera a totalidade da pessoa, pressuposto *sine qua non* para o sucesso de qualquer abordagem médica. Isso se dá ao conhecer o entendimento das pessoas sobre a vida, suas origens, suas redes sociais, sua família, seus costumes. Em MA, esse olhar é ampliado para a visão do cosmos como força orientadora da vida na Terra, sendo a biografia humana tecida dentro de contextos culturais diversos, de idiomas e costumes diferentes, sendo, portanto, características que oferecem experiências singulares na vida e dão uma visão singular das coisas. Para a antroposofia, isso é determinante como instrumento de autocura e de relação com os outros.

O ser integral para a MA é um ser ao mesmo tempo físico e metafísico, com corpo, alma e espírito, que tem sua própria biografia e a chance de ser livre, se assim desejar e trabalhar para isso.

A longitudinalidade é ampliada pelo estudo da biografia humana, um instrumento antroposófico singular para ajudar as pessoas nos seus respectivos ciclos de vida. Cada ciclo de vida traz desafios específicos, que o estudo da biografia humana antroposófica ajuda a enfrentá-los de forma mais profunda e significativa. Essa possibilidade dá a chance de ter novas narrativas de vida, construindo um ser mais resiliente.

Para a MA, o olhar da pessoa antes do olhar da doença é outro princípio fundamental. A atenção centrada na pessoa ganha uma dimensão extraordinária, na medida em que considera que a pessoa é a responsável absoluta por sua vida. A "tradução" de antroposofia – a Sabedoria do Homem – demonstra que se lida sempre com pessoas que desenvolvem a sua relação com a saúde e a doença, e não com entidades (doenças) que "atacam-nas", pura e simplesmente.

Principais características

Trimembração

Ecce homo

"No coração tece o sentir,

Na cabeça luze o pensar,

Nos membros vigora o querer.

Luzir que tece,

Tecer que vigora,

Vigorar que luze,

Eis o homem."

Estuda-se o ser humano trimembrado[6] (Figura 93.1) desde o início da vida escolar. Depois, esse conhecimento milenar fica esquecido, e, por não ser bem considerado, acaba gerando problemas que, na verdade, são de solução muito mais simples do que em princípio pareciam. Uma simples dor de cabeça pode ser tratada quando se entende que o sistema metabólico-motor (SMM) está invadindo o sistema neurossensorial (SNS). Em termos práticos, os médicos, em geral, sabem que a dor de cabeça pode ser causada por um mal-estar digestivo.

Em uma abordagem médica (exceto em um ato cirúrgico), nenhum órgão pode ser tratado isoladamente. Assim, a MA compreende o ser humano constituído de corpo, de alma e de espírito, percebendo sua atuação plena no SNS, no SMM e no sistema rítmico (SR). Desse modo, percebe a integração de cada órgão, cada célula, em um todo intermediado continuamente pelo SR (circulação e respiração) e, assim, o médico tem ferramentas eficazes para atuar de maneira orgânica (organismo como um todo) e sincrônica. Mostra, a todo o momento, como o anímico e o espiritual estão coatuando com o corpo e como o uso de medicamentos está agindo em todos os âmbitos de forma simultânea (Figura 93.1).

Detalhando

Quando se olha para o ser humano de forma "pura", sem preconceitos, nota-se de forma fenomenológica a possibilidade de segmentar em três partes as suas estruturas, tanto físicas quanto funcionais e anímicas. No polo mais superior da entidade humana, pode-se observar um complexo organismo nervoso, todo protegido por um arcabouço ósseo quase fechado. Este aparato nervoso é compreendido pelo sistema nervoso central (SNC) e suas numerosas ramificações. Podem-se constatar, nesse polo

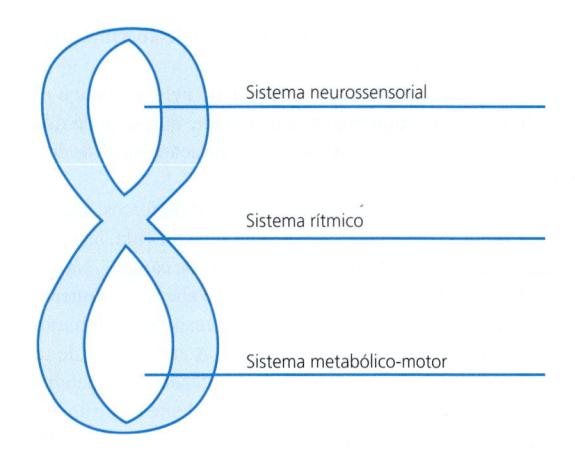

▲ **Figura 93.1**
Ser humano trimembrado.

superior, as bases para a capacidade de percepção do mundo e da vida e a capacidade do pensamento e reflexão. Aqui está a força de se perceber o mundo, que são os sentidos (para a antroposofia existem 12 sentidos, e não apenas cinco).

Têm-se como principais características desse polo: a baixíssima capacidade de reprodução e de regeneração, a relativa baixa capacidade metabólica, a baixa vitalidade (tecidos não conseguem permanecer vivos se não forem alimentados continuamente). Ainda há a característica de não estar em contato direto com as forças da gravidade, estar suspenso em líquido cerebrospinal (LCS), pesando relativamente por volta de 30 gramas. Exatamente por isso, encontra-se o encéfalo em repouso quase absoluto. É possível dizer ainda, por analogia, que esse polo é frio, tem uma temperatura amena.

Esse polo une, consolida e, portanto, tem a capacidade de sintetizar, organizar o caos. Ele é a base para a captação do mundo, e o gesto arquetípico é o de separação e emancipação. Esse polo é chamado SNS. Ele é constituído pela cabeça e pelas funções neurológicas, sendo seus fundamentos o pensar, a percepção, a consciência e a autoconsciência.

Com o mesmo olhar, a atenção é dirigida ao outro polo do ser humano em que se percebem os membros, todo o sistema muscular estriado e a cavidade abdominal, incluído aí o sistema urogenital. Percebe-se que não há um arcabouço ósseo protegendo-o, mas que os ossos se interiorizaram, deixando os músculos se sobressaírem. É com esse polo que se age no mundo, que se colocam todas as intenções para fora. Seu estado natural é o de movimento e dinamismo.

Em oposição complementar, interligada e interdependente ao SNS, percebe-se como características principais: uma alta capacidade de reprodução e regeneração, altíssima capacidade metabólica e alta vitalidade. Aqui se necessitam das forças da gravidade para permanecer saudável (saúde óssea, muscular). Exatamente por isso, o constante movimento (os músculos nunca estão em completo repouso), não só muscular, mas também "abdominal". O movimento é uma assinatura desse polo. Há como imaginar um intestino saudável sem movimentação? Outra assinatura é o calor. Metabolismo pleno é inseparável da qualidade de calor. Dá para imaginar uma resposta inflamatória (inflamar, superaquecer) sem produção e queima de calor?

Esse polo cria e destrói, dissolve e reconstrói, é a imagem de um caos desorganizado e, ao mesmo tempo, estruturado, funcional. Ele é a base para a ação no mundo, comendo a terra, transformando o seu substrato e devolvendo-a em forma de ações humanas. Seu gesto arquetípico é o de abertura total ao mundo e fusão com ele.

Esse polo é chamado SMM. É formado pelo abdome e pelos membros, e o seu fundamento é a vontade, que se pode dividir em sete itens: resolução, propósito, aspiração, motivo, desejo, impulso e instinto.

Para estabelecer um equilíbrio dinâmico de forças, encontra-se no "meio" a região do tórax. Como tudo na vida, há a necessidade de equilíbrio, de quem faça o "meio de campo". Na região do tórax, encontra-se um arcabouço ósseo aberto e segmentado, protegendo parcialmente as funções de respiração pulmonar e circulação cardíaca e de grandes vasos. A capacidade de regeneração e de reprodução é "média", com capacidade metabólica moderada e vitalidade boa, porém não excelente como no SMM.

O papel de estar no meio, de intermediação, fica evidente. Suas características fundamentais são a harmonização entre opostos, o diálogo entre o mundo interno e o mundo externo, a troca com o mundo externo, a relação saudável entre o SNS e o SMM, o ritmo de tudo o que é orgânico e tudo o que é sentimento, alma, anímico.

É no meio que se faz a ligação entre o totalmente inconsciente e o totalmente consciente. Aqui há a semiconsciência, o sentimento, algo que o ser domina apenas parcialmente.

Esse polo é chamado SR, que compreende o coração e o pulmão. Os seus fundamentos são o ritmo e o sentir. Seu gesto arquetípico é o intercâmbio com o mundo.

Dessa forma, pode-se trimembrar o ser humano, olhando para esses três âmbitos, buscando sempre o equilíbrio entre opostos (Figura 93.2). Por exemplo, para a MA, infarto abdominal, cardíaco ou encefálico são totalmente diferentes, específicos para cada um desses âmbitos, estando determinantemente imbricados com as forças descritas.

Quadrimembração

A MA considera que o ser humano possui quatro corpos ou organizações: o corpo físico, o corpo etérico, ou organização vital, o corpo astral, ou organização anímica, e o eu, ou organização do eu. Essas realidades são complementares, interdependentes e interconectadas, exatamente como foi descrito na trimembração.

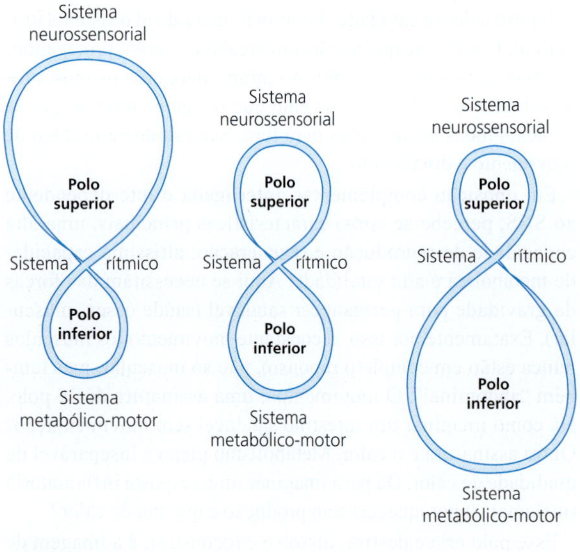

A quadrimembração é outra antiga abordagem existente nas mais variadas tradições e que hoje pode ser descrita como compreendendo o ser humano em sua expressão atuando a partir de:

- Corpo (ou plexo) físico: é toda manifestação material com todas suas nuances perfeitamente perceptíveis por órgãos de sentidos e por estudos que se realizam, além das abordagens obtidas pela formidável evolução tecnológica.
- Corpo (ou plexo), ou organização vital: representa os movimentos de plasticidade, formativos, os movimentos que expressam qualquer forma de vitalidade orgânica. É a própria organicidade em sua plena expressão.
- Corpo astral, ou organização anímica: é toda manifestação do pensar, do sentir, do querer e do agir, incluindo sensações, sentimentos, impulsos, desejos, ansiedades, medos, alegrias, tristezas, depressões, entusiasmos, simbolizações, delírios, nervosismo, calma, grandes ideias, preocupações, projetos, etc.
- Organização do eu, ou plexo do eu: são todas as manifestações do ser que elabora e inventa os personagens, a forma de agir no mundo, que se restringe ou se solta, que conversa consigo mesmo, avaliando suas próprias atuações, referindo-se a todas as formas de relacionamento.

Com essa quadrimembração, a MA elaborou muitos instrumentos e procedimentos de abordagem que têm tido muito sucesso no tratamento das mais variadas enfermidades e processos de adoecimento.

Segundo Wesley Aragão de Moraes,[14] em seu livro sobre a MA:

> A quadrimembração é outra forma analógica de ver da Antroposofia, através da qual os fenômenos são compreendidos a partir de uma referência básica, arquetípica: a dos quatro elementos empedocleanos – terra, água, ar e fogo. Terra é um qualitativo que evoca solidez, peso, substância, densidade. Água evoca fluidez, vitalidade, a seiva, os líquidos vivos, metabolismo inconsciente. Ar evoca movimento, animação, inquietude, excitabilidade. Fogo evoca energia, mais movimento, luz, consciência, dissolução ou fusão.

Assim, a Antroposofia relaciona cada um dos elementos empedocleanos, com seu conjunto de caracteres, a uma entre quatro dimensões somatopsíquicas humanas a um reino natural:

- **Terra:** Corpo Físico, ou seja, o soma em seu aspecto substancial – reino mineral.
- **Água:** Corpo Etérico ou Organismo Vital, ou ainda corpo das forças formativas – reino vegetal.
- **Ar:** Corpo Anímico, Corpo das Sensações ou ainda Corpo Astral – reino animal.
- **Fogo:** Individualidade humana, "Eu", autoconsciência – reino humano.

Salutogênese

Devido a um círculo vicioso criado pelas variadas posturas racionalistas que dominam a cultura ocidental há séculos, acostumou-se a olhar a medicina fundamentada na patogênese, ou seja, com foco na busca pela cura das doenças.[15]

Essa atitude, mórbida em si mesma, contraria a ação médica que todos esperam, ou seja, uma atitude de estímulo contínuo à saúde, à alegria de viver, à criatividade e à realização de todas

▲ Figura 93.2
Busca do equilíbrio entre opostos.

as nossas expectativas. Uma ação médica que vá ao encontro do estímulo hipocrático de desenvolver saúde por meio de um autocultivo seria o desejável.

Percebe-se bem essa atitude nas crianças que, em geral, vivem com a confiança na expressão da vida em todas as suas manifestações. Há uma contínua explosão de alegria e prontidão para enfrentar quaisquer desafios.

Daí, a diferença importantíssima é que o interesse do médico esteja voltado para a saúde, em como desenvolver o bem maior que cada um tem. Mergulha-se de cabeça no paradigma da salutogênese e no mistério da cura. Considera-se que, para cada sofrimento ou doença, há a necessidade de despertar os potenciais de cura interna de cada indivíduo, mobilizando seu ser para atravessar a doença de maneira plena de sentido e de superação. Não se trata de valorizar o estar doente, mas sim de atravessá-lo de maneira verdadeira.

O pensamento clínico empregado não considera que haja uma divisão entre o que é psíquico e orgânico, mas sim que os fenômenos são imbricados, muitas vezes determinando queixas subjetivas e imprecisas que o médico tem de estar preparado para acolher e interpretar corretamente. Supera-se assim o que Ian R. Mc Whinney[13] chamou de falha geológica, o fato de a ciência médica dividir, apartar as manifestações orgânicas das psíquicas, reforçando uma práxis unilateralmente cartesiana.

Nesse sentido, torna-se importante valorizar as emoções com o mesmo critério e peso com que as manifestações objetivas são valorizadas, atendendo ao paciente como ser global que precisa ser entendido de modo integral, e mais que isso, para o terapeuta é necessário formar uma imagem completa e verdadeira de quem é esse sujeito. Também se torna importante, mais do que falar, ouvir o paciente ou sua família aplicando uma escuta ativa e atenta, acolhendo seus pontos de vista, suas perspectivas, suas idiossincrasias. Colocar-se como ouvinte ativo impõe um estado de atenção e discernimento do que realmente acontece com o sujeito e permite diagnosticar muito mais facilmente, uma vez que estes sempre estão no conteúdo verbal e não verbal que a pessoa manifesta.

A atitude que se deve ter é de comprometimento com o paciente e sua comunidade, mas de forma a não se colocar como o detentor exclusivo do conhecimento médico que leva o paciente a se sentir subjugado por este poder. Aqui, o importante é o respeito pelos diversos saberes e o empoderamento máximo do paciente, compartilhando esse conhecimento por meio de uma democratização dos diferentes saberes. Uma atitude consequente é a apropriação da saúde por parte do paciente, não sendo o médico o responsável por ela, mas, sim, um fiel aconselhador.

Nesse sentido, o médico torna-se também um aconselhador biográfico do paciente, uma vez que conhece a sua história, os seus referenciais e as suas metas. Pode, assim, ser um grande ajudante na construção e superação de narrativas viciadas da vida. A sensibilidade tem de se voltar também para a comunidade, espaço privilegiado para uma atuação intersetorial, mobilizando todos os atores sociais possíveis, como as escolas locais, as igrejas, as organizações não governamentais, a polícia, as associações de bairro, o comércio local, para realizar ações conjuntas na produção do bem-estar comunitário.

Com essas ações, resgata-se o pensar filosófico. Esse "amor ao conhecimento" integra diferentes cosmovisões, propõe o respeito à diversidade e estabelece um olhar abrangente que não mais permite a segmentação e a fragmentação de procedimentos. A arte de pensar se integra com a arte de curar. A filosofia se torna clínica e a medicina volta a filosofar.

Seminários biográficos: a biografia humana como instrumento de cura

Por toda a reflexão exposta, o acompanhamento biográfico é um alicerce que dá legitimidade à ação personalizada do médico de família e comunidade. Por isso, a MA tem-se utilizado, cada vez mais, de um instrumento valioso, que recebeu o nome de seminários biográficos.[16] Eles surgiram como uma iniciativa no meio antroposófico com fundamento nos trabalhos do psiquiatra holandês Bernard Lievegoed, que têm suas bases em toda a obra de Rudolf Steiner. A partir dos trabalhos deste psiquiatra, Daniel Burkhard e Gudrun Burkhard, grandes pioneiros em MA no Brasil, sistematizaram esses seminários estabelecendo uma prática que se mostrou de grande eficácia.

Depois disso, surgiram diferentes abordagens, e a MA propõe esta atividade justamente pelo fato de que por este caminho cada pessoa se descobre em sua inserção pessoal, profissional e social, percebendo como cada uma dessas vertentes atua sobre o processo global de expressão tanto de sua saúde quanto de sua doença. Este é um pressuposto da MFC.

É importante salientar que a proposta do estudo da biografia humana visa a compreender cada indivíduo perante as seguintes questões, entre outras:

- Quem em sã consciência não viveu ou não vive com conflitos internos em que diferentes paixões (pessoais, profissionais, sociais), com suas mais diversas vertentes, buscam integrar-se, tornar-se atos de expressão plena de nossa potência?
- Como superar? Como não fazer escolhas pelas quais as pessoas se reduzem a reféns de regras instituídas pelos "fracos de espírito"?
- Como superar "núcleos restritivos" que são crenças obstrutivas profundamente entranhadas nas pessoas, mantendo comportamentos recorrentes, pois se escondem em cada psique, pela omissão ou medo, e na cultura, por formas de poder, insidiosas, inconscientes para a maioria, como quando se espalha um boato ou uma afirmação que parece ser incontestável, pois todos concordam? Como ir além destas "brancas nuvens" que escondem o sol?
- Qual é o ato criativo que integra as vertentes, agenciando a eficácia plena dos desejos?
- Para todo profissional que trabalha com saúde e que se propõe a realizar o processo de cura, é mais importante ter a noção do que significa um ser humano saudável do que ter a noção do que significa o estado doente.
- Tomando como hipótese o ritmo dos setênios – processos que têm mudanças muito significativas a cada 7 anos –, os Seminários biográficos estabelecem parâmetros de análise que são muito úteis na prática desde a anamnese.

Assim, é visível que:

- No 1º setênio, a criança vive em uma atmosfera que pode ser caracterizada como "Viver é bom", o que pode ser verificado em crianças que vivem nos ambientes mais adversos, quando são agredidas diariamente ou passam por carências essenciais.
- No 2º setênio, ocorre a expectativa, em geral, inconsciente, de beleza, ou seja, de que "Viver é belo" e tudo que está ao redor é bonito. A criança busca e espera uma experiência de beleza, mesmo nos ambientes mais simplórios.

- No 3º setênio, está-se diante do adolescente, que quer o que é "real". Ele quer a "verdade" dos fenômenos, ou seja, "Viver é verdadeiro".
- No 4º setênio, que se chama primeira maturidade, a pessoa busca o máximo de sensações, experiência que já se inicia na adolescência, mas que aqui é levada em muitos casos às últimas consequências. É também a "Fase emotiva", pois se vive em altos e baixos emocionais. Por isso, Rudolf Steiner chamou este período de época da alma da sensação, que termina em torno dos 28 anos com a chamada crise dos talentos.
- No 5º setênio, também chamado de fase racional, há o sentimento de que agora tudo depende mesmo de cada um e que então é preciso construir uma base. Nessa fase, a maioria das pessoas já tem filhos e, por isso, em geral, é a época em que mais se trabalha com a proposta de fazer seu "pé-de-meia", sua base material. É por isso que esta fase é chamada de época da alma da índole.
- O 6º setênio é a época da fase consciente, na qual a pessoa passa pelas grandes crises de autenticidade buscando finalmente estabelecer-se no que se chama de segunda maturidade.
- O 7º setênio é a época de grande atuação social e pode ser assumida como a fase altruísta. A pessoa se depara, com surpresa, com uma inesperada criatividade, que "explode" em novas possibilidades de organização, formação de sociedades, associações, fundações e grupos operativos com propostas renovadoras.
- O 8º setênio é também chamado de fase ética, pois, de repente, o indivíduo se depara com a vontade de fazer definitivamente a "coisa certa", o "fazer bonito". Os homens e mulheres querem se vestir, andar bem arrumados, mais para si mesmos e não mais para agradar aos outros. Em muitos aspectos, ocorre exatamente o contrário, ou seja, por sentirem a possibilidade de serem éticas, as pessoas chegam até a se esmerar em atitudes claramente antiéticas, no sentido de querer garantir seu espaço, seu poder, pelo medo dos problemas esperados com o envelhecimento.
- O 9º setênio pode ser visto como o estabelecimento do caminho para chegar finalmente à sabedoria. É, então, a fase da sabedoria, do desprendimento espiritual, à qual se pode chamar de terceira maturidade. É a maturidade que se obtém não mais por ter colecionado conhecimentos, mas por chegar ao assombro, ao espanto, à capacidade de perguntar criativamente. A pessoa tem a oportunidade da realização plena de sua vida interna com claras consequências em sua atuação externa.

Os seminários biográficos podem ser feitos individualmente ou em grupos e, em geral, são propostos vários módulos com graus de aprofundamento.

Medicamentos antroposóficos

A MA, por ser uma ampliação da medicina acadêmica, utiliza todas as medicações alopáticas para a sua prática, se necessário. Além da medicação alopática, usa a medicação propriamente antroposófica. Steiner desenvolveu toda uma nova ideia de medicamento, com uma farmacotécnica singular e única. A partir do estudo de como o organismo humano realmente funciona, elaborou medicamentos que se utilizam de matéria-prima de origem dos reinos mineral, vegetal e animal.

Assim, para atuar no Corpo etérico de uma pessoa, por exemplo, se poderiam usar medicamentos de origem vegetal oriundos de plantas que trazem em si – sua assinatura – elementos vitalizantes. A planta *Bryophyllum calycinum* é uma representante fiel deste potencial vitalizador, rejuvenescedor. Ela cresce sem necessidade de cuidados, quase em qualquer lugar, denotando sua vitalidade, sua força de crescer a qualquer custo. Possui uma estrutura foliar cheia de água e é levemente amarga. Pode ser prescrita para pacientes que estejam desvitalizados, estressados e desgastados.

Como no exemplo supracitado, a MA possui uma enorme gama de possibilidades medicamentosas, podendo atuar na trimembração, na quadrimembração e em outros níveis da entidade humana que necessita de cuidados. Atua de forma a não simplesmente se opor à atividade corpórea, mas sim contribuir para a sua melhor funcionalidade. É maravilhoso poder lançar mão de um medicamento que não tem efeitos colaterais, não possui toxicidade e visivelmente melhora uma miríade de afecções, ativando as forças internas curativas de cada indivíduo.

Terapias complementares antroposóficas

A MA tem um amplo rol de possibilidades terapêuticas que vão muito além da terapêutica medicamentosa. Em seu arcabouço teórico/prático faz valer a multiprofissionalidade, a interdisciplinaridade e a transdisciplinaridade como ferramentas fundamentais para a melhora dos pacientes. Considera as terapias complementares como forças curativas tão valiosas quanto são os medicamentos e observa sua alta resolubilidade como apoio à cura.

Assim, diversas terapias foram criadas por Rudolf Steiner e seus apoiadores, e hoje têm-se ainda novas terapias antroposóficas criadas ao longo dos anos. São elas: as psicoterapias antroposóficas cognitivas, a biografia humana antroposófica, a terapia artística, a musicoterapia e a cantoterapia, a psicoterapia antroposófica, as terapias externas (compressas, escalda-pés, fricções, emplastros, enfaixamentos), a massagem rítmica, a quirofonética e a euritmia curativa.

As terapias complementares antroposóficas podem ser ligadas à consciência e ao espírito, à alma e ao corpo.

Manejo do Caso clínico

Trata-se de uma pessoa com perfil bastante comum na APS. Deve-se tratá-la de maneira global e eficaz. Para isso, deve-se acolhê-la completamente e ouvi-la de forma atenta, a fim de construir um forte vínculo. É necessário também mostrar a ela quais são as hipóteses diagnósticas e a lista de problemas e determinar, em conjunto, uma estratégia de enfrentamento, além de pedir exames complementares para confirmação e esclarecimento diagnóstico.

Como hipóteses diagnósticas antroposóficas, têm-se na trimembração: SNS hipertrofiado denotado pela ansiedade; SMM desgastado, desequilibrado e reativo, denotado pela provável intolerância à glicose e dislipidemia, além do estado depressivo; e SR sobrecarregado na tentativa de reequilibrar todo o processo.

A quadrimembração apontaria: Corpo físico revelando uma pessoa extremamente "cansada de viver", desequilibrada. Corpo etérico muito consumido, reagindo como consegue aos "exageros" do deslocamento e hipertrofia do Corpo astral. O Eu não consegue se apropriar dos outros corpos, estando distante e enfraquecido.

Uma conduta antroposófica medicamentosa seria a prescrição de plantas com a assinatura da revitalização do Corpo etérico, como o *Bryophyllum calycinum*, além de artifícios como o *Phosphorus*, mineral, que faz com que o Eu se interesse novamente pela vida. Para aumentar o poder metabólico, poderiam ser utilizadas plantas amargas, como a losna (*Artemisia absinthium*) e a alcachofra (*Cynara scolymus*), plantas muito potentes para esse fim.

Para que a alma iniciasse um processo de revalidação e ressignificação da vida, seria possível indicar a terapia artística antroposófica. Essa terapia trabalha no sentido de mexer com um âmbito semiconsciente, fazendo com que a pessoa vivencie processos anímicos muito importantes e saia deste estado de paralisia.

Seria importante conversar muito com a dona Marli e aconselhá-la para que reforce a sua rede social de apoio, convidando o companheiro e o filho para essas conversas.

Essas seriam possibilidades terapêuticas antroposóficas. Mas é importante lembrar-se de que elas viriam como complemento às condutas da medicina convencional.

Homeopatia

A homeopatia compartilha com outras PICs a visão integral do ser humano e pode contribuir na ampliação da arte de cuidar da prática do médico de família e comunidade.[17] Assim, ele poderá utilizar os exemplos da seção "Exemplos de uso" como apoio, sempre que sentir necessidade e quando as pessoas sob cuidado assim concordarem.

Samuel Hahnemann, em 1828, idealizou uma terapêutica que não utilizasse sangrias e procedimentos agressivos, comuns à época, para tratamento de doenças. Foi influenciado fortemente pelo Romantismo vigente,[15] e a complexa composição de seu modelo explicativo terapêutico não encontra paralelo nem na sua época nem nos dias de hoje.[17] Caminha pelo vitalismo antigo, vai pela doutrina das semelhanças própria da Idade Média (discutida em *As palavras e as coisas*, de M. Foucault), chegando até a ênfase na linguagem do paciente, como a verdade que pode ser conhecida, própria da contemporaneidade (bem discutida pelo filósofo H.G. Gadamer). Mas a direção experimental definitiva, para descoberta dos efeitos terapêuticos das substâncias, apoia-se também no empirismo. Com esse acervo conceitual diverso e heterogêneo, e de uma prática tão pouco interessante do ponto de vista de retorno de investimentos por parte dos laboratórios, a homeopatia só sobreviveu graças aos seus resultados clínicos.

Os eixos conceituais da prática homeopática, apoiados pelo princípio básico *similia similibus curantur* (semelhantes são curados pelos semelhantes) estão sintetizadas no Quadro 93.3.[18] Como se vê, a meta idealizada por essa racionalidade terapêutica é a cura completa da pessoa ao se "encontrar", durante a entrevista homeopática, o medicamento mais semelhante ao quadro patológico. Em sua teoria (chamada de "filosofia"), dado o contexto da época de sua concepção, não há especulações sobre determinantes sociais de saúde e doença. O criador dessa prática terapêutica manteve seu foco nas orientações, regras e leis sobre a forma como o médico deve interpretar os sintomas e orientar-se no tratamento do paciente.

As controvérsias: homeopatia é plausível? Como verificar o êxito ou fracasso terapêutico?

A plausibilidade da atuação terapêutica dos medicamentos homeopáticos (com suas doses infinitesimais) sempre esteve em polêmicas na literatura científica. Mas tal discussão só é possível com a intermediação de epistemólogos: a biomedicina (chamada de alopatia pelos homeopatas) e a homeopatia habitam domínios diferentes de modelos de conhecimento. Cada uma dessas racionalidades tem seu próprio corpo teórico e formas de aferir seus próprios resultados. Assim, aplicar ensaios clínicos randomizados (ECRs) (que é a ferramenta própria da biomedicina), por exemplo, em pacientes que receberam tratamento homeopático

Quadro 93.3 | **Síntese das diretrizes básicas da homeopatia**

Lei dos semelhantes	Os sintomas não são a doença em si, mas uma reação de defesa elaborada pelo corpo para enfrentar uma influência mórbida de toda ordem. Tais sintomas são a melhor reação possível do organismo submetido a essas influências patogênicas e o meio pelo qual busca restabelecer sua homeostase. Assim, os sintomas são "ruídos" do esforço de cura e devem ser valorizados, em vez de suprimidos. Para a recuperação da homeostase, o médico deverá buscar medicamentos originados de substâncias que provocam, no homem saudável, reações semelhantes aos sintomas do paciente em tratamento
Direção de cura	O restabelecimento da saúde segue um movimento padronizado e previsível no corpo: de dentro pra fora, de cima para baixo, de um centro funcionalmente mais importante para um menos importante. Daí as reações cutâneas, ou mudança de sintomas psicomentais para sintomas físicos, eventualmente seguindo o tratamento homeopático. Essa regra explica a fase de agravamento de determinados problemas superficiais que são seguidos por uma melhora duradoura
Remédio único	O perfil sintomatológico apresentado pelos experimentadores saudáveis de uma determinada substância deve ser comparado com o quadro clínico de um paciente real. Por isso, apenas uma substância dinamizada comparável poderá ser ministrada pela Lei dos semelhantes. Mesmo em quadros agudos, não abrangentes de todo espectro sintomatológico, o medicamento a ser ministrado deve ser único e o mais semelhante possível
Doses infinitesimais	Identificado o medicamento mais adequado ao quadro, a dose utilizada deverá ser infinitesimal, já que a meta é atingir os centros de reação do organismo, e não o fator desencadeante. O medicamento infinitesimal funcionará como gatilho para os impulsos de cura e, por isso, caberá ao médico, após ministrá-lo, acompanhar atentamente a cascata de reações do organismo na direção do restabelecimento

Fonte: Bannerman e colaboradores.[20]

não gerará resultados compatíveis. Da mesma forma que avaliar resultados terapêuticos do uso da biomedicina com ferramentas da homeopatia mostrará apenas fracassos terapêuticos.

Mesmo assim, há estudos mostrando ora diferenças, ora mesmos efeitos de placebo.[19] As tentativas de verificar sucesso se aplicariam em estudos cujos medicamentos fossem individualizados, isto é: não importa o agravo, mas sim cada paciente. O eixo norteador da biomedicina é o manejo de uma entidade patológica já classificada, descrita e codificada, ao passo que a homeopatia se orienta por outros eixos e afere resultado segundo leis próprias extremamente rígidas, que não se pautam pela patologia descrita pela biomedicina. Assim, usar o medicamento *Arnica Montana C6* em todos os casos de trauma, por exemplo, redundará em fracasso terapêutico, porque, segundo os homeopatas, cada paciente percebe e reage ao trauma de forma completamente individualizada e, portanto, vai necessitar de um medicamento próprio para si e não para o evento.

Elaboração dos medicamentos homeopáticos: as dinamizações

Os medicamentos homeopáticos sempre são prescritos na forma dinamizada. A dinamização homeopática consiste na potencialização de uma substância pelos processos de diluição e sucussão (ato de sacudir) sucessivos.

Para a preparação dos medicamentos homeopáticos, empregam-se substâncias das mais diversas origens. Essas serão diluídas (geralmente na proporção de uma parte de substância para 100 partes de diluente) e, em seguida, agitadas vigorosamente durante um intervalo de tempo, preparando-se a potência denominada C1. Esse processo é a potencialização do medicamento. Se for repetido, a potência cresce na medida em que aumentam as diluições: C2, C4, etc. Buscando uma aproximação matemática, verifica-se que a quantidade, por exemplo, do metaloide arsênico, que há em um medicamento homeopático chamado *Arsênico C6*, será de uma parte para 1 trilhão, ou seja, 10 elevados ao dobro do valor da potência (o algarismo que vai ao lado da letra C).

Aplicando a constante de Avogadro (aproximadamente 6×10^{23} entidades elementares em 1 mol da substância), pode-se deduzir que, a partir da potência C12 (que tem a diluição $1/10^{24}$) não haverá mais a substância originalmente diluída. Daí a impossibilidade teórica, dentro da racionalidade biomédica vigente, de haver algum efeito terapêutico do medicamento homeopático, dado que não há mais nele princípio ativo algum. Mas, conforme discutido, a efetividade terapêutica da homeopatia deverá ser constatada ou refutada pela observação de resultados parametrizados dentro dos domínios do próprio modelo explicativo homeopático. Por isso, os resultados terapêuticos individualizados deverão ser avaliados segundo as regras de cura, as *Leis de Hering*[21] (Quadro 93.4): o processo de melhora do paciente deverá seguir determinada progressão e sentido. Se o paciente obtiver melhora aparente e a direção da cura for inversa, o paciente estará apenas suprimindo sintomas e agravando a doença.

A prática homeopática

Para cumprimento das diretrizes conceituais (ver Quadro 93.3), o médico homeopata utiliza uma anamnese detalhada, investigando sintomas de toda a ordem e motivando as já antológicas longas consultas. Esse tempo de consulta nem sempre se transforma em tempo de cuidado, mas ele é necessário para o processo de identificação do medicamento que corresponde ao quadro clínico específico do paciente. Esse quadro será, então, comparado com representações clínicas descritas e colecionadas ordenadamente na Matéria médica homeopática. Então, será selecionado o medicamento que tiver o quadro mais parecido (física, emocional e mentalmente) ao da pessoa em tratamento. Na prática cotidiana, a escolha do medicamento mais apropriado ao quadro geral do paciente é feita com o uso da ferramenta Repertório de sintomas, que cataloga e conduz à prescrição do medicamento. Atualmente, esse repertório é usado por meio de aplicativos de informática.

Exemplos de uso

Finalmente, a título de exemplo de uso e para que o médico de APS possa perceber algumas atuações terapêuticas dessa prática tão importante, serão apresentadas três síndromes prevalentes na APS que podem ser beneficiadas por medicamentos homeopáticos. Para abordagem no sentido que aqui está indicado (apoio à clínica ampliada), a consulta à bibliografia citada poderá mostrar a indicação para outros agravos, sempre na direção da ampliação da prática cotidiana, sem a pretensão de formar especialistas.

Os exemplos mostram representações clínicas exageradamente traçadas, para que possam formar a imagem arquetípica do paciente, e, por isso, não necessitarão de correspondência exata com as situações clínicas reais. Foram pinçadas entre os fármacos utilizados com mais frequência para essas síndromes, que mostram sintomas carregados de observações de toda a ordem e não apenas físicos. Serão apenas cinco possibilidades de remédios homeopáticos, porém, um homeopata, com o uso da ferramenta de repertorização, poderia ter escolhas mais acertadas. Os fármacos poderão ser indicados de forma isolada (sem outro, quimicamente preparado), se houver recursos para monitoramento frequente da resposta terapêutica. Provavelmente (não há dados experimentais que confirmem ou neguem), os antibióticos, quando indicados pela visão biomédica, pouco se oporão aos efeitos dos medicamentos homeopáticos. Todavia, anti-histamínicos e anti-inflamatórios, especialmente corticoides, em geral, têm efeitos antagônicos, e sua administração conjunta deve ser evitada.

A prescrição poderá seguir o seguinte exemplo:

Sulphur C6 – gotas a 5% de álcool – 30 mL

Tomar 5 gotas de 3/3 h, durante 7 dias

Apenas um fármaco mais semelhante deve ser usado, para evitar paraefeitos manejáveis exclusivamente por homeopatas. Entre os exemplos a seguir, a potência deverá ser a C6, suficiente para o atendimento de quadros agudos, 5 gotas a cada 3 horas, durante a vigília. O tempo de uso do fármaco poderá ser de 5 a 7 dias, ou até a melhora dos sintomas. Os efeitos deverão ser monitorados. Quando houver melhora, deve-se suspender o fármaco no dia seguinte, independentemente do tempo de tratamento, já que o medicamento não trata o agravo, mas estimula o organismo a curar-se, e se já estimulou, deve-se parar o uso.

Medicina tradicional chinesa: fundamentos

A MTC abrange diferentes formas curativas e está fundamentada na filosofia taoista, sendo praticada há mais de 5.000 anos.[22] Como outras práticas integrativas, a MTC apoia-se na forma de conhecer e organizar as coisas do mundo predominantemente por meio do pensamento analógico.[20] Por isso, a observação contínua do contexto circundante é premissa para uma prática integrativa de fato, na compreensão mínima das analogias. Esse contexto diz respeito às condições físicas e sutis que afetam os sistemas emocionais e orgânicos de percepção: secura, frio, calor, luz, umidade, tristeza, medo, entre outros. Essas condições, na MTC, são tratadas como potencialmente patogênicas, na mesma ordem de importância, consequente da visão integradora, não segmentada, fundamentalmente diferente da prática biomédica hegemônica contemporânea.

A prática da MTC fundamenta-se em uma visão peculiar sobre as forças que fluem atuando, organizando e, portanto, interferindo nos seres vivos e no meio circundante de forma coordenada.[23] Visando a interferir beneficamente nessas forças é que são praticadas as terapêuticas conhecidas, como *acupuntura* (colocação de agulhas em pontos específicos), *moxabustão* (incineração da erva *Artemisia sinensis* direta ou indiretamente

---

Quadro 93.4 | **Regras de cura (Leis de Hering)** [21]

▶ O processo de cura progride de dentro (órgãos internos) para fora (tegumentos)

▶ Os sintomas desaparecem na ordem inversa do seu aparecimento cronológico

▶ A cura progride do alto para o baixo, das partes superiores para as inferiores

na pele) e *shiatsu* (estímulo digital de pontos específicos), movimentos harmoniosos do corpo, massagens, entre outras. Os limites deste texto impedem o aprofundamento sobre essas técnicas, pois o uso das ervas medicinais chinesas se relaciona ao seu respectivo contexto cultural. O capítulo dedicado à Fitoterapia (Cap. 96, Introdução às plantas medicinais) dedica-se aos efeitos terapêuticos das ervas medicinais da tradição brasileira. A forma de considerar as forças da natureza na avaliação diagnóstica e na terapêutica pode ser uma contribuição importante para apoiar o médico de família e comunidade na sua tomada de decisão, perfeitamente aplicável ao cotidiano da APS.

Os procedimentos profiláticos e terapêuticos da MTC visam a buscar o equilíbrio do fluxo das forças internas, responsáveis pela expressão da saúde e da doença. Para isso, as recomendações higiênicas e outros procedimentos buscarão ajustar internamente o diálogo oposto e complementar das forças Yin-Yang e, externamente, compatibilizá-las com o contexto das forças da Terra e do Céu, isto é, com o clima e seus influentes atmosféricos.[24] Essa visão holística, incluindo o meio ambiente cotidiano, pode ampliar a prática na APS. Com isso, o médico de família e comunidade poderá modular determinadas recomendações complementares de procedimentos terapêuticos, conforme as mudanças das estações do ano ou os desencadeantes e respostas emocionais (que, na MTC é a expressão de desequilíbrio dos cinco órgãos prototípicos). Para tal, deverá estar atento às condições do tempo de seu meio e observar a resposta que a natureza apresenta a essas condições, expressa na movimentação do vento e dos pássaros (que ainda habitam as cidades), na umidade do ar, na cor e vigor das plantas e na paisagem.[25] A simples e rápida observação diária do céu, durante o dia ou à noite, já propicia uma visão aguda para as condições atmosféricas que indiscutivelmente influenciam a saúde das pessoas.

Finalmente, é conveniente apontar que as ferramentas que checam regularidades de resultados (sucessos terapêuticos) dos procedimentos terapêuticos praticados dentro da visão biomédica são insuficientes para comprovar efeitos de práticas terapêuticas baseadas em plataformas conceituais de naturezas diferentes. Por isso, as buscas de provas de eficácia deverão partir de conceitos de mesma natureza. Caso contrário, a MTC será reduzida em fazer acupuntura para dores, como mais um procedimento entre tantos outros da biomedicina. Mesmo assim, a *Cochrane Library* disponibiliza estudos de custo-efetividade francamente favoráveis a essa prática.[26]

Saúde e doença: o equilíbrio dinâmico

Para a MTC, a saúde é um momento em que o fluxo contínuo de forças polares que interagem no organismo está em uma dinâmica de equilíbrio. Esse equilíbrio é uma tendência natural: o organismo busca espontaneamente a saúde pelas interações dos órgãos internos e com as forças atmosféricas da Terra. Tanto essas influências quanto as físicas, nutricionais e emocionais desencadeiam o predomínio de uma ou de outra dessas forças. A persistência desse predomínio gera a desarmonia. Assim, as doenças, segundo a MTC, decorrerão da estase (que gera acúmulos) ou da dispersão (que gera carências) excessivos do fluxo energético em determinados pontos ou órgãos.[24] Como nem sempre o organismo atinge a cura espontânea, o cuidador terapeuta deverá inferir qual o sentido que esse organismo está tomando na busca do reequilíbrio e atuar sinergicamente pela orientação higiênica ou pelo estímulo de alguns pontos no corpo que dispersem a estase ou tonifiquem o esvaziamento.

Forças interatuantes no organismo humano: *Yin-Yang*

Fundamentalmente, o Universo está em permanente mudança, e as análises se dão sobre os processos das contínuas mudanças e não sobre os seus resultados. Esses processos são consequências do fluir de uma energia denominada *chi*, que se manifesta e atua pela interação de duas polaridades opostas e complementares: *Yin* e *Yang*. Todas as ocorrências da natureza e, portanto, da vida são fruto da ação recíproca dessas duas forças contraditórias. Sempre em relação de criação e controle mútuo. *Yin* e *Yang* criam-se e se opõem cíclica e continuamente, tentando dominar-se. Algumas características dessas duas tendências, tanto na natureza circundante quanto no organismo humano, mostram o *Yin* receptivo, feminino, lunar, escuro, formativo, frio, úmido, profundo, côncavo, relacionado com a Terra, tendendo a acolher. O *Yang* relaciona-se com céu, convexo, raso, secura, calor, movimento, Sol, masculino, ativo, tendendo a penetrar.[24,25]

No âmbito do funcionamento do organismo, pode-se afirmar que a circulação sanguínea, por exemplo, é consequência do diálogo sístole (de caráter *Yang*)/diástole (de caráter *Yin*); a respiração, do diálogo inspiração/expiração; a constituição óssea, pela interação osteoblastos/osteoclastos; o metabolismo corpóreo, pelo equilíbrio dinâmico anabolismo/catabolismo, etc. O predomínio suave de um dos polos qualifica os fenômenos visíveis e caracteriza o biótipo e os múltiplos perfis de saúde individual; o exagero caracteriza as doenças.

Os cinco movimentos

Os quatro elementos geradores do universo (Fogo, Terra, Água e Ar), classicamente considerados no ocidente, têm seu equivalente na MTC. Contudo, os chineses operam com uma quinta força derivada dessas quatro essências, a madeira (na realidade, é o que surge como vitalidade da Terra). Para os alquimistas, essa quinta essência (*quintessência*) era equacionada em outra ordem, acima dos quatro elementos.[15] A interação entre os quatro elementos forma uma figura quadrangular, e a introdução do quinto elemento derivado forma o ápice de uma pirâmide de base quadrangular. Vista em duas dimensões, essa pirâmide forma o pentágono das cinco forças consideradas pela MTC que movimentam o *chi* polarizado em *Yin* e *Yang*: Fogo, Terra, Água, Metal e Madeira (Figura 93.4). São ações pentamembradas e, por isso, a denominação aproximada de *movimentos*. Como se observa, o elemento *Ar* foi considerado pelas traduções como equivalente ao movimento *Metal*.

Os cinco movimentos também condicionam a forma como as forças atmosféricas manifestam-se ao longo do ano, criando as estações. Segundo os textos tradicionais, as estações do ano são manifestações do *Yin-Yang* cósmico nas quais os seres estão mergulhados. Daí a necessidade da constante busca do equilí-

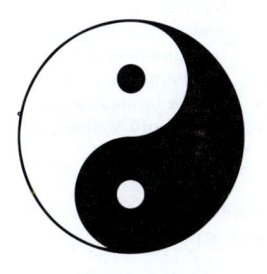

◄ **Figura 93.3**
O *Tai-chi*, que simboliza a interação *Yin-Yang*.

Quadro 93.5 | **Exemplos clínicos de aplicação da homeopatia**[27]

Transtorno do climatério	Lachesis	É uma paciente geralmente agitada e fatigada, deprimida e, mesmo assim, excitada. Contará sua história com animação, volubilidade e certa incoerência. Dorme tarde e mal (é notívaga). Deitar-se ou dormir, agrava, em vez de recuperar. As ondas de calor são frequentes, com sensação de aperto na região pré-cordial. Não suporta nenhuma roupa apertada no pescoço. Desperta à noite, com sufocação, jogando todas as cobertas e abrindo a janela para respirar ar fresco. Se o fluxo menstrual aparece, há melhora imediata, mas, ao parar, surgem equimoses espontâneas
	Sulphur	Tem muito calor, sobretudo na cama. Está agitada e acalorada constantemente e busca lugares frescos ao ar livre. Sente-se oprimida, como se tivesse um peso no peito. A fadiga é intensa, principalmente às 11 h da manhã, quando sente um desfalecimento que se alivia comendo algo leve. Não pode descansar sentada sem sentir-se mal. Tem ouvidos e lábios vermelhos e a face congestionada, com frequência, tem pruridos cutâneos com ou sem erupções secas. Esses pruridos agravam com o calor
	Glonoinum	Percebe exageradamente pulsação em todos os vasos, na cabeça, no pescoço, nas orelhas e nos dedos. Tudo isso se agrava com o menor esforço. Não suporta a luz, principalmente a do Sol. O pulso é rápido e irregular. Há picos tensionais, além de cefaleias congestivas. As ondas de calor sobem até o tórax e a cabeça, ou alternadamente
	Amylenum nitrosum	A paciente tem ondas de calor que às vezes partem da face ou do epigástrio, seguidas de grande transpiração quente. Geralmente, essas ondas produzem rubor facial, taquicardia e pulsação em todo o corpo e falta de ar. Refere prostração, com piora de todo o desconforto quando está em lugar aquecido, melhorando ao ar livre e com banho com água fresca
	Jaborandi	Fogachos que determinam rubor da face, das orelhas e do pescoço. Há sensação de calor intenso na face com pulsação forte nas artérias temporais seguidas imediatamente por uma transpiração profusa que vai da face até o corpo todo, provocando, às vezes, sialorreia e sede intensa
Cólicas do bebê	Senna	A criança parece estar cheia de gazes, com acumulação de flatulência em diferentes partes do abdome que não podem ser expelidos. Pode haver constipação renitente. Há choro, inquietude e insônia.
	Magnésia phosphorica	As cólicas são intensas e paroxísticas, obrigando a criança a dobrar-se. Essa dor melhora com bolsa de água quente, massagem e pressão local. Há timpanismo, mas a eliminação dos gases não melhora a dor
	Chamomilla	O bebê grita e apresenta distensão timpânica do abdome que a eliminação dos flatos melhora. Está irritado e chora com acesso de cólera, jogando-se para trás. Tudo melhora perceptivelmente quando vai para o colo
	Allium cepa	As cólicas aparecem em um bebê com grande distensão flatulenta com borborigmos. Às vezes, há congestão nasal e ocular concomitante. A eliminação dos gases quase sempre melhora o quadro
	Colocynthis	As cólicas fazem o bebê gritar e dobrar o corpo. Melhora deitando-se de bruços ou apoiando o abdome, que está distendido, mas, ao sair dessa posição, volta a gritar de dor. Está inquieto e a eliminação dos gases desencadeia uma visível melhora
Otalgia/otite	Chamomilla	A criança parece estar cheia de gazes, com acúmulo de flatulência em diferentes partes do abdome que não podem ser expelidos. Pode haver constipação renitente. Há choro, inquietude e insônia
	Ferrum phosphoricum	As cólicas são intensas e paroxísticas, obrigando a criança a dobrar-se. Essa dor melhora com bolsa de água quente, massagem e pressão local. Há timpanismo, mas a eliminação dos gases não melhora a dor
	Mercurius solubilis	O bebê grita e apresenta distensão timpânica do abdome que a eliminação dos flatos melhora. Está irritado e chora com acesso de cólera, jogando-se para trás. Tudo melhora perceptivelmente quando vai para o colo
	Pulsatilla	As cólicas aparecem em um bebê com grande distensão flatulenta com borborigmos. Às vezes, há congestão nasal e ocular concomitante. A eliminação dos gases quase sempre melhora o quadro
	Belladona	As cólicas fazem o bebê gritar e dobrar o corpo. Melhora deitando-se de bruços ou apoiando o abdome, que está distendido, mas, ao sair dessa posição, volta a gritar de dor. Está inquieto e a eliminação dos gases desencadeia uma visível melhora

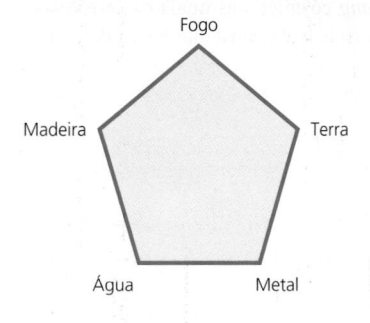

Fonte: Vijnovsky[27]

◀ **Figura 93.4**
Os cinco movimentos ou ações que, pela interação, formam e transformam o Universo. Visão bidimensional de uma pirâmide de base quadrangular, cujo ápice é formado pelo movimento Madeira, a *quintessência*.

brio com elas. As emoções são as estações internas do ser humano e expressam também as relações das polaridades internas do ser humano.

Para os chineses, entre cada uma das quatro estações do ano, existe um período de transição que integra a sequência e traz novos condicionantes para a saúde. Utiliza-se aqui o termo *interestação* para esse período, que será, por isso, considerado um quinto período do ano. O Quadro 93.6 mostra as correspondências entre estação-movimento-condição potencialmente patogênica e é o subsídio para atuações profiláticas e curativas, conforme se descreverá adiante. Além disso, há uma interação entre os cinco movimentos,[28] nutrindo-se ou controlando-se mutuamente: são os ciclos de geração (Figura 93.5) e de destruição ou controle (Figura 93.6). Isso subsidiará as recomendações terapêuticas sobre as estações do ano e a justificativa de um ou outro sabor dos alimentos mais adequados.

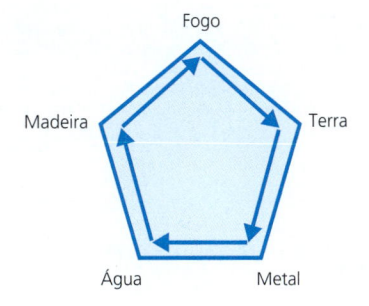

◄ **Figura 93.5**
Ciclo de geração: cada movimento cria o próximo, sequencialmente, no sentido horário.

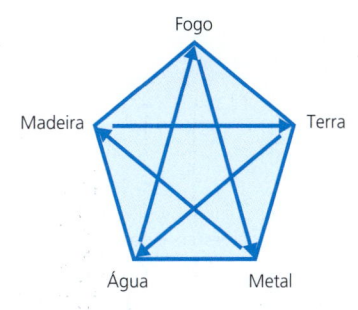

◄ **Figura 93.6**
Ciclo de destruição ou controle: um movimento controla e é controlado, em sequência alternante.

Recomendações higiênicas

No Quadro 93.6, são mostradas algumas observações e recomendações de acordo com a época do ano. Foram baseadas nas interpretações do livro tradicional *Nei King* (Livro do Imperador Amarelo), feitas por Nguyen Van Nghi em seu livro *Patogenia y patologia*.[28] Também foram adicionadas as considerações de Elson Hass feitas em *Staying healthy with the seasons*.[25] Por esse motivo, o texto utiliza linguagem analógica e simbólica. São recomendações gerais que devem subsidiar e não limitar o médico de APS. Exemplifica-se, para aplicá-las de acordo com a realidade local do médico de família e comunidade e o período do ano, utilizando coerentemente os recursos ao alcance.

Nas regiões meridionais do país, as estações tendem a expressar-se mais nitidamente, ao passo que as regiões próximas ao Equador geralmente mostram apenas duas: estação seca e das chuvas. Mas, para fazer-se uma leitura local das indicações que a MTC traz, basta atentar para os cinco fatores atmosféricos, independente do calendário rígido e sua influência na saúde humana: calor, umidade, secura, frio e vento.

Quadro 93.6 | Estações do ano (cinco épocas) com contextos potencialmente patogênicos*

Estações do ano	Movimento correspondente	Condição potencialmente patogênica	Função orgânica mais suscetível	Órgãos sobrecarregados
Primavera	Madeira	Vento	Metabólica	Fígado e vesícula biliar
Verão	Fogo	Calor	Circulatória	Coração e intestino delgado
Outono	Metal (Ar)	Secura	Respiratória	Pulmões e intestino grosso
Inverno	Água	Frio	Urinária	Rins e bexiga
Interestação	Terra	Umidade	Digestiva	Baço/pâncreas e estômago

*Na última coluna, exemplificam-se algumas condições prevalentes no período.

REFERÊNCIAS

1. Robinson MM, Zhang X, editors. The world medicines situation: 2011. Traditional medicines: global situation, issues and challenges. Geneva: WHO; 2011 [capturado em 08 abr. 2011]. Disponível em: http://www.who.int/medicines/areas/policy/world_medicines_situation/WMS_ch18_wTraditionalMed.pdf.

2. Simone C, Barros NF, Trajano M. Da medicina alternativa a práticas integrativas: da história a um desafio histórico. Porto Alegre: Artmed Panamericana; 2011.

3. Kuhn TS. A estrutura das revoluções científicas. 9. ed. São Paulo: Perspectiva; 2006.

4. Cooper KL, Harris PE, Relton C, Thomas KJ. Prevalence of visits to five types of complementary and alternative medicine practitioners by the general population: a systematic review. Complement Ther Clin Pract. 2013;19(4):214-220.

5. Andrade FA, Portella CFS. Research methods in complementary and alternative medicine: an integrative review. J Integr Med. 2018;16(1):6-13.

6. Steiner R. A ciência oculta. 4. ed. São Paulo: Antroposófica; 1998.

7. Hamre HJ, Kiene H, Ziegler R, Troger W, Meinecke C, Schnürer C,et al. Overview of the publications from the Anthroposophic Medicine Outcomes Study (AMOS): a whole system evaluation study. Glob Adv Health Med. 2014;3(1):54-70.

8. Kienle GS, Albonico HU, Baars E, Hamre H, Zimmermann P, Kiene H. Anthroposophic medicine: an integrative medical system originating in Europe. Glob Adv Health Med. 2013;2(6):20-31.

9. Yang L, Sibbritt D, Adams J. A critical review of complementary and alternative medicine use among people with arthritis: a focus upon prevalence, cost, user profiles, motivation, decision-making, perceived benefits and communication. Rheumatol Internat. 2017;37:337-351.

10. Floriani CA. Anthroposophy and integrative care at the end of life. Alternat Compl Ther. 2016;22(3):1-6.

11. Eriksson M, Lindström B. Antonovsky's sense of coherence scale and the relation with health: a systematic review. J Epidemiol Community Health. 2006;60(5):376-381.

12. Steiner R. Considerações meditativas. São Paulo: João de Barro Associação Brasileira de Medicina Antroposófica; 2007.

13. McWhinney IR. A textbook of family medicine. 2nd ed. Oxford: Oxford University; 2001.

14. Moraes WA. Medicina antroposófica: um paradigma para o século XXI. São Paulo: Associação Brasileira de Medicina Antroposófica; 2005.

15. Moraes WA. Salutogênese e auto cultivo: uma abordagem interdisciplinar. Rio de Janeiro: Instituto Gaia; 2006.

16. Lievegoed B. As fases da vida. 7. ed. São Paulo: Antroposófica; 2007.

17. Tesser CD, Luz MT. Racionalidades médicas e integralidade. Cienc Saúde Coletiva. 2008;13(1):195-206.

18. Rosenbaum P. Homeopatia e seus paradigmas: semiótico, vitalista e fragmentário. Cult Homeopática. 2003;5(2):4-7.

19. Mathie RT. Controlled clinical studies of homeopathy. Homeopathy. 2015;104(4):328-332.

20. Bannerman RH, Burton J, Wen-Chieh C. Traditional medicine and health care coverage: a reader for health administrators and practitioners. Geneva: WHO; 1983.

21. Rîndasu I. Rev Homeopatia. 2014;74(3/4):61-65.

22. National Center for Complementary and Alternative Medicine. Traditional chinese medicine: an introduction [Internet]. Rockville; NCCIH; 2013 [capturado em 08 abr. 2018]. Disponível em: https://nccih.nih.gov/health/whatiscam/chinesemed.htm#intro.

23. Leung L. Traditional chinese medicine: a biginner's guide. Innovait. 2011;4(1):49-54.

24. Wen HTNC. O livro do Imperador amarelo. Lisboa: Minerva; 1975.

25. Haas E. Staying healthy with the seasons. Berkeley: Celestial Arts; 1981.

26. Cochrane BVS. Avaliações econômicas na NHS.São Paulo: BVS; 2012.

27. Vijnovsky B. Tratamento homeopático das enfermidades agudas. São Paulo: Organon; 2015.

28. Nghi NV. Patogenia y patologia energéticas em medicina china. Madrid: Cabal; 1981.

CAPÍTULO 94

Meditação

Marcelo Demarzo
Javier Garcia-Campayo

Aspectos-chave

▶ A meditação está listada oficialmente entre as práticas integrativas recomendadas pelo Ministério da Saúde (MS) em sua Política Nacional de Práticas Integrativas e Complementares (PNPIC).

▶ A meditação, em especial no formato de programas de intervenção com base em *mindfulness* (atenção plena), com linguagem laica e secular (não sectária), tem-se mostrado eficaz e custo-efetiva como terapia complementar ou opção terapêutica no campo da saúde, principalmente em relação às condições clínicas crônicas associadas ao estresse, transtornos de ansiedade, depressão, e dor crônica.

▶ Programas de meditação e *mindfulness*, como iniciativas de promoção da saúde e gerenciamento do estresse, em particular na atenção primária à saúde (APS), e como partes integrantes do modelo de atenção às condições crônicas, podem ser potencializadas no Brasil pela participação ativa dos médicos de família e comunidade e equipes de APS, em especial no marco da PNPIC.

Caso clínico

Homem de 59 anos, gerente de uma loja de materiais escolares, em seguimento longitudinal para diabetes melito tipo 2 (DM2) e hipertensão arterial sistêmica (HAS), e com níveis moderados de sintomas de ansiedade e depressão, chega ao seu consultório relatando que iniciou prática de regular de meditação tipo *mindfulness* (atenção plena) em um programa em grupo com instrutor, de duração de 8 semanas. Ele lhe pede orientação, como seu médico da família e comunidade, se deve continuar ou não no grupo.

Teste seu conhecimento

1. Em relação às evidências científicas sobre *mindfulness* aplicada à saúde:
   a. Não existem evidências científicas consistentes sobre os efeitos benéficos de *mindfulness* aplicada à saúde
   b. Existem evidências científicas inconsistentes sobre os efeitos benéficos de *mindfulness* aplicada à saúde
   c. Existem poucos trabalhos científicos sobre *mindfulness* aplicada à saúde
   d. Existem evidências científicas consistentes sobre os efeitos benéficos de *mindfulness* aplicada à saúde

2. Na aplicação de *mindfulness* em pacientes portadores de condições crônicas e multimorbidade, é correto afirmar que:
   a. A prática regular de *mindfulness* pode contribuir apenas para a prevenção de doenças e condições clínicas, mas não para o tratamento
   b. *Mindfulness* não pode ser recomendada como terapia complementar às pessoas e pacientes de qualquer idade
   c. A prática regular de *mindfulness* pode contribuir para a prevenção e tratamento de diversas doenças e condições clínicas crônicas
   d. A prática regular de *mindfulness* pode contribuir apenas para o tratamento de condições clínicas relacionadas à saúde mental

3. Sobre a aplicação da prática de *mindfulness* na saúde, marque a alternativa correta.
   a. *Mindfulness* tem sido utilizado na educação médica e na saúde de profissionais de saúde, mas ainda sem resultados consistentes
   b. Os portadores de multimorbidade podem beneficiar-se da prática regular de *mindfulness*
   c. A prática de *mindfulness* não interfere na qualidade de vida de pacientes seguidos na APS
   d. Os portadores de diabetes não se beneficiam da prática de meditação regular

4. O que é necessário para a prática de meditação tipo *mindfulness*?
   a. Não ter a supervisão de um instrutor, sendo sempre autoaplicada
   b. O uso de roupas especiais é condição fundamental para a sua prática
   c. O uso de cadeiras e almofadas especiais é condição fundamental para a sua prática
   d. A supervisão de um instrutor, sobretudo para pessoas portadoras de condições clínicas crônicas

5. Acerca dos riscos da prática de meditação e *mindfulness*, assinale a incorreta.
   a. A prática de *mindfulness* é segura e isenta de riscos
   b. Algum desconforto, nas costas ou nas pernas, por exemplo, pode ocorrer em iniciantes nas práticas de meditação
   c. Eventos adversos têm sido relatados nas práticas e programas de meditação e *mindfulness*, em especial quando pessoas vulneráveis são incluídas inadequadamente em práticas e programas de meditação
   d. Eventos adversos têm sido relatados nas práticas e nos programas de meditação e *mindfulness*, em especial quando as práticas são muito intensas ou realizadas sem uma técnica adequada para tal

Respostas: 1D, 2C, 3B, 4D, 5A

Do que se trata

A meditação é encontrada em diversas tradições culturais, religiosas e filosóficas, como, por exemplo, no budismo e no estoicismo, a meditação tem sido cada vez mais integrada na prática clínica contemporânea de forma secular, laica e não sectária, principalmente na psicologia e na medicina. Embora a meditação seja praticada há pelo menos 3.000 anos e seja parte integrante do arsenal terapêutico de alguns sistemas tradicionais de medicina do oriente, apenas nas últimas décadas têm ocorrido esforços sistemáticos para sua integração nas intervenções clínicas dentro da medicina convencional.[1,2]

No Brasil, a meditação está oficialmente no rol de práticas integrativas da atual PNPIC desde 2017, vinculada mais especificamente à medicina chinesa, e é definida como "prática mental individual que consiste em treinar a focalização da atenção de modo não analítico ou discriminativo, a diminuição do pensamento repetitivo e a reorientação cognitiva, promovendo alterações favoráveis no humor e melhora no desempenho cognitivo, além de proporcionar maior integração entre mente, corpo e mundo exterior".[3]

A palavra meditação pode ser encarada como um termo "guarda-chuva" ou polissêmico, que inclui uma diversidade de definições e técnicas. Dahl e cols.[4] propõem uma classificação para os tipos de meditação com base em três grandes grupos: 1) atencionais, cujo foco é o desenvolvimento da atenção plena; 2) construtivistas, que objetivam o cultivo de afeto positivo, incluindo a compaixão; e 3) desconstrutivistas, voltadas à autorreflexão e à obtenção de *insight*.

Cardoso e cols. preconizam uma definição mais operacional da meditação, buscando uma padronização para fins científicos e clínicos. Esses autores definem a meditação segundo cinco parâmetros:

1. É um estado autoinduzido, autoaplicável.
2. É um estado obtido por uma técnica específica, claramente definida.
3. Algum tipo de foco (âncora) é utilizado, para se evitar o envolvimento com as sequências de pensamento, sensações ou distrações.
4. Envolve relaxamento da lógica, ou seja, um estado de não analisar, não julgar, não criar expectativa.
5. Em algum ponto do processo, instala-se um relaxamento psicofísico, com relaxamento muscular mensurável.

Neste capítulo, é enfatizada a meditação atencional, tendo foco nos programas de intervenção com base em *mindfulness* (atenção plena), pois são as intervenções mais bem estudadas atualmente, com evidência científica ampla e mais consistente em relação aos outros tipos de meditação. São também consideradas abordagens laicas e não sectárias, facilitando o acesso, independente de crença ou orientação religiosa, ou espiritual.

O capítulo traz uma introdução aos principais conceitos e práticas relacionados à aplicação da meditação *mindfulness* no campo da saúde, com foco na implementação de programas com base em *mindfulness* como opções terapêuticas na APS.[2,6]

Meditação *mindfulness*

Existem evidências crescentes (ver Figura 94.1), a partir de estudos observacionais e experimentais, incluindo ensaios clínicos randomizados (ECRs) e controlados, revisões sistemáticas e metanálises, de que a prática regular de *mindfulness* (prática da atenção plena) pode contribuir, principalmente, para a prevenção e o tratamento de diversas doenças e condições clínicas, crônicas não transmissíveis, fato esse associado ao aumento da qualidade de vida e do estado de saúde, e à redução dos níveis prejudiciais de sintomas de estresse, ansiedade e depressão.[7–13]

Segundo Jon Kabat-Zinn, um dos principais responsáveis pela ocidentalização de *mindfulness* com foco na saúde, "*Mindfulness* é a simplicidade em si mesmo. Trata-se de parar e estar presente. Isso é tudo".[15] Assim como a meditação, pode-se considerar *mindfulness* como um termo polissêmico, multifacetado, ou "guarda-chuva", podendo designar vários aspectos do mesmo fenômeno[16] (ver Figura 94.2).

Mindfulness *como estado psicológico*. *Mindfulness* pode referir-se a um estado mental ou psicológico caracterizado por dois componentes principais:[17]

1. Autorregulação da atenção (*self-regulation of attention*) intencionalmente ao que está acontecendo a cada momento,

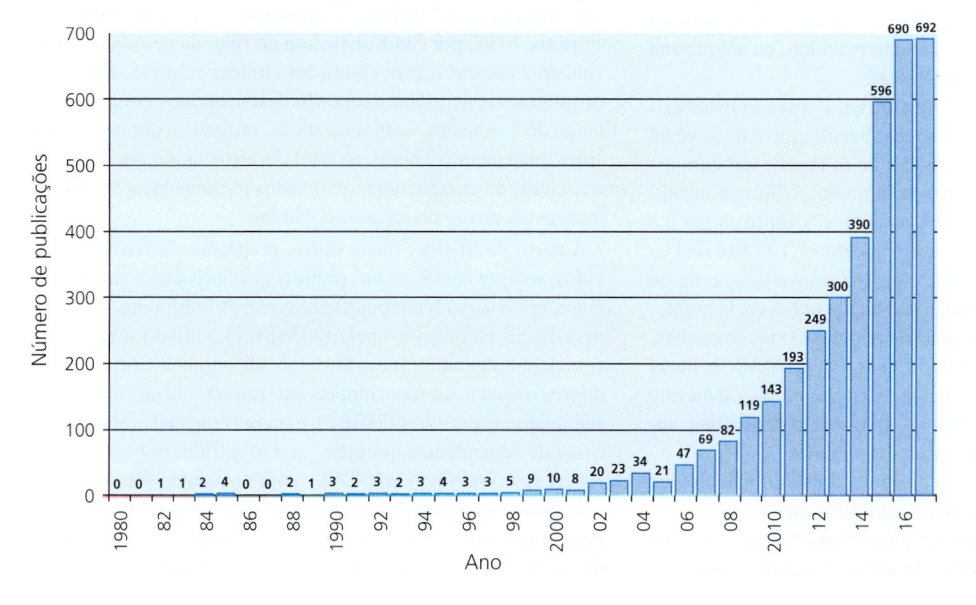

Publicações científicas sobre *mindfulness* por ano, 1980-2017

◄ **Figura 94.1**
Crescimento exponencial em publicações científicas sobre os programas de intervenção com base em *mindfulness* (atenção plena).
Fonte: American Mindfulness Research Association[14]

- **Estado** mental ou psicológico
- **Traço** psicológico (constructo psicológico)
- Conjunto de **Práticas**
- **Programas** estruturados no contexto da saúde, da educação e das organizações (mundo corporativo)

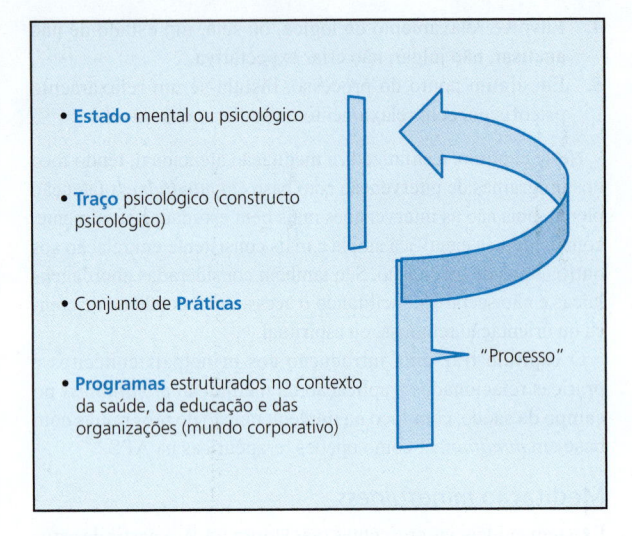

"Processo"

▲ **Figura 94.2**
Vários aspectos de *mindfulness*.

em outras palavras, dando-se conta do fenômeno enquanto ele acontece. Esse componente aparece quando se direciona a atenção de forma sustentada a cada atividade ou fenômeno enquanto ele está ocorrendo, em oposição ao estado de desatenção, em que a mente devaneia em pensamentos ou imagens sobre eventos passados ou planos futuros, ou ainda em associações de pensamentos, em geral ruminativos, sobre o que está acontecendo no presente e consequentemente não se concentra na experiência direta do fenômeno.

2. A autorregulação da atenção envolve uma qualidade mental específica, que pode ser caracterizada como uma *atitude de abertura e curiosidade frente à experiência* (*orientation to experience*), também chamada de mente do principiante, ou aceitação (*acceptance*). Nesse caso, aceitação não significa resignação, mas uma atitude mental de observar o fenômeno como ele é, evitando pré-julgamentos ou ideias pré-concebidas (*detached observation*).[18]

Seria uma atitude oposta ao que habitualmente se faz quando se entra em contato com a realidade, qualificando-a automaticamente com base em experiências ou padrões de respostas anteriores. Esse pré-julgamento da realidade, por sua vez, pode estar associado a reações tipo piloto automático, gerando viés cognitivo, que pode causar sofrimento psíquico, ou até mesmo um quadro de ansiedade ou de depressão.

Um exemplo prosaico, mas ilustrativo, é quando eventualmente se cruza a rua com alguém conhecido que não se vê há muito tempo, e ao cumprimentá-lo, não se recebe um cumprimento de volta, e a pessoa segue seu caminho. Nessas situações, é comum ou culpar o conhecido ("arrogante"), ou se culpar ("o que fiz de errado na última vez que o encontrei"). O fato real ou concreto poderia ser apenas que a pessoa estava desatenta, ou sem óculos, ou que simplesmente não lhe reconheceu. O problema é que essa avaliação enviesada da realidade (viés cognitivo), mesmo que de um fato banal, pode levar a ruminações de horas ou dias, provocando cansaço mental, tristeza, culpa, ou mesmo exacerbações ou recorrências de quadros patológicos, como ansiedade e depressão, em pessoas predisponentes.

Outra palavra utilizada para designar o estado psicológico de *mindfulness* é *awareness* (*self-awareness, detached-awareness*),[18,19] que pode ser entendido como "estar consciente", no sentido de se auto-observar frente aos fenômenos cotidianos, envolvendo a consciência (*detached observation*) dos próprios pensamentos, emoções e sensações frente aos estressores cotidianos, nas relações interpessoais; e na relação com o contexto em que se vive e trabalha.

Mindfulness *como traço psicológico*: *Mindfulness* pode referir-se também a um traço ou característica psicológica (*dispositional mindfulness*),[19] que foi observado a partir das pesquisas envolvendo questionários validados para a medida de m*indfulness*.[20] Essas pesquisas mostram que as pessoas possuem uma caraterística inata (*mindfulness* disponível), menos ou mais desenvolvida, para acessar o estado de *mindfulness* durante as atividades cotidianas, que parece ter influência da idade, do gênero, de fatores genéticos,[21] como também da experiência de vida, e da prática regular de *mindfulness*, conforme esperado, e que será comentado a seguir.[19]

Mindfulness *como técnica ou prática*. *Mindfulness* também pode designar uma série de exercícios, técnicas ou práticas (*práticas formais de* mindfulness) que treinam e cultivam o estado psicológico de *mindfulness* já descrito, as quais são, em sua maioria, derivadas de práticas meditativas tradicionais, adaptadas principalmente do zen budismo (caminhada com atenção plena; atenção plena na respiração), do yoga (movimentos com atenção plena) e da tradição vipassana (*body scan*, ou escaneamento corporal).[16] Os estudos têm mostrado que a partir da prática regular de *mindfulness*, por meio dessas técnicas ou exercícios, pode-se aprimorar o traço de *mindfulness* (*dispositional mindfulness*), o que está associado a uma série de benefícios para a saúde, conforme será discutido.[19] Pode-se fazer uma analogia com a prática regular de atividade física, a qual leva a uma melhora da aptidão cardiovascular, entre outros benefícios, o que, por sua vez, melhora a qualidade de vida no dia a dia.[19]

Mindfulness *como programa de intervenção*. Mais recentemente (últimas três décadas), o *mindfulness* tem-se referido a programas estruturados de intervenção, profiláticos ou terapêuticos, que são designados, genericamente, como intervenções baseadas em *mindfulness* (MBI, do inglês *mindfulness-based interventions*). As MBIs podem ser vistas como intervenções psicossociais nas quais as práticas de atenção plena são ensinadas de maneira estruturada e manualizada, com conteúdo bem definido, tendo como objetivo final o treinamento do estado de *mindfulness*, ou *awareness*, e, por fim, o aprimoramento do traço de *mindfulness*. O programa original é o Mindfulness-based Stress Reduction (MBSR),[15,18] criado na Universidade de Massachusetts, EUA, por Jon Kabat-Zinn no final da década de 1970, voltado a pacientes com condições clínicas crônicas. Em geral, os programas de *mindfulness* são desenvolvidos em grupo, ao longo de 8 semanas, com uma sessão presencial por semana de aproximadamente 2 horas, na qual são ensinados e praticados os exercícios de *mindfulness*, associados à psicoeducação, para o manejo adequado do estresse cotidiano.

A partir do MBSR, vários outros programas foram desenvolvidos, sempre com base nas práticas de *mindfulness*, mas orientados a públicos-alvo específicos, como os Programas Mindfulness-based Cognitive Therapy (MBCT), voltado a pacientes com depressão maior (unipolar) com alto risco de recaída (mais de três recaídas ou recorrências anteriores),[22] Mindfulness-based relapse prevention (MBRP), para prevenção de recaídas em casos de dependência química,[23] e o Mindfulness-based Eating Awareness Training (MB-EAT), para manejo do sobrepeso, da obesidade e da compulsão alimentar.[24] Para além da área da saúde, os programas de *mindfulness* têm sido aplicados na sociedade em geral, como na educação[25] e nas organizações,[26] incluindo programas voltados a escolas de ensino fundamental, ao mundo corporativo e a atletas de alto desempenho.[19,27]

Quando indicar

No campo da saúde em geral, e particularmente no campo das PICs como podem ser enquadradas as MBIs, o acesso à melhor evidência científica para a tomada de decisão terapêutica ou profilática, visando à melhora do cuidado às pessoas e comunidades, é fundamental. Atualmente, já existem diversas revisões sistemáticas e metanálises verificando a eficácia das MBIs em uma amplitude de condições clínicas (em especial, as crônicas)[12,28] e não clínicas (manejo do estresse, melhora da qualidade de vida).[11] Enfim, as MBIs podem ser consideradas *opções terapêuticas* (e não mais medicina alternativa) em algumas condições mais bem estudadas, em especial naquelas com associação com sintomas de estresse psicológico, ansiedade e depressão, conforme será apresentado em detalhes a seguir.

Condições clínicas específicas

Estresse crônico

Nesta seção, faz-se uma distinção sobre o contexto em que ocorre o estresse, podendo ocorrer em indivíduos saudáveis ou como resultado de doenças somáticas ou psiquiátricas.

Mindfulness no manejo do estresse em indivíduos saudáveis

Uma das primeiras metanálises neste campo foi de Chiesa e Serreti,[29] ainda com estudos de menor qualidade, e os resultados confirmaram que *mindfulness* (especificamente, o MBSR) é capaz de reduzir os níveis de estresse (e aumentar a percepção de espiritualidade) em indivíduos saudáveis, quando comparado com um grupo-controle inativo (lista de espera). No entanto, quando comparado o MBSR com um programa de relaxamento, nenhuma diferença na redução dos níveis de estresse foi observada. Algumas variáveis positivas foram observadas apenas nas pessoas que passaram pelo programa MBSR, como diminuição de pensamentos ruminativos (associados aos transtornos de ansiedade e depressão) e aumento nos níveis de empatia e autocompaixão. Outra metanálise mais recente[11] observou que a aplicação do MBSR em indivíduos saudáveis é eficaz no manejo do estresse (efeito grande) e moderadamente eficaz no manejo de sintomas de ansiedade, depressão e no aumento da percepção de qualidade de vida; sendo aparentemente ineficaz no tratamento de profissionais com *burnout* (síndrome do esgotamento profissional). Os efeitos positivos foram mantidos em seguimentos de até 19 meses. Do ponto de vista metodológico, os resultados devem ser vistos com cautela porque a heterogeneidade entre os estudos foi alta, provavelmente devido a diferenças metodológicas e às variáveis avaliadas.

Mindfulness no tratamento de estresse em condições médicas

Uma das primeiras metanálises que estudou o efeito do programa MBSR nos níveis de estresse em pessoas com condições médicas foi a de Grossman e cols.[30] Eles analisaram 20 estudos, ECRs e estudos observacionais, com 1.605 pacientes (com dor crônica, incluindo fibromialgia, câncer, doenças cardiovasculares, depressão e ansiedade), observando uma eficácia moderada no manejo do estresse tanto para condições psicológicas (d de Cohen = 0,50), quanto para condições orgânicas (d de Cohen = 0,42).

Mais recentemente, Goyal e colaboradores[9] analisaram 47 ensaios clínicos controlados e ECRs, com 3.515 pessoas, em condições clínicas que passaram por programas de meditação clínica, incluindo as MBIs. As conclusões em relação às MBIs são que essas intervenções podem ser consideradas opções terapêuticas para o manejo do estresse psicológico em algumas condições clínicas, em especial em transtornos de ansiedade, depressão e dor crônica, com efeitos comparados similares a outros tratamentos ativos: psicotrópicos, exercício físico ou terapias cognitivo-comportamentais (TCCs). Os autores também concluíram que os efeitos sobre sintomas de ansiedade e de depressão são comparáveis ao que se poderia esperar pelo uso de um antidepressivo para populações de pacientes de APS, sem as toxicidades associadas, sugerindo uma utilização potencial das MBIs para essas populações.[9]

Transtornos de ansiedade

Historicamente, a ansiedade foi um dos primeiros transtornos abordados com o programa MBSR. Jon Kabat-Zinn, em seu artigo seminal, descreveu a técnica de *mindfulness* em pacientes com dor crônica,[18] e, a seguir, descreveu os benefícios do programa para pacientes com transtornos de ansiedade,[31,32] com resultados promissores, apesar de muito preliminares.

Uma das metanálises mais completas sobre a eficácia das MBIs em transtornos de ansiedade é a de Hofmann e cols.[33] Foram analisados 39 estudos com 1.140 pacientes com transtornos de ansiedade e depressão, ou com sintomas de ansiedade e depressão em outras patologias. Observou-se que as MBIs são moderadamente eficazes no manejo de sintomas de ansiedade (Hedges g: 0,63) em outras patologias, e muito eficaz para o tratamento de transtornos de ansiedade (Hedges g: 0,97). Esses resultados são robustos e consistentes, não são afetados pelo ano de publicação ou tipo de intervenção e se mantêm nos períodos de seguimento (*follow-up*). Os autores defenderam a hipótese de que a eficácia em pacientes com diferentes níveis de severidade, e em diferentes condições, pode ser devida a mecanismos transdiagnósticos, que não são específicos para um diagnóstico particular, mas têm como alvo processos subjacentes relevantes, por exemplo, uma melhor regulação emocional e a diminuição de vieses cognitivos.[33]

A mais recente metanálise sobre o assunto é a de Strauss e cols., sendo a menos encorajadora.[34] Foram incluídos 12 estudos controlados e randomizados, com 578 pacientes em fase aguda de transtornos de ansiedade ou depressão, e a taxa de abandono (*drop-out*) média foi semelhante aos estudos anteriores: 15%. A eficácia pós-intervenção foi moderada para sintomas depressivos (Hedges g = 0,73), mas não demonstrada para sintomas de ansiedade ou para transtornos de ansiedade. As MBIs apenas foram mais eficazes quando comparadas com controles inativos (como lista de espera) (Hedges g = 1,03), mas de mesma eficácia quando comparadas com controles ativos (tratamento usual) (Hedges g = 0,03), sendo que o programa MBCT foi o único a se mostrar eficaz nessa metanálise, em comparação com o MBSR.[34]

Ainda sobre a eficácia de *mindfulness* sobre a ansiedade, pode-se citar a metanálise de Khoury e cols.[10] que é considerada a mais abrangente feita até o momento para os efeitos das MBIs. É uma revisão geral, incluindo quaisquer dos programas com base em *mindfulness*, e analisou 209 estudos de intervenção (controlados ou não) envolvendo 12.145 participantes. No geral, essa metanálise mostrou que *mindfulness* teve efeitos similares a outros tratamentos (TCCs ou farmacológicos) em relação a transtornos de ansiedade, depressão, ou relacionados ao estresse.[35] Especificamente em relação à ansiedade, mostrou-se que: sintomas leves de ansiedade antes do tratamento foram reduzidos aos níveis considerados normais no pós-tratamento e no seguimento; e que sintomas moderados a severos foram reduzidos a níveis leves também no pós-tratamento e no seguimento.[10]

Transtornos depressivos

A Organização Mundial da Saúde (OMS) prevê que até 2030, a depressão maior (unipolar) representará o maior impacto negativo sobre a saúde das populações em termos de anos de vida ajustados por incapacidade (metodologia DALY, do inglês, Disability Adjusted Life Year), ou seja, em relação ao número de anos saudáveis que uma pessoa perde devido a um problema de saúde, incluindo a invalidez ou a morte precoce relacionadas.[35] A evidência científica mais robusta sobre os efeitos de *mindfulness* se refere ao tratamento dos transtornos depressivos.[36–38] Com base nela, o Reino Unido incluiu o programa MBCT como opção terapêutica para a prevenção de recaída em quadros de depressão maior recorrente (mais de três episódios prévios) nas diretrizes clínicas baseadas em evidência do National Institute for Health and Care Excellence (NICE).[39] Além da eficácia de *mindfulness* para o tratamento de sintomas ou transtornos depressivos agudos, já apresentada nas seções anteriores, há evidências consistentes de que *mindfulness*, em especial o programa MBCT, é tão ou mais eficaz do que os tratamentos usuais ditos como *golden-standards* (padrão-ouro, farmacológicos e psicoterápicos)[36,38] na prevenção de recaída em quadros de depressão maior (unipolar) recorrente (três ou mais episódios prévios).[36,38]

Kuyken e cols.[36] realizaram o estudo mais bem delineado no tema até o momento (estudo PREVENT), que recrutou pacientes adultos em seguimento na APS (sem quadro depressivo ativo, apenas com sintomas residuais, em fase de manutenção do tratamento para depressão maior recorrente), com três ou mais episódios depressivos maiores anteriores, os quais estavam em tratamento usual padrão (manutenção preventiva de antidepressivos). Os participantes foram aleatoriamente designados para manutenção de antidepressivos ou para participarem de um programa tipo MBCT (8 sessões presenciais, 1 vez por semana, mais 4 encontros de manutenção, 1 vez por mês), nesse último caso, com a possibilidade de diminuírem ou retirarem os antidepressivos, após a anuência do médico de família e comunidade de referência. Foram avaliados 2.188 pacientes elegíveis, dos quais 424 foram incluídos (212 em cada grupo). Observou-se que, após seguimento de 24 meses, o tempo para a recaída ou recorrência da depressão não diferiu entre os pacientes que participaram do programa MBCT (com diminuição ou retirada da medicação) e os que mantiveram as doses-padrão de antidepressivos, sendo os dois tratamentos equivalentes também em termos de custo-efetividade. Nas análises de subgrupos, observou-se que o programa MBCT foi mais efetivo na prevenção de recaída de pacientes com história pregressa de traumas psicológicos na infância (p. ex., violência).[36]

Uma metanálise de dados individuais do mesmo grupo de pesquisa[38] mostrou resultados ainda mais animadores. Foram incluídos apenas estudos randomizados que compararam a eficácia do programa MBCT para prevenção de recaídas em depressão recorrente (em remissão total ou parcial), com pelo menos um tratamento ativo, incluindo o tratamento usual. Foram analisados nove estudos com dados individuais de 1.258 pacientes, e a média de idade foi de 47,1 anos, sendo que 75,0% eram do sexo feminino. Observou-se que os pacientes que receberam MBCT tiveram um risco diminuído de recaída (em um período de acompanhamento de 60 semanas) em comparação com aqueles que não receberam MBCT (hazard ratio: 0,69; 95% IC: 0,58-0,82), mesmo quando o programa foi comparado com outros tratamentos ativos (*hazard ratio:* 0,79; IC 95%: 0,64-0,97). Em análises de subgrupos, observou-se que pacientes com maior gravidade dos sintomas depressivos residuais antes do início do tratamento tiveram maiores benefícios com o programa MBCT, em comparação com os outros tratamentos.[38]

Por fim, um estudo randomizado com seguimento de 2 anos de 203 pacientes, incluindo análises econômicas, realizado por Shawyer e cols.,[40] mostrou que pacientes com depressão maior recorrente que passaram pelo programa MBCT tiveram significativamente menos dias com episódio depressivo em relação aos controles (31 e 55 dias, respectivamente). Tiveram também menor uso de serviços primários e especializados de saúde, com incremento de DALY, e com uma economia de custo global anual de aproximadamente 143 dólares australianos por paciente em relação aos cuidados especializados.[40]

Câncer

Já existem algumas revisões e metanálises sobre a eficácia de *mindfulness* em pacientes com câncer, uma das condições médicas nas quais as MBIs mais têm sido aplicadas. Uma das primeiras revisões sistemáticas foi a de Smith e cols.,[41] que analisaram a eficácia do MBSR no câncer em geral a partir de três ECRs e sete estudos não controlados. Observou-se melhora no humor, na qualidade do sono e em sintomas de estresse, com uma relação dose-resposta clara; ressaltando-se as várias limitações metodológicas, como, por exemplo, a grande heterogeneidade dos diferentes estudos e diferentes desenhos metodológicos.[41] A metanálise de Zhang e cols. é a mais recente no tema[42] e apenas analisa o efeito das MBIs nos níveis de ansiedade e depressão em pacientes com diagnóstico de câncer. Foram incluídos sete ECRs em um total de 469 pacientes. *Mindfulness* se mostrou moderadamente eficaz em sintomas de ansiedade e muito eficaz para alívio dos sintomas de depressão. Os efeitos foram mantidos em até 12 semanas, mas não além desse período; e não houve nenhuma variável que previu a eficácia da intervenção.[42] A metanálise de Gotink e cols.[12] também focou sobre o tema, identificando 16 ECRs com 1.668 participantes. Observou-se uma melhoria significativa na saúde mental (em especial, nos sintomas de depressão, ansiedade e estresse) e na melhora da qualidade de vida, mas não em sintomas físicos (sem alterações em variáveis como insônia ou massa corporal), sendo que foi encontrada uma relação dose-resposta entre o tempo de prática de *mindfulness* e melhora nos sintomas de depressão.[12]

Dor crônica

Assim como o câncer, essa é certamente uma das condições clínicas somáticas com mais estudos sobre a eficácia das MBIs. A metanálise de Veehof e cols.[43] se debruçou sobre quadros álgicos crônicos, em geral, e foram incluídos 22 estudos (14 estudos controlados e 8 não controlados), com um total de 1.235 pacientes. As variáveis principais estudadas foram intensidade da dor e sintomas de depressão, e as secundárias foram relacionadas à saúde física, à ansiedade e à qualidade de vida. Observou-se que o tamanho do efeito de *mindfulness* nos ECRs foi pequeno para a intensidade da dor (0,37) e depressão (0,32), sendo que as MBIs tiveram um efeito comparável (não superiores) às TCCs, sendo, portanto, uma opção terapêutica aceitável.[43] Essa metanálise foi atualizada recentemente,[44] nesse caso, incluindo 25 ECRs com 1.285 pacientes com dor crônica, chegando a conclusões semelhantes (MBIs como opções terapêuticas aceitáveis para esse tipo de paciente), porém apontando a ainda baixa qualidade metodológica dos estudos até o momento. Os tamanhos de efeito variaram de pequeno (em todas as variáveis, exceto ansiedade e interferência da dor) a moderados (melhora de sintomas de ansiedade e na intensidade da dor) no pós-tratamento; e de pequenos (intensidade da dor e incapacidade) a grandes (interferência da dor) no seguimento.[44] A metanálise de Bawa e cols.,[45] sobre a eficácia específica do programa MBSR em diversas condições, como fibromialgia, artrite reumatoide (AR) e dor musculesquelética crônica, verificou, a partir de 11 estudos randomizados, que *mindfulness* foi levemente eficaz em sintomas de depressão (0,12), mas altamente eficaz, tanto para melhora da insônia (1,32) quanto para a aceitação da dor (1,59) (*pain acceptance*), o que seria esperado para as características das MBIs.[45]

Hipertensão, diabetes e multimorbidade

A hipertensão, o diabetes e a multimorbidade (existência de duas ou mais condições clínicas crônicas simultâneas), devido à importância epidemiológica, em especial na APS, deveriam ser o alvo das MBIs, mas os estudos ainda são incipientes sobre a eficácia de *mindfulness* nessas condições.[2]

No diabetes, já existem estudos iniciais, mas ainda poucos e de baixa qualidade metodológica.[46,48] Os resultados preliminares indicam que as MBIs podem ser vistas como intervenções preventivas ou adjuvantes no diabetes melito tipo 1 e no tipo 2, em particular para o alívio dos sintomas associados de ansiedade e depressão, bem como na gestão de outros fatores relacionados, incluindo o comportamento alimentar, a prática de exercícios físicos e a adesão ao tratamento farmacológico.[46-48]

Em relação à hipertensão, existem menos estudos,[49,50] com resultados contraditórios, que impedem uma conclusão mais clara sobre o assunto. Em pacientes com multimorbidade, apesar da crescente importância da questão na APS,[2] até agora, há apenas um estudo de qualidade metodológica adequada (controlado e randomizado) sobre o assunto,[51] mas com resultados promissores. O estudo concluiu que as MBIs podem aumentar a qualidade de vida de pacientes com multimorbidade, em especial aqueles vivendo em áreas socialmente desfavorecidas, associado à diminuição dos custos de saúde, sendo potencialmente custo-efetivas para o manejo da multimorbidade em sistemas de saúde locais ou nacionais.[51]

Como prescrever *mindfulness*

Implementação e acesso

Para a prescrição de *mindfulness*, o pré-requisito é que as pessoas possam ter acesso à intervenção, e no caso de sistemas de saúde, as MBIs devem estar implementadas como parte da carteira de serviços e ações, em especial na APS. No caso do Brasil, conforme apresentado, a inserção das MBIs no Sistema Único de Saúde pode ser feita via PNPIC. A referência internacional de implementação de MBIs em sistemas de saúde é o caso do National Health Service (NHS), do Reino Unido, que desde de 2004 tem ofertado oficialmente o uso de *mindfulness*, em especial do Programa MBCT, no tratamento de recorrência em adultos com diagnóstico de depressão maior (unipolar).[52]

Com base em uma metanálise recente,[2] verificou-se que, apesar dos resultados promissores, ainda há poucos estudos abordando especificamente pacientes cuidados na APS, o que limita o acesso a essas intervenções nos sistemas de saúde.[2] Um aspecto-chave para ampliar o acesso na APS, e em qualquer outro ponto de atenção em um sistema de saúde, é um plano estratégico para a efetiva implementação das MBIs nos serviços de saúde (para mais detalhes, sugere-se a leitura do artigo de revisão de Demarzo e cols. sobre o tema).[6] Algumas etapas fundamentais para a implementação de *mindfulness* em sistemas de saúde, visando ao aumento do acesso e ao conhecimento sobre a intervenção, são sumariamente apresentadas no Quadro 94.1.[6]

Promoção da saúde

Para além de suas aplicações preventivas ou terapêuticas na APS, pode-se dizer que os programas de *mindfulness* têm impacto em todos os aspectos da promoção da saúde, compreendida em seu sentido mais amplo (no contexto da "intersetorialidade") e moderno (como "qualidade de vida e bem-estar na sociedade").[16] Os programas de *mindfulness* têm como princípio o desenvolvimento de autonomia, de autoeficácia e de empoderamento das pessoas por meio do treinamento da atenção plena, aspectos esses considerados fundamentais no conceito moderno de promoção da saúde.

Mindfulness pode ter um efeito de empoderamento comunitário, ao melhorar as relações entre as pessoas em qualquer âmbito da sociedade, por meio do cultivo de uma atitude mais compassiva e empática.[16,53] Por exemplo, no Reino Unido, além de *mindfulness* ser uma das ferramentas terapêuticas baseadas em evidência no NHS,[52] conforme já mencionado, os próprios parlamentares têm sido treinados em *mindfulness*, com o intuito de catalisar a inserção futura de *mindfulness* na sociedade como um todo, a partir de uma política pública que propõe a sua implementação nas áreas da educação, de organizações e no sistema de justiça, além da área da saúde.[54] A APS, por suas características, em especial a APS de orientação comunitária, como o modelo predominante brasileiro da Estratégia Saúde da Família (ESF), somada a políticas já implantadas, como o Programa Saúde na Escola (PSE) e a PNPIC, pode ser um importante vínculo da implementação de *mindfulness* como política pública.

Exemplo de programa de *mindfulness*

Apresenta-se um modelo geral de Programa de MBI, inspirado no modelo original de Jon Kabat-Zinn e cols. (MBSR),[15,18] mas adaptado pelo nosso grupo de pesquisa ao contexto da APS e da promoção da saúde, chamado Promoção da Saúde Baseada em *Mindfulness* (PSBM, em inglês *Mindfulness-based Health Promotion* [MBHP]),[55] que tem sido aplicado pelo Centro Mente Aberta, no Brasil, e na Espanha, pela Universidade de Zaragoza.[55]

O Programa utiliza sessões mais curtas que o modelo MBSR, para seja mais factível sua implementação em serviços de APS, e em uma sequência mais didática de conteúdo, para facilitar o processo de aprendizagem de pacientes e usuários. Essa sequência mais clara e didática de conteúdos facilita também o processo de formação de profissionais da APS (e de outros profissionais de saúde de níveis do sistema de saúde), catalisando, assim, a implementação de tais programas em sistemas universais de saúde.[6] Pensando na escalabilidade das MBIs, o mesmo modelo de Programa (PSBM) está sendo testado em suas versões mais breves com menos sessões presenciais (duas ou quatro sessões), com base no conceito de intervenções breves (modelo *stepped-care*),[55] e também em versões a distância (EAD, *online*), mas

Quadro 94.1 | Etapas fundamentais para a efetiva implementação de *mindfulness* nos sistemas de saúde

Passo	Tema	Público-alvo	Estratégia	Sugestão de método científico para avaliação do impacto
1	Sensibilização	*Líderes* e stakeholders (políticos, secretário de saúde, coordenadores de áreas técnicas, membros do conselho municipal de saúde, etc.)	1. Palestras e *workshops* introdutórios 2. Oferta de grupos de *mindfulness* de 8 semanas (ou modelos mais breves – p. ex., 4 semanas) 3. Comissão para *Elaboração de plano estratégico* de implementação de *mindfulness* no sistema de saúde (nacional, estadual, regional ou local)	Abordagem qualitativa (principal): identificação de percepções, crenças, facilitadores e barreiras
2	Cuidando dos profissionais	*Profissionais de saúde*, com foco em APS	Oferta de grupos de *mindfulness* de 8 semanas (ou modelos mais breves – p. ex., 4 semanas pode ser *blended* – presencial + *online*)	Abordagem mista qualitativa e quantitativa: 1. Identificação de percepções, crenças, facilitadores e barreiras 2. Escalas: *burnout, mindfulness,* autocompaixão, qualidade de vida
3	Treinamento dos profissionais	*Profissionais de saúde*, com foco em APS, e em *Champions* (que passaram pelos grupos de *mindfulness*, se identificaram com a proposta, e que sejam lideranças locais, e que preferencialmente já ofereçam grupos de promoção da saúde)	*Oferta de formação profissional em* mindfulness (modelo de três módulos – mente aberta): ▶ avaliar impacto nos pacientes (primeiro grupo) ▶ focar em transtornos mentais comuns	Abordagem mista qualitativa e quantitativa (*preferencialmente com grupo-controle*): 1. Identificação de percepções, crenças, facilitadores e barreiras (*programa de formação*) 2. Escalas *profissionais*: *burnout, mindfulness,* autocompaixão, qualidade de vida 3. Escalas *pacientes* (transtornos mentais comuns): ansiedade e depressão, *mindfulness*, autocompaixão, qualidade de vida
4	Cuidando dos usuários	*Usuários*, com foco em APS	*Oferta regular de* mindfulness *para usuários* – focar em transtornos mentais comuns	Abordagem mista qualitativa e quantitativa (*preferencialmente com grupo-controle*): ▶ escalas *pacientes* (transtornos mentais comuns): ansiedade e depressão, *mindfulness*, autocompaixão, qualidade de vida

APS, atenção primária à saúde.
Fonte: Adaptado de Demarzo e colaboradores.[6]

ambos os projetos ainda estão em fase de pilotagem, sem resultados publicados até o momento.

Assim como o programa MBSR, o modelo MBHP é um programa estruturado e desenvolvido ao longo de 8 semanas (8 sessões), em que os participantes se reúnem semanalmente por uma hora e meia para a vivência de técnicas de *mindfulness*, podendo ser adaptado a sessões de 1 hora apenas, conforme a possibilidade de cada serviço de saúde.[55] Aos participantes também são dadas sugestões de atividades para serem implementadas em ambiente domiciliar ou de trabalho, diariamente, e com duração média de 15 a 20 minutos, podendo chegar a 45 minutos, para participantes mais motivados e aderentes. Eles são instruídos no sentido de procurarem incorporar a ideia de *mindfulness* em suas vidas diárias (atividade chamada *prática informal*), fazendo as atividades rotineiras se tornarem, de certa forma, uma oportunidade para usarem o estado de *mindfulness*. As principais técnicas de *mindfulness* utilizadas (resumidas na Figura 94.3) são a prática de atenção plena na respiração, o escaneamento corporal (técnica relativamente similar ao relaxamento muscular progressivo), a caminhada com atenção plena, os movimentos com atenção plena, nos quais são utilizadas atividades corporais consideradas leves, podendo ser realizada por indivíduos com diferentes níveis de capacidade e com limitações físicas. Além dessas quatro práticas fundamentais, são introduzidas dinâmicas para o melhor entendimento dos conceitos apresentados ("1º e 2º sofrimentos", "oi-obrigado-tchau"), a prática de *kindly awareness*, que trabalha aspectos inter-relacionais, e de equanimidade, com base nas práticas budistas de compaixão e autocompaixão, e a prática de três minutos de *mindfulness* (essas últimas adaptadas do programa do Instituto *Breathworks*,[56] do Reino Unido). Uma das sessões

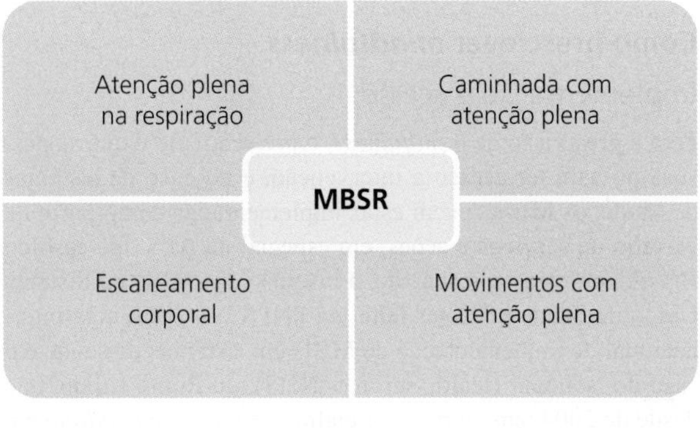

▲ **Figura 94.3**
Práticas principais de *mindfulness* ensinadas nos Programa MBSR e MBHP.
MBSR, *mindfulness-based stress reduction*.
Fonte: Demarzo e Garcia-Campayo.[55]

(sexta sessão) é realizada em silêncio, com o intuito de aprofundamento das práticas.[55]

Prescrição de *mindfulness*: cuidados

Apesar dos inúmeros benefícios com base em evidência científica, previamente apresentados, e da simplicidade das práticas de *mindfulness*, tanto profissionais quanto pacientes devem ter consciência de que elas não substituem os tratamentos médicos e de outros profissionais da saúde.

Os programas e as práticas de *mindfulness*, apesar de seguros, não são isentos de riscos ou eventos adversos (efeitos não esperados),[57,58] sobretudo para os praticantes iniciantes, para pacientes com sintomas agudos e severos e para portadores de condições clínicas específicas com risco aumentado de crises dissociativas,[55,57] como os portadores de esquizofrenia, transtornos de personalidade e epilepsia.[57] Idealmente, deve haver um rastreamento prévio dos pacientes que se beneficiariam em potencial de programas de *mindfulness*, antes da sua entrada em programas de MBIs. É recomendada a supervisão, por um instrutor certificado, em especial para pacientes e iniciantes.[55,57]

Como se tornar um instrutor de *mindfulness*

Para os profissionais de saúde que pretendam tornar-se instrutores ou facilitadores de programas de *mindfulness*, é fundamental a manutenção de uma prática pessoal e regular.[59] Diversas instituições internacionais, e algumas brasileiras, oferecem cursos de formação para instrutores de *mindfulness*, em seus diversos tipos e modalidades, algumas com foco específico na área da saúde, como, por exemplo o Instituto Breathworks, em Manchester, Inglaterra, o Centro de Meditação Mindfulness na Medicina de Jon Kabat-Zinn, junto à Universidade de Massachusetts, nos EUA, e os Centros Mente Aberta e MBRP Brasil (Unifesp), no Brasil.

> **Dica**
> ▶ Para os que pretendem se tornar instrutores de *mindfulness*, é fundamental a manutenção de uma prática pessoal regular de atenção plena.

CONCLUSÃO

A aplicação de *mindfulness* no campo da saúde e na APS tem grande potencial para melhorar o estado de saúde e o bem-estar da população em geral e de pacientes, em particular os portadores de condições crônicas associadas a sintomas de ansiedade e depressão. Os médicos de família e comunidade e as equipes de saúde da família deveriam incorporar *mindfulness* em seus planos e projetos terapêuticos, constituindo-se efetivamente em importantes agentes desencadeadores dessa terapia complementar efetiva e promotora de saúde no Brasil.

REFERÊNCIAS

1. Caspi O, Burleson KO. Methodological challenges in meditation research. Adv Mind Body Med. 2007;22(3-4):36-43.

2. Demarzo MMP, Montero-Marin J, Cuijpers P, Zabaleta-del-Olmo E, Mahtani KR, Vellinga A, et al. The Efficacy of mindfulness-based interventions in primary care: a meta-analytic review. Ann Fam Med. 2015;13(6):573-582.

3. Brasil. Ministério da Saúde. Secretaria-Executiva. Secretaria de Atenção à Saúde. Glossário temático: práticas integrativas e complementares em saúde. Brasília: Ministério da Saúde; 2018.

4. Dahl CJ, Lutz A, Davidson RJ. Reconstructing and deconstructing the self: cognitive mechanisms in meditation practice. Trends Cogn Sci. 2015;19(9):515-523.

5. Cardoso R, de Souza E, Camano L, Leite JR. Meditation in health: an operational definition. Brain Res Brain Res Protoc. 2004;14(1):58-60.

6. Demarzo MM, Cebolla A, Garcia-Campayo J. The implementation of mindfulness in healthcare systems: a theoretical analysis. GenHosp Psychiatry. 2015;37(2):166-171.

7. Teleki JW. Mindfulness-based stress reduction: a meta-analysis of psychological outcomes. [US]: ProQuest Information & Learning; 2010.

8. Galante J, Iribarren SJ, Pearce PF. Effects of mindfulness-based cognitive therapy on mental disorders: a systematic review and meta-analysis of randomised controlled trials. Sage Publications; 2013.

9. Goyal M, Singh S, Sibinga EMS, Gould NF, Rowland-Seymour A, Sharma R, et al. Meditation programs for psychological stress and well-being: a systematic review and meta-analysis. JAMA Intern Med. 2014;174(3):357-68.

10. Khoury B, Lecomte T, Fortin G, Masse M, Therien P, Bouchard V, et al. Mindfulness-based therapy: a comprehensive meta-analysis. Clin Psychol Rev. 2013;33(6):763-771.

11. Khoury B, Sharma M, Rush SE, Fournier C. Mindfulness-based stress reduction for healthy individuals: a meta-analysis. J Psychosom Res. 2015;78(6):519-528.

12. Gotink R, Chu P, Busschbach JJ V, Benson H, Fricchione GL, Hunink MGM. Standardised mindfulness-based interventions in healthcare: an overview of systematic reviews and meta-analyses of RCTs. PLoS One. 2015;10(4):e0124344.

13. Hilton L, Hempel S, Ewing BA, Apaydin E, Xenakis L, Newberry S, et al. Mindfulness meditation for chronic pain: systematic review and meta-analysis. Ann Behav Med. 2017;51(2):199-213.

14. American Mindfulness Research Association. AMRA resources and services: mindfulness journal publications by year, 1980-2017 [Internet]. AMRA; c2018 [capturado em 01 jul. 2017]. Disponível em: https://goamra.org/resources/.

15. Kabat-Zinn J. Mindfulness-based stress reduction (MBSR). Constr Hum Sci. 2003;8(2):73-107.

16. Demarzo M. Mindfulness e promoção da saúde. RESC. 2015;2(3):e82.

17. Bishop SR, Lau M, Shapiro S, Carlson L, Anderson ND, Carmody J, et al. Mindfulness: a proposed operational definition. Clin Psychol Sci Pract. 2004;11(3):230-241.

18. Kabat-Zinn J. An outpatient program in behavioral medicine for chronic pain patients based on the practice of mindfulness meditation: theoretical considerations and preliminary results. Gen Hosp Psychiatry. 1982;4(1):33-47.

19. Demarzo MMP, Montero-Marin J, Stein PK, Cebolla A s, Provinciale JG, GarcÃa-Campayo J. Mindfulness may both moderate and mediate the effect of physical fitness on cardiovascular responses to stress: a speculative hypothesis. Front Physiol. 2014;5:105.

20. Pires JG, Nunes MFO, Demarzo MMP, Nunes CHS da S. Instrumentos para avaliar o construto mindfulness: uma revisão. Aval Psicol. 2015;14(3):329-338.

21. Waszczuk MA, Zavos HM, Antonova E, Haworth CM, Plomin R, Eley TC. A multivariate twin study of trait mindfulness, depressive symptoms, and anxiety sensitivity. Depress Anxiety. 2015;32(4):254-261.

22. Williams JMG, Crane C, Barnhofer T, Brennan K, Duggan DS, Fennell MJ V, et al. Mindfulness-based cognitive therapy for preventing relapse in recurrent depression: a randomized dismantling trial. J Consult Clin Psychol. 2014;82(2):275-286.

23. Witkiewitz K, Bowen S, Douglas H, Hsu SH. Mindfulness-based relapse prevention for substance craving. AddictBehav. 2013;38(2):1563-1571.

24. Mason AE, Epel ES, Kristeller J, Moran PJ, Dallman M, Lustig RH, et al. Effects of a mindfulness-based intervention on mindful eating, sweets consumption, and fasting glucose levels in obese adults: data from the SHINE randomized controlled trial. J Behav Med. 2016;39(2):201-213.

25. Langer ÁI, Ulloa VG, Cangas AJ, Rojas G, Krause M. Mindfulness-based interventions in secondary education: a qualitative systematic review / Intervenciones basadas en mindfulness en educación secundaria: una revisión sistemática cualitativa. Estud Psicol. 2015;36(3):533-570.

26. Aikens KA, Astin J, Pelletier KR, Levanovich K, Baase CM, Park YY, et al. Mindfulness goes to work: impact of an online workplace intervention. J Occup Environ Med. 2014;56(7):721-731.

27. Gardner FL, Moore ZE. Mindfulness and acceptance models in sport psychology: A decade of basic and applied scientific advancements. Can Psychol Can. 2012;53(4):309-318.

28. Crowe M, Jordan J, Burrell B, Jones V, Gillon D, Harris S. Mindfulness-based stress reduction for long-term physical conditions: a systematic review. Aust New Zeal J Psychiatry. 2016;50(1):21-32.

29. Chiesa A, Serretti A. Mindfulness-based stress reduction for stress management in healthy people: a review and meta-analysis. J Altern Complement Med. 2009;15(5):593-600.

30. Grossman P, Niemann L, Schmidt S, Walach H. Mindfulness-based stress reduction and health benefits: a meta-analysis. J Psychosom Res. 2004;57(1):35-43.

31. Kabat-Zinn J, Massion AO, Kristeller J, Peterson LG, Fletcher KE, Pbert L, et al. Effectiveness of a meditation-based stress reduction program in the treatment of anxiety disorders. Am J Psychiatry. 1992;149(7):936-43.

32. Miller JJ, Fletcher K, Kabat-Zinn J. Three-year follow-up and clinical implications of a mindfulness meditation-based stress reduction intervention in the treatment of anxiety disorders. Netherlands: Elsevier Science; 1995.

33. Hofmann SG, Sawyer AT, Witt AA, Oh D. The effect of mindfulness-based therapy on anxiety and depression: a meta-analytic review. J Consult Clin Psychol. 2010;78(2):169-183.

34. Strauss C, Cavanagh K, Oliver A, Pettman D. Mindfulness-based interventions for people diagnosed with a current episode of an anxiety or depressive disorder: a meta-analysis of randomised controlled trials. PLoS One. 2014;9(4):e96110.

35. World Health Organization. The global burden of disease: 2004 update [Internet]. Geneva: WHO; 2008 [capturado em 01 jul. 2018]. Disponível em: http://www.who.int/healthinfo/global_burden_disease/2004_report_update/en/

36. Kuyken W, Hayes R, Barrett B, Byng R, Dalgleish T, Kessler D, et al. Effectiveness and cost-effectiveness of mindfulness-based cognitive therapy compared with maintenance antidepressant treatment in the prevention of depressive relapse or recurrence (PREVENT): a randomised controlled trial. Lancet. 2015;386(9988):63-73.

37. Kuyken W, Crane R, Dalgleish T. Does mindfulness based cognitive therapy prevent relapse of depression? BMJ. 2012;345(e7194).

38. Kuyken W, Warren FC, Taylor RS, Whalley B, Crane C, Bondolfi G, et al. Efficacy of mindfulness-based cognitive therapy in prevention of depressive relapse: an individual patient data meta-analysis from randomized trials. JAMA Psychiatry. 2016;73(6):565-574.

39. Rycroft-Malone J, Anderson R, Crane RS, Gibson A, Gradinger F, Owen Griffiths H, et al. Accessibility and implementation in UK services of an effective depression relapse prevention programme – mindfulness-based cognitive therapy (MBCT): ASPIRE study protocol. Implement Sci. 2014;9:62.

40. Shawyer F, Enticott JC, Özmen M, Inder B, Meadows GN. Mindfulness-based cognitive therapy for recurrent major depression: a "best buy" for health care? Aust N Z J Psychiatry. 2016;50(10):1001-1013.

41. Smith JE, Richardson J, Hoffman C, Pilkington K. Mindfulness-based stress reduction as supportive therapy in cancer care: Systematic review. J Adv Nurs. 2005;52(3):315-327.

42. Zhang M-F, Wen Y-S, Liu W-Y, Peng L-F, Wu X-D, Liu Q-W. Effectiveness of mindfulness-based therapy for reducing anxiety and depression in patients with cancer: a meta-analysis. Medicine (Baltimore). 2015;94(45):e0897-0.

43. Veehof MM, Oskam M-J, Schreurs KMG, Bohlmeijer ET. Acceptance-based interventions for the treatment of chronic pain: a systematic review and meta-analysis. Pain. 2011;152(3):533-542.

44. Veehof MM, Trompetter HR, Bohlmeijer ET, Schreurs KMG. Acceptance- and mindfulness-based interventions for the treatment of chronic pain: a meta-analytic review. Cogn Behav Ther. 2016;45(1):5-31.

45. Bawa FL, Mercer SW, Atherton RJ, Clague F, Keen A, Scott NW, et al. Does mindfulness improve outcomes in patients with chronic pain? Systematic review and meta-analysis. Br J Gen Pract. 2015;65(635):e387-400.

46. Medina WL, Wilson D, de Salvo VLMA, Vannucchi B, de Souza EL, Lucena L, et al. Effects of mindfulness on diabetes mellitus: rationale and overview. Curr Diabetes Rev. 2017;13(2):141-147.

47. Noordali F, Cumming J, Thompson JL. Effectiveness of mindfulness-based interventions on physiological and psychological complications in adults with diabetes: a systematic review. J Health Psychol. 2017;22(8):965-983.

48. Haenen S, Nyklíček I, van Son J, Pop V, Pouwer F. Mindfulness facets as differential mediators of short and long-term effects of mindfulness-based cognitive therapy in diabetes outpatients: findings from the diamind randomized trial. J Psychosom Res. 2016;85:44-50.

49. Blom K, Baker B, How M, Dai M, Irvine J, Abbey S, et al. Hypertension analysis of stress reduction using mindfulness meditation and yoga: results from the HARMONY randomized controlled trial. Am J Hypertens. 2014;27(1):122-129.

50. Nejati S, Zahiroddin A, Afrookhteh G, Rahmani S, Hoveida S. Effect of group mindfulness-based stress-reduction program and conscious yoga on lifestyle, coping strategies, and systolic and diastolic blood pressures in patients with hypertension. J Tehran Heart Cent. 2015;10(3):140-8.

51. Mercer SW, Fitzpatrick B, Guthrie B, Fenwick E, Grieve E, Lawson K, et al. The CARE Plus study: a whole-system intervention to improve quality of life of primary care patients with multimorbidity in areas of high socioeconomic deprivation: exploratory cluster randomised controlled trial and cost-utility analysis. BMC Med. 2016;14(1):88.

52. National Institute for Health and Care Excellence. Depression in adults: recognition and management [Internet]. NICE; 2018 [capturado em 01 jul. 2018]. Disponível em: https://www.nice.org.uk/guidance/CG90.

53. Bihari JLN, Mullan EG. Relating mindfully: a qualitative exploration of changes in relationships through mindfulness-based cognitive therapy. Mindfulness. 2012;5(1):46-59.

54. All Party Parliamentary Group on Wellbeing Economics [Internet]. 2016 [capturado em 01 jul. 2018]. Disponível em: https://wellbeingeconomics.wordpress.com/

55. Demarzo M, Garcia-Campayo J. Manual prático de mindfulness: curiosidade e aceitação. São Paulo: Palas Athena; 2015.

56. Breathworks [Internet]. 2018 [capturado em 01 jul. 2018]. Disponível em: http://www.breathworks-mindfulness.org.uk/

57. Cebolla A, Garcia-Campayo J, Demarzo M. Mindfulness e ciência: da tradição à modernidade. São Paulo: Palas Athena; 2016.

58. Cebolla A, Demarzo M, Martins P, Soler J, Garcia-Campayo J. Unwanted effects: is there a negative side of meditation? A multicentre survey. PLoS One. 2017;12(9):e0183137.

59. Crane RS, Eames C, Kuyken W, Hastings RP, Williams JM, Bartley T, et al. Development and validation of the mindfulness-based interventions: teaching assessment criteria (MBI:TAC). Assessment. 2013;20(6):681-8.

CAPÍTULO 95

Espiritualidade e saúde

Eno Dias de Castro Filho
Janaine Aline Camargo de Oliveira
Fábio Duarte Schwalm

Aspectos-chave

▶ A espiritualidade tem impacto em termos de saúde biológica, emocional e social. Há associação entre crenças religiosas com proteção da saúde mental, qualidade de vida e controle de sintomas, além de redução da mortalidade global e cardiovascular.

▶ As pessoas desejam, em frequências diferentes, conforme o contexto e a gravidade de seu estado, que os profissionais de saúde abram espaço para serem conhecidas também em sua dimensão espiritual e/ou religiosa.

▶ A abordagem da espiritualidade na prática clínica de médicos de família e comunidade ainda é um desafio. A literatura enumera várias barreiras para a abordagem da espiritualidade do paciente, tais como a falta de treinamento, o tempo ou conhecimento sobre o assunto ou, ainda, seus próprios valores pessoais, medo de conflitar com os da pessoa e/ou família ou considerar que abordar a espiritualidade não é papel do profissional de saúde.

▶ O conhecimento das habilidades de comunicação, aliado à prática clínica centrada na pessoa podem ser ferramentas potentes para auxiliar o médico de família e comunidade no exercício da abordagem clínica da dimensão religiosa-espiritual da pessoa.

▶ O médico de família e comunidade pode contribuir para a construção de resiliência de pessoas, de famílias e de comunidades, à medida que aborde o processo de saúde-adoecimento de modo integral, auxiliando na valorização de estratégias de superação ou na ressignificação de agentes estressores que produzam sofrimento ou desequilíbrio.

Caso clínico 1

Nivaldo, 48 anos, tem tratamento medicamentoso para transtorno de pânico há 2 anos e vinha assintomático desde então. Vem para a consulta relatando sensação de "pressão no peito", angústia e "fôlego curto" há cerca de 3 semanas. Os episódios são leves e autolimitados, mas recorrentes. Ao ser questionado sobre suas ideias e sentimentos, Nivaldo afirma perceber que as crises são semelhantes ao seu quadro prévio, mas tem medo de ter alguma doença. Durante as crises, sente que vai morrer e isso aumenta sua ansiedade, pois tem muito medo de ir para o inferno. A mãe de Nivaldo sempre o educou na Igreja Universal e ele considera que a Igreja o auxilia em sua fé e ligação com Deus. Contudo, há alguns meses, não está frequentando a Igreja, o que, em sua linguagem, seria "desviar-se da obra de Deus" e poderia fazer com que ele fosse para o inferno em caso de morte.

Teste seu conhecimento

1. De acordo com os conceitos da literatura sobre a abordagem da espiritualidade do paciente, assinale a assertiva correta sobre o Caso clínico.
   a. Por se tratar de uma crença individual, o profissional de saúde deve evitar abordar o aspecto religioso de Nivaldo, de modo a prevenir a ruptura de vínculo
   b. A espiritualidade é a dimensão do ser humano que caracteriza a busca pessoal para compreender questões relacionadas ao final da vida e sentido da existência, o que, no caso de Nivaldo, pode ser expresso pela igreja representar sua "ligação com Deus"
   c. O profissional deve conversar com Nivaldo sobre suas crenças, orientando-o de que o inferno não existe e que esse pensamento está prejudicando sua saúde
   d. As crenças de Nivaldo são importantes para ele e têm impacto claro sobre seus sintomas clínicos, sendo prioridade o referenciamento do paciente para o psicólogo, uma vez que o tema foge ao escopo da prática médica

2. A vivência espiritual do paciente impacta a sua forma de enfrentar o adoecimento, conceito descrito como *coping* (enfrentamento) religioso-espiritual. Sobre esse conceito, é incorreto afirmar:
   a. As evidências apontam que estratégias de *coping* religioso-espiritual são ferramentas de suporte em situações de doença ou crise, sendo seus benefícios caracterizados como *coping* positivo
   b. Embora a espiritualidade seja um valor importante para Nivaldo, expresso a partir de sua religião, no momento, o medo experienciado tem-se mostrado como estratégia de *coping* religioso negativo.
   c. Apesar do impacto positivo da espiritualidade na saúde, o *coping* negativo está associado a piores desfechos clínicos e, portanto, a equipe profissional deve auxiliar o paciente Nivaldo a refletir sobre os sentimentos decorrentes de sua relação atual com a igreja
   d. Embora se saiba que muitos pacientes desejam que seus médicos abordem a temática da religiosidade e espiritualidade, como

estratégia para consolidação da empatia e confiança, ainda faltam ferramentas estruturadas que embasem a aplicação dessa abordagem no contexto da APS.

3. Sobre o impacto clínico da vivência espiritual de Nivaldo, é correto afirmar:
   a. Embora se observe na prática clínica que a espiritualidade tem grande impacto na saúde, ainda faltam evidências que embasem a abordagem desse tema em consultas
   b. A literatura já descreve a associação da religiosidade e espiritualidade (R/E) do paciente com menor prevalência de depressão e ansiedade, mas ainda não aponta para estratégias terapêuticas
   c. Não abordar a espiritualidade no caso de Nivaldo pode ser considerada uma negligência, uma vez que há evidências de redução do tempo para remissão dos sintomas depressivos e menor taxa de suicídio, quando a abordagem da R/E é associada ao tratamento clínico convencional
   d. Como a literatura ainda é controversa sobre o conceito de espiritualidade, as evidências ainda não permitem recomendações a respeito da abordagem espiritual do paciente

4. Sobre as pesquisas de opinião de médicos sobre a temática da abordagem clínica da R/E, é incorreto afirmar:
   a. É frequente que o profissional se sinta desconfortável em relação ao tema, vindo à tona preocupações como o medo de impor pontos de vista religiosos ao paciente
   b. Apesar das inúmeras evidências no campo, muitos médicos ainda relatam pouco conhecimento sobre o tema, indicando a necessidade de treinamento
   c. Muitos profissionais percebem conflito na abordagem do tema, por considerarem que o conhecimento da religião não é relevante ao tratamento médico
   d. A preocupação dos profissionais em atuarem em área "não médica" ao abordarem a R/E é legítima, uma vez que ainda não há evidências fortes do impacto na saúde

Respostas: 1B, 2D, 3C, 4D

Do que se trata

Caso clínico 2: um olhar sobre a prática clínica

"Sabíamos que esse momento iria chegar, mas nunca estamos realmente preparados", nos diz Teresa, cuidadora de Cláudio, com os olhos marejados pelas lágrimas que ansiosamente tentam não cair. Derramar suas lágrimas poderia demonstrar que ela achava que era o fim... Que Cláudio não acordaria mais. Ele era portador de demência e, há anos, voltara a morar com a ex-esposa. Separados pelo etilismo, mas reunidos pelo amor, Teresa contava com o apoio da equipe da Estratégia Saúde da Família (ESF) para manejar os sintomas de Cláudio, a fim de não precisar interná-lo. Ele estava acamado há 2 meses; entretanto, nesse dia, a respiração agonizante, o livedo reticular e o rebaixamento de consciência não deixaram dúvidas para a equipe de que Cláudio estava partindo. Percebemos que havia muito a ser feito! A conversa honesta com Teresa a preparou para enfrentar esse momento. O pranto veio abundante: "Se eu tivesse feito mais?". Com o olhar, a compaixão e o respeito que adquirimos por aquela mulher, propusemos reflexões sobre os últimos meses de Cláudio. Mudando o sabor das lágrimas, Teresa nos diz: "Fizemos tudo que podíamos... Conseguimos levá-lo para a igreja no domingo... Parece que ele só estava esperando isso para poder partir em paz". De sua fé vinha sua resiliência. Ela se abaixou, acariciou a face de Cláudio, falou sobre seus sentimentos, suas culpas e trouxe, então, seu pedido de perdão por ter se distanciado dele, deixando de honrar os preceitos sacros do casamento. Cláudio parecia ter o semblante mais tranquilo... Foi a morfina? Foi o perdão? Ambos? O que importa? A prece da esposa ao final demonstrou que enquanto Cláudio partia em paz, o significado que Teresa deu à sua fé e ao perdão permitiram que ela vivesse em paz.

Conceitos gerais

No contexto de abordagem clínica da dimensão espiritual do paciente, é necessário o entendimento do conceito de espiritualidade, para que ele não seja reduzido ou confundido com conceitos de religião ou religiosidade. A definição de espiritualidade tem recebido sucessivas aproximações na literatura.[1] O Quadro 95.1 traz alguns conceitos norteadores.

Quadro 95.1 | **Conceitos gerais em saúde e em espiritualidade**

Religião

Sistema organizado de crenças, práticas e simbolismos que catalisam a aproximação da pessoa com o sagrado.[2]

Religiosidade

O modo como um indivíduo acredita, segue e pratica uma religião,[2] perfazendo o aspecto da vivência pessoal. Pode ser:

▶ Organizacional ou extrínseca: participação na igreja, templo religioso ou grupos

▶ Não organizacional ou intrínseca: prece ou oração, leituras, meditação, ouvir músicas ou ver programas de televisão

Espiritualidade

Dimensão que aborda o aspecto existencial, destacando-se as definições:

▶ Busca pessoal para entender questões relacionadas ao fim da vida, ao seu sentido, as relações com o sagrado ou transcendente, que pode, ou não, levar ao desenvolvimento de práticas religiosas ou formação de comunidades religiosas.[2]

▶ Aspecto dinâmico e intrínseco da humanidade, por meio do qual se busca e expressa o significado, o propósito e a transcendência. Também é o modo da pessoa expressar uma conexão com o momento, com si próprio, com os outros, com a natureza e com o que é significativo ou sagrado.[3]

▶ Dimensão em que obtemos significado, conexão, conforto e paz para as nossas vidas. Esse significado pode ser buscado não apenas na religião, como se pensa mais comumente, mas também na música, na arte, na natureza ou mesmo em valores e princípios pessoais ou científicos.[4]

Enfrentamento ou *coping* religioso-espiritual[5]

Coping é o modo como a pessoa lida com o estresse, ou seja, são as estratégias cognitivo-comportamentais utilizadas pela pessoa para manejar situações estressantes. Quando essa estratégia enfoca a religiosidade ou a espiritualidade, recebe o nome de *coping* religioso-espiritual (CRE). Pode ser:

▶ Positivo: Quando a estratégia traz benefício à saúde e ao bem-estar da pessoa, devendo ser encorajado pelo profissional. Por exemplo: estímulo da fé, preces, perdão, contemplação, meditação e leitura de materiais espirituais.

▶ Negativo: Quando a estratégia traz sofrimento ou "dor espiritual", o profissional tem o papel de dar suporte para a ressignificação ou o reenquadramento dos conflitos que levam a pessoa a adotar essa perspectiva. Por exemplo: sentimento de ser abandonado por Deus por não se curar; relacionar o adoecimento ao sentimento de punição divina (como um câncer) ou manter-se em uma relação promotora de sofrimento devido a valores religiosos (como ao sofrer violência doméstica).

As duas últimas definições do Quadro 95.1 são de forte aplicabilidade clínica por médicos de família e comunidade. Elas permitem uma inclusão ampla das percepções religiosas e não religiosas que compõem a dimensão espiritual da pessoa, contribuindo para a abordagem integral. Além disso, os autores dessas definições apontam para a importância da abordagem da espiritualidade de modo centrado na pessoa,[3,6] indo ao encontro das competências esperadas do médico de família e comunidade.

Para Vasconcelos,[7] dar ênfase ao conceito de espiritualidade, em vez de religiosidade, pode ajudar a temática a tornar-se mais acessível para profissionais e pacientes, uma vez que a espiritualidade é uma dimensão intrínseca ao ser humano, ao passo que o domínio religioso pode ou não ser significativo para a pessoa abordada. Para esse autor, espiritualidade é um conceito que ressalta a dinâmica de aproximação com o "eu profundo", ou *self*. Sendo assim, a noção de espiritualidade teria papel inclusivo perante a diversidade sociocultural e, além disso, permitiria salientar a dimensão da vivência pessoal para além da dimensão formal de ligação a uma instituição.

Saúde e espiritualidade: compreendendo a relação

O binômio R/E é área crescente de pesquisas em saúde. Na década de 1960, começaram a surgir os primeiros estudos observacionais sobre o assunto, e a produção vem crescendo de modo bastante expressivo. Koenig[8] observou que na década de 2000 a 2010 foram publicados mais artigos sobre R/E que em todo o período antes dos anos 2000. Em um levantamento na base de dados Pubmed, Lucchetti e Lucchetti,[9] encontrou mais de 30 mil artigos publicados na área, sendo que, de 1999 a 2013, se estima a produção de sete novos artigos por dia. Atualmente, o número de artigos da base de dados do Pubmed no tema dobrou em relação à época do estudo realizado. No Brasil, as publicações tiveram aumento considerável na última década, sobretudo em pesquisas quantitativas e com enfoque em saúde mental.[10] A evolução das pesquisas brasileiras pode ser visualizada na Figura 95.1.

Perante esse grande crescimento, a revisão de Koenig[1] resume as recentes investigações sobre os efeitos da R/E na saúde. O autor discute associações descritas no contexto de saúde mental, bem-estar, propósito na vida, esperança, otimismo, autoestima, depressão, ansiedade, suicídio e abuso de substâncias. Além disso, aborda maior associação com hábitos de vida protetores da saúde, tais como prática de exercício e dieta e menor prevalência de tabagismo e atividade sexual de risco. Temas relevantes, como o impacto protetor da R/S sobre doença arterial coronariana, câncer e mortalidade por qualquer causa, também são abordados. Ainda nessa revisão, o autor examina pesquisas sobre a prevalência de necessidades espirituais entre os indivíduos com doenças graves ou terminais, as consequências de ignorar essas necessidades e os resultados dos ensaios clínicos que examinaram os efeitos das avaliações espirituais por médicos.

As evidências embasam o impacto do binômio R/E em aspectos de promoção da saúde e bem-estar biopsicossocial. Lucchetti e colaboradores[11] conduziu uma revisão bibliográfica comparando mortalidade em metanálises sobre 25 diferentes recomendações para prevenção primária e secundária, tais como ingestão de vegetais, rastreamento de neoplasias e uso de estatinas. Em termos de redução de mortalidade, as pessoas que mantinham práticas R/E demonstraram 18% de redução de risco de mortalidade. Esse risco teve mais impacto do que 60% das demais intervenções avaliadas, sendo semelhante à recomendação de ingestão de frutas ou vegetais e superior à terapia com estatina para prevenção primária e secundária de evento cardiovascular. A R/E também foi mais efetiva em reduzir a mortalidade do que o uso de *air bags* em carros, o uso de bloqueadores do receptor de angiotensina na insuficiência cardíaca, o rastreamento para câncer colorretal com exame de sangue oculto nas fezes, entre outros.

Especialmente na área de saúde mental, que concentra a maior parte das publicações sobre R/E, as evidências de benefício da abordagem clínica da espiritualidade da pessoa já são bastante robustas. A revisão sistemática de 4.751 artigos, com metanálise dos dados obtidos em 23 ensaios clínicos, realizada por Gonçalves e colaboradores,[12] demonstra que intervenções R/E tiveram impacto estatisticamente significativo em sintomas de ansiedade geral ($p < 0,001$). As intervenções de caráter R/E foram classificadas em espirituais (valores, crença em um "poder maior", *coping* [enfrentamento] e transcendência), além de modelos psicoterapêuticos, utilização de visualização

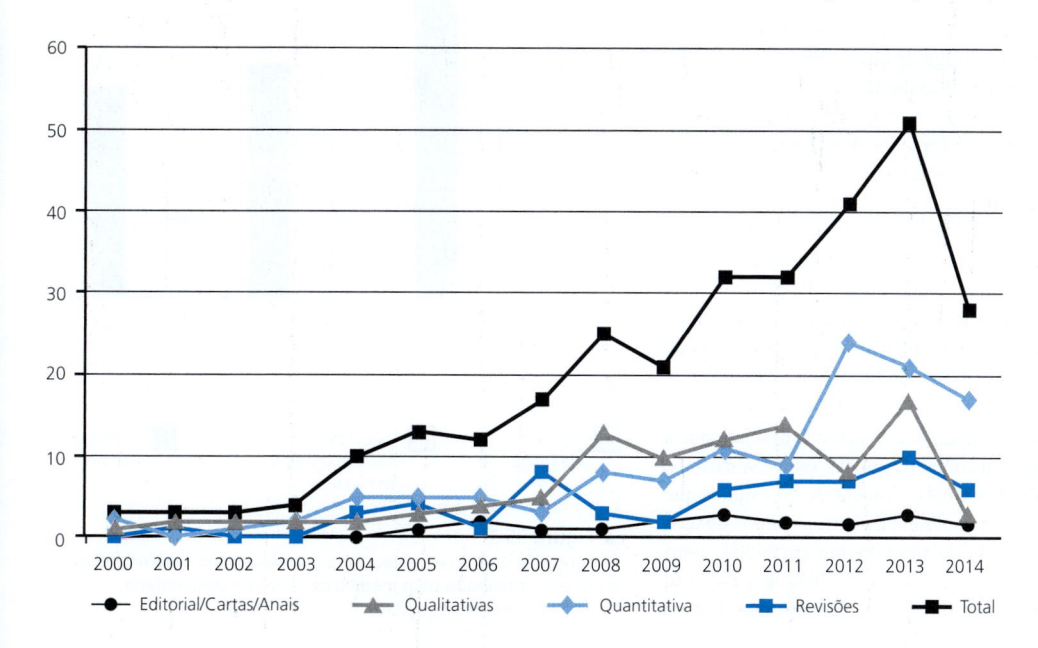

◀ **Figura 95.1**
Estudos brasileiros publicados desde 2000 com foco principal em saúde e em espiritualidade, conforme tipo de estudo.
Fonte: Damiano e colaboradores.[10]

de imagens ou meditação. O aspecto religioso foi explorado a partir das crenças das tradições católica, judaica e muçulmana. Entre as intervenções que demonstraram benefícios, são destacadas a meditação (p < 0,001) e a psicoterapia individual ou em grupo (p = 0,02). O grupo de intervenções R/E demonstrou melhora significativa no seguimento após um mês (p < 0,001). Duas diferenças significativas foram encontradas em relação ao tratamento da depressão: resposta significativa sustentada entre 1 e 6 meses e comparação dos sintomas com grupos recebendo abordagem tradicional (p = 0,05). Além disso, foram avaliados estudos que demonstraram que as intervenções abordando R/E reduziram estresse pós-traumático, alcoolismo e frequência de dor em enxaqueca.

As evidências nesse campo têm-se demonstrado tão robustas que a Academia Americana de Médicos de Família e Comunidade recomenda que já há evidências suficientes para indicar a abordagem da espiritualidade na prática clínica, e que deixar de fazê-lo poderia ser considerado má prática.[4] Como cita Lassi e Mugnaini,[13] várias instituições em saúde já publicaram documentos encorajando pesquisa, estudo e aplicação na prática clínica das evidências em R/E, tais como: American Psychiatric Association, American Psychological Association, American Academy of Child and Adolescent Psychiatry, The Royal College of Psychiatrists e World Psychiatric Association.

A literatura também demonstra a importância da abordagem da dimensão espiritual da pessoa do ponto de vista de impacto negativo para a saúde. A título de exemplo, Lassiter e Parsons[14] aponta que, em populações portadoras de HIV, se observa discordância sobre o impacto da dimensão espiritual e religiosa, podendo haver associações a desfechos considerados positivos ou negativos. O mesmo é demonstrado por Delgado-Guay e colaboradores[15] para pessoas em cuidados paliativos oncológicos, havendo piora da qualidade de vida e sintomas de saúde mental quando apresentam algum grau de "dor espiritual" (*coping* negativo, como mágoas, culpas, medo, relacionado às relações ou às crenças religiosas). Mesmo para associação a desfechos negativos, a temática da R/E se torna relevante para o cuidado em saúde, pois constitui uma oportunidade de ressignificação de processos de medo ou culpa que aumentam a carga de sofrimento da pessoa perante o adoecimento.[5]

Nesse sentido, a abordagem da espiritualidade parece vir ao encontro da visão integral e singular que se busca na atenção primária à saúde (APS). Sob a ótica do método clínico centrado na pessoa (MCCP), as crenças e os valores espirituais interferem diretamente na experiência com a doença, trazendo impacto sobre o desfecho clínico de modo positivo (p. ex., "adoecimento pode ser oportunidade de demonstrar a fé") ou negativo (p. ex., "perda de fé com base no sentimento de abandono por Deus"), conforme a estratégia de *coping* (enfrentamento) utilizada pela pessoa. Desse modo, a abordagem da espiritualidade consiste em ferramenta do médico de família e comunidade para trabalhar o significado das vivências,[16] as estratégias de *coping*, ou enfrentamento,[5] o desenvolvimento da resiliência[17] e o reenquadramento de situações disfuncionais vivenciadas.

As evidências têm demonstrado que as pessoas desejam que a equipe de saúde aborde questões religiosas e/ou espirituais. A revisão sistemática de Best e cols.[18] encontrou 54 estudos que avaliaram o interesse dos pacientes em discutir assuntos ligados à espiritualidade no contexto do atendimento em saúde, compreendendo 12.327 pacientes. Em mais de 50% dos estudos, mais da metade da amostra considerava que era apropriado para o médico saber sobre as necessidades espirituais do paciente. Contudo, a distribuição de interesse dos pacientes não é homogênea, variando conforme escolaridade, religiosidade e gravidade da doença. Quanto a essa heterogeneidade, o estudo de MacLean e colaboradores[19] diferencia o interesse dos pacientes no contexto ambulatorial, hospitalar e próximo da morte quanto a interesse de conversar sobre R/E com o médico e também de realizar orações com o profissional de saúde, conforme pode ser visto na Figura 95.2.

Vale destacar que a revisão de Best e cols.[18] também identificou uma minoria significativa (6/38 estudos) que declarou não desejar a abordagem da R/E pelo médico. Essa amostra era constituída majoritariamente de pessoas que não estavam gravemente doentes ou que afirmavam poder falar sobre sua espiritualidade com outra pessoa que não o profissional de saúde (familiares ou membros de sua religião). A revisão também identifica um impasse relevante: a maioria dos pacientes manifesta interesse na discussão da R/E em consultas médicas, ao passo que há uma incompatibilidade entre a percepção de pacientes e médicos sobre o que constitui essa discussão e em que momento ela deve acontecer. Aponta-se a necessidade de estudos nessa temática.

Um terceiro grupo de evidências, ainda menos reproduzidas, corrobora que a abordagem da dimensão espiritual da pessoa pelos profissionais pode trazer impacto inclusive para os próprios profissionais de saúde. Um estudo qualitativo avaliou retrospectivamente a narrativa da experiência de 17 trabalhadores de cuidados paliativos em um *hospice*, avaliando o "crescimento pessoal" e a percepção dos profissionais sobre a morte e o morrer. Observou-se que esses profissionais podem vivenciar uma transformação pessoal e de consciência com avanços, por exemplo, no nível de empatia.[20] Também no contexto dos cuidados paliativos, há estudos avaliando que a percepção do profissional acerca de sua própria espiritualidade se associa a

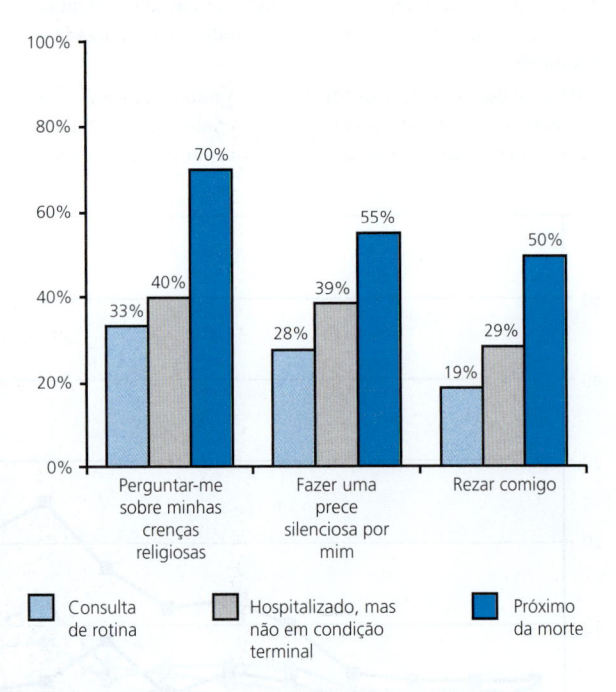

▲ **Figura 95.2**
Preferências do paciente quanto à abordagem do binômio religiosidade-espiritualidade pelo médico de família e comunidade.
Fonte: MacLean e colaboradores.[19]

um sentimento comum de espiritualidade da equipe.[21] A abordagem clínica da dimensão espiritual da existência repercutiu em maior percepção de prestar cuidados paliativos integrais e compassivos, determinando satisfação com o trabalho.[22]

O que fazer

Independente de tantas evidências no campo da R/E na saúde, muitos profissionais ainda têm dificuldade em inserir essa temática na prática clínica. Os vários pontos que dificultam aos profissionais abordarem esse tema nos encontros terapêuticos também já têm sido pesquisados. O estudo de Koenig[23] elenca essas barreiras, conforme o Quadro 95.2.

As barreiras, como falta de conhecimento ou treinamento, vêm sendo superadas à medida que o tema ganha espaço nas pesquisas e nas discussões clínicas. A preocupação com o tempo pode ser apaziguada conforme o melhor desempenho no treinamento e a longitudinalidade do cuidado clínico. Contudo, há barreiras que permeiam as concepções do médico sobre seu papel e seus valores pessoais. Para Lucchetti e cols.,[24] essas barreiras podem ser atenuadas na medida em que o médico se disponha a uma atitude de aproximação do tema sem preconceitos.

O autoconhecimento sobre as emoções advindas da prática clínica,[25] a necessidade de tomada de consciência do médico no exercício profissional (*awareness*),[26] a sua postura de atenção plena (*mindfulness*)[27] e a sua vivência espiritual intrínseca[28] podem ter impacto sobre a forma como o profissional maneja demandas espirituais trazidas pelo paciente, bem como sobre sua disponibilidade para fomentá-las e abordá-las.

Embora ainda sejam necessárias mais pesquisas nesse campo, já é possível observar que o autoconhecimento tem papel fundamental para o profissional na abordagem da espiritualidade das pessoas. O médico necessita manter uma prática reflexiva sobre si mesmo e seus valores pessoais, de modo a respeitar as necessidades e as crenças das pessoas, sem impor seu ponto de vista.

Retomando o caso de Teresa, vê-se que todas essas dimensões estão integradas e perfazem o processo de doença e experiência de adoecimento. Fatores como a fé, a ida à igreja ou a vivência do processo de perdão tornaram o momento vivido altamente simbólico e significativo para a personagem. A experiência singular com a doença traz, para cada pessoa, diferentes graus de reflexão e ressignificação sobre sua vida, relações, escolhas e planos, pois consiste em uma experiência existencial.[29,30] Nesse processo, frequentemente, a pessoa revê valores e busca significado para sua existência, passando a reconhecer, assim, sua dimensão espiritual na construção de estratégias de resiliência.

Quadro 95.2 | **Barreiras para a abordagem da espiritualidade na prática clínica pelo profissional de saúde**

▶ Falta de conhecimento sobre o assunto
▶ Falta de treinamento
▶ Falta de tempo
▶ Desconforto com o tema
▶ Medo de impor pontos de vista religiosos ao paciente
▶ Preocupação de atuar em área "não médica"
▶ Pensamento de que o conhecimento da religião não é relevante ao tratamento médico
▶ Opinião de que isso não faz parte do papel do médico
▶ Falta de interesse no tema

Na elaboração espiritual de sua experiência de adoecimento, a pessoa constrói novos sentidos e significados para sua vida. Essa mobilização passa a ser um recurso interno capaz de mobilizar a pessoa na difícil tarefa de reorganização do viver exigida pelo adoecimento.[31]

Modelos de abordagem da espiritualidade na prática clínica

Para facilitar a abordagem da espiritualidade na prática clínica, muitos autores têm desenvolvido instrumentos para obtenção da história ou anamnese espiritual.[3,32–34] De acordo com Koenig,[34,35] a proposta da história espiritual é aprender sobre como os pacientes lidam com suas doenças, os tipos de sistemas de suporte disponíveis para eles na comunidade e quaisquer crenças fortes que possam influenciar os cuidados médicos. Puchalski e cols.[36] inserem a anamnese espiritual como parte do cuidado em saúde, tendo como objetivos compartilhar e aprender sobre as crenças espirituais e religiosas; avaliar a angústia ou força espiritual; fornecer cuidados compassivos; ajudar o paciente a encontrar recursos internos de cura e aceitação; identificar as crenças espirituais/religiosas que afetam o tratamento do paciente e identificar aqueles que precisam de encaminhamento para um capelão ou provedor de cuidados espirituais especializados. Anandarajah e Hight[4] também destacam a importância da anamnese auxiliar na descoberta de barreiras ao uso de recursos espirituais e incentivo de práticas espirituais saudáveis.

A literatura descreve vários questionários que exemplificam questões para a realização da anamnese espiritual. A revisão sistemática de literatura de Luchetti e cols.[37] encontrou 25 diferentes instrumentos para abordagem da história espiritual e os avaliou conforme suas características. Entre as cinco ferramentas com melhor pontuação, três foram desenvolvidas para utilização no âmbito da APS: FICA,[32] HOPE[33] e SPIRITual History.[40] O FICA se destaca por ser o único validado entre os três, em língua inglesa.

Como o SPIRITual History necessita de maior tempo para aplicação, neste capítulo, serão destacados o FICA e o HOPE como propostas de abordagem. Ambas as ferramentas contemplam a visão integral do cuidado e podem ser visualizadas no Quadro 95.3.

É preciso ter em mente, de modo geral, que um instrumento de avaliação espiritual deve ser fácil de aplicar, flexível, adaptável, não demorado e ser aplicado de modo dialogado com a pessoa, sem produzir uma abordagem focal, tipo *check list*.[39] O formato estruturado proposto para a anamnese espiritual deve ser visto como um guia dos tópicos importantes a serem pesquisados, uma vez que esse tema deve sempre ser abordado de forma leve e fluida, respeitando as crenças e o tempo de cada pessoa.

Para a aplicação prática dos questionários, é preciso observar a reação da pessoa e a resposta dada, reajustando o formato da próxima questão de acordo com o tom ditado pela própria pessoa. É preciso identificar a linguagem utilizada e como a pessoa a relaciona com sua fé/crença (p. ex., Deus, família, natureza), seguindo, assim, o mesmo enfoque nos demais itens da anamnese. No caso de Teresa, isso pode ser visto quando a personagem demarca a importância de sua fé na religião organizada (ter levado o marido para a igreja lhe trazia alívio), mas também como essa fé lhe trazia sofrimento pelo período que passaram separados (o que foi expresso em sua necessidade de pedir perdão). A abordagem, pela equipe, de garantir a escuta ativa e compassiva auxiliou Teresa em seu processo de elaboração.

Quadro 95.3 | Instrumentos para obtenção da história espiritual

Questionário FICA

F – Fé / crença
- Você se considera religioso ou espiritualizado?
- Você tem crenças espirituais ou religiosas que te ajudam a lidar com problemas?
- Se não: o que te dá significado na vida?

I – Importância ou influência
- Que importância você dá para a fé ou crenças religiosas em sua vida?
- A fé ou crenças já influenciaram você a lidar com estresse ou problemas de saúde?
- Você tem alguma crença específica que pode afetar decisões médicas ou o seu tratamento?

C – Comunidade
- Você faz parte de alguma comunidade religiosa ou espiritual?
- Ela te dá suporte, como?
- Existe algum grupo de pessoas que você "realmente" ama ou que seja importante para você?
- Comunidades como igrejas, templos, centros, grupos de apoio são fontes de suporte importante?

A – Ação no tratamento
- Como você gostaria que o seu médico ou profissional da área da saúde considerasse a questão religiosidade / espiritualidade no seu tratamento?
- Indique, remeta a algum líder espiritual / religioso.

Questionário HOPE

H – Fontes de Esperança (Hope), significância, conforto, força, paz, amor e relacionamento social.
- Quais são as suas fontes de esperança, força, conforto e paz?
- Ao que você se apega em tempos difíceis?
- O que o sustenta e o faz seguir adiante?

O – Religião organizada
- Você faz parte de uma comunidade religiosa ou espiritual? Ela o ajuda? Como?
- Em que aspectos a religião o ajuda e em quais não o ajuda muito?

P – Espiritualidade pessoal e prática
- Você tem alguma crença espiritual que é independente da sua religião organizada?
- Quais aspectos de sua espiritualidade ou prática espiritual você acha que são mais úteis à sua personalidade?

E – Efeitos no tratamento médico e assuntos terminais
- Ficar doente afetou sua habilidade de fazer coisas que o ajudam espiritualmente?
- Como médico, há algo que eu possa fazer para ajudar você a acessar os recursos que geralmente o apóiam?
- Há alguma prática ou restrição que eu deveria saber sobre seu tratamento médico?

Fonte: Lucchetti e colaboradores.[24]

Conduta proposta

Uma proposta de aplicação clínica dessa visão pode ser exemplificada pelo método 3H, que compreende a vivência espiritual do ser humano como dividida em aspectos cognitivos (*head*), emotivo-experienciais (*heart*) e comportamentais (*hands*).[40] Esse modelo é particularmente interessante por ajudar o profissional de saúde a avaliar as estratégias de *coping* positivo (R/E sendo fonte de conforto ou suporte) ou negativo (aspectos da R/E que aumentem a carga de sofrimento da pessoa). O aspecto cognitivo decorre de questões filosóficas ou reflexivas, tais como "Porque isso está acontecendo comigo?" ou "O que ocorrerá depois da morte?". A dimensão emotivo-experiencial decorre do processo de significado que a pessoa dá à sua vivência, como senso de conexão e paz ou de solidão e desespero perante suas crenças. O aspecto comportamental se manifesta pelas ações diretas, como escolha de hábitos de vida (alimentação, aceitar ou não transfusão de sangue), prática de preces ou rituais religiosos. Com essa abordagem, podem ser identificadas estratégias de apoio da pessoa, bem como pensamentos e sentimentos que lhe agravem a experiência, como culpa, medo ou percepção de punição dentro de sua relação com o sagrado (crenças, Deus ou instituição religiosa). A integração entre essas dimensões pode ser mais bem compreendida na Figura 95.3.

Correlacionando esses modelos com a prática clínica na APS, é preciso destacar que a abordagem prática da espiritualidade ocorrerá à medida que o médico de família e comunidade integrar o conhecimento das evidências científicas sobre R/E às habilidades de comunicação e competência cultural.

Nesse sentido, retomamos a ideia de Pendleton e cols.[41] sobre o processo de comunicação da consulta sendo compreendido como o "encontro entre dois especialistas", o médico e a pessoa.

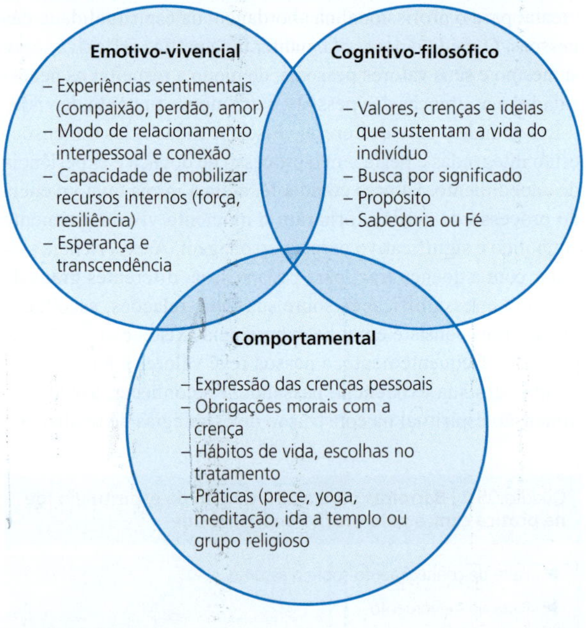

▲ **Figura 95.3**
Modelo 3H de avaliação da espiritualidade.
Fonte: Baseada em Anandarajah.[40]

Emotivo-vivencial
– Experiências sentimentais (compaixão, perdão, amor)
– Modo de relacionamento interpessoal e conexão
– Capacidade de mobilizar recursos internos (força, resiliência)
– Esperança e transcendência

Cognitivo-filosófico
– Valores, crenças e ideias que sustentam a vida do indivíduo
– Busca por significado
– Propósito
– Sabedoria ou Fé

Comportamental
– Expressão das crenças pessoais
– Obrigações morais com a crença
– Hábitos de vida, escolhas no tratamento
– Práticas (prece, yoga, meditação, ida a templo ou grupo religioso)

Esse modelo de encontro de especialistas, dentro da abordagem espiritual, traz à tona a necessidade de autoconhecimento do médico para suas dimensões pessoais, no mesmo campo das dimensões do paciente. Nesse caso, por exemplo, a dimensão espiritual do médico relaciona-se à postura de presença consciente, prática compassiva e atitude empática. Anadarajah[40] define como auto-

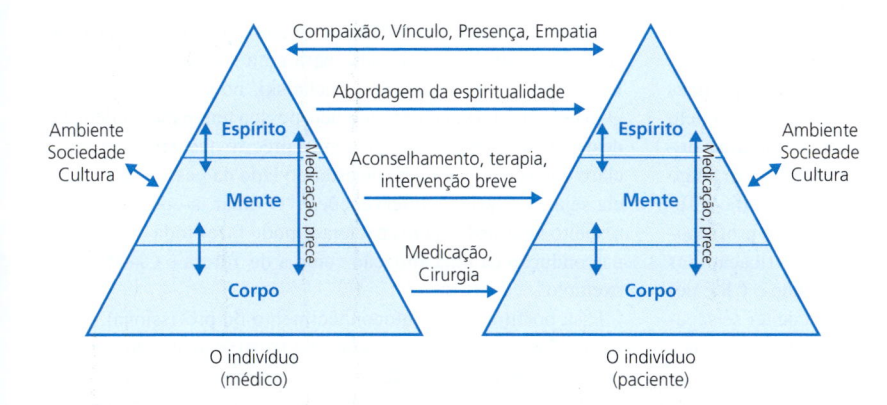

◀ Figura 95.4
Modelo secular do BMSEST de cuidado da pessoa integral: relação médico-paciente.
Fonte: Adaptada de Anandarajah.[40]

cuidado espiritual essa dimensão que diz respeito à prática individual de autoconhecimento e desenvolvimento de crenças e valores pessoais, além de realização de métodos como prece, meditação, contemplação da natureza, frequentação a templo religioso ou práticas corporais integrativas. Sob a ótica do modelo BMSEST,[40] o encontro clínico poderia ser expresso na Figura 95.4.

A partir de todo esse entendimento, o MCCP,[29] ferramenta clínica importante utilizada na APS, torna-se uma potente ferramenta de abordagem espiritual do paciente.[42] O MCCP parece interessante por satisfazer a demanda de um atendimento que contemple de maneira integral as necessidades das pessoas, suas preocupações e vivências relacionadas à saúde ou às doenças.

Apoiado na reflexão sobre a prática, como um primeiro exercício da abordagem da espiritualidade, cabe ao profissional se perguntar o quanto tem ouvido e identificado a presença dos valores e crenças da pessoa e como tem conseguido conectar essas percepções com sua prática clínica. A partir dessa postura profissional, é possível inserir a anamnese espiritual dentro da abordagem dos componentes do MCCP, conforme pode ser visualizado na Figura 95.5.

Abordagem da espiritualidade a partir método clínico centrado na pessoa

1° Componente: explorando a doença e a experiência de doença

A dimensão de significado que a pessoa atribui à sua fé, crença ou vivência ganha imensa importância. Ao avaliar as dimensões da vivência espiritual (significado, paz, fé e religiosidade) em relação à qualidade de vida, saúde mental e bem-estar em adultos, Peres e colaboradores[43] encontrou que o fator de significado exerceu maior associação com desfechos em saúde (menor índice de depressão e maior qualidade de vida) quando comparado aos outros dois. Essa visão é reforçada pela aplicação das práticas narrativas em saúde.[44] No caso de Teresa, percebe-se que sua vivência frente a seus princípios religiosos fez ela sentir culpa por não ter sustentado o casamento, mesmo amando o marido e cuidando dele até o final de sua vida. A abordagem da equipe, de modo a trazer seu olhar para os pontos de superação de sua história (ter cuidado do marido e o levado à igreja antes da morte), deram suporte para que Teresa percebesse aspectos positivos de sua narrativa, abrindo margem para o processo de perdão. Como profissionais, não cabe julgar o que deveria ou não ser perdoado, mas sim dar suporte para a pessoa "escrever" sua história com autonomia.

2° Componente: entendendo a pessoa como um todo

Nesse componente, interrogar oportunamente sobre fé, crenças, valores e significado, para que a abordagem da pessoa seja integral. Conhecer a pessoa como um todo, incorporando a avaliação rotineira do CRE, pode melhorar nosso entendimento e descortinar pontos de resiliência a serem fortalecidos.[5] A partir dessa avaliação, o CRE positivo pode ser encorajado por meio de reforço das práticas salutogênicas da pessoa, como meditação, práticas corporais integrativas, preces, perdão, contempla-

◀ Figura 95.5
Abordagem da espiritualidade a partir dos componentes do método clínico centrado na pessoa.
Fonte: Com base em Stewart e colaboradores.[29]

ção, leitura de materiais espirituais ou outras. No caso de Teresa ter levado o marido para a igreja antes da morte lhe trouxe uma crença muito significativa sobre o bem-estar dele. As práticas significativas para a pessoa também podem ser registradas pelo profissional como pontos de resiliência a serem exploradas durante situações de crise que a pessoa venha a vivenciar ao longo do tratamento, como saber da força do amor entre Cláudio e Teresa, mesmo após a separação deles. Por outro lado, o profissional também pode identificar e auxiliar na ressignificação das situações de conflito ou sofrimento, desencorajando o CRE negativo, como no caso de Teresa sofrer pela culpa de ter se separado do marido que amava, devido ao etilismo. Outros exemplos de CRE podem ser vistos no Quadro 95.3.

Neste componente, também pode ser abordada a dimensão relacional e comunitária da pessoa. Nesse passo, inserem-se interrogações sobre relações familiares (crenças semelhantes ou conflitivas), princípios religiosos ou culturais e suporte social, por exemplo, dentro de uma comunidade religiosa ou de um grupo em que a pessoa vivencie sua relação transcendental.

3° Componente: elaborando um plano conjunto de manejo dos problemas

Os valores espirituais terão impacto nas decisões da pessoa, podendo influenciar condutas específicas, como não desejar transfusão sanguínea ou tratamento medicamentoso, mas também atuar de modo mais amplo, impactando diretamente no fator volitivo e motivacional.[24] Abordar esses aspectos pode fortalecer a aliança terapêutica e também auxiliar a pessoa na ressignificação de vivências prévias negativas ou que prejudiquem o vínculo com o tratamento clínico. No caso de Cláudio, foi importante saber que intervenções a família gostaria que fossem realizadas ao final de vida, tanto pela administração de medicações ou realização de procedimentos quanto o convite para realizar uma prece ou oração na presença da equipe.

4° Componente: intensificando o relacionamento entre pessoa e médico

A espiritualidade se encontra em esfera bastante subjetiva da experiência humana, sobre a qual o profissional passa a ter de se debruçar. Para melhor desempenhar essa tarefa, na visão de Balint,[45] o médico deve trabalhar a sua função apostólica, ou seja, não usar de proselitismo para com suas próprias ideias. Essa postura é reforçada por Puchalski[3] no campo da abordagem espiritual. O encontro médico-pessoa tem papel dialético e de negociação de papéis. Para isso, é preciso que o médico tenha claro que sua postura será de estar ao lado da pessoa, ainda que ela seja refratária às intervenções. "O olhar, a compaixão e o respeito adquirido" pelos pacientes pode fazer toda a diferença na condução de uma situação como a de Teresa e Cláudio, por exemplo.

Essa postura exige autoconhecimento do profissional, tanto para reconhecer e trabalhar com sua frustração quanto para gerir os processos de transferência e contratransferência.[29] Outra postura essencial é que o profissional se mantenha em situação de igualdade com a pessoa na construção da relação, de modo a garantir um ambiente seguro, livre de julgamento ou depreciação devido à fé ou conjunto de crenças da pessoa. Adotar uma atitude compassiva e empática auxilia o profissional nesse trabalho.

Uma pesquisa[46] realizada com 106 estudantes de medicina nos EUA, avaliando a relação do estado emocional, a abertura para questões espirituais e a capacidade de expressar empatia, evidenciou que estudantes com baixo nível de depressão/ansiedade/estresse apresentam escores maiores de empatia quando abertos a questões espirituais. Por outro lado, os alunos com maiores índices de depressão/ansiedade/estresse apresentaram níveis baixos de empatia, independente da abertura para questões espirituais. Esses dados reforçam a relação entre espiritualidade do profissional e sua capacidade empática, bem como a importância da saúde mental no desenvolvimento dessas habilidades e, consequentemente, na relação médico-paciente.

Espiritualidade na promoção da resiliência

O estado de saúde se relaciona com a resiliência – capacidade humana de se adaptar à tragédia, trauma, adversidade, dificuldade ou estressores significativos.[47] Construir resiliência é um processo individualizado que depende da força, das habilidades e da experiência de cada indivíduo.[48] Ela pode ser promovida por meio de diferentes meios, inclusive por meio da espiritualidade, quando ela faz parte dos valores e crenças da pessoa.[49] Segundo Grafton e colaboradores,[50] que pesquisou as diferentes teorias acerca da resiliência, podemos considerá-la como um recurso inato de uma pessoa, exemplificado por características de proteção, que permite o enfrentamento das adversidades, além de motivá-la a envolver-se em processos cognitivos transformadores para aprender com a experiência e construir uma maior resiliência.

O médico de família e comunidade pode contribuir para a construção de resiliência de pessoas auxiliando na ressignificação de situações estressoras que produzam sofrimento ou desequilíbrio.[51] A ressignificação do processo de adoecer, como já mencionado, além de representar uma forma de diminuir o sofrimento, pode também se tornar uma oportunidade de transformação mais profunda da vida, atribuindo sentido e significado à existência e fortalecendo a resiliência.

Embora a maioria das experiências subjetivas relacionadas à doença seja relatada como de natureza negativa, algumas mudanças subjetivas em resposta a doenças podem levar ao crescimento pessoal.[52] Um estudo qualitativo[53] descreveu as transformações sofridas por nove sobreviventes de câncer. Alguns pacientes relataram a seus cuidadores que ocorreu uma valiosa mudança psicológica, social e/ou espiritual positiva dentro

---

Quadro 95.3 | Estratégias de *coping* religioso-espiritual

Coping positivo
- ▶ Procurar amor/proteção de Deus
- ▶ Maior conexão com forças transcendentais
- ▶ Buscar ajuda/conforto na literatura religiosa
- ▶ Buscar perdoar e ser perdoado
- ▶ Orar pelo bem-estar dos outros
- ▶ Resolver problemas em colaboração com Deus
- ▶ Ressignificar o estressor como agente de transformação pessoal

Coping negativo
- ▶ Questionar existência, amor ou atos de Deus
- ▶ Delegar a Deus a resolução dos problemas
- ▶ Insatisfação/descontentamento em relação a Deus ou membros de instituição religiosa
- ▶ Redefinir o estressor como punição divina ou forças do mal

Fonte: Panzini e Bandeira.[5]

deles durante o curso de sua doença. Tais mudanças positivas podem indicar um aumento substancial na capacidade de ajuste. Alguns relataram que suas mudanças positivas tinham sido "transformadoras da vida", ou seja, se estendiam para outras situações além da doença. Uma pesquisa[54] com aproximadamente 300 alunos correlacionou inteligência espiritual, resiliência e percepção do estresse, concluindo que espiritualidade e resiliência se correlacionam negativamente com percepção do estresse. O mesmo artigo considera que espiritualidade auxilia a resiliência em pessoas que experimentam estresse, como doenças ou deficiências, propondo como uma explicação que a inteligência espiritual permite reconsiderar as experiências e criar significado.

Dar suporte para que as pessoas desenvolvam aprendizado e competências mais amplas, a partir da vivência de processos de adoecimento/sofrimento, torna as oportunidades de cuidado ainda mais ricas.[44] A abordagem da espiritualidade, permitindo o reforço ou a ressignificação de pensamentos, sentimentos e situações, é um desses aspectos. Isso pode promover o empoderamento das pessoas, apoiando que mobilizem seus recursos internos para enfrentar dificuldades diversas, diminuindo a necessidade de medicalização da vida.

Espiritualidade e resiliência do profissional de saúde

As competências esperadas do profissional de saúde crescem continuamente, bem como a demanda por diferentes necessidades de saúde e cuidado das pessoas. As competências esperadas para a abordagem clínica da espiritualidade do paciente são, entre outras: empatia, compreensão, presença e percepção da própria espiritualidade. À medida que a complexidade para o exercício da prática clínica aumenta, o médico também se percebe sobrecarregado, inseguro ou incompleto. Aprender a olhar para seus recursos internos, como a dimensão espiritual, por exemplo, com autoconhecimento, pode ser uma estratégia dos profissionais para promoverem resiliência frente aos desafios da prática.[55]

Quando referenciar

Cuidado espiritual especializado deve ser empregado, conforme Anadarajah,[40] quando há questões conflituosas específicas do campo do pensamento filosófico ou dogmático da religião. Quando surgem necessidades religiosas específicas, como preces ou rituais (p. ex., unção de um enfermo), é mais apropriado consultar um profissional treinado em cuidado espiritual, como um líder religioso ou um capelão. O suporte da equipe multiprofissional também é componente dessa rede de atenção, por exemplo, quando há envolvimento de saúde mental, necessidade de adaptação física para a prática religiosa ou necessidade de mobilização da rede de suporte social.

Caminhos para pesquisa na área

A produção de evidências sobre o impacto da espiritualidade sobre a saúde e a qualidade de vida vai continuar. Vai aumentar em robusteza, vai incorporar novas técnicas estatísticas, vai enfocar novas doenças e populações específicas. As pessoas, em geral, e os profissionais de saúde continuarão a explorar a pergunta crucial: R/E faz bem à saúde? Provavelmente não seja este, porém, o eixo principal de seus desenvolvimentos futuros.

Ao menos para os médicos, as perguntas mais carentes de estudos e respostas estão no campo da clínica. Como perceber os sinais de abertura das pessoas para essa abordagem? Quais questões permitem acessar os aspectos que, uma vez recebendo intervenções adequadas, melhorem desfechos importantes para a pessoa? Como selecionar intervenções adequadas? Como incorporar essas competências no tempo de consulta realmente disponível? Como realizar essa abordagem de modo a também fortalecer o bem-estar dos profissionais de saúde? Como os processos educativos de graduação e pós, em ambiente plural, podem facilitar aos estudantes a construção dessas competências clínicas?

Essas e outras questões relacionadas à relação terapêutica mobilizam os profissionais tão logo tomam contato com as evidências da relação entre espiritualidade e saúde, tão logo descobrem ou redescobrem a cidadania científica e técnica do tema, antes menosprezado por preconceitos diversos. Isso ocorre com profissionais de diferentes crenças e convicções filosóficas. Segundo o censo de 2010, talvez subestimando em algum grau a realidade, 0,39% dos brasileiros são ateus ou agnósticos.[56] Os profissionais que fazem parte deste grupo também se defrontam com a necessidade de abordar adequadamente a espiritualidade das pessoas de quem cuidam. Em 2013, em Belém do Pará, o Congresso Brasileiro de MFC ofereceu, incluindo essa dimensão, um diálogo público entre dois médicos de família e comunidade, um ateu e um cristão, que produziu mais consensos do que conflitos a esse respeito, especialmente a partir do princípio da integralidade do cuidado.

Assim, é uma tarefa para todos os profissionais de saúde, com ênfase nos médicos de família e comunidade, incorporar as evidências disponíveis sobre o tema. Mas também é uma tarefa ampliar seu desenvolvimento, especialmente na pesquisa das intervenções e do lugar curricular de espiritualidade e saúde. Os programas de residência da especialidade e os mestrados e doutorados de APS e saúde coletiva podem abrir-se a propostas de estudo neste campo e contribuírem para a crítica, o aprofundamento e a aplicabilidade do conhecimento já disponível. Cumpre destacar a necessidade de que esses desenvolvimentos contemplem a realidade concreta do país, pois as pessoas e sua espiritualidade estão imersas no solo social contraditório, excludente e conflitivo do Brasil.

REFERÊNCIAS

1. Koenig HG. Religion, spirituality, and health: a review and update. Adv Mind Body Med. 2015;29(3):19-26.

2. Koenig HG, Mccullough ME, Larson DB. The handbook of religion and health. Oxford: Oxford University; 2001.

3. Puchalski CM. The FICA spiritual history tool. J Palliat Med. 2014;17(1):105-106.

4. Anandarajah G, Hight E. Spirituality and medical practice: using the HOPE questions as a practical tool for spiritual assessment. Am Fam Physician. 2001;63(1):81–88.

5. Panzini RG, Bandeira DR. Coping (enfrentamento) religioso/espiritual. Rev Psiq Clín. 2007;34(1);126-135

6. Anandarajah G, Craigie F Jr, Hatch R, Kliewer S, Marchand L, King D at al. Toward competency-based curricula in patient-centered spiritual care: recommended competencies for family medicine resident education. Acad Med. 2010;85(12):1897-1904.

7. Vasconcelos EM. Espiritualidade na educação popular em saúde. Cad Cedes. 2009;29(79):323-334.

8. Koenig HG. Religion, spirituality, and health: the research and clinical implications. ISRN Psychiatry. 2012;2012:278730.

9. Lucchetti G, Lucchetti A. Spirituality, religion, and health: over the last 15 years of field research (1999-2013). Int J Psychiatry Med. 2014;48(3):199-215.

10. Damiano RF, Costa LA, Viana MTSA, Almeida AM, Lucchetti A, Lucchetti G. Brazilian scientific articles on spirituality, religion and health. Arch Clin Psychiatry. 2016;43(1):11–16.

11. Lucchetti G, Lucchetti ALG, Koenig HG. Impact of spirituality/religiosity on mortality: comparison with other health interventions. Explor J Sci Heal. 2011;7(4):234–238.

12. Gonçalves JPB, Lucchetti G, Menezes PR, Vallada H. Religious and spiritual interventions in mental health care: a systematic review and meta-analysis of randomized controlled clinical trials. Psychol Medicine. 2015;45:2937-2949.

13. Lassi S, Mugnaini D. Role of religion and spirituality on mental health and resilience: there is enough evidence. Int J Emerg Mental Health Human Resilience. 2015;17(3):661-663.

14. Lassiter JM, Parsons JT. Religion and spirituality's influences on hiv syndemics among msm: a systematic review and conceptual model. AIDS Behav. 2016;20(2):461-472.

15. Delgado-Guay MO, Hui D, Parsons HA, Govan K, De la Cruz M, Thorney S, at al. Spirituality, religiosity, and spiritual pain in advanced cancer patients. J Pain Symptom Manage. 2011; 41(6):986-994.

16. Elwyn G, Gwyn R. Narrative based medicine: stories we hear and stories we tell: analysing talk in clinical practice. BMJ. 1999;318(7177):186–188.

17. Kent M, Rivers CT, Wrenn G. Goal-Directed Resilience in Training (GRIT): a biopsychosocial model of self-regulation, executive functions, and personal growth (eudaimonia) in evocative contexts of PTSD, obesity, and chronic pain. Behav Sci. 2015;264-304.

18. Best M, Butow P, Olver I. Do patients want doctors to talk about spirituality? A systematic literature review. Patient Educ Couns. 2015;98(11):1320-1328.

19. MacLean CD, Susi B, Phifer N, Schultz L, Bynum D, Franco M at al. Patient preference for physician discussion and practice of spirituality. J Gen Intern Med. 2003;18(1):38-43.

20. Dearmond IM. The psychological experience of hospice workers during encounters with death. Omega. Omega (Westport). 2012-2013;66(4):281-299.

21. Sinclair S, Raffin S, Pereira J, Guebert N. Collective soul: the spirituality of an interdisciplinary palliative care team. Palliat Support Care. 2006;4(1):13-24.

22. Seccareccia D, Brown JB. Impact of spirituality on palliative care physicians: personally and professionally. J Palliat Med. 2009;12(9):805–809.

23. Koenig HG, editor. Espiritualidade no cuidado com o paciente. Por quê, como, quando e o quê. São Paulo: FE; 2005.

24. Lucchetti G, Granero AL, Bassi RM, Latorraca R, Nacif SP. Espiritualidade na prática clínica: o que o clínico deve saber? Rev Bras Clin Med. 2010;8(2):154-158.

25. Kozishek D, Bogdan-Lovis E. Beliefs, boundaries, and self-knowledge in professional practice. J Clin Ethics. 2008;19(1):26-30.

26. Smith RC, Dorsey AM, Lyles JS, Frankel RM. Teaching self-awareness enhances learning about patient-centered interviewing. Acad Med. 1999;74(11):1242-1248.

27. Atanes AC, Andreoni S, Demarzo MM. Mindfulness, perceived stress, and subjective well-being: a correlational study in primary care health professionals. BMC ComplementAltern Med. 2015;2(15):303.

28. Curlin FA, Chin MH, Sellergren SA, Roach CJ, Lantos JD. The association of physicians' religious characteristics with their attitudes and self-reported behaviors regarding religion and spirituality in the clinical encounter. Med Care.2006;44(5):446–453.

29. Stewart M, Brown J.B, Weston WW, McWhinney IR, McWilliam CL, Freeman TR. Medicina centrada na pessoa: transformando o método clínico. 3. ed. Porto Alegre: Artmed; 2017.

30. Kübler-Ross E. Sobre a morte e o morrer. São Paulo: Martins Fontes: 1987.

31. Vasconcelos EM. A espiritualidade no trabalho em saúde. São Paulo: Hucitec; 2011.

32. Puchalski C, Romer AL. Taking a spiritual history allows clinicians to understand patients more fully. J Palliat Med. 2000;3(1):129-137.

33. Anandarajah G, Hight E. Spirituality and medical practice: using the HOPE questions as a practical tool for spiritual assessment. Am Fam Physician. 2001;63:81-92.

34. Koenig HG. Taking a spiritual history. JAMA. 2004;291(23):2881.

35. Koenig HG. The spiritual history. South Med J. 2006;99(10):1159-1160.

36. Puchalski C, Ferrell B, Virani R, Green SO, Baird P, Bull J, at al. Improving the quality of spiritual care as a dimension of palliative care: the report of the consensus conference. J Palliat Med. 2009;12(10):885-904.

37. Lucchetti G, Bassi RM, Lucchetti AL. Taking spiritual history in clinical practice: a systematic review of instruments. Explore (NY). 2013;9(3):159-170.

38. Maugans TA. The SPIRITual history. Arch Fam Med. 1996;5(1):11-16.

39. Power J. Spiritual assessment: developing an assessment tool. Nurs Older People. 2006;18(2):16-18.

40. Anadarajah G. The 3 H and BMSEST models for spirituality in multicultural whole-person medicine. Ann Fam Med. 2008;6(5):448-458

41. Pendleton D, Schofield T, Tate P, Havelock P. A nova consulta: desenvolvendo a comunicação entre médico e paciente. Porto Alegre: Artmed; 2011.

42. Oliveira JAC, Anderson MIP, Pires EVA et al. Approaching spirituality using the patient-centered clinical method: strategy to develop integrative care in health scenarios. J Relig Health. 2017. No prelo.

43. Peres MFP, Kamei HH, Tobo PR, Lucchetti G. Mechanisms behind religiosity and spirituality's effect on mental health, quality of life and well-being. J Relig Health. 2017. No prelo

44. Grandesso M. Oi gente! Eu não roubei galinhas! Contribuições do enfoque narrativo à terapia comunitária In: Anais II Congresso Brasileiro de Terapia Comunitária. Brasília: Grafimaq, 2004. v. 1. p. 30-35.

45. Balint M. O médico, seu paciente e a doença. São Paulo: Atheneu; 2005.

46. Damiano RF, DiLalla LF, Lucchetti G, Dorsey JK. Empathy in medical students is moderated by openness to spirituality. Teach Learn Med. 2017;29(2):188-195.

47. Wermelinger Ávila MP, Lucchetti AL, Lucchetti G. Association between depression and resilience in older adults: a systematic review and meta-analysis. Int J Geriatr Psychiatry. 2017;32(3):237-246.

48. Newman R. APA's resilience initiative. Professional Psychol Res Pract. 2005;36(3):227-229

49. Hunter-Hernández M, Costas-Muñíz R, Gany F. Missed opportunity: spirituality as a bridge to resilience in latinos with cancer. J Relig Health. 2015;54(6):2367-2375.

50. Grafton E, Gillespie B, Henderson S. Resilience: the power within. Oncol Nurs Forum. 2010;37(6):698-705.

51. Anderson MIP Rodrigues RD. Formação de especialistas em Medicina de Família e Comunidade no Brasil: dilemas e perspectivas. Rev Bras Med Fam Comunidade. 2011;6(18):19-20.

52. Brennan J. Adjustment to cancer: coping or personal transition. Psychooncology. 2001;10(1):1-18.

53. Skeath The nature of life-transforming changes among cancer Survivors. Qual Health Res. 2013;23(9):1155-1167.

54. Khosravi M, Nikmanesh Z. Relationship of spiritual intelligence with resilience and perceived stress. Iran J Psychiatry Behav Sci. 2014;8(4):52-56.

55. Back AL, Steinhauser KE, Kamal AH, Jackson VA. Building resilience for palliative care clinicians: an approach to burnout prevention based on individual skills and workplace factors. J Pain Symptom Manage. 2016;52(2):284-2891.

56. Vital da Cunha C, Menezes R. Religiões em conexão: números, direitos, pessoas. Comunic ISER. 2014;33(69).

CAPÍTULO 96

Introdução às plantas medicinais

Cesar Paulo Simionato
Gelso Guimarães Granada
Marcos Krahe Edelweiss
Murilo Leandro Marcos

Aspectos-chave

▶ É importante perguntar aos indivíduos sobre o uso de plantas medicinais, já que são utilizadas por 80% das pessoas.

▶ O uso racional das plantas medicinais é uma opção terapêutica eficaz e segura.

▶ É importante a identificação correta das plantas. Um mesmo nome popular pode designar várias plantas.

▶ Plantas medicinais podem ter toxicidade, efeitos colaterais e interações medicamentosas.

▶ O plantio de hortos didáticos nas unidades de saúde pode propiciar o uso correto das plantas medicinais.

Teste seu conhecimento

1. Sr. José, 65 anos, hipertenso, iniciou com dor súbita em hálux de pé direito. Já teve episódios semelhantes no passado. A indicação popular para esse quadro de provável gota é:
   a. Erva baleeira (*Cordia verbenaceae*) + Chapéu de couro (*Echinodorus grandiflorus*)
   b. Mentrasto (*Ageratum conyzoides*) + Melissa (*Melissa officinalis*)
   c. Unha de gato (*Uncaria tomentosa*) + Flor das almas (*Senecio brasiliensis*)
   d. Chá de erva baleeira (*Cordia verbenaceae*) + Buchinha do norte (*Luffa operculata*)

2. Antônio, 45 anos, bancário, teve um dissabor em seu trabalho. Procura ajuda por estar há 1 semana sem poder conciliar uma boa noite de sono. Pode-se indicar, pela tradição popular, a seguinte associação de plantas:
   a. Unha de gato (*Uncaria tomentosa*) + Espirradeira (*Nerium oleander*)
   b. Confrei (*Symphytum officinale*) + Mulungu (*Erithrina mulungu*)
   c. Maracujá (*Passiflora alata*) + Cipó mil-homens (*Aristolochia sp.*)
   d. Erva cidreira (*Melissa officinalis*) + Valeriana (*Valeriana officinalis*)

3. Fernanda, 35 anos, sofre de dores abdominais recorrentes. Dos possíveis diagnósticos, qual planta está equivocadamente indicada?
   a. Dor por litíase urinária – Quebra-pedra (*Phyllanthus niruri*)
   b. Distensão abdominal por gases – Macela (*Achyrocline satureoides*) e Alfavaca anisada (*Ocimum selloi*)
   c. Dor por úlcera gástrica – Castanha-da-índia (*Aesculus hyppocastanum*)
   d. Dor por dismenorreia – Mil-em-rama (*Achillea millefolium*), Alfavaca anisada (*Ocimum selloi*) e Melissa (*Melissa officinalis*)

4. Antônio, 45 anos, paciente HIV positivo em uso de antirretrovirais. Apresenta sintomas de tristeza e ansiedade e passou a utilizar fitoterápico. Qual dos seguintes remédios deve ser *contraindicado* devido a estudos mostrando a potencial interação medicamentosa com antirretrovirais:
   a. Melissa (*Melissa officinalis*)
   b. Garra do diabo (*Harpagophytum procumbens*)
   c. Valeriana (*Valeriana officinalis*)
   d. Hipérico (*Hypericum perforatum*

Respostas: 1A, 2D, 3C, 4D

Do que se trata

Com as resoluções da Conferência Mundial de Saúde em Alma-Ata e da criação do Programa de Medicina Tradicional, no fim dos anos 1970, preocupada em promover maior acesso a tecnologias seguras e de baixo custo, a Organização Mundial da Saúde (OMS) vem estimulando seus Estados-membros a desenvolverem políticas e programas que deem respaldo e qualificação a práticas de cuidados em saúde advindas da tradição popular e das chamadas medicinas alternativas e complementares que gozem de reconhecida segurança e eficácia.

Seguindo essas orientações, vários municípios, Estados e o próprio Ministério da Saúde (MS) brasileiro criaram, ao longo das últimas décadas, uma série de experiências dentro dessa área. Entre as iniciativas, podem-se citar alguns marcos históricos, como a criação do Programa de Pesquisa de Plantas Medicinais da Central de Medicamentos (CEME), em 1982, a Resolução da Comissão Interministerial de Planejamento e Coordenação (CIPLAN), de 1988, que regulamentou a prática, as rotinas e os procedimentos relativos à fitoterapia em unidades de assistência médica; as recomendações de várias conferências nacionais de saúde e de ciências e tecnologia, a realização de seminários nacionais sobre plantas medicinais e fitoterápicos, entre outras iniciativas.

Em 2006 houve a promulgação das Políticas Nacionais de Práticas Integrativas e Complementares e de Plantas Medicinais e Fitoterápicos, a criação do Programa Farmácia Viva no SUS, em 2010, a publicação de várias regulamentações da Agência Nacional de Vigilância Sanitária (Anvisa) para a área, além da inclusão paulatina de medicamentos fitoterápicos no elenco de referência da assistência farmacêutica na rede básica. Atualmente, há oito medicamentos fitoterápicos passíveis de financiamento com recursos tripartites: a alcachofra (*Cynara scolymus*), a isoflavona de soja (*Glycine max*), a garra-do-diabo (*Harpagophytum procumbens*), a espinheira-santa (*Maytenus ilicifolia*), o guaco (*Mikania glomerata*), a cáscara-sagrada (*Rhamnus purshiana*), a aroeira (*Schinus terebinthifolius*) e a unha-de-gato (*Uncaria tomentosa*).

O uso de plantas como remédio é uma prática terapêutica antiga e difundida em todos os grupamentos humanos, transmitido de geração em geração sob a forma de cantos, fórmulas e narrativas.[1] Achados em sítios antigos de pesquisa em Shanidar, no Iraque, com registros fósseis de 60 mil anos, indicam que o homem de Neandertal já conhecia plantas medicinais ainda hoje em uso.[2]

O provável método para saber quais plantas são úteis foi a observação de efeito em usuários, mediante tentativas e erros, e observação de animais que utilizam plantas (p. ex., o cachorro come algumas espécies quando está doente). Lendas de povos antigos falam de alguma particularidade da planta para indicar sua função – o fruto do guaraná parece um olho entreaberto e é usado como estimulante para manter a vigília.

Cerca de 80% da população mundial faz uso delas na atenção primária à saúde (APS).[3] Nos países desenvolvidos, utilizam-se muito as plantas medicinais. Na Alemanha, são feitas 200 mil receitas/mês de hipérico contra 30 mil de fluoxetina.[4]

Quando pensar

É importante para o médico de família e comunidade o estudo de plantas medicinais, o conhecimento agrega opções terapêuticas e propicia um relacionamento diferenciado com as pessoas e a comunidade, sendo eficazes e seguras para o tratamento de várias morbidades. Também têm importância clínica pelos possíveis efeitos colaterais, pelas interações medicamentosas e pelo uso em grávidas e crianças.

Grande parcela da população que usa plantas medicinais o faz, geralmente, com indicação de uma pessoa que trabalha com outras racionalidades populares: benzedeiras, vendedor de ervas medicinais imprensa, internet, raramente com prescrição médica e, muitas vezes, sem o conhecimento de seu médico, que, por sua vez, salvo exceções, não tem o hábito de incluir perguntas sobre o uso de plantas na anamnese. Essa situação, não pergunta/não fala, dificulta que se desenvolva a pesquisa com plantas medicinais, pois a escolha do espécime a ser estudada é baseada principalmente em conhecimentos etnofarmacológicos e etnobotânicos.[4] A relação médico-usuário também é prejudicada, pois o uso concomitante de plantas com medicamentos sintéticos pode causar interações indesejáveis e levar a incompreensões na evolução da morbidade.

Alguns mitos, infelizmente, trazem desinformação e contribuem para o mau uso de plantas medicinais. É comum se ouvir: "Plantinhas, se não fazem bem, mal não fazem e são inofensivas"; "Plantas são medicina de pobre"; "Se é natural, não faz mal".

O profissional de saúde com conhecimentos de plantas medicinais, na sua interação com a comunidade, discute esses mitos, coleta dados sobre plantas e amplia a possibilidade do uso correto e seguro de plantas medicinais.

Sabe-se hoje que, do ponto de vista químico, a planta medicinal é um complexo de substâncias que causam ações farmacológicas, por meio da interação com receptores químicos no usuário, e é o somatório dessas interações que resultará na ação desejada dessa planta sobre o indivíduo que a utilizou. O uso racional, com a identificação da planta e a dose correta, pode induzir a uma resposta benéfica. A dose correta é um motivo de discussão porque, ao usar uma planta medicinal, não se tem condições de precisar a quantidade das substâncias ativas presentes em determinada amostra. A fim de garantir padronização na produção de fitoterápicos, determinam-se quantidades de substâncias (marcadores) para indicar que a planta terá constituição química adequada para a ação farmacológica esperada. Como exemplo, tem-se o *Hypericum perforatum*, que é padronizado em percentuais de hipericina e hiperforina.

A escolha correta da planta deve ser baseada na identificação botânica. O nome botânico é escrito com o gênero iniciando com letra maiúscula e a espécie em minúscula, ambos grafados em itálico ou sublinhado, acompanhado do nome da pessoa que o classificou; por exemplo, *Melissa officinalis* L. (em que L. se refere à abreviação do nome Linneus).

O nome popular dado a uma planta pode variar conforme a localização geográfica e a cultura das comunidades. O nome mastruço é dado, no Sul, à espécie *Coronopus didymus*, e no Norte, à espécie *Chenopodium ambrosioides*. Pode haver o caso de uma planta ter dois nomes populares diferentes, mesmo estando no mesmo local e na mesma população, como a *Lippia alba*, conhecida na região de Florianópolis como salva e melissa. Pode ser interessante o contato com botânico ou outro profissional capacitado a identificar espécies vegetais. Muitas universidades contam com serviço de botânica e podem ajudar a fazer essa identificação.

Espera-se que a fitoterapia seja reconhecida como método terapêutico eficaz e seguro, bem como realizem-se mais estudos de fitoquímica e ensaios clínicos e que conste nos currículos universitários. Não se trata de discutir se fitoterápicos são melhores ou piores do que medicações sintéticas. O importante é o que funciona para ajudar as pessoas, não havendo razões para não aliar medicamentos sintéticos e fitoterápicos, conforme se apresente a situação clínica.

Evidências científicas em fitoterapia

Alguns fatores devem ser levados em conta ao se analisarem as evidências científicas do uso de plantas medicinais. As plantas possuem inúmeras complexidades, como diversos princípios ativos e variação na quantidade destes, conforme o modo como foi produzida (clima, solo, adubação, época do ano, entre outros fatores), o que agrega dificuldades aos estudos de farmacocinética e farmacodinâmica.

Investe-se muito menos em pesquisas com plantas medicinais do que com medicamentos sintéticos. Podem e devem ser realizados estudos de relevância estatística, que avaliem a eficácia e a segurança das plantas medicinais. Os estudos clínicos seguem os mesmos protocolos dos estudos com medicamentos sintéticos, normalmente com extrato seco encapsulado padronizado, possibilitando adequado delineamento duplo-cego e reprodutibilidade.

A maior parte das pesquisas em plantas medicinais é feita no hemisfério norte. Por consequência, poucas plantas nativas da

América do Sul têm estudos clínicos, o que não deixa de ser desperdício de oportunidades, dada a variedade da flora brasileira.

Existem plantas com grande potencial para manejo de condições crônico-degenerativas. Faltam, entretanto, nesses casos, pesquisas em longo prazo, com desfechos importantes, como mortalidade, infarto agudo do miocárdio (IAM), acidente vascular cerebral (AVC) ou fraturas.

Fitoterapia, transdisciplinaridade e intersetorialidade

Para o melhor desenvolvimento de todas as ações referentes ao bom uso de plantas medicinais e seu cultivo, é desejável a efetiva implementação do papel interdisciplinar da equipe multidisciplinar e de ações intersetoriais. Dentro do setor saúde, além dos profissionais tradicionalmente ligados à assistência, como equipe de enfermagem, médicos, odontólogos e farmacêuticos; algumas etapas, como as ações referentes à educação, à coleta de informações e troca de saberes sobre o uso das plantas com a população, são passos que podem ser realizados por todas as categorias envolvidas no setor, em especial os Agentes Comunitários de Saúde (ACS). Até chegarmos ao uso racional de fitoterápicos, *in natura* ou manipulados, existem várias etapas que passam pela correta identificação das plantas, plantio, manejo, secagem, embalagem, armazenamento, prescrição e preparo devidos. Todas essas fases estão ligadas a múltiplas categorias profissionais e disciplinas, bem como outros setores além da saúde, em especial àqueles ligados à questão ambiental, como biólogos, agrônomos, engenheiros e educadores, entre outros.

Plantas tóxicas

Algumas plantas comuns, utilizadas de modo ornamental ou medicinal, podem ser bastante tóxicas, variando de acordo com a forma de uso, a parte da planta utilizada ou o tipo de contato.

Plantas produtoras de seiva leitosa tipo látex podem ser muito irritantes ao contato com a pele e mucosas, em especial a mucosa ocular, tal como espécies do gênero Euphorbia: coroa-de-cristo (*E. milii*), avelós (*E. tirucalli*) e figueirinha-roxa (*E. cotinifolia*).

Outras plantas potencialmente tóxicas por conterem glicosídeos cardiotônicos são a espirradeira (*Nerium oleander*) e o chapéu-de-napoleão (*Thevetia peruviana*), que, se ingeridas, podem produzir efeitos sistêmicos graves.

As espécies conhecidas como pinhão-de-purga ou pinhão-roxo (*Jathropha curcas*) e mamona (*Ricinus communis*) são consideradas tóxicas pela presença de toxoalbuminas, que possuem efeito irritante gastrintestinal e ação hemoaglutinante. A aroeira-brava (*Lithraea brasiliens*) possui substâncias alergizantes que podem ocasionar reações na pele pelo contato ou simplesmente pela aproximação com a planta.

A mandioca-brava (*Manihot utilissima*) contém glicosídeos cianogênicos. Sua ingestão, além de sintomas gastrintestinais, pode levar à acidose metabólica, com palpitações, fadiga, agitação, confusão mental e até convulsões e morte nos casos mais graves. A espécie ornamental comingo-ninguém-pode (*Dieffenbachia* sp.) é tóxica por conter grandes quantidades de oxalato de cálcio e substâncias irritantes.

Bastante comuns são as fitodermatites, provocadas por contato com determinadas frutas que contêm furanocumarinas, substâncias altamente reativas à incidência de luz, como frutas cítricas (*Citrus* sp.), caju (*Anacardium occidentale*) e figo (*Ficus carica*). O contato da pele com frutos e a posterior exposição solar pode levar a reações epidérmicas, como eritema, formação de vesículas, hiperpigmentação e erupções bolhosas. É importante lavar bem as mãos após contato com essas plantas antes de se expor à luz solar.

Deve-se evitar o uso interno de plantas que contenham ácido aristolóquico I e II, como o cipó-mil-homens (*Aristolochia* sp.) ou alcaloides pirrolizidínicos, como confrei (*Symphytum officinale*), mentrasto/erva-de-São João (*Ageratum conyzoides*) e bela Emília (*Emilia fosbergii*).

Alguns cuidados importantes para evitar acidentes com plantas venenosas são: buscar conhecimento acerca de plantas venenosas na casa e arredores, seu nome e características; manter as crianças longe dessas plantas e ensiná-las a não brincar de comidinha nem ingerir o leite de plantas não conhecidas; quando manipulando plantas venenosas, cuidado com aquelas que espirram e liberam látex, fazer uso de luvas, evitar coçar os olhos e rosto, lavar bem as mãos após o contato.

Conhecer as plantas de sua localidade

Em um país de proporções continentais como o Brasil, há vários biomas diferentes: Amazônia, Pantanal, Cerrado, Caatinga, Mata Atlântica e outros, cada um com sua vegetação particular. É importante o profissional de saúde conhecer as principais plantas utilizadas em sua região, tanto as exóticas como as nativas, assim como as vendidas no comércio e as disponíveis nas farmácias.

Ao tomar conhecimento do uso de plantas medicinais pelas pessoas que atende ou em conversas com curadores tradicionais (pajé, xamã, raizeiro, mãe de santo, benzedeira), o profissional de saúde tem uma possibilidade ímpar de se deparar com plantas não catalogadas de importante efeito clínico. Muito desse conhecimento está se perdendo ao não ser transmitido para as próximas gerações. Com a correta identificação das espécies, o registro de seu uso e sua publicação, pode-se gerar um banco de dados muito útil, preservando esse conhecimento.

Uma boa possibilidade de troca de conhecimentos com a população e fonte de plantas *in natura* são os hortos de plantas medicinais. Eles podem ser instituídos em poucos metros quadrados, em vasos e, se possível, no quintal da unidade local de saúde, no centro comunitário ou no quintal de algum morador interessado em plantas medicinais. Nas unidades de saúde onde os autores deste texto trabalham, existem hortos medicinais que servem para fins didáticos e para uso da população da comunidade. A equipe de saúde deve ter uma postura empática e abertura para ouvir e aprender; por outro lado, também tem a responsabilidade de trazer para a população o conhecimento acadêmico, instruindo sobre riscos, disseminando informações sobre plantas perigosas e orientando sobre armazenamento e correta identificação das espécies.

Conduta proposta

As medidas de referência utilizadas estão descritas no Quadro 96.1.

Formulações

A formulação mais popular é o "chazinho". Alguns puristas utilizam o nome "chá" apenas para infusões da planta *Camelia sinensis* (chá preto, chá verde), mas deve-se utilizar o sentido da palavra mais corrente, de infusão ou decocção de qualquer planta.

O chá geralmente é feito com *infusão* de água quente, abafando-se o recipiente para evitar a perda de componentes voláteis.

Alguns chás são obtidos por *decocção* (fervura). Isso é principalmente utilizado em casos de raízes, cascas e algumas folhas

Quadro 96.1 | Medidas de referência

Adotam-se as seguintes medidas de referência:

- ▶ Colher de sopa: 15 mL/3 g
- ▶ Colher de sobremesa: 10 mL/2 g
- ▶ Colher de chá: 5 mL/1 g
- ▶ Colher de café: 2 mL/0,5 g
- ▶ Xícara de chá ou copo: 150 mL
- ▶ Xícara de café: 50 mL
- ▶ Cálice: 30 mL

Fonte: Brasil.[5]

Quadro 96.2 | Cuidados no uso de plantas medicinais

- ▶ No plantio, deve-se observar o local onde são plantadas: evitar beira de estrada, proximidade com plantação onde se usam agrotóxicos e proximidade de esgotos.
- ▶ Na coleta, evitar umidade, colher folhas saudáveis, da espécie correta.
- ▶ Para secar, lavar as folhas e secá-las à sombra dentro de um saco de algodão, remexendo-as todos os dias ou em forno até 45°C.
- ▶ Armazená-las, depois de bem secas, em recipiente de vidro fosco e bem fechado com identificação e data.
- ▶ Ao usar, certificar-se da identificação botânica, da dose e da duração de uso.
- ▶ Quando comprar plantas, fazê-lo com fontes idôneas.

coriáceas, cuja dureza do material dificulta a extração dos princípios ativos (p. ex., ginseng, pfaffia, cavalinha).

Os *extratos secos* concentram em pequeno volume uma grande quantidade de princípios ativos. A maior parte dos extratos é padronizada para porcentagem de algum marcador, geralmente um componente da planta identificado com o efeito medicinal, o que é importante para padronização, pois as plantas podem produzir quantidades diferentes de princípios ativos conforme a variedade, o clima, o solo, a umidade, etc.

O *xarope* é a planta cozida em banho-maria com açúcar. Posteriormente, a decocção é coada. Alguns adicionam mel quando esfria.

O *lambedor* é preparado colocando folhas da planta com açúcar mascavo em banho-maria. As pessoas lambem as folhas doces. Muito apreciado por crianças.

Existem inúmeras outras possibilidades de formulações: tinturas, óleos essenciais, garrafadas, geleias medicinais, vinhos medicinais, óleo medicado, espargiria, unguentos, emplastros, cremes, pomadas.

Alguns cuidados importantes devem ser tomados quando se pensar em plantas com potencial medicinal (ver Quadro 96.2).

Erros mais frequentemente cometidos

- ▶ Errar a identificação da planta.
- ▶ Não observar o modo de preparo, a parte utilizada, a frequência de uso e a dosagem adequada de cada planta.
- ▶ Não observar interações medicamentosas das plantas medicinais.
- ▶ Não perguntar aos pacientes se eles fazem uso de plantas medicinais.
- ▶ Achar que as plantas medicinais são, *a priori*, inofensivas ou ineficazes.
- ▶ Não buscar conhecer as plantas medicinais mais utilizadas em sua comunidade.
- ▶ Não respeitar as crenças e os costumes da população.
- ▶ Confundir falta de estudos de evidência de eficácia com evidência de falta de eficácia.

Lista de plantas

A seguir, é apresentada uma resumida lista de plantas, elaborada com informações da literatura e da experiência dos autores. A escolha dos espécimes foi baseada na RDC 10/2010,[5] acrescidas de outras plantas mais comumente utilizadas. Ainda existem inúmeras espécies de largo emprego que podem ser encontradas na literatura especializada. A lista inclui também informações sobre as interações medicamentosas.[6]

Achillea millefolium L., família Asteraceae – mil-folhas, mil-em-ramas

Planta de origem europeia, comumente encontrada em hortas domésticas. Usada popularmente para febre, dor de cabeça, dismenorreia, gripes, hemorroidas e fissura anal.

Estudos *in vitro* e *in vivo* mostram atividade analgésica e anti-inflamatória.[7]

Como indicação de uso comum é utilizada para dismenorreia em uma associação de *A. millefolium* com *Melissa officinalis* (erva-cidreira) e *Ocimum selloi* (alfavaca-anisada). Em dores abdominais, *A. millefolium é* associada com *Achyrocline satureoides* (macela).

Usam-se folhas e flores da *A. millefolium* na dose de uma colher de chá das flores ou uma colher de sobremesa das folhas em uma xícara de água, até 3 vezes ao dia, por até 4 semanas.

Deve ser evitada em gestantes e lactantes. Alguns indivíduos podem apresentar reações alérgicas; evitar em úlceras gastroduodenais e obstrução biliar. Não há informações sobre interações medicamentosas.

Achyrocline satureoides (Lam.) DC., família Asteraceae – macela, macela

Originária da América do Sul, utilizada como remédio por povos autóctones.

Reputada como medicação para gripes e resfriado, cefaleia, cólicas, como digestiva, carminativa, anti-inflamatória, analgésica, calmante, antimicrobiana e emenagoga, para efeitos do abuso do álcool e para herpes. Utilizada em travesseiros para insônia. Externamente utilizada como anti-inflamatória e antisséptica.

Não apresenta estudos em humanos. Ação demonstrada *in vitro* contra *Staphylococcus*, rinovírus, herpes simples tipo 1 e 2, e HIV-1. Estudos em animais de laboratório demonstraram efeito imunoestimulante e efeito anti-inflamatório local.[8]

Não são conhecidos efeitos colaterais ou interações medicamentosas, porém, faltam estudos de uso prolongado. Evitar o uso em gestantes.

Usa-se o capítulo floral na dose de 5 inflorescências para uma xícara de chá até 3 xícaras ao dia, durante até 2 semanas.

Aesculus hyppocastanum L., família Hippocastanaceae – castanha-da-Índia

Planta originária da Ásia, utilizada para fragilidade capilar e insuficiência venosa (varizes e hemorroidas).

Uma revisão sistemática demonstrou eficácia no tratamento da insuficiência venosa crônica.[9] Um estudo parcialmente cego, em pessoas com edema por insuficiência venosa, controlado contra placebo e uso de meia elástica, demonstrou que a castanha-da-Índia diminui edema de membros inferiores progressivamente, igualando-se à ação da compressão elástica em 12 semanas.[10] A redução da permeabilidade capilar é apontada como o mecanismo de ação mais importante.[10]

Há poucos relatos de efeitos colaterais (coceira, náusea, desconforto estomacal e dispepsias). Contraindicado em insuficiência hepática ou renal e em lesões gastroduodenais em atividade.

Não há relatos de interação medicamentosa e não há estudos em gestantes.

As partes usadas são sementes, cascas e flores.

Dose diária: 250 a 312 mg (dividida em 2x/dia) do extrato padronizado contendo 16 a 20% de glicosídeos triterpênicos (equivalente a 100 mg de escina).[11]

Allium sativum L., família Liliaceae – alho

O alho é muito utilizado popularmente para tratamento de resfriados. Não existem evidências que corroborem essa indicação, mas um estudo duplo-cego demonstrou eficácia na prevenção de resfriados.[12] Cento e quarenta e seis participantes foram randomizados para receber cápsulas de alho em pó ou placebo por 3 meses. Ocorreram 24 resfriados no grupo que recebeu alho e 64 no grupo do placebo.

O alho apresenta provável efeito antiaterogênico. Estudos em animais e estudo não controlado em humanos demonstraram diminuição no enrijecimento das artérias.[13]

Revisões sistemáticas apontam para um efeito modesto na redução da pressão arterial sistólica (PAS) de 3,7 mmHg e de 3,4 mmHg na pressão arterial diastólica (PAD).[14]

Estudos *in vitro* e *in vivo* em animais mostraram resultados promissores na eliminação de giardíase.[15]

Estudos observacionais associaram o consumo de alho ao menor risco de câncer gastrintestinal.[10,16]

Em uso tópico, tem eficácia contra fungos, mas lembre-se de que pode queimar a pele e a mucosa. Além disso, o alho pode causar irritação gástrica, refluxo ácido e odor desagradável.

Um estudo em animais demonstrou redução dos níveis séricos de isoniazida. Pode reduzir os níveis séricos de saquinavir. Possível efeito aditivo com medicamentos hipotensores, antiagregantes plaquetários e anticoagulantes. Há relatos de caso de sangramento quando associado a cumarínicos.

Dose: maceração: ½ dente de alho em 30 mL de água. Um cálice, 2 vezes ao dia. Disponível também em cápsulas com óleo de alho desodorizado.

Aloe vera L., família Asphodelaceae – babosa

O gênero *Aloe* possui várias espécies das quais duas são as mais utilizadas pela população: *Aloe vera* e *A. arborescens*.

Parte usada: o "gel" ou o sumo que escorre quando a folha é cortada.

Uso popular: a babosa é indicada para afecções de pele (ferimentos, escoriações, queimaduras, caspa, eczemas) e hemorroidas. A *A. arborescens* é indicada para tratar câncer. (Receita popular: 1 m de folha sem "espinhos" + mel + uma bebida destilada – tomar 1 colher de sopa, 3 vezes ao dia.) Não existem estudos que respaldem o uso interno da babosa para essa indicação. No entanto, há um estudo clínico avaliando a associação de 10 mL de *Aloe arborescens* com quimioterápico que mostrou ser mais eficaz do que o uso do quimioterápico sozinho.[17] Estudos em animais mostram ação anti-inflamatória, imunomoduladora e antimicrobiana.[18]

O sumo ingerido não deve ter sabor amargo, pois isso indica a presença de antraquinonas, que são nefrotóxicas. Em novembro de 2011, a Anvisa proibiu o uso interno da *Aloe vera*.

Calendula officinalis L., família Asteraceae (Compositae) – calêndula

Nativa da Europa e bem adaptada às regiões Sul e Sudeste do Brasil, a calêndula é utilizada como alimento em saladas e tem como nomes populares bem-me-quer-mal-me-quer, margarida-dourada, maravilha.

A calêndula também é usada em distúrbios digestivos, afecções hepáticas, dismenorreias, conjuntivite, eczema, herpes, gengivite, impetigo, acnes, feridas, pruridos, dermatite das fraldas e queimadura por exposição ao sol.

O preparo de infusões para uso externo é de 1 a 2 g (1-2 colheres de chá) em 1 xícara de chá (150 mL) fazendo compressas na região afetada 3 vezes por dia. Existem, no mercado, pomadas e tinturas para uso externo.

Não existe segurança para uso em gestantes, nutrizes e crianças. Pode causar reações alérgicas; contudo, não existem evidências de interações medicamentosas.

Cannabis sativa L. e Cannabis indica Lam., família Cannabaceae – maconha, marihuana

Originária da Ásia, a *Cannabis sativa* tem uma relação terapêutica antiga com a humanidade. Embora considerada ilícita na maior parte do mundo e também no Brasil, existe um movimento para torná-la legal devido ao seu grande potencial terapêutico. Em 2016, a Anvisa permitiu a importação e a prescrição de medicamentos derivados de *Cannabis* sp. Em maio de 2017, foi considerada pela Anvisa oficialmente como planta medicinal.

Tem comprovada ação analgésica, epilepsias refratárias, espasticidades relacionadas à esclerose múltipla e êmese por quimioterapia.[19]

Chamomilla recutita L., Rauschert (Matricaria recutita L.), família Asteraceae (Compositae) – camomila, maçanilha

Nativa da Europa, a camomila é amplamente cultivada em todo o mundo. Sua ação emenagoga foi sugerida por Dioscórides.[20] Ela é utilizada para cólicas abdominais, flatulência, dismenorreia e, em uso tópico, para eczemas, gengivites, cicatrização e para tratamento de herpes.[20] Também reputada como calmante suave. Utilizada popularmente em compressas sobre o abdome em crianças com cólica, em olho vermelho, conjuntivite e olho cansado. Utilizada para clarear o cabelo.

Em um estudo aberto, o creme de camomila demonstrou eficácia similar à hidrocortisona 0,25% para tratamento de eczemas crônicos.[21]

Pode ocasionar reações alérgicas, como eczema de contato, alergias respiratórias e angioedema. Tem efeito emético em altas doses. Deve-se evitar o uso em gestantes.

Dose: infusão com 1 colher de sobremesa de flores, 3 a 4 vezes ao dia.

Cordia verbenacea DC. (Sinonímia: Varronia curassavica Jacq), família Boraginaceae – erva-baleeira, caramona

Nativa do Brasil, principalmente da orla litorânea, erva-baleeira é usada em dores de diversas causas. O uso externo é validado em estudo randomizado duplo-cego mostrando segurança e eficácia. Tem ação anti-inflamatória e analgésica.

As partes usadas são as folhas, como infusão, tintura e creme.

Esta erva é indicada para dores reumáticas, musculares, entorses, contusões e ferimentos. Usuários que fazem uso interno referem melhora das dores, aumento da diurese e melhora de sintomas gastrintestinais.

Deve-se evitar o uso em gestantes (não há estudos). Não há dados sobre interações medicamentosas e tampouco existem estudos com o uso oral nem com o uso prolongado.

Dose: uso oral – 1 colher de sopa de folha picada para 1 xícara de chá, 3 vezes ao dia, até 3 semanas. Uso tópico: creme e tintura.

Para gota, os autores fazem associação de um pedaço de folha de chapéu de couro equivalente ao tamanho da mão da pessoa (em adultos, média de 14x8 cm) com três folhas de erva baleeira, 3 xícaras ao dia por até 2 semanas.

Cynara scolymus L., família Asteraceae – alcachofra

A alcachofra é originária da região do Mediterrâneo e é cultivada em vários locais pelo mundo.

A parte usada são as folhas colhidas antes do aparecimento das brácteas (que são comestíveis).

As indicações mais comuns da alcachofra são como hipolipemiante e para dispepsia, indicações estas fundamentadas por estudos duplos-cegos randomizados.[21] A alcachofra também é utilizada popularmente como diurética e para tratar cálculo biliar.

O tempo de uso não deve ultrapassar duas semanas. Não há estudos sobre o uso crônico. Não deve ser usada em gestantes, nutrizes e em casos de doenças da vesícula biliar em atividade. Evitar o uso em pessoas com hepatite grave, falência hepática e câncer hepático. Pode desencadear dermatite de contato e reações alérgicas em pessoas sensíveis às plantas da família Asteraceae.

Não há estudos sobre interações medicamentosas.

Dose para adultos: 1 colher de sopa de folhas para 1 xícara, 2 xícaras ao dia.

Hamamelis virginiana L., família Hamamelidaceae – hamamélis

A hamamélis é um arbusto nativo da América do Norte, muito conhecido por sua propriedade adstringente. As partes utilizadas são a casca do caule e as folhas. Tem como propriedades medicinais: adstringente, antibacteriano, anti-inflamatório, hemostático, sedativo.

A hamamelis tem o uso corroborado por dados clínicos para uso tópico em contusões e entorses, inflamação de pele e membranas mucosas, hemorroidas e varizes.[22]

Não existe segurança para o uso de hamamélis durante a gravidez, a lactação ou em crianças.

Harpagophytum procumbens D.C., família Pedaliaceae – garra-do-diabo

Garra-do-diabo é o nome popular dessa planta medicinal oriunda da África. O crescente interesse pela planta estimula a exploração predatória e ameaça sua ocorrência na natureza.

Indicações populares apontam essa planta como analgésica e anti-inflamatória, para cólicas, como sedativa, para aliviar a febre e estimular a digestão. Era utilizada pelos nativos para distúrbios gastrintestinais e afecções reumáticas.

Estudos mostram atividade anti-inflamatória e analgésica, apesar de haver controvérsias.[23]

Parte usada: tubérculos.

Precauções: o uso em curto prazo é seguro, porém o uso crônico não tem registros. Podem ocorrer distúrbios gástricos. Deve-se evitar em úlcera gastrintestinal e litíase biliar, bem como o uso em gestantes pela falta de dados. Deve-se evitar o uso prolongado.

Interações: não há estudos sobre interações.

Dose: 100 a 200 mg, 1 a 2 vezes ao dia (estandardizado para conter 5% de harpagosídeos).[24]

Decocção de 1 colher de sopa em 500 ml de água; tomar 2 xícaras ao dia.

Hypericum perforatum L., família Clusiacea – hipérico

O *Hypericum* é nativo da Europa e da América do Norte, porém aclimatado no Brasil. Esta planta é conhecida também pelo nome de erva-de-São-João, o que pode levar à confusão com outras plantas, como *Ageratum conyzoides* e *Pirostegia venusta*.

A Europa é líder em prescrição do hipérico, sendo que, na Alemanha, é o antidepressivo mais utilizado, representando mais de 25% do total de prescrições para essa classe de medicamentos:[10] metanálises indicam que ele é eficaz no tratamento de depressões leves.[25]

O hipérico tem como indicações populares: adstringente, calmante, anti-irritante, antidepressivo, antidiarreico, anti-inflamatório, vulnerário, sedativo, diurético suave, colagogo, cicatrizante, antisséptico e vermífugo. Essa planta é utilizada também em problemas vegetativos relacionados à depressão, como melancolia, distúrbios do sono, dores musculares e cefaleias.

Contudo, tem como contraindicações o uso em gestantes e lactantes.

Pode apresentar interações medicamentosas em pessoas em uso de quimioterápicos, digoxina, anticonvulsivantes, anticoagulantes, sinvastatina, antirretrovirais e imunossupressores (ciclosporina). O hipérico pode ter, como reações adversas, fotossensibilização com irritação e edema cutâneo, principalmente se usado em quantidades inadequadas. Deve-se evitar a exposição direta ao sol durante o tratamento, não devendo ser utilizado junto com outros antidepressivos.

Esta planta é de prescrição médica exclusiva. A dose máxima é de 300 mg de extrato seco padronizado 3 vezes ao dia. Equivalente a 2 a 4 g de planta bruta/dia.

Maytenus ilicifolia (Schrad.) Planch, família Celastraceae – espinheira-santa

O nome espinheira-santa é dado a várias espécies que, como característica em comum, têm espinhos na folha: *M. aquifolium*, *Zollernia ilicifolia*, *Sorocea bonplandii*.

Popularmente utilizada para distúrbios digestivos (úlceras, gastrites, dispepsias), afecções da boca, para diminuir o leite materno. Em uso tópico, para câncer de pele, feridas e acnes.

Pequeno ensaio clínico randomizado mostrou melhora de voluntários com úlcera e dispepsia.[8] Estudos em laboratório demonstraram que um extrato aquoso se mostrou tão eficaz quanto ranitidina ou cimetidina em aumentar o pH do suco gástrico.[20] Compostos da *M. ilicifolia* demonstraram atividade antitumoral.[8,20]

A dose é de 1 colher de chá de folhas picadas em 1 xícara de água, 3 vezes ao dia. Deve ser evitado em gestantes e em lactantes. Não há estudos sobre interação medicamentosa, mas pode causar náuseas, secura e gosto estranho na boca.

Melissa officinalis L., família Lamiaceae – erva-cidreira

Existem várias outras plantas conhecidas como cidreira (erva luisa – *Lippia citrodora*, Salva/melissa – *Lippia alba*, capim limão – *Cymbopogon citratus*, capim cidreira fino – *Elionorus muticus*). *M. officinalis* é originária da Europa e há longo tempo disseminada pelo mundo como planta medicinal.

Usos populares: insônia, nervosismo, agitação, gripes e resfriados, herpes e mastite.

Pode ser usada como infusão (1 colher de sobremesa de folhas para 1 xícara – de 1 a 3 vezes ao dia) ou tintura.

Estudos *in vitro* sugerem que componentes presentes na erva-cidreira causem inibição da ligação de tireotrofina (TSH) com seu receptor.[26] O uso ocasional parece ser seguro em gestantes.

Não há relatos de interação medicamentosa, mas supõe-se que pode potencializar substâncias hipnóticas e sedativas e antagonizar substâncias antidepressivas.

Mikania laevigata e M. glomerata Spreng, família Asteraceae (*Compositae*) – guaco

O guaco é uma trepadeira arbustiva originária da América do Sul. O gênero M*ikania* possui diversas espécies; as mais utilizadas são as duas anteriores. *M. hirsutissima* é usada em afecções do aparelho urinário.

Pode ser associada a poejo, alfavaca anisada, malvariço ou mil-em-ramas.

Indicada para gripes e resfriados, tosses, broncospasmo, cárie dentária e com propriedade anti-inflamatória. Estudos em animais confirmam seu efeito broncodilatador e antiedematogênico.[20]

A parte usada são as folhas em infusão, 1 colher de sopa em 1 xícara de água, 3 vezes ao dia. Também é bastante utilizada na forma de xarope.

Há possível interação com anticoagulantes. Não há estudos de uso em gestantes. Deve-se evitar o uso em caso de suspeita de dengue. Não há relatos de ensaios clínicos para estas espécies.

Ocimum selloi Benth., família Lamiaceae – alfavaca anisada

A alfavaca é originária da América, conhecida como alfavaca anisada/erva-doce, é uma planta pouco estudada. Tem oito quimiotipos diferentes; o quimiotipo com cheiro semelhante ao funcho é o utilizado.

Uso popular: cólicas, gases, gripes, resfriados.

Para tensão pré-menstrual (TPM) é usada associada a mil-folhas e a erva-cidreira e, para dor abdominal, associada a macela (*Achroclines satureoides*). Para gripes, resfriados e tosses, é utilizada associada a malvariço (*Coleus amboinicus*) e a guaco (*Mikania glomerata*).

Dose: 6 folhas para 1 xícara de água, 3 vezes ao dia, por até 3 semanas.

Não há relatos de efeitos adversos nem de interação medicamentosa. Não há dados para uso em gestantes ou amamentação.

Ocimum gratissimum L., família Lamiaceae – alfavaca cravo

Planta do Oriente, subespontânea no Brasil a alfavaca cravo, tem diversos quimiotipos, e o mais utilizado é o eugenolífero (cheiro de cravo). O maior teor de eugenol (uso em odontologia por sua ação analgésica e bactericida) é em torno do meio-dia, e o de 1,8 cineol (ação antisséptica pulmonar e expectorante) no fim da tarde.

Esta planta é usada popularmente para gases, gripes, como diurético e em afecções da boca (bochechos).

Utilizada também em gargarejos para aftas e gengivites, *Ocimum gratissimum* é efetivo no controle de gengivite, com ação equiparável a Gluconato de clorexidina.[27]

Dose: 1 colher de sopa de folhas picadas em uma xícara de água, 3 vezes ao dia por 3 semanas.

Não há relatos de efeitos adversos nem de interações medicamentosas.

O uso em gestantes deve ser evitado.

Plantago major L., família Plantaginaceae – tansagem

Conhecida como tansagem, tanchagem, tanchá ou 7 nervos, é nativa da Europa e acompanhou o invasor europeu ao redor do mundo. Existem outras espécies utilizadas: *P. lanceolata, P. australis* e *P. minor*.

As folhas são popularmente utilizadas para tratamento de infecções urinárias, gargarejos em afecções da garganta, infecções de pele, infecções das vias aéreas (IVAs) e diarreia. É utilizada como comestível.

Precauções: o uso das folhas é pouco estudado quanto a efeitos colaterais ou interações. Como é rasteira, deve ser colhida de local limpo e deve ser bem lavada.

Deve-se evitar o uso em gestantes. A Anvisa só recomenda o uso tópico.

Parte usada: folhas.

Dose: para uso tópico ou gargarejos, 3 colheres de sopa de folha picada por xícara de infusão, 3 vezes ao dia. Para uso interno, a indicação é de infusão com 1 colher de sopa de folha picada, 3 vezes ao dia.

Plectranthus amboinicus (Lour.), família Lamiaceae – malvariço

O malvariço/orégano francês/hortelã-de-folhas-grossas; é semelhante ao boldo *(Plectranthus barbatus)*, mas sem o sabor amargo.

Tem uso como antisséptico bucal, em rouquidão, tosse e broncoespasmo.

A dose média é de 5 a 6 folhas ao dia para lambedor ou folha *in natura*, ou infusão com 2 folhas por xícara até 3 xícaras ao dia. Usar por até 2 semanas. A dose do xarope é de 1 colher de sopa, 3 vezes ao dia. Preparado em 30 a 40 folhas frescas em 200 g de açúcar, sem adicionar água em banho-maria. Os autores fazem associação de malvariço com alfavaca anisada (*Ocimum selloi*) para resfriados e tosse na dose de 2 folhas de malvariço para 5 folhas de alfavaca anisada em cada xícara 3 vezes ao dia.

Não há relatos de interação medicamentosa. Não há estudos da utilização em gestantes. Tem poucos estudos publicados sobre esta planta.

Silybum marianum (L.) Gaertn., família Asteraceae – cardo-mariano

Estudos laboratoriais indicam que o cardo-mariano protege o fígado por efeito antioxidante, reduz inflamação e estimula a regeneração dos hepatócitos. Vários estudos clínicos foram realizados com cardo-mariano e demonstraram seu papel como auxiliar no tratamento de cirrose e diabetes secundária à cirrose, esteatose hepática.[21,28] Foram apresentados resultados controversos no tratamento de hepatites virais.[21]

Dose: cápsulas de extrato padronizadas para aproximadamente 140 mg de silimarina, 2 vezes ao dia.

O consumo desta planta reduz os níveis séricos de metronidazol. Pesquisas com resultados inconclusivos mostraram possibilidade de redução dos níveis séricos de indinavir e ritonavir. Estudos em ratos demonstraram que a associação com pirazinamida leva ao acúmulo de um metabólito tóxico desta. Há risco teórico de interação com anticoncepcionais orais.

Trifolium pratense L., família Fabaceae – trevo-vermelho

O *Trifolium* é uma erva de folhas ricas em isoflavonas, originária da Europa e norte da África. Hoje, está distribuída quase no mundo todo, conhecida pelos nomes de trevo-vermelho, trevo-pratense ou trevo-dos-prados.

Embora, até o momento, não se disponha de ensaios clínicos bem controlados com um número suficiente de indivíduos, com base em suas propriedades químicas e pelo seu uso descrito em farmacopeias e documentos bem estabelecidos, apresenta-se como uma interessante abordagem alternativa à terapia hormonal.

Além dos sintomas da menopausa, também tem seu uso descrito para osteoporose, hiperlipidemia e câncer de próstata.[29] Popularmente, é utilizado no tratamento tópico de distúrbios dermatológicos, como psoríase e eczema, bem como por via oral para o tratamento de asma e tosse.

Dose: extrato bruto, 240 a 480 mg, correspondendo a 40 a 80 mg/dia de isoflavonas.[29]

Devido aos potenciais efeitos estrogênicos, recomenda-se cautela na prescrição desta planta em pessoas com cânceres estrogênio-dependentes ou história familiar de cânceres estrogênio-dependentes.

Devido a dados conflitantes a respeito de interações medicamentosas, o uso da substância bruta ou em suas preparações não é recomendável em pessoas que estão sendo tratadas com tamoxifeno ou outros fármacos antiestrogênicos até que novas pesquisas sejam feitas.

Uncaria tomentosa, família Rubiaceae – unha-de-gato

Os incas foram pioneiros em seu uso e a usavam no tratamento de reumatismo, artrite, inflamações em geral e em doenças como gastrite. Esta planta ainda permanece muito popular no Peru. Seu nome vem da semelhança de seus espinhos com as unhas do gato. Pode ser encontrada em toda a América, em especial na Amazônia peruana, chegando até o nordeste brasileiro. A exploração predatória a torna uma espécie em risco de extinção. Com o uso intenso da *U. tomentosa*, tem-se utilizado também a *U. guianensis*.

Tem seu uso descrito em farmacopeias e em documentação bem estabelecida para o tratamento sintomático da artrite, do reumatismo e de úlceras gástricas.[29] Dentro da medicina tradicional, é recomendado para o tratamento de abscessos, asma, febre, infecções do trato urinário, miomas, infecções virais, feridas e como um emenagogo.

Por inibir a atividade de citocromo P450, pode ter interações com inibidores da protease, varfarina, teofilina e estrogênios. Devido ao uso tradicional como emenagogo, está contraindicada durante a gravidez. Contraindicada também para pessoas com enfermidade autoimune ou em terapia de imunossupressão, na espera de receber transplantes de órgãos ou em enxertos de pele. Também não está estabelecida a segurança de uso em lactantes e crianças.

As partes utilizadas são as cascas e as folhas. Deve-se ter atenção para não confundir com outras unhas-de-gato que são vendidas por raizeiros.

O preparo de chá para uso oral em adultos é feito com 1 colher de café em 150 mL, tomar 1 xícara de chá, 2 a 3 vezes por dia. A dose média diária na forma de extratos é de 20 a 350 mg por dia; podem-se também utilizar cápsulas do fármaco moído de 300 a 500 mg, 1 cápsula ou 1 comprimido, 2 a 3 vezes dia.[29,30]

Valeriana officinalis L., família Valerianaceae – valeriana

Nativa da Europa e das zonas temperadas da Ásia, a *Valeriana* é utilizada para insônia, agitação e ansiedade. A valeriana tem menor potencial de adicção do que os benzodiazepínicos e, diferentemente destes, o sono após seu uso preserva a fase REM.[31] Parte utilizada: rizoma.

Dose: extrato seco 5:1, 300-1.200 mg/dia – dividir em 2 a 3 tomadas em doses altas, ou infusão da raiz: 1 a 3 g/dia.[8] Deve ser iniciada com dose de 100 a 150 mg de extrato seco à noite ou 50 mg 3 vezes ao dia.

Pode causar agitação paradoxal; uso diurno pode lentificar reflexos, por isso, deve ser usada com cautela em pacientes que exerçam atividades perigosas. Possível efeito aditivo com álcool e medicamentos sedativos e hipnóticos; deve ser descontinuado o uso antes de cirurgias. Embora menos do que os benzodiazepínicos, o uso prolongado também pode causar dependência e sintomas de abstinência.

Pela falta de estudos, deve-se evitar uso em gestantes, lactantes e em crianças.

Um pequeno estudo de caso-controle mostrou relação com pancreatite.[32]

Zingiber officinale Roscoe, família Zingiberaceae – gengibre

Milenarmente o gengibre é utilizado pela medicina chinesa e ayurvédica como digestivo, antiemético e para combater o "frio".

Possui fortes evidências fundamentadas por metanálises para uso em êmese gravídica, cinetose e náuseas pós-operatórias.[33] Utilizado também para gripes, resfriados e disfonias.

Pode causar dispepsia em grandes doses. Pelo efeito colagogo, o gengibre deve ser evitado em casos de litíase biliar. O uso em gestantes deve ser feito em dose de moderada a pequena. Há relatos de aumento do efeito anticoagulante de cumarínicos.

Uma revisão sistemática demonstrou que o gengibre é tão eficaz quanto os anti-inflamatórios não esteroides na redução de sintomas de dismenorreia.[34]

Dose: decocção com 1 colher de café de rizoma picado, 2 a 4 vezes ao dia. Algumas pessoas apreciam acrescentar um pouco de limão e mel após o término da decocção. Disponível também em apresentações de cristais (gengibre seco) e balas.

REFERÊNCIAS

1. Verger PF. Ewé: o uso das plantas na sociedade Ioruba. São Paulo: Schwarcz; 1995.

2. Carneiro H. Filtros mezinhas e triacas: as drogas no mundo moderno. São Paulo: Xamã; 1994.

3. Alonso J. Fitomedicina, curso para profissionais da área da saúde. São Paulo: Pharmabooks; 2008.

4. Yunes RA, Calixto JB, organizadores. Plantas medicinais sob a ótica da química medicinal moderna. Chapecó: Argos; 2001.

5. Brasil. Agência Nacional de Vigilância Sanitária. RDC n° 10, de 9 de março de 2010 [Internet]. 2010 [capturado em 20 jan. 2018]. Disponível em: http://www.brasilsus.com.br/legislacoes/rdc/103202-10.html.

6. Wiliamson E. Stokley´s herbal medicines interactions. London: Pharmaceutical; 2009.

7. Silva Junior AA. Essentia herba, plantas bioativas. Florianópolis: GMC/Epagri; 2006. v. 2.

8. Alonso J. Tratado de fitofármacos y nutraceuticos. Rosário: Corpus Libros; 2004.

9. Pittler MH, Ernst E. Horse chestnut seed extract for chronic venous insufficiency. Cochrane Database Syst Rev. 2012;11:CD003230

10. Schulz V, Hansel R, Tyler VE. Fitoterapia racional: um guia de fitoterápicos para as ciências da Saúde. Barueri: Manole; 2002.

11. Agência Nacional de Vigilância Sanitária. Memento fitoterápico: farmacopéia brasileira [Internet]. Brasília: ANVISA; 2016 [capturado em 20 jan. 2018]. Disponível em: http://portal.anvisa.gov.br/documents/33832/2909630/Memento+Fitoterapico/a80ec477-bb36-4ae0-b1d2-e2461217e06b.

12. Josling P. Preventing the common cold with a garlic supplement: a double-blind, placebo-controlled survey. Adv Ther. 2001;18(4):189-193.

13. World Health Organization. WHO monographs on selected medicinal plants. Geneva: WHO; 1999. v. 1.

14. Wang HP, Yang J, Qin LQ, Yang XJ. Effect of garlic on blood pressure: a meta-analysis. J Clin Hypertens (Greenwich). 2015;17(3):223-231.

15. Hezarjaribi HZ, Elmi T, Dayer MS, Gholami S, Fakhar M, Akbariqomi M, et al. A systematic review of the effects of Iranian pharmaceutical plant extracts on Giardia lamblia. Asian Pac J Trop Dis. 2015;5(12):925-9.

16. Ernst E, Pittler MH, Wider B, Boddy K. Oxford handbook of complementary medicine. New York: Oxford University; 2008.

17. Lissoni P, Rovelli F, Brivio F, Zago R, Colciago M, Messina G, el al. A randomized study of chemotherapy versus biochemotherapy with chemotherapy plus Aloe arborescens in patients with metastatic cancer. In Vivo. 2009;23(1):171-175.

18. Silva Junior AA. Essentia herba, plantas bioativas. Florianópolis: GMC/Epagri; 2003. v. 1.

19. Whiting PF, Wolff RF, Deshpande S, Di Nisio M, Duffy S, Hernandez AV, et al. Cannabinoids for medical use: a systematic review and meta-analysis. JAMA. 2015;313(24):2456-2473.

20. Lorenzi H, Matos FJA. Plantas medicinais no Brasil, nativas e exóticas. 2. ed. Nova Odessa: Plantarum; 2008.

21. Mills S, Bone K. Principles and practice of phytoterapy: modern herbal medicine. London: Churchill Livingstone; 2000.

22. World Health Organization. WHO monographs on medicinal plants commonly used in the Newly Independent States. Geneva: WHO; 2010.

23. World Health Organization. WHO monographs on selected medicinal plants. Geneva: WHO; 2007. v. 3.

24. LaValle JB, Krinsky DL, Hawkins EB, Willis NA, Pelton R. Natural therapeutics pocket guide. Hudson: Lexi-Comp; 2000.

25. Jacobs BP, Gundling K. The ACP evidence: based guide to complementary and alternative medicine. Philadelphia: ACP; 2009.

26. Santini F. In vitro assay of thyroid disruptors affecting TSH-stimulated adenylate cyclase activity. J Endocrinol Invest. 2003;26(10):950-955

27. Pereira SL, de Oliveira JW, Angelo KK, da Costa AM, Costa F. Clinical effect of a mouth rinse containing Ocimum gratissimum on plaque and gingivitis control. J Contemp Dent Pract. 2011;12(5):350-355.

28. World Health Organization. WHO monographs on selected medicinal plants. Geneva: WHO; 2002. v. 2.

29. World Health Organization. WHO monographs on selected medicinal plants. Geneva: WHO; 2009. v. 4.

30. Carvalho JCT. Fitoterápicos antiinflamatórios: aspectos químicos, farmacológicos e aplicações terapêuticas. Ribeirão Preto: Tecmed; 2004.

31. Spinella M. Herbal medicines and sleep. In: Lader MH, Cardinali DP, Pandi-Perumal SR. Sleep and sleep disorders: a neuropsychopharmacological approach. New York: Springer; 2006.

32. Douros A, Bronder E, Andersohn F, Klimpel A, Thomae M, Ockenga J, et al. Drug-induced acute pancreatitis: results from the hospital based Berlin case-control surveillance study of 102 cases. Aliment Pharmacol Ther. 2013;38(7):825-834.

33. Matthews A, Dowswell T, Haas DM, Doyle M, O'Mathúna DP. Interventions for nausea and vomiting in early pregnancy. Cochrane Database Syst Rev. 2010;(9):CD007575.

34. Chen CX, Barrett B, Kwekkeboom KL. Efficacy of oral ginger (Zingiber officinale) for dysmenorrhea: a systematic review and meta-analysis. Evid Based Complement Alternat Med. 2016;2016:6295737.

CAPÍTULO 97

Fisioterapia na atenção primária à saúde

Simone Ávila
Bruna de Moraes Lopes

Aspectos-chave

▶ A fisioterapia dispõe de inúmeras possibilidades para a recuperação ou a reabilitação de funções perdidas ou alteradas por distúrbios nos sistemas musculesquelético, cardiorrespiratório ou neurológico.

▶ Muitas vezes, o médico não tem total clareza sobre quais os procedimentos e os benefícios da fisioterapia, e o que deve colocar em uma solicitação de fisioterapia.

▶ É o fisioterapeuta quem indica condutas como, por exemplo, uso de ultrassom, de ondas-curtas ou de exercícios que devem ser feitos, ou, ainda, a frequência semanal das sessões de fisioterapia.

▶ O médico de família e comunidade pode prescrever e orientar o usuário quanto aos cuidados gerais (posicionamento, evitar atividades específicas e vigorosas) e uso de medidas analgésicas simples, como crioterapia.

Caso clínico

Sr. Adelino, 63 anos, destro, índice de massa corporal 40, sedentário, hipertenso (controlado com medicação) e tabagista. Sofreu um acidente vascular cerebral (AVC) há 8 meses, tendo como sequela hemiparesia à direita. Ele deambula com dificuldade, olhando o pé e tropeçando com frequência, sem utilização de equipamento auxiliar de marcha; apresenta cognição e sensibilidade normais. Queixa-se de dor no ombro direito e realiza os movimentos do membro superior afetado de modo mais lento. Há 10 anos, ele apresenta artrose nos joelhos. Ele nunca fez fisioterapia e passa a maior parte do dia deitado no sofá assistindo à televisão.

Teste seu conhecimento

1. Você referenciaria o Sr. Adelino para a fisioterapia?
    a. Sim, mas somente para controlar a dor no ombro e nos joelhos
    b. Sim, pois, com a fisioterapia, ele poderá melhorar seus movimentos, controlar a dor e tornar-se mais ativo e independente nas atividades da vida diária
    c. Sim, mas ele não terá grandes ganhos com a fisioterapia. Irá apenas manter o quadro
    d. Não, apenas orientá-lo a movimentar-se mais em casa e não ficar tanto tempo deitado

2. Quais exercícios podem ser prescritos para o Sr. Adelino?
    a. Exercícios passivos, alongamentos e exercícios de fortalecimento muscular
    b. Exercícios de equilíbrio e coordenação
    c. Exercícios aquáticos e respiratórios
    d. Todas as alternativas anteriores

3. Qual é o equipamento auxiliar de marcha mais indicado para o Sr. Adelino?
    a. Andador
    b. Muleta axilar
    c. Bengala em "J"
    d. Bengala canadense

4. De que modo a bengala do Sr. Adelino deve ser utilizada?
    a. Ao lado direito do corpo, permitindo uma flexão de 15 a 25° do cotovelo
    b. Ao lado esquerdo do corpo, permitindo uma flexão de 15 a 25° do cotovelo
    c. Ao lado esquerdo do corpo, ajustada na altura do quadril
    d. Não deveria ser usada, o correto seria o uso de um andador

5. Considerando as atividades diárias e a funcionalidade do Sr. Adelino, o fisioterapeuta pode orientá-lo quanto:
    a. Ao posicionamento correto na cama e na cadeira
    b. À adaptação do ambiente, com colocação de dispositivos como barras e assentos sanitários elevados
    c. Ao treino de marcha
    d. Todas as alternativas anteriores

Respostas: 1B, 2D, 3C, 4B, 5D

Do que se trata

O médico de família e comunidade depara-se constantemente, em sua prática clínica, com situações semelhantes à do Sr. Adelino, em que os pacientes apresentam quadros clínicos crônicos com danos que afetam diferentes sistemas corporais e aspectos da funcionalidade. Tendo em vista que essas situações necessitam de intervenções de diferentes profissionais da saúde, este capítulo objetiva ampliar os conhecimentos dos médicos de família acerca da fisioterapia, promovendo esclarecimento quanto aos procedimentos e benefícios do tratamento, para auxiliar no referenciamento e na solicitação de tratamento fisioterapêutico.

Quando pensar

A fisioterapia dispõe de inúmeras possibilidades para a recuperação ou a reabilitação de funções perdidas ou alteradas por distúrbios nos sistemas musculesquelético, cardiorrespiratório ou neurológico. Fazem parte do arsenal fisioterapêutico recursos físicos como termoterapia (uso de calor superficial ou profundo), crioterapia (uso de frio), fototerapia (uso de radiação luminosa), eletroterapia (uso de diversas correntes elétricas com fins analgésicos ou estimulantes da contração muscular), hidroterapia (uso da água), técnicas manuais e cinesioterapia (exercícios terapêuticos, que podem ser realizados tanto em terra como na água). É importante lembrar que, além da atuação em reabilitação, o fisioterapeuta é um profissional também preparado para atuar na prevenção de agravos e na promoção da saúde.

O atendimento fisioterapêutico ambulatorial pode ser realizado em clínicas ou centros de reabilitação privados ou conveniados, em consultórios e em domicílio. O Sistema Único de Saúde conta com uma rede de serviços de fisioterapia conveniados. Em alguns municípios do Brasil, o município tem o seu próprio serviço, além dos serviços conveniados, e o referenciamento para a fisioterapia é diverso.

O que fazer

De modo geral, a informação mais importante que deve ser colocada no referenciamento para a fisioterapia é o diagnóstico médico da condição apresentada pelo indivíduo. O médico deverá informar se há presença de comorbidades e expor outras informações sobre o quadro clínico que considera relevantes. Não há necessidade de indicação de condutas, como, por exemplo, uso de ultrassom, de ondas-curtas ou de exercícios que devem ser feitos, ou, ainda, a frequência semanal das sessões de fisioterapia. Essa é uma atribuição exclusiva do fisioterapeuta.

A partir do diagnóstico médico, o fisioterapeuta terá condições de realizar a avaliação das condições de saúde desse indivíduo e estabelecer o plano terapêutico, no qual devem constar os objetivos e as metas do tratamento a curto, médio e longo prazo, as condutas fisioterapêuticas, a frequência dos atendimentos e o plano de alta.

Se a equipe de saúde que atender o Sr. Adelino contar com um fisioterapeuta, este o avaliará e fará a prescrição fisioterapêutica, estabelecendo objetivos do tratamento, prescrevendo e executando as condutas mais adequadas para o caso e estimando o tempo médio de intervenção. No entanto, nem sempre as equipes contam com esse profissional, cabendo ao médico fazer o referenciamento para a fisioterapia em outro serviço, ou mesmo, orientando algumas condutas que possam beneficiar a pessoa.

Qualquer médico pode solicitar fisioterapia, porém, em algumas situações, apenas médicos de algumas especialidades terão seus pedidos aceitos pela rede pública. Dependendo do local, há um formulário específico de solicitação. Além disso, alguns desses formulários apresentam um campo para o número de sessões prescritas, que podem variar de 10 sessões, para casos de alterações musculesqueléticas, como, por exemplo, osteoartrite, entorses e contusões, ou 20, para casos de disfunções neurofuncionais, decorrentes, por exemplo, de AVC, de tumores cerebrais e de paralisia cerebral. Após esse período, o indivíduo deve retornar ao médico, que poderá fazer um novo referenciamento para a fisioterapia, caso julgue necessário.

O referenciamento para clínicas privadas ou conveniadas com os diferentes planos de saúde pode ser aceito vindo de qualquer médico, independentemente de sua especialidade. Alguns planos de saúde restringem o número de sessões de fisioterapia por ano para seus associados, embora essa restrição não esteja de acordo com as normas da Agência Nacional de Saúde Suplementar.

Conduta proposta
Recursos termofotoeletroterapêuticos

O Quadro 97.1 apresenta resumidamente os principais recursos termofotoeletroterapêuticos e seus efeitos, suas indicações e contraindicações gerais. É importante ressaltar que cada aparelho ou técnica tem suas indicações, contraindicações, dosagens e tempo de aplicação específicos para cada caso. A escolha do recurso dependerá do tipo de alteração, da fase de lesão de tecidos moles, articulares e periarticulares (fase aguda, subaguda ou crônica), dos objetivos e dos efeitos desejáveis para o tratamento.

Os aparelhos de ondas curtas e o ultrassom são contínuos e pulsados. Os efeitos térmicos citados no quadro se referem à aplicação destes no modo contínuo; o modo pulsado não apresenta efeitos térmicos significativos.

Cinesioterapia

Os recursos termofotoeletroterapêuticos e a crioterapia são modalidades importantes de tratamento para a diminuição de vários sintomas. Todavia, o melhor recurso para a recuperação da funcionalidade dos movimentos é a cinesioterapia (Figura 97.1), que é a utilização de exercícios terapêuticos.

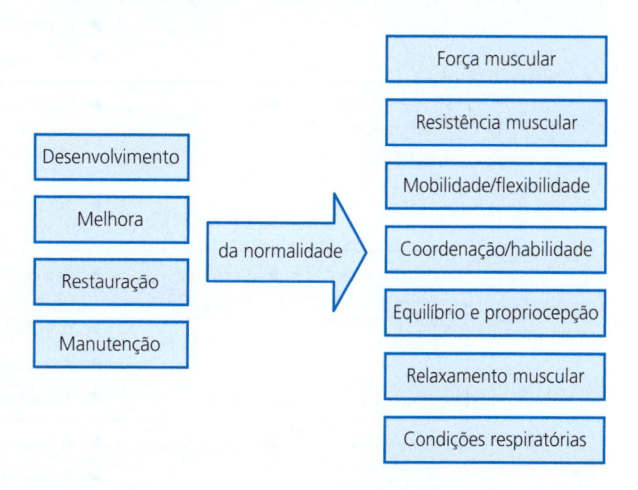

▲ **Figura 97.1**
Objetivos do tratamento cinesioterapêutico.
Fonte: Kisner e Colby.[4]

Quadro 97.1 | Recursos termofotoeletroterapêuticos

Recursos	Tipos	Aparelhos	Efeitos fisiológicos/indicações	Contraindicações	Precauções
Termoterapia Compreende todas as terapias que utilizam calor	Calor por radiação (calor superficial)	▶ Infravermelho ▶ Forno de Bier	▶ Vasodilatação dos capilares ▶ Aumento do fluxo sanguíneo ▶ Ativação da atividade metabólica ▶ Diminuição da dor ▶ Redução do espasmo muscular ▶ Afecções dolorosas em geral, mas é preciso muita prudência quando se trata de estados inflamatórios	▶ Deficiências circulatórias, venosas e linfáticas, pois o calor favorece edema ▶ Inflamações agudas ▶ Insuficiência cardiopulmonar e hipertensão ▶ Alteração de sensibilidade	▶ Sua aplicação necessita prudência para evitar queimaduras ▶ Malignidade (tumores)
	Calor por contato (calor superficial)	▶ Água quente ▶ Lamas quentes ▶ Banho de parafina ▶ *Hot packs*			
	Calor por condução (calor profundo)	▶ Ondas curtas ▶ Ultrassom ▶ Micro-ondas			
Fototerapia É a utilização da emissão de luz como recurso terapêutico. A principal modalidade é o *laser*	*Laser* de baixa potência	▶ Hélio-neon (HeNe) ▶ Arseneto de Gálio (AsGa)	▶ Estímulo da liberação de substâncias como histamina, serotonina e bradicinina ▶ Aumento do fluxo sanguíneo e consequente estímulo sobre a produção de tecido de granulação ▶ Aumento do número de leucócitos e da atividade fagocitária ▶ Estímulo da produção de ATP no interior das células, originando e provocando a aceleração da mitose ▶ Redução da dor e da inflamação ▶ Modulação da dor (pontos-gatilho) ▶ Cicatrização de tecidos	▶ Gestação (em determinadas regiões corporais) ▶ Aplicação direta sobre os olhos	▶ Evitar a irradiação sobre agentes potencialmente bioestimulativos, sobre indivíduos com carcinoma ativo ou certas lesões com potencial de malignidade (leucoplasia)
Eletroterapia Consiste na utilização de correntes elétricas com finalidade terapêutica	Corrente com ajustes variáveis de duração, de intensidade e de frequência	▶ TENS	▶ Diminuição da dor ▶ Pode estimular contração muscular	▶ Marca-passo ▶ Presença de infecções no local da aplicação	▶ Algumas correntes elétricas podem causar queimaduras ▶ Problemas musculoesqueléticos nos quais a contração muscular exacerbaria a condição ▶ Malignidades ▶ Gestação (dependendo da área corporal)
	Corrente contínua de baixa voltagem	▶ Corrente galvânica	▶ Alterações iônicas locais que levam a aumento na circulação sanguínea ▶ Aumento na velocidade de absorção de metabólitos acumulados ▶ Controle da dor ▶ Diminuição de edemas agudos		
	Corrente alternada de baixa frequência	▶ FES	▶ Recrutamento de músculos em uma sequência programada para a produção de um movimento funcional ▶ Aumento da seletividade do movimento		
	Corrente alternada não modulada de baixa frequência	▶ Correntes interferenciais	▶ Redução da impedância dos tecidos ▶ Modulação da dor ▶ Redução de edemas ▶ Relaxamento muscular		
	Corrente alternada de média ou de alta frequência	▶ Corrente Russa	▶ Estímulo da contração muscular ▶ Fortalecimento muscular		

(Continua)

Quadro 97.1 | Recursos termofotoeletroterapêuticos (Continuação)

Recursos	Tipos	Aparelhos	Efeitos fisiológicos/indicações	Contraindicações	Precauções
Crioterapia É o uso do frio com fins terapêuticos		▶ Massagem com gelo ▶ Pacotes de gel térmico comercial (frio) ▶ Pacotes ou bolsas de gelo ▶ *Spray* frio (fluorometano ou cloreto etílico líquido)	▶ Redução da taxa metabólica com uma diminuição correspondente na produção de metabólitos ▶ Redução da dor miofascial ▶ Redução da dor muscular aguda ▶ Vasoconstrição local ▶ Diminuição da permeabilidade e do metabolismo celular e do acúmulo de edema ▶ Diminuição da espasticidade ▶ Diminuição da excitabilidade do músculo ▶ Diminuição da despolarização do fuso muscular ▶ Indicado na fase aguda de condições inflamatórias ▶ Efeitos analgésicos extremos	▶ Alteração de sensibilidade ▶ Distúrbios vasculares periféricos, especialmente os necrosantes, e insuficiência circulatória ▶ Presença de solução de continuidade nos tecidos superficiais ▶ Neoplasias ▶ Crianças e idosos ▶ Insuficiência arterial aguda ou crônica ▶ Síndrome de Raynauld ▶ Diabetes ▶ Intolerância ao frio	▶ Evitar queimaduras decorrentes de aplicação de crioterapia por tempo prolongado

Laser, amplificação da luz por emissão estimulada de radiação (em inglês, *light amplification by stimulated emission of radiation*; ATP, adenosina trifosfato; FES, estimulação elétrica funcional; TENS, neuroestimulação elétrica transcutânea.
Fonte: Prentice,[1,2] Agne.[3]

Há várias técnicas cinesioterapêuticas (Figura 97.2). Exercícios passivos (Quadro 97.2) são movimentos produzidos por uma *força externa* durante a inatividade ou quando uma atividade muscular é reduzida voluntariamente. Não há contração muscular voluntária. Os exercícios ativos (Quadro 97.3) são aqueles que utilizam movimentos provocados pela atividade muscular do indivíduo, que pode ser voluntária ou automático-reflexa, ou seja, há contração muscular.[1]

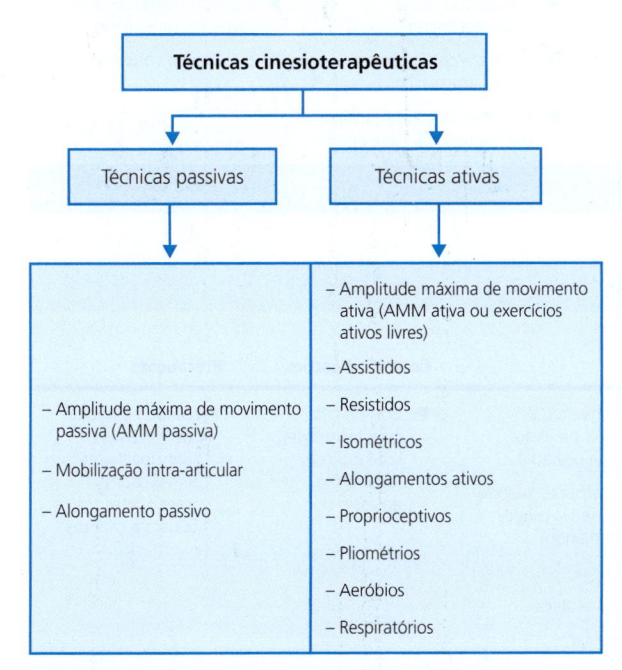

Equipamentos auxiliares de marcha

Muitos dos indivíduos que são atendidos pelo médico de família e comunidade precisam utilizar equipamentos auxiliares para a deambulação, decorrentes de problemas de equilíbrio, de paralisias que comprometem um ou ambos os membros inferiores, de incapacidade de apoiar peso em um membro inferior por fratura ou outras lesões, ou mesmo amputações. Várias dúvidas surgem na hora de prescrever quais equipamentos e o tipo de marcha mais adequado para determinado caso.

Os principais equipamentos auxiliares de marcha serão descritos a seguir.

Andador: equipamento com quatro pernas, que fornece estabilidade e apoio máximos, permitindo que o indivíduo se movimente. Ele tem como desvantagens a dificuldade não apenas de guardar e de transportar, mas também de ser usado em escadas. O ajuste de altura deve permitir que o indivíduo obtenha uma flexão de cotovelo entre 15 e 25° ao segurar as barras do equipamento.[5] Ver Figura 97.3A, B e C.

Muleta axilar: indicada para indivíduos que não necessitam de muita estabilidade ou apoio, como os fornecidos pelo andador, e exige do indivíduo um bom equilíbrio em ortostatismo. Permite maior variedade de padrões de marcha e maior velocidade na deambulação, porém é mais instável do que o andador. Deve-se evitar apoiar o peso do corpo no apoio axilar para evitar lesões nas estruturas neurovasculares dessa região. O ajuste deve ser feito da seguinte maneira: em ortostatismo, a ponta da muleta deve ficar a 15 cm dos dedos dos pés em ângulo de 45°, o comprimento deve ficar em torno de 5 cm abaixo da axila, e o apoio de mão da muleta deve permitir uma flexão de 15 a 25° do cotovelo.[5] Ver Figura 97.3D.

▲ **Figura 97.2**
Técnicas cinesioterapêuticas.

Fluxograma:
- **Técnicas cinesioterapêuticas**
  - **Técnicas passivas**
    - Amplitude máxima de movimento passiva (AMM passiva)
    - Mobilização intra-articular
    - Alongamento passivo
  - **Técnicas ativas**
    - Amplitude máxima de movimento ativa (AMM ativa ou exercícios ativos livres)
    - Assistidos
    - Resistidos
    - Isométricos
    - Alongamentos ativos
    - Proprioceptivos
    - Pliométricos
    - Aeróbios
    - Respiratórios

Quadro 97.2 | Técnicas cinesioterapêuticas passivas

Técnicas passivas	Descrição da técnica	Efeitos/indicações	Contraindicações	Precauções
Amplitude máxima de movimento (AMM) passiva	É uma ação terapêutica baseada nos movimentos fisiológicos ou funcionais: é realizada pelo fisioterapeuta em vários movimentos *dentro da amplitude disponível*, ou seja, dentro de sua amplitude *livre de dor*	▶ Preservação da imagem dos padrões de movimento (estimula os receptores cinestésicos) ▶ Manutenção da extensibilidade dos músculos, dos tecidos articulares e periarticulares ▶ Estímulo da atividade biológica, movimentando o líquido sinovial ▶ Retardo de restrições mecânicas progressivas ▶ Prevenção de efeitos degenerativos e restritivos da imobilidade ▶ Impedimento de formação de aderências ▶ Diminuição dos efeitos das contraturas ▶ Manutenção da mobilidade articular existente	▶ Necrose ligamentar ou capsular ▶ Edema articular, no caso de inflamação aguda ▶ Após ruptura (imediata) de ligamentos, de tendões e de músculos	▶ Malignidade ▶ Dor excessiva ▶ Doenças ósseas detectáveis em radiografia ▶ Fratura não consolidada ▶ Artroplastia total (respeitar os cuidados com a amplitude de movimento)
Mobilização intra-articular (Mobilização de articulações periféricas)	Técnica baseada nos movimentos acessórios (graus I, II, III e IV) intra-articulares. O tratamento com essa técnica pode ser direcionado no sentido de aliviar a dor, primariamente, ou de alongar uma limitação articular	▶ Manutenção ou aumento da mobilidade articular ▶ Manutenção ou aumento da extensibilidade dos tecidos articular ou periarticular ▶ Fornecimento de impulsos sensoriais relativos à posição estática, à regulação de tônus, aos estímulos nociceptivos ▶ Diminuição da dor articular, resguardo muscular, espasmo muscular (técnicas leves)	▶ Indivíduo com perigo de necrose ligamentar e/ou capsular ▶ Força mobilizadora grau III em inflamação aguda (com edema articular) ▶ Se provocar aumento de dor ou aumentar a imobilidade articular ▶ Artroplastia total	▶ Malignidade ▶ Dor excessiva ▶ Doenças ósseas detectáveis em radiografia ▶ Fratura não consolidada
Alongamento passivo	Manobra terapêutica elaborada para "alongar" estruturas de tecido mole encurtadas anormal ou patologicamente e, assim, aumentar a amplitude de movimento passiva	▶ Aumento da amplitude de movimento provocada por encurtamento muscular ▶ Melhora da elasticidade muscular, tendinosa e capsular ▶ Melhora da flexibillidade	▶ Após fratura recente ▶ Bloqueio ósseo limitante ▶ Dor aguda imediata ao movimento ▶ Evidência de processo agudo nas articulações próximas ▶ Hematomas ou indicação de trauma tecidual (fase aguda)	▶ Malignidade ▶ Dor excessiva ▶ Doenças ósseas detectáveis em radiografia ▶ Fratura não consolidada

Fonte: Kisner e Colby.[4]

Quadro 97.3 | Técnicas cinesioterapêuticas ativas

Técnicas ativas	Descrição da técnica	Efeitos/indicações	Contraindicações	Precauções
Exercícios isométricos	Não há movimento de alavancas ósseas, apenas tensão intramuscular. Deve ser trabalhado em diferentes angulações articulares, cuja magnitude de tensão seja próxima da máxima. Podem ser realizados apenas como manutenção de determinada posição articular ou contrarresistência	▶ Permite atividade muscular quando o deslocamento articular estiver proibido (p. ex., imobilização com tala gessada) ▶ Conservação do esquema corporal, quando o movimento for impossível (ativa esquemas neuromusculares de comando) **Com resistência:** ▶ Aumento da força muscular estática ▶ Aumento da potência muscular ▶ Aumento da resistência muscular à fadiga e a aumento de trofismo	▶ Isométricos com resistência: osteoporose, inflamação aguda e dor	▶ Evitar a monobra de Valsalva, principalmente em pessoas cardiopatas, idosos e crianças

(Continua)

Quadro 97.3 | Técnicas cinesioterapêuticas ativas *(Continuação)*

Técnicas ativas	Descrição da técnica	Efeitos/indicações	Contraindicações	Precauções
AMM ativa (exercícios ativos livres)	São executados pelos esforços musculares do próprio indivíduo sem auxílio ou resistência de qualquer força externa que não a força de gravidade	▶ Manutenção da mobilidade articular por meio de exercícios executados em amplitude total ▶ Manutenção da elasticidade e da contratilidade fisiológicas dos músculos ▶ Promoção da realimentação sensorial dos músculos para a integridade óssea ▶ Aumento da circulação sanguínea e da prevenção de formação de trombos (leito) ▶ Evita complicações da diminuição de circulação, da desmineralização óssea, bem como complicações na função cardíaca e respiratória (leito) ▶ Manutenção ou melhora da consciência do movimento ▶ Melhora da coordenação neuromuscular ▶ Aumento da força muscular em indivíduos com grau de força menor do que 3 ou regular ▶ Manutenção da força muscular em indivíduos com grau de força igual ou superior a 3 ou regular ▶ Aumento ou manutenção da resistência muscular localizada	▶ Imediatamente após ruptura de ligamentos, de tendões ou de músculos ▶ Imediatamente após procedimentos cirúrgicos para tendões, ligamentos, cápsula articular ou pele	▶ Instabilidade na condição cardiovascular e uso de movimentos compensatórios
Ativos assistidos	Quando a força exercida sobre uma das alavancas do corpo pela ação muscular é insuficiente para produzir ou controlar o movimento, pode ser adicionada uma força externa para aumentá-la. A força é aplicada *na mesma direção* da ação muscular, mas não necessariamente no mesmo ponto. A magnitude da força de assistência deve ser suficiente para *aumentar* a ação muscular e *não para atuar como substituta*	▶ Usado geralmente nos estágios iniciais da reeducação neuromuscular ▶ Desde que seja exigido dos *músculos fracos* (grau de força igual ou menor a 2) o máximo de esforço, aumenta a força muscular e o trofismo ▶ Desenvolvimento ou melhora da coordenação (pela repetição frequente) ▶ Aumento (pela melhora da força) ou manutenção da amplitude de movimento ativa	▶ Todas as contraindicações da AMM ativa	▶ Todas as precauções da AMM ativa
Resistidos	São exercícios executados pelo indivíduo nos quais há uma *força externa* sendo aplicada às alavancas do corpo para *opor* à força de contração muscular. Essa força externa pode ser a mão do fisioterapeuta, pesos, tornozeleiras, *medicine ball*, faixas elásticas, molas, substâncias moldáveis, água, etc.	▶ Todos os da AMM ativa ▶ Aumento significativo da força muscular ▶ Aumento da resistência muscular ▶ Hipertrofia ▶ Ativação dos músculos fracos ▶ Aumento geral da tensão arterial	▶ Todas as da AMM ativa ▶ Presença de processos inflamatórios ▶ Dor: se persistir mais de 24 h, eliminar os exercícios resistidos ou diminuir substancialmente a carga ▶ Osteoporose moderada e severa	▶ Fadiga muscular ▶ Movimentos compensatórios ▶ Osteoporose leve ▶ Evitar a manobra de Valsalva
Proprioceptivos	É um tipo de exercício ativo livre que estimula os receptores proprioceptivos articulares Trabalha-se em planos estáveis e instáveis, e a dificuldade na realização desses exercícios aumenta gradativamente Parte-se de exercícios simples para os mais complexos.	▶ Reprogramação neuromotora ▶ Estímulo e melhora da estabilidade articular e da coordenação de movimentos	▶ Todas as contraindicações da AMM ativa	▶ Os exercícios de maior complexidade e exigência articular devem ser iniciados apenas quando o grau de força do indivíduo é igual ou superior a 4 (boa ou normal)

(Continua)

Quadro 97.3 | Técnicas cinesioterapêuticas ativas *(Continuação)*

Técnicas ativas	Descrição da técnica	Efeitos/indicações	Contraindicações	Precauções
Alongamentos ativos (contrair-relaxar)	O músculo ou o grupo muscular a ser alongado partem de uma posição de semialongamento. O indivíduo faz uma contração isométrica de 5 s contra a resistência manual do fisioterapeuta. Após a contração isométrica, o fisioterapeuta realiza o alongamento do músculo	▶ Todas as do alongamento passivo ▶ Manutenção da extensibilidade ▶ Promoção do relaxamento da musculatura que foi alongada ▶ Prevenção ou miminização de riscos de lesões músculo-tendíneas	▶ Todas as do alongamento passivo	▶ Todas as do alongamento passivo ▶ Evitar manobra de Valsalva ▶ Realizar o alongamento de forma suave, porém firme
Pliométricos	É definido como um movimento rápido e vigoroso, que inclui pré-alongamento do músculo e ativação do ciclo alongamento/encurtamento, a fim de potencializar a contração concêntrica subsequente ao alongamento Inclui saltos no treinamento	▶ Elevação da excitabilidade do SNC para obter o aumento da capacidade reativa do sistema neuromuscular ▶ Aumento da potência muscular ▶ Indicado para membros inferiores	▶ Todas as da AMM ativa	▶ Todas as da AMM ativa ▶ Evitar sobrecarga tendínea
Aquáticos	Refere-se ao uso de piscinas ou tanques de imersão com diferentes profundidades, utilizando as propriedades físicas da água O corpo imerso na água está simultaneamente sob a ação de duas forças: gravidade e empuxo, que fornecem a possibilidade de exercícios tridimensionais, que não são possíveis no ar, e permitem a ocorrência de atividades de movimento sem sustentação de peso, antes mesmo que elas sejam possíveis no solo Para obtenção dos efeitos térmicos, a temperatura ideal da água deve estar entre 32 a 34°C	▶ Facilitação dos exercícios de amplitude máxima de movimento (ativa e passiva) ▶ Facilitação de atividades de apoio de peso ▶ Permite ao fisioterapeuta acesso tridimensional ao indivíduo que está em tratamento ▶ Facilitação de exercícios cardiovasculares ▶ Início da simulação de atividades funcionais ▶ Minimização de riscos de lesão ou de recorrência de lesão durante a reabilitação ▶ Relaxamento muscular ▶ Início de treinamento resistido, com aumento da força	▶ IC incipiente e angina instável ▶ Disfunção respiratória; capacidade vital abaixo de 1 L ▶ Doença vascular periférica grave ▶ Perigo de sangramento ou hemorragia ▶ Doença renal grave ▶ Feridas abertas, colostomia e infecções na pele ▶ Intestino ou bexiga sem controle ▶ Infecções ou doenças transmissíveis pela água e pelo ar (febre tifoide, cólera, etc.) ▶ Convulsões não controladas	▶ Medo da água ▶ Convulsões controladas ▶ Disfunção cardíaca ▶ Feridas abertas pequenas (cobrir com curativos à prova d'água) ▶ Cateteres (realizar o fechamento e a fixação apropriados) ▶ Indivíduos com ataxia ▶ Observar a temperatura da água ▶ Intolerância ao calor
Aeróbios	São exercícios que envolvem grandes grupos musculares e desafiam o sistema cardiorrespiratório, pois o consumo de oxigênio nesse tipo de exercício é aumentado São exemplos de atividades aeróbias: caminhada, corrida, bicicleta, natação, etc. As atividades aeróbias devem ter uma duração contínua de, no mínimo, 40 minutos	▶ Aumento do fluxo sanguíneo ▶ Aumento da FC ▶ Aumento da PAS ▶ Redução líquida na resistência periférica total ▶ Aumento do DC ▶ Aumento da extração de oxigênio ▶ Aumento da frequência respiratória e do volume corrente ▶ Melhora das condições cardiovasculares e respiratórias	▶ Todas as da AMM ativa ▶ Condições cardiovasculares instáveis	▶ Monitoramento da FC e da PA

(Continua)

Quadro 97.3 | Técnicas cinesioterapêuticas ativas *(Continuação)*

Técnicas ativas	Descrição da técnica	Efeitos/indicações	Contraindicações	Precauções
Respiratórios	São exercícios específicos utilizados para melhorar a capacidade pulmonar e a função respiratória	▶ Melhora ou redistribuição da ventilação ▶ Aumento da efetividade do mecanismo de tosse e promoção da limpeza das vias aéreas ▶ Melhora da força, resistência à fadiga e coordenação dos músculos da ventilação ▶ Prevenção de complicações pulmonares pós-operatórias ▶ Reeducação de padrões respiratórios ineficientes ou anormais ▶ Manutenção e melhora da mobilidade do tórax e da coluna torácica ▶ Melhora da capacidade funcional geral do indivíduo para as atividades diárias, ocupacionais e recreativas		▶ Evitar que o indivíduo force a expiração para não aumentar a turbulência nas vias aéreas, causando broncospasmo ou aumento da restrição ▶ Evitar expirações prolongadas ▶ Evitar o início da inspiração utilizando os músculos acessórios da região superior do tórax ▶ Evitar hiperventilação

PA, pressão arterial; FC, frequência cardíaca; IC, insuficiência cardíaca; DC, débito cardíaco; PAS, pressão arterial sistólica; SNC, sistema nervoso central.
Fonte: Prentice,[1] Kisner e Colby,[4] Prentice e Voight.[5]

Bengala ou muleta canadense: é indicada quando o indivíduo necessita de muletas permanentemente ou por tempo prolongado, tendo a vantagem de ser facilmente armazenada e transportada. O uso desse tipo de equipamento exige do indivíduo estabilidade, bom equilíbrio em ortostatismo, coordenação e força na parte superior do corpo. Idosos podem se sentir um pouco inseguros para usar esse dispositivo e podem não ter força suficiente na região superior do corpo. O ajuste de altura deve ser feito com o indivíduo em pé e os braços relaxados ao longo do corpo. A canadense deve estar em paralelo à região lateral da tíbia e do fêmur, a altura ideal do apoio de mão é o processo estiloide da ulna e deve permitir uma flexão de 15 a 25° do cotovelo. É importante destacar que se for indicado o uso de apenas uma canadense, esta deve ser usada no lado contralateral ao afetado, pois a bengala não substitui o membro afetado e sim auxilia a distribuição do peso; dessa forma, também se mantém o padrão de marcha fisiológico.[3] Ver Figura 97.3E.

Bengala: é utilizada para compensar o equilíbrio deficitário ou para aumentar a estabilidade durante a marcha. Ela é funcional em escadas e pequenas áreas e fácil de guardar e transportar. No entanto, fornece apoio limitado pela pequena base de apoio. Há vários modelos, mas a mais conhecida é a bengala em "J". O ajuste de altura é o mesmo que o da bengala canadense.[5] Ver Figuras 97.3F-G.

Cadeira de rodas: é o dispositivo mais estável e é indicado para indivíduos que não tenham a capacidade de deambular ou estejam momentaneamente impedidos de ficar em ortotastismo. Há também uma grande variedade de modelos (ver Figura 97.3H, I, J e K).

> **Dicas**
>
> ▶ Há vários recursos que apresentam efeitos analgésicos, como demonstrado. No entanto, nem todos são de fácil acesso. O médico de família e comunidade pode prescrever crioterapia, recurso que é simples, além de ser considerado o melhor recurso analgésico. O tempo de aplicação de bolsas ou pacotes de gelo e pacotes de gel térmico é em torno de 20 minutos e a pele deve estar protegida por uma toalha fina. Se for indicada a massagem com gelo diretamente na pele, o tempo de aplicação é em torno de 5 a 7 minutos.
>
> ▶ Ao referenciar uma pessoa para a fisioterapia, o médico de família e comunidade deve ter em mente que o processo de reabilitação tem início, meio e fim, ou seja, essa pessoa não precisará de fisioterapia por toda sua vida.
>
> ▶ Como foi demonstrado, há inúmeros recursos fisioterapêuticos que podem ser utilizados na melhora de movimentos ou funções alteradas e/ou perdidas.
>
> ▶ Ao longo do atendimento fisioterapêutico, o indivíduo deve receber orientações de autocuidado e sobre como prevenir novas lesões.
>
> ▶ A fisioterapia deve propiciar a maior independência possível na realização das atividades da vida diária ou laborais dos indivíduos.
>
> ▶ Algumas situações ou casos exigem um acompanhamento fisioterapêutico mais prolongado; no entanto, o médico deve ficar atento aos tratamentos fisioterapêuticos nos quais as pessoas não apresentam nenhuma melhora ou mesmo apresentam piora do quadro clínico. Nesses casos, médico e fisioterapeuta devem, em conjunto, estudar o caso, analisando todas as implicações do tratamento e possíveis alternativas.

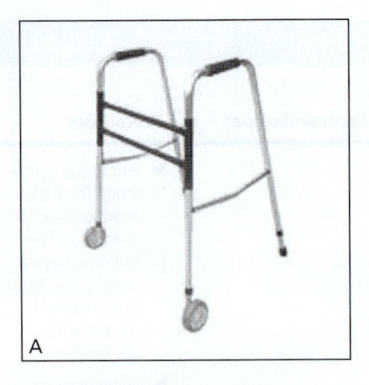

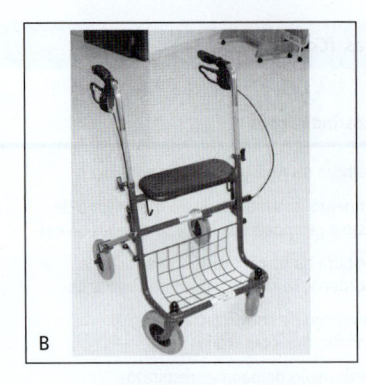

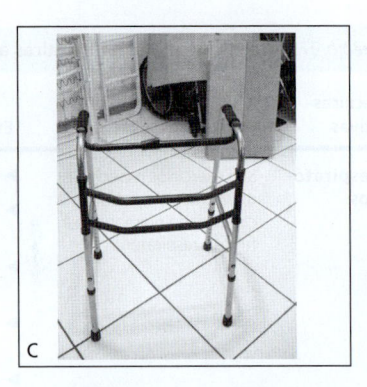

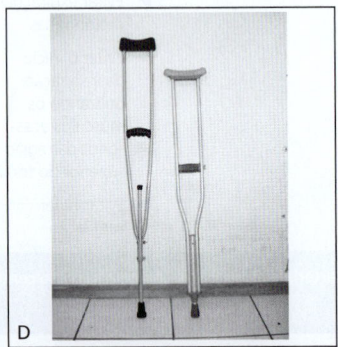

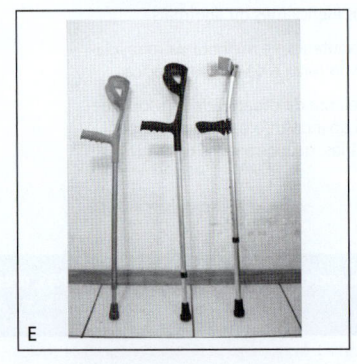

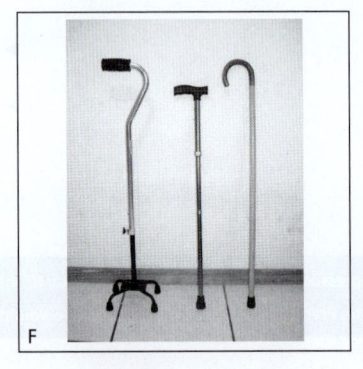

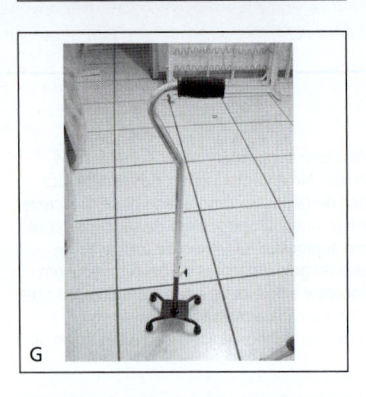

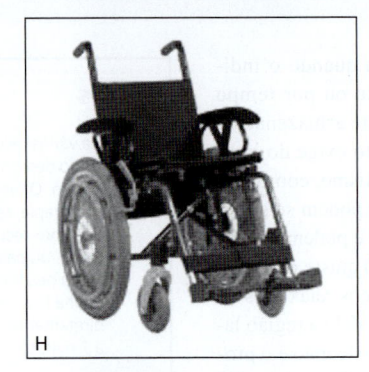

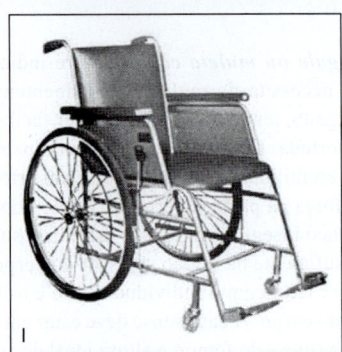

▲ **Figura 97.3**
A) Andador com rodas. B) Andador com freios e assento para descanso. C) Andador. D) Muletas axilares. E) Bengala ou muleta canadense. F) Bengala. G) Bengala 4 pontas. H) Cadeira de rodas com braços destacáveis e cinto inteiro para fixação dos membros inferiores. I) Cadeira de rodas com braços fixos. J) Cadeira de rodas reclinável com apoio cervical. K) Cadeira de rodas com braços destacáveis e cinto individual para fixação dos membros inferiores.

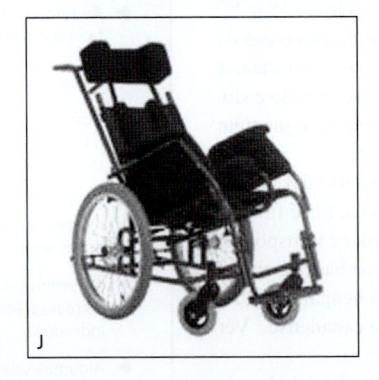

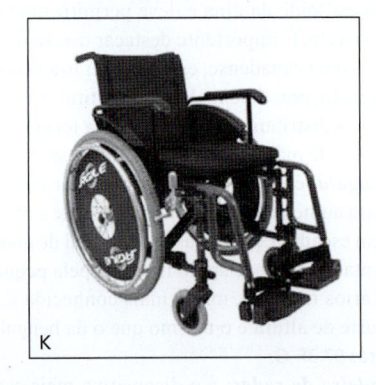

REFERÊNCIAS

1. Prentice WE. Modalidades terapêuticas em medicina esportiva. 4. ed. São Paulo: Manole; 2002.
2. Prentice WE. Técnicas de reabilitação em medicina esportiva. 3. ed. São Paulo: Manole; 2002.
3. Agne JE. Eletrotermoterapia: teoria e prática. Santa Maria: Orium; 2005.
4. Kisner C, Colby LA. Exercícios terapêuticos: fundamentos e técnicas. 6. ed. Barueri: Manole; 2015.
5. Prentice WE, Voight ML. Técnicas em reabilitação musculoesquelética. Porto Alegre: Artmed; 2009.

CAPÍTULO 98

Queixas relacionadas à sexualidade e transformações corporais na transexualidade

Ademir Lopes Junior
Ana Paula Andreotti Amorim
Mariana Maleronka Ferron

Aspectos-chave

► As queixas sexuais são frequentes, e sua presença deve ser perguntada rotineiramente pelo médico de família e comunidade, pois podem não ser referidas pela pessoa por medo ou vergonha.

► As queixas sexuais têm etiologia complexa relacionada a aspectos biológicos, psicológicos e relacionais, e frequentemente podem ser efeito colateral de medicamentos.

► Educação sexual sobre o ciclo da resposta sexual e conversa sobre possíveis fatores agravantes associados ao relacionamento com os(as) parceiros(as) sexuais são abordagem a ser realizada pelo médico de família e comunidade, auxiliando na resolução de queixas sexuais.

► É papel dos profissionais de saúde atuar no apoio ao reconhecimento das "identidades trans", evitando medicalizar e normatizar a diversidade humana.

Caso clínico

Francisco, 50 anos, pedreiro, vem à consulta para fazer um "exame de próstata". Ao ser questionado sobre sua sexualidade, refere que está progressivamente com dificuldades para ejacular, pois não consegue manter a ereção e há 6 meses não consegue realizar penetração com sua esposa. Está desempregado há 8 meses, saindo frequentemente de casa para procurar emprego. Os problemas financeiros são motivos para brigas com a esposa. Usa preservativo na penetração vaginal com profissionais do sexo para evitar gravidez, mas não na penetração anal ou no sexo oral. Desde que começaram esses problemas, parou de se masturbar. Mantém ereção matinal antes de urinar. Nega uso de medicamentos, alterações urinárias, dor e antecedentes familiares de câncer e eventos cardiovasculares.

Sente-se bem e acha que voltará a trabalhar em breve. Conversa com os amigos aos finais de semana, com os quais gosta de jogar truco. Nega tabagismo ou etilismo. Nega alteração do sono, do peso ou do hábito intestinal. Pressão arterial (PA), exame de "gordura" e de "açúcar" estavam normais no ano anterior. Na consulta atual, sua PA está 150x86 mmHg, e o índice de massa corporal (IMC) é 28.

Teste seu conhecimento

1. Com base na história, qual é a causa mais provável para a disfunção erétil de Francisco?
   a. Ejaculação retardada
   b. Problemas no relacionamento do casal
   c. Hipogonadismo
   d. Depressão

2. Qual(is) dado(s) da história auxilia(m) no diagnóstico diferencial?
   a. Manutenção da ereção matinal
   b. Conflitos com a esposa
   c. Exame físico e complementar prévio normal
   d. Todas as anteriores

3. Considerando o método clínico centrado na pessoa, quais exames são recomendados na abordagem inicial para Francisco?
   a. Urina 1, testosterona e ultrassonografia Doppler do pênis
   b. Urina 1, sorologias para infecção sexualmente transmissível após aconselhamento e ultrassonografia de próstata
   c. Glicemia, tireotrofina e sorologias para infecção sexualmente transmissível após aconselhamento
   d. Glicemia, tireotrofina e ultrassonografia de próstata

4. Quais são as opções terapêuticas para Francisco?
   a. Encaminhar para terapia de casal e iniciar antidepressivos
   b. Fazer uma abordagem do relacionamento do casal e iniciar inibidor da fosfodiesterase-5
   c. Encaminhar para terapia de casal e iniciar inibidor da fosfodiesterase-5
   d. Realizar abordagem do relacionamento do casal e iniciar antidepressivos

5. Qual é a conduta a ser realizada na atenção primária à saúde (APS), em uma segunda etapa, se houver piora do quadro clínico?
   a. Solicitar testosterona matinal, hormônio folículo-estimulante, hormônio luteinizante, prolactina
   b. Solicitar ultrassonografia Doppler peniano e angiografia pélvica/peniana
   c. Referenciar para o urologista para injeção intracavernosa com vasodilatadores
   d. Prescrever polivitamínico e ginkobiloba

Respostas: 1B, 2D, 3C, 4B, 5A

Do que se trata

A sexualidade é mais abrangente do que atividade sexual e se relaciona com discursos, valores e normas construídos histórica e socialmente. Considerar uma prática ou comportamento como transtorno ou disfunção requer um debate ético sobre os referenciais que são utilizados para defini-los. O sofrimento decorrente de queixas sexuais, por envolver aspectos sociais e psicológicos, pode advir não de uma patologia específica, mas de uma dinâmica social que pode excluir aqueles que não seguem as normas sociais.

É preciso ter cautela com o significado e o contexto histórico do termo "disfunções sexuais", que está atrelado a ações que medicalizaram a sexualidade e tendem a reduzir sua expressão à *performance* sexual, com pouca consideração quanto ao desejo, ao compartilhamento e à produção do prazer.[1] As diretrizes do *Manual diagnóstico e estatístico de transtornos mentais* (DSM-5) serão utilizadas como referência, por serem internacionalmente reconhecidas e por terem sido revisadas mais recentemente do que a *Classificação internacional de doenças* (CID-10). Entretanto, ressalta-se que alguns dos diagnósticos, como o de desejo sexual hipoativo, ainda são objeto de questionamentos e consideram-se eventuais interesses medicalizadores envolvidos nessa definição.[2]

Queixas sexuais

Na presença de queixas sexuais, deve-se avaliar como ocorre a resposta da pessoa às fases do ciclo sexual. Existem dois modelos teóricos. No modelo linear, que contempla a maioria dos homens cisgêneros, as fases de desejo, excitação, orgasmo e resolução ocorrem em sequência. No modelo circular, as diversas fases se retroalimentam e a fase de excitação pode anteceder o desejo (Figura 98.1). Muitas pessoas relatam uma vida sexual satisfatória, apesar de não apresentarem essa sequência de eventos.[3]

Segundo o DSM-5,[4] são critérios para as disfunções sexuais:

1. Causar sofrimento significativo.
2. Estar presente há pelo menos 6 meses.
3. Estar presente na maioria das relações (pelo menos 75%).
4. Não ser explicado por fatores estressores relacionais graves (como violência).
5. Não ser causado por condição clínica, transtorno mental ou uso de substâncias.

Esses problemas podem ser classificados como falta, excesso, desconforto e/ou dor em uma ou mais fases no ciclo da resposta sexual. A seguir, apresenta-se a classificação do DSM-5.[4]

A prevalência das queixas sexuais aumenta com a idade e com problemas médicos gerais. Pesquisas em pessoas cisgêneras mostram que a prevalência varia entre 28 e 49% nas mulheres, sendo os problemas mais comuns a diminuição do desejo, a dispareunia e a diminuição da satisfação sexual. Nos homens, a prevalência é de 35 a 46%, e as alterações mais frequentes são a disfunção erétil, seguida da ejaculação precoce.[5,6] O "modelo triplo" auxilia na avaliação por incorporar aspectos subjetivos, relacionais e clínicos (Quadro 98.2).[7,8] No Quadro 98.3, são apontadas as principais condições associadas às queixas sexuais.

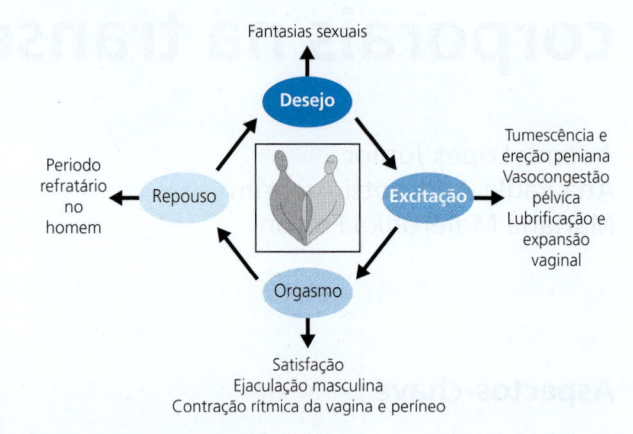

▲ **Figura 98.1**
Ciclo da resposta sexual humana.

Quadro 98.1 | **Problemas da resposta sexual, de acordo com o DSM-5**

Problema	Descrição e fase do ciclo da resposta sexual acometida
Desejo sexual hipoativo masculino	Ausência ou redução de interesse pela atividade sexual
Transtorno do desejo/excitação feminino	Ausência ou redução do interesse ou da excitação sexual. Não decorre da dispareunia
Disfunção erétil	Redução acentuada da rigidez peniana, ou dificuldade para obter ou manter ereção até o fim do ato sexual, não é explicado pelo desejo sexual hipoativo masculino
Dispareunia (dor genitopélvica) de penetração	Dor vulvovaginal intensa durante a penetração, medo ou ansiedade antecipatória, e tensão ou contração acentuada dos músculos do assoalho pélvico (vaginismo)
Transtorno do orgasmo feminino	Ausência, retardo, redução da intensidade ou frequência do orgasmo. O desejo sexual está preservado e deve haver estimulação adequada
Ejaculação precoce	Ejaculação aproximadamente após 1 minuto depois da penetração, ou antes do momento desejado pelo indivíduo
Ejaculação retardada	Retardo, ausência ou baixa frequência da ejaculação na maioria das relações. O desejo sexual está preservado e há estimulação adequada

Fonte: American Psychiatry Association.[4]

Quadro 98.2	Modelo triplo de avaliação das queixas sexuais
Fatores subjetivos	Avaliar afetos e pensamentos, por exemplo, decorrentes de situações de violência (presente ou passada), educação sexual rígida, preconceito, vergonha, fadiga, medo, traços de personalidade, conflitos pessoais relacionados à aceitação da identidade de gênero e orientação sexual[9]
Fatores relacionais	Avaliar tipo e qualidade da relação conjugal, grau de intimidade e diálogo, crises conjugais e transições no ciclo vital (nascimento de filhos, luto, etc.), experiência sexual prévia. Desemprego, problemas econômicos, no trabalho ou na escola estão nesse campo de avaliação
Fatores clínicos	Doenças orgânicas, transtornos mentais, trauma, cirurgias na pelve, deficiência física ou mental, condição clínica geral, uso de substâncias, medicações e anticoncepcionais[8]

Quadro 98.3	Principais substâncias e condições clínicas associadas às queixas sexuais	
Substâncias		**Condições gerais**
Drogas lícitas/ilícitas		Saúde mental
▶ Tabaco		▶ Ansiedade
▶ Álcool		▶ Depressão
▶ Cocaína		▶ Estresse
		▶ Fadiga
		▶ Transtornos psicóticos
Anticonvulsivantes		Cirurgia pélvica
▶ Carbamazepina		▶ Histerectomia
▶ Fenitoína		▶ Prostatectomia
▶ Fenobarbital		▶ Cistectomia
▶ Ácido valproico		
Antidepressivos		Distúrbios endócrinos
▶ Inibidores seletivos de recaptação da serotonina		▶ Hiperprolactinemia
		▶ Hipogonadismo
▶ Tricíclicos		▶ Hipo/hipertireoidismo
		▶ Diabetes
Antidopaminérgicos		Doenças crônicas
▶ Antipsicóticos		▶ Insuficiência cardíaca congestiva
▶ Metoclopramida		▶ Doença pulmonar obstrutiva crônica
		▶ Insuficiência hepática
Anti-hipertensivos		Problemas neurológicos
▶ Alfabloqueadores		▶ Acidente vascular cerebral
▶ Betabloqueadores		▶ Doença de Parkinson
▶ Bloqueadores dos canais de cálcio		▶ Esclerose múltipla
		▶ Lesão medular
▶ Clonidina		▶ Radiculopatias
▶ Diuréticos		
▶ Hidralazina		

(Continua)

Quadro 98.3	Principais substâncias e condições clínicas associadas às queixas sexuais *(Continuação)*	
Substâncias		**Condições gerais**
Anti-histamínicos		Alteração da sensibilidade ou dor crônica
▶ Dimenidrato		
▶ Hidroxizine		▶ Fibromialgia
▶ Prometazina		▶ Neuropatia periférica pelo diabetes
		▶ Neuropatia periférica pelo álcool
		▶ Outras síndromes dolorosas
Bloqueadores H_2		Situações ou problemas ginecológicos
▶ Cimetidina		
▶ Ranitidina		▶ Endometriose
		▶ Prolapso de órgãos pélvicos
		▶ Miomatose uterina
		▶ Climatério
		▶ Gravidez
		▶ Puerpério e até 3 meses pós-parto
Hormônios		Problemas vasculares
▶ Androgênios		▶ Aterosclerose
▶ Anticoncepcionais hormonais		▶ Doença arterial coronariana
▶ Corticoides		
Outros		Outros
▶ Anfetaminas		▶ Bexiga hiperativa
▶ Amiodarona		▶ Câncer
▶ Digoxina		▶ Obesidade
▶ Finasterida		▶ Hiperplasia prostática benigna
▶ Opioides		
▶ Lítio		

O que fazer

Anamnese

Muitas pessoas sentem-se pouco confortáveis para falar sobre sua sexualidade. É comum a apresentação inicial como queixas do aparelho reprodutor, sem menção direta à sexualidade (p. ex., homem solicitando exame de próstata; mulher com dor pélvica crônica)[10] (Quadro 98.4). Para mais informações sobre a abordagem na consulta, ler o Cap. 79, Sexualidade e promoção da saúde sexual.

Na anamnese, determinam-se o momento do aparecimento do problema, sua duração, fatores de melhora e piora, e as fases do ciclo sexual que estão comprometidas. A presença dos sinais deve ser relacionada com contextos específicos (p. ex., os sintomas estão presentes com uma pessoa ou com todas com quem o paciente tem relação?) e com diferentes práticas (manutenção ou não da queixa durante a masturbação, sexo anal, etc.). Abordam-se a presença de fantasias, qualidade da relação com o(a) parceiro(a), reconhecimento dos desejos (relacionados com atração física, envolvimento emocional, admiração pela outra pessoa, etc.), mudanças recentes na rotina (como nascimento de filhos e mudanças no trabalho), antecedentes pessoais e medicações em uso. Uma abordagem centrada na pessoa consi-

> **Quadro 98.4 | Perguntas para anamnese de queixas sexuais**
>
> ► Existe algo em sua vida sexual que o(a) incomoda?
> ► Você tem percebido alguma diminuição no desejo sexual?
> ► Apresenta dificuldade para sentir-se excitado(a)?
> ► Algum problema em ter ereção? Tem ereção involuntária em situações específicas, por exemplo, quando acorda ou quando vê outra pessoa?
> ► Tem tido problemas para atingir o orgasmo? Você se masturba? Tem orgasmo quando o faz?
> ► Sente algum tipo de desconforto durante a relação sexual?
> ► Como está sua relação com seu(s) e/ou sua(s) parceiro(as)?
> ► Quando apareceram os sintomas?
> ► O que você acha que causa este problema?
> ► O que você considera uma vida sexual normal?
> ► Existe outra informação que você gostaria de contar ou perguntar?

dera as explicações do paciente acerca do problema e de suas expectativas em relação ao tratamento. Quando necessário, convoca-se o(a) parceiro(a) para uma avaliação mais detalhada, pois a pessoa pode se queixar de anorgasmia, mas a causa do problema pode ser a ejaculação precoce do parceiro.

Diagnósticos diferenciais devem ser realizados. No caso das dispareunias, por exemplo, devem-se considerar possibilidades de problemas, como endometriose. Nas queixas acerca de orgasmo, diferencia-se se há desejo e se houve estimulação adequada, o problema pode ser pela falta de desejo e não por dificuldades para se atingir o orgasmo. Incontinência urinária e fecal pode estar associada à redução do desejo, pelo medo ou vergonha de ocorrer alguma perda durante o ato sexual.[11] Nas queixas de disfunção erétil, pergunta-se sobre a ereção durante a masturbação, com outro(as) parceiro(as) e no período matinal, a presença de ereção em outras ocasiões quase que exclui lesão orgânica. A disfunção erétil psicogênica pode ter relação com ejaculação precoce persistente devido à ansiedade antecipatória em relação ao desempenho sexual.[12]

Exame clínico

O exame clínico avalia aspectos físicos e psíquicos que possam explicar a etiologia ou que sejam fatores de piora. Realiza-se a medida da PA, buscando-se sinais de deficiência androgênica (ginecomastia, perda de pelos corporais, sarcopenia e alterações do humor) e deficiência estrogênica (alterações menstruais, secura vaginal, fogachos e sarcopenia). Solicita-se à pessoa que indique o local das dores vulvares, e o profissional deve palpar os músculos da região pélvica em busca de pontos-gatilho.[13] Problemas locais, como lubrificação inadequada, trauma e infecções sexualmente transmissíveis (ISTs) (uretrites, corrimentos vaginais, proctites) podem causar dor ou desconforto nas relações sexuais. Outras causas são alterações locais, como vaginite atrófica, dermatite química (pelo uso de duchas ou sabonetes com bactericidas), fimose e alterações da haste peniana (Peyronie). Alterações da sensibilidade e reflexos do assoalho pélvico devem ser avaliadas, pois podem ser o primeiro sinal de neuropatia.[9]

Exames complementares

Exames complementares para o diagnóstico de condições clínicas gerais ou de causas localizadas, como a recomendação das dosagens hormonais, são realizados de acordo com a anamnese e exame físico e têm evidência moderada (Quadro 98.5).[14,15]

O rastreamento para doença cardiovascular está indicado, sobretudo na disfunção erétil, pois pode ser o primeiro sintoma da doença; entretanto, a solicitação de testosterona deve ser realizada apenas se houver outros sinais ou sintomas de hipogonadismo.[14,16] Na presença de uma IST, são oferecidas as sorologias para hepatite B, sífilis e vírus da imunodeficiência humana (HIV), e oferecidas consultas para parceiras(os) sexuais. A transmissão sexual da hepatite C é questionável.[17]

Conduta proposta

Frequentemente, os problemas relativos à sexualidade são multifatoriais, envolvendo aspectos físicos, psíquicos e relacionais. No plano terapêutico, define-se junto com o paciente as causas mais prováveis, as metas e as prioridades a serem atingidas.

Quadro 98.5 | Exames complementares a serem solicitados

Situação identificada	Primeiros exames	Considerar	Ao considerar referenciamento
Desejo hipoativo[10,16] Transtorno do orgasmo feminino[18] Ejaculação retardada[7,19]	Glicemia Perfil lipídico Hemograma Testosterona (homens cis) Estradiol (mulheres cis) Globulina carreadora de hormônios sexuais Tireotrofina Prolactina Hormônio folículo-estimulante/ hormônio luteinizante	Desidroepiandrosterona Creatinina Testosterona (mulheres cis)	
Disfunção erétil[13,20]	Glicemia Perfil lipídico	Hemoglobina glicada Testosterona Hormônio folículo-estimulante/ hormônio luteinizante Tireotrofina Prolactina Creatinina Hemograma Antígeno prostático específico[1]	Ultrassonografia Doppler peniana (nos casos de trauma ou planejamento de inserção de haste peniana) Angiografia pélvica/peniana (se houver proposta de cirurgia de revascularização)
Dispareunia (dor genito-pélvica de penetração)	De acordo com alterações do exame físico em busca de causas secundárias		
Ejaculação precoce		Tireotrofina[21]	

Tratamento

Diminuição do desejo sexual

Podem ser consideradas queixas da diminuição do desejo sexual os diagnósticos de transtorno do interesse/excitação sexual feminino e o transtorno do desejo sexual hipoativo masculino. O primeiro passo é confirmar que se trata de uma causa primária, descartando-se que outra condição seja responsável pela diminuição do desejo (dispareunia, ejaculação precoce, conflitos de orientação sexual, depressão, hipogonadismo, etc.). Situações de violência devem ser avaliadas, notificadas e cuidadas. Medidas de aconselhamento em curto prazo (entre duas a cinco consultas), com orientações sobre o ciclo da resposta sexual e conversas sobre o relacionamento, a autoimagem e o conhecimento sobre o próprio corpo são eficazes para queixas recentes. Se os sintomas são antigos, ou se a pessoa apresenta esse problema ao longo da vida, sua resolução provavelmente exigirá acompanhamento de equipe multiprofissional.[8] A assexualidade é considerada uma orientação sexual definida pela ausência de atração sexual e, portanto, não deve ser entendida como disfunção.[22]

A bupropiona pode aumentar o desejo sexual, mesmo na ausência de depressão, e pode ser associada aos antidepressivos inibidores seletivos de recaptação da serotonina (ISRS), caso a diminuição do desejo seja em decorrência desse medicamento. Adesivos de testosterona são indicados para homens com sinais clínicos de deficiência de testosterona comprovada por dosagem sérica (2B).[18] Alguns serviços utilizam adesivos de testosterona para mulheres na pós-menopausa, embora não seja aprovado pela Food and Drug Administration (FDA) e o estudos sejam inconclusivos.[11] Estrogênios para mulheres na pré-menopausa está contraindicado (1A), e a reposição hormonal na pós-menopausa deve ser iniciada se houver diminuição da libido associada a outros sintomas do climatério, como fogachos.[11] Inibidores da fosfodiesterase (sildenafil, tadalafila, etc.) podem ser indicados a homens e a mulheres em situações específicas, como redução da libido por uso dos ISRS ou diabetes.[11]

Dor genitopélvica à penetração

Aspectos afetivos, relacionais e de história de vida e sexual devem ser abordados no caso de dispareunia e vaginismo de origem psicogênica. Deve-se orientar sobre o ciclo da resposta sexual e o conhecimento sobre o corpo. A pessoa é estimulada a dialogar com quem ela tem relações sexuais. A abordagem de casal pode auxiliar no compartilhamento de dificuldades enfrentadas. Algumas mulheres com dispareunia mantêm relações sexuais, apesar do desconforto, por vergonha de comunicar o problema a seu(sua) parceiro(a). Violência, psíquica, física ou sexual, é avaliada quanto à gravidade, sendo notificada e acompanhada. Alguns cuidados que podem reduzir a dor durante a relação sexual são: uso de lubrificantes, redução de fatores estressantes (como pressa ou ansiedade para atingir o orgasmo), busca por novas práticas eróticas ou sexuais que não causem dor. Técnicas de relaxamento corporal, exercícios de controle e relaxamento da musculatura do assoalho pélvico e fisioterapia pélvica podem ser úteis.[19] Dispareunia de causa orgânica específica (doença inflamatória pélvica [DIP], dermatite química, infecções, vaginite atrófica, entre outros) deve ser tratada de acordo com a patologia.

Disfunção erétil

A disfunção erétil está frequentemente associada a doenças cardiovasculares (DCVs). As mudanças de estilo de vida (cessação do tabagismo, atividade física, etc.) têm impacto significativo na resolução deste problema (1A).[14] Não deve ser prescrita testosterona para pessoas com níveis normais desse hormônio.[20]

O tratamento farmacológico de primeira escolha são os inibidores da fosfodiesterase-5 (inibidores PDE-5) (Quadro 98.6),[12,21] que podem ser utilizados de acordo com a demanda (1A).[14] No Brasil, estão disponíveis a sidlenafila, a vardenafila e a tadalafila,[21] que são utilizadas na menor dose para a obtenção do efeito esperado. A tadalafila é uma alternativa para uso contínuo com doses menores. A falha terapêutica é definida como ereção insuficiente após quatro tentativas com a mesma medicação.

Os efeitos colaterais dos inibidores PDE-5 costumam ser transitórios e de leve intensidade. Os mais frequentes são: cefaleia, rubor facial, epigastralgia e congestão nasal. Outros efeitos mais graves são hipotensão e priapismo (este último raro, mas pode necessitar de atendimento de urgência). A única contraindicação absoluta é o uso concomitante de nitratos. Os inibidores PDE-5 podem ser utilizados com outros anti-hipertensivos e em pessoas com cardiopatia, desde que a intensidade da atividade sexual seja suportável. O uso de alfabloqueadores é contraindicação relativa pelo aparecimento de hipotensão significativa.[14]

Se houver falha terapêutica no uso dessas medicações, apesar do alto custo, pode-se utilizar alprostadil intrauretral. Embora sua eficácia seja menor do que a injeção intrapeniana, seu uso é mais fácil, pois a pessoa deve aplicar um gel no meato uretral 30 minutos antes da relação. A dose varia de 200 a 1.000 mcg, e cada *pump* do gel tem 100 mcg.[23,24] A dose deve ser titulada pelo médico no consultório devido ao risco de hipotensão. Na ausência de resposta, o encaminhamento pode ser realizado para outros tratamentos (injeção intrapeniana de prostaglandina, supositórios de alprostadil, sucção a vácuo e próteses penianas).[12]

Ejaculação precoce

Técnicas de abordagem comportamental demonstraram benefício no tratamento da ejaculação precoce. Elas incluem a técnica *stop-start* e *squeeze*, que podem ser orientadas pelo médico. Na *stop-start,* orienta-se a pessoa a se masturbar até perceber a sen-

Quadro 98.6 | **Inibidores da fosfodiesterase**

Medicamento	Posologia (dose mínima e máxima)	Dosagens comercializadas	Duração do efeito
Sildenafila	25-100 mg uma vez ao dia, quando necessário, 1 hora antes da atividade sexual	25, 50 e 100 mg	12 h
Tadalafila	5-20 mg, uma vez ao dia, quando necessário, 45 minutos antes da atividade sexual; ou 2,5 a 5 mg uma vez ao dia em uso contínuo	5 e 20 mg	24-36 h
Vardenafila	5-20 mg uma vez ao dia, quando necessário, 45 minutos antes da atividade sexual	5, 10 e 20 mg	12 h

sação próxima a ejacular e então se interrompe a masturbação. Aguardam-se ao redor de 2 minutos e se repete o procedimento entre três a cinco vezes, quando a pessoa ejacula na última vez. A técnica também pode ser realizada com o(a) parceiro(a) masturbando o paciente, ou durante a penetração. O objetivo é adquirir maior percepção sobre as sensações corporais. A técnica *squeeze* é semelhante à *stop-start*, entretanto, solicita-se comprimir a glande quando estiver próximo à ejaculação, a fim de reduzir a ereção (2C).[14]

O tratamento farmacológico de primeira escolha para a ejaculação precoce são os antidepressivos ISRS (1A) ou tricíclicos em doses menores. A dapoxetina, de 30 ou 60 mg, um ISRS que pode ser formulado no Brasil, é preferível por ter meia-vida mais curta. Os ISRS podem ser usados de acordo com demanda cerca de 3 a 6 horas antes da relação. No caso dos tricíclicos, o retardo ejaculatório aparece geralmente em 5 a 10 dias após o uso contínuo da medicação.[25] A recorrência dos sintomas é comum após a suspensão da medicação, e os efeitos colaterais mais frequentes são fadiga, náusea, vômitos, boca seca, diminuição da libido, anorgasmia e disfunção erétil.[14]

Anestésicos tópicos aplicados na glande são uma alternativa viável aos antidepressivos (1A). Os efeitos colaterais mais comuns são eritema da pele e glande, sensação de queimação, reações alérgicas e efeitos adversos no parceiro devido à absorção cutânea.[14]

Diminuição do orgasmo

O DSM-5 classifica os problemas relacionados à ausência ou dificuldades para se atingir o orgasmo, como transtorno do orgasmo feminino, específico para mulheres cisgêneras, ou "outra disfunção sexual especificada", se ocorrer em homens cisgêneros, travestis, mulheres transexuais ou homens trans. No caso dos homens cisgêneros, se houver retardo ejaculatório associado, é diagnosticado como ejaculação retardada.[4] O orgasmo é uma experiência prazerosa que ocorre no sistema nervoso central (SNC) e está relacionada ao aumento da pressão e vasocongestão nos órgãos sexuais (pênis ou clitóris).[26,27]

Algumas mulheres cisgêneras relatam níveis elevados de satisfação sexual, mesmo que nunca ou raramente tenham tido um orgasmo, sugerindo que a experiência orgásmica não está necessariamente associada à satisfação sexual global.[4] A estimulação direta no clitóris é necessária para o orgasmo na maioria das pessoas, entretanto, a estimulação indireta, como por meio da penetração vaginal, pode ser suficiente para desencadeá-lo. Os estímulos necessários, a fim de se alcançar o orgasmo, variam entre as pessoas em relação à intensidade, ao tipo e à duração. Variações anatômicas da vulva, na percepção erógena e na sensibilidade das outras partes do corpo são alguns motivos para essas diferenças.[28]

A dificuldade em atingir o orgasmo tem causas multifatoriais, como baixa escolaridade, baixa remuneração, más condições de saúde, depressão e outros problemas de saúde mental, experiências sexuais prévias negativas, problemas relacionais com parcerias sexuais (como má comunicação, falta de confiança ou instabilidade relacional), contexto sociocultural (principalmente se há culpa ou mitos sobre o prazer sexual), fatores motivacionais e genéticos. Fatores que facilitam o orgasmo: a existência de pensamentos eróticos, a disposição à excitação sexual, a percepção da excitação genital, as representações positivas da sexualidade, a segurança quanto a própria experiência e a desenvoltura sexual e a valorização do orgasmo em si. A prática de *mindfulness* melhora a funcionalidade sexual.[28,29]

O primeiro passo da abordagem de queixas relacionadas ao orgasmo é verificar se outros fatores poderiam explicá-la, como ausência de desejo sexual, estimulação inadequada, alguma patologia (diabetes, neuropatia, problemas vasculares, depressão, ansiedade, etc.) ou medicamento (ISRS, antipsicóticos, etc.). Nesse caso, realiza-se o tratamento direcionado à etiologia.[28] Na ausência de causas específicas, a técnica "PLISSIT" pode ser útil e refere-se à abordagem em quatro etapas: 1) *Providing permission* – solicitar permissão para abordar aspectos afetivos e ideias sobre sexualidade; 2) *Limited information* – oferecer informações sobre sexualidade e desfazer mitos; 3) *Specific suggestions* – propor estratégias específicas, como orientar sobre a masturbação ou tarefas a serem realizadas pelo casal; e se o problema não for resolvido, 4) *Intensive therapy* – encaminhar para psicoterapia ou terapia sexual.

Para mulheres cisgêneras, o treino masturbatório é a estratégia com melhor evidência na literatura (A). A técnica pode envolver o uso de fantasias, estímulos eróticos e/ou vibradores, com ou sem o(a) parceiro(a) e requer em torno de 4 a 16 sessões. Psicoterapia para reduzir a ansiedade (A), orientação sobre posições sexuais que facilitem a estimulação clitoriana (B), exposição gradual de estímulos não genitais para genitais (exercícios de foco sensorial, que também são úteis para homens cisgêneros) (B), meditação e ioga (C) podem ser combinados com o treino masturbatório e melhoram os resultados. Exercícios de Kegel têm evidências limitadas, mas a administração de sildenafil, 1 hora antes da relação sexual, ou 4,5 g do extrato de *E. angustifolia,* duas vezes ao dia por 35 dias, têm resultados superiores ao placebo. A indicação de hormônios é semelhante àrecomendação para transtorno do desejo/excitação sexual feminino.[28,30]

Ejaculação retardada

Orgasmo e a ejaculação são mediados por dois mecanismos neurais independentes e podem ocorrer separadamente. A ejaculação possui as fases de emissão e expulsão. A emissão ocorre por contração dos músculos lisos do trato seminal até a região posterior da uretra. Na fase de expulsão, ocorre saída do esperma pelo meato uretral a partir das contrações dos músculos do assoalho pélvico. O orgasmo geralmente acontece associado à fase de expulsão e é um processo subjetivo e cognitivo relacionado à sensação de prazer, em parte decorrente do aumento da pressão na uretra posterior e nos órgãos sexuais. Algumas pessoas têm problemas de ejaculação sem alterações no orgasmo, por exemplo, na ejaculação retrógrada, quando o líquido seminal não é expelido pelo meato uretral por problemas na coordenação do esfíncter no colo vesical ocasionado por neuropatia ou trauma.[26]

O primeiro passo no tratamento da ejaculação retardada é realizar o diferencial com outras causas, como hipotireoidismo, hipogonadismo, lesão medular, diabetes, hiperprolactinemia, uso de ISRS, etc. O tratamento é realizado de acordo com a etiologia específica. No caso de ejaculação retardada sem outra causa identificável, a abordagem consiste em orientação sobre as fases do ciclo sexual, redução de fatores que possam causar ansiedade, abordagem de aspectos psicológicos e relacionais (medos, fantasias, etc.) e facilitação do diálogo entre o casal.

Padrões masturbatórios idiossincráticos podem estar relacionados quando a ejaculação retardada ocorrer apenas durante a penetração (anal, oral ou vaginal). Alguns padrões de velocidade e pressão da masturbação podem ser difíceis de reproduzir durante a penetração. Como consequência, o tempo de latência aumenta pela dificuldade em se alcançar o limiar ejaculatório.[26] Redução da frequência e mudança do padrão de masturbação (para torná-lo mais similar à penetração) podem ser úteis, embora existam poucos resultados sobre sua eficácia.

Não há medicamentos específicos indicados para retardo ejaculatório, mas sugere-se que agonistas α_1-adrenérgicos (imipramina, efedrina, etc.), antagonistas dos receptores adrenérgicos-α_2 (yohimbina) e agonistas dopaminérgicos (cabergolina) são possibilidades a serem estudadas.[26]

Queixas sexuais relacionadas ao uso de substâncias ou medicamentos

Problemas decorrentes do uso de drogas ilícitas, verifica-se a disposição da pessoa para parar ou diminuir o uso, de acordo com o seu estágio motivacional. Se a substância provável pela queixa sexual for um medicamento, busca-se suspendê-lo por um período determinado, reduzir a dose ou substituir por outro medicamento. Se a medicação causadora da disfunção for um antidepressivo, a bupropiona é uma alternativa para aumentar o desejo sexual, melhorando os sintomas.[8]

Prognóstico e complicações possíveis

O prognóstico dos problemas da sexualidade varia de acordo com a natureza do problema, sua resposta à medicação, o tempo de aparecimento dos sintomas e a qualidade da relação com o(a) parceiro(a). Os principais desafios dizem respeito a dificuldades na relação conjugal e à presença de sentimentos negativos de culpa, ansiedade, vergonha, frustração e raiva.[8]

Quando referenciar

- Problemas de sexualidade de longa duração ou presentes ao longo de toda a vida.
- Falha no aconselhamento em curto prazo.
- Doença orgânica grave.
- Uso de medicação que não pode ser suspensa.
- Transtornos parafílicos.

Transtornos parafílicos

Segundo o DSM-5:[4]

> Parafilia é qualquer interesse sexual intenso e persistente não voltado à estimulação genital ou carícias preliminares com parceiros humanos que consentem e apresentam fenótipo normal e maturidade física. Uma parafilia por si só não justifica ou requer intervenção clínica. Um transtorno parafílico é uma parafilia que está causando sofrimento ou prejuízo ao indivíduo ou uma parafilia cuja satisfação implica dano ou risco de dano a outras pessoas.

O critério diagnóstico "causar sofrimento ou prejuízo ao indivíduo" deve ser utilizado com cautela, pois o sofrimento relacionado ao que se considera parafilia pode decorrer do preconceito existente em nossa sociedade (especialmente nas situações nomeadas como "transtorno fetichista", "transvéstico" e "masoquista"). Transtornos que possam causar dano ao outro, além de classificados como transtornos parafílicos, podem ser considerados delitos criminais.[4] O *DSM-5* classifica os transtornos parafílicos em:

- **Transtornos de namoro:** apresentam componentes distorcidos de namoro, como transtorno voyeurista (espiar outras pessoas em atividades privadas), transtorno exibicionista (expor os genitais), transtorno frotteurista (tocar ou esfregar-se em indivíduo que não consentiu).
- **Transtornos de algolagnia:** envolvem dor e sofrimento, como transtorno do masoquismo sexual e do sadismo sexual.
- **Transtornos de preferência por alvo anômalo:** transtorno pedofílico (preferência por crianças), transtorno fetichista (foco específico em partes não genitais), transtorno transvéstico (vestir roupas de gênero diferente do seu visando à excitação sexual).

Profissionais de saúde devem reconhecer essas situações e acolher essas pessoas sem julgamento moral. O sigilo deve ser sempre preservado, exceto se houver riscos futuros a terceiros, como no caso de um adulto com transtorno pedofílico que violentou crianças e continua com acesso a elas. Segundo o Conselho Regional de Medicina de São Paulo, não existe dever legal ou ético do médico comunicar à justiça crimes já realizados pelo seu paciente. O rompimento do segredo no caso de paciente pedófilo deve ser considerado uma faculdade do médico, não uma obrigação. A obrigação legal de comunicar às autoridades sobre o abuso infantil refere-se ao profissional que atende às crianças, não ao que atende a pessoa com transtorno pedofílico, embora, muitas vezes, o médico de família e comunidade seja responsável por ambos. Na existência de riscos futuros para terceiros, ou se o médico for o responsável pelo atendimento da criança, devem-se comunicar primeiro os responsáveis pela criança e, em um segundo momento, à Vara da Infância e Juventude para as devidas medidas protetivas.[31]

Transformações corporais em pessoas transexuais

As "identidades trans"

A literatura internacional adota o termo "transgeneridade" para referir-se ao que no Brasil se convencionou chamar "transexualidade", palavra cujo sufixo denota condição, vivência e identidade, contrapondo-se a "transexualismo", que sugere patologia.

Pessoas transexuais não se identificam como o gênero que lhes foi atribuído ao nascimento e correspondem a 0,5 a 1,2% da população.[32] No Brasil, são reconhecidas como travestis, mulheres transexuais, homens trans, pessoas não binárias e com outras variabilidades de gênero.[33] A transexualidade é parte da diversidade sexual e não deve ser considerada como transtorno mental, embora esteja incluída no capítulo de Transtornos Mentais e Comportamentais na CID-10 (como "transexualismo", "travestismo" ou "transtorno de identidade sexual na infância") e como "disforia de gênero" no DSM-5. Há uma maior frequência de transtornos mentais (como depressão, ansiedade e suicídio) e redução da expectativa de vida nessa população, assim como problemas decorrentes de situações de violência e exclusão social.[34]

Por isso, organizações científicas e movimentos da sociedade civil têm atuado "pela despatologização das identidades trans". A Associação Mundial pela Saúde Sexual (WAS) e a Associação Profissional Mundial pela Saúde de Transgêneros (WPATH), assim como a Sociedade Brasileira de Medicina de Família e Comunidade, têm defendido a retirada desses diagnósticos do capítulo de Transtornos Mentais da CID-11. A quinta versão do DSM alterou a terminologia utilizada (para "disforia de gênero"), mas não contemplou esse movimento, por considerar o sofrimento disfórico como requisito e por tratar a identidade de gênero de pessoas transexuais como condição a ser examinada e diagnosticada.

Embora a transexualidade não seja um transtorno, pessoas transexuais podem necessitar de intervenções para realizar mudanças corporais. Por isso, requisita-se que, na CID-11, se possam codificar aspectos da transexualidade, ou ela própria, como um item específico em capítulo não referente a patologias, assim como ocorre com parto e anticoncepção na CID-10.

Transformações corporais

Ao abordar a história e os eventos de vida relevantes, a equipe pode buscar compreender, além das percepções identitárias, situações que requerem atenção e cuidados dentro e fora do serviço de saúde. Uma das necessidades apresentadas pode ser o desejo de transformações corporais.

Embora nem todas as pessoas transexuais sintam necessidade de realizar modificações corporais, muitas buscam apresentar uma expressão de gênero que lhes traga conforto e possibilite o reconhecimento social de sua identidade (ver Cap. 79, Sexualidade e promoção da saúde sexual). É frequente se submeterem à automedicação e à realização de procedimentos inseguros (como injeção de silicone industrial ou aplicação de hormônios de procedência duvidosa). Antes de iniciar as modificações corporais, algumas sociedades de especialidades sugerem excluir diagnósticos de transtornos de saúde mental, como o transtorno dismórfico corporal.[35]

Considerando a necessidade da integralidade e da longitudinalidade do cuidado, alguns serviços de atenção primária à saúde (APS) têm incluído em suas atividades o acompanhamento dessas modificações corporais a exemplo de outros países, como Uruguai e Canadá.[36,37] Essa estratégia visa a reduzir a exposição a riscos decorrentes de procedimentos para modificação corporal e ampliar o acesso das pessoas transexuais a um serviço de saúde que realize uma abordagem dentro de sua integralidade.

Nem todas as pessoas desejam realizar todas as transformações corporais; por isso, o objetivo específico de cada uma precisa ser compreendido e acompanhado, assim como ideações inatingíveis precisam ser dialogadas. Medidas não invasivas podem ser suficientes para contemplar alguns objetivos, como terapia fonoaudiológica para modulação da voz, procedimentos a *laser* para eliminação de pelos, uso de minoxidil tópico para crescimento de pelos, exercícios físicos para hipertrofia muscular, etc. Algumas pessoas transmasculinas enfaixam as mamas ou usam binder para ocultá-las, ao passo que pessoas transfemininas costumam ocultar o pênis e os testículos entre as pernas, além de alterar a postura corporal visando aos mesmos objetivos, o que pode ser motivo de dor, limitação de movimentos e lesões de pele.

O processo transexualizador no Sistema Único de Saúde (SUS)[38] determina que cirurgias podem ser realizadas a partir de 21 anos de idade, após acompanhamento multiprofissional por no mínimo 2 anos. São contempladas as cirurgias de próteses mamárias, redesignação genital com construção de neovulva e neovagina, mamoplastia masculinizadora, histerectomia com anexectomia e redução da cartilagem tireóidea. O Conselho Federal de Medicina (CFM)[39] estabelece que a cirurgia de neofaloplastia e vaginectomia só pode ser realizada em âmbito experimental, portanto, ainda não está disponível na rede de saúde do Brasil. Os serviços que oferecem cirurgias transexualizadoras pelo SUS ainda são escassos e não há protocolo único. É comum cirurgiões solicitarem, às unidades de saúde, relatórios médicos sobre a estabilidade clínica e de saúde mental da pessoa, como pré-requisito para realizar os procedimentos cirúrgicos.

Hormonização transexualizadora

A hormonização transexualizadora refere-se ao uso de estrogênio, testosterona ou fármacos antiandrogênicos para desenvolver caracteres sexuais secundários. No Brasil, pode ser iniciada a partir dos 18 anos.[38] Após a retirada de gônadas, a reposição hormonal também está indicada para manutenção da massa óssea (Quadro 98.7).[35] Algumas transformações obtidas são permanentes. Por isso, alguns serviços fazem uso de termos de compromisso ou consentimento informado. A infertilidade deve ser especialmente discutida para que a pessoa possa considerar congelamento de material genético.

Em relação aos estrogênios, prefere-se estradiol via oral (VO), por ser o estrogênio bioidêntico mais disponível no Brasil e com menor risco de eventos trombóticos e cardiovasculares do que o etinilestradiol. O estradiol transdérmico e o valerato de estradiol injetável têm menor risco cardiovascular, trombótico e hepático, mas são pouco acessíveis e mais caros do que a formulação VO.[37,40]

Entre os antiandrogênicos, a espironolactona causa ginecomastia e pode ser utilizada como monoterapia, avaliando-se o risco de hipotensão e hipercalemia. A ciproterona é uma progesterona com efeitos antiandrogênicos que pode ser associada ao estrogênio. O acetato de medroxiprogesterona também pode ser utilizado com cautela pela possibilidade de efeitos androgênicos, ganho de peso, edema e depressão. Se houver redução

Quadro 98.7 | **Medicamentos para hormonização transexualizadora**

Hormônio ou medicamentos	Efeitos esperados
Estrogênio	Desenvolvimento das glândulas mamárias
Estradiol oral (1-4 mg, VO, ao dia)	
Estradiol transdérmico (100-200 mcg 2 × por semana)	Redistribuição de gordura corporal com aumento do volume do quadril
Valerato de estradiol injetável (manipulado a 10 mg/mL, IM, 1 mL a cada 1 ou 2 semanas)	Maior risco de tromboembolia
Antiandrogênios	Ginecomastia
Espironolactona (50-200 mg, VO, ao dia)	Diminuição de pilificação e oleosidade da pele
Progesteronas antiandrogênicas	Redução de musculatura e força
	Redução do tamanho dos testículos
Ciproterona (25-100 mg, VO, ao dia)	Diminuição de libido, ereções, produção de esperma, ejaculações e orgasmos
Medroxiprogesterona (2,5-10 mg, VO, ao dia)	Alterações de humor
Testosterona	Crescimento de pelo facial e corporal
Cipionato de testosterona (200 mg, IM, a cada 2 a 4 semanas)	Crescimento de cartilagem tireoide e tonalidade mais grave da voz
Decanoato + Femprionato + Propionato + Isocaproato de testosterona (250 mg, IM, a cada 3-4 semanas)	Aumento da força e da massa muscular
	Redistribuição de gordura corporal
	Hipertrofia do clitóris e atrofia vaginal
Undecanoato de testosterona (1000 mg IM a cada 3 meses)	Cessação da menstruação
	Alopecia androgênica
Gel de testosterona a 1% ou 5% (2,5 g a 10 g da formulação a 1% ao dia, via tópica axilar ou inguinal)	Acne
	Irritabilidade
	Alteração na libido
	Infertilidade temporária

VO, via oral; IM, intramuscular.

da ereção e essa for indesejada, pode-se associar algum inibidor da fosfodiesterase (sildenafil ou tadalafil). Inibidores da 5-α-redutase (finasterida, 1-5 mg, ou dutasterida, 0,5 mg, VO, ao dia) ou agonistas do hormônio liberador de gonadotrofina (GnRH) (goserelin, buserelin ou triptorelina) são alternativas menos utilizadas para transformações corporais no Brasil.[40,41]

As terapias com testosterona alcançam o efeito máximo entre 1 e 5 anos de tratamento, dependendo da característica observada.[41] No Brasil, são comercializadas formas de cipionato de testosterona, a formulação com decanoato + fempronato + propionato + isocaproato de testosterona, o undecanoato de testosterona e o gel de testosterona. As duas últimas apresentações são mais caras, mas permitem níveis séricos mais estáveis. Em caso de picos elevados de testosterona, principalmente se houver aromatização com aumento dos níveis de estrogênios, é também alternativa administrar doses menores em intervalos mais curtos.[37] A testosterona é considerada uma substância anabolizante,[42-44] sendo vendidas no máximo cinco ampolas, ou tratamento para 60 dias. A receita deve ser elaborada em duas vias, com identificação da pessoa e seu endereço, código CID (versão CID-10: F64) e identificação de prescritor(a) com seu número de registro no conselho profissional, seu CPF, endereço e telefones profissionais (Quadro 98.8).

A eficácia da hormonização deve ser aferida em relação às transformações corporais desejadas, objetivando a menor dose para obtê-las. Os níveis séricos hormonais devem estar sempre abaixo dos valores suprafisiológicos. Nas terapias masculinizantes, a testosterona pode ser aferida no dia anterior à próxima dose (seu valor mínimo) ou entre as doses (valor máximo). Para seu máximo efeito masculinizante, deve estar na faixa normal dos valores de referência para homens cisgêneros. Nas terapias feminilizantes, o nível sérico máximo de testosterona a ser atingido deve ser inferior ao limite máximo esperado para mulheres cisgêneras, situação na qual os níveis de estradiol devem estar dentro do valores esperados para a menopausa, para proteção óssea.[35,37]

O controle de desenvolvimento das características corporais desejadas, efeitos colaterais, fatores de risco e níveis séricos hormonais podem ser realizados de acordo com o Quadro 98.9. Caso sejam observadas situações de risco, considera-se manejá-las ou alterar as doses hormonais.

Considerações sobre outros exames

- **Papanicolau:** indicado como rastreamento de câncer de colo uterino para todas as pessoas com colo do útero, conforme recomendações do Ministério da Saúde. Desconfortos físicos e emocionais para realização do exame são mais frequentes em homens trans do que em mulheres cisgêneras.
- **Ultrassonografia transvaginal (USTV):** não deve ser realizada como rastreamento, mas pode ser considerada como exame diagnóstico em caso de sangramento anormal após cessação menstrual para investigar câncer endometrial ou hiperplasia endometrial. Não há evidências de que a testosterona aumente as chances de câncer de ovário. O desconforto que o exame pode provocar ao indivíduo precisa ser considerado.
- **Mamografia e ultrassonografia (US) mamária:** o risco de câncer de mama em mulheres transexuais que usam estrogênios não está estabelecido e parece semelhante ao de mulheres cisgêneras. O rastreamento pode oferecer os mesmos riscos e benefícios que às mulheres cisgêneras. A testosterona não parece aumentar o risco de câncer de mama, portanto a mamografia não está indicada em homens transgêneros, sobretudo se o tecido mamário tiver sido removido.
- **Densitometria óssea:** não há evidências científicas suficientes para recomendar rastreamento de densidade óssea em pessoas transexuais. A maioria dos estudos demonstra aumento da massa óssea ao uso da testosterona. Estrogênios parecem não alterar a massa óssea, embora o uso de antiandrogênios sem reposição estrogênica adequada seja um fator de risco para osteoporose. Pessoas submetidas às gonadectomias também possuem maior risco de osteoporose se não utilizarem hormônios adequadamente, por isso a densitometria óssea pode ser considerada se houver história de ausência de reposição hormonal por 5 anos ou mais (2D).
- **Antígeno prostático específico (PSA):** não deve ser utilizado para rastreamento de câncer de próstata. É considerado para investigação diagnóstica de queixas de prostatismo para pessoas transfemininas, inclusive se submetidas à vaginoplastia com manutenção da próstata (quando essa pode ser tocada por meio da neovagina). O estrogênio pode diminuir os valores de PSA.

Quadro 98.8 | Avaliação clínica prévia ao uso de hormônios

	Contraindicações absolutas	Situações a serem avaliadas e cuidadas
Estrogênio ou testosterona	Doença cardiovascular isquêmica instável	DCV isquêmica estável
	Condições psiquiátricas que limitem consentimento informado	Antecedente de TVP ou coagulopatia
		Hipertensão arterial descompensada
	Hipersensibilidade aos componentes da formulação	Diabetes descompensado
		Tabagismo
		Enxaqueca
		Epilepsia
Estrogênio	Câncer de mama	Doença cerebrovascular
	Câncer de endométrio	Cardiopatia
	Hepatopatia aguda ou grave	Hipertrigliceridemia
	Cardiopatia grave	Síndrome metabólica
		Hiperprolactinemia
		Disfunção hepática
		HIC
		Antecedente familiar de câncer de mama
		Antecedente pessoal ou familiar de porfiria
Testosterona	Gravidez	Dislipidemia descompensada
	Amamentação	Disfunção hepática
	Psicose mal controlada	Policitemia
	Ideação suicida ou homicida	Doença respiratória crônica (que possa agravar por eritrose ou policitemia)
	Câncer de endométrio	Apneia do sono severa ou descompensada
	Câncer ativo sensível à testosterona	Sangramentos intermenstruais, oligomenorreia, amenorreia

DCV, doença cardiovascular; TVP, trombose venosa profunda; HIC, hipertensão intracraniana.

Quadro 98.9 | Monitoramento durante hormonização transexualizadora

Ação/Exame	Problemas e riscos rastreados	Meses de hormonização					
		0	1	3	6	12	Anual
Verificar sintomas mentais	Instabilidade de humor, depressão, ansiedade, sintomas psicóticos, agressividade[A]	X	X	X	X	X	X
Verificar e medir alterações corporais desejadas e indesejadas	Frustração e ansiedade com a demora em perceber as desejadas	X	X	X	X	X	X
Peso, pressão arterial, palpação hepática, circunferência abdominal	Desenvolvimento de riscos cardiovasculares	X	X	X	X	X	X
Transaminase glutâmico-oxalética/ transaminase glutâmico-pirúvica	Disfunção hepática[A B]	X	X	X	X	X	X
Testosterona total/livre	Níveis suprafisiológicos[A] Sintomas de supressão não eficaz[C]	X	X	X	X	X	X
Estradiol	Níveis supra ou infrafisiológicos[B]	X	X	X	X	X	X
Prolactina[B]	Hiperprolactinemia ou prolactinoma[B]	X				X	X
Hormônio luteinizante[E]	Implicações na densidade mineral óssea	X				X	X
Creatinina/ureia/eletrólitos [B C D]	Hipercalemia[D]	X	X[D]	X[D]	X[D]	X	X
Glicemia	Síndrome metabólica	X					X
Perfil lipídico[A]	Alteração no metabolismo dos lipídeos	X			X	X	X
Hemograma	Policitemia e eritrocitose[A] Anemia[C]	X	X	X	X	X	X
Teste de gravidez[A]	Androgenização fetal	Considerar					
Hepatites A, B e C	Acometimento hepático	X					

[A]Ao uso de testosterona; [B]Ao uso de estrogênios; [C]Ao uso de antiandrogênios; [D]Ao uso de espironolactona; [E]Após gonadectomia.

Crianças e adolescentes transexuais

Crianças e adolescentes podem ser referenciadas a serviços especializados para realizar bloqueio hormonal com GnRH, a fim de suprimir a produção de hormônios esteroides gonadais, adiando a puberdade e o surgimento dos caracteres sexuais secundários. Ao atingir capacidade para oferecer consentimento informado (em geral aos 16 anos), são oferecidos hormônios para transformações corporais de acordo com a identidade de gênero e o desejo da pessoa. É importante discutir com adolescentes e familiares sobre as transformações esperadas, que incluem possíveis impactos na fertilidade.[35]

Dicas

▶ Perguntar sempre a adolescentes, adultos e idosos sobre a satisfação em relação à sua vida sexual.
▶ Iniciar a abordagem com perguntas abertas.
▶ Ter tempo disponível e espaço com privacidade para ouvir.
▶ Envolver o(a) parceiro(a) sempre que a pessoa desejar ou consentir.
▶ Garantir sigilo das informações.

Erros mais frequentemente cometidos

▶ Não utilizar o nível de sofrimento e o grau de dificuldade interpessoal como parâmetro para o diagnóstico.
▶ Não utilizar o modelo de explicação multicausal.
▶ Não considerar a possibilidade de inter-relação entre os problemas da sexualidade (p. ex., não considerar a dispareunia como possível causa da queixa de diminuição do desejo).
▶ Não abordar integralmente a saúde de travestis e transexuais que, mesmo quando em acompanhados em serviço especializado, mantêm necessidades que devem ser acolhidas na APS, como violência, exclusão social, cuidados preventivos, queixas agudas e outras situações não relacionadas à transexualidade.

Atividades preventivas e de educação

As atividades de grupo devem conter membros com características semelhantes em relação a seus problemas – caso contrário, a inibição inerente ao tema pode dificultar a troca de experiências. Relação muito íntima entre alguns membros pode dificultar a dinâmica grupal em algumas situações. Os assuntos mais discutidos são os próprios problemas da sexualidade, a vergonha, os relacionamentos e as estratégias de enfrentamento, as mudanças corporais, (ver Cap. 79, Sexualidade e promoção da saúde sexual).

REFERÊNCIAS

1. Rohden F. Capturados pelo sexo: a medicalização da sexualidade masculina em dois momentos. Cien Saude Colet. 2012;17(10):2645-54.

2. Meixel A, Yanchar E, Fugh-Berman A. Hypoactive sexual desire disorder: inventing a disease to sell low libido. J Med Ethics. 2015;41(10):859-62.

3. Basson R. Women's sexual dysfunction: revised and expanded definitions. CMAJ. 2005;172(10):1327-33.

4. American Psychiatric Association. DSM-5: manual diagnóstico e estatístico de transtornos mentais. Porto Alegre: Artmed; 2014.

5. Abdo CHN, Oliveira WM Jr, Moreira Junior ED, Fittipaldi JAS. Perfil sexual da população brasileira: resultados do Estudo do Comportamento Sexual (ECOS) do brasileiro. Rev Bras Med. 2002;59:250-7.

6. Ferreira ALCG, de Souza AI, de Amorim MMR. Prevalência das disfunções sexuais femininas em clínica de planejamento familiar de um hospital escola no Recife, Pernambuco. Rev Bras Saúde Matern Infant. 2007;7(2):143-50.

7. Cunningham GR, Rosen RC. Overview of male sexual dysfunction [Internet]. Waltham: UpToDate, 2018 [capturado em 06 maio 2018]. Disponível em: https://www.uptodate.com/contents/overview-of-male-sexual-dysfunction. Acesso restrito.

8. Degorats LR, Burnett AL, Rogers LC, Schmidt PJ, Fagan CW. Sexual disorders: diagnosis and treatment. In: Barker B, editor. Principles of ambulatory medicine. 7th ed. Philadelphia: Lippincott Williams & Wilkins; 2007.

9. Basson R. Disfunção sexual em mulheres [Internet]. BMJ Best Practice. 2018 [citado 06 maio 2018]. Disponível em: http://bestpractice.bmj.com/topics/pt-br/352.

10. Modesto AAD, Couto MT. Erectile Dysfunction in Brazilian primary health care: dealing with medicalization. Am J Mens Health. 2018;12(2):431-40.

11. Shifren JL. Sexual dysfunction in women: management [Internet]. Waltham: UpToDate, 2018 [capturado em 06 maio 2018]. Disponível em: https://www.uptodate.com/contents/sexual-dysfunction-in-women-management. Acesso restrito.

12. Kim ED. Disfunção erétil [Internet]. BMJ Best Practice. 2018 [citado 06 maio 2018]. Disponível em: http://bestpractice.bmj.com/topics/pt-br/213.

13. Kingsberg S, Spadt SK. Approach to the woman with sexual pain [Internet]. Waltham: UpToDate; 2018 [capturado em 06 maio 2018]. Disponível em: https://www.uptodate.com/contents/approach-to-the-woman-with-sexual--pain?search=Approach%20to%20the%20woman%20with%20sexual%20pain&source=search_result&selectedTitle=1~150&usage_type=default&display_rank=1. Acesso restrito.

14. Hatzimouraditis K, Eardley I, Giuliano F, Hatzichristou D, Moncada I, Salonia A, et al. Guidelines on male sexual dysfunction: erectile dysfunction and premature ejaculation. Eur Urol 2012;62(3):543-52.

15. Hirsch M, Birnbaum RJ. Sexual dysfunction caused by selective serotonin reuptake inhibitors (SSRIs): management [Internet]. Waltham: UpToDate; 2018 [capturado em 06 maio 2018]. Disponível em: https://www.uptodate.com/contents/sexual-dysfunction-caused-by-selective-serotonin-reuptake-inhibitors-ssris-management. Acesso restrito.

16. Montague DK, Jarow JP, Broderick GA, Dmochowski RR, Heaton JPW, Lue TF, et al. The management of erectile dysfunction: an update. American Urological Association; 2007.

17. Moyer VA; : U.S. Preventive Services Task Force. Screening for hepatitis C virus infection in adults: U.S. Preventive Services Task Force Recommendation Statement. Ann Intern Med. 2013;159(5):349-57.

18. Snyder PJ. Testosterone treatment of male hypogonadism [Internet]. Waltham: UpToDate; 2018 [capturado em 06 maio 2018]. Disponível em: https://www.uptodate.com/contents/testosterone-treatment-of-male-hypogonadism. Acesso restrito.

19. The American College of Obstetricians and Gynecologists. When sex is painful [Internet]. ACOG; 2017 [capturado em 06 maio 2018]. Disponível em: https://www.acog.org/Patients/FAQs/When-Sex-Is-Painful.

20. American Urological Association. Testosterone for ED. Choosing Wisely; 2013.

21. Sociedade Brasileira de Urologia. Disfunção erétil: tratamento com drogas inibidoras da fosfodiesterase tipo 5. Rev Assoc Med Bras. 2007;53(2):102-3.

22. Yule MA, Brotto LA, Gorzalka BB. Sexual fantasy and masturbation among asexual individuals: an in-depth exploration. Arch Sex Behav. 2017;46(5):311-28.

23. Moncada I, Cuzin B. Clinical efficacy and safety of Vitaros©/Virirec© (Alprostadil cream) for the treatment of erectile dysfunction. Urologia. 2015;82(2):84-92.

24. Anaissie J, Hellstrom WJ. Clinical use of alprostadil topical cream in patients with erectile dysfunction: a review. Res Rep Urol. 2016;8:123-31.

25. Althof SE, McMahon CG, Waldinger MD, Serefoglu EC, Shindel AW, Adaikan PG, et al. An update of the International Society of Sexual Medicine's Guidelines for the diagnosis and treatment of premature ejaculation (PE). Sex Med Today. 2014;2(2):60-90.

26. Shin DH, Spitz A. The evaluation and treatment of delayed ejaculation. Sex Med Rev. 2014;2(3-4):121-33.

27. Shirazi T, Renfro KJ, Lloyd E, Wallen K. Correction to: women's experience of orgasm during intercourse: question semantics affect women's reports and men's estimates of orgasm occurrence. Arch Sex Behav. 2018;47(3):615.

28. Bradford A. Female orgasmic disorder: epidemiology, pathogenesis, clinical manifestations, course, assessment, and diagnosis [Internet]. Waltham: UpToDate; 2018 [capturado em 06 maio 2018]. Disponível em: https://www.uptodate.com/contents/female-orgasmic-disorder-epidemiology-pathogenesis-clinical-manifestations-course-assessment-and-diagnosis. Acesso restrito.

29. Jenkins LC, Mulhall JP. Delayed orgasm and anorgasmia. Fertil Steril. 2015;104(5):1082-8.

30. Laan E, Rellini AH, Barnes T; International Society for Sexual Medicine. Standard operating procedures for female orgasmic disorder: consensus of the International Society for Sexual Medicine. J Sex Med. 2013;10(1):74-82.

31. Conselho Regional de Medicina do Estado de São Paulo. Consulta n° 51.676/03. Obrigatoriedade de quebra de sigilo quando o médico tem conhecimento de prática de pedofilia por seu paciente; quais instituições devem ser comunicadas, e se o sigilo pode ser quebrado em casos em que existe somente o risco de violência ou de abuso sexual do menor. São Paulo: CREMESP; 2007.

32. Winter S, Diamond M, Green J, Karasic D, Reed T, Whittle S, et al. Transgender people: health at the margins of society. Lancet. 2016;388(10042):390-400.

33. Relatório final: 3ª Conferência nacional de políticas públicas de direitos humanos de lésbicas, gays, bissexuais, travestis e transexuais. Brasília; 2016.

34. Robles R, Fresán A, Vega-Ramírez H, Cruz-Islas J, Rodríguez-Pérez V, Domínguez-Martínez T, et al. Removing transgender identity from the classification of mental disorders: a Mexican field study for ICD-11. Lancet Psychiatry. 2016;3(9):850-9.

35. Hembree WC, Cohen-Kettenis PT, Gooren L, Hannema SE, Meyer WJ, Murad MH, et al. Endocrine treatment of gender-dysphoric and gender-incongruent persons: an endocrine society clinical practice guideline. J Clin Endocrinol Metab. 2017;102(11):3869-903.

36. Gelpi G, Forrisi F. Salud y diversidad sexual: guia para profesionales de la salud [Internet]. 2013 [capturado em 06 maio 2018]. Disponível em: https://psico.edu.uy/sites/default/files/files_ftp/libros/guia-salud-y-diversidad-sexual.pdf.

37. Bourns A. Guidelines and protocols for hormone therapy and primary health care for trans clients. Ontario: Rainbow Health Ontario; 2016.

38. Brasil. Ministério da Saúde. Portaria n° 2803/GM/MS, de 19 de novembro de 2013. Processo transexualizador no SUS [Internet]. Brasília: MS; 2013. [capturado em 06 maio 2018]. Disponível em: http://bvsms.saude.gov.br/bvs/saudelegis/gm/2017/MatrizesConsolidacao/comum/15498.html.

39. Conselho Federal de Medicina. Resolução CFM n° 1.955/2010. Dispõe sobre a cirurgia de transgenitalismo e revoga a Resolução CFM n° 1.652/02 [Internet]. Brasília: CFM; 2010 [capturado em 06 maio 2018]. Disponível em: http://www.portalmedico.org.br/resolucoes/cfm/2010/1955_2010.htm.

40. Deutsch MB, editor. Guidelines for the primary and gender-affirming care of transgender and gender nonbinary people. 2nd ed. San Francisco: University of California; 2016.

41. Coleman E, Bockting W, Botzer M, Cohen-Kettenis P, DeCuypere G, Feldman J, et al. Normas de atenção à saúde das pessoas trans e com variabilidade de gênero. Associação Mundial Profissional para a Saúde Transgênero; 2012.

42. Brasil. Ministério da Saúde. Resolução RDC n° 98, de 20 de novembro de 2000. Brasília: MS; 2000.

43. Brasil. Lei n° 9.965, de 27 de abril de 2000. Restringe a venda de esteróides ou peptídeos anabolizantes e dá outras providências [Internet]. Brasília: Presidência da República; 2000.

44. Brasil. Ministério da Saúde. Resolução RDC n° 138, de 29 de maio de 2003. Dispõe sobre o enquadramento na categoria de venda de medicamentos. Brasília: MS; 2003.

CAPÍTULO 99

Intolerâncias alimentares

Antônio Augusto Dall'Agnol Modesto
Demian de Oliveira e Alves

Aspectos-chave

▶ As intolerâncias alimentares compreendem desde um leve desconforto, com a ingesta de alimentos não fundamentais em uma dieta, até manifestações clínicas graves e potencialmente letais, com alimentos comuns do dia a dia.

▶ Elas acometem grande parte da população (até 35%), embora a prevalência de alergia alimentar propriamente dita seja entre 5 e 8%.

▶ Elas se manifestam principalmente com sintomas gastrintestinais e cutâneos, ou de forma indolente, com atraso do desenvolvimento e do crescimento. No caso, das alergias alimentares, são comuns também anafilaxia e sintomas respiratórios, classicamente encontrados em lactentes e escolares, mas cada vez mais comuns entre adolescentes e adultos jovens.

▶ O tratamento sempre envolve modificação na dieta, às vezes, com suspensão de algum alimento. Considerando os transtornos econômicos e afetivos para as pessoas e suas famílias, deve-se ter cuidado ao dar esse diagnóstico e esse tipo de recomendação.

▶ Hábitos alimentares saudáveis e aleitamento materno exclusivo até os 6 meses podem diminuir o risco de surgimento dessas doenças.

Caso clínico

Alexandra traz sua filha Cristal, 5 anos, à consulta, preocupada porque a criança "passa mal quando toma iogurte". Cristal mamou exclusivamente no peito até os 4 meses, quando Alexandra voltou a trabalhar. Há alguns meses, vem tendo diarreia, que a mãe diz ser nos dias em que toma iogurte. Passa parte do dia na escola e o restante com a babá, que lhe dá mingau e suco até Alexandra lhe oferecer o jantar à noite, frequentemente seguido de uma pequena porção de pudim ou sorvete. A mãe conta que a criança, com frequência, está "assada", e em alguns dias não consegue ir para a escola, porque "está com a barriga estufada e doendo". Conversando com sua supervisora no trabalho, foi aconselhada a procurar um médico e fazer exames de sangue "para ver se a criança não tinha alergia ao leite".

Teste seu conhecimento

1. Qual, das características relatadas, não está implicada nas possíveis causas da queixa?
    a. Excesso de alimentos lácteos
    b. Excesso de carboidratos
    c. Oferecimento de sobremesa após o jantar
    d. Desmame precoce

2. Qual das alternativas indica a causa mais provável da queixa de "assadura"?
    a. Mau cuidado pela babá
    b. Diarreia ácida
    c. Dermatite atópica
    d. Dermatite herpetiforme

3. Qual dos exames a seguir não está indicado neste momento?
    a. Biópsia de intestino
    b. pH fecal
    c. *Radio allergo sorbent test* (RAST)
    d. Pesquisa de substâncias redutoras nas fezes

4. Que orientações já podem ser antecipadas nesta consulta?
    a. Diminuir a ingesta de derivados de leite
    b. Suspender completamente a ingesta de derivados de leite
    c. Substituir açúcar refinado por adoçante
    d. Retirar derivados de trigo da dieta

5. Qual das práticas a seguir ajuda a evitar intolerâncias alimentares?
    a. Realizar exames preventivos, como hemograma e dosagem de IgE
    b. Introduzir com cuidado e de maneira gradual o leite de vaca na dieta
    c. Introduzir precocemente o leite de vaca na dieta, para antecipar a aceitação
    d. Agregar farináceos à mamadeira

Do que se trata

As intolerâncias alimentares são reações fisiológicas anormais relacionadas ao contato com determinado alimento ou a particularidades da alimentação. São manifestações de hipersensibilidade que, quando mediadas por mecanismos imunológicos específicos, são chamadas alergias alimentares, que incluem respostas mediadas por imunoglobulina E (IgE)(mais agudas) e/ou células (mais tardias).[1,2]

Dentro do espectro das intolerâncias alimentares, visto de modo mais amplo, existem aquelas devidas a alterações orgânicas estruturais (p. ex., acalásia, colecistopatia, pancreatite crônica) e a funcionais. Estas podem ser de etiologia tóxica, por ingesta de alimentos contaminados, ou agentes químicos, ou de etiologia não tóxica. Neste capítulo, serão chamadas intolerâncias alimentares os quadros de causas não tóxicas, apesar de algumas referências utilizarem o termo intolerâncias alimentares apenas para as situações em que não há um mecanismo imunológico envolvido (ver Figura 99.1).[2-4]

Reações adversas aos alimentos podem ser referidas por até 25% da população de países ocidentais; ao passo que a alergia alimentar propriamente dita tem prevalência de cerca de 5% entre adultos e até 8% entre crianças.[1,5,6]

Essas reações se apresentam com uma ampla gama de sintomas, sendo mais comuns os digestivos (principalmente diarreia, mas também náuseas, vômitos, plenitude gástrica, eructações ou flatulência). Nas intolerâncias com mecanismo imunológico patente (alergias alimentares), ressaltam-se também sintomas cutâneos (urticária, *rash*, síndrome de alergia oral) e anafilaxia, seguidos de broncospasmo e rinite.[7,8] Os sintomas de alergia alimentar envolvendo a boca e a faringe são chamados de síndrome de alergia oral (SAO), em geral, com prurido oral, edema e angioedema de lábios e, às vezes, edema de glote, a partir do contato direto com o alimento desencadeante.[9]

Neste capítulo, serão abordados quatro tipos de intolerância alimentar: diarreia secundária à dieta (características de preparo ou excessos alimentares), intolerância à lactose, alergia à proteína do leite de vaca e intolerância ao glúten (doença celíaca).

A intolerância a carboidratos é a intolerância alimentar mais prevalente, sendo mais comum a que envolve a lactose – dissacarídeo formado por glicose e galactose. A causa mais comum de má absorção primária de carboidratos é a deficiência adquirida primária de lactase, normalmente a partir da idade escolar, mas também há outras deficiências, como a de sacarase-isomaltase.[10] A intolerância a carboidratos também pode ser secundária à diarreia aguda por lesão da superfície absortiva, sendo, então, um quadro temporário (diarreia persistente).[11]

A alergia à proteína do leite de vaca pode atingir de 1 a 7% dos lactentes, surgindo até 1 semana após a introdução desse alimento na dieta. A alergia pode se dirigir às mais de 20 proteínas do leite de vaca, sendo a beta-lactoglobulina, a caseína, a alfa-lactoglobulina as de mais alto poder antigênico.

As alergias alimentares, e em destaque a proteína do leite de vaca, têm dois mecanismos possíveis (mediada por IgE ou não mediada por IgE) que podem sobrepor-se, conforme a Tabela 99.1. Ela também pode ser secundária à sequela de lesão intestinal nos casos de gastrenterite aguda, desnutrição e diarreias persistentes.

A doença celíaca é resultante de infiltrado inflamatório da mucosa gastrintestinal por mecanismo autoimune em pessoas geneticamente predispostas, diante da exposição ao glúten – proteína presente no trigo, no centeio, na cevada e na aveia –, levando à atrofia das vilosidades e hipertrofia das criptas. Estima-se que atinja cerca de 1% da população, entre crianças e adultos. A suscetibilidade genética não é suficiente para explicar a patogênese da doença, sendo que até 60% dos indivíduos com essa sensibilidade podem ser assintomáticos ou ter uma forma latente. Acredita-se que a etiologia possa ser multifatorial e receba contribuição de outras exposições ambientais além do glúten.[10,12]

Quando pensar

As intolerâncias alimentares são causas comuns de diarreia crônica e de outros sintomas gastrintestinais, bem como de agudizações de doenças atópicas,[13] em geral em lactentes e crianças. Nos primeiros anos de vida, a maior parte delas começa a surgir, embora elas devam também ser consideradas em escolares, adolescentes e adultos, em cujos grupos etários crescem as manifestações extraintestinais, especialmente na doença celíaca.

Antes de tudo, alguns quadros de diarreia podem ser decorrentes de hábitos alimentares da pessoa e de sua família, tratando-se de uma resposta do trato gastrintestinal (TGI) a determinadas dietas. Dietas com excesso de carboidratos podem sobrecarregar a capacidade das dissacaridases intestinais, acar-

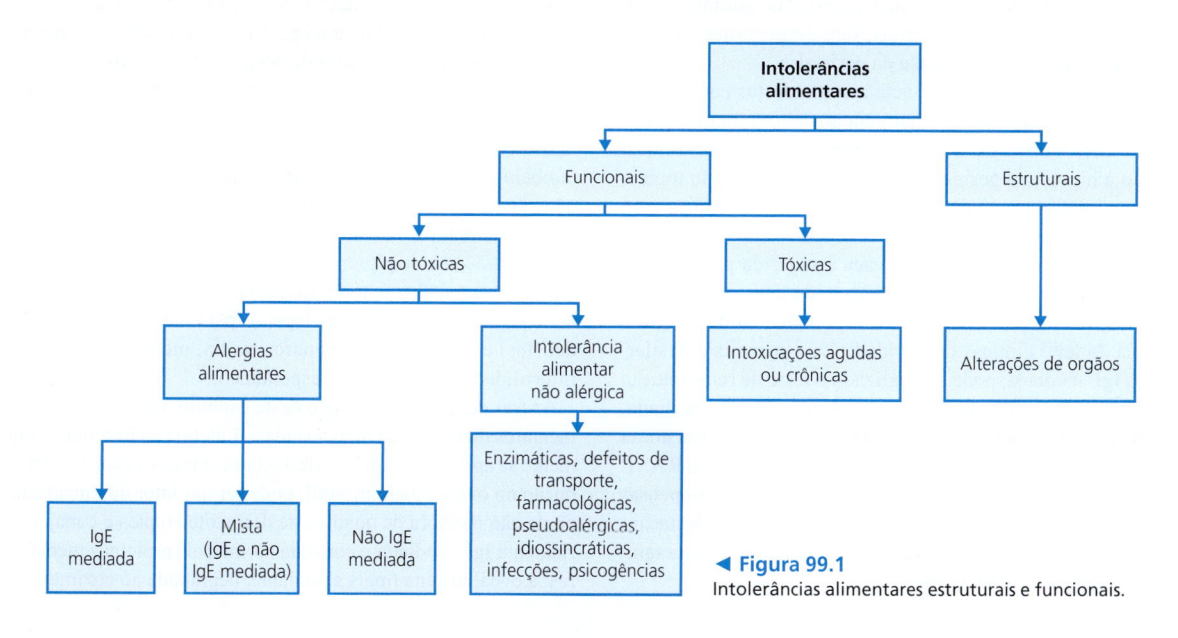

◀ **Figura 99.1**
Intolerâncias alimentares estruturais e funcionais.

Tabela 99.1 | **Alergias alimentares**

Tipo de resposta	IgE mediada	Mista	Não IgE mediada
Tempo para início da reação	< 1 hora	1-24 horas	> 24 horas
Volume ingerido necessário para desencadear	Pequeno	Moderado	Grande
Manifestações gastrintestinais	Hipersensibilidade imediata, SAO, vômitos	Esofagite, gastrite e/ou enterite eosinofílicas, vômitos, diarreia, obstrução intestinal funcional	Enterite, colite e/ou proctite por proteínas alimentares, doença celíaca, DRGE e cólicas
Manifestações cutâneas	*Rash*, urticárias aguda/crônica, angioedema	Dermatite atópica	Dermatite herpetiforme (doença celíaca), dermatite atópica
Manifestações respiratórias	Rinite alérgica, broncoespasmo	Asma	Hemossiderose pulmonar (associada à IgG específica para o leite)
Anafilaxia	Comum	Incomum	Incomum
Características imunológicas	Grande halo no *prick test*, IgE específicos aumentados	Desconhecidos	Aumento de atividade de células T

DRGE, doença do refluxo gastresofágico.
Fonte: Adaptada de Arslan Lied[3] e Allen, Hill e Heine.[7]

retando uma sobrecarga osmótica e consequente diarreia. Isso é comum em lactentes que recebem mamadeiras em qualquer situação de choro, ou pessoas que fazem uso de dietas com excesso de açúcares. Os quadros de diarreia também ocorrem com a ingesta excessiva de alimentos contendo manitol ou sorbitol[14] (principalmente em doces), que são açúcares não digeríveis e não absorvíveis, levando a maior drenagem de líquido para o lúmen do intestino delgado.[15] Mecanismo semelhante ocorre pela ingestão excessiva de sucos e alimentos concentrados, como néctares de fruta. Alimentos laxantes também podem levar ao amolecimento das fezes. As fibras alimentares têm grande efeito hidroscópico, retendo água e levando ao aumento do volume fecal e à aceleração da peristalse. Exemplos comuns são hortaliças, laranja, cereais como a aveia, alimentos gordurosos, como o abacate, assim como os já citados carboidratos em excesso. Alimentos em temperaturas extremas também podem ter efeito laxativo. Por fim, dieta com percentual de gordura menor do que 27% pode ocasionar diarreia, sobretudo porque a gordura é um estímulo à desaceleração da peristalse.[12]

A história clínica de intolerância a carboidratos caracteriza-se por distensão abdominal, flatulência, cólicas, borborigmos e evacuações numerosas de fezes explosivas, aquosas e ácidas, levando à hiperemia perineal, que resiste a tratamento tópico, relacionados à ingestão de lactose e com melhora clínica com sua diminuição ou suspensão.

A alergia à proteína do leite de vaca é sugerida pela história de melhora dos sintomas após suspensão do leite, afastando-se intolerância à lactose. Geralmente, a prevalência de alergia à proteína do leite diminui com a idade; se a suspeita é de alergia não IgE mediada, pode ser realizado o teste de reintrodução por volta de 1 ano de idade; no caso de alergia IgE mediada, a suspensão deve permanecer por mais tempo. A duração da suspensão pode ser guiada por testes alérgicos, como o RAST. Crianças com múltiplas alergias alimentares são mais propensas a continuarem alérgicas.[16] Pode haver reação cruzada, destacando-se que 10% das pessoas com alergia à proteína do leite também têm alergia à carne de vaca.

O quadro clínico típico de doença celíaca ocorre em menos da metade das pessoas, com crianças apresentando anorexia, dor abdominal, irritabilidade, baixo ganho ponderoestatural, distensão abdominal e hipotrofia muscular – em glúteos e raízes dos membros, com enrugamento característico da pele na região. A diarreia é o sintoma mais comum, associado ao déficit ponderoestatural, mas pode estar ausente em até um quarto das pessoas. Constipação pode ser sintoma em 10% dos casos, e vômito pode ser um aspecto dominante. A má absorção traduz-se como anemia por deficiência de ferro; sangramento relacionado à deficiência de vitamina K; osteomalácia por deficiência de vitamina D; e fezes volumosas e malcheirosas, ricas em gordura, em 3 a 5 evacuações diárias. Hipoalbuminemia, quando presente, pode ser tão grave que leve à anasarca.

Entretanto, a maioria dos indivíduos apresenta-se com sintomas gastrintestinais insidiosos: diarreia intermitente, dor abdominal recorrente, constipação, baixo ganho de peso e de altura. Tem havido uma mudança no perfil epidemiológico da doença celíaca, passando do quadro de desnutrição, distensão abdominal e diarreia crônica, em menores de 3 anos, para aumento nos quadros de manifestações extraintestinais (como baixa estatura e anemia ferropriva) entre escolares e adolescentes. Adultos também podem apresentar manifestações extraintestinais que não sugerem o diagnóstico imediatamente, mas estão associadas aos marcadores da doença, a biópsias positivas e à melhora com dieta isenta de glúten. Elas incluem manifestações de desnutrição ou má absorção (deficiências de ferro, cálcio e folato), neurológicas (miopatia, epilepsia), psiquiátricas (depressão, delírios) e reprodutivas (menarca tardia, menopausa precoce, infertilidade e abortamento espontâneo).[17,18]

Apesar de não serem objeto deste capítulo, outras alergias alimentares merecem ser mencionadas. A alergia ao ovo, que comumente se apresenta com manifestações cutâneas à época de introdução do ovo na dieta infantil, pode ser um fator desencadeante ou de não melhora de quadros de dermatite atópica e é majoritariamente IgE mediada e com duas principais proteínas mediadoras: a ovoalbumina (mais abundante, degradada ao cozimento) e a ovomucoide (mais alergênica, resiste ao cozimento).[19] A alergia à soja, ao amendoim, ao milho e ao trigo são menos comuns, mas podem ser consideradas no diferencial, atentando à parcela desses componentes na dieta e à associação entre contato e crise.

O que fazer

A abordagem geral das diarreias pode ser consultada nos Caps. 116, Vômito e diarreia no lactante, 171, Diarreia aguda e crônica, e 262, Doenças do viajante: febre e diarreia. Neste capítulo, serão apontadas algumas particularidades do diagnóstico diferencial das intolerâncias alimentares.

Anamnese

Diante da suspeita do indivíduo ou de familiares de que algum alimento lhe causa sintomas, a anamnese deve abordar a descrição dos sintomas para cada comida específica, tempo entre ingesta e início dos sintomas, número de ocasiões em que eles ocorreram, quantidade de alimento que desencadeou a reação e fatores associados. O recordatório alimentar pode ajudar nessa investigação. Para crianças, deve-se saber a época de introdução dos alimentos suspeitos (p. ex., leite de vaca, cereais, ovo, carne, soja, nozes). Pode-se recorrer a um diário de alimentação e eliminações (diarreia e vômitos) preenchido pelo indivíduo ou sua família, que permite identificar erros alimentares pouco valorizados durante a consulta e a relação das eliminações com as ingestas.

A diarreia secundária à dieta tem caráter intermitente ou contínuo, normalmente com pequeno número de evacuações em pessoas com bom estado geral e bom ganho de peso. Seu diferencial mais importante é com a síndrome do cólon irritável (do qual também se suspeita diante de liquefação das fezes ao longo do dia, e não apenas em seu quadro mais famoso, de alternância entre diarreia e constipação).

A diarreia cumpre um papel importante na alergia à proteína do leite de vaca. Quanto a esse sintoma, bebês de 2 dias a 4 meses de vida costumam apresentar quadro de enterocolite grave com fezes mucosas, irritabilidade, sangramento intestinal, distensão e vômitos. Esse quadro pode regredir após 1 ano. A forma crônica é a mais frequente, tendo surgimento entre 4 e 6 semanas de idade (podendo ser de 2 dias a 6 meses), e caracteriza-se por diarreia inespecífica de intensidade variável com comprometimento do ganho ponderoestatural. Vômitos e cólicas podem compor o quadro. Uma última forma ocorre em crianças com mais de 6 meses de idade por sensibilização pós-episódio agudo de gastrenterite e, portanto, de diferencial com intolerância secundária à lactose nos casos de diarreia persistente.

O padrão-ouro para diagnóstico de alergia à proteína do leite de vaca é a prova alimentar com duplo-cego controlada com placebo, que deve ser realizado em unidade de saúde preparada para lidar com o risco de anafilaxia; além disso, para evitar confusão entre intolerância à lactose e alergia à proteína do leite de vaca, o teste deve ser feito apenas com a proteína do leite de vaca. Parece preferível parar a investigação antes desse ponto e fazer alguma recomendação alimentar.

Diferentemente, na doença celíaca, há grande variação no tempo de latência entre a introdução de cereais e o surgimento de sintomas. A associação da ingestão de glúten com o quadro clínico é dificultada por essa latência e pela grande variação na idade de introdução de trigo e aveia na dieta infantil. O quadro clínico costuma surgir entre 8 e 24 meses de vida, mais frequentemente por volta de 17 meses, mas, muitas vezes, o diagnóstico é bem mais tardio.

História de manifestações alérgicas cutâneas ou respiratórias, ou anafilaxia, reforça a suspeita de alergia alimentar.

Exame físico

O exame físico é inespecífico. Ele deve ser dirigido a partir da história clínica para sinais físicos de desnutrição e de retardo de crescimento, além de buscar sinais indicando comorbidades alérgicas (eczema atópico, asma, rinite alérgica).[20] Pode-se observar distensão e dor abdominal, sobretudo na intolerância à lactose, bem como hiperemia perineal pela diarreia ácida. A dermatite herpetiforme é uma doença bolhosa crônica relacionada à doença celíaca, mais comum entre 30 e 40 anos de idade, e caracteriza-se por lesões papulovesiculosas que, quando confluem, formam o padrão herpetiforme. As lesões são simetricamente distribuídas e costumam ser pruriginosas.[21]

Destaca-se a relação entre alergia ao leite de vaca e a dermatite atópica: cerca de um terço das pessoas com dermatite atópica apresenta alergia ao leite de vaca, e quase metade dos alérgicos ao leite também apresenta dermatite atópica.[22] Além disso, 90% das crianças com qualquer alergia apresentam intolerância alimentar.[23,24]

Exames complementares

Na intolerância à lactose, o pH fecal de fezes recém-emitidas e sem contaminação de urina é menor do que 5,5. A pesquisa de substâncias redutoras nas fezes também recentes é positiva na intolerância à lactose e permite diferencial com intolerância à sacarose, pois esta não é um açúcar redutor, sendo raramente convertida em substâncias redutoras por bactérias intestinais. Assim, a pesquisa é positiva na intolerância à lactose, mas não na intolerância à sacarose. O teste com hidrólise ácida, por sua vez, é positivo nesta última.[10] Pode também ser realizado teste de tolerância oral à lactose ou à sacarose, com grande proporção de falso-negativos e interferência da motilidade gastrintestinal e do metabolismo da glicose; análise do hidrogênio expirado, com muitos falso-positivos; e dosagem da D-xilose, que indica lesão de mucosa do intestino delgado, estimando a superfície absortiva em pessoas com suspeita de má absorção. A biópsia oral de intestino delgado permite dosar diretamente as dissacaridases, oferecendo um diagnóstico definitivo, embora seja um exame invasivo e raramente necessário.

O RAST, ou pesquisa de IgE específica, e os testes cutâneos são os mais utilizados para diagnóstico laboratorial de alergia à proteína do leite de vaca, embora tenham baixo valor preditivo quando é utilizado um conjunto de antígenos. Resultados negativos não afastam completamente o diagnóstico, e os testes são ineficazes para diagnosticar reações de resposta tardia. O RAST só tem validade com o uso de antígenos específicos, e esses testes têm alto custo. O diagnóstico também pode ser confirmado com biópsia que apresenta padrão semelhante ao celíaco, mas ela também pode ser normal. A IgE específica é altamente sensível (mais de 90%), mas de especificidade limitada (50%); é mais presente em quem tem reação imediata. A seguir, a Figura 99.2 mostra um fluxograma adaptado do protocolo clínico do National Institute for Health and Care Excelence (NICE).[20]

Se houver a suspeita de alergia à proteína do leite de vaca em lactentes com aleitamento materno exclusivo, orientar restrições alimentares de insumos com leite de vaca à mãe e atentar para garantir as necessidades de cálcio diárias, seja com outros alimentos ou com suplementação.

No processo de eliminação de componentes da dieta, substituições e cuidados com alimentação, a ação de equipe multipro-

```
┌─────────────────────────────┐
│ A partir da história clínica e exame │
│ físico e baseado nos sintomas │
│   descritos na Tabela 99.1  │
└─────────────────────────────┘
         │              │
         ▼              ▼
┌──────────────┐  ┌──────────────┐
│ Alergia IgE  │  │  Alergia não │
│  mediada é   │  │ IgE mediada é│
│   suspeita   │  │   suspeita   │
└──────────────┘  └──────────────┘
```

▲ **Figura 99.2**
Fluxograma adaptado do protocolo clínico do NICE.

Oferença um *prick test* e/ou pesquisa de anticorpos IgE específicos para os alimentos suspeitos de acordo com:
- história clínica
- adequação e segurança do teste
- disponibilidade

Interprete os resultados no contexto da história clínica

Elimine os alérgenos suspeitos por 2 a 6 semanas, então reintroduza

De acordo com o contexto individual, familiar e comunitário, oriente:
- comidas e bebidas a serem evitadas e seus substitutos
- como ler rótulos de alimentos
- testes alimentares ou procedimentos de reintrodução alimentar

fissional, por exemplo, com interlocução com o Núcleo de Apoio à Saúde da Família, tem papel fundamental.

O diagnóstico de doença celíaca é feito por biópsia de mucosa intestinal, mas antes devem ser solicitados anticorpos específicos da doença. Os anticorpos antigliadina são encontrados em mais de 90% dos portadores de doença não tratada, diminuindo quando se introduz dieta livre de glúten, sendo, por isso, utilizados na avaliação da resposta à reintrodução da proteína na dieta. Os anticorpos antiendomísio, classe IgA, têm mais sensibilidade e especificidade do que os anteriores, mas têm alto custo. Uma opção diante da impossibilidade de dosar os anticorpos antiendomísio é a pesquisa de anticorpos antitransglutaminase tecidual IgA e IgG, com alta sensibilidade (acima de 95%) e especificidade (acima de 90%). Por conta da já citada latência entre ingestão e sintomas, não se justificam testes de suspensão do glúten.

Exames como hemograma, protoparasitológico de fezes e coprocultura reservam-se ao diagnóstico diferencial e à detecção de comorbidades ou complicações.

Conduta proposta

Tratamento

O tratamento mais importante para as intolerâncias alimentares é a alteração na dieta. Isso se realiza por meio da mudança no preparo ou da diminuição/suspensão de algum alimento específico – no caso das diarreias secundárias a erros alimentares e intolerância à lactose –, ou por meio da exclusão total do antígeno no caso das doenças imunomediadas (alergia à proteína do leite de vaca ou doença celíaca). A exclusão completa do alimento causador da alergia é o único tratamento comprovado, embora devem considerar as dificuldades de realizá-la na prática, sobretudo se o alimento é dominante na cultura da comunidade ou da família e se há limitações financeiras às dietas substitutivas.

Alimentos substitutivos ao leite de vaca, como os hidrolisados de caseína, de soro de leite ou de proteína de soja, ou mesmo as fórmulas à base de proteína de leite de vaca totalmente hidroli-

sada, são eficazes, mas não estão completamente livres de alérgenos. A substituição por preparados hidrolisados é limitada, devido ao alto custo, sendo preferido o oferecimento de leite de soja ou de cabra, lembrando que há homologia entre as proteínas do leite de vaca com as do leite de cabra e da carne vermelha, o que pode acarretar reações cruzadas. Estudos qualitativos mostram que até 40% dos portadores de alergia ao leite de vaca também apresentam alergia à proteína da soja, embora estudos quantitativos só mostrem reação cruzada em 10%, valor menor do que a alergia cruzada com carne vermelha (13-20%).[24] Também pode ocorrer intolerância aos demais açúcares presentes nos leites substitutivos; tudo isso deve ser considerado quando a diarreia persiste com a substituição. Recomenda-se também não introduzir um alimento de potencial alergênico como a soja em uma mucosa ativamente inflamada e hiperpermeável por conta da alergia ao leite de vaca por pelo menos 1 mês, para diminuir o risco de sensibilização.

No caso da intolerância à lactose, devem-se suspender leite e derivados da dieta até a remissão de sintomas e fazer uma reintrodução gradual, tentando, depois, aumentar o limiar tolerado pelo indivíduo. Quando as medidas não farmacológicas falham, pode-se tentar suplementação de lactase (acrescentada ao leite ou ingerida pelo indivíduo). O fluxograma a seguir (Figura 99.3)[25] exibe uma proposta de abordagem terapêutica para as intolerâncias à lactose primária e secundária.

A duração do tratamento depende do tipo de alergia. A alergia ao leite de vaca pode regredir em até 70% dos casos até os 3 anos de idade. Casos de alergia persistente estão associados a testes de IgE positivos para proteínas do leite. Nesses casos, os testes de provocação são perigosos e devem ser protelados. Deve-se evitar a reintrodução do leite de vaca antes de 12 meses de idade e fazê-lo de forma gradual e cuidadosa, se necessário, em ambiente hospitalar. Recomenda-se aguardar 1 ano de eliminação para tentar reintrodução, mas os indivíduos com colite alérgica (que ocorre nos primeiros 6 meses de vida) podem ser testados mais cedo, com 6 a 8 meses de dieta. Tratamentos com anti-histamínicos e estabilizadores de mastócitos desem-

DEFICIÊNCIA PRIMÁRIA DE LACTASE

Suspenção temporária da lactose para remitir sintomas
↓
Reintrodução gradual de lactose sem superar o limiar individual
↓
TENTAR AUMENTAR O LIMIAR COM ESTRATÉGIAS NÃO FARMACOLÓGICAS: ingerir leite com outros alimentos, consumir laticínios fermentados ou maturados, melhorar adaptação do indivíduo, dividir a ingesta diária total em porções menores
↓
FALHA DA ABORDAGEM NÃO FARMACOLÓGICA: lactase exógena solúvel para leite, lactase em compimidos para derivados sólidos de leite

DEFICIÊNCIA SECUNDÁRIA DE LACTASE

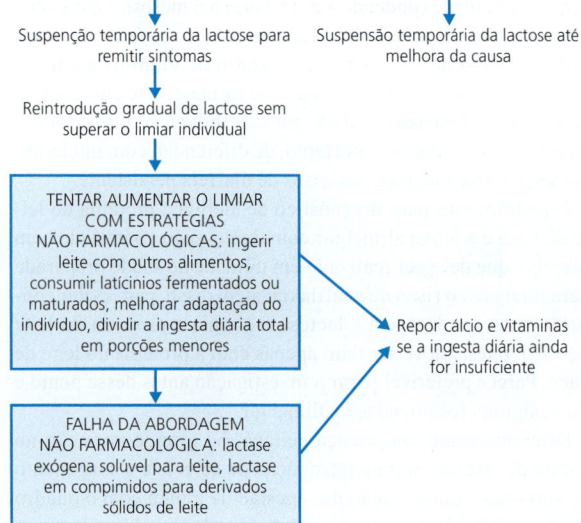

Suspensão temporária da lactose até melhora da causa

→ Repor cálcio e vitaminas se a ingesta diária ainda for insuficiente

▲ **Figura 99.3**
Fluxograma de proposta de abordagem terapêutica para as intolerâncias à lactose primária e secundária.
Fonte: Adaptada de Montalto e colaboradores.[25]

penham um papel insignificante. O uso de corticoides reserva-se a manifestações intestinais acentuadas que persistem com a dieta de exclusão. O tratamento por dessensibilização, no caso de alimentos fundamentais na dieta, ou de alto risco de ingesta não intencional, é uma perspectiva a ser considerada de manejo por parte do especialista.[26] Pessoas com quadro de anafilaxia ou sintomas cardiorrespiratórios exigem abordagem específica, destacando-se o papel da epinefrina.

Mais detalhes também podem ser consultados nos Caps. 76, Orientações essenciais em nutrição, e 111, Alimento materno e introdução de novos alimentos.

Dicas

▶ Lembrar-se da relação entre alergia à proteína do leite de vaca e outras manifestações alérgicas, em especial dermatite atópica.

▶ Considerar intolerância cruzada naqueles que permanecem sintomáticos após substituição alimentar.

▶ Atentar ao diferencial entre intolerância à lactose primária e intolerância secundária a episódio de gastrenterite aguda, e entre esta e alergia por sensibilização pós-episódio agudo de gastrenterite.

▶ Diante da mudança no padrão epidemiológico da doença celíaca, considerá-la como etiologia de manifestações extraintestinais em adultos.

Quando referenciar

A abordagem multidisciplinar pode ser útil como em muitas outras doenças crônicas, e a participação de um gastrenterologista é importante, sobretudo nos testes de reintrodução e nos casos de diarreias com sinais de má absorção ou ganho ponderoestatural ruim, mesmo após investigação e abordagem iniciais.

Também é recomendado referenciamento ao especialista nos casos de alergia alimentar IgE-mediada em quem tem asma (ver item "Prognóstico e complicações possíveis"); eczema atópico significativo com múltiplas alergias alimentares ou reações cruzadas; história de reações sistêmicas agudas ou reações severas tardias; ou dissociação entre clínica muito sugestiva e resultados negativos de provas ou exames complementares.[20]

Erros mais frequentemente cometidos

▶ A prevalência referida de intolerâncias alimentares chega a ser 10 vezes maior do que a realmente constatada com provas clínicas e laboratoriais. Sintomas por vezes vagos e/ou inespecíficos podem levar ao diagnóstico errôneo ou ao sobrediagnóstico, ao não valorizar adequadamente a intolerância psicogênica.

▶ Uma mãe angustiada, cansada, sem apoio familiar ou rede social, para quem sempre é repetido e reafirmado, até pelos profissionais de saúde, que ela deveria estar feliz e amamentando exclusivamente, pode criar um vínculo com o bebê que resulte em choro excessivo, cólicas, problemas no desenvolvimento, entre outros sintomas psicossomáticos na criança.

▶ Além do diferencial com intolerância à lactose, deve-se ter atenção aos casos de "intolerância à mamadeira de leite de vaca" nas crianças alimentadas em excesso ou com preparados concentrados, com adição de farinhas ou com mamadeiras contaminadas, o que levaria a um quadro clínico semelhante, sem que sejam intolerantes primárias ao leite.

▶ Ocorre também grande confusão diagnóstica em pessoas com diarreia crônica, que melhoram com a suspensão do leite de vaca da dieta, mas que, na verdade, tinham intolerância secundária à lactose.

Prognóstico e complicações possíveis

Embora possam causar impacto no crescimento e no desenvolvimento e, no caso da doença celíaca, possam ocorrer sequelas irreversíveis quando não é feito o diagnóstico, o prognóstico é bom quando os desencadeantes da intolerância são detectados, e a dieta é modificada. A alergia à proteína do leite de vaca pode regredir em até 70% dos casos até os 3 anos de idade. Casos que não regridem costumam ter exacerbações mais intensas. A complicação mais grave é a anafilaxia relacionada à alergia ao leite de vaca, cujo risco de morte é ainda maior em pessoas portadoras de asma.

A evitação de leite diminui o aporte de cálcio, o que pode acarretar osteopenia ou osteoporose. Grão-de-bico, hortaliças da espécie *Brassica oleracea L.* (brócolis, couve-flor, couve-manteiga, repolho); feijões; vegetais verde-escuros e queijo tofu são fontes alternativas de cálcio.

Convém atentar a complicações psicológicas em pessoas que, por serem intolerantes a determinados alimentos, tornam-se obsessivas com a composição e o preparo de sua comida ou passam, por exemplo, a evitar a todo custo comer fora de casa.

Atividades preventivas e de educação

O controle da exposição a alérgenos alimentares é a única forma de tratar e prevenir alergias alimentares.[22] Entre os fatores predisponentes à alergia à proteína do leite de vaca, estão a imaturidade e a permeabilidade aumentada do sistema gastrintestinal dos lactentes, que encontra a administração precoce de leite de vaca e de alimentos sólidos. O aleitamento materno protege as crianças pelo fornecimento de IgA secretora, hormônios e fatores tróficos, além de poupá-las da exposição a antígenos. História familiar de alergia é fator de risco. Na tentativa de prevenir a doença, recomenda-se evitar oferecer leite de vaca antes dos 6 meses de idade, o que pode ser postergado para 12 ou 24 meses nas crianças com história familiar de atopia.

Não há evidência para recomendações quanto à dieta materna durante a gravidez, e os estudos são conflitantes a respeito da dieta durante a lactação. Estudos não mostraram benefícios de fórmula à base de soja na prevenção primária.[22] A introdução dos cereais antes dos 4 meses ou depois dos 7 meses parece ser um fator de risco para doença celíaca, bem como para infecções intestinais (como por rotavírus). O aleitamento materno, por sua vez, é fator protetor.

Em outras palavras, o aleitamento materno exclusivo até os 6 meses, a introdução cuidadosa de novos alimentos (com atenção especial ao leite de vaca e aos cereais) e os hábitos alimentares saudáveis estão intimamente relacionados à prevenção e ao tratamento das intolerâncias alimentares abordadas aqui.

Papel da equipe multiprofissional

Dois profissionais devem ser destacados aqui: o nutricionista e o psicólogo. O primeiro pode ser um recurso valioso na orientação e na manutenção de dietas substitutivas, conhecendo, em geral, uma variedade de alimentos e preparos muito maior do que o médico de família. A participação do segundo pode ser necessária quando as limitações impostas pelas intolerâncias causem sofrimento psíquico substancial na pessoa, como autovigilância exagerada ou distúrbios do apetite.

REFERÊNCIAS

1. Young E, Stoneham MD, Petruckevitch A, Barton J, Rona R. A population based study of food intolerance. Lancet. 1994;343(8906):1127-1130.

2. Johansson SG, Bieber T, Dahl R, Friedman PS, Lanier BQ, Lockey RF, et al. Revised nomenclature for allergy for global use: report of the nomenclature review Committee of the World Allergy Organization, October 2003. J Allergy Clin Immunol. 2004;113(5):832-836.

3. Arslan Lied G. Gastrointestinal food hypersensitivity: symptoms, diagnosis and provocation tests. Turk J Gastroenterol. 2007;18(1):5-13.

4. Zopf Y, Baenkler HW, Silbermann A, Hahn EG, Raithel M. The differential diagnosis of food intolerance. Dtsch Arztebl Int. 2009;106(21):359-370.

5. O'Leary PF, Shanahan F. Food allergies. Curr Gastroenteroly Rep. 2002; 4(5):373-382.

6. Sicherer SH, Sampson HA. Food allergy: epidemiology, pathogenesis, diagnosis, and treatment. J Allergy Clin Immunol. 2014;133(2):291-307; quiz 308.

7. Allen KJ, Hill DJ, Heine RG. 4. Food allergy in childhood. Med J Aust. 2006; 185(7):394-400.

8. Fernández Rivas M. Food allergy in Alergológica-2005. J Investig Allergol Clin Immunol. 2009;19 Suppl. 2:37-44.

9. Alvarado MI, Pérez M. Study of food allergy in the Spanish population. Allergol Immunopathol (Madr). 2006;34(5):185-193.

10. Neto AFC, Camargo AHT, Nunes DLH. Diarreia crônica. In: Ferreira JP, organizador. Pediatria: diagnóstico e tratamento. Porto Alegre: Artmed; 2005. cap. 7.

11. Sucupira ACSL, Grisi SJFE. Diarreia persistente. In: Sucupira ACSL, coordenador. Pediatria em consultório. 5. ed. São Paulo: Sarvier; 2010. cap. 41.

12. Sucupira ACSL. Diarreia crônica. In: Sucupira ACSL, coordenador. Pediatria em consultório. 5. ed. São Paulo: Sarvier; 2010. cap. 42.

13. Holgate ST, Lack G. Improving the management of atopic disease. Arch Dis Child. 2005;90(8):826-831.

14. Grabitske HA, Slavin JL. Gastrointestinal effects of low-digestible carbohydrates. Crit Rev Food Sci Nutr. 2009;49(4):327-360.

15. Hammer HF, Santa Ana CA, Schiller LR, Fordtran JS. Studies of osmotic diarrhea induced in normal subjects by ingestion of polyethylene glycol and lactulose. J Clin Invest. 1989;84(4):1056-1062.

16. Brill H. Approach to milk protein allergy in infants. Canadian Family Physician. 2008;54(9):1258-1264.

17. Semrad CE, Powell DW. Abordagem ao paciente com diarreia e má absorção. In: Goldman L, Ausiello A, editores. Tratado de medicina interna. 23. ed. Rio de Janeiro: Elsevier; 2010. cap. 143.

18. Pratesi R, Gandolfi L. Doença celíaca: a afecção com múltiplas faces. J Pediat. 2005;81(5):357-358.

19. Caubet J-C, Wang J. Current understanding of egg allergy. Pediatric clinics of North America. 2011;58(2):427-443.

20. Walsh J, O'Flynn N. Diagnosis and assessment of food allergy in children and young people in primary care and community settings: NICE clinical guideline. Br J Gen Pract. 2011;61(588):473-475.

21. Cunha PR, BarraViera SRCS. Dermatoses bolhosas auto-imunes. An Bras Dermatol. 2009;84(2):111-124.

22. Ferreira AT, Seidman E. Alergia alimentar: atualização prática do ponto de vista gastroenterológico. J Pediatr (Rio J). 2007;83(1):7-20.

23. Kurowski K, Boxer RW. Food allergies: detection and management. Am Fam Physician. 2008;77(12):1678-1686.

24. Penín M, Leal M, Gómez Carrasco JA, González P, García Frías E. A retrospective study of allergic diseases in children with food hypersensitivity. Allergol Immunopathol (Madr). 2009;37(5):274-276.

25. Montalto M, Curigliano V, Santoro L, Vastola M, Cammarota G, Manna R, et al. Management and treatment of lactose malabsorption. World J Gastroenterol. 2006;12(2):187-191.

26. Zapatero L, Alonso E, Fuentes V, Martínez MI. Oral desensitization in children with cow's milk allergy. J Investig Allergol Clin Immunol. 2008;18(5):389-396.

CAPÍTULO 100

Interpretação de hemograma na atenção primária à saúde

Mariana Dias Curra
Erno Harzheim
Lêda Chaves Dias

Aspectos-chave

▶ O hemograma é um dos exames laboratoriais mais comuns na prática médica. Como método diagnóstico, o hemograma está indicado toda vez que houver suspeita clínica de anemia ou de um distúrbio hematológico primário. Sua solicitação também é pertinente quando o médico deseja investigar uma miríade de doenças agudas ou crônicas cujo acometimento sistêmico altera o hemograma.

▶ A anemia pode ser definida como uma hemoglobina (Hb) < 13 g/dL em homens, < 12 g/dL em mulheres e crianças de 12 a 14 anos, < 11,5 em crianças de 5 a 11 anos e < 11 g/dL em gestantes e crianças de 6 meses a 5 anos (definição da Organização Mundial da Saúde).[1]

▶ Deve-se ter em mente que anemia não é um diagnóstico propriamente dito, mas a manifestação laboratorial de uma doença, que deve ser diagnosticada para possibilitar o tratamento adequado.

Caso clínico 1

Miguel, 8 anos, é trazido pela mãe, Maria, para a consulta de rotina. Maria queixa-se de que Miguel não aceita bem a alimentação da família na hora do almoço, recusando o arroz, o feijão e a carne, motivo porque tem preparado separado um prato de massa instantânea, geralmente acompanhada de frango ou salsicha. No café da manhã, ele toma um achocolatado e à tarde costuma comer bolachas recheadas ou salgadinhos, que tiram o seu apetite para o jantar.

Caso clínico 2

Dona Aurea, 72 anos, teve uma internação prolongada por pneumonia, recebendo alta na última semana. Busca atendimento para consulta de revisão e para renovar receitas após a alta. Ao revisar os exames da internação, o médico constata hemoglobina (Hb) de 10,5 acompanhada de proteína C-reativa de 125 e albumina de 2,8.

Caso clínico 3

Mariana, 22 anos, busca o pronto atendimento com queixa de cansaço há algumas semanas, com piora importante nos últimos 2 dias associada à sensação de febre. É confirmada a febre e medicada, com melhora após 1 hora, e os demais sinais vitais estão normais. O hemograma coletado mostra Hb 7,5 (normocítica), leucócitos 3.500 (segmentados 480, linfócitos 2.120, monócitos 500, eosinófilos 400) e plaquetas 89.000/mm³.

Caso clínico 4

Fernanda, 27 anos, traz exames para a consulta pré-natal de 32 semanas. Queixa-se de dores no corpo, cefaleia leve e tosse produtiva. O esposo apresentou sintomas semelhantes na semana anterior. O hemograma mostra Hb 11,5 (normocítica), leucócitos 15.000 (10.000 neutrófilos e 6% de formas jovens) e plaquetas 120.000/mm³.

Caso clínico 5

Rubens, 58 anos, busca atendimento referindo desconforto em hipocôndrio esquerdo. Ele está acompanhado de sua esposa, Ana, que insistiu que o marido buscasse atendimento, pois refere que, além do desconforto, o marido perdeu peso. Rubens refere que acredita que o desconforto abdominal seja devido a uma bolada que levou jogando futebol na última semana e que tem comido menos, pois logo que começa a comer se sente "estufado". Ao palpar o abdome do paciente, a médica percebe um abaulamento em hipocôndrio esquerdo. Na semana seguinte, o paciente retorna com as mesmas queixas e um hemograma revelando Hb 11 (normocítica e normocrômica), leucócitos 22.500 (com 18.500 neutrófilos e presença de bastões, metamielócitos e mielócitos) e plaquetas 580.000.

Teste seu conhecimento

1. Com base no Caso clínico 1, caso solicitados, qual desses resultados de exame não seria compatível com um quadro de anemia ferropriva?
    a. Hb 10,5 – microcítica e hipocrômica
    b. Hb 10,5 – normocítica e normocrômica
    c. Aumento reacional de plaquetas
    d. Diminuição reacional de plaquetas

2. Com base no Caso clínico 2, sobre os exames de Dona Aurea, qual é a alternativa correta?
   a. A anemia e a hipoalbuminemia são sugestivas de provável carência nutricional, com indicação de iniciar reposição de ferro e solicitar novos exames em 3 meses
   b. A anemia e a hipoalbuminemia são sugestivas de provável carência nutricional, estando indicado pedir perfil do ferro imediatamente, para apenas então considerar reposição
   c. A anemia e a hipoalbuminemia podem ser decorrentes de um quadro inflamatório agudo, sendo adequado solicitar exames dentro de 1 a 3 meses para confirmar normalização dos valores ou prosseguir investigação
   d. A anemia e a hipoalbuminemia provavelmente são decorrentes de um quadro inflamatório agudo e não há motivos para repetir os exames

3. Com base no Caso clínico 3, frente ao quadro apresentado, uma conduta adequada seria:
   a. Internar, coletar culturas e iniciar tratamento com antibioticoterapia de amplo espectro
   b. Provavelmente corresponde a um quadro viral. Como a febre melhorou com o medicamento, recomendar repouso e sintomáticos e retornar se houver piora
   c. Provavelmente corresponde a um erro laboratorial. Orientar repetição de exames em uma semana para confirmar as alterações
   d. Referenciar ao hematologista para consulta ambulatorial visando a uma investigação adequada

4. Com base no Caso clínico 4, diante do quadro apresentado, uma conduta adequada seria:
   a. Referenciar ao pré-natal de alto risco, pois a paciente apresenta alterações hematológicas e um quadro infeccioso
   b. A anemia, a plaquetopenia e a leucocitose apresentadas são compatíveis com alterações fisiológicas da gestação. Recomendar descanso e sintomáticos adequados para o quadro viral e manter o pré-natal na atenção primária à saúde (APS)
   c. A anemia e a plaquetopenia são compatíveis com alterações fisiológicas da gestação, mas a alteração do leucograma sugere infecção bacteriana. Tratar com antibiótico adequado e, havendo boa resposta, manter o pré-natal na APS
   d. Referenciar ao CO imediatamente, pois há anormalidade das três séries sanguíneas

5. Com base no Caso clínico 5, o diagnóstico mais provável e a conduta adequada é:
   a. Leucemia mieloide crônica, encaminhar ao hematologista via ambulatorial
   b. Leucemia mieloide aguda, encaminhar à emergência para internação imediata
   c. Síndrome mielodisplásica, referenciar ao hematologista via ambulatorial
   d. Quadro infeccioso, investigar o foco para tratamento adequado

Respostas: 1D, 2C, 3A, 4B, 5A

Do que se trata

O hemograma é um dos exames laboratoriais mais comuns na prática médica. Portanto, é do interesse de todo clínico possuir conhecimento sobre a sua interpretação, bem como ter um plano de ação frente aos resultados anormais encontrados.

Este capítulo pretende contemplar as indicações de solicitação do hemograma na APS, bem como as principais alterações que podem ser encontradas, fornecer fluxogramas de investigação pertinentes à APS e diferenciar aquelas situações em que o paciente deve ser referenciado ao hematologista.

O hemograma completo é obtido por meio da coleta do sangue periférico, em que são analisadas a série vermelha (eritrograma), a série branca (leucograma) e as plaquetas.

Atualmente, a análise do hemograma é feita por meio de contadores automáticos, que são bastante sensíveis e precisos. Quando identificam resultados fora dos parâmetros determinados pelo próprio laboratório, desencadeiam a necessidade do olhar humano, pela análise microscópica do esfregaço sanguíneo.[2]

Quando está indicado

Como método de rastreamento, a investigação de anemia tem forte evidência apenas nas gestantes[3] (na primeira consulta pré-natal e às 28 semanas).[4] Em lactentes, o Ministério da Saúde recomenda o rastreamento no primeiro ano de vida, de acordo com o Programa Nacional de Suplementação de Ferro.[5] Os órgãos internacionais propõem que não há evidências sólidas para recomendação de rastreamento de anemia por deficiência de ferro em crianças. O UK National Screening Committee contraindica o rastreamento em crianças menores do que cinco anos;[6] o U.S. Preventive Services Task Force expõe que as evidências são insuficientes para recomendar ou contraindicar o rastreamento;[7] o Canadian Task Force on Preventive Health Care, que data mais de 10 anos, concluiu que as evidências eram insuficientes para recomendar o rastreamento em crianças entre 6 e 12 meses, e o Canadian Paediatric Surveillance Program pondera a ausência de dados populacionais atuais e fidedignos e recomenda o rastreamento aos 12 meses nas populações de risco.[1]

Como método diagnóstico, o hemograma está indicado toda vez que houver suspeita clínica de anemia ou de um distúrbio hematológico primário. Sua solicitação também é pertinente quando o médico deseja investigar uma miríade de doenças agudas ou crônicas cujo acometimento sistêmico altera o hemograma (hemorragias, infecções, artrites, lesão renal crônica [LRC], hepatites, anorexia, etc.).

Alterações do eritrograma

Anemia

A prevalência da anemia é estimada em torno de 25% da população mundial.[3] A anemia pode ser definida como uma Hb < 13 g/dL em homens, < 12 g/dl em mulheres e crianças de 12 a 14 anos, < 11,5 em crianças de 5 a 11 anos e < 11 g/dl em gestantes e crianças de 6 meses a 5 anos.[8] No entanto, é importante frisar que esses valores devem ser considerados dentro de um contexto clínico, uma vez que até 5% da população geral saudável pode apresentar valores laboratoriais fora daqueles considerados normais,[9] bem como um indivíduo pode apresentar uma variação significativa em relação ao seu basal, sem violar os valores considerados normais.[10] Além disso, estudos mostram que existe uma variação significativa nos valores normais para populações de acordo com a origem étnica, por exemplo: pessoas de origem africana apresentam valores de Hb, contagem leucocitária, contagem de neutrófilos e contagem de plaquetas significativamente mais baixos do que caucasianos.[11,12] Por fim, não existem estudos sistemáticos com valores normais para a população brasileira.[13]

Identificada a anemia, o primeiro passo da avaliação é classificá-la de acordo com o volume corpuscular médio (VCM) em microcítica (VCM, < 80 fL), normocítica (VCM 80-100 fL) ou macrocítica (VCM > 100 fL).[10,13–15] Essa classificação guia a investigação diagnóstica. Também é bem-vinda a análise do esfregaço periférico, que pode facilitar o diagnóstico etiológico. O Quadro 100.1 mostra as anemias de acordo com a classificação por VCM e contempla as principais alterações do esfregaço de acordo com o diagnóstico diferencial. As Figuras 100.1, 100.2 e 100.3 sugerem fluxos de investigação para as anemias conforme o VCM.

É importante ter em mente que anemia não é um diagnóstico propriamente dito, mas a manifestação laboratorial de uma doença,[15] a qual deve ser diagnosticada para possibilitar um tratamento adequado.

Dicas

▶ A deficiência de ferro é a causa mais comum de anemia.[3]

▶ Embora não tenham estudos com forte recomendação para rastreamento de anemia por deficiência de ferro em crianças assintomáticas na idade de 6 a 12 meses, aquelas que apresentam vulnerabilidade social e clínica podem ser rastreadas.[1,3,5]

▶ Anemia fisiológica do lactente ocorre entre 7 e 12 semanas de vida, geralmente com Hb acima de 10. Prematuridade e história de sangramento neonatal costumam exacerbar o quadro.[2]

▶ B_{12} sérica é um exame pouco sensível e específico para avaliar a baixa disponibilidade de vitamina B_{12} nos tecidos. B_{12} < 100 pg/mL: considerar insuficiência. B_{12} 100-400 pg/mL: considerar teste terapêutico.[16]

▶ Na investigação de anemia, considerar um prazo de ao menos 1 a 3 meses após a resolução completa de estados infecciosos ou inflamatórios agudos.[17,18]

Quadro 100.1 | **Anemias – como interpretar**

Categoria da anemia	Principais diagnósticos diferenciais	Pistas no hemograma	Pistas no esfregaço periférico
Microcítica	Anemia por deficiência de ferro	RDW aumentado Trombocitose	Anisocitose Poiquilocitose Eliptocitose
	Anemia da doença crônica	RDW normal	–
	Talassemia	Contagem de eritrócitos aumentada ou normal RDW aumentado ou normal	Policromasia Hemácias em alvo Pontilhado basofílico
Normocítica	Anemia nutricional	RDW aumentado	Anisocitose Hemácias dismórficas
	Anemia da doença crônica	RDW normal	–
	Sangramento agudo	–	Policromasia
	Hemólise	RDW normal ou elevado	Policromasia Esfrócitos Esquizócitos
	Anemia da lesão renal	RDW normal	–
	Distúrbio primário da medula	RDW aumentado Outras citopenias Monocitose Leucocitose Trombocitose Diferencial dos leucócitos anormal	Hemácias dismórficas (síndrome mielodiplásica) Rouleaux (mieloma) Blastos (leucemia aguda) Presença de células anormais
Macrocítica	Nutricional	RDW aumentado	Macrócitos ovalados Neutróficos hipersegmentados
	Induzida por drogas	RDW aumentado	Macrócitos ovalados
	Hemólise com reticulocitose	RDW normal ou elevado	Policromasia Esfrócitos Esquizócitos
	Hepatopatia/uso de álcool	RDW normal Trombocitopenia	Macrócitos redondos (normal) Hemácias em alvo
	Hipotireoidismo	RDW normal	Macrócitos redondos (normal)
	Síndrome mielodiplásica ou outros distúrbios de medula óssea	RDW aumentado	Macrócitos ovalados Hemácias dismórficas

RDW, amplitude de distribuição de glóbulos vermelhos (do inglês *red cell distribution widt*).
Fonte: Adaptado de Tefferi e colaboradores.[10]

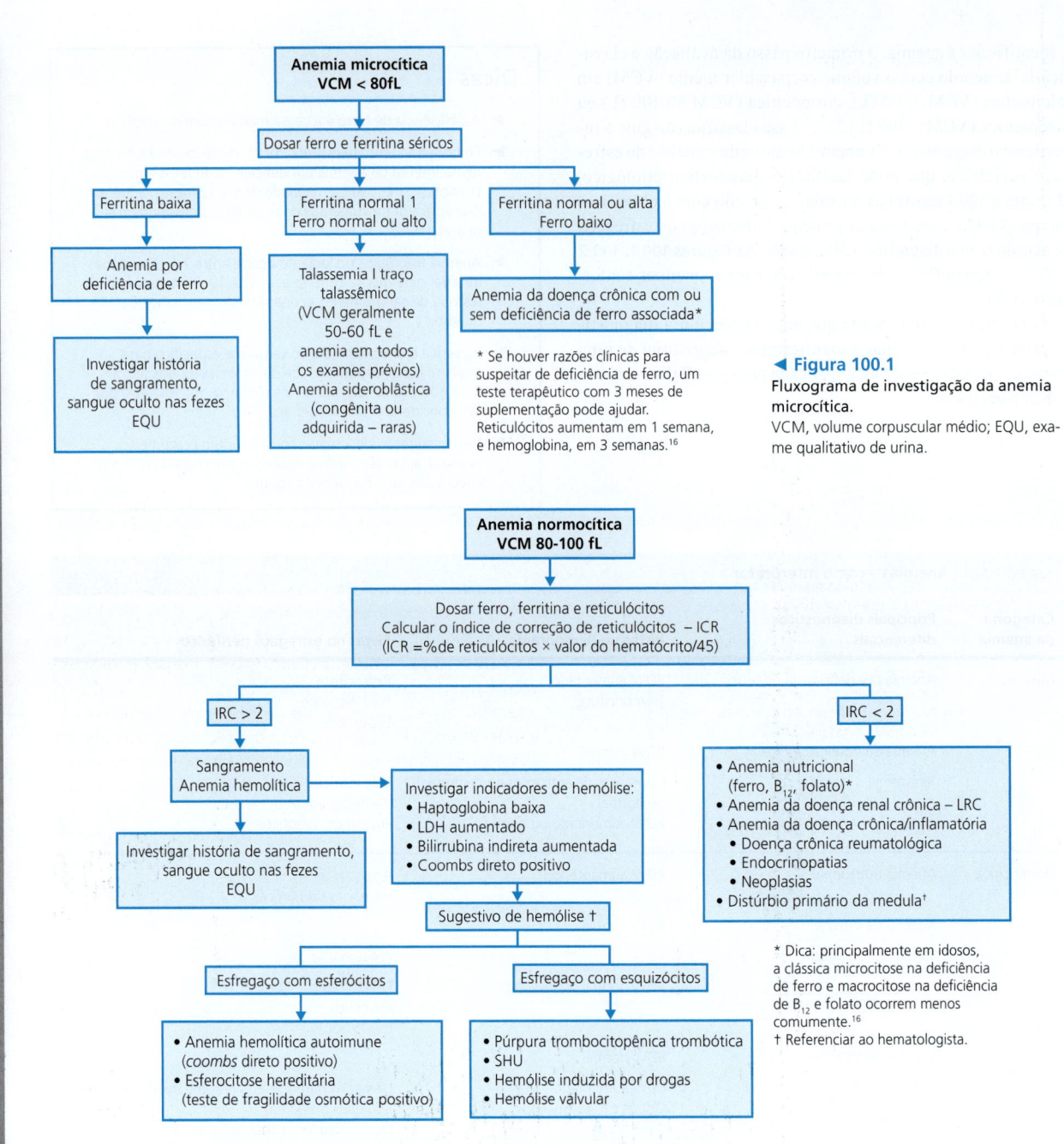

```
                    ┌─────────────────────┐
                    │  Anemia microcítica │
                    │     VCM < 80fL      │
                    └──────────┬──────────┘
                               │
                    ┌──────────┴──────────┐
                    │ Dosar ferro e ferritina séricos │
                    └──────────┬──────────┘
          ┌────────────────────┼────────────────────┐
          │                    │                    │
   ┌──────┴──────┐     ┌───────┴────────┐   ┌──────┴───────┐
   │ Ferritina   │     │ Ferritina      │   │ Ferritina    │
   │ baixa       │     │ normal 1       │   │ normal ou    │
   │             │     │ Ferro normal   │   │ alta         │
   │             │     │ ou alto        │   │ Ferro baixo  │
   └──────┬──────┘     └───────┬────────┘   └──────┬───────┘
```

Fluxo:

- **Ferritina baixa** → Anemia por deficiência de ferro → Investigar história de sangramento, sangue oculto nas fezes EQU
- **Ferritina normal 1 / Ferro normal ou alto** → Talassemia I traço talassêmico (VCM geralmente 50-60 fL e anemia em todos os exames prévios) Anemia sideroblástica (congênita ou adquirida – raras)
- **Ferritina normal ou alta / Ferro baixo** → Anemia da doença crônica com ou sem deficiência de ferro associada*

* Se houver razões clínicas para suspeitar de deficiência de ferro, um teste terapêutico com 3 meses de suplementação pode ajudar. Reticulócitos aumentam em 1 semana, e hemoglobina, em 3 semanas.[16]

◄ **Figura 100.1**
Fluxograma de investigação da anemia microcítica.
VCM, volume corpuscular médio; EQU, exame qualitativo de urina.

Anemia normocítica VCM 80-100 fL

Dosar ferro, ferritina e reticulócitos
Calcular o índice de correção de reticulócitos – ICR
(ICR = %de reticulócitos × valor do hematócrito/45)

IRC > 2
- Sangramento
- Anemia hemolítica
  - Investigar história de sangramento, sangue oculto nas fezes EQU
  - Investigar indicadores de hemólise:
    - Haptoglobina baixa
    - LDH aumentado
    - Bilirrubina indireta aumentada
    - Coombs direto positivo
  - Sugestivo de hemólise †
    - **Esfregaço com esferócitos**
      - Anemia hemolítica autoimune (*coombs* direto positivo)
      - Esferocitose hereditária (teste de fragilidade osmótica positivo)
    - **Esfregaço com esquizócitos**
      - Púrpura trombocitopênica trombótica
      - SHU
      - Hemólise induzida por drogas
      - Hemólise valvular

IRC < 2
- Anemia nutricional (ferro, B_{12}, folato)*
- Anemia da doença renal crônica – LRC
- Anemia da doença crônica/inflamatória
  - Doença crônica reumatológica
  - Endocrinopatias
  - Neoplasias
- Distúrbio primário da medula†

* Dica: principalmente em idosos, a clássica microcitose na deficiência de ferro e macrocitose na deficiência de B_{12} e folato ocorrem menos comumente.[16]
† Referenciar ao hematologista.

▲ **Figura 100.2**
Fluxograma de investigação da anemia normocítica
VCM, volume corpuscular médio; ICR, índice de correção de reticulócitos; EQU, exame qualitativo de urina; SHU, síndrome hemolítico-urêmica; LRC, lesão renal crônica.

Policitemia

É considerada policitemia ou eritrocitose o aumento do valor da massa eritrocitária. A massa eritrocitária, no entanto, não é um exame rotineiro, e, na prática, sugere-se considerar policitemia e iniciar investigação com níveis de Hb >16 em mulheres e > 16,5 em homens.[2,19] Na policitemia absoluta, há aumento real da massa eritrocitária, e na policitemia relativa, há redução do volume plasmático.

A policitemia absoluta pode ser primária, causada por policitemia vera ou outros distúrbios mieloproliferativos, ou secundária. No contexto da APS, a maior parte das policitemias é absoluta secundária à hipóxia crônica, ou aparente por desidratação, uso de diuréticos, uso de álcool e tabagismo, que atua nos dois mecanismos: estimula a eritropoese e contrai o volume plasmático. Após cessar o tabagismo, é possível identificar redução do hematócrito em menos de uma semana. O Quadro 100.2 resume as principais causas de policitemia e a sua diferenciação.

Alterações do leucograma

Os leucócitos são células de defesa do sangue e compreendem os granulócitos (neutrófilos, eosinófilos e basófilos), os linfócitos e os monócitos.

Quadro 100.2 | **Causas de policitemia**

Tipo	Massa eritrocitária	Volume plasmático	Nível de eritropoietina	Causas
Doença mieliproliferativa (policitemia primária)	Aumentado	Normal	Baixo	Mutação genética (policitemia vera e variantes familiares raras)
Policitemia secundária com hipóxia	Aumentado	Normal	Normal	Hipóxia crônica (*shunt* cardíaco, doença pulmonar grave, tabagismo pesado, altas altitudes)
Policitemia secundária sem hipóxia	Aumentado	Normal	Alto	Eritropoietina ectópica (tumores/cistos renais, estenose de artéria renal, tumores hepáticos, miomas uterinos, tumores cerebelares)
Policitemia espúria ou aparente	Normal	Reduzido	Normal	Desidratação Diuréticos excessivos Álcool Tabagismo

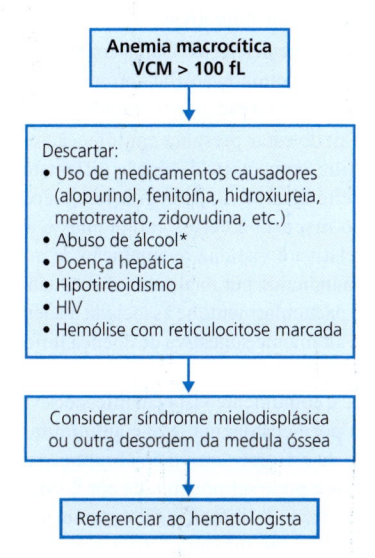

Fonte: Adaptado de Leach.[14]

```
┌─────────────────────────┐
│   Anemia macrocítica    │
│      VCM > 100 fL       │
└───────────┬─────────────┘
            ▼
┌─────────────────────────────────┐
│ Descartar:                      │
│ • Uso de medicamentos causadores│
│   (alopurinol, fenitoína,       │
│   hidroxiureia, metotrexato,    │
│   zidovudina, etc.)             │
│ • Abuso de álcool*              │
│ • Doença hepática               │
│ • Hipotireoidismo               │
│ • HIV                           │
│ • Hemólise com reticulocitose   │
│   marcada                       │
└───────────┬─────────────────────┘
            ▼
┌─────────────────────────────────┐
│ Considerar síndrome             │
│ mielodisplásica ou outra        │
│ desordem da medula óssea        │
└───────────┬─────────────────────┘
            ▼
┌─────────────────────────────────┐
│ Referenciar ao hematologista    │
└─────────────────────────────────┘
```

*Macrocitose sem anemia frequentemente é causada por excesso de álcool[16]

▲ **Figura 100.3**
Fluxograma de investigação da anemia macrocítica.
VCM, volume corpuscular médio; HIV, vírus da imunodeficiência humana.

No nascimento, há predomínio de neutrófilos. Os linfócitos vão aumentando em proporção e geralmente preponderam nos primeiros meses de vida aos 5 anos de idade; grosseiramente 40% de neutrófilos para 60% de linfócitos. Essas porcentagens são invertidas de forma gradual para atingir a proporção normal de distribuição do leucograma no adulto, 60% de neutrófilos para 40% de linfócitos.[20]

Leucopenia

A leucopenia é definida como contagem de leucócitos inferior a 4.000/mm³. As neutropenias e as linfopenias têm importância clínica.

A *neutropenia* é definida como contagem absoluta de neutrófilos (bastões e segmentados) < 1.500/mm³. É classificada em leve (1.500-1.000), moderada (1.000-500) e grave (< 500). A neutropenia grave é clinicamente relevante pelo risco de infecção.[10]

As neutropenias congênitas são raras e incluem a síndrome de Kostmann (agranulocitose congênita), a neutropenia cíclica e outras entidades menos conhecidas.[10] A suspeita deve ser levantada em crianças com neutropenia grave e infecções severas e recorrentes,[2] sendo recomendada avaliação com hematologista e geneticista. A neutropenia benigna crônica (ou familiar) é uma entidade rara, mais comum em pessoas com ancestralidade africana e em alguns grupos étnicos específicos, que cursa com neutrófilos entre 500 e 1.500, não está associada a risco aumentado de infecção e dispensa maiores investigações.[21,22]

As neutropenias adquiridas são frequentemente causadas por medicamentos, e os mais comuns estão listados no Quadro 100.3, mas qualquer medicação deve ser considerada causadora até que se prove o contrário. Neutropenia induzida por medicamentos geralmente ocorre dentro de 3 meses do início de uso. Neutropenia severa e agranulocitose (diminuição de eosinófilos e basófilos além de neutrófilos) são motivo de suspensão imediata da medicação mesmo em pacientes assintomáticos. A neu-

Quadro 100.3 | **Medicamentos causadores de neutropenia**

Anticonvulsivantes	Carbamazepina, ácido valproico, fenitoína
Antitireoideanos	Carbimazol, metimazol, propiltiuracil
Antibióticos	Penicilinas, cefalosporinas, sulfonamidas, cloranfenicol, vancomicina, sulfametoxazol-trimetoprima
Antipsicóticos	Clozapina
Antiarritmicos	Procainamida
Antirreumáticos	Sais de ouro, hidroxicloroquina, penicilamina
Aminossalicilatos	
Anti-inflamatórios não esteroides	

Fonte: Adaptado de Tefferi e colaboradores.[10]

tropenia geralmente se resolve dentro de uma a três semanas após cessação da medicação causadora. Quando a neutropenia medicamentosa é leve, muitas vezes pode ser acompanhada laboratorialmente sem suspensão da medicação e sem complicações clínicas.[23,24]

Infecção é outra causa comum de neutropenia, e associada a infecções virais, tende a ser leve e autolimitada. Associada a infecções bacterianas, geralmente se apresenta em contexto de sepse e é sinal de mau prognóstico.[14]

A neutropenia autoimune, assim como a anemia autoimune, pode ser primária e idiopática ou secundária a outras doenças, mais comumente artrite reumatoide, lúpus e síndrome de Sjogren.

Uma neutropenia persistente e significativa requer a opinião de um hematologista, particularmente em pacientes com citopenias em outras linhagens.[14]

> **Dica**
>
> ▶ A neutropenia grave (< 500/mm³) associada à febre (neutropenia febril) é uma urgência clínica com risco eminente de sepse, portanto, há indicação absoluta de hospitalização, coleta de culturas e antibioticoterapia.[2]

A *linfopenia* pode ser definida como contagem absoluta de linfócitos < 1.000-1.500/mm³.

Terapia com esteroides e outros agentes imunossupressores (p. ex., azatioprina) comumente resulta em linfopenia. Também é vista em infecção por HIV avançada (Aids), tuberculose, febre tifoide, malária, doenças autoimunes (lúpus eritematoso sistêmico [LES], AR), sarcoidose, linfoma de Hodgkin, timoma, LRC, alcoolismo, desnutrição grave, idade avançada, estresse.[2,10,13,14] Raramente está associada à doença medular primária.[2] Linfopenia leve é um achado relativamente comum e, na ausência de outros sintomas específicos, não deve desencadear investigação extensiva.[14]

Leucocitose

A leucocitose é definida como contagem de leucócitos superior a 11.000/mm³.

O primeiro passo na avaliação da leucocitose é a definição do tipo de leucócito em excesso por meio da contagem diferencial do leucograma. A leucocitose pode ser secundária a precursores imaturos ou blastos (leucemia aguda) ou a tipos leucocitários maduros (granulócitos, linfócitos, monócitos). Portanto, o esfregaço sanguíneo é recomendado para excluir a possibilidade de leucemia aguda e para classificar o processo como granulocitose (neutrofilia, eosinofilia e basofilia), monocitose ou linfocitose, cada um dos quais pode ser reativo ou neoplásico (clonal).[10]

A neutrofilia é comumente vista em pacientes com infecções bacterianas. Em geral, infecções mais severas estão associadas a neutrofilias mais expressivas e com desvio à esquerda (presença de células imaturas no sangue periférico). Também é uma resposta comum ao tratamento com esteroides, exercício intenso, pós-operatório, esplenectomia, dano ou necrose tecidual, queimaduras, vasculites sistêmicas e em resposta a certos carcinomas.[14] As neutrofilias reativas devem ser distinguidas das neoplásicas, e o grau de granulocitose, o grau de desvio à esquerda ou a mensuração de fosfatase alcalina não são métodos diagnósticos adequados para definir essa distinção (p. ex., leucemias mieloides crônicas podem manifestar-se com neutrofilia leve e leve desvio à esquerda).[10] Portanto, se a história do paciente não é sugestiva de neutrofilia reativa, está indicada investigação adicional na atenção especializada.

> **Dica**
>
> ▶ A gravidez está associada à leucocitose devida ao aumento de neutrófilos circulantes que inicia no segundo mês e estabiliza no segundo ou terceiro trimestre, variando entre 9.000-15.000/mm³ e podendo apresentar um desvio leve de formas jovens.[25]

Eosinofilia leve é comum em pacientes com asma, rinite e eczema, raramente excedendo 1.000/mm³.[14] Outras causas comuns são as infecções parasitárias (principalmente por helmintos: toxocaríase, ancilostomíase, esquistossomose, filariose, reações a medicamentos, alergias alimentares, vasculites, pneumonia eosinofílica idiopática e cânceres metastáticos). Na ausência de indícios clínicos que permitam incluir essas hipóteses, devem-se pensar em eosinofilias primárias decorrentes de doenças linfo e mieloproliferativas.

Basofilia no sangue periférico é uma condição extremamente rara que sugere leucemia basofílica crônica. O achado indica biópsia de medula e referenciamento rápido ao hematologista.[10]

Monocitose pode estar presente em infecção crônica por tuberculose e sífilis, como parte da reação inflamatória da doença de Crohn e colite ulcerativa, após infarto agudo do miocárdio (IAM) e como resposta a certos carcinomas e à radioterapia. Monocitose relativa é vista na recuperação de quimioterapia e de neutropenia induzida por medicamentos. Quando persistente e inexplicada, particularmente se associada à anemia ou à trombocitopenia, é altamente sugestiva de doença linfo ou mieloproliferativa.[10,14]

A linfocitose é comumente vista em infecções virais, em geral acompanhada por neutropenia leve e autolimitada, como visto. Linfocitose de estresse tem início abrupto e resolução breve após alguns dias e pode ser precipitada por IAM, trauma grave, ou *status epilepticus*. A linfocitose leve também pode ser vista pós-esplenectomia e em fumantes. Blastos no sangue periférico podem ser confundidos com linfócitos, lembrando-se da importância da avaliação cuidadosa do esfregaço sanguíneo. Quando a linfocitose é persistente e significativa (> 6.000/mm³), requer opinião do especialista e exclusão de doença linfoproliferativa crônica.[14]

Plaquetas

Trombocitopenia

A trombocitopenia ou plaquetopenia é definida como contagem de plaquetas inferior a 150.000/mm³.

Inicialmente, é importante confirmar se a plaquetopenia é verdadeira. Frente a um achado incidental, repetir o hemograma completo, comparar com exames prévios e atentar ao esfregaço periférico solucionam os casos de erro laboratorial e de erro de contagem por aglutinação de plaquetas ou por plaquetas gigantes (macroplaquetas). Em raros indivíduos, o anticoagulante EDTA, utilizado no tubo de coleta, leva à aglutinação de plaquetas *in vitro*. É um fenômeno idiossincrático sem associação com doenças. O esfregaço sanguíneo revela agregados plaquetários, e uma nova coleta com uso de citrato como anticoagulante normaliza a contagem plaquetária.

Os dois principais grupos de condições causando trombocitopenia verdadeira são, primeiramente, aqueles associados a aumento de consumo e, em segundo lugar, aqueles causando falência de produção medular, como resultado de doenças hematológicas primárias, infiltração de medula óssea, fibrose ou carência (B_{12}, folato). As causas de trombocitopenia por consumo estão resumidas no Quadro 100.4. Mais de um mecanismo pode estar presente em um único indivíduo; então, uma investigação sequencial cuidadosa, sob a luz da história clínica, é essencial.[14]

Gestantes podem apresentar trombocitopenia leve a moderada (> 80.000/mm³), condição mais característica do terceiro trimestre, correspondente a 70 a 80% das plaquetopenias em gestantes, que não acarreta riscos para a mãe ou o feto, com resolução espontânea até 2 meses após o parto, não devendo interferir na conduta obstétrica. No entanto, condições graves também cursam com plaquetopenia durante a gestação e devem ser diferenciadas para manejo obstétrico imediato: síndrome HELLP (hemólise, transaminases elevadas, plaquetas diminuídas), que ocorre no terceiro trimestre; púrpura trombocitopênica trombótica, que pode ocorrer em qualquer trimestre; coagulação intravascular disseminada, que pode ser precipitada por descolamento placentário, hemorragia pós-parto, embolia de líquido amniótico ou sepse. Por fim, púrpura trombocitopênica idiopática também pode incidir durante a gestação, e o diagnóstico diferencial pode ser desafiador.[27]

Trombocitose

A trombocitose ou plaquetose é definida como contagem de plaquetas superior a 450.000/mm³.

As trombocitoses primárias isoladas são disfunções raras da medula óssea. Sua importância clínica está na associação com fenômenos trombóticos e hemorrágicos. As trombocitoses secundárias são comuns e não têm associação com maior risco trombótico. Elas ocorrem em associação à anemia ferropriva, à asplenia, à esplenectomia, à hemorragia, à hemólise, a infecções, à inflamação crônica, a neoplasias e a dano tecidual.[10]

Fazem parte da avaliação complementar da trombocitose o hemograma completo com esfregaço periférico, a ferritina, um marcador inflamatório e a ultrassonografia de abdome. Anemia microcítica e baixa ferritina sugerem anemia ferropriva; presença de corpos de Howel-Jolly identifica asplenia; policromasia sugere hemólise ou hemorragia; marcador inflamatório elevado pode sugerir inflamação crônica ou aguda ou neoplasia; esplenomegalia e/ou leucocitose ou policitemia sugerem doença mieloproliferativa.[10]

Quando referenciar

O Quadro 100.5 contempla as situações clínicas mais prevalentes que devem ser referenciadas ao hematologista. Existem outras condições que não foram contempladas em que o referenciamento ao hematologista também é pertinente. É responsabilidade do médico-assistente fazer essa avaliação.

Em um referenciamento, todas as informações consideradas relevantes devem ser relatadas, incluindo quadro clínico atual, história prévia relevante e investigação já realizada, visando a definir a prioridade do referenciamento e a evitar investigações repetidas. O paciente deve ser orientado a levar, na primeira consulta ao serviço especializado, o documento de referência com as informações clínicas e o motivo do referenciamento, as receitas dos medicamentos que está utilizando e os exames complementares realizados recentemente.[19]

Quadro 100.4 | Causas de trombocitopenia por consumo

Causas	Exemplos
Imune	Trombocitopenia imune primária (diagnóstico de exclusão)
	Secundária a condições como LES, HIV, hepatite C, drogas
Medicações e algumas vacinas	Heparina, trimetropim, tiazídicos, sais de ouro, valproato, fenitoína, carbamazepina
Intoxicação aguda por álcool	
Sepse	
Infecções agudas e crônicas (bacterianas, virais ou por protozoários)	Estreptococo, tuberculose, micoplasma, *Helicobacter pylori*, malária, EBV, VVZ, rubéola, HIV, hepatite C
Doença hepática	Qualquer causa (com ou sem cirrose e hiperesplenismo)
Hiperesplenismo	Hipertensão porta
	Esplenomegalia
Microangiopatia	SHU
	Púrpura trombocitopênica trombótica
	Síndrome HELLP
	CIVD
Transfusional	Transfusão maciça
	Púrpura pós-transfusional
Falência de múltiplos órgãos	
Associadas à gravidez	Trombocitopenia gestacional, síndrome HELLP
	CIVD

EBV, vírus Epstein-Barr; VVZ, vírus varicela-zóster; CIVD, coagulação intravascular disseminada; SHU, síndrome hemolítico-urêmica; LES, lúpus eritematoso sistêmico; HIV, vírus da imunodificiência humana.
Fonte: Adaptado de Bradbury e Murray.[26]

REFERÊNCIAS

1. World Health Organization. Vitamin and mineral nutrition information system: haemoglobin concentrations for the diagnosis of anaemia and assessment of severity [Internet]. Geneva; 2011 [capturado em 19 dez. 20174]. Disponível em: http://www.who.int/vmnis/indicators/haemoglobin/en/index.html.

2. Mello TT, Mello GA. Interpretação de hemograma na atenção primária à saúde. In: Gusso G, Lopes JMC, organizadores. Tratado de medicina de família e comunidade: princípios, formação e prática. Porto Alegre: Artmed; 2012. p. 754-63.

3. UK National Screening Committee. Current UK NSC recommendations [Internet]. 2013 [capturado em 19 dez. 2017]]. Disponível em: https://legacyscreening.phe.org.uk/screening-recommendations.php.

4. Brasil. Ministério da Saúde. Secretaria de Atenção à Saúde. Departamento de Atenção Básica. Atenção ao pré-natal de baixo risco [Internet]. Brasília; 2012 [capturado em 19 dez. 2017]. Disponível em: http://bvsms.saude.gov.br/bvs/publicacoes/cadernos_atencao_basica_32_prenatal.pdf.

5. Brasil. Ministério da Saúde. Secretaria de Atenção à Saúde. Departamento de Atenção Básica. Saúde da criança: crescimento e desenvolvimento [Internet]. Brasília; 2012 [capturado em 19 dez. 2017]. Disponível em: http://bvsms.saude.gov.br/bvs/publicacoes/saude_crianca_crescimento_desenvolvimento.pdf.

6. U. S. Preventive Services Task Force. Iron deficiency anemia: screening [Internet]. Rockville; 2006 [capturado em 19 dez. 2017]. Disponível em: https://www.uspreventiveservicestaskforce.org/Page/Document/UpdateSummaryFinal/iron-deficiency-anemia-screening.

7. Abdullah K, Zlotkin S, Parkin P, Grenier D. Iron-deficiency anemia in children [Internet]. Canadian Paediatric Surveillance Program; 2011 [capturado em 19 dez.

Quadro 100.5 | Situações clínicas mais prevalentes para referenciamento ao hematologista

Quando referenciar à emergência (preferencialmente com hematologista)

- Citopenias com critérios de gravidade (manifestações clínicas suspeitas de leucemia aguda, como fadiga generalizada, fraqueza, palidez, equimoses, petéquias, sangramentos, infecções recorrentes)
- Linfonodomegalias/esplenomegalia não explicada por quadro infeccioso agudo
- Bicitopenias/pancitopenia com alterações hematológicas graves, como: Hb < 7 g/dL e/ou neutrófilos < 500 cels/μL e/ou plaquetas < 50 mil cels/mm^3)
- Anemia sintomática (dispneia, taquicardia, hipotensão) e/ou instabilidade hemodinâmica
- Doença falciforme com crise álgica ou outros sinais de gravidade
- Pessoa com trombocitopenia (< 20.000 plaquetas por mm^3) e manifestação hemorrágica
- Pessoa assintomática e valor de plaquetas inferior a 10 mil/mm^3
- Paciente com trombocitose e sintomas vasomotores (cefaleia, sintomas visuais, dor precordial atípica), sangramento ou trombose
- Presença de blastos ou promielócitos no sangue periférico
- Paciente com febre e neutropenia (< 1.500 neutrófilos/μL)
- Leucocitose e manifestações clínicas suspeitas de leucemia aguda (como fadiga generalizada, fraqueza, palidez, equimose, petéquias, sangramentos, infecções recorrentes)
- Leucostase (presença de sintomas respiratórios, neurológicos ou priapismo em pessoas com hiperleucocitose) ou leucócitos com valores superiores a 100 mil cels/mm^3

Quando referenciar para consulta ambulatorial com hematologista

- Citopenias, sem critérios de gravidade, após exclusão de causas secundárias comuns na APS
- Suspeita ou diagnóstico de doença falciforme, de talassemia, de outras anemias hemolíticas ou anemia por causa desconhecida após investigação inconclusiva na APS

Atenção: não há indicação de referenciamento ao serviço especializado pessoas exclusivamente com traço falciforme ou com traço talassêmico alfa ou com talassemia beta menor (traço talassêmico beta). Essas pessoas podem seguir acompanhamento na APS com orientações sobre a condição genética.

- Suspeita de policitemia vera (Hb maior do que 16,0 g/dL em mulheres e maior do que 16,5 g/dL em homens), em pessoas com sintomas sugestivos: prurido após o banho, eritromelalgia, gota, trombose venosa ou arterial prévia, sangramento, esplenomegalia; e policitemia persistente após repetição do hemograma em 1 mês e exclusão de causas secundárias (DPOC, tabagismo, hepatocarcinoma, carcinoma renal) na APS
- Trombocitopenia com contagem plaquetária < 50.000 cels/mm^3 em pacientes assintomáticos, sem necessidade de repetir hemograma; ou trombocitopenia persistente após exclusão de pseudoplaquetopenia e causas secundárias na APS
- Trombocitose associada à leucocitose ou policitemia; trombocitose com plaquetas superiores a 1 milhão/mm^3 e trombocitose persistente após exclusão de causas secundárias (quadro infeccioso atual, anemia ferropriva, esplenectomia/asplenia, trauma/cirurgia recente) na APS
- Leucocitose maciça (acima de 50 mil/mm^3), sem causa infeciosa aparente; e leucocitose persistente após exclusão de causas secundárias (quadros infecciosos, medicamentos [lítio, carbamazepina, beta-agonistas]) na APS

DPOC, doença pulmonar obstrutiva crônica; APS, atenção primária à saúde.
Fonte: Brasil.[19]

2017]. Disponível em: http://www.cpsp.cps.ca/uploads/publications/RA-iron-deficiency-anemia.pdf.

8. Cunietti E, Chiari MM, Monti M, Engaddi I, Berlusconi A, Neri MC, et al. Distortion of iron status indices by acute inflammation in older hospitalized patients. J Pediatr Arch Gerontol Geriatr. 2004;39(1):35-42.

9. Korvin CC, Pearce RH. Laboratory screening: a critical survey: II. Can Med Assoc J. 1971;105:1157-1161.

10. Tefferi A, Hanson CA, Inwards DJ. How to interpret and pursue an abnormal complete blood cell count in adults. Mayo Clin Proc. 2005;80(7):923-936.

11. Bain BJ. Ethnic and sex differences in the total and differential white cell count and platelet count. J Clin Pathol. 1996;49:664-6.

12. Hematological and nutritional biochemistry reference data for persons 6 months-74 years of age: United States, 1976-80. Vital Health Stat 11. 1982;(232):i-vi, 1-173.

13. Brun CP, Capra M, Stefani SD. Hematologia. In: Stefani SD, Barros E, organizadores. Clínica médica: consulta rápida. 4. ed. Porto Alegre: Artmed; 2013. p. 362-363.

14. Leach M. Interpretation of the full blood count in systemic disease: a guide for the physician. J R Coll Physicians Edinb. 2014;44(1):36-41.

15. Goroll AH, Mulley A. Hematologic and oncologic problems. In: Goroll AH, Mulley A, editors. Primary care medicine: office evaluation and management of the adult patient. 7th ed. China: Wolters Kluwer Health; 2014. p. 629-630.

16. Khot A, Polmear A. Haematology. In: Khot A, Polmear A, editors. Practical general practice, guidelines for effective clinical management. 6th ed. China: Churchill Livingstone; 2011. p. 631-3.

17. Abshire TC, Reeves JD. Anemia of acute inflammation in children. J Pediatr. 1983;103(6):868-71.

18. Complete Blood Count Normal Pediatric Values [Internet]. Mayo Medical Laoratories. [capturado em 19 dez. 2017]. Disponível em: http://a1.mayomedicallaboratories.com/webjc/attachments/110/30a2131-complete-blood-count-normal-pediatric-values.pdf.

19. Brasil. Ministério da Saúde. Universidade Federal do Rio Grande do Sul. Protocolos de encaminhamento da atenção básica para a atenção especializada [Internet]. Brasília; 2016 [capturado em 19 dez. 2017]. Disponível em: http://dab.saude.gov.br/portaldab/biblioteca.php?conteudo=publicacoes/Protocolos_AB_vol8_hematologia.

20. Bauer KA. Maternal adaptations to pregnancy: hematologic changes [Internet]. UpToDate; 2017 [capturado em 19 dez. 2017]. Disponível em: https://www.uptodate.com/contents/maternal-adaptations-to-pregnancy-hematologic-changes.

21. Shoenfeld Y, Alkan ML, Asaly A, Carmeli Y, Katz M. Benign familial leukopenia and neutropenia in different ethnic groups. Eur J Haematol. 1988;41(3):273-277.

22. Shoenfeld Y, Ben-Tal O, Berliner S, Pinkhas J. The outcome of bacterial infection in subjects with benign familial leukopenia (BFL). Biomed Pharmacother. 1985;39(1):23-26.

23. Andersohn F, Konzen C, Garbe E. Systematic review: agranulocytosis induced by nonchemotherapy drugs. Ann Intern Med. 2007;146(9):657-665.

24. Heit W, Heimpel H, Fischer A, Frickhofen N. Drug-induced agranulocytosis: evidence for the commitment of bone marrow haematopoiesis. Scand J Haematol. 1985;35(5):459-68.

25. Kaufman RM, Djulbegovic B, Gernsheimer T, Kleinman S, Tinmouth AT, Capocelli KE, et al. Platelet transfusion: a clinical practice guideline from the AABB. Ann Intern Med. 2015;162(3):205-213.

26. Bradbury C, Murray J. Investigating an incidental finding of thrombocytopenia. BMJ. 2013;346:f11.

27. Gernsheimer T, James AH, Stasi R. How I treat thrombocytopenia in pregnancy. Blood. 2013;121:38-47.

CAPÍTULO 101

Síncope e desmaio

Igor de Oliveira Claber Siqueira
Ricardo Rocha Bastos

Aspectos-chave

- Síncope é a causa mais comum de perda transitória da consciência.
- A causa mais comum de síncope é a neuromediada, geralmente benigna, e pode ser tratada com mudanças no estilo de vida e orientações.
- O diagnóstico pode ser feito, na maioria dos casos, por meio da entrevista, do exame físico direcionado (incluindo avaliação de hipotensão postural) e de eletrocardiograma (ECG) de 12 derivações.
- A síncope cardíaca, como resultado de doença estrutural do coração ou arritmia, é mais comum com o aumento da idade e está associada a aumento de morbidade e mortalidade.
- As causas neurológicas representam aproximadamente 1% das síncopes. Ataque isquêmico transitório (AIT), principalmente de território carotídeo, não se apresenta com perda de consciência.
- Exames dispendiosos, como tomografia de crânio, Doppler de carótidas, ressonância magnética (RM) de encéfalo e eletroencefalografia (EEG), geralmente, são muito solicitados, mas pouco úteis no diagnóstico e no manejo.

Caso clínico

Maria das Graças, 42 anos, professora, divorciada, vem apresentando episódios recorrentes de síncope. Relata que os episódios ocorrem geralmente quando está deitada na cama e, às vezes, quando vai ao banheiro. Antes, os episódios eram mais raros, mas agora têm ficado mais frequentes. Mora com a filha, Júlia, de 15 anos, que já presenciou vários "desmaios" e os descreve da seguinte forma: "Geralmente encontro minha mãe caída no chão do quarto; ouço um barulho e vou lá conferir". Maria das Graças relata que as crises são precedidas por uma "sensação ruim por dentro", "a boca seca" e "sente os músculos da coxa e da pálpebra pularem". Júlia relata que a mãe "fica mole no chão", às vezes "com os olhos virados", nega sialorreia ou liberação de esfíncteres. A filha relata: "Não sei como não se machuca e nunca quebrou nada".
Maria das Graças sempre foi saudável, apresenta como patologias de base: asma intermitente e crises de enxaqueca. Atualmente, tem vivido um momento difícil na sua vida, pois já está divorciada há anos e, nos últimos 2 meses, o esposo não tem pago a pensão, e ela está desempregada. Perdeu sua mãe há 1 ano e relata sentir muita falta dela.

Ao exame físico: bom estado geral, mucosas hidratadas, afebril. Istmo da tireoide palpável. Pressão arterial (PA) (supina): 106/70 mmHg frequência cardíaca (FC): 68 bpm. PA (ortostática): 100/76 mmHg FC: 76 bpm. Ritmo cardíaco regular, em dois tempos, som duplo no complexo de segunda bulha (apenas no segundo espaço intercostal esquerdo e só durante a inspiração). Sopro sistólico +/6 apenas no rebordo esternal esquerdo baixo. Ausculta respiratória sem ruídos adventícios. Exame neurológico sem nenhum dado relevante.
Relata que "tem hipoglicemia" e entrega uma sacola cheia de exames com os seguintes resultados: EEG evidenciando onda Theta. Tomografia computadorizada (TC) de crânio com pequenas calcificações residuais sugerindo ovos inativos de cisticerco; um ECG normal, um hemograma com hemoglobina (Hb) de 10,6 g/dL (volume copuscular médio [VCM] 64 fL, concentrado de hemoglobina corpuscular média [CHCM] 29,5%, distribuição de glóbulos vermelhos [RDW] 17%), tireotrofina [TSH] de 2,345 µUI/mL, glicemia de jejum de 75 mg/dL. Maria das Graças tem um irmão portador de epilepsia, e outro com diagnóstico recente de doença de Parkinson.

Teste seu conhecimento

1. Você atende Maria das Graças após sofrer um episódio de síncope durante uma aula. Como a escola se localiza ao lado da sua unidade de saúde, ela tem acesso ao seu atendimento 5 minutos após o ocorrido. Qual das seguintes sequências de condutas é mais pertinente?
    a. Entrevista, exame físico, aferição da PA na posição supina e ortostática e realização de ECG de 12 derivações (se disponível)
    b. Entrevista, exame físico, aferição da PA na posição supina e ortostática e referenciamento imediato ao pronto-socorro para realizar dosagem de enzimas cardíacas
    c. Entrevista, exame físico, aferição da PA na posição supina e ortostática e referenciamento ao neurologista
    d. Entrevista, exame físico, aferição da PA na posição supina e ortostática e solicitação de um EEG

2. Sobre as causas de síncope, marque a alternativa verdadeira.
    a. As causas mais comuns de síncope são as patologias cárdicas, conhecidas como síncopes cardíacas
    b. A síncope cardíaca, como resultado de doença estrutural do coração ou arritmia, é mais comum com o aumento da idade e está associada a aumento de morbidade e mortalidade
    c. As causas neuromediadas de síncope são menos prevalentes do que as neurológicas e cardíacas; geralmente são benignas e podem ser tratadas com mudanças no estilo de vida e orientações

d. As síncopes neurológicas representam a segunda causa de síncopes em prevalência. Nesse grupo, devem ser lembrados os AITs, principalmente de território carotídeo, que se apresentam com perda de consciência

3. Sobre a abordagem diagnóstica da síncope, marque a alternativa falsa.
   a. Exames dispendiosos, como tomografia de crânio, Doppler de carótidas, RM de encéfalo e EEG, geralmente são muito solicitados em um contexto de síncope, mas pouco úteis no diagnóstico e no manejo
   b. Estudos mostram que a causa do episódio de síncope pode ser identificada em 45 a 60% dos casos apenas com a história e o exame físico
   c. A causa subjacente da síncope não é identificada em 13 a 31% dos casos, mesmo após exaustiva avaliação
   d. Geralmente, os exames laboratoriais têm utilidade relevante no diagnóstico e no manejo dos episódios de síncope. Muitas vezes, a solicitação se torna limitada devido à escassez de recursos na atenção primária à saúde (APS)

4. A professora Maria das Graças começa a praticar *jogging* como forma de alívio ao estresse do dia a dia. Quais dos seguintes achados na ausculta cardíaca poderia aumentar a probabilidade pós-teste de uma síncope de origem cardíaca, como explicação de um episódio sincopal da professora que desmaia durante a subida de uma ladeira íngreme quando estava realizando seu *jogging*?
   a. Ritmo cardíaco regular em 2 tempos, bulhas normofonéticas, som duplo no complexo de segunda bulha (apenas no segundo espaço intercostal esquerdo e apenas durante a inspiração)
   b. Ritmo cardíaco regular em 2 tempos, bulhas normofonéticas, sopro sistólico +/6 apenas no rebordo esternal esquerdo baixo, FC de 60 bpm
   c. Ritmo cardíaco regular em 2 tempos, B2 hipofonética, associada a sopro sistólico de maior intensidade no segundo espaço intercostal direito
   d. Ritmo cardíaco regular em 2 tempos, bulhas normofonéticas, sopro sistólico +/6 apenas no rebordo esternal esquerdo baixo, FC de 110 bpm

5. Qual dos achados eletrocardiográficos a seguir não deve preocupar o médico de família e comunidade, não merecendo, assim, referenciamento ao cardiologista em um contexto de síncope?
   a. Bloqueio de ramo direito (BRD) com elevação de ST e elevação do segmento ST de V1 a V3
   b. Ondas P positivas em DI e DII e negativas em AVR.
   c. Bloqueio atrioventricular (BAV) de segundo grau tipo Mobitz 1
   d. Ondas épsilon, potencial ventricular retardado e ondas T negativas nas precordiais direitas.

Respostas: 1A, 2B, 3D, 4C, 5B

Do que se trata

Síncope ou desmaio é uma perda da consciência súbita, repentina, breve e transitória causada por hipoperfusão cerebral. Esse sintoma pode ser a primeira apresentação de uma situação relativamente simples, como a reação ao medo ou à dor, ou, ainda, pode representar uma situação alarmante e eminentemente fatal, como a arritmia cardíaca, o infarto agudo do miocárdio, a tromboembolia pulmonar, a dissecção de aorta ou a obstrução das vias aéreas. Síncope é caracterizada como um episódio de perda súbita e transitória da consciência acompanhada de queda (perda do tônus postural), com recuperação espontânea e sem sequelas neurológicas. Um episódio de síncope dura em torno de 20 a 30 segundos e quase invariavelmente menos do que 5 minutos. Sempre se deve a uma redução da perfusão cerebral, como mecanismo fisiopatológico final de uma patologia a ser definida e deve ser diferenciada de outras causas não traumáticas de perda súbita da consciência, como "convulsões", distúrbios metabólicos, intoxicações agudas, insuficiência vertebrobasilar, acidente vascular cerebral (AVC), cataplexia e pseudossíncope psicogênica.[1,2]

O sintoma nem sempre ocorre em sua forma completa, podendo a perda da consciência ser parcial (pré-síncope ou lipotimia). Devido ao fato de que os desfechos adversos sejam similares em pessoas com síncope e as com pré-síncope, ambos os grupos devem receber uma avaliação semelhante.[3]

Síncope é um sintoma comum, de mortalidade relativamente pequena (0,7% em 10 dias, 1,6% em 30 dias e 8,4% em um ano)[4,5] mas muitas vezes incapacitante. Suas causas são em geral de difícil diagnóstico e, dependendo da etiologia, coloca a pessoa em risco de morte súbita. Consequentemente, a situação de síncope leva, muitas vezes, a pessoa a se submeter a vários testes diagnósticos, necessários ou não, a múltiplas consultas, a várias internações e, apesar do grande gasto gerado ao sistema de saúde, muitos testes são negativos, e o usuário continua apresentando quedas. Em mais de um terço das situações, a etiologia do sintoma é inexplicável[6] e aproximadamente 25% dos pacientes com síncope apresentarão um novo evento dentro de 2 anos.[4,5]

Estudos populacionais e de coorte sugerem que aproximadamente 40% da população adulta já experimentaram um episódio de síncope, sendo que 30 a 50% desses serão admitidos em algum hospital.[4] A síncope é um sintoma mais comum nas mulheres que nos homens. A incidência desses episódios aumenta com a idade, o que pode ser explicado em parte pela maior prescrição de fármacos vasoativos e maior prevalência de arritmias nessa população.[7]

Mais de 75% das pessoas acima de 70 anos experimentarão um episódio de síncope pelo menos uma vez na vida. Desses, 20% terão dois episódios, e um pequeno grupo terá dois ou mais episódios.[8]

Apesar de haver vários *guidelines* direcionados para especialistas focais (p. ex., cardiologistas, neurologistas), que geralmente recebem essas pessoas referenciadas, pouca literatura é desenvolvida e direcionada para os profissionais que prestam atendimento a essas pessoas em ambiente de atenção primária.

O que pode ocasionar

A síncope neuromediada é a causa mais comum de síncope em todas as faixas etárias (Figura 101.1). É também conhecida como neurocardiogênica ou síncope vasovagal. Esse distúrbio resulta de mudanças reflexo-mediadas na FC cardíaca e no tônus vascular. O mecanismo desse tipo de síncope ainda não é muito bem entendido.[9]

A causa subjacente da síncope não é identificada em 13 a 31% dos casos, mesmo após uma exaustiva avaliação.[8]

Outros estudos demonstraram que não foi possível explicar a causa de síncope em 34% dos indivíduos. De acordo com estudos utilizando *Tilt Test* na avaliação de pessoas com síncope não explicada, aproximadamente 50 a 66% dos casos sem explicação evidente eram de origem neuromediada.[9]

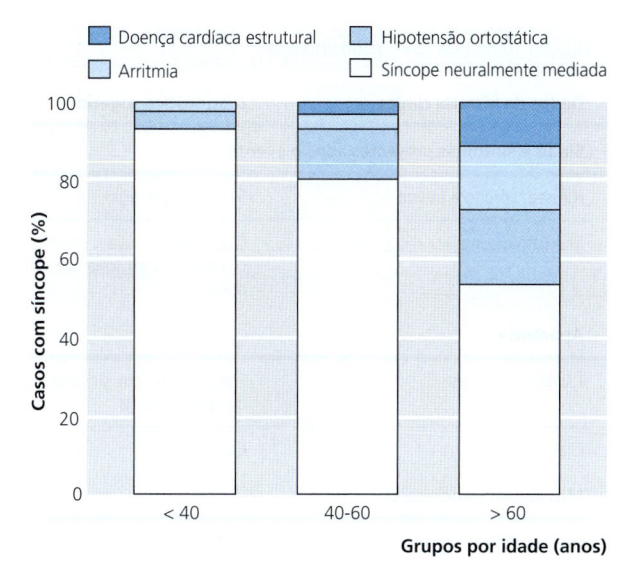

▲ **Figura 101.1**
Causas de síncope por idade.
Fonte: Parry e Tan.[7]

As causas de síncope são classificadas de várias formas, a maioria dos autores as agrupando de acordo com a etiopatogenia, como na Tabela 101.1, em que também se observa sua prevalência.[8]

O que fazer

Este capítulo foi elaborado com o objetivo de tornar a abordagem do profissional de APS resolutiva no seu ambiente. Em geral, existe uma tendência a se tentar esgotar todas as causas e peculiaridades do sintoma e não há uma ênfase na abordagem e na sistematização do método clínico frente a uma pessoa que "desmaia". A literatura, em geral, tende a supervalorizar os conhecimentos de "bastidores" e não deixa muito claro as ações de "palco".[10]

Em uma situação de síncope, em geral, dá-se muito valor às tecnologias, como o EEG, a TC, a RM, a ultrassonografia (US) com Doppler e as "tecnologias empíricas", como um "exame de sangue completo", tecnologias essas de alto custo e, na grande maioria das vezes, desnecessárias.[11]

Tecnologias leves, como entrevista e exame físico, bem direcionadas, bem como destreza na interpretação de um ECG, são "desprestigiadas", muitas vezes esquecidas e até mesmo "não realizadas devido à falta de habilidade do profissional".

Entre todos os elementos que contribuem para o diagnóstico de um problema, a anamnese é de longe o mais importante. Médicos experientes dizem que, em geral, cerca de 70% dos diagnósticos são feitos com base nas entrevistas e mais de 90%, com base na história e no exame físico.[11]

Essa afirmativa feita em 1979 por Cluter se aproxima bastante da abordagem da síncope, pois sua causa pode ser identificada em 45% dos casos apenas com a história e o exame físico.[12] Outros estudos mostram que a causa pode ser definida em 60% dos casos.[8]

Outro estudo demonstrou que a coleta de uma história detalhada, um exame físico direcionado e cientificamente embasado, complementado com ECG de 12 derivações e a aferição da PA em posição supina e ortostática podem fornecer o diagnóstico em 66% dos casos, com uma acurácia diagnóstica de 88%.[1]

Tabela 101.1 | Classificação etiopatogênica de síncope

Causa geral (prevalência)	Subcategoria de causa	Característica
Reflexo-mediada (neuromediada) (36-62%)	Síncope vasovagal	"Desmaio comum"
	Seio carotídeo	Hipersensibilidade do seio carotídeo
	Situacional (p. ex., tosse, espirro, defecar, urinar)	Síncope situacional
	Neuralgia do trigêmeo	
	Neuralgia do glossofaríngeo	
Cardíaca (10-30%)	Mecânica ou estrutural	Doença valvar, particularmente estenose aórtica e mitral; cardiomiopatia hipertrófica, entre outros
	Arritmias	Disfunções do nó sinusal; bloqueios de ramo de 2° e 3° grau, entre outros
Ortostática (2-24%)	Primária	Atrofia múltipla de sistemas; doença de Parkinson, insuficiência autonômica pura
	Secundária	Depleção de volume, medicamentos, álcool e drogas ilícitas, neuropatia diabética (disautonomia) ou amiloide
Cerebrovasculares (1%)	Síndrome de roubo vascular	Síndrome do roubo da subclávia (rara)
	Epilepsia	
	Enxaqueca	
Idiopática (13-31%)		Pela sua frequência, merece ser citada

Fonte: Adaptada de Miller e Kruse.[8]

Em um estudo que comparou 191 pessoas "com suspeita ou certeza de doença cardíaca", com 146 pessoas "sem nenhuma patologia cardíaca", essa abordagem, isoladamente, excluiu a causa cardíaca em 97% das pessoas com síncope.[7]

Anamnese

Os estudos já citados evidenciam, claramente, que a história tem um papel fundamental no diagnóstico de síncope, sendo a mais importante ferramenta na sua abordagem e, ao mesmo tempo, a principal norteadora dos próximos passos do método clínico.

Os princípios do raciocínio clínico na abordagem da pessoa com síncope são:

- *Primeiro princípio*: diferenciar síncope de outras causas de perda de consciência. O que é síncope e o que não é síncope.
- *Segundo princípio*: diferenciar as causas benignas das potencialmente danosas (fatais).

- *Terceiro princípio*: diferenciar as causas que requerem hospitalização das que podem ser pesquisadas em nível ambulatorial.
- *Quarto princípio*: diferenciar as causas que devem ser pesquisadas em nível ambulatorial primário das que devem ser referenciadas (nível secundário).

O primeiro princípio é essencial, pois será o ponto de partida para todo o raciocínio clínico e guiará a execução do método clínico. O segundo e o terceiro princípios são de fundamental importância e influenciarão na taxa de mortalidade dessas pessoas com sintoma de síncope e devem ser analisadas de forma muito cautelosa. O quarto princípio é indispensável e norteará tomadas de decisões para que essas sejam custo-efetivas e humanas.

Na abordagem de uma pessoa com história de síncope e desmaio, durante a entrevista, as dimensões dos sintomas que merecem ser mais detalhadas são: circunstâncias, fatores que agravam ou aliviam e manifestações associadas.

Foi elaborado um método mnemônico que auxilia o profissional a fazer as perguntas e as observações mais pertinentes quanto às três dimensões ("3D") citadas (para essas "3D", há os "5P"; Quadro 101.1).[7]

Quadro 101.1 | Os "5P"

Dados da história clínica	Diagnóstico sugerido
Fatores precipitantes	
Dor, impactos emocionais, medos intensos, ambientes fechados, populosos e quentes, exercício, desidratação (como resultado de medicamentos ou doença), atividades específicas (tossir, rir, comer, urinar, evacuar)	Síncope vasovagal, hipotensão ortostática, síncope situacional
Determinados movimentos da cabeça, fazer a barba, colarinho da camisa ou gravata apertada	Síndrome do seio carotídeo
Durante o exercício ou sem um precipitante óbvio	Arritmia ou doença cardíaca estrutural
Pródromos	
Visão borrada, escotomas cintilantes, "tonteira"	Síncope vasovagal, hipotensão ortostática
Náuseas, sudorese, dor abdominal	Síncope vasovagal
Dor torácica, dispneia ou nenhum pródromo	Síncope cardíaca
Déjà, jamais vu	Epilepsia
Palpitações	Arritmia cardíaca
Posição	
Posição ortostática prolongada	Síncope vasovagal, hipotensão ortostática
Mudanças de postura repentinas	Hipotensão ortostática
Supina	Arritmia ou doença cardíaca estrutural

(Continua)

Quadro 101.1 | Os "5P" *(Continuação)*

Dados da história clínica	Diagnóstico sugerido
Sinais e sintomas presentes após o evento	
Náusea, vômito e fadiga	Síncope vasovagal
Imediata e completa recuperação	Qualquer causa, mais comum em arritmia cardíaca.
Aparência	
Palidez e sudorese	Pensar mais em síncope do que epilepsia
Cianose (*Blue*)	Epilepsia
Movimentos anormais	
Abalos rítmicos precedidos por rigidez postural ou postura anormal	Epilepsia
Olhos	
Abertos	Síncope ou epilepsia
Fechados	Pseudoepilepsia, síncope psicogênica
Estado mental	
Confusão mental prolongada, amnésia retrógrada	Epilepsia
Desorientação transitória	Comumente na síncope neuromediada
Amnésia	Síncope neuromediada em idosos
Outros	
Incontinência	Não é específico, mas não é comum na síncope
Lesão na língua	Epilepsia
Problemas crônicos	
Doença cardíaca preexistente	Síncope cardíaca
Diabetes, parkinsonismo primário, síndromes parkinsonianas *plus* (Parkinson mais), dependência alcoólica, TSR, IS	Hipotensão ortostática
Hipertensão	Hipotensão ortostática, síncope neuromediada relacionada aos medicamentos (diuréticos e bloqueadores simpáticos)
História familiar de morte súbita	Síndromes hereditárias de QT alargado ou encurtado, síndrome de Brugada, displasia arritmogênica do VD, doença cardíaca estrutural

IS, insuficiência suprarrenal; TSR, terapia substitutiva renal; VD, ventrículo direito.
Fonte: Adaptada de Parry e Tan.[7]

Em um cenário de perda de consciência, é imperativo que as "testemunhas" e/ou familiares participem da entrevista no todo ou em parte. Na grande maioria das vezes, alguns dos "5P" serão relatados por terceiros.

Nos idosos, é importante o questionamento e a pesquisa sobre polifarmácia.[9] Em um estudo de referência sobre reações adversas e síncope, anti-hipertensivos e antidepressivos foram as substâncias mais comumente implicadas.[9]

Testes positivos de hipotensão ortostática, de hipersensibilidade do seio carotídeo e de síncope vasovagal são vistos em 77% das pessoas com demência de corpos de Lewy e em 51% dos portadores de mal de Alzheimer. Logo, em algumas situações de síncope, a aplicação de ferramentas como o minimental pode ser positiva.[7]

Transtornos psiquiátricos devem ser pesquisados, principalmente em jovens que desmaiam com frequência. Dados relevantes, nesses casos, são o fato de que dificilmente o indivíduo se machuca, mas há presença de parestesias, medo, escotomas, entre outros sintomas.[7,8]

A incidência de um evento de síncope na população em geral é 1,9 a 4,3 vezes maior do que na população atendida pelos médicos de família, e 13 vezes maior do que o número de pessoas que procuram os pronto-atendimentos e pronto-socorros. Isso mostra que nem todas as pessoas que experimentam um episódio de síncope procuram atendimento médico. Por volta de 50% dos adultos de meia-idade e idosos procuram atendimento médico por síncope, ao passo que no grupo dos adolescentes e dos adultos jovens, essa procura se aproxima de apenas 10%. Esses dados sugerem a importância da busca constante do estímulo iatrotrópico durante as entrevistas, principalmente nos casos de síncope.[7]

Alvan Feinstein usou o termo "estímulo iatrotrópico" (que dirige ao médico) para indicar a razão de a pessoa ter decidido procurar o tratamento neste momento, e não ontem, amanhã ou ano passado.[13] O estímulo iatrotrópico ou a razão real para consultar pode ser de grande importância, mas pode não ficar claro de imediato. Se, no meio de um "tumultuado" acolhimento, for possível responder à pergunta "por que agora?", provavelmente terá sido descoberto o estímulo iatrotrópico ou a razão real da consulta. Apesar de a pessoa ter um sintoma ou uma doença "aceitável" (p. ex., síncope, IC, "falta de ar"), isso pode não explicar satisfatoriamente o quadro geral, inclusive o porquê de a pessoa ter procurado ajuda hoje, e não no mês passado.[14]

Competência cultura

Pessoas que procuram atendimento com sintomas de "vista embaçada", "vista enfumaçada", "tive um princípio de desmaio" (todos sugestivos de pré-síncope), ou de síncope/desmaio propriamente dito, trazem consigo muitos medos que, em geral, podem explicar o motivo real pelo qual aquela pessoa procurou o atendimento logo naquele dia. Os medos são diversos, mas aqui serão citados os "mais comuns na prática do dia da APS" que as pessoas associam ao sintoma de pré-síncope e síncope:

- Medo de estar com "verme" (parasitose intestinal).
- Medo de estar com "anemia passada" (anemia severa, ou doença linfoproliferativa).
- Medo de estar "dando um derrame" (AVC).
- Medo de "estar com colesterol alto ou diabetes".
- Medo de "estar grávida".
- Medo de "morrer".

A partir do momento que os medos de cada pessoa são entendidos, o real motivo da consulta, fica clara não só a necessidade de investigar mais, ou mesmo negar a gravidade do sintoma, mas também o dever de afirmar àquela pessoa que não está acontecendo aquele fato específico (medo), tranquilizando-a.

A título de ilustração*

Uma das queixas mais comuns no sistema prisional e que geralmente é negligenciada nos artigos e livros-texto é a pré-síncope. Muitos reeducandos privados de liberdade solicitam atendimento devido à pré-síncope e aos medos associados. As condições inerentes ao encarceramento em massa e à própria privação de liberdade colocam as pessoas desse sistema em alto risco de apresentarem pré-síncope: há muitas pessoas em uma pequena cela, logo há pouco espaço para movimentação e eles tendem a ficar um longo período agachados ou deitados; muito calor devido à pouca ventilação e à grande aglomeração; alimentação muitas vezes pobre em sódio e pouca ingestão hídrica; grande prevalência de uso de medicações psicotrópicas (tricíclicos e benzodiazepínicos). Todos esses fatos de forma isolada ou mesmo em conjunto (mais comum) aumenta em muito a chance de episódios recorrentes de síncope (comumente por hipotensão postural) e principalmente pré-síncope nessa população.

Pré-síncope

O sintoma de pré-síncope é pouco estudado e sua incidência é desconhecida. Um estudo de coorte prospectivo, realizado com 881 pessoas que procuraram o pronto atendimento, mostrou uma mortalidade de 0,3 e 0,5% de "desfecho clínico desfavorável" dentro de 30 dias.[15] Médicos que trabalham na rede de urgência e emergência têm dificuldade em estratificar quais são esses pacientes com risco aumentado de "desfecho clínico desfavorável" independente da etiologia presumível. Um estudo observacional prospectivo (n = 244) comparou "desfechos desfavoráveis" e hospitalização em pacientes que se apresentaram com síncope e pré-síncope. Esses desfechos ocorreram em 49 dos 244 pacientes com pré-síncope (20%) e em 68 dos 293 pacientes com síncope (23%). Taxas de admissão hospitalar foram de 49 e 69%, respectivamente. A taxa de desfechos clínicos desfavoráveis é similares nos pacientes com síncope e pré-síncope; por isso, ambos os grupos devem receber a mesma avaliação inicial.

Exame físico

Na graduação, geralmente, o exame físico é, didaticamente, dividido por sistemas e fora de um contexto específico. Ou seja, quando o profissional se depara com uma pessoa que sofreu uma perda súbita e transitória da consciência, há uma grande dificuldade de "escolher" quais manobras de exame físico deve executar naquele indivíduo. Na maioria das vezes, ao recorrer à literatura, será orientado a realizar um exame cardiológico e neurológico "completo". Nesse momento, em um ambiente de queixas inespecíficas e de escassez de tempo, o profissional tende a valorizar e priorizar as tecnologias duras e deixar de lado o que tem de mais importante em um contexto de síncope: entrevista e exame físico direcionados.

A importância da anamnese e do exame físico é ainda mais reforçada por um estudo recentemente divulgado no Archives of Internal Medicine, evidenciando que resultados de TC, EEG, enzimas cardíacas, US de carótidas e ecocardiografia,

---

* Parágrafo descrito baseado apenas na experiência de um dos autores com sete anos de atendimento no sistema prisional.

realizados em 2.106 pacientes admitidos com síncope em um hospital, influenciaram a conduta e o diagnóstico em menos de 5% desses casos e foram úteis em definir a etiologia da síncope em menos de 2% dos casos. Nesse estudo, a TC de crânio indicou o diagnóstico e alterou a conduta em apenas 28 entre 1.324 pessoas com síncope. Nos poucos casos em que os testes neurológicos foram úteis, a etiologia já tinha sido suspeitada após a anamnese e o exame físico.[11]

A ausculta cardíaca pode ser um momento adequado para se detectar uma hiperventilação, apontando um transtorno de ansiedade.[12] Há ainda várias alterações detectáveis, conforme mostra o Quadro 101.2.

A presença de síncope de esforço em pessoas com sopro sistólico é altamente sugestiva de estenose aórtica (*likelihood ratio* [LR] + infinito [IC 95%:1,3 – infinito]), mas a ausência de síncope de esforço em pessoas com sopro sistólico não tem muito valor (LR −0,76 [IC 95%:0,67−0,86]) (C).[16]

A presença de um dos seguintes achados clínicos aumenta significativamente a probabilidade de estenose aórtica: síncope de esforço, sopro mais intenso no meio ou no final da sístole, B2 de intensidade diminuída ou ausente, atraso carotídeo-apical ou atraso braquiorradial.[16] A ausência de sopro irradiando para a artéria carótida direita reduz significativamente a probabilidade de estenose aórtica.[16]

Com relação à cardiomiopatia hipertrófica (também chamada estenose subaórtica hipertrófica idiopática), as informações quanto à acurácia do exame físico são limitadas. Algumas manobras podem ajudar a evidenciar o sopro da cardiomiopatia hipertrófica. Se o sopro reduz de intensidade, como a elevação passiva dos membros inferiores, tem-se um LR + 8,0 [IC de 95%: 3,0-21,0]; se o sopro não decresce de intensidade, LR – 0,22 [IC de 95%: 0,06-0,77]. Se o sopro reduz de intensidade ou não se altera com a mudança de posição ("de cócoras para de pé"), há um LR + 4,5 [IC de 95%: 2,3-8,6]; se o sopro aumenta de intensidade, LR – 0,13 [IC de 95%: 0,02-0,81].[16]

Durante o exame físico, deve-se estar atento quanto a sinais de depleção de volume como causa de síncope, quando houver dados sugestivos na entrevista (p. ex., hematêmese, melena, vômitos, diarreia, oligúria).[17] É importante descrever algumas "regras básicas"[17] para que os achados de exame físico sejam mais confiáveis:

- Deve-se esperar 2 minutos antes de aferir os sinais vitais na posição supina e 1 minuto na posição ortostática.
- Contar a frequência de pulso por 30 segundos e multiplicar por 2 é mais confiável do que contar por 15 e multiplicar por 4. Existem dois critérios para definir a hipotensão postural:[11]
- Queda da pressão arterial sistêmica (PAS) maior ou igual a 20 mmHg, ou queda da pressão arterial diastólica (PAD) de pelo menos 10 mmHg, na mudança de posição supina para ortostática.
- Queda da PAS ou da PAD de pelo menos 10 mmHg ou uma queda da PAS para 90 mmHg ou menos na mudança de posição supina para ortostática.

Hipotensão postural, definida como uma queda da pressão sistólica maior do que 20 mmHg após adotar a posição ortostática, ocorre em 10% dos indivíduos normovolêmicos com menos de 65 anos, e em 11 a 33% dos maiores de 65 anos.[17]

Em pessoas com suspeita de perda sanguínea, o tempo de enchimento capilar é um sinal pouco sensível (6%) e muito específico (93%) para pequenas perdas (450 mL), não sendo útil a sua utilização nesse caso, pois se tem um LR+ de 1,0.[17]

Quadro 101.2 | **Achados na ausculta cardíaca**

Achado auscultatório	Significado
Ritmo cardíaco irregular com bulhas fonéticas e variável	FA
Ritmo cardíaco regular com FC > 150 bpm	TV ou TA
Ritmo cardíaco regular com FC < 30-40 bpm	Bradicardia, sugerindo distúrbios sinusais, BAVs de 2° e 3° graus, síncope bradicárdica clássica (síndrome de Stokes-Adams)
Som duplo no complexo de segunda bulha (no 2° EIE) apenas na expiração	Desdobramento paradoxal de B2 (ou "invertido"). Essa situação ocorre principalmente quando há atraso no componente A2 (BRE ou batimentos prematuros ventriculares direitos) ou grande antecipação de P2 (alguns casos de síndrome de pré-excitação e batimentos prematuros ventriculares direitos)
Som duplo no complexo de segunda bulha (no 2° EIE) na inspiração e na expiração, sendo mais evidente na inspiração	Desdobramento constante e variável de B2 (ou "amplo"): essa situação é encontrada em várias condições que provoquem atraso de P2 (BRD, síndromes de pré-excitação, estenose ou insuficiência pulmonar, insuficiência ventricular direita, batimento prematuro ventricular esquerdo) ou antecipação de A2 (tamponamento cardíaco, tumor atrial esquerdo, batimento prematuro ventricular esquerdo)
B2 hipofonética ou ausente associada a sopro sistólico de maior intensidade no segundo espaço intercostal direito (com irradiação ou não para clavícula ou carótida direita)	Sugerindo estenose aórtica
Hiperfonese de B2	Sugerindo hipertensão pulmonar
Ruído audível na sístole e na diástole, sem relação constante e fixa com as bulhas cardíacas; mais audível entre a ponta do coração e o rebordo esternal esquerdo; apresentando modificações de intensidade e qualidade em curto período de tempo	Atrito pericárdico, sugerindo pericardite

B1, primeira bulha cardíaca; B2, segunda bulha cardíaca; A2, componente aórtico da segunda bulha cardíaca; P2, componente pulmonar da segunda bulha cardíaca; BRE, bloqueio de ramo esquerdo; BRD, bloqueio de ramo direito; FA, fibrilação atrial; TA, taquicardia atrial; TV, taquicardia ventricular; BAVs, bloqueios atrioventriculares; EIE espaço intercostal esquerdo.

Em pessoas com suspeita de hipovolemia, os achados de exame físico mais úteis são sensação de pré-síncope grave ou aumento da frequência de pulso maior ou igual a 30 bpm.[17]

Outro sinal de exame físico pouco utilizado no contexto de avaliação de hipovolemia é a avaliação das axilas: essas, quando se encontram secas, aumentam a probabilidade de hipovolemia (LR 2,8; IC de 95% 1,4-5,4).[17]

Os achados negativos que, em conjunto, são mais úteis para negar a hipótese de hipovolemia em um contexto de síncope são mucosas hidratadas, ausência de olhos fundos e de sulcos na língua.[17]

Exames complementares

Um grande problema na avaliação complementar da pessoa com síncope é que não existe um teste padrão-ouro com o qual se possa comparar os resultados dos outros testes. Logo, a sensibilidade e a especificidade dos testes são difíceis de serem calculadas. Pelo fato de a síncope ser um sintoma e não uma doença, a avaliação diagnóstica deve ser focada no estado fisiológico, que poderia plausivelmente causar uma perda súbita da consciência.[12]

Exames de imagem do crânio e do coração, US de carótidas, EEG e enzimas cardíacas raramente são úteis no contexto de síncope para determinar a causa e não devem ser solicitados de "rotina" (ver Quadro 101.3). Esses exames auxiliam na elucidação diagnóstica e manejo em menos de 2% dos pacientes idosos que procuram os serviços da rede de urgência e emergência.[11]

Exames laboratoriais (bioquímicos)

Geralmente, os exames laboratoriais são pouco úteis em um contexto de síncope.[8,12] Inicialmente, o hematócrito e a glicemia poderiam ser úteis na exclusão de diagnósticos diferenciais, como hipoglicemia e hipovolemia, situações essas que poderiam ser descobertas, em grande parte das vezes, com a entrevista e o exame físico. É evidente que após a entrevista e o exame físico, outros exames podem ser solicitados conforme a suspeita.

Eletrocardiograma

Um ECG deve ser realizado no indivíduo com síncope. É um exame quase sem riscos, de baixo custo e toda Unidade Básica de Saúde (UBS) poderia ter um.[8] Ocorrem alterações (ver Tabela 101.2) em aproximadamente 90% das pessoas com síncope de origem cardíaca e em apenas 6% das pessoas com síncope neuromediada (causa mais comum de síncope em todas as idades).[8]

Tabela 101.2 | Achados eletrocardiográficos que sugerem síncope de origem cardíaca

- ▶ Taquicardia ventricular
- ▶ Complexo QRS alargado (> 120 ms)
- ▶ Bradicardia sinusal (< 50 bpm)
- ▶ Intervalo QT aumentado (> 450 ms)
- ▶ Intervalo QT excessivamente reduzido (< 300 ms)
- ▶ Inversão de onda T de V1 a V3
- ▶ Ondas épsilon, potencial ventricular retardado e ondas T negativas nas precordiais direitas (displasia arritmogênica do ventrículo direito)
- ▶ Bloqueio de ramo direito com elevação de ST e elevação do segmento ST de V1 a V3 (síndrome de Brugada)
- ▶ Bloqueio de ramo bifascicular (definido como um BRE ou BRD com hemibloqueio anterior ou posterior esquerdo)
- ▶ BAV de segundo grau tipo Mobitz1
- ▶ Ondas Q sugerindo infarto agudo do miocárdio

Fonte: Baseado em Miller e Kruse.[8]

Lembrando que o *Guidelines* da Sociedade Cardiovascular Canadense, da Sociedade Europeia de Cardiologia e do Colégio Americano de Médicos Emergencistas recomenda, para as pessoas que apresentam síncope, ECG de 12 derivações associado à entrevista médica e ao exame físico, com ênfase na aferição ortostática da PA.

Apesar de o ECG ter baixo rendimento diagnóstico (aproximadamente 3-5%), é recomendado para todos os pacientes com síncope.[11,181] Apesar de ser pouco provável a detecção de arritmias cardíacas em único ECG de repouso, anormalidades estruturais, isquêmicas e de condução podem ser detectadas.[19]

Em um estudo, das 67 pessoas com síncope, ECG normal e história de doença cardíaca negativa, nenhuma teve um ECG anormal. Ou seja, um ECG normal em uma pessoa com história de síncope deve ser valorizada na avaliação.[8]

A avaliação do ECG deve acontecer dentro dos seguintes passos (os 10 mandamentos):

- Verificar se o ritmo é sinusal (onda "p" positiva em DI e DII e negativa em aVR).
- Conferir se há sobrecarga atrial direita (altura da onda "p" em DII acima de 2,5 mm) ou atrial esquerda (largura de p em V1 acima de 2,5 mm).
- Observar se o intervalo PR é normal (entre 3 e 5 mm, medido em DII).
- Determinar onde está o eixo elétrico (normal entre –30° e + 90°; olhar QRS em DI e aVf; eventualmente em DII).
- Conferir se a transição elétrica é normal (QRS com rS em V1, passando a Rs em V3-V4).
- Verificar como está a duração do QRS (acima de 3 mm, considerar bloqueio de ramo; BRE: QRS bizarro e alargado em toda a sua extensão, transição elétrica brusca, inversão de T; BRD: QRS alargado em sua porção final, meseta em aVR, orelhas de coelho em V1).
- Observar como está o complexo de recuperação ventricular (ponto J nivelado, segmento ST nivelado e onda T obediente a QRS em polaridade no plano frontal; no plano horizontal pode ser negativa em V1, sendo positiva nas demais).
- Conferir se existe hipertrofia ventricular (olhar sobrecarga atrial, posição do eixo elétrico, transição elétrica e comportamento da onda T).

Quadro 101.3 | Boas práticas em neurologia: recomendações da *Choosing Wisely Campaign*

Recomendações	Sociedades científicas promotoras
Evite solicitar TC de crânio em pacientes adultos assintomáticos admitidos com síncope em pronto-socorros, com traumas insignificantes e com avaliação neurológica normal	American College of Emergency Physicians
Não solicitar exames de imagem do crânio (TC ou RM) na avaliação de pacientes com síncope e avaliação neurológica normal	American College of Physicians
Não solicitar exames de imagem das artérias carótidas em pacientes com síncope sem outros sintomas neurológicos	American Academy of Neurologia

TC, tomografia computadorizada; RM, ressonância magnética.
Para mais informações sobre Choosing Wisely Campaign, veja http://www.choosingwisely.org e http://www.aafp.org/afp/recomendations/search.htm
Fonte: Lizer e colaboradores.[12]

- Verificar se existe onda q patológica para indicar área inativa (onda q ocupando pelo menos 1 mm ou com amplitude superior a ¼ da amplitude da onda R naquela derivação).
- Observar como está o intervalo QT (medir em DII e V5; entre 0,3 e 0,4 s).

Ecocardiografia

Apenas 2% dos ECG revelaram achados que tiveram relevante contribuição no episódio de síncope, sendo o mais encontrado a estenose aórtica.[11]

Um ECG só terá utilidade na presença de doença cardíaca, de história sugestiva de doença cardíaca ou na presença de ECG anormal.[8]

Pessoas que apresentam síncope durante exercício físico, sobretudo aqueles com sopro cardíaco, devem ser submetidos ao ECG, para excluir doença valvar ou hipertrofia (cardiomiopatia hipertrófica deve ser sempre lembrada nesse contexto de síncope aos esforços).

Finalmente, para as pessoas com síncope sem explicação, apesar de terem sido submetidas à entrevista e ao exame físico (bem direcionados) e ao ECG de 12 derivações, o diagnóstico de arritmia é duas vezes mais provável nas pessoas com disfunção sistólica comparado com aquelas que têm a função cardíaca normal.[8]

Em pessoas com síncope, o ECG é o exame que apresenta a maior frequência de achados anormais (63%), sendo que a grande maioria desses achados são alterações estruturais pequenas, como, por exemplo, regurgitação mitral.

Massagem do seio carotídeo

Deve ser realizada em pessoas com sintomas sugestivos de síncope carotídea (síncope ao barbear, ao virar a cabeça) e principalmente em idosos com síncope recorrente e investigação complementar negativa. A massagem do seio carotídeo não deve ser realizada por médicos de família e comunidade se sopros carotídeos estiverem presentes, se o indivíduo tiver história de taquicardia ventricular, ou se teve IAM ou AVC recentemente.

Também deve-se pensar na possibilidade de um teste falso-positivo em alguém cuja história não possui dados que sugerem hipersensibilidade do seio carotídeo;[12] e ainda que déficit neurológico após a massagem seja raro (em um grande estudo, ocorreu em 0,28% das pessoas).[9]

Conduta proposta

A conduta diante das síncopes está resumida em um fluxograma de manejo (Figura 101.2),[20] com notas sobre recomendações para a prática[8] no Quadro 101.3.

Quando referenciar

Os alertas vermelhos para referenciamento ao especialista focal são dor torácica, dispneia, história de doença cardíaca, história familiar de morte súbita, sinais de ICC ou anormalidades no ECG.[7]

Por meio da utilização de critérios do Quadro 101.4, é possível tomar decisões que reduzam internações desnecessárias de pessoas com síncope de "baixo risco" (de desfecho desfavorável a curto prazo), de maneira a poupar custos sem aumentar morbi-

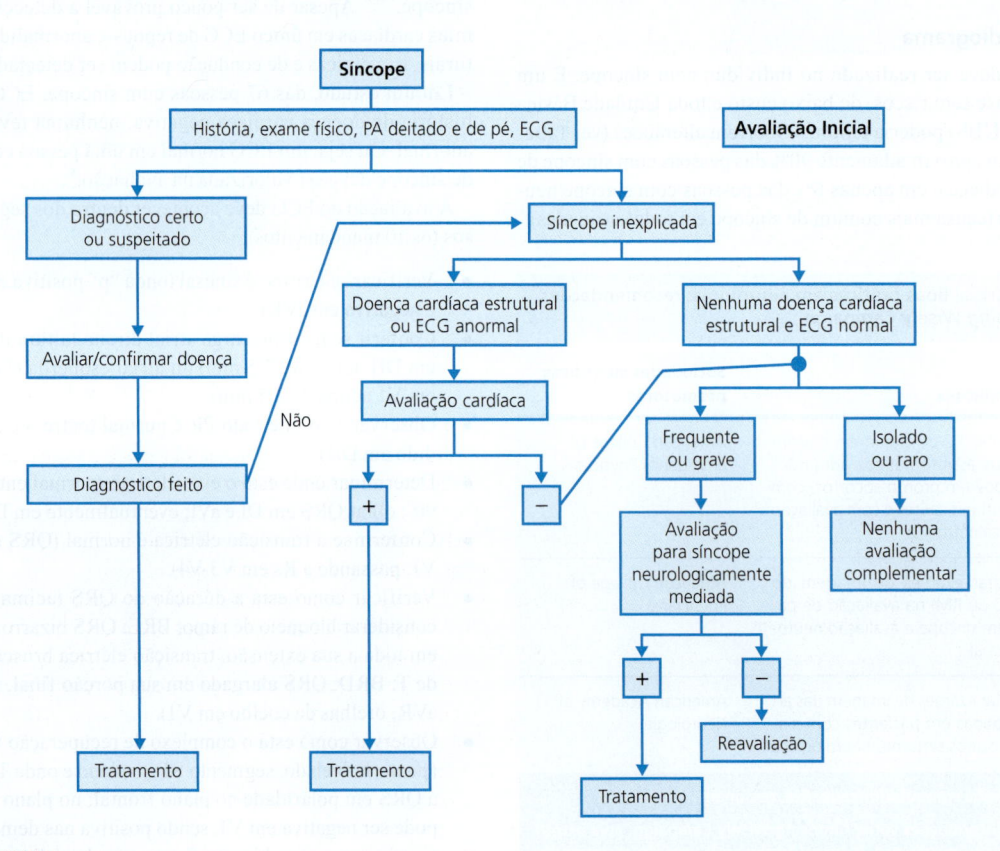

▲ **Figura 101.2**
Manejo da síncope.[21]

Quadro 101.3 | **Recomendações-chave para a prática**

Recomendações clínicas	Evidência
Pessoas com síncope, em que a história e o exame físico sugerem uma etiologia cardíaca, devem ser submetidas à ecocardiografia, à monitoração eletrocardiográfica prolongada, a teste ergométrico e/ou a estudo eletrofisiológico e gravador com circuito implantado	B
Pessoas com síncope e achados sugestivos de ICC ou doença estrutural do coração, achados eletrocardiográficos anormais, ou com história familiar de morte súbita devem ser internadas para maior avaliação	C
História, exame físico, aferição de PA em posição supina e ortostática e ECG devem ser feitos em todos os indivíduos com síncope	C
Pessoas que procuram atendimento com pré-síncope devem ser avaliadas de maneira similar aos que apresentam síncope	C
Pessoas com síncope que apresentam "baixo risco de eventos adversos" (aqueles com sintomas sugestivos de síncope vasovagal ou hipotensão ortostática, sem história de doença cardíaca, sem história familiar de morte súbita e ECG normal) podem ser acompanhados de forma segura sem intervenções ou tratamentos	C
Exames laboratoriais e de imagem devem ser solicitados para pessoas com síncope apenas se tiverem algum dado de entrevista ou exame físico que guie sua indicação	C

ICC, insuficiência cardíaca congestiva; PA, pressão arterial; ECG, eletrocardiograma; (B), moderada; (C), baixa.

Fonte: Adaptada de Miller e Kruse.[8]

Quadro 101.4 | **Estratificação de risco em pessoas com síncope**

Alto risco (referência a pronto-socorro ou hospital é recomendada)

▶ História clínica sugestiva de síncope arritmogênica (p. ex., síncope durante o esforço, palpitações, ou síncope sem pródromos)

▶ História familiar de morte súbita

▶ Hipotensão (PAS < 90 mmHg)

▶ Idosos

▶ Sinais ou exames evidenciando doença cardíaca estrutural severa, ICC, ou DAC

▶ Sinais eletrocardiográficos sugestivos de síncope arritmogênica (ver Quadro 101.2)

Baixo risco (avaliação ambulatorial é recomendada)

▶ Idade abaixo de 50 anos

▶ Sem história de DCV

▶ Achados eletrocardiográficos normais

▶ Sintomas sugestivos de síncope neuromediada ou hipotensão ortostática

▶ Achados cardiovasculares não relevantes

Observações: para considerarmos uma pessoa com alto risco, basta apresentar *um* dos itens citados; para considerarmos uma pessoa como de baixo risco, ela deve apresentar *todos os* itens.

DAC, doença arterial coronariana; DCV, doença cardiovascular; ICC, insuficiência cardíaca congestiva.

Fonte: Sheldon e colaboradores.[22]

dade e mortalidade e mesmo assim manter a segurança e a qualidade de vida da pessoa.

Pessoas que referem história de síncope sem nenhum sinal de alerta (Strokes-Adams Attack), síncope durante o exercício, síncope precedida de palpitações ou síncope na posição supina também se beneficiarão de referenciamento,[7] assim como pessoas que têm episódios frequentes de síncope e dirigem automóveis e motocicletas.

Diversas regras para tomada de decisão clínica foram desenvolvidas para estratificar risco em pessoas que são atendidas com síncope. Cada uma tem variáveis diferentes, mas nenhuma das regras provou ser superior uma à outra.

Erros mais frequentemente cometidos

▶ Atribuir, de forma generalizada, o diagnóstico de epilepsia a toda pessoa com síncope que se apresente com incontinência e/ou mioclonia.

▶ Na epilepsia, após a perda de consciência, há um estado de sonolência e certa desorientação ao "acordar", sendo que, na síncope, a retomada da consciência é bem mais rápida.

▶ Algumas pessoas, após "crise epilética", podem apresentar ferimentos na língua, e os familiares ou testemunhas podem relatar que houve sialorreia, desvio do olhar e/ou incontinência.[7]

▶ Supervalorização das causas cerebrovasculares como possíveis causas de síncope. Essa tendência é gerada pelo desconhecimento da prevalência da síncope segundo a etiopatogenia. As causas cerebrovasculares são responsáveis por 1 a 2% dos episódios de síncope. Logo, o exame neurológico de imagem só deve ser solicitado perante uma consistente suspeita de doença ou evento neurológico.

▶ Atribuir anormalidades detectadas ou induzidas durante um exame como sendo necessariamente a causa da síncope. Quedas ortostáticas modestas da PA, arritmias observadas no Holter e sensibilidade do seio carotídeo só têm relevância clínica quando induzem síncope. Essas alterações são comuns em idosos, e sua presença não implica, necessariamente, uma relação de causa e efeito. O mesmo raciocínio vale quando se detecta um distúrbio de condução cardíaco ou um sopro cervical. É possível que outras causas de síncope estejam atuando.[23]

Prognóstico e complicações possíveis

O prognóstico de cada pessoa com síncope depende da causa.

As síncopes neuromediadas são as mais frequentes em todas as idades, têm caráter benigno e não estão associadas a aumento de mortalidade. As síncopes cardíacas têm o pior prognóstico, são responsáveis por um terço dos episódios sincopais em idosos, sendo mais raras em jovens.

A síncope de origem cardíaca tem um relevante índice de mortalidade em todos os grupos etários. O estudo de Framingham, um estudo de coorte, comparou o risco de morte de homens e mulheres com síncope de origem cardíaca e de origem "vasovagal" (incluindo hipotensão ortostática). Esse estudo acompanhou as pessoas durante um período de 26 anos, e o resultado foi RR de 2,4 (IC [95%] 1,78-3,26), para o grupo com síncope cardíaca, e de 1,17 (IC [95%] 0,95-1,44) para o grupo com síncope "vasovagal".[7]

Episódios de síncope podem ser danosos, particularmente para as pessoas idosas. "Desmaios" podem ser benignos e autolimitados, mas as síncopes cardíacas ocasionam uma mortalidade anual de 20 a 30%. A mortalidade por síncope de origem não explicada chega a 10%.

Uma complicação bastante temida nos idosos que experimentam episódios de síncope são as fraturas, principalmente as de fêmur. Aproximadamente 25% dos idosos que sofrem síncope apresentam sérios traumas, incluindo as fraturas de fêmur.[11] Um idoso que está sendo avaliado por uma queda pode ter apresentado um breve episódio sincopal como causa, mas pode não ter consciência desse fato e não relatá-lo durante a entrevista. Deve-se suspeitar dessa situação em idosos que não conseguem explicar ou se lembrar de como foi a queda e também naqueles com lesões que sugerem que não tentaram se proteger ao cair (lesões em face e crânio).[21]

Atividades preventivas e de educação

As pessoas com síncope devem ser orientadas quanto a algumas precauções enquanto a etiologia do seu sintoma não estiver bem clara ou ainda não estiver controlada. Essas pessoas devem ser orientadas a evitar dirigir, evitar outras situações em que a queda possa ser perigosa, como subir em telhado, subir em escadas, trabalhar com ferramentas pesadas ou perigosas. A casa dessas pessoas deve ser o mais segura possível, evitando a exposição a objetos ou superfícies cortantes. As pessoas e seus familiares devem ser orientados para que, em uma situação de síncope ou pré-síncope, a pessoa seja colocada na posição supina com suas pernas elevadas, com o intuito de abortar a "crise" ou acelerar a recuperação da consciência.

Em algumas situações, familiares e amigos da pessoa que apresenta síncope devem ser orientados e instruídos sobre conhecimentos básicos de ressuscitação cardiopulmonar e cuidados com as vias aéreas.

No Reino Unido, pessoas com episódios de síncope não explicadas, apesar de exaustivamente avaliadas, são afastadas da direção veicular por 6 meses. Aqueles com síncope vasovagal, com pródromos e fatores desencadeantes bem definidos, e que não têm história prévia de síncope em posição sentada ou deitada não têm nenhuma restrição à direção de veículos.[7]

REFERÊNCIAS

1. Mereu R, Sau A, Lim PB. Diagnostic algorithm for syncope. Auton Neurosci. 2014;184:10-16.

2. Puppala VK, Dickinson O, Benditt DG. Syncope: classification and risk stratification. J Cardiol. 2014;63(3):171-7.

3. Runser LA, Gauer LR, Houser A. Syncope: evaluation and differential diagnosis. Am Fam Physician. 2017;95(5):303-12.

4. Saklani P, Krahn A, Klein G. Syncope. Circulation. 2013;127(12):1330-9.

5. Solbiati M, Casazza G, Dipaola F, Rusconi AM, Cernuschi G, Barbic F, et al. Syncope recurrence and mortality: a systematic review. Europace. 2015;17(2):300-8.

6. D'Ascenzo F, Biondi-Zoccai G, Reed MJ, Gabayan GZ, Suzuki M, Costantino G, et al. Incidence, etiology and predictors of adverse outcomes in 43,315 patients presenting to the emergency department with syncope: an international meta-analysis. Int J Cardiol. 2013;167(1):57-62.

7. Parry WS, Tan PM. An approach to the evaluation and management of syncope in adults. BMJ. 2010;340:468-73.

8. Miller TH, Kruse JE. Evaluation of syncope. Am Fam Physician. 2005;72:1492-500.

9. Kapoor WN. Syncope. N Engl Jl Med. 2000;343:1856-62.

10. Sackett DL, Straus SE, Richardson WS, Rosenberg W, Haynes RB. Evidence-based medicine: how to practice and teach EBM. 2nd ed. Oxford: Churchill Livingstone; 2000.

11. Mendu ML, MacAvay G, Lampert R, Stoehr J, Tinetti ME. Yield of diagnostic tests in evaluating syncopal episodes in older patients. Arch Intern Med. 2009;169(14):1299-305.

12. Linzer M, Yang EH, Estes NA 3rd, Wang P, Vorperian VR, Kapoor WN. Diagnosing syncope. Part 1: value of history, physical examination, and eletrocardiography. Ann Intern Med. 1997;126(12):989-96.

13. Feinstein AR. Clinical judgment. Baltimore: Williams & Wilkins; 1967.

14. Coulehan JL, Block MR. A Anamnese, parte 1: o começo e a doença atual. In: Coulehan JL, Block MR. A entrevista médica: um guia para estudantes da arte. São Paulo: Artes Médicas; 1989. p. 65-77.

15. Thiruganasambandamoorthy V, Stiell IG, Wells GA, Vaidyanathan A, Mukarram M, Taljaard M. Outcomes in presyncope patients: a prospective cohort study. Ann Emerg Med. 2015;65(3):268-76.e6.

16. Etchells E, Bell C, Robb K. Does this patient have an abnormal systolic murmur? In: Simel DL, Rennie D, Keitz AS, editores. The rational clinical examination: evidence clinical examination. New York: McGraw-Hill; 2009. p. 433-42.

17. McGee S, Abernethy WB 3rd, Simel DL. Is this adult patient hypovolemic? In: Simel DL, Rennie D, Keitz AS, editores. The rational clinical examination: evidence Clinical examination. New York: McGraw-Hill; 2009. p. 315-24.

18. Krahn AD, Andrade JG, Deyell MW. Selecting appropriate diagnostic tools for evaluating the patient with syncope/collapse. ProgCardiovascDis. 2013;55(4):402-9.

19. Quinn JV, Stiell IG, McDermott DA, Sellers KL, Kohn MA, Wells GA. Derivation of the San Francisco Syncope Rule to predict patients with short-term serious outcomes. Ann Emerg Med. 2004;43(2):224-32.

20. Martins HS. Síncope. In: Martins HS, Neto RAB, Neto AS, Velasco IT. Emergências clínicas: abordagem prática. 4. ed. Barueri: Manole; 2009. p. 163-87.

21. European Society of Cardiology. The task force for diagnosis and management of syncope: guidelines for diagnosis and management of syncope (version 2009). Eur Heart J. 2009;30:2631-71.

22. Sheldon RS, Morillo CA, Krahn AD, O'Neill B, Thiruganasambandamoorthy V, Parkash R, et al. Standardized approaches to the investigation of syncope: Canadian Cardiovascular Society position paper. Can J Cardiol. 2011;27(2):246-53.

23. Cutler P. Faintings. In: Cutler P. Problem solving in clinical medicine: from data to diagnosis. Baltimore: Willians & Wilkins; 1998. p. 355-8.

CAPÍTULO 102

Abordagem da dor aguda

Levi Higino Jales Júnior
Patricia Leda Jales de Brito
Levi Higino Jales Neto

Aspectos-chave

▶ Dor aguda é um dos problemas mais comuns que levam pessoas aos serviços de saúde no Brasil.

▶ A abordagem à pessoa portadora de dor aguda deve ser realizada pelo profissional de saúde com critérios científicos, atenção e ética, analisando não apenas a dor, mas principalmente o sofrimento da pessoa.

▶ Torna-se muito desgastante para o médico, ou outro profissional, estar diante de alguém se queixando de dor e não ter condições científicas de aliviar seu sofrimento.

▶ No Brasil, atualmente, existe a necessidade de promover e ampliar a capacitação dos profissionais de saúde em relação ao manejo da dor, realizando atualização terapêutica e fortalecendo a educação permanente em saúde, focalizada no diagnóstico correto e na terapia adequada, a fim de alcançar um controle mais eficaz no tratamento do portador de dor aguda.

Caso clínico

Maria, 46 anos, procura a Unidade Básica de Saúde com queixa de dor nas costas. Há 7 dias tentou levantar um balde com roupa e passou a sofrer dessa dor. Trabalha como auxiliar administrativo e deixou de ir ao trabalho por 2 dias. Queixa-se de irritabilidade e insônia nesse mesmo período. Ainda não tomou medidas para aliviar a dor. Maria graduou a dor como moderada, afinal, já sentiu piores.

Teste seu conhecimento

1. Após avaliação, o médico decide prescrever analgesia medicamentosa além de medidas locais. Considerando a graduação da dor, qual seria a medicação (ou combinação) mais adequada?
   a. Morfina + clonazepam
   b. Paracetamol + baclofeno
   c. Dipirona + *passiflora*
   d. Paracetamol

2. Como essa dor é classificada?
   a. Dor neuropática
   b. Dor psicogênica
   c. Dor nociceptiva
   d. Dor mista

3. No que diz respeito à irritabilidade e à insônia de Maria, deve-se:
   a. Iniciar inibidor seletivo da recaptação da serotinina (ISRS) por se tratar de um transtorno ansioso
   b. Referenciar para a psicologia por se tratar de transtorno depressivo
   c. Orientar como consequência da dor e acalmá-la, pois vão melhorar com a analgesia proposta
   d. Ignorar os sintomas

Respostas: 1B, 2C, 3C

Do que se trata

O médico de família e comunidade, com grande frequência, atende pessoas no consultório com queixas de dor. A sensação desagradável que a dor produz é o motivo maior de procura aos serviços de saúde. Esse profissional geralmente pratica uma assistência integral, independentemente da faixa etária e do sexo da pessoa, avaliando-a como um todo, investigando a área somática e visceral e interagindo o físico e o emocional, valorizando os transtornos psicológicos.

No Brasil, mais de 70% das pessoas que procuram os serviços de saúde referem-se à dor como sintoma principal.[1-3] O tratamento adequado da dor é direito fundamental de todo ser humano, consenso dos profissionais dedicados ao estudo da dor. A falta de tratamento eficaz para a dor de determinadas pessoas é um problema grave e uma das maiores causas de sofrimento e desespero do ser humano.[2-4] Em determinada situação, sofrem a pessoa, seus familiares, o médico e toda a equipe de assistentes. Nesse contexto, todo profissional de saúde tem a obrigação de conhecer o estudo científico sobre dor, porque é um dever aliviar a dor e o sofrimento das pessoas que procuram os serviços de saúde.

Em 1973, foi fundada a International Association for the Study of Pain (IASP), com objetivos de fornecer um fórum interdisciplinar e internacional para ampliar o conhecimento sobre a dor, fortalecer a educação dos profissionais e melhorar a assistência à saúde. A Organização Mundial da Saúde reconhece a IASP como uma entidade de referência para estudo da dor.[5]

Em muitos países, incluindo o Brasil, o estudo sobre a dor cresce substancialmente no meio médico científico. A Sociedade Brasileira para o Estudo da Dor, fundada em 1983, forma um capítulo da IASP e conta atualmente com 20 associações regionais brasileiras.[1-3,5] Na importância do estudo sobre a dor, destaca-se a sua elevada prevalência.[1,2] Estima-se que no mundo, um terço dos indivíduos sente algum tipo de dor em determinada fase de vida. Além disso, a dor provoca grande sofrimento, o que leva a pessoa a desenvolver distúrbios do humor e da ansiedade relacionados com a disfunção de neurotransmissores, com interferência também no sistema imune, provocando baixa da imunidade e predispondo o aparecimento de outras enfermidades.[4,6]

O que pode ocasionar

A dor aguda é a causa mais comum de afastamento do trabalho e está associada com limitação da atividade, estado de saúde e estresse psicológico do indivíduo.[7]

A IASP define a dor como uma "experiência sensorial e emocional desagradável, associada ao dano real ou em potencial, ou descrita em termos de tal dano".[3,4] Esse é o conceito inicial, pois abrange os aspectos físicos e emocionais na pessoa. A dor é uma experiência pessoal e subjetiva, influenciada pela cultura, pelo significado da situação e por outras variáveis psicológicas. A dor não se restringe apenas a um sistema de transmissão sensorial linear; é um processo dinâmico que envolve interações complexas e contínuas entre sistemas neuronais, sendo revelada pelas organizações de saúde, devido ao seu controle inadequado.[1,3]

Os principais componentes psicológicos que participam do fenômeno doloroso estão dispostos na Figura 102.1.

O componente discriminativo propicia à pessoa identificar e descrever as características da sensação dolorosa, como local da dor, irradiação, intensidade e outras. O afetivomotivacional se relaciona com a sensação desagradável que a dor produz na maioria das pessoas, muitas vezes evoluindo para a depressão. O componente cognitivo é o que a dor representa para a pessoa, e o comportamental diz respeito à maneira como o indivíduo se comporta perante o estímulo doloroso.[1,2,4]

O limiar da dor e as reações emocionais correlacionadas são pessoais e variam de um indivíduo para outro e depende de várias influências, como genética, alimentação, hábitos culturais e religiosos, entre outras variáveis, que participam na formação do sistema de modulação antálgico do organismo humano.[8]

Podem-se enumerar as principais causas de dor aguda, conforme vários aspectos. No Quadro 102.1, há a classificação da dor segundo a patogênese, e no Quadro 102.2, pelo órgão acometido.

O que fazer

Anamnese

A dor pode ser classificada de acordo com as suas características em:

- **Dor nociceptiva** é diretamente associada com o estímulo agudo nóxico como lesão tissular (dor pós-operatória), doença (câncer) ou inflamação (artrite). A dor nociceptiva pode ser somática (derivada de lesão de pele, ossos, músculos ou tecidos conectivos) ou visceral (originada de órgãos).[1,4,9]
- **Dor neuropática** ocorre em consequência direta de lesão ou doença afetando o sistema somatossensitivo periférico ou central.[9] A dor neuropática pode ser causada por trauma, inflamação, doenças metabólicas como diabetes ou infecções como herpes-zóster ou ainda originar-se de uma

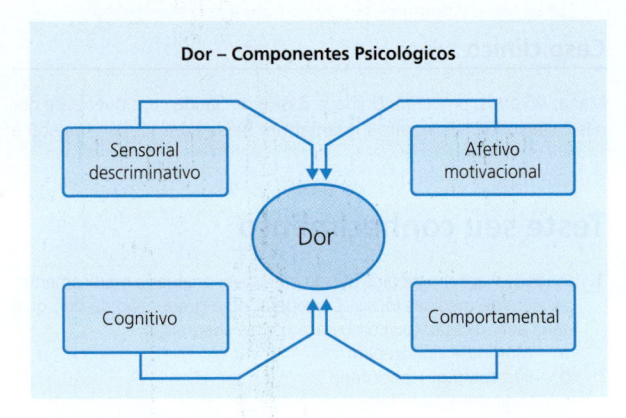

▲ **Figura 102.1**
Componentes psicológicos do fenômeno doloroso.

Quadro 102.1 | Causas de dor segundo a patogênese

Traumáticas	Infecciosas	Isquêmicas	Autoimunes
▶ Pós-cirúrgica	▶ Pneumonia	▶ Insuficiência coronária aguda	▶ Aftas orais (doença de Behçet, granulomatose de Wegener, síndrome de Churg-Strauss, artrite reumatoide, síndrome de Sjögren)
▶ Trauma direto	▶ Pleurite	▶ Angina mesentérica	▶ Pericardite (lúpus, artrite, vasculites, síndrome de Sjögren)
▶ Fratura óssea	▶ Pielonefrite	▶ Insuficiência arterial periférica (embólica, vasculite)	▶ Neuropatias (lúpus eritematoso sistêmico, artrite reumatoide, vasculites sistêmicas, síndrome de Sjögren)
	▶ Abscessos	▶ Acidente vascular cerebral	▶ Úlceras cutâneas (vasculites primárias, lúpus eritematoso sistêmico, artrite reumatoide)
	▶ Artrites infecciosas	▶ Tromboembolia pulmonar	▶ Paniculite
	▶ Osteomielites	▶ Síndrome dolorosa aguda secundária à anemia falciforme	▶ Cefaleia (arterite temporal, lúpus eritematoso sistêmico, vasculite do sistema nervoso central)
	▶ Gastrenterites agudas		▶ Artrites (colagenoses, vasculites)
	▶ Meningites		▶ Glomerulonefrite aguda

Quadro 102.2 | Causas de dor segundo órgãos

Osteomuscular	Gastrintestinal	Renal	Neuropática	Pulmonar	Cardíaco
▶ Lombociatalgia aguda (hérnias discais, síndrome do piriforme, musculares, fraturas) ▶ Cervicalgias agudas ▶ Entorses ▶ Tendinopatias ▶ Bursites ▶ Entesites ▶ Artrites ▶ Osteítes ▶ Miosites ▶ Osteonecrose asséptica (fêmur, úmero) ▶ Capsulite adesiva	▶ Cólica biliar (colelitíase, colecistite aguda) ▶ Cólica intestinal (colite) ▶ Pancreatite aguda ▶ Gástrica (gastrite, úlcera gástrica e duodenal) ▶ Esofagite (úlcera esofágica)	▶ Nefrolitíase aguda ▶ Hidronefrose aguda ▶ Glomerulonefrite ▶ Pielonefrite ▶ Necrose cortical do rim	▶ Dor do membro fantasma ▶ Neuropatia periférica ▶ Síndrome do túnel do carpo ▶ Dor central pós AVC – dor talâmica ▶ Neuropatia pós-herpética ▶ Neuropatia pós-traumática ▶ Cefaleias ▶ Neuralgia do trigêmeo ▶ Neuralgia do glossofaríngeo	▶ Pleurite (reacional, autoimune) ▶ Pneumolite ▶ Embolia pulmonar	▶ Pericardite (reacional, autoimune) ▶ Miocardite (isquêmica, pós-parto, autoimune) ▶ Endocardite

AVC, acidente vascular cerebral.

doença neurológica primária. O controle da dor neuropática geralmente é mais dificultado pela complexidade que envolve neuroplasticidade.[9] A pessoa refere dor em queimação, tipo choque, com sensação de formigamento ou parestesias, às vezes, em pontada de forte intensidade, contínua ou paroxística, persistente, o que leva ao sofrimento acentuado.[9,10]

- **Dor psicogênica** surge com predomínios dos fatores emocionais, muitas vezes, relacionada com conflitos psicológicos, exacerbada por excesso de ansiedade, estresse e transtornos depressivos.[10]
- **Dor mista** é a dor que envolve mais de um componente referido anteriormente, sendo o tipo mais frequente encontrado na prática médica diária.[10]

A dor pode ainda ser classificada de acordo com a intensidade entre leve, moderada e intensa, ou de 0 a 10, dor leve corresponde a uma variação de 1 a 4. A dor moderada, de 5 a 7, e a dor intensa, de 8 a 10.[7,8,10]

Quanto ao modo de evolução e o tempo de duração, temos:

- A **dor crônica** é de longa duração, geralmente com mais de 3 meses de evolução. Não tem nenhuma utilidade, provoca graves sofrimentos e limita a qualidade de vida da pessoa. Muitas vezes envolvida com processo de sensibilização neuronal, dificulta o diagnóstico e o controle terapêutico.[1,4,9]
- A **dor aguda** geralmente é de curta duração (em até 3 meses), surge na presença da lesão e pode ser um alerta de disfunção do organismo. Geralmente, desaparece com a eliminação da causa inicial. Muitas vezes, é de forte intensidade, necessitando de assistência médica de imediato.[1,4,7]

Neurofisiopatologia da dor aguda

O processo doloroso é complexo, dinâmico e envolve diversas estruturas e reações orgânicas, sensitivas, sensoriais e emocionais. O processo doloroso pode ser esquematizado em alguns seguimentos do organismo, como receptores, vias nervosas periféricas e centrais. A sensação de dor depende da nocicepção, que resulta da estimulação dos nociceptores, que são receptores sensíveis às estimulações nocivas, capazes de desencadear uma reação. Os nociceptores estão amplamente distribuídos pelo corpo humano, aproximadamente 500 por cada cm² de pele.[4,7]

Podem-se enumerar academicamente 4 estágios ou fases importantes da nocicepção, como na Figura 102.2.

Na abordagem à pessoa com dor aguda, a história clínica e o exame físico são fundamentais. Informações sobre as características da dor, o tipo de sofrimento relatado pela pessoa, o histórico dos procedimentos médicos, o uso de determinados medicamentos, entre outras informações são muito importantes.[6-8] Toda pessoa que sente dor necessita de assistência médica mais humanizada para aliviar o sofrimento emocional, presente nesses casos. O profissional de saúde deve abordar a pessoa com toda a atenção, o respeito e o carinho, procurando confortar o indivíduo e amenizar a intensidade da dor.[5,7,8] A gravidade da dor deve ser avaliada no início da entrevista clínica, após a es-

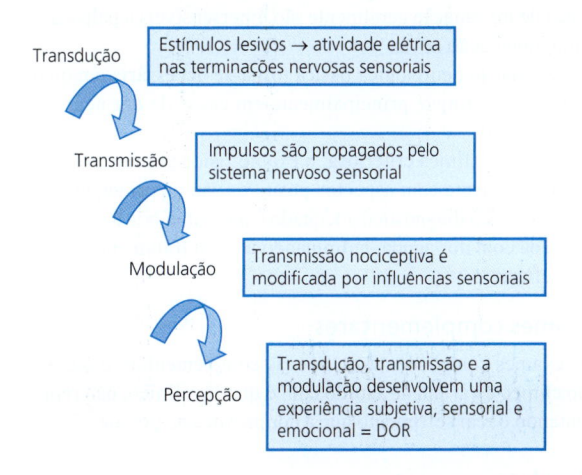

Transdução → Estímulos lesivos → atividade elétrica nas terminações nervosas sensoriais

Transmissão → Impulsos são propagados pelo sistema nervoso sensorial

Modulação → Transmissão nociceptiva é modificada por influências sensoriais

Percepção → Transdução, transmissão e a modulação desenvolvem uma experiência subjetiva, sensorial e emocional = DOR

▲ **Figura 102.2**
Estágios da nocicepção.

perada melhora das medicações analgésicas e ao final da entrevista.[7] Considerando que a gravidade da dor não pode ser medida objetivamente, o melhor guia é a avaliação subjetiva da pessoa. Existem várias formas de escalas para avaliar a pessoa com dor. As escalas de avaliação da dor podem ser unidimensionais ou multidimensionais.

Escalas unidimensionais são apropriadas quando a causa da dor é óbvia e pode ser resolvida em curto intervalo de tempo. As escalas unidimensionais mais conhecidas são: (1) a escala analógica visual, a mais utilizada em trabalhos científicos, na qual a pessoa marca a gravidade da dor em uma linha, registrando as palavras sem dor em uma extremidade e na outra extremidade pior dor possível; (2) a escala numérica, em que a pessoa verbaliza a dor na intensidade de 0 a 10, muito utilizada na prática médica diária; (3) a escala de descrição verbal, com palavras variando de sem dor a dor intensa; e (4) a escala de dor em faces, escala ilustrativa que consiste em desenhos de expressões faciais, úteis para crianças, pessoas com impedimentos cognitivos e pessoas com barreiras de idiomas.

Escalas de dor multidimensionais capturam a informação adicional à gravidade da dor, como a localização, a qualidade e os aspectos emocionais e funcionais da dor. Essa escala deve ser apropriada para pessoas que demoraram a iniciar o tratamento da dor, que têm dor neuropática, ou que apresentam problemas álgicos com dificuldade de serem resolvidos. Nesse item, o questionário de dor McGILL é o mais completo e o mais estudado internacionalmente.[6–8,10]

Exame físico

A abordagem clínica precisa ser realizada com critérios científicos, mas com empatia e respeito pelo sofrimento do próximo, envolvendo ética e humanização na assistência à saúde.[2,4,7]

O exame físico da pessoa com dor aguda deve sempre ser completo, iniciando pelo tipo de deambulação, quando possível, e observando o aspecto geral e psicológico no momento da avaliação. Fácies de dor e sofrimento, maneiras de reagir às manobras semiológicas e o comportamento diante da equipe de saúde devem ser bem observados.[2,7]

O examinador deve fazer uma sequência na avaliação dos seguimentos corporais, começando pela cabeça, após o pescoço, tórax, coluna vertebral, abdome total, região genital (quando necessário), membros superiores e inferiores. Locais com presença de inflamação geralmente são hipersensíveis à palpação e à movimentação ativa.

A avaliação neurológica básica torna-se necessária em qualquer exame clínico, principalmente em casos de dor neuropática.

A história clínica criteriosa, o exame físico geral e a relação médico-paciente com aspectos positivos são os principais elementos para o diagnóstico adequado e para uma boa assistência à pessoa com dor aguda, culminando em um tratamento antiálgico eficaz.

Exames complementares

Os exames complementares, apenas complementam o raciocínio clínico e variam de acordo com o quadro clínico, não representando o real sofrimento que a dor provoca na pessoa.[2–4]

Conduta proposta

O tratamento de dores agudas é direcionado primariamente contra os fatores etiológicos que determinam as manifestações álgicas, como as doenças infecciosas, traumáticas, isquêmicas, inflamatórias, entre outras. O terapeuta deve procurar identificar a causa da dor e tratar a pessoa, sendo que a conduta terapêutica inclui procedimentos antiálgicos iniciais concomitantemente. Portanto, é fundamental o alívio da dor de imediato, antes mesmo da identificação etiológica. O controle da dor aguda é importante não somente por razões óbvias humanitárias, mas porque facilita a avaliação e o tratamento da doença subjacente.[7,11]

Para alívio da dor utilizam-se diversas formas de terapia medicamentosa, terapia por meios físicos (p. ex., crioterapia, fisioterapia, acupuntura), procedimentos invasivos simples (infiltrações e bloqueios) e procedimentos mais complexos (implantes de cateter peridural, bombas implantáveis e neurocirurgia).

Tratamento farmacológico

Os fármacos mais utilizados na terapia da dor aguda são os analgésicos não opioides. Os simples, representados pela dipirona e pelo paracetamol, podem ser usados por período prolongado de tempo, pois têm ação anti-inflamatória discreta, usados para tratamento da dor leve. Embora sejam geralmente bem tolerados, efeitos colaterais e itens de segurança podem limitar seu uso, particularmente em idosos e em pessoas com fatores de risco.[12]

Analgésicos adjuvantes são fármacos que têm indicações primárias aprovadas pela Food and Drug Administration (FDA) para diagnósticos não dolorosos, sendo seus efeitos analgésicos secundários, como óxido nitroso, corticosteroides, cetamina, clonidina, neurolépticos, ansiolíticos, antidepressivos, anticonvulsivantes e outros.[9,12]

Outras medicações podem ser empregadas no controle da dor aguda, seguindo os princípios delineados no Cap. 103, Abordagem da dor crônica.

Outros fármacos e procedimentos especializados complexos, como implantes de cateter peridural, implantes de bomba de injeção de analgésicos, infiltração intra-articular, quimioterapia, imunoterapia e outros, são necessários para complementar a assistência adequada à pessoa que sofre com dor aguda.[5,13]

Tratamento não farmacológico

O tratamento não farmacológico consiste em medidas locais como crioterapia ou compressas mornas, dependendo do local afetado. Várias técnicas de terapias físicas podem ser usadas (ver Cap. 80).

Também incluem procedimentos como analgesia regional como bloqueio do neuroeixo periférico, paravertebrais, intercostais, interpleurais, crioterapia, radiofrequência, fisioterapia, estimulação elétrica cerebral, estimulação magnética cerebral, neurocirurgias e outros. O uso da acupuntura tem contribuído muito na terapia para dor aguda.[11,14]

Acupuntura no controle terapêutico da dor aguda

A acupuntura é uma especialidade médica no Brasil desde 1995, reconhecida pelo Conselho Federal de Medicina, e fortalecida pela Associação Médica Brasileira (o Colégio Médico Brasileiro de Acupuntura já registrou mais de 5 mil médicos especialistas no país). O efeito dessa terapia produz bons resultados quando empregada adequadamente em casos de dor aguda, como cefaleias de tensão, enxaquecas, lombalgias, cervicalgias, bursites, tendinites e diversos distúrbios funcionais músculos ligamentares, comuns na síndrome dolorosa.[1–3,14]

REFERÊNCIAS

1. Teixeira MJ, Souza ACF. Epidemiologia da dor. In: Teixeira MJ, Figueiró JAB. Dor/epidemiologia, fisiopatologia, avaliação, síndromes dolorosas e tratamento. São Paulo: Moreira Jr; 2001.

2. Jacobsen MT, Valverde Filho J. Dor aguda. In: Teixeira MJ, editor. Dor: contexto interdisciplinar. Curitiba: Maio; 2003.

3. Ortega EI. O tratamento da dor como um direito humano. In: Alves Neto O, Teixeira MJ, editor. Dor: princípios e pratica. Porto Alegre: Artmed; 2009.

4. Bonica JJ. The management of pain. Philadelphia: Lea & Febiger; 1953.

5. Health aspects of human rights. WHO Chronicle. 1992;30(9):347-59.

6. Turk DC, Melzack R, editos. Handbook of pain assessment. New York: The Guilford; 1992.

7. Rowlingson JC. Acute pain management revisited. Anest Analg. 2003;94(3S):87-95.

8. Ohnhaus EE, Adler R. Methodological problems in the measurement of pain: a comparison between the verbal rating scale and the visual analogue scale. Pain. 1975;1(4):379-84.

9. Wiffen PJ, Derry S, Moore RA, McQuay HJ. Carbamazepine for acute and chronic pain in adults. Cochrane Database Syst Rev. 2011;(1):CD005451.

10. Melzack R. The McGill Pain Questionnaire: major properties and scoring methods. Pain. 1975;89(3):409-23.

11. Marskey H, Prkcachin K. The prevention of postoperative pain. In: Annual Meeting of the Canadian Pain Society. Procedings of a Symposium on the Prevention and control of Postoperative Pain; 1991 oct 17-20; Vancouver. Vancouver: [s.n.]; 1991.

12. Edwards JE, Oldman A, Smith L, Collins SL, Carroll D, Wiffen PJ, et al. Single dose oral aspirin for acute pain. Cochrane Database Syst Rev. 2000;(2):CD002067.

13. Mikus G, Weiss J. Influence of CYP2D6 genetics on opioid kinetics, metabolism and response. Curr Pharmacogenom. 2005;3:43-52.

14. Wilder-Smith OH. Pre-emptive analgesia and surgical pain. Prog Brain Res. 2000;129:505-24.

CAPÍTULO 103

Abordagem da dor crônica

Fábio Luiz Vieira
Cristiane Tavares

Aspectos-chave

▶ A correlação entre dor e lesão tecidual não é confirmada como regra pela neurociência moderna.

▶ A abordagem mais moderna da neurociência entende o fenômeno da dor suscitado de forma mista por dois componentes: nociceptivo e neuropático.

▶ A busca incessante de lesão que explique a presença de dor pode ser geradora de um alto grau de ansiedade e frustração, tanto para o médico quanto para a pessoa.

▶ Os principais métodos que têm sido utilizados para facilitar a avaliação da experiência da dor são escalas verbais e visuais (como a escala analógica visual [EAV]).

▶ A escada analgésica da Organização Mundial da Saúde (OMS) deve ser usada apenas para pessoas com dor crônica e é composta por três degraus que guiam o uso sequencial de fármacos.

Caso clínico

Daniele, 36 anos, auxiliar de enfermagem, natural e procedente de São Paulo, casada, dois filhos.

Há 8 meses, teve início súbito de dor em punho direito e mão direita (principalmente em articulações interfalangianas distais de segundo e terceiro quirodáctilos), nega fatores precipitantes. Evoluiu com dor em todo o membro superior direito, ombro direito e região cervical. Foi diversas vezes ao pronto-socorro e fez uso de anti-inflamatórios não hormonais (AINH), relaxantes musculares e até corticoide sem acompanhamento médico. No último mês, automedicou-se de quatro a cinco vezes na semana. Tem tido muita dificuldade para dormir devido à dor e apresenta humor lábil e irritabilidade. Relata que não aguenta mais consultar com médicos, pois eles só sabem pedir exames e ninguém descobre a causa da sua dor. Diz que se sente julgada por muitos colegas no trabalho e que seu chefe diz que sua dor é psicológica. Tem muito medo de que sua dor seja sinal de uma doença grave, pois sua mãe teve câncer de mama e sofreu muito de dores antes de morrer.

Nega etilismo, tabagismo, uso de drogas, alergias. Cirurgias prévias: fez parto cesáreo há 2 e 5 anos.

Nega outras doenças.

Ao exame físico: bom estado geral, corada, hidratada. Ausculta cardiopulmonar normal. Abdome sem alterações. Mamas sem nódulos palpáveis. Ausência de linfonodos cervicais, axilares ou inguinais palpáveis. Postura: discreta escoliose à direita. Mobilidade cervical preservada, apesar da dor. Sem sinais de artrite em mãos, cotovelos, joelhos, ombros ou articulação sacroilíaca. Pulsos periféricos simétricos e presentes, sem alteração após manobras de elevação da escápula. Sensibilidade de mãos e pés normal.

Teste seu conhecimento

1. A melhor postura quanto à orientação sobre o trabalho e a realização de atividades físicas de rotina nessa consulta inicial seria:
   a. Solicitar radiografia da coluna cervical e aguardar resultado para orientação sobre afastamento do trabalho
   b. Afastar Daniele do trabalho e orientá-la a não realizar qualquer tipo de esforço em casa para evitar exacerbação do quadro
   c. Explicar para a paciente que provavelmente as suas dores são decorrentes de um círculo vicioso em que quanto mais sente dor, mais o corpo se acostuma a sentir dor e isso não significa necessariamente trata-se de uma doença grave como o que a sua mãe teve. Desse modo, poderia iniciar o tratamento e continuar suas atividades físicas e laborais
   d. Orientá-la a não fazer qualquer tipo de restrição à atividade física e informar que não irá atestar afastamento laboral para esse tipo de quadro, de forma a evitar ciclo vicioso de ganho secundário com a queixa

2. Com relação à prescrição medicamentosa, a melhor conduta nessa consulta seria:
   a. Prescrever paracetamol e aguardar resultado do exame de imagem para realizar a conduta medicamentosa mais adequada
   b. Prescrever paracetamol e amitriptilina em uso contínuo, com retorno para avaliação em 2 semanas
   c. Prescrever paracetamol e metadona em uso contínuo, desconsiderando a introdução de amitriptilina nesse momento, já que a ação desse último medicamento levaria algumas semanas para se iniciar, e Daniele encontra-se atualmente com dor
   d. Não recomendar à paciente o uso de qualquer analgésico e explicar que suas dores são de origem psicológica

3. No retorno após os 15 dias, Daniele refere que as dores permaneceram na mesma intensidade, mas está dormindo melhor, menos ansiosa e começa a estabelecer vínculo com a equipe. Ao exame físico (que você realiza com mais calma dessa vez), apresenta pontos-gatilho miofasciais em trapézio D, elevador da escápula D, romboide D e braquiorradial D. A paciente relata que a dor que sente é

exatamente a que você consegue reproduzir durante a palpação desses pontos-gatilho. Sua conduta é:
a. Prescrever opioide, pois a paciente permanece com dor
b. Aumentar a amitriptilina e iniciar o tratamento específico dessa dor miofascial, seja com acupuntura, agulhamento a seco, infiltração com anestésico local, além de alongamento e medidas não farmacológicas para controle da dor
c. Referenciar essa paciente para o psiquiatra, mencionando que todas essas dores são de origem psicológica
d. Explicar para a paciente que o que ela apresenta é fibromialgia e referenciá-la para o reumatologista

4. Na discussão com a equipe da unidade, a agente comunitária de saúde refere que visitou a família de Daniele após a primeira consulta e foi informada que a dor melhorou bastante, mas não conseguiu realizar o exame de imagem solicitado. A família estava preocupada, pois a dor foi muito forte e, por isso, temem que seja algo grave, e o caso foi trazido para a discussão da equipe aproveitando-se para realizar programação para o caso. A melhor opção de programação seria:
a. Pedir apoio da equipe administrativa para esse caso, realizando contato com a central de agendamento para solicitar exame em caráter de urgência
b. Independentemente da melhora do sintoma, programar referenciamento para a ortopedia, já que casos como esse devem ser sempre avaliados pelo especialista da área
c. Orientar a equipe sobre o aspecto provavelmente benigno do quadro, apesar da intensidade da dor e programar a participação de Daniele no grupo de caminhada
d. Cancelar a consulta de retorno já agendada, pois, sem o resultado do exame, a consulta não será produtiva

5. Na consulta de retorno, Daniele refere que melhorou bastante e que estava quase sem dor, quando, há 2 dias, esforçou-se demais com trabalhos domésticos e "a dor voltou com tudo". Nesse caso, a conduta mais acertada seria:
a. Repreender Daniele por ter ultrapassado seu limite físico, explicando que tais esforços podem agravar a lesão e tornar o quadro mais grave
b. Tranquilizar Daniele com relação ao retorno do sintoma, explicando que, em casos crônicos, a reativação dos alarmes da dor são frequentes e que ela deve manter atividades físicas leves
c. Cancelar a programação de referenciamento para a fisioterapia, já que nitidamente o sintoma de Daniele exacerba-se com atividade física
d. Solicitar apoio da equipe da unidade para fortalecer a rede social de suporte e afastar Daniele de suas atividades domésticas

Respostas: 1C, 2B, 3B, 4C, 5B

Do que se trata

Compreensão do fenômeno

O fenômeno da dor, segundo a Associação Internacional para o Estudo da Dor (IASP), é definido como *"uma experiência sensorial e emocional desagradável que é descrita em termos de lesões teciduais, reais ou potenciais. A dor é sempre subjetiva, e cada indivíduo aprende e utiliza esse termo a partir de suas experiências anteriores"*.[1]

A definição da dor crônica é *"aquela que persiste além do tempo razoável para a cura de uma lesão"*,[1] sendo também compreendida como aquela associada a processos patológicos crônicos, que causam dor contínua ou recorrente, com duração igual ou superior a 6 meses, ainda conforme preconizado pela IASP.

No entanto, a classificação de cronicidade tem sido correlacionada não apenas ao tempo de duração, mas também à inabilidade do corpo em curar a disfunção ou a lesão que é a causa da dor. A lesão associada à dor crônica pode ultrapassar a capacidade do organismo em curá-la, ou o dano pode ocorrer de tal forma que impede o sistema nervoso de restabelecer seu estado normal.[2]

Abordagem biopsicossocial: modelo da orquestra

Existem várias formas de compreensão de um fenômeno, e elas servem de base para o trabalho do profissional de saúde. No caso da dor, o chamado modelo da orquestra a considera resultante da combinação, que ocorre em muitas partes do cérebro, dos processos dos tecidos com os processamentos das mensagens de perigo. Esse modelo permite o reconhecimento das chamadas indiretas de ignição como parte da experiência da dor. As indiretas de ignição, como o medo, as memórias e as circunstâncias, são entendidas como impulsos nervosos que têm consequências eletroquímicas no cérebro, assim como os estímulos dos tecidos lesados, que também causam consequências eletroquímicas.[3]

A metáfora com o modelo da orquestra se relaciona com a situação em que o complexo sistema de percepção da dor toca uma melodia harmoniosa, de forma que os distintos estímulos produzidos são integrados equilibradamente. No caso da dor crônica, alguns estímulos passam a ser amplificados, e outros ficam reduzidos, e a música passa a ser tocada de forma desarmônica.

A dor como sinal de alerta

A visão tradicional do fenômeno doloroso, para a qual usuários e profissionais de saúde têm sido fortemente expostos, pressupõe uma compreensão ainda linear da transmissão do estímulo, que se inicia com o disparo do impulso nervoso. Este se origina de um dano tecidual ocasionado por trauma ou inflamação, segue pelos nervos periféricos, pela medula espinal e, finalmente, é identificado no cérebro.

Esse modelo de compreensão tem como pressuposto a correlação direta da dor com uma lesão tecidual real. A propedêutica e a maior parte da terapêutica médica utilizada para controle da dor pautaram-se, nas últimas décadas, nesse modelo de compreensão. No entanto, essa correlação entre dor e lesão tecidual não se tem confirmado como regra pela neurociência moderna, uma vez que o entendimento da dor pode também estar relacionado a um cenário que é interpretado pelo sistema nervoso a partir de uma lesão tecidual potencial, e não apenas daquela que é real.

O entendimento do fenômeno doloroso como expressão de um dano potencial, e não apenas real, no organismo envolve elementos que vão desde a biologia molecular até a representação homuncular e a cognição do indivíduo. Esse conhecimento pode ser considerado uma ferramenta importante na abordagem da dor pelo médico de família em um ambulatório de atenção primária à saúde (APS).

É importante ressaltar que o médico de família e comunidade, em boa parte dos centros formadores no Brasil, ainda tem sua formação profissional em dor pautada fortemente pela abordagem de outros especialistas, de áreas como a ortopedia, a reumatologia e a neurologia. A questão que se propõe é que parte considerável dessas especialidades, muitas vezes, tem, em sua demanda, um perfil selecionado de usuários que atingem essa altura da pirâmide de atenção por ter achados próprios de síndromes dolorosas com envolvimento claro de lesão tecidual.

No entanto, é importante considerar que a demanda de usuários com dor crônica em um ambulatório de APS tem perfil que difere desse descrito por se localizar na porta de entrada do sistema de saúde. Nesse nível de atenção, misturam-se casos com componente claro de lesão tecidual, dos quais alguns terão indicação para acompanhamento por outras especialidades médicas, bem como casos em que não se localizam claramente tais lesões. Esse último grupo, sob a perspectiva da moderna neurociência, parece ter o componente do fenômeno doloroso relacionado a uma interpretação de lesão potencial identificada pelo sistema de alarme do organismo, e não propriamente de lesão real. A compreensão desse mecanismo, frequentemente presente nas síndromes dolorosas crônicas, é de relevância capital, já que, muitas vezes, esse grupo de usuários será tratado e acompanhado por profissionais na APS.

A dor pode ser compreendida como expressão de um sofisticado sistema de alarme projetado para avisar ao cérebro quando o organismo está em perigo.[3] Esse sistema tem gerado, graças a mal-entendidos, vários mitos para portadores de dor crônica, assim como para profissionais de saúde. Portanto, há interpretações equivocadas de que a dor de determinadas pessoas é "psicológica" e, muitas vezes, explicada por benefícios secundários à doença – familiares ou trabalhistas. Esse equívoco é corroborado pelo fato de que, nesses casos, a correlação do fenômeno doloroso com uma lesão tecidual não é esclarecida pela prática clínica. É importante lembrar-se de que mesmo as dores que inicialmente não apresentavam componente psíquico, se é que se pode dizer isso em relação a alguma dor, nas dores crônicas, esse componente necessariamente existe, em função da sensibilização central.

Sendo assim, um dos principais objetivos deste capítulo é fornecer elementos para a abordagem e a compreensão da dor crônica de forma mais integrada no nível da APS à luz dos princípios da neurociência.

Nesse intuito de compreensão da dor crônica, em vários pontos deste capítulo, será utilizada, como exemplo, uma categoria de dor crônica, que é a lombalgia baixa (ver Cap. 212, Lombalgia).

O que pode ocasionar

Componentes nociceptivo e neuropático da dor crônica

A abordagem mais moderna da neurociência entende o fenômeno da dor suscitado de forma mista por dois componentes: nociceptivo – relacionado à lesão dos tecidos – neuropático – relacionado a problemas nas vias de condução, interpretação e modulação do impulso da dor pelo sistema nervoso.

Estes componentes normalmente são mistos na maioria das dores, mas há predomínio de um deles em determinados casos, sendo que a importância da distinção entre estes está na marcante diferença das respostas em relação aos fármacos utilizados para analgesia que um quadro de desconforto predominantemente neuropático pode apresentar em relação a outro predominantemente nociceptivo.[2]

O chamado componente nociceptivo é bastante conhecido na prática médica, sendo o foco principal da preocupação dos usuários e da maior parte dos profissionais de saúde atualmente.

Esse componente está relacionado aos danos nos tecidos, como lesões musculares, ósseas e de ligamento, que geram inflamação na região acometida e, consequentemente, dor local, caracterizada como dor profunda, em pontadas ou pancadas. Tem duração limitada e tende a um processo de cicatrização e remodelação com subsequente redução do componente inflamatório.

No entanto, se o processo de inflamação local tem duração limitada, pois, em alguns casos, a dor aumenta e se cronifica e não reduz junto com a diminuição do processo inflamatório, mesmo não havendo degeneração local?

A resposta a essa questão sobre a cronificação da dor tem sido encontrada exatamente no outro fator gerador do fenômeno doloroso, que é o componente neuropático.

A dor associada aos tecidos, que deveria diminuir com a progressão dos processos de cicatrização, conforme ilustrado na Figura 103.1, nesses casos, passa a ocorrer por um funcionamento desordenado do sistema nervoso e persiste por mais tempo. Nessas situações, muitas vezes, não há melhora significativa com o uso de medicamentos, como os anti-inflamatórios e analgésicos, que agem fundamentalmente no componente da nocicepção.

Segundo Serrano e cols.,[2] a característica clássica da dor de predomínio neuropático inclui a sensação de queimação constante ou intermitente, pontadas ou choques, e também alguns sintomas físicos, que podem incluir respostas exageradas a estímulos dolorosos (hiperalgesia) ou uma percepção aberrante da dor como resposta a um estímulo inócuo e que geralmente seria percebido como indolor (alodinia).

A dor gerada pelo funcionamento inadequado do sistema nervoso pode ser exemplificada pelo raciocínio, previamente citado, de que o organismo é dotado de um sistema de alarme para identificação de potenciais ameaças para o corpo.

Na dor crônica ocasionada por um componente neuropático, esses alarmes estão sensibilizados e disparam com muito mais facilidade do que em uma pessoa sem dor. Utilizando uma metáfora, salvaguardada a comparação mecanicista, o fenômeno poderia ser comparado ao alarme de um carro que dispara ao mínimo movimento do veículo ou ao contato leve em uma das partes do carro. Na verdade, não existe nenhum dano ao carro, mas seus alarmes, por estarem desregulados, dispararam facilmente, chamando a atenção sem que o carro esteja de fato sendo roubado.

A pessoa com dor crônica pode não apresentar uma lesão tecidual ou ter uma lesão pequena, mas, mesmo assim, seus sistemas de alarme da dor disparam descontroladamente, chamando a atenção e, muitas vezes, fazendo o indivíduo entender que algo grave se passa naquela situação. Nesse estado sensibilizado, a informação que chega ao sistema nervoso central não reflete mais o real estado de saúde e a habilidade dos tecidos, mas estão

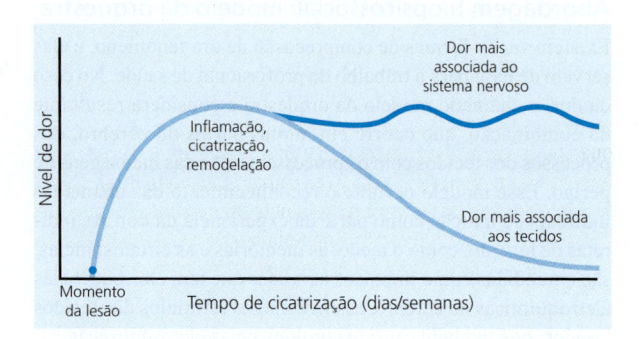

▲ **Figura 103.1**
Gráfico da correlação entre o nível de dor e o tempo de cicatrização.
Fonte: Butler e Moseley.[3]

amplificadas e, desse modo, avisam ao cérebro que há mais "perigo" nos tecidos do que realmente existe.

Conclui-se, então, que o tratamento da dor crônica, sob a luz da visão mais moderna da neurociência, não apenas deve abranger os componentes nociceptivo e neuropático, como também envolver o entendimento e a forma com que o usuário lida com sua própria condição.

O que a compreensão moderna de dor acrescenta à rotina clínica?

A evolução do modelo de compreensão da dor, que vai da simples transmissão linear do estímulo nervoso, a partir de uma lesão tecidual, para o atual modelo, que entende o fenômeno como um produto da integração de diversos sistemas do organismo diante de uma interpretação de potencial lesão, não corresponde simplesmente a uma discussão conceitual, mas traz elementos importantes para a prática clínica diária.

A ideia de que a dor inicia sempre com uma lesão de tecido fez a abordagem clínica do fenômeno se concentra na busca da localização desse processo patológico, por meio do exame físico e também por meio de exames complementares; no caso da dor crônica, com provas reumatológicas, exames funcionais e de imagem.

O que se tem mostrado frequente, em casos de dor crônica, é a busca incessante de lesão que explique a presença da dor e esclareça o diagnóstico. Tal busca, porém, muitas vezes infrutífera, pode ser geradora de um alto grau de ansiedade e frustração, tanto para o médico quanto para a pessoa. Além disso, esse comportamento é, em muitas ocasiões, gerador de gastos desnecessários de recursos do sistema de saúde, com longas filas de espera para a realização de exames em excesso e ainda mais ansiedade pelo fato de a pessoa não conseguir acesso aos recursos diagnósticos.

Soma-se a essa ansiedade (do não acesso a recursos diagnósticos e/ou do não esclarecimento diagnóstico) o aumento do risco de catastrofização, definida como a percepção errônea pela pessoa de sinais corporais não patológicos como sinal de doença grave, constituindo-se como má adaptação psicológica à dor, que leva à intensificação da experiência dolorosa, a sensações de desamparo, a maior incapacidade funcional e à dificuldade de desconectar-se da sensação dolorosa, ocorrendo um aumento desproporcional dos pensamentos.[4]

Esse fenômeno, bastante frequente no portador de dor crônica, pode ser exacerbado pela ansiedade da solicitação de exames e pela dificuldade de acesso a esses recursos, exatamente pela configuração de um terreno fértil para o crescimento de fantasias acerca do diagnóstico que esclareça a sintomatologia da pessoa.

Como exemplo claro dessa situação pode ser citada a abordagem diagnóstica da lombalgia não específica, em que atualmente grande parte das diretrizes internacionais não indica quaisquer exames de imagem na abordagem inicial, caso não haja nenhum sinal de alerta[5] (ver Cap. 212, Lombalgia). Essas recomendações encontram ressonância no conceito de prevenção quaternária definido por Kuehlein e cols.[6] (ver Cap. 31, Prevenção quaternária: primeiro não causar dano).

A despeito das evidências mencionadas, uma considerável parte dos profissionais de saúde não incorpora essa filosofia de cuidado à sua prática diária e ainda indica a realização da imagem como uma das primeiras iniciativas para o manejo, por exemplo, da lombalgia não específica.

Em recente levantamento bibliográfico, não foram identificados estudos sobre padrões de conduta entre médicos de família e comunidade brasileiros acerca desse tema. Entretanto, em um estudo realizado com 178 reumatologistas brasileiros, identificou-se que, quando eles se defrontam com um quadro de lombalgia aguda mecânica postural sem sinais de alerta, 55,4% dos profissionais responderam que não solicitam nenhum exame na sua abordagem inicial,[7] o que sinaliza que quase a outra metade dos reumatologistas solicita esses exames. O estudo supracitado alerta que esse levantamento pode não ser representativo da opinião do universo desses especialistas no Brasil, tendo em vista que os 178 profissionais que responderam ao questionário constituíam apenas 21,4% dos 831 sócios na ocasião do estudo com título de especialista da Sociedade Brasileira de Reumatologia.

A segunda vertente de consequências da prática do profissional de saúde pautada no modelo de abordagem à dor centrado na lesão tecidual se constitui em atribuir uma correlação, geralmente inexistente, entre a sintomatologia da dor e os achados de exames. Além disso, essa prática pode contribuir para a consolidação de crenças já ativadas pelo próprio sintoma acerca de incapacidade funcional do usuário. No processo de significação da dor do portador crônico, a criação de um nexo causal de achados de exames radiológicos, por exemplo, pode ainda reduzir a perspectiva de superação do sintoma, uma vez que agora a dor passa a ser fundamentada por um substrato anatomopatológico com o qual esse usuário tem pouca possibilidade de atuação e participação ativa.

Há dados consistentes na literatura que desmistificam o nexo causal constante e proporcional entre dor e lesões degenerativas. Vialle e cols.[8] corroboram o estudo anterior,[9] afirmando que até um terço da população assintomática com mais de 60 anos pode apresentar alterações discais degenerativas na ressonância magnética (RM). Em estudo com conclusões similares aos anteriores, Jensen e cols.[10] confirmam que a descoberta de abaulamento ou protrusão de disco em exames de RM em usuários com dor lombar baixa, com frequência, pode ser mera coincidência. Ressaltam ainda que achados de imagem devam ser criteriosamente correlacionados à clínica do usuário para se estabelecer um nexo causal, tendo em vista que as anormalidades na imagem podem não ter qualquer significado, se consideradas de forma isolada,[10] já que as quantidades de dano no disco e no nervo não necessariamente se relacionam à intensidade da dor sentida.[3]

Vale lembrar que a principal causa de dor musculoesquelética é a síndrome de dor miofascial (SDM), presente em até 93% dos indivíduos com queixa de dor regionalizada.[11] Apesar de a SDM ser uma das causas mais comuns de dor e incapacidade em doentes que apresentam algias de origem musculoesquelética, muitos profissionais da área da saúde e doentes não a reconhecem, pois o diagnóstico depende exclusivamente da história clínica e dos achados do exame físico. Muitos desses doentes são tratados como se tivessem bursite, artrites, tendinites ou doenças viscerais, sem haver melhora significativa do quadro clínico.[12]

A SDM é uma condição dolorosa muscular regional caracterizada pela ocorrência de bandas musculares tensas palpáveis, nas quais se identificam pontos intensamente dolorosos, os pontos-gatilho, que, quando estimulados por palpação digital ou durante a punção localizada com agulha, ocasionam dor local ou referida à distância.

As causas mais comuns de SDM são: traumas, sobrecargas agudas ou microtraumas repetitivos de estruturas musculoesqueléticas. A fibra muscular, quando sofre lesão, sobrecarga, ou estresses de repetição, desenvolve pontos-gatilho, os quais resultam em contração muscular exagerada durante período de tempo prolongado. Associadamente ocorrem fadiga muscular, isquemia focal e anormalidades subsequentes do ambiente extracelular das miofibrilas, o que, além da liberação de substâncias algiogênicas, geram círculo vicioso caracterizado por elevação da atividade motora e do sistema neurovegetativo, aumentando a sensibilidade à dor. Os eventos dolorosos podem ser autossustentados por fenômenos de sensibilização centrais e periféricos.[12]

Afecções funcionais, inflamatórias, infecciosas, degenerativas ou metabólicas podem simular SDM. O exame clínico, os exames laboratoriais, de imagem e eletrofisiológicos auxiliam o estabelecimento dos diagnósticos diferenciais. Muitas condições estão associadas ao desenvolvimento de pontos-gatilho, como as radiculopatias, as tendinites, as tenossinovites e as bursites. Nesses casos, quando essas condições são tratadas sem levar em consideração a presença dos pontos-gatilho, ocorre recidiva da dor após descontinuação do tratamento.[12]

A dor como fenômeno de processamento central

O modelo mais moderno da dor pressupõe que muitas mudanças nos tecidos são devidas ao fato de estar vivo e, por isso, não produzem obrigatoriamente dor, não devendo comprometer funcionalmente o indivíduo. Assim, essas mudanças não são entendidas como uma ameaça pelo sistema nervoso.[3]

A visão moderna da dor, por um lado, compreende que, embora existam problemas nas articulações, nos músculos, nos ligamentos, nos nervos ou em qualquer outro local, apesar de sua origem distal, não haverá dor, a não ser que o cérebro interprete que o organismo está em perigo. Por outro lado, pode-se também afirmar o contrário: mesmo que não haja problema algum nos tecidos corpóreos, haverá dor se o cérebro entender que existe uma ameaça potencial.[3]

Recorre-se à explicação neurofisiológica do livro *Explicando a dor* para melhor compreensão do fenômeno:[3]

> [...] quando o nervo transmite uma mensagem de perigo para cima, até a medula espinal, e depois para o cérebro, essa mensagem chega juntamente com várias outras mensagens e todas elas são processadas pelo cérebro. O desafio para o cérebro é construir uma história o mais sensata possível, baseada em todas as informações que estão chegando simultaneamente. Uma maneira de pensar sobre a dor é que ela faz parte da resposta do cérebro em relação à informação que está chegando simultaneamente.

Dessa forma, a neurociência atual compreende com mais clareza o papel não só das emoções, mas também da cognição e das crenças da pessoa sobre a sua dor como um fator modulador da intensidade e da persistência desse sintoma. Sendo assim, toda a dor, por ocorrer em um indivíduo que é provido de pensamentos e emoções, tem uma contribuição maior ou menor, dependendo de cada caso, das estruturas centrais em que esses pensamentos e emoções são processados.

Assim, pode se considerar de grande influência o papel de formadores de opiniões que os profissionais de saúde desempenham sobre a visão das pessoas. O mesmo ocorre com as intervenções dos serviços de saúde, que supervalorizam o nexo causal entre dor e lesão tecidual, muitas vezes equivocado, por meio de sua abordagem diagnóstica, de sua postura com relação aos exames subsidiários e da maneira como significam a dor para a pessoa, o que pode contribuir para modular positiva ou negativamente o sintoma.

A reversão desse cenário consiste em uma abordagem, por parte dos profissionais de saúde, de valorização da queixa dolorosa de forma construtiva, oferecendo diagnóstico e tratamento adequado, bem como apoio e educação sobre o quadro. Essa abordagem de valorização da queixa deve, no entanto, cuidar para que a equipe não assuma condutas que propiciem fantasias na pessoa sobre seu sintoma e intensifiquem o processo de catastrofização, por exemplo, realizando uma longa e vasta rotina de exames complementares antes de iniciar um tratamento farmacológico.

O que fazer

Mensuração da dor

Como a dor é uma experiência subjetiva, não é possível, para um observador externo, mensurar objetivamente essa experiência interna, complexa e pessoal. Sem tal medida, torna-se difícil determinar se um tratamento é necessário, se o prescrito é eficaz e até mesmo quando deve ser interrompido.[13]

Alguns métodos têm sido utilizados para facilitar a avaliação da experiência da dor com especial ênfase para as escalas verbais e visuais. Nas primeiras, utiliza-se um conjunto de descritores específicos (p. ex., nenhuma dor, dor fraca, dor moderada, dor severa) que pode ser lido pela pessoa ou falado pelo profissional de saúde para que o usuário escolha qual descritor que melhor descreve sua experiência. O mesmo pode ser feito com uma escala numérica com variação de 0 a 10, sendo 0 referente a "nenhuma dor", e 10, a "pior dor possível", com o profissional solicitando que o usuário escolha o número que melhor representa a intensidade de sua dor.[13]

Com relação à EAV, ela normalmente consiste em uma linha de 10 cm de comprimento, com seus extremos rotulados como "nenhuma dor" e a "pior dor imaginável", e a pessoa é instruída a marcar ou apontar na linha uma indicação da gravidade da dor sentida, com os valores em centímetros, geralmente indicados no verso da escala, representando a mensuração da dor naquele momento. Esses método, em comparação com as escalas verbais, tem a vantagem de reduzir a influência das respostas prévias quando repetidas respostas são solicitadas a uma mesma pessoa, como é frequente na dor crônica.[13]

Abordagem farmacológica

O tratamento da dor por meio de fármacos é, sem dúvida, parte fundamental do arsenal terapêutico atual com importante produção na literatura sobre o tema.

Na década de 1980, a OMS[14] publicou o princípio da escada analgésica, amplamente divulgada, para o tratamento da dor de origem neoplásica. Esse princípio é composto por três degraus e guia o uso sequencial de fármacos. No entanto, a aplicação dessa metodologia, ou *Guideline*, passou a ser utilizada em várias situações para o controle da dor aguda e crônica.[15] A OMS considera atualmente que as orientações contidas na escada analgésica devem ser aplicadas sempre que o quadro doloroso apresentar-se como *afecção crônica*, sem previsão de resolução precoce (Figura 103.2).[2]

Segundo Barros e Ferris,[15] nessa escada, a intensidade da dor é considerada como estratégia para a escolha do melhor analgésico. Assim, as situações de dor com intensidades que variam de moderada a forte são "merecedoras" da prescrição de opioides.[14]

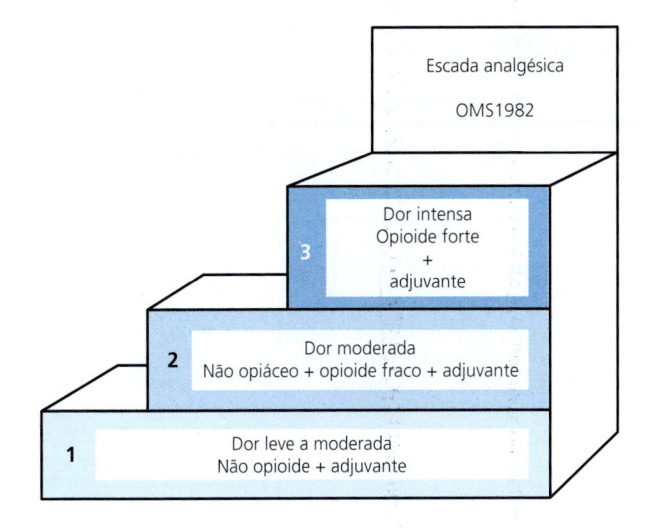

Figura 103.2
Escada analgésica proposta pela OMS.
Fonte: Alves Neto e colaboradores.[16]

Escada analgésica OMS 1982:
- 1: Dor leve a moderada — Não opioide + adjuvante
- 2: Dor moderada — Não opiáceo + opioide fraco + adjuvante
- 3: Dor intensa — Opioide forte + adjuvante

O primeiro degrau da escada analgésica propõe que analgésicos simples e AINHs sejam utilizados em dores de intensidade leve a moderada, associados ou não aos adjuvantes da dor que potencializam a eficácia analgésica e/ou tratam outros sintomas que eventualmente exacerbam a dor. Esses adjuvantes consistem em um grupo heterogêneo de fármacos não analgésicos, mas que assumem essa função em situações especiais, como os antidepressivos, os neurolépticos, os anticonvulsivantes, os antieméticos, entre outros.

Em caso de persistência ou piora da dor, está indicado o avanço ao segundo degrau da escada analgésica, quando se associam analgésicos opioides fracos ao esquema prévio, como codeína e tramadol.

Da mesma forma, havendo persistência ou aumento da dor, está indicada a passagem do segundo ao terceiro degrau da escada analgésica, substituindo-se os opioides fracos pelos opioides fortes, como morfina, metadona ou oxicodona.[17] A indicação de analgésicos opioides pelo médico da APS pode ser bastante precisa, dependendo do quadro e da intensidade da dor, ainda que se trate de dor benigna ou não oncológica. No entanto, em virtude de seus potenciais efeitos colaterais e do risco de adição, quando houver indicação, deve ser feita ponderando-se os riscos e benefícios e com seguimento próximo do indivíduo com a equipe de saúde.

No Quadro 103.1, estão sucintamente apresentados os representantes mais comuns das principais classes de medicamentos utilizados no controle da dor crônica, com as dosagens utilizadas para via oral e alguns fatos de maior relevância sobre cada um desses fármacos.

Quadro 103.1 | Principais medicamentos usados na abordagem da dor crônica

Classe	Fármaco	Dose	Informações relevantes
Analgésicos	Paracetamol	500-1.000 mg, de 4/4 h ou 6/6 h (não exceder 4 g/dia)	Tem atividade analgésica e antipirética, sendo que atualmente se contesta sua ação como um AINH; indicado na terapêutica individual de dores fracas, ou moderadas; adjuvante de analgesia multimodal de dores intensas, com redução da dose necessária de opioides quando em associação
	Dipirona	500-1.000 mg, até 4x/dia	Eficácia clínica relatada na dor pós-operatória, em episódios de cólicas nefríticas, em crises de enxaqueca com e sem aura, em dor dentária ou oncológica. Apesar da descrição de alguns casos com efeitos adversos hematopoiéticos, como aplasia medular e agranulocitose, existe consenso de que os riscos na população são baixos, sendo considerado um bom analgésico e antitérmico
AINEs	Diclofenaco sódico	50 mg, de 8/8 h ou 12/12 h (não exceder 150 mg/dia)	Tem boa atividade anti-inflamatória, analgésica e antipirética, indicados por períodos curtos, como medicamentos de escolha no 1º degrau da escada analgésica, principalmente em lesões musculesqueléticas e em outros processos inflamatórios e infecciosos dolorosos. Com relação ao ibuprofeno, é considerado o AINH com melhor perfil com relação à ocorrência de efeitos adversos, sendo a 1ª escolha dessa classe. Apenas deve-se ter cuidado para não utilizá-lo junto com paracetamol e ácido acetilsalicílico
	Ibuprofeno	200-600 mg, a cada 6-8 h (dose máxima: 2,4 g/dia e 3,2 g/dia em doenças inflamatórias)	
Corticosteroides	Prednisona	5-60 mg/dia, dependendo da gravidade da doença e da resposta da pessoa	É indicada na dor inflamatória, por curto intervalo de tempo, quando não se obtêm resultados satisfatórios com AINH, quando há importante incapacidade física pela dor e também nos casos em que há risco de agravamento do quadro inflamatório e degenerativo
Analgésicos opioides	Codeína	Como todo opioide, a dose ótima deve ser titulada, ou seja, ajustada à intensidade da dor e à sensibilidade do indivíduo. Iniciar na dose de 15 mg, a cada 4 h. Se necessário, deve-se aumentar para 30 mg até a dose máxima de 240 mg/dia. Em geral, quando há necessidade de aumentar a dose para além de 60 mg, está indicado passar para o terceiro degrau da escada analgésica	Opioide fraco, derivado natural do ópio, situa-se no 2º degrau da escada analgésica e é bem indicado nas dores nociceptivas. Nos idosos ou nos casos com IR, o intervalo entre as doses deve ser titulado, observando quanto tempo leva para a analgesia diminuir, e só então repete-se a próxima dose

(Continua)

Quadro 103.1 | Principais medicamentos usados na abordagem da dor crônica *(Continuação)*

Classe	Fármaco	Dose	Informações relevantes
	Tramadol*	Deve-se iniciar com 50 mg a cada 6 h e aumentar até a dosagem máxima de 400 mg/dia	Opioide sintético fraco, análogo da codeína, no entanto com algumas diferenças no mecanismo de ação. Situa-se no 2º degrau da escada analgésica. Atua na dor nociceptiva e neuropática, e há ação sinérgica com outros analgésicos, como o paracetamol e a dipirona
	Metadona	Como o tempo necessário para impregnação com a metadona varia de 3-7 dias, na 1ª semana, o uso deve ser com analgesia controlada pelo indivíduo, sendo a dose inicial de 5 mg. Diante da melhora do sintoma com essa dose, deve haver repetição da tomada apenas quando houver retorno da dor com um intervalo de 4 h ou mais. Caso não tenha havido melhora do sintoma com a dose inicial de 5 mg, pode-se repetir a mesma dosagem após 15-20 min, registrando-se em ficha de acompanhamento domiciliar	Opioide sintético forte, indicado para o alívio da dor moderada a intensa, tendo maior eficácia na dor neuropática. Com rapidez no início de seu efeito analgésico, sua ação pode se prolongar por até 12-18 h. A metabolização é hepática, tornando-a o fármaco de escolha na vigência de IR
		Para a fase de manutenção, calcula-se a dose média diária necessária dos últimos 3 dias na vigência da analgesia controlada pelo indivíduo e se prescreve tal dose em tomada única noturna ou dividida a cada 12 h	
	Morfina	*Morfina de ação rápida*: se a pessoa já estiver em uso de opioide fraco (codeína 60 mg ou tramadol 100 mg), iniciar com 10 mg a cada 4 h	Opioide do 3º degrau da escada analgésica, indicado na dor moderada a intensa, com bons resultados na dor de origem nociceptiva ou somática. Os efeitos colaterais mais comuns são náuseas, vômitos, sedação e sonolência, que, após alguns dias, passam a ser tolerados. A constipação está sempre presente e não desenvolve tolerância, portanto deve ser tratada. A depressão respiratória no uso crônico dos opioides é raríssima
		Morfina de liberação controlada: a partir da dose total diária, divide-se em duas tomadas. Apresentações de 30, 60 e 100 mg podem ser administradas a cada 8 ou 12 h	
		Para ambas, suspender opioides fracos do segundo degrau da escada analgésica	
Antidepressivos	Tricíclicos	Amitriptilina: 25-75 mg/dia Nortriptilina: 10-25 mg/dia	São úteis em casos de dor crônica, como as dores neuropáticas, a distrofia simpático-reflexa, a lombalgia crônica e a dor do câncer terminal. O efeito analgésico é independente do efeito antidepressivo e se manifesta em doses inferiores às antidepressivas e também com latência mais curta (3-5 dias). Por seus efeitos anticolinérgicos, devem ser usados com precaução por cardiopatas e idosos.
	ISRS	Fluoxetina: 20 mg/dia Sertralina*: 50 mg/dia	Potencialmente úteis na fibromialgia em associação com outros fármacos adjuvantes, como a ciclobenzaprina, ou associados à amitriptilina
	ISRSN	Duloxetina*: 60 mg/dia Venlafaxina*: 75-225 mg/dia	Boa eficácia para dor com componente neuropático
Anticonvulsivantes	Carbamazepina	A dose deve ser titulada iniciando-se com 100 mg de 12/12 h e, dependendo da resposta e da tolerância, aumentar a cada 3 dias, com doses terapêuticas situadas entre 400 e 1.200 mg/dia	Os anticonvulsivantes tem papel protagonista no tratamento da dor neuropática, podendo também ser utilizado como medicamento adjuvante na dor nociceptiva adicionalmente aos fármacos da escada analgésica.
			A carbamazepina tem, como principal indicação, a neuralgia do trigêmeo, mas pode também ser indicada nas dores paroxísticas, fulgurantes, em choque ou nas parestesias e disestesias táteis
			Deve-se ter atenção com pessoas com comprometimento hepático, idosos em uso de tricíclicos e com interações medicamentosas
	Gabapentina	A dose deve ser titulada a partir de 900 mg/dia, divididos em 3 tomadas com doses eficientes entre 1.800 e 3.600 mg/dia	Utilizada em dores neuropáticas com bons resultados na neuralgia pós-herpética, na neuropatia diabética dolorosa, em traumas medulares, na dor central pós-AVC, na dor do membro-fantasma e na síndrome complexa de dor regional tipo I

(Continua)

Quadro 103.1	Principais medicamentos usados na abordagem da dor crônica *(Continuação)*		
Classe	Fármaco	Dose	Informações relevantes
Psicotrópicos	Clorpromazina Haloperidol	Clorpromazina: 25-50 mg, de 4/4 h Haloperidol: 1-5 mg, de 2-3x/dia, ajustando-se conforme necessidade e tolerabilidade (dose máxima: 30 mg/dia)	A recomendação desses medicamentos tem-se reduzido em virtude de pouca evidência de sua eficácia para controle da dor. Tem sido recomendada ainda como medicação adjuvante, principalmente em pessoas com dores centrais ou oncológicas com náuseas e vômitos de difícil controle ou com transtornos psiquiátricos. Em casos de dores neuropáticas periféricas (como as resultantes de avulsão ou da síndrome complexa de dor regional), podem ter indicação quando não há boa resposta aos antidepressivos e anticonvulsivantes
Miorrelaxantes	Tizanidina Baclofeno Ciclobenzaprina	Tizanidina*: iniciar com 2-4 mg, de 8/8 h; a dose ótima pode variar de 12-24 mg/dia Baclofeno*: iniciar com 15 mg/dia, divididos em duas a quatro; a dose ótima pode variar de 30-80 mg/dia Ciclobenzaprina*: iniciar com 5 mg/dia à noite; a dose ótima pode variar de 20-40 mg/dia em duas a quatro tomadas; não deve ultrapassar 60 mg/dia	Boa evidência, disponível na literatura, de eficácia na dor lombar aguda. Na prática, miorrelaxantes como o baclofeno e a tizanidina são utilizados como adjuvantes no tratamento da neuralgia trigeminal e em algumas outras dores neuropáticas. Atenção com a intoxicação secundária com o uso crônico dessas medicações e com a retirada do baclofeno, que deve ser gradual

*Medicamento não disponível na Relação Nacional de Medicamentos Essenciais (RENAME)[18] da rede pública no Brasil.
AVC, acidente vascular cerebral; IR, insuficiência renal; AINH, anti-inflamatórios não hormonais; AINEs, anti-inflamatórios não esteroides; ISRS, inibidores seletivos de recaptação da serotonina; ISRSN, inibidores seletivos de recaptação da serotonina e norepinefrina.
Fonte: Alves Neto e colaboradores[16] e Brasil.[18]

Abordagem não farmacológica

Um grande número de tratamentos não farmacológicos tem sido utilizado para o alívio da dor crônica e, independente da necessidade de maior número de evidências que consolidem essas modalidades terapêuticas, sua importância na obtenção de bons resultados tem sido considerada crescente. No Quadro 103.2, adaptado de Ferreira e Teixeira,[19] estão listadas algumas abordagens que podem ser implementadas na APS, e parte delas deve ser do conhecimento do médico de família para referenciamento quando outras intervenções forem necessárias.

Destacam-se, a seguir, algumas abordagens, escolhidas para detalhamento, seja pela sua aplicabilidade na APS, seja pela sua inovação ou por evidenciarem, em sua base conceitual, uma visão mais moderna da fisiopatologia da dor.

O papel do movimento e da atividade física

Segundo Busch e cols.,[20] há evidências de padrão-ouro de que exercício de alongamento tem efeitos benéficos no alívio da dor em pessoas com fibromialgia quando esses são realizados duas a três vezes por semana e com pelo menos oito a doze repetições por exercício.

Ainda com relação à recomendação sobre a atividade física, Koes e cols.,[5] em sua revisão de 15 *guidelines* internacionais sobre dor lombar baixa, referem que todas orientam que a pessoa se mantenha tão ativa quanto possível e progressivamente aumente seu nível de atividade. Há disseminado consenso de que o repouso no leito deve ser desencorajado como tratamento para essa modalidade de dor; por isso, *Guidelines* (Alemanha, Nova Zelândia, Espanha e Noruega) sugerem que, se o repouso no leito estiver indicado, devido à grande intensidade da dor, ele não deve ser aconselhado por mais do que 2 dias. Comparativamente à revisão anterior, os *Guidelines* atuais aumentaram a citação do retorno precoce ao trabalho em sua lista de recomendações.

A despeito das evidências, ainda são bastante frequentes as recomendações de profissionais de saúde para que a pessoa evite a movimentação e de repreensões relacionadas à iniciativa da pessoa de retomar atividades da vida diária. É certo que determinados esforços que envolvem alto grau de sobrecarga física devam ser evitados em uma fase da reabilitação. No entanto, restringir a pessoa às atividades rotineiras da vida diária, que são as que a motivam a uma postura mais ativa, não é uma conduta consistente com as atuais evidências.

Novamente sob a luz da visão moderna sobre a dor, em que o desencadeamento da percepção dolorosa vai além da produção de estímulos nervosos no local do tecido lesado, entende-se que o movimento fornece estímulos construtivos para o cérebro, porque estabelece e restabelece funções sensoriais finas e representações motoras no cérebro, usando os caminhos neurológicos "esquecidos". Além disso, a mobilidade da pessoa aumenta a saúde das articulações, dos tecidos moles, dos sistemas circulatório e respiratório,[3] o que vem sendo corroborado pelas re-

Quadro 103.2	Principais modalidades de tratamentos não farmacológicos da dor crônica	
Modalidade	Terapias e procedimentos
Medidas físicas e reabilitadoras	Atividade física, massagem, fisioterapia, calor e frio local, estimulação elétrica transcutânea
Procedimentos anestésicos	Bloqueios de tronco nervosos
Procedimentos neurocirúrgicos	Cordotomia, cingulotomia, tratomia trigeminal
Medidas educativas, psicoemocionais e comportamentais	Educação em dor, TCC, psicoterapia
Terapias complementares	Musicoterapia, acupuntura, toque terapêutico, pilates

TCC, terapia cognitivo-comportamental.
Fonte: Adaptado de Ferreira e Teixeira.[19]

centes recomendações sobre movimento e exercício em situação de dor crônica.[3,5]

No entanto, a experiência prática e a literatura mostram que a atividade física pode desencadear dor e, se inadequadamente conduzida, levar a reagudizações de dores crônicas e, inclusive, à diminuição do limiar da dor. Isso acontece, ainda que a dor não esteja sendo causada por nenhum dano tecidual, pela reativação do que se chama de representação virtual de lesão antiga.[3]

Para que o movimento e a atividade física sejam retomados sem reativar a representação virtual e desencadear dor intensa, é importante que a prática do exercício seja conduzida com a chamada exposição ritmada, coordenada e gradual, que consiste em iniciar com quantidade de atividade que não desencadeie dor e planejar a progressão gradual dessa quantidade inicial. É importante ressaltar que, com essa progressão, embora não se deseje o desencadeamento da dor, ele pode ocorrer, mas deve-se orientar a pessoa de forma a não assustar-se caso isso aconteça. A sensibilidade do sistema de alarme da dor, no sentido de tentar proteger o organismo de novas lesões, torna frequentes os desencadeamentos. Por isso, é fundamental que a pessoa esteja bem orientada para não se culpar, nem achar que se lesionou devido ao movimento. Ela deve apenas respeitar seu limite de dor e esperar até que o sintoma esteja mais bem controlado.[3]

Por fim, é importante ressaltar a necessidade de se utilizarem recursos já existentes na comunidade, como grupos de caminhadas e outros exercícios físicos, que facilitam a socialização, fundamental para o enfrentamento emocional da pessoa com dor crônica e também para a adesão à atividade física.

Eletroterapia não invasiva

O uso da eletroterapia para o alívio da dor tem registros extremamente antigos com grande desenvolvimento nas últimas três décadas. Segundo Yeng e cols.,[21] a eletroterapia promove analgesia, porque melhora a circulação local, exerce, por efeito contrairritativo, a ativação do sistema supressor de dor, mantém o trofismo muscular e constitui um método de treinamento proprioceptivo e cinestésico.

Os geradores de correntes utilizados dispõem de recursos para o controle de diversos parâmetros de estimulação, que variam em relação aos tipos, às formas, às larguras de pulso, à frequência e à intensidade, que têm a finalidade de propiciar variados efeitos fisiológicos[21] e podem ser um recurso relativamente simples para uso no contexto da APS, especialmente se a equipe contar com profissional da fisioterapia como parte da equipe ou como suporte de forma matriciada.

Tratamento da síndrome de dor miofascial

O tratamento da SDM deve abranger a complexidade de cada caso. A avaliação parcial, que não compreende os músculos acometidos e os fatores desencadeantes e perpetuantes, pode resultar na ausência de controle da condição álgica e na perpetuação da síndrome dolorosa. Medidas simples podem ser apropriadas nos doentes com SDM que acomete um único ou poucos músculos, desde que os componentes psicossociais e comportamentais sejam mínimos. Doentes com diversas anormalidades psicossociais e fatores perpetuantes orgânicos devem ser tratados de forma abrangente por equipes interdisciplinares, o que não necessariamente deva ocorrer apenas na atenção secundária, especialmente se houver atuação interdisciplinar voltada à dor crônica na APS, seja para receber os casos contrarreferenciados ou mesmo para efetuar o tratamento.

Os medicamentos analgésicos anti-inflamatórios devem ser utilizados somente nas agudizações e apenas por curto período, devido ao risco de hemorragia digestiva alta e perda de função renal. Os relaxantes musculares de ação periférica não parecem ter efeito satisfatório. O relaxante muscular de ação central mais utilizado é a ciclobenzaprina, porém não deve ser utilizado associado aos antidepressivos tricíclicos, que também apresentam efeito relaxante muscular, devendo-se escolher ou um ou outro.

O programa de medicina física baseia-se na inativação dos pontos-gatilho, na reabilitação muscular, na cinesioterapia com relaxamento muscular e nas orientações posturais, além da remoção de fatores desencadeantes e perpetuantes, como má postura. Os exercícios físicos diminuem a sensibilidade à dor[22] e devem ser iniciados gradualmente, com manobras de mobilização e de alongamento suave, respeitando a tolerância do paciente, e mantidos regularmente, para evitar a dor muscular intensa após as atividades físicas.[12]

Educação em dor

Segundo Butler e Moseley,[3] a educação, o conhecimento e o entendimento reduzem a ameaça associada à dor. A ameaça reduzida tem um efeito positivo sobre todos os estímulos e sobre os sistemas de resposta.

A educação aos portadores de dor crônica sobre a fisiologia da dor mostrou ter efeitos positivos por aumentar o limiar da dor durante a execução de determinadas tarefas físicas, reduzindo as dores relacionadas às crenças e atitudes.[23]

Em um artigo de relato de caso, foi descrita a realização de exame de RM funcional antes e depois de uma sessão de educação em fisiologia da dor, com duração de 2 horas e 30 minutos. Foi identificado que havia atividade cerebral generalizada durante a execução de uma determinada tarefa física que envolveu musculatura sabidamente disfuncional em pessoas com dor lombar recorrente, como no caso estudado. A atividade cerebral incluiu regiões corticais que são sabidamente envolvidas na percepção da dor, embora a tarefa não fosse dolorosa.

Após a sessão de educação, o novo resultado de RM funcional mostrou diminuição da atividade cerebral nas áreas relacionadas com a dor.[24] Apesar de esse estudo envolver apenas um relato de caso, o resultado aponta para uma abordagem potencialmente importante para os cuidados em dor, sugerindo que o ensino de fisiologia da dor marcadamente altera a atividade cerebral durante a execução de uma tarefa física.

De acordo com Moseley,[23] na dor lombar crônica, a compreensão da fisiologia da dor pode alterar atitudes e crenças sobre a dor e, consequentemente, melhora a função, explicada por uma reconceituação cognitiva do problema pela pessoa, levando ao aumento da confiança, que, por sua vez, possibilita aumento dos níveis de atividade e movimento.

Algumas abordagens podem ser utilizadas na educação em dor, tendo sido internacionalmente alvo de estudos sobre sua eficácia no controle da dor, entre as quais se podem citar:

- Escolas de coluna (*back schools*): consistem em atividade de grupos com orientações sobre postura, exercícios e manejo da dor.
- Treinamento para evitação do medo (*fear avoidance training*): com base no trabalho junto a grupos de pessoas com dor crônica de forma a lidar melhor com o medo do movimento e o medo do agravamento da dor.
- Educação breve (*brief education*): cujas intervenções consistem em orientações no próprio ambiente clínico, com

explicações rápidas, abordando temas de maior relevância, como a não proporcionalidade, em muitos casos de dor crônica, entre a intensidade do sintoma e a dimensão da lesão física, a importância do movimento leve para a recuperação, bem como a necessidade de lidar com o medo e com outras emoções frequentes dessas situações.

Em uma revisão sistemática que comparou as três abordagens supracitadas, há evidência consistente da eficácia das intervenções de educação breve no cenário clínico, sendo que as demais escolas podem ter indicações para grupos específicos de usuários e requerem estudos adicionais para evidenciar sua eficácia.[25]

REFERÊNCIAS

1. Merskey NB, Bogduck N. Classification of chronic pain: descriptions of chronic pain syndromes and definitions of pain terms. 2nd ed. Seattle: IASP; 1994.

2. Serrano SC, Oliveira Júnior JO, Teodoro AL, Dana BA. Farmacoterapia antálgica. Prática Hospitalar. 2007;9(50):101-103.

3. Butler DS, Moseley GL. Explain pain. Adelaide: Noigroup; 2009.

4. Sardá Junior J, Nicholas MK, Pereira IA, Pimenta CAM, Asghari A, Cruz RM. Validação da escala de pensamentos catastróficos sobre dor. Acta Fisiatrica. 2008;15(1):31-36.

5. Koes BW, van Tulder M, Lin CW, Macedo LG, McAuley J, Maher C. An updated overview of clinical guidelines for the management of nonspecific low back pain in primary care. Eur Spine J. 2010;19(12):2075-2094.

6. Kuehlein T, Sghedoni D, Visentin G, Gérvas J, Jamoulle M. Prevenção quaternária, uma tarefa do clínico geral. Primary Care. 2010;(18):1-13.

7. Medeiros MMC, Ferraz MB, Vilar MJP, Santiago MB, Xavier RM, Levy R, et al. Condutas usuais entre os reumatologistas brasileiros: levantamento nacional. Rev Bras Reumatol. 2006;46(2):82-92.

8. Vialle EM, Vialle LRG, Gusmão MS, Henao JES, Rangel TAM, Moron RC. Correlação clínica e radiológica de pacientes portadores de dor lombar com a discografia. Coluna. 2009;8(1):43-48.

9. Boden SD, Davis DO, Dina TS, Patronal NJ, Wiesel SW. Abnormal magnetic-resonance scans of the lumbar spine in asymptomatic subjects. A prospective investigation. J Bone Joint Surg Am. 1990;72(3):403-408.

10. Jensen MC, Brant-Zawadzki MN, Obuchowski N, Modic MT, Malkasian D, Ross JS. Magnetic resonance imaging of the lumbar spine in people without back pain. N Engl J Med. 1994;331(2):69-73.

11. Simons DG, Travell JG, Simons LS, Cummings BDl. Myofascial pain and dysfunction: the trigger point manual. Vol. 1, upper half of body. 2nd ed. Baltimore: Lippincott Williams and Wilkins; 1999.

12. Yeng LT, Kaziyama HH, Teixeira MJ. Síndrome dolorosa miofascial. J Bras Oclus ATM Dor Orofac. 2003;(9):27-43.

13. Sousa FAEF, Pereira LV, Hortense P. Avaliação e mensuração da percepção da dor. In: Alves Neto O, Costa CMC, Siqueira JTT, Teixeira MJ, organizadores. Dor: princípios e prática. Porto Alegre: Artmed; 2009.

14. World Health Organization. Cancer pain relief: with guide to opioid availability. 2nd ed. Geneva: WHO; 1996.

15. Barros GAM, Ferris FD. Analgésicos opióides sistêmicos. In: Alves Neto O, Costa CMC, Siqueira JTT, Teixeira MJ, organizadores. Dor: princípios e prática. Porto Alegre: Artmed; 2009.

16. Alves Neto O, Costa CMC, Siqueira JTT, Teixeira MJ, organizadores. Dor: princípios e prática. Porto Alegre: Artmed; 2009.

17. Brasil. Ministério da Saúde. Cuidados paliativos oncológicos: controle da dor. Rio de Janeiro: INCA; 2001.

18. Brasil. Ministério da Saúde. Relação nacional de medicamentos: RENAME 2014 [Internet]. 9. ed. rev. atual. Brasília: MS; 2015 [capturado em 21 mar. 2018]. Disponível em: http://bvsms.saude.gov.br/bvs/publicacoes/relacao_nacional_medicamentos_essenciais_rename_2014.pdf.

19. Ferreira KA, Teixeira MJ. Princípios gerais do tratamento da dor. In: Alves Neto O, Costa CMC, Siqueira JTT, Teixeira MJ, organizadores. Dor: princípios e prática. Porto Alegre: Artmed; 2009.

20. Busch AJ, Barber KAR, Overend TJ, Peloso PMJ, Schachter CL. Exercise for treating fibromyalgia syndrome. Cochrane Database Sys Rev. 2007;(4):CD003786.

21. Yeng LT, Teixeira MJ, Botteon MC, Lima MC, Zakka TRM, Loduca A, et al. Medicina física e reabilitação em pacientes com dor crônica. In: Alves Neto O, Costa CMC, Siqueira JTT, Teixeira MJ, organizadores. Dor: princípios e prática. Porto Alegre: Artmed; 2009.

22. McCain GA, Bell DA, Mai FM, Halliday PD. A controlled study of the effects of a supervised cardiovascular fitness training programa n the manifestations of primary fibromyalgia. Arthritis Rheum. 1988;31(9):1135-1141.

23. Moseley GL. Evidence for a direct relationship between cognitive and physical change during an education intervention in people with chronic low back pain. Eur J Pain. 2004;8(1):39-45.

24. Moseley GL. Widespread brain activity during an abdominal task markedly reduced after pain physiology education: FMRI evaluation of a single patient with chronic low back pain. Aust J Physiother. 2005;51(1):49-52.

25. Brox JI, Storheim K, Grotle M, Tveito TH, Indahl A, Eriksen HR. Systematic review of back schools, brief education, and fear-avoidance training for chronic low back pain. Spine J. 2008;8(6):948-958.

CAPÍTULO 104

Anemias

Luis Antonio Macedo
Mikael Marcelo de Moraes

Aspectos-chave

▶ As anemias podem ter várias origens e várias etiologias específicas.
▶ A principal causa de anemia no mundo é a deficiência de ferro.
▶ As mulheres desenvolvem mais anemia do que os homens devido às perdas fisiológicas da menstruação.
▶ A anemia não é uma doença ou um diagnóstico final, e sim uma síndrome de sintomas e sinais. Deve-se sempre investigar a causa da anemia.[1]

Caso clínico

Neusa Teresinha, 40 anos, empregada doméstica, vem por queixa de cansaço e sonolência há muito tempo. Relata que isso tem lhe prejudicado não apenas no trabalho, mas também em sua vida social. Não tem mais a disposição de antes, o cansaço se manifestando até quando precisa correr para pegar o ônibus. Tem sentido dor na cabeça, dormência estranha nas mãos e irritabilidade com os filhos e com o marido. Apresenta uma incontrolável vontade de comer macarrão cru e gelo, mesmo com ardência na língua, queda de cabelo e unhas fracas. Andou meio tonta no trabalho, e a patroa até desconfiou de uma possível gravidez. Questionada sobre seu ciclo menstrual, afirma passar mais de sete dias ao mês com o sangramento, que vem acompanhado de coágulos e a obriga a usar vários absorventes. Já esteve se consultando por esse problema e traz exames que não foram vistos por nenhum médico.

Ultrassonografia transvaginal (USTV) pélvica: útero em retroversoflexão, medindo 10,9 × 6,7 × 6,5 cm, com volume de 246,9 cm³. Mioma com componente submucoso que mede 5,7 × 4,6 cm. Ovários de aspecto usual e sem alterações em anexos. No hemograma: eritrócitos 3,74/ μL; hemoglobina (Hb) 8,3 g/dL, hematócrito (Ht) 28,1%, volume corpuscular médio (VCM) e hemoglobina corpuscular média (HCM) diminuídos; distribuição do volume entrocitário (RDW) 17% e leucócitos 11.000/mm³ com diferencial normal; plaquetas aumentadas. O exame físico apresenta descoramento das mucosas ++/++++, atrofia de papilas linguais, estomatite angular, palma das mãos e leitos ungueais pálidos, com unhas quebradiças, sem adenomegalias periféricas. Há sopro sistólico de ejeção II/VI e aparelho respiratório sem alterações. Abdome sem visceromegalias e ruídos hidroaéreos presentes. Não há edema em extremidades. Os pulsos periféricos são palpáveis e simétricos, e o exame neurológico é aparentemente normal.

Teste seu conhecimento

1. Por meio da história e do exame físico, pode-se pensar em uma das alternativas:
   a. Anemia de doença crônica
   b. Anemia ferropriva
   c. Talassemia
   d. Anemia do hipotireoidismo

2. Quais exames fazem parte da investigação inicial?
   a. Hemograma, reticulócitos e plaquetas
   b. Hemograma, ferro sérico, ferritina, saturação de transferrina e capacidade de ligação de ferro total
   c. Hemograma, reticulócitos, lâmina de sangue periférico
   d. Hemograma, reticulócitos

3. Qual exame laboratorial reflete a adequada reserva de ferro?
   a. Reticulócitos
   b. Ferritina
   c. Capacidade de ligação de ferro total
   d. Transferrina

4. Diante de anemia ferropriva, em quanto tempo se pode observar a normalização da hemoglobina após a reposição de ferro?
   a. Dois meses
   b. Três meses
   c. Quatro meses
   d. Seis meses

5. Na prática clínica, alguns medicamentos estão implicados na deficiência de ácido fólico – entre eles, pode-se citar:
   a. Captopril
   b. Fenitoína
   c. Fluoxetina
   d. Amitriptilina

Respostas: 1B, 2C, 3B, 4A, 5B

Do que se trata

A anemia é definida pela OMS quando a Hb é inferior a 13 g/dL em homens, 12 g/dL em mulheres e 11 g/dL para crianças e gestantes, sendo esses índices definidos ao nível do mar.[2,3] O valor da Hb também está sujeito a variações estatísticas de acordo com a faixa etária, o sexo e o estudo retrospectivo de seus exames.[4] Com base no tamanho celular (Figura 104.1), as anemias têm sua classificação mais usada. Microcíticas (VCM < 80 fL): ferropriva, talassemia, anemia sideroblástica e anemia de doença crônica. Macrocíticas (VCM > 100 fL) megaloblásticas: devido à deficiência de vitamina B_{12} ou de ácido fólico e relacionadas com fármacos (zidovudina, metotrexato, ácido valproico, entre outros). Macrocíticas não megaloblásticas: alcoolismo, hepatopatia, hipotireoidismo e síndromes mielodisplásicas. Normocíticas (VCM entre 80-100 fL): ferropriva, anemia de doença crônica e de causas hemolíticas e não hemolíticas.[5]

Este capítulo abrange com ênfase às principais causas de anemias comuns na prática da atenção primária à saúde (APS) pelo médico de família e comunidade. Não há, tampouco, a pretensão de esgotar o tema.

O que pode ocasionar

A anemia ocasiona vários sintomas e sinais de acordo com a sua classificação e sistema comprometido. Pode, inclusive, provocar morbidade significativa se não for tratada.

O que fazer

Anamnese

As pessoas muitas vezes estão assintomáticas, ou com uma clínica vaga de sintomas mínimos, sobretudo quando a instalação é de forma insidiosa e provocada por qualquer causa de sangramento prolongado. Podem-se encontrar indivíduos com níveis de Hb baixos sem que haja qualquer manifestação clínica, o que decorre do mecanismo adaptativo e compensatório, porém as extremidades etárias são as mais sensíveis aos efeitos. Algumas vezes, a anemia é descoberta através de uma causa não relacionável por meio de exames ditos "de rotina", exames para fins de medicina do trabalho ou até mesmo em pré e pós-operatório.

A anamnese da pessoa com anemia ferropriva deve investigar a palidez, visão de moscas volantes, zumbidos, dores de cabeça, anorexia, perda do paladar, dor na língua, perda de pelos ou cabelos, diminuição do rendimento intelectual, sonolência, fraqueza, cansaço, letargia, estado anímico (irritabilidade, tristeza, apatia),[7] dispneia progressiva aos exercícios físicos, palpitações, angina, síncope, dor nas pernas, perda da libido, hemorragias, hábito de doações repetidas de sangue, parasitoses intestinais, uso crônico de anti-inflamatórios, corticoides, ácido acetilsalicílico, anticoagulantes e inibidores de bomba de prótons (IBPs). Se a anemia for acentuada, evolui com distúrbios alimentares (pica), pelo desejo incontrolável da ingesta de alimentos crus como macarrão e arroz, ou substâncias específicas não nutritivas, tais como terra ou gelo. O picacismo em crianças é capaz de ocorrer naquelas que ingerem lascas de tinta contendo chumbo, correlacionando-se a deficiência de ferro ao saturnismo.[8] Nas mulheres, a anemia ferropriva é capaz de desenvolver-se em consequência do aumento das necessidades da gestação (principalmente nas gemelares) e do aleitamento materno. Naquelas em idade fértil, pode ocorrer devido ao fluxo fisiológico menstrual excessivo, com a visualização de coágulos, ou pelo uso do dispositivo intrauterino de cobre (DIU). Na pós-menopausa, o sangramento uterino duradouro pode se relacionar ao câncer de endométrio. Pessoas submetidas à cirurgia bariátrica comumente apresentam deficiência de ferro após o procedimento.[9] Vômitos com características de borra de café, hematêmese, melena e sangramento através do reto são invariavelmente relacionados a hemorragia digestiva alta (HDA) e baixa (HDB), respectivamente. Cursam com anemia dependente de sua evolução. Indivíduos com doença celíaca, doença de Crohn, espru tropical, ressecção e tuberculose intestinal apresentam má absorção duodenojejunal ao ferro. O questionamento

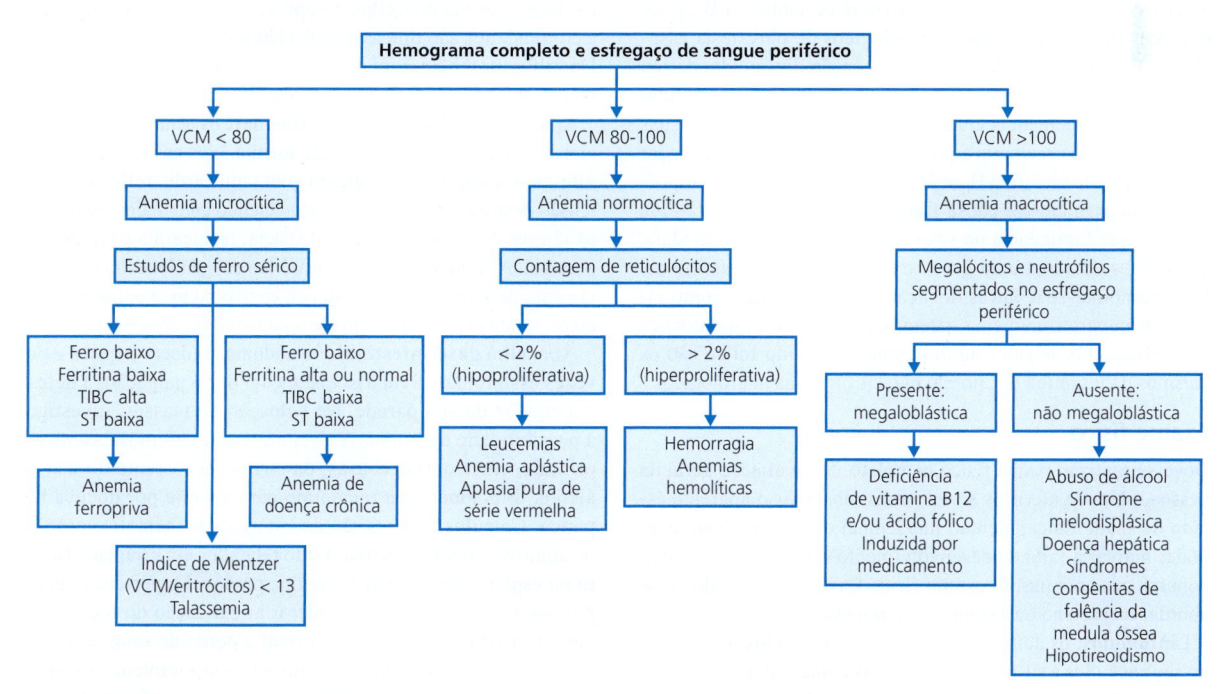

▲ **Figura 104.1**
Algoritmo para investigação e classificação morfológica das anemias segundo o volume corpuscular médio.
Fonte: Adaptado de BMJ Best Practice.[6]

sobre o consumo abusivo de bebidas alcoólicas tem relação com o desenvolvimento de gastrite, de úlcera gástrica e de varizes esofágicas com a perda de sangue.[10] O câncer de cólon direito em homens acima de 50 anos[11] é uma condição vista no achado de anemia por sangramento retal misturado com as fezes. A hérnia de hiato e a gastrite colonizada pelo *Helicobacter pylori* também se associam à deficiência de ferro. Na abordagem dos idosos, a tolerância progressiva do quadro anêmico se dá com a instalação de claudicação intermitente, angina e insuficiência cardíaca (IC) excluindo-se outras causas. Nessa faixa etária, as pessoas anêmicas com queixa de disfagia para sólidos, na presença de esofagite, correm o risco de apresentar síndrome de Plummer-Vinson. Trata-se de uma complicação rara, com potencial de desenvolvimento de carcinoma epidermoide da faringe e do esôfago.

A anemia de doença crônica muitas vezes é confundida com a ferropriva. Em uma variedade de doenças inflamatórias crônicas, como as colagenoses, as infecções crônicas ou as doenças neoplásicas, seus sintomas gerais têm intensidade leve a moderada, como taquicardia, cansaço, palpitações, taquipneia ou até mesmo inexistem. É a causa mais frequente de doentes hospitalizados, mas o médico de família e comunidade depara-se com essa condição diariamente na prática clínica. Sua prevalência aumenta com a idade, sendo importante a busca de informações da doença subjacente.

Os sintomas da deficiência de vitamina B_{12} ou de ácido fólico que devem ser pesquisados estão ligados à má absorção dos alimentos ricos nessas substâncias, como a carne, o leite, os ovos, os queijos[12] e os vegetais folhosos verde-escuros, respectivamente. Dieta vegetariana rigorosa, por exemplo, implica na diminuição de vitamina B_{12}, e o alcoolismo aumenta o risco de deficiência de ácido fólico. O uso crônico de metformina[13,14], biguanidas, omeprazol[15], colchicina e neomicina associam-se ao déficit de vitamina B_{12}. Já os anticonvulsivantes (fenitoína, fenobarbital, primidona), metotrexato, trimetoprima, contraceptivos orais e diuréticos poupadores de potássio levam a deficiência de ácido fólico. A carência de vitamina B_{12} pode provocar insônia, problemas neurológicos de parestesia associada à neuropatia periférica, propriocepção diminuída, déficit de memória e transtornos psiquiátricos, incluindo irritabilidade, depressão, demência e, raramente, psicoses.[16,17] As pessoas submetidas à gastrectomia aqui também estão sujeitas a avançar com déficits de vitamina B_{12} e ácido fólico ao longo do tempo.[18] A anemia perniciosa é causa frequente de déficit de vitamina B_{12}, com predominância no sexo feminino e mediana de idade de 60 anos devido a uma gastrite crônica atrófica autoimune. Pode combinar-se a outras doenças autoimunes, tais como vitiligo, hipoparatireoidismo, tireoidite de Hashimoto e doença de Addison. Os achados da deficiência de ácido fólico são os mesmos da vitamina B_{12}, porém não há sintomas neurológicos.

Exame físico

Deve-se realizar exame físico completo. Na avaliação geral da pessoa, além de aferir os sinais vitais, observar o aparente estado de saúde física, mental, nutricional e de hidratação, para poder marcar a falta do desenvolvimento estatural e muscular, comuns nas anemias. O exame físico torna-se facilitado ao se abordar o aparelho ou sistema comprometido.[19]

Linfonodos: os aumentos devem ser examinados relacionando seus achados à suspeição de doenças hematológicas.

Cabeça: o aparecimento da "face do roedor", em virtude de alterações no desenvolvimento dos ossos e no tamanho e desalinhamento dos dentes incisivos, é característico da talassemia. No crânio, bossas com proeminência dos ossos frontal e parietal com o maxilar aumentado indicam β-talassemia.

Olhos: na região ocular, o descoramento da mucosa é observado na anemia grave, e a esclera poderá estar ictérica. No fundo de olho as alterações são de rara importância diagnóstica, e a retinopatia grave é denominada manchas de Roth. Papiledema relacionado apenas à anemia pode ocorrer e regride com a sua correção.[19]

Boca: na cavidade oral, a língua despapilada, lisa (mais visível nos cantos), edemaciada, encarnada (com aspecto de carne bovina) é denominada glossite atrófica. É dolorosa e provoca odor ruim. Nos lábios, aparecem sinais de maceração, além de fissuras no ângulo da boca, denominadas estomatite ou queilite angular.

Pele, anexos e mucosas: com uma luz adequada, de preferência natural, inspeciona-se idealmente toda a pele e as mucosas. A incidência de palidez é melhor observada no descoramento da palma das mãos, mucosas da boca, conjuntiva, lábios e leito ungueal, muito embora tenha baixa sensibilidade. A palma das mãos torna-se pálida, mas as linhas palmares mantêm a coloração até que a Hb caia abaixo de 7 g/dL.[19] Icterícia leve, tipo amarelo-limão, é comum na anemia megaloblástica, assim como nas anemias hemolíticas e eventualmente na anemia perniciosa. As máculas acrômicas circunscritas, caracterizadas pela alteração da cor da pele no vitiligo, poderão ser observadas nos portadores de anemia perniciosa. As lesões vásculo-sanguíneas e pigmentadas, as petéquias e equimoses aparecem em consequência da anemia aplástica, da coagulopatia e das leucemias consequentes da plaquetopenia.[19] A queda de cabelos pode ocorrer na anemia ferropriva; no entanto, o aparecimento precoce de cabelos grisalhos e finos sugere anemia perniciosa. No exame das unhas, a cor rosada do enchimento capilar é pálida. A coiloníquia, unhas adelgaçadas de lâminas côncavas com extremidades elevadas semelhantes a uma colher, denota o sinal clássico e tardio presente na anemia megaloblástica, perniciosa e na ferropriva de longa data. As úlceras localizadas nas extremidades das pernas, em torno dos maléolos (que se apresentam com má cicatrização e cronicidade), são típicas de indivíduos com anemia falciforme. Dactilite, (também conhecida como síndrome mão-pé) é uma manifestação inicial da anemia falciforme.

Aparelho cardiovascular e pulmonar: os achados são proporcionais ao tempo de evolução da anemia. Nos casos agudos, manifestações importantes surgem com taquicardia reflexa e hipotensão postural com lipotímia, acometendo com maior frequência os idosos. As pessoas referem dispneia, taquicardia e hipotensão postural. A fluidez do sangue periférico em geral resulta no aparecimento de sopro cardíaco sistólico ejetivo no foco pulmonar e no ápice, sendo observado tanto em repouso como após os exercícios.

Aparelho gastrintestinal: no abdome, a úlcera péptica é por vezes assintomática ou associada com dor à palpação, à defesa e à rigidez da sua parede. Na palpação de massas, investigar a possibilidade de tumor. A circunferência volumosa ascítica é oriunda, entre outras causas, da cirrose decorrente do uso de álcool, direcionando o raciocínio para anemia por doença hepática. Cálculos biliares são encontrados na hemólise crônica de adultos, embora já tenham sido relatados em crianças. Hepato ou esplenomegalia sugerem uma provável hipertensão porta por anemia hemolítica. Considerar a realização do toque retal para descartar carcinoma colorretal e perda de sangue devido às hemorroidas. Na anemia falciforme, o hipoesplenismo ou até a autoesplenectomia ocorrem pelos sucessivos infartos característicos dessa forma hereditária de anemia.

Aparelho genital: o exame das mamas, genitais feminino e masculino não poderão ser negligenciados, buscando-se alterações que justifiquem tanto a anemia como as neoplasias silentes. O priapismo surge como uma das complicações da anemia falciforme.

Aparelho neurológico: na anemia por deficiência de vitamina B_{12}, é importante verificar o tônus, a força muscular, a sensibilidade, a coordenação e os reflexos. Déficits da sensibilidade vibratória e da propriocepção são manifestações precoces de disfunção do sistema nervoso central (SNC). A falta de coordenação muscular durante os movimentos voluntários, sinal de Babinski e espasticidade são sinais tardios. As pernas e os pés são afetados mais frequentemente do que os membros superiores.[20]

Exames complementares

Solicitar apenas o hemograma é insuficiente para a abordagem inicial das anemias, que deve ter em conjunto a contagem de reticulócitos e o esfregaço de sangue periférico (Tabela 104.1). Após a caracterização da anemia, é feita sua classificação de acordo com o tamanho celular com base no algoritmo de investigação (Figura 104.1); e o diagnóstico diferencial das anemias microcíticas facilita a abordagem (Quadro 104.2).

Tratamento ambulatorial das formas comuns de anemia

Tratamento da anemia ferropriva

É importante reforçar uma dieta adequada, com a ingesta de carnes vermelhas e frutas ricas em vitamina C, que aumentam a absorção de ferro.[33] Evitar o consumo de alimentos ou medicamentos que possam inibir a absorção de ferro. O aleitamento materno em RN normal deve ser encorajado e priorizado pelo menos até o 6º mês, obedecendo à suplementação de ferro entre 6 e 18 meses, de acordo com o preconizado pelo Ministério da Saúde (MS). Os principais compostos disponíveis para o tratamento oral são sulfato ferroso, fumarato ferroso, gluconato ferroso, ferro quelato glicinato e ferripolimaltose. Este último apresenta como vantagem adicional a melhor tolerância, mas não é disponibilizado na rede pública. A preferência recai sobre o sal ferroso, pois apresenta melhor custo-benefício, embora traga mais efeitos adversos comparados aos demais compostos, o que pode contribuir para a falta de adesão ao tratamento.

Quadro 104.1 | Análise do esfregaço de sangue periférico

- Acantócitos: doença hepática quando presente em número significativo
- Esferócitos: esferocitose hereditária, anemia hemolítica autoimune
- Eliptócitos: eliptocitose hereditária, nas anemias microcíticas e megaloblásticas e nas síndromes mieloproliferativas
- Equinócitos: LRC, no tratamento com heparina e algumas horas após transfusões
- Estomatócitos: sangue do RN, nas doenças hepáticas, no alcoolismo, entre outras
- Esquizócitos: anemias hemolíticas microangiopáticas, incluindo PTT, SHU, CIVD e causas mecânicas, como em próteses valvares
- Dacriócitos: talassemia e em várias outras condições, como na aplasia de medula e na mielofibrose
- Drepanócitos: anemia falciforme e suas variantes
- Leptócitos: hemoglobinopatias, β-talassemia, esplenomegalia e nas hepatopatias

LRC, lesão renal crônica; RN, recém-nascido; PTT, púrpura trombocitopênica trombótica; CIVD, coagulação intravascular disseminada; SHU, síndrome hemolítico-urêmica.

Fonte: Adaptado de Failace e colaboradores.[31]

Existem várias formulações disponíveis de sulfato ferroso genérico, por meio do programa da Farmácia Popular do MS. A dose terapêutica é de 3 a 6 mg/kg/dia, em duas a três tomadas para crianças; para adultos, o recomendado são 120 a 180 mg de ferro elementar por dia. Sulfato ferroso de 300 mg contém 60 mg de ferro elementar, e 1 comprimido, 3 vezes ao dia, fornece os 180 mg de ferro elementar necessários (uma forma prática é utilizar a fórmula conversora descrita no item Dicas). A resposta ao tratamento ocorre pelo aumento de reticulócitos, em 4 a 7 dias, com pico no 10º dia. Com uma adequada reposição, um aumento de pelo menos 2 g/dL na Hb deve ocorrer em 2 a 3 semanas de tratamento,[26,34,35] mas o VCM continuará baixo por 2 a 3 meses.[26] Em 2 meses, a Hb e o Ht voltam ao normal. Após a correção da anemia ferropriva, a suplementação é mantida, em crianças, por 3 a 4 meses (ou por mais 2 meses, quando houver a normalização da hemoglobina); para adultos, a recomendação é tratar por 4 a 6 meses. Se a Hb não atingir o nível desejado,

Quadro 104.2 | Diagnóstico diferencial das anemias microcíticas

	Anemia ferropriva	Anemia de doença crônica	Talassemia	Anemia sideroblástica
VCM	↓	N ou ↓	↓	↓
RDW	↑	↑ ou N	↓ ou N	N ou ↑
Reticulócitos	↓ ou N	↓	N ou ↑	↓
Ferro	↓	↓	N	↑
Ferritina	↓	↑ ou N	N	↑	↑
Saturação de transferrina	↓	↓	↑	↑	N
TIBC	↑	↓	N	N

VCM, volume corpuscular médio; RDW, distribuição de glóbulos vermelhos; TIBC, capacidade de ligação do ferro total.
Fonte: Adaptado de Rodak.[32]

Tabela 104.1 | **Principais exames para investigação inicial das anemias na APS**

Esfregaço de sangue periférico	Identifica importantes alterações nas diversas formas eritrocitárias auxiliando no diagnóstico (Quadro 104.1)
Hemograma	Deve apresentar a análise completa dos índices hematimétricos e a distribuição do volume eritrocitário (ver Cap. 100, Interpretação de hemograma na APS)
Reticulócitos	Têm importante valor diagnóstico etiológico da anemia. Podem ter sua produção aumentada ou diminuída pela medula óssea, sendo chamadas de hiperproliferativas ou hipoproliferativas, respectivamente. Valores percentuais normais são de 0,5 a 1,5%, e os valores absolutos, entre 25.000 a 75.000/µL. Na prática, utiliza-se o valor corrigido: IRC = reticulócitos x Ht da pessoa ÷ Ht normal. Considera-se como Ht normal o valor de 45% (ver Cap. 100, Interpretação de hemograma na APS)
Plaquetas	Aumentam na anemia ferropriva, porém ainda não se sabe exatamente a causa dessa trombocitose reativa. O aumento é uma pista adicional. Na anemia aplástica, estão abaixo de 20.000/µL
Ferro sérico	Pouco sensível, mas específico, exibe variações do ritmo circadiano, com altas concentrações pela manhã (entre 7-10 horas), e os menores valores em torno das 21 horas.[21] Pode alcançar valores normais após ingestão de carne ou de suplementos orais.[22] Pode estar reduzido na presença de processos inflamatórios agudos ou crônicos, processos neoplásicos e após IAM.[23] Aumenta com o uso de anticoncepcionais orais
TIBC	Aumentada na deficiência de ferro, anemia, gravidez tardia, infância, hepatite aguda, uso de anticoncepcionais orais. Diminuída nos estados hipoproteinêmicos, hemocromatose, talassemia, hipertireoidismo, infecções crônicas, distúrbios inflamatórios crônicos, doença hepática crônica e doenças crônicas[24]
Transferrina	Aumentada na gravidez, uso de anticoncepcionais orais, deficiência de ferro. Diminuída em distúrbios associados à inflamação crônica ou malignidade, desnutrição generalizada, síndrome nefrótica, estados de sobrecarga de ferro.[24] Sintetizada no fígado, liga-se a dois átomos de ferro. Clinicamente, a transferrina é quantificada pelo conteúdo de ferro que ela pode se ligar, essa medida é chamada de capacidade ferropéxica.[25]
Saturação de transferrina	Diminuída na deficiência de ferro, anemia de doença crônica e aumentada na sobrecarga férrica (hemocromatose), talassemia, anemia sideroblástica e intoxicação pelo chumbo.[22,25] É calculada pela fórmula IST = ferro sérico/TIBC x 100. Um IST < 16% é patognomônico de ferropenia[7]
Ferritina	Avalia o estoque de ferro em indivíduos normais: 1 g/L corresponde a 8 a 10 mg ou 120 g de Fe/kg de peso. Sua limitação é a presença de valores elevados, independentemente do estado de ferro, em indivíduos com inflamação aguda ou crônica, neoplasia, hipertireoidismo ou doença hepática.[25,27] Aumenta com o uso de anticoncepcionais orais. A dosagem de ferritina < 12 ng/dL é um marcador confiável da depleção.
Dosagem de ácido fólico	Diminuído na deficiência de folato tecidual pela dieta, alcoolismo, hemodiálise, gravidez, anemias hemolíticas, dermatites esfoliativas, psoríase extensa, síndromes de má absorção intestinal, anticoncepcionais orais, anticonvulsivantes, metotrexato, corticoides, sulfas. Valores normais são 5-15 ng/mL (valores limítrofes estão entre 3-5 ng/mL).[28]
Dosagem de vitamina B_{12}	Aumentada na leucemia, leucocitose marcante, policitemia vera, doenças hepáticas, uso de anticonvulsivantes. Diminuída na anemia perniciosa, gastrectomia, carcinoma gástrico, má absorção, gestação, deficiência de transcobalamina, hemodiálise, doença de Alzheimer, uso de metformina, inibidores da bomba de próton, colchicina, altas doses de vitamina C. Valores: > 300 pg/mL: normal (deficiência improvável – probabilidade de 1-5%); 200-300 pg/mL: deficiência é possível; < 200 pg/mL: diminuída (deficiência – especificidade de 95-100%).[29]
Ácido metilmalônico	Se os níveis de vitamina B_{12} estiverem normais, os níveis de ácido metilmalônico devem ser verificados para descartar definitivamente a deficiência de vitamina B_{12}, pois esse é um teste mais sensível. Um ácido metilmalônico sérico elevado indica de deficiência de vitamina B_{12}, a menos que haja uma história de insuficiência renal, em que os níveis podem estar artificialmente elevados por conta do *clearence* renal inadequado.[6]
EPF	Na pesquisa de parasitoses (*Ancilostoma duodenale*, *Necatur americanus* e *Schistossoma mansoni*) e de urobilinogênio fecal nas hemoglobinopatias.
EQU	Na pesquisa de hematúria e de urobilinogênio urinário nas hemoglobinopatias.
Pesquisa de sangue oculto nas fezes	Não deve ser utilizado na tentativa de evitar exames endoscópicos. Este exame deve ser usado no rastreamento em grupos que não apresentam anemia ferropriva[30]
EDA	Pesquisa de sangramento alto, como na úlcera gástrica ou duodenal, na gastrite atrófica, na infecção pelo *Helicobacter pylori* e na neoplasia.
Colonoscopia	Pesquisa de sangramento baixo, como nas hemorroidas, nos divertículos e na neoplasia de cólon

EPF, exame parasitológico de fezes; EQU, exame qualitativo de urina; TIBC, capacidade de ligação de ferro total; EDA, endoscopia digestiva alta; IAM, infarto agudo do miocárdio.

considerar investigação. Para restaurar os estoques de ferro, são necessários de 2 a 6 meses, ou até obter-se valor de ferritina de pelo menos 15 ng/mL para crianças e 30 ng/mL para adultos. Alguns autores sugerem que a reposição ideal corresponda a níveis de ferritina da ordem de 50 ng/mL, sendo importante a correlação ou não com processos inflamatórios.[36]

O sulfato ferroso é melhor absorvido se ingerido em jejum ou 1 a 2 horas antes das refeições, com fruta ou suco cítrico (conter vitamina C – p. ex., laranja, limão – favorece a absorção do ferro no intestino). Se ingerido junto com leite, chás, café e cereais, há prejuízo na absorção. Administrar 2 horas antes ou 4 horas após os antiácidos. Em caso de efeitos colaterais, como diarreia, azia, cólicas no abdome, vômitos e constipação, preferir junto às refeições, porém a sua absorção será diminuída, e o tratamento se prolongará até o efeito esperado. Alertar as mães que as fezes das crianças podem ficar escurecidas nas doses terapêuticas. O escurecimento dos dentes também ocorre transitoriamente com uma apresentação líquida, mas é revertido pela escovação e pode ser evitado administrando-se a solução com um conta-gotas na parte posterior da língua. Nos portadores de úlceras gastrintestinais, função hepática comprometida, doença renal, etilistas e nos idosos, que são mais propensos aos efeitos adversos, a administração deve ser realizada com precaução. O uso prolongado pode resultar em sobrecarga de ferro, especialmente naqueles com tendência a hemocromatose e hemossiderose.

Tratamento parenteral da anemia ferropriva

O tratamento parenteral com ferro deve ser reservado aos casos de intolerância ou refratariedade à via oral (VO), má absorção por doença gastrintestinal, incapacidade de manter as reservas de ferro em pós-bariátricos e doentes fazendo hemodiálise. O procedimento é geralmente realizado em ambiente hospitalar, sob competência do hematologista, que domina a técnica e o manejo das complicações. Descrevem-se como efeitos adversos agitação, manchas na pele no local da aplicação, náuseas, vômitos, urticária, mialgia, cefaleia, artralgias e até choque anafilático. Esse tratamento deve ser evitado em portadores de insuficiência hepática, em gestantes com menos de 12 semanas e na amamentação.

Tratamento da deficiência de vitamina B_{12}

As principais fontes de vitamina B_{12} são as carnes, os ovos e o leite (a dieta deve ser reforçada para todos os indivíduos). Os estoques têm longa duração, mas, se a perda diária ocorrer entre 3 a 5 mg sem qualquer absorção, a deficiência pode levar mais de 3 anos. É confirmada com níveis abaixo de 200 pg/mL

O tratamento está indicado nas pessoas com absorção enteral diminuída, doença hereditária ou naquelas com anemia perniciosa comprovada. Embora existam evidências de que a reposição oral traga bons resultados, o tratamento tradicional é por via parenteral, existindo vários esquemas posológicos eficazes, que variam de acordo com a apresentação clínica.

Para crianças, a dose típica é de 50 a 100 µg de vitamina B_{12} intramuscular, 1 vez por semana, até que a deficiência seja corrigida. Se for necessário tratamento por toda a vida, aplicar 1 vez por mês.[37]

Para os adultos, a dose é de 1.000 µg/dia de vitamina B_{12} IM, por 7 dias, seguidos de 1.000 µg por semana, por 3 semanas, e, após, 1.000 µg/mês indefinidamente, se a condição clínica não puder ser corrigida.[36] O aumento dos reticulócitos ocorre em 5 a 7 dias, e em 2 meses se observa uma melhora do quadro hematológico. A degeneração neurológica é reversível se tratada com pouco tempo de evolução, idealmente em menos de 6 meses. A correção da deficiência pode causar hipocalemia aguda, ou seja, o monitoramento da queda de potássio é obrigatório, e a suplementação deve ser instituída, quando necessária. Algumas pessoas podem desenvolver hipocalemia durante a semana inicial do tratamento, uma vez que há uma absorção marcada de potássio durante a produção de células sanguíneas novas, mas é improvável que seja clinicamente significativa. A injeção de vitamina B_{12} é dolorosa e deve ser aplicada na região glútea, via IM, ou subcutânea (SC), e nunca por via intravenosa (IV).

Tratamento da deficiência de ácido fólico

As principais fontes de ácido fólico são os vegetais folhosos verdes escuros, frutas cítricas, cereais, grãos, nozes e carnes. Os estoques têm duração de 4 a 5 meses. A deficiência é confirmada com níveis abaixo de 5 ng/mL.

O tratamento tanto para crianças como adultos se faz com 5 mg, 1 vez ao dia, por 1 a 4 meses, ou até a normalização dos níveis terapêuticos. O aumento dos reticulócitos ocorre em 5 a 7 dias, e a melhora hematológica, em 2 meses. Efeitos adversos, como discreto rubor, *rash* cutâneo, distensão abdominal, entre outros, podem ocorrer. Na suspeita de deficiência combinada de ácido fólico e vitamina B_{12}, deve-se sempre suplementar as duas vitaminas, pois a administração apenas de ácido fólico na presença de deficiência de vitamina B_{12} levará à piora progressiva do quadro neurológico. Há evidências de que o uso de ácido fólico no período pré-concepcional e durante o primeiro trimestre da gravidez pode prevenir os defeitos do tubo neural do feto.

Tratamento da anemia de doença crônica

O tratamento da anemia de doença crônica é direcionado para a causa de base, como nas doenças inflamatórias, nas neoplasias e nas infecções crônicas. Na doença renal, porém, deve-se considerar o uso da eritropoetina como otimização da resposta hematológica.

Papel da equipe multiprofissional

Enfermeiro

Deve-se destacar o importante papel e o conhecimento do enfermeiro, pois o médico pouco ou nada poderá fazer sem um esforço conjunto. Cabe também a esse profissional o gerenciamento, o acolhimento, a continuidade, a integralidade e a coordenação da prestação dos cuidados ampliados à pessoa e seus familiares. Para tanto, é fundamental saber os principais sintomas e sinais da anemia, assim como saber orientar e reconhecer as dificuldades e o sofrimento que o usuário poderá ter no decorrer do tratamento. O trabalho conjunto do enfermeiro fortalece e compartilha as responsabilidades da pessoa assistida, contribuindo para a resolubilidade do problema.

Quando referenciar

Os pacientes poderão ser referenciados ao hematologista se houver uma hemoglobinopatia identificada, se a suspeita diagnóstica não for confirmada ou não responder à terapia oral proposta. O médico de família e comunidade poderá contar com os protocolos de referenciamento para a atenção especializada. A coordenação desse cuidado, além de ampliar a capacidade de resolubilidade da APS, agrega conhecimento ao profissional que discute e referencia o caso.

Dicas

▶ A anamnese e o exame físico são as bases para a investigação e o tratamento de todo tipo de anemia.

▶ Independentemente da forma da anemia, a abordagem psicossocial, o grau de escolaridade e a renda familiar são questões importantes na busca de indivíduos em situação de vulnerabilidade.[38]

▶ Sempre solicitar que os exames antigos sejam trazidos à consulta para comparação. O valor dito normal de cada indivíduo pode sofrer variabilidade estatística de acordo com a faixa etária, o sexo e o estudo retrospectivo de seus hemogramas.[4]

▶ O uso de panela de ferro para preparo dos alimentos faz parte das orientações nutricionais.[39]

▶ Todas as anemias carenciais são, no início, normocíticas e normocrômicas.

▶ Anemia em homens na faixa dos 50 anos e nas mulheres em pós-menopausa é sinal de alerta.

▶ O ferro não possui via de eliminação para o exterior, exceto pela menstruação em mulheres na idade fértil, descamação da mucosa intestinal e das células da pele.

▶ Pessoa com anemia de doença crônica pode ter depleção dos estoques de ferro. É vista naquelas com artrite reumatoide, com ingestão insuficiente de ferro, e uso crônico de ácido acetilsalicílico e anti-inflamatórios, com queda brusca da ferritina.

▶ Na prática clínica, quando o valor da ferritina for inferior a 12 ng/mL, os depósitos de ferro estão a zero.[40] Os sintomas de picacismo são comuns neste estágio.

▶ Anemia pós-parto é uma das causas mais importantes de morbidade e mortalidade materna.

▶ Pessoas que praticam corrida com frequência podem apresentar anemia decorrente do trauma mecânico (também conhecida como hematúria da marcha).

▶ Os idosos, de maneira geral, apresentam níveis hematológicos menores em comparação aos adultos jovens, e essa diferença não deve ser considerada um estado normal do envelhecimento, e sim uma alteração patológica que deve ser investigada.

▶ Na conversão de sulfato ferroso em ferro elementar, dividir por 5. Ferro elementar em sulfato ferroso, multiplicar por 5.

▶ Em caso de persistência do quadro de anemia após seu tratamento, a adesão terapêutica deve ser questionada ou deve-se pensar até em outro diagnóstico. No caso de anemia microcítica, a talassemia pode estar implicada.

▶ O achado de febre, excluídas as causas de infecção, inflamação ou endócrinas, entre outras, pode ser correlacionado com a deficiência de vitamina B_{12}.[41]

▶ A deficiência de vitamina B_{12} está associada à infertilidade feminina, a perdas fetais recorrentes, à perversão do paladar e olfato. Manifestações não hematológicas da anemia podem ocorrer com hemograma normal.

▶ Anemia perniciosa é comum em associação com hipotireoidismo.

▶ A ingestão de peixes crus, como o salmão, promove uma competição pela vitamina B_{12} na luz intestinal que é provocada pela tênia *Diphyllobothrium latum*.[42]

▶ Pessoas que foram submetidas à cirurgia bariátrica devem receber reposição de vitamina B_{12} pelo resto da vida. Muitas vezes, as reposições de ferro e ácido fólico são igualmente necessárias.

Erros mais frequentemente cometidos

▶ Tratamento em subdoses e por curto período.

▶ Prescrever medicamentos compostos com polivitamínicos, que, além de onerosos, não apresentam benefício comprovado.

▶ Reposição de ferro sem caracterizar o tipo de anemia. O tratamento indiscriminado pode trazer sérias consequências, como a hemocromatose.

▶ Naqueles indivíduos em tratamento com imunossupressores, como o metotrexato para a artrite reumatoide, não associar o ácido fólico na prevenção de anemia megaloblástica.

▶ Não diagnosticar a causa da anemia que, se tratada adequadamente, resolve o problema. A anemia pelo hipotireoidismo é um exemplo.

Prognóstico e complicações possíveis

Desde que o diagnóstico correto e o tratamento adequado sejam estabelecidos, o prognóstico é favorável. As complicações ocorrem quando a pessoa exerce sua autonomia de forma negativa em relação às necessidades de cuidado (ver Cap. 15, Consulta e abordagem centrada na pessoa), culminando com a má adesão ao tratamento, que, dependendo da situação, poderá ser potencialmente fatal.

Atividades preventivas e educação

Neste sentido, podem ser destacadas as seguintes ações: educação em saúde, dieta adequada, saneamento básico, rastreamento da anemia e suplementações de ferro e ácido fólico no período de assistência pré-natal (ver Cap. 128, Cuidados concepcionais, e Cap. 131, Pré-natal de baixo risco), aleitamento materno exclusivo (ver Cap. 111, Aleitamento materno e introdução de novos alimentos), abandono do alcoolismo e do tabagismo.

REFERÊNCIAS

1. Shersten K, John MB, Mara DC. Iron deficiency anemia. Am Fam Physician. 2007;75(5):671-678.

2. Organización Mundial de la Salud. Anemias nutricionales. Genebra: OMS; 1968. Série de informes técnicos, n. 405.

3. World Health Organization. United Nations Children's Fund. United Nations University. Iron deficiency anaemia: assessment, prevention, and control. A guide for programme manages. Geneva: WHO; 2001.

4. Failace R. Anemia em adultos. In: Duncan BB, Schmidt MI, Giugliani ERJ, organizadores. Medicina ambulatorial: condutas de atenção primária baseadas em evidências. 3. ed. Porto Alegre: Artmed; 2004. p. 1232-1237.

5. South-Paul JE, Matheny SC, Lewis EL. Current diagnosis & treatment in family medicine. 2nd ed. New York: McGraw-Hill; 2008.

6. BMJ Best Practice. Avaliação de anemia [Internet]. 2017 [capturado em: 15 jun. 2018]. p.19. Disponível em: https://bestpractice.bmj.com/topics/pt-br/93/pdf/93.pdf

7. Zurro AM, Pérez JFC, Badia JG, organizadores. Compendio de atención primaria: conceptos, organización y práctica clínica em medicina de familia. 4. ed. Barcelona: Elsevier; 2016. p. 635-642.

8. Moore DF, Sears DA. Pica, iron deficiency, and the medical history. Am J Med. 1994;97(4):390-393.

9. Xanthakos AS. Nutritional deficiencies in obesity and after bariatric surgery. Pediatr Clin North Am. 2009;56 (5):1105-1121.

10. Schroeder K. Medicina ambulatorial. Rio de Janeiro: Guanabara Koogan; 2011.

11. Rockey DC, Cello JP. Evaluation of the gastrointestinal tract in patients with iron-deficiency anemia. N Engl J Med. 1993;329(23):1691-1695.

12. Pruthi RK, Terrefi A. Pernicious anemia revisited. Mayo Clin Proc. 1994;69(2):144-50.

13. Ting RZW, Szeto CC, Chan MHM, Ma KK, Chow KM. Risk Factors of vitamin B_{12} deficiency in patients receiving metformin. Arch Inter Med. 2006;166(18):1975-1979.

14. Tomkin GH, Hadden DR, Weaver JA, Montgomery DAD. Vitamin-B$_{12}$ status of patients on long-term metformin therapy. Br Med J. 1971;2(5763):685-687.

15. Futterleib A, Cherubini K. Importância da vitamina B12 na avaliação clínica do paciente idoso. Sci Med. 2005;15(1):74-78.

16. Lee GR. Pernicious anemia and others causes of vitamin B$_{12}$ (cobalamin) deficiency. In: Lee GR, editor. Wintrobes's clinical hematology. 10th ed. Baltimore: Williams & Wilkins; 1999. p. 941-964.

17. Lindenbaum J, Healton EB, Savage DG, Brust JC, Garret TJ, Podell ER, et al. Neuropsychiatric disorders caused by cobalamin deficiency in the absence of anemia or macrocytosis. N Engl J Med. 1988;318(26):1720-1728.

18. Mason ME, Jalagani H, Vinik Al. Metabolic complications of bariatric surgery: diagnosis and management issues. Gastroenterol Clin N Am. 2005;34(1):25-33.

19. Falcão RP. Anemias. In: Nobre F. Medicina de consultório: prevenção, diagnóstico, tratamento e gestão. São Paulo: Manole; 2010. p. 446-451.

20. Andrès E, Loukili NH, Noel E, Kaltenbach G, Abdelgheni MB, Perrin AE, et al. Vitamin B12 (cobalamin) deficiency in elderly patients. CMAJ 2004; 171(3):251-259.

21. Dale JC, Burritt MF, Zinsmeister AR. Diurnal variation of serum iron, iron-binding capacity, transferrin saturation, and ferritin levels. Am J Clin Pathol. 2002; 117 (5): 802-808.

22. Abe ILM, Oliveira SA, Fioraneli AA. Anemias. In: Benseñor IM, Tibério IFC, Bernik MMS, Silva FM, Dórea EL, Lotufo PA. Medicina em ambulatório: diagnóstico e tratamento. São Paulo: Sarvier; 2005. p. 283.

23. Grotto HZW. Laboratory diagnosis of iron deficiency anemia. Rev Bras Hematol Hemoter. 2010;32(Supl. 2):22-28.

24. Nicoll D, Lu CM, Pignone M, McPhee SJ. Exames laboratoriais comuns: seleção e interpretação. In: Nicoll D, Lu CM, Pignone M, McPhee SJ. Manual de exames diagnósticos. 6. ed. Porto Alegre: AMGH; 2014. p. 156, 288.

25. Abe ILM, Oliveira SA, Fioraneli AA. Anemias. In: Benseñor IM, Tibério IFC, Bernik MMS, Silva FM, Dórea EL, Lotufo PA. Medicina em ambulatório: diagnóstico e tratamento. São Paulo: Sarvier; 2005. p. 283, 293.

26. Gonçalves MR, Pitombeira MS, Pitombeira B. Anemias no adulto. In: Duncan BB, Schmidt MI, Giugliani ERJ, Duncan MS, Giugliani C, coordenadores. Medicina ambulatorial: condutas de atenção primária baseadas em evidências. 4. ed. Porto Alegre: Artmed; 2013. p. 875-890.

27. Campos MGV, Figueiredo MS. Anemia ferropriva. In: Figueiredo MS, Kerbauy J, Lourenço DM. Guia de hematologia. Barueri: Manole; 2011. p. 20.

28. Valler l, Flôres Soares JLM. Ácido fólico, dosagem sérica. In: Flôres Soares JLM, Rosa DD, Leite VRS, Pasqualotto AC. Métodos diagnósticos, consulta rápida. 2. ed. Porto Alegre: Artmed. p. 10-11

29. Valler l, Flôres Soares JLM. Vitamina B$_{12}$, dosagem sérica. In: Flôres Soares JLM, Rosa DD, Leite VRS, Pasqualotto AC. Métodos diagnósticos, consulta rápida. 2. ed. Porto Alegre: Artmed; 2012. p. 720-721.

30. Vilela VAL, Portugal RD. Investigação de anemia. In: Cavalcanti AH, Muxfeldt. Ambulatório de clínica médica. Rio de Janeiro: Revinter; 2011. p. 680.

31. Failace R, Fernandes FB, Failace R. Anemias hemolíticas. In: Failace R, In: Failace R, Fernandes F. organizadores. Hemograma: manual de interpretação. 6. ed. Porto Alegre: Artmed; 2015. p. 121-45.

32. Rodak BF. Diagnostic hematology. Philadelphia: Saunders; 2000.

33. Cook JD. Newer aspects of the diagnosis and treatment of iron deficiency.In: Hematology American Society of Hematology educational program. Washington: HASH; 2003. p. 40-61.

34. Baynes RD. Iron deficiency. In: Brock JH, Halliday JW, Pippard MJ, Powell LW. Iron metabolism in health disease. London, W.B. Saunders; 1994. p. 189-225.

35. Beutler E. Disorders of iron metabolism. In: Lichtman AM, Beutler E, Kipps TJ, Seligsohn U, Kaushansky K, Prchal J,editors. Williams Hematology. 70th ed. New York: McGraw-Hill; 2006. p. 511-53.

36. Barros E, organizador. Medicamentos de A a Z. 2016-2018. Porto Alegre: Artmed; 2016. p. 375-379.

37. Schrier, SL. Treatment of vitamin B$_{12}$ and folate deficiencies. Waltham: Up To Date [Internet] 2018 [capturado em 30 jun. 2018]; Disponível em: http//www.uptodate.com/contents/treatment-of-vitamin-b12-and-folatedeficiencies.

38. Palombo CNT, Fujimori E. Conhecimentos e práticas de educadores infantis sobre anemia. Rev Bras Saude Mater Infant. 2006;6(2):209-216.

39. Quintaes KD, Amaya-Farfan J, Tomazini FM, Morgano MA, Mantovani DMV. Migração de minerais de panelas de aço inoxidável, ferro fundido e pedra-sabão (estealito) para simulantes de alimentos. Rev Ciênc Tecnol Aliment.2004;24(3):397-402.

40. Campos Guerra CC. Deficiência do ferro. In: Lopes AC. Tratado de clínica médica. São Paulo: Roca; 2006. p. 1893-1897.

41. Negi RC, Kumar J, Kumar V, Singh K, Bharti V, Gupta D, et al. Vitamin B12 deficiency presenting as pyrexia. J Assoc Physicians India. 2011;59:379-380.

42. Langan RC, Goodbred AJ. Vitamin B12 deficiency: recognition and management. Am Fam Physician. 2017;96(6):384-389.

CAPÍTULO 105

Linfonodomegalia

Euclides Furtado de Albuquerque Cavalcanti

Aspectos-chave

▶ O desafio na avaliação diagnóstica de uma pessoa com linfonodomegalia é diferenciar de forma eficiente as poucas pessoas com doença grave das muitas pessoas com doença leve e autolimitada.

▶ Sintomas crônicos, pessoas com mais de 40 anos, linfonodos maiores do que 1 cm (principalmente se maiores do que 2,25 cm), linfonodos endurecidos e aderidos a planos profundos, linfonodomegalia cervical associada a fatores de risco para neoplasia de cabeça e pescoço (tabagismo, etilismo e idade avançada) e linfonodomegalia supraclavicular são achados que aumentam a probabilidade de processo neoplásico.

▶ São muitas as causas de linfonodomegalia, sendo útil na investigação estabelecer se se trata de linfonodomegalia localizada ou generalizada.

▶ Os exames devem ser solicitados de forma individualizada na avaliação de uma pessoa com linfonodomegalia. Exames frequentemente úteis no caso de linfonodomegalia localizada não esclarecida após história e exame físico são hemograma e ultrassonografia do local acometido. No caso de linfonodomegalia generalizada não explicada, além do hemograma podem ser úteis as sorologias virais, a radiografia torácica e a ultrassonografia de abdome.

▶ A biópsia de linfonodo é o método diagnóstico de escolha para linfonodomegalia localizada ou generalizada inexplicadas. O maior dos linfonodos deve ser escolhido e retirado inteiro para a análise (biópsia excisional). Se nenhum linfonodo predominar, a ordem decrescente de preferência para a escolha do linfonodo deve ser supraclavicular, cervical, axilar e inguinal. Na linfonodomegalia cervical localizada em que haja suspeita de tumor, a punção-biópsia por agulha fina deve preceder à biópsia excisional.

Caso clínico 1

Luiza, 17 anos, estudante, natural de São Paulo, previamente hígida, queixa-se de abaulamento cervical há duas semanas, após episódio de infecção das vias aéreas superiores. Ao exame físico, apresenta linfonodomegalia cervical. Os linfonodos têm características fibroelásticas, são indolores, e o maior tem 1,5 cm de diâmetro. Luiza nega febre, emagrecimento ou outras queixas e, ao exame físico, não foram encontradas linfonodomegalias em outros locais, hepatoesplenomegalia ou quaisquer outras alterações relevantes.

Caso clínico 2

José Francisco, 73 anos, agricultor, com história de tabagismo e etilismo, há seis semanas apresenta abaulamento cervical. Ao exame físico, apresenta linfonodomegalia cervical indolor. Os linfonodos são endurecidos, e o maior tem 2,5 cm de diâmetro. José nega febre, emagrecimento ou outras queixas e, ao exame físico, não foram encontradas linfonodomegalias em outros locais, hepatoesplenomegalia ou quaisquer outras alterações relevantes.

Teste seu conhecimento

1. Embora, em ambos os casos, as pessoas se queixem somente do abaulamento cervical decorrente da linfonodomegalia, que dados de José Francisco tornam a hipótese de neoplasia muito mais provável do que no caso de Luiza?
   a. Idade e tempo de evolução mais prolongado
   b. Tamanho e características do linfonodo
   c. História de tabagismo e etilismo
   d. Todas as anteriores

2. Qual a conduta em relação à Luiza?
   a. Realizar hemograma e sorologias virais
   b. Realizar biópsia excisional (retirar todo o linfonodo para análise)
   c. Punção por agulha fina do linfonodo
   d. Apenas observar por mais 1 a 2 semanas

3. No caso do José Francisco, considerando-se que já foi feito exame minucioso da cavidade bucal, que não revelou alterações, qual o próximo passo?
   a. Realizar hemograma e sorologias virais
   b. Realizar biópsia excisional (retirar todo o linfonodo para análise)
   c. Punção por agulha fina do linfonodo
   d. Apenas observar por mais 1 a 2 semanas

4. As duas pessoas em questão apresentam linfonodomegalia localizada. Por que, então, é tão importante diferenciar linfonodomegalia localizada de linfonodomegalia generalizada em pessoas com esse tipo de queixa?
   a. A diferenciação é fundamental, pois restringe o diagnóstico diferencial
   b. Linfonodomegalia localizada pode sugerir infecção ou tumor drenando para a cadeia linfonodal acometida
   c. Linfonodomegalia generalizada pode sugerir infecções virais tipo mono-*like*, doenças sistêmicas, leucemia ou linfoma
   d. Todas as afirmativas anteriores estão corretas

5. E se, após exame físico completo, fosse percebido o acometimento de outras cadeias linfonodais e hepatoesplenomegalia discreta na Luiza, qual seria o próximo passo nessa situação?
   a. Realizar hemograma e sorologias virais
   b. Realizar biópsia excisional (retirar todo o linfonodo para análise)
   c. Punção por agulha fina do linfonodo
   d. Apenas observar por mais 1 a 2 semanas

Respostas: 1D, 2D, 3C, 4D, 5A

Do que se trata

O aumento de um ou mais linfonodos é um achado extremamente comum na prática clínica e, como regra, considera-se um linfonodo aumentado quando este for maior do que 1 cm. Na maior parte das vezes, representa uma resposta adaptativa normal a um estímulo imunológico ou infeccioso, no entanto, também pode significar uma doença inflamatória ou neoplásica grave. Dessa forma, o desafio para o médico de família na avaliação diagnóstica é diferenciar de forma eficiente as poucas pessoas com doença grave das muitas com doença leve e autolimitada.

Tabela 105.1 | **Causas de linfonodomegalia localizada**

Local	Causas
Auricular anterior, retroauricular ou suboccipital	Infecções de couro cabeludo, conjuntivite, otite externa e infecções virais sistêmicas
Submandibular ou cervical	Infecções bucais e dentárias, faringite, tumores de nasofaringe, tumores de tireoide, doença de Graves, infecções virais sistêmicas, dengue, tuberculose, paracoccidioidomicose e toxoplasmose
Supraclavicular esquerda ou direita	Altamente sugestivo de malignidade. Tumor gastrintestinal, pulmonar, mediastinal, retroperitoneal, linfoma, infecções bacterianas ou fúngicas de caixa torácica ou retroperitônio
Axilar	Neoplasia ou infecção mamária, infecção do membro superior, doença da arranhadura do gato
Epitroclear (região interna do cotovelo)	Infecção da mão
Inguinal	Infecção de membro inferior, micose interdigital, infecções sexualmente transmissíveis (sífilis primária, herpes genital, linfogranuloma venéreo, cancro mole), metástase de neoplasia (pélvica ou anal)
Adenopatia hilar	Sarcoidose, infecções fúngicas, linfoma, carcinoma broncogênico e tuberculose
Mediastinal	Sarcoidose, infecções fúngicas, linfoma, carcinoma de pulmão e de mama, tumores de células germinativas e tuberculose
Abdominal e retroperitoneal	Tumores pélvicos e gastrintestinais, tuberculose, linfoma, tumores renais e infecções fúngicas
Qualquer região	Doença da arranhadura do gato, linfoma, leucemia, câncer metastático, tuberculose, infecções fúngicas, tularemia e peste bubônica

Fonte: Ferrer.[2]

O que pode ocasionar

São muitas as causas de linfonodomegalia, sendo útil, na investigação, diferenciar as de linfonodomegalia localizada (Tabela 105.1) ou generalizada (Tabela 105.2).

O que fazer

Anamnese

A história deve ser minuciosa, tentando delimitar a extensão do problema e identificar sinais de alerta, porém dando ênfase aos seguintes aspectos:

- **Tempo de evolução:** aumento linfonodal devido à infecção viral ou bacteriana torna-se menos provável após um período de observação de algumas semanas, ao passo que doenças neoplásicas ou inflamação granulomatosa (tuberculose, infecção fúngica, sarcoidose) tornam-se mais prováveis com o passar do tempo.
- **Idade:** pessoas com idade avançada apresentam acometimento linfonodal devido à neoplasia muito mais frequentemente do que pessoas jovens. Em um estudo em pessoas de serviços de atenção primária, 4% das pessoas com idade acima de 40 anos apresentavam neoplasia como causa da linfonodomegalia, e apenas 0,4% das pessoas abaixo de 40 anos apresentavam neoplasia como causa.[1]

Tabela 105.2 | **Causas de linfonodomegalia generalizada**

Infecções virais	Mononucleose, HIV, citomegalovírus, rubéola, sarampo, hepatites virais agudas
Infecções bacterianas	Brucelose e febre tifoide
Infecções por micobactérias	Tuberculose miliar
Infecções por fungos	Histoplasmose, coccidioidomicose e paracoccidioidomicose
Infecções por protozoários	Toxoplasmose
Infecções por espiroquetas	Sífilis secundária, leptospirose
Neoplasias	Linfoma, leucemia, mieloma, macroglobulinemia de Waldenström, metástases de tumores sólidos
Imunológicas e reumatológicas	Reação a fármacos, lúpus eritematoso sistêmico, artrite reumatoide, síndrome de Sjögren, doença de Still
Diversos	Sarcoidose, amiloidose, doença de Kawasaki

HIV, vírus da imunodeficiência humana.
Fonte: Ferrer.[2]

- **Sintomas constitucionais:** febre, perda de peso, fadiga ou sudorese noturna podem sugerir doenças como tuberculose, linfoma, doenças autoimunes, neoplasia e alguns processos infecciosos.
- **Sintomas locais:** história de lesão ou trauma na área de drenagem da(s) cadeia(s) acometida(s), mesmo que pequenos, como os que ocorrem em atividades corriqueiras, como cortar unhas, picadas de insetos; dor de garganta, dor de ouvido ou secreção nos olhos; tosse ou dor torácica; dor abdominal ou outros sintomas digestivos; etc.
- **Medicamentos:** alguns medicamentos (p. ex., fenitoína) em geral podem causar linfonodomegalia, que pode ser isolada ou associada a sintomas de doença do soro, como *rash*, febre e hepatoesplenomegalia. Outros fármacos que podem causar linfonodomegalia são alopurinol, carbamazepina, primidona, atenolol, penicilinas, cefalosporinas, quinidina, captopril, hidralazina, pirimetamina e sulfonamidas.

Exame físico

Mais uma vez, o exame físico deve ser completo, em especial nos casos em que a linfonodomegalia for o sintoma único, ou seja, acompanhado apenas de outros sintomas gerais, sem pistas de localização que possam ajudar a dirigir o exame físico. Deve ser dada ênfase aos seguintes aspectos:

- **Características do linfonodo:** primeiramente, verificar se se trata mesmo de um linfonodo, pois existem outras estruturas que podem ser confundidas com linfonodomegalia, como uma glândula parótida aumentada, lipomas, cistos branquiais, abscessos e tumores. O tamanho do linfonodo também é importante, pois quanto maior o linfonodo, maior a chance de se tratar de um processo neoplásico. Em um estudo que analisou a biópsia de 213 pessoas com linfonodomegalia não explicada, nenhuma pessoa com linfonodos menores do que 1 cm tinha câncer, ao passo que 8% daquelas com linfonodos entre 1 e 2,25 cm apresentavam câncer, e 38% daquelas com linfonodos maiores do que 2,25 cm apresentavam câncer.[3] Da mesma forma, linfonodos endurecidos e aderidos são sugestivos de processo neoplásico, ao passo que linfonodos fibroelásticos e dolorosos são mais comuns devido a processos infecciosos e inflamatórios.
- **Diferenciar linfonodomegalia localizada de generalizada:** é útil para o estabelecimento do diagnóstico diferencial, sendo necessário palpar cuidadosamente todas as cadeias linfonodais para melhor definição. Considera-se linfonodomegalia generalizada quando esta acomete duas ou mais cadeias linfonodais não contíguas simultaneamente. A linfonodomegalia generalizada ocorre devido a processos sistêmicos e sempre deve ser investigada. Por se tratar de um processo sistêmico, o exame físico nessas pessoas deve enfatizar o acometimento de outros órgãos, como a busca por hepatoesplenomegalia, icterícia, anemia, febre ou outros sinais sistêmicos que possam levar à hipótese diagnóstica. Já as linfonodomegalias localizadas costumam ocorrer devido a processos infecciosos focais, podendo frequentemente ser observadas por um breve período, caso não haja evidências de um processo neoplásico regional ou outra doença de gravidade.
- **Verificar, na linfonodomegalia localizada, se existem sinais que sugiram infecção ou tumor com drenagem para o linfonodo acometido:** sinais de infecção de vias aéreas superiores, faringite, otalgia, infecções bucais e infecções de couro cabeludo prontamente identificam a causa de uma linfonodomegalia cervical com características benignas. Da mesma forma, infecções na perna, cortes na pele, micose interdigital ou infecção sexualmente transmissível podem explicar uma linfonodomegalia inguinal de início recente. No entanto, nem sempre as linfonodomegalias localizadas são benignas. Há um grande número de tumores que podem levar a comprometimento linfonodal por meio da drenagem linfática da região acometida. Linfonodomegalia supraclavicular esquerda, por exemplo, frequentemente sinaliza neoplasia de trato gastrintestinal. Da mesma forma, linfonodomegalia cervical em pessoa com fatores de risco para neoplasia de cabeça e pescoço (idade avançada, etilismo e tabagismo) deve levar à suspeita da doença e a um exame minucioso da cavidade oral, possivelmente seguido de um exame subsidiário, como uma nasofibroscopia, caso o exame de cavidade oral não seja diagnóstico. Alguns linfomas e doenças mieloproliferativas também podem se iniciar de forma localizada.

A Tabela 105.3 traz alguns dados de anamnese e exame físico que ajudam a diferenciar doenças benignas e autolimitadas de neoplasias e outras doenças de maior gravidade. A Tabela 105.4 traz alguns dados de anamnese e exame físico que podem sugerir alguns diagnósticos específicos.

Exames complementares

Exames laboratoriais

Não existe uma bateria de testes diagnósticos que possam ser utilizados de forma universal para o diagnóstico de linfonodomegalia, devendo os exames serem solicitados de forma individualizada, baseados nas hipóteses diagnósticas (Tabelas 105.1 a 105.4) (p. ex., pessoas com linfonodomegalia localizada causada por processos infecciosos benignos ou lesões de pele não necessitam de exames diagnósticos em um primeiro momento.)

É importante, durante o exame físico e a anamnese, avaliar a demora permitida,[4] bem como descartar sinais de alerta de cada caso e utilizar o princípio da longitudinalidade para evitar investigação desprovida de estratégia, que pode ser nociva à pes-

Tabela 105.3 | **Dados gerais de história e exame físico que ajudam a diferenciar doenças benignas de neoplasias**

Dados de história e exame físico	Possíveis diagnósticos
Sintomas agudos	Doenças virais ou bacterianas
Sintomas crônicos	Doenças neoplásicas, inflamatórias ou granulomatosas
Linfonodomegalia localizada	Processo reacional devido à infecção ou tumor
Pessoa jovem	Diminui a probabilidade de processo neoplásico
Linfonodo < 1 cm	Favorece processo benigno
Linfonodo > 1 cm e, principalmente, se > 2,25 cm	Favorece processo neoplásico
Sintomas constitucionais (emagrecimento, febre, sudorese noturna)	Favorece neoplasia, tuberculose, doenças granulomatosas e doenças do colágeno
Linfonodomegalia localizada associada a processo infeccioso local	Linfonodomegalia reacional

Fonte: Ferrer.[2]

Tabela 105.4 | **Dados de história e exame físico que podem sugerir alguns diagnósticos etiológicos**

Dados de história e exame físico	Possíveis diagnósticos
Linfonodomegalia cervical aguda acompanhada de sintomas gerais variados, como febre, mal-estar e náuseas, ou locais, como coriza e secreção nas vias aéreas superiores (maior parte dos casos)	Gripe
Tabagismo, etilismo e idade avançada com linfonodomegalia cervical	Sugestivo de neoplasia de cabeça e pescoço
Linfonodomegalia supraclavicular direita ou esquerda	Altamente sugestivo de malignidade: tumor gastrintestinal, pulmonar, mediastinal, retroperitoneal, linfoma, infecções bacterianas ou fúngicas de caixa torácica ou retroperitônio
Linfonodomegalia axilar com nódulo mamário	Neoplasia de mama
Linfonodomegalia localizada ou generalizada associada a sintomas constitucionais e hepatoesplenomegalia	Linfoma
Linfonodomegalia generalizada (pode ser localizada), associada a sangramentos espontâneos, hematomas, infecções e anemia	Leucemia
Linfonodomegalia generalizada aguda com febre (síndromes mono-*like*)	Infecções virais sistêmicas (mononucleose, HIV, citomegalovírus, rubéola, hepatite B), toxoplasmose, sífilis secundária
Linfonodomegalia cervical aguda com febre, cefaleia, mialgia. Pode haver *rash* cutâneo. Ocorre em áreas endêmicas, principalmente no verão	Dengue
Linfonodomegalia generalizada aguda com febre associada a comportamento sexual de risco, transfusões ou uso de drogas injetáveis	HIV agudo, hepatite B, sífilis secundária
Linfonodomegalia generalizada associada a lesões eritematosas maculopapulares e contato sexual de risco	Sífilis secundária
Linfonodomegalia localizada (principalmente axilar ou cervical) e contato com gatos	Doença da arranhadura do gato
Linfonodomegalia generalizada (predomina em região cervical) e contato com gatos ou ingestão de carne mal cozida	Toxoplasmose
Linfonodomegalia generalizada associada a febre, artralgia, urticária e exposição a fármacos ou soro	Doença do soro
Linfonodomegalia hilar, tosse, dispneia, infiltrado pulmonar difuso, eritema nodoso	Sarcoidose, tuberculose ou infecções fúngicas
Linfonodomegalia hilar, tosse, dor torácica, infiltrado pulmonar difuso e contato com fezes de morcego ou aves	Histoplasmose
Linfonodomegalia supurativa em região cervical	Tuberculose, paracoccidioidomicose ou infecção bacteriana
Linfonodomegalia hilar, tosse produtiva, infiltrado pulmonar podendo cavitar	Tuberculose ou paracoccidioidomicose
Linfonodos coalescidos e dolorosos em região inguinal (geralmente unilateral), febre e mal-estar associado a contato sexual de risco	Linfogranuloma venéreo
Linfonodomegalia inguinal unilateral com úlcera dolorosa na genitália associada a contato sexual de risco	Cancro mole
Linfonodomegalia inguinal unilateral com úlcera indolor na genitália associada a contato sexual de risco	Sífilis primária
Linfonodomegalia inguinal (unilateral ou bilateral) associada a erosões, fissuras ou a vesículas agrupadas sobre base eritematosa. Pode ser recidivante	Herpes genital
Linfonodomegalia generalizada associada a artrite, alterações cutâneas típicas, serosites, manifestações renais, hematológicas ou neurológicas	Lúpus eritematoso sistêmico
Linfonodomegalia generalizada associada a artrite	Artrite reumatoide
Linfonodomegalia generalizada, febre, *rash* cutâneo e artrite	Doença de Still
Linfonodomegalia generalizada, hepatoesplenomegalia, febre intermitente, artralgias e cefaleia associada a contato ou ingestão de carne contaminada e laticínios não pasteurizados	Brucelose
Linfonodomegalia generalizada (pouco frequente), dor abdominal, hepatoesplenomegalia, diarreia ou constipação, febre, *rash*, dissociação pulso-temperatura. Viagens com ingestão de alimentos ou água contaminados	Febre tifoide

Fonte: Ferrer.[2]

soa. Muitas vezes, um retorno em 3 dias a 1 semana pode ajudar a delimitar melhor o processo sem prejuízo para a conduta, ou, ao contrário, tornando a investigação mais dirigida e ganhando tempo em relação a possíveis exames desnecessários que podem ser solicitados quando o quadro está mais indiferenciado. Dependendo do caso, pode-se iniciar com uma investigação geral, com exames que possam ser mais rápidos, como hemograma, e, no primeiro retorno, solicitar exames mais dirigidos para evitar um tempo longo sem reavaliar a pessoa, o que muitas vezes ocorre quando se solicita muitos exames para quadros inespecíficos.

Entre os exames mais úteis na investigação de linfonodomegalia não explicada, destaca-se o hemograma, que pode fornecer várias pistas para o diagnóstico. Linfocitose sem atipia pode indicar infecções virais como influenza; leucocitose com neutrofilia pode sugerir infecção bacteriana; aumento no número de blastos ou nos linfócitos pode sugerir, respectivamente, leucemia aguda ou leucemia linfoide crônica; linfócitos atípicos, em uma pessoa jovem com linfonodomegalia generalizada, podem sugerir mononucleose; já um hemograma com eosinofilia pode sugerir reação a fármacos.

Exames de imagem

Da mesma forma que os exames laboratoriais, os exames de imagem devem ser solicitados de maneira individualizada. Uma ultrassonografia, por exemplo, pode confirmar que um nódulo palpável é realmente um linfonodo, além de descrever suas características – por exemplo, necrose central, que pode sugerir tuberculose. Pode, também, ser útil na avaliação de hepatoesplenomegalia e linfonodomegalia abdominal, que também podem ser vistas por um exame tomográfico. Outro exame frequentemente utilizado é a radiografia de tórax, que ajuda na investigação de linfonodomegalia hilar em casos de linfonodomegalia generalizada.

Biópsia de linfonodo

A biópsia de linfonodo é o método diagnóstico de escolha para linfonodomegalia localizada ou generalizada inexplicadas, excetuando-se a linfonodomegalia cervical localizada com suspeita de tumor de cabeça e pescoço, em que o primeiro exame é a punção-biópsia por agulha fina, pois a exérese do gânglio, nesse caso, pode mudar o estadiamento do tumor e piorar o prognóstico. O maior dos linfonodos deve ser escolhido e retirado inteiro para análise (biópsia excisional). Se nenhum linfonodo predominar, a ordem decrescente de preferência para a escolha do linfonodo deve ser supraclavicular, cervical, axilar e inguinal, tanto pela maior probabilidade de malignidade dos primeiros, quanto pela maior incidência de complicações infecciosas e traumáticas nas biópsias de linfonodomegalia axilar e inguinal. Um método diagnóstico que é útil em centros com experiência no procedimento é a biópsia com agulha grossa (*core biopsy*), guiada por exame de imagem, tomografia ou ultrassonografia.

Uma vez decidido pela biópsia, deve ser feito contato com o patologista e informada a hipótese diagnóstica, de forma a se obterem todos os dados possíveis da amostra. De maneira geral, quando se suspeita de processo infeccioso, deve ser feita cultura e pesquisa para bactérias, fungos e micobactérias, além do exame histológico habitual. Já quando a suspeita é de processo neoplásico, deve ser acrescentada à histologia habitual a imuno-histoquímica, para tentar determinar o sítio primário do tumor.

Passos da avaliação diagnóstica

Grande parte das causas de linfonodomegalia podem prontamente ser identificadas por história e exame físico detalhados, como é o caso, por exemplo, de uma conjuntivite, que leva à linfonodomegalia auricular anterior, ou de uma infecção de orofaringe, que causa linfonodomegalia submandibular ou cervical.

Já em outros casos, existem pistas importantes para o diagnóstico, mas este precisa ser confirmado. Um exemplo é uma pessoa jovem com febre, cefaleia, dor de garganta e linfonodomegalia generalizada com linfocitose e linfócitos atípicos no hemograma. O diagnóstico provável é uma mononucleose infecciosa, que precisa ser confirmada pelos anticorpos heterófilos ou sorologia (mais específica) para que não passem despercebidos outros diagnósticos diferenciais importantes, como HIV agudo, rubéola, citomegalovírus, hepatite B, toxoplasmose ou sífilis secundária. Dessa forma, caso não se confirme a mononucleose, deve-se proceder à investigação com sorologias para essas doenças.

> **Dica**
> ▶ Após a avaliação inicial baseada nas pistas de anamnese e exame físico, alguns doentes poderão não ter um diagnóstico de certeza.

No caso da linfonodomegalia localizada, é necessário verificar primeiramente o risco de neoplasia (Quadro 105.1), ou seja, qual região que drena para esse linfonodo em busca de processo neoplásico primário (Tabelas 105.1, 105.3 e 105.4). Mesmo que se trate de processo neoplásico, é provável que um tempo pequeno de espera como esse não altere a evolução do quadro. No caso de linfonodomegalia cervical, o procedimento de escolha inicial é a biópsia por agulha fina, seguido de biópsia excisional, caso a punção não seja diagnóstica.

Já a linfonodomegalia generalizada que não foi explicada após os exames pertinentes conforme a anamnese e o exame físico (Tabelas 105.1, 105.2 e 105.4) não deve ser observada com expectativa de melhora espontânea, pois se trata de um processo sistêmico. O maior dos linfonodos deve ser biopsiado, sendo a ordem decrescente de preferência, caso nenhum predomine, os linfonodos das cadeias supraclavicular, cervical, axilar e inguinal.

Conduta proposta

A abordagem da linfonodomegalia baseia-se no tratamento da causa de base (ver Tabela 105.5).

Quando referenciar

Sugere-se referenciar as pessoas com maior risco de neoplasia, que são aquelas com sintomas crônicos, com mais de 40 anos (se for fator de risco isolado, pode-se iniciar a investigação no ser-

---

Quadro 105.1 | Sinais de alerta que aumentam a probabilidade de processo neoplásico

▶ Sintomas crônicos

▶ Pessoas > 40 anos

▶ Linfonodos > 1 cm (principalmente se > 2,25 cm); linfonodos endurecidos e aderidos a planos profundos

▶ Linfonodomegalia cervical associada a fatores de risco para neoplasia de cabeça e pescoço (tabagismo, etilismo e idade avançada)

▶ Linfonodomegalia supraclavicular

viço de atenção primária), com linfonodos de tamanho muito aumentado (principalmente se > 2,25 cm), com linfonodos endurecidos e aderidos a planos profundos, linfonodomegalia cervical associada a fatores de risco para neoplasia de cabeça e pescoço (tabagismo, etilismo e idade avançada) e linfonodomegalia supraclavicular. Sugere-se referenciar, também, aquelas pessoas com linfonodomegalia inexplicada após investigação inicial, quando estiver sendo proposta a realização de biópsia.

Tabela 105.5 | **Tratamento de causas selecionadas de linfonodomegalia**

Causas	Tratamento
Quadro gripal	Tratamento sintomático e observação ativa (dar possibilidade de retorno caso o quadro não melhore em 1 semana ou piore)
Infecções de pele e subcutâneo	Em casos leves e localizados: cefalexina, 500 mg, VO, de 6/6 h, ou cefadroxila, 500 mg a 1 g, de 12/12 h, por 7-10 dias
Faringite estreptocócica	Amoxicilina, 500 mg, VO, de 8/8 h, por 7 dias, ou penicilina benzatina, 1.200.000 UI, IM
Conjuntivite viral	Tratamento sintomático: colírios lubrificantes e compressa com água fria
Conjuntivite bacteriana	Colírio de antibióticos: tobramicina ou ciprofloxacino, 1 gota, de 4/4 h, por 7 dias, associado a tratamento sintomático (ver item anterior)
Doença da arranhadura do gato	Azitromicina por 5 dias, 500 mg, 1x/dia no primeiro dia, seguido de 250 mg 1x/dia nos 4 dias subsequentes
Mononucleose, rubéola e citomegalovírus	Tratamento sintomático
Dengue	Em casos leves, tratamento sintomático com analgésicos e aumento da ingestão hídrica. Em casos de dengue hemorrágica, hidratação parenteral vigorosa e internação hospitalar
Paracoccidioidomicose	Itraconazol, 100 mg/dia, em dose única, por 6-12 meses
Tuberculose	Isoniazida, rifampicina, pirazinamida e etambutol
Toxoplasmose	Pessoas imunocompetentes com doença leve devem receber apenas tratamento sintomático. Imunodeprimidos e pessoas com manifestações mais graves devem receber sulfadiazina, 1-1,5 g, de 6/6 h, pirimetamina, 25-100 mg/dia, e ácido folínico, 10-25 mg/dia
Cancro mole	Azitromicina, 1 g, VO, em dose única
Linfogranuloma venéreo	Doxiciclina, 100 mg, VO, de 12/12 h, por 21 dias
Herpes genital	Casos leves: aciclovir tópico. Casos moderados em imunocompetentes: aciclovir, 200 mg, VO, 5x/dia, ou valaciclovir, 500 mg, VO, de 8/8 h
Sífilis	Sífilis primária ou secundária: penicilina benzatina, 2.400.000 UI, IM, em 2 doses, com intervalo de uma semana. Na sífilis terciária, devem ser aplicadas 3-4 doses, com intervalo de uma semana

IM, intramuscular; VO, via oral.

Erros mais frequentemente cometidos

▶ Solicitar exames sem estabelecer uma estratégia de investigação ou cuja estratégia não tem relação com os achados de anamnese e exame físico.

▶ Não usar o tempo permitido e o princípio da longitudinalidade, oferecendo retorno breve nos casos indiferenciados.

▶ Não estabelecer, no início da investigação, qual o risco de neoplasia da pessoa.

▶ Não diferenciar se se trata de linfonodomegalia generalizada ou localizada.

▶ Não verificar se há infecção ou tumor drenando para a cadeia linfonodal acometida no caso de linfonodomegalia localizada.

▶ Realizar múltiplos exames subsidiários tentando investigar a origem de uma linfonodomegalia inexplicada ao invés de proceder à biópsia do linfonodo.

▶ Não entrar em contato com o patologista informando a suspeita diagnóstica para que seja informado que tipo de material deverá ser encaminhado se for optado pela biópsia.

Prognóstico e complicações possíveis

A maioria das pessoas com queixa de linfonodomegalia não apresenta uma doença grave subjacente. Em um estudo holandês com 2.556 pessoas atendidas em serviço de atenção primária com queixa de linfonodomegalia, apenas 3,2% eventualmente necessitaram de biópsia de linfonodo, e apenas 1,1% tinha doença neoplásica.[1] Logo, o desafio na avaliação diagnóstica é diferenciar de forma eficiente as poucas pessoas com doença grave das muitas pessoas com doença leve e autolimitada. Atentando-se ao risco de neoplasia e encaminhando precocemente aquelas com maior risco, a enorme maioria poderá ser investigada e tratada adequadamente nos serviços de atenção primária.

REFERÊNCIAS

1. Fijten GH, Blijham GH. Unexplained lymphadenopathy in family practice. Na evaluation of the probability of malignant causes and the effectiveness of physicians' workup. J Fam Pract. 1988;27(4):373-6.

2. Ferrer R. Linphadenopathy: differential diagnosis and evaluation. Am Fam Physician. 1998;58(6):1313-20.

3. Pangalis GA, Vassilakopoulos TP, Boussiotis VA, Fessas P. Clinical approach to lymphadenopathy. Semin Oncol. 1993;20(6):570-82.

4. Kloetzel K. O diagnóstico clínico: estratégias e táticas. In: Duncan BB, Schmidt MI, Giugliani ERJ. Medicina ambulatorial: condutas de atenção primária baseadas em evidências. 4. ed. Porto Alegre: Artmed; 2014.

CAPÍTULO 106

Cuidados paliativos na atenção primária à saúde

Cledy Eliana dos Santos
Ricardo Pedrini Cruz
Newton Barros
José Manuel Peixoto Caldas
Fátima Teixeira
Luiz Felipe Cunha Mattos

Aspectos-chave

► O cuidado paliativo é uma abordagem que objetiva a melhoria na qualidade de vida da pessoa enferma e de seus familiares, ao realizar a prevenção e o alívio de sofrimento, diante de uma doença que ameaça a vida.

► Os cuidados de que a pessoa doente necessita provocam mudanças na dinâmica familiar e nas atividades cotidianas, aumentando a vulnerabilidade social.

► Os planos de cuidado devem ser discutidos com a equipe multiprofissional.

► É importante a avaliação da espiritualidade e da religiosidade da pessoa, a importância que ela dá às crenças e qual é o papel exato da equipe de saúde nos cuidados. Sempre há o que fazer para melhorar as condições de vida, seja com relação à dor ou outro sintoma ou à saúde espiritual.

► Reavaliar e sempre observar possíveis complicações da doença de base, complicações neurológicas, além da compreensão da família quanto à evolução da doença.

Caso clínico

A unidade de saúde recebeu o pedido de uma visita domiciliar para uma senhora que teve alta hospitalar, pois, segundo a sua irmã, não tinha mais nada para ser feito por ela no hospital. Na nota de alta, consta:

Dona Maria, 46 anos, empregada doméstica, diagnóstico de carcinoma do colo do útero com metástases cerebrais, há 6 meses. Após realização de ciclos de quimioterapia, não houve resposta terapêutica. O quadro clínico foi considerado avançado e progressivo e sem perspectiva de tratamento curativo.

Orientações passadas para Joana (irmã de dona Maria) na alta hospitalar:

1. Cuidados com as sondas: nasoenteral e vesical.
2. Paracetamol e codeína (500 mg + 30 mg) de 6/6 horas.
3. Metoclopramida solução oral – 20 gotas, 3x/dia.
4. Óleo mineral, 10 mL, 2x/dia.
5. Procurar atendimento na unidade de saúde mais próxima de sua casa.

Na unidade, em entrevista com a enfermeira, Joana manifestou dúvidas sobre a sua capacidade de lidar com a situação, uma vez que tem a sua própria família e pelo fato de dona Maria estar restrita ao leito, com sonda nasoenteral, sonda vesical, apresentando dor intensa, vômitos, náuseas, constipação e dificuldade para dormir. Além disso, Maria tem uma filha com 10 anos com síndrome de Down e, até o início da doença, cuidava da mãe de 77 anos, que tem Alzheimer. Joana e dona Maria residem no mesmo pátio.

Dona Maria e sua família não são acompanhadas pela equipe de saúde da família do seu território.

Teste seu conhecimento

1. Ao atender uma pessoa que tem uma doença em fase final, devem-se aplicar os cuidados propostos para o atual estágio da doença. Esses cuidados podem ser descritos por:
    I. Aliviar o sofrimento físico
    II. Satisfazer as necessidades sociais e espirituais
    III. Indicar tratamento de acordo com o protocolo aconselhado para a doença

    Qual(is) está(ão) correta(s)?
    a. Apenas I
    b. Apenas II
    c. Apenas III
    d. Apenas I e II

2. A dor muito intensa fez o médico que acompanha dona Maria prescrever codeína associada ao ácido acetilsalicílico e à amitriptilina, em

doses plenas; mesmo assim, não está havendo resposta satisfatória. A indicação, neste caso, é:
a. Morfina em gotas
b. Hospitalização
c. Sedação
d. Adicionar anti-inflamatório não esteroide

3. O que se espera dos cuidados paliativos?
a. Suprimir a dor
b. Oferecer suporte à família
c. Trabalhar em equipe
d. Todas estão corretas

4. Vera, com 63 anos, viúva, há 2 anos, sofre da doença de Alzheimer. Nos últimos meses, recusa-se a sair da cama, come muito pouco, quase não conversa e apresenta várias feridas. Queixa-se de dor e tem momentos de lucidez nos quais deseja a morte. Susana, sua única filha, está muito angustiada com todos esses problemas. Qual, das alternativas a seguir, seria de maior ajuda para essas mulheres?
a. Internação hospitalar
b. Uma cuidadora
c. Instituição de caridade
d. Clínica psiquiátrica

Respostas: 1D, 2A, 3D, 4B

Do que se trata

O caso da dona Maria – diagnóstico recente de doença grave em estádio avançado sem possibilidade de tratamento curativo e sem vínculo com a unidade de saúde – representa uma situação que ocorre com certa frequência nos serviços de saúde. Portanto, existe a real necessidade de estabelecer um plano de cuidados integrais para dona Maria.

Os cuidados paliativos (Figura 106.1) surgiram como uma prática de implantação, tanto dos cuidados quanto da organização dos serviços de saúde, que precisam ser modificados, para oferecer resposta aos problemas sofridos por pessoas que apresentam enfermidades crônicas e/ou incuráveis.

O cuidado paliativo é uma abordagem que objetiva a melhoria na qualidade de vida da pessoa enferma e de seus familiares, ao realizar a prevenção e o alívio de sofrimento, diante de uma doença que ameaça a vida. Para efetivá-la, é necessária a identificação precoce da dor, assim como fazer sua avaliação e seu tratamento, além de abordar outros problemas físicos, psicológicos e espirituais.

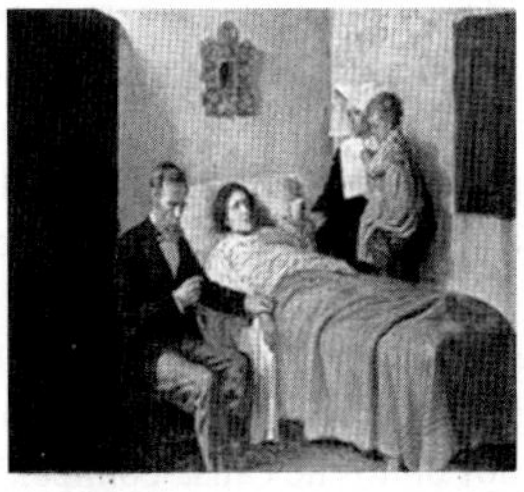

"Quando nada mais pudermos fazer por alguém, é preciso que nós saibamos estar ao seu lado."

▲ Figura 106.1
Cuidados paliativos.
Fonte: Hons.[1]

Nesse sentido, a prática dos cuidados paliativos não significa uma intervenção de "fim de linha",[3] mas sim uma abordagem estruturada para atender as necessidades das pessoas em qualquer fase da enfermidade, e o mais precocemente possível. Ain-

Como trabalhar espiritualidade					
Acrônimo	Significado	Perguntas	Respostas			
			Nada	Pouco	Médio	Muito
F	Fé e crença	Quanto se considera religioso ou espiritualizado?				
		Quanto a crença espiritual ou religiosa o (a) ajuda a suportar o estresse?				
		Quanto significa a sua vida?				
I	Importância e influência	Que importância a fé e a crença tem em sua vida?				
		Quanto a fé e as crenças influenciam na forma como lidar com o estresse?				
		Quanto uma crença específica pode influenciar nas decisões sobre os cuidados com sua saúde?				
C	Comunidade	Em que medida fazer parte de um grupo religioso ou espiritual pode lhe ajudar?				
		Quantifique a afirmação: "Comunidades religiosas e espirituais podem dar um forte apoio para as pessoas doentes".				
A	Ação do cuidado	Quanto a Unidade de Saúde pode ajudar nas suas questões religiosas ou espirituais?				

◄ Figura 106.2
Como trabalhar a espiritualidade.
Fonte: Adaptado de Pushalski e colaboradores.[2]

da que os cuidados paliativos tenham sido desenvolvidos como resposta às necessidades (não atendidas) das pessoas portadoras de câncer em fase avançada e seus familiares; hoje, eles são uma modalidade de atenção aplicável a qualquer pessoa com doença crônica que vivencia sua terminalidade.[4]

O caso do início do capítulo ilustra uma típica situação de uma pessoa com doença grave, em estádio avançado, recém-diagnosticada em hospital, sem possibilidade de tratamento curativo, com várias intercorrências clínicas, sem vínculo com a unidade de saúde e com as dificuldades inerentes às questões clínicas, sociais, psicológicas, pessoais e familiares.

Essa situação indica a necessidade de se estabelecer um plano de cuidados paliativos na atenção primária à saúde (APS).

As mudanças epidemiológicas e demográficas, o aumento da expectativa de vida da população adulta, a universalização do Sistema Único de Saúde (SUS) e a urbanização têm aumentado o número de doenças crônicas, a demanda e os custos dos serviços de saúde.

A Organização Panamericana de Saúde[5] projeta, para o ano de 2020, a ocorrência de 840 mil mortes por câncer, na América Latina e no Caribe, e chama a atenção para um dos aspectos menos valorizados nos cuidados às pessoas com câncer – os cuidados paliativos –, que deveriam fazer parte do tratamento desde o momento do diagnóstico.

Importante causa de doença e morte no Brasil, desde 2003, as neoplasias malignas são a segunda causa de morte na população, representando quase 17% dos óbitos de causa conhecida, notificados em 2007 no Sistema de Informações sobre Mortalidade (SIM).[1]

De acordo com o SIM do SUS (SIM-SUS) 1,26 milhões de pessoas (1.264.173) morreram no Brasil em 2015, sendo a principal causa as doenças cardiovasculares (349.642), seguidas por neoplasias (209.780), causas externas (152.135), doenças respiratórias (149.541) e diabetes (59.641).[6]

No âmbito das doenças crônicas, as neoplasias têm recebido uma abordagem especial por sua alta incidência, prevalência, trajetória da doença, alta mortalidade, aliada a uma grande carga social, emocional, institucional, bem como o consumo de grandes quantidades de recursos financeiros.[7]

De acordo com o Observatório de Oncologia, que é uma plataforma *online* e dinâmica de monitoramento de dados abertos e compartilhamento de informações relevantes da área de oncologia do Brasil, que utiliza as principais bases de dados do Ministério da Saúde (MS), do Instituto Nacional do Câncer e do Instituto Brasileiro de Geografia e Estatística, a partir do ano 2029, a taxa de mortalidade por câncer vai ultrapassar as doenças cardiovasculares.[8]

As famílias enfrentam grandes dificuldades para lidar com uma doença como o câncer, que causa muito sofrimento, tanto para a pessoa enferma como para toda a família. Os cuidados que a pessoa doente necessita provocam mudanças na dinâmica familiar e nas atividades cotidianas, aumentando a vulnerabilidade social que a doença impõe, principalmente quando relacionada a condições sociais, econômicas e culturais precárias.[9]

As metáforas relacionadas ao câncer representam uma simbologia que podem provocar efeitos desagradáveis, dependendo da maneira como as pessoas acometidas percebem a sua própria condição e como as outras pessoas agem em relação a elas.[10]

As pessoas apresentam reações diferentes ao saber que um ente querido ou um amigo foi diagnosticado com câncer. Muita gente não sabe o que dizer ou o que fazer; então, eles evitam essa pessoa. Quando alguém confidencia que tem câncer, às vezes não dizer nada é a melhor coisa. É possível comunicar-se e ter empatia apenas abraçando a pessoa e deixando-a falar sobre seus sentimentos. Não deve-se preocupar em reprimir sentimentos diante da revelação; chorar junto com ela e manifestar a própria dor são formas de demonstrar que se está junto para o que der e vier. Jamais dizer "tudo vai ficar bem", já que não se conhece a real situação e não se pode garantir isso. Basta dizer "eu sei que você está atravessando um momento difícil e eu estou aqui para lhe atender sempre que você estiver disposto a conversar e compartilhar". Deve-se entender e respeitar se a pessoa com câncer não quiser falar sobre o assunto. Continuar agindo naturalmente como se fazia antes, convidando-a para participar de eventos sociais, passeios e viagens, sem exagerar na superproteção, mas tendo a consciência de que a pessoa vai precisar de mais cuidados e de que nem sempre estará disposta a aceitar os convites. Deve-se evitar comentários com outras pessoas do círculo de amizades que não receberam o voto de confiança para compartilhar a situação.[11]

O que fazer
Princípios dos cuidados paliativos

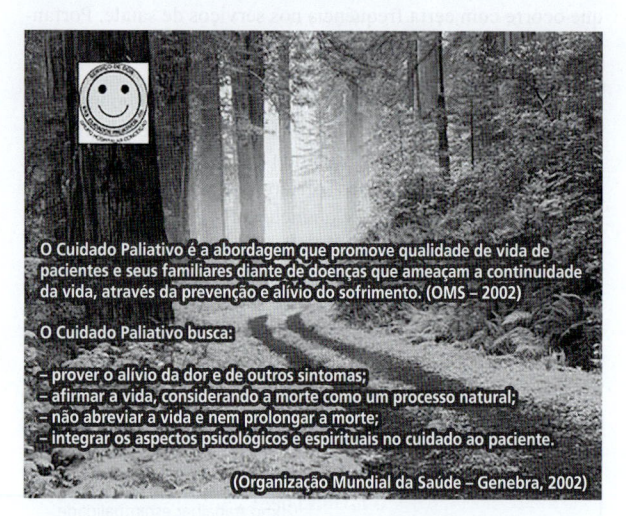

O Cuidado Paliativo é a abordagem que promove qualidade de vida de pacientes e seus familiares diante de doenças que ameaçam a continuidade da vida, através da prevenção e alívio do sofrimento. (OMS – 2002)

O Cuidado Paliativo busca:
– prover o alívio da dor e de outros sintomas;
– afirmar a vida, considerando a morte como um processo natural;
– não abreviar a vida e nem prolongar a morte;
– integrar os aspectos psicológicos e espirituais no cuidado ao paciente.

(Organização Mundial da Saúde – Genebra, 2002)

Fonte: Conselho Regional de Medicina do Estado de São Paulo.[12]

Retornando ao Caso clínico

Na visita domiciliar, o médico de família e comunidade identifica as necessidades de dona Maria:

- Dor que não está aliviando com a medicação proposta, tendo sido apresentada uma escala para avaliar o nível de dor (Figura 106.3).
- Desejo de sair da cama.
- Não consegue dormir à noite (a irmã informa que ela tem vários períodos de sono profundo durante o dia e à noite, quando consegue dormir, o sono é muito agitado).
- Náuseas e vômitos intensos.
- Não cumprimento de seus compromissos com a igreja que frequenta.
- Alimentação por sonda nasoenteral e tentativa de alimentar-se pela boca para sentir o gosto da comida.

Ele também identifica as necessidades da irmã:

- Dificuldade com a dieta, não consegue comprar o que foi recomendado no hospital.

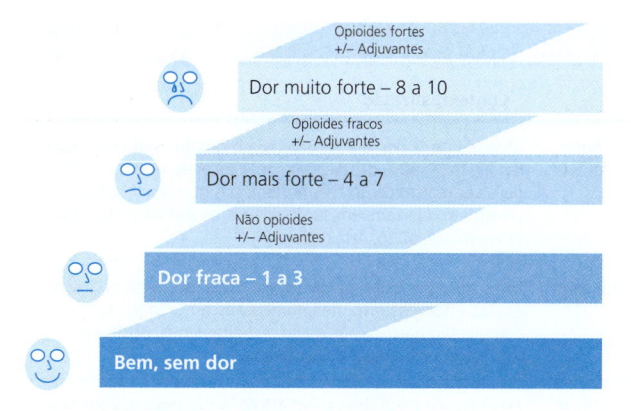

▲ **Figura 106.3**
Escala de dor e analgesia.
Fonte: Elaboração dos autores, com design do arq. Guilherme Bender Mattos.

- Medo de remover a pessoa do leito em função da sonda vesical (pergunta até quando dona Maria irá precisar das sondas).
- Abandono do trabalho para assumir os cuidados com Maria, com a sobrinha e com a mãe.

Lista de problemas elaborada em conjunto com a dona Maria e a sua cuidadora

- Dor de nível 9 que não está aliviando com a medicação prescrita.
- Náuseas e vômitos.
- Constipação intestinal – há 2 dias sem evacuar.
- Soluços.
- Dificuldade para dormir à noite.
- Vontade de comer pela boca.
- Desejo de retomar as suas práticas religiosas.
- Avaliação da necessidade das sondas.
- Como lidar com os problemas familiares e socioeconômicos:
- Três pessoas que requerem cuidados especiais (Maria, sua filha e a mãe).
- Situação financeira: a mistura para a alimentação enteral, a medicação e a sobrevivência da família.
- Rede familiar pobre.

Estabelecimento de plano de cuidados e contextualização

No retorno à unidade, o médico de família e comunidade percebe a necessidade de uma abordagem familiar e a construção do genograma com a participação da família. A seguir, propõe uma reunião com a equipe para discutir um plano de cuidados continuados multiprofissional para a dona Maria e seus familiares, considerando os recursos da unidade para manter os cuidados em caso de piora e ter claro quais são os limites da equipe (Quadro 106.1).

Enfatiza-se que tanto a pessoa doente quanto seus familiares necessitam de cuidados da equipe multiprofissional, uma vez que todos, de alguma forma, passam pelo sofrimento do diagnóstico e pelas fases do tratamento. Kübler-Ross,[15] em seu livro *On death and dying*, publicado em 1969, propôs "Os cinco estágios do luto" (ou da dor da morte, ou da perspectiva da morte), que vêm sendo amplamente adotados e que podem ser estudados no Cap. 107, Morte e luto na atenção primária à saúde. Além do que foi magistralmente proposto por Elisabeth Kübler-Ross, observa-se a ocorrência de outras formas de reagir a uma doença, como mostra o Quadro 106.2.

O grau progressivo da dependência física, que acompanha o avanço da doença (perda da autonomia, mobilidade, entre outras), influencia de forma negativa a sua qualidade de vida. Com o objetivo de proporcionar melhor qualidade de vida às pessoas com necessidades de cuidados paliativos, é necessário um acompanhamento compartilhado entre os diferentes níveis de atenção (ver Quadro 106.3). Na Figura 106.4, é apresentado um fluxograma como proposta de trabalho integrado, visando à desospitalização e à interface com a atenção primária, que poderá ser implantado em unidades da Estratégia Saúde da Família, a partir do hospital de referência ao qual essa unidade se vincula.

Organização do serviço para incorporação dos cuidados paliativos

O efeito cumulativo da diminuição da taxa de mortalidade associado a uma queda na taxa de natalidade tem transformado a pirâmide demográfica brasileira, com uma tendência ao progressivo envelhecimento da população. Acrescido a essa modificação da pirâmide demográfica, observa-se aumento da expectativa média de vida, que é proporcionado pela melhora do nível de saúde nas últimas décadas, aumentando as necessidades de cuidados e dependência.

Apesar de tal sucesso, verificam-se carências de cuidados de longa duração e paliativos, decorrentes do aumento da prevalência de pessoas com doenças crônicas incapacitantes. Estão, assim, surgindo novas necessidades sociais e de saúde, que requerem respostas novas e diversificadas que venham a satisfazer o incremento esperado da procura por parte de pessoas idosas com dependência funcional, de pacientes com patologia crônica múltipla e de pessoas com doença incurável em estado avançado e em fase final de vida.

Essas respostas devem ser ajustadas aos diferentes grupos de pessoas em situação de dependência e aos diferentes momentos e circunstâncias da própria evolução das doenças e situações sociais; simultaneamente, essas respostas devem ser facilitadoras da autonomia e participação dos destinatários e do reforço das capacidades e competências das famílias para lidar com es-

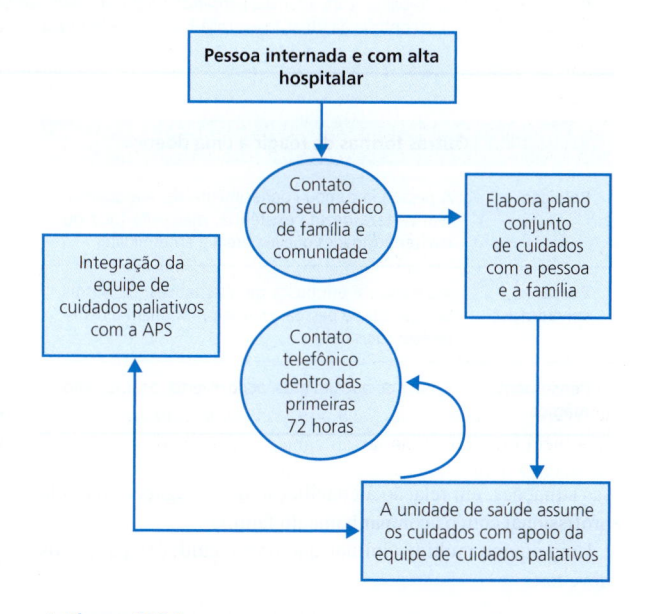

▲ **Figura 106.4**
Fluxograma estabelecendo a parceria entre a atenção primária à saúde e o hospital de referência.

Quadro 106.1 | **Plano de cuidados e contextualização**

Problemas	Plano de cuidado	Contextualização
1. Dor	Iniciar com morfina, solução oral de 10 mg/mL, com 10 gotas, de 4/4 h. Reavaliar em 24 horas, utilizando a escala de dor (ver Figura 106.2), visando à adequação da dose	Atualmente, a dor já é considerada o quinto sinal vital, ocorrendo em 60-90% das pessoas com câncer avançado. Por isso, deve ser registrada ao mesmo tempo e no mesmo ambiente clínico em que também são avaliados os outros sinais vitais: temperatura, pulso, respiração e PA.[13]
2. Náuseas e vômitos	Acrescentar haloperidol, 5 gotas 3x/dia, que ajudará também a diminuir o soluço	Esses sintomas estão presentes em 60% das pessoas, e suas causas estão ligadas a hepatomegalias ou grandes tumores, compressão gástrica por ascite, estreitamento, obstrução intestinal, quimioterapia e radioterapia[14]
3. Constipação	Introduzir líquidos e alimentação pastosa, VO, rica em resíduos; óleo mineral, se necessário	Este sintoma pode ocorrer em até 65% das pessoas com câncer. A imobilidade, a dieta e sobretudo o uso de fármacos, como os opioides, podem explicar essa prevalência
4. Soluço	Líquidos frios, esfregar o palato com o dedo enrolado em gaze. Caso não melhore, oferecer suco de laranja ou de limão misturado com uma colher de sopa de açúcar, mais xilocaína gel	É consequência de espasmos diafragmáticos, que frequentemente estão associados à hepatomegalia ou à distensão gástrica
5. Alterações do sono	Prescrever amitriptilina, 25 mg, à noite. Aumentar a dose a cada 5-7 dias. A amitriptilina tem efeito analgésico, antidepressivo e atua na insônia. Não esquecer que essa medicação pode ocasionar constipação, retenção urinária e boca seca	A inversão do ciclo sono-vigília é comum. A insônia ocorre em 29-59% dos pacientes com câncer avançado. Rever a causa básica (dor, náusea, dispneia, medo ou ansiedade; medicação: corticoide, teofilina, diuréticos, propranolol e metildopa; sedação diurna; uso de álcool, cafeína e cigarro)[14]
6. Alimentação	Programar a retirada da sonda nasoenteral, a partir da aceitação da via oral; checar em 24 h	Apesar de a alimentação desempenhar um papel muito importante tanto dos pontos de vista biológico, social, ético e religioso e ter um valor simbólico social associado, a anorexia e a perda de peso são dois dos sintomas mais observados entre as pessoas com câncer e enfermidades neurovegetativas
7. Saúde espiritual	Incentivar a irmã a facilitar o contato da dona Maria com a sua ordem religiosa. Sugere-se aplicar o FICA do Quadro 106.3	Considerando que a espiritualidade reúne atitudes, crenças, sentimentos e práticas que vão além do estritamente racional e material e não é necessariamente vinculada à religião, deve-se considerar como imprescindível a valorização dessa necessidade em todas as pessoas
8. Cuidados com as sondas	Avaliar a necessidade das sondas: em relação à nasoenteral, já referida, e em relação à sondagem vesical, revisar a indicação junto ao hospital e solicitar ajuda da enfermeira para avaliar a sua suspensão	Priorizar, de maneira geral, a vontade da pessoa, a sua real necessidade e o estado em que ela se encontra
9. Aspectos sociais	Trabalhar com a família pensando na possibilidade de devolver o controle da situação e auxiliá-los a estabelecer planos realistas	As situações sociais das pessoas e famílias são tão cruciais como os problemas físicos; as pessoas devem, portanto, ser tratadas de forma holística

Quadro 106.2 | **Outras formas de reagir a uma doença**

Rejeição	A pessoa já tomou conhecimento de sua doença, tem certeza de sua existência, mas evita falar ou realizar atividades que lembrem a enfermidade
Buscas salvadoras	A pessoa sai em busca de alternativas, de outras práticas ou de pessoas que se proponham a restabelecer sua saúde
Pensamento mágico	Crença de que um ritual pode reverter o seu quadro

Quadro 106.3 | **Requisitos para uma adequada assistência no domicílio**

- Vontade da pessoa de permanecer em casa
- A família ser capaz de assumir os cuidados e a disponibilidade de realizá-los
- Ausência de problemas econômicos importantes
- Boa comunicação entre a pessoa doente e os profissionais, e entre estes e a família
- Competência técnico-científica da equipe
- Suporte psicossocial adequado para a pessoa e sua família
- Estabelecimento de um acompanhamento integrado com o serviço especializado em cuidados paliativos
- Definição de um plano extensivo ao cuidador
- Cuidado com o estresse profissional da equipe
- Limites de atuação da equipe de saúde da família

Fonte: Adaptado de Astudillo e Mendinueta.[16]

sas situações, em relação à conciliação das obrigações da vida profissional com o acompanhamento familiar.

Uma equipe multidisciplinar que presta cuidados paliativos deve ter:

- Um médico com formação diferenciada em cuidados paliativos.

- Um enfermeiro com formação diferenciada em cuidados paliativos
- Apoio psiquiátrico/psicológico.
- Apoio do fisiatra/fisioterapeuta.
- Apoio social.
- Secretariado adequado.

Os pacientes que devem ser incluídos no serviço têm as seguintes características:

- Sem perspectivas de tratamento curativo.
- Rápida progressão da doença e expectativa de vida limitada.
- Intenso sofrimento.
- Problemas e necessidades de difícil resolução que exigem apoio específico, organizado e interdisciplinar.

Os cuidados paliativos não são determinados pelo diagnóstico, mas pela situação e necessidade do paciente. No entanto, as doenças que mais frequentemente necessitam de cuidados paliativos organizados são o câncer, a Aids, algumas doenças cardiovasculares e algumas doenças neurológicas graves e rapidamente progressivas. As características próprias dessas doenças tornam mais frequente a existência de sintomas e necessidades que, pela sua intensidade, mutabilidade, complexidade e impacto individual e familiar, são de difícil resolução.

Os cuidados paliativos dirigem-se, prioritariamente, à fase final da vida, mas não se destinam apenas aos últimos dias de vida ou aos pacientes agônicos. Muitas pessoas necessitam ser acompanhadas por semanas ou meses antes da morte. Contudo, é habitual, com o avanço da doença, que os sintomas fiquem com mais intensidade e sejam mais perturbadores e as necessidades de apoio se tornem mais permanentes. Este aspecto deve ser considerado na gestão da capacidade de resposta dos serviços, definindo-se critérios de prioridade adequados, evitando que ocorram demoras médias de admissão ou excessivamente prolongadas na acessibilidade dos pacientes que se encontram em mais intenso sofrimento.

Uma equipe com cuidados paliativos incorporados deve ter os membros com formação específica em cuidados paliativos. O serviço deve possuir todos os fármacos considerados essenciais para as equipes e apoio todos os dias da semana, 7 horas diárias.

A equipe deve ter como objetivos principais:

- Tratar a dor e outros sintomas físicos (náuseas, vômitos, delírios, convulsões, dispneias, etc.), assim como as necessidades emocionais, sociais e aspectos práticos dos cuidados dos pacientes.
- Informar, comunicar e dar o apoio emocional, assegurando que o paciente seja escutado, que participe das decisões, que obtenha respostas claras e honestas e que possa sempre expressar os seus sentimentos.
- Assegurar a continuidade assistencial ao longo da evolução da sua doença.
- Melhorar a qualidade da atenção prestada aos pacientes em situação terminal e aos seus familiares, promovendo uma resposta integral, respeitando a autonomia e os valores de cada pessoa.

Princípios da equipe

- Acompanhamento da pessoa e de sua família com base nas suas necessidades.
- Atenção integral, acessível e equitativa.
- Continuidade da atenção.
- Comunicação aberta e honesta.
- Reflexão ética das atitudes.
- Participação do paciente e da sua família na tomada de decisões.
- Competência e desenvolvimento profissional continuados para poder responder adequadamente às necessidades das pessoas e da família.
- Atuações terapêuticas baseadas nas melhores evidências científicas.

Prognóstico e complicações possíveis

Quadro 106.4 | **Prognóstico e complicações possíveis**

Alterações neurológicas
- ▶ Convulsões
- ▶ Agitação
- ▶ Alterações do sensório

Situação da doença
- ▶ Avanço do tumor
- ▶ Outras complicações

Preparação da família para a evolução da doença
- ▶ Avaliar o grau de conhecimento que a pessoa e a família têm a respeito da doença
- ▶ Planos de vida
- ▶ Discutir com a pessoa onde deseja ser atendida caso piore – hospital ou domicílio?
- ▶ Trabalhar com a família a preparação para a morte da pessoa doente
- ▶ Desfecho e atestado de óbito
- ▶ Cuidados com a família enlutada

CONSIDERAÇÕES FINAIS

A abordagem do cuidado paliativo deve ser direcionada para uma atenção integral, multiprofissional, a fim de atender as necessidades físicas, emocionais, sociais e espirituais do paciente, seus familiares e/ou cuidadores. Abrange todas as faixas etárias e todos os diagnósticos de doenças graves, como câncer, doença cardíaca, doença pulmonar crônica, demência, acidente vascular cerebral, HIV/Aids, e outras doenças avançadas, como as neurodegenerativas. Os cuidados paliativos devem iniciar o mais precocemente possível, de preferência no momento do diagnóstico de uma doença grave, independente do prognóstico de vida. Eles devem ser promovidos, durante a trajetória da doença, de forma simultânea, com todos os outros planos de tratamento adotados para cura ou prolongamento da vida.[3]

Um dos grandes problemas que se identifica com certa frequência na trajetória da doença é a transição entre cuidado curativo para paliativo, sobretudo quando o processo envolve serviços e equipes diferentes.

Existem várias barreiras para a comunicação e a efetivação da transição de cuidado curativo para paliativo:

- Dificuldade do médico para avaliar o momento de agregar a modalidade do cuidado paliativo ao plano de tratamento curativo.
- Admissão do limite do tratamento curativo exclusivo.

- Entendimento de que cuidado paliativo não significa cuidado de fim de vida.
- Paciente e familiar não aceitarem a interrupção ou mudança do plano de tratamento.
- Relutância em comunicar a real situação de mudança da trajetória da doença ou de estágio incurável.
- Indisponibilidade da unidade de cuidados paliativos e/ou medicações apropriadas.[17–19]

O processo de alta hospitalar em cuidados paliativos é complexo tanto para os pacientes e seus familiares, profissionais do serviço especializado, quanto para a equipe de atenção primária, atenção domiciliar que vai assumir os cuidados pós-alta, considerando uma expectativa de vida curta e diversas necessidades a serem atendidas.

O planejamento e o processo de transição de cuidado – de serviço especializado (cuidados paliativos) para APS – devem envolver, o mais cedo possível, os profissionais de enfermagem que vão dar continuidade aos cuidados gerais, no sentido de promover a melhor qualidade de vida possível na fase final de vida.[20]

Apesar da fragilidade da comunicação nos processos de referência, contrarreferência entre os diferentes níveis de atenção em saúde, a equipe de APS tem papel fundamental nos cuidados paliativos da comunidade, considerando que é neste nível de assistência que frequentemente acontece o primeiro ponto de entrada na rede de saúde e de ligação com outros serviços especializados.[21,22]

Considerando o número insuficiente de serviços de cuidados paliativos e a crescente demanda, as equipes de cuidados paliativos especializados precisam reconhecer que seu principal papel é de nível consultor e que a maioria dos cuidados paliativos "básicos" devem ser compartilhados com outras estruturas, sejam elas familiares, amigos ou outros serviços e profissionais de saúde. Por isso, é muito importante o estabelecimento de uma parceria entre serviço especializado e equipe de atenção primária, que se encontra em uma posição privilegiada para realizar a abordagem, pelo menos inicial, das situações de final de vida e para dar continuidade aos cuidados das pessoas em momentos sucessivos da trajetória da doença.[23,24]

Considerando que os avanços no tratamento das doenças crônicas estão mudando as trajetórias das doenças, permitindo maior tempo de vida, embora muitas vezes com dor, perda de função ou outros sintomas, a integração da abordagem de cuidados paliativos na gestão de doenças crônicas dentro do sistema de cuidados de saúde, tem sido reconhecido como parte integrante de saúde pública.[25]

No último século, a melhoria nos determinantes de saúde culminou com um marcante decréscimo nas taxas de mortalidade, aumentando a estimativa de vida e determinando um aumento na prevalência de doenças crônicas, aumento de sobrevida em patologias oncológicas e uma maior dependência dos avanços tecnológicos. Entretanto, a qualidade da assistência na fase final da vida continua sendo um problema significativo tanto para os pacientes quanto para a saúde pública, tendo em vista que o enfoque dado para sua relevância pouco alcança as necessidades dos pacientes. A qualidade dos cuidados nesta fase deve ser merecedora de estudos para uma melhor intervenção na saúde pública. Dessa forma, há uma crescente necessidade de serviços de cuidados paliativos para esta modalidade de assistência.

Os princípios de cuidados paliativos devem ser praticados por todos os profissionais de saúde em todos os níveis de atenção (Quadro 106.5).

A medicina, por meio de seu lado mais técnico e científico, sempre soube trabalhar com o prognóstico biológico da doença, mas quase nada entende do prognóstico biográfico da pessoa doente. O médico conhece o funcionamento do fígado da pessoa que está sob seus cuidados, mas ignora quase todo o resto que vive em torno desse órgão: a própria pessoa e suas preocupações, angústias, medos, ilusões, projetos, valores, prioridades e, fundamentalmente, seus desejos e temores. Embora possa parecer redundante, é bom lembrar que a doença sempre acomete uma pessoa concreta e, por isso, deve ser abordada dentro da individualidade própria de cada paciente, dentro das peculiaridades desse ser humano, com suas características próprias de personalidade, de família e de relações sociais.

Lamentavelmente, a atenção médica emocional às pessoas gravemente enfermas tem sido algo insatisfatória. Não é incomum que os clínicos se mostrem indiferentes à angústia e até ao próprio sofrimento das pessoas. Não se trata de algo proposital, mas algo relacionado à falta de percepção dos aspectos biológicos, sociais e existenciais da pessoa, os quais ultrapassam os limites da especialidade do médico. Outra dificuldade do médico é reconhecer a pessoa que está sob seus cuidados como um ser humano complexo e autônomo, reconhecendo o outro como legítimo.[31,32]

A fase paliativa, entretanto, é uma etapa muito mais complexa. Nesse momento, os objetivos terapêuticos estão pouco definidos, confusos, contraditórios ou ambivalentes. É quando ocorrem as recaídas da doença, quando as dores retornam, aumentam as dúvidas e o pessimismo. Nessa fase, o peso dos efeitos colaterais do tratamento pode começar a sobrepor-se aos benefícios. É nessa fase, a paliativa, que a autonomia da pessoa deve adquirir maior relevância e autoridade na tomada de decisões. Para tal, é fundamental que o médico, a equipe de saúde e a família tenham plena noção do curso da doença, da fase em que ela se encontra e do que, realmente, está ao alcance da medicina sem sacrificar a já precária qualidade de vida da pessoa enferma.

O médico de família e comunidade tem, entre suas funções fundamentais, não só cuidar, mas, principalmente, aliviar o sofrimento das pessoas e a carga de seus familiares e, por fim, confortar.

No entanto, a oferta desse tipo de cuidado, que vem sendo adotada como um indicador da qualidade de saúde em muitos países, é um elemento crucial quando se verifica a organização dos recursos de saúde existentes e o modelo de atenção necessário para esse cuidado ser realizado.

Segundo a Organização Mundial da Saúde,[3] a prática de cuidados paliativos que deve ser realizada em serviços especializados, como centros de tratamento da dor, e por equipe multiprofissional especializada tem por objetivo maximizar a qualidade de vida e aliviar o sofrimento de pessoas que apresentam limitações por doenças incuráveis, além de proporcionar apoio aos familiares e cuidadores.

A política de cuidados paliativos vem sendo integrada na atenção primária de países como Inglaterra, Espanha, Austrália, Canadá e Portugal[33,34] por meio da disseminação de capacitação permanente para todos os profissionais da área da saúde e o estabelecimento de políticas e protocolos assistenciais. No Brasil, o MS vem empreendendo um esforço no sentido de elaborar Diretrizes Nacionais para a Atenção em Cuidados Paliativos e Controle da Dor Crônica.[35,36] No contexto da APS, destaca-se a necessidade de incorporar ao conjunto de responsabilidades presentes no processo de trabalho das equipes da ESF[37,38] a aten-

Quadro 106.5 | Níveis de cuidados paliativos

Nível de cuidados	Necessidades do paciente	Atribuições do profissional	Local do cuidado
Primário 60-70% dos indivíduos com doença progressiva e avançada	Físicas (dor e outros sintomas) Emocional Social Cultural Espiritual	**Conhecimento básico de cuidados paliativos** Acompanhamento clínico continuado Atenção integral às necessidades do paciente Manejo de intercorrências e complicações clínicas Acesso a serviços de média e alta complexidade Estabelecimento de interface com outros níveis de assistência	APS Ambulatório geral Atenção domiciliar Pronto-atendimento
Secundário 25-30% dos casos	Piora esporádica de sintomas Complicações da doença de base ou outras comorbidades	Qualificação em cuidados paliativos Apoiar profissionais da APS Consultoria para orientação do manejo de intercorrências clínicas Compartilhamento do atendimento Cuidado direto	Unidade mista Ambulatório Internação domiciliar Emergência Hospital geral
Terciário 5-10% dos casos refratários	Necessidades físicas, emocionais, sociais ou espirituais complexas e refratárias Requer plano de cuidado altamente especializado	**Especialista em cuidados paliativos** Intervenções e avaliações especializadas Tratamentos complexos ou procedimentos invasivos Consultoria Co-manejo Equipe multiprofissional inter e multidisciplinar Promoção de treinamentos para formação e qualificação de profissionais	Unidade especializada em cuidados paliativos Hospital geral Ambulatório especializado
Intervenções terciárias Menos de 5% dos pacientes	Necessidade de procedimentos invasivos	Profissional com especialização e domínio de técnica avançada (cirurgião, radiologista intervencionista) Trabalhando em equipe de cuidados paliativos especializado Consultoria	Unidade especializada em cuidados paliativos Hospital geral Ambulatório especializado

Fonte: Vilosio,[24] Santos e Mattos,[26,27] Santos e colaboradores,[28] Floriani[29] e Rao e colaboradores.[30]

ção em cuidados paliativos e, fundamentalmente, o controle da dor crônica.

Considera-se que a magnitude social da demanda por cuidados paliativos no país mostra a necessidade de se estruturar uma rede integrada de serviços. Essa rede deve ser regionalizada e hierarquizada, estabelecendo uma linha de cuidados integrais e continuados para os cuidados paliativos e controle da dor crônica com vistas a minimizar o sofrimento dos pacientes, melhorando o acesso ao atendimento humanizado e resolutivo.

Para finalizar, é preciso enfatizar que *sempre há o que fazer para melhorar as condições de vida da pessoa:* respeitar o direito de a pessoa viver os seus últimos momentos sem sofrimento, morrer em casa – se assim o desejar –, rodeada de seus entes queridos, com assistência de seu médico de família e de um religioso. Enfim, da maneira mais digna possível.

REFERÊNCIAS

1. Hons D. Nouvelle. Revue de Théologie. 1997;119:252-5.

2. Pushalski CM, Sandoval C. Spiritual care. In: Joseph FON, Selwyn PA, Schietinger H. A clinical guide to supportive & palliative care for HIV/AIDS. Washington: US Department of Health and Human Services; 2003.

3. World Health Organization. Definition of palliative care [Internet]. Geneva; 2007 [capturado em 17 jan. 2018]. Disponível em: http://www.who.int/cancer/palliative/definition/en/.

4. Clark D. From margins to center: a review of the history of palliative care in cancer. Lancet Oncol. 2007;8(5):430-8.

5. Organização Pan-Americana da Saúde. Novo relatório: "prevenindo doenças crônicas: um investimento vital". Washington; 2005.

6. Brasil. Ministério da Saúde. Sistema de Informação sobre Mortalidade (SIM-DATASUS). Brasília; 2017 [capturado em 17 jan. 2018]. Disponível em: http://sim.saude.gov.br/.

7. Barbosa IR, de Souza DL, Bernal MM, do C C Costa Í. Cancer mortality in Brazil: temporal trends and predictions for the year 2030. Medicine (Baltimore). 2015;94(16):e746.

8. Observatoriodeoncologia.com.br [Internet]. WordPress; c2017 [capturado em 17 jan. 2018]. Disponível em: http://observatoriodeoncologia.com.br/.

9. Brasil. Ministério da Saúde. Estimativa 2010: incidência de câncer no Brasil. Rio de Janeiro: INCA; 2009.

10. Helman CG. Cultura, saúde e doença. 5. ed. Porto Alegre: Artmed; 2009.

11. Fayed L. Giving support when a loved one has cancer. How to care for a friend or family member with cancer [Internet]. VeryWell; 2010 [capturado 17 jan. 2018]. Disponível em: http://cancer.about.com/od/givingsupport/a/showingsupport.htm.

12. Conselho Regional de Medicina do Estado de São Paulo. Cuidado paliativo [Internet]. São Paulo; 2008 [capturado em 03 fev. 2018]. Disponível em: https://edisciplinas.usp.br/pluginfile.php/3731229/mod_resource/content/1/Livro%20de%20Cuidados%20Paliativos.pdf.

13. Sousa FAEF. Dor: o quinto sinal vital. Ver Latino Am Enf. 2002;10(2):446-7.

14. Brasil. Ministério da Saúde. Controle de sintomas do câncer avançado em adulto: normas e recomendações do INCA/MS. Rev Bras Cancerol. 2000;46(3):243-56.

15. Kübler-Ross E. Sobre a morte e o morrer: o que os doentes terminais têm para ensinar a médicos, enfermeiras, religiosos e aos seus próprios parentes. 9. ed. São Paulo: Martins Fontes; 2008.

16. Astudillo W, Mendinueta C. Dónde atender al enfermo en fase terminal: ¿en casa o enel hospital? In: Astudillo W, Casado da Rocha A, Mendinueta C, editors. Alivio de lassituacionesdifíciles y delsufrimientoenlaterminalidad. San Sebastián: Sociedad Vasca de Cuidados Paliativos; 2005.

17. Suryanarayana Deo S, Thejus T. Curative to palliative care-transition and communication issues: surgeons perspective. Indian J Palliat Care. 2013;19(2):120-3.

18. Kaur J, Mohanti BK. Transition from curative to palliative care in cancer. Indian J Palliat Care. 2011;17(1):1-5.

19. Gardiner C, Ingleton C, Gott M, Ryan T. Exploring the transition from curative care to palliative care: a systematic review of the literature. BMJ Support Palliat Care. 2011;1(1):56-63.

20. Santos CE, Klug D, Campos L, Losekann MV, Nunes TS, Cruz RC. Análise da escala de Perroca em unidade de cuidados paliativos. Revista da Escola de Enfermagem da USP. No prelo.

21. Ramanayake RPJC, Dilanka GVA, Premasiri LWSS. (2016). Palliative care; role of family physicians. J Family Med Prim Care. 2016;5(2):234-7.

22. Ankuda CK, Petterson SM, Wingrove P, Bazemore AW. Regional variation in primary care involvement at the end of life. Ann Fam Med. 2017;15(1):63-7.

23. Klarare A, Hagelin CL, Fürst CJ, Fossum B. Team interactions in specialized palliative care teams: a qualitative study. J Palliat Med. 2013;16(9):1062-9.

24. Vilosio JO. Los cuidados paliativos em atención primaria: uncomentario sobre el Manual del Instituto Nacional del Cáncer. Evid Act Pract Ambul. 2016;19(2):62-3.

25. Brasil. Ministério da Saúde. Secretaria de Atenção à Saúde. Departamento de Atenção Básica. Estratégias para o cuidado da pessoa com doença crônica Brasília; 2014.

26. Santos CE, Mattos LFC. Cuidados paliativos em atenção primária à saúde. Promef. 2008;3:131-56.

27. Santos CE, Mattos LFC. Os cuidados paliativos e a medicina de família e comunidade. In: Santos FS, organizador. Cuidados paliativos: diretrizes, humanização e alívio de sintomas. São Paulo: Atheneu; 2011. p. 17-24.

28. Santos CE, Teixeira FM, Mattos LFC. Cuidados paliativos na atenção primária à saúde. In: Gustavo Gusso JMC, organizador. Tratado de medicina de família e comunidade Porto Alegre: Artmed; 2012. p. 810-6.

29. Floriani CA. Palliative care in Brazil: a challenge to the health care system. Palliative Care Res Treat. 2008;2:19-24.

30. Rao JK, Anderson L.A, Smith SM. End of life in a public health issue. Am J Prev Med. 2002;23(3):215-20.

31. Morin E. A cabeça bem feita. Rio de Janeiro: Bertrand Brasil; 2000.

32. Morin E. Ciência com consciência. Rio de Janeiro: Bertrand Brasil; 2002.

33. Espanha. Sistema Nacional de Salud. Plano nacional de cuidados paliativos: bases para sudesarrolo. Madrid: Ministerio de Sanidad Y Consumo; 2000.

34. Portugal. Decreto-lei n° 101, de 6 de junho de 2006 [Internet]. Lisboa; 2006 [capturado em 17 jan. 2018]. Disponível em: http://www2.acss.min-saude.pt/Portals/0/38563865.pdf.

35. Brasil. Ministério da Saúde. Portaria n° 3.535, de 02 de setembro de 1998 [Internet]. Brasília; 1998 [capturado em 17 jan. 2018]. Disponível em: http://bvsms.saude.gov.br/bvs/saudelegis/gm/1998/prt3535_02_09_1998_revog.html.

36. Brasil. Ministério da Saúde. Portaria n° 19, de 03 de janeiro de 2002 [Internet]. Brasília; 2002 [capturado em 17 jan. 2018]. Disponível em: http://bvsms.saude.gov.br/bvs/saudelegis/gm/2002/prt0019_03_01_2002.html.

37. Brasil. Ministério da Saúde. Portaria n° 1.318, de 23 de julho de 2002 [Internet]. Brasília; 2002 [capturado em 17 jan. 2018].

38. Brasil. Ministério da Saúde. Portaria GM n. 4.279, de 30 de dezembro de 2010 [Internet]. Brasília; 2010 [capturado em 17 jan. 2018]. Disponível em: http://conselho.saude.gov.br/ultimas_noticias/2011/img/07_jan_portaria4279_301210.pdf.

CAPÍTULO 107

Morte e luto na atenção primária à saúde

Olivan Queiroz
Ana Helena Araújo Bomfim Queiroz

Aspectos-chave

▶ Sempre que houver abertura por parte da pessoa doente, é importante conversar com ela (e a família) sobre o diagnóstico, o prognóstico e as alternativas do tratamento. Evitar o assunto ou esconder a verdade da pessoa é uma atitude perigosa que compromete a relação com a equipe e pode gerar mais sofrimento.

▶ No caminho até a aceitação da morte, a pessoa doente enfrenta os estágios do luto, que são: negação inicial, raiva, negociação pela cura, depressão e, finalmente, aceitação. Nem sempre todos passam por essas fases, nem nessa mesma sequência.

▶ Atestar o óbito é função exclusiva do médico. Ele não pode fornecer declaração de óbito (DO) sem que veja o cadáver e ateste a morte.

▶ Se existe qualquer possibilidade de morte violenta (ou não natural), o corpo deve ser encaminhado ao Instituto Médico-Legal (IML).

▶ Como ritual de transição, o luto representa a construção da "morte social" do indivíduo, que cronologicamente difere da morte biológica.

▶ Desde agosto de 2012, o Conselho Federal de Medicina (CMF), no Brasil, aprovou as diretrizes antecipadas de vontade dos pacientes, em que orienta como deixar expressas as medidas que podem ou não ser tomadas diante de uma situação terminal.

Caso clínico

Naquela manhã, a visita da médica não foi como de rotina. Dona Maria, 46 anos, não necessitaria mais de seus comprimidos analgésicos nem do oxigênio instalado ao lado do seu leito. Aquela visita era para a família, mais para resolver demandas administrativas. Joana, sua irmã e cuidadora, aparentava tristeza mesclada com sentimento de alívio. Ao ver a médica, a abraçou, chorou e, em pouco tempo, já estava contando como presenciara o último suspiro da irmã enquanto providenciava sua documentação. Aos poucos, a vizinhança entrava na casa, fazendo sempre comentários ora relacionados ao fim do sofrimento, ora lembrando alguma virtude da falecida.

A médica, após examinar brevemente o corpo sobre a cama, senta na escrivaninha do quarto e preenche a declaração de óbito enquanto dá pequenos goles no chá recém-trazido pela irmã. No espaço reservado para a causa do óbito, ela escreve: *neoplasia de colo do útero*. Para isso, ela folheia rapidamente o prontuário e tenta recordar alguns detalhes das quatro ou cinco visitas que fez à Dona Maria, desde que ela voltou do hospital, já sem chance de cura. Após assinar, ela entrega à irmã uma das folhas do documento e anexa ao prontuário outra parte da declaração. Aproveita, então, para dar uma última olhada no corpo de Dona Maria, passa a mão em seu cabelo. Em seguida, a médica se despede dos presentes e, carregando sua maleta, sai para visitar uma vizinha, que acabara de chegar da maternidade, e sua filha recém-nascida, com 3 dias.

Teste seu conhecimento

1. Diante de uma doença sem perspectiva de cura, o médico de família deve:
   a. Dizer o diagnóstico à pessoa, a qualquer custo
   b. Esconder a dura verdade da pessoa o máximo que puder
   c. Deixar esse diálogo por conta da família
   d. Se houver abertura, tocar no assunto com o indivíduo e sua família

2. São sinais clássicos de morte:
   a. Miose paralítica e ausência de movimentos respiratórios
   b. Movimento ocular ao estímulo auditivo e temperatura reduzida
   c. Rigidez cadavérica inicial e flacidez muscular após 36 horas
   d. Livores de hipóstase e miose paralítica

3. O estágio no enfrentamento da morte, segundo Kübler-Ross,[1] que mais pode atrapalhar no diagnóstico e no tratamento inicial é:
   a. Negação
   b. Barganha
   c. Depressão
   d. Aceitação

4. O médico de família deve preencher a DO para:
   a. Óbito sem sinais de violência
   b. Todo o produto de abortamento, independentemente de ter apresentado movimentos respiratórios ou não
   c. Todas as mortes na área de atuação clínica do médico
   d. Todas as mortes por suicídio

5. Jovem, usuário crônico de álcool, há meses atendido no serviço de saúde, sem sucesso na manutenção da abstinência alcoólica, hoje,

foi encontrado morto na sala de sua casa após 3 dias em estado de embriaguez. Diante disso, o médico de família e comunidade:
a. Deve prontamente preencher a DO, já que examinou o corpo e conhece a história do falecido
b. Não deve preencher a DO, por existir a suspeita de morte violenta, já que o falecido se encontrava em estado vulnerável
c. Não deve preencher a DO, já que não examinou o corpo nem conhece a história do falecido
d. Não deve preencher a DO, por ser uma obrigação exclusiva do médico legista

Respostas: 1D, 2C, 3B, 4A, 5B

Do que se trata

A morte é um evento comum para *todos* os seres vivos. Por mais que a tecnologia e os cuidados preventivos tenham avançado nas últimas décadas, não foi possível eliminar esse fenômeno. Ainda assim, por vezes, a morte é encarada como um fracasso da medicina, algo a ser evitado a qualquer custo. Como consequência, medidas heroicas para prolongamento da vida podem gerar sofrimento e distanciamento do cenário familiar. Uma morte artificial, cercada de aparelhos (distanásia), precisa ser repensada. Sempre que possível, ela deve ser substituída por uma morte natural, de preferência, no domicílio, próxima daqueles que conviveram com quem está nos últimos instantes (ortotanásia).

Na era contemporânea, os rituais e significados da morte, inerentes a todas as culturas, vêm mudando na sociedade ocidental. Se, na idade média, a morte acontecia por volta dos 40 anos, de forma rápida (por infecção ou trauma), hoje se observa seu envelhecimento e o aumento na sua duração. Há uma imagem da morte que desperta temor por estar revestida de isolamento, sofrimento e dor, denominada "morte moderna". Assim como o nascer, o morrer passou a ser um fenômeno "clínico", foi medicalizado e tratado em ambiente hospitalar.

Diante do contexto atual de transição demográfica e epidemiológica, com crescente envelhecimento e longevidade populacional e aumento da prevalência de doenças crônico-degenerativas, abordar os cuidados paliativos e a morte na atenção primária à saúde (APS) tornou-se extremamente relevante, porque demanda uma reorganização dos serviços de saúde.[2] No processo de reverter a hospitalização da morte, os médicos de família e comunidade têm um papel fundamental. Os valores da medicina generalista corroboram a busca de um relacionamento contínuo entre família, pessoa enferma e profissional da saúde. A continuidade da assistência e a capacidade de cooperação com outros trabalhadores da saúde[3] também colaboram para que essa transição aconteça de forma mais fisiológica. Os profissionais podem auxiliar a pessoa em situação de terminalidade da vida (e seus familiares) a se preparar para esse momento. Detalhes, como testamento e partilha de bens, desejos a serem cumpridos, entes a serem avisados, ritual de sepultamento ou cremação, são mais bem resolvidos antes do momento final. Em agosto de 2012, o CMF aprovou as diretrizes antecipadas de vontade dos pacientes,[4] orientando como deixar expressas as medidas que podem ou não ser tomadas diante de uma situação terminal ou na impossibilidade de expressar sua vontade.

Além da morte esperada, é necessário destacar também o aumento de situações de mortes violentas, em situações inesperadas. A violência nas grandes cidades, e até mesmo em localidades rurais, tem demandado, cada vez mais, das equipes de assistência à saúde, incluindo da APS. Essas mortes impedem a realização de rituais organizadores, que ajudariam a lidar com sentimentos de raiva, choque, horror e injustiça.[5]

Atitudes diante da morte próxima

Na década de 1950, o trabalho da psiquiatra suíça Elizabeth Kübler-Ross (Quadro 107.1) sobre sentimentos e atitudes dos indivíduos no processo de morrer contribuíram para o entendimento dessa etapa.[1] Entrevistando pessoas em situação terminal, ela identificou comportamentos, ansiedades e defesas diante da morte, nomeando cinco estágios que podem ser observados pelos profissionais: negação, raiva, barganha, depressão e aceitação.

A *negação* funciona como "para-choques" após a notícia inesperada e impactante.[6] Apesar de necessária, pode ser inimiga do diagnóstico precoce, porque a pessoa evita entrar em contato com essa realidade e busca outras opiniões médicas, favorecendo também a não adesão aos tratamentos propostos. Comumente é uma defesa temporária, sendo logo substituída por uma aceitação parcial.[1]

Quando não é mais possível a negação, surge a *raiva*. Sentimentos de revolta, inveja, ressentimentos e comportamentos agressivos e desafiadores tornam mais difícil o manejo pelos familiares e profissionais de saúde. Alguns terão mais dificuldade para passar desse estágio, podendo ter uma "[...] morte penosa, cheia de rancor e ódio, não se reconciliando consigo e com os demais".[6]

No estágio de *barganha* (ou negociação), o indivíduo doente tenta um acordo em relação ao desfecho inevitável. A maioria dessas negociações é realizada com Deus e em segredo. É uma fase mais curta, mas de grande importância na compreensão do enfrentamento. O estágio seguinte seria a *depressão*, quando a pessoa elabora os lutos: pela decadência do corpo, pelos entes queridos, pelo que não viveu. A pessoa se apresenta retraída, triste e evitando contato com os outros.

Se a pessoa já externou seus sentimentos de raiva e já viveu seu luto, pode encarar a morte com serenidade. É o estágio da

Quadro 107.1 | Estágios no enfrentamento da morte, segundo Elizabeth Kübler-Ross

Negação	"Não, não pode ser comigo!"	Tendência a evitar consultas, exames e tratamentos
Raiva	"Por que eu?"	Dificuldade no trato com profissionais de saúde e familiares
Barganha	"Se eu viver mais um pouco, prometo..."	Fase curta, mas de importância no tratamento
Depressão	"Não tenho mais esperança..."	Sentimento de grande perda, que deve ser apoiado
Aceitação	"Já posso partir..."	Contemplação do fim, com certo grau de tranquila expectativa

Fonte: Kübler-Ross.[1]

aceitação. "O paciente parece desligado, dorme bastante, como que repousando de um sofrido processo, possivelmente se preparando para outro."[1]

Nem todos os indivíduos passam por essas fases, principalmente nessa sequência, às vezes, havendo mescla entre as fases e também retorno às anteriores. Esse modelo explicativo, no entanto, permite que os profissionais reconheçam alguns comportamentos da pessoa doente e sua família.

Uma questão fundamental abordada por Kübler-Ross[1] é a comunicação entre o médico, a pessoa doente e a família. Existe uma tendência ao ocultamento dos fatos para o doente e ao esforço dos familiares para que a verdade não venha à tona. A superficialidade da comunicação, na maioria das vezes, coloca em risco a relação de confiança com familiares e profissionais de saúde, já que o indivíduo, cedo ou tarde, acaba descobrindo. É importante comunicar o diagnóstico de forma técnica, ajudar a manter a esperança e garantir que estará junto com a pessoa e sua família até o desfecho. Do contrário, é grande a possibilidade do distanciamento e isolamento da pessoa e de transmissão de sentimentos de pesar, desespero e desânimo por parte da família, o que não contribui para lidar com essa situação.[1,7]

Sobre a família, pode-se dizer que suas necessidades variam desde o início da doença e permanecem algum tempo após a morte. Assim como a pessoa com doença terminal não pode encarar a morte o tempo todo, o membro da família não pode excluir suas outras interações para ficar só com a pessoa doente. É importante dosar o gasto de energia para que, em momentos cruciais, não se esgote.[1]

O que fazer

O diagnóstico de morte

Apesar dos cuidados prestados, cedo ou tarde, chega o momento da morte, quando o médico é chamado a oficialmente "demarcar" esse desfecho. Considera-se o diagnóstico da morte na APS mais simples do que no hospital, onde se pode lançar mão de recursos artificiais de respiração, circulação e reposição renal e que mantém vivos alguns órgãos, mesmo estando o cérebro sem vida. Para a confirmação dessa morte encefálica, são obrigatórios testes confirmatórios[8] que, por não aparecerem no cotidiano da APS, não serão discutidos neste capítulo. Com algumas exceções de situações agudas dentro das unidades de saúde, a morte na APS acontece no domicílio, finalizando um processo quase sempre já acompanhado e esperado.

O diagnóstico de morte tem implicações legais para os familiares e para o médico. Geralmente, para outras situações clínicas, trabalha-se com uma margem tolerável de incerteza, o que não acontece com o diagnóstico da morte. Cabe ao médico atestar se a pessoa está viva ou morta, mesmo sendo o morrer um processo gradativo. O Quadro 107.2 mostra alguns sinais clássicos citados na literatura e que não necessitam de equipamentos especiais.[9]

Declaração de óbito

Os dois fatos principais a serem firmados na DO são:

1. Que a pessoa referida está morta (diagnóstico).
2. Qual é a causa de sua morte.

Por questões didáticas, são citadas três situações diferentes de abordagem à morte de pessoas na APS (Quadro 107.3).

Quadro 107.2 | **Sinais clássicos da morte**

▶ Ausência absoluta de resposta a estímulos externos
▶ Ausência de movimentos respiratórios por, no mínimo, 1 hora
▶ Ausência de reflexos, com abolição de toda a atividade do SNC: pupilas dilatadas, fixas e sem resposta a estímulos
▶ Nenhuma alteração do ritmo cardíaco, por pressão ocular ou dos seios carotídeos
▶ Queda da temperatura do corpo (0,5°C/hora, nas primeiras 3 horas, e 1,0°C/hora, nas próximas 9 horas)
▶ Livores de hipóstase: o sangue começa a se depositar nas regiões de declive, nas primeiras 1-3 horas
▶ Rigidez cadavérica: iniciando pela mandíbula/nuca (1-2 h), seguida pelos MMSS (2-4 h) e MMII (6-8 h). Na mesma sequência, acontece a flacidez muscular, 24-48 horas após a morte

SNC, sistema nervoso central; MMII, membros inferiores; MMSS, membros superiores.

Fonte: Adaptado de França.[9]

Quadro 107.3 | **Conduta sobre preenchimento da declaração de óbito**

Situação		Conduta
Morte esperada (cuidados paliativos)	Doença crônica	Preencher DO se o corpo foi examinado
Morte não esperada (morte súbita)	Doença crônica	Encaminhar ao SVO, se houver
Morte não esperada (causas externas)	Situação aguda	Comunicar autoridade policial e encaminhar ao IML

DO, declaração de óbito; SVO, Serviço de Verificação de Óbito; IML, Instituto Médico-legal.

Morte esperada em pessoa com doença crônica

Certamente essa é a situação mais comum na APS, quando as principais tarefas da equipe são os cuidados paliativos e a abordagem na aceitação da doença pela pessoa e seus familiares.

Em casos como esses, é obrigação do médico de família atestar o óbito e afirmar suas causas, desde que examine o cadáver no domicílio e que esteja seguro da ausência de violência durante a morte.

Morte não esperada de pessoa com doença crônica

As mortes por doenças do aparelho circulatório estão em primeiro lugar em todas as regiões brasileiras.[10] A modalidade de morte súbita é bastante comum nessas patologias, causando grande impacto no acompanhamento e na aceitação de seus familiares.

A morte súbita merece, na maioria das vezes, uma investigação mínima de sua causa, como forma de entender a situação, orientar a família e prevenir novos eventos, bem como o enriquecimento do sistema de informação. Se o município dispõe de Serviço de Verificação de Óbito (SVO), é importante que se encaminhem indivíduos que não tiveram assistência médica durante a doença que levou à morte ou nas situações em que se busca um diagnóstico da causa básica.

Morte não esperada de pessoa em situações agudas

As mortes violentas ou por causas externas são os grandes representantes dessas situações. No Brasil, as mortes por causas

Quadro 107.4 | **Fatores que influenciam no enfrentamento do luto**

Fisiológicos	▶ Controle de sintomas, sono, alimentação
	▶ Autonomia e qualidade de vida
Psicológicos	▶ Natureza e significado da perda
	▶ Qualidades da relação com a pessoa falecida
	▶ Lugar que a pessoa falecida ocupava na dinâmica familiar
	▶ Recursos de enfrentamento
	▶ Personalidade e saúde mental
	▶ Experiências anteriores com morte e perda
	▶ Idade e aspectos sociais e culturais do enlutado
	▶ Circunstâncias da terminalidade
	▶ Perdas secundárias
Sociais	▶ Isolamento
	▶ Suporte afetivo
	▶ Nova identidade social
Espirituais	▶ Sistema de crenças
	▶ Relação espiritualidade e luto

Fonte: Franco.[16]

sintomas: sentimentos intensos, mesmo após muito tempo da perda; somatizações, comportamentos de isolamento, episódios depressivos.[13] Assim, é necessário avaliar as condições dos enlutados (prevenção primária), abordar os indivíduos com condições de riscos circunstanciais (prevenção secundária) e trabalhar diretamente com os que apresentarem sintomas de luto complicado.[5]

É importante não reduzir a experiência do luto a aspectos patológicos, uma vez que a elaboração de perdas faz parte da vida.[5] Apenas 10% dos casos tornam-se complicados ou prolongados.[14] Algumas literaturas tentam estipular em meses ou semanas esse tempo, o que varia enormemente e não é o mais indicado.

É necessário observar aspectos que influenciam no enfrentamento do luto[15] (Quadro 107.4).

Trabalhar com morte e luto remete o profissional de saúde às suas próprias perdas, podendo causar sofrimento. Como eles são treinados para curar, despertam sentimentos de fracasso diante da morte.[17] Nesse sentido, é importante que os profissionais de saúde recebam apoio para lidar com as questões e para que possam acompanhar adequadamente a pessoa em situação terminal e sua família.

externas estão em segundo lugar no Norte/Nordeste/Centro-Oeste e em terceiro e quarto lugares no Sul e Sudeste, respectivamente. De todos os óbitos por causas externas, 27% acontecem por acidente de transporte terrestre e 26% por agressão por arma de fogo.[10]

Diante de qualquer sinal de morte violenta ou suspeita, o médico de família não deve preencher a DO. O fato deve ser informado a autoridades policiais, e o corpo encaminhado para o IML da região.

Abordagem ao luto

O luto é um processo esperado após o rompimento de um vínculo e tem íntima relação com os contextos históricos e sociais. Como um tipo de ritual de transição, os rituais de luto demarcam em estágios o processo de "morte social" do indivíduo, que, cronologicamente, difere da morte biológica. Durante essa desconstrução da identidade social da pessoa falecida, os familiares reafirmam a sua continuidade na ausência daquele ente.[11] No período da doença, os familiares desempenham papel importante no cuidado, e suas reações influenciam na reação do doente. Após a morte, porém, é necessária uma readequação de papéis de algumas pessoas da família, em especial o(a) cuidador(a), o que acontece durante o luto. Conflitos familiares podem influenciar o luto, deixando o processo mais longo e doloroso.[12] Nesse sentido, é importante avaliar a dinâmica familiar, sendo o genograma um instrumento privilegiado para esse fim.

Na APS, pode-se pensar em níveis de prevenção ao luto complicado, caracterizado pela desorganização prolongada que impede o retorno às atividades cotidianas. É possível identificar

Dicas

▶ Atestar o óbito é a primeira função do médico. Ele não pode fornecer a DO sem que examine o cadáver e constate por si que está realmente morto.

▶ A segunda função do médico, na DO, é definir as causas do óbito: imediata e básica. Na prática, a *causa imediata* aparece como mais difícil de ser determinada. É mais abstrata, mais próxima da célula e mais distante do organismo. Quando se vem acompanhando a pessoa que faleceu, a *causa básica* (e os outros fatores associados) parece mais clara e concreta.

▶ A causa básica de morte após intervenções cirúrgicas é a doença que indicou o procedimento, a qual deve ser registrada na DO.

▶ Sempre que se anotar na causa imediata "insuficiência" de algum órgão, na próxima linha, deve-se declarar sua etiologia (p. ex., insuficiência cardíaca devida a infarto agudo do miocárdio).

▶ Em casos de neoplasias, sempre registrar o sítio primário, se benigno ou maligno. Se for desconhecido, registrar como *neoplasia maligna de sítio primário desconhecido* (CID-10: C.80).

▶ Em óbitos fetais, a DO deverá ser preenchida se a gestação apresentar duração igual ou superior a 20 semanas e/ou o feto tiver pelo menos 500 g ou 25 cm de comprimento.

▶ Para crianças nascidas vivas, mesmo que por alguns instantes, devem ser preenchidas as Declarações de Nascidos-vivos e de Óbito.

▶ Em doenças crônicas, pode-se avaliar a dinâmica familiar antes mesmo da morte, na tentativa de identificar situações que possam complicar o luto.

▶ O luto em situações agudas deve ser acompanhado mais de perto pelas equipes de APS. Identificar riscos circunstanciais e comportamentos inadequados dos familiares ajuda no diagnóstico de complicações do luto.

Erros mais frequentemente cometidos

▶ O médico, mesmo avaliando o cadáver e evidenciando a naturalidade da morte, se recusar a preencher o atestado de óbito por não ter "acompanhado" a doença. Nesse caso, o médico deve preencher e marcar "substituto" no espaço na DO.

▶ Preencher a DO com falência de múltiplos órgãos ou parada cardiorrespiratória como causa imediata.

▶ Fornecer atestado sem ter pelo menos observado o cadáver. É frequente, principalmente na zona rural, quando o óbito e o sepultamento acontecem no final de semana e, na segunda-feira, o médico é abordado para assinar a DO. Ele não deve fazê-lo, já que de fato não atestou o óbito. Nesses casos, na DO, existem dois espaços para serem preenchidos por testemunhas idôneas, leigas, que tenham presenciado o óbito. Uma alternativa é transportar o corpo até o hospital/emergência mais próximo para ser atestado o óbito por um médico plantonista, sem maiores prejuízos.

▶ Fornecer DO para membros amputados.

▶ No luto, menosprezar o processo familiar de "morte social" da pessoa, retomando questões do falecido sem que seja desejo dos familiares.

▶ Encarar qualquer processo de luto como patológico, uma vez que somente cerca de 10% dos indivíduos podem desenvolver luto complicado ou prolongado.

REFERÊNCIAS

1. Kübler-Ross E. Sobre a morte e o morrer: o que os doentes terminais têm para ensinar a médicos, enfermeiros, religiosos e aos seus próprios parentes. São Paulo: Martins Fontes; 1998.

2. Floriani CA, Schramm FR. Desafios morais e operacionais da inclusão dos cuidados paliativos na rede de atenção básica. Cad Saúde Pública. 2007;23(9):2072-2080.

3. Neergaard MA, Olesen F, Jensen AB, Sondergaard J. Palliative care for cancer patients in a primary health care setting: Bereaved relatives' experience, a qualitative group interview study. BMC Palliat Care. 2008;7:1.

4. Conselho Federal de Medicina. Resolução n. 1.995, de 2012 [Internet]. Brasília; 2012 [capturado em 15 abr. 2018]. Disponível em: http://www.portalmedico.org.br/resolucoes/cfm/2012/1995_2012.pdf.

5. Franco MHP. Luto como experiência vital. In: Santos FS, organizador. Cuidados paliativos: discutindo vida, morte e o morrer. São Paulo: Atheneu; 2009.

6. Cassorla RMS. A negação e outras defesas frente à morte. In: Santos FS, organizador. Cuidados paliativos: discutindo a vida, a morte e o morrer. São Paulo: Atheneu; 2009.

7. Kovács MJ. A morte no contexto dos cuidados paliativos. In: Oliveira RA, organizador. Cuidado paliativo. São Paulo: Conselho Regional de Medicina do Estado de São Paulo; 2008.

8. Conselho Federal de Medicina. Resolução n. 1.480, de 1997 [Internet]. Brasília; 1997 [capturado em 15 abr. 2018]. Disponível em: http://www.portalmedico.org.br/resolucoes/cfm/1997/1480_1997.htm.

9. França GV. Tanatologia médico-legal. In: França GV. Medicina legal. 7. ed. Rio de Janeiro: Guanabara Koogan; 2004.

10. Brasil. Saúde Brasil: 2009. Brasília: MS; 2010.

11. Varela YA. Relación de la calidad de vida con diferentes modelos de atención domiciliaria en enfermos oncológicos terminales de una área sanitária de Madrid. Rev Esp Salud Pública. 2003;77(5):567-579.

12. Delalibera M, Presa J, Coelho A, Barbosa A, Franco MHP. A dinâmica familiar no processo de luto: revisão sistemática da literatura. Ciênc Saúde Coletiva. 2015;20(4):1119-1134.

13. Braz MS, Franco MHP. Prevenção de luto complicado. Psicologia: Ciência e Profissão. 2017;37(1):90-105.

14. Hashim SM, Eng TC, Tohit N, Wahab S. Bereavement in the elderly: the role of primary care. Ment Health Fam Med. 2013;10(3):159-162.

15. Fitch M. Necessidades emocionais de pacientes e cuidadores em cuidados paliativos. In: Pimenta CAM. Dor e cuidados paliativos: enfermagem, medicina e psicología. Barueri: Manole; 2006.

16. Franco MHP. Luto em cuidados paliativos. In: Oliveira RA, coordenador. Cuidado paliativo. São Paulo: Conselho Regional de Medicina do Estado de São Paulo; 2008.

17. Magalhães, M.V; Melo, S.C.A. Morte e luto: o sofrimento do profissional da saúde. Psicologia e Saúde em Debate. 2015;1(1):65-77.

CAPÍTULO 108

Prescrição de medicamentos na atenção primária à saúde

Paola Branco Schweitzer
Cristina Subtil
Roberta Colvara Torres Medeiros
Julio César de Castro Ozório

Aspectos-chave

▶ A forma com a qual as pessoas fazem uso de suas medicações é muito variável e é fortemente influenciada por suas crenças.

▶ Estima-se que 30% das admissões hospitalares de idosos sejam devidas a problemas relacionados ao uso inapropriado de medicamentos.

▶ A abordagem centrada na pessoa exige reconhecer os sentimentos da pessoa sobre estar doente; sua expectativa sobre o que deve ser feito; o entendimento sobre o que pensa que está errado com ela e decidindo, em comum acordo, a necessidade ou não de um tratamento em particular.

▶ Algumas prescrições são realizadas, apesar das evidências não demonstrarem a sua necessidade, devido à atitude defensiva do profissional, por receio de consequências futuras ou para satisfazer as supostas expectativas das pessoas.

▶ Para prover cuidados de saúde seguros, de boa qualidade e efetivos para as pessoas, é essencial uma prescrição baseada em evidências, e no futuro próximo, uma prescrição sob a ótica da medicina de precisão.

Caso clínico 1

Sra. Joana, 81 anos, mora com Sebastião, seu companheiro de 87 anos. Ela frequenta o Programa Hiperdia e faz uso de medicações para "pressão alta" e diabetes, além de medicações para suas dores crônicas. Em consulta com sua médica da Unidade Básica de Saúde, queixou-se de dor no estômago e dificuldade para dormir. A médica, diante das queixas, prescreveu omeprazol, 20 mg, pela manhã, contínuo, e clonazepam, 2 mg, um comprimido à noite. Essas últimas prescrições vêm sendo renovadas há 4 anos, sendo que houve acréscimo de amitriptilina, 25 mg, à noite, para a paciente dormir melhor. Sra. Joana refere que não pode ficar sem as medicações. Ela conta ainda que sofreu três quedas no ultimo ano e que sua memória tem piorado muito, tem se sentido cada vez mais fraca, pouco animada e que a dor no estômago piorou.

Caso clínico 2

Clara, de 1 ano, vem à consulta médica trazida por seus pais. Ela frequenta a creche do município e apresenta quadros repetidos de coriza, tosse, redução de apetite e irritabilidade. Consultou com o médico, que, após exame médico, prescreveu xarope para tosse, medicação para abrir apetite, solução fisiológica (SF) nasal, 3 gotas em cada narina, 3x/dia, e medicação para febre, se necessário. Inês, mãe de Clara, acha que é a creche que faz com que sua filha adoeça. O médico concorda com Inês.

Caso clínico 3

João, 47 anos, hipertenso, diabético e obeso, vem para consulta queixando-se por não conseguir dormir. Trabalha como guarda na unidade prisional da cidade onde mora, no turno da noite. Relata que desde que começou a trabalhar neste horário não tem conseguido manter o controle do diabetes e da hipertensão, além de ter aumentado o peso. Mas o que realmente vem incomodando é que não consegue dormir quando chega pela manhã em casa, pois precisa levantar muitas vezes para urinar, além de apresentar tremores e mal-estar na metade da manhã. Relata que precisa ficar trabalhando nesse turno, pois é mais calmo e lhe garante um melhor salário no final do mês. As medicações que usa são: maleato de enalapril, 20 mg, 12/12 h, hidroclorotiazida, 25 mg, pela manhã, cloridrato de metformina 850 mg, no café da manhã, almoço e janta, insulina *protamina neutra de Hagedorn*, 44 UI, pela manhã, e 22 UI à noite, sinvastatina, 20 mg, à noite, e ácido acetilsalicílico, 100 mg, após o almoço.

Teste seu conhecimento

1. Com base no Caso clínico 1, quais são os possíveis erros na prescrição da paciente?

   a. Conduta baseada apenas na queixa da pessoa sem considerar a etiologia do sintoma e aprofundamento adequado para diagnóstico
   b. Prescrição de longa data sem o devido monitoramento do uso

c. Falta de análise de possíveis efeitos colaterais das medicações de uso crônico
d. Todas as alternativas

2. Quais poderão ser as consequências do erro de medicação de Dona Joana?
   a. Redução da absorção de vitaminas e minerais, pelo uso crônico de omeprazol
   b. Embotamento da emoção pelo benzodiazepínico, impedindo o enfrentamento para resolver as dificuldades da vida
   c. Uso de bloqueador da bomba de próton prolongado, modificando a mucosa gástrica e favorecendo o aparecimento de neoplasia
   d. Todas as alternativas

3. Quais os principais erros na prescrição de Clara, no Caso clínico 2?
   a. O médico prescreveu orexígeno, levando em conta a queixa de Inês, pensando em agradar a mãe
   b. A prescrição de subdose da solução nasal, impossibilitando a lavagem correta das narinas
   c. Aceitação sobre a impressão de Inês sobre a creche, sem orientar boas práticas de higiene e cuidados com a saúde nesse ambiente
   d. Todas as alternativas

4. De acordo com o Caso clínico 3, quais as orientações gerais que devem ser dadas em relação à medicação?
   a. Devem-se manter as medicações no horário que está fazendo e procurar modificar a alimentação para melhor controle do diabetes e da obesidade
   b. Orientar o paciente para a adequação do horário de tomada das medicações de acordo com o horário de trabalho e suas refeições
   c. Com relação à insulina, só poderá usá-la se tiver geladeira disponível no local de trabalho
   d. Orientar que o mais importante é manter horários fixos para tomada da medicação, a fim de melhorar o controle de suas condições

5. Qual é a melhor adequação a ser feita para melhorar o controle do Sr. João?
   a. Orientar a tomada do diurético na hora em que de fato acorda, além da adequação das doses de insulina e respeitando o horário de refeições
   b. Orientar que o melhor é trocar o horário de trabalho, já que é impossível o controle dos parâmetros se não fizer repouso adequadamente
   c. Deve-se suspender a insulina, porque o paciente não pode levá-la ao trabalho, e do diurético, pois o paciente não poderá tomar pela manhã
   d. Iniciar benzodiazepínico para auxiliar o paciente a dormir e facilitar o controle glicêmico e pressórico

Respostas: 1D, 2D, 3D, 4B, 5A

Do que se trata

A prescrição é um instrumento legal e um meio de comunicação. Para tal, devem ser cumpridas as exigências legais para o efetivo tratamento medicamentoso da pessoa.[1]

A prescrição médica, no Brasil, é normatizada por leis federais,[2,3] pela Resolução nº 357/2001[4] do Conselho Federal de Farmácia e por código de ética médica,[5] que determinam que a prescrição deve ser legível, clara, sem rasuras e conter: cabeçalho – que inclui nome e endereço do profissional ou da instituição; nome da pessoa; via de administração; nome do fármaco, adotando, no âmbito do Sistema Único de Saúde (SUS), obrigatoriamente, a *Denominação Comum Brasileira* (DCB) e, na sua ausência, a *Denominação Comum Internacional* (DCI); forma farmacêutica e concentração; quantidade total a ser fornecida; frequência de administração; duração do tratamento; data; assinatura do médico; e o número de seu registro no Conselho Regional de Medicina (CRM).

Estudos demonstram que 15 a 21% das prescrições contêm, pelo menos, um erro.[6] Há constatação de que 15% da população consome mais de 90% da produção farmacêutica; nos países em desenvolvimento, 25 a 70% do gasto em saúde corresponde a medicamentos; 50 a 70% das consultas médicas geram prescrição medicamentosa; 50% de todos os medicamentos são prescritos, dispensados ou usados inadequadamente; e, ainda, 75% das prescrições são errôneas. A prescrição escrita à mão aumenta a probabilidade de apresentar problemas de legibilidade, o que incrementa a chance de erros.[7] Aproximadamente 75% das prescrições são realizadas por médicos recém-graduados, o que contribui para erros de prescrição. Os fatores que contribuem para erros de prescrição são complexos e incluem características do ambiente clínico (distrações, interrupções, ruídos, assim como fome e estresse afetando a *performance* profissional); cultura de prescrição; sobrecarga de trabalho, tempo e suporte profissional.

A metodologia de educação médica, por meio do *problem-based learning* (PBL), tem sido altamente recomendada pela Organização Mundial da Saúde (OMS) em seu *Guia para boa prescrição*, para minimizar potenciais erros. A interação entre médicos, enfermeiros e farmacêuticos tem mostrado aumentar a segurança e a eficácia no uso de medicações.[9] Erros de prescrição são a principal causa evitável de morbidade e mortalidade.[10]

Em conferência constituída pela OMS, em 1995, foram discutidos os vários fatores interligados ao uso racional de medicamentos, dentre eles, a prescrição racional. A prescrição médica é considerada racional sempre que o tratamento farmacológico seja de fato o indicado, o medicamento prescrito seja eficaz para tratar o quadro clínico da pessoa e seja utilizado na dose e período apropriados e a alternativa farmacoterapêutica seja a mais segura e de menor custo.

Os idosos são os principais consumidores da farmacoterapia na atualidade e, assim, estão mais suscetíveis à polimedicação e, consequentemente, aos efeitos das interações medicamentosas e redundâncias terapêuticas, associada ao aumento da morbidade, mortalidade e maior utilização do sistema de saúde, representando uma carga econômica para a pessoa e para a sociedade.[11–15]

A prescrição pediátrica exige particular atenção, devendo-se levar em conta as formulações, as dosagens comercialmente disponíveis, as dificuldades na administração dos medicamentos e também o fato de esta ser direcionada ao acompanhante da criança, que será responsável pela sua correta execução.[16]

Alguns fatores comuns podem atuar durante a tomada de decisão e interferir na prescrição; fazer julgamento com base naquilo que vem à mente de forma mais fácil ou no que teve contato mais recentemente; não estar confiante no julgamento clínico realizado; levar em consideração evidências que se ajustem às expectativas em detrimento de outras evidências; ver conexão entre eventos não relacionados.[17]

O que pode ocasionar

Prescrições incompletas, ilegíveis ou com rasuras impedem a eficiência da dispensação, acarretam risco de troca de medicamentos e de dosagens, levando ao comprometimento no tratamento farmacoterapêutico.[1,18] Esses erros na prescrição são a origem de tratamentos ineficazes e não seguros, da exacerbação da enfermidade, de sofrimento e dano, gerando custos mais elevados para a pessoa e para o sistema de saúde.[19]

A falha na prescrição ou uma prescrição incorreta podem acarretar gastos de 50 a 70% a mais nos recursos governamentais destinados a medicamentos, além de riscos à saúde da pessoa. Erros de prescrição são a causa de 70% de erros no uso de medicações, e grande proporção ocorre no ambiente ambulatorial.[11,20,21]

A falha de comunicação durante a prescrição de medicamentos ou de cuidados pode levar ao desconforto e à desconfiança quanto à medicação prescrita, descrédito no médico, no sistema e à falta de adesão ao tratamento. A decisão da pessoa em utilizar ou não a medicação é parte de um processo de negociação com o seu médico, e a adesão ao tratamento é mais provável de ocorrer se ela for auxiliada a tomar decisões próprias, em vez de lhe dizerem o que deve fazer.[15]

O que fazer

Anamnese

A história deve incluir o uso de fármacos, inclusive aqueles utilizados sem prescrição médica, sua finalidade, história de alergias a medicamentos, aspectos relacionados com as crenças individuais sobre a doença e a medicação. A manifestação pela pessoa de suas ideias, preocupações e expectativas sobre o diagnóstico e/ou tratamento é parte da coleta de informações dentro de uma estrutura de comunicação centrada na pessoa. O entendimento de seus propósitos pode impactar a prescrição de medicamentos, levando a um menor uso de medicações. A comunicação inadequada é um fator relevante que contribui para erros na prescrição (ver Quadro 108.1).[22,23]

Quadro 108.1 | Passos para a tomada de decisões compartilhadas com a pessoa

- ▶ Definir o problema: o profissional deve especificar o problema/queixa que requer uma decisão/atitude terapêutica, levando em consideração as suas percepções e as da pessoa
- ▶ Transmitir confiança: deixar claro que os profissionais podem não ter uma mesma opinião sobre qual opção de tratamento é a melhor
- ▶ Resumir as opções: descrever uma ou mais opções de tratamento e, se relevante, a consequência de não tratar
- ▶ Verificar o entendimento: certificar-se do entendimento da pessoa sobre as opções
- ▶ Explorar as concepções: evocar as preocupações da pessoa e as expectativas sobre a condição clínica, as possíveis opções de tratamento e as suas consequências
- ▶ Investigar a aceitação da pessoa: conferir se ela aceita o processo de decisão compartilhada e identifica seu papel na interação
- ▶ Envolver a pessoa: comprometê-la no processo de decisão
- ▶ Adiar, se necessário: rever as necessidades e as preferências da pessoa, incluindo a opinião da família
- ▶ Rever os acordos: examinar cuidadosamente as decisões de tratamento após um período específico de tempo

Fonte: Elwyn e colaboradores.[24]

Segundo o guia para a boa prescrição médica da OMS,[25] após selecionar o tratamento medicamentoso e escrever a receita, o médico, na atenção primária à saúde (APS), deve informar a pessoa sobre: (a) os objetivos a curto ou a longo prazo do tratamento instituído; (b) como, quando e por quanto tempo deve tomar o medicamento; (c) seus benefícios e riscos (interações medicamento-medicamento ou medicamento-alimento, reações adversas, intoxicações, etc.); (d) procedimentos a seguir, se surgirem alguns efeitos adversos; (e) como guardar os medicamentos; (f) o que fazer com as sobras. Para obter mais orientações sobre a prescrição dos medicamentos, ver Quadro 108.2.

Quadro 108.2 | Alguns conselhos úteis na hora de prescrever medicamentos

1. Antes de prescrever uma medicação ou conduta, deve-se conhecer e procurar evidências de seu uso
2. Descrever, de forma compreensível e detalhada, as medidas não medicamentosas que fizerem parte da prescrição
3. Prescrever, na medida do possível, somente uma medicação. Evitar a polifarmácia
4. Procurar adaptar os horários de tomada da medicação ao estilo de vida do paciente, sempre que for possível, com intuito de aumentar a adesão ao tratamento
5. Ao prescrever um tratamento, orientar o paciente sobre o tempo que ele precisará utilizar a medicação, negociando prazo para início e final do tratamento
6. Esclarecer à pessoa e/ou ao acompanhante tudo o que for imprescindível sobre o medicamento prescrito: finalidade, dose, interação com alimentos, frequência, via de administração, duração do tratamento, interações medicamentosas, reações adversas e riscos durante e depois de seu uso, forma de armazenamento
7. Na prescrição de crianças, conhecer a dose recomendada de acordo com o peso, a idade, a apresentação do medicamento e o estado nutricional
8. Na prescrição de gestantes, conhecer a teratogenicidade dos medicamentos e os riscos potenciais
9. Na prescrição de idosos, levar em consideração aspectos fisiológicos da idade e as alterações farmacocinéticas relacionadas
10. Na prescrição a mulheres nutrizes, conhecer o metabolismo da medicação e possível excreção no leite materno. Conhecer possíveis efeitos sobre o lactente e a necessidade ou não de suspender a amamentação ou a medicação
11. Evitar o uso de medicamentos de forma empírica e procurar sempre uma justificativa clínica consistente
12. Levar em consideração o custo-benefício dos medicamentos ao prescrevê-los
13. Checar na história clínica a presença de alergias, a interação com outras medicações, o resultado de exames
14. Escrever a receita médica de forma legível, completa, sem abreviaturas, datar e assinar, incluir a inscrição no CRM. Utilizar o nome genérico ou a DCB
15. Prescrever somente medicamentos que venham ao encontro das necessidades da pessoa e nunca para sua própria conveniência ou simplesmente porque a pessoa os requer
16. Acordar com a pessoa o retorno da consulta para acompanhamento
17. Prescrever medicação não licenciada ou fora dos termos de sua licença (*off-label*) apenas se necessário
18. Renovar receitas, desde que as condições da pessoa estejam monitoradas
19. Estabelecer comunicação com a pessoa, levando em consideração suas crenças, preocupações e atitudes

(Continua)

Quadro 108.2 | Alguns conselhos úteis na hora de prescrever medicamentos *(Continuação)*

20. Registrar as prescrições no prontuário da pessoa para que se possa conferir, no retorno, se as orientações foram cumpridas
21. Utilizar, se disponível, prescrição eletrônica. Isso tem sido proposto como uma estratégia importante para reduzir erros com medicações, melhorar a qualidade do cuidado com a pessoa e reduzir os custos na área da saúde
22. Abrir espaço na agenda para esclarecer eventuais dúvidas ou modificar a prescrição, se houver efeitos indesejáveis dos medicamentos
23. Utilizar dispositivos eletrônicos, quando possível, para auxílio na tomada de decisões e na melhor comunicação ao paciente. Estimular o paciente a utilizá-los quando possível e disponível

DCB, denominação comum brasileira; CRM, Conselho Regional de Medicina.
Fonte: Adaptado de General Medical Council[26] e León e colaboradores.[27]

Erros mais frequentemente cometidos

- Uso de medicamentos que trazem mais riscos do que benefícios, ou de custo elevado, quando existem alternativas mais seguras e acessíveis.
- Prescrição de medicamentos com interações clinicamente significativas medicamento-medicamento e medicamento-doença.
- Prescrições inapropriadas (*subprescrição* – não prescrever medicamentos que são necessários, principalmente no caso de pessoas idosas, ou prescrever por tempo insuficiente; *superprescrição* – prescrever um ou mais medicamentos do que é clinicamente necessário, ou por tempo prolongado; *sobreprescrição* – prescrever dois ou mais medicamentos para a mesma finalidade).
- Impor horários rígidos de tomada da medicação sem levar em conta, por exemplo, o estilo de vida e o horário de trabalho do paciente.
- Não levar em consideração possíveis limitações do paciente à adesão ao tratamento, como déficit visual ou dificuldade para deglutir.
- Prescrições incorretas: ambíguas (medicamentos antagônicos), ilegíveis, incompletas (ausência de via de administração, forma farmacêutica, concentração, duração do tratamento, posologia, necessidade de jejum, horário de uso), com uso de abreviações ou, ainda, rasuradas, com falta de assinatura, ou CRM, e data.
- Prescrições que não levam em consideração as características individuais das pessoas (redução da função renal ou hepática, história de alergia, uso de outros fármacos, gestação, amamentação, etc.).
- Uso de terapias não baseadas em evidências.
- Ausência de informações verbais (o porquê do medicamento; a forma adequada de fazer uso de cada substância; a existência de interação ou não com a alimentação; a importância do cumprimento dos horários estabelecidos; formas de armazenamento, etc.) e não elucidação das dúvidas da pessoa.
- Não monitorar a ação do medicamento prescrito.

Prognóstico e complicações possíveis

- Ocorrência de eventos adversos, podendo mesmo ser letais.
- Eficácia medicamentosa limitada.
- Resistência a antibióticos.
- Farmacodependência (p. ex., na utilização de tranquilizantes).
- Risco de infecção (p. ex., no uso inapropriado de injetáveis).

Atividades preventivas e de educação

Como medidas preventivas às falhas na prescrição de medicamentos, é fundamental promover:

- Educação continuada e/ou permanente em prescrição racional.
- Atividades educativas para a comunidade, de forma escrita, orientando a maneira correta de armazenar os medicamentos, a necessidade de reduzir ou evitar o uso indiscriminado de medicações, etc.
- Atividade multiprofissional (farmacêutico, médico e enfermeiro), objetivando rever os medicamentos utilizados pelas pessoas, incluindo as substâncias não prescritas, como vitaminas e produtos herbários, pode reduzir a polifarmácia e a prescrição inapropriada.[28]
- Monitoramento das prescrições, revendo-as frequentemente, pode prevenir problemas relacionados ao uso inapropriado de medicamentos por meio de uma comissão de avaliação.[29]

Papel da equipe multiprofissional

Enfermeiro

- Prescrever apenas medicamentos que estejam previamente definidos por protocolos.
- Avaliar, na consulta de enfermagem, se o paciente entendeu a receita prescrita pelo médico ou pelo enfermeiro, esclarecendo possíveis dúvidas
- Reforçar com o paciente, em uma linguagem simples, como tomar, quanto tomar e horários mais adequados, armazenamento, manuseio e descarte das medicações.
- Sempre que perceber alguma dificuldade por parte do paciente, discutir o caso com os demais membros da equipe para a adequação do tratamento.
- Utilizar as oportunidades de contato com o paciente para o trabalho de educação em saúde.
- Fomentar grupos de discussão e troca de experiência entre usuários de medicamentos contínuos.

Farmacêutico

- Avaliar o entendimento do paciente quanto à receita prescrita.
- Checar as receitas no momento da dispensação e avaliar possíveis erros de prescrição, informando o prescritor, a fim de imediata correção da receita.
- Reorientar o paciente quanto ao uso, ao armazenamento e ao descarte das medicações.
- Sempre que perceber alguma dificuldade por parte do paciente, discutir o caso com os demais membros da equipe para a adequação do tratamento.
- Orientar os demais profissionais da equipe a respeito da farmacodinâmica e farmacocinética das medicações.
- Utilizar as oportunidades de contato com o paciente para o trabalho de educação em saúde.
- Fomentar grupos de discussão e troca de experiência entre usuários de medicamentos contínuos.
- Revisar periodicamente as receitas emitidas via sistema, para verificação de erros de qualquer natureza, orientando os profissionais prescritores para adequações.

- A intervenção de farmacêuticos pode reduzir significativamente o uso inapropriado de medicações, sobretudo em idosos, evitando o sobreuso ou o uso irregular das medicações.[30]

REFERÊNCIAS

1. Mastroianni PC. Análise dos aspectos legais das prescrições de medicamentos. Rev Ciênc Farm Básica Apl. 2009;30(2):173-176.

2. Brasil. Ministério da Saúde. Lei nº 5.991, de 17 de dezembro de 1973 [Internet]. Dispõe sobre o controle sanitário do comércio de drogas, medicamentos, insumos farmacêuticos e correlatos, e dá outras providências. Brasília: MS; 1973 [capturado em 22 mar. 2018]. Disponível em: http://www.anvisa.gov.br/legis/consolidada/lei_5991_73.htm.

3. Brasil. Ministério da Saúde. Lei nº 9.787, de 10 de fevereiro de 1999 [Internet]. Altera a Lei nº 6.360, de 23 de setembro de 1976, que dispõe sobre a vigilância sanitária e estabelece o medicamento genérico. Dispõe sobre a utilização de nomes genéricos em produtos farmacêuticos e dá outras providências. Brasília: MS; 1999 [capturado em 22 mar. 2018]. Disponível em: http://www.planalto.gov.br/ccivil_03/Leis/L9787.htm

4. Conselho Federal de Farmácia. Resolução nº 357, de 20 de abril de 2001 [Internet]. Aprova o regulamento técnico das boas práticas de farmácia. Brasília: CFF; 2001 [capturado em 22 mar. 2018]. Disponível em: http://www.cff.org.br/userfiles/file/resolucoes/357.pdf.

5. Conselho Federal de Medicina. Código de Ética Médica (2009/2010) [Internet]. Brasília: CFM; 2010 [capturado em 22 mar. 2018]. Disponível em: http://portal.cfm.org.br/index.php?option= com_ content&view=category&id= 9&Itemid=122.

6. Iihara N, Kirino Y. A community electronic prescription system connecting physicians, pharmacists, and patients, and utilization of clinical information. Yakugaku Zasshi. 2014;134(5):589-593.

7. Laste G, Torres ILS, Deitos A. Análise de prescrições médicas dispensadas em farmácia no Sistema Único de Saúde. Rev HCPA. 2013;33(1):15-25.

8. Nazar H, Nazar M, Rothwell C, Portlock J, Chaytor A, Husband A. Teaching safe prescribing to medical students: perspectives in the UK. Adv Med Educ Pract. 2015;6:279-295.

9. Dearden E, Mellanby E, Cameron H. Which non-technical skills do junior doctors require to prescribe safely? A systematic review. Br J Clin Pharmacol. 2015;80(6):1303-1314.

10. Rocha BS, Werlang MC. Psicofármacos na Estratégia Saúde da Família: perfil de utilização, acesso e estratégias para a promoção do uso racional. Ciênc Saúde Coletiva. 2013;18(11):3291-3300.

11. Blain H, Rambourg P, Le Quellec A, Ayach L, Biboulet P, Bismuth M, et al. Appropriate medication prescribing in older people. Rev Med Interne. 2015;36(10):677-689.

12. Ferrari CKB, Brito LF, Oliveira CC. Falhas na prescrição e dispensação de medicamentos psicotrópicos: um problema de saúde pública. Rev Ciênc Farm Básica Apli. 2013;34(1):109-116.

13. Knol W, Verduijn MM, Lelie-van der Zande AC, van Marum RJ, Brouwers JR, van der Cammen TJ, et al. Detecting inappropriate medication in older people: the revised STOPP/START criteria. Ned Tijdschr Geneeskd. 2015;159:A8904.

14. Nyborg G, Straand J, Brekke M. Inappropriate prescribing for the elderly: a modern epidemic? Eur J Clin Pharmacol. 2012;68(7):1085-1094.

15. Neubert A, Wimmer S. Ther Umsch. Criteria for good prescribing practice in children. Ther Umsch. 2014;71(6):352-365.

16. Naci H, van Valkenhoef G, Higgins JP, Fleurence R, Ades AE. Evidence-based prescribing: combining network meta-analysis with multicriteria decision analysis to choose among multiple drugs. Circ Cardiovasc Qual Outcomes. 2014;7(5):787-792.

17. Álvares J, Alves MCGP, Escuder MML, Almeida AM, Izidoro JB, Guerra Jr AA, et al. Pesquisa Nacional sobre Acesso, Utilização e Promoção do Uso Racional de Medicamentos: métodos. Rev Saude Pública. 2017;51 Supl 2:4s.

18. Solomon J, Raynor DK, Knapp P, Atkin K. The compatibility of prescribing guidelines and the doctor–patient partnership: a primary care mixed-methods study. Br J Gen Pract. 2012;62(597):e275-81.

19. Viswanathan M, Golin CE, Jones CD, Ashok M, Blalock SJ, Wines RC, et al. Interventions to improve adherence to self-administered medications for chronic diseases in the united states: a systematic review. Ann Intern Med. 2012;157(11):785-795.

20. Alsulami Z, Conroy S, Choonara I. Medication errors in the Middle East countries: a systematic review of the literature. Eur J Clin Pharmacol. 2013;69(4):995-1008.

21. Rubio-Valera M, Jové AM, Hughes CM, Guillen-Solà M, Rovira M, Fernández A. Factors affecting collaboration between general practitioners and community pharmacists: a qualitative study. BMC Health Serv Res. 2012;12:188.

22. Deledda G, Moretti F, Rimondini M, Zimmermann C. How patients want their doctor to communicate. A literature review on primary care patients' perspective. Patient Educ Couns. 2013;90(3):297-306.

23. Elwyn G, Edwards A, Britten N. What information do patients need about medicines? "Doing prescribing": how doctors can be more effective. BMJ. 2003;327(7419):864-867.

24. Organização Mundial da Saúde. Guia do instrutor em práticas da boa prática prescrição médica [Internet]. Genebra: OMS; 2001 [capturado em 22 mar. 2018]. Disponível em: http://www.opas.org.br/medicamentos/site/UploadArq/Teachers_Guide_2001_2_port.pdf.

25. General Medical Council. Good practice in prescribing medicines [Internet]. London: GMC; 2008 [capturado em 22 mar. 2018]. Disponível em: https://www.gmc-uk.org/guidance/ethical_guidance/14316.asp.

26. León LR, Gallego MBR, Díaz NJ. Diez consejos útiles al recetar. Rev Cubana Med Gen Integr. 2006;22(3):77-79.

27. Wickop B, Langebrake C. Good prescribing practice in the elderly. Ther Umsch. 2014;71(6):366-373.

28. Danyllo FLL, Cristiano SM, Danielle SM. Avaliação de interações medicamentosas potenciais em prescrições da atenção primária de Vitória da Conquista (BA), Brasil. Ciênc Saúde Coletiva. 2014;19(1):311-318.

29. Ćurković M, Dodig-Ćurković K, Erić AP, Kralik K, Pivac N. Psychotropic medications in older adults: a review. Psychiatr Danub. 2016;28(1):13-24.

CAPÍTULO 109

Desprescrição de medicamentos na atenção primária à saúde

Enrique Molina Pérez de los Cobos
José Ignácio de Juan Roldán
Enrique Gavilán

Aspectos-chave

▶ A desprescrição é definida como a retirada de um medicamento inadequado ou como o processo de análise da medicação para mostrar e resolver o paradoxo por trás do regime terapêutico.

▶ A desprescrição se depara com fatores que a dificultam (barreiras) e que a favorecem (facilitadores). Tais fatores são determinados pelo sistema sanitário: o médico, o paciente e a relação entre ambos.

▶ Os estudos de intervenção revelam que a desprescrição reduz a terapêutica inadequada e o nível de polimedicação, embora não se possa demonstrar com clareza que isso se traduz em resultados clinicamente relevantes.

▶ O médico de família e comunidade ocupa um papel central para desprescrever medicamentos de forma segura e correta.

Caso clínico

Sra. Adela, 85 anos, é hipertensa, tem diabetes melito tipo 2 (DM2), hiperlipemia e doença diverticular de cólon. Não apresenta cardiopatia isquêmica nem doença cerebrovascular. Apresenta demência degenerativa primária tipo Alzheimer em fase muito avançada (GDS 7), com problemas de deglutição e incontinência fecourinária. Ela pesa 40 kg. Vive com sua filha, que mensura a sua pressão arterial (PA) (registros médios de 100/60 mmHg) e a glicemia capilar (com médias que não superam os 80 mg/dL) todos os dias. A última hemoglobina (Hb) glicada é de 6,2%. Seu tratamento farmacológico atual inclui sinvastatina, 10 mg, plantago ovata, insulina glargina, trazodona, 100 mg, a cada 12 horas, mirtazapina, 15 mg, vidagliptina, 50 mg, a cada 12 horas, furosemida 40 mg, pela manhã, e diazepam, 5 mg, à noite. A filha da Sra. Adela vem à consulta junto para nos pedir que seja solicitada uma análise da hipercolesterolemia, para controle.

Teste seu conhecimento

1. Qual dos seguintes fatores se relaciona com maior probabilidade de êxito no processo de desprescrição?
   a. Ter tido uma experiência negativa ao deixar de tomar um medicamento
   b. A fragmentação da assistência sanitária
   c. A combinação, com o paciente, de um período de teste antes da retirada definitiva de um fármaco
   d. A inércia sobreterapêutica

2. Qual afirmativa, em relação às complicações que podem originar-se da desprescrição, é FALSA?
   a. Sempre se deve pesar os riscos envolvidos na desprescrição
   b. Ao ocorrer um efeito rebote após a suspensão brusca de um medicamento, os sintomas podem ser, inclusive, mais fortes que os anteriormente apresentados pelo paciente.
   c. As interações farmacocinéticas não são relevantes no momento de retirarada de um fármaco
   d. A síndrome de retirada ocorre com mais frequência ao se retirarem fármacos que atuam no sistema nervoso central

3. Qual das afirmativas não é uma etapa da desprescrição na consulta de atenção primária?
   a. Medir o impacto da desprescrição sobre a morbimortalidade
   b. Obter a história completa da medicação
   c. Identificar os medicamentos inapropiados
   d. Fazer o seguimento clínico e farmacoterapêutico

4. Qual das afirmativas não é um erro habitual na desprescrição na consulta de atenção primária?
   a. Considerar o contexto biopsicossocial, a perspectiva do paciente e envolvê-lo nas decisões sobre a desprescrição
   b. Entender a desprescrição como um simples e exclusivo processo de retirada de fármacos
   c. Não considerar os efeitos adversos da retirada do medicamento (síndrome de retirada e recorrência dos sintomas)
   d. Não oferecer alternativas não farmacológicas seguras, válidas e aceitáveis depois de retirar os fármacos

5. Em relação à desprescrição, qual das afirmativas é correta?
   a. A desprescrição é uma técnica homogênea, replicável e padronizada que permite melhorar a adequação terapêutica do tratamento em qualquer circunstância
   b. A evidência científica disponível hoje indica, sem dúvida alguma, que a desprescrição reduz a mortalidade, diminui as hospitalizações e melhora a qualidade de vida dos pacientes
   c. Em que pese a disparidade de resultados dada pelas revisões sistemáticas e as metanálises em relação à desprescrição, há evidências de que ela melhora a adequação terapêutica, diminui o número de fármacos prescritos e tem impacto positivo em alguns estudos sobre as variáveis secundárias, como recaídas, internações e qualidade de vida
   d. A desprescrição consiste em uma atitude imprescindível na retirada de fármacos, a fim de melhorar os indicadores de prescrição e a satisfação dos gestores

Respostas: 1C, 2C, 3A, 4A, 5C

Do que se trata

Polimedicação

Para falar de desprescrição é necessário, em primeiro lugar, desenvolver conceitos como o da polimedicação. Estudada em função de aspectos quantitativos e qualitativos, em relação aos primeiros, a polimedicação é definida como o emprego de cinco ou mais fármacos de uso crônico por um paciente determinado; no aspecto qualitativo, analisa-se uso de ao menos um medicamento considerado inadequado.[1] Os perfis associados a ambos os tipos de polimedicação estão condicionados, em geral, pela expectativa de vida reduzida, pela baixa adesão terapêutica e pela alta possibilidade de interações farmacológicas e de efeitos adversos. Nesse sentido, as condições de vida e as expectativas dos próprios pacientes têm papel fundamental.

Em relação a esse fenômeno, o caso do Brasil não é alheio a essa tendência mundial, provavelmente favorecida por dois elementos essenciais: o primeiro tem a ver com o envelhecimento da população; e o segundo, com o aumento na incidência de doenças crônicas. As mudanças demográficas no Brasil foram aceleradas nas últimas duas décadas, com decréscimo progressivo na taxa de natalidade e taxas de mortalidade estáveis, que condicionam o aumento na proporção de indivíduos adultos de ambos os sexos (Figura 109.1).[2]

A partir de tais mudanças, podemos prever um incremento notável de adultos polimedicados. Segundo os dados da Pesquisa Nacional de Saúde de 2013, a multimorbidade está intimamente ligada à idade.[3] Sobre o emprego de medicação crônica, a prevalência de polimedicação alcança, no Brasil, 18% em adultos, sendo mais alta nas mulheres (20%), no grupo entre 70 a 79 anos (22%), na região Sul (25%), e, naqueles pacientes com plano de saúde (22%), hospitalização no ano prévio (32%), com sobrepeso (25%) e com situação pobre ou muito pobre de saúde (37%).[4]

As consequências da polimedicação são numerosas:[1] por um lado, diminui a adesão terapêutica, aumenta a incidência de efeitos adversos e a possibilidade de interações medicamentosas, com repercussão direta sobre o estado de saúde das pessoas; por outro, aumenta o risco de hospitalização, diminui a qualidade de vida[5] e supõe maior morbimortalidade.[6] Além disso, tem implicações médico-legais, éticas e econômicas que devem ser levadas em conta.[1]

Nos últimos anos, foram desenvolvidas numerosas estratégias para enfrentar esse problema. Tais estratégias, em nossa prática clínica diária, podem ser reunidas em quatro grupos: 1) medidas que incidem na educação e na formação dos profissionais; 2) sistemas informatizados orientados a ajudar na tomada de decisão; 3) intervenções baseadas na revisão farmacoterapêutica; e 4) intervenções multidisciplinares ou multifacetadas.[1] Uma recente revisão sistemática da Cochrane,[7] que incluiu uma intervenção com *software* de ajuda para a revisão de medicamentos e 11 intervenções multidisciplinares, concluiu que, embora tais programas pareçam ser úteis para a diminuição da prescrição inadequada, os resultados clinicamente relevantes são incertos, pois existem dados controversos em relação ao número de hospitalizações e problemas relacionados com a medicação. Esses resultados são similares aos de outra metanálise, mais extensa, recentemente publicada.[8] Apesar da heterogeneidade de tais resultados, existem evidências suficientes para afirmar que, em linhas gerais, essas medidas afetam de forma direta a melhora da adequação terapêutica e, em alguns casos, melhoram variáveis clínicas, como o número de hospitalizações.[7-9] Nesse sentido, convém salientar que são programas de marcado caráter hospitalocentrista, quantitativo e que se distanciam do que de fato ocorre em nossas consultas, em que o componente quali-

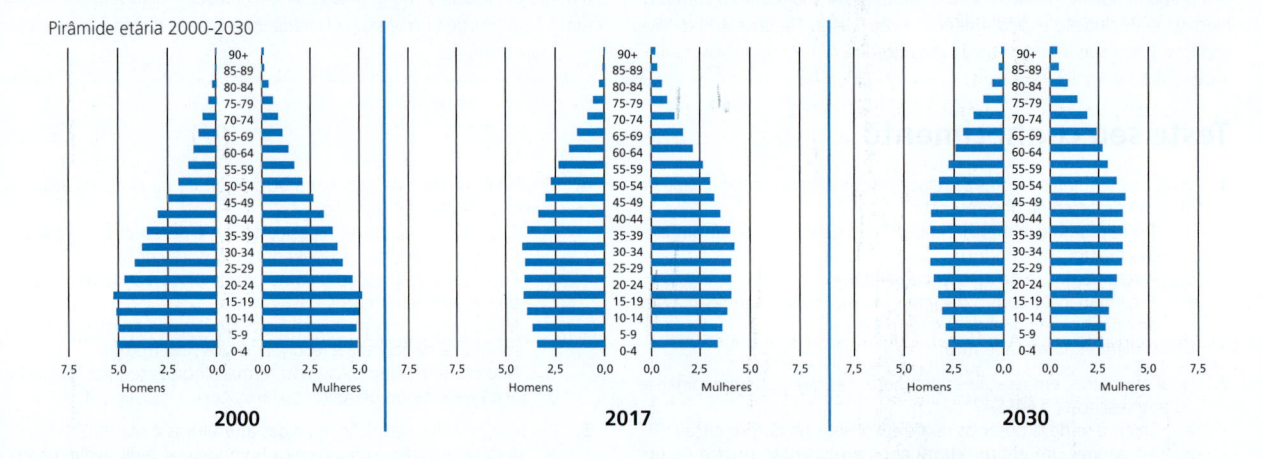

▲ **Figura 109.1**
Mudanças demográficas no Brasil nos últimos anos e sua projeção futura.
Fonte: Instituto Brasileiro de Geografia e Estatística.[2]

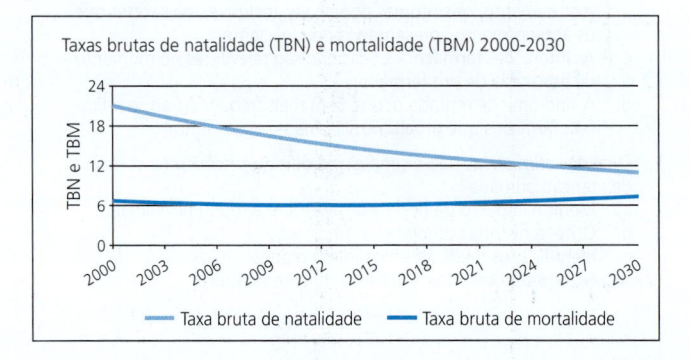

tativo, o contexto social e a comunidade adquirem o papel de protagonista. A desprescrição surge precisamente nesse espaço.

O que é desprescrever?

Desde que foi utilizado pela primeira vez o termo *desprescrever*, em 2003,[10] a publicação de artigos que têm a ver com este conceito cresceu de forma exponencial. Como era de se esperar, as definições que surgiram a partir deles são heterogêneas, e por isso fica bem difícil sistematizá-las. Em 2015, uma série de autores realizaram uma revisão da literatura buscando uma definição de consenso: "[...] processo de retirada de um medicamento inadequado, supervisionado por um profissional de saúde, com o intuito de manejar a polimedicação e melhorar os resultados [...]".[11]

Para nos aproximarmos da maneira mais didática e prática possível, destacaremos dois conceitos comuns. O primeiro é a *adequação terapêutica*, que pode ser definida como parte da terapia do paciente, na qual, mediante a indicação, a prescrição, a dispensação, a administração e o seguimento, o profissional pode obter alguns resultados apropriados às condições e circunstâncias do próprio paciente e do conjunto da comunidade.[12] O segundo refere-se à *revisão da medicação*, entendida como a sua avaliação estruturada, com objetivo de otimizar o uso de medicamentos e melhorar os resultados em saúde, o que implica detectar problemas relacionados com os fármacos e recomendar intervenções.[13] Ambos os termos descrevem um processo que parte do conhecimento fiel do estado e da situação do paciente, passando por um diagnóstico correto de seus principais problemas de saúde até a indicação ou não de determinado tratamento. Por isso, é muito importante que se tenha em mente que, quando se fala de desprescrição, se descreve um processo singular e contínuo (prescrição-desprescrição) que necessariamente deve ser adaptado a cada pessoa e circunstância. O resultado final do processo será uma intervenção fundamentada que, levando em conta a situação vital e clínica do paciente, considere a indicação, a seleção, a dose, a substituição ou a eliminação de alguns fármacos, a adição de outros ou a seleção de medidas não farmacológicas.

Desprescrever não é só retirar medicamentos que não são considerados adequados. Para a desprescrição, é preciso fazer uma análise mais ou menos pormenorizada e padronizada, que, respeitando como eixo central a idiossincrasia do paciente, tem como finalidade "[...] mostrar e resolver os paradoxos que estão por trás do regime terapêutico [...]",[14] de forma que reflita o mais fiel possível a pessoa, considerada de maneira global ou holística. No Quadro 109.1, desenvolvemos alguns exemplos dessas contradições.[15] Ainda que a desprescrição tente reconfigurar de forma racional a medicação de um paciente, o fato de ser feita em cenários distantes da medicina baseada em evidências, de incorporar elementos como a bioética do dia a dia na consulta[16] e a complexidade de fatores que condicionam o seu processo a tornam um evento imprevisível.

O que fazer?
Modelos teóricos de desprescrição

A forma de realizar a desprescrição depende, em primeira instância, do modelo teórico escolhido. A evolução histórica da desprescrição sofreu mudanças em sua curta história, desde uma visão inicial farmacocentrista até a concepção mais atual centrada no paciente.

A preocupação fundamental em torno do processo de desprescrição é a de decidir qual fármaco deve ser retirado. Essa

Quadro 109.1 | Contradições e paradoxos nos usos de medicação

Contradição ou paradoxo	Exemplos
O tempo para obter um benefício clínico relevante supera a expectativa de vida do paciente	Início de tratamento anti-hipertensivo ou sua intensificação na prevenção primária em pessoas frágeis, com uma expectativa de vida reduzida
	Tratamento intensivo com insulina em paciente idoso diabético
Há uma falta de congruência entre as metas da atenção em saúde (determinadas por comorbidades, estado funcional, qualidade de vida e preferências da pessoa) e os objetivos da prescrição (prevenção de morbidade e mortalidade, intenção curativa, evitação de danos, alívio ou prevenção do sofrimento, melhora da manutenção da funcionalidade, da autonomia ou da qualidade de vida)	Conservar medicamentos para a prevenção da morbimortalidade em idosos com demência avançada quando o objetivo clínico é paliativo e de conforto
	Conservar medicamentos para a prevenção da morbimortalidade cardiovascular em uma pessoa em prevenção primária com diagnóstico recente de carcinoma de pâncreas de prognóstico ruim em seus últimos dias de vida
Existe um balanço negativo claro entre, por um lado, os benefícios esperados de uma intervenção e, por outro, os seus potenciais riscos, inconvenientes e cargas (econômicas e pessoais)	Manter tratamento hipnótico-sedativo para a insônia em idosos que vivem institucionalizados em casas de repouso
	Tratamento intensivo com insulina em paciente idoso diabético
Existem fatores dependentes do contexto do paciente e seu entorno, e derivados da atenção sanitária (com atenção especial às barreiras no acesso e no processo), que não favorecem o uso de determinados fármacos e, portanto, implicam o seu uso inadequado, ou a falta de adesão terapêutica	Emprego de fármacos de administração complexa (inaladores, insulinas) ou com pautas difíceis em pacientes que moram sozinhos, com baixo apoio social, e que apresentam problemas perceptivos ou cognitivos que lhes dificultam tomar a medicação de forma adequada
Uso de fármacos que provoca o surgimento de efeitos adversos inadvertidos ou consumo injustificado de medicamentos que estão provocando efeitos adversos para os quais se empregam novos fármacos (prescrição em cascata)	Início de antipsicótico atípico para o manejo de um idoso polimedicado, que apresenta síndrome confusional aguda e que iniciou há pouco um tratamento com efeito anticolinérgico para a insônia

Fonte: Modificado de Gavilán Moral, Jiménez de Gracia e Villafaina Barroso.[15]

identificação dos medicamentos potencialmente inadequados (MPIs), por meio de listagens (sistemas explícitos, com base em critérios), algoritmos e questionários (sistemas implícitos, com base em juízos clínicos), definirá a evolução dos modelos de desprescrição durante esta primeira década. Após os critérios de Beers e colaboradores,[17] que originou a primeira lista de MPIs, viria o *Medication appropriateness index* (MAI),[18] um questionário que avalia a adequabilidade de determinado fármaco em um paciente real, mais tarde, seriam publicados o questionário de Hamdy e colaboradores[19] e o *Improved prescribing in the elderly tool* (IPET).[20] Algumas das limitações desses sistemas de avaliação (falta de atualização, muito genéricos e com pouca aplicação em situações concretas) motivaram, nos últimos anos, a proliferação de critérios explícitos, os quais foram enriquecidos com novas evidências para a sua aplicação prática em situações clínicas cada vez mais concretas e definidas, como as sucessivas versões dos critérios Beers e dos STOPP-START.

No entanto, ao nos depararmos com a realidade clínica cotidiana, esses primeiros modelos se mostraram insuficientes.[21] São necessários passos que facilitem e afiancem a desprescrição. Deve-se considerar a situação basal do paciente e sua expectativa de vida, dando especial atenção às situações de final da vida. É importante incluir o paciente na tomada de decisão de forma ativa, simétrica e transversal ao longo de todo o processo. Deve-se também obter o histórico da relação que o paciente estabeleceu com a sua medicação. Os temores do paciente diante da retirada da medicação deverão ser compensados com um plano em acordo com as ações preventivas (retirada progressiva, mudanças adaptadas ao ritmo e às necessidades do paciente, priorização de fármacos que serão desprescritos). Deve-se garantir, também, o seguimento e a reavaliação frequente para detectar efeitos adversos e a adesão ao plano de desprescrição.

Passada esta primeira década, Woodward[10] será o primeiro a decifrar todos esses conflitos e dilemas da desprescrição e responder com o primeiro modelo de desprescrição por fases: 1) elaborar uma lista de medicamentos; 2) identificar o fármaco a ser desprescrito; 3) planejar a desprescrição; e 4) revisá-la. Woodward inclui, no terceiro passo, as preferências do paciente, por meio de um planejamento conjunto profissional-paciente, e a necessidade do consentimento informado. A partir de então, abundaram as publicações de autores que propõem diferentes aproximações teóricas à desprescrição, com alcance e repercussão ímpares. A maioria transita entre métodos mais deliberativos, sem recomendações específicas, a protocolos minuciosos, como o de Scott e colaboradores:[22] um modelo de 10 passos, preciso e metódico ao extremo na seleção da medicação considerada inapropriada. Em 2014, um grupo de autores australianos recompilou e analisou exaustivamente os modelos de desprescrição, publicados até aquele momento, e os usou para elaborar uma nova proposta de 5 passos, a qual, com o tempo, se tornou a mais aceita (Quadro 109.2).[23] Além de dar peso significativo às preferências do paciente desde o primeiro passo, esse marco teórico foi validado em um ensaio sobre desprescrição de inibidores da bomba de prótons (IBPs), demonstrando sua eficácia e aplicabilidade.[24]

Fases da desprescrição

Entender a desprescrição como um processo que tem lugar em uma série encadeada de acontecimentos só possui interesse didático. Na prática, na maioria das vezes, a desprescrição de medicamentos em atenção primária é feita de maneira flexível, intuitiva e implícita. As etapas aqui descritas não são estanques nem sequenciais, mas sim um processo contínuo em que prescrição e desprescrição estão juntas. Embora tê-las em mente possa servir de guia para realizar uma desprescrição estratégica, fragmentá-las pode levar a uma rigidez da prática clínica.

Diante disso, não se pode perder de vista que a desprescrição é precedida de uma prescrição, sendo que prevalece a prudência sobre qualquer outro princípio; além disso, deve-se certificar que o paciente tenha sido informado adequadamente sobre os objetivos a serem alcançados, as revisões a serem feitas para analisar seus efeitos, a duração prevista do tratamento, bem como e quando retirar a medicação. Com tais premissas, podemos contemplar a desprescrição como o processo de cinco fases analisado a seguir:

- **Passo 1: Obtenção da história completa dos medicamentos.** Devemos obter uma lista completa de todos os medicamentos que o paciente usa. É necessário associar cada medicamento com sua dose, frequência, formulação, via de administração, duração de uso e indicação clínica. Devem ser analisados os problemas de saúde ativos e inativos e sua correspondência com os medicamentos prescritos. Deve-se ter conhecimento acerca de reações alérgicas prévias, efeitos adversos e, se possível, fármacos consumidos antes e seus efeitos. Também é importante detectar possíveis problemas cognitivos ou sensoriais que possam dificultar a adesão terapêutica, assim como fazer uma avaliação clínica dos órgãos vitais (funções hepática, renal, cardíaca), cujo funcionamento pode interferir na resposta terapêutica.

Desde esse primeiro momento, devemos nos comprometer com o respeito à visão do paciente: temos de informar a(o) paciente/cuidador(a) sobre o motivo para fazer a desprescrição, sobre os objetivos que buscamos e os previsíveis efeitos adver-

Quadro 109.2 | **Fases da desprescrição (5 passos)**

Passo 1 Obtenção da história completa dos medicamentos	Lista completa de medicamentos
	Doses, frequência, duração, indicação, efeitos adversos
	Informar ao paciente os objetivos e os efeitos adversos previsíveis. Informar-se sobre as crenças do paciente
Passo 2 Identificação dos medicamentos potencialmente inadequados	Fármacos de alto risco
	Definir o balanço risco/benefício de cada fármaco
	Considerar: necessidade, benefícios, efeitos adversos, interações, adesão, preferências do paciente, objetivos da atenção e expectativa de vida
	Uso de ferramentas explícitas e implícitas
Passo 3 Determinação dos fármacos a serem desprescritos e as prioridades	Valorização das evidências
	Juízo de desprescrição: balançar benefícios, riscos, preferências e recursos
	Paciente clinicamente estável
	Retirada sequencial, se existe mais de um fármaco identificado
	Priorizar segundo as preferências do paciente
Passo 4 Planejamento e início	Evitar efeitos adversos: síndromes de retirada e recorrência de sintomas
	Retirar progressivamente a medicação
Passo 5 Seguimento, apoio e documentação	Monitorar o surgimento de efeitos adversos devido à retirada
	Retroalimentar a adesão
	Fazer revisões presenciais ou telefônicas
	Oferecer alternativas terapêuticas não farmacológicas válidas e aceitáveis
	Documentar todo o processo de desprescrição

Fonte: Modificado de Reeve e colaboradores.[23]

sos que podemos esperar. A revisão de fármacos deve incluir também a indagação sobre o valor que o paciente outorga a cada um deles, assim como os aspectos culturais e contextuais (Quadro 109.3).[25] Com todas essas informações, teremos uma imagem global do paciente e sua biografia, tanto pessoal como clínica, em relação aos fármacos.

- **Passo 2: Identificação dos medicamentos potencialmente inadequados.** Com o balanço dos riscos/benefícios, identificamos medicamentos de alto risco:[26] anticolinérgicos, fármacos de estreita margem terapêutica, psicotrópicos, fármacos sem indicação ou usados fora da ficha técnica (*off-label*), etc. Na determinação dos riscos/benefícios de um fármaco em um paciente real, devemos considerar: suas necessidades, seus benefícios, seus efeitos adversos presentes ou futuros, suas interações com outros fármacos ou patologias, sua adesão terapêutica, a carga de medicação, as preferências do paciente, os objetivos da atenção e a sua expectativa de vida.

Existem ferramentas para a identificação de medicamentos inadequados. As mais usadas são os critérios de Beers e colaboradores (atualizados em 2012)[16] e os STOPP (atualizados em 2014)[27], dentro das ferramentas explícitas; e o algoritmo de Garfinkel e Mangin[28] e o de Potter e colaboradores[29] dentro das implícitas (ver algoritmo a seguir).

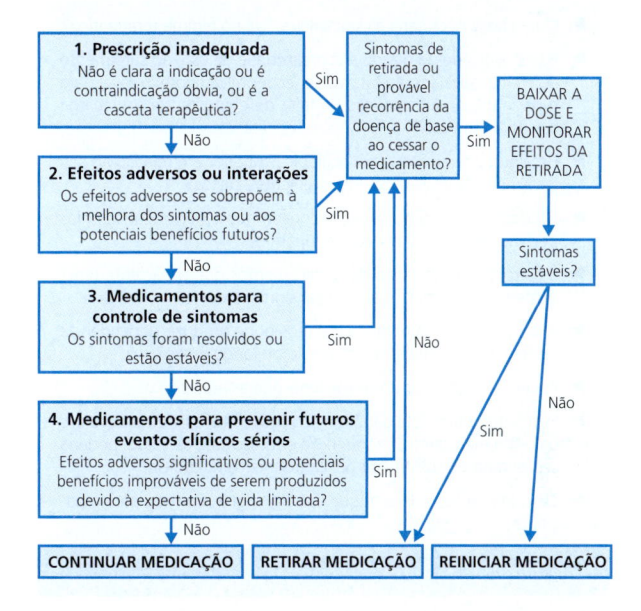

- **Passo 3: Determinação dos fármacos a serem desprescritos e as prioridades.** *A priori*, nunca poderemos ter certeza absoluta de que a retirada será benéfica e segura, ainda mais quando são escassas as evidências sobre a desprescrição. Portanto, devemos apoiar-nos no julgamento que contrabalança as evidências, os riscos e as preferências do paciente.

Determinadas questões podem facilitar a identificação de fármacos suscetíveis de serem retirados (Quadro 109.4).[26] O mais urgente é rever a continuidade de medicamentos que estejam produzindo efeitos adversos ou que possam causar danos. Ou seja, reconsiderar os indicados para uma doença já superada, os envolvidos em cascatas terapêuticas e os que o paciente resiste em tomar. Se identificamos mais de um fármaco para ser desprescrito, é recomendável priorizar. É conveniente que a retirada seja sequencial: não mais do que um fármaco em cada tentativa, com o intuito de relacionar claramente a eventual recorrência de sintomas ou síndromes de retirada.

Alguns autores propõem um esquema simples para ordenar os fármacos de um paciente em função de sua utilidade, o que facilita a ordem para fazer a desprescrição (Quadro 109.5).[30] É prudente conversar sobre tais prioridades com o paciente. Neste ponto, é importante estimar a expectativa de vida do paciente, assim como o tempo que os fármacos demoram para obter benefícios clínicos, desenvolver efeitos adversos ou extinguir seu efeito residual após a sua retirada. Isso resulta em um exercício complexo, com muitas implicações éticas e grande dificuldade do ponto de vista clínico, pois é impossível predizer o futuro, ainda mais entre grupos tão heterogêneos de pacientes (idosos frágeis, doentes terminais, pessoas que sofreram reações adversas a medicamentos, etc.). Contudo, é um passo fundamental para que exista congruência entre as metas da assistência sanitária e os objetivos dos fármacos. Significa julgar se o medica-

---

Quadro 109.3 | Questões contextuais para tomada de decisão sobre tratamentos

Habilidades cognitivas	
O paciente está capacitado a tomar os medicamentos corretamente e a entender suas propriedades básicas?	
Estado emocional	
O paciente está passando por alguma ansiedade que o impeça de tomar decisões?	
Crenças culturais	
Qual é o significado social atribuído ao medicamento em seu entorno?	
Crenças espirituais	
Existe algum impedimento religioso para o paciente tomar a medicação adequadamente (p. ex., um paciente muçulmano orientado a tomar o fármaco no café da manhã e ele se encontra no mês do Ramadã)?	
Acesso aos cuidados sanitários	
O paciente tem problemas de mobilidade que o impedem de ir à unidade de saúde para monitorar os efeitos da desprescrição? Seu médico está disponível para visitas domiciliares?	
Suporte social	
O paciente está frágil no momento. Quem cuida dele?	
Responsabilidades dos cuidadores	
Compram os medicamentos e os administram no horário indicado?	
Atitudes diante da doença	
Por que resiste em tomar os comprimidos? Sente-se doente?	
Relacionamento com os profissionais de saúde	
O paciente tem confiança nos profissionais e proximidade suficiente para consultar no caso da desprescrição falhar?	
Situação econômica do paciente	
O paciente tem condições financeiras para pagar por seus medicamentos?	

Fonte: Adaptado de Weimer.[25]

> **Quadro 109.4 | Perguntas úteis para identificar os medicamentos que devem ser desprescritos**
>
> ▶ Há alguma indicação baseada em evidências que justifique o uso contínuo desse medicamento?
> ▶ Com esse medicamento são alcançados os objetivos do tratamento e as metas da atenção em saúde?
> ▶ Existe a possibilidade de que alguma alternativa não farmacológica possa substituir esse medicamento?
> ▶ É uma peça necessária e clinicamente útil no regime terapêutico?
> ▶ Há falta de adesão devido à complexidade de uso, ao surgimento de efeitos adversos, ao fato de ser economicamente inviável para o paciente, ou à percepção de falta de efeito ou de sobrecarga devido ao seu uso?
> ▶ Há alguma alternativa farmacológica superior em relação ao seu perfil de benefícios-riscos-inconvenientes-custos?
> ▶ Há duplicidade (dos fármacos concomitantemente consumidos pertencentes à mesma classe terapêutica)?
> ▶ É correta a combinação de medicamentos que o paciente tem? Existem interações farmacológicas significativas?
> ▶ Algum dos medicamentos prescritos pode produzir dependência ou tem efeito cumulativo em médio ou longo prazo?
> ▶ Podem ser utilizadas doses menores que as atuais?
> ▶ Está sendo utilizado algum fármaco para tratar os efeitos adversos de outro medicamento (prescrição em cascata)? Se é isso, poderia ser retirado ou substituído por outro menos prejudicial?
> ▶ Ele pode ser retirado sem que isso signifique um risco para o paciente?
>
> Fonte: Adaptado de Scott e colaboradores.[26]

Quadro 109.5 | Proposta de classificação da utilidade dos fármacos em adultos com multimorbidade: esquema *fit for the aged* (FORTA)

Descrição	Ação	Exemplo
Eficácia alta, toxicidade baixa Balanço +++	Manter, salvo contraindicação	IECA em IC sistólica grave
Eficácia aceitável, toxicidade aceitável ou desconhecida Balanço +	Individualizar Pode ser retirado em caso de problemas	Betabloqueadores na hipertensão arterial
Eficácia ou toxicidade questionável Balanço +/-	Individualizar Deve ser retirado sem problemas	Bifosfonados
Balanço benefícios-riscos inaceitável	Evitar o máximo possível	Anticolinérgicos

IECA, inibidores da enzima conversora da angiotensina; IC, insuficiência cardíaca.
Fonte: Adaptado de Wehling.[30]

mento se posiciona como uma "peça lógica" dentro da situação específica do paciente.

- **Passo 4: Planejamento e início.** Muitos fármacos podem ser retirados de forma abrupta, mas outros não (p. ex., psicotrópicos e betabloqueadores). Existem três razões para reduzir as doses de um fármaco antes de retirá-lo definitivamente: prevenir síndromes de retirada, detectar precocemente a recorrência de sintomas e para comodidade do paciente. A retidada gradual e supervisionada ajuda também a reduzir os medos do paciente, para que se sinta cuidado e observado (no caso de não poder desprescrever um fármaco, ajudará na definição da dose mínima eficaz).[31,32] No entanto, na maioria das vezes, desconhecemos o melhor modo de fazer a desprescrição para cada medicação em relação ao tempo e à pauta de retirada.

O paciente deve estar em situação estável do ponto de vista clínico no momento da desprescrição, para otimizar a identificação de recorrências e síndromes de retirada. É necessário especificar se foi feita tentativa para desprescrever uma determinada medicação antes, se falhou e por quê. As falhas com psicofármacos, por exemplo, são frequentes e não devem excluir futuras tentativas.

- **Passo 5: Seguimento, apoio e documentação.** O objetivo do seguimento é múltiplo. Em primeiro lugar, monitorar o surgimento de efeitos adversos (síndromes de retirada, recorrência da patologia), tornar explícito o caráter de cuidado ativo da desprescrição e, por último, valorizar a aceitação das recomendações e retroalimentar a adesão ao plano de desprescrição, pois a eficácia da retirada estruturada costuma decair com o tempo. Para obter a confiança da pessoa na desprescrição, é fundamental que o ritmo das mudanças se adapte a suas possibilidades e necessidades.

É essencial um seguimento próximo (sobretudo no início, quando costumam aparecer os problemas), manter uma atitude tipo "portas abertas", envolver ativamente o paciente ou seu cuidador nas decisões e ressaltar suas conquistas. Diante de um possível fracasso que implique reiniciar a medicação, a atitude apropriada será assumir o erro da retirada e não insistir se não existem circunstâncias adequadas. As revisões (frequência, intensidade, duração, etc.) dependem da medicação e do paciente: elas devem ser individualizadas; podem ser feitas por telefone ou presencialmente, de acordo com as preferências do paciente. A ideia desse apoio é que o paciente se sinta cuidado. É importante potenciar as propostas alternativas não farmacológicas cientificamente válidas e aceitáveis.

Todo o processo de desprescrição deve ficar documentado na história clínica do paciente: fármaco, pauta de retirada, eventual falha e as razões dela ter ocorrido.

Prognóstico e possíveis complicações

Como toda intervenção médica, a desprescrição não está isenta de riscos, os quais devem ser pesados para que se possa decidir de forma prudente. Sempre é necessário levar em conta as possíveis complicações que poderiam surgir devido à desprescrição.

Síndrome de retirada. Frequente em fármacos que agem sobre o sistema nervoso central (SNC), são comuns as complicações oriundas da retirada de antidepressivos inibidores seletivos de recaptação da serotonina (ISRS), que ocorrem aproximadamente uma semana depois de tirar o fármaco, sendo leves e se resolvendo em 10 dias, ou com a retirada de benzodiazepinas, que se associam com uma síndrome de abstinência muito mais grave, com confusão, alucinações e convulsões. A interrupção abrupta da levodopa pode precipitar uma reação grave com características de síndrome neuroléptica maligna (SNM), que inclui rigidez muscular severa, disfunção autonômica e deterioração do nível de consciência. Nos pacientes que fizeram uso de corticoides sistêmicos de forma contínua, a interrupção repentina pode conduzir a uma crise addisoniana secundária à supressão do eixo hipotálamo-hipófise-suprarrenal.[31,33]

Efeito rebote. Seria a reaparição, após a suspensão brusca do fármaco, dos sintomas em intensidade maior à apresentada previamente pelo paciente. Dessa forma, o término de um tratamento com betabloqueadores pode associar-se com o surgimento de taquicardia e hipertensão, que pode, por sua vez, agravar-se com um quadro de insuficiência cardíaca ou cardiopatia isquêmica. A interrupção de inibidores da bomba de próton (IBP) pode produzir una hipersecreção ácida e o agravamento de sintomas gastrintestinais. A insônia de rebote é comum após a retirada de fármacos hipnóticos.[33]

Desmascaramento de interações. As interações farmacocinéticas devem ser levadas em conta no momento de retirar um fármaco. Por exemplo, se há suspensão do omeprazol em um paciente com uma dose estável de varfarina, o índice de normalização internacional (INR) pode diminuir, pois o omeprazol é um fármaco que inibe o metabolismo da varfarina.[33]

Reaparição de sintomas. É importante não interpretar um efeito rebote como uma recorrência dos sintomas da doença original. Isso é importante sobretudo com condições como a depressão tratada com fármacos, cuja retirada provocaria sintomas que podem ser confundidos com um efeito rebote da doença. Surpreendentemente, os ensaios clínicos que avaliam processos de retirada de fármacos, em muitos casos, não mostram aumento da incidência de sintomas da doença original, ou que os fatores de risco reapareçam após a interrupção da medicação.[34]

Barreiras e facilitadores

Estar sensibilizado e ter conhecimento suficiente para realizar uma intervenção em saúde não o bastante, pois, no momento da sua implementação, existem numerosos fatores que a dificultam (barreiras) e a favorecem (facilitadores).

Fatores que dependem do contexto cultural, social ou sanitário

O mercado farmacêutico, em constante expansão, põe à disposição dos médicos um amplo leque de medicamentos, cada dia com mais indicações, colaborando para que a polimedicação seja hoje um fenômeno social.[35] Os pacientes acreditam que a indústria farmacêutica antepõe seus benefícios econômicos à segurança, que exerce pressão excessiva para promover seus medicamentos e influenciar os prescritores,[36] bem como omite, em sua propaganda, informações que possam prejudicar seus interesses.[37]

A conjuntura econômica de um país, as decisões políticas e de gestão, a disposição de recursos e os sistemas de incentivos supõem elementos importantes para possibilitar a incorporação à prática clínica do processo de desprescrição, mas, outras vezes, podem entorpecê-la.[36]

A falta de tempo e a sobrecarga laboral é uma das barreiras mais importantes.[37-41] A desprescrição é uma tarefa multidisciplinar que requer coordenação entre distintos profissionais, ainda mais se levarmos em conta que muitas alternativas não farmacológicas dependem do trabalho em equipe.[42] Contudo, nos sistemas de saúde em geral, outros profissionais de saúde (assistentes sociais, terapeutas ocupacionais, farmacêuticos, fisioterapeutas, psicólogos) se encontram subutilizadas.

O modelo de assistência à saúde tende à fragmentação por problemas, deixando de lado a concepção global da pessoa e seu contexto social e familiar.[39] Isso às vezes ocasiona diferentes comunicações (e não uma única) junto ao paciente, que recebe mensagens contraditórias. Nesses casos, ele costuma fazer um balanço sobre qual pofissional provê os cuidados de forma habitual e quem ele considera ter maior grau de conhecimento: o médico de família e comunidade – por seu conhecimento global do paciente –, ou o especialista hospitalar – ao ter um conhecimento adicional específico mais amplo.[39]

Por último, a medicalização e a tecnificação da sociedade, a ênfase excessiva no modelo biomédico e na solução farmacológica dos problemas de saúde[37] e o fato de que os pacientes superestimam o efeito dos fármacos e subestimam seus danos[43] fazem com que a desprescrição seja uma atividade pouco aceita na sociedade.[42]

Fatores que dependem dos profissionais

Estar sensibilizado quanto à prescrição adequada e aos perigos implicados na utilização de medicamentos desnecessários facilita a revisão da medicação. No entanto, às vezes, há uma discrepância entre essas crenças e a prática clínica real.[44] Outra barreira importante à desprescrição é a resistência dos médicos para desprescrever um tratamento, mesmo sabendo que é desnecessário, inútil ou prejudicial, provocando, assim, a sua renovação indefinidamente. Esse comportamento é denominado "inércia sobreterapêutica"[14] e é favorecido por distintos fatores (Quadro 109.6).

A percepção de autoeficácia é importante no processo de desprescrição, pois, para realizá-la, não basta apenas ter conhecimentos específicos (identificação e manejo de efeitos adversos, atualização em aspectos clínicos e farmacoterapêuticos) e habilidades, mas também é importante dispor de informações e ferramentas para a tomada de decisão, assim como experiência e intuição.[38] Adquirir experiência, com o tempo, no hábito de desprescrever faz com que o médico tenha autoconfiança,[39] e observar que a desprescrição resolve e evita problemas retroalimenta e motiva a sua prática, e vice-versa.[38,40]

Também agem como barreiras: baixa aceitabilidade das alternativas não farmacológicas, situações sociofamiliares e pessoais desfavoráveis e/ou diferenças em relação ao médico sobre o objetivo do tratamento.

Quadro 109.6 | Aspectos favoráveis à inércia sobreterapêutica

- ▶ Dificuldade para estabelecer as metas da atenção à saúde
- ▶ Falta de concordância entre os objetivos de tratamento e a expectativa de vida
- ▶ Medo das consequências na saúde dos pacientes, das repercussões legais ou do conflito entre profissionais
- ▶ Crença de que os fármacos, apesar de serem inadequados, são realmente efetivos
- ▶ Desvalorizar os possíveis problemas de segurança dos fármacos em longo prazo
- ▶ Assumir que as pessoas polimedicadas aceitam a sua situação e não apresentam nenhum problema com isso
- ▶ Conceber a desprescrição como um processo difícil e com poucas garantias de êxito
- ▶ Pensar que o paciente resistirá a um processo de desprescrição
- ▶ Assumir que não existem melhores alternativas à polimedicação
- ▶ Perceber que a desprescrição não é algo prioritário dentro dos numerosos problemas de saúde dos pacientes adultos vulneráveis ou multimórbidos
- ▶ Transmissão de responsabilidades entre distintos profissionais. Prescrição induzida

Fatores que dependem do relacionamento entre o profissional de saúde, o paciente e o cuidador

A desprescrição é um processo realizado por pessoas que interagem em um âmbito relacional definido. O relacionamento clínico incide de uma forma especial nas atitudes e comportamentos em torno da desprescrição.[39]

Os valores que subjazem ao relacionamento entre o profissional de saúde e o paciente são essenciais para garantir uma adequada adesão do paciente ao plano de desprescrição. É mais fácil cessar uma medicação crônica quando o relacionamento entre o médico de família e o paciente foi desenvolvido durante anos e se baseia no respeito e na confiança mútua. A sensação do paciente de que o profissional se preocupa com ele e emprega tempo e esforços voltados para ele são facilitadores do processo de desprescrição.[45]

O envolvimento do paciente na tomada de decisão é fundamental no processo de desprescrição.[41] As preferências do paciente abrangem um amplo leque de opções: em geral, as pessoas seguem confiando na decisão do profissional, mas não a qualquer custo, pois aceitam melhor as recomendações sobre desprescrição se consideram que o profissional os leva em conta ao tomarem decisões, se argumenta sobre cada recomendação ou se lhes informa adequadamente sobre a decisão de deixar um fármaco.[45] No entanto, muitos pacientes delegam a responsabilidade na tomada de decisões ao profissional e aceitam passivamente seus conselhos.[45] Por esse motivo, se o profissional não oferece a possibilidade de revisar a medicação e fazer as mudanças necessárias, o paciente e seus familiares em geral tampouco o fazem e aceitam implicitamente que devem seguir tomando a medicação.[46]

Por último, algumas circunstâncias podem fragilizar o relacionamento médico-paciente e são evitadas por ambos. Deixar de prescrever fármacos, ainda que sejam potencialmente não apropriados, às vezes pode ser desagradável, e alguns médicos tendem a evitá-lo, a fim de salvaguardar o relacionamento clínico.[42] A postura extrema dessa concepção pode conduzir a uma prescrição complacente e o uso da prescrição para evitar conflitos médico-legais (medicina defensiva).[42] Outras vezes, a negativa parte do próprio paciente, por preconceber que poderia ferir a sensibilidade do médico.

Fatores que dependem do paciente

A atitude do paciente frente a desprescrição está determinada, em última instância, por sua percepção sobre o medicamento e o sistema sanitário, influenciada, por sua vez, por suas vivências prévias e influências externas. As emoções e as expectativas que despertam, às vezes contrapostas, podem ser, ao mesmo tempo, facilitadores da desprescrição de fármacos inadequados, mas também motivadores de falta de adesão de medicamentos adequados. É importante explorar as motivações e as percepções do paciente, já que grande parte do êxito da desprescrição de fármacos dependerá da adaptação às necessidades dos pacientes (Figura 109.2).[45]

O primeiro aspecto dessa barreira para a desprescrição é que o paciente considera que a medicação é ainda necessária ou benéfica, seja porque percebe suas vantagens (alívio sintomático, realização de objetivos mensuráveis, como níveis de PA), seja por ter a esperança de que no futuro lhe será útil. Não podemos nos esquecer de que a noção dos pacientes sobre se um medicamento é adequado não tem porque coincidir com a dos profissionais de saúde.[47] Essa ideia tem relação com as prioridades em saúde que, no caso dos idosos polimedicados, costumam ser principalmente a sobrevivência, a preservação da funcionalidade física e o alívio dos sintomas.[48]

O segundo aspecto importante é a visão do paciente sobre o processo de desprescrição. Em geral, os pacientes entendem que se trata de um processo complexo, que requer tempo e planejamento, que deve ser gradual, e têm a necessidade de que os profissionais em saúde os apoiem e deem a atenção e a informação devidas. Se eles resistem, observa-se que o fazem de maneira mecânica e sem adaptar-se a suas necessidades e circunstâncias. A desprescrição terá mais chances de ser aceita se for combinado previamente com o paciente a realização de um teste antes da retirada definitiva,[9] ou a adoção de uma solução intermediária em casos de efeito rebote ou resistências internas importantes (p. ex., reduzir a dose).

O terceiro aspecto destaca as influências tanto internas como externas: as vivências dos pacientes são fundamentais para modular sua atitude diante da desprescrição – as experiências negativas ao deixar de usar um medicamento supõem um obstáculo, ao passo que experimentar problemas práticos na hora

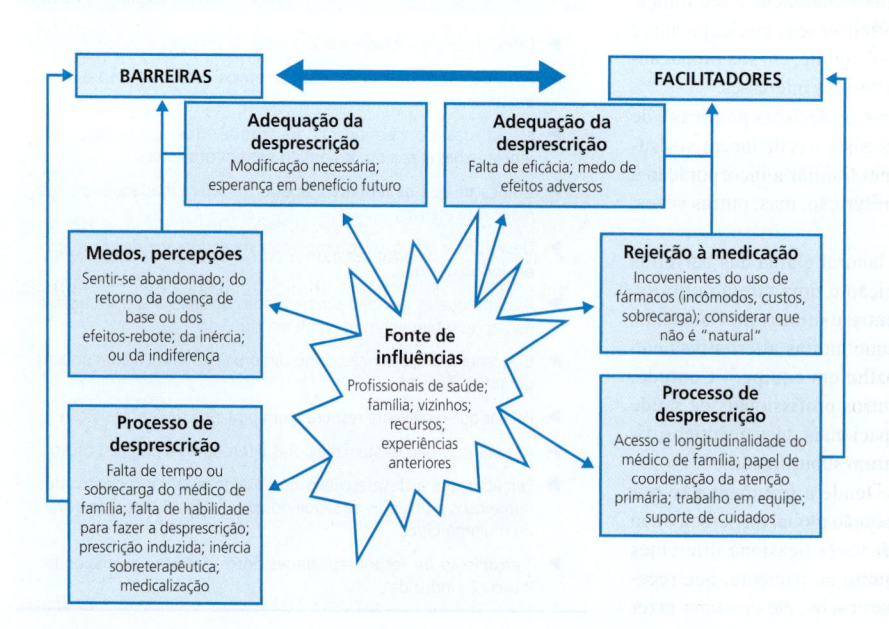

◀ **Figura 109.2**
Barreiras e facilitadores para a desprescrição que dependem do paciente.
Fonte: Adaptada de Reeve e colaboradores.[45]

de tomar um medicamento (dificuldades perceptivas, limitações na compreensão das instruções, problemas na manipulação ou esquecimento para tomá-lo) predispõe a revisão de sua continuidade. Em outras ocasiões, as influências vêm de fora: não é de se estranhar que os pacientes sintam-se pressionados por seus cuidadores ou pelos médicos para medicarem-se.

A principal emoção que dificulta a desprescrição é o medo das consequências negativas advindas da interrupção de um medicamento. Entre pacientes com baixa expectativa de vida, é comum que exista uma certa resistência em retirar medicamentos preventivos e a começar a utilizar outros que socialmente se associam com morte (p. ex., morfina), já que o paciente pode interpretar essa tentativa de desprescrição como um abandono da atenção em saúde.[41]

Muitos pacientes realizam "experiências" com fármacos por si mesmos mediante estratégias variadas, algumas das quais podem acarretar certos riscos: não tomar os medicamentos temporalmente e observar o que acontece, reduzir a dose ou modificar horários.[49,50] Explorar os dilemas gerados pela tomada de medicação e a maneira como os resolvem é importante para prevenir tais riscos.

Evidências em desprescrição

As evidências em relação à eficácia da desprescrição são muito heterogêneas e, em geral, estão orientadas à medição de variáveis intermediárias, como o número de fármacos adequadamente prescritos. As revisões sistemáticas e metanálises recentes oferecem conclusões díspares.[7,8,51]

Diferentes enfoques podem ser usados para investigar a desprescrição: o primeiro engloba aqueles estudos que avaliam se uma intervenção é eficaz (formação para profissionais de saúde, *software* de ajuda à prescrição ou estratégias padronizadas para a revisão de medicamentos). Habitualmente tais estudos se concentram em idosos e em polimedicados. O resultado dessas pesquisas é dependente do plano da intervenção, do tamanho da amostra e da potência estatística (validade interna). O segundo parte de um ou de vários grupos farmacológicos e avalia sua adequação (indicação, dose, interações, etc.) em determinada população. Um bom exemplo disso é a desprescrição de benzodiazepinas em pacientes que as usam de forma crônica.[52] Nesses casos, mede-se a modificação no padrão de prescrição e, às vezes, os resultados em saúde derivados da intervenção. As vantagens desse tipo de estudo é que possibilitam o desenvolvimento de guias de desprescrição[53] e a avaliação de resultados, como redução de riscos ou efeitos adversos. Sua principal limitação é que se refere só a um determinado grupo de fármacos em um subgrupo de população selecionada, o que, com frequência, ocasiona problemas de validade externa.

Estudos de intervenção sobre vários medicamentos

Gnjidic e colaboradores[54] identificaram, em uma revisão sistemática, múltiplas intervenções que reduziram exitosamente o número de fármacos consumidos pelos participantes. Dos 30 estudos selecionados, só metade referia entre suas variáveis algum resultado clínico. Seis estudos refletiram benefício clínico (p. ex., redução de efeitos adversos graves), e nove não encontraram nenhum efeito positivo. De igual forma, Johansson e colaboradores[8] e Patterson e colaboradores[7] concluíram que as intervenções para reduzir a polifarmácia em geral reduzem a inadequação terapêutica e o número de fármacos, mas não conseguiram demonstrar que isso se traduzisse em resultados clinicamente relevantes (redução da mortalidade ou diminuição de internações hospitalares).

Vale a pena comentar também sobre a revisão e metanálise de Page e colaboradores,[55] que encontraram um decréscimo significativo da mortalidade nos ensaios clínicos não aleatorizados, que não foi demonstrado no grupo de ensaios clínicos aleatorizados. Neste, apenas se objetivou um decréscimo da mortalidade dependente da intervenção (aquelas centradas no paciente, não nos programas educativos) e nas realizadas em pessoas com menos de 80 anos. Em relação a outras variáveis secundárias, não se observou uma diminuição de efeitos adversos nem da deterioração cognitiva. Não houve diminuição do risco da primeira recaída, mas sim no número total no grupo daqueles pacientes que previamente haviam recaído. A intervenção sobre vários medicamentos tampouco se associou a uma melhora da qualidade de vida, ainda que tenha diminuído o número total de fármacos e de fármacos inadequados.

Nas intervenções específicas, também convém comentar alguns estudos que ofereceram resultados promissores. No primeiro, Garfinkel, Zur-Gil e Ben-Israel[56] fizeram um ensaio controlado em domicílios de idosos mediante uma intervenção de desprescrição centrada no paciente com enfoque geriátrico-paliativo. Eles obtiveram uma redução de 2,8 fármacos em média por paciente, sem efeitos adversos significativos e com uma redução à metade na mortalidade anual e diminuição de um terço na idas ao hospital em comparação com o grupo-controle. Em outro estudo prospectivo não controlado, dos mesmos autores, foi aplicada a mesma intervenção em 70 idosos que viviam na comunidade, com uma redução média de 4,4 fármacos, sem que apresentassem eventos adversos significativos nem mortes. Além disso, 88% dos pacientes informaram uma melhoria global em sua saúde: funcional, cognitiva e anímica.[28]

Estudos específicos sobre grupos farmacológicos

Iyer e colaboradores[34] fizeram uma revisão sistemática de estudos sobre desprescrição de determinados grupos farmacológicos. Selecionaram diuréticos, anti-hipertensivos, psicofármacos, digoxina e nitratos. A retirada de psicofármacos foi benéfica e parecia ser segura. A retirada de medicação não psicotrópica também redundou em alguns benefícios, como a melhora do edema perimaleolar (nitratos) e das náuseas ou vômitos (digoxina). Declercq e colaboradores[57] fizeram uma revisão Cochrane (9 ensaios clínicos aleatorizados e 606 pacientes) sobre a retirada de antipsicóticos em pessoas com demência[57] e concluíram que sua suspensão não parecia piorar os sintomas comportamentais na maioria dos pacientes. A revisão de Page e colaboradores[55] também não encontrou um decréscimo da mortalidade nos ensaios clínicos com a retirada de grupos farmacológicos específicos. Não foram encontradas diferenças estatisticamente significativas na exacerbação de sintomas nem mudanças na qualidade de vida.

Em relação a variáveis não clínicas, a taxa de êxito da retirada dos diferentes grupos de medicamentos varia segundo os diferentes estudos. Os medicamentos modificadores de risco foram desprescrito com mais êxito do que os medicamentos modificadores de sintomas em um estudo.[29] Garfinkel, Zur-Gil e Ben-Israel[56] obtiveram taxas de desprescrição superiores a 85% em nitratos, anti-H_2, anti-hipertensivos, diuréticos, pentoxifilina, hipnóticos-sedativos e suplementos de potássio e de ferro em populações geriátricas institucionalizadas. Em outro estudo, no qual participaram idosos da comunidade, foram desprescritos com êxito 81% dos medicamentos recomendados, com taxas de descontinuação acima de 75% para anti-hipertensivos, nitratos, furosemida, anti-

-H_2 e omeprazol.[28] Além disso, quase todas as benzodiazepinas e os AINEs foram interrompidos de forma progressiva. A taxa de fracasso foi de apenas 2,3% devido à recorrência de sintomas.

Limitações dos estudos de desprescrição

Como se pode comprovar, a maioria dos estudos não oferece resultados estatisticamente significativos na maioria das variáveis. A explicação para esse fenômeno é multifatorial.[51] O tamanho da amostra (pequeno) e o período de seguimento dos estudos (curto) são insuficientes para conseguir detectar diferenças significativas. Além disso, a grande dependência dos resultados sobre o plano e o tipo de intervenção condiciona o seu êxito. Por outro lado, pode ser que os medicamentos inadequados e a polifarmácia não sejam os causadores diretos do dano a que estão associados, mas, ao contrário, atuem como marcadores sub-rogados de outra variável que não levamos em conta na análise (como, por exemplo, a gravidade das comorbidades). Embora não se tenha encontrado um benefício clínico sólido, o fato de se ter demonstrado que se pode eliminar uma medicação inadequada sem haver uma piora nos resultados em saúde é benéfico por si só.

Segurança

A revisão sistemática de Page e colaboradores[55] concluiu que os estudos sobre desprescrição realizados até agora são seguros. A evidência em torno disso é limitada e varia amplamente entre os distintos fármacos. Em estudos centrados em medicação inadequada, as taxas de de recorrência e reinício da medicação oscilaram entre 2 e 18%. Uma revisão de desprescrição de IBPs, que incluiu seis estudos, demonstrou uma retirada com êxito entre 14 a 64% dos pacientes.[58] Uma revisão similar em benzodiazepinas, elaborada a partir de 28 estudos, encontrou taxas de êxito entre 25 e 85%.[59]

Em relação aos efeitos adversos após a retirada de medicamentos (insônia, em benzodiazepinas, ou pirose, no tratamento de refluxo com IBP), o risco de dano potencial grave após a retirada de um medicamento é raro, e são muitas as intervenções que não encontraram diferenças estatisticamente significativas na taxa de efeitos adversos após a retirada de medicamentos.[51] Entre os fármacos mais comumente implicados nesse fenômeno estão os que atuam no sistema cardiovascular, os que agem sobre o SNC e os que são usados no sistema gastrintestinal, cuja suspensão se recomenda que seja de forma gradual.[51]

> **Erros mais frequentemente cometidos**
>
> ▶ Não considerar o contexto biopsicossocial nem a perspectiva do paciente, nem envolvê-lo nas decisões sobre desprescrição.
>
> ▶ Entender a desprescrição como um mero processo de retirada de fármacos.
>
> ▶ Focalizar os esforços exclusivamente nos medicamentos potencialmente inadequados sem levar em conta outros fatores (medicamentos que provocam problemas práticos ou efeitos adversos, sobrecarga pelo uso de fármacos, uso de fármacos não prioritários, etc.).
>
> ▶ Realizar várias mudanças (retirada, ajuste de dose) ao mesmo tempo.
>
> ▶ Não considerar os efeitos adversos da retirada do medicamento (síndrome de retirada e recorrência de sintomas).
>
> ▶ Não oferecer alternativas não farmacológicas seguras, válidas e aceitáveis depois de retirar os fármacos.
>
> ▶ Não documentar nos registros clínicos os motivos que levaram à desprescrição e seus efeitos, positivos ou negativos.
>
> ▶ Não levar em conta as possíveis barreiras nem os potenciais facilitadores da desprescrição, seja do paciente, do relacionamento clínico, do próprio profissional ou do sistema sanitário.

Papel do médico de família e comunidade

Para realizar um processo de desprescrição, é necessário superar a visão farmacocentrista e biomédica do fenômeno da polimedicação, situando o foco da atenção na pessoa e seu contexto familiar, comunitário e social. Só dessa forma se conseguirá obter o máximo partido dos medicamentos, maximizando seus benefícios e minimizando seus potenciais riscos, empregando-os para fins que estejam em acordo com as necessidades do paciente e sua expectativa e qualidade de vida.[60]

O médico de família, como coordenador dos tratamentos farmacológicos do paciente, pelo seu conhecimento integral do paciente, sua proximidade, acesso e pela possibilidade de administrar uma atenção continuada no tempo, que permitem monitorar os efeitos do uso de medicamentos e os derivados de sua descontinuação, ocupa um papel central para fazer uma desprescrição de medicamentos de forma segura e aceitável.[60]

Papel da equipe multiprofissional

A participação de farmacêuticos ou enfermeiros nos processos de desprescrição é um fator importante para reforçá-los, e muitos pacientes se sentem seguros com a sua participação.[61] As intervenções multidisciplinares também demonstraram ser mais efetivas para reduzir a polifarmácia e a terapêutica inadequada.[51]

A otimização das equipes multidisciplinares também passa pelo compartilhamento de competências e responsabilidades. Por exemplo, a revisão interprofissional da medicação, realizada por enfermeiros e farmacêuticos, melhora a prática clínica de ambos e potencia a qualidade no manejo da medicação. Os enfermeiros, que percebem os farmacêuticos como diretores das rotinas de manejo da medicação, passam a considerá-los como uma fonte de conhecimento sobre adequação terapêutica e farmacoterapêutica. Ao contrário, os farmacêuticos advertem sobre o papel crucial dos enfermeiros na provisão de informação clínica relevante para facilitar a intervenção individual.[62] Algumas evidências de estudos qualitativos revelam o papel central de aspectos como a organização dos dispositivos e recursos, a comunicação e a coordenação entre profissionais, os sistemas de informação e a sobrecarga de trabalho.[46]

REFERÊNCIAS

1. Gavilán Moral E, Villafaina Barroso A, editores. Polimedicación y salud: estrategias para la adecuación terapéutica. Barcelona: Reprodisseny; 2011.

2. Instituto Brasilero de Geografia e Estatística. Projeções e estimativas da população do Brasil e das Unidades da Federação [Internet]. Rio de Janeiro: IBGE; 2017. Disponível em: http://www.ibge.gov.br/apps/populacao/projecao/index.html

3. Theme Filha MM, de Souza Junior PRB, Damacena GN, Szwarcwald CL. Prevalence of chronic non-communicable diseases and association with self-rated health: National Health Survey, 2013. Rev Bras Epidemiol. 2015;18 Suppl 2:83-96.

4. Ramos LR, Tavares NUL, Bertoldi AD, Farias MR, Oliveira MA, Luiza VL, et al. Polypharmacy and Polymorbidity in Older Adults in Brazil: a public health challenge. Rev Saude Publica. 2016;50(Suppl 2):9s.

5. Montiel-Luque A, Núñez-Montenegro AJ, Martín-Aurioles E, Canca-Sánchez JC, Toro-Toro MC, González-Correa JA. Medication-related factors associated with health-related quality of life in patients older than 65 years with polypharmacy. PLoS One. 2017;12(2): e0171320.

6. Gómez C, Vega-Quiroga S, Bermejo-Pareja F, Medrano MJ, Louis ED, Benito-León J. Polypharmacy in the elderly: a marker of increased risk of mortality in a population-based prospective study (NEDICES). Gerontology. 2015;61(4):301-9.

7. Patterson SM, Cadogan CA, Kerse N, Cardwell CR, Bradley MC, Ryan C, et al. Interventions to improve the appropriate use of polypharmacy for older people. Cochrane Database Syst Rev. 2014;(10):CD008165.

8. Johansson T, Abuzahra ME, Keller S, Mann E, Faller B, Sommerauer C, et al. Impact of strategies to reduce polypharmacy on clinically relevant endpoints: a systematic review and meta-analysis. Br J Clin Pharmacol. 2016;82(2):532-48.

9. Topinková E, Baeyens JP, Michel J-P, Lang P-O. Evidence-Based Strategies for the Optimization of Pharmacotherapy in Older People. Drugs Aging. 2012;29(6):477-94.

10. Woodward MC. Deprescribing: achieving better health outcomes for older people through reducing medications. J Pharm Pract Res. 2003;33(4):323-8.

11. Reeve E, Gnjidic D, Long J, Hilmer S. A systematic review of the emerging definition of 'deprescribing' with network analysis: implications for future research and clinical practice. Brit J Clin Pharmacol. 2015;80(6):1254-68.

12. Villafaina Barroso A, Gavilán Moral E. Polimedicación e inadecuación farmacológica: ¿dos caras de la misma moneda? Pharm Care Esp. 2011;13(1):23-9.

13. Position Paper on the PCNE definition of Medication Review 2016. Pharmaceutical Care Network Europe, 2016. Disponível em: http://www.pcne.org/working-groups/1/medication- review.

14. Gavilán Moral E, Villafaina Barroso A, Jimenez de Gracia L, Gomez Santana MC. Ancianos frágiles polimedicados: ¿es la deprescripción de medicamentos la salida? Rev Esp Geriatr Gerontol. 2012;47:162-7.

15. Gavilán Moral E, Jiménez de Gracia L, Villafaina Barroso A. Deprescripción de medicamentos en ancianos: paradojas y contradicciones. FMC. 2013;20(1):22-6.

16. Reeve E, Denig P, Hilmer SN, Ter Meulen R. The ethics of deprescribing in older adults. J Bioeth Inqy. 2016;13(4):581-90.

17. Beers MH, Ouslnder JG, Rollingher I, Reuben DB, Brooks J, Beck JC. Explicit criteria for determining inappropriate medication use in nursing home residents. Arch Intern Med. 1991;151(9):1825-32.

18. Hanlon JT, Schmader KE, Samsa GP, Weinberger M, Uttech KM, Lewis IK, et al. A method for assessing drug therapy appropriateness. J Clin Epidemiol. 1992;45(10):1045-51.

19. Hamdy RC, Moore SW, Whalen K, Donnelly JP, Compton R, Testerman F, et al. Reducing polypharmacy in extended care. South Med J. 1995;88(5):534-8.

20. Naugler CT, Brymer C, Stolee P, Arcese ZA. Development and validation of an improved prescribing for the elderly tool. Can J Clin Pharmacol. 2000;7(2):103-7.

21. Anderson K, Stowasser D, Freeman C, Scott I. Prescriber barriers and enablers to minimizing potentially inappropriate medications in adults: a systematic review and thematic synthesis. BMJ. 2014;4(12):e006544.

22. Scott IA, Gray LC, Martin JH, Mitchell CA. Minimizing inappropriate medications in older populations: a 10-step conceptual framework. Am J Med. 2012;125(6):529-37.

23. Reeve E, Shakib S, Hendrix I, Roberts MS, Wiese MD. Review of deprescribing processes and development of an evidence-based, patient-centred deprescribing process. Br J Clin Pharmacol. 2014;78(4):738-47.

24. Reeve E, Andrews JM, Wiese MD, Hendrix I, Roberts MS, Shakib S. Feasibility of a patient-centered deprescribing process to reduce inappropriate use of proton pump inhibitors. Ann Pharmacother. 2015;49(1):29-38.

25. Weimer SJ. Contextualizing medical decisions to individualize care. Lessons from the qualitative sciences. J Gen Intern Med. 2004;19(3):281-5.

26. Scott IA, Reeve E, Potter K, Le Couteur E, Rigby D, Gnijdic D, et al. Reducing inappropriate polypharmacy. The process of deprescribing. JAMA Intern Med. 2015;175(5):827-34.

27. O' Mahony D, O'Sullivan D, Byrne S, O'Connor MN, Ryan C, Gallagher P. STOPP/START criteria for potentially inappropriate prescribing in older people: version 2. Age Ageing. 2015;44(2):213-8.

28. Garfinkel D, Mangin D. Feasibility study of a systematic approach for discontinuation of multiple medications in older adults. Arch Intern Med. 2010;179(18):6148-54.

29. Potter K, Flicker L, Page A, Etherton-Beer C. Deprescribing in frail older people: a randomised controlled trial. PLoS One. 2016;11(3):e0149984.

30. Wehling M. Multimorbidity and polypharmacy: how to reduce the harmful drug load and yet add needed drugs in the elderly? Proposal of a new drug classification: fit for the aged. J Am Geriatr Soc. 2009;57(3):560-1.

31. Le Couteur D, Banks E, Gnjidic D, McLachln A. Deprescribing. Australian Prescriber. 2011;24(6):182-5.

32. Hasler S, Senn O, Rosemann T, Neuner-Jehle S. Effect of a patient-centered drug review on polypharmacy in primary care patients: study protocol for a cluster-randomized controlled trial. Trials. 2015;16:380.

33. A practical guide to stopping medicines in older people. Best Pract J. 2010;27:10-23.

34. Iyer S, Naganathan V, McLachlan AJ, Le Couteur DG. Medication withdrawal trials in people aged 65 years and older: a systematic review. Drugs Aging. 2008;25(12):1021-31.

35. Bajcar JM, Wang L, Moineddin R, Nie JX, Tracy CS, Upshur RE. From pharmaco-therapy to pharmaco-prevention: trends in prescribing to older adults in Ontario, Canada, 1997-2006. BMC Fam Pract. 2010;11:75.

36. Escamilla Fresnadillo JA, Castañer Niño O, Benito López S, Ruiz Gil E, Burrull Gimeno M, Sáenz Moya N. Motivos de incumplimiento terapéutico en pacientes mayores polimedicados. Un estudio mediante grupos focales. Aten Prim. 2008;40(2):81-5.

37. Hunt LM, Kreiner M, Brody H. The changing face of chronic illness management in Primary Care: A qualitative study of underlying influences and unintended outcomes. Ann Fam Med. 2012;10(5):452-60.

38. Voigt K, Gottschall M, Köberlein-Neu J, Schübel J, Quint N, Bergmann A. Why do family doctors prescribe potentially inappropriate medication to elderly patients? BMC Fam Pract. 2016;17:93.

39. Linsky A, Simon SR, Bokhour B. Patient perceptions of proactive medication discontinuation. Patient Educ Couns. 2015;98(2):220-5.

40. Ailabouni NJ, Nishtala PS, Mangin D, Tordoff JM. Challenges and enablers of deprescribing: a general practitioner perspective. PLoS One. 2016;11(4):e0151066.

41. Bokhof B, Junius-Walker U. Reducing polypharmacy from the perspectives of general practitioners and older patients: a synthesis of qualitative studies. Drugs Aging. 2016;33(4):249-66.

42. Bolmsjö BB, Palagyi A, Keay L, Potter J, Lindley RI. Factors influencing deprescribing for residents in advanced care facilities: insights from General Practitioners in Australia and Sweden. BMC Fam Pract. 2016;17(1):152.

43. Hoffmann TC, Del Mar C. Patients' expectations of the benefits and harms of treatments, screening, and tests: a systematic review. JAMA Intern Med. 2015;175(2):274-86.

44. Cook JM, Marshall R, Masci C, Coyne JC. Physicians' perspectives on prescribing benzodiazepines for older adults: a qualitative study. J Gen Intern Med. 2007;22(3):303-7.

45. Reeve E, To J, Hendrix I, Shakib S, Roberts MS, Wiese MD. Patient barriers to and enablers of deprescribing: a systematic review. Drugs Aging. 2013;30(10):793-807.

46. Palagyi A, Keay l, Harper J, Potter J, Lindley RI. Barricades and brickwalls: a qualitative study exploring perceptions of medication use and deprescribing in long-term care. BMC Geriatrics. 2016;16:15.

47. Donovan JL, Blake DR. Patient non-compliance: deviance or reasoned decision-making? Soc Sci Med. 1992;34(5):507-13.

48. Fried TR, McGraw S, Agostini JV, Tinetti ME. Views of older persons with multiple morbidities on competing outcomes and clinical decision-making. J Am Geriatr Soc. 2008;56(10):1839-44.

49. Conrad P. The meaning of medications: another look at compliance. Soc Sci Med. 1985;20(1):29-37.

50. Luymes CH, van der Kleij RM, Poortvliet RK, de Ruijter W, Reis R, Numans ME. Deprescribing potentially inappropriate preventive cardiovascular medication: barriers and enablers for patients and general practitioners. Ann Pharmacother. 2016;50(6):446-54.

51. Reeve E, Thompson W, Farrell B. Deprescribing: a narrative review of the evidence and practical recommendations for recognizing opportunities and taking action. Eur J Intern Med. 2017;38:3-11.

52. Discontinuation strategies for patients with long-term benzodiazepine use: a review of clinical evidence and guidelines [Internet]. Ottawa: Canadian Agency for Drugs and Technologies in Health; 2015 [capturado em 15 nov. 2017]. Disponível em: http://www.ncbi.nlm.nih.gov/books/NBK310990/

53. Farrell B, Pottie K, Rojas-Fernandez C, Bjerre L. Methodology for developing deprescribing guidelines: using evidence and GRADE to guide recommendations for deprescribing. PLoS One. 2016;11:e0161248.

54. Gnjidic D, Couteur DGL, Kouladjian L, Hilmer SN. Deprescribing trials: methods to reduce polypharmacy and the impact on prescribing and clinical outcomes. Clin Geriatr Med. 2012;28(2):237-53.

55. Page AT, Clifford RM, Potter K, Schwartz D, Etherton-Beer CD. The feasibility and effect of deprescribing in older adults on mortality and health: a systematic review and meta-analysis. Br J Clin Pharmacol. 2016;82(3):583-623.

56. Garfinkel D, Zur-Gil S, Ben-Israel J. The war against polypharmacy: a new cost-effective geriatric-palliati- ve approach for improving drug therapy in disabled elderly people. Isr Med Assoc J. 2007;9(6):430-4.

57. Declercq T, Petrovic M, Azermai M, Vander Stichele R, De Sutter AIM, van Driel ML, et al. Withdrawal versus continuation of chronic antipsychotic drugs for behavioural and psychological symptoms in older people with dementia. Cochrane Database Syst Rev. 2013;(3):CD007726.

58. Haastrup P, Paulsen MS, Begtrup LM, Hansen JM, Jarbøl DE. Strategies for discontinuation of proton pump inhibitors: a systematic review. Fam Pract 2014;31(6):625-30.

59. Paquin AM, Zimmerman K, Rudolph JL. Risk versus risk: a review of benzodiazepine reduction in older adults. Expert Opin Drug Saf. 2014;13(7):919-34.

60. Gavilán Moral E, Villafaina Barroso A, Jiménez de Gracia L. Polimedicación en personas mayores. AMF. 2012;8(8):426-33.

61. Steinman MA. Polypharmacy-time to get beyond numbers. JAMA Intern Med. 2016;176(4):482-3.

62. Bell HT, Granas AG, Enmarker I, Omli R, Steinsbekk A. Nurses' and pharmacists' learning experiences from participating in interprofessional medication reviews for elderly in primary health care: a qualitative study. BMC Fam Pract. 2017;18(1):30.

CAPÍTULO 110

Cuidados e orientações para procedimentos e exames

Robson A. Zanoli
Marcello Dala Bernardina Dalla

Aspectos-chave

▶ Antes de um procedimento cirúrgico toda pessoa deve ser avaliada para determinar seu risco pré-operatório. A realização de exames "de rotina pré-operatória" é injustificada.

▶ No pré-operatório deve-se abordar integralmente a pessoa, considerar aspectos psicossociais e físico-funcionais envolvidos com o procedimento, esclarecer dúvidas e oferecer suporte.

▶ A determinação do risco cardiovascular de uma pessoa antes de uma cirurgia envolve uma avaliação global, e não apenas a realização de um eletrocardiograma (ECG).

Caso clínico

Geralda, 56 anos, marca consulta com Dr. Jones, seu médico de família. Diz que sente calores pelo corpo por ocasião da menopausa. Veio realizar pré-operatório para uma cirurgia de retirada de útero devido a pequenos miomas uterinos, mas acha que esses calores podem atrapalhar a anestesia.

Acompanhada pelo Dr. Paulo devido à sua hipertensão arterial sistêmica (HAS) e diabetes melito tipo 2 (DM2), ela fumou durante 5 anos em torno de 10 cigarros/dia, mas parou há mais de 20 anos. Refere caminhar todo dia de manhã por 30 minutos. Está medicada com enalapril, 10 mg, 1x/dia, ácido acetilsalicílico, 100 mg, 1x/dia, metformina, 850 mg 2x/dia, e sinvastatina, 40 mg, 1x/dia. As últimas vacinas que tomou foram na gestação, há 25 anos, e em algumas campanhas, mas não se lembra de que. Casada com Jorge, 58 anos, têm uma filha. É professora aposentada. Diz que está tudo bem e tranquila com o procedimento, confessa que tem acordado à noite, mas nega qualquer relação com a cirurgia. A pressão arterial (PA) no momento da consulta é de 152/92 mmHg, pulso regular, peso de 76 kg e altura de 1,70 m. As ausculta cardíaca e pulmonar não apresentam alterações.

Teste seu conhecimento

1. Quanto à avaliação pré-operatória de Geralda, ao que o Dr. Jones deve ficar atento? Marque a opção CORRETA.
    a. Os testes de coagulação devem ser considerados como secundários em relação a perguntas sobre a coagulação sanguínea/história de hemorragias, na estimativa do risco de sangramento
    b. O risco de morte relacionada com a cirurgia é de 1 para cada 3.000 operações, até 1 para cada 10.000 nas cirurgias simples, como hernioplastias, e é possível prever grande parte dessas mortes por meio de exames complementares adequados
    c. Toda pessoa deve realizar testagem para HIV antes da cirurgia
    d. Devem-se solicitar radiografias torácicas em qualquer pessoa que é ou foi fumante durante a avaliação pré-cirúrgica

2. Em relação ao jejum antes da coleta de exames complementares, analise as afirmativas a seguir:
    I. No jejum, é permitido beber água.
    II. Antes de coletar glicemia de jejum, deve-se fazer jejum de 8 horas, mas essa recomendação pode variar dependendo do kit utilizado pelo laboratório
    III. Na análise de hCG urinário, há resultado melhor, se não houver ingestão prévia de líquidos
    IV. Na coleta de colpocitologia oncótica (Papanicolau), a mulher deve evitar duchas vaginais nas 48 horas prévias ao exame

    Marque a opção CORRETA:
    a. Apenas a afirmativa I está correta.
    b. Apenas as afirmativas I e II estão corretas.
    c. Apenas as afirmativas I, III e IV estão corretas.
    d. Todas as afirmativas estão corretas

3. Em relação à prevenção de endocardite bacteriana com antibiótico profilático, analise as afirmativas a seguir:
    I. Não deve ser feita em colonoscopia e endoscopia na ausência de infecção ativa
    II. Deve ser feita em procedimentos odontológicos
    III. Deve ser feita em ecocardiograma transesofagiano e cistoscopia
    IV. Evidências europeias e dos EUA estão em consenso de não fazer profilaxia de endocardite bacteriana com antibióticos
    Está(ão) correta(s) a(s) seguinte(s):
    a. Apenas a afirmativa I está correta.
    b. Apenas as afirmativas I e II estão corretas.
    c. Apenas as afirmativas I, III e IV estão corretas.
    d. Todas as afirmativas estão corretas.

4. Considerando o caso de Geralda, qual é a conduta na sua avaliação pré-operatória em relação ao diabetes?
    a. Seu médico de família não pode fazer nada e deve referenciá-la ao endocrinologista para o melhor manejo

b. Deve ser solicitada HbA1c, caso não tenha realizado o exame nos últimos três meses
   c. Deve manter o uso da metformina no dia da cirurgia
   d. É necessário apenas realizar a dosagem da glicemia de jejum
5. Julieta, 42 anos, vai fazer uma mastectomia radical unilateral. Usa anticoncepcional oral por indicação médica, não é fumante e tem sobrepeso. Que fatores aumentariam o risco de trombose venosa profunda (TVP)? Marque a opção correta:
   a. Menopausa ou climatério
   b. Uso de ACO e/ou progesterona
   c. Idade (> 40 anos) e malignidade (neoplasia)
   d. Tabagismo e obesidade é um fator de risco adicional para TVP

Respostas: 1A, 2D, 3A, 4A, 5C

Do que se trata

A prática clínica tinha (e ainda tem) suas bases na conversa, na escuta e na observação, mas dependia muito de um talento nato. Depois, com a sistematização da anamnese e do exame físico, que devem ser entendidos como forma de tecnologia, que são organizados como método, todos puderam então ser ensinados, e ninguém mais dependia de um brilho congênito para ser médico.[1]

No século XX, com a explosiva incorporação das máquinas no cotidiano, também a área de saúde sofreu mudanças. Os medicamentos e sobretudo os exames complementares ganharam progressiva importância, pois grande parte da sua confiança está nos equipamentos.

O médico de família e comunidade não está alheio a isso e talvez seja uma das especialidades que mais sofre as consequências dos exageros, justo por estar calcada em princípios centrados na pessoa e ter de buscar o uso racional de medicamentos e exames complementares, protegendo as pessoas do seu uso inadequado. Nesse sentido, deve evitar exageros e apenas solicitar exames dentro do que é estritamente necessário para complementar o seu raciocínio.

Aqui, cabe bem o conceito de prevenção quaternária (ver Cap. 25, Prevenção quaternária), que foi definida como a identificação de pessoas em risco de condutas excessivas, com o objetivo de protegê-los de novas intervenções médicas inapropriadas, informando opções eticamente aceitáveis.[2]

Toda pessoa, antes de realizar um procedimento cirúrgico, deve ser avaliada para determinar seu risco pré-operatório. O pré-operatório clínico envolve uma avaliação inicial, com anamnese (presença de doenças, antecedentes familiares, pessoais e cirúrgicos, capacidade funcional, idade, uso de medicação, vacinação e risco de sangramento) e exame físico adequados; realização de exames laboratoriais conforme o tipo de cirurgia, idade e antecedentes. Além disso, envolve uma avaliação psicossocial, no sentido de abordar dúvidas e anseios da pessoa em relação ao procedimento cirúrgico em si, como quanto aos cuidados pré e pós-operatórios. Ainda se faz necessária a determinação do risco cardiopulmonar. E, por fim, determinam-se o risco de trombose da pessoa e a realização de medidas para redução deste risco (TVP/tromboembolia pulmonar [TEP]).

O risco de morte relacionada com a cirurgia é de 1 para cada 3.000 operações, até 1 para cada 10.000 nas cirurgias simples, como hernioplastias.[3] Dificilmente, essas mortes seriam previsíveis por meio dos testes mais comumente realizados durante o pré-operatório devido à baixa sensibilidade e especificidade deles. Portanto, não seriam evitáveis por uma exaustiva avaliação pré-operatória.

Na população assintomática, a morbimortalidade não é reduzida com a realização de exames pré-operatórios.

O presente capítulo será dividido em duas partes: Cuidados e orientações para procedimentos e exames e Pré-operatório.

CUIDADOS E ORIENTAÇÕES PARA PROCEDIMENTOS E EXAMES

O que fazer

O médico deve deixar bem claro as recomendações e fazê-lo sempre por escrito, registrando em prontuário, e, se for preciso, entrar em contato com o laboratório ou com o profissional que realizará o procedimento invasivo.

Quanto a recomendações de preparo para exames,[4] não necessitam de recomendações especiais as coletas de creatinina, ureia, hemoglobina glicada (HbA1c), sorologias, hemograma ou hemoglobina (Hb), eletrólitos, função hepática, hormônios da tireoide (tiroxina [T_4] e tri-iodotironina [T_3]) e tireotrofina (TSH), cálcio, beta-gonadotrofina coriônica humana (β-hCG), exame de urina e velocidade de hemossedimentação (VHS), por exemplo.

Antes de coletar glicemia de jejum, deve-se fazer jejum de 8 horas. É necessário o mesmo tempo de jejum para ferritina e capacidade total de transporte do ferro; quanto à dosagem de ferro, não é preciso tal cuidado. No jejum, é permitido beber água, devendo-se ter cuidado com os extremos da idade e portadores de condições metabólicas.

A Sociedade Brasileira de Patologia Clínica e Medicina Laboratorial (SBPC/ML) e as Sociedades Brasileiras de Cardiologia (SBC) e de Análises Clínicas (SBAC) divulgaram, em 2016, novas orientações sobre o tempo de jejum para a realização de exames de colesterol (C), lipoproteína de alta densidade-colesterol (HDL-C), lipoproteína de baixa densidade-colesterol (LDL-C) e triglicérides. Resumidamente, 12 horas de jejum não são obrigatórias, e a coleta dos exames pode ser feita independentemente do tempo que o paciente se alimentou pela última vez.

Na análise de hCG urinário, obtém-se mais eficiência se não houver ingestão prévia de líquidos, e na coleta de colpocitologia oncótica (Papanicolaou), a mulher deve evitar duchas vaginais por 24 horas antes, relações sexuais de 24 a 48 horas e cremes vaginais nas 48 horas prévias ao exame.

Mesmo com tais parâmetros, é importante que o médico faça contato com o responsável técnico do laboratório de referência onde atua, pois variações nas recomendações para coleta podem ocorrer, dependendo do *kit* utilizado.

O Quadro 110.1 apresenta as recomendações para a realização de alguns procedimentos. O leitor deve observar que há alguns

> **Dicas**
>
> ▶ Verificar os dados de identificação da pessoa submetida ao exame no laudo do exame ou resultado de procedimento. Trocas podem ocorrer, principalmente na entrega.
>
> ▶ Informar-se sobre quem assina o laudo do exame.
>
> ▶ Verificar se o laboratório segue algum programa de qualidade
>
> ▶ Cada exame tem método adequado para coleta.[5]
>
> ▶ Registrar em prontuário o número do protocolo do exame e o nome de quem assina o laudo. Pode ser necessário para emissão de segunda via em caso de perda.
>
> ▶ Em prontuários eletrônicos, é possível a integração com laboratórios de análises e clínicas de radioimagem por exemplo, mas pode-se lançar mão de fotografar ou escanear resultados e anexar ao prontuário eletrônico com a devida autorização do paciente.
>
> ▶ Verificar o tempo que os laudos emitidos pela internet ficam disponíveis *online*. Em muitos casos, é por um curto período e pode ser necessário baixar no computador do serviço de saúde ou imprimir o resultado.
>
> ▶ Evitar ficar com resultados impressos de exames, CDs e outros materiais que possam ser perdidos; registrar tudo que for necessário no prontuário de papel ou eletrônico.
>
> ▶ Ao final do capítulo, há alguns *sites* para consulta sobre cuidados na realização de procedimentos e exames complementares.
>
> ▶ Caso não haja acesso à internet no consultório ou mesmo ao material em meio eletrônico, ter sempre em mãos as orientações impressas.
>
> ▶ Mostrar, no computador ou em meio impresso, as orientações para a pessoa que será submetida ao procedimento ou exame e ficar atento para a escolaridade dela.
>
> ▶ Ter atenção na orientação sobre jejum em extremos de idade, gestantes e em portadores de condições metabólicas crônicas.
>
> ▶ O médico de família tem sua prática centrada na pessoa, portanto, em qualquer circunstância, deve estar atento ao que acontece com quem recebe seus cuidados.

mitos em relação às orientações, e muitos serão difíceis de derrubar pela falta de evidências, exigindo estudos mais detalhados. Como recomendado pela maioria dos autores, na falta de evidências que gerem recomendações para condutas seguras, cabe ao médico decidir sobre a realização, ou não, ao indicar um procedimento.

Quadro 110.1 | Preparo para procedimentos

Procedimento	Conduta	Indicação	Evidência	Referência
Ecocardiografia transesofágica, endoscopia, colonoscopia ou cistoscopia	Profilaxia com antibiótico: para prevenir endocardite infecciosa devido à bacteremia	NÃO REALIZAR Profilaxia para prevenir endocardite infecciosa NA AUSÊNCIA DE INFECÇÃO ATIVA	B	Nishimura e colaboradores[6] Habib e colaboradores[7]
Procedimentos odontológicos	Profilaxia com antibiótico: contra endocardite infecciosa, é razoável em pacientes de alto risco antes de procedimentos dentários que envolvem a manipulação de tecido gengival ou região periapical de dentes, ou a perfuração da mucosa oral	Prevenir endocardite bacteriana	B	Nishimura e colaboradores[6] Habib e colaboradores[7]
Implantação de DIU	Profilaxia com antibiótico	Prevenir DIP	A	Grimes e Schulz[8]
Cateterismo vesical de longa duração	Profilaxia com antibiótico e outras complicações	Prevenir ITU	A	Niël-Weise e colaboradores[9]
Teste ergométrico	AAS: prevenir eventos cardiovasculares durante o teste	Contraindicações gerais em EP, enfermidade aguda febril ou grave, limitação física ou psicológica e intoxicação medicamentosa.	B AAS profilático de baixa dose pode não reduzir os eventos cardiovasculares e aumentar o risco de sangramento gastrintestinal aos 10 anos em pacientes com DM2	Yoshihiko e colaboradores[10]

AHA, American Heart Association; ACC, American College of Cardiology; ESC, European Society of Cardiology; DIP, doença inflamatória pélvica; DIU, dispositivo intrauterino; ITU, infecção do trato urinário; DM2, diabetes melito tipo 2; EP, embolia pulmonar; (A), alta; (B), moderada.

Quando referenciar o paciente

Habitualmente, não há necessidade de referenciamento, pois a maior parte dos exames e procedimentos solicitados pelo médico de família e comunidade é seguro e gera poucos problemas. Porém, aqueles que geram maior risco, quando solicitados, não eximem o médico de família de repassar informações para o colega que o realizará e até mesmo contraindicar em caso de não concordância.

> **Erros mais frequentemente cometidos**
> - Não ficar atento às medicações consumidas e o que deve ser suspenso ou não antes do procedimento.
> - Não observar possíveis interações entre medicamentos.
> - Não questionar alergias a medicamentos utilizados em alguns procedimentos.
> - Acreditar que "alguém" fora do consultório dará as recomendações necessárias para a realização de exames complementares.
> - Acreditar que exames e procedimentos de maior densidade tecnológica e de maior risco para a saúde da pessoa seja uma preocupação apenas do médico especialista que os realizará.
> - Sofrer interferência no raciocínio clínico quando exames complementares indicam alterações inesperadas e incompatíveis com o que foi pensado pelo médico e o que foi comunicado à pessoa.
> - Ter postura negligente em procedimentos e/ou exames em qualquer nível de complexidade.

PRÉ-OPERATÓRIO

Do que se trata

A avaliação pré-operatória objetiva identificar e manejar os riscos que podem aumentar a morbimortalidade perioperatória. Nenhum teste é indicado de forma rotineira àqueles que realizarão um procedimento cirúrgico, sendo que sua solicitação deve ter por base os achados da história clínica.[11]

Pessoas que não apresentam outra doença, além da condição que indica a cirurgia, apresentaram 5% dos resultados de seus exames anormais, ou seja, falso-positivos, o que pode retardar a cirurgia, além de preocupar a pessoa de forma desnecessária.[11]

O que fazer

Anamnese

A anamnese, e também o exame físico, mais do que os exames laboratoriais e os testes cardiovasculares e pulmonares, são os componentes mais importantes da avaliação pré-operatória.[12]

Com o objetivo de detectar aquelas pessoas que apresentam maior risco cirúrgico foi elaborado um questionário (Quadro 110.2). As pessoas com todas as respostas negativas neste questionário apresentam um baixo risco cirúrgico, e a realização de exames complementares não agrega benefícios.

O uso de medicações deve ser avaliado com cuidado. A pessoa deve trazer todas as suas medicações à consulta de avaliação pré-operatória. Algumas medicações não são consideradas importantes pelas pessoas, como AAS, anti-inflamatórios não esteroides (AINEs), anticoncepcionais orais combinados (ACOs), preparações naturais (p. ex., Ginkgo-Biloba) e medicações de venda livre.[13]

> **Quadro 110.2 | Questionário do estado de saúde pré-operatório**
>
> - Sente-se mal?
> - Teve alguma doença séria?
> - Sente falta de ar aos mínimos esforços?
> - Tem tosse?
> - Sente chiado no peito?
> - Tem dor no peito ao fazer esforços?
> - Seus tornozelos incham?
> - Tomou algum medicamento nos últimos meses?
> - É alérgico a alguma substância?
> - Recebeu anestesia nos últimos meses?
> - Teve algum problema em anestesias prévias?
> - Data da última menstruação.
>
> Fonte: Rubinstein e colaboradores.[3]

A idade é um fator relevante na história, já que o risco de complicações aumenta proporcionalmente à idade. O ACC considera a idade maior do que 70 anos como fator de risco leve no seu escore pré-cirúrgico.[14]

O bem-estar cardiovascular pode ser indiretamente medido pela avaliação da capacidade funcional ou física, que pode ser determinada avaliando a atividade física das pessoas. A pessoa que consegue caminhar duas quadras sem inclinação ou mover uma peça de mobília pesada apresenta um esforço equivalente a 4 equivalentes energéticos metabólicos (METs). Pessoas com uma pequena capacidade funcional (< 4 METs) apresentam risco maior de complicações comparadas àquelas com maior capacidade.[15]

Exame físico

O exame físico no pré-operatório obedece às mesmas regras do exame físico na pessoa assintomática. Deve-se aferir PA, realizar ausculta cardíaca e avaliar peso, altura e índice de massa corporal (IMC).

Pessoas com mais de 60 anos ou que serão submetidos a uma grande cirurgia também deverão ter seu tórax e abdome avaliados, com ênfase na procura de indicadores de risco cardiovascular (sopros carotídeos e/ou abdominais, sinais de doença pulmonar obstrutiva crônica [DPOC], sinais de insuficiência cardíaca [IC], petéquias e/ou equimoses, visceromegalias, etc.).

Exames complementares

Os exames pré-operatórios estão justificados em três situações:[11]

- Detectar uma condição não suspeita, mas que não pode ser mudada e que pode alterar a determinação do risco cirúrgico.
- Detectar uma condição não suspeita, na qual certas intervenções conduzirão ao menor risco operatório.
- Obter resultado basal que possa ser útil nas decisões intra ou pós-operatórias.

Exames laboratoriais

Hemograma

Apenas a anemia severa (Hb igual ou menor a 9,0 g/dL) estaria associada a aumento na morbimortalidade perioperatória.[13] Uma revisão sistemática evidenciou ser muito rara a presença de anemia severa não suspeitada, e que apenas 0,1 a 2,7% das pessoas tiveram seu manejo modificado em razão das alterações nas dosagens de Hb.[16] Embora não haja evidências, recomenda-se solicitar a dosagem de Hb antes de cirurgias maiores, nas quais possa ocorrer uma grande perda sanguínea. Entre os vários *Guidelines* é consenso a solicitação de hemograma, em que a probabilidade pré-teste de anemia é maior, como em condições inflamatórias crônicas, doença renal crônica e doença hepática crônica.[17]

Como a leucopenia severa assintomática tem baixa prevalência (menos de 1%), a contagem de leucócitos só se justifica na presença de alguma condição que provoque tal alteração.[16] A contagem de plaquetas nos exames de rotina pré-operatórios está alterada em menos de 1% dos casos e raramente altera o manejo.

Testes de coagulação

Anormalidades no tempo de sangramento, tempo de protrombina (TP) e tempo parcial de tromboplastina ativada (TTPA) são encontrados em 3,8, 4,8 e 15,6% dos exames de rotina pré-operatórios, respectivamente, e, em geral, não alteram a conduta (apenas em 0,8% das pessoas).[16]

Estudos demonstram ser muito pequeno o valor preditivo desses testes para determinar o risco de hemorragia no peri ou pós-operatório, já que, na maioria dos casos, não há relação entre as alterações dos testes e o sangramento pós-operatório.[18]

Com o objetivo de contribuir para selecionar pessoas que poderiam se beneficiar com a realização dos testes de coagulação, Rappaport propôs um questionário (Quadro 110.3) para detectar a presença de problemas ou fatores de risco de sangramento. Em caso de alguma resposta positiva, testes de coagulação devem ser realizados.[19]

Medicações que podem interferir na coagulação, como AAS e outros AINEs, e que são usadas de forma regular, devem ser suspensas 7 dias antes da cirurgia.

Glicemia

Embora não seja consenso entre os diversos *Guidelines*, a GJ está indicada de rotina em pessoas maiores de 45 anos.[13] Nas pessoas com fatores de risco para diabetes (obesidade, história familiar, uso de corticoides, etc.), o exame também pode ser realizado. Entretanto, resultados anormais são encontrados em apenas 5,2% dos exames pré-operatórios e raramente modificam a conduta.[16] Também não deve ser realizada de rotina HbA1c.[21]

Nos pacientes portadores de diabetes, deve-se realizar a dosagem de HbA1c, caso não tenha sido realizada nos últimos 3 meses.[21] Os níveis de glicemia devem ser mantidos entre 140 e 200 mg/dL.[22]

Eletrólitos

Resultados anormais são encontrados em cerca 1,4% dos testes de rotina, e em apenas 0,4% dos casos há mudança na conduta.[16] Os *Guidelines* que recomendam realização de dosagem de eletrólitos se baseiam em evidência de baixa qualidade.[17] Portanto, recomenda-se dosagem de eletrólitos apenas quando existe suspeita de que possam estar alterados (p. ex., uso de diuréticos, digitálicos).

Hepatograma

Não está recomendado realizar hepatograma de rotina na avaliação pré-operatória, já que não há clareza sobre o impacto das alterações leves na morbidade operatória, e apenas 0,3% dos exames apresentam alterações insuspeitas.[3] As alterações severas geralmente são percebidas na história clínica da pessoa (medicações que utiliza, antecedentes pessoais, etc.).

Função renal

Creatinina maior ou igual a 2 mg/dL é fator de risco independente e está associada ao aumento na morbimortalidade cardíaca perioperatória.[13]

Recomenda-se solicitar função renal em pessoas maiores de 40 anos que irão à cirurgia eletiva e naquelas com suspeita de alteração da função renal (HAS, DM, doença vascular, uso de medicação nefrotóxica, etc.).

Análise de urina

Não se recomenda solicitar análises de urina de rotina no pré-operatório. Não existe boa evidência de que pessoas com infecção urinária têm aumento da morbimortalidade operatória.[19]

Vírus da imunodeficiência humana

Não é ético solicitar o HIV rotineiramente no pré-operatório sem o consentimento da pessoa, e sua realização não está recomendada de rotina no pré-operatório.[3]

Vários estudos prospectivos não têm revelado evidências de grande risco de transmissão intraoperatória em procedimentos cirúrgicos. Esse risco pode ser reduzido quando se adotam as recomendações universais para prevenção de transmissão infecciosa por substâncias corporais.

Eletrocardiograma

Não existem ensaios clínicos controlados sobre o valor do ECG pré-operatório, e toda a evidência disponível tem por base estudos de menor consistência.

Em torno de 4,6 a 31,7% dos ECGs pré-operatórios apresentam anormalidades, e apenas 0 a 2,2% dos casos têm seu manejo alterado devido a tais achados, entretanto, os efeitos nos desfechos das pessoas não são conhecidos.[16]

Um estudo avaliou 1.010 pessoas hígidas que foram admitidas para colecistectomia. Foi estimado um valor preditivo positivo (VPP) de 4% para complicações pós-operatórias relevantes con-

---

Quadro 110.3 | Questionário para avaliação pré-operatória de possível distúrbio de coagulação

▶ Alguma vez teve sangramento em excesso após morder lábios, língua ou mucosa oral?

▶ Apresenta equimoses grandes sem saber como surgiram? Se sim, qual é o tamanho?

▶ Quantas vezes realizou extração dentária e qual foi o tempo mais prolongado de sangramento após uma extração? Voltou a sangrar no dia seguinte à extração?

▶ Já se submeteu a alguma cirurgia, inclusive procedimentos menores, como biópsias de pele, por exemplo? Após estas intervenções, demorou muito tempo para parar o sangramento? Alguma vez se formou equimose não habitual em ferida operatória?

▶ Teve algum problema médico nos últimos anos?

▶ Está tomando alguma medicação? Toma alguma medicação anticoagulante? Usou AAS, antigripais ou anti-inflamatórios nos últimos 10 dias?

▶ Tem algum parente sanguíneo com problemas hemorrágicos que necessitou de transfusão sanguínea devido ao sangramento anormal?

Fonte: Lawrence e Kroenk.[20]

tra um VPP de 2% para a história e o exame físico, sozinhos, o que não trouxe diferença clínica importante.

São indicações para o ECG pré-operatório:[13,16]

- Homens com > 45 anos e mulheres com > 55 anos.
- Presença de fatores de risco cardiovascular.
- Pessoas com angina ou diabetes.
- Uso de fármacos cardiotóxicos.
- Pessoas que serão submetidas à neurocirurgia ou cirurgia vascular.
- Pessoas que apresentem doenças associadas à cardiopatia.
- Pessoas que se submeterão a grandes procedimentos.

Conduta proposta

Avaliação cardiovascular

O objetivo da avaliação cardiovascular é detectar pessoas com alto risco de apresentar eventos cardiovasculares no período perioperatório.

O ACC e a – AHA publicaram em 1996, atualizado em 2013, uma guia de avaliação pré-operatória para as cirurgias não cardíacas, em que é estabelecido o risco perioperatório e o manejo adequado de cada situação.

O risco de complicações operatórias cardiovasculares depende do estado prévio da pessoa (Quadro 110.4), da sua capacidade funcional (Quadro 110.5) e das características do procedimento (Quadro 110.6).

As Figuras 110.1 e 110.2 mostram os algoritmos de avaliação do risco cardiovascular sugeridos pela guia ACC/AHA.[15]

Avaliação pulmonar

A avaliação pulmonar objetiva avaliar e, se necessário, melhorar as condições clínicas e, consequentemente, o prognóstico das pessoas nas cirurgias programadas.

Quadro 110.4 | **Preditores clínicos de risco para complicações cardiovasculares perioperatórias**

Preditores clínicos maiores	Preditores clínicos intermediários	Preditores clínicos menores
IAM recente (≤ 6 semanas)	Angina estável crônica CF I, II	Idade avançada (> 70 anos)
Angina instável ou angina crônica estável CF III, IV	IAM prévio (> 6 semanas)	ECG anormal (HVE, alteração ST-T, BRE)
ICC descompensada	ICC compensada	Ritmo não sinusal
Arritmias significativas (em geral, causam instabilidade hemodinâmica)	Diabetes melito	Pequena capacidade funcional
Valvopatias severas	Insuficiência renal	Antecedentes de AVC
		Hipertensão arterial não controlada (em geral, PAD > 110 mmHg)

IAM, infarto agudo do miocárdio; BRE, bloqueio de ramo esquerdo; AVC, acidente vascular cerebral; HVE, hipertrofia de ventrículo esquerdo; PAD, pressão arterial diastólica; ECG, eletrocardiograma; ICC, insuficiência cardíaca congestiva. CF, classe funcional; ST-T, segmento ST-T.

Fonte: Fleisher e colaboradores.[14]

Quadro 110.5 | **Avaliação da capacidade funcional**

Excelente (> 7 METs)	Moderada (4 a 7 METs)	Pequena (< 4 METs)
Jogar *squash*	Andar de bicicleta	Ir ao banheiro (evacuação)
Fazer *cooper* (correr)	Caminhar no plano a 6 km/h	AVDs (comer, tomar banho, vestir-se)
Jogar tênis (simples)	Jogar golfe	Escrever
	Trabalhos de jardinagem (rastelar folhas, regar plantas, etc.)	Caminhar no plano a 3,2 km/h
	Subir um piso por escadas	

MET, equivalente energético metabólico; AVDs, atividades da vida diária.

Fonte: Fleisher e colaboradores.[14]

O fator de risco mais significativo para complicações pulmonares é o sítio cirúrgico torácico ou abdominal próximo ao diafragma.

A avaliação pulmonar inclui a anamnese e o exame físico, a radiografia torácica e/ou os testes de função pulmonar (espirometria).

A anamnese e exame físico são os elementos mais simples e provavelmente de maior utilidade no momento de selecionar aqueles que devem realizar um teste e qual teste realizar.

A radiografia torácica é um dos exames mais solicitados na avaliação pré-operatória, embora não exista evidência que apoie sua realização rotineira.[16] As pessoas nas quais este exame é solicitado devem ser identificadas pela história clínica.

Uma revisão sistemática encontrou alterações nas radiografias torácicas pré-operatórias de rotina em 2,5 a 37% dos casos, sendo que o manejo das pessoas foi modificado apenas em 0 a 2,1% dos exames alterados, o que trouxe um grande custo e inconveniência para as pessoas contra um benefício potencial baixo.[16] Embora não exista evidência de que a realização de radiografia torácica pré-operatória em pessoas com risco de complicações pulmonares

Quadro 110.6 | **Preditores de risco de complicação cardiovascular perioperatória relacionados à cirurgia**

Risco alto (> 5%)	Risco intermediário (< 5%)	Risco baixo (< 1%)
Cirurgia de emergência	Cirurgia abdominal ou torácica	Cirurgias de mama
Perda sanguínea volumosa antecipada	Cirurgia de cabeça e pescoço	Cirurgia de catarata
Cirurgia vascular (aorta ou vasos periféricos)	Endarterectomia carotídea	Cirurgias superficiais
	Cirurgia ortopédica	Endoscopias
	Cirurgia da próstata	

Fonte: Fleisher e colaboradores.[14]

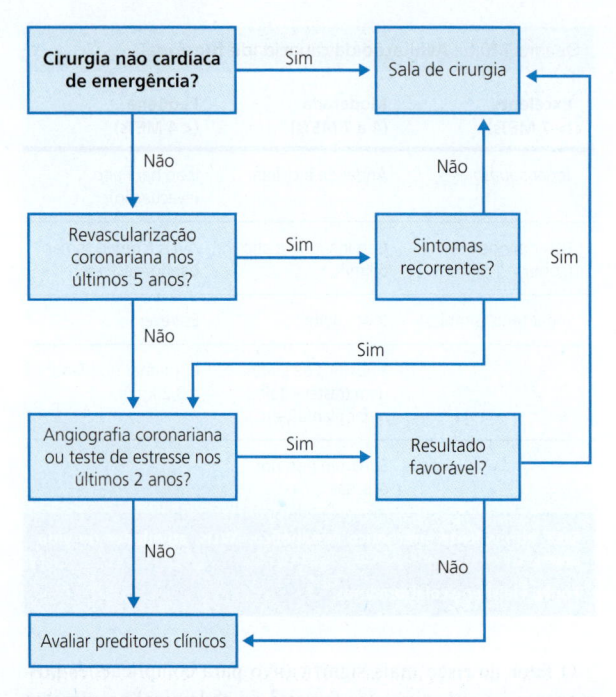

▲ **Figura 110.1**
Algoritmo de avaliação cardíaca pré-operatória.
Fonte: Fleisher e colaboradores.[14]

perioperatórias modifique os desfechos clínicos mais do que os achados da história e do exame físico, a radiografia torácica é desejável (não rotineira) nas seguintes situações:[3]

- Presença de sintomas respiratórios agudos.
- Possíveis metástases.
- Suspeita de doença cardíaca ou respiratória.
- Tuberculose endêmica no lugar de origem (sem radiografia torácica prévia no último ano).
- Maiores de 60 anos.

> **Dicas**
>
> ▶ A falta de informação sobre o procedimento cirúrgico a ser realizado, bem como as expectativas pelos resultados da cirurgia são os principais responsáveis pela ansiedade e pelo medo das pessoas.[23]
>
> ▶ Durante a avaliação pré-operatória, deve-se checar a condição vacinal da pessoa e, se necessário, atualizar sua vacinação antitetânica.
>
> ▶ A hipertensão arterial, por si só, é fator de risco pré-operatório para cirurgia não cardíaca, caso esteja descontrolada (pressão arterial sistólica ≥ 180 mmHg ou pressão arterial diastólica ≥ 110 mmHg).[13]
>
> ▶ Mulheres em idade fértil devem realizar teste de gravidez previamente à cirurgia.[13]
>
> ▶ Pessoas que foram submetidas à revascularização coronariana nos últimos 5 anos ou a uma angiografia coronariana ou teste de estresse cardíaco nos últimos 2 anos, com resultados favoráveis e assintomáticas, não necessitam de outras avaliações cardiovasculares.[14]
>
> ▶ O uso de betabloqueadores (atenolol ou bisoprolol) se tornou uma intervenção comum para reduzir o risco cardíaco perioperatório. Seu uso tem reduzido prevalência de isquemia ou de infarto do miocárdio (A).[13]

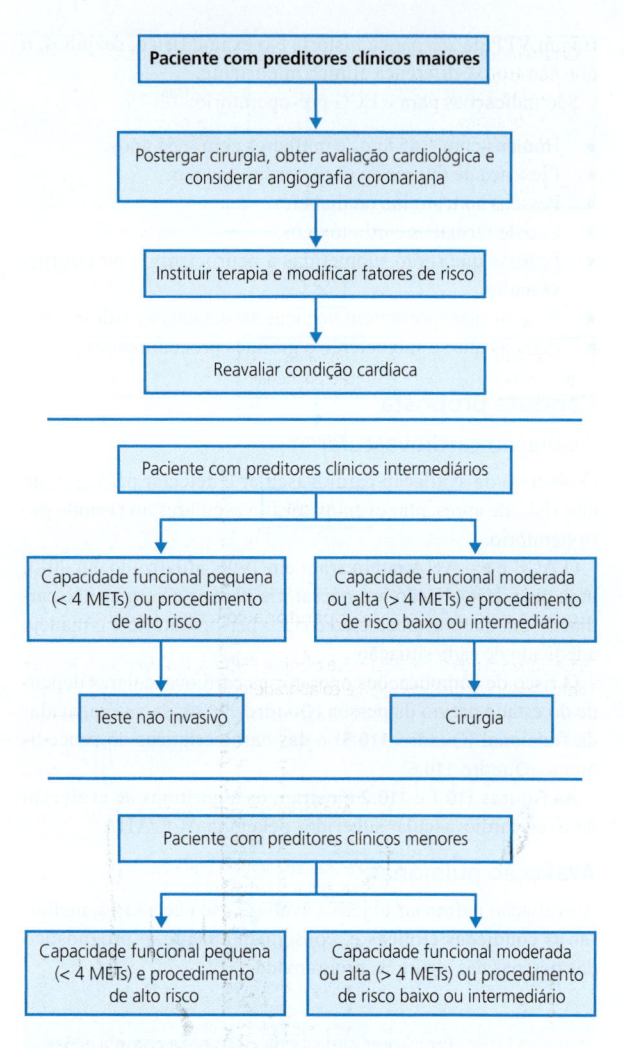

▲ **Figura 110.2**
Algoritmo de avaliação cardíaca pré-operatória.
METs, equivalentes energéticos metabólicos.
Fonte: Fleisher e colaboradores.[14]

Existe consenso na realização da espirometria rotineiramente apenas nas pessoas que realizarão uma ressecção pulmonar, sendo sua indicação controversa nos demais casos.

A Figura 110.3 mostra um esquema útil para avaliação pulmonar pré-operatória; a Figura 110.4, um resumo das medidas a serem adotadas na avaliação pré-operatória.

Prognóstico e complicações possíveis

Profilaxia de tromboembolia

Está claramente documentada a incidência de TVP e TEP. A TVP ocorre em 40 a 50% das próteses totais de quadril, em 45 a 50% das fraturas de colo de fêmur e em 72% das próteses totais de joelho.[2] O risco de TEP é de 0,1 a 0,8% nas cirurgias gerais eletivas, 2 a 3% nas cirurgias de prótese de quadril e de 4 a 7% nas cirurgias eletivas de fratura de quadril (fêmur).[13]

Os fatores de risco para TVP/TEP relacionados ao indivíduo são apresentados no Quadro 110.7. Os fatores são aditivos, e a hospitalização aumenta o risco. O tipo de cirurgia e o tempo de anestesia também são importantes fatores de risco.[13]

O Quadro 110.8 ilustra o risco relativo de TVP/TEP pós-operatório.

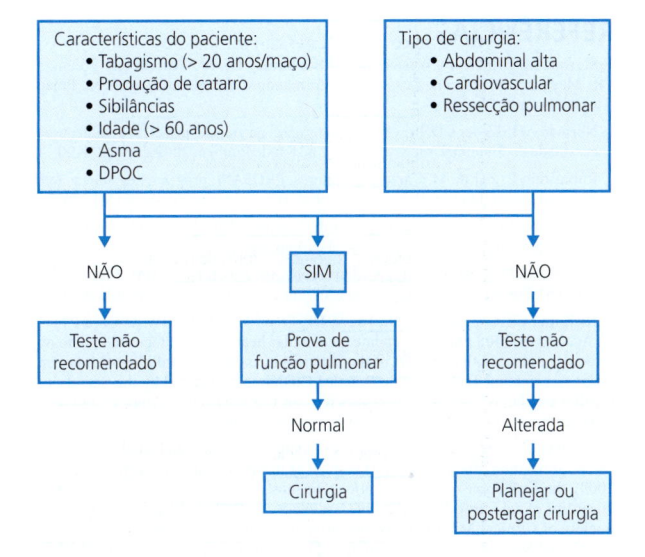

▲ Figura 110.3
Esquema para avaliação pré-operatória com prova de função pulmonar.
DPOC, doença pulmonar obstrutiva crônica; PFP, prova de função pulmonar.
Fonte: Adaptada de Rubinstein e colaboradores.[3]

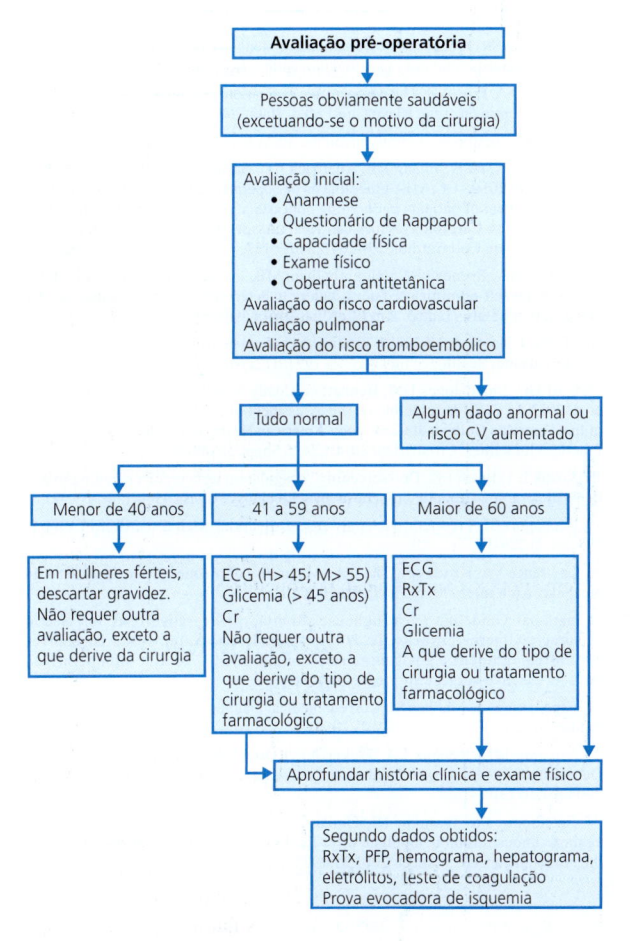

▲ Figura 110.4
Resumo da avaliação pré-operatória.
ECG, eletrocardiograma; Cr, creatinina; H, homens; M, mulheres; PFP, prova de função pulmonar.
Fonte: Adaptada de Rubinstein e colaboradores.[3]

Quadro 110.7 | Fatores de risco relacionados ao paciente para trombose venosa profunda e tromboembolia pulmonar

- ▶ Idade avançada (> 40 anos)
- ▶ Uso de ACO/estrogênios
- ▶ Malignidade
- ▶ TVP e/ou TEP prévios
- ▶ Obesidade
- ▶ ICC
- ▶ Imobilização (em geral, paralisia, IAM recente)
- ▶ Gravidez
- ▶ Coagulopatias hereditárias ou adquiridas (deficiência de antitrombina III, deficiência de proteína C ou S, anticorpo anticardiolipina)

ICC, insuficiência cardíaca congestiva; iAM, infarto agudo do miocárdio; ACO, anticoncepcional oral combinado; TVP, trombose venosa profunda; TEP, tromboembolia pulmonar.

Fonte: Adaptado de Rakel.[13]

A morbimortalidade da TVP/TEP é mais efetivamente reduzida com a prevenção do que com o tratamento.

Vários métodos são sugeridos para prevenção de TVP e/ou TEP pós-operatória. O método ideal deve cumprir os seguintes critérios: eficácia comprovada, segurança, boa aderência das pessoas atendidas, da enfermagem e dos médicos, dispensa de controle laboratorial, fácil administração e custo-efetividade. Embora nenhum método cumpra com todos os critérios, diferentes opções estão disponíveis, e o mais importante é que o médico esteja familiarizado com o método a ser usado.

No esquema com heparina sódica, o fármaco deve ser iniciado 2 horas antes da cirurgia. Utilizam-se 5.000 UI, por via subcutânea (SC), a cada 8 a 12 horas, e se mantém até que a pessoa deambule.[24] Nas cirurgias de quadril, deve ser mantida por 7 a 10 dias.[24]

Este método é fácil de ser utilizado, tem baixo custo, não requer monitoramento da coagulação e não aumenta a incidência de hemorragia. Deve-se monitorar a contagem de plaquetas (ocorrência rara de trombocitopenia).[24]

O esquema com heparina de baixo peso molecular (HBPM) tem a vantagem da administração apenas uma ou duas vezes por dia, não requer monitoramento da coagulação e apresenta menor risco de trombocitopenia, embora apresente como desvantagem seu alto custo.[13] Estudos de metanálise sugerem que a utilização deste método é preferível no grupo de alto e muito alto risco. Nas cirurgias de quadril, deve ser mantida por 28 a 42 dias.[24]

Métodos físicos, como compressão pneumática intermitente de membros inferiores e meias de compressão graduada, que atuam melhorando o fluxo sanguíneo nas veias profundas prevenindo a estase venosa, reduzem o risco de TVP apenas nos submetidos à cirurgia geral de baixo risco, e em alguns procedimentos de risco moderado (neurocirurgia).[13]

Papel da equipe multiprofissional

É importante ressaltar o papel de toda a equipe, sobretudo na educação das pessoas munindo-se de informações corretas, evitando informações contraditórias em relação a preparo para exames. O médico de família e comunidade deve envolver a equipe para que evitem a propagação de mitos e orientações in-

Quadro 110.8 | **Categorias de risco para trombose venosa profunda e tromboembolia pulmonar em pacientes cirúrgicos**

Risco baixo

▶ Cirurgia menor em pacientes < 40 anos e sem fatores de risco adicionais*
▶ TVP distal: 2%
▶ TVP proximal: 0,4%
▶ TEP: 0,2%

Risco moderado

▶ Cirurgia menor em pacientes com fator de risco adicional*
▶ Cirurgia menor em pacientes com idade entre 40-60 anos sem fator de risco adicional*
▶ Cirurgia maior em pacientes < 40 anos sem fatores de risco adicionais*
▶ TVP distal: 10-20%
▶ TVP proximal: 2-4%
▶ TEP: 1-2%

Risco alto

▶ Cirurgia menor em paciente > 60 anos ou com fator de risco adicional*
▶ Cirurgia maior em pacientes > 40 anos ou com fator de risco adicional*
▶ TVP distal: 20-40%
▶ TVP proximal: 4-8%
▶ TEP: 2-4%

Risco muito alto

▶ Cirurgia maior em pacientes > 40 anos e com fator de risco adicional*
▶ Artroplastia de quadril (fêmur) ou joelho, fratura de quadril (fêmur)
▶ Trauma maior, TRM
▶ TVP distal: 40-80%
▶ TVP proximal: 10-20%
▶ TEP: 4-10%

*Fatores de risco adicionais incluem TVP/TEP prévios, obesidade, imobilização, malignidade, veias varicosas, paralisia, ICC, estrogenioterapia, coagulopatia hereditária ou adquirida.

TRM, trauma raquimedular; ICC, insuficiência cardíaca congestiva; TVP, trombose venosa profunda; TEP, tromboembolia pulmonar.

Fonte: Adaptado de Rakel.[13]

corretas, causando confusão e insegurança desnecessária, estimulando (e ele também) a busca de esclarecimento de dúvidas com pessoal de coleta ou diretamente com o responsável técnico do local em que se processam os exames.

REFERÊNCIAS

1. Stewart M, Brown JB, Weston WW, McWhinney IR, McWilliam CL, Freeman TR. Medicina centrada na pessoa: transformando o método clínico. 3. ed. Porto Alegre: Artmed; 2017.

2. Norman AH, Tesser CD. Prevenção quaternária na atenção primária à saúde: uma necessidade do Sistema Único de Saúde. Cad Saúde Pública. 2009;25(9): 212-20.

3. Rubinstein E, Zárate M, Carrete P, editores. PROFAM: programa de educação à distância de medicina familiar e ambulatorial. Buenos Aires: Fundação MF; 2003.

4. Labtestsonline.org.br [Internet]. Rio de Janeiro; c2018 [capturado em 08 jun. 2018]. Disponível em: http://www.labtestsonline.org.br.

5. Lu CM, McPhee SJ. POC Tests/Microscopy. In: Nicoll D, Lu CM, Pignone M, McPhee SJ. Pocket guide to diagnostic tests. 7th ed. New York: McGraw-Hill; 2012.

6. Nishimura RA, Carabello BA, Faxon DP, Freed MD, Lytle BW, O'Gara PT, et al. ACC/AHA 2008 guideline update on valvular heart disease: focused update on infective endocarditis: a report of the American College of Cardiology/American Heart Association Task Force on Practice Guidelines: endorsed by the Society of Cardiovascular Anesthesiologists, Society for Cardiovascular Angiography and Interventions, and Society of Thoracic Surgeons. Circulation. 2008;118(8):887-96.

7. Habib G, Hoen B, Tornos P, Thuny F, Prendergast B, Vilacosta I, et al. Guidelines on the prevention, diagnosis, and treatment of infective endocarditis (new version 2009): the Task Force on the Prevention, Diagnosis, and Treatment of Infective Endocarditis of the European Society of Cardiology (ESC). Endorsed by the European Society of Clinical Microbiology and Infectious Diseases (ESCMID) and the International Society of Chemotherapy (ISC) for Infection and Cancer. Eur Heart J. 2009;30(19):2369-413.

8. Grimes DA, Schulz KF. Antibiotic prophylaxis for intrauterine contraceptive device insertion. Cochrane Database Syst Rev. 2000;(2): CD001327.

9. Niël-Weise BS, van denBroek PJ, da Silva EMK, Silva LA. Urinary catheter policies for long-term bladder drainage. Cochrane Database Syst Rev. 2005;(1): CD004201.

10. Yoshihiko S, Sadanori O, Hisao O, Hirofumi S, Mio S, Masafumi N, et al. For the JPAD Trial Investigators. Low-dose aspirin for primary prevention of cardiovascular events in patients with type 2 diabetes mellitus. Circulation. 2017;135(7):659-70.

11. Edmonson SR. Preoperative evaluation. In: Mengel MB, Schwiebert LP, editors. Family medicine: ambulatory care and prevention. New York: McGraw-Hill; 2009.

12. Michota FA, Frost SD. The peroperative evaluation: use the history and physical rather than routine testing. Cleve Clin J Med. 2004;71(1):63-70.

13. Rakel RE. Textbook of family medicine. Philadelphia: Saunders Elsevier; 2016.

14. Fleisher LA, Fleischmann KE, Auerbach AD, Barnason SA, Beckman JA, Bozkurt B, et al. 2014 ACC/AHA guideline on perioperative cardiovascular evaluation and management of patients undergoing noncardiac surgery: a report of the American College of Cardiology/American Heart Association Task Force on practice guidelines. J Am Coll Cardiol. 2014;64(22):e77-137.

15. Hlatky MA, Borneau RE, Higginbotham MB, Lee KL, Mark DB, Califf RM, et al. A brief self-administered questionaire to determine functional capacity (the Duke Activity Status Index). Am J Cardiol. 1989;64(10):651-4.

16. Munro J, Booth A, Nicholl J. Routine preoperative testing: a systematic review of the evidence. Health Technol Assess. 1997;1(12):i-iv; 1-62.

17. Goff DC, Lloyd-Jones DM, Bennett G, Coady S, D'Agostino RB, Gibbons R, et al. 2013 ACC/AHA guideline on the assessment of cardiovascular risk: a report of the American College of Cardiology/American Heart Association Task Force on Practice Guidelines. Circulation. 2014;129(25 Suppl 2):S49-73.

18. Kozak EA, Brath LK. Do "screening" coagulation tests predict bleeding in patients undergoing fibroptic bronchoscopy with biopsy? Chest. 1994;106(3):703-5.

19. Rappaport SI. Preoperative hemostatic evaluation: wich tests, if any? Blood. 1983;61(2):229-31.

20. Lawrence VA, Kroenk K. The unproven utility of preoperative urinalysis. Clinical use. Arch Intern Med. 1988;148(6):1370-3.

21. National Guideline Clearinghouse. Routine preoperative tests for elective surgery [Internet]. Rockville; 2016 [capturado em 08 jun. 2018]. Disponível em: https://guideline.gov/summaries/summary/50177/routine-preoperative-tests-for-elective-surgery?q=preoperative+tests.

22. Papadakis MA, McPhee SJ. Current medical diagnosis & treatment. New York: Lange; 2017.

23. Nijkamp MD, Kenens CA, Dijker AJ, Ruiter RA, Hiddema F, Nuijts RM. Determinants of surgery related anxiety in cataract patients. Br J Ophthalmol. 2004;88(10):1310-4.

24. Eikelboom JW, Quinlan DJ, Douketis JD. Extended-duration prophylaxis against venous thromboembolism after total hip replacement: a meta-analysis of the randomized trials. Lancet. 2001;358(9275):9-15.